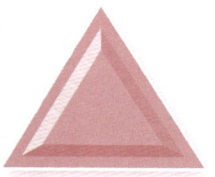

カプラン
臨床精神医学テキスト

DSM-5® 診断基準の臨床への展開

日本語版第3版/原著第11版

監修 井上令一 順天堂大学名誉教授 順天堂精神医学研究所理事長・所長
監訳 四宮滋子 しのみやクリニック
　　 田宮　聡 姫路市総合福祉通園センター児童精神科

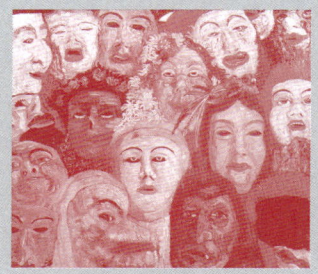

KAPLAN & SADOCK'S
SYNOPSIS OF PSYCHIATRY
Behavioral Sciences/Clinical Psychiatry
ELEVENTH EDITION

Benjamin James Sadock, M.D.
Menas S. Gregory Professor of Psychiatry,
Department of Psychiatry, New York University School of Medicine;
Attending Psychiatrist, Tisch Hospital;
Attending Psychiatrist, Bellevue Hospital Center;
New York, New York

Virginia Alcott Sadock, M.D.
Professor of Psychiatry, Department of Psychiatry,
New York University School of Medicine;
Attending Psychiatrist, Tisch Hospital;
Attending Psychiatrist, Bellevue Hospital Center,
New York, New York

Pedro Ruiz, M.D.
Professor of Psychiatry, Executive Vice-Chair and Director of Clinical Programs,
Department of Psychiatry and Behavioral Sciences,
University of Miami Miller School of Medicine, Miami, Florida

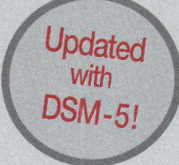

メディカル・サイエンス・インターナショナル

To
Our Grandchildren

CONTRIBUTING EDITORS

Caroly S. Pataki, M. D.
Clinical Professor of Psychiatry & Biobehavioral Sciences
David Geffen School of Medicine at UCLA

Norman Sussman, M. D.
Professor of Psychiatry, New York University School of Medicine;
Director, Treatment Resistant Depression Program and Co-director,
Continuing Education in Psychiatry, Department of Psychiatry;
Attending Psychiatrist, Tisch Hospital, New York, New York

Authorized translation of the original English edition,
"Kaplan & Sadock's Synopsis of Psychiatry : Behavioral
Sciences/Clinical Psychiatry", Eleventh Edition
by Benjamin James Sadock, Virginia Alcott Sadock and Pedro Ruiz

Copyright © 2015 by Wolters Kluwer
All rights reserved.

This translation is CoPublished by arrangement with Wolters Kluwer Health Inc., USA

© Third Japanese Edition 2016 by Medical Sciences International, Ltd., Tokyo

Printed and Bound in Japan

監修者序文

　米国の精神医学会(American Psychiatric Association：APA)における「精神疾患の診断・統計マニュアル」(Diagnostic and Statistical Manual of Mental Disorders, 5th ed.：DSM-5)が2013年5月に発表された．

　DSM-Ⅲが操作的診断基準を設け，日本にも紹介されたのは1980年である．Kaplan & Sadock's of Synopsis of Psychiatry は，米国の精神医学会における診断基準に準拠しつつ第1版は1972年に，第2版は1976年，第3版は1981年，第4版は1985年と国際疾病分類(International Classification of Disease：ICD)の編集方針を尊重しながら改訂を重ね続け，この度の第11版となった，いわば米国における代表的な精神医学の教科書である．当初はKaplan教授とSadock教授が編集責任者として出版されていたが，1998年にKaplan教授が亡くなられたあとはSadock教授夫妻が責任編集者となり，今回の版には，Pedro Ruiz教授が加わっている．しかしKaplan & Sadockと，この書が定番であることにはかわりがない．

　この度の改訂はDSM-5に準じ，一部，疾病分類，病名などの変更も行われ見慣れない聞き慣れない疾病も出てくるが，これはDSM-5が改訂されたことを受けて日本精神神経学会が改訂に対応した日本語病名を2015年5月に発表したことにもよる(例えばパニック障害がパニック症，アルコール依存がアルコール使用障害，広汎性発達障害は自閉スペクトラム症など)．

　しかし本書の特徴でもある症例を加えた懇切丁寧な説明と解説は従来に勝るとも劣らない．

　内容に関しての詳細は本書の序文に十分示されているので，まず目を通していただきたい．

　翻訳を担当された方々，監訳に助力を賜った鈴木純一先生ならびに編集の労を惜しまなかったメディカル・サイエンス・インターナショナルの藤堂保行氏に深謝いたします．また制作に携わって下さった斎藤和巳氏にも感謝いたします．

2016年4月

監修者　井上令一

監訳者序文（第2版）

　本書の原著は米国のKaplan教授，Sadock教授の手になるものであるが，1998年，Kaplan教授が70歳で逝去されたため，第9版から編集責任者はSadock夫妻になった．しかし，表題はKAPLAN & SADOCK'S SYNOPSIS OF PSYCHIATRYと変わらず，内容も従来どおり精神科医のみならず広く他科の医師，医学生，臨床心理士，社会福祉士，精神科看護師，社会的不適応の人たちと関わる職種の方を対象とした正統的な精神医学の教科書である．親本のComprehensive Textbook of Psychiatryは1967年に出版されて以来，世界に広く受け入れられて1998年までに7版を重ねており，ついに3342頁にもわたる百科事典的な大著となった．このSynopsis of Psychiatryも1972年の初版から3年ないし5年の間隔で目まぐるしくあるいは目覚ましく発展する医学の進歩を収載しつつ改訂が続いた．2003年に上梓された第9版は1998年の第8版より頁数がさらに61頁増えており，原著版元によると現時点で米国内ではすでに3万部以上も売れている．日本を含め5か国で翻訳が進められており，中でも日本語版が最初に刊行される予定とのことである．

　本書の中で随時引用されている米国精神医学会の「精神疾患の診断・統計マニュアル」(Diagnostic and Statistical Manual of Mental Disorders：DSM)は，第Ⅲ版(1980年)に新機軸である多軸診断と操作的診断基準を取り入れてから1987年に改訂版(DSM-Ⅲ-R)，1994年にDSM-Ⅳが発行され内容はさらに充実し，精神科診断学として国際的にも十分通用するものとなった．この度，DSM-Ⅳ-TR(Text Revision)(本文のみの改訂で，より教科書的になった)が2000年に発行された．Kaplanの第9版である本書は国際疾病分類第10版(International Classification of Diseases 10th revision：ICD-10)とともにDSM-Ⅳ-TRに準拠している．

　前回，われわれが訳出し日本に紹介したのは第7版(1994年)で，もう10年前に遡る．訳出にあたって，諸事情から何章かを割愛せざるをえず心残りではあったが，発行部数は6刷，7,000部をこえ訳者一同，身に余る光栄と責任を感じていた．これを機会に出版社から再度，訳出の要望があった．今回は全訳ということもあり内容は膨大なものとなる．当時，教授，助教授であった監訳者2名も教職を去り，前回の訳者の大部分の者も病院，診療所などの管理職となったり，他大学で教鞭をとったり，さらには米国に移住した者もいる．引き受けて責任を全うできるかどうかという懸念と逡巡はあったが，往年の仲間たちにも声を掛けお引き受けすることとなった．内容については著者らの序文と目次を参照されたい．またどの章でもよいから目を留めてもらいたい．社会学的，遺伝学的，心理学的，人間学的，生物学的研究に基づく多方面の莫大な資料から科学的根拠に基づく医学(evidence-based medicine)が展開されるのを目の当たりにすることができるだろう．

　改版に際し，粉骨砕身して事にあたって下さったメディカル・サイエンス・インターナショナルの斎藤和巳氏，巧みな舵取り役の藤堂保行氏に深謝するとともに，訳者の病気など個人的事情のため助力して下さった順天堂大学医学部精神医学教室の専攻生長根亜紀子氏，菊地祐子氏ならびに川越同仁会病院の臨床心理士高橋耕一氏に併せて感謝を捧げたい．

2004年9月

監訳者　井上令一，四宮滋子

監訳者序文（第1版）

　本書は"Kaplan and Sadock's Synopsis of Psychiatry：Behavioral Sciences, Clinical Psychiatry, 7th edition, 1994"の邦訳である．本書の第1版は1972年，第2版は1976年，第3版は1981年，第4版は1985年，第5版は1988年，第6版は1991年に改訂出版されており，いわば米国における代表的な精神医学の教科書である．本書が出版された経緯は，親本であるFreedmanとKaplanの"Comprehensive Textbook of Psychiatry"（1967年初版）が，急速な精神医学の進展にともない関連領域を網羅しつつ版を重ねるにつれ，内容が約3140頁という膨大なものとなり，特に医学生にとっては扱いにくいものとなってきたことから，内容を凝縮した本書の誕生となったものである．身体医学と同様，精神医学の分野でも動向は目まぐるしく変化し，特に米国精神医学会の「精神疾患の診断・統計マニュアル」（Diagnostic and Statistical Manual of Mental Disorders：DSM）は国際分類を常に勘案しながらも1952年から独自に版を重ねつつ，1980年には多軸評定法を採用して世界の精神医学会に大きな波紋を投げ掛けた．新しい向精神薬が次々と開発され，生物学的精神医学による研究も分子生物学の領域に及ぶようになった．従来馴染んできた「神経症」や「異常人格」をはじめ多くの疾病概念についてもscrap and buildが行われ，伝統的ドイツ精神医学に準拠していた日本においても，この米国精神医学会の疾病分類に戸惑い，あるいはいくばくかの反発を感じつつも，その合理的手続きには納得せざるを得ず，定着しつつあるのが現状であろう．第3版の改訂版を経て1994年に第4版が発表され，このマニュアルは極めて完成度の高いものになった．

　著者の序文にもあるように，本書は各疾患について従来診断，国際分類，DSM-ⅢあるいはDSM-Ⅲ-R（改訂版）がどのような理由あるいは考え方に基づいてDSM-Ⅳ分類に至ったかを随所，適宜に織り込みながら記述されている．どの章をみても，日本の教科書には類を見ない膨大な研究資料をもとにした具体的かつ詳細な記述がなされ，臨床に携わる者にとって診断，病因，治療，予後と1つ1つが未だ確定的にまで至らぬ数々の疾患についても，これらの記述をhallmarkとして今後の診療，研究にと学ぶところの多い宝庫を提供するものと確信する．

　医学書院MYWの下山尚彦氏から本書の翻訳のお話があったときにB5版，1257頁，横二段組みで内容的に極めて密度の高い教科書を1年間で翻訳できるかどうかの懸念はあったものの，教室員の勉強にもなることと思いお引き受けすることとした．しかし監訳者として全部に目を通し文体を統一するのに手間取り，2年の月日が経ってしまった．その間，本書の担当は下山氏から斎藤和巳氏に引き継がれ，両氏には多大のご迷惑をお掛けした．ただし本書は日本語訳とした場合，1冊には収まらない，分冊になると商業ベースに乗らないなどのジレンマのため種々検討を重ねた結果，訳出するわれわれにとっては大変心残りではあったが，いくつかの章を割愛せざるを得なかった．この件につきカプラン教授にお伺いしたところ"OK！"という一言のご返事を頂いた．本書を手にされた方々のご要望があれば，是非，割愛せざるを得なかった章について追補し，完訳にしたいと願っている．

　医学書院MYWの下山，斎藤両氏のご寛容に感謝するとともに，教室の四宮雅博，加藤知子，浦上裕子氏らに監訳の助力をして頂いたことを付記する．

1996年10月

監訳者　井上令一，四宮滋子

序　文

　本書はKaplan & Sadock's Synopsis of Psychiatryの第11版であり，初版の発行は40年以上前にさかのぼる．この間，精神医学分野における新規の出来事に関して，本書は一貫性のある正確で客観的な信頼すべき独自の概説書としての評判を確立した．刊行当初より，目標は専門的能力を涵養することと精神的に病む人々に最も質の高いケアを保証することに置かれてきた．多領域にわたる折衷主義的アプローチが本書の本領である．それゆえ，健康と病気に影響を及ぼす生物・心理・社会的因子を等しく扱っている．

　本書は精神科医，内科医，医学生，心理学者，ソーシャルワーカー，精神科看護師，そしてその他の精神保健の領域，とりわけ作業療法やアート療法などに携わる多様な専門家集団のニーズに資する．家族や友人に精神疾患をもつ人を抱える一般の人々による介護を助ける上で権威ある指針として，本書は専門家以外の人々にも用いられてきた．国内外で本書を広く受け入れ活用していただいている方々に対し，執筆者と編集者は深く感謝の意を表する．

　Comprehensive Textbook of Psychiatryに前回の第10版で3人めの編者として加わっていただいたPedro Ruiz M. D. に，引き続き本書Synopsisの共著者となっていただいたことは我々にとってとりわけ喜ばしい．Dr. Ruizは我々の親しい友人であるばかりでなく，教育者そして臨床家としての名声を得た著名な精神医学者である．彼は米国精神医学会（American Psychiatric Association）の元会長であり，世界精神医学会（World Psychiatric Association）の現会長である．Dr. Ruizはマイアミ大学医学部ミラー校の精神医学教授で副部長であり，臨床プログラムの監督者である．

背　景

　本書はComprehensive Textbook of Psychiatryを編集した経験から生まれたテキストである．2段組で約4000ページに及ぶComprehensive Textbook of Psychiatryは，著名な精神科医と行動科学者による450編以上もの原稿から成り，精神医学分野全般にわたる包括的かつ詳細な百科事典的概説を必要とする人々のニーズに応えている．可能な限り包括的であろうと努めたため2巻にわたる大著となり，その結果として，特に医学生のように簡潔に要約された説明を必要とする人々にとっては扱いにくいものとなっていた．このようなことを背景に，Comprehensive Textbook of Psychiatryの節を凝縮・削除して新しい節を追加した．さらに，精神薬理学等の主要分野を中心に全節の内容を更新した．Comprehensive Textbook of Psychiatryの最新版と過去の版の2000名以上の執筆者には，原稿の要約をお許しいただいたことに深く感謝する．同時に，集成に関する責任はすべて本書の執筆者と編集者が負うものである．

総合的な教育体系

　本書は，精神医学と行動医学の教育の促進を目的として著者らが開発した総合教育体系の一角を成している．精神科医，行動科学者，精神保健分野で働く人々を対象に書かれたComprehensive Textbook of Psychiatryは広範な内容を深く掘り下げた書物としてこの教育体系の頂点に立ち，これらの専門家により活用されている．Synopsis of Psychiatryは，最新情報を比較的簡潔にまとめた書物で，医学生，精神科レジデント，精神科開業医，精神保健の専門家に役立つ．Synopsisから2つの特別な版が生まれた．Concise Textbook of Clinical Psychiatry と Concise Textbook of Child and Adolescent Psychiatryであり，それぞれ小児と成人のすべての精神疾患が記述されており，診断と治療にも言及されている．これらは，臨床問題を簡潔に概観したい臨床実習生や精神科レジデントに役立つであろう．Study Guide and Self-Examination Review of Psychiatryは，この教育体系の一部を成す多肢選択式の問題集である．精神医学を専攻する医学生や臨床精神科医が行動科学や精神医学関連の試験を受験する際の参考書として執筆されており，問題形式は米国精神神経医学委員会（American Board of Psychiatry and Neurology：ABPN）および全米医療試験委員会（National Board of Medical Examiners：NBME）による試験，そして米国医師免許試験（United States Medical Licensing Examination：USMLE）に準拠している．これらのほかにも，Pocket Handbook of Clinical Psychiatry（邦訳「カプラン臨床精神医学ハンドブック」），Pocket Handbook of Psychiatric Drug Treatment

序文　vii

（邦訳「カプラン精神科薬物ハンドブック」），Pocket Handbook of Emergency Psychiatric Medicine, Pocket Handbook of Primary Care Psychiatry などがある．上記の手引き書はそれぞれ「精神疾患の診断と治療」，「精神薬理学」，「救急精神医学」，「プライマリケアにおける精神医学」を扱い，臨床実習生や開業医が専門分野にかかわらず常に携帯し，すぐに参照することができるように作られたものである．最後に，Comprehensive Glossary of Psychiatry and Psychology は，精神科医および精神科以外の医師，心理士，学生，精神保健の専門家，一般の人々を対象とした簡潔な定義集である．精神医学の教育，研究，実習への多角的なアプローチが，これらの書籍により可能となる．

疾患の分類

DSM-5

「米国精神医学会による精神疾患の診断・統計マニュアル」（American Psychiatric Association Diagnostic and Statistical Manual of Mental Disorders）の第5版は2013年に出版され，DSM-5と呼ばれている．DSM-5には，米国の精神科医やその他の精神保健の専門家により使用される正式な精神医学用語が記載されているが，本書で取り上げる精神疾患はこの疾病分類に準拠している．臨床疾患を取り上げた節はすべてDSM-5の改定に伴い全面的に更新した．以前の版と同様に，読者は転載された主な精神疾患のDSM診断基準の表を目にされるであろう．

DSM-5はいわば「国の最高法」（law of the land）であり，上に述べたように本書ではこの精神医学用語を用いている．しかし，DSMのさまざまな面に関して留保を加える臨床家や研究者も存在する．それに関する言及を，読者は本書の随所に見出すであろう．将来，DSMの新しい版が出版される際，本書は，今までも常にそうであったように，DSMの刊行前，刊行後における異論を記述する余地を残しておくようにするつもりである．そうすることにより，公式の用語体系を認めつつも，議論と評価と批評と不同意の場を提供し続けることができるであろう．

ICD-10

読者はまた，世界保健機関（WHO）によって開発されたDSM-5と併存する分類体系をご存じであろう．これは，「疾病と関連保健問題の国際統計分類」第10版（International Statistical Classification of Diseases and Related Health Problems, 10th edition：ICD-10）と呼ばれている．DSMとICDの記述には違いがあるものの，米国とWHOの間の約定により，米国内と国際的な精神医学統計を同一の様式で行うために，診断コード番号は同一でなければならない．米国では，ICD診断とそのコード番号はMedicare，Medicaid，および保険会社の保険金償還に用いられている．

表紙の美術作品とカラー口絵

本書 Synopsis（「カプラン臨床精神医学テキスト」）は，精神医学的主題を説明するに際して，学習体験を豊かにするためにアート作品と写真を用いた精神医学の教科書の嚆矢となった．

今版の表紙は，ベルギー生まれの画家ジェームズ・アンソール（1860～1949）による「仮面の中の自画像」という作品である．彼は仮面に魅せられており，仮面は彼にとって人類の偽善を表象するものであった．人類史を通じて仮面には役割があった．それは隠蔽と顕現である．仮面は他者や自分自身に見せたくないもの，あるいは秘密にしておきたいことを隠す一方，他者に見せたいと望むものを見せる．精神疾患患者のリハビリテーションにおいては，患者が自己の感情を探究し，自分の創造性を経験するために，仮面の制作という方法がアートセラピストによって用いられてきた．また，精神科医クレックリー（Hervey Cleckley）によって，他者を操作するが表面の正常性の裏に深い混乱を隠した精神病質者を記述する「正気の仮面」（mask of sanity）という造語が作られた．カール・ユングは，ペルソナ（仮面を意味するラテン語に由来）は人が世間に提示したいイメージであり，裏にはその人のさまざまな他のイメージが布置されていると論じた．我々は表紙の美術作品が読者の学習体験を豊かにするものであることを望んでいる．

今回の改訂においても本文中の図を見直して必要に応じて追加および差し替えを行ったが，同様に口絵のカラー図版も大幅に刷新した．

症例提示

症例は「カプラン臨床精神医学テキスト」に必須の要素である．本書を通じて症例は広範に用いられており，記述される精神疾患を明瞭にし，血肉を与えるものとなっている．症例は今版および以前の版の Comprehensive Textbook of Psychiatry への寄稿者と病院の同僚を含むさまざまなソースから使用させていただいている．ニューヨークの Bellevue Hospital における我々の臨床経験も含まれている．読者に一目でわかるように，症例は薄い色を敷いた四角で囲んである．

第11版における変更

2013年のDSM-5の導入により，精神医学の疾病分類が再構築された．読者は本書のすべての節で，この疾病分類の変更に対応した改訂と更新がなされているのを目にされるであろう．「精神医学の分類」の章に，DSM-5の精神疾患の簡潔な概観と定義を示した．他の章では，DSM-5の各疾患を，それぞれの章と節において詳細に

解説した．さらに，主要な疾患については DSM-5 の診断基準の表を掲載した．

目次は「神経科学」を第1章として新たに改編した．この章には3つの新しい節が追加された．「1.3 神経発達と神経新生」は，精神疾患の原因おける神経系の発達の重要な役割を反映している．「1.6 免疫系と中枢神経系の相互作用」は，健康と病気における免疫系の脳への影響を解説している．「1.8 応用電気生理学」は，脳における電気活動と臨床精神医学との関係を記述している．

「2.5 正常性とメンタルヘルス」という新しい節は，精神疾患の境界を理解する枠組みを読者に提供する．同様に，「4.4 ポジティブ心理学」という別の新節は，メンタルヘルスに貢献する新興の理論と治療アプローチについて記述している．

「第3章 社会文化科学の貢献」には3つの新しい節「3.1 社会生物学と動物行動学」「3.2 異文化間精神医学」「3.3 文化結合症候群」があり，この3節で，世界的に精神疾患の症候と有病率に多大な影響を及ぼしている文化に関して論じた．

以前の第10版の心的外傷後ストレス障害の節では，ニューヨークのワールドトレードセンターとワシントンのペンタゴンを巻き込んだ2001年9月11日の悲劇的な出来事を扱った．残念なことに，その後ハリケーンサンディ（Hurricane Sandy）やニュータウン大量殺人事件（Newtown killing）のような他の大惨事も起こってしまった．イラクやアフガニスタンにおける戦争が退役軍人の精神衛生に与えた影響に関してばかりではなく，今版ではこれらの大惨事による心理学的影響も第11章で取り上げた．それに関連して，テロリズムと拷問の影響を新たに論じた．この2つの問題は精神医学の教科書ではめったに扱われないが，これらを治療している精神科医にとっては，きわめて重要な事柄である．

「第18章 性別違和」では，この DSM-5 の新しい診断分類に関して，特にゲイ，レズビアン，バイセクシャル，そしてトランスジェンダーに注意を払いつつ記述している．

「第27章 精神医学と生殖医療」は，女性の健康問題の進展に合わせて大幅な改訂を行った．

「第28章 精神療法」は，新節を設けて論じたメンタライゼーションやマインドフルネスなどのような新しい治療法を加えて拡張した．そして，今までの版と同様に，「第29章 精神薬理学的治療」では，精神科医によって精神疾患の治療に用いられるすべての薬物を扱っている．この章は全面的に更新，改訂され，前版刊行以降に導入された新薬をすべて含んでいる．

「第30章 脳刺激法」は従来の治療に反応しなかった患者や最も重篤に精神疾患をわずらっている人が健康を回復するように開発された，経頭蓋磁気刺激や深部脳刺激などを記述している．

「第34章 終末期の問題」では，「34.1 死，死にゆくこと，死別」「34.2 緩和ケア」を扱っている．この章では，比較的新しい専門分野ではあるが精神科医が重要な役割を演じる疼痛管理についても記述されている．さらに，「34.3 安楽死と医師による自殺幇助」の節で，医師による自殺幇助の問題を新たに取り上げた．

「第35章 公衆精神医学」と「第37章 精神医学の世界的状況」は今回加えられた2つの新章であり，国内および世界的な視野における精神医学，そして全世界を通じて発生する精神疾患を臨床家が理解する必要性を反映した論文である．

最後に，行動科学に関するすべて章は，この分野における最近の進歩を反映するように改訂されている．

精神薬理学

精神疾患治療薬の分類に関して，我々は薬理活性と作用機序に従って分類した．抗うつ薬，抗精神病薬，抗不安薬，気分安定薬という分類は幅が広すぎて科学的ではなく，臨床における向精神薬の使用を反映していないので，本書においては用いていない．例えば，抗うつ薬は不安症の治療に使用されることが少なくなく，抗不安薬の中にはうつ病や双極性障害の治療に使用されるものもある．また，どの薬物も摂食障害，パニック症，衝動制御の障害など他の区分に属する臨床疾患の治療にも使用されている．どの分類にもあてはまらないさまざまな精神疾患の治療に，多くの薬物が用いられている．薬力学，薬物動態，用量，有害作用，薬物相互作用を含む精神医学で使用されるすべての薬物に関する情報は，最近の研究に基づいて全面的に改訂した．

小児期の疾患

小児期の疾患を扱っていた章は，重要な新しい話題を含むように徹底的に改訂した．DSM-5 は新しい診断カテゴリーを導入しており，古いカテゴリーは削除された．例えば，広汎性発達障害，レット障害，アスペルガー障害は，自閉スペクトラム症という診断名のもとに包括された．重篤気分調節症と減弱精神病症候群（訳注：DSM-5 の研究用診断基準）が新しいカテゴリーとして加えられた．これらおよび他の変更に関する記述は，通常小児期および青年期に発症する障害のカバーする範囲の拡大を反映させたものとなっている．テロリズムの衝撃を扱っている節では，自然災害と人災に曝された子どもへの心理学的影響に関する最新のデータを含めて，小児における心的外傷後ストレス障害に関する新しい情報を反映させて記述を更新した．不安症の節は再構成して完全に改訂し，強迫症については新しく別の節を設けた．薬物療法の節では，小児期の疾患への薬物使用に関して前版以降に生じた多くの変化を反映させ，内容を広範に更新した．

用語集

この版では新たに，精神医学における徴候と症状に関する包括的な用語集を付録として加えた．精神医学は記述的科学であり，利用可能な用語に関する正確な知識と使用法は，診断と治療を成功させるために，臨床家にとって決定的に重要である．我々はこの用語集が読者にとって役に立つものであることを望んでいる．

参考文献

「カプラン臨床精神医学テキスト」の各節の末尾には，より大規模な教科書である Comprehensive Textbook of Psychiatry の関連する章に加えて，総説や参考図書を含む引用文献の一覧が掲載されている．その数は多くない．これは紙面の節約の意味もあるが，より重要なこととして，現今の読者は Pubmed や Google Scholar などのインターネットで参照可能なデータベースの最新文献を参照できるからであり，我々はそのようにインターネットを使用する傾向を支持する．

謝　辞

時間と専門能力を惜しみなく注いでくださった寄稿編集者諸氏の仕事に深く感謝する．Caroly Pataki, M. D. には小児と青年の疾患の章の更新と改訂に責任をもっていただいた．彼女は Comprehensive Textbook の多くの版における児童精神医学の章の傑出した寄稿編集者であり，我々はこの分野における彼女の多大な助力に感謝する．Norman Sussman, M. D. は精神薬理学の章の改訂に携わり，変化し拡大し続けるこの領域における現在の材料を読者に提供することを可能にしていただいた．彼もまた Comprehensive Textbook の精神薬理学の章の寄稿編集者である．ニューヨーク大学医学部 Frederick L. Ehrman 医学図書館の副館長である Dorice Viera の今回および彼女も加わった以前の改版時における貴重な援助に感謝する．

ニューヨークにおける我々の2人の企画編集者に深謝する．Nitza Jones-Sepulveda は 10 年以上我々と共にあり，自費出版部門へ移動する前に，本書と他の多くの Kaplan & Sadock シリーズの書籍を編集してきた．本の出版のあらゆる側面に関する彼女の膨大な知識はかけがえのないものであった．彼女との別れは真に惜しまれる．我々はまた，本書の制作に主要な役割をはたした Hayley Weinberg にも感謝したい．彼女には熱意と知性と活発さをもって仕事に取り組んでいただいた．我々はまた，マイアミの Gloria Robles にも感謝する．彼女はすべての著者，とりわけ Dr. Ruiz にとって計り知れない助けとなった．感謝すべきほかの多くの方々には，Seeba Anam, M. D., Rene Robinson, M. D., Nora Oberfield, M. D., Marrisa Kaminsky, M. D., Caroline Press, M. D., Michael Stanger, M. D., Rajan Bahl, M. D., Jay K. Kantor, Ph. D. がおられる．これらの方々はそれぞれ Synopsis のさまざまな版に寄稿してくださった．性別違和の章に対して貢献していただいた Laura Erikson-Schroth, M. D. には特に感謝を捧げたい．我々は精神薬理学の分野の編集顧問として多大な助力を賜った Samoon Ahmad, M. D. に殊に感謝する．

James Sadock, M. D. と Victoria Sadock Gregg, M. D. にはそれぞれの専門領域である成人および小児の救急医学における助力にとりわけ感謝したい．

Alan and Marilyn Zublatt には，本書および他の Kaplan & Sadock シリーズの教科書への彼らの寛大な支援に対して感謝に堪えない．永年にわたり，彼らは NYU 医療センターにおける教育，臨床，研究の多くのプロジェクトへの寛容な後援者である．我々は彼らの尽力に深く感謝する．

我々はこの機会に本書および他の Kaplan & Sadock シリーズの書籍を外国語に翻訳してくださっている訳者の方々に感謝したい．翻訳された外国語版には，中国語，クロアチア語，フランス語，ドイツ語，ギリシャ語，インドネシア語，イタリア語，日本語，ポーランド語，ポルトガル語，ルーマニア語，ロシア語，スペイン語，トルコ語があり，加えて，アジアの学生用のインターナショナル・エディションがある．

Lippincott Williams & Wilkins (LWW) は半世紀近く我々の版元であり続け，常にそのスタッフは非常に有能である．LWW の Acquisitions Editor である Jamie Elfrank は我々の仕事の多くの面にたいへん協力的である．彼女の助力ばかりでなく，その友情も多としたい．LWW の制作担当編集者である Andrea Vosburgh は，書籍としての体裁を整えるために，細々としたことにいたるまで非常に助けてくださった．彼女には制作担当という自分の役割分担をはるかにこえて，臨時の広告文案編集，写真編集，版権獲得，その他言及しきれないほど多くの仕事をこなしていただいた．彼女の楽天主義と献身は本書の出版企画にとってかけがえなく，多大な助けとなった．Aptara の Chris Miller も，本書と他の Kaplan & Sadock シリーズの書籍への貢献に対して我々の感謝に値する．

LWW の前編集部長である Charley Mitchell は，アカデミズムの世界に移る前に 20 年以上にわたって我々を勇気づけ導いてくれた．彼に心から感謝したい．我々は今，LWW に彼が在籍していたときと同様に，友情を彼に感じるものである．

最後に，我々は本書の出版プロジェクトを一貫して全力で支持していただいた NYU 医学部精神科部長で教授の Charles Marmar, M. D. に感謝する．彼は献身と技能と熱意をもって NYU の精神医学部門を 21 世紀へと導いた．彼の指導の下，NYU は精神医学と神経科学において，米国および世界に冠たるセンターの1つとなった．

編著者紹介

Benjamin J. Sadock, M. D.

　現在，ニューヨーク大学（NYU）医学部の Menas S. Gregory 精神医学教授である．Union College を卒業し，New York Medical College から医学博士号を得ている．Albany Hospital でインターンを終え，Bellevue Psychiatric Hospital でレジデントとして過ごしたのち，Captain US Air Force の一員として軍に入隊し，テキサス州の Sheppard 空軍基地で神経精神医学の主任を務めた．彼は有能で，Southwestern 医科大学 Dallas 校の Parkland Hospital, New York Medical College, St. Luke's Hospital, New York State Psychiatric Institute, New York 市の Metropolitan Hospital で教職に携わった．彼は 1980 年に NYU 教会会に加わり，さまざまな役職を歴任している．精神医学の医学生教育主任，精神科レジデント研修プログラムの共同責任者，卒後教育の責任者などである．Dr. Sadock は現在，ニューヨーク大学医学部において Student Mental Services の主任，入試委員会の精神医学領域の相談役，精神医学の継続教育の共同責任者である．彼は Bellevue Hospital と Tisch Hospital のスタッフであり，Lenox Hill Hospital の顧問精神科医である．また，American Board of Psychiatry and Neurology の認定専門医となり，10 年以上にわたり準試験官を務めた．彼は American Psychiatric Association（APA）の終身フェローであり，American College of Physicians, New York Academy of Medicine, Alpha Omega Alpha Honor Society の会員でもある．彼は多くの精神医学関係の組織で活発に活動しており，NYU-Bellevue Psychiatric Society の設立者にして会長である．Dr. Sadock は APA の National Committee in Continuing Education in Psychiatry の会員であり，Ad Hoc Committee on Sex Therapy Clinics of American Medical Association に貢献し，American Board of Medical Specialists の資格更新協議会の代表に任命され，APA の Task Force on the National Board of Medical Examiners と American Board of Psychiatry and Neurology の代表を務めた．1985 年に，New York Medical College から Academic Achievement Award を受けている．2000 年には，ニューヨーク大学医学部の Faculty Scholar に指名された．彼は 49 冊の書籍を含む 100 以上の出版物の著者ないし編者であり，いくつかの精神医学専門誌の査読者であり，精神科全般にわたる幅広い論題について講義を行っている．Dr. Sadock は開業し，診断コンサルテーション，精神科医療を実践している．また，レジデントを終了したのち，ニューヨーク大学医学部の精神医学教授である Virginia Alcott Sadock, M. D. と結婚している．彼はオペラ愛好家であり，スキーと旅行を楽しみ，フライ・フィッシングを趣味としている．

Virginia A. Sadock, M. D.

　1980 年からニューヨーク大学（NYU）医学部の教授会に加わり，現在，精神医学教授であり，また，Tisch Hospital と Bellevue Hospital の主治医である．米国における最も大規模な治療と訓練のプログラムの 1 つである，NYU Langone Medical Center の Program in Human Sexuality and Sex Therapy の指導者でもある．彼女は，性機能に対する薬物の効果を含む，性行動に関する 50 以上の論文と書物の章の著者であり，また，Williams & Wilkins 社から刊行された，ヒトの性行動に関する最初の教科書の 1 つである Sexual Experience の編者である．American Journal of Psychiatry と Journal of American Medical Association を含むいくつかの医学雑誌で査読者と書評者を務めている．彼女は永年，医学と精神医学における女性の役割に興味を抱いており，APA の New York County 支部における Committee on Women in Psychiatry の創設者であった．学問的事柄には積極的にかかわり，20 年以上にわたり American Board of Psychiatry and Neurology の補助試験官および準試験官を務めている．APA の American Board of Psychiatry と Psychiatric Knowledge Self-Assessment Program（PKSAP）双方の入試委員会の一員でもあった．彼女はまた，APA の New York County 支部の Committee on Public Relations の議長を務め，American Association of Sex Education Counselors and Therapists の地域評議会のメンバー，Society of Sex Therapy and Research の創設メンバーであり，NYU Alumni Association of Sex Therapists の会長である．National Medical Television Network シリーズの Women in Medicine にも携わり，なかでも PBS テレビ・ドキュメンタリーの

Women and Depression は Emmy 賞を獲得した．現在，NYU Langone Medical Center でラジオ番組 *Sexual Health and Well-being*（Sirius-XM）のホストを務めている．性機能障害，異性関係問題，抑うつと不安症について，国内外で広く講演している．彼女は APA の上席フェローであり，また，American Board of Psychiatry and Neurology の認定専門医である．Bennington College を卒業し，New York Medical College から医学博士号を得ており，Metropolitan Hospital の精神科で研修を受けた．Manhattan に夫の Dr. Benjamin Sadock とともに住み，個人精神療法，カップル療法および夫婦療法，性障害の治療，精神科コンサルテーション，そして，薬物療法を含む精神科診療に積極的に携わっている．彼らには James と Victoria の 2 人の子どもがおり，どちらも救命救急医である．また，Emily と Celia の 2 人の孫がいる．余暇には，演劇と映画の鑑賞，ゴルフ，小説，そして旅行を満喫している．

Pedro Ruiz, M. D.

Pedro Ruiz, M. D. は，テキサス大学医学部ヒューストン校の精神医学・行動科学の教授で，学科長代行である．彼はフランスのパリ大学医学部を卒業し，フロリダのマイアミ大学医学部で精神医学のレジデントとして研修した．ニューヨークのアルバート・アインシュタイン医科大学およびヒューストンの Baylor 医科大学とテキサス大学医学部で教授に指名されている．彼は現在，さまざまな指導的役職に就いている．アルバート・アインシュタイン医科大学では Lincoln Hospital コミュニティー精神保健センターと Bronx 精神医学センターのセンター長，ヒューストンの Baylor 医科大学では Ben Taub General Hospital の精神科科長および精神医学部門副部長，同じくヒューストンのテキサス大学医学部では精神科学研究所医学部門長と精神医学部門副部長である．彼は American Psychiatric Association（APA）の終身フェローとして著名であり，他に American College of Psychiatrists, American Association for Social Psychiatry, Benjamin Rush Society, American Group Psychotherapy Association のフェロー，そして World Psychiatric Association の名誉フェローでもある．彼はまた，American Academy of Addiction Psychiatry, Group for the Advancement of Psychiatry, American Association of Community Psychiatrist, American Association of Psychiatric Administrators の会員である．American College of Psychiatrists（2000～2001），American Association for Social Psychiatry（2000～2002），American Board of Psychiatry and Neurology（2002～2003），American Psychiatric Association（2006～2007）の会長を務め，現在は選出されて World Psychiatric Association の会長に就任している．彼は American Journal of Psychiatry, Psychiatric Services, American Journal of Addictions, World Psychiatry を含む 40 以上の編集委員会で活躍している．受賞は 60 以上に及ぶが，その中には Administrative Psychiatry Award, Simon Bolivar Award, Tarjan Award, Nancy C. A. Roeske Certificate of Excellence, そして APA からの Irma J. Bland Award, さらには American College of Psychiatrists からの Bowis Award がある．彼は 600 以上の出版物の著者ないし編集者である．世界各地で 200 回以上の巡回講演および招請講演，また 400 以上の学術研究発表を行っている．彼と妻の Angela の間には Pedro Pablo と Angela Maria の 2 人の子どもがおり，孫は Francisco Antonio, Pedro Pablo, Jr., Omar Joseph, Ⅲ, Pablo Antonio の 4 人である．Dr. Ruiz は小説を読むこと，観劇，映画鑑賞，旅行，そして釣りが趣味である．

監訳協力

桐野衛二	順天堂大学医学部附属静岡病院メンタルクリニック教授

訳者一覧 (翻訳順)

島崎正次	久喜すずのき病院院長
福田麻由子	順天堂大学医学部附属順天堂越谷病院メンタルクリニック准教授
岡田吉郎	岡田病院理事長
桐野衛二	順天堂大学医学部附属静岡病院メンタルクリニック教授
稲見理絵	順天堂大学医学部附属順天堂越谷病院メンタルクリニック准教授
荒木由美子	順天堂大学医学部精神医学教室非常勤助教
阿部 裕	明治学院大学心理学部教授
イチカワドイル徳恵	聖啓学園佐久長聖中学高等学校理事長　ドイルメンタルヘルスクリニック院長
角藤比呂志	東洋英和女学院大学人間科学部教授
森 亮	AOI 国際病院
前垣内紀子	東洋英和女学院大学大学院人間科学研究科
中島 希	日本橋心理臨床オフィス
高崎由紀江	ダイヤル・サービス株式会社
川岸真知子	川越同仁会病院
阿部道郎	阿部医院院長
広沢正孝	順天堂大学大学院スポーツ健康科学研究科教授
大和田二朗	大和田心療内科院長
荒井りさ	順天堂大学医学部精神医学教室非常勤助教
清水隆史	中村病院
鈴木聡彦	しのみやクリニック
永田貴美子	しのみやクリニック
川又 大	中村病院　順天堂大学医学部精神医学教室非常勤助教
木村行男	VA メディカルセンター（West Roxbury, MA）
増村年章	増村メンタルクリニック院長
野崎裕介	中村病院　順天堂大学医学部附属順天堂越谷病院非常勤助教
井上雄一	東京医科大学睡眠学講座教授
松井健太郎	睡眠総合ケアクリニック代々木
村山賢一	新潟大学保健管理センター講師
山科 満	中央大学文学部人文社会学科心理学専攻教授
阿部輝夫	あべメンタルクリニック院長
藤崎亜矢子	Process Work Institute 教員
長 徹二	三重県立こころの医療センター診療部次長
田中増郎	高嶺病院精神科

成瀬暢也	埼玉県立精神医療センター副病院長
高橋恵介	川越同仁会病院副院長
合川勇三	埼玉県立精神医療センター精神科医長
長岡重之	北リアス病院院長
四宮雅博	しのみやクリニック院長
松本倫子	順天堂大学医学部精神医学教室
上田雅道	胆江病院院長・理事長
森　大輔	風メンタルクリニック本郷院長　順天堂大学医学部精神医学教室非常勤講師
小松﨑(平山)智恵	茨城県立こころの医療センター医員
浦上裕子	国立障害者リハビリテーションセンター病院第1診療部医長（研究所併任）
太田勝也	川越同仁会病院院長
長根亜紀子	いずみクリニック院長
大澤良郎	南埼玉病院理事・副院長
堀　孝文	茨城県立こころの医療センター副院長
馬場淳臣	日野病院院長
伊藤賢伸	順天堂大学医学部精神医学教室准教授
安部秀三	栗田病院院長
鈴木利人	順天堂大学医学部附属順天堂越谷病院メンタルクリニック教授
河合伸念	水海道厚生病院院長
西山悦子	啓友クリニック所長
今井必生	京都大学大学院医学研究科社会健康医学系専攻健康増進・行動学分野客員研究員　三家クリニック
日下慶子	京都大学大学院医学研究科公衆衛生学教室博士課程
高松桃子	三家クリニック
田中英三郎	兵庫県こころのケアセンター主任研究員
田近亜蘭	京都大学大学院医学研究科社会健康医学系専攻健康増進・行動学分野
一宮洋介	順天堂大学医学部附属順天堂東京江東高齢者医療センターメンタルクリニック教授
淺井茉裕	順天堂大学医学部附属静岡病院臨床心理士
グレッグ京子	順天堂大学医学部精神医学講座非常勤助教
高瀬　真	東京臨海病院メンタルクリニック医長

監訳分担
四宮滋子
田宮　聡 [児童精神医学]

目 次

1　神経科学 — 1
- 1.1　序説 — 1
- 1.2　機能的神経解剖学 — 4
- 1.3　神経発達と神経新生 — 20
- 1.4　神経生理学と神経化学 — 40
- 1.5　精神内分泌学 — 72
- 1.6　免疫系と中枢神経系の相互作用 — 77
- 1.7　神経遺伝学 — 81
- 1.8　応用電気生理学 — 94
- 1.9　時間生物学 — 99

2　心理社会科学の寄与 — 105
- 2.1　ジャン・ピアジェと認知の発達 — 105
- 2.2　愛着理論 — 110
- 2.3　学習理論 — 114
- 2.4　記憶の生物学 — 126
- 2.5　正常性とメンタルヘルス — 141

3　社会文化科学の貢献 — 151
- 3.1　社会生物学と動物行動学 — 151
- 3.2　異文化間精神医学 — 160
- 3.3　文化結合症候群 — 167

4　パーソナリティ論と精神病理学 — 173
- 4.1　フロイト：古典的精神分析の創始者 — 173
- 4.2　エリクソン — 191
- 4.3　精神力動学諸派 — 199
- 4.4　ポジィティブ心理学 — 214

5　精神科患者の診察と診断 — 221
- 5.1　精神医学的面接，病歴，そして精神的現症の診察 — 221
- 5.2　精神医学的報告書とカルテ — 243
- 5.3　精神医学的評価尺度 — 250
- 5.4　成人の臨床神経心理学および知能検査法 — 270
- 5.5　人格検査：成人と子ども — 280
- 5.6　子どもの神経心理学的査定と認知的査定 — 292
- 5.7　精神医学における身体的評価と臨床検査 — 302
- 5.8　神経画像撮影 — 312
- 5.9　神経科患者の身体的診察 — 321

6　精神医学における分類 — 329

7　統合失調症スペクトラムとその他の精神病性障害 — 339

7.1	統合失調症	339
7.2	統合失調感情障害	365
7.3	統合失調症様障害	369
7.4	妄想性障害と共有精神病性障害	372
7.5	短期精神病性障害，他の精神病性障害，および緊張症	383

8 気分障害 — 393

8.1	うつ病（DSM-5）と双極性障害	393
8.2	気分変調症と気分循環性障害	427

9 不安症群 — 435

9.1	概説	435
9.2	パニック症	440
9.3	広場恐怖症	447
9.4	限局性恐怖症	450
9.5	社交不安症（社交恐怖）	455
9.6	全般不安症	458
9.7	その他の不安症	464

10 強迫症および関連症群 — 469

10.1	強迫症	469
10.2	醜形恐怖症	479
10.3	ためこみ症	481
10.4	抜毛症	483
10.5	皮膚むしり症	486

11 心的外傷およびストレス因関連障害群 — 489

11.1	心的外傷後ストレス障害および急性ストレス障害	489
11.2	適応障害	500

12 解離症群 — 505

13 心身医学 — 521

13.1	序論と概要	521
13.2	身体症状症	524
13.3	病気不安症	527
13.4	機能性神経症状症（変換症/転換性障害）	530
13.5	他の医学的疾患に影響する心理的要因	534
13.6	作為症/虚偽性障害	546
13.7	疼痛性障害	554
13.8	コンサルテーション・リエゾン精神医学	557

14 慢性疲労症候群と線維筋痛症 — 563

15 食行動障害および摂食障害群 — 569

15.1	神経性やせ症/神経性無食欲症	569
15.2	神経性過食症	576
15.3	過食性障害とその他の摂食障害	580
15.4	肥満症とメタボリックシンドローム	583

16 正常睡眠と睡眠-覚醒障害群 — 595

16.1	正常睡眠	595

- 16.2 睡眠-覚醒障害 ... 599
- 17 人間の性および性機能不全群 ━━━━ 631
    - 17.1 正常な性 ... 631
    - 17.2 性機能不全群 ... 643
    - 17.3 パラフィリア障害群 ... 663
- 18 性別違和（性同一性障害）━━━━ 671
- 19 秩序破壊的・衝動制御・素行症群 ━━━━ 681
- 20 物質使用および嗜癖障害 ━━━━ 691
    - 20.1 序文と概説 ... 691
    - 20.2 アルコール関連障害 ... 700
    - 20.3 カフェイン関連障害 ... 718
    - 20.4 大麻（カンナビス）関連障害 ... 723
    - 20.5 幻覚薬関連障害 ... 727
    - 20.6 吸入薬関連障害 ... 736
    - 20.7 オピオイド（アヘン類）関連障害 ... 739
    - 20.8 鎮痛薬関連障害，睡眠薬関連障害，または抗不安薬関連障害 ... 746
    - 20.9 精神刺激薬関連障害 ... 752
    - 20.10 タバコ関連障害 ... 763
    - 20.11 蛋白同化アンドロゲン性ステロイド乱用 ... 768
    - 20.12 その他の物質使用および嗜癖性障害 ... 773
    - 20.13 ギャンブル障害 ... 775
- 21 神経認知障害群 ━━━━ 781
    - 21.1 序論と概説 ... 781
    - 21.2 せん妄 ... 784
    - 21.3 認知症 ... 792
    - 21.4 他の医学的疾患による認知症または軽度認知障害（健忘性障害）... 806
    - 21.5 一般身体疾患による認知機能障害と他の障害 ... 811
    - 21.6 軽度認知障害 ... 827
- 22 パーソナリティ障害 ━━━━ 833
- 23 救急精神医学 ━━━━ 857
    - 23.1 自殺 ... 857
    - 23.2 成人における精神科救急 ... 870
    - 23.3 小児における精神科救急 ... 882
- 24 精神科における補完代替医療 ━━━━ 889
- 25 臨床的関与の対象となることのある他の状態 ━━━━ 913
- 26 成人の身体的および性的虐待 ━━━━ 927
- 27 精神医学と生殖医療 ━━━━ 935
- 28 精神療法 ━━━━ 951
    - 28.1 精神分析と精神分析的精神療法 ... 951
    - 28.2 短期力動的精神療法 ... 960
    - 28.3 集団精神療法，個人および集団精神療法の併用療法，そして心理劇 ... 964
    - 28.4 家族療法とカップル療法 ... 971
    - 28.5 弁証法的行動療法 ... 976

- 28.6　バイオフィードバック　978
- 28.7　認知療法　982
- 28.8　行動療法　986
- 28.9　催眠　994
- 29.10　対人関係療法　999
- 28.11　ナラティブ（物語）精神療法　1002
- 28.12　精神科リハビリテーション（社会復帰）　1005
- 28.13　精神療法と薬物療法の併用　1009
- 28.14　遺伝カウンセリング　1013
- 28.15　メンタライゼーションに基づく療法とマインドフルネス　1020

29　精神薬理学的治療　1023

- 29.1　精神薬理学の一般原則　1023
- 29.2　薬物誘発性の運動障害　1037
- 29.3　α_2アドレナリン受容体作動薬，α_1アドレナリン受容体拮抗薬：クロニジン，グアンファシン，プラゾシン，ヨヒンビン　1043
- 29.4　βアドレナリン受容体拮抗薬　1047
- 29.5　抗コリン薬　1050
- 29.6　抗けいれん薬　1052
- 29.7　抗ヒスタミン薬　1057
- 29.8　バルビツール酸系薬物と類似薬　1059
- 29.9　ベンゾジアゼピン系薬物と GABA 受容体作動薬　1063
- 29.10　ブプロピオン　1069
- 29.11　ブスピロン　1071
- 29.12　カルシウムチャネル阻害薬　1073
- 29.13　カルバマゼピンとオクスカルバゼピン　1075
- 29.14　コリンエステラーゼ阻害薬とメマンチン　1080
- 29.15　ジスルフィラムとアカンプロサート　1083
- 29.16　ドパミン受容体作動薬と前駆体　1085
- 29.17　ドパミン受容体拮抗薬（第 1 世代，または定型抗精神病薬）　1089
- 29.18　ラモトリギン　1100
- 29.19　リチウム　1101
- 29.20　メラトニン作動薬：ラメルテオンとメラトニン　1110
- 29.21　ミルタザピン　1112
- 29.22　モノアミン酸化酵素阻害薬（MAOI）　1114
- 29.23　ネファゾドンとトラゾドン　1118
- 29.24　オピオイド受容体作動薬　1121
- 29.25　オピオイド受容体拮抗阻害薬：ナルトレキソン，ナルメフェン，およびナロキソン　1126
- 29.26　ホスホジエステラーゼ-5 阻害薬　1130
- 29.27　選択的セロトニン-ノルエピネフリン再取り込み阻害薬　1133
- 29.28　選択的セロトニン再取り込み阻害薬　1137
- 29.29　セロトニン-ドパミン拮抗薬，および類似の作用を有する薬物（第 2 世代，または非定型抗精神病薬）　1147
- 29.30　精神刺激薬とアトモキセチン　1159

目次

- 29.31 甲状腺ホルモン ……………………………………………………………… 1166
- 29.32 三環系ならびに四環系抗うつ薬 ………………………………………… 1167
- 29.33 バルプロ酸塩 ……………………………………………………………… 1173
- 29.34 サプリメント（栄養補助食品）と医療食 …………………………… 1177
- 29.35 減量薬 ……………………………………………………………………… 1189

30 脳刺激法 — 1195
- 30.1 電気けいれん療法 ………………………………………………………… 1195
- 30.2 その他の脳刺激法 ………………………………………………………… 1203
- 30.3 神経外科治療と深部脳刺激 ……………………………………………… 1208

31 児童精神医学 — 1215
- 31.1 はじめに：乳幼児，小児，青年の発達 ………………………………… 1215
- 31.2 評価，診察，心理学的検査 ……………………………………………… 1243
- 31.3 知的能力障害 ……………………………………………………………… 1255
- 31.4 コミュニケーション症群 ………………………………………………… 1274
  - 31.4a 言語症 ………………………………………………………………… 1275
  - 31.4b 語音症 ………………………………………………………………… 1282
  - 31.4c 小児期発症流暢症（吃音） ……………………………………… 1286
  - 31.4d 社会的（語用論的）コミュニケーション症 …………………… 1288
  - 31.4e 特定不能のコミュニケーション症 ……………………………… 1290
- 31.5 自閉スペクトラム症 ……………………………………………………… 1291
- 31.6 注意欠如・多動症 ………………………………………………………… 1310
- 31.7 限局性学習症 ……………………………………………………………… 1323
- 31.8 運動症群 …………………………………………………………………… 1334
  - 31.8a 発達性協調運動症 ………………………………………………… 1334
  - 31.8b 常同運動症 ………………………………………………………… 1338
  - 31.8c トゥレット症 ……………………………………………………… 1341
  - 31.8d 持続性（慢性）運動または音声チック症 ……………………… 1349
- 31.9 幼児期または小児期早期の食行動障害 ………………………………… 1350
  - 31.9a 異食症 ……………………………………………………………… 1350
  - 31.9b 反芻症 ……………………………………………………………… 1352
  - 31.9c 回避・制限性食物摂取症 ………………………………………… 1354
- 31.10 排泄症 …………………………………………………………………… 1356
  - 31.10a 遺糞症 ……………………………………………………………… 1357
  - 31.10b 遺尿症 ……………………………………………………………… 1359
- 31.11 小児の心的外傷およびストレス因関連障害 ………………………… 1362
  - 31.11a 反応性アタッチメント障害と脱抑制型対人交流障害 ………… 1362
  - 31.11b 乳幼児，児童，青年の心的外傷後ストレス障害 ……………… 1367
- 31.12 小児と青年の気分障害と自殺 ………………………………………… 1372
  - 31.12a 小児と青年の抑うつ障害群と自殺 ……………………………… 1372
  - 31.12b 早発性双極性障害 ………………………………………………… 1383
  - 31.12c 重篤気分調節症 …………………………………………………… 1389
  - 31.12d 反抗挑発症 ………………………………………………………… 1392
  - 31.12e 素行症 ……………………………………………………………… 1395

- 31.13 幼児，小児，青年期の不安症 ··· 1402
  - 31.13a 分離不安症，全般不安症，社交不安症（社交恐怖） ······················ 1402
  - 31.13b 選択性緘黙 ·· 1410
- 31.14 児童青年期の強迫症 ··· 1412
- 31.15 早発性統合失調症 ··· 1417
- 31.16 青年期の物質乱用 ··· 1423
- 31.17 児童精神医学：その他の状態 ··· 1429
  - 31.17a 減弱精神病症候群 ·· 1429
  - 31.17b 学業の問題 ·· 1431
  - 31.17c 同一性（アイデンティティ）の問題 ·· 1433
- 31.18 小児と青年に対する精神科治療 ··· 1435
  - 31.18a 個人精神療法 ·· 1435
  - 31.18b 集団精神療法 ·· 1440
  - 31.18c 施設治療，部分的入院，デイトリートメント，入院治療 ············ 1443
  - 31.18d 薬物療法 ·· 1448
  - 31.18e 青年に対する精神医学的治療 ·· 1454
- 31.19 小児精神医学：特殊な話題 ··· 1459
  - 31.19a 子どもに関する司法精神医学 ·· 1459
  - 31.19b 養子と里親制度 ·· 1464
  - 31.19c 子どもに対する不適切養育，虐待，ネグレクト ······························ 1468
  - 31.19d 子どもに対するテロの影響 ·· 1476

32 成人期 ———————————————————————————— 1481
33 老年精神医学 ———————————————————————— 1491
34 終末期の問題 ———————————————————————— 1511
- 34.1 死，死にゆくこと，死別 ··· 1511
- 34.2 緩和ケア ··· 1519
- 34.3 安楽死と医師による自殺幇助 ··· 1531

35 公衆精神医学 ———————————————————————— 1535
36 司法精神医学と精神医学になおける倫理 ———————————— 1543
- 36.1 司法精神医学 ··· 1543
- 36.2 精神医学における倫理 ··· 1556

37 精神医学の世界的状況 ———————————————————— 1565

徴候および症状に関する用語集 ———————————————————— 1573

索引 ·· 1589

注意

本書に記載した情報に関しては，正確を期し，一般臨床で広く受け入れられている方法を記載するよう注意を払った．しかしながら，著者，監修者，監訳者，訳者ならびに出版社は，本書の情報を用いた結果生じたいかなる不都合に対しても責任を負うものではない．本書の内容の特定な状況への適用に関しての責任は，医師各自のうちにある．

著者，監修者，監訳者，訳者ならびに出版社は，本書に記載した薬物の選択，用量については，出版時の最新の推奨，および臨床状況に基づいていることを確認するよう努力を払っている．しかし，医学は日進月歩で進んでおり，政府の規制は変わり，薬物療法や薬物反応に関する情報は常に変化している．読者は，薬物の使用にあたっては個々の薬物の添付文書を参照し，適応，用量，付加された注意・警告に関する変化を常に確認することを怠ってはならない．これは，推奨された薬物が新しいものであったり，汎用されるものではない場合に，特に重要である．

本書に記載されている薬物の投与量は原書のものである．臨床においては，日本の実情と患者の個人差に配慮しつつ投与量を決めることが望ましい．

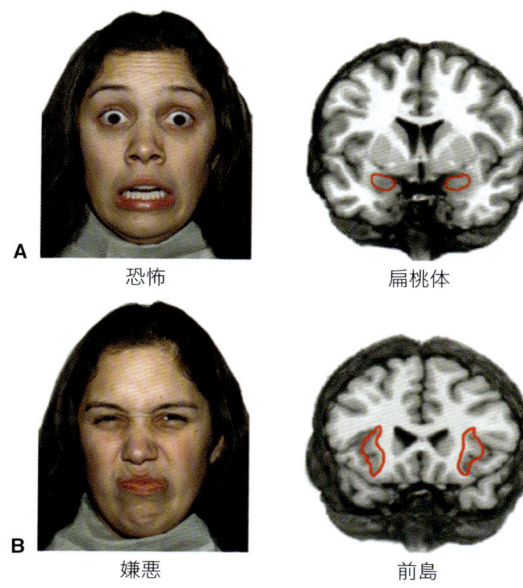

図1.2-3 感情の表情表現[1]. 1960年代, エクマン (Paul Ekman) は感情の表情による表現が普遍的であり, おそらくかつてダーウィン (Charles Darwin) が理論立てたように起源が生物学的であることを実証した (Ekman & Friesen, 1975). エクマンの発見以来, 感情的な表情の写真は, 人々がどのように他人の感情を認識するのかを理解するために, 心理学的研究で広く使用されてきた. 神経画像研究は, 感情の認識に関与している2つの領域に焦点を当てている. (A)恐怖条件付けに関与することが知られている扁桃体は, 他の表情と比較して, 恐怖を認識すると最も活発になる (Whalen, 1998). (B)味覚の処理に関連する前島は, 他人の嫌悪感の認識に働いている (Calder, Lawrence, & Young, 2001). (Sadock BJ, Sadock VA, Ruiz P. *Kaplan & Sadock's Comprehensive Textbook of Psychiatry*. 9th ed. Philadelphia：Lippincott Williams & Wilkins；2009 から転載)

[1]MacBrain Face Stimulus Set の開発は Nim Tottenham によって管理され, John D. and Catherine T. MacArthur Foundation Reserch Network on Early Experience and Brain Development によって支援された.

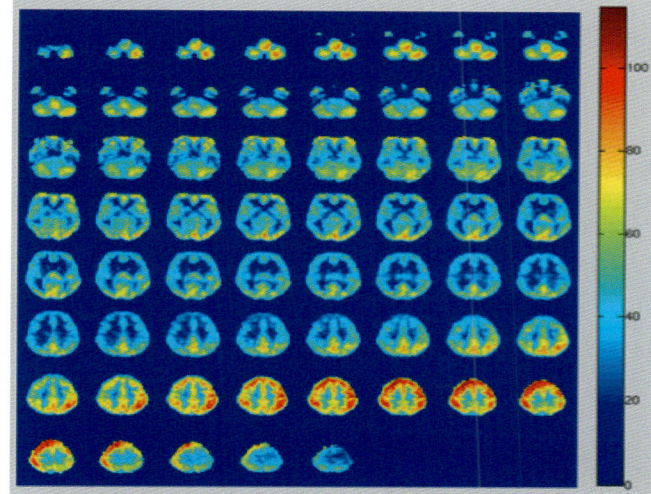

図1.2-6 動脈スピン標識 (arterial spin labeling) をした磁気共鳴画像による健常者から得られた定量的な血流図. (Sadock BJ, Sadock VA, Ruiz P. *Kaplan & Sadock's Comprehensive Textbook of Psychiatry*. 9th ed. Philadelphia：Lippincott Williams & Wilkins；2009 から転載)

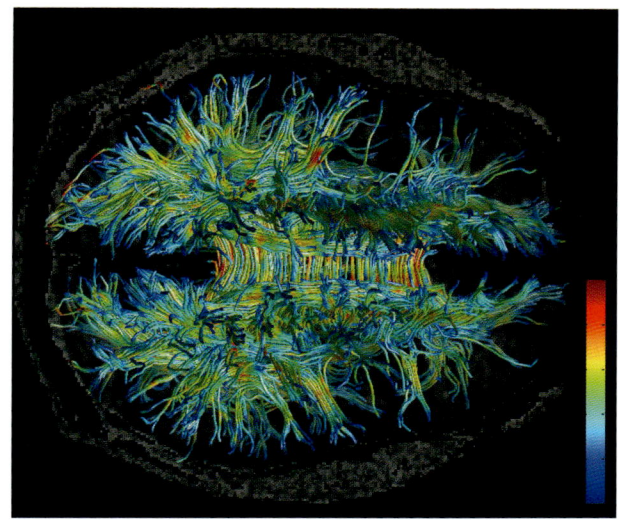

図1.2-7 マサチューセッツ州ボストン, ハーバード大学医学部, ブリガム・ウィミンズ病院, 放射線科 3-T General Electric スキャナで取得された拡散データに基づいた3次元再構成. 拡散テンソル画像 (diffuse tensor imaging：DTI) は脳の主要な長線維路 (long fiber tract) を示している. (Laboratory of Molecular Neuroimaging, Department of Diagnostic Radiology, Yonsei University College of Medicine, Seoul, South Korea, Hae-Jeong Park, Ph. D. のご好意による)

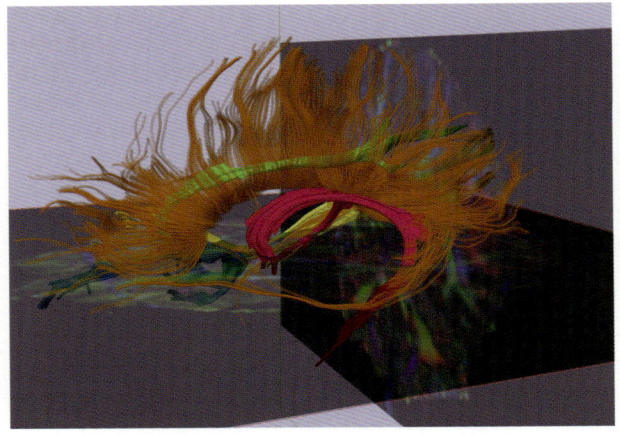

図 1.2-8 マサチューセッツ州ボストン，ハーバード大学医学部，ブリガム・ウィミンズ病院，放射線科 3-T General Electric スキャナで取得された拡散データに基づいた 3 次元再構成画像で，拡散テンソル画像により識別されたいくつかの主要な白質線維束を示している．脳弓（マゼンタ），右帯状回（緑），右下縦束（黄色），右鉤状束（青），脳梁（オレンジ色）．(Psychiatry Neuroimaging Laboratory, Department of Psychiatry, Brigham and Women's Hospital, Harverd Medical School, Boston, MA., Sylvain Bouix, Ph. D. のご好意による）

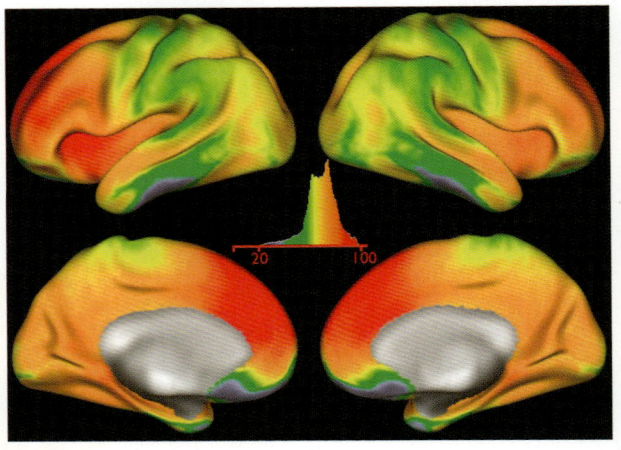

図 1.4-16 この図はヒト・コネクトーム（connectome［神経回路地図］）プロジェクトによるもので，安静時機能的 MRI (resting-state functional magnetic resonance imaging：rsfMRI) を用いて皮質信号の機能的結合（functional connectivity）を空間的にマップし，活性パターンの強弱を描出している．「コネクトーム」という用語は，rsfMRI や拡散 MRI などの画像技法を用いた全脳の結合マッピングを指す．rsfMRI は安静臥床状態の被験者から機能的 MRI (functional magnetic resonance imaging：fMRI) のデータを得て，結合性の評価に用いられるが，脳内の関連する部位同志の自発性時系列データは相関するという事実に基づいている．(Stephen M. Smith, M. D. のご好意による）

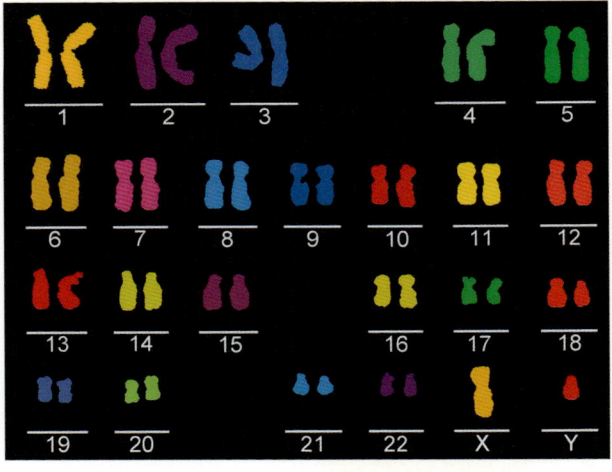

図 1.7-5 ヒト核型．通常ヒトの遺伝物質には 30 億対の連続したゲノムの DNA 塩基が，22 対の常染色体と，X および Y の性染色体に含まれている．染色体特異的な標識で異なる色に染色したヒトの核型である．一卵性双生児は同一のゲノムの DNA を共有する．(Bentley D. *The Geography of Our Genome.* Supplement to *Nature*, 2001 から許可を得て改変）

カラー口絵 **xxiii**

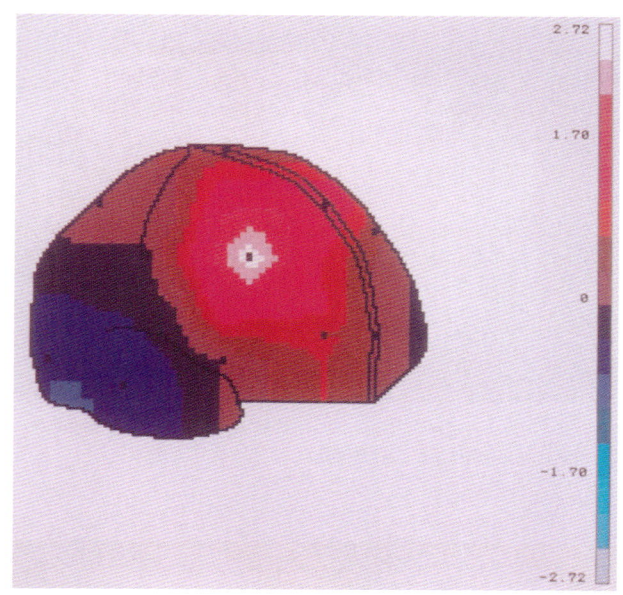

図 1.8-5　定量脳波における θ 波の絶対パワー値（健常者データベースと Z 値の差）の分布図. 24 歳男性, 閉鎖性頭部外傷の患者. θ 波の電圧の増加している部位は, この脳波記録の約 2 年前に急性頭部外傷を受けた部位である. 脳波を記録し定量化した後カラーバーを最大化したところ, Bull's eye の局在化を示した. θ の電圧は右の前頭領域でも軽度に広く増加しており, さらに正中線を超えて対側に広がった. θ の相対パワー値も右前頭領域で増加したが, 外傷の部位に鮮明な焦点は生じなかった. 重要な注意：電極の接触不良によるアーチファクトによっても非常に鮮明な Bull's eye の輪郭が生じるため, 1 つの電極で逸脱した活動性を認め, それが他の誘導に広がらなければ, インピーダンスの監視や電極の接触を確認しなければならない. (Sadock BJ, Sadock VA, Ruiz P. *Kaplan & Sadock's Comprehensive Textbook of Psychiatry*. 9th ed. Philadelphia：Lippincott Williams & Wilkins；2009 から転載)

図 5.8-4　韻を踏む課題を行った際の健常者および失読症患者の機能的磁気共鳴画像(fMRI). 左半球が緑色に描かれている. 健常者（上部）と失読症患者（下部）は, 2 つの文字を提示され, 韻を踏んだ文字(B-T)かそうでない(B-K)かを決定するよう求められた. 課題を遂行するために被験者は, 文字を音あるいは音素に変換し(/bee/, /lee/), 音素の韻を踏む部分(/ee/)のみを比較しなければならない. 健常者では, ブローカ野とウェルニッケ野とその間の島といった隣接する 3 つの領域が活性化された. 失読症患者は, ブローカ野のみが活性化された. 失読症患者は, 課題を遂行するのに長時間を要し, 誤りも多い傾向があった. (Frith C, Frith U. A biological marker for dyslexia. *Nature*. 1996；382：19 から許可を得て転載)

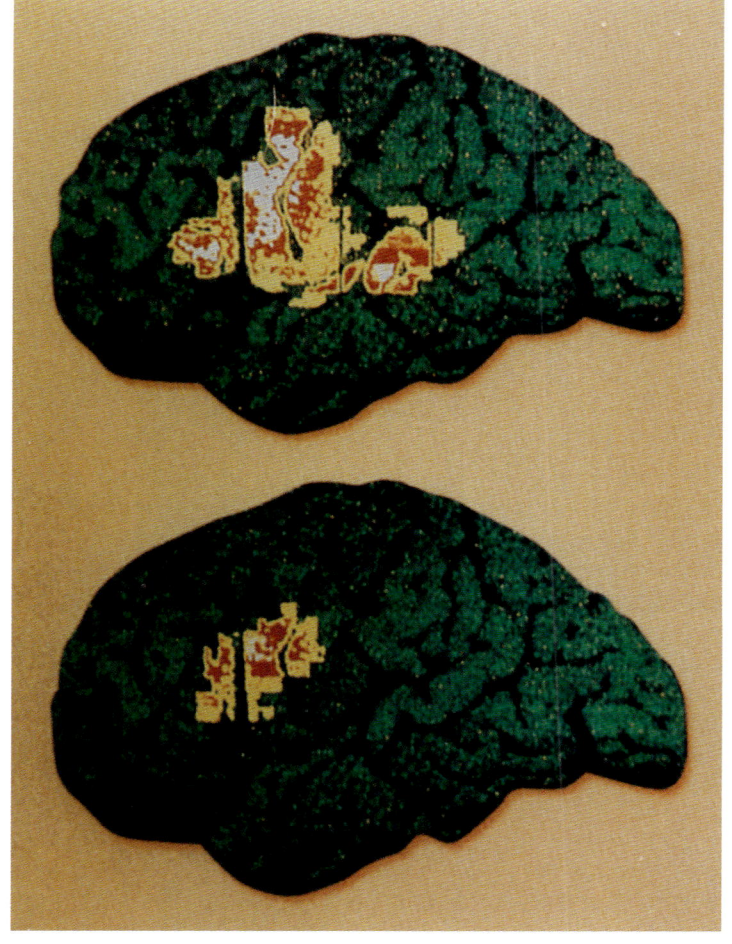

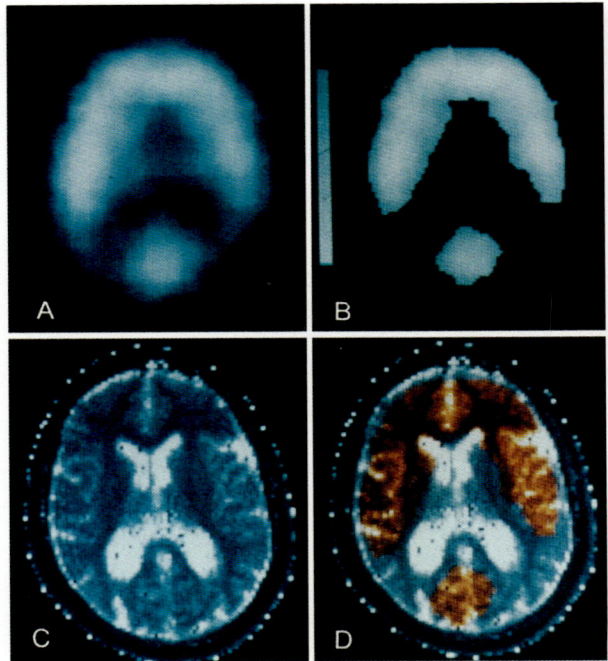

図 5.8-5 （A）SPECT の脳血流画像の 2 重焼きの段階，（B）再び明確にされた画像，（C）MRI の T1 強調画像，（D）SPECT と MRI を重ね合わせた画像（Besson JAO. Magnetic resonance imaging and its application in neuropsychiatry. *Br J Psychiatry*. 1990；（9 Suppl）：25-37 から許可を得て転載）

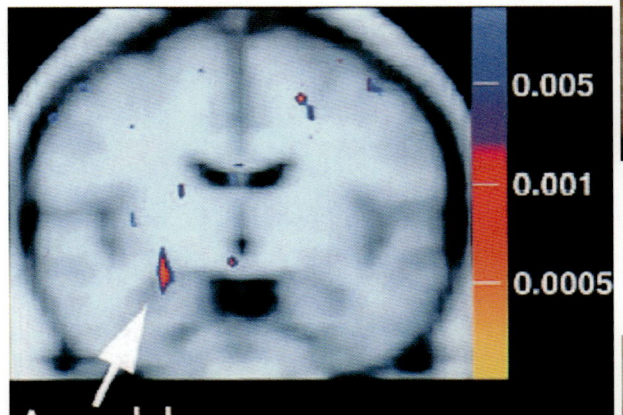

図 9.1-1　機能的磁気共鳴画像（functional magnetic resonance imaging：fMRI）の統計学的マップでは，血液酸素レベル依存性の信号強度の差異があり，精神的外傷を受け，心的外傷後ストレス障害（posttraumatic stress disorder：PTSD）の起こっている患者の右の扁桃核においては，PTSD のない患者に比べて，きわめて顕著な活動性の増加を示している．PTSD 群と非 PTSD 群における，無表情，恐ろしい顔に対する反応は，無表情，楽しそうな顔に規準化されたあとに比較された．fMRI の情報はタレイラッハ（Talairach）テンプレート空間において表示され，構造的磁気共鳴画像情報と共に記録されている．

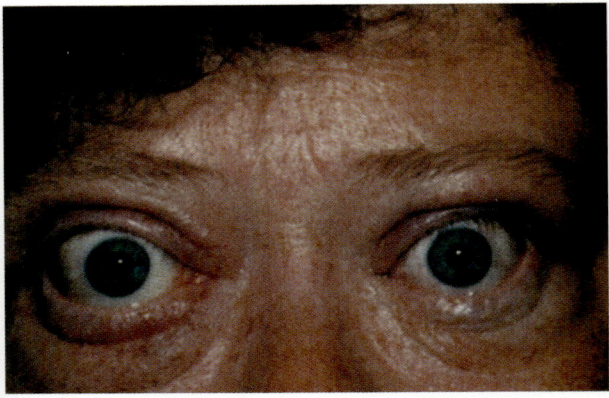

図 13.5-1　眼球突出症．この患者は，グレーブス（Grave's）病にかかっている．眼瞼後退と眼球突出に注意．

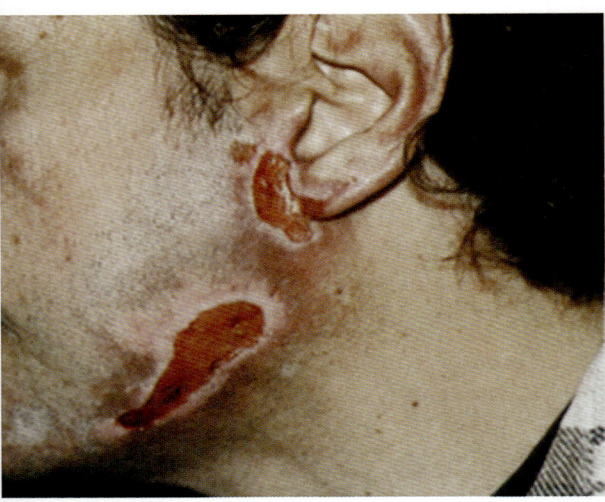

図 13.6-2　顔面での皮膚潰瘍化．これらの病変は患者によって造り出された．潰瘍部位の外観（形状）がよく似ていることに注意．

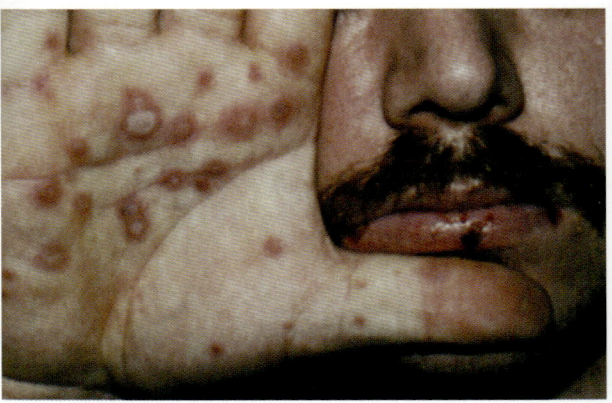

図 29.18-1　抗てんかん薬（例えば，ラモトリギン）に対する過敏性により引き起こされた多形紅斑．

1 神経科学

1.1 序説

ヒトの脳は認知過程，情動，そして行動，つまり，われわれが考え，感じ，行うそのすべての責任を担っている．脳の早期の発達と成人期の機能は，複合的な要因（例えば，後成的，環境的，そして心理社会的経験）によって形作られるが，脳はこれら影響の最終統合器官である．1990年代における「脳の10年」，および正常と異常の精神機能の生物学的基盤として脳が広く認識されるようになったことで，過去数10年にわたり神経科学は大きく進歩したが，精神疾患の治療において真の変化をもたらすような進歩は半世紀以上の間みられていない．その最も明白な理由は，ヒトの脳が非常に複雑であることである．それほど明らかでない理由として，多くの臨床医が行っている現在の症候に基づいた分類システムを基礎とした精神科診断があげられる．

本章の目的は，神経科学の部門を紹介することであり，その中でヒトの脳の解剖と機能について述べ，そして，精神疾患に対する脳あるいは生物学的基盤による診断体系を発展させていくことが，いかに脳の研究や，より良い治療法，そして患者のケアを進歩させるためのわれわれの努力を促進しうるかを論ずる．

医学の他の分野では，診断は，身体的な徴候や症状，病歴，および臨床検査や放射線検査の結果に基づいて行われる．精神医学では，診断は主に患者の思考や感情に関する説明に対する臨床医の印象に基づいている．そして，患者の症状は何百という症候群を含む診断または分類の手引き（例えば，精神疾患の診断・統計マニュアル [Diagnostic and Statistical Manual of Mental Disorders, 5th edition：DSM-5]，国際疾病分類 [International Statistical Classification of Diseases and Related Health Problems：ICD]）と相互参照され，その中から1つまたはそれ以上の診断がその患者に適用される．これらの標準分類体系は，以前の診断体系より信頼性において大幅な改善を遂げてはいるが，これらの診断カテゴリーが個別的な生物学的に明確な実体を現すかという意味では，それが妥当なものであると信じられる理由はほとんどない．無症状であったり訴えのない患者でも，血液検査，X線，またはバイタルサインに基づいて，糖尿病，癌，または高血圧症と診断することができるが，例えば，無症状の患者を統合失調症と診断することは今のところ客観的で独立した評価があるわけではないため，できない．

臨床医と研究者の目標は，病気の理解を高め，病気を予防または治癒させるための新しい治療法を開発し，最適な方法で患者のケアをすることによって人間の苦しみを減少させることである．脳が精神病にとって焦点となる器官であるなら，患者の症状の評価のみからではなく，むしろ生物学的理解から直接，精神疾患の分類を構築することに意欲的になるべき時なのであろう．

ヒトの脳

以下の神経科学の節はそれぞれ，脳生物学の分野を扱う．これらの各分野は，精神疾患の病態生理と治療に関連する可能性がある．ヒトの脳の複雑さは，身体の他の臓器に比べて気力をくじくものであるが，首尾一貫して系統的に，そして勇敢にこの複雑さに接近することが唯一，進歩を可能にする．

ヒトの脳の神経細胞とグリア細胞が，近代的な神経解剖学的技術によってより明らかになりつつある特徴的な様子によってまとめられている．さらに，正常なヒトの脳の発達に関する知識は，過去10年の間により充実した．動物実験からヒトの脳について推論するならば，ヒトの脳は下等な動物種の脳から進化した．ニューロンは，化学的および電気的な神経伝達を介して相互に連絡する．主要な神経伝達物質は，モノアミン，アミノ酸，神経ペプチドである．他の化学伝達物質は，神経栄養因子および窒素酸化物などの他の一連の分子である．電気的神経伝達は，さまざまなイオンチャネルに起こる．ニューロンによって受信された化学的および電気的信号は，その後，個々の遺伝子の発現や蛋白の産生などの生物学および個々のニューロンの機能を調節する他のニューロン内のさまざまな分子経路を発動させる．

中枢神経系（central nervous system：CNS）に加えて，人体は複雑な内部通信網を有する他の2つのシステムをもっている．それは内分泌系と免疫系である．これらの3つのシステムが相互に連絡するという認識が精神神経内分泌学と精神神経免疫学の分野を産み出した．CNS，

内分泌系, 免疫系が共有する別の特徴は, 時間の経過 (例えば, 日々, 月々) によって受ける定期的な変化であり, これは時間生物学の分野の基礎となる.

精神医学とヒトの脳

20世紀の前半, 社会的, 疫学的精神医学と同様, 精神力動的精神医学の進歩は, 精神医学研究をヒトの脳の研究から分離することにつながった. 1950年代以来, 精神障害の治療における薬物療法の有効性の評価と違法薬物の精神的影響は, 精神疾患を生物学的にみることを再確立したが, それはすでに電気けいれん療法 (electroconvulsive therapy：ECT) の導入と1930年代の辺縁系回路についてのパペッツ (James Papez) の記述によってすでに種が蒔かれていた. この生物学的な見解は, 脳が正常状態および異常状態でどう機能するかを明らかにすることに貢献する脳画像技術の開発によって, さらに補強された. この間, ヒトおよび動物のCNSの発達, 構造, 生物学および機能を評価するための実験技術を用いた基礎的神経科学の研究において, 無数の発見がなされている.

精神薬理学

精神疾患の治療における薬物の有効性は, 精神医学の実践の最近半世紀の大きな特徴となっている. この教科書の第5版までは抗精神病薬, 抗うつ薬, 抗不安薬, 気分安定薬の4つの章に精神薬理学的治療を分けていた. 以前に行われていた精神科薬物を4つに分けることは, 以下の理由で, 過去に比べて現在ではあまり妥当とは言えなくなっている. (1) 1つの分類に入る多くの薬物が以前に別の分類に入るとされた障害を治療するために使用される. (2) 4つのすべての区分の薬は, 以前は薬物によって治療できなかった障害 (例えば, 摂食障害, パニック症, 衝動調節障害) の治療に用いられている. (3) クロニジン (カタプレス), プロプラノロール (インデラル), ベラパミル (Isoptin) などの薬物が種々の精神疾患を効果的に治療することができ, 薬の上記の分類に容易に適合しない.

この変更の主なきっかけは, 薬物治療の多様性と適用は, もはや明らかに精神病, うつ病, 不安, そして躁病に障害を区分することが適していないということであった. 言い換えれば, 生物学的基盤による治療法の臨床応用はわれわれの症候学に基づく診断体系に必ずしも合わない. この観察の示唆するところは, 薬物反応は, 特定の症候群とされるものよりも, 基礎にある生物学的な脳機能障害のより良い指標であるかもしれないということである. 例えば, DSM-5は, 全般不安症とうつ病を区別しているが, ほとんどの臨床医は, 両者が, 実際の臨床において症状や状態が重複することが多いということを認識している. また, 同一の薬物が両者の治療に使用される.

新しい薬物療法を特定するために用いられる動物モデルも, 研究や治療の進歩に影響を与えていると考えられる. 精神科薬物の主要な種類の多くは偶然発見された. つまり, 元来精神科の適応以外の目的で開発された薬物が, 注意深い臨床医と研究者によって一部の患者で精神症状を改善することに気づかれ, そして精神疾患患者におけるその薬物の集中的研究につながったのである. モノアミン作動性抗うつ薬や抗精神病薬などの有効な薬物が利用できることは, これらの薬物の効果を検出できる動物モデルの開発につながった (例えば, 三環系抗うつ薬は, マウスが「強制水泳」試験で水没したプラットフォームをみつけようとする時間を増やす). これらの動物モデルは, 同じ動物モデルにおいて活性があった薬物を特定するために, 新しい化合物のスクリーニングに使用された. この戦略の潜在的なリスクは, これらの動物モデルは, ヒトの精神疾患の真の行動的な相似モデル (例えば, うつ病患者の絶望症状) ではなく, 単に特定の分子的な作用機構 (例えば, セロトニン濃度を増加させる) を検出するための方法であるに過ぎないということである.

中間表現型

本書が向精神薬の4分類をどのように約30の異なるカテゴリーに分けたかということの診断関連的分類と対比しうる説明は, 精神疾患患者における中間表現型 (endophenotype) の前提原則である. 中間表現型は, 内的な表現型であり, 肉眼ではみえない各個人の客観的な特性の集合である. ヒトの脳全体の最終的な機能からある特定の遺伝子の組み合わせを識別するには, あまりに多くの段階と変数があるので, 中間表現型のような中間的な評価を考えるとより扱いやすくなる可能性がある. この仮説は, 中間表現型に関与する遺伝子の数は, われわれが疾患として概念化する原因に関与する遺伝子の数よりも少ないという仮定に基づいている. 精神医学で考慮される中間表現期の性質は, 神経心理, 認知, 神経生理, 神経解剖, 生化学, および脳画像データに基づいて生物学的に定義される. このような中間表現型には, 例えば, その客観的に測定された特徴の1つとして, 特異的な認知障害がある. うつ病や双極性障害患者の一部にも認められることがあるので, この中間表現型は, 統合失調症と診断された患者に限定されるわけではない.

中間表現型のもつ潜在的な役割は, そうでないものを示すことによってより明らかにすることができる. 中間表現型は症状ではなく, 診断マーカーでもない. 1つもしくは複数の中間表現型の有無に基づいた分類は, 遺伝子と脳機能に特異的な関連をもつ客観的な生物学的および神経心理学的尺度に基づくと言えよう. 中間表現型に基づいた分類は, また, 精神疾患により関連性の高い動物モデルの開発に向けた生産的なアプローチ法であり, それによって新しい治療法の開発の可能性をもっている.

精神医学とヒトゲノム

2万5000のヒト遺伝子のおそらく70〜80％は，脳内で発現され，そしてほとんどの遺伝子が複数の蛋白の遺伝情報を指定するので，脳内には，10万の異なる蛋白が存在するであろう．おそらくこれらのうちの1万は，多少機能が特定されている蛋白であり，精神科治療薬の標的となるものはそのうちの100に過ぎない．

過去50年間の一般人口を対象とした遺伝学的方法を用いた家族研究は，一貫して精神疾患に遺伝的要因が関与することを支持している．分子生物学におけるより最近の技術は，特定の染色体領域および遺伝子が特定の診断と関連していることを明らかにした．この技術の非常に強力な応用は，動物の行動に関するトランスジェニックモデル（形質転換動物）の研究である．このようなトランスジェニックモデルは，個々の遺伝子の効果の理解だけでなく，薬物開発のための完全に新しい分子標的の発見にも役立つ．

ヒトの特性に関する「単純な」遺伝学的解釈への抵抗は，自然な反応であろう．それにもかかわらず，ヒトに関する研究では，一般に認知，気質，そしてパーソナリティの特徴の約40〜70％は，遺伝要因に起因することが見出されている．これらは，まさに精神疾患患者において障害されている領域であるので，特に，中間表現型の場合のように，別のレベルでこの影響を評価することができれば，精神疾患に及ぼす遺伝的影響ついて同様のレベルを発見できても驚くにはあたらない．

個々の遺伝子と精神疾患

どのような単一遺伝子も精神疾患の発症にはわずかな影響を及ぼすだけで，ある個人に精神疾患が存在するときには，おそらく約5〜10程度の複数の遺伝子が効果を現していることを示唆するデータや観察がある．この仮説は，精神疾患に主要な効果をもつ単一遺伝子をみつけることができないことによっても支持される．しかし，一部の研究者は，まだ主要な効果をもつ遺伝子が特定される可能性を検討している．

中枢神経系における「氏」と「育ち」("Nature" and "Nurture")

1977年，エンゲル（George Engel）は，ロチェスター大学で，疾患の生物心理社会モデルに関する論文を発表し，ヒトの行動と疾患への統合的アプローチを強調した．生物系は，疾患の解剖，構造，および分子基質を言い，心理系は，精神力動的な要因の影響，そして社会系は，文化，環境，および家族の影響を言う．エンゲルは，各系が影響し，他の系によって影響されると仮定した．

かなりの割合の一卵性双生児で統合失調症に関して不一致があるという観察はゲノムと環境との間に多くの重要な相互作用があることを支持するデータの一例である（すなわち，生物心理社会概念の生物学的基盤）．動物実験でも，活動性，ストレス，薬物曝露，環境毒素などの多くの要因が，遺伝子の発現および脳の発達と機能を調節しうることが実証されている．

精神疾患は神経解剖学的回路とシナプスの制御の異常を反映する

遺伝子は，蛋白産生をもたらすが，脳の実際の機能は，神経伝達とニューロン内シグナル伝達の複雑な経路および脳領域内と脳領域間のニューロンのネットワークの複雑な経路の調節レベルで理解する必要がある．言い換えれば，異常な遺伝子の下流効果は，軸索の投射，シナプスの整合性，およびニューロン内分子シグナルにおける特定段階などの個別の特性に加わる変更である．

遺伝子による診断はどうか？

一部の研究者は完全に遺伝に基づく診断体系に向けて精神医学を変えていくことを提案した．しかし，この提案は精神疾患に関与すると考えられる遺伝要因が複雑であること，そのような遺伝的関係を確立するためのデータがまだ十分にないこと，そして個人の遺伝情報に起因する最終的な行動の成果に関しては後成的および環境の影響が重要であることなどの理由で，時期尚早と思われる．

神経学から学ぶこと

神経科医は臨床的にも研究的にも，その症状が一般的に行動的なものではないので，関心の対象となる疾患とその原因について，精神科医よりもより明確に考えることができるようである．神経科医は，生物学に基づいて鑑別診断と治療の選択を行う．アプローチのこの明確さは，最近20年間の神経学における大きな進歩を支えてきた．例えば，アルツハイマー病患者の一部におけるアミロイド前駆体蛋白の異常化，ハンチントン病および脊髄小脳失調におけるトリヌクレオチドリピートの変異の存在，およびパーキンソン病やレビー小体型認知症におけるアルファ-シヌクレイノパチーの評価などである．

神経学から精神医学を分離し続けることは，それ自体がより良い患者のケアと研究に対する障害である．多くの神経学的障害は精神症状を有し（例えば，脳卒中後，多発性硬化症またはパーキンソン病に伴ううつ病），非常に重度な精神疾患の中には，神経症状と関連するものがある（例えば，統合失調症における運動障害）．脳が精神および神経疾患で共有する器官であることを考えればこれは驚くべきことではなく，これら2つの疾患領域の分割は恣意的なものである．例えば，ハンチントン病の患者は，さまざまな精神医学的症状および症候群を起こすリスクが非常に高く，そして多くのDSM-5による診断にあてはまる．ハンチントン病は，常染色体優性遺伝性疾患であることが知られているので，さまざまなDSM-

5 診断の症状が観察されても，DSM-5 カテゴリーの疾患は非常に強力な生物学的特徴に対して，何も言うことはできない．

複雑なヒトの行動の例

ヒトの脳とその正常と異常な機能を理解するという目標は，人間が探索すべき最後の未開拓領域の1つである．例えば，特定の個人がなぜそのような人であるのか，または何が統合失調症の原因であるのかということを説明することは，何10年かで解決するにはあまりにも大きな挑戦であろう．ヒトの行動のより個別的な側面について考える方が，より容易である．

本書の役割は方針を設定することや診断マニュアルを書くことがではなく，知識を共有すること，アイディアを産み出し，革新を促進することにある．しかし，著者らは，今こそ神経科学と臨床的脳研究の数十年の洞察を収穫する時であり，生物学と医学の基本原則に基づく精神疾患の分類を構築する時であると信じている．臨床医と研究者は公式の診断体系にとらわれずに，生物心理社会モデルの生物学的要素を十分に理解し，生物学的原則に基づかない診断体系のために研究や患者のケアが損なわれないようにしなければならない．

参考文献

Agit Y, Buzsaki G, Diamond DM, Frackowiak R, Giedd J. How can drug discovery for psychiatric disorders be improved? *Nat Rev.* 2007;6:189.

Cacioppo JT, Decety J. Social neuroscience: Challenges and opportunities in the study of complex behavior. *Ann N Y Acad Sci.* 2011;1224:162.

Gould TD, Gottesman II. Commentary: Psychiatric endophenotypes and the development of valid animal models. *Genes Brain Behav.* 2006;5:113.

Grebb JA, Carlsson A. Introduction and considerations for a brain-based diagnostic system in psychiatry. In: Sadock BJ, Sadock VA, Ruiz P, eds. *Kaplan & Sadock's Comprehensive Textbook of Psychiatry.* 9th ed. Philadelphia: Lippincott Williams & Wilkins; 2009.

Hoef F, McCandliss BD, Black JM, Gantman A, Zakerani N, Hulme C, Lyytinen H, Whitfield-Gabrieli S, Glover GH, Reiss AL, Gabrieli JDE. Neural systems predicting long-term outcome in dyslexia. *Proc Natl Acad Sci U S A.* 2011;108:361.

Krummenacher P, Mohr C, Haker H, Brugger P. Dopamine, paranormal belief, and the detection of meaningful stimuli. *J Cogn Neurosci.* 2010;22:1670.

Müller-Vahl KR, Grosskreutz J, Prell T, Kaufmann J, Bodammer N, Peschel T. Tics are caused by alterations in prefrontal areas, thalamus and putamen, while changes in the cingulate gyrus reflect secondary compensatory mechanisms. *BMC Neurosci.* 2014;15:6.

Niv Y, Edlund JA, Dayan P, O'Doherty JP. Neural prediction errors reveal a risk-sensitive reinforcement-learning process in the human brain. *J Neurosci.* 2012;32:551.

Peltzer-Karpf A. The dynamic matching of neural and cognitive growth cycles. *Nonlinear Dynamics Psychol Life Sci.* 2012;16:61.

1.2 機能的神経解剖学

感覚，行動，情動，そして認知現象およびヒトが経験する属性は，脳を通して伝えられる．脳は環境を知覚し，それに影響を与え，過去と現在を統合する器官であり，気づき，行動し，感じ，考えることを可能にする心の器官である．

感覚系は，外部刺激を神経インパルスに変換することによって，外界の内部表象を作る．各感覚の種類に対して区分地図が形成される．運動系は，ヒトがその環境を操作したり，意志伝達を介して他者の行動に影響を与えることを可能にする．脳内において，外界を表象する感覚入力は，内的欲求や，記憶，そして情動刺激とともに連合単位（association unit）で統合され，それが次には運動単位の活動を促す．精神医学は，主に脳の連合機能を扱うが，感覚および運動系の情報処理を正しく理解することは，精神病理によって引き起こされた思考の歪みから論理的な思考を識別する上で不可欠である．

脳組織

ヒトの脳には約 10^{11} のニューロン（神経細胞）と約 10^{12} のグリア細胞がある．ニューロンは，よく知られているように，核を含む細胞体と，細胞体から延び他のニューロンからの信号を受信し処理する通常は複数存在する樹状突起，そして細胞体から伸びて他のニューロンへ信号を送信する単一の軸索から成る．ニューロン間の接続は，軸索終末で行われ，ここで1ニューロンの軸索が，他のニューロンの樹状突起または細胞体に接続する．神経伝達物質の放出は，軸索終末内で起こり，これがニューロン内の伝達のための，また，向精神薬の効果のための主要な機構の1つでもある．

グリア細胞には3種類があり，それらは，しばしば神経機能のための支持的役割をもつにすぎないと考えられていたが，グリア細胞は正常および病的な精神状態の両方に，より直接的に関与する脳機能の一部として認識されるようになってきた．グリア細胞の最も一般的なタイプは星状細胞（astrocyte）であり，ニューロンの栄養，ある種の神経伝達物質の不活性化，そして血液脳関門の調節など多くの機能をもっている．中枢神経系における希突起神経膠細胞（oligodendrocyte）および末梢神経系におけるシュワン細胞（Schwann cell）は，電気信号の伝導を促進するミエリン鞘でニューロンの軸索の周りを包む．グリア細胞の第3のタイプは，マクロファージから誘導される小神経膠細胞（microglia）であり，神経細胞死後の細胞破片の除去に関与している．

ニューロンおよびグリア細胞は，脳内の領域ごとに異なるパターンで並んでいる．ニューロンと，ニューロンがさまざまな方法でにグループを作る過程，ニューロンが組織化または構造化するパターンは，いくつかのアプローチによって評価することができる．細胞構築と呼ばれる神経細胞体の分布のパターンは，核内のリボヌクレオチドおよび神経細胞体の細胞質を染色するニッスル染色と呼ばれるアニリン染料によって明らかになる．ニッスル染色はニューロンの相対的な大きさと密度を示し，その結果，大脳皮質の異なる層のニューロンの組織を明らかにする．

感覚系

　生体は，膨大な量の情報を外界から受けとる．外部環境の溢れんばかりの感覚情報の中で，感覚系は刺激の検出および識別の双方を行わなければならない．すなわち，感覚系はすべての段階で濾過機能を働かせて，多量の種々雑多な情報の中から関連情報を選別するのである．感覚系は最初に外部刺激を神経インパルスに変換し，無関係な情報を選別し除外してから外部環境の内部表象をつくる．この内部表象が論理的思考の基礎として役立つ．特徴抽出は感覚系の中心的な機能であり，階層的構成によりこの目的を達成する．まず一次感覚器において身体的刺激を神経活動に変換し，次にこの神経活動を一連の高次脳皮質処理領野において精製し絞り込むのである．この神経系による処理は高次の表現において無関係な情報を排除し，重要な特徴を強調する．感覚系の処理の最も高次の段階では，神経による表象が連合野に伝達され，感情や記憶，欲求に照らし合わせて処理される．

体性感覚系

　体表面から脳まで並行して走る点対点対応の複雑な配列である体性感覚系（somatosensory system）は，詳細な解剖学的分析によって理解された最初の感覚系である．体性感覚様式には触覚，圧覚，痛覚，温度覚，振動覚および固有感覚（位置覚）の6種類がある．体性感覚系の神経束およびシナプス結合の組織は，いずれの段階においても空間的関係を符号化しているので，きわめて体部位局在性（somatotopic）が高いということができる（図1.2-1）．

　どこの皮膚表面であっても，さまざまな受容体神経終末が互いに協調しながら異なる感覚様式の調整を行っている．皮膚の機械的受容器および温度受容器はその機械的特性により，静的状態での情報入力を抑制しつつ，周囲の環境の動的な変化に反応して神経インパルスを生み出す．神経終末部には早い応答部分と遅い応答部分があり，終末部のおかれている皮膚の深さによっても鋭い刺激もしくは鈍い刺激への感受性が決定づけられる．このように，外部世界を再現している情報は，一次感覚器の段階においてはっきりと絞り込まれる．

　受容器は符号化された神経インパルスを生み出し，このインパルスは感覚神経軸索に沿って求心的に脊髄に至る．これらの広範に広がる神経網は，種々の全身的病状および圧迫性麻痺に対して感受性がある．痛み，うずきおよび痺れは末梢神経障害の典型的な主症状である．

　体性感覚線維はすべてが視床に投射してシナプスを形成する．視床ニューロンは，頭頂葉にあるシルビウス裂のすぐ後部に位置する体性感覚野に神経線維を投射することにより，体部位局在を保持している．かなりの重なりがあるにもかかわらず，シルビウス裂に並行している大脳皮質の複数の層は体性感覚様式によって分離されて

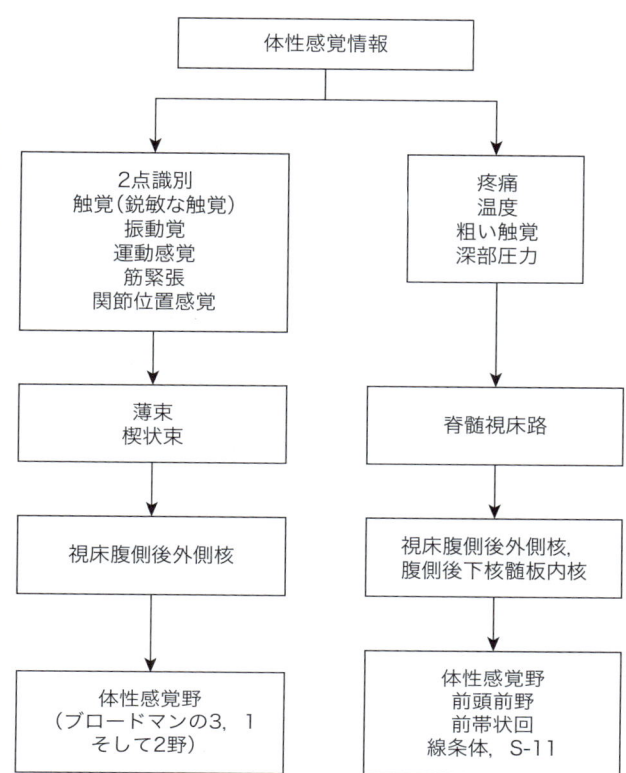

図1.2-1　体性感覚情報処理の経路．（Patestas MA, Gartner LP. *A Textbook of Neuroanatomy*. Malden, MA：Blackwell；2006：149 から改変）

いる．それぞれの層の内部には，下位階層で周辺に体性感覚の分離が行われた神経線維の頂点にあたる感覚「ホムンクルス（人体模型）」がある．臨床上の触認識不能症候群（立体認識不能）は接触によって物体を認識する能力の欠如と定義されているが，一次体性感覚様式である触覚，圧覚，痛覚，温度覚，振動覚および固有感覚に問題はない．頭頂葉後部にある体性感覚野と連合野の境界が原因部位であると特定されているこの症候群は，体性感覚路の基本的な水準は保持しながら特徴抽出の最も高次の部分に単独の欠陥があることを示しているようである．

　相互的接続は，意識的知覚に関してはきわめて重要な解剖学的特徴である．多くの神経線維が皮質から視床へ，一方で視床から皮質へと投射している．これらの双方向の神経線維は感覚入力情報の選別に関して重要な役割を担っている．通常の状態では，これらの神経線維は内的再現の鮮明化を促進するが，病的な状態では疑似信号を生成したり感覚を不当に抑制することもある．このような皮膚の知覚への干渉が，変換症の特徴である片側感覚消失などの多くの心身症症候群の根底にあると考えられている．

　体性感覚系を特徴づけている厳格な点対点対応の様式が誕生前にどのように発生するのかに関しては，精力的

に研究が行われている分野である．知覚神経分布の様式は，特定の分子の指示による軸索誘導と生命体の経験を基礎とした豊富なシナプス形成の刈り込みの組み合わせによって生まれる．主要な仮説としては，調節された神経活動を基礎とした神経投射の構築および再構築によるというよりも，神経線維投射の配列があらかじめ組み込まれた拡散性の化学的指示によって組織化されるような，遺伝的に決定された分子地図による関与に重きがおかれている．簡単な計算によれば，ヒトのデオキシリボ核酸（DNA）中の3〜4万個の遺伝子では，脳内に何兆個とあるシナプスのすべての位置を完全に記号化するには少なすぎることが示唆されている．実際には遺伝的に決定された位置情報の指示が，神経線維を概括的な目標へと成長させる導き手になっており，投射様式は活性依存的機序によって微調整されていると考えられる．最近のデータによれば，十分に確立された成人の視床皮質の感覚の投射は，調整された感覚入力情報の再設定や，例えば脳卒中の発作などによる体性感覚野の一部消失に対する応答の結果として徐々に再構築されうることが示唆されている．

体性感覚系の発達

体性感覚系の各段階では，厳格な体部位再現が存在している．発達の過程で，ニューロンは遠位の脳領域と接続するために軸索を伸ばす．目的に到着したところで，一群の軸索は体部位局在性を保持するために自ら役割分担をしていく．この発達過程に関する伝統的な実験パラダイムに，体性感覚野におけるマウスのひげの再現がある．マウスの体性感覚皮質には皮質柱状構造からなるバレル構造（樽構造）と呼ばれるものがある．個々の皮質柱状構造は1本ずつのひげに対応している．近親交配によって生まれたひげの少ないマウスでは，体性感覚皮質柱状構造が少なくなる．それぞれのバレルは領域を拡張して，全体のバレルの面積は通常のマウスと同じだけの体性感覚野の面積を占める．この実験から，高次の皮質構造が末端からの入力情報に応答して形成され，入力情報の複雑さが異なっていればシナプス結合の様式もまた異なった形で決定されることが示された．末端からの入力情報が皮質構築を行う機序についてはほとんど解明されていないが，動物モデルのパラダイムによって手がかりが得られ始めている．例えば，モノアミン酸化酵素Aを欠いている突然変異マウスでは，皮質内セロトニン濃度がきわめて高くなり，体性感覚野においてバレル形成が行われない．この結果から，間接的にではあるがバレル構造の発達機序におけるセロトニンの関与が示唆される．

成人では，ペンフィールド（Wilder Penfield）の機能局在地図の古典的研究が，体表面に関する皮質の不変的再現性をもつホムンクルス（人体模型）の存在を示唆していた．しかし，霊長類の研究および脳卒中患者から得られた最近の実験的証拠によれば，ペンフィールドの研究よりも柔軟性のある概念が提唱されている．正常な個々人の皮質形成の様式にも小さな差異はあるものの，脳卒中および傷害による皮質の損失に応答してより劇的な変化が局在地図に起こる可能性がある．脳卒中により体性感覚のホムンクルスの重要な一部が除去されてしまうと，そのホムンクルスの部位が縮小し，残りの無傷な皮質を補充するような変化が始まる．

さらに大脳皮質地図も，指の触覚刺激の変化に応答して再編成される可能性がある．各指の遠位部分および近位部分の体部位再現は，どちらの部分も表面が同時に接触するであろうから，通常は連続的な局在地図を描くはずである．しかし，各指の遠位に接触する部分と近位に接触する部分が離れていて，すべての指の遠位部分が同時に刺激された場合には，大脳皮質地図は新たな知覚経験を反映するように次第に90度まで角度を変えるのである．改正版の地図では，各指の近位部分の皮質による再現は，もはや遠位部分の再現とは連続的ではなくなっている．

外部世界の内的再現は全体構造としては変わらなくても，関係する感覚経験を反映しながらシナプス接続の段階で絶えず修正されているという考え方をこれらの結果は支持している．大脳皮質における再現についても，利用される皮質の全体に合致するように変化が起こる傾向がある．

これらの結果から，感覚入力情報や皮質による記憶の再現は，空間的に固定されたものであるというよりホログラフィ的であると言うことができよう．身体的な構造よりも活動の様式が，情報を記号化している可能性がある．感覚系では皮質による再現の柔軟性が，脳障害からの回復を可能にしている．この現象は同時に学習についても同様のことを意味している．

視覚系

視覚映像は網膜内で神経活動に変換され，一連の脳細胞を通過して処理され，眼球から高次の視覚野へと進むに従って，次第に複雑な特徴に応答する．特徴抽出の神経生物学的な根拠は，視覚系において最も詳細な理解が得られている．1960年代の古典的な研究に始まり，視覚神経路の研究はすべての感覚系に共通する2つの重要なパラダイムを生み出した．体性感覚系に関してすでに述べたように，1つは最終的なシナプス配列の形成について遺伝と経験（つまり，「氏と育ち」）に重きをおくパラダイムである．眼球を外科的に反転させても正確に点対点対応の様式で結合がなされるという移植実験の結果から，生来の遺伝的に決定されたシナプス配列形成の機序の存在が示唆された．一方，成人における視覚的結合の様式の確立という点で，早期の視覚的経験が果たす役割の重要性は，シナプス接続における活性依存的形成という仮説に具体化されている．最終的な成人のシナプス配列様式は，この両方の因子の結果である．

2つ目の重要なパラダイムは，視覚系の中で明瞭に示

されているが，特定の刺激に対してのみ反応する高度に特殊化した脳細胞についてである．例えば最近の研究では，側頭葉皮質下面にあって，特定の角度からみた顔にのみ反応する細胞が明らかになっている．特定の顔に対する個々の反応は膨大な神経回路網の活動を必要とし，単独の神経に限定されていないからであろう．それでもなお，特定の特徴抽出の細胞が局在していることは，感覚系と連合系の境界を決める上できわめて重要である．ただし，この重要な問題を実験的に提示してきたのは視覚系においてのみである．

一次視覚野において，細胞の柱状構造は特定の方向性をもった線に特異的に応答する．一次視覚野の細胞は二次視覚野に投射しており，ここでも細胞は特定の線の動きや角度に特異的に応答する．次にこれらの細胞は2つの連合野へ投射し，そこでさらに特徴抽出が行われ，像の意識的知覚がなされる．

側頭葉皮質下面が物体の形，形状および色という「何？」という疑問に対する答えを検出し，頭頂葉後部が位置，動きおよび距離のような「どこ？」という疑問の答えを追跡する．頭頂葉後部には特定の視覚空間の一部に視線を投げかけたり，特定の物体に手を伸ばしたりといった意思に信号を伝えるそれぞれ別個の一連のニューロンがある．側頭葉皮質下面(inferior temporal cortex：ITC)では，隣接する皮質柱状構造が複雑な形に対して応答する．目鼻立ちに対する応答は左ITCで起こることが多く，複雑な形状に対する応答は右ITCで起こることが多い．脳内では特定の細胞が人間の表情を認識したり，その個人に関係するその他の特徴や位置を特定する働きをしたりしている．

容貌特異的細胞(feature-specific cell)と意識的思考および記憶の中に含まれる連合野との重要な接続について，以下に詳細を描写してみたい．容貌認識に関する多くの解釈は侵襲的な動物実験に基づいている．ヒトでは臨床上の相貌失認(prosopagnosia)症候群において，周囲の物体に対する認識は保持されていながら，顔を認識する能力が欠如していると説明されている．個々の患者の病理学的・放射線学的検査を基礎として考えると，相貌失認は左頭頂葉の視覚連合野から左ITCへの接続の断絶に起因していると考えられる．病変によるこのような研究は，神経経路に必要な構成要素を確認するのに有用であるが，経路全体を明らかにするには十分ではないかもしれない．意識的思考や記憶に対応するヒト視覚系の解剖学的関係を明らかにしつつある非侵襲的技術に，機能的脳画像法があり，現在も改良が重ねられている．

言語がそうであるように，空間視覚的定位のための特定の構成要素についても脳半球の非対称性があるようである．両半球は協力しながら複雑な表象の受容と描写を行っているが，右半球の中でも特に頭頂葉は全体的な輪郭，遠近感および左右定位を行い，左半球は内部の詳細，装飾および複雑さの情報を追加する．脳は眼の錯覚にだまされることもある．

脳卒中や他の局在性病変などの神経疾患によって，いくつかの視覚認知障害の定義が可能になった．統覚型視覚失認(apperceptive visual agnosia)は，他の感覚様式は保持しながら視覚的手がかりを用いて対象を認識したり描いたりする能力を喪失した状態である．これは高次視覚感覚神経路から連合野への情報の伝達が障害されていることを意味しており，視覚連合野の両側性病変による．連合型視覚失認(associative visual agnosia)は対象を描くことはできるが，その名前を言ったり扱ったりする能力の喪失である．これは両側性内側後頭側頭病変によって起こり，他の視力障害とともに発症することがある．色の知覚は脳梁膨大部を含む優位半球後頭葉の病変によって断絶されることがある．色覚失認症(color agnosia)では，同色を選ぶことはできても色を認識する能力を喪失する．色彩失語症(color anomia)では，色の指摘はできるがその名前を言うことができない．中心性色覚障害(central achromatopsia)は色を知覚する能力を完全に喪失することである．アントン症候群(Anton's syndrome)は失明していることが認識できない障害である．自己評価を含む神経線維の断絶によって起こると考えられ，両側性後頭葉病変に伴って認められる．原因の多くは低酸素性障害，脳卒中，代謝性脳症，片頭痛，腫瘍性病変によるヘルニア，外傷および白質ジストロフィーである．バリント症候群(Balint's syndrome)は視覚失調(視覚的に誘導される動きを方向づける運動が困難)，眼球運動失調(速やかな注視運動が困難)，同時失認(情景を全体的に認知し統合するのが困難)の3症状からなる．バリント症候群は両側性頭頂後頭葉病変がある場合に認められる．ゲルストマン症候群(Gerstmann's syndrome)には失書症，計算障害(失算症)，左右失認および手指失認からなり，優位半球頭頂葉の病変による．

視覚系の発達

ヒトでは，両眼からの最初の投射は皮質内で混じりあう．生後まもなくの視覚系の接続の発達過程では，第一次視覚野の眼優位コラム(ocular dominance column)の発達のために両眼による視覚入力情報が必要とされる期間がある．眼優位コラムとは片方のみの眼球からの入力情報を受け取る皮質の縞模様で，もう一方の眼球線維からの神経線維の刺激のみを受ける縞によって分けられている．この重要な期間に，片方の眼球の閉鎖は皮質内神経線維の連続性を排除して，活動している眼球からの神経線維が視覚野全体に分布することになる．対照的にこの重要な発達期間に，通常の両眼による視覚が許容されると正常な眼優位コラムが形成される．皮質内での神経分布完成後に片方の眼球が閉鎖されても，眼優位柱状構造の変更はありえない．このパラダイムは成人の脳回路形成における，幼児期早期の経験の重要性を具体的に示している．

聴覚系

音は周囲の大気圧の瞬間的・漸進的変化である．圧力の変化は耳の鼓膜を振動させる．振動は小骨（ツチ骨，キヌタ骨，アブミ骨）に伝えられ，その結果として内リンパもしくは蝸牛ラセンの体液に伝わる．内リンパの振動は毛細胞の線毛を動かし，神経インパルスが生成される．毛細胞は蝸牛内で，各部位ごとに異なる周波数の音に反応する．それはあたかも，ピアノの鍵盤が螺旋状に長く並んでいるかのようである．毛細胞からの神経インパルスは，周波数特定性の配置で整理された形で蝸牛神経線維内を脳まで伝わる．脳幹の蝸牛神経核に入り，外側毛帯を通って下丘まで中継され，その後，視床の内側膝状体（medial geniculate nucleus：MGN）まで達する．MGNニューロンは頭頂葉後部の一次聴覚野に投射している．両方の耳に同時に異なる刺激を与えることのできる両耳分離聴検査によれば，片側の耳からの入力情報は反対側の聴覚皮質を活性化することが示されており，聴覚処理においては左脳半球が優位となる傾向がある．

音響の特徴は機械的・神経的な選別の組み合わせを通じて抽出される．音の再現は一次聴覚野においては，大雑把に周波数対応部位的であるが，言語処理（lexical processing；例えば，母音，子音および聴覚入力情報からの単語の抽出）はより高次の言語の連合野，特に左側頭葉で起こる．声を聞く機能は障害されていないが，話を認識する能力に欠ける特徴をもつ語聾（word deafness）症候群は左頭頂葉皮質の損傷を反映している可能性がある．この症候群はウェルニッケ野から聴覚皮質までの間の断絶によって起こると考えられている．稀な，補足的症候群である聴覚音声失認症（auditory sound agnosia）は，聞き取りや話の認識能力は無傷であるのに，警笛やネコの鳴き声などの非言語音声を認識する能力が失われていることと定義される．研究者たちはこの症候群を，純粋語聾の右半球に関連すると考えている．

聴覚系の発達

一部の小児では明確な聴覚入力の過程を経ることができなかったために，発語障害や話し言葉の理解障害が起こる．このような小児を対象にした研究において，もし子音や母音といった音素がコンピュータによって2～5倍に引き伸ばされれば，実際に会話を判別できることが突き止められた．この知見に基づいて，個別指導のコンピュータプログラムが作成された．これは，最初はゆっくりした音声で質問が発せられ，被験者が正しい答えをすれば次第に音素を提示する速さを上げていって，おおむね通常の会話の速さまでもっていくという学習計画である．被験者は2～6週間で，日常的な会話について判別する能力を習得し，個別指導期間が完了した後もこの能力を保持しているようであった．この知見は言語遅滞の小児の5～8％に対して治療上の適用可能性があることを示しているが，継続中の諸研究によれば学習児の適格集団を拡大できそうである．さらにこの知見が示唆していることは，言語の通常学習から年月が隔たっていても聴覚処理を行う神経回路を強化し効率化することは可能であるということである．ただし，たとえ情報入力の速さを落としてでも神経回路がその課題を適正に終えることが許容されているという条件がついてのことである．このように，非常に正確に機能する神経回路は，訓練によってその処理能力を高めることが可能なのである．

最近では，言語習得を最初に行える年齢の延長が報告されている．

> 片側半球の難治性てんかんの少年は，抑制できないてんかん発作が組織化された言語機能の発達を阻害していたために発語ができなかった．9歳時に，てんかん治療のために異常な脳半球を切除した．彼は，生後これまでに発語が認められなかったが，9歳以降に言語の年齢的指標に向けて加速度的に習得を開始し，結局は生活年齢と比較してわずか数年遅れで言語能力を獲得した．

通常の幼年時代を超えた年齢での習得は不完全なものになることが多いが，研究者たちは言語習得ができる年齢に上限を設けることができないでいる．80歳を超えた年齢で読解力を獲得したという複数の事例報告もある．

嗅覚系

におい物質もしくは揮発性化学物質は鼻に入り，鼻粘膜で可溶性となり嗅上皮の感覚神経の表面にある嗅覚受容体と結合する．上皮中の個々の神経は，それぞれ独自の嗅覚受容体を提示し，おのおのの受容体を提示する細胞は嗅上皮内部で任意に並んでいる．ヒトには，周囲の莫大な種類の臭いと結合する数百の異なる受容体分子がある．研究者の推定によれば，ヒトは1万種類の異なる臭いを識別できるという．臭いの結合は神経インパルスを生み出し，このインパルスは篩板を通過して嗅球まで，感覚神経の軸索に沿って移動する．嗅球内では，各受容体に対応するすべての軸索は，糸球体（glomeruli）と呼ばれる3000個ある処理装置の内の1～2個の上に合流する．個々の臭いは，糸球体の特徴パターンを活性化する複数の受容体を活性化するので，外部化学分子の特定は内部的には，嗅球内の神経活性の空間的パターンによって再現される．

個々の糸球体は，20～50組の独自のばらばらの柱状構造を嗅皮質中に投射する．一方，嗅皮質柱状構造は糸球体からの独自の投射を受け止める．嗅覚系の相互接続性は遺伝的に決定されている．個々の臭いは複数の受容体を独自の組み合わせで活性化し，さらに嗅球についても独自の組み合わせで活性化させるので，個々の嗅皮質柱状構造はそれぞれの種にとって進化上重要な異なる臭いを検出するように調整されている．視覚，聴覚，体性感覚系の信号とは異なり，嗅覚の信号は視床を通過せずに直接的に前頭葉および辺縁系，特に梨状皮質へと投射している．辺縁系（扁桃体，海馬，梨状皮質）への接続は重

要である．嗅覚の刺激で強力な情動的反応が引き起こされ，鮮明な記憶が呼び起こされることもある．

　進化上の観点からみれば最も原始的な感覚である嗅覚は，性的・生殖的応答と強く関係している．嗅覚と関連する化学感覚構造である鋤鼻器は，無意識的な定型化した反応を引き起こす化学的刺激であるフェロモン(pheromone)を検出すると考えられている．ある種の動物では，成長の初期における鋤鼻器の切除が青年期の開始を抑制することがある．最近の研究では，ヒトもフェロモンに反応を示し，排卵の周期によって反応が異なることが示唆されている．系統発生学的にはより原始的な動物における高次の嗅覚処理構造が，ヒトにおいては脳の情動の中心であり，情動的な重要性に応じて経験が記憶される入り口にあたる辺縁系に進化したのである．精神科医が日夜向き合っている，理解し難い基本的な動物的欲求は，実際には高次嗅覚処理の原始的な中枢に起源をもっているのかもしれない．

嗅覚系の発達

　通常の発達において，鼻嗅上皮からの軸索が嗅球へと投射し，対応する約3000個の糸球へと分かれていく．出産後早期に，動物が単一の強力な臭いに曝露されると1つの糸球が周囲の糸球を犠牲にして嗅球内で容積を増す．すでに体性感覚野のバレル構造について論じたように，脳構造の大きさは周囲の環境からの入力情報を反映している可能性がある．

味　覚

　口内の可溶性化学物質は舌の受容体と結合し，味覚神経を刺激する．味覚神経は脳幹の孤束核に投射している．味覚は甘み，酸味，苦味，塩味だけで広範な刺激の種類を識別すると考えられている．それぞれの感覚様式は，独自の細胞受容体および経路の組み合わせを通して調整され，そのうちいくつかは味覚神経内で発現すると考えられている．例えば，食べ物の検出および識別は味覚，嗅覚，触覚，視覚および聴覚の組み合わせで行われる．味覚神経線維は内側側頭葉を活性化するが，味覚についての高次の皮質局在性はまだ十分解明されていない．

自律神経感覚系(autonomic sensory system)

　自律神経系(autonomic nervous system：ANS)は生命維持に必要な基本的機能を監視している．内臓の活動，血圧，心拍出量，血糖値および体温の情報はすべて自律神経線維によって脳に伝えられる．自律神経情報の大部分は無意識下にある．もしそのような情報が意識にのぼるとすれば，それは感覚を速やかつ正確に伝えるだけの受容能力のある一次性感覚とは対照的に，かすかな感覚である．

催眠による意識的感覚知覚の変化

　催眠とは被暗示性が高められた状態で，一部の人々がこの状態になりうる．催眠状態では，どの感覚においても知覚の甚だしい歪曲とANSの変化が瞬時に起こりうる．解剖学的には感覚系の変化はないが，催眠状態への誘導の前後では同じ特定の刺激が全く正反対の情緒の価値として受け止められることがある．例えば，催眠下ではタマネギをあたかも甘味なチョコレート・トリュッフルのように味わったかと思えば，催眠暗示が撤回されると数秒後には胸が悪くなるほど鼻につくとばかりに拒絶するのである．催眠スイッチの所在についてはいまだ突き止められていないが，脳内の感覚野と連合野の双方を含むと考えられている．機能的脳画像法により神経路を追跡する実験が志願者について行われた．それによると，ある状況への注意の変化が，活性化される脳の部位の変化を瞬時の時間的尺度で決定することが示された．脳の統合中枢が意識的・無意識的思考を，その個人の究極の目標や情動の状態次第で異なった順序で神経処理中枢に送り込んでいる可能性がある．このように注意によって調整されるシナプス利用の変化は，催眠時に起こると思われる連合野での処理経路の変化のように瞬時に起こる可能性がある．

運動系

　身体の筋肉の動きは，軸索を筋線維まで伸ばしており，長いものでは1mにもなる下位運動ニューロンによって支配されている．下位運動ニューロンの発火は，上位運動ニューロン活性の加重によって調整されている．脳幹において，原始的なシステムが体全体の大まかに調整された動きを生み出している．赤核脊髄路の活性化は四肢の屈曲を刺激し，一方で前庭脊髄路の活性化は四肢の伸展を引き起こす．例えば，新生児は四肢すべてを硬く屈曲させるが，これはおそらく赤核脊髄系の優位性によるものと考えられる．実際に大脳皮質を全く欠いている無脳症の幼児の動きは，正常な新生児の動きとの識別が困難な場合がある．生後数か月間で，前庭脊髄神経線維による反対方向への動きによって屈筋痙縮は緩和されて，四肢の可動性が高まる．

　運動階層の最上部には皮質脊髄路があり，繊細な動きを支配し，生後数年の間には最終的に脳幹系を支配下におく．皮質脊髄路の上位運動ニューロンは後前頭葉に位置しており，運動帯(motor strip)として知られる皮質の領域にある．意図した動きは脳の連合野で知覚され，大脳基底核および小脳と調整をとりながら運動皮質がなめらかな動きの指示を出す．皮質脊髄系の重要性は，脳卒中において直接に明らかとなる．皮質の影響が除去されるので痙縮の戻りが認められ，脳幹運動系の働きが皮質の調整から解放されるのである．

大脳基底核

　灰白質核にある皮質下群の大脳基底核は，体位を調節していると考えられる．ここには機能的に異なる4種類

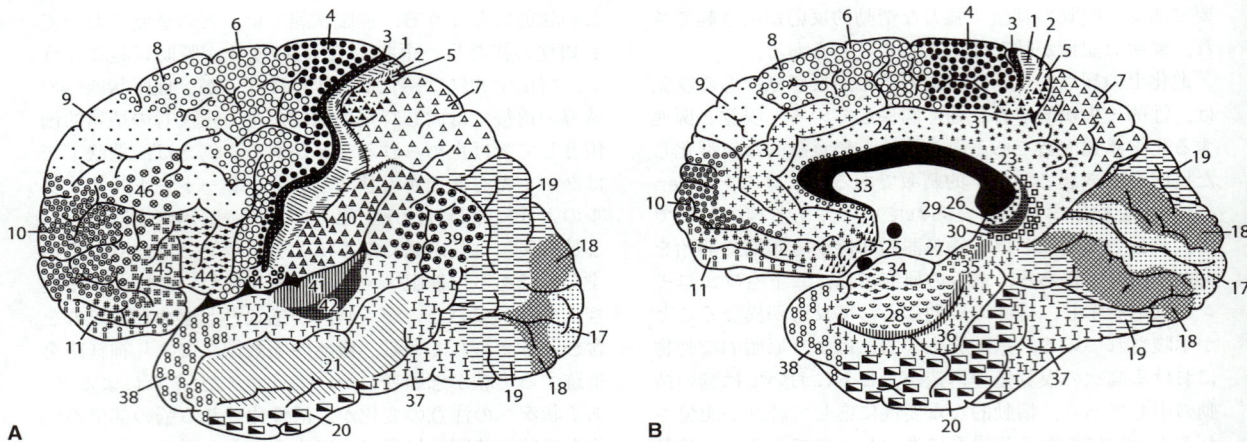

図 1.2-2　ブロードマンによる大脳皮質細胞構築区分　A．側面図．B．矢状断面図．（Sadock BJ, Sadock VA, Ruiz P. *Kaplan & Sadock's Comprehensive Textbook of Psychiatry*. 9th ed. Philadelphia：Lippincott Williams & Wilkins；2009 から転載）

の神経節がある．線条体，淡蒼球，黒質および視床下核である．まとめて線条体の名で知られている尾状核および被殻には，運動系と連合系の構成要素が含まれている．尾状核は運動行動の調整に重要な役割を果たしている．解剖学的研究および機能的脳画像法による研究では，尾状核の活性低下が強迫的行動と関連するとされている．正常に機能しているときには，尾状核は運動系が合目的な活動のみをするように許可を与える門番として働いている．しかし，門番としての機能を果たすことができなくなったとき，目的とは無関係な行動が強迫症，チック症，トゥレット症のような形で現れる．ドパミン作用性の抑制消失による線条体の活動亢進（例えば，パーキンソン病状態）は動作を開始することができない運動緩徐（bradykinesia）を引き起こす．ハンチントン病では特に尾状核が劇的に縮小する．この疾患の特徴は硬直であるが，さらに舞踏病的な「踊り」のような運動が加わっていく．ハンチントン病では精神病症状を顕著な特徴とすることもあり，自殺も稀ではない．尾状核はまた連合もしくは認識の過程にも影響を与えると考えられている．

淡蒼球は順次に接続している2つの部分から成っている．脳の断面をみると，淡蒼球の内側と外側は被殻の凹面に入り込んでいる．淡蒼球は線条体からの入力情報を受けて，神経線維を視床へと伸ばしている．ウィルソン病や一酸化炭素中毒では，この構造が重度の損傷を受けると考えられ，ジストニー様の姿勢や手足の羽ばたき運動を特徴とする．

黒質は，メラニン色素の存在が肉眼には黒く映ることから黒い物質という意味で名づけられた．黒質は2つの部分から成り，1つは機能的に淡蒼球内節と同じである．他の部分はパーキンソン病では変性する．パーキンソン病は硬直および振戦を特徴とし，症例の30％以上ではうつ病とも関連する．

最後に，視床下核の病変は弾道運動を生み出す．つまり発射運動に喩えられるような速さでの四肢の突然の動きを促すのである．

同時にまた，大脳基底核にはあらゆる有用な動作を開始し，維持する能力があるようである．研究者たちは大脳基底核が連合野の目的に合致するように，基底核を覆っている運動皮質の働きを設定する役目を果たしていると推測している．さらに，基底核は随意運動を維持するための固有受容フィードバックを統合していると考えられる．

小　脳

小脳は，単純な6個の細胞回路が約1000万回複製された構造から成っている．大脳皮質と小脳は同時に情報を記録することから，小脳は意図的な運動の数ミリ秒前に活性化していることになる．さらに小脳の切除は，意図的な運動を粗野で振戦を伴ったものにする．これらのことから言えることは，小脳は滑らかな動きに必要な相対的な収縮を予測しながら主動筋および拮抗筋の緊張力を注意深く調整している，ということである．このように準備された運動手順を利用して，確実にちょうど適正な強さの屈筋および伸筋への刺激が筋肉へと送られる．最近の機能画像の情報によれば，運動行動を想像しているだけでも小脳は活性化しているという．結局そのような活性化状態から運動が起こらないとしてもである．小脳には2つないしそれ以上の全く異なる「ホムンクルス」，すなわち身体の運動手順の皮質再現部位がある．

運動皮質

ペンフィールドはその画期的な業績の中で，中心前回にある運動ホムンクルスについてブロードマンの4野（図1.2-2）と定義したが，ここには運動ニューロンの体性感覚地図が見出される．運動野内の個々の細胞は単一の筋収縮を引き起こす．運動野の直前にある脳の領域は補足運動野（supplementary motor area）と呼ばれ，ブロードマンの6野になる．この領域には個々の細胞が刺

激された場合に，運動野細胞の発火系列に影響してより複雑な動きを引き起こす細胞がある．最近の研究では，脳内での運動感覚の広範な再現状態が示されている．

手を器用に使うことを実行(praxis)と呼び，器用な動きが欠けていることを失行症(apraxia)と呼ぶ．失行症には3段階，すなわち肢節運動失行，観念運動失行および観念失行がある．肢節運動失行(limb-kinetic apraxia)は筋力は維持されているが，反対側の手を使う能力が欠如している．これは運動野の神経の機能系列を刺激する神経を含む補足運動野の孤立した病変に起因する．

観念運動失行(ideomotor apraxia)は，理解力，筋力および動作を自発的に行う能力は保持されているが，個別の運動を指示に従って行う能力が欠けている．観念運動失行は両側の四肢を同時に冒し，きわめて特殊な機能がそこに含まれるのでその機能は片側脳半球に局在していると考えられる．2つの別の領野の疾患がこの失行症を引き起こす可能性がある．運動領野から言語理解野およびウェルニッケ野までの間の断絶が話し言葉による指示に従う能力の欠損を生じ，左運動野の病変が高次の運動ニューロンによって作成される実際の運動プログラムを障害すると考えられる．このプログラムは脳梁を介して，左手の動きを指示する右前運動野へと伝えられる．この脳梁投射における病変も左手の独立した観念運動失行を引き起こすと考えられる．この症候群は左右運動皮質の不連続節内の特定の運動行為の再現を示唆している．このように一部の細胞が高次感覚皮質の特定の環境的特徴に選択的に応答するように，前運動皮質の一部の細胞も特定の複雑な運動を指示する．

観念失行(ideational aprexia)は熟練した動作系列の個々の構成要素を，独立的に行うことはできるが，一連の動作を組織化して全体として行うことができない．例えば，封筒の開封，手紙を取り出す，それを広げて机の上に置く，といった一連の動作が個々の動作は独立してできても順を追って遂行できない．運動系列の概念の再現には複数の領域，特に左頭頂葉皮質が関わっているようであるが，前頭前野の順番調整と実行機能にも依存している．この失行症はアルツハイマー病のようなびまん性皮質変性疾患で典型的に認められる．

自律神経運動系

上述したように，自律神経系(autonomic system)は感覚構成要素と運動構成要素に分けられる．自律神経運動系(autonomic motor system)はさらに交感神経系と副交感神経系の2系統に分けられる．原則として臓器はこの両方の神経線維によって刺激を受けている．この2系統は互いに拮抗する役割を果たしている．副交感神経系(parasympathetic system)は心拍数を下げ，消化作用を開始する．これとは対照的に，交感神経は闘争反応や逃避反応を調節し，心拍数を上昇させ，内臓から血流を押し出して，呼吸数を上昇させる．交感神経系(sympathetic system)はアンフェタミンやコカインのような交感神経刺激薬によって容易に活性化され，アルコール，ベンゾジアゼピンおよびオピオイドのような鎮静薬の使用中止によっても活性化される．強い敵意をもつ人が高率に心臓発作を起こすことを見出した研究者たちは，交感神経性闘争反応および交感神経性逃避反応を慢性的に活性化することによるアドレナリン分泌の上昇が，心臓発作のリスクを高めていることを示唆している．

自律神経運動系を操作する脳中枢は視床下部(hypothalamus)であり，食欲，怒り，体温，血圧，発汗および性的欲求を調節していると考えられる核群が収まっている．例えば，満腹中枢である腹内側核における病変は，猛烈な食欲と怒りを生み出す．対照的に空腹中枢である外側核の上部領域での病変は，大幅な食欲減退を引き起こす．多数の研究者が，食欲および肥満の生化学調整物質の特定，そして多くは視床下部の役割に狙いを定めて真剣な努力を重ねている．

性的魅力の調節については，視床下部の役割が積極的研究の対象分野となっている．1990年代，3つのグループが別々に，異性愛者と同性愛者の視床下部核の一部についての神経解剖学的な違いを報告している．研究者たちはこの知見について，ヒトの性的指向は神経解剖学的な差に依拠していることが示唆されると解釈している．この結果がきっかけとなって，性的指向の生物学的根拠について複数の追試が行われている．しかし，現在のところ，この論争を呼ぶ知見を問題なしとして受け入れられるまでには至っておらず，視床下部の構造が常に性的指向と関係があるかどうかについてもはっきりした意見の一致は得られていない．動物実験では，早期育成および早期性的体験は，特定の視床下部核の大きさを確実に変える．

原始反射回路

感覚神経路は，環境からの圧倒的な量の刺激から，特定の特徴を抽出する機能を果たしており，一方で運動神経路はその生体の意思を実行する．これらの神経路は例えば直接的に脊髄とつながっていると考えられ，原始反射弓を介して意識せずともすぐに痛覚刺激から四肢の敏速な逃避を可能にする．この閉回路では末端からの刺激が感覚神経を活性化し，感覚神経シナプスが興奮し，直接運動神経を活性化して運動神経が筋収縮を促す．この反応は限局的であり，悉無律型である．ただし，このような原始反射弓が生体の行動を生み出すことは稀である．行動の大半において，感覚系は連合野に投射し，そこで感覚情報は内的に明確な記憶，動機および衝動に照らし合わせて解釈される．表面に出る行動は連合野の各構成部分によって決定された行動計画の結果であり，実行するのは運動系である．

脳機能の局在性

多くの理論家が脳を機能的に細分化してきた．ブロードマン(Korbinian Brodmann)は細胞構築学的特徴に基

づいて，脳には 47 の領域があることを明らかにした．この分類は，脳の機能が解剖学的に明確になるのに伴い，きわめて長期間にわたって利用されている．各部位の病変に基づく研究および機能的脳画像法により得られた資料に基づいた各領域の脳機能は，ほとんどすべてのブロードマン野に割り当てられてきている．これとは正反対に，わずか3つの処理単位に分ける一部の専門家もいる．脳幹および視床網様体賦活系が興奮を伝えて注意を喚起し，後部皮質が知覚を統合して言語を生み出し，そして高次の段階で前頭皮質が目録を作成しオーケストラの指揮者のように計画を実行する，というものである．

脳半球の機能側性化は高次の脳皮質における処理において重要な特徴である．触覚，視覚，聴覚，嗅覚および味覚の1次感覚皮質は両側的に再現され，それぞれの感覚様式の第1段階での抽出についても通常は両側的に行われる．しかし，最も高次の特徴抽出は片側脳半球のみに一元化される．例えば，親しい人や疎遠な人の顔の認識は左側頭葉下面に局在していると考えられる．そして嗅覚の脳皮質における処理は右前頭葉で起きる．

脳内の思考の流れに関する仮説の根拠となる実験データはほとんどないが，知見が少ないにもかかわらず多くの理論家が神経解剖学的知見と脳の機能について仮説を立てている．局所的な傷害に起因する機能欠損に基づいて，特定の脳領域に対していくつかの役割が暫定的に割り当てられてきた．これらのデータから，特定の機能のために特定の皮質領域の必要性がうかがえるが，複雑な仕事の遂行に十分であるような一群の完全な構造は明らかになっていない．例えば，てんかん研究のために行われた大脳表面の皮質脳波記録からの事例証拠によれば，右頭頂発作刺激は頭頂葉の他の領域に局所的に広がる前に，左前頭葉を直撃した後に右側頭葉に到達する．この証拠から，精神機能を単純に単一の脳領域に当てはめることの限界がみえてくる．機能的脳画像法の研究によれば，たとえ単純な認知課題の遂行中であっても，脳の本質的に異なる領域の同時活性化が示されることが多々ある．ただし，特に視覚や言語の処理においては比較的境界が明瞭な巣症状が認められる．

言　語

脳半球の機能側性化の最もよく知られている例は，左脳半球への言語機能の局在化である．19 世紀のブローカ (Pierre Broca) およびウェルニッケ (Karl Wernicke) の業績に端を発して，研究者たちは言語理解と言語表現の詳細な地図を描いてきた．

失語症については少なくとも8つの型が明らかにされており，どの場合でも1つないしそれ以上の言語神経路の構成要素が傷害を受けている．言語の情緒的な要素である韻律 (prosody)，もしくは「身体言語」(body language) については，右脳半球の脳の構成単位の中の鏡像部位に局在していると考えられる．

ヒトの意志伝達において，話し言葉および書き言葉は重要な役割をもっていることから，連合機能のうち，最も詳細に理解が進んでいるのは言語の神経解剖学的基礎についてである．言語障害は失語症とも呼ばれているが，通常交わす会話の中で簡単に診断できる．一方で知覚障害は詳細な神経心理学的検査を行わなければ見逃される恐れがある．ただし，いずれの疾患も皮質中の同程度の傷害によって引き起こされうる．皮質中の機能局在の初期のモデルについては，会話の流暢さが左前頭葉下部の病変によって障害されるとした 1865 年のブローカによる記述と，言語理解の領域が左上側頭葉にあるとした 1874 年のウェルニッケの知見があげられる．脳卒中，外傷もしくは腫瘍によって失語状態になった患者の分析によって，感覚情報の入力から運動情報の出力に至るまでの全体的な言語連合回路の定義が導き出された．

大脳半球の機能局在を最も具体的に立証するのは言語である．ほとんどの人にとって，言語の半球優位性は同時にどちらが利き手かを方向づける．人口の 90％は右利きで，右利きの 99％は言語に関して左半球優位である．左利きは 10％で，そのうち 67％は言語左半球優位であるが，残りの 33％は混在型もしくは言語右半球優位である．この言語左半球側性化の生得的傾向は，ウェルニッケ野を含んでいると考えられる側頭葉の上部表面にある三角形の皮質斑である側頭平面の非対称性ときわめて深い関係にある．混在型の言語半球優位性の患者では，想定される側頭平面の非対称性を欠いている．出生前の脳にすでに非対称性が認められるという事実は，遺伝の決定因子の存在を示唆している．実際のところ，非対称の欠落は家系を通じて伝わる．ただし最終的に決定されるのは，おそらく遺伝要因と子宮内で受ける影響であろう．

言語理解は3段階で処理される．最初に，母音や子音などの個々の音である音韻処理 (phonological processing) が下前頭回で行われる．唇の動きを見ることができたり，話がゆっくりであったり，前後関係の手がかりが与えられたりしていれば，音韻処理能力は向上する．次に語彙処理 (lexical processing) として，音素的入力情報とその個人の記憶にある認識された単語もしくは音との照合が行われる．語彙処理では，ある音が単語であるか否かが決定される．最近の科学的データによれば語彙的処理が左側頭葉に局在しており，そこでは語彙情報が意味的な分類に従って組織化されていることがわかっている．3番目に，意味処理 (semantic processing) において単語と意味が結びつけられる．意味処理について単独の障害をもっている患者は，理解したり話を作り出したりする能力は欠いているが，単語を繰り返す能力は保持していると考えられる．意味処理は中前頭回および上前頭回を活性化させる．一方で，単語の概念的内容の再現は皮質内に広範に分散されている．言語の生成はこれとは反対方向へと進む．つまり，皮質での意味再現から左側頭葉節点を経て，口部運動音韻処理領域（発話のため）もしくは書字運動系（書字のため）という方向になる．これらの領域のいずれかが独立的もしくは同時に，脳卒中，

頭部外傷，感染症もしくは腫瘍によって傷害を受けた場合には独特の型の失語症を招く．

失語症患者の不明瞭な「言葉のサラダ」(訳注：意味のない言葉の羅列)もしくは非論理的な発話に対しては，間違いなく左皮質傷害の診断が下される．ただし，右半球もわずかな，しかし同等に重要な影響を言語の情緒面での質に与える．例えば，「調子は良い(I feel good)」という言葉は，さまざまな陰影を伴って語られることで，違った意味で理解されうる．韻律の知覚と関連する動作もしくは「身体言語」の理解には，右半球に障害がないことが条件となる．行動神経学者は，左半球の言語回路を鏡のように映し出す右半球における韻律連合の全体的な回路地図を作成した．右半球の病変をもつ患者は音韻の理解と表現が障害されており，言語技能は無傷のままであるが，社会の中で機能するには困難を感じるであろう．

発達性読字障害(developmental dyslexia)とは，知識，動機づけおよび教育が十分あるにもかかわらず起こる，予期せぬ学習困難と定義される．話し言葉は44の音素の論理的な組み合わせからなっているのに対して，読書は脳機能の広範な組み合わせを必要とするので，崩壊しやすい．特定の音素に対する認識は4～6歳の頃に発達し，読書技能の習得の前提条件となる．異なる音素認識の能力欠如は，確実に読書能力欠如につながる恐れがある．機能的脳画像法によれば，文字の識別は一次視覚野に隣接する後頭葉に局在することが解明されている．音韻処理は前頭葉下面で起こり，意味処理は左側頭葉の上側頭回および中側頭回を必要とする．男性における音韻処理は左下前頭回のみを活性化し，女性における音韻処理は左右の下前頭回を両側的に活性化するという最近の知見があるが，まだ確実ではない．個々人の特定の読書障害を詳細に分析することで，治療的な個別指導が可能になるため，弱点に焦点をあてて読書能力を一般的な知的・発話技能の水準にまで高めることが可能になる．

小児においては，右半球機能不全の結果として非言語学習の発達障害が起こるとされている．非言語学習症は，左手の運動制御障害，視覚認知の統合障害，計算障害，そして不完全もしくは不安定な社会性を特徴とする．

非流暢性失語症(nonfluent aphasia)の患者は簡単な文章すらも完成できないが，1つの歌を初めから終わりまで歌えることもあるため，音楽を作るための多くの要素が右半球に局在しているのは明らかである．音楽は右半球で優位に再現されるが，音楽的能力の複雑な要素のすべては両半球に関係する．熟練した音楽家は，音楽の分析や演奏に習熟する過程において，多くの音楽的技能を右半球から左半球へと伝達しているようである．

覚醒と注意

覚醒(arousal)，すなわち起きている状態が確立され維持されるためには少なくとも3か所の脳の領域を必要とするようである．脳幹内では拡散性の1組のニューロンである上行性網様体賦活系(ascending reticular activating system：ARAS)が，意識水準を設定していると考えられる．ARASは視床髄板内核に神経を投射しており，これらの神経核は一転して皮質内に広く神経を伸ばしている．電気生理学的研究によれば，視床および皮質の双方がニューロン活動の群発を20～40回/秒の割合で律動的に発火する．睡眠時はこれらの群発には同期が認められない．覚醒状態のときには，ARASは視床髄板内核を刺激し，次に視床髄板内核が異なる皮質内の領域を振動させる．同期の程度が高ければ高いほど，覚醒の程度は高くなる．覚醒の欠如は，昏迷もしくは昏睡をきたす．一般的にARASでは別個の離れた小病変によって昏迷状態に陥ることがあるのに対して，大脳半球部位では大きな両側性の病変でなければ覚醒水準に同様の低下を引き起こすことはできない．広範で，恒久的で，両側性の皮質機能障害をもつきわめて不運な示唆的状態に，恒久的な植物状態がある．睡眠–覚醒周期は維持され，両眼は何かを凝視しているようにみえる場合がある．しかし，外界は記憶されることなく，意識的な思考が存在するという証拠もない．この状態がARASと視床の独立した作用の現れである．

注意の維持には無傷の右前頭葉を必要とする．例えば，広く利用されている持続力の検査では，読み取りと，無作為の文字の長い一覧表からAの文字を見分けることが要求される．正常な人はこのような課題遂行を数分は続けることができるが，右前頭葉機能障害の患者では，この能力が著しく損なわれている．同じ大きさの病変でも，皮質の他の領域であるならば，通常は持続の課題に影響を与えない．一方で，理路整然と思考するというようなより適応範囲が広い技能については，皮質全体にその機能が分散している．さまざまな病状によってこの技能が影響を受け，急性錯乱やせん妄を引き起こすこともある．

広く診断が下されている注意に関する疾患に注意欠如・多動症がある．この疾患の原因となるような一定の病理学的知見は見出すことができない．しかし，機能的脳画像法による研究において，正常対照群と比較すると注意欠如・多動症の患者では，前頭葉もしくは右脳半球における代謝低下が認められることがさまざまな研究者によって報告されている．これらの知見が，前頭葉の中でも特に右前頭葉が注意力を維持するのに不可欠であるという考え方をゆるぎないものにしている．

記　憶

記憶の臨床的評価は3つの期間を対象に行われ，それらは解剖学的知見と明らかな関連をもっている．即時記憶(immediate memory)は数秒間機能し，近時記憶(recent memory)は数分から数日の間用いられ，そして数か月から数年を包含するのが遠隔記憶(remote memory)である．即時記憶は注意や思考の流れを追う能力に絶対必要である．この能力は音韻論的要素と空間視覚に関する要素に分けられ，機能的脳画像法で左右両半球に

それぞれ局在していることがわかっている．関連する概念として，即時記憶と近時記憶を包含する作業記憶(working memory)がある．これは，ある情報に関する他の認知操作が行われている間に，その情報を数秒間保持する能力である．最近の研究では，前頭前野背側部の単一ニューロンが作業記憶に必要な特徴を記録するだけでなく，その情報が既知のものであるという確実性および特定の環境的特徴にどの程度永続的であると予期できるかを記録する．一部のニューロンは待ち焦がれている事柄について急激に発火するが，期待に反して希望が消滅すれば発火を止めると考えられる．作業記憶の中に含まれるある事柄の感情的価値の符号化は，目的指向の行動を決定する際にはきわめて有用である．作業記憶の大部分が左前頭皮質に局在していることを突き止めた研究者がいる．ただし，臨床的には両側の前頭前野の病変によって重度の作業記憶の障害が起こる．その他の記憶の型について記載されており，それはエピソード記憶，意味記憶，手続き記憶である．

記憶の形成にとっては3つの脳構造が重要である．内側側頭葉，特定の間脳核および前脳基底部である．内側側頭葉内にある海馬(hippocampus)は細長く，繰り返しのきわめて多い回路網である．扁桃体(amygdala)は海馬の前端に隣接している．扁桃体は情動面からみた経験の重要性を評価し，したがって海馬の活性水準を決めていることが示唆されている．こうして感情的に強烈な経験は消えることなく記憶の中に明瞭に描かれるが，無感動な刺激はすみやかに棄却される．

動物実験によって，空間内での位置に対応する動物の海馬内の細胞活性である場所コード(place code)が明らかにされた．動物が新しい環境に誘導されると，海馬は広範に活性化される．動物が探索したり歩き回ったりするときには，環境中の特定の場所に対応した特定の海馬領域の発火が始まる．約1時間で，外部空間の詳細な内的再現図(「認知地図」)が海馬細胞の特定の発火様式の形で発現してくる．ニューロン発火のこのような様式と，ニューロンが再現しようとする環境との空間的類似点はほとんどないようである．むしろこの様式は海馬内に無作為に整理されていると考えられる．もし動物がなじみの空間の特定の場所に置かれたとすると，これに対応する海馬領域だけがニューロン活性を示す．記憶作業が睡眠時間にまで継続されると，動物自身が身動きせずとも環境の中を運行するための首尾一貫した道筋を描いた海馬細胞の発火系列が登録される．もし動物がその環境から数日間，移動させられてから再び戻されると，前もって登録された海馬の場所コードがすぐ再活性化される．一連の動物実験からは，海馬の場所コードの形成と視覚，聴覚もしくは嗅覚の刺激は切り離されていると考えられるが，これらの感覚種が場所コードの生成に寄与している可能性もある．この他の要素として，内部での歩数を計上することによる距離の計算や固有受容感覚情報が含まれている可能性もある．マウスにおける標的遺伝子の突然変異の資料によれば，N-メチル-D-アスパラギン酸(N-methyl-D-aspartate：NMDA)グルタミン酸受容体およびカルシウム・カルモジュリンキナーゼⅡ(calcium-calmodulin kinase Ⅱ：CaMKⅡ)の双方が，海馬による環境領域の適正な形成に関係しているという．これらのデータは海馬が即時・近時記憶の形成および保存に重要な部位であることを示唆している．以下の考え方を支持する証拠があるわけではないが，海馬の認知地図は既視体験のときには不適切に再活性化されていることが想像できる．

記憶の研究に関して最も有名なヒトの被験対象は，難治てんかんの患者だったH.M.氏であろう．彼は症状を軽減するために，海馬と扁桃体の両方を外科手術で切除された．てんかん発作の抑制には成功したが，事実関係に関する記憶を形成し，回想する能力は完全に失われてしまった．一方で，H.M.氏の学習能力や記憶能力は，相対的に保持されていた．このことから，陳述的記憶あるいは事実関係の記憶と，手続的記憶あるいは技能関連の記憶は，脳内で分離されていることが示唆された．陳述的記憶が保持されていながら，手続的記憶に部分的な欠失があるという症状はパーキンソン病でみられ，患者において黒質線条体路のドパミン作動性ニューロンに変性が認められる．手続的記憶の消失はレボドパ(ドパストン)による治療で改善しうるが，レボドパは黒質線条体路におけるドパミン作動性の神経伝達を増強すると考えられている．このことから，手続的記憶においてドパミンが何らかの役割を果たすということが想定されている．さらに別の症例報告は，扁桃体および海馬の求心性・遠心性神経線維路が記憶の形成に不可欠であるとしている．病変による研究では海馬機能の軽い側性化が示唆され，左海馬が言語記憶の形成，右海馬が非言語記憶の形成に関してそれぞれ効率が良い傾向がある．しかし，ヒトにおいて片側性障害になった場合には，残りの海馬がかなりの程度まで代償作用を示す．記憶喪失の身体的原因にはアルコール中毒，てんかん発作，片頭痛，薬物，ビタミン欠乏，外傷，脳卒中，腫瘍，感染症および変性疾患がある．

皮質内の運動系は連合野から指示を受ける．初めての行為を実行するときには，その達成のために絶えず感覚野と連合野からのフィードバックが求められる．機能的脳画像法によると，不慣れな行為のときには，広範囲にわたる皮質の活性化が示された．記憶された運動行為では，当初は内側側頭葉の活性化が認められる．しかし，練習を積むにつれて，ある目標を達成するために必要な行為の実行方法が，前運動皮質および頭頂葉皮質の別々の領域内，特に左頭頂葉皮質に記号化されるようになる．その結果，高度に熟達した行為の間は皮質においてきわめて限られた活性が認められるだけになり，内側側頭葉を飛び越すようになる．この過程は運動指令の皮質化(corticalization of motor command)と呼ばれ，一般用語で言う「習うより慣れろ」という格言の神経解剖学的根拠を示唆している．

間脳内では，視床の背内側核および乳頭体は記憶形成

に必要であると考えられる．これら2つの構造は，通常は慢性アルコール中毒で認められるチアミン欠乏状態において障害され，その不活化はコルサコフ症候群と関連する．コルサコフ症候群は，新たな記憶形成能力の重度の欠陥と遠隔記憶を想起する能力の変動を特徴とする．

記憶に関する最もよくみられる臨床上の疾患は，アルツハイマー病である．病理学的にはアルツハイマー病は，ニューロンの変性と，老人斑および神経原線維変化による置換を特徴とする．臨床病理学的研究によれば，認知能力の減退はシナプス消失と最もよく相関していることが示唆されている．当初は頭頂葉および側頭葉が影響を受け，前頭葉は比較的影響から免れている．記憶の機能の大部分は側頭葉によるが，この変性の様式は早期の記憶喪失と相関している．同時に，頭頂葉がそのほとんどを担っている構文上の言語理解および視空間の統合機能は，アルツハイマー病の発症過程の早期に障害される．一方で前頭葉の機能を反映するパーソナリティの変化は，アルツハイマー病の比較的後期に起こる．アルツハイマー病より稀な皮質変性症候群であるピック病は，最初に前頭葉に影響し，頭頂葉および側頭葉への障害は遅れる．ピック病では前頭葉の機能障害の徴候である脱抑制および言語障害が早期に現れ，言語理解および記憶はおおむね維持される．

記憶喪失は，皮質下灰白質構造の中でも特に大脳基底核および脳幹核の疾患に起因することがある．また，白質の疾患もしくは灰白質・白質の双方に影響する疾患が原因になることもある．

情 動

個人の情動的体験は，すべての精神保健従事者の関心事である．情動は摂食，性，生殖，快楽，痛み，恐怖および攻撃性のような基本的欲求に由来する．これらはすべての動物が共有しているものである．これらの欲求の神経解剖学的基礎は辺縁系に集中していると考えられる．愛情，誇り，罪悪感，羞恥心，嫉妬および怒りといった人間特有の情動の大部分は学習されるもので，皮質内で再現されている可能性が高い(カラー口絵の図1.2-3)．これらの欲求の調整には，前頭皮質が障害を受けていないことが前提となるようであるが，情動の複雑な相互作用は，機能神経解剖学者の理解をはるかに超えたものになっている．例えばイド，自我，超自我の再現はどこで起きるのか？どのような回路を通じて倫理的・道徳的判断が導かれるのか？どのような過程が，美という見る人ごとに異なるものを決めるのか？これらの哲学的課題は，ヒトというものを明らかにするための真の開拓領域である．

複数の研究が，皮質内での情動再現に関して大脳半球の2分法的なあり方を示唆している．左半球は分析的な機能を内蔵しているが，情動面でのレパートリーは限られているようである．例えば，深刻な機能障害を引き起こす右半球の病変を，障害されていない左半球が全く関知しないという場合がある．右半球に傷害があり，疾病の否認と左手を動かせない状態は病態失認(anosognosia)と呼ばれる．対照的に深刻な失語症を引き起こす左半球の病変は，障害されていない右半球が喪失の現実に苦闘するため重度のうつ病に至ることもある．右半球はまた，愛情，社会性および身体像に関して優位のようである．

左半球の損傷は，知的障害および夢における物語的側面の消失をもたらす．右半球の損傷は情動障害，夢の視覚的側面の消失，ユーモアや暗喩および暗示への無反応を引き起こす．分離視覚検査において，視野のそれぞれ半分ずつの部分に情動的に異なる内容の2つの場面を同時に示したところ，それぞれの半球が別々に2つの場面を知覚した．左の視野に提示された場面に対して，より情動的に強い反応が向けられ，この反応は右半球によって処理された．さらに，変換症を現す片側感覚の変化は，右半身よりも左半身に起こることが繰り返し認められており，この知見は，病因が右半球にあることを示唆している．

左右半球内で，側頭葉および前頭葉は情動面で重要な役割を果たしている．側頭葉ではてんかん焦点が高頻度に発現し，側頭葉てんかん(temporal lobe epilepsy：TLE)は行動面での側頭葉の役割に関する興味深いモデルを提供している．てんかんに関する研究では，病変による古典的な試験においては不活性化が分析対象であったのに対して，現在では脳の異常な活性化が分析対象となっている．TLEは精神医学分野では特に関心をもたれている．というのは，側頭葉発作の患者は，運動皮質の発作によって起こる典型的な大発作のけいれん運動なしに奇妙な行動を示すからである．TLEパーソナリティの特徴は性欲減退，情動の激しさおよび「粘着性」と呼ばれる相互のやり取りへの執着的態度であるといわれている．左TLE患者は個人の運命や哲学的な主題に関心をもち，人生に対して生まじめな態度で臨むことがある．対照的に，右TLE患者は高揚感から悲壮感に至るまでの情動過多を示す．TLE患者は発作間欠期に過剰な攻撃性を示すことがあるが，発作そのものは本人に恐怖を呼び起こすことがある．

TLEパーソナリティと正反対のパーソナリティは頭部外傷，心不全，単純ヘルペス脳炎もしくはピック病後の側頭葉の両側性傷害の患者に発現する．この病変は，サルの側頭葉を切除した実験モデルのクリューバー-ビューシー(Klüver-Bucy)症候群の項で記述したものと類似している．この症候群の行動については，性行動過剰，温和，周囲のものを口で確かめる傾向，視覚刺激の情動的重要性を認識する能力の欠如，変形過多症(hypermetamorphosis)と呼ばれる常に関心が移動し続ける状態などが特徴である．TLE患者に時おりみられる攻撃性-恐怖のスペクトラムとは対照的に，実験的な側頭葉の完全切除は，環境に対して一様で穏やかな反応を生み出すようである．記憶を呼び出す能力が欠如している

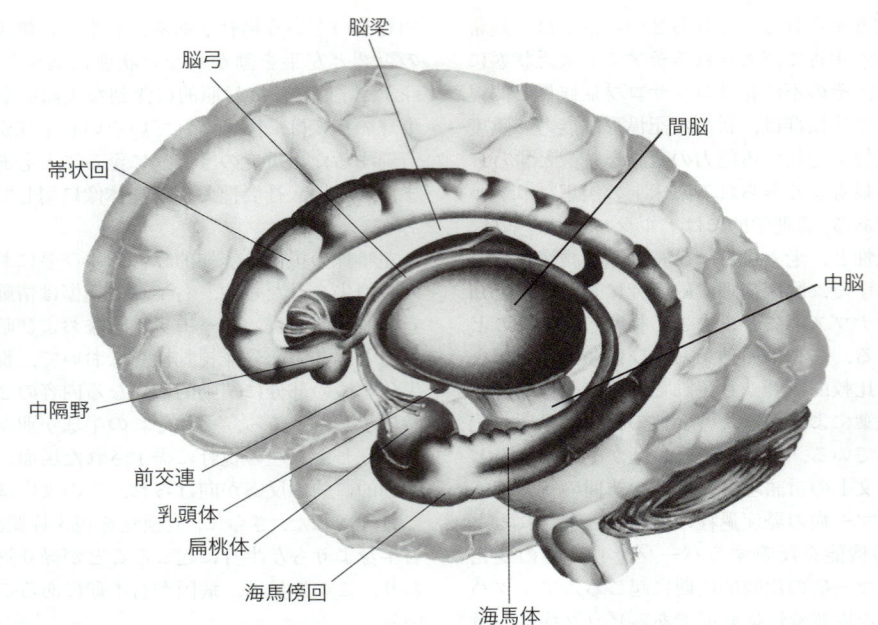

図1.2-4 辺縁系の主要な解剖学的構造の概略図　帯状回と海馬傍回は「辺縁葉」，間脳と大脳半球の接合部に沿って位置する組織の縁を形成する．(Hendelman WJ. *Student's Atlas of Neuroanatomy.* Philadelphia：WB Saunders；1994：179から改変)

からであろう．

　前頭前野は補足的に気分に影響を与える．左前頭前野の活性化は気分を高揚させ，右前頭前野の活性化は抑うつを引き起こすと考えられる．左前頭前野の病変は，皮質もしくは皮質下いずれの部位であっても，気分を高揚させる正常作用を失い，抑うつと制御不能の号泣を引き起こす．これとは反対に，右前頭前野への同様の病変は笑い，多幸症，冗談やしゃれを言うふざけ症(witzelsucht)を引き起こすことがある．これらの病変によって生じる影響とは正反対の影響が発作の最中に発現する．その場合，いずれかの前頭前野に異常で過剰な活性化が認められる．例えば，左前頭前野の発作焦点は笑い発作を引き起こす．この場合の発作症状は笑いなのである．抑うつ状態では左前頭前野の血流低下が認められ，うつ病の治療が奏功したときには正常に復していることが，機能的脳画像法によって確認されている．

辺縁系の機能

　辺縁系は1937年にパペッツ(James Papez)によって記載された．パペッツの回路は海馬，脳弓，乳頭体，視床前核および帯状回からなる(図1.2-4)．辺縁系の境界は，扁桃体，中隔，前脳基底部，側座核および眼窩前頭皮質まで拡大されている．

　この図解によれば情動処理に関して解剖学的な閉回路ができているが，海馬を除く他の構成要素がどのような固有の貢献をしているのか，ある神経インパルスが実際にこの回路をすべて通過しているのかについては解明されていない．

　扁桃体は内的・外的刺激が統合されるきわめて重要な入り口であると考えられている．一次性感覚からの情報は空腹や渇きといった内的欲求と統合される．感覚経験に情動的な意味を割り当てるためである．扁桃体は不安やパニックなど学習された恐怖反応を調整し，独自の作用を生み出すことにより特定の情動表現を指示する．神経解剖学的データによれば，扁桃体は皮質活動を刺激したり抑制したりするために，皮質が扁桃体に及ぼすよりも強力な作用を皮質に対して及ぼしている．感覚性の視床中継点からの回路は感覚情報を扁桃体と皮質にそれぞれ送るが，最終的な皮質に対する扁桃体の作用の方が2つの双方向への接続では強力である．一方，扁桃体の損傷が他人の声や表情から恐れや怒りを識別する能力を奪うことが報告されている．このような障害をもった患者でも幸福，悲しみおよび嫌悪といった感情を認識する能力は保持されているようである．辺縁系は情動連合野を内蔵し，そこから海馬に情動状態の運動表現と内分泌成分の分泌指示が出される．

恐怖と攻撃性

　辺縁系と関連のある動物の皮質下領域への電気的刺激は激怒の反応を引き起こす(例えば，うなり声を上げる，唾を吐く，背を伸ばすなど)．その動物が逃避するか攻撃するかは刺激の強さによる．

辺縁系と統合失調症

　辺縁系は統合失調症の神経病理学的研究では特に関係が深い領域である．ブロイラー(Eugen Bleuler)のよく

知られた統合失調症の4つのAには，情動(affect)，連合(association)，両価性(ambivalence)および自閉(autism)があるが，これらは部分的に辺縁構造によって担われている脳機能に関係している．複数の臨床病理学的研究によって，統合失調症患者では灰白質の脳重量は減少するが，白質は減少しないことが認められている．病理学的および磁気共鳴画像(magnetic resonance imaging：MRI)による報告では，統合失調症の患者は海馬，扁桃体および海馬傍回の体積減少の可能性がある．統合失調症は側頭葉てんかん焦点の後遺症である可能性もあり，TLE患者の7％が統合失調症と関連があるとする報告もある．

　機能的脳画像法によると，統合失調症患者の多くで，特に意識的な行動を求められる仕事をしている間に前頭葉の活性低下が認められている．統合失調症の患者では，指の動きや発話などの意識的な行動の際に，側頭葉の相互補足的な活性増加が起こることがある．神経病理学的研究によれば，このような患者の前頭葉では神経網の密度低下とニューロンの軸索および樹状突起の絡み合いが認められている．発達の過程で，神経網の密度が最も高いのは1歳前後であり，シナプスの刈り込みを経てやや減少する．密度は小児期は平坦のままで，青年期に成人の水準までさらに低下する．10代後半における統合失調症の発現は青年期での刈り込み過多に起因して，前頭辺縁系の活性がきわめて低下する結果による，という仮説がある．一部の専門家は，前頭前皮質の代謝低下とニューロン間接続の欠乏が作業記憶の非効率を引き起こし，作業記憶の非効率は統合失調症の特徴である支離滅裂な発話と連合弛緩という形になって現れることを示唆している．現時点では，神経網内のシナプス密度調整の分子的機序は不明である．統合失調症の生物学的機序を理解しようとする別方向からの研究では，おそらくはウイルス感染もしくは栄養失調により，妊娠第2三半期(訳注：妊娠16～28週)の中期に皮質シナプス接続形成の非効率が起こると報告されている．小児期の神経発達に関する研究では，結果的に統合失調症の徴候を示した人において，思考障害の発現に先立ち，微妙な神経異常の頻度が高いことが認められた．

　話し言葉を聞いたときに脳の活性化する領域を識別するという目的で，ポジトロン放出断層撮影(positron emission tomography：PET)による検査を利用した興味深い研究がある．密接している1組の皮質および皮質下構造は，会話が処理されるときには代謝増加を示した．次に，活発な幻聴を経験している統合失調症の患者集団を調べたところ，幻聴の間は一次聴覚皮質を含む先と同一の皮質および皮質下構造が実際の音声で活性化するのと同じように活性化していた．同時に，左中側頭回および補足運動野を含む，会話を監視すると考えられる領域の活性低下が認められた．この研究からどの部分の脳構造が幻聴を活性化しており，どのような機序で神経遮断薬が幻聴を抑制するのかという問題が浮上してくる．機能的脳画像法が統合失調症の神経解剖学的機序について，多くのことを示すことは明らかである．

前頭葉の機能

　前頭葉(frontal lobe)は，脳がどのように働くかをその知識に基づいて決定する領域であり，それ自身に対して1つの領域を設定している．比較神経解剖学的研究によれば，前頭葉の大きさはヒトの脳を他の類人猿と峻別する主要な特徴であり，ヒト特有の資質形成に役立っている．前頭葉は4領域に細区分される．運動野，補足運動野およびブローカ野の3領域は運動系および言語の項ですでに検討したが，4つ目の領域として最も前面にある前頭前皮質がある．前頭前皮質は眼窩前頭皮質(orbitofrontal)，背側前頭前皮質(dorsolateral)，正中前頭前皮質(medial)の3つの領域を含み，それぞれの領域での病変は独特の症候群を引き起こす．染料トレーシング(dye-tracing)研究によれば，前頭前皮質と他の脳領域の間で高密度の相互的接続のあることが明らかになった．解剖学が脳の機能を予測できる範囲では，目標指向の行動を実行する際に前頭前皮質は，脳機能全体の連続的使用を許容するように理論上接続されていることになる．現実には，前頭葉の傷害は動機，注意および行動の順序立てなどの実行機能を障害する．

　前頭葉の両側性病変はパーソナリティの変化を特徴とする．つまり人が外界とどのように付き合うかということである．前頭葉症候群(frontal lobe syndrome)の原因で多いのは頭部外傷，脳梗塞，腫瘍，ロボトミー，多発性硬化症もしくはピック病であるが，症状は緩慢な思考，判断の低下，好奇心減退，社会的離脱および興奮性などである．患者の大半は経験することに対して無感情な無関心しか示さないが，瞬間的な脱抑制へと急激に変化することもある．片側の前頭葉病変では，傷害を受けていない葉で高能率な代償作用が働くので気づかれない場合が多い．

　前頭葉機能不全は，高度に構造化された正式な神経心理学検査でも検出が困難である．知能指数(intelligence quotient：IQ)に反映されるような知的水準は正常である可能性があり，IQ値で求められるのはほとんどは頭頂葉の活性であることが機能的脳画像法で示されている．例えば，改訂版ウェクスラー成人知能検査法(Wechsler Adult Intelligence Scale-Revised：WAIS-R)において，言語使用中に最も高い代謝活性が起きたのは左頭頂葉であったのに対して，手作業中の最も高い代謝活性は右頭頂葉で起きた．前頭葉の病理学が明らかになるのはやはり構造化されていない，ストレスの存在する実生活の場面であると考えられる．

　前頭葉損傷の結果が現れた有名な症例としては，当時25歳であった鉄道労働者，ゲージ(Phineas Gage)の例がある．この男性が爆発物を扱っていたところ，事故により鉄の棒が頭部を貫通した．彼は生き延びたが，両前頭葉に重度の

傷害を負った．事故後，彼の行動は一変した．1868年にハーロウ（J. M. Harlow）医師によって書かれた症例報告は以下の通りである．ゲージは気まぐれ，非礼，時々ひどくみだらな言葉を言い続ける（これは以前の彼の習慣にはなかった），仲間にほとんど敬意を払わない，自分の欲求に反すると制止や忠告が我慢できない…．彼の心はすっかり変わってしまい，あまりの変貌ぶりに彼の友人や知人は「あいつはもうゲージじゃない」と言うほどであった（図1.2-5）．

右利きの男性についてのある研究で，右前頭前皮質の病変は内的・連合的記憶の手がかりを消し去り，やりかけている仕事をその仕事の直接的な状況の中で解釈する極端な傾向があった．対照的に左前頭前皮質に病変がある右利きの男性では，状況依存型の解釈は全くせずに，完全に自身の内的欲求に従って仕事を解釈する．機能的側性化の鏡像は左利きの被験者に発現した．この試験は，すでによく知られている高次機能側性化と被験者の利き手との関係を明らかにした．この方向の将来の研究では，機能的脳画像法によるこれらの知見の再確認が試みられるであろう．協力体制が整えば，これらの研究は前頭前皮質内での機能局在の注目すべき複雑性を示唆し，前頭前皮質の病理が前提となる統合失調症および気分障害のような精神病の解明に影響を与えるかもしれない．

ドパミン含有神経線維による前頭葉の重要な神経支配については，抗精神病薬の投与による作用によって興味深い点がみえてくる．臨床面では，抗精神病薬は統合失調症患者のまとまりのない連合野の組織化を助けていると思われる．神経化学的レベルでは，最も典型的な抗精神病薬投与はドパミン D_2 受容体においてドパミン作用を遮断する．このことから，前頭葉は抗精神病薬投与において治療上の主要な作用部位である可能性がある．

発　生

神経系は中枢神経系と末梢神経系に分けられる（central nervous system：CNS と peripheral nervous system：PNS）．CNS は脳と脊髄からなる．PNS はすべての感覚・運動・自律神経線維および CNS の外にある神経節である．発生の過程では，どちらも胎生の胚の3層の最も外側にある外胚葉が分化して，神経板が折りたたまれて形成される神経管という共通の前駆体から発生する．胚発育の際には，神経管それ自体から CNS が生じるが，神経管の直接の表面にある外胚葉は神経堤になって PNS が生じる．これらの構造形成は細胞表面分子の形での組織同士の化学交信と拡散性化学信号を必要とする．多くの場合，脊索のような初期に形成される構造がそのあとの構造（この場合は神経板）を形成するよう外胚葉を誘導するとされている（カラー口絵の図1.2-6）．組織誘導の化学的メディエータの特定は，推進すべき研究分野である．研究者たちは，これらのメディエータやその受容体同士の相互作用の不具合が，精神病理学的疾患を引き起こす脳の異常の原因になっているのではないか

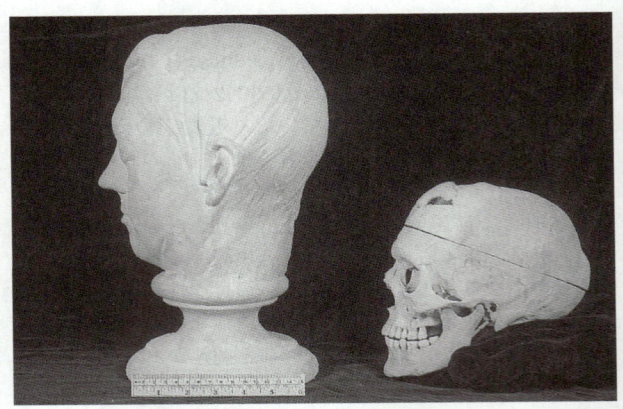

図1.2-5　ゲージ（Phineas Gage）のライフマスクと頭蓋骨前頭部の損傷に注意．「前頭葉損傷の結果が現れた有名な症例としては，当時25歳であった鉄道労働者，ゲージの例がある．この男性が爆発物を扱っていたところ，事故により鉄の棒が頭部を貫通した．彼は生き延びたが，両前頭葉に重度の傷害を負った．事故後，彼の行動は一変した．1868年にハーロウ（J. M. Harlow）医師によって書かれた症例報告は以下の通りである．ゲージは気まぐれ，非礼，時々ひどくみだらな言葉を言い続ける（これは以前の彼の習慣にはなかった），仲間にほとんど敬意を払わない，自分の欲求と反すると制止や忠告が我慢できない…．彼の心はすっかり変わってしまい，あまりの変貌ぶりに彼の友人や知人は「あいつはもうゲージじゃない」と言うほどであった．（Anthony A. Walsh, Ph. D. のご好意による）

と検討し始めている．

ニューロン移動と接続

ニューロンのライフサイクルは細胞生成，定位置への移動，軸策の伸張，樹状突起の生成，シナプス生成，そして最後に化学神経伝達の開始である．個々のニューロンは，通常は神経管内表面に沿って位置している増殖帯で産生される．妊娠第2三半期（訳注：妊娠16〜28週）の中期にニューロンの増殖がピークに達し，毎分25万個のニューロンが誕生する．有糸核分裂後のニューロンは，放射状に位置づけられた星状グリア線維に誘導されて皮質内の定位置へと移動する．大脳皮質内でのグリア細胞の誘導によるニューロン移動は，妊娠後6か月のうちの大部分の期間を通じて行われる．前頭前皮質内のニューロンの一部は，神経細胞体の直径の5000倍もの距離を移動する．ニューロン移動には細胞間の相互作用の複雑な組み合わせが働いており，ニューロンが皮質まで到達せずに異所に定着してしまうという間違いが生じやすい．そのように異所にニューロンの集団が定着することを異所形成（heterotopia）と呼ぶ．神経異所形成はてんかんを発症させることが明らかになっており，精神遅滞とも関連が強い．4人の失読症患者の側頭平面を調べた神経病理学的研究によれば，異所形成は共通した所見であった．最近，前頭葉内の異所性ニューロンが統合失調症の一部の症例に関連する偶発的な役割を果たしている

という主張がなされている．

多くのニューロンは移動しながら軸索を伸展させるが，一部は標的皮質に到達するまでは軸索を伸展させない．最初に皮質へと伸びていく視床の軸索は，サブプレートニューロン（subplate neuron）と呼ばれる一過性のニューロン層上でシナプスを形成する．通常の発達では，最終的には軸索がサブプレートニューロンから分離して，さらに表層を進んで本来の皮質細胞上にシナプスを形成する．サブプレートニューロンはその後に退化する．統合失調症の患者の脳の一部から，サブプレートニューロンの異常な残渣が見出されることがあり，これらの患者の脳では軸索が進むべき道筋を見出せなかったことが示唆される．ただし，この知見はすべての症例での統合失調症の存在と相関するわけではない．ニューロンが移動を終えると，特有の枝を伸ばした複雑な樹状細胞が生成されていく．シナプス形成は妊娠第2三半期から生後10年頃まで猛烈な勢いで行われる．生後2年までにはシナプス形成の頂点に到達する．このとき，1秒間に3000万個のシナプスが形成されている．ミエリンによる軸索の鞘成は誕生前に開始され，小児期に大部分ができあがるが，完了するのは20代後半になる．脳の髄鞘形成も連続的に起きる．

神経科学者は，誕生後の数年間の脳回路の形成に対する経験の影響について，大いに関心を抱いている．先に述べたように，発育初期における皮質感覚処理領域の配線への感覚経験の影響の例は数多い．同様に発育初期の行動様式が，特定の運動行為を促す補足運動野の神経接続を増強することが知られている．シナプス結合の5倍もの数のニューロンが生成されるが，ダーウィン流の適者生存による脱落の過程を経て適切な機能を果たすシナプスのみが生き残る．このシナプスの刈り込みによって，シナプス前細胞がシナプス後細胞と共時的に発火するという入力方式が保持されているようである．この過程は神経回路の活性化の繰り返しを増強している．シナプスの増強を調整していると考えられる分子成分の1つに，シナプス後NMDAグルタミン酸受容体がある．この受容体は，グルタミン酸により活性化されると同時に受容体の置かれている細胞膜が脱分極した場合のみ，カルシウムイオンの流入を可能にする．このように細胞膜の脱分極を伴わないグルタミン酸との結合もしくはグルタミン酸との結合を伴わない細胞膜の脱分極では，カルシウムの流入を引き起こさない．NMDA受容体は，繰り返される活性化に曝露された樹状突起内で開口され，その活性化はシナプスの安定性を刺激する．カルシウムは，遺伝子制御および特定のシナプス接続を補強する栄養因子の放出などの一連の反応を引き起こす重要な細胞間伝達物質である．連合野のシナプス接続を調整する上での経験の役割に関する実験的証拠は，感覚野および運動野で示された証拠に比べると少ないものの，神経学者は同様の活性依存型の機序が脳のすべての領域において適用されるであろうと考えている．

成人の神経形成

注目に値する最近の発見は，ヒトを含む，成体の動物で特定の脳領域（特に，海馬の歯状回）で新しいニューロンが発生しうるということである．ほとんどの種でニューロンは出生後，産生されないと信じられてきたのとは正反対の発見である．この発見は，正常な発達理解，経験の編入，そして脳がさまざまな損傷後それ自体を修復する能力に重大な影響を及ぼすものである（**カラー口絵の図1.2-7，1.2-8**）．

発達理論の神経学的な根拠

情動の領域においては，フロイト（Sigmund Freud）の初期の理論以来，小児期早期の経験が精神病理学の根底にあるのではないかと考えられてきた．フロイトの精神分析的手法は，患者の小児期早期の記憶のつながりをたどることを目的としている．アレクサンダー（Franz Alexander）は，病気とは関係のない環境下で小児期の記憶を追体験させる修正情動体験（corrective emotional experience）として知られる過程を目標に加えている．神経学者はニューロンや神経回路の段階でこの手法が機能しているのかどうかを示すデータを持ち合わせていないが，最新の研究結果によれば成人になってからの情動の幅に対しては，養育者の影響が大きいことが示されている．例えば，同調の概念は養育者が「小児の内的感じ方を再生する」過程であると定義されている．もし新生児の感情的表現に対して一貫性のある感性豊かな方法で反応があるならば，特定の感情回路が増強される．これらの回路には辺縁系も含まれている可能性があり，中でも特に感情刺激の海馬記憶回路への門として機能している扁桃体が含まれている．例えば，ある逸話に母親が自分の子どもの興奮の度合いに応じて対応することにいつも失敗していた例があるが，子どもは小児時代が終わるときわめて消極的な少女となり，感動や喜びの感情すら経験することができなくなっていた．

「氏」と「育ち」の相対的な貢献度は，情動的な反応の成熟に関しては不明瞭であるが，その理由の一端は成人脳の情動の局在についてほとんどわかっていないからである．ただし，幼児を生後2年間世話する者の受け止め方が結果的には明瞭な神経回路として内在化され，その後の経験を通じての修正は不完全な形でしか成しえないというのは，合理的な考え方であろう．例えば，前頭前皮質および基本的な欲求を調整する役割を果たす辺縁系との間の軸索の接続は，生後10〜18か月の間に確立される．最近の研究で，幼児期のぞっとするような経験は扁桃体を破綻させ，特に恐怖の刺激に対して記憶回路を警戒状態に置く．このため言語や専門的な技術のための回路は犠牲にされる．このようなことから，無秩序で恐ろしい家庭で育てられた幼児は，学校での複雑で知的技能の習得に神経学的に不利益を被ることになる．

一方，大人においてこの恐怖反応への有害な過活性と

関係ある事柄は，心的外傷後ストレス障害（posttraumatic stress disorder：PTSD）において見出される．この障害は，死や大怪我などの強烈な外傷に曝された人が，その事件以来何年にもわたって恐怖感や絶望感を抱くというものである．PET映像によるPTSD患者の研究では，患者が衝撃的な記憶を想起している間に右扁桃体で異常な過活性が認められた．研究者は，記憶を登録する際のストレス過多のホルモン環境の存在が，その記憶を脳内に焼き付けて正常な記憶変調回路による消去を妨げているのではないかという仮説を提出している．その結果，衝撃的な記憶が広範囲にわたる影響を及ぼし，安全でなじみのある状況下でも持続的に警戒状態になる．

数学の分野に関わる研究者は，幼児期の経験が外部世界の内的再現に与える組織化された影響についての記録の結果を発表した．ピタゴラス（Pythagoras）の時代から音楽は数学の一分野と考えられてきた．最近の一連の研究では，就学前に8か月間の集中的なクラシック音楽の授業を受けた児童の集団は，対照群と比較して空間的・数学的な論理思考において顕著に優れていた．迷路の探索，幾何学的図形の描写，2色のブロックの模写という非音楽的な作業においても，音楽教育を受けた児童は顕著にうまくこなした．音楽への早期曝露は，このように後の複雑な数学的・工学的技能習得のための理想的な準備となる可能性がある．

これらの興味深い知見は，ピアジェ（Jean Piaget），エリクソン（Erik Erikson），マーラー（Margaret Mahler），ボウルビー（John Bowlby），フロイトおよびその他の研究者の発達理論の神経学的な論拠となる可能性がある．エリクソンの後成説の主張は，正常成人の行動は首尾よく行われた連続的な幼児および小児期の成就の結果であるというものである．後成説によれば，早期発育段階が成就できないとその後の身体的，認識的，社会的もしくは情緒面での不適応という形で反映される．類推すれば，先にあげた実験結果は，特に神経接続が確立される重要な時期の早期経験が言語，情動およびその他の高次の行動のための基本的な回路の準備をすることを示唆している．幼児の脳の混線が，後に成人として外界と関わろうとするときに重度の障害になって発現することは明らかである．早期介入・就学前支援計画（Early Intervention and Head Start Programs）は，これらの知見をふまえると十分な公的支援を受ける大きな必要性があるといえ，国民の精神的健康を増進するのに最も費用効率の高い手段であると考えられる．

参考文献

Björklund A, Dunnett SB. Dopamine neuron systems in the brain: An update. *Trends Neurosci.* 2007;30:194.

Blond BN, Fredericks CA, Blumberg HP. Functional neuroanatomy of bipolar disorder: Structure, function, and connectivity in an amygdala-anterior paralimbic neural system. *Bipolar Disord.* 2012;14(4):340.

Green S, Lambon Ralph MA, Moll J, Deakin JF, Zahn R. Guilt-selective functional disconnection of anterior temporal and subgenual cortices in major depressive disorder. *Arch Gen Psychiatry.* 2012;69(10):1014.

Katschnig P, Schwingenschuh P, Jehna M, Svehlík M, Petrovic K, Ropele S, Zwick EB, Ott E, Fazekas F, Schmidt R, Enzinger C. Altered functional organization of the motor system related to ankle movements in Parkinson's disease: Insights from functional MRI. *J Neural Transm.* 2011;118:783.

Kringelbach ML, Berridge KC. The functional neuroanatomy of pleasure and happiness. *Discov Med.* 2010;9:579.

Melchitzky DS, Lewis DA. Functional Neuroanatomy. In: Sadock BJ, Sadock VA, Ruiz P, eds. *Kaplan & Sadock's Comprehensive Textbook of Psychiatry.* 9th ed. Philadelphia: Lippincott Williams & Wilkins; 2009.

Morris CA. The behavioral phenotype of Williams syndrome: A recognizable pattern of neurodevelopment. *Am J Med Genet C Semin Med Genet.* 2010;154C:427.

Nguyen AD, Shenton ME, Levitt JJ. Olfactory dysfunction in schizophrenia: A review of neuroanatomy and psychophysiological measurements. *Harv Rev Psychiatry.* 2010;18:279.

Prats-Galino A, Soria G, de Notaris M, Puig J, Pedraza S. Functional anatomy of subcortical circuits issuing from or integrating at the human brainstem. *Clin Neurophysiol.* 2012;123:4.

Sapara A, Birchwood M, Cooke MA, Fannon D, Williams SC, Kuipers E, Kumari V. Preservation and compensation: The functional neuroanatomy of insight and working memory in schizophrenia. *Schizophr Res.* 2014;152:201–209.

Vago DR, Epstein J, Catenaccio E, Stern E. Identification of neural targets for the treatment of psychiatric disorders: The role of functional neuroimaging. *Neurosurg Clin N Am.* 2011;22:279.

Watson CE, Chatterjee A. The functional neuroanatomy of actions. *Neurology.* 2011;76:1428.

Weis S, Leube D, Erb M, Heun R, Grodd W, Kircher T. Functional neuroanatomy of sustained memory encoding performance in healthy aging and in Alzheimer's disease. *Int J Neurosci.* 2011;121:384.

Zilles K, Amunts K, Smaers JB. Three brain collections for comparative neuroanatomy and neuroimaging. *Ann N Y Acad Sci.* 2011;1225:E94.

1.3 神経発達と神経新生

ヒトの脳は，経験と疾患の双方に反応しながら修正を継続していく，構造的および機能的に複雑なシステムである．解剖学的および神経化学的なシステムは，成熟した神経系の認知機能，社会機能，感情や知覚運動機能の基底をなすものであるが，発達の最早期に発生するニューロンおよびグリア細胞集団においてすでに認められている．

神経系の発達を介在する分子および細胞レベルの機序の理解は，精神医学において極めて重要である．なぜなら，発達過程の異常は多くの脳障害をもたらすからである．発達の偏りは，自閉症や脆弱X精神遅滞（fragile X mental retardation）やレット症候群（Rett syndrome）のような小児期早期の障害では驚くに値しないが，統合失調症やうつ病などの成人の疾患でも個体発生的な要因が反映される．例えば，脳病理学と神経画像による証拠は，統合失調症において，診断される時点での，前脳容積，ニューロンおよびグリア細胞数，介在ニューロン（interneuron；インターニューロン）の一群の明らかな減少を示している．同様に，自閉症において早期の脳の成長は異常に亢進しており，細胞の増殖と移動の基礎的過程の障害を反映する細胞構築異常が認められる．細胞のタイプや数や位置に拠るが，早期の脳の発達統制に異常があると，異常なニューロン集団の基質が蓄積されるか，グリア細胞集団と相互作用する異常結合が構成される．出生後の発達に伴い，成熟する脳システムは複雑な情報処理過程のレベルを向上させるための構成ニューロンを必要とし，それらのニューロンは初期条件が阻害されると

1.3 神経発達と神経新生

欠損してしまう．ニューロン集団が経験に基づき修正されながら，新たな機能ネットワークを構築する成熟過程において，新たなニューロンの性質が発現される．遺伝または環境因子により生じるニューロン集団とシステムの発達異常は，脳の動的な性質のため，ヒトの生涯において多様な時期に発現すると考えられる．

神経系の形態学的発達の概要

脳の発達について考えるとき，いくつかの包括的な原則を考慮する必要がある．第1に，異なる脳の部位とニューロン集団は，異なった発達の時期に発生し，それぞれに特異的な発達スケジュールをもっている．このことは特定の発達上の障害と因果関係があり，例えばサリドマイドという薬物は，胎日20～24日の期間に限り胎児への曝露によって自閉症を誘発する．第2に，個体発生を成す連続的な細胞過程を考慮すれば，早期の事象はその後の段階での変異に必然的に連鎖することが予測される．しかし，すべての異常が我々の臨床的な手段で確認できるわけではない．例えば，ニューロン数の不足は成熟脳の軸索突起と白質の被鞘を減少させる可能性がある．しかし，臨床レベルにおいてはグリア細胞は8対1でニューロンを数で上回るため，グリア細胞集団，乏突起膠細胞，そしてそれらのミエリンは，神経画像では白質の変性として発現するものの，神経障害はほとんど確認されない．第3に，細胞外成長因子やその受容体，また転写因子などの特定の分子信号は，細胞の多くの発達段階で重要な役割を果たしていることが明らかである．例えば，インスリン類似成長因子Ⅰ（insulin-like growth factor Ⅰ：IGF-Ⅰ）と脳由来神経栄養因子（brain-derived neurotrophic factor：BDNF）はいずれも，発達的発生やニューロンの成熟機能において多くの細胞過程を調節する．これらには細胞増殖，生き残り促進，ニューロンの移動，突起生成，学習と記憶の基底を成す時々刻々のシナプスの調整（可塑性）が含まれる．したがって，経験，環境による障害，または遺伝機構による配位子（ligand：リガンド）やその受容体の表現型や制御の変化は，多くの発達や成熟の過程に影響を与えることになる．

神経板と神経胚形成

ヒトの胚の神経系は妊娠2.5～4週の期間に初めて出現する．発達の過程において，細胞の隣接した層の相互作用の結果，ニューロンを含む新しい細胞型が発生する．胎日13日においては，胚は細胞シート（sheet）から構成されている．原腸形成（14～15日）において外胚葉と内胚葉からなる二層性胚盤が形成され，続いて16日目に出現する中胚葉を下層にしながら外胚葉の神経板領域が輪郭を現し始める．中胚葉は外胚葉の正中にある原始線条と呼ばれる裂孔に進入する細胞により形成される．移動後，中胚葉層は外胚葉と内胚葉との間にあり，外層となる外胚葉の神経板への変性を誘導する．その誘導過程においては，通常は1つの細胞集団由来の可溶性成長因子が放出され，続いてその成長因子は隣接した細胞の受容体と結合し，さらに遺伝子発現過程を調節する核転写因子の変化を惹起する．時には，細胞-細胞接触介在性の機構も含まれる．後述の遺伝子パターニング（patterning：形成）の節において，可溶性成長因子と転写因子発現の役割の重要性が詳述されている．

神経板は胎日18日目までにその誘導が完結し，一枚の薄い管状の上皮が外胚葉由来の上皮に囲まれていく．形成された後，神経板の端が上昇し神経隆起を形成する．ついで，細胞内の神経骨格と細胞-細胞外基質結合が変化し，正中で神経隆起が合流し癒合する．この過程は神経胚形成呼ばれ，神経管が形成され，中心の空洞は脳室系の基となる（図1.3-1）．癒合は後脳レベル（延髄と橋）の頸部から始まり，頭側および尾側に進行する．ヒトでは神経胚形成は妊娠3～4週に起こり，不全の場合は頭側では無脳症，尾側では二分脊椎を生じる．神経胚形成の異常は，葉酸欠乏に加えて，皮膚科製剤や抗てんかん薬，特にバルプロ酸，に含まれるレチノイン酸への暴露によるものがよく知られている．

神経胚形成の他の産物は神経堤であり，その細胞は神経板の端と神経管背側に由来する．神経堤細胞はこの位置を起点として，背外側へ移動して皮膚下でメラノサイトを形成し，腹内側へ移動しては末梢神経系の後根感覚神経節や交感神経鎖，腸神経系の神経節を形成する．しかし，神経堤は神経内分泌，心臓，間葉，骨格などの多様な系の組織細胞に分化するため，脳やその他の器官の多くの先天性の症候群の病因となり得る．神経堤は，神経性および表皮性外胚葉の境界に発生しメラノサイトを生成するため，結節性硬化症（tuberous sclerosis）や神経線維腫症（neurofibromatosis）などの神経皮膚症候群の基盤を作る．さらに，神経胚形成の間に形成される中胚葉由来の非神経系のもう1つの構造物が脊索であり，神経管の腹側に位置する．後の章で述べるが，脊索は遺伝子パターニングと細胞決定に影響を与える，ソニックヘッジホッグ（sonic hedgehog：Shh）などの可溶性成長因子の信号源であるため，神経管の分化において重要な役割を担っている．

胚神経系の局所的分化

神経管は閉鎖した後，脳の主要な機能的区分の基盤となり，主要な形態学的下位区分に分化していく．それぞれの部位は独自のスケジュールに従って，増殖やそれに続く移動や分化を行うため，これらの下位区分は発達において重要である．神経管は，長軸，円周，放射の3つの次元で記述されうる．長軸は体軸方向（前部-後部）の構造を反映し，単純化すれば脳と脊髄から成る．円周構造は，体表面に沿って2つの主要な軸を持つ．背腹側軸では，細胞集団は先端から末端まで個々に配置される．一方，内側から外側への軸では，体の左右対称性と一致する鏡像配置を示す．さらに放射状には，脳室系に隣接

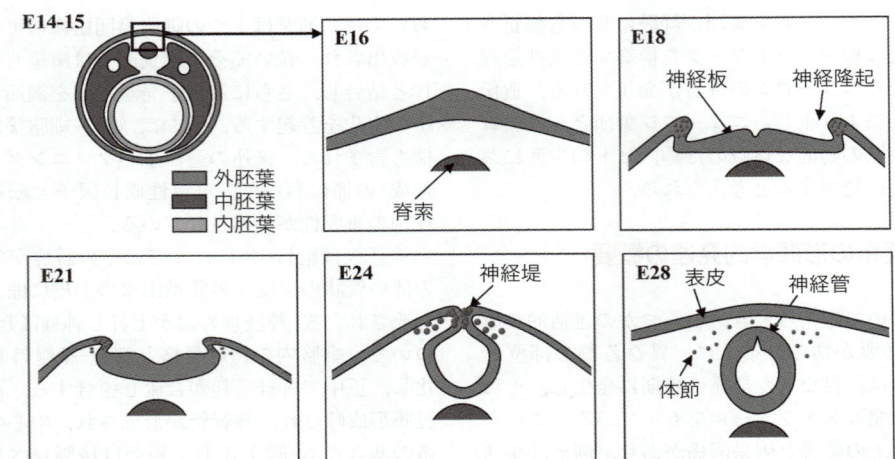

図 1.3-1　神経胚形成の機序．神経胚形成は，下層にある脊索から放出される可溶性の成長因子への反応として神経板が形成されることから始まる．神経板は，立方状の上皮細胞が円柱状の形状になる結果，外胚葉が肥厚することから発生する．さらなる細胞形態の変化と癒着により，神経板の端が折り重なり上昇し，正中で相接して管を形成する．神経皺襞の先端の細胞は神経管とそれを覆う表皮の間に位置し，神経堤を形成し末梢神経系や他の構造物となる．(Sadock BJ, Sadock VA, Ruiz P. *Kaplan & Sadock's Comprehensive Textbook of Psychiatry*. 9th ed. Philadelphia：Lippincott Williams & Wilkins；2009：44 から転載)

した最内側の細胞層から最外側の体表面へと連続する，局所特異的細胞層を持った構造を示す．4週目において，ヒトの脳は長軸方向に前脳，中脳，菱脳(後脳)へと分化する．これら3つの下位区分または小胞(vesicle)は5週間で5つの下位区分に分化する．終脳(皮質，海馬，基底核)と間脳(視床，視床下部)より構成される前脳，さらに中脳，菱脳，後脳(橋，小脳)と髄脳(延髄)である．5つの小胞への形態的変化は，脳室系に隣接した，脳室帯(ventricular zone：VZ)と呼ばれる前駆細胞の部位特異的な増殖によるものである．後述するように増殖は，増殖細胞自身や局所的な信号中枢から放出される可溶性成長因子の密接な影響を受ける．反対に，成長因子産生と同種の受容体の発現は局所特異的パターニング遺伝子によって決定される．VZ前駆体は形態学的には均質であるが，各部位に特異的なニューロンの発生を制御する分子遺伝的決定因子を格子縞状配列にもつことが最近明らかにされた(図1.3-2)．

円周軸において構造化は極めて早期に始まり，多くの体軸方向の下位区分を跨いで展開する．脊髄では組織の大部分は側板の元となり，これはその後，感覚性のインターニューロンを構成する背板および翼板，腹側運動神経を構成する運動終盤および基板に分化する．他に蓋板と底板と呼ばれる2つの小型の板が出現するが，成熟した状態では消失している．しかし，胚においては成長因子信号中枢として重要な役割を果たす．事実，底板は腹側脊索由来のShhに反応して自身のShhを産生し，腹側脊髄と脳幹の隣接した細胞が，細胞の表現型と機能を決定する局所特異的転写因子を発現するように誘導する．例えば，底板由来Shhは，他の因子と協働して，中脳前駆体を黒質のドパミン分泌ニューロンに分化させる．同様に蓋板は，骨形態形成蛋白質(bone morphogenetic protein：BMP)のような背側神経細胞を最終的に脊髄に誘導するような成長因子を分泌する．蓋板が欠損すると小脳などの背側の構造物が形成されず，正中の海馬構造が欠落する．さらに，放射軸においては，層構造は下位分類特異的であり，後述するようにVZ前駆体の増殖と細胞移動によって形成される．

増殖性脳室帯および脳室下層増殖帯

前駆体の増殖と移動の局所ごとに特異的なパターンは，神経系の放射状構造を形成する．体軸方向の各下位区分においては，脳の各部位の最終的な細胞数は，計画的な神経新生とプログラムされた細胞死の相互作用に依る．従来は，すべての部位で過剰な細胞産生があり，最終的な細胞数は，標的由来生存(栄養)因子[target-derived survival(trophic)factors]が介在する選択的細胞死によって主に調整されると考えられていた．最新の知見では，後述するパターニング遺伝子が，最終的な構造物の必要性に応じた局所的前駆体増殖の指示に重要な役割を持ち，プログラム細胞死は複数の段階で生じることが知られている．よって，統合失調症のように特定の脳部位が正常より小さいことで特徴づけられる疾患では，正常な新生とそれに続く細胞死ではなく，ニューロンの初期の新生ができていない可能性がある．

神経新生と移動の放射状と接線状のパターン

精神医学にとって興味深いことに，大脳皮質は内側から外側への神経新生の実例モデルである．多数の研究が，特異的な遺伝子変異が，神経新生や移動や細胞構築に異常を来す皮質奇形に関連すると示しており，またそれらの研究によって正常および皮質の病的な発達についての知見が蓄積されている．胚における前脳の終脳の小胞を

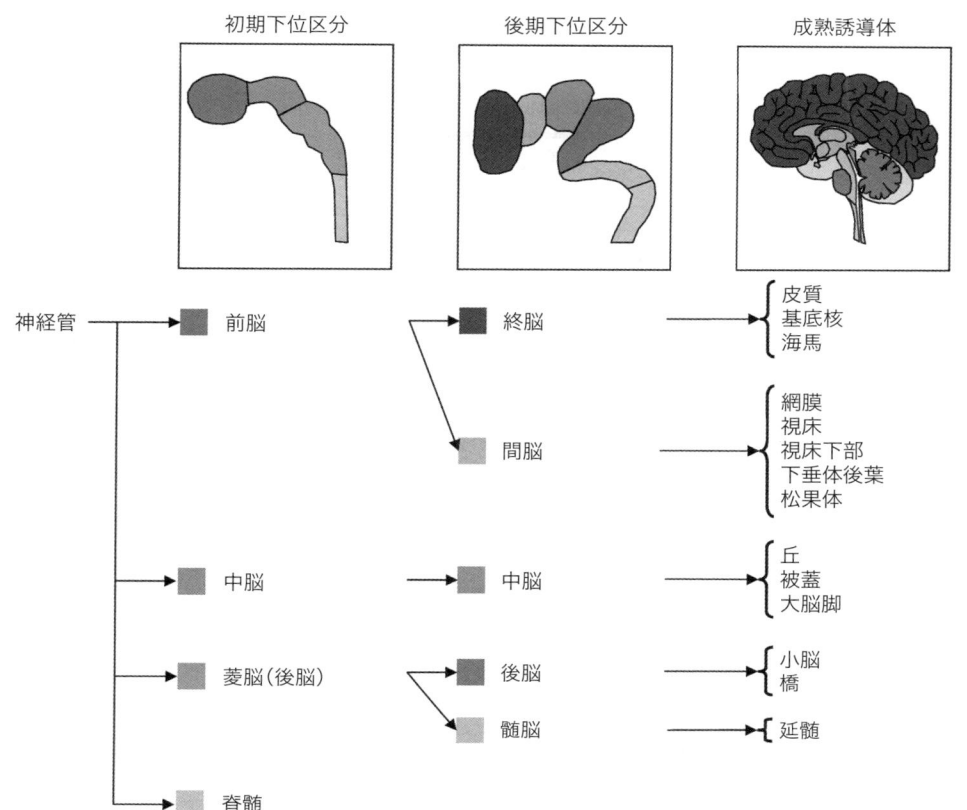

図 1.3-2 局所的分化過程．神経胚形成の後，先ず神経管は 4 つの部位（前脳，中脳，後脳，脊髄）に分化し，さらに後期分化やそれぞれの脳構造の成熟へと続く．(Sadock BJ, Sadock VA, Ruiz P. *Kaplan & Sadock's Comprehensive Textbook of Psychiatry*. 9th ed. Philadelphia：Lippincott Williams & Wilkins；2009：45 から転載)

起源とした特徴的な 6 層構造は，新皮質機能の細胞構築学的かつ生理学的な基礎を現わしている．各層では，ニューロンは軸索樹状突起が連結した形態を示し，共通の神経伝達を利用して求心性および遠心性の類似した連絡網を構築する．一般的に第 3 層の錐体細胞は，大脳半球内と半球間にシナプスを構築するが，より深部の第 5, 6 層のニューロンは，主に視床や脳幹や脊髄などの皮質下の核に投射する．皮質ニューロンの大多数は前脳 VZ 起源である．最初期の段階で，最初の有糸核分裂後の細胞は VZ から外側へ移動し，プレプレート（preplate）と呼ばれる表在層を作る．2 つの重要な細胞型がプレプレートを構成する．すなわち，最外側の第 1 層もしくは辺縁帯を形成するカハール・レチウス（Cajal-Retzius）細胞と，将来の第 6 層下に位置するサブプレートニューロン（subplate neuron）である．後発の皮質プレートのニューロンがプレート内を移動し，プレプレートが 2 つに分裂して，これらの別々の部位が形成される（図 1.3-3）．

長年想定されてきたことではあるが，近年の発見により，ヒトの脳疾患に関与する皮質ニューロン群の起源に対する考え方が変わった．培養および in vivo（生体内）でのニューロン追跡実験は，背側前脳由来の新皮質も腹側前脳で発生したニューロンによって形成されることを示した（図 1.3-3）．パターニング遺伝子の分子的研究，特に Dlx. は，このモデルを強く支持している（下記参照）．興奮性の錐体ニューロンとは対照的に，圧倒的多数の抑制性 γアミノ酪酸（γ-aminobutyric acid：GABA）分泌インターニューロンは，基底核ニューロンを発生させる神経節隆起の有糸分裂前駆体から生じる．インターニューロンの一部集団も，神経ペプチド Y（neuropeptide Y：NPY）やソマトスタチンなどの神経ペプチドを分泌し，亜酸化窒素（nitrous oxide：NOS）産生酵素を発生させる．皮質 VZ 放射状グリアとは独立に，これらの GABA インターニューロンは表層の辺縁帯や VZ 上の深部を通り，サブプレート（subplate）に沿う移動で皮質板に到達する．サブプレートではまた視床求心性繊維も成長している．統合失調症患者の脳では，前頭前野で第 2 層のインターニューロンの密度が有意に低下している．さらに，$GABA_A$ 受容体結合の機能代償であるアップレギュレーションと，NOS 発現ニューロンの相対的欠乏を認める．これらの知見から，統合失調症は GABA 活性の低下が病因であるという仮説が導き出される．GABA インターニューロンの起源が神経節隆起であることと，その発生における特異的パターニング遺伝子との関連をもつこと

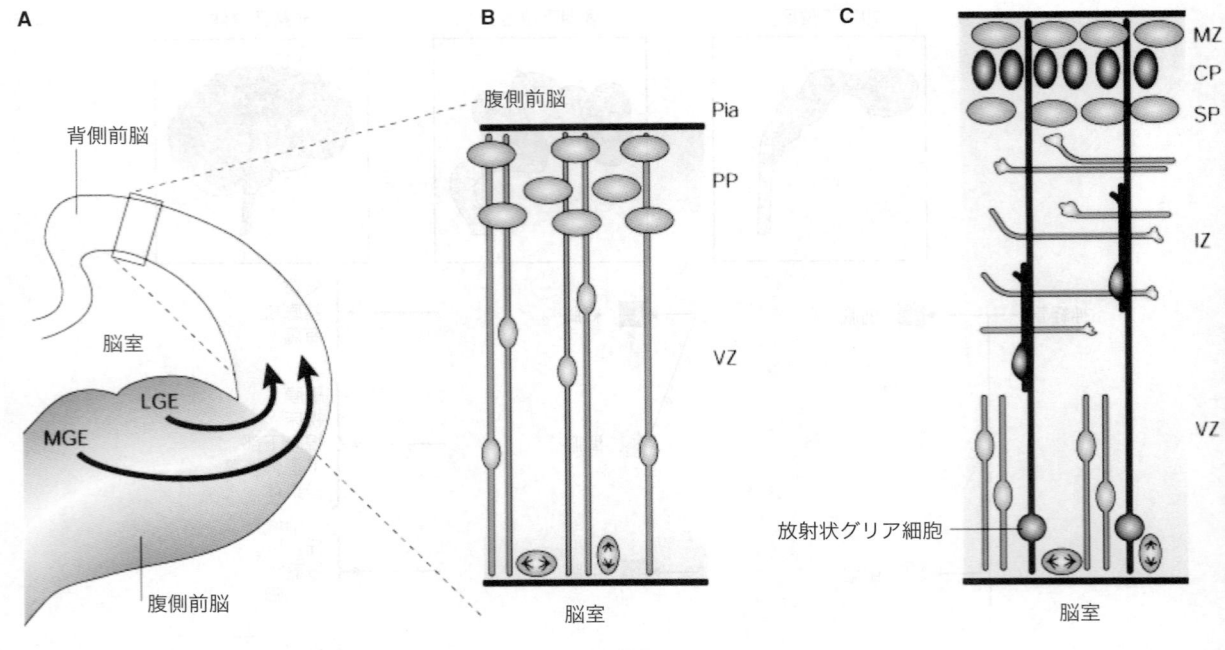

図 1.3-3　大脳皮質の発達過程での放射状および接線状の移動の図解．発達中のラットの前脳の冠状面の半側．背側前脳は大脳皮質を形成する．腹側前脳の内側神経節隆起（medial ganglionic eminences：MGE）と外側神経節隆起（lateral ganglionic eminences：LGE）は，基底核と皮質のインターニューロンを形成する．矢印は γ アミノ酪酸（GABA）インターニューロンの皮質への接線状の移動経路を示す．四角で囲まれた部位（B と C に拡大）は，皮質発達の初期と後期段階を示す．B．背側前脳において，有糸核分裂後ニューロンの最初の一団は脳室帯（ventricular zone：VZ）から移動し，軟膜（pia）下にプレプレート（preplate：PP）を形成する．C．続く有糸核分裂後ニューロンは，中間帯（intermediate zone：IZ）を通って放射状グリア細胞に沿って移動し，プレプレートの中間に位置取りし，外側辺縁帯（outer marginal zone：MZ）と内側サブプレート（inner subplate：SP）の間に皮質プレート（cortical plate：CP）を形成する．最終的に CP は，内側−外側に移動しながら連続的に生じる 6 層から構成される．IZ の水平方向の過程は，視床求心性線維の軸索終末に相当する．（Nadarajah B, Parnavelas JG. Modes of neuronal migration in the developing cerebral cortex. *Nat Neurosci*. 2002；3：423 から許可を得て転載）

の発見は，疾患の原因の新たな遺伝的モデルと治療的介入の戦略を導く．以上より概観すれば，正常な皮質発達は神経新生と移動の 2 つの主要なパターンに拠り，腹側前脳 VZ 由来の興奮性ニューロンの放射状移動と，腹側前脳 VZ 由来の抑制性ニューロンの表面に沿った移動の均衡の上に成り立っている．

皮質での内側から外側への神経新生とは対照的に，視床下部，脊髄，海馬歯状回などの系統発生的に古い部位は，細胞発生において反対の方向性を示す．最初に形成される有糸核分裂後ニューロンは表面に，最後に形成される細胞は中心方向に位置する．内側−外側パターンは受動的な細胞の位置転換かもしれないが，放射状グリア細胞と特異的な移動のためには信号分子が明らかに関与している．また，細胞は VZ での産生部位から常に直接移動しているわけではない．むしろ，いくつかの細胞集団は下オリーブ核のニューロンのように特定の位置に移動する．

精神医学においては非常に重要なことであるが，海馬は神経発生においては放射状と非放射状の両方の移動パターンを示す．錐体細胞層，アンモン角（Cornu Ammonis：CA）1〜3 のニューロンは，腹側内側前脳で胎生 7〜15 週に，それぞれの期間を要して典型的な内側−外側パターンで発生し，複雑な移動パターンを示す．対照的に，他の主要な細胞集団である歯状回顆粒ニューロンは，18 週で出現し始め，出生後も神経新生を継続するが，いくつかの移動性の二次性増殖帯を起源とする．例えばラットでは，顆粒ニューロンの新生は胎生 16 日（E16）に前脳 VZ の増殖から始まる．E18 に前駆体の集合体は軟膜下の経路を通って歯状回まで達し，原位置で（in situ）顆粒ニューロンを産生する．出生後もう一度移動し，増殖性の前駆体が歯状門に達するが，その移動は 1 か月間継続する．その後，顆粒ニューロン前駆体は歯状回直下の，細顆粒状帯（subgranular zone：SGZ）と呼ばれる層に移動し，そこでは，成熟ラット，霊長類，ヒトの生涯にわたりニューロンを産生する．げっ歯類では，SGZ 前駆体は，成長因子だけでなく，脳虚血や組織損傷やけいれん発作への反応として増殖する．これらの知見より，統合失調症で報告されている海馬体積の減少は，異常な神経新生が発生機序に関わる可能性を示す．つまり，それは機能障害の基底や脳損傷の結果でもあり，妊娠中の感染

が発病と関連することとも矛盾しない.

最後に，先述とは異なる放射状と非放射状の移動の協同が小脳で認められる．近年，小脳は非運動課題で，特に自閉スペクトラム症において，重要な役割を演じていると考えられている．顆粒細胞を除いて，プルキンエ細胞や小脳核を含む他の多くのニューロンは，他の脳幹ニューロンと同様に，主に第4脳室VZ由来である．ラットではこれらはE13～E15に発生し，ヒトでは胎生5～7週である．顆粒ニューロンは，バスケットおよび星状インターニューロン同様，二次性増殖帯の外側胚芽細胞層（external germinal cell layer：EGL）で産生し，出生時に新生児の小脳を覆う．EGLの前駆体は第4脳室VZに由来し，背側を移動し脳幹を通って表面に達する．ラットのEGLは3週間にわたって他のどの組織よりも多くのニューロンを増殖するが，ヒトでは，EGL前駆体は最短で7週間，最長で2年間存在する．EGL前駆体が増殖を停止すると，細胞体は表面下に沈み，分子層を横断して両側に成長し，細胞体は内顆粒層（internal granule layer：IGL）へとさらに下降する．細胞は，放射状グリアと同様に先導機能を示すバーグマングリア（Bergmann glia）という特別な細胞に沿ってIGLに達する．しかし，この場合，細胞は2次性増殖帯起源であり，顆粒細胞系統に限局してニューロンを産生し，細胞の運命を決定する．臨床的には，新生児出生後のこの細胞集団が，小脳での顆粒性神経発生を早期小児期の感染性障害に対して脆弱にさせ，細胞増殖を抑制するステロイドなどの治療薬の好ましくない標的となる．さらに，幹細胞集団の増殖の制御は，小児でよくみられる脳腫瘍である髄芽細胞腫においては損なわれる（図1.3-4）．

発達的細胞死

神経系が発達する過程で，相互に作用する神経細胞の比率を調整するため，細胞を抹消していく必要がある．発達的細胞死は，器官の発達過程で生じ，再現性があり，空間的および時間的に限局された細胞死である．発達的細胞死には3つのタイプがある．(1)系統発生的細胞死は，1つの種において，進化上より早い種のためにあった構造物，例えば尾や鋤鼻神経などを除去する．(2)形態学的細胞死は，胎生期のひれ足から指へと変化させたり，尾側神経管や眼胞を形成したりするのに必要である．(3)組織発生的細胞死は，広範囲にみられる過程であり，特定の脳部位の発達中に選択された細胞を除去する．多くの研究は組織発生的細胞死に焦点を当てており，その影響は脳部位によって異なるが，ニューロンの20～80％に作用する部位もある．発達的細胞死の主要な役割は，1980年代に神経成長因子の理論的枠組に基づいて提唱され，神経新生の後，ニューロンが神経の栄養因子を求めて競合すると想定されている．このモデルでは，分化中のニューロンの生存は，生き残り促進（栄養）成長因子を得るため，軸索の結合を適切な標的まで連結させられるかどうかに絶対的に依存している．さもなければ，プ

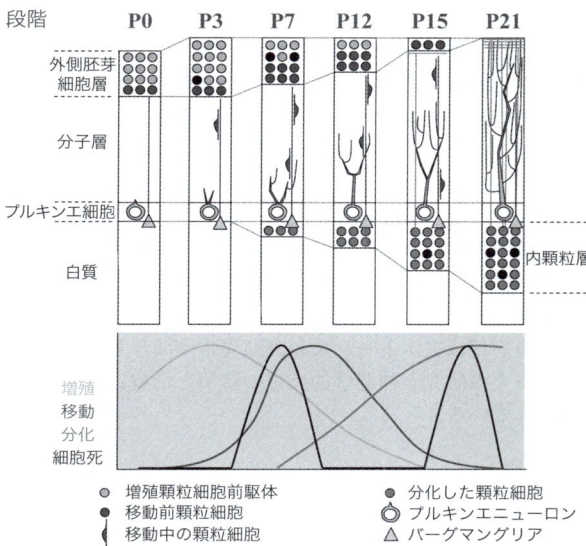

図1.3-4 小脳の発達段階の神経発生，移動，顆粒細胞分化．顆粒細胞前駆体は外側胚芽細胞層で増殖する．細胞分裂周期の終了後，分子層を移動してプルキンエニューロンを追い越し内顆粒層に到達し，そこで分化しシナプスを生成する．移動やシナプス結合が適切に行われないニューロンはアポトーシス（apoptosis）に至る．（Sadock BJ, Sadock VA, Ruiz P. *Kaplan & Sadock's Comprehensive Textbook of Psychiatry*. 9th ed. Philadelphia：Lippincott Williams & Wilkins；2009：48から転載）

ログラム細胞死によって抹消される．この競合する過程は，新たなニューロン集団が目標とする部位にサイズ上で適合するために必要であると考えられている．これらの相互作用は細胞変性の制御にも関与するが，このモデルはあまりにも単純化されている．発達的細胞死は，シナプス結合が確立する以前の段階で，ニューロンの前駆体や未熟なニューロンでも生じている．

アポトーシス アポトーシス性細胞死またはアポトーシス（apoptosis）は，発達性細胞変性の代表的タイプである．アポトーシスまたは『プログラムされた細胞死』には特異的な分子が関与しており，それらは『カスパーゼ』（caspases）とも呼ばれるシステイン含有アスパラギン酸特異的蛋白質分解酵素などの酵素活性をもち，複雑な細胞内機構に参加している．多数の信号（親アポトーシスと反アポトーシス双方）が収斂して，頻用される信号経路を調整する．精神医学にとって重要なのは，発達的および病的細胞死は，多くの共通した信号の連鎖の過程（cascade）を有することである．アポトーシス阻害の失敗は，ガンや自己免疫性疾患（多発性硬化症）に関与する一方で，過剰なアポトーシス発現は発達過程（ハンチントン病，リソソーム病，大脳白質萎縮症）および加齢（アルツハイマー病，パーキンソン病）双方における神経変性疾患で認められる．大規模なアポトーシス性細胞死は，後天的な脳損傷，例えば低酸素性虚血，胎児性アルコー

ル症候群，電離放射線や神経毒への暴露などにおいて認められる．このように，発達過程におけるアポトーシス性細胞死の調整異常により，重篤な脳異常が引き起こされ，後に成人後の機能障害として発現する．

プログラムされた細胞死は神経発達において必要な過程である．なぜなら，カスパーゼが遺伝的に欠損した胎児マウスでは，局所特異性がはっきりし過ぎた，肥大して無秩序な脳になるからである．プログラムされた細胞死は神経系の発達の多くの段階で生じ，正確で複雑な機構を持つ神経の新生および分化と相互作用する．多くの神経の病理はアポトーシスの調節異常が関与しているため，将来の研究が神経学的疾患の解明と治療において期待されている．

神経パターニングの概念

機能の原理

神経板から神経管を経て脳胞に至るまで，胎生期を通しての神経系の形態変化は，細胞外因子と内因性の遺伝プログラムとの相互作用によって制御されている．多くの場合，細胞外信号は，脊索，底板，蓋板，周辺の間葉性組織などの局所性の信号中枢から分泌される可溶性成長因子である．前駆体の反応（競合）する能力は，同起源の受容体の発現に依存しており，それはパターニング遺伝子によって決定され，その蛋白が遺伝子転写を調節している．注目すべき新しい知見によれば，胎生期の終脳の下位区分は，成人の分化した脳の形態，結合，神経化学の特性の基盤になるものであるが，胎生期にはそれぞれ別々の遺伝子発現パターンを持っている．古典的モデルでは，大脳皮質は多くの上皮と異なり，極めて均質な構造物として発生し，皮質層の形成後比較的後期に，視床からの求心性軸索の成長により機能分化すると考えられてきた．近年の研究によれば，そのモデルとは大きく異なり，増殖性 VZ 前駆体は局所性分子決定因子「プロトマップ」(protomap)を自ら示し，有糸分裂後のニューロンが，放射状膠細胞に沿って皮質プレートに移動するときにいっしょに運ばれる．この結果，神経分布していく視床の求心性線維はプロトマップの内因性の分子決定因子のみを調節する．実際，2つの異なる遺伝子変異体の Gbx2 と Mash1 では，視床皮質間の神経分布が障害されているが，皮質のパターニング遺伝子の発現は影響されない．一方，視床求心性線維の成長はパターニング遺伝子によって指示され，その後で局所発現パターンを調節する役割を持つ．よって経験に依存した過程は，当初の想定より皮質分化への影響は小さい．

パターニング遺伝子という用語は，主に他の遺伝子の転写を制御する蛋白の属を意味し，その産生物は他の転写因子や蛋白を含み，増殖，移動，分化などの細胞過程に関与する．転写因子蛋白は2つの主要な領域をもち，1つは遺伝子の DNA プロモーター(promoter)領域を結合し，もう1つは転写因子や細胞内セカンドメッセンジャー成分などの他の蛋白と相互作用する．転写因子は遺伝子活性を制御するために，多重結合蛋白複合体を形成することは注目に値する．いわゆる細胞環境と呼ばれる他の因子の在りように依って，単一の転写因子が，多くの細胞タイプや過程において多種多様な役割を担っている．単一のパターニング遺伝子が変化すると，遺伝子プロモーター（促進因子）制御の組み合わせ効果によって，機能の多様性が生まれる．さらに蛋白は，蛋白-蛋白親和性に従って相互作用するため，単一の因子発現レベルにおいて変化するだけで複雑な変化が生じる．遺伝子プロモーターの多型性はヒトの疾患と関連することが知られており，遺伝子蛋白産生物のレベルを変化させているため，これらの機序はヒトの多様性と疾患感受性において重要である．転写因子は本来，低濃度では単一のパートナーと結合するが，高濃度では他のパートナーとも結合する．調節複合体の多重結合性により，1つの因子は1つの過程を活性化すると同時に他の1つの過程を阻害する．発達の過程において，パターニング遺伝子はこうしてニューロンの発生という1つの事象を促進する．それは，遺伝子プロモーターの刺激と同時に，グリア細胞の死のような他の表現型に必要な活性を有する，別のプロモーターから他の因子を引き離すことにより達成される．さらに，これらの因子は交差調節機能をしばしば発揮し，1つの因子が他の因子の発現に抑制性に作用する．この活動によって組織の境界が確立し，前脳の基底核や大脳皮質のような局所の下位区分が形成される．

パターニング遺伝子は組み合わせの相互作用に加え，発現と機能において階層的な形式をもっている特異な時系列を示している．機能的階層は，遺伝子の削除（機能喪失）や過剰/異所性発現（機能獲得）などの遺伝子アプローチを用いて経験的に確立され，発達の転帰を規定する．遺伝子解析によれば，最も一般的なレベルで，局所限局性のパターニング遺伝子は，自身が発現される細胞の同一性や機能を特徴づけることに関与している．脳や大脳皮質の下位区分は，神経管の増殖性 VZ における局所限局性の遺伝子発現によって形成され，続いて成熟後（有糸核分裂後）の各部位のニューロンの個々のタイプへ分化する．このように，胎児性 VZ のプロトマップは，今後皮質のどの部位に発達するかを予告し，パターニング遺伝子発現の階層的時系列を教えてくれる．脳の発達には以下のような多くの段階でそれぞれ異なる遺伝子が関与する：(1)外胚葉が（皮膚とは反対方向に）神経系を発生させることの決定；(2)部位の次元特異性，例えば背腹軸や体軸上での位置，の決定；(3)細胞クラス例えばニューロンかグリアか，の決定，；(4)増殖中止と分化開始の時期の決定；(5)GABA インターニューロンなどの細胞の亜型および投射パターンの決定；(6)大脳皮質などの部位の層上の位置の決定．研究途上ではあるが，これらの多くの段階は，多くの属由来の転写因子の相互作用に左右される．さらに，1つの転写因子は細胞の発達過程における多くの段階で調節的な役割を果たし，研究

やヒトの疾患においてみられる，機能的な遺伝子的喪失などの複雑な結果を生み出している．

近年の分子生物学の進歩により，神経系構築にはもう1つの原則があることが明らかになった．今後の研究で支持されれば，パーキンソン病や自閉症のような脳のシステム疾患の分子的基盤を解明していくであろう．特定の遺伝子，例えば可溶性成長因子Wnt3aにおいて，その発達中に発現した細胞を継続的に同定する分子的技術を用いることで，細胞の胎生期の起源や，その後の脳脊髄幹に沿った移動経路を追跡できる．遺伝子予定運命図（genetic-fate mapping）研究によれば，Wnt3aを発現する細胞は，脳や脊髄の背側正中から背側部位へ広く移動し，間脳，中脳，脳幹，吻側脊髄などの多様な成人の構造物に寄与している．興味深いことに，これらの構造物の多くは機能的神経ネットワーク，特に聴覚系と連携している．ある機能系が特定の細胞集団から発生することは，ドパミンやカテコールアミンニューロン欠損などの神経学的システム障害を基盤とした疾患の説明になる．また，自閉スペクトラム症の主症状である社会認知や相互作用の機能不全が，脳部位の相互関係の障害に由来することも説明する．他の成人のシステム変性による疾患も想定され得る．この新たな知見によって，発達段階での特定の脳部位におけるパターニング遺伝子発現の時間的変化についての考え方が変わるであろう．

最後に，神経系下位区分でのパターニング遺伝子の発現は，環境因子に感受性を持たないわけではない．それどころか発現は，局所的信号中枢から放出される成長因子に密接に調節されている．1世紀にわたる古典的な実験的発生学は，隣接する細胞層間の新たな組織の誘導を形態学的に示したが，発達の基盤となる可溶性蛋白モルフォゲン（morphogen）と細胞反応性遺伝子の分子的特性ですら最近同定されたに過ぎない．別々の信号中枢由来の信号分子は組織勾配を作るが，それは位置的情報（背側または腹側）を与え，細胞特異性を賦与し，局所の成長を調節する．信号には，BMP，ウィングレス-イント蛋白（Wingless-Int protein：Wnt），Shh，繊維芽細胞成長因子（fibroblast growth factor：FGT），表皮成長因子（epidermal growth factor：EGF）などがある．これらの信号は，特定の転写因子が発現できるように発達上の領域を準備し，転写因子はその後の局所的な遺伝子転写や発達過程を調節する．大脳皮質の発達機序の重要性は最近認識されたばかりであり，続く視床の神経分布と経験依存性過程の役割についての概念を変えつつある．前述の時間的および組み合わせの原則の観点からは，脳の発達は，外因性と内因性の情報の複雑で進化中の相互作用であると考えられる．

発達における特異的誘導信号とパターニング遺伝子

中枢神経系（central nervous system：CNS）の誘導は神経板の段階から始まり，脊索，直下の間葉，そして周辺の表皮性外胚葉が，周囲の細胞の同一性に影響する信号分子を産生する．特に，外胚葉はBMPを産生し，それは表皮の分化の促進と維持により神経死を抑止している．言い換えると神経の分化は，抑止されなければ発現する初期設定（default）の状態である．反対に，BMPの表皮誘導活性が，ノギン（noggin），ホリスタチン（follistain），コーディン（chordin）などの阻害蛋白に阻止されると，神経誘導は進行する．これらの物質は原始線条の吻側端の信号中枢であるヘンゼン結節（Hensen's node）（両生類のシュペーマン形成体 Spemann organizerに相当）から分泌される．神経管が閉鎖されると，蓋板と底板は新たな信号中枢になり，それぞれ背側および腹側神経管を形成する．同様の配位子/受容体（ligand/receptor）システムは，発達の過程で多くの機能に継続的に用いられる．BMPは神経発達を神経板の段階で阻止する，という意味で典型的な例であるが，一方で，神経胚形成後に，背側神経管自体から感覚ニューロン死を誘導する因子が産生される．

脊髄

脊髄は，可溶性信号因子と内因性のパターニング遺伝子の発現・機能との相互作用の最も重要な例である．信号源からの誘導信号の合成，放出，拡散は，脊髄での神経の運命を決定する濃度勾配をもたらす（図1.3-5）．脊索と底板はShhを分泌する．Shhは腹側で運動ニューロンとインターニューロンを誘導し，一方，表皮性外胚葉と蓋板は数種類のBMPを放出し，それらは背側で神経堤と感覚中継インターニューロン死をもたらす．成長因子誘導信号は，個々の部位の転写因子遺伝子発現を開始させる．例えば，高濃度のShhは底板で翼状らせん転写因子Hnf3βを，また腹側神経管ではNkx6.1やNkx2.2誘導する．一方背側寄りの遺伝子，Pax6, Dbx1/2, Irx3, Pax7などの発現は抑制される．Shhに反応して，腹側運動ニューロンは転写因子遺伝子Isl1を発現させ，その蛋白産生はニューロンの分化に必須である．次いで，腹側インターニューロンは分化し，Shh信号とは独立してEn1やLim1/2を発現する．対照的に，背側索と蓋板から放出されたBMPは，感覚性インターニューロンの分化を惹起するためのパターニング遺伝子の特異な連鎖的過程を誘導する．総じて，ShhとBMPの協働作用は脊髄の背腹側軸次元を誘導する．同様に，他の誘導信号がCNSの体軸方向構造を決定する．例えば，前方ではhoxパターニング遺伝子の上流調節因子であるレチノイン酸，後方ではFGFなどである．多くのhox遺伝子族の重複や個別の発現は，後脳と脊髄の前後方向軸の分節パターンの確立に重要であり，古典的モデルは既に書かれた総説中に詳細に記載されている．

脊髄転写因子の発現と機能についての最近の研究の進歩は，これらの因子が細胞発達の多くの段階で役割を果たしているという原理を支持しており，個々の蛋白調節

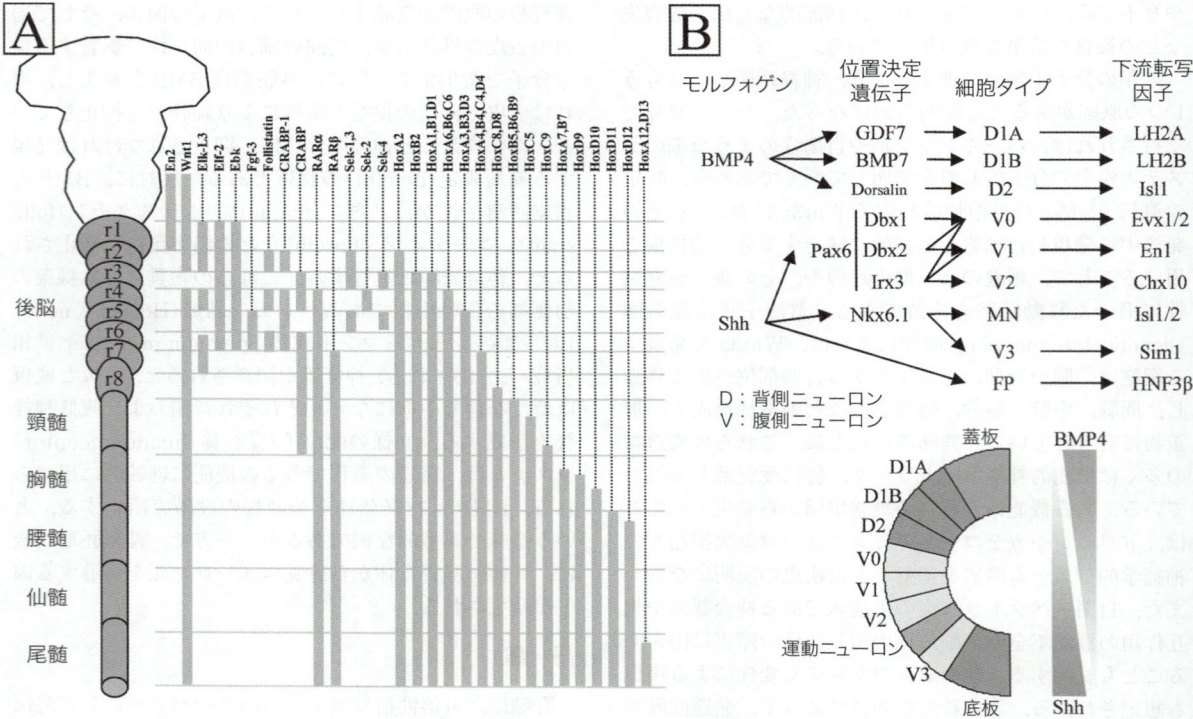

図 1.3-5 脊髄におけるパターニング遺伝子．A．発達中の『体幹』における遺伝子発現の局在．菱脳分節構造境界は転写因子の特異的な組み合わせが特徴的である．(Darnell, 2005 から改変) B．脊髄細胞死のモルフォゲン誘導．ソニックヘッジホッグ (sonic hedgehog：Shh) と骨形態形成蛋白質 (bone morphogenetic protein：BMP) の背腹側勾配はいくつかの位置決定遺伝子の発現を誘導する．これらの因子の組み合わせ効果は前駆細胞領域を形成し，特異的下流分子マーカーの発現をもたらす．(Sadock BJ, Sadock VA, Ruiz P. *Kaplan & Sadock's Comprehensive Textbook of Psychiatry*. 9th ed. Philadelphia：Lippincott Williams & Wilkins；2009：51 から転載)

複合体への関与が示唆されている：転写因子の Pax6, Olig2, Nkx2.2 は発達早期に多型潜在性の前駆細胞の位置を決定するが，発達中の腹側脊髄での神経発生とグリア新生の時期の調節においても重要な役割を担っている．

大脳皮質

最近の知見からは，前脳の発達も，より尾側の神経構造物で認められる誘導信号とパターニング遺伝子に依ることが示されている．胎児では背側前脳の構造物は，正中には海馬，背外側には大脳皮質，腹外側には内側嗅領皮質を配し，一方，前脳基底部では淡蒼球は正中に，線条体は外側に位置する．遺伝子発現と形態学的な定義に基づいて，前脳は長軸方向の柱 (column：カラム) と，長軸に対して垂直な横軸方向の文節の交叉によって作られたチェッカーボード状の格子パターン領域に分割されると考えられてきていた．柱と文節 (prosomere：プロソメア) はパターニング遺伝子を限定的に発現させ，胎児の各下位区分内で特異的に因子を組み合わせる．Hnf3β, Emx2, Pax6, Dlx2 などのこれらの遺伝子の多くは，神経板での神経胚形成よりも早期に現れ，維持された後，先述の VZ の『プロトマップ』決定因子を与える．脊髄

と同様に，初期の前脳での遺伝子発現は，信号中枢の可溶性因子—Shh, BMP, レチノイン酸—と同様の属に影響される．終脳小胞が形成される際は，信号中枢は皮質の端に位置する．背側正中には前部神経隆起，FGF8 を分泌する前部頭蓋間葉，蓋板があり，蓋板と終脳小胞の接合部には内側周辺部 (cortical hem：コルティカルヘム) がある (図 1.3-6)．他の因子は，前脳基底部構造自身からだけでなく，側方の背側-腹側前脳接合部からも由来する．

分子研究とは，視覚や知覚のような特異的な機能様式を確立するために，異なる皮質部位が視床ニューロンといかに相互作用しているかを明らかにしていくことなのであろうか？ また，部位の同一性が一旦確立されてしまうと，それ以降の発達上の事象において修正され得るであろうか？ もともと皮質では機能的差異はないが，外からの視床軸索の部位内への進展によって差別化が促進されると提唱されている．視床軸索は位置的および機能的特異性を伝導し，『プロトコルテックスモデル』(protocortex model) と呼ばれている．一方で，多くの分子的な根拠から，内因性の特異性は神経上皮内において早期に確立されているという考え方もあり，部位特異性を調節する分子決定因子によって視床軸索の標的なども決

1.3 神経発達と神経新生　29

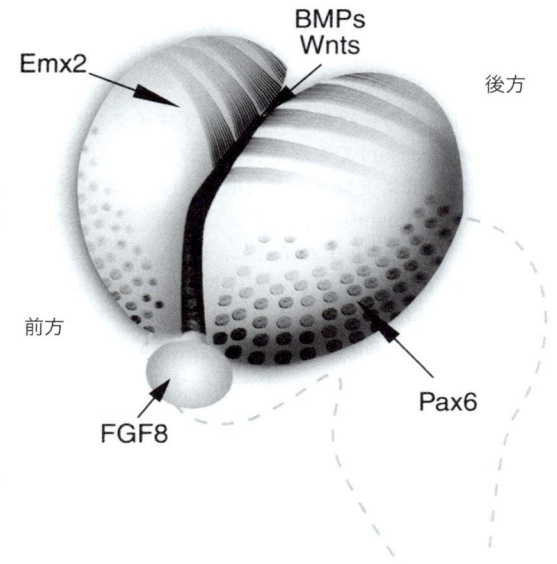

図 1.3-6　発達中の大脳皮質のパターニング遺伝子と信号中枢．この模式図は胎児マウスの大脳両半球の上側方から眺めた図であり，中脳と後脳（破線）の上に位置する．前方外側部分の Pax6 遺伝子の発現部位は円で示す．後方正中の Emx2 の発現部位は縞で示す．遺伝子の発現は，反対極へ伸びるに従い，連続して減衰していく勾配を示す．信号因子の線維芽細胞成長因子 8（fibroblast growth factor 8：FGF8）は前部神経隆起の間葉性組織で産生・放出され，Pax6 と Emx2 の発現を調節する．正中では，骨形態形成蛋白（bone morphogenetic protein：BMP）と Wingless-Int 蛋白（Wingless-Int protein：Wnt）が，蓋板やコルティカルヘム（cortical hem）などの他の信号中枢から分泌される．（E. DiCicco-Bloom and K. Forgash のご意による）

められ，『プロトマップモデル（protomap model）』と呼ばれている．前述の突然変異は，これら二つの相反するモデルの実験的検証となり，いずれのモデルも完全には正確ではないことを示している．皮質は，早期に分子的な部位特異性が確立されるが，皮質へ向かう視床軸索の最初の標的は，これらの分子的な特異性とは無関係である．げっ歯類では，出生前の後期胎生期に，視床求心性神経は当初の皮質標的部位に向かう．しかし，出生後数日していったん視床求心性神経が皮質に達すると，視床軸索分枝と局所性のキュー（cue）の相互作用から，当初の進展の方向変換と局所の分子特性に適合した結合の確立がなされる．さらに発達中の皮質は，様式特異的な機能を媒介する際に，驚くべき予想外の柔軟性を示す．フェレットでは，出生後の仔で視路（外側膝状体神経核）の外科的切除をすると，視覚信号路は聴覚皮質に移動し，視覚も問題なく伝達される．このように，動物の視覚情報は聴覚皮質で効果的に処理される．

海馬

海馬は，統合失調症，うつ病，自閉症，その他の疾患において非常に重要な部位であり，海馬形成の調節機序を解明することは，これらの疾患の発達上の基盤を知る手がかりとなる．マウスでは，海馬は終脳小胞内側壁に位置する．内側壁と，将来第3脳室の蓋となる蓋板が合流する部位に，新たに定義された信号中枢であるコルティカルヘム（cortical hem）があり，そこから BMP，Wnt，FGF が分泌される（図 1.3-6）．遺伝子実験では，コルティカルヘムと海馬原基に位置するパターニング遺伝子が同定され，これが欠損すると多様な形態発生異常が発生する．Wnt3a はコルティカルヘムで発現するが，Wnt3a 欠損マウスでは，海馬は完全に欠落するか顕著に縮小する一方で，近接するコルティカルヘムは概ね維持される．Wnt 受容体を活性させる細胞内因子の欠損によって同じ表現型が再現され，それは Lef1 遺伝子と呼ばれる．このことは，Wnt3a-Lef1 経路は海馬細胞の特定化ないし増殖に必要であることを示唆しているが，未だ議論の余地を残している．他のコルティカルヘム遺伝子である Lhx5 が欠損すると，マウスではコルティカルヘムおよび隣接する脈絡叢の双方が欠損する．いずれも成長因子の発生源である．しかし，この場合，コルティカルヘム細胞は過剰に増殖し，海馬原基は存在するものの解体状態となり，細胞増殖，移動，分化の異常に至る．同様の異常が Lhx2 突然変異でみられる．さらに，bHLH 転写因子の属は海馬の神経新生において役割を果たしている：NeuroD と Mash1 に変異があれば，歯状回の分化は不完全となる．明らかに，これら全ての海馬のパターニング遺伝子の発現は，前部神経隆起，蓋板，コルティカルヘムから分泌される FGF8，Shh，BMP，Wnt などの因子によって調節される．また，基底前脳は FGF 関連蛋白と形成転換成長因子 α（transforming growth factor α：TGF-α）を分泌し，これらは古典的な辺縁系マーカー蛋白であるリソソーム関連膜蛋白（lysosomal-associated membrane protein：LAMP）の発現を刺激する．これらの多様な信号と遺伝子は，ヒトの海馬疾患の治療の対象の候補となっている．

大脳基底核

大脳基底核は，運動と認知機能に加え，新皮質の機能で新たな重要性を帯びている．大脳基底核は接線に沿った移動を経て新皮質に到達し，実際すべての成人 GABA インターニューロンの胚起源と考えられているからである．遺伝子発現研究によりいくつかの転写因子が特定され，それらは腹側前脳神経節隆起由来の前駆物質に認められ，インターニューロンを後に従えて前駆物質を背側に皮質層へと移動させる．逆に言えば，遺伝子欠損変異体では，インターニューロンは減少または消失し，他の追跡技法でも一致する結果が示されている．これら Pax6，Gsh2，Nkx2.1 などの転写因子は，相互の抑制機序によって，腹側前脳 VZ の異なる前駆体帯領間に境界を作る．簡略化したモデルとして，正中神経隆起（medial ganglionic eminence：MGE）は主に Nkx2.1 を発現さ

せ，皮質と海馬のGABAインターニューロンのほとんどを発生させる一方で，外側神経節隆起（lateral ganglionic eminence：LGE）はGsh2を発現させ，SVZと嗅球のGABAインターニューロンを発生させている．腹側と背側の前脳間の境界は，LGEと，Pax6を発現させている背側新皮質との相互作用に依存している．Nkx2.1が欠損するとLGE転写因子の発現は腹側からMGE領域へ広がり，新皮質と線条体GABAインターニューロンが50％減少する．対照的に，Gsh2が欠損すると，背側皮質分子マーカーが腹側へ拡散し，それに伴って嗅球のインターニューロンが減少する．さらに，Pax6の突然変異は，MGEとLGE双方を側方および背側皮質領域へ伸展させ，インターニューロンの移動を増加させる．これらの因子は独自または重複した発現と相互作用で細胞の運命を制御しているため，最終的な表現型の変化は複雑である．

神経の特異化

　大脳基底核で示唆されたように，神経系転写因子は多くのレベルでの決定に関わり，ニューロン亜型だけでなく，ニューロンやグリア細胞などの一般的な神経細胞の決定も含まれる．Mash1は，GABAインターニューロンの表現型を誘導するだけでなく，グリア死以上にニューロン死を促進する．もう１つのbHLH因子であるOlig1/2は，乏突起膠細胞の発達を促進するが，別の部位では運動ニューロンの分化を促進する．このことは，特定の細胞に発現した様々な因子は，組み合わせ効果により細胞分化の多様な転帰を導くことを示している．bHLH阻害因子のIdは，体性感覚野から運動野への移行部で発現し，部位の特異化における同属のメンバーの役割を示している．海馬では，顆粒ニューロンの運命はNeuroDとMath1に依っており，いずれかが欠損すると細胞数は不足する．皮質細胞層の決定における特異的因子の役割は，活発な研究の対象となっており，Tbr1，Otx1，Pax6も今後対象となる可能性がある．

新たな遺伝子発現調節の機序：miRNA

　最近十年間で，単純な生物からミクロRNA（microRNA：miRNA）を含む複雑な生物まで，メッセンジャーリボ核酸（messenger ribonucleic acid：mRNA）の新たな調節機序が発見された．現在ではmiRNAは，正常の発達と脳機能のみでなく，パーキンソン病，アルツハイマー病，タウオパシーや脳腫瘍などの脳疾患にも影響していることが知られている．miRNAは，RNA転写の制御，選択的スプライシング（splicing），分子修飾，RNA翻訳にも関与する．miRNAは，21〜23ヌクレオチド長の１本鎖のRNA分子である．リボゾーム複合体を翻訳する指令を蛋白に符号化するmRNAと異なり，miRNAは非符号化RNAであり，翻訳されない代わりに螺旋状構造を形成する．miRNAは１つまたは複数の他の細胞のmRNAを部分的に補完する配列を示す．miRNAは標的mRNA転写物に結合することで，その機能を阻害し，それらの遺伝子の産物の発現をダウンレギュレートする．大きいmiRNAの一次転写物は，まずマイクロプロセッサ（Microprocessor）で処理される．マイクロプロセッサは，核酸分解酵素ドローシャ（Drosha）と二本鎖RNA結合蛋白パシャ（Pasha）とから成っている．成熟したmiRNAは，その補完RNAと結合し，RNA誘導サイレンシング（silencing：抑制）複合体（RNA-induced silencing complex：RISC）の一部でありエンドヌクレアーゼのダイサー（Dicer）と相互作用し，標的mRNAを切断し遺伝子をサイレンシング（gene silencing）する（図1.3-7）．

　現在ヒトでは，475のmiRNAが同定されている．総数は600〜3441の間と推定されている．おそらくすべての遺伝子の最大30％が，全く新しい分子複合体の層であるmiRNAにより制御されている可能性がある．miRNAといくつかの脳疾患との関係がすでに解明されている．例えば，miR-133bは中脳ドパミン作動性ニューロンに特異的に発現するが，パーキンソン病患者の中脳組織では欠乏している．さらに，miR-9，miR-124a，miR-125b，miR-128，miR-132，miR-219を符号化するmiRNAは，胎児の海馬に多量に現れるが，加齢脳では異なった調節を受け，アルツハイマー病の海馬では変性している．低分子干渉RNA（short-interfering RNA：siRNA）と呼ばれる類似のRNA種が植物で発見され，植物においてウイルス性RNAの転写を阻害する．これらの効果における機序は，miRNAの機序と密接な関連がある．よって現在では，siRNAは基礎および臨床研究双方で，特定の細胞遺伝子産生物をダウンレギュレートするために用いられている．これらの知見は神経発達経路の研究を進歩させ，病原遺伝子や治療的分子標的を制御する新たな選択肢を提供している．

細胞外因子による神経発生の制御

　細胞外因子と内因性の遺伝子決定因子との相互作用は，局所特異的神経新生を制御し，細胞増殖，移動，分化，生き残りを制御する信号を含む（表1.3-1）．パターニング遺伝子は，成長因子受容体の発現と細胞分裂周期の分子機構を制御する．細胞外因子は，VZ前駆体の増殖を促進もしくは阻害することが知られている．また細胞外因子は，自己分泌と言われるようにその細胞自身から，または傍分泌として近接する細胞や組織から，さらに内分泌のように全身循環から発生し，すべての発生源は出生前および後の発達段階の脳の増殖に影響を与える．細胞培養で初めて明らかにされたことであるが，現在では多くの有糸分裂促進性成長因子はin vivoでの特性が解明されており，基礎FGF（basic FGF：bFGF），EGF，IGF-I，Shhなどは増殖を促進し，下垂体アデニン酸サイクラーゼ活性ポリペプチド（pituitary adenylate-cyclase-activating polypeptide：PACAP）やGABA，グ

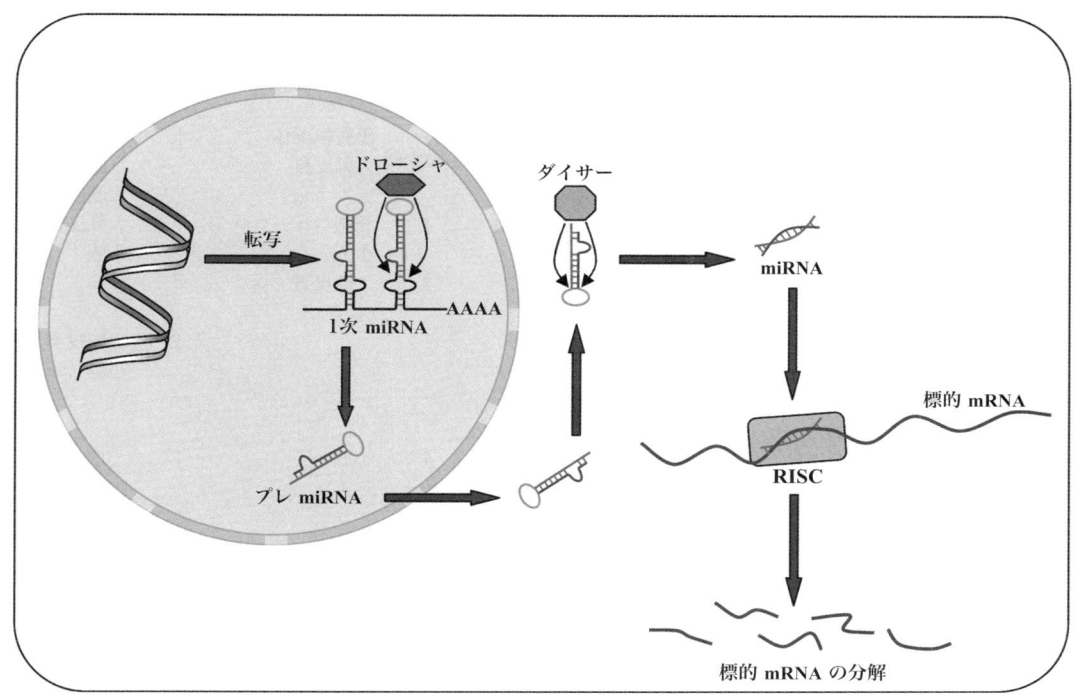

図 1.3-7　ミクロ RNA(miRNA)のプロセシング(processing)と機能．転写後，一次 miRNA はヘアピン構造を形成する．この構造により，酵素ドローシャ(Drosha)が転写物を切断し，プレ miRNA(pre-miRNA)が産生され，次いでプレ miRNA は核膜孔を通って核から出る．細胞質の中でダイサー(Dicer)は，プレ miRNA のステムループ(stem loop)を切断し，2 本の短い補完 RNA 分子を形成する．これらの一方のみが，RNA 誘導サイレンシング複合体(RNA-induced silencing complex：RISC)に組み込まれ，補完的配列によって標的 RNA を認識し，特化したガイド鎖(guide strand)として働く．RISC 複合体への組み込み後，miRNA は補完 mRNA 鎖と合致し，RISC 複合体の触媒酵素であるアルゴノート(argonaute)蛋白により mRNA 二重鎖分解を誘導する．(Sadock BJ, Sadock VA, Ruiz P. *Kaplan & Sadock's Comprehensive Textbook of Psychiatry*. 9th ed. Philadelphia：Lippincott Williams & Wilkins；2009：55 から転載)

ルタミン酸，TGF-β スーパーファミリーのメンバーなどは細胞分裂を阻害する信号である．しかし，有糸分裂促進効果と名付けられた，細胞の細胞分裂周期への再参入(re-entry)の促進に加え，細胞外信号は，有糸分裂群を生き残らせること，すなわち栄養作用の促進によって増殖を亢進させる．最大数の細胞を産生するためには，双方の経路を活性化する必要がある．発達期間における有糸分裂促進性および栄養性の機序は，発癌現象で観察される機序と似ており，それぞれ c-myc と bcl-2 に相当する．いくつかのニューロトロフィン(神経栄養因子)，特に BDNF とニューロトロフィン-3(neurotrophin-3：NT3)は，新たに発生した子孫だけでなく，有糸分裂促進性前駆体の生き残りを促進する．

細胞外有糸分裂促進性因子の発達上の重要性は，神経発生部位における因子やその受容体の発現，および発達中に変化するそれらの意味深く恒久的な転帰によって示されている．例えば，成長因子を胎児や仔犬に投与すると，出生前皮質 VZ，出生後小脳 EGL，および海馬歯状回の増殖に変化が生じ，これらは脳局所の容積や細胞組成を生涯にわたり修正していく．これらの変化は，うつ病，統合失調症，自閉症などの精神神経疾患にみられる構造的差異に関連する可能性がある．特に，胎児ラットの大脳皮質 VZ では，増殖は有糸分裂促進性 bFGF や反有糸分裂性 PACAP で調節され，それらは自己分泌/傍分泌信号として分泌される．因子または拮抗薬の脳室内(intracerebroventricular：ICV)への注入によって，陽性および陰性の効果が子宮内の胎児に発現する．bFGF の ICV 注入は，87%ニューロン数の増したより大きな成熟皮質を産生し，グルタミン酸を利用して興奮性錐体ニューロンの GABA 抑制性ニューロンに対する比率を上げるが，GABA 抑制性ニューロンは不変である．反対に，胎性 PACAP 注入は皮質前駆体の増殖を 26% 減少させ，5 日後には皮質板においてラベル 5/6 層のニューロン数を減少させる．同様の減少が，有糸分裂促進性 bFGF または白血球阻害因子(leukocyte inhibitory factor：LIF)/線毛神経栄養因子(ciliary neurotrophic factor：CNTF)/gp130 の信号を遺伝的に欠損させることによって生じ，皮質の大きさを縮小させる．さらに，有糸分裂促進性の信号の効果は，局所発達の段階の特異的なプログラムに決定的に依拠している．なぜなら，後年にグリア新生が優勢になってからの bFGF 注入は，グリア細胞数に部分的にしか影響を及ぼさないからである．し

表 1.3-1　細胞外因子による神経発生の制御

細胞外因子	細胞増殖		移動		分化		生き残り	
bFGF	↑	大脳皮質 小脳 海馬	—		↑	黒質線条体 大脳皮質	↑	黒質線条体 小脳 大脳皮質
IGF-1	↑	大脳皮質 小脳	—		↑	脊髄ニューロン 小脳	↑	大脳皮質 小脳
EGF	↑	大脳皮質 成人SVZ	—		↑	大脳皮質		
TGF-β	↓	大脳皮質 小脳	—		—		↓	大脳皮質 小脳
Shh	↑	大脳皮質 小脳	↑	小脳				
PACAP	↓	大脳皮質 小脳	↑	小脳	↑	小脳	↑	小脳
GABA	↓	大脳皮質	↑	大脳皮質				
グルタミン酸	↓	大脳皮質	↑	大脳皮質 小脳	↓	錐体ニューロン 顆粒ニューロン	↓	未熟ニューロン 成熟ニューロン
TNF-α	↓	ニューロン	—		—		↓	ニューロン
BDNF	—		↑	小脳	↑	大脳皮質 成人SVZ	↑	大脳皮質 小脳
Wnt	↑	胚幹細胞 海馬	—		↑	軸索誘導 脊髄		
NT3	↓	皮質幹細胞	↑	大脳皮質	↑	大脳皮質	↑	大脳皮質
LIF/CNTF/gp130	↑	大脳皮質 胚幹細胞	—		↑	星状細胞		

Sadock BJ, Sadock VA, Ruiz P. *Kaplan & Sadock's Comprehensive Textbook of Psychiatry*. 9th ed. Philadelphia：Lippincott Williams & Wilkins；2009：55 から転載．

たがって，遺伝的または環境的因子（低酸素症，母体/胎児感染，薬物または毒物への曝露）による有糸分裂促進性経路の発達調節異常は，発達中の皮質の容量と構成にわずかな変化しか生じさせないと考えられる．他の信号が増殖性の役割を果たし，Wnt, TGF-α, IGF-I, BMP を誘導する可能性が考えられる．内因性の皮質プログラムと外因性の因子との相互作用は，まだ明らかにされていないが，マウスの胎児幹細胞の注目すべき新たな研究によれば，哺乳類の胎児前脳の特異化は，発達的には先祖代々の内因性のプログラムであり，外因性の信号無しに発現する．内因性 Shh 信号を遮断する特異な培養条件下では，マウスの胎児幹細胞は，純粋な皮質錐体ニューロンの最も顕著な特徴を示す，さまざまなタイプのニューロンを逐次的に生成し得る．これらの細胞は大脳皮質に移植されると，皮質（視覚と辺縁領域）や皮質下に選択的に投射するニューロンに分化し，広域にわたる錐体層ニューロンとなる．神経分化の精密な制御への展望は，ヒトの多くの後天的または神経変性による疾患において，細胞置換を目的とした神経移植への新たな道を開くであろう．

大脳皮質同様，小脳や海馬歯状回において顆粒ニューロンの後期に発生する集団もまた，成長因子の操作に感受性があり，特に新生児室における未熟児または新生児への治療的静脈内投与に関連している．ヒト同様にラットでも，小脳の顆粒ニューロンは出生後に産生されるが，わずか3週間の期間に過ぎない．一方どちらの種においても，歯状回のニューロンは生涯にわたって産生される．注目すべきことに，新生ラットへの単回の bFGF の末梢注入は速やかに脳脊髄液（cerebrospinal fluid：CSF）まで到達し，8時間で小脳 EGL を30％増に，海馬歯状回を2倍に増殖亢進させるが，それは内分泌の作用機序に一致している．小脳における有糸分裂促進性の刺激の結果，内側顆粒層でニューロン数を33％増加させ，小脳を22％肥大させた．海馬では，単回 bFGF 注入による有志分裂促進性の刺激により，3週間で歯状回の顆粒ニューロン絶対数が33％増加し，立体解析学的に25％肥大した海馬となり，より多くのニューロンと星状膠細胞により構成されていた．この変化は生涯持続した．反対に，bFGF の遺伝的欠損により，出生時および生涯を通じて小脳と海馬は小さなままである．このことは，成長因子の濃度が正常な脳の局所形成に極めて重要であることを示している．小脳の顆粒神経新生を調節するその他の増殖性の信号として Shh と PACAP があり，その阻害によりヒトの髄芽細胞腫が生じるが，海馬では Wnt ファミリーが関与している可能性がある．

臨床上の意義

　成長因子のこれらの驚くべき効果は，新生児においてその臨床的意義が認められる．第1に，長期的効果を期待して新生児室で投与する治療薬の神経新生効果を研究する必要があるであろう．第2に，bFGFは成熟した血管脳関門(blood-brain barrier：BBB)を通過する特異な移動により，成人の神経新生(次項参照)促進においても新生児同様に効果的であることより，他の蛋白成長因子も脳に選択的に移動して，進行中の神経新生を変化させる可能性がある．実際ラットでは，IGI-Iも成熟した海馬歯状回の神経新生を促進する．第3に，ステロイドのような他の治療薬はその脂溶性によりBBBを効率的に通過し，各年代を通して神経新生を阻害する．ステロイドは周産期に，胚の成熟を促すためや感染や外傷の治療のためにしばしば用いられるが，ヒトの脳形成への効果については未だ検証されていない．第4に，小児期に多数の炎症性サイトカインの関連した重篤な全身疾患に罹患すると，神経学的発達が遅れることが知られている．このことがどの程度神経新生とそれに付随する過程への干渉を反映しているのかはまだ十分には分かっていないが，認知と運動機能の発達において長期的に変化を生じる可能性がある．最後に，妊娠中の母体感染は統合失調症の危険因子として知られており，胎盤関門を通過するサイトカインは直接胎児の脳細胞増殖や分化に影響する可能性がある．それは細胞移動，標的選択，シナプスの成熟への影響においても同様であり，動物モデルで示されているように，成熟後の転帰として多数の脳および行動の障害を生じる可能性がある．

細胞移動

　神経系全体を通して，新たに発生したニューロンは通常，増殖帯から最終目的地へと移動する．この過程が妨害されると，細胞の位置と機能に異常が生じる．ヒトでは，神経移動障害に伴う25の症候群が報告されている．古い記載によれば，ニューロンは発達の過程において放射状と接線方向の両方の様式で移動し，部位に応じて内側から外側，または逆方向に細胞層を形成する．発達中の大脳皮質において最も特徴が明確な機序は，内側—外側様式，または逆方向に下層VZから目的の皮質層へと向かう放射状の移動である．さらに一方で，腹側に位置する正中神経節隆起で産生された抑制性GABAインターニューロンは，軸索突起と他のニューロンに沿った中間帯を接線方向に移動して，皮質に到達する．発達中の小脳のニューロンもまた，放射状と接線方向双方の移動を示す．プルキンエ細胞は第4脳室VZから出発して放射状に移動し，一方で菱脳唇(rhombic lip)由来の他の前駆体は接線状に移動して小脳表面を覆い，第2の増殖帯であるEGLを完成する．新たに発生した顆粒細胞がEGLから内向き放射状に移動して内顆粒細胞層を形成する．さらに，嗅球の顆粒インターニューロンは別のタイプの移動を示し，側脳室のSVZを起源として線条体を覆う．これらの神経芽細胞は嗅球への吻側方向の移動の流れの中で，移動と同時に分裂する．その経路は，前進運動を促進する細胞の連鎖を形成している．最も知られたヒトのニューロン移動の障害は広範性脳回欠損であるが(以下を参照)，より限定的なニューロン集合体の不完全な移動(heterotopias：組織異所発生)ですら，焦点性の発作性障害の原因となる．

　動物モデルによって，ニューロン移動を含む分子経路が明らかにされている．細胞移動には，移動を開始および中止する信号，移動を誘導する接着分子，そして細胞の位置決めを媒介する機能的細胞骨格が必要である．異所性ニューロン移動の最適化されたマウスモデルはリーラー(reeler)で，それは皮質ニューロンの層配置が逆転した自発性の突然変異であり，外側—内側様式で発生する．リーリン(reelin)は，胎生最早期のニューロンによって，皮質プリプレート，カハール・レチウス(Cajal-Retzius)細胞，海馬，小脳において産生・分泌される巨大な細胞外糖蛋白である．分子および遺伝子解析から，リーリン活性の一連の信号機能が解明された．それらは超低比重リポ蛋白受容体(very low-density lipoprotein receptor：VLDLR)とアポ蛋白E受容体2(apoprotein E receptor 2：ApoER2)の少なくとも2つの受容体と，リーリンの表現型模写で細胞内アダプター蛋白であるディスエイブルド1(disabled 1：Dab1)を含んでいる．Dab1はスクランブラー(scrambler)突然変異マウスで初めて同定された．移動を開始または中止する特異な機能については不明な点が多いが，最近の見解ではリーリンシステムは，放射状グリア細胞誘導性のニューロン移動の1つのメディエタと考えられている．VLDLとApoE2受容体の役割は，アルツハイマー病リスクへの関与という観点からも興味深い．最近の研究によれば，ヒトリーリン遺伝子(human reelin gene：RELN)突然変異は，小脳低形成を伴う常染色体劣性脳回欠損と関連している．この疾患は，脳回肥厚を伴う著明な皮質の肥厚，海馬の形成異常，そして小脳回欠損を伴う重度の小脳低形成を示す．さらに別の研究によれば，リーリンの遺伝子多型は，自閉スペクトラム症(autism spectrum disorder：ASD)リスクにも関与している可能性がある．

　驚くべきことに，細胞骨格蛋白に関する糸状菌のアスペルギルス・ニデュランス(Aspergillus nidulans)の研究は，ヒトの移動障害で染色体17q13.3の異常に関連した脳回欠損である，ミラーディッカー(Miller-Dieker)症候群の分子機構の解明に示唆を与える．脳回欠損は，脳回と脳溝を欠く平滑な皮質表面が特徴的で，顕著に脳表面積が減少した多様な障害である．脳回の欠損は，移動の異常，すなわちニューロンの大多数が最終目的地に到達出来ないことによる．滑脳症(タイプI)では，大脳皮質は肥厚し通常は4層となる．一方，敷石滑脳症(タイプII)では，皮質は無秩序に構成され，表面は平滑な部分と敷

石状の部分が混在し，層分化が不全となる．最も重度に影響を受ける脳部位は，大脳皮質と海馬である一方で，小脳はあまり影響を受けない．真菌では，NudF 遺伝子が細胞内核分布に不可欠であり，哺乳類の細胞移動でも認められる移動過程である．NudF のヒトの相同遺伝子は LIS-1 か PAFAH1B1 であり，その突然変異はタイプ I 病理の症例の最大 60％を説明できる．LIS-1 遺伝子産生物は，微小管およびその関連する運動成分ダイニン(dynein)とダイアクチン(dynactin)，そしてダブルコルチン(doublecortin：DCX)と相互作用する．DCX は微小管の安定性を制御する．DCX の突然変異は，男性では X 連鎖の滑脳症を，女性では白質に異所性ニューロン帯を生じる．画像では 2 重皮質(double cortex)を呈し，重篤な精神遅滞とてんかんを引き起こす．その他に，アクチン細胞骨格に付随する蛋白が，ヒトにおける脳室周囲の異所性結節の原因となるフィラミン(filamin)1 遺伝子の突然変異や，制御フォスフォキナーゼ酵素である CDK5/p35 複合体の突然変異などに影響されることにより生じる移動障害もある．

　細胞移動は細胞間相互作用の媒介をする分子にも依存している．その相互作用によって細胞が接着し，ニューロン―ニューロン間およびニューロン―グリア間の関係が確立され，引力や反発力も誘導される．アストロアクチン(astroactin)は放射状のグリア細胞のニューロン移動過程に含まれる主要なグリア蛋白である．一方，ニューレグリン(neuregulin)とその受容体の ErbB2-4 が，移動の際のニューロン―グリア間の相互作用において役割を果たしている．最近の遺伝研究から，ニューレグリンの遺伝子多型と統合失調症との関連が示唆され，この発達性の疾患は，乏突起膠細胞の数と活性，およびシナプス機能の異常が関与していることが示されている．さらに他の研究では，GABA とグルタミン酸などの早期に発現する神経伝達物質自身，また血小板由来成長因子(platelet-derived growth factor：PDGF)が移動の速度を調節するという可能性も示されている．皮質 VZ からの放射状移動とは対照的に，神経節隆起で発生した GABA インターニューロンは，異なる機序を利用して，腹側前脳を出て背側を通って大脳皮質へ進入していく．スリット(Slit)蛋白とロボ(Robo)受容体，セマフォリン(semaphorin)とそれらのニューロピリン(neuropilin)受容体，肝細胞増殖因子とその c-Met 受容体などのいくつかの信号系が同定され，これらはすべて前脳基底部由来の GABA インターニューロンを寄せ付けず，皮質への接線状の移動を促進する．特に c-Met 受容体は最近，自閉スペクトラム症との関連が示され，GABA インターニューロンの皮質への異常な移動と抑制信号の欠損が，発作や異常な認知過程などの表現型の発現に関与していると考えられている．重篤な脳と眼球の移動障害を伴うヒトの先天性筋ジストロフィーのいくつかの型は，マンノース糖類を糖蛋白のセリン/トレオニン-OH(serine/threonine-OH)属に変換する酵素の遺伝子変異に起因し，結果的に細胞外基質分子との相互作用が阻害され，タイプ II の敷石滑脳症が生じる．

分化と神経突起の伸長

　新たに産生されたニューロンとグリア細胞は，最終目的地に到達すると成熟細胞へと分化する．ニューロンにとってこの過程は，樹状突起の伸長と軸索突起の拡張，シナプスの形成，受容体と選択的再取り込み部位などの神経伝達系の生成を含む．軸索の多くは乏突起グリア細胞から産生されるミエリン鞘でおおわれる．これらの事象の多くは妊娠 5 か月時以降にピークを迎える．人生の最初の数年間で，神経系の多くは過増殖過程と分枝を示し，後に経験に拠って選択的「刈り込み」(pruning)により減少する．一方ミエリン化は誕生から成人期まで持続する．

　成人脳にはシナプスの限りない可塑性があるが，神経系の基本的な特徴は，あるニューロン集団からもう 1 つ集団への点と点または地勢図的な地図作り(mapping：マッピング)である．発達過程において，ニューロンは皮質や脊髄など多岐に亘る遠隔の標的に軸索を延長する．周囲環境のキュー(cue)を認識し反応する構造物は成長円錐で，軸索先端に位置する．軸索突起は，多数の微小管関連蛋白(microtubule-associated protein：MAP)によって制御される微小管に構造上支持されている．一方，末端の成長円錐はアクチン含有の微小繊維に変化する．成長円錐は糸状仮足(filopodia)と呼ばれる棒状の延長部分をもち，細胞表面や細胞外基質に存在する特異的な誘導キューに対する受容体を備えている．糸状仮足受容体と環境キューの相互作用が成長円錐を前進させたり後退させたりする．最近の研究で，急速な成長円錐の動きに関与するアクチン制御蛋白とキナーゼが同定された．例えば LIMK キナーゼは，ウィリアムズ(Williams)症候群でみられる言語における表現型の原因となる．成長円錐受容体の活性化は，局所的な mRNA 翻訳を誘導してシナプスの蛋白を産生するという知見は驚きに値する．従来の理論では，すべての蛋白は遠隔の神経細胞体から軸索終末まで運ばれると考えられていた．パターニング遺伝子 Pax6 と Emx2 で制御される，カドヘリンなどの細胞外誘導分子の局所特異的発現により，軸索誘導(axonal pathfinding)と呼ばれる，精密に方向付けされた軸索の伸長が成される．これらの分子は軸索の方向，速度，繊維束形成に影響し，陽性または陰性に制御する．誘導分子は可溶性細胞外因子として存在するか，あるいは細胞外基質や細胞膜に結合している．後者の信号系には，新たに発見された膜透過性蛋白類エフリン(ephrin)も含まれる．エフリンは，脳のチロシンキナーゼ受容体で最もよく知られたファミリーである Eph 受容体を介して，ニューロン集団とその標的とのマッピングにおける主要な役割を演じている．エフリンはしばしば化学忌避物質キューとして作用し，軸索が誤った標的野に侵入しない

ように阻止することで成長を負の方向に制御する．例えば，視蓋は前後軸に沿って減少する勾配をもってエフリン A2 と A5 を発現するが，神経支配している網膜神経節細胞は勾配をもった Eph 受容体を発現する．後部網膜からの神経節細胞軸索は，高濃度の Eph A3 受容体を持つが，視蓋前部に増殖して神経支配を進める．なぜなら，低濃度のエフリン発現は成長円錐を後退させる Eph キナーゼ（訳注：リン酸化反応の触媒となる酵素）を活性化しないからである．可溶性分子のカテゴリーの中では，例えば，ネトリン（netrin）は脊髄底板から分泌され，主に化学誘導蛋白として作用し，脊髄視床路の感覚性インターニューロンの前交連までの成長を促進する．一方 Slit は分泌性の化学忌避因子で，そのラウンドアバウト（roundabout：Robo）受容体を介して，正中線交差と軸索の線維束形成および経路誘導を制御する．

精神疾患の神経発達の基盤

統合失調症，うつ病，自閉症，注意欠如・多動症などの多くの神経精神疾患は，脳の発達過程に生じると考えられている．いつ病態が発生するかを定義することが，基盤にある病原性の機序に直接注目を集めることになる．「神経発達性」（neurodevelopmental）という言葉は，基礎的な過程の阻害により脳がごく初期より異常に形成されることを示し，正常に形成された脳が 2 次的に損傷されたり変性したりすることとは対照的である．しかし，神経発達性という用語は，臨床家と病理学者で異なった意味で用いられているため，その価値は再考される必要がある．さらに，発達期と成熟期にも同じ分子信号が機能すると仮定すると，成長因子信号の変化による早期の個体発生過程の異常は，成人後にみられるその他の機能異常としても発現する可能性があることを意味する．例えば，統合失調症の臨床研究者は，青年期の発症および診断の時点でさえも，既に前頭前野と海馬は小さく脳室は拡大しているため，神経発達性の障害と考えている．対照的に神経病理学者は，神経発達性という用語では，ニューロンの形態学的変化を指している．もしある脳部位が正常な細胞構造を示すが，ニューロンの径が正常より小さければ，それは「未成熟」（immature）段階を想定させ，発達が阻害されたと考えられる．一方で，もし同じ細胞変化が，グリオーシス（神経膠症）や白血球浸潤などの炎症所見を伴うなら，神経変性（neurodegeneration）と呼ばれる．これらの形態学的および細胞の変化は，成人期と発達期の発症を区別するのには，もはや適切ではないであろう．特に，いずれの人生の時期においても，星状細胞，乏突起膠細胞，小膠細胞などのグリア細胞の役割が神経栄養的に支持的資源であるのであればなおさらである．グリア細胞の異常は，両方の時期において，疾患促進的または治癒的な機序として生じうる．アルツハイマー病やパーキンソン病のような多くの神経変性過程は，小膠細胞と関連している．一方，細胞収縮のような成人期の神経機能異常は，炎症性変化なしに生じうる．動物モデルでは，成熟脳において BDNF の神経栄養性信号の阻害によりグリア細胞が増殖せず，大脳皮質でニューロンと樹状突起が萎縮した．統合失調症や自閉症患者におけるグリオーシスのない縮小したニューロンは，これらの病態が唯一または大部分において発達障害に起因することを意味するものではない．反対に，臨床的な脳の状態についての病因論的仮説の中には再検証が必要なものもある．

神経発生，グリア新生，軸索の伸長と後退，シナプス形成，細胞死などの発達を仲介する過程と同様の過程が，成人期においても機能するため，新たな合成が提唱された．これらすべての過程は，より微細な機序ではあろうが，適合的または病理学的な過程に寄与している．神経系の健全な老化はこれらの過程の精密な調節を要する．それらによって脳は，神経の病理に導きかねない多数の内因性および外因性の事象に順応したり抵抗したりしている．例えば，成人の神経新生とシナプス可塑性は，神経回路を維持し適切な認知機能を保つために必要である．プログラムされた細胞死は，人生を通じて，細胞の突然変異の蓄積によって生じる腫瘍化を阻止するために重要である．したがって，これらの成人期の個体発生的過程の調節異常は，脳の恒常性を攪乱し，多様な神経精神疾患として表現されうる．

統合失調症

統合失調症の神経発達仮説は，定形的な発症の前，すなわち妊娠期間に生じる病因論的で病原的な因子が，正常な発達を阻害することを仮定している．特異的なニューロン，グリア細胞，神経回路に生じる微妙な早期の変化は，他の後期の発達因子に脆弱性をもたらし，最終的には機能障害に至らしめる．統合失調症は，遺伝因子と環境因子の双方を含む明らかに多因子性の障害である．リスク評価を用いた臨床研究からいくつかの有意な因子が同定され，出生前および出生時の合併症（低酸素症，感染症，薬物および毒物への曝露），家族歴，身体異形症（特に，神経堤由来の構造物），発病前の社会・運動・認知機能の軽度の障害であった．これらの危険因子は進行中の発達過程，すなわち経験依存的な軸索および樹状突起の産生，プログラムされた細胞死，ミエリン化，シナプスの刈り込みなどに影響を与える．妊娠マウスのヒトインフルエンザ誘発性肺炎を用いた魅力的な動物モデルでは，胎児や胎盤にウイルスの痕跡がないにもかかわらず，母親によって産生された炎症性サイトカインの反応が仔の脳発達に影響を与えた．

神経画像と病理学的研究により，発症時点での小さい前頭前野や海馬，拡大した脳室などの形態学的異常が同定され，発達異常が示唆されている．重症度に拠って，変化の程度と異常部位の数も増してゆく．脳室拡大と皮質灰白質萎縮は経時的に進行する場合もある．これらの進行性の変化は，統合失調症での神経変性の活性の役割

について，すなわち疾病自身によるものか？　またはストレスや薬物治療による2次的なものか？　を再考させる．しかし，炎症細胞を伴う神経変性の古典的な兆候は認められない．

　構造的神経画像は，統合失調症の海馬は有意に約5%小さいという結論を強く支持している．一方で脳形態学では，遺伝因子と環境因子の病因論的な寄与が評価されてきた．一卵性および二卵性双生児の統合失調症の一致率の比較は，両因子を支持している．一卵性双生児でも双方が罹患するのは40～50%に過ぎず，遺伝素因だけでは説明困難であり，胎児期の環境も関与することを示唆している．神経画像・薬理学的・病理学的研究は，遺伝因子が感受性に影響を与え，出生時外傷や周産期ウイルス感染などの2次的な障害が他の因子を誘導することを示している．このモデルは，一卵性双生児では発症児も非発症児も海馬が小さいことを示す画像研究と矛盾しない．さらに，健康だが遺伝的にリスクのある個人では，健常対照者と比較して発症者と同様に海馬容積が減少している．海馬容積減少は統合失調症に疾病特異的ではないが，遺伝的感受性の生物学的指標となる可能性がある．海馬を小さくしその機能を制限する，発達調節因子異常の役割を想像するのは困難ではない．海馬を小さくするのは，Wnt3aと下流媒介物質Lef1で信号支配されるNeuroD，Math1，Lhxなどの転写因子のレベル，またはbFGFによる増殖制御の微妙な差異である可能性が考えられている．これら一連の因子は統合失調症の脳標本で変化した発現レベルを示す．これらの遺伝的制限は，妊娠感染症，ストレス因子，毒物曝露などの他の発達上の困難の後に表在化する．

　統合失調症の病理の局在はまだ明らかでないが，海馬，内側嗅皮質，多様な連合野，大脳辺縁系，扁桃体，帯状回，視床，内側側頭葉などが含まれると考えられている．特異的な部位の容積は小さいが，細胞数の変化を明らかにする試みは十分な成果をあげていない．なぜなら，多くの研究が全体の細胞数を定量化しないで，局所の細胞密度を測定しているに過ぎないからである．局所の総容積を評価することなく，細胞密度のみを測定することは細胞集団の大きさの評価としては不十分である．ほとんどの研究では，多様な部位で細胞密度の変化は確認できなかった．海馬の総細胞数の検証に成功したある研究では，細胞密度は正常で，左側で5%，右側で2%の容積低下を認めるが，総細胞数には有意な変化は認めなかった．

　総ニューロン数とは対照的に，細胞型特異マーカー(cell-type-specific marker)を用いた多くの研究では，皮質と海馬で非錐体GABAインターニューロン密度の低下が認められた．特に，パルブアルブミン(parvalbumin)発現インターニューロンが減少し，カルレチニン(calretinin)含有細胞は正常であったことより，インターニューロン亜型の障害が示唆されている．これらの形態計測データは，GABAニューロンの減少の分子的証拠により支持され，皮質と海馬ではGABA合成酵素GAD67のmRNAと蛋白濃度が減少していた．成人GABA分泌ニューロンのもう一つの産物であるリーリン(reelin)は，胎児脳のカハール・レチウス(Cajal-Retzius)細胞に最初出現するが，統合失調症と精神病症状を伴う双極性障害では30～50%減少している．このような欠乏はGABA信号を減少させ，海馬のCA2～4野での錐体および非錐体ニューロンによる$GABA_A$受容体結合の代償的増加の原因となる．ベンゾジアゼピン結合は不変であるので，これは明らかに選択的である．より一般化すれば，GABAインターニューロン亜型の集団の欠乏は，統合失調症の病因に興味深い新たな可能性を与える．前出の遺伝子パターニングについての節で述べたように，前脳GABAインターニューロンのそれぞれの亜型集団は，胎児の前脳基底部にある異なった前駆物質に由来する．皮質および海馬のGABAインターニューロンは，パターニング遺伝子Nkx2.1の制御下において，主にMGEに由来する一方，SVZと嗅神経はGsh2発現LGE前駆体に由来する．さらに，GABAインターニューロン生成のタイミングと連続性は，Mash1，Dlx1/2，Dlx5/6などによる制御ネットワークに依っており，これらはすべて統合失調症リスクの遺伝子候補である．実際，DLX1の発現は精神病患者の視床で減少している．これらの因子の異常制御によって，GABAインターニューロン生成は選択的に減少し，遺伝的に決定された脆弱性を呈し，局所的な脳の容積および機能のいずれかまたは双方を減弱させる．

　発達基盤の最も説得力のある神経病理学的根拠は，内側嗅皮質の第2層，および前頭前皮質・側頭葉・海馬傍回の白質などに異所性に位置するか集合したニューロンの所見である．これらの異常は，発達上のニューロンの移動，生き残り，結合の障害が表出されたものである．さらに海馬と新皮質では，多くの研究で錐体ニューロンは小さく，また樹状突起分岐や棘は減少し，神経線維網も疎であることが示されている．これらの所見は，MAP2，スピノフィリン(spinophilin)，シナプトフィシン(synaptophysin)，SNAP25などの神経性分子の減少と関連がある．統合失調症に関連する遺伝子については他の章で改めて詳解するが，特にここで述べておきたい興味深いものとして候補遺伝子DISC1がある．その蛋白は発達の過程での細胞移動の調節，神経突起の伸長，神経成熟に影響し，成人脳でも細胞骨格機能，神経伝達，シナプス可塑性を調整する．DISC1蛋白は神経細胞移動に関わる多くの他の蛋白と緊密に相互作用し，リーリン信号の下流にあるLis1とNudELを伴う蛋白複合体を形成する．

自閉スペクトラム症

　明らかに神経発達に起因するもう1つの病態は，自閉スペクトラム症(autism spectrum disorder：ASD)である．複雑で異種性の障害であり，社会的相互作用とコミュニケーションの異常，限定・反復される興味と行動によ

り特徴づけられる．DSM-5 の前の版である DSM-IV では，ASD には古典的な自閉性障害，アスペルガー症候群，特定不能の広汎性発達障害が含まれていた．これら 3 つの疾患は，家族内発症が多いことにより 1 つのグループにまとめられている．遺伝因子の関連が示唆されており，徴候と症状を共有している．最近の ASD の概念は，異なる病因論的機序と発現型を持つ，多くの「自閉症」が存在することを提唱している．それぞれの中核症状または他の中間形質（エンドフェノタイプ：endophenotype）は，包括的に構成された症候学的診断よりも，遺伝性が強いと考えられている．ASD の徴候と症状との多様性は，病理学的および機能的研究で観察される異常の多種性を反映し，前脳・後脳の両領域が関与している．大脳皮質と辺縁系の前脳ニューロンは，社会的相互作用，コミュニケーション，学習と記憶において重要な役割を担っている．例えば，扁桃体は前頭前野・側頭葉の皮質および紡錘状回と連絡しているが，社会的および情動的認知において大きな役割を果たしている．ASD では，顔認知と感情属性課題において，扁桃体と紡錘状回が異常な活性を示す．ASD は社会的ネットワークのような特異的な神経ネットワークの機能異常を反映していると考える研究者もいる．一方，誘発皮質電位や眼球運動反応などの神経生理学実験からは，一次的な感覚情報知覚は正常だが，高次の認知過程が障害されていることが示されている．高次認知過程と新皮質回路の機能障害は，シナプスの組織化などの発達の障害を示唆している．これは脳全体に均一に発現される機序であり，特定の神経ネットワークの異常とは対照的なモデルである．先に述べたように，発達中広範に移動し，聴覚系に出現するWnt3a の細胞内発現は，発達上の変化が 1 つの機能ネットワークにいかに影響を与えるかの好例である．他方，ニューロリジン（neuroligin）などの，より広く好発して発現するシナプス性分子の変化は，他の機序に基づいていると考えられている．

ASD の病理遺伝学の最近の最も重要な発見は，繰り返し報告されている脳発達の表現型である．大抵は出生時のサイズは正常であり，1 年目の終わりまでに定形発達児と比較して脳の容積は急速に増大し，この過程は 2～4 年間継続する．これらのデータは，多くの研究室で行われた頭囲測定だけでなくニューロイメージング研究からも支持されている．これが正常な発達過程の加速なのか，あるいは，細胞数，神経突起，シナプス形成や修正，グリア細胞機能異常などの，出生後の発達の疾患特異的な異常を反映するのかはいまだわかっていない．最も顕著な相違点は，扁桃体のみならず，前頭葉，頭頂葉，小脳半球で認められる．これらの所見は，脳と DNA バンクにおいて ASD 症例の最大 20％ に大頭症が認められたとする最近の報告とも一致する．これらの知見は，発達神経学者が取り組むべき多くの疑問を投げかけている．

機能的神経画像研究は，ASD の広域の前脳のみならず小脳の機能異常を示し，一方古典的な病理学的研究は，辺縁系と小脳に限定された構造異常を示している．しかし，古典的研究はサンプルサイズが小さいこと，神経解剖に影響を及ぼすてんかんや精神遅滞などの合併症の調整が不十分であること，局所ニューロン数を測定するための偏りのない立体解析学的手法を用いないで組織細胞密度計測を行ったこと，などが限界点となる．過去の研究では，CA 領域，中隔，乳様体，扁桃体などの，相互結合している辺縁系神経核の小ニューロン（small neuron）の密度の増加が報告されたが，この所見は他の研究室では再現されていない．一方，最も一定した神経病理は小脳（29 例中 21 例）で観察され，グリオーシスやエンプティバスケット（empty basket）などの後天的な病変の徴候なくプルキンエ細胞数が減少し，また求心性下オリーブ線維の逆行性の喪失が認められ，出生前起源と考えられている．

より最近の研究は，広範囲で不均一な異常を明らかにし，ニューロンの増殖，移動，生き残り，組織化，プログラムされた細胞死，などの多くの過程での調節異常が示唆されている．6 分の 4 の脳が大頭症で，多くの病理学と神経画像研究で明らかになったサイズの増大と一致する．大脳皮質では，灰白質の肥厚または減少，層構造の解体，錐体ニューロンの誤った方向付け，表層および深部白質での異所性ニューロン，ニューロン密度の増加もしくは減少，などが認められる．これらの異常な皮質での神経発生と移動の証拠は，認知機能の障害とよく合致する．脳幹では神経解体は，オリーブ核と歯状核でのニューロンの不連続性と位置異常，延髄と小脳脚での異所性ニューロン，そして神経路の迷入として現れる．プルキンエ細胞は広範囲に斑点状または瀰漫性に減少し，バーグマングリア（Bergmann glia）の増加や分子層での異所性プルキンエ細胞を伴う場合もある．海馬の神経萎縮は認められず，定量立体解析でもニューロン密度と数に一貫した変化は確認されていない．さらに，多数の免疫学的指標を用いた最近の 1 つの神経病理学的研究で，患者の脳脊髄液と脳組織で免疫サイトカイン濃度の増加，また前頭葉・帯状回皮質，灰白質，小脳における星状細胞のグリア細胞線維酸性蛋白質の濃度が高いことが報告され，いずれも炎症過程の痕跡なしに免疫が活性化された可能性を示唆している．これらの重要な所見の追認が待たれている．

一見相容れないようだが，これらのさまざまなデータは，特異的な神経新生と分化のスケジュールによって時期と部位を変えていく，発達異常モデルを支持する．同じ範囲の異常は古典的な研究でも観察されていたが，検証された脳のすべてでは確認できなかったため排除されていたことは特記すべきことである．さらに，頭蓋内神経新生と脳幹プルキンエ細胞の新生が起こる妊娠 20～24 日間に，催奇形性物質サリドマイドに曝露した 15 児の内 4 児が自閉症を発症した．これらのデータに基づくと自閉症は，サリドマイドに対しては 3 週目，また下オ

リーブニューロンが移動する12週目，さらにオリーブ軸索がプルキンエ細胞とシナプスを形成する30週目までの損傷と関連が深い．前脳・後脳の双方における，細胞産生，生き残り，移動，組織化，分化などにおける多様な異常から，各段階を跨いだ脳の発達の障害が示唆される．最近の遺伝研究において，複数のASDのデータセットで再現性がある2つの遺伝子多型が同定され，いずれも脳の発達過程に影響を及ぼしている．1つはEN-GRAILED-2で，小脳のパターニング遺伝子であり，その調整異常により動物モデルではプルキンエ細胞と顆粒ニューロンが障害されることより，増殖と分化を制御していると考えられている．もう1つは肝細胞増殖因子受容体のcMETで，その機能は腹側前脳神経節隆起からのGABAインターニューロンの接線状移動に影響を与え，興奮性と抑制性の神経伝達の不均衡の原因となる．細胞性の障害は自閉症の中核症状の直接の原因となるかもしれないが，もう1つの仮説がある：発達過程の調節障害は，自閉症に関連する可能性のある未知の生化学的細胞損傷を生じる．この仮説は，結節硬化症，神経線維腫症，スミス・レムリ・オピッツ（Smith-Lemli-Opitz）症候群，レット症候群，脆弱X精神遅滞など，自閉症の10%を説明しうる，最近解明された遺伝的病因により支持される．これらの遺伝的病因は，細胞増殖の調節，コレステロール生合成とShh機能，シナプスおよび樹状突起での蛋白の翻訳と機能，発達の連続性における基本的過程に影響する．これらの自閉症症状の単一遺伝的病因の興味深い連鎖が，シナプスでの蛋白合成への参加において認められている．特に，P13K/Akt信号経路およびラパマイシンの哺乳類標的（mammalian target of rapamycin：mTOR）複合体を介して調節され，活発な研究がなされている分野である．

成人の神経新生の注目すべき発見

この10年間で，神経の可塑性，疾患の原因と治療の機序，修復の可能性に密接に関与する脳の神経新生の限界の理論的枠組みに根本的な変化が生じた．最近まで，出生後は（小脳EGLなどでは，出生後しばらくして以降）新たなニューロンは産生されない．すなわち，脳の可塑性と修復は数値的には固定された神経ネットワークの修正に拠ると考えられてきた．現在では反対の強固な証拠がある．特定の部位においては，新たなニューロンが生涯を通して生成される．このことは，鳥類，げっ歯類，霊長類，そしてヒトからなる系統樹全体を通して確認された．強い興味と研究の対象分野として，次の20年間での速やかな進歩が期待され，ここに記したモデルも変化するであろう．

神経新生という用語は，文脈に応じてさまざまな意味で用いられてきた．発達過程での神経系の構成要素の連続的な，すなわち最初はニューロン，次にグリア細胞の産生を意味するが，成人脳ではグリア新生と区別してニューロン生成のみを指すことが多い．この議論においては，先ず一般的な意味で用い，必要に応じて細胞タイプを区別していく．哺乳類の神経新生もしくは新たなニューロンの誕生の最初の証拠として，1960年代に成人海馬において，^{3}H-チミジンで標識されたニューロンが報告された．これらの研究では，細胞生成の一般的な指標として，細胞分裂前の染色体複製の間に新たに合成されるDNAへの^{3}H-チミジンの核融合を用いた．しばらく時間を置いて後に，細胞は分裂して2つの^{3}H-チミジン標識された後代となる．細胞増殖は細胞の絶対数増加として定義され，細胞生成が細胞死と均衡を保てない時にのみ生じる．げっ歯類の海馬を例外として，加齢に伴って脳容積が増加する証拠が現時点ではないので，成人脳での神経新生のほとんどは細胞喪失で代償される．最新の神経新生の研究では，より簡便なチミジン類似体BrdUが用いられる．生きた動物に注射され，免疫組織化学的に同定される．

胎生発達の間は，ニューロンは脳室神経上皮のほぼすべての部分で生成される．しかし，成人の神経新生はほとんど2つの領域に限定される．側脳室に沿ったSVZと海馬の歯状回顆粒層（顆粒粒層）下の狭小な増殖帯である．マウス，げっ歯類，サルでは，新たに生成されたニューロンはSVZから嗅球へ前方移動し，GABAインターニューロンになる．その過程は超微細構造と分子の双方のレベルで精密に特徴付けられる．SVZでは，神経芽細胞（A細胞）は嗅球への道程で細胞鎖を作り，緩徐に分裂する星状細胞（B細胞）から供給されるグリア細胞を足場として移動する．この細胞鎖ネットワークの中に，急速に分裂する神経前駆細胞（C細胞）の集団がある．B細胞はC細胞となり，次にA細胞，すなわち将来の嗅球のインターニューロンになる．異なる神経細胞のタイプを産生する能力を次第に制限される一連の前駆細胞の存在は，in vivoでの成人の神経新生を調節する機序の解明に関心を喚起する．

発達中の脳と同様に，成人の神経新生も前駆細胞の増殖と生き残り，および多くの場合全く同一の因子を制御する細胞外信号による調節によって決定される．EGF刺激下で成人神経幹細胞が生成されることが最初に発見されて以降，bFGF, IGF-1, BDNF, LIF/CNTFなどの他の調節因子が明らかとなった．神経幹細胞の特徴は，ニューロン，星状細胞，乏突起グリア細胞を産生する，多能化（multipotentiality）と呼ばれる能力を含むが，特異的な信号が，それぞれ異なった部位へ移動する比較的多様な細胞特性を生み出していると考えられている．EGFの脳室内注入は主にSVZでのグリア新生を促進し，細胞を嗅球，線条体，脳梁へ移動させる一方で，bFGFは嗅球に向かうニューロンの産生を促進する．いずれの因子も有糸分裂を直接促進するが，細胞系統にはそれぞれ異なった効果をもたらす．対照的に，BDNFは線条体と視床下部だけでなくSVZでもニューロン生成を増加させるが，その効果は新たに生成されたニューロ

ンの生き残りの促進を介してであり，さもなくば細胞死となる．CNTFおよび関連するLIFはグリア新生を促進し，または代わりに，細胞カテゴリーには非特異的に成人幹細胞の自己再生を支持する．

注目すべきは，直接脳室内注入だけでなく，成長因子，ホルモン，神経ペプチドの末梢濃度が神経新生に影響を与えることである．bFGFとIGF-Iの末梢投与は神経新生を促進し，それぞれ選択的にSVZと海馬細顆粒帯において有糸分裂のラベリング(labeling)を増加させる．このことは，BBBを通過する因子移動には特異的な機序が存在することを示唆している．興味深いことに，末梢注射または自然妊娠によるプロラクチン濃度上昇は，マウスのSVZの前駆細胞の増殖を促進し，嗅球のインターニューロンを増やすことによって，新生児の臭いの学習に役割を果たしている可能性がある．このことは精神疾患におけるプロラクチンの変化に関連する可能性がある．反対に，雄の侵入者による縄張り荒らしのような社会的ストレスの行動範例においては，グルココルチコイドの増加を伴う視床下部-下垂体-副腎軸の活性が，局所グルタミン酸信号を介して海馬での神経新生を減少させる．末梢オピエイト投与後にも神経新生の抑制が観察され，物質乱用のモデルとなっている．このように神経新生は，ホルモンや神経ペプチドの変化に影響され標的とされる過程であり，複数の精神科的病態に関連している可能性がある．

成人の神経新生の発見からは，新たなニューロンは成熟した脳の細胞構造複合体に統合されるのか？　また，その機能的重要性があるとすればいかなるものか？　という疑問が自然に導かれる．げっ歯類，霊長類，ヒトでは，新たなニューロンは学習と記憶に重要な部位である海馬の歯状回で生成される．ヒトの成人期に産生されたニューロンは2年間以上生き残る場合もある．さらに，成熟マウスの海馬で新たに発生した細胞は，樹状突起と軸索を拡げ，精巧に分岐して神経回路に適合し，機能的シナプス入力と活動電位を示す．機能的観点から，新たなニューロンの発生および生き残りは，多くの行動学的学習と経験に強い関連を持つ．例えば，新たなニューロンの生き残りは，海馬依存性の学習課題や，行動学的に複雑で強化された環境により著名に増加する．より重要なことには，歯状回の神経新生の減少により記憶痕跡の形成，すなわち動物が時間的に離れた刺激を統合しなければならない海馬依存性課題が障害される．鳴鳥では神経新生は，採餌と新しい歌の学習に依存して活性が増大するが，季節性に生じたり，ステロイドホルモン投与に誘発されたりする場合もある．

臨床的および治療的観点からの基本的な疑問は，神経新生の変化は疾患の一因となるか？　新たに形成されたニューロンは障害部位へ移動し，死んだ細胞と置き換わって統合され機能回復を導くか？　ということである．神経新生の反応は今や，脳外傷，脳卒中，てんかんなど成人の多数の病態で確認されている．例えば，線条体の虚血性梗塞は隣接したSVZの神経新生を促進し，障害部位へニューロンが移動する．さらに，局所的組織損傷を含まない非常に特殊な範例では，第3層皮質ニューロンの変性によりSVZの神経新生と細胞置換が誘発される．これらの研究により，正常な状態では新たに産生されたニューロンは回復に寄与し，今までにない治療戦略として利用される可能性が示された．しかし，再建機能を持つ可能性とは対照的に，神経新生は病因ともなりうる．てんかんのキンドリング(訳注：閾値以下の電気刺激を繰り返し大脳に与えることによって引き起こされる，脳生理の持続的変化)モデルでは，新たに産生されたニューロンが誤った位置へ移動し，異所性の神経回路に含まれ，てんかんを増悪させた．反対に神経新生の減少は，海馬の形成異常や変性に関連したいくつかの病態の原因となる．老齢マウスにおいて，歯状回の神経新生がグルココルチコイド濃度の上昇により阻害されることが観察され，ステロイド拮抗薬と副腎摘出で回復した．この所見は，コルチゾール濃度の上昇が海馬容積の減少と記憶障害に関連する可能性があることを示している．同様に，ヒトにおけるストレス誘発性のグルココルチコイドの増加は，統合失調症，うつ病，心的外傷後ストレス障害における海馬容積の減少に寄与している可能性がある．

変化した神経新生が疾患において役割を持つ可能性は，近年のうつ病研究で最大の支持を得た．多くの動物とヒトでの研究において，うつ症状と海馬縮小との相関が示された．一方で臨床的に有効な抗うつ薬治療は海馬容積を増加させ神経新生を促進させるが，その因果関係は未だ不明である．例えば，死後脳と神経画像研究からは，双極性障害とうつ病における皮質辺縁系での細胞喪失が示されている．重要な所見として，リチウムやバルプロ酸のような気分安定薬は，抗うつ薬や電気けいれん療法同様に，神経新生やシナプス可塑性を促進する細胞内経路を活性化する．成熟ツバイを用いた優れた霊長類モデルでは，うつ病の慢性的社会心理ストレスモデルは，脳代謝産物の最大15%の減少と神経新生(BrdU有糸分裂標識)の33%低下を生じたが，その効果は抗うつ薬チアネプチン(tianeptine)の併用により抑制された．さらに重要な所見として，ストレス曝露は海馬容積の減少をもたらしたが，抗うつ薬治療を受けた動物では海馬容積が増加した．同様の効果がうつ病のげっ歯類モデルでも認められた．

前述の構造的な関係性に加え，最近の証拠から，行動と神経新生に対する抗うつ薬の効果における神経伝達系の役割が明らかになり始めている．最も刺激的な発見は，抗うつ薬誘発性の神経新生と陽性の行動変容の因果関係が証明されたことである．セロトニン1A受容体欠損マウスでは，選択的セロトニン再取り込み阻害薬(selective serotonin reuptake inhibitor：SSRI)フルオキセチン(fluoxetine)は，神経新生も行動の改善も生じなかった．さらに，海馬神経前駆体がX線照射により選択的に減

少(85%)すると，フルオキセチンもイミプラミンも神経新生や行動回復を促進しなかった．正常及び突然変異のげっ歯類の海馬培養を用いた研究は，歯状回門インターニューロンに含まれる内因性NPYの神経新生作用を強く支持している．NPYは前駆体の増殖を(Y2やY5でなく)Y1受容体を選択的に介して促進した．これは動物モデルでのNPYの受容体介在性抗うつ効果，および海馬依存性学習とストレス反応双方におけるNPY濃度上昇と矛盾しない所見である．総じてこれらの所見からは，ヒトのうつ病と治療で観察される容積変化は，進行している神経新生の変化に直接関連する可能性がある．さらに一般化すれば，成人の神経新生の発見は，ヒトの脳の自己再生能力に対する展望に大きな変化をもたらす．

参考文献

DiCicco-Bloom E, Falluel-Morel A. Neural development and neurogenesis. In: Sadock BJ, Sadock VA, Ruiz P, eds. *Kaplan & Sadock's Comprehensive Textbook of Psychiatry*. 9th ed. Philadelphia: Lippincott Williams & Wilkins; 2009.
Eisch AJ, Petrik D. Depression and hippocampal neurogenesis: A road to remission? *Science*. 2012;338:72.
Hsieh J, Eisch AJ. Epigenetics, hippocampal neurogenesis, and neuropsychiatric disorder: Unraveling the genome to understand the mind. *Neurobiol Dis*. 2010;39:73.
Kobayashi M, Nakatani T, Koda T, Matsumoto KI, Ozaki R, Mochida N, Keizo T, Miyakawa T, Matsuoka I. Absence of BRINP1 in mice causes increase of hippocampal neurogenesis and behavioral alterations relevant to human psychiatric disorders. *Mol Brain*. 2014;7:12.
Levenson CW, Morris D. Zinc and neurogenesis: Making new neurons from development to adulthood. *Adv Nutr*. 2011;2:96.
Molina-Holgado E, Molina-Holgado F. Mending the broken brain: Neuroimmune interactions in neurogenesis. *J Neurochem*. 2010;114:1277.
Sanes DH, Reh TA, Harris WA. *Development of the Nervous System*. 3rd ed. Burlington, MA: Academic Press; 2011.
Sek T, Sawamoto K, Parent JM, Alvarez-Buylla A, eds. *Neurogenesis in the Adult Brain I: Neurobiology*. New York: Springer; 2011.
Sek T, Sawamoto K, Parent JM, Alvarez-Buylla A, eds. *Neurogenesis in the Adult Brain II: Clinical Implications*. New York: Springer; 2011.
Shi Y, Zhao X, Hsieh J, Wichterle H, Impey S, Banerjee S, Neveu P, Kosik KS. MicroRNA regulation of neural stem cells and neurogenesis. *J Neurosci*. 2010;30:14931.

1.4 神経生理学と神経化学

　化学的介在ニューロン伝達の研究は神経化学と呼ばれ，最近ではこれらの化学物質に影響されるニューロンと受容体間の化学伝達を理解するにあたっての知見が急増している．同様に脳や脳がどのように機能するかに適用される生理学の発展も等しく影響されている．この章ではヒトの経験を形成する思考や感情，行動の複雑性を説明するのに役立つこれらの分野の異種複合体に焦点を当てる．

モノアミン神経伝達物質

　モノアミン神経伝達物質とアセチルコリンは多岐にわたる神経精神疾患の病態生理と治療に歴史的に関わってきた．各モノアミン神経伝達物質システムは多くの異なる神経経路を調節し，それら自体も多様な行動的，生理的過程にも役立つ．逆に言えば，各中枢神経系(central nervous system：CNS)神経行動過程はモノアミンを含む神経伝達物質系の多様な相互作用によって調節されている．

　この複雑性は神経精神疾患に影響する多様なモノアミン神経伝達物質を通しての分子，細胞系レベルの正確な理解への大きな挑戦である．しかし，実験的な神経科学におけるのと同様ヒト遺伝子やゲノムにおける最近の進歩は，この疑問に光を当てるようになった．分子の複製はこれらの神経伝達物質の合成や細胞活動，そして細胞の再吸収をそれぞれに媒介する酵素，受容体(レセプター)，トランスポーター(輸送体)のようなモノアミン性神経伝達を制御する膨大な数の遺伝子を特定している．動物実験での遺伝子機能や細胞活動を修正する能力は，行動のプロセスを調節する特定の遺伝子と神経経路の役割を解明したが，ヒト遺伝学の研究は，特定のモノアミン関連遺伝子に含まれる対立異型遺伝子(alleric variant)と，精神疾患と異常な特性の間に関連があるという証拠を示した．

　モノアミンは特定の細胞表面受容体に結合することにより標的細胞に作用する．それぞれのモノアミンには複数の受容体のサブタイプがあり，これらは多様な部位や細胞以外の場所に現れ，多様な細胞間のシグナリング経路をつなぐ．この一連の受容体によって各モノアミン神経伝達物質が標的細胞をさまざまな方法で調節することを可能にしており，同一の分子が，どの受容体のサブタイプが各々の細胞により表現されているかによって，ほかの細胞を阻害している間にある細胞を活性化することができる．モノアミンの多様性については以下で述べる．

セロトニン

　百万もの中枢神経系ニューロンの中でセロトニンを産生するニューロンは1つだけであるが，これらの細胞は事実上，中枢神経系機能のすべての面に影響する．セロトニン性神経細胞の細胞体は脳幹の正中縫線核に分布している．頭側縫線核は脳を通して上行性軸索投射するが，一方，下行性尾側縫線核は延髄，小脳，脊髄に投射する(図1.4-1)．脊髄後角に神経分布する下行性のセロトニン性線維は痛覚経路の抑制に関係している．この発見はいくつかの抗うつ薬の疼痛緩和効果に関係している．中枢神経系セロトニン神経の緊張性発火はレム睡眠中に活動停止することで，睡眠-覚醒サイクルに変化をもたらす．セロトニン性の発火の増加は，律動的な運動行動の間に観察され，これはセロトニンがいくつかの運動系出力の形態を調整することを示唆する．

　皮質と大脳辺縁系の主なセロトニン性神経分布は，中脳の背側・正中縫線核に始まる，それらの場所にあるセロトニン性ニューロンは中間前脳束を通って標的の前領域に投射する．正中縫線核は，大脳辺縁系に神経分布するセロトニン性の線維の大半を供給するが，背側縫線

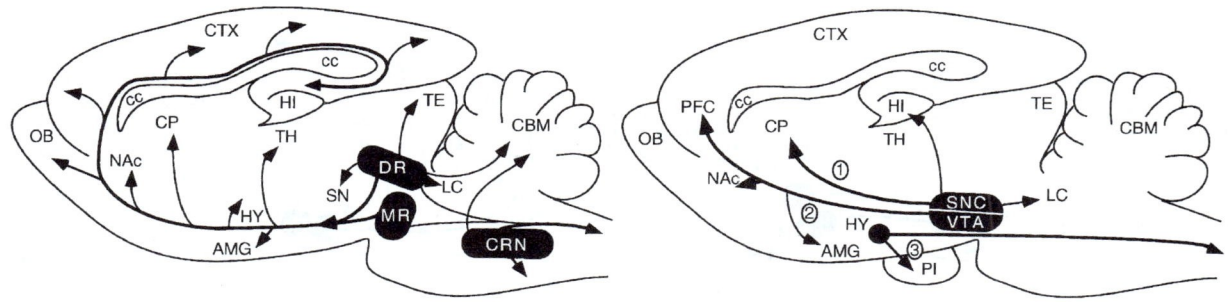

図 1.4-1 脳のセロトニン経路（ラット）．セロトニンの神経は脳幹の正中縫線に位置し，軸索を通して投射する．ヒトとラットではモノアミン経路におおよその類似がある．扁桃体（amygdala：AMG），小脳（cerebellum：CBM），脳梁（corpus callosum：cc），尾状果核（caudate putamen：CP），尾状の縫線核（caudal raphe nucleus：CRN），新皮質（neocortex：CTX），背側縫線核（dorsal raphe nucleus：DR），海馬（hippocampus：HI），視床下部（hypothalamus：HY），青斑核（locus ceruleus：LC），内側縫線核（median raphe nucleus：MR），側座核（nucleus accumbens：NAc），嗅球（olfactory bulb：OB），黒質（substantia nigra：SN），視蓋（tectum：TE），視床（thalamus：TH），海馬の乳頭体隆起核（tuberomammillary nucleus of hypothalamus：TM）．（Sadock BJ, Sadock VA, Ruiz P. *Kaplan & Sadock's Comprehensive Textbook of Psychiatry*. 9th ed. Philadelphia：Lippincott Williams & Wilkins；2009：65 から転載）

図 1.4-2 脳のドパミン経路（ラット）．3 つの主なドパミン経路：（1）黒質線条体経路，（2）中央皮質辺縁経路，（3）下垂体粗面経路．AMG，CBM，cc，CP，CTX，HI，HY，LC，NAc，OB，前頭前野皮質（prefrontal cortex：PFC），脳下垂体（pituitary：PI），黒質部（substantia nigra pars compacta：SNC），TE，TH，腹側被蓋部（ventral tegmental area：VTA）．（Sadock BJ, Sadock VA, Ruiz P. *Kaplan & Sadock's Comprehensive Textbook of Psychiatry*. 9th ed. Philadelphia：Lippincott Williams & Wilkins；2009：66 から転載）

核は，線条体と視床に神経分布するセロトニン性線維の大半を供給する．

これらのセロトニン性神経核の標的領域の違いに加えて，構成する神経の間にある細胞の違いもある．背側縫線セロトニン性線維は，細く，結節状構造（varicosity）と呼ばれる小さい小胞に覆われた腫脹をもつが，一方正中縫線の繊維は巨大な球形またはビーズ状の結節状構造をもつ．セロトニンがどの程度，真のシナプスまた局所的神経伝達物質として作用するのか，あるいは局所的内分泌ホルモンまたは共同的神経伝達物質として作用するのかはわかっておらず，そしてその役割が神経線維の起始部位による上記のようなタイプの違いによって決まるのかもわかっていない．これらの線維は，MDMA（3,4-methylenedioxy-methamphetamine[ecstacy]）というアンフェタミン類似物質の神経毒性作用に対して異なる感受性を示し，背側縫線の細い軸索は障害されるが，正常縫線の太いビーズ状の軸索は影響を受けない．これらの形態学的な差の重要性は不明であるが，最近の研究で背側および正中縫線核のセロトニン性ニューロンの機能的な差が特定されてきた．

ドパミン

ドパミンニューロンは他のモノアミンと比べてより広く分布しており，中脳黒質，腹側被蓋野，そして中脳水道周囲の灰白質，視床下部，嗅球，網膜に分布する．末梢ではドパミンは腎臓でみられる腎性血管拡張，利尿，そしてナトリウム排泄の作用をする．3 つのドパミンシステムが精神医学に密接に関連している．すなわち，黒質線条体系，中脳皮質辺縁系，隆起下垂体系である（図 1.4-2）．黒質線条体の変性はパーキンソン病の原因となり，中脳黒質核のドパミンニューロンの発達と機能に焦点を当てた熱心な研究が行われている．この部位の緻密部に存在するドパミンの細胞体は線条体（特に，尾状核と被殻）に上行性に投射し，運動を調節する．抗精神病薬の錐体外路作用は線条体性のドパミン受容体の阻害によるものと考えられている．

中脳の腹側被蓋野は黒質正中部にあり，中脳皮質辺縁系ドパミンシステムが起こるドパミン性ニューロンを含む．これらのニューロンは側坐核や扁桃体といった辺縁系構造に神経分布する上行性投射を送る．正中側坐核の経路は，神経学的報酬系の中心要素であり，最近この分野は熱心な研究がなされている．すべての乱用薬物は正中側坐核のドパミン経路を活性化し，そしてこの経路での可塑的変化が薬物中毒の基底にあると考えられている．正中辺縁系の投射は，幻覚や妄想などの統合失調症の陽性症状をコントロールするためのドパミン受容体拮抗薬である抗精神病薬の主要な標的と考えられている．

VTA のドパミンニューロンはまた，作業記憶や注意を調節する前頭前野皮質のような皮質構造に投射を送る．この経路の活性の面では統合失調症の根底にある陰性症状をもたらす．したがって，中央辺縁系経路においてドパミン受容体を遮断することで陽性症状を減弱させる抗精神病薬は，同時に中央皮質経路において同様にドパミン受容体を遮断することにより陰性症状を悪化させる可能性がある．クロザピン（クロザリル）にみられる錐体外路副作用のリスクの低さ（他の定型抗精神病薬に対して）は，正中皮質投射の相対的選択効果によるものと考えられる．隆起下垂体系は視床下部弓状部と脳室周囲

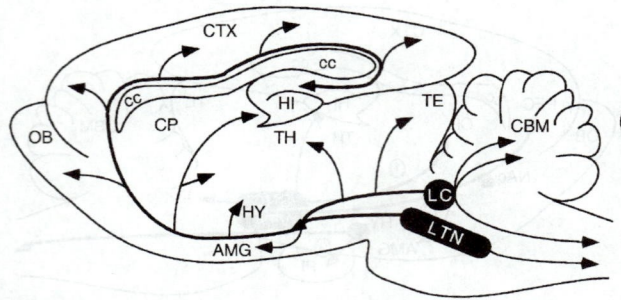
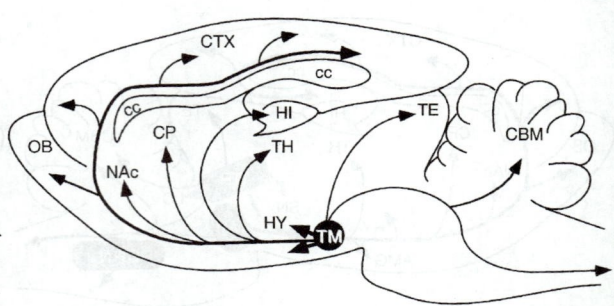

図 1.4-3 脳のノルアドレナリン性経路（ラット）．ノルアドレナリン性の投射は青斑核と外側被蓋核（lateral tegmental noradrenergic nuclei：LTN）に位置する．AMG, CBM, CP, CTX, HI, HY, OB, TE, TH．（Sadock BJ, Sadock VA, Ruiz P. *Kaplan & Sadock's Comprehensive Textbook of Psychiatry*. 9th ed. Philadelphia：Lippincott Williams & Wilkins；2009：66 から転載）

図 1.4-4 脳のヒスタミン性経路（ラット）．ヒスタミン性神経は尾側の視床下部の乳頭体粗面核に位置し，視床下部やもっと離れた脳の領域に投射する．CBM, cc, CP, CTX, HI, NAc, OB, TE, TH．（Sadock BJ, Sadock VA, Ruiz P. *Kaplan & Sadock's Comprehensive Textbook of Psychiatry*. 9th ed. Philadelphia：Lippincott Williams & Wilkins；2009：67 から転載）

核にあるドパミンニューロンからなり，これらは下垂体腺に投射することによりプロラクチンの放出を抑制する．下垂体でドパミン受容体を遮断する抗精神病薬は，プロラクチン放出の抑制を解除をして乳漏症を引き起こす可能性がある．

ノルエピネフリンとエピネフリン

自律神経系の交感神経節後線維はノルエピネフリンを放出し，結果的に頻脈や高血圧など広範囲の末梢効果を現す．副腎髄質はエピネフリンを放出し，これは似たような効果を産出する．エピネフリン分泌性褐色細胞腫は突然の交感神経の活性化，中枢性の覚醒，不安の増大を引き起こす．

ノルエピネフリンニューロンは脳内の橋と延髄にある青斑核（locus ceruleus：LC）と外側被蓋ノルアドレナリン性核2つの大きな群をなして存在する（図1.4-3）．これら2つの部位からのノルアドレナリン性投射は，脳脊髄幹を通して投射するように広く分枝する．ヒトでは，橋尾部にある背側部青斑核は，脳の両側に整然と集められた約1万2000のニューロンからなる．これらの細胞は，主要なノルアドレナリン性投射を新皮質，海馬，視床，中脳被蓋に供給する．青斑核のニューロンは動物の覚醒レベルを変える．発火頻度は進行中の行動を中断させたり注意を再配分させるような刺激に対する最大の反応を必要とする新しいそして，またはストレス性の刺激に反応する．同時に，生理学的研究は，覚醒状態，警戒，ストレス応答の調節において，この構造に対する1つの役割を示唆した．外側被蓋核ニューロンからの投射は，背側の橋と延髄を通して疎に散在しているが，青斑核のものと部分的に重なっている．両細胞グループからの繊維は扁桃体，中隔，脊髄に神経分布している．また視床下部や脳幹下部のような他の部位では，主に外側被蓋核からアドレナリン性入力を受けている．エピネフリンを神経伝達物質として利用するニューロンはほとんどない

が，それらは橋尾部と延髄に位置しノルアドレナリン性神経と混ざっている．これらのグループからの投射は，視床下部や青斑核の中脳の求心性・遠心性内臓神経核を上行し神経分布する．

ヒスタミン

ヒスタミンはアレルギー反応における役割によってよく知られている．ヒスタミンは肥満細胞の中に蓄えられた炎症媒介物質であり，アレルゲンと相互作用して細胞の表面に放出される．一度放出されると，ヒスタミンは血管の漏出，浮腫，顔面や局所的なアレルギー症状を起こす．対照的に，中枢性ヒスタミン性神経経路は，より最近になって，合成酵素であるヒスチジン脱炭酸酵素やヒスタミンに対する抗体を使う免疫細胞化学により特定されてきた．ヒスタミン性の細胞体は，視床下部後部位に位置しており，隆起乳頭体核と名づけられた．隆起乳頭体核ニューロンのはたらきは，覚醒時に最も高い活性を示し，徐波睡眠中のゆっくりとした発火，レム睡眠時の発火の欠如など，睡眠覚醒サイクル全般にわたり変化するという特徴がある．ヒスタミン性線維は脳と脊髄を通してびまん性に投射する（図1.4-4）．背側上行性投射は正中前脳束を通り，視床下部，（ブローカ）対角帯，中隔，そして嗅球に神経分布する．背側上行性投射は視床，海馬，扁桃体，そして吻側前脳に神経分布する．下行性投射は中脳中心灰白質を通って背側後脳と脊髄に至る．線維は，古典的なシナプスをほとんど伴わない結節状構造をもち，ヒスタミンは，局所的なホルモンのように，放出された場所から離れた所に作用すると考えられてきた．視床下部は最も濃密なヒスタミン性の神経分布を受け，この伝達物質が自律神経と神経内分泌過程の調節するという役割を行う．加えて，強いヒスタミン性神経分布はモノアミン性とコリン性の神経核でみられる．

アセチルコリン

脳内で，コリン性ニューロンの軸索突起は離れた脳の

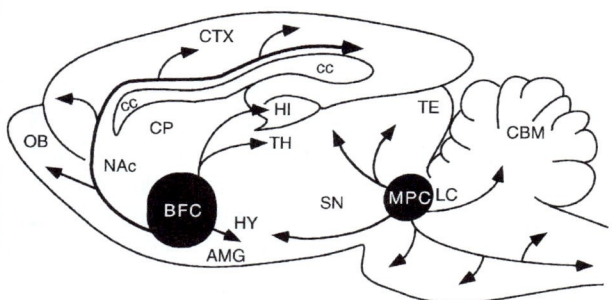

図 1.4-5 脳のコリン性投射の経路（ラット）．主要なコリン性神経は大脳基底部の複合体（basal forebrain complex：BFC）と橋の中部の複合体（mesopontine complex：MPC）に位置する．AMG, CBM, cc, CP, CTX, HI, HY, LC, NAc, OB, 黒質（substantia nigra：SN）, TE, TH．（Sadock BJ, Sadock VA, Ruiz P. *Kaplan & Sadock's Comprehensive Textbook of Psychiatry*. 9th ed. Philadelphia：Lippincott Williams & Wilkins；2009：67 から転載）

部位に投射（投射ニューロン）したり，同じ構造内の局在細胞に連絡する（介在ニューロン）．脳内でコリン性投射ニューロンは2つの大きな群をなす．前脳基底部の複合体と橋中部複合体である（図1.4-5）．前脳基底部複合体は，コリン性神経支配の大半を非線条体終脳に供給する．それはマイネルト基底核，ブローカ対角帯の水平・垂直面，そして正中中隔核からなる．これらのニューロンは，皮質や扁桃体の広い領域投射により，帯状回前部と嗅球，海馬それぞれに投射する．アルツハイマー病では基底核のニューロンが著しく変性しており，皮質のコリン性神経分布の相当な減少につながる．神経欠損の拡大は認知症の程度に関連しており，この疾患においてコリン性欠損は認知の低下を助長し，アセチルコリンのシグナルを送信を促進する薬物の有効性と一致する．

橋正中部複合体は中脳及び橋の後外側被蓋核と橋脚にあるコリン性ニューロンからなり，視床と中脳領域（腹側被蓋野と黒質のドパミン性ニューロンを含む）にコリン性の神経分布を供給し，青斑核や背側縫線，脳神経核のような他の脳幹の部位に下行性の神経分布をする．セロトニン性，ノルアドレナリン性，ヒスタミン性ニューロンに比べて，コリン性ニューロンはレム睡眠中も発火し続け，レム睡眠誘導の役割を果たしている．また，アセチルコリンは線条体を含むいくつかの脳領域の介在ニューロンにもみられる．線条体のコリン性神経伝達の調節は抗コリン性薬物の抗パーキンソン作用に関係している．末梢アセチルコリンは重要な神経伝達物質であり，骨格筋に神経分布する運動ニューロン，自律神経節節前線維，副交感神経節節後線維に存在する．末梢のアセチルコリンは徐脈や血圧低下，消化機能の活性化を含む副交感神経系の特有の後シナプスの効果を媒介する．

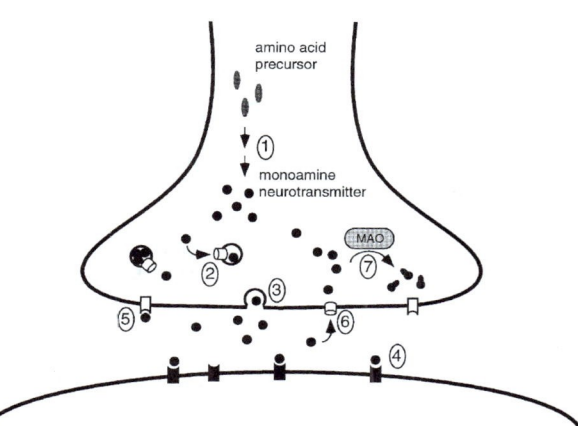

図 1.4-6 モノアミン性シナプスの機構の図．シナプスの神経伝達に関するステップは本文中に記述してある．モノアミン酸化酵素（monoamine oxidase：MAO）．（Sadock BJ, Sadock VA, Ruiz P. *Kaplan & Sadock's Comprehensive Textbook of Psychiatry*. 9th ed. Philadelphia：Lippincott Williams & Wilkins；2009：68 から転載）

モノアミン合成，貯蔵，変性

神経解剖学的類似性に加えて，モノアミンも同様の方法で合成され，貯蔵され，分解される（図1.4-6）．モノアミンは共通のアミノ酸前駆体から，ニューロンの中で合成され（図1.4-6 ステップ1）小胞モノアミントランスポーターによってシナプス小胞に取り込まれる（図1.4-6 ステップ2）．刺激により，神経終末内の小胞は前シナプス終末と融合し，神経伝達物質をシナプス間隙に放出する（図1.4-6 ステップ3）．一度放出されると，モノアミンは後シナプス細胞の働きを変える後シナプス受容体と相互作用し（図1.4-6 ステップ4），また，さらなる放出を抑制するために神経終末の前シナプス自己受容体に働くことがある（図1.4-6 ステップ5）．さらに，放出されたモノアミンは，細胞膜輸送蛋白によりシナプス間隙から神経終末にとりこまれることもあり（図1.4-6 ステップ6），この過程は再取り込みとして知られている．再取り込みは，モノアミンのシグナル伝達の総量の制限や時間的な持続に重要な役割を果たしている．いったんモノアミンが取り込まれると酵素による分解（図1.4-6 ステップ7）を受けるか，小胞に取り込まれ分解から保護される．アセチルコリンの経過はこの図とは異なり，この項で後述する．

セロトニン

中枢神経系に含まれるセロトニンは体内セロトニンの2%以下である．末梢のセロトニンは血小板，肥満細胞，そして腸クロム親和細胞に存在する．体内のセロトニンの80%以上は消化器系にあり，運動と消化機能を調節す

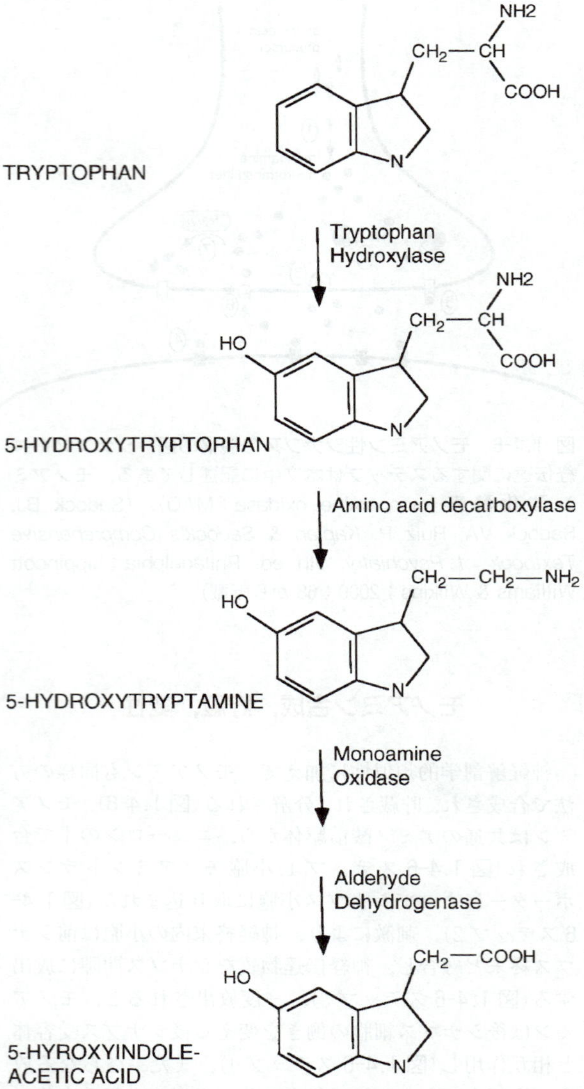

図1.4-7 セロトニンの合成と異化作用．(Sadock BJ, Sadock VA, Ruiz P. *Kaplan & Sadock's Comprehensive Textbook of Psychiatry*. 9th ed. Philadelphia：Lippincott Williams & Wilkins；2009：68 から転載)

る．血小板のセロトニンは非常に特異的なメカニズムを通して凝集，凝固を促す．セロトニン分子の小GTP結合蛋白への共有結合は，これらの蛋白を活性化し，この過程はセロトニン化と呼ばれる．末梢のセロトニンは血液脳関門を通過できないため，セロトニンは脳でも合成される．セロトニンは食事により摂取されるアミノ酸のトリプトファンから合成される．セロトニン合成の律速段階は，トリプトファン水酸化酵素によるトリプトファンの水酸化により5-ヒドロキシトリプトファン(5-HT)が形成される(図1.4-7)．トリプトファン水酸化酵素には2つのアイソフォーム(isoform)が存在する，1つは主に末梢でみられるが，もう片方は中枢神経系に限定される．

正常な状況では，トリプトファンの濃縮はセロトニン合成において律速される．そのためトリプトファンの有用性の決定要因に大きな注目が集められていた．セロトニンとは違ってトリプトファンは飽和性能動性化輸送機構(saturable active carrier mechanism)により脳に取り込まれる．トリプトファンは輸送において他の中性アミノ酸と競合するため，このアミノ酸の脳への取り込みは循環しているトリプトファン量と，他の高分子中性アミノ酸に対するトリプトファンの割合により決められる．この割合はインスリン放出を誘導し多くの高分子中性アミノ酸の末梢組織への取り込む炭水化物の摂取により上昇する．逆に，高蛋白食は比較的低トリプトファンとなりがちなので，この割合を低くする．さらに，特別な低トリプトファン食のダイエットは脳のセロトニン量を著しく低下させる．トリプトファンの水酸化後，5-ヒドロキシトリプトファンは芳香族アミノ酸脱炭酸酵素(ドーパミン合成にもかかわる酵素)により速やかに脱炭酸化され，セロトニンを形成する．

セロトニン分解の第1段階は，アルデヒドを形成するためにアミノ基を酸化するモノアミン酸化酵素A (MAO_A)により媒介される．これは MAO_A はミトコンドリアの細胞膜にあり，その基質特異性において非特異的である．それゆえ，セロトニンに加えてノルエピネフリンも酸化する．MAO阻害薬(MAOI)によるセロトニン濃度の上昇は，抗うつ薬の効果の基底にあると考えられている．MAO_Aによる酸化の後，生成物のアルデヒドはさらに酸化されて5-ヒドロキシインドール酢酸(5-HIAA)になる．5-HIAAの濃度はしばしばセロトニン系活性の活動との相関として測定されるが，これらの濃度とセロトニン性ニューロンの活性との関連は明らかではない．

カテコールアミン

カテコールアミンは，能動的輸送系(図1.4-8)を経て脳に取り込まれるアミノ酸であるチロシンから合成される．カテコールアミン性ニューロンにおいて，チロシン水酸化酵素はチロシンのメタ位にヒドロキシル基群を付加する触媒となり，L-ドパを産生する．カテコールアミン合成におけるこの律速段階は，高濃度カテコールアミンによって阻害される(最終生成物阻害)．チロシン水酸化酵素は通常，基質と飽和するため，チロシン濃度の操作は容易にカテコールアミン合成の割合に影響しない．いったん形成されると，L-ドパは細胞質にあるドパ脱炭酸酵素により速やかにドパミンに変わる．この酵素はL-ドパだけでなくトリプトファンを含むすべての自然由来の芳香族L-アミノ酸に作用すると今では認識されており，よってより正しくは芳香族アミノ酸脱炭酸酵素と呼ばれる．ノルアドレナリ性およびアドレナリン性のニューロンではドパミンは，ノルエピネフリンを形成するためのドパミンβ水酸化酵素により酸化される場所である貯蔵小胞に能動的に輸送される．アドレナリン性

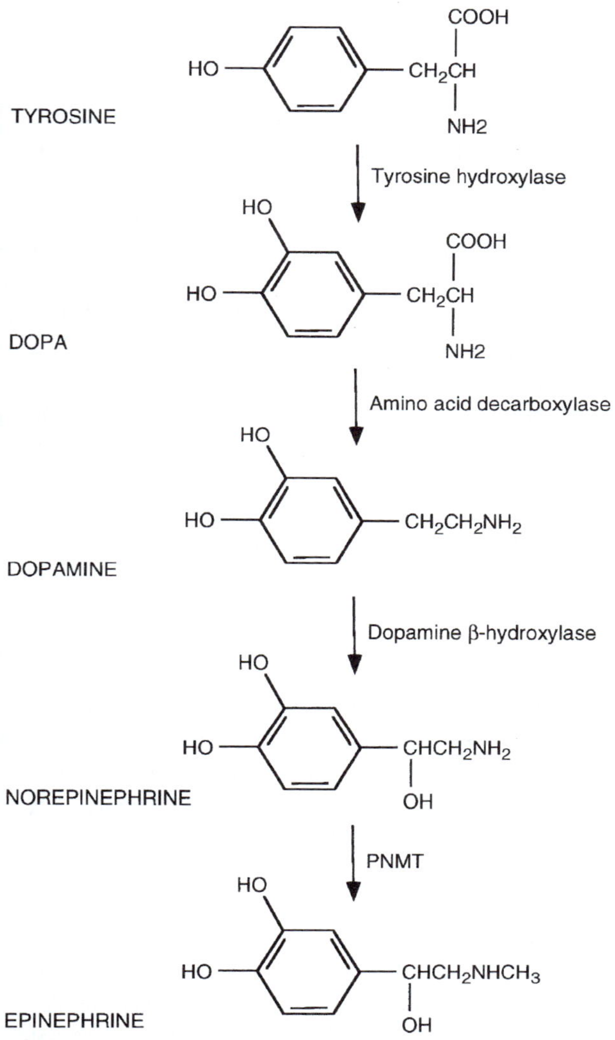

図 1.4-8　カテコールアミンの合成．(From Sadock BJ, Sadock VA, Ruiz P. *Kaplan & Sadock's Comprehensive Textbook of Psychiatry*. 9th ed. Philadelphia：Lippincott Williams & Wilkins；2009：69 から転載)

の分解・代謝の遮断は，脳内モノアミン濃度の増加をもたらす．MAO はまた有毒なアミンの蓄積を防ぐ消化管や肝臓などの末梢組織に存在する．例えば，末梢のMAO は食事由来のチラミンという，交感神経節後繊維終末からノルエピネフリンに代わることができるアミンを分解し，チラミンが多量に存在すると高血圧をもたらす．したがって，MAO 阻害剤で治療される患者は，高用量のチラミンを含む塩漬けや発酵させた食品を避けるように注意される．カテコール-o-メチルトランスフェラーゼ(COMT)は細胞質にあり，脳や末梢組織を通して広く分布しているが，アドレナリン性ニューロンにはあったとしてもごくわずかである．それは幅広い基質特異性をもち，S-アデノシルメチオニンから大半のカテコール化合物の m-ヒドロキシル基へのメチル基の変換を触媒している．これらや他の酵素によって作られるカテコールアミンの代謝物は，カテコールアミン系システムの活動の指標として頻繁に測定される．ヒトではドパミンとノルエピネフリンの主な代謝物はそれぞれホモバニリン酸(HVA)と 3-メトオキシ-4-ヒドロキシフェニルグリコール(MHPG)である．

ヒスタミン

セロトニンと同様，脳は体内でみられるヒスタミンのうち，ごくわずかしか含んでいない．ヒスタミンは体のほとんどの組織，特に肥満細胞に分布している．ヒスタミンは容易には血液脳関門を通過しないので，ヒスタミンは脳で合成されると考えられている．脳ではヒスタミンは特定の L-ヒスチジン脱炭酸酵素によるアミノ酸のヒスチジンの脱炭酸化によって形成される．この酵素は通常の基質では飽和されないので，合成はヒスチジン濃度に敏感に反応する．これは末梢のヒスチジンの投与が脳のヒスタミン濃度の増加という所見と一致する．ヒスタミンはヒスチジン N-メチルトランスフェラーゼによって脳で代謝されメチルヒスタミンとなる．逆に，メチルヒスタミンは MAO_B により酸化的脱アミノ作用をうける．

アセチルコリン

アセチルコリンはコリンアセチルトランスフェラーゼ(ChAT)により調節される．アセチル補酵素 A(ACoA)からコリンへのアセチル基の転移により合成される．脳内のコリンの大半は新たに合成されるというよりは血液から輸送される．コリンは高親和性能動輸送機構によってコリン性ニューロンに取り込まれ，この取り込みはアセチルコリン合成の律速段階である．コリン輸送の割合は，コリン性神経活動が増加すればコリンの取り込みが上昇するように制御されている．合成後，アセチルコリンは小胞のアセチルコリン輸送体の作用を通してシナプス小胞に貯蔵される．小胞放出後，アセチルコリンはシナプス間隙のアセチルコリンエステラーゼによる加水分解により速やかに分解される．この加水分解によりつく

ニューロンと副腎髄質では，ノルエピネフリンは細胞質の画分にあるフェニルエタノールアミン N-メチルトランスフェラーゼによってエピネフリンに変化する．

カテコールアミンの分解で主な役割を果たすのはモノアミン酸化酵素とカテコール-O-メチルトランスフェラーゼ(COMT)である．MAO はミトコンドリアの細胞膜の外膜に位置し，アドレナリン性繊維の終末に含まれ，カテコールアミンを酸化的に脱アミノ化し，対応するアルデヒドにする．異なる基質特異性をもつ 2 つの MAO アイソザイムが特定されてきた．MAO_A はセロトニンとノルエピネフリンを選択的に脱アミノ化し，B 型 MAO (MAO_B)ドパミン，ヒスタミンそして広域フェニルチルアミン類を脱アミノ化する．ニューロンは両方の MAO アイソフォームをもつ．MAO 阻害薬によるモノアミン

られたコリンの大半は，コリン輸送体を経て前シナプス終末にとりこまれる．注目すべきは，アセチルコリンエステラーゼはコリン性ニューロンとシナプスに主に局在するが，ブチリルコリンエステラーゼと呼ばれるコリンエステラーゼの第2段階はグリアと同様に肝臓と細胞質でみられる．アルツハイマー病の治療ではコリン性機能の強化を目的とした戦略は，主にコリンエステラーゼ阻害薬の使用によってアセチルコリンの通常の分解を防ぐことであり，行動の障害と同様に認知機能障害の改善にある程度の効果を示している．また，コリンエステラーゼ阻害薬は，アセチルコリン受容体への自己抗体による神経筋伝達障害による筋力低下を特徴とする重症筋無力症の治療にも使われる．

トランスポーター

モノアミン形質膜トランスポーター蛋白の分子的特徴について非常に大きな進歩がなされた．これらの膜蛋白は，対合的に放出されたモノアミンの前シナプス終末への再取り込みを調節する．このプロセスは Na^+ イオンと Cl^- イオンの共輸送体を含み，細胞膜の Na^+/K^+ ATP-ase により作られるイオンの濃度勾配により作動する．モノアミンの再取り込みはモノアミン性受容体の活性化の範囲と持続を制限するという点で重要なメカニズムである．再取り込みは終末でのモノアミン神経伝達物質の貯蔵を補充するための主なメカニズムでもある．さらにトランスポーターは，数々の抗うつ薬，精神刺激薬やモノアミン性神経毒物質に対し標的分子として働く．一方，トランスポーター分子は，セロトニンへのもの(SERT)，ドパミンへのもの(DAT)，ノルエピネフリンのもの(NET)はすでに特定されているが，ヒスタミンとエピネフリンへのトランスポーターの選択性は立証されていない．

薬物乱用では，コカインは3つの既知のモノアミントランスポーター全部に高い親和性をもって結合するが，薬物の刺激特性は主に DAT の遮断による．この仮説は最近，この分子が欠落するよう操作された変異マウスの系統では，コカインに誘発される運動器の刺激が認められないことにより，支持されるようになった．事実，精神刺激薬はこれらの動物では逆説的に運動器の抑制を起こした．これはセロトニントランスポーターの遮断によって起こるとされてきたものである．コカインの報酬特性も主にドパミントランスポーターの阻害によるものとされているが，コカインはドパミントランスポーターを欠いたマウスにも報酬効果を現すので，他の標的も同様にこの効果を媒介していると考えられる．ドパミン性のメカニズム同様セロトニン性メカニズムも関与しているようである．トランスポーターはまた，神経毒性物質がモノアミン性ニューロンに入り損傷を与えるような経路を供給すると考えられ，その例として，ドパミン性神経毒性物質の1-メチル-4-フェニル-1,2,3,6-テトラヒドロピリジン(MPTP)やセロトニン性神経毒性物質の MDMA がある．

小胞モノアミントランスポーター

モノアミンのシナプス前終末への再取り込みに加えて，2つ目の輸送過程はシナプス小胞にモノアミンを集めて貯める働きをする．小胞でのモノアミンの輸送と貯蔵は以下のような目的にかなっている．(1)適切な生理的刺激下で伝達物質の制御された放出を可能にする，(2) MAO によるモノアミンの分解を防ぐ，(3)細胞質のモノアミンの酸化により作られたフリーラジカルの有害作用から神経細胞を守る．細胞膜のトランスポーターとは対照的に，小胞モノアミントランスポーターの1つの型は脳の中のシナプス小胞へのモノアミンの取り込みを媒介すると考えられている．降圧薬であるレセルピン(アポプロン)によるこの小胞モノアミントランスポーターの阻害は，脳のセロトニン，ノルエピネフリン，ドパミンを枯渇させ，自殺や感情障害のリスクを上昇させることがわかっている．

受容体

最終的に，モノアミンの CNS 機能への効果と反応は受容体分子との相互作用による．受容体の細胞膜蛋白へのモノアミンの結合は，神経の興奮性を調節する一連の細胞内現象を起こす．トランスポーターと異なり，多数の受容体のサブタイプが各モノアミン神経伝達物質のために存在する(表1.4-1)．

セロトニン受容体

5-ヒドロキシトリプトファンタイプ1(5-HT_1)受容体は，ヒトでは 5-HT_{1A}，5-HT_{1B}，5-HT_{1D}，5-HT_{1E}，5-HT_{1F} と呼ばれるサブタイプからなる最大のセロトニン受容体サブファミリーを構成している．5つの 5-HT_1 受容体サブタイプはすべて，イントロンのない遺伝子構成，セロトニンへの高い親和性，そしてアデニル酸シクラーゼの抑制作用を示す．これらの中で最も集中的に研究されているのは 5-HT_{1A} 受容体である．このサブタイプは主に海馬，皮質，中隔などの前脳神経のシナプス後膜およびセロトニン神経にみられ，抑制性細胞体樹状突起の自己受容体として機能する．5-HT_{1A} 受容体は不安と抑うつの両者の調整因子として重要である．セロトニン再取り込み阻害薬の長期的な投与による 5-HT_{1A} 自己受容体のダウンレギュレーションは，抗うつ薬の効果と関係しており，SSRI は後シナプスの 5-HT_{1A} 受容体の活性化によりもたらされる海馬での神経形成の増加を経て行動的な効果を生み出す．また，ブスピロン(BuSpar)のような 5-HT_{1A} 受容体部分作動薬は抗不安薬と抗うつ薬の両方の特性を示す．

最近は，クロザピン(クロザリル)，リスペリドン(リスパダール)，オランザピン(ジプレキサ)のような非定型抗精神病薬の作用への 5-$HT_{2A/C}$ 受容体の関与が多くの

表 1.4-1 モノアミン受容体:概要

伝達物質	サブタイプ	主な効果器	提唱される臨床的関連
ヒスタミン	H_1	↑PI 代謝回転(ホスファチジルイノシトール)	拮抗薬は抗アレルギーと抗炎症薬として使われる.また,鎮静と体重増加を促進する
	H_2	↑AC(アデニル酸シクラーゼ)	拮抗薬は消化性潰瘍,胃腸逆流,胃腸出血の治療に使われる
	H_3	↓AC	拮抗薬は睡眠障害,肥満,認知症の治療に勧められる
	H_4	↓AC	拮抗薬の抗炎症薬としての使用が可能
エピネフリン/ノルエピネフリン	$α_{1A,B,D}$	↑PI 代謝回転	拮抗薬は前立腺疾患の管理に使われる
	$α_{2A,B,C}$	↓AC	鎮静と高血圧の作動薬
	$β_1$	↑AC	心機能の制御,拮抗薬は抗不安薬になる可能性
	$β_2$	↑AC	作動薬は気管支拡張薬として使われる
	$β_3$	↑AC	作動薬は肥満治療薬として使用可能
セロトニン系	$5HT_{1A,1B,1D,1E,1F}$	↓AC, ↑GIRK(GI 蛋白質共役型内向き整流カリウムチャネル)	部分作動薬(ブスピロン)は抗不安薬であり,海馬の神経形成に働く.$5HT_{1B/D}$拮抗薬は抗片頭痛薬(トリプタン)として使われる
	$5-HT_{2A}$, $5-HT_{2B}$, $5-HT_{2C}$	↑PI 代謝回転	2A 拮抗薬:抗精神病作用 2A 作動薬:幻覚発現薬 2B 作動薬:心臓弁膜症 2C 作動薬:食欲抑制薬,抗てんかん薬として開発中?
	$5-HT_3$	Na^+チャネル,細胞膜の脱分極	作動薬は鎮吐薬(オンダンセトロン)である
	$5-HT_4$	↑AC	部分作動薬は IBS(過敏性腸症候群)に使われる(テガセロッド)
	$5-HT_5$, $5-HT_6$, $5-HT_7$	↑AC	不明 不明 拮抗薬は抗うつ薬の効力がある
ドパミン系	D_1-like family (D_1, D_5)	↑AC	D_1作動薬はパーキンソン病に使われる
	D_2-like family (D_2, D_3, D_4)	↓AC	D_2拮抗薬は抗精神病薬(例えば,ハロペリドール)である D_3作動薬はパーキンソン病,むずむず脚症候群に使われる(例えば,ピ・シフロール)

Sadock BJ, Sadock VA, Ruiz P. *Kaplan & Sadock's Comprehensive Textbook of Psychiatry*. 9th ed. Philadelphia:Lippincott Williams & Wilkins:2009:71 から転載.

注目を集めている.これらの薬物の受容体結合特性の分析は,$5-HT_{2A}$受容体の阻害は非定型抗精神病薬の治療上の効果と関連をもつという仮説を導いた.興味深いことに $5-HT_{2A}$受容体は作業記憶の認知過程にも関係しており,この機能は統合失調症において障害されていると考えられている.

$5-HT_{2C}$受容体は海馬,前頭前野皮質,扁桃体,線条体,視床下部,脈絡叢など多くの CNS 領域に多数存在する.$5-HT_{2C}$受容体の刺激は食欲抑制だけでなく,不安を惹起すると考えられており,これは視床下部のメラノコルチンとレプチンの作用経路の相互作用の結果生じるのであろう.$5-HT_{2C}$受容体は非定型抗精神病薬に伴う体重増加と 2 型糖尿病の発症にも関与していると考えられる.実際に,この受容体のサブタイプを欠くマウスは過食に伴う肥満症と,発作感受性の増強を示し,これは $5-HT_{2C}$受容体が興奮性の神経ネットワークを制御することを示唆している.種々の抗うつ薬と抗精神病薬は高い親和性により $5-HT_{2C}$受容体に拮抗する.反対に,リゼルグ酸ジエチルアミド(LSD)のような幻覚剤は $5-HT_2$(および他の)セロトニン受容体のサブタイプで作動活性を示す.$5-HT_{2C}$受容体の転写も RNA の編集をうけ,セロトニン誘導活性に対する基本に大きな変更を受けたアイソフォームが作られる.$5-HT_{2C}$受容体のメッセンジャーリボ核酸(mRNA)の編集の変化は大うつ病の病歴のある自殺者の脳で見出されており,SSRI はこのような編集パターンを変更することが示されている.

ドパミン受容体

1979 年には,ドパミン活性は 2 つ以上の受容体のサブタイプによって調節されていると明確に認識されていた.D_1,D_2と呼ばれる 2 つのドパミン受容体は,一連の作動薬と拮抗薬の異なる結合親和性の原則,異なる効果

器のメカニズム，CNS の中における異なる分布パターンで区別された．抗精神病薬の治療効果が D_2 受容体への親和性と強く関連しており，このサブタイプが抗精神病薬の作用の重要な部位としてかかわっていることが後にわかった．最近の分子クローニングの研究は D_3，D_4，D_5 ドパミン受容体をエンコードしているさらなる3つのドパミン受容体遺伝子を特定した．これらの構造，薬理学，主な効果器のメカニズムに基づいて D_3，D_4 受容体は D_2 に似ており，D_5 受容体は D_1 に似ていると考えられている．この最近発見されたサブタイプの機能的な役割はまだ決定的に明らかにされていない．

初期には D_1 受容体は拮抗物質の SCH23390 への高い親和性とハロペリドール（ハロドール）のようなブチロフェノンへの比較的低い親和性により D_2 サブタイプから区別されていた．D_1 受容体の活性化はサイクリックアデノシン1リン酸（cAMP）形成を刺激するのに対し，D_2 受容体刺激は反対の効果を生み出す．

アドレナリン受容体

α_1 受容体と同じく，α_2 受容体サブタイプ（α_{2A}，α_{2B}，α_{2C}）の機能は選択的作動薬と拮抗薬がないため決定するのが難しい．α_2 受容体はシナプス前の自己受容体とシナプス後作用の両方を示し，また，すべてが cAMP の形成を阻害するとともにカリウムチャネルを活性化し，結果として膜の過分極をもたらすと考えられる．これらの受容体は末梢交感神経終末からの神経伝達物質の放出を調節する．α_2 自己受容体（α_{2A} サブタイプのような）の脳内での刺激は青斑核のノルアドレナリン作動性神経の発火を阻害し，これは覚醒に関係する．このメカニズムが α_2 受容体作動薬のクロニジン（カタプレス）の鎮静効果のもとである．さらに，脳幹の α_2 受容体の刺激は，交感神経系活動を抑制し副交感神経系活動を増強する．この作用はクロニジンの降圧効果と，アヘン剤の離脱症状に関連する交感神経系の過活動を抑制する効用と関係している可能性がある．α_2 受容体の活性化は背側縫線核のセロトニン神経の活動を阻害する一方，局在する α_1 受容体の活性化はこれらの神経の活動を刺激し，これはセロトニン神経系への主要な活性化の入力になると考えられている．

ヒスタミン受容体

ヒスタミン系は覚醒水準，摂食行動，神経内分泌反応を調節するとされている．4つのヒスタミン受容体サブタイプは H1，H2，H3，H4 と特定され名付けられた．H4 受容体は最近特定され，主に脾臓，骨髄，白血球のような末梢領域にみられる．他の3つのヒスタミン受容体は CNS に多くみられる．H1 受容体は身体中にみられ，血管内皮細胞だけでなく特に消化管の平滑筋と気管支壁に存在する．H1 受容体は CNS に広く分布しており，視床，皮質，小脳に特に多い．H1 受容体の活性化は G_q の活性化とイノシトールリン脂質代謝回転の刺激と関連し，興奮性神経細胞の反応を増大させる傾向がある．これらの受容体はアレルギー性鼻炎や結膜炎の治療で使われる古典的な抗ヒスタミン薬の標的である．これらの化合物のよく知られた鎮静効果は CNS でのこれらの作用のためであり，ヒスタミンを覚醒および睡眠・覚醒サイクルの調節に関係づける．したがって，ヒスタミンを欠いた突然変異マウスは覚醒と注意の不足を示す．また，いくつかの抗精神病薬と抗うつ薬によって生じる鎮静と体重増加は H1 受容体拮抗作用のためとされている．反対に，H1 受容体作動薬は動物モデルにおいて覚醒と摂食抑制を刺激する．

コリン受容体

M1 受容体は皮質，海馬，線条体を含む前脳で最も多くみられるムスカリン性受容体である．薬理学的な証拠は，M1 受容体の記憶とシナプス可塑性への関与を示唆しており，最近の M1 受容体遺伝子欠損マウスの研究は，皮質と海馬の相互関係を必要とする記憶課題における欠陥を明らかにした．

ニコチン受容体は認知機能，特に作業記憶，注意，処理速度に関係している．皮質と海馬のニコチン性アセチルコリン受容体はアルツハイマー病で著しく減少していることが明らかになっており，一部の患者ではニコチンの投与が注意不足を改善する．アセチルコリンエステラーゼ阻害薬であるガランタミンはアルツハイマー病の治療に使われ，これもニコチン受容体機能を増強する．α_7 ニコチン性アセチルコリン受容体サブタイプは多くの関連遺伝子と考えられるものの1つとして統合失調に関連し，この受容体の減少は感覚ゲーティングの障害と関連する．家族性てんかん症候群の稀な形である常染色体優性夜間前頭葉てんかん（autosomal dominant nocturnal frontal lobe epilepsy：ADNFLE）はニコチン性アセチルコリン受容体の α_4 または β_2 サブユニットの変異を伴う．最後に，喫煙の強化作用は中脳辺縁系ドパミン報酬経路に位置するニコチン性アセチルコリン受容体の刺激と関係する．

アミノ酸神経伝達物質

50年以上にわたって，生体アミンは精神疾患の病態生理学における神経伝達物質の役割についての考えを制圧支配してきた．しかし，最近の10年で，アミノ酸神経伝達物質，中でも特にグルタミン酸と γ アミノ酪酸（GABA）が統合失調症，双極性障害，うつ病，アルツハイマー病，そして不安症を含む精神疾患の幅広い病態生理学にたとえ中心的ではないにしても重要な役割を果たすという証拠が検死，脳画像診断，遺伝学的研究から蓄積されている．

グルタミン酸

グルタミン酸は脳における速い興奮性神経伝達を調節し，脳のシナプスのおよそ80％の神経伝達物質であり，

特に樹状突起と関連する．グルタミン酸神経伝達により脱分極される神経膜の再分極は，脳でのエネルギー消費の80%を占める．脳におけるグルタミン酸の濃度はすべてのアミノ酸の中で最も高く10 mMであり，そのおよそ20%はグルタミン酸の神経伝達物質貯蔵に相当する．

グルタミン酸のシナプス後作用は受容体の2つのファミリーにより調節される．1つは速い神経伝達を担うグルタミン酸作動型の陽イオンチャネルである．グルタミン酸受容体の2つ目のタイプはαアドレナリン受容体やドパミン受容体のようなG蛋白質共役受容体である代謝型グルタミン酸受容体(mGluR)である．mGluRは主にグルタミン酸神経伝達を調節する．

脳における主なグルタミン酸の経路　網膜神経節細胞，蝸牛細胞，三叉神経，脊髄の求心性神経を含むすべての主な知覚求心は，神経伝達物質としてグルタミン酸を使うと考えられている．求心情報を幅広く皮質へと分布する視床皮質投射はグルタミン酸性である．固有で，連合性の，皮質からの遠心性興奮性投射の主な起点である皮質辺縁系領域の錐体神経細胞は，グルタミン酸性である．新しい記憶の形成に重要であると考えられる側頭葉回路は，4種類のグルタミン酸作動性シナプスからなる．貫通線維は海馬の顆粒細胞を刺激し，これがCA3錐体細胞を刺激し，それがCA1錐体細胞を刺激する．小脳皮質を神経支配する登上線維は皮質脊髄路と同様にグルタミン酸性である．

イオンチャネル型のグルタミン酸受容体　イオンチャネル型のグルタミン酸受容体の3つのファミリーが，立体構造による制限またはグルタミン酸の合成類似体による選択的活性化に基づいて特定されている．すなわちα-アミノ-3-ヒドロキシ-5-メチル-4-イソキサゾールプロピオン酸(AMPA)，カイニン酸(KA)，N-メチル-D-アスパラギン酸(NMDA)受容体である．後のクローニング(cloning)により，機能的な受容体を組み立てるサブユニットとなる蛋白質の構造をコードする16の哺乳類の遺伝子が明らかにされた．グルタミン酸作動性イオンチャネル受容体は4量体であると考えられ，サブユニットの構造は受容体の薬理学的そして生物物理学的な特性の両方に影響する．

代謝型グルタミン酸受容体　これらの受容体は効果がG蛋白に媒介されるためにそう呼ばれる．すべてのmGluRはグルタミン酸により活性化されるが，感受性は著しく異なる．今までに8つのmGluRの遺伝子が同定されている．これらの遺伝子はG蛋白共役受容体のスーパーファミリーを形成する7回膜貫通の蛋白質をコードする．

アストロサイト(星状膠細胞)の役割　アストロサイトの特殊化されたエンドフィートはグルタミン酸作動性シナプスを囲む．アストロサイトはシナプスからグルタミン酸を取り去る重要な役割を果たす2つのNa$^+$依存性グルタミン酸トランスポーター(EAAT1とEAAT2[excitatory amino acid transporter])を発現させ，それによって作用は終結する．神経のグルタミン酸性輸送体であるEAAT3は上位運動ニューロンに発現する一方，EAAT4は主に小脳プルキンエ細胞でみられ，EAAT5は網膜でみられる．EAAT1かEAAT2のどちらかのホモ接合性無発現変異のマウスは細胞外グルタミン酸の増加と興奮毒性による神経変性を示す．いくつかの研究では筋委縮性側索硬化症における前角でのEAAT2蛋白質と輸送活性の減損が明白に述べられている．

アストロサイトはAMPA受容体を発現するので，シナプスのグルタミン酸放出を監視することができる．シナプスでのグリシン濃度を未飽和状態に維持するGlyT1は，アストロサイトの細胞質に発現する．GlyT1はアストロサイトに取り込まれたグリシン1分子につき3つのNa$^+$を外に輸送する．この化学量論はアストロサイトにおけるAMPA受容体を活性化するグルタミン酸がシナプスに放出された時に輸送の強い反転を起こすことになり，こうしてアストロサイトを脱分極させる．したがって，GlyT1によるシナプスでのグリシン放出はグルタミン酸神経伝達と同等である．同様に，アストロサイトのAMPA受容体の活性化はグルタミン酸受容体結合蛋白質(glutamate receptor interacting protein：GRIP)のAMPA受容体からの分離とセリンラセマーゼへの結合を引き起こし，D-セリンを合成するためにそれを活性化する．D-セリン量はD-アミノ酸酸化酵素(DAAO)によっても決定され，DAAOが高濃度で発現する小脳と脳幹ではD-セリンは低濃度となり，DAAOの発現がきわめて少ない脳の皮質辺縁領域では高濃度のD-セリンがみられる．対照的に，GlyT1の発現は小脳と脳幹で最も高い．この分布は，前脳においてはD-セリンがNMDA受容体の主な調節因子であり，一方，グリシンは脳幹と小脳においてより重要であることを示唆している．

グルタミン酸神経伝達の可塑性　条件付けられた恐怖の消失は，扁桃体におけるNMDA受容体の活性化により調節される活性プロセスであることが示されている．ラットにおけるNMDA受容体拮抗薬の投与は条件付け恐怖の消失を阻げる一方，グリシン調節部位の部分作動薬のD-シクロセリン投与はは条件付け恐怖の消失を促進する．(D-シクロセリンは結核の治療につかわれる抗生物質であり，NMDA受容体においてグリシンの有効性の50%をもつ)．ヒトに対し一般化できる現象かどうか判定するために，高所恐怖症の患者に対し，認知行動療法(cognitive behavioral therapy：CBT)に加えてプラセボかD-シクロセリンの単回投与が施行された．D-シクロセリンとCBTでは，プラセボとCBTの場合に比べて高所恐怖症症状の著しい減少が認められ，その効果は少なくとも3か月は持続した．他のプラセボ対照臨床試験はD-シクロセリンがCBTの強固な増強薬であるという考えを支持し，薬理学的に神経の可塑性を増強することは心理学の介入を増強するに使われるかもしれないことを示唆している．

脆弱X症候群において不足する脆弱X精神遅滞蛋白質（FMRP）は，NMDA受容体が活性化している間に樹状突起で局所的に合成され，また翻訳のために特定のmRNAをスパインへ輸送する役割を果たしていると考えられる．特に，脆弱X症候群の患者と同じように無発現変異によりFMRP遺伝子が不活化されたマウスでは，樹状突起スパインの数が少なく未熟な形態が優性となる．FMRPの欠如は樹状突起の蛋白質合成を刺激するmGluR5の反応を強調し，mGluR5拮抗薬による治療はFMRP遺伝子が不活化されたマウスの脆弱X線の形質を逆行させる．

興奮毒性　1970年代の初め，未熟な動物への大量のグルタミン酸ナトリウムの全身投与は，血液脳関門の不十分な脳の領域において，神経の変性を引き起こすことが示された．

興奮毒性はアルツハイマー病での神経変性の直接の原因にも関係している．大半の証拠がβアミロイド，特にβアミロイド$_{1-42}$の凝集の結果が毒性を指し示す．βアミロイドの線維は神経を脱分極させ，その結果Mg^{2+}のブロックの減少とグルタミン酸へのNMDA受容体の感受性を高める．その線維はアストロサイトの中へのグルタミン酸の輸送も減らし，それによって細胞外のグルタミン酸濃度を高める．βアミロイドはグルタミン酸に対する神経の脆弱性にさらに寄与する炎症を通して直接酸化ストレスを促進する．このように，アルツハイマー病ではいくつかのメカニズムがNMDA受容体機能による興奮毒性に対する神経の脆弱性に関与している．アルツハイマー病を緩和する治療として最近認められたメマンチンはNMDA受容体の弱い非競合阻害薬である．これは興奮毒性に対するNMDA受容体の毒感受性を減少させるが，「相動性」の神経伝達を妨害せず，その結果アルツハイマー病では神経変性を緩和する．

抑制性アミノ酸：GABA

GABA（gamma-aminobutyric acid）は脳における主要な抑制性の神経伝達物質であり，脳内の広範囲に分布し，ミリモル濃度で存在する．生理学的な影響と分布の観点からみると，GABA駆動性神経伝達の機能不全が，不安症や統合失調症，アルコール依存症，発作性疾患を含む多様な神経精神医学的な障害と関連づけられてきたのは自然である．化学的には，GABAは，主要な興奮性の神経伝達物質であるグルタミン酸とは，1つのカルボキシル基を除去しただけの違いである．

GABAはグルタミン酸から，αカルボキシル基の除去を触媒するグルタミン酸脱炭酸酵素（glutamic acid decarboxylase：GAD）によって合成される．GADは，末梢では膵島細胞において発現するものの，中枢神経系においては，その発現はGABA駆動性ニューロンに限定されると考えられる．2種の互いに異なるが関連しあう遺伝子がGADをコードしている．GAD65は神経終末に局在化しており，ここはシナプス小胞に集中するGA-BAの合成を担う．その早い抑制性の神経伝達の役割と矛盾なく，GAD65の無発現変異のホモ接合体マウスは，発作のリスクが増加する．また，GAD67についてみると，GAD67の無発現変異のホモ接合体マウスは出生時に死亡し，口蓋裂と，脳内におけるGABAの大きな減少を示した点から，GAD67はニューロンのGABAの主要な起点であると言える．

GABAは，GABAアミノ基転移酵素（GABA-T）によって，コハク酸セミアルデヒドの生成のために分解される．アミノ基転移は通常に，親化合物であるα-ケトグルタル酸がアミノ基を受容するために存在し，それによってグルタミン酸が再生される際に起こる．コハク酸セミアルデヒドは，コハク酸セミアルデヒド脱水素酵素（succinic semialdehyde dehydrogenase：SSADH）によって酸化されコハク酸となり，クエン酸回路に入る．GABA-Tはニューロンとグリアによって発現される細胞表面の膜結合酵素であり，細胞外区画の方へ方向づけられている．予想されるようにGABAの分解作用を阻害する薬物は抗けいれん薬の特性をもつ．バルプロ酸の作用のメカニズムの1つは，GABA-Tの競合阻害である．また，ガンマビニルGABA（γ-Vinyl-GABA）は，GABA-Tの酵素自殺基質阻害物質（suicide substrate inhibitor）であり，ヨーロッパで抗けいれん薬として使われる（ビガバトリン［リリカ］）．

GABAのシナプス作用は，アストロサイトの中と同様にシナプス前終末の中に再び移動しようとする高親和性によってもまた終結する．4つの遺伝子的に異なる高親和性のGABAトランスポーターが，それぞれ異なる動態学的，薬理学的特性によって同定されている．それらはすべて，他の神経伝達物質トランスポーターと12回膜貫通ドメインという特徴によって，相同関係を共有している．能動輸送は，脱分極するにあたって生じるナトリウム勾配によって駆動し，神経外へのGABA輸送が助けられる．アストロサイトへ輸送されたGABAはGABA-Tによって分解され，最終的にグルタミン酸に変化した後グルタミンに変化し，GABA合成のためシナプス前終末へ再輸送される．チアガビン（Gabitril）は強力なGABA輸送物質抑制剤であり，てんかんの治療に使用される．予備試験の結果はこの薬物がパニック症にも有効であることを示唆している．

GABA$_A$受容体　GABA$_A$受容体は脳全域に分布する．GABA$_A$複合体は活性化されると，静止膜電位に近い−70 mVの平衡電位となり，膜の透過性の上昇を成立させる（図1.4-9）．成熟ニューロンでは，これはCl^-の流入を招き，膜の過分極を引き起こす．過分極は，活動電位発成の閾値を上げるため，抑制性である．非常に高い数値で細胞内に塩化物イオンをもつ未熟ニューロンでは，著しく高濃度の細胞内Cl^-をもつため，GABA$_A$受容体の活性化は直観に反して脱分極の原因となる．このため，GABA$_A$受容体の活性を高めることにより作用する抗けいれん薬は，新生児期においては実際に発作を悪化させ

1.4 神経生理学と神経化学　51

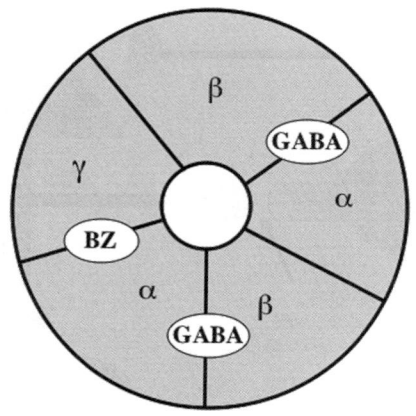

図 1.4-9　GABA$_A$受容体の略図．受容体チャネル複合体はヘテロ5量体である．GABAの結合部位は，αサブユニットとβサブユニットの境界である．ベンゾジアゼピンの結合部位はγサブユニットとαサブユニットの境界である．(Sadock BJ, Sadock VA, Ruiz P. *Kaplan & Sadock's Comprehensive Textbook of Psychiatry*. 9th ed. Philadelphia：Lippincott Williams & Wilkins；2009：81 から転載)

ることがある．

　フェノバルビタールやペントバルビタールのようなバルビツレートは，鎮静作用や抗けいれん作用が特徴である．バルビツレートは薬理学的に十分な濃度において，GABAとベンゾジアゼピンの結合部位の親和力をアロステリックに増加させる．バルビツレートは動態学的にもチャネルに影響し，チャネルの長時間開口状態を著しく増加させ，短時間開口状態を減少させることで，Cl$^-$抑制を高める．科学修飾されたプロゲステロンおよびコルチコステロンの類似体は，GABA$_A$受容体複合体との相互作用を通して，鎮静作用および抗不安作用をもたらすことが行動学的研究により示されている．これらは，全く異なる部位に作用するにもかかわらず，バルビツレートと特徴を共有している．結果としてこれらの物質は，作動薬の受容体とのリガンド結合をアロステリックに強化し，塩素イオンチャネルの開口状態の持続時間を増加させる．ステロイドの投与，内因性のステロイドの変動，及びGABA作動薬の性特異的な影響に関連する多岐にわたる行動への影響は，内因性の神経ステロイド活性と関連している．

　GABA$_A$受容体拮抗薬に関していえば，ピクロトキシンはバルビツレートのようにチャネルの動態を変えるが，その方向は正反対であり，長時間のチャネルの開口状態を減少させ，短時間の開口状態を助ける．ペンテトラゾールのようなけいれん誘発薬も，塩素イオンチャネルの透過性を減少させることで作用する．高濃度ではけいれん誘発薬となるペニシリンは，チャネルの正の荷電性アミノ酸残基と結合することで，チャネルを閉鎖する．一般的な種類としてに，バルビツレートやステロイド，揮発性麻酔薬は，塩素透過性を増加させ，それによって神経伝達を阻害する．GABA受容体サブユニットの膜貫通ドメインのアミノ酸は，麻酔薬に対する感受性を与える．エタノールがGABA$_A$受容体の機能を強める正確なメカニズムは矛盾する結果のため不明であるが，サブユニットの構成が重要であると示唆されている．しかし，最近の研究はδサブユニットを含み，GABAにきわめて非常に高い親和性を示す，GABA作動性トニックカレント（緊張性電流）の反応をエタノールが増加させることを示唆している．

　近年，遺伝子組み換え技術により開発された部位特異的な変異誘発は，ベンゾジアゼピンのような薬物の薬理学的作用に関係する特定のサブユニットの部位を同定することを可能にした．ベンゾジアゼピンに対する結合能力の除去は，α$_1$サブユニットがベンゾジアゼピンの鎮静および健忘作用において主な役割を果たしていると立証し，また，α$_2$サブユニットにおけるベンゾジアゼピンの結合部位の不活性化は，ベンゾジアゼピンの抗不安効果を消去する．

GABA$_B$受容体　GABA$_B$受容体は，標準的なGABA$_A$受容体の拮抗薬であるビククリンに感受性がなく，GABA$_A$受容体には作用しないバクロフェン[β-(4-chlorophenyl)-γ aminobutyric acid]によって強力に活性化される事実から，薬理学的にGABA$_A$受容体から区別される．GABA$_B$受容体はG蛋白質と共役している受容体のスーパーファミリーの1つであるが，2つの7回膜貫通型サブユニットの二量体から成っているため，非常に稀である．GABA$_B$受容体は神経系に広範に分布し，シナプス前とシナプス後の両方に存在する．シナプス後のGABA$_B$受容体はカリウムチャネルの活性化により，長期の過分極を引き起こす．シナプス前部では，GABA$_B$受容体は，神経伝達物質放出を抑制する自己受容体およびヘテロ受容体として作用する．

神経伝達物質としてのグリシン　グリシンは主に脳幹と脊髄における抑制性の神経伝達物質であるが，視床や皮質，海馬でのグリシン受容体サブユニットの発現は，より幅広い役割を果たしていることを示唆する．グリシンは脳において，L-セリンからセリンヒドロキシメチルトランスフェラーゼによって合成される非必須アミノ酸である．グリシンは，GABA輸送の役割も担う水素イオン依存性の小胞型抑制性アミノ酸輸送体（VIAATまたはVGAT）によってシナプス小胞内に濃縮される．グリシンのシナプス作用は，グリシントランスポーター2（GlyT2）によるシナプス前終末への再取り込みを通して終了する．GlyT2は，アストロサイトに発現しNMDA受容体の機能を調整するグリシン輸送体1（GlyT1）とは全く異なる．

　グリシンの抑制性の効果は，リガンド依存性塩素イオンチャネルによって伝えられ，このチャネルはβ-アラニン，タウリン，L-アラニン，L-セリン，プロリンにも反応するが，GABAには反応しない．グリシン受容体への標準的な拮抗薬は植物性アルカロイドのストリキニーネである．グリシン受容体は，まず，[^{3}H]ストリキニー

ネの特異的な結合を通して同定された．[³H]グリシンは2つの部位に結合し，1つはストリキニーネによって置換でき，グリシンA受容体とよばれる部位であり，2つめはストリキニーネには感受性がなく，NMDA受容体の調節部位に相当するグリシンB受容体である．

アミノ酸伝達物質の神経精神医学的関連

統合失調症 剖検，薬理学，および遺伝学的研究においては，統合失調症に対する病態生理学的研究の焦点が，ドパミンから，グルタミン酸およびGABAへと移ってきている．過去50年間の統合失調症の唯一の治療薬であったD_2受容体拮抗薬を使用した患者の3分の2が，治療後においてもなんらかの障害を抱えたままであった．初期の剖検研究は，統合失調症患者では，適切な対照に比べ皮質においてGADの活動の減少がみられることを示唆している．免疫細胞化学と遺伝子発現技術の出現によって，統合失調症のGABA系の欠陥を，より正確に物定することが可能になった．皮質中間層のパルブアルブミン陽性GABA作動性介在ニューロンが，GAD67，パルブアルブミン，およびGABAトランスポーター（GAT）の発現の減弱などの病理の矢面に立って支えていることが明らかになっている．オートラジオグラフィーや抗体の測定による，$GABA_A$受容体がアップレギュレーションされているという知見は，これらの変化がシナプス前GABA作動性ニューロンの機能低下を反映しているという理論を支持するものである．これら特定の，シャンデリア細胞を含む特殊なGABA作動性介在ニューロンは，皮質の錐体細胞へのネガティブフィードバック阻害において重要な役割を担う．このような再現性の高い神経病理にもかかわらず，GABA作動性機能に関連した遺伝子は，遺伝子研究でははっきりとは解明されておらず，GABA駆動性の欠損は，何らかのより基底的な遺伝子欠損の結果である可能性があるという結論を示唆する程度である．

NMDA受容体の機能低下が統合失調症の病因要素であるという説は，フェシクリジン（PCP）および，それに類する解離性麻酔薬が，NMDA受容体を遮断し統合失調症との鑑別が困難な症候群を起こすという観察の結果から提唱された（図1.4-10）．解離性麻酔薬は，患者が明らかに覚醒しているときに新しい記憶の取得を妨げることからその名がつけられた．事実，実験室条件下においての，少量のケタミンの注入により，統合失調症の症状に類似する陽性，陰性症状および特殊な認知障害を意識清明下でも引き起こしうることが判明した．それに続く研究は以下のことを示している．少量のケタミンによって，統合失調症にみられるような異常な事象関連電位（ERP）や実験動物のプレパルス（前置刺激）阻害分裂が観察され，アンフェタミン誘導性の皮質下ドパミン放出が増強され得ることが示唆された．

統合失調症を引き起こす可能性のある多くの遺伝子は，NMDA受容体の機能と密接に関連している．D-ア

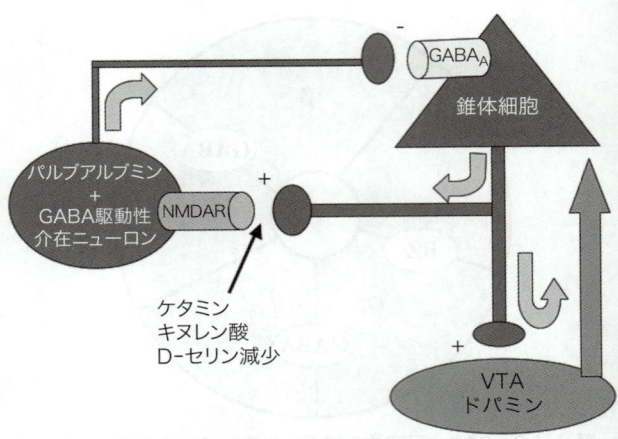

図1.4-10 統合失調症の病理学的回路． 皮質の中間層のGABA駆動性介在ニューロンに発現した，パルブアルブミンに対するNMDA受容体は，拮抗薬やD-セリンの減少に不相応な感応性をもつ．NMDA受容体の機能低下は，パルブアルブミン，GAD67，GABA輸送体の発現の減少，および錐体ニューロンにおける$GABA_A$受容体の上方制御を引き起こす．錐体ニューロンの脱抑制は，認知障害と陰性症状の原因となり，精神病につながる，過度の皮質下ドパミンの放出を誘発する．（Sadock BJ, Sadock VA, Ruiz P. *Kaplan & Sadock's Comprehensive Textbook of Psychiatry*. 9th ed. Philadelphia：Lippincott Williams & Wilkins；2009：83 から転載）

ミノ酸酸化酵素を活性化する蛋白をエンコードするDAAOは，繰り返し統合失調症のリスクと関連づけられてきた．D-アミノ酸酸化酵素自身も，同様に発症のリスクを高める原因と関連づけられている．近年では，プロモーター領域のセリンラセマーゼの対立遺伝子変異型も，統合失調症の発症リスクを上昇させるとされている．これらのおのおのの遺伝子変異体もまた，皮質のD-セリンの有用性を減少させ，それによってNMDA受容体の機能を損なわせる．統合失調症患者では，脳脊髄液（CSF），および血中におけるD-セリン濃度は著しく減少する．ニューレグリン1は，明白な発症へのリスクを確信させる遺伝子であり，NMDA受容体に直接相互作用する．もう1つの危険遺伝子であるディスビンディン（dysbindin）は，グルタミン酸作動性終末（glutamatergic terminals）において発現する．グルタミン酸放出をダウンレギュレートするmGluR3も，同様に統合失調症と関連づけられている．

近年の研究は，GABA作動性の神経病理学とNMDA受容体の機能低下の関連を明らかにしている．NMDA受容体拮抗薬によるラットの慢性処置は，GAD67，パルブアルブミン，GATのダウンレギュレーションを引き起こした．GABA作動性ニューロン感受性の部分母集団は，錐体細胞のペリソマティックな神経分布を供給する急速発火介在ニューロンである．それらのニューロンのNMDA受容体は，より活性の低いGABA作動性ニューロンや錐体細胞におけるものよりも，拮抗薬に対する高い感受性をもつ．微小GABA作動性の抑制はグルタミ

ン酸作動性錐体出力（glutamatergic pyramidal output）の脱抑制につながる．この抑制性のフィードバックの低下は，認知障害や統合失調症の陰性症状の原因となり，脱抑制出力も，皮質下ドパミン放出や精神病のリスクを増大させる．したがって，精神病は，大脳皮質におけるグルタミン酸性およびGABA作動性シナプス機能の乱れの結果によるものであると考えられる．

不安とうつ病　GABA作動性の機能不全は，うつ病と同様にパニック症に代表される不安症に関連するとみなされてきた．臨床的には，不安症と気分障害の間には，多くの共通病態が存在する．GABA$_A$受容体の調節因子である3α減弱神経活性ステロイドは，うつ病患者の血漿および脳脊髄液で減少している．選択的セロトニン再取り込み阻害薬（selective serotonin reuptake inhibitor：SSRI）による効果的な治療は，神経ステロイドの濃度を増加させる．対照的に，パニック症の患者においては，おそらく代償性のメカニズムによって，血漿の神経ステロイド濃度は増加する．磁気共鳴スペクトロスコピー（magnetic resonance spectroscopy：MRS）の技術は，薬物治療を受けたパニック症患者の前帯状神経節，および大脳基底核における顕著なGABA濃度の減少を確認した．陽電子放出断層撮影法（positron emission tomography：PET）は，パニック症患者の島皮質の両側ベンゾジアゼピン受容体部位の著しい減少を確認した．ゲノム全般にわたる研究は，GABAa受容体サブユニット遺伝子を含む領域においての15qとパニック症との顕著な関連を明らかにしている．MRSはまた，うつ病の前頭前野皮質においての，GABAとグルタミン酸およびグルタミン（Glx）の著しい減少を確認している．剖検による研究は，抑うつ患者の自殺既遂者の大脳皮質において，GABAa受容体α1，β3サブユニットのアップレギュレーションを明らかにしており，これはGABA作動性神経伝達の減少と一致する．抑うつエピソードにおける後頭葉のGABA濃度の低下は，SSRIや電気けいれん療法による有効な治療によって正常化する．

グルタミン酸作動性の機能不全も，うつ病と関連する．NMDA受容体拮抗薬は，強制水泳や宙吊り，補助なし学習によるうつ病モデル動物実験において，抗うつ作用を発揮することがわかっている．ケタミンの単回注射は，ラットでの実験において，10日間は行動的破綻への移行から保護した．抗うつ薬による慢性治療は，NMDA受容体サブユニットの発現に変化をもたらし，グリシン受容体B結合を減少させる．2つのプラセボ対照臨床試験で，大うつ病においてケタミンの1回投与で急速で著明な，そして持続的な症状の軽減が得られることが証明されている．

アルコール症　中毒濃度のエタノールは，GABA作動性受容体の機能の活性化と，NMDA受容体の機能の減弱という二相作用をもつ．GABA受容体の作用は，エタノールのもつ抗不安作用に関連づけられるであろう．持続的なエタノールの乱用と依存は，結果としてGABA$_A$受容体のダウンレギュレーション，およびNMDA受容体のアップレギュレーションを引き起こし，そのため急なエタノール使用の中断は，振戦せん妄を特徴とする過剰興奮につながる．さらに，チアミン欠乏下における，NMDA受容体の過敏性は，ウェルニッケ-コルサコフ症候群（Wernicke-Korsakoff's syndrome）の興奮毒性のニューロン変性を引き起こすおそれがある．

アカンプロサート（レグテクト）は，アルコール症の患者のアルコール消費量，渇望を低減させ，中毒者の再発を防ぐホモタウリンの誘導体で，臨床試験においてある程度の効果が認められている．タウリンのもつGABAとの類似点により，アカンプロサートはGABA$_A$受容体を経由して作用すると考えられていたが，電気生理学的な研究は，この仮説を支持する確固とした証拠を見出すことができなかった．後続の研究が，アカンプロサートが大脳皮質切片や，組み換えNMDA受容体におけるNMDA受容体の反応を阻害することを明らかにした．アカンプロサートがどのようにしてNMDA受容体の機能を変化させているかはいまだに解明されていない．

胎児性アルコール症候群は，精神遅滞の中で最も防止可能な原因である．胎児期のアルコール曝露に関係する小脳症は，NMDA受容体機能阻害の結果として起こる未成熟な大脳皮質における広範な神経細胞死によるものであるという明確な証拠が確立している．NMDA受容体の活性化は，未成熟な神経細胞の生存と分化に不可欠である．

神経ペプチド

神経ペプチドは，中枢神経系の最も多岐にわたる信号分子を代表している．神経ペプチドについて最初に発見されたのは，視床下部における脳下垂体ホルモンの分泌の制御の役割であったが，この30年の間，脳におけるその複雑な役割が明らかになってきている．多くの神経ペプチドとその受容体は，中枢神経系の広範囲に分布し，そこでこれらの物質は，神経伝達物質放出の調節やニューロン発火パターンから，情動や複雑な行動制御までの，直接的，または神経調節的作用の驚くべき多くの系列を司る．表1.4-2に示したように，100を超える特有の生物学的活性神経ペプチドが，脳において発見されている．中枢神経系における神経ペプチドの複雑さに加えて，多くのペプチドの活動は，脳のそれぞれ異なる領域に位置する，複数の受容体のサブタイプを経由して媒介される．実際に，新たなペプチドと受容体サブタイプの発見のペースは，中枢神経系の正常，または異常な機能において，それらのペプチドが果たす役割についての我々の理解のペースを越えている．薬理学的，分子的，遺伝子的なアプローチは，現在，精神疾患において神経ペプチド系が果たす役割の解明をけん引するものとなっている．

神経ペプチドは，体温調節，食物や水分の摂取，性行

表 1.4-2　神経ペプチド伝達物質の一部

副腎皮質刺激ホルモン（adrenocorticotropic hormone：ACTH）
アンジオテンシン
心房性ナトリウム利尿ペプチド
ボンベシン
カルシトニン
カルシトニン遺伝子関連ペプチド（calcitonin gene-related peptide：CGRP）
コカイン・アンフェタミン調節ペプチド（cocaine and amphetamine regulated transcript：CART）
コレシストキニン
副腎皮質刺激ホルモン放出因子（corticotropin-releasing factor：CRF）
ダイノルフィン
エンドルフィン
ロイシンエンケファリン
メトエンケファリン
ガラニン
ガストリン
性腺刺激ホルモン放出ホルモン（gonadotropin-releasing hormone：GnRH）
成長ホルモン
成長ホルモン放出ホルモン（growth hormone-releasing hormone：GHRH；GRF）
インスリン
モチリン
ニューロペプチドS
ニューロペプチドY
ニューロテンシン
ニューロメジンN
オルファニンFQ/ノシセプチン
オレキシン
オキシトシン
膵臓ポリペプチド
プロラクチン
セクレチン
ソマトスタチン
サブスタンスK
サブスタンスP
甲状腺刺激ホルモン放出ホルモン（thyrotropin-releasing hormone：TRH）
ウロコルチン（1，および2）
血管作用性腸ポリペプチド（vasoactive intestinal polypeptide：VIP）
バソプレシン（AVP；ADH）

Sadock BJ, Sadock VA, Ruiz P. *Kaplan & Sadock's Comprehensive Textbook of Psychiatry*. 9th ed. Philadelphia：Lippincott Williams & Wilkins；2009：84 から転載.

動，睡眠，運動，学習および記憶，ストレスや痛みに対する反応，感情，社会的認知など，多様な行動的，生理的過程の制御に関連する．これらの行動過程への関連は，神経ペプチドのシステムが，主要な精神病，気分障害，認知症，自閉スペクトラム症などの主な精神疾患にみられる症状や行動を引き起こす可能性を示している．

神経ペプチド機能の研究

中枢神経系の機能と働きにおいて，神経ペプチドが果たす役割は，さまざまな実験技術を用いて研究されてきた．分析レベルの研究は以下のようなものである．すなわち，ペプチドの分子構造と生合成およびその受容体，ペプチドの発現と放出の調節，そして行動に対するペプチドの影響である．神経ペプチド研究のほとんどの情報は，動物実験から得られているが，ヒトにおけるいくつかの神経ペプチドの局在，作用，そして精神医学との関連についての基礎データは蓄積しつつある．

ほとんどの神経ペプチドの構造は，精製された生物学的活性をもつペプチドの化学的分析に基づいて同定されており，最終的には，それらをエンコードする遺伝子の特徴づけとクローニングへとつながる．ペプチドとその受容体の遺伝子構造の特性づけは，それらのシステムの分子調節を明らかにし，そしてそれらの染色体位置決定は同様に，精神疾患においてそれらの遺伝子が果たす役割の研究に役立っている．構造特性決定は，ペプチドの脳における分布と調節の役割を特定するのに役立つ分子，および免疫学的プローブの生産を可能にする．顕微解剖された脳領域の，量的標識免疫検定や免疫細胞化学は，脳内のペプチドの分布の局在化のために使用される．双方の技術は，神経ペプチドの存在を検出するために生成された，特定の抗体を使用する．免疫細胞化学は，いまだ一般的ではないが，ペプチド統合細胞の正確な細胞局在だけでなく，その脳の全領域への投射を視覚化することを可能にした．ペプチドや，その受容体をエンコードするメッセンジャーリボ核酸（mRNA）に相同的な分子プローブを用いた，原位置ハイブリッド形成（in situ hybridization）が，脳領域における遺伝子発現の局在化や定量化のために使用できる．これは，RNAの翻訳から直接的に得られない，ドパミンやセロトニン，ノルエピネフリンといった他の非ペプチド性の神経伝達物質では不可能な，神経ペプチド合成の分子調節の分析に非常に有効な技術である．

一般的に，神経ペプチドの行動的影響は，まず，脳に直接ペプチドを注入することで調べられる．多くの非ペプチド性の神経伝達物質と異なり，ほとんどの神経ペプチドは，血液脳関門を，中枢神経系に影響をもたらすほどの量は通過しない．さらに，血清および組織酵素は，ペプチドが標的部位に到達する前に，それらを分解する傾向がある．ペプチドの分解は，特定のペプチダーゼによる，特定のアミノ酸配列の分裂によって引き起こされる．そのため，動物モデルにおける側脳室内，または特定部位へのペプチドの注入は，ペプチドの行動的影響を調べるために行われる．しかし，ヒトの被験者への，ペプチドの鼻腔内への注入による実験では，いくつかの例においてペプチドが脳に到達したことが確認されてい

る．

　神経ペプチドの役割や，それがもつ治療への価値の分析に対して，最も大きな障害になるのが，神経ペプチドやその作用物質，拮抗薬の，血液脳関門を通過しない特性である．そのため，ヒトにおいての神経ペプチドがもたらす行動的影響は，鼻腔内注入によるいくつかの実験の例を除けば，多くが未調査のままである．しかし，いくつかの事例においては，非ペプチド性の作用物質や拮抗薬などの小分子が，血液脳関門の外縁部への投与によって，受容体の活性化に十分な量がこれを通過できるよう開発されている．

　患者の病状の寛解期に比較して，治療前と治療後の髄液サンプルや，症状の進行期に得られた髄液サンプルの使用には，研究デザインにおける重要な制限の存在を考慮する必要がある．統合失調症やアルツハイマー病のような進行性疾患において，髄液の系統的データは，疾患の進行や治療の効果を確認する有効な指標になりうる．このような制約が存在するものの，さまざまな精神疾患が中枢神経系の神経ペプチドに及ぼす影響についての記述面における際立った進歩がみられている．

生合成

　他の神経伝達物質と異なり，神経ペプチドの合成は，特定の遺伝子からのmRNAの転写や，そのmRNAによってエンコードされたポリペプチドプレプロホルモンの翻訳，および活性な神経ペプチドを生成するためのプレプロホルモンの蛋白質分解切断からなる，翻訳後の処理に関連している．過去20年間にわたって，多くの神経ペプチドの遺伝子構造や，その生合成の経路が解明されている．いくつかの神経ペプチドの遺伝子構造を図1.4-11に示した．神経ペプチドの遺伝子は，一般に，蛋白質プレプロホルモンをエンコードする複数のエキソンによって構成されている．プレプロホルモンのN末端は，ポリペプチドを，粗面小胞体(rough endoplasmic reticulum：RER)細胞膜へと発達させるシグナルペプチド配列を含んでいる．単一のプレプロホルモン分子は，しばしば特定の酵素による蛋白質分解切断によって分解される複数のペプチド配列を含んでいる．例えば，NTをエンコードする遺伝子の翻訳はプレプロホルモンを生成し，酵素的開裂はNTとニューロメディンNの双方を生成する．

分布と調節

　もともと多くの神経ペプチドは脳下垂体と末梢組織からは切り離されて考えられていたが，後続の研究によって，神経ペプチドの多くが脳の広範にわたって分布していることが解明された．脳下垂体の分泌の調節にかかわるそれらのペプチドは，視床下部に集中している．視床下部放出，および抑制因子は，第3脳室に隣接する神経放出ニューロンで生成される．第3脳室は，それらの因子が接触し，視床下部下垂体門脈循環系にペプチドを放出する正中隆起に投射する．それらの神経で生成されるペプチドは，末梢ホルモン(peripheral hormone)によって調節される．例えば，甲状腺刺激ホルモン放出ホルモン(thyrotropin-releasing hormone：TRH)は甲状腺ホルモンの分泌を制限し，それによって甲状腺ホルモンはTRH遺伝子の発現にネガティブ・フィードバックする．しかし，神経ペプチド発現ニューロン(neuropeptide-expressing neuron)やその投射は，大脳辺縁構造や，中脳，後脳，脊髄などの，その他の多くの脳領域で確認されている．

神経ペプチドシグナリング

　神経ペプチドは神経伝達物質，神経修飾物質，神経ホルモンとして作用する．神経伝達物質は，一般に軸索末端から放出され，シナプス後膜電位を，脱分極か過分極に変化させる．古典的神経伝達物質は，直接的な電位開口型イオンチャネルの調節と関連する．反対に，神経修飾物質と神経ホルモンは，標的細胞の発火そのものには直接的に影響を与えず，第2メッセンジャー経路の調節を通して，標的細胞の他の神経伝達物質への反応を変化させる．神経ペプチド放出はシナプスや軸索末端に制限されず，軸索や樹状突起においても広範に起こりうる．

　神経ペプチドの細胞シグナリングは，特定の神経ペプチド受容体によって媒介される．したがって，神経ペプチド受容体の機能の理解は，神経ペプチド生化学の理解に不可欠である．神経ペプチド受容体は，他の神経伝達物質と同様の経緯で発見され特性づけられた．多くの神経ペプチド受容体は，モノアミン受容体と同じ蛋白質の系統に属する，G蛋白質結合の7回膜貫通ドメイン受容体である．

　分子技術は神経ペプチド受容体と相補的DNA(complementary DNA：cDNA)のクローニングと特性づけを可能にした．これが成し遂げられるには，主に3つの方法がある．第1に，神経ペプチド受容体蛋白質を生化学的に精製し，部分的に配列することで，その受容体蛋白質をエンコードするcDNAを，cDNAライブラリから分離させる，オリゴヌクレチオドプローブの発達を促す．第2の方法は，放射標識されたペプチドリガンドとの結合の能力を基に分離される，受容体cDNAを含む細胞に，発現ライブラリを生成することを必要とする．第3に，神経ペプチド受容体を他の既知のペプチド受容体との配列相同性によって分離する．一度分離された受容体のcDNAは，構造や機能の研究に必要な，精製された受容蛋白質の生成に使われる．受容体構造の特定のアミノ酸の変異や，ペプチドの多様なアミノ酸置換との相対的結合親和性の決定によって，リガンドと受容体の相互作用を解明することができる．それによって得られた情報は，非ペプチド性のものも含む，受容体の機能を調節する薬物の開発を容易にし，現時点ではより古典的な神経伝達物質によってなされているペプチドの処理能力の発達につながる．受容体をエンコードするcDNAの有効

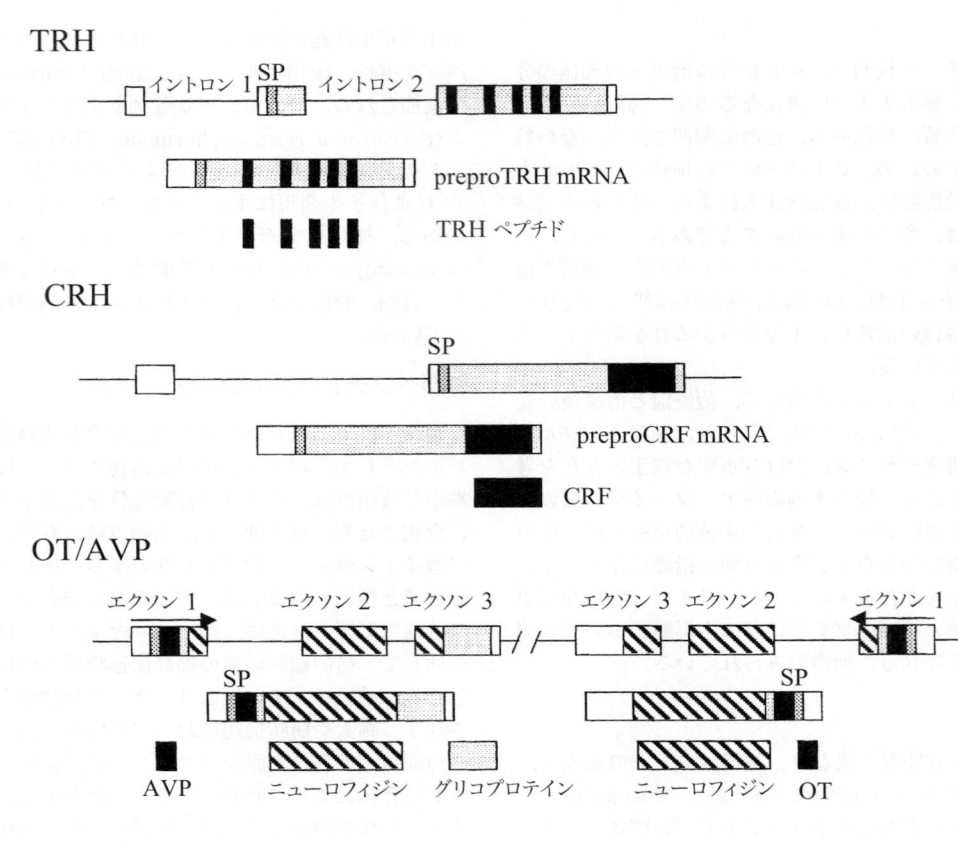

図 1.4-11 甲状腺刺激ホルモン放出ホルモン（thyrotropin-releasing hormone：TRH），副腎皮質刺激ホルモン放出因子（corticotropin-releasing factor：CRF），オキシトシン，アルギニンバソプレシン（arginine vasopressin：AVP），およびニューロテンシンの遺伝子構造，プレプロホルモンメッセンジャー RNA（messenger RNA：mRNA），および加工済みの神経ペプチドを示した概略図．囲われた領域はそれぞれの遺伝子におけるエクソンの位置を示す．影，または斜線のついた領域はコード領域を示す．それぞれのプレプロホルモンがシグナルペプチド配列で始まる．黒く塗りつぶされた領域は神経ペプチドをエンコードする配列を示す．(Sadock BJ, Sadock VA, Ruiz P. *Kaplan & Sadock's Comprehensive Textbook of Psychiatry*. 9th ed. Philadelphia：Lippincott Williams & Wilkins；2009：87 から転載)

性はまた，ペプチドによって制御される神経回路の研究に不可欠な，脳内の受容体生成細胞の神経解剖学的マッピングも可能にする．最後に，クローニングされた受容体によって，標的遺伝子の過剰発現や，遺伝子ノックアウトといった，遺伝子導入技術の使用が可能になり，これら受容体の機能はさらに解明される．低分子干渉RNA（siRNA）技術は，標的とする特定の受容体母集団の合成を妨害することによって，それらの受容体母集団の生理機能，および行動において果たす役割の研究を可能にした．

以下の3つの要因が，神経ペプチドホルモンの生物学的役割を決定する．すなわち，(1)ペプチドの時間的解剖学的分泌，(2)神経ペプチド受容体と細胞内のシグナル分子経路の機能的結合，(3)受容体が発現する細胞の型と回路である．遺伝学的研究によって，受容体の記号領域の調節的な順序配列が，受容体の発現型を決定し，それによって神経ペプチドへの生理学的，行動的反応が決まることが示された．

ペプチダーゼ

モノアミン神経伝達物質とは異なり，ペプチドはシナプス前神経終末から活発に吸収されるということはない．分泌されたペプチドは細かな断片になり，ペプチダーゼと呼ばれる酵素によって，最終的に単一アミノ酸に分解される．ペプチダーゼは，シナプス前またはシナプス後神経膜に結合し，あるいは細胞質や細胞外液内に見出され，中枢神経系だけでなく末梢器官や漿液にも広範に分布している．結果として，神経ペプチドは一般的に，いったん分泌されるとごく短い半減期で消失する．

神経ペプチド生物学の基本型としての特定の神経ペプチド

甲状腺刺激ホルモン放出ホルモン 1969年に，TRH，すなわちピログルタミルヒスチジルプロリナミド・トリペプチド（表1.4-3）が，視床下部放出ホルモンの中で初めて分離され，同定された．このホルモンの構造の解明によって，視床下部から分泌されるペプチドホルモンが，下垂体前葉ホルモンの分泌を調節を行うことが立証された．ヒトのTRHの遺伝子は，染色体3q13.3-q21.に位置する．ラットでは，この遺伝子は2つのイントロン（非暗号配列）によって分離された3つのエクソン（コード領域）で構成される（図1.4-11）．第1のエクソンは，TRHプレプロホルモンを記号化するmRNAの5'非翻訳領域を含む．第2のエクソンは，シグナルペプチド（SP）配列および，前駆体ペプチドのN末端の残りの大部分を含む．第3のエクソンは，TRH前駆体配列の5つのコピー，C末端領域，および3'非翻訳領域を含む，配列の残部である．遺伝子の5'フランキング領域，またはプロモーターは，糖質コルチコイド受容体および，甲状腺ホルモン受容体のDNA結合部位に相応する配列をもち，この遺伝子のコルチゾールによる制御，および甲状腺ホルモンによるネガティブ・フィードバックの機序をもたらす．TRHの酵素的プロセッシングは，カルボキシルペプチドによる前駆体ペプチドの切除，C末端プロリンのアミド化，およびプロホルモン分子に従って5つのTRH分子を生成するN末端グルタミンの環化によって開始される．TRHは，嗅球，嗅内皮質，海馬，拡張偏桃体，視床下部，および中脳構造など，中枢神経系広範にTRH免疫反応性ニューロンを伴って分布する．多くの神経ペプチドと同様に，TRH受容体も7回膜貫通ドメインの構成物質であり，G蛋白質結合の受容体系の1つである．

視床下部TRHニューロンは，正中隆起に神経終末を投射し，正中隆起で，視床下部下垂体門脈系へTRHを放出し，それが腺性下垂体へ輸送されて，体循環への甲状腺刺激ホルモン（thyroid-stimulating hormone：TSH）の分泌を引き起こす．TSHは次いで，甲状腺からの，甲状腺ホルモンであるトリヨードサイロニン（triiodothyronine：T_3）とサイロキシン（thyroxine：T_4）の分泌を刺激する．傍室核のTRHニューロンには甲状腺ホルモン受

表 1.4-3 神経ペプチドの構造

名称	アミノ酸配列
甲状腺刺激ホルモン放出ホルモン（TRH）	pE-H-P-NH$_2$
副腎皮質刺激ホルモン放出因子（CRF）	S-E-E-P-P-I-S-L-D-L-T-F-H-L-L-R-E-V-L-E-M-A-R-A-E-Q-L-A-Q-Q-A-H-S-N-R-K-L-M-E-I-I-NH$_2$
アルギニンバソプレシン（AVP）	C-Y-I-Q-N-C-P-L-G-NH$_2$
オキシトシン（OT）	C-Y-F-Q-N-C-P-R-G-NH$_2$
ニューロテンシン（NT）	pE-L-Y-E-N-K-P-R-R-P-Y-I-L-OH

TRHとNTのN末端のpE-，AVPとOTのシステイン-システイン二硫化物結合，そしてTRH，CRF，AVPとOTのアミド化C末端にみられる環化グルタミンに注目せよ．

Sadock BJ, Sadock VA, Ruiz P. *Kaplan & Sadock's Comprehensive Textbook of Psychiatry.* 9th ed. Philadelphia：Lippincott Williams & Wilkins；2009：85 から転載．

容体があり，甲状腺ホルモン分泌の増加に反応してTRH遺伝子の発現と合成が減少する．この，TRH合成ニューロンにおける甲状腺ホルモンのネガティブ・フィードバックは，初め，甲状腺摘出術後に，正中隆起でTRHの含量が減少するが，視床下部の傍室核では減少しないことによって明らかになった．この効果は外因性の甲状腺ホルモン治療では逆転する．正常ラット外因性甲状腺ホルモンを投与すると，傍室核，および視床下部後核でTRH濃度が減少した．原位置ハイブリッド形成研究では，TRHプレプロホルモンmRNAに対するプローブを用いることで，甲状腺摘出術後14日で，傍室核におけるTRHmRNAが増加することが確認された．甲状腺ホルモンのTRHmRNAを制御する働きは，視床下部-下垂体-甲状腺（hypothalamic-pituitary-thyroid：HPT）軸を活性化する他の刺激によって代替することができる．それに関していえば，寒冷刺激への反復的曝露（正中隆起からTRHを分泌する）は，甲状腺ホルモンの濃度が上昇しても，傍室核におけるTRHmRNAの濃度の上昇を誘導する．HPT軸の伝達レベルの違いのさらなる証拠は，下垂体TRH受容体およびTRH濃度が甲状腺刺激ホルモン（TSH）分子のα，およびβサブユニットを記号化するmRNAを制御するために，mRNAの生成を制御するTRHの特性にみることができる．さらに，TRH含有シナプスボタンは，傍室核の内側および室周囲領域のTRH含有細胞体との接点にみられ，TRH分泌の，ウルトラショート・フィードバック調節の解剖学的な証拠となっている．甲状腺ホルモンによるネガティブ・フィードバックは，視床下部TRH神経細胞に対してのみ起こるのであろう．というのは，甲状腺ホルモンによるTRH合成へのネガティブ・フィードバックは，

下垂体以外の TRH 神経細胞では観察されないからである．

初期の放射免疫測定や合成ペプチドなどの HPT 軸機能の測定機器が使えるようになったことは，原発性甲状腺機能低下症が抑うつ症状を伴うという観察と合わさって，感情障害におけるこの軸の関与に関する広範な研究を確実なものにした．初期の研究は，視床下部および視床下部外の TRH の分布を確立した．視床下部外に TRH が存在するというこの認識は，すぐに TRH が神経伝達物質，あるいは神経修飾物質として機能しているのではないかという推測につながった．事実，多くの証拠が TRH のこの機能についての仮説を支持している．中枢神経系の中では，TRH はドパミン，セロトニン，アセチルコリン，オピオイドなど複数の異なる神経伝達物質を制御することが知られている．また，TRH は冬眠中の生物を目覚めさせたり，バルビツレートやエタノールなどの中枢神経系抑制薬によって引き起こされる行動反応と低体温症を打ち消すことが知られる．

HPT 軸機能の検査のための誘発薬としての TRH の使用は，TRH の分離と合成の成功後すぐに発展した．ネガティブ・フィードバック反応を測定する標準化された TRH 刺激試験の臨床的使用によって，正常な甲状腺機能を示すうつ病患者の約 25％で TSH 反応が鈍いことが明らかになった．このようなデータは広く確認されている．うつ病患者に診られる TSH 反応の鈍麻は，甲状腺機能亢進症による過剰なネガティブ・フィードバックによるものではない．というのは，このような患者の TSH の，基礎血漿濃度および甲状腺ホルモンなどの測定値は，一般正常範囲内にあるからである．TSH 反応の鈍麻は，正中隆起における内因性 TRH の過分泌の結果起こる下垂体 TRH 受容体のダウンレギュレーションを反映していると考えられる．事実，うつ病患者では対照と比較して髄液中の TRH 濃度が上昇するということは，TRH 過分泌の仮説を支持するが，このトリペプチドが中枢神経系由来であることを明らかにするものではない．実際，視床下部の傍室核における TRH mRNA の発現は，うつ病患者では減少している．しかし，HPT 軸の変化が，うつ病の症状の基底にある原因的機序を表しているのか，単に神経系におけるうつ病に関連する変化の 2 次結果であるのかは，はっきりしていない．

副腎皮質刺激ホルモン放出因子およびウロコルチン　副腎皮質刺激ホルモン放出因子（corticotropin-releasing factor：CRF）とウロコルチン（urocortin）が，生体のストレスに対する内分泌的，自律神経的，免疫学的，および行動的反応の統合において複雑な役割を果たしているという仮定を支持する，説得的な証拠がある．

CRF は本来，視床下部-下垂体-副腎（hypothalamic-pituitary-adrenal：HPA）軸を制御する機能のために分離されていたが，CRF は脳内に広範に分布している．視床下部の傍室核は，脳下垂体前葉ホルモンの分泌に影響を与える CRF 含有細胞体の主要な部位である．これらのニューロンは，傍室核の小細胞体領域に生じ，正中隆起へ軸索末端を送る．そこで，ストレス刺激に対する反応として，CRF は門脈系へ分泌される．傍室核ニューロンの小集団は脳幹や脊髄へも投射し，ストレス応答の自律神経的な側面を制御する．CRF 含有ニューロンは，他の視床下部細胞核や，新皮質，拡張偏桃体，脳幹，および脊髄にもみられる．実験動物の中枢神経への CRF の注入は，歩行活動の増加，聴覚驚愕反応の増強，およびオープンフィールドでの探索行動の減少など，ストレス後に観察されるものと同様の生理的変化や行動への効果を生み出す．

ウロコルチンの生理学的，行動的役割は CRF に比べ未知の部分が多いが，いくつかの研究によってウロコルチン 2 と 3 には，抗不安効果があり，おそらくストレス反応を鎮静することが示唆されている．そのため，CRF とウロコルチンは対極の役割を果たすという仮説が存在するが，これは過度な単純化であろう．ウロコルチン 1 は主に，エディンガー-ヴェストファル（Edinger-Westphal）核，外側オリーブ核，および視索上部視床下部細胞で合成される．ウロコルチン 2 は主に視床下部で合成されるが，一方で，ウロコルチン 3 細胞体は，拡張偏桃体や脳弓傍核領域，および視索前野など，より広範囲にみられる．

うつ病における HPA 軸の過活動は，生物学的精神医学における最も確実な所見の 1 つである．報告されているうつ病における HPA 軸の変化には，高コルチゾール血症，コルチゾール分泌のデキサメタゾン抑制への抵抗（ネガティブ・フィードバックの測定法），静脈内への CRF 抗原投与に対する副腎皮質刺激ホルモン（adrenocorticotropic hormone：ACTH）の反応の鈍麻，デキサメタゾン CRF 複合試験でのコルチゾール反応の増強，および CSF，CRF 濃度の上昇などがある．うつ病やその他の感情障害における HPA 軸の調節障害の基底にある明確な病理学的機序は，いまだ解明されていない．

機構的に，外因性の CRF の投与による ACTH の鈍化の説明として，2 つの仮説が提示されている．第 1 の仮説は，下垂体 CRF 受容体のダウンレギュレーションは視床下部における CRF の過剰分泌の結果起こるというものである．第 2 の仮説は，下垂体のグルココルチコイドネガティブ・フィードバックへの感受性の変化を主張する．第 1 の仮説を支持する者が多い．しかし，神経内分泌研究は，CNS 活動の第 2 の仮説を支持する．すなわち，下垂体の ACTH 反応は主に下垂体 CRF 活性を反映しており，皮質辺縁系 CRF 回路の活動によるものではない．2 つの仮説のうち後者が，うつ病の病態生理学により関連している可能性がある．

特に興味深いこととして，薬物を使用していないうつ病患者では電気けいれん療法（ECT）の成功後に CSF 中の CRF 高濃度が，有意に低下するという証明があり，高コルチゾール血症と同様に CSF 中の CRF 濃度は，形質標識（trait marker）ではなく，むしろ患者の状態を示

すものであることが示唆される．近年の他の研究では，CSF 中の CRF 濃度の正常化が，フルオキセチンによる治療の成功によっても起こることが証明された．ある研究グループは，抗うつ薬による治療後に少なくとも 6 か月間にわたって抑うつ症状がみられなかった 15 人の女性うつ病患者では，高い CSF 中の CRF 濃度が有意に低下したが，6 か月以内に再発した 9 人の患者では，治療による CSF 中の CRF 濃度の変化は少なかったと報告している．この結果は，うつ病において，初期の症状の改善がみられても，抗うつ治療中の CSF 中 CRF の濃度の上昇，または増加は，治療への反応の乏しさの前兆である可能性を示している．興味深いことに，正常対象にデシプラミンを投与した場合，または上述のようなうつ病に抗うつ薬を投与した場合では，フルオキセチンによる治療を受けたうつ病患者が，CSF 中の CRF 濃度の低下と最も関連した．

　CRF の過剰分泌が，うつ病の病態生理学的な要因の 1 つであれば，CRF 神経伝達の減少あるいは干渉が，抑うつ症状軽減の効果的な戦略になる可能性がある．過去数年間にわたって，多くの製薬会社が，血液脳関門を効果的に貫通できる，CRF_1 受容体拮抗薬の開発に取り組んできた．その過程で開発されたいくつかの化合物は，拮抗薬としての有効性を見込める特性をもっている．

オキシトシンとバソプレシン　脳下垂体後葉抽出物の昇圧効果は，1895 年に初めて紹介され，その抽出物はバソプレシン（vasopression：AVP）と名づけられた．OT と AVPm RNA は，視床下部において最も豊富な伝達物質であり，傍室核の巨大細胞ニューロンと神経脳下垂体へ軸索投射する視床下部の視索上核に大量に集中している．これらのニューロンは，血流に放出されるすべてのオキシトシン（oxytocin：OT），AVP を産成し，血流においてこれらのペプチドは辺縁標的に対するホルモンとして作用する．OT と AVP は，通常，視床下部内の別々のニューロンで合成される．下垂体から分泌される OT は，出産時の子宮収縮の制御や授乳時の射乳反射などの，女性の生殖機能と最も関連する．抗利尿ホルモンとしても知られる AVP も，バソプレシン V2 および V1a 受容体サブタイプとの相互作用を通して，腎臓における水分貯留と血管収縮を調節する．AVP は，血漿浸透圧や血液量減少，高血圧，あるいは低血糖などの刺激を受けて，神経脳下垂体から，血流中に分泌される．OT の作用は，末梢や中枢神経系辺縁系に分布する単一の受容体サブタイプ（オキシトシン受容体［oxytocin receptor：OTR］）を仲介する．OTR とは対照的に，バソプレシン受容体サブタイプには，V1a，V1b，V2 受容体の 3 種があり，それぞれ G 蛋白質結合の 7 回膜貫通ドメイン型受容体である．V2 受容体は腎臓に局在し，脳内にはみられない．V1a 受容体は中枢神経系の広範に分布しれ，AVP の作用効果のほとんどを仲介すると考えられている．V1b 受容体は下垂体前葉に集中しており，脳における V1b 受容体 mRNA についての報告もいくつかあるが，その機能についてはわかっていない．

ニューロテンシン

　ニューロテンシン（neurotensin：NT）は多くの脳領域に存在するが，その存在は，他の神経伝達物質系，特に中脳辺縁系のドパミン系との関連という面から研究されており，統合失調症の病態生理学の研究において，関心が集まっている．NT とその受容体を，統合失調症に対する薬理学的介入の標的候補として考えるべきであると示唆するいくつかの証拠がある．まず，NT 系は解剖学的に，統合失調症に関連する神経回路を調節する位置にある．第 2 に，抗精神病薬の末梢からの投与が，常に NT 系の調節を行うことが示されている．そして第 3 に，統合失調症患者において，中枢の NT 系が変化するという証拠がある．

　NT は，初めドパミン系との相互作用において強力な低体温強化および鎮静強化作用の特性が示された．続いて，NT が抗精神病薬と共通する多くの特性をもち，それは回避を抑制するが，条件付けられた能動的回避作業には反応することが示された．それは，運動行動を始めるにあたって間接的ドパミン作用物質または内因性ドパミンの影響を阻害する能力，そして，ドパミン分泌および代謝回転の増加を引き出す能力である．おそらく最も重要なことは，抗精神病薬も NT 神経伝達も，感覚運動ゲーティングを高めるということである．感覚運動ゲーティングとは，関連のある感覚入力をスクリーニングあるいはフィルターをかけて通す能力で，その欠陥があると無関係な感覚データが不随意に氾濫することになる．感覚運動ゲーティングの障害は，統合失調症の基本的な特徴であることを示す証拠が増えている．ドパミン作用薬と NT 拮抗薬の双方が，感覚運動ゲーティングを測定するために作られた作業における遂行能力を阻害する．抗精神病薬とは異なり，NT は受容体でドパミンと置き換わることはできない．前述したように，NT は特定のドパミンニューロンサブユニットに共存し，統合失調症のドパミン調節異常と関連する部位である中脳辺縁系や内側前頭前野皮質ドパミン終末領域にドパミンと共に分泌される．D_2 および D_4 受容体に作用する抗精神病薬は，それらのドパミン終末領域での NT の合成，濃縮，および分泌を増加させるが，他の領域ではそれは起こらない．NT 濃度の上昇における抗精神病薬の効果は，治療後数か月にわたって持続し，投薬治療開始数時間内における"前初期遺伝子"である c-fos の発現と NT mRNA の濃度の上昇を伴う．抗精神病薬による，NT の発現調節の変化は，ペプチドを分解するペプチダーゼにまで影響を及ぼす．なぜなら，近年のラットの研究で脳切片への急速ハロペリドール投与 24 時間後に NT 代謝が減少したという報告が複数ある．脳内に直接投与されると，NT は側座核におけるドパミン伝達に優先的に拮抗するが，尾状核被殻においてはそれは起こらない．側座核においては，NT 受容体は主に，GABA 作動性ニューロンに局

在し，そこでドパミン終末への GABA 放出が起こり，それによってドパミン放出を阻害する．

CSF 中の NT 濃度は統合失調症患者では健常者あるいは他の精神疾患患者に比べて低下する．抗精神病薬による治療によって CSF 中の NT 濃度が上昇することが観察されているが，この NT 濃度の上昇が精神病の原因であるのか，単に症状の治療による改善に伴う現象なのかは，はっきりしていない．剖検的研究では，ドパミンに富む前頭皮質のブロードマン 32 野における NT 濃度の増加が示されているが，この結果は死亡前の抗精神病薬による治療の影響を除外できない．他の研究者は，皮質下領域の広範囲の標本において，死後の NT 濃度の変化はみられないとしている．嗅内皮質における NT 受容体濃度の減少が，統合失調症患者の剖検で報告されている．NT が内因性の抗精神病様物質として作用するという仮説を実証する決定的な実験は，血液-脳関門を貫通できる NT 受容体作用薬の開発を待たねばならない．

その他の神経ペプチド

多くの他の神経ペプチドが，精神疾患の病態生理に関連すると考えられている．コレシストキニン（cholecys-tokinin：CCK），サブスタンス P，そして神経ペプチド Y などであるが，これらがすべてではない．

もともと消化管で発見された CCK とその受容体は，脳内の情動，動機付け，感覚処理に関連する領域（例えば，皮質，線状体，視床下部，海馬，扁桃体）に存在する．CCK はしばしば，中脳辺縁系および中脳皮質ドパミン回路を構成する VTA ニューロンのドパミンと共存する．NT と同様に，CCK はドパミン放出を減少させる．CCK 断片の注入は，健常者においてパニックを引き起こし，そしてパニック症患者は，健常対照に比べ，CCK 断片に対する感受性の増強を示すという報告がある．合成 CCK 作用薬であるペンタガストリンは，用量依存性に血圧，脈拍，HPA 活性化，およびパニックの身体症状の増加を引き起こす．近年，CCK 受容体の遺伝子多型性のパニック症との関連が考えられている．

ウンデカペプチドサブスタンス P は扁桃体，視床下部，中脳水道周囲灰白質，LC，そして傍小脳脚核に局在し，ノルエピネフリンおよびセロトニンと共存する．サブスタンス P は痛覚神経伝達物質として働き，動物に投与するとストレス反応に類似した行動的および心血管系の効果を引き出す．より最近のデータは，サブスタンス P のうつ病と PTSD における役割を示唆している．うつ病患者も PTSD 患者も CSF 中のサブスタンス P 濃度が上昇している．さらに，PTSD 患者では，PTSD 症状の急な発現後に CSF 中のサブスタンス P 濃度の著しい上昇が認められた．ある研究は，血液脳関門を貫通できるサブスタンス P 受容体（ニューロキニン 1 [NK1] 受容体）拮抗薬が，うつ病患者に対して，プラセボより有効であり，中等度から重度の症状に対して，パロキセチンと同等の効果があると報告したが，後続の研究によってこの結果は確認できていない．

ニューロペプチド Y（neuropeptide Y：NPY）は視床下部，脳幹，脊髄，および大脳辺縁系構造に存在する 36 アミノ酸ペプチドであり，食欲，報酬，不安，およびエネルギー均衡の調整に関連する．NPY はセロトニン作動性ニューロン，およびノルアドレナリン作動性ニューロンと共存し，ストレスによって発生する負の効果の抑制を促進すると考えられている．うつ病と診断されていた自殺者は，前頭皮質と尾状核において，NPY 濃度の著しい減少がみられたと報告されている．さらに，CSF 中の NPY 濃度は，うつ病患者において低下する．ラットにおける抗うつ薬の慢性投与は，新皮質と海馬における NPY 濃度を上昇させた．取り調べという「制御不能なストレス」を切り抜けた兵士において血漿中の NPY 濃度が上昇することがわかっており，ストレス下における，NPY 濃度は，優位や自信の感情と関連する．さらに，ストレスに対する NPY 反応の低さは，うつ度と PTSD への易罹患性の増加と関連する．

新しい神経伝達物質

酸化窒素

ガスが神経伝達物質として機能しうるという発見は，ニューロン間に高度に非定型的な信号伝達の様式があることを明らかにした．1990 年代初頭，酸化窒素（nitric oxide）は神経伝達物質として機能する初めてのガスとして分類され，いくつかの理由から非定型的な神経伝達物質であることが明らかになった．第 1 に，酸化窒素は小さいガスで，標的ニューロンまで自由に拡散できるので，シナプス小胞に貯蔵されたり，そこからから放出されたりするのではない．第 2 に，酸化窒素は標的ニューロン表面の特定の受容体を標的とするのではなく，細胞間の蛋白の活動を直接調節することによって神経伝達作用を発揮する．また酸化窒素がシナプスから消去されるための再取り込み機能は存在しない．酵素による酸化窒素の非活性化機能は存在すると想定されているが，酸化窒素の半減期は数秒というかなり短いものらしい．

酸化窒素は最初，マクロファージから放出される殺菌物質として発見された．また内皮細胞を弛緩させ血管拡張作用を有する．酸化窒素の神経伝達機能，学習・記憶過程，神経新生，神経変性疾患における役割の解明により，その脳内での役割がより明らかになった．

酸化窒素と行動

酸化窒素による神経伝達は行動における役割を有する．神経一酸化窒素合成酵素（neuronal nitric oxide synthase：nNOS）欠損の雄マウスは攻撃的な傾向と性的過活動を示す．雌マウスでは逆となり，攻撃性が減退する．躁状態の双極性障害患者は性的過活動と攻撃性を有することより，酸化窒素経路は感情状態の精神病理と関連をもつ可能性がある．

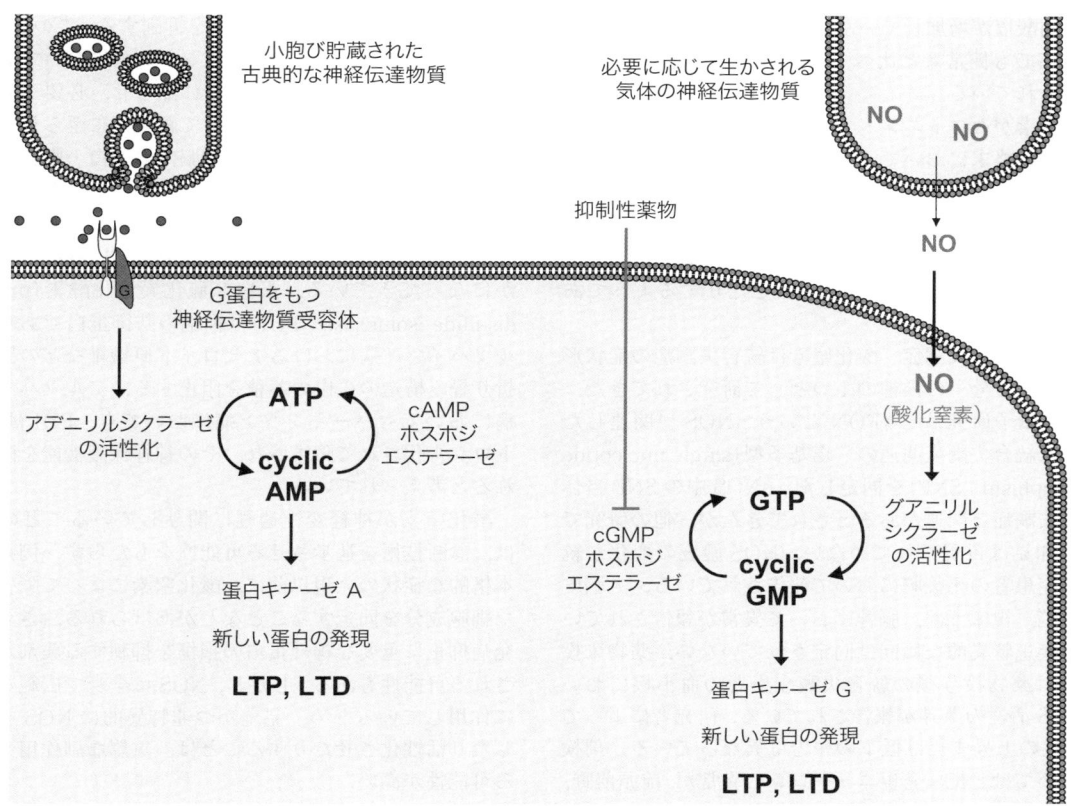

図 1.4-12　環状グアノシン1リン酸(cyclic guanosine monophosphate：cGMP)合成を介しての酸化窒素の神経伝達と信号機能．気体の酸化窒素は酵素により生成され，自由に拡散して近隣のニューロンに達する(右上)．古典的な神経伝達物質(左上)と異なり，酸化窒素はニューロン表面の特異的な神経伝達受容体を介して作用するわけではない．酸化窒素は神経細胞膜を通過して自由に拡散し，グアニリルシクラーゼという，グアノシン5'3リン酸(guanosine 5'-triphosphate：GTP)をセカンドメッセンジャーのcGMPに変換する酵素を活性化する．酸化窒素効果は一部神経蛋白キナーゼのcGMPを介して，神経長期増強(long-term potentiation：LTP)および長期抑制(long-term depression：LTD)に影響する．ATP：アデノシン3リン酸(adenosine tri-phosphate)．(Sadock BJ, Sadock VA, Ruiz P. *Kaplan & Sadock's Comprehensive Textbook of Psychiatry*. 9th ed. Philadelphia：Lippincott Williams & Wilkins；2009：104 から転載)

　末梢においては，nNOSは海綿体を含む陰茎の血管を神経支配するニューロンに存在する．これらの神経を刺激すると酸化窒素を放出し，環状グアノシン一リン酸(cyclic guanosine monophosphate：cGMP)生成により，血管壁弛緩と血管拡張，陰茎の充血，初期の勃起を生じさせる．勃起の維持期も酸化窒素に依存する．著しい血流の増大がnNOSのリン酸化と酸化窒素産生を維持させる．勃起障害治療薬のシルデナフィル(バイアグラ)，タダラフィル(Cialis)，バルデナフィル(Levitra)は，陰茎のcGMPを分解するホスホジエステラーゼ5型(phosphodiesterase type 5：PDE5)を抑制し(図1.4-12)，酸化窒素の神経伝達と勃起を増強する．

　睡眠覚醒サイクルの制御に酸化窒素が寄与していることが，多くの証拠より示されている．nNOS作動性のニューロンは，REM睡眠を開始させるいくつかの部位，すなわち，橋・外側縫線核・背外側被蓋・脚橋被蓋などに存在する．動物モデルにおいては，酸化窒素を放出する物質を顕微注入すると覚醒度を減少させ徐波を増加させる．このことに一致して，NOS阻害薬は徐波とREM睡眠を減少させる傾向をもつ．NOS欠損マウスを用いた研究において，酸化窒素は単に睡眠を促進するだけでなく，より複雑な役割を演じていることが示された．nNOS欠損動物でもREM睡眠の減少を認めた．しかし，誘導性神経一酸化窒素合成酵素(inducible nitric oxide synthase：iNOS)欠損マウスでは逆の結果であった．このことより，NOS酵素アイソフォーム同志で複雑な相互作用があることが示唆された．

酸化窒素と気分障害　NOS発現性のニューロンは，外側縫線核・前頭前野などのうつ病に関連した領域が代表的である．抗うつ薬のSSRIが直接NOSの活性を抑制することから，酸化窒素の役割は抗うつ反応であると考えられていた．さらに，強制水泳試験などの動物実験では，NOSと可溶性グアニル酸シクラーゼが抗うつ薬様の効果を示した．双極性障害患者では，血漿酸化窒素濃度が健常者と比べて上昇していた．しかし，抑うつ患者では血漿酸化窒素は減少しており，酸化窒素の副産物で

ある亜硝酸塩が増加していた．統合失調症やうつ病患者の室傍核でも健常者と比べて NOS が減少していることが報告されている．

酸化窒素がセロトニン・ノルエピネフリン・ドパミン作動性神経終末において，神経伝達を調整する能力があるかどうかについては疑問がもたれている．しかし，明確な統一見解は得られておらず，酸化窒素はその活動の時機や研究された脳の領域に依存して，これらのニューロンの活性を上昇させたり減少させたりするようである．

酸化窒素と統合失調症 酸化窒素は統合失調症の症状形成に関与する分子の候補の１つとして研究されてきた．２つの遺伝子研究は CAPON という nNOS に関連した蛋白中に統合失調症関連の一塩基多型(single nucleotide polymorphism：SNP)を同定した．nNOS 中の SNP 自体が統合失調症と関連があるとされてきたが，他の研究ではこの知見は再現されていない．NOS 濃度の変化が統合失調症患者の死後脳において報告されている．大脳皮質，小脳，視床下部，脳幹において異常が報告されているが，疾患特異的な傾向は同定されていない．薬物未投与または薬物投与後の統合失調症患者の血小板において，NOS 活性の上昇が報告されている．研究者によって NO 活性の上昇または低下の報告は異なっている．剖検例においては，NOS 発現ニューロンの異常が，前頭前野，海馬，外側頭葉において同定されており，発達過程におけるこれらの神経型の異常な移動と一致する．ラットモデルでは，出生前のストレスが歯状回や海馬の NOS 発現ニューロンを減少させた．

酸化窒素の神経病理学的役割 酸化窒素はさまざまな神経障害に直接関与しているとする証拠が豊富にある．過酸化物は細胞代謝の副産物であるが，酸化窒素と反応して過酸化亜硝酸(化学式 $ONOO^-$)を生成する．この不安定な毒性物質は，蛋白質のチロシン残渣と反応して化学的付加物を生成し，蛋白質のニトロ化(protein nitration)と呼ばれる過程を誘導し，さらに DNA(deoxyribonucleic acid：デオキシリボ核酸)を合成し，細胞の機能障害を引き起こす．

虚血性の梗塞による細胞損失は，興奮毒性(excitotoxicity)という過程，すなわちグルタミン酸 NMDA 受容体の過剰刺激によって一部媒介される．NMDA 活性化により生成された酸化窒素は，この興奮毒性による細胞死のかなりの部分に関与し，マウスにおいては nNOS の遺伝子欠損によって梗塞による損傷が減少する．

S-ニトロシル化(S-Nitrosylation)は脳の病的過程に関連していると考えられてきた．パーキン蛋白(Parkin protein)の突然変異はパーキンソン病の早期発症と関連がある．パーキンは E3 ユビキチン連結酵素であり，細胞のプロテアソームにおいてユビキチン分子を蛋白に連結し，攻撃目標として破壊する．孤発性のパーキンソン病(すなわち，早期発症の変異を伴わない)においては，酸化窒素はパーキン蛋白をニトロシル化し，その防衛的な E3 ユビキチン連結酵素機能を抑制する．このように，過剰な酸化窒素の信号はパーキンソン病においてドパミン作動性ニューロンを機能不全に陥らせ，必要不可欠な細胞機能を阻害することによって細胞死に至らしめる．アルツハイマー病においては，脳内の蛋白・脂質・炭水化物の過剰な酸化が病態に関与していることが長く示唆されてきたが，過剰な酸化窒素によるニトロソ化ストレス(nitrosative stress)も病態に関与していることが明らかになってきている．蛋白二硫化異性化酵素(protein disulfide isomerase：PDI)は細胞の防御蛋白であり，アルツハイマー病におけるアミロイド原繊維などの異常な折り畳み構造の蛋白の蓄積を阻止する．アルツハイマー病においてもパーキンソン病においても，PDI は S-ニトロシル化されて障害され，その神経保護機能を阻害されると考えられている．

酸化窒素が神経変性過程に関与していることの発見は，診断技術を進歩させる可能性をもたらす．例えば，本格的な症状の発現以前に，酸化窒素によって障害された細胞成分を同定することなどがあげられる．さらに，発病抑止に重要な神経蛋白の損傷を抑制する薬剤が設計される可能性もある．しかし，NOS は全身で広範な過程に作用しているため，完全かつ非特異的に NOS を抑制したり活性化させたりすることは，重篤な副作用を生じる可能性が高い．

一酸化炭素

一酸化炭素(carbon monoxide：CO)は燃焼反応の際に放出される大気汚染物質として有名であるが，ヒトからバクテリアまで多様な生体内においても生理的に生成される．かつては代謝反応における毒性の副産物と考えられていたが，一酸化炭素は脳やその他の器官において，さまざまな生理的過程の制御の重要な役割を担うと考えられるようになってきた．これらの効果には，嗅覚の神経伝達・血管拡張・平滑筋の増殖・血小板凝集などが含まれる．

一酸化炭素はその生理的濃度における機能よりも毒性の方がよく知られている．ヘモグロビン中において，ヘム分子と強く結合しカルボキシヘモグロビン(carboxyhemoglobin)を形成するが，カルボキシヘモグロビンは組織に酸素を運搬する能力はすでに失われている．非喫煙者のヘモグロビンの 2% がカルボキシヘモグロビンであるのに対し，1日1～2箱喫煙する喫煙者ではヘモグロビンの 3～8% がカルボキシヘモグロビンに変換されている．急性の一酸化炭素毒性に続いて，5～10% のカルボキシヘモグロビン濃度は，覚醒度や認知機能に悪影響を及ぼし，30～50% では組織への酸素運搬能を著しく低下させる．

一酸化炭素と神経伝達 一酸化炭素は，臭い感知における神経伝達に関与していると考えられている．臭いは一酸化炭素生成を誘導し，続いて cGMP を合成し，臭い刺激に対する長期の順応を促進する．未確認ではあるが，

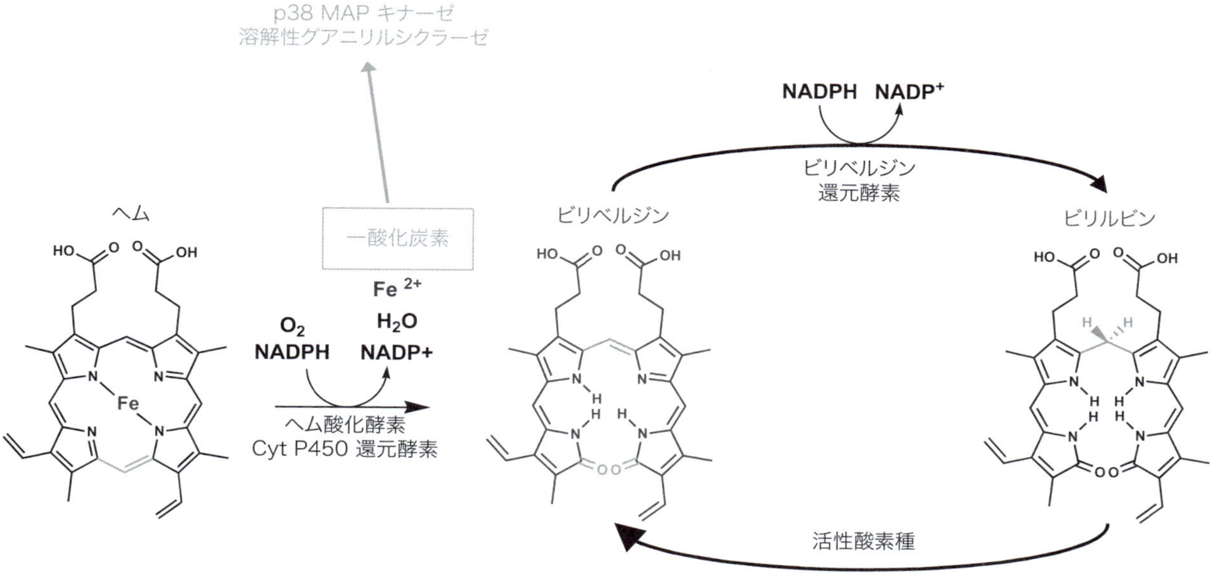

図 1.4-13　予想外の神経伝達物質，一酸化炭素(CO)の合成．一酸化炭素ガスはニューロンにおいて，ヘム酸化酵素によって合成され，この酵素はまた，ヘムをビリベルジン分子と自由鉄に分解する．一酸化窒素と同様に，CO はニューロンの小胞に貯蔵されず，ニューロンの細胞膜を自由に通過して拡散できる．また CO は溶解性グアニリルシクラーゼを活性化し，p38MAP キナーゼのような細胞内の信号分子を多数活性化する．CO は古典的な CO 中毒が生じる濃度よりもかなり低い濃度で，自身の神経伝達および信号機能を発揮する．ニューロン内のこの経路の重要性は 2 つのヘム酸化酵素の存在を基盤としていて，そのうちの 1 つは主に脳内で発現する．ビリベルジンは，ビリベルジン還元酵素によってビリルビンに変換される．CO と同様に，もはやビリルビンは毒性の副産物として格下げされることはなく，重要な抗酸化物質である可能性がある．(Sadock BJ, Sadock VA, Ruiz P. *Kaplan & Sadock's Comprehensive Textbook of Psychiatry*. 9th ed. Philadelphia：Lippincott Williams & Wilkins；2009：107 から転載)

一酸化炭素はさまざまな知覚や認知の過程を制御する機能をもつ．同様に，ラットの網膜では，長時間の光への曝露は HO1 発現，一酸化炭素生成，cGMP 信号を増加させる．一酸化炭素は慢性疼痛への順応にも関与している可能性がある．HO2 欠損動物は長期の疼痛刺激への暴露後も，痛覚過敏と異痛症が軽症である．一酸化炭素は痛み知覚の閾値を下げている可能性があるが，その効果が中枢または抹消のいずれの神経系で生じているのかは不明である．一酸化炭素は，その cGMP 生成促進の役割とは別に，カルシウム作動性大カリウム(calcium-activated big potassium：BK_{Ca})チャネルに直接結合して開かせ，何らかの神経伝達効果に関与している可能性が示唆されているが，その詳細はいまだ解明されていない．

消化管神経系においては，一酸化炭素は非アドレナリン性非コリン作動性(nonadrenergic noncholinergic：NANC)神経刺激および血管作動性腸管ペプチド(vasoactive intestinal peptide：VIP)に反応して内肛門括約筋を弛緩させる．

一酸化炭素は，海馬の LTP の発達に関与すると考えられていたが，その証拠の中には相反するものがある．一酸化炭素および神経の強直性の刺激は，興奮性シナプス後電位(excitatory postsynaptic potential：EPSP)を増強する．一酸化炭素生成を阻害する HO 阻害薬は LTP 誘導を抑制し，グルタミン酸神経伝達物質のカルシウム依存性の放出を減少させる．しかし，HO2 欠損動物は LTP において差を生じない．これらの乖離した知見は，LTP における HO1 の役割，または HO 阻害薬が LTP 誘導において非特異的に他の過程を阻害する効果を持つ可能性によって説明される．

中毒濃度においては，一酸化炭素はヘモグロビンに酸素より高い結合能を持つことで，酸素運搬を阻害することはよく知られている．驚くべきことに，一酸化炭素自体が，頸動脈小体が酸素を感知する機能において生理的な役割を演じている．頸動脈小体の糸球細胞中で，HO は酸素を一酸化炭素生成の基質として用いる(図 1.4-13)．酸素濃度が低下すると一酸化炭素生成も減少し，頸動脈小体が酸素を感知する閾値もリセットされる．頸動脈小体の BK イオンチャネルによる一酸化炭素の制御によって，この分子レベルの機序が機能する．

内因性カンナビノイド：マリファナから神経伝達まで

カンナビス，麻，大麻，マーフェン(ma-fen)，またはさまざまな俗称で知られているが，マリファナは数千年にわたって人類によって栽培・利用されてきた．そのリスクと利益が同等であるかどうかという議論は別として，マリファナが脳内でその効果を発揮するという事実

表 1.4-4　カンナビノイド研究における主な発見

1899:	カンナビノールのカンナビス樹脂よりの分離.
1940:	カンナビノールの化学構造の同定.
1964:	カンナビスの成分中最も精神作用の強いδ-9-テトラヒドロカンナビノール（δ-9-tetrahydrocannabinol：THC）の化学構造の発見.
1988:	THCの脳内の特異的結合部位の同定.
1990:	脳内のカンナビノイド受容体，CB1の同定.
1992:	最初の脳の内因性エンドカンナビノイド，アナンダミドの発見.
1993:	2番目のカンナビノイド受容体，CB2の同定.
1994:	CB1受容体拮抗薬リモナバント（アコンプリア）の開発.
1995:	2番目の内因性カンナビノイド，2-AGの報告.
1996:	エンドカンナビノイド分解酵素である脂肪酸アミド加水分解酵素（fatty acid amide hydrolase：FAAH）の発見.
2003:	動物実験におけるFAAH阻害薬による不安様行動の減少.
2003:	エンドカンナビノイドを合成する酵素の同定.
2006:	2番目のエンドカンナビノイド分解酵素，モノアシルグリセロール脂肪分解酵素（monoacylglycerol lipase：MAGL）の発見.
2006:	リモナバントが体重減少治療薬としてヨーロッパで承認.
2007:	リモナバントのメタ解析において，精神疾患の既往のない患者において不安・抑うつが増大していた.

Sadock BJ, Sadock VA, Ruiz P. *Kaplan & Sadock's Comprehensive Textbook of Psychiatry*. 9th ed. Philadelphia：Lippincott Williams & Wilkins；2009：109 から転載.

によって，いくつかの謎が解明されたのは，ここ数10年に過ぎない．大量使用者が多幸と安心を経験することは，カンナビスが脳の内因性カンナビノイドであるエンドカンナビノイドを含む神経経路上で作用することと関連している．

カンナビスが医療用に使用された最古の記載は紀元前2700年の中国皇帝　神農（Shen Nung）の記した薬局方にまで遡る．この時代から有害作用は明らかであり，麻の実の大量服用は「悪魔を見る」とされ，「霊と交信したり体に火をつける」とも言われた．数世紀にわたって，インドではカンナビスは食欲増進剤として用いられていた．マリファナ常習者は今でも「くいしんぼう」（munchies）となることが知られている．

マリファナの活性成分カンナビノイドが精神作用を及ぼす機序はいまだに不明である．化学者たちはこの植物油脂の多くの成分からカンナビスの精神作用成分を分離しようと試みた（表 1.4-4）．

脳内エンドカンナビノイドシステムの発見　ヒトがマリファナタバコ（いわゆる「ジョイント」）を1本喫うと，20～80 μgのテトラヒドロカンナビノール（tetrahydrocannabinol：THC）が脳に達すると推定されている．これは100～200 μgのノルエピネフィリンによる神経伝達が脳内で発現したことに相当する．よってTHCの効果は神経伝達システムへの効果として説明される．1960年代，THCがどのようにしてその精神作用を発揮するかについては少なくとも2つの学説があった．1つは，THCは揮発性吸入麻酔薬と同様の機序をもち（すなわち，特異的な受容体は存在しない），ニューロン細胞膜への全般性の効果や神経伝達受容体への広範囲の作用をもつという説である．対立する説は，カンナビノイドに対する特異的な受容体が脳内に存在するが，これらの化学物質が脂溶性であるため同定が困難であると推測していた．より水溶性の新たなカンナビノイドが合成され，これが1980年代後半の特異的カンナビノイド受容体，CB1の発見につながった．

間もなく，新たにいくつかのエンドカンナビノイド，2-アラキドノイルグリセロール（2-arachidonoylglycerol：2-AG），N-アラキドノイルドパミン（N-arachidonoyldopamine：NADA），2-アラキドノイルグリセロールエーテル（2-arachidonoylglycerol ether：ノラジンエーテル noladin ether）が発見された（図 1.4-14）．いくつかの異なったエンドカンナビノイドが存在する理由は，カンナビノイド受容体CB1，CB2への親和性の違いによる．アナンダミドはCB1への選択性が最大であり，NADAとノラジンエーテルがこれに次ぐ．対照的にビロダミン（virodhamine）はCB2に親和的であり，CB1に対しては部分的な作動効果しかもたないと考えられている．2-AGはCB1とCB2を弁別できないと考えられている．

エンドカンナビノイドの生合成　アラキドン酸はエンドカンナビノイド（endocannabinoid），プロスタグランジン，ロイコトリエンの生合成の構成要素として利用され，細胞質膜や細胞内の膜内の細胞性リン脂質中に存在することが発見された．アナンダミドの生合成には2つの酵素の連続的な作用を必要とする（図 1.4-15）．最初の反応として，N-アセチル基転移酵素（N-acetyltransferase：NAT）がアラキドン酸の側鎖をリン脂質からホスファチジルエタノールアミン（phosphatidylethanolamine：PE）に変換し，NAPE（N-arachidonyl-phosphatidylethanolamine）を生成する．2番目の反応として，N-アラキドニルフォスファチジルエタノールアミンフォスフォリパーゼ（N-arachidonyl-phosphatidylethanolamine phospholipase：NAPD-PLD）がNAPEをアナンダミンに変換する．NAPEはすでに哺乳類の膜の自然成分なので，神経伝達にとって最も重要なアナンダミンの生成は2番目の過程となる．

エンドカンナビノイドはシナプス小胞には貯蔵され，後々に使われることはないが，ガスの神経伝達物質のように必要に応じて生成される．信号機能のある分子が神経伝達物質として考えられる重要な基準は，ニューロンの脱分極がその放出に先行するかどうかということであ

内因性カンナビノイド

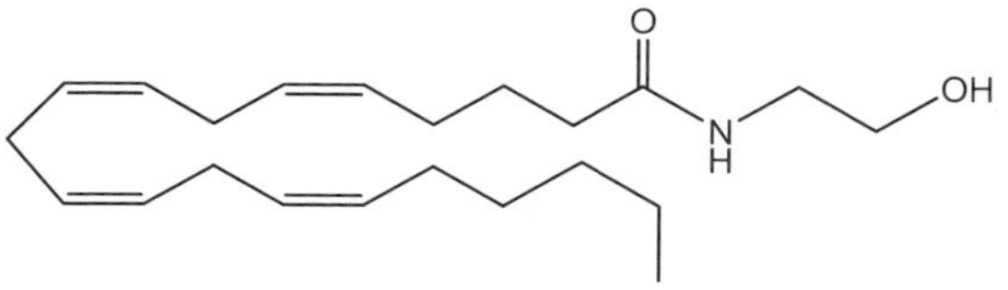

アナンダミド
CB1≫CB2

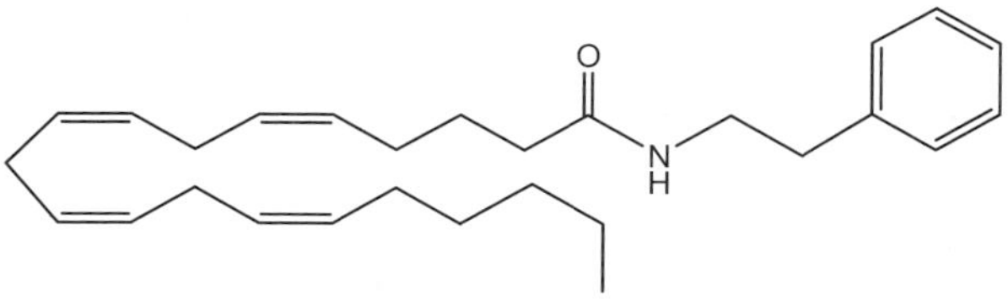

N-アラキドノイルドパミン
(NADA)
CB1>CB2

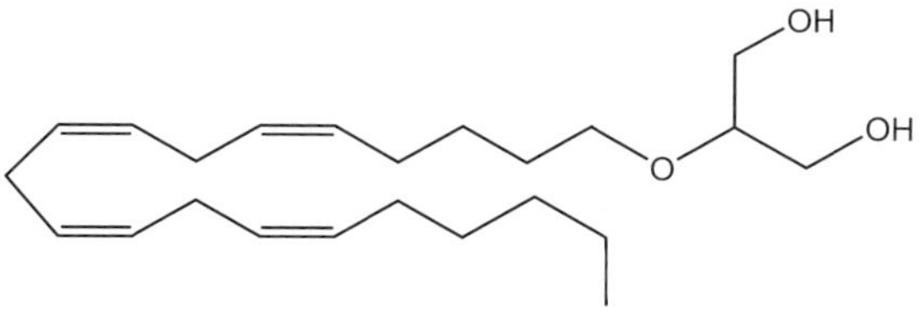

2-アラキドノイルグリセロールエーテル
(ノラジン)
CB1>CB2

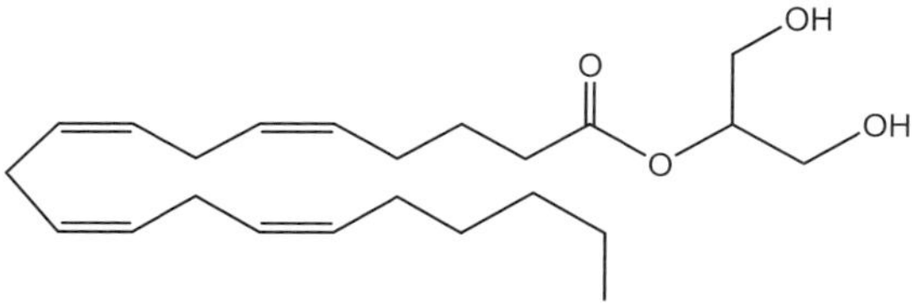

2-アラキドノイルグリセロール
(2-AG)
CB1=CB2

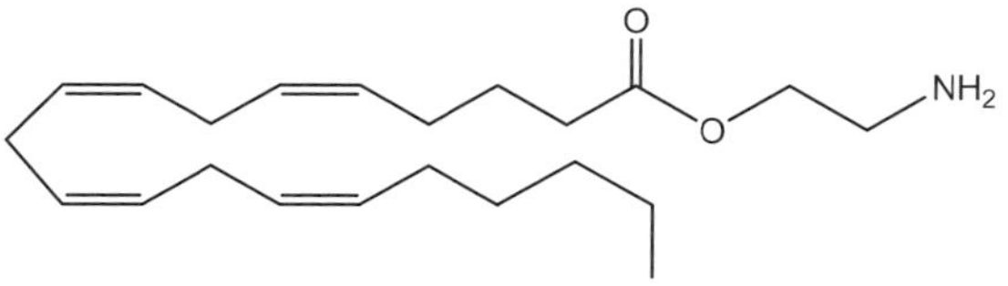

ビロダミン
CB2>CB1

図 1.4-14　内因性カンナビノイド．少なくとも5つのエンドカンナビノイドが哺乳類の脳内に存在し，それぞれ異なったCB1およびCB2への親和性を有する．すべて，プロスタグランジンとロイコトルエンの基質である必須オメガ-6脂肪酸とアラキドン酸より誘導される．(Sadock BJ, Sadock VA, Ruiz P. *Kaplan & Sadock's Comprehensive Textbook of Psychiatry*. 9th ed. Philadelphia：Lippincott Williams & Wilkins；2009：111から転載)

る．脱分極は細胞のカルシウムを増やし，続いてエンドカンナビノイドの生成と放出を促進する．その機序は，NAPE-PLDとDAGLによるカルシウムの活性化によって部分的に説明され，それぞれアナンダミドと2-AGの生合成を増強する．

　ニューロンで生成されたエンドカンナビノイドは，カンナビノイド受容体に作用するためにはシナプス間隙を通過しなければならない．THCと同様に，エンドカンナビノイドは脂溶性が高く，CSFへの溶解性は低い．特異的なエンドカンナビノイドのトランスポーターの存在下

で，シナプス間隙を通過して標的ニューロン内に到達できるのではないかと仮定されている．

エンドカンナビノイドの不活化　神経伝達物質はそれらを放出したニューロンからの再取り込み，またはアセチルコリンがアセチルコリンエステラーゼによって加水分解されるように，特異的な酵素による分解によって不活化される．エンドカンナビノイドの分解またはその神経伝達の抑制を目的とする酵素が少なくとも2つ存在する．脂肪酸アミド加水分解酵素(fatty acid amide hydrolase：FAAH)はアナンダミドをアラキドン酸とエタノー

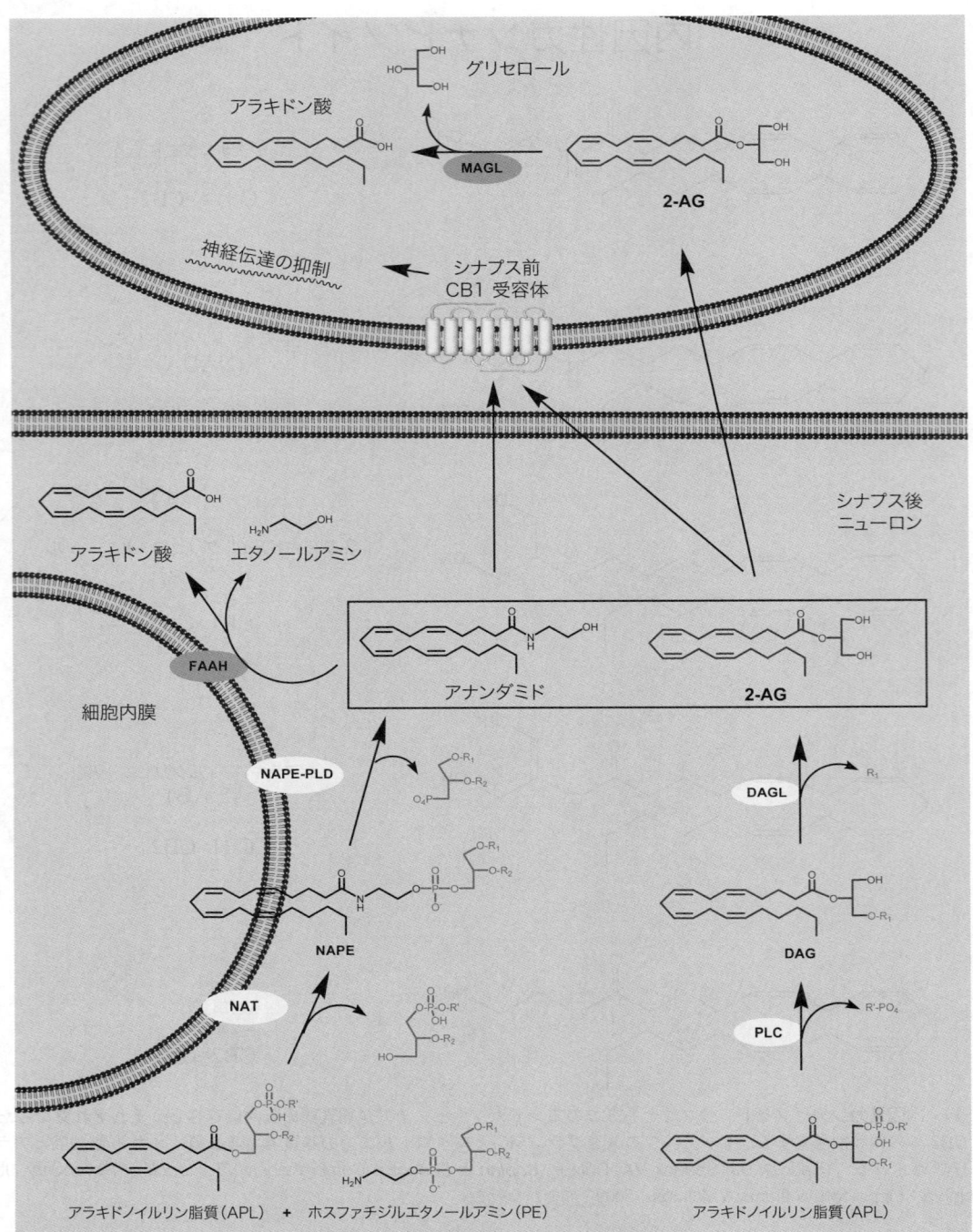

図 1.4-15　エンドカンナビノイド，アナンダミド，2-アラキドノイルグリセロール(2-arachidonoylglycerol：2-AG)の逆行性神経伝達．アナンダミドは神経伝達の必要に応じて2段階の過程により生合成される．酵素NATはアラキドン酸の側鎖をリン脂質からホスファチジルエタノールアミン(phosphatidylethanolamine：PE)に変換し，NAPEを生成する．2番目の酵素NAPE-PLDがアナンダミドを生成する．2-AGは同様に2段階の過程でPLCとDAGLによって生成される．シナプス後ニューロンによって生成されたエンドカンナビノイドはシナプスを通過してシナプス後のCB1受容体を活性化し，シナプス前ニューロンの神経伝達を抑制する(シナプス前ニューロンが活性化される場合もあるが)．エンドカンナビノイド生合成に関与する酵素は黄色，それらを抑制する酵素は赤で示す．2-AGは主にシナプス前ニューロンにおいてMAGLによって不活化されるが，アナンダミドはシナプス後ニューロンにおいてFAAHによって破壊される．PE, phosphatidylethanolamine；APL, arachidonyl phospholipids；NAT, N-acyltransferase；NAPE, N-arachidonoyl-phosphatidylethanolamine；NAPE-PLD, N-arachidonoyl-phosphatidylethanolamine phospholipase D；FAAH, fatty acid amide hydrolase；MAGL, monoacylglycerol lipase；PLC, phospholipase C；DAG, diacylglycerol；DAGL, diacylglycerol lipase；R_1–R_2, リン脂質の多様なアシルまたはアキル側鎖；R', リン脂質先頭グループの側鎖．(Sadock BJ, Sadock VA, Ruiz P. *Kaplan & Sadock's Comprehensive Textbook of Psychiatry*. 9th ed. Philadelphia：Lippincott Williams & Wilkins；2009：112 から転載)

ルアミンに分解する（図1.4-15）．FAAHはCB1が優勢な脳の領域で同定され，アナンダミドが生成されるシナプス後ニューロンに局在する．アナンダミドが急速に分解されることは，THCと比べてその力価の低さを部分的に説明している．FAAH欠損のノックアウトマウスはアナンダミドが15倍増加するが，2-AGは不変であることより，アナンダミド不活化におけるFAAHの役割が確認された．これらのマウスはアナンダミド分解能が低下しているため，外因性のアナンダミドには行動面で過剰に反応する．エンドカンナビノイドの2-AGはFAAHによって不活化されるが，シナプス前ニューロンに存在するモノアシルグリセロールリパーゼ（monoa-cylglycerol lipase：MAGL）によっても不活化される．

FAAHの薬理学的抑制薬は，鎮痛効果と抗不安効果を動物モデルで示しているが，THCのもつ不動化，体温低下，食欲亢進などの好ましくない作用はもたない．このような薬理学的な戦略はMAOIやCOMT阻害薬（COMTI）においても同様である．うつ病治療に用いられるMAOIはセロトニンやその他のモノアミンの分解を抑制し，セロトニンを増加させる．一方COMTIもドパミンやその他のカテコールアミンの分解を同様に阻害する．

カンナビノイド受容体 ニューロンの機能におけるCB1受容体の重要性は過小評価されているが，CB1受容体は脳内において最も豊富なG蛋白をもつ受容体である．CB1受容体は基底核，小脳，海馬，視床下部，大脳皮質，特に前頭皮質において最も高密度に分布している．ヒトや動物が高用量のTHCを投与されると，自発運動が減少し奇異で不自然な姿勢で固まってしまう．すなわち，カタレプシーとなる．カンナビノイドの基底核や小脳での作用はこれらの行動に関与しており，統合失調症の緊張病性の症状の理解に寄与するであろう．

CB1受容体は主にニューロン端末や軸索に存在し，樹状突起や細胞体にはほとんど存在しない．CB1受容体はシナプス間隙ではシナプス後よりもシナプス前に局在する傾向があり，神経伝達の調整機能を有すると考えられている．2つ目のカンナビノイド受容体であるCB2は，主に免疫系の白血球の表面に存在するが，脳幹には僅かしか存在しない．

神経伝達効果 CB1受容体はG蛋白を有しており，G蛋白はアデニリルシクラーゼを抑制することによって細胞内の信号伝達を媒介する．このことは，重要な第2メッセンジャーである環状アデノシン一リン酸の濃度を低下させる．CB1受容体の活性化はナトリウムチャネルを活性化させ，Nタイプのカルシウムチャネルを抑制する．カルシウムは神経伝達物質の放出には不可欠であり，カンナビノイドはこの機序によって神経伝達を阻害する．またカンナビノイド受容体はマイトジェン（分裂促進因子）作動性蛋白キナーゼを活性化する．

細胞培養や脳切片の研究により，カンナビノイドはGABA，ノルエピネフリン，アセチルコリンなどのさまざまな神経伝達物質の放出を阻害することが示されてきた．ノルエピネフィリンとアセチルコリンは興奮性の神経伝達物質であり，カンナビノイドによるこれらの放出の抑制は全般性の抑制効果を有することが期待される．一方，GABAは抑制性の神経伝達物質であり，カンナビノイドによるその抑制は全般性の興奮効果をもたらしうる．このようにカンナビノイドはその状況に応じて複雑な神経伝達効果をもちうる．また，カンナビノイドは脳内のエンドルフィンによる神経伝達，および嗜癖と学習に関与する「報酬系」の中枢である側坐核のドパミンを増加させると考えられている．エンドカンナビノイドはLTPや長期抑制（long-term depression：LTD）などのシナプス可塑性の形成に関与することが明らかになってきている．

不安と気分におけるエンドカンナビノイド エンドカンナビノイドによる神経伝達は不安の制御において重要であり，カンナビス使用者はおおむねTHCの鎮静効果を語るものである．動物研究において，エンドカンナビノイド系による信号伝達の消失は不安様状態を引き起こす．CB1受容体欠損動物はストレスや環境変化に曝されると，より顕著な不安行動を示す．

エンドカンナビノイド経路は心的外傷後ストレス反応や恐怖症の理解にとっては魅力的なモデルを示すであろう．ヒトにおいてはいまだ安全にエンドカンナビノイド濃度を測定できないが，このモデルはカンナビノイド受容体阻害薬リモナバント（Acomplia）の臨床試験によって支持されている．リモナバントは体重減少の治療薬として利用できる可能性が示されている（後述）．その頻度の高い有害作用は不安と抑うつの増悪である．

嗜癖 エンドカンナビノイド系は嗜癖の理解においても魅力的な目標となるであろう．CB1受容体欠損マウスでは，カンナビノイドの行動に及ぼす効果が発現しないのは当然であるが，それだけでなくオピオイドへの嗜癖や離脱も軽度であった．カンナビノイドは嗜癖に関与する「報酬系」の中枢である側坐核のドパミン放出を増加させることより，オピオイドとエンドカンナビノイド系の間の相互作用もさらに明らかにされてきている．このドパミン放出にはμオピオイド受容体が必要であり，この受容体を薬理学的に阻害するとカンナビノイドのドパミン放出能が抑制される．アルコールを好むラットはFAAH活性が低下していることは，カンナビノイドが多量の信号伝達を担っていることを示唆している．CB1受容体拮抗薬はラットのアルコール消費量を減少させる一方で，FAAHの抑制はアルコール消費量を増加させる．さらにCB1欠損動物もアルコール摂取が減少する．ヒトのFAAHの単一アミノ酸変異は薬物乱用と関連があることが明らかにされ，この異常酵素はその野生型対照よりも不安定であると考えられている．

精神病におけるエンドカンナビノイド カンナビスの乱用は，精神疾患の既往のない個人においても精神病症状を発現させるが，それが単に薬物の作用によるものか，

それとも，このような乱用者の精神病に対する潜在的脆弱性によるものかは明らかではない．カンナビス使用は統合失調症の精神病症状を悪化させることが多く，乱用は統合失調症の発病促進に関連すると考えられてきたが，この関連性は最終的に統合失調症を発症する個人の発病を加速させたに過ぎないという考え方もある．それでもカンナビノイド信号伝達はドパミン放出を増加させることより，エンドカンナビノイドシステムは統合失調症の精神病理に関与していると考えられている．D2受容体拮抗作用のある薬物は，この先も当分の間統合失調症治療薬の1つとしての役割をもち続けるであろう．

食行動 薬物吸収に引き続きTHC使用者は食欲が増新し（いわゆる「くいしんぼう」），カンナビスは数世紀にわたって食欲刺激薬として用いられてきた．この効果は視床下部に存在するCB1受容体によるものと考えられている．動物が食物を与えられないと，視床下部および辺縁系のエンドカンナビノイド濃度は上昇する．CB1受容体欠損マウスは高脂肪の餌を与えられても肥満にはならない．同様にCB1受容体拮抗薬リモナバントはカンナビノイド信号伝達を遮断することにより体重減少を促進する．3000人以上の肥満患者による臨床試験では，プラセボ患者群では1年間で1.6 kgしか体重が減少しなかったのに対して，リモナバントを1日20 mg服用した患者群は6.3 kgの体重減少を認めた．2007年のメタ解析ではリモナバント治療により平均して4.7 kgの体重減少を認め，他の体重減少薬オルリスタット（Xenical；2.9 kg）やシブトラミン（Meridia；4.2 kg）よりも効果的であった．

脳損傷と疼痛への効果 外傷性脳損傷のマウスモデルにおいて，2-AGは神経保護作用を示し，脳浮腫，梗塞範囲，細胞死を減少させ脳機能を回復させた．アナンダミドも多発性硬化症（multiple sclerosis：MS）のモデルにおいて脳損傷に対して神経保護作用を示し，ヒトにおいてもMS患者はアナンダミド生成が増加していた．カンナビノイド拮抗薬HU-211の研究においては，脳外傷後の回復が促進された．FAAH阻害薬はパーキンソン病のマウスモデルにおいて運動症状を改善させ，カンナビノイドがドパミン神経伝達を増加させたことによるものと推測されている．

エンドカンナビノイド経路による神経伝達が疼痛知覚を制御するという証拠が多く報告されてきている．THCとカンナビノイド作動薬は，動物モデルにおいて火傷から神経損傷や炎症に至るまで，急性または慢性の疼痛に有効であった．CB1拮抗薬リモナバントを投与すると鎮痛効果が消失することより，CB1受容体はこれらの効果に関して重要な役割を担っていると考えられている．同様にCB1受容体欠損マウスではTHCの鎮痛効果が消失する．

ストレスは疼痛知覚を減弱させると長く考えられてきた．例えば，負傷した兵士は痛みへの耐性が高く，「ストレス誘導性鎮痛効果」（stress-induced analgesia）と呼ばれる現象として知られている．エンドカンナビノイド系がこれらの効果を媒介していると考えられている．動物モデルにおいてはストレス曝露によりアナンダミドと2-AGが生成され，ストレス誘導性鎮痛効果はCB1受容体遮断薬リモナバント投与によって消失する．

エンドカンナビノイドによる疼痛知覚の制御は，内因性のオピエイトシステムによるものとは独立していると考えられているが，2つの経路には共通した経路もある．このことはCB1遮断薬リモナバントと，オピエイト受容体を遮断するナロキソン（Narcan）を用いて明らかにされた．リモナバントはTHCとカンナビノイドによる鎮痛効果を減弱させるが，モルヒネへの反応は一部しか抑制しない．しかし，オピエイトに対しては逆も真なりである．ナロキソンはモルヒネ誘導性鎮痛効果を遮断するが，THCとカンナビノイドによる鎮痛効果は一部しか抑制しない．カンナビノイドとオピエイトの組み合わせが，動物モデルにおいて相乗的な鎮痛効果を示している．

カンナビノイドの鎮痛効果はCNSを介して発揮すると当初は考えられていたが，動物モデルにおいては，CB2受容体に選択的でCNSでは効果をもたないカンナビノイドでも，局所的な投与が効果的であった．

エンドカンナビノイドはCB1およびCB2受容体を介さない機序でも疼痛の感受性に影響を及ぼす．アナンダミドとNADAはいずれも，知覚神経で発見されたバニロイド受容体（または，一過性受容体電位バニロイド1型，transient receptor potential vanilloid type 1：TRPV-1）と呼ばれるカルシウムチャネルを活性化させる．この受容体はカプサイシンでも活性化されることで有名で，カプサイシンはチリペッパーを食べた後，温熱感を生じさせる．このようにエンドカンナビノイドは相反する機能を発揮する．すなわち，CB1およびCB2受容体を介して鎮痛効果を発揮するが，TRPチャネルを介しては痛みを増強させることもできる．CB2受容体は主に抹消で作用するが，アルツハイマー病患者の死後脳ではCB2受容体のアップレギュレーションが認められた．

新規のカンナビノイド薬物の急速な開発は，THCの典型的な効果をすべてもつことではなく，特異的な症状を標的にすることを可能にした．例えば，アズレミック酸は鎮痛・抗炎症作用をもつが，向精神性の有害作用も限定的である．ランダム化臨床試験において，カルスト（Mathias Karst）らは慢性疼痛を改善する効果を示した．

末梢での効果 カンナビノイドは直接抹消のCB1受容体に作用して血管平滑筋を弛緩させる．この血管拡張作用は結膜にも及び，カンナビス使用者の中には目が充血（いわゆる「bloodshot」）する者もいる．眼球の動脈を拡張させることより，緑内障の治療にも用いられる可能性がある．緑内障では眼球内の圧力が亢進していて，腎内でのCB1受容体の活性化は腎血流を改善する．全身の血圧調整機能については証明されておらず，リモナバント服用患者およびCB1受容体欠損動物の血圧に変化は

なかった．カンナビノイド信号伝達は異所性妊娠とも関連があり，CB1 欠損マウスでは卵管に胎芽を認めた．

非精神活性カンナビノイド

THC がカンナビスの主な精神活性物質であるが，多くの非精神活性カンナビノイドも興味ある性質をもち，神経伝達を調節している．

カンナビジオールは治療効果を持ち，TRPV-1 受容体を刺激してエンドカンナビノイド分解に影響を及ぼす可能性がある．加えて，炎症性関節炎のマウスモデルにおいて保護作用を示した．結果は多様であるが，精製されたカンナビジオールは抗精神病作用ももつ可能性がある．しかし，植物カンナビス使用の実際の効果は，一般的には THC によって統合失調症症状を増悪させる．テトラヒドロカンナビバリンは CB1 受容体を遮断する植物カンナビノイドである．患者が植物由来のカンナビスを使用していたか，テトラヒドロカンナビバリンを含まない処方された THC を使用していたかの鑑別のための指標の候補の 1 つである．

エイコサノイド

概要 臨床的知見によれば，補助食品であるオメガ-3 脂肪酸，エイコサペンタエン酸（eicosapentaenoic acid：EPA），そのエステルであるエチルエイコサペンタエン酸（ethyl-eicosapentaenoic acid：E-EPA），ドコサヘキサエン酸（docosahexaenoic acid：DHA）はうつ病，双極性障害，統合失調症，認知機能障害の症状を緩和する．DHA と EPA は児童の衝動行為を減少させ注意機能を改善する可能性がある．

化学 必須脂肪酸は脂肪酸鎖のメチル端末基から 3 番目の位置に，炭素-炭素の二重結合をもつ多価不飽和脂肪酸の一群である．多価不飽和脂肪酸は単価飽和および飽和脂肪酸と異なり，生体内での生合成が不可能で，食餌を介して天然の脂肪や油脂からしか摂取できないため，「必須」であるとされている．リノール酸（Linoleic acid：LA）はオメガ 6 脂肪酸の，アルファリノール酸（α-linolenic acid：ALA）はオメガ 3 脂肪酸のそれぞれ母体である．オメガ 3 群もオメガ 6 群も不飽和化および鎖伸長に同じ酵素を用いる．オメガ 3 脂肪酸は藻類やプランクトンによって生合成される．ニシン，鮭，サバ，カタクチイワシはこれらの水生種を摂取しているので，オメガ 3 の豊富な食材となりうる．EPA と DHA は高度に不飽和化されたオメガ 3 脂肪酸であり，その長鎖構造の中にそれぞれ 6 個，5 個の二重結合をもつ．リン脂質によって細胞膜に配置され，細胞膜の信号伝達において重要な役割を果たしている．

特定の器官や系における効果 脂肪酸補助食品を用いた治療に関する最も強力な証拠は，心臓血管系疾患の文献に多い．いくつかの人における臨床試験において，オメガ 3 脂肪酸は血圧を低下させ，繰り返す心筋梗塞のエピソード回数を減少させ，中性脂肪を低下させた．神経系においては，脂肪酸はニューロン，免疫細胞，グリアのリン脂質膜構造の必須物質である．これらは脳血流を増大させ，血小板凝集を抑制し，心臓血管系において動脈硬化の進行を抑制する．オメガ 6 脂肪酸は炎症と神経のアポトーシスを減少させ，ホスファチジルイノシトールのセカンドメッセンジャー機能を抑制する．オメガ 3 脂肪酸は遺伝子発現を変化させることも示唆されている．

CNS において脂肪酸はニューロンの細部膜に選択的に局在し，細胞膜の構造に含まれる．オメガ 6 アラキドン酸はグルタミン酸の神経伝達を増強させ，ストレスホルモンの分泌を刺激し，酸化毒性や神経変性においてグリア細胞を活性化することが示されている．オメガ 3 脂肪酸である DHA と EPA は，炎症と酸化毒性からニューロンを保護すると考えられている．セロトニンの増加，ドパミンの活性化，CRF の制御が細胞培養モデルにおいて示されている．

うつ病の齧歯動物モデルにおいては，EPA 治療はオープンフィールド試験において行動を正常化させた．さらにセロトニンとノルエピネフリンが辺縁領域において増加していた．オメガ 3 の少ない餌を与えられたマウスは記憶力が低下し，学習パターンが変化し，行動異常が増加した．

治療適応 魚油を感情障害治療に用いる臨床研究は，魚消費量とうつ症状に負の相関がありそうであるという疫学研究を基にしている．1 人あたりの魚消費量が低い国では，うつ病，双極性障害，産後うつ病が最大 60 倍多く発生していた．観察研究ではアイスランドと日本は季節性感情障害の発生率が低く，緯度よりも強い影響を及ぼしていて，両国の食餌中の脂肪酸消費量と相関していた．ノルウェーの研究ではタラ肝油がうつ症状を減少させた．心筋梗塞後のうつ病患者では，アラキドン酸の EPA に対する割合が高かった．うつ病患者の死後脳研究では，眼窩前頭皮質において DHA が減少していた．

オメガ 3 脂肪酸の最初のランダム化パイロット試験では，単極性および双極性障害患者の抑うつ症状に対するリチウム（リーマス）やバルプロ酸（デパケン）による標準的な治療にオメガ 3 脂肪酸が付加投与された．オメガ 3 脂肪酸群はハミルトンうつ病評価尺度を有意に改善させ，プラセボ群と比較して寛解期間もより長期であった．続いて行われた大規模研究でも，E-EPA は双極性障害の治療に有効であることが支持された．しかし，双極性障害または急速交代型患者に E-EPA を投与しても，どの症状においてもプラセボ群と比較して有意差を認めなかったという報告もある．また E-EPA 治療群では出血時間が延長していた．双極性障害またはうつ病における単剤治療のデータはいまだにない．

早期の脳発達と学習に関する信頼できる証拠がある．DHA の豊富な食餌を摂っている妊婦から生まれた子どもは，問題解決能力の発達が早かったが，記憶力には差がなかった．妊娠中の DHA の補充は視力や目の発達とも相関を示した．

英国での囚人に関する行動学的研究ではで，オメガ3脂肪酸を含む魚を多く摂った囚人は攻撃性が減少していた．フィンランドの研究では，暴力的な犯罪者は暴力的でない犯罪者に比べて，体内のオメガ3脂肪酸濃度が低値であった．

統合失調症の陰性および精神病症状は，オメガ3脂肪酸の補充により改善する可能性が示されている．ハロペリドール（セレネース）のような抗精神病薬は抗酸化薬やオメガ3脂肪酸と併用すると錐体外路症状が減少する．

EPAとDHAは認知症の発症率と関連をもつことが示されてきた．5300人以上の患者の長期コホート研究であるロッテルダイ研究では，魚消費量は新たな認知症の発生率と負の相関を示した．その後の6年間の追跡調査では，オメガ3脂肪酸の摂取量の低さと認知症の発症リスクとは相関しなかった．同じくオランダのツトフェン研究では，3年の追跡調査および5年後の調査において，対照的に魚消費量と認知機能低下には負の相関を認めた．オメガ3脂肪酸が認知障害の予防に推奨できるかどうかは，今後のよく企画された臨床試験を待つ必要がある．

注意点と有害作用　エイコサノイドの最も多い有害作用は出血傾向の増大である．食材の中には重金属を含むものもあり，標準的なカプセル製剤法もいまだ存在しない．臨床研究はそれぞれ用量が異なり，治療的容量の知見や臨床のためのガイドラインもほとんど存在しない．治療期間もいまだ統一見解を欠いている．

神経ステロイド

背景　ステロイドは哺乳類のホメオスタシスを維持するために重要であるが，神経ステロイドは脳内でコレステロールより生合成され，副腎や性腺での末梢での生成とは独立している．神経ステロイドは，CNSまたは末梢神経系（peripheral nervous system：PNS）のいくつかのタイプの細胞のミトコンドリアの内または外で，チトクロームP450（CYP）および非CYP酵素により制御される連続的な酵素的過程により生産される．

最近の研究によって，神経ステロイドは，神経伝達物質により開かれるイオンチャネルを介して，非遺伝子的経路によって神経の興奮性を制御することが示された．受容体は全身に分布し，CNSおよびPNSの核，細胞膜，微小管に存在する．ステロイドおよび神経ステロイドは同じ核受容体に作用することができるが，神経ステロイドはその位相的分布と局所的生成がステロイドとは異なる．神経ステロイドの最もよく知られた効果は，GABA受容体，特にGABA$_A$受容体におけるものである．主にここで働く神経ステロイドは，アロプレグナノロン（allopregnanolone[3α, 5α-tetrahydroprogesterone]），プレグナノロン（pregnanolone：PREG），およびテトラヒドロデオキシコルチコステロン（tetrahydrodeoxycorticosterone：THDOC）である．硫酸デヒドロエピアンドロステロン（dehydroepiandrosterone sulfate：DHEA-S）は最も広く分布している神経ステロイドであるが，GABAへの非競合的な調整物質として作用し，その前駆体デヒドロエピアンドロステロン（dehydroepiandrosterone：DHEA）もGABA受容体への抑制的な効果をもつことが示されている．いくつかの神経ステロイドは，NMDA，αアミノ-3ヒドロキシ-5-メチル-4-イソキサゾール-プロピオン酸（α-amino-3-hydroxy-5-methyl-4-isoxazole-propanoic acid：AMPA），カイニン酸，グリシン，セロトニン，シグマ1型およびニコチンアセチルコリン受容体で作用する．プロゲステロンも神経ステロイドと考えられており，プロゲステロン受容体で遺伝子発現を制御する能力をもつ．

神経発達および神経保護における神経ステロイド　一般的に神経ステロイドは軸索の成長を刺激し，シナプス伝達を促進する．神経ステロイドによってそれぞれ特異的な神経保護作用をもつ．DHEAは脳内のセロトニンとドパミン濃度を制御し，コルチゾールを抑制し，海馬の感作性発火増強とコリン作動性機能を亢進させ，アミロイドβ蛋白を減少させ，炎症性サイトカイン生成を抑制し，フリーラジカルの排除を阻止する．DHEAとDHEA-Sはグリアの伸長とニューロンの成長を補助し，動物の体内でこれらに保護的な作用をもつ．すなわち，これらの基質をマウスの脳内に投与すると，長期記憶を増強し健忘を改善した．プロゲステロンはミエリン形成過程に関与しており，損傷した神経ミエリンの修復を補助する（カラー口絵の図1.4-16）．アロプレグナノロンは軸索の退縮過程において接触を減少させる．

精神疾患における神経ステロイドの役割　神経ステロイドは，正常な神経機能を維持するための作用をもつと同時に，神経病理を促進する作用ももっている．神経ステロイドは，男女によって異なった制御を受けていて，それぞれの性において精神障害を発病させる機序をもつ．特にうつ病と不安症においては別々の役割を果たしており，近い将来，精神科薬物療法において標的とされるであろう．

うつ病　いくつかの研究において，うつ病患者群は非うつ病対照群と比較して，アロプレグナノロン濃度が血漿中およびCSF中において低下していた．さらにアロプレグナノロン濃度とうつ病の重症度に負の相関を認めた．しかし，人においてアロプレグナノロンを治療に利用した研究はなく，その直接的な効果は未知である．抗うつ薬，特にフルオキセチン（Prozac）はいくつかの研究で神経ステロイド濃度を上昇させることが示されている．それにもかかわらず，神経ステロイドの治療効果についてはいまだ議論されている段階であり，非薬物療法を受けている患者の神経ステロイド濃度の測定が必要であろう．予備的な報告によれば，非薬物療法中の患者は，神経ステロイド濃度の調整機能が障害されており，このことは抗うつ薬の薬理学的正当性は，その直接的な治療効果よりも神経ステロイド濃度の上昇にあることを示唆している．

不安症 不安症患者の主な病態機序はGABA受容体で起きている．ストレスに反応して神経ステロイドが放出され，パニック発作の後は正常のGABA作動性神経伝達が回復する．アロプレグナノロンは，GABA作動性神経伝達をベンゾジアゼピンの20倍，バルビツレートの200倍の力価で刺激する．GABAA受容体への正または負の作用は，それぞれ抗不安および不安惹起作用と関連をもつ．

精神病性障害 神経ステロイドは，気分障害および不安症の薬理学的治療に関連しているのみならず，精神病，児童精神障害，薬物乱用，摂食障害，産後精神障害にも関与している．統合失調症などの精神病性障害における神経ステロイドの効果は，DHEAおよびDHEA-Sによって媒介される．DHEAおよびDHEA-Sは，GABAの遮断を抑制し，NMDA受容体およびシグマ受容体でのニューロンの反応を賦活するので，DHEAは統合失調症患者の不安を軽減すると考えられている．統合失調患者の初発エピソード中には，通常DHEAおよびDHEA-S濃度が上昇していることより，精神病の発症によって神経ステロイドはアップレギュレートされると考えられる．神経ステロイド濃度が様々な病期によって測定されたことにより，かえって精神病における神経ステロイドの役割に関する疑問が未解決のままとなった．

児童精神障害 児童においては，ADHDの臨床症状はDHEAおよびプレグナノロン濃度と負の相関を示した．

薬物乱用 アルコールはGABA受容体に作用し，脳内のステロイド生合成を促進することが示されている．末梢のアルコール濃度上昇に反応して，プレグナノロン，アロプレグナノロン，アロテトラヒドロデオキシコルチコステロンの脳内および末梢での濃度も上昇する．急激なエタノール濃度の上昇は急性ストレス反応を軽減し，HPA axisを介して神経ステロイド濃度を上昇させると考えられている．エタノール依存の予防のため，神経ステロイド濃度の揺らぎや，生体内での神経ステロイドの反応が研究されている．神経ステロイド，特にアロプレグナノロンの濃度上昇が薬物乱用に関与している．しかし，DHEA-Sもモルヒネの耐性獲得を実際に阻害する可能性がある．過去の研究では，治療プログラムによってコカイン中毒から離脱できた患者においては，DHEA-S濃度も上昇しており，DHEA-S濃度が低下するに伴って再発していた．

摂食障害 摂食障害に関しては，若年発症の食思亢進症および遺伝的肥満のラットモデルにおいて，DHEAは食餌摂取量を減らし，肥満を抑制し，インスリン抵抗性を調整し，脂質を減少させることが示されている．DHEAはセロトニン系の調整によりカロリー負荷を軽減すると考えられている．仮説に過ぎないが，神経性食思不振症の若い女性においては，DHEAおよびDHEA-S濃度が低下しており，DHEAの3か月間の補助的な経口投与は骨密度を上昇させ，この疾患に伴う情緒的問題を軽減した．

産後および婦人科的障害 エストロゲンおよびプロゲステロン濃度は妊娠中に変動し，出産後急激に低下するため，神経ステロイドは産後の障害に関与していると考えられている．産後のDHEA濃度の低下は気分変動と関連している．さらに，アロプレグナノロン濃度が妊娠中の気分障害および月経前症候群（premenstrual syndrome：PMS）と関連していた．月経前不快気分障害をもつ女性は，アロプレグナノロン/プロゲステロン比が健常女性よりも高かった．治療により，アロプレグナノロン濃度が低下すると共に症状が改善することが報告されている．

神経ステロイドと記銘力障害と加齢 神経ステロイド濃度は，アルツハイマー病やパーキンソン病などの神経変性疾患や加齢状態においては一定ではない．DHEA濃度は，70歳では最高値を示す20代後半の濃度の20％程度にまで低下し，DHEAの補充が加齢による認知機能の低下を遅らせると考える研究者もいる．しかし，DHEA投与は患者の認知機能を改善しなかったという反対の結果も報告されている．さらに，アルツハイマー病の患者ではDHEA濃度は顕著に低下していた．

参考文献

Abi-Dargham A. The neurochemistry of schizophrenia: A focus on dopamine and glutamate. In: Charney DS, Nestler E, eds. *Neurobiology of Mental Illness.* 3rd ed. New York: Oxford University Press; 2009:321.

Berger M, Honig G, Wade JM, Tecott LH. Monoamine neurotransmitters. In: Sadock BJ, Sadock VA, Ruiz P, eds. *Kaplan & Sadock's Comprehensive Textbook of Psychiatry.* 9th ed. Philadelphia: Lippincott Williams & Wilkins; 2009.

Butler JS, Foxe JJ, Fiebelkorn IC, Mercier MR, Molholm S. Multisensory representation of frequency across audition and touch: High density electrical mapping reveals early sensory-perceptual coupling. *J Neurosci.* 2012;32:15338.

Coyle JT. Amino acid neurotransmitters. In: Sadock BJ, Sadock VA, Ruiz P, eds. *Kaplan & Sadock's Comprehensive Textbook of Psychiatry.* 9th ed. Philadelphia: Lippincott Williams & Wilkins; 2009.

Ferrer I, López-Gonzalez I, Carmona M, Dalfó E, Pujol A, Martínez A. Neurochemistry and the non-motor aspects of Parkinson's disease. *Neurobiol Dis.* 2012;46:508.

Francis PT. Neurochemistry of Alzheimer's disease. In: Abou-Saleh MT, Katona CLE, Kumar A, eds. *Principles and Practice of Geriatric Psychiatry.* 3rd ed. Hoboken, NJ: Wiley-Blackwell; 2011:295.

Hallett M, Rothwell J. Milestones in clinical neurophysiology. *Mov Disord.* 2011;26:958.

Kasala ER, Bodduluru LN, Maneti Y, Thipparaboina R. Effect of meditation on neurophysiological changes in stress mediated depression. *Complement Ther Clin Pract.* 2014;20:74–80.

Martinez D, Carpenter KM, Liu F, Slifstein M, Broft A, Friedman AC, Kumar D, Van Heertum R, Kleber HD, Nunes E. Imaging dopamine transmission in cocaine dependence: Link between neurochemistry and response to treatment. *Am J Psychiatry.* 2011;168:634.

Posey DJ, Lodin Z, Erickson CA, Stigler KA, McDougle CJ. The neurochemistry of ASD. In: Fein D, ed. *Neuropsychology of Autism.* New York: Oxford University Press; 2011:77.

Recasens M, Guiramand J, Aimar R, Abdulkarim A, Barbanel G. Metabotropic glutamate receptors as drug targets. *Curr Drug Targets.* 2007;8:651.

Reidler JS, Zaghi S, Fregni F. Neurophysiological effects of transcranial direct current stimulation. In: Coben R, Evan JR, eds. *Neurofeedback and Neuromodulation Techniques and Applications.* New York: Academic Press; 2011:319.

Sedlack TW, Kaplin AI. Novel neurotransmitters. In: Sadock BJ, Sadock VA, Ruiz P, eds. *Kaplan & Sadock's Comprehensive Textbook of Psychiatry.* 9th ed. Philadelphia: Lippincott Williams & Wilkins; 2009.

Smith SM. Resting state fMRI in the Human Connectome Project. *Neuroimage* 2013;80:144–158.

Young LJ, Owens MJ, Nemeroff CB. Neuropeptides: Biology, regulation, and role in neuropsychiatric disorders. In: Sadock BJ, Sadock VA, Ruiz P, eds. *Kaplan & Sadock's Comprehensive Textbook of Psychiatry.* 9th ed. Philadelphia: Lippincott Williams & Wilkins; 2009.

1.5 精神内分泌学

　精神内分泌学という用語は，内分泌系と中枢神経系(central nervous system：CNS)の構造的・機能的関係，さらに両者に影響を及ぼし両者から影響を受ける行動までを網羅している．古典的には，ホルモンは内分泌腺由来の生産物で，血液によって運搬され，放出された部位より遠隔においてその作用を発揮すると定義されてきた．しかし，神経科学の進歩により，CNSにおいて，脳はホルモン放出の規則的な制御機能だけではなく，ホルモン自身の分泌機能ももち，またホルモンによっては終末器であることも明らかになってきている．これらの複雑な相互関係のため，神経および内分泌細胞の器官・構造・機能の古典的な分別は生理学状況に依存する．

ホルモン分泌

　ホルモンは，視床下部の神経内分泌変換器細胞の神経分泌物の刺激によって分泌される．調節性ホルモンとして以下のような例(表1.5-1)があげられる．副腎皮質刺激ホルモン放出ホルモン(corticotropin-releasing hormone：CRH)は副腎皮質刺激ホルモン(adrenocorticotropic hormone：ACTH)を，甲状腺刺激ホルモン放出ホルモン(thyrotropin-releasing hormone：TRH)は甲状腺刺激ホルモン(thyroid-stimulating hormone：TSH)を，性腺刺激ホルモン放出ホルモン(gonadotropin-releasing hormone：GnRH)は黄体ホルモン(luteinizing hormone：LH)と卵胞刺激ホルモン(follicle-stimulating hormone：FSH)を，ソマトスタチン(somatotropin release-inhibiting factor：SRIF)は成長ホルモン放出ホルモン(growth-hormone-releasing hormone：GHRH)を，GHRHは成長ホルモン(growth hormone：GH)をそれぞれ刺激・放出する．化学信号はこれらの神経ホルモンを視床下部の正中隆起から門脈下垂体循環へ，さらに下垂体へと放出し，標的となるホルモンの放出を制御する．次に下垂体ホルモンは，標的細胞に直接作用したり(例えば，ACTHが副腎皮質に)，抹消の内分泌器官よりの他のホルモンの放出を刺激したりする．さらに，これらのホルモンはフィードバック作用によって，分泌制御とCNSにおける神経調節作用をもつ．

　ホルモンは2つに大きく分類される．(1)蛋白，ポリペプチド，糖蛋白，そして(2)ステロイド，ステロイド類似化合物(steroidlike compounds；表1.5-2)である．これらは内分泌腺から血中に分泌され，作用部位まで運ばれる．

発達精神内分泌学

　ホルモンは器官形成と活性化の両方の作用をもつ．神

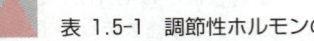

表 1.5-1　調節性ホルモンの例

調節性ホルモン	被刺激(被抑制)ホルモン
副腎皮質ホルモン放出ホルモン	副腎皮質刺激ホルモン
甲状腺刺激ホルモン放出ホルモン	甲状腺刺激ホルモン
黄体ホルモン放出ホルモン	黄体ホルモン
性腺ホルモン放出ホルモン	卵胞刺激ホルモン
ソマトスタチン	成長ホルモン(抑制)
成長ホルモン放出ホルモン	成長ホルモン
プロゲステロン，オキシトシン	プロラクチン
アルギニンバソプレシン	副腎皮質刺激ホルモン

Sadock BJ, Sadock VA, Ruiz P. *Kaplan & Sadock's Comprehensive Textbook of Psychiatry*. 9th ed. Philadelphia：Lippincott Williams & Wilkins；2009：162から転載．

表 1.5-2　ホルモンの分類

構造	例	貯蔵形態	脂溶性
蛋白，ポリペプチド，糖蛋白	ACTH，βエンドフィン，TRH，LH，FSH	小胞	なし
ステロイド，ステロイド類似化合物	コルチゾール，エストロゲン，チロキシン	合成後に拡散	あり
機能			
オートクリン	自己調節作用		
パラクリン	限局性または隣接細胞への作用		
エンドクリン	遠隔標的部位への作用		

ACTH：副腎皮質ホルモン，TRH：甲状腺ホルモン放出ホルモン，LH：黄体ホルモン，FSH：性腺刺激ホルモン．
Victor I Reus, M. D., and Sydney Frederick-Osbone, Ph. D. のご好意による．

経発達の臨界期において性腺ホルモンに曝露されることで，脳の形態と機能は変化の方向付けを受ける(例えば，成人における性的行動)．同様に，中枢神経系の正常な発達には甲状腺ホルモンは不可欠で，出生後の臨界期における甲状腺の欠損は，身体発育と脳の発達に重大な支障をきたし，代償療法が行われない場合には生涯にわたって行動上の障害が残る．

内分泌の評価

　神経内分泌機能は，基準値の測定，および神経化学物質またはホルモン誘発試験における反応によって評価する．基準値の測定には2通りの方法がある．1つは，一定の時刻において計測を行う方法で，例えば成長ホルモンの朝の濃度である．ほとんどのホルモンは間欠的に放出されるため，この方法では大きな誤差を生みやすい．2つめの方法は，複数の時点で血液サンプルを集めるか，

または24時間尿サンプルを集めるかである．この測定法では大きな誤差は少ない．しかし，最良の方法は，神経内分泌誘発試験で，被検者に内分泌系に動揺をもたらす薬物またはホルモンを標準化された方法で負荷する．健常者では，基準値の測定よりも誘発試験における反応の方が，はるかにばらつきが少ない．

視床下部-下垂体-副腎軸

セリエ（Hans Selye）らによってストレス反応という概念が提唱された当初より，視床下部-下垂体-副腎（hypothalamic-pituitary-adrenal：HPA）軸の研究は，精神内分泌研究の中心的な位置を占めてきた．さまざまな身体的・精神的ストレスに対する反応において，CRHとACTH，コルチゾールの濃度はすべて上昇し，ホメオスタシスの維持と新奇・過酷な環境への順応のために中心的な役割を演じる．ホルモンの反応は，ストレス因子自体の性質と，そのストレス因子に対する個体の評価・対処法に左右される．一般的な覚醒反応とは別に，知覚処理，刺激に対する慣れと感作，痛み，睡眠，記憶の貯蔵・想起などにおける反応には個体差があることが報告されている．霊長類では，社会的な状況が副腎皮質の状態に影響を及ぼし，一方で外因に誘導されたホルモン濃度変化が社会的な状況に影響を及ぼす．

HPA機能における病理学的な変化は，主に気分障害，心的外傷後ストレス障害（posttraumatic stress disorder：PTSD），およびアルツハイマー型認知症との関連が報告されてきたが，近年の動物実験では，物質使用障害におけるHPA系の役割も指摘されている．クッシング症候群（コルチゾールの上昇が特徴的）の患者の50%以上に気分障害を認め，10%以上に精神病症状や自殺念慮が存在した．うつ病でみられるのと同様の認知障害（主に視覚性記憶と高次皮質機能における）が多く，高コルチゾール血症の重症度や海馬体積と相関している．一般には，コルチゾール濃度が低下すれば，気分と精神状態は正常化する．反対に，アジソン病（副腎機能低下が特徴的）では，しばしば著しい倦怠感を伴って，アパシー，社会的引きこもり，睡眠障害，および集中力低下を認める．グルココルチコイド（ただし電解質でないもの）の補充は，行動上の症候を解消する．同様に，抗うつ薬が効果的であった患者においては，HPA軸の異常は回復している．HPA軸異常の回復不全は予後不良の徴候である．うつ病に伴うHPA軸機能の変化は，コルチゾール濃度の上昇，デキサメタゾン負荷に反応したコルチゾール分泌の抑制不全，副腎体積とACTHへの感受性の増大，CRHに対するACTH反応の鈍化などであり，脳内のCRH濃度も上昇している可能性がある．

視床下部-下垂体-性腺軸

性腺ホルモン（プロゲステロン，アンドロステンジオン，テストステロン，エストラジオール，その他）は主に卵巣および精巣から分泌されるステロイドであるが，相当量のアンドロゲンは副腎皮質でも産出される．前立腺と脂肪組織もまた，ジヒドロテストステロンの合成と貯蔵に関与しており，性機能と性行動の個体差発現に寄与している．

性腺ホルモンの調節と存在は，脳内での性分化の発現に重要な役割を果たしている．発達論的には，これらのホルモンは，視床下部核や脳梁の体積，側頭葉皮質の神経密度，言語能力の組織化，ブローカ運動言語野の反応性など，多くのCNS構成物や機能を性分化する方向に組織化する．酵素21ヒドロキシラーゼ不全による先天性副腎過形成の女性は，出生前および出生後に副腎由来のアンドロゲンに過剰に曝露されるため，健常女性と比較して，より攻撃的で自己主張が強く，伝統的な女性の役割には興味を示さない．性分化は，急性で可逆的なステロイド濃度の変動に反映される（例えば，エストロゲン濃度の上昇はCNSのセロトニンに対する感受性を一過性に増大させる）．

テストステロン

テストステロン（testosterone）は，男性的な成長（すなわち，身体の直線的な成長）と体腔の成長の両方を促す主な男性ステロイドである．テストステロンは，動物実験でもヒトを対象とした関連研究でも，暴力と攻撃性の増大に関連していたが，テストステロン治療に伴って攻撃性が増加したとする症例報告は，ヒト対象の研究ではいまだ実証されていない．性機能の低下した男性では，テストステロンは気分を改善し，易刺激性を和らげる．蛋白同化男性ステロイド（anabolic-androgenic steroid）の気分に対するさまざまな影響に関しては，いくつかの症例報告がなされている．プラセボ対照前方視研究では，健常者へ蛋白同化男性ステロイドを投与すると，易刺激性や気分易変性，暴力的な感情，怒り，敵対心などの陰性の気分症状のみならず，多幸感，活力の増大，性的覚醒などの陽性の気分症状が認められた．

男性にとっても女性にとっても，性欲に関してはテストステロンが重要な役割を果たしている．男性では，筋肉の大きさと強さ，性的行動，性欲，性的思考，性的感情の強さは，正常なテストステロンの濃度に依存しているが，アンドロゲン濃度が正常なヒトにテストステロンを追加投与しても，これらの機能が直ちに増強されることはない．しかし，閉経後の女性に対するホルモン補充療法において，少量のテストステロンを加えると，性機能の低下した男性に用いた場合と同様に有効性が認められた．

デヒドロエピアンドロステロン

デヒドロエピアンドロステロン（dehydroepiandrosterone：DHEA）および硫酸化DHEA（DHEA sulfate：DHEA-S）は，ACTHに反応して分泌される副腎アンド

ロゲンであり，最も潤沢に循環しているステロイドの代表格である．DHEA は脳内で生合成される神経ステロイドでもある．DHEA は，グルココルチコイド過剰や酸化ストレスによるニューロンへの損傷を軽減するなど多くの生理学的効果をもつ．行動学上の興味は，DHEA が記憶，感情，さらに多くの精神疾患と関連しうるという点に向けられている．副腎皮質機能亢進性思春期徴候 (adrenarche) は，思春期に始まる副腎での DHEA-S の産生を指し，扁桃体と海馬の活性の増大および大脳皮質におけるシナプス形成を介して，人の成熟における重要な役割を演じている可能性がある．DHEA は興奮性の神経ステロイドとして作用し，マウスにおいては記憶保持を増強させることが示されているが，ヒトにおいて DHEA を投与した研究においては，認知機能の改善に関して一定の結果は得られていない．いくつかの DHEA 投与試験では，抑うつ的な対象者において，幸福度，気分，活力，性欲，機能状態の改善が認められた．副腎不全（例えば，アジソン病）の女性への DHEA 投与試験では，気分，活力，性機能の向上がいくつも報告されているが，男性における効果は評価が一定していない．ヒト免疫不全症候群 (human immunodeficiency：HIV) ウイルス陽性患者へ DHEA を投与した研究では，気分，倦怠感，性欲を改善させ，DHEA および DHEA-S は ADHD (attention-deficit/hyperactivity disorder) の重症度と負の相関を認めた．線維筋痛症と診断された女性は DHEA-S 濃度が有意に低下していたが，その補充療法は良い結果を示せなかった．DHEA 誘発性躁病の可能性のある症例が数例報告されており，また DHEA は抗精神病薬治療中の統合失調症患者の錐体外路症状 (extrapyramidal symptom：EPS) と負の相関を示した．これらの患者においては DHEA 投与により EPS は改善した．

二重盲検試験において，DHEA のうつ病，中年発症の気分変調症，統合失調症患者に対する抗うつ効果が示されているが，記憶に対する有効性は信頼に足る評価には至ってない．アルツハイマー病に対する DHEA の小規模の二重盲検試験では，有意な有効性は証明できなかったが，3 か月後の認知機能は有意に近い改善傾向を示した．

動物実験においては，DHEA は食行動，攻撃性，さらに不安にも関与していることが示唆されており，これは DHEA が抗グルココルチコイド作用からエストロゲン，テストステロン，アンドロステロンに変化する結果による，または $GABA_A$，NMDA (N-methyl-d-aspartate)，デルタ (δ) 受容体への直接作用によるものであると考えられている．推定されている抗グルココルチコイド作用のため，コルチゾールの DHEA に対する比率がストレスへの順応を理解する上で特に重要である．コルチゾールも DHEA も恐怖の条件付けに関与しており，コルチゾール/DHEA 比がストレスの望ましくない影響に抗する緩衝能力の個人差の指標になると想定されている．この比率が精神病理や治療反応性におけるいくつかの指標と相関していることが報告されており，うつ病の最初のエピソードの持続性の予測因子となる可能性があり，さらに統合失調症患者の抑うつ，不安，敵意の重症度および抗精神病薬治療に対する反応性と相関をもつ．PTSD 患者では DHEA 濃度は高く，コルチゾール/DHEA 比は低く，重症度と相関をもち，PTSD からの回復にも関連をもつことが示唆されている．コルチゾール/DHEA 比の高い人は驚愕反応 (fear-potentiated startle) が大きく，コルチゾールと正の相関，DHEA と負の相関を示した．ACTH への DHEA の反応が高い人は PTSD の症状が軽く，コルチゾール/DHEA 比は陰性の感情症状と相関した．ACTH 受容体促進因子の遺伝的変動は，デキサメタゾン負荷による DHEA 分泌に影響し，ストレス反応の個体差とも関連をもつ可能性がある．

エストロゲンとプロゲステロン

エストロゲン (estrogen) はニューロンの興奮性の調節を介して，視床下部と辺縁系の神経活動に直接影響を及ぼし，また，黒質線条体のドパミン受容体の感受性に複雑で多相な影響を与える．したがって，精神科薬物の抗精神病作用が月経周期を変化させ，遅発性ジスキネジアを発現させるリスクは，部分的にエストロゲン濃度に依存していることが明らかにされている．また，性腺ステロイドは空間認知と言語性記憶を調整し，加齢による神経変性を抑制することが示唆されている．エストロゲンの投与は，閉経後の女性におけるアルツハイマー型認知症の発症リスクおよび重症化を抑制するという報告も増えている．エストロゲンは気分を高揚させる性質をもち，おそらくはモノアミンオキシダーゼ阻害作用によって，セロトニンに対する感受性も高める．動物実験では，エストロゲンの長期投与により，セロトニン $5\text{-}HT_1$ 受容体が減少し，セロトニン $5\text{-}HT_2$ 受容体が増加する．卵巣摘出後の女性では，トリチウムラベルしたイミプラミン結合部位（これによりシナプス前セロトニン取り込みを間接的に測定できる）の著しい減少はエストロゲン療法により回復した．

これらのホルモンのセロトニンとの関係が，月経前や出産後の気分障害に関連していると推察されている．月経前不快気分障害 (DSM-Ⅳの研究用基準案) では，うつ病によく似た一群の症状がほとんどの月経周期において出現し，黄体期に始まり月経開始から数日で消退する．月経前不快気分障害の女性では，エストロゲンまたはプロゲステロン (progesterone) の濃度において明らかな異常は認められなかったが，月経前のステロイド濃度の低下に伴うセロトニン取り込みの減少が症状の重症度と相関していた．

閉経に伴う精神症状の多くは，実際は完全に月経がなくなった後よりも，閉経前の期間に報告されることが多い．うつ病の発生率は上昇しないが，報告される症状は，不安，倦怠感，涙もろさ，気分の変動，対処能力の低下，

性欲とオルガズム強度の減退などである．ホルモン補充療法（hormone replacement therapy：HRT）は骨粗鬆症の予防と，活力，幸福感および性欲の回復に有効である．しかし，その適応にはきわめて異論が多い．エストロゲン-プロゲスチン合剤（例えば，プレマリン）は閉経した女性における乳癌，心臓発作，脳卒中，血栓をわずかに増加させると報告されている．子宮摘出後の女性におけるエストロゲン単独投与の効果については，（エストロゲン単独投与は子宮癌のリスクを高めるため）研究途上である．

視床下部-下垂体-甲状腺軸

甲状腺ホルモンはほぼすべての器官の制御に関わり，特に食物の代謝や体温調節，さらにすべての身体組織の発達と機能の最適化を図る．TRH はその主たる内分泌機能に加えて，ニューロンの興奮性，行動，神経伝達物質の制御に直接的な影響を及ぼす．

甲状腺疾患は，あらゆる精神症状や症候群を引き起こす可能性があるが，特定の症候群と甲状腺の状態に一定した関連は認められていない．一般に甲状腺機能亢進は，倦怠感，易刺激性，不眠，不安，落ち着きのなさ，体重減少，感情不安定を伴う．また，集中力と記憶の著しい障害を認める場合もある．このような病態は，せん妄や躁状態に発展する可能性もあるが，それは挿間的である．時には真性の精神病に発展し，パラノイアの特徴を備えていることが多い．一方，精神運動の減退，無気力，引きこもりが，激越や不安よりも顕著である場合もある．甲状腺機能低下症の患者においては，甲状腺の状態の急速な正常化に伴う躁状態が報告されており，挿間性の内分泌機能障害の患者では，躁症状が甲状腺機能に連動することがある．一般に行動異常は，甲状腺機能の回復と従来の精神薬理学的治療により改善する．

慢性甲状腺機能低下症の精神症状は，広く知られている（図 1.5-1）．典型的には，倦怠感，性欲減退，記憶障害，および易刺激性が認められるが，2次性の真性精神病性障害あるいは認知症様状態に発展する場合もある．自殺念慮も多く認められ，致命的な自殺企図は深刻な問題である．ごく軽症の，非顕性の甲状腺機能低下症では，内分泌機能障害に伴う明瞭な症状を欠くために，精神疾患の原因として見落とされる可能性がある．

成長ホルモン

成長ホルモン（growth hormone：GH）欠乏症では，成長が阻害され青年期の発現が遅れる．ストレスの多い体験の結果，GH が低値になる場合もある．GH 欠乏症患者への GH 投与は，明瞭な身体的効果に加え，認知機能にも良い影響をもたらすが，GH 欠乏症で治療を受けた子どもの成人期の心理社会的適応は芳しくないことが示されている．うつ病や気分変調症の患者において，かなり

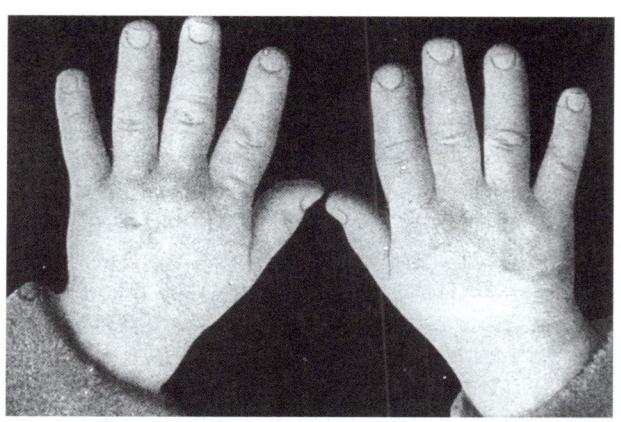

図 1.5-1　甲状腺機能低下症（粘液水腫）患者の手　軟部が腫脹し，指の幅が広くなり，全体的に太く短くずんぐりした外見である．（Douthwaite AH, ed. *French's Index of Differential Diagnosis*. 7th ed. Baltimore：Williams & Wilkins；1954 から許可を得て転載）

の割合で GH 欠乏が認められる．うつ病と診断を受けた前青年期と成人期の患者の一部は，インスリン耐性テストにおいて GHRH の分泌低下を認め，これはコリン作動性およびセロトニン作動性の両方の機序の変化を反映するものと解釈されている．神経性やせ症の患者の多くに，GH の異常が認められる．しかし，うつ病と摂食障害のどちらにもみられる，体重減少などの2次的要素が内分泌機能を変化させている可能性もある．ただし，ある報告では，GHRH は神経性やせ症患者の食物摂取を刺激し，また過食症患者の食物摂取を抑制した．高齢者への GH 投与は，痩せた体格を回復させ，活力を改善する．成長ホルモンは終日，間断的に放出されているが，入眠後最初の1時間は他の時間帯より放出の頻度が高い．

プロラクチン

下垂体前葉ホルモンであるプロラクチン（prolactin）は，1970年に同定されて以来，精神疾患患者の CNS 機能研究において，ドパミン活性，ドパミン受容体の感受性，抗精神病薬濃度の指標として，またはストレス反応との関連において研究されてきた．プロラクチンの分泌は，視床下部の隆起漏斗部に位置するドパミンニューロンから抑制的の制御を直接受けるため，古典的抗精神病薬によって増加する．プロラクチンはまた，視床下部への短回路フィードバック機構を介して，自らの分泌を抑制する．さらに，エストロゲン，セロトニン，ノルエピネフリン，オピエイト，TRH，T_4，ヒスタミン，グルタミン酸，コルチゾール，CRH，オキシトシン，など，多くのプロラクチン放出またはプロラクチン調整要素が同定されており，要素間に相互作用がある可能性も示されている．例えば，エストロゲンはセロトニン誘発性のプロラクチン放出を促進している可能性がある．

プロラクチンは主に生殖機能に関与している．成熟過程において，プロラクチン分泌は性腺の発達を促し，一方，成人では，エストロゲン依存性の性的受容性や授乳など，生殖と育児に関する行動の制御に寄与する．雌のラットでは，仔に接するとプロラクチン分泌が強く刺激される．女性では，分娩後から離乳期まで，プロラクチン基準濃度は上昇し，さらに哺乳によりプロラクチン放出が刺激される．高プロラクチン血症では，男性ではテストステロン低値を伴い，男女ともに性欲の低下を認める．齧歯動物では，プロラクチン濃度は，運動抑止，低血糖，手術，寒冷曝露などのストレス刺激に反応して，コルチコステロンと並行して上昇し，ストレス因子に対峙した際の受動的対処に特異的に相関する．ラットにおいては，プロラクチンはさまざまなストレス関連行動を促進し，条件にもよるが，対象指向性探索行動は増加し，他の探索行動は減少する．

高プロラクチン血症患者はしばしば，抑うつ，性欲減退，ストレス不耐性，不安，易刺激性を訴える．これらの行動上の症状は，通常，外科的治療あるいは薬物療法による血清プロラクチンの減少に併行して解消する．また，精神病患者では，血清中のプロラクチン濃度とプロラクチン誘発の性機能障害は，遅発性ジスキネジアの重症度と正の相関を示した．また，プロラクチン濃度は統合失調症の陰性症状と正の相関を示した．

メラトニン

メラトニン（melatonin）は，セロトニン分子から誘導され，光周期を介して内分泌動態（特に，視床下部-下垂体-性腺軸）を制御する松果体ホルモンである．メラトニンはまた，免疫機能，気分，生殖行動を調節し，強力な抗酸化薬およびフリーラジカル捕捉薬でもある．メラトニンはCNSの興奮に抑制的に働き，動物実験ではけいれん抑制効果を認めた．メラトニンは，時差ぼけ（jet-lag）のような概日リズム障害の治療には効果的な治療薬である．メラトニンの摂取は入眠潜時を短縮するだけでなく，眠りの長さや質を改善する．

オキシトシン

オキシトシン（oxytocin）も下垂体後葉ホルモンであり，浸透度調節，乳汁分泌反射，食物摂取，さらに女性の母性と性行動に影響する．オキシトシンはオルガズムの間に男性より女性で多く放出され，異性間の緊密な結びつきを促進すると推定されている．また経験的に，自閉症児童において社会性を向上させるのに用いられてきた．

インスリン

学習と記憶にインスリン（insulin）が複合的に関わっていることが次第に明らかになってきている．海馬には高密度のインスリン受容体の存在が確認されており，ニューロンのグルコース代謝を補助していると考えられている．アルツハイマー病の患者は対照群より脳脊髄液（cerebrospinal fluid：CSF）中のインスリン濃度が低く，またインスリンもグルコースも，言語記憶を劇的に改善する．うつ病は糖尿病患者に高率に併発し，ストレスに対する異常なホルモン反応の指標でもある．これらの所見が疾病による直接的な影響を現しているのか，それとも2次的で非特異的な影響なのかは不明である．抗精神病薬の一部はインスリン代謝を攪乱することが知られている．

精神疾患における内分泌変異

内分泌制御の変調が，多くの精神疾患の病態生理と治療反応性に関与していることは明らかであるが，これらの所見を臨床上の診断的な評価や決定に反映させることは，依然議論の余地がある．（最も研究されている異常の2つである）グルココルチコイド制御および甲状腺機能の基底状態の変調は，精神疾患の亜型分類や予後予測に有用である可能性が示唆されているが，大規模・長期研究や費用対効果に関する研究はいまだほとんどない．HPA/ストレス制御の変調は多くの精神疾患の原因となりうるが，治療反応性や経過の評価において，これまでの精神科臨床を定義してきた古典的な行動学的な分類に取って代わる，独立した指標となりうる可能性がある．ホルモン反応の制御因子の遺伝的多型性を研究することは，ホルモンの変異の疾病に対する影響，さらにこれらの遺伝子多型に反映された病態の異動の理解に繋がるであろう．

参考文献

Bartz JA, Hollander E. The neuroscience of affiliation: Forging links between basic and clinical research on neuropeptides and social behavior. *Horm Behav*. 2006;50:518.

Dubrovsky B. Neurosteroids, neuroactive steroids, and symptoms of affective disorders. *Pharmacol Biochem Behav*. 2006;84:644.

Duval F, Mokrani MC, Ortiz JA, Schulz P, Champeval C. Neuroendocrine predictors of the evolution of depression. *Dialogues Clin Neurosci*. 2005;7:273.

Goldberg-Stern H, Ganor Y, Cohen R, Pollak L, Teichberg V, Levite M. Glutamate receptor antibodies directed against AMPA receptors subunit 3 peptide B (GluR3B) associate with some cognitive/psychiatric/behavioral abnormalities in epilepsy patients. *Psychoneuroendocrinology*. 2014;40:221–231.

McEwen BS. Physiology and neurobiology of stress and adaptation: Central role of the brain. *Physiol Rev*. 2007;87:873.

Martin EI, Ressler KJ, Binder E, Nemeroff CB. The neurobiology of anxiety disorders: Brain imaging, genetics, and psychoneuroendocrinology. *Clin Lab Med*. 2010;30(4):865.

Phillips DI. Programming of the stress response: A fundamental mechanism underlying the long-term effects of the fetal environment? *J Intern Med*. 2007;261:453.

Strous RD, Maayan R, Weizman A. The relevance of neurosteroids to clinical psychiatry: From the laboratory to the bedside. *Eur Neuropsychopharmacol*. 2006;16:155.

Zitzmann M. Testosterone and the brain. *Aging Male*. 2006;9:195.

1.6 免疫系と中枢神経系の相互作用

　免疫系と中枢神経系（central nervous system：CNS）の相互作用は，身体の恒常性の維持，および精神疾患を含む多くの疾病の発症に深く関与している．多種多様なストレス因子によってCNSの機能の変異がもたらされ，免疫系自体および免疫系の疾患に影響を及ぼすことが示されている．さらに，これらの効果を媒介するホルモンの関与，および神経伝達物質経路の存在が多数証明されている．さらに興味深いことに，免疫細胞およびミクログリア由来のサイトカインがCNSに大きな影響を及ぼしている．種々の精神疾患におけるサイトカインとその信号伝達経路の相互的な役割は精力的に研究されている分野であり，精神疾患の病態生理における感染性疾患や自己免疫疾患の役割も注目されている．概観すればこれらの知見は，精神疾患の病因論に対する新たな方向性を得るために，神経科学と免疫学を含む学際的な努力が重要であることを浮き彫りにした．

免疫系の概要

　免疫系は，ウイルス，バクテリア，真菌，寄生体などの外界からの病原の侵襲から身体を防護する能力を備えている．加えて免疫系は，腫瘍性に変異した細胞を検知・破壊する能力も併せもつ．これらの機能は，侵襲してくる生物体由来の分子に対する免疫細胞の高度に特異的な受容体，または緻密な細胞間連絡網を介して機能する．細胞間連絡網には，細胞同士の直接の相互作用と，サイトカインと呼ばれる可溶性物質を介した免疫系細胞間の信号伝達とがある．身体の免疫系の正常な機能に対する絶対的な依存は，重篤な複合免疫不全症に罹患した新生児の余命は未治療であれば1年未満であること，未治療の後天性免疫不全症候群（acquired immunodeficiency syndrome：AIDS）に激甚な日和見感染と癌が発生することによって説明されうる．

行動の条件付け

　免疫系と神経系の間の相互作用の1つの例として，学習の過程が免疫学的機能に影響を及ぼしうるという事実がある．さまざまな実験条件において，古典的条件付けパラダイムの中のいくつかは，免疫反応の抑制または増強を伴っている．免疫学的反応の条件付けは，CNSが明らかに免疫調整機能をもっていることのさらなる証拠となる．

　免疫学的条件付けの最初の証拠は，免疫抑制剤であるシクロホスファミドによる味覚嫌悪パラダイムにおいて，条件消去中の動物が予期しない致死率の高さを示したという偶然の発見からもたらされた．味覚嫌悪パラダイムにおいては，動物にサッカリン溶液を経口投与する（条件付け刺激）と同時に，シクロホスファミドを腹腔内注射した（非条件付け刺激）．動物はシクロホスファミド注射による重度の身体的不快を経験するため，条件付けの過程を通して，シクロホスファミドの不快な効果とサッカリン溶液の味を関連づけ始める．選択が許されれば，動物はサッカリンを避けるようになる（味覚嫌悪）．条件付けられた嫌悪は，サッカリンをシクロホスファミドなしで繰り返し投与することによって，消去することができる．しかし，シクロホスファミド誘導性の味覚嫌悪を消去中の動物が，予期しない割合で死ぬということが観察され，サッカリン溶液経口投与は，シクロホスファミドの免疫抑制作用を伴う条件付けを形成していたと推察された．消去中の繰り返されたサッカリン誘導性の条件付けられた免疫抑制効果によって，動物の予期せぬ死を説明できた．この仮説を検証するため，サッカリン（条件付け刺激）とシクロホスファミド腹腔内投与（非条件付け刺激）で動物を条件付けし，次に動物をヒツジ赤血球で免疫化した．免疫化の後，動物は回数を変えてサッカリン（条件付け刺激）を再投与され，検査された．条件付けされた動物は，対照動物と比較して，ヒツジ赤血球に対する平均抗体力価が有意に減少していた．このように体液性免疫の免疫抑制が，サッカリン単独の条件付け刺激によって誘発されることが証明された．

ストレスと免疫反応

　免疫系に対するストレスの影響についての関心は，一連の動物およびヒトの研究を推進させ，ストレスの大きい刺激は，感染症，癌，自己免疫疾患などの免疫関連疾患の発生に影響を及ぼすことが示されてきた．ストレスが免疫機能の抑制をもたらすことは古くから言われていたことであるが，最新のデータは，このような結論は環境の攪乱に対する哺乳類の免疫反応の複雑さを単純化し過ぎており，ストレスはまた，免疫系の特定の要素，特に先天的な免疫反応を活性化することを示している．

ストレスと疾患

　1950年代後半から1960年代前半に動物で行われた実験では，多岐に渡るストレス因子（隔離，回転，密集，捕食者への曝露，電気刺激など）は，いくつかの腫瘍，およびウイルスや寄生体による感染症に対する罹病率と死亡率を上昇させることを示した．研究が進むに従って，「ストレス」と一口で言ってもあまりに多彩な概念であり，免疫に対する効果を単純化することは困難であることが明らかになった．実際，ストレスの免疫に対する効果は多数の因子に依存している．これらの因子の中で主たるものの1つは，ストレスが急性か慢性かということである．他の重要な要素は，ストレス因子の強度とタイプ，さらに曝露の時期，腫瘍や病原体の型などである．例えば，モロニーマウス肉腫ウイルス誘発性の腫瘍細胞の注

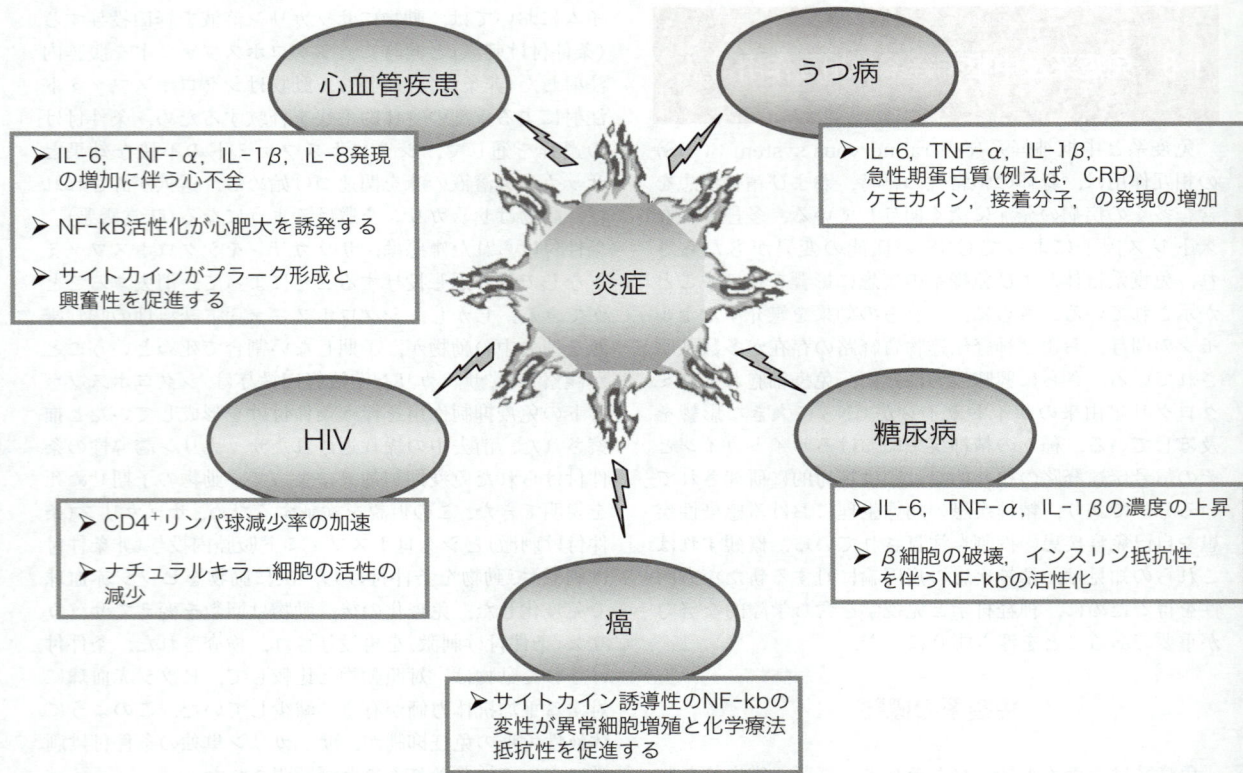

図 1.6-1 炎症と疾患．IL, interleukin（インターロイキン）；TNF, tumor necrosis factor（腫瘍壊死因子）；NF-kB, nuclear factor κB（核内因子カッパービー）；CRP, C-reactive protein（C反応性蛋白）．(Cowles MK, Miller AH. Stress cytokines and depressive illness. In：Squire LR, ed. *The New Encyclopedia of Neuroscience*. Academic Press；2009：521 から許可を得て転載)

射1〜3日前に電気ショックを受けたマウスは，腫瘍サイズと発生率の減少を示した．対照的に，細胞注射の2日後に電気ショックを受けたマウスは，腫瘍の大きさと数が増加していた．

ヒトにおける免疫関連の健康転帰へのストレスの影響は，慢性ストレスによる感冒罹病率の増加，ワクチン接種に対する抗体反応の低下，傷創治癒の遅延などの相関によって示されている．さらに，うつ病と同様にストレスも，炎症への影響を介して，HIV，自己免疫疾患，腫瘍性疾患などの感染性疾患の罹病率と致死率の増加に関与している．さらに，糖尿病や心臓血管疾患においても同様で，免疫系，特に炎症が重要な役割を演じている(図1.6-1)．

慢性ストレスの影響

内科的疾患や慢性ストレスに曝された時，免疫と神経系の複雑な相互作用が，一群の免疫誘導性の行動変容，換言すれば，「疾病症候群」(sickness syndrome)または「疾病行動」(sickness behavior)を促進する．これらの行動変容は，不機嫌，無快感症，疲労感，社会的引きこもり，痛覚過敏，食思不振，睡眠-覚醒パターンの変化，認知機能障害などである．感染への反応でもみられるが，

ヒトや動物実験において，先天性免疫のサイトカインの投与により，これらの症状がすべて揃うように再現可能である．動物実験では，サイトカイン活性を阻害することによって，たとえ心理的ストレスに誘発されたものであっても，疾病行動を軽減または予防できる．サイトカインに誘発される行動への毒性は，うつ病にも関与しているという証拠は，ヒトや動物実験において，抗うつ薬がサイトカイン投与による疾病行動の発症を，消失または抑制することができるという研究を一部根拠にしている．

免疫系-CNS 相互作用の精神疾患への関与
うつ病

脳の免疫系への影響またはその逆方向の影響によって，最も特徴づけられる精神疾患はうつ病である．長きにわたってうつ病は，ストレス関連疾患が免疫連絡をいかに減少させるかを示す典型例とみなされてきた．しかし最近の研究では，ストレスは炎症の経路も活性化させる一方で，後天的な免疫を抑制することも明らかになってきている．驚くには値しないが，最新の研究では，うつ病は免疫抑制だけでなく，しばしば炎症の活性化を伴

うことが示されている．うつ病において測定したところ，炎症促進性のサイトカインが多くの免疫機能を抑制する能力をもつことが最近の研究で示されており，この所見は慢性のストレス誘導性の炎症反応が，うつ病に伴って生体内でのリンパ球増殖などの免疫機能を抑制する機序を説明している．

双極性障害

双極性障害の患者は，単極性うつ病と同様に，多くの免疫の変異を示すことが示されている．双極性障害の患者は，特に躁状態の時に，炎症性サイトカインの血漿濃度が上昇していることがいくつかの研究で報告されている．リチウムなどによる躁の治療は，多くのサイトカインの血漿濃度を低下させるという報告もある．興味あることに，躁病エピソードにある患者は，うつ病エピソードの患者と比べて，炎症マーカーが上昇していることが示されている．躁とうつは，デキサメタゾンの抑制欠如や交感神経優位などの，同一の神経内分泌学的および自律神経系の異常を示し，いずれも炎症反応を促進するのではないかと考えられてきた．しかし，躁はうつの反対の現象であるので，炎症の増加を伴うことは驚くべきことではない．

統合失調症

感染性の病原体，特にウイルスが，少なくとも統合失調症の一部の症例の病因に関与しているという説は次第に関心を集めてきている．ウイルス脳炎が，臨床的に精神病の病像を呈することはすでに広く認知されているが，統合失調症の「ウイルス仮説」の主な焦点は，神経発達段階における感染に当てられてきている．この仮説は，出生前または出生後早期の傷害が統合失調症の病因に関与するという見解が，広く同意を得始めていることとも矛盾しない．統合失調症の病因には，CNSの発達過程でのウイルス感染が関与している可能性を示唆する間接的な証拠がいくつかある．それらの所見は，(1)冬の終わりあるいは春の初めに誕生した患者が多く，これは秋と冬のウイルス感染のピーク時に子宮内でウイルス感染に曝露された可能性を示唆する，(2)子宮内でのウイルス流行への曝露と出生後の統合失調症発症との関連，(3)ウイルスが伝染しやすい密集市街地での統合失調症罹病率が高い，(4)血清疫学的に，特定のウイルスは統合失調症患者またはその母親への感染率が高い，などである．

さらに統合失調症は，サイトカインの上昇などの免疫の活性化を伴う．これらの免疫所見は，感染による2次的な免疫系の活性も含むであろうが，注目すべきことに，自己免疫性の過程も統合失調症には関与することを示唆している．統合失調症の細胞性および液性免疫の異常を指摘する研究は多いが，それらの所見はいまだ一定ではなく結論的でもない．服薬や喫煙の状況などの影響因子を十分に説明できるだけの，さらなる知見の積み重ねが必要である．さらに，統合失調症患者の脳組織から感染源を抽出する試みや，患者のCNSや抹消血からウイルスの核酸を同定する試みは，現時点では陰性の結果しか示せていない．

統合失調症の神経異常が，神経発達の段階から始まると提唱されて以来，周産期のウイルス感染が潜行性に神経発達を阻害しているが，臨床的に診断される前に免疫系によって除去されるのではないかと考えられてきた．このシナリオによれば，サイトカインなどの宿主因子が，成長因子や接着分子と相互作用を生じることによって，発達異常を誘発している可能性がある．最近の動物実験では，母体の免疫活性化によりインターロイキン6(interleukin 6：IL-6)が産生され，児の行動や転写の異常に影響を与える可能性があることが示されている．行動異常は，プレパルス(prepulse)抑制や潜在抑制などの障害で，統合失調症と自閉症の動物モデルに共通する異常である．インフルエンザ，ボルナ病，リンパ球脈絡髄膜炎などのウイルスを齧歯類に用いた動物実験では，出生前または出生後のウイルス感染が，ヒトの統合失調症に類似した神経解剖学的または行動学的異常を誘発する可能性が示されている．前述のごとく，疫学的研究は催奇形性ウイルス感染と人生その後の精神病性疾患の発症との関連を支持している．妊娠中の母体の風疹やインフルエンザへの感染と，児の統合失調症スペクトラム障害の発症との関連が報告されている．同様に，妊娠中に獲得した母体の単純ヘルペスウイルスに対する抗体が，児が成人してからの精神病の発生率上昇と関連していた．

Non-HIVレトロウイルスもまた統合失調症の病因に関与している可能性がある．レトロウイルスは宿主のDNA(deoxyribonucleic acid)に侵入し，近傍の遺伝子の機能を破壊する．さらに，すべてのヒトのゲノムは「内因性レトロウイルス」の配列を含み，宿主遺伝子の転写制御を変性する能力をもつ．脳機能の発達を制御する遺伝子が，レトロウイルスによる転写の破壊に侵されると，最終的に統合失調症を発症する生化学的異常の連鎖的プロセスの引き金になる可能性がある．

自閉症

自閉症には明らかに免疫の要素が関与していると確信させる事例もあるが，免疫異常と自閉症の神経行動学的症候との関連には，いまだ一定の結論は導かれていない．自閉症は，小児期のワクチンによって誘発されるという説は，最新の疫学的研究によっては証明されていない．また免疫を用いた自閉症の治療も効果を証明できていない．免疫系が自閉症の治療のカギを握るという仮説は魅力的ではあるが，免疫異常が自閉症の病因である，または自閉症によって誘発されるのか，単に自閉症に付随的に関与しているだけなのかを議論する充分なデータが現時点ではなされていない．

アルツハイマー病

アルツハイマー病は当初，炎症性疾患とは考えられて

いなかったが，最近の知見では，免疫系がその病因に関与していることを示唆する証拠が増えつつある．アミロイド斑が，補体蛋白やC反応性蛋白などの急性期蛋白と関連があるという発見は，アルツハイマー病において，免疫反応が進行中である可能性を示唆している．炎症過程がアルツハイマー病に伴うという説は，非ステロイド抗炎症薬（nonsteroidal anti-inflammatory drug：NSAID）の長期投与が，アルツハイマー病の進行と負の相関をもつという最近の研究によって支持されている．

HIVエイズ

エイズ（acquired immune deficiency syndrome：AIDS）は，認知症を含めたさまざまな神経学的徴候と関連する免疫学的疾患である．HIV脳炎は，辺縁系，基底核，および新皮質においてシナプスの異常を引き起こし，ニューロンを減少させる．

多発性硬化症

多発性硬化症（multiple sclerosis：MS）は，白質に散発する炎症病変が特徴的な脱髄疾患である．MSで生じるミエリン破壊の免疫病理を解明する試みと，実験的なアレルギー性脳脊髄炎などの動物モデル研究は，格段に進歩している．病変の起始段階は解明されていないが，血液脳関門の破壊と，T細胞，B細胞，形質細胞，マクロファージの浸潤が病変形成と関係している可能性がある．

その他の疾患

いくつかの疾患では，神経-免疫の相互作用の存在が推定されているものの，まだ証拠が十分でない．慢性疲労症候群は疫学や病因について異論の多い疾患である．持続的な倦怠感の他に，しばしば抑うつや睡眠障害を伴う．免疫機能検査では，免疫の活性化と抑制の両方が示されている．神経内分泌学的評価では，慢性疲労症候群の患者は，視床下部-下垂体-副腎軸の活性化が障害されるため，コルチゾールが低値であることが示されている．急性のウイルス感染が慢性疲労症候群の発症に先行することが多いが，いかなる感染源も病因への関与は証明されていない．対照的に，ライム病でも，睡眠障害と抑うつがよく認められるが，ダニ媒介性スピロヘータ（Borrelia burgdorferi）の感染が原因であることが明らかにされており，スピロヘータがCNSに侵入し脳炎や神経症状を引き起こす．ライム病は，不安や易刺激性，強迫，衝動性，幻覚，認知障害などの神経精神障害スペクトラムを生じる点で注目されている．長期間抗生物質による治療を行っても，症状は持続・再発し，スピロヘータを脳から分離することが困難であることも多いため，CNSの免疫病理を伴っている可能性がある．湾岸戦争症候群は，その炎症所見や神経精神症状について異論の多い病態である．この病態には，戦闘ストレス，化学兵器（例えば，コリンエステラーゼ阻害薬），感染，ワクチンなどの多様な原因が可能性として考えられている．神経化学と免疫反応に対するストレスの衝撃度を考えれば，これらの病因となる機序には，相互関係があると考えられる．

治療との関連

CNS-免疫系の相互作用が双方向性であることより，ストレス系を変容することが知られている薬物が，免疫機能に有益である可能性があると同時に，免疫機能を調整する薬物が，神経精神障害，特に内科的疾患に関連した症状の治療に有効である可能性もある．両方の仮説を支持する証拠が増えてきている．

抗うつ薬と免疫系

動物およびヒトにおいて，炎症性サイトカインへの曝露に誘発された行動症状は，抗うつ薬によって軽減または消失する．例えば，ラットへのエンドトキシン投与5週間前のイミプラミンまたはフルオキセチン（三環系抗うつ薬と選択的セロトニン再取り込み阻害薬）の事前投与は，エンドトキシン投与によるサッカリン嗜好性（一般的には，失快楽の指標として用いられる）の減少，さらに体重減少，食思不振，および探索・運動・社会的行動の減少を抑制した．同様に，ヒトにおいて抗うつ剤は，長期のサイトカイン療法に伴う気分障害を，特にサイトカイン投与前に予防的に投与された場合，改善するという報告もある．例えば，選択的セロトニン再取り込み阻害薬のパロキセチンは，悪性黒色腫に対するインターフェロン-α（interferon-α：IFN-α）高用量療法中の患者の大うつ病の発症を有意に減少させた．

行動学的介入と免疫

心理社会的要素は，免疫機能においてだけでなく，免疫系の関与する内科的病態の長期的転帰においても，ストレスの効果を緩和したり悪化させたりすることは古くから知られていた．したがって，防御的な心理社会的要素の効果を最大化させるための行動学的介入は，ストレスの免疫機能に対する影響を緩和するだけでなく，免疫系の異常に伴う情動障害の軽減にも効果的であることが予測される．

ストレス誘発性の免疫変性に対して防御的であることが繰り返し確認されている2つの要素は，社会的支援と，ストレス因子をある程度自己のコントロール下におけるとみなす能力である．これらに関する最近の研究では，ゲノムレベルの走査を行い遺伝子発現を評価し，社会的に孤立した群と孤立してない群とを比較した．その結果，社会的孤立は，炎症反応促進性でサイトカインの関与した多くの経路の活性を上昇させ，抗炎症性のサイトカイン経路の活性を低下させた．さらに，炎症過程の神経内分泌学的制御において重要な役割を果たすグルココルチコイド受容体の活性も低下させた．興味深いことに，免疫不全に伴う疾患において最も試みられていた2つの心

理療法は，集団療法と認知行動療法であった．前者は社会的支援を，後者は個人の主体感（そして，制御感）を上昇させるための認知の再構成技法を提供する．

参考文献

Bajramovic J. Regulation of innate immune responses in the central nervous system. *CNS Neurol Disord Drug Targets.* 2011;10:4.

Capuron L, Miller AH. Immune system to brain signaling: Neuropsychopharmacological implications. *Pharmacol Ther.* 2011;130(2):226.

Danese A, Moffitt TE, Pariante CM, Ambler A, Poulton R. Elevated inflammation levels in depressed adults with a history of childhood maltreatment. *Arch Gen Psychiatry.* 2008;65:409.

Dantzer R, O'Connor JC, Freund GG, Johnson RW, Kelley KW. From inflammation to sickness and depression: When the immune system subjugates the brain. *Nat Rev Neurosci.* 2008;9:46.

Raison CL, Borisov AS, Woolwine BJ, Massung B, Vogt G, Miller AH. Interferon-α effects on diurnal hypothalamic-pituitary-adrenal axis activity: Relationship with proinflammatory cytokines and behavior. *Mol Psychiatry.* 2010;15:535.

Raison CL, Cowles MK, Miller AH. Immune system and central nervous system interactions. In: Sadock BJ, Sadock VA, Ruiz P, eds. *Kaplan & Sadock's Comprehensive Textbook of Psychiatry.* 9th edition. Philadelphia: Lippincott Williams & Wilkins; 2009:175.

Ransohoff RM, Brown MA. Innate immunity in the central nervous system. *J Clin Invest.* 2012;122(4):1164.

Steiner J, Bernstein HG, Schiltz K, Müller UJ, Westphal S, Drexhage HA, Bogerts B. Immune system and glucose metabolism interaction in schizophrenia: A chicken–egg dilemma. *Prog Neuropsychopharmacol Biol Psychiatry.* 2014;48:287–294.

Wilson EH, Weninger W, Hunter CA. Trafficking of immune cells in the central nervous system. *J Clin Invest.* 2010;120(5):1368.

Yousef S, Planas R, Chakroun K, Hoffmeister-Ullerich S, Binder TM, Eiermann TH, Martin R, Sospedra M. TCR bias and HLA cross-restriction are strategies of human brain-infiltrating JC virus-specific CD4+ T cells during viral infection. *J Immunol.* 2012;189(7):3618.

1.7 神経遺伝学

20世紀初頭におけるメンデル（Gregor Mendel）の基本概念の再発見に始まり，遺伝学の分野は，生物学的科学だけでなくすべての医学における最も重要な基盤となった．20世紀中盤のデオキシリボ核酸（deoxyribonucleic acid：DNA）の基本構造と特性の発見は，ヒトや他の無数の種のゲノム配列の完全解読など，生命科学のすべての側面における理解の指数関数的な加速につながった．配列の巨大なデータベースは，21世紀の生物学者にすべての情報の機能的意義を解読する課題を課している．配列変異が，種間や，種内の個体間の表現型の多様性にどのように関与するかの解明に注意が移った．すなわち，特にヒトにおける遺伝子型と表現型の関連についての発見が，ある個体がなぜ，どのようによくみられる疾患を発病するか？ なぜその個体でなければならなかったのか？ という疑問に対する我々の理解に革命をもたらすことが期待される．精神疾患の病因機序についての知識はいまだに乏しいので，精神医学ではこの期待は特に大きい．

遺伝子マッピング（genetic mapping）研究は，染色体上の位置を基に，遺伝疾患に関係する遺伝子を特定することを目的とする．これらの研究は，患者とその家系を対象に，連鎖（linkage）と関連（association）の2つの研究法を用いた調査によって行われる（図1.7-1）．現在，遺伝子上にメンデル形質（ある遺伝子座のある遺伝子型がその形質を発現するのに必要十分な形質）をマップすることは容易である．しかし，精神疾患は単純なメンデル型の遺伝形式に従わず，むしろ病因論的に複雑な遺伝形質の好例である．病因論的な複雑性は，不完全な表現率（疾患関連遺伝子型を持つ個人の一部のみの表現型発現），表現型模写の存在（遺伝要因に起因しない疾患の型），遺伝子座の不均一性（異なる家系または集団では同一疾患の関連遺伝子が異なる），多遺伝子性遺伝（複数の遺伝子の感受性異型が協調して作用する場合だけ，疾患リスクは増加する）などの多くの因子に起因する．複雑な疾患をマップすることは，調査される表現型の定義，その表現型の遺伝的伝播を調査する疫学的研究，情報量の多い母集団の選択と適切な実験的および統計学的研究法の決定，などのいくつかの構成段階から成る．

遺伝疫学的アプローチ

遺伝疫学研究は，ある遺伝形質が家系でどの程度集積するのかについて定量的な証拠を提供し，その集積がどの程度形質の病因への寄与を反映するかを示す．家系研究は，対照標本と患者の血縁者の間で疾患の集積を比較する．これらの研究は前述の家族集積性への遺伝および環境の寄与を区別しないので，遺伝形質の遺伝率について間接的証拠を与えるに過ぎない．これらの研究はしばしば，相対リスク（λ）を測定する．相対リスクとは，患者の血縁者の集団における発生率を，一般集団における発生率によって除したものと定義される．相対リスクが1より大きい場合は遺伝的な病因が示唆され，値の大きさが疾患に対する遺伝的寄与の推定値を示す．相対リスクは，同胞，親子，その他のさまざまなタイプの家族関係について計算できる．可能性がある伝播モデルは，各タイプの家族関係の相対リスクを比較することによって評価できる．多数の家族研究が，うつ病，双極性障害，統合失調症，強迫症（OCD）などの主要な精神疾患に対して行われた．これらの研究は一貫して，各疾患の家族性集積を報告したが，集積の程度は研究によって大きく違った．これは主に，表現型の定義，標本の選択や評価法の違いを反映している．

双生児研究は，一卵性（monozygotic：MZ）および二卵性（dizygotic：DZ）双生児において，特定の障害の一致率（ペアの両方の双生児が障害をもつ割合）を検討する．遺伝要因によって厳密に決定される障害については，一致率はMZ（遺伝素材の100％を共有する）では100％，DZでは，劣性であるか優性かどうかに拠って，25％または50％のどちらかである（同胞以上には関連しない）．遺伝要因が疾患原因に関与するが，唯一の病因ではない障害においても，MZの一致率はDZより大きい．MZの一致率が高いほど，遺伝形質の遺伝率または疾患リスクへの遺伝の寄与はより高い．遺伝要因が関与しない場合，

遺伝子マッピング戦略

	連鎖解析		ゲノム全域関連	
	家系解析	罹患同胞ペア解析	症例-対照	家族-3人組
研究対象	複数の患者をもつ多世代にわたる家系	複数の罹患同胞	標本から抽出された患者とマッチした対照	患者と両親
基本概念	疾患表現型と同時分離する遺伝標識を特定する.	同一疾患に罹患した同胞で共有される染色体領域を特定する.	症例対対照における対立遺伝子と疾患の統計学的関連性の検定	伝播しない親の染色体を対照として用いる関連の検定
長所	1）大きい影響の稀な異型を検出することが可能. 2）モデルに家族関係に関する情報を組み込むことでパワーを得る.	1）母集団の遺伝組成の差（階層構造）に対して頑強. 2）特殊家系と比較して臨床標本を集めることが容易. 3）環境情報の組み込みが可能.	1）わずかな影響のよくある異型を検出可能. 2）家系情報の収集が不要.	1）わずかな影響のよくある異型を検出可能. 2）母集団の階層化の問題に対して頑強.
限界	1）わずかな影響のよくある異型を同定する力が乏しい. 2）コストが高い.	1）わずかな影響のよくある異型を同定する力が乏しい.	1）母集団の階層化の影響による偽陽性率の増加. 2）大規模な標本サイズが必要.	1）症例-対照デザインの約3分の2の力. 2）高齢発症の疾患については標本を集めることが困難.

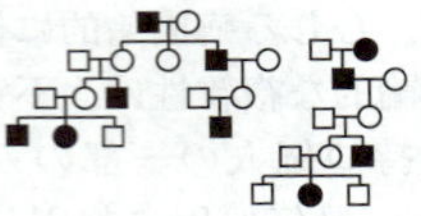

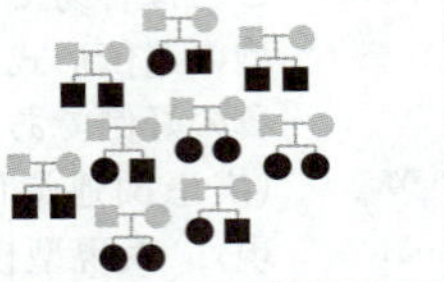

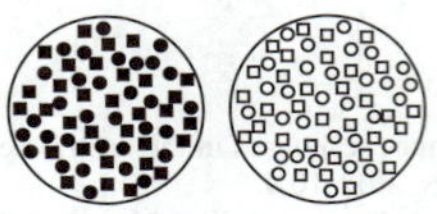

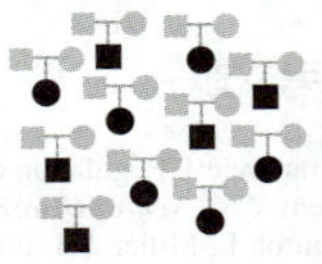

図 1.7-1 遺伝子マッピング戦略の比較. 遺伝子マッピング研究法は, 連鎖解析に拠るものと関連分析に拠るものとに分類することができる. さらに連鎖研究は, 家系の研究に重点を置いたもの, 同胞ペアの研究に重点を置いたものに分類することができる. 関連研究は症例-対照研究と, 家系に基づく研究に分類することができる. これらの重要な特徴ならびに長所と短所の一部を示す. (Sadock BJ, Sadock VA, Ruiz P. *Kaplan & Sadock's Comprehensive Textbook of Psychiatry*. 9th ed. Philadelphia: Lippincott Williams & Wilkins；2009：321 から転載)

MZ の環境が DZ の環境と同じという単純化された仮定の下では, 一致率が DZ 間で異なるはずがない. 自閉症, 双極性障害および統合失調症などの疾患の遺伝形質に関するいくつかの双生児研究では, 高い遺伝率を一貫して示しており, これらの病態の遺伝子座をマップする努力に拍車をかけた. しかし, 双生児研究は, 対象疾患の遺伝率に対して, 研究ごとに異なる推定値を生み出す可能性がある. 双生児研究の結果を検討する場合, 家系研究と同様に, 異なる遺伝率の推定値は, 表現型の評価および定義法の違いに起因する場合が多いので, 表現型の確定法を詳しく検討することが重要である. 例えば, 精神疾患の初期の双生児研究では, 表現型は多くの場合1人の臨床医による非構造化面接に拠っていた. 対照的に最新の研究では, 熟練臨床医からなる委員会による, 診断法の標準化された評価と再検討を利用することが多い. 同様に, 双生児研究の間での遺伝率の明らかな違いは, ある研究がより広い表現型の定義（例えば, それぞれうつ病と双極性障害と診断される双生児ペアを表現型一致と考える）を用いる一方で, 他の研究が狭い定義を用いるという事実に起因している場合がある. このような研究間でのアプローチの違いにより, これらの研究を通して形質変異への遺伝の寄与を概観できると考えるには, 慎重であるべきである. それでもこれらの推定値は, どの形質がマップ可能か判断する際に有用である.

遺伝子マッピングの基本概念

組換えと連鎖

ひとたび遺伝疫学調査が, ある表現型が遺伝性であることを示せば, 遺伝子マッピングが行われ, 疾患リスクに寄与する異型を同定する. すべての遺伝子マッピングは, 異形の染色体位置と遺伝子連鎖の原理に基づいて, 疾患関連の異型を同定することを目的とする. すべての細胞は, 母親と父親から1つずつ遺伝する2つの染色体のそれぞれの複製（相同体と呼ばれる）を有する. 減数分裂の際に, 親の相同体は交差し組み換えられ, 後代に伝えられる新しい固有の染色体を生じる. 物理的に染色体上で近接する遺伝子は遺伝的に互いに関連し, 遠隔に

あったり，異なる染色体上にあったりする場合は関連しない．連鎖しない遺伝子は無作為に組み換えられる（すなわち，減数分裂ごとに組み換えの可能性が50%ある）．連鎖している遺伝子座は，無作為分離より少ない頻度で，物理的距離と比例した頻度で組み換えられる．連鎖の原理は，遺伝標識，すなわち異形または多型（後に詳述）を有する既知の染色体位置のDNA断片の利用根拠となる．疾患遺伝子のマッピング戦略は，偶然以上の程度で患者達が共有する遺伝標識の対立遺伝子を同定することを基盤としている．このような共有は，疾患の遺伝子座と標識の座の間の連鎖を反映すると考えられている．つまり，双方の遺伝子座の対立遺伝子は，共通祖先から「家系ごとに同一に」(identical by descent：IBD)遺伝し，さらにこの連鎖は，疾患遺伝子座の染色体部位を特定する．

2つの遺伝子座間の連鎖の証拠は，それらの間の組換え頻度に依存する．組換え頻度は組み換え率(recombination fraction：Θ)によって測定され，2つの遺伝子座間の距離に等しい（1%の組換え率は1 centimorgan[cM]の遺伝子距離に相当し，平均して，DNAの約1 megabase[mB]の物理的距離に等しい）．0.5または50%の組み換え率は，2つの遺伝子座が連鎖せず，それぞれ分離していることを示唆する．オッズ比の対数(logarithm of the odds：LOD)スコアは，2つの遺伝子座が遺伝子距離に無関係に関連づけられる可能性を示す．LODスコアは，ある組み換え率で連鎖していればデータを得る確率を，遺伝子座の関連がない場合($\Theta=0.5$)にデータを得る確率によって除することで算出される．この方法によりオッズ比が得られ，オッズ比の対数がLODスコアである．LODスコアは，$\Theta=0$（完全に関連する）から$\Theta=0.5$（関連がない）まで，組み換え率の多様な値に対して得ることができる．最も大きなLODスコアを示すΘ値は，疾患遺伝子座と標識遺伝子座との組み換え率の最適の推定値であるとみなされる．その場合この組み換え率は，2つの遺伝子座間の遺伝子マップ上の距離に変換できる．

連鎖不均衡

連鎖不均衡(linkage disequilibrium：LD)は，家系よりもむしろ集団において，遺伝子座間の距離を評価するのに用いられる現象である．集団において，2つの対立遺伝子が2つの遺伝子座で期待以上の頻度で出現するとき，それらの対立遺伝子はLDにあると言われる．強いLDが2つの遺伝子座の間に観察される場合，2つの遺伝子座が染色体の上で互いに非常に近い物理的距離に位置することを示唆する．そして，1つの遺伝子座はもう1つの座の予測に用いることができるので，疾患感受性遺伝子座のマップに役立つ．現在の遺伝子マッピング戦略は，1000万の一般的なヒトの多型のごく一部しか標本にできないので，LDの予測力は重要である．LDの存在により，すぐ近くの遺伝子座にある遺伝子型を推論するために，一部のタイプ分けされている多型の情報を使用す

ることができる．LDにあって，単一ユニットとして遺伝している対立遺伝子の一群は，ハプロタイプ(haplotype：単相系)と称される．このようにLDのマッピングは，集団でハプロタイプを同定することによってゲノム情報を「統合」する．その情報は無関係な個人間のIBDな共有を推論するために用いることができる．

LDの程度の測定法にはいくつかある．LDで最も一般的に用いられる測定値の1つはr^2で，観察されたハプロタイプ確率と予想される確率との差である．LDのもう1つの汎用測定値D'と異なり，r^2は評価する遺伝子座の対立遺伝子頻度に依存しない．大きなr^2は2つの対立遺伝子間の関連の頻度が期待より大きい，すなわち，これらの対立遺伝子はLDであることを示す．LD研究は従来の家系分析を補うために，例えば連鎖分析によってマップされた遺伝子座をより精密にするために，昔から用いられてきた．しかし，LDに基づく関連分析は，特に従来の連鎖研究が不成功だった疾患に関しては，ゲノム全域検査のための選択肢となった．これらの研究には，従来の家系分析に勝る大きな利点が1つある．すなわち，患者が1つまたは少数の家系からではなく，全母集団から選ばれるので，被験者数は母集団の大きさと疾患の頻度によってのみ限定される．分析に含まれる患者数を最大限に増すことは，遺伝の異種性または不完全な表現率を伴う疾患に対して，非常に重要である．

遺伝標識

マッピング研究はタイプに関係なく，遺伝標識の可用性に依存している．最も広く使われている標識は，マイクロサテライトマーカー(microsatellite marker；単純縦列反復[simple tandem repeat：STR]または単純配列長多型[simple sequence length polymorphism：SSLP]とも呼ばれる)と単一ヌクレオチド多型(single nucleotide polymorphism：SNP)である．SSLPは，2-4対の塩基対の長さの反復ヌクレオチドの進展である．どのSTRの遺伝子座でも反復単位の数は個人によって大幅に異なるため，この標識は多型性が強い．SNPは文字通り，特定のヌクレオチドにおける単一の塩基対変化であり，ゲノム内の最もよくある配列変化である．SNPはゲノム全体に非常に広範に分布し，高い処理能力をもつ自動化された方法で評価することができるため，遺伝子マッピング研究のために広く用いられている．遺伝標識としての有用性を調査された他の形態の遺伝子変化は，組み入れまたは欠失の小さな多型である．インデル(indel)とよばれる1～30対の塩基対の長さをもつもの，および複写数変動(copy number variation：CNV)で，それぞれ欠失または重複を意味する．最近のゲノム全般解析で，CNVは頻度が高く，その長さは数個の塩基対から100万塩基対にまで及ぶことがわかった．CNVは，染色体の組換えと配列換えに関与し，遺伝的多様性を生じることに重要な役割を果たす．またこれらの異型の多くはかなり大きく，その異型を含むか隣接する遺伝子の形質発現に多大に影

響すると考えられている．

マッピング戦略

　疾患感受性に関与する遺伝子異型は，表現率の高いものと低いものとに大まかに分類できる．高表現率異型はその名の通り，表現型に大きな影響を及ぼすので，その異型を同定することは病理生物学に重要な展望を提供する．高表現率異型をもっている個人は疾患の表現型を示す可能性が高いので，このような異型は稀少で家族間で分離していることが多い．そのため，家系に基づくアプローチで最も強力にマップされる（図1.7-1）．対照的に，低表現率異型は表現型に及ぼす影響が比較的弱いので，個々の低表現率異型を同定しても，少なくとも当初は，新しい生物学的知識をわずかに提供するに過ぎない．しかし，効果が小さいためこのような異型は集団ではよくみられることが多く，それらを同定することは，母集団全体での疾患リスクの理解に寄与する可能性はある．これらの異型が血統内で表現型と共に強く分離されることは期待できないため，それらを同定する努力は母集団のサンプリングに依存する．

家系分析

　多世代の家系で行われる家系分析は，単数または複数の影響を受けた家系において，ゲノムまたはゲノムの一部を一連の遺伝標識で走査すること，おのおのの標識の位置でLODスコアを算出すること，無関連配列の期待値よりも有意な偏向を示す染色体領域を同定すること，から成る．家系分析の主な目的は，2つ以上の遺伝子座（すなわち，位置が既知の遺伝標識と未知の疾患遺伝子座）が家系内で同時分離されているかどうかを決定することである．

　ハンチントン舞踏病のようなメンデル型遺伝病をマップした家系分析の成功を追って，多くの研究者が精神疾患の遺伝子マッピングにおいてこの戦略を採用したが，せいぜい一部の成功を得たに過ぎなかった．1980年代後半から1990年代半ばに，アルツハイマー病，双極性障害，統合失調症におけるいくつかの家系研究で，感受性遺伝子座のマッピングが報告された．アルツハイマー病遺伝子座の連鎖所見は比較的早く再認されたが，双極性障害と統合失調症で報告された所見は最終的に偽陽性と判断された．精神科領域の遺伝子座のマップにおける家系に基づくアプローチの失敗については，多くの異なる説明がなされてきた．しかし，大部分の研究者は，精神疾患の病因論的な複雑性を考慮すると，これらの研究が概して大幅にパワー不足だったことを認めている．

　精神医学での家系分析は，より適正で強力な，すなわち量的形質遺伝子座（quantitative trait loci：QTL）のマッピングに向かっている．QTLは（疾患診断のようなカテゴリー形質とは異なり）連続的に変化する遺伝形質における変異に寄与する遺伝子座と定義される．QTLは通常，集団で観察される形質変異の一部にのみ寄与する効果の小さな遺伝子座である．1990年代末に開発された解析法を用いて，精神疾患の理解に貢献する量的形質を広範囲にマップするために，家系研究を援用できる可能性が認められている．典型的には，同様の手法を用いて複数の表現型を家系内の各個人で評価する研究がいくつか進行中である．

同胞ペア解析

　罹患同胞ペア（affected sib pair：ASP）解析は，1990年代に多くの精神疾患を含む複雑な遺伝形質のマッピングに広く使われるようになった．同胞ペア解析は，形質の一致している同胞ペアが，ゲノムの特定領域を共有する頻度を調べ，無作為な分離の下の期待値と比較する．

　同胞ペア解析は，同胞はIBD（identical by descent）なゲノムの約50％を共有するという事実に基づく．したがって，ある形質に影響された同胞ペアの無縁な一団が，50％（無作為な分離下で期待される共有率）より有意に大きい頻度でゲノムの特定領域を共有する場合，その領域は問題の遺伝形質と関連をもつ可能性がある．この方法では，同胞は遺伝子型でタイプ分けされ，それらの母集団での頻度と親の遺伝子型は，IBDに共有した遺伝子の比率をペアごと，領域ごとに推定するのに用いられる．連鎖解析は，各遺伝子座において一致および不一致ペアを比較する．

　家系研究同様，ASP研究は影響の小さい遺伝子よりも，影響の大きい遺伝子の位置を同定する力がより強い．この限界点は，罹患同胞の当初の連鎖研究後に，付加的な標識または家族メンバーを組み込む二段計画によって，または標本サイズを大きくすることによって，部分的に対処できる．一般的に，より広範な家系のすべてのメンバーを特定・評価するより，影響を受けた同胞の一団を特定・評価する方が，たとえそれが大規模な一団でも努力は少なくて済む．特に研究者が，複数の場所で確認された同胞ペアの標本と表現型データを含む，集積されたデータを利用不能であればなおさらである．例えば，米国国立精神保健研究所（National Institute of Mental Health：NIMH）は，統合失調症，双極性障害，自閉症，アルツハイマー病の罹患同胞ペアの巨大な集積データを維持している．ASP計画のさらなる利点は，疫学情報の組み込みを可能にし，環境と遺伝環境の相互作用を同時に研究できることである．

関連分析

　この数年間，複雑な障害のリスクの多くに影響するが，効果は小さい遺伝子座をマップする連鎖解析よりも，関連分析の方が強力であるという見解が受け入れられてきている．連鎖研究が，単数または複数の家系内で遺伝標識と疾患遺伝子座の同時分離を発見することを試みるのに対して，関連分析は特定の対立遺伝子が，母集団中の影響を受けた個人において，期待値以上の頻度で発生す

るかどうかを調べる．この章で前述のように，関連分析を用いた遺伝子マッピングは，疾患遺伝子に近接している標識の特定の対立遺伝子は，その遺伝子に対し LD (linkage disequilibrium：連鎖不均衡) であるという見解に基づく：すなわち，それらは IBD に遺伝するため，これらの対立遺伝子は無作為の分離によって期待されるよりも高い頻度で，影響を受けた個人に伝播する．

関連分析には，症例-対照デザインとという 2 つの一般的なアプローチがある (図 1.7-1)．家系に基づくデザインは通常，三人組 (父・母・患者) を調査する．症例-対照デザインでは対立遺伝子頻度を，無縁の患者群とマッチングされた対照標本との間で比較する．多数の症例-対照標本を集めるのは三人組を集めるより容易であるため，一般的にこのデザインは家系に基づくデザインより強力である．また必要とする遺伝子タイプ分けの人数が少ないので，より低コストである．症例-対照標本は，患者の両親を利用できないような遅発性の形質 (例えば，アルツハイマー病) に対しての唯一の実際的なデザインである．症例-対照アプローチの主要な欠点は，母集団が階層構造である場合にある；症例と対照が人工統計学的に精密にマッチングされない場合，それらは疾患の関連よりもむしろ，母集団の差を反映する対立遺伝子頻度の明瞭な差を示すに過ぎない可能性がある．

家系に基づく関連研究は，母集団階層構造の問題を補正するようにデザインされている．このデザインにおいては，非伝播染色体 (親から児に伝えられない染色体の複製) が対照染色体として用いられ，伝播および非伝播染色体間の対立遺伝子頻度の差が調べられる．定義上は，対照群は患者群と遺伝的に類似するので，階層構造の問題が除去される．家系に基づく研究は，母集団階層構造に対しては症例対照研究より頑強であるが，前述のように同じ人数の患者を用いる研究の 3 分の 2 程度の検出力しかない．

最近までは，わずかな SNP (single nucleotide polymorphisms：単一ヌクレオチド多型) しか利用できなかったので，ゲノム全域基盤の関連研究を行うのは実際的ではなかった．その結果，関連研究は，ある疾患と関連する機能に関する仮説に基づいて選択された，候補遺伝子の 1 つまたはいくつかの標識の検証に集約された．しかし，近年では，ゲノム全体に均一に分布する何百万もの SNP を特定し，それらを比較的安価に遺伝子タイプ分けする技術を発達させた国際的努力の結果，ゲノム全域関連解析 (genomewide association：GWA) が現実のものとなった．このような研究は，一般的な病気の原因となる一般的な異型の同定に，多くの展望をもたせる．ほとんどの精神疾患では，GWA 研究は完了していないが，慢性関節リウマチ，炎症性腸疾患，2 型糖尿病のような複雑な遺伝形質について，注目すべき知見がすでに報告されている．これらの成功した研究は非常に大きい標本 (場合によっては数千症例と対照) を利用しており，精神疾患の遺伝子研究の期待外れの結果は，検出力不足の研究デザインに起因するという仮説をさらに支持するものである．

統計学的考察

他の生物医学的研究分野の科学者は，遺伝学者が連鎖または関連分析の結果を有意と認める統計的証拠の要求水準の高さに，驚かされることが多い．単純化すれば，必要とされる水準の高さは，ゲノムから選択された 2 つの遺伝子座がお互いに連鎖または関連している可能性の非常に低い期待値に換言できる．ある 2 つの遺伝子座が連鎖している可能性 (すなわち，連鎖の事前確率) は約 1：50 であり，そのゲノムの遺伝子長に基づく．低い事前確率を補完し，約 1：20 (通常認められた有意水準 $P = 0.05$ に相当) の事後 (または全体) 確率にまで上昇させるには，連鎖を支持するオッズ比 1,000：1 の条件付き確率が必要とされ，伝統的に認められた LOD スコア閾値 3 に相当する．これは一般的には許容できる偽陽性率であるが (図 1.7-2)，一部の偽陽性所見はこの閾値を上回った．

一般的に遺伝学者は，ゲノムの任意の 2 つの遺伝子座の相互関連への期待は，連鎖への期待と比べて低いと考え，通常は約 10^{-7} 未満の P 値を「ゲノム全域有意」(genomewide significance) とみなす．この基準は基本的には，ある障害または形質に対する機能的関連仮説に基づき選択した，候補遺伝子中の異型に割り当てた事前確率をさらに低くする．GWA 研究は現在，広範囲にわたる複雑な遺伝形質に対する，非常に低い P 値の関連解析結果を再現しているが，大部分の候補遺伝子の関連 (有意でも P 値は高いことが多い) は再現されていない．したがって，ある形質にとって，ゲノム全域有意の水準は，すべての初期の関連研究に適用できることが明らかになっている．

マッピング研究のための表現型の定義

精神医学における遺伝子マッピング研究が，概して期待外れの結果に終わっていることが，このような研究における表現型の定義・評価の問題に注意を集めさせた．最近のほとんどの精神医学的遺伝子マッピング研究は，DSM (Diagnostic and Statistical Manual；精神疾患の診断・統計マニュアル) の分類法のような，カテゴリー的な疾患診断に依存している．このアプローチへの批判は，2 つの主張に基づく．第 1 の問題は，精神障害の診断は主観的な臨床評価に拠っていて，ある疾患に明らかに罹患している個人を確定診断することの困難さが過小評価されているという事実である．第 2 の問題は，精神科的診断を明確に行うことができても，精神医学的分類に用いられているようなメニューに基づくシステムでは，ある障害に罹患した 2 人の個人の症状がほとんど一致せず，異なった病因を反映している可能性を排除できないことである．診断に基づく表現型へのアプローチが，精神医学的表現型の遺伝子マッピングにおける主要な障壁

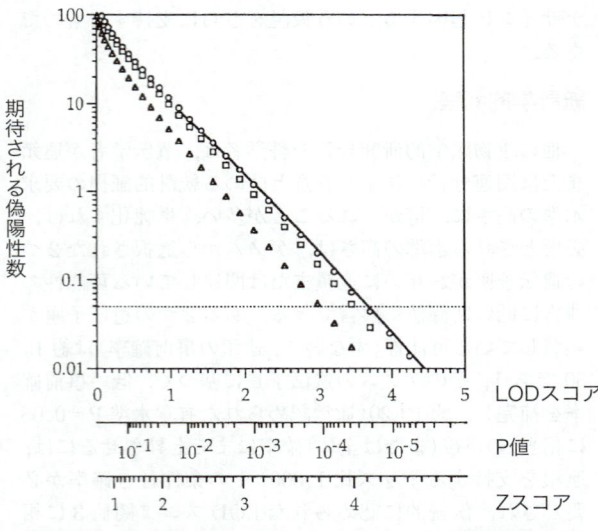

図 1.7-2 ある LOD（logarithm of odd：オッズ比の対数）スコア閾値におけるゲノム全域スクリーニングで期待される偽陽性数．実線は，完全な遺伝子マップにおける期待値を示す．0.1 cM（円），1 cM（正方形），10 cM（三角形）ごとの，100 組の同胞ペアの遺伝子マップを用いた結果を示す．点線は，全ゲノム有意水準 5％ を示す．（Dr. Eric Lander のご好意による）

の1つであるという懸念は，母集団で連続変異を示すことがわかっている遺伝形質のマッピングへの強い関心を産み出した．精神疾患に関連があると推定される連続的指標は，生化学的指標（例えば，神経伝達物質代謝産物またはホルモンの血清または CSF 濃度），認知的指標，性格評価，構造的または機能的神経画像，生物物理学的指標（誘発電位反応など），遺伝子発現様式のような分子分析，などである．カテゴリーおよび連続的表現型戦略の鍵となる特徴を図 1.7-3 に示し，おのおのを後に詳述する．

カテゴリー表現型

精神医学で最も一般的に用いられるカテゴリー表現型は，DSM 診断である．単一の DSM 診断に焦点を合わせる研究もあるが，別々の診断からなる範囲を対象とする研究もある．後者のアプローチは，気分障害のような，単一疾患スペクトラムを表すと推定される障害に対して用いられることが多い．カテゴリー的アプローチを用いることで，明確に対象を分類できることが重要である．いくつかの戦略が，この目的を達成するために用いられる．第1の戦略は，当該研究の妥当な診断基準，さらにその個人への適応法を決定することである．対象者の確定・評価を標準化する1つの方法は，診断過程においては経験豊かな臨床医だけを集め，診断材料と診断基準を用いて彼らを訓練することである．また「最良推定」（best estimate）法および一致診断法のいずれかまたは双方がよく用いられる．最良推定法は，カルテ（診療簿），面接，ビデオテープなど，診断確定のために利用可能な全情報

を利用することを必要とする．一致診断法では，2人以上の診断医が，それぞれ診断材料を検討して各個人を診断する．続いて診断が比較され，診断一致に至らない個人は「患者」としては研究には組み込まれない．

良くデザインされた研究は，患者標本を抽出するために，障害の遺伝的疫学に関する利用可能な全情報を用いる．単純メンデル型であろうと思われるパターンで，家系内の一群が障害を伝播することはよくあるが，他の家族または群の遺伝パターンは不明なままであることが多い．多数の遺伝子が表現型に関与する可能性がある障害においては，主要な遺伝子座が存在する可能性がある研究標本から解析を始めることが重要である．表現型を再定義することで，そのような群や家族を特定でき，遺伝子マッピング過程を単純化することができる．例えば，アルツハイマー病の遺伝子欠陥探究の際には，対象を発病が早期（65 歳未満）の個人に限定することによって研究は大きく前進した．早発性の形質は常染色体優性で分離できた．表現型を再定義する他の方法は，民族学的背景，発病年齢，治療反応性，重症度，併存疾患の存在，などの因子に着目することである．

前述のアプローチを用いて表現型を狭く取ることは，複雑な疾患で遺伝的障害をみつける機会を増す可能性がある一方で，利用できる患者数を制限することで研究のパワーを大きく低下させる可能性もある．このため疾患によっては，表現型を拡大することが適切な方策であると論じられている．この示唆を言い換えれば，いくつかの複雑な疾患においては，興味対象の表現型がスペクトルの最端に位置するかもしれず，遺伝子をマップするのに十分なパワーをもつためには，スペクトル内の他の表現型も含まれなければならない，ということである．例えば，双極性障害のマッピング研究は，双極性障害と診断された個人と同程度，うつ病の個人を含んでもよい．

疾患表現型を狭く取ることと広く取ることの2つのアプローチは，一見両立しないようであるが，複雑疾患を対象とする多くの研究グループは両方のアプローチを研究デザインに組み込んでいる．これを行う方法の1つは，狭い診断カテゴリーから幅広い診断カテゴリーまでを含む階層化された診断カテゴリーを構築し，その大意の下で遺伝子連鎖を検証することである．スペクトルの一部である複雑疾患に対して，この方法が偽陰性率，すなわち誤った特異化のため存在する連鎖を逃す可能性を低下させると主張する研究者もいる．また，複数のモデルを用いて一番良い結果を得られたモデルを採用することが，偽陽性率，すなわち存在しない連鎖を同定してしまう可能性を上げていると論ずる者もいる．複数の診断カテゴリーを用いる際に明らかに存在する問題は，より多くのモデルが用いられる（したがって，より多くの統計検定が行われる）につれて，有意な結果と認めるためには，証拠のますます厳しい水準が求められるということである．

依然カテゴリー表現型が精神医学における遺伝研究の

表現型戦略

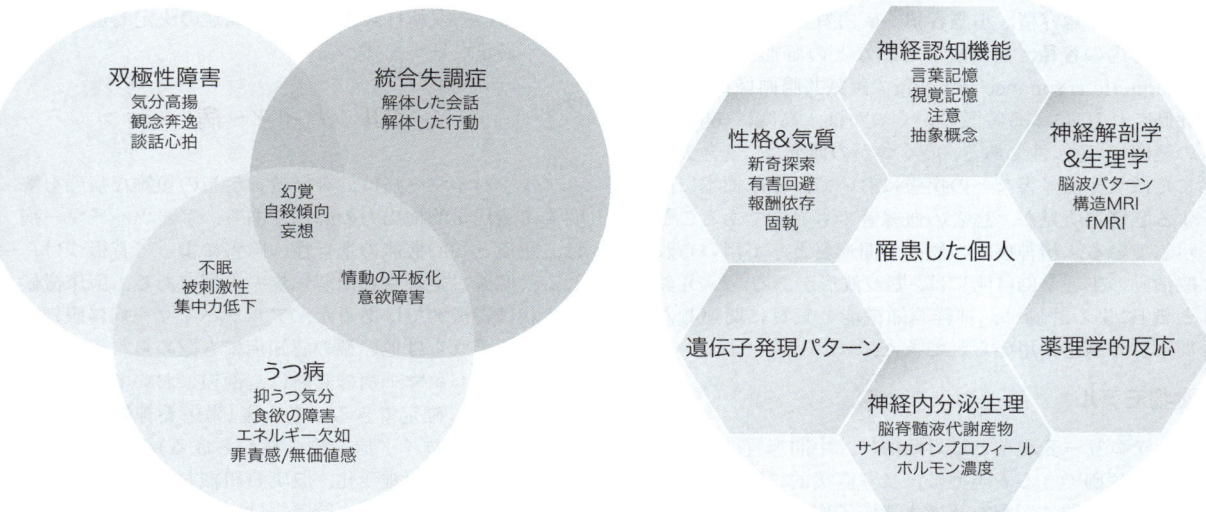

図 1.7-3 精神医学的な表現型を概念化した2つの交互模式図. A. 精神疾患の診断・統計マニュアル（Diagnostic and Statistical Manual：DSM）を概念化したカテゴリー形質は，精神障害への「メニューに基づく」(menu-based)アプローチを具現している. 個人は徴候と症状のチェックリストにより評価され，そのリストによって特定の診断に「罹患している」と分類される. 特定のDSM診断をもっている個人にすべての症状がみられるわけではなく，ベン図に示されるように，これらの症状の多くは診断の境界を跨って出現する. よってDSMの表現型は，おそらく病因学的に異種カテゴリーを表している. この事実は，これらの表現型に焦点を合わせたこれまでの遺伝子マッピング研究の限界を説明する. B. 一方で，連続的形質モデルにおいては，精神病理と関連し疾患の基盤にあると仮定される連続的指標（六角形で示される6つの異なる指標の例）において，個人が極端な値を示す期待度によって「罹患性」は概念化される. またこれらの指標は，図 19-3Aにベン図で示されるようなカテゴリー表現型の特定の構成要素とも関連している. 遺伝子マッピング研究において，表現型として連続的指標を用いることの正当性は，それが病因論的により単純で，カテゴリー表現型と比較して評価に高い信頼性が置けることである. 加えてこのような形質のマッピングは，母集団（罹患，非罹患個人の双方）のすべてのメンバーからの情報を統合することでパワーを増す. （Sadock BJ, Sadock VA, Ruiz P. *Kaplan & Sadock's Comprehensive Textbook of Psychiatry*. 9th ed. Philadelphia：Lippincott Williams & Wilkins；2009：325 から転載）

主役である一方，遺伝研究にとって，表現型の基盤としてのDSM疾患分類の限界が明らかになってきている. 遺伝研究は，1つまたは複数のDSM診断カテゴリーの構成要素である形質に，ますます重点を置くようになっている. 例えば，広く定義される精神病に対する遺伝的感受性が，重篤な双極性障害と統合失調症の双方へ寄与するという知見が増えている. さらに多くの研究アプローチが，このような感受性の基盤となる遺伝子の同定，そして精神疾患と非精神疾患の間の病因論的関係性の探求に用いられている. 例えば，生物情報学モデルは，医療記録データベースの調査に用いられ，多様なリストに跨る精神疾患，神経疾患，自己免疫疾患，感染症のそれぞれ2つずつの間の関連を多数見出した. このようなモデル適合(model-fitting)実験の結果は，複数の疾患に対する感受性に寄与する対立遺伝子を探索できる，連鎖と関連の研究のより強力なデザインに枠組みを提供する.

連続的表現型

カテゴリー診断の遺伝子マッピングにおいて経験される困難さのため，神経行動遺伝学者は，特定の精神科診断の基盤となると推定され，遺伝子マップが容易な量的形質の研究に重点を置いてきている. このような代替の表現型または中間形質(endophenotype)をマップする根拠は，そのような努力によって特定される遺伝子が，特定の障害を生物学的に理解する道程に手掛かりを与える可能性があるということである. いくつかの所見が，有用な中間形質を特徴づけている. 最初に，それらは状態非依存性であるべきである. すなわち，疾病経過または薬物治療に連動して変化するべきではなく，適切な試験-再試験安定性を示さなければならない. 第2に，それらは遺伝性であるべきである. すなわち，遺伝因子が集団内で形質変異の原因の大部分を占めるという証拠がなければならない. 第3に，中間形質は研究対象の疾患と関連していなければならない. すなわち，患者では，無縁

の対照者と比較して，形質の異なった値が観察されなければならない．

脳の構造と機能の計測は，精神疾患の中間形質として現在研究中である．ほとんどの形質を提供している．例えば，脳の総容積，小脳容積，灰白質と白質密度，扁桃体と海馬の容積，局所皮質容積などの脳形態計測（MRI [magnetic resonance imaging：磁気共鳴画像]によって評価される）による特徴のいくつかは，高度に（60～95%の範囲で）遺伝性である．いくつかの研究は，統合失調症または双極性障害などの疾患において，臨床標本に関連する脳構造所見が，患者の血縁者でも異常であることを示している．精神疾患の候補中間形質として用いられた脳活動の生理学的計測には，脳波波形がある．この「鉛筆と紙」による評価は，神経認知機能と気質に関連した中間形質の測定に用いられてきた．

動物モデル

カテゴリー表現型とは対照的に，中間形質は，動物モデルで評価できる表現型に，より直接的に関連づけられる．概日周期に影響を及ぼす遺伝子変異の研究は良い例である．概日周期の変異は気分障害の重要な徴候として長い間認識され，活動パターンの定量的評価が，この障害の中間形質として提唱されている．動物モデルにおける数多くの研究は，遺伝的に制御された体内時計が概日活動を決定し，時計遺伝子の変異が，細菌からヒトまでの概日活動性と関連していることを証明した．1970年代初頭に始まったショウジョウバエの遺伝子マッピングの努力は，早期に少なくとも7つの「時計遺伝子」の同定に至り，周期遺伝子（period）の解明が始まった．後の研究は，これらの遺伝子のいくつかのホモログ（homolog：相同）が，哺乳類の概日周期の制御における重要な役割を果たすことを明らかにした．またマウスの遺伝子マッピング研究は，それまで知られていなかった概日周期遺伝子を特定し，1990年代初頭には時計遺伝子（clock）の発見と特徴づけが始まった．これらの遺伝子の発見は，哺乳類の概日周期の制御する細胞ネットワークと神経生理学回路を明らかにしただけでなく，双極性障害などの精神医学的症候群の病態を解明する動物モデルをも生み出した．例えば，時計遺伝子を標的とした突然変異マウスは，活動亢進と睡眠減少などの異常な活動パターンを示し，リチウム投与によって明らかに緩和される．

特定の障害の遺伝学上の進歩

概観すれば，精神疾患の感受性遺伝子同定の進歩は，非精神疾患に関する進歩と比較すると期待外れであった．アルツハイマー病は，複雑な神経行動学的障害に対する遺伝子マッピング戦略の最も成功した適応であり，この疾患に関する章で，遺伝的連鎖研究がいかにして複雑な形質の発生病理の理解を増すかを例示する．自閉症を概説する章では，自閉症の特徴をもつが，比較的単純な遺伝型をもつ症候群の遺伝子研究を解説し，これらの研究がいかにして，より複雑な自閉スペクトラム症の研究起点となったかを論ずる．最後に，神経行動遺伝学の分野での新たなアプローチを動機付けている難題を説明するために，双極性障害と統合失調症の決定的遺伝子探索の不満足な結果を述べる．

アルツハイマー病

アルツハイマー病は，神経精神疾患の複雑な病態を解明する遺伝学的検出力の好例である．アルツハイマー病は，記憶と知的機能の進行性の障害によって特徴づけられる，明確に定義された認知症の1型である．臨床徴候と症状は特徴的ではあるが，アルツハイマー病に限定されない．それらは他の型の認知症にも認められる．このためアルツハイマー病の診断は，剖検において初めて組織病理学的に確定できる．老人斑（異栄養神経突起に囲まれたβアミロイド原線維の核から成る）の存在，タウの豊富な神経原線維変化，脳実質組織および付随する血管内のコンゴ好染性血管障害は，アルツハイマー病に特徴的である．

早発性では35歳，挽発性では95歳まで，さまざまな発病年齢がアルツハイマー病で報告されている．MZペアのアルツハイマー病の一致率は約50％であり，疾患リスクに対する遺伝子の中等度の寄与を示唆する．アルツハイマー病が2つの広いカテゴリーに分類されることは，広範囲の遺伝子研究から明らかである．それは，家族型（アルツハイマー病症例のごく小さい集団の原因であり，早発性および高い表現率の常染色体優性遺伝に特徴づけられる），および孤発型（遺伝子の寄与は他の一般的な神経精神科的疾患の特徴と同程度であると推定されている）である．

家族性アルツハイマー病の遺伝基盤の研究は，古典的連鎖研究から始まった．最初にヒトの21番染色体上の候補遺伝子座についての研究において，この領域起源の標識に対する有意な連鎖がすでに観察されている少数の家系で，アミロイド前駆体蛋白（amyloid precursor protein：APP）遺伝子の変異を確認した．複数のAPP変異をもつトランスジェニック（transgenic；形質転換した）マウスが作られ，シナプス消失，星状細胞増加，小神経膠細胞症などアルツハイマー病病理のすべてを示すだけでなく，βアミロイド蓄積と老人斑を生じることが証明された．β-APPを符合化する遺伝子の突然変異はすべて，βアミロイド（Aβ42）の長断片の細胞外濃度を増加させた．APP変異をもつトランスジェニックマウスのほとんどの系統で，行動変化と記憶課題での障害の割合が増加し，対象認識記憶と作業記憶の障害が特に顕著であった．これらの所見は，βアミロイド遺伝子の変異がアルツハイマー病の組織病理学的要素の少なくとも一に関与しているという，目ざましい証拠である．

先行研究が報告されているときでさえ，βアミロイ

ド遺伝子の変異だけではアルツハイマー病の病因と病理を完全に説明することができないことは明らかであった．なぜなら，とりわけ21番染色体に対する連鎖が，ほとんどの早発性アルツハイマー病家系で除外されたからである．加えて，神経原線維変化は別のβアミロイド・トランスジェニックマウスのほとんどで観察されていない．その後，早発性アルツハイマー病家系のゲノム全域連鎖解析を用いたアルツハイマー病の遺伝基盤の探究は，新たな2つのアルツハイマー病感受性遺伝子の同定に至った．染色体14q24.3の上のプレセニリン-1（presenilin：PS-1）と染色体1qの上のプレセニリン-2（PS-2）である．PS-1とPS-2は，少なくとも7つの膜通過領域をもつ経膜蛋白質である．それらの機能はまだ完全には解明されていないが，アルツハイマー病の発病機序に明らかに関係している．マウスにおけるプレセニリンの不活化は，神経変性と記憶障害による行動徴候をきたす．生化学的研究および細胞研究は，アポトーシス（プログラムされた細胞死）や細胞質内網状構造での蛋白質処理などのいくつかの重要な経路に，プレセニリンが関係していることを示した．

これらの所見は，家族に基づく連鎖解析を使用することの長所を際だたせる．家系に基づく研究は，とりわけ重要な生物学的過程における重要な役割を担う，高表現率の疾患遺伝子の同定に適している．APPとプレセニリンの変異は稀であるが，発現された蛋白の生物学的研究は認知症の病態生理に重要な見解を提供した．これらの高表現率の変異は重要な生物学的機能を説明し，治療的介入をデザインする際の固い地盤となる．例えば，病原アミロイドへの免疫原性反応を誘発するように設計されたアミロイドβ「ワクチン」は，現在後期臨床試験中である．コリン作動性とグルタミン酸作動性神経系を非特異的に標的とする，アルツハイマー病の現在の精神薬理学的治療とは異なり，アミロイドβワクチンは，老人斑の沈着を抑制する免疫応答を生じることによって，アルツハイマー病の原因を特異的に治療する．

孤発性および晩発性アルツハイマー病

APP，PS-1またはPS-2の突然変異は，早期発症アルツハイマー病の家族性症例の大部分にみられるが，孤発性や家族性晩発性アルツハイマー病は説明しない．この理由から，研究者達は晩発性アルツハイマー病の多数の小規模家系での連鎖を探索する他のアプローチに転換した．1991年，晩発性アルツハイマー病家系での36の標識を用いたノンパラメトリックな（nonparametric：分布を問わない）連鎖研究は，19番染色体長腕上に感受性遺伝子を確認した．1993年の関連研究によって，アポリポ蛋白E遺伝子のe4対立遺伝子が晩発性アルツハイマー病と強く関連し，この関連がすでに観察された19番染色体上の連鎖信号の原因であった可能性が高いことが示された．この遺伝子の3つの対立遺伝子，e2，e3，e4が知られている．ほとんどの集団において対立遺伝子e3が最もよくみられる．しかし，e4の出現率は，正常対照が約16％であるのに対し，家族性晩発性アルツハイマー病では約50％，孤発性晩発性アルツハイマー病では40％である．疫学研究は，晩発性アルツハイマー病症例の30〜60％が，少なくとも1つのapoE-e4対立遺伝子を有することを示している．アフリカ起源の母集団と比較すると，e4遺伝子型はヨーロッパおよびアジア起源の母集団では，アルツハイマー病のより重要な危険因子であると考えられている．概観すれば，アルツハイマー病でのapoE-e4の関連は，一般的なヒトの疾患において現時点で確認されている最も強い関連であろう．

晩発性アルツハイマー病の感受性対立遺伝子としてapoE-e4が確立されたことは，apoE-e4と相互作用して疾患リスクを緩和する可能性をもつ対立遺伝子のさらなる探索へと続いた．2007年に研究者たちは，apoE-e4キャリアにおいて（非e4キャリアのアルツハイマー病患者ではなく），もう1つのリスク対立遺伝子としてGAB2（GRB-associated binding protein 2）を同定するために，（組織学的に確定された症例と対照において）ゲノム全域関連解析（genomewide association：GWA）戦略を用いた．初期の研究は，apoE-e4とGAB2リスク対立遺伝子の両方をもつ者が，どちらのリスク対立遺伝子ももっていない者のほぼ25倍アルツハイマー病のリスクが大きいことを示している．アルツハイマー病のより大規模なGWA研究は現在進行中で，さらなる関連を発見するであろう．しかし，apoEほど強い影響をもつ可能性は低いと考えられる．

自閉症

自閉症は，3主徴によって特徴づけられる重篤な神経発達性障害である．その3主徴とは，障害された言語とコミュニケーション，異常または障害された社会相互性，制限され繰り返しの多い常同的行動パターンである．現在までに自閉症の病因の解明は徐々に進んでいるが，特異的な細胞性および分子性の神経発達経路の異常がその病因として重要であるという確かな証拠が存在している．他の神経精神疾患と比べて，自閉症と自閉スペクトラム症（autism spectrum disorder：ASD）のリスクに関しては，特に遺伝子の寄与についての強い根拠がある．自閉症または，ASDの同胞再現率は2〜6％である．一般の有病率は約1/2000（0.04％）であることを考えれば，これは自閉症の同胞が一般集団の個人より約50〜100倍自閉症を発症するリスクがあることを意味する．自閉症の双生児研究は，非常に高い遺伝率（MZ一致率が80〜92％）を示すが，DZ一致率は1〜10％であり，この障害の遺伝が複雑で，多遺伝子様式を強くもっていることを示している．

自閉症に罹患した人が罹患していない人より，大規模な染色体異常を多示す可能性（一部の研究では5〜10％）に関心が集っている．このような巨視的異常に加

えて，いくつかの最近の研究は，自閉症が超顕微鏡的CNV（copy number variation）の異常に高い保有率と関連していることを示した．例えば，2007年に，自閉症遺伝子プロジェクト共同体（Autism Genome Project Consortium）は，それぞれ2人以上患者のいる約1500の家族の中の約8000人にマイクロアレイ（microarray）戦略を適用し，ASD家系の約10％が平均300万以上の塩基対長のCNVをもっていることを確認した．その大部分は欠失ではなく重複から成っていた．この研究デザインでは，自閉症患者のCNV発現頻度が対照より大きいかどうかは評価できなかったが，他の研究では，対照の発現率1％に対して，自閉症の孤発症例（家族歴なし）の新規（de novo）CNV発生率は10％であった．これらの結果は刺激的ではあるが，まだ予備的でもある．自閉症の新規突然変異が高率であることが示される以前でさえ，疫学的研究は，この障害の遺伝基盤が複雑である可能性を強く示唆していた．例えば，自閉症発端者の第1度親族のリスクが高いにもかかわらず，同じ発端者の第2度ないし第3度親族では著しく低下する．このことは，複数の遺伝子異型が相互作用して感受性を増加させていることを示唆している．分離分析も，自閉症が小さい効果の多数の遺伝子異型の作用を反映する，異種性の障害であるという仮説を支持している．伝播モデルを検討した潜在クラス分析は，約10個以下の相互作用する遺伝子座によるエピスタシスモデル（epistatic model；訳注：epistatic表現型が現れる方の遺伝子の状態）を提示した一方で，他の研究は，同様の遺伝子座が15個含まれると推定した．自閉症の遺伝研究には，ゲノム全域スクリーニング，候補遺伝子研究，染色体配列換え研究，変異解析，またごく最近では比較ゲノムハイブリダイゼーション（comparative genomic hybridization）研究などがある．総じてほとんどの報告がいまだ妥当な再現を待っていることを考慮しても，これらの研究は，シナプス形成と維持，細胞移動，興奮性／抑制神経伝達物質によるネットワーク，の3つの主要システムに関連した遺伝子を含む，新たな自閉症感受性の探索に展望を与えた．図1.7-4に，自閉症において現在知られている候補遺伝子と，それらの間の分子的相関について図解した．

シナプス形成と維持

脆弱X症候群，結節硬化症，レット症候群などの，自閉症またはASDと関連する臨床像を示すが，より単純な遺伝型パターンの障害の研究によって，自閉症の感受性遺伝子を同定する上で最も重要な突破口が開かれた．これらの障害と関連する遺伝子欠損は，総じてシナプス形成と維持に影響を及ぼす．脆弱X症候群は自閉症の3～4％を占め，Xq27.3上の脆弱X1（fragile X mental retardation 1：FMR1）遺伝子の5′領域に位置する不安定なトリヌクレオチド反復が病因である．次世代に伝播する際にこの反復は伸長し，異常なメチル化とFMR1の発現抑制が起こる．FMR1は，核から細胞質へのリボ核酸（ribonucleic acid：RNA）の運搬のためのシャペロン（chaperone）として作用し，シナプスでメッセンジャーRNA（mRNA）翻訳に関与するRNA結合蛋白質を産生する．樹状突起棘の密度（正常より増大）と形態（正常より長く薄い）の異常は，この障害のマウスモデルだけでなく，脆弱X症候群のヒトでも報告された．結節性硬化症は自閉症症例の約2～10％を占め（結節性硬化症の割合は発作性疾患を伴う自閉症でより高い），2つの癌抑制遺伝子，9q34上のTSC1と，16p13上のTSC2，の内の1つの変異により生じる．双方ともにグアノシン3リン酸分解酵素（guanosine triphosphatase：GTPase）不活化に関与している．マウスでのTSC1の単一複写の不全は，細胞骨格動態と樹状突起棘構造を障害することが示された．より未知の部分が多いが，レット症候群の遺伝形態は，女児だけに起こるX連鎖の広汎性発達障害（遺伝学的病因が解明された最初の疾患）であり，正常な早期の発達に続いて，4歳までに技能，特に社会的関わりと意図的な手の技能を喪失する．またASDやASD様障害にみられるシナプス形成と維持の異常を示す．レット症候群はMeCP2の突然変異を病因としているが，MeCP2は遺伝子発現とクロマチン構造を制御するメチル化DNA結合蛋白を生成する．レット症候群発症におけるMeCP2の正確な役割はほとんどわかっていないが，正常な初期発達とその後の退行のパターンは，この遺伝子がシナプスの発達よりも，維持と再形成に関与している可能性を示唆する．

ニューロリジン（neuroligin：NLGN）3，4とSHANK3も，シナプス形成に関与する可能性のある遺伝子であり，自閉症患者の一部で観察される染色体配列換えに影響を受ける．ニューロリジン遺伝子はX染色体上に位置し，シナプス後グルタミン酸作動性ニューロンに存在する細胞接着分子を生成する．齧歯類でこの遺伝子が変異すると，細胞内輸送とシナプス誘導に障害を生じる．変異しない場合，その発現は軸索において正常なシナプス前終末を形成する．SHANK3はニューロリジンの結合相手で，樹状突起棘の構造組織を制御する．最近，SHANK3の変異が，少なくとも3つの家系のASD患者で確認された．また自閉症患者とその家族および対照群を比較したゲノムハイブリダイゼーション研究は，複数の患者において，SHANK3を含む領域である染色体22q13の大きな欠損を確認した．

細胞移動

自閉症家系のゲノムスクリーニングで注目された領域のうち，染色体7qは幅広い領域にわたるが，最も一貫した連鎖の証拠を提供している．今までに知られている，自閉症患者におけるこの領域の染色体配列換えは，ますます関心を集めている．7q染色体上の連鎖領域は，自閉症の強力な候補遺伝子をいくつか有し，7q22にマップされるRELNは特に有力である．RELNは，発達過程の脳の辺縁帯に位置するカハール・レチウス（Cajal-Re-

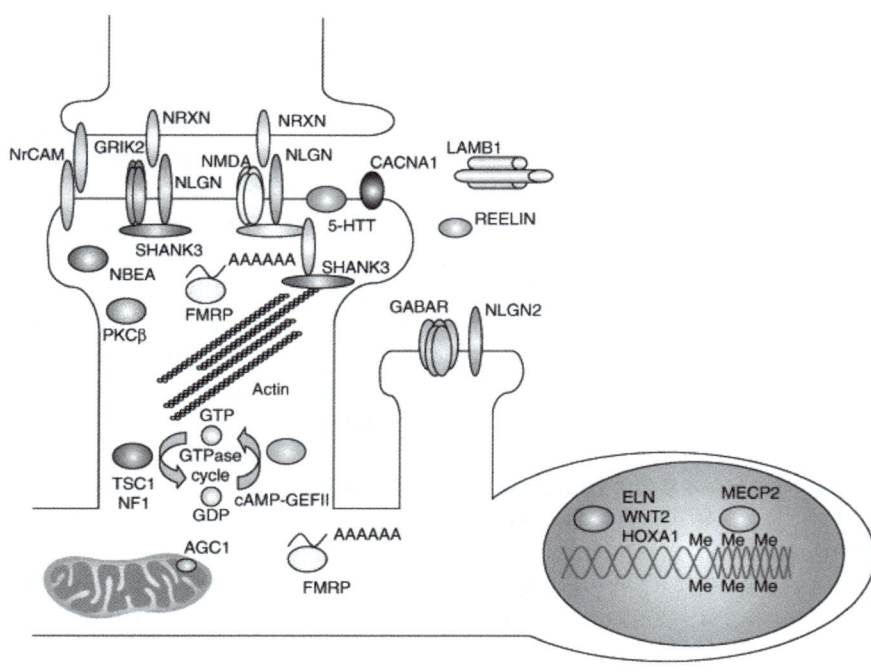

図 1.7-4 自閉スペクトラム症のマッピング研究によって同定された遺伝子から発現する蛋白の細胞生物学的模式図. それぞれの遺伝子産物の機能は, 3つの広いカテゴリーに分類される. シナプス形成と維持に関係する蛋白は, FMR1, TSC1, TSC2, MeCP2, NLGN 3, 4, SHANK3 である. 他のカテゴリーの蛋白は, ニューロンの移動と細胞死に必要とされる REELIN, WNT2, LAMB1, NrCAM である. 神経伝達物質系に関係する蛋白も一部の自閉症患者で変異していて, 5HTT (SLC6A4 によって符合化されるセロトニン輸送体), GABAR, GRIN2A により符合化される NMDA サブユニットである. 詳細は本文を参照.
(Persico AM, Bourgeron T. Searching for ways out of the autism maze: Genetic, epigenetic and environmental clues. *Trends Neurosci*. 2006; 29: 349 から許可を得て転載)

tzius) 細胞で分泌される重要な蛋白, リーリン (reelin) を符号化する. リーリンは神経接続の発達だけでなく, ニューロン移動で重要な役割を果たす. reeler マウスは RELN 遺伝子の自発的欠損をもち, 発達過程において, 自閉症脳と類似の細胞構築的な異常を呈する. ヒトにおける RELN の完全な欠損は, 自閉症ではなく滑脳症と重症精神遅滞という, より重篤な表現型をとる. 自閉症患者は脳と血清でリーリンの mRNA と蛋白の濃度が低下しており, その欠乏が ASD にとって重要であるというより, その変異が RELN 発現を抑制する可能性が示されている. RELN に関する遺伝関連研究はいまだ結論的ではなく, RELN が自閉症発症に関与するとしても, 患者のごく小さな一群において役割を果たすに過ぎないと考えられている. WNT2 (wingless-type MMTV integration site family member 2) は, 連鎖研究により同定された自閉症のもう 1 つの候補遺伝子である. WNT2 は 7q31 に位置し, 分泌された信号蛋白を符号化する遺伝子ファミリーの 1 つであり, 細胞死とパターニングの制御など, 胚発生におけるいくつかの発達過程に関係する. 少なくとも 2 つの WNT2 ファミリーが同定されており, 非伝統的符号配列の異型が自閉症に関して分離された. WNT2 の非翻訳領域 3′ の SNP と自閉症の間の LD は, 重篤な言語障害の家族にも存在し, 当初のゲノムスクリーニングの 1 つにおいて認められた, 7q 染色体上の連鎖を説明する.

興奮性/抑制性神経伝達物質系

神経伝達物質輸送体または受容体を符合化する遺伝子の変異が, 自閉症発症の直接原因となるという証拠は現時点ではほとんどないが, これらの遺伝子の一部が自閉スペクトラム表現型に対して, 修飾または感受性因子として作用する可能性があるという証拠がいくつかある. 自閉症性障害の発症と発現に関しては, γアミノ酪酸 (γ-aminobutyric acid: GABA) 受容体の役割に関する証拠が最も明確であろう. これらの受容体に関する事象は染色体 15q11-13 上の一群で発生し, この領域の重複は, 自閉症症例で認められる最も頻度の高い (症例の最大 6%) 細胞遺伝学的な異常である. GABA は中枢神経系の重要な抑制性神経伝達物質で, 成熟脳では興奮性を制御する役割を果たす. 染色体 15q11-13 は, ゲノムで最も複雑な領域の 1 つである. それは複製と欠失などの事象の頻発によるゲノム不安定性を高率にもち, 刷込み (imprinting) はこの領域の遺伝子の発現において重要な役割を果たす. 15q11-13 は, アンジェルマン (Angelman) 症候群やプラダー・ウィリー (Prader-Willi) 症候群に対して重要な領域である. これらの疾患は, 母系および父系に遺伝する各染色体の, この領域の欠失や変異による神経学的障害である.

自閉症患者における 15q11-13 の重複が高率であるにもかかわらず, ゲノムスクリーニングはこの領域の連鎖

または関連を強く支持しなかった．しかし，自閉症患者の6%がこの領域の複製をもつことも無視できないため，候補遺伝子の研究は継続している．

双極性障害

双極性障害の遺伝基盤の探求は，失敗と不十分な解答に満ちていた．双極性障害に対する遺伝子マッピングの挑戦の歴史は，精神疾患の極端な複雑性だけではなく，このような疾患への遺伝学的アプローチの進歩を描写している．双極性障害は，躁とうつの反復する病相によって特徴づけられる挿話的な疾患である．特に重度の患者においては，精神病性症状はしばしば臨床像の一部となる．

数10年にわたる多数の遺伝疫学研究は，双極性障害リスクに対する遺伝の寄与を強く支持してきた．しかし，他の精神疾患同様に，双極性障害の表現型の定義は研究によって大幅に異なり，その結果遺伝率の推定値は多様であった．例えば，気分障害の遺伝基盤に対する初期研究の多くは，単極性と双極性の気分障害を区別しなかった．さらにこのような初期研究で用いられた診断法は，現在の遺伝研究で用いられているものとは大幅に異なっていた．例えば，デンマークの双子研究は双極性障害における非常に高い遺伝率を示したため，気分障害の初期の遺伝子マッピングの研究デザインに大きな影響を与えたが，現在用いられている構造化面接ではなく，単独の臨床医による非構造化診断面接しか用いなかった．構造化面接を用いると，いくらか低い遺伝率が示されている．

双極性障害に関する一致率の最新の推定値は，MZ 65～100%，DZ 10～30%であり，この疾患が高度に遺伝性（約60～80%）であることを示唆している．いくつかの研究は，双極性障害が，遺伝率30～40%と推定されている単極性うつ病よりも遺伝性が強いと示している．

初期の家系研究は，双極性障害の分離パターンが，大きな効果をもつ遺伝子座の単一遺伝子遺伝として矛盾しないことを示唆した．しかし，一部の双極性障害家系においてはそのような遺伝子座を分離できるかもしれないが，証拠が蓄積されるにつれて，このような家系が存在してもきわめて稀であることが明らかになった．さらに，連鎖研究がすべての家系でこのような遺伝子座を確実に同定するのに失敗したという事実が，その可能性を否定している．MZの相手を起点として第1度親族に至るまでに，双極性障害の再現リスクの急激な低下が観察されたことは，単一遺伝子モデルとしては矛盾し，むしろ多数の相互作用遺伝子モデルが示唆される．

初期の連鎖研究

1987年の，X染色体と11番染色体上の双極性障害の連鎖の第一報は衝撃的であった．研究者達はいくつかの家系において，双極性障害および他の感情障害がX連鎖で遺伝する可能性を記述した．同様に，これらの障害は色盲とG6PD欠乏症を伴ういくつかのイスラエルの家系で同時分離され，X染色体上にマップされた．これらの家系の連鎖研究では，標識遺伝子座として色覚異常またはG6PD欠乏症を用い，LODスコアは4～9であった．11番染色体の早期の研究は，単独領域の僅かな標識を検証した後に有意な連鎖を報告したという点で，X染色体の研究と類似していた．オールドオーダーアーミッシュ（Old Order Amish）家系で，双極性障害が非常に多くに認められた際にも同様であった．

これらの所見が多くの関心を呼んだことは驚くに値しない．両研究は高いLODスコアを示し，連鎖の明らかな証拠を提供したかにみえた．しかし，他集団における再現研究は，X染色体または11番染色体に対して陽性の結果を示せなかった．また，当初報告された両染色体領域での連鎖所見は，家系の対象患者を拡大し，標識を増やして推定された連鎖領域でタイプ分けすると，根本的に消失した．その最も可能性の高い説明は，当初の連鎖結果が偽陽性所見であり，振り返れば，不十分な所見に対する過度に楽観的な解釈であったということである．

ゲノム全域スクリーニング

双極性障害の早期の連鎖研究は，利用可能な遺伝標識に限りがあったため，わずかな標識を検討したのみである．1990年代のゲノムの遺伝連鎖マップの作成と共に，双極性障害を含む大部分の複雑な遺伝形質の連鎖研究は，ゲノム全域の検索を始めた．ゲノム全域マッピング研究の利点は，特定の表現型の生物学的基盤についての事前（priori）知識を必要としないことである．完全なゲノムスクリーニングは，ゲノムのどの地点においても連鎖所見をバイアスなく検討する機会を与える（カラー口絵の図1.7-5）．ゲノム全域研究は，任意の位置または候補遺伝子周辺のわずかな標識に注目した研究よりも，真の連鎖を検出する強い能力をもっているのは明らかであるが，これらの研究は現在までは概ね期待はずれの結果しか出せていない．多くの遺伝子マッピング研究が，18番染色体上の双極性障害感受性遺伝子座を示唆したが，明白には証明できなかったことを考えると，双極性障害や他の複雑な遺伝形質において，再現性のある有意な連鎖結果を得ることは大変困難である．

18番染色体

18番染色体上で11個の標識を検討し，セントロメア（centromere：動原体）付近で示唆に富む連鎖を同定した部分的ゲノムスクリーニングによって，連鎖が最初に報告された．双極性障害の遺伝パターンは不明であるため，結果は劣性および優性の両方のモデル下で解析された．一部の家系で劣性モデルにおいて陽性の標識，他の家系で優性モデルにおいて陽性の標識，また両モデルにおいて家系の一群で陽性のLODスコアを示す標識が確認された．他の集団でこの知見を再現する試みは混沌として

いる．これまで少なくとも2つのグループは，彼らの標本においては18番染色体のセントロメア周囲領域に連鎖所見を認めなかったが，他の1つのグループはこの領域に連鎖を支持する所見を得た．また他の研究は，18番染色体で連鎖を示唆的する所見を認め，その中で2つの大きいコスタリカの家系の完全ゲノムスクリーニングは，18pの染色体領域だけでなく18q22-23で連鎖所見を得た．いくつかの研究を併せると，いくらか相反・混乱しているが，少なくとも2つの異なる感受性遺伝子座が18番染色体上に示されている．それは，18p上の1つと18q上の1つである．

研究パワーの向上

18番染色体上で感受性遺伝子座を特定する試みが不確かな所見に終わっていることを受けて，研究者たちは双極性障害遺伝子をマップするためのいくつかの新しい戦略を採った．その内の1つがメタアナリシスで，複数の個別の研究のデータを組み合わせて統計的検出力を増大させ，統合された分析が元の個々の研究では発見できなかった遺伝子座を見つける可能性がある．いくつかのメタアナリシス手法が，双極性障害の遺伝子マッピング研究に用いられている．マルチスキャン確率(multiple scan probability：MSP)法とゲノムスキャンメタアナリシス(genome scan meta-analysis：GSMA)法は，おのおののデータを統合するために，連係解析と個々の研究のP値のみを必要とする．MSPを用いて，11の個別の双極性障害研究から，P値が0.01未満の染色体領域が統合され，染色体13qと22q上で感受性遺伝子座が同定された．MSPとGSMA法は連鎖の有意データのみを必要とする利点があるが，比較可能な対象研究の範囲が制限されるという，研究特異性の問題(study-specific issue)は解決できない．複数の研究の独自の遺伝子型データを組み合わせることで，この問題を回避することができる．今までで最大のメタアナリシスは，この方法によって，双極性障害についての11のゲノム全域連鎖スキャンを組み合わせ，1067家族の5179人の個人が対象となった．複数の研究からの遺伝子型データの入手は，標準化された遺伝子マップの作製を可能にし，個々の研究の遺伝標識が，性別が平均化された1つの共通マップ上に刻まれた．このメタアナリシスの結果は，6qと8q上にゲノム全域有意な2つの感受性遺伝子座を同定した．

遺伝子マッピング研究のパワー増大のために採られたもう1つの戦略は，複数の臨床施設にわたるデータを統合する共同体の構築である．英国とアイルランドからのデータを統合した共同体は，9p21と10p14-21での連鎖に対する支持につながった．同様に，スペイン，ルーマニア，ブルガリアの家系からのデータを統合することで，染色体4q31と6q24上の所見に追加の支持を与えた．標識のセットと臨床評価の実施要項を研究間で標準化することよって，個々の研究の直接比較ができ，パワーをさらに増大させることができる．このアプローチによって，染色体5q31-33上で双極性障害感受性遺伝子座が確認された．この領域は，コスタリカのセントラルヴァリー(Central Valley)の家系で，示唆に富むノンパラメトリックな(母数によらない)連鎖結果を示した．同一の遺伝標識と診断基準を用いた，コスタリカの家系と類似した遺伝的背景をもつ，1組のコロンビアの家系に対する別の分析で，同じ領域が注目された．コロンビアおよびコスタリカの家系の拡大された一団を対象とした，追加の標識を用いた継続調査は，5q31-33で10cMの候補領域のゲノム全域有意な証拠を確認した．双極性障害研究の連鎖の頂点が，ポルトガル諸島の40家系の先行研究で確認された，統合失調症と精神病の連鎖領域と重複するのであれば，この発見は特に興味深い．これらの結果は，異なるDSM疾患間に遺伝子のかなりの重複があるという見解をますます強くしている．

統合失調症

双極性障害と同様に，統合失調症の遺伝基盤の研究は依然，精神科遺伝学特有の欲求不満の典型である．この分野は，10年以上前に明らかになり始めた，当初は有望とされた連鎖と関連の所見の有意性の解釈に未だ苦労している．しかし，双極性障害とは異なりこれらの研究で注目された領域において候補遺伝子が現れ始めている．これらの所見のいずれも明白には検証されていないが，その機能的意義を解明することを目的とした，多様な基礎的および臨床的研究分野を産み出し，標的遺伝子マウスや機能的MRIなどが用いられている．この章では説明のため，より広範囲に調査された遺伝子座のいくつかを論じる．詳細は省くが，ほぼ同等の証拠が，14番染色体上のAKT1や22番染色体上のCOMTなどの統合失調症の候補遺伝子座を支持している．

染色体6p24-22は，アイルランドの統合失調症を多数有する家系の完全ゲノムスクリーニング研究から，可能性が示された最初の領域の1つであった．統合失調型パーソナリティ障害などの統合失調症スペクトラム障害を含んだ広い診断定義の下で，この連鎖所見は最強であった．その後の6つの連鎖研究もほぼ同じ領域上に陽性結果を示したが，少なくとも3つの研究はその領域に連鎖を認めなかった．上述のアイルランド家系の関連分析を用いた，この領域の大規模マッピングは，統合失調症の候補遺伝子として，ディスビンディン(Dysbindin：DTNB1)を提唱した．その後のディスビンディンの関連研究は，明確な結果を示せていない．さまざまな標本を用いた多くの関連研究が陽性結果を示したが，結果の解釈は困難なままである．それぞれの関連研究は，同じSNP遺伝標識セットを使用していない．5つの「陽性の」関連研究の比較を意図した，高解像度ハプロタイプ(haplotype：単相型)マップを用いたメタアナリシスは，同定された疾患関連ディスビンディン対立遺伝子に関して，有意な不一致を示した．同一遺伝子の異なる異型が，

家系または集団ごとに疾患感受性に別々に寄与する可能性はあるが，この可能性はディスビンディン関連研究間の不一致を説明しない．

続いた連鎖研究は，染色体 1q21-22 と 1q32-42 上に位置する候補遺伝子 DISC 1 と DISC 2(disrupted in schizophrenia 1 and 2)を含む 1 番染色体上の領域を指摘した．この遺伝子は，1990 年代初頭にスコットランドの大きな家系で最初に確認された．染色体 1 と 11 間の平衡転座がこの家系で分離され，重症の精神病と関連している可能性が示された．DISC 1 と 2 は，染色体転座中止点の近くに位置するため，上述のスコットランド家系で同定された．ディスビンディンと同様に，DISC 1 と 2 の継続研究は明確な結果をいまだ示せていない．

アイスランドの家系を拡大して対象としたゲノムスクリーニングは，染色体 8p21-22 上に統合失調症候補領域を同定した．その領域の緻密な遺伝子マッピングは，候補を絞り，最終的に統合失調症候補遺伝子としてニューレグリン 1(neuregulin 1：NRG 1)の提唱に至った．ここにおいても，関連研究は，不明確で解釈困難な結果しか示せていない．SNP 標識を用い関連をそれぞれ証明できた 14 の研究のメタアナリシスは，継続調査間に有意な異種性を示した．SNP 標識によって「タグ付けされた」(tagged)特定のリスク対立遺伝子と統合失調症の間に，複数の母集団の間で一貫した関連はないことも示した．しかし，各関連研究の統計検出力を考慮すると，SNP またはハプロタイプ（単相型）のレベルとは対照的に，遺伝子のレベルでメタアナリシスは，NRG1 との間に正の関連を示した．

遺伝研究の不明確な結果にもかかわらず，相当の資源が，ディスビンディン，DISC 1，2，ニューレグリンの機能的産物の分子学的および神経生理学的研究に向けられた．3 つの遺伝子の突然変異マウスが現在それぞれ利用可能で，興味深い生物学的所見を示すために用いられている．例えば，ディスビンディンは，海馬と背外側前頭前野皮質で表現される．ディスビンディン蛋白は B-ジストロブレビン(B-dystrobrevin)と結合して，シナプス構造と信号機能に関与する．DISC 1 は細胞研究で軸索形成に影響を与えることが証明され，DISC 1 の突然変異マウスは学習，記憶，社会性などの広範囲の実験で障害を示す．ニューレグリンは，シナプス形成，ニューロン移動，神経伝達などの多数の機能を媒介する成長因子ファミリーに属する．erbB4（ニューレグリンの後シナプス標的）の標的破壊は，シナプスのグルタミン酸作動性機能の低下を及ぼす．これらの興味深い生態が明らかにされたにもかかわらず，これらの遺伝子のいずれかがヒトの統合失調症の病因に寄与するか？ またするとすればどの程度か？ ということは不明確なままである．多くの遺伝学者は，候補遺伝子の現行リストから生み出される，精神疾患モデルとしての突然変異マウスの正当性の是認に慎重である．

双極性障害のように，統合失調症の遺伝子マッピングは，期待されているが結果はいまだはっきりしない．双極性障害研究とは異なり，これらの遺伝子マッピングは，一連の候補遺伝子を生み出し，広範囲な機能的研究を促進した．そしてそれらの多くは，生物学的に興味深い所見を提供している．双極性障害や他の精神障害と同様に，統合失調症の遺伝基盤を解明するに当たっての主要な障害は，検出力のあるゲノム全域マッピングのためには，適切で十分な表現型の標本を集める必要があるということである．

参考文献

Craddock N, O'Donovan MC, Owen MJ. Phenotypic and genetic complexity of psychosis. Invited commentary on Schizophrenia: A common disease caused by multiple rare alleles. *Br J Psychiatry.* 2007;190:200.

De Luca V, Tharmalingam S, Zai C, Potapova N, Strauss J, Vincent J, Kennedy JL. Association of HPA axis genes with suicidal behaviour in schizophrenia. *J Psychopharmacol.* 2010;24(5):677.

Demers CH, Bogdan R, Agrawal A. The genetics, neurogenetics and pharmacogenetics of addiction. *Curr Behav Neurosci Rep.* 2014;1–12.

Farmer A, Elkin A, McGuffin P. The genetics of bipolar affective disorder. *Curr Opin Psychiatry.* 2007;20:8.

Fears SC, Mathews CA, Freimer NB. Genetic linkage analysis of psychiatric disorders. In: Sadock BJ, Sadock, VA, Ruiz P, eds. *Kaplan & Sadock's Comprehensive Textbook of Psychiatry.* 9th ed. Philadelphia: Lippincott Williams & Wilkins; 320.

Gianakopoulos PJ, Zhang Y, Pencea N, Orlic-Milacic M, Mittal K, Windpassinger C, White SJ, Kroisel PM, Chow EW, Saunders CJ, Minassian BA, Vincent JB. Mutations in MECP2 exon 1 in classical Rett patients disrupt MECP2_e1 transcription, but not transcription of MECP2_e2. *Am J Med Genet B Neuropsychiatr Genet.* 2012;159B(2):210.

Guerrini R, Parrini E. Neuronal migration disorders. *Neurobiol Dis.* 2010; 38(2):154.

Kumar KR, Djarmati-Westenberger A, Grünewald A. Genetics of Parkinson's disease. *Semin Neurol.* 2011;31(5):433.

Novarino G, El-Fishawy P, Kayserili H, Meguid NA, Scott EM, Schroth J, Silhavy JL, Kara M, Khalil RO, Ben-Omran T, Ercan-Sencicek AG, Hashish AF, Sanders SJ, Gupta AR, Hashem HS, Matern D, Gabriel S, Sweetman L, Rahimi Y, Harris RA, State MW, Gleeson JG. Mutations in BCKD-kinase lead to a potentially treatable form of autism with epilepsy. *Science.* 2012;338(6105):394.

Perisco AM, Bourgeron T. Searching for ways out of the autism maze: Genetic, epigenetic and environmental clues. *Trends Neurosci.* 2006;29:349.

Spors H, Albeanu DF, Murthy VN, Rinberg D, Uchida N, Wachowiak M, Friedrich RW. Illuminating vertebrate olfactory processing. *J Neurosci.* 2012;32(41):14102.

1.8 応用電気生理学

脳波(electroencephalography：EEG)は，脳の電気活動の記録である．精神科臨床では，主にてんかん発作，特に複雑な行動を起こしうる，側頭葉，前頭葉てんかん，小発作（欠神発作）の存在を診断するために用いられる．脳波は，電気けいれん療法(electroconvulsive therapy：ECT)中に電気刺激が発作波を起こすのに成功するかを監視するために，また睡眠障害の評価に行われる睡眠ポリグラフ(polysomnography：PSG)の重要な構成要素としても用いられる．定量脳波(quantitative electroencephalography：QEEG)と誘発電位(evoked potential：EP)は脳波に基づく新しい方法であり，脳機能研究の進歩と臨床的洞察をもたらす．

脳波

　脳波は，頭皮上の2点間，または頭皮上電極と頭部の他部位(耳朶または鼻)に置かれた基準電極の間の(大幅に増幅された)一過性の電位差である．2つの電極間で測定される電位差は，通常1秒間に何度も，急速に揺らぐもしくは振動する．「脳の波」として見える特長的な「不規則に曲った線」を発生させているのはこの振動である．

　周波数が速くなるか遅くなるか，電位が下がるか上がるかの変化，またはこれらの2つの反応の組合せを脳波は反映する．正常脳波は，決して脳機能障害が存在しないことの確証ではない．脳病態生理が確立された疾患，例えば多発性硬化症，深部皮質下腫瘍，一部の発作性疾患，パーキンソン病や他の運動障害でも脳波検査の正常な患者が高率に存在する．それでも正常脳波は，行動または精神症状を呈する病態のタイプのいくつかを除外する確実な証拠を提供できる．患者の症状，臨床経過，既往歴，その他の検査所見の情報は，脳波所見の原因を特定するのに有用である．ある病態生理学的過程がすでに疑われるときや，患者が突然の説明できない精神状態の変化を呈する場合，脳波検査が指示されることが多い．

電極配置

　脳波記録用の標準的電極は，伝導性ペーストで頭皮に取り付けられる．電極の配置は国際10/20法(図1.8-1)に基づく．この方法は，頭部の同定が容易な目印の間の距離を測定し，前後および横方向で，その距離の10%または20%の位置に電極を置く．電極は，それぞれ直下の脳領域を意味する大文字と数で表され，奇数は左半球，偶数は右半球を意味する(下付き文字のZは，正中線を意味する)．例えば，O_2電極は右後頭部，P_3誘導は左頭頂部に位置する(図1.8-2)．

　特殊な状況下では，他の電極が用いられる場合もある．鼻咽頭(nasopharyngeal：NP)電極は，鼻孔を通してNP腔に挿入され，頭皮電極より側頭葉に近接できる．組織は実際には穿通しない．錯乱，興奮，闘争性などの行動を示す精神病患者では，導線を引き抜いて鼻腔を断裂することも多いため，この電極は禁忌である．蝶形骨誘導は，先端以外が絶縁された精密な電極を，中空の針を通して頬骨と下顎骨のS状切痕の間に挿入し，卵円孔外側の頭蓋底に触れるまで進める．

賦活脳波

　賦活法は，異常放電，特に棘波または棘-徐波発作放電，が発生する確率を増加させるために行われる．過呼吸は最も頻繁に使われる賦活法の1つである．患者は閉眼してリクライニングしたまま，1〜4分間(一般的には3分)，開けた口を通して深く頻回に呼吸するよう求められる．一般的には，過呼吸は最も安全な脳波賦活法の1つであり，ほとんどの対象では身体的危険を生じない．しかし，心肺疾患または脳血管性病態のリスクのある患者では，危険を生じる可能性がある．光刺激(photic stimulation：PS)は通常，被験者の閉じた眼の約12インチ(訳注：約30 cm)前に強烈なストロボ光源を設置し，検査手技に従って，1〜50 Hzの間の周波数で点滅させる．ストロボの閃光は強いが，持続時間がごく短いので，網膜損傷は起こらない．安静時脳波は正常であるが，発作性疾患，または発作性脳波律動異常の症候発現である行動が疑われる時，PSは有用な賦活法となりうる．覚醒

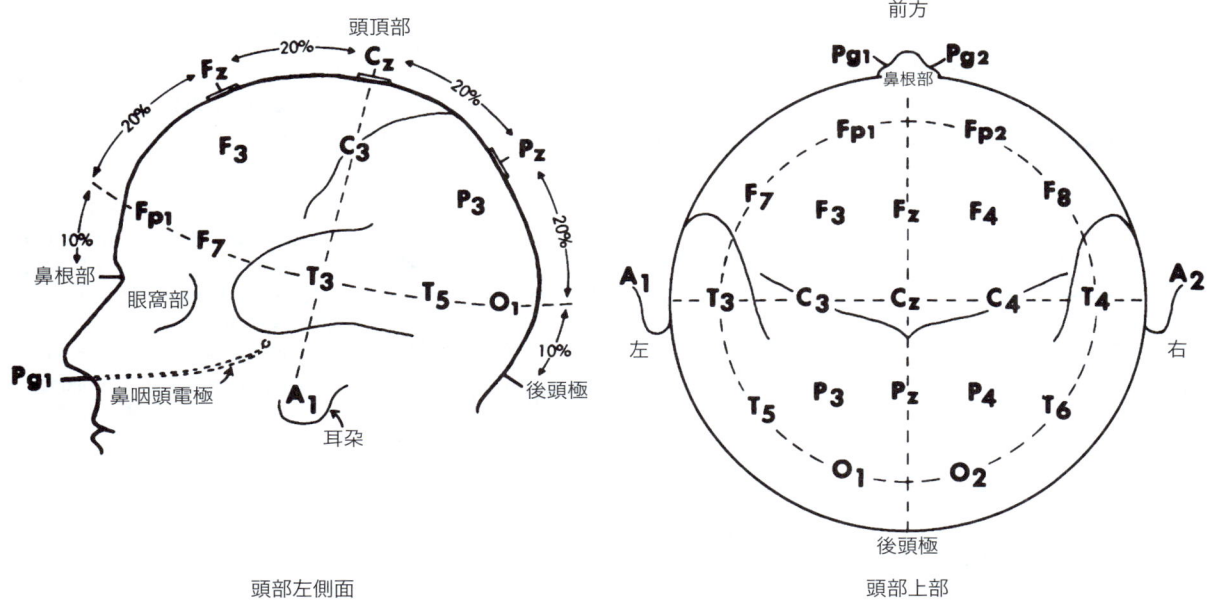

図 1.8-1　国際10-20電極配置法．(Grass, Astro-Med, Inc. Product Group のご好意による)

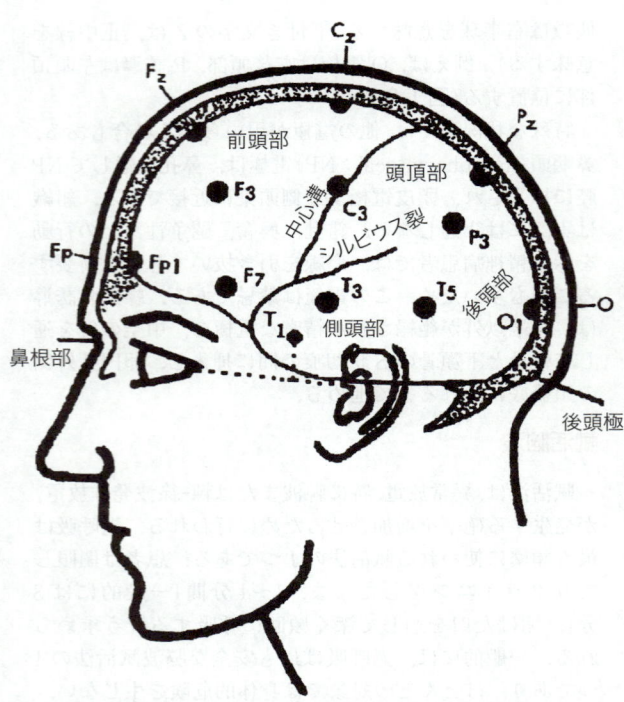

図 1.8-2　側頭極の 10-20 電極配置（左側電極部位 F7 と T3 と新しい電極配置[T1]）を示す左側頭部の図解．(Grass, Astro-Med, Inc. Product Group の図をご好意により改変)

脳波が正常な場合や，発作性放電の数を増やしてより明瞭な解釈を得る目的において，自然または鎮静化による睡眠脳波は，さまざまな異常放電を誘発する重要な技法として現在広く認められている．24時間の睡眠遮断のみで生じる中枢神経系（central nervous system：CNS）ストレスが，発作性放電を賦活する場合があることが示されている．

正常脳波記録

正常脳波記録（図 1.8-3）には，多くの異なる周波数が複雑に混合している．広域の脳波周波数内の個々の周波数帯域は，ギリシア文字で示される．

覚醒時脳波

4つの基本的な脳波はアルファ（α），ベータ（β），デルタ（δ），シータ（θ）である．周波数 8～13 Hz で律動性の高いアルファ波は，正常の閉眼覚醒時脳波の優勢な帯域である．アルファ波は，薬物，代謝，内分泌などの，多様な変動によって増減する．アルファ波の上限である 13 Hz より速い周波数の波はベータ波と呼ばれ，健常成人の脳波で，特に前頭-中心部によくみられる．デルタ波（<3.5 Hz）は，正常覚醒時脳波には現れず，深い睡眠時に特徴的に出現する．覚醒時脳波における著しく広汎性または限局性のデルタ波の存在は，病態生理学的過程を強く示唆する．4.0～7.5 Hz の周波数の波は，まとめてシータ波と呼ばれる．特に前頭側頭部において，少量の散発的，非律動的，孤立性のシータ活動は正常覚醒時脳波でもよく認められる．シータ活動は覚醒時脳波においては少ないが，傾眠および睡眠記録では特徴的に出現する．覚醒時脳波の過剰なシータは，広汎性であれ限局性であれ，病的過程を示唆する．

成熟によって脳波活動は，乳児での不規則な中～高振幅のデルタ活動優位の記録から，より高周波数で律動的なパターンに，段階的に変化する．速いシータ～遅いアルファ帯域（7～8 Hz）の律動が幼児期までは後頭領域で認められ，青年期中期までには基本的に成人脳波となる．

睡眠脳波

傾眠および睡眠段階を特徴付ける脳波パターンは，覚醒時パターンとは異なる．覚醒段階の律動的な後頭部アルファは傾眠で消退し，不規則な低電位シータと入れ替わる．傾眠がより深くなるにつれて遅い周波数帯域が出現し，特により若い人では，孤発性頭頂部鋭波が頭頂部の電極に現れる．最終的に，睡眠の進行は 14 Hz の睡眠紡錘波（シグマ波とも呼ばれる）の出現によって標識でき，さらに深い睡眠段階に達すると，高電位デルタに段

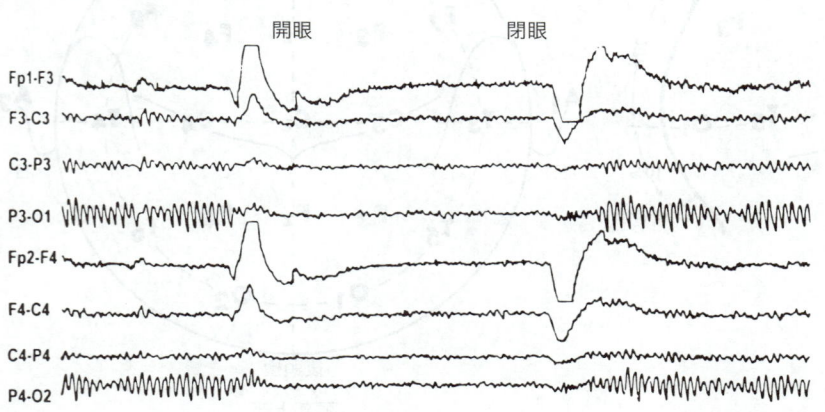

図 1.8-3　28 歳男性の覚醒時の正常脳波記録．(Emerson RG, Walesak TS, Turner CA. EEG and evoked potentials. In：Rowland LP, ed. *Merritt's Textbook of Neurology*. 9th ed. Baltimore：Lippincott Williams & Wilkins；1995：68 から許可を得て転載)

1.8 応用電気生理学

表 1.8-1　精神症候の原因となるか寄与する医学的または器質的な潜伏要因への警告徴候

典型的ではない発病年齢(成年中期に始まっている神経性やせ症など)
家族歴陽性が期待される疾患での家族歴の完全欠如
焦点性または局在性の症候(片側性の幻覚など)
焦点性の神経学的異常
緊張病
見当識または記憶の障害の存在(Mini Mental State Examination は正常であることが多い)
治療に対する非典型的反応
非典型的臨床的経過

注：臨床医は，隠れた病態を疑う高い感度と，適切な精査を開始する低い閾値をもたなければならない．

表 1.8-2　よくみられる脳波異常

背景律動のびまん性徐波化	最もよくみられる脳波異常；非特異的であり，種々の原因による瀰漫性脳症患者に存在する
局在性徐波	局在性の実質組織の機能障害と焦点性発作疾患を示唆する；局所の液体集積(例えば，血腫)でみられる
三相波	通常は，短い持続の全般性の同期波から構成される；三相波を呈する患者の約半分は肝性脳症であり，それ以外はその他の中毒性-代謝性の脳症である
てんかん性放電	てんかん発作間欠期に特徴的；発作性疾患と強く関連する
周期性-片側性てんかん性放電	急性の破壊的病変の存在を示唆する；発作，機能低下，局所神経学的徴候と関連する
全般性周期性鋭波	無酸素脳症後に最も多くみられる；クロイツフェルト-ヤコブ病患者の約90%で記録される

表 1.8-3　医薬品と麻薬に関連した脳波変化

薬物	変化
ベンゾジアゼピン	β波の増加
クロザピン(クロザリル)	非特異的変化
オランザピン(ジプレキサ)	非特異的変化
リスペリドン(リスパダール)	非特異的変化
クエチアピン(セロクエル)	有意な変化なし
アリピプラゾール(エビリファイ)	有意な変化なし
リチウム	徐波化または発作性活動
アルコール	アルファ波の減少；シータ波の増加
オピオイド	アルファ波の減少；シータ波とデルタ波の振幅増大；過剰投与で徐波
バルビツール酸誘導体	ベータ波の増加；離脱状態では全般性発作波と棘波
マリファナ	前頭領域のアルファ波の増加；全般性の遅いアルファ波
コカイン	マリファナと同様
吸入薬	デルタ波とシータ波の全般性徐波化
ニコチン	アルファ波の増加；離脱でアルファ波の著しい減少
カフェイン	離脱でシータ波の振幅増大

階的にとって代わられる．

脳波異常

　脳波検査は，明らかな適応(すなわち発作の疑い)は別として，精神医学の診断的精査の一部としてルーチンには実施されない．しかし，脳波は初見あるいは臨床経過が異常または非定型な場合，有用な評価手段である(表1.8-1)．表1.8-2によくみられる脳波異常のタイプをまとめた．

　向精神薬と気晴らし(recreation)または乱用薬物は脳波変化を生じる場合がある．しかし，ベンゾジアゼピンと発作性放電を誘発する薬物を除いて，薬物が毒性を生じない限り，臨床的に重要な影響はほとんどない．ベンゾジアゼピンは，常に大量の広範性ベータ活動を生じ，併用薬物に引き起こされた変化を覆い隠す脳波-被覆作用をもつ(表1.8-3)．

　医学的および神経学的病態は，さまざまな脳波異常所見を引き起こす．したがって，脳波検査は精神医学的症候に影響する想定外の器質性病態生理の検出に寄与しうる(図1.8-4)．表1.8-4には医学的障害による脳波変化を，表1.8-5には精神疾患に関連する脳波変化を示した．

地誌的(トポグラフィック)定量脳波(QEEG)

　波形認識に依存する標準的な脳波判読と異なり，定量脳波(quantitative electroencephalography：QEEG)は脳波から抽出されたデータのコンピュータ解析により作成される．所見は，既知の神経学的または精神疾患，さらに明らかな診断群に固有のQEEG特性のいずれももたない対象を集めた大規模データベースと比較される．QEEGでは，アナログベースの電気信号がデジタル処理され，図形的でカラーの地誌的表示に変換される．これらの画像は，「脳地図」(brain map)と呼ばれることもある．カラー口絵の図1.8-5は，非開放性頭部損傷患者の地誌的QEEG画像を示す．

　QEEGは現在，主に研究法の1つとして用いられているが，特定の疾患の神経生理学的亜型を確立し，電気生

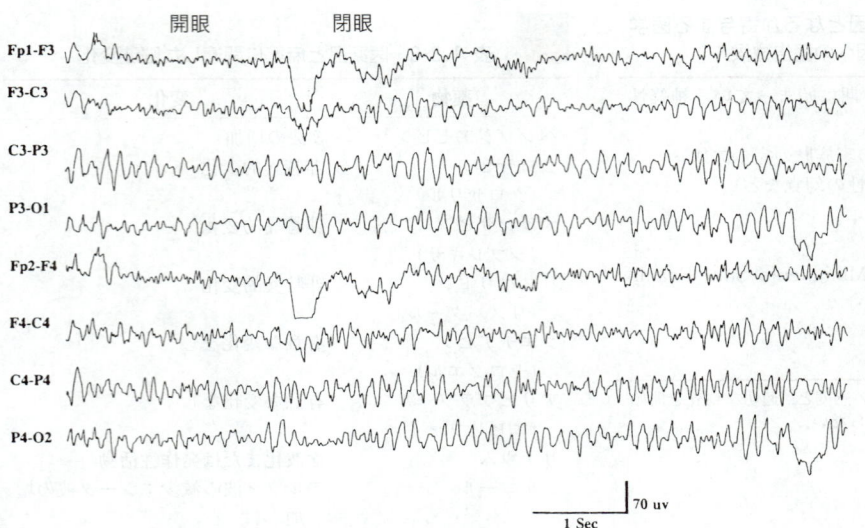

図 1.8-4 67歳の認知症患者におけるびまん性徐波化．6〜7毎秒周期（cycles per second：cps）の活動が，頭頂-後頭領域で優勢に出現する．閉眼に反応するが，この律動の周波数は異常に遅い．(Emerson RG, Walesak TS, Turner CA. EEG and evoked potentials. In：Rowland LP, ed. Merritt's Textbook of Neurology. 9th ed. Baltimore：Lippincott Williams & Wilkins；1995：68 から許可を得て転載)

  表 1.8-4 医学的疾患に関連した脳波変化

けいれん発作	全般性，片側性，または焦点性の，棘波，棘徐波またはその双方
構造的病変	限局性の徐波化，焦点性棘波を伴う場合がある
閉鎖性頭部外傷	焦点性徐波（きわめて限局的な頭部外傷）焦点性デルタ徐波化または広範囲にわたる徐波化（硬膜下血腫）
感染症	広汎性で，多くの場合同期性の高振幅徐波（脳炎の急性期）
代謝および内分泌疾患	覚醒時周波数のびまん性全般性徐波化 三相波：鈍いまたは丸い一過性棘波より始まる1.5〜3.0 Hz高振幅徐波（肝性脳症）
脳血管性病態	アルファ周波数の徐波化と全般性シータ徐波化の増加（びまん性のアテローム性動脈硬化症） 焦点性または局所性のデルタ活動（脳血管イベント）

  表 1.8-5 精神疾患に関連した脳波変化

パニック症	1/3の患者の発作時に，部分発作と同様の発作性脳波変化；患者の約25％の焦点性徐波化
緊張病	通常は正常だが，他の原因の除外のため新たな緊張病患者では脳波は適応
注意欠如・多動症（ADHD）	正常対照と比較して脳波異常の出現率が高い（最大60％）；棘波または棘徐波
反社会性パーソナリティ障害	攻撃的行動を伴う患者の高い脳波異常出現率
境界型パーソナリティ障害	陽性棘波：患者の25％で14 Hzと6 Hzにみられる
慢性アルコール依存症	顕著な徐波化と周期性片側性発作性放電
アルコール離脱	せん妄でない患者においては正常が多い；せん妄患者では過剰な速波
認知症	進行した認知症では正常は稀；仮性認知症と認知症の鑑別に有用な場合がある

理学的な反応予測因子を同定することにおいて，精神医学にとって大きな臨床的潜在能力を秘めている．QEEG研究の有望な業績の実例を以下にあげる．コカイン依存症の亜型，および持続して断薬できる可能性が最も高い亜型の同定，強迫症（obsessive-compulsive disorder：OCD）における臨床的反応または選択的セロトニン再取り込み阻害薬（selective serotonin reuptake inhibitor：SSRI）への無反応を予測し得る亜型の同定，健常者，注意欠如障害および注意欠如・多動症（attention-deficit/hyperactivity disorder：ADHD），そして学習症の一部，の各群間の識別である．ADHDのQEEG所見では，前頭部のシータ波の増加が，メチルフェニデート（リタリン）や他の精神刺激薬に対する反応性の強力な予測因子であり，良好な臨床的反応は脳波異常の正常化を伴う可能性が示された．

脳誘発電位

脳の誘発電位（evoked potential：EP）は，視覚，聴覚，体性感覚および認知的な脳刺激により生じる，頭皮上記録可能な一連の脳波である．統合失調症やアルツハイマー病などの多くの精神科的病態において，それらの異常が示されているため，鑑別診断目的にEPを用いることは困難である．

参考文献

Alhaj H, Wisniewski G, McAllister-Williams RH. The use of the EEG in measuring therapeutic drug action: Focus on depression and antidepressants. *J Psychopharmacol.* 2011;25:1175.

André VM, Cepeda C, Fisher YE, Huynh MY, Bardakjian N, Singh S, Yang XW, Levine MS. Differential electrophysiological changes in striatal output neurons in Huntington's disease. *J Neurosci.* 2011;31:1170.

Boutros NN, Arfken CL. A four-step approach to developing diagnostic testing in psychiatry. *Clin EEG Neurosci.* 2007;38:62.

Boutros NN, Galderisi S, Pogarell O, Riggio S, eds. *Standard Electroencephalography in Clinical Psychiatry: A Practical Handbook.* Hoboken, NJ: Wiley-Blackwell; 2011.

Boutros NN, Iacono WG, Galderisi S. Applied electrophysiology. In: Sadock BJ, Sadock VA, Ruiz P, eds. *Kaplan & Sadock's Comprehensive Textbook of Psychiatry.* 9th ed. Philadelphia: Lippincott Williams & Wilkins; 2009:211.

Gosselin N, Bottari C, Chen JK, Petrides M, Tinawi S, de Guise E, Ptito A. Electrophysiology and functional MRI in post-acute mild traumatic brain injury. *J Neurotrauma.* 2011;28:329.

Horan WP, Wynn JK, Kring AM, Simons RF, Green MF. Electrophysiological correlates of emotional responding in schizophrenia. *J Abnorm Psychol.* 2010;119:18.

Hunter AM, Cook IA, Leuchter AF. The promise of the quantitative electroencephalogram as a predictor of antidepressant treatment outcomes in major depressive disorder. *Psychiatr Clin North Am.* 2007;30:105.

Jarahi M, Sheibani V, Safakhah HA, Torkmandi H, Rashidy-Pour A. Effects of progesterone on neuropathic pain responses in an experimental animal model for peripheral neuropathy in the rat: A behavioral and electrophysiological study. *Neuroscience.* 2014;256:403–411.

Winterer G, McCarley RW. Electrophysiology of schizophrenia. In: Weinberger DR, Harrison PJ. *Schizophrenia.* 3rd ed. Hoboken, NJ: Blackwell Publishing Ltd; 2011:311.

1.9　時間生物学

　時間生物学は，生物学的時間を研究することである．地球の自転は，24時間周期を生態圏に植え付けている．生物は，3つの空間的次元によって定義される地理的なニッチ（適所）を占拠するように進化したことは広く認められているが，第4の次元である時間によって定義される時間的ニッチを占拠するように進化したことは正しく認識されていない．光が電磁スペクトラムのごく一部分しか表さないように，24時間周期は時間生物学のスペクトルのわずかな時間領域を表すに過ぎない．眼のフィールド電位（field potential）のミリ秒単位の発振から，周期蟬（*Magicicada* spp.）の17年周期の発生まで，周期は生物学全体に跨る．これらの異なる周期性はすべて時間生物学の領域に入るが，約1日の周期をもつ概日（circadian：ラテン語で circa, about；dies, day）リズムは，最も広範囲に研究され，最もよく理解されている生体リズムの1つである．

　概日リズムの顕著な特徴は，時間キュー（cue）がなくても持続し，単に24時間の環境の周期によって引き起こされるわけではないことである．一定の暗さ，気温，湿度の環境下に数か月間収容された実験動物は，強固な概日リズムを示し続ける．「時間の無い」環境下でのリズム性の維持は，これらの内因性リズムを生み出す体内の生物学的時計システムの存在を示している．

　ヒトを含む哺乳類における主要な概日性発振部位は，視床下部前部に位置する視交差上核（suprachiasmatic nucleus：SCN）である．ヒトのSCNによって生み出される概日周期は，平均約24.18時間である．1日10分48秒遅れる腕時計のように，ヒトは天文学上の1日の同期性から徐々に外れていく．3か月をわずかに超えると，正常な昼行性のヒトの昼夜周期が逆位相となり，一過性に夜行性になる．したがって，24時間周期を基底とした行動・生理過程の適切な位相関係を維持するために，概日時計は定期的にリセットされなければならない．

　気温や湿度などの要素が日内変動を示すが，地球の自転周期に最も忠実に反応する環境要素は，昼夜周期と連動した照度変化である．このため生物は，照度の日内変動を時間キューまたはツァイトゲーバー（zeitgeber：ドイツ語で zeit, time；geber, giver）として用いて，内因性概日時計をリセットするように進化した．照度変化の検出による概日ペースメーカーの制御には，中枢の発振器と連絡する光受容器官が必要である．眼球の外科的切除により動物は光に反応して時計をリセットできなくなることより，この器官は眼球にあることが知られている．

　概日時計は，行動，深部体温，睡眠，摂食，節水，ホルモン濃度などの多くのリズムを駆動している．このように概日制御されたホルモンの1つが，インドールアミン（indoleamine）であるメラトニン（melatonin）である．メラトニン合成は，SCNから松果体までの多シナプス経路を通して制御される．メラトニンの血清濃度は夜間に上昇し，日中に基礎値に戻る．メラトニンの夜間の増加は，概日位相の有用な指標である．光曝露はメラトニンの日内プロフィール（特性）に対する2つの明らかな効果をもつ．第1に，光は上昇したメラトニン濃度を急激に抑制し，直ちに基礎値まで低下させる．第2に，光はメラトニン合成の概日周期の位相をシフトする．メラトニンは容易に測定できるので，概日ペースメーカーの状態を覗く便利な窓となる．時計の攪乱は，メラトニンプロフィールに反映される．よって，メラトニンは中枢性概日ペースメーカーの制御の研究に援用できる出力となりうる．

睡眠と概日周期

睡眠調節

　睡眠障害を経験すると，安らかな深い睡眠がとてもありがたい．睡眠は，2つの発振過程の統合物である．第1の過程は，睡眠恒常性と呼ばれることが多く，睡眠負債の蓄積と放散から生じる発振である．睡眠負債を符合化する生物学的基質はわかっていないが，アデノシンが睡眠恒常性の神経調節物質の主要候補として注目されている．第2の発振は，概日時計によって，眠気とその逆の覚醒の日内リズムを制御する．これらの相互作用する発振は，時間のない環境に数週間隔離された被験者では解離している．

　覚醒度の概日周期は，恒常的に日中に上昇し，血漿メラトニンの概日増加前に最大に達する（図1.9-1）．その後覚醒度は，深部体温の概日トラフ（谷）と一致して低下する．概日周期内に強制睡眠を課す実験では，睡眠が体温最下点の約6時間前に開始されると，8時間睡眠が遮断なく得られることが示された．最下点は通常，おおよ

そ午前5時00分〜6時00分に起こる．よって健常者においては，午後11時00分〜午前12時00分の間に睡眠を開始すると，8時間の深い睡眠をとれる可能性が高くなる．

昼行性の程度は，年齢，内因性概日周期，そしてその他の要素によって個人ごとに異なることは強調されるべきである．この多様性は生態と相似する．臨床的には，昼行性の程度は，ホルンとエステベルグが開発した(Horne-Östberg：HO)朝型夜型質問紙(Morningness-Eveningness Questionnaire：MEQ)を用いて定量化することができる．定性的な用語でいえば，朝型人間または朝ヒバリ(morning lark)は，夜型人間または夜フクロウ(night owl)と比較して，より早く目がさめ，より早い時計時間に深部体温が最低となる傾向がある．睡眠遮断研究は，睡眠恒常性の要素が同年齢のヒトの間で非常に類似していることを証明した．(特記すべきことに，必要な睡眠時間は年齢に拠って減少する．)したがって，昼行性はほぼ睡眠制御の概日要素によってのみ規定されている．

概日睡眠障害

睡眠相前進症候群(advanced sleep phase syndrome：ASPS)は，朝ヒバリ表現型の極端に病的なものである．

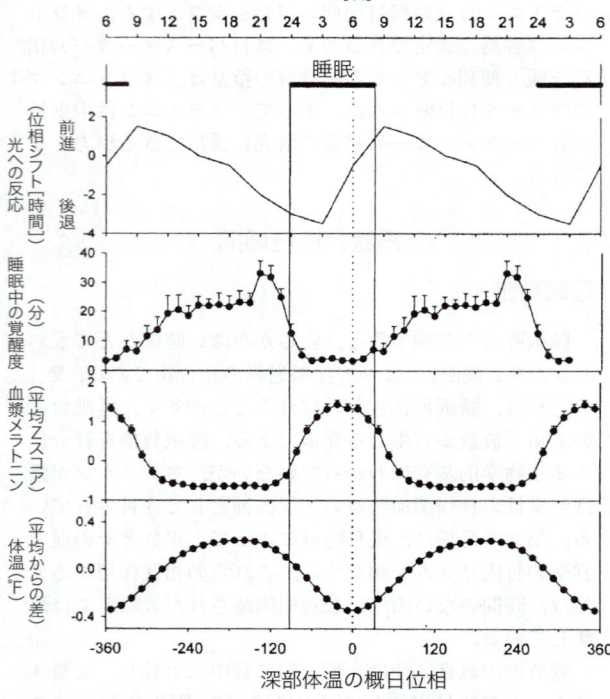

図1.9-1 若年成人におけるその他の概日位相標識に対する睡眠の相対的位相関係．(Dijk D-J, Lockley SW. Invited review：Integration of human sleep-wake regulation and circadian rhythmicity. *J Appl Physiol*. 2002；92：852 から許可を得て転載)

最近，常染色体優性遺伝の家族性ASPS(familial form of ASPS：FASPS)が，遺伝学的に特徴づけられた．驚くべきことに，罹患家系では睡眠-覚醒の1日周期が4時間前進している．典型例では，午後7時30分頃に入眠し，午前4時30分頃に自然覚醒する．患者は，マウスPer2時計遺伝子のヒトのホモログ(相同体)であるhPER2の符号化遺伝子の一塩基多型をもつ．このアデニンからグアニンへのヌクレオチド多型は，セリンからグリシンへのアミノ酸置換を起こす．このことは，確立された概日分子時計カゼインキナーゼ(casein kinase)Iεによって，変異蛋白が非効率的にリン酸化される原因となる．同様に睡眠相後退症候群(delayed sleep phase syndrome：DSPS)も，遺伝子に影響されることが証明されている．DSPS患者では，hPER3遺伝子の反復領域の長多形が昼行性と関連し，より短い対立遺伝子が夜型と関連している可能性がある．

電球の出現は，ヒトの日中を自然な夜まで拡張した．この夜への侵略は，生産性を上げたが，ヒトの睡眠パターンに影響を与えた(図1.9-2)．人工光の典型的な使用は，ヒトに約8時間で1回の深い睡眠をとらせるようになった．この睡眠パターンは他の大部分の哺乳類にとっては普通ではなく，通常はより断片的な睡眠をとっている．夜がより長い自然な光周期の下では，ヒトの睡眠は浅くなる．特異的な二峰性の睡眠分布が観察される；睡眠期間は夜の初めと終わりに出現する．2つの主たる睡眠期間の狭間に，静かな覚醒状態の期間が散在する．この自然な睡眠パターンは，他の哺乳類の睡眠パターンと類似している．

季節性

地球の自転の24時間周期は変わらない．しかし，地軸は地球が太陽を公転する軌道(黄道)面から23.45度傾いている．結果として，地球が公転軌道を進むにつれ，24時間の天文学上の1日の中で，夜に対する昼の時間比は変化する．多くの生物は最大限生き残るために，季節周期に生態を同調させることができる．例えば，植物および動物界を通して，繁殖の明確な季節性周期が認められる．ヒツジなどの長い妊娠期間をもつ大型哺乳類は，夜が長く昼間が短い秋に妊娠し，出産は春の比較的穏やかな季節中になる．これらの動物は，短日繁殖動物(short-day breeder)と呼ばれる．反対に，ハムスターなどの数週の短い妊娠期間をもつ哺乳類は，昼間が長くて夜が短い春と夏の間に妊娠して出産する．このためこれらの生物は，長日繁殖動物(long-day breeder)と呼ばれる．概日周期と同様に，年の(circannual：概年性)リズムの多くは，季節キューがなくても，約1年の内因性周期で維持される傾向をもつ．

メラトニンと季節性

太陽日を忠実に表現する最も信頼性が高い環境変数

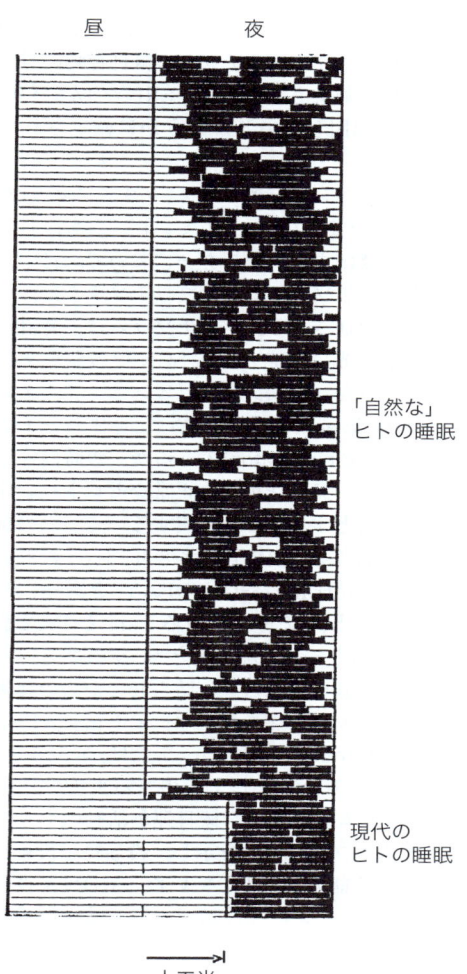

図 1.9-2 人工照明に反応した睡眠構造の変化. 人工照明により日中を夜に拡張することで, 総睡眠時間は減少し, 静かな覚醒状態の期間は消滅する. (Wehr TA, Moul DE, Barbato G, et al. Conservation of photoperiod-responsive mechanisms in humans. *Am J Physiol*. 1993；265：R846 から許可を得て転載)

でさえ, 高濃度メラトニン持続時間が, 季節性繁殖の主要決定因子であった. メラトニンプロフィールの振幅, 生成されるメラトニンの全量, 明暗周期に対するプロフィールの位相関係など, その他の要因の変動は, 日長を伝達する液性信号の産生にはそれほど重要ではない.

日長変化に対する生殖の反応は劇的である. 長い日長に曝された雄のシベリアハムスター (*Phodopus sungorus*) は, 繁殖能力が高くなり, 睾丸当たり約 250 mg の精巣重量をもつようになる. しかし, 短日長の下では睾丸当たり約 15 mg に退縮し, 精巣全体で 94% の減少を示す. この種の退化は, 短日長を模するメラトニン注射への反応においても観察される. 生殖軸のホルモンを介して伝達される日長の情報は, 少なくとも一部は, 下垂体結節部でメラトニン受容体を通して伝達されると考えられている. 正確な機序はわかっていないが, この受容体の賦活は, 推定的にチュベラリン (tuberalin) と名付けられた未同定の要素を間接的に調節していると仮説されている. チュベラリンは遺伝子発現と腺下垂体のプロラクチン産生細胞からのプロラクチン放出を制御すると考えられている.

ヒトの季節性

ヒトが本当に季節性かどうかは, いまだ議論の余地が大きい. 残存している季節性の存在を示唆するいくつかの系統の知見が存在する. 自殺率のピークは夏にある. このピークは文化に拠らない. 出生率も季節変動を示す傾向がある. 小さいが識別可能な出生率のピークは春と夏に起こる. しかし, このパターンはそれ自体変動的で, 不明な文化的および地理的要素によって大きく影響される. 興味深いことに, 社会が産業化されるにつれて, 春夏の出生率ピークの振幅は減衰した.

ヒトの睡眠の, 長い夜の浅い二峰性構造は, 自然睡眠の長さが夜の長さに関連していることを示唆する. 2 つの発振器を持つシステムが, 光周期が変化しても適当な睡眠パターンを維持するためのものとして提唱された. このシステムは, 日中から夜 (夕暮れ) への移行を探知する夕方発振器と, 夜から日中 (夜明け) への移行を探知する朝発振器から成る. この 2 つの発振器の位相差が, 季節の推移と共に変わる日長を符合化している可能性がある. この 2 発振器システムの生物学的根拠が齧歯類とヒトで確認されている.

ヒトを含む多くの脊椎動物のメラトニンプロフィールは, 夕方と朝にピークをもつ二峰性である. SCN の代謝および電気生理学的研究は, 齧歯類の冠状断の脳切片で行われることが多かった. 水平断切片で行われた電気生理学的研究の結果は, より新しい見解を提供した. 水平断試料の SCN ニューロンの活動電位周波数は, 自覚的日中の前半と後半にピークをもつ二峰性を示す. さらに, ピーク間隔は動物が収容されている光周期によって変化する. この研究は, 季節繁殖性哺乳類とおそらくは非季節性哺乳類も, SCN に朝と夜の発振器があり, その相互

は, 昼夜周期である. 同様に, 季節の進行を反映する最も信頼性が高い環境変数は, 日長 (day length：24 時間日の日の出と日没の間の分画) の変化である. 季節性繁殖動物では, 日長はメラトニンプロフィールにより生理的に符合化される. 前述のように, メラトニン濃度は夜間上昇する. 昼の短い冬の長い夜には, 長く高いメラトニンプロフィールになる. 対照的に短い夏の夜は, メラトニン高濃度の時間は短くなる. この季節性信号は生殖軸より伝えられ, 適切な生殖反応に繋がる. 季節性繁殖動物の松果体を切除し, メラトニンの主要な内因源を除去することで, 日長の伝達におけるメラトニンの役割が解明された. そこではメラトニンが, 長い日長あるいは短い日長のメラトニンプロフィールを模して注射された. 注射プロフィールが相反する日長のプロフィールの場合

作用が日長情報を伝達するという，長年の仮説に信頼を与える．

加齢の影響

通常，ヒトは年をとるにつれて概日周期は短縮し，概日位相は前進して覚醒と就寝の時刻は早くなる．ほとんどの概日周期の振幅は減衰し，時差ボケ(jet-lag)を引き起こすような劇的な位相変化には耐えられなくなる．さらにマウスモデルは，加齢過程と概日時計の相互作用に関する興味深い見解を与えた．老マウスを慢性時差ボケにすると死亡率に劇的な影響があった．1週間ごとに6時間位相を前進させた老マウスは，位相を変化させない年齢をマッチさせた対照群の生存率83%と比較して，生存率はおよそ半分である．週6時間位相遅延させた老マウスは，68%と，中間の生存率を示す．このような位相シフトの重大な影響は，若いマウスでは観察されない．慢性時差ボケの病理はいまだ不明である．興味深いことに，これらのマウスでは，腫瘍発生率は増加しなかった．ヒトにおいてもマウス同様に，変化する光のスケジュールから生じる，体内発振器の非同調は悪影響を及ぼし，それは老化によって悪化するであろう．

概日リズムと薬物療法

概日リズムは薬物に影響を受ける可能性があり，逆に概日時計は，1日を通じて薬物の効果を変化させる可能性がある．これらの相互作用のよりよい理解は，より有効な薬物療法につながる．最も研究された薬物と概日時計との間の相互作用に，抗うつ薬の概日効果がある．夜間の高体温は，うつ病患者によくみられる症候である．この効果は，視床下部にある，体温を制御する主要な概日発振器の振幅低下に起因する．三環系抗うつ薬(tricyclic antidepressant：TCA)と選択的セロトニン再取り込み阻害剤(selective serotonin reuptake inhibitor：SSRI)は，概日振幅を上昇させると同時に，夜間の高体温を低下させる．同様にうつ病患者の多くは，日内活動リズムの振幅が抑制されている．体温のように，うつ病患者の日内活動周期の振幅は，TCAやSSRI治療によって増大する．

双極性障害治療におけるリチウムの使用は，長く確立されている．またリチウムも概日システムに作用し，概日周期を延長する．この分子機構は不明なままである．グリコーゲンシンターゼキナーゼ3β(glycogen synthase kinase 3β：GSK3β)は，分子時計機序に関与すると考えられている．興味深いことに，GSK3βはリチウムによって阻害される．細胞培養においてGSK3βは，リン酸エステル化によって，負の時計制御因子REV-ERBαを安定化させることが示された．通常REV-ERBαはBMAL1遺伝子の転写を抑制する．しかし，リチウム存在下ではGSK3βは阻害され，REV-ERBαのリン酸エステル化と安定化が抑制され，結果としてプロテアソーム分解が起こる．REV-ERBαの分解によって，BMAL1転写が抑制を解除される．リチウムの概日行動に対する効果が，GSK3βに媒介されたREV-ERBαの安定化に対する抑制効果に起因しているかどうかは確定されていない．

短時間作用型ベンゾジアゼピン(トリアゾラム[ハルシオン]やブロチゾラム[レンドルミン]など)も，時間生物学的な効果を及ぼす．ハムスターにおいて，日中の中頃に投与したトリアゾラムまたはブロチゾラムは，活動性の概日位相を前進させる．ブロチゾラムは，時計遺伝子Per1とPer2の光に誘発されるSCNでの発現を抑制することが示された．ベンゾジアゼピンはγアミノ酪酸A(γ-aminobutyric acid A：GABA$_A$)受容体の分子変容調節物質(allosteric modulator)であるが，短時間作用型ベンゾジアゼピンの概日作用が，正常なセロトニン作動性システムを必要とすることを示唆するいくつかの証拠がある．5-HT1A/7受容体作動薬8-hydroxy-2-(di-n-propylamino)-tetralin(8-OH-DPAT)を真昼にハムスターに注射すると，SCNにおけるPer1とPer2遺伝子発現の抑制に加えて，運動行動とSCNのニューロン活動の位相前進が観察される．気晴らしのための薬物濫用も，概日システムに影響を及ぼす．3,4-methylenedioxymethamphetamine(MDMA)，または「エクスタシー」は，セロトニン神経毒として作用する可能性がある．MDMA投与ハムスターは，概日運動活動のトリアゾラム誘導性位相シフトの減少を示し，投与終了後もリズムを再同調させる能力が低下していた．MDMA投与動物はSCNでセロトニン作動性軸索末端の減少を示し，概日軸制御における正常なセロトニン作動性システムの重要性が改めて強調された．メタンフェタミン(ヒロポン)の気晴らし使用は，劇的に増加している．メタンフェタミンの慢性投与は齧歯類の活動リズムを解体する．しかし，SCNの除去によってリズムが消失した齧歯類へメタンフェタミンを投与すると，リズム性が再同調される．リズム性の回復機序や作用部位はわかっていない．

多くの薬物療法の有効性と毒性は，概日位相によって変動する．固定用量での致死毒性の日内変動が齧歯類で確認されている．多くの抗癌剤は，代謝拮抗薬からデオキシリボ核酸(DNA)インターカレータ(挿入剤)そして分裂抑制剤に至るまで，作用機序に幅があるが，忍容性に2〜10倍の日内変動があることが齧歯類で明らかになった．この差の多くは，吸収，分布，代謝，有害物除去の能力が，概日変動するためである．この4つの過程は，胃pH，消化管運動，糸球体濾過率，膜粘度などの日内変動による生理的過程の概日リズムに影響を受ける．伝統的な食事時間による食物の周期的な摂取も，治療薬の体内処理に影響を与える．薬の効果を最大化し毒性を最小化するために，投与の概日位相を考慮する必要があることが明らかになってきている．多剤投与の適切な概日時間調整は，病者またはその介護者に対して重い困難となりうる．1日の特定の時間に抗癌剤またはその他の

治療薬を投与するよう指示できる。小型植え込み型プログラム式ポンプの開発は，この困難への限られた解決策であろう。時間治療（chronotherapy）という分野の出現は，薬理学的治療効果への概日系の影響の大きさについて，われわれの理解が増したことの反映である。

参考文献

Delezie J, Challet E. Interactions between metabolism and circadian clocks: Reciprocal disturbances. *Ann N Y Acad Sci.* 2011;1243:30.

Dridi D, Zouiten A, Mansour HB. Depression: chronophysiology and chronotherapy. *Biol Rhyth Res.* 2014;45:77–91.

Eckel-Mahan K, Sassone-Corsi P. Metabolism and the circadian clock converge. *Physiol Rev.* 2013;93(1):107.

Glickman G, Webb IC, Elliott JA, Baltazar RM, Reale ME, Lehman MN, Gorman MR. Photic sensitivity for circadian response to light varies with photoperiod. *J Biol Rhythms.* 2012;27(4):308.

Gonnissen HK, Rutters F, Mazuy C, Martens EA, Adam TC, Westerterp-Plantenga MS. Effect of a phase advance and phase delay of the 24-h cycle on energy metabolism, appetite, and related hormones. *Am J Clin Nutr.* 2012;96:689.

Lanzani MF, de Zavalía N, Fontana H, Sarmiento MI, Golombek D, Rosenstein RE. Alterations of locomotor activity rhythm and sleep parameters in patients with advanced glaucoma. *Chronobiol Int.* 2012;29(7):911.

Loddenkemper T, Lockley SW, Kaleyias J, Kothare SV. Chronobiology of epilepsy: Diagnostic and therapeutic implications of chrono-epileptology. *J Clin Neurophysiol.* 2011;28:146.

Provencio I. Chronobiology. In: Sadock BJ, Sadock VA, Ruiz P, eds. *Kaplan & Sadock's Comprehensive Textbook of Psychiatry.* 9th ed. Philadelphia: Lippincott Williams & Wilkins; 2009:198.

Shafer SL, Lemmer B, Boselli E, Boiste F, Bouvet L, Allaouchiche B, Chassard D. Pitfalls in chronobiology: A suggested analysis using intrathecal bupivacaine analgesia as an example. *Anesth Analg.* 2010;111(4):980.

Wehrens SM, Hampton SM, Kerkhofs M, Skene DJ. Mood, alertness, and performance in response to sleep deprivation and recovery sleep in experienced shiftworkers versus non-shiftworkers. *Chronobiol Int.* 2012;29(5):537.

（訳　1.1-1.2島崎正次　1.3福田麻由子　1.4 p. 40-60 岡田吉郎　1.4 p. 60-1.6桐野衛二　1.7-1.9稲見理絵）

2 心理社会科学の寄与

2.1 ジャン・ピアジェと認知の発達

ピアジェ（Jean Piaget, 1896～1980）は，20世紀の最も偉大な思想家の1人であると考えられる．認知の発達の理解における彼の功績は，発達心理学において理論的枠組となるような影響を及ぼし，教育そして臨床における子どもたちへの介入に大きな意味づけを与えた．

ピアジェはスイスのヌーシャテル（Neuchatel）で生まれ，故郷の大学に学び，22歳で生物学の学位を取得した（図2.1-1）．心理学に興味をもちパリのソルボンヌ大学を含めたいくつもの機関で研究を行い，ベルクヘルツリ精神科病院（Burghöltzli Psychiatric Hospital）でブロイラー（Eugen Bleuler）と共に仕事をした．ピアジェは，認知能力の発達についての広範な理論体系をうちたてた．

この点において彼の業績はフロイト（Sigmund Freud）のそれと似ているが，ピアジェは，子どもが考え知識を獲得していく過程に重きをおいた．

児童心理学者，あるいは発達心理学者として世界的に名高いピアジェは，当初，自分自身のことを発生的認識論学者（genetic epistemologist）と呼んだ．彼は発生的認識論を，生物的もしくは生得的基盤をもとにした抽象概念の発達研究と定義した．彼独自の名称は，ピアジェの中心的な研究課題が，通常その用語が理解されるところの発達児童心理学（developmental child psychology）という響きを超えて，人類の知識が前進的に発達することの記述にあることを示している．

認知発達段階

ピアジェによれば，成人の思考能力へと至るまでに以下の4つの主要な段階を経る（表2.1-1）．すなわち，(1)感覚運動期（sensorimotor stage）(2)前操作期（stage of preoperational thought）(3)具体的操作期（stage of concrete operation）(4)形式的操作期（stage of formal operation）である．次の段階に進むためには，その前段階を欠かすことはできないが，それぞれの段階を通過する速さは，その子どもの生得的な能力や環境的な事情によって異なる．

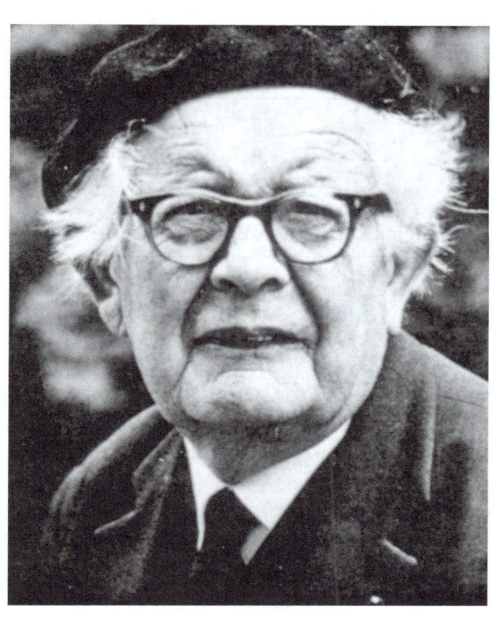

図 2.1-1　ジャン・ピアジェ（Jean Piaget, 1896～1980）(the Jean Piaget Society, Temple University, Philadelphia, PA から許可を得て転載)

感覚運動期（誕生から2歳まで）

ピアジェは最初の段階を表すのに感覚運動（sensorimotor）という用語を用いた．乳幼児は感覚的に把握することを通して学習を始め，行動，探索活動，外界を巧みに操ることを通して運動機能の制御力を獲得する．ピアジェはこの段階を表2.1-2に示すように，さらに6段階に分けた．

出生時より，生得的なものと経験が混ざりあって学習によって得られる行動が生み出される．例えば，乳児は吸啜反射を生まれながらにもっているが，乳児が乳首のある場所を発見し，自分の口唇の形に乳首を合わせるとき，1つの学習がなされるのである．ある刺激を受けて，その結果ある反応が生じるときには，それが初めてのスキーマ（schema[図式，構造の枠組み]）である，もしくは基本概念であるという気づきの感覚が伴う．乳幼児がさらに動けるようになると，スキーマは次々に作られ，より複雑なスキーマへと発展する．乳幼児の空間的，視覚

表 2.1-1　ピアジェの仮定による知的発達段階

年齢(年)	段階	認知発達の特徴
0〜1.5(〜2)	感覚運動	6つの段階に分割され，それぞれの特徴は， 1．生得的な運動と感覚の反射 2．第1次循環反応 3．第2次循環反応 4．目的を得るためによく知っている手段を利用 5．活発な実験を通しての第3循環反応と発見 6．洞察と対象の永続性
2〜7	前操作的亜段階[a]	異なった模倣，象徴的な遊び，画像イメージ(描画)，精神的な想像と言語
7〜11	具体的操作	置き換えや相互関係による不可逆性に基づいた量，重さ，容量，長さ，時間の保存
11〜青年期の終わり	形式的操作	組合せのシステム(変数は孤立して，すべてのありうる組み合わせが調べられる)：仮説演繹的思考

[a] この亜段階は，何人かの著者によって，分離した発達期であると考えられた．

表 2.1-2　ピアジェによる認知発達の感覚運動期

年齢	特徴
誕生〜2か月	生得的な運動と感覚の行動様式(吸う，つかむ，見る)を用いて環境と相互作用を行い，適応する．
2〜5か月	第1次循環反応：自分の身体と五感を対応させる(例えば，指しゃぶり)；まだ現実は主観的である——視界の外に刺激を探そうとはしない；好奇心をみせる．
5〜9か月	第2次循環反応：周囲に新たな刺激を探索する；自分の行動の結果を予測し，かつ環境を意図して変化させようと行動し始める；意図的な行動の始まり．
9か月〜1歳	対象の永続性に対する予備徴候を示す；対象は離れていても存在しているという漠然とした概念をもつ；イナイイナイバーをして遊ぶ；目新しい行動を真似る．
1歳〜18か月	第3次循環反応：新しい経験を探索する；新しい行動を生みだす．
18か月〜2歳	象徴的概念：出来事や対象に対して象徴的な想像力を用いる．推理力の前兆を示す(例えば，1つのおもちゃを使ってもう1つのおもちゃに手を伸ばしてとる)；対象の永続性の獲得．

的，触感的世界はこの間に拡がりをもつようになる．乳幼児は環境に対して活発に反応し，それまでに学習したスキーマを用いる．例えば，ガラガラを使うことを覚えた乳幼児は，新しいおもちゃを，すでに使い方を覚えたガラガラのように振る．乳幼児はまた，ガラガラを新たな方法で使うこともある．

この期間の重要不可欠な達成課題は，対象の永続性(object permanence)もしくは対象の永続性のスキーマ(schema of permanent object)の発達である．この用語は対象が子どもとの関係性から独立して存在していると理解する能力と関連する．乳幼児は世界と自分を区別し，対象が目の前にないときや見えないときにも，対象の心像を保持することができるようになる．乳児の前で物が落ちたときに，彼らは地面の方を見下ろしてその物を探す．すなわち，初めて自分自身の外に対象の実体があるかのように行動するのである．

生後18か月ほどで，内的表象の発達と言語使用が始まる．これは象徴化(symbolization)として知られる過程である．幼児はボールの視覚心象(visual image)を創造する，あるいは実際の対象物を表象もしくは意味するボールという単語の心的象徴(mental symbol)を創造することができる．このような精神的な想像力は子どもに新たな概念の操作を可能にする．対象の永続性の達成は感覚運動期から前操作期への移行の兆しとなる．

前操作期(2〜7歳)

前操作期に入ると，子どもは感覚運動期より幅広く象徴や言語を用いる．思考や推論は直感的であり，推論過程を経ずに学ぶ．また，子どもは論理的，演繹的に考えることができないため抱く概念は原始的である．例として，対象がどのような類のものかわからなくても名称をつけることができることなどがあげられる．前操作期の思考は社会化された成人の思考と完全に自閉的なフロイト派の言う無意識との間に位置する．出来事が論理的に起こるとは考えることができない．この段階の初期において，例えば子どもはコップを落として割ったとしても，彼らは原因と結果の観念をもたない．彼らにしてみると，コップはまさに割れようとしていたのであり，自らが壊したとは考えない．この段階の子どもはまた，対象が違った環境にあると，それらが同じであるということが理解できない．車，ベビーベッド，椅子に同じ人形があっても，それらは3つの違った対象であると理解される．この間，物はそれぞれのもつ役目や目的によって象徴される．例えば，子どもは自転車のことは「乗るもの」，穴のことは「突っ込むもの」というように位置づける．

この段階では，子どもは言葉や描画をより複雑な方法で用いるようになる．一語文から，名詞と動詞もしくは名詞と目的語からなる二語文に発達する．子どもは「ボビー食べる」(Bobby eat.)，「ボビー起きた」(Bobby up.)などという．

前操作期の子どもは，善悪の区別はできても，道徳的な難題を取り扱うことができない．例えば，「1枚の皿を故意に割った人と，10枚の皿を過失で割った人とどちらがより罪が重いか」と尋ねられたとき，たいていの子どもは，余計に皿が割れたという理由で，10枚の皿を過失で割った人の方をより罪が重いと答える．この段階の子どもは内在する正義感(immanent justice)をもっており，悪い行為に対する懲罰は避けられないという確信がある．

この発達段階にある子どもは自己中心的(egocentric)である．彼らは自分自身が宇宙の中心であるかのように考えており，限られた視点しかもっておらず，相手の立場に立つことができない．子どもが，勉強している兄弟のそばでは静かにしなさいという言いつけに従わないとき，反抗しているわけではなく，自己中心的な考えのために兄弟の立場を理解できないのである．

この段階の間，子どもはまた魔術的な思考様式を用いる．それは現象論的因果律(phenomenalistic causality)と呼ばれ，同時に起きた事柄は互いに因果関係をもつと考える(例えば，雷鳴は稲妻を起こし，悪い考えは事故を起こす)．また，子どもはアニミズム的思考(animistic thinking)を働かせる．これは自然界の事物に感性や意思といった生き物がもつような心理的性質があると考える傾向のことである．

記号機能 記号機能(semiotic function)は前操作期に発現する．この新しい能力を使って，子どもは何か，例えば対象，事柄，もしくは概念的行動様式などを記号で表すことができる．記号表現(例えば，言語，心像，象徴的なしぐさ)は表象機能を果たす．つまり，子どもは象徴や記号を用いて，何か他のものを表すのである．描画も初めは遊びながら身体を動かしてなされるような記号機能であるが，最終的には現実世界の何か他のものを表すようになる．

具体的操作期(7〜11歳)

具体的操作期は子どもがこの時期に事物の具体的，客観的，知覚できる世界において，操作し，振る舞うことから名づけられた．自己中心性の思考は具体的思考(operational thought)にとってかわる．そうなると，子どもの視界の外にある幅広くおびただしい量の情報を取り扱うことも含まれることになる．つまり，子どもはようやく誰か他の人の視点に立って，物を見ることができるようになるのである．

この時期の子どもは限られた論理的思考過程を用いることにより，共通した特徴に基づいて事物を順番に並べたり，整理分類したりすることができるようになる．論理的な結論が2つの前提から導かれる，三段論法的推論(syllogistic reasoning)はこの時期に芽生える．その例をあげると，すべての馬は哺乳動物である【前提】→すべての哺乳動物は温血(訳注：比較的高い一定の体温をもっている)である【前提】→それゆえすべての馬は温血である【結論】，となる．子どもは論理的に思考し，規則や規制に従うことができる．彼らは自己調整して道徳観念や価値規範を発達させるようになる．

過剰に規則に重きを置くようになった子どもは，強迫行為を示すことがある．価値規範に対して抵抗する子どもは，時にわがままで反発的であるようにみえる．この時期の最も望ましい発達成果は，子どもが規則に対して当然の敬意を払える一方で，規則には合法的な例外があると理解できるようになることである．

保存(conservation)とは，物体の形状が変化しても，その他の特徴をそれでもなお維持，保存していると認識できる能力のことである．その結果，それらが変化する前の物体と同じであると認識できるのである．例えば，粘土でできたボールを長細いソーセージのような形にのばすと，子どもはどちらの形も粘土の量は同じであると認識する．保存が不能であると(前操作期の特徴である)，ソーセージ状の粘土の方が長いゆえ，より多くの粘土でできていると断言する．可逆性(reversibility)は，例えば氷と水のように，1つの物が別の物に変わり，また元に戻るといったような，物と物の間の関係を理解する能力である．

子どもがいまだ前操作期にあることの重要な徴候は，保存や可逆性に達していないということである．子どもが量の概念を理解する能力はピアジェの最も重要な発達理論の1つである．量の測定には，質量，長さ，数，液量，面積の測定が含まれる(図2.1-2)．

7〜11歳の子どもは，現実世界におけるできごとを系統立てて整理できるはずである．形式的操作期になると，未来とその可能性を扱うようになる．

形式的操作期(11歳から青年期の終わりまで)

形式的操作期は，若者の思考の特徴が，形式的で，高度な論理性をもち，組織的で，象徴的な様式であることから名づけられた．この時期の特徴は，抽象的に考え，演繹的に推理し，概念を明確化し，さらに順列と組合せを扱う技能がみられるようになることである．若者は確率の概念を理解することができ，事実や出来事を説明するために，考えうるすべての関係や仮説を扱おうとする．用いる言葉は複雑かつ論理的で文法的に正しいものになる．若者は抽象的思考をもち，哲学，宗教，倫理学，政治学などさまざまな意見に興味を向ける．

仮説演繹的思考 仮説演繹的思考は最も組織化された認識力であり，これによって仮説や命題を考え，それと現実を照らし合わせられるようになる．演繹的推論は普遍的なものから特殊なものを導き出すものであり，特殊なものから普遍的なものを導き出す帰納的推論より複雑な

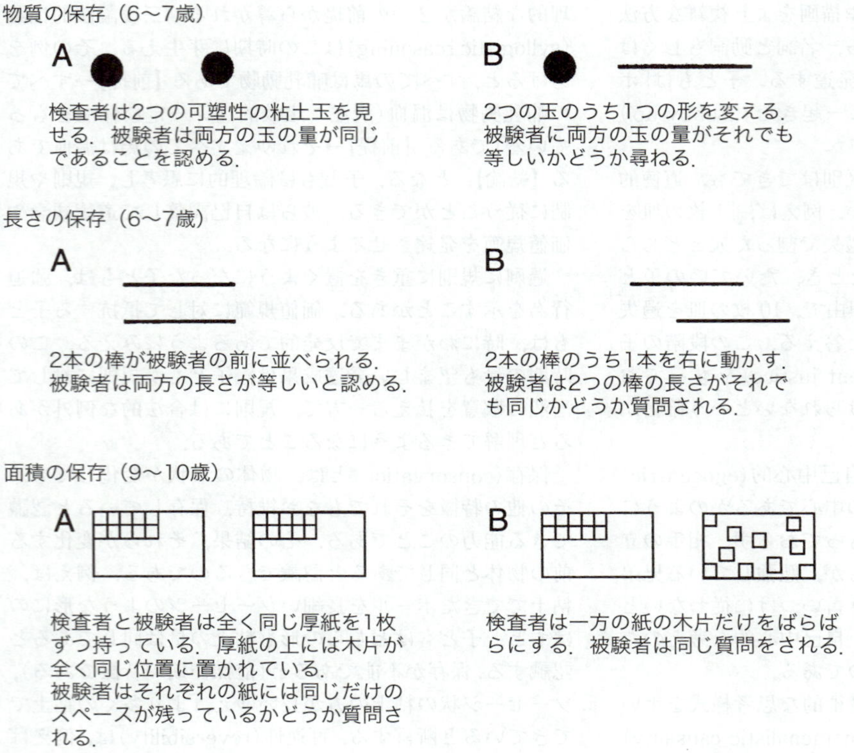

物質の保存（6〜7歳）

A 検査者は2つの可塑性の粘土玉を見せる．被験者は両方の玉の量が同じであることを認める．

B 2つの玉のうち1つの形を変える．被験者に両方の玉の量がそれでも等しいかどうか尋ねる．

長さの保存（6〜7歳）

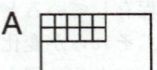 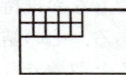

A 2本の棒が被験者の前に並べられる．被験者は両方の長さが等しいと認める．

B 2本の棒のうち1本を右に動かす．被験者は2本の棒の長さがそれでも同じかどうか質問される．

面積の保存（9〜10歳）

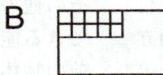 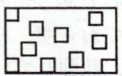

A 検査者と被験者は全く同じ厚紙を1枚ずつ持っている．厚紙の上には木片が全く同じ位置に置かれている．被験者はそれぞれの紙には同じだけのスペースが残っているかどうか質問される．

B 検査者は一方の紙の木片だけをばらばらにする．被験者は同じ質問をされる．

図 2.1-2　保存の認識を調べる簡単な検査である．かっこ内はおよその達成年齢を示している．保存の概念に到達していると，子どもは B においても A と同じだけの量が含まれていると答える．（Lefrancois GR. *Of Children : An Introduction to Child Development.* Wadsworth : Belmont, CA ; 1973 : 305 から許可を得て改変）

過程である．

若者は自分自身や他者の考え方を吟味するため，人目を気にした行動を取りやすい．若者が新しい認識課題を習得しようとするときには，自己中心性思考に戻ることもあるが，それは以前よりも高水準である．例えば，若者は何事も成し遂げられると考えたり，考え1つで結果を変えうると考えたりするのである．若者すべてが同じ時期に，あるいは同じ程度に，形式的操作期に移行するわけではない．個人の能力や得られた経験によっては，生涯形式的操作期には全く到達せず，具体的操作期の段階にとどまる場合もある．

精神医学的応用

ピアジェの理論は精神医学と多くの密接な関係がある．感覚運動期にある子どもが入院した場合には，対象の永続性に到達していないため，分離不安に苦しむことになる．彼らは，一晩中母親の付き添いが許可されることを何よりも望む．観念や抽象概念が扱えない前操作期の子どもに対しては，医学的な手順や状況を詳しく言葉で説明するよりも，実際に行動に表してみせるほうが親切である．例えば，静脈内治療を受ける子どもにはおもちゃの静脈内治療セットと人形で手順をまねてみせることが効果的である．

前操作期の子どもは原因と結果を理解しないので，身体の病気が悪い考えや行いの罰であると解釈することもある．また，彼らは保存の能力を十分に習得していない（それは平均的には具体的操作期になされるものである）ために，骨折した骨がつくことや事故の際の失血が回復することを理解することができない．

形式的操作期の若者の思考は，事実正常な発達の段階であっても過度に抽象的になることがある．このような若者の混乱は精神病の前触れではなく，健康な若者が外界の無限の可能性を扱う能力を新たに獲得し，それと真剣に取り組む結果自然にみられるものである．

成人はストレス下で，認識や感情において退行する．彼らの思考は前操作的になったり，自己中心的になったり，時にはアニミズム的になることがある．

精神療法との関係

ピアジェは応用心理学者ではなく，彼の認知機能の発達過程の内容は精神療法的介入には発展しなかった．それにもかかわらず，彼の仕事は心理学の分野における認知革命（cognitive revolution）の基礎の1つをつくり上げた．この革命の1つの側面には，治療的努力における認知の要素を前にも増して強調したことがある．まず欲動や情動に焦点をあてる古典的な精神力動的治療や，過剰な行為に焦点をあてる行動療法とは異なり，認知療法の取り組みは，自動的想定，確信，計画，意図などの思考に焦点を置いた．「理論説」（theory theory），「スクリプト理論」（script theory）を含めることで，さらなる精神療法への応用をみることができる．

認知発達理論は，さまざまな方法で精神療法的アプローチに影響を与えてきた．何人かの治療者は，ピアジェの仕事から発達上の概念を取り入れ，介入技法を発展させた．その他にも，ピアジェから独立する形ではあるが，認知のもつ役割にかなりの重きを置いて，治療の認知モデルを発展させてきた人たちがいる．また，精神療法に対する新しい発展的なアプローチの基盤を強化するために，ピアジェの概念をより広義の考え方として取り入れてきた人たちもいる．

まず，何人かの精神療法家はピアジェ様式の概念を子どもへの介入に直接応用した．ハーター(Susan Harter)は，例えば，小さな子どもが，相異なる，もしくは，矛盾した感情に気づいて，それらの複雑な感情をより観念的な，もしくは高次の感情に統合できるようになることを援助するための技法について記述した．ハーターの技法のうちの1つは，小さな子どもに，1人の人の中にある，異なる，そして葛藤的な感情を表すようなスケッチをするように求めることである．この技法は，クラス包含(class inclusion)を具体的操作することを感情の領域に応用していることを示している．ハーターの仕事は，子どもたちが混合した，もしくは，両価的な情動を，安定した対象関係の中で認識して，耐えて，統合することを援助する上でみられる一般的な治療上の問題に対するピアジェの発見を応用したものである．

このように，それは認知理論と精神力動的理論によるところが大きい．同様の技法は，心的外傷や性的虐待に曝されてきた子どもの治療においても重要であり，そのような経験から派生するありとあらゆる感情を子どもが特定し，区別し，受容していく作業を助ける上で必須の要素である．

次に，他の精神療法家は，ピアジェの心理学に直接依ってはいないが，彼が認知発達を自然主義的に観察したときに発見した考えにきわめて近い中核的な考えを強調した治療モデルを発展させた．このモデルは最近の「理論説」における発展により似ているともいえる．例えば，ベック(Aaron Beck)は精神病理を引き起こすかもしくは維持するような認知の役割に焦点を置いた認知療法の包括的学派を発展させた．認知療法は，うつ病，不安症，物質乱用など多様な問題に対して効果的な治療法であることが示されている．

認知療法の中心的な考え方は，患者が，ある中核的な信念や，自己スキーマ(self-schema)の側面，発達上の経験の結果に基づく条件付き確率の信念を展開しており，これらが感情や行動の問題に寄与しているというものである．例えば，うつ病の人は，「私は愛されない」という中核的信念をもっているであろう．嗜癖者は，「飲まないと幸せな感じがしない」という信念をもっているかもしれない．認知療法は，人の情緒的な苦痛や嗜癖行動に結びつけるものである否定的な自動思考や，根底にある機能不全の態度や信念に患者が気づくことを助けるものである．非適応的な思考に気づいた上での鍵となる治療過程は，患者がそれらの思考を妥当であると疑わずに受容するのではなく，より客観的にみられるよう援助することである．認知療法は証拠について強調するが，これはピアジェ様式や「理論説」と一致している．患者は，否定的思考を検討してその証拠を探索するよう援助される．治療者には傾聴することよりむしろ，積極的な関わりが必要とされる．

認知療法士が同じ事象をみる上で他の方法はないだろうかといった，ソクラテス式の質問や問いかけのような技法を通して達成するものは，すぐれた教師が，与えられた課題について子どもたちを，より適切でより知性的な理解に導くことと似ている．バランスを回復する自己調整過程という点で，両者には関連がある．それまでの認知様式が何らかの点において不適切であったことが理解できるよう援助することによって，治療者，もしくは教師は，古い認知様式を阻害し，そして，患者もしくは生徒はその破壊体験を通して，より適応的な様式の模索へ至るのである．このように外部から妨げを受けることによって代わりに得るものを，ピアジェは均衡化と名付けた．新しい様式は自己調節の過程を通してのみ組み立てることができ，そのことによって対象は，より幅広いデータ配列や新しい見方，そしてより複雑な情報に同化できるのである．

それは，「考えることについて考える」ことを必要とするので，認知療法には形式的論理思考が求められるようにみえるが，このことは実証的に試されてはいない．少なくとも，認知療法は，情動を認識して明瞭に表現し，情動のもととなる事象を認識して標識し，事象と情動の間に急速に起こる仲介過程を思考に変換する能力を必要とする．精神療法の認知行動モデルは，認知技法とより行動的・相互作用的な技法を含むものである．例えば，快の行動を増すことや，コミュニケーションや問題解決技能を改善するなどである．認知の発達が低い水準である場合，認知的な面がより少なく，より行動的な技法が，実践的事実として，特異的な予測，帰属性，自己スキーマの修正をもたらす可能性もある．

精神療法における認知に対する，"脚本理論"や叙述的アプローチは，経験的なもので，内省的抽象概念より反復的経験によって生じ，範囲が特異的であるため，古典的なピアジェ理論や「理論説」より一般的な精神療法として通用する可能性さえあるのである．例えば，弁証法的行動療法においては，患者は，否定的な，または自分を傷つけるような行動を導き出すような，事象，感情，嗜好，状況刺激，人間相互間の要因の「連鎖解析」を行う．その叙述によって，患者と治療者はその後に起こる同様の行動を回避するために，どこで，どのように介入すべきかについての指針が与えられる．

発達的精神療法

グリーンスパン(Stanley Greenspan)によって展開された発達に基づく精神療法は，人間の発達段階の新しい

理解に加えて，認知，情動，欲動，関係性に基づくアプローチを統合した．臨床医はまず，患者の自我もしくはパーソナリティ的発達や，障害や萎縮（constriction）の有無を明確にする．例えば，その人が行動や感情を調整できるか，他者と関係をもてるか，非言語的な情緒的象徴を理解できるか，体験を表すことができるか，表象と表象の間の関係づけが可能であるか，対立する感情を統合できるか，感情を要約できるか，内的な希望や感情を反映させることができるか，といったことである．

発達上の観点からみた治療過程における重要な要素には，体験をいかに調整するかの学習が含まれる．すなわち，他者と十分かつ深い対人関係を結ぶこと．あらゆる態度と相互に影響しあう行動様式を，感じ取り，理解し，応答すること．生涯を通じて（例えば，成人期さらには老年期まで）変化し続ける発達の機会・課題・挑戦に応じていけること．また，自分自身と他者の経験を観察して柔軟に対応できること．これらの過程は自我，さらにはパーソナリティの基礎となる．この過程があれば情緒的な健康が構成されるが，ない場合には情緒障害が引き起こされる．発達的方法論はいかにこれらの核となる過程を活用するかを記述しているのであり，患者自身の成長促進はその方法によって援助されているのである．

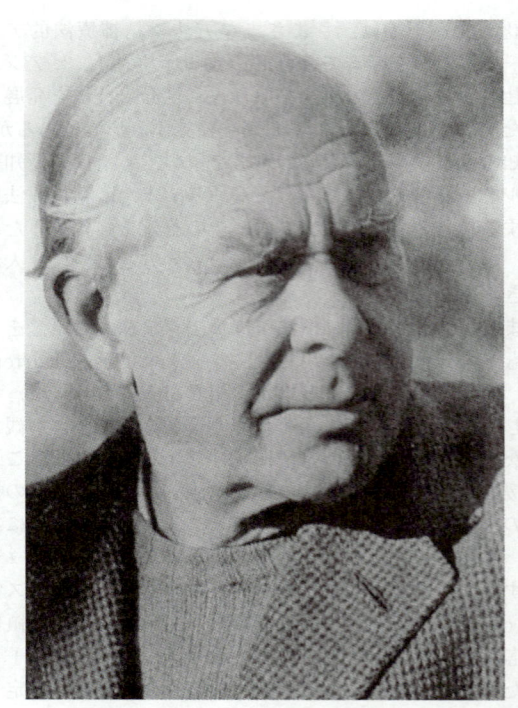

図 2.2-1　ジョン・ボウルビー（John Bowlby, 1907～1990）

参考文献

Bond T. Comparing decalage and development with cognitive developmental tests. *J Appl Meas.* 2010;11(2):158.

Boom J. Egocentrism in moral development: Gibbs, Piaget, Kohlberg. *New Ideas Psychol.* 2011;29(3):355.

Dickinson D. Zeroing in on early cognitive development in schizophrenia. *Am J Psychiatry.* 2014;171:9–12.

Greenspan S, Curry J. Piaget and cognitive development. In: Sadock BJ, Sadock VA, Ruiz P, eds. *Kaplan & Sadock's Comprehensive Textbook of Psychiatry.* 9th ed. Vol. 1. Philadelphia: Lippincott Williams & Wilkins; 2009:635.

Harris PL. Piaget on causality: The Whig interpretation of cognitive development. *Br J Psychol.* 2009;100(S1):229.

Houdé O, Pineau A, Leroux G, Poirel N, Perchey G, Lanoë C, Lubin A, Turbelin MR, Rossi S, Simon G, Delcroix N, Lamberton F, Vigneau M, Wisniewski G, Vicet JR, Mazoyer B. Functional magnetic resonance imaging study of Piaget's conservation-of-number task in preschool and school-age children: A neo-Piagetian approach. *J Exp Child Psychol.* 2011;110(3):332

Mesotten D, Gielen M, Sterken C, Claessens K, Hermans D, Vlasselaers D, Lemiere J, Lagae L, Gewillig M, Eyskens B, Vanhorebeek I, Wouters PJ, Van den Berghe G. Neurocognitive development of children 4 years after critical illness and treatment with tight glucose control: A randomized controlled trial. *JAMA.* 2012;308(16):1641.

Whitbourne SK, Whitbourne SB. Piaget's cognitive-developmental theory. In: *Adult Development and Aging: Biopsychosocial Perspectives.* 4th ed. Hoboken: John Wiley & Sons, Inc.; 2011:32.

2.2　愛着理論

愛着と発達

愛着は子どもと養育者の間の情動的トーン（emotional tone）と定義され，養育者（通常は母親）を追い求めたりしがみついたりすることで示される．生後1か月までに，通常，乳児はこのような行動を示し始めるが，その行動によって求めた相手が接近するように働きかける．

愛着理論は，イギリスの精神分析家であるボウルビー（John Bowlby, 1907～1990；図2.2-1）の仕事に端を発している．乳児の愛着と分離の研究においてボウルビーは，愛着は中心的な動機づけの力を担い，母子の愛着は，後の発達やパーソナリティ機能にて重要な結果もたらす人間の相互作用にとって，必須の媒体であることを指摘した．1対1でいると，乳幼児は1人の人に愛着を示す傾向があるが，父親や代理の養育者など，複数の人に愛着を形成することもある．愛着は徐々に発達し，その結果，乳幼児はより好きな人，すなわちより強く，より賢く，不安や苦痛を減らしてくれると感じられるような人と一緒にいたがるようになる．要するに，愛着とは，乳幼児に安心感を与えるものである．その過程は母子間の相互作用によって促進される．母子が一緒にいる時間の長さより，共に行った活動量の方が大きな影響を与える．

結びつき（bonding）という用語は時に愛着と同義に用いられるが，この2つは異なった現象である．結びつきは母親の自分の子どもに対する感情と関連しており，愛着とは異なる．母親は，愛着行動の場合と異なり，通常，安全のよりどころとして子どもを頼らない．その他多くの研究でも母親の乳幼児に対する結びつきは，両者の間に肌の触れ合いや，声や目を通じた触れ合いなどがあったときに生じることが示されている．出産直後に生まれたばかりの子どもと肌を触れ合った母親の方が，この体験をしない母親よりも，より強い結びつきを示し，行き

届いた世話ができるのではないかと述べている研究者もいる．また，他の研究者は結びつきが生じるためには，肌の触れ合いがなされるべき誕生直後の決定的瞬間があるとさえ提唱している．この概念は大いに議論された．多くの母親は，たとえ出産直後に肌の触れ合いがなくても，子どもとのしっかりした結びつきをもち，母親としてすばらしく世話をする．人類は妊娠前でさえ自分の子どもが子宮にいると想像することができるのであり，この象徴的な思考が接触，発声，見つめあいと同じように結びつきの過程において重要なのであろう．

動物行動学的研究

ボウルビーは愛着行動にはダーウィンの進化論的な基盤があることを示唆した．すなわち，愛着行動は大人が子どもを保護することを保障するのである．動物行動学的研究によると，ヒト以外の霊長類やその他の動物は，おそらく本能的で生得的な傾向によって決定されている愛着行動の行動様式を示すとされる．本能的な愛着理論の1つの例は刷り込み(imprinting)であり，これはある刺激が動物の習性的な発達の起こる生後数時間のうちに生得的な行動を導き出すというものである．同様に愛着が生じる敏感期や臨界期が人間の子どもにおいても仮定されている．人類に刷り込みの行動が存在するかどうかについては異論が多いが，生後1年間の結びつきと愛着行動の臨界期は非常に近似している．しかし，人類においては，この期間は何時間単位というよりは年単位で生じる．

ハーロウ　ハーロウ(Harry Harlow)のアカゲザルの実験は愛着理論と関連がある．ハーロウはサルが生誕時に母親から隔離され，愛着が形成されなかった場合の，情緒面や行動面に対する影響を明らかにした．隔離されたサルは，孤立し，仲間と関わりがもてず，友達をつくることができず，また，自分の子どもの世話ができなかった．

愛着の段階

愛着の初めの段階は，前愛着段階(preattachment stage)と呼ばれ(誕生から生後8～12週)，赤ん坊は母親のいる方を見定め，180度以上の視野で母親を目で追い，母親の声がする方を向き，母親の声に合わせて律動的に動く．第2段階は発達中の愛着(attachment in the making)と呼ばれ(生後8ないし12週～6か月)，乳児は周囲にいる1人かそれ以上の人に愛着をもつようになる．第3段階は明確な愛着(clear-cut attachment)と呼ばれ(生後6～24か月)，乳幼児は養育者や母親から離されたときに，泣くかもしくは他の苦痛の信号を示す．この段階は早ければ生後3か月でみられることもある．母親のところに戻るや否や，子どもは泣いたりしがみついたりするのをやめる．それはまるで母親がいつまでもそばにいる保障を得たかのようである．時には，母親から離され

表 2.2-1　正常な愛着

出生から30日
　出生時にみられる反射
　探索
　頭部回旋
　吸啜
　嚥下
　手-口
　把握
　肢伸展(モロー反射)
　泣き――特殊な苦痛に対する信号
　母親の顔，目，声に対する反応と識別
　生後4日――予期的に哺乳を求める行動
　生後3～4週――母親の声に対して優先的に微笑む
生後30日～3か月
　発声，見つめ合いは1か月から3か月にかけてより精巧となる：2か月で喃語がみられるが，これは見知らぬ人とよりも母親といっしょにいるときにみられやすい
　社会的微笑
　見知らぬ状況下で母親にしがみつく反応が増す
生後4～6か月
　母親の声を聞けばすぐに落ち着き，ご機嫌になる
　自然に自分の意志で母親に近づく
　抱き上げてもらうことを見越した姿勢をとる
　識別した上で，母親への選択性が高まる
　母親に対する反応の微調整
生後7～9か月
　愛着行動においてはより相手を識別し，その行動は母親に特に集中する
　分離不安，人見知り，見知らぬ場所への不安
生後10～15か月
　母親に向かってハイハイしたり歩いたりする
　かすかな顔の表情(恥ずかしがる，警戒する)
　母親との好意的な対話がはっきりと定着する
　母親を模倣する初期段階(声の抑揚，顔の表情)
　より明確に分離不安と母親選択が発現する
　指さしで意思表示をする
　母親からくっついたり離れたりして歩く
　母親と離れていた後の再会に陽性の情緒反応を示すか，もしくは逆説的にいえば，離れていられる期間は短く，自発的に回避，もしくは遅れはせながら抗議する
生後16か月～2歳
　母親と喃語をまねる関わりあい(12～14か月)
　首をふって「いやいや」をする(15～16か月)
　母親不在の間移行対象が用いられる
　分離不安が減弱する
　母親がそばにいるときには，見知らぬ状況や人見知りを制御する
　遅延模倣の明示
　対象の不変性
　小世界での象徴的な遊び
生後25か月～3歳
　慣れ親しんだ環境があり，母親が戻ってくることの保障が与えられると，母親から分離することに不安なく耐えうる
　2語文から3語文
　人見知りがさらに減弱する
　対象の永続性に到達する――母親がいなくても退行せずに落ち着いて心理社会的機能を維持する
　小世界での遊びと社会的遊び；他者との協調の始まり

Justin Call, M. D. の資料による．

た後，母親を見るだけでも泣き止むのに十分である．第4段階では（生後25か月以上）母親の姿を自分とは別個の独立した存在としてみるようになり，母親と子どもの間のより複雑な関係が発達する．表2.2-1に出生から3歳までの正常な愛着の発達をまとめた．

エインズワース

エインズワース（Mary Ainsworth, 1913～1999）はトロント大学（University of Toronto）出身のカナダ人の発達心理学者であった．彼女は3つの主な不安定な愛着（insecure attachment）について記述した．すなわち，不安定-回避型，不安定-両価型，そして不安定-混乱型である．不安定-回避型の子どもは，そっけない，もしくは暴力的な養育を経験しており，人との親密な接触を回避する傾向があり，脅威に直面したときでも養育者にとびつくというより，そばでぐずぐずしている．不安定-両価型の子どもは，危険がないときでさえ探索的な遊びができず，一貫性を欠く両親にまつわりつく．不安定-混乱型の子どもの親は，子ども時代に親からの虐待を受けた経験があり，情緒を欠いている．この型の子どもは，脅威を感じると奇妙な振る舞いをする．エインズワースによれば，混乱型は不安定愛着の中でも重篤な型であり，青年期と成人期早期に，重度のパーソナリティ障害や解離現象を起こす可能性がある．

エインズワースはボウルビーの観察を発展させ，愛着を形成する時期の母親と子どもの相互交渉が，子どもの現在と将来の行動に大いに影響することを見出した．愛着のパターンは子どもによって異なる．例えば，ある子どもは他の子どもよりも信号を送ったり泣いたりすることが少ない．泣いている子どもを抱きしめるというように乳幼児の信号に対して敏感に反応すると，何か月後かには乳幼児の泣くという行為は強化されるのではなく，泣くことが減るようになる．母親を求める信号に反応して母親が密な身体的接触をもつことはまた，子どもが成長とともに，依存的になるのではなく，自己信頼感を発達させることに関連する．母親が応答しない場合には赤ん坊は不安を抱きがちになる．このような母親は応答性のよい母親に比べて，知能指数（IQ）が低かったり，情緒的に未熟であったり，若いなどという場合が多い．

エインズワースは愛着が不安を減ずる作用をもたらすことを確認した．彼女のいう安全基地効果（secure base effect）によって，子どもは愛着のある人から離れて行動し，周囲の探索を行う．ぬいぐるみや毛布のような無生物対象（ウィニコット［Donald Winnicott］のいう移行対象［transitional object］）も安全基地として機能し，子どもはよくそれをもって探索行動を行う．

不安な状況　エインズワースは，乳幼児の愛着の質と安定感を評価する不安状況（strange situation）と呼ばれる実験計画案を開発した．この手順では，子どもは段階を踏んで強いストレスにさらされる．例えば，子どもと親は見知らぬ部屋に入る，次に見知らぬ大人が部屋に入ってくる，そして親が部屋を去る．その方法には7つの段階がある（表2.2-2）．エインズワースの研究によると，およそ65％の子どもが生後24か月までに安定した愛着に達するという．

 表2.2-2　不安状況（strange situation）

場面[a]	登場人物	変化
1	親，子	入室する
2	親，子，見知らぬ人	見知らぬ大人が2人に加わる
3	子，見知らぬ人	親が退出
4	親，子	親が戻り，見知らぬ人が退出
5	子	親が退出
6	子，見知らぬ人	見知らぬ人が戻る
7	親，子	親が戻り，見知らぬ人が退出

[a]すべての場面は3分間．しかし，子どもが疲れすぎた場合，3，5，6の場面は短縮することができる．4，7の場面はしばしば延長される．

Lamb ME, Nash A, Teti DM, Bornstein MH. Infancy. In Lewis M, ed. *Child and Adolescent Psychiatry : A Comprehensive Textbook*. 2nd ed. Philadelphia. Williams & Wilkins；1996：256 から許可を得て転載．

不　安

ボウルビーの不安の理論において，子どもが隔離されている際の苦痛は，不安として感じ，体験されること，また不安の原型であると述べられている．子どもに危険を知らせ，恐れを引き起こすような刺激（例えば，大きな音，転倒，冷たい突風）に反応して，母親が子どもを抱きしめ，安心させるような世話をするよう信号が発信される（例えば，泣く）．母親が子どもの不安や恐怖を和らげる能力は子どもにおける愛着の発達にとって基本的なものである．母親が子どもの近くにいて子どもは何の恐怖も体験していないとき，その子どもは安心感（security）をおぼえ，その逆では不安をおぼえる．母親が物理的に不在である場合（例えば，母親が刑務所にいるとき），精神疾患の場合（例えば，重度のうつ病）のように，母親が子どもにとって手の届かない状況にあるときには，子どもに不安が生じる．

分離不安（separation anxiety）は母親や養育者から孤立，もしくは隔離された子どもの反応であり，よく泣くことや過敏さとして表現される．この反応は，生後10～18か月で最もよくみられ，3歳の終わりまでには一般的に消失する．これより少し早く（およそ8か月）に養育者以外の人に対して不安反応を示す人見知り（stranger anxiety）が出現する．

信号標識

信号標識（signal indicator）は乳幼児の苦痛の合図であり，母親の応答として何らかの行動を促し，導き出す．原始的な信号は泣くことであるが，これには3つの意味がある．最も多いのが空腹であり，それから怒り，痛み

である．それらの違いを区別することができる母親もいるが，多くの母親は痛みや，欲求不満や，怒りの苦痛を表している場合にも，空腹で泣いている状態をあてはめる．愛着を強化する他の信号標識には，微笑，クックッといって喜ぶ，見つめるなどがある．大人からの発声がこれらの標識を鼓舞する．

愛着の喪失

親や配偶者の死に対する反応は，過去および現在における失われた人物への愛着の性質に基づいてたどることができる．悲しみを表現できないことは，拒絶の経験や親密な人間関係の欠如に起因する場合がある．故人の理想化した心象を意識的に表すことさえある．通常全く悲しみを表さない人は，自分が独立しており親密さや愛着には興味がないことを示そうとしている．

しかし，時に愛着の断絶は外傷的である．親や配偶者の死によって，抑うつ障害に陥ることもあれば，人によっては自殺に及ぶことさえある．配偶者の死により，残された者はその死から1年間，身体疾患あるいは精神疾患になるリスクが高い．うつ病やその他の不快気分の発症は，人生における重要な人物から拒絶された経験に由来することが多い．

愛着の障害

愛着障害は，母性剝奪，母親や養育者による世話や彼らとの相互作用の欠如が原因となって生じる生物心理社会的な病理を特徴とする．発育不全症候群，心理社会的小人症（訳注：愛情遮断性小人症と同義），分離不安症，回避性パーソナリティ障害，抑うつ障害群，非行，学業成績上の問題，境界知能は，その原因を負の愛着経験にたどることができる場合もある．母親が精神病であったり，子どもが長い間施設に収容されたり，あるいは最初の愛着対象が死んだために，母性的な世話が不十分であると，子どもは情緒的な損傷に苦しみつづける．ボウルビーは，はじめはその損傷は永久不変のものであると考えたが，どの時点で分離が起きたのか，分離の仕方や程度，分離以前に子どもが経験した安心感の水準を考慮して，後に自分の理論を修正した．

ボウルビーは，長期間（3か月以上）母親から分離された子どもにおいて予測できる，一連の行動様式を記述した．(1)抗議(protest)——子どもは泣いたり，呼び求めたり，失った人を探したりして分離されたことに抗議する．(2)絶望(despair)——母親が戻ってくるという望みを失ったようにみえる．(3)脱愛着(detachment)——子どもは自分自身を情緒的に母親から分離する．ボウルビーはこの過程には母親に対する両価的な感情が含まれていると考えた．すなわち，子どもは母親を求めてもいるし，母親が自分を捨てたことに怒ってもいるというものである．

脱愛着の時期にある子どもは，母親が戻ってきた際にも無関心なしぐさで反応する．これは，母親のことを忘れたわけではなく，母親が行ってしまったことに怒っており，再び母親が行ってしまうのではないかと恐れているのである．子どもたちの中には，情緒的引きこもり，感情に乏しいか無感情，愛情に満ちた人間関係を築く能力不足などを特徴とする愛情に乏しい性格をもつ子どももいる．

依存性抑うつ

依存性抑うつはホスピタリズム（施設病）として知られているが，これは初めスピッツ(René Spitz)によって，正常な愛着が形成された後，母親から突然分離されてさまざまな期間，施設や病院に入れられた子どもについて記述された．子どもは抑うつ的になり，引きこもり，無反応となり，身体疾患に対して脆弱になるが，母親が戻ってきた場合あるいは代理母がみつかった場合には回復したという．

子どもの虐待

虐待された子どもはしばしば虐待をした親に対する愛着を維持している．犬の研究において，ひどい折檻や虐待が愛着行動を増すことが示された．子どもにおいても，空腹や病気もしくは痛みがあるときにつきまとうような愛着行動を示す．同様に，子どもは親から拒絶されたときや親が怖いときに，愛着が増すことがあり，さらには虐待する親のところに残りたがる子どももいる．しかし，折檻する人物としない人物を選択しなければならないときには，折檻しない人物が選ばれる．その人物が子どもの要求に敏感であればなおのことである．

精神医学への応用

愛着理論の精神療法への応用は数多くある．患者が治療者に愛着をもつことができる場合，安全基地としての効果が得られる．それによって，患者は危険を冒し，不安を隠し，以前には試みることのできなかった新しい行動様式を実践することができる．患者の障害が人生早期に愛着が形成されなかったことに起因している場合，患者は治療の中で初めて有益な効果を伴って愛着を形成することがある．

患者の病理が早期の愛着過剰に由来している場合，患者は治療の中で同じような愛着を繰り返そうと試みることがある．治療者はこのような患者に，彼らの人生早期の経験がいかに彼らの自立達成を妨げているかを認識できるようにする必要がある．

愛着の障害が大人と比べてより明確である子どもの患者に対して，治療者は，一貫して信頼に足り，子どもの心に思いやりと自己価値観をもたらすことのできる人物であることを示すことになるが，それはその子どもにとって初めての体験である場合が多い．

関係障害

人の心理的な健康と幸福感は他者との関係性や愛着の質に負うところが大きい．親密な人間関係すべてにおいて中心的な問題は，その関係性を確立し，調整するところにある．典型的な愛着の相互作用においては，1人がより近い関係とより深い親愛の情を求めたときに，もう一方はその求めに応じることもあれば，求めを拒絶したり，相手を不適格とすることもある．相互作用の繰り返しの中から関係の様式が形づくられていくのである．さまざまに異なる愛着態度がこれまでに観察されてきた．不安-両価的（anxious-ambivalent）な愛着態度の成人は恋した相手に取りすがり，極度の嫉妬に苦しみ，離婚率が高い．回避的（avoidant）な愛着態度の人は，寂しさを感じても親密な関係をどちらかといえば求めようとしないことが多い．このような人々は親密さを恐れているようであり，また，人間関係にストレスや葛藤があると引きこもる傾向があり，離婚率は高い．安定した（secure）愛着態度の人は，他者との関係を積極的に求めようとし，過剰な独占欲や拒絶される恐れをもつことなく行動する傾向がある．

参考文献

Freud S. *The Standard Edition of the Complete Psychological Works of Sigmund Freud. 24 vols.* London: Hogarth Press; 1953–1974
Greenberg JR, Mitchell SA. *Object Relations in Psychoanalytic Theory.* Cambridge, MA: Harvard University Press; 1983.
Laplanche J, Pontalis J-B. *The Language of Psycho-analysis.* New York: Norton; 1973.
Mahler MS, Pine F, Bergman A. *The Psychological Birth of the Human Infant.* New York: Basic Books; 1975.
Pallini S, Baiocco R, Schneider BH, Madigan S, Atkinson L. Early child–parent attachment and peer relations: A meta-analysis of recent research. *J Fam Psychol.* 2014;28:118.
Stern D. *The Interpersonal World of the Infant.* New York: Basic Books; 1985.
Meissner, W.W. Theories of Personality in Psychotherapy. In: Sadock BJ, Sadock VA, eds. *Kaplan & Sadock's Comprehensive Textbook of Psychiatry.* 9th ed. Vol. 1. Philadelphia: Lippincott Williams & Wilkins; 2009:788.

2.3 学習理論

学習は，繰り返し経験することによって生じる行動の変容と定義される．学習の原則は常に作動し，人類の活動に影響を与えている．学習の原則は，しばしば精神疾患の病因と，その持続に深く関わっている．なぜなら，人の行動のかなりの部分（明白な行動，思考パターン，感情を含む）は学習を通して習得されるからである．学習の過程も，人の行動を変化させるという意味で精神療法に強く影響を与える．すなわち，学習の原則は治療の効果に影響を与えうるのである．事実，学習効果の影響を受けない治療方法はないと言ってもよいであろう．単なる薬の処方箋でさえ，患者は薬の効果と副作用について学習する機会をもち，それを服用する上での指示と方法に従うようになる必要や，服薬順守に対する何らかの抵抗心を克服するようになる必要がでてくるため，学習過程がそこに関わるのである．

基本概念と考察

学習の現代的な研究のうちのかなりが，いまだパブロフ型（古典的）学習とオペラント（operant）学習に焦点を当てている．パブロフ（Ivan Petrovich Pavlov, 1849～1936）が発展させたパブロフ型条件付け（Pavlovian conditioning）は，中立的な刺激が心理的に重要な事象と関連をもったときに生じる．主な結果は，刺激が不安症や薬物依存を含む（これらだけに限定はされない），多くの臨床的障害の一因となりうる反応もしくは感情の構えを呼び起こすようになることである．パブロフの実験にみられる事象は，しばしば，その実験をどのような状況に対しても応用できるように設計された用語で記述されている．食物は，実験が始まる前から無条件に唾液分泌を引き起こすので，無条件刺激（unconditional stimulus：US）である．ベルは，ベル–食物の組合せという条件に対してのみ，唾液分泌を引き起こすため，条件刺激（conditional stimulus：CS）として知られている．これに準じてベルに対する新しい反応は，条件反応（conditional response：CR），食物そのものに対する自然な反応は無条件反応（unconditional response：UR）と呼ばれる．現代の条件付けの実験研究はさまざまなCSやUSを用いて，多彩な条件反応を見出している．

オペラント条件付けは，行動（刺激の代わりに）が心理学的に重要な事象と関連づけられたときに生じるもので，スキナー（B. F. Skinner, 1904～1990）が発展させた．研究室における最も有名な実験装置は，ラットがレバーを押すと固形飼料がもらえるというものである．パブロフのものとは対照的に，この実験では，行動が環境に自発的に働きかけることから，その行動は自発的（operant）なものであると言える．固形飼料は強化因子——結果をもたらすことになる行動の強さを増す事象——である．この方法の背景にある主な考え方は，ラットの行動が，その反応をすることを強いられていないという意味で，「自発的」だということである（その行動はいつでもラットが「欲しい」ときに行える）．この意味において，それは人が，——自由に——いつの日にも，遂行することを選択する何千ものオペラント行動に類似している．もちろん，より厳密に考えるならば，ラットの行動がまるで自発的であるかのようにみえても，それはその結果によって的確に制御されているのである．もし，その実験で固形飼料の供給を止めてしまったら，ラットはレバーを押すのをやめてしまうであろうし，もし，より大きな固形飼料をもらえるようにしたり，もしくは，固形飼料がより高い確率や割合で与えられるようにしたら，行動の割合は増すであろう．そうなると，オペラント条件付け実験のポイントは，大きくは行動に対する報酬の関係

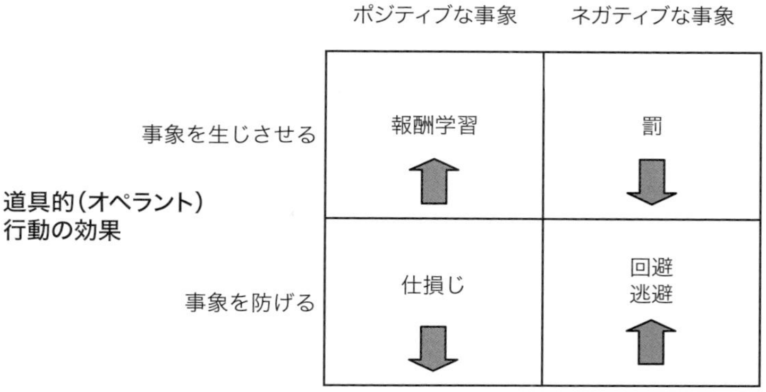

図 2.3-1 道具的/オペラント学習における効果の法則．良い事象と悪い事象を生じさせるか妨げる行動と，行動の強さはそれに従って変化する(矢印).「強化」は行動の強化のことである．正の強化(positive reinforcement)は行動がポジティブな事象を生じさせるときに起きる．一方，負の強化(negative reinforcement)は，行動がネガティブな事象を妨げるか取り除くときに起きる．(Mark E. Bouton, PhD. のご好意による)

	ポジティブな事象	ネガティブな事象
事象を生じさせる	報酬学習 ↑	罰 ↓
事象を防げる	仕損じ ↓	回避 逃避 ↑

道具的(オペラント)行動の効果

図 2.3-2 パブロフ型学習におけるサイントラッキング．条件刺激(conditional stimuli：CS)は，良い，または，悪い事象が起きる可能性を増すことも減らすこともある．CS は，普通，それに従って接近，または退避する行動をとることになる．(Mark E. Bouton, PhD. のご好意による)

	ポジティブな事象	ネガティブな事象
事象が起きる可能性を増す	CSに接近	CSから退避
事象が起きる可能性を減らす	CSから退避	CSに接近

CSの徴候

を理解するということになる．

　パブロフ型条件付けとオペラント条件付けは，いくつかの点において異なっている．最も基本的な違いの1つは，パブロフの実験で観察される反応は引き出されるものであり，それゆえ，先行する刺激の提示によってコントロールされることである．対照的に，スキナーの実験で観察される「反応」は，先行する刺激によって，明白な方法で引き出されたり成さしめられることは決してなく——代わりに，結果によってコントロールされるのである．このオペラントとレスポンデント(訳注：特定の外部刺激に応じて起こる反射)の区別は，臨床的な設定において重要である．若い患者が教室での行動化(acting out)のためにクリニックに紹介された場合，臨床家にとっての最初の目標は，その行動がレスポンデントかオペラントかを判定することであり，その後，臨床家は，その行動化が起こりにくくするために，先行する出来事，もしくは結果を変化させることに取り組むのである．

　オペラント条件付けとレスポンデント条件付けは，学術的には分離されているが，両者には重要な共通の機能がある．どちらの学習過程も，生物が環境に適応することを可能にするための進化を意図したものである．この考え方は効果の法則(law of effect；図2.3-1)の考察によって説明される．効果の法則とは，オペラント行動の強さが増すか減るかは，それが環境に対してもつ効果によるというものである．行動が良好な結果をもたらすときには，その行動は強化される．それとは逆に，その行動が好ましくない結果をもたらす場合には罰せられることになり，その行動は弱められる．同様に，行動が正の事象(positive event)の可能性を減じるときには，行動はやはり弱められる(そのような処理は今日では広く強化からのタイムアウト[打ち切り]として知られている)．行動が負の事象(negative event)が生じることを止めるかあるいは防ぐときには，その行動は強化される．このように，生物が正の事象との相互作用を最大化し，負の事象との相互作用を最小化することが可能になることによって，生物は，オペラント条件付けを通じた環境との相互作用を最適なものにすることができるのである．もちろん，人類の初期の進化の歴史において，かつては正の事象だったものが，現代の社会においては非常に一般化しているため，今日では必ずしも適応的にはみえないということもある．そして，報酬型の学習は，過食(行動が食物によって強化される場合)や薬物摂取(行動が薬の薬理学的効果によって強化される場合——報酬の原則が精神病理へ至る例)のように，むしろ不適応的な行動の発現を理解する上での骨組みも提供するのである．

　図2.3-1と同じようなことがパブロフ型条件付けにもみられ，その場合，CSがポジティブな事象に関連しているのかネガティブな事象に関連しているのかについて，さらに考えることができる(図2.3-2)．このような学習は，幅広い成り立ちや方式の行動を導き出すことが

できるが，非常に一般的なこととして，接近するか退避するかという行動傾向も導き出す．そのため，CSがポジティブなUSを示せば，そのCSは接近する行動を引き出しやすくなる．これは，サイントラッキング（sign tracking；指標追跡）と呼ばれる．例えば，生物は，食物を得るための信号に接近する．同様に，CSがネガティブなUSを示せば，生物にはそのCSから離れる行動が引き出されるであろう．反対に，CSが，良いことが起きる可能性を減じることに関連している場合には退避する行動が引き出され，一方，CSが悪いことが起きる可能性を減じることに関連している場合には接近する行動が引き出されるであろう．後者の例としては，安全あるいは，有害事象が減じるような刺激があげられ，その刺激が脅えた生物に接近の行動を起こさせる．最終的に，オペラント学習（図2.3-1）とパブロフ型学習（図2.3-2）という非常に基本的な行動の効果は，生物の好ましいものとの接触を最大化し，有害なものとの接触を最小化するのに役立つのである．

おそらく，パブロフ型学習とオペラント学習は，類似した作用をもっているため，両者は類似した変数に影響を受ける．例えば，いずれも，USや強化子が大きいとき，あるいはUSや強化子がCSやオペラント反応から比較的時を違えずして生じるときに，行動が特に強くみられる．いずれの場合も，学習された行動は，以前組み合わされたことのあるCSまたは反応のUSあるいは強化子が状況から取り除かれた場合には減じる．この現象は消去（extinction）と呼ばれているが，どちらかの条件付けを通して学習された必要のない行動を取り除く方法であり，非常に効果的な多くの認知行動療法を導き出した．

パブロフ型条件付け

行動の条件付けへの効果

多くの一般人は，パブロフ型学習が決まった刺激が決まった反応を引き出す固定したものであるという間違った印象をもっている．事実は，条件付けは，それよりもかなり複雑で動的なものである．例えば，食物の信号は，生物に食物を消化するために備えさせるような，多くの一連の反応を引き起こす．それらは，パブロフのよく知られた唾液反応の他に，胃酸，膵酵素，インスリンの分泌を引き起こす．CSは，接近行動（前述）も引き出し，体温や覚醒度，興奮状態を増す．食物の信号が，満腹の動物や人に提示されると，彼らはさらに多くの食物を食べる．このような効果のいくらかは，動機づけによるものであり，例えば，食物のCSを提示することの付加的効果は，それが，食物によって強化された進行中のオペラント行動を強めることになる．CSは，このように，力強い行動的な潜在力をもっている．食物の信号は，食物を見つけ，手に入れ，平らげるという機能的に編成された全体的行動システムを引き起こす．

パブロフ型条件付けは，摂食の別の側面にも関与している．条件付けを通して，ヒトや他の動物では，特定の食べ物に対する好き嫌いができる．ラットのような動物では，栄養素（糖類，でんぷん，カロリー，蛋白質，あるいは脂質）と関連した味が好まれる．甘い味と関連した味も好まれる一方，苦みの味は避けられる．少なくとも同じくらい重要なこととして，アルコール飲料を飲んで病気になった人が結果的にその味を嫌いになるように，病気と関連する味は嫌われる．味としてのCSが，このようにさまざまな生物学的な結果（US）に関連しうるという事実は，新しい食物について学習する必要のある雑食性の動物にとって重要であるが，臨床的な意味もある．例えば，化学療法はがん患者の気分を悪くすることがあるが，そのためにそれと近接した時期に食べた物（もしくは診療所そのもの）への嫌悪の条件づけが起こることがある．その他の証拠として，動物ががんに罹ることと関連した食物を嫌うようになるというものがある．逆に，条件付けが，食物の消費や欲求を起こす，つまり過食や肥満に潜在的に影響する外的刺激になることがある．

パブロフ型条件付けは生物が薬物を摂取するときにも起きる．薬物が摂取されるときは常に，摂取することにつながる行動を強化するのに加えて，薬物はUSの構成要素であり，その時存在する潜在的なCS（例えば，部屋，におい，注射用具）と関連しうる．薬物のUSと関連のあるCSは，時に興味深い特性をもつ．すなわち，薬の無条件の効果に反するような条件反応を引き出すことがよくある．例えば，モルヒネ（morphine）はラットの痛みを和らげるが，モルヒネと関連したCSは，痛みの感受性を減らすのではなく逆に増すのである．同様に，アルコールは体温を下げるが，アルコールと関連するCSに対する条件反応は，一般に体温を上げる．これらの例では，条件反応は薬物の効果に対して逆の作用をするために，代償的（compensatory）であるといわれる．代償反応は，古典的（パブロフ型）条件付けが，生物学的に重要なUSに対して生物が備えるためにいかに助けるかを示すもう1つの例である．

代償条件付け反応は薬物嗜癖と関連がある．第1に，薬物の反復的投与はその効果を減じ，耐性を起こす．薬物とCSが繰り返し組み合わされることによって，CSに対する代償反応は薬物の反作用の効果において，より強く，より効力をもつようになる．そのため，薬物の効果は減じる．薬物が通常のCSによる信号を与えられずに摂取されると，耐性が失われることがある．同様に，新しい環境下で薬物が投与された場合，耐性が失われて，薬物の過量摂取が起きやすくなることがある．第2は，代償反応は，不快であるか，あるいは有害でありうるという事実に由来している．アヘン（opiate）と関連したCSは，いくつもの代償反応を引き出す——アヘンの使用者は痛みにより敏感になり，体温が変化し，おそらく過活動になる（無条件のアヘンの効果と逆）．これらの反応の不快感は，それから免れるために，使用者が再びその薬

物を摂取することを動機づけることがある．これは，逃避学習，もしくは負の強化，そして，パブロフ型学習とオペラント学習の過程がいかに容易に相互作用しうるかの例である．薬物を摂取しようという衝動は，薬物と関連しているCSの存在下で最も強くなると考えられる．この仮説は，薬物嗜癖者が断薬期間ののち，薬物に関連する刺激に再び曝露されたときに，再度薬物を摂取しようとする気持ちになっているときの自己レポートと矛盾しない．

パブロフ型学習は潜在的に不安症に関わっている可能性がある．恐怖を引き起こすUSと関連するCSは，条件付けされた恐怖反応の全体的なシステムを引き出すが，これは生物が危険に対処できるようにデザインされている．動物では，恐れの事象と関連した刺激（短時間の足へのショック刺激のような）は，呼吸，心拍数や血圧，さらには代償的な痛みの感受性の低下まで，さまざまな変化を誘発する．簡単なCSがUSから遅れることなく接近して生じるようにした場合も，ちょうどよいタイミングで防御反射を引き出すことができる．例えば，眼の近くに軽い電気ショックを受けることが予測されるような簡単な信号に対する反応として，ウサギは瞬きをする．同一のCSの持続時間を長くして，同一のUSと組み合わされた場合には，主に恐怖反応が誘発される．そして，そのCSによって誘発された恐怖は，別のCSによって誘発された瞬目反応や不意に聞こえた音に対する驚愕反応によって誘発され，条件付けられた瞬目反応を増強する．繰り返すと，CSはただ単一の反射を誘発するだけではなく，複雑で，相互に作用する一連の反応をも引き起こす．

古典的な恐怖の条件付けは，パニック症や心的外傷後ストレス障害（post traumatic stress disorder：PTSD）のような不安症と同様に，恐怖症（特定の対象が外傷的なUSと関連していることがある）を起こすもとにもなる．パニック症において，予期しなかったパニック発作が起きた人は，また次に発作が起きるのではないかと不安になる．このような場合，パニック発作（USもしくはUR）は，発作が起きた外的状況（例えば，混雑したバス）の他，発作の初期の徴候（例えば，めまい，突然の速く強い鼓動）によって形成された内的（「内部感覚受容性の」[interoceptive]）な状況によっても，不安の条件付けが起きることがある．これらのCSはこうして，不安とパニック反応を引き起こしうる．パニックと関連した外的刺激が不安を呼び起こすことがあるため，そしてこの不安が次の無条件なパニック発作，または，内的なCSによって誘発されるパニック反応を悪化させるため，パニック症が始まることがある．CSによって誘発される情緒的な反応が，その発生や展開に意識的な認識を必要としないということはありうる．実際に，恐怖の条件付けは意識的な認識とは別のものであろう．

条件反応を誘発することに加えてCSはまた，進行中のオペラント行動を動機づける．例えば，不安を誘発するCSを提示することは，驚愕させるUSを回避，もしくはそこから逃避するようになったオペラント行動の強さを増す．このように，不安症の人では，不安や恐怖の刺激の存在下では，さらに回避行動を呈するようになる．同様の効果は，その他のUS（薬物や食物のような）を期待させるようなCSによって生じることがある——既述したように，薬物と関連したCSは，薬物嗜癖者にもっと薬物を摂取したいと動機づけることがある．CSの動機づけの効果は，CSがUSの感覚的および情緒的な特性の双方に関連しているであろう事実から派生していると考えられる．例えば，衝撃的な電車の脱線の目撃者は，脱線の直前に生じた刺激（電車が高架線の電源から離れるときに起きる青い閃光のような）と地面に衝突するときの情緒的，感覚的な様相を関係づけるであろう．結果的に，その目撃者が，後に別の青いライト（例えば，警察車のライト）の閃光に出くわすと，CSが情緒的な反応（外傷の情緒的特質が連想されることによって媒介される）と感覚的な連想（外傷の感覚的特質が連想されることによって媒介される）の両方を喚起することになりうる．両者は，PTSDの特徴である悪夢と「再体験」の徴候を形成する可能性がある．

学習過程の特徴

パブロフ型条件付けの背景にある学習過程の詳細に関する重要な部分が，1960年代後半に始まった研究によって明らかになり始めた．その中でもいくつかの知見は，特に重要であることがわかった．その1例としてあげられるのは，条件付けはCSとUSが組み合わされることによる必須の結果ではないということである．予めUSが予測されるような次なるCSが存在する場合には，両者の組み合わせは条件付けを起こさない．この知見（阻止［blocking］として知られる）が示すのは，学習が起きるためには，CSはUSについて新しい情報を提供しなければならないということである．CSの情報価値の重要性は，CSの存在下でも非存在下でも同程度の頻度で（もしくは同程度の確からしさで）USが生じるのならば，CSはUSに対するシグナルとして用いることはできないという事実によって示唆される．代わりに，生物は，CSの非存在下よりも存在下にUSが起こりやすい場合には，CSをUSに対するシグナルとして用いる．さらに，生物は，CSの非存在下よりも存在下にUSが起こりにくい場合には，CSを「非US」に対するシグナルとして用いる．後者の例は，他のUSによって誘発された遂行が抑制されることから，条件抑制（conditioned inhibitor）と呼ばれる．条件抑制現象は，抑制CSは追い詰められた状況における恐怖や不安のような，病的なCRを含んでいることがあるので，臨床と関連する．抑制を失うことで，不安反応が出現する．

古典的条件付けには重要な変形もある．感性予備条件づけ（sensory preconditioning）では，2つの刺激（AとB）が最初に組み合わされ，次に，それらのうちの1つ（A）

が後からUSと組み合わされる．刺激Aは，もちろん条件反応を引き起こすが，刺激Bも同様である——間接的に，Aとの関連においてである．パニック発作のような，強力なUSへの曝露は，USと直接組み合わされたことのない刺激への反応に影響することがある．刺激Bに対する突然の不安は，自然に起きた不可思議なもののようにみえるであろう．これに関連した知見としては，二次条件付け（second-order conditioning）がある．これは，最初にAがUSと組み合わされ，その後に刺激Bと組み合わされる．この場合も，AとBの両方が反応を引き起こすことになる．感性予備条件付けと二次条件付けは，条件反応を制御することのできる刺激の範囲を増やす．取り上げるべき第3の変型は，すでに示したパニック発作の始まりによって起きた，突然の心拍数の増加が残りのパニックや感情を予測させるようになるときや，薬物の効き始めがその薬物の残りの効果を予測させるときのように，刺激の始まりがその刺激の残りと関係しているときに起こる．このような事象間の関係性は，いくつかの変数（例えば，血圧や血糖値）の最初の変化がその変数における将来的な増加のシグナルとなる可能性があり，それゆえ条件代償反応の始まりになるというように，身体の制御機能の多くにおいて役を果たしていると考えられる．

　感情的な反応は，観察を通しても条件付けされる．例えば，他のサルがヘビに脅かされているのを見ていたサルが，ヘビを怖がるようになることがある．観察していたサルは，ヘビ（CS）と他のサルが怖がっているという情緒的な反応（US/UR）を関連づけるようになる．サルは，容易にヘビを怖がるようになるが，その他の目立った刺激（色とりどりの花のような）を同じように恐怖と関連づけることは起こりにくいようである．これは古典的条件付けにおける学習準備性（preparedness）の例である——ある刺激は，進化の過程でUSにとって特に効果的なシグナルになるように組み込まれているのである．その他の例としては，味覚は疾患と容易に関連づけられるが，ショックとはそうではない一方，聴覚や視覚の刺激は容易にショックと関連づけられるが疾患とはそうではない，というものがある．学習準備性の概念は，なぜヒトの恐怖症がある特定のもの（ヘビやクモ）に向かう傾向にあり，その他の同じ程度に痛みや心的外傷と組み合わされるもの（ナイフや電気ソケット）ではないのかについての説明になるであろう．

パブロフ型学習を消去する

　パブロフ型学習が行動障害や感情障害の病因の一因となっているならば，それがどのように誘発されるのか，また，元に戻すにはどうしたらよいか，という疑問が自然にわいてくるであろう．パブロフは消去（extinction）について研究した．条件付けがなされた後，USの非存在下でCSが繰り返し提示された場合には，条件反応は減じる．消去は，繰り返しCSに曝露すること（曝露療法〔exposure therapy〕）を通して病的な条件反応を減らすように考案された多くの行動療法や認知行動療法の基礎であり，また，それは，以前は有害な刺激だったものがもはや有害ではないということを学習する，あらゆる治療法の結果であると推定される．もう1つの消去の手立ては反対条件付けである．この方法では，CSはきわめて異なるUS/URと組み合わせられる．反対条件付けは，行動療法の技法で，治療中に驚異的なCSが段階的にリラクゼーションと関連していくようにする系統的脱感作（systematic desensitization）を導き出した．

　消去と反対条件付けは望ましくない条件反応を減じるが，どちらも原型となる学習を根底から覆すものではなく，それは脳内に残っていて適当な環境の元ではいつでも戻れる準備状態にある．例えば，消去や反対条件付けによって消去された条件反応も，しばらく時が経過した後にCSが再び提示された場合には回復しうる（自然回復〔spontaneous recovery〕）．条件反応は，患者がある状況下で消去された後に条件付けされた状況に戻る場合や，消去が行われた状況とは異なる状況下でCSと出会った場合にも回復する（両方とも再生〔renewal effect〕の例である）．再生は，消去が生物がそれを学習した状況との関係に依存するという原則を説明している点で重要である．CSと異なる状況において遭遇した場合，消去された行動は再び起こったり，元に戻る．回復と逆戻りは，現在の状況がUSと再び関係している場合（「復活」〔reinstatement〕），もしくは，CSが再びUSと組み合わされる場合（「急速な再取得」〔rapid reacquisition〕）にも起こる．ある理論的なアプローチにおいて，消去と反対条件付けは最初の学習を破壊することはないが，代わりにCSに第2の意味をもたせるような新しい学習を伴うようになると仮定している（例えば，「CSは危険である」に，「CSは安全である」が加わる）．曖昧な言葉にいくつかの意味があるのと同様に，消去や反対条件付けされたCSによって引き出された反応は，基本的に現在の状況次第なのである．

　ヒトと動物，両方の学習と記憶における状況の効果に関する研究によれば，刺激の幅広い多様性は，現状に対して一役買っていることが示されている（表2.3-1）．例えば，薬物はこの点において際立っている．ラットがベンゾジアゼピン系安定薬もしくはアルコールが作用している間に恐怖の消去を受けた場合，薬物の作用した状況にないところでCSが試験されると，恐怖は復活する．これは，状況依存性学習（state-dependent learning）の例である．これについては，最初の学習が行われたのと同じ状況において試験された場合に，最もよく情報が保持される．状況依存性の恐怖の消去は，薬物と組み合わされた治療の場合に最もわかりやすい．そこには，より普遍的には，薬物を投与することの意味もある．例えば，不安を和らげるために薬物を摂取した場合，不安が減ることで薬物摂取は強化される．状況依存性の消去は，不安誘発刺激に自然に曝露される間に消えてしまうかもし

表 2.3-1　動物とヒトの研究機関で研究された効果的な状況刺激

外受容性状況
　部屋，場所，環境，その他の外的背景の刺激
内受容性状況
　薬物状態
　ホルモン状態
　気分状態
　剥奪状態
　最近の出来事
　期待される出来事
　時間の経過

Sadock BJ, Sadock VA, Ruiz P. *Kaplan & Sadock's Comprehensive Textbook of Psychiatry*, 9th ed. Philadelphia：Lippincott Williams & Wilkins；2009：652 から転載．

れない不安を保持する可能性がある．このように，薬物を使うことは逆説的に最初の不安を保持する可能性があり，不安症と薬物乱用の関連を説明しうる，終わることのない循環を作り出すことになる．この議論の1つのポイントは，薬物が学習において多彩な役割を担いうるということである．薬物は，一方ではUSや強化子でありうるが，もう一方ではCSや状況でありうる．薬物のもつ行動面への複雑な影響の可能性は心に留めておくべきである．

　現代の理論が伝えるもう1つのメッセージでは，消去（と反対条件付けのような，その他諸々の過程）は，初期の学習が失われることよりも，むしろ新しい学習を必要とするという事実を強調している．最近の精神薬理学的な研究はこの考え方に基づいている．消去と治療によって新しい学習がつくられたならば，新しい学習を促進する薬物は治療過程も促進する可能性がある．例えば，N-メチル-D-アスパラギン酸（N-methyl-D-aspartate：NMDA）グルタミン酸受容体の部分作動薬であるサイクロセリン（cycloserine）について，最近非常に関心が集まっている．NMDA受容体は，長期増強（long-term potentiation）という，いくつもの学習の実例に関与するシナプスの促進現象に関係している．興味深いことに，サイクロセリンの投与はラットにおいて消去学習を促進することが証明されている．そして，おそらくヒトにおいては，不安症に対する類似体験療法を受ける上で促進的に働くであろう．この結果を支持する研究において，投薬は消去の量を増加させたが，これは事前の消去の試行回数が少なかった（とともに不十分な）場合に明らかにみられた．このような知見は，期待できるものであるが，消去が状況依存性であることを覚えておくことは重要である．そして，それゆえ，状況変化に伴って元に戻ってしまう可能性も，当然残ったままであろう．この可能性があることと同様，サイクロセリンによって恐怖の消去は数回の試行で学習させることができるが，更新効果（renewal effect）の強さが妨げられたり減ったりするこ

とはないようである．このような結果は，さらに治療に薬物が用いられることの効果を理解する上で，行動の研究——そして行動理論——の重要性を強調するものである．それでもなお，治療状況で生じる学習を増強する可能性のある薬物の探索は，重要な研究領域であり続けるであろう．

　記憶を理論上，修飾したり消去することのできるもう1つの過程は再固定（reconsolidation）と呼ばれる現象によって説明される．新しく学習された記憶というのは，脳でより安定した形で固定される前には，一時的に不安定で，容易に崩れるものである．記憶の固定は新しい蛋白の合成を必要とし，蛋白合成阻害薬（例えば，アニソマイシン［anisomycin］）によって妨げられる．動物の研究で示されていることとして，最近再活性化された固定記憶も，短期的には同じように脆弱な状態に戻っていることがあり，それらの再固定も同様に蛋白合成阻害薬によって妨げられてしまう．例えば，いくつかの研究において，簡単な恐怖の条件付けを体験した後で1つか2つのCSの提示によって条件付けされた恐怖が再活性化されたならば，再固定はアニソマイシンによって妨げられうることが示されている．CSが後からテストされた場合には，まるで，再活性化と引き続く薬物投与が最初の記憶の強度を減弱したかのように恐怖を示す証拠はほとんどない．しかし，消去の効果のように，これらの恐怖-減弱効果は，必ずしも最初の学習が壊され，消し去られてしまったことを意味するわけではない．このような方法で減弱されたCSの恐怖は，時間の経過によって（すなわち，自然回復［spontaneously recover］），もしくは，思い出すものを与えることによって，まだ戻り得ることは証明されている．この種の結果は，薬物の効果が実際の「再固定」というよりはむしろ，記憶の想起や接近を妨げることを可能にするということを示している．

　概して，治療後に行動が消去されることは，根底にある知識を消去することとして解釈されるべきではない．今のところ，どのような治療法の後でも，最初の学習の一部は脳に残っており，もし想起されれば再燃する準備ができていると考えるのが一番妥当であるようである．最初の記憶を無きものにするような治療法をみつけようと試みる代わりに考えられる治療戦略は，最初の記憶が保持されることを受容し，生物がその記憶の想起を防止するか，またはそれに対処できるような治療を確立することであろう．1つの可能性としては，その患者にとって再燃が最も問題となるような状況において，想起戦略（リマインダーカードのような想起刺激を用いる方法など）を奨励することがあるであろう．この方法には，患者が治療体験を思い出せるような助力があると考えられる．

オペラント/道具的学習

行動と結果の間の関係

　オペラント学習はパブロフ型学習と数多くの類似点が

ある．1つの例をあげると，もし，訓練に引き続いて強化子が与えられなかった場合には，オペラント学習においても消去が起こる．消去は，改めて望ましくない行動を取り除くために役に立つ技法であるが，パブロフ型学習についてみたように，最初の学習を無きものにするわけではない——部分回復，再生，復活，急速再取得効果が依然存在している．より現代的なアプローチにおいては，強化子は行動を導いたり動機づけたりするものとしてとらえられる傾向にあるのに対して，ソーンダイク（Edward Thorndike）によって始められた道具的学習の初期の説明では，道具となるような行為（instrumental action）を「刻印する」（stamping in）ものとして，その役割が強調されている．現代の「統合的な」オペラント条件付け（後述の考察を参照）の見解では，生物は，刺激-結果の学習がパブロフ型学習に含まれると確信されている方向性のほとんどにおいて，行為と結果を関連づけると考えられている．

ヒトの行動は，社会的なものも含めた幅広い種類の強化子によって影響を受けている．例えば，学校の先生や病院のスタッフからの単純な注意は，生徒または患者の，破壊的な，もしくは問題のある行動を強化することが観察されている．いずれの場合も，注意が撤回されて，他の活動に向け直されたときに，問題行動は減じることになる（すなわち，消去が起きる）．ヒトの行動は，賞賛のような言葉を用いた強化子によって，より一般的には金銭のような条件づけされた強化子（conditioned reinforcer）によっても影響を受ける．後者は，より基本的な「最初の」報酬との関連性から引き出された価値があることを除いては，何ら本質的な価値があるわけではない．条件づけされた強化子は，学校や施設環境において，いわゆるトークンエコノミー（token economy）という方法で用いられてきた．この方法では，良い行いが，価値のある品目を購入することのできる代用貨幣（token）によって強化される．より自然な環境では，強化子は，常に社会的な関係性において調達される．その場合，強化子の影響は動的で相反的である．例えば，親子関係では，強化子と罰（訳注：負の強化子）の調達（と留保）がそれぞれに行動を形作るような，相互作用的，もしくは相反的なオペラント随伴性が始終起きている．パブロフ型学習のように，オペラント学習は常に操作的（operant）であり，常に行動に影響しているのである．

研究室で行われるオペラント条件付けの研究は，行為がどれほどそれに対する報酬に関係しているかについて多くの見識を提示してきた．自然界であれば，行為を遂行するたびに強化されることはほとんどなく，ほとんどの行為は間欠的に強化されるだけである．率強化スケジュール（ratio reinforcement schedule）では，強化子は，生物が発する量の仕事，または反応に直接関係する．つまり，次の強化子がいつ提示されるのかを決定するある仕事の必要条件がある．「定率強化スケジュール」では，x回目の行為ごとに強化され，「変率強化スケジュール」では，平均的な率が必要条件としてあるが，それぞれ強化が成功するのに必要な反応数は変化する．率強化スケジュール，特に変率強化スケジュールでは，高率に行動が起こされる．これは，カジノのスロットマシーンに向かう行動にみられるものである．間隔強化スケジュール（interval reinforcement schedule）では，それぞれの強化子の提示は，生物がある特別な時間経過の後に反応を発することに依る．「定間隔強化スケジュール」（fixed interval schedule）では，x秒後に発された最初の反応が強化される．「変間隔強化スケジュール」（variable interval schedule）では，それぞれの強化子に間隔についての要件があるが，間隔の長さはさまざまである．1日中電子メールをチェックする人は変間隔強化スケジュールに基づいて強化を受ける——チェックするつど，強化をもたらすべく新しいメッセージがあるわけではないが，新しいメッセージは，1日を通して，異なる時間経過の後で受け取ることができる．興味深いことに，間隔強化スケジュールでは，全体の強化率に影響することなく，反応率は実質的に異なる可能性がある（率強化スケジュールでは，行動率と強化率により直接的な関連がある）．部分的にはこのことから，間隔強化スケジュールは率強化スケジュールと比べて，反応率がより遅くなる傾向がみられる．

オペラント行動に関する古典的な研究では，どのような行為の遂行においても常に選択が関わっているという事実が強調されている．すなわち，ある行動を遂行するときにはいつでも，それ以外のいくつもの両立しえないものの中から，その行為を選んでいるのである．生物が，2つの異なるオペラント行動のどちらかを行うことが可能になることによって選択が検討された場合（それぞれ独自の強化スケジュールに基づいて結果を算出している），オペラント行動の割合は，行動の強化の率だけでなく，その状況におけるその他すべての行動の強化の率にも依っている．最も一般的な見積もりとして，行動1の強さ（すなわち，行動1が遂行される頻度）は，以下の式によって与えられる．

$$B_1 = KR_1/(R_1 + R_0)$$

この式において，B_1は行動1の強さ，R_1はB_1が強化されてきた率，R_0は両立しないすべての（もしくは「その他の」）環境における行動が強化されてきた率である．Kは状況におけるすべての行動に対応し，個人によって異なる値となる定数である．効果の定量的法則（quantitative law of effect）として知られるこの原理は，精神科医や臨床心理士にとってかかわりのあるいくつもの考え方を捉えている．それが示すところは，行為は，その強化の率（R_1）が増えることや，両立しない行動の強化の率（R_0）が減ることのいずれによっても強められることである．これとは反対に，行為は，その強化の率（R_1）が減ることによっても，両立しない行動の強化の率（R_0）が増すことのいずれによっても弱められる．後者の論点には特に重要

な意味がある．原則としては，新しい，望ましくない行動が強められることは，別の強化に富んだ(high R_0)環境を与えることによって緩徐にすることが可能である．このように，薬物やアルコールを使用する青年が高率に(high R_1)その行動をとることは，彼らの環境が別の強化に富んだものであれば少なくなりうる(例えば，課外活動，外の世界への関心などによってもたらされる)．

行為に対する選択は対応する強化子の大きさによっても，また，どの程度すぐにその強化子が生起するかによっても影響される．例えば，ささやかだがすぐに報酬が得られるような行為(例えば，薬物を鼻から吸収する)と，より大きいが時間のかかる報酬(例えば，教室に通い一般教育習得証明書の履修証明を得る)の間で，時には選択をしなければならないであろう．より即座に得られる報酬を選んだ場合は，それはしばしば「衝動的」と言われ，一方，時間をかけて得られる報酬を選んだ場合は，「自己制御」を保つと言われる．興味深いことに，生物はささやかだがすぐに得られる報酬を，より大きいが時間のかかるもの以上に選びやすい．長い目でみると，そうすることは不適応的であるにもかかわらず．このような「衝動的」な選択は特に，報酬が今すぐそこに切迫しているとき抵抗することが困難である．選択は，2つの報酬の相対的な価値によって決定されると考えられており，その価値は強化子の大きさと遅延時間の両者の影響を受ける．強化子は，大きければ大きいほど，より即座に得られるものであればあるほど価値がある．報酬が遅延すると，その価値は減るか，時間と共に「ディスカウント」される．選択を求められたとき，生物は常に，価値がその時点で高いと思われる報酬へと導かれるような行為を選択する．

強化理論

どのような種類の事象や刺激がその人個人にとって強化となるかをあらかじめ知らなくても，前述したオペラント条件付けの原理を用いることが可能である．どの強化の法則も，どのような種類の事象が生物の世界において強化子の役割を担うかについて多くを語っていない．スキナーは，強化子のもつオペラント行動に対する影響について検討することによって，強化子について経験的に定義した．強化子は，それがオペラントの結果とされるならば，オペラントの強さを増すことが示されうるどのような事象に対しても定義された．この経験的な(「理論的でない」という人もいるかもしれない)見解は，それによって一個人に特有な，特異的な強化子たりうるものを可能にするので有用でありうる．例えば，治療者が，自分を傷つける子どもと共同作業をする場合に，その取り組みに対して助言されることは，単に，治療者は行動の意味を探索し，その上でその行動を制御できるようにそれらを扱うことである．それゆえ，もし，例えば，その子どもの自傷行為が，親がその子がそうすることに対して叱ることをやめた場合に減るのであれば，叱ることは強化子ということになるが，このことは誰にとっても(叱ることは罰子として機能するはずであると思っている両親を含めて)反直観的であるように考えられる．その一方で，治療者があらゆることを試みてみる前に，どのような事象がその子にとって強化子になるのかを知ることも役に立つであろう．

ここでは早めに予測することが可能となるような，強化に対するいくつかのアプローチを紹介する．おそらく，最も有用なものはプレマックの原理(研究者であるプレマック[David Premack]に因んで命名された)である．この原理では，いくつでも自由に活動に携わることができるような個人の嗜好テストが与えられることによって，強化子を見極めることができる．ある人は，活動Aに携わることに1番多くの時間を費やし，2番目に多くの時間を費やしたのは活動B，3番目に多くの時間を費やしたのは活動Cだったとする．この場合，活動Aは，BやCよりも好みで，BはCよりも好みだということができる．プレマックの原理は好みの行為はそれよりも好みでないどのような活動も強化すると力説している．この例では，活動Cを行うことは，AやBを行う方へと近づくことができ，活動Cは強化されることになる——それは強さや率において増すということである．同様に，活動Bは活動A(しかし，Cではない)によって強化される．この原理は，多彩な個人の違いを容認している．例えば，初期の研究において，子どものうちの何人かは，ピンボールで遊ぶよりもキャンディーを食べてより多くの時間を費やすような選択をしたが，一方他の子は，キャンディーを食べるよりもピンボールで遊ぶことにより多くの時間を費やした．キャンディーを食べることは最初のグループではピンボールで遊ぶことを強化した．対照的に，後者のグループでは，ピンボールで遊ぶことはキャンディーを食べることを強化した．考えられる強化子として，食物(食べること)についてとりわけ特別なものは何もないし，何ら特別な活動があるわけでもない．嗜好順位が上に当たる活動は，理論的にはそれに次いで嗜好された活動を強化することになる．

この原理は年余にわたって吟味されてきた．現在では，生物が嗜好順位が下位の行動を，通常水準以下に剥奪されていた場合には，嗜好順位が下位の行動でさえ，嗜好順位が上位の行動を強化できることが認識されている．前述の例では，嗜好順位が下位の活動Cが，しばらくの間，嗜好の基本線の水準以下に抑圧されていたとしたら，CでさえAやBを強化しうるのである．しかし，長い目でみたときには，ある人が自由に強いられずに活動に近づける場合に，どのように自分の活動を割り振るかをみるだけでその人にとっての強化子を見出すことができるということが，中心的な意味である．

動機要因

道具的な行為はよく目標志向的であるといわれる．トールマン(Edward Tolman)が，1930年代と1940年代

に行われた多くの実験において説明したように，生物は目標に達するためにいくつかの行為の中からどれでも柔軟に実行することがありうる．したがって，道具的学習では，決められた終わりに向かって，さまざまな方法がみられるのである．トールマンの強化子の効果に関する見解は，再び支持されるところとなった．彼は，強化子が学習に必要なのではなく，道具的行動を動機づけるために重要なのだと論じた．この点に関する古典的な説明は，潜在学習（latent learning）の実験にあった．ラットは，複雑な迷路でいくつかの試行を経験し，ひとたび彼らがある特別な目的地に達すれば，報酬を与えられることなく迷路から出された．目的地への到達が突然報酬を受けるようになると，ラットは突然，ほとんど誤りを犯すことなく迷路をやり遂げるようになった．このように，ラットは餌の強化子という利益がなかったときにも迷路について学習したが，強化子はそれでもなお，迷路を効果的にやり遂げようとラットを動機づけるために重要であった．強化子は学習のためになくてはならないわけではなかったが，それは生物に知り得たことを行動に移そうという動機を与えたのである．

これに続く研究では，報酬のもつさまざまな動機づけの効果が特定された．例えば，少しの報酬を受けたことしかなかった生物は，より多くの報酬によって突然強化されると，ポジティブコントラスト（positive contrast）を示すことがある．つまり，この場合の道具的行動は，はるかに多くの報酬を得ていた対照群における行動よりも，さらに強力なものになることがある．これとは対照的に，生物は高い報酬から低い報酬へと切り替えられるときには，ネガティブコントラスト（negative contrast）を示す——彼らの行動は，ずっと少ない報酬を受けてきた対照群よりも弱くなるのである．ネガティブコントラストは，欲求不満と情動性に影響を及ぼす．この2つのタイプのコントラストは，現在の強化子の効果が，生物はどのようなものを期待するように学習したかに依っているという考え方に適ったものである．期待以上に増えれば高揚感を生む一方，期待より少なければ欲求不満が生まれる．ここでは，期待されたよりも少ない報酬を受け取ることは，実際に罰されたかのように思えるという感覚が働いている．

ネガティブコントラストは，逆説的報酬効果（paradoxical reward effect）の例である——行動における諸相において，報酬がときに行動を弱め，無報酬はときに行動を強めるという2つの側面があるためにそのように呼ばれる．最もよく知られたものは部分強化消去効果（partial reinforcement extinction effect）で，間欠的に（もしくは「部分的に」）強化されてきた行為は，強化子が完全に取り除かれた場合に，連続的に強化されてきた行為よりも長く持続するというものである．この知見は，強化のされ方が他の行為の例えば半分の頻度であるにもかかわらず，その行為の方がより持続することがあるという理由で，逆説的であると考えられている．1つの説明としては，部分的に強化されてきた行為は，ある程度の欲求不満の存在下で強化されてきたのである——そして，それゆえ，新しい逆境や欲求不満の元において持続するのである．その他に，懸命さが強化されうる特質をもった行動であることの証拠が示唆されている．つまり，ヒトも動物も，勤勉に反応することの実践を強化されてきた場合，新しい行動に対しても応用されるある種の"勤勉さ"を学習しているのである．これに含まれることとして，治療において学習された新しい行動は，高水準の努力が慎重に強化されてきた場合には，時間が経過してもより持続すると考えられる．

強化子の効果は，生物の今現在の動機に関する状態によっても影響を受ける．例えば，食物は空腹の生物にとって，水は喝いた生物にとって，より強化性がある．このような結果は，多くの強化の理論（例えば，プレマックの原理）と一致している．なぜならば，空腹や口喝の存在は，その生物の食物や水への嗜好順位を，間違いなく増すと考えられるからである．最近の研究は，しかし，手段的行為（instrumental action）における動機に関する状態の効果は，このように必然的とばかりは言えないことを示している．特に，動機に関する状態が手段的行為に影響を与えようとするならば，まず，行為の強化子が動機の状態にどのように影響を与えるかについて学習する必要がある．強化子が動機の状態に対してもつ効果に関する学習の過程は，動機づけ学習（incentive learning）と呼ばれる．

動機づけ学習は，実験例によって最もよく説明されている．1992年，バレイン（Bernard Balleine）は，訓練されたラットに空腹ではないが新しい固形飼料を得るためにレバーを押すことを教えた研究を報告した．動物は次に餌を取り上げられて，レバーを押してももはや固形飼料が出てこないという条件下で，レバー押しがどうなるか試験される．空腹状態は，レバー押しの頻度に影響を与えなかった．つまり，空腹のラットは餌を奪われなかったラットと比べて多くレバーを押すことはなかったということである．他方，ラットが食物を取り上げられている間に固形飼料を食べるという別の体験を与えられていた場合には，その検査中，ラットは高頻度にレバーを押した．このように，空腹は，その動物がかつてその状態で強化子を体験したことがある場合においてのみ，手段的行為を強める——その状態とは，動物に，特別なものがその状態に影響していることを教えたのである（動機づけ学習）．主な考え方は，手段的行為を行うのは，今現在の動機の状態にとって望ましい結果を生むとわかっている時だということである．臨床的な意味づけは十分調査されていないが，重要性があると考えられる．例えば，薬物嗜癖の人は，離脱が薬物探索を動機づけることになる前に，薬物の離脱状態が心地よいものであることを学習する必要があるであろう．不安な人は，不安状態にあるときに薬物投与によってどのように感じるかを学習する機会を実際にもつまで，不安時に有効な薬物投与を受

けたいという動機は起こらないと考えられ，抑うつ状態にある人は，落ち込んでいる間にどのような自然の強化子が本当に以前より気分を良くしてくれるかを学ぶ必要があるであろう．理論に基づけば，抑うつ状態を改善するのに役立つ行為を行うことに興味をもつためには，抑うつ気分に対する強化子の効果を直に体験することが必要であると考えられる．

パブロフ型学習とオペラント学習

回避学習

　強化子の動機づけ効果の理論は，常に，背景にあるパブロフの条件刺激が強化子と関連してもいることと，条件刺激に喚起された強化子（もしくは条件づけされた動機づけの状態）への期待がオペラント反応の強さを増すことを強調している．ここには，2つの要素，もしくは2つの過程の理論がある．パブロフ型学習はオペラント学習の間，同時に起こり，行動を動機づける．

　パブロフ型と道具的な要素の相関は，回避学習（図2.3-1）を理解する上で特に重要である．回避状況においては，生物は有害事象を自分のところにもって来られたり，提示されたりすることを妨げるような行為の実行を学習する．回避学習の説明はとらえどころがない．それは，明らかな強化子を特定することが難しいからである．有害事象の発生を防ぐことは明らかに重要であるが，どのようにしてその事象が発生しないことを強化できるのであろうか．答えはこうである．環境における刺激（パブロフ型のCS）が有害事象の発生を予見するようになり，結果的に刺激が不安や恐怖を喚起するのである．そのため，回避反応はそれが恐怖から逃避させるか恐怖を減じるならば，強化されうるのである．パブロフ型の要素とオペラントの要素は，このように両者とも重要である．パブロフ型の恐怖の条件づけは，恐怖の減弱を通して，手段的行為の強化を動機づけ，かつ可能にする．恐怖や不安からの逃避は，不安症を含む，多くの人の行動障害において重要な役割を担っていると考えられている．それゆえ，強迫的な患者は，不安を減らすために，繰り返し自分の手を確認したり洗ったりする．広場恐怖の患者はパニック発作と関連した場所に関する恐怖から逃れるために家にいる．そして，過食症の患者は，食事を食べたことによって喚起された後天的な不安を減らすために，食後に嘔吐することを覚えるのである．

　2要因説は回避学習の重要な見解であることに変わりはないが，すぐれた回避は強化されることなく，実験室で得られる．例えば，動物に生得的に準備された恐怖反応——いわゆる種特有の防御反応（species-specific defensive reaction：SSDR）のうちの1つに似た行為を遂行するよう求められた場合である．ラットはすでにフリーズすること（動かないままでいる）や，ショックを回避するために逃げること（違う環境へと走る）を学習している．この2つの行動は，捕食から逃げる，もしくは回避するために進化してきたものである．フリーズすることと，逃げることは，オペラントというよりレスポンデントでもある．それらは，結果（恐怖からの逃避）によって強化されるというよりむしろ，前提（ショックが予測されるパブロフ型の条件刺激）によって制御されている．このように，ラットが回避のためにSSDRを使うことができる場合には，必要な学習はパブロフ型のみである——ラットは危険を伴う環境的な刺激について学習し，これらが恐怖を喚起して退避を含めた生得的な防御行動（negative sign tracking；図2.3-2）を引き起こす．生得的なSSDRに類似していない行為の遂行を学習するためには，恐怖を減じるために，より多くのフィードバックや強化を必要とする．よい例はレバー押しである．この場合，ラットは，強化子が固形飼料であれば簡単に学習するが，同じ行為でも，それがショックの回避につながる場合には学習するのが困難である．より最近のヒトの回避に関する研究では，条件刺激–嫌悪的事象と，反応–非嫌悪的事象の予測値の役割が重要であることが示されている．より大きな論点は，パブロフ型学習が回避学習において重要なことである．動物がSSDRを用いて回避ができる場合には，それが唯一必要な学習である．要求される行為がSSDRでない場合には，パブロフ型学習によって何らかの悪い事象が予期されうる．

　嫌悪事象に対する認知的な考え方は，学習性無力感の研究によっても促進されている．この現象においては，生物が曝された嫌悪事象が制御可能か制御不能かによって，それ以後の嫌悪事象に対する反応性が異なる．例えば，典型的な知見として，実験の第1段階で，回避不能なショックに曝された対象が第2段階において全く新しい行動によって回避できるショックを学習する際，回避可能なショックに曝された対象がそれを正常に学習するのに対して結果が良くない．両方のタイプの対象は同じくショックに曝されているが，その心理学的次元（その制御可能性）が違いを引き起こす．それはおそらく，回避不能なショックに曝された対象は，彼らの行動と結果とが独立したものであると学習するからであろう．この知見（そして解釈）は以前に抑うつのモデルとしてもみられたが，ここでの見解は，ストレス因子の可制御性が，主にストレスの多さと悪影響を調節しているということである．理論的なレベルでこの結果が意味するものは，生物は，彼らの行動が結果につながるというような道具的随伴性（instrumental contingency）を体験していれば，それらの結果の制御可能性について何らかを学習することでもあると考えられる．

　嫌悪学習の研究による主たる結論の1つは，道具的学習には，生物学的（すなわち，進化論的）な側面と認知的な側面の両方があるということである．多くの道具的学習がパブロフ型随伴性によって制御されうるという可能性はまた，動物が正の強化に反応するようになっていく研究に一致するものである．例えば，ハトは1940年代からオペラント学習において広く用いられてきた．典型的

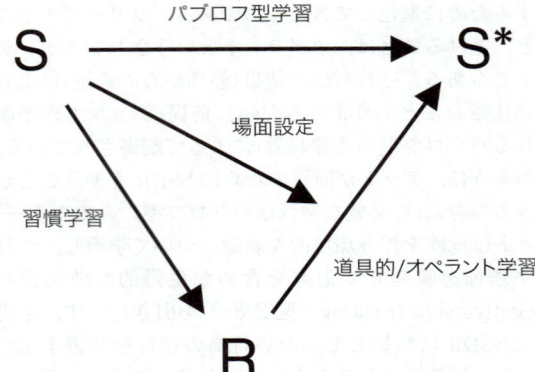

図 2.3-3　道具的/オペラント学習状況は，さまざまな種類の学習を可能にしており，それはいつでも始終生じているものである．R はオペラント行動もしくは道具的行動；S は環境における刺激；S* は生物学的に重要な事象（例えば，強化子，無条件刺激）．(Mark E Bouton, PhD. のご好意による)

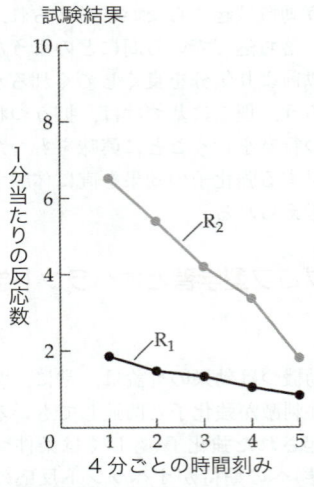

図 2.3-4　強化子価値下げ効果．実験のセッションの結果．結果は，オペラント学習における反応−強化子連合の重要性を示している．生物が実験の間行われる方法で遂行するには，どの行動がどの強化子をもたらすのかを学習しなければならず，その上で動物が現時点で好み，価値を置く結果をもたらす行動を遂行することを選択するのである．R1, R2 は，オペラント行動もしくは道具的行動．（データは Colwill and Rescorla [1986] による．Bauton ME：*Learning and Behavior*：*A contemporary Synthesis*. Sunderland, MA：Sinauer；2007 から転載）

な実験において，ハトは，餌を獲得するために部屋の壁にかかっているプラスチック製の円盤をくちばしでつつくようになる（反応の「鍵」となるもの）．くちばしでつつくことはオペラント反応のようにみえるが，いくつかの試行において，強化子を提示する前に数秒間鍵（訳注：円盤）を照らすことで，ハトのつつくことが同調されるようになるのである．ハトには鍵をくちばしでつつく必要性は全くないわけであるが，ハトは，照らされた鍵──パブロフの餌に対する予測因子──をとにかくくちばしでつつき始めるのである．くちばしでつつく反応は，その結果によって弱く制御されるだけである．もし，くちばしでつつくことによって実際に餌が運ばれてくるのを妨げる（その試行においてはくちばしでつつくことなく他の方法で運ばれてくる）ように験者が事の次第を調整したならば，ハトは多くの試行においてほとんど「いつまでも」くちばしでつつくことを続けるであろう．（くちばしでつつくことと餌は負の相関にあるが，鍵が照らされることは餌に対する弱い正の予測因子のままである．）こうして，この古典的な「オペラント」行動は少なくとも部分的にパブロフ型のものである．パブロフ型随伴性を無視することはできない．ラットが，ふつうなら餌がもらえるレバー押しに対して弱い足底刺激で罰された場合，少なくとも部分的に（おそらく優位的に）レバー押しをしなくなる．それというのも，ラットは，レバーが今やショックを予見させるものであることを学習して，レバーから引き下がるからである．子どもは，これと同じように，罰を受けた行いをすることをやめるというよりも，むしろ罰を与えた両親の傍から離れるようになるであろう．オペラント学習設定における非常に多くの行動は，実際のところ，オペラント学習よりも，パブロフ型学習とサイン・トラッキングによって制御されているのであろう．

道具的行動の総合的見解

そうなると，考え方としては，どのような道具的学習状況においても，行動は，図 2.3-3 に示されるように，いくつかの仮説上の連合によって制御されていることになる．道具的学習に位置づけられる多くの行動は，パブロフ型の要素によって制御されうる．そこでは，生物は，強化子（S*，生物学的に重要な事象を意味する）を伴った背景にある刺激（CS）と関連をもつ．すでに議論されたように，このタイプの学習では，さまざまな行動と感情の反応（と動機の状態）が CS によって喚起されることが可能となり，それがさらに道具的行動を動機づけることになるのである．

現代用語でいえば，道具的要素は，生物が道具的行動（R）と強化子（S*）との直接的で類似した連合を学習することによって示される．この種の学習の根拠は，強化子の価値下げ（reinforcer devaluation）の実験に由来する（図 2.3-4）．このような実験では，生物はまず 2 つの道具的行動を遂行するよう訓練されて（例えば，レバーを押すことと鎖をひくこと），それぞれの行動は異なる強化子と組み合わされる（例えば，固形飼料対液状蔗糖液）．これとは別に第 2 段階として，1 つの強化子（例えば，固形飼料）が不快感と組み合わされる．そうすると，そこには，強化子に嫌悪的に働く強力な味に対する条件付けが形成される．最終実験では，生物は道具的状況に戻されて，道具的行動も遂行できるようになる．どのような強

化子もその実験の間提示されることはない．結果的には，生物は，今や嫌悪的となった強化子をもたらすような行動は遂行しなくなる．このような方法を実践するためには，生物は(1)どのような行動がどのような強化子をもたらすのかを学習していなければならず，(2)この知識ともはや自分がその強化子を好きでもなく，価値があるわけでもないという知識とを組み合わせなければならない．結果は，強化子が単に深く刻み込まれるか，もしくは，道具的行動を強化するというような，より単純でより伝統的な見解によって説明することはできない．

生物は，強化子がどのように特別な動機づけの状態に影響するのかを学習する必要もある——その過程は，「動機づけ学習」(incentive learning) と呼ばれる．動機づけ学習は，動物がそれを通して強化子の価値を学習するような過程としての道具的学習に，重要な位置づけで組み込まれる．このように，図 2.3-4 に示される強化子の価値下げの体験において，第 2 段階にみられる重要なことは，生物は実際に強化子と接点をもって，それを好きでないことを学習しなければならないことである．既述したように，動機づけ学習はおそらく，常に，多かれ少なかれ，望ましい結果(とそれらを生み出すのに連合した行為)を出すことに組み込まれている．

他の実験においては，図 2.3-3 に示されているその他の刺激への連合が説明されている．刺激は強化子に直接連合されているのに加えて，行為と結果の間の関係を示すことができる．これは場面設定 (occasion setting) と呼ばれる．オペラント状況における刺激は反応を直接引き出すのではなく，オペラント反応のための場面を設定することができる．優れた証拠として，刺激は特別な反応-強化子の関係性を示すことがあげられる．例えば，ある実験において，ラットは，背景に音と光がある状況で，レバー押しと鎖引きを学習した．音が存在したとき，レバー押しは固形飼料の強化子をもたらし，鎖引きは蔗糖をもたらした．対照的に，ライトが存在したときには，その関係性は逆で，レバー押しは蔗糖をもたらし，鎖引きは固形飼料をもたらした．そこで，ラットは対応する関係性を学習したという証拠が得られた．第 2 段階において，固形飼料は不快感と連合され，ラットはもはや固形飼料に価値を置かなかった．最終的な実験において，消去を伴った状態にあるラットは，別々の試験の間，音もしくはライトの存在下でレバー押しや鎖引きができた．音が存在するとき，動物はレバー押しよりむしろ鎖引きをした．ライトが存在するときには，動物は鎖引きよりもむしろレバー押しをした．このように，音はレバー押しが，ライトは鎖引きが固形飼料をもたらすことをラットに知らせた．これは，図 2.3-3 に説明されている場面設定機能である．

光と音以外の他の刺激をオペラント行動のための場面に設定することは，何の価値もない．動物の学習における現代の研究は，時間的・空間的刺激のような他の刺激の重要性と，何らかの知覚や記憶過程の重要性を強調している．オペラント行動の刺激制御において，特に興味深い研究の例はカテゴリー分類である．ハトには，車，椅子，花や猫の画像をスキナー箱の壁に配置されたコンピュータスクリーンに見せることができる．これらの画像が存在している時に 4 つのバーのうちの 1 つをつつくことは，車，椅子，花や猫を含めたどの写真が存在するときにも強化される．興味深いことに，それぞれのカテゴリーにおいて標本数が増えると，ハトは区別を学習するにつれてより多くの間違いをするようになる．しかし，より多くの標本があることは，新しい試験画像に移ることにより準備ができるという意味で，よりよい学習をもたらす——それぞれのカテゴリーで多くの標本に触れた後では，ハトは新しい刺激のカテゴリー分類(とそれに正確に反応すること)においてより正確になる．1 つの例としては，さまざまな設定や方法における新しい行動のトレーニングは，新しい状況に対する般化を増強するであろう．

図 2.3-3 に対する最後の連合は単純な習慣学習 (habit learning)，もしくは刺激と反応の間の直接的な連合である．この連合を通して，その背景は，R-S*の介入する認識と S* の評価なしで，直接的に道具的行動を誘発すると考えられる．S-R 学習は，以前は学習において優位を占めると考えられていたが，現在の見解では，多大な一貫した道具的トレーニングの後でのみ発展的であるとみなされている．事実上，繰り返し実践されてきた(そして，繰り返し強化子と連合してきた)行動は，自動的で日課のようになる．証拠のうちの 1 つの端緒には，強化子の価値下げ効果という事実がある——それは，ある種のオペラント行動の認知的媒介を意味する——膨大な道具的訓練の後ではオペラント行動はもはや生じない．あたかも動物が，それが生み出す実際の結果を思い出すことなく，反応することに反射的に携わっているかのように．臨床に持ち込まれる多くの病的行動もまた，反復することによって自動的で目的のないものになっているかもしれないと推定することが合理的であろう．興味深いことに，行動における S-R の習慣にその結果としてみられる優位性は，学習された S-S* や R-S，もしくは S-(R-S*) の関連による，より認知的な媒介に取って代わったり，それを崩壊させたりすることはないという証拠が示されている．いくつかの条件下では，習慣的な反応でさえ行動-強化子連合の制御の元で回復することがある．行動の習慣への転換と，習慣の認識に対する関係は，研究が活発な領域である．

参考文献

Abramowitz JS, Arch JJ. Strategies for improving long-term outcomes in cognitive behavioral therapy for obsessive-compulsive disorder: insights from learning theory. *Cogn Behav Pract*. 2014;21:20–31.

Bouton ME. *Learning and Behavior: A Contemporary Synthesis*. Sunderland, MA: Sinauer; 2007.

Bouton ME. Learning theory. In: Sadock BJ, Sadock VA, Ruiz P, eds. *Kaplan & Sadock's Comprehensive Textbook of Psychiatry*. 9th ed. Philadelphia: Lippincott Williams & Wilkins; 2009:647.

Hockenbury D. Learning. In: *Discovering Psychology.* 5th ed. New York: Worth Publishers; 2011:183.

Illeris K, ed. *Contemporary Theories of Learning: Learning Theorists … In Their Own Words.* New York: Routledge; 2009.

Kosaki Y, Dickinson A. Choice and contingency in the development of behavioral autonomy during instrumental conditioning. *J Exp Psychol Anim Behav Process.* 2010;36(3):334.

Maia TV. Two-factor theory, the actor-critic model, and conditioned avoidance. *Learning Behav.* 2010;38:50.

Sigelman CK, Rider EA. Learning theories. In: *Life-Span Human Development.* Belmont: Wadsworth; 2012:42.

Urcelay GP, Miller RR. Two roles of the context in Pavlovian fear conditioning. *J Exp Psychol Anim Behav Process.* 2010;36(2):268.

2.4 記憶の生物学

　記憶の問題は精神医学の分野で基礎となるものである．記憶は我々の知的生活をつなぐ糊のようなものであり，個人の歴史の礎である．パーソナリティは，部分的にはその多くが幼いときに獲得された習慣の蓄積であり，それが性質を形づくり，行動に影響を与える．同様な意味で，神経症は特定の経験に基づく不安，強迫観念，不適応行動などのように，学習からもたらされることが多い．精神療法それ自体は，新しい習慣や技能を新たな経験の蓄積を通して習得する過程といえる．その意味で，記憶は人生早期の経験の結果であり，成長し変化する可能性のあるパーソナリティへの精神医学の関わりの理論的な中心に位置している．

　記憶の障害や記憶についての愁訴は神経学的，精神医学的な疾患ではよくみられるものであるため，記憶は臨床的な興味の対象でもある．記憶の異常はまた電気けいれん療法などのある種の治療の副作用でもある．そのため，有能な臨床家は，記憶の生物学，記憶障害の種類，記憶の評価法について理解する必要がある．

シナプスから記憶へ

　記憶は神経可塑性という一般的生物学的現象の特例といえる．ニューロン（neuron；神経細胞）は過去の入力に相関して異なる反応をすることで，経歴に応じた活動を示すことができ，このニューロンとシナプス（synaps：ニューロン相互間の接合部）の可塑性が記憶の基盤となっている．19世紀の末に，研究者は，記憶の持続はニューロンの成長によって説明されると提唱した．この考えは何度も言い換えられてきており，シナプスが変化の重要な部位であるという現在の理解は，単純な神経系を持つ動物における広範な実験的研究に基づいている．経験によって，現存するシナプスの強度や，特定の経路に沿ったシナプス接触の数の変化などのシナプスの形態的変化がもたらされる．

可塑性

　神経生物学的な証拠により2つの基本的な結論が支持される．第1は，短期可塑性（short-lasting plasticity）であり，神経伝達物質の放出の増加などの特定のシナプスの事象に依存し，秒または分単位で持続する．第2は，長期可塑性（long-lasting plasticity）であり，新たな蛋白合成，神経突起の物理的成長やシナプス結合の数の増加などに依存している．

　記憶に関する情報は，主に海洋軟体動物のアメフラシ（Aplysia californica）の幅広い研究に由来している．個々のニューロンとそれらの間の連結が特定され，ある単純な行動の神経配線図が描かれている．アメフラシは関連学習（古典的条件付けとオペラント条件付けを含めて）と非関連学習（順化［habituation］，感作［sensitization］）の能力がある．感作は，鰓引込め反射（gill-withdrawal reflex）という触覚刺激が小嗅覚（gill）と大触覚（siphon）の引込みを起こす防御反射を用いて研究された．触覚刺激の前に，頭部や尾部への刺激をすると，鰓の引込みが促進される．この感作を起こす細胞変化が始まるのは，感覚ニューロンが修飾的介在ニューロンを活性化し，それがこの反射を司る回路内のシナプスの強度を増強することによる．この修飾はセカンドメッセンジャー（訳注：一次メッセンジャーからの情報を細胞表面の受容体に伝えて増幅する細胞の化学物質）系に基づいたもので，細胞内の分子（サイクリックAMP［cAMP］とcAMP依存性蛋白キナーゼ）が反射経路の中の神経伝達物質の放出を分単位で持続的に促進する．この回路の短期，および長期の可塑性は，神経伝達物質の放出促進に基づいたものである．長期の変化には，遺伝子の発現と新たな蛋白合成を独自に必要とする．シナプスタグ機構（synaptic tagging mechanism）という仕組みがあり，遺伝子産物はニューロン内を運搬され，直近に活性化したシナプスにおいて選択的にシナプス強度をあげることができる．また，反射回路内のニューロンの神経突起の成長は，長期変化ではみられるが，短期変化ではみられない．

　脊椎動物では，アメフラシのような単純な神経系のようには記憶を直接的に研究することはできない．しかし，行動的操作が脳構造の測定可能な変化を起こしうることも知られている．例えば，通常の環境とは対照的に，刺激の多い環境で生育されたラットでは，新皮質の個々のニューロンに終着するシナプス数の増加がみられる．これらの変化には，皮質の厚み，ニューロンの細胞体の直径，樹状突起分枝の数や長さのわずかな増加が伴っている．行動上の経験はこのように脳の神経回路に大きな影響を及ぼす．

　これらと同じ構造的変化は，刺激の多い環境におかれたラットとともに，さまざまな迷路訓練を与えられたラットでもみられる．迷路訓練では，視覚は片方の眼に限られ，片側の脳半球で受けた情報が他側へ達しないように脳梁は切断された．その結果，ニューロンの形態と結合性の変化が訓練された半球にのみ観察された．この結果から，運動活動性，ホルモンの間接的効果，全般的覚醒度などのいくつかの非特異的な影響が除外される．

脊椎動物の長期記憶は，特定の神経経路におけるシナプス強度の増加などの形態的発育と変化に基づくものと考えられている．

長期増強

　長期増強(long-term potentiation：LTP)の現象は哺乳動物の長期記憶のメカニズムを説明する可能性がある．LTPは前シナプスの神経発火の高頻度群発(バースト)の後に，後シナプスのニューロンが持続的に脱分極する時に観察される．LTPのいくつかの性質から，LTPは記憶の生理的な媒体として適切なものとみなされている．LTPはすばやく形成され，長時間持続する．LTPは連関的なものであり，前シナプスの活動と後シナプスの脱分極が同時に起こることに依存し，後シナプスの細胞に終止するすべてのシナプスではなく，増強されたシナプスにのみ起こる．最後に，LTPは記憶に重要な構造体である海馬に顕著に起こる．

　LTPの誘導には後シナプスを介して，N-メチル-D-アスパラギン酸(NMDA)受容体の活性化が関与しており，それにより後シナプス細胞にカルシウムが流入する．LTPは，後シナプス細胞の α-アミノ-3-ヒドロキシ-5-メチル-4-イソキサゾルプロピオン酸受容体(AMPA：非NMDA)の数の増加と，可能性としては神経伝達物質放出の増加によって維持される．

　記憶の分子メカニズムを解明するための有望な方法は，遺伝子に特異的な変異を導入することに依拠している．1種の遺伝子を欠損させることで，特異的な受容体や細胞のシグナル分子を不活化したり，変容させたりしたマウスを作りだすことができる．例えば，海馬のCA1領域のNMDA受容体を選択的に欠損するマウスでは，多くのCA1の生理的側面は正常に保たれているが，CA1の神経細胞はLTPを示さず，行動的課題において記憶の異常が認められる．成体のラットに可逆的に導入された遺伝子操作は，特異的な分子の変化が発達的に正常な動物に誘導できる点で，特に有用である．

連合学習(Associative Learning)

　古典的条件付け(classical conditioning)の研究は記憶の生物学に多くの示唆を与えてきた．古典的条件付けは，音を条件付け刺激，眼へのエアーパフ(air puff：自動的に瞬目反射を誘発する)を無条件付け刺激として，特にウサギでよく研究されている．音とエアーパフの組の繰り返し刺激により，音のみで瞬目が誘発される条件付け反応が形成される．小脳の深部核の可逆性損傷によって，無条件づけ反応に影響することなく条件づけ反応が消失する．これらの損傷はまた，初期学習が起こることを妨げるが，損傷が回復するとウサギは正常に学習する．すなわち，小脳には，学習連合に必須な回路が含まれていて，該当する可塑性は小脳皮質と深部核の間にあるようである．

　小脳の可塑性と類似した様式は，前庭眼反射の運動学習や，おそらく運動反応の連合学習全般の基礎をなしていると考えられている．学習された運動反応は，反応のタイミングと強さの変化を協調的に調節することによるという考え方に基づいて，小脳皮質のシナプス変化がタイミングの学習に重要である一方，深部核のシナプス変化が条件付け刺激と無条件付け刺激の間の連合を形成する上で重要であることが示唆されている．

　恐怖条件付けと恐怖増強驚愕応答(fear-potentiated startle)は不安症やそれに関連した精神状態の有用なモデルとなる学習のタイプである．例えば，マウスは以前に有害ショックが与えられたと同じ状況に戻されると，すくみ行動をみせる．このタイプの学習は学習環境の文脈的特徴を符号化することによっている．このタイプの学習を習得し，表出するためには，扁桃体と海馬の両方を含めた神経回路が必要である．扁桃体は新たな刺激を陰性情動に連合するのに重要で，海馬は状況を再現するのに重要であろう．消去訓練により，状況が有害刺激に連合しなくなると，条件付け恐怖反応は消褪する．この消去には，前頭葉が主要な役割をもつと考えられる．

記憶に関わる皮質構造

　脳の記憶貯蔵部位は基本的な論点といえる．1920年代に，ラシュリー(Karl Lashley)は，大脳皮質を異なる量取り除いた上で，ラットの行動を研究することにより，記憶貯蔵部位を検索した．彼は，ラットが手術前に学習した迷路課題を再学習するのに必要な試行の回数を記録し，その障害が除去した皮質の量と比例することを見出した．その障害は特定の皮質損傷部位によることはないようであった．ラシュリーは，迷路学習で得られる記憶は脳の一部分に局在しているのではなく，皮質全体に一様に分布していると結論した．

　それに続く研究から，この結果についての再解釈がなされた．ラットの迷路学習は視覚，触覚，空間感覚，嗅覚などの異なる形の情報に依存しており，これらの異なる情報を処理するニューロンはラットの大脳皮質の異なる領域に分離していて，記憶の貯蔵もそれに対応して分かれている．したがって，ラシュリーの観察において迷路学習能力が損傷の大きさと相関があることは，より大きな損傷程，迷路学習と関係する情報処理の多くの要素に関わる特化した皮質領域をより重篤に冒す結果といえる．

　哺乳動物の大脳皮質の機能的構造は，脳損傷後の障害の神経心理学的解析や，正常脳の生理学的研究から明らかにされてきた．視覚情報の処理，貯蔵を行う皮質領域は，ヒト以外の霊長類で最も詳しく研究されてきた．霊長類の皮質のほぼ半分は視覚機能に特化されている．

　視覚情報の処理のための皮質経路は一次視覚野(V1)に始まり，そこから並行する経路すなわちストリーム(流れ)に沿って伸長する．1つのストリームは，腹側方向に内側側頭葉に投射し，視覚的物体の把握に関する情報の

処理に特殊化している．別のストリームは背側方向に頭頂葉に投射し，空間的位置に関する情報処理に特殊化している．

背側および腹側ストリームの特定の視覚処理領域は，前頭前野皮質の領域とともに，知覚的処理の即時的経験の記録を行う．知覚的処理の結果は，まず即時記憶として利用される．即時記憶は，（電話番号のように）即座の使用のために利用できるように心に留めておける情報の量に相当する．即時記憶は，復唱したり情報を操作したりすることで時間的に延長させることができる．この場合には保存されたものを作業記憶（working memory）という．

背側および腹側ストリームの前方にある視覚皮質の領域は，視覚記憶の最終的な貯蔵庫として機能している．例えば，下側頭葉には腹側ストリームの終点があり，下側頭葉の損傷によって視覚的な物体認識と視覚記憶の両方が選択的に障害される．それにもかかわらず，そのような損傷では，視力のような要素的な視覚機能は妨害されない．サルの電気生理学的な研究によって，下側頭葉の一部である TE 領域の神経細胞は，形態のような視覚刺激の特異的で複雑な特徴を記録し，模様や物体に選択的に反応することが示された．したがって，下側頭葉は高次の視覚処理系であるとともに，処理によって形成される視覚記憶の貯蔵庫と考えられている．

要約すると，記憶は大脳皮質に分散し，かつ局在している．記憶はラシュリーが結論したように，記憶の貯蔵のためだけに働いている皮質の中枢は存在しないという意味で分散している．それにもかかわらず，記憶は出来事の異なる局面や次元が特定の皮質部位——すなわち貯蔵されるものを分析し，処理するように特化された同じ領域に，貯蔵されるという意味で局在化している．

記憶と健忘

皮質領域の機能的特化が情報処理の部位と情報貯蔵の部位を決定するという原則は，脳内の記憶の構造を完全に説明するものではない．もし，そうであったなら，脳損傷はいつでもある限定的な種類の情報を記憶することの困難と，同じ種類の情報を処理する能力の欠如を伴うであろう．この種の障害は，例えば，失語や失認において起こることがある．しかし，健忘と呼ばれる他の種類の障害でも起こりうる．

健忘の特性は，すべての感覚の種類と刺激の領域にわたる新しい学習能力の喪失である．この前向性健忘（anterograde amnesia）は，事実や出来事についての情報を獲得するために重要な，脳構造の役割を理解することで説明できる．典型的には，前向性健忘は，健忘の発病時より以前に得た知識の喪失である逆行性健忘（retrograde amnesia）とともに起こる．逆行性記憶障害にはしばしば経時的な勾配があり，リボー（Ribot）の法則として知られる原則にしたがう．つまり，ごく最近学習した

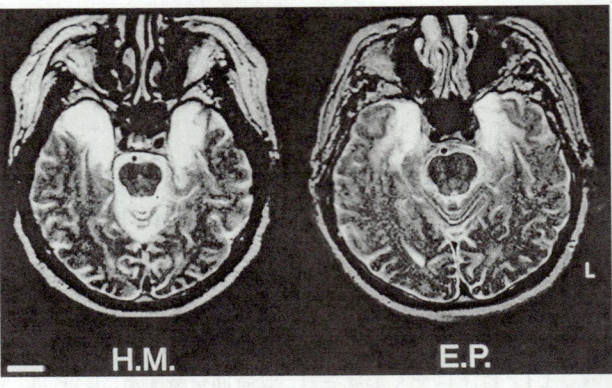

図 2.4-1　患者 HM と EP の脳の側頭葉レベルの磁気共鳴構造画像．T2 強調軸画像で，損傷組織は明るい信号で示される．2 人の患者は内側側頭葉に広範な損傷を受けており，HM はてんかんの手術，EP はウイルス脳炎によるものであった．(Corkin S, Amaral EG, González RG, Johnson KA, Hyman BT. H. M.'s medial temporal lobe lesion: Findings from magnetic resonance imaging. J Neurosci. 1997; 17: 3964; and Stefanacci L, Buffalo EA, Schmolck H, Squire LR. Profound amnesia after damage to the medial temporal lobe: A neuroanatomical and neuropsychological profile of patient E. P. J Neurosci. 2000; 20: 7024 から許可を得て転載)

情報について障害が最も重篤になる．

健忘の症状を示す患者は，言語理解や言語生産，推理，注意，即時記憶，個性，社会技能などの他の認知機能の保持という意味でも，重い記憶の異常を呈する．このような症例の記憶障害の選択性は，知性的で，知覚的な脳機能が，知性的，知覚的な作業をすることで，通常記憶に記録として貯蔵する能力からは分離されていることを暗示している．

特化された記憶機能

健忘は側頭葉内側部の障害または間脳中央部の障害により起こる．HM として知られる重症健忘症の患者の研究が刺激となって，記憶における側頭葉内側部の役割について集中的な研究がなされた．

> HM は 1953 年 27 歳時に，重症てんかんを緩和するために，両側内側側頭葉の切除を受けて健忘となった．切除は，海馬の約半分と扁桃体，近傍の嗅内皮質，嗅周皮質の大部分にわたっていた（図2.4-1）．手術後に，HM のけいれん発作は著しく改善したが，著しい健忘を体験することになった．知的機能は全般的には保たれていた．例えば，HM は正常な即時記憶を示し，会話中に注意を維持できた．しかし，中断した後には，HM は最近起きた事を覚えていることができなかった．この重度の健忘は永続的で，彼を衰弱させるものであった．HM の言葉では，起きたばかりのことを思い起こせないために，まるで夢からさめたばかりかのように感じられるという．

サルにおいては，内側側頭葉の解剖学的構成物を外科

的に損傷した後に，ヒトの健忘と類似する多くの現象が証明されている．発生した記憶異常の研究を積み重ねた結果，記憶に肝要な内側頭部の構造と神経連絡が特定された．それらは，歯状回，海馬の CA1, CA2, CA3 野と，海馬支脚，嗅内皮質，嗅周皮質，海馬傍皮質を含む近傍の皮質領域である．

他の重要な内側側頭葉の構造は扁桃体である．扁桃体は情動行動の多くの調節に関わっている．特に，情動的な出来事の貯蔵には扁桃体が関与する．扁桃体から新皮質への投射を調節する効果は，中立的な出来事に比べて，情動的，注意喚起的な出来事の記憶の強化を引き起こす要因となっている．

健忘患者の詳細な研究により，記憶の性質とその脳内の統合について，ユニークな洞察がもたらされた．例えば，広範な一連の情報価値のある研究には，患者 EP の記憶異常が記述されている．

EP は 72 歳時にヘルペス脳炎と診断された．内側側頭葉領域の損傷のため（図 2.4-1）持続的な重度の健忘を発症した．検査中，EP は穏やかで，生活経験について自由に話したが，例外なく子ども時代と若年時代の話についてであった．彼は同じ話を何度も繰り返した．驚いたことに，認識記憶試験の成績は，当て推量によるものと同じレベルであった（図 2.4-2A）．彼の生活と自伝的な経験に関する事実についての検査では，彼の病気に至る時期の記憶は悪く，子どもの時期の記憶は正常であった（図 2.4-2B）．EP はまた，子ども時代に住んだ町について空間的な知識は十分にもっていたが，彼が健忘になってから住んでいた近所の見取り図を覚えることはできなかった（図 2.4-2C）．

EP や他の健忘患者が経験した記憶異常の重症度を考えると，彼らがそれにもかかわらず，ある種の記憶試験で正常にふるまうことは特記すべきことである．その障害は，事実に関する知識と自伝的な出来事に関する記憶，総じて陳述記憶（declarative memory）と呼ばれる記憶に選択的に関わっている．健忘は，それがどのような感覚の種類に現れる情報の記憶をも含むという点で，全般的な異常といえるが，それが事実と出来事の記憶のみを含むという点では，限定的なものである．

健忘患者の海馬の病理は，高精度の磁気共鳴画像（MRI）を用いて描出される．このような研究から海馬に限局した損傷が臨床的に明らかな異常をもたらすことが示されている．海馬に加えて，他の内側側頭葉の領域も記憶に重大な寄与をしている．すなわち，CA1 野の傷害からかなり重症な記憶異常が起こる一方，海馬とその近傍の皮質を含む内側側頭葉の損傷によりさらに深刻で重篤な健忘が起こる．内側側頭葉の損傷による記憶異常は，早期のアルツハイマー病や健忘性の軽度認知障害の患者でも典型的にみられる．アルツハイマー病が進行すると，病理は多くの皮質領域に及び，記憶障害に加えて，はっきりとした認知機能障害を呈する．

健忘は間脳部の内側部構造の損傷でも起こる．間脳性

 表 2.4-1　前頭葉損傷に関連する記憶・認知障害

試験	健忘	コルサコフ症候群	前頭葉損傷
遅延想起	＋	＋	－
認知症評価尺度：記憶インデックス	＋	＋	－
認知症評価尺度：発動性と保続のインデックス	－	＋	＋
ウィスコンシンカード分類テスト	－	＋	＋
時間的順序記憶	＋	＋＋	＋＋
メタ記憶	－	＋	＋
順行干渉の除去	－	＋	－

＋，異常　－，異常なし　＋＋，事柄の記憶と比例しない異常
Squire LR, Zola-Morgan S, Cave CB, Haist F, Musen G, Suzuki WA. Memory, organization of brain systems and cognition. *Cold Spring Harb Symp Quant Biol.* 1990；55：1007 から転載．

健忘に関わる重要な領域には，視床下部の乳頭核，視床の背内側核，前部核，視床内髄板，乳頭視床路がある．しかし，間脳性健忘を引き起こす上でどの領域が必須かははっきりしていない．アルコール性コルサコフ症候群は最もよくみられ，最もよく研究がなされている間脳性健忘の例である．この例ではビタミン B_1（チアミン）欠乏とアルコール嗜癖に長期罹患した場合に，特に敏感な脳部位に損傷がみられる．アルコール性コルサコフ症候群の患者は，典型的には，間脳の損傷と前頭葉の病理の合併に起因する記憶異常を呈する．前頭葉の損傷のみでは，ある種の記憶の問題（例えば，努力性想起や評価における）を伴う特徴的な認知機能異常がみられる．コルサコフ症候群では，異常のパターンはこのように，他の健忘の場合によくみられるものの範囲外に及ぶことになる（表 2.4-1）．

事実や自伝的な出来事を記憶する能力は，当該の情報を提示することを司る皮質領域と，記憶形成を司るいくつかの脳領域の統合に依拠している．したがって，内側側頭葉と間脳の脳領域は，陳述記憶を形成して貯蔵するため，新皮質の広範な領域と協調して働いている（図 2.4-3）．

逆行性健忘

健忘の記憶喪失では，ふつう遠隔記憶よりも近時記憶が障害される（図 2.4-4）．時間的な勾配のある健忘については，健忘患者の後方視的な研究とサル，ラット，マウス，ウサギの前方視的研究で証明されてきた．これらの所見は記憶の貯蔵過程の性質を理解する上で重要な示唆を与えている．記憶は動的なもので，静的なものではない．学習後時間が経つとある記憶は忘れられるが，他の記憶は，皮質，内側側頭葉，間脳の構造に依拠する強化（consolidation）という過程によって強められる．

逆行性健忘（retrograde amnesia）の研究は時間ととも

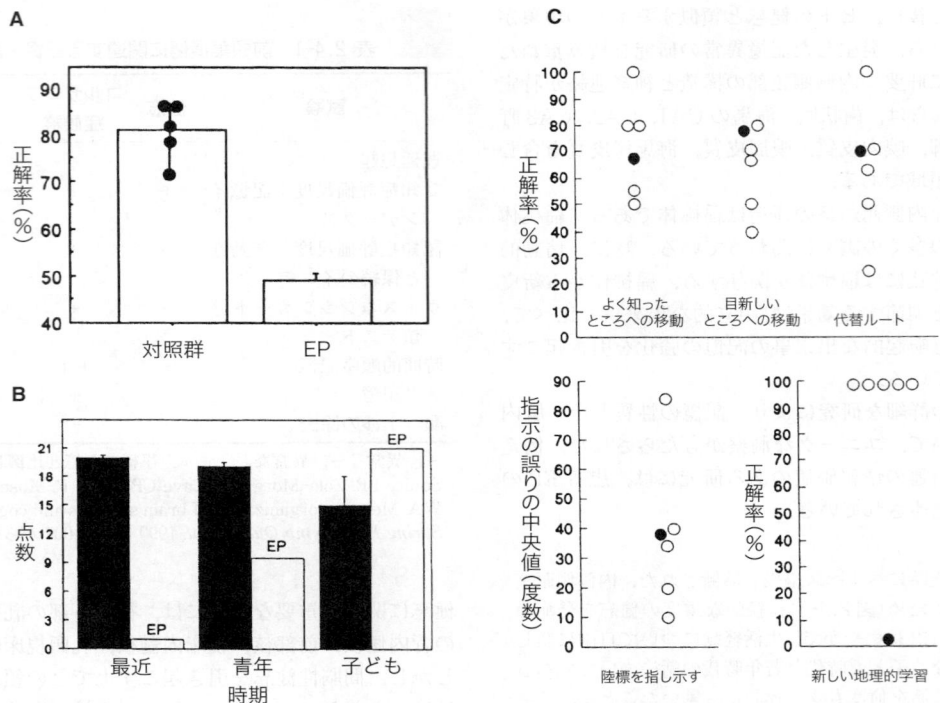

図 2.4-2 高度な前向性，逆行性障害を示し，遠隔記憶は保持されている患者 EP の公式な試験結果．A．点数は EP と 5 人の健常対照群になされた 42 の異なる単語の認識記憶の試験から集計したものである．試験の形式は 2 者択 1 の選択か，イエスかノーかの見極めであった．EP のエラーバーは平均値の標準誤差を示す．対照群のデータ点は 42 の認識記憶試験すべての平均得点を表す．EP の平均成績(49.3%正解)は偶然と変わらないもので，対象者の平均成績(正解率 81.1%，標準偏差：SD 6.3)より約 5 SD 下回っていた．B．自伝的な記憶は自伝的記憶面接(Autobiographical Memory Interview)として知られる構造的な面接により定量化された．その項目は個人の意味知識を評価するものであった(最高点はそれぞれの時期で 21 点)．最近の時期についての成績は，健忘の発症後にのみ収集された情報に対して記憶が不良であることを反映している．EP にとって，青年期についての成績は逆行性健忘を反映している．子どもの時期についての成績は良好な遠隔記憶を反映している．意味記憶やエピソード記憶の記憶に対しても，これらの時系列に従って同様の結果が得られた．（データは，Kopelman MD, Wilson BA, Baddeley AD. The autobiographical memory interview : A new assessment of autobiographical and personal semantic memory in amnestic patients. J Clin Exp Neuropsychol. 1989；5：724；と Reed JM, Squire LR. Retrograde amnesia for facts and events：Finding from four new cases. J Neurosci. 1998；18：3943 による） C．空間記憶の評価から，新しい学習に対する EP の空間情報が著しく悪いと同時に，子ども時代の空間記憶は良いことが証明された．成績は，EP の高校に同時期に在籍し，ほぼ同時期にその地域に居住し，EP(黒丸)のように青年期に遠方に転居した 5 人(白丸)のものと比較された．自宅からその地域の他の場所へ移動すること(よく知ったところへの移動：familiar navigation)，その地域の別の場所同士の間の移動(目新しいところへの移動：novel navigation)，大通りが通行止めの時にこれらの同じ場所の間の移動(代替としての移動：alternative route)は正常の成績であった．被験者はまた，ある特定の場所にいることを想像しつつ，特定の場所を指し示すことを命じられた(陸標を指し示す：pointing to landmark)，あるいは彼らが現在住んでいる近所の場所について質問された(新しい地理的学習：new topographical learning)．EP はこの最後の試験のみ困難であった．それは彼が，健忘になった後で現在の住居に移転したからである．（データは，Teng E, Squire LR. Memory for places learned long ago is intact after hippocampal damage, Nature. 1999；400：675 による）（Stefanacci L, Baffalo EA, Schmolck H, Squire LR. Profound amnesia after damage to the medical temporal lobe：A neuroanatomical and neuropsychological profile of patient E. P. J Neurosci. 2000；20：7024 から許可を得て改変）

に記憶がいかに変化するかを理解するために重要である．記憶の貯蔵の動的性質は以下のように概念化されうる．ある出来事は経験され，組み合わされた異なる出来事の特長を表すことに関与している一連の皮質領域の働きによって記録される．それと同時に，海馬とその近傍皮質が，すべての感覚種類からの関連した高次の情報を受け取る．その後，元の出来事が想起される時，同じ一連の皮質領域が活性化される．その皮質領域の一部が活性化すると，海馬とその関連組織が残りの皮質領域の活性化を促進することで想起が促されることになる(すなわち行動様式補完[pattern completion])．元の出来事が想い出され，他の情報と新しく関連づけられると，海馬—皮質のネットワークは修飾を受ける．このように，緩徐な整理統合が起こり，記憶の貯蔵の性質を変化させる(図 2.4-3)．ある出来事を表す新皮質の要素は非常に効果的に結びついて，最終的には，記憶は内側側頭葉の寄与な

しに想起できるようになる．その結果，健忘の患者は遠隔の事実，出来事や自伝的な記憶を思い起こせる．広く分布する新皮質の領域は，これらの永続的な記憶の貯蔵庫である．

海馬に限局した損傷の後に観察されることとは対照的に，遠い過去の事実や出来事の広範な逆行性健忘も起こりうる．例えば，前頭葉の損傷によって，記憶の想起を構成することに困難をきたすことがある．正確な想起は，しばしば生涯に渡る期間が賦活化されることで始まり，まず，一般的な類の出来事を確認した上で，より特定的な出来事を確認することに移っていくのだが，この過程が前頭葉の損傷によって困難になる．他の皮質領野の損傷が記憶の貯蔵を妨げることもある．例えば，前外側側頭葉は，そこが長期の貯蔵自体に重要であるため，貯蔵された情報の想起に必須である．局所的逆行性健忘の患者は，新しいことの学習能力は中程度に損なわれるだけで，重度の逆行性記憶障害を呈する．新しい学習の能力はある程度残存するが，それは内側側頭葉の構造が損傷を受けていない他の皮質領域と連絡できるからである．

多種類の記憶

記憶は1つの心の機能ではなく，種々の亜型からなる．健忘は記憶のうちのただ1種類，陳述記憶（declarative memory）を障害する．陳述記憶は日常的な言語で，記憶という用語でふつう意味されることである．陳述記憶は事実や，出来事の意識的な記憶を支えるものである．したがって，健忘における一般的な障害は，道順，リスト，顔貌，メロディー，対象物，他の言語的，非言語的な物についての記憶に関係するが，その物が表される感覚の種類にはよらない．

健忘患者は，陳述記憶の要素に幅広い障害を呈するが，他の記憶能力の多くは保たれている．一連の不均一に保持されている能力は，まとめて非陳述性記憶（nondeclarative memory）と呼ばれる．この非陳述性記憶には，技能学習，習慣学習，単純な型の条件付け，プライミング（priming；知識の急速な詰め込み）と呼ばれる現象が含まれる．健忘患者は，これらの種類の学習記憶に対しては，正常に行動することができる．

整備された研究室環境において，種々の知覚，知覚運動，認知技能は個別に試験できる．そして，健忘患者はこれらの技能を健常者と同じ速さで習得できることがわかる．例えば，健忘患者は，鏡反転試験を正常に読める．普通の散文を連続して読む時に，読む速さについて正常に促進される．無意味単語を繰り返し速読する上で，健常者と同じ速さで上達する．また，健忘患者は，有限状態規則システム（finite-state rule system）で作成された文字列を見た後で，規則に基づく，あるいは基づかない新規の文字列を分類することができる．健忘患者は訓練した出来事や学習した特定の事柄を覚えることに障害はあるが，分類能力は正常である．

プライミング

プライミング（priming；知識の急速な詰め込み）とは，特異的な最近の経験に基づいて，特定の刺激を検知または特定する能力が促進されることをいう．健忘において，プライミングを測定する多くの試験がなされて，それが保たれていることが示されている．例えば，学習期（study phase）で言葉が提示され，しばらくの後，テスト期（test phase）で読みの速度のようなプライミング指標を得ることができる．患者はそのようなテストで言葉をできるだけ速く読むように指示されるが，記憶が試験されていることは知らされない．

1つのプライミングのテストでは，患者は以前に提示

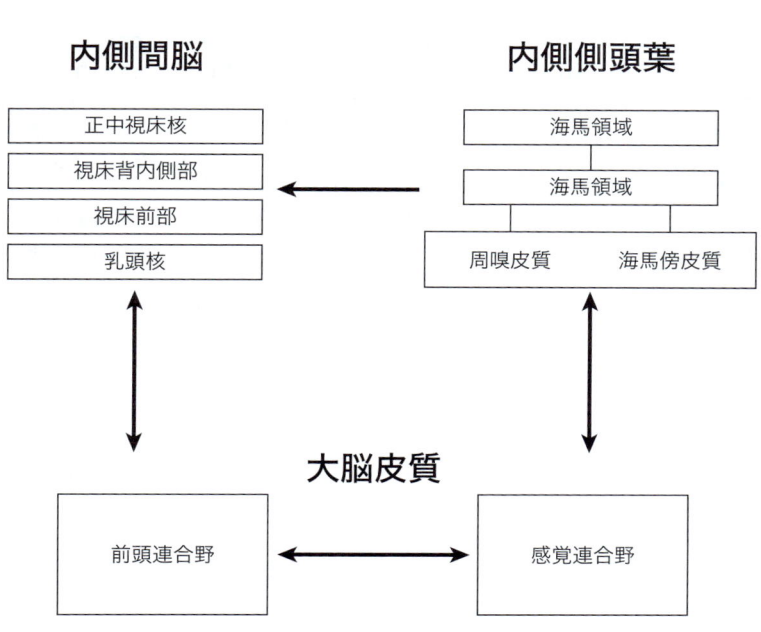

図 2.4-3 陳述記憶の形成，貯蔵に重要と考えられる脳領域．内側間脳と内側側頭葉領域は陳述記憶の貯蔵に重要である．嗅内皮質は新皮質の海馬への投射の主要な起点であり，嗅内皮質への皮質のインプットの約3分の2は周嗅皮質と海馬傍皮質に起源をもっている．嗅内皮質は帯状回，島，眼前頭皮質，上側頭葉皮質からの直接的な連結を受けている．（Paller KA：Neurocognitive foundations of human memory. In：Medin DL, ed.：*The Psychology of Learning and Motivation*. Vol. 40. San Diego, CA：Academic Press；2008：121；and Gluck MA, Mercado E, Myers CE.：*Learning and Memory：From Brain to Behavior*. New York：Worth；2008：109, Fig. 3.16. から改変）

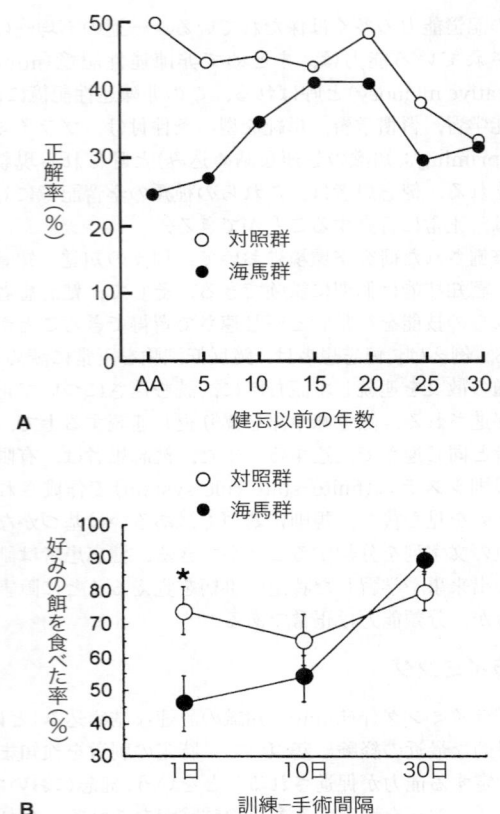
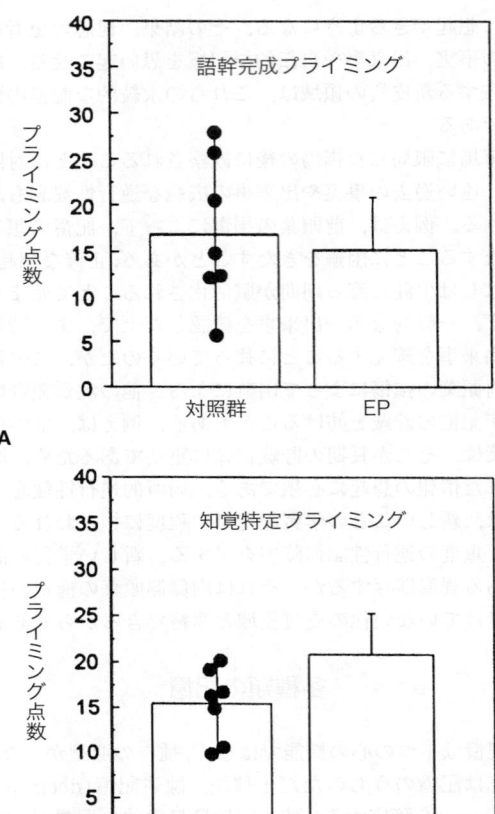

図 2.4-4　A. 251のニュースの出来事の自由想起について時間的に限られた逆行性健忘．点数は，患者(N=6)の健忘の発病時を基にして，またそれと対応する時期の年齢，教育の合致した健常者と比較してグラフ化した．健忘の発症後の時期はAA(anterograde amnesia)と記されており，この時点では健忘発症以後に起こった出来事の記憶を評価したことを意味している．患者群の脳障害は主として海馬領域に限局していた．B. 海馬と海馬支脚に損傷のあるラットにおける時間的に限られた逆行性健忘ラットは，息に匂いのあるラットと出会うことにより，その匂いのする餌を好むことを学習する．3回の訓練-手術間隔において，なじみの餌を好むパーセントを観察した．学習の1日後に対照群は損傷ラットよりも有意によい成績であった($P<.05$)．30日後には両群は同等の成績で，ともに偶然よりもよいものであった．エラーバーは平均値の標準誤差を示す．(Manns JR, Hopkins RO, Squire LR. Semantic memory and the human hippocampus. *Neuron*. 2003; 38: 127; and Clark RE, Broadbent NJ, Zola SM, Squire LR. Anterograde amnesia and temporally graded retrograde amnesia for a nonspatial memory task after lesions of hippocampus and subiculum. *J Neurosci*. 2002; 22: 4663 から許可を得て改変)

図 2.4-5　A. 患者EPの保持されたプライミング(導入作動)の7人の健常者との比較．6種の異なる試験における語幹完成プライミング．プライミングは3文字の語幹を，心に浮かぶ最初の言葉を示すように以前に指示された時に想起した言葉で完成する傾向として表される(例えば，MOT＿＿を完成してMOTELを造る)．プライミング点数は学習した言葉の正答率から，基準となる言葉の正答率(推測)を差し引いて計算した．B. 12の異なる試験における感覚同定プライミング被験者は視覚的に崩れのある48の言葉を読むことを試みた．プライミング点数は，以前に学習した言葉を同定する正答率から，学習していない言葉を特定する率を差し引いて計算した．エラーバーは平均値の標準誤差を示す．(データはHamann SB, Squire LR. Intact perceptual memory in the absence of conscious memory. *Behav Neurosci*. 1997; 111: 850 による) (Stefanacci L, Buffalo EA, Schmolck H, Squire LR. Profound amnesia after damage to the medial temporal lobe: A neuroanatomical and neuropsychological profile of patient E.P. *J Neurosci*. 2000; 20: 7024, から許可を得て転載)

された物体の名を，1週間経ってからでも，新しい物体の絵よりも確かに速く言うことができる．この短縮化は，患者がどの絵が以前に提示されたのかを認識することが著しく障害されていても正常な水準でみられる．特に，プライミングが保たれていた驚くべき例は，患者EPの研究に現れている(図2.4-5)．EPは単語についてのプライミングは保たれていたが，研究のためにどの言葉が提示されたかを尋ねられた時の答えは偶然のレベルであった．つまり，知覚(perceptual)プライミングと呼ばれるこのような形式の記憶は，健忘で典型的に障害される内側側頭葉領域とは無関係な種類の記憶である．

他の形のプライミングは知覚よりも意味への到達しや

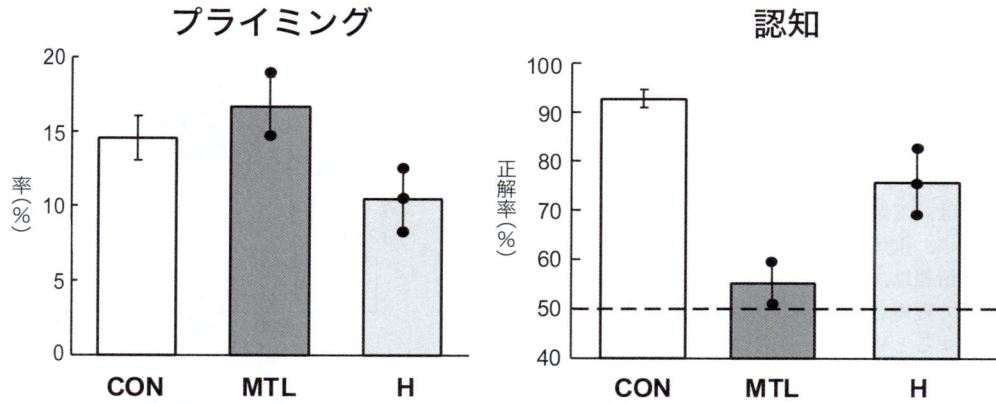

図 2.4-6 健忘における保持された概念的プライミング．自由連想試験において，被験者は一連の言葉（例えば，レモン）を学習し，5分後にその言葉の関連語（例えば，オレンジ）を含むヒント（cue）の言葉を見た．そして，それぞれのヒントの言葉に反応して，心に初めて浮かぶ言葉を示すように指示された．結果を対照群（CON；n=12），内側側頭葉の大きな損傷のある健忘患者（MTL；n=2），海馬に限局すると考えられる損傷のある健忘患者（H；n=3）に分けて別々に示した．左のパネルは自由連想試験で示された学習した言葉の率から，それらの言葉を偶然に示す基準となる確率を引いて計算された概念的プライミングの点数を示した．右のパネルは同様な言葉を用いたイエス－ノー認知記憶試験の結果を示した．両方の患者群は，対照群と比べて，異常を認めた．点数は偶然の成績を示している．MTL, Hの群のデータ点は4つの異なる試験を平均した各患者の点数を示す．エラーバーは対照群の平均の標準誤差を表す．（Levy DA, Stark CEL, Squire LR. Intact conceptual priming in the absence of declarative memory. *Psychol Sci*. 2004；15：680 から許可を得て転載）

すさを反映する．例えば，被験者はテントとベルトを含む言葉のリストを学び，次いで他の単語と自由に関連づけるように指示される．そして，彼らはキャンバスとストラップのような単語を与えられ，初めて心に浮かぶ単語を示すように命じられる．その結果，被験者はテントとベルトという単語が少し前に提示されなかった場合よりも，キャンバスに応じてテント，ストラップに応じてベルトを示す可能性が大きくなる．健忘の患者では，通常の記憶検査では，同じ言葉を認識できないにもかかわらず，概念的（conceptual）プライミングと呼ばれるこの効果も保持されている（図 2.4-6）．

すべての種類のプライミングが健忘で保たれているわけではない．プライミングの試験のいくつかは，新しい連合の形成を調べるために設計された．プライミングの試験がすでに存在する知識ではなくて，新たに連合する知識に基づく場合，プライミングは障害される傾向がある．言い換えると，ある複雑な状況におけるプライミングには，陳述記憶に重要な多皮質領域間の同種の連携が必要なのであろう．

記憶システム

表 2.4-2 に，多様な記憶の型を概念化するための模式図を示した．陳述記憶は，新皮質の多くの部分と共に，内側側頭と正中線上の間脳組織に依拠している．このシステムによって，事実（意味記憶：semantic memory）と出来事（エピソード記憶：episode memory）の迅速な学習が行われる．非陳述記憶は，いくつかの異なる脳のシステムに依拠している．習慣は新皮質と新線条体に依拠し，小脳は骨格筋系を整えるために，扁桃体は情緒の学

 表 2.4-2 記憶のタイプ

A．陳述記憶
　1．事実
　2．出来事
B．非陳述記憶
　1．技能と習慣
　2．プライミング
　3．単純な古典的条件づけ
　4．非連合学習

習に，新皮質はプライミングにとって重要である．

陳述記憶と非陳述記憶は，重要な点で異なっている．陳述記憶は系統発生的に非陳述記憶よりも新しいものである．また，陳述記憶は意識的な想起が可能である．陳述記憶は柔軟性があり，想起された情報を多様な反応システムで利用できるようにする．非陳述記憶は，意識にはのぼらず，特殊な処理システムにつながることによってのみ表出される．非陳述記憶は，これらの処理のシステムの内で変化して保存される——変化とは，保存された情報が，その他の処理システムに到達するには限界ができるというような，カプセル化を受けることである．

意味記憶は，世の中の一般的な知識に関するものであるが，しばしば記憶とは別々の形で分類されてきた．記憶にゆだねられた事実は，典型的には事実が学習されたときの原型となるエピソードとは独立した形をとる．健忘患者は，時に通常事実として学習されるであろう情報を習得することができるが，患者は，陳述記憶を支えるシステムとは異なる脳のシステムに依ってそれを学習

する.

　8つの対象物の組あわせを同時に学習することを必要とする試験を想定してほしい．健常者は，それぞれの組み合わせにおいてどれが正しい対象物であるかをすぐに学習することができるが，EPのような重度の健忘患者は，何週間もかけて学習するだけで，それぞれのセッションの始まりには，課題，指示，対象物について説明することができない．重篤な健忘ではない患者においては，事実に基づく情報は，典型的には意識的に到達可能な宣言的知識として獲得される．この場合，脳の構造は，学習をサポートすると考えられる内側側頭葉内に損傷を受けていないところが残っている．一方，EPにみられる対象物のペアを学習する場合のように，事実に基づく情報が非宣言的知識として獲得される場合には，学習は習慣のように直接的に起こるようであり，それはおそらく新線条体にサポートされた働きである．ヒトはこのように，意識の外で，また，健忘において損傷を受ける内側側頭葉組織とは独立して働く，習慣学習に対しては強固な能力をもっているようである．

記憶に対する前頭葉の関わり

　健忘は限局的な前頭葉の損傷後に生じることはないが，前頭葉は基本的に陳述記憶にとって重要である．前頭葉に病変のある患者は，情報が獲得された文脈に即した記憶に乏しい．このような患者においては，手助けなしに思い出すことには困難があり，項目認識試験においてさえ，軽度の障害がある程度見られることもある．より一般的には，前頭葉に病変のある患者は，記憶の想起の手順を実行することや，自分の記憶の遂行能力を評価したりモニターしたりすることに困難がある．

神経画像処理と記憶

　記憶に関する理解は，健忘の研究から始まって，健常者における脳の活動をモニターするさまざまな方法を用いた研究によって発展してきた．例えば，ポジトロン放出断層撮影（positron emission tomography：PET）と機能的 MRI（functional MRI）における前頭前領域後方の活性化は，これらの領域が作業記憶と同様，想起の間において，戦略的な処理に関わっていることを示した．前頭極付近の前頭葉前部は，想起の産出物を評定するような機能に関連している．前頭葉の新皮質の後部との連絡は，想起の構築と作業記憶における情報の加工をサポートしている．前頭葉病変の患者の所見に一致して，前頭-後頭ネットワークは，陳述記憶の想起と新しい情報のオンライン処理において働いているとみなすことができる．
　神経画像処理は頭頂皮質によって記憶がつくられるのに役立つことも明らかにしている．多くの頭頂葉領域（下頭頂小葉，上頭頂小葉，楔前部，後帯状皮質，脳梁膨大後部皮質を含む）は，最近の経験を思い出すのに伴う連絡によって活性化される．多くの機能がこの頭頂葉の活

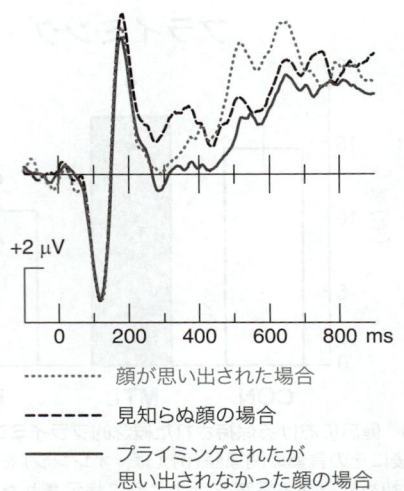

図 2.4-7　知覚プライミング対陳述記憶の想起に関連する脳電位．パラー（Paller）ら（2003）は，3種類の顔を含む記憶検査を受けた16人のボランティアを調査した．顔は以下の3種類：見知らぬ顔，最近見てよく思い出せる顔，かつて見たことはあるが，効果的に処理するために非常に短時間のみ提示されたために思い出すことができないもの．プライミングテストと同時に行った実験では，プライミングを暗示する迅速な反応が見出された．見知らぬ顔によって誘発される脳波と異なり，プライミングされた顔の場合には，提示されてから200～400 ms 後にかけて，誘発される脳波の前頭部の記録には陰性電位が含まれていた．これらの違いは，最も迅速な反応を示す実験で特に確かなものであった（示したデータは，反応時間の中央値よりも早い反応を示した実験からのものである）．顔を思い出した場合においては，唯一，顔の提示からおよそ 400 ms の後に現れ始める陽性電位が誘発された．顔の想起における脳電位相関物は，知覚プライミングのためのものよりも遅くに生じ，脳領域の後方にかけてより大きく認められた．（Paller KA, Hutson CA, Miller BB, Boehm SG. Neural manifestations of memory with and without awareness. Neuron. 2003；38：507 から許可を得て改変）

動を説明する仮説とされてきたが，いまだ1つとして一致した見解に至っておらず，いくつもの異なる機能が関わっているということなのかもしれない．
　神経画像処理の研究は，プライミング現象やそれらが陳述記憶とどのように異なるのかについての解明も行ってきている．知覚プライミングは，知覚処理の間に働く皮質経路の早期の段階における変化を反映するようである．例えば，語幹完了プライミング（stem-completion priming）の場合は，対象は単語のリストを学習して（例えば，MOTEL），その後，語幹のリスト（例えば，MOT＿＿＿）を与えられ，それぞれの語幹を最初に思い浮かぶ単語で完成させるよう指示を受けて試験される．この場合，神経画像処理と視野分割研究（divided visual-field study）では，特に右半球の外線条皮質における視覚処理システムに関係があるとされている．これに対して，記憶された単語の意識的な想起は，処理過程後期に働く

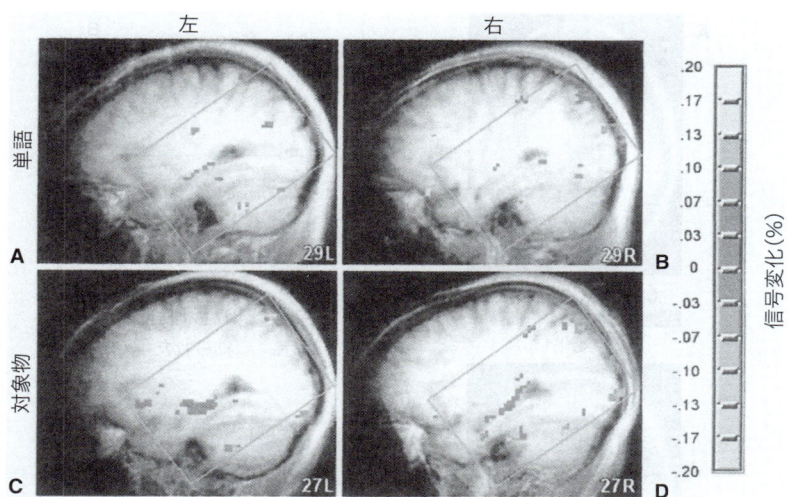

図 2.4-8 陳述記憶を想起する間の，機能的磁気共鳴画像法（fMRI）を用いた左右の海馬領域の活動．学習段階と試験において単語を見た11人の参加者と，これとは異なる，学習段階と試験において名前をつけることのできる対象物の絵を見た別の11人の参加者からデータが集められた．認識記憶の正確さは，単語に関して80.2%正しく，対象物に関しては89.9%正しかった．重要なfMRI信号の変化（目標部位 対 対照部位）は，平均的な構造イメージへの色の重なりとして矢状断に示されている．緑色の四角（green box）は，対象すべてから信頼できるデータが得られる領域を示している．単語の提示では，想起に関連した活動は左側の海馬において観察された（A）．しかし，右側においては観察されなかった（B）．名前をつけることのできる対象物の提示では，想起に関連した活動は左側と（C）右側と（D）両方の海馬において観察された．（Stark CE, Squire LR. Functional magnetic resonance imaging (fMRI) activity in the hippocampal region during recognition memory. *J Neurosci*. 2000；20：7776 から許可を得て転載）

脳領域に関係がある．プライミングと陳述記憶の想起を維持している神経系のメカニズムは，頭皮から記録される脳の電気的活動においても区別されている（図2.4-7）．要するに，プライミングが陳述記憶と異なるのは，プライミングはより早期に起こる，異なる脳領域から派生する脳の活動によって信号を受けることである．

陳述記憶の形成と想起に関連した海馬の活動は，神経画像処理を介しても研究されている．神経心理学的な証拠と合わせると，海馬は最近の出来事の想起に関わっているようである（図2.4-8）．想起に関連した海馬の活動は，さまざまな異なるタイプの刺激の記憶検査において観察されている．海馬は，最初に情報が保存される間にも活動的である．左の下前頭葉前部皮質が単語を符号化しようとする結果として携わるのに対して，符号化における海馬活動は，符号化によって後から想起できる安定した記憶につながるかどうかに，より密接に関連している（図2.4-9）．これらの知見は，内側側頭葉領域や前頭葉領域が記憶の保存に重要であり，それらがそれぞれに異なる貢献をしているという考えを確かなものにして発展させている．

睡眠と記憶

睡眠中に記憶が処理されるという推論には長い歴史がある．フロイトは，夢は昼間の残遺の形をとって，最近の経験の断片を明かしている場合があることを記した．睡眠中に記憶が，どのように，何のために処理されることがあるのかについては，まだ多くの疑問が残っており，最近の実験では，睡眠中の記憶の処理は，適応的な機能としての役目を果たしているという考え方を支持するような新しい実験上の裏打ちが示された．今や，記憶学習の後に睡眠に移行すると記憶成果が促進されうること，そして，睡眠によってもたらされる促進が多くの異なるタイプの記憶において観察されうることが明らかになった．

記憶の保持は，特に学習後数時間以内の深睡眠，とりわけ段階3と4（徐波睡眠）の間の処理によって促進されるようである．徐波睡眠は，陳述記憶の保持を促進するが，非陳述記憶に関してはそうではないということを示す結果がいくつかある．この仮説に対する直接の証拠は，嗅覚刺激による刺激法，脳波上の徐波に近似の周波数での直流電気入力やその他の方法を用いることで得られている（図2.4-10）．さらに，動物におけるニューロン記録では，海馬の再生現象が見出されている．ここでは，その日の間に表わされた活動パターンが，後の睡眠中に観察された．要約すると，起きている間に獲得された陳述記憶は，睡眠中にもう一度処理される．そして，この処理は，結果的に覚醒時に記憶を想起する可能性に影響しうる．陳述記憶の促進は，典型的には，記憶の向上としてではなく，それを忘れる度合いの減少が起きるために生じる．

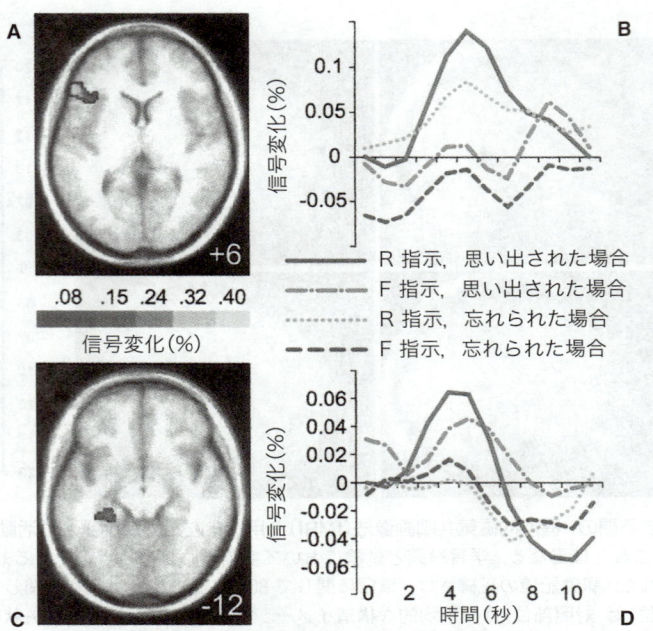

図 2.4-9　その後の記憶の成績を予測できた前頭前野と内側側頭領域の機能的活動．1つの単語は視覚的に提示されて，引き続きそれぞれ覚えるように（Rの合図），もしくは，忘れるように（Fの合図）指示される．実験は，覚えるかもしくは忘れるという指示と，その結果の再認識の成績に基づいて分類された．左の下前頭前野皮質と左の海馬の活動によって，他に理由がなければ，その後の再認識を予測できた．左下前頭前野の活性化（A）は，符号化しようとすることに関連していた．というのも，後に単語が実際に認識されたか否かにかかわらず，覚えるようにとの指示を伴った試行において最大の反応を示したのである．この領域（B）での活動の経時的変化は，始めの単語（時間0）にタイムロックされた反応に基づいて計算された．左下前頭前野の活動はその後に思い出された単語に対して増大したが，そこでは符号化しようとすることに強い関連性が見出された．というのも，F指示に引き続く，後で思い出される単語に対してよりも，R指示に引き続く，後で忘れてしまわれた単語に対しての方が，反応が大きかったからである．これに対して，左傍海馬と後海馬の活性化（C）は，符号化が成功することと関連していた．この領域の活性化の時間経過によって示されるように（D），指示が思い出されようとも忘れられようとも，反応は結果的に思い出された単語に対して最大であった．（Reber PJ, Siwiec RM, Gitelman DR, Parrish TB, Mesulam MM, Paller KA. Neural correlates of successful encoding identified using functional magnetic resonance imaging. *J Neurosci.* 2002；22：9541 から許可を得て転載）

記憶の機能評価

　神経学的および精神医学的な患者の記憶の機能を評価するための，さまざまな定量的方法がある．定量的な方法は，ある1時点における記憶機能の状態を判定するための検査として行うだけでなく，患者を縦断的に評価して追試するために有用である．記憶が選択的に冒されているのか，それとも記憶の問題がしばしばそうであるように，付随的な知的欠損を背景として生じているのかを明確にすると共に，記憶障害の重症度に対する情報を得ることが望ましい．ウェクスラー記憶検査（Wechsler Memory Scale）のような広く利用されているいくつかのテストは，記憶の測定に有用であるが，ほとんどのテストは，それ1つでは幾分網羅しきれない．汎用の神経心理学的バッテリーでさえ，ごく限定された記憶機能のテストを提供しているに過ぎない．記憶についての完全な評価法には，通常，知的機能，新しい学習能力，遠隔記憶，記憶の自己報告についての情報を集めるための，いくつもの特殊検査が含まれている．

　一般的な知的機能の評価は，神経心理学的検査にとって中心的なものである．記憶試験の場合，知的機能に関する情報から，患者が試験を受けるための一般的な能力と記憶障害の種類を評価するための方法についての情報が得られる．有用な試験としては，ウェクスラー成人知能検査：ボストンネーミングテスト（Boston Naming Test）のような，対象の呼称試験，全般性認知症の可能性を評価する評定尺度，言語流暢性の試験，前頭葉機能に特化した試験がある．

新しい学習能力

　記憶試験は，2つの重要な原則のどちらかに忠実である場合，新しい学習能力の障害に感度が良い．1つ目は，即時記憶に留めることができるよりも多くの情報が提示された場合に，試験は記憶障害に感度が良い．例えば，験者が10の顔，単語，文章，1桁の数字のリストをそれぞれ10ずつ記憶するよう患者に求めたとすると，与えられたその10項目は記憶に留められるよりも多いというような場合である．対連合学習課題は，この種の試験の中で特に鋭敏なものである．対連合課題では，験者は

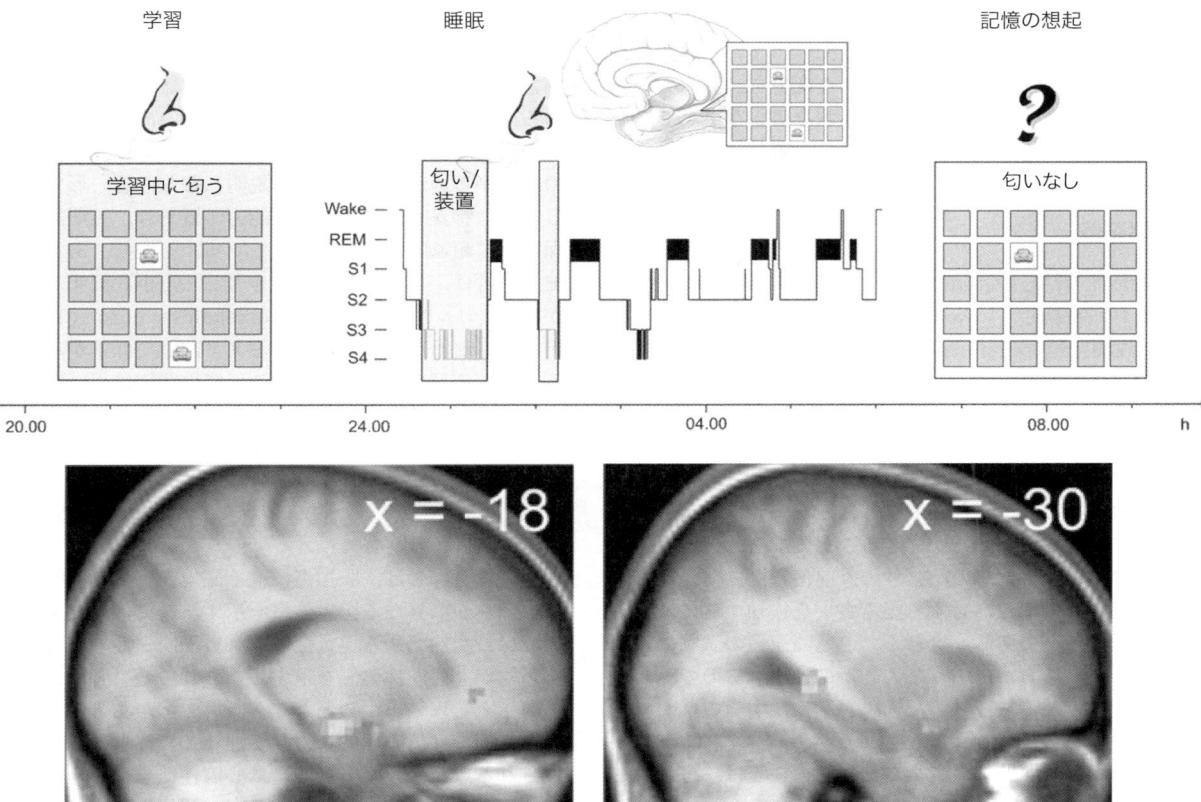

図 2.4-10 睡眠中の記憶の処理に関する証明．被験者はまず，バラの匂いがする状況下で，物の位置関係を学習する．引き続いて被験者は，匂いを鼻に届ける装置を着用して眠り，バラの匂いは，夜の最初の2つの徐波睡眠相の間に投与された（慣れを回避するために30秒間）．記憶の促進は，翌朝，匂い刺激のない状態で試験されたときに観察された．刺激が学習中ではなく徐派睡眠中になされたとき，刺激が学習中とその後の急速眼球運動（rapid eye movement：REM）の間になされたとき，もしくは，対象が終始起きている状態であったときに，記憶の促進がみられた．さらに，徐波睡眠中の匂い刺激は，海馬前方と後方の活性化を引き起こすことが見出された（パネル下段）．(Rasch B Büchel C, Gais S Born J. Odor cues during slow-wave sleep prompt declarative memory consolidation. *Science*. 2007；315：1462 から許可を得て転載)

患者に関連性のない対になった単語（例えば，女王―庭，オフィス―川）を覚え，その後，それぞれのペアで，2番目の単語を思い出すことによって1番目の単語に応答するよう求める．

2番目に，試験は，存分に注意をそらすような猶予が学習時間と試験時間の間にさしはさまれる場合に，記憶障害に対して感度が良い．この場合，験者は，典型的には患者に少量の情報を学習させ，その後にリハーサルをしないよう数分間会話をすることで気をそらす．その後，再生について，前もって提示された題材を用いて評価がなされる．前もって学習された題材を手助けなしに再生することによって（自由再生［free recall］），題材を思い出すための手がかりを提示されることによって（手がかり再生［cued recall］），もしくは，認識（再認）記憶を試験することによって，記憶の試験をすることが可能となる．多項選択式試験では，患者は，前もって学習した項目を，学習した項目としていない項目の一群の中から選択する．諾否再認試験では，患者は学習した項目としていない項目を1つずつ見て，その項目が前もって提示されたものであった場合には「はい」，そうでない場合には「いいえ」と言うように求められる．これらの最近学習された題材を評価する方法は，記憶障害を発見するための感度については違いがあり，自由再生は最も感度がよく，手がかり再生は中間であり，再認は最も感度が低い．

ヒトの2つの大脳半球の機能分化が意味するのは，片側損傷は，それが左右どちらかによって，記憶障害の種類が異なるということである．したがって，片側損傷が考えられる場合には，異なる種類の記憶検査を用いなければならない．一般に，左大脳半球における内側側頭部もしくは間脳組織の損傷は，単語のリストやストーリーといった言語データを記憶することに困難が生じる．右大脳半球の内側側頭もしくは間脳の組織の損傷の場合は，顔，空間レイアウトと言語的なラベルなしで典型的に符号化される他の非言語的なデータに対する記憶力が弱まる．左内側側頭部の損傷は，話されたり書かれたりした文章に対する記憶力の障害につながりうる．右内側

側頭部の損傷は，その構造が視覚や触覚によって調べられるかどうかにかかわらず，空間配列の学習が障害されることにつながりうる．非言語的な記憶を試験するための有用な方法は，患者に複雑な形状を書き写させて，その後数分おいてから，前もって通告することなく，それを再現してみるよう求めることである．

遠隔記憶

逆行性の健忘の評価にあたっては，記憶喪失の重症度とそれが持続している期間を見極めるようにすべきである．遠隔記憶（remote memory）についての多くの定量試験は，それが遠隔記憶として確証できる広く知られる範囲の内容で構成されている．例えば，ニュースの出来事，有名人の写真または1シーズン前のテレビ番組に関する試験が使われている．これらの方法の長所は，人は多数の事象を抽出することができることと，しばしば特定の時期に的を当てることができることである．短所は，これらの試験は，健忘の始まりの直前何週間，何か月の間に学習された情報に対する記憶喪失を検知するには役に立たないことである．ほとんどの遠隔記憶の試験は時期についてどちらかというと大まかに抽出するので，たった数か月に及ぶ逆行性の記憶障害を検知することができないのである．

これとは対照的に，エピソード記憶検査は，患者の逆行的記憶についての詳細な情報を与えてくれる．1879年，ゴルトン（Francis Galton）によって初めて用いられた語彙探査課題（word-probe task）では，患者は1つの単語の手がかり（例えば，鳥，チケット）からの連想として，自分の過去の特別なエピソードを思い出して，そのエピソードに日付をつけるよう求められる．思い出されるエピソードの数は，エピソードが聴取される時期と系統的に関連する傾向がある．記憶の多くは通常，期間的には最近のこと（ここ1，2か月）に由来する一方で，健忘患者はしばしば，段階的な逆行性記憶喪失を呈し，近い過去に由来するエピソード記憶はほとんど引き出さずに，正常対象と同じぐらい，数多くの遠隔エピソード記憶を提示してくる（図2.4-4）．

記憶の自己報告

患者はしばしば自分の記憶の問題についての説明を提供することができるが，このことは記憶が欠損する性質をもつことを理解する上できわめて役に立つ．記憶能力を判断する能力試験は，メタ記憶（metamemory）の試験と呼ばれる．記憶障害についての量的・質的な情報をもたらす記憶評定尺度がある．それを用いれば，うつ病に伴う記憶の症状と，健忘に伴う記憶の症状を区別することができる．うつ病患者は，自己評定書式の項目についてすべてを等しく保持していて，自分の記憶力はどちらかというと差異なく低下していると見なす傾向がある．これとは対照的に，健忘患者は，いくつかの項目について他よりも保持している傾向がある．それはつまり，彼らの記憶の症状にはパターンがあるということである．健忘患者は，かなり昔の出来事を思い出すことや，自分が言われたことを繰り返すことには困難を訴えないが，ある出来事が起きた数分後にそれを思い出すことには困難があるという．それでも，自己報告は，客観的な試験の結果からわかる記憶障害の説明にむしろ近い形で一致しうる．特異的に新しい学習能力が冒され，短期記憶は保たれ，超遠隔記憶も保たれている．しかし，ある種の健忘患者は，自分の記憶障害を著しく過小評価する傾向がある．コルサコフ症候群（Korsakoff's syndrome）では，例えば，前頭葉機能に由来するメタ記憶の低下がみられる．どの症例でも，障害感についての詳細について患者を疑うことや，自己評定測定尺度を行うことは価値があり，より正式な記憶試験にとっての補助的な情報価値がある．

心因性健忘

患者はしばしば，脳損傷に続く記憶喪失の典型的な形とは明らかに異なる記憶障害を示す．例えば，健忘の症例では，突然始まる逆行性健忘，自己同一性の喪失，ごくわずかな前向性健忘を呈する．これらの患者は自分の名前さえも思い出すことができないことがある．このような症例では，心理的な力動が加わって健忘の始まりが促されることから，一般的には心因性健忘，場合によってはヒステリー健忘，機能性健忘，解離性健忘と呼ばれている．

心因性健忘と，明らかな神経学的な損傷，もしくは疾患から起こる記憶障害とを鑑別することは多くの場合簡単である．心因性健忘は，典型的には新しい学習能力に影響しない．患者が病院に入院することは，連続した日常の出来事の時系列に記録される．これとは対照的に，新しい学習に問題を抱えることは，神経学的な健忘の中核的障害となりやすい．心因性健忘の主な陽性症状は，広範で重篤な逆行性健忘である．患者は子ども時代から，もしくは彼らの過去のある時点からの，自分に関する情報を思い出すことができないことがある．正式な神経心理学的テストによれば，記憶の欠損は患者によって幅広く異なることが示されている．徴候が健忘を装おうとする意識的な試みの結果でないときでさえも，この多様性は患者の記憶に対する常識的な概念を反映していることがある．その他の患者も，新しい出来事についての過去を思い出すことができない場合がある．患者によっては，記憶試験が有名人や都市の名前を思い出すような一般知識を評価する記憶試験の場合にはうまく答えることができる．新しい素材を学習することは通常問題ないが，それはおそらく，過去をさまようことではなく，現時点に関わる試験に思えるからであろう．時に心因性健忘の患者は，以前には手馴れていた技能を行うことや，よく知っていた対象や語彙を特定することができないというような，広範な記憶欠損を呈することがある．

それとは対照的に，神経学的な健忘患者は，自分の名

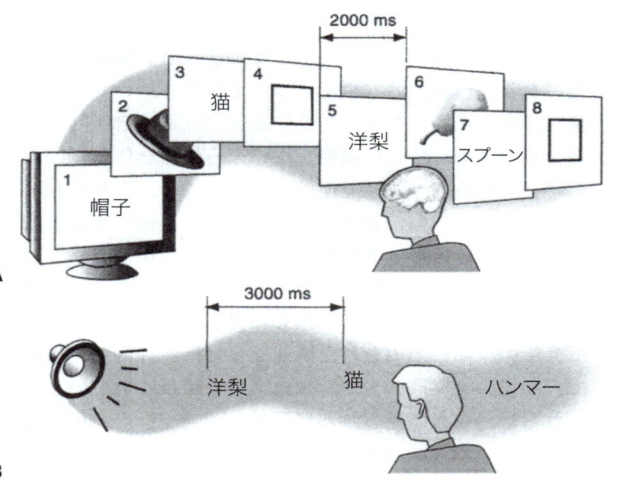
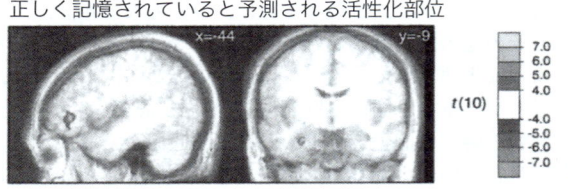
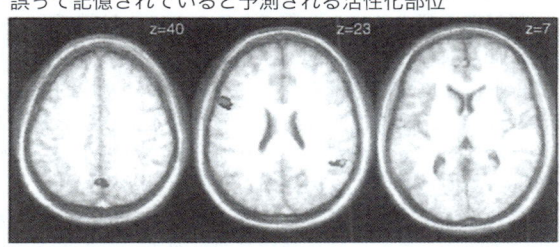

図 2.4-11 虚偽記憶（false memory）の神経基盤．A．学習場面における機能的磁気共鳴映像法のデータが得られた．被験者は物体の名称を読み，その語の指示対象を視覚化した．名前のうちの半分は2秒後に引き続き物体が図示された．B．スキャナの外で行われたサプライズ記憶試験（surprise memory test）において，被験者は物体の名前を聞いて，その物体と一致する絵を見たかどうかを決定する．被験者は，いくつかの試みでは，ただ想像したことがあるだけの物体の写真を，見たことがあると主張する．C．結果には，左下前頭前野皮質と左の海馬前方は，後で忘れてしまう絵よりも覚えている絵に反応している時の方が活性化していることが示されている．D．いくつかの異なる脳領域は，学習の局面において，後に誤って記憶される単語と比べて，絵として間違って思い出される場合に単語により強く反応する．偽記憶が予測されるような活性化は物体の名前に反応している時の視覚的なイメージが生まれるために重要な，脳のネットワークに見出された（楔前部，下側頭皮質，前帯状回．それぞれ，左，中央，右の写真に示されている）．(Gonsalves B, Reber PJ, Gitelman DR, Parrish TB, Mesulam MM, Paller KA. Neural evidence that vivid imaging can lead to false remembering. *Psycol Sci*. 2004；15：655 から許可を得て転載)

前や子ども時代や青年期の出来事について，過去に遡った記憶を決して忘れないのが通例である．ただし，外側側頭葉や前頭葉に損傷がある場合は別である．心因性健忘の患者は時に頭部外傷や脳損傷の経歴があるが，それにもかかわらず，欠損パターンは，神経学的損傷それ自体の結果として受け取ることはできない．臨床医の挑戦は，神経学的な健忘と心因性健忘を区別することではなく，詐病と心因性健忘を区別することである．実際，心因性健忘の診断を実証することは難しいことがあり，病院スタッフからの懐疑を受けることもあるであろう．真の心因性障害の特徴は，(1)可能な限り低くなく，偶然のレベルより決して悪くない記憶検査得点，(2)催眠またはアモバルビタール（イソミタール）面接によって改善される記憶へのアクセス，(3)重要な，発病前の精神科的な経歴である．心因性健忘は，症例によっては何日間の後に一掃されることが観察されるが，多くの症例では潜在的に人格に横たわるパーソナリティ的な特徴のように持続する．

関連事項

記憶の歪み

現代の記憶の生物学に対する理解には，精神医学におけるいくつかの基本的な問題に対する重要な意味がある．自分自身の伝記として保持される記憶は選択的で構成的な性質を，記憶の想起はより一般的に不完全な性質を与えられているのに，記憶はあまりにしばしば正確であることは意外なことである．自分の記憶というものをどの程度信用できるものであろうか？　主観的な信頼感は，想起の正確性の指標としては完全ではないようである．また，記憶の歪みは，誤った目撃証言が無実の人を傷つけるときのように，明らかに不幸な結果を招くことがある．

事実，決して起こらなかった出来事を，確信をもって思い出すということがありうる．例えば，単に想像したか，もしくは夢を見たような出来事を，実際に起こった出来事と混同することが起こりうる．記憶の歪みに関わる1つの事実として，類似した脳の領域が，視覚的にイメージすることと，視覚記憶の長期保持の両方にとって重要であるということがある（図2.4-11）．その他の記憶の歪みに関わる要因としては，記憶は事柄の要点を記憶する場合において最もよく機能するのであって，要点が引き出されるところの詳細ではないということがある．有名な例示において，被験者は単語のリストを聞かされる．すなわち，あめ，すっぱい，砂糖，歯，心臓，味，デザート，塩，スナック，シロップ，食べる，風味である．結果的に，聞かされた単語を書き出すよう求められたとき，40％の人は，甘い，という単語を書いたのである．これはリストにはなかった単語であるにもかかわらずである．このように，この例示で多くの人々は，存在していた単語と，すべての単語に強く相関しながら，それ自身は存在しなかった単語を区別することができない

のである．甘い，という単語は，要点となる単語，つまりその他の単語を代表して，リスト全体の意味を捉えるような単語として考えられ得るものである．おそらく，学習リストの単語は，甘いという単語を思いつくことを，学習の時にも記憶テストの間にも喚起したために，人々は単に思いついただけの単語を実際に聞いたというように混同しやすくなったのである．

想起が再構成される性質であることは，目撃証言の解釈が簡単ではないことを意味している．全体的なエピソードは新皮質から得られずに，むしろ，断片的な要素に基づいて，また，潜在的に誤解させるような影響のある文脈に沿って，継ぎ合わされなければならない．錯覚に基づく記憶というものは創られることがあると，成人と子どもの研究で実証された．子どもは特にその影響を受けやすく，それは特に誘導尋問や間違った忠告を受けたときである．

これらの記憶についての特徴を考えると，幼少時の虐待の記憶が何年もたって思い出された場合，その記憶が正確かどうか尋ねることは賢明である．記憶を取り戻すことの実例が報告されているが，それによると，人は過去の外傷体験についての真実の記憶を，かなり長期間にわたり思い出さなかった後に提示する．また，はっきりと記憶を取り戻した多くの例において，それが結果的には間違った記憶の例であることが見出されてもいる．残念なことに，何かに影響を受けない確証というものは存在しないため，取り戻された経験が本当の事実に基づくのかを判断する完璧な方法はない．

幼児期健忘

記憶の生物学は，幼児期健忘という現象――人生の初めのおよそ3年間に由来する経験についての意識的な記憶を一見なくしている――に関する見識も提供している．幼児期健忘に対する伝統的な見解では，抑圧（精神分析理論）と想起の失敗（発達心理学）が強調されてきた．共通した仮説は，成人も早期の出来事の記憶を保持しているが，意識にのぼらせることができないということであった．しかし，それは今では，陳述記憶に対する能力は人生のおよそ3年目まで十分使えるようになっていないのに対して，非陳述記憶は幼少期早期から発現している（例えば，古典的条件づけや技術の学習）ということのようである．このように，幼児期健忘は成人が早期記憶の想起の失敗ではなく，第1に子どもがそれらを適切に保持することができないことに起因する．

とはいうものの，幼い子どもの研究では，陳述記憶の初歩の能力は，月齢2，3か月でさえ存在していることが示されている．子どもは発達するにしたがって，徐々に長い期間に渡って記憶を保持することができるようになり，それに従ってより豊かに，より細部にわたってもれなく描写できるようになる．内側側頭領域と間脳領域は，これらの早い時期にも，十分に発達しているようである．陳述記憶の能力が限局されるのは，新皮質が徐々に発達・分化しているためであると考えられる．

新皮質の発達に伴って，そこに示される記憶はより複雑になり，言語能力も事柄について言葉を用いて詳細に描写できるようになり，発達する自己意識は自伝的な知識を裏づける．新しい戦略が次に来る情報を体系づけるために現れると，陳述記憶はより持続的に，より豊かに符号化され，他の情報とよりよく相互に連絡できるようになる．十分に形成された幼い頃の記憶は保持されているが引き出すことができない，というのではない．現在の記憶の生物学の理解に一致した見解によれば，きわめて人生の早期に形成された陳述記憶は，断片的で，単純で，幼児の世界観のもつ特殊な文脈に結びついている．それらは，成人に見られる典型的な陳述記憶が，出来事の意味合いや複雑な理解に満ちているのとは異なっている．

記憶と無意識

多彩な記憶システムの存在も，無意識を構成する概念を含めた精神分析理論にとっての中心的な問題と密接な関係をもっている．人の現在の行動に過去の経験がなぜ影響していると信じるのかは，記憶の性質としてどのような見解をもつのかに依っている．伝統的な見解によれば，記憶は単一の機能であり，記憶にみられる表現は主に強さと到達可能性において相違する．無意識である材料は，到達可能性が許容する閾値以下に存在しているが，潜在的に意識が利用できるようにすることができる．

現代的な，生物学的な見解は，心に呼び起こすことのできる記憶の種類――陳述記憶――と，性質上無意識におかれているその他の記憶とを区別することから始まる．保存された非陳述記憶は，どんな意識的な記憶にも内容を与えることなく，行為を通して表される．われわれのパーソナリティは，非陳述記憶が，数多の習慣や条件反応という形をとって作られる．この見解においては，人の行動は人生早期からの出来事によって実際に影響を受けているが，早期の経験の影響は，その出来事の系統立った，意識的な記録を必ずしも含めることなく，非陳述的な形をとり続ける．学習された行動は，気質，嗜好，条件反応，習慣，技能が変容することを通して表わされ得るが，このような行動を示すことは，行動が過去の経験によって影響を受けているという気づきを伴う必要もなければ，特別な過去の経験が何らかの完全なエピソードとして意識されている必要もない．つまり，早期の経験からの影響は，何か特別なエピソードの記憶を必要とするわけではない．子どものときに犬に倒されたことを思い出さなくても，その人は犬を怖がることがある．この例では，犬への怖れは記憶の中に経験されるものではない．それは，パーソナリティの一部として経験されるのである．さらに言えば，脳は，それが結果的に犬恐怖に帰結した何らかの早期の体験への特別な意識を保持しているものの，犬への強い恐怖心はそのこととは何のつながりも記憶に留めていない．

行動の変化は，古いものにとって代わった新しい習慣を獲得することによって，もしくは，その習慣をある程度切り離すか，それを撤回するか，誘発する刺激を制限できることに十分気づけるようになることによって起こりうる．しかし，陳述記憶の内容については，十分知っているというのと同じ意味で，何か早期の形成的な出来事に気づけるようになる必要はない．無意識は意識的なものにはならないのである．さまざまな形の非陳述記憶は，単に意識的な気づきに対して到達可能になるという，これらの影響に対する付加的な能力をもたずに行動に影響している．

参考文献

Akre KL, Ryan MJ. Complexity increases working memory for mating signals. *Curr Biol.* 2010;20(6):502.
Byrne JH, ed. *Learning and Memory—A Comprehensive Reference.* New York: Elsevier; 2008.
Crystal JD. Comparative cognition: Comparing human and monkey memory. *Curr Biol.* 2011;21(11):R432.
Gerstner JR, Lyons LC, Wright KP Jr, Loh DH, Rawashdeh O, Eckel-Mahan KL, Roman GW. Cycling behavior and memory formation. *J Neurosci.* 2009;29(41):12824.
Kandel ER. The biology of memory: A forty-year perspective. *J Neurosci.* 2009;29(41):12748.
Kandel ER, Dudai Y, Mayford MR. The molecular and systems biology of memory. *Cell.* 2014;157:163–186.
Lee SH, Dan Y: Neuromodulation of brain states. *Neuron.* 2012;76(1):209.
Lubin FD. Epigenetic gene regulation in the adult mammalian brain: Multiple roles in memory formation. *Neurobiol Learn Mem.* 2011;96:68.
Paller KA, Squire LR. Biology of memory. In: Sadock BJ, Sadock VA, Ruiz P, eds. *Kaplan & Sadock's Comprehensive Textbook of Psychiatry.* 9th ed. Vol. 1. Philadelphia: Lippincott Williams & Wilkins; 2009:658.
Rösler R, Ranganath C, Röder B, Kluwe RH, eds. *Neuroimaging of Human Memory.* New York: Oxford University Press; 2008.
Solntseva SV, Nikitin BP. Protein synthesis is required for induction of amnesia elicited by disruption of the reconsolidation of long-term memory. *Neurosci Behavioral Physiol.* 2011;41(6):654.

2.5 正常性とメンタルヘルス

　メンタルヘルス（精神的健康）は精神疾患の反意語として定義されうるものであると，暗黙のうちにみなされてきた．これは，言いかえると，メンタルヘルスとは精神病理を欠いた状態で，正常と同意語だということである．著しい病的な症候や，疾患の症状が軽減することによって達するメンタルヘルスもまた，第3者支払人によって強く唱えられている精神保健の定義の形である．しかし，実際のところは，メンタルヘルスを，単に，精神疾患の無い状態としてみなすという立場が，メンタルヘルスの政策に関する多くの論争の中心となっている．過去半世紀の大規模な疫学的な研究も，精神的に病んだ人を扱い，健康である人を扱っていないのである．

メンタルヘルスを定義する

　メンタルヘルスというものを，確証をもって定義するためには，いくつかのステップが必要である．第1のステップは，"平均"とは健康的というわけでないことに注目することである：「平均」（average）というのは，常に，人口における精神病理に罹患する者を健常なものとして混入していることを含んでいる．例えば，一般人口において，体重や視力が「平均」であるというのは健康的とはいえない．そして，もし，人口からすべての生物精神社会的病理をもつ者を除いたならば，平均IQは100より有意に高くなるであろう．

　メンタルヘルスを議論するうえでの第2のステップは，健康であるといえるのは，時に，地理や文化，歴史上のひと時に依っていることに注意を払うことである．ニューヨーク（New York City）では，鎌状赤血球の形質は病的と考えられるが，熱帯地方ではそうではない．熱帯地方はマラリアが風土病であって，赤血球の鎌状化は救命的となりうるからである．

　第3のステップは，議論しているのが，形質であるのか，状態であるのかを，明確にすることである．オリンピックの1500メートル走の選手が，単純だが一時的な足首の捻挫（状態）で出場できなくなるのと，I型糖尿病（形質）で，一時的に血糖値が正常であるのと，どちらが身体的により健康と言えるであろうか．異文化研究においては，このような違いが特に重要になる．トランス状態にあるインドの神秘主義者は，表面的には，緊張型統合失調症の人に似ているが，統合失調症と同じような状態が長時間に及ぶわけではない．

　第4のステップは，最も重要なものであるが，「価値観の混入」（contamination by values）の二重の危険について検討することである．1つの観点からすると，文化人類学は，メンタルヘルスの定義というものはみな，どれほど誤った推論に基づいているものかを教えてくれる．対抗意識や几帳面なきれい好きは，ある文化では健康的とされても，他の文化ではパーソナリティ障害とみなされるかもしれないのである．さらに，メンタルヘルスが「良好」（good）であるといっても，良好であるとは何にとってなのであろうか．個人，それとも社会にとってなのか．「適応する」上でなのか，創造する能力としてなのか．幸福のためなのか，生き残っていくためなのか．そして，誰がそれを審判するのであろうか．

メンタルヘルスのモデル

　この章は，メンタルヘルスの6つの経験的なアプローチを対比させている．第1に，メンタルヘルスは，上述のような正常として，また，フロイト（Sigmund Freud）がメンタルヘルスがもつ力として定義したところの，働くことと愛することのように，客観的に望ましい精神状態として概念化されうる．第2に，健康な成人の発達という観点から，メンタルヘルスは成熟性として概念化される．第3に，メンタルヘルスは，ポジティブ心理学——要約すると，人には多様な強みがある——の見地から概念化される．第4に，メンタルヘルスはこころの知能や

よい対象関係として概念化されうる．第5に，メンタルヘルスは，幸福感（well-being）——幸福，満足，望ましさを主観的に感じられるような精神状態——として概念化できうる．第6に，メンタルヘルスは，レジリエンス（resilience；回復力）として，すなわち，うまく適応することや恒常性を保つための能力として概念化されるであろう．

モデルA：上述の正常性としてのメンタルヘルス

この第1の見方は，健康と疾患への伝統的な医学的アプローチとは異なっている．明らかな精神病理が認められないことが，精神的健康と等価ではない．この医学的モデルにおいてすべての人を連続体としてみた場合，正常の区分は成人のほとんどに拡張され，異常の区分はその残りの少しの人々にあてはめられるであろう．このように健康を定義することは，医師が，はっきりと観察しうる疾病の徴候を患者から取り除こうとする伝統的な役割モデルと相関している．言いかえると，この考え方においては，健康を，最適というよりは，合理的に機能している状態として言及する．しかし，すでに指摘したように，精神的健康とは正常ということではなく，平均以上である．正真正銘の精神的健康とは例外的であって，常態的にあるものではないと考えている人もいる．さらには，最近まで，精神的健康とは，想像上のものであると考えていた人すらいるのである．

モデルB：成熟性としてのメンタルヘルス

身体の他の器官が同じ状態に留まるようにつくられているのとは異なり，脳は，可塑的であるようにつくられている．そのため，脳が最適に発達するにはほとんど一生かかるので，ポジティブメンタルヘルスを評価するにも同じだけの時間が必要となる．10歳の子どもの肺や腎臓は，60歳の人よりも良く機能していることを示すと考えられるが，同じことは，10歳の子どもの中枢神経系に関しては当てはまらない．そして，成人のメンタルヘルスでは，ある程度，成熟性が展開していく過程が継続して示されることになる．身体的に健康な70歳の人は，精神的には，30歳の時よりも健康的であることが，統計学的に言われている．例えば，カーステンセン（Laura Carstensen）は，前向き研究において，人は，30歳の時よりも70歳になってからの方が，抑うつ的でなくなり，より幅広い感情調節を行えるようになることを見出した．

しかし，もし，成人の発達に関する前向き研究において，未熟な脳の機能が，成熟した脳と比べて，より健康的でないということが示されたとしたら，それは，青年は，幼児よりも精神的に健康であるということを意味するのであろうか．そして，中年は，青年よりも精神的に健康であるというのであろうか．答えは，イエスとノー，両方であるが，この質問によって，メンタルヘルスを理解するためには，まず，成熟性という言葉が何を意味しているのかを理解する必要があることがわかる．

成熟性とポジティブメンタルヘルスが，ほとんど同義であるという仮説を確かめるためには，生涯にわたる個々人の行動と情緒状態について研究することが必要である．このような縦断的な研究は，つい最近になって達成されるようになったが，それらはすべて，メンタルヘルスが増すことと成熟性とが関連していることを示している．もちろん，50歳を超えると，メンタルヘルスと成熟性における関連性が言えるのは，中枢神経系が健康であるという条件の元である．脳外傷，大うつ病，動脈硬化，アルツハイマー病やアルコール症などの疾病による損傷がある場合は，すべて除外されなければならない．

成熟性に対するメンタルヘルスの関連性は，おそらく，60年かけて徐々に進行する脳のミエリン化だけでなく，経験を通じた情緒的，社会的知性の発達によっても影響を受けると考えられる．エリクソン（Eric Erikson）は，このような発達は，「拡大していく社会的範囲」（social radius）をもたらすと概念化した．このような見解においては，50歳以降の人生は，ペンシルベニア・ダッチ（Pennsylvania Dutch；訳注：ゲルマン系ドイツ系米国人）の生涯発達の風刺画にあるように，もはや下に向かう階段なのではなく，外に開かれている道なのである．エリクソンのモデルにおいて，成人の社会的範囲は，「同一性 対 同一性拡散」（identity versus identity diffusion），「親密 対 孤立」（intimacy versus isolation），「生殖性 対 停滞」（generativity versus stagnation），「統合 対 絶望」（integration versus despair）といった課題の習得を通じて，長い時間をかけて拡大していくのである．

同一性 上記のようなモデルにおいて，成人のそれぞれの発達課題の社会的範囲は，次の内面的な課題に適合する．青年は，まず第1に，自分を両親から分離できるような同一性を獲得しなければならない．それというのも，メンタルヘルスや成人の発達は，偽りの自己を通じては展開することができないからである．同一性（identity）の課題と向き合うために，幼児期の最後の課題の習得が必要となる．それは，生まれ育った家族に対する，社会的な，住居に関する，経済的な，思想的な依存から，継続した独立性を獲得することである．同一性とは単に，自己中心性や，家出をすること，機能不全の家庭から飛び出すために結婚することによってもたらされるものではない．家出という家を離れる1つの手段となる行動と，自分の家族の価値観からどこで脱皮し，自分自身の価値観をもつようになるのかを知るという発達課題とでは，天と地ほども違う．このような分離は，単純に生物学的な成熟によって引き起こされるが，それと同程度に，重要な青年期の友人や家族以外の良き助言者に同一化したり，彼らが内在化されたりすることによっても引き起こされる．例えば，我々のアクセントは16歳までに比較的定着するが，そのアクセントは我々の両親よりもむしろ，青年期の親しい仲間のアクセントが反映されている．

親密 若年成人（young adult）は，相互的であって利己

的ではない関係をパートナーともてるようになるために，親密(intimacy)の発達段階に進む必要がある．しかし，若年成人にとって何年もの間，1人の人とだけ互いに依存的，相互的で，その人一辺倒で，その状況に満足したようなやり方で同棲することは，望ましくもなければできることでもないだろう．とはいえ，親密さの能力は，一度達成されれば，自転車に乗るように努力のいらない，達成する価値のあるものである．関係をもつ相手は，時には同性の人である．時には完全に無性的なものである．また，時に，相互依存は，修道会のような共同体の場合もある．表面的には，親密さの習得は，文化や時代が異なれば極めて違った様相を呈することがあるが，「一生連れ合うこと」や「結婚としての愛」は，われわれを含む多くの温血種の発達のレパートリーに組み込まれた発達課題である．

キャリア固め キャリア固め(career consolidation)は，通常，親密さの習得と共に，もしくはそれに引き続いて習得される課題である．この課題の習得によって，成人は，かつて遊びがかけがえのないものであったように，キャリアに価値を見出すことができるようになる．無人島では，人は趣味をもつことはできるが，キャリアをもつことはできない．それは，キャリアが他の人々にとっても価値があるという意味を含むものだからである．「仕事」や趣味が「キャリア」へと変換するための4つの重要な発達上の基準がある．すなわち，満足が得られること，報酬があること，適性があること，献身的であることである．明らかに，このような仕事は，「妻や母親」もしくは——より最近になってからは，「夫や父親」でもありうる．この過程は，周囲の人にとっては，時に「利己的」にみえるが，このような「利己的な行動」がないと，人は「自己主張のない」人になり，次の生殖性の段階において与えるべき「自己」をもたないことになる．統合失調症の人や，重篤なパーソナリティ障害の人は，しばしば，親密さや継続的で満足のゆく就労に生涯到達できないことが明らかになる．

生殖性 生殖性(generativity)は，次世代を世話し，導く，明晰な能力を発揮することを含んでいる．35〜55歳の間では，我々の達成に対する欲求は後退し，地域社会や所属への欲求が増すことが，研究によって示されている．社会の中で手にすることのできる機会があるものを考えれば，生殖性とは，より広い社会において，若年成人にとっての，相談相手，指導者，助言者，コーチとしての役を担うという意味になるであろう．生殖性は，両親が幼児に対してもつような制御の多くをあきらめた上で，リーダーシップのように保護的な関係をもつことを意味する．良き助言者とは，「緩く支える」ように，そして，責任を分担するようになるのである．生殖性とは，自己を与える能力を反映する——最終的には成人の発達の最初の3つの課題を習得することを通して完成する．そして，その習得と老年期にうまく適応することは強く相関している．なぜならば，老年期には避けては通れない喪失の数々があり，もし，我々がそれまでに肉親との関係を超えて成長を遂げていなければ，これらによって圧倒されてしまうと思われるからである．

統合 最終的に，老年期になると死後にも何らかの命が存在すること，また，人というものは自己を超えた大いなるものの一部であると感じるのが通常である．このように人生最後の課題は，エリクソンの言葉によれば統合(integrity)である．これは，1人の人の人生と世界全体の双方に対して，敬意をもって，平和と和合といった感覚に達するような課題である．エリクソンは，自我の完全性について，ある種の世界の秩序と霊的な感覚をもたらす体験として記述している．それは，どれほど心から代価を払おうとも，そうならなければならなかった，必然的に何も取って代わることはできなかった，唯一無二のライフサイクルを受容することなのである．

人生のある課題を習得することが，別の課題を習得することよりも，必ずしもより健康的というわけではないことは，心に留めておくべきである．というのは，成人の発達は徒競争でも道徳上の義務でもないからである．むしろ，連続したこれらの課題は，臨床家に自分の立ち位置や患者の布置を推測するための感覚を養えるような地図を提供してくれる．ある人は，20歳で成熟しているかもしれない．それは健康的なことである．またある人は，50歳で成熟していない状態であるかもしれないが，これは健康的なこととは言えないであろう．それでも，限定された人付き合いを超えて社会的範囲を獲得することは，より柔軟性をもつことを可能とするので，自己没入しているよりも，大抵の場合より健康的である．40〜50歳の間の生殖性は，老年期が満足ゆくものとなることを予測する上で，有力な因子となる．

モデルC：ポジティブな，あるいは「霊的」情動としてのメンタルヘルス

このモデルは，精神的な健康と魂の健康の双方を，我々を他者に結びつけるポジティブな感情の混合物として定義している．愛，希望，喜び，寛容，同情，信頼，畏敬の念や感謝は，このモデルに含まれるポジティブで，そして「道徳的な」感情のうち主要なものである．大切なことは，これらの選ばれたポジティブな感情はすべて，人と人とのつながりに関係しているということである．ここにあげられた感情は，どれをとっても自己だけに留まるものではない．また，これらのポジティブな感情は，すべての主要な信仰にみられる共通因子であると考えられる．上記のリスト以外にも5つのポジティブな感情がある——感動，興味，満足(幸福感)，ユーモア，そして，達成感である．これらの5つの感情は，人が無人島で1人きりでいたとしても感じることができるものである．

恐れや怒りのように，視床下部で発生するネガティブな感情は，人の扁桃核(人においては，他の哺乳類に比べて大きい)において細密化される．人の生存にとって非常に重要なこととして，ネガティブな感情はすべて「私

に」関するものである．これとは対照的に，ポジティブな感情は，明らかに大脳辺縁系で発生する哺乳類に特有なもので，自己だけに留まらない可能性がある．人は，復讐と深い寛容さの両方の感情を感じるが，この2つの感情が長期間経た結果は大きく異なる．ネガティブな感情は，現在では生存にとってきわめて重要なものである．ポジティブな感情は，より展開的なものであり，私たちが自分の幅を広げて築き上げていくのを助けてくれる．そして，将来的には，見知らぬ人への耐性を強め，道徳的な尺度を緩め，創造性を高めてくれるようなものである．ネガティブな感情は，注意を狭めて木を見て森を見ないがごとくであるのに対して，ポジティブな感情，特に喜びは，思考パターンを，より柔軟に，創造的，統合的，能率的にするのである．

ポジティブな感情が自律（内臓）神経系にもたらす効果は，瞑想に対するリラクゼーションの反応に共通するところが大きい．闘争・逃走反応のような代謝や心臓の興奮をもたらすネガティブな感情が，交感神経系の自律神経の働きを増すのに対して，ポジティブな感情は，副交感神経系を経由して，基礎代謝，血圧，心拍数，呼吸数や筋緊張を低下させる．機能的磁気共鳴画像法（functional magnetic resonance imaging：fMRI）を用いた，クンダリニーヨガ（Kundalini yoga）の実践者の研究では，瞑想は，海馬と右外側扁桃体の活動を増すことが示されている．これによって，副交感神経系が刺激され，深い安らぎの感覚がもたらされる．

ポジティブな感情には生物学的な基盤がある．つまり，それらは自然淘汰を通して進化してきたということである．向社会的感情（prosocial emotion）というのは，おそらく，1.2億年前のアフリカのサバンナにおいて，比較的無防備な人の祖先と彼らのきわめて無防備な子どもたちが生存していくことができるような適応の仕方を反映したものであろう．

ポジティブな感情の根拠 最近の神経科学と行動生物学の進歩を受けて，ポジティブな感情は科学的な学問としての一分野となった．例えば，幼児自閉症は，情緒的な愛着に関する珍しくない遺伝的な障害であるが，1943年にジョンズ・ホプキンス（Johns Hopkins）大学の児童精神科医である，カナー（Leo Kanner）によって——彼の息子に，初めて見出された．それまで医学は，ポジティブな感情を，愛着と同様に基本的だが認知的にはとらえがたいものとして言明することはできなかった．今日では，能力のある小児科医であれば，幼児自閉症における先天的な共感性の欠如と愛着の困難を，誰でも認識することができる．

ポジティブな感情を，哺乳類の大脳辺縁系にその位置を特定することは，時間のかかる，骨の折れる過程であった．1955年に革新的な神経心理学者であったオールズ（James Olds）によって，ラットにおいて，辺縁系では設置した41個の電極のうちの35個が，大脳辺縁系外では35個のうちの2つだけが，十分自己刺激に至るに値することが示された．1950年代には，神経生物学者のマックリーン（Paul MacLean）が，大脳辺縁系の構造は，われわれ哺乳類が，単に記憶（認知）だけでなく，遊ぶこと（喜び），分離に際して泣き出すこと（信頼/信用）や自分自身を世話すること（愛）を制御していることを指摘した．爬虫類では，基本的な記憶を除いては，これらほど分化した感情のどれも示さない．

fMRIを用いた研究では，人が主観的に恐れや，悲哀，快感が存在する状態を体験すると，脳血流は，大脳辺縁系で増加し，多くのより高次の脳領域では減少することが示された．さまざまな研究において，快の体験（チョコレートを味わうこと，金銭を獲得すること，かわいい顔に見惚れること，音楽を楽しむこと，オルガズムのエクスタシーを体験すること）の局在が大脳辺縁系——特に，眼窩前頭領域，前帯状回，島回において——に見出された．これらのそれぞれ異なる構造は，綿密に統合され組織立っているが，このことは，哺乳類の愛と人類の精神性といった範疇に入り込んでくるものすべてを探索し，認識するのに役立つ．

前帯状回は，誘意性と記憶に関連し，愛着を形成する．前帯状回は，海馬とともに，過去を意味あるものにする上で脳の中で1番の責任領域である．愛着の形成を媒介するために，前帯状回はどの皮質領域よりも，多くのドパミン作動性の神経支配を受ける領域の1つである．このため，帯状回は，恋人たちだけでなく，薬物嗜癖者たちにとっても，動機づけの強いシグナルを供給する．前帯状回は，誰に近づくべきで，誰から遠ざかるべきかを導く上で肝要な部位である．大脳辺縁系，特に，前帯状回を介した母親の感触，体のぬくもり，においといったものが，ラットの子どもの行動，神経化学，内分泌の放出，概日リズムを調節している．脳の画像研究によると，前帯状回は，友達の顔認識や，性的刺激それ自体によっては刺激を受けない．むしろ，前帯状回のfMRI画像は，恋人がパートナーの顔の写真を見つめるときや，新米の母親が自分の子どもが泣くのを聞くときに輝度が上がる．

おそらく，前頭前野ほど進化様式において不明瞭で，しかも，メンタルヘルスにとって重要である脳領域はない．前頭前野は，賞罰の評定を担っており，新しい状況に対する情緒的な反応を適合させ，調節する役割を行っている．

進化的な観点からすると，ヒトの前頭葉は神経細胞の数では，チンパンジーと変わらない．むしろ，ヒトの前頭葉がより大きい理由は，前頭葉白質（神経細胞間を有髄線維によって結合する）のためである．この大脳辺縁系への結合は，「遂行」機能を強調するものである．そこには，満足を遅延することや記号言語を理解することも含まれるが，最も重要なものは，時系列を確立することである．過去の記憶が「未来の記憶」に結びつけられることによって，前頭葉は人類に因果関係を予測することを可能にした．

前頭前野腹内側部の外科的な，もしくは，外傷による切除は，良心的で責任感ある大人を，他には何ら知的障害がないのに，道徳的観念の障害された人へと変貌させてしまうことがある．

島回は，もう1つの大脳辺縁系の一部で，理解され始めたばかりの部位である．島回は，扁桃体と前頭葉の間にある内側皮質である．脳は何の感覚ももたない．ヒトは感情を体だけで感じるのである．島回は，これらの理屈を超えた感覚が意識に上ることに関わっている．深い悲しみによる心の痛み，愛情のもつ心の温かさ，恐怖ではらわたがしめつけられる感じは，すべて島回を介して意識に上っていくのである．

大脳辺縁系の前帯状回と島回は，ユーモア，信頼，共感といったポジティブな感情に際して共に活動的になるようである．高等な類人猿は，紡錘細胞と呼ばれる特有な神経構成要素によって，他の哺乳類と区別される．ヒトは，チンパンジー，ゴリラのどちらと比べても，20倍の紡錘細胞をもっている（大人のチンパンジーの平均は，およそ7000個の紡錘細胞，ヒトの新生児はその4倍以上，ヒトの成人ではおよそ20万個の紡錘細胞をもっている）．サルとその他の哺乳類，ただし鯨と象は除かれようが，みな紡錘細胞が欠如している．これらの大きな，葉巻型の紡錘，もしくは「フォン・エコノモ」(von Economo)ニューロンは，社会的感情と道徳判断を制御する中心のようである．また，大型類人猿とヒトにおいては，紡錘細胞は，発達した新皮質と共に，大脳辺縁系を統合するのを手助けしているようである．紡錘細胞は，前帯状回，前頭前野と島回に集中している．より最近では，科学者たちは，島回と前帯状回に存在する「ミラーニューロン」(mirror neuron)という特別な集合体を発見した．これらのニューロンは，霊長類よりもヒトにおいてより高度に発達しており，共感——他者の感情を「感じとる」体験——を媒介しているようである．

この最も新しいメンタルヘルスのモデルが実践的な適用に結びつくまでにはまだ何年もかかるであろうが，これらの知見は，脳と心が1つであることのさらなる論拠を提供するものである．いくつかの研究において，前帯状回と島回による向社会的な生物学的活動は，社会性が最も高い人々（客観的に記録されたテストに基づく）の間で最も高かったが，これは言いかえると，ネガティブメンタルヘルスだけに生物学的な個人差があるのではなく，ポジティブメンタルヘルスも同様であるということである．

モデルD：社会情緒的な知性してのメンタルヘルス

社会情緒的(socioemotional)な知性が高いということは，知能指数(IQ)が高いことが平均以上の知的な素質を反映するのと同じように，平均以上のメンタルヘルスを反映するものである．このような感情知性はポジティブメンタルヘルスの中核に位置する．ニコマコス倫理学(Nicomachean Ethics)において，アリストテレス(Aristotle)は，社会情緒的な知性のことを以下のように定義した．「誰しも怒ることがある——それは容易なことである．しかし，そうするのが正しい相手に対して，適度に，適切な時に，正しい目的をもって，正しい方法をもって怒る——それは容易なことではない．」

すべての感情は，基本的な生命の環境への適応を援助するものである．原初的な感情の正確な数については議論の余地があるが，特徴を表す顔の表情によって，怒り，恐怖，興奮，興味，驚き，嫌悪を意味する7つの感情が，一般的に区別されている．これらの感情を自分自身と他者において見出す能力がメンタルヘルスにとって重要な役割を担っている．非言語的な手がかりから，感情を読み取ることの有益性は，およそ20か国で示されている．これらの有益性とは，よりよく情動調律されること，他者により受け入れられ，より敏感に反応することである．共感的な子どもは，特に知的に優れているということはなくても，同級生よりも，学校でうまくやれて受け入れられる．ヘッドスタートプログラム(Head Start Program)は，米国の健康および人的サービス(Health and Human Services)で，低所得者層の子どもと家族に教育とその他のサービスを提供しているが，初等教育の成功は知性だけでなく，どのような行動が望ましいかを知ること，間違った行動への衝動がどのように抑えられるかを知ること，待つことができること，どうやって他の子どもと仲良くやっていくかを知ることによって達成されることを見出した．同時に，子どもはその子の欲求を伝え，先生に助けを求めて頼ることができなければならない．

動物行動学的には，感情は哺乳類のコミュニケーションにとって重要である．コミュニケーションというものは，常に意識的に認識されていないので，自分の感情をより識別することに長けている人は，他者とコミュニケーションをとり，共感的に相手の感情を認識するのが上手である．言いかえるなら，共感能力が高ければ他者からより評価されるので，その分，社会的な支持や，自尊心，親密な関係はより良いものとなる．

社会的知性，および感情知性は以下の基準によって定義される．

▶相手の感情に対して，的確に意識的な理解と観察をすること．

▶感情を調節して，その表出を適切なものにすること．これは，個人的な不安を自分で落ち着かせて，絶望や憂うつを振るい落とす力を含んでいる．

▶他者の感情を正確に認識して，反応すること．

▶他者との親密な関係を調停する能力．

▶望ましい終着点に向けて感情（動機）を焦点づける能力．これは，満足の遅延と，衝動性を適応的に置き換え通過させることを含む．

行動科学者によっては，あたかもネガティブな感情は不健康であるかのように，感情をポジティブとネガティブに分ける（この観点については，モデルCで述べた）．

この傾向は過度の単純化である．膿や，熱，咳と同じように，悲しみや，恐怖，怒りといったネガティブな感情も，健康的な自己保存にとって重要なのである．一方で，喜び，愛，興味や歓喜のようなポジティブな感情は，主観的な満足と関連している．ネガティブな感情は満足を妨げるが，その表出は同じように健康的なものでありうる．

感情知性の研究における進歩　過去15年以上にわたって，ポジティブメンタルヘルスにとっての向社会的な知性の関係を理解する上で，3つの重要な経験的な段階が取り入れられてきた．

最初の段階は，fMRIと神経生理学的実験において，前頭前野と大脳辺縁系との統合についての理解が進歩したことである．前述のモデルに記されているように，これらの研究の進歩は，感情というものを，精神的な抽象概念よりもむしろ，神経生理学的な現象として理解する方向へ近づける．前頭前野は脳における作業記憶（working memory）の責任領域であり，前頭葉は，扁桃体，海馬その他の大脳辺縁系との連結を通して，従来の条件づけと陳述記憶のいずれとも全く性質の異なる方法で感情的な学習をコードする．

第2段階は，「感情知性」を概念化して，評定することにおける，ゆっくりでも着実な進歩である．過去10年以上にわたって，感情知性の評定は急速に進展してきた．

第3の進化は，感情の相互作用を記録するためのビデオテープの利用である．正しく機能している家族の相互作用のビデオは，健全な子どもの発達，青年期の発達，夫婦間の調和のために最も重要な側面は，パートナーあるいは両親が相手の感情にどのように反応するかであることを明らかにした．相手がどのように感じているかについて，知らないふりをしたり，そのことで懲らしめたり，おびえたり，軽蔑することは，結果的に思いもかけない大きな不幸を招く．うまく情動調律が取れている両親の子どもは，自分自身の感情を扱うことが上手で，気が動転したときにも自分自身を効果的になだめることができる．このような子どもたちはストレスホルモンや他の強い感情と情動行動の喚起に対する身体的な指標が低水準を示しさえするのである．

今では，カップル，企業の重役や外交官が対人関係を扱う上で，葛藤を解消したり交渉をしたりすることのスキルアップを援助するような多くの訓練がある．この10年間には，学校の子どもたちに肝心な情操的な能力や社会性の技量，時に"感情的な読み書きの能力"を教えるための努力も，以前にも増してなされてきた．これらの心理学における進歩は，例えば摂食障害において感情の認識と識別を教えることや，行動障害において怒りの調節や社会的な窮地に対する創造的な解決策をみつけることを教えることにおいて，精神医学に関連性をもつ．

モデルE：主観的幸福としてのメンタルヘルス

ポジティブメンタルヘルスというのは，ただ他者だけに向けられる喜びを含むのではない．人は主観的幸福を体験することも必要なのである．人類は，メンタルヘルスの定義について考えるはるか以前に，主観的な幸福の基準について思案した．例えば，客観的な社会的支援は，もし，その人が主観的に愛されていると感じ得なかったら，成しうることはわずかである．それゆえ，主観的幸福の能力が，メンタルヘルスのモデルとして重要なのである．

主観的幸福は，決して絶対的なものではない．健康的な血圧とは，客観的に低血圧も高血圧も欠いた状態であるが，幸福はそれほど中立的なものではない．主観的幸福は，苦悩がないというだけでなく，明確な満足があるということである．しかし，もし幸福がメンタルヘルスにとって避けて通れない一面であるならば，幸福はしばしば両価性をもってみなされるであろう．何世紀にもわたって，哲学者がときに幸福を最高のものとみなしてきたとしても，心理学者と精神科医はそうとは認めない傾向がある．

主観的な幸福には，適応的な面とともに，不適応的な面がありうる．幸福の探索は，利己的で，自己愛的な，上辺だけの，平凡なもののように思われる．喜びとはたやすくやって来て，あっという間に行ってしまうものである．幸福はときに錯覚や解離状態に基づいている．非現実的な幸福は，双極性障害や解離症と関連した性格構造にみられる．不適応的な幸福は，一時的な至福をもたらすが，持続力は全くない．成人の発達研究では，"幸福"の基準化された尺度に予測力はほとんどなく，しばしば，その他の主観的・客観的満足の尺度とわずかな関連があった．このような結果は，この項を通じてみられた幸福のあいまいな意味合いゆえであり，主観的幸福という用語が幸福に取って代わるであろう．

経験的実証　主観的幸福に関連したメンタルヘルスの問題は，歴史的な相対主義，価値判断と錯覚によって，煩雑化し，曖昧になっている．ヨーロッパの人は，米国人の幸福に対する関心に常に懐疑的であった．研究者が，セルフケアを促進することが，ポジティブな感情状態や楽観主義の最も重要な機能となることを指摘したのは，やっと過去10年においてのことである．主観的幸福は，考えと行動において革新と創造性に向けて導かれる個人の資質を利用できるようにする．それゆえ，楽観主義のような主観的幸福は，学習性無力感の解毒剤になる．さらに，収入，教育，体重，喫煙，飲酒，および病気などの因子を調整して比較すると，幸福な人が早死にしたり身体障害者になることは，幸福でない人の半分に過ぎない．

快と満足は，区別することができる．快とは，瞬間的で，幸福と近縁なものであり，衝動と生物学的な欲求の満足を含んでいる．快は，慣れと飽きの影響を強く受けやすい．快が感覚や感情の満足を含むのであれば，満足は喜び，目的，そして，「自分がなりうる最善である」ことや，審美的な，魂の欲求を満たすような満足を含むも

のである.

主観的な(幸福でない)苦悩は,健康的でありうる.動物行動学の分野の研究者が長らく指摘してきたことは,主観的な情動(例えば,恐怖,怒り,悲しみ)は健康的な注意喚起となって,環境の中に安全を見出し,主観的幸福に溺れるのを避けてくれるということである.もし,ポジティブな感情が楽観主義と満足を促進するのであれば,恐怖は外的な脅威に対抗する第一の防御である.悲しみは喪失に異議を唱えて助けを呼び,そして怒りは侵害を警告するのである.

主観的幸福を明白にする 1970年代から,研究者は,主観的幸福の定義や原因となる要因に専心して,それに伴う重要な疑問と取り組むことに多大な努力を払ってきた.そのような疑問の1つは次のようなものである.主観的安寧は,環境的な幸せによるものなのか,それとも,生来の,遺伝的に規定された気質によるものなのか.言いかえるなら,主観的幸福が反映しているものは,形質なのか状況なのか.もし,主観的幸福が,安全な環境とストレスのない状態を反映するのであれば,それは,時間と共に変動しなければならず,人生のある環境,ある時間において幸福でも,別な時と場合においては幸せではないということになるであろう.

2番目の疑問は,最初の疑問に関係しているが,何が原因で,何が結果かというものである.幸福な人々は楽しい仕事やよい結婚に達しやすいのであろうか,もしくは,安定した結婚やキャリアに対する満足が,主観的幸福に導くのであろうか.それとも,そのような正の相関は,さらなる第3の要素の結果であろうか.それは例えば,アルコール症,うつ病,神経症的形質,さらには社会的に望ましい答えを与えるような願望を恒常的に抱いていること(印象管理:impression management)さえ,これらに対する遺伝的傾向をもっていないことが,主観的幸福と,よい結婚やキャリアへの満足の報告の双方を,促進するかもしれないというようなことである.

人類が進化するには,生理学的ホメオスタシスと同様に,環境条件に対して主体的に適応する力を備えていなければならなかった.それによって,人は良い出来事にも悪い出来事にも適応することができ,高揚したままいるわけでも,絶望したままいるわけでもないのである.しかし,人類は自らの遺伝子に順応するのが難しい時もある.養子に出された双生児の研究によれば,主観的幸福における差異の半分は,遺伝率によるものであることが示されている.離れ離れに育った一卵性双生児の主観的幸福は,一緒に育った二卵性双生児の主観的幸福よりも似通っている.主観的幸福感の高さに寄与する重要な遺伝的要因は,神経症的形質の低さ,外向性が高いこと,アルコール症がないこと,そしてうつ病がないことである.一方,テストによる知能とは対照的に,遺伝的変数がコントロールされた場合,主観的幸福は,収入,親の社会階級,年齢,教育のような環境的な要因の影響は受けない.

もし,主観的幸福が基本的な欲求の満足に起因するならば,仕事上の主観的幸福と遊びの場面での主観的幸福,もしくは,社会的な場面,対,1人でいるときの主観的な幸福の間には,比較的低い相関関係しかみられないであろう.女性は客観的に臨床的なうつ病をより多く経験するので,性別が主観的幸福を決定する要因ではないという事実は興味深いことである.これに対する1つの説明として,女性は,ポジティブな感情でもネガティブな感情でも,男性よりもそれを生き生きと伝える傾向があることがあげられる.ある研究によると,性別は幸福感の差異の1%を説明するにすぎなかったが,情緒的な体験を伝える強さの差異の場合は13%であった.

幸福のその他の源泉 いくつかの例では,環境が重要な主観的幸福(well-being)となりうる.若い未亡人は何年もの間,主観的な抑うつ状態のままである.何世紀にもわたり貧困を耐えぬいてきたにもかかわらず,インドやナイジェリアといった,非常に貧しい国々の回答者は,より豊かな国々の人たちと比べて,主観的幸福を低く報告した.子どもの喪失はいつでも心痛むものである.富や名声といった具体的な目標の達成は,主観的幸福を確実に増加させる結果をもたらすものではないが,隣同士の人が自分より豊かになるのを見るというような社会的な比較は,主観的幸福に負の効果をもたらす.

自己効力感,自立性の維持は,主観的幸福に環境的な付加価値を与える.例えば,高齢者は独立して生活するために,それが親類と一緒ではなく1人で暮らすことを意味していても,自由裁量の収入を使うであろう.主観的幸福は一般に独裁主義よりも民主主義のもとで高い.好ましい,もしくは,好ましくない結果に対する責任を引き受けること(内在化)は,主観的幸福をもたらすもう1つの主な要因である.責任転嫁すること(外在化)は,主観的幸福を著明に減じる.言いかえると,パラノイアや投影のような心理機制によって,人は物事をより良くというよりより悪く感じるのである.

主観的な心の状態を測定する洗練された方法としては,ポジティブとネガティブな感情の双方を,それぞれ10の情動項目で評価するPANAS(Positive and Negative Affect Scale)がある.人生に対する満足感の尺度は,最近の生活全般の満足を表す尺度である.つい最近,SF-36(Short Form 36)が広く検証されたことで,臨床家は,臨床的介入に対する主観的な費用/有益性を評価することができるようになった.短時間しか続かない環境的な変数が,主観的幸福感をゆがめることがあるので,自然主義的な生活サンプリング(experience-sampling)法が主観的幸福感を評定する上で最も有用であることに意見が一致してきている.このようなサンプリング法とともに,研究の対象者は,1日の中でポケットベルでランダムに接触され,その都度主観的幸福感について評価するために質問を受ける.この方法は,主観的幸福についてのより確かな報告書を提供してくれる.最終的には,実際の主観的体験から言語的な自己レポートを引き出すた

めには，ストレスの身体的測定（例えば，電気皮膚反応：galvanic skin response，唾液中コルチゾール，顔の表情を隠しカメラで撮影すること）をすることも有用であることが証明されている．

モデルＦ：レジリエンスとしてのメンタルヘルス

人が，ストレス状況に打ち勝つために使う対処法は，大別して3種類ある．第1は，適切な他者から助けを引き出すという方法である（言い換えれば，社会的援助を意識的に求める）．2番目は，意識的な認識戦略で，これはストレスに打ち勝つために意図的に用いるものである．3番目は，適応的な無意識的対処法（しばしば"防衛機制"と呼ばれる）で，主観的な苦悩，不安や抑うつを緩和するために，内的・外的現実の認識をゆがめるものである．

無意識的な対処法 無意識的な対処法は，内的・外的現実における突然の変化に際して，葛藤や認知的不協和を減じる．もし，このような現実における変化が，「歪められたり」，「否認されたり」しなかったら，病的不安や抑うつ，もしくはその両方に陥る可能性がある．このような，恒常性に関わる精神的な「防衛」は，葛藤の4つの指標すなわち衝動（情動と感情），現実，人（関係性），社会的学習（知覚状態）において，我々を突然の変化から保護してくれる．まず，このような無意識的な心理規制は，突然，衝動——情動と感情——が増したことを無視したり，そこから目をそらしたりすることで，心理的な恒常性を取り戻すことができる．この指標のことを，精神分析家は「イド」(id)，宗教的な原理主義者は「罪」(sin)，認知心理学者は「熱い認知」(hot cognition)と呼び，神経解剖学者は脳の視床下部と大脳辺縁領域を指摘する．

2番目に，このような無意識的な心理規制は，現実と自己像における突然の変化というすぐには統合され得ないものに適応するための，精神的な小休止を与えてくれる．ニューヨーク市の世界貿易センターが突然破壊されるテレビ映像を，初めのうち映画であるかのように反応した人は，自発的に適応しようとしてあまりに急峻に変化する外的現実を否認した鮮明な例である．突然の良いニュース——学生から医者への急な変化や宝くじに当選する——は，予期しない事故や白血病の診断と同様に無意識的な心理機制を呼び起こす．

3番目に，無意識的な心理規制は，突然の，解決できない，重要な人々に関する生や死といった葛藤を和らげる．人々は，大切な人と一緒に暮らせなくなった時，しかし一緒でなければ生きていけないという時に，葛藤の最たる状態になる．死はそのような例である．もう1つは，予期しない結婚の申し込みである．重要な人々の内的表象は，死んでもなお何十年もの間葛藤を喚起し続け，無意識的な精神的な反応を引き起こし続けることがある．

最後に，葛藤，もしくは不安抑うつの4番目の源泉は，社会的学習，もしくは良心である．これを，精神分析家は「超自我」(superego)，人類学者は「タブー」(taboo)，行動学者は「条件づけ」(conditioning)と呼び，神経解剖学者は連合野と扁桃体を指摘する．この指標は，5歳以前に吸収した両親からの戒めによってもたらされるものだけではなく，包括的な同一化，文化に対して，そして時には圧倒的な心的外傷体験によって不可逆的な学習がなされることによって形成される．

健康的な無意識的心理機制 バークリー人類発達研究所(Berkeley's Institute of Human Development)とハーバード成人発達研究室(Harvard's Study of Adult Development)は，メンタルヘルスに向かう成熟した防衛の重要性を説明している．

ユーモア ユーモアは人生を容易にする．ユーモアをもってすれば，人はすべてに目を向け，多くを感じても，行動に及ぶことはない．ユーモアは，その人が不快になることなく，周りの人にも不快になるような影響を与えることなく，感情を発散することができる．成熟したユーモアは，痛ましいことを直視することを可能にするが，解離やドタバタ喜劇はどこか他へ気をそらすのである．その他の成熟した防衛と同様に，ユーモアにはトランプで家を組み立てるのと同じようなデリカシーが要求される——タイミングがすべてである．

愛他主義 葛藤に打ち勝つことに用いられるとき，愛他主義(altruism)には，自分が受け取りたいと思うであろうものを他者に与えることで喜びを得ることを含む．例えば，反動形成を用いると，かつてのアルコール嗜癖者が自分の町でアルコールの販売を禁止して彼の社会的な飲み友達を悩ませることになる．愛他主義を用いると，かつてのアルコール症の人が，断酒会(Alcoholics Anonymous)で新しい会員の保証人となって尽くす——与える側と受け取る側の双方にとって救命になるであろう変容の過程に達する．明らかに，愛他主義の多くの行為は自由意志を含んでいるが，他者はいまだ対処されていない欲求を我知らず鎮めるのである．

昇華 昇華(sublimation)の成功の秘訣は，注意深い原価計算でも賢い妥協でもなく，むしろ，精神的な錬金術にある．言い換えれば，昇華とは，牡蠣が，さえない砂の一粒を真珠に一変させるようなものである．聾で怒りっぽく孤独なベートーベンは，交響曲第9番を作曲したときに，シラーの「歓喜の歌」を音楽にのせたことで，彼の痛みを偉業に変えた．

抑圧 抑圧(suppression)は，情緒的な葛藤や内的/外的ストレス因子を，無関心によって調整する防衛である．抑圧は満足を最小化して延期するが，無視するわけではない．経験的に，これはメンタルヘルスの他の側面と最も強く関連する防衛である．効果的に用いられた場合，抑圧は，上手に手入れされた帆に似ている．あらゆる抑制は，情熱が吹かせる風を覆い隠すのではなく，それを利用することを的確に意図している．抑圧が，単に意識的な「認知戦略」(cognitive strategy)でない証拠に，もし犯罪者が，「いいえ」とだけ言えるようになったら，刑務所が空になることが現実になるであろう．

先取り 抑圧が現時点での心の衝動を保持して，それ

を制御する能力を反映するとすれば，先取り(anticipation)は，耐え難い将来の事象に対する情緒的な反応を，制御できる分だけ心に保持する能力である．先取りの防衛は，認知的にも情緒的にも将来の危険を察知するという細やかな段階を踏むことで葛藤を克服する能力を反映している．例えば，外科手術の前の適度な不安は術後の適応を促進し，先取りの喪は白血病の子どもの両親の適応を容易にする．

精神医学においては，適応性に乏しい防衛をより適応的な防衛へと変化させることを促進するのがいかに最善であるかを理解する必要がある．そのためには，まず，社会的支援と対人関係上の保全性を増進し，次に中枢神経系が損傷を受けないよう促進することが提案されている(例えば，睡眠，栄養，そして節酒)．ビデオテープを用いた統合的心理療法のより新しい形は，患者が自らの無意識的な対処法を実際に見られることで，そのような変化を媒介することも可能となる．

参考文献

Blom RM, Hagestein-de Bruijn C, de Graaf R, ten Have M, Denys DA. Obsessions in normality and psychopathology. *Depress Anxiety*. 2011; 28(10): 870.

Macaskill A. Differentiating dispositional self-forgiveness from other-forgiveness: Associations with mental health and life satisfaction. *J Soc Clin Psychol*. 2012;31:28.

Sajobi TT, Lix LM, Clara I, Walker J, Graff LA, Rawsthorne P, Miller N, Rogala L, Carr R, Bernstein CN. Measures of relative importance for health-related quality of life. *Qual Life Res*. 2012;21:1.

Tol WA, Patel V, Tomlinson M, Baingana F, Galappatti A, Silove D, Sondorp E, van Ommeren M, Wessells MG, Panter-Brick C. Relevance or excellence? Setting research priorities for mental health and psychosocial support in humanitarian settings. *Harv Rev Psychiatry*. 2012;20:25.

Vaillant GE. Positive mental health: Is there a cross-cultural definition? *World Psychiatry*. 2012;11(2):93.

Vaillant GE. *Spiritual Evolution: A Scientific Defense of Faith*. New York: Doubleday Broadway; 2008.

Vaillant GE, Vaillant CO. Normality and mental health. In: Sadock BJ, Sadock VA, Ruiz P, eds. *Kaplan & Sadock's Comprehensive Textbook of Psychiatry*. 9th ed. Philadelphia: Lippincott Williams & Wilkins; 2009:691.

Wakefield JC. Misdiagnosing normality: Psychiatry's failure to address the problem of false positive diagnoses of mental disorder in a changing professional environment. *J Ment Health*. 2010;19(4):337.

Ward D. 'Recovery': Does it fit for adolescent mental health?. *J Child Adolesc Ment Health*. 2014;26:83–90.

(訳　荒木由美子)

3 社会文化科学の貢献

3.1 社会生物学と動物行動学

社会生物学

社会生物学（sociobiology）という用語は1975年に米国の生物学者であるウィルソン（Edward Osborne Wilson）によって提唱された．彼はその著書「社会生物学」のなかで，行動を形成する上での進化の役割を強調している．社会生物学とは，基本的に遺伝の影響を受けた行動特性の伝達と変化に基づくヒトの行動についての研究である．これは，なぜある特定の行動または表現型がそのように形成されたのかという究極の疑問を探求する．

進化

進化とは，個体群におけるあらゆる遺伝的構成の変化をいう．それは基本的なパラダイムであり，すべての生物学はここから始まる．進化は動物行動学，集団生物学，環境学，人類学，ゲーム理論，そして遺伝学を一体にする．ダーウィン（Charles Darwin, 1809〜1882）は，自然淘汰は競争的な環境下においてある個体が他の個体よりも優れていることで起こる繁殖の差異によるものと仮定した．個体間の差異には少なくともいくぶんかの遺伝要因が関係しており，相対的に有利な遺伝要因は結果として続く世代の中で徐々に再分布していき，そして時とともに有利な特性はより大きな割合を占めるようになるであろう．ダーウィンの用語では，適応度は繁殖の成功を意味する．

競争 動物は食物や縄張りのために互いに争う．縄張りは独占的に使用するために守る範囲であり，それによって食物の入手と繁殖を確実にする．ある動物が争って手に入れた縄張りあるいは食料源を守る能力は，資源保持能力（resource holding potential）と呼ばれ，この能力が高いほどその動物は成功しやすい．

攻撃性 攻撃性は縄張りの拡大と敵の排除の両方に役割を果たす．敗北した個体は移住するか，離散するか，もしくはその社会集団の中の劣位の動物として残るしかない．優位性のヒエラルキーにおいては，その社会の中の動物は，微妙ではあるが明確な格付けに従って常に行動する．

繁殖 行動は遺伝に影響されるため，繁殖と種の存続を促進する行動はその中でも最も重要である．男性は女性より繁殖の成功に大きな差異があり，そのため男性は他の男性と競合的になる．オス同士の競争はさまざまな形で行われ，例えば，精子の卵子に到達するまでの競争もその1つである．女性間の競争は公然とした暴力行動よりもむしろ社会的侵食の形をとる．性的二形性あるいは男性と女性の行動様式の違いは，食料源の確保と繁殖を確実にする．

利他主義 利他主義は社会生物学者によって，イニシエーターの繁殖成功率を下げ，レシピエントの成功率を上げる行動と定義されている．古典的なダーウィン説によれば，利他主義は自然界では起こりえない．というのは，定義によれば，次世代での種の繁殖率を下げる行為は選択の法則に反するからである．しかし，利他的行動は，ヒトを含めた自由生活の哺乳類のなかで実際に起こっている．ある意味で，利他主義は個体レベルというより遺伝子レベルでの利己的行動であるといえる．典型的な利他主義行動の例としては，ある種のスズメバチやミツバチ，アリにおける雌の働きバチや働きアリがある．これらの働きバチや働きアリは不妊で繁殖できず，女王の繁殖成功のために利他的に労働する．

利他主義の進化のメカニズムとしてもう1つありうるのは集団淘汰である．もし，利他主義者を含む集団が利己的なメンバーだけで構成される集団より成功しやすいならば，利他主義の集団は利己的集団より成功し，そして利他主義は進化する．しかし，いかに集団全体にとって利益となるとはいえ，それぞれのグループの中で利他主義者は利己主義のメンバーに比べてひどく不利益となる．

精神医学に対する意味 進化論は一部の疾患に対する解釈の可能性を提供している．あるものは適応戦略の現れでありうる．例えば，神経性やせ症の場合，雄が不足していると認識された状況において，配偶者選び，生殖，成熟を遅らせるために究極的に引き起こされた戦略として部分的に理解できる．危険を冒す人は，資源を手に入れ，社会的影響力を得るためにそれをする．閉経後の独

身女性における恋愛妄想は，自分が生殖に失敗したというつらい認識を埋め合わせるための試みを意味していることがある．

別々に育てられた一卵性双生児の研究：氏か育ちか

社会生物学における研究は，心理学における最も古い議論の1つを刺激してきた．すなわち，人間の行動は生まれつきのものによるのか，環境要因に負うところが大きいのか？という問題である．奇妙なことに，人間はヒト以外の生物の行動のほとんどが遺伝子によって決定されているという事実はたやすく受け入れるが，自分たち自身の行動はほとんど環境要因のみに帰するとする傾向がある．しかし実際は，最近のデータがわれわれの遺伝子の寄与はたとえより重要とまではいかないまでも，同等には重要な要因であることを明らかに証明している．

遺伝要因と環境要因の相対的な影響の評価を可能にする最も良い「自然の実験」は幼少時に引き離され異なった社会環境のもとで育てられた一卵性双生児の例である．もし養育環境が最も重要な行動の決定要因であるならば，彼らは異なった行動をとるであろう．一方，生まれもった性質が優位であるなら，1度も会ったことがないにもかかわらず彼らは相互にぴったりと似通った行動をするであろう．幼少時に離れ離れになり，異なった環境で育てられ，成人してから再会した数百の双生児のペアが厳密に分析されてきている．その結果として，生まれもった性質が人間の行動のカギとなる決定要因として浮かび上がっている．

ローラ・Rとキャサリン・Sは35歳の時に再会した．彼女らはシカゴの2つの異なった家庭に引き取られた一卵性双生児だった．生育時，双子のどちらももう1人の存在を知らなかった．子どもの頃，双子はそれぞれルーシーと名付けられた猫を飼っており，2人とも指関節を鳴らす習慣があった．ローラとキャサリンはそれぞれ14歳の時に片頭痛が始まった．2人とも高校のクラスで卒業生総代に選ばれ，大学ではジャーナリズムを専攻した．それぞれジョンという名前の男性と結婚し，娘をもうけた．彼女たちの結婚生活は両方とも2年以内で破綻した．それぞれ美しいバラ園を整備し，地域のフィットネスセンターで朝のスピンクラスに参加していた．再会にあたり，2人はお互いが娘にエリンと名付け，ルーファスという名前のジャーマンシェパードを飼っていることを知った．2人は同じような声，しぐさ，癖をもっていた．

ジャック・Yとオスカー・Sは1933年にトリニダードで生まれた一卵性双生児であり，両親の離婚により幼少期に別れ別れになった．彼らが再開したのは46歳の時だった．オスカーはチェコスロバキアのナチス占領下のズデーテン地方で，彼のカトリックの母親と祖母に育てられた．ジャックは正統派ユダヤ教の父親にトリニダードで育てられ，キブツ（イスラエルの集産主義的協同組合）で時を過ごした．それぞれアビエーター（訳注：レイバンのサングラスの一種）をかけ，肩にブラケットのついた青いスポーツシャツを着て，整えられた口ひげがあった．甘いリキュールを好み，輪ゴムを自分の手首に蓄え，本や雑誌を後ろから前に読んだ．バタートーストをコーヒーに浸し，トイレを使う前と後に水を流した．混雑したエレベーターの中で大きなくしゃみをして他の乗客をぎょっとさせるのを楽しみ，夜は常にテレビを見ながら眠りに落ちた．2人ともせっかちであり，ばい菌に対して神経質で，社交的であった．

ベシーとジェシーは母親の死をきっかけに生後8か月で引き離された一卵性双生児であり，18歳の時に再会した．それぞれ結核があり，同じような声，エネルギー水準，管理能力，意思決定の仕方をもっていた．2人とも青年期の初めに髪をショートカットにしていた．ジェシーはカレッジレベルの教育を受けていたが，ベシーは学校教育を4年しか受けていなかった．にもかかわらず，ベシーはIQテストで156点，ジェシーは153点だった．2人は熱心に本を読み，それはベシーの少ない教育を補い，彼女は遺伝的に受け継いだ能力に一致する環境を創ったのである．

神経心理学的検査の結果

行動における遺伝の最も有力な影響は，ミネソタ多面的人格目録（Minnesota Multiphasic Personality Inventory：MMPI）における数組の一卵性双生児で証明されている．離れて育てられた双生児は通常，異なる尺度のいたるところで一緒に育てられた双生児と同じ程度の遺伝的影響を示す．2組のとりわけ魅惑的な一卵性双生児は，異なった大陸で，異なった政治体制の国，異なった言語で育てられたにもかかわらず，すでにすべてのテストの中でしっかりとした相関が記録されている同じように育てられた一卵性双生児たちよりも，MMPIの13の尺度にわたってより密接に相関した点数を示した．

別々に育てられた双生児の研究では，知能指数（IQ）で高い相関が報告されている（$r=0.75$）．対照的に，別々に育てられた一卵性ではない双生児のIQの相関は0.38であり，一般的な同胞は0.45〜0.50の範囲にある．ひときわ印象的なのは，IQの類似は，辞書や望遠鏡，オリジナルの手工芸品が手に入る環境にあるかどうか，あるいは親の教育と経済状態，または特徴的な育児慣習には影響されないことである．これらの調査結果は，テストされた知能はおおよそ3分の2は遺伝子に，3分の1は環境によって決定されることを示唆する．

離れて育てられた一卵性双生児の研究は，脳波波形と皮膚コンダクタンステスト（電気伝導率検査）によって示される音楽，声，突然の音，その他の刺激に対する精神生理学的反応だけでなく，アルコールの使用，物質乱用，小児期の反社会的行動，成人期の反社会的行動，危険回避，視覚運動機能における遺伝的影響を明らかにしている．さらに，離れて育てられた一卵性双生児は，遺伝的影響が広汎性であり，評価されたほとんどすべての行動特性に影響していることを示している．例えば，以前は生育環境によるものであるのが当然であると思われてい

表 3.1-1 動物行動学的用語の解説

用語	解説
行動特異的エネルギー（action-specific energy）	生得的解発機構に関連するエネルギーで，特定の行動パターンに特異的なものである．これは行動パターンを作動させる解発刺激が存在しなかった場合蓄積され，逆に，反復により枯渇する．
攻撃性（aggression）	身体的攻撃または社会的情報伝達により示される種内の争い．
欲求行動（appetitive behavior）	信号刺激を積極的に探し求める行動の段階であり，特定の行動パターンを行わないでいることで蓄積された行動特異的エネルギーによって駆り立てられる．
完了反応（consummatory response）	欲求の段階を駆り立てていたエネルギーが解放される行動の段階．信号刺激の知覚，生得的解発機構（IRM）の活性化，固定的動作パターン（FAP）の実行を伴う．
臨界期（critical period）	刷り込みが起こる期間のことであり，通常は生後まもなくまたは幼少期である．敏感期（sensitive period）とも呼ばれる．
転位行動（displacement activity）	関連のない一連の行動様式と共に生じる一連の行動のこと．本来1つの行動系からの強力でありながら阻まれた衝動が存在する状況下に生じる，他の行動系からの非文脈的な行動のこと．
動物行動学（ethology）	行動の生物学的研究．風習，慣習，様式，性質を意味するギリシャ語のエトス（ethos）からきている．現代の使用法はローレンツの師であるハインロート（Oskar Heinroth）によるとされる．
固定的動作パターン（fixed action pattern：FAP）	遺伝的に決定された行動パターンであり，そのパターンに特有の刺激によって開始され，種特異的で定型的動作から成る．
刷り込み（imprinting）	幼少期に起こる特殊化された学習様式であり，多くの場合その後の生涯の行動に影響を与える．刺激に触れる状況は臨界期と呼ばれる特定の期間に起こらなければならず，触れている持続時間は短く，明白な報酬なしでよい．この学習は特に変更に抵抗性である．
生得的（innate）	遺伝的に決定された行動パターン；理論上は経験に影響されない
生得的解発機構（innate releasing mechanism：IRM）	特定の外部刺激に選択的に敏感な知覚性のメカニズムであり，定型的運動反応を起こす引き金となる．
本能（instinct）	種特有の行動に帰着する発達過程．
転嫁行動（redirection activity）	2つかそれ以上の，矛盾するが同時に活性化された衝動のうちの1つが，はけ口として第3の動物または物体に対し駆り立てること．
儀式化（ritualization）	主に情報伝達機能への進化を通して組み込まれた行動パターンの過程．動きの一部にしばしば誇張と修飾を伴う．

William T. McKinney, Jr., M. D. のご好意による．

た多くの個人の選択（例えば，宗教的関心，社会的態度，職業上の興味，仕事の満足，そして労働の価値）は生まれもったものによって強く決定されている．

この章で使われたいくつかの用語と他の動物行動学的用語の解説の抜粋を表3.1-1に示した．

動物行動学

動物の行動の体系的な研究は動物行動学（ethology）として知られている．1973年，ノーベル医学生理学賞は3人の動物行動学者であるフリッシュ（Karl von Frisch），ローレンツ（Konrad Lorenz），ティンバーゲン（Nikolaas Tinbergen）に授与された．この受賞は，医学に対する，そして精神医学に対する動物行動学の特別な関連性に脚光をあてた．

ローレンツ

オーストリアに生まれたローレンツ（1903～1989）は，彼の「刷り込み」（imprinting）の研究によって最もよく知られている．刷り込みとは，成長期のある短い期間だけ幼い動物がある刺激に高い感受性をもち，しかしこの期間以外はその感受性はなく，それが明確な行動様式を引き起こすということを意味する．ローレンツは孵化したばかりのガチョウのヒナについて，動く物体の後をついていくようにプログラムされた結果，その物体に，ことによると類似した物体に，ついていくように急速に刷り込みを受けると記述した．通常は，母親がガチョウのヒナが見る最初の動くものであるが，何か他のものを最初に見るとガチョウのヒナはそれについていくであろう．一例に，ローレンツによって彼についていくように刷り込みを受け，ガチョウについていくことを拒絶するガチョウのヒナがある（図3.1-1）．刷り込みは，精神科医にとって発育初期の経験が後の行動に関連することを理解しようと努める上で重要な概念である．

ローレンツは同種の動物の個体間におけるコミュニケーションの信号刺激として機能する行動についても研究した――それは社会的リリーサー（解発因；訳注：動物に種固有の行動を引き起こさせる要因）である．多くの信号が自動的に出現する固定された動作パターンの指標をもっている．その種の他のメンバーの信号への反応は同様に自動的である．

ローレンツは攻撃性の研究でもよく知られている．彼は，魚類や鳥類による縄張りの防衛のような，攻撃性の実際的な機能について述べた．同種のメンバー間での攻

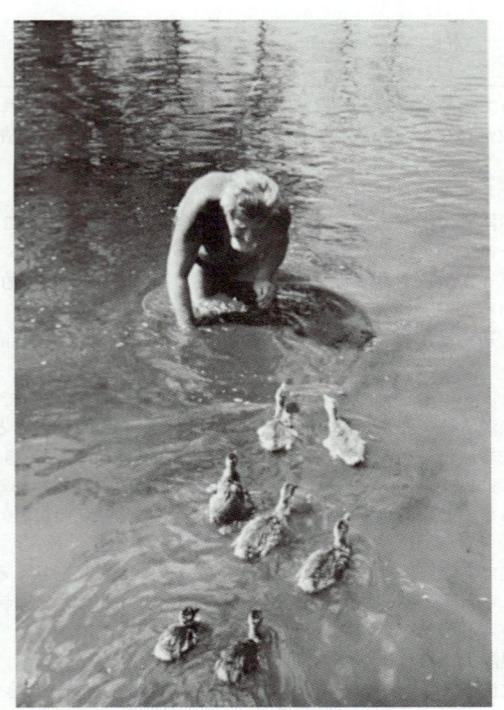

図 3.1-1　有名な実験の中で，ローレンツは，ガチョウのヒナが彼が本来の母親であるかのように反応するのを実証した．(Hess EH. Imprinting：An effect of an early experience. *Science*. 1959；130：133 から許可を得て転載)

撃性はよくみられるが，ローレンツは正常な状況下では致命傷はおろか，重傷を負わせることさえ滅多にないことを指摘した．動物は互いに攻撃するが，戦うか逃げるかの趨勢の間でバランス(均衡状態)が出現する．戦う傾向が最も強ければ縄張りの中心に位置し，逃走の傾向が強ければ中心から遠いということである．

多くの研究の中で，ローレンツは彼の動物行動学的研究から，それがヒトの問題にも適用できるという結論を引き出そうとした．ヒトにおいて最初の攻撃的欲求が生じるのは，最もよい縄張りを選択しようとする精神的圧力によって培われる，というのは基本的な例である．このような要求は，ヒトが小さなグループを作って生活し他のグループから自分たちを守らなければならないような初期には，現実的な目的に適ったであろう．近隣のグループとの競争は淘汰の重要な要因となりえた．ローレンツは，しかし，単に個人を殺すだけでなくヒトを全滅させることができる武器が出現してもなおこの要求は残存していると指摘した．

ティンバーゲン

オランダに生まれたティンバーゲン(1907～1988)は，英国人の動物学者であり，動物の行動をさまざまな角度から分析するための一連の実験を行った．彼は行動の定量化および特異的な行動を引き出すさまざまな刺激の力または強度を測定することにも成功した．ティンバーゲンは主に鳥類で研究された転位行動(displacement activity)について記述した．例えば，戦う欲求と逃走の欲求がほぼ同じ強さであるような葛藤状況にある時，しばしば鳥はどちらもしない．むしろ，その状況と関係がないように思われる行動をみせる(例えば，縄張りを守ろうとするセグロカモメが草をつつき始めたりする)．この種の転位行動は，状況や関係する種によって異なる．ヒトもストレス下において転位行動をとることがある．

ローレンツとティンバーゲンは生得的解発機構について記述した．これは特異的な環境刺激であるリリーサーによって起こる動物の反応である．リリーサー(形，色，そして音を含む)は性的な，攻撃的な，または他の反応を引き起こす．例えば，ヒトの幼児における大きな目は小さな目よりも，より養育的な行動を引き起こす．

ティンバーゲンは後期の研究で，妻とともに幼児期の自閉性障害について研究した．彼らは自閉症と正常な子どもたちが見知らぬ人に会った時の行動を，動物の行動を観察する時と類似した技術で観察することから始めた．とりわけ，彼らは動物において恐れと接触の必要性の間に生じた葛藤を観察し，その葛藤は自閉症の子どもたちのそれと類似した行動に導きうることに言及した．彼らは，ある素因のある子どもたちには恐れが非常に優勢となることがあり，ほとんどの子どもにとって普通は建設的な社会的価値をもつ刺激によっても恐れが引き起こされることがあると仮説をたてた．幼児期の自閉性障害を研究するこの革新的なアプローチは，新しい研究の道を開拓した．彼らの予防的基準や治療についての結論は暫定的なものと考えなければならないが，その方法は動物行動学と臨床精神医学が相互に関連をもちうるいま1つの道を示した．

フリッシュ

フリッシュ(1886～1982)はオーストリアに生まれ，魚類における体色変化の研究を行い，魚は数種類の色を識別することを学習でき，この色彩感覚はヒトのそれとかなり一致することを証明した．彼は後にハチの色覚と行動の研究に進み，この研究は，ミツバチが互いにどのようにしてコミュニケーションをとるかという分析により最も広く知られている．そのコミュニケーション法は，ミツバチの言語またはダンスとして知られているものである．ミツバチの非常に複雑な行動の記述は，ヒトを含めた他の種におけるコミュニケーション体系の研究を鼓舞した．

ヒトのコミュニケーションの特徴

コミュニケーションは伝統的に最小限2人の参加者——送る側と受け取る側——における相互作用とみなされる的確な情報の交換という同じゴールを共有する．正確なコミュニケーションにおける関心の共有は一部の動物の情報伝達の領域に確実に残っている——特に，それによって食糧を探し回るミツバチが他の働きバチに食

源の位置について情報を伝える「ミツバチのダンス」として十分に記述されているように．しかし，この概念は，より利己的で，そして社会的相互作用の例の中における，より精密な動物のコミュニケーションのモデルに大部分が取って代わられてきている．

コミュニケーションの社会生物学的分析は，特に血縁，互恵主義者，両親と子ども，つがいの間では疑いもなくかなりの重複する適合性があるが，各個体は遺伝的に異なるものであるため，進化的関心も同様に異なっていると強調する．発信者は情報を伝えるよう刺激され，その情報はある意味で受信者の行動を誘発するものであり，それは発信者の適合性を高める．同様に，受信者はコミュニケーションへの応答が彼ら自身の適合性を高める範囲においてのみ，そのような応答に関心をもつ．確実性を高める1つの重要な方法は，費用のかかる信号を作ることである．例えば，ある動物はその身体的な適合性，寄生生物や他の病原体に憑かれていないこと，あるいは遺伝的な質を，クジャクの特大の尾羽のように精巧に発達させ，代謝的に費用のかかる補助的な性的特徴によって正直に示すことができる．同様に人間も，顕著な消費によって彼らの富を示す．この手法はハンディキャップ原理として知られており，効果的なコミュニケーションは，信号で交信するものが成功を確実にするためにとりわけ費用のかかる行動に従事することを求めることを示唆する．

ヒトに近い霊長類の発達

ヒトの行動と精神病理学に関連をもつ動物研究の分野は，霊長類の縦断的な研究である．サルは誕生から成熟まで，自然の生息地とそれを模した実験室だけでなく，幼い時にさまざまな度合いの社会的剥奪を伴う実験設定で観察されている．社会的剥奪は2つの主な状況を通して作り出される．すなわち社会的隔離と分離である．社会的に隔離されたサルは，異なる隔離度合いの中で育てられ，正常な愛着による結びつきを発達させることが許されない．サルは養育者から引き離され，それによってすでに発達させていた結びつきの途絶を経験する．社会的隔離の技法は幼児の早期社会環境のその後の発達における影響を説明し（図3.1-2，3.1-3），分離の技法は重要

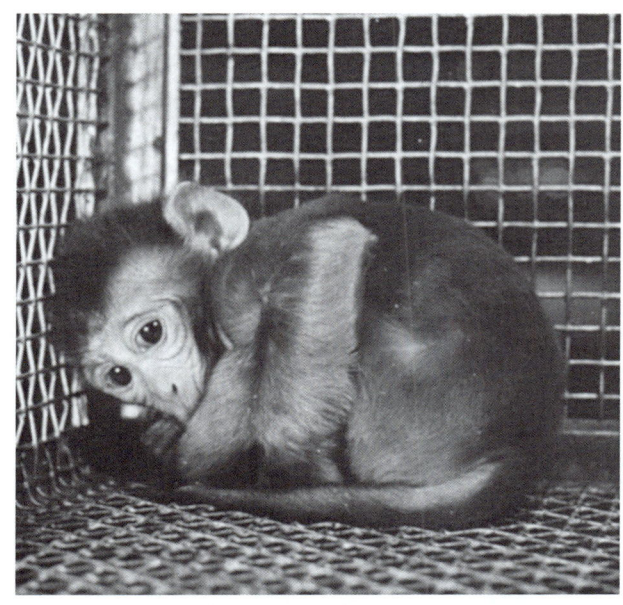

図3.1-2 隔離の仕切りを撤去した後の社会的隔離ザル

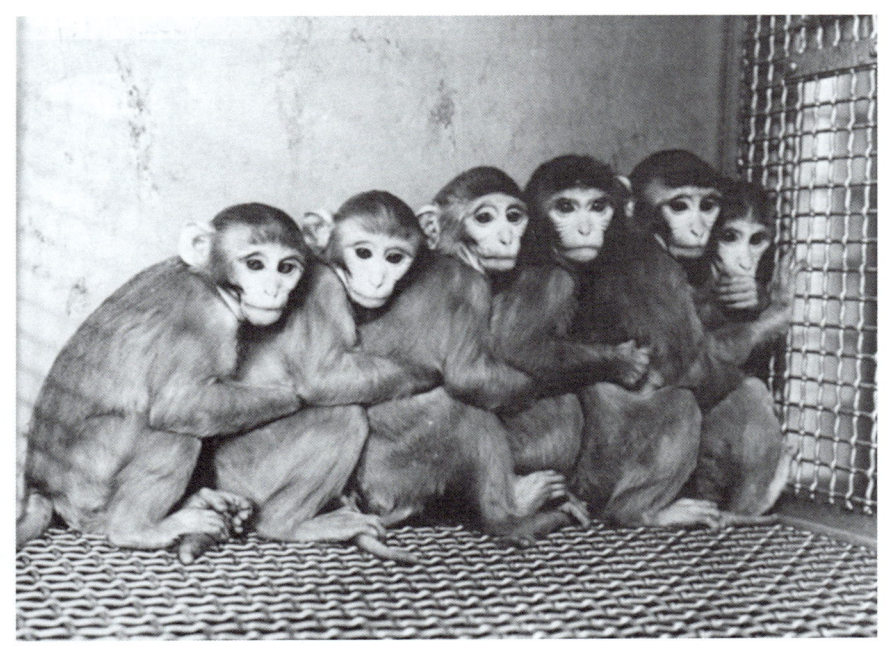

図3.1-3 仲間のみで育てられたアカゲザルの子における「汽車ポッポ」現象（choo-choo phenomenon）.

な愛着の象徴の喪失の影響を明示している．隔離と分離の研究に最も関係が深い名はハーロウ（Harry Harlow）である．ハーロウの研究の概要を表3.1-2に示した．

一連の実験において，ハーロウはアカゲザルを生後1週間の間に母親から引き離した．この間，サルの乳児は母親に食物と保護だけではなく，身体の温かさと情緒的安心感——コンタクトコンフォート（contact comfort）と1958年にハーロウが最初に名付けた——にも依存する．ハーロウは実際の母親の代わりに針金もしくは布で作られた代理母を用いた．乳児はコンタクトコンフォートを提供する布製の代理母の方を，食べ物は提供するがコンタクトコンフォートがない針金製の代理母よりも好んだ（図3.1-4）．

異常行動の治療

スオミ（Stephen Suomi）は，攻撃や過度に複雑な遊びの交流により脅すことなく身体的接触を促進するサルたちと一緒にされるのであれば，隔離ザルは社会復帰させることができることを証明した．これらのサルたちは治療ザル（therapist monkey）と呼ばれている．スオミは，そのような治療的役目を満たすために，隔離された個体と優しく遊び，近寄り，ぴったりくっつくような若い正常なサルを選んだ．2週間以内に，隔離ザルは社会的接触に反応するようになり，彼らの自分に向けられた異常行動の発生率ははっきりと減少し始めた．6か月の治療期間の終わりには，隔離されたサルたちは治療ザルとも互いとも活発に遊びの勝負を始めるようになり，彼らの自分に向けられた行動はほとんどみられなくなった．隔離ザルたちはその後2年近く観察され，彼らの改善された行動の全範囲は時間とともに後戻りすることはなかった．この結果と一連の治療ザルの研究は，ヒトにおける早期の認知と社会性の障害は可逆的でありうることを強調した．この研究は社会的に遅れていて内向的な子どもたちの治療方法の発展のモデルとしても役立つ．

いくつかの調査は，ヒト以外の霊長類における社会的

表 3.1-2 ヒト以外の霊長類における社会的剝奪

社会的剝奪の型	影響
完全隔離（養育者や仲間との絆を発達させることが許されない）	自己指向的口触，自分自身を抱きしめる，仲間と一緒にされることが非常に恐ろしい，性行為ができない．妊娠した場合，雌は子どもを育てることができない（母親をもたなかった母）．隔離が6か月を超えると回復は望めない．
母親のみで育てられる	母親から離れて探索することができない．最終的に仲間と一緒にされると怖がる．遊びや性行動ができない．
仲間のみで育てられる	自己指向的口触に従事する，他のサルにぴったりくっついてしがみつく，怖がりやすい，探索を嫌がる，内気な大人，遊ぶのは最小限である．
部分的隔離（他のサルを見たり，聞いたり，嗅いだりできる）	ぼんやりと空間を見つめる，自傷行為に従事する，常同的行動パターン．
分離（結びつきが発達した後に養育者から離す）	分離から48時間経つと，初めの抗議段階から絶望に変わり，遊ぶことを拒否する．母親のもとに戻された時の急速な愛着の再形成

Harry Harlow, M.D. から改変．

図 3.1-4 母親といるサルの乳児（左）と布製の代理母といるサルの乳児（右）．

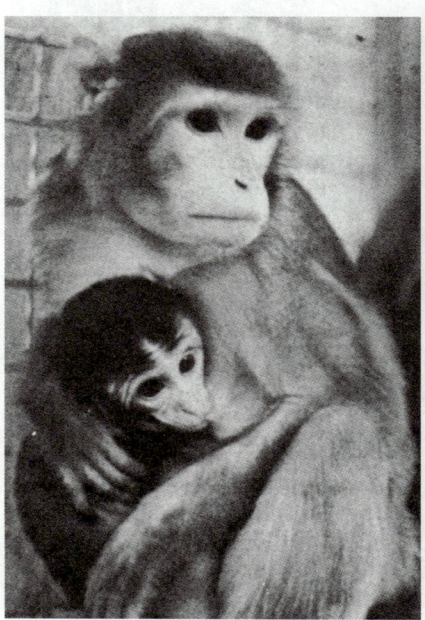
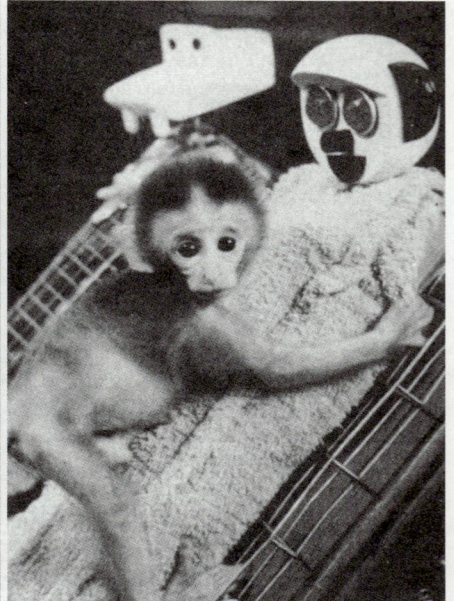

分離操作は，抑うつと不安の動物モデルのための説得力のある基礎を提供することを示している．一部のサルは分離に対し行動的，生理学的症状で反応し，これらの症状は抑うつ状態のヒトの患者でみられるものと類似している．すなわち，電気けいれん療法（ECT）と三環系薬物の両方がサルの症状を改善させる効果がある．サルにおけるすべての分離が抑うつ的反応を生じさせるわけではないのは，老若問わずヒトにおいて分離が常に抑うつに陥らせるわけではないのと同様である．

個体差

最近の研究は，一部のアカゲザルの幼児は，同じように育てられた仲間が正常な探索行動と遊びを示す状況において，一貫して恐怖心と不安を示すことを明らかにしている．これらの状況とは通常，新しい物体や状況にさらされることを意味する．いったんその物体や状況がありふれたものになってしまえば，不安傾向のあるまたは臆病な幼児と外交的な仲間との行動的差異は消失するが，その個体の差異は発達段階においてゆるぎないものであると思われる．恐怖反応や不安反応を示すおそれが高い3～6か月齢の子ザルは，少なくとも青年期まではそのような反応が存続する傾向がある．

これらのサルの長期間の追跡調査で，怖がりな雌ザルと怖がりでない雌ザルの間の，成長して最初の子どもをもった時の一部の行動的差異が明らかにされている．社会的に温和で安定した環境の中で育った怖がりの雌は概して良い母親になるが，子ども時代の頻回の社会的分離に抑うつ反応を示した怖がりの雌ザルは母性機能不全のリスクが高い．これらの母親の80%以上が最初の子に対しネグレクト（無視）や虐待を行う．同じ数の社会的分離に遭遇したにもかかわらず，どの分離にも抑うつの反応をしなかった怖がりでない雌ザルは，よい母親になる．

実験による障害

ストレス症候群

ロシアのパブロフ（Ivan Petrovich Pavlov）や米国のガント（W. Horsley Gantt），そしてリデル（Howard Scott Liddell）ら何人かの研究者は，イヌやヒツジなどの動物に対してストレスの多い環境が与える影響について研究した．パブロフはイヌにみられる現象を提示し，実験神経症（experimental neurosis）と命名した．それは，条件付けの技法を用いた際に極度の持続的な興奮症状が誘発されることを指している．その技法は，例えばイヌに円と楕円の判別を教え，その後に円と楕円の違いが段階的に減じられていくというものである．ガントはこれに類似した葛藤的な学習状況をイヌに強いることによって誘発された反応を，行動障害（behavior disorder）という用語を用いて記述した．リデルはヒツジ，ヤギ，イヌにおいて得られたストレス反応を実験神経衰弱（experimental neurasthenia）と記述した．その反応は，いくつかの例において，単に日々の試験の数を予定せずに倍にすることで得られたものであった．

学習性無力感

抑うつ型としての学習性無力感はセリグマン（Martin Seligman）によって展開された実験障害のよい例である．イヌは逃れることのできない電気ショックを与えられる．イヌは最終的にあきらめて，新たなショックを逃れようという試みをしなくなる．明らかなあきらめはその他の状況に対しても般化し，ついにイヌは常に無力で無感情にみえるようになる．イヌが示す認知，欲求，情動的な欠損は人間の抑うつ障害でよくみられる症状と類似している．そのため，学習性無力感は，異論も多いものの，ヒトのうつ病の動物モデルとして提唱された．学習性無力感と不可避な懲罰の予期に関しての，動物を用いた研究は，脳の内因性モルヒネ様物質の放出，免疫系を破壊するような影響と疼痛閾値の上昇を明らかにしている．

この概念の社会的応用には，何をしようとも学業で失敗するという学習をした通学児童も含まれる．彼らは自分自身を無力な失敗者とみなし，この自己像が試みることをやめさせる．彼らにやり通すことを教えることは，その過程を逆転させ，自尊心と学業において素晴らしい結果をもたらす可能性がある．

予測不能なストレス

慢性的な予測不能なストレス（密集，衝撃，不規則に餌を与えられる，睡眠時の妨害）下にあるラットは，動きや探索行動の減少を示す．この発見は，ストレス発生における予測不能性と環境制御の欠如の役割を説明している．これらの行動上の変化は抗うつ薬の投与によって元に戻る．実験が与えるストレス下の動物（図3.1-5）は緊張，落ち着かなさ，過度の興奮または抑制を示す．

優位

ヒエラルキーにおいて優位な地位にいる動物は，確実に有利な点をもつ（例えば，交尾や摂食において）．仲間よりもより優位であることは高揚感と関連し，ヒエラルキーにおける地位が下がることは抑うつと関連する．人が失業したり，組織で降格になったり，さもなければ優位性やヒエラルキーにおける地位が変化したときに，抑うつを経験することがある．

気質

遺伝によって伝えられる気質は，行動における役割を果たしている．例えば，ポインター犬の1群が人に対して恐怖心をもち親しみを欠くように育てられ，別の1群は反対の性質に育てられた．恐怖症のイヌは極度に臆病で怖がりであり，探索能力の減弱，驚愕反応の増加，心臓不整脈を示した．ベンゾジアゼピン系薬物はこれらの恐怖心，不安反応を軽減した．アンフェタミンとコカイ

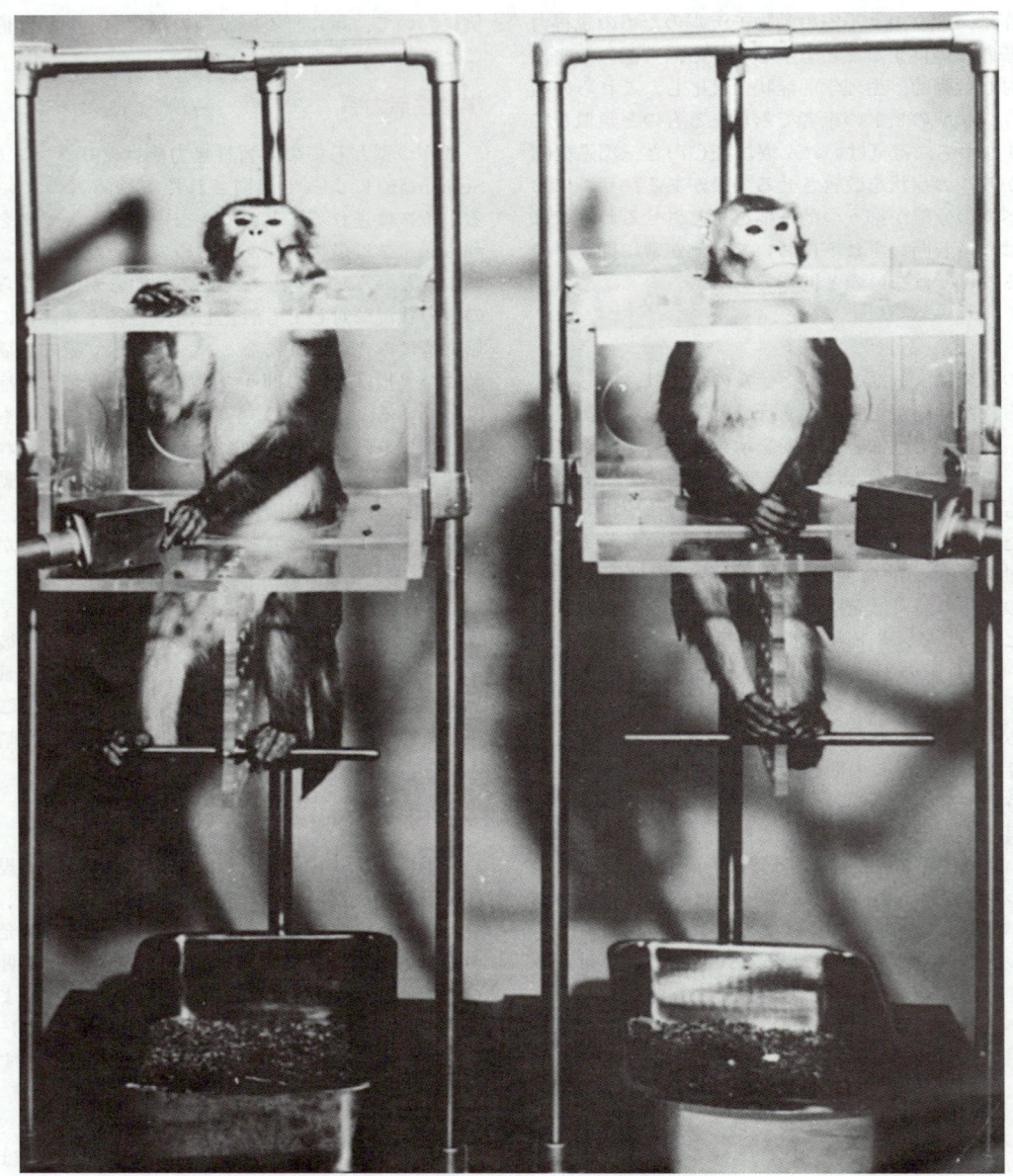

図 3.1-5　左側のサルは管理職ザル（executive monkey）として知られ，両者のサルが電気ショックを受けるか否かを制御している．意思決定の課題は慢性的な緊張状態を生む．右側のサルはよりリラックスした状態にあることに注目してほしい．（U.S. Army photographs から許可を得て転載）

ンは遺伝的に神経質なイヌに対しては，安定したイヌに比べて，よりいっそうその反応を悪化させた．

脳刺激

　内側前頭束（medial forebrain bundle），中隔領域（septal area）や視床下部外側野（lateral hypothalamus）といった，ある一定の脳領域を自己刺激することによってヒトと動物両者において快感が引き起こされる．ネズミは快刺激となる報酬を得るために繰り返し自己刺激（1時間あたり2000回）に従事した．その脳領域を自己刺激するのに伴ってカテコールアミン産生が増加し，カテコールアミンを減じる薬物はその過程を減少させる．性の快感中枢とオピオイド受容体は解剖学的に密接な関係がある．ヘロイン常用者は，ヘロインを静脈注射した後のいわゆるラッシュ（rush；訳注：麻薬を摂取した直後に感じる最初の快感）は強度の性的オルガズムに類似していると報告している．

薬理学的症候群

　生物学的精神医学の登場に伴い，多くの研究者は，動物にヒトと類似した症候群を作るために薬理学的手段を用いるようになった．2つの古典的な例はうつ病のレセ

ルピン（アポプロン）モデルと妄想型統合失調症のアンフェタミン精神病モデルである．うつ病の研究では，ノルエピネフリンを枯渇させる薬物であるレセルピンを投与された動物は，ヒトにおけるうつ病にみられるのと類似した行動上の異常を示す．呈された行動上の異常は通常抗うつ薬によって元に戻る．これらの研究は，ヒトにおけるうつ病が，部分的にはノルエピネフリン濃度の減少の結果であるという理論の確証につながっている．同様に，アンフェタミンを投与された動物は，定型的，不適切に攻撃的，そして明らかにおびえた様式で行動する．これはヒトの妄想的な精神病症状に類似している．これら双方のモデルは，それぞれの根拠の概念としては極度に単純化され過ぎていると考えられている．しかし，両者はこの研究様式に関しては，今でも初期の代表例である．

カテコールアミンを枯渇させる薬物については，サルにおける分離から再会までの期間にこの薬物を投与した影響についても研究されている．これらの研究によれば，カテコールアミン枯渇と社会的分離はきわめて相乗的な形で相互に作用する．そのため，分離のみ，もしくはその薬物の低用量の投与のみでは抑うつを生じないような対象においても，両者の併用によって抑うつ症状が引き起こされることがあるという．

ヒトにおいてレセルピンは重篤なうつ病をもたらす．その結果，元来の適応である降圧薬としても，あるいは抗精神病薬としても使われることは稀である．同様にアンフェタミンやコカインを含めた同種の性質をもつものは，それを過量に，もしくは長期間にわたり使用した人において，精神病的な行動を誘発しうる．

感覚遮断

感覚遮断とそれに伴う有害な結果の可能性は，歴史的には探検家，難破船の船員，独房に監禁されている囚人などにみられる異常な精神行動の実例によって判明した．第2次世界大戦の終わりごろ，洗脳された捕虜から導き出された驚くべき告白によって，感覚入力の意図的な減少によってもたらされるこの心理的現象に対する関心が増大した．

洗脳の重要な要素が長期の感覚遮断にさらされることであるという仮説を調査するために，ヘッブ（D.O. Hebb）とその共同研究者は独房に監禁された状態を実験室に持ち込み，ボランティア被験者を7日間，視覚，聴覚，触覚の遮断条件下においた．その反応として彼らの被暗示性が増したことを示した．被験者のうち何人かは感覚遮断に特徴的な徴候も呈した．それは，不安，緊張，集中あるいは系統立った思考不能，被暗示性の亢進，体感幻覚，身体的愁訴，強烈な主観的情緒の苦痛，鮮明な感覚的表象（これは通常視覚的であるが，時に妄想的な性質を帯びた幻覚の程度にまで至る）などである．

心理学的理論

心理学的解釈に先行して，フロイト（Sigmund Freud）は次のように著述している．「外界世界からの興奮の原因や刺激というものが，徹底的に減弱するか，もしくは反復的である場合に，自我機能にどのようなことが生じるかを推測することは興味深いことである．無意識の精神過程における変化や，時間の概念化に対する影響はあるのだろうか？」

実際は，感覚遮断の条件下においては，現実や論理的思考との知覚的な接触を行うような自我機能の抑止が，混乱，不合理な考え，空想形成，幻覚の活性化，願望優位の精神病的な反応をもたらす．感覚遮断の状況下では，対象は検査者に依存的になり，摂食，排泄，身体の安全のような基本的欲求の満足を検査者に任せなければならない．精神分析を受ける患者は，ある種の感覚遮断された部屋（例えば，明かりはほの暗く，寝椅子のある防音された部屋）におかれて，自由連想を通して精神活動の一次過程（primary-process）を促される．

認知 認知理論においては，生体は情報処理機構であることが強調されている．その情報処理機構の目的は，知覚した環境に最もよく適応することである．十分な情報が欠如している場合には，その機構は現在の経験に見合った認知地図を作ることができない．その結果，混乱と不適応に帰結する．自身の行動を監視し，最適の反応に到達するために，人は持続的なフィードバックを受けなければならない．さもなければ現実とほとんど関係のない特有な主題を外界に投影することを余儀なくされる．この状態は多くの精神病患者と同様である．

生理学的理論

最適な意識的認識と的確な現実検討の維持は，必要とされる清明度に依存する．次にこの清明な状態は，変化していく絶え間ない外界からの刺激に左右されるが，そこには脳幹にある上行網様体賦活系が介在している．感覚遮断が起こることによって，そのような流れの欠如や障害が生じると，清明さは減じ，外界との直接的接触は減り，身体内部や中枢神経系からの刺激が顕著に増大するであろう．例えば，固有光の現象，内的な聴覚，身体的な錯覚は幻覚的な特徴を帯びるようになる．

参考文献

Burghardt GM. Darwin's legacy to comparative psychology and ethology. *Am Psychologist*. 2009; 64(2):102.

Burt A, Trivers R. *Genes in Conflict: The Biology of Selfish Genetic Elements*. Cambridge, MA: Belknap Press; 2006.

Confer JC, Easton JA, Fleischman DS, Goetz CD, Lewis DMG, Perilloux C, Buss DM. Evolutionary psychology: Controversies, questions, prospects, and limitations. *Am Psychologist*. 2010;65(2):110.

De Block A, Adriaens PR. *Maladapting Minds: Philosophy, Psychiatry, and Evolutionary Theory*. New York: Oxford University Press; 2011.

Griffith JL. Neuroscience and humanistic psychiatry: a residency curriculum. *Acad Psychiatry*. 2014;1–8.

Keller MC, Miller G. Resolving the paradox of common, harmful, heritable mental disorders: Which evolutionary genetic models work best? *Behav Brain Sci*.

Lipton JE, Barash DP. Sociobiology and psychiatry. In: Sadock BJ, Sadock VA, Ruiz P, eds. *Kaplan & Sadock's Comprehensive Textbook of Psychiatry*. 9th ed. Vol. 1. Philadelphia: Lippincott Williams & Wilkins; 2009:716.

Millon T. Classifying personality disorders: An evolution-based alternative to an evidence-based approach. *J Personality Disord*. 2011;25(3):279.

van der Horst FCP, Kagan J. *John Bowlby - From Psychoanalysis to Ethology: Unravelling the Roots of Attachment Theory*. Hoboken: John Wiley & Sons, Inc; 2011.

3.2 異文化間精神医学

文化とは，ある特定の人々によって共有される一連の意味，規範，信念，価値観，および行動パターンと定義される．ここでいう価値観とは，対人関係，言語，思考および感情の非言語的表現，道徳的または宗教的信念，儀式，科学技術，経済的観念あるいは慣例，その他のあらゆる事柄を指す．文化には，以下の6つの重要な構成要素がある．すなわち，（1）文化は学習される．（2）文化は，1世代から次世代に継承されうる．（3）文化は，言語，行動，出来事，そして表象に関する一連の意味について特定の文化集団内で了解されるものである．（4）文化は，同世代あるいは次世代を通して将来起こりうる行動や観点を形成し方向づけ，その集団が直面する新たな場面に注意を与える鋳型として働く．（5）文化は，絶えず変動する．そして，（6）文化は，人の主観的または客観的な行動パターンの要素を含んでいる．また，文化は精神症状の表出を形づくるものである．つまり，文化は症状の意味づけに影響をあたえる．さらには，患者と医療保健制度，患者と医師，または，患者とその家族に携わる治療者との相互作用にも影響を及ぼす．

人種とは，主として人の外見に基づいて分類しようとするものであるが，それは現代においては科学的妥当性が非常に疑わしい概念である．しかし，人種が個人や集団に与える影響は大きく，それは身体的，生物学的，遺伝学的な基質と，そしてそれが産み出す強い感情を伴った意味や反応によるものである．民族性（ethnicity）とは，共通の国または地域の出身で，信念，価値観，宗教などの慣例が共有されている特定の人々の集団に対する主観的な拠り所を意味する．またそれは，個々人のアイデンティティ（自我同一性）と自己像の一部でもある．

文化的定式化

文化は，精神保健および精神疾患に対してあらゆる面で影響を及ぼす．したがって，すべての精神医学的査定において文化は欠かせない構成要素である．「精神疾患の診断・分類マニュアル第5版（Diagnostic and Statistical Manual of Mental Disorders, 5th edition：DSM-5）」では，治療者が精神疾患に対する文化的作用を査定するための枠組みが提供されている．目的は，以下の通りである．（1）異文化的環境における診断基準の適用の増進，（2）疾患についての文化的概念化，（3）心理社会的ストレス因子および脆弱性とレジリエンス（精神的回復力）の文化的特徴の把握，（4）治療者が患者の文化的・社会的な準拠集団と治療との関連について構造的に説明できるようにする，（5）文化の違いが患者と家族，治療者との関係性に，また，治療過程と効果にどのように影響するかを知ることである．

文化的定式化（cultural formulation）の査定の概要は，5つの側面から捉えられる．（1）個人の文化的アイデンティティ，（2）個人の疾患に関する文化的説明，（3）心理社会的環境に関連する文化的要因および機能レベルの評価，（4）個人-治療者間の関係における文化的要素，（5）診断と治療のための包括的な文化の査定である．

個人の文化的アイデンティティ

文化的アイデンティティ（cultural identity）とは，その人が属する文化集団の中で共有される特徴のことである．アイデンティティは自己規定を可能にする．個人の文化的アイデンティティを構成する要因は，人種，民族性，出身地，使用言語，信仰，社会経済的地位，移住の経緯，文化変容（acculturation）の経験，および出身地に対する帰属の度合いである．文化的アイデンティティは，その人の生涯を通して，また社会的文脈の中で生成されるものであり，個人あるいはその人が所属する集団についての固定化された特徴ではない．人によっては複数の文化的準拠集団をもつ場合もありうる．

治療者は，患者に対してその人の文化的アイデンティティの構成要素についての説明を促すべきである．文化的アイデンティティを評価することによって，患者の潜在的な強みと資源を特定し，治療効果を促進する手助けが可能になる．また，治療の進行を防げる脆弱性についても知ることができる．このような情報を引き出すことで，治療中に表出された未解決の文化的葛藤を特定することが可能になる．それは，患者のアイデンティティに関する多様な要素，あるいは，その人に影響を与える伝統的かつ主流の文化的価値観，行動上の期待との間で起こる葛藤である．治療者が患者の文化的アイデンティティに関する知識をもつことで，不十分な背景情報から生み出される誤解を招くことが避けられる．また，人種，民族性およびその他文化的アイデンティティに関する特徴に基づいた固定概念を避けることができる．さらに，治療者にとって患者のアイデンティティを形作る文化集団の典型例としてみるだけでなく，患者の人となりを理解しようとするため，ラポールの形成の一助となる．

病いに対する文化的解釈

病い（illness）に対する説明モデルは，患者自らの病いに対する理解，なぜ病いになったのかを説明しようとするものである．説明モデルは，文化集団内で許容された手段として，疾患の症状あるいは苦悩が表出される．同集団内の特定の方法として文化的価値観によって個人が

強い影響を受ける症状や行動上の反応が引き起こされる．病いに関する文化的解釈は，病人役割や患者が示すであろう行動を説明する上で役立つ．病いの説明モデルには，患者のもつ予後に関する考えや，治療に対する選択も含まれる．患者の説明モデルは，あいまいに概念化されるに留まるか，非常に明確に定義づけられるかであろう．それらは，いくつかの概念的側面を含み，互いに対立しあうことがある．治療者と患者双方にとって受容しやすい協調的なモデルの形成とは，治療対象となる諸症状および治療法の概要を説明し，治療目標となる評価項目を形成することである．

　治療者，患者，家族，コミュニティにおいて病いの説明モデルの概念が異なる場合，困難が生じることがある．患者と治療者の説明モデルの対立は，ラポールの形成を弱め，治療が順守されない場合がある．患者と家族との病いの説明モデルの対立は，家族からの支援の不足，あるいは家族不和を導きかねない．患者とコミュニティとの病いの説明モデルの対立は，患者の社会的孤立とスティグマを引き起こすことがある．

　病いの説明モデルの典型例として，道徳モデル，宗教モデル，魔術的・超自然的モデル，医療モデル，心理社会的ストレスモデルがあげられる．道徳モデルでは，患者の病いはその人の利己的な性格あるいは道徳心の弱さによるものであると暗示する．宗教モデルでは，患者は宗教上の誤ちもしくは違反による罰を受けたと示唆する．魔術的・超自然的モデルでは，魔術や魔女狩りとの関連によって症状が出現したと考える．医療モデルは，患者の病は主に生物学的・病因学的な原因によるものとする．心理社会的モデルでは，抱えきれない心理社会的ストレスによって病いが引き起こされる，あるいはそれらが主な原因であると推察する．

　文化は，援助要請行動（help-seeking）に対して直接的・間接的な影響がある．多くの文化集団のなかでは，個人またはその家族が，精神疾患の援助を受けることに対するスティグマがあるため，症状を過少評価する可能性がある．文化は，治療に対する患者の期待に影響を与える．例えば，治療過程における治療者の態度は権威主義的，父性的，平等主義的，もしくは非指示的であるべきであるといった想定である．

心理社会的環境と関連した文化的要因および社会機能レベル

　患者の家族力動や文化価値を理解することは，患者の心理社会的環境の査定には不可欠である．家族構成の意味づけや家族内における個人の役割は，文化によって異なる．それは，患者の文化集団と主流文化との関係，もしくはその他の文化との関係についての理解を含む．患者のこれまでの人種あるいは民族に対する差別の経験も含まれる．移民や難民においては，出身国や地域，人種，宗教などに対する受け入れ国の受容の程度について個人やその家族がどう認識しているかを含む．患者とその家族は，出身国あるいは地域と非常に類似したまたは異なる資源を認識することがあり，あるいは，受け入れ国でも同様の地域資源を認識する場合もある．

個人–治療者間の関係性における文化的要素

　治療者と精神保健チームの文化的アイデンティティは，患者の治療に強い影響を与える．また，精神保健医療の専門家がもつ文化は，診断と治療に影響を与える．治療者が自分の文化的アイデンティティについて理解している場合，多様な文化的背景をもつ人々との接触によって生じる文化的力動を予測するための準備性が高いといえる．治療者と患者との文化的アイデンティティの違いを認識できない場合は，無自覚に偏った診断と治療に陥りかねず，互いにとってストレスに満ちた状況になりうる．治療者は，多様な文化背景をもつ患者人口に対して最適な手段で治療効果をあげるためには，あらゆる文化に関する前提について検討する必要がある．これは，昨今の医療機関においては，求められる基準である．

　文化は，精神科ケアを必要とする人々とかれらを治療する人々との治療関係において，転移と逆転移に影響を与える．患者と治療者が異なる文化的背景や特徴をもつ場合は，転移関係とその力動に影響が及ぶ．患者–治療者間で社会的な力関係の差が認識された場合は，過剰な従順さ，家族や社会的な葛藤状況の探索に対する抵抗，あるいは，治療者の文化的な役割モデル化，あるいは固定観念化を引き起こす場合がある．

診断および治療における文化についての包括的査定

　医療保健および社会サービスにおいて，文化的に適切な治療計画が立てられるべきである．また，家族や生活水準に焦点を置いて介入を行う必要がある．治療者が精神医学的診断を下す場合に，文化相対主義の原理を考慮し，誤ったカテゴリーに組み込まないように配慮する必要がある．多くの精神疾患には，文化差がみられる．文化が精神病理に与える多様な要因についての客観的評価は，治療者にとっては難しい課題であり，多様な文化背景をもつ患者と対面する際に診断上のジレンマが生じることがある．このようなジレンマとしては，現実との歪みを評価する際の問題，通常みられない行動を査定する際の問題，あるいは，病理と文化的に正常な行動を鑑別する際の問題などがあげられる．

移住，文化変容，異文化ストレス

　1870年代の米国への最初の移民の流入が頂点に達した時代，そして，それに続く100年の間，移民に向けられた支配的な国民的感情は，他の国々がそうであったように，受け入れ国の行動規範，受け入れ国の大多数あるいは主流の価値観に移民が合わせるべきである，というものであった．したがって，移民の多くは米国社会を象徴する言葉である「メルティングポット（人種のるつぼ）」

の一員になるために同化することを望んでいた．しかし，この移民の文化変容過程は一方向的なものとみられうる．なぜなら，自らを移民，先住民族，他のマイノリティ（少数民族）集団であると自認する人々は自らの文化的伝統の異なった側面を，主流文化に取って代わられることによって，否認され，喪失させられていったといえるからである．つまり，結果的に文化変容が促進された国々においては，文化変容は全くないところから最小限，中等度，そして完全というように段階的に進むことが期待されてきたのである．

移民やマイノリティ集団，そして，それらの集団を構成する人々が経験した異文化ストレスの強さは，受け入れ国の政策や国民の開放性と直接的に比例している．つまり，中心的問題は，移民やマイノリティ集団の慣習や価値観がどういう広がりをもち，そして，その受け入れ国の大多数の国民と違った文化的差異が，受容され，奨励され，歓迎されるのか，あるいは反対に，馴染みのないものとして受容されないのか，ということである．受け入れ国の態度が，受容的態勢であれば移民の文化的統合は促進されるが，拒否的態勢であれば，移民の文化的排除や文化的同化を生むことになる．

マイノリティ集団とその成員の異文化ストレスの状況を評価する指標として，2つの要素を考慮する必要がある．1つは，その集団を規定する言語体系や信念，価値観，社会的行動を含む自文化の独自性を維持しようとすることを，その集団がどの程度尊重し望んでいるかである．もう1つは，他の集団，特に主流文化との接触と関わりを，その集団がどの程度尊重し望んでいるのかである．この概念的な枠組みは，文化非変容から完全な文化変容への一方向的変化に沿って概念化されるのではなく，文化変容ストレスの4つの類型として作られている．

4つの類型とは拒絶(rejection)，統合(integration)，同化(assimilation)，周辺化(marginalization)である．「拒絶」は，意識的あるいは本能的に自文化を維持しようとする個人の欲求を特徴とし，それは，普段，接触する異なる文化集団のもつ価値観や社会的行動パターンとの一体化に対して抵抗するか，あるいは接触や影響から距離をとることである．宗教的カルト集団などはこれにあたる．

「統合」は，文化変容ストレスの結果として，自らの文化的出自への安定した感情と母国文化の独自性に規定された価値観や行動特性を維持しようとする欲求を持ち続け，同時に，自分の身近にある主流の受け入れ国の文化の価値体系や行動規範をその成員のように感じ，行動することができることである．それゆえ，「統合」の説明は心理学的である．それは2文化アイデンティティ(bicultural identity)の緩やかな形成過程であり，2つの文化のもつ固有な特徴を絡み合わせる自我感情ということもできる．

「同化」は，意識的・無意識的に，自文化の固有な特徴を放棄し，多少なりとも完全に，他の文化，常にとは限らないが，一般には主流文化の価値観や行動規範を取り込もうとする心理的プロセスである．例えば，不本意であっても生存をかけて移動しなければならない戦争や社会的大変動の時である．しかし，人種的，民族的，宗教的差別を含め，多くの異なった生活環境があり，そのような環境では，主流文化の中に見合う形にしようとするために自分の文化的伝統の側面を無視したり，抑えたり，否定したりすることもある．そのような取り組みの代償は，精神内の葛藤という視点からみると高くならざるを得ないであろう．

「周辺化」は，自文化の伝統の否認や経過的喪失の心理的特徴によって説明され，一方では，同時に主流文化の価値観や行動規範も否定して，孤立状態となる．そうすることで，受け入れ国の文化を拒絶したり，疎外された状態になる．これは，異文化変容ストレスの心理学的結果であり，同一性拡散の概念に近い．

移民および難民の精神医学的査定

移民の歴史

移民や難民にみられる精神疾患は，移住前から存在しており，移住というプロセスのなかで進行していくのであろう．それは，数か月から数年におよぶ難民キャンプでの生活の後，移住した新しい国で初めて明らかになるような場合である．移住のプロセスと移住前の心的外傷体験が，主要な徴候の顕在化を早めたり，潜在的な病気の悪化を招いたりする．移民の詳細な生活歴を知ることは，その人の背景や突然のストレス因子を理解する手がかりとなり，また，適切な治療計画展開の指針となるであろう．

移住前の生活史には，患者の社会的支援ネットワーク，社会・心理的機能，移住前の重要な生活上の出来事についての質問も加える．その他，出身国や住んでいた地域，出身国の家族歴――移住しなかった家族についての知識も含める――，教育歴，職歴，以前の社会経済状況についての情報も入手しておくべきであろう．また，患者とその家族が居住していた国や地域で直面していた移住前の政治的状況，心的外傷，戦争や自然災害も明らかにする．迫害，戦争，あるいは自然災害から逃れなければならなかった人々が，移住前と移動の過程でどのような心的外傷体験を被ったのか考慮する必要がある．心的外傷体験は難民に限ったことではない．移住は，家族や友人を含む社会的ネットワークの喪失，職業，キャリア，財産といった物質的な喪失，慣れ親しんだコミュニティや信仰する宗教などの文化環境の喪失を経験することでもある．また，移住の計画段階には移住の理由，時期や範囲，期待，受け入れ国への信頼なども含まれる．自発的な移住であるのか，準備のなかった難民なのかといった移住体験の型も，移民のメンタルヘルスに大いに異なった影響を与えうる．

精神的現症の診察

どのような患者であっても，精神的現症の診察は精神医学的診察の中心的な要素であるが，文化的に異なる集団や移民におけるその解釈には，文化的バイアスがかかっているので注意が必要である．患者の応答は出身国の文化，教育レベルや文化変容へ適応の仕方の影響を受けているからである．標準化された心理的検査の要素では次のような指標がある．すなわち，検査に協力的かどうか，容姿，行動，言語，感情，思考過程，思考内容，認知，洞察力，判断力である．文化による差異は服装や身だしなみにおいて広範で多様である．感情表現に用いられる顔の表情や体の動きは，病理というより，むしろ標準的な文化表出を反映することがある．もし医療者が，患者の文化に馴染みがなく，また患者が受け入れ国の言語の流暢さに支障がある場合，医療者は発話と思考の流れや知覚と感情の障害の解釈には細心の注意を払わなければならない．例えば，幻聴の存在は間違って解釈されやすい．なぜなら，多くの文化圏で，普通の表現として死んだ家族からの励ましや明らかな言葉を聞くことがあるからである．医療者は，患者が医師の伝達しようとしていることを理解していると想定すべきでなく，医療通訳者の使用を含めてコミュニケーションに誤解が生じるのはよくある問題と考えるべきである．認知機能の検査は特に扱いが難しい．教育や教養は重要であるが，これがときにバイアスの役割を果たしてしまう．患者は，医療者との間で生じるコミュニケーションの離隔を修正しようとして，質問を繰り返したり，言い直したりして，自身のことを語るための十分な時間を必要とすることがある．患者に，知らない諺の意味を問いかけることは，患者の抽象的思考を見極めるための手段としては適切ではない．概念の明確化のために余分な時間が許されるときには，正確な精神的現症の診察を行う必要がある．

移民の文化変容とメンタルヘルス

多くの国々で移民の増加への対応が迫られている．このことは移民の数を大きく制限する結果となり，一部の国では，他国からの異なる文化をもつ移民の流入によって国の社会的・文化的規範が脅かされ，衰退するのではないかという国民感情が喚起されている．過去10年にわたり，テロ行為や国家崩壊を恐れて多くの国々が移民を制限し始めている他，合法・非合法の移民，難民，亡命者に対する法的罰則を設ける国々も増えている．このような動向は，米国，EU諸国の中の数か国，オーストラリアでみられる．

米国における精神疾患の人種，民族的差異

米国では数多くの地域的疫学研究が人種による病気への易罹患性について検証している．これらの研究は米国の中で不利な立場にいる人種，民族的マイノリティ集団において予測よりも低い精神病の有病率を示した．アフリカ系米国人は疫学的医療圏研究においてうつ病の有病率が低いことが明らかになった．白人のうつ病の生涯有病率は5.1％，ヒスパニック系米国人は4.4％，アフリカ系米国人は3.1％であったが，一生涯で他の疾患にかかる率は高かった．この異なる罹病率は，社会経済的地位によって一部説明することができる．

精神保健疫学研究（National Comorbidity Study：NCS）は，白人と比較し黒人の生涯の特定の精神疾患への罹病率，特に，気分障害，不安症群あるいは物質使用障害群の生涯有病率の低さを明らかにした．白人の気分障害の生涯有病率は19.8％，ヒスパニック系米国人で17.9％，アフリカ系米国人では13.7％であった．第3回全米健康栄養調査（National Health and Nutrition Examination Survey-Ⅲ）は，白人のうつ病の生涯有病率が著しく高いことを示し，アフリカ系米国人の6.8％，メキシコ系米国人の6.7％に対し，9.6％にも及ぶことを明らかにした．しかし，アフリカ系米国人は気分障害の生涯リスクが低いとはいえ，一度罹ると永続的に症状が持続しがちである．

NCSの不安症群に関する率は白人で29.1％，ヒスパニック系米国人で28.4％，アフリカ系米国人で24.7％であった．物質使用障害群の生涯有病率はこの3群，すなわち白人，ヒスパニック系米国人，アフリカ系米国人でそれぞれ29.5％，22.9％，13.1％であった．ヒスパニック系米国人と特定のメキシコ系米国人は白人に比べて物質使用障害群と不安症群のリスクが低いという結果がみられた．フロリダで行われた疫学研究ではアフリカ系米国人においてうつ病と物質使用障害の割合が著しく低かった．薬物依存の低い割合はアルコールと関連症状の国際疫学調査においても示され，アルコール関連疾患の1年有病率が白人で8.9％，ヒスパニック系米国人で8.9％，アフリカ系米国人で6.9％，アジア系米国人で4.5％，米国先住民で12.2％であることが明らかになった．この研究はうつ病の生涯有病率が白人の17.8％に対しヒスパニック系米国人で10.9％であることも示している．2007年に行われた全米生活調査（National Survey of American Life）によると，カリブ系黒人，アフリカ系米国人，白人の生涯有病率の比較では，この3グループの中でうつ病の1年有病率の顕著な違いはみられず，生涯有病率は白人が最も高く17.9％，続いてカリブ系黒人12.9％，そしてアフリカ系米国人の10.4％であった．うつ病の慢性化はアフリカ系米国人とカリブ系黒人の両者で高く，およそ56％にのぼり，白人は38.6％とかなり低かった．この研究はNCSの結果も考慮し，米国において不利益がある人種，民族的マイノリティ集団で精神疾患のリスクが高くなる恐れはないが，いったん診断されるとその後の生涯において慢性化しやすい傾向があると結論づけている．

アフリカ系米国人が気分障害，不安症群，物質使用障

害において低い有病率であったとしても，これはそのまま統合失調症の有病率に当てはまるわけではない．子どもの健康と発達の研究 (Child Health and Development Study) では，アフリカ系米国人は白人と比較して，およそ3倍統合失調症の診断を受けることが明らかになっている．これは，アフリカ系米国人が低い社会経済的状態にあるという，統合失調症の顕著な危険因子に陥りやすいことで一部説明できるかもしれない．

精神保健疫学研究 (NCS-R) には各民族集団についてのより詳しい研究がある．ヒスパニック系でないアフリカ系米国人とヒスパニック系米国人はヒスパニック系でない白人と比較すると不安症群と気分障害のリスクが顕著に低かった．ヒスパニック系でないアフリカ系米国人はヒスパニック系でない白人よりも物質使用障害の割合が低かった．さらに詳しく言うと，両方のマイノリティ集団はうつ病，全般不安症，社会恐怖のリスクが低かった．さらにヒスパニック系米国人は気分変調症，反抗挑発症，ADHDのリスクが低く，ヒスパニック系でないアフリカ系米国人はパニック症，物質使用障害群，早発性衝動制御障害のリスクが低かった．ヒスパニック系でない白人に比べヒスパニック系米国人やアフリカ系米国人の罹病率が低いことは，生涯リスクの低さによる慢性化に対する対抗傾向によるものと考えられる．研究者は人種，民族的な精神疾患の罹病率の差のパターンは，幼少期に身につき，全体的な効果を生涯にわたって発揮する防御要因の有無によるものではないかとし，ヒスパニック系米国人やアフリカ系米国人はそれを10歳ごろからうつ病や不安症に対して発揮しているのではないかと結論づけた．緊密に結びついた民族的マイノリティ社会の中で，民族的アイデンティティの保持や共同社会の中の問題，宗教やその他の活動が精神疾患の生涯リスクを下げる防御要因の例としてあげられた．精神疾患の診断の調査項目に対する反応の文化的違いはこれらの結果のもう1つの要因として考えられる．しかし，社会的に不利益な民族集団は通常，精神的ストレスを測る研究のなかで過剰に報告されやすいが，それでも，それらの研究は低い罹病率を示している．

差別・メンタルヘルス・医療サービスの利用
精神科医療サービスにおける格差

調査によれば，米国の人種的・民族的マイノリティは，白人と比較して，限られた精神科医療サービスしか受けていない．米国における医療費分析によると，収入・教育・医療保険加入を統制した後でさえ，白人と比較すると，アフリカ系米国人やラテンアメリカ系米国人は，精神科医療サービスの利用が少ないことが明らかになっている．メンタルヘルス関連医療費の約20%を白人が占めているのに対し，アフリカ系米国人は約10%である．ラテンアメリカ系米国人が受け取っているメンタルヘルス関連医療費は，白人よりも約40%少ない．ラテンアメリカ系米国人の総メンタルヘルス関連医療費は，白人と比べて約60%少ない．

さらに，過去25年間の調査が示しているのは，診断された障害が何であれ，アフリカ系米国人の精神科患者が，白人患者と比べて，ひどい暴力をふるっているという証拠がないにもかかわらず，より多くのアフリカ系米国人患者が入院治療，特に強制入院治療を受け，保護室に入れられ，拘束されており，より多量の抗精神病薬の投与を受けているということである．この白人とアフリカ系米国人患者の治療に関する相違は，精神疾患の重篤さに由来するものではない．白人とアフリカ系米国人の治療の相違に関する1つの仮説は，アフリカ系米国人と比べ，白人は自主的に治療を求める傾向があり，白人と比べ，アフリカ系米国人は強制的な，任意ではない紹介システムを介して精神科医療を利用する傾向があるため，というものである．また，白人と比べ，より多くのアフリカ系米国人が救急医療サービスを利用するため，結果として，より危機介入的な援助要請およびサービス利用をすることになる．アフリカ系米国人患者は，白人スタッフの多い病院に入院すると差別され，白人とは異なるケアを受けるであろう．すなわち，白人の医療スタッフは，非白人グループの疾患概念や行動規範になじみがないため，白人の患者と比べ，マイノリティの患者をより深刻な疾患を抱えていて，危険であると判断する傾向がある．結果として，白人と比べ，マイノリティの患者は強制入院させられ，保護室に入れられ，拘束を受け，より多くの抗精神病薬の投与を受ける傾向があるのである．

精神科救急医療サービスを利用する場合，アフリカ系米国人の患者は統合失調症または薬物乱用と診断されることが多く，白人患者は気分障害と診断されることが多い．臨床医と患者の間の文化的差異が，臨床医が推測する精神病理の程度や診断に影響している可能性がある．人種によるこのような診断の差異は，評価に用いる診断手技に関しても見受けられる．明確な診断基準に基づく半構造化された診断方法を用いたとしても，人種の違いは診断結果に影響を与える．特に統合失調症の場合，臨床医が患者の症状を観察し診断するプロセスが，アフリカ系米国人に対するものと白人に対するものとでは異なるようである．どのような症状に基づいて統合失調症と診断するかが，アフリカ系米国人と白人の患者では異なる．アフリカ系米国人では，連合弛緩，不適切な感情，幻聴，不可解な発言の症状がある場合，統合失調症と診断されることが多い．特に幻聴は，アフリカ系米国人の場合，頻繁に生じるとされる．

白人と比べ，アフリカ系米国人は外来治療を受けず，治療開始が遅れるため，より深刻な病状を呈する．アフリカ系米国人と白人とでは入院理由も異なる．白人患者と比べ，アフリカ系米国人患者は行動障害がより認められる．一方，アフリカ系米国人と比べ，白人患者は認知障害あるいは情動障害が認められる．さらに，初診時における暴力・自殺・薬物乱用に人種間の差がないにもか

かわらず，アフリカ系米国人は，警察の介入や救急医療サービスの利用が多い．さらに，アフリカ系米国人患者は，健康保険加入状況を統制した後でさえ，私立よりも公立の精神病院に紹介されることが多い．以上のことは，精神科救急の診断や推奨される治療に人種が影響を与えていることを示唆している．

うつ病と診断されたアフリカ系米国人患者は，うつ病と診断された白人と比べて，抗うつ薬を投与されることが少なく，電気けいれん療法を受けることも少ない．この結果は，人口統計学的差異や社会経済的格差では説明することができない．精神科医が治療方針を決定する際の意識的あるいは無意識的なバイアスが存在することがその理由の1つであろう．白人と比べ，アフリカ系米国人もラテンアメリカ系米国人も，うつ病と診断された際，抗うつ薬が処方されないことが多いが，いったん処方されると，白人と同様に，継続的で適切な治療を受けている．以上の知見が示しているのは，人種間の差異を埋めるための最も高いハードルがうつ病治療の開始にあるということである．疾患の種類や重症度を統制すると，アフリカ系米国人患者は，白人患者と比べて，神経遮断薬よりもデポ剤で治療されている．薬物治療の際，アフリカ系米国人は，白人と比べて，第2世代の抗精神病薬が投与されないため，遅発性ジスキネジアやジストニアのリスクが高い．これは，アフリカ系米国人の糖尿病リスクが高いため，それを懸念する医師の処方薬に違いが生じているのかもしれないし，患者の症状の捉え方の違いによるものかもしれない．アフリカ系米国人とラテンアメリカ系米国人の精神科治療における差異は，青年期対象の研究においても示されている．

ラテンアメリカ系米国人とインド系米国人の間にも，精神科医療の処方薬における差異があることが明らかになっている．1996～2000年までの間，インド系米国人の処方薬の使用は，白人と比較すると23.6％少なく，白人とアフリカ系米国人，ラテン系米国人の間の差異は，それぞれ，8.3％，6.1％であった．人種バイアスを完全に排することはできないものの，アジア系米国人移民のメンタルヘルスサービス利用における差異は，言語の問題に基づく差別と関連している可能性もある．中国系米国人は，精神的問題が生じた際，精神科医療のような公的サービスではなく，友人や親族といった非公式な援助を利用していることが研究によって示されている．言語に関連した差別を経験した中国系米国人は，公式な精神医療サービスに対してより否定的な態度をもっている．

先に示した精神科処方薬に関する研究結果と同様に，メンタルヘルスカウンセリングや精神療法に関しても，人種や民族による差異があることが明らかになっている．1997～2000年までの全米外来医療ケア調査（National Ambulatory Medical Care Survey）によれば，かかりつけ医を受診した患者を対象とした研究において，医師は，白人の患者よりも，アフリカ系米国人の患者に対して，より健康全般に関するカウンセリングを行っていた．しかし，アフリカ系米国人患者のメンタルヘルスカウンセリングの利用率は，白人患者と比べ，有意に低かった．この理由として，アフリカ系米国人の抑うつ症状の過小報告，かかりつけ医との間の不十分なコミュニケーション，心の問題を話すことに対する躊躇などがあげられる．2000年以降のメンタルヘルス関連支出調査委員会（Medical Expenditure Panel Survey）の資料を用いた研究では，アフリカ系米国人は，ラテンアメリカ系米国人や白人よりも，うつ病に対する適切な精神療法を受けていることが示されている．以上の研究結果から，アフリカ系米国人にとって初回治療が最も高い障害であるが，いったん治療が開始されると，適切な精神療法を受ける者が多いということがいえる．

異文化間精神医学における研究

異文化間精神医学の今後の研究に関して，以下の3つの観点が役立つであろう．第1の観点は，一般精神医学を文化的視点から眺めると，異文化間精神医学において重要な主題となりうる領域が明らかになるということである．疫学や神経生物学のトピックに関しても，文化的視点から見直すことができる．疫学は，主に公衆衛生における問題，例えば，スティグマ化・人種差別・文化変容プロセスなどを扱う．文化精神医学の研究では，言語・宗教・伝統・信仰・倫理・ジェンダー志向といった多くの文化的要因を考慮する．

第2の観点は，臨床研究の中の文化に関連する重要な概念と手法を検討し，発展させることである．4つの重要な概念がある．それは，「苦悩に関する表現方法」（idiom of distress），「社会的望ましさ」（social desirability），「民族学的データ」（ethnographic data），「説明モデル」（explanatory model）である．文化によって，病気をどう報告するか，病気の前触れや原因をどう考えるか，ストレスをどう表現するか，どのようにストレスを捉えるかが異なる．これが，「苦悩に関する表現方法」である．ストレスとなる出来事を実際に経験したとき，文化によって「社会的望ましさ」が異なる．身体的苦痛あるいは精神的苦痛を非常に嫌う文化もあれば，それほどではない文化もあり，それにより，易罹患性，疾病へのレジリエンス（精神的回復力），疾病に対する受容度が異なる．また，臨床研究には，厳密な臨床的データと実験室分析や検査とともに，「民族学的データ」を含めるべきである．民俗学的データは，人生に関する語りと同様に，各条件の記述的側面を豊かにし，経験に関わる社会文化的・対人関係的・環境的側面を詳細に示すものである．4つ目の重要な概念は，「説明的モデル」である．各文化は，独自の方法で，各疾病の原因や影響要因，対人関係への影響を説明している．各文化に合った説明モデルを用いると，文化的に受容される臨床的診断が可能となる．

第3の観点は，文化精神医学の臨床的側面に基づいて，さまざまな研究領域を検討することによって，先にあげ

た2つの観点を結び付けようとするものである．このアプローチは，生物文化的つながりを含む，現在と将来における概念的・操作的・時事的問題に取り組むものである．

文化精神医学における概念的問題

文化精神医学研究における重要な問題の1つは，「文化」と「環境」の概念的区別である．「環境」は，一般に遺伝と対極的な概念とされるが，非常に幅広い多様な概念である．そのため，健康や病気に関する文化はおそらく環境の一部であろうが，環境とは異なる特有の性質をもっていることは明らかである．

文化を考えることは，精神医学の臨床にどの程度役立つのであろうか？ 文化は正常と精神病理の両方に重要な役割を果たしている．精神医学の診断などは文化の役割の典型的な1例である．さらに，文化は，従来の医学的・精神医学的知識にも，また患者の説明モデルにも影響を与えるため，治療的アプローチに影響を与える．結果的に，文化的変数は，患者の予後や疾病の経過にも影響を与えている．

研究や実践に関する証拠に基づくアプローチを支持している人と，それとは対照的な臨床すべてに関して価値に基づく見方をする人との間に論争がある．文化的要因による影響を考慮すると，さらにこの論争は激化するであろう．価値に基づくアプローチによって，貧困，失業，国内移動・国外移動，自然災害・人災といった争点が生じる．科学的研究における証拠とは，証拠に基づくものと価値に基づくものの両方を支持する見解がみられるであろう．

文化精神医学における運用上の問題

臨床において，人間の行動の正常性と異常性の二分は重大な問題である．文化は，この問題に対して，大きな影響を与えている．なぜならば，文化は，文化精神医学における強力な概念的支柱である相対主義を生み出しているからである．正常性は相対的な概念であり，何が正常なのかということは文化によって異なる．

他の問題としては文化的変数の選択である．おのおのの文化は精神医学の症状の出現，症候群，臨床単位おいて特異な重みや影響を与えている．また，文化は，言語，教育，宗教，性志向の査定に影響を与える．さらに，各患者の強みと弱みの記述，診断あるいは検査にも影響を与える．患者がどのように行動するか，患者がどのような態度をとるか，患者の気質，社会性，そして職業技能には，その患者の文化が影響を与えているのである．

文化は，症状・機能不全・生活の質の程度の認知にも大きな影響を与えている．問題の深刻さをどう評価するかは，精神病理的な原因や病因をどのように意味づけしたのかということに影響を受ける．患者の機能不全や生活の質の程度に関する評価には，幸福，健康，心の穏やかさといった捉えにくい概念も含まれる．

文化精神医学に関する研究では，その研究の対象者の表示性や結果の一般化可能性について考慮する必要がある．人口統計学的データの収集，人種グループあるいはサブグループの描写，区別，人口統計学的要因・症状・診断・文化特有の構成概念の測定の際には，厳密な方法を用いる必要がある．

臨床の場や研究で用いられる検査や質問紙の多くは，英語を話す欧米の対象者を基に開発されたものである．そのため，それらの検査や質問紙をマイノリティの患者，あるいは英語を話すことができない人に対して用いることは，文化的等価性がないため，適切ではないであろう．言語によって意味内容や言外の意味が変化し，表現の語法が異なるため，翻訳して用いると，元の意味とは言語学的にみて同じものではなくなってしまう．さらに，文化によって，規範が異なることがある．そのため，検査や質問紙は，その文化の患者を対象にして標準化される必要がある．

検査で測定しようとしている構成概念に関して，2つの文化間でどれほど違いがあるかよって，検査の翻訳の難しさが異なってくる．自民族中心的アプローチをとる研究者は，その概念が2つの文化間で完全に一致していると考える．しかし，その検査が当初開発され，標準化された対象群とは異なる文化の人たちを対象に実施されるのである．そのため，2つの文化間において，その概念の一致している側面があるものと推定し，この部分を測定しようとするのがイーミック（emic）法である．このイーミック法にエティック（etic）法を加えたアプローチでは，さらに一歩進んで，その概念のその文化特有な側面をも測定しようとする．その概念が2つの文化の中で全く一致するところがない場合もあり，そのようなとき翻訳は不可能である．

参考文献

Aggarwal NK. The psychiatric cultural formulation: Translating medical anthropology into clinical practice. *J Psychiatr Pract*. 2012;18(2):73.

Biag BJ. Social and transcultural aspects of psychiatry. In: Johnstone EC, Owens DC, Lawrie SM, Mcintosh AM, Sharpe S, eds. *Companion to Psychiatric Studies*. 8th ed. New York: Elsevier; 2010:109.

Breslau J, Aguiler-Gaxiola S, Borges G, Kendler KS, Su M. Risk for psychiatric disorder among immigrants and their US-born descendants: Evidence from the National Comorbidity Survey Replication. *J Nerv Ment Dis*. 2007;195:189.

Bolton SL, Elias B, Enns MW, Sareen J, Beals J, Novins DK. A comparison of the prevalence and risk factors of suicidal ideation and suicide attempts in two American Indian population samples and in a general population sample. *Transcult Psychiatry*. 2014;51:3–22.

Chao RC, Green KE. Multiculturally Sensitive Mental Health Scale (MSMHS): Development, factor analysis, reliability, and validity. *Psychol Assess*. 2011; 23(4):876.

De La Rosa M, Babino R, Rosario A, Martinez NV, Aijaz L. Challenges and strategies in recruiting, interviewing, and retaining recent Latino immigrants in substance abuse and HIV epidemiologic studies. *Am J Addict*. 2012;21(1):11.

Kagawa-Singer M. Impact of culture on health outcomes. *J Pediatr Hematol Oncol*. 2011;33 Suppl 2:S90.

Kohn R, Wintrob RM, Alarcón RD. Transcultural psychiatry. In: Sadock BJ, Sadock VA, Ruiz P, eds. *Kaplan & Sadock's Comprehensive Textbook of Psychiatry*. 9th ed. Philadelphia: Lippincott Williams & Wilkins; 2009:734.

Kortmann F. Transcultural psychiatry: From practice to theory. *Transcultural Psychiatry*. 2010:47(2):203.

Ruiz P. A look at cultural psychiatry in the 21st century. *J Nerv Ment Dis*. 2011;199(8):553.

Ton H, Lim RF. The assessment of culturally diverse individuals. In: Lim RF, ed. *Clinical Manual of Cultural Psychiatry*. Washington, DC: American Psychiatric

3.3 文化結合症候群

　比較文化の精神保健専門家は精神的苦痛の文化特異的な表現や診断について言及または記述するために，いくつかの用語を導入している．以前は，文化結合という用語は，現象的に精神医学的カテゴリーとは異なる特定の文化的環境に特有な苦痛や疾病行動を説明するのに使用されてきた．そこには西洋の精神医学的分類学が文化結合的ではなく普遍的である，という明確な含意があり，適切に特徴づけることができれば，西洋以外の症候群を簡単に翻訳する鍵が得られるという考えがある．欧米の文化に起因する文化の影響を受けない症候群と，それ以外の国々から出てくる文化に結合した症候群の二分法というのは明らかに間違いである．馴染みがあるものも，馴染がないものも，文化はすべて心理的な苦痛のあらゆる表現形式を許容する．

文化結合症候群と精神医学的診断との関係

　多くの文化的形態によって苦悩が表現されるなか，ごくわずかながら文化と精神医学を統合した継続的な研究が受け入れられてきた．本章は最も集中的に研究され，精神医学的分類との関連が示された多様な文化圏のいくつかの症候群に焦点を当てる．その症候群はアモク（amok），神経発作（ataques de nervios），憑依症候群（possession syndrome）と神経哀弱（shenjing shuairuo）である．

アモク

　アモク（amok）は解離エピソードであり，その特徴は抑うつの期間の後に続く暴力的，攻撃的，時には殺人的な暴発的行動である．エピソードは侮辱されたという感情によって引き起こされる傾向があり，しばしば追跡妄想，自動症，健忘と疲労を伴う．患者はエピソードの後，発病前の状態に戻る．アモクは男性だけが罹るようである．アモクはマレーシアで発祥しているが，類似した行動パターンがラオス，フィリピン，ポリネシア（cafardあるいはcathard），パプアニューギニア，プエルトリコ（mal de pelea）とナバホ族（iich'aa）にみられる．

現象学　アモクの典型的なエピソードは以下の要素からなる．

1. 怒り，喪失感，恥や自己評価の低下を誘発するストレス刺激，あるいは亜急性の葛藤への曝露．ストレス因子は通常，その結果として生じた行動に比して軽微にみえる（例えば，同僚との言い争い，言葉での侮辱）ことが多いが，時には厳しいものもある（例え
ば，愛する者の死）．
2. 社会的ひきこもりと誘発葛藤に関して考え込む時期．その間はしばしば視覚的あるいは感覚的な歪みを伴う目的のない放浪が起こる．
3. 狂暴で非常に暴力的な殺意への突発的な移行．これは短期間の準備の前駆段階を伴う場合もある（例えば，好みの武器をみつける，あるいは突然，利用できるものを手にする）．
4. 本来の葛藤対象を象徴的に表している可能性のある被害者の無差別な選定（例えば，中国人同僚との葛藤があった場合，見知らぬ中国人だけを狙う）．時には，行く手に出会う動物やものを攻撃することもあり，また自分を重度に傷つけることもある．本人を制御しようとする外的な試みがあっても，攻撃的な行動を続ける．
5. 言語表現がある場合，それはぶっきらぼうで狂暴なもの，内的葛藤を表現するもの（例えば，被害者を殺す前にその親戚に謝る），または分裂した意識の表現の場合もある（例えば，被害者との肯定的な関係を認めたとしても，それを攻撃する時には否認する）．
6. 終息は自然に起こる場合もあるが，しばしば取り押さえられて，あるいは殺された結果，終わる．一般に終息は突然で，通常，昏迷や睡眠のような意識の変化へとつながる．
7. それに続き，部分健忘，あるいは全体健忘があり，急性発作の時は「無意識だった」，あるいは「視野が暗くなった」（matta gelap）と報告する．
8. 急性発作があった後の数日から数週間の間は，認知障害，または代償性情動障害が続く場合がある．その後に，精神病，または抑うつが続くことがある．

疫学　マレーシアとインドネシアにおけるアモクの疫学的な罹病率は不明で，地域や時代によって異なる．入手できるデータからは，アモクはマレーシアとインドネシアで地域固有のパターンがあるようで，時に流行性の増加がみられるが，その逆がラオスのアモク様の発作に認められる．

　アモクは基本的に，女性にはみられない（文献上，1例のみ確認されたが，死亡につながらなかったので非定型だとされている）．アモクはマレーシア系の回教徒，低学歴の農村出身の20〜45歳の年齢の男性に多く起こると考えられる．

病因　マレーシアとインドネシアのアモクの誘発因子は通常，強い喪失感，屈辱感，怒りや自尊心を傷つけられる経験である．特異的な引き金はその性質も出現の仕方も多様で，突発的あるいは徐々に起こったストレス因子からなるが，その多くは一見軽度もしくは中程度のストレスしにしかならないような対人的葛藤または社会的葛藤である．この葛藤には同僚との言い争い，非特異的な家族的緊張，社会的屈辱感，独占的な嫉妬の発作，ギャンブルの借金や失業などがある．アモクは，例えば配偶

者と子どもを同時に死によって失うような苛酷なストレス因子によって引き起こされることはめったにない．

付加的臨床特徴 アモク発作が個人の間接的な自殺企図と関係するか否かは不明である．この関係を裏づける逸話や文化的な見方があるが，生存者との面接ではこの関連は否定的である．

再発率は不明であるが，再発しやすいという俗説があるため，現在マレーシアでは生存者は永続的に精神科病院に入院させられている．過去には，追放または処刑となっていた．

治療 20世紀になってマレーシアでは，アモクを患っている者は，「精神異常下の防衛」としてアモク状態で犯した行為に対して法的，または道徳的責任を免除されていた．この状態下での攻撃は「無意識」で個人は制御不能とされた．その後，時には永続的に入院となり，しばしば統合失調症の診断を受けて抗精神病薬の薬物療法を受けている．あるいは裁判の結果，犯罪という判決が下され，長い禁固刑になる場合もある．

神経発作

神経発作（ataque de nervios：スペイン語で神経の発作を意味する）は特にカリブのラテンアメリカ人において報告されている苦悩の表現様式であるが，ラテンアメリカ人や地中海のラテン系の人々にも確認されている．一般に報告される症状としては制御できない叫び，号泣発作，震え，胸から頭部に広がる熱，または言語的あるいは身体的攻撃がある．解離体験，発作様あるいは失神のエピソード，自殺の素振りが際立つ発作があるが，それがない場合もある．神経発作の一般的な特徴は制御不能の感覚である．しばしば神経発作は，ストレスとなる家族関係の出来事の直接な結果として起こる（例えば，身近な親族の死，配偶者との別れや離婚，配偶者や子どもとの葛藤や家族の一員の事故の目撃など）．神経発作の最中に起こったことが健忘となる人もいるが，それ以外は速やかに通常の機能水準に回復する．

神経発作はカリブ（プエルトリコ，キューバ，ドミニカ）のヒスパニック系のラテンアメリカ文化固有の症候群である．特にプエルトリコの島のコミュニティや米国在住者の神経発作は，1950年代から精神医学や人類学の文献でかなりの注目を浴びてきた．

現象学 神経発作は典型的には次の要素からなる．
1. しばしば配偶者，子ども，家族や友人など，身近な人物が関係する突然のストレス刺激への曝露によって恐怖，悲しみや怒りなどの感情が誘発される．引き金の強さは中等度（例えば，夫婦喧嘩，移住計画の公表）から強度（例えば，身体的，性的虐待，突然の死別）まである．
2. エピソードは刺激にさらされた直後，あるいは考え込んだり精神的ショック状態の時期の後に発現する．
3. 急性発作が始まると，劇的な感情の嵐が展開し，しばしば刺激と合致する激しい情動（例えば，怒り，恐怖，喪失感）と制御不能感（情動表現）を特徴とする．
4. 以上の要因は以下のすべてあるいはいくつかを併せもつ．
   A. 身体感覚：震え，胸部圧迫感，息苦しさ，動悸，胸の熱感，さまざまな部位の知覚障害，手足の動かしにくさ，かすんだ視界や眩暈（mareos）．
   B. 行動（動きの次元）：叫び，泣き叫び，ののしり，うめき声，物の破壊，他者や自分自身への暴行，近辺にあるものでの自傷行為，地面で転倒，発作的運動による震え，あるいは"死体のような"横たわり．
5. エピソードの終息は突然のことも徐々である場合もあるが，しばしば，気遣い，祈りやアルコールによる摩擦（alcoholado）を伴った他者の手助けによって急速に終息する．その後，正常な意識が回復し，疲労感が報告される．
6. 発作にはエピソード中の出来事に関する部分健忘，あるいは全健忘が伴うことが多い．急性発作に関しては次のように記述される．すなわち，意識喪失，離人感，もうろう状態，あるいは周囲に対する全体的な認識の欠如（意識の変容）である．しかし，意識変容を伴わない発作もみられる．

疫学 神経発作の危険因子は社会的，人口統計学特徴の範囲にある．発作の最も高い予測因子は，女性，低学歴，離婚，そして死別や別居である．罹患者は特に配偶者との関係においてそうであるが，人間関係に不満を抱いていることが多い．また，神経発作を経験する者の健康状態は良好ではなく，情動的な問題がある場合や薬物療法を受けていることが多い．また発作を経験した人は，余暇活動での不満足や破滅感を感じている場合が多い．

病因 典型例として，罹患した人の神経発作は突発的に起こった出来事あるいは個人の対処能力を超えた数々の苦痛な生活上の出来事の積み重ねが頂点に達することと関連している．92％は，苦痛が引き起こされた状況から直接発作が起こっており，73％は，出来事の数分から数時間後に起きている．初回の発作の大部分（81％）は他者の前で起こり，それによって他者から援助を得る（67％）．パニック症の典型的な体験とは異なり，大部分の患者は初回の発作後，多少楽になった（71％），あるいはすっきりした（81％）と報告している．神経発作の当初のエピソードは患者の対人世界に密接に関係しており，一時的であっても，その人の人生の問題の荷卸し（desahogarse）につながっている．

付加的臨床特徴 神経発作と制御不能感や圧倒される感覚との関連は，文化的症候群と急性情動機能不全との関連として，その重要性が強調されている．最も配慮すべきものは，発作と自殺願望や自殺企図との強い関連である．その他，関連行動としては，人や物を襲うという形で現れる攻撃性の制御喪失と解離体験があり，その両者は急性発作の体験と関連している．

特定な文化的要因　神経発作と精神医学的診断の間の複雑な関係は，より幅広く知られている疾病分類学を参照すると明らかにできるかもしれない．ヒスパニック系のカリブ地域やラテンアメリカの他の地域においては，発作は他の関連カテゴリーからなる神経の一般的な疾病分類学の一部である．疾病分類学において逆境的経験は神経系の変容につながり，その結果，末梢神経にまで及ぶ機能失調をもたらす．この準解剖学的損傷は情緒的症状と身体症状によって証明される．情緒的症状としては対人過敏性，不安や易怒性がみられ，身体症状には震え，動悸，集中力低下がある．

治療　神経発作の治療的研究は今まで行われていない．しかし，典型的な治療は発作が自殺や制御不能の攻撃性と関連しているため，第1に本人と周囲の者の安全性を確保することである．親族や親しい者の支えの言葉とともに"落ち着かせる"ことが通常有効である．また落ち着かせるためにアルコールで拭く（alcoholado）のは文化的に伝えられている援助を表わす方法である．

　発作を引き起こした「できごとの話しをする」のが通常，その後の治療的アプローチの前段階である．発作の主な目的の1つは，圧倒された気持ちを伝えることであるので，そのメッセージが伝わり，他者から援助したい気持ちを伝えられるのは通常，治療的とみなされる．罹患者が自分のペースで圧倒感を打ち明けることができ，荷卸しができたと感じられる程度に，状況を詳細に語れるようにすることが大切である．

　精神医学的診断がなく，単発や偶発的な発作の場合は通常，簡単な経過観察で十分である．その場合は，患者と家族の話し合いにより，以前の健康な状態へ完全な形での復帰が可能になる．発作が反復する場合は，治療には関連する精神病理，誘発因子の性質（外傷的な曝露も含む），家族葛藤の度合い，または支援の程度，社会的な文脈，以前の治療体験，患者や家族の期待や他の要因が影響する．

　対人的環境のなかで圧倒された行動の原因を考慮すると，精神療法が一般的に治療の中心である．薬物療法も発作に関連する精神病理がわかった治療の中では有用な場合もあるが，主眼は根底にある障害を治療することに置かれなければならない．多くの発作は徐々に強くなっていくので，短時間作用型のベンゾジアゼピン系薬物の適切な使用は間近に迫った発作エピソードを防止するのに役立つ．しかし，これは発作の再発予防の治療法として用いてはならない．なぜなら，この症候群がコミュニケーションの方法として用いている主な機能を未然に防いでしまうことになるからである．代わりに，社会経済的公民権剥奪や人種/民族差別の中で，低所得のラテン系の人々の逆境の起源を認める治療者の精神療法，または社会運動的姿勢が神経発作の対人的および社会文化的結びつきを解決するために必要である．

憑依症候群

　無意識の憑依トランス状態は，精神的苦痛の表出として世界中で非常によくみられる．同種の体験は，インド，スリランカ，香港，中国，日本，マレーシア，ニジェール，ウガンダ，南アフリカ，ハイチ，プエルトリコ，ブラジルなど，全く異なった文化背景において報告されている．憑依症候群（possession syndrome）とは，インドやスリランカの地方の言語や方言の中にみられるさまざまな呼称を包含する，南アジアにおける無意識憑依トランスの表出を指す包括的な英語の呼称である．これらの表出は，無意識であり，かつ苦痛を引き起こし，さらには通常文化的もしくは宗教的しきたりや行いとしては起こらないため，その人が所属する文化集団によって，病気の1つの形として捉えられる．

現象学　まず始めに，憑依トランスの例としての憑依症候群とより広範な憑依のカテゴリーを区別する必要がある．後者は，身体的，心理的，精神的，社会的，生態的領域への影響を含む，人間が抱える問題への直接的な精神的影響すべてを表す一般的な概念である．対照的に，一般的な憑依体験の一部としての憑依トランスは，直接的な精神的影響に起因する意識，記憶，行動，アイデンティティにおける特有の変化である．病的な憑依トランス状態の定義に加えて，南アジアの文化圏では正常な憑依や憑依トランスのさまざまな実例がある．それが自発的で規範的な場合，宗教信仰，神秘的恍惚，社会的論評，禁欲主義，対人関係，実存的反映，意識の探究の一種として捉えられることが多い．本章では憑依症状の病理的実体と，一般的な病因学的観点からみた憑依病の中でも特殊な現象について記述する．典型的な症例は以下のような要素で構成されている．

1. 症状は一般にわずかな葛藤あるいはストレスによって始まり非常にさまざまな症状が出現する．症状がゆっくりと段階的に，非特異的に現れる場合もあるが（例えば，めまい，頭痛，異常な気分の悪さ，温熱や寒冷による火照り，覇気のなさ，息苦しさなど，種々の身体症状），突然に特定的に，意識が他の状態に移行する場合もある（以下，憑依状態とする）．
2. 憑依状態に陥った場合の行動は以下のうちのいくつか，またはすべてに該当する．
    A. 芝居じみていて，ややわざとらしい動き，例えば頭を上下に動かしたり身体を震わせたり，叩くようなしぐさや旋回，転倒などを，喉（こう）音やもごもごとした独り言，うめき声や金切り声などの支離滅裂な言葉を発しながら行う．
    B. 自身や他人に対する攻撃あるいは暴力的な行動や，つばを吐き，殴り，衝動的な自殺または他殺行動の素振りをする．特定の他者や第3者に対し軽蔑的な発言や暴力的な脅しの言葉を，首尾一貫し筋が通った状態で発言する．観察者からすると，憑依された人間の普段からは考え

られない行動にみえる．
  C．(1)文化的に認識できる人物の基本的な特徴に言及したり，(2)すでに亡くなった家族や知人の関係者の名前や身分などを用いることにより，憑依しているパーソナリティの見た目を象徴づけるような，素振りや発言，要求をする．
3. 全例において，その人本来のパーソナリティではない，1つまたはいくつかの2次的なパーソナリティの出現が認められる．例によっては明確にはされないものの，そのパーソナリティは，認識可能な憑依の行為者（乗り移ったもの，以下憑き物とする）を統制しており，その文化圏に根付いた存在であることが多く，その文化圏の宗教，地域，身分などによってさまざまな種類がある．認識可能な憑き物は霊，亡くなった家族や親戚，特殊な状況や病気で亡くなった近隣の知り合い，土着の霊的な存在，ヒンドゥー教の神々（一般的な神であることは少い），イスラム教の神秘世界の存在などさまざまである．
4. 二次的なパーソナリティによる憑依は一過性で，結果的に憑依された者の本来のパーソナリティと，憑き物のパーソナリティを行ったり来たりする．憑依された者の本来のパーソナリティは茫然とし，疲弊，苦痛を感じた状態で現れ，その状況に混乱を感じる．時として視覚的，聴覚的な憑き物の妨害を感じ，部分的，または完全な健忘を体験する．
5. 憑き物のパーソナリティは頻繁に特定することができず，家族の積極的な援助や現地の専門家による説明を必要とすることも多い．それを明らかにするプロセスは家族と，一方で良いパーソナリティと他方でトラブルを起こす憑き物のパーソナリティとの間に混乱をもたらすこともある．それは憑依された者の，直接的な質問や戦略的無視，攻撃的な操作を含めた環境刺激に対する異常な反発によって一部特徴づけられる．
6. 転帰は多種多様で，数週間に及ぶ深刻な状態の中断と言う形で完治することもよくある．一方，長引く病的な状態や，稀には死に至る例も報告されている．

南アジアでの憑依患者の疫学，発症，発症因子と関連するデータは方法論的に限界があり，代表的な地域サンプルを欠いていたり，症候群の記述が秩序立っていなかったりして，地域によって大きな差異がみられる．

疫学 憑依症候群は女性により多くみられ，男女比は地域的，精神医学的データともに3：1である．発症年齢は通常15～35歳までであるが，幼少期に発症する例も多く報告されている．中年期まで症状が残存することがあり，老人期での例も報告されている．

病因 憑依症候群の病因はさまざまであるが，一般に社会的あるいは家族間の葛藤やストレスとなる生活の変化があり，それは亜急性に持続していて，確かな情緒的な援助を得られない人において強い感情がその人の脆弱性を引き出すと考えられる．例として文献上では，夫婦間葛藤，虐待，ネグレクト，アルコール依存，夫の家族の家への新しい花嫁の到来，縁談成立の遅れあるいは床入りの遅れ，無理強いされた婚姻，未亡人，出産後，家族の社会的地位の喪失，家族の死，求職の困難さや経済的困窮，家族からの疎外，家族や親戚への服従などがあげられる．

特殊な文化的要因 憑依症候群はインドやスリランカなどでは標準的な文化的カテゴリーに入るものとみなされている．初期症状はさまざまであるが，霊的な原因に端を発している．憑依が非特異的な症状をみせると，治療儀式の間に変化する精神症状の出現によって伝統的な診断が確定する．それは痛みによる苦痛や無意識化の本性，独自に活動し始めた魂の訴えや命令によるものと考えられている．ある一定の身分や一過性の時期（例えば，産褥期など）を経験する人々，特に彼らに感情的あるいは物質的な支援が欠如している時が，それら霊的な攻撃に最も脆弱であると考えられる．

治療 特殊な伝統治療者と儀式的治療が一般に効果的で，また広く利用されていて，精神医学的な治療は概して避けられている．伝統的な治療では，例えば悪魔祓いのような土着の儀式によって葛藤やストレスを中和する．南インドのシリ・カルトのような霊への献身カルトへの導入，あるいは占い師，悪魔祓い，また稀に化身（神の化身）への教育を介して，個人や共同体の奇特な実践者として苦悩を再構築する．

神経衰弱

「神経衰弱」(shenjing shuairuo；北京官話で「神経システムの虚弱」)は，1920年代と1930年代に西洋と日本から中国に伝わった「神経衰弱」neurastheniaの訳語であり文化的適合を意味する．「神経衰弱」という用語は，1868年以降，米国の神経学者ビアド(George Beard)により現代的な意味で復活したが，彼が著した「神経衰弱」（「神経の強さの欠如」というギリシャ語）では，本来は，倦怠，痛み，集中力低下，頭痛，いらいら感，めまい，睡眠不足，その他50を超えるさまざまな症状を意味していた．当初それは急速に近代化する社会からの重圧に端を発した米国人特有の疾患であると考えられていたが，後年にはヨーロッパの診断専門医たちにも採用されるようになった．その病理は，感情的な原因というよりは神経系の機能の低下が身体症状として現れると考えられており，特に高度な教育を受けた人々や裕福な階級において，過度に神経を使う必要があったことが理由とされていた．パブロフの(条件反射の)研究によって強化されたことと相まって，このテーマはソビエトの精神医学において精神保健の疾病分類学の中心的な構成要素となり，1949年の共産主義革命後，中国の精神医学にも強い影響を及ぼした．

20世紀の間に神経衰弱の研究は西洋の分類体系においてはその重要性が低下したが，中国本土，台湾，香港，中国系の移民社会，そして同様の症状が「神経衰弱」とい

う名で呼ばれた日本において，一般的にも専門的にも著しい発展を遂げた．神経衰弱が中国系社会におけるすべての「神経症」の診断の8割を占めていたかもしれない1980年ごろのピーク時以降，神経衰弱は精神医学と人類学による厳しい再検証を受けた．現在は，「中国精神疾患分類(Chinese Classification of Mental Disorders)」の改訂第2版(CCMD-2-R)において，「その他の神経症」other neurosesの節内に主要事項として記載されている．CCMD-2-Rの診断基準は，階層的な関係にはない5つの症状群，虚弱感，情緒・興奮・神経の症状および睡眠障害の中から3つの症状の該当を求めている．この中国の手引書にある他の神経症の症状と同様に，その状態が少なくとも3か月は継続している必要があり，(1)仕事，勉強あるいは社会的機能の低下，(2)精神的苦痛の発現，(3)疾病に対する治療の要求が確認されなければならない．

現象学 過去数十年間にわたる中国系社会における「神経衰弱」に関する診断の進展によって得られたものは，症状を専門的に判断された「病気」としての側面よりも，本章での現象学的記述にみられるような，自覚症状のある患者のもつ症候群の「症状」の側面に基づくものである．以下の諸要素はそのきわめて典型的な例である．

1. 病状の始まりは通常段階的で，期間は時には数年間に及ぶこともある．仕事，家族，その他の社会的な場面や，それらが重複する状況下において，相手と相容れない，苛立たしいなど，困難な状況から発生することが多い．悪化する状況を変えることができない無力感が，この症候群における病状の大半を説明する．
2. 症状は個人ごとにかなりの多様性を示すが，次の自発的な愁訴の少なくともいくつかに該当するのが通例である．すなわち，不眠，不快な感情，頭痛，肉体的な痛みやねじれ(例えば，頭の膨張感)，めまい，集中困難，緊張または不安，心配，疲労，消化器症状，「困難な苛立たしさ」troubled vexation (fan nao)である．この最後の感情は，「相矛盾する考えと充足されない願望」についての心配や苦悩がまじりあったいらいら感という形で記述されている．それは，社会的な調和を保つために時として隠されていることもある．
3. 患者はしばしば疾病利得を手に入れようとし，仕事や学校その他の社会的な期待に自分が応えられないのは病気が原因であると結論づけようとする．治療に活用できる資源は，さまざまな中国系社会を通じてかなり多様であり，公的かつ伝統的な治療サービス部門があるかどうかに左右される．
4. 病状の進行は多様であり，変化する対人関係や社会の状況に密接に関連する．発病のストレスが軽減すると，残存症状は残りつつも，かなりの改善がみられることがある．
5. 治療への反応は，病状が果たす役割，および発病と

なったストレスとの関係性に強く左右される場合がある．

病因 神経衰弱の病因についての経験的な評価では，仕事関係のストレスが高い割合を示しているが，それは，中国本土の中央集権的な性質によって，より困難な状況になったと言えよう．これらには不本意な仕事内容，家族との別居をもたらす職務上の配置，職場での辛辣な叱責，過重な作業量，単調な仕事，技能と職責との不適当，不一致などが含まれていた．学生においては，神経衰弱の発病として比較的軽い，落第や自身や家族の期待と現実の学業成績との落差についての不安が述べられている．その他の対人関係や家族関連のストレスには，失恋，夫婦間の問題，配偶者やその他親類縁者の死も含まれている．中国の病因論におけるこの症候群の理解は，西洋の「心身症的」(psychosomatic)説明と考え方を逆にしたものであり，つまり社会的対人関係による発病が心理的苦痛を引き起こし，それが身体的な症状へと置き換わるものであるとしている．

その他の臨床上の特徴 この症候群の臨床経過は，関連する精神医学上の併存症や発病となるストレスの継続性の程度に左右される．ある長期経過観察研究では，89例中83例において，神経衰弱の完治や初期の診断から20年間の良好な社会復帰がみられた．ただ1例のみが継続治療を受けており，神経衰弱に続くうつ状態の病状を報告した症例はなかった．

1950年代以降，中国の精神科医たちは神経衰弱の患者において，神経生理学的，認知的機能についてのおびただしい数の研究を行ってきた．大半は，健常対照群と比較し，睡眠ポリグラフィー，脳波検査，精神電流皮膚反射，消化機能，記憶機能などの異常を報告している．これらの研究結果は，現代の診断手段によって十分な対照群を用いて再検証される必要がある．

特定の文化的要因 神経衰弱の発展的な定義は土着の疾病理解と国際的な理解の間の中国医学における混合主義の伝統から生まれてきた．酷使したことによって脆弱化した神経系(神経衰弱)という19世紀の西洋の概念は，古代中国の概念に同様の表現があることを見出した．すなわち内臓をつなぐ経路(jing)は力(すなわち，気，陰陽形式の活力)の流れとともに調和のとれたネットワークを形成しているが，それに乱れが生じると，神経衰弱を引き起こし，shen——活力や気力，考えを形成する心の能力，人生を生きたいと願う欲求——を運ぶjingが過度な神経の興奮によって退歩し(shuai)，衰弱する(ruo)という概念である．

治療 公的な治療施設を訪れると，大半の患者は西洋医学の教育を受けた内科医と伝統的な中医(Chinese doctor)の双方を利用することになる．神経科や一般内科を含む精神科以外の医療が好まれるが，これは，神経衰弱がその身体的な媒介を強調しているためで，身体精神性の病因論の文化的理解と一致するものである．治療の形態は，通常伝統的な漢方薬の処方であり，西洋医学の教

育を受けた医師によっても中医の医師によっても処方される。この方法は，中国の医師が受ける両方のトレーニングに帰されたバランスのある位置づけに準ずる。鎮静薬，伝統的な薬草，抗不安薬，ビタミン剤やその他の強壮剤を組み合わせる多剤療法が一般的である。中国において宗教的な治療が規制されているにもかかわらず，患者の4分の1がそのような治療も受けている。

参考文献

Bhugra D, Popelyuk D, McMullen I. Paraphilias across cultures: Contexts and controversies. *J Sex Res.* 2010;47(2):242.

Bhui K, Bhugra D, eds. *Culture and Mental Health*. London: Hodder Arnold; 2007.

Bou Khalil R, Dahdah P, Richa S, Kahn DA. Lycanthropy as a culture-bound syndrome: A case report and review of the literature. *J Psychiatr Pract.* 2012;18(1):51.

Crozier I. Making up koro: Multiplicity, psychiatry, culture, and penis-shrinking anxieties. *J Hist Med Allied Sci.* 2012;67(1):36.

Donlan W, Lee J. Screening for depression among indigenous Mexican migrant farmworkers using the Patient Health Questionnaire-9. *Psychol Rep.* 2010;106(2):419.

Guarnaccia PJ, Lewis-Fernández R, Pincay IM, Shrout P, Guo J, Torres M, Canino G, Alegria M. Ataque de nervios as a marker of social and psychiatric vulnerability: Results from the NLAAS. *Int J Soc Psychiatry.* 2010;56(3):298.

Haque A. Mental health concepts in Southeast Asia: Diagnostic considerations and treatment implications. *Psychol Health Med.* 2010;15(2):127.

Jefee-Bahloul H. Teaching psychiatry residents about culture-bound syndromes: implementation of a modified team-based learning program. *Acad Psychiatry.* 2014;1-2.

Juckett G, Rudolf-Watson L. Recognizing mental illness in culture-bound syndromes. *Am Fam Physician.* 2010;81(2):206

Lewis-Fernández R, Guarnaccia PJ, Ruiz P. Culture-bound syndromes. In: Sadock BJ, Sadock VA, Ruiz P, eds. *Kaplan & Sadock's Comprehensive Textbook of Psychiatry.* 9th ed. Philadelphia: Lippincott Williams & Wilkins; 2009:2519.

Llyod K. The history and relevance of culture-bound syndromes. In: Bhui K, Bhugra D, eds. *Culture and Mental Health.* London: Hodder Arnold; 2007:98.

Swartz L. Dissociation and spirit possession in non-Western countries: Notes towards a common research agenda. In: Sinason V, ed. *Attachment, Trauma and Multiplicity: Working With Dissociative Identity Disorder.* 2nd ed. New York: Routledge; 2011:63.

Teo AR, Gaw AC. Hikikomori, a Japanese culture-bound syndrome of social withdrawal?: A proposal for DSM-5. *J Nerv Ment Dis.* 2010;198(6):444.

（訳　阿部　裕）

4 パーソナリティ論と精神病理学

4.1　フロイト：古典的精神分析の創始者

　精神分析学は，フロイト（Sigmund Freud）の非凡な才能によって生み出された．フロイトの精神分析は当初より大きな影響をもたらし，科学と精神分析科学理論が当時よりはるかに進歩した現在でも，その影響はまだ強く，かつ浸透して存在していると言える．フロイトによる精神分析的思考の発展における段階をたどる上で，フロイトが彼の時代の科学的な考え方の中で，自身の学んだ神経学およびその専門知識に立ち向かっていたことに留意することは有用である．

　精神分析学は，精神力動を理解するための基盤であり，精神分析のみならず精神分析的精神療法および精神力動的概念を取り入れた類似療法を包括した，さまざまな形態の治療の介入における根本的な理論的枠組みを形成している．近年，人間の行動における精神分析的な認識および感情体験と神経科学における新たな研究結果を結びつける取り組みに大きな関心が寄せられている．したがって，精神分析理論およびその位置付けの根本的な面について知識を得，明確に理解することは，近年の精神医学の考え方における重要かつ大きな部分を把握するために必須である．

　同時に，精神分析学は伝統的な視点を常に検証，修正されており，創造的な変化にさらされている．さまざまな注目点や観点はすべて精神分析的な考え方の様相を示すとみなされうるからである．これによって，精神分析学の理論は1つなのか，それとも複数存在するのかという疑問が生じる．多様な理論の相違点は，より新しい視点が古典的な視点とどの程度相容れうるかという疑問を引き起こす．

　理論上，創造的な修正がなされるであろうとフロイト自身考えていた．古典的理論になされた理論的修正のいくつかは，フロイト的観点の考え方および根本的認識を保ちながら，基本的な分析命題を再構築しようとしてきた．また，他のものは基本的分析認識を検証・放棄し，基本的な分析の原則とは根本的に違い，また矛盾さえしているようにみえるパラダイムを選んできた．

　この題材の多様性へのアプローチは複数あるが，ここでは，かなりの重複と過剰部分はあるものの，分析理論の発展を徐々にたどりながら，おおよその歴史的系譜に沿ってまとめる．しかし，段階的な発展には全体として1つのパターンがあり，初期の欲動理論から構造理論，自我心理学，対象関係へ，そして自己心理学，間主観主義，関係アプローチへと発展していく．

　現在，精神分析は3つの重要な側面をもつと考えられている．治療的技法，科学的かつ論理的情報の集積，そして研究の手法である．本節では，精神分析の理論および治療法の両面に焦点をあてるが，ここで述べる基本原則は，精神科臨床において精神分析以外の分野にも広く応用される．

フロイトの生涯

　フロイト（1856〜1939）は現在のチェコ（共和国）の一部であるモラビアの小さな町，フライブルクで生まれた．彼が4歳のとき，羊毛商人であったユダヤ人の父は家族を伴ってウィーンへ移り，フロイトは一生のほとんどをそこで送ることになった．医学部を卒業後，神経学を専攻し，1年間パリでシャルコー（Jean-Martin Charcot）のもとで学んだ．フロイトはまた，リエボー（Ambroise-August Liébault），ベルネーム（Hippolyte-Marie Bernheim）からも影響を受け，フランス留学中に彼らから催眠を学んだ．その後，ウィーンに戻り，ヒステリー患者の臨床治療を始めた．1887年から1897年の間に行ったこの仕事により，彼は精神分析を発展させた．図4.1-1と図4.1-2は，それぞれ47歳と79歳のフロイトである．

精神分析の始まり

　1887年から1897年にかけて，フロイトは，彼のヒステリー患者達の障害についての本格的な研究に没頭していた．それは精神分析の始まりに寄与する発見をもたらすことになった．このささやかな発端は3つの側面をもっていた．すなわち，研究の手法として，治療的技法として，そして科学的かつ論理的情報の集積としての精神分析の出現である．これら早期の研究は当初ブロイエル（Joseph Breuer）の協力によって行われたが，次第にフロイト独自の研究と理論展開がなされるようになっ

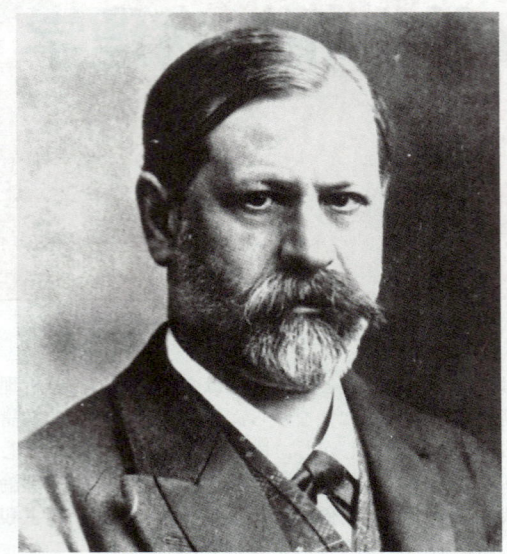

図4.1-1 47歳のジクムント・フロイト．（Menninger Foundation Archives, Topeka, KS. のご好意による）

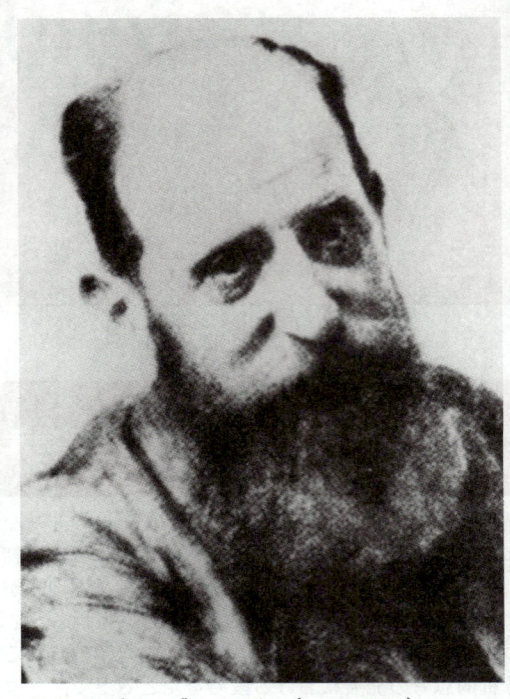

図4.1-3 ヨゼフ・ブロイエル．（1842〜1925）

た．

アンナO.（Anna O.）の症例

ブロイエルはフロイトより年長の医師で，定評ある著名なウィーンの開業医であった（図4.1-3）．フロイトがヒステリー様病状に興味をもっていると知ったブロイエルは，彼が1880年12月から1882年6月までの約1年半治療していた女性の珍しい症例について話した．この女性はアンナO.嬢という仮名で有名になった．そして，彼女の障害に関する研究は，精神分析を進展させる重要な要因の1つとなった．

アンナO.ことパッペンハイム（Bertha Pappenheim）は後にドイツでの社会福祉活動の創始者としても有名になった．ブロイエルの診察を受け始めた当時，彼女は聡明でしっかりした21歳くらいの若い女性であり，父親の病気と死に関連して多様なヒステリー症状を示していた．その症状は，四肢の麻痺，拘縮，知覚麻痺，視覚・言語障害，拒食症，激しい神経性の咳であった．彼女の疾病には2つのはっ

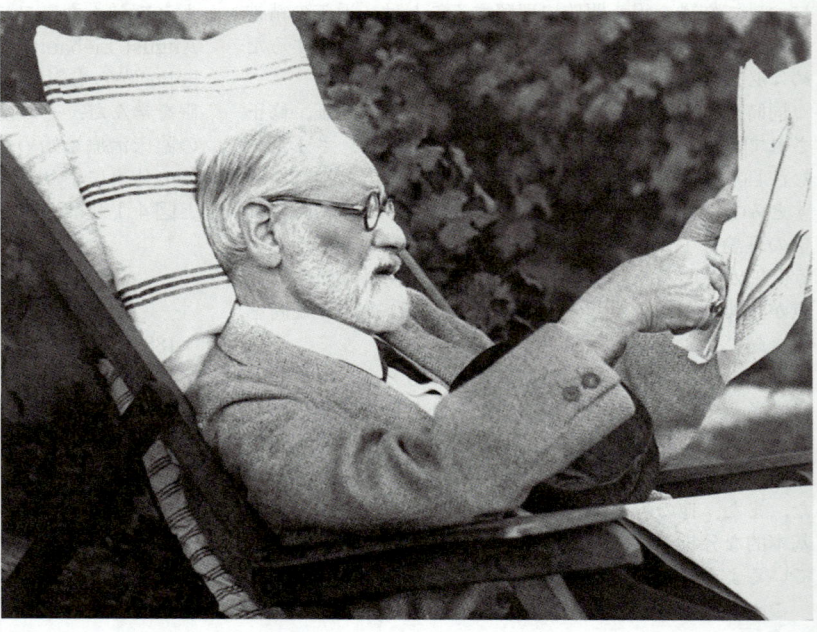

図4.1-2 79歳のジクムント・フロイト．（Menninger Foundation Archives, Topeka, KS. のご好意による）

きりと異なる意識状態がみられるという特徴もあった．すなわち，比較的正常な意識状態と2つ以上の病的なパーソナリティを示す意識状態である．

アンナは父親を大変愛しており親密であった．彼女は母親と一緒に不治の病にかかっている父親を看病した．意識状態が変容している間，彼女は鮮明な白昼夢と父親を看病していた時に体験した激しい感情を思い出すことができた．アンナとブロイエル双方にとってかなりの驚きであったのは，症状が現れていた場面や状況を，それに関連した感情表現を伴って思い出した時，症状が消えたことであった．彼女はこの過程を「談話療法」(talking cure)，「心の煙突掃除」(chimney sweeping) と明確に表現した．

症状の状況を話すことと症状自体の消失の関連性がいったんはっきりすると，アンナは彼女の多様な症状を1つひとつ解決していった．彼女はある時，母親の留守中に，父親の枕元に座りながら，蛇が父親に向かって這っていき噛み付こうとしている幻想や白昼夢を見ていたことを思い出した．彼女はその蛇を追い払おうとあがくが，椅子の背にかけていた彼女の腕は麻痺していた．彼女は腕を動かせなかった．麻痺は続き，催眠下でこの情景を思い出すまで，彼女は腕を動かすことができなかった．この種の題材がいかにしてフロイトに強い影響を与えたに違いないかは想像に難くない．無意識の記憶と抑圧された感情の力によってヒステリー症状が引き起こされるという説得力のある証明になったからである．

いささか長期に渡った治療の過程で，ブロイエルは次第にこの興味をそそる珍しい症例の患者に心を奪われていった．結果，より多くの時間を彼女と過ごすようになった．その一方で，彼の妻は次第に嫉妬心を抱き憤慨するようになった．ブロイエルはこれに気づくやいなや，その性的な含みに恐れを抱き，突然治療を中止してしまった．しかし，その数時間後に，ブロイエルはアンナの元に緊急に呼び戻された．彼女は治療中に禁じられた性的な話題をほのめかしたことは一度もなかったが，今まさにヒステリー性の出産を迎えようとしていた．フロイトは彼女の想像妊娠を，彼女がブロイエルの治療的配慮に応えて，彼に対して覚えるようになった性的感情の論理的な結果とみなした．ブロイエル自身は彼女の感情の高まりに全く気づいておらず，この事態にひどく狼狽した．彼はアンナに催眠をかけて彼女を落ち着かせ，冷や汗をかきながら彼女の家を後にし，すぐさま妻と第2のハネムーンを過ごすためヴェニスに出発した．

ジョーンズ(Ernest Jones)が記述したフロイトの伝記によると，この患者は決して治癒しておらず，ブロイエルの出発後，入院治療が必要になった．カタルシス療法の原型例が，実際には成功したとは言いがたいということは皮肉に思える．それでもなお，アンナO.の症例はフロイトの考え方にとって重要な出発点となり，精神分析の進歩において大変重要な節目となった．

夢判断

1900年に出版された画期的な著作「夢判断」の中で，フロイトは，以前の精神神経症的症状の分析と比較し，夢を見る過程についての見解を述べている．彼は，夢を意識覚醒時には容易に受け入れられない無意識の幻想もしくは願望の意識的な表れとみなした．故に，夢を見ることは無意識的な過程の正常な顕現の1つと考えた．

夢の心象は，象徴化や歪曲作用によって隠された無意識の願望や思考を表している．この無意識的なものを再構築することが，夢の作業の性質である．フロイトは，心の無意識部分と前意識レベルの間にある境界を見張っているとされる「検閲」(censor)が存在すると仮定した．覚醒状態にある間は，検閲が無意識の願望を排除するよう機能するが，意識が退行し弛緩する睡眠中には，眠っている人の無意識の願望が隠された形をとった顕現夢によって，初めてその境界を越えて引き出される．フロイトは，検閲が自我のために働いているとみなした──つまり，自我の自己防衛的作業をしていると．フロイトはこうした作業の無意識的な性質に気づいていたが，この時点では持論の展開により制限され，自我は合理的な抑制と意志力を意識的に働かせるものとみなしがちであった．

夢の分析では，抑圧されていた内容が引き出される．そのような無意識の思考や願望には，夜間の感覚刺激（痛み，空腹感，口渇，尿意のような感覚），日中の思考の残滓（覚醒時の活動や熱中したことに関わる考え，思いつき）および，抑圧されている受容できない衝動が含まれる．運動性は睡眠によって妨げられているので，夢は，その原因である抑圧された衝動を部分的に，しかし限定的に満たすことを可能にしている．

フロイトは，夢内容の2つの層を区別した．顕現夢は，夢を見た人が思い出す内容であり，潜在的夢思考は，夢を見ている人に気付かせようと脅かす無意識の考えや願望である．フロイトは，潜在的夢思考が顕現夢に変わるような無意識の精神作業を夢作業と呼んだ．抑圧された願望と衝動は，夢の厳しい検閲を通るために，害のない，あるいは中立の姿でいなければならない．この過程で，一見無意味でつまらないが，実は潜在的心像と強く関係していて，しかもいくつかの共通点をもつような，夢を見ている人の現在の経験に由来する心象が選ばれる．

圧　縮

圧縮(condensation)とは，いくつかの無意識の願望，衝動，あるいは考え方が結びついて，1つの顕現夢になる機制である．したがって，子どもの悪夢の中で襲ってくる怪物は，夢を見ている子どもの父親のみならず母親の印象，および子ども自身がもっている原始的な敵意的衝動さえも意味している可能性がある．夢作業においては，圧縮の逆も起こりうる．すなわち，複数の顕現夢を通して，1つの潜在願望または衝動の放散や拡散が行われる．圧縮と拡散の過程の組み合わせによって，潜在的あるいは無意識の願望や衝動から引き出されたものは，非常に自由自在かつ合理的に簡略化・圧縮され，あるいは拡散または拡大された顕現夢として現れる．

置き換え

置き換え（displacement）とは，感情エネルギー（備給〔cathexis〕）を本来の対象から，その対象の代替の，あるいは象徴的な意味に移す機制である．代替の対象は比較的中立であるので——つまり，感情的エネルギーの向けられ方が少なくなるので——夢の検閲が緩やかになり，抑圧されたものが境界を越えて引き出されやすくなる．したがって，象徴化はある対象を1つの対象に置換することであるとみなされるが，置き換えは，感情の力を1つの対象から他の対象に移すことによって，無意識の願望を歪曲させる形をとる．備給力を移動しても，無意識の衝動の目標は変わらない．例えば，夢の中で，母親が見知らぬ女性の姿（少なくとも夢を見ている人がそれほど強い感情を抱いていない人物）をとって現れるが，夢の本当の内容は，それでも，夢を見ている人が母親に抱いている無意識の本能的衝動から生じたものである．

象徴的表現

フロイトは，夢を見た人がしばしばそこに示された考えや対象に何らかの形で関係する無害の心象を使って，極端に内容の圧縮された考えや対象を提示する場合があることに気づいた．このようにして，ある人に対する抽象的概念や複雑な感情を，単純で具体的あるいは感覚的な心象によって象徴化することができる（象徴的表現；symbolic representation）．フロイトは，象徴には患者の連想を通して理解することができる無意識の意味があることに気づいたが，またある種の象徴には普遍的な意味があるとも考えた．

二次加工

圧縮，置き換え，象徴的表現の機制は，フロイトが一次過程と呼ぶ考え方の特徴である．この一次的な認識活動は，非論理的，異様で，奇妙で，つじつまが合わないようにみえるという性質をもつ．フロイトは，自我のより成熟し道理に合った側面が，夢の中でその一次的な面をより明晰な形にまとめるよう働くと考えた．これをフロイトは夢の二次加工（secondary revision）と名づけ，夢はこれによっていくぶん合理的になると考えた．この過程は，覚醒時に特徴的な成熟した活動と関係があり，フロイトはこれを二次過程と呼んだ．

夢の中の感情

二次的な感情は夢の中には全く現れないか，いくぶん形を変えて経験されることがある．例えば，抑圧された父親への怒りは，軽いいらだちの形をとることがある．感情はまた，正反対の形で現れることもある．

不安夢

フロイトは夢に関する理論から，自我に関する幅広い理論を発展させた．そのため彼の夢についての理解は，幻覚的内容を通じて出てくる衝動や願望を表に出すことの重要性に重きを置いていた．彼はそのような機制を，圧縮，置き換え，象徴的表現，投影および不安や痛みから夢を見ている人を守るというより，潜在的衝動の発散を促す二次加工と考えた．フロイトは不安夢（anxiety dream）を，夢作業による保護的機能の失敗を反映していると理解した．抑圧された衝動が，多少それと認識できる形で，顕現夢の中に何とか出現したということである．

懲罰夢

懲罰を受ける夢は，夢による願望充足の理論に当てはまらないので，フロイトにとって特別な難題であった．フロイトは，そのような夢が抑圧された願望と抑圧させている力，あるいは良心の妥協を反映していると考えるようになった．懲罰夢（punishment dream）では，もし潜在的で受け入れられない衝動が顕現夢内容の中に直接現れることになった場合の良心の部分の非難を自我は予期している．したがって，良心による罰せられたいという願望は，懲罰の幻想を示すこと，つまり懲罰夢の形で満たされるのである．

心の局所論的観点

フロイトは1900年の著書「夢判断」の中で，心を意識（conscious system），前意識（preconscious system），無意識（unconscious system）の3つの系に分け，これを心の局所論とした．それぞれの系は独自の特徴をもつ．

意識

フロイトの局所論における意識という系は，外界や心身内部からの知覚が，心の中で認識されている領域のことである．意識は主観的現象であり，その内容は言語または行動を通してのみ理解できる．意識は注意備給（attention cathexis）と呼ぶべき中和された心的エネルギーを使うとフロイトは考えた．したがって，人がある考えや感情に気づくのは，一定量の心的エネルギーをそれらに注いだ結果であるということである．

前意識

前意識は注意を集中させることで意識の中へ取り出すことができる精神的事象，過程および内容から成る．たいていの人は，小学校1年のときの先生の心象は意識の中にないが，ふつうは意図的に記憶に注意を集中させれば，人物像を心の中に思い浮かべることができる．概念として前意識は，心の中で意識と無意識のどちらの領域とも連結している．意識に取り上げられるためには，無意識の内容が言葉に結びついて前意識となる必要がある．前意識の系はまた抑圧の障壁を維持し，受け入れられない願望と欲望を検閲するのに役立つ．

無意識

　無意識の系は力動的である．その精神内容と過程は，検閲または抑圧の力によって意識から遠ざけられており，本能的衝動と密接に関係している．発達に関するフロイトの理論のこの段階では，本能は性的および自己保存に関する衝動から成ると考えられ，無意識は主として性的本能の精神的表現と派生物を含んでいると考えられていた．

　無意識の内容は実現を欲している願望に限られている．これらの願望は，夢や神経症症状形成のきっかけとなる．この考え方は，現在では還元主義とみなされている．

　無意識の系は，一次思考過程を特徴とし，それは主に願望充足と，本能的解放を促すことが目的である．快感原則に支配され論理的な結合性は無視される．時間の概念はなく，願望充足的で，矛盾があり，否定は存在しない．一次過程はまた欲動備給の極度の流動性に特徴づけられ，心的エネルギーの注がれる対象は，抵抗なく1つの対象から別の対象に移ることができる．無意識の中の記憶は，言語表象から分離されている．したがって，精神分析の場で，言語が忘れられていた記憶に再び適用されようとするとき，言語再備給によって，記憶は再び意識の中に戻ってくることができる．

　無意識の内容は前意識を通してのみ意識に入り込むことが可能で，検閲に打ち勝つと意識に入り込むことができる．

局所論の限界

　フロイトはまもなく，局所論の有益性を制限する2つの主要な欠陥があると気づいた．第1は，多くの患者にとって悩みのもととなる願望，感情あるいは思考に対する防衛機制それ自体は最初は意識に入ってこないということである．定義上前意識の領域は意識に出入りできるので，抑圧は前意識と全く同じとはいえない．第2は，フロイトの患者はしばしば無意識的な懲罰の要求を示したことである．このことから，懲罰を要求している道徳的作用が前意識の中で意識させる本能的な力と結びついているとは考えられないということである．これらの点からフロイトは局所論を捨てたが，ある程度の局所論から得られた概念，特に一次および二次過程思考，願望充足の基本的重要性，活発な無意識の存在，欲求不満状況における退行する傾向などは今でも有用である．

本能または欲動理論

　局所論を展開させた後フロイトの関心は，欲動理論の複雑さに向けられていった．フロイトは，彼の心理学的理論を生物学の中に定着させようと決意していた．しかし，心理学的構成概念を表すために生物学に由来する用語を使うのは，専門用語的および概念的に困難であった．

例えば，本能は種特異的な行動形式で遺伝的なものに由来し，学習とはほとんど関係がない．しかし，実験的知識を通じて本能形式が修正されるということが論証されている近代の研究は，フロイトの本能論に疑問を投げかけることとなった．生物学と心理学の境界領域に関しては，不明瞭でさらなる混乱が生じた．すなわち用語の精神的表象面と生理的要素は統合されるべきか，分けられるべきか？ ということである．欲動（drive）のほうが本能（instinct）よりフロイトの意味するものには近いかもしれないが，現在では2つの用語はしばしば同じ意味で用いられている．

　フロイトの考え方では本能は4つの主な特徴，すなわち源泉，衝迫，目標，対象をもつ．源泉は，本能が生じる身体の部位のことである．衝迫は，本能に関わる力や強さの量である．目標は，緊張解放あるいは満足のために向けられる行為で，対象は，この行為の標的となる物や人物のことである．

本　能

リビドー　欲動（instinctual drive）という用語における曖昧さは，リビドー（libido）という用語の使い方にも反映されている．一時的に，フロイトは性的本能を精神的かつ生理的な現れを伴う精神生理学的な過程と考えた．本来，フロイトはリビドーという用語を「心の中で性的本能を表す力」として使っていた．したがって，一般的な意味では，リビドーは特に性的本能の精神的な現れとされている．フロイトは，性的本能は完成された，あるいは最終的な形に由来するのではなく性器的優位性の段階に象徴されるということを早い時点で認識していた．むしろ，性的本能は複雑な過程を経て発達し，それぞれの段階において，性器結合という単純な目標からさまざまな程度に分化した特定の目標や対象をもつ．リビドー理論には，こうして，さまざまな性的本能の現われと性心理的な発達の過程において現れる複雑な道筋が包括されることになった．

自我本能　1905年から，フロイトは自己保存に関係した性本能と自我本能（ego instinct）を包含する二元的な本能論を主張した．フロイトは自我本能にはそれほど関心を抱いていなかったが，1914年に「ナルシシズム入門（On Narcissism）」を出版し，その中で，初めて自我リビドーと対象リビドーを仮定し，リビドーを伴う自我本能について研究した．フロイトは自己愛的備給（narcissistic investment）を本質的にリビドー本能とみなし，残る非性的要素を自我本能と呼んだ．

攻撃性　今日，精神分析家が二次の欲動理論について論議するとき，一般に引き合いに出されるのはリビドーと攻撃性（aggression）である．しかし，元来フロイトは攻撃性を，サディズムの形をとる性的本能の要素として概念化した．フロイトはその後，サディズムに非性的側面があると気づき，より細かい分類を行い，攻撃性と憎悪を自我本能の一部とし，またサディズムのリビドー的側

面を性的本能の要素とした．1923年，フロイトは最終的に自分の臨床知見を説明するため，攻撃性はそれ自体全く別の本能と考えざるをえなくなった．フロイトによると攻撃本能のもとは骨格筋にあり，攻撃本能の目的は破壊である．

生の本能と死の本能　攻撃性を別の種類の本能に分類する以前の1920年，フロイトは自我本能を生の本能の範疇に含めていた．これらは死の本能と並列され，「快感原則をこえて」の中で，エロス（生の欲動）とタナトス（死の欲動）と呼ばれている．生の本能と死の本能（life and death instinct）は，性的本能と攻撃本能の基礎になる力と考えられた．フロイトは直接，死の本能が確かめられるような臨床事実は示せなかったが，死の本能は反復強迫，すなわち過去の外傷体験を繰り返す傾向を観察することで推測できると考えた．生物学的有機体における支配的な力は死の本能に違いないと考えたのである．死の本能とは対照的に，エロスは有性生殖でみられるような互いを再結合しようとする傾向と関連している．現在では，死の本能という概念は用いずに性本能と攻撃性の二元的本能論で，ほとんどの臨床的現象が説明できると考えられている．

快感原則と現実原則

1911年，フロイトは精神機能を支配する2つの基本原則を示した．快感原則（pleasure principle）と現実原則（reality principle）である．フロイトはまず，一次過程と二次過程の2つの分類を快感原則と現実原則に書き直し，これによって，自我に関する概念をまとめるうえで大切な一歩を踏み出した．フロイトは両原則が自我機能の特徴であると考えた．快感原則は，苦痛を避け，緊張解放を通じて快感を求める生物の生来的な傾向と定義した．一方，現実原則は，自我の発達に密接に関係した後天的に学習された機能と考えられ，快感原則を修正したり即時の満足の延期を命じたりする．

幼児性欲

フロイトは「性欲論三篇」を発表した際に，精神分析理論の3つの重要な主張を打ち出した．第1は，性欲の定義を広げ，その中に性器的性欲を越える快感も含めた．第2は，誕生時から青年期までの性愛活動の変遷を詳述した幼児性欲（infantile sexuality）の発達理論を確立した．第3は，神経症と性倒錯の概念的つながりを案出した．

幼児は性的欲動に動かされるというフロイトの考え方のために，精神分析を受け入れにくいと感じている人々もいる．フロイトは，幼児は生まれたときから性愛活動が可能だが，最初に幼児性欲が顕在化するときは非性的で，食べることや，排泄調節をすることなどの身体機能に関係すると述べている．リビドーのエネルギーが，口唇帯から肛門帯へ，そして男根帯と移っていくにつれて，（発達）の各段階は先行する前段階の成果の上に積み重なりそれを包含すると考えられる．口唇期は，生後12～18か月までで，口，口唇に集中し，かむこと，かみつくこと，吸うことなどに示される．18～36か月に優勢な肛門期の性愛活動は，大便排泄の機能とその調節に関係する．3～5歳の男根期における性愛活動の原型はまず尿排泄である．男児における男根的性愛活動は，成人の性器的活動への予備段階であるとフロイトは考えた．ペニスが男性の精神・性的発達を通じて主要な性的器官であるのに対し，女性は2つの性愛的領域すなわち，腟とクリトリスをもつと仮定した．フロイトは，クリトリスが幼児性器期の主な性的な感覚の中心で，青年期以降，腟へ移行すると考えた．後の性欲についての研究では，この考えの妥当性は疑問視されている．

フロイトは，精神神経症においては，抑圧を経て神経症症状の形成と持続の原因となる性的衝動のうち，正常なものはごく限られたもののみであるということを発見した．ほとんどの場合，これらは性倒錯に明らかにみられるものと同じ衝動であった．したがって，神経症は，性倒錯の否定と考えた．

欲動理論における対象関係

フロイトは，成人期の愛情対象の選択，愛情関係のもち方，その他の対象関係形成の特徴は，主に小児期早期の関係のもち方とその性質で決まると述べている．精神・性的発達のリビドー的段階を述べる中で，フロイトは繰り返し小児の親および重要な意味をもつ周囲の人々との関係の重要性に言及している．

小児の外的対象世界の認識は，徐々に発達する．出生直後の新生児は，最初に空腹，寒さ，痛みなど，緊張を起こす身体感覚を認識し，保護者を基本的に緊張を和らげたり苦痛刺激を除去してくれたりする人とみなす．しかし最近の研究では，外的対象の認識はフロイトが考えたより，かなり早い時期に始まると考えられている．表4.1-1に精神・性的発達の各段階と，それに関係する対象関係の概要を示した．表では若年成人までしか示されていないが，現在では，発達は成人以降も続くと考えられている．

ナルシシズム（自己愛）の概念

ギリシャ神話のナルキッソスは，水に映った自分の姿に恋をして，そのいとしい姿を抱きしめようとして溺死した．フロイトはナルシシズム（narcissism）ということばを，個人のリビドーが，他者に対してよりも自我そのものに向けられる状態を述べるのに用いた．このナルシシズムの概念は，彼の本能理論にとって苦しい問題となり，彼の主張したリビドー本能と自我，あるいは自己保存との対比を本質的に崩すことになった．ナルシシズムをそのように解釈したため，フロイトはこの用語を広範な精神疾患に対して用いたが，今日では，特定のパーソナリティ障害に対してのみ用いている．フロイトは個人のリビドーが対象から離れ，自分のほうへ向けられるい

表 4.1-1　精神・性的発達の段階

口唇期(oral stage)

定義	幼児期の発達の最も早期の段階で，欲求，知覚，表現の方法は主に，口，口唇，舌，その他口部の器官および吸い付き反射に集中している．
特徴	口唇帯は生後約18か月までで，その間精神の機構において主要な役割を果たす．口部の感覚には，口渇，空腹，乳首やその代用品によって引き起こされる快適な感触，嚥下や満腹感に伴う感覚が含まれる．口唇欲動はリビドーと攻撃性の2つの要素からなる．口唇緊張状態になると，授乳の終わりの穏やかさに象徴されるような口唇満足を求める．口唇3要素は，食べたいという願望，眠りたいという願望，授乳直後，眠りに落ちようとするときのくつろぎの状態に到達したいという願望である．リビドー活動(口唇性欲)は，口唇期早期には優勢だが，後期になるとより攻撃的な要素(口愛サディズム)が加わってくると考えられている．口唇攻撃性は，かみつく，かみくだく，吐き出す，あるいは泣くという形で表現される．口唇攻撃性は，かむ，むさぼり食べる，破壊するといった原始的願望と幻想に関係している．
目標	乳を与え，生命を維持してくれる対象に対しての信頼を確立し，口唇サディズム的願望から生じる両価性や過度な葛藤なしに口唇リビドー要求を気持ちよく表現し，満足させること．
病理学的特性	過度の口唇満足や欠乏はリビドー固着をまねき，病理学的特性の原因となる．そのような特性としては，過度の楽観主義，自己愛，悲観主義(抑うつ状態にみられる)，過度の厳しい要求などが含まれる．ねたみや嫉妬は，しばしば口唇特性と関係している．
性格特性	口唇期が問題なく解決されると，過度の依存や嫉妬を抱くことなく他人に与えたり他人からもらったりできる力量と，自分を頼り信じる感覚とともに，他人を信頼する度量が身につく．口唇性格はしばしば過度に依存的で，他人から与えてもらうこと，世話をしてもらうことを求め，しばしば，自尊心を保つために他者に非常に依存的になる．これらの特性は容易に自己愛的な欲求と結びつく．

肛門期(anal stage)

定義	神経筋調節，特に肛門括約筋の発達により大便の保持と排出の，より自発的な調節が可能になることと関連した精神・性的発達の段階．
特徴	およそ1〜3歳の間に及ぶこの段階は，リビドー的要素の混ざった攻撃的欲動の明らかな強化と，サディスティックな衝動により特徴づけられる．自発的な括約筋調節能力の獲得が，しだいに受動から能動へと向かう移行に結びつく．肛門の調節をめぐる葛藤と，トイレットトレーニング(用便指導)においての大便を保持するか排出するかをめぐる親との戦いは，別離，個別化，自立をめぐる葛藤を伴いながら両価性の増大を引き起こす．肛門性愛は，貴重な大便を自分で保持する，また貴重な贈り物として親に贈るという，肛門機能による性的快感と関係がある．肛門サディズムとは，強力な破壊的攻撃手段として大便を排出することと関係する攻撃願望の表れをいう．これらの願望はしばしば爆弾を投下したり，爆発させたいという幻想にも現れる．
目標	肛門期は親への依存や親による支配からの自立と離脱をより強く求める期間である．過度の調節(便の貯留)や調節の喪失(便で汚す)なしに肛門括約筋を調節することは，自制心を失ったことに対して過度の羞恥心を抱いたり自己不信に陥ることなく，自律性と独立心を確立しようとする試みに匹敵する．
病理学的特性	不適応の性格特性は，明らかに矛盾していることが多く，肛門性愛とそれに対する防衛に由来している．几帳面，強情，頑固，わがまま，倹約家，けちは，肛門機能への固着による肛門性格の特徴である．肛門性格特性への防衛があまり効果のないとき，肛門性格は増強された両価性，だらしなさ，不潔，反抗，怒り，サドマゾヒズム的傾向となって現れる．肛門性格特性と防衛が(最も)典型的に認められるのは強迫神経症である．
性格特性	肛門期が問題なく解決されると，自律性，罪悪感なしに自ら進んで行動する能力，羞恥心や自己不信感をもつことなく自分の行動を決定する能力，過度なわがままや自己卑下や挫折感をもつことなく自発的に協力する能力の発達の基礎ができる．

尿道期(urethral stage)

定義	この期間をフロイトは明白に扱ったわけではないが，発達段階の肛門期と男根期の過渡期としての機能を果たす．この期間は先行の肛門期と後続の男根期の特色の一部を共有する．
特徴	尿道期の特徴はしばしば，男根期の特色の中に組み込まれる．しかし，尿道愛は肛門の便保持に似た尿道の尿保持に伴う快感だけでなく，排尿に伴う快感を示すのに用いられている．肛門の調節や働きと類似の問題が，尿道機能でも説明されている．尿道機能はまた，肛門サディズム的衝動の持続を反映するサディズム的性質を備えていることがある．遺尿症のような尿道調節能力の喪失はしばしば，肛門葛藤を再び活発にする退行的意味をもつことがある．
目標	排尿とその調節と，調節の喪失の問題である．尿道機能の目標と肛門期の目標は異なる点があるのか，あるいはどの程度異なるのかは，後の発達段階で現れない限り，明確でない．

(つづく)

表 4.1-1 精神・性的発達の段階（つづき）

病理学的特性	尿道期の性質の主なものは競争心と野心であり，これはおそらく，尿道調節の喪失から生じる羞恥心の代償に関係する．この調節がペニス願望を引き起こすと考えられ，男性の排尿行為と同じようにはできないことによる女性の羞恥心や劣等感に関係する．この点はまた，調節と羞恥心とも関係すると考えられる．
性格特性	健全な肛門期と同様の効果の他に，排尿能力は排尿行為から得られる自尊心と自己価値をもたらす．排尿行為は，幼い男児が父親の大人らしい行為をまねて対等にふるまえる領域のものである．尿道葛藤の解決は性同一性の芽ばえとその結果として生じる同一化の下準備を整えることになる．

男根期（phallic stage）

定義	性的発達の男根期は3歳の頃より始まり，およそ5歳の終わりまで続く．
特徴	男根期は，生殖器への性的な興味，刺激，興奮に初めて注目が向けられる時期である．男児女児ともにペニスが主要な興味の対象で，女児にペニスがないのは去勢の証拠とみなされる．男根期は，異性の親との性的関係の無意識的な幻想を伴った性器の手淫が増えることと関係がある．去勢の脅威とそれに伴う去勢不安は，手淫に対する罪悪感とエディプス願望とともに生じる．この時期にエディプス的関係と葛藤が成立し，強化される．
目標	この期間の目標は，性愛的関心を性器や性器の機能に集中させることである．それによって性同一性の基礎が確立し，口唇期，肛門期，尿道期の精神・性的発達の残余を主に性器性的方向へ統合していくことになる．エディプス的状況の確立は，性格形成にとって重要かつ永久的な基礎となる，後につづく同一化を助成するために必須である．
病理学的特性	男根的-エディプス的関係に由来する病理学的特性はとても複雑で，さまざまに形を変えるため，ほぼすべての神経症発症の原因となる．とはいえ，この期間の中心問題は男児では去勢，女児ではペニス羨望である．この時期に起こるもう1つの発達上のゆがみの重大な問題はエディプスコンプレックスの結果として生じた同一化の形式から生じる．すなわち，去勢不安やペニス羨望の影響，それらに対する防衛，男根期に出現する同一化の形式は，性格形成の主要な決定要因である．これらの要因はまた，先行した精神・性的発達の段階の残余を包含しており，どの段階に由来する固着や葛藤もエディプス葛藤の解決によくない影響を与えたり変更を加えたりする．
性格特性	男根期には，対象物や対象となる相手だけでなく自分自身や自分の衝動を支配しているという感覚の他に，性同一性，困惑を伴わない好奇心，罪悪感のない主導性などの基礎が作られる．男根期を経てエディプス葛藤を解決すると，欲動衝動を制御し，それらの衝動を建設的な目的に方向づけるための内的な構造的能力が生まれる．この制御を行う内的資源が自我と超自我で，基本的に親の人物像に由来する取り込みと同一性に基づいている．

潜伏期（latency stage）

定義	エディプスコンプレックス解決後から思春期まで（5〜6歳から11〜13歳くらい）の，性的衝動が比較的本能的におとなしい，もしくは不活発の段階．
特徴	エディプス期の終わりの超自我の確立と，自我機能のいっそうの成熟により本能的衝動と動機をさらに調節できるようになる．この時期の性的関心は一般に穏やかであると考えられている．この時期は男女とも，主として同性愛的で，リビドーや攻撃的エネルギーを活発な学びや遊び，探険に向け，外界や周囲の人への対処もより上手になる．また，さまざまな重要な能力が発達する時期でもある．制御の要素の力が相対的に強いため，いくぶん強迫的で過剰統制的な行動様式になる．
目標	この期間の主な目的は，エディプス的同一化のさらなる統合，性と性役割同一性の強化である．この期間は相対的に本能的衝動が穏やかで制御可能なため，自我機構と自我統制の技術を発達させることができる．教師，指導員，その他の成人などの家族以外の重要な人々との接触の拡大を基礎として，エディプス的な要素にさらなる同一性の要素が加わることもある．
病理学的特性	潜伏期の危険は，内的制御力の発達の欠如あるいは過剰から起こりうる．制御が欠如すると，学習や技術の発達などへ関心を向けてエネルギーを昇華できないことがある．しかし，制御が過剰であれば性格形成が未熟に終わり，早熟の強迫的性格特性が形成されることがある．
性格特性	潜伏期は発達段階の中で比較的重要でない，活動性の低い期間と考えられることが多い．最近，この期間に起こる発達過程にさらに大きな関心が向けられるようになった．重要な強化と追加が，エディプス後の同一化の基礎と，精神・性的発達において，これまでに達成したものを統合，強化し，適応機能の決定的な形式を確立する過程の上に実施される．小児は勤勉の感覚と，主導性を伴う自律機能を与える対象や概念を統制する能力を，失敗や挫折，劣等感の危機にさらされることなく発達させることができる．このような達成はすべて重要で，さらに統合される必要があり，究極的には，成人し，仕事や恋愛などで満足した人生を送るための本質的基礎となる．

（つづく）

表 4.1-1　精神・性的発達の段階（つづき）

性器期（genital stage）

定義	性器期または青年期は，おおよそ11～13歳の思春期開始時から若年成人期までにわたる．最近ではこの期間を，前青年期，青年期早期，青年期中期，青年期後期，さらには青年期以後に細分化する傾向にある．
特徴	性器機能や内分泌系の生理的成熟により，本能的なもの，特にリビドー欲動が強くなる．そのためパーソナリティ構造は退行し，精神・性的発達におけるこれまでの段階の葛藤が再び始まり，より成熟した性同一性および成人としての同一性確立という状況において，葛藤を再度解決する機会ともなる．この時期は，「2度目の個人形成」(second individuation)とみなされてきた．
目標	主な目標は，親への依存と愛着からの離脱と，成熟した非近親相姦的・異性愛的対象関係の確立である．これに関連するのが成熟した個人の同一性の獲得と，成人役割と機能の受容と統合であり，社会的責任や文化的価値について新たに適応的に統合することが可能となる．
病理学的特性	この発達段階の課題解決が失敗したことで生じる病的逸脱は多様で複雑である．青年期の発達課題はある意味で，発達のあらゆる段階の局面を部分的に再現し，再びそれに取り組み再統合することなので，精神・性的発達の残余の全範囲から欠陥が生じうる．過去の精神・性的発達のさまざまな段階での適応の失敗や固着により，成人して出現する性格に病的欠陥や同一性の形成に欠陥が生じることになる．
性格特性	青年期において，先行する精神・性的発達段階の課題解決と再統合がうまくいくと，性器期では性器期全体が，完全に成熟した人格と，十分な生殖能力と，自己統合され一貫した同一性を獲得できる状況を提供する．これは仕事や恋愛，また満足のいく意味のある目標や価値に対して有意義で生産的な取り組みを行うことにおいて，十分な自己実現の能力の基盤を与えることになる．

くつかの障害を，自己愛的神経症として1つにまとめた．フロイトは，この対象物へのリビドー的愛着からの撤退が，精神病患者における現実検討力の喪失，すなわちリビドーを過度に自我へ向ける患者の誇大性や全能感を反映していると考えた．

フロイトは，ナルシシズムという用語の使用を精神病に限定しなかった．身体疾患や心気症では，リビドー消費が外部の対象および外的活動と関心からしばしば引き上げられるのを観察した．フロイトは同様に，正常な睡眠においても，外部へ向けられていたリビドーが撤退し，眠っている人の身体へ向け直されると考えた．フロイトは同性愛を対象選択のナルシシズムの1つの形態とみなし，他者に投影した自己を理想化して作り変えた姿と恋に落ちるとした．フロイトはまた，原始的な人々の信仰や神話，特に思考過程の魔術的全能性により外的事象に影響を及ぼす能力に関わるものにナルシシズムの現れを見出した．正常な発達過程の中で小児もまた，自分が全能であると信じる時期がある．

フロイトは，リビドーが自我の中に蓄えられている誕生のときを，最初のナルシシズムの状態と仮定した．新生児を完全なナルシスティック状態にあるとみなし，全リビドーを生理的要求と満足に向けているとした．彼はこのリビドーが自己に向けられた状態を自我リビドー(ego libido)と呼んだ．フロイトによれば，自分以外の人間——母の姿——が自分の要求を満たす責任があるということに徐々に気づき始めるに従って，自己に夢中の幼児の状態はごくわずかずつ変化する．それに伴って，リビドーはしだいに自己から撤退し，外的対象へと向き直り始める．そのため幼児の対象関係の発達は，初期のナルシシズムから対象愛着への移行と並行している．リビドーが対象へ向けられた状態を対象リビドー(object libido)と呼ぶ．発達途上の小児が保護者による拒絶や外傷を経験すると，対象リビドーは再び自我に向けられることがある．フロイトはこの後戻りした状態を，二次的ナルシシズムと呼んだ．

フロイトは，ナルシシズムという用語を，人が経験する多くの異なった場面を説明するのに用いた．自己の体や体の一部を性的興奮の対象として使う性倒錯を説明するのにも，この用語を用いた．また時に，一次的ナルシシズムの状態のように，発達段階を説明するのにも用いた．そしてまた他の例として，特定の対象選択に当てはめて用いられることもあった．フロイトは，対象が理想化された，あるいは想像上の自己像に近いという「ナルシシズム型」によって選ばれた恋愛対象と，自己の幼少時の保護者に似ているという「アナクリシス(anaclitic)型」によって選ばれた恋愛対象を区別した．また最終的に，フロイトはナルシシズムということばを，自尊心と交換可能な語，また同義語として用いた．

自我心理学

フロイトは精神分析理論の展開を通して，終始自我の構成概念を用いたが，今日知られているような自我心理学は，1923年に出版された「自我とイド」から始まった．この画期的な著作には，フロイトの考え方が心の局所論的視点から自我(ego)，イド(id)，超自我(super ego)からなる3層構造に移行したことが示されている．彼はすべての無意識の思考過程が本能的な生に委ねられているわけではないことを繰り返し観察した．自我機能と同様，良心という要素もまた，明らかに無意識的である．

心の構造理論

心的装置の構造は自我心理学の基礎である．機能の違いによって，イド，自我，超自我の3つの領域に分けられる．

イド フロイトはイドという用語を，まとまらない本能的欲動の蓄積という意味で用いた．一次過程の支配によって機能すると，イドには生まれながらに備わった，本能的欲動を遅らせたり緩和する力に欠けている．しかし，イドを無意識と同義とみなすべきではない．なぜなら，自我と超自我にも無意識の部分があるからである．

自我 自我は，意識，前意識，無意識の3つの心的局所すべてに及ぶ．論理的で抽象的な思考と言語的表現は，自我の意識と前意識的機能とに関係する．防衛機制は自我の無意識的領域にある．自我は，プシケ（psyche；意識的・無意識的精神生活の全体）の実行機構で，運動，知覚，現実接触を調節し，防衛機制を通じて欲動表現の延期や変更を調整する．

フロイトは，イドは欲動に対する外界からの影響の結果を受けて修正されると考えた．外的現実の圧力により，自我は，イドのエネルギーを自我の仕事に当てることができる．自我は外界からの影響を取り入れ，イドを圧迫し，同時に快感原則の代わりに現実原則を使う．フロイトは，構造の中で葛藤の役割を強調し，葛藤はまずイドと外界の間で起こり，後にイドと自我の間の葛藤へと変形するにすぎないと述べた．

3層構造の3つ目の要素は超自我である．超自我は，両親から内在化された理想と価値観の複雑な体系に基づいて個人の道徳的良心を確立し維持する．フロイトは超自我を，エディプスコンプレックス（Oedipus complex）を継承するものとみなした．小児は5～6歳ごろに親の価値と基準を内在化する．そして，超自我は行動，思考，感情を絶えず監査する働きをもち，期待される行動基準と比較して，賛成か不賛成かを示す．これらの活動はふつう無意識的に起こる．

自我の理想はしばしば，超自我の成分とみなされる．それは，内在化された基準と価値に従って人が何をすべきかを定める働きがある．それに対して超自我には道徳的良心の作用があり，つまり何をすべきでないかを規定する．潜伏期およびそれ以後の時期を通じて，人は道徳的基準，目標，理想を示してくれる尊敬する人物との接触をもとに，早期に確立した同一性に修正を加えていく．

自我の機能

現代の自我心理学者は，自我の働きを特徴づける基本的自我機能を明らかにした．そこでは一般に基本的とみなされている自我活動が記されている．

本能的欲動の制御と調節 欲動発散を遅延，延期する能力の発達は，現実検討と同様に，小児期早期の快感原則から現実原則への進展と深い関係がある．この能力はまた，イドと外界を仲介する自我の役割のきわめて重要な局面でもある．幼児の外界への社会化の一部は，言語と二次過程思考あるいは論理的思考の習得である．

判断力 自我機能に密接に関係するのが判断力で，これは行動の結果を予測する能力を含む．本能的欲動の調節および規制と同様に，判断力も二次過程思考の発達と並行して発達する．理論的に思考する能力は，熟考した行為が他人に対してどのような影響を及ぼすかについての評価を可能にする．

現実との関係 内界と外界の現実の仲介は自我のきわめて重要な機能である．外界との関係は，現実感（sense of reality），現実検討（reality testing），現実適応（adaptation to reality）の3つに分けられる．現実感は小児が身体感覚を自覚するに従って発達する．この身体の外にあるものと内にあるものを区別する能力は現実感のきわめて重要な面で，離人症のような身体境界の障害は，自我機能の障害を示す．現実検討は自我の最も重要な機能であるが，これは内的幻想と外界現実を区別する能力である．この機能が精神病患者とそうでない人を区別する．現実適応は，過去の現実的経験に基づいて，変化していく環境に効果的な反応をしていくために，内的資源を使う能力である．

対象関係 互いに満足のいく関係を作る能力は，親や重要な人物との早期の相互作用に由来する内在化の形式と，ある程度関係する．この能力はまた自我の主要な機能で，その満足のいく関係は他者と自分のよい面，わるい面の双方を統合し，そこにいなくても他者を内界に感じる能力からなる．同様に欲動派生物の支配もまた，満足のいく関係の達成に非常に重要である．フロイトは広範な対象関係理論の展開は行わなかったが，フェアベーン（Ronald Fairbairn, 1889～1964）やバリント（Michael Balint, 1896～1970）などの英国の精神分析家が，小児の欲求充足的対象との関係における早期段階および母親からの分離の感覚の発達について，精緻な理論を展開した．やはり英国人であるウィニコット（Donald W. Winnicott, 1896～1971）は，移行対象（例えば，毛布，くまのぬいぐるみ，おしゃぶり）を発達途上の小児と母のきずなであると述べた．母親がいなくても移行対象から安心感が得られるため，小児は母親から分離できるのである．人間の発達段階と対象関係理論を表4.1-2に要約した．

自我の統合機能 1931年，ヌンベルグ（Herman Nunberg）によって最初に記されたように，統合機能とは，多様な要素を1つの包括的なまとまりに統合する能力である．例えば，自己と他者のそれぞれ異なった面が1つの矛盾のない形に統合されて，長い時間持続する．この機能はまた，莫大な情報の整理，調整，概括，簡略化なども含む．

一次的自律的自我機能 ハルトマン（Heinz Hartmann）によると，いわゆる自我の一次的自律的機能は出生時に存在する未発達な装置で，欲動と防衛の間に生じる心内葛藤とは別に発達する．この機能には，知覚，学習，知能，直観，言語，思考，理解力，運動なども含まれる．

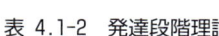
表 4.1-2 発達段階理論

本能的段階	分離−個性化	対象関係	心理社会的危機
口唇期	自閉，共生	原始的自己愛，要求を満たすこと	信頼または不信
肛門期	分化期，練習期，再接近期	要求を満たすこと，対象恒常性	自律性または恥と自己不信
男根期	対象恒常性，エディプスコンプレックス	対象恒常性，両価性	自発性または罪意識
潜伏期	—		勤勉または劣等感
青年期	性器性欲，2度目の個人形成	対象愛	同一性または同一性の混乱
成人期	成熟した性器性欲	—	親密さまたは孤独，生殖性または停滞，統合または絶望

発達の過程で葛藤のない自我の側面の一部が，やがて葛藤に巻き込まれることもある．これらは小児がハルトマンのいう通常の予測できる環境で育てば，正常に発達するものである．

二次的自律的自我機能　一次的自律的機能が発達する領域が葛藤に関係するようになると，いわゆる二次的自律的自我機能が欲動への防衛として発生する．例えば，小児は生後数年の間に殺人願望への反動形成として保護者的機能を発達させるかもしれない．後に，その防衛機制は中和され，あるいは本能的なものでなくなり，その子は成人してソーシャルワーカーになり浮浪者の世話をするようになるかもしれない．

防衛機制

リビドー発達の各段階で，一定の欲動がそれぞれ特有の自我防衛を引き起こす．例えば，肛門期の衝動と快感に関係して羞恥心と嫌悪感が発達することから明らかなように，肛門期は反動形成と関係している．

防衛は，それらに関係した相対的成熟度によって，階層的に分類することができる．自己愛的防衛は最も原始的で，小児や精神病者にみられる．未熟な防衛は青年期や非精神病患者の一部にみられる．神経症的防衛（neurotic defense）は強迫症やヒステリー患者，ストレス状況にある成人にみられる．表 4.1-3 にヴァイラント（George Vaillant）の防衛機制の4つの分類を示した．

不安理論

フロイトは当初，不安を「抑えられたリビドー」と概念化した．基本的に，性的緊張の生理的増大に相応して，生理的事象の精神的表象であるリビドーの増大が引きこされる．現実神経症（actual neurosis）は，このリビドーの蓄積によって起こる．のちに構造理論の発展とともに，フロイトは信号不安（signal anxiety）という不安の第2の類型について，新しい理論を展開した．ここでは不安は無意識の段階で働き，危険を避けるために自我の力を用いることに役立つ．外界あるいは内界の危険の源が，本能的興奮から自我を守るため，あるいは本能的興奮を軽減するために，自我の防衛機制を作動させる信号を出す．

フロイトが後に述べた不安理論では，神経症症状は，自我が苦痛となる刺激に適切に対処できなかったために現れると説明されている．危険に関わる欲動の派生物は，自我が用いた防衛機制によっては適切に阻止されていないことがある．例えば，フロイトは恐怖症において，犬や蛇などの外界の恐怖は内界の危機の外在化であると述べている．

危険な状況はまた，発達段階とも結びつくことがあり，その結果，不安の発達段階による分類ができる．最も初期の危険な状況は，しばしば外部の対象との融合への懸念と関わる崩壊もしくは絶滅の恐怖である．小児が成長するに従い母親を自分とは別個の人間と認識するようになってくると，分離不安あるいは対象喪失の恐怖が，より顕著になってくる．精神・性的発達段階のエディプス期に，女児は，自分の人生で最も重要な人物である母親の愛を失うことを心配する．男児は，まず身体の損傷への不安や去勢不安を抱く．エディプス期の葛藤の解消後は，超自我不安としばしば呼ばれる，より成熟した形の不安が生じる．超自我に包含された，親の表象を内在化した恐怖と関係するこの潜伏期の不安は，子どもを愛さなくなったり，怒って罰したりすることにもつながる．

性格（character）

1913年，フロイトは神経症症状と，パーソナリティもしくは性格特性（character trait）を区別した．神経症症状は抑制の失敗の結果として生じ，性格特性は抑制の成功，つまり反動形成と昇華を持続的に行うことで目標を達成する防衛機制によって形成される．1923年には，自我が重要な対象を放棄できるのはそれらと同一化するか取り入れるかによってのみであるとも気づいた．この同一化と取り入れの蓄積のされ方が性格形成にも関与する．フロイトは特に，性格構造における超自我形成の重要性を強調した．

現代の分析家はパーソナリティを，人の内的欲動と外的環境による作用への，習慣的もしくは典型的適応様式とみなしている．性格とパーソナリティは交換可能な用語として使われ，感情や思考より，防衛の，そして直接観察できる行為の様式を指すという意味で，自我と区別されている．

表 4.1-3 防衛機制の分類

自己愛的精神病的防衛(narcisstic-psychotic defense)
自己愛的精神病的防衛は通常，精神病的過程の一部としてみられるが，幼い子どもや成人の夢や幻想の中で現れることもある．この防衛機制には，現実を避ける，否定する，あるいは歪曲するという共通点がある．

投影 (projection)	受け入れがたい内的衝動やそれらの派生物を自己の外部のものとして知覚し反応すること．精神病では，この防衛機制は外界の現実に関する明らかな妄想（通常は迫害される）の形をとり，他者の中に自分自身の感情を知覚し，それに基づいた行動をする（精神病性妄想）．
否認 (denial)	外界の現実に対する精神病的否認は抑圧とは違い，内面の現実より外界の現実の認知に，より大きな影響を及ぼす．見てはいても自身が見ているものを認めることを拒んだり，聞いてはいても実際に聞いたことを否定したりするのは否認の例であり，否認と知覚体験に深い関係性があることを実証している．しかし，すべての否認が精神病的なわけではない．投影と同様，否認も，より神経症的，あるいは順応目的のために機能することがある．否認によって現実の何らかの苦痛を認知することを避ける．病的なレベルになると，否認された現実は，幻想や妄想に置き換えられることがある．
歪曲 (distortion)	外界で経験した現実を，非現実的な誇大妄想，幻覚，願望充足型の妄想を含む内的要求に合うように著しく作り変えること．またその際，妄想的な誇大さ，優越感や権限を用いること．

未熟な防衛(immature defense)
未熟な防衛機制は，青年期直前頃や性格異常の成人の間ではかなり一般的に現れる．これらの防衛機制はしばしば，親密さ，あるいは親密さを失うことに関する不安によって駆り立てられる．社会的には厄介である，望ましくないとみなされているが，対人関係の改善やパーソナリティの成熟に従って，これらの機制は抑制が効くようになる．

行動化 (acting out)	付随する感情の認識を避けるために，無意識的な願望や衝動を直接行動で表現すること．無意識的幻想は衝動的に行動の中に現れ，そうすることで衝動を防げるのではなく，むしろ満たす効果がある．行動化は，表出の延期からくる緊張を避けるために絶えず衝動に従うこともある．
途絶 (blocking)	通常は実際一時的であるが，特に感情を抑制することであり，時に思考と衝動も含まれる．途絶は抑圧と影響という点で似ているが，衝動，感情や思考が途絶によって抑制される際には緊張が生じる．
心気症 (hypochondriasis)	身近な者の喪失，孤独感，受け入れがたい他者への攻撃的衝動などから生じる恥辱が自己叱責，痛みの訴え，身体疾患などの形になる．実際の疾患を回避や退行の可能性から，誇張したり，過度に強調したりすることもある．そのようにして，責任から逃れ，罪悪感を避け，本能的衝動を回避することができる．（訳注：心気症的取り入れは自我にとって相容れないので，苦しんでいる本人は気分変調と苦痛を感じる．）
取り入れ (introjection)	その過程における発達上の機能に加え，取り入れは特定の防衛機能を果たすことがある．愛する対象を取り入れれば，対象の性質が内在化し，対象との親密さやその存在の不変性を確実にするという目標を達成できる．対象に対する両価性に起因する分離または緊張に伴う不安は，したがって，弱まる．対象を喪失しても，対象の性質を取り入れているため，すなわちある意味で対象が内在化しているので，対象の喪失は無かったことになるか否認される．たとえ対象の喪失がなかったとしても，内在化によって，対象関係における重要な変化を反映した備給の移動が通常は起こる．恐れている対象を取り入れて，対象の攻撃的性質を内在化すれば，攻撃性を制御することができる．攻撃性は，もはや外部から感じられるものではなく，中に取り入れられ防衛的に利用されるため，当事者は弱く受身的な立場から強く能動的な立場に変わる．典型的な例は攻撃者と同一化することである．また，取り入れは罪悪感から行われることもある．その場合の自己処罰的な取り入れは，対象との両価的なつながりにおける敵対的・破壊的な要素に起因する．すなわち，対象の自己懲罰的要素は肩代わりされ自己の中に症状や性格特性として確立される．それは対象の消滅と保存の両方を事実上表している．これは「被害者との同一化(identification of the victim)」とも呼ばれる．
受動-攻撃性行動 (passive-aggressive behavior)	対象に対する攻撃性を，受動性，マゾヒズム，自己嫌悪を通して，間接的かつ効果がない方法で表現すること．
投影 (projection)	非精神病的なレベルでは，自身が認めていない感情を投影によって他者のせいにする．例えば，厳しい偏見，不信から生じる親密になることへの拒否感，外界の危険に対する過剰な警戒感，不当に扱われたことばかりを数え上げること，などが含まれる．投影は取り入れと相関的に働く．投影の材料は内在化されたものから派生するが，通常それは当事者が取り入れたものが無意識的に形状化されたものである．この機制がさらに強く働くと，他者の動機，態度，感情，意図などを誤って別の他者のせいにしたり，それらを誤って解釈したりすることがある．
退行 (regression)	現発達段階で生じた不安や反感を避けるために，それ以前の発達・機能段階へ戻ること．すでにやめている行動形式を具体的に固定させた時期以前に戻ること．この機制はしばしば，後の発達の段階で心の均衡が崩れた結果として生じる．これは，後のさらに分化した段階で機能しなかったり，耐え難い葛藤を抱えたりした場合，以前の満足の状態・レベルに戻ることによって，本能的満足を得る，あるいは本能的緊張を避けるという基本的傾向を反映している．

（つづく）

表 4.1-3 防衛機制の分類（つづき）

シゾイド幻想 (schizoid fantasy)	葛藤解決と満足獲得のために，幻想にふけり，自閉的引きこもりの状態になる傾向．
身体化 (somatization)	精神的派生物を身体症状に防衛的に変換すること．精神症状としてではなく，身体的症状として反応する傾向がある．小児の身体反応は発達の段階で思考や感情へ置換される（脱身体化，desomatization）．前の段階の身体反応への退行（再身体化，resomatization）は，未処理の葛藤に起因しており，精神生理学的・心因性反応に関して重要な役割を果たすことがある．

神経症的防衛(neurotic defense)

これらの機制は，神経症的障害をもつ人と同様，一見正常で健康な人にもよくみられる．通常は，苦悩を伴う感情を軽減するために機能し，また，神経症的な行動という形で現れることがある．状況によっては，適応可能な，または社会的に許容される側面もある．

統制 (controlling)	不安を最小限にし内的葛藤を解消するために，周囲の環境における出来事や対象を過度に管理したり，統制しようとすること．
置き換え (displacement)	衝動あるいは感情の注ぎ込み(affective investment)を，葛藤を解決するために，1つの対象から，別の対象へ移行すること．対象が代わっても，衝動の本能的な性質とその目的は変わらない．
解離 (dissociation)	情動の苦悩を避けるために，自分のパーソナリティあるいは自分の同一性を，一時的だが徹底的に一部変更すること．とん走，ヒステリー転換反応などが含まれる．
外在化 (externalization)	葛藤，気分，態度，思考形式を含む自己の個性を，外界や外的対象のものとして知覚する傾向を表す，内在化の相関語である一般的な用語である．用語として外在化のほうが投影より一般的であり，特定の取り入れからの派生と相関によって定義されている．
制止 (inhibition)	本能的衝動，超自我，周囲の環境の力や人物によって生じる葛藤から逃れるために，無意識的に特定の自我機能の1つまたは複数の作用を限定したり放棄したりすること．
知性化 (intellectualization)	感情や衝動を経験する代わりに考えることによって統制すること．過度に整然と考えることによって，感情を喪失させ，受け入れがたい衝動から生じる不安から自身を防衛する．
隔離 (isolation)	感情から，抑圧されている概念，感情，異なったあるいは代わりの内容に置き換えられた感情に起因しているものを，精神内部で分裂あるいは分離させること．
合理化 (rationalization)	理由を無理やり正当化し，あるいは誤った考えを納得させるようなものを作り上げて，受け入れられないような態度，信念や行為を正当化すること．
反動形成 (reaction formation)	受け入れがたい衝動を，正反対の形で表すことによって管理すること．衝動を否定する形で表すことと同等である．本能的葛藤が持続すると，反動形成は永久的な性格特性になることがあり，それは通常，強迫性格の側面として現れる．
抑圧 (repression)	意識から観念や情動を追い払う，あるいは抑えること．一度意識の段階で経験したことを意識の外へ締め出したり（二次的抑圧），概念や感情が意識に届く前に抑制したりする（一時的抑圧）．抑圧に伴う「忘却」は独特で，象徴的行為がその中に存在する場合がかなりあり，抑圧されても本当に忘れているわけではないことを示している．抑圧を，防衛のより一般的な概念と識別することの重要性についてはすでに述べた．
性的特徴化 (sexualization)	禁じられた衝動やその派生物から生じる不安を避けるために，性的重要性のない，もしくはわずかしかない対象や機能に性的重要性をもたせること．

成熟した防衛(mature defense)

これらの機制は生涯を通じて健全であり順応的なものである．社会に順応し，個人の欲求と動機，社会的要求，そして対人関係の統合に役立つ．賞賛に値し，高潔な行動様式の基盤と考えられることもある．

愛他主義 (altruism)	たとえ自身が不利益を被っても，他者に代わって建設的で本能的に満足のいく助けをすること．愛他主義は愛他的従属と区別する必要がある．愛他的従属にはマゾヒズム的従属も含まれ，直接の満足や本能的欲動の従属は，自己に損害を与え他者の要求を満たすことで生じ，満足は代償的に取り入れを通してのみ得られる．
先取り (anticipation)	将来の内的な苦痛を予想あるいは予定すること．この機制は目標に向けられていて，過度に警戒した計画や心配を伴い，悲惨で恐ろしい結果になるかもしれないという尚早だが現実的な感情的先取りをするものである．
禁欲主義 (asceticism)	直接に経験した楽しみを排除すること．特定の快感の価値を評価するのに道徳的要素が潜在する．禁欲主義は意識的に知覚されるすべての「基本」快楽に逆らう方向へ向けられ，満足は禁欲から得られる．
ユーモア (humor)	自分自身が不快になったり行動できなくなったりすることなく，そして他人に不快感をもたらすことなく感情や考えを明確に表現すること．この機制によって，耐えるにはあまりに辛いことに耐え，目を向けることができる．対照的に機知は，常に情動の問題から注意をそらしたり，置き換えたりすることである．

(つづく)

表 4.1-3　防衛機制の分類（つづき）

昇華 （sublimation）	社会的に好ましくない目的や対象を社会的に評価される形に変え，衝動的な欲求の充足を得て，目的を維持すること．リビドーの昇華によって，性的欲動は抑制され，超自我や社会に評価されているものに置き換えられた価値判断が認識される．攻撃的衝動の昇華は愉快なゲームやスポーツを通じて起こる．神経症的防衛と異なり，昇華が起こる際に本能は，封じ込められたり注意からそらされたりするよりむしろ，関心が向けられる．すなわち昇華が起こると，感情は認知され加減されて比較的重要な人物や目的に向けられ，適度な本能的充足が得られる．
抑制 （suppression）	意識的な衝動や葛藤への注意を，意識的あるいは半ば意識的に延期すること．

Vaillant GE. *Adaptation to Life*. Boston：Little Brown；1977；Semrad E. The operation of ego defenses in object loss. In：Moriarily DM, ed. *The Loss of Loved Ones*. Springfield, IL：Charles C Thomas；1967；and Bibring GL, Dwyer TF, Huntington DS, Valenstein AA. A study of the psychological principles in pregnancy and of the earliest mother-child relationship：Methodological considerations. *Psychoanal Stud Child*. 1961；16：25 から改変．

　パーソナリティはまた，生来の気質，欲動と早期の自我や環境との相互作用，生涯を通じての他者との同一化や他者の内在化による影響も受ける．自我が衝動発散の遅延に耐え，本能的エネルギーを中和させる力をどのくらい発展させられるかで，後にそのような性格特性がどの程度現れるかが決まる．他の特性を犠牲にしてある特定の性格特性が過度に発達すると，パーソナリティ障害（personality disorder）や精神病の素因，危険因子となることがある．

神経症の伝統的精神分析療法

　伝統的には，神経症の原因は葛藤（conflict）であるとされている．葛藤は本能的欲動と外界現実の間や，イドと超自我，あるいはイドと自我のような内的作用の中で生じると考えられる．さらに，葛藤の現実的解決に向けての適切な処理がなされていないので，発散を求めている欲動や願望は，抑制や別の防衛機制を通して意識から締め出されている．意識から締め出されても，欲動の力が衰えたり影響力が弱まるわけではない．その結果，例えば神経症症状に姿を変えて無意識の傾向がなんとか意識の中へ戻ろうとする．神経症発症に関するこの説では，同じ形の葛藤による未発達な神経症が幼児期早期に存在すると考えられている．

　保護者の不在や障害のために生後数か月，愛情が欠如すると，自我発達に有害な作用を及ぼすことがある．そのうえ，適切な同一化ができなくなることもある．結果として生じる自我障害により，欲動と環境の調整に問題が生じることになる．欲動，特に攻撃性を建設的に表出する力が欠如すると，一部の子どもは攻撃性を自分自身に向け，明らかに自己破壊的になる．矛盾していたり，過度に厳しかったり，甘やかしたりする親は，子どもの自我機能発達を障害する可能性がある．症状形成で処理できない深刻な葛藤は，自我機能を極度に制限したり，新しい技術を学び発展させる能力を根本的に損なったりする．

　生存をおびやかす心的外傷となる出来事は，自我が脆弱化したときに防衛を打ち破ることがある．その結果生じる興奮状態を抑制するために，さらに多量のリビドーエネルギーが必要となる．しかし，このようにして動員されるリビドーは，通常は外的対象に向けられる分から引き出される．その結果，自我強度は弱まり，不全感が生じる．成人してからの欲求不満や絶望は，幼児期に症状形成やさらなる退行で処理されていた強い願望をよみがえらせることがある．

　フロイトはよく知られた研究の中で，4つの異なる小児神経症の分類について説明しているが，そのうちの3つは成人してから神経症を発症した例である．表 4.1-4 に示した一連の有名な症例が，フロイトの考えた重要な結論の一部を示している．（1）成人の神経症反応は，しばしば小児期の神経症反応に関係している．（2）その結びつきは時に連続しているが，多くの場合，神経症の潜伏期によって分断されている．（3）幻想上および現実の幼児性欲を，患者は早い時期から記憶している．

　表 4.1-4 に示した4つの症例において，一定の差異があることには触れておく価値があるであろう．まず，恐怖症反応は4〜5歳ごろに始まり，強迫的反応は6〜7歳ごろに，転換反応は8歳ごろに始まる傾向がある．家族歴は，転換反応と混合精神病で最も顕著で，恐怖症反応と強迫的反応ではごくわずかであると考えられている．恐怖症反応の経過には，深刻な心的外傷の影響はほとんど認められず，その他の亜群では，性的誘惑などの心的外傷性の要素が大きな影響を与えている．フロイトが誘惑仮説を神経症の原因として詳述したのはこの時期で，それに関連して強迫的反応とヒステリー反応は，積極的または受動的性体験から始まると断言している．

治療と技法

　精神分析技法の基本は自由連想法で，患者は頭に浮かんだことを何でも話すというものである．自由連想法には，分析すべき内容を提供する以上の作用がある．それ

表 4.1-4 小児期の典型的精神神経反応

	転換反応 (ドーラ[Dora])	恐怖症反応 (ハンス[Hans])	強迫的反応 (ねずみ男[Rat Man])	混合神経症反応 (狼男[Wolf Man])
家族歴	精神科的および身体的疾患の顕著な家族歴	両親とも神経症性葛藤で治療歴はあるが，重症ではない	精神科的家族歴なし	精神科的および身体疾患の顕著な家族歴
症状	6～8歳 夜尿症と自慰 8歳 神経症発症 12歳 片頭痛，神経質な咳，嗄声 16歳 失声，「虫垂炎」，けいれん 19歳 顔面神経痛 8歳～ パーソナリティ変化，「野生の動物」から静かな子どもへ	3～3.5歳 性差に関しての強迫確認 3.5歳 同胞誕生への嫉妬 3.5歳 明らかな去勢不安，明らかな自慰 4～5歳 過食，便秘 4～5歳 恐怖症反応，5歳時の流感罹患で恐怖症悪化，5歳時の扁桃腺摘出で恐怖症悪化	3～4歳 わんぱく 4歳 父に折檻を受けてから，目立って臆病になる 小児期 人を匂いで認識する．早熟な自我発達 6～7歳 強迫観念の開始	～3歳3か月 素直でもの静か 3歳3か月～4歳「いたずらっ子」 4～5歳 悪夢と恐怖症 6～7歳 強迫的反応（宗教的儀式） 8歳 神経症消失
原因	年長者からの誘惑，父の病気，父の情事	母による誘惑的な世話，3.5歳時の同胞の誕生	4歳 女性家庭教師による誘惑 4歳 同胞の死 4歳 父からの折檻	3歳3か月 姉からの誘惑，母の病気，メイドと女性家庭教師の間での葛藤

E. James Anthony, M. D. のご好意による．

は転移神経症を発症させ，徹底操作することに関わる，必要な退行と依存を誘発することである．この状態が起こると，幼児期神経症に関係するすべての原始的要求，欲動そして防衛は，分析者に転移される．

患者は自由連想を行おうとするとすぐに，頭に浮かんだことを検閲することなしに何でも口にするのは困難であることに気づく．彼らは，幼児期の葛藤を反映する願望や感情に関する葛藤を，分析家に対して抱くようになる．分析家に対する転移もまた，自由連想の経過への抵抗として働く．フロイトは，抵抗が単に患者の連想を止めるだけでなく分析家との転移関係の中で外在化，顕在化されるときに，患者の内的対象関係を示すものになることを発見した．転移と抵抗の系統的な分析は精神分析の基本である．フロイトはまた，分析家が患者に転移を起こすことがあることにも気づき，これを逆転移と呼んだ．フロイトの見解によれば逆転移は，治療上の障害で

あり，治療を妨げないように分析家が認識している必要がある，と考えた．その意味で，フロイトはすべての分析家が分析を受けておく必要があると考えた．転移のさまざまな形態とそれらの説明については，表 4.1-5 で包括した．置き換え，投影，投影性同一化といった転移が生じる機制については，表 4.1-6 で記述した．

フロイト以後の分析家たちは，逆転移は治療上の支障であるだけではなく，患者に関する有益な情報源であるということを認識し始めた．言い換えれば，分析家が患者に反応して抱く感情は，人が患者にどう反応するかを反映しているもので，また患者自身の内的対象関係の一部を示している．分析を行う中で生じてくる激しい感情を理解することで，分析家は，患者が自らの過去と分析の外で生じている現在の関係への理解を広げるのを助けることができる．神経症的葛藤の洞察はまた，自我を発達させ，支配感の増大につながる．

表 4.1-5　転移の形態

リビドー転移(libidinal transference)
典型的なモデルでは，通常は肯定的な転移反応(transference reaction)という軽度の形をとるが，時に激しく混乱した性愛的転移(erotic transference)の形で現れることもある．これらは男根-エディプス的，リビドー的衝動性の派生物であり，前性器期の影響によりさまざまな形で浸透している可能性がある．転移の強さの度合いはさまざまであり，軽度の場合，転移が治療関係に貢献し助けとなるのであれば，その意味を解釈する必要すらないといえる．フロイトは，こうした転移が抵抗として働き始めたら，解釈の必要があると提言した．

攻撃的転移(aggressive transference)
陰性あるいは，より病的で被害妄想的転移の形を取る．陰性転移(negative transference)は精神病理のあらゆるレベルで現れるが，特に一定の境界型患者に強く現れることがある．彼らは治療者を万能で権力があると考える一方で，患者は無力で，弱く，被害を受けやすいと感じ，治療関係を権力者とその犠牲者という観点でとらえがちになる．陰性転移は多かれ少なかれすべての精神分析において確認でき，通常は特別な治療介入と解釈が必要になる．

防衛転移(transferences of defense)
衝動性転移(transference of impulse)の反対である．衝動に対する防衛が，衝動そのものではなく転移という形を取る．この転移の形態では，単なる本能的備給の繰り返しのみではなく，自我も機能するように，欲動から自我の防衛機能に注意が向けられる．

転移神経症(transference neurosis)
精神分析との関係において，患者にあらためて形成された神経症．その再現またはより多彩な症状の表出．少なくとも理論上は幼児期の神経症の特徴を映し出している．通常，転移神経症は精神分析の中期に形成される．当初は心の健康の回復を熱望していた患者がそのような意欲を時々みせなくなり，精神分析者からある種の感情的満足感を得たいという熱望から，精神分析者との終わらない闘いに没頭するようになる．つまりこのことが精神分析を続ける最も強力な理由になる．この治療の時点では，転移感情は患者にとって当初求めていた苦悩の緩和より重要になり，子ども時代の深刻で解決されていない無意識の問題が患者の行動に影響を及ぼし始める．これらの問題はこの時点であらゆる抑圧された感情を伴って再燃する．
転移神経症は小児期早期における生の本能の際立った特性に影響される．快楽原則(現実検討能力が発達する前)，両価性，反復強迫の3つである．転移神経症は通常，時間をかけて徐々に発現するが，転移退行(transference regression)の傾向がある一定の患者，特にヒステリー症状の強い患者には，転移の要因と転移神経症が精神分析過程の比較的早期に現れることがある．患者の人生で起こる次から次に起こる状況を，元になっている幼児期の葛藤が十分に明らかになるまで分析し着実に解釈する．そうして初めて転移神経症は治まってくる．その時点で，治療の終結がより重要な問題となってくる．
現在，転移神経症の重要性と中心性についての意見は分かれている．フロイトが考えた程度にまで形成されるのか，精神分析を成功させるために必要なのか——一部の人は，精神分析的解釈と治療の有効性に欠かせない手段としており，その他の人は，発症する可能性はないか，ある程度は発症しても治療の過程でそれほど中心的な役割は果たさないと考えている．

転移精神病(transference psychosis)
転移精神病は，現実検討能力の不全によって自己と対象の区別がつかなくなり，自己と対象の境界が拡散してしまった場合に生じる．根底にある脆弱さや無力感から生じる恐れに対する防衛として自己を全能の力に委ねることによって，全能の対象と再融合しようと試みることがある．転移精神病は，陰性転移の要素を伴うこともあり，その場合，融合によって自己が飲み込まれたり喪失したりするという恐怖から，妄想的転移反応(paranoid transference reaction)が引き起こされることがある．

自己愛転移(narcissistic transference)
自己愛転移は，1971年にコフート(Heinz Kohut)によって，治療者に対する古典的な自己愛形態の投影パターンの変化形であると明確にされた．これらの転移は自己愛的取り入れ形態の投影に基づいており，優れているものと劣っているもの両方が対象になる．優れたものを投影した形態は，自己愛的優越感，誇大感，自尊心の高まりを示し，劣ったものを投影した形態は反対の性質である劣等感，自己喪失感，自尊心の低下を示す．コフートの考えによると，治療者は，鏡転移(mirror transference)が起これば誇大自己を，理想化転移(idealizing transference)が起これば理想化された親イマーゴ(心象，imago)を象徴するようになる．理想化転移が起こると，あらゆる権力や強さが理想化された対象に起因するようになるため，対象から離されると，患者は虚無感や無力感を覚える．理想化された対象との一体感によって，患者は自己愛的な感情の安定を取り戻すことができる．理想化転移は，特に理想化された対象の取り入れによって自我理想が形成される時期に，理想化された親イマーゴの発達が障害されると起こる場合がある．一定の人々においては，自己愛的固着によって誇大自己が発達する．誇大自己の分析が再燃したことによって，鏡転移形成における原理がわかってきた．鏡転移には3種類の形がある．太古的融合転移(archaic merger transference)，比較的太古的ではない分身(alter-ego)または双子転移(twinship transference)，そして狭義の鏡転移(mirror transference in the narrow sense)である．最も原始的な融合転移が起こると，精神分析家は患者の誇大自己が延長されただけの存在になり，したがって，患者の誇大感と自己顕示欲を満たす対象となる．分身・双子転移が起こると，誇大自己が活性化して，自己愛的対象が誇大自我と同じような人間であると認識するようになる．最も成熟した形態である鏡転移が起こると，精神分析家は個別の人間として認識されるものの，患者にとってはそれでもなお重要な人物となり，再活性化した誇大自我の自己愛的な欲求を満たす対象としてのみ受け入れられる．

(つづく)

表 4.1-5 転移の形態(つづき)

自己対象転移(self-object transference)
自己心理学のパラダイムを単なる自己愛的形態の域を超えて拡大したものである．自己対象には自己の対象への注ぎ込みが含まれ，そのため対象は自己それ自体では果たせない脆弱な自己一体感を維持したり，自尊心を管理したりするような自立機能を果たすようになる．したがって，相手は，それ自体自立した個別の対象あるいは行為主体ではなく，自己の欲求に従わせるためだけに存在することになる．この意味での転移は，分析家との関係において満足感を得ようとする絶え間ない発達上の欲求を示している．
自己対象転移は，患者が治療者との関係にもつ潜在的欲求構造を示している．治療者との関係は，自己対象の喪失または欲求不満に支配されており，それに対応するために適切な自己対象の関わりの形態を模索することに基づいている．こうした形態は「刺激不足的自己」(understimulated self)，「過度刺激的自己」(overstimulated self)，「過度負荷的自己」(overburdened self)，「分断化自己」(fragmenting self)と呼ばれている．自己対象を他の形で説明するためには，鏡渇望型パーソナリティ(mirror-hungry personality)や理想渇望型パーソナリティ(ideal-hungry personality)においてみられるような，自己と自己対象間の関係性という視点における自己愛的力学に基づいた転移の相互作用を解釈する必要がある．鏡転移というテーマに含まれる変化形態には，分身渇望型パーソナリティ(alter-ego-hungry personality)，融合渇望型パーソナリティ(merger-hungry personality)，それらとは対照的な接触回避型パーソナリティ(contact-shunning personality)がある．このような人格形態に由来する転移においては，転移の古典的な意味が抜本的に修正されている．早期の対象関係的な状況から生じる置き換えや投影というより，患者は自分自身の現在の不足能力や性格構造不全から生じる欲求を抱くようになる．対象に依存する関係を作り，自身の精神を統合させたり，安定させたりしたい欲求である．

移行関連(transitional relatedness)
この転移モデルはウィニコット(Donald Winnicott)の概念である移行対象に基づいている．より未発達な性格構造における転移は，移行対象関係(transitional object relation)の形態をとるとされ，その場合，治療者は自己の外部に存在する人間として認識されるものの，患者自身の幼少期の自己像から生じる特性を委ねられる．この視点から考える転移の場は，転移による錯覚が行動に現れる過渡的な空間と想定される．

心的現実転移(transference as psychic reality)
精神分析中に参加者がそれぞれ抱く，相手を自分自身の精神内部の形態と同様のスタンスに引き入れたいという欲求と，個々の患者の心的現実の現れとしての欲求を示している．これによって，過去の対象の置き換えや投影に基づく転移についての伝統的な見解は不十分であると考えられ，意味のある世界を作り上げたり，その世界の意味を伝えたりする個人の能力を同等とみなすことで，転移の意味がさらに拡散する．この解釈によると，転移は患者の心的現実に相当することになり，現実に与えられている意味と転移に内在している意味の区別がなくなる．この意味での転移はあらゆるものを包括するようになり，際立った特徴や大きな有意性があっても注目されなくなっていった．この転移の形態においては，患者の心的現実にあるもの以外に，どのような機制が作用しているのか特定できないように思える．分析家との対象関係をはじめ，患者が経験してきた環境と対象の印象に対する患者自身の見方は，自身の世界に対する個人的関与と反応性を特徴づける通常の認知・情動過程と区別がつかない．

相関的・間主観的転移(transference as relational or intersubjective)
精神分析家と精神療法患者間の主観的交流から生じた，あるいは一緒に作り上げられた相関的または間主観的な視点でとらえた転移であり，転移は相互作用的な現象に形を変え，両者による個々の精神内部から表出されたものは曖昧になる．この意味での転移には，患者に対して個人的なものも患者の精神内部から派生するものもないが，精神分析家と患者の間で現在進行中の交流を通じて一緒に構築される転移に基づいている．これらの条件下では，主に人間関係の成立という形態において，転移の分析をする場合，過去の派生物はほとんど関係ないが，現在進行中の分析家との関係を切り離すことはできない．この意味での転移は，もはや1人の人間に起こる現象ではなく，2人の人間の間で起こる転移-逆転移の相互作用を示している．逆転移を伴わない転移は存在せず，転移を伴わない逆転移も存在しないという想定である．したがって，患者は発達過程上の苦難や人生の残留物を反映した個人的な力動的無意識の重荷から解放される．現在進行中の精神分析における交流にすぐ必要なことから，分析家と患者間の相互作用およびコミュニケーションの産物として転移が改めて形成され，共通の投影性同一化のような形態を利用して，暗黙の相互関係を維持していると思われる．

表 4.1-6　転移の機制

置き換え（displacement）
古典的な転移パラダイムの基礎的機制．ある段階または複数の段階において患者が発達過程で体験したことから派生した対象の象徴が，新しい対象，すなわち治療を担当している精神分析家の象徴に置き換えられる．置き換えはリビドー的転移の基礎的機制であり，陽性・性愛的転移が含まれるが，攻撃的転移，特に陰性転移の基礎的機制でもある．全般的に，置き換え転移は神経症性障害の主要因として働く傾向があり，男根-エディプス期（およびそれほどの重要性はないが前エディプス期）の力動が，それのみにとどまらないが，主要因として働く傾向がある．

投影（projection）
客体的自己の性質や特徴を外部の対象に帰属させる過程．通常は取り入れや自己表象を伴う．それに続く，対象との相互関係は，投影された特徴によって決まる．したがって，精神分析家あるいは対象が加虐的だと認識されることがある．つまり，精神分析を受けている人や患者の加虐的な特徴をもっているが，それは患者によって否定または否認されている患者の自己の相貌である．投影は，繰り返しになるが投影のみにとどまらないものの，未熟な性格障害における転移の形成に顕著に影響を与える傾向がある．しかし，神経症スペクトラム全般に多彩に変化した投影の形態がみられる．投影は主に，患者の客体的自己を構成する取り入れの形態から派生しているため，投影的または外面化転移の効果によって，治療者の心象が，単に対象の象徴であるというよりは，患者自身の自己組織化の一部を象徴するようになる．

破壊的な取り入れから派生した投影は，陰性・妄想性転移反応をもたらすことがある．被害者であることや取り入れに基づく投影が起こると，患者は治療者を自身の被害者であると感じ，自分自身が治療者の被害者に対する破壊的攻撃者や加害者としての敵対的・加虐的な立場にあると考えるようになる．その反面，攻撃者であることや取り入れに基づく投影が起こると，患者は治療者を攻撃者であると感じ，自分自身が弱く，傷つきやすく，被虐的な立場になり，治療者の破壊的攻撃に抵抗できない脆弱な被害者になってしまうと考えるようになる．自己愛的優越感・劣等感の取り入れ形態を含む自己愛的な問題においても同様のパターンが生じることがある．

しかし，自己対象転移における投影性力動に含まれるものは，自己愛的投影にとどまらないと考えられる．なぜならこれらの転移が形成されると，自己の病的な欲求を満たすために精神分析家を利用する傾向があるからである．投影されるものは，幼児期に望んでいたイマーゴ（心象）であり，患者が幼少期に体験できなかったもの，例えば患者に共感してくれる理想化された親の像，といった具合である．一方，移行転移が起こると，自己対象に関する現象とかなり重複するものの，移行体験への自己関与として投影の要素がより明白になる傾向がある．

投影性同一化（projective identification）
投影性同一化という概念はクライン（Melanie Klein）によって最初に提唱された．クラインは，衝動や感情の他者への投影は，自分自身の性質を他者に帰属させることに基づき，当該の人物との同一化を引き起こす，と主張した．この帰属は他者への共感や連帯感の基として作用する．この意味では，投影性同一化は投影したものの心の中で単独で起こる幻想であった．

投影性同一化はしばしば転移の機制，特にクライン派の用法において，より正確には転移-逆転移の相互作用と主張されている．混乱は投影と投影性同一化を明確に区別できないことから生じる．投影性同一化という概念によって，自我の境界が拡散する，自己と対象の区別ができない，または曖昧になる，対象を自己の一部に含める，という投影の基礎的概念がもたらされた．

その後の精密な研究によって，投影性同一化の概念は，一体ではなく二体による現象に変わった．2人の主体の相互作用であり，うち1人が何かをもう1人の相手に投影し，その相手は投影されたものを取り入れるか内在化させると説明している．同一の主体の中で投影と取り入れが起こるのではなく，1人に投影が，もう1人に内在化が起こる．後者の用法によって，投影性同一化の概念の外挿範囲は広がり，転移を含むあらゆる類の対象関係に適用されるようになった．クライン派の転移では，過去が現在に与える影響よりも，内面的世界が今この場で起きている精神分析家との相互作用を通して外部に与える影響を重要視する．

参考文献

Bergmann MS. The Oedipus complex and psychoanalytical technique. *Psychoanalytical Inquir.* 2010;30(6):535.

Breger L. *A Dream of Undying Fame: How Freud Betrayed His Mentor and Invented Psychoanalysis.* New York: Basic Books; 2009.

Britzman DP. *Freud and Education.* New York: Routledge; 2011.

Cotti P. Sexuality and psychoanalytic aggrandisement: Freud's 1908 theory of cultural history. *Hist Psychiatry.* 2011;22:58.

Cotti P. Travelling the path from fantasy to history: The struggle for original history within Freud's early circle, 1908–1913. *Psychoanalysis Hist.* 2010;12:153.

Freud S. *The Standard Edition of the Complete Psychological Works of Sigmund Freud.* 24 vols. London: Hogarth Press; 1953–1974.

Gardner H. Sigmund Freud: Alone in the world. In: *Creating Minds: An Anatomy of Creativity Seen Through the Lives of Freud, Einstein, Picasso, Stravinsky, Eliot, Graham, and Ghandi.* New York: Basic Books; 2011:47.

Hoffman L. One hundred years after Sigmund Freud's lectures in America: Towards an integration of psychoanalytic theories and techniques within psychiatry. *Histor Psychiat.* 2010;21(4):455.

Hollon SD, Wilson GT. Psychoanalysis or cognitive-behavioral therapy for bulimia nervosa: the specificity of psychological treatments. *Am J Psychiatry.* 2014;171:13–16.

Meissner WW. Classical psychoanalysis. In: Sadock BJ, Sadock VA, Ruiz P, eds. *Kaplan & Sadock's Comprehensive Textbook of Psychiatry.* 9th ed. Vol. 1. Philadelphia: Lippincott Williams & Wilkins; 2009:788.

Meissner WW. The God in psychoanalysis. *Psychoanal Psychol.* 2009;26(2):210.

Neukrug ES. Psychoanalysis. In: Neukrug ES, ed. *Counseling Theory and Practice.* Belmont, CA: Brooks/Cole; 2011:31.

Perlman FT, Brandell JR. Psychoanalytic theory. In: Brandell JR, ed. *Theory & Practice in Clinical Social Work.* 2nd ed. Thousand Oaks, CA: Sage; 2011:41.

Tauber AI. *Freud, the Reluctant Philosopher.* Princeton, NJ: Princeton University Press; 2010.

Thurschwell P. *Sigmund Freud.* 2nd ed. New York: Routledge; 2009.

4.2 エリクソン

エリクソン(Erik Homburger Erikson, 図4.2-1)は米国で最も影響力のあった精神分析家の1人である。60年間にわたり、彼はフロイト理論の啓蒙家・解説者として、また優秀な臨床医・教師・歴史心理学研究の先駆者として功績をあげた。エリクソンは、一生涯に渡って生じる精神発達と危機に関して、独自の、また非常に影響力のある理論を生み出した。彼の理論は、最初は教師、その後小児精神分析医、次に人類学の実地調査、最後に伝記作家としての仕事を通して生まれた。エリクソンは、小児期、青年期、そして初期成年期、成年期、熟年期という節目における自我と家族、さらにはより広範な社会制度との関係から生じるジレンマや両極性を特定した。1958年と1969年にそれぞれ出版された彼の性心理学の歴史的研究である「青年ルター」(Young Man Luther)と「ガンディーの真理」(Gandhi's Truth)は、重大な状況下における偉人たちの特定期間の危機がいかに彼らに影響を与えたかについての核心をつく調査であるとして広く認められた。人間の精神発達と時代の歴史的発展の相互関係に関するさらなる調査については、1975年のエリクソンの著作「ライフヒストリーとヒストリカル・モーメント(Life History and the Historical Moment)」に詳しい。

エリクソンは、1902年6月15日、ドイツのフランクフルトで生まれ、1994年に死去した。両親はデンマーク人であった。父は、彼が生まれる前に母のもとを去り、彼はユダヤ系デンマーク人の母と母の2度目の夫であるユダヤ系ドイツ人で小児科医のテオドル・ホンブルガーのもとで育った。両親は、エリクソンに実父のことを知らせず、彼は長い間エリック・ホンブルガーとして知られていた。エリクソンは、実父がどのような人物かを知ることはなく、実母も生涯にわたり、彼に実父のことを語ることはなかった。「同一性危機」(identity crisis)という用語を作り出した本人が明らかに自身の同一性について苦しんでいた。エリクソンの言う「愛情ある偽り」(loving deceit)をもって両親が実父のことを知らせていなかったため、金髪碧眼で、スカンジナヴィア系の風貌をしたユダヤ人の息子は、ユダヤ人の間では「異邦人」(goy)とののしられ、その一方でクラスメートからはユダヤ人と呼ばれていたことは事実であった。ドイツに住んでいるデンマーク人であるということも彼のアイデンティティーを混乱させた。エリクソンは後に自身を境界線上にいる人間と評した。彼の研究のほとんどは、集団の価値観がどのように幼い頃に植えつけられるか、子どもと大人の中間の不安定な時期に、若者がどのように集団の同一性を支持するか、そしてガンディーのような人間は、いかにして自身の地域的・国家的同一性、また長い時間をかけてさらなる共感を抱くようになった人々の

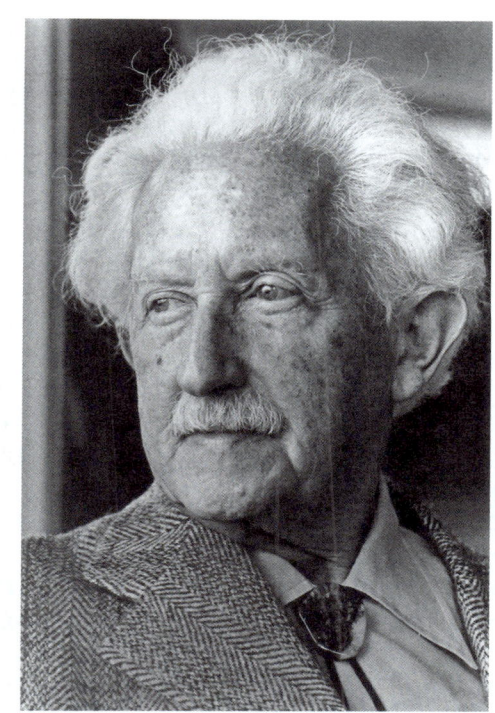

図 4.2-1　エリック・エリクソン．(1902～1994)

小さな集団が形成した一時的な同一性さえをも乗り越えたかに関するものであった。

同一性、同一性危機、同一性の混乱の概念はエリクソンの思想の中核である。1950年に出版された彼の最初の著書「幼児期と社会(Childhood and Society)」の中で、エリクソンは「同一性の研究は…フロイトの時代の性の研究がそうであったように、我々の時代にはきわめて重要になる」としている。エリクソンは、同一性を、外部変化の真っただ中で保たれている「個の内核」の斉一性・連続性の感覚とした。どのような形であれ、同一性危機を経て、青年期の終わり頃に同一性の感覚が生じることは、心理社会的現象である。すなわち、現在の状態と将来の方向性を自覚していても、そうした状態の根底にある基礎力動や葛藤に気づいていない、というように、この危機は意識的であったり無意識であったりする。同一性危機は人によっては深刻であったり長引いたりすることがある。

エリクソンは、芸術的な才能を示したものの、在学中は特別目立つ若者ではなかった。卒業と同時に、彼は、人生をじっくり考え、スケッチをし、覚書をしながら、シュヴァルツヴァルト、イタリア、アルプス山脈を旅して1年間を過ごした。放浪の後、彼は生まれ故郷のカールスルーエで、後にミュンヘンとフィレンツェで芸術を勉強した。

1927年、高校時代の級友であったブロス(Peter Blos)は、ウィーンに来るようエリクソンを誘った。ブロスは当時まだ精神分析家ではなかったが、精神分析を受ける

ためにニューヨークからウィーンに来ていたバーリンガム（Dorothy Burlingham）と知り合っていた．彼女は自分の4人の子どもを連れてきており，ブロスを家庭教師として雇った．ブロスは英米人の両親をもつ子どもたちとブロスによる新たな精神分析を学ぶ生徒のための新しい学校で一緒に働く教師を探していた．エリクソンは彼の申し出を承知した．

ブロスとエリクソンは，伝統にのっとらない形で学校を運営した．その大部分が米国に多いいわゆる進歩的なあるいは実験的な教育を行う学校の様式をとっていた．子どもたちは教育課程の企画に参加し，自由に発言することを促された．まだ全くの芸術家であったエリクソンはスケッチと絵画を教えていたが，同時に歴史や，米国先住民およびイヌイットの文化を含む外国の生活様式を生徒たちに話した．

その間，エリクソンはバーリンガム夫人の友人であるフロイト一家と深く関わるようになった．彼はアンナ・フロイト（Anna Freud）と特に親しくなり，彼女の精神分析を受けるようになった．小学校の教師をしていたアンナ・フロイトはその当時，成人を過去の回想によって矯正する手法から小児期そのものの神経症予防的研究に目を向け，小児精神医学を新たに系統化しようとしていた．アンナ・フロイトの指導を受け，エリクソンは自分自身と教え子両方の小児期にますます目を向けるようになった．当時の分析には，後年発達したような厳密に構築化された手順はなかった．エリクソンは毎日アンナ・フロイトの分析を受け，またフロイトの部下や同僚の仲間の1人として，フロイトの娘と社交上会うこともしばしばあった．将来のことはまだ決めていなかったが，エリクソンは学校で教え続けると同時に，ウィーン精神分析研究所で精神分析学を学んだ．また，モンテッソーリ教育の教師の資格も得た．

1929年，エリクソンはカナダ生まれの米国人であるセルソン（Joan Mowast Serson）と結婚し，ウィーン精神分析研究所の準メンバーではなく，急きょ正式メンバーとなった．1933年に卒業したらただちにファシズムに脅かされているウィーンを退去できるようにするための特別な措置であった．エリクソンは以前，ランク（Otto Rank）と一緒に精神分析を扱った雑誌「イマゴー」（Imago）を創刊したウィーン出身のサックス（Hanns Sacks）と知り合っていた．ボストンに住み，ハーバード大学医学部と関係のあったサックスは，ハーバードがエリクソンを快く受け入れるであろうことを確信し，ボストンに居を構えるようエリクソンに勧めた．デンマークにしばらく滞在した後，エリクソン一家はボストンに移住し，そこでエリクソンは町でただ1人の小児精神分析医となった．彼はハーバード大学医学部とマサチューセッツ総合病院で職につき，ジャッジ・ベイカー相談所（Judge Baker Guidance Center）で医師として働き，開業して診察を続けた．

エリクソンは，人類学者のミード（Margaret Mead）やベネディクト（Ruth Benedict）をはじめとするケンブリッジの若手社会主義者たちから大きな影響を受けた．活気あふれる思想家たちの見識に触れることは，エリクソンの児童心理学理論や人間の発達に対する異文化間的アプローチを形成するのに役立った．古典的な精神分析は，伝統的に病的状態と精神障害者の治療を問題にしていたが，エリクソンは正常なパーソナリティおよび，若者がいかにして役割を果たすか，また小児期がどのように性格形成に影響を及ぼすかについての彼自身の観察を応用することにますます関心を抱いていった．ボストン地区には3年しかいなかったが，エリクソンは，イェール大学の人間関係研究所に移る前に，熟練した臨床医および研究者としての確固とした評判を築いていた．イェール大学では，ハーバードでの米国の人類学者の仕事をきっかけとして抱くようになった関心がより深まった．1938年には，パインリッジ居留地のスー族の子ども達を観察するため，サウスダコタ州を訪れた．地域社会と歴史の力がいかに強く子どもの生育に影響を及ぼすかについての彼の観察は，心理学と社会における人間の研究に大きく貢献した．

1939年，エリクソンはバークレー校に移り，鮭漁をして暮らすユーロック族の研究をした．彼は1950年に，彼が言うところの不明瞭で恐ろしい追加事項のあった忠誠宣誓にサインすることを拒否して，バークレー校を去った．彼はマサチューセッツ州ストックブリッジのオースティンリッグスセンターに戻り，若者たちと一緒に働いた．1960年に彼はハーバードの教授職を任命された．ハーバードを退職した後，1972年にエリクソンはサンフランシスコのマウントザイオン病院で精神医学の上級医師として勤務した．1994年に死去するまで，彼は昔からの関心事の多くに重点的に取り組み続け，歴史的背景の中の個人を分析し，人間のライフサイクル，特に熟年期の概念について詳述した．

漸成原理

エリクソンの発達に関する系統化は，胎生学から借用した用語である漸成説という概念に基づいている．彼の漸成原理（epigenetic principle）では，発達は連続的に起こり，各段階は意味が明確であり，発達が次に進むために各段階は十分に解決されなければならない．漸成説モデルによると，ある段階で問題解決が不成功に終わると，続く段階は，身体的，認知的，社会的，あるいは情動的に不適応という形で失敗をもたらす．

フロイト学説との関係

エリクソンは，フロイトの本能的発達および幼児性欲の概念を認めた．エリクソンは，フロイトの各精神・性的段階（例えば，口唇期，肛門期，男根期）に一致する，特定の行動様式を伴う領域を示した．例えば口唇帯は，吸ったり，取り入れる行動と関係し，肛門帯は，保持し

4.2 エリクソン

表 4.2-1　エリクソンの心理社会的段階

心理社会的段階	関連する徳	関連する精神病理	同一性形成の陽性/陰性徴候	同一性形成の永続的側面
信頼 対 不信 （誕生〜）	希望	精神病，嗜癖，うつ病	相互認識 対 自閉的孤立	時間的展望 対 時間混乱
自律性 対 恥と疑惑 （18か月ごろ〜）	意志	妄想症，強迫症，衝動性	自己でありたい意志 対 自己疑惑	自己必然 対 自意識
自発性 対 罪意識 （3歳ごろ〜）	目的	変換症，恐怖症，心身症制止	役割期待 対 役割制止	役割実験 対 役割固着
勤勉性 対 劣等感 （5歳ごろ〜）	適格	創造性制止，不活発	課題確認 対 無益感	仕事見習い 対 労働麻痺
同一性 対 役割の混乱 （13歳ごろ〜）	忠誠	非行，性関連同一性障害，境界性精神病性病態		同一性の混乱
親密さ 対 孤独 （20歳ごろ〜）	愛	シゾイドパーソナリティ障害，引きこもり		性的分極化 対 両性的混乱
生殖性 対 停滞 （40歳ごろ〜）	世話	中年期危機，早熟性虚弱		指導と服従 対 権威の混乱
統合 対 絶望 （60歳ごろ〜）	英知	極度の孤立，絶望		観念論的傾倒 対 価値の混乱

Erikson E. *Insight and Responsibility*. New York：WW Norton；1964；Erikson E. *Identity：Youth and Crisis*. New York：WW Norton；1968 から許可を得て改変.

たり，手放すことと関係する．エリクソンは，自我の発達は精神内界の要求あるいは精神エネルギー以上のものであることを強調した．またそれは，成長する子どもと，取り巻く文化や伝統の間の相互作用にもよっていると考えた．

ライフサイクルの8段階

ライフサイクルからみた自我発達の8つの段階という概念は，エリクソンの最も重要な仕事であり，後に続く著作を通してこの概念を洗練し続けた（表4.2-1）．8段階は，内的危機を引き起こすことに結びつく身体，認知，本能，性的変化が生じる発達の連続体に沿って要点が示されている．その危機の解決は，心理社会的退行もしくは成長とある種の徳（virtue）の発達をもたらす．「洞察と責任」（Insight and Responsibility）の中でエリクソンは徳を，薬物やアルコールに含まれる活性性のような「生来性の力」（inherent strength）と定義づけた．また，「同一性：青年と危機」（Identity：Youth and Crisis）の中では，「危機」とは「破滅」の脅威ではなく転機であり，内的もろさと潜在的能力が高まる重要な時期で，それゆえ世代としての力や不適応をもたらす個体の発達的根源であると述べている．

段階1：信頼対不信（誕生〜18か月ごろ）　「同一性：青年と危機」の中でエリクソンは，乳幼児は口「を通じて生き」，口「で愛する」と述べている．実際，口が行動，結合の形式や様式の最初の基礎を形づくる．乳幼児は，口，目，耳，触覚を通じて世界を理解する．乳幼児は，エリクソンが得ること（to get）と呼んだ文化的様式，つまり，提供されたものを受け取り，求めるものを引き出すことを学ぶ．幼児の歯が生え，かむことの喜びを発見すると，2番目の口唇期である積極的な結合の段階に入る．幼児はもはや受け身で刺激を受け入れるのではなく，感覚を求めて手を伸ばし，周りにあるものをつかもうとする．社会的様式は，物をつかみ保持する（taking and holding on）様式へと移行する．

幼児の世界における基本的信頼（basic trust）は，母親あるいは主な養育者との最初の経験から築かれる．著書「幼児期と社会」の中でエリクソンは，信頼は「絶対的な食物の量や愛情の表現によって生じるものではなく，母子関係の質によって」築かれると力説している．幼児が口を使って攻撃性を表現するにもかかわらず，首尾一貫して，時宜を得て要求に対処し反応してくれる母親の子どもは，避けられない失意や喪失に耐えることを学ぶのである．取り入れ（introjection）と投影（projection）の防衛機制は，幼児に快を内在化させ痛みを外在化させる方法を与え，「経験の一貫性，連続性，斉一性が同一性の基本的感覚をもたらすようにする」．信頼は不信よりも優勢となり，希望は具体化する．エリクソンによると，同一性のこの段階に一致する社会の要素は宗教である．というのは，両者はともに保護から生まれた信頼の上に成り立っているからである．

心理社会的変化に伴う漸成的特性という考え方に基づいて，エリクソンは精神病理の多くの形は，彼が悪化した発達危機（aggravated development crisis）と呼んだもの，すなわち，ある時点で道をそれ，次の心理社会的変化に影響を及ぼす発達の例とみなした．最も早期の二者関係における重い障害のために，信頼の基本的感覚や希望という徳を身につけることができなかった人間は，成人後に統合失調症に特徴的な深い引きこもりと退行に陥りやすくなる．エリクソンは，うつ病患者の空虚で何の

価値もないという体験は，口唇的悲観主義が優勢になるような発達上の逸脱の，自然ななり行きであると仮定した．依存もまた，口唇期への固着にさかのぼっている場合がある．

段階2：自律性対恥と疑惑（18か月ごろ～3歳ごろ） 話す能力，尿・便の調節能力が発達する中で，幼児は，保持と放出という社会様式を身につけ，エリクソンが意志と呼んだ徳の最初の目覚めを経験する．この経過のほとんどは，親など大人たちからどの程度，どのような支配を受けるかによって決まってくる．親の調節が強すぎたり，早すぎたりすると，幼児が自力で調節しようとする試みをくじかせ，結果として退行したり，誤った発達を遂げたりする．幼児が自分で調節したり判断したりすることができない状態にする親は，同様に，子どもの健全な自律性を育てることに対しても悲惨な結果をまねく．「同一性：青年と危機」の中でエリクソンは，「この段階はそれゆえ，愛すべき善き意志と憎むべき自己主張，協力とわがまま，自己表現と強迫的自己抑制あるいは忍耐の比率を決定づける時期となる」と述べている．

この比率が好ましいものであると，子どもは適切な自律の感覚と「所有して保持する」能力を発達させ，反対に比率が好ましくないと，疑惑と恥の気持ちが自由な意志をむしばむ．エリクソンによると，法と秩序の原則にはその根源に，この早期段階の保護と意志の制御の感覚がある．「幼児期と社会」の中で彼は，「子どもが心に抱き，人生が前進するにつれ修正されていく自律の感覚は，経済と政治の社会で正義が守られるのに役立ち，正義が守られることで自律の感覚も発達する」と結論づけた．

不信と疑惑の残余を抱いたまま希望と自律意志の発達の移行期に固着をきたした人は，迫害という妄想的恐怖を感じるようになることがある．心理社会的発達が第2段階で脱線すると，病理のその他の形が現れることがある．強迫性パーソナリティ障害者の完璧主義，頑固さ，けち，などは保持と放出への葛藤傾向に由来することがある．強迫症の人の考え込んだり儀式を重んじる行動は，自律に対する疑いの勝利と，初期の厳格な良心のさらなる発達の結果かもしれない．

段階3：自発性対罪意識（3歳ごろ～5歳ごろ） 運動機能と言語技能に熟達し，子どもは外の世界へいよいよ参加するようになり，より広範囲の探検と征服という全能的幻想を抱く．その際，子どもの参加様式は活発で，でしゃばりで，その社会的様式は，いわば物色中という状態である．でしゃばりぶりは子どもの強烈な好奇心，性器への関心，競合性，身体的攻撃性の中に明らかとなる．子どもは異性の親を自分のものにしたいという幻想のため，同性の親に対し競合的となり，エディプスコンプレックスが優勢となる．「同一性：青年と危機」の中でエリクソンは，「嫉妬と競争が，一方の親から寵愛を勝ち取るための最後の争いにおいて，今や頂点に達する．そして避けられない，必要な失敗を体験し，罪悪感と不安を味わうことになる」と述べている．

征服への衝動に対する罪悪感と予期される罰に対する不安は，子どもの中で，禁じられた願望を抑圧し，超自我が統制するようになると和らいでくる．この良心，すなわち自己観察，自己制御，自己懲罰の能力は，親や社会という権威の内在化である．最初，良心は厳格で妥協のないものであるが，続く道徳的体系の発達の基盤になる．エディプス願望を絶った子どもは，経験する葛藤と罪悪感がより少なくてすむような競合の場を家庭の外へ求めるようになる．この段階では子どもの自発性が伸びてくるのが目立ち，続く現実的願望と目的という徳の発達の基礎を作る．「幼児期と社会」でエリクソンは，「エディプス」期は，小児期早期の夢が大人の活動的な生活目標に結びつくのを可能にする，実現可能で具体的なものへの方向づけを規定する」と述べている．この目的に向けて，社会の制度が子どもに，おとぎ話の中の登場人物に取って代わるようになる大人の英雄の姿を通して，経済的慣習を教える．

もし自発性と罪悪感の間の葛藤の解決が不十分であると，最終的に変換症，制止あるいは恐怖症になる．自己を過度に制御して葛藤を過剰に補償すると，ストレスにより心身症になることもある．

段階4：勤勉性対劣等感（5歳ごろ～13歳ごろ） 潜伏期の開始とともに，子どもは生産の喜びを発見するようになる．新しい技術を学ぶことで勤勉さを身につけ，自分の作った物を誇りに思う．「幼児期と社会」の中でエリクソンは，「自我の境界には自分の道具や技術が含まれる．働くことの原理は子どもに，気をそらさず勤勉さを維持することで仕事をやり遂げる喜びを教える」と述べている．どのような文化においても，この時期に子どもは系統的な教育を受け，基本的な道具の使用を身につけながら生産技術の基礎を学ぶ．子どもは学びながら教師と自分を同一化し，あるいはさまざまな職業についている自分を想像する．

前段階がうまく解決されていなかったり，目の前に妨害があったりして心理社会的発達のこの段階への準備がなされていない子どもは，劣等感や不全感をもつようになる．教師や他の役割を見ならう形で，社会は，子どもが劣等感を克服し適格という徳を身につけるうえで，非常に重要になってくる．「同一性：青年と危機」の中でエリクソンは，「この時期は社会的に最も決定的に重要な段階である．勤勉性によって他者のそばで，あるいは一緒に仕事をすることになるので，分業や機会の差別の最初の感覚，つまり文化の技術的精神の感覚をこの時期に身につけることになる」としている．

勤勉性対劣等感の段階をうまく通過できない場合の病理については，この前段階ほど明確に定義されていないが，創造性が抑えられ，同一性が労働者の役割の中に包含されてしまう生産世界への遵奉者の出現と関連する場合がある．

段階5：同一性対役割の混乱（13歳ごろ～21歳ごろ） 青年期が始まり，無数の社会的・生理的変化が起こり，若

者は同一性の問題で頭がいっぱいになる．「幼児期と社会」の中でエリクソンは，若者にとって今や「第一の関心は，自分が感じているところの自分と比べて他人に自分がどう映っているか，そして幼いときに修得した役割や技術と現在の職業的模範をどう結びつけるか，ということである」と述べている．幼児期の役割と幻想はもはやふさわしくなく，しかしまだ大人になるにはほど遠い．「幼児期と社会」の中でエリクソンは，同一性の形成で生じる統合は幼児期の同一化の合計をはるかに超えるものである，と述べている．「それはこれらの同一化と，リビドーの変化，資質から発達した適性，社会的役割の中で与えられる機会を統合する自我の能力の蓄積された体験である」．

　青年期の終わりごろになると，徒党を組んだり，同一性の危機がおとずれる．エリクソンは，危機は正常な出来事であるという理由で，危機を標準的なことと考えた．この段階をうまく乗り越えられないと青年は確固たる同一性が築けず，同一性の拡散(identity diffusion)や役割の混乱に苦しむが，それは自我という感覚がなく，社会のどこに属するか混乱するといったものである．役割の混乱は家出，犯罪，顕在的な精神病といった行動の障害として顕在化する．性同一性や性的役割の問題が明らかになるのも，この時期である．青年は役割の混乱に対して，徒党やカルトに加わったり，国民的英雄に同一化することで防御することがある．個性を認めない傾向は同一性喪失の感覚から逃れるための手段である．恋に落ちて，青年が拡散した自己像を恋人に投影し，それが徐々に明確な形を呈していくのをみて，理想化した像に過度に同一化するのは青年が自己を定義づけようとするための方法である．より明確に焦点が絞られた同一性の達成とともに，青年は忠誠という徳を身につける．これは形成されようとしている自己定義に対する忠実さだけでなく，世界内自己の形式を規定してくれる観念形態に対する忠実さも含んでいる．エリクソンと妻であるジョーン・エリクソン(Joan Erikson)，キブニック(Helen Kivnick)が「老年期——生き生きしたかかわりあい——(Vital Involvement in Old Age)」の中で述べているように，「忠誠とは，避けられない価値体系の矛盾にもかかわらず，自由な誓約のもとに忠実が遂行されるのを支える能力である．それは同一性のかなめであり，観念形態を確立し，仲間関係を肯定することによって鼓舞される」．役割の混乱は，青年が同一性と所属感を作り上げられないときに生じる．エリクソンは，その結果，非行，性関連同一性障害，境界性精神病性障害などが起こりうるとしている．

段階6：親密さ対孤独(21歳ごろ〜40歳ごろ)　フロイトがかつて，ふつうの人間がうまくやれるべきことは何か，という問いに「愛することと働くこと」と答えたのはよく知られているが，エリクソンはこのフロイトの言を，この心理社会的段階について論議する際によく引用し，均衡のとれた同一性における愛という徳を重要視する．エリクソンは「同一性：青年と危機」の中で，フロイトの愛するという言葉に言及し，以下のように断言する．「性的な愛だけでなく親密さという心の広さも意味する．フロイトが愛と労働と言ったとき，それは，性的で愛する存在である権利と能力を失ってしまいかねないほどに個人を没頭させることのない程度の労働生産性を意味した」．

　若年成人にとっての親密さは忠誠と密接に結びついており，犠牲と妥協を求められてでも，有形の同盟や協力への忠誠を誓い，果たす能力である．自己放棄(例えば，性的オルガズム，強い友情，攻撃性，インスピレーション，直観を感じる瞬間)を経験して自我を喪失する恐怖に耐えられない人は自己を孤立させ，自己に没頭してしまうことになる．引きこもり(distantiation)とは，「その資質が自分にとって危険と思われる力や人々を拒否し，孤立させ，必要なら破壊することさえいとわない準備性」を意味するエリクソンが創出したやっかいな用語であるが，これは親密さを取り囲む葛藤から生じた病的状態で，親密，競合，闘争といったそれぞれの人間関係を区別する倫理観を欠き，さまざまな形の偏見，迫害，精神病理を生む．

　エリクソンは同一性を築くという心理社会的課題と，親密さを築くという心理社会的課題を切り離し，同一性の本質的な進歩が親密さの発展に先行すべきであるとしたが，これには批判と論議が少なくない．評論家は，エリクソンは2つの課題を分けること，および職業に基づいた同一性の形成を強調しているが，これは，女性にとっては継続した愛着が重要である点や，同一性は人間関係の中で作られていくという点を考慮に入れていないと主張した．

段階7：生殖性対停滞(40歳ごろ〜60歳ごろ)　エリクソンは「同一性：青年と危機」の中で，「生殖性とは本来，次世代を作り，導こうとする配慮である」としている．生殖性という用語には，自分の子孫を育て教育するという意味はそれほど含まれず，むしろ全世代や社会制度に対する保護的な関与を指す．それは生産性と創造性も含む．すでに親密な関係を築く能力を備えているので，ここでは自我とリビドーエネルギーは集団，組織，社会に対しても向けられるようになる．世話という徳が，この段階で融合する．「幼児期と社会」の中でエリクソンは，成熟した人には必要とされていると感じられることが重要であると述べている．「成熟性は，生み出され世話をされる必要があるものからの激励だけでなく，導きを必要とする」．生殖行動を通して知識と技術を伝承し，同時に社会で年長者としての権威と責任の役割を果たせたという満足を得ることができる．

　もし真の生殖性を身につけることができないと，仕事という偽りの用務に甘んじることになる．そうなると自らの役割を，その時点までにかなり熟練している技術的な側面に限るようになり，組織への，また専門職としてのより大きな責任を避けるようになる．この生殖性の失敗はアルコールや薬物乱用，性的あるいはその他の不貞

といったさまざまな現実逃避行為の仮面をかぶった，深刻な人格的停滞をまねきうる．中年期危機や未熟な虚弱性（身体的かつ心理的に）が認められることもある．この場合，病理は中年の個人に現れるだけでなく，中年世代が指導権をとる組織にも現れてくる．このようにして，中年期における発達の失敗は，失敗した生殖性の影響を社会にまき散らすような，病んで活気のない，あるいは破壊的な組織を生み出す．そのような失敗例は非常によくみられ，現代性の1つの特徴となっている．

段階 8：統合対絶望（60歳ごろ～死）　「同一性：青年と危機」の中でエリクソンは統合を，「自分にとって唯一のライフサイクルを受け入れ，そうでなければならなかったし，必然的に代わりは許されなかったものとして自分にとって重要となった人物を受け入れることである」と述べている．この段階の心理社会的発達の見地からみると，人は自分の人生にとって重要だった人は違っていたという願望をもつことをやめ，より意義ある形――自分の人生に対する責任を受け入れていることを表す形――で人を愛することができる．英知という徳と統合という感覚を身につけた人は，死の接近に耐え，エリクソンが「同一性：青年と危機」の中で述べている「とらわれはないが，なお人生に対する積極的な関心」を実現することができる．

エリクソンはこの成長の最後の段階における社会的状況を強調した．「幼児期と社会」の中で彼は，「自分の文化や文明によって発達した統合は自分の魂の「財産」となり，……そのような最終的な地固めがされると，死はその痛みを失う」と述べている．

もし統合を達成しようとする試みに失敗すると，人は外的世界に対して深い嫌悪を抱き，制度ばかりでなく人に対しても軽蔑の念をもつようになる．「幼児期と社会」の中でエリクソンは，その嫌悪の陰に死への恐怖や「残された時間はあまりに短く，別の人生を始めて統合への別の道をたどるには間に合わない」という絶望がひそんでいる，と述べている．彼はこの8つの段階を概観して，成人の統合と幼児の信頼の関係に注目し，「年長者が死を恐れないほどの十分な統合に達しているのをみることができれば，健全な子どもは人生を恐れないだろう」と述べている．

精神病理

ライフサイクルの各段階がうまく克服されないと，それぞれに独特の精神病理的結果が生じる．

基本的信頼

基本的信頼（basic trust）が障害されると，基本的不信につながる．幼児にとっての社会的信頼とは，毎回の摂食，睡眠の深さ，微笑，全般的生理的恒常性（ホメオスタシス）である．幼児期の長期間の分離は施設症や依存性抑うつをきたすこともある．後になって，この信頼の欠如が，気分変調症や抑うつ障害あるいは絶望感として顕在化することがある．成長して投影という防衛に頼る人は――この防衛はエリクソンがいう「我々は本当は自分の中にある悪を重要な人々の中にあると考える」傾向であるが――人生最初の数年に不信を経験し，猜疑性障害を発症する傾向がある．基本的不信のより重要な問題は，シゾイドパーソナリティ障害や，最も深刻な場合は統合失調症を発症させることである．物質関連障害もまた，社会的不信に関係していることがあり，物質依存性格は強い口唇依存欲求があり，人は信じられないあるいは最悪の場合，人は危険であるとの考えをもち，自分を満たすために化学物質を使用する．適切に養育されないと，幼児は空虚感を抱き，食物に対してのみでなく感覚的・視覚的刺激に対する渇望を感じることがある．そして成人後に，親密さを伴わず，抑うつ感を受け流すことができる刺激的な興奮を求めるようになる．

自律性

子どもが自律性（autonomy）を確立しようと試みる段階は，発達のこの時期におけるわがままさを指して，恐るべき2歳児（terrible two）といわれる．もし恥と疑惑が自律性を抑えると，強迫的疑惑が生じることがある．強迫性パーソナリティの頑固さもまた，疑惑が過度な場合に生じることがある．今日よくあることであるが，過度に厳しいトイレットトレーニング（用便指導）は，清潔で，規則正しく，臭気のない体を必要とするが，これは，けちで細かいことにこだわる，わがままで過剰に強迫的な性格を形成することがある．肛門性格として知られているが，そのような人間は過度に倹約家（parsimonious）で時間に正確（punctual）で，完璧主義（perfectionistic）となる（3つのP）．

過度な羞恥心は，子どもに悪や汚れの感情をもたらし，非行への道を容易にする．要するに子どもは，「人が自分をそうみるなら，そうふるまってやる」と考える．猜疑性パーソナリティでは他者が自分を制御しようとしていると感じるが，その原因は，自律性対恥と疑惑の段階にあるかもしれない．不信と対になると，迫害妄想へと発展する．衝動性障害は，人が抑制されたり制御されるのを拒絶していることの表れと考えることができるかもしれない．

自発性

エリクソンは，病理的状態では自発性（initiative）に関する葛藤は以下の2つの形のいずれかで現されると述べた．1つはヒステリー性否認で，願望の抑圧あるいは，麻痺またはインポテンスによりその願望の実行器官の阻害を引き起こす．もう1つは過剰補償の誇示で，脅えて頭を下げたい（逃げたい）のに，代わりに頭を突き出す（目立とうとする）のである．かつてはヒステリーがこの領域における病的抑圧のよくある形であったが，現在は心身症に陥ることが多い．

過度の罪悪感は全般不安症や恐怖症などのさまざまな状態につながることがある．正常な衝動に対して罪悪感をもつ患者は，衝動を抑圧し，結果として症状を形成する．自発性対罪悪感の段階における懲罰や厳しく禁ずることは，性的抑制をまねくことがある．エディプス葛藤が解決されないと，変換症や特定の恐怖症を生じることがある．性的幻想が実現しないとみなされると，子どもは自分の性器が傷つけられる恐怖を感じることで，この幻想を罰することがある．発達する超自我の残忍な襲撃を受け，子どもは願望を抑圧し，否定するようになる．もしこの傾向が持続すると，麻痺，抑圧，インポテンスが起こりうる．時に，他者の期待に十分応えられないのではないかと不安に感じると，子どもは心身症を患うことがある．

勤勉性

エリクソンは勤勉性(industry)を「物を作れるという感覚，そして上手に，完璧にさえ作れるという感覚」と説明している．もし子どもの努力が邪魔されると，子どもは自分の目的は果たすことができないあるいは価値がないと感じ，劣等感を抱くようになる．大人ではこの劣等感は，著しい仕事の妨げになることがあり，性格構造において不全感がきわ立ってくる．人によってはそのような感覚が，代償性に，金銭，権力，地位への欲動となる．親密さを犠牲にして，仕事が人生の中心となることもある．

同一性

青年期の多くの障害は同一性(identity)の混乱にもとをたどることができる．役割の混乱は危険である．エリクソンは以下のように述べている．

前段階における性同一性に関する強い疑惑に根ざしている場合，社会規範からはずれた明らかな精神病性の病態が生じることは珍しくない．もし正しく診断され，治療されれば，これらの状態あるいは症状は他の年齢のものほど致命的ではない．それは元々，若者を混乱させている職業上の同一性を確立できないことによっている．同世代で群れをなし，明らかに同一性を喪失するまで徒党や仲間のヒーローに一時的に過剰に同一化する．

同一性対役割の混乱の段階におけるその他の障害には，素行障害，秩序破壊的行動障害，性同一性障害(DSM-IV)，統合失調症様障害，その他の精神病性障害がある．家を出て，独立して生活できる能力は，この時期の大切な課題である．親からの分離ができなかったり，いつでも依存するといった問題が，この時期に生じる．

親密さ

安定した結婚や家族の形成ができるか否かは，親密さ(intimacy)を確立する能力による．成人期の最初の何年間かは，結婚すべきか，誰とすべきかの決断において重要になる．性同一性は異性愛か同性愛かの対象選択を決定するが，最も大きな課題は，他者と親密な関係を作ることである．シゾイドパーソナリティ障害では，恐怖，疑い，危険を冒す能力の欠如，愛する能力の欠如により，自分を孤立させる．

生殖性(generativity) 40〜65歳ごろまでの成人期中期では，特異的障害はエリクソンの示したその他の段階に比べて，あまり明確にあげられていない．中年では，若年成人に比べてうつ病が多いが，これは中年者が過去をふり返ったり，自分の人生を考えたり，将来を予想したときの落胆，期待がかなわないことと関係しているかもしれない．この時期に，アルコールやその他の精神活性物質の使用量が増えることもある．

統合 不安症はしばしば高齢者に生じる．エリクソンの定式によれば，この障害の発生は，人が過去をふり返って恐慌を感じることと関連する．時間は尽き，機会は使い果たされている．身体機能の衰えは，心身症，心気症，うつ病をまねく．自殺率は65歳以上が最高である．死にゆくことと死に直面している人にとって，生殖できなかったり，人生に意義ある愛着をもてないことは，耐え難いことかもしれない．エリクソンは統合(integrity)を，人生の受容と特徴づけられるとした．受容ができないと，落胆や絶望感を抱き，深刻な抑うつ障害になりうる．

治　療

フロイト派やユング派のようには，独立したエリクソン精神分析学派というものは存在しないが，エリクソンは治療過程に多くの貴重な貢献を果たした．その1つは，医師と患者の間に信頼を築くことは治療を成功させるうえで基本的必要条件であるという考え方である．精神病理が不信に由来している場合(例えば，うつ病)，患者は医師との間に信頼を再構築しなければならず，治療者は，よい母親がそうであるように，患者の求めているものに敏感でなければならない．治療者は，患者に伝わるような信頼の感覚を自らもたなくてはならない．

技　術

エリクソンは，治療者はフロイト派でしばしば言われるような無地の白板ではないとしている．むしろ治療を効果的に行うには治療者は積極的に患者に理解していることを伝えるべきである．これはただ共感的に聴くだけではなく，ことばで保証し，そうすることで互いの信頼に根ざした陽性転移が生じる．

児童精神分析家として仕事を始めたエリクソンは，子どもが，人形，積木，ミニカー，おもちゃの家具などを使って，自分を悩ませている劇的な状況を構成し，自分を取り巻く世界を再現するのを観察しながら，この相互性と信頼を提供しようと試みた．そしてエリクソンは，自分の観察結果と，子どもや家族の発言との関連を明らかにした．彼は家族全員と夕食をともにした後でのみ治療を始め，彼の治療は通常，大いに家族の協力を得て行

われた．例えば，統合失調症の子どもの退行的な病態が起こるたびごとに，エリクソンはこの病態の前にどのようなことがあったのか，家族の1人ひとりと話をした．彼は問題を明らかにしたことに完全に満足できてから，治療を開始した．時には，子どもに修正した情報を与えた．例えば，排便ができず便秘で苦しんでいる男の子に，食物は生まれない子どもではないよ，と教えるといった具合にである．

エリクソンはしばしば遊びも用いたが，これは親に対する具体的な提案とともに，治療として効果があることを示した．エリクソンは，遊びは診断的に意味深く，回復を促そうとしている治療者にとって役に立つが，またそれ自体が治療的であると考えた．遊びは自我の機能であり，子どもに社会的・身体的操作と自己を同調させる機会を与える．積木で遊ぶ子どもや，想像の中の劇的な状況を演じる大人は，環境を操作し，自我が必要としている支配感を作り出すことができる．しかし，遊戯療法(play therapy)は，子どもにとってと大人にとってでは同じではない．子どもは現実での支配権を得ようとしてひな型を作る．そして，支配できる新たな領域のことを考えている．大人は遊びを，過去を修正し自分の失敗を取り戻すために使う．

相互関係はエリクソンの健康の概念にとって重要であるが，治癒にとっても非常に重要である．エリクソンは，フロイトが催眠療法をやめたという道義をわきまえた選択を称賛した．なぜなら，催眠療法は治療者と患者の境界を広げ，また，エリクソンが子どもと成人の不平等さにたとえたような不平等さを拡大すると考えたからである．エリクソンは治療者と患者の関係は「自分自身を観察することを身につけた観察者が，被観察者にも自分を観察することを教える」平等の関係であるべきであると主張した．

夢と自由連想法

フロイト同様エリクソンも，患者が夢から連想するものを，その夢の意味を解釈するための「最良の手がかり」として研究の対象とした．エリクソンは夢への最初の連想を尊重し，これが強力で，重要であると考えた．究極的にはエリクソンは，「いったんみつかれば，連想されたすべての題材の意味を明らかにする中心的話題」を予期して，耳を傾けた．

エリクソンは，解釈は本質的に，治療者と同様に患者も求めている治療的因子であると考えた．彼は，自由に漂う注意が発見を可能にするとして重視した．エリクソンはこの注意の向け方について「病歴を調べ，治療論も確立したら，その両方を忘れて，毎回のセッション(面接)を独立したものと考えよ」と述べている．それによって治療者と患者の双方を，セッションごとに進展しなければならないという逆効果の圧力から解放し，双方が，無意識からの信号となる患者の物語ることの中のずれに気づくことを可能にする．

目 標

エリクソンは精神分析家の仕事の4つの特徴を検討した．1つめは，患者の治りたいという欲求と分析家の治したいという欲求である．患者と治療者には治癒によって動機づけられているという相互関係があり，役割の分担がある．目標は常に，患者の自我がより強化され，回復することである．2つめは，エリクソンが客観的参加と呼んだものである．治療者は常に心を開いていなければならない．「神経症は変化する」とエリクソンは述べている．新しい概念が作られ，新しい形態に整えられなければならない．3つめは，知識の参入という軸である．治療者は「選びぬいた洞察をより厳密に実験的に取り込む」．4つめは寛大さと憤りである．エリクソンは「タルムード(訳注：ユダヤ律法)のような主張，救世主的熱心さ，懲罰的通説，気まぐれな感情論，専門家的・社会的野心などに基づく自我」は有害で，患者を操作しがちである，と述べている．操作は医師と患者の隔たりを広げ，繰り返し出てきたエリクソンの考え方である両者の相互関係を実現させることを困難にする．

エリクソンによると，治療者は治療関係の中で，過去の未解決の葛藤を解決する機会をもつことができる．エリクソンは治療者に，患者を指導することを避けないよう促し，治療者は患者に禁止と許可の両方を申し出られるようでなければならないと考えた．しかし，患者の過去の経験にばかり注目しすぎて，現在の葛藤を見落としてはならない．

治療の目標は，患者がどのようにライフサイクルの多様な段階を経験したか，各段階の危機をどのように克服したか，あるいは克服しなかったかを理解することである．同様に重要なこととして，未来の段階と危機を，うまく乗り越え，適切に克服するために予期しなければならない．フロイトと異なりエリクソンは，パーソナリティは中高年になると融通がきかず変化することはないとは考えていない．エリクソンは，心理学的成長と発達はライフサイクルの全経過にわたって起きると考えた．

マサチューセッツ州ストックブリッジのオースティンリッグスセンター(Austen Riggs Center)は，エリクソンの業績の宝庫で，彼の多くの理論がそこで実践されている．エリクソンの妻ジョーンは，オースティンリッグスセンターで「解釈の行われない地帯(interpretation-free zone)」という活動計画を創設したが，これは患者が患者という立場にわずらわされず，芸術家や職人のもとで生徒として，役割を得て作業に取り組むというものである．この仕事場での作業は，患者の仕事上の発展に必要な遊びや創造性を促し，同時に治療経過の発展ももたらす．

参考文献

Brown C, Lowis MJ. Psychosocial development in the elderly: An investigation into Erikson's ninth stage. *J Aging Stud.* 2003;17:415–426.

Capps D. The decades of life: Relocating Erikson's stages. *Pastoral Psychol.* 2004;53:3–32.

Chodorow NJ. The American independent tradition: Loewald, Erikson, and the (possible) rise of intersubjective ego psychology. *Psychoanal Dialogues.* 2004;14:207–232.

Crawford TN, Cohen P, Johnson JG, Sneed JR, Brook JS. The course and psychosocial correlates of personality disorder symptoms in adolescence: Erikson's developmental theory revisited. *J Youth Adolesc.* 2004;33(5):373–387.

Friedman LJ. Erik Erikson on identity, generativity, and pseudospeciation: A biographer's perspective. *Psychoanalytic History.* 2001;3:179.

Hoare CH. Erikson's general and adult developmental revisions of Freudian thought: "Outward, forward, upward". *J Adult Dev.* 2005;12:19–31.

Kivnick HQ, Wells CK. Untapped richness in Erik H. Erikson's rootstock. *Gerontologist.* 2014;54:40–50.

Newton DS. Erik H. Erikson. In: Sadock BJ, Sadock VA, eds. *Kaplan & Sadock's Comprehensive Textbook of Psychiatry.* 8th ed. Vol. 1. Philadelphia: Lippincott Williams & Wilkins; 2005:746.

Pietikainen P, Ihanus J. On the origins of psychoanalytic psychohistory. *Historical Psychol.* 2003;6:171.

Shapiro ER, Fromm MG. Eriksonian clinical theory and psychiatric treatment. In: Sadock BJ, Sadock VA, eds. *Comprehensive Textbook of Psychiatry.* 7th ed. New York: Lippincott Williams & Wilkins; 2000.

Slater C. Generativity versus stagnation: An elaboration of Erikson's adult stage of human development. *J Adult Dev.* 2003;10:53.

Van Hiel A, Mervielde I, De Fruyt F. Stagnation and generativity: Structure, validity, and differential relationships with adaptive and maladaptive personality. *J Pers.* 2006;74(2):543.

Westermeyer JF. Predictors and characteristics of Erikson's life cycle model among men: A 32-year longitudinal study. *Int J Aging Hum Dev.* 2004;58:29–48.

Wulff D. Freud and Freudians on religion: A reader. *Int J Psychol and Rel.* 2003;13:223.

4.3　精神力動学諸派

本節では，20世紀初頭から中期にかけて，精神医学の見解や診療に貢献した人々をとりあげる．ここで述べる精神病理学理論の多くはフロイト派の精神分析から直接派生して発展したものである．しかし，これらの理論は，学習理論やパーソナリティ評価における定量的手法といった心理学のさまざまな側面から引き出されている．本節でとりあげる理論は，時間をかけて証明されており，精神医学に最も関連している．

現代精神医学の見解に大きな影響を及ぼした理論の概説を，提唱者のアルファベット順に以下に示す．人間の行動の複雑さをより理解することにつながるという点で，各理論は熟考に値する洞察を含んでいる．そして各理論は，今日の精神医学を特徴づける，理論的方向づけの多様性を示している．

アブラハム

フロイトの早期の弟子の1人であるアブラハム(Karl Abraham, 1877～1925)は，ドイツで最初の精神分析家であった．彼は，うつ病に関する精神分析的見地からの解釈と，フロイトの精神・性的発達段階に関する詳説によって，最もよく知られている．アブラハムは口唇期を，かむ時期と吸う時期に分け，肛門期を，破壊-排泄(肛門-サディズム)期と，支配-保持(肛門-性愛)時期に分け，男根期を，部分的性器愛(真性男根期)の早期と，後期の成熟性器期に分けた．アブラハムはまた，精神・性的段階とある種の疾患を結びつけて考えた．例えば，強迫神経症は肛門サディズム段階への，うつ病は口唇期への固着の結果であると考えた．

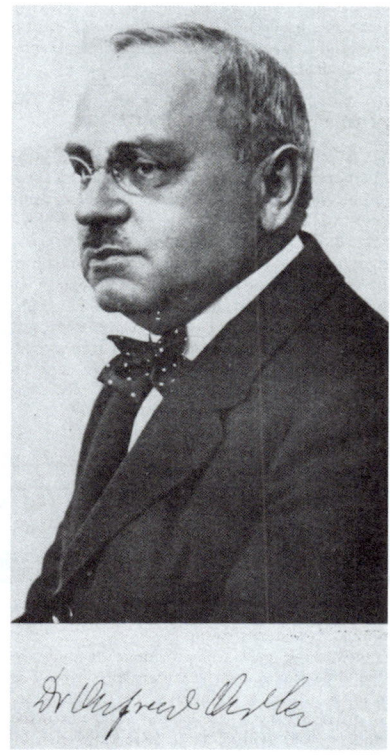

図4.3-1　アルフレッド・アドラーとその自署．(Alexandra Adlerのご好意による)

アドラー

アドラー(Alfred Adler, 1870～1937；図4.3-1)は，オーストリアのウィーンで生まれ，人生のほとんどを故郷で過ごした．一般医であった彼は，1902年にフロイトの最初の4人の共同研究者の1人となった．アドラーはリビドー理論や神経症が性的原因によることの重要性，あるいは幼児期の願望の重要性を認めなかった．彼は，攻撃性のほうが，特に権力の追求の顕在化としてはるかに重要であり，またこの権力の追求は男性的特性であると考えた．アドラーは，受動的，女性的役割を避けて男性的，能動的役割に転じようとする傾向を指摘して，男性的抗議(masculine protest)と名づけた．アドラーの理論は，個人心理学(individual psychology)として知られている．

アドラーは，個人を，精神的作用と個々のライフスタイルが1つになった，それぞれ独特の統合された生物学的存在とみなした．また彼は，個人が未来志向であり目的に向かって行動することが力学の本質であると仮定した．さらに彼は，個人と個人をとりまく社会環境の相互作用を重視した．例えば，現実の作業における行動は白

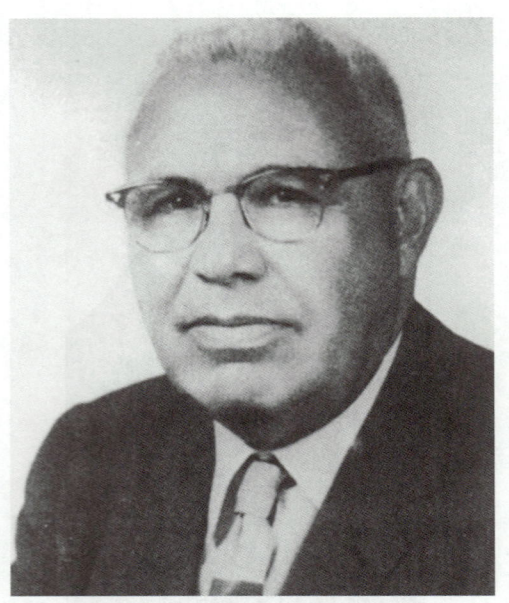

図4.3-2 フランツ・アレキサンダー．（同氏のご好意による）

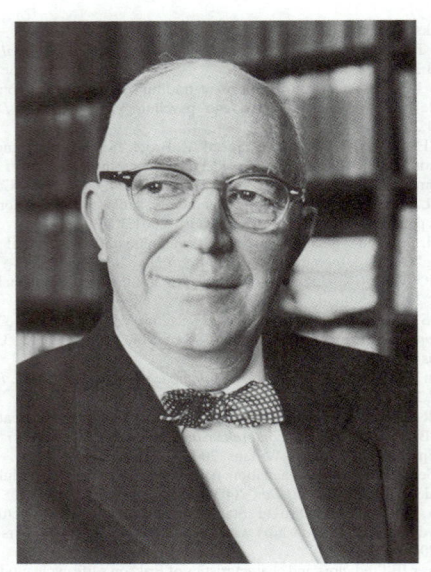

図4.3-3 ゴードン・オルポート．（© Bettmann/Corbis）

昼夢より大切である．

アドラーは，誰でも生まれながらにもっている不全感や弱さの感覚を指して，劣等感と呼んだ．発育途上の小児の自尊心は，身体上の欠陥があると低くなり，アドラーはこの現象を器官劣等性（organ inferiority）と呼んだ．彼はまた，小児のエディプス的あこがれに結びつく基本的な劣等感は，決して満たされることはないと考えた．

アドラーは，子どもが家族の中で何番目に生まれたかが重要な意味をもつと考えた，最初の発達に関する研究者の1人であった．第1子は同胞の誕生に怒りを抱き，ただ1人の子としての力があった立場をあきらめなければならないことに苦しむ．第2子は常に第1子に負けまいと闘っていなければならない．末子は，自分の立場が決して変わらないため，安心感を抱いている．アドラーは，子どもが第何子かということは生涯にわたって性格や生き方に影響を及ぼすと考えた．

アドラーの治療法の主眼は励ましで，これを通じて患者は劣等感を克服できると考えた．彼の理論によると，堅実な人間関係は，より大きな希望を抱き，孤立化を避け，社会とよりよい関係を築くことができる．患者は自分の尊厳と価値観をより高め，自らの能力と強さの評価を改める必要があると考えた．

アレキサンダー

アレキサンダー（Franz Alexander, 1891～1964；図4.3-2）は，祖国ドイツから米国へ移住し，シカゴに住みシカゴ精神分析研究所を設立した．彼は，ある種のパーソナリティ特性とある種の心身症の関係について，特定仮説（specificity hypothesis）として知られるようになった考え方を広範にわたって記載した．アレキサンダーは，精神分析の技法の一部として修正感情体験（corrective emotional experience）という方法を提唱したが，これは伝統的精神分析学者に支持されなかった．この方法の中で彼は，患者が小児期に親との関係の中で受けた悪影響を中和させるために，分析家があえて治療中に患者との間に特定の様式の関係性を取り入れることを提案した．アレキサンダーは，患者と治療者の間の信頼に基づいた支持的関係が，患者が過去の心的外傷を克服し，その経験にとらわれなくなることを可能にすると考えた．

オルポート

米国の心理学者であるオルポート（Gordon Allport, 1897～1967；図4.3-3）は人間性心理学の創始者で，これは，人間はそれぞれ自律機能と成長の生来的潜在能力をもっているという考え方に基づく理論である．全米で初めて，パーソナリティに関する心理学をハーバード大学で講義した．

オルポートは，個人にとって，個人としての存在を唯一真に保証するものは自己の感覚であると考えた．自己性は身体の認識から自己同一性（self-identity）へと，一連の段階を通して発達する．オルポートは自己同一性と自尊心の維持の希求を固有性（propriem）という用語で表した．また，特性（trait）という用語をパーソナリティ構造の主な単位を表すのに用いた人格素因（personal disposition）という用語は，個人の独特のパーソナリティの素質を表す特性である．成熟は，思いやりと親密さをもって他者とうまくやっていく能力および，発展した自己の感覚によって特徴づけられる．オルポートによると，

成熟した人間は，安心感，ユーモア，洞察力，熱意，おもしろみを備えている．精神療法は，これらの特徴に患者が気づくことを助けるように方向づけられるとしている．

バリント

バリント（Michael Balint, 1896〜1970）は，英国における対象関係論者の独立的あるいは中間的立場の1人であった．バリントは，一次愛（primary love）へと駆り立てる力が，実質的にすべての心理的現象の基礎となると考えた．幼児は完全に無条件で愛されることを望み，母親が適切な思いやりをもって手を差しのべてくれないと，自分の人生を小児期に受けられなかった愛を求めることに費やすことになる．バリントによると，基底欠損（basic fault）とは，多くの患者がもつ何かが欠けているという感覚である．フェアベーン（Ronald Fairbairn）とウィニコット（Donald W. Winnicott）のように，バリントは，内的構造におけるこの欠損が母親の失敗によると解釈した．すべての心理学的動機は適切な母の愛を受けることに失敗したことに由来するとみなした．

しかし，バリントはフェアベーンと異なり，完全に欲動理論を捨てたわけではなかった．彼は，例えばリビドーは，快楽希求と対象希求の両方であると提唱した．彼はまた，重度に障害された患者も診察したが，ウィニコットと同様に，精神分析的治療のある面が，通常言語を通して解釈されているより深い水準で作用すると考えた．精神・性的発達段階の性器期に関する何らかの要素は精神内的葛藤の側面から解釈しうるが，バリントは，ある種の言語以前の現象は分析の中で再体験され，関係性そのものが早期の体験におけるこの領域を扱うときに決め手となると考えた．

バーン

バーン（Eric Berne, 1910〜1970；図4.3-4）は，精神分析医として，最初は伝統的精神分析理論と技法の訓練を受け，その指導者となったが，最終的には交流分析として知られる独自の学派を創始した．交流とは，1人の人によって提示される，別の人に類似する反応を引き起こす刺激のことをいう．バーンは心理ゲームを，人が子どものときに学び生涯を通じて遊ぶ，型にはまった予測できる交流であると定義した．ストローク（巡り合わせ）とは人間の行動の基本的な動因であるが，これは承認や愛などの特定の報酬からなる．すべての人間は自らの中に3つの自我の状態をもつ．第1は子ども（child）で，小児期早期に固定する原始的な領域である．第2は大人（adult）で，これは現実の客観的評価ができるパーソナリティの一部を構成する．第3は親（parent）で，自分の実の親の価値を取り入れたものである．治療経過としては，患者が他者との関係で子ども，大人，親のどの部分

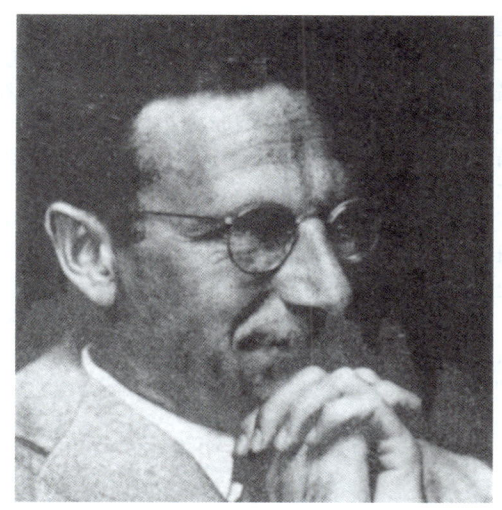

図4.3-4　エリック・バーン．（Wide World Photos のご好意による）

で機能しているか理解するのを助けることに焦点を当てる．患者が生涯を通じて何回も行われる独特のゲームを認識するに従い，最後は人間関係の中で，できるだけ大人の部分で機能できるようになる．

ビオン

ビオン（Wilfred Bion, 1897〜1979）はクライン（Melanie Klein）の投影性同一化の概念を拡大し，患者の内的世界において治療者が患者によって特定の役割を演じさせられていると感じるような患者-治療者関係をも含めた．彼はまた，治療者は患者が投影したものを包み込み，加工し修正した形で患者に返せるようにしなければならないと考えた．ビオンは似たような過程が母と子の間にも起こると考えた．また，精神の「精神病性」と「非精神病性」の側面は下位機構として同時に機能することも観察した．ビオンは，おそらく集団療法への精神分析的考え方の応用によって最もよく知られている．集団が課題から脱線するときは常に，集団は依存，対になること，闘争-逃避の3つのいずれかの基本状態（basic state）へと落ちていく．

ボウルビー

ボウルビー（John Bowlby, 1907〜1990）は一般に，愛着理論の創始者とみなされている．彼は愛着に関する理論を，1950年代に世界保健機関（World Health Organization：WHO）の顧問医として孤児に関する研究をしているときにまとめた．ボウルビーは愛着の本質は近接（proximity：すなわち子どもが母親や保護者の近くにいようとする傾向）であると強調した．彼の母と子の絆に関する理論は生物学に深く根ざしたもので，動物行動学

と進化論から広範囲にわたって引用されている．ボウルビーによると，安心で安全であるという基本的な感覚は，継続的で親密な保護者との関係に由来する．この愛着の準備状態は生物学的に規定されるもので，ボウルビーは，愛着は相互的なものであると主張した．母の絆と保護は常に子どもの愛着行動とからみ合っている．ボウルビーは，この早期の母や保護者との近接が欠如すると，子どもは安全基地(secure base)，すなわちボウルビーが考えるところの自立への発射台を作ることができないとした．安全基地がないと，子どもは怖がったり，おびやかされて，発達は著しく障害される．ボウルビーおよび愛着理論に関しては，第2章の2.2節で詳説した．

キャッテル

キャッテル(Raymond Cattell, 1905〜1998)は米国に移住する前に英国で博士号を取得した．彼は多変量解析(multivariate analysis)と因子分析(factor analysis)——多変数と因子間の関係を同時に調べることができる統計処理——をパーソナリティの研究に導入した．面接と質問票を用いて個人の生活史を客観的に調べることで，キャッテルは，パーソナリティを構築する要素を表す特性の多様性を示した．

特性は，生物学的要因に基づくものと，環境により規定された，または環境に応じて修得したものからなる．生物学的特性には性別，集団特異性，攻撃性，親の保護が含まれる．環境的特性には，仕事，宗教，友人関係，恋愛，同一性のような文化的概念が含まれる．重要な点は，生物社会学的平均への強制の法則(law of coercion to the biosocial mean)，つまり，社会はその典型的行動様式に従わせるために，遺伝学的に異なる人に対し圧力をかけるという考え方である．例えば，遺伝学的に優位な傾向をもつ人は抑制するよう促され，一方，生来従順な人は自己主張をするよう促される．

フェアベーン

フェアベーン(Ronald Fairbairn, 1889〜1964)は，スコットランド生まれの精神分析家で，その生涯の大半は比較的孤立した環境で研究に携わり，英国対象関係論派の中でも主だった1人である．フェアベーンは，小児は本来リビドー欲動と攻撃性によってではなく，対象希求的本能によって動機づけられると考えた．フェアベーンは，フロイト派のエネルギー，自我，イドの考え方の代わりに，力動的構造(dynamic structure)という概念を唱えた．小児が欲求不満な状況に陥ると，自我の一部は発達の途中で分裂し，内的対象と自我のその他の部分との関係における実体として機能する．フェアベーンはまた，対象だけでなく対象関係性も，発達の過程で内在化され，その結果，自己は常に対象との関係性の中にあり，両者はある感情と結びつくと考えた．

フェレンツィ

ハンガリーの精神分析家であるフェレンツィ(Sándor Ferenczi, 1873〜1933)は，フロイトの分析を受け，彼に影響を受けたが，後にフロイトの技法を捨てて独自の分析法を展開した．フェレンツィは，患者の症状は小児期の性的・身体的虐待と関係すると考え，治療者は，患者が小児期に得られなかった愛情を補償する形で患者を愛するべきであると提案した．フェレンツィは積極技法(active therapy)として知られる技法を提唱し，その中で治療者の介入による積極的な直面化を通じて患者が現実を意識化することを促した．フェレンツィはまた，相互分析(mutual analysis)を試みたが，これは患者と治療者がセッション(面接)ごとに交互に分析するというものである．

フランクル

オーストリアの神経科医であり哲学者でもあるフランクル(Viktor Frankl, 1905〜1997)は，ナチの強制収容所に収容された体験を経て，人間性と精神病理学について独特の視点をもつようになった．彼はそこで，人生を意味あるものにする方法をみつければ，人は最も恐ろしい状況をも耐え抜ける，という結論に至った．収容所での体験を綴った彼の著書「夜と霧(Man's Search for Meaning)」は世界中でミリオンセラーとなっている．

フランクルは人道主義者であり実存主義者でもあった．彼は，身体的および心理的側面において，人類と他の動物に共通点があると考えていたが，同時に人類だけが自由と責任の両方をもたらす精神的側面を備えていると信じていた．創造的で生産的な仕事や自分をとりまく社会や人々に対する感謝の気持ちを通して，また，苦しみのさなかであっても，いつでも前向きな姿勢でいることによって，人々は人生の意味を見出す．人生の意味を見出せないと，疎外感や絶望を味わったり，実存神経症を患ったりする．従来の社会においては，人々は宗教に生きる意味の礎を与えられ，文化的価値観を共有していた．一方，近代社会においては，人々は自身で生きる意味の源を見出さなければならない．フランクルは，薬物乱用や自殺といった社会問題は，生きる意味を見出せなかったことに起因すると考えた．

精神的な側面は，人類に自己超越や自己観察(self-distancing)をもたらす．前者は，例えば，最愛の人の幸福を考えるように，自己の利益より他人の価値を優先できる力であるとされる．後者は，ユーモアのセンスといった，外的な視点を取り入れる能力をさす．ロゴセラピー(logo therapy)として知られるフランクル式の心理療法における治療的介入はこれらの能力を基盤にしている．ロゴセラピーは，ギリシャ語で思索・理性を意味するロゴスに由来しており，フランクルは，人は無意識に普遍

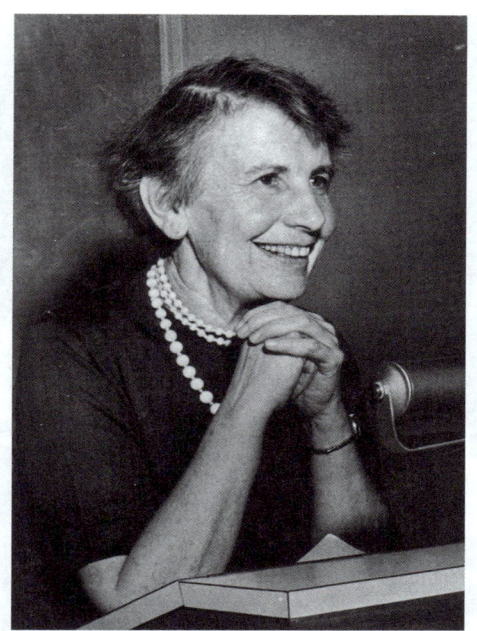

図 4.3-5 アンナ・フロイト．（National Library of Medicine のご好意による）

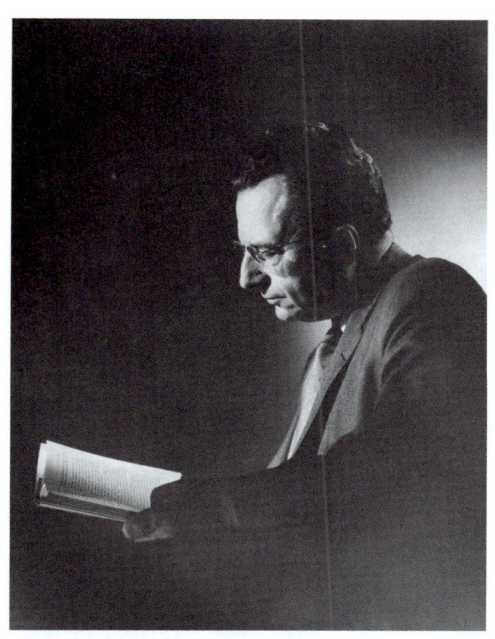

図 4.3-6 エーリッヒ・フロム．（© Bettmann/Corbis）

的な理解や調和を人生に見出そうとしていると考えた．

アンナ・フロイト

アンナ・フロイト（Anna Freud, 1895〜1982；図 4.3-5）はジクムント・フロイトの娘であるが，最終的には精神分析に彼女独自の貢献をしている．彼女の父は主に抑圧を防衛機制の中心に置いたが，アンナ・フロイトは，反動形成，退行，打ち消し，取り入れ，同一化，投影，自己自身への向け換え，逆転，昇華などの防衛機制について精緻に記載した．彼女はまた現代自我心理学の発展においても重要な役割を果たし，「表層の中に奥行きが」あることを強調した．言い換えれば，イドによる受け入れがたい願望を避けるために自我によって動員される防衛機制は，それ自体が複雑で，注目に値するというのである．その時点までは，注目がまず向けられていたのはむき出しの無意識の性的・攻撃的願望であった．彼女はまた児童精神分析の分野にも独創性に富んだ貢献をし，パーソナリティ発達における自我の機能についても研究した．1947 年，ロンドンにハムステッド小児クリニック（Hampstead Child Therapy Course and Clinic）を設立し，所長を務めた．

フロム

フロム（Erich Fromm, 1900〜1980；図 4.3-6）は 1933 年にドイツから米国に渡り，そこで博士号を取得した．彼はニューヨークにあるウィリアム・アランソン・ホワイト精神医学研究所（William Alanson White Institute for Psychiatry）の設立に尽力した．フロムは西洋社会に多くみられ，西洋社会によって規定される 5 つの性格様式を見極め，人は 1 つまたはそれ以上の性格様式を備えていると考えた．それら 5 つの性格とは，(1)受容的性格（receptive personality）：受け身である人，(2)搾取的性格（exploitative personality）：ごまかす人，(3)市場的性格（marketing personality）：日和見的で気が変わりやすい人，(4)貯蔵性格（hoarding personality）：蓄えておく人，(5)生産的性格（productive personality）：成熟していて恋愛や仕事を楽しむ人，の 5 型である．治療過程では，患者の他者に対する倫理的行動感覚を強化し，配慮，責任，および他者を尊重する気持ちを伴った生産的愛情を育ませる試みが行われる．

ゴルトシュタイン

ゴルトシュタイン（Kurt Goldstein, 1878〜1965；図 4.3-7）はドイツで生まれ，ブレスラウ大学を卒業して医師になった．彼は実存主義とゲシュタルト心理学――すべての有機体は力動的な特質をもち，相対的に一定で均等に配分されるエネルギーを供給しているという考え方――に影響を受けた．緊張-不均衡の状態が生じると，有機体は自動的に正常な状態に戻ろうとする．有機体の一部に起きたことは，その他のすべての部分に影響する．すなわち全体共有性（holocoenosis）として知られる現象である．

自己実現（self-actualization）とは，ゴルトシュタイン

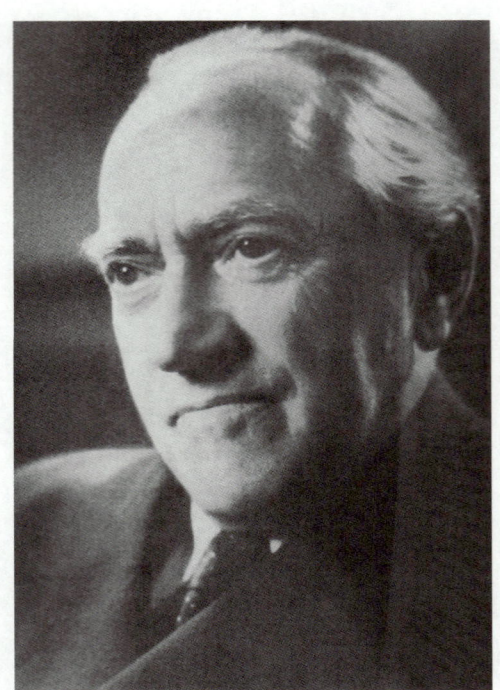

図 4.3-7　クルト・ゴルトシュタイン．(New York Academy of Medicine, New York のご好意による)

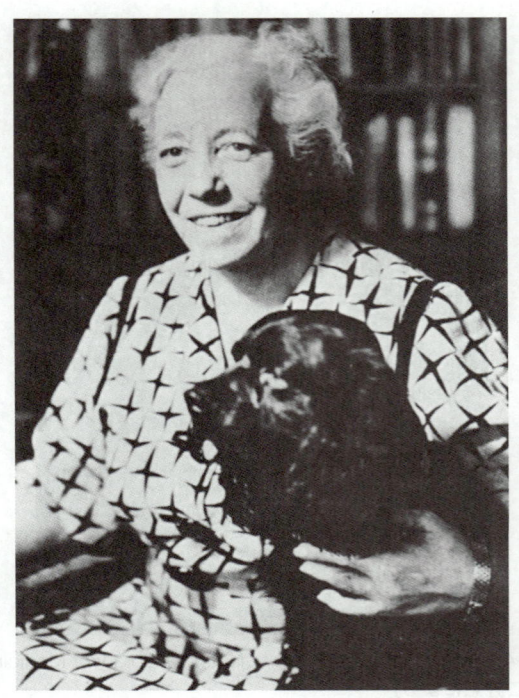

図 4.3-8　カレン・ホーナイ．(Association for the Advancement of Psychoanalysis, New York のご好意による)

が，人が潜在能力を発揮させるためにもっている創造的な力を指して用いた用語である．人はそれぞれ生来，異なった潜在能力を備えているので，それぞれ異なった道をたどって自己実現を目指す．病気は著しく自己実現を妨げる．有機体の完全性の崩壊に対する反応は，硬直して強迫的な場合があり，より原始的な行動様式への退行が特徴的である．ゴルトシュタインの最もよく知られた業績の1つは，脳損傷者の破局反応(catastrophic reaction)の研究である．これは，脳損傷のある患者がおびえや興奮を呈し，失敗を予期して恐れるために，簡単な課題に取り組むことも拒絶するというものである．

ホーナイ

ドイツ出身の精神科医・精神分析家であるホーナイ(Karen Horney, 1885〜1952；図 4.3-8)は，精神性的発達に対する社会的・文化的影響の重要性を強調した．彼女は，男性と女性の心理が異なることに着目し，夫婦関係の変遷について詳しく調査した．彼女は，ベルリン精神分析研究所で教鞭をとった後，米国へ渡った．ホーナイは，人間の現在のパーソナリティは，人と環境の相互作用の結果によるもので，小児期から抱えている小児のリビドー欲求だけに基づくものではないと考えた．全体論的心理学(holistic psychology)として知られる彼女の理論は，人は環境に影響を与え，同時に影響を受ける，一元の統一体としてみられるべきであるというものである．彼女は，エディプスコンプレックスが大人の精神病理の中で過剰に評価されていると考え，性的なものに対する親の厳格な態度が生殖器に対する過剰な関心をまねくとした．

彼女は自己に関して3つの独立した概念を提唱した．第1は実際の自己：その人の体験の総計，第2は真実の自己：調和のとれた健全な自己，第3は理想の自己：こうあるべきと感じている神経症的期待のかかった，実際以上に立派な理想像である．名声，知性，権力，強さ，外見，性的能力，その他自己消滅や自己嫌悪につながるさまざまな特質に重点を置きすぎることで，人間の自尊心は人間を真実の自己から遠ざけてしまう．ホーナイはまた，基底不安(basic anxiety)と基本的信頼(basic trust)という概念を確立した．彼女の治療に対する考え方は，パーソナリティの成長を妨げている歪んだ影響を探究することで，自己実現(self-realization)を目指していく，というものである．

ジェイコブソン

米国の精神分析家ジェイコブソン(Edith Jacobson, 1897〜1978)は，構造モデルと対象関係の強調は，本来相容れないものではないと考えた．彼女は自我，自己理想像，対象理想像はお互いの発達に影響を与え合うと考え，小児の母性対象に対する失望は，必ずしも母親の実際の不首尾によるものではないと主張した．彼女によると，失望は接触や関与の全面的な希求に関係するのではなく，特定の，欲動による要求に関係する．小児の快また

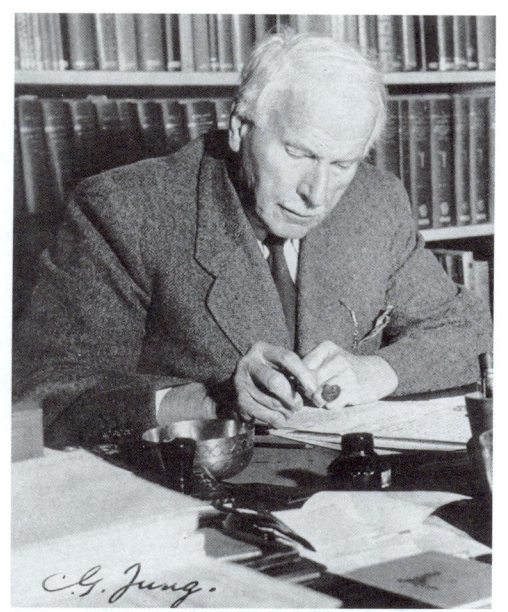

図 4.3-9 カール・グスタフ・ユングとその自署.（National Library of Medicine, Bethesda, MD のご好意による）

は「不快」の経験は早期の親-幼児関係の中心であるとみなした．満足のいく経験は，よいあるいは満足のいく理想像を作り，一方，満足のいかない経験は，悪いあるいはいらだたしい理想像を作る．正常もしくは異常な発達は，これらの自己理想像，対象理想像の発展に基づく．ジェイコブソンは，固着の概念は満足の仕方というより対象関係の在り方に関連しているとしている．

ユング

スイスの精神分析家ユング（Carl Gustav Jung, 1875〜1961；図4.3-9）は，分析的心理学と呼ばれる精神分析学派の創始者である．ユング概念はフロイトの理論に基づいてはいるが，その範囲を超えたものとなっている．ユングは最初はフロイトと師弟関係にあったが，フロイトの幼児性欲説に同意できず，フロイトから離れた．ユングは，すべての人がもつ共通の，神話的・象徴的過去からなる集合的無意識（collective unconscious）という形で，フロイトの無意識の概念を発展させた．集合的無意識は，普遍的な象徴的意味をもつ具象的表象と輪郭すなわち元型（archetype）を包含している．元型には，母親，父親，子ども，その他英雄などの像がある．元型は，コンプレックス，すなわち元型的心像と互いに影響し合う各自の経験の結果として発展する感覚に基づいた観念を生み出す．例えば，母親コンプレックスは母子間の相互関係によってのみ決定づけられるのではなく，元型の母親と実際の母親の役割を果たす女性との間に生じる葛藤によっても決定づけられる．

ユングは，パーソナリティ特性には内向型と外向型の

2つがあると考えた．内向的性格は，思考，直観，感情，感覚といった自分の内的世界に注目し，外向的性格は，外の世界，他者，物品などに関心が向いている．人は，両方の特性を併せもっている．ペルソナは，パーソナリティを隠している仮面で，人が外の世界に向けて示す顔である．ペルソナが固定され正体が自分自身から隠されてしまうことがある．アニマとアニムスは男性，女性がそれぞれもつ無意識の特性で，ペルソナと対照的なものである．アニマは男性の未発現の女性性で，アニムスは女性の中にある未発現の男性性である．

ユング派の治療の目標は現実への適切な適応で，これは人の潜在的な生産能力を発揮できるようにすることを意味する．最終的には個性化が目標で，これは生涯にわたる過程であり，それによって人は各人独自の同一性の感覚を発展させるのである．この発展の過程において人は，それまで歩んできた道とは異なる，新しい道を歩むことになるであろう．

カーンバーグ

カーンバーグ（Otto Kernberg, 1928〜　）は，米国でおそらく最も有力な対象関係論者である．クラインとジェイコブソンに影響を受け，彼の理論の大半は，境界性パーソナリティ障害の患者の治療に由来している．カーンバーグは，自我分裂と，良い自己形態と悪い自己形態，良い対象形態と悪い対象形態の詳述で知られている．彼は構造モデルを使っているが，イドは自己像，対象像，およびそれらに関係した情動によって構成されると考えた．欲動は内在化された人間関係における体験との関連においてのみ，顕在化する．良い自己表象と悪い自己表象ならびに対象関係はそれぞれ，リビドーと攻撃性に関係する．対象関係は，構造の構成要素であるのみでなく，欲動のもとにもなる．関係性の経験における良い，悪いは，欲動の備給につながる．言い換えれば，リビドーと攻撃性という2つの本能は，愛と憎しみという，対象に向けられる感情に起因する．

カーンバーグは自我の統合感覚の欠如，自我脆弱性，超自我による統合の欠落，分裂や投影性同一化などの原始的防衛機制に頼ること，一次過程思考への変換傾向に特徴づけられる広範な患者の一群を，境界パーソナリティ構造と名づけた．彼は，そのような患者に対しては，転移の問題が過程の早期に扱われるような特定の精神分析的精神療法を用いることを提案した．

クライン

クライン（Melanie Klein, 1882〜1960；図4.3-10）はウィーンで生まれ，アブラハム-フェレンツィに指導を受け，後にロンドンに渡った．クラインは欲動と密接な関係のある内的対象関係の理論を発展させた．彼女独自の見解は，その多くが児童精神分析から得たものである

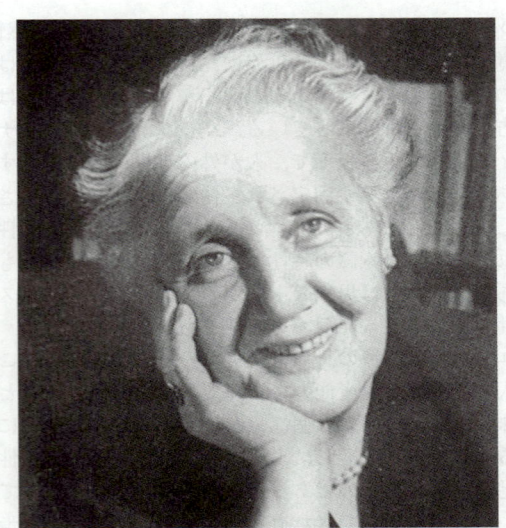

図 4.3-10 メラニー・クライン.（同氏と Douglas Glass 氏のご好意による）

が，中でも無意識的精神内幻想の役割に注目している．彼女は，自我が崩壊の恐怖に対処するために分裂を経験すると考えた．また，フロイトの死の本能の概念は攻撃性，憎悪，サディズム，その他の「悪いもの」を理解するために中心となる概念で，これらはすべて死の本能の派生物と考えた．

クラインは，投影と取り入れを生後数か月で行われる原始的防衛操作とみなした．乳児は死の本能の派生物を母親に投影し，「悪い母親」からの攻撃を恐れるとし，この現象をクラインは迫害不安（persecutory anxiety）と呼んだ．この不安は妄想的-分裂的態勢（paranoid-schizoid position），すなわち乳児と母親のあらゆる側面が良いまたは悪い要素に分けられるという乳児の体験様式と密接な関係がある．絶望的な見方が統合されてくると子どもは，母親に向けた敵意あるサディスティックな幻想によって母親を傷つけ，破壊してしまったのではないかと心配するようになる．発達のこの段階は抑うつ的態勢（depressive position）と呼ばれ，母親は良い面と悪い面の両方をもっており，愛と憎悪両方の感情の対象とみなされる．クラインはまた，児童精神分析の発展にも貢献した．それは分析家が遊びの解釈をするのを可能にしてくれる象徴的な形で，子どもがおもちゃを用いたり遊んだりする分析的遊びの技法から発展したものである．

コフート

コフート（Heinz Kohut, 1913〜1981；図4.3-11）は，ナルシシズム（narcissism）に関する研究と自己心理学を創始したことでよく知られている．彼は，性欲や攻撃性より，自己評価と自己結合力の発達と維持のほうが重要であると考えた．コフートは，発達は対象関係へ向かって

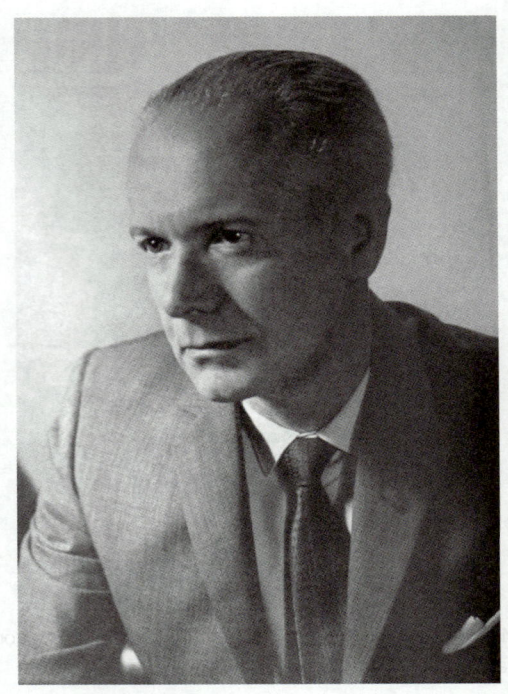

図 4.3-11 ハインツ・コフート．（New York Academy of Medicine, New York のご好意による）

進み，ナルシシズムから離れていくとみなされている点において，フロイトのナルシシズムの概念は断定的であると考えた．コフートは発達には2つの独立した形があり，1つは対象関係に向かうことで，もう1つは自己の向上に向かうことであると考えた．

乳幼児期に子どもは，早期の母子間の至福の状態という保護された状態を失うことを恐れ，失われた万能感を保つために次の3つの道の1つに頼る．すなわち，誇大自己，分身，理想化された親の心象である．これら3つの自己の軸は自己対象転移（self-object transference）として知られる，特徴的な転移によって精神分析的治療の中に顕在化してくる．誇大自己は鏡転移（mirror transference）を起こし，そこでは患者は自己顕示的自己表示をして治療者の眼に微かな輝きをとらえようとする．分身は，双子転移（twinship transference）を起こし，患者は治療者を分身とみなす．理想化された親の心象は，理想化転移を起こし，患者は，高められた治療者の像の面前にいることで，自己評価が高められたように感じる．

コフートは，子どもが母親に感情移入ができないと，自己対象機能を他者に対して用いる必要があるときに，ある特定の段階で発達が停止してしまうと考えた．コフートはこの考えを最初，自己愛性パーソナリティ障害（narcissistic personality disorder）に用いたが，後になって精神病理学にも拡張して適用した．

ラカン

　ラカン（Jacques Lacan, 1901～1981）はパリで生まれ，精神科医になり，独自の学派であるパリフロイト学派を創始した．彼はフロイトの精神内界的概念と，言語学・記号学の概念を統合しようと試みた（言語と象徴の研究）．フロイトが無意識を，欲求，願望，本能の絶えず変動する騒然たる状況とみなしたのに対し，ラカンは世界の構成に役立つ1つの言語とみなした．彼の主要な2つの概念は，無意識は言語と同様に構造化されており，また無意識は語らいであるというものである．一次過程思考は，制御されず自由にわき出る思考の連続である．症状は潜在する一次過程思考の徴候や象徴である．治療者の役割は，パーソナリティ構造の記号的表現を解釈することである．ラカンの理論の基本は，鏡像段階と呼ばれるもので，乳児が他者の像を視覚的に知覚することで，自分自身を認識することを学ぶ時期に相当する．その意味で，自我は自己の一部ではなく，むしろ自己の外にある何者かであり，自己の視覚でとらえられるものである．自我は実際の自己を表象するというより，親と社会を表象するようになる．

　ラカンの治療法は自己との距離を縮め，より他者と関わることを必要とする．関係性はしばしば幻想化され，それによって現実が歪むので修正されなければならないとされている．彼の最も論議の的になっている理論は，実際の関係性を理解するうえでの抵抗はセッション（面接）の時間を短くすることで減らすことができ，精神分析的セッションは時間でなく内容と過程によって決めるべきであるという考え方である．

レヴィン

　レヴィン（Kurt Lewin, 1890～1947）はベルリン大学で博士号を取得し，1930年代に米国へ渡り，コーネル大学，ハーバード大学，マサチューセッツ工科大学で教鞭をとった．彼は物理学の場の考え方を取り入れ，場理論（field theory）という概念を提唱した．場は共存する，相互に依存する部分の全体である．行動は人間を機能させ人間の環境を作り，それらがともに生活空間（life space）を作り上げる．生活空間は満足を求める誘意性あるいは欲求を伴って，絶え間なく変化する場となる．空腹な人は食事をしたばかりの人よりレストランを気にかけ，郵便物を出したい人はポストを気にかける．

　レヴィンは場理論を集団に適用した．集団力動は，集団の仲間同士の相互作用に起因し，各成員は他の仲間に頼っている．集団は成員にその行動を変えるよう圧力をかけることができるが，行動が変化するとき，その成員もまた集団に影響を及ぼす．

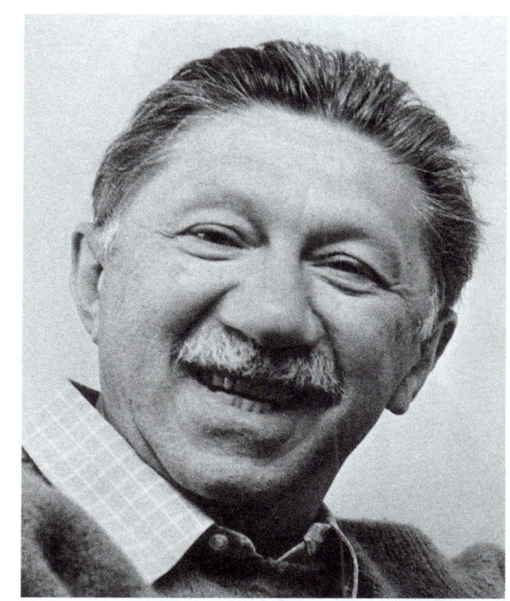

図4.3-12　アブラハム・H. マズロー．（© Bettmann/Corbis）

マズロー

　マズロー（Abraham Maslow, 1908～1970；図4.3-12）はニューヨークのブルックリンで生まれ，ウィスコンシン大学で大学院まで学んだ．ゴルトシュタインとともに，マズローは自己実現論——人の全体性を理解する必要性——を重視した．人間性心理学の指導者であったマズローは，誰にでもある欲求の階層構造について述べた．飢餓，口渇のようなより原始的欲求が満たされると，感情，自尊心のようなより進んだ心理学的欲求が第一次的動機となる．自己実現は最も高次の欲求である．

　絶頂経験（peak experience）は，しばしば自己実現者に起こるものである．それは一時的に短い時間，突然経験する力強い，通常の経験の範囲を超えた意識の状態で，理解力が高まり，強い多幸感があり，活力は統合され，宇宙と一体化し，時間と空間感覚が変容する．この強烈な経験は，心理学的に健康な人に最も多く，長期にわたって続く有益な効果をもたらすことがある．

メニンガー

　メニンガー（Karl A. Menninger, 1893～1990）は，米国で初めて精神分析の研修を受けた医師の1人である．弟のウィルとともに，精神分析的原理に基づいた精神科病院の概念を提唱し，カンザス州トピーカにメニンガー・クリニックを設立した．彼はまた著作の多い作家でもあり，「人間の心」は彼の最もよく知られる著作の1つで，一般の人々の精神科への理解をもたらした．別の著作「おのれに背くもの」の中で，フロイトの死の本能の妥当性

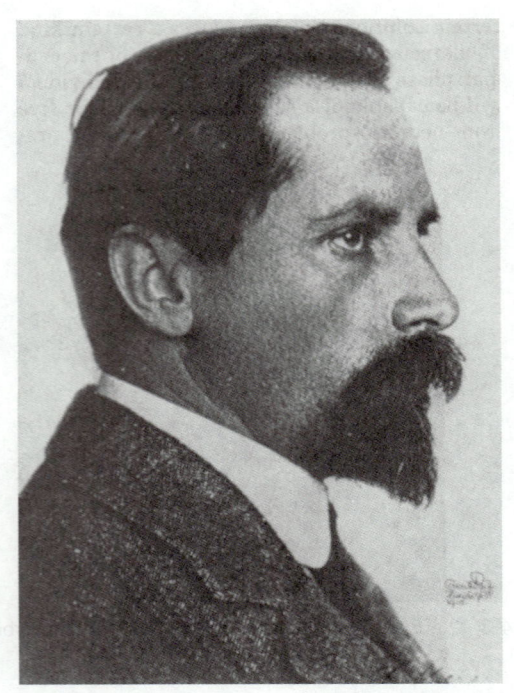

図 4.3-13　アドルフ・マイアー．(National Library of Medicine, Bethesda, MD)

を納得させるような論拠をあげている．The Vital Balance は彼の最大の著作で，その中で精神病理学についての独自の理論を系統立てて述べている．メニンガーは終生，刑事司法制度にも興味をもち，「刑罰という名の犯罪」の中で多くの有罪とされた犯罪者たちは処罰よりも治療が必要であると主張した．最後に，彼の「精神分析技法論」は，精神分析家の介入の理論的土台を吟味することのできる数少ない本の1冊である．

マイアー

マイアー（Adolph Meyer, 1866～1950；図 4.3-13）は，1892年にスイスから米国へ渡り，最終的にはジョンズ・ホプキンス大学医学部のヘンリー・ファップス精神科クリニックの教授になった．彼は，メタ心理学（無意識的心理学）には関心を示さず，常識的な精神生物学的方法論を積極的に精神疾患の研究に取り入れ，症状と個人の精神的および生物的機能の相互関係を重要視した．彼はパーソナリティについての研究に伝記的なアプローチをとった．精神病患者の治療を孤立した州立病院ではなく社会全体で行おうと試み，同時に，精神衛生運動を強く支持していた．マイアーは，常識の精神医学という概念を提唱し，患者の現在の生活状況が現実的に改善されうる方法に注目した．彼は，有機体全体の反応という意味の ergasia（訳注：精神身体的人間全体が完全に統合活動を示している状態）という用語を創り出した．彼の治療方針は，患者の不健康な適応を修正することによって患者の適応を助けることであった．彼の技法の1つに，患者に自伝的生活歴を作成させるという方法がある．

マーフィ

マーフィ（Gardner Murphy, 1895～1979；図 4.3-14）はオハイオ州で生まれ，コロンビア大学で博士号を取得

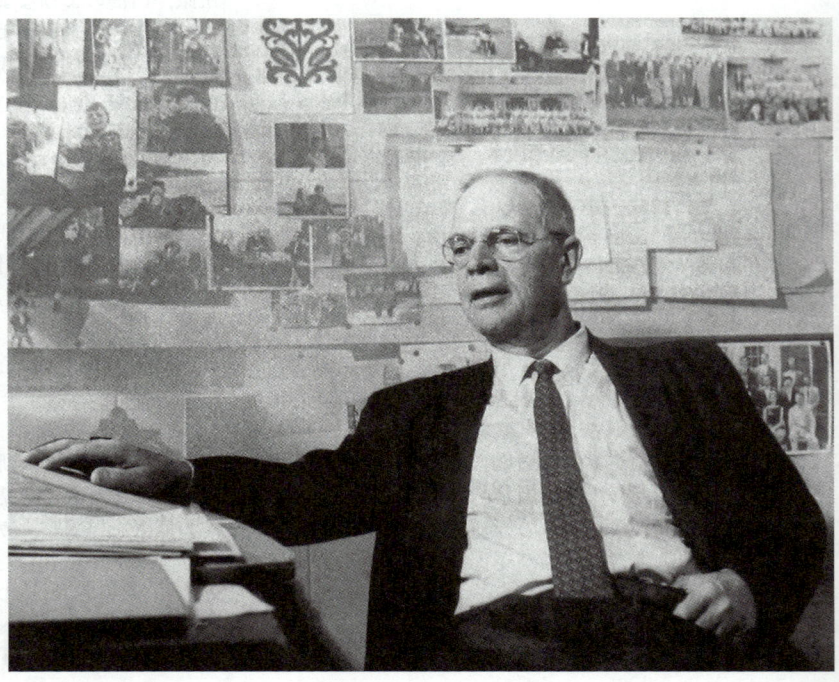

図 4.3-14　ガードナー・マーフィ．(New York Academy of Medicine, New York のご好意による）

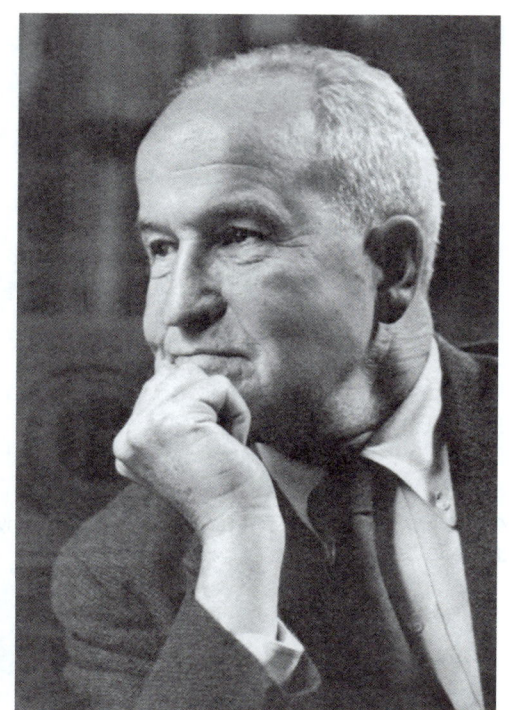

図 4.3-15 ヘンリー・マレー．(New York Academy of Medicine, New York のご好意による)

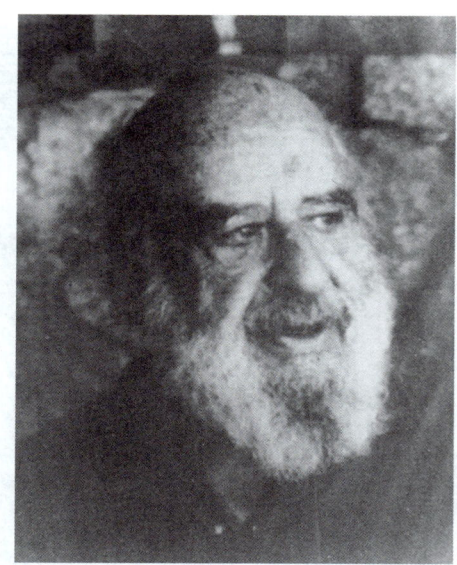

図 4.3-16 フレデリック・パールズ．(the National Library of Medicine のご好意による)

した．彼は総合的な心理学の歴史を著した最初の1人で，社会学的，全般的，教育的心理学に多大な貢献をした．マーフィによるとパーソナリティ発達の3段階は，未分化な総体の段階，分化の段階，統合の段階である．この発達はしばしば一様でなく，途中で退行と進展の両方が起こる．人間には生来4つの欲求があり，それらは内臓系，運動系，知覚系，緊急に関係するものである．これらの欲求は人がさまざまな社会的，環境的状況を経験することで形作られていき，次第に特異的になっていく．疎通(canalization)は，ある欲求とその欲求を満たす一定の方法との間につながりを確立することで，これらの変化をもたらす．

　マーフィは超心理学に興味を抱いた．睡眠，傾眠，ある種の薬物と中毒状態，催眠，せん妄といった状態は，超常的体験が起こりやすい．超常的体験を妨げる要因としては，さまざまな心内の障壁，全般的社会的環境，通常の感覚で起こる経験に強く意識を向けることがある．

マレー

　マレー(Henry Murray, 1893～1988；図 4.3-15)はニューヨークで生まれ，コロンビア大学医学部を卒業し，ボストン精神医学研究所を創立した．マレーは人間の行動の研究に，観相学(personology)という用語を用いた．彼は人の内的あるいは外的刺激によって喚起される欲求，すなわち動機づけに注目し，これがいったん生じると欲求が減少あるいは満たされるまで，活動を続けさせると考えた．彼は無意識的および意識的思考過程と問題領域を明らかにする投影法である絵画統覚検査(Thematic Apperception Test：TAT)を考案した．

パールズ

　ゲシュタルト理論(Gestalt theory)は，ヴェルトハイマー(Max Wertheimer, 1880～1943)，ケーラー(Wolfgang Köhler, 1887～1967)，レヴィンらの影響のもと，ドイツで発展した．パールズ(Frederick S. Perls, 1893～1970；図 4.3-16)は，そこでそのときに起こった事象を重視する精神分析学派とは大きく異なり，ここで今(here and now)体験していることを強調するゲシュタルト理論を治療に適用した．動機づけに関しては，患者はいつでも起こりうるそのときの欲求を認識し，これらの欲求を満たしたいという欲動が自分の現在の行動にどのような形で影響をもたらしうるかを理解することを学ぶ．ゲシュタルト学説によると，行動はその総和以上の意味をもつ．ゲシュタルトあるいは全体はともに，より小さい独立した出来事の合計を包含し，さらにそれを超える．そしてそれは，価値，意味，形式のような実際の経験の本質的な特徴と関係する．

ラドー

　ラドー(Sandor Rado, 1890～1972；図 4.3-17)は1945年にハンガリーから米国へ渡り，ニューヨークにコロンビア大学精神分析研究所を設立した．彼の理論の適応的精神力学(adaptational dynamics)は，生体は快楽の制御

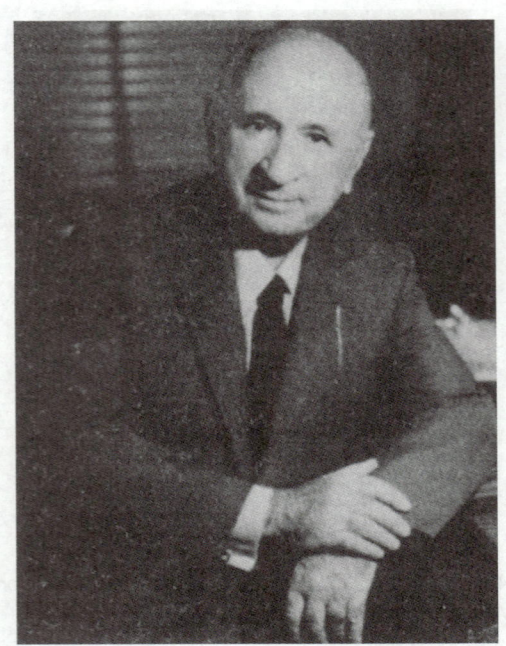

図 4.3-17 サンダー・ラドー．(New York Academy of Medicine のご好意による)

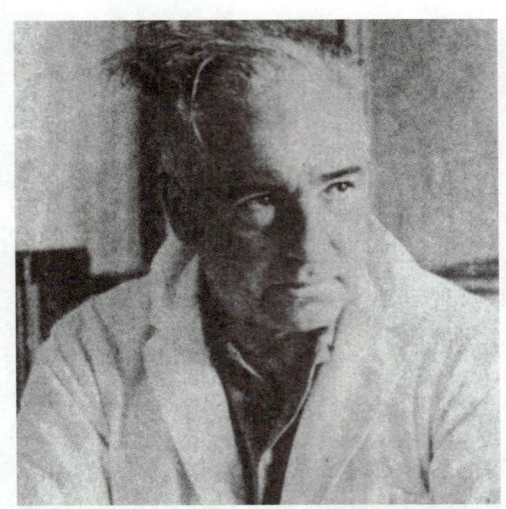

図 4.3-19 ウィルヘルム・ライヒ．(New York Academy of Medicine のご好意による)

ランク

オーストリアの心理学者で，フロイトに師事したランク(Otto Rank, 1884～1939；図 4.3-18)は，1924 年に出版した The Trauma of the Birth を機に，フロイトから離れ，出産外傷と自らが名づけた新しい理論を示した．不安は母からの分離，特に容易な満足の源である子宮からの分離と関係があるとした．この痛みを伴った経験が原不安になる．眠りと夢は子宮への回帰を象徴する．

パーソナリティは衝動，感情，意志からなる．子どもの衝動は即座の放出と充足を求める．トイレットトレーニング(用便指導)のように衝動が支配されるようになるにつれ，子どもは意志の発達過程に入る．もし意志があまりに強固になると，病的特性(例えば，頑固，反抗的，抑圧的)が生じることがある．

ライヒ

ライヒ(Wilhelm Reich, 1897～1957；図 4.3-19)はオーストリア出身の精神分析家で，性格形成と性格の型分類の分野で精神分析に貢献した．性格の鎧(character armor)は，自己理解と変化への抵抗の役割を担う性格の防衛である．性格には 4 つの主な型がある．それらは，ヒステリー性格(性的に魅力的，不安で，リビドー発達の男根期に固着)，強迫性格(抑制され，疑い深く，優柔不断で，肛門期に固着)，自己愛性格(男根期に固着しており，もし男性なら女性を軽蔑する)，マゾヒズム的性格(愛を過度に求めて，長く苦しみ，不満を訴え，自己卑下的)である．

治療過程は意志療法(will therapy)と呼ばれ，患者と治療者の関係に重点を置き，治療の目標は，患者が分離

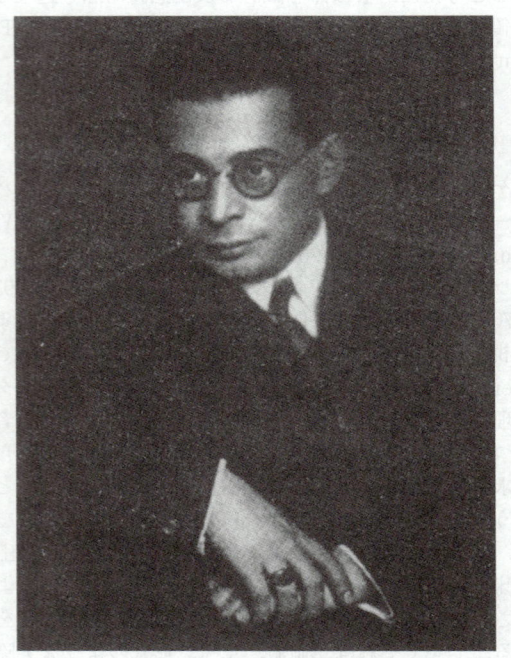

図 4.3-18 オットー・ランク．(New York Academy of Medicine のご好意による)

によって機能する生物体系であるというもので，その点はフロイトの快感原則に多少似ている．文化的要因はしばしば，生体の自己制御能力を妨害して，過度の快感抑制と行動障害をきたす．治療では，患者は快楽感情をどのように体験すればよいかを再学習する．

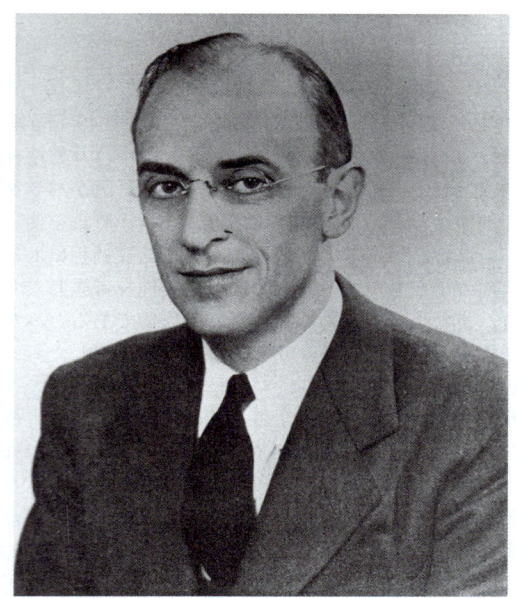

図 4.3-20 カール・ロジャーズ．(the National Library of Medicine のご好意による)

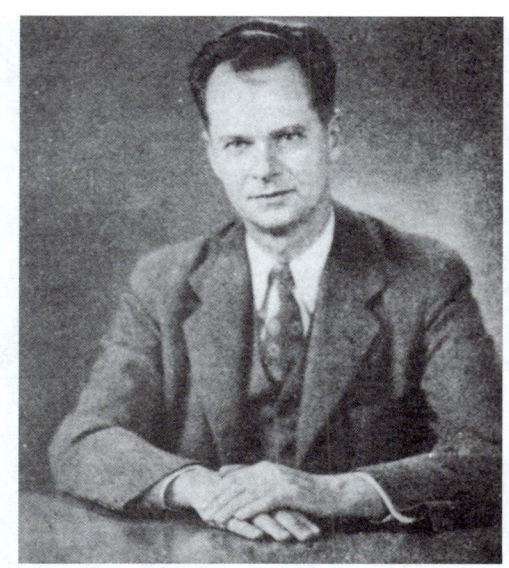

図 4.3-21 B. F. スキナー．(New York Academy of Medicine, New York のご好意による)

を受容できるように助けることである．治療者への過度な依存を避けるため，治療の終了期日が明確に告げられる．

ロジャーズ

ロジャーズ (Carl Rogers, 1902～1987；図 4.3-20) はコロンビア大学で心理学の博士号を取得し，ニューヨークでユニオン神学校に通ったのち，聖職者になるための勉強をした．彼の名はパーソナリティと精神療法における人間中心の理論の提唱で最もよく知られており，その主な概念は，自己実現と自己指示である．特に，人間は，自己実現と呼ばれる完全な水準へ向かって，最も健全な方法で自らを導いていく能力を備えて生まれる．ロジャーズは人間中心の方法により，パーソナリティを特性と形式からなる固定した実体ではなく，常に変化する疎通性，関係性，自己概念と関係する力動的な現象とみなした．

ロジャーズは来談者中心療法 (client-centered psychotherapy) と呼ばれる治療法を考案した．治療者は，来談者 (クライエント) が自己実現への願望を再びもてる雰囲気を作るよう試みる．治療者はクライエントを，無条件の肯定的配慮により，ありのままに全く批判せず受け入れる．その他の治療的実践は，前もって考えられた治療構造よりも現在に注目し，患者の感情を重視し，過程を重要視し，クライエントの潜在能力と自己責任能力を信じ，クライエントに対する肯定的な態度に基づく哲学をもつことである．

サルトル

サルトル (Jean-Paul Sartre, 1905～1980) はパリに生まれ，心理学へ転じる前は脚本家であり，小説家であった．第 2 次世界大戦中には，1940～1941 年までドイツの捕虜であった．ハイデガー (Martin Heidegger) の概念に影響を受け，実存的精神分析を創始した．サルトルの心理学は，内省的自己が概念の鍵とされた．彼は，人間だけが自分を対象として考えることができ，したがって，人間にとっての「存在する」という体験は自然界の中で無二のものであると認識した．この内省する能力が，人間が存在に意味を付与するようにしむける．サルトルは，この意味が，人にそれぞれの本質を創造させると考えた．

サルトルは無意識の領域を否定した．彼は，人間は自由であるように，また根本的な存在の苦しい選択──存在に意味を与えてくれる神などいない孤独──と対決するよう運命づけられていると考えた．その結果，人はそれぞれ，価値と意味を創り出す．神経症は自由からの逃避で，それが精神的健康を維持するための鍵となる．サルトルは哲学と心理学に明確な区別をつけなかった．心理学者は哲学者のように世界における真実を追究する．サルトルは，この真実の一部は意識と存在の弁証法と考えた．意識は無をもたらし，存在の意味を打ち消す．理想は明言される信念によって示されるのではなく，行動によって示される．

スキナー

スキナー (Burrhus Frederic Skinner, 1904～1990；図

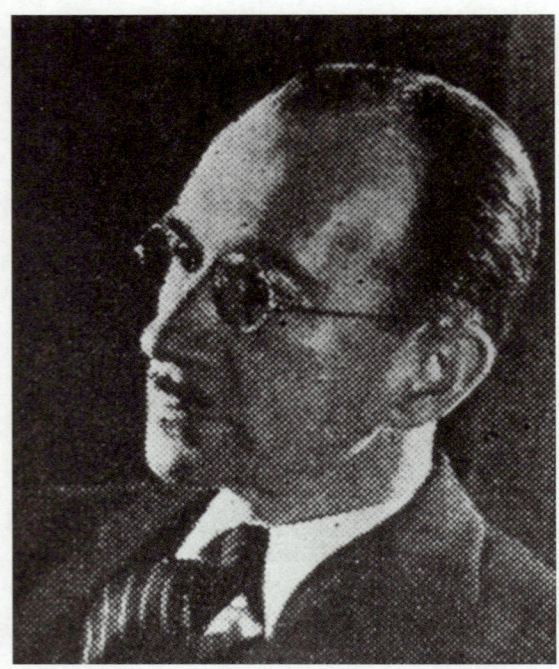

図 4.3-22　ハリー・スタック・サリバン．（National Library of Medicine のご好意による）

4.3-21）はB. F. スキナーとして知られており，ハーバード大学で心理学の博士号を取得し，同大学で長年にわたり教鞭をとった．スキナーの独創性に富んだオペラント（能動的反応）学習の研究は，現在行われている多くの行動修正法，プログラムされた教育，一般教育の分野の基礎になった．彼の行動の本質に関する総括的な考えは，より広範囲にわたって応用されており，おそらくフロイトを除けば最も論議されることが多い理論である．彼の影響力は精神医学領域の内外において多大である．

彼のパーソナリティに関する考え方は，ある特定のパーソナリティ論というよりは，行動に関する彼の基本的な考えから得られた．スキナーは，パーソナリティは他の習性や一連の行動と変わらず，後から身につき維持されたもので，他の行動と同様，報酬と罰の法則によって強められたり弱められたりすると考えた．行動主義とは，スキナーの基本的理論としてよく知られているように，観察でき，計測でき，操作することができる行動のみに関わるとするものである．その他の支配的なパーソナリティ理論の抽象観念や心理主義的特徴は，スキナーの概念にはほとんどみられない．自己，観念，自我といった概念は，行動を理解するうえで必要ではないと考えられ，避けられた．オペラント条件づけの過程と学習の基本原則の応用を通して，人は，生活で直面する刺激の世界に対する反応を特徴づける一連の行動を発達させると考えられた．そのような一連の反応がパーソナリティと呼ばれる．

サリバン

サリバン（Harry Stack Sullivan, 1892～1949；図4.3-22）は，最も独創的で際立った米国生まれの力動精神学理論家として広く認められている．精神科医がパラタクシス的ゆがみ（parataxic distortion）という用語を使ったり，自尊心という考えを適用したり，発達過程にある前青年期の子どもたちの友人関係の重要性を考慮したりする時，また患者の行動様式が対人操作的であるとみなしたりするとき，彼らはサリバンが最初に提唱した考え方を適用している．

サリバンは，世界に対する人間の体験および思考様式を3つに分類した．プロトタクシック（prototaxic）様式は，全体を部分に分けたり象徴を用いることのできない未分化な思考である．これは通常，乳児と統合失調症の患者にみられる．パラタクシック（parataxic）様式では，時間的または連続的な結びつきによってものごとは因果関係をもつが，論理的関係は了解されない．シンタクシック（syntaxic）様式は論理的，理性的で，人間が達しうる最も成熟した型の認知機能である．これら3つの思考および体験様式は誰にでも並行して起こり，シンタクシック様式のみで機能するのは稀な人である．

パーソナリティ特性の全体の形態はセルフシステムとして知られ，各段階で発達し，精神内界の力のあらわれというよりは対人的な体験の結果である．乳児期に乳児は原始的欲求が満たされないと，初めて不安が生じる．幼児期は2～5歳ごろまでで，主な課題は文化の要求や権力ある大人にどう対処するかを学ぶことである．5～8歳ごろの少年期になると同等の友人を求め，彼らとのつき合い方を学ばなくてはならない．前青年期は8～12歳ごろまでで，愛と，同性の他者と協調する力を発達させる．このいわゆる仲良しの期間が，親密なつきあいの感覚の原型である．統合失調症の患者では，この仲良しの経験がしばしば欠如している．思春期になると主な課題には，家族からの分離，規範と価値の感覚の発達，異性愛への移行が含まれる．

治療の過程には関与しながらの観察者（participant observer）として知られる治療者の積極的な参加が必要とされる．体験の様式，特にパラタクシック様式（訳注：ほぼ同時に生ずるが理論的関係のないできごとの間に因果関係を想定する思考）を明確にし，新しい行動様式を実行しなければならない．究極的には，自分が頭で考えたところの自分でもなければ，他人にそう見えて欲しい自分でもなく，あるがままの自分として自らを見る必要がある．

サリバンは，重度の統合失調症の患者への精神療法の有効性を唱えたことで最もよく知られている．彼は，統合失調症で最も症状が重い患者でも，精神療法の人間関係を通じて理解することが可能であると考えた．

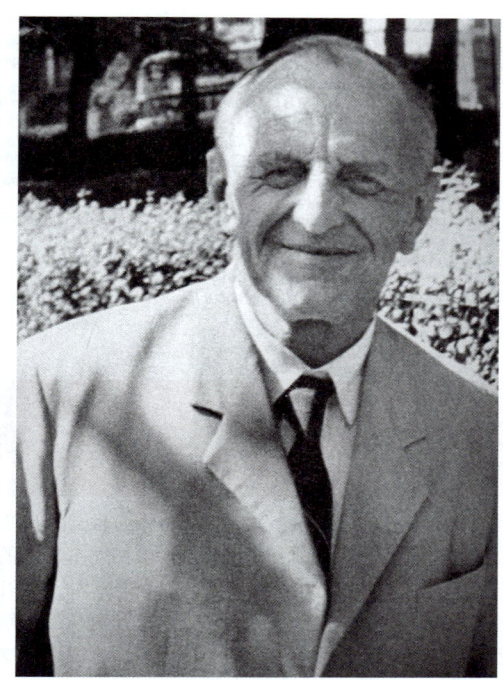

図 4.3-23　ドナルド・ウィニコット．（New York Academy of Medicine, New York のご好意による）

ウィニコット

ウィニコット（Donald W. Winnicott, 1896～1971；図 4.3-23）は対象関係論の英国学派の中心的人物の1人である．彼の複合的自己構成の理論は本当の自己（true self）について記述しているが，これはほど良い母親（good-enough mother）によって与えられる子どもをだき抱える環境（holding environment）という反応的な環境において発達する．もし乳児が，自己という感覚の発達に際して心的外傷的混乱を経験しても，偽りの自己（false self）が現れて調整し，母親の意識的，無意識的要求に適応する．そうすることによって，守られた外面の陰で，本当の自己は，損なわれないままの状態を維持するのに必要なプライバシーを与えられる．

ウィニコットはまた，移行対象（transitional object）の概念を記述した．一般に，おしゃぶり，毛布，テディベアなどは，乳児が分離して独立しようとする時期に母親の代わりとなる．それがあれば母親が不在でも安心感を得ることができる．

以下の症例は，本節で詳述されているさまざまな精神力動学派の考え方がどのように患者の臨床的観察に応用できるかを具体的に示す一例である．

A氏は26歳の白人男性で，双極Ⅰ型障害を患っていた．上級学位を取得するのに必要な最後の課程を修了できず，治安妨害で逮捕された後，治療を受けることになった．彼は，講義をどの程度履修したかについて，また専門職としての資格を取得するのに必要な試験を受けなかったことについて，家族にずっと嘘をついていた．また，彼は何年にもわたってほぼ毎日マリファナを使用していたこと，そして時には幻覚剤を使用していたことも黙っていた．

A氏は大学に入学した頃からマリファナを吸い始め，大学院在学中には毎日吸うようになっていた．大学4年生になったばかりの頃，明らかな躁病の症状が出現し，双極Ⅰ型障害と診断された．彼の気分障害はリチウム（リーマス）で十分にコントロールされていた．大学院生になると，むしろ軽躁状態を維持することを好み，気が向いたときだけ指示に従い服薬していた．彼は3か月から半年に1度，投薬治療の効果を確認するため，精神科を受診していた．大学院での4年間の間に，明らかなうつ病の症状が2回出現したため，セルトラリン（ジェイゾロフト）を1日につき100 mg服用し始めたが，その効果は疑問であった．A氏は自身が偉大な作家になるであろうと信じていた．彼はニューヨークに行って，1930年代のアルゴンキン・クラブや1940年後半のビート詩人たちに匹敵するような前衛作家集団の一員になることを夢見ていた．彼は双極Ⅰ型障害を発症する前から，この強い願望を抱き，またマリファナを乱用していた．彼は気が向いたときにしか授業に出なかったが，それでも成績は良かった．最終の授業では，期末試験はなかったが，論文の提出が必要だった．彼はこの論文を，異なる時代背景と文化をもつ2人の思想家の対話を取り入れた戯曲の形式で書こうとした．彼の担当教授はこのアイデアに大変関心を示したが，A氏はこの課題を先延ばしにし，1年間留年せざるを得なくなった．この時期，彼は花を育て撮影することにも大きな関心をもっていた．

A氏は大都市で生まれ育った．父親は商業不動産で大成功を収めていた．母親は子育てを終えた後，彼女の父親から相続していた保有不動産を事業の立ち上げと運営にかなり使った．資産のほとんどは，この患者と彼の兄弟姉妹のために信託基金に預けられていた．信託資産は母親がすべて管理しており，必要な時だけ子どもたちにお金を渡した．精神疾患の家族歴はない．

この患者は，母親は大変愛情深く思いやりがあったが，それは時に押し付けがましく支配的であったほどだと述べている．例えば，彼に治療を受けさせるよう最初に手配したのは母親であるが，その後，担当の精神科医が大人である息子の病状を定期的に知らせなかったことに彼女は立腹した．息子から聞いた治療内容のさまざまな面に対しても批判的であった．この患者の姉と兄は一流大学・大学院に通っていたが，母親の不動産管理会社で働くために帰郷した．30歳の姉は両親と暮らしていた．35歳の兄はしばらくの間両親と暮らした後，数ブロック先の場所に引っ越した．まだ大学に在学していた弟も，マリファナを過剰に摂取していた．弟は，この患者の問題を極力矮小化して家族に伝え，何が何でも帰郷したくなかった患者を守ろうとした．注目すべきは，子どもたちが1人も結婚していないことである．もっとも兄と姉はそれぞれ真剣な交際を何度かしたことがあった．

子どもたちは母親を愛情のこもった喜びと困惑の目で見ていたようである．父親は，思いやりに溢れてはいるが，母親の機嫌を損ねないようにすることに多くのエネルギー

を費し，子どもたちにも同様にするよう促した内気な人間である，とみられていた．一方的な判断をしがちで，細かいことにこだわる母親の押し付けがましさに対して，子どもたちはしばしば彼女を挑発したがった．父親は彼らを止めたが，彼らの挑発は時に愉快に思えた．

一家は，社会奉仕と家族間の絆を大切にするしっかりとした価値観をもつ，仲の良い家族だと考えていた．一家はある教団に所属していたが，惜しみない寄付金とともに，主に社会奉仕と社会貢献ボランティア事業で関与していた．

A氏は，高校時代，討論会で大変優秀な成績をおさめており，彼はその出来事を明確に思い出したが，詳細はほとんど述べなかった．彼は，部外者，いうなれば人間性の観察者，という役割に立つ傾向があった．それは彼が作家の役割と一致すると考えたものだった．彼は自身の双極Ⅰ型障害を誇りにしており，軽躁状態が自分の創造力を高めると考えて，ほぼ常に軽躁状態でいられるよう服薬を調節しようとした．彼はマリファナの使用も同じような調子で考えていた．うつ病相の時に彼を最も苦しませたことの1つは，マリファナを使用してももはや幸福感は得られず，むしろ気分が悪くなることだった．直近のうつ病相の時には，自律神経系の症状はみられなかった．むしろ，活気のなさ，無感覚・無感動，恥じる気持ち，快感喪失，活力欠如を示した．特に彼は帰郷して家族と同居することを恥じていた．

この患者は，表向きは自身の疾患をよく理解し受け入れており，また疾患に関する書籍をたくさん読んでいた．しかし，家族は「適切な治療を受ければ，躁うつ病患者も普通の生活ができる」という情報を，彼が普通に扱われるよう，その情報は隠しておくべきだと解釈して対応した．一方，A氏は自身の疾患，疾患に対する誇り，そして彼が疾患と関連付けている創造力について，大学院の友人たちに包み隠さず話していた．

この患者は長期にわたって2種類の夢を繰り返し見ていた．1つは彼が飛行している夢である．物語の流れはさまざまであったが，飛行というテーマは繰り返し現れた．彼はしばしば夢の中で，傷を癒したり，撃たれても死ななかったり，世界やある人々の集団を致命的な危険から救ったりする不思議な能力をもっていた．繰り返し見るもう1つの夢はホテルのロビーに関するものであった．夢は通常，彼が人々の集団に会うためにホテルのロビーに入るところから始まったが，常に恐怖感がつきまとっていた．

参考文献

Caldwell L, Joyce A, eds. *Reading Winnicott*. New York: Routledge; 2011.
DeRobertis EM. Deriving a third force approach to child development from the works of Alfred Adler. *J Hum Psychol*. 2011;51:492.
DeRobertis EM. Winnicott, Kohut, and the developmental context of well-being. *Hum Psychol*. 2010;38(4):336.
Funk R, ed. *The Clinical Erich Fromm: Personal Accounts and Papers on Therapeutic Technique*. New York: Editions Rodopi B.V.; 2009.
Guasto G. Welcome, trauma, and introjection: A tribute to Sandor Ferenczi. *J Am Acad Psychoanal Dynam Psych*. 2011;39(2):337.
Kernberg O. Narcissistic personality disorder. In: Clarkin JF, Fonagy P, Gabbard GO, eds. *Psychodynamic Psychotherapy for Personality Disorders: A Clinical Handbook*. Arlington, VA: American Psychiatric Publishing; 2010:257.
Kirshner LA, ed. *Between Winnicott and Lacan: A Clinical Engagement*. New York: Routledge; 2011.
Kiselica AM, Ruscio J. Scientific communication in clinical psychology: examining patterns of citations and references. *Clin Psychol Psychother*. 2014;21:13–20.
Lachman G. *Jung the Mystic: The Esoteric Dimensions of Carl Jung's Life and Teachings: A New Biography*. New York: Penguin; 2010.
Mohl PC, Brenner AM. Other psychodynamic schools. In: Sadock BJ, Sadock VA, Ruiz P, eds. *Kaplan & Sadock's Comprehensive Textbook of Psychiatry*. 9th ed. Vol. 1. Philadelphia: Lippincott Williams & Wilkins; 2009:847.
Palombo J, Bendicsen HK, Koch BJ. *Guide to Psychoanalytic Developmental Theories*. New York: Springer; 2009.
Pattakos A, Covey SR. *Prisoners of Our Thoughts: Viktor Frankl's Principles for Discovering Meaning in Life and Work*. San Francisco: Berrett-Koehler; 2010.
Paul HA. The Karen Horney clinic and the legacy of Horney. *Am J Psychoanal*. 2010;70:63.
Revelle W. Personality structure and measurement: The contributions of Raymond Cattell. *Br J Psychol*. 2009; 100(S1):253.
Schwartz J. The vicissitudes of Melanie Klein. Or, what is the case? *Attach New Direc Psychother Relation Psychoanal*. 2010;4(2):105.
Stein M, ed. *Jungian Psychoanalysis: Working in the Spirit of Carl Jung*. Chicago: Open Court; 2010.

4.4　ポジティブ心理学

ポジティブ心理学(positive psychology)は，人生を大いに生きる価値があることにするものに関する科学的な研究を包括的に表した用語である．ポジティブ心理学は，人間の経験について，より完全で安定した科学的見解を研究して発見することを目的としている．ポジティブ心理学の新しい分野では，短所と同様に長所にも焦点を当て，人生における最悪なものの矯正と同様に最良のものの構築にも興味を向け，病的状態にある人間の治療と同様に健康な人間の人生を充実させることが求められている．

ポジティブ心理学は，人々の問題とそれらをどのように改善するかという点を重視しがちな旧態依然の心理学に取って代わるものではない．むしろ，ポジティブ心理学は，問題に焦点を合わせた心理学を補完し発展させることを目的としている．ポジティブ心理学者たちの関心は，ますます，個人または集団の安寧を促すような治療介入を検討することに向かっている．繰り返すが，こうした治療介入は既存の心理療法を補完するものと考えるべきである．

ポジティブ心理学では，誕生から死に至るまでの人生を良い方向に向かわせるものは何かを観察している．その何かは最善の体験——最善の状態で最善を尽くしている人々——に関係している．人生には浮き沈みがつきものであるが，ポジティブ心理学では，最悪の経験を否定しない．ポジティブ心理学の特徴的な前提はより特別な意味合いをもっている．人生において良いものは悪いものと同様に本物であり，故に，心理学者にとっては，悪いものと同じように良いものに着目する価値がある．ポジティブ心理学では，人生においては問題を回避したり解消したりする以上のことが求められ，また，良い人生とは，単に苦痛を取り除いたり機能障害を回復させるにとどまらないものでなければならない，とみなされている．

経験的結果

ポジティブ心理学は，まだ新しい研究分野ではあるが，すでに確立された研究成果の基準があり，それらは検討に値する．実際，ポジティブ心理学は，経験的結果によって明確にされるボトムアップ式（訳注：基礎的な原理から出発して全体を組み立てる方式）の研究分野である．以下に記述するのは，ポジティブな体験，ポジティブな性質，ポジティブな関係，そしてポジティブな社会について研究されてきたことの一例である．

心理学者が自己申告による幸福感や生活満足度について調査する際，通常主観的な安寧感という注釈がつくが，彼らは数値化された評価尺度を用いる．一貫しており，そして多分意外な結果は，さまざまな境遇にあるほとんどの人々がほとんどいつも，幸福評価尺度の中間点より上の数値を出すことである．対象者が米国の億万長者であろうがカルカッタの路上生活者であろうが，変わらない．この結果から，年齢，性別，民族性，教育といった層の特性はどれをとっても，対象者が自覚している幸福感には意外なほど影響を与えない，と考えられる．

幸福感と重要な相互関係にあるものは本質的に社会である．幸福感，安寧感との相互関係が薄い層の特性とは対照的に，以下の強固な相互関係について考察する．

・友人の数
・結婚しているか
・外交的であるか
・感謝の気持ちがあるか
・信仰心があるか
・余暇活動を楽しんでいるか
・雇用されているか（収入の多少は問わない）

幸福感をもつ人々と強い幸福感をもつ人々を比較した研究によると，両者には著しい違いが1つあった．他者との良好な関係である．被験者となった強い幸福感をもつ人々は全員が，他者と親密な関係を築いていた．心理学研究において，幸福感を得るための必要または十分条件についての記述はほとんどないが，これらのデータは，良い社会的関係が最高の幸福感を得るための必要条件である可能性を示唆している．

人生という場で成功している人々はもちろん幸福であるが，実験的かつ長期に渡る調査により，明白とは言い難いが，より興味深い発見がなされた．幸福感は実際に学業・職業・そして人間関係の領域での成功につながるというのである．

他者と良好な関係を築くことは，満足する人生を送る上で最も重要な貢献を果たし，そして，それは幸福感の必要条件となる可能性さえある．職場で「親友」ができると，満足感を得られ，さらには生産性が上がる可能性が非常に高くなる．良好な関係においては，ポジティブなコミュニケーションの量がネガティブなコミュニケーションの量を大幅に上回る．

ポジティブ心理学者たちは，ポジティブなコミュニケーションの特性を詳しく観察し，何かが起こった際，人が他者に対してとる反応を4通りに類型化している．例えば，昇給といった良い出来事があった場合：

・積極的建設的反応——熱狂的な反応：「すごい．これからもっとお給料が上がると思うわ」
・積極的否定的反応——否定的な側面を指摘する反応：「もっと働くよう，要求されるんじゃない？」
・受動的建設的反応——控えめな反応：「それはよかったわね，あなた」
・受動的否定的反応——無関心な反応：「今日は1日中雨だったわね」

積極的建設的反応をしている夫婦は幸せな結婚生活を送っている．それ以外の反応が積極的建設的反応より多くなると，結婚生活に不満を感じやすくなる．この調査は結婚生活関連に限って行われたものだが，他の関係にもあてはまるであろう．

心理学と精神医学は，長い間，宗教を無視するか，疑わしいものとみなしてきた．しかし，宗教はさまざまな心理的領域に一定の効用があることが積み重なる調査によってわかってきた．心の中にある宗教的信念は，問題に対処したり，そもそも身体的疾患を防ぐ力になりうる．信仰心は寿命，幸福感，そして良い人生の指標となるものに関連している．

生活必需品にもこと欠くほど貧しい人々はもちろん不幸であるが，極貧から抜け出して収入が増えても，人生の満足感には意外にもほとんど関係しない．収入は安寧感にほとんど影響しないが，働いているかいないかは幸福感により強く関わってくる．雇用され仕事をしている人々は，職業上の地位や報酬に関係なく幸福である．幸福感と仕事への没頭によって，人々は自身の仕事を天職と考え，何をしても生産性が高まり，病気欠勤が減り，現役の時間が長くなることさえある．

アリストテレスの概念であるエウダイモニア（幸福：eudaimonia）——内なる自分（ダイモーン［精霊：demon］）に誠実であること——によると，真の幸福とは，己の徳を見つけ出し，育て，徳に従って生きることである．エウダイモニアと，エウダイモニア同様に伝統的な概念であるヘドニズム（快楽主義：hedonism）——快楽を追求し苦痛を避けること——を比較してみよう．ヘドニズムは功利主義（utilitarianism）の礎であり，同様に精神分析学の土台を強化し，行動主義の根本的基盤のほとんどをもたらしている．調査によると，エウダイモニアは常に，人生の満足感の要因としては，快楽より勝っている．エウダイモニア的目標と活動を追求する人々は，快楽を追及する人々より満足度が高い．ヘドニズムが人生の満足感と無関係であるということではないが，すべての条件が

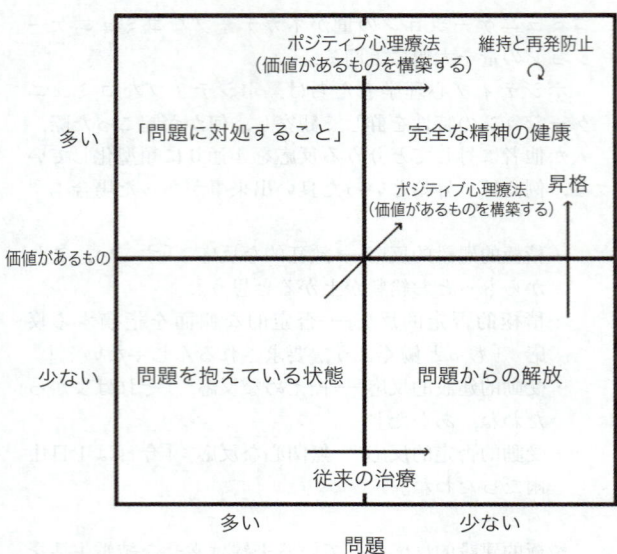

図 4.4-1 精神の健康と精神の障害．その特徴を 4 分割した四角形で図示した．(Sadock BJ, Sadock VA, Ruiz P, eds. *Kaplan & Sadock's Comprehensive Textbook of Psychiatry*. 9th ed. Philadelphia：Lippincott Williams & Wilkins；2009：2942 から許可を得て転載)

同じならば，ヘドニズムからはエウダイモニアほどの長期的な幸福感を得ることはできない．

ポジティブな社会についての研究は始まったばかりであるが，家族，学校，職場，社会全体の何であれ，人々を反映させる社会は共通の特性の核心をもっている，ということについては同意が得られている：

・目的──機関の信念に基づいた目的についての見通しの共有，追悼や祝賀で強化されているもの
・安全性──脅威，危険，搾取に対する防御
・公平性──賞罰を管理する公平な規則とその規則を一貫して執行する手段
・人道性──互いへの配慮と関心
・尊厳──社会に属するすべての人々をそれぞれの立場に関係なく 1 人の人間として扱うこと

心理学者たちは，少なくとも米国では，彼らが学んできたことを合理的に適用することによって人間の状態は良くなる可能性があると，長い間考えてきた．ポジティブ心理学者も例外ではなく，その多くは，人々をもっと幸福にし，希望をもたせ，彼らの徳を高め，成熟させ，社会と関わりをもたせるような治療介入に目を向けてきた．こうした治療介入は，いくつかの症例においてはその有用性を裏付けるであろうデータを待たずに適用されているが，それ以外の症例においては結果研究が行われている．最も説得力のある研究でさえ，数年を超える経過観察に基づいていない．そして研究者はたいてい意欲的で熱心なボランティアである．それゆえ，こうした治療介入を，さまざまな人々に対して徐々に適用できるよういかに一般化させていくかは，優先順位の高い研究テーマである．

ポジティブ心理学と臨床作業

ポジティブ心理学の概念が最初に示された時，その目標は，伝統的な心理学・精神医学の目標のように人々をマイナス 5 から 0 の状態にもっていくのではなく，それどころかプラス 2 からプラス 5（図 4.4-1 の右上を参照）の状態にもっていくことであると述べている．矯正とは対照的に，「昇格」(promotion) に重点を置いていることはポジティブ心理学の視点の重要な特性であるが，臨床作業におけるこの新しい領域とその役割の可能性については十分に検証されていない．

精神保健におけるポジティブ心理学の展望

世界保健機関 (World Health Organization：WHO) は，1948 年の設立時，「保健」(health) とは「単に疾病や衰弱がないことだけではなく，肉体的・精神的・社会的に完全な安寧を保っている状態」であると定義した．さらに近年になると，この見解には，社会的かつ経済的に実りのある人生を送ることができる能力も含まれるようになった．この定義は，保健 (health) とは疾病がないこと以上の状態を必要とするという重要な宣言であるが，「安寧」(well-being) と「保健」(health) が同義であるため，循環論法的になっている．ポジティブ心理学者の仕事によってこの定義はより明確になり，それゆえに，研究と治療介入にとってより有用な指針となる．

これまで研究されてきたトピックなどから推定すると，ポジティブ心理学では，人々は，ネガティブな感情よりポジティブな感情をもっている時のほうが好調であり，また，生活を楽しむことで自身の人生に満足し，自分が上手にできることを見つけ出してその才能や強みをどんどん生かし，なすべきことに没頭し，社会共同体に貢献する一員となり，人生の意味や目的という実感をもっている，と考える．身体的な健康や安全という状況は当然，精神的な安寧にとって重要である．良い人生 (good life) をつくるこれらの要素に価値を認めない文化的集団は想像しがたい．人間の多様性を尊重することに対して，極端な文化相対主義は必要ない．

ここで留意すべきは，このより多彩な保健 (health) の特性は，WHO の定義を反映しており，現代ポジティブ心理学のすべての関心分野における研究から引き出されていることである．関連の研究では，そのように定義された保健は単一のものではない，と注意している．精神状態や好調さを示す特性における得失を考えると，完全な健康を，少なくとも同時に手に入れられる人はいない．ゆえに，精神保健は，1 つひとつの要約した得点ではなく，特性の全体像によって説明されるべきである．精神疾患の診断・統計マニュアル第 5 版（Diagnostic and

Statistical Manual of Mental Disorders, 5th edition：DSM-5）には，何百もの精神的な問題について記載されているが，それと同じくらい多くの，良い人生（good life）についてのさまざまな顕現例がありそうである．

精神病理学理論

科学的研究に値するテーマという観点からすると，ポジティブ心理学の理論は1つではない．それどころか，ほとんどの現代心理学と同様，特異な現象を解明するために，進化心理学から行動・認知・社会文化心理学のモデルに渡るさまざまなより広い視点を活用した中間理論を基盤にしている．異なるテーマは異なる理論で説明される．心理学の最終的な統合は素晴らしい目標かもしれないが，まだ実現していない．

ポジティブ心理学の発展におけるこの初期の段階では，合意に基づいた，あるいは統一された理論がないことに問題はない．心理学的な良い人生（good life）というものは，まだ理解されておらず，ポジティブ心理学者たちは，それを適切に表現する語彙を現在も追い求めている．そうすると，現時点で単独の理論を支持することは時期尚早であるばかりか，逆効果になることさえあろう．

ポジティブ心理学は，規範的ではなく，記述的な試みであるとの議論がある．ポジティブ心理学が反復可能な事実で裏づけされた経験的な科学であるべきだということを意味するならば，この主張は妥当であり，また，この分野全体の特性を明確に示している．ポジティブ心理学が前提にとらわれない，あるいは価値が中立的であることを意味するならば，この主張ははるかに擁護しがたいものとなる．結局，ポジティブ心理学者たちは，望ましい，あるいは道徳的など何であれ，「良い」人生（good life）の実際に「良い」の価値を判断し，良い人生については心理学の従来的な手法を使って研究できるというメタ理論的な推測をしている．いずれにしても，ポジティブ心理学は，臨床心理学や臨床精神医学を超えるものではない．現時点で存在するポジティブ心理学の理論的多様性を考えると，規範性はさらに低いかもしれない．

ポジティブ心理学の評価

評価はずっと以前から心理学において必要不可欠であり，そのほとんどは，当然のことながら，弱点，欠陥，そして問題を特定する方向でなされている．ポジティブ心理学の視点では，従来の評価を，置き換えるのではなく，拡大適用して長所や能力といった分野に注目すべきであるとしている．精神疾患がない状態でも人生の満足度が低い場合があるが，とはいえ，不満は精神的・社会的問題に関係している．反対に，症状があったとしても，人生への高い満足感は，良い機能につながる．

ポジティブ心理学者たちは，評価をする人が欠陥評価基準のゼロ点を払拭できるような優れた一連の測定手段を発展させてきた．例えば，典型的なうつ病評価基準を用いた場合，最も健全であることを示す得点はゼロであるが，この評価基準では，気楽なだけの人々と活力・喜びに満ちた人々がひとくくりにされてしまう．両者の差異には大いに注目したいように思える．そしてポジティブ心理学者が発展させてきた自己報告型の調査と面談は，その差異への注目を可能にする．

現在のポジティブ心理学における評価基準のほとんどは調査目的で開発されており，人々の集団に関する研究結果を出すために情報集約する場合は最も有効である．これらの評価基準は，イプサティブ的（すなわち2つの選択枝のどちらかを選ばせる）にも用いることが可能であり，個人の心理学的特徴はずっと同じままなのか，それとも経年的に変化していくのか，その過程を説明しているが，これらの説明を慎重に適用することは，議論のポイントであり治療への出発点である．確固たる診断検査というものは何1つなく，それがある前提で治療がなされるべきではない．このような慎重さはすべての心理学的評価にふさわしいものであるが，ポジティブ心理学の特別な評価基準においてはより重視する価値がある．

ポジティブ心理学の技術

ポジティブ心理学者たちは，短時間の治療介入が，短期的には，幸福感・満足感・充足感を高める可能性があることを実証してきた．いくつかの症例では，うつ病が緩和されたという証拠もある．例えば，患者あるいはクライアントが，自身の幸福を数えあげてみるように言われたとする．

1週間毎晩，寝る前に10分時間をとって下さい．その時間を使って，その日本当にうまくいったことを3つと，そしてそれらがどうしてうまくいったのかを記録して下さい．それらの出来事を書くのに日記やパソコンを使ってもいいでしょう．しかし，重要なのは書いたことを実際の記録として残すことです．この課題は頭の中で考えるだけでは不十分なのです．あなたが取りあげた3つのことは，相対的に重要性が低いかもしれないし，あるいは相対的に重要性が高いかもしれません．それから，あなたが取りあげたポジティブな出来事1つひとつに対して，次の問いに答えて下さい．「どうしてこの良いことが起きたのだろう？」

また，患者やクライアントは，斬新な方法で自身の強みを生かすように言われることもある．彼らはオンラインの「強み診断ツール（Values in Action Inventory of Strengths（VIA-IS））を用いて，自身の性格の最も際立った強みを特定する．その後，自身の強みを日常生活で生かすよう指示される．

次の7日間毎日，あなたの順位の5までの強みのうちの1つを今までとは違う方法で生かしましょう．新しい環境や初対面の人で試してもよいでしょう．あなたのお好みしだいです．

アウトカム研究によると，さまざまな心理療法が問題の緩和に効果的であり，どのような形を取っても通常は

同等の効果がある．異なる療法を用いても同等の効果が生じるのは，すべての治療に共通する非特異的な要因による，というのが解釈の1つである．多分，これらの共通要因が，ポジティブ心理学者の研究してきた戦略のタイプに反映され，それぞれに療法名がつけられているからであろう．希望を植え付け，強みを構築するような戦略は，効果の点において，どのような療法にとっても重要な要因であると思われる．

治療に即してこれらの技術を用いるにあたり，順を追って適用条件を示す．第1に，治療者は，クライアントが課題によって変わる可能性と同時に，クライアントが課題で要求されている特定のやり方で自身を変える準備ができているかを確かめる必要がある．他の心理療法の手順同様，これらの治療技術を望まない者やできない者に適用することはできない．

第2に，これらの治療技術は，クラッシュ・ダイエット（短期間で体重を激減させる厳しい食事制限）や抗生物質の同類ではない．治療技術の効果がどの程度長続きするかは，患者やクライアントが治療技術をいかに日常の行動に集患として取り入れているか，ということに関連してくる．1週間幸福を数えあげれば，その週は幸福感が増すであろうが，常に感謝の気持ちをもつようになって初めて，さらに効果が持続するであろう．調査によると，継続して治療の効果が出ている人々は，はたして，課題を続けている人々である．

第3に，大抵の場合，これらの課題はすべての人に合う大きさであるかのように提示されているが，すべての患者やクライアントに等しく効果的であると考える根拠はない．課題と，クライアントが示していると特定の問題や目的，あるいはクライアントの年齢・性別・社会階級・民族性との調和については何もわかっていない．

第4に，これらの治療介入に対する境界についてもほとんどわかっていない．例えば，幸福をいくつ数え上げるべきであろうか，そしてどのくらいの頻度で行うべきであろうか？ 大学生では，週に3回幸福を数えあげるほうが，より頻繁に数えあげるより，幸福感を高めるのに効果的な場合がある．これは一般的な現象なのか，それとも大学に通っている若年成人に特有の現象なのであろうか？

第5に，すべての治療介入には，想定外の悪影響を及ぼすリスクがある．ポジティブ心理学者たちは，彼らの技術が医原性の影響をもたらすことはないと考えているが，この主張は完全な信頼性を伴っていない．例えば，楽観は精神的・肉体的健康と結びついているが，ポジティブな考え方によってすべての問題が解決するであろうと患者やクライアントに話すことは，あまりにも単純で，また害をもたらす可能性もあるであろう．同様に，ポジティブ心理学の治療介入がクライアントの選択と責任を過度に重視するものであると，クライアントが虐待や被害を受けていた場合，かなりのダメージをこうむる可能性がある．このような症例では，自己非難からの開放が必要であり，決して促されるべきものではないからである．ポジティブ心理学を基盤にした治療介入においては，既存の治療戦略を，その必要性が示唆される場合には，除外するべきではない．

ポジティブ心理療法

ポジティブ心理療法（positive psychotherapy），すなわち，ポジティブ心理学の理論と研究成果に基づいた治療介入は，その形を明らかにしつつある．新たに出現したポジティブ心理療法が従来の治療と異なる点は，その表明している目標が，症状の緩和や軽減ではなく，むしろ幸福感・生活満足感の実現・生産性といった，ポジティブ心理学の視点による良い人生（good life）を構成する1つもしくはそれ以上の要素を高めることである．これらの新しい療法は精神的な問題をかかえる人々だけではなく，そうでない人々も対象としている．後者の場合，ポジティブ心理療法は生活指導として人々に関わることになる．

ポジティブ心理療法におけるポジティブな分野はあまりにも広いため，範囲を狭める必要がある．多少恣意的ではあるが，ここでは，ポジティブ心理学者と患者・クライアント間の明確な「治療連携」（therapeutic alliance）という特性がみられる手段に焦点を当てている．この特性は多くの名前で通っており，またさまざまに定義されてきたが，その繰り返し起きるテーマには，治療者とクライアント間の協力，両者の情緒的な絆，治療の目的および課題に対する合意が含まれている．人々に自身の目標について書くように，あるいは親切な行為をするように要求することは，結果が有益であっても，ポジティブ心理療法の実例になるかどうかはわからない．重要なのは，その要求との関連性である．

得られたこと 新しく出現したポジティブ心理療法の独特かつ明白な目標は，明らかに精神的な問題をかかえている人々とかかえていない人々双方の安寧感（well-being）を高め，良い人生（good life）を送れるよう奨励することである．また，以前から定着している療法にも似ている．ポジティブ心理療法は，個人または小グループに対する短期間の構造化された治療介入である．その技術のほとんどは，他の治療モデルに組み込みやすいとはいえ，認知行動的領域に入ると言える．ポジティブ心理療法では，セッション（面接）外での課題と宿題が課され，その結果についてセッションで話し合うことがほとんどである．ポジティブ心理療法の多くは日記をつけることを利用しており，これらの療法の多くは継続評価中である．

他の認知行動的治療介入と同様にポジティブ心理療法は，治療を受けている人々は病気であり，彼らの問題はDSM-5で示されるように個別（問題の有無において）のものとして表すのが最も適当であるという医学的モデルの前提に異議を唱えている．ポジティブ心理学によると，人間の中には弱みと強みが一定度存在している．

強調してきたように，研究支援はさらに集まりつつある．ポジティブ心理療法が，有望以上のものであり，心理療法的介入において小〜中等度の範囲の効果をあげていることを結論づける結果研究が十分になされている．不安神経症やうつ病に対する従来の治療と直接比較して，ポジティブ心理療法はどのように機能するかは，ほとんどの症例においてわかっていない．また，すでに述べたように，ポジティブ心理療法の効果が出る境界条件もわかっていない．

多くのポジティブ心理学者が，自己を変えるために強みを基盤にした手法を用いることは，欠点の矯正に焦点を当てる手法より優れていると考えたがるが，この仮定はまだ厳しく検証されていない．公平にみると，強みと弱みの双方に着目することは決定的に重要な意味をもち，これらの手法を相互排他的な治療方針とみなした場合，有益な役割を果たさないのではないかという疑問が残る．

参考文献

Aviezer H, Trope Y, Todorov A. Body cues, not facial expressions, discriminate between intense positive and negative emotions. *Science.* 2012;338:1225.

Efklides A, Moraitou D, eds. *A Positive Psychology Perspective on Quality of Life.* New York: Springer Science+Business Media; 2013.

Giannopoulos VL, Vella-Brodrick DA. Effects of positive interventions and orientations to happiness on subjective well-being. *J Positive Psychol.* 2011;6(2):95.

Huffman JC, DuBois CM, Healy BC, Boehm JK, Kashdan TB, Celano CM, Denninger JW, Lyubomirsky S. Feasibility and utility of positive psychology exercises for suicidal inpatients. *Gen Hosp Psychiatry.* 2014;36:88–94.

Linley PA, Joseph S, Seligman MEP, eds. *Positive Psychology in Practice.* Hoboken, NJ: Wiley; 2004.

Peterson C. *A Primer in Positive Psychology.* New York: Oxford University Press; 2006.

Peterson C, Park N. Positive psychology. In: Sadock BJ, Sadock VA, Ruiz P, eds. *Kaplan & Sadock's Comprehensive Textbook of Psychiatry.* 9th ed. Philadelphia: Lippincott Williams & Wilkins; 2009:2939.

Reynolds HR. Positive behavior intervention and support: Improving school behavior and academic outcomes. *N C Med J.* 2012;73(5):359.

Sheldon KM, Kashdan TB, Steger MF. *Designing Positive Psychology: Taking Stock and Moving Forward.* New York: Oxford University Press; 2011.

Snyder CR, Lopez SJ. *Oxford Handbook of Positive Psychology.* 2nd ed. New York: Oxford University Press; 2009.

Snyder CR, Lopez SJ, Pedrotti JT. *Positive Psychology: The Scientific and Practical Explorations of Human Strengths.* 2nd ed. Thousand Oaks: Sage; 2010.

（訳　イチカワドイル 徳恵）

5 精神科患者の診察と診断

5.1 精神医学的面接，病歴，そして精神的現症の診察

　精神医学的面接は精神疾患を抱えている人の評価と治療にとって最も重要な要素である．初回の精神医学的面接の主要な目的は診断基準に沿って診断を確立するための情報を得ることである．この過程は疾患の経過と予後の診断に有用であり，治療方針を決定する．優れた精神医学的面接は，精神科医と患者の協力によって，その疾患について生物心理社会的(biopsychosocial)な面から多次元的に理解し，患者中心の治療計画を展開するために必要な情報を提供する．

　同様に重要なことは，面接そのものが治療過程の不可欠な部分になることが多いという点である．まさしくその最初の出会いの瞬間から，面接は医師患者関係の本質を形成し，それは，治療の結果に重要な影響を与える．精神医学的面接の行なわれる場は，精神科入院病棟，精神科以外の入院病棟，緊急治療室，外来診察室，老人ホーム，在宅プログラムや矯正施設などである．面接の時間の長さやその焦点は，面接場面や面接の特定の目的あるいは他の要因(専門家の診療に対する他科からの緊急の要求を含めて)によって異なるであろう．

　しかし，それでもすべての精神医学的面接に重要な基本原則と技法があり，それが本節の焦点となる．小児の評価については特別な問題があるため，ここでは取り扱わず，成人患者の精神医学的面接に焦点を当てる．

一般原則

過程についての合意

　面接開始時に，精神科医は自己紹介をすべきであり，そして，状況によっては，なぜ自分が患者と話をするのかについて明らかにする必要があるであろう．暗黙の了解(患者が自ら受診している場合)がない限り，面接を進めることへの同意を得るべきであり，会話の質やおおよその(あるいは特定の)面接時間についても伝える．患者には，過程の中で変えたい，あるいは付け加えたいと望むどのような要素でも特定するように奨励する．

　重要な問題は，患者が直接的あるいは間接的に，基本的には自発的に評価を求めているのか，あるいは診察のために不本意に連れて来られたのかということである．これは，面接開始前にはっきりさせておくべきである．そしてこの情報は，特に面接過程の早い段階で面接者の方向性を決めることになる．

プライバシーと守秘義務

　守秘義務(confidentiality)に関する問題は，評価/治療過程において重要であり，そして何度も話し合う必要がある．医療保険の相互運用性と説明責任に関する法律(Health Insurance Portability and Accountability Act：HIPAA)に慎重に従わなければならず，適切な文書を患者に提出しなければならない．

　守秘義務は患者医師関係(patient-physician relation-ship)の不可欠な構成要素である．面接者は面接の内容を他の人が耳にすることがないことを保証するようにあらゆる試みをすべきである．時に，病院施設あるいは他の制度上の環境で，これは困難になることもある．もし患者が他の人たちと一緒の部屋にいるなら，面接は別の部屋で行うようにする．もしそれができないなら，面接はある特定の主題を避けるか，あるいは後にプライバシーが保証できるときに，その問題を話し合うことができることを患者に伝える必要があるであろう．一般に，面接者は開始時点で，セッションの内容が紹介先の医師あるいは治療チームと共有される必要があることを除いて秘密が守られることを患者に伝えるべきである．法律的問題や能力評価などの診断では，守秘は減じ，患者と話し合われたことは他の人と共有されることもありうる．その場合，面接者はセッションの秘密は必ずしも守られないことを明示し，誰が評価についての報告を受け取るかについて明らかにする．この問題は，注意深くかつ完全に患者の記録の中に文書化しておく．

　守秘義務に関する特別な問題は，患者に他害の恐れがあるときに生じる．精神科医が，それが本当に起こるかもしれないと評価した場合，精神科医は被害の可能性がある者に警告する法律上の義務を負っている(被害の可能性がある者への通知に関する法律は州ごとに異なっている)．精神科医はまた倫理上の義務も考慮しなければならない．この義務の一部は抗精神病薬の増量や入院措置のような臨床基準によって行われる．

精神科医が患者に最初に会う時は，配偶者，成人した子どもあるいは両親を含めた患者の家族が一緒に来院するか，あるいは病院や他の施設で一緒にいる場合が多い．もし家族のメンバーが精神科医と話すことを望むなら，セッションの終りにそして患者の同意を得て患者と一緒に会うことが望ましい．精神科医は，家族を含めた面接場面で患者とのみ分かちあった話題を取り上げるべきではなく，家族から聞いた情報については患者に紹介しながら，そのことについて話し合うべきである．時に家族メンバーが精神科医と会うことを求めない場合，精神科医は家族や患者の世話をしている人にも会った方が良いと感じることがあり，患者とその問題について話し合うことになる．これは，患者が効果的にコミュニケーションをとれない場合に，特に当てはまる．他の場合と同様に，患者が自分自身または他者に対し脅威であると精神科医が判断する場合を除いて，患者の同意が必要である．時に家族が精神科医に電話をかけてくることがある．緊急事態を除いて，精神科医は近親者と話す前に，患者の同意を得るべきである．その際も上述のように，精神科医は患者と分かちあった問題を取り上げるのでなく，家族から情報を聞くにとどめる．家族が精神科医と連絡を取った時は，たとえ患者が同意していたとしても，そのことを患者に伝える．

教育上，そして，時折，法廷のために，セッションが記録される場合がある．その場合，記録することとその記録がどのように使われるかについて，患者に十分説明しなければならない．記録時間の長さと記録を見ることがどのように制限されるかについても話しておく．また，教育の場で，学生が面接を観察することで勉強する手段としてワンウェイミラー（訳注：一方向からだけ透けて見える鏡）が使われる．患者にはワンウェイミラーの使用と観察者がいることを伝え，そして観察者が守秘義務を遵守するということを保証する．録音することやワンウェイミラーを使用するための同意を患者から得なくてはならないが，同意するかしないかは患者の治療に影響しないことを明確に患者に伝える．このような装置はセッションが見られている中で，精神科医が話し合わなければならないために面接に影響を与える．

敬意と思いやり

すべての臨床場面で，患者は敬意をもって扱われなければならず，面接者は患者を取り巻く状況に思いやりをもたなければならない．患者はひどい苦痛や苦脳を体験していることが多く，傷つきやすく，そしてこれから何が起きるのかと不安をもっている．精神疾患への偏見と精神医学についての誤解のために，患者は精神科医に診察を受けることを特に心配したりあるいは怖がってさえいることがある．熟練した精神科医はそのような可能性に気づいて，苦痛を和らげるかあるいは少なくとも増強しないように患者と関わる．初回面接の成功は，過度の不安をいかに鎮められるかという医師の能力にかかって

いることが多い．

ラポール/共感

患者の考えに敬意を払うことは，ラポールを築くのに寄与する．臨床場面でラポールは，患者に対する医師の，そして医師に対する患者の調和した反応性と定義することができる．精神科医の評価は患者との共同作業であって，患者が精神科医は自分の物語に本当に興味をもっていると徐々に感じるようになることが重要である．共感的介入（「それはあなたにとってとても難しいことだったでしょうね」あるいは「それがどれほどひどい感じがしたかわかる気がします」）はラポールをさらに増大させる．非言語的な反応（眉毛をあげたり身体を患者に傾ける）あるいは非常に短い反応（「うわーっ」）が同様に効果的であることが多い．共感（empathy）は，患者が何を考えて何を感じているかを理解することであるが，それは，精神科医が，患者の立場に身を置き，同時に客観性を維持している時に生じる．精神科医が，患者が何を考え何を感じているか理解するためには，患者の生活歴を正しく評価することが必要になる．面接が進むにつれ，患者の物語は展開し，そして行動のパターンが明らかになり，患者が実際に何を経験したかが明確になる．面接早期には，精神科医は患者がどういう立ち位置にいるのかあるいはいたのかについて，十分には確信できないことがある（患者の非言語的な手がかりが非常に助けになりうるが）．もし患者の体験について確信がもてていないならば，推測するのではなく，患者に話を続けさせるのが最も良い方法である．うなずく，ペンを置く，患者の方へ体を傾ける，あるいは「わかります」とコメントすることにより，この目的を達成し，そして同時にこれが重要な話題であることを示すことができる．実際，面接中の共感的な反応の大部分は非言語的である．

共感の不可欠な構成要素は客観性を維持することである．客観性を維持することは治療関係で重要であり，それによって共感を同一化（identification）と区別できる．同一化は，精神科医が患者の情緒を理解するだけでなく，客観的である能力を失ってしまうほどに体験してしまうことである．患者と精神科医の間の境界がぼやけた状態になることは，多くの患者，特に自我境界の重要な問題を抱えている人々（例えば，境界性パーソナリティ障害の人）に混乱と苦悩をもたらす．同一化はまた，精神科医を疲弊させ，やる気をなくさせ，究極的に燃え尽きさせることがある．

患者医師関係

患者医師関係（patient-physician relationship）は医療実践の中核である（何年もの間「医師患者[physician-patient または doctor-patient]関係」という言葉が使われてきたが，治療は常に患者中心であるべきであるということを強調するために，時にその順序が逆転する）．1人の患者と医師との関係のあり方は，出会いの状況や目的

と同様に，互いのパーソナリティや過去の経験によって異なるであろうが，その後，確立される関係が援助的な関係になるための一般的な原則が存在する．

患者は援助を求めて面接に来る．たとえ患者が他の人（例えば，配偶者，家族，裁判所）の奨めで来院し，そのような他者が評価や治療を求めているとしても，患者自身も援助を求めている．患者は，援助への願望をもつがゆえに，自分を苦しめている個人的でしばしば私的な情報や感情を見知らぬ人と分かち合おうと思うのである．患者はさまざまな程度に，進んでそうしようとする．なぜなら，医師が訓練と経験によって自分を助けるような専門的知識をもっていると信じているからである．まさしくその最初の出会い（時には最初の電話）から，分かち合いたいという自発的意志が医師や他のスタッフの言語的，そしてしばしば非言語的介入によって増大したり減少したりする．医師の行動が敬意と思いやりを表すと，ラポールが生じ始める．そのラポールは，患者が安全と快適さを感じるにつれ増大する．患者が面接場面で語られることの秘密が守られると確信がもてると，より心を開いて問題が共有されるであろう．

分かち合いは医師の断定的に決めつけない姿勢と行動によって強化される．患者は，それが実際あるのか恐れなのかは別にして，批判，軽蔑，怒りあるいは暴力も含めた自分の症状または行動に対する否定的な反応にさらされてきている．それに対し，断定的に決めつけない聴き手と考えや感情を分かち合うことができることは，一般的に肯定的な体験である．

援助的な患者医師関係の中には，2つの付加的で不可欠な構成要素がある．1つは，患者が述べたり感じたりすることを医師が理解することによって立証される．患者が何に関係し，考え，そして感じているかを理解するだけでは十分ではない．治療的関係を作り出すには，それが理解されていることを患者に伝えなくてはならない．面接は，支持できる診断に到達するための単なる知的な体験ではない．援助的な患者医師関係のもう1つの不可欠な構成要素は医師が患者を気にかけているということを患者が認識することである．医師はただ理解しているだけでなく，自分を気にかけてくれていると患者が気づくにつれ，信頼が増し，治療同盟は強固なものになる．

患者治療者関係は医師の誠実さによって強化される．ユーモラスなコメントに笑うことができたり，ミスを認めることができたり，あるいは不都合をもたらした誤り（例えば，アポイントに遅れたり，忘れたり）に対して謝ることができると，患者は治療同盟を強化する．面接の中で柔軟で，そして患者のイニシアティブに反応できることも同じく重要である．もし患者が何か，例えば，精神科医に見せるために写真をもってきたら，それを見て質問し，そしてそれを分かち合えたことに対して患者に礼を言うのは良い反応の仕方である．そのような補足的な出来事から家族の歴史や力動について知ることができる．そしてさらに，治療同盟は強化される．精神科医は面接室に無関係な瞬間はないという現実を心に留めるべきである．

時に患者が精神科医について質問をすることがある．医師の資格や地位についての質問（例えば，委員会による許可，病院施療認可）には，原則として直接答える．時には，そのような質問が実際には皮肉なコメントであることがある（「あなたは本当に医科大学に行ったのですか？」）．そのような場合は正確に返答するよりむしろコメントを引き起こした問題に対処するほうが良い．精神科医が個人的な質問（「結婚していますか？」，「子どもがいるのですか？」，「フットボールを見ますか？」）にどのように答えるべきかは難しい問題である．どのように答えるべきかは，精神療法のタイプ，質問がどのような文脈でなされたのか，医師はどうしたいのかによってさまざまである．特に，患者が洞察志向的な精神療法を求めているのであれば，質問がなぜなされたかを探究することが有用である．子どもについての質問は，精神科医の育児経験を知りたい患者によってなされることがある．あるいはより一般には，精神科医が患者の要求を満たす上で必要な技能と経験をもっているか知りたい患者によってなされることもある．この場合，精神科医側の反応は，子育てに問題をもっている人を援助するのに十分な経験をもっていることを伝えることになる．支持的精神療法や薬物療法を受けている患者が，「フットボールを見ますか？」というようなそれほど個人的ではない質問をしてきたならば，それにに答えることは全く問題ない．一般に，直接個人的な質問に答えない主な理由は，答えることで面接が患者中心よりも精神科医中心になる可能性があるからである．

時に，治療の性質によって，たとえそれが患者によって直接尋ねられていないとしても，精神科医が若干の個人情報を分かち合うことは患者の援助になりうる．自己開示は常に患者に役立つための治療同盟を強めるために行われるのであって，精神科医の欲求を満たすためであってはならない．

意識/無意識

患者医師関係をよりいっそう理解するためには，無意識の過程を考慮しなければならない．精神活動のほとんどは，意識的な気づきの外にあるということは，現実である．面接の中で，無意識の過程は，言い間違いや型にはまった言い方，そのことについて言わなかったり回避したり，あるいは他の防衛機制によって示唆されることがある．例えば，「実は」あるいは「率直に言うと」といった言い回しは，話し手がいつもは真実を話していなかったり，あるいは率直に話をしていないことを示唆している．初回面接でこのような型にはまった言い方あるいは言い間違いに気づくことは最良であるが，それらを探究しないでおくことも良い．次のセッションでそれらを探究することは役に立つかもしれないし，役に立たないか

もしれない．面接の中での転移と逆転移は，無意識過程の表出として非常に重要である．転移（transference）は，人生早期とりわけ子ども時代に重要だった人に対する行動や情緒的な反応を，現在の生活上の人に，無意識にかつ不適切に置き換える過程である．臨床場面では，その置き換えは権威者あるいは親代理である精神科医へと向けられることが多い．患者の行動は転移によるものであり，精神科医との関係性は人生早期に起源ををもつ歪曲に基づいているということを精神科医が認識することは重要である．患者は精神科医に対して，腹を立てたり，敵意をもったり，要求がましくなったり，あるいは追従的になることがあるが，それは精神科医との現実の関係のためではなく過去の人々との関係性によるものである．この過程を精神科医に対する個人攻撃であるかのように思い，精神科医が不適切に患者の行動に反応してしまうとしたら，その認識は誤りである．

同様に逆転移（countertransference）は，精神科医が自分の人生早期の人々に対する行動パターンや情緒的反応を，あたかも患者が重要な人物であるかのように患者の行動パターンや情緒的反応に無意識に置き換えてしまう過程である．精神科医は逆転移の徴候（精神科医がアポイントを忘れる，セッション中退屈だったり眠気をもようしたりする）に注意しなければならない．これらの問題を認識し取り扱うには精神科医が個人療法を受けることが有用であるが，スーパービジョンやコンサルテーションも役に立つ．

患者は援助を求めて来たのであるが，健康になることを妨げる力が働いていることがある．この抵抗は意識的あるいは無意識的であり，治療の目的を妨げる過程である．患者は一般にそのような感情，思考，あるいは行動には気づいておらず，誇張された情緒的反応，知性化，一般化，アポイントメントの忘却，あるいはさまざまな行動化として表す．抵抗は抑圧という形で現れることがある．抑圧は問題あるいは感情を意識化しないようにする無意識の過程である．抑圧のために，患者は疾病の中心にある葛藤に気づかない．洞察志向の精神療法では，解釈という介入がなされるが，それは無意識の思考と感情を患者が扱うことができるように抑圧の過程を打ち消す介入である．そのような介入の結果として，1次的疾病利得，つまり，それが満たす無意識の目的が明らかになる．しかし，初回セッションでは，一般に解釈は避けるべきである．精神科医はその後のセッションで探究するための潜在的な領域に注目すべきである．

人間中心の面接と障害に基礎をおく面接（Person-Centered and Disorder-Based Interview）

精神医学的面接は人間（患者）中心であるべきである．すなわち，患者を理解し，患者が自分の物語を語れるようにすることが焦点になる．患者の経験の個別性が中心テーマであり，そして患者の生活史は，時間の制約や物語を共有しようとする患者の意志や面接者の技能に左右されながら引き出される．マイアー（Adolf Meyer）の「人生チャート（life-charts）」は，こうして収集された疾病の心理生物学的理解の構成要素を図式化したものである．患者の人生早期の体験，家族，教育，職業，宗教的な信念と活動，趣味，才能，血縁関係，喪失体験は，遺伝的，生物学的変数と連携して，パーソナリティの発達に影響を及ぼしている．患者を理解するためには，これらの体験とその人に対するその影響について，正しく評価することが必要である．人間中心であるべきことは，生活史だけではない．とりわけ，精神科医の治療目標ではなく患者の治療目標に合わせて治療計画が決定されることが重要である．患者の治療目標（例えば，安全な住宅）と精神科医の治療目標（例えば，幻覚症状の改善）が同じではないことを多くの研究が報告している．その面接が十分に人間中心的であるか，主として症状に重きが置かれているかによってどちらに属するかがわかる．面接者が特に患者の治療目標や願いについて尋ねたとしても，患者は自分自身の治療目標よりも多くの場合専門家が興味をもつだろうと思われる，専門家が「受けいれやすい」（acceptable）あるいは「期待する」（expected）治療目標に焦点を合わせようとする．患者ははっきりと自分の言葉で自分の治療目標と願いを見分けるように奨励されるべきである．

伝統的に，医療は患者の強さや価値よりむしろ疾患や欠陥に焦点を合わせてきた．人間中心のアプローチは，欠陥ばかりでなく強さや価値に焦点を合わせる．評価の中で，患者に「あなたが最善を尽くしていることについて私に話してください」，あるいは，「何があなたの最も優れた長所だと思いますか？」と尋ねることが役に立つ．「あなた自身について私に話してください」というような開かれた質問は，患者の気分や自己イメージなどの多くの要因によって強さあるいは欠陥のいずれかにより焦点を合わせた情報を引き出すことになりうる．

安全感と快適さ

患者と面接者はどちらも安全感を感じなければならない．これは身の安全も含んでいる．時に，特に病棟や保護室のような状況では，他のスタッフもいる必要があったり，あるいは面接室のドアを少し開けておく必要がある場合がある．保護室では，面接者が妨害されずに出られる出口を確保しておくことが一般に得策である．患者が，特に精神病あるいは錯乱している場合は患者自身も脅威を感じており，安全であることと，患者の安全を守るためにスタッフができる限りのことをすることが保証される必要性がある．状況が制御ができなくなって悪循環に陥るのを防ぐために十分なスタッフがいるということをはっきりと述べ，時には示しておくことは有用である．自己制御を失うことを恐れている精神病患者の中にはそれを聞いて落ち着く者もいる．面接は短く終わらせ，もし患者がさらに興奮して脅迫的になるなら，すぐに中止する必要がある．安全性の問題が確認できたなら（そ

してこれは外来患者であれば数秒で達成しうるであろう),面接者は患者に快適さについて聞き,面接中常に患者の居心地に注意を払い続けるとよい.直接的な質問は,患者をいっそう快適に感じさせるばかりでなく,患者医師関係を高めることにも役立つこともある.例えば,「寒くないですか?」あるいは「椅子の座り心地は良いですか?」というように.面接が進む中で,もし患者がティッシュペーパーや水を望むなら,それは与えるべきである.

時間とセッションの回数

初回面接には,一般に45~90分が割り当てられる.入院患者や錯乱した患者の場合は,耐えられる時間の長さは20~30分かそれ以下であることもある.そのような場合は,短いセッションを数多くする必要がある.より長いセッションに耐えられる患者でも,評価を完了するためには2回以上のセッションが必要である.臨床家は得られる生活史が決して完全ではなかったり,完全に正確ではないという現実を受け入れなければならない.面接は力動的なものであり,精神科医が新しい素材を探究し考察することに患者がどう反応するかという側面も進行形でみてゆく.初回セッションが進むにつれて,もし患者が治療を受けに来るつもりなら,精神科医は,次のセッションでどのようなことを進めていくかを決定する.

面接の過程

面接の前に

外来患者の場合,精神科医の診療所との最初の接触はしばしば電話である.電話を受けた者が,患者は急な悲嘆状態にあるのか,混乱しているのか,あるいは自殺または他殺の意図があるのかを理解し,どのように反応するかということは重要である.もし電話を受けた者が精神衛生の専門家でないなら,できるだけ精神科医あるいは他の精神衛生の専門家に電話を取り次ぐべきである.それができない場合は,精神科救急センターあるいは救急ホットラインに電話するようその人を導く.電話を受けた者はかけてきた人の名前と電話番号を聞き,もし良ければ先にホットラインに電話しようと申し出るとよい.

ほとんどの場合は,このような緊急性はない.受付係(あるいは電話を受けた人)は,最初の接触に必要と思われる情報を得るようにする.必要とされる情報はいろいろあるが,一般には,名前,年齢,住所と電話番号,受診の理由と保険情報などである.また,患者には初回面接の時間の長さ,料金と,質問がある場合,誰に電話をすべきか等の情報を伝える.実際には多くの場合,精神科医が予約の理由について話合い,予約した方がよいかどうかを決定する.いつ予約したらよいかは問題の緊急性によって決まる.患者に過去の精神科および内科で受けた治療と薬物療法の記録(あるいはできれば薬そのもの)を持ってくるように伝えると非常に役立つ.患者は精神科医あるいは精神科施設に紹介されてくることが多い.可能であるなら,患者に会う前に診療記録を見ておくことは非常に有用である.精神科医の中には,患者の問題についての初回面接が事前の評価によって不当に影響を受けないように,初回面接の前に記録を読まないことを好む者もいる.しかし,記録が再検討されるか否かにかかわらず,紹介の理由が可能な限り明白に理解できていることは重要である.これは,紹介の理由と提出された質問が法廷の場で評価される時,特に重要である.特に外来患者では,患者が家庭医あるいは他の医療従事者によって精神科医に紹介されることが多い.常に可能なわけではないが,評価の前に紹介してきた専門家と連絡することは非常に役に立つ.患者が現在かかっている家庭医あるいは精神衛生提供者(例えば,ソーシャルワーカー)が,現在継続中の治療についての評価のみを精神科医に求めているのか,あるいは患者が精神科医の評価と治療を求めているのかを知ることは大切である.

患者が裁判所や弁護士,あるいは保険会社のような機関から紹介されてきたのであれば,面接の目標は,診断や治療的助言とは異なっている場合がある.その場合の目標は,精神障害の有無,能力の問題あるいは知的能力の診断あるいは可能ならば精神疾患の原因または誘因を決定することである.このような特別な状況では,患者と臨床家はまだ治療関係に入っておらず,そして守秘義務の規則は適用されない.この限定された守秘義務は患者との間で明確に確立しなければならず,面接の中で収集された情報を誰が受け取るかについて話合わなければならない.

待ち合い室

患者が初回のアポイントメントに来ると,所定用紙に記入するよう求められることが多い.これには一般に人口統計的情報と保険情報が含まれている.さらに,患者は診療の実施に関する情報(夜間や週末の連絡方法を含めて)とHIPAA(訳注:医療保険責任法)によって義務づけられた情報を読み,署名するようになっている.また,服用している薬物,家庭医の氏名と住所,主な身体疾患とアレルギーの有無について尋ねられることが多い.また,受診した主な理由が何であるかを尋ねられることもある.さらに,精神科医によっては,主症状を見極めるために,質問紙や評価尺度を記入するよう求める.このような尺度には,患者健康質問票(Patient Health Questionnaire 9:PHQ-9)あるいはDSMに基づいた抑うつ簡易自己報告表(Quick Inventory of Depression Symptomatology Self Report:QIDS-SR)がある.

面接室

面接室はなるべく防音であるべきである.インテリアは,気を散らさず,心地よいものが良い.できれば,背もたれの固い椅子か柔らかい椅子かを患者に選択させるとよい.時に,椅子の選び方に患者の特徴をみることが

できる．多くの精神科医は，面接者の椅子と患者の椅子の高さを同じにし，面接者の位置が患者より高く（あるいはその逆）ならないようにする．一般に，患者と精神科医は，およそ4～6フィート（120～180 cm）離れて座る．精神科医は机の後ろに座るべきではない．精神科医は専門家らしい服装で，きちんと身づくろいしているべきである．気を散らすものは最小限にする．緊急の必要性がないなら，面接中の電話あるいはポケットベルで妨害されないようにする．面接のこの時間は自分のために取ってあり，精神科医は自分に注意を向けてくれていると患者が感じるようにする．

面接の開始

精神科医は待合室に行き，親しみのある表情で自己紹介し，手を差し出して，もし患者が応じるなら力強い握手をする．患者が手を差し出さないなら，何も言わずに温かみをもって面接室の方向を指すことがおそらく最も良い．握手することの拒否は重要な問題であり，その後可能ならばそのことに触れられるように精神科医は念頭におくとよい．面接室に入ったならすぐに，もし患者がコートを持っているならコートを持とうと申し出て，それを掛けてあげる．次に患者に座る場所を示す．患者はすぐに何か言いたいかもしれないので，精神科医は少し間を置く．もしないようであれば，精神科医は患者がスミス氏，トーマス，あるいはトムとどのように呼ばれることを好むかを尋ねる．この質問をしないなら，姓で呼ぶ方が良いであろうが，もし患者が何歳も年下であるなら，名前で呼ぶ方が良いこともある．正式な面接が始まる前のこの数分間は，援助になるような患者医師関係を発展させるためにきわめて重要である．不安な患者は精神科医の最初の印象を心にいだき，どのくらいこの医師と分かち合うことができるかを決定し始めることがよくある．精神科医が患者の方に身を傾け，温かく親しみのある表情と他の非言語的なコミュニケーションを示すことによって，患者に興味と支援を伝えることができる．初めにどれぐらいの時間を面接のために取ってあるかを示すことは一般に有用である．患者はこの時間内に起きるであろうことについていくつかの疑問，守秘義務，あるいは他の問題についての疑問をもっているかもしれず，そしてこれらの疑問に精神科医は直接答えるべきである．精神科医はそれから自由回答形式の質問をする，つまり「今日ここへ来られた理由をお聞かせいただけますか？」，あるいは，ただ，「どういうことで来られましたか？」といったように．この質問に対する回答によって患者を他に紹介するかどうかを決定することが多い．紹介されてきたときには，患者が紹介されたことをどう理解しているかを知ることが重要である．患者がなぜ紹介されたか不確かであったり，紹介されたことで家庭医に怒りをもっていることは珍しくはない．

自由回答形式の質問

患者がこれらの最初の質問に返答する中で，精神科医は患者が自分の物語を話せるように関わることが非常に大切である．患者の健康と疾患の物語を引き出すために，面接でデータを集めることは最初の目標であり，この目標を達成するために，自由回答形式の質問（open-ended question）が必要である．自由回答形式の質問はある領域を見分けようとするが，どのように返答すべきかという構造は最小のものを提供する．典型的な自由回答形式の質問は，「あなたの痛みについて私に話してください」といったものである．これは回答を選び出す構造がしっかりした答えが限定される質問（closed-ended question）とは対照的である．つまり「あなたの痛みは酷いですか？」といった答えが限定される究極の質問は，「はい」か「いいえ」の答えを導く．面接の最初は主に自由回答形式の質問にすべきである．患者が返答するときに，精神科医はうなずくことで患者が続けて話すことを強化する．患者が自分の健康あるいは疾患の様相について話を続けるにつれて，精神科医はその歴史の特異的な面について答えが限定される質問をすることもある．そしてその領域が上手く述べられるまで，自由回答形式の質問と答えが限定される質問を交互に行う．すなわち，面接は，最初は自由回答形式の質問で終りは答えが限定される質問といった単純なものではなく，2つの質問法が交互に繰り返されるものである．

精神医学的初回面接の要素

面接が現在の疾患について今まさに開始される．**表5.1-1**は初回の精神医学的面接の各部分を一覧にしたものである．これは，必ずしもこの順番で行われるわけではないが，評価的要素を組織化して記録するために一般的に使われている方法である．

精神医学的面接の最も重要な2つの要素は患者の病歴と精神状態の考察である．患者の病歴は患者の主観的な報告に基づいているが，場合によっては他の医療従事者や家族あるいは介護者からの報告も必要になる．一方，精神状態の考察は，医学的な身体的検査と同様に面接者の客観的な道具に基づいている．身体的な診察は面接そのものではないが，精神医学的診断と関連するものであり，特に入院患者では精神科的評価に含まれている（さらに，多くの関連情報が，身体的診察時に，医師から口頭で語られることがある）．同様に，系統的論述，診断，治療計画を行う．これらは面接の結果生まれるものであり，また面接が，例えば，ある特定の診断基準を満たすかどうか，あるいは考えている治療計画のもつ要素が現実的であるかどうかというように力動的に前後しながら進んで行く過程に影響を及ぼす．以下では，精神医学的面接の詳細が論じられる．

表 5.1-1　精神科初回面接に含めるべき内容

- Ⅰ．本人を確認するデータ
- Ⅱ．情報源と信頼性
- Ⅲ．主訴
- Ⅳ．現病歴
- Ⅴ．精神疾患の既往歴
- Ⅵ．物質の使用または乱用
- Ⅶ．身体疾患の既往歴
- Ⅷ．家族歴
- Ⅸ．発達史と社会的生活史
- Ⅹ．全身の点検
- Ⅺ．精神的現症の診察
- Ⅻ．身体の診察
- ⅩⅢ．系統的論述
- ⅩⅣ．DSM-5 診断
- ⅩⅤ．治療計画

Ⅰ．本人を確認するデータ

この部分は短く，1つか2つの文で，典型的には患者の氏名，年齢，性別，婚姻状態（あるいは重要な他者との関係），人種あるいは民族性と職業を含む．紹介元も含める．

Ⅱ．情報源と信頼性

情報が，どこからのものなのか，特に他の人が情報を提供したのか，あるいは見直した記録であるのか，そのデータの信憑性を面接者が査定することは重要である．

Ⅲ．主訴

これは，理想的には患者自身の言葉で，患者が述べた訴えであるとよい．例えば，「私は落ち込んでいます」あるいは「私はすごく不安なのです」といったものである．

「私は雪玉のようにだんだん溶けていく」という主訴で，64歳の男性が精神科救急治療室に連れてこられた．彼は3か月にわたってだんだんと抑うつ的になっていた．救急治療室に来る4週間前に，彼はプライマリケア医を受診し，抗うつ薬（イミプラミン［トフラニール］）が25 mg から75 mg に増量され，軽度の高血圧と軽い足の浮腫に対してヒドロクロロチアジド（ニュートライド）50 mg を処方されていた．この4週間の間，患者の状態は悪化した．救急治療室で彼は抑うつ気分，絶望感，筋力低下，大幅な体重減少と精神運動の遅延を示し，「枯渇している」ように見えると記述された．彼には脱水も認められ，血液検査では低カリウム血症が明らかになった．薬物を調べたところ，薬のビンに間違ったラベルが張られていたことがわかった．彼は25 ミリグラムのイミプラミン（一般に治療効果のない量）と 150 ミリグラムのヒドロクロロチアジドを服用していた．彼は，実際，「雪玉のように溶けつつ」あった．水分とカリウムが補給され，抗うつ薬が治療量投与されて改善した．

Ⅳ．現病歴

現病歴は，現在のエピソードの症状が，どのように進展してきたかを時系列的に記述するものである．さらに，記述には，患者の興味や対人関係，行動，個人的習慣と身体的健康等の変化を含める．上記のとおり，患者は「あなた自身の言葉で，今日ここにあなたがどのような問題で来られたか教えていただけますか？」というような自由回答形式の質問に応えて，この部分できわめて重要な多くの情報を提供してくれる．臨床医が患者を導いて現在の問題を明らかにしなければならない場合もある．今の症状がいつ頃から始まり，時間とともにどのような変化があったかといったことを詳しく聞いて情報を集めるのである（「私はこの2週間落ちこんでいました」なのか，それとも「私は生まれてからずっとうつ病でした」なのか）．ストレス因子があるか否か，ストレス因子には家，職場，学校，法律的問題，身体疾患，対人関係の困難さなどがある．また，薬物療法，支援機構，対処技能，時間といったような症状を緩和させたり悪化させたりする要因も重要である．現病歴について尋ねるときに必須の質問は，何が（症状），どの程度（重症度），どのくらいの期間か，そして関連する要因である．患者がなぜ今助けを求めているのか，そして「引き金になった」要因は何であるかについて明らかにすることも同じく重要である（「私が今ここにいるのは，ガールフレンドが私のこの神経質を治さないなら出て行くと言ったからです」）．疾患がどのように始まったのかを見極め，病因を理解し，治療に貢献してくれる重要な人物を識別することは，治療に非常に役立つ．もし現在のエピソードについて治療を受けていたのなら，誰がどれぐらいの頻度で患者をみたか，どのような治療がなされたか（例えば，精神療法あるいは薬物療法），行れた治療様式の詳細を明確に知るべきである．そして，治療は続いているのか，もし続いていないのなら，なぜかということもはっきりさせる．前医との過度の密着した経験には気をつけるべきであり，それが取り上げられないと，健全で助けになる治療同盟を築くうえで大きな障害となりうる．

精神医学的診断に該当するか否かを判断するのに，現在の疾患と関連した疾患について系統的・精神医学的に見直すことが役に立つ．これは最初はさまざまな理由でわからなかった合併症，あるいはより重篤な疾患がないかどうかを明らかにするのに役立つ．このレビューは気分，不安，精神病，その他の4つの主要なカテゴリーに分けられる（表 5.1-2）．臨床医はこれらの部分が包括的な精神医学的面接で確実に取り扱われるようにする．

Ⅴ．精神疾患の既往歴

精神疾患の既往歴の中で，臨床医は症状と治療を含めて，患者の生涯にわたるすべての精神疾患とその経過についての情報を得るようにする．共存症は例外というより通常あるものであり，同じ疾患の前のエピソード（例

表 5.1-2 系統的・精神医学的レビュー

1. 気分
    A. うつ病：悲しみ，涙もろさ，眠り，食欲，エネルギー，集中力，性機能，罪悪感，精神運動の激越あるいは緩慢，興味．重度のうつ病症状を思い出すためによく使われる記憶法は SIGECAPS（眠り Sleep, 興味 Interest, 罪悪感 Guilt, エネルギー Enegy, 集中 Concentration, 食欲 Appetite, 精神運動の激越あるいは緩慢 Psychomotor agitation or slowing, 自殺願望 Suicidality）である．
    B. 躁病：衝動性，誇大感，無謀さ，過度のエネルギー，睡眠欲求の減少，収入以上の浪費，多弁，競争に興味をもった思考，過度の性欲．
    C. 混合／その他：易怒性，責任．
2. 不安
    A. 全般不安症状：どこで，いつ，誰が，どのくらいの期間，どのくらいの頻度か．
    B. パニック症状：動悸，発汗，息切れ感，嚥下困難，窒息感，再発の恐怖，広場恐怖といった身体化症状を含めて，症状のピークに達するのにどれくらいの時間がかかるか．
    C. 強迫症状：確認する，掃除する，整える，儀式，こだわり，強迫思考，数える，合理的対非合理的な信念．
    D. 心的外傷後ストレス障害：悪夢，フラッシュバック，驚愕反応，回避．
    E. 社交不安症状．
    F. 単一恐怖症，例えば，高さ，飛行機，クモなど．
3. 精神病
    A. 幻覚：幻聴，幻視，幻嗅，幻触．
    B. パラノイア．
    C. 妄想：TV，ラジオ，考想伝播，マインドコントロール，関係念慮．
    D. 患者の知覚：症状はスピリチュアル的文脈によるか文化的文脈によるか．現実検討力．
4. その他
    A. 注意欠如／多動症状．
    B. 摂食障害症状：運動して，食べ物をもどして，過度に熱中すること．

えば，うつ病の人の過去の抑うつエピソード）に加え，他に精神障害の徴候と症状がないかに注意しなければならない．過去の症状についての記述には，いつから，どのくらいの期間，何回くらい，どの程度の重症度が続いたかを含める．

過去の治療歴は詳細に再検討する．これには，精神療法（個人，グループ，カップル，あるいは家族）や通院治療あるいは部分的入院，自発的あるいは不本意な入院治療，そして何がより高いレベルの治療を必要とさせたか，支援グループ，あるいは職業訓練のような他の治療形態も含める．薬物療法や電気けいれん療法，光治療，あるいは代替療法について，慎重に見直す．何が試みられたか（患者に名前のリストを提供しなければならないかもしれない），十分な効果を得るためにどのくらいの期間そしてどのくらいの量が試みられたか，なぜ中止したかといったことを探求すべきである．重要な問題として，薬物や治療法への反応はどうだったか，あるいは副作用があったかどうかといったことも含まれる．推薦された治療を正しく順守したかどうかを確認することも同じく助けになる．また，診断が下されたのか，それは何であったか，そして誰が診断したかを尋ねる．他の臨床医によってなされた診断をそのまま正当と認めるべきではないが，その情報を，見解を形成するのに使うことは重要である．

自殺行動の既往については特に配慮が必要である．それは現在のリスクを査定するのに重要である．過去の自殺念慮や自殺への意志，計画，企図等は，企ての性質，致死への程度，救済の可能性，遺書あるいは他の死の準備も含めて，再検討すべきである．暴力と殺人の生活史にはあらゆる暴力的な行動あるいは意図を含める．家庭内暴力，法律上の問題そして被害者の転帰についての特定の質問はこの問題をより明確にする上で役立つ．

自殺の意図のない自傷行為の既往歴も，切ることや火傷，頭をぶつける，自分を嚙む等の行為を含めて扱う．患者がそうした行動をしている時あるいはした後に，苦悩の軽減も含めてどのような感情があったかについて尋ね，また行動の証拠を隠すためにどのようなことを行ったかを聞く．

VI. 物質の使用，乱用と嗜癖

物質の使用，乱用，嗜癖についての注意深いレビューは精神医学的面接では不可欠である．臨床家は，この情報は患者にとって話すのが難しい場合があること，そして断定的に決めつけない聞き方がより正確な情報を引き出すであろうことを念頭におくべきである．もし患者がそのような情報を話すことに気が進まないようであれば，（例えば，「あなたは今までにマリファナを使ったことがありますか？」あるいは「あなたは毎日きまってアルコールを飲みますか？」といった）特定の質問が役に立つ．物質使用の既往歴には，アルコールや薬物（患者に処方されたものかあるいは処方されていないものか）を含めて，どの物質が使われたか，そしてどう使用されたか（口から，鼻から，あるいは静脈から）を含むべきである．使用の頻度と量については，患者が社会的に受け入れ難い頻度と量を知っているため，使用を最小限に留めて伝えたり，あるいは否定することがあることを念頭において決めるべきである．同じく，誤った情報に導くアルコールについての多くの誤解がある．アルコールについての記述が誤解に基づいてのものである場合があるのである．例えば，「いいえ，私はアルコールを飲みません」と述べ，その後，同じ面接で，「私は適量のビールを飲みます」と述べたりする．また，アルコールの量は飲み物の量と混同されることがある．例えば，「私は自分のアルコールについては心配していません．私は自分の飲み物は自

分で作り沢山の水を加えます」と言い，続く質問に応えて，「どれぐらいのバーボンか？　おそらく3あるいは4ショットですかね？」と述べる．耐性，増量への欲求，そして離脱症状は，乱用かそれとも依存かを決定する手助けとなる．社会的相互作用や職業上，学校，法律上の問題と酒酔い運転についても尋ねる．精神科医によっては，短い標準化された質問紙，例えばCAGAやRAPS4を用いて，アルコール乱用か依存かを識別するものもいる.

　CAGEは4つの質問からなる：あなたは今までに飲酒を減らした(Cut)ことがありますか？　あなたは飲酒を批判されていらついたことがありますか(Annoyed)？　あなたは，飲酒について，今までに悪いこととして，あるいは罪悪感(Guilty)を感じたことがありますか？　あなたは，自分の神経を落ち着かせるため，あるいは二日酔いを解消するために，朝酒(Eye-opener)として朝，最初に飲酒したことがありますか？　簡易アルコール問題スクリーン4(Rapid Alcohol Problem Screen：RAPS4)も，4つの質問から成っている．あなたは，飲酒後，罪悪感を感じましたか(後悔 Remorse)，飲酒後，言ったりしたことを思い出せなかったことがありますか(健忘 Amnesia)，飲酒度，通常ならできることをできなかったことはありますか(遂行 Perform)，あるいは朝の飲酒をしたことがありますか(スターター Starter)？

　拘置所に入っていたり，法的に拘束されたりして，飲酒を控えた時間の長さに注意を向けるべきである．入院患者のための解毒あるいはリハビリテーション，外来治療，自助グループ，アルコール症者匿名会(Alcoholics Anonymous：AA)，麻薬中毒者匿名会(Narcotics Anonymous：NA)，社会復帰者用中間施設，あるいはグループホームなど，治療的エピソードの生活史を調べる．現在の薬物乱用あるいは依存が精神医学的症状と治療経過に大きな影響を与える．患者の変化への準備状態は，熟考前の段階にあるのか，熟考段階にあるのか，あるいは行動段階にあるのかを決定する．それによって，適切な治療環境への紹介を考える．
　この部分で扱われる他の重要な物質使用と嗜癖は，タバコやカフェイン使用，賭博，摂食行動，そしてインターネット使用である．タバコ使用について調べることは特に重要である．というのは，物質を乱用する人は，特定の物質乱用のためというよりタバコを吸っている結果死亡することが多いからである．ギャンブルの履歴の中には，カジノ，競馬，ロットとスクラッチカード，スポーツ賭博が含まれる．食行動の嗜癖には，過食症が含まれる．過食者匿名会(Overeaters Anonymous：OA)と賭博者匿名会(Gamblers Anonymous：GA)は，食行動や賭博の嗜癖をもつ患者のために，AAと同じような12段階のプログラムをもっている．

VII．身体的既往歴

　身体的既往歴には，過去と現在における多くの主な身体疾患や障害と治療歴を含む．過去に手術を受けたことがあればそれについても見直す．そのような身体疾患に対して患者がどのように反応し，どう対処したかを理解することは重要である．過去の身体的既往歴は，精神疾患の潜在的な原因の決定において，また共存症あるいは混合要因の決定に重要であり，さらに，治療の可能性と限界を規定することがある．身体疾患が，精神疾患を引き起こすか(例えば，最近がんと診断された人の不安症)，精神障害に似ているか(不安症に似ている甲状腺機能亢進症)，精神障害あるいはその治療によって引き起こされるか(第2世代抗精神病薬服用患者のメタボリック症候群)，あるいは精神障害の治療の選択に影響を与える(腎臓の障害と炭酸リチウムの使用)ことがある．発作，頭部外傷と疼痛障害を含めて神経学的な問題には特別な注意を払う．胎児期あるいは出生時の問題あるいはその後の発達段階に問題がないかどうかを知ることも重要である．女性の場合，現在妊娠しているかあるいはその可能性があるかを知ることと同様に，月経の状態にも注意を向ける(「妊娠していないとどうしてわかりますか？」という質問には，「卵管結紮をしたので」という答えも「妊娠していないことを願ってます」という答えもありうる)．
　現在服用している薬物すべてについて注意深く見直すことは非常に重要である．これは現在服用しているすべての精神科薬について，どの程度長く服用しているか，服薬順守はどうか，効果はどうか，副作用はどうかについて注意する必要がある．次のような質問は，服薬順守や副作用を明確にするのに役立つ．「あなたは週のうち何日，実際にこの薬を飲みますか？」あるいは「あなたは，この薬を飲み始めてから，性機能の変化に気づきましたか？」といったように．これは，患者が恥ずかしいために，あるいは治療の邪魔をするために，自発的に情報を提供しようとしない時に有用である．
　向精神薬以外の薬物や市販薬，睡眠補助薬，ハーブ，代替薬も同じく注意すべきである．これらは副作用や現れる症状ばかりでなく治療の選択肢を考える上での薬物相互作用の可能性も含めて，すべて精神医学的な意味をもつ．患者には，現在飲んでいるすべての薬物，処方されたもの，そうでないもの，市販薬，ビタミン，そしてハーブを診察時にもって来るように伝える．
　薬物に対するアレルギー反応は，どの薬物で起こったか，そしてその性質，範囲，アレルギー反応の治療も含めて取り扱う．精神科患者には適切で規則的な身体的治療を受けるよう奨める．プライマリケア医，他科の専門医と精神科医の間の適切な情報の共有は最適な患者治療のために非常に役立つ．初回面接は患者との間でその考え方を強化する機会である．時に，患者が情報をプライマリケア医と共有することを望まないことがある．この

希望は尊重されるべきであるが，共有できる情報がないか探究することは有用である．患者は特定の社会的あるいは家族情報（例えば，婚外交渉）については守秘を望み，他の情報（処方された薬物）の情報の共有には賛成することが多い．

VIII. 家族歴

多くの精神疾患は家族性であり，その大多数が遺伝的素因（原因とまでいかなくても）をもっているので，家族歴について詳しく見直すことは精神医学的評価を行う上で不可欠である．さらに，正確な家族歴は，特定の疾患に対する患者の潜在的危険因子を明らかにするだけでなく，症状形成における心理社会的な背景を明らかにするうえでも役立つ．家族歴には，精神医学的診断，薬物療法，入院治療，物質使用障害，そして致死率をすべて含める．これらの問題の重要性は，例えば，薬物療法に対して家族特有の反応があったり，家族歴に自殺者がいると自殺のリスクが有意に高くなるといったことで立証されている．面接者は，家族について述べられた診断名が正しい場合も正しくない場合もあることを常に念頭に置き，その疾患の症状についてのデータや治療が役立つことがあることを覚えておくとよい．家族歴の中の身体疾患も患者の診断と治療に重要である．1つの例として，糖尿病や高脂血症の家族歴がある場合，同じ疾患が生じるリスクが高くなる抗精神病薬を選択しない方が良いということになる．家族の慣例，信仰や期待も，疾患の発症や症状，そして経過に大きな役割を果たす．また家族歴は，患者に対するストレスと同様に患者を支持する潜在的な可能性を特定する上で，そして，患者の障害の程度によって，潜在的な介護者の有用性と妥当性を知る上で重要である．

IX. 発達および社会的生活史

発達史や社会的生活史を知ることは患者の各ライフステージを再検討することになる．それは精神症状および疾患の文脈を決定する上で，そして，実際，その障害の発症における重要な要因を識別する上で大切な手段になる．現在の心理社会的ストレス因子は社会的生活史を知る過程で明らかになることが多い．すべての情報を網羅していることを確定するために，年代順に社会的生活史を見直していくことが助けになるであろう．

出生前，あるいは周産期および発達上の節目に関して得られる情報はすべて記録する．成人患者の大多数において，このような情報は手に入りにくく，そして入手できたとしても完全に正確ではないであろう．子ども時代の生活史には，家族を含めた家庭環境および友人の数と質を含めた社会環境が含まれる．詳細な学校時代の生活史には，患者がどこまで学業を続けたか，そのレベルの時何歳だったか，そして特別学級や学習障害，学校での問題行動，学業成績と課外活動についての情報も含める．子ども時代の身体的虐待や性的虐待については慎重に尋

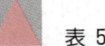 表 5.1-3 性的経歴

1. スクリーニングのための質問
   a．あなたは性に積極的なほうですか
   b．最近，性機能について変わったことや問題などはありませんか
2. 発達的な問題
   a．性に関する知識の獲得
   b．思春期の始まり／初潮
   c．性的同一性や性的指向の発達
   d．最初の性的経験
   e．恋愛関係における性交
   f．時間を経て経験や好みが変わること
   g．性と加齢
3. 性的問題の明確化
   a．欲望の時期
      性的考えや性的空想の存在
      考えや空想がいつ生じその対象は何か
      誰が性をどのように手ほどきしたか
   b．興奮相
      前戯とそれに続くオルガズムの間，性的興奮に困難はないか（勃起，潤滑に至る，もしくはそれを維持する上で）
   c．オルガズム相
      オルガズムが起こるか
      早すぎたり遅すぎたりしないか
      どのくらいの頻度で起こるのか，どのような状況下で起こるのか
      もし，オルガズムが起こらないとすれば，興奮していないからなのか，興奮しているにもかかわらず，オルガズムが欠如しているのか
   d．消散相
      性交が終わると何が起こるのか（例えば，満足，欲求不満，興奮の持続）

ねるようにする．

職歴には，職種，職務における業績，転職の理由，現在の職務上の地位が含まれる．上司や同僚と患者の関係性も見直してみる．患者の収入や生計上の問題，薬局も含めた保険適用は，しばしば重要な事柄である．

場合によっては，軍隊歴について尋ねる必要があり，その際は到達した階級，戦闘経験，懲戒処分と除隊時の地位も聞く．結婚歴と親密な人間関係の生活史は，性的指向と現在の家族構成を含めて調べる．これには安定した相互に満足がいく関係を築き，維持する患者の能力および親密性と性行動についても含める．両親，祖父母，子どもや孫たちとの現在の関係は社会的生活史の重要な部分である．法的問題も重要で，特に係争中の告訴あるいは訴訟はそうである．社会的生活史には，趣味，関心，ペットと余暇活動そしてそれが時間的経過の中でどう変化したかも含める．文化や宗教が，患者の生活や現在の信仰と活動にどのように影響を及ぼしたかを知ることも大切である．性的経歴に関する簡単な概観を表5.1-3に

X．全身の点検

全身の点検は，現在の疾患の中には見出せない身体的あるいは心理学的徴候と症状を捉えようと試みるものである．神経学的，そして全身的症状（例えば，疲労あるいは筋力低下）には特に注意する．現在の訴えと関連した疾患や治療薬の選択に影響を与える疾患（例えば，内分泌障害，肝臓障害，あるいは腎臓障害）については慎重に検討する．一般に，全身の点検は身体の主要な系統にそって組織化する．

XI．精神的現症の診察

精神的現症の診察（mental status examination：MSE）は精神医学において身体医学での身体的診察と等価のものである．MSEはすべて精神機能の領域を探究し，精神病の徴候と症状の証拠を表示する．患者が何を身につけているか，全体的にどのように見えるかということも含めて，出会った最初の瞬間から面接全体を通してMSEに必要なデータが集められる．情報の大部分が直接的な質問を必要とするわけではなく，むしろ観察から集められた情報が，患者からの反応以上にさまざまなデータを臨床医に与えるであろう．直接的質問は，MSEを拡張し，完成させる．MSEは，患者の面接時点での寸評を臨床医に与え，そしてその後の面接ごとに時間的経過の中でモニターし比較していくことによって役立つ．MSEは一般にミニメンタルステート検査（Mini-Mental Status Examination：MMSE）の形で認知機能のスクリーニングを含むが，MMSEはMSE全体と混同してはならない．MSEの要素はこの節での構成上，記述順に紹介するが，先に述べたとおり，データは面接全体を通して集められるのである．

外観と振る舞い　この節は，面接中の患者の外見と振る舞いについての全体的な記述から成り立っている．患者は，記述されている年齢より若く見えるだろうか，年配に見えるだろうか？　これは患者の服装，身体的な特徴，あるいは対話のスタイルと関係があるだろうか？　患者は，宝石も含めて，何を身につけているか，そして話の文脈が適切かどうか等が記述される．例えば，病衣の患者は，緊急治療室あるいは入院病棟なら適切だが，外来では不適切である．変形・怪我等で外観が損なわれた状態であったり，傷跡や入れ墨も含めて，識別する特徴を記述する．身だしなみや衛生も同じく全体的外観に含まれており，患者の機能レベルを知る手がかりとなる．

患者の振る舞いに関する記述は，患者がさし迫った苦悩を示しているかというような一般的記述と，面接にどのように応じるかという特定の記述を含む．患者は，協力的，興奮している，抑制的でない，無関心である，というように記述する．適切さは観察について解釈するうえで考慮すべき重要な要因である．もし患者が診察に不本意に連れて来られたならば，患者は，特に面接の始まりに，いくぶん非協力的であることはありうることであり，理解できることである．

運動活動性　運動活動性は，標準的，遅い（運動緩慢），あるいは落ち着きのない（運動亢進）というように記述する．これは，神経学的，あるいは医学的問題と同様に診断（例えば，うつ病か躁病か）の手がかりとなる．足どり，動きの自在性，姿勢や歩行や書字が異常か保たれているか，を記述する．神経過敏，振戦，明らかに落ち着かない状態，舌打ち，舌を突き出すなどのチックがあるかないかを記述する．これらは，抗精神病薬による不随意運動，アカシジア，パーキンソン症状といった有害反応あるいは副作用への手がかりとなり，あるいは注意欠如/多動症のような疾患の症状を示唆する．

言語　言語の評価はMSEの重要な部分である．考慮する要素は，流暢さ，量，速度，調子と音量である．流暢さは，吃音，喚語困難，あるいは錯語的な誤りといった微妙な流暢さの問題と同様，患者が英語を自在に使いこなせるのかを記載する（通訳者付きのスペイン語を話す患者は，英語に流暢ではないとみなされるが，しかしその患者がスペイン語に流暢であるかどうかを確認する試みをすべきである）．言語の量の評価は，それが正常か，多いか，少ないかについて言及する．少い場合は，不安あるいは無関心から思考途絶や精神病までさまざまな可能性を示唆している．多い場合は，しばしば（しかし常にというわけではないが）躁病あるいは軽躁状態が示唆される．関連した要素として言語の速度あるいはペースがある．それは遅いか速いか（促迫）？　最後に，調子と音量を評価する．これらの要素の記述的用語は，怒りっぽい，不安な，不快な，うるさい，静かな，内気な，腹を立てている，あるいは子どもっぽいなどである．

気分　気分（mood）と感情（affect）という用語は定義がさまざまであり，多くの著者は2つの要素を一緒にして「情緒的表出」（emotional expression）と表示することを推奨している．伝統的に，気分は，患者の内的で持続する情緒状態と定義される．その経験は主観的で，そのため患者の気分を記述するには患者自身の言葉を使うのが最も適切である．「悲しみ」，「怒り」，「罪悪感」，あるいは「不安」などの用語は気分についての共通した記述である．

感情　感情は，気分の表現である，あるいは，臨床医に患者の気分がどうみえるかというものであるという点で気分と異なる．感情は，次の要素で記述されることが多い．すなわち，質，量，範囲，適切さ，そして一致である．患者の感情の質（あるいはトーン）を記述する用語としては，不快，幸せ，怒りっぽい，腹を立てている，落ち着かない，涙ぐんで，すすり泣いている，そして平坦などがある．言語は，感情を評価する上で重要な手がかりである場合が多いが，絶対的なものではない．感情の量はその強さを測る．抑うつ的な感情をもつと記述される2人の患者がいたとして，1人は軽度抑うつ的，もう1人は著しく抑うつ的と記述されることで非常に異なってくる．平坦（flat）という用語は，感情が著しく制限

されていることであり，統合失調症患者に用いられる．感情の適切さは，感情がその状況に適合しているかどうかを表す言葉である．葬儀の厳粛な場で笑っている患者は，不適切な感情をもっていると記述される．感情はまた，患者が述べた気分や思考内容と一致したり，しなかったりする．抑うつ的な感情を報告したり，抑うつ的なテーマを語る患者が，笑ったり，ほほ笑んだりして悲しみを表さないことがある．

思考内容 思考内容は，本質的にどのような考えが患者の心に浮かんでいるかということである．これは，患者が自発的に表現したものによって推察されることもあり，またある特定の病理を引き出すために特異的な質問をした時の反応によってわかることもある．患者の中には，特定の内容や思考を執拗に反復あるいは反芻する者がいる．そのような思考内容は強迫観念(obsessive)あるいは強迫行為(compulsive)と考えられる素材に焦点づけられる．強迫観念は，患者の意識の中に侵入してくる受け入れ難い，反復的思考である．そのような思考は，通常自我異和的で患者はそれに抵抗する．強迫行為は，反復的な儀式的行動で，不安の増強あるいは恐ろしい結末を避けるために患者は行わずにはいられない．もう1つの思考内容の病理の主なカテゴリーは，妄想(delusion)である．妄想は，誤った，他者と共有することができない固定的な観念であり，奇異なものと奇異でないものに分けられる(奇異でない妄想とは，事実ではないが，可能性としてないわけではない思考内容をいう)．よくある妄想は，誇大的，被愛的，嫉妬，身体的，そして迫害である．自発的にそれらを語らない患者には次のような質問が有効である．「今まで，誰かがあなたのあとを尾けているとかあなたを襲おうとしているように感じたことがありますか？」「テレビやラジオが特別なメッセージをあなたに伝えていると感じることはありますか？」後の質問への肯定的な答えは「関係念慮(idea of reference)」を示している．パラノイアは，妄想的題材と密に関係があることがあり，全体的な疑い深さといった「ソフトな」パラノイアから日常生活に影響を与える重篤なものまである．パラノイアを引き出す質問は，患者に，カメラ，マイクロホン，あるいは政府について気がかりなことがあるか尋ねることである．

　自殺(suicidality)や殺人(homicidality)についての観念は思考内容のカテゴリーに入るが，それはあらゆる初回の精神医学的面接において特に重要であるため，別に取り上げることにする．単に，自殺したいか，人を殺したいかと尋ねるだけでは十分ではない．自殺や殺人の考え，意図，計画そして準備の印象を得なければならない．自殺の完遂を正確に予測することはきわめて難しいが，特定の危険因子があり，それを患者の自殺念慮に基づいて行動化する意図や計画の評価とあわせて用いることができる．

思考過程 思考過程は，その人が何を考えているかではなく，どのように考えを公式化し組織化し表現するかについて述べるという点で思考内容と異なる．患者の中には，非常に妄想的な思考内容をもちながら正常な思考過程を保っている者がいる．逆に，全体的に正常な思考内容をもちながら，思考過程が著しく障害されている場合もある．正常な思考過程は，典型的には直線的で，組織的で，目的指向的である．観念奔逸(flight of ideas)では，聞き手がついていくのが難しいほどのペースで，患者は素速く1つの考えからもう1つの考えに移行するが，考えそのものは論理的につながっている．迂遠(circumstantial)な患者は，主題あるいは質問への答えに直接関係ない細部や題材まで過剰に言及するが，最終的には主題や質問の答えに戻ってくる．ふつう，診察者は，一連の陳述の関係をみながら，思考の迂遠なつながりについていくことができる．脱線思考(trangential thought)過程は，最初は迂遠と似ているようにみえるが，患者は決して最初の話題あるいは質問には戻ってこない．脱線思考は，関係のない，そして些細な重要でない面で関連している思考過程であるようにみえる．弛緩した(loose)思考あるいは連想は，連続的な内容の間の連関をみることが難しいか，あるいは不可能であるという点で迂遠や脱線思考とは異なる．保続(perseveration)は特定の考えや内容に焦点を合わせてしまい，他の話題に移ることができない傾向である．保続のある患者は，面接者が主題を変えようとしても繰り返し同じ話題に戻っていく．思考途絶(thought blocking)は，患者が考えを完了することができないようにみえる障害された思考過程をいう．患者は文の途中や思考の途中で停止してしまい，面接者は完成を待っているままの状態になる．これについて尋ねられると，患者は何が起きたかわからないと述べることが多く，何を話していたかも覚えていない．言語新作(neologism)は，新しい単語あるいはいくつかの単語を圧縮した言葉で，実際には存在しない，理解しがたい言葉をいうが，時に意図された意味あるいは一部の意味がわかることもある．言葉のサラダ(word salad)は，混乱し，しばしば反復的で，意味関連が全くない話し方である．形式面の思考障害について，表5.1-4に示した．

知覚の障害 知覚の障害には，幻覚，錯覚，離人感と非現実感がある．幻覚は，それらを説明する刺激がない中での知覚である．幻聴は精神医学上最もしばしば出会う幻覚である．他の幻覚には，幻視，幻触，幻嗅，そして幻味がある．北米の文化圏では，幻聴以外の幻覚は，一次的な精神医学的問題というよりも，しばしば神経学的，身体医学的，あるいは物質禁断症状の問題を示唆する手がかりとなる．他の文化圏では，幻視が統合失調症で最もよくみられる幻覚であると報告されている．面接者は，本当の幻覚と誤った知覚(錯覚)を区別をしなければならない．自分の寝室の外で，木が揺れてサラサラと鳴る音を聞いて，自分の名前を呼ばれていると思うことは錯覚である．覚醒から眠りに入る境界での入眠時幻覚は正常の現象であろう．時に精神病ではない患者が自分の名前が呼ばれるのを聞いたり，閃光を見たり，あるいは視野

表 5.1-4　形式面の思考障害

迂遠　取るにたらない，無関係の細事の過剰包括．論旨を把握する感覚を妨害する．

音連合　思考は言葉の意味ではなく，音，例えば，押韻や類音によって連合する．

脱線　(連合弛緩と同義)観念間の論理的つながりのみならず，全体としての目標指向的感覚もともに崩れる．単語は文章をなしているが，文章は意味をなさない．

観念奔逸　多数の連想がつながっていくので，思考は観念から観念へと突然に移るように感じられる．しばしば(しかし必ずというわけではない)，性急で切迫した話し方によって表現される．

言語新作　新しい単語や言葉づかいの創案，あるいは慣用的な単語を特異な形で使用すること．

保続　文脈から外れて，同じ言葉や文章や考えが繰り返される．

脱線思考　質問に反応して患者は答えるが，一般的な話題としては適切でも，実際には質問に答えていない．例をあげる．
　医師：「最近，睡眠に問題はなかったですか」
　患者：「普段はベッドで寝るんですが，今はソファの上で眠っています」

思考途絶　思考の突然の活動停止，あるいは観念の流れの断絶．

表 5.1-5　精神的現症の診察における識覚の領域で，認知機能を検査するのに使われる質問

1. 清明　　　　（観察すること）
2. 見当識　　　あなたの名前は？　私は誰でしょうか？
　　　　　　　ここはどこでしょう？　建物のある場所は？
　　　　　　　私たちは何市にいるでしょう？
3. 集中力　　　100から順番に7ずつ（3ずつ）引いていく計算をしてください．
　　　　　　　アルファベットの文字をZから順番に逆に言ってください．
　　　　　　　1年の月の名称を12月から順番に逆に言ってください．
4. 記憶
　　即時　　　数字を言います．私が言い終わったら，その数字を繰り返してください．1, 4, 9, 2, 5.
　　近時　　　朝食は何を食べましたか？
　　　　　　　今朝，私たちが話し始める前に，あなたは何をしていましたか？
　　　　　　　次の3つのものを覚えてください．黄色い鉛筆，コッカースパニエル（犬の種類），シンシナティ（オハイオ州の都市）．数分したら覚えたものを繰り返してもらいます．
　　長期　　　小学校3年生のときに住んでいた住所を言ってください．
　　　　　　　担任の先生は誰でしたか？
　　　　　　　高校から大学へあがる間の夏，あなたは何をしていましたか？
5. 計算力　　　3ドル75セントの物を買って，5ドル紙幣で支払ったとします．お釣りはいくらになりますか？
　　　　　　　1ダースが4ドルのオレンジを3つ買うといくらですか？
6. 知識の集積　ニューヨークとロサンゼルスの間はどのくらいの距離ですか？
　　　　　　　南アメリカとアフリカの間にある海は何ですか？
7. 抽象的推論　同じグループに入らないのはどれでしょう？　ハサミ，カナリア，蜘蛛．それはなぜですか？
　　　　　　　りんごとオレンジはどのように似ていますか？

外に影を見たりすることがある．幻覚を記述する時，面接者は，患者はどのような体験をしているのか，起こるとしたらどの位の頻度で，それは不快(自我異和的)だったかそうではなかったかについて記載しなければならない．幻聴の場合，言葉を聞いたのか，指令だったのか，あるいは会話だったのか，声に聞き覚えがあるかなどを尋ねることは有用である．

離人感は，自分が自分ではない，あるいは何かが変化したという感じである．非現実感は，言い難い奇妙な風に環境が変化したという感じである．

認知　認知機能の要素は，覚醒度，見当識，集中，記憶(短期記憶と長期記憶)，計算，知識の集積，抽象的推論，洞察力，そして判断についての査定である．

まず，患者の覚醒水準に注意する．認知機能をどの程度詳細に評価するかは，診察の目的によっており，そしてまたすでに面接でわかった患者の機能水準，仕事における遂行能力，日常の雑事の処理，自分の小切手帳の精算などにも基づいて査定される．さらに患者の遠隔記憶と近時記憶についてのデータを引き出す．全体的な意味での知的水準と患者がどこまで教育を受けたかについて情報は，知能と教育水準に対するせん妄状態や認知症でみられる認知障害の識別に役立つ．表5.1-5に，精神的現症の診察の中で，認知機能検査をするために使われる質問の概観を示した．

抽象的推論　抽象的推論は，一般的な概念と個々の例の間を行き来する能力である．患者に対象あるいは概念(リンゴと西洋ナシ，バスと飛行機，あるいは詩と絵)の間の類似性を識別するよう求めることは，格言の解釈と同様に，抽象能力を査定するのに有用である．抽象能力を査定する際に，文化的および教育的要因と制約を念頭におくべきである．時折，抽象化能力のなさあるいは項目をまとめる特異的な方法が劇的であることがある．

洞察　精神医学的評価における洞察は，精神症状の潜在的原因だけでなく，患者がどのように感じ，表現し，機能しているかを患者自身が理解することを指している．

患者は，洞察を全くもっていなかったり，部分的にもっていたり，十分にもっていたりする．洞察の要素は，精神病患者の場合，現実検討である．現実検討が損なわれていない例では，「私が1人でいるとき，私に話しかけてくる小さな人たちが実際にはいないことはわかっています．でも，私は彼らが見えて，彼らの声が聞こえるように感じるんです」と述べる．この例によって示されるように，洞察の程度は病気の重篤度の指標ではない．精神病の人が良い洞察力をもっていたり，軽度の不安症の人が洞察力をわずかしかあるいは全然もっていないこともある．

判断力 判断力は，良好な決定とそれに基づく行為をする能力である．判断のレベルは洞察のレベルと相関することもしないこともある．患者によっては疾患への洞察力はないが，優れた判断力をもっていることがある．判断力をみるために，伝統的に使われる質問は，例えば，「あなたは，切手が貼ってある封筒を道で見つけたらどうしますか？」という仮定的なものであった．しかし，判断力を検査するためには，患者自身が経験している現実場面を用いる方が良い．判断を評価することにおいて重要な問題は，患者が危険なことをするかどうか，あるいは厄介な事態を招くかどうか，そして患者が効果的に自分自身を守ることができるかということである．判断力が著しく障害されている場合は，より高い水準の治療あるいは入院のようなより制約の多い設定を考える必要がある．表5.1-6に精神医学的病歴と精神状態像を把握するための一般的質問を示した．

XII. 身体の診察

身体の診察がどの程度できるかは，精神医学的面接の性質と設定によって異なってくる．外来では，ルーチンに身体の診察を行なうことは，ほとんどあるいは全くないかもしれないが，緊急治療室や病棟では，より完全な身体の診察が必要になる．バイタルサイン，体重，胴回り，BMI，身長の測定は，特に精神科薬物の効果を知る上であるいは身体疾患がこれらのパラメータに及ぼす影響について知る上で重要である．異常不随意運動尺度（Abnormal Involuntary Movement Scale：AIMS）は，抗精神病薬を使用しているときに遅発性ジスキネジアなどの潜在的副作用をモニターする上で重要なスクリーニング検査である．集中的な神経学的評価は，精神医学的査定の重要な部分である．

身体の診察を行なわない場合は，精神科医は患者に最後の身体の診察がいつ，誰によって行われたかを尋ねる．そして，その医師に連絡して，何か異常所見がなかったかを聞く．

XIII. 系統的論述

精神医学的面接で多くの情報を集めることは，系統的論述と診断（または複数の診断）を展開し，また勧告や治療計画を立てることにつながる．評価過程のこの部分では，情報収集は，患者の疾患を生物心理社会的に理解するためのさまざまなテーマに沿って行われる．系統的論述は，報告された，あるいは書面に書かれた評価にも基づくが，実際は，新しい仮説が立てられ，さらに新しい情報によって検証されるというように，面接を通して力動的に進められる．系統的論述は，患者の生活史の要約と現在症，最近の状態からなる．それは，生物学的な要因（身体，家族，そして治療歴）についての検討や，子ども時代の環境や養育歴，ストレス因子を含む過去の対人関係や社会的要因などの心理的要因，そして，経済状態，学校，仕事，家庭や対人関係など患者を取り巻く環境も含めなければならない．最後に，系統的論述は，安全についての査定の要約を行い，推奨される，あるいは必要とされる治療の水準を決定するのに寄与する．

XIV. 治療計画

査定と系統的論述は精神医学的面接と相関した書面に記すが，患者と話すのは，患者が情報を理解し解釈できる範囲の要約にとどめる．それと対照的に，治療計画と治療的勧告は，精神医学的面接を統合する部分であり，患者と詳細に話し合うべきものである．

治療計画の最初の部分は，面接者と患者の間に治療的関係が確立されるかどうかを決定することを含んでいる．それが当てはまらない例としては，面接がコンサルテーションであったり，法的問題または第三者による検討であったり，救急治療室や他の緊急状況であったりする．治療関係が開始されていない場合は，患者に推奨される治療がどのようなものかについて伝える．ある種の症例では，これは（不本意な入院と同様）自発的なものではないことがある．ほとんどの場合，患者が次の段階についての決定に関与することができるように，選択肢の話し合いに参加するようにする．治療関係が始められている場合は，その治療構造について話し合う．主な焦点を薬物療法にするか，心理療法にするか，あるいは両方にするか？ 受診の頻度はどうするか？ どのように臨床医は援助し，治療にあたって患者に期待するものは何か？

治療的勧告では，薬物療法について，薬物なしの治療のリスクと利益，そして代替療法についても話し合う．処方する者は開始する薬物療法（あるいは他の治療）について患者からインフォームド・コンセントを得なくてはならない．

他の臨床的治療勧告には，心理療法，集団療法，物質依存の評価あるいは治療，あるいは身体医学的査定がある．また，ケースマネージメント，グループホームあるいは生活介助，社交クラブ，精神衛生連合，精神病患者のための全国連合（National Alliance for the Mentally Ill）やAAのような支援団体を含めて，心理社会的な介入を勧めることもある．

家庭医，専門医，あるいは他の臨床医との協力は常に1つの目標であり，そのためには適切な患者同意を得る

表 5.1-6 精神医学的病歴と精神状態像を把握するための一般的な質問

項　目	質　問	解説と助言
本人であることを確認するデータ：	本人であることを確認するデータを得るには，直接聞く．特定の答えを求める．	患者が協力できなければ家族や友人から情報を得る．紹介元が医師であれば医学的記録を入手する．
主訴：	なぜ精神科医の診察を受けようと思ったのですか．どんなことで病院へ来られたのですか．何が問題だと思われますか．	患者の答えは逐語的に記録しておく．奇妙な訴えは精神病的過程を示唆する．
現病歴：	いつもとどこか違うと気づいたのはいつですか．症状が始まったとき，体のどこかが不調でしたか．症状は突然現れたのですか，それとも徐々にですか．	可能な限り逐語記録をとる．以前の入院歴および治療歴を得ること．症状の突然の出現は薬物による障害を示唆する．
以前の精神医学的障害および医学的障害：	意識を失ったことはありませんか．発作はありませんか．	疾患の程度，治療，投薬，予後，入院，主治医などを確かめること．疾患が何か他の目的に役立ったかどうか判断すること（二次的利得）．
個人歴：	自分の生まれたときのことを何か知っていますか．あなたが生まれたとき，お母さんはいくつでしたか．お父さんは．	年齢のいった母親（35歳以上）はダウン症の子どもを生むリスクが大きい．年齢のいった父親（45歳以上）は統合失調症を含む欠陥を生み出すような損傷のある精子をもちやすい．
幼児期：	トイレットトレーニングは？　夜尿症は？　仲間との性的遊びは？　子どものころの最初の記憶は何ですか．	分離不安と登校拒否（学校恐怖）は成人のうつ病と関連がある．遺尿症は放火と関連がある．3歳以前の幼児期記憶は通常は想像されたものであり，現実ではない．
青年期：	青年は質問に答えることを拒否することがあるが，質問はしなければならない．成人は情動負荷の強い青年期の体験の記憶を歪曲することがある．性的いたずらは？	貧困な学校体験は情緒障害に対して感度の高い指標である．統合失調症は後期青年期に始まる．
成人期：	自由形式の質問が望ましい．結婚生活について教えてください．批判的態度にならないこと．入信しているなら，宗教はあなたの人生でどんな役割をもっていますか．配偶者との性的活動はどうですか．	主訴によっては，いくつかの領域をさらに詳細に問う必要がある．躁病患者はしばしば借金をし，乱交する．宗教観念の価値を重くみすぎることは，猜疑性パーソナリティ障害と関連する．
性的経歴：	現在，あるいはこれまで，性生活について問題や心配がありましたか．性についてはどのように学びましたか．性的衝動（性欲）に変化のあったことがありますか．	批判的態度を差し控えること．いつごろ自慰を覚えましたか，と尋ねることは，自慰をしますか，あるいはしていましたかと尋ねるよりも，上手な聞き方である．
家族歴：	家族の誰かがうつ病にかかったことはありませんか．アルコール中毒は？　入院中の人は？　服役中の人は？　生活状況を教えてください．あなたは自分の部屋をもっていましたか．	不安，うつ病，統合失調症の遺伝負因．家族の薬物治療の病歴を得ること（同じ障害で家族に有効であった薬物治療は，患者にも有効であろう）．
精神状態像		
全体としての外観：	自己紹介し患者に席に座るように指示する．入院中であれば，いすを枕元へもっていき，ベッドに腰かけてはならない．	認知障害では服装や髪はだらしなく乱れている．麻薬中毒者の非常に小さな瞳孔．うつ病者の引きこもった，かがんだ姿勢．
運動行動：	あなたはふだんよりも活動的になっていますか，活動的ではありませんか．独特の癖について尋ねる．「みたところ，あなたの手はまだ震えていますが，なぜか説明できますか」．臭いに気づくこと，例えばアルコール中毒，ケトアシドーシス．	統合失調症の固まった姿勢，風変わりな行動．興奮剤（コカイン）中毒と躁病の過活動．うつ病の精神運動性遅滞．不安や薬物の有害作用（リチウム）に伴う振戦．アイコンタクトは面接の間，ほぼ半分の時間は合わせられるのが正常である．統合失調症の最小限のアイコンタクト．妄想状態における環境のつぶさな吟味．
面接中の態度：	態度について意見を述べる．「あなたは何かにいらいらしているようにみえますが，そうでしょうか？」	妄想患者の疑い深さ．ヒステリーの誘惑，変換症の無気力（満ち足りた無関心）．前頭葉症候群の諧謔症（Witzelsucht）．
気分：	あなたはどのように感じていますか．気分はいかがですか．人生には生きる価値がないとか，自分を傷つけたいとか，考えますか．自殺を考えていますか．死にたくなりますか．睡眠の習慣に変化はありませんでしたか．	うつ病の25％に希死念慮がある．躁病の高揚．うつ病の早朝覚醒．躁病の睡眠欲求低下．

(つづく)

表 5.1-6 精神医学的病歴と精神状態像を把握するための一般的な質問(つづき)

項目	質問	解説と助言
感情：	情動，身体の動き，顔貌，声のリズム(音調)といった非言語的な徴候を観察する．悲しい話題，例えば死について語っているのに笑うのは不適切である．	統合失調症によくみられる感情の変化．緊張病の認知障害にみられる音調の喪失．薬物の有害作用と平板な感情を混同してはならない．
話し方：	構音障害を検査するために「メソディスト・エピスコパリアン(メソジスト教会員)」と言わせてみる(訳注：ナマムギ，ナマゴメ，ナマタマゴ)．	躁病患者は促迫した話し方をする．うつ病では口数は減る．認知障害では滑らかでない，不明瞭な話し方になる．
知覚障害：	ものが見えたり，声が聞こえたりすることがありますか？ 眠りに入るときや目が覚めるときに，奇妙な体験がありますか？ 何らかの面で世界が変わってしまいましたか？ 奇妙な匂いのすることがありますか？	幻視は統合失調症を示唆する．幻触はコカイン中毒や振戦せん妄を示唆する．幻臭は側頭葉てんかんではよくある症状である．
思考内容：	人々が自分を傷つけようとしている，と感じますか？ あなたは特別な力をもっていますか？ 誰かがあなたに影響を与えようとしていますか？ 体に奇妙な感覚を覚えますか？ 自分の心から追い払うことのできない考えはありませんか？ 世界の終末について考えますか？ 人は自分の心を読むことができる，と感じますか？ テレビが自分のことを言っているとよく思いますか？ 空想や夢について聞いてみること．	妄想は気分と一致しているか(誇大妄想は高揚した気分と一致する)，一致していないか．気分と一致しない妄想は，統合失調症を示唆する．錯覚はせん妄ではよく認められる．考想吹入は統合失調症の特徴である．
思考過程：	抽象能力を検査するには諺の意味を答えさせるとよい．例えば，「ガラス工場の人々は石を投げるべきでない(すねに傷もつ者は他人の批評などしないがよい)」．具体的すぎる答えは「ガラスは割れる」．抽象の適切な答えは普遍的な命題や倫理的な問題を論じるものである．鳥と蝶の類似性(両方とも生き物)や，パンとケーキの類似性(両方とも食物)を尋ねる．	連合弛緩は統合失調症を示唆する．観念奔逸は躁を，抽象能力の欠陥は統合失調症，脳損傷を示唆する．
識覚：	ここはどこですか．今日の日付は？ 私が誰かわかりますか？	せん妄や認知症は混濁した，あるいは脱線した識覚を示す．人物の見当識は時間や場所の見当識よりも長いこと損なわれない．
遠隔記憶(長期記憶)：	あなたはどこで生まれましたか．どこの学校へ通っていましたか．結婚したのはいつですか？ お子さんたちの誕生日は？ 先週の新聞の見出しはなんでしたか？	アルツハイマー型認知症患者は近時記憶よりも遠隔記憶を長く保持する．記憶の間隙は作話的な詳細によって局所化され埋め合わされる．記憶増進は猜疑性パーソナリティにみられる．
即時記憶(短時記憶)：	患者に6つの数字をまず順唱させ，次に逆唱させる．3つの無関係なものを覚えさせ，5分後に再生させる．	記憶の欠損は認知障害，解離症，変換症で生じる．不安は即時的記憶保持と近時記憶を妨げる．前向記憶欠損(前向健忘)は，例えばベンゾジアゼピンのようなある種の薬物を服用した後に生じる．逆向記憶欠損は頭部外傷の後に生じる．
集中力と計算力：	1から20まですばやく数えるように患者に求める．単純な計算をさせる(2×3，4×9)．連続7検査をさせる．つまり100から7を引き，続けて7を引いていく．1ドル35セントは，5セント硬貨では何枚になるでしょうか？	不安やうつ病(仮性認知症)に対し医学的原因で起こる欠陥を除外する．患者の教育水準に合わせて検査を行う．
情報と知能：	ニューヨークからロサンゼルスまでの距離．野菜の名前をいくつか．米国でいちばん長い河は？	結果を判定する際に教育水準を照合する．精神遅滞や境界知能，中毒を除外する．
判断：	道端で封筒を拾ったとします．その封筒は封がしてあり，切手が貼られ，宛名が書いてあるとします．どうしたらよいですか？	脳損傷，統合失調症，境界知能，中毒では判断が障害される．
洞察の深さ：	あなたには何か問題があるとお考えですか？ 治療の必要性があると感じますか？ 将来の計画はありますか？	せん妄，認知症，前頭葉症候群，精神病，境界知能では障害される．

Sadock BJ, Sadock V. *Kaplan and Sadock's Pocket Handbook of Clinical Psychiatry*. Philadelphia：Lippincott Williams & Wikins, 2010 から許可を得て転載．

必要がある．同様に，患者の治療における家族の関与はしばしば治療的に有用で不可欠な部分であり，そして適切な患者の同意を必要とするものである．

　安全のための計画と連絡方法についての徹底的な話し合いを精神医学的面接の中で行う．臨床医への連絡方法と時間外の対応の範囲についても見直しておく必要がある．患者に，緊急治療室の使用や911への電話あるいは危機に利用可能なホットラインの使用を含めて，緊急事

態ではどうすべきかを教えておく必要がある.

技　法

　患者医師関係，自由回答形式（open-ended）の面接，そして守秘のような精神科面接における一般的な原則は上で述べた．一般的原則に加えて，一般的原則と矛盾しない方法で情報を得るための効果的な特定の技法が多く存在する．これらの有用な技法は促進的介入および拡張的介入と呼ばれる．また，ある種の技法の中には，一般に逆効果で，患者が自分の話をするのを助けたり治療同盟を強化するという目標を妨害するものもある.

促進的介入

　以下は，患者が自分の話を医師と共有することを効果的に可能にし，患者と医師の肯定的な関係を促進する介入技法である．時に，1つの介入の中で技法のいくつかが合わせて行われることがある．

強化（reinforcement）　単純そうにみえるが，強化という介入技法は，患者が自分自身や重要な他者，人生における重要な出来事の情報を共有する上で非常に重要である．強化を使用しないと，面接は生産的でなくなることが多い．「わかりました」「続けて下さい」「ええ」「もっと，教えて下さい」「ふむ」「ううむ」のような短いフレーズはすべて，患者が話を続けることに対する面接者の興味を伝える．これらのフレーズが会話の中に自然に現れることが重要である．

反映（reflection）　患者の言葉を使うことにより，精神科医は，患者が言っていることをきちんと聞いていることを示し，患者の話をより聞きたいということを伝えることになる.

　この応答は質問ではない．最後にわずかな抑揚の変化を含んだ質問は，明確化（clarification）と呼ばれる．挑戦的なトーンや疑っているようなトーンで言ってはならず，むしろ事実の指摘として述べるべきである．事実は，精神科医が明確に聞いたのは患者が体験したそのことであるということである．機械的に聞こえないようにするために，ときどき患者の言葉を言い換えることが有用である.

要約（summarizing）　面接中，定期的に特定の話題について何が明らかにされたのかを要約することは有用である．このことは，患者に対して精神科医の理解を明確にし，もしくは形成し，新しい情報を付け加える機会を提供することになる．新しい情報が紹介されると，精神科医はそれまでの議論をさらに調べ，後の時点で新しい情報に戻ることを決めることができることもある.

教育（education）　時に，面接中に精神科医が患者に面接の過程を教えることは有用である．

保証（reassurance）　患者に保証を与えるのは適切であり，有用である場合が多い．例えば，病気の通常の経過についての正確な情報は，不安を軽減し，患者に自分自身の病気について話をし続けることを励まし，治療を継続するという決意を強めることになる．一般に，精神科医がどのような結果になるのかわからないままに患者に保証を与えることは適切ではない．このような場合，精神科医はこれからも患者が精神科医に会えることや可能な方法で援助することを保証することができる．

励まし（encouragement）　多くの患者にとって，精神的評価を受けにくることは難しいことである．患者は何が起こるか知らないことが多く，励ましを受けることは面接への関わりを強化する可能性がある．精神科医は，面接における患者の進歩について言及し過ぎないように注意しなければならない．精神科医は患者の努力についてフィードバックをするが，さらにやるべきことがあることを次のメッセージとして伝える必要がある．

感情の気づき（acknowledgment of emotion）　面接者にとって，患者の感情表現に気づくことは重要である．このことは，患者に自分がより感情を共有し，そうしても良いのだと安堵させることにつながることが多い．時おり，ティッシュの箱を近くに置くことのように非言語的な行動でも十分であったり，付属的にも利用される．もし，感情の表現が明確であるなら（例えば，おおっぴらに泣く），感情表現について直接的にコメントするのは有用ではないかもしれない．関連のある感情についてコメントをした方が有用である．

ユーモア（humor）　時として，患者はユーモアのあるコメントをしたり，簡単な冗談を言ったりすることがある．精神科医がほほえみ，笑い，適切であれば，それに一言返すことでさえ非常に役に立つこともある．ユーモアを共有することは緊張と不安を緩和し，面接者が信頼できる人物であるという感覚を強めることができるかもしれない．患者のコメントが本当にユーモアを意図したものであると確認すること，また精神科医が患者を笑っているのではなく，患者と共に笑っていることを明確に伝えることが大切である．

沈黙（silence）　沈黙を慎重に使用することにより，面接の発展を促進できることがある．患者は言われたことや，面接中に起こった感情体験について考えるのに時間が必要な場合がある．自分自身の不安の結果が沈黙になった精神科医は，すばやく沈黙を破り，患者の洞察や感情表現を妨害しかねない．一方では，長引く，あるいは繰り返される沈黙は面接を駄目にし，どちらが相手が話すまで待てるかの力比べになり，混沌とするであろう．患者が自分の時計を見ていたり，部屋を見回していたら，「何か他に気になることがあるようにみえますね」とコメントするのが有用かもしれない．もし患者が沈黙し，問題について考えているようであれば，精神科医は「それについてはどう考えているのですか」と聞くのも良いかもしれない．

非言語的コミュニケーション

　多くの良い面接では，最も頻繁に使用される促進のた

めの介入方法は非言語的なものである．頷く，患者の方に体を傾ける等の姿勢，より開放的になれるような身体の位置，患者の近くに椅子を動かす，ペンとフォルダーを置く，眉の角度を上げる等の顔の表情，これらすべては，精神科医が患者のことを心配しており，注意深く聞いており，面接に介入しているということを示唆する．このような介入は非常に役立つが，特に同じ行為が頻繁に繰り返されたり，強調された方法で行われたりすると，やり過ぎになってしまうこともある．面接者は，患者の話している内容や表現されている感情にかかわらず精神科医が繰り返し頷いている，という通俗的な戯画のイメージを強めたいわけではないのである．

拡張的介入

面接の焦点を広げるための多くの介入方法がある．これらの技法は，少なくともそのときまでに一連の議論が十分になされて，面接者が患者にその他の話題について話すのを勇気づけたいときに有用である．これらの介入は，面接で信頼がある程度確立され，共有されたことについて精神科医が批判的ではないと患者が感じたときに最も効を奏する．

明確化（clarifying） 患者が言ったことを丁寧に明確化することは，時に，認識されていない問題や精神病理につなげることになりうる．

> 62歳の未亡人が14か月前に夫を亡くして以来，どのように感じているのかを述べている．彼女は繰り返し「私の中のすべてがなくなって空っぽになってしまった」と述べる．研修医はこの意味を，伴侶のいない彼女の世界が空っぽのように感じるのだと解釈し，この解釈を何度か繰り返す．患者の示す非言語的合図は，彼女が同じ考え方をしていないことを示す．指導医は患者に「自分の内側が空っぽ」という意味を明確に表現するように求める．何度かの回避後，患者は，本当に自分の中身が空っぽなのだと述べる．自分の臓器がすべてなくなった，消えてしまったと．
>
> 研修医の解釈は，実際，精神力動的には正確かもしれないが，身体的妄想（somatic delusion）が特定されていなかった．患者が実際に述べていることを正確に特定することが他の考えを探索することにつながり，他の妄想はみつけられなかった．妄想を「ないもの」にしてしまうこの挿話は，面接者が患者の言っていることを「正常化」してしまっている例である．面接者は患者の言葉を理解し，考えるうえで二次過程（secondary process）を使用していたのに対し，患者は一次過程（primary process）を使用していた．

連想（association） 患者が症状を述べるとき，その症状と関連する探索すべき他の分野がある．例えば，吐き気という症状は食欲，排便習慣，体重減少，そして食習慣についての疑問につながる．また，時間的に関係する経験を調べる必要があるかもしれない．患者が自分自身の睡眠のパターンについて話しているときは，夢について聞く良い機会かもしれない．

誘導（leading）「何を」「いつ」「どこで」「だれ」から始まる質問をすることで，患者に話を続けさせることを促進できることがある．時に，精神科医は，患者が話してはいないが，関係しているかもしれないと推測していることを話すように提案するか質問することもできる．

探索（probing） 面接では，葛藤の領域に話が向くことがあるが，患者はそのことを過小に話したり，問題ないと否定する場合がある．穏やかに，患者にもっとその問題について話すように励ますことはかなり生産的になりうる．

移行（transition） 時に，移行は非常にスムーズに起こる．患者が大学での専攻の初期教育について話した時，精神科医は「専攻分野は大学卒業後の仕事につながりましたか？」と聞く．他の場合においては，移行は面接の異なる領域に移動することを意味し，橋渡しとなるべき言及が有用である．

再方向づけ（redirection） 経験が不足している面接者にとって難しい技法が患者の強調している点を変えて再方向づけすることである．面接者が患者の話を強調することに集中している場合は，面接を違う方向に持って行くのはとりわけ難しいであろう．しかし，このことは，時間的な制約と患者の人生の概略を得る必要性および現在の問題を扱う上で面接を成功させるために，しばしば必須である．また，患者は意識的もしくはしばしば無意識的な理由から特定の重要な領域を避けるため，これらの問題に近づくための誘導が必要になってくる．患者が話題を変えたときや患者が非生産的もしくはすでに十分話し合ったことを強調しているときに再方向づけを使用するとよい．

妨害的介入

支持的で拡張的な技法は情報収集と肯定的な患者医師関係の発展を促進するが，いずれの目的にも有用でない他の介入法も多数ある．これらの介入はより有用な介入と同じ範疇にあるが，不明確で，関連性がなく，誤ったタイミングでなされ，患者の問題や懸念と対応していない．

答えが限定される質問（closed-ended question） 面接の初期段階における答えが限定される一連の質問は，患者の語る物語の自然な流れを妨げ，ほとんど，もしくは全く詳細を語らせずに，患者に一言もしくは短い答えを述べることを強いる．

患者は精神科医によって邪魔されない限り，面接のパートナーとなりうる．中には以前に治療を受けた経験がある者もいるが，多くの患者は，痛みをともなう問題についてさえ話そうとしている．時間の経過の中で，特に指導の恩恵を受けたことがあれば，精神科医は患者から学び，面接技法を強化する．

複合的な質問（compound question） 質問の中には，1つ以上の答えがあるため患者が答えにくいものもある．

「なぜ」という質問（why question） 特に，初期段階の面接では，「なぜ」という質問は非生産的である．多くの場

合，その質問に対する答えが，患者が助けを求めに来た理由の1つであるからである．

判断的な質問 (judgmental question) と言及　判断的な介入は，問題に対して一般的に非生産的であり，また，より個人的で繊細な問題を共有することの障害となる．患者に特定の行為の善悪を伝える代わりに精神科医は患者の成功体験を語るのを助けることが有用であろう．

患者の懸念を過小評価する　患者を安心させるために，精神科医は時折，患者の懸念を過小評価するという過ちを犯す．これは患者の懸念を保証するというよりもむしろ逆効果であり，患者は，精神科医が自分の表現しようとしていることを理解していないと感じる．懸念を探索する方が生産的であり，患者と精神科医の間でまだ共有されていない事柄がより多くある可能性がある．

時期尚早のアドバイス (premature advice)　あまりにも早い時期になされるアドバイスは，面接者がいまだすべての変数を知らないため悪いアドバイスになることが多い．また，患者自身が解決方法を考えることを先取りしてしまう．

早すぎる解釈 (premature interpretation)　たとえ正確であったとしても，患者は防衛的に反応したり，理解されていないと感じることがあるため，早すぎる解釈は逆効果になりうる．

移行 (transition)　突然すぎる移行は，患者が話している重要な問題の妨げとなる場合もある．

非言語的コミュニュケーション　何度も時計を見たり，患者から体を背けたり，あくびをしたり，パソコンのスクリーンを変えたりすることは，退屈，無関心，迷惑であることを伝える．非言語的コミュニュケーションを強化するだけで良い面接を促進することができるように，これらの妨害的行為は，すぐに面接を損ない，患者医師の関係を危うくするであろう．

面接の終了

面接の最後の5〜10分は非常に重要であるが，経験の少ない面接者は，十分にここに注目していないことが多い．患者に「あと10分ほどで終わらないといけない」のように，残り時間を喚起することは大切である．患者が重要な事項や質問を面接の終わりまで取っておくのはよくあることであるが，少なくとも短時間で問題を特定する必要があるとわかるのは有用である．もし，次の面接があるのなら，精神科医は，その問題について次回の始めに話すことを伝えるか，今，話題に出すように言うことができる．もし，患者が繰り返し，重要な事項を面接の終わりに持ち出すのなら，その意味を探らないといけない．患者がそのことに気づいていない場合は，患者に対して，そのほかに話したい問題があるかどうかを聞くのも有用であろう．その問題が短時間で処理できるものなら，そうすべきであるし，そうでないのなら次回の面接の協議事項にしても良い．患者に「今日はあなたに沢山の質問をしました．今の時点で，あなたが私に聞きたいことはありますか？」のように患者に質問する機会を与えるのが有用であろう．

もし，面接が評価のための1回のみのものなら，診断の概要と治療の選択肢について総合的に患者と話さなければならない（能力鑑定あるいは法廷の照会事項に対して行われる報告のための評価は例外である）．患者が初期治療をした内科医からの紹介である場合は，精神科医は患者に対して内科医と連絡をとり，わかったことや患者に薦めるべき情報を伝えることを言っておく．1回のみの面接ではなく，再び患者に会うのであれば，精神科医は次回の面接のときに患者とさらに治療計画について話すことを示唆することもできるであろう．このときまでに互いに同意に達し，患者をドアまで見送る．

動機づけ面接

動機づけ面接は，不適切な習慣を変化させる動機を患者に与える技法である．治療者は，理解を伝える共感をよりどころにし，患者の強さに注意しながら，患者を支持し，変化に対して患者がもちうる両価性と葛藤的な思考や気持を探索する．問題（例えば，アルコール症や糖尿病）に関する情報を伝えることによって面接の中で指導を行い，同時に，患者が行動を変えることに対してもつ抵抗について話す機会も設ける．物質使用障害のある患者をAAに参加させること，ライフスタイルを変える手助けをすること，あるいは精神療法を受け始めさせることなどにおいて，この技法は効果的に使用されている．この技法は，1つの面接で診断と治療を患者とともに合わせてすることができ，幅広い精神疾患患者に適応することができる．

カルテ（診療録）

ほとんどの精神科医は，面接中に記録を取る．主訴や重要な手がかりとなる言葉は例外として，一般にこれらは逐語録ではない．多くの精神科医は，精神的評価における基本的要素を取り扱う決まった形式を使用する．時に，患者は精神科医が記録をとることに対して質問や懸念をもつことがある．このような懸念は，多くの場合，守秘の問題と関係しているのであるが，話し合われなければならない（この話し合いの間は記録を取ってはならない）．話し合いの後は，患者がメモを取ることを拒否することはめったにない．実際，患者は記録を取られ，患者の経験や感情が書きとめられるほどに重要であることを再確認することを心地良いと感じるのがよくみられる状況である．しかし，あまりにも記録に注意を向けすぎることは患者の気が散ることにつながるであろう．記録を取る間もできるだけ患者とアイコンタクトを維持することは重要である．そうしないと，患者は自分の言っていることよりも記録を取ることが重要であると感じることがある．また，面接者は，記録された言葉よりも重要な非言語的コミュニュケーションを見逃してしまうで

あろう．

電子カルテ（electronic health record：EHR）が医療現場で今や広く使用されるようになっている．コンピュータ化された記録は，迅速な情報検索，医療チーム内のメンバー間で適切にデータを共有する，緊急事態のときに重要な情報へのアクセスができる，間違いを減らすなどの多くの利点がある．その時点ですぐに，情報や薦めるべき選択肢のための根拠に基づく実践ガイドラインを電子カルテと統合することもできる．しかし，コンピュータの使用は，同時に患者と精神科医の間にできつつある関係にかなりの挑戦的問題となるであろう．しばしば，面接中，コンピュータを使用している精神科医は，データを入力するために患者から身体の向きを転じてしまう．特に精神科の面接では，このことがよどみなく力動的相互作用を崩壊させることになる．改良された技術がより広まり（例えば，診察で使用されるノートパッド［notepad］のように），精神科医がより器具を使用することに慣れるにつれ，このような問題のいくらかは最小化できるかもしれない．

文化的問題

文化とは，共有される伝統，一連の信念，行動，思考，そして感情さえも期待される価値観と定義することができる．特定の民族に特異的にみられる文化結合症候群が多く報告さている（3.3節参照）．文化は，病気の表現形と，いつ，どこで治療を求めるのかの決定，医師に何を話すかの決定，そして治療計画を受け入れそれに従うかどうかに影響を与える．少数民族の人は，情緒的苦悩について多数民族の医師の助けを求めたがらないことが多い．ある種の少数民族の人は信仰治療師を強く信念じており，北米の一部の地域では，「薬草医」（root doctor）が大きな影響力をもっている．患者はその事について非常に防衛的になるように学んでいるので，このような信仰は面接では明らかにならないことがある．患者はただ，自分が怖いということのみを報告し，この恐怖が，「薬草」による治療を受け始めたときから始まったという本当の事を話さないかもしれない．精神科医は，患者に起こったことについての患者の考えが，伝統的な西洋医学的知見からは普通ではないということと同時に，文化的に共有されているそのような信念は精神病ではないということに注意する必要がある．謙虚で開放的で，敬意をもつことにより，精神科医は患者と信頼ある共同関係を発展させ，患者の実際の経験をもっと知ることができるようになる．

精神科医が患者の言っていることを明確に理解しており，患者が精神科医の言っていることを明確に理解していることは，効果的な面接に必須である．双方が流暢な言語で面接をすることだけではなく，精神科医は患者の文化的背景に応じて，患者が使用するかもしれない一般的な俗語や言葉，慣用句も知っておかなければならない．

もし，精神科医が特定の慣用句や評言がわからないなら，その意味を明確にすべきである．患者と精神科医が双方とも同一言語に流暢でないなら，通訳者が必要である．

通訳を伴った面接

面接で通訳が必要なときは，家族以外の専門の通訳者が必要である．家族による通訳は以下の理由から避けなければならない．(1)通訳者である家族がいる前では，患者は自殺念慮や薬物使用などのデリケートな問題を語りたがらないであろう．(2)家族は，患者の欠陥を正確に描写するのを躊躇することがある．これら両方の問題により，正確な評価が難しくなる．

面接の前に，査定の目的を明確にするため通訳者と話しをすることは，役立つかもしれない．通訳者が，主として精神疾患のある患者のいるような場所で働いたことがない場合，たとえ患者の応答が無秩序であり脱線的なものであっても，逐語どおりの通訳の必要性を強調することが重要である．もし，通訳者がこの問題を知らないと，精神科医は思考障害や認知的欠損を診断することが難しくなる．時に，1つの質問に対して患者が2，3の文章で応答し，通訳者が単に「彼は『大丈夫だ』と言った」と述べる場合がある．ここで通訳者に対して再び精神科医は患者の言ったことすべてを知りたいのだということを思い出させるべきである．

椅子を三角形の形にすることで精神科医と患者がアイコンタクトを維持できるようにすることは有用であろう．精神科医は，通訳者に向かって話すよりも，精神療法的なつながりを維持するために，患者に向かって直接話し続けなければならない．査定者は正確で時宜を得た通訳のために，より直接的なアプローチを取り，より頻繁に患者の応答を中断する必要があることもある．

面接がいったん終わったら，もう一度通訳者と短時間会うのは役に立つかもしれない．特に通訳者が患者の文化的背景について知識があれば，患者の文化的規範に関して，役立つような洞察を得られることがある．

難しい患者の面接

精神病の患者

精神病の患者はしばしば脅え，防衛的になっている．患者は理論的に推論したり，明瞭に考えたりするのが困難である．また，患者は面接中，幻覚状態にあり，集中できず，気が散っていることもある．彼らは，面接の目的を不審に思うかもしれない．これらの可能性のすべては，面接者が通常の面接形式を患者の能力と耐容性に合わせた形式に変える必要がある理由である．

北米では，幻聴が精神病において最も多く認められる幻覚である．多くの患者は自分の経験を幻覚とは解釈していないので，より一般的な質問から始める方が良い．例えば，「誰もいないのに，誰かが話しかけてきたことがありますか？」というように．患者に対して，幻覚の内容，

明瞭度，そしてそれが起こる状況を聞く．患者に特定の例について聞き，患者が幻聴の内容を逐語的に繰り返せるか聞いてみると助けになることがある．今までに特定の行為を実行するように命じる指示的幻聴を聞いたことがあるかを患者に聞くことが特に重要である．もし，聞いたことがあるのなら，命令の内容に患者や他者を傷つけることが含まれていたことはあるか，患者は命令に従うように強制されていると感じたことがあるかを明らかにすべきである．

　患者の知覚の正当性をはねつけてはならないが，幻聴に対する確信の強さを調べるのは有用である．例えば，「その声はあなたの頭の中から来ているようですか？誰があなたに話しかけていると思いますか？」というように．

　視覚，味覚，触覚などのその他の知覚における幻覚も調べる．これらの幻覚は，精神病では比較的少なく，精神病症状の原因となった1次的身体疾患を示唆する．

　精神科医は面接中に，精神病過程が患者の経験の一部かもしれないことを示す手がかりに対して注意しているべきである．通常は，そのような行動や言葉について直接的に聞くのがいちばん良い．

　定義によれば，妄想患者は誤った固定した確信をもっている．妄想は，幻覚と同様に，特定の詳細について調べることが重要である．多くの患者はそれまでに自分の信念を無視され馬鹿にされてきたので，自分の信念を語りたがらないことが多い．患者は面接者に対して，直接，自分の妄想を信じるかと聞いてくることがある．面接者は誤った信念を直接的に支持してはならないが，特に初回面接において，妄想に対決することは助けにはならない．精神科医の信念よりむしろ患者の信念に注意を向け変え，より多くの情報の必要性を認めることが有用であろう．例えば，「あなたの経験が怖いものだということを信じているし，もっとあなたの経験について知りたいのです」というように．

　パラノイド（paranoid）思考や行動のある患者に対しては，配慮のある距離感を維持することが重要である．パラノイドの患者の疑心は，過剰な暖かい面接により高まることがある．直接のアイコンタクトは威嚇しているように捉えられるので，それを続けることは避けた方が良いであろう．サリバン（Harry Stack Sullivan）は，パラノイド患者と面と向かって座るよりも，むしろ隣に座り，患者とともに「外を見ている」ようにすることを薦めている．面接者は，自分自身が一連の妄想に取り込まれるかもしれないということを覚えておかなければならならず，このような恐れについては直接的に聞くことが重要である．例えば，「私も関係していると思いますか？」というように．精神科医はまたパラノイド思考に関連した特定の標的がいるのかどうかを聞かなければならない．他者を傷つける考えについて聞かれても，患者は暴力的な計画を明らかにしないであろう．患者が自分の恐れをどのように処理するのかを聞くことは暴力のリスクに関する情報を引き出す可能性がある．例えば，「あなたは何らかの方法で自分自身を守る必要性を感じていますか？どのようにして，そうするつもりですか？」というように．もし，他者に対する暴力の可能性が表現されたなら，さらなるリスクを評価する必要がある．このことは，後の「敵意ある，興奮した，暴力的な患者」の節で述べる．

抑うつ的で自殺のリスクのある患者

　抑うつ的な患者の面接は，抑うつ症状による認知の障害のため特別の難しさがあるであろう．患者は動機づけが低く，症状を自発的に報告しないことがある．絶望感が，面接へ取り組まないことに寄与しているかもしれない．症状の程度により，自由回答形式の質問よりも，より直接的な質問が必要かもしれない．

　自殺の評価は，過去の自殺に関する履歴，家族の自殺企図または既遂，そして現在の念慮，計画，企図を含め，すべての患者に対してなされなければならない．自由回答形式の質問は役に立つことがよくある．例えば，「今までに人生は生きるに値しないと考えたことがありますか？」といううように．過去の自殺企図を詳細に明らかにすることが重要である．過去の企図の致死性と企図の潜在的なひきがねを明らかにすべきである．これは現在の自殺のリスクを評価する上で役に立つ．

　患者に現在の自殺念慮について聞き，もし，自殺念慮があるなら，患者の意図を聞くべきである．患者の中には自殺したいと思うが，実際に実行しようと思わなかったり，死にたいとは思わないと言う者もいる．これは，一般に受動的な自殺念慮（passive suicidal ideation）と言われる．他の患者は，自分の決意は人生を終わらせるためであると答え，このような患者はリスクが高い．精神病症状があるかどうかも評価する．患者の中には，死にたくなくても自分自身を傷つけるように強制する幻覚のあるものがいる．

　もし，患者が自殺念慮を述べたら，患者に自分の命を絶つ計画があるかどうかを聞く．どのような計画なのか，そして計画を遂行するための方法をもっているのかを特定しなければならない．患者が計画を遂行するための準備の段階に至っていたら，面接をする者は，その過程を詳細にたどらなければならない．（銃を購入し，大切なものを処分してしまった患者はリスクが高い．）

　患者が自殺の準備を行っていないのなら，自殺を押しとどめているのは何なのかを聞く．例えば，「あなたが自分を傷つけることを止めているのはどうしてだと思いますか？」というように．患者は，自殺を禁じる宗教的信念や自殺が家族に及ぼす影響のように差し迫ったリスクを軽減するような情報を明らかにするかもしれない．これらの自殺を妨げている要因が変化する場合は，治療中，この情報を覚えておくことが必要不可欠である（自分が愛しているペットを見捨てることは絶対にできないと述べる患者は，もし，ペットが死んだ場合にはリスクが高まるかもしれない）．

精神医学的面接の意図は，ラポールを確立し，治療と診断のための情報収集であるとはいえ，患者の安全が最優先事項である．もし，患者に差し迫ったリスクがあるとみなされたら，面接者は患者の安全を確保するようになんらかの行動を起こすべきである．

敵意があり，興奮し暴力の可能性のある患者

患者と精神科医の安全は，興奮患者の面接時の最優先事項である．敵意のある患者は，緊急状況下で面接をすることが多いが，怒ったり，興奮している患者にはどのような状況下でも遭遇しうる．もし不馴れな状況下で面接するのであれば，精神科医はその診察室の状況に自分自身が慣れるようにし，椅子を置く場所に特別の注意を払うべきである．理想的には椅子は面接者と患者の双方が必要ならば退出できるような位置に配置し，遮ぎられないようにする．精神科医は，安全確保のために利用できるもの（緊急ボタンあるいは警備員番号）と，施設の安全計画を知っておくべきである．予め患者が興奮した状態にあることを知っているのであれば，精神科医は安全確保の手段がすぐ使えるようにしておくなど，さらなる準備の方策をとっておくことができる．

刺激が増えることで敵意のある患者を興奮させることがあるので，できるだけ過剰な刺激を与えないように注意する．精神科医は自分の身体の態勢を意識し，しっかりと固く握られた拳や背中に両手を回すことなど，患者にとって威嚇的に見える姿勢をとることを避けるべきである．

精神科医は，面接を静かで，率直な態度で行い，交渉したり，面接に協力させるために何らかの約束をしないように注意する．例えば，「あなたは，ここでの面接を終えれば，家に帰ることができます」というように．このような戦術は興奮を高めるだけになる可能性がある．

上述のように，最優先されるべき事柄は安全である．自分の安全に関して恐れを抱き，怖がっている精神科医は適切な評価をすることができない．同様に，威嚇されていると感じている患者は面接に集中できず，自分自身を守らなければならないという考えを強めるであろう．もし，患者の興奮が高まったら，面接は早い段階で終わらせる必要がある．一般には，予想外の暴力は行ったり来たり歩き回る，大声，そして威嚇的な言葉のような精神運動性興奮が徐々に高まった後に起る．この時点で，精神科医は，守衛の援助，薬物の使用，拘束を含む他の方策が必要かどうかを考慮する．

患者が強迫したり，面接が終わったら暴力を振るうと示唆したならば，さらなる評価が必要である．患者の暴力の前歴が，将来の暴力を予想するのに最適な指標になるので，その時の状況，暴力を引き起こしたもの，暴力を振るった結果起ったこと，もしくは起こりえた結果は何だったのか（暴力が途中で中断された場合）のように，過去の暴力に関するエピソードを探究する．また，過去に何が暴力的なエピソードを妨げるのに役立ったのか（薬物療法，時間の経過，身体的な活動，特定の人と話すこと）も探索する．特定の犠牲者はいるのか，暴力的な振舞いに計画はあるのかということも調べる．これらの質問の答えによっては，精神科医は抗精神病薬を処方，または増量したり，入院を薦めたり，場合によっては司法権にゆだねたり，脅かされた犠牲者に知らせることを決める．（前述した秘密保持についての議論を参照．）

嘘をつく患者

精神科医は，精神病の診断や治療の仕方を訓練されている．精神科医は情報を引き出し，常に嘘に気づくように訓練されているものの，そのような能力は絶対的なものではない．患者が精神科医に嘘をついたり，欺いたりするのには多くの理由がある．患者の中には二次的利得（secondary gain；例えば，経済的資源，仕事の欠勤，薬物を得る）ために嘘をつく動機をもつ者もいる．患者の中には，病人を演じることで外的利益ではなく心理的利得を得ようと嘘をつく者もいる．上述のように，無意識の過程によりそのような結果となったり，気持が患者の気づかないところにあったりする．

現在のところ，患者の症状をはっきりと実証するための生物学的標識は存在しない．精神科医は患者の自己報告に頼るしかない．その限界を考慮すると，特に患者の信頼性に疑問がある場合（患者の述べることに矛盾がある場合），患者に関する間接的な情報を集めることは有用であろう．これは，面接の場面以外における患者に関するより広い理解を精神科医が得ることを可能にする．自己評価と間接的な情報の間にある症状の重さの不一致は，患者の欺きを示唆することになるであろう．また，患者の信頼性をさらに評価するための心理検査もある．

参考文献

Daniel M, Gurczynski J. Mental status examination. In: Segal DL, Hersen M, eds. *Diagnostic Interviewing*. 4th ed. New York: Springer; 2010:61.

Kolanowski AM, Fick DM, Yevchak AM, Hill NL, Mulhall PM, McDowell JA. Pay attention! The critical importance of assessing attention in older adults with dementia. *J Gerontol Nurs*. 2012;38(11):23.

McIntyre KM, Norton JR, McIntyre JS. Psychiatric interview, history, and mental status examination. In: Sadock BJ, Sadock VA, Ruiz P, eds. *Kaplan & Sadock's Comprehensive Textbook of Psychiatry*. 9th ed. Philadelphia: Lippincott Williams & Wilkins; 2009:886.

Pachet A, Astner K, Brown L. Clinical utility of the Mini-Mental Status Examination when assessing decision-making capacity. *J Geriatr Psychiatry Neurol*. 2010;23:3.

Recupero PR. The mental status examination in the age of the Internet. *J Am Acad Psychiatry Law*. 2010;38:15.

Stowell KR, Florence P, Harman HJ, Glick RL. Psychiatric evaluation of the agitated patient: Consensus statement of the American Association for Emergency Psychiatry project BETA psychiatric evaluation workgroup. *West J Emerg Med*. 2012;13:11.

Thapar A, Hammerton G, Collishaw S, Potter R, Rice F, Harold G, Craddock N, Thapar A, Smith DJ. Detecting recurrent major depressive disorder within primary care rapidly and reliably using short questionnaire measures. *Br J Gen Pract*. 2014;64(618), e31–e37.

5.2 精神医学的報告書とカルテ

精神医学的報告書

　この節は前節（「精神医学的面接，病歴，そして精神的現症の診察」）を補完するものであり，これにより，精神医学的報告書を作成する際の幅広い概要が得られる（表5.2-1）．精神医学的な診断を行うために対象のデータを集める際，何らかの概要に準ずる必要については広く認められている．その1つとして下記に述べる方法は，患者に関する多大な可能性のある情報を含むようにさせるものであるが，状況によっては必ずしもすべての情報を得る必要はない．新人の臨床医は可能な限り多くの情報を得るよう助言されるであろうが，より経験を積んだ臨床医は尋ねるべきことを一連の質問の中から選び，取り出すことができる．とは言え，すべての症例において，人生の出来事の文脈の中でこそ，その人が最も理解されると考えられる．

　精神医学的報告書は精神医学的病歴と精神状態の双方を含んでいる．病歴，もしくはアナムネーゼ（ギリシャ語で「記憶をよみがえらせる」の意）において，人生の出来事は乳幼児期から老年期に及ぶライフサイクルの枠組みにおいて描写される．また，臨床医は患者が思い出す各出来事にまつわる情緒的反応を導き出すように試みるべきである．そして，精神的現症の診察は，その時々の思考や感覚，診察者からの特定の質問に対してどのように反応するかを含んでいる．時には，どのように質問し，どのように応答したかを詳細に報告する必要がある．しかし，これは最小限に留めるべきであり，報告書は逐語録のように読み取るものではない．とは言え，特に幻覚・妄想のような明白な症候を描出する際，臨床医は可能な限り，患者自身の言葉を用いるように努めるべきである．

　最後に，精神医学的報告書は精神医学的な病歴や精神状態像以上のもの，例えば肯定的・否定的な診察所見の要約や，データの解釈をも含んでいる．それらには記述的な価値以上に症例の理解をもたらす助けとなる価値がある．診察者は報告書の中で批判的な疑問を投げかける．「将来，診断学的な考察が必要か？　また，もしそうなら診断とは何か？　専門医への相談は必要か？　脳波（electroencephalogram：EEG）やコンピュータ断層撮影（computed tomography：CT）などの広範な神経学的精査は必要か？　心理学的検査を指示するべきか？　精神力動的な要因は関連しているか？　患者の病気に文化的な文脈は考慮されるのか？」報告書には精神疾患の診断・統計マニュアル第5版（Diagnostic and Statistical Manual of Mental Disorders, 5th edition：DSM-5）による診断も含め，予後についても，良好–不良な予後因子をあげて論じる．そして，報告書は治療計画の論考をまとめ，症例の治療に関するしっかりとした勧告を提示する．

カルテ（診療録）

　精神医学的報告書はカルテの一部でありながら，カルテは精神医学的報告書以上のものである．それは，治療の過程で生じるすべての出来事を記録する1つの物語であり，患者の入院中のことについて言及されることが多い．経過記録は医師–患者間のあらゆる相互作用，臨床検査を含むすべての専門的な検査の報告，処方や薬物療法における指示を記載している．看護記録は患者の治療経過を記述する助けとなる．例えば，患者が治療に反応し始めているか？　1日の間に症状が増悪したり，軽快するような時間帯がないか？　処方された薬物に関する副作用や患者からの苦情はないか？　反抗や暴力の徴候，自殺への言及はみられないか？　もし患者に拘束や隔離が必要となる場合，適切な管理上の手続きが行われるか？　などのように，カルテとは全体として医療制度に患者が初めて接触してから，患者に何が起こったのかを述べたものである．そして，カルテは，もし必要ならば今後の治療への勧告を含む，患者の治療経過についての簡単な概観を示した退院時の要約によって締めくくられる．紹介機関と接触した証拠は，もし治療的介入がさらに必要であれば，治療が継続されるようにカルテに記録しておくべきである．

記録の利用

　カルテは臨床医だけが用いるのではなく，入院期間や治療の質，医師や病院への払い戻しを定める目的で，法的機関や医療管理会社によっても利用される．理論的には，入院患者のカルテは権限のある人間だけが利用でき，守秘義務の上からも保護されるべきであるが，実際の所，完全な守秘義務というものはあり得ない．カルテに何を盛り込むべきか，その指針について表5.2-2に示した．

　また，カルテは医療過誤の訴訟でもきわめて重要であり，サイモン（Rovert I. Simon）は医療責任の問題を以下のようにまとめている．

　「カルテに適切に記載しておくことは，医療過誤の訴訟に際して精神科医の最大の味方になってくれる．もし記録がなされていないと，精神科医の適性や信頼性に関して無数の疑問が生じてくるだろう．カルテへの記載を巡るこの手の失敗は州法や免許条項の侵害にあたる場合もある．カルテに記載しないでおくことは，治療上の情報は完全に保護されねばならない，との精神科医の信念によっても起こることもある．確かにそのような信念は称賛に値するかもしれないが，現実問題として精神科医も守秘義務のある治療上の問題について立証するために，ある状況下においては法に従わざるを得ない．」

　外来患者のカルテも，ある状況下においては第3者によって綿密な検査の対象となる．そして，個人開業の精神科医は，病棟の精神科医と同様に，治療中の患者の記

表 5.2-1　精神医学的報告書

I．精神医学的病歴
　A．同一性：氏名，年齢，結婚状況，性別，職業，英語以外であれば言語，民族，国籍，適当であれば宗教，同じ状態，もしくは異なる状態で以前に入院したことがあるか．患者は誰と生活しているか．
　B．主訴：患者はなぜ精神科医のもとへやって来たか，正確に，患者自身の言葉で話してもらうことが望ましい．患者からこうした情報が得られない場合は，誰がそれを説明してくれたか記しておく．
　C．現病歴：患者が援助を求めるに至った経緯，症状の発展，あるいは行動上の変化．発症時の患者の生活状況．健康であったときのパーソナリティ．疾患は生活上の活動や個人的な人間関係にどのように影響したか——パーソナリティの変化，関心，気分，他者への態度，衣服，習慣，緊張の程度，易刺激性，活動，注意，集中，記憶，話しぶり，心理生理学的症状——障害の性質と詳細，痛み——部位，強さ，変動，不安の程度——全般性の非特異的な（浮動性の）不安なのか，特定の状況，活動，対象に特異的に関連した不安なのか．不安はどのように取り扱われているか——逃避，不安状態の反復，薬物の使用，不安を緩和するための他の活動．
　D．精神医学的および医学的既往歴：(1)情緒的もしくは精神的障害——不適応の程度，治療の内容，病院の名称，疾患の期間，治療の効果，(2)心身症：花粉症，関節炎，大腸炎，リウマチ性関節炎，頻繁な風邪，皮膚状態，(3)医学的状態：系統的に慣例化した問診を行う——性的な遺伝病，アルコールその他の薬物嗜癖，エイズの危険性，(4)神経学的障害：頭痛，頭部外傷，意識喪失，けいれんや振戦
　E．家族歴：患者からも他の家族からも聴取する．同じ人物や出来事について全く異なった説明がなされることもある．民族的，国家的，宗教的伝統．家庭の中の他の人々，彼らの描写——パーソナリティや知能——患者が子どものころ，彼らは何をしていたか．家庭内にいる他の家族の記述．患者と家族のなかにいる人々との現在の関係．家族内における疾患の役割．家族の精神疾患の既往歴．患者はどこに住んでいるか——近隣や患者自身の住居，家の中は混みあっているか．家族のプライバシーは，お互いに，また別の家族から保護されているか．家族の収入の源泉と，収入を得る上での問題，（もしあれば）公的援助とそれに対する態度．患者は入院すれば仕事や賃貸住宅を失うことになるだろうか．誰が子どもの世話をするか．
　F．個人生活史（既往歴）：想起できる範囲での乳児から現在に至るまでの患者の生活史．患者が自発的に語った病歴と本当の病歴との相違．困難な人生の時期に体験した情緒（苦しい，ストレスに満ちた，葛藤をはらんだ）もしくはライフサイクル（生活環）の各段階に体験した情緒．
　　1．小児期早期(3歳まで)
　　　　a．出産前の経歴と母親の妊娠：妊娠の期間，出産の自然さと正常さ，出産外傷，患者は待ち望まれた計画出産か，誕生時障害．
　　　　b．食事習慣：母乳か人口乳か．摂食の問題．
　　　　c．初期発達：母性剝奪，言語発達，運動発達，欲求不満の徴候，睡眠パターン，対象恒常性，人見知り不安，分離不安．
　　　　d．用便のしつけ：年齢，両親の態度，しつけにまつわる感情．
　　　　e．行動上の問題症状：指しゃぶり，かんしゃく発作，チック，叩頭，身体ゆすり，夜驚，恐怖，夜尿症または夜間遺糞，爪かみ，自慰．
　　　　f．子どもの個性と気質：恥ずかしがり，落ち着きがない，過活動，引きこもり，熱中する，社交的な，臆病な，運動好きな，親しみのある遊び方，兄弟への反応．
　　2．少児期中期(3〜11歳)：初期の学校での経歴——通学への感情，初期の適応，性同一性，良心の発達，懲罰，社会的人間関係，兄弟や遊び仲間に対する態度．
　　3．少児期後期(思春期から青年期)
　　　　a．仲間関係：友達の数や親密さ，先導者か追随者か，社会的人気，集団や暴力団活動への参加，理想化されている人物像，攻撃性，受動性，不安，反社会的行動などの様式．
　　　　b．学校の経歴：どのくらいの距離を通ったか，学校への適応，教師との関係——教師のお気に入りか，反抗者か——好きな科目や関心事，特別な能力や資質，課外活動，スポーツ，趣味，問題や症状と学校の各時期との関係．
　　　　c．認知と運動の発達：読みと他の知的，運動的技能の学習，微細脳障害——その治療と子どもへの影響．
　　　　d．青年期に固有の情緒的，身体的問題：悪夢，恐怖症，自慰，夜尿症，遁走，怠学，喫煙，薬物やアルコールの摂取，体重の問題，劣等感．
　　　　e．精神性的経歴
　　　　　　i．初期の好奇心，乳幼児の自慰，性的遊び．
　　　　　　ii．性的知識の獲得，性に対する両親の態度，性的虐待．
　　　　　　iii．思春期の始まり，それに対する感情，心の準備，月経にまつわる感情，第二次性徴の発達．
　　　　　　iv．青年期の性的行動：大パーティー，小パーティー，デート，愛撫，自慰，夢精とそれに対する感情．
　　　　　　v．同性や異性に対する態度：臆病，恥ずかしがり，攻撃的，印象づけたい要求，誘惑的，性的になびかせる，不安．

(つづく)

表 5.2-1 精神医学的報告書(つづき)

        vi. 性的行動：性的問題，同性愛や異性愛の体験，性倒錯，乱交．
    f. 宗教的背景：厳格，寛大(リベラル)，複雑な(葛藤が存在する可能性)，宗教的背景と現在の宗教活動の関係．
  4. 成人期
    a. 職歴：職業選択，訓練，野心，葛藤，権威者，仲間，部下との関係．職業の数と期間，職業的地位の変化，現在の職業とそれについての感情．
    b. 社会的活動：患者には友人がいるか，いないか．患者は引きこもっているか十分に社会性があるか，社会的，知的，身体的興味．同性や異性との関係．人間関係の深さ，持続期間，質．
    c. 成人の性愛
        i. 結婚前の性的関係，最初に性交した年齢，性的指向．
        ii. 結婚歴：内縁関係，法的結婚，求婚期間の説明と夫婦間の役割，結婚時の年齢，家族計画と避妊，子どもの名前と年齢，育児に対する態度，家族成員の問題，結婚にとって重要となる場合の住宅問題，性的適応，婚外の関係，賛成と不賛成の分野，金銭管理，姻戚上の役割．
        iii. 性的症状：オルガズム欠如，インポテンス，早漏，性欲欠如．
        iv. 妊娠や子どもをもつことへの態度，避妊とそれに対する感情．
        v. 性的行動：サディズム，フェティシズム，窃視症などの性倒錯，フェラチオやクンニリングスに対する態度，性技巧，性交の頻度．
    d. 軍歴：適応全般，戦闘，負傷，精神科医への紹介，除隊の仕方，退役軍人としての地位．
    e. 価値体系：子どもたちをお荷物としてみているか，喜びとしてみているか．仕事を必要悪としてみているか，避けられない雑用とみているか，それともめぐりあわせととらえているか．宗教に対する現在の態度．天国に行くと信じているか，地獄へ落ちると考えているか．
  初回面接で得られた診察者の観察と印象の総括
II. 精神状態像
  A. 外見
    1. 個人的自己認識：患者の外見と行動について，小説家が書くように簡潔で非専門的に記述すること．診察者に対する態度をここで記述するべきである．協力的，謹聴している，興味のある，率直な，誘惑的な，防衛的な，敵意をもった，冗談好きな，愛想のいい，つかまえどころのない，用心深い．
    2. 行動と精神運動性の行為：歩きぶり，わざとらしさ，チック，身ぶり，筋けいれん，常同症，盗み，診察者にさわる，反響動作，ぎこちない，敏捷な，疲れた，硬い，知能の遅れた，過活動な，興奮した，けんか腰の，怒りっぽい．
    3. 全般的な記述：姿勢，身のこなし，衣服，身づくろい，髪，爪，健康な，病弱な，怒った，怯えた，無気力な，当惑した，軽蔑的な，不安で落ち着かない，落ち着いた，老けてみえる，若くみえる，女性的な，男性的な．不安の徴候——手に汗をかく，額に汗をかく，落ち着きのない，こわばった姿勢，緊張した声，目を大きく見開く，面接中または特定の話題で不安水準が変化する．
  B. 話し方：急いだ，ゆっくりした，切迫した，ためらいがちな，情緒的な，単調な，大きな声で，ささやくような，不明瞭に話し続ける，もぐもぐ言う，どもる，反響言語，強さ，音の高さ，くつろぎ，自発性，生産性，行儀，反応時間，語彙，音調．
  C. 気分と感情
    1. 気分(世界に対する患者の知覚を色づける持続的で全般的な情動)：患者は自分がどのように感じている(どのような気分だ)と話すか，気分の深さ，強さ，持続性，変動——抑うつ的，絶望的な，易刺激的な，不安げな，怯えた，怒っている，陽気な，多幸的な，空虚な，罪を感じている，恐れている，つまらない，自己軽蔑的な，快楽の感じられない，感情の感じられない．
    2. 感情(患者の内的体験を外へ表現したもの)：診察者は患者の感情をどのように評価するか——露骨な，制限された，鈍麻した，平板な，浅薄な．感情表現の量と幅．情動的な反応を開始させ，維持し，終わらせる上での問題．情動表現は，思考内容，文化，診察状況にふさわしいか．情動表現が適切でないのであれば，例をあげる．
  D. 思考と知覚
    1. 思考形式
      a. 生産性：観念過剰，観念の貧困，観念奔逸，促迫した思考，緩慢な思考，ためらいがちな思考，患者は自発的に語るだろうか，質問されたときにだけ答えるだろうか．思考の流れ，患者のことばの引用．
      b. 思考の連続性：患者の答えは実際に質問に答えているだろうか．患者の思考は目標指向的であろうか．要領を得たものであろうか，それとも要領を得ていないか．連合弛緩，患者の説明にみられる因果関係の欠如．非合理的，脱線した，迂遠な，まとまりのない，つかまえどころのない，保続した陳述，途絶もしくは被転導性．

(つづく)

表 5.2-1　精神医学的報告書（つづき）

　　　　　c．言語障害：支離滅裂な，または了解不能な話しかた（言葉のサラダ）などの障害された陳述，音連合，言語新作．
　　2．思考内容
　　　　　a．支配観念：疾患，環境の問題についてとらわれること．強迫観念，強迫行為，恐怖症．自殺や他殺についての強迫観念または企図，心気症状，特異な反社会的衝動．
　　3．思考障害
　　　　　a．妄想：妄想体系の内容，その体制化，その妥当性に対する患者の確信，妄想が患者の生活にどのように影響しているか．迫害妄想——単独（の妄想）か，または（患者の）広範な疑いぶかさと関連しているか．気分と一致しているか，一致していないか．
　　　　　b．関係念慮と被影響観念：どのようにして観念が生じたか，その内容は，患者がその観念に与えている意味あいは．
　　4．知覚障害
　　　　　a．幻覚と錯覚：患者は声を聞いているか，幻視があるか．内容，関連する感覚器官，発生した状況，入眠時幻覚もしくは覚醒時幻覚，考想伝播．
　　　　　b．離人感と非現実感：自己や環境からの極端な疎隔感．
　　5．夢と空想
　　　　　a．夢：患者が夢について語るなら，きわだって印象的な夢，悪夢．
　　　　　b．空想：反復的な空想，患者に好まれる空想，ゆるがすことのできない白昼夢．
E．識覚
　　1．覚醒度：環境の認識，注意の範囲，意識混濁，意識レベルの変動，傾眠，昏迷，嗜眠，遁走状態，昏睡．
　　2．見当識
　　　　　a．時間：患者は曜日を正しく言えるか．ほぼ正確な日付は．その日の時刻は．入院しているなら，どのくらい長くそこにいるか，わかっているか．あたかも現在への見当識があるかのようにふるまうか．
　　　　　b．場所：患者はどこにいるか，わかっているか．
　　　　　c．人物：患者は診察者が誰か，わかっているか．自分と接触のある人々の役割や名前がわかっているか．
　　3．集中力と計算力：100 から 7 を引き，7 を引き続けていく．7 を連続して引けないとすれば，もっと簡単な課題は成功することができるか——4×9，5×4 は．1 ドル 35 セントには 5 セント硬貨が何枚入っているか．不安，もしくは気分や集中力の障害が計算困難の原因になっているかどうか．
　　4．記憶：損傷と損傷に対処するための努力——否認，作話，破局的反応，欠陥を隠すために使用される迂遠さ．素材の記銘，保持，もしくは想起の過程に問題があるか．
　　　　　a．遠隔記憶：幼少期の記録，患者が若く，疾患がまだないときに起きたことがわかっている重要な出来事，個人的な事件，中立的な素材．
　　　　　b．近時過去記憶：過去の数カ月間．
　　　　　c．近時記憶：過去数日間，昨日，患者は何をしていたか，一昨日は．朝食，昼食，夕食に何を食べたか．
　　　　　d．即時的な記憶保持と想起：診察者が口述した後，6 つの数字を反復する能力——最初は順唱，次には逆唱．それから数分間の中断をはさみ，他の検査質問をする．再び，数唱問題をする．時間が変われば答えも変わるか．
　　　　　e．欠陥が患者に及ぼす効果：患者が欠陥に対処するために発展させた機制．
　　5．知識の集積：公的教育と独学の程度．患者の知的能力を評価し，患者が基本的にもっている資質の水準で機能しえているかどうか．数を数えること，計算，一般的知識．質問は患者の教育的，文化的背景に適したものにすべきである．
　　6．抽象思考：概念形成の障害．患者が自分の考え（観念）を概念化し，取り扱う方法．類似性（例えば，りんごとなしの類似性がわかるか），相違や不条理さを述べるか．簡単な諺の意味がわかるか．例えば，「転石苔を生ぜず」．答えは具体的かもしれない（意味を説明するのに特定の例をあげる）．あるいは過度に抽象的であるかもしれない（一般的にすぎる説明をする）．適切な答えを示すことができるか．
F．洞察：疾患に関する個人の認識と理解の程度．
　　1．疾患の完全な否認．
　　2．病気であることにわずかながら気づいており，援助を求めるが，同時にそれを否認している．
　　3．病気であることを認識しているが，それを他人や外部の要因，医学的ないしは未知の器質的な要因のせいにする．
　　4．知的洞察：疾患のあることを認め，症状や社会適応の失敗を非合理的な感情や障害によるものと理解はしているが，その知識を今後の経験に生かしていくことができない．

（つづく）

▲ 表 5.2-1 精神医学的報告書（つづき）

  5. 真の情緒的洞察：内的な動機や感情，基底にある症状の意味を情緒的に気づくことができる．この認識は人格の変化や今後の行動の変化を導くだろうか．自己と自分の人生で重要な人々に関する新しい考え（観念）や概念に卒直になれるだろうか．
 G. 判断
  1. 社会的判断：患者にとって有害な行動や，文化に許容されているものとは矛盾する行動の微妙な現れ．患者は個人的な行動のもたらすであろう結果を理解できるか．その理解によって影響を受けるか．判断の障害の例．
  2. 判断力検査：想像上の状況で患者が何をするか予想させてみる．例えば，切手が貼ってあり，宛名の書かれた手紙を通りで拾ったらどうするか．

Ⅲ. 診断確定の作業
 A. 身体検査
 B. 神経学的検査
 C. 付加的な精神医学的診断検査
 D. ソーシャルワーカーによる家族や友人，近所の人々の面接．
 E. 心理検査，神経学的検査，臨床検査の指示：脳波，コンピュータ断層撮影（CTスキャン），磁気共鳴画像（MRI），他の医学的検査，読解や書字テスト，失語症検査，投影法や客観的な心理検査，デキサメタゾン抑制検査，重金属中毒のための24時間尿検査，薬物中毒のための尿検査．

Ⅳ. 所見の要約
 利用できる場合，精神症状，医学的所見および臨床検査所見，心理テストおよび神経学的検査の結果を要約する．患者が服用している治療薬，服薬量，服薬期間を記載する．思考の明晰さは書かれた文章の明晰さに反映される．精神状態を要約する際，例えば，「患者は幻聴や妄想を否認している」では正確ではない．正確には，「患者は声が聞こえることや，つけられていることを否認している」となる．後者は，特定の質問がなされ，特定の答えが返ってきたことを示唆している．同様に，報告書の結論では，「幻覚と妄想は明らかにされなかった」と書かれるかもしれない．

Ⅴ. 診断
 DSM-5による診断的分類を行う．診断の数字コードはDSM-5またはICD-10のものを用いる．現在および将来の調節的指針に応えるためには，両者のコードを記載するのが賢明である．

Ⅵ. 予後
 今後予想される障害の進行過程，程度，転機に関する意見．良好な予後因子と不良な予後因子．特定の治療目標．

Ⅶ. 精神力動的な見立て
 患者の精神力動的な挫折の原因——現在の障害の一因となっている生活上の出来事．患者の症状を決定づける上で関与している環境因子，遺伝因子，人格因子．一次的および二次的利得．患者が使用する主な防衛機制の概略．

Ⅷ. 包括的な治療計画
 推挙される治療様式，薬物療法の役割，入院治療か外来治療か，面接の頻度，予想される治療期間，精神療法の種類，個人療法か，集団療法か，家族療法か．治療すべき症状もしくは問題は何か．まず最初に，精神科への入院が必要となる自殺や他害の危険といった生命を脅かす状況に対して治療が方向づけられなければならない．自己や他者への危険は，医療保護入院が（法的にも医学的にも）許容しうる理由になる．拘束する必要性がなければ，外来治療のさまざまな選択肢が利用できる．デイホスピタル，管理住宅，外来患者の精神療法または薬物療法，その他．ある事例では，治療計画は職業的，心理社会的な生活技能訓練に配慮しなければならないし，法律的，法医学的な問題にさえ気を配らなければならない．
 包括的な治療計画は，臨床心理士，ソーシャルワーカー，看護師，活動療法士，作業療法士，他のさまざまな精神保健の専門家の技能を活用する，班としての治療的取り組みを必要とする．必要であれば，自助組織へも紹介する（例えば，アルコール症者匿名会［Alcoholics Anonymous：AA］）．もし，患者や家族が治療勧告を受け入れることに気が乗らず，臨床家が勧告の拒否は深刻な結果をもたらすだろうと考えるのであれば，患者，親あるいは保護者は，治療勧告が拒否されたという趣旨の声明書に署名しなければならない．

録を保持する義務を負っている．第3者の支払者に関連する記録上の問題点を表5.2-3に示した．

個人記録と観察

 カルテの利用に関する法律によれば，ある法域では臨床医の個人記録や観察を適応する条項がある（例えば，ニューヨーク州の精神衛生法の条項など）．個人記録は「（仮説的もしくは当面の診断以外の）臨床医の考察や印象，備忘録の類」と定義され，データは臨床医だけが保持し，患者本人を含む誰にも開示されることはない．第三者の眼に触れると患者にダメージを与えたり，傷つけるような内容を懸念する精神科医は，医師-患者間の守秘義務を保持するためにこの条項の使用を考慮することがある．

表 5.2-2 カルテ（診療録）

精神科病棟へ入院した個々人の記録が必要である．患者の記録は守秘義務によって保護されており，権限のある人間のみが利用できる．各事例の記録は次のことがらを含む．
1. 法的入院の記録
2. 個人と家族を証明する情報
3. 紹介元，入院治療が開始された日付，治療と看護の全責任をとる職員の氏名
4. 初回診断，経過中の診断，最終診断，公的術語による精神科的診断，精神発達遅滞という診断名を含む
5. 所見と結果を含む，あらゆる診断的検査および評価の報告
6. Ｘ線，臨床検査，臨床心理学的検査，脳波，心理検査など，施行されたすべての専門的検査の報告
7. 個人ごとに書かれた看護，治療，リハビリテーションの計画
8. 治療と看護計画に重要な関与をもったすべての医療職員によって書かれ，署名された経過記録
9. 事例検討会および専門科診察の要約
10. 日付と署名の入った処方箋およびあらゆる薬物の指示書，投薬終了の日付を注記する
11. 治療および看護の経過の最終的要約
12. 他機関への紹介の記録

1995 guidelines of the New York State Office of Mental Health から改変．

精神療法の記録

　精神療法の記録には，患者が交流する人に関する転移，空想，夢，個人情報の詳細や，その他の生活上の詳細な経緯などが含まれている．また，それは患者に向けられた逆転移や精神科医自身の感じたことも含んでいる．精神療法の記録はカルテとは別に保管すべきである．

患者による記録の利用

　患者は自身のカルテを利用する法的権利をもっている．この権利は，医療に対する責任は医師と患者の共同作業であるという社会的通念を表している．患者はさまざまな臨床医と会い，自身のカルテの情報をもつことにより，自身の治療における有能な歴史家そして協力者になることができる．
　精神科医は，結果として患者が情緒的に傷つくであろうと判断できる際は，患者自身の記録を公表する際に慎重でなければならない．このような状況下では，精神科医は治療経過の要約を準備しておき，もし第三者が手に入れることで患者を傷つけてしまうような内容は伏せておくことが望ましい．しかし，医療過誤の症例では，そうするのは難しいであろう．訴訟に際してはカルテの全内容が開示の対象となる．精神療法の記録はたいていは守られるが，それも常にとは限らない．もし精神療法の記録の提出が求められた場合，裁判官はおそらくこれらを非公開で吟味し，当の症例に関連した事柄を選び出す

 表 5.2-3 記録上の問題点[a]

1. 患者のうまく機能していない部分が説明されているか．生物学的，心理学的，社会的観点などから記述されているか．
2. アルコールや薬物依存の問題が取り扱われているか．
3. 時宜を得て治療活動が始められているか．遅すぎたり，全くなされていないとしたら，それはなぜか．
4. 治療計画の中で問題が認識され，経過記録によって追跡されているか．
5. 患者の転帰に変動のある場合，経過記録にその趣旨の記載があるか．また，患者の改善に対する障害を克服するために推奨された治療戦略の記載があるか．
6. 新たな治療戦略が実施される場合，その効果をいつ，どのように評価するのか．
7. 経過記録には学際的な助言と治療の協同という感覚があるか．
8. 経過記録は治療共同体における患者の行動を記しているか．患者の行動と退院基準との関係はどうか．
9. 患者が一般に地域社会でどのようにふるまうか，治療共同体における行動から推測することができるか．
10. 退院計画についての患者の理解が記録のなかに記載されているか．退院計画に家族が加わることが，家族の計画に対する反応とともに記されていなければならない．
11. 診療経過記録は他の専門分野の考えの相違を埋め合わせているか．
12. 患者の要求は治療計画のなかで取り扱われているか．
13. 患者家族の要求は評価され実現されているか．
14. 患者と家族の満足度が何らかの方法で評価されているか．
15. アルコールや薬物中毒は再入院の可能な因子として取り扱われているか．
16. 患者が再入院した場合，以前の記録が見直されたという表示があるか．もし，患者が退院時処方以外の薬物を服薬しているとすると，この変更は理にかなっているか．
17. 経過記録は使用されている薬物の種類が適切だと検証できるか．また，薬物の増減，中止，薬物療法に関する討議が適切だと検証できるか．
18. 薬物療法の効果が記録されているか．服薬量，反応，有害作用，もしくは副作用などが記録されているか．

[a] 記録上の問題は，上記の分野がすべて記載されているかをみるために，患者のカルテを調査する保険会社やHMO[*]など第三者である支払者に関係がある．しかし，多くの例では，閲覧は精神科の治療や診断の複雑性を認識していない，精神医学や心理学の素養をほとんどもっていない人々によって行われる．病院，医師，患者への支払いはしばしば拒否されるであろう．このような閲覧者は「記載が不十分」とみなすからである．
[*] 訳注：HMO は health maintenance organization の略で，健康維持組織と訳される．

であろう．

ブログ

　ブログ（blog）やウェブログは日々の体験を記録し，出来事に関する考えや意見を表したい人々によって利用さ

れている．臨床医はそのような媒体を用いる際は特に慎重にならなければならない．というのも，それらは訴訟に際しては開示の対象になるからであり，偽名や別名は追跡されるので守りにはならない．ブログに患者のことを書き込むのは守秘義務違反である．ある訴訟の原告や弁護士への敵意のあるコメントをブログに書き込んだ医師がうっかりそれを公開してしまい，それが法廷で不利に働いた事例もある．臨床医は感情の発散の手段としてブログを利用しないように，また，素性がわかってしまうなら書かないと考えることは書かないように勧められる．

Eメール

Eメールは患者との間だけでなく，患者に関して他の医師とやりとりをする素早く効果的な方法として臨床医に利用される機会が増えている．しかし，Eメールは公的な記録であり，そのように扱われるべきである．「直接患者を診る事なく，電話だけで診断したり処方箋を出してはならない」という格言はEメールにも当てはまり，それは危険なだけでなく非倫理的でもある．すべてのEメールの文言は，定期的にパソコンのバックアップや保管ができないようであれば，印刷して紙カルテに添付すべきである．

倫理的問題とカルテ

精神科医は精神医学的報告やカルテ，事例記録，患者について書かれた他の情報に含めるのに適切な情報はどのようなものかについて，常に判断している．その判断は，しばしば倫理的問題をはらんでいる．例えば，事例報告では患者は特定されるべきではなく，その見解は米国精神医学会（American Psychiatric Association：APA）の「特に精神医学に適用される注釈つきの医療倫理規定」で明確にされている．その中では，事例報告を公開する際は，患者の実際の状態が不完全になるほど内容を変更してはならず，守秘義務の観点から，患者を守るために適切な偽装が施されねばならない．場合によっては，患者のことが適切に偽装されていたとしても，精神科医がその事例を公開（出版）する際は，患者からの許しを得ておくことが望ましいであろう．

精神科医は，この先起こるかもしれない責任問題に対して，その過失を回避することを明確に意図した内容をカルテに記載しておくことがある．例えば，処方した薬物の副作用について，患者に説明した内容を記載しておくことなどである．

医療保険の携行性と責任に関する法律

「医療保険の携行性と責任に関する法律」（(Health Insurance Portability and Accountability Act：HIPPA）は電子通信の進歩に依拠しつつ，複合的な医療供給体制の確立を目指して1996年に承認された．条例では「保健社会福祉省」（Health and Human Services：HHS）により患者の情報の移行と機密性を保護するルールが開発され，HIPAA（訳注：医療保険責任法）に基づいて全部署がそのルールに従わなければならない．

2003年2月，2つのルールが最終的に承認された．「トランザクション（業務執行）ルール」と「プライバシールール」である（表5.2-4, 5.2-5）．「トランザクションルール」は効果的・効率的な健康情報の移行を促し，一律のフォーマット・コードセット・必要データを確立したHHS（訳注：保健社会福祉省）による基準が定められている．「プライバシールール」はHHSの公民権局によって管理され，患者の情報の機密性を保護している．そして，患者の医療情報は患者自身に属するものであり，患者は情報にアクセスする権利があると示されているが，精神療法の記録についてはそれを記した精神療法家に所有権があると考えられており対象外とされている．

2003年の内に「プライバシールール」が施行され，そのルールの下で守られるべき以下の指針が示されている．

1. すべての実践において，明文化された秘密の処理手順を設けなければならない．これは管理上の，物質的・技術的な保証条項であり，患者の情報にアクセスするのは誰か，その情報をいかに使いやすく用いるか，情報が何時他者に開示され，また開示されないのか，確立しておく．
2. すべての実践において，カルテや他の保健情報の秘密の保護に関連する業務を手配する対策を施さなければならない．
3. すべての実践において，ルールを順守するように職員を教育しなければならない．
4. すべての実践において，個人情報管理を務める人を指定しなければならない．個人診療もしくは個人開業の場合は臨床医が該当する．
5. すべての実践において，自身の記録の秘密に関して尋ねたり，苦情を訴える患者に対する苦情処理の手順を設けなければならない．

公民権局には「プライバシールール」の確実な施行に責任があるが，如何にそれが成されるかについては明らかではない．政府が示した手法としては「不満によるシステム」があげられ，機密保持に関する違反や，HIPAAの傘下にあるすべての記録へのアクセス拒否に関する患者からの不満に応じる形で，公民権局は法令を順守しているかを徹底的に追求し監査を行うことがある．

APAの機密に関する委員会は法律の専門家によって構成されており，一組のサンプルフォームを開発した．それはAPAにおけるHIPAA教育パケットであり，APAのウェブサイト（www.psych.org/）でダウンロードできる．そして，ウェブサイト上では，HIPAAを順守する際に臨床医が活用できる助言も得ることができる．

表 5.2-4 「トランザクション（業務執行）ルール」のコードセット

健康管理情報：「トランザクションルール」は以下に記載された健康管理情報を含む，標準的で確立されたコードセットや電子的なトランザクションを利用するための形式を定義するものである：
申し立て，もしくは同意義の受診情報
受給資格の照会
照会の証明と承認
申し立ての状況の照会
加入・未加入情報
支払および送金通知書
医療制度・保険料払込
給付金の調整
コードセット：「トランザクションルール」の下，以下のコードセットはメデイケアに関する申し立ての整理に必要とされる：
手順のコード
米国医師会の手続き的な流れの用語コード
健康管理の共通手続に関するコーディングシステムコード
診断コード
国際疾病分類第 10 版（International Classification of Diseases：ICD-10）修正版コード
薬物や生物学的薬剤
薬物コード
歯科コード
歯科医による手順のコード
歯科医療の用語

参考文献

Dougall N, Lambert P, Maxwell M, Dawson A, Sinnott R, McCafferty S, Springbett A. Deaths by suicide and their relationship with general and psychiatric hospital discharge: 30-year record linkage study. *Br J Psychiatry*. 2014;204(4).
Simon RI. Clinical Psychiatry and the Law. American Psychiatric Pub; 2003.

5.3 精神医学的評価尺度

「精神医学的評価尺度」（psychiatric rating scale）という言葉は，多様な質問表，面接，調査表，転帰査定，および精神医学的診療，研究，そして管理についての情報を得ることができる他の手段を含む．精神科医はいくつかの理由により，評価尺度によって得られる主要な成果をよく知っておかなければならない．最も決定的なのは，これらの尺度の多くは，精神医学の臨床の場において，経時的に患者をモニタリングしたり，または，通例の問診において得られるよりも幅広い情報を提供したりするために役に立つ．さらに，健康管理者や保険料支払者は，サービスの必要性の正当な理由やケアの品質の評価を査定する基準をますます要求するようになっている．最後に，これも重要なことであるが，評価尺度は精神医学の

 表 5.2-5 プライバシールールにおける患者の権利

臨床医はプライバシーの権利やプライバシーポリシーの実際，どのように情報が用いられ，保管され，そして開示されるかについての覚書を患者に渡さなければならない．そして，覚書を確認した患者から承認の覚書を受け取るべきである．
患者は自身のカルテのコピーを得られるべきであり，また，カルテの改正を要求できるようにすべきである（おおむね 30 日以内を期限として）．患者は精神療法の記録を見る権利は有していない．
いくつかの例外はあるものの，臨床医は申し込みに応じてできる限りの情報開示や患者の病歴の履歴を提供しなければならない．APA の機密に関する委員会はこの要望に対してモデルとなる資料を開発した．
臨床医は治療や支払い，健康管理活動（これら 3 つは日常的な使用とみなされ同意は必要とされない）以外の目的による情報開示に際しては患者から承認を得なければならない．APA の機密に関する委員会はこの要望に対してモデルとなる資料を開発した．
患者は自身の情報をやりとりする際に別の手段を希望することがある（すなわち，医師は特定の電話番号や宛先に連絡する事を求められる）．
臨床医は通常，情報の開示や特殊な使用に関する承認を患者から得ることを目的に治療を制限してはならない．
患者は臨床医や彼らの立てる計画，または HHS の長に対して，プライバシールールの違反に関する申し立てをする権利がある．

診療に知識を加える研究に使用されており，それに精通していれば，研究結果および精神医学的臨床についてのより深い理解が得られる．

精神医学における評価尺度の潜在的利点と限界

精神医学およびその他の分野における評価尺度の重要な役割は，異なる時間に，さまざまな実施者によって得られた情報を標準化することにある．標準化は一貫性のある包括的な評価を確実にすることにより，診断の確定，症状の的確な記述，合併症の見極め，治療反応に影響を与える他の要因の特徴づけによる治療計画の助けとなりうる．さらに，評価尺度の使用により，経時的な疾患の進行や特定の介入に対する反応の経過観察のためのベースラインを確立することができる．これは，2 人以上の臨床医が関与した場合，例えばグループでの診療や精神医学的調査を行う場合，特に役に立つものである．

標準化に加えて，ほとんどの評価尺度は検査者に，評価の成績特性の公的評価という利点も提供する．このことは，その尺度の再現性がどの程度なのか（信頼性［reliability］），また，同様のものを評価するより確定的な，または確立された方法にどの程度匹敵するのか（妥当性［validity］）を臨床医が知ることを可能にする．

尺度のタイプおよび測定対象

尺度は多様な目標を達成するために精神医学的研究や臨床現場で使用されている．尺度はまた，広範囲の領域を含みさまざまな手順や形式が使用される．

査定目標

一般に使用されている精神医学的評価尺度のほとんどは，次に述べるカテゴリーのうちの1つあるいはそれ以上の項目に分類される．すなわち，診断をするためのもの，特定の症状，一般的機能，全体的な結果における重症度と変化の追跡の評価，そして，現在存在している，または存在していない状態をスクリーニングするためのものである．

査定された構成概念

精神医学的臨床医や研究者は，構成概念（construct）と呼ばれる広範囲の領域を評価し，これらは単純なものではなく，本質の直接的観察ではないという事実を強調する．これらは，診断，徴候や症状，重篤度，機能的障害，人生の質，その他さまざまなものを含む．これらの構造概念の中には，非常に複雑で，2つかそれ以上の領域に分割されているものもある（例えば，統合失調症における陽性症状と陰性症状，また，うつ病における気分症状と自律神経症状）．

カテゴリー的区分と連続的区分　一部の構成概念は，カテゴリー化するものあるいは分類するものとみなされている一方，他は，連続的あるいは測定的とみなされている．カテゴリー的構成概念はある特質の存在や欠如（例えば，試験に耐えられる適格性）または，有限の選択肢の中で特定の個人に最も適したカテゴリー（例えば，診断する）と表現する．連続的な評価は，強度，頻度もしくは重篤度の連続体に従って量的査定を可能にする．症状の重篤度と機能状態に加えて，多面的なパーソナリティ特性，認知状態，社会支援やその他多くの特質が全体に連続的に計測される．

カテゴリー的計測と連続的計測の区別は決して絶対的なものではない．順序区分という，有限の順序だった一連のカテゴリー（例えば，影響なし，軽度，中程度，もしくは重篤）を使用するものは，この2つの間に位置づけられる．

測定の手順

評価尺度は測定手順により異なる．考慮すべき問題には形式，評価者，そして情報源がある．

形式　評価尺度は多様な形式で得ることができる．あるものは，臨床医が標準化された評価を得るための助けとなる観察用の簡単な調査表または手引きである．他には自己評価の質問紙や検査がある．さらに，完全に構造化された面接（すなわち，問われるべき質問の正確な文言が明記されている）または部分的に構造化された面接（すなわち，思いつきの追加の質問や探りを入れたりするとともに，いくつかの特定の文言が与えられている）がある．

評価者　一部の測定手段は博士レベルの臨床家のみによって行われるように作られている一方，より臨床経験の限られている精神科の看護師やソーシャルワーカーが行えるものがある．さらに，主として精神病理学に関する経験が少ない，もしくは全く経験のない本職でない評価者が行うために設計されている手段がある．

情報源　測定手段は評価を行うのに使用される情報の出所においても異なる．情報は，全般に自分自身の状況を一番良く知っている患者のみから得られる場合もある．一部の評価手段には，情報の一部，もしくはすべてが，よく知っている情報提供者から得られるものがある．構成概念が限られた自己洞察（例えば，認知障害や躁病）や，著しく社会的に好ましくないこと（例えば，反社会性パーソナリティもしくは物質乱用）と関係する場合は他の情報提供者の方が望ましいであろう．情報提供者は，対象者の思い出したり，症状を述べたりする能力が限られている場合（例えば，せん妄，認知症，もしくは障害の種類にかかわらず年少の子ども）に役に立つであろう．評価尺度によっては，医療記録や患者の観察から得られる情報を含めることを認めたり，必要としたりするものもある．

評価尺度の査定

臨床的調査においては，評価尺度は解釈可能な，潜在的に一般化できる結果を保障するために必須であり，適切な構成や費用（評価者の素質，購入するのであればその金額，そして必要な訓練に基づく），長さや管理時間，目的対象者に対してのわかりやすさ，そして得られる評価の質に基づいて選択される．診療においては，これらの要素を考慮するとともに，尺度が通常の診療から得られるよりも多くの，または，より良い情報を与えることができるかどうか，また，尺度が効果的に情報を得ることに対して貢献するかどうかをも考慮する．いずれの場合においても，質の査定は心理測定，または精神測定的な特性に基づいてなされる．

心理測定の特性

計測する上での2つの主要な心理測定の特性は信頼性（reliability）と妥当性（validity）である．これらの用語は，ほぼ互換的に日常会話で使用されているが，これらは，尺度を評価する文脈で使用されるものである．尺度が有効であるには，たとえ異なる検査者により，異なった時間または状況下で行われたとしても，信頼でき（reliable），または矛盾なく再現できなければならず，また，妥当であり（valid），または本質の真の状態を正確に表さなければならない．

信頼性 信頼性(reliability)とは，尺度の一貫性または繰り返すことが可能であるということをさし，主として経験的である．ある方法が，指示や質問に明確で簡潔な言葉が使用されており，わかりやすく採点しやすい形式のものであればより信頼できる．信頼性を評価する3つの基本的な方法がある．すなわち，内的整合性，評価者間整合性，再試験法の3つである．

内部整合性 内部整合性(internal consistency)はある測定における各項目間の一致を査定する．これは信頼性についての情報を与えるが，それは各項目が根底にある構成概念を個別に測定したとみなされるからである．ゆえに，各項目の一貫性は各々が同じものを測定しているということを意味する．

評価者間および再検査法の信頼性 評価者間（判定者間[interjudge]またはジョイント[joint]とも呼ばれる）信頼性(interrater reliability)は，2人またはそれ以上の観察者が同じ対象を同じ情報のもとで評価した場合の測定方法である．査定の状況によって評価は変化しうる．例えば，録画された面接に基づいた評価者間信頼性の評価は，評価者のうちの1人によって行われた面接と比べて高い傾向がある．再検査法は時間が経っても対象者の実態が安定し変化しない範囲でのみ信頼性を評価する(test-retest reliability)．

信頼性に関するデータを解釈する際の問題点 信頼性に関するデータを解釈するにあたり，論文に発表されている信頼性の評価でも，異なる状況下では一般化できない可能性があることを常に頭に入れておくことが重要である．考慮すべき要素はサンプルの特性，評価者の訓練と経験，および検査の状況である．サンプルに関する問題は特に重要である．とりわけ，多様性に富み，おのおのの区別が容易なサンプルにおいては信頼性が高くなる傾向がある．

妥当性 妥当性(validity)とは，真実との一致，または真実であるといえるゴールドスタンダードを指す．カテゴリー的にとらえる場面では，妥当性はある測定方法が正確な分類をすることが可能かどうかを意味する．連続的にとらえる場面においては，これは正確性，または，割りあてられた点数が真の状態を表しているのかどうかを意味する．信頼性は経験的な問題であるが，妥当性は部分的には理論的である．というのは，精神医学において測定された多くの構成概念において，絶対的な真実というものは存在しない．それでもなお，一部の測定方法は，他の測定方法に比べてより多くの有益で意味のあるデータをもたらす．妥当性の評価は一般的に表面的・内容的妥当性，基準関連妥当性，構成概念妥当性に分けられる．

表面的妥当性と内容的妥当性 表面的妥当性(face validity)とは，項目が質問の概念を評価しているようにみえるかどうかを意味する．評価尺度は関心事の構成概念を測定すると称しているにもかかわらず，これらの項目を再検討すると，全く異なる構成概念化を表現していることが明らかになることがある．例えば，ある洞察尺度は精神分析または神経学的用語における「洞察」を定義するかもしれない．しかし，構成に対して可視的な関係にある項目は，社会的に望ましくない特徴，例えば，物質乱用や詐病を測る際には不都合になることがある．内容的妥当性(content validity)は，表面的妥当性に似ているが，その測定が構成概念の範囲をバランスよく提供しているかを表し，項目が妥当性のみかけを与えるかどうかにはそれほど焦点を当てていない．内容的妥当性は，専門家の意見の一致または要因分析のようにしばしば公式な手順により評価される．

基準関連妥当性 基準関連妥当性(criterion validity；時に予測妥当性または併存的妥当性と呼ばれる)は，その測定方法がゴールドスタンダードまたは正確さの基準と一致するか否かを表す．適切なゴールドスタンダードは新しく，より短いバージョンのための確立された測定方法の長い形式，自己報告のための臨床評価スケール，薬物使用を判定するための血液検査または尿検査を含む．診断的面接においては，一般的に受け入れられているゴールドスタンダードは Longitudinal, Expert, All Data (LEAD；訳注：経験ある臨床家による縦断的で多角的な情報源からの診断) であり，これは専門家による臨床的評価，長期的なデータ，医療記録，家族歴，その他の情報源が組み込まれている．

構成概念妥当性 精神医学では良くあることであるが，適切なゴールドスタンダードがない場合，または，より多くの妥当性のあるデータが要求される場合は，構成概念妥当性(construct validity)が評価されなければならない．これを行うには，その測定と外的妥当性(external validator)を比較しなければならず，この外的妥当性は研究中の構成概念と特徴がはっきりした関係をもつものの直接は測定することができない手段に帰属する．外的妥当性は精神医学的の診断基準の検証に使用され，それらを運用可能にすることを目指す診断の手段は，疾病の経過，家族歴，そして治療反応を含む．例えば，統合失調症の検査法と比べて躁病の検査法は，寛解の経過をたどる者がより多いこと，うつ病の家族歴，そしてリチウムに対する良好な反応性で確認することが予想される．

精神医学的評価尺度の選択

下記において論じる尺度は，診断，機能，とりわけ症状の重篤度のような，さまざまな分野をカバーする．主要な領域の範囲と臨床研究における一般的な使用または最新の（もしくは潜在的な）臨床現場での使用に基づいて選択がなされる．各カテゴリーの中の多くの使用可能な尺度のうち，いくつかだけをここで考察する．

障害評価

障害を測定するために最も多く使用されている尺度のうちの1つは，世界保健機構(WHO)により開発された

世界保健機構障害評価尺度(WHO Disability Assessment Schedule)であり，現在は第2版(WHODAS 2.0)となる．この尺度は自己評価尺度であり，とりわけ認知，対人関係，職業的・社会的機能障害のような多くのパラメーターに沿って障害を測定する．病気の経過における寛解時に使用することが可能であり，治療的な介入に対する良好なまたは負の反応，あるいは疾患の経過の指標となる変化の追跡において信頼性がある．(表5.3-1)

表 5.3-1 WHODAS 2.0

世界保健機構障害評価尺度第2版
36項目版，自己評価

患者氏名＿＿＿＿＿＿＿＿＿＿＿＿＿＿　年齢＿＿＿＿＿＿　性別　男性・女性　　日付＿＿＿＿＿＿＿

この質問紙は身体的/精神的健康状態に起因する障害について聞きます．健康状態には病気または病状，その他の短期または長期的な健康上の問題，怪我，精神的または情緒的問題，およびアルコールや薬物に関する問題が含まれます．現在から30日前までのことを考え，下記に述べることを行うのがどのくらい難しかったかを答えてください．各質問に対して回答は1つだけ選んでください．

数字のスコアが各項目に与えられる．		1	2	3	4	5	医師使用欄		
							項目得点	領域得点	平均点
ここ30日間，あなたは，下記のことをするのがどのくらい難しいと感じましたか？									
理解とコミュニケーション									
D1.1	何かに10分間集中すること．	なし	軽度	中等度	重度	極度または不能			
D1.2	重要なことを忘れずにすること．	なし	軽度	中等度	重度	極度または不能			
D1.3	日常生活の問題を分析し，解決策を導くこと．	なし	軽度	中等度	重度	極度または不能		30	5
D1.4	新しい技術を身につけること．例えば，知らない場所に行くこと．	なし	軽度	中等度	重度	極度または不能			
D1.5	一般的に人の言うことが理解できること．	なし	軽度	中等度	重度	極度または不能			
D1.6	会話を始め，会話を続けることができること．	なし	軽度	中等度	重度	極度または不能			
行動									
D2.1	30分間のように長い間立っていること．	なし	軽度	中等度	重度	極度または不能			
D2.2	座った状態から立ち上がること．	なし	軽度	中等度	重度	極度または不能			
D2.3	家の中で動き回ること．	なし	軽度	中等度	重度	極度または不能		25	5
D2.4	家から出ること．	なし	軽度	中等度	重度	極度または不能			
D2.5	1キロメートル程度(あるいは同等)の長い距離を歩くこと．	なし	軽度	中等度	重度	極度または不能			
自己管理									
D3.1	全身を洗うこと．	なし	軽度	中等度	重度	極度または不能			
D3.2	着替えること．	なし	軽度	中等度	重度	極度または不能		20	5
D3.3	食べること．	なし	軽度	中等度	重度	極度または不能			
D3.4	1人で数日過ごすこと．	なし	軽度	中等度	重度	極度または不能			
他人と一緒にいること									
D4.1	見ず知らずの人と上手く関わること．	なし	軽度	中等度	重度	極度または不能			
D4.2	友人関係を続けること．	なし	軽度	中等度	重度	極度または不能			
D4.3	親しい人と一緒にいること．	なし	軽度	中等度	重度	極度または不能		25	5
D4.4	新しい友人をつくること．	なし	軽度	中等度	重度	極度または不能			
D4.5	性的行為をすること．	なし	軽度	中等度	重度	極度または不能			

(つづく)

表 5.3-1 WHODAS 2.0(つづき)

数字のスコアが各項目に与えられる.		1	2	3	4	5	医師使用欄		
							項目得点	領域得点	平均点
日常生活―家事									
D5.1	家庭生活で与えられた役割をこなすこと.	なし	軽度	中等度	重度	極度または不能		20	5
D5.2	一番重要な家事をうまくやること.	なし	軽度	中等度	重度	極度または不能			
D5.3	やるべき家事を終わらせること.	なし	軽度	中等度	重度	極度または不能			
D5.4	必要とされる時間までに家事を終えられること.	なし	軽度	中等度	重度	極度または不能			
日常生活―学校・仕事									
D5.5	毎日仕事/学校にいくこと.	なし	軽度	中等度	重度	極度または不能		20	5
D5.6	もっとも重要な仕事/勉強をうまくすること.	なし	軽度	中等度	重度	極度または不能			
D5.7	やるべき仕事/勉強をやり終えること.	なし	軽度	中等度	重度	極度または不能			
D5.8	必要な時間までに仕事/勉強をやり終えること.	なし	軽度	中等度	重度	極度または不能			
社会参加									
ここ 30 日間で,									
D6.1	社会行事に参加する(例えば,祭り,宗教的行事,その他の行事)に際して,あなたは,他の人が問題なく行っているのと比べて,どのくらい難しいと感じたか.	なし	軽度	中等度	重度	極度または不能		40	5
D6.2	あなたの周りの障害や妨害のために,あなたはどのくらいの問題があったか.	なし	軽度	中等度	重度	極度または不能			
D6.3	他人の態度や行為によって,あなたは,どのくらい尊厳をもつことに問題を感じたか.	なし	軽度	中等度	重度	極度または不能			
D6.4	あなたは,自分の健康状態に関することに対して,どのくらいの時間を使ったか.	なし	軽度	中等度	重度	極度または不能			
D6.5	あなたは,自分の健康状態のために,どのくらい感情的な悪影響を受けたか.	なし	軽度	中等度	重度	極度または不能			
D6.6	あなた,もしくは,あなたの家族にとって,あなたの健康はどのくらいの経済的な負担となっているか.	なし	軽度	中等度	重度	極度または不能			
D6.7	あなたの家族はあなたの健康問題のためにどのくらいの問題を抱えたか.	なし	軽度	中等度	重度	極度または不能			
D6.8	リラックスしたり楽しむために何かを 1 人で行うのに,あなたはどのくらいの問題を感じたか.	なし	軽度	中等度	重度	極度または不能			
						一般障害得点(合計)		180	5

世界保健機構 2012 年.不許複製.健康と疾病を測定する:世界保健機構障害評価尺のためのマニュアル第 2 版((manual for WHO Disability Assessment Schedule WHODAS2.0),世界保健機構,2010 年,ジュネーブ)
(ⓒWorld Health Organization 2012. All rights reserved. Measuring health and disability: manual for WHO Disability Assessment Schedule (WHODAS 2.0), World Health Organization, 2010, Geneva.)

多くの評価尺度が，米国精神医学会による精神疾患の診断・統計マニュアル第5版(Diagnostic and Statistical Manual of Mental disorders, 5th edition：DSM-5)のために開発された．しかし，これらは精神医学の研究者により彼らが使用する目的で開発されており，WHOの尺度ほどは良くテストされていない．やがては臨床現場での使用に，より適したものになることが期待される．一部の臨床医は，横断的症状尺度(Cross-Cutting Symptom Measure Scale)として知られる尺度の使用を望むが，現時点では一般的な使用にはWHO評価尺度が推奨されている．

精神医学的診断

精神医学的診断を評価するための測定方法は精神医学の研究にとって中心的なものであり，臨床現場においても有用であろう．しかし，それらは特に個人が多くの症状を報告し，フォローアップのための質問が必要とされる場合，かなり長時間かかる傾向がある．これらの測定方法が評価されたとき，それらが現在の診断的基準を満たすことや関心のある診断的分野を包含することを保証することが重要である．

DSMのための構造化された臨床面接 DSMのための構造化された臨床面接(Structured Clinical Interview for DSM：SCID)は，統計学的情報と臨床背景のあるセクションから始まる．その後，異なる診断群，気分障害，精神障害，物質乱用，不安症，身体表現性障害(DSM-IV)，摂食障害，適応障害に焦点を当てた7つの診断的構成単位があり，これらの構成単位は別々に処理することができる．必須の質問と選択的な質問の両方が与えられ，さらに質問する権限が与えられていないところでは質問を飛ばすことになる．病院の記録，情報提供者から得られたもの，患者の観察から得られたもののようにすべての利用可能な情報は，SCIDを評価する際に利用される．SCIDは，経験豊富な臨床家によって施行されるように設計されており，一般には専門家でない面接者が使用することは推奨されていない．さらに，SCIDでは公的訓練が要求され，訓練用の書籍やビデオがそのために利用できる．精神疾患患者の研究が当初の目標であったが，精神疾患をもたない者を対象とした版(主訴について言及していないもの)やより臨床現場に適した版(詳細な亜型が含まれないもの)も利用できる．SCDIの信頼性に関するデータは，病態の軽い患者(例えば，気分変調症)よりもより病態の重い患者(例えば，双極性障害またはアルコール依存)で正確な結果を示すことが示唆されている．妥当性のデータは限定されるが，それはSCIDが他の測定方法を評価するためのゴールドスタンダードとして使用されているからである．SCDIは臨床状況において診断を確定するための標準的面接とされており，精神医学的研究における他の形式を知るために広く使用されている．その尺度の長さが日常的臨床現場での使用を妨げているとはいえ，SCDIは時として，精神疾患患者に対する系統的な評価を保証するとき，例えば，患者を入院させるとき，あるいは外来患者としての受け入れに際して，役立つことがある．また，SCIDは，公式で再現性のある検査として法医学現場でも使用されている．

精神病性障害

精神病性障害(psychotic disorder)をもつ患者に対して多様な方法が行われている．ここで議論されることは，症状の重さを測るものである．一致しつつある議論が示唆するように，統合失調症の陽性症状と陰性症状の区別には価値があり，近年発展した測定方法はこれを区別をしている．

簡易版精神疾患評価尺度 簡易版精神疾患評価尺度(Brief Psychiatric Rating Scale：BPRS)(**表5.3-2**)は，精神症候学上の重症度を測るために短時間でできる尺度として1960年代後半に発展したものである．これは，はじめは，精神病の入院患者の変化を評価するためのものであり，思考障害，情緒の引き込もりや発達の遅れ，不安や抑うつ，敵意や猜疑心を含む広範囲の分野をカバーする．BPRSの信頼性は，評価者が経験豊富であると良好(good)から優良(excellent)の間にあるが，相当な訓練なしにはその水準を得ることは難しく，半構造化された面接が信頼性を高めるために発展した．妥当性もまたその他の重篤な症状，特に統合失調症症候学を評価するような重篤な症状を測定する方法との相関関係において高い．BPRSは何十年もの間，統合失調症の治療研究の成果の測定方法として広く使用されており，このような場面における変化を測定する方法としてよく機能し初期症状との比較をするのに有利になる．しかし，BRPSは，近年，臨床追跡をするのに，下記に述べるより新しい測定方法によってその地位を広く取って替わられている．さらに，精神症状と関連症状に焦点を当てたとしても，BPRSは重い障害をもつ患者に対してのみ適応がある．臨床現場での使用はあまり支持されておらず，その理由の一部は必要な信頼性を得るためには一定程度相当の訓練が要求されることである．

陽性および陰性症状評価尺度 陽性および陰性症状評価尺度(Positive and Negative Syndrome Scale：PANSS)は統合失調症やその他の精神疾患における陽性・陰性症状をBRPSによる評価に際して問題になっていた欠点をなくすために，1980年代後半に追加項目を加え，おのおのに対して，慎重な基盤を築くことにより開発された．PANSSは，相当の厳密な調査と臨床的判断が要求されるので，かなりの臨床経験を積んだ評価者によって行われることが要求される．半構造化された面接の手引きも利用できる．各尺度に対する信頼性は相当高い(fairly high)ことが示され，内的整合性および評価者間信頼性も良好(excellent)である．妥当性もまた，他の症状の程度を測定する方法と下位尺度における因子分析との相関関係に基づいて良好(good)である．PANSSは，統合失調症やその他の精神疾患における治療研究の臨床的結果

表 5.3-2 簡易版精神疾患評価尺度（brief psychiatric rating scale）

厚生省　公衆衛生局 アルコール，薬物乱用，精神疾患協会（Alcohol, Drug Abuse, and Mental Health Administration） 統合失調症協会における NIMH 治療方針（NIMH Treatment Strategies in Schizophrenia Society） 簡易版　精神疾患評価尺度—Anchored Overall and Gorham	患者番号　　　データグループ　　　評価日付
	患者氏名
	患者番号

検査者番号	評価タイプ（丸をつけよ）		
－－－	1 ベースライン	4 二重盲検薬物療法の開始	7 非盲検的薬物療法開始	10 早期中止
	2	5 主な評価	8 非盲検的薬物療法中	11 研究の完成
	3 4 週間よりも短期	6 その他	9 非盲検的薬物療法の中止	

すべての質問は「この 1 週間で」という問いかけから始めること．

1 身体的懸念 SOMATIC CONCERN
現在の身体の健康についてのとらわれの程度について．患者が身体上の事柄をどの程度，問題として捉えているか，患者の訴えが現実的な根拠があるのかどうかと合わせて，その程度を評価する．身体症状についての推測的な報告で評価してはならない．身体的な問題（現実もしくは想像上の）に対するとらわれ（もしくは心配していること）を評価する．ここ 1 週間のうちに報告された（すなわち，主観的）情報に基づいて評価する．
1 報告なし
2 ごく軽度：ときどき，身体や症状，また身体的な病気について何らかの心配をする．
3 軽度：ときどき，やや心配している，または，しばしば何となく心配する．
4 中等度：ときどき，非常に心配している，または，しばしば，やや心配する．
5 やや重度：しばしば非常に心配している．
6 重度：大部分の時間心配している．
7 非常に重度：ほとんど常に心配している．
8 思考形式の障害が重篤であるため，非協力的であるため，または，際立った回避/防衛のために適切な評価不能もしくは評価せず．

2 不安 ANXIETY
現在また将来について心配，不安，または過剰な懸念を持つ．ここ一週間の患者の主観的経験に基づく口頭の報告に基づいてのみ評価する．患者の身体的徴候または神経症的防衛機構から推測してはならない．もし，身体的懸念にのみ限局している場合は評価しない．
1 報告なし
2 ごく軽度：ときどき何らかの不安がする．
3 軽度：ときどき，やや不安がある，または，しばしば何となく不安がある．
4 中等度：ときどき，非常に不安である，または，しばしば，やや不安である．
5 やや重度：しばしば非常に不安である．
6 重度：大部分の時間が不安である．
7 非常に重度：ほとんど常に不安である．
8 思考形式の障害が重篤であるため，非協力的であるため，または，際立った回避/防衛のために適切に評価不能もしくは評価せず．

3 情動的引きこもり EMOTIONAL WITHDRAWAL
検査者と面接状況に関係を持つことへの欠如．これらの欠如の明白な徴候には，アイコンタクトが貧弱，または全くないこと，検査者に身体的に対面できないこと，そして，面接に関わることや取り決めに従うことが全体的に行えないことが含まれる．顔の表情や身体的素振り，そして，声のトーンが評価される鈍麻した感情と区別すること．
1 観察されず
2 ごく軽度：例えば，ときどき，アイコンタクトに欠しい．
3 軽度：上記 2 と同様であるが，頻度が多い．
4 中等度：ほとんどアイコンタクトがないがまだ面接に協力しており，およそすべての質問に対して責任を持って答える．
5 やや重度：例えば，床を見つめる，または面接者の意図する方向から外れるものの，まだ，やや面接に協力しようとしている．
6 重度：上記 5 と同様だが，より持続的，広汎である．
7 非常に重度：例えば，「ボーッとした感じ」または「心ここに非ず」であり（全く感情が伴わない），面接に全く関わっていない，または，面接に加わっていない．（失見当で説明される場合にはスコアリングしないこと）
8 思考形式の障害が重篤であるため，非協力的であるため，または，際立った回避/防衛のために適切に評価不能もしくは評価せず．

4 思考の解体 CONCEPTUAL DISORGANIZATION
言語の意味の認識障害の程度．あらゆる思考形式の障害を含む（例えば，連合が弛緩している，思考散乱，思考の飛躍，言語新作）．単なる思考の迂遠や，促迫した話し方は例え顕著でも含めてはならない．患者の主観的な印象に基づいて評価してはならない（例えば，「私の考えは空回りする．考えを維持できない」，「私の考えは全部ごちゃ混ぜになる」）．面接中に観察されたことにのみ基づいて評価せよ．
1 観察されない
2 ごく軽度：いくらか曖昧ではあるが，臨床的な重要性がある．
3 軽度：しばしば曖昧ではあるが，面接はスムーズに運ぶことができる，ときたま意思疎通が得られないことがある．
4 中等度：しばしば関係のないことに言及し，言語新作がたまにある，または，中等度の連合弛緩．
5 やや重度：上記同様ではあるが，より頻回に及ぶ．
6 重度：思考形式の障害が面接中の大部分に現れ，面接は非常に行き詰る．

（つづく）

表 5.3-2　簡易版精神疾患評価尺度(つづき)

	厚生省　公衆衛生局 アルコール，薬物乱用，精神疾患協会(Alcohol, Drug Abuse, and Mental Health Administration) 統合失調症協会における NIMH 治療方針(NIMH Treatment Strategies in Schizophrenia Society) 簡易版　精神疾患評価尺度—Anchored Overall and Gorham	患者番号　　　データグループ　　　評価日付 患者氏名 患者番号

検査者番号
－－－
評価タイプ(丸をつける)
1 ベースライン　　　4 二重盲検薬物療法の開始　　7 非盲検的薬物療法開始　　10 早期中止
2　　　　　　　　　5 主な評価　　　　　　　　 8 非盲検的薬物療法中　　　11 研究の完成
3 4 週間よりも短期　　6 その他　　　　　　　　　9 非盲検的薬物療法の中止

　7 非常に重度：例えば，「ボーッとした感じ」または「心ここに非ず」であり(全く感情が伴わない)，面接に全く関わっていない，または，面接に加わっていない．(失見当で説明される場合にはスコアリングしないこと)

5　**罪責感 GUILT FEELINGS**
　過去の行いに対する必要以上のとらわれまた良心の呵責．患者の主観的な罪悪感の経験に基づいて過去 1 週間以内の口頭の報告により評価する．抑うつ，不安，神経症的防衛によるものを罪悪感としないこと．
　1 報告なし
　2 ごく軽度：ときどき何らかの罪悪感にさいなまれる．
　3 軽度：ときどき，やや罪悪感がある，または，しばしば何となく罪悪感がある．
　4 中等度：ときどき，非常に罪悪感にさいなまれる，または，しばしば，やや罪悪感にさいなまれる．
　5 やや重度：しばしば非常に罪悪感にさいなまれる．
　6 重度：大部分の時間が罪悪感にさいなまれる．
　7 非常に重度：ほとんど常に不安である．
　8 思考形式の障害が重篤であるため，非協力的であるため，または，際立った回避/防衛のために適切に評価不能もしくは評価せず．

6　**緊張 TENSION**
　面接中に観察される落ち着きのなさ(動揺)を評価する．患者の主観的な報告に基づいて評価してはならない．病因(例えば，遅発性ジスキネジア)が他に疑われる場合は無視すること．
　1 報告なし
　2 ごく軽度：例えば，ときどきそわそわする．
　3 軽度：しばしば，そわそわする．
　4 中等度：継続的にそわそわする，または，しばしばそわそわする．例えば，手を固く握り，服を引っ張るようにする．
　5 やや重度：継続的にそわそわする．例えば，手を固く握り，服を引っ張るようにする．
　6 重度：座っていられない(座っていなければ行けない座席に)
　7 非常に重度：例えば，行動過多．

7　**衒奇的な態度と姿勢 MANNERISMS AND POSTURING**
　普通でない不自然な動作，行為．動作の異常だけで評価せよ．ここでは，単なる大げさな運動行動を評価しないこと．奇異さの頻度，持続時間とその程度を考慮に入れること．他に病因が疑われるは無視すること．
　1 症状なし
　2 ごく軽度：奇異な行動ではあるが臨床的な意味があるか疑わしいもの．例えば，時々自発的に笑う，時々通常みられない唇の動きをする．
　3 軽度：奇異な行動ではあるが，明らかに異常とはいえない．例えば，律動的に時々頭を左右に傾けること，断続的な異常な指の動きなど．
　4 中等度：例えば，短時間，不自然な姿勢をとる．時たま舌を突き出す，前後左右に揺れる，しかめっ面をする．
　5 やや重度：例えば，面接の間中，不自然な姿勢をとり続ける．身体のいくつかの部分で普通ではない動きをする．
　6 重度：上記 5 と同様であるが，さらに頻度が高く，強烈で広範囲に及ぶ
　7 非常に重度：例えば，面接中，ほとんど異常な態度をとる．身体のいくつかの部分で継続的な異常な動き．
　8 思考形式の障害が重篤であるため，非協力的であるため，または，際立った回避/防衛のために正確に評価不能もしくは評価せず．

[a]8　**誇大性 GRANDIOSITY**
　過剰な自尊心(自己過信)あるいは自分の才能，権力，能力，業績，知識，重要性，アイデンティティーの過剰評価．単なるおおげさな主張(例えば，「私は世界中で最も悪い罪人です」「国中が私を殺そうとしています」)は，もしその罪の意識/迫害が個人のある特殊な誇張された属性と無関係なら，採点しないこと．また，患者は誇張した特性を主張しなければならない．例えば，他の人々が患者に才能，権力があるというが自分にはそういうものはないと言う場合は，その事項はスコアしない．報告された(すなわち主観的な)過去 1 週にまでさかのぼる情報に基づいて評価する
　1 報告なし
　2 ごく軽度：例えば，大多数の人々より自身たっぷりだが，臨床的な意味があるとはみえない．
　3 軽度：例えば，明らかに過剰な自尊心，あるいは，状況に対していくぶん分別をわきまえずに能力を誇張する．
　4 中等度：例えば，状況に対して明らかに釣合わない過剰な自尊心，あるいは誇大妄想の疑い．
　5 やや重度：例えば，単一の明確な内包された誇大妄想，あるいは複数の明確な断片的誇大妄想．
　6 重度：例えば，単一の明確な誇大妄想/妄想気質，あるいは，患者の頭を占めていると思われる複数の明確な誇大妄想．
　7 非常に重度：例えば，上記 5 と同様であるが，ほとんどすべての会話が患者の誇大妄想へと向けられる．
　8 思考形式の障害が重篤であるため，非協力的であるため，または，際立った回避/防衛のために正確に評価不能もしくは評価せず．

(つづく)

表 5.3-2 簡易版精神疾患評価尺度(つづき)

厚生省　公衆衛生局 アルコール，薬物乱用，精神疾患協会(Alcohol, Drug Abuse, and Mental Health Administration) 統合失調症協会における NIMH 治療方針(NIMH Treatment Strategies in Schizophrenia Society) 簡易版　精神疾患評価尺度—Anchored Overall and Gorham	患者番号　　データグループ　　評価日付 患者氏名 患者番号

検査者番号　　　　　　　　　　　　　評価タイプ(丸をつける)
― ― ―　　1 ベースライン　　　　4 二重盲目薬物療法の開始　　7 非盲検的薬物療法開始　　10 早期中止
　　　　　　2　　　　　　　　　　5 主な評価　　　　　　　　　8 非盲検的薬物療法中　　　　11 研究の完成
　　　　　　3 4 週間よりも短期　　6 その他　　　　　　　　　　9 非盲検的薬物療法の中止

ª9 抑うつ気分 DPRESSIVE MOOD
意気消沈した，元気がない，落ち込んでいるなどの気分についての主観的な報告．報告された憂うつの程度だけで評価する．精神遅滞や身体的不調に基づく憂うつに関する推論に基づいて，評価してはならない．ここ 1 週間に関する報告された(すなわち主観的)情報に基づいて評価する．
1 報告なし
2 ごく軽度：時おり，多少，気分が落ち込む．
3 軽度：時おり，かなり気分が落ち込む，あるいは，しばしば多少気分が落込む．
4 中等度：時おりとても気分が落込む．あるいはしばしばかなり気分が落込む．
5 やや重度：しばしば，とても気分が落込む．
6 重度：たいていとても気分が落込んでいる．
7 非常に重度：ほとんどいつもとても気分が落込んでいる．
8 思考形式の障害が重篤であるため，非協力的であるため，または，際立った回避/防衛のために正確に評価不能もしくは評価せず．

ª10 敵意 HOSTILITY
憎悪，軽蔑，好戦性，面接の場以外にいる人に対するさげすむような態度，ここ 1 週間の患者の他人に対する気持や行動についての口頭の報告を基にしてのみ評価する．神経症的防衛，不安，身体的不調からの敵意を推論しないこと．
1 報告なし
2 ごく軽度：時おり，多少，腹が立つ．
3 軽度：しばしば，多少，腹が立つ，あるいは，時おり，かなり腹が立つ．
4 中等度：時おり，とても腹が立つ，あるいは，しばしば，かなり腹が立つ．
5 やや重度：しばしば，とても腹が立つ．
6 重度：1, 2 度，怒りに任せて口汚くののしったり，身体的に虐待したりしたことがある．
7 非常に重度：何度も，怒りに任せて行動したことがある．
8 思考形式の障害が重篤であるため，非協力的であるため，または，際立った回避/防衛のために正確に評価不能もしくは評価せず．

ª11 猜疑心 SUSPICIOUSNESS
他人が現在あるいは過去において患者に対して，悪意や差別意識を持っている(いた)という(妄想的なあるいは他の)信念．口頭の報告に基づき過去または現在のどちらかの環境に関係していて，今ももっている疑念だけを評価する．ここ 1 週間に関して報告された(すなわち主観的)情報に基づいて評価する．
1 報告なし
2 ごく軽度：状況によっては正当化されたりされなかったりする不信感が稀にある．
3 軽度：状況によって確実に正当化されない猜疑心が時々ある．
4 中等度：より頻繁な猜疑心，あるいは一時的な関係妄想．
5 やや重度：広汎性の猜疑心，しばしば関係妄想または被殻化妄想．
6 重度：全体的には広がっていない(例えば，被殻化妄想)が明らかな関係妄想や被害妄想．
7 非常に重度：上記 6 と同様だが，いっそう，程度，頻度，強度が大きい．
8 思考形式の障害が重篤であるため，非協力的であるため，または，際立った回避/防衛のために正確に評価不能もしくは評価せず

ª12 幻覚症状：HALLUCINATORY BEHAVIOR
特定できる外的刺激がないのに起こる知覚(あらゆる感覚様式における)
ここ 1 週間に起こったそのような経験だけを評価する．「頭の中の声」や「心の中の光景」は，もし，患者がそのような経験と自分の思考とを区別することが出来るなら，評価してはならない．
1 報告なし
2 ごく軽度：幻覚のようなものだけがある
3 軽度：明らかに幻覚だが，軽微で，めったに起こらないし，一時的なもの(例えば，時々，実体のないものが見えるとか，患者の名前を呼ぶ声が聞こえるなど)．
4 中等度：上記 3 と同様だが，幻覚がより頻繁に起きたり，より大々的に起きる．(例えば，頻繁に悪魔の顔を見たり，2 つの声が長々と会話を続けるなど)
5 やや重度：ほとんど毎日，幻覚を経験する．あるいは，幻覚が極度の苦痛の原因になっている．
6 重度：上記 5 と同様，それに加え，患者の行動にかなりの影響を与えている．(例えば，集中することが困難になり，やがては職業的機能障害に至るなど)
7 非常に重度：上記 6 と同様だが，それに加え，重篤な影響を与えている．(例えば，幻覚の命令に呼応して自殺を試みるなど．)
8 思考形式の障害が重篤であるため，非協力的であるため，または，際立った回避/防衛のために正確に評価不能もしくは評価せず．

(つづく)

表 5.3-2 簡易版精神疾患評価尺度(つづき)

		患者番号　　データグループ　　評価日付
	厚生省　公衆衛生局 アルコール，薬物乱用，精神疾患協会(Alcohol, Drug Abuse, and Mental Health Administration) 統合失調症協会における NIMH 治療方針(NIMH Treatment Strategies in Schizophrenia Society) 簡易版　精神疾患評価尺度—Anchored Overall and Gorham	患者氏名
		患者番号

検査者番号	評価タイプ(丸をつける)			
― ― ―	1　ベースライン	4　二重盲検薬物療法の開始	7　非盲検の薬物療法開始	10　早期中止
	2	5　主な評価	8　非盲検の薬物療法中	11　研究の完成
	3　4 週間よりも短期	6　その他	9　非盲検の薬物療法の中止	

13　運動遅滞　MOTOR RETARDATION
緩慢な動きの中に表れるエネルギー水準の低下．観察した患者の行動のみに基づいて評価する．患者自身の主観的印象に基づいてエネルギーを評価してはならない．
1 観察されず
2 ごく軽度：ごく軽度で臨床的な意味があるか疑わしいもの．
3 軽度：例えば会話のテンポが多少遅い，動きが多少遅いなど．
4 中等度：例えば，会話のテンポが明らかに遅いか緊張していないなど．
5 やや重度：例えば，会話の緊張，動きが非常に遅い．
6 重度：例えば，会話を続けるのが困難，ほとんど動かない．
7 非常に重度：例えば，会話はほとんど不可能，面談中全く動かない．

14　非協調性　UNCOOPERATIVENESS
抵抗，非友好性，恨み，敵意，面接者に進んで協力することの欠如の表れ．面接者と面接の場に対する患者の態度と反応に基づいて評価する．面接の場以外での報告された憤慨や非協力性に基づいて評価してはならない．
1 観察されず
2 ごく軽度：例えば，やる気のあるようにはみえないなど．
3 軽度：例えば，ある分野では回避的に思えるなど．
4 中等度：例えば単音節しか発音しない，自発的に詳しく説明できない，多少非友好的など．
5 やや重度：例えば，恨みを述べ，そして面接中，非友好的であるなど．
6 重度：例えば，いくつかの質問に答えることを拒否するなど．
7 非常に重度：例えば，大部分の質問に答えることを拒否するなど．

15　異常な思考内容　UNUSUAL THOUGHT CONTENT
あらゆるタイプの妄想の重篤度—確信の程度と行動に及ぼす影響を考慮する．もし患者が自分自身の思考にのっとって，ふるまっているなら，十分にその信念を想定すること．ここ 1 週間において報告された(すなわち主観的)情報に基づいて評価する．
1 報告なし
2 ごく軽度：妄想が疑われる，あるいはありそうである．
3 軽度：時々，患者は自分の考えに疑いをもつ(部分的妄想)．
4 中等度：完全な妄想性信念でるが，行動にはほとんど影響を与えない．
5 やや重度：完全な妄想の確信があるが，行動にはほんの時々しか影響を与えない．
6 重度：妄想は重大な影響をもたらす．例えば，自分は神であるという確信をもっていて責任放棄するなど．
7 非常に重度：妄想は重大な結果をもたらす．例えば，食物を毒であるという確信から食べるのをやめるなど．

16　感情鈍麿　BLUNTED AFFECT
感情の反応の減少．例えば，顔の表情，身振りや声の調子が乏しくなることを特徴とする．感情よりも，むしろ対人的障害に焦点のある情緒的引きこもり(EMTIONAL WITHDRAWAL)とは区別する．障害の程度と頻度を考慮すること．面接の間になされた観察に基づいて評価する．
1 報告なし
2 ごく軽度：例えば，ある感情の表現には通常伴うようなものには多少，無関心である．
3 軽度：例えば，顔の表情が多少なくなり，声が多少単調になり，身振りが多少制限される．
4 中等度：例えば，上記 3 と同様だが，より強調され，長時間にわたり，あるいは，頻度が増す．
5 やや重度：例えば，少なくとも表情の 2/3 を含め，感情が平面的になる．顔の表情の重度の欠落，単調な声，制限された身振り．
6 重度：例えば，深刻な感情の平面化．
7 非常に重度：例えば，完全に平面的な声．査定中，身体の表現の完全な欠落．

17　興奮　EXCITEMENT
興奮性や誇大性を含む高まった感情のトーン(軽躁的感情)．誇大妄想の影響による発言には言及しないこと．面接中の観察に基づいて評価する．
1 報告なし
2 ごく軽度：臨床的な意味があるのか疑問．
3 軽度：例えば，時たま興奮性や誇大性がみられる．
4 中等度：例えば，しばしば，興奮性や誇大性がみられる．
5 やや重度：定期的に興奮性や誇大性がみられるか，または，たまに，激怒したり，多幸感にあふれている．
6 重度：面接中のほとんどの時間に激怒したり，または，多幸感がみられる．
7 非常に重度：上記 6 と同様だが，程度が甚だしいので面接は早く終わらなければならない．

(つづく)

表 5.3-2 簡易版精神疾患評価尺度（つづき）

厚生省　公衆衛生局 アルコール，薬物乱用，精神疾患協会（Alcohol, Drug Abuse, and Mental Health Administration） 統合失調症協会における NIMH 治療方針（NIMH Treatment Strategies in Schizophrenia Society） 簡易版　精神疾患評価尺度—Anchored Overall and Gorham	患者番号　　データグループ　　評価日付
	患者氏名
	患者番号

検査者番号 ― ― ―	評価タイプ（丸をつける）		
	1 ベースライン	4 二重盲検薬物療法の開始	7 非盲検の薬物療法開始	10 早期中止
	2	5 主な評価	8 非盲検の薬物療法中	11 研究の完成
	3 4 週間よりも短期	6 その他	9 非盲検の薬物療法の中止	

18　失見当識 DISORIENTATION
人物，場所，時に関する適切なつながりの混乱または欠如．面接中の観察に基づいて評価する．
1 症状なし
2 ごく軽度：例えば，なんとなく混乱している．
3 軽度：例えば，実際には 1983 年なのに 1982 年だと思っているようである．
4 中等度：例えば，上記のとき 1978 年だと思っているようである．
5 やや重度：例えば，自分がどこにいるか確信がない．
6 重度：例えば，自分がどこにいるか全くわからない．
7 非常に重度：例えば，自分が誰だかわからない．
8 思考形式の障害が重篤であるため，非協力的であるため，または，際立った回避/防衛のために正確に評価不能もしくは評価せず．

19　病状の重篤度 SEVERITY OF ILLNESS
この種の患者に関する総合的な臨床経験からみて，この患者は現在，どの程度精神的病状が重いか？
1 正常，全く問題なし
2 精神的に病気があるかどうかの境界線上
3 軽度
4 中等度
5 やや重度
6 重度
7 非常に重度の部類

20　全体的改善 GLOBAL IMPROVEMENT
治療の効果による改善があるかどうかを総合的に評価する．ベースライン評価なら質問 20 については「評価せず」に印をつける．二重盲検薬物療法の開始までの総合評価はベースラインと比較して評価すること．二重盲検薬物療法の開始後の評価は開始時点と比べて評価すること．
1 非常に改善
2 かなり改善
3 少しの改善
4 変化なし
5 やや悪化
6 かなり悪化
7 非常に悪化
8 評価せず

[a]主に口頭による報告に基づく評価．
Sadock BJ, Sadock VA, Ruiz P. *Kaplan & Sadock's Comprehensive Textbook of Psychiatry*. 9th ed. Philadelphia：Lippincott Williams & Wilkins；2009：1043 から許可を得て転載．

を評価する際の標準的な測定方法となり，信頼性を得ることが容易であることや治療の変更に対して感度が高いことが示されている．PANSS の高い信頼性と陽性症状および陰性症状の両者を広く包含することが，この目的のために PANSS をよりいっそう優れたものにしている．PANSS はまた臨床現場において，病状の重篤度を追うのに有用であり，その明確な基盤がこのような状況下でも PANSS を利用しやすくしている．

SAPS と SANS　陽性症状の評価のための尺度（scale for the assessment of positive symptoms：SAPS）および陰性症状の評価のための尺度（scale for the assessment of negative symptoms：SANS）（表 5.3-3，表 5.3-4）は統合失調症における陽性症状と陰性症状の詳細な評価を得るために設計され，別々にまたは併行して使用されることがある．SAPS は幻覚，妄想，奇異な行動や思考障害を評価し，SANS は感情の平坦化，発話の乏しさ，無感動，快感喪失，そして注意散漫を評価する．SAPS と SANS は主として臨床現場研究の場面における治療の影響をモニタリングするために使用される．

気分障害

気分障害（mood disorder）の領域は単極性と双極性の障害の両者を含み，ここに述べる尺度は抑うつと躁を評価する．躁状態においては，精神疾患を評価する際の問題と類似した問題があり，それは，被検者が限定された洞察しかできず，動揺することで正確な症状を報告する妨げになることであり，一般的に観察から得られる情報を含んだものが臨床評価において要求される．一方，う

表 5.3-3　陽性症状評価尺度（SAPS）

| 0＝なし | 1＝不明確 | 2＝軽度 | 3＝中等度 | 4＝著明 | 5＝重度 |

幻覚
1　幻聴　患者は，他の誰にも聞こえない声，雑音あるいはその他の音を報告する．　　0 1 2 3 4 5
2　注釈する声　患者は，自分の行動について同時進行的に注釈する声を報告する．　　0 1 2 3 4 5
3　会話する声　患者は，会話する2つ以上の声を報告する．　　0 1 2 3 4 5
4　身体感覚あるいは幻触　患者は，奇妙な身体感覚を経験すると報告する．　　0 1 2 3 4 5
5　幻臭　患者は，他の誰も気づいていない普通ではない臭いがすると報告する．　　0 1 2 3 4 5
6　幻視　患者は現実に存在しない物や人を見る．　　0 1 2 3 4 5
7　幻覚の全体的評価　この評価は，幻覚の持続期間と重症度，および患者の生活への影響に基づいて行う．　　0 1 2 3 4 5

妄想
8　被害妄想　患者は，陰謀を企てられている，あるいは何らかの仕方で迫害されていると確信している．　　0 1 2 3 4 5
9　嫉妬妄想　患者は，配偶者が浮気をしていると確信している．　　0 1 2 3 4 5
10　罪業妄想　患者は，何か恐ろしい罪を犯した，あるいは許されざることをしてしまったと確信している．　　0 1 2 3 4 5
11　誇大妄想　患者は，自分が特別な力あるいは能力をもっていると確信している．　　0 1 2 3 4 5
12　宗教妄想　患者は，宗教的性格をもつ誤った信念に心を奪われている　　0 1 2 3 4 5
13　身体妄想　患者は，自分の体が何かしらの病気，異常，あるいは変化していると確信している．　　0 1 2 3 4 5
14　関係妄想　患者は，重要でない言葉や出来事が自分に関することである，あるいは特別な意味をもっていると確信している．　　0 1 2 3 4 5
15　させられ体験　患者は，自分の感情や行動が何らかの外部の力によって制御されていると感じている．　　0 1 2 3 4 5
16　読心妄想　患者は人が自分の心や考えを読むことができると感じている．　　0 1 2 3 4 5
17　考想伝播　患者は，自分の考えが放送されているので，自分自身や他者がそれを聞くことが出来ると確信している．　　0 1 2 3 4 5
18　考想吹入　患者は，自分のものではない考えが心の中に吹き込まれていると確信している．　　0 1 2 3 4 5
19　考想奪取　患者は，自分の考えが心の中から抜き取られていると確信している．　　0 1 2 3 4 5
20　妄想の全体的評価　この評価は，妄想の持続期間と重症度，および患者の生活への影響に基づいて行う．　　0 1 2 3 4 5

奇矯な行動
21　着衣と外観　患者は，普通ではない着方をしているか，あるいは外観を変えるために奇妙なものを身につけている．　　0 1 2 3 4 5
22　社会的行動と性行動　患者は，通常の社会的規範に照らして不適切と考えられる行動を取ることがある（例えば，公衆の面前での自慰）．　　0 1 2 3 4 5
23　攻撃的行動と激越性行動　患者は，激越性の攻撃行動をとることがあり，それはしばしば予測不能である．　　0 1 2 3 4 5
24　反復行動と常同行動．患者は，一連の反復的な行動をとったり儀式を行うことがあり，それをしばしば何度も繰り返さなければならない．　　0 1 2 3 4 5
25　奇矯な行動の全体評価　この評価は，行動の型，およびそれが社会的規範からどの程度偏っているかを反映させて行われるべきである．　　0 1 2 3 4 5

陽性の思考形式の障害
26　逸脱（derailment）　思路から逸脱し間接的にしか関係のないことや無関係なことへとそれる，発話の型の1つ．　　0 1 2 3 4 5
27　脱線思考（tangentiality）　質問に対して，間接的あるいは的はずれに返答すること．　　0 1 2 3 4 5
28　思考散乱　時に根本的に理解不能な発話型の1つ．　　0 1 2 3 4 5
29　不合理　理論的には達しない結論に至る，発話の型の1つ．　　0 1 2 3 4 5
30　迂遠　非常に間接的で最終的な考えに至るのが遅れる，発話の型の1つ．　　0 1 2 3 4 5
31　促迫した言語　患者の発話は早く，遮ることが難しい，発話量が正常よりも多い．　　0 1 2 3 4 5
32　転導性の発話　話の流れを妨げる手近な刺激によって，患者は注意をそらされる．　　0 1 2 3 4 5
33　音連合　意味的関連でなく音に基づいて語の選択を行う，発話の型の1つ．　　0 1 2 3 4 5
34　陽性の思考形式の障害の全体的評価　この評価は，異常の頻度と，患者の意思伝達能力を障害する程度を反映させて行う　　0 1 2 3 4 5

不適切な感情
35　不適切な感情　患者の感情は単に平坦あるいは鈍麻であるのではなく，不適切，あるいは不調和である．　　0 1 2 3 4 5

表 5.3-4　陰性症状評価尺度（SANS）

| 0=なし | 1=不明確 | 2=軽度 | 3=中等度 | 4=著明 | 5=重度 |

感情の平坦化および鈍麻

1　変化のない表情　患者の表情はこわばっており，談話の情動的内容から予想されるほど変化しない．　012345
2　自発的な動きの減少　患者は，ほとんどあるいは全く自発的な動きを示さない．姿勢を変えず，四肢を動かさない．　012345
3　身振りの減少　患者は，考えを表現する補助手段として，手による身振りや体位による表現などを用いない．　012345
4　アイコンタクトが少ない　患者は視線を合わせるのを避ける．すなわち，話しているときでさえ，面接者を見ない．　012345
5　感情的反応性の欠如　患者は，何かのきっかけがあっても，ほほえんだり，笑ったりしない．　012345
6　声の抑揚の欠如　患者は，正常な抑揚の強調ができず，しばしば単調に話す．　012345
7　感情の平坦化の全体的評価　特に反応性の欠如，視線を合わせること，表情，声の抑揚に焦点を当てて，全体的な重症度を評価する．　012345

会話不能

8　言語の貧困　患者の返答の量は限られ，短く，具体的でねられていない傾向がある．　012345
9　言語の内容の貧困　患者の返答の量は適切であるが，あいまいで，過度に具体的あるいは一般的で，ほとんど情報を含んでいない傾向がある．　012345
10　途絶　患者は，自然にあるいは何かのきっかけにより，思路が妨げられたと述べる．　012345
11　応答潜時の延長　患者は返答するのに長い時間を要する．返答を促すと，質問がわかっていることが示唆される．　012345
12　会話不能の全体的評価　会話不能の核となる特徴は，言語の貧困と言語の内容の貧困である．　012345

無意欲・無感情

13　身だしなみと清潔さ　患者は，衣服がだたしなく汚れていたり，髪があぶらぎっていたり，体臭がしたりすることがある　012345
14　仕事や学業における粘り強さの欠如　患者は，求職と雇用維持，学業の達成，家事などに困難がある．入院患者であれば，作業療法やトランプなどの病棟活動をやり抜くことができない．　012345
15　身体的活力の欠如　患者は，身体的に不活発な傾向がある．何時間も座り続け，自発的活動をしないことがある．　012345
16　無意欲・無感情の全体評価　ことに顕著な1つか2つの症状に大きく重みづけをして評価を行ってもよい．　012345

快楽消失・非社会性

17　レクリエーションへの興味と余暇活動　患者は，ほとんどあるいは全く興味を示さないことがある．興味の量と質の両者を考慮に入れるべきである．　012345
18　性的活動　患者は，性への興味と性的活動の減少を示すか，性的行動を起こしても楽しめないことがある．　012345
19　親密さと親近感を感じる能力　患者は，異性や家族との近しいあるいは親密な関係を作る能力の欠如を示すことがある．　012345
20　友人や同僚との関係　患者は，ほとんどあるいは全く友人をもたず，独りで時間を過ごすことを好むことがある．　012345
21　快楽消失・非社会性の全体的評価　患者の年齢や家族状況などを考慮に入れつつ，全体的な重症度を反映させて評点を決める．　012345

注意

22　社会的状況における不注意　患者は，関わりを避けて手持ちぶさたであるようにみえる．ぼうっとしているように見えることがある．　012345
23　精神状態像の検査における不注意　7の連続減算（最低5回は減算を行う）とworldの綴りの逆唱によって調べる．評点2=1つの誤り，評点3=2つの誤り，評点4=3つの誤り．　012345
24　注意の全体的評価　臨床および検査における患者の全体的な集中力を評価して評点を決める．　012345

Nancy C. Andreasen, M. D., PH. D., Department of Psychiatry, College of Medicine, The University of Iowa, Iowa City, IA 52242. から許可を得て転載.

つ病の評価では，相当程度，気分の状態に対する主観的評価に基づくものなので，面接と自己申告による測定法の両者を行うことが一般的な方法である．一般人口の中でもうつ病はよくみられる疾患であり，罹病率や死亡率を無視できないため，特に自己報告の形式を使用したスクリーニングのための方法は，初期治療や地域社会において，かなり有用な可能性がある．

ハルミントンうつ病評価尺度　ハミルトンうつ病評価尺度（Hamilton Rating Scale for Depression：HAM-D）はうつ病の重篤度をモニタリングするために1960年代の初期に開発されたもので，身体的症候学に焦点を当てている．17項目版が最もよく使用されているが，表5.3-5

表 5.3-5　ハミルトンうつ病評価尺度

各項目について，患者にあてはまるものを選ぶこと

1. 抑うつ気分（悲しみ，絶望感，無力感，無価値感）
   - 0 全くなし
   - 1 質問されたときにのみ，この感情状態について述べる
   - 2 この感情状態が自発的に述べられる
   - 3 この感情状態が表情，姿勢，声，涙もろさなどを通じて非言語的に表現される
   - 4 患者は，自発的な言語的・非言語的なやり方で，実質的にこの感情状態のみを表現する

2. 罪責感
   - 0 全くなし
   - 1 自責の念，自分は人をがっかりさせる人間であると感じる
   - 2 過去の過ちや罪深い行いについての罪業念慮と精神反芻（rumination）
   - 3 現病は罰であると感じる．罪業妄想
   - 4 問責したり威嚇する声や幻視を経験する

3. 自殺傾向
   - 0 全くなし
   - 1 生きている価値はないと思う
   - 2 死んだほうがましだと感じたり，自分が死ぬ様子に思いをめぐらす
   - 3 希死念慮と自殺のそぶり
   - 4 自殺期と（どのようなものであれ重大な企図の場合，4とする）

4. 入眠障害
   - 0 入眠困難なし
   - 1 時に入眠困難を訴える（15 分以上）
   - 2 毎晩入眠困難を訴える

5. 熟睡障害
   - 0 障害なし
   - 1 夜間に落ち着かなくなり睡眠が途絶えがちになると訴える
   - 2 夜間に起きる．どのような場合であれ，夜間に起床すれば，2と評価する

6. 早朝睡眠障害
   - 0 障害なし
   - 1 早朝に覚醒するが，再び眠ることができる
   - 2 1度起床すると，再び眠ることができない

7. 仕事と活動
   - 0 困難なし
   - 1 興味のあること仕事あるいは趣味に関して，無能感，疲労感，無力感を感じる
   - 2 活動や趣味や仕事に興味を失う．患者が直接訴えるか，無気力，優柔不断，不決断によって間接的に示される（仕事や活動に携わるためには自分を奮い立たせなければならない）
   - 3 活動や生産活動に従事する時間の減少．入院時には，少なくとも1日3時間以上の活動（病棟の雑用を除いた病院での用事や趣味）に携わらない場合は，3と評価する
   - 4 現病のために仕事を中断している．入院している場合は，患者が病棟の日課以外の活動に携わらないか，介助を受けながらでなければ病棟の日課をこなせないとき，4と評価する

8. 精神運動抑制（思考と会話の遅滞；集中困難；運動遅滞）
   - 0 会話と思考は正常
   - 1 面接時にわずかな抑制が認められる
   - 2 面接時に明らかな抑制が認められる
   - 3 面接が困難
   - 4 昏迷状態

9. 焦燥
   - 0 なし
   - 1 手，髪などをもてあそぶ
   - 2 手を揉み合わせる

10. 精神的不安
    - 0 困難なし
    - 1 主観的緊張と易刺激性
    - 2 ささいなことを心配する
    - 3 表情や会話に不安が現れている
    - 4 疑問の余地がなく，明瞭に恐怖が表現される

11. 身体的不安　　不安に随伴する生理的症状，消化器系—
    - 0 なし　　　　口渇，放屁，消化不良，下痢，けいれ
    - 1 軽度　　　　ん，おくび，心臓血管系—動悸，頭痛，
    - 2 中等度　　　呼吸器系—過換気，ため息，排尿回数；
    - 3 重度　　　　発汗
    - 4 無能力化

12. 消化器系身体症状
    - 0 なし
    - 1 食欲減退がみられるが，促されなくても食事をとる，腹部が重い感じがする
    - 2 促されれば食事をとることが難しい．胃腸症状に対して，下剤や整腸剤などの薬物を依頼ないし要求する

13. 一般的な身体症状
    - 0 なし
    - 1 四肢重感や背部と頭部の重い感じ．背部痛，頭痛，筋肉痛．易疲労感，無力感
    - 2 症状が明瞭であれば2と評価する

14. 生殖器症状　　　　　　性欲減退，月経異常などの症状
    - 0 なし
    - 1 軽度
    - 2 中等度

15. 心気症
    - 0 なし
    - 1 身体へのとらわれ
    - 2 健康へのとらわれ
    - 3 頻繁な訴えや援助の要請など
    - 4 心気妄想

16. 体重減少
    - A：病歴からの評価
      - 0 体重減少なし
      - 1 おそらく現病に関連する体重減少
      - 2 確実な体重減少（患者からの情報）
    - B：体重変化の実測に基づく，週ごとの精神科医の評価
      - 0 1週間につき1ポンド（0.4536 kg）以下の体重減少
      - 1 1週間につき1ポンド以上の体重減少
      - 2 1週間につき2ポンド（0.9072 kg）以上の体重減少

17. 病識
    - 0 うつ状態で病気であるという自覚がある
    - 1 病気であるという自覚があるが，粗末な食事，気候，働き過ぎ，ウィスル，休養の必要などのせいにする
    - 2 病気であることを全面的に否定する

18. 日内変動

午前	午後		
0	0	変動なし	午前または午後のいずれかに症状が重くなる場合，そのいずれに重くなるのかを記録し，変動の程度を評価する
1	1	軽度の変動	
2	2	重度の変動	

（つづく）

表 5.3-5　ハミルトンうつ病評価尺度（つづき）

19. 離人症と現実感消失
    0 なし
    1 軽度
    2 中等度　　現実ではないという感じ，虚無的な考え
    3 重度
    4 無能力化に至っている
20. 妄想症状
    0 なし
    1 猜疑心
    2 関係念慮
    3 関係妄想と被害妄想
21. 強迫症状
    0 なし
    1 軽度
    2 中等度
22. 無力感
    0 なし
    1 質問されたときにのみ，無力感を感じていると述べる
    2 無力感を感じていることを自発的に述べる
    3 病棟の雑用と個人衛生に関して，促しと指導と保証を要求する
    4 着脱衣，身だしなみ，食事，ベッドサイドの課業，個人衛生に関して，物理的介入を要求する
23. 絶望感
    0 なし
    1 「そのうちに状況がよくなる」ということに間欠的に疑問を抱くが，自信を取り戻すことが可能である
    2 恒常的に「絶望感」を感じるが，励ましを受け入れる
    3 追い払えない自信喪失感，絶望，未来への悲観を表明する
    4 自発的に「私は決してよくならないだろう」と言ったり，それと同様の趣旨のことを執拗に繰り返す
24. 無価値感（軽度の自尊心の喪失，劣等感，自己卑下から無価値感の妄想観念にまで至る幅がある）
    0 なし
    1 質問されたときにのみ，無価値感（自尊心の喪失）を示唆する
    2 自発的に無価値感（自尊心の喪失）を示唆する
    3 2とは程度が異なる．患者は「まったくだめだ」，「劣っている」と自発的に口にする
    4 無価値感の妄想観念，すなわち，「私はくずのかたまりだ」と言ったり，それと同様の趣旨のことを表現する

Hamilton M. A rating scale for depression. *J Neurol Neurosurg Psychiatry*. 1960；23：56 から許可を得て転載.

にある 24 項目版を含む異なる数の項目の版も多くの研究において使用されている．17 項目版は DSM-Ⅲ とその後の改訂版に含まれるうつ病の症状のいくつかを含んでおらず，特に注目すべきなのはいわゆる非定型的自律神経症候群（過眠，過食，精神運動制止）を含んでいないことである．HAM-D は臨床的評価者のために設計されたが，訓練された非専門的評価者にも利用されている．この尺度は患者の面接と観察に基づいて検査者により記入されて完成する．構造化された面接指針が，信頼性を高めるために開発されている．評価尺度は 15～20 分で完成する．特に構造化された面接のバージョンが使用される場合は信頼性は良好（good）から優良（excellent）の間を示す．妥当性は他の抑うつ尺度との相関性に基づいて良好（good）である．HAM-D は薬物療法や他の介入に対する変化の評価に，非常に頻繁に使用されており，そのため，さまざまな治療法の比較に有用である．高齢者や身体疾患のある者のように従来身体的な症状がある者は，身体症状がうつ病の徴候を示唆するとは限らないので，問題は複雑になる．

ベックうつ病尺度　ベックうつ病尺度（beck depression inventory：BDI）は 1960 年代の初期に，うつ病の認知行動療法の局面に焦点を当ててうつ病の重篤度を評価するために開発された．最新版のベックⅡにおいてはより多くの身体症状をカバーする項目が追加され，過去 2 週間をカバーする．より初期版は過去 1 週間またはそれより短い期間にのみ焦点を当てており，治療反応をモニタリングするのには良いであろう．尺度は 5～10 分で完成することができる．多数の研究において内的整合性は高いことが知られている．再検査信頼性は常に高いわけではないが，それは根底にある症状の変化を反映している可能性がある．妥当性は他のうつ病を測定する尺度との相関関係において支持されている．BDI の最も重要な使用は，精神療法的治療をも含むうつ病への介入の臨床試験の結果を測定することである．自己申告法なので，うつ病のスクリーニングのために使用されることもある．

不安症

下記の不安症（anxiety disorder）を測定する尺度には，パニック症，全般不安症，心的外傷後ストレス障害（PTSD）と強迫症（OCD）に対するものがある．不安を測定する尺度を使用するときは，不安症がどのように定義されるかによって大きな変化があったことを知っていることが大切である．パニック症も OCD も比較的近年認識されたものであり，全般不安症の概念は何度も変わっている．そのため，古い測定方法は診断的目的にはいくらか関連性が低いといえるが，強い苦痛を生じる症状を特定する．面接中に報告されたり，あるいは，自己評価尺度で報告されたものであっても，実質的にこの分野を測定する尺度は上記で議論されたうつ病を測定する尺度と同様に内的状況の客観的な説明による．

ハミルトン不安評価尺度　ハミルトン不安評価尺度（hamilton anxiety rating scale：HAM-A）（表 5.3-6）は，身体的および認知的な不安症状を評価するために，1950 年代後半に開発された．不安の概念が頻繁に変化したため，HAM-A は全般不安症の診断において必要とされる「不安」を限定された範囲でしか含まず，パニック症でみ

表 5.3-6　ハミルトン不安評価尺度

指示：この照合表は，患者の不安の程度と病理的状態を評価しようとする内科医あるいは精神科医を補助するためのものである．適切な評価を記入すること．

なし＝0	軽度＝1	中等度＝2	重度＝3	重度で広汎な障害＝4

項目		評点
不安	心配する，最悪を予想する，恐ろしいことを予想する，易刺激性	___
緊張	緊張観，易疲労性，驚愕反応，容易に落涙する，ふるえ，落ち着きのなさ，寛げない	___
恐れ	暗闇，未知の人，独りとり残されること，動物，交通，群衆などへの恐怖	___
不眠	入眠困難，中途覚醒，満足感の得られない睡眠と覚醒時の疲労感，夢，悪夢，夜恐症	___
知的能力（認知）	集中困難，減弱した記憶力	___
抑うつ気分	興味の喪失，興味に喜びを感じない，抑うつ，早朝覚醒，日内変動がある	___
身体症状（筋）	疼痛，単収縮，硬直，ミオクローヌス様単れん縮，歯ぎしり，不安定な声調，筋緊張の増加	___
身体症状（感覚）	耳鳴，視力障害，顔面紅潮と冷感，衰弱感，ちくちく感	___
心血管症状	頻脈，動悸，胸痛，血管の拍動間，失神感，脈欠損	___
呼吸器症状	胸部の圧迫感あるいは絞扼感，窒息感，ため息，呼吸困難	___
胃腸症状	嚥下困難，放屁，腹痛，灼熱感，腹部膨満感，悪心，嘔吐，腹鳴，下痢，体重減少，便秘	___
泌尿生殖器症状	頻尿，切迫排尿，無月経，過多月経，不感症，早漏，リビドー喪失，インポテンス	___
自律神経症状	口内乾燥，潮紅，蒼白，発汗傾向，めまい感，緊張性頭痛，立毛	___
面接時の行動	もじもじする，落ち着きのなさあるいは足踏み，手のふるえ，しわを寄せた顔，緊張した顔つき，ため息あるいは速い呼吸，顔面蒼白，嚥下，おくび，腱反射亢進，散瞳，眼球突出	___

補足的所見
評価者の署名

Hamilton M. The assessment of anxiety satates by rating. *Br J Psychiatry*. 1959；32：50 から許可を得て転載．

られる挿間的な不安は含まない．14 というスコアは臨床的に意味のある不安の閾値とされるが，5 またはそれ以下の点数は地域社会の人にふつうにみられる．この尺度は臨床医により施行される仕様に設計されており，公的訓練または構造化された面接指針が高い信頼性を得るために要求されている．コンピュータを使用して行うバージョンもある．信頼性は内的整合性，検査者間，再検査法に基づきかなり良好（fairy good）である．しかし，特定の拠り所がないため，公的訓練の不足のため異なる検査者間において高い信頼性を期待することができない．妥当性は，他の不安を測定する尺度との相関において良好（good）であるが，現在の不安障害の理解に重要な相対的な分野が欠けていることにより制限されている．それでもなお，HAM-A は全般不安症の臨床追跡において治療反応をモニタリングするために広く使用されており，臨床現場においては，この目的のためには有用と言えるであろう．

パニック症重症度評価尺度　パニック症重症度評価尺度（Panic Disorder Severity Scale：PDSS）は，パニック症の重症度を簡易に評価するための尺度として 1990 年代に開発された．エール・ブラウン強迫観念・強迫行為評価尺度（Yale-Brown Obsessive-Compulsive Scale）をもとに作成され，7 項目ある．それぞれの項目は，項目に特化して評価され，リッカード 5 件法によるものである．7 つの項目は，発作の頻度，発作に伴う苦痛，予期不安，恐怖性回避および障害に向けられる．評価者間信頼性の研究に基づいて信頼性は非常に優良（excellent）であるが，項目が少なく多様な様相を維持しているので，内的整合性は限定されている．妥当性は他の不安尺度との関連性，全体項目と各項目レベルのどちらにおいても，補完されており，HAM-D との相関関係は乏しく，近年では脳画像研究に基づいた補完が行われている．PDSS における経験が積み上がるにつれて，治療の変化に感応性が高いことが示唆され，臨床現場でパニック症をモニタリングするだけでなく，パニック症の臨床治験における測定法として，あるいは他の転帰の研究に有用である．

PTSD 臨床診断面接尺度　PTSD 臨床診断面接尺度（Clinician-Administered PTSD Scale：CAPS）は，診断のために必要とされる 17 項目を含み，4 つの基準すべてをカバーする．すなわち，(1) 出来事そのもの，(2) 出来事の再体験，(3) 回避，そして (4) 過覚醒である．診断には心的外傷を生じさせた出来事，再体験による症状 1 つ，回避の症状 3 つ，そして過覚醒の症状 3 つが必要である（典型的には，頻度が少なくとも 1 と評価され，強度が少なくとも 2 と評価された場合に 1 としてカウントされる．）また，これらの項目は，各項目について，その頻度と強さの得点を合計することにより，PTSD の総合的な重症度を明らかにするのにも使用できる．CAPS はまた，PTSD 症候学が社会的，職業的機能に与えた衝撃，その一般的な重篤性，近年における変化，そして患者の報告の多様性のために複数の世界的評価尺度を含む．CAPS は訓練された臨床医によって行わなければならならず，

完成させるのに，45〜60分かかる．もう少し簡易なフォローアップのための試験もある．CAPSは複数の場面，複数の言語において信頼性と妥当性を明らかにしたが，性的暴行や犯罪に関するものに対しては限定的な検査結果となった．CAPSは，診断のための研究の場面や厳格な評価の場面においてよく機能するものの，一般に臨床現場において施行するのには時間がかかり過ぎる．

エール・ブラウン強迫観念・強迫行為尺度（Yale-Brown Obsessive-Compulsive Scale：YBOCS）は，OCD（強迫症）の症状の重篤度を測定するために1980年代後半に開発された．YBOCSには，半構造化面接の評価に基づいた10項目がある．最初の5つは，強迫観念に関係するものである（どのくらい時間を費やすか，通常の機能を維持するのにどのくらい邪魔になるのか，どのくらいの苦痛を生じさせるのか，患者がどのくらいそれを拒否しようとするのか，そして，どの程度患者がそれを制御できるのか）．残りの5項目は，強迫行為に関連した同じ質問である．半構造化面接と尺度は15分以内で完成させることができる．最近，自己評価で行うバージョンも開発され，10〜15分で完成させることができる．コンピュータ化されたものや電話で行うものも，許容できる程度の尺度として機能する．YBOSの信頼性についての研究において，1週間の期間をおいた後，内的整合性，評価者間信頼性および再検査法における信頼性は良好（good）な結果を示した．妥当性も良好（good）であるものの，この研究途上の分野においてデータはかなり制限されている．YBOCSは，OCDの程度を評価するのに標準的な尺度になっており，事実上ほとんどすべての薬物療法の治験で使用されている．YBOCSはまた，治療反応をモニタリングするために臨床の現場において使用できる．

物質使用障害

物質乱用障害（substance use disorder）はアルコールと薬物の両方に対する乱用と依存を含む．これらの障害，とりわけアルコールに関連するものは多く，一般人口を弱体化させるので，スクリーニングのための方法は特に有用である．これらの行動は社会的に望ましくないため，症状の過小報告が大きな問題である．そのため，物質乱用を測定するすべての尺度における妥当性は患者の誠実性によって制限される．薬物検査，その他の測定方法による確認は，とりわけ物質乱用があるとわかっている患者には非常に価値がある．

CAGE質問紙法 CAGEは，さまざまな状況下における重篤なアルコールに関する問題を非常に簡易にスクリーニングするため，1970年代中頃に開発され，その後，臨床研究によりフォローアップされた．CAGEというのは，この尺度を構成する4つの質問のそれぞれ頭文字をとっている．すなわち，(1)あなたは，今まで，飲酒量を減らさなければならない（Cut down）と思ったことがありますか．(2)あなたは，飲酒を他人から批判され，それに対してイライラ（Annoyed）したことがありますか．(3)あなたは，今までに飲酒することを悪いことと感じたり，罪悪感（Guilty）をもったことがありますか．(4)あなたは，今までに，神経を落着かせるため，または，二日酔いを解消するために，朝起きてまず初めに飲酒（Eye-opener）したことはありますか．各質問に対して，「はい」と答えると1と評価され，合計して総合得点が算出される．1以上ならフォローアップの必要性があり，2以上は重大なアルコールの問題があることをより強く示唆する．この測定方法は，口頭もしくは筆記で1分以下で完成させることができる．信頼性は公的には評価されていない．妥当性はアルコール乱用や依存に対する臨床診断により評価されており，これら4つの質問は驚くほど効果を発揮する．1という閾値を使用することによってCAGEは優良な（excellent）感応性を示し，特定化においては適正（fair）から良好（good）を示す．2という閾値によると，より良好な特定化が可能であるが，代わりに感受性を下げることになる．CAGEは初期治療やアルコールに関係しない精神医学現場における問題の非常に簡単なスクリーニング法としてはよく機能する．しかし，CAGEは断酒の努力をするときに焦点となる問題のある飲酒行動の初期の徴候を感知するという点に関しては制限された能力しかない．

嗜癖重症度指標 嗜癖重症度指標（Addiction Severity Index：ASI）はアルコールや薬物に起因する症状の定量的測定および機能障害を測定する方法として1980年代中盤に開発された．ASIは人口統計，アルコール使用，薬物使用，精神状態像，身体状態，雇用，法的状況，そして家族や社会状況をカバーする．頻度，持続期間，重篤度が評価される．ASIは患者による報告と面接者による観察から得られた主観的，客観的な項目の両方を含む．

摂食障害

摂食障害（eating disorder）には，神経性やせ欲性，神経性過食症，過食性障害が含まれる．広く多様な側定方法，特に自己評価尺度が利用できる．患者はダイエットをすること，過食をすること，嘔吐すること，その他症状を取り巻く秘密を隠そうとするために，他の指針を検証すること（例えば，神経性やせ症に対しては体重，過食症に対しては歯科的な検査）が非常に役立つ．このような検証は特に神経性やせ症の患者に対して特に重要である．というのは，この後の患者は自分の問題に対しての洞察を欠くからである．

摂食障害評価 摂食障害評価（Eating Disorders Examination：EDE）は，診断，重篤程度，下位症状の評価を含む包括的な摂食障害を評価するための初の面接者に基づく（interviewer-based）測定方法として，1987年に開発された．子どもに対する面接や，自己評価版（EDE-Q）もそれ以降，開発されている．EDEは過去4週間の症状に焦点を当てるが，摂食障害の診断基準を評価するためのより長期間を対象とした質問もある．EDEの各項目は，

摂食障害を探り当てるために，リッカード7件法によりその程度，頻度もしくはその両方を判断するための推奨されたフォローアップの質問がある．自己評価報告版では，被検者は頻度と程度について同じように評価をするように要求される．この測定方法により，世界的標準の重篤度と4つの下位尺度（食べることの拒否，食べることへの懸念，体重への懸念，体型への懸念）の評価がわかる．訓練された臨床医によって行わなければならない面接は，終えるのに30～60分かかるのに対して，自己評価版はより早く完成する．EDEとEDE-Qの両方とも，信頼性，妥当性は優良(excellent)であるものの，EDE-Qは過食性障害に対してより感度が高い．EDEは診断と研究場面における摂食障害の詳細な評価において良く機能する．EDEはまた臨床現場で経過を追ったり，治療をモニタリングする必要があるときにその変化に対しても感度がある．しかし，調査の場面においてもEDEは繰り返して行うにはかなり長すぎ，EDE-Qは，その意味ではより使用に適しているかもしれない．EDEを日常の臨床現場で使用するには時間がかかり過ぎるが，EDEまたはEDE-Qは，特に摂食障害の鑑別のために来院したり，入院する摂食障害の疑いのある患者を包括的に評価するためには有用であろう．

過食症検査改訂版　過食症検査改訂版(Bulimia Test-Revised：BULIT-R)は，過食症の分数と継続的評価のために1980年代半ばに開発された．BULIT-Rにおいて，過食症患者はふつうはスコアが110以上であるが，摂食障害のない者は60点未満である．この測定方法は10分程度で完成する．BULIT-Rは，数多くの内的整合性と再検査信頼性の研究に基づき高い信頼性を示す．BULIT-Rは他の過食症評価尺度との相関によって高い妥当性を示す．過食症の可能性のある症例を示す推奨されているカットオフポイントは104であり，これは過食症の臨床的診断において高い感度と特定性を示す．98から104というカットオフポイントは，過食症のスクリーニングをする際にうまく機能する．どのスクリーニングの手順においても，スコアリングで陽性だった者に対して臨床的診察によるフォローアップが示され，臨床的なフォローアップが必要不可欠であるのは，BULIT-Rは他の種類の摂食障害との間の明確な区別ができないからである．BULIT-Rはまた臨床や研究現場においても，治療に対する反応を何度も追跡するには有用かもしれないが，研究の場面においては，過食や嘔吐の頻度や程度を測定する詳細な測定方法がより好ましいかもしれない．

認知障害(Cognitive Disorder)

認知症(dementia)のための非常に多様な測定方法が使用できる．それらのほとんどが，認知の検査と客観的，定量化可能なデータを供給する．しかし，得点は認知症がなかったとしても被検者の教育水準によって左右されるので，これらの測定方法は患者自身のベースライン得点がわかっているときに最も有用である．他の測定方法は，被検者のベースラインの機能状態に関する記述と比較することによって行う．このような測定法は，一般に被験者についての知識を豊富にもっている情報提供者が必要であるため，施行するのが困難なことがあるが，教育水準による影響は少なくてすむであろう．3つ目の測定方法は，認知症患者によくみられる周辺症状に焦点を当てる．

ミニメンタルステート検査　(mini-mental state examination：MMSE)は，1970年代中盤に開発された30点満点の認知機能検査で，病床において広範囲の認知機能，すなわち見当識，注意，記憶，解釈，および言語を査定する．多忙な医師や技師でも10分以内に手計算で素早く完成させることができる．MMSEは，広く研究され，評価者が整合性のある採点規則に注意すると優良な(excellent)信頼性を示す．妥当性は，精神機能や臨床病理学的一貫性を測るより包括的な多種の測定方法との相関性に基づいて良好(good)である．

1975年に開発されて以来，MMSEは教科書や手引きやウェブサイトにおいて広く普及し，臨床現場で使用されてきた．MMSEの著者らは2001年に，Psychological Assessment Resources(PAR)に対して，この検査の出版，頒布，および遂行すべてに関する知的財産権としての世界的排他的ライセンスを授けた．現在では，検査ごとにライセンスを得たバージョンをPARから購入しなければならない．MMSEの形式は教科書，ウェブサイト，臨床の現場で使用されるキットからは，徐々に消えつつある．

New England Journal of Medicine(2011；365：2447-2449)に掲載された記事の中で，ニューマン(John C. Newman)とフェルドマン(Robin Feldman)は「MMSEの使用に対する制限は臨床医に対して難しい選択を迫る．臨床費用の増加と複雑性，特許侵害のリスク，また30年間の臨床経験と新しい認知査定手段の適用を有効化することの犠牲である」と結論づけている．

神経精神症状評価　神経精神症状評価(Neuropsychiatric Inventory：NPI)は，1990年中盤にアルツハイマー型認知症やその他の認知症一般によくみられる行動症状を広く査定するために開発された．現在の版は，妄想，幻覚，不機嫌，不安，興奮/攻撃，多幸感，脱抑制，短気/不安定性，無関心，異常な運動行動，夜間徘徊，食欲，食事の12分野を評価する．標準的なNPIは介護者か他の情報提供者と一緒に行われ，臨床医か他の訓練を受けた非専門の面接者によって施行され，完成に15～20分かかる．介護施設用のバージョン，NPI-NHがあり，自己報告質問紙版であるNPI-Qもある．各分野について，NPIは症状が現在存在するのかを聞き，もしあるならば，頻度，程度，そして関係する介護者の苦痛を査定する．この測定方法は，信頼性と妥当性があることが示され，臨床と研究の両方の分野においてスクリーニングに有用である．詳細な頻度と程度を測る尺度があるので，

表 5.3-7 採点による全般性知能検査(scored general intelligence test：SGIT)

適応：明らかな知能上の欠陥，一般化する能力の障害，1つの思考を維持する能力，または，良好な判断をする能力が低下しているため認知障害が疑われるときにこの検査は有効である．
指示：精神状態を測るための検査として下記の質問をする．検査は日常会話調で行われるべきで，文化の違いに応じて変えることができる．
スコアリング：もし，患者の獲得した得点が25かそれ以下であった場合(最大得点は40)認知の問題があることが示唆され，さらなる検査が必要である．
質問：全部で下記の13問ある．
1 家は何で出来ているか．(思いつく材質は) ··· 1-4
　1つの答えごとに1点，最大4点．
2 砂は何に使われるか． ·· 1，2，もしくは4
　ガラス製品を作るという答えには4点，コンクリートと混ぜる，道路工事，またはその他建築使用に関する答えには2点．遊びや砂場という答えには1点．累積されない．
3 南に旗がたなびく場合，風はどの方向から吹いているか． ··· 3
　北には3点．部分点なし．「風はどちらから来るか」という言い方でも良い．
4 魚の名前をあげてください． ·· 1-4
　1つの答えにつき1点．最大4点．被検者が答えを1つだけ言って止まったら励ますこと．
5 あなたの影がもっとも短くなるのはいつ頃か． ·· 3
　正午に3点．もし，当てずっぽうで答えたことが疑われたら，なぜそう答えたかを聞くこと．
6 大きい都市の名前をあげてください． ·· 1-4
　1つの答えごとに1点，最大4点．州が都市として答えられた場合は加算しない．例えば，ニューヨーク市と特定されない限りニューヨークと答えたものは加算しない．出身都市は，大きい都市でない限り加算されない．
7 なぜ月は星よりも大きく見えるか． ·· 2，3，または4
　星が特定の星を指していることを明確にし，実際には月はどの星よりも小さいことを確認すること．被検者に試しに考えを言ってもらうのを励ますこと．「月の方が下にある」には2点．接近しているまたは近いには3点．近いものは遠くのものよりも大きく見えるという一般論には4点．
8 磁石にくっつく鉱物は何か． ·· 2か4
　鉄には4点，スチールには2点．
9 もし，あなたの影が北東を指した場合，太陽はどの位置にあるか． ··· 4
　南西に4点．部分点なし．
10 米国の国旗には縞がいくつあるか． ··· 2
　13という答えに2点．50と答えた被検者は答えを訂正できる．必要ならば白い縞は赤い縞と同じように含まれることを説明する．
11 氷は溶けるとどうなるか． ·· 1
　水に1点．
12 1時間は何分か． ··· 1
　60に1点．
13 日中より夜が寒いのはなぜか． ·· 1-2
　「太陽が沈むから」または，直射日光が熱の元になっていることを理解している答えには2点．「何が夜よりも日中暖かくしているのか？」と質問を再度行っても良い．質問を再度繰り返して得た答えには1点のみ．

このテストは N. D. C. Lewis, MD. により開発・確証.
Sadock BJ, Sadock VA. *Pocket Handbook of Clinical Psychiatry*. 5th ed. Philadelphia：Loppincot Williams & Wilkins, 2010 から許可を得て転載．

治療の変更があった場合にモニタリングをするのにも有用である．
一般知能検査 一般知能検査(Scored General Intelligence Test：SGIT)は1930年代にニューヨーク州精神医学協会(New York State Psychiatric Institute)のルイス(N. D. C. Lewis)により開発，実証された．SGITは，精神科の診察時に臨床医が施行することができる一般知能を測定する数少ない検査の1つである．一般知能の低下は認知障害にみられ，SGITは臨床医に認知を妨害する疾病状態に対処し始めるように警告を与えることができる．この検査はより世界的に使用されるべきである(表5.3-7)．

パーソナリティ障害とパーソナリティ特性

　パーソナリティは，分類的にはパーソナリティ障害としてあるいは，次元的にはパーソナリティ特性として概念化され，後者は，正常あるいは病的であることがある．ここでの議論は，パーソナリティ障害であり，そしてそのより軽い型としてみることのできる適応しにくい特性に関するものである．全部で10のパーソナリティ障害

があり，3群に分類されている．患者はDSMのパーソナリティ障害のカテゴリーにはっきりと分類しにくい傾向があり，1つのパーソナリティ障害の基準を満たした患者のほとんどは，少なくとももう1つのパーソナリティ障害，特に同じクラスター中の障害の基準を満たす．このことや構成そのものがもっている妥当性におけるその他の制限が，個人を測定する妥当性を難しくしている．パーソナリティを測定する尺度は面接と自己評価の両者である．自己評価の報告は時間が少なくてすみ，患者にとって侵襲性がより少ないということを強調する．しかし，それらは過剰にパーソナリティ障害と診断しがちである．パーソナリティの問題を示唆する多くの症状は，社会的に望ましくなく，患者の洞察は制限されがちであるので，患者を厳密に調べ，患者の観察を可能にする臨床医が施行する測定方法の方がより正確なデータを与えるであろう．

パーソナリティ障害質問票　パーソナリティ障害質問票（Personality Disorder Questionnaire：PDQ）は1980年代後半に，パーソナリティ障害のカテゴリー的，多角的査定のための簡略な自己評価質問紙として開発された．PDQは，パーソナリティ障害を診断する基準を評価するための「はい」「いいえ」で答える85の質問として設計された．85項目の中で，2つの妥当性（validity）尺度が過小評価を特定するために含まれている．また，PDQの自己評価の報告により特定されいずれかのパーソナリティ障害の影響を処理するための簡単な臨床医が施行するClinical Significance Scaleがある．PDQはカテゴリー化された診断（それぞれがスケール得点化されている）をすることができ，また，全診断基準の合計に基づいたパーソナリティ障害の全体像を明らかにする．合計点数は0～79までであり，正常者群は20以下，パーソナリティ障害の患者は一般に30を越え，精神療法を受けているパーソナリティ障害のない外来患者は20～30の間にある．

子どもの精神疾患

　子どもの精神疾患を測定するための評価尺度は，多種多様に存在する．しかし，これら多くの測定法があるのにもかかわらず，いくつかの理由のために子どもの評価は難しいままである．第1に，小児精神医学的疾病分類学（child psychiatric nosology）は発展の初期段階にあり，構成概念妥当性にはたいてい問題がある．2つ目には，子どもは年齢と共に著しく変化するので，すべての年齢を対象とする尺度をカバーする尺度を開発するのは不可能である．最後に，とりわけ幼少期の子どもにおいては症状を報告するのに制限された能力しかなく，本人以外の情報提供者が必要不可欠である．これは，子どもと両親，教師の症状の報告間にしばしば不一致があり，最適に情報をまとめる方法が明確ではないので，たいてい問題となる．

子どもの行動チェックリスト　子どもの行動チェックリスト（Child Behavior Checklist：CBCL）は，就学前から青年期に至るまでの子どもをとりまく難しさを調査する自己評価尺度である．CBCLの1つのバージョンは，4～18歳までの子どもの両親が完成させる尺度として設計されている．もう1つのバージョンは，2～3歳の子どもをもつ親が利用できる．Youth Self-Reportは11～18歳の子どもにより記入され，教師用のレポートのフォーマット（Teacher Report Format）は学童齢の教師により記入される．この尺度は，問題行動のみならず，学業的および社会的な能力の評価も含む．各バージョンは，およそ100項目を含み，3件法のリッカート尺度によりスコアリングされる．スコアリングは手計算でもコンピュータでもでき，3つの下位尺度である行動問題，学習機能，適応行動の水準となるデータも利用できる．コンピュータ用のバージョンもある．CBCLは，診断を一般化しないが，その代わり問題に対して「臨床的範囲」におけるカットオフポイントを示す．親，教師そして子どものバージョンすべてが下位尺度の問題スケールに対して高い信頼性を示すが，3提供者からの情報は他のものと一致することはめったにない．CBCLは臨床評価への付加として臨床現場では役立つかもしれない，というのは，CBCLは症候学的に良好な全体像を示し，度重なる変化を追跡するのに使用されうる．子どもに関する研究についても同様の目的のためにたびたび使用され，それゆえ，臨床的経験と比較される．しかし，CBCLは，診断的な情報を提供せず，その施行時間の長さは追跡目的の効果を制限する．

子どもの診断的面接計画　子どもの診断的面接計画（Diagnostic Interview Schedule for Children：DISC）の現行の版であるDISC-Ⅳは，現在および生涯にわたる両方のDSM診断の広い範囲をカバーする．3000問近くの質問があり，診断の各分野の入り口へ通じる幹となる質問から構築されており，被験者が幹となる質問に「いいえ」と答えた場合にその分野の残りの質問は飛ばすことができる．各分野に該当した被験者は，その分野のほとんどの質問を飛ばすことができないので，完全な診断的，症候的情報を得ることができる．子ども，親，そして教師のバージョンがある．コンピュータプログラム版は診断基準を満たし，それぞれのバージョンに基づいた厳格な尺度を作り出すため，また，親と子どもの情報をまとめるために利用できる．典型的なDISCは，1人の子どもに対して1時間以上かかることもあり，さらに親に対してもまた1時間かかる．しかし，幹となる質問構造を有するため，実際の実施時間は子どもの症状によってかなり異なる．DISCは非専門家向けに設計された．この尺度は施行するのが非常に複雑で，公的訓練プログラムが要求されている．DISCの信頼性は，適正（fair）もしくは良好（good）であり，一般に子どもと両親の合同面接に適している．小児精神科医が臨床面接を行った場合，妥当性は適正（fair）もしくは良好（good）であり，診断や合同面接ではより良い．DISCは，親や子どもに耐容性があり，包括的な診断を保証するための臨床面接を補うのに使用

できる．DISC の柔軟性のなさのために，臨床医の中には使用しにくいと思う者もおり，また，その長さのせいで臨床現場では使用しにくい．しかし，研究の場面において，DISC は頻繁に使用されている．

コナーズ評価尺度　コナーズ評価尺度（Conners Rating Scales）は，小児と青年期の症候学を測定するために開発された一連の測定方法であるが，たいていは注意欠如・多動症（affention-deficit/hyperaetivity disorders：ADHD）の査定のために使用されている．この尺度の主要な使用方法は，学校や臨床の場において ADHD のスクリーニングやそれに続く度重なる重篤な症状の変化のスクリーニングである．特定の治療に対する反応の変化が，ほとんどすべてのコナーズスケールバージョンにおける応答の変化として現れ，コナーズスケールの感度の高さを示している．教師，親そして自己評価（青年用）のバージョンがあり，短い形式の物（10 よりも少ない項目）や長い形式のもの（80 近い項目とその倍の下位項目）もある．信頼性データは，コナーズスケールにおいては優良（excellent）である．しかし，教師と親用のバージョンは，乏しい（poor）一致しか示さない．妥当性データは，コナーズスケールが ADHD 患者と正常対照群を区別するのに優良（excellent）であることを示す．

小児自閉症診断面接-改訂版　小児自閉症診断面接（autism diagonostic interview-revised：ADI-R）は，自閉症と関連疾患についての臨床査定法として 1989 年に開発された．小児自閉症診断面接-改訂版はより短時間で行え，自閉症を他の発達関連障害と区別できるより精度の高い測定法を目的として 2003 年に開発された．ADI-R は 93 項目からなり，18 か月よりも高い精神年齢をもった個人を対象に設計され，自閉症の診断基準（言語・コミュニュケーション，社会的相互作用，制限・反復された常同的行動・興味）と一致する 3 つの広い領域をカバーしている．3 つのバージョンがあり，1 つは生涯にわたる診断，1 つは現在の診断，そしてもう 1 つは 4 歳以下の患者の初期診断を対象としたものである．訓練された臨床医によってなされる必要があり，完成するのに 90 分かかる．臨床医が適切に訓練されている場合，信頼性と妥当性は良好（good）から優良である（excellent）が，重篤な発達障害がある場合には欠しい（poor）．ADI-R は一般に，自閉症の総合的な評価が要求される研究場面を想定しているが，臨床現場でも同様に使用できる．

参考文献

Aggarwal NK, Zhang XY, Stefanovics E, Chen da C, Xiu MH, Xu K, Rosenheck RA. Rater evaluations for psychiatric instruments and cultural differences: The positive and negative syndrome scale in China and the United States. *J Nerv Ment Dis*. 2012;200(9):814.

Blacker D. Psychiatric rating scales. In: Sadock BJ, Sadock VA, Ruiz P, eds. *Kaplan & Sadock's Comprehensive Textbook of Psychiatry*. 9th ed. Philadelphia: Lippincott Williams & Wilkins; 2009:1032.

Gearing RE, Townsend L, Elkins J, El-Bassel N, Osterberg L. Strategies to Predict, Measure, and Improve Psychosocial Treatment Adherence. *Harv Rev Psychiatry*. 2014;22:31–45.

Gibbons RD, Weiss DJ, Pilkonis PA, Frank E, Moore T, Kim JB, Kupfer DJ. Development of a computerized adaptive test for depression. *Arch Gen Psychiatry*. 2012;69(11):1104.

Leentjens AFG, Dujardin K, Marsh L, Richard IH, Starkstein SE, Martinez-Martin P. Anxiety rating scales in Parkinson's disease: A validation study of the Hamilton anxiety rating scale, the Beck anxiety inventory, and the hospital anxiety and depression scale. *Mov Disord*. 2011;26:407.

McDowell I, Newell C. *Measuring Health: A Guide to Rating Scales and Questionnaires*. New York: Oxford University Press; 2006.

Posner K, Brown GK, Stanley B, Brent DA, Yershova KV, Oquendo MA, Currier GW, Melvin GA, Greenhill L, Shen S, Mann JJ. The Columbia–Suicide Severity Rating Scale: Initial validity and internal consistency findings from three multisite studies with adolescents and adults. *Am J Psychiatry*. 2011;168:1266.

Purgato M, Barbui C. Dichotomizing rating scale scores in psychiatry: A bad idea? *Epidemiol Psychiatric Sci*. 2013;22(1):17–19.

Rush J, First MB, Blacker D, eds. *Handbook of Psychiatric Measures*. 2nd ed. Washington, DC: American Psychiatric Press; 2007.

Tolin DF, Frost RO, Steketee G. A brief interview for assessing compulsive hoarding: The Hoarding Rating Scale-Interview. *Psychiatry Rev*. 2010;178:147.

Wilson KCM, Green B, Mottram P. Overview of rating scales in old age psychiatry. In: Abou-Saleh MT, Katona C, Kumar A, eds. *Principles and Practice of Geriatric Psychiatry*. 3rd ed. Hoboken, NJ: Wiley; 2011.

5.4　成人の臨床神経心理学および知能検査法

臨床神経心理学は，行動と脳機能，特に認知，運動，感覚，および情動機能の領域の関係を調べる心理学専門分野である．臨床神経心理学者は，患者の訴えおよび神経心理学的課題の遂行パターンと心理社会的病歴を統合して，その結果が脳の特定領域の障害あるいは特定の診断と一致するかどうかを決定する．

神経解剖学的相関

初期の神経心理学は，行動の欠陥と神経解剖学的損傷あるいは機能不全領域を結び付けることを目的として進められた．この早期の査定法は今日一般に使われている神経心理学的検査の有効性を証明するのに役立ったが，近年の神経画像診断の発展によって，神経心理学的査定による部位特定はあまり重要視されなくなっている．神経科学における知見の増加により，脳と行動の関係についての視点もより洗練されたものになっている．すなわち，複雑な認知，知覚，運動の活動は脳の単一の機能というよりも神経回路によって制御されている．こうした脳と行動の関係は，重要な損傷という点から患者を評価するときに特に役立つ．神経心理学的評価が，その領域や連結する回路と関連する可能性の高い行動を適切に査定することを保証することが重要である．

大脳半球の優位性と脳内の局在性

多くの機能は，右大脳半球と左大脳半球の両方によって媒介される．しかし，両大脳半球の重要な質的違いは，一側面のみの脳障害が存在する場合に証明される．右利きの人における左大脳半球あるいは右大脳半球と関連するさまざまな認知技能を，表 5.4-1 に示した．言語は左大脳半球によってほとんど統御されていることが明らかであるが，左大脳半球はまた，四肢を用いた習慣行動（すなわち，命令に従って歯を磨く，あるいは模倣するといっ

5.4 成人の臨床神経心理学および知能検査法

表 5.4-1 左大脳半球あるいは右大脳半球の障害と関連した選択的な神経心理学的欠陥

左大脳半球	右大脳半球
失語	視空間的欠陥
左右の失見当識	傷害された視知覚
手指失認	無視
失書(失語性)	失書(空間性，無視)
失算(数失読)	失算(空間性)
構成失行(細部)	構成失行(ゲシュタルト)
肢節失行	着衣失行
	病態失認

Sadock BJ, Sadock VA, Ruiz P. *Kaplan & Sadock's Comprehensive Textbook of Psychiatry*. 9th ed. Philadelphia：Loppincott Williams & Wilkins；2009 から許可を得て転載.

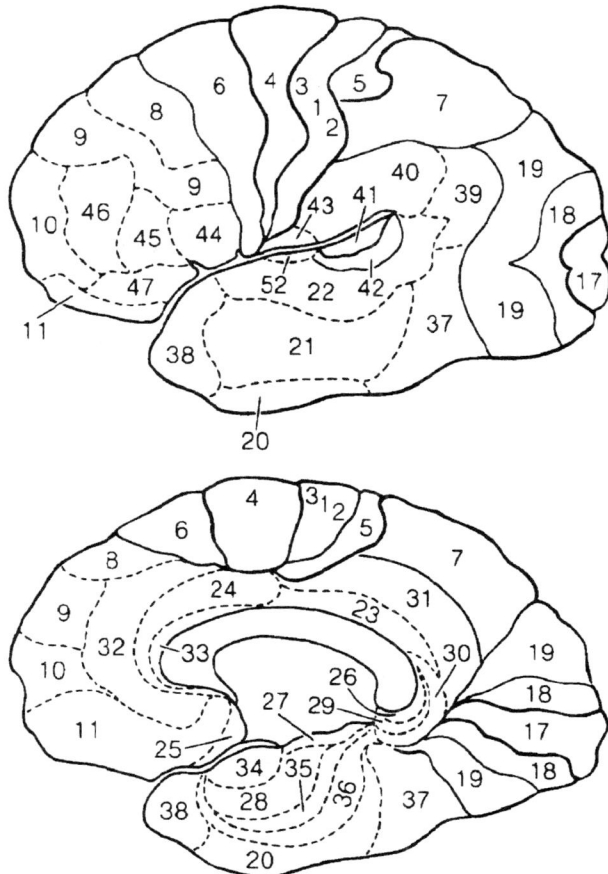

図 5.4-1 ブロードマンによる大脳皮質区分地図. 上は外側表面, 下は内側断面図. (Elliott HC. *Textbook of Neuroanatomy*. Philadelphia：Lippincott；1969 から許可を得て転載)

た複雑な動きをすること)をも司っており，ゲルストマン(Gerstmann)症候群として特定される一群の欠陥(すなわち，手指失認，失算，失書，左右障害)と関連することが知られている．これとは対照的に，右大脳半球は，臨床的には構成失行や半側空間無視といった形で現れる視空間能力や半側空間への注意を統制する重要な役割を担っていると考えられる．

これらの側性化された欠陥は，右あるいは左大脳半球の障害に関連して典型的にみられるものであるが，患者の行動は，残された脳機能によっても特徴づけることができる．換言すれば，脳障害がありながらもみられる多くの行動は，損傷を受けずに残された脳組織によるものである．

言語障害 右利きの人の言語機能の制御における左半球の特殊な役割は，多くの研究で証明されている．例えばてんかん外科手術患者に対するアミタール検査や左半球の片側の卒中後に起こる失語の頻度が右半球の卒中後よりも高いことで示されるように，右利きの人の場合，言語に関して右半球が優位であることはめったにないが，約1%の例でそういうことがある．左利きの人の言語に関する半球優位性は予測が難しい．左利きの3分の2は言語に関して左半球が優位であるが，約20%は右半球が優位あるいは両半球同位である．

言語障害のさまざまなパターンを記述するため，長年の間多くの分類体系が開発されてきた．一般的な方法では，3つの重要な特徴の有無を考慮する．すなわち，(1)流暢さ，(2)理解，(3)復唱(提示された単語や文章を音読して繰り返す健全な能力)である．

ブローカ失語 ブローカ失語(Broca's aphasia：非流暢性失語あるいは表現性失語ともいう)は，発話は非流暢であるが聴覚的理解は健全であり，復唱が困難であるという特徴がある．長年ブローカ野(下前頭回)やブロードマンの44野(図5.4-1)の損傷が関連していると考えられてきた．しかし，近年の脳卒中患者の脳画像データから，アグラマティズム(agrammatism[電報発話])を含むブローカ失語の全症候群は，より広い損傷，すなわちブローカ野からシルヴィウス裂後方まで含む場合のみにみられることが明らかになった．

ウェルニッケ失語(Wernicke's aphasia) ウェルニッケ失語(流暢性失語，受容性失語)は，流暢な発話，理解の障害，復唱の障害が特徴である．上側頭回にあるウェルニッケ野の損傷と関連すると考えられている．言語理解の障害は，個人の言語表出のセルフモニタリング能力に直接影響し，言語の統語構造の崩壊に関連する．ブローカ失語患者が自身のコミュニケーションの困難を自覚しているのとは異なり，ウェルニッケ失語患者は一般に自分のコミュニケーションの問題に気づかない．なぜなら，ウェルニッケ野は他者の言語だけでなく自分の発話を理解するのにも必須だからである．こうした洞察の欠如は，病態失認の状態と類似しており，患者は自身の障害と，それが家族メンバーや介護者に非常に挫折的状態を起こしているということを理解できない．

伝導失語(conduction aphasia) 伝導失語の患者は，ウェルニッケ野とブローカ野が保持されているため，聴覚的理解は健全で自発的発話がみられる．しかし，単語

や文章を復唱する能力が特異的に障害されており，これはウェルニッケ野とブローカ野をつなぐ弓状束の損傷によると考えられている．この型の失語はより軽症で，日常機能に与える否定的な影響は少ない．

全失語(global aphasia) よく知られたもう1つの失語，全失語は，左半球表面の中核的言語領域が損傷されているため，流暢さ，理解，復唱3つのすべての領域に障害が見られる．現実には，多くの失語症患者はきれいに特定の体系に分類されることはない．というのも，損傷のパターンは明確な説明カテゴリーに当てはまらないためである．実際，失語症患者に対する詳細な言語査定は3つのすべての領域に障害を示すことが多いが，障害の程度が3つの領域の間で異なるのである．

肢節失行 肢節失行および認知運動技能の欠陥は，右半球よりも左の半球の損傷でみられる．しかし，ハーランド（Kathleen Haaland）とハリントン（Deborah Harrington）は，左あるいは右半球損傷後に発症した肢節失行の違いについて示したデータを調査し，複雑な運動の障害についての左半球優位性は言語と同じほどは強くないことを示唆している．肢節失行は実質的に機能として重要とは考えられていなかったが，ロティ（Leslie Rothi）とハイルマン（Kenneth Heilman）によって調査された近年のデータによって，肢節失行はリハビリテーションの結果に大きく影響することが示されている．概念失行は，食事に歯ブラシを使おうとするなど，運動を行う際に不適切な物を使おうとする．最終的に，連続した誤りと観念化された誤りが混乱した行動となり，マッチをする前にろうそくの火をつけようとするというようなことが生じる．

計算 計算の能力は左右半球どちらの損傷によっても障害されうる．左半球の損傷，特に頭頂葉損傷の場合は読字や数字の象徴的意味の理解が困難になる（数字のディスレクシア[number dyslexia]）．左半球の損傷は計算の問題のうち，概念理解の障害と関連している（アナリスメトリア[anarithmetria]）．それに対して，右半球の損傷に伴って生じる計算の障害は書くことの問題にみられやすい．これらは，計算の空間的側面における問題として現れる．例えば，半側空間無視による間違い，列に並べることができない，視覚的な認知や回転ができず足し算とかけ算で符号を間違えるということがある．

空間認識障害 右利きの人の右半球の損傷は，しばしば視空間認知能力と関連する．一般的な査定法には，描画や構成的・空間的組み立て作業がある．

視空間機能障害 積み木の組み立てや複雑な幾何学模様の描画における特有の間違いは，左右半球どちらの損傷においてもみられうる．右半球の局在的な損傷においては，"ゲシュタルト"すなわち全体の形を理解できないことに障害がみられる．図5.4-2には，患者が2×2の積み木の組み合わせを維持できず，4つのブロックを縦に並び替えている例が示されてある．それに対して，左半球の損傷は，個々のブロックの方向が適切でないなど形

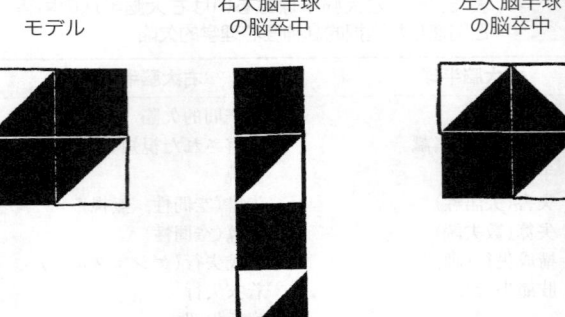

図5.4-2 右大脳半球脳卒中と左大脳半球脳卒中の患者の積木模様の例．(Sadock BJ, Sadock VA, Ruiz P. *Kaplan & Sadock's Comprehensive Textbook of Psychiatry*. 9th ed. Philadephia：Lippincott Williams & Wilkins；2009 から許可を得て転載)

の再生が不正確なことに現れるが，2×2のまとまり（ゲシュタルト）は維持される傾向がある．損傷についての神経心理学的な理解は，検査のスコアだけではなく，誤りの様式についての質的な記述にもよるということを多くの神経心理学者が，強調している．これは，リハビリテーションのために欠損のメカニズムをよりよく理解することができるばかりでなく，その損傷が神経解剖学的にどこと関連しているかを知るにも役に立つ．この誤りのタイプの質に目を向けることは，行動神経学者がよく使うようなある疾患に特徴的な症状に注目する（pathognomonic）アプローチと類似している．

もう1つの例は，右半球の損傷は視覚的刺激の全体を正しく認識することができない傾向があり，左半球の損傷は視覚的刺激の局所的な特徴や細部の分析ができない傾向があることを示している．この見解は，図5.4-3に示されている．ここでは，左半球に損傷のある患者は，「ゲシュタルト」（形態）あるいは三角形やMの文字全体に注目することはできているが，そのデザインを構成している内部の特徴までには関心が向かない．対照的に，右半球に損傷のある患者は，内部の局所的な部分（小さい長方形やZの文字）には目が向くが，内部の局所的な部分から構成されているゲシュタルトは認識できていない．また，この例による重要な点は，この（誤りも含めた）行動にみられる反応は，脳機能の失われた部分ばかりでなく，障害を受けずに残された脳機能によっても生じているということである．

無視 無視症候群（neglect syndrome）は，視覚的な刺激や触覚的刺激に気づくことができず，病巣とは反対側の半側空間で肢節を動かすことができないことによって特徴づけられる．彼らは，右半球の頭頂葉に損傷をもつことが最も多く，大脳皮質や大脳皮質下部の他の領域に損傷をもつ場合もある．無視症候群は，視覚領域の欠損や体性感覚の欠陥をもつが，運動や感覚には問題がない．

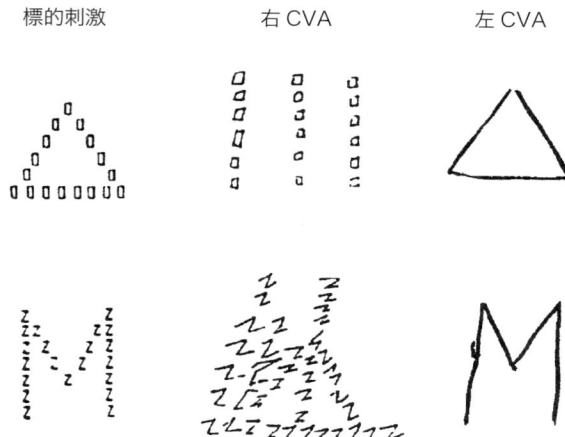

図 5.4-3 右大脳半球脳血管障害（CVA）と左大脳半球脳血管障害患者の記憶による図形模写．(Robertson LC, Lamb MR. Neuropsychological contribution to theories of part/whole organization. *Cognit Psychol*. 1991；23：325, Elsevier Science から許可を得て転載)

視覚上の無視は，線分の消去や 2 分割の課題によって評価される．そこでは，患者の中央に紙が置かれ，その紙のすべての線を線を引いて消すか，あるいは 1 本の線を 2 分するように求められる．その欠陥を証明するためのもう 1 つの標準的な手続きとしては，2 点同時刺激法（double simultaneous stimulation method；偽半盲法［visual extinction method］ともいう）がある．無視症候群は，安全面や独居能力の面において危険な状態をもたらすため，評価過程においては標準的な検討を考慮すべきである．

着衣失行 着衣失行（dressing apraxia）は，右半球損傷からくる空間認識障害と関連して生じることが多い．着衣時の空間的要求と触覚的要求の調整の難しさは，患者が衣服の上下を特定するのが困難であることや，手足を衣服に入れる際に左右を間違えることからみてとれる．結果として，着衣の時間は長く苦痛なものとなり，着衣失行がない場合に運動技能や空間技能のみの査定から予想されるよりも，患者ははるかに機能的に依存を示すようになる．

記憶障害 記憶に関する訴えは，神経心理学で最もよくみられるものである．記憶についての神経心理学的検査は，情報が存在するモダリティ（言語的か空間的など）だけでなく，記憶の基礎を構成する貯蔵システムや情報処理のさまざまな側面を考慮する．これまでの研究で，言語的・空間的記憶の処理は左右半球によってそれぞれ違った方法で調整されていることがわかっている．半球間の機能的局在性の違いに加えて，特定の記憶の問題は記憶の情報処理モデル障害におけるあらゆる段階と関連する．この段階とはすなわち，(1)注意による情報の記憶，(2)作動記憶とも呼ばれる短期記憶における情報のコード化，(3)長期記憶における情報の貯蔵，(4)情報を長期記憶の貯蔵から意識に戻すという再生のプロセスである．神経心理学的査定の大きな利点は，このようなさまざまな記憶の問題の型を検査手続きの中で分離し，記述することが容易にできることである．いったん特定されれば，障害の特性は診断，治療，予後に重要な示唆を与えてくれる．

符号化 新しい情報の最初の符号化には，注意や言語，空間処理能力の障害など，さまざまな要因が影響する．これは，新しく覚えた情報の即時再生（物語や形）や，多様な「学習課題」を通して示される新しい情報を学習する能力によって査定されることが多い．注意それ自体は，神経心理学的障害（頭部外傷やせん妄）や精神医学的障害（うつ病や不安）など多様な要因に影響されうる認知機能である．そのため，記憶の適切な査定にとって重要である．

貯蔵と想起 再生の障害は，情報の貯蔵の障害や想起の障害と関連する．後者は，情報は存在しているものの，それを取り出すことが容易でないという状態である．これらの問題を特定する最も良い方法は，再認記憶を調べることである．これは，一連の多肢選択式の選択肢から選ぶことや，対象の単語と偽陽性のものを区別することを求めるものである．患者の再認が正確で，再生が不正確であれば，想起に問題がある可能性が高い．しかし，再認が障害されていれば，新しい情報の貯蔵に問題がある可能性が高い．想起と貯蔵の機能は，神経解剖学的に異なる構造によって支配されているため，この区別は重要である．貯蔵の障害は，内側側頭葉-間脳システムの機能不全と関連している．一方，想起の障害は前頭葉を含むさまざまな構造と関連している．

実行機能 前頭前皮質と脳のその他の部分との系統連系は実行機能に重要な役割を担っていることが知られている．実行機能は，計画，セルフモニタリング，複雑な問題解決反応の制御にとって非常に重要である．前頭葉の損傷は重大なパーソナリティの変化とも関連している．このことは，有名な 19 世紀のゲージ（Phineas Gage）の事例が示している．鉄棒が彼の前頭葉を貫通してから，彼は無責任で，社会的に不適切で，計画を実行することができない人物になった．ルザック（Muriel Lezak）が概念化したように，実行機能には意思作用（目標の設定，目標を達成する動機づけ，目標を達成できるという気づき），プランニング，目標志向的活動（反応の選択と開始，維持，変更，中止），効果的遂行が含まれる．これには，セルフモニタリング，自己修正だけでなく，反応の時間と空間に関する側面の制御が関連する．前頭葉による実行機能の統制における半球間の差異は，頭頂葉と側頭葉のようには記録されない．

運動技能 神経心理学的評価には，指たたきの速さや握力，運動の器用さなどの運動技能の検査が含まれる．妥当性や信頼性を示すこれらの検査は，局在化した運動障害の査定に役立ち，日常生活における機能や職業計画についての示唆を与えてくれる．

一般的参照事項

鑑別診断，ベースラインの測定，治療計画，そして因果関係や決定能力に関する意見など多くの理由で神経心理学が参照される．多くの相談者は神経心理学についての経験や知識が限られているため，神経心理学者にとって，尋ねられている質問を精緻なものにすることとコンサルテーションの限界についての現実的な情報を提供することは，合理的かつ重要なことである．

機能レベル

さまざまな目的で，機能レベルについての記述は一般的に参照される．例えば，意思決定の変化や能力の査定であり，特に認知症や脳卒中，頭部外傷などの診断があるときに参照される．

鑑別診断

その他の診断手続きと同様，神経心理学的検査も，生育歴や個人について報告された関連の医学的要因などの入手可能な情報をもとに解釈されなければならない．多くの神経学的障害や精神医学的障害は類似した症状のまとまりをもっており，よく報告される問題の中に集中や記憶についての訴えが多くみられる．

年齢あるいはストレスに関連した認知の変化 中年や老年期の成人の多くは，日々の集中力や記憶の衰えに懸念を抱いており，アルツハイマー病という状態に対する一般の認知が高まったことによって，こうした懸念についての評価を求める人の数が増大している．神経心理学的検査は詳細で客観的な記憶や注意に関するさまざまな面を示しており，健康な人が自分の能力について自信を取り戻すことに役立っている．また，認知的懸念に反映されている潜在的な気分障害や不安症の査定や，日々の機能をとぎすます記憶戦略についての示唆を得る機会にもなる．

> 左利きで，高卒の77歳の男性が，神経心理学的検査に紹介された．運転中に同じところを回ってしまうようになったという最近のエピソードを患者が話したため，外科医による一次診療によって紹介された．神経心理学的検査の結果，注意や集中の検査における達成度のバラつきが示された．記憶や言語，問題解決能力には全く問題がなかったが，視空間能力と構成能力が若干障害されていた．

軽度外傷性脳損傷 外傷性脳損傷（traumatic brain injury TBI）は，軽度，中程度，重度に分類される．しかし，神経心理学的コンサルテーションに紹介される多くのTBIのケースは，軽度のTBIである．軽度のTBIのある人の多くは，脳外傷の後数か月経ってから，頭部やその他の痛みに加えて，注意や効率的に情報処理できないこと記憶や気分の問題を訴える．

神経心理学者は，軽度のTBI患者の多くが，障害の原因を特定する神経心理学者の作業を複雑にする訴訟に関わる場合があることを考慮しなければならない．明らかな詐病は比較的稀であるが，法的和解の可能性や疾病利得が疑われる場合には軽微な慢性疾患行動の表出を考慮すべきである．主訴が外傷の客観的状況からすると不適切な場合，このことは軽度脳損傷の例で重要な要因となる．軽度の脳外傷は，外傷後3～12か月における重大な認知的後遺症に関する客観的な証拠がなく，神経心理学的ベースラインに戻ることが多くの追跡研究で示唆されている．

脳卒中後症候群 脳卒中の急性期を過ぎた後，記憶や言語，感覚運動技能，推理，気分に影響する後遺症が残ることがある．神経心理学的検査は，どのような領域が強みか特定することに役立つ．これにより，リハビリテーションの計画や仕事や日常生活における複雑な活動における後遺症の機能についてのフィードバックが得られる．機能の査定は，気分や行動の症状の管理や家族の対応をする精神科医にとっても有用である．

早期認知症の発見 早期発見と早期治療のための神経心理学的査定が特に役立つ状況として，HIV関連認知障害と正常圧水頭症がある．患者ではなく関係者から患者の記憶機能についての不安が語られた場合，機能的問題に神経学的な要因がある可能性が高い．臨床的な歴史がありその他の医療的スクリーニング検査とも関連がある神経心理学的検査は，健常な加齢による記憶や遂行機能の軽度の変化と早期認知症を鑑別する上で非常に有効である．神経心理学的評価は認知症の悪化を評価し，さまざまなタイプの認知症を鑑別するのに役立つ．早期認知症の診断におけるさらなる希望は，早期認知症患者の一部が記憶を高める治療法（例えば，アセチルコリンエステラーゼ阻害薬）の対象となることであり，検査は治療効果を見る客観的方法である．

認知症とうつ病の鑑別 重度のうつ病患者には少数ではあるが，深刻な広範囲の認知機能の障害がみられる．注意の障害と思考と動作の緩慢に加えて，重度の物忘れや推論の障害がある．神経心理学的検査は，認知障害のパターンを調べることにより，仮性認知症として知られるうつ病と関連する認知症を特定することができる．混合した症状もよくあり，うつ病の症状がさまざまな型の認知機能低下と併存することも多く，その場合，神経学的障害のみの場合よりも認知障害を悪化させる．このような例では，認知や気分の症状を緩和する抗うつ薬治療やその他の治療の効果を測定するためのベースラインを提供するという点で，神経心理学的検査は非常に有益である．

> 社会科学の博士号をもつ75歳の男性が記憶の問題が進行しているという訴えで神経心理学的検査の再検査を求め，「何人かの友人がアルツハイマー病である」と語った．1年前の最初の検査では，ほとんどの課題で期待された範囲（平均以上）であったが，注意・集中の検査ではむらのあ

る結果であった．フォローアップ検査の結果も平均以上の範囲に集まっていたが，注意の課題ではむらのある結果であった．記憶に関するリスト学習検査では，リストの単語学習の1回目は平均より低かったが，再認課題ではターゲット項目の識別は良く，単語の保持は平均以上であった．また，彼は自己報告式の検査でうつ病の症状を多く報告していた．

機能の経時的変化

多くの神経心理学的診断は回復や悪化について明確に示してくれるため，6か月から1年後のフォローアップの神経心理学的検査を用いて患者の再検査を行うことはしばしば重要である．例えば，進行性認知症と関連する機能の低下を観察したり，脳卒中や腫瘍切除後の改善をみたりすることは重要であろう．フォローアップ査定は，軽度脳外傷後に長期化あるいは悪化している認知的後遺症についての訴えを客観的に調べる機会となる．しかし一方で，現代の研究によって機能の大幅な改善が損傷後6か月から1年にわたってみられることが示唆されている．その期間に回復のわずかな徴候が続いていたとしても，損傷後に改善しない（すなわち，訴えが悪化している）場合は，心理的要因や物質依存や認知症，詐病などの併存が影響している可能性が示唆される．

意思決定能力の査定

神経心理学者は，意思決定や生活を管理する能力の評価を補助するよう依頼されることがある．神経心理学的検査は，重要な損傷の領域を記述し，強みとよく残っている技能を特定することによって，こうした例に有効である．意志決定能力は検査の結果のみで決まることはほとんどなく，臨床的面接や家族や保護者への平行面接，日常生活における機能の直接的観察（家での査定）からの情報に大きな影響を受ける．実際，個人の洞察力や限界についての理解力の程度を評価することは，一般的に査定において最も重要な側面である．意思決定能力の基準は一般的に法律によって定められ，当然最高決定力は裁判長にある．しかし，神経心理学者やその他の健康管理の専門家は，強い確信的妥当性をもつ説得力のある行動データによって支えられる専門的な意見を述べることにより，裁判官の決定に重要な役割を果たす．大略的には，個人が自身の関心を表現する自由ができるだけ侵害されないように，意思決定能力は最も狭い意味において考慮される．それゆえ，意思決定能力の査定に関するコンサルテーションの依頼では，意思決定に関わる特異的領域や関係する行動を特定しなければならない．意志決定の能力についてよくみられる懸念は，(1)金銭的，法的問題，(2)健康管理と医療的措置，(3)自立して生きる力である．いくつかの能力は，運転能力，働く能力，専門的技能の訓練（航空交通管制官，外科医，金融アドバイザー）といったより高度な基準が求められる．そのような例では，神経心理学者は活動の種類に対して適切な標準的な予測や，患者の統計学的特性に頼ることが重要である．

法廷での評価

個人の刑事や民法に付随する問題における神経心理学的評価には，神経心理学の専門分野を超えた専門的な知識が求められる．特に自動車事故と関連する軽度脳外傷の例では，神経心理学者は頭部外傷に関する専門家として呼ばれることが多い．特化した専門家として，この領域の実践では，認知・情動・行動機能への損傷や出来事の影響を特定し，記述するという専門性だけでなく，法律や判例，法的手続きなどの統合的な知識が必要とされる．

神経心理学的査定へのアプローチ

神経心理学的評価は，注意や集中，記憶，言語，空間認知能力，感覚・運動能力，遂行機能や情動の領域における機能を体系的に査定する．認知機能の障害は，長期間のもしくは病前の機能レベルとの比較のみで解釈されるため，全体の知的能力は一般に，現在の機能レベル全体を査定し，知的機能の変化を特定するために評価される．パフォーマンスに対する心理的要因も，パーソナリティや対処様式，情動不安定，思考障害の有無，生育歴，過去および現在の重大なストレッサーと関連して考慮される．神経心理学者の専門性は，生育歴，臨床症状，神経心理学的データを構成する何十もの課題に関する得点などのさまざまな要素から導き出す総合的な見解にあるといえる．

バッテリーアプローチ

ハルステッド-ライタンバッテリー（Halstead-Reitan Neuropsychological Test Battery：HRNTB）または神経心理学的評価バッテリー（Neuropsychological Assessment Battery：NAB）などのバッテリーに代表されるアプローチは，心理学における測定の伝統から直接生まれたものである．この方法は一般的に，認知領域や感覚・運動技能を測定する多様な検査からなる．従来，テストバッテリーのすべての検査は患者にみられる問題を考慮せずに施行されるが，NABは適切な領域をすべて網羅するスクリーニングテストを有している．バッテリーアプローチは患者が述べていない，あるいは既往歴からは必ずしも予測できない問題を特定できるという利点がある．しかし，非常に時間がかかるのが欠点といえる（HRNTBには6～8時間必要）．

仮説検査アプローチ

質的な仮説検査アプローチは，ルリア（Alexander Luria）による業績と近年開発されたカプラン（Edith Kaplan）らによるボストンプロセスアプローチが代表的である．患者の訴えや障害があると思われる部分に関連す

る機能の領域についての詳細な評価が特徴であり、障害がないと教えられる機能の部分については、あまり注目しない。仮説検査アプローチ（hypothesis testing approach）は、上述した両半球の異なる役割を明らかにすることに特に役立つ。このアプローチは障害領域に効率よく焦点を当てることができ、認知的プロセスの視点から障害を詳細に記述できることが利点であるが、予期せぬ障害を見逃す可能性があるという欠点がある。

スクリーニングアプローチ

多くの臨床家は1990年代に厳格なバッテリーや仮説検査アプローチから離れ、より柔軟で効率的なスクリーニングアプローチを考案した。このモデルでは、より少ない情報で診断できるかどうか、あるいはより細かい問題を特定するために追加の検査が必要かどうかを決める第1段階として、神経心理学者は、一連の中核的なスクリーニング手続きを用いる。それゆえ、神経心理学的機能に関連する主な領域を効率よく査定するスクリーニング手続きの後で、スクリーニング評価でみられた障害の原因をさらに理解できるより詳細な検査が、ある特定の部分について実施される場合もあれば実施されない場合もある。

精神的現症の診察

症例によっては、急性もしくは重度の認知機能障害がみられることがあり、広範な認知的検査を実施するのは容易でない場合がある。そのため、神経心理学者はベッドサイドで精神的現症の診察を実施したり、問題についての非常に簡便な認知的スクリーニング検査を実施したりする。しかし、簡便なスクリーニング検査であっても、構造化された検査の形式を体系的に用いることで認知機能障害を特定する精度はかなり高まることが研究によって示されている。

精神状態像の大きな変化をみるためのスクリーニング検査として最も広く用いられているものの1つに、ミニメンタルステート検査（Mini-Mental State Examination：MMSE）がある。しかし、MMSEにははっきりとした限界があるということを示しておくことが肝要である。MMSEにおいては、連続する7つの数字を数える課題以外に、認知症患者によくみられる遂行機能の障害を査定するものはない。さらに、MMSEは早期アルツハイマー病の高学歴の高齢者や、重大な脳損傷のある成人における認知機能障害を過小評価する傾向にある。一方で、学歴の低い人の認知機能障害は過大評価しやすい。それゆえ、障害があると結論づける前に、カットオフ得点を年齢や教育に合わせなければならない。精神的現症の診察は認知機能障害について多くの徴候をスクリーニングする上で非常に有効であるが、認知機能障害の特定の病因を診断するのに十分な基礎は提供しておらず、神経心理学的検査の代わりにはならない。

公式の神経心理学的査定

過去10年間において、より洗練され標準化された検査の開発や、神経心理学的評価手続きの改善が爆発的に成功したようにみえる。一般的な神経心理学者的検査や技法を表5.4-2に示した。

面　接

臨床的面接は、患者の不安や疑問を明らかにし、患者から現在の訴えを直接聞きだし、患者の生育歴や現在の状況を理解できる唯一無二の機会である。患者は一般的に主要な面接対象者であるが、介護者や家族との面接から、あるいは身体および精神医学的治療歴、教育歴、職歴などの関連する記録を参照して、患者の説明を補強する情報を得ることが重要である。

知的機能

知的機能の査定は神経心理学的検査の基礎である。ウェクスラー式知能検査は長年知能検査において伝統的なゴールドスタンダードであり、丁寧に開発された標準化された基準に基づいている。IQの値が基づく下位検査の範囲と種類は、特定の能力を査定する他の検査における結果と比較するための有効な基準となる。この検査の最も新しい改訂版であるウェクスラー成人知能検査−3（WAIS-Ⅲ）は、適用年齢が大幅に広がった（16〜89歳）。これは、ウェクスラー記憶検査−3における標準化された性能と直接関連している。ウェクスラー式知能検査では、従来言語性IQ、動作性IQ、全検査IQとしてまとめられる幅広い一連の複雑な言語的・視空間的課題を用いる。神経心理学的検査の文脈では、検査を通した患者のパフォーマンスは、昔からの能力と現在の機能について有益な情報を提供する。多くの神経心理学者は、IQ値は個人の全般的機能レベルの大まかな範囲を示すだけであるということを認識している。それゆえ、機能の範囲（境界線、平均より下、平均、平均より上、優秀）という視点から個人の知的機能を記述することがより適切であり、重要であるといえる。これは、特定の値ではなく、IQ値によって表される。

言語性・動作性のさまざまな下位検査による結果から、患者の得手不得手のパターンに関する情報や、こうした結果の特徴が生育歴や神経心理学的検査のその他の側面と一貫している程度が明らかになる。単語や一般的知識といった長期的な知識に関する検査は、個人のこれまでの（病前の）知的能力の評価の基礎となり、悪化の程度を測定するのに役立つ。

言語性IQと動作性IQ（VIQとPIQ）は、それぞれ左半球と右半球に関連すると考えられてきた。しかし、近年の研究では言語や空間認知能力に加えて、ウェクスラー式知能検査は速度、集中の維持、新奇体験といったその他の要因も反映していることを示唆されている。ゆえに、

表 5.4-2 神経心理学的機能に関する主な検査

認知領域の機能	説明
知能	
ウェクスラー式知能検査(Wechsler Intelligence Scales)	年齢別の標準化された基準；89歳までの成人，青年，児童に使用可能
Shipley Scale	簡便な筆記式の尺度(20分)，多肢選択の語彙と開かれた質問による言語的な抽象概念
注意・集中	
数唱	注意の範囲(順唱)と，次第に長くなる数字の認知的操作(逆唱)による簡単な聴覚-言語尺度
視覚性記憶範囲(Visual Memory Span)	順および逆順で，空間的順序を再生する能力である視覚・空間の尺度
定速聴覚連続付加検査(Paced Auditory Serial Addition Test〔PASAT〕)	速度が上がる中で対の数字を加算するため二重の追跡が必要；特に頭部損傷における，緻密な同時処理の欠陥に反応
Digit Vigilance Test	ランダムな数字が並ぶページから特定の数字を抹消する際の速さと正確さの尺度；速さと正確さのどちらを選らびどちらを犠牲にするかという個人の傾向を直接検査する
記憶	
ウェクスラー記憶尺度—3(Wechsler Memory Scale Ⅲ)	注意と符号化，再生，再認を査定する包括的な一連の下位検査があり，即時再生と遅延保持に関する様々なタイプの言語的・視覚的課題が含まれる；89歳までの成人について年齢別に標準化された優れた基準があり，知能について直接比較できる
カリフォルニア言語学習検査(California Verbal Learning Test Ⅱ)	文章の符号化，再認，即時再生と30分後の再生；学習戦略と単語干渉からの影響されやすさを査定できる．短縮版も利用可能．
フルド対象記憶評価(Fuld Object Memory Evaluation)	患者に触感で対象を特定させ，想起と貯蔵の一貫性や手がかりから解答する力を査定する；高齢者用に標準化された準拠集団がある
ベントン視覚記銘検査(Benton Visual Retention Test)	10個の幾何学図形を10秒提示し，その記憶を査定する；書字運動反応が求められる
簡易視空間記憶検査(改定版)(Brief Visuospatial Memory Test-Revised〔BVMT-R〕)	6つの幾何学図形に関して再生と再認記憶の査定に用いられる；6つの手続きから選択可能
言語	
ボストン失語症診断検査(Boston Diagnostic Aphasia Examination〔BDAE〕)	表出性言語機能と受容性言語機能の包括的査定
ボストン呼称検査—改訂版(Boston Naming Test-Revise)	視覚的に見せて呼称が困難だった単語を記録する
言語流暢性テスト(Verbal Fluency)	意味カテゴリー(例動物)や発音カテゴリー(例Sで始まる単語)に関して単語をすみやかに生成する力を査定する
トークンテスト(Token Tset)	大きさ，形，色がばらばらの標準的なトークン刺激を用いた複雑な指示の理解を体系的に査定する
視空間構成	
Line Orientation の判断(Judgment of Line Orientation)	見本合わせ課題で提示された線の角度を判断する
相貌認識検査(Facial Recognition)	見慣れない顔の識別の査定
時計描画検査(Clock Drawing)	有効なスクリーニング検査で，組織化と計画，構成能力に反応する・
レイ複雑図形検査(Rey-Osterrieth Complex Figure Test)	複雑な幾何学図形を描き，後に再生する；戦略と計画の発展における視覚的記憶と遂行機能の障害
運動	
指たたき検査(Finger Tapping)	単純な運動の速さについての標準的な尺度；左右ごとの運動障害を記述するのに役立つ
溝型ペグボード検査(Grooved Pegboard)	切れ目のあるペグを溝にすばやく置く；指の器用さ，目と手の協応を査定する
握力検査(Grip Strength)	左右で差のある強さに関する標準的な尺度
遂行機能	
ウィスコンシンカード分類検査(Wisconsin Card Sorting Test)	問題解決の尺度で，保続という遂行機能の障害，フィードバックに反応するうえで柔軟に代わりの戦略を生み出すことのできないことに特に反応する

(つづく)

表 5.4-2 神経心理学的機能に関する主な検査（つづき）

認知領域の機能	説明
カテゴリーテスト（Category Test）	問題解決能力の査定で，代わりの反応戦略を考える際にフィードバックを利用できるかをみる；ハルステッドライタンバッテリー（Halstead-Reitan Battery）において全般的な脳の機能不全を最もよく査定する尺度の1つ
トレイルメイキングテスト（Trail Making Test）	注意，視覚的な走査と認知的配列の素早く効率的な統合が求められる
Delis-Kaplan 遂行機能検査（D-KEFS）	遂行機能を良く査定する尺度のバッテリー
心理的要因	
ベック抑うつ尺度	抑うつ症状に反応する簡便な（5～10分）自己報告式尺度；率直に症状を報告するであろう中高年の抑うつのスクリーニングに最適で；標準版（4択式の21の項目）か短縮版（13項目）が利用可能
高齢者用うつ尺度（Geriatric Depression Scale）	抑うつ症状をスクリーニングする自己報告式の30項目からなる；はい・いいえから選ぶ形式で，他の尺度と比べて認知的な負担が少ない
ミネソタ多面的人格目録2版（Minnesota Multiphasic Personality Inventory 2）	心理測定法として開発されたこの自己報告式尺度は，客観的に母集団と比較できる自己報告による症状を量的に説明するのに非常に役立つ；欠点は，脆弱性をもつ人にとっては施行時間が長いこと（567項目の正誤式の質問，1時間から1時間半を要する），心理的に健康な人にとっては病理的側面が強調されることである；利点は，よく妥当性が確立された尺度であること，長年にわたって明らかにされた多くの症状に特化した下位尺度が利用できることである

Sadock BJ, Sadock VA, Ruiz P. *Kaplan & Sadock's Comprehensive Textbook of Psychiatry.* 9th ed. Philadephia：Lippincott Williams & Wilkins；2009 から許可を得て転載．

熟練の神経心理学者は VIQ と PIQ の不一致が一方の半球の脳損傷によるものであると単純に考えることはない．検査の他の側面から結果のパターンを考え，観察された誤りのタイプを丁寧に分析することによって，問題の本質への重要な手がかりを集めることができる．

注意

注意は，実質的に他のすべての領域の機能が働くための基礎となっており，継続的な集中と警戒，新規情報のすばやい統合が求められる検査における失敗の潜在的要因として常に考慮しなければならない．注意と集中の尺度については，適応と「被転導性からの自由」を査定するために従来ウェクスラー式知能検査とウェクスラー記憶検査が用いられてきた．これらの手続きは個人の理解力，情報処理力，査定に取り組む力を「下見する」ための有益な基礎を提供してくれる．数唱では，比較的単純な情報を処理する力を査定するため，患者はだんだん長くなる一連の数字を復唱することを求められる．一方，逆唱では，より複雑な同時処理と認知的操作や作業記憶が反映される．

記憶

記憶の問題についての訴えは，神経心理学を参照する理由の中で最も多いものである．上述のように，神経心理学者は新しい情報の符号化，想起，貯蔵の困難に関わる記憶の問題を査定するために情報処理アプローチを用いる．WMS-Ⅲ は最も新しい改訂版であり，注意，記憶，学習に関するいくつかの尺度を利用する下位尺度のバッテリーで，広く用いられている．

言語

言語の査定については，表出性言語と受容性言語の両方を調べる．しかし，多くの神経心理学者はボストン失語症診断検査（Boston Diagnostic Aphasia Examination）のような広範で正式な言語査定バッテリーを施行するよりも，言語障害のスクリーニングを行う．表出性言語は，一般に流暢性によって評価される．この評価では，意味（例えば，動物の名前）や発音（例えば，アルファベットの特定の文字で始まる単語）のカテゴリー内ですべやく単語を作るよう患者は指示される．

視空間機能

複雑な視空間認知は，アーサーベントン実験室（Arthor Benton）で開発された相貌認知検査（Facial Recognition）や線の配置判断（Judgment of Line Orientation）などの手続きを通して評価される．視覚的構成能力では，空間図形を描いたり，平面や立体の図形を組み立てるスキルを評価する（図 5.4-3）．重要な視空間的要素に加えて，これらの課題は計画遂行や組織化能力も影響している．障害の程度が重い個人に対しては，計画や組織化による影響が少ない視空間能力を査定するため，正十字や交差する五角形などの幾何学図形を模写するよう指示する場合がある．

広く用いられている時計描画法（clock drawing）とい

5.4 成人の臨床神経心理学および知能検査法　279

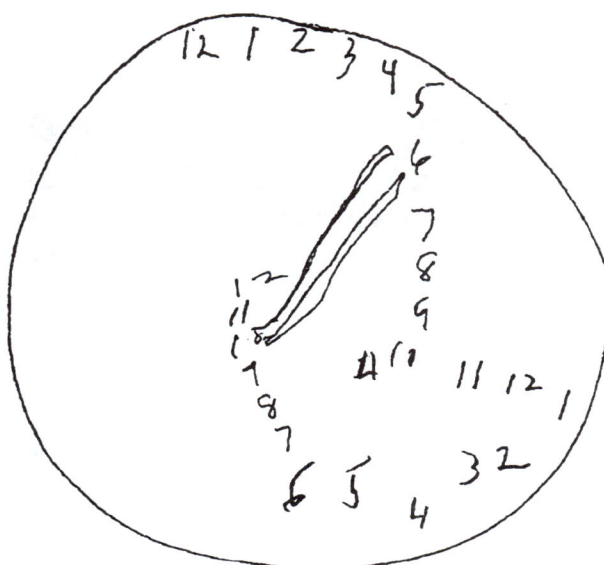

図 5.4-4　脳血管性認知症の時計描画，計画と統合の貧困さ，保続，そしておそらく無視を示している．(Sadock BJ, Sadock VA, Ruiz P. *Kaplan & Sadock's Comprehensive Textbook of Psychiatry*. 9th ed. Philadephia：Lippincott Williams & Wilkins；2009 から許可を得て転載)

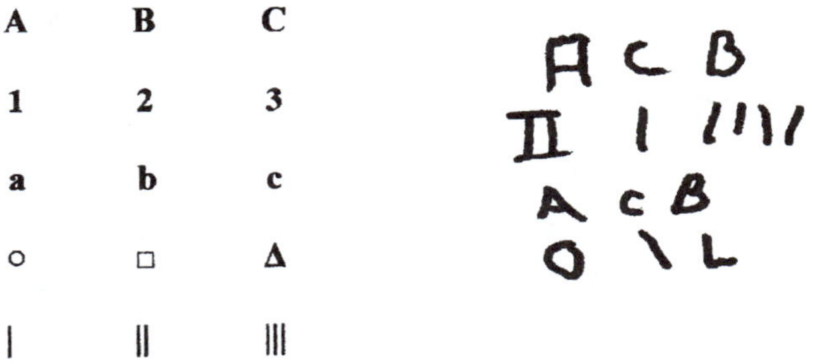

図 5.4-5　レイ記憶検査における顕著な記憶障害の例．(Sadock BJ, Sadock VA, Ruiz P. *Kaplan & Sadock's Comprehensive Textbook of Psychiatry*. 9th ed. Philadelphia：Lippincott Williams & Wilkins；2009 から許可を得て転載)

う技法は，特に認知症のリスクがある高齢者の計画や組織化について非常によく査定できる．組織化や保続の困難や無視に関わる問題は図 5.4-4 に描かれた絵を見ると明らかであるが，より軽度の困難も検知することができる．特に，病前の状態という視点から患者のパフォーマンスを評価する際に検知されやすい．

感覚・運動機能

　視覚，触覚，聴覚モダリティにおける 2 点同時刺激 (double simultaneous stimulation) は HRNTB の標準の構成要素である．また，片側のみに刺激を与えたときではなく，両側面に同時刺激を与えて片側にしか障害がみられなかった場合，基本的感覚機能の統合や無視を査定する上で役立つ．握力検査 (grip strength) と速い指たたき検査 (finger tapping) は，一般的に運動の強さと速さの尺度として用いられ，片側半球の機能不全をよく測定できる．

実行機能

　神経心理学的検査の最も重要な側面の 1 つとして，より高い実行機能の査定がある．実行機能は，独立した活動の計画と開始，行動のセルフモニタリング，不適切な反応の抑制，課題間での切り替え，複雑な運動と問題解決の計画と統制において，重要な役割を果たす．長い間，前頭葉がこれらの機能の仲介における重要な要素であるとみなされてきたが，近年の神経科学の発展によって，脳の皮質と皮質下間の広範な接続が果たす大きな役割についての理解が進んでいる．

心理的要因

　すべての神経心理学的検査の重要な要素として，長期的なパーソナリティやその他の心理的要因(現在のストレス因子を含む)が患者の状態に影響を及ぼしている程度を考慮することがあげられる．パーソナリティや心理的要因を査定する一般的な技法としては，ミネソタ多面的人格目録第 2 版(MMPI-2)や，ベックうつ病尺度のような筆記式の技法があげられる．

努力と動機づけの査定

　神経心理学的検査の結果は，ついに訴訟やその他の法的手続きにおける証拠として持ち出され，障害補償の決定にも用いられるようになっているため，神経心理学者は通常通り，努力と動機づけについて考えられる懸念を述べることが重要である．近年，患者が最善を尽くす際の努力とモチベーションの程度を直接査定する検査がいくつか開発されている．標準的な研究では，実際に頭部外傷の既往のある患者あるいは認知症患者でさえ，こうした検査の多くではほぼ完璧に近いレベルを達成することが示されている．そのため，低い達成度は，努力の程度の低さあるいは症状を誇張する傾向を示唆しているといえる．努力についてのその他多くの尺度は，神経心理学的検査の標準的な手続きにおける個人の遂行パターンに基づいている．

　13 年間の教育歴がある 32 歳の女性が障害の評価のために来診し，現在の「ものを思い出すことの障害」について訴えた．彼女の生育歴についての説明はあいまいで，自分の誕生日や母親の旧姓などの情報を「忘れて」いた．かなり身近な情報(1 から 20 まで数える)であっても反応潜時は長く，数字を 3 つ以上順唱で繰り返すことはできなかった．単語リストの学習課題では，自由に再生できる単語の数(5 つのみ)以上の単語を正確に再認することができなかった(再認でも 5 つ)．それ以外の場合には流暢に話すにもかかわらず，1 分間に 5 つの動物しかあげることができなかった．難しい課題のようにみえるが実際は単純な課題(レイ記憶検査)において 15 項目を再生するよう求められた際，

彼女はわざと誤りを誇張しているようにみえた（図5.4-5）．明らかな症状の誇張によって，現在の認知機能は評価することができないと判断された．

prehensive Textbook of Psychiatry. 9th ed. Philadelphia: Lippincott Williams & Wilkins; 2009:935.

結果についての治療的話し合い

神経心理学的査定の過程における重要な要素は，患者，家族あるいは他の介助者とともに検査の結果について話し合う機会にある．このようなミーティングは，患者の機能に影響を与えうる個人の問題や関係性の問題を伝え，明らかにする強力な治療的機会となりうる．最初の検査における患者の積極的協力が十分に得られていた場合，患者は検査結果に価値と信頼を置く準備をしているであろう．結果の話し合いでは，検査の目的を患者や援助となる家族・介助者とともに振り返ることや，出席者の期待を明確にすることが有益である．一般的にこうしたセッションでは，自然な経過と予後，患者や家族のための補償や対処戦略を強調しながら，患者の診断についての情報を話す．患者だけでなく家族システムに慢性の神経疾患が影響を及ぼすことを考慮すると，脳外傷への適応を最大限にするうえでこれらの問題についての率直な話し合いが重要である．患者の現在の生活状況や将来の目標，適応の過程に，結果の影響を関連づけることも重要である．正直に話し合う中で，家族内の強い情緒や潜在的な緊張が明らかになることは珍しくない．そのため，結果の話し合いは，効果的なコミュニケーションや問題解決技法を学ぶ重要な治療的機会となるのである．

参考文献

Allott K, Proffitt TM, McGorry PD, et al. Clinical neuropsychology within adolescent and young-adult psychiatry: Conceptualizing theory and practice. *Appl Neuropsychol Child*. 2013;2(1):47–63.
Boosman H, Visser-Meily JM, Winken I, van Heugten CM. Clinicians' views on learning in brain injury rehabilitation. *Brain Inj*. 2013;27(6):685–688.
Calamia M, Markon K, Tranel D. Scoring higher the second time around: Meta-Analyses of practice effects in neuropsychological assessment. *Clin Neuropsychologist*. 2012;26:543.
Chan RCK, Stone WS, Hsi X. Neurological and neuropsychological endophenotypes in schizophrenia spectrum disorders. In: Ritsner MS, ed. *Handbook of Schizophrenia Spectrum Disorders*. New York: Springer; 2011:325.
Flanagan DP, Harrison PL, eds. *Contemporary Intellectual Assessment, Third Edition: Theories, Tests, and Issues*. New York: Guilford; 2012.
Holtz JL. *Applied Clinical Neuropsychology: An Introduction*. New York: Springer; 2011.
Howieson DB, Lezak MD. The neuropsychological evaluation. In: Yudosfky SC, Hales RE, eds. *Essentials of Neuropsychiatry and Behavioral Neurosciences*. 2nd ed. Arlington: American Psychiatric Publishing; 2010:29.
Matson JL, Hess JA, Mahan S, Fodstad JC, Neal D. Assessment of the relationship between diagnoses of ASD and caregiver symptom endorsement in adults diagnosed with intellectual disability. *Res Dev Disabil*. 2013;34:168.
Minden SL, Feinstein A, Kalb RC, Miller D, Mohr DC, Patten SB, Bever C, Schiffer RB, Gronseth GS, Narayanaswami P. Evidence-based guideline: Assessment and management of psychiatric disorders in individuals with MS Report of the Guideline Development Subcommittee of the American Academy of Neurology. *Neurology*. 2014;82:174–181.
Morgan JE, Ricker JH. *Textbook of Clinical Neuropsychology*. New York: Psychology Press; 2008.
Ryan JJ, Gontkovsky ST, Kreiner DS, Tree HA. Wechsler Adult Intelligence Scale–Fourth Edition performance in relapsing–remitting multiple sclerosis. *J Clin Exp Neuropsychol*. 2012;34:571.
Suchy Y. *Clinical Neuropsychology of Emotions*. New York: Guilford; 2011.
Swanda RM, Haaland KY. Clinical neuropsychology and intellectual assessment of adults. In: Sadock BJ, Sadock VA, Ruiz P, eds. *Kaplan & Sadock's Com-*

5.5　人格検査：成人と子ども

パーソナリティ（人格）は，持続的で広範な個人の動機づけ，情動，対人関係様式，態度，そして特性と定義される．人格検査は，上記のようなパーソナリティの特性を体系的に測定する尺度である．人格検査は，抑うつや怒り，不安といった定義の難しい概念を測定する．また，身体化，欲求充足を我慢する力，あるいは自殺の可能性などのさらに難解なパーソナリティの概念も，人格検査によって数量化することができる．人格検査は，心理学や精神医学の科学的研究において，最も重要であるといえる．

心理検査の目的

人格検査は，費用のかかる作業になりうる．心理学的検査法の施行，採点，解釈にはかなりの時間が必要となる．人格検査は，すべての精神科領域の患者に対して必ずしも実施する必要はない．人格検査は，臨床的にも費用対効果の分析においても，特定の患者に対して有用なのである．

鑑別診断の補助

精神医学的診断は難しい作業であり，はっきりとした診断ができない場合もある．しかし，患者の診断をすることは治療するうえで必須であり，適切な診断によって現在の精神医学的問題の病因や，障害の予後を理解することが可能となる．

49歳の男性は会計士の仕事を辞め，石油採掘ビジネスを立ち上げるつもりであった．彼は，これまで石油業界で働いた経験はなく，専門知識は皆無であった．この患者は幻聴によって，得体の知れぬものから啓示を受けた．その声は，この指示に従えば彼がビジネスで成功すると伝えた．この時期，患者の性格は目に見えて変化していた．普段彼の身なりはこざっぱりとしていたが，だらしなくなっていった．彼は約3時間しか眠らないようになった．また，いらいらし，周囲の人々に大声で話すようになった．

この症例の鑑別診断としては，統合失調症と双極性障害が考えられる．心理学的検査は鑑別診断だけでなく，治療計画の作成にも役立つ．

精神療法の補助

心理検査は，精神療法を行ううえでも有用である．特に，患者と彼らの抱える問題についてすぐに理解する必要のある，短期間の問題焦点型の精神療法において有効

である．心理学的評価は，治療前の計画や治療の進み具合の評価に使用でき，また精神療法の効果を査定することも可能である．患者が，変化するために精神療法に生産的に取り組もうとしているのであれば，患者は自身についての客観的な情報を知る必要がある．人格検査，とりわけ客観的な検査によって，患者は客観的な基準と自分を比較することが可能となり，自分の問題の程度を評価することができる．検査は，問題があると考えられるが患者自身が理解していない生活の領域について明らかにすることもできる．自身についての情報を明らかにすることに対する患者の意思について知ることも有益である．心理学的検査によって，患者の内的世界や感情，イメージに関して，非常に多くのことが明らかにされる．心理学的検査によって，精神療法を開始するうえでの基本情報を得ることができる．また，くり返し検査を行うことで，精神療法の過程の中で生じた変化を評価することも可能である．

狭帯域査定の提供

狭帯域人格検査（narrow-band personality test）は，1つあるいは関連するいくつかの特性を測定する．一方で，広帯域人格検査は，パーソナリティ特性の幅広いスペクトラムを測定するように作られている．精神科医は，抑うつの程度を査定したり，状態あるいは特性不安の強さを測ったり，患者の怒りを数量化したい時に，特定の質問をして答えを得ようとする．こうした数量化は，重症度の査定や，将来査定する上でのベースラインを得るために役立つ．

人格検査の心理測定法的な特性

人格検査の質はさまざまである．よく構成され，実験によって妥当性が証明されているものもあれば，新聞やインターネットでの日曜特集で「心理学的検査」として掲載されているものもある．特定の心理学的検査の有用性の評価とは，専門家にとっても骨の折れる仕事である．

標準サンプル

人格検査を作成するには，期待される結果を出すために，対象を代表するサンプル（標準化されたサンプル）が必要とされる．サンプルの大きさや代表値などの基本的な要素は評価しなければならない．例えば，ミネソタ多面的人格目録第2版（Minnesota Multiphasic Personality Inventory 2：MMPI-2）は最初は約2900人の被験者に対して実施した．しかし，そのうち約300人の被験者は，妥当性がないか，必要な情報を書いていなかったために除外された．

検査の特性

心理検査を役立てるためには，テスト施行者が，その検査を完成する必要がある．質問が不快なものである場合や，理解できないものである場合は，検査を受ける人はすべての項目に回答することはないであろう．こうした欠損は，特に結果を解釈するために表にされた際に問題となってくる．

妥当性の問題

人格検査の科学的な利点を評価するうえで最も重要なことは，検査の妥当性であろう．その検査は測定しようと意図したものを測れているのだろうか？ 検査が抑うつをみるために作られているのだとすれば，本当にその検査は抑うつを測定できているのだろうか？ 妥当性は単純な問題のようにみえるが，特に自尊心や主張性，敵意やセルフコントロールといった特性を測定しようとする際には，複雑になりうる．

表面妥当性 表面妥当性は，検査項目の内容を指す．言い換えれば，その項目が測定できるとされたものを，測定しているようにみえるか？ ということである．表面妥当性の問題は，個々の項目についての主観的な評価が専門家によって異なるということである．

基準関連妥当性・構成概念妥当性 表面妥当性は，測定しようとしているものを検査項目が表面上測定しているようにみえるかという程度を表していたが，基準関連妥当性は妥当性を測るために外的な基準を利用する．例えば，ある検査が心気的傾向を測定するとすれば，高得点の患者は外科医をより頻繁に訪れ，身体的な症状をより多く訴え，処方された薬や薬局で購入した薬をより広く使うことが予測できる．

併存的妥当性・予測的妥当性 検査の併存的妥当性を測定するために，その検査が被験者に実施された同時期に外的基準を得る．それゆえ検査の併存的妥当性は，検査の高得点者は低得点者と比較して，基準を反映した行動を示しやすいということを明らかにする（例えば，心気的傾向のある患者が外科医を頻繁に訪れたり，薬をより多く使用したりする）．しかし，検査の開発者は将来を予測する出来事にも関心をもっている．検査の弁別的妥当性は，患者群を弁別できるかどうかを示すものである．抑うつの尺度は，軽度の抑うつ，中程度の抑うつ，重症のうつ病を統計的に弁別することができるだろうか？

因子的妥当性 因子的妥当性は，ある検査において項目のグループが集まっているかどうかを調べるため，因子分析という統計学的多変量解析を用いる．例えば，抑うつを測定する人格検査において，自律神経症状に関する項目が共変動しているだろうか．

信頼性

信頼性は，検査が測定しようとするものを一貫して測定している程度を表すものである．ここでのキーワードは，一貫性である．信頼性を測定するには，再検査信頼性，内的整合性，平行テスト法といったいくつかの方法がある．

再検査信頼性 再検査信頼性は，同一の被験者群に同じ

検査を2回施行し，統計的に結果に相関があることで確かめられる．2回の検査が2週間以内に実施され，質問の特性が安定している場合に，相関係数は最低でも0.80である必要がある．

内的整合性信頼性　内的整合性信頼性を測定する他の方法は，検査を半分に分け，分けられた2つに統計的に相関があるかどうかをみるものである．この手法によって，折半法信頼性が測定される．検査が測定しようと意図するものを一貫して測定しているのであれば，一方の部分ともう一方の部分に高い相関関係がみられるはずである．あるいは，偶数項目と奇数項目にも相関関係がみられるであろう（奇偶法信頼性）．多くの場合，検査の有効性を示すには信頼性係数が0.80～0.85は必要である．しかし，相関係数によって測定された信頼性が高ければ高いほど，より良い検査であるといえる．

平行テスト法信頼性　同一の検査を2つに分ける必要がある場合がある．例えば，ある時点で検査を受けるプロセスそれ自体が患者の得点に影響している場合，2回目に同一の検査を受けるときに平行テストが必要となる．検査の平行テストは同じ構成概念であるが，異なる項目を用いる．本当に検査が同じ構成概念を測定しているかを確かめるため，平行テスト間の相関係数が計算される．このような平行テスト法信頼性は，最低でも0.90かそれ以上が必要である．

信頼性の査定における標準誤差の使用　検査の有効性を査定する別の方法として，検査の標準誤差（standard error of measurement：SEM）を調べる方法がある．標準誤差は検査のマニュアルに記されている．SEMは，患者が短期間に同じ検査を受けた場合に得点がどうなるかを評価するために用いられる．

成人の心理検査

客観的人格検査

客観的人格検査は，非常にわかりやすい方法である．患者は構造化された形式に沿って，筆記あるいは口頭で特定の標準化された質問をされる．患者は，通常同じ質問をされる．ある患者から得られたデータは，規準集団の類似したデータと比較される．規準からどれだけ外れているかに着目し，解釈の過程で使用する．患者の反応は規定された基準に従って点数化される．得られた得点は規準の表と比較され，標準化得点かパーセンタイル，あるいはその両方に変換される場合もある．MMPI-2は客観的人格検査の一例である．表5.5-1に，客観的人格検査の例をその記述法や長所短所の簡潔な説明とともに示した．

ミネソタ多面的人格目録第2版　ミネソタ多面的人格目録第2版（Minnesota Multiphasic Personality Inventory 2：MMPI-2）は，施行と採点が比較的簡便で，ほとんどの患者が約1.5時間で終えることができる．この検査は，幅広い内容に関する567項目の質問からなり，正誤で回答する．8年生程度の読解力があれば回答可能である．MMPI-2の採点は，数多くの尺度における反応数を合計し，結果を規準情報と比較する．MMPI-2の解釈はその他の検査よりも簡便である．

患者にMMPI-2を施行する際に，解釈の助けとなるように質問がまとめられているということは一切ない．MMPI-2のさまざまな項目は，多様な基準に応じて選択され，分類され，分析することができる

MMPI-2 再構成フォーム（MMPI-2 Restructured Form；MMPI-2 RF）というMMPI-2の改訂版は，2008年に開発された．これには338項目が含まれ，施行時間を短くすることが可能となった．MMPI-2 RFはMMPI-2に取って替わるものではなく，両者のどちらかを選択できるということである．

人格査定目録　近年使用されることが増えている客観的人格検査として，人格査定目録（Personality Assessment Inventory：PAI）があげられる．この検査は，4年生程度の読解力レベルで書かれた344項目からなる．この読解力のレベルでは，ほとんどの患者は読解に困難を感じることなく検査を受けることができる．PAIは，ほとんどの人が45～50分程度で終了することができる．PAIは，性別や人種，年齢によって階層化された1000人の地域住民で標準化された．MMPIには男性と女性で異なった規準があるが，PAIにはない．さらに，標準化するにあたって1246人の臨床群と1051人の大学生のデータが収集された．臨床群は，精神科入院患者（25％），精神科外来患者（35％），矯正施設（12％），内科領域（2％），薬物乱用治療プログラムといった，さまざまな臨床場面から集められた．

PAIには11個の臨床尺度がある．このうち主要な臨床尺度はMMPI-2の臨床尺度と類似しており，心気，抑うつ，妄想，境界例，アルコールや薬物の問題といったパーソナリティの特性を測定する．また，PAIには5つの治療関連尺度が含まれており，治療拒否，希死念慮，攻撃性といった特性を表している．

投影的人格検査

投影的人格検査は，客観的人格検査と比較して，より間接的で非構成的である．患者が与えられた質問について正誤を選ぶだけの客観的検査とは異なり，投影的検査に対する多様な反応はほとんど限りがない．教示は一般的であるため，患者が自分の空想を表現することができる．患者は概して自分の反応がどのように採点され，分析されるのかはわからない．それゆえ，検査を偽ることは難しくなる．投影法は一般的に，タイプA人格（狭帯域尺度）といったある特定のパーソナリティ特性を測定するのではなく，個人のパーソナリティを全体として査定するよう作られている．

投影法は，「隠れた」すなわちパーソナリティの無意識的側面に焦点を当てる．心理学者が「無意識」の情報をどの程度信頼するかは，人によってさまざまである．投影

表 5.5-1 パーソナリティ(人格)の客観的尺度

名称	記述法	長所	短所
ミネソタ多面的人格目録第2版 (Minnesota Multiphasic Personality Inventory 2：MMPI-2)	567項目；正-誤；自己報告形式；20尺度	MMPIの現行版で，反応評価の方法が更新されている；採点法の改定と新しい妥当性尺度	予備的資料において，MMPIとMMPI-2の結果の乖離が示唆されている；基礎サンプルが上位の社会経済的階層に偏っている；青年に関する規準資料がない
ミロン臨床多軸質問票 (Millon clinical multiaxial inventory：MCMI)	175項目；正-誤；自己報告形式；20尺度	施行時間が短い；診断基準と相関	妥当性についてさらに研究する必要がある；重症度の情報がない；DSM-5に合わせた改訂が必要
ミロン臨床多軸質問票 (MCMI-Ⅱ)	175項目；正-誤；自己報告形式；20尺度	施行時間が短い	さまざまな尺度に関して，項目が重複している；疾患や特性に関する重症度の情報がない
16PF人格検査 (16 Personality Factor Questionnaire：16PF)	正-誤；自己報告形式；16人格次元	非臨床的母集団のかなりの研究によって洗練された心理検査である	臨床集団での有効性は限定的である
人格査定目録 (Personality assessment inventory：PAI)	344項目；リッカート形式；自己報告；22尺度	精神病理学，パーソナリティ次元，妥当性尺度，精神療法に対する特定の懸念を測定	新しい検査法であり，まだ研究の基礎が固まっていない
カリフォルニア人格検査 (CPI)	正-誤；自己報告形式；17尺度	重篤な精神病理をもたない患者を査定するのによく用いられる検査である	臨床集団での有効性は限定的である
ジャクソン人格検査 (Jackson Personality Inventory：JPI)	正-誤；自己報告形式；15人格尺度	洗練された精神測定法と一致；反応の構えを統制	臨床場面での有効性が証明されていない
EPPS性格検査 (Edwards Personality Reference Schedule：EPPS)	強制選択；自己報告形式	Murrayのパーソナリティ理論に従う；社会的要請を考慮に入れたもの	得られる情報が制限されるため，臨床的に広く用いられない
心理的スクリーニング検査 (Psychological Screening Inventory：PSI)	103項目；正-誤；自己報告形式	心理的援助の必要性をスクリーニングする4得点が得られる	尺度が短く，信頼性が低い
アイゼンク人格質問票 (Eysenck Personality Questionnaire：EPQ)	正-誤；自己報告形式	スクリーニングに使用；研究に基づく理論的基礎を有する	尺度が短く，質問の意図がすぐ見抜かれる；スクリーニング以外の目的には推奨されない
形容詞チェックリスト (Adjective Checklist：ACL)	正-誤；自己報告あるいは他者報告	自己評価としても他者からの評価としても使用できる	伝統的な人格検査と稀にしか高い相関関係を示さない
コムレイ人格尺度 (Comrey Personality Scales：CPS)	正-誤；自己報告形式；8尺度	因子分析による非常に洗練されたテスト構造をもつ	広く使えない；因子分析解釈の問題
テネシー自己概念尺度 (Tennessee Self-Concept Scale：TSCS)	100項目；正-誤；自己報告形式；14尺度	短い施行時間で多くの情報が得られる	簡潔さが欠点ともなり，信頼性や妥当性が低い；スクリーニングにのみ使用

Robert W. Butler, Ph. D., and Paul Satz, Ph. D. のご好意による．

的手法の多くは，患者が何かの絵を見せられ，それが何を思い起こさせるかを問われるだけである．インクブロットなどの曖昧な刺激に対しては無数の反応がありうるが，投影的手法の前提(投影的仮説)として，そうした曖昧な刺激を提示された場合に患者のパーソナリティの基本的な側面が反映されるということがある．曖昧な刺激は，個人の欲求や思考，葛藤を投影するスクリーンのようなものである．思考，欲求，葛藤は人によって異なり，それゆえさまざまな幅広い反応が生じる．統合失調症患者の反応は，世界に対する奇妙で風変りな見方を示すことが多い．

表 5.5-2 に，一般的な投影法をそれぞれの解説と長所短所とともに示した．

ロールシャッハテスト 1910年頃，スイスの精神科医であるロールシャッハ(Herman Rorschach)は，よく使われる初の投影的手法を考案した．ロールシャッハテスト

表 5.5-2　パーソナリティ(人格)の投影的測定法

名称	解説	長所	短所
ロールシャッハテスト	10枚のインクのシミの刺激図版，何枚かの彩色図版と無彩色図版	最も多く使われ，研究されている投影法；かなりの解釈資料が利用できる	いくつかのロールシャッハ解釈体系は妥当性が立証されていない
絵画統覚検査(Thematic Apperception Test：TAT)	20枚の刺激図版にさまざまで曖昧な場面が描かれている	多く使われている研究法，よく訓練を受けている人のもとでは有用な情報を提供してくれる	一般に受け入れられた記号体系がなく解釈に一貫性がない；施行に多くの時間を要する
文章完成法		短い施行時間；もし予備的に使われるなら臨床面接の補助として有効である	刺激の意図がはっきりしており，用意に偽りやすい
ホルツマンインクブロット検査(Holtzman Ink-blot Technique：HIT)	2つの並列な45枚の携帯をもったインクブロット図版	図版ごとに求められる反応が1個のみのため，研究が容易に行える	あまり受け入れられておらず，めったに使われない；ロールシャッハに匹敵する解釈的戦略がない
人物画	人物像が典型的だが，家や他の形態を含むこともある	短時間に施行できる	一般的に，解釈法はまだ研究によって支持されていない
絵物語作成検査(Make-a-Picture Story：MAPS)	TATと同様；しかし刺激は患者によって操作されうる	主題分析によって個性記述的なパーソナリティの情報が提供される	小規模の研究が支持；多くは使われない

Robert W. Butler, Ph. D., and Paul Satz, Ph. D. のご好意による．

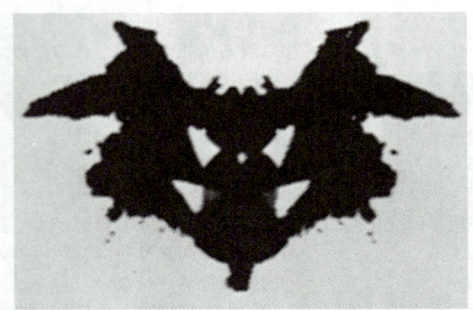

図 5.5-1　ロールシャッハテストカード I．(Hermann Rorschach, Rorschach-Test. Copyright © Verlag Hans Huber AG, Bern, Switzerland 1921, 1948, 1994 から許可を得て転載)

(Rorschach Test)は，最もよく使われる投影的人格検査である(図5.5-1)．この検査は，10枚のあいまいな左右対称のインクのしみの図版からなる．インクブロットの図版は，インクのしみが1枚の紙に落とされて折りたたまれたように見えるため，左右対称の形をしている．

ロールシャッハテストを施行する間の検査者と患者のやりとりは極力少なくし，それによって標準化の手続きが保証される．検査者は上述の「自由連想」あるいは「反応段階」で患者が述べたことを逐語的に書きとめる．検査中に患者が図版を回転させる場合には，検査者はプロトコルに適当な記号を記す．10枚すべての図版への反応が終了した後に，質問段階に入る．検査者は，もう一度図版をみるよう患者に促し，患者が述べた反応を検査者が理解できるよう説明を求める．検査者は患者の最初の反応を読み上げ，何を見たか，どのような点からそのように見えたのかを説明させる．ロールシャッハテストをはじめ多くの投影法では，ほとんど無限の反応がありうる．

主題統覚検査　ロールシャッハテストが最もよく使われる投影的人格検査であることは明らかであるが，主題統覚検査(Thematic Apperception Test：TAT)はロールシャッハテストに次いでよく使われる検査である．多くの臨床家は，人格査定のテストバッテリーにTATとロールシャッハテストの両方を用いる．TATは，さまざまな動きをする年代も性別も異なる人々が描かれた，10枚の一連の白黒の絵からなる．TAT図版の例を図5.5-2に示した．

マレー(Henry Murray)は，1943年にハーバード心理クリニックにおいてTATを考案した．投影法の仮説によれば，患者が作り出す絵に関連した物語には，その人の欲求や思考，感情，ストレス，希望，願望，将来展望が反映されている．検査の基礎となる理論によると，患者は絵の中の特定の人物に同一化するという．この個人は「主人公」と呼ばれる．主人公は，患者と同年代で同性であることが多いが，必ずしもそうとは限らない．理論的には，患者は自分の欲求や思考，感情を主人公に帰属させる．主人公の環境に存在する力は，物語の圧力として表現され，結果は主人公の欲求・願望と環境からの圧力の相互作用における決意である．

文章完成法　投影法ではあるが，文章完成法(Sentence Completion Test：SCT)は患者からより直接的に反応を

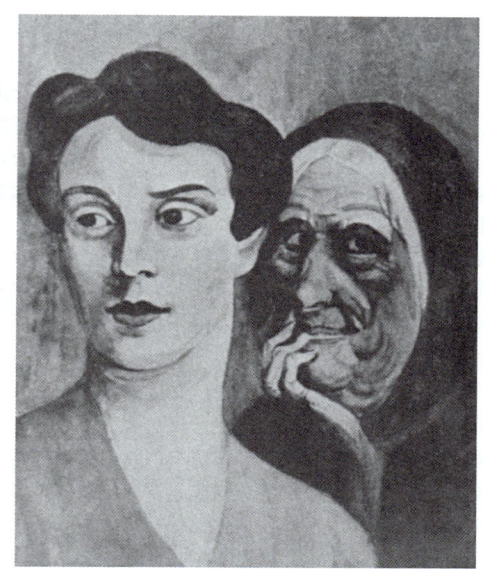

図 5.5-2　主題統覚検査のカード 12F．(Henry A. Murray, Thematic Apperception Test, Harvard University Press, Cambridge, MA. Copyright © 1943 President and Fellows of Harvard College, © 1971 Henry A. Murray から許可を得て転載)

求める．すなわち，患者は一連の不完全な文章を提示され，頭にうかんだ最初の反応で文章を完成させるよう求められる．以下に，不完全な文章の例を提示する．

　　私の父は……
　　私が恐れているのは……
　　子どもの頃，私は……
　　欲求不満に直面したとき，私はよく……

　この検査の目的は，他の尺度では引き出せないような患者についての情報を，間接的な方法で引き出すことである．患者は筆記によって反応するため，検査者の時間は制限される．文章を完成させるのにかかる時間は，不完全な文章の数によってかなり異なる．10 個以下の文章しかない検査から 75 個以上の文章のある検査まで幅がある．

行動の査定

　行動の査定は，ある行動の直接的な尺度を含む．抑圧や自我，自尊心といった人間の特性（行動主義者にとっては曖昧な用語である）に主眼を置くのではなく，厳格な行動の尺度は観察できる直接的な尺度に注目する．例えば，一定の時間に起こるかんしゃくの頻度，呼吸亢進エピソードの持続時間と強さ，24 時間に吸うたばこの数などである．

　初期の行動主義者は観察可能なもののみ行動としてみなしていたが，現在ではより広く行動を定義している．すなわち，泣く，宣誓，手洗いなどのように目に見えるものから，感情や思考といった見えないものまで，人が行うあらゆることを行動ととらえている．

行動の直接的数量化　目にみえる行動の測定は直接的であり，患者自身や家族，公平な観察者によって行うことが可能である．

　認知行動療法家は，望ましくない行動の指標を確立するためにこのような尺度を用いる（例えば，患者が減らしたいと望む暴力的思考）．同様に，セラピストは患者が増やしたいと思う行動も測定できる（勉強の時間，起きている時間，トレッドミルを歩く距離）．同じ行動の追跡尺度によって，進歩や改善の程度を観察できる．

子どもと青年期の人格査定

　子どもの情動や対人関係の特徴の査定は，臨床医にとって多くの困難がある．なぜなら，児童期から青年期，成人期にかけて発達の非連続性があるためである．児童期には急速な変化が生じるため，多くの臨床医は 16〜18 歳以下の対象にパーソナリティ障害の診断を下したがらない．しかし，先行する症状，行動，情動障害に関する特性などの問題に介入できる年齢で，児童と青年の査定はこうした問題を評価することが可能である．このような理由から，子どもや青年の情緒障害の査定の手段は，メンタルヘルスの専門家にとって重要である．

児童の査定において特に配慮すること

　情緒や行動の障害をもつ子どもについては，発達的・生物学的状況の中で十分に査定できる．発達的・生物学的状況は，行動への発達的影響と子どもの社会的環境における危険因子と保護因子という視点から子どもの症状を解釈するうえで役立つ．実際，危機因子と保護因子は子どもの問題の原因や有効な介入の効果について重要な示唆を与えてくれる．

発達的状況　標準的な発達の連続性と移行についての知識は，子どもの精神病理をみる基本的な背景を形作る．幼児の安全な重要な他者との愛着関係の形成における乳児の発達的移行は，依存から幼児期の自己信頼感への移行につながる．前学童期の最も顕著な発達課題には，発達課題を達成しようと希求する中で共感とセルフコントロールの能力が大きく発達することがあげられる．小学校の低学年から高学年にかけて，子どもは知識と知的・学術的な力を得ようと努力し，それによって生産性と有能感を獲得する．青年期の発達課題は，権威者との葛藤解決や仲間への同一化，現実的な自己評価，分離–個体化が中心である．発達はまっすぐには進まないが，主要な発達のテーマやそれぞれの年代における移行をよく知っておくことは，現在の症状を見るために重要な文脈を提供してくれる．

　適切な査定方法についての決定は同じく発達上の要因に基づいている．子どもたちが物語表現課題のような投影法に関与する前に，臨床医は，その子どもの表出言語

や受容言語，概念形成能力についての情報をもっていなければならない．子どもの読みの能力については，自己評価についての測定法を提供することでわかる．もし子どもに投影的描画を描くように求めるのなら，視覚運動の発達水準についての情報が，解釈のために重要となる．幼い子どもたちは，投影法に対する有意義な回答を提供するための運動あるいは言語的な能力をもっていない．しかし，彼らは遊びを通して，社会化能力や恐怖，不安を表現することがある．そのために，遊びの観察が，公式の投影法よりも有用な選択肢となる．同様に，青年期の若者は，言語的表現を必要とする投影法に抵抗し，それほど直接的でない反応を必要とする客観的質問紙法を好んで行う場合がある．発達上の状況を念頭に置いて査定へのアプローチを選択することは，得られる情報の妥当性を高める．

生態学的文脈 子どもの家族や仲間集団，社会的関係，また彼らが暮らす文化など，幅広い社会経済的文脈が査定に関する情報の解釈に影響しうる．発達的な精神病理学の視点からみると，ほとんどの精神病理は，個人（発達やパーソナリティ特性を含む），家族（養育技能，初期の愛着関係の安全性，夫婦関係の安定，拡大家族からの支援），コミュニティ（仕事，学校，日常的な社会ネットワーク，社会経済的要因，家族の社会的孤立の程度），より大きな社会の文化的文脈（文化的価値，行動を統制する信念）といったレベルで働く多様な要因の相互作用であるといえる．

最近退行行動（例えば，学校での遺尿，幼児的な発し方）が始まったということで心配され2人の4歳児が，就学前児童教育の教師から紹介された．この2人の女の子は別々に面接を受けたが，臨床医と話そうとしなかった．それぞれの女の子に対して，人形とさまざまな家具がある人形の家を用いて遊戯療法が始まった．1人目の女の子は「母親」役となり，赤ちゃん人形を世話するようにごはんをあげたり，おむつを替えたりした．2人目の女の子は遊びの中で攻撃的になり，「大人」の人形が「子ども」の人形を殴り，子どもを殺してしまう様子を演じた．子どもの人形は血を流していると話した．1人目の女の子の家族状況については，退行行動が始まるすぐ前に新しい同胞が生まれていたことがわかった．その新生児は早産で，母親は病院でその子に多くの時間を割いていた．新しい同胞の誕生と4歳児の娘から母親を分離したことが，子どもの退行行動を引き起こす社会的文脈を作り出していた．2人目のケースでは，女の子の母親が面接を受けた．臨床医が女の子の遊びについて説明すると，母親は自分には新しい恋人がおり，最近家に引っ越してきたことを明らかにした．母親は，娘が自分の恋人を恐れており，よく家で涙を流していると話した．また，自分の恋人が娘に性的いたずらをしているのではないかという疑いをもっていることを話し，臨床医の前で保護局に電話をかけ報告することに同意した．

類似の現在症について，非常に異なった説明が成り立つ場合があり，しばしば投影法が問題の本質や病因についての十分な特定情報を提供しない場合がある．その場合，社会的な文脈が，子どもの問題を概念化する時に重要となる危険や投影的要因を明らかにしてくれる．生態学的アプローチは，子どもの情緒的な病理の多様な因子を検討し，子どもの生活環境に存在する危険と投影的要因の相互関係をよりよく理解するための手助けとなる．

情報提供者の活用 児童と青年については，親や保護者の心配から査定を依頼されることがある．教師もまた同様である．こうした理由から，診断に関わる情報は，たいていさまざまな場面における子どもの行動に関する大事な情報をもつ重要な他者から得られることが多い．主要な症状についての報告者としてクライアント以外の人を信頼することは，診断の過程における成人の査定との根本的な違いであるといえる．

それゆえ，子どもの症状に関する情報の妥当性は，臨床家にとって懸念である．初回面談の間，親は子どもの問題に対する不安やフラストレーションを示し，子どもについての説明が誇張されたり曖昧になったりする（「彼女は決して気にしない」「彼はいつも怪物のようにふるまう」）．抑うつ的な親は，子どもの症状の重さを過剰に報告することが少なくない．情報提供者の見方がゆがんでいる場合，教師や子どもの現在の問題に精通している人からも平行して情報を得ることが肝要である．最も重要な作業は，臨床家が症状の本質や頻度，重症度を確認する方法を用いて，心配な行動についてのあいまいな主訴を具体的な説明に情報提供者が修正していく手助けである．後に述べる行動査定の手続きは，年齢や性別に関連する症状の特性の評価を行ううえで非常に有用である．

専門的な訓練 子どもの人格査定を行う臨床家は，臨床の査定法のみならず，発達心理学や児童精神病理学についても訓練が必要である．前潜在期（prelatency）の情緒障害の多くは，後潜在期（postlatency）と現れ方が異なる．検査場面の子どもをいかに支えるかの訓練と経験も必須である．検査に取り組む子どもの能力は，注意と集中力，検査中に重要な他者から分離する不安，疲労と空腹の程度，動機づけとねばり強さによる．また，家族要因，文化的要因，環境的要因は検査に有効に取り組む力にさらに大きく影響する．子どもについての専門的な訓練を受けた臨床家は，これらの要因が子どもの検査を受ける行動に影響することを理解しており，かつ妥当性のある結果が得られるように子どもに検査を施行する技術をもっている．

子どもと青年の査定

成人の査定と同様に，子どもの人格査定も主な3つの方法を通して行われる．すなわち，投影的，客観的，行動的検査あるいは手続きである．投影的方法は，児童や青年との直接的な対話を行うが，客観的方法と行動的方法は子どもと直接対話するだけでなく，子どもの生活における重要な大人から情報を得ることが多い．近年，より洗練された統計的方法論や心理尺度が発展するととも

表 5.5-3　子どもの投影法

名称	年齢	
ロールシャッハテスト	5歳〜成人	10枚のインクブロットからなり，彩色図版と無彩色図版がある．パーソナリティの発達のつまずきを表す連想を引き出す．
幼児・児童絵画統覚検査（Children's Apperception Test：CAT）	3〜10歳	CATには動物版と人間版の2つがある．さまざまな社会的場面での特性を表しており，子どもから物語を引き出すために用いられる．幼児は動物の絵に同一化しやすいが，成長するとともに人間の絵に同一化することが多い．採点と解釈は精神力動理論に基づいている．
青年統覚検査（Adolescent Apperception cards）	12〜19歳	11枚の図版は親，仲間，兄弟と青年の相互作用に焦点を当てており，身体的・性的虐待，ネグレクト（無視），仲間の受容，孤独，抑うつ，薬物の使用，家庭内暴力（ドメスティックバイオレンス）のテーマを示している．2種類が利用可能であり，1つは白い若者，もう1つは黒い若者を描いている．
幼児・児童ロバーツ統覚検査 第2版（Roberts Apperception test：RATC-2）	6〜18歳	16枚の図版（白人，黒人，ヒスパニックを描いた男性版，女性版がある）が，2つの独立した側面についての情報を引き出すよう作られている．すなわち，適応的な社会的知覚（発達の尺度）と，不適応あるいは非典型的な社会的知覚（臨床尺度）である．反応によって，社会的理解の連続体のどこに位置づけられるかがわかる．改訂版では，対象年齢が拡大され（6〜18歳），解釈に役立てるため階層化された最新の規準資料に基づく標準化された採点体系が取り入れられている．
テルミーアーストーリー検査（Tell-Me-A-Story：TEMAS）	5〜18歳	23枚の彩色図版（うち11枚は性別図版）からなる多文化的統覚検査で，マイノリティ（ヒスパニックや黒人）と非マイノリティの人物が描かれている．10個の人格機能（攻撃性，対人関係，自己概念等），18個の認知機能（反応時間，流暢性，連続性，想像力等），7個の感情機能（喜び，悲しみ，怒り，恐怖等）を査定する．多文化・多民族の標本に基づく規準資料と客観的な採点体系をもつ．
投影的描画	3,4歳〜青年	人，家，木を描くものから，家族の動的描画を描くものまでさまざまな種類がある．子どもの自己や他者との関係についての認識を知ることができる．簡便で費用効率が良い尺度である．特に，言語的反応が困難な子どもに有用である．客観的採点が可能なものもあるが（人物画等），解釈が主観的になるものも多い．
文章・物語完成法（Sentence and Story Completion Tasks）	4,5歳〜青年	多くの形式が利用可能．文章の一部や物語の始まりを提示し，子どもに文章や物語を完成させるよう求める．対人関係や対人力動，自己知覚，願望，心配といった要因についての情報が得られる．

に，人格についての新たな客観的尺度や行動的尺度が考案されている．改善された妥当性指数と情報提供者の報告を考慮した心理尺度の手続きは，現在通常含まれている．多くの投影的手続きはあまり変化していないが，解釈の発達的規準の改善はロールシャッハテストといった尺度の診断的妥当性を高めている．

投影検査の手続き

成人の節で述べたように，人格の客観的検査は構造化された一連の質問と限定された範囲の回答を患者に提示する．一方で投影検査は，よりあいまいな刺激を提示し，成人あるいは子どもに刺激に関連したものを作るよう求める（物語，知覚された対象物，絵）．児童や成人に最も一般的な投影的査定法は，ロールシャッハテスト，物語を作るさまざまな投影的尺度（Roberts Apperception Test for Children-2nd edition：児童用ロバート統覚検査第2版），投影的描画法（人物画，動的家族画法），文章完成法である（表5.5-3）．

ロールシャッハテスト　ロールシャッハテストなどの投影的検査は，子どもの知覚-認知的世界と内的な空想の世界についての情報を集めることで，臨床医が子どもの人格の力動を探索することを可能にする．ロールシャッハテストは，理想としては，子どもや重要な大人との面接や表現（遊戯）療法，子どもが最大限に自由で自発的に表現できる物語法を含む，包括的なテストバッテリーの一部として用いられるべきである．

子どもに対するロールシャッハテストは，発達的規準と象徴的解釈についての研究と臨床の長い歴史がある．同じ結果が幼児の場合には正常と解釈され，青年の場合には問題とされることがあるため，子どもや青年の評価にロールシャッハテストを用いる臨床医は，適切な年齢規準の文脈の中で分析するよう留意しなければならない．

子どものロールシャッハテストに対する反応は，認知機能，学力，学校での行動の問題を査定する．子どものロールシャッハテストの前提となる概念構造は，2次過程の発達と学校での達成度と直接的な関係があるということを仮定している．

成人と同様に，子どものロールシャッハテストの施行とスコアリングには多くの体系があるが，子どもにまずインクブロット（訳注：インクのしみで作った模様）が何に見えたかを聞き，その後それぞれの反応に戻って質問する．質問段階については，10 枚のインクブロットの自由反応段階をすべて終えてから行うべきか，各インクブロットの反応を終える度に行うのが良いかという点で議論が分かれている．後者の方法の支持者は，幼い子どもは自由反応の背後にある理由づけを記憶していることが困難であり，検査の終わりには疲れてしまうかもしれないため，質問までの協力と反応を制限すると指摘している．臨床医は，ロールシャッハテストに対する反応における状態不安という交絡変数にも注意しなければならない．ラポールの形成と，検査の目的と進め方の説明によって，検査によって生じる不安はやわらげることができる．

成人と同様に，反応の特徴すなわち形態，色，陰影，材質，立体などの決定要因からスコアリングされる．子どもの反応の内容と形態質もスコアリングと解釈に用いられる．

投影的物語法 投影的物語法では，人間や動物が描かれたあいまいな状況の刺激図版を子どもに提示する．子どもはその絵について，始まりと終わりがあり，絵に描かれた人物の考えや気持ちが含まれている物語を作るよう求められる．空想の反応が引き起こされ，得られた投影的情報は知覚と想像の結びついたものである．物語は一般に，繰り返され，唯一で，問題のあるテーマ・信念・情動として分析される．手続きは，成人に対して用いられる TAT と非常によく似ている．

幼児・児童統覚検査 最初の幼児・児童統覚検査（Children's Apperception Test：CAT）は，1949 年に動物の絵を用いて 3〜10 歳の子ども用に考案された．動物は，人間よりも文化の制限がないと考えられた．1965 年，人物版（CAT-H）が作成され，動物版に描かれたものとできるだけ類似するような状況の人物が描かれた．施行に際して，カードは番号に沿って 1 枚ずつ提示される（いくつかのカードは連続で意味をもつため）．子どもは，それぞれの絵について物語を語るよう求められる（今起こっていること，この前に起こったこと，次に起こること）．幼い子どもに対して刺激文を用いるかどうか，そうした刺激文（例えば，どのように物語は終わりますか？）が投影的情報を操作するかどうかについては議論がある．一般に，刺激文は幼い子どもが何を求められているかを理解する手助けとしてしばしば必要となる．幼い子どもは，絵の一部について述べたり名前をつけたりするだけの傾向があり，物語の起承転結を語るという概念がわからないかもしれない．しかし，臨床医は子どもの反応をある特定の方向に向けたり，物語の形式を限定するように進めてはならない．CAT にはさまざまなスコアリング法があり，自我機能の分析やいろいろな防衛機能の評価に焦点を当てている．しかし，質的な解釈も頻回に現れるテーマや連続するテーマ，同一化している登場人物の特定によって行われる．同時に，子どもの家族や生育歴の情報も考慮する．

幼児・児童ロバーツ統覚検査第 2 版 初版の幼児・児童ロバーツ統覚検査（Roberts Apperception Test for Children：RATC）は，子ども用に考案され，テーマの内容と構造化された反応の特性をスコアリングする標準化された体系を有している．RATC の第 2 版が現在利用可能である．RATC 第 2 版は，臨床における解釈に役立てるため，6〜18 歳までの 1000 人の子どもと青年からなる標本に基づく規準資料（地域，性別，民族，親の教育によって階層化されている）を提供している．RATC 第 2 版は，子どもや青年に対して，16 枚の検査図版についてそれぞれ物語を作るよう求める．RATC 第 2 版は，2 つの独立した側面を査定する．すなわち，適応的な社会的知覚（発達的尺度）と，不適応あるいは非典型的な社会的知覚（臨床尺度）である．反応によって，社会的理解の連続体のどこに位置づけられるかがわかる．その他の投影的検査と同様に，RATC 第 2 版の解釈は，子どもと大人の日常的交流が描かれたあいまいな絵を提示された子どもは，自身の典型的な思考，関心，葛藤，対処様式を作った物語に投影するという仮説に基づいている．

RATC 第 2 版には 3 つの種類がある．すなわち，白人の子ども用，アフリカ系米国人の子どもが描かれたもの，ヒスパニックの子どもが描かれたものである．

客観的人格検査

非構成的であいまいな検査刺激を用いる投影的方法とは反対に，子どもの人格査定の客観的方法には，わかりやすい検査刺激と検査の実施についての明快な指示がある．客観的検査は一般的に，十分に標準化され，信頼性と妥当性が確認されており，ある基準集団と比較するために参照される規準となることも多い．

子どもに対して客観的尺度を使う利点は，前述の成人の項目で述べたことと同様である．欠点としては，検査の長さ（情報提供者が回答しなければならない項目が何百もある検査もある），回答に必要とされる読解力（子どもと青年は不利な状況となりうる），実施およびスコアリングを行うコンピュータのソフトを購入するための初期投資費用があげられる．欠点はあるが，評価の第 1 段階で多くの地域の精神病理について概観できるため，客観的人格検査は包括的な人格査定の重要な一部であり続けている．表 5.5-4 に，いくつかの主要な子ども用の客観的人格検査を示した．

子どもに特異的な障害の人格検査 すでに述べた多面的人格検査とは対照的に，抑うつ障害や不安症といった子どもの特異的障害について評価するいくつかの検査がある．そのいくつかを表 5.5-5 に示した．

臨床家は，精神病理性のリスクを広範にみるためにまずは多面的な人格検査を使い，その後，詳細な症状に特化した狭い範囲での人格検査を使うことが多い．どちら

表 5.5-4　子どもの客観的人格検査

名称	年齢	説明
児童用人格質問票(Children's Personality Questionnaire：CPQ)	8〜13歳	14の基本的パーソナリティ特性を測定する140項目の質問紙．学力，非行，リーダーシップ，潜在的な情緒的問題の予測に有用．個人でも集団でも利用可能．
高校生人格質問票(High School Personality Questionnaire：HSPQ)	13〜18歳	CPQの対象を年長者に広げた検査．中高生に対して，個人および集団で実施できる．14のパーソナリティ特性を測定する142項目からなる．学力，職業適性，非行，リーダーシップだけでなく，臨床的支援が必要な学生の予測に有効．
ミロン青年期人格質問票(Millon Adolescent Personality Inventory：MAPI)	青年 (13〜18歳)	150項目，正誤式，自己報告式の客観的検査で，8つのパーソナリティスタイル(内向性，抑制，協調性，社交性，自信，力強さ，礼儀，過敏性)を特定する．青年によってしばしば表現される8つの事柄(自己概念，自尊心，身体的な快適性性受容，仲間の安心感，社会的な耐性，家族との信頼感，学業への自信)；一般的に臨床医が関心をもつ4つの尺度(衝動制御，社会的安心感　学業成績，学校の出席率)．信頼性と妥当性の指数が，やる気のない受検態度や混乱したあるいはランダムな回答を検出する助けとなる．
ミロン青年期臨床質問票(Millon Adolescent Clinical Inventory：MACI)	青年 (13〜19歳)	MAPIが臨床的使用へ拡大されたもので，MACIはMAPIの8つのパーソナリティスタイルの不適応レベルを評価する．MACIもまたDSM-Ⅳを使用している．臨床指標スケールとして食行動異常，薬物乱用傾向，怠慢な傾向，衝動的な性癖，不安感情，抑うつ感情，自殺傾向を含んでいる．診断仮説を確認し，個別の治療計画を展開して，治療前，治療中，治療後の進行を測定するのに役立つ．
ミロン前青年期臨床的質問票(Million Pre-Adolescent Clinical Inventory：M-PACI)	9〜12歳	3年生程度の文章レベルで書かれている．M-PACIによって子どものパーソナリティパターンや現在の臨床的兆候についての統合的視点が得られ，Ⅰ軸とⅡ軸(DSM-Ⅳ)の障害についての徴候を調べることに役立つ．尺度は，顕在的なパーソナリティ傾向(自信，外交性，同調，従順，抑圧，反抗的，不安定)，現在の臨床的徴候(不安/恐怖，注意欠陥，強迫傾向，行為障害，破壊的行動，抑うつ気分，現実検討能力の低下)を調べる．筆記，CD，コンピュータが利用可能である．解釈の報告によって，子どものパーソナリティパターンと臨床的徴候に関する統合的分析結果が提示される．
青年用ミネソタ多面的人格目録(Minnesota Multiphasic Personality Inventory-Adolescent：MMPI-A)	14〜18歳	478項目，正誤式の客観的精神病理学の尺度であり，青年に用いるために作成された．MMPIの基本的な臨床尺度を含み，新しい4つの妥当性尺度，15の内容尺度と6つの補助的尺度，28のHarris・Lingoes副尺度と3つのSi副尺度がある．筆記によるスコアリングとコンピュータによるスコアリングが両方利用可能である．
児童用人格目録(Personality Inventory for Children-2nd edition：PIC-2)	就学前〜青年 (5〜19歳)	子どもと青年の情緒，行動，認知，対人関係における適応についての多面的な保護者報告式の客観的尺度．全部で275項目あり(第1版の420項目から減らしている)，いくつかの重要な領域についてのスコアを提供する．すなわち，認知的障害，非機能家族，心理的不適応，社会的引きこもり，衝動性・注意散漫，非行，現実検討の低下，心身症，社会技能の欠損である．PIC-2では，2つの標準化された集団が利用できる．1つは12学年通した幼稚園の男女で，社会経済的レベルと民族に関連した米国の人口を代表しえる．2つ目は，教育的介入あるいは臨床的介入に紹介されたこともの親が含まれる．

も診断を確定するための人格目録監査ではなく，診断にたどり着くためにその症状の本質や重症度をみるためのものである．

特異的な人格目録検査の利点は，簡潔で，施行時間が短く，費用が安く，記号化と解釈が容易であることである．しかし，同じ種類の成人人格検査と同様に，これらの人格検査の精神測定的な性質には注意を払わなければならない．特に，研究中の障害と他の障害と障害のない子どもとを識別する妥当性(vaidity)に関して，これは当てはまる．

行動評価の諸手続き

行動評価の諸手続は，非常に構造化されており，その中で子どもや青年の行動機能や情緒機能，社会的能力についての情報を収集する．これらの手続きは，直接的な観察と，同じ年齢や性別の標準と比較した情報提供者の評価を含んでいる．最近，これらの検査の普及は伸びているが，これは，精神測定的特性が改良され，費用対効

表 5.5-5　子どもの特定の障害についての人格尺度

名称	年齢	説明
小児抑うつ尺度(Children's Depression Inventory：CDI)	7～17歳	抑うつ症状を査定する自己報告式の尺度．5つの重要な領域を査定する多肢選択式の 27 項目がある．すなわち，否定的気分，非効率性，快感消失，否定的な自尊感情，対人関係の問題である．カットオフ得点は，さまざまな重症度の段階に提供される．CDI において抑うつ障害とその他の障害を区別する妥当性は，いくつかの研究で疑問視されている．CDI の短縮版は，原版の 10 項目から構成されており，子どもの情緒的問題・機能的問題尺度で子どもの行動を評価する．
レイノルズ児童抑うつ尺度 (Reynolds Child Depression Scale：RCDS)	3～6年生	子どもの抑うつ症候学を査定する，簡便な自己報告式の尺度．2年生程度の読解レベルの 30 項目からなる．個人でも集団でも施行可能．カットオフ得点は，臨床的に関連のある抑うつレベルを査定する．規準集団は，学年と性別によって階層化されている．
レイノルズ青年抑うつ尺度第 2 版(Reynolds Adolescent Depression Scale-2nd edition：RADS-2)	11～20歳	重大な抑うつ症状を示す青年を特定するための，簡便な自己報告式の尺度．4つの重要な領域を査定する 30 項目からなる．すなわち，不快気分，快感消失/否定的感情，否定的な自己評価，身体化症状である．RADS-2 は，拡大された年齢範囲 3 つの年齢集団に分かれた最新の基準集団を持つ．11～13 歳，14～16 歳，17～20 歳である．個人でも集団でも施行可能．RADS の合計得点とカットオフ得点は，抑うつ症状の重症度の査定に用いられる．
改訂版児童用顕在性不安尺度 (Revised Children's Manifest Anxiety Scale-2nd edition：RCMAS2)	6～19歳	児童と青年の不安症状を査定する簡便な自己報告式尺度．2年生程度の読解力を要する 49 項目からなり，正誤式である．これは，4 つの重要な領域を査定する．すなわち，生理学的不安，社会的不安，心配，防衛である．RCMAS-2 は，学業のストレス，テスト不安，仲間や家族との葛藤，薬物問題も査定する．スペイン語版が利用可能で，読みが苦手な人のためにテスト項目の録音 CD も利用できる．
児童用多面的不安尺度(Multidimensional Anxiety Scale for Children：MASC)	8～19歳	若者の不安障害を査定する簡便な自己報告式の尺度．39 項目からなる原版は，7 つの重要な領域に触れている．すなわち，傷つき回避，社会不安，身体症状，不安症，分離/パニック，総合的不安指数，一貫性指数(妥当性)である．短縮版(MASC-10)は，不安の問題における重症度を示すものを作るため，原版から基本的不安尺度をまとめたものである．4 年生程度の文章で書かれており，集中的な治療の計画や，進捗を確認するうえで有用である．
児童用社会恐怖・社会不安尺度(Social Phobia and Anxiety Inventory for Children：SPAI-C)	8～14歳	3 年生程度の文章で書かれた 26 項目からなる自己報告式の検査．SPAI-C は，最も適切な治療計画を決定するため，子どもの社会不安について身体的，認知的，行動的側面を評価する．
児童用状態-特性不安検査 (State-Trait Anxiety Inventory for Children：STAIC)	8～14歳	持続的な不安傾向と不安の一時的・状況的変化の程度の両者を査定するために開発された．STAIC は，子どもの状態不安と特性不安を査定する各 20 項目の 2 つの尺度からなり，どちらの不安が優勢かを評価する．内的一貫性に関して信頼性の研究は十分であるが，妥当性の研究は子どもにおける状態不安と特性不安の区別をはっきりと支持していない．
児童用恐怖調査票(Fear Survey Schedule For Children：FSSC and Fear Survey Schedule For Children-Revised：FSSC-R)	7～12歳	FSSC は子どもの特定の恐怖を査定するために開発あれた 80 項目の尺度である．項目のカテゴリーは，学校，家，社会，身体，動物，旅行，古典的な恐怖などさまざまである．FSSC 心理査定の特性に関するデータはほとんどない．改訂版(FSSC-R)は，優れた内的一貫性を示し，合計得点は正常な子どもと学校恐怖子どもを区別できる．

果やマルチ特徴-マルチ方法診断法(multitrait-multimethod diagnostic procedures)の有益さのためである(これらの検査の例を表 5.5-6 に示した)．
情報提供者の妥当性　行動評価尺度を用いる際には情報提供者の情報の妥当性が問題となる．さまざまな状況で子どもと交流する評価者間の子どもの行動に関する評価の一致度に関する研究では，同様の立場の評価者(例えば，父母)間の評価のほうが異なる立場の評価者(例えば，教師と父母あるいは父母と子ども)間の評価よりも一致度が高かった．
行動的アプローチの利点と欠点　子どもと青年の行動や情動の機能を査定する行動的アプローチには，いくつかの利点がある．これらの手続きは費用効率がよく，臨床医はわずかな時間で最大の情報を得ることができる．筆記のスコアとコンピュータによる採点の方法があり，費用効率の良さを示す側面である．行動査定の使用により，

表 5.5-6　子どもの行動査定法

名称	年齢	説明
ベック児童尺度第2版（Beck Youth Inventories-2nd edition：BYI-Ⅱ）	7～18歳	BYIは，各20項目の5つの尺度から構成される．すなわち，抑うつ，不安，怒り，破壊的行動，自己概念である．5つの自己報告式の尺度は，単体でも組み合わせでも実施でき，実施にかかる時間はそれぞれにつき5分のみである．規準集団は年齢，性別，民族，社会経済的状況によって十分に階層化されている．結果によって，臨床的な症状の重症度の程度，全般的理解のためのプロファイル分析，より深い理解のための項目あるいは項目クラスターが得られる．
児童用行動査定システム第2版（Behavior Assessment System for Children-2nd edition：BASC-2）	就学前：2～5歳 児童：6～11歳 青年：12～21歳	多面的な尺度で，年齢や性別によって階層化されており，行動，情動，自己知覚を査定する．親や教師による評価尺度，パーソナリティの自己報告尺度，生徒の観察体系，構造化された生育歴が含まれる．英語だけでなくスペイン語でも利用可能で，読みに問題のある人のためにCDも利用できる．内在化した問題，外在化した問題，学校の問題，非典型的な行動，適応スキルを査定する．コンピュータによる採点と筆記による採点のどちらでも可能．
子どもの行動チェックリスト，教師記入用，自己評価用（Children Behavior Checklist：CBCL，Teacher's Report Form：TRF，Youth Self Report：YSR）	CBCL 1.5～5歳 TRF 1.5～5歳 CBCL 6～18歳 TRF 6～18歳 YSR 11～18歳	年齢と性別によって標準化された多軸的で，実験に基づいた尺度で，行動・情動の問題だけでなく社会的能力も査定する．CBCL 6～18歳，TRF 6～18歳，YSR 11～18歳は親，教師，子どもから同様の形式で同じタイプのデータを得るために作られた．これらの尺度における行動の問題についての項目は8つの下位尺度にまとまる．すなわち，不安・抑うつ，引きこもり・抑うつ，身体の訴え，社会的問題，思考の問題，注意の問題，規則を破る行動，攻撃的行動である．CBCL 1.5～5歳は年少の児童に拡大された実証された査定法である．これには情動反応下位尺度が含まれるが，社会的下位尺度，思考の下位尺度，ルール破壊下位尺度は除外されている．YSRにおいて，児童は自分自身で6か月以内にそれぞれの項目に当てはまることがあったか報告する．新しいスコアリングモジュール（2007）では，多文化の基準という観点から被検者を比較した問題尺度のプロフィールと棒グラフが示される．
児童用半構造化臨床面接票（Semistructured Clinical Interview for Children：SCIC）	6～11歳	CBCL 4～18歳とTRFに付随して考案された．この面接の形式は6～11歳の認知レベルや相互作用のスタイルに適用された．家族，友人，学校，活動，関心，空想など，子どもの生活に関するさまざまな重要領域についての開かれた質問を提示する．例えば，動的家族描画，簡単な学力テスト，子どもに関する問題について他者への調査質問である．
Conners' Rating Scales-Revised（CRS-R）とConners-Wells' Adolescent Self-Report Scale	両親用：3～17歳 教師用：5～17歳 青年用（自己報告）：13～17歳	因子分析によって抽出され，年齢と性別によって標準化された，親や教師と青年の自己報告式の行動評価尺度．長い形式と短い形式が利用できる．
症状チェックリスト90（Symptom Checklist-90 Revised：SCL-90-R）	13歳以上	9つの領域について，被検者に心理的症状の主観的な深刻度を問う90項目の自己報告式尺度．すなわち，身体化，強迫，対人的過敏性，抑うつ，不安，敵意，恐怖症の不安，妄想の形成，精神病質である．この尺度により，3つの一般的な指針が得られる．すなわち，心理的苦痛全般の全体の重症度の指標，明らかな症状の苦痛（症状の強さを査定する），明らかな症状の合計（自己報告の症状の数を報告する）である．
ピアーズ-ハリス児童用自己概念尺度（Piers-Harris Children's Self Concept Scale-2nd edition：PHCSCS-2）	7～18歳	子どもの自己概念と自尊心についての80項目の自己報告尺度．全般的自己概念スコアと，より詳細な解釈を可能とする下位尺度（行動適応，不安からの解放，幸福と満足感，知的水準と学校での成績，外見と身体の属性，人気）が得られる．葛藤，一般的コーピングと防衛機制，適切な介入技法を決めるために臨床的状況でも用いられる．

多くの情報源（教師や親）から，多くの状況（学校，家，デイケア）で，情報を得られる可能性が増える．これらの情報源は，注意欠如・多動症（attention-deficit/hyperactivity disorder：ADHD）などの診断に不可欠で，そのほかの診断の妥当性も高める可能性がある．多くの尺度は実験に基づき，因子分析によって作られている．年齢や性別によって標準化され，良い心理尺度の属性をもっている．

子どもにおける行動評価の欠点は，情報提供者の報告の妥当性についての疑問と情報提供者の読解レベルにつ

いての懸念である．行動評価は，情報提供者の知覚というフィルターを通っており，情報提供者のフラストレーションの程度，情動の病理（例えば，うつ病），知的・学術的スキルの程度は，報告を理解するうえで重要である．情報提供者間の評価のずれをどう扱うかという議論も多くなされている．完璧な正しさは期待されていないが，それぞれの個人で異なる観察をどう考えるかということは，未解決の重要なテーマである．

アッヘンバッハ子どもの行動チェックリスト　アッヘンバッハ（Thomas Achenbach）によって開発されたチェックリストで，おそらく子どもと青年のクリニックで近年最も広く使われている．子どもの行動査定システム第2版（BASC-2）と同様に，アッヘンバッハ尺度には保護者による評価（子どもの行動チェックリスト[CBCL]），教師の評価（教師用[TRF]），自己報告式（子ども自己報告[YSR]）がある．CBCLは6～18歳までの子どもに適しており，TRFは6～18歳までの子どもに用いられ，YSRは11～18歳の子どもに適している．各尺度は，年齢や性別によって階層化された大きな規準サンプルと比較されて解釈される．コンピュータ化された情報提供者間のスコアリングの枠組みは，あるクライエントについてCBCL，TRF，YSRの比較の補助をすることができる．

幼児用のCBCLとTRFもある（CBCL1.5～5，保護者と教師の報告1.5～5歳用）．いずれにも，内的尺度，外的尺度，総合的問題尺度がある．CBCL1.5～5は，言語発達調査や睡眠の問題尺度も含む．C-TRFは，問題や障害，子どもについて回答者が心配していること，回答者が子どもに関して最も良いと思っていることを質問する．幼児用CBCLはコンピュータによるスコアリング体系が利用できる．

その他の行動的人格査定法　本章の最初に述べたような行動評価尺度に加えて，その他多くの行動的アプローチによる査定法がある．子どもや青年の行動の直接的観察は，観察が非構成的でも，ある形式に従った構成的なものでも，その他の査定法を補助するのに役立つ．

参考文献

Adams RL, Culbertson JL. Personality assessment: Adults and children. In: Sadock BJ, Sadock VA, Ruiz P, eds. *Kaplan & Sadock's Comprehensive Textbook of Psychiatry.* 9th ed. Philadelphia: Lippincott Williams & Wilkins; 2009:951.

Bram AD. The relevance of the Rorschach and patient-examiner relationship in treatment planning and outcome assessment. *J Pers Assess.* 2010;92(2):91.

DeShong HL, Kurtz JE. Four factors of impulsivity differentiate antisocial and borderline personality disorders. *J Pers Disord.* 2013;27(2):144–156.

Hentschel AG, Livesley W. Differentiating normal and disordered personality using the General Assessment of Personality Disorder (GAPD). *Pers Mental Health.* 2013;7(2):133–142.

Hoff HA, Rypdal K, Mykletun A, Cooke DJ. A prototypicality validation of the Comprehensive Assessment of Psychopathic Personality model (CAPP). *J Pers Disord.* 2012;26:414.

Hopwood CJ, Moser JS. Personality Assessment Inventory internalizing and externalizing structure in college students: Invariance across sex and ethnicity. *Pers Individ Dif.* 2011;50:116.

Israel S, Moffitt TE, Belsky DW, Hancox RJ, Poulton R, Roberts B, Thomson WM, Caspi A. (2014). Translating personality psychology to help personalize preventive medicine for young adult patients. *J Pers Soc Psychol.* 2014;106:484.

Samuel DB, Hopwood CJ, Krueger RF, Patrick CJ. Comparing methods for scoring personality disorder types using maladaptive traits in DSM-5. *Assessment.* 2013;20(3):353–361.

Schuppert HM, Bloo J, Minderaa RB, Emmelkamp PM, Nauta MH. Psychometric evaluation of the Borderline Personality Disorder Severity Index-IV—adolescent version and parent version. *J Pers Disord.* 2012;26:628.

Strickland CM, Drislane LE, Lucy M, Krueger RF, Patrick CJ. Characterizing psychopathy using DSM-5 personality traits. *Assessment.* 2013;20(3):327–338.

5.6　子どもの神経心理学的査定と認知的査定

神経心理学的査定と認知的査定は重なり合う部分があるが，これら2つのアプローチは2つの異なったパラダイムに従って行動を分析する．認知的査定は，顕在行動の神経生物学的基盤への言及なしに行われ，他者が一般社会の中でその患児を観察しているように患者の状態を記述する．神経心理学的査定は，脳と行動の関係に関する知識が発展した背景の中で行われるようになり，子どもの行動を目に見えない神経経路との関係において説明しようとするものである．これらのアプローチは，子どもが異なったレベルでどのように情報（そして，思考，学習，反応）を統合するのかを概念化する方法を提供する．一般的な認知検査は，認識できることを，描写的に表現することよって行動を理解することに焦点を当てている．焦点的な神経心理学検査は，神経レベルで，そして神経生物学的な観点で行動を理解しようとする．しかし，これらの評価を行う心理学者間で理論的に相違があったとしても，実際には，査定の過程を通して，結果の解釈に焦点を当てるのは，患者がどのような問題で紹介されたかにかかっている．

心理査定の基本

心理査定は単なる検査以上のものを含んでいる．測定することは有用であるが，検査を行うことによって得られるのは，単に点数だけではない．

検査のプロセス

検査に加え，評価の手続きには，過去の記録（身体的診察，過去の検査，検査結果の記録），患者とその家族からの聞き取り（構造化されたもの，されていないものの両方を含む），家庭や学校から得る情報（現場での観察が行われることもある），そしてその子の両親や教師のつける評価尺度（発達，行動，感情，診断に関して）が含まれる．手順の診断的側面として，患者がその基準を満たしている精神医学的および教育的分類を識別する試みも行う．認知的および神経心理学的検査は，子どもがどのように世の中で問題を解決するのかを観察すること，診断された分類とどのように関係するのかを理解すること，そして介入のために推奨されることを知るための2つの方法である．

検査における測定法

多くの技法が，患児自身，および患児に関する疑問を理解するのを助けるのに使われうるが，ここで強調するのは，(標準化したデータ同様，一定の手順に基づいて)標準化された検査である．検査を行うポイントは，個人の中の強さと弱さを比較すると同時に，個人と個人群とを比較する方法を作り出すことである．心理学者は，妥当(意図したものを測定する)であり，信頼性のある(確かにそれを計測する)方法を選ぶ．検査は，基本となるレベル(すべての項目が通過するレベル)と上限(1つの項目も通過しないレベル)を確立する作業を伴う．検査の手順は，粗点(row)を，標準得点に換算するが，標準得点は，正規分布に沿って，他の得点との比較によって統計的に算出されている．標準偏差(standard deviation：SD)は，中央値の周辺の分散の測定法であり，SDにおいて平均値および相互からスコアが離れるほど，差はより有意となる．測定は，おおよその値であって，厳密に正確ではないことが前提となっている．このおおよそというのは，実社会で何かを計測しようとするときに自然発生的に(ランダムに)起こるエラーとして，標準誤差(standard error of measurement：SEM)と呼ばれて認知されている．測定手段が確実な数値を表すものではないという事実は，信頼区間(実際のスコアがある範囲の中に納まるであろうという可能性)と，統計的有意性(偶然結果を得る可能性)という考え方としても知られている．

スコアと検査を超えて

検査のプロセスはその点数以上のことを意味していることは心に留めておくべきである．点数はもちろん重要であるが，いかに患者が認知的困難を解決したかもまた注意深く観察する．検査者は，試験でのパフォーマンスだけでなく，患者の反応にも興味を示す．心理学者にとって重要なのは，患者がどのように正しいもしくは誤った回答にたどり着くかを心に留め，課題を行う時の患者の認知的方略を探究することである．一般に，患者が慎重な反応を示すかまたは衝動的な反応を示すかに注意を払うことは重要である．

検査のプロセスは，治療的プロセスと別物ではない．しっかり実施されれば，検査は治療の延長になりうる．評価が明らかになれば，今存在する問題に対する結果とそれらの関係性に関してのフィードバックを提供しうる．

認知および神経心理学的検査

一般的な認知検査は，外の世界での方針や可能性に目が向けられているため，記述的で実践的になりがちである．その結果，認知検査は「包括的な」方法になりやすい．一般的な査定のために有用な要因は，神経生物学的機能を理解しようとする際には制限的な要因になる．神経心理学的方法は，内的世界での神経構造を意味する非常に特定の行動について査定する狙いで行う．さらに「精密な」検査になりがちである．結果がより記述的なレベルで探究される時でさえ，その領域の機能は神経生物学的基盤と分離した，あるいは無関係なものとみなされることはない．表5.6-1と表5.6-2は現在の認知的，神経心理学的検査のリストである．

認知検査の解説

心理学者はさまざまな検査を使用するが，ここでは3つの認知検査について説明する．すなわち，知能，達成，そして処理方法である．一般に，知能検査は全体的な精神的能力を測定し，学力検査は過去の学習について，処理能力検査は個別の認知機能を測定する．

知能検査 知能とは，環境から学び，適応する能力であり，抽象的に考えられる能力と定義される．知能検査は，患者の一般的な知的機能を知るために用いられる．知能指数(IQ)は，現在の知的機能を測定する1つの方法である．知能検査は1つのIQスコア(もしくはいくつかのIQか指数)をもたらすが，実際は，多種の言語的非言語的分野における多くの課題を「サンプリング」(標本抽出)するための測定法である．知能検査は，多様な心理査定バッテリーの一部であり，より一般的な発達や臨床的評価とともに，よく心理教育的，神経心理学的評価にも使われる．

必ずしも意見が一致しているわけではないが，IQスコアは5〜7歳で開始すると比較的安定している．一般に，児童が検査を受ける年齢が高くなるほど，また，検査を実施する間隔が短くなるほど，2つのIQスコアの相関は大きくなる．IQスコアを使うことは患者の人生を通しての基本的な軌道を評価する方法として有用であるが，慎重な開業医は，多くの要因が知的機能，したがってIQスコアに影響することを知っていなければならない．障害や病気による要因は，特に精神医学的分野のものは，スコアを低下させる．これには，注意力の低下，抑うつ，そして精神病状態のような一過性の要因と，動機づけの欠如などの状況要因がある．

概念的，実用的な混乱はあったとしても，高い知性は多くの精神疾患において予後の良さと結びついており，子どもでは行動，品行，情緒的な問題を起こす率が低く，成人では精神医学的問題が起こる率が低くなる．どのような種類の脳損傷(神経の死滅)においても，知的レベルは転帰を予測する上で大きな違いの主な原因になり，低いIQは予後不良，高いIQはより良い転帰に関連する．

査定 IQとは，IQ検査によって得られるものであるが，その他の知的レベルを計算する方法と同様，知能検査は多種多様である．選ぶべきさまざまな方法があり，心理学者はそれぞれの検査のもつ特徴をもとに選択しなければならない(例えば，年齢，照会質問など)．検査の実施後，検査者は，全体および下位検査のスコアの分析と診断プロセスでの型をもとに，解釈をする．

表 5.6-1 認知検査

検査	年齢幅	説明
知能検査		
総括的知能および能力検査		
ウェクスラー就学前幼児用知能検査第3版(WPPSI-Ⅲ)	2.6〜7.3歳	検査は，基本的な知能を把握するためにいくつかの下位検査を異なるやり方で組み合わせて構成される．ウェクスラーテストにより，言語性・非言語性検査のすべてのスコアとともに，全検査IQ(Intelligence quotient)を得られる．WISCとWAISでは，作業記憶と処理速度を測定するだけでは，より純粋な言語理解(verbal reasoning)を知覚推理と区別するために，下位検査をグループ化する方法がある．その対象年齢の範囲により，WISC(今では，指示的な勧告に関連して情報処理能力を評価するための統合された補助として用いられる)はおそらくウェクスラーテストの中で子どもを対象とした臨床家に最もよく用いられている．SBも，言語性・非言語性スコアとともに，全検査IQを提供する．さらに，流動性推理，知識，量の推論，視空間能力，短期記憶の要素指標が得られる．KABC尺度とその下位検査(指示やその回答で言語を使うものを少なくしてある)には，継次処理と同時処理，流動性推論と結晶性能力，長期記憶の回復が含まれる．ほとんどではないが，多くの認知テスト(知能検査，学力テスト，処理能力テストなど)は同じように構造化されているため(平均値を100，標準偏差を15とする)，結果をテストの種類を超えて比べることができる．これは，学習障害を見分ける際に特に重要である．
ウェクスラー児童用知能検査第4版(WISC-Ⅳ)	6〜16.11歳	
ウェクスラー成人知能検査第4版(WAIS-Ⅲ)	16〜90.11歳	
スタンフォードビネー式知能検査第5版(SB5)	2〜89歳	
Kaufman小児評価バッテリー第2版(KABC-Ⅱ)	3〜18歳	
乳幼児の検査		
改訂ゲゼルの発達診断	1〜36か月	ゲゼルのテストは，古いが今でも心理学者や医療の専門家によって用いられている．BSIDに加え，ゲゼルのテストは，そのスコアが有効であるとともに，観察する機会となることでも有効なテストである．両方とも，発達の遅れのある子どもを見極めるために役立つ．5つの尺度(粗大運動，視知覚，微細運動，表出言語と受容言語)をもつMSELは，よく入学準備性や発達障害のある子どもにどの特別な介入が必要かを見極める際に効果を発揮する．マッカーシー知能発達検査は，6つの尺度(言語，知覚-遂行，数量，認知，記憶，運動)で構成される．これは，年少の子どもたちの総合的な強みと弱みを検査するのに適した方法である．
ベイリー乳幼児発達尺度第3版(BSID-Ⅲ)	1〜42か月	
マレン初期学習尺度(MSEL)	0〜68か月	
マッカーシー知能発達検査(MSCA)	2.6〜8.6歳	
非言語的または言語を必要としないテスト		
レイター国際行動テスト改訂版(Leiter-R)	2〜20.11歳	非言語的テストというと，言語や文化の違いに影響を受けないテストだと思われているが，厳密にいうと，常にそうであるわけではない．なぜなら，具象的な内容と言語的要求のためである．しかし，いくつかの非言語テスト(TONI-3のような)は抽象的なパターンの認識にもっと頼っており，言語システムをそれほど必要としない．WNVは年少(4〜18.11歳)と年長(8〜21.11歳)のそれぞれの被検者のためにテストの組み合わせを提供し，非言語的テストを使用する一般能力の測定法である．レーヴン漸進的マトリックス検査(実際にはいくつかの形式がある)のようなテストは，もし偏見がなかったり除去されていたりするのでなければ，「文化的に減じた」ものとして，認識や考えのパターンを基にしている．非言語性テストは，文化的規範の外にいるような経験をした個人を査定する際には有効である．
非言語的知能テスト第3版(TONI-3)	6〜89.11歳	
非言語性知能の包括的検査(CTONI)	6〜89.11歳	
ウェクスラー非言語能力検査(WNV)	4〜21.11歳	
レーヴン漸進的マトリックス検査	5〜17歳以上	
迅速に行えるテスト		
Kaufman簡易知能検査第2版(KBIT-2)	4〜90歳	KBITとWASIは言語性および非言語性のスコアを含んでいるが，もっと包括的な知能テストほどには情報をもたらさない．しかし，これらのテストによって，短時間で知能レベルを推定することができる．
ウェクスラー成人知能検査短縮版(WASI)	6〜89歳	
学力検査		
ウェクスラー個別アチーブメントテスト第3版(WIAT-Ⅱ)	4〜85歳	WRATは慣例的にスクリーニングテストとみなされてきた．WRAT4には，文章理解，単語の読み書き，計算の下位検査がある．拡大版(WRAT-E)では，学力と知能に関する情報(非言語性推論)を提供する．PIATは，一般情報，読字認識と読解力，文章表現，書字，計算を検査する．KTEAは，読む力(符号化したものを解き，理解する)，数学(応用と計算)，書字，文章表現，会話力(聞いて理解し，口頭で表現する能力)を検査する．WIATとWJ-ACHもまた，学習障害に関係するとされている基本的な領域を計画的に扱う．
ウッドコック・ジョンソンアチーブメントテスト第3版(WJ Ⅲ ACH)	2〜90歳以上	
カウフマンテスト学力習得度検査第2版(KTEA-Ⅱ)	4.5〜25歳	

(つづく)

表 5.6-1　認知検査（つづき）

検査	年齢幅	説明
ピーボディ個別アチーブメントテスト改訂版（PIAT-R）	5～22.11歳	
広範囲アチーブメントテスト第4版（WRAT4）とWRAT拡大版（WRAT-E）	5～94歳 4～24歳 （個々に）	
読字検査		
Gray-Oral Reading Tests 第4版（GORT-4）	6～18.11歳	WRMT（音と符号の関係性の測定を含む）とGORT（流暢性の測定を含む）は，読字技能の異なる側面を評価するための体系だったアプローチである．読字技能の発達においては，音韻的な気づきが重要であるため，（CTOPPのような）音韻的処理の検査は，読字障害がみられる場合の査定に含まれることが多い．
WoodCock Reading Mastery Tests 改訂版（WRMT-R）	5～75歳以上	
Comprehensive Test of Phonological Processing（CTOPP）	5～24.11歳	
処理能力検査		
一般的処理能力検査		
ウッドコック・ジョンソン（第3版）認知能力検査（WJⅢCOG）	2～90歳以上	WJ-COGの点数は，多様な認知的および臨床的領域と同様に，知的能力についての情報も提供する．診断の補足（幼稚園から大学院まで）は処理能力をさらに評価することを可能にする．
Differential Ability Scales 第2版（DAS-Ⅱ）	2.6～17.11歳	DASは，一般的な概念化する能力の測定法であり，認知能力のうち，得意なものと苦手なものを把握できる．
特化した検査		
神経心理学的発達検査（NEPSY-Ⅱ）	3～16.11歳	6つの領域を横断的に点数化することで，NEPSYは実行機能/注意力，言語，感覚運動，視空間，記憶/学習，そして社会的知覚のスコアを提供する．実行機能の評価として，9つの特別な下位検査が，認知的柔軟性，応答抑制，問題解決，概念形成を評価する．
デリス-カプラン実行機能検査（D-.KEFS）	8～89歳	
視覚-運動検査		
ベンダー視覚運動ゲシュタルトテスト第2版（Bender Gestalt Ⅱ）	4～85歳以上	BenderテストもVMIもともに幾何図形の模写を含んでいる．Benderテストでは，生徒にページ上で物を体系化させ，VMIでは，生徒にそれぞれの形をそれぞれのスペースに模写するよう指示するので，この2つの検査は，視覚-運動統合力だけではなく，構成力を評価するために一緒に使用することができる．最新版のBenderテストとVMIは，運動能力から切り離した知覚を評価する方法をもたらしてくれる．TVPSでは，運動は必要とせず，視覚の情報について判断をする．例えば被検者は，1つの物を，バラバラになった物の中から見つけ出すよう指示されるなどのテストが行われる．
Beery 視覚-運動統合発達検査第5版（VMI-5）	2～18歳	
視覚認知機能検査第3版（TVPS-3）	4～18.11歳	
聴覚-発声検査		
聴覚知覚能力テスト改訂版（TAPS-3）	4～18.11歳	TAPSは，聴覚についての情報を判断する．例えば，生徒に，違う制約下で音か単語を記憶してもらうなどの検査が考えられる．TARPSは，クライアントの聴覚的思考と推理の「質」と「量」を測定する．
聴覚推論処理能力テスト（Test of Auditory Reasoning and Processing Skills；TARPS）	5～13.11歳	
記憶検査		
広範囲記憶学習評価第2版（WRAML2）	5～90歳	記憶尺度は，異なる大脳の半球内での記憶能力を体系的に評価しようとしている．WRAMLコアバッテリーは，言語，視覚，注意/集中の下位試験で構成される．CMSは，注意力と作業記憶，言語および視覚記憶，短期遅延もしくは長期遅延記憶，想起，認知，さらに学習の特徴の評価も可能にする．
子ども用記憶検査（CMS）	5～16歳	
社会的認知		
問題解決テスト		小学生から青年期のクライアントは，社会的推理力を明らかにするために，絵かシナリオについて質問に答えるよう指示を受ける． 言語のテストは，6つの領域（設定，観察，話題，目的，きっかけ（cues），抽象化）についての情報を用いてゴールを達成する．
問題解決テスト2（TOPS-3）参照用	6～12歳	
問題解決テスト2（TOPS-2）青年用	12～17歳	
語用論的言語検査（TOPL）	5～13.11歳	

出版者は常にこれらのテストを更新しており，これらの版はより新しい良質のテストに取って代わるであろう．現時点でさえ，取って代わられ，拡大されて，統合されたあるいは新しい標準データを備えたさまざまな道具が存在している．

表 5.6-2 神経心理学的検査

記憶と学習	言語
言語 　カリフォルニア言語学習テスト児童版(CVLT-C) 　児童用聴覚性言語性記憶テスト 　児童用記憶尺度(CMS)：ストーリー，単語組み合わせ，単語リスト 　発達精神神経学的評価(NEPSY)：名前記憶，物語記憶，リスト学習 　広範囲記憶学習評価(WRAML)：物語記憶，文章記憶，言語学習 非言語/視覚 　ベントン視覚認知検査 　CMS：点の定位，顔，家族写真 　NEPSY：顔記憶，非言語記憶 　Rey-Osterrieth 複雑図形検査遅発 　WRAML：非言語記憶，絵画記憶，視覚学習 注意 注意力保持/警戒 　連続遂行テスト(CPT)：CPT AX 版；Connors 持続処理課題(CCPT)，Tests of Variables of Attention(TOVA) 　NEPSY：聴覚注意と応答のセット，視覚注意 　連続聴き取り加算テスト(PASAT) ワーキングメモリ 　Auditory Consonant Trigrams(ACT) 　CMS：数，順序 　児童用ウェクスラー知能検査(WISC)：数唱，語音整理，算数，spatial span 　WRAML：指で窓の順番を回答する検査，数/文字記憶，文章記憶 抑制/衝動コントロール 　デリス-カプラン実行機能検査(DKEFS)：色単語干渉(抑制) 　GO/NO テスト　GO テスト 　NEPSY：聴覚注意と応答のセット，抑制，Knock and tap 実行機能 構成/問題解決/計画 　児童用カテゴリーテスト(CCT) 　DKEFS：並べ替え，20 の質問，タワーテスト 　NEPSY：動物の並べ替え，時計 　Rey-Osterrieth 複雑図形検査：複写条件 認知的柔軟性/set shifting 　Children's color trails 　DKEFS：trail(数/文字変換)，言語流暢性(カテゴリー変換)，非言語性流暢性(変換)，色-単語干渉(抑制/変換) 　同画探察テスト 　NEPSY：抑制(転位) 　トレイルメイキングテスト　A と B 　ウィスコンシンカード分類検査 流暢性 　Controlled Word Association Test 　DKEFS：言語流暢性，非言語性流暢性 　NEPSY：言語発生，非言語性流暢性	表出性言語 　ボストン視覚記銘検査 　基本言語臨床評価(CELF)：単語の組立，文章想起，文章調整，単語説明，表現語彙，文章組立 　表出単語絵画語彙発達検査(Expressive One Word Picture Vocabulary Test) 　NEPSY：文章復唱，speeded naming 　言語能力テスト(TOLC)：多義の文章，口頭表現 　Woodcock-Johnson-Ⅲ(WJ-Ⅲ)：絵画語彙，rapid picture naming 受容性言語 　CELF：文章組立，発想と指示に従う，単語受容，意味関係，口述された文章の理解 　NEPSY：指示理解 　PeaBody 絵画語彙テスト 　トークンテスト 　TOLC：聴解力，比喩 　WJ-Ⅲ：物語記憶，指示理解，口述理解，聴覚注意 視知覚/視覚運動機能 視知覚 　ベントン相貌認知検査 　ベントン線方向判断テスト 　Hooper 視覚統合描画検査 　選択型視知覚スキル検査 　NEPSY：矢印，形状設計，絵探し，経路探索 　視知覚スキル検査 　広範囲視覚運動能力検査(WRAVMA)：調和(matching) 視覚運動機能 　Beery 視知覚運動統合発達検査 　NEPSY：ブロック組立，図形複写 　Rey-Osterrieth 複雑図形検査：複写 　WRAVMA：図形描画 　WISC：積み木模様 視覚運動性機能 感覚知覚 　Dean-Woodcock 感覚運動バッテリー(DWSMB)(すべての知覚下位検査) 　NEPSY：指による形状分別 　Reitan-Klove 感覚知覚検査 運動 　DWSMB：運動機能に関わるすべての下位検査 　握力検査(握力の測定器) 　溝型ペグボード検査 　NEPSY：指先タッピング，手の位置の模倣，manual motor sequences，視覚運動知覚 　WRAVMA：ペグボード

包括的知能検査　2 つの最もよく知られた知能検査は，ウェクスラー式知能検査(Wechsler Intelligence Scale)とスタンフォード・ビネー式知能検査(Stanford-Binet Intelligence Scale：SB)である．この 2 つの最新版は，別々のサブテストに分けられ，データは別々に分析される．人の一生を 3 つの年代に分けて作成されているウェクスラー式知能検査では，3 つに分けられた検査がある．すなわち，就学前児童を対象とした WPPSI 知能診断検

表 5.6-3　ウェクスラー式知能検査とスタンフォード-ビネー式知能検査5版（SB5）の知能区分の比較[a]

ウェクスラー知能検査[b]		SB5　知能範囲	
IQ/指標得点	範囲	IQ/指標得点	範囲
		145〜160	非常に才能があるもしくは非常に高度
≧ 130	特に高い	130〜144	才能があるかとても高度
120〜129	高い	120〜129	高い
110〜119	平均の上	110〜119	平均の上
90〜109	平均	90〜109	平均
80〜89	平均の下	80〜89	平均の下
70〜79	境界線	70〜79	境界線か遅滞
≦ 69	特に低い	55〜69	軽度障害か遅滞
		40〜54	中度障害か遅滞

IQ　知能指数
[a]両方の指標が，平均値100，標準偏差15.
[b]これらの範囲は，すべての最新ウェクスラー知能検査（WPPS-Ⅲ，WISC-Ⅳ，WAIS-Ⅲ）の合成得点に適用される．

査（Wechsler Preschool and Primary Scale of Intelligence：WPPSI），幼児・児童用のWISC（Wechsler Intelligence Scale for Children），成人用のWAIS（Wechsler Adult Intelligence Scale）である．SBは，1つの検査で生涯をカバーする．両検査は，注意力の問題について決断を下すのを補助するよう作られている．WISCでは，その調査結果を，記憶，適応，才能の測定尺度につなごうとする特有の試みをしている．SBは経路を指定するシステムでもあるので，検査者が，受検者の機能レベルに「合わせて」検査を行うことができる．表5.6-3は，SBとウェクスラー検査の知能の分類システムを示す．これらの分類は，他の似たような心理測定法の認知的な結果にも関連がある．

学力テスト　学力テストは，生徒の基礎的な学業の領域（読み書き，計算など）のレベルを検査するのに使われる．検査の目的は，学習上の問題を見極めたり，通常学習を困難にしているであろうその他の心理的要因を取り除くためである．知能検査と違い，学力テストは，正式な学習の中での子どもの成功を測定するものであり，家庭環境や学校のカリキュラムに大きく影響を受けるため，必ずしも常に結果が一定であるとは予測できない．学習症は，よく「予測されなかった成績不振」という観点から定義される．すなわち，その子どもはもっと学習できたはずの可能性も機会ももっているということである．学力テストが知能検査および処理能力テストと一緒に行われた場合，全体の評価は通常，心理教育的評価と呼ばれる．

査定　心理学者は学力の査定をするとき，通常，読み書き計算の能力のうち被検者の強みと比較したときの弱みの領域の感覚を得るために，包括的な検査を実施することから始める．これらの結果は，学校の成績と比較される．読字の問題は，照会される場合比較的よくある理由であり，それらの原因が示されていれば，より理解が広がる．この包括的検査は，正確さ，流暢さ，理解力な

どに分かれた読字技術の他の検査に続いて実施されることが多い．

包括的学力テスト　それぞれのテストは，さまざまな学力の領域を査定する．そのため個人と個人，もしくはより外部的な基準（年齢/学年による期待値）による学業成績を相互に比較することができる．WIATとWoodcock-Johnsonテスト（WJ-ACH）は，読字（基本的な単語認知/読解と理解力），数学（計算と推論），書字（簡単なものから広範な構成まで）と綴りやその他の学業分野の系統だった評価ができる．

焦点的神経心理学的検査

神経心理学とは，脳と行動の関連についての研究に寄与し，脳の機能と機能障害の診断および特徴に関して，臨床分野の中にまで発展している．

機能の評価

神経心理学検査は本来成人患者の検査のために開発され，後々まで一般には子どもの検査に応用されることはなかった．この機能的評価は，寸分違わない傷害部位や大きさがわかっている時でも，外傷の脳への影響が個人によって非常に異なるため，たいへんに重要であった．このようなことから，神経心理学検査は，児童の年齢や発達段階を考慮した，特定の機能に関する情報を提供することが可能であった．これは，小児神経心理学に照会する主要な点であり，それは脳の破損の存在だけでなく，子どもの機能する能力に関しても情報を与え，その意味することをも議論に含むからである．神経心理学検査を使用することは，脳の粗大な損傷がある場合に重要であるが，後遺症が微細であっても，悲嘆や動機づけの乏しさなどの心理的要因を引き起こすリスクがあるような状況でも有用である．

技術の進歩

最近の神経画像の進歩は，子どもの査定における神経心理学検査にさらに信頼性を与えている．神経心理学が子どもにも応用されるのが遅くなった理由の1つとして，子どもの脳の正常発達について学べる技術がなかったことがあげられる．神経心理学が行動と脳の関係を研究するものであることを考えると，この知識の欠如は，脳機能に関する推定は子どもには適用できないということを意味していた．陽電子放射断層撮影（positron emission tomography：PET）などの技術は，子どもの研究には使ってはならないことになっていたため，fMRIが導入された1990年代初頭まで，子どもの脳の発達に関する全体的な研究が始められなかった．それ以降，前例のないほどの知識の爆発的な進展は，子どもの脳の発達に関する科学的理解を現在まで毎年飛躍的に発展させている．

検査手技の発展

小児神経心理学におけるその他の進歩には，子どもへの使用のために特別に作られた検査の導入がある．これらの手段は成人の対照群に対するのと似たような行動を検査するが，子どもに特化した文脈を用い，幼少時期を通して発達の変遷をより良く測定ができる．これらの方法は臨床的査定で使用されるが，今日では，子どもの疾患や遺伝的状態について調べる多くの研究の一部にもなっている．行動測定におけるその正確さがあれば，神経心理学的検査は，外傷後の機能について査定するだけでなく，初回の診断過程にも使用できる．この特異性に関するもう1つの例は，中間形質表現型の疑問に加えられるその精度があれば，子どもの発達障害の遺伝的研究の中で神経心理学的検査が型どおりに使われるということである．

診断と治療計画への神経心理学の応用

これら新しい技術は，子どもの脳の正常な発達と発達異常についての理解を大きく広げ，小児期の脳-行動の関連に関するわれわれの知識と小児における診断と治療計画に影響を与えた．正常な，そして正常ではない脳の発達に関する理解がますます深まることで，後天的な疾患のある小児だけでなく，発達障害がある場合においても，神経心理学的検査が有用になった．この文脈で考えると，発達障害という言葉は，仲間と足並みを揃えて成長しておらず，不明の原因で非常に苦闘したり特異的な能力を発達させることができない子どもに言及する時に使われる．例えば，それ以外には完璧な子どもが文字を読むことに困難を抱えたり（失読症という発達障害として言及される），社会性もしくは自己統制力の発達の問題（それぞれ自閉スペクトラム症や注意欠如症にみられる）などである．これらの障害は，外傷や疾患などですでにわかっている出来事によって子どもの成長の軌跡に影響している既得の障害とは対照的である．

検査における神経心理学的，教育的，心理学的なパラダイムの統合

これらの進歩が作り出した検査における影響も，重大である．ここでは主に，子どもの発達上の差異を査定するときの基礎となる検査方法に焦点を当てる．IQや学力を含むこれらの測定法は，若者が同年代の中で1つかそれ以上のことで遅れをとっている場合には非常に便利であり，検査実施者が心理学者，神経心理学者として訓練を受けていたり，教育分野の背景をもっているいないにかかわらず，検査の主力となる．これらの方法は，教育と心理学両方の主要な例を測定し，診断と治療の提供を決定するために重要である．

しかし，さらに最近では，これらのすでに確立しているパラダイムに，前述の神経画像の進歩と相まって，認知および神経心理学からもたらされた新しい情報が加わり，影響を受けている．これらの発見は，教育関連の法律や子どもの学習症の検査に使われる手法にかなり急速な変化を導いている．

神経心理学的検査の応用

小児と青年の機能的診断的検査は認知検査の部分に記述されているような評価によって始まり（そして終わる）ことが多い．しかし，教育・心理・認知検査だけでは，診断を明らかにし最も適切な治療計画を決定できない状況がある．そのような場合には，精神科医は神経心理学的検査を考慮する必要がある．

典型的神経心理学的領域の解説と評価

IQ，学力，社会性，感情機能の評価に加え，神経心理学者は記憶，注意力，実行機能，言語，視覚，感覚運動領域を査定する．検査は，診断をさらに明確にするために，これらの領域の特定の側面を独立的に検査できるように開発されている．これらの領域はここでは異なる構成概念として議論されているが，実際は，さまざまな意味で相互に重なり合う部分がある．例えば，作業記憶という言葉は計画性（実行機能の一部）に必要な構成要素であると同時に，注意力の一側面でもある．そして，もしその発達に遅れがあれば，忘れやすさにつながるような記憶の構成要素でもある．

記憶 記憶とは，活動または経験を通して学び，覚えれたものを再生あるいは想起する能力と定義される．記憶の過程には2つの段階がある．すなわち記銘と想起である．記憶の過程のこの2段階をキャビネットの整理にたとえる比喩がある．記銘というのは人が情報をキャビネットの引き出しに入れることである．アルツハイマー病のような真の健忘性障害の人なら情報を引き出しに入れることはできない．どのような手がかりや思い出させるヒントが後から出てきても，そもそも引き出しに入れていなければ，その人に情報を思い出させることはでき

5.6 子どもの神経心理学的査定と認知的査定

ない．この型の障害が子どもにみられることがあり，特に側頭葉に影響が起こる発作性疾患のある子どもに多い．しかし，子どもが「記憶力が乏しい」と言われるほとんどの場合，それは想起の困難である．想起とは，かつて情報を入れた「キャビネットの引き出し」から情報を引き出す能力のことである．想起の問題は，組織立てる能力の問題（フォルダにはラベルがついていない）と関連しており，子どもが忘れやすいと表現されるときの原因であることが多い．

　記銘と想起を区別するために，子どもにものを覚えるように指示し，20〜30分後に思い出すように言う．もし自発的に思い出せなかったとしたら，検査者はその子が覚えられなかったのか，想起に問題があるのかがわからない．もしその子が覚えたものを何かのきっかけ（例えば，「今読んであげたお話の中で，男の子の名前はジョニーだった？　それともサム？」）によって思い出せたとしたら，想起に関係があるとされる．しかし，覚えることができない子にとっては，そのようなきっかけは助けにはならない．

査定　記憶力を査定する際，いくつかのガイドラインに従わなければならない．視覚的および言語的記憶課題の両方が実施されるべきである．視覚的記憶課題（点のある場所を覚える，顔を記憶するなど）は通常右脳が促進する．ほとんどの人が，言語記憶課題（買い物リストや物語を覚えるなど）は左脳の働きに助けられている．記憶するものには，（物語のような）前後関係のあるものと同時に，（単語リストなどの）暗記課題を含めるべきである．いくつかの記憶課題は，学習能力，もしくは，子どもが出されたいくつかの資料を役立たせる能力を査定する．点々の描かれた1枚の絵を3回見せられた後には，1回目に見た後よりもより強く記憶されていることが予測される．もしそうでなかったら，記銘力の関与が示唆される．20〜30分時間を置くことも記憶力の査定の一部であり，問題が記銘力か想起力のどちらにあるのかを見分けるために，思い出すためのヒントを与える．

　神経心理学について書かれた文献の中には，記憶を説明する他の用語も出てくるが，おそらく注意力システムの一部として分類されるほうがより適切である．それには，短期記憶や作業記憶などが含まれる．これらの単語は，以下の注意について書かれた項で議論されている．

注意　注意についての文献は多く，それらには多くの異なった概念が含まれている．以下に示す例は，正常な注意のいくつかの要素を表している．

　あなたは講堂に着いて，ノートを開き，ぼーっと教室を見まわすよりも，まずはすでに話し始めている講師に注意をむける（選択的注意）．講義はやや興味をひくもので，あなたは20分の講義に終始注意を向けることができる（注意，覚醒の保持）．講師に耳を傾けているのと同時に，手書きで見出しと小見出しとを使いこなしながらメモを取っている．おそらく，それぞれの作業の間で注意力をシフトさせながらが，特に努力することなく，同時に聞き，書き，

まとめている（注意の配分）．講堂の横を消防車が通り過ぎるのを見る（妨害）が，サイレンの音を無視することができ（制止），講義を聞き続ける（これも注意の保持である）．突然火災報知機が鳴り，煙の臭いがする．これらの妨害にはすべての注意を向け（講義からの注意解放），その重要性はあなたの注意と行動を変えさせ（構えの変更を示す），急いでドアの方向へ向かう．これらのうちどの領域で損傷があっても，注意の障害を引き起こす．

査定　注意の査定には多くのアプローチが必要である．注意に問題のある子どもは，家庭でも学校でも，取り組んでいることに興味がなくなると常にそれが現れる．このような子どもは，1人の人と1対1で作業をしている時，もしくは目新しい活動をしている時，それらが刺激的であるがゆえによく機能できる．この背景があるために，検査環境は，不注意な行為を引き出せない可能性がある（初日には特に）．子どもの「本来の生活の中」での注意を査定するために，両親と教師に注意に関する質問紙に答えてもらう必要がある．多くの研究者が，注意の評価においてはこの側面が最も重要であると考えている．いくつかの神経心理学的検査が，注意力の影響を受けやすいことがわかっている．時間がかかり退屈であるように作られた，注意の保持を測るよう計算された測定法は，ここに説明したような注意の欠如をとらえることができる．さらに，これらの測定法にはそれぞれ特定の性能があり，異なる型の注意の問題を識別する．

　言語性の短期記憶の検査には，数字や短い文章を繰り返してもらう検査がある．視覚性短期記憶は，ページに書かれた点や丸を，検査者がするのと同じ順序で指し示すことができるかをみることで検査できる．作業記憶は通常，短期記憶テストの第2段階の部分として検査される．それは，短期記憶に保持されているものを，何らかの方法で操作処理する能力を要求する．言語性作業記憶は，子どもに数字を逆から繰り返させたり，暗算をさせることで検査できる．年間の月の名を12月から逆に言わせることでも言語性ワーキングメモリを検査できる（その子どもが難なく1月から順に言うことができる場合に限る）．見せられたものと反対の順番にページ上の点を指し示させることで，視空間ワーキングメモリを査定することができる．

実行機能　実行機能は，十分な注意の結果得られるものと考えられる．小児が青年期に入るまではあまり大きく発達しないが，実行機能の多くの側面は，子どもがより年少の時にすでに現れており，測定が可能である．実行機能とは，人が特定の目的（goal）を達成するために行動を体系づける能力である．正常な実行機能があることによって，人は問題を明確にし，解決策を生み出し，その中から選び，さらに，選んだ策を最後までやり遂げ，そしてそれを発展させるためにその効果を評価する．優れた実行機能なしには，優秀な子どももその能力を発揮することは難しい．そのような子の親はよく，学習障害で

は説明できない学校の成績の悪さを報告する．これは「知識」の問題ではなく，知識を日常の機能に応用することに関連している．

査定 実行機能の査定には，機能のさまざまな面を測定するいくつかの検査が必要となる．既出の通り，良い注意力と作業記憶は，目的を達成するために行動する際に不可欠である．本人が自動反応を制御しなければならないような課題を与えることで，制止（inhibition）を検査することもできる．

時間制限のもと，子どもに単語の分類を作るように指示することで，流暢さを査定できる．例えば，1分以内にできるだけ多くのおもちゃに名前をつけるように指示するなどである．似た方法としては，1分以内に，厳密なガイドラインに従ったデザインを，できるだけたくさん作るよう指示する方法もある．

認知の柔軟性は，問題解決力を測るウィスコンシンカード分類課題（Wisconsin Card Sorting Test：WCST）を使用して検査されることが多い．この検査では，子どもはパズルをどのように説くかは説明されず，自分の意図したものが「正しい」か「間違っている」かのフィードバックから判断しなければならない．その情報を利用して戦略を練ることを期待される．この検査を行っている間，ルールは警告なしに頻繁に変更されるため，子どもはグループ化し直し，新しい戦略を発展させることが求められる．この測定方法は子どもの，最初に課題を理解する能力，間違った反応を繰り返してしまう傾向，新しい反応を得るためにフィードバックを利用する能力について情報を提供する．

計画性は，実行機能のもう1つの側面である．「タワー」テストの変形は，この能力の査定のために使用されることが多い．タワーテストでは，子どもは，色の付いたボールまたは円盤状のものが木の棒の上に特定の状態に積み重なっているタワーモデルがテーブルに置かれているのを見て，同じ形を作るように指示される．その際，一度に一個ずつしか動かせず，できる限り少ない回数しか動かさないように指示される．この課題をうまく達成するためには，子どもは，まず衝動的に動かすのではなく，追いつめられた状態にならないために，最初によく考えなければならない．さらに，最初のいくつかのステップを想像しておかなくてはならない．そのため，この楽しい検査を行う上で計画性を発揮するためには，衝動性の制御と視覚的作業記憶が必要とされる．

言語 人間の言語は，知識，記憶，そして観念（idea）を，体系づけ，確認し，伝達する．言語は，他者とコミュニケーションをとるだけでなく，考えや感情をまとめあげて行動を順序立てる．かねてから言語を司るのは脳の左半球の機能であると言われてきたが，実際には人間の大脳皮質の多くが言語の多様な側面に関与している．コミュニケーションには，話すことに関わる速く複雑な運動である話し言葉（speech）と，考えやアイディアを表現するために使う記号としての言語（language）がある．

言語学者は言語を4つの異なる部分で構成されているものとしている．すなわち，言語における音声上の最小単位である音素（phoneme），意味をになう言語の最小単位である形態素（morpheme），文法のレベルにおける統語論（syntax；例えば，直接的もしくは直接的ではない代名詞の使用），文章をつなげて物語を作り出す発話の連続体（discouse）である．

言語において，区分するためにおそらく最もよく用いられる特質は，表出言語（expressive language）と受容言語（receptive language）という区分である．表出言語には，流暢な発声と声のトーン（韻律［prosody］）に加え，明瞭な発音，正しい単語の選択，そして文法と自分の考えに合った文の構成規則を使うことが必要とされる．受容言語とは，言われたことを理解し，覚えておく能力に関わっている．

表出言語に問題のある子どもは，あまり話さず，内気だと思われていることがある．しかし，実際には，そのような子の問題は自分を表現することにある場合がある．非常におしゃべり（流暢）な子の中には，言いたいことを表現する的確な言葉をみつけたり，明確にするために文章をまとめたりすることに困難がある子がいる．表出言語の障害がありながら流暢に話すという矛盾は，彼らの問題を見過ごしてしまう事態を引き起こしかねない．

受容言語，もしくは言われていることを理解する能力は，言語システムのもう1つの側面を表している．受容言語に問題のある子どもは，彼らに向かって話された情報を処理することに困難があるため，教室で学ぶことにも難しさがあったり，注意力散漫だと思われてしまったりする．時には，彼らがこうしなさいと言われていることを理解できない（したがって，できない）ため，敵対的な態度だと受け取られてしまう．

言語障害のある子どものもう1つの問題は，社会的交流や感情の処理における困難である．言語は，人間が自分以外の人と交流をもったり，考えを他の誰かに伝えたりするために使うものである．この能力に障害があると，子どもは孤立したり，時間を埋めるためにより言語を使わなくて済むような活動をみつけようとしたりする．彼らは，自分の内なる世界をうまく言葉に表すことができないために，感情の問題を処理することが難しい．

査定 言語の査定には，特定の言語能力の輪郭を明確にするため，複数の検査が必要である．検査は，音素，単語，簡単なフレーズ，複雑な文章，そして会話を含むすべての言語レベルを査定できなければならない．表出言語と受容言語の両方を測定する検査を行うべきである．受容言語の査定では，子どもは，似たような音と単語を区別したり，単語リストと一連の関連語を覚えて反復したり，語彙が表している絵を指し示したり，さらには，段階を追って複雑になる指示を一度だけ示され，それに従うことを要求されたりする．表出言語の査定では，時間制限のある中，できる限りたくさんの丸い物をリス

トアップしたり，絵や言葉で説明されている物の名前を答えたり，言葉や概念を定義したり，構文的に複雑な文章を厳密なガイドラインに従って創作するなどの課題を行う．

さらに，心理学者は，会話に参加して社会性のある言葉を使う能力を意味する語用論(pragmatics)を調査することもある．これは，会話の中で順番に話すなどの基本的な社交場面でのルールを観察するとともに，非言語的コミュニケーションを理解することにも関わる．神経心理学者はしばしば，表出言語と受容言語に加えてこの語用論の評価を行うが，さらに査定が必要な時には，口話(speech)言語の専門家と共に査定を検討することになる．

視知覚機能(visuoperceptual functioning) 神経心理学には，人が見たものの意味を理解し，その情報をまとめたり，真似たりする能力を意味する，関連しあう構成概念がいくつかある．これらの能力は，視知覚-視覚構成能力(visuoconstructive abilities)と言われる．

視知覚における問題は，視覚の問題とは区別される．鋭敏な視覚をもつ人でも，全く同じ複数の形を見分けるような知覚上の困難があることもある．また，物がどこにあるのかを正確に見ることができない子もおり，このような子は空間内のある1か所を特定することができなかったり，線が指している方向を判断できなかったりする．知覚構成力とは，全体を形作るために部分を組み合わせる能力である．このような技能は，運動系と視覚系の統合を必要とする．例えば，あるデザインを形作るために積木を置いたり，3本線を引いて三角形を作ったりする能力である．

視知覚の発達に問題があると，社会的にも，学校生活でも影響がでる．数学など言語にそれほど頼らない教科で問題が生じる．さらに，時間とお金の価値のような概念が明確に理解できないこともある．このような方向感覚が良くなく，視覚的に複雑な配列を統合することに問題のある生徒は，圧倒される感覚をもつこともある．このような子はおそらく「行間を読む」ことが難しく，そのため，明確ではない(主題のような)文章の内容を理解するのはさらに難しい．

社会性の問題も，このような発達の遅れのある生徒によくみられる．社交的であると言う時に含まれる要素には，身振りや表情，姿勢や声のトーンに気づき理解するなど，非言語的なものが多い．視知覚の発達遅滞のある生徒は，おそらく言語的な情報に頼り過ぎてしまい，人が皮肉や冗談を言っても理解できないことが多い．

査定 視覚処理を査定する場合，この処理システムの特定の要素それぞれについて扱われなければならない．視知覚能力は，子どもに手を使わないで回答させるような課題——例えば，子どもに目的となるデザインと同じか違うかを見極めさせたり，心的に回転させたり(回転させただけで，どのデザインが目的のデザインと同じか決めさせる)などの課題が考えられる．視覚構成課題では，回答を導くのに手と視覚の統合が必要となる．例えば，子どもにデザインを模写させたり，ブロックを使って模型を複製させたりする課題である．

感覚/運動機能 感覚/運動系は神経心理学的検査の一部として評価される．左右どちらかに起こる感覚や運動機能の問題は，その反対側の脳に神経学的問題が起こっていることを示唆し，大脳の右あるいは左半球における認知的処理に関連することが多い．視覚および聴覚分野の知覚，または体の左右どちらかの側の特定の動きは，この領域の一部分である．さらに，知覚や動作の統合も検査する．

運動機能の査定はさらに，運動反応を計画する能力(実行[praxis])に加え，利き手の検査や，微細運動機能と粗大運動機能の発達検査に分類される．

査定 感覚検査では通常，子どもに，検査者の鼻を見てその人が差し出した左右どちらの手を動かしているかを見極めさせるような臨床的な方法を用いて，視覚分野の評価を行う．同じように，左右両側の聴覚知覚の検査には，検査者が子どもの後ろに立ち，その子の左右どちらかの耳のそばで指を擦るというような検査がある．他の知覚検査では，子どもの右か左の手の上に物を置き，その物を見ないで何が置かれているかを当てる能力を検査するものもある．子どもの手をスクリーンの後ろに隠した上，どの指に触られているかをあてさせる検査によって，指の失認が検査できる．知覚の統合は，子どもに，見せられた絵に関連した指示に従わせることもある．これらすべての課題については，年齢を元にした基準となるデータがある．

微細運動と粗大運動の検査はともに，通常身体の左右両側について行われる．左右に分かれた微細運動課題は，左右それぞれの手で釘を穴に手早く入れる課題や，握力計をそれぞれの手で握り握力を測る課題が含まれる．指先でのタッピングは，連続した運動について検査する1つの方法であり，この検査は子どもに一連の運動を，記憶を頼りに繰り返すことを求める．利き手については，子どもに片方の手でさまざまな課題(例えば，「どうやってこのスプーンを使うか見せて」「そのコインを私に渡して」「私の方にボールを投げて」)をランダムに行わせることによって最も良く査定できる．課題達成のために必要な動作をすること(motor planning)の問題の評価は，パントマイムを使うことでできる．

粗大運動検査は子どもが，前後に歩いたり，走ったり，スキップをしたり，直線の上を歩いたり，片足でバランスを取ったりする際の足取りをみる．運動機能のスクリーニングによる発見が有意であった場合，神経心理学者はより明確に詳しい評価を行うために，作業療法士や理学療法士にその子どもを照会することになる．

神経心理学的検査は通常，脳機能を反映する領域ごとに個別に行われる．これらには，注意，実行機能，記憶，言語，そして視知覚と知覚/運動機能が含まれている．神経心理学的問題を考えるときは，以下の要素を心に留め

- 脳損傷の初期には，言語と運動機能は「可塑性」から利益を得る可能性が非常に高い．いくつかの研究が，この再統合の過程に関して，他の機能(最も明白なのは，視知覚能力)が「締め出され」，期待値より低いスコアが出ることがあると示唆している．
- 神経学的な原因による発達の遅れへの介入は，年少の子どもに対する効果が最も大きい．読字障害のある子どもについて行われた最近の研究では，介入前のfMRIでは左右両側の脳に現れていた言語の影響が，80時間の読字の介入の後，すべての被験者で桁違いに左脳半球にシフトしたことを示した．これらの脳の変化は，読字技能の向上を伴う．したがって，不足がすべて明らかになるまで介入を待つという考えは，早い段階での介入がもたらす利益のすべてを得る機会を子ども達から奪うことになりかねない．
- 読字障害を起こす危険因子には，家族歴，初期の言語発達の遅れ，不明瞭な発音，耳の慢性感染症，初期の韻を合わせる能力の乏しさ，幼稚園卒業までにアルファベットを暗唱(歌うのではなく)できないこと，そして初期の脳への外傷がある．
- 両手利き(常に右手を特定のいくつかの作業に使い，左手を他の特定の作業に使う)は遺伝することが多く，そのような家族の中には左利きの人も生まれる．対照的に，利き手が曖昧であること(もしくは，両方の手を同じ作業に使う；右手で書く時と左手で書く時がある)は，特定の行動に対して大脳が十分に系統化した働きができていないことを示す特徴的な徴候である可能性がある．
- 注意欠如・多動症(attention-deficit/hyperactivity disorder：ADHD)は，微細運動技能，視知覚能力のような右脳半球の機能と関連する能力にさらに不利な影響を及ぼし，注意力や実行機能にも影響する．精神刺激薬は，ADHDの子どものこれらすべての領域において機能を向上させる作用を示している．

参考文献

Cleary MJ, Scott AJ. Developments in clinical neuropsychology: Implications for school psychological services. *J School Health.* 2011;81:1.
Dawson P, Guare R. *Executive Skills in Children and Adolescents: A Practical Guide to Assessment and Intervention.* 2nd ed. New York: Gilford; 2010.
Fletcher JM, Lyon RG, Fuchs LS, Barnes MA. *Learning Disabilities: From Identification to Intervention.* New York: Guilford; 2007.
Jura MB, Humphrey LA. Neuropsychological and cognitive assessment of children. In: Sadock BJ, Sadock VA, Ruiz P, eds. *Kaplan & Sadock's Comprehensive Textbook of Psychiatry.* 9th ed. Philadelphia: Lippincott Williams & Wilkins; 2009:973.
Korja M, Ylijoki H, Japinleimu H, Pohjola P, Matomäki J, Kuśmierek H, Mahlman M, Rikalainen H, Parkkola R, Kaukola T, Lehtonen L, Hallman M, Haataja L. Apolipoprotein E, brain injury and neurodevelopmental outcome of children. *Genes Brain Beh.* 2013;28(4):435–445.
Mattis S, Papolos D, Luck D, Cockerham M, Thode HC Jr. Neuropsychological factors differentiating treated children with pediatric bipolar disorder from those with attention-deficit/hyperactivity disorder. *J Clin Experi Neuropsychology.* 2010;33:74.
Pennington B. *Diagnosing Learning Disorders: A Neuropsychological Framework.* 2nd ed. New York: Guilford; 2008.
Scholle SH, Vuong O, Ding L, Fry S, Gallagher P, Brown JA, Hays RD, Cleary PD. Development of and field test results for the CAHPS PCMH survey. *Med Care.* 2012;50:S2.
Stark D, Thomas S, Dawson D, Talbot E, Bennett E, Starza-Smith A. Paediatric neuropsychological assessment: an analysis of parents' perspectives. *Soc Care Neurodisabil.* 2014;5:41–50.
Williams L, Hermens D, Thein T, Clark C, Cooper N, Clarke S, Lamb C, Gordon E, Kohn M. Using brain-based cognitive measures to support clinical decisions in ADHD. *Pediatr Neurol.* 2010;42(2):118.

5.7 精神医学における身体的評価と臨床検査

　最近精神科領域における身体的評価と臨床検査に関して，以下の2つの話題が多くの臨床家の注目を集めている．メタボリック症候群が臨床精神科領域にも広がっていることが認識されるようになったことと，一般人口に比して精神科患者の平均余命が短いことである．身体的依存症に寄与する要因として，タバコ，アルコール，そして薬物の乱用，不十分な食習慣，および肥満がある．さらに，多くの向精神薬は，肥満，メタボリック症候群，高プロラクチン血症などに関連する．その結果，精神科患者の身体的な健康をモニターすることはより重要な問題になっている．

　精神科医が身体的評価と臨床検査を論理的かつ系統的に行うことは，正確な診断をし，身体疾患の併発を識別し，的確な処置の実施，コストに見合った治療を提供する上で不可欠である．身体疾患の診断や対処については，他の専門医への相談が重要になる．良い臨床家ほど自身の専門分野の限界を知っており，精神科以外の医師に相談することの必要性を理解している．

身体的健康のモニター

　精神科患者の身体的健康を診ることには2つの意味がある．今罹っている疾患に適切な治療を提供することと，患者の今ある健康を将来的に起こりうる不調から守ることである．疾患予防は，避けなければならないものを明確にした上で始めなければならない．理想を言えば，精神科で，罹病率と死亡率とに大きく関連しうる一般によくある症状に着目できることである．精神科においては，少数の臨床的問題が，多くの障害や若年での死亡の根底にあることは明白である．

病歴と身体的診察の役割

　患者の包括的査定のためには，身体全体の見直しを含めた病歴のすべてが基礎となる．既往歴が，その患者だからこそ必要な検査は何かを考える際の指針になる．多くの精神科患者は，その疾患ゆえに，適切で詳細な情報を自ら医師に提供することが難しい．家族構成や過去に治療した医師やカルテなどの付随情報は，そのような患者の査定には非常に役立つ．

　治療歴は，病歴の重要な構成要素である．以前受けた外傷，特に，意識消失を起こしたような頭部外傷や，意

識消失を起こした他の原因に注意する．患者の治療歴には，疼痛，現在も続いている身体疾患，過去の入院歴，過去に受けた手術，現在受けている治療のリストを含める．毒物への曝露は，治療歴のもう1つの重要な要素である．毒物への曝露は職場と関連していることが多い．

社会的生活史は，主要な疾患の査定に関連する情報だけでなく，パーソナリティ障害の危険因子も含めた人格病理の査定に関わる詳細を含める．一般に，社会的生活史には，法律的問題，家族および他の重要な人間関係，職業歴が含まれる．

認知症の症状を呈する患者を評価するときには，身体的な検査は，パーキンソン病による歯車様固縮や振戦，あるいは過去の梗塞を示唆する神経学的欠損など，原因となりうる要因を明確にするように診療する．認知症患者の標準的な臨床検査は，全血球算定(complete blood count：CBC)，血清電解質，肝臓機能検査，血中尿素窒素(blood urea nitrogen：BUN)，クレアチニン(creatinine：Cr)，甲状腺機能検査，血清・B_{12}および葉酸濃度，性病研究所(Venereal Disease Research Laboratory：VDRL)検査，そして尿検査である．現在のところ，アポリポ蛋白Eエプシロン4遺伝子群の検査の明確な臨床的適用はない．局所的神経学的所見があるときには，CTスキャン(computed tomography：CT)が行われることが多い．せん妄がある場合には，脳波検査が行われる．患者がせん妄状態の時は，意識レベルが安定せず注意を維持できないため，神経学的診療が難しいことがある．せん妄の精密検査は，上記に述べた認知症患者に対するものと同じ検査を行う．尿あるいは血液培養検査，胸部X線検査，神経画像検査，あるいは脳波検査も適用される．

中枢神経系の画像検査

中枢神経系の画像は大きく2つの分野に分けられる．すなわち，構造的なものと機能的なものである．構造的画像は，脳の形態を詳細に，非侵襲的に示す．機能的画像は，特定の生化学的過程の空間的分布を示す．構造的画像としては，X線，CT，磁気共鳴画像(magnetic resonance imaging：MRI)がある．機能的画像には，陽電子放出断層撮影(positron emission tomography：PET)，単一光子放出断層撮影(single photon emission computed tomography：SPECT)，機能的磁気共鳴画像(functional magnetic resonance imaging：fMRI)，磁気共鳴スペクトロスコピー(magnetic resonance spectroscopy：MRS)などがある．PETの限定的な例外はあるが，機能画像技術はいまだ日常の臨床場面での使用には至らず，研究のための使用にとどまっている．

磁気共鳴画像(MRI)

MRIスキャンは，患者の行動変容に関連する，脳の構造的異常を見出すために使用される．横断的な，冠状の，もしくは斜位から見た解剖学的構造の画像が得られる．MRIスキャンでは，非常にさまざまな構造的異常を発見できる．MRIは，特に側頭葉，小脳，および皮質下深部構造を調べる際に有用である．その能力の中で，特に，脳室周囲の白質の高密度を見出せるという特徴がある．MRIスキャンは，非髄膜性新生物，血管奇形，発作焦点，脱髄性疾患，神経変性疾患，そして梗塞などの患者に有用である．イオン化放射線やヨウ素の入った造影剤を使わないことは，MRIの利点である．MRIスキャンは，患者がペースメーカーや動脈瘤クリップ，強磁性の物体を装着している場合，禁忌である．

コンピュータ断層撮影法(CT)

CTスキャンは，患者の行動変容に関連する脳の構造的異常を見出すために行われる．この検査は，脳の横断的なX線画像をもたらす．CTスキャンは，脳の皮質および皮質下にある多様な構造的異常を広く検出することができる．CTは卒中，硬膜下血腫，腫瘍，あるいは膿瘍の証拠を探すときに有用である．CT画像は，脳挫傷の視覚化も可能にする．CTスキャンは，髄膜腫，石灰化障害，急性くも膜下もしくは実質性出血，急性実質性梗塞が疑われる場合の選択肢である．

CTスキャンは，造影剤を使用して，あるいは使用せずに行われる．造影剤の目的は，腫瘍，発作，膿瘍やその他の感染症などのような，血液-脳関門に変化を起こす疾患の視覚化を増強することである．

陽電子放出断層撮影(PET)

PETスキャンは主に大学の医療センターで用いられている．PETスキャンは，アイソトープを作るために，ポジトロン放射断層写真撮影装置(スキャナ)とサイクロトロン(イオン加速器の一種)を必要とする．このタイプのスキャンは，ポジトロンを放出するアイソトープに結合している化合物を注射した後，放出されたポジトロン放射線を検知し，計測する．PETスキャンの典型的な用法は，フルオロデオキシグルコース(fluorodeoxyglucose：FDG)を用いることにより部位ごとの脳のグルコース代謝を計測することである．グルコースは脳にとって主要なエネルギー供給源である．部位ごとのグルコース代謝は神経活性を直接的に表すので，その画像によって脳の各部位の活性化に関する情報が得られる．脳のFDG画像は，認知症の種類の診断に有用である．PETに関する研究で最も整合性のある発見は，アルツハイマー型認知症患者の，側頭-頭頂部におけるグルコース代謝低下のパターンである．

FDDNP(2-(1-｛6-[(2-[fluorine-18]fluoroethyl)(methyl)amino]-2-naphthyl｝-ethylidene)malononitrile)を使用するPETスキャンは，正常加齢，軽度認知機能低下そしてアルツハイマー病を，アルツハイマー病による部位的プラークやタングルを特定することで鑑別することができる．FDDNPは，アミロイド老人斑(プラーク)とタ

ウ神経原線維濃縮体（タングル）に結合する．FDDNP は FDG PET より，アルツハイマー病と，軽度認知機能低下，正常加齢および認知機能に問題のない人を鑑別する上で優れた検査である．

単光子放出型コンピュータ断層撮影（SPECT）

SPECT はほとんどの病院で行われているが，脳の検査に使われることはほとんどない．SPECT は心臓，肝臓，脾臓など他の内臓の検査に使われることが多い．しかし，SPECT による脳画像と精神疾患の関連を見出そうとする最近の研究もある．

機能的磁気共鳴画像（fMRI）

fMRI は，局所脳血流を計るために使用される研究的スキャンである．fMRI のデータを従来の MRI 画像の上に重ねることで，脳の構造や機能についての詳細な脳地図を見ることができる．血流量の計測にはヘム分子を内因性コントラスト剤として使う．ヘム分子の流れは計測可能であり，それにより局所脳代謝を評価できる．

磁気共鳴スペクトロスコピー（MRS）

MRS は，局所脳代謝を図るもう 1 つの方法である．MRS 画像は，通常の MRI のハードウェアとソフトウェアに特殊なアップグレードを施した物である．アップグレードによって，陽子（プロトン）からの信号が抑えられ，他の化合物が計測される．（従来の MRI 画像は，実際のところ，水分と脂質の中にある陽子（プロトン）の空間分布図である．）

磁気共鳴血管造影法（MRA）

MRA は，脳血流の 3D マップを作成する．神経学者や神経外科医はより頻繁にこの方法を使っている．精神科医が使用することはめったにない．

毒物検査

尿中乱用薬物スクリーニングは，バルビツレート，ベンゾジアゼピン，コカイン代謝物，アヘン，フェンシクリジン，テトラヒドロカンナビノール，そして三環系抗うつ薬を探索する免疫測定法である．これらの迅速な検査によって，1 時間以内に結果が得られる．しかし，これらはスクリーニングテストであり，その結果を確認するには，さらなる検査が必要である．

特定の向精神薬の血中濃度を測ることで，血中濃度が治療閾にあるか，治療閾に達していないか，中毒域かを判断できる．処方された薬物が中毒閾にあると，精神症状が現れることは珍しくない．衰弱した患者や高齢者では，治療閾の血中濃度でも病的症状を呈することがある．正常値は，検査室によって異なるのでその検査を行った検査室の正常値を知っておくことが大切である．

乱用薬物の検査は，通常，尿検体によって行われる．また，血液，呼気（アルコール），毛髪，唾液，そして汗の検体によって行う場合もある．尿によるスクリーニングは，アルコール，アンフェタミン，コカイン，マリファナ，オピオイド，フェンシクリジン，3,4-メチレンジオキシメタンフェタミン（3,4-methylenedioxymethamphetamine：MDMA［エクスタシー］）などの頻繁に乱用される薬物の最近の使用に関する情報を提供する．多くの物質が，尿による薬物スクリーニング検査で，偽陽性を示す可能性がある．偽陽性が疑われる場合，確認検査が必要となる．

包括的質的毒物スクリーニングは通常，液体と気体のクロマトグラフィーによって行われる．これには長時間を要するため，通常の臨床状境で行われることはめったにない．説明のつかない毒性を示す患者や，非典型的臨床像がみられる時に使用される．

量的毒物評価は，過量服薬患者を治療する際，臨床的評価といつ摂取されたかがわかっている場合，有用である．

薬物乱用

患者が語る薬物乱用歴は，多くの場合信頼できない．薬物誘発性精神障害は，1 次性の精神障害に似ていることがよくある．さらに，物質乱用は以前からあった精神疾患を悪化させることがある．薬物乱用スクリーニングを指示する必要性があるのは，初診患者の評価における説明のつかない行動症状，違法薬物の使用または乱用歴，もしくはリスクの高い背景（例えば，犯罪歴，青年期，売春など）がある場合である．薬物乱用スクリーニングは，物質乱用の治療の間，患者が薬物の使用を止めているかを監視するためにもよく使われる．そのような検査は，定期的に，またはランダムに行うことができる．多くの臨床医は，ランダムな検査のほうが薬物をやめていることを的確に査定できると考えている．検査は，患者への動機づけにもなりうる．

他の臨床検査データも，物質乱用の問題を示唆することがある．平均赤血球容積の増加はアルコール乱用と関連する．肝酵素は，アルコール乱用あるいは，静脈注射による薬物乱用によって起こる B 型または C 型肝炎で増加する．B 型または C 型肝炎の血清検査を行うことによって診断が確定される．静脈注射による薬物乱用者は，細菌性心内膜炎のリスクが高い．細菌性心内膜炎が疑われたなら，さらなる精密検査が必要である．

検査される物質　フェンシクリジン（PCP），コカイン，テトラヒドロカンナビノール（マリファナ），ベンゾジアゼピン，メタンフェタミンとその代謝物であるアンフェタミン，モルヒネ（Duramorph），コデイン，メタドン（Dolophine），プロポキシフェン（Darvon），バルビツレート，リセルグ酸ジエチルアミド（LSD），そして MDMA は，定期検査が可能である．

薬物スクリーニング検査は，偽陽性率が高い．これは，処方薬の相互作用によるものであることが多く，偽陽性

表 5.7-1　尿で検出できる乱用物質

物質	尿中で特定される時間の長さ
アルコール	7〜12 時間
アンフェタミン	48〜72 時間
バルビツレート	24 時間（短時間作用） 3 週間（長時間作用）
ベンゾジアゼピン	3 日間
コカイン	6〜8 時間（代謝産物は 2〜4 日間）
コデイン	48 時間
ヘロイン	36〜72 時間
マリファナ	2〜7 日間
メサドン	3 日間
メタカロン	7 日間
モルヒネ	48〜72 時間

をもたらして検査の確証性を損う．偽陰性も同様によくある．偽陰性は，検体の採取と保存の問題によって起こることがある．

　検査は，ほとんど尿を使って行われるが，血清検査もほとんどの薬物に対して行える．施設によっては毛髪や唾液による検査も実施できる．アルコールは呼気（酒気探知器）によって検知できる．アルコールを除けば薬物濃度は通常測定できず，薬物があるかないかだけが決定できる薬物濃度と臨床症状には，意味のあるあるいは有用な相関はない．尿中の物質が検知できる時間の長さを表5.7-1に示した．

アルコール

　アルコール乱用を診断できる，1つの検査あるいは，身体的検査はない．アルコール摂取歴が診断に最も重要である．臨床検査の結果と身体的検査の所見が，その診断を確定する助けになる．急性アルコール中毒の患者では，血中アルコール濃度（blood alcohol level：BAL）が有用なこともある．患者が，高いBALにもかかわらず臨床的に目立った中毒症状を示さない場合，高い耐性を意味する．BALが低いのに，臨床上重篤な中毒症状を示す場合は，他の物質の付加による中毒が示唆される．中毒は，通常100〜300 mg/dLの間で起こる．アルコール中毒の程度は，呼気中のアルコールの濃度によっても評価できる（酒気探知器）．慢性的なアルコール摂取は，通常他の臨床検査値の異常にも現れ，例えば，血清アラニンアミノトランスフェラーゼ（alanine aminotransferase：ALT）より，アスパラギン酸塩アミノトランスフェラーゼ（asparate aminotransferase：AST）が高値を示す肝酵素の上昇がある．ビリルビン値も上昇することが多い．総蛋白とアルブミンは減少し，プロトロンビン時間（prothrombin time：PT）は延長する．大球性貧血が起こることもある．

　アルコール乱用は，酒皶，毛細血管拡張，肝肥大，そして身体的検査を行うと外傷の証拠がみられる．離脱時には，高血圧や震え，頻脈などが起こる．

　アルコール乱用患者の臨床検査では，大赤血球症が明らかになることがある．これは，毎日4杯以上飲む患者の多くに起こる．アルコール性肝障害は，ASTとALTの上昇を特徴とし，ASTとALTの割合は2：1以上になるのがふつうである．グルタミルトランスペプチダーゼ（GGT）濃度も上昇する．炭水化物-欠失トランスフェリン（carbohydrate-deficient transferrin：CDT）は，慢性的で重篤なアルコール摂取を検知するのに役立つであろう．CDTは60〜70％の感度と80〜90％の特異性がある．

　BALは，運転時にアルコールの影響下にあるかを法律的に判定する際に使用される．多くの州で，法定限度は，80 mg/dLである．しかし，臨床的に現れるアルコールの影響は，各人のアルコール耐性の程度によって異なる．同じBALであっても，慢性的にアルコールを乱用している人は，アルコールを飲まない人よりも症状が現れにくい．一般的に，50〜100 mg/dLの範囲のBALは，判断力と協調運動を障害し，100 mg/dL以上の濃度では，運動失調が起こる．

環境毒素

　特定の毒素は，さまざまな行動異常と関連する．毒素にさらされる事態は，通常職業や趣味を通して起こる．

- アルミニウム中毒は，認知症様の状態を引き起こす．アルミニウムは尿または血液中に検出される．
- ヒ素中毒は，疲労感，意識消失，貧血，そして脱毛を引き起こす．ヒ素は尿，血液，毛髪から検出される．
- マンガン中毒では，せん妄，混乱，そしてパーキンソン病様症状が起こることがある．マンガンは，尿，血液，毛髪から検出される．
- 水銀中毒の症状には，無気力，記憶力低下，不安定性，頭痛，そして疲労感がある．水銀は，尿，血液，毛髪から検出される．
- 鉛中毒の徴候には，脳症，易刺激性，無気力，そして無食欲症などがある．鉛は，尿または血液から検出できる．鉛の濃度はふつう，24時間尿で評価する．遊離赤血球プロトポルフィリン検査とは，慢性的な鉛中毒のスクリーニング検査である．この検査は，一般に血液の鉛濃度と連結している．疾病予防センター（Centers for Disease Control and Prevention：CDC）は，25μg/dL以上の鉛は子どもに重大な影響を及ぼすと明示している．子どもの鉛中毒の発生率は近年低下している．

　殺虫剤などの有機化合物に著しく曝された場合，行動異常が起こることがある．多くの殺虫剤には，強い抗コリン効果がある．このような化合物を検出できる，容易に実施できる臨床検査はない．毒物管理センターは適切な検査を行える施設を探す助けになるかもしれない．

揮発性溶媒の吸入

揮発性物質は，人が吸入できる蒸気を発生し，精神活性効果を現す．最もよく乱用される揮発性溶媒は，ガソリン，接着剤，塗料用シンナー，修正液である．エアゾールは，掃除用スプレー，防臭スプレーから噴射され，また，ホイップクリーム容器が乱用されることもある．亜硝酸アミル（"poppers"）や亜硝酸ブチルバイアル（"rush"）のような亜硝酸と，クロロフォルム，エーテル，亜酸化窒素などの麻酔ガスも乱用される．

揮発性溶剤の慢性的な乱用は，脳，肝臓，腎臓，肺，心臓，骨髄，そして血液の損傷を引き起こす．乱用は，低酸素症または無酸素症を引き起こすことがある．乱用の徴候には，短期記憶の障害，認知機能障害，不明瞭で走査するような話し方，そして振戦がある．不整脈が起こることもある．多くの洗剤や塗料，接着剤に使われているトルエンに曝された場合，MRI 画像での明確な灰白質-白質の分化が失われ，脳萎縮がみられる．メトヘモグロビン血症は，亜硝酸ブチルの乱用によって起こる．慢性的な揮発性溶剤の使用は，パニック発作や器質性パーソナリティ障害の発症にも関わっている．慢性的使用は作業記憶および実行認知機能の障害を引き起こすこともある．

薬物血中濃度

向精神薬の血中濃度は，このような薬を服用する患者の中毒の危険を最小にし，治療的反応を得るために十分な量を処方していることを確認するために測定される．このことは治療的血中濃度に薬物を維持する上で特に当てはまる．薬物濃度は，肝臓の代謝に影響を受けることがよくある．この代謝は肝臓の酵素の働きによって起こる．

アセトアミノフェン

アセトアミノフェンは肝臓の壊死を引き起こし，それが致命的となる場合もある．アセトアミノフェンは，故意の過量服薬に最もよく使用される薬物の1つであり，過量服薬が関連する死の原因となることが多い．毒性は，肝疾患のない患者で，5 mg/dL 以上（>330 μmol/L）の濃度で起こる．アルコールの慢性乱用者は，特に過量服薬に脆弱性がある．過量服薬後，肝毒性を予防するために，アセチルシステイン（ムコミスト）による治療を速やかに開始しなければならない．

サリチル酸誘導体毒性

アスピリンは，頻繁に過量服薬される薬物である．その結果として，過量服薬が起こった際は，血中サリチル酸誘導体濃度がしばしば測定される．リウマチ患者の中には，治療のために長期的に大量のサリチル酸誘導体を服用している者がいる．10～30 g のアスピリンの服用は，致死的になりうる．サリチル酸誘導体の濃度が 40 mg/dL（2.9 mmol/L）以上になると，ほとんどの患者で毒性症状が出現する．よくみられる毒性症状は，酸塩基平衡異常，頻呼吸，耳鳴り，悪心，嘔吐などである．重篤な毒性では，高体温，精神状態の変調，肺水腫，そして死に至ることがある．

抗精神病薬

クロザピン　クロザピン（クロザリル）濃度は，朝の服薬前に決められるトラフ濃度（定常状態最低血中濃度）である．クロザピンの治療閾は確立していないが，100 mg/mL の濃度は，治療効果のある最低閾値と広く考えられている．少なくとも 350 mg/mL のクロザピンが難治性統合失調症患者における治療効果を期待するために必要と考えられている．発作やその他の副作用の起こる可能性は，クロザピン濃度 1200 mg/mL 以上，もしくは，1日あたり 600 mg 以上の服薬，もしくはその両方により増加する．精神医学領域でクロザピンは白血球減少の起こる原因となることが多い．中等度から重度の白血球減少症が起こったなら，クロザピンによる治療は中止しなければならないが，将来的に再度クロザピンによる治療は可能である．

気分安定薬

カルバマゼピン　カルバマゼピン（テグレトール）は，白血球，血小板，そして稀には赤血球の減少を起こしうる．貧血症，再生不良性貧血，白血球減少症，そして血小板減少症がすべて起こりうるが，めったにない．カルバマゼピンによる治療開始前の評価には必ず全血球算定（CBC）を含む．

カルバマゼピンによって，低ナトリウム血症になることがある．この低ナトリウム血症は，通常軽度で，臨床症状は起こさない．しかし，カルバマゼピンは，抗利尿ホルモン分泌異常症候群（syndrome of inappropriate secretion of antidiuretic hormone：SIADH）を起こしうる．カルバマゼピンは，二分脊椎や指の奇形など多様な先天異常の原因となることがある．中毒の徴候は，嘔気，嘔吐，尿閉，運動失調，混乱，傾眠，興奮，あるいは眼球震盪などである．非常に高濃度では，不整脈，発作，そして呼吸抑制などの症状も起こりうる．

リチウム　リチウム（リーマス）の治療指数は狭い．そのため，リチウムの血中濃度は，治療効果のある処方量を保ち中毒を予防するために監視しなければならない．副作用は，用量依存的である．中毒症状は，振戦，鎮静，そして混乱などである．より高濃度では，せん妄，発作，昏睡も起こりうる．中毒症状は，1.2 mEq/L 以上の血中濃度から現れ始め，1.4 mEq/L 以上ではほとんど出現する．高齢者や衰弱した患者では，1.2 mEq/L 以下でも中毒の徴候が現れることがある．

バルプロ酸　軽度の肝機能障害から肝臓壊死に至るまで，肝毒性のリスクがあるので，治療開始前に肝機能検

査を行う．より一般化にみられることとしてバルプロ酸（デパケン）は，正常範囲の上限の3倍のトランスアミナーゼの持続的上昇を引き起こしうる．

バルプロ酸は先天異常のリスクを高めると考えられている．通常，妊娠可能年齢の女性には，バルプロ酸開始前に妊娠尿検査を行う．女性には，適切な避妊法を取るように注意する必要がある．

白血球減少症や，血小板減少症などの血液学的異常も起こりうる．バルプロ酸によって，血中アンモニア濃度が上昇することがある．バルプロ酸による治療を受けている患者に，精神状態像の変化や無気力が認められた場合は，アンモニア濃度の測定を行う．急性膵炎も起こりうる．

抗うつ薬

モノアミン酸化酵素阻害薬 モノアミン酸化酵素阻害薬（monoamine oxidase inhibitor：MAOI）は，起立性低血圧，まめったにないが高血圧性クリーゼを起こすことがある．治療開始前に，血圧のベースラインを測定し，治療中血圧を監視する．

MAOIでは，特定の血中濃度が決められていないので，MAOIの血中濃度を直接モニターしていても臨床的な意味はない．MAOIは，時に肝毒性を起こす．そのため，治療開始時とその後も定期的に肝機能検査を行う．

三環系および四環系抗うつ薬 三環系あるいは四環系抗うつ薬開始前の通常の臨床検査として，全血球算定，血清電解質，そして肝機能検査を行う．これらの抗うつ薬は心臓に影響するため，処方開始前に，心電図（ECG）を記録して，不整脈やPR，QRS，そしてQTc複合の間隔延長の有無を確認する．

神経遮断薬悪性症候群

神経遮断薬悪性症候群（neuroleptic malignant syndrome：NMS）は，神経遮断薬の服用の結果起こり，稀ではあるが，致命的になる可能性がある．症状は，自律神経不安定，超高熱，重篤な錐体外路症状（硬直など），そしてせん妄である．持続的な筋収縮が，末梢の発熱と筋破壊をもたらす．筋破壊は，クレアチンキナーゼ（CK）濃度の上昇をきたす．末梢性の発熱と体温調節中枢の障害が，結果として超高熱を引き起こす．ミオグロビン尿症と白血球増多症もよくみられる．肝臓や腎臓の機能不全も起こりうる．肝酵素は，肝臓の機能障害に伴って増加する．患者は，超高熱，誤飲性肺炎，腎不全，肝不全，呼吸停止，あるいは心血管虚脱によって死に至ることがある．治療は，神経遮断薬の中止，水分補給，筋弛緩薬の投与，そして全身管理である．

NMSに対する一般的な臨床検査は，CBC，血清電解質，BUN，Cr，そしてCKである．尿中ミオグロビンなどの尿検査も行う．鑑別診断の一部として，発熱の原因を調べるために血液と尿の培養を行う．NMSでは，白血球数の著明な上昇が起こりうる．白血球数は通常1万～4万/mm³である．

筋肉損傷

血清CK値は，反復的な筋肉注射，長期的あるいは興奮下の抑制，あるいはNMSの結果として上昇することがある．神経遮断薬によるジストニア反応もCK値の上昇につながる．

電気けいれん療法

電気けいれん療法（electro convulsive therapy：ECT）は通常，最も治療抵抗性のうつ病患者に行われる．ECT導入の前にふつう行う臨床検査は，CBC，血清電解質，肝機能検査である．しかし，ECT前評価に必要とされる特定の検査はない．通常，ECG（心電図）も記録する．麻酔薬を使用した近年の技術の導入により，脊椎損傷の危険が下がり，脊椎X線検査はすでに必要がないと考えられている．全体的な医学的病歴と身体の診察は，治療を複雑にしかねない状態を見極めるためのスクリーニングとして有用である．

内分泌検査

内分泌疾患は，精神科領域と強い関連がある．精神疾患の管理は，併存する内分泌疾患によって複雑化する．内分泌疾患は精神医学的症状を示すことが多い．これらの理由により，内分泌疾患のスクリーニングには，精神科医が必要とされることが多い．

副腎疾患

副腎疾患は，抑うつ，不安，躁，認知症，精神病症状やせん妄などの精神医学的症状を起こすことがある．しかし，副腎疾患患者が精神科医の注意を引くことはほとんどない．このような患者の評価と管理は，内分泌疾患の専門家との連携の下に行われるのが最も望ましい．

コルチゾールの低い血中濃度は，アジソン（Addison）病でみられる．患者は，疲労，食欲不振，体重減少，倦怠感などの精神疾患でよくみられる症状を示すことがある．また，記憶障害，混乱，あるいはせん妄が起こることもある．患者に，幻覚や妄想を伴ううつ病や精神病が起こることもある．

コルチゾール濃度の上昇は，クッシング（Cushing）症候群でみられる．クッシング症候群の患者の約半数は，精神症状を示す．症状には，不安定性，易刺激性，不安，パニック発作，抑うつ気分，多幸感，躁，あるいはパラノイアなどがある．認知機能の障害として，認知力低下と短期記憶障害がある．コルチゾール値が正常になると通常，症状は回復する．もし回復しなかったり，症状が重篤な場合は，精神医学的治療が必要になる．

コルチゾール値は，一次性精神疾患の評価と管理には

必要だとは考えられていない．ただ，デキサメタゾン抑制テスト（dexamethasone-suppression test：DST）は精神科における研究手段として残っているが，日常の診療では使われていない．

筋肉増強剤（アナボリックステロイド）の使用

筋肉増強剤の使用は，易刺激性，攻撃性，抑うつ，そして精神病を起こすことがある．運動選手やボディービルダーには筋肉増強剤の乱用者が多い．筋肉増強剤のスクリーニングには，尿検査が行われる．非常に多くの化合物が合成されているため，使用された化合物によって，診断を確定するために多様な検査が必要になる．専門家への相談が推奨される．一般に，テストステロン以外のアンドロゲンは，ガスクロマトグラフィや質量分析法によって検出されやすい．

抗利尿ホルモン

抗利尿ホルモン（antidiuretic hormone：ADH）とも呼ばれるアルギニンバソプレシン（arginine vasopressin：AVP）は，中枢性尿崩症（diabetes insipidus：DI）において減少する．DI は中枢性（脳下垂体あるいは視床下部による）もしくは腎原性である．腎原性 DI は，後天性または遺伝性 X-連鎖による．リチウム誘発性 DI は後天性の1例である．リチウムは，腎臓の尿細管の AVP に対する感受性を低下させることが示されている．中枢性 DI の患者は，バソプレシンの投与に反応し尿量が減少する．2次性中枢性 DI は，脳下垂体あるいは視床下部の損傷を引き起こす頭部外傷の結果として起こる．

リチウム服用患者の約 1/5 に，多尿症状がみられ，さらに多くの患者にある程度の尿濃縮能の障害が起こる．リチウムによる継続的な治療は，腎原性 DI の原因として多い．しかし，腎原性 DI に加えリチウムによる治療を受けている患者に起こる多尿にはその他の原因もある．一次性多飲症はよくあることで，また，多くの向精神薬による口渇と関連している．

AVP の過剰な分泌によって，体内に停滞する体液が増加する．この状態は，SIADH（ADH 不適合分泌症候群）と呼ばれる．SIADH における水分貯留は，低ナトリウム血症の原因になる．SIADH は，脳外傷，もしくは薬物服用（フェノチアジン，ブチロフェノン，カルバマゼピン，そしてオキスカルバゼピンなど）の結果として起こる．この状態によって起こる低ナトリウム血症はせん妄を引き起こすことがある．

ヒト柔毛膜性ゴナドトロピン

ヒト柔毛膜性ゴナドトロピン（human chorionic gonadotropin：hCG）は尿と血液によって検査できる．hCG の尿検査は一般に使用されている尿による妊娠検査の基礎となっている．このイムノメトリックアッセイ（訳注：主として高分子の免疫化学的測定に利用される）は，月経予定期を約2週間が過ぎたころに妊娠を検出できる．月経周期が過ぎて後 1，2週間経っても月経がない場合に実施されると通常検査で正確な結果が得られるが，2週間が過ぎるまでは信頼できる結果にならない．しかし，受精後7日の妊娠を正確に検出できる超高感度尿 hCG 検査がある．妊娠検査は，リチウムやカルバマゼピン，バルプロ酸など，先天異常と関連するある種の向精神薬の開始前に行うことが多い．

上皮小体ホルモン

上皮小体ホルモン（副甲状腺ホルモン）は，血清カルシウムとリンの濃度を調節している．このホルモンの調節異常とその結果として起こるカルシウムとリンの異常は，抑うつあるいはせん妄を引き起こす．

プロラクチン

プロラクチン濃度は抗精神病薬の服用によって上昇することがある．血清プロラクチンの上昇は，脳下垂体のドパミン受容体の阻害によって起こる．この阻害が，プロラクチンの合成と放出を増加させる．

脳の MRI は，患者が高プロラクチン血症を起こすことが知られている向精神薬を服用している時は通常実施されず，プロラクチン値上昇の程度は薬物因性の原因と一致している．

プロラクチン値は，発作後に短期的に上昇する．この理由により，発作後すぐにプロラクチン値を測定すると，真の発作と偽発作の鑑別に役立つ．

甲状腺ホルモン

甲状腺疾患はさまざまな精神症状を呈する．甲状腺疾患は，最も一般的には抑うつや不安と関連するが，パニック，認知症，そして精神病の症状も起こすことがある．甲状腺疾患は，うつ病と似ていることがある．甲状腺機能が正常でない場合，その患者が気分を正常な状態で保つのは難しい．

全身性エリテマトーデス

全身性エリテマトーデス（systemic lupus erythematosus：SLE）は，自己免疫疾患である．SLE の検査は，この疾患の一部を形作っている抗体の検出に基づく．抗核抗体は，実質的に SLE の全患者にみられる．抗体量の測定は，疾患の重症度をモニターするためにも行われる．蛍光検査は抗核抗体を検出するために行われる．この検査は，さまざまなリウマチ性疾患でも陽性になる．そのため，陽性の結果が出た場合，抗デオキシリボ核酸（DNA）抗体を検出するための検査などのさらなる検査が追加される．抗核抗体と抗 DNA 抗体の存在は，SLE の診断を強く示唆する．抗 DNA 抗体は治療への反応をモニターするために追跡される．

SLE の精神症状は，抑うつ，認知症，せん妄，躁，そして精神病である．SLE 患者の約5％が幻覚や妄想などの精神病症状を示す．

膵機能

血清アミラーゼの測定は膵臓機能をモニターするために行われる．アミラーゼ値の上昇は，膵炎を起こしたアルコール乱用患者でみられることがある．血清アミラーゼ値は唾液と膵臓の成分に分別される．

臨床化学

血清電解質

血清電解質値は精神科患者の初期評価に有用である．血清電解質の値は，せん妄患者では異常を示すことが多い．電解質異常は向精神薬の服用によっても起こる．血清塩化物の低下は，自己誘発性嘔吐によって排出する摂食障害患者に起こることがある．血清重炭酸塩の値は，緩下剤を用いたり乱用する患者で上昇することがある．重炭酸塩の値は一般に，不安による過呼吸のある患者では低い．

低カリウム血症は，緩下剤を摂取もしくは乱用する摂食障害患者と心因性嘔吐においてみられる．摂食障害患者による利尿剤乱用も低カリウム血症を起こす可能性がある．低カリウム状態は，筋力低下や疲労を起こす．低カリウム血症によって特徴的なECGの変化が起こり，心臓不整脈，U波，T波の平坦化，ST低下などを示す．

神経性やせ症または神経性過食症のある摂食障害の患者には，通常，血清電解質(特に，カリウムとリン)，血糖値，甲状腺機能，肝酵素，総蛋白，血清アルブミン，BUN，Cr，CBC，そしてECGを含む一連の検査を行う．血清アミラーゼも，過食症患者に対して検査されることが多い．

マグネシウム値は，アルコール乱用患者で低くなることがある．低マグネシウム値は，興奮，混乱，そしてせん妄を起こすことがある．治療を受けないと，発作や昏睡が続いて起こる．

血清リンの低値は，排出行動のある摂食障害患者にみられる．リン値は過呼吸のある不安患者でも低くなることがある．副甲状腺機能亢進症は低血清リン濃度を低下させる．副甲状腺機能低下症では，血清リン濃度の上昇がみられる．

低ナトリウム血症は，心因性多飲症やSIADH，そしてカルバマゼピンのようなある種の薬物への反応としてみられる．低ナトリウム値はせん妄を起こすことがある．

血清カルシウム異常は多様な行動異常を起こす．低血清カルシウムは，抑うつ，せん妄，易刺激性と関連する．高カルシウム値は，抑うつ，精神病，筋力低下と関連する．摂食障害患者の間でよくみられる緩下剤の乱用は，低カルシウム血症を起こしうる．副甲状腺機能低下症によって2次性に起こる低カルシウム血症は，甲状腺疾患の手術を受けた患者に起こることがある．

銅代謝における稀な異常を示すウィルソン病では，血清銅の値が低くなる．銅は，脳や肝臓に蓄積し，知的機能低下，パーソナリティの変化，精神病，そして運動障害を起こす．症状は，通常10～20代のうちに現れる．ウィルソン病の臨床検査では，銅の輸送蛋白である血清セルロプラスミンが低値で，24時間の尿中の銅が増加している．

腎機能

腎機能検査は，BUN(血中尿素窒素)とCr(クレアチニン)を行う．他の関連する臨床検査は，通常の尿検査とCrクリアランスである．BUNの上昇は無気力あるいはせん妄を起こしやすい．BUNはよく脱水によって上昇する．BUNの上昇はリチウム排出障害に関連することが多い．それほど感受性の高くない腎機能の尺度は，Crである．Crの上昇は広範な腎機能障害を示唆する．値の上昇は，約50％のネフロンが損傷を受けると起こる．

Crクリアランスは，リチウム服用患者でしばしば検査される．Crクリアランスは腎機能の感度の高い検査法である．この検査は十分に水分補給をした患者の，24時間尿によって行われる．24時間の尿収集の中間点で，血清Cr値も検査する．その検査結果は，患者のCrクリアランスを計算するために使われる．通常，検査機関がその計算をする．

ポルホビリノゲン値の上昇は，急性間欠性ポルフィリン症の徴候のある患者の尿で観察される．この疾患の症状は，精神病，無気力，あるいは抑うつと間欠性腹痛，ニューロパシー，自律神経失調である．もし患者にこのような症状がみられ，尿ポルホビリノゲン値が上昇していたら，24時間の尿採取がポルホビリノゲンとアミノレブリン酸の量的検査のために行われる．

肝機能

肝機能検査(liver function test：LFT)は通常，血清アミノトランスフェラーゼ，アルカリホスファターゼ，γグルタミルトランスペプチダーゼ，そして血清アルブミン濃度とプロトロンビン時間，および肝臓の輸送能力を測定する血清ビリルビンを含む，総合的機能検査を行う．

ASTの上昇は，肝臓，心臓，肺，腎臓，骨格筋の疾患に伴って起こることがある．アルコールの影響による肝臓疾患の患者では，ASTは概してALTよりも上昇する．ウィルスおよび薬物誘発性肝疾患では，ALTが上昇することが多い．血清GGT(γ-GTP)は，アルコール性の肝疾患や肝硬変などの肝胆道疾患で上昇する．

アルカリホスファターゼの上昇は，肝臓，骨，腎臓，甲状腺の疾患を含め多くの疾病でみられる．アルカリホスファターゼ値は，いくつかの精神病薬によって上昇し，その最も著しいのがフェノチアジン系薬物である．

血清アンモニア値は肝性脳症の患者でしばしば上昇する．高い値は肝性脳症によるせん妄と関連する．血清アンモニア値はバルプロ酸を服用している患者でも上昇することがある．

血清ビリルビンは肝臓と胆管の機能の指標である．肝前性(prehepatic)，非結合もしくは間接型ビリルビンと，

肝後性(posthepatic), 結合型もしくは直接型ビリルビンは, ビリルビン上昇の基となっているものを明らかにするために検査される.

乳酸脱水素酵素(LDH)は, 肝臓, 骨格筋, 心臓, および腎臓の疾患で上昇する. 同様に, 悪性貧血においても上昇する.

ビタミン

葉酸と B_{12} 葉酸と B_{12} の欠乏は多くのアルコール乱用患者にみられる. 葉酸と B_{12} 欠乏症は, 認知症, せん妄, そしてパラノイア, 疲労, パーソナリティの変化を含む精神病に関連する. 葉酸と B_{12} は直接的に測定できる. 低葉酸値は経口避妊薬の使用やその他のエストロゲンの摂取, アルコール, あるいはフェニトイン(アレビアチン)を摂取している患者でみられる.

感染症検査

性感染症(sexually transmitted disease：STD)検査は, 昨今これらの疾患が頻発するに伴って, 一般的になっている. 躁病や物質乱用などのある種の精神疾患は, STDに罹患するより高いリスクがある. STDには, 単純ヘルペスウイルス1型と2型, クラミジア, 肝炎ウイルス, 淋病, 梅毒, そしてヒト免疫不全ウィルス(HIV)などがある. STDの危険因子としては, 売春婦との接触, 薬物乱用, STDの既往歴, インターネットを通じて知りあったパートナーや, 複数のセックスパートナー, 新しいパートナーと会うこと, 若いことあるいは未婚などがあげられる. その他の考慮すべき疾病は, エプスタイン-バー(Epstein-Barr)ウイルスである.

静脈注射による薬物使用

静脈注射(intravenous injection)は, 多くの物質乱用に使用される. 最も一般的なものとして, ヘロイン, アンフェタミン, そしてコカインが, それぞれ別個にも, また配合して経静脈的に使用される. 針は汚染されることが多いため, 静脈注射による薬物使用者は細菌性心内膜炎, B型およびC型肝炎, HIV感染, HIV感染による後天性免疫不全症候群(AIDS)のリスクがある. 新たにC型肝炎になった人の60%以上が違法薬物を注射した経験があると推定されている.

全血球算定(CBC)と血清血液培養 汚染された針や滅菌されていない注射の使用は, 静脈注射による薬物使用者を, 膿瘍, 菌血症, 細菌性心内膜炎など細菌感染のリスクに曝す. 心内膜炎, 菌血症の可能性, 膿瘍を示すような身体診療上の所見がみられた場合は, WBC数の増加を除外診断するためにCBCが必要である. 患者が発熱していたり, 診療所見が菌血症や心内膜炎を示唆する場合, 少なくとも2か所の別々の場所から採取した血液培養を行い, さらに, 内科への相談も行う.

梅毒

蛍光トレポネーマ抗体吸収(FTA-ABS)試験は梅毒トレポネーマスピロヘータに対する抗体を検出し, 非トレポネーマ試験よりも感度が高く, 特異性がある. 試験は, 急速血漿レアギン(RPR)試験やVDRL試験(米国性病研究所検査法)のような梅毒のスクリーニング検査陽性の確認のために実施される. FTA-ABS(梅毒トレポネーマ蛍光抗体吸収)試験は, 神経梅毒が疑われる場合も行われる. 一度陽性になると, 患者はそれを一生抱えなければならない. 偽陽性の結果はSLE患者に起こりうる.

ウイルス性肝炎

いくつかの型のウイルスがウイルス性肝炎を起こす可能性がある. ウイルス性肝炎は, 肝酵素, 特にALTの上昇を含むLFTの異常をきたす. 症状は, 軽度の感冒様症状から急速に悪化し致死的になる肝不全まである. 精神症状としては, 抑うつ, 不安, 衰弱, 精神病などがある. ウイルス性肝炎は, 肝臓で代謝される向精神薬の代謝を阻害する. 肝代謝障害に対しては, 肝臓で代謝される薬物の用量を調節するか, 肝代謝の変化の影響の少ない薬物を考慮することが必要になる. 肝炎を起こすウイルスには, A型肝炎ウイルス(HAV), B型肝炎ウイルス(HBV), C型肝炎ウイルス(HCV), D型肝炎ウイルス(HDV：デルタ因子)がある.

肝炎患者では, 特に黄疸が出る以前の段階では, WBCは正常から低値を示す. 大きな異型リンパ球が時おり現れる. 稀に, 急性肝炎後に, 再生不良性貧血が起こることがあるが, これは肝炎ウイルスが原因ではない. 軽度の蛋白尿はよくみられ, ビリルビン尿は, 黄疸に先立って現れる. 無肝汁便は, 黄疸のある期間にはよくみられる. ASTあるいはALTの顕著な上昇は早期に起こり, 続いてビリルビンとアルカリホスファターゼが上昇する. 少数の患者には, アミノトランスフェラーゼが正常値になった後も, ビリルビンとアルカリホスファターゼの上昇が残る. 胆汁分泌停止は急性A型肝炎で起こることがある. 重篤な肝炎でのPTの顕著な延長は, 死亡率の上昇と相関する.

6か月以上のアミノトランスフェラーゼ値の上昇を特徴とする慢性肝炎は, 免疫不全のある成人の1〜2%に急性B型肝炎を起こす. 急性C型肝炎のうち80%以上の患者が慢性肝炎となり, 多くの場合徐々に進行する. 最終的に, 慢性C型肝炎の30%と慢性B型肝炎の40%に肝硬変が起こり, 肝硬変の起こるリスクは両方のウイルスあるいはHIVに感染している患者の場合さらに高くなる. 肝硬変のある患者は, 年間3〜5%の率で, 肝細胞癌のリスクがある. 肝硬変がない場合でも, 慢性B型肝炎の患者——特に, ウイルス複製の活発な場合——は, リスクが高い.

脳波検査

脳波(electroencephalogram：EEG)は局所的な大脳皮質の電気活動を検査する．臨床神経科学は脳波を用いてきた長い歴史がある．脳波は，データ集積あるいはデータそのものの調節技術によって特異的な脳の状態や活動を観察する別の方法で使用することもできる．脳波所見は，従来の脳波記録の方法で紙に表示することもできる．あるいは，デジタル化し，そのデータをフーリエ変換を用いて構造を変えて，色付けされた領域ごとの活動の脳地図を作成することもできる．記録時間は延長でき，てんかん発作のある患者の遠隔記録のためのビデオモニタリングと同時に，電気活動を記録することもできる．遠隔記録は，行動異常と脳の電気活動の相互の関連をみるために，発作性疾患の精査の一部として導入されている．長時間睡眠時脳波は，限定的な部位の脳波と顔面筋肉活動を同時に記録することで，結果として睡眠時脳波あるいは睡眠ポリグラフのいずれかになる．多くの臨床家が脳波をECTの実施をモニターするためにも用いている．

脳波は，発作焦点を特定したり，せん妄の評価をするために記録される．脳波とそのトポグラフィーでは，精神疾患の診断的評価における明確な意味は見出せない．通常精神科では，脳波は精神疾患の原因として，発作性疾患やせん妄など精神疾患ではないものを除外診断するために記録される．卒中，腫瘍，硬膜下血腫，あるいは認知症の鑑別診断には，画像診断の方が適している．驚くに価しないが，脳波は発作性疾患や，最近の発作を強く示唆する病歴，あるいは他の器質性疾患がある患者において最も役立つ．その場合の臨床的特徴には，意識の変容，非典型的な幻覚(例えば，幻嗅など)，頭部外傷，そして自動症があげられる．さらに，脳波はCTまたはMRIで異常があったときに記録されることがよくある．発作は臨床的な診断であり，正常脳波は発作性疾患の可能性を除外しないことを覚えておかなければならない．

誘発電位

誘発電位(evoked potential：EP)検査は，特定の感覚刺激に応答する脳波記録法である．刺激は，視覚，聴覚，体性感覚などである．視覚的EPの間，患者は閃光や，市松模様の環境に曝される．聴覚的EPでは，患者は特定のトーンの音を聞かされる．体性感覚EPの場合，患者は電気刺激を極限まで経験する．患者が通常の脳波記録を受けている間，これらの刺激が繰り返し与えられる．コンピュータを用いて，これらの刺激への反応が加算され，平均される．時間枠はミリ秒単位で測定される．この検査は神経学的にも神経外科的にも有用である．例えば，多発性硬化症(multiple sclerosis：MS)のような脱髄性疾患の検査の助けになる．精神科では，EP検査は，器質的損傷と機能的損傷を鑑別するのに役立つであろう．古典的な例として，EP検査を，ヒステリー盲の可能性を評価するために使うことがある．この検査の精神科での有用性はいまだに調査中である．

睡眠ポリグラフィー

睡眠ポリグラフィーは，脳波，心電図，血中酸素飽和度，呼吸，体温，筋電図，電気眼球図を同時に記録し，睡眠障害の検査に用いる．睡眠ポリグラフィーによって，うつ病の患者における，急速眼球運動(rapid eye movement：REM)睡眠の全体量の増加とREM潜時の減少が示されている．この検査は，うつ病と，うつ病に似た他の状態を鑑別するのに役立つ．例えば，認知症によってうつ状態にみえる患者はREM潜時の減少は示さず，REM睡眠の増加もない．

心電図

心電図(electrocardiogram：ECG)は，心臓の電気的活動を示す．その異常は，心臓の病理と関連する．ECGは，精神科では向精神薬の副作用を査定するために最も一般的に記録される．

ジプラシドン(Geodon)は，服用量に関連したQTc間隔の延長を起こす．他のいくつかの薬物とQTc間隔の延長を伴う致死的不整脈(例えば，トルサード・ド・ポアンツ[torsades de pointes])の関連はよく知られている．この理由で，臨床家は普通ジプラシドンを開始する前にECGを記録する．ジプラシドンは，QTc延長(先天的QT延長症候群を含む)の病歴がある患者，最近の急性心筋梗塞もしくは治療されていない心不全がある患者には禁忌である．徐脈，低カリウム血症，低マグネシウム血症，QTcを延長する他の薬物の同時使用，すべてにおいて重篤な不整脈の危険を高める．ジプラシドンは，持続的にQTc間隔が500 mm秒より長い患者では使用を中止すべきである．

ジプラシドンと同様に，チオリダジン(Mellaril)はQTc間隔の延長に，用量依存性に関連する．QTc間隔の延長は，トルサード・ド・ポアントや突然死と関連する．QTc間隔の延長を除外診断するためチオリダジンを開始する前に，ECGを記録すべきである．

TCAは時にECGの変化を起こす．抗コリン作用は心拍数を増加させることがある．STおよびT波の異常を伴って，PR，QTc，QRS間隔の延長が起こることもある．TCAは，房室伝導や脚ブロックを起こしたり増悪させることがある．QTcが0.440秒を超えると，心臓不整脈による突然死のリスクが増す．多くの臨床家は40歳以上の患者やすでに心血管疾患があることがわかっている患者には，TCAを開始する前にECGを記録する．

リチウムによる治療は，良性で可逆的なT波の変化を起こすことがあり，洞房結節機能を障害したり，房室ブロックを起こすこともある．リチウムを開始する前あるいはリチウム中毒や過量服薬の症例に，ECGがよく

特定の精神疾患の患者を治療するときにも，精神科医はECGを記録する．摂食障害患者は，異常なECGの原因となる低カリウム状態であることが多い．血清カリウムが正常値よりも低下すると，T波は平板（または逆転）になり，U波が現れることがある．

ホルター心電図

ホルター心電図は，長時間（例えば，24時間）患者のECG活動を継続的に記録する．患者はこの間歩行が可能である．めまい，動悸，失神の評価に有用である．心臓の症状をもつパニック症患者の評価によく使われる．

心エコー

心エコーは，コンピュータによって変換した超音波のエコーを使用し，心臓の解剖学的構造を視覚化する．一般に，僧帽弁逸脱の診断に使用される．僧帽弁逸脱とパニック発作や不安症との関連は不明確である．

参考文献

Baron DA, Baron DA, Baron DH. Laboratory testing for substances of abuse. In: Frances RJ, Miller SI, Mack AH, eds. *Clinical Textbook of Addictive Disorders.* 3rd ed. New York: Guilford; 2011:63.

Blumenthal JA, Sherwood A, Babyak MA, Watkins LL, Smith PJ, Hoffman BM, O'Hayer CV, Mabe S, Johnson J, Doraiswamy PM, Jiang W, Schocken DD, Hinderliter AL. Exercise and pharmacological treatment of depressive symptoms in patients with coronary heart disease: Results from the UPBEAT (Understanding the Prognostic Benefits of Exercise and Antidepressant Therapy) study. *J Am Coll Cardiol.* 2012;60(12):1053.

Cernich AN, Chandler L, Scherdell T, Kurtz S. Assessment of co-occurring disorders in veterans diagnosed with traumatic brain injury. *J Head Trauma Rehabil.* 2012;27:253.

Guze BH, James M. Medical assessment and laboratory testing in psychiatry. In: Sadock BJ, Sadock VA, Ruiz P, eds. *Kaplan & Sadock's Comprehensive Textbook of Psychiatry.* 9th ed. Philadelphia: Lippincott Williams & Wilkins; 2009:995.

Kim HF, Schulz PE, Wilde EA, Yudofsky SC. Laboratory testing and imaging studies in psychiatry. In: Hales RE, Yudofsky SC, Gabbard GO, eds. *Essentials of Psychiatry.* 3rd ed. Arlington: American Psychiatric Publishing; 2011:15.

Meszaros ZS, Perl A, Faraone SV. Psychiatric symptoms in systemic lupus erythematosus: A systematic review. *J Clin Psychiatry.* 2012;73(7):993.

Mordal J, Holm B, Mørland J, Bramness JG. Recent substance intake among patients admitted to acute psychiatric wards: Physician's assessment and on-site urine testing compared with comprehensive laboratory analyses. *J Clin Psychopharm.* 2010;30(4):455.

Perez VB, Swerdlow NR, Braff DL, Näätänen R, Light GA. Using biomarkers to inform diagnosis, guide treatments and track response to interventions in psychotic illnesses. *Biomark Med.* 2014;8:9–14.

Roffman JL, Silverman BC, Stern TA. Diagnostic rating scales and laboratory testing. In: Stern TA, Fricchione GL, Cassem NH, Jellinek M, Rosenbaum JF, eds. *Massachusetts General Hospital Handbook of General Hospital Psychiatry.* 6th ed. Philadelphia: Saunders; 2010:61.

Saczynski JS, Marcantonio ER, Quach L, Fong TG, Gross A, Inouye SK, Jones RN. Cognitive trajectories after postoperative delirium. *N Engl J Med.* 2012;367(1):30.

Vannest J, Szaflarski JP, Eaton KP, Henkel DM, Morita D, Glauser TA, Byars AW, Patel K, Holland SK. Functional magnetic resonance imaging reveals changes in language localization in children with benign childhood epilepsy with centrotemporal spikes. *J Child Neurol.* 2013;28(4):435–445.

5.8 神経画像撮影

例えば，認知症や運動障害，脱髄性疾患，てんかんなどの神経精神医学的疾患における構造的・機能的脳画像の観察は，神経医学的・精神医学的な疾患の病態生理に多大な理解をもたらすと共に，診断困難な状況において臨床医への一助となるであろう．

神経画像撮影の手法によって，生きている人間の脳の構造・機能，そして化学的性質を測定することが可能となった．そして，過去10年以上にわたる，これらの手法を用いた研究によって，精神疾患の病態生理に関する新しい情報が得られ，病理診断や新しい治療法が開発されている．コンピュータ断層撮影（computed tomography：CT）は，初めて幅広く用いられた神経画像撮影装置であり，腫瘍や脳卒中のような構造的な脳病変の診断を可能にした．磁気共鳴画像（magnetic resonance imaging：MRI）は次に発展したもので，CT以上に灰白質と白質を区別し，白質病変はもちろん，小さな脳病変も見えるようになった．CTとMRIによる構造的な神経画像撮影に加えて，機能的神経画像撮影が発達したことで臨床家は病変のある人間の脳に関して新しい知見を見出すことができるようになった．機能的神経画像撮影の主な技法としては，ポジトロン放出断層撮影（positron emission tomography：PET）や，単光子放出コンピュータ断層撮影（single photon emission computed tomography：SPECT）などがある．

神経画像撮影の活用

臨床において神経画像撮影を指示するための指針

神経学的疾患　神経学的検査においては，脳や脊髄に局在する可能性があるすべての変化に対して神経画像撮影が必要とされる．神経学的検査は精神状態像や脳神経機能，運動系や協調運動，感覚系，そして反射機構を含み，精神的現症の診察では，意識・注意・意欲，記憶，言語，視空間知覚機能，複合的認知，気分や感情を評価する．相談を受けた精神科医は新たな精神症状の徴候を示す患者や急激な精神状態の変化に対しては，神経画像撮影を含む精査を検討すべきである．臨床的検査は常に優先順位を想定して，神経画像撮影は中枢神経系（central nervous system：CNS）の疾患を疑う臨床的根拠に基づいて行うべきである．

認知症　記憶や認知能力の減退は，米国の1000万以上の人々が冒されている病態であり，高齢化に伴いその数が増加すると考えられる．癌や心疾患による死亡率の減少に伴い平均寿命が延び，より治療の難しい退行性の脳疾患を発症する年齢まで人は長生きするようになった．抑うつ，不安，精神症状は認知症患者には一般的に認められる．認知症で最もよく知られているのはアルツハイマー病で，通常の神経画像撮影では特異的な所見が認められないが，軽度のびまん性の脳容量の減少が認められる．

診断に神経画像撮影を要する治療可能な認知症の1つに，脳脊髄液（cerebrospinal fluid：CSF）の排出障害である正常圧水頭症があげられる．これは，急激な頭蓋内圧

の亢進には至らず，正常域の上限で内圧が保たれる状態であり，脳室の拡大が前頭葉を圧迫している様子がCTやMRIによって容易に読み取ることができる．歩行障害が一様に認められ，認知症様の症状はアルツハイマー病と区別がつきにくいが，それほど頻度は高くない．そして，脳脊髄液の減圧によって歩行も精神状態も完全に回復する．

皮質もくしは皮質下領域における梗塞，もしくは脳卒中は認知的・情緒的な変化を含む局在性の神経障害を引き起こす．脳卒中はMRI上で容易に見て取ることができる．脳卒中後の患者の抑うつは一般的に認められ，脳の感情中枢への直接的な損傷であったり，また，能力喪失に対する反応性と見なすことができる．一方，抑うつは仮性認知症を呈することがある．大きな脳卒中に加えて，脳の毛細血管の広範囲の動脈硬化は脳組織への小さな無数の梗塞を引き起こす．この状態の患者は認知に関わる神経経路が減少することで認知症に至ることがある．これらは脳血管性認知症と呼ばれ，MRI上では白質における高信号域が認められる．

認知症に関連する基底核の変性疾患にはMRI上の特異所見を示すものがある．例えば，ハンチントン舞踏病は典型的な尾状核の萎縮を示し，視床の変性により皮質への神経経路の伝達が障害される（図5.8-1）．

空間占拠性病変も認知症をきたしうる．例えば，頭部外傷によって生じる慢性硬膜下血腫や脳挫傷によって限局性の神経学的欠陥が生じたり，認知症のみが起こることもある．脳腫瘍は認知障害をもたらすことがある．頭蓋底髄膜腫は皮質下領域を圧迫し，その機能を障害する．星状細胞腫や多形性神経芽細胞腫などの浸潤性のグリア細胞由来の腫瘍は，白質路を障害することで脳の各中枢間の伝達を遮断してしまう．脳室に近接した腫瘍は脳脊髄液（CSF）の流れを遮断し，徐々に脳圧を亢進させる．

神経梅毒，クリプトコッカス，結核，ライム病などによる慢性梗塞が認知症の症状を引き起こすことがあり，特に脳の基底部における特異的な髄膜の増殖を認める．診断確定のためには血清学的検査が必要とされる．ヒト免疫不全ウイルス（human immunodeficiency virus：HIV）感染は直接的に認知症を引き起こし，びまん性の脳容量の減少が認められる．クロイツフェルト・ヤコブ（Creutzfeld-Jakob）ウイルスの増殖に伴い進行性の多病巣性白質脳炎を引き起こし，それらは白質路を障害し，MRI上の白質の信号の増強として現れる．

多発性硬化症のような慢性の脱髄性疾患は白質の破壊により認知機能が障害される．多発性硬化症の病変はMRI上で脳室周囲の強い高信号域として容易に見出すことができる．

神経画像撮影における異常を見いだせない認知症の評価においては，薬物の影響や代謝性疾患，感染症，栄養上の要因を検討すべきである．

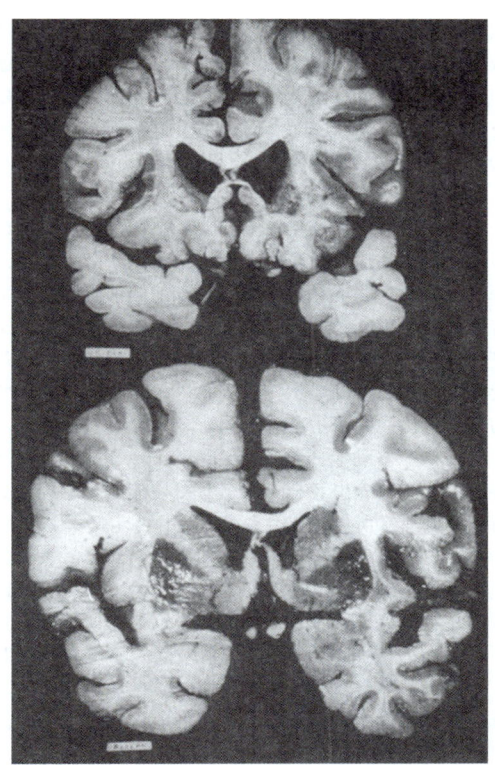

図5.8-1 脳切片 上：ハンチントン舞踏病．尾状核の萎縮と側脳室の拡張を伴うレンズ核．下：正常な脳．（Fahn S. Huntington Disease. In：Rowland LP, ed. *Merritt's Textbook of Neurology*. 10th ed. Philadelphia：Lippincott Williams & Wilkins；2000：659 から許可を得て転載）

臨床研究における神経画像撮影の指針

臨床的に定義された患者群の分析 精神医学的研究は，精神疾患の根拠となる神経解剖学的・神経科学的な発見を促進するために，精神疾患をもつ患者を分類する目的で行われる．例えば，統合失調症や感情障害，不安症その他の精神医学的病態にある患者群を研究するために，研究者は機能的神経画像撮影を用いる．神経病理学的な容量測定分析では，統合失調症において灰白質に特徴的な脳容量の減少が示されている．また，皮質における神経細胞の軸索と樹状突起の減少，そして，CTとMRIでは明らかな側脳室と第3脳室の代償的な拡大が認められる．特に，統合失調症患者の側頭葉は健常者と比較して容量の減少が著しく，最近の研究では，右側頭葉に比べて左側頭葉の方が一般的にその度合いが顕著であることが見出されている．また，前頭葉においては容積ではなく，機能的神経画像撮影によって明らかになった機能レベルでの異常が認められる．統合失調症患者では特に，前頭前野が司る課題を行っている最中に，前頭葉の代謝活動の減退が一貫して示されている．統合失調症患者群は非統合失調症者群と比して脳室拡大を示すことが多い．

気分・感情の障害においても，脳容量の減少や前頭葉領域の代謝活動の減退が認められる．例えば，左前頭前野の活動低下は抑うつ気分をきたし，右前頭前野では気分を高める．従来のCTやMRIを用いた研究では，不安症のうち強迫症では特異的な異常所見が認められないか，もしくは，尾状核の縮小所見が示唆されるのみである．しかし，機能的PETやSPECTを用いた研究では皮質辺縁系，基底核，視床構造の異常所見が認められ，患者が強迫症の症状を呈している時は前頭前野眼窩面での異常な活動が窺われる．フルオキセチン（Prozac）やクロミプラミン（アナフラニール）などの薬物療法や行動療法を受けている患者は尾状核のグルコース代謝において部分的な正常化傾向が示される．

注意欠如・多動症（attention deficit hyperactivity disorder：ADHD）の患者を対象とした機能的神経画像撮影の研究では異常所見が示されないか，もしくは右前頭前野や右半球淡蒼球の容量の減退が認められる．さらに，普通は，左よりも右の尾状核の方が大きいが，ADHDの患者は左右同等の大きさである．これらの所見は注意を統制する右の前頭前野–線条体系の機能不全を示唆している．

特殊な課題遂行中の脳活動分析 局所性外傷や腫瘍，脳卒中によって引き起こされる欠陥を観察することで，脳の異なる領域の機能に関する多くの新しい概念が明らかにされてきた．例えば，機能的神経画像撮影により，研究者は無傷の脳に関する従来の考えについて再検討や再評価をすることができる．最近，最も注目されている領域は言語と視覚である．これまでSPECTやPET, fMRIは多くの技術的な特性と限界を克服してきたが，これらの技術のいずれかが明らかに優れているとは言い難い．研究では慎重に管理された状況を必要とするため，被検者を探すのにも苦労を要する．それでも，これまで機能的神経画像撮影は大きな概念的達成に貢献してきており，今や，その方法論の大部分は，研究計画案の創造性にかかっている．

すべての感覚様式や粗大運動と微細運動，言語，記憶，計算，学習，思考障害や感情障害および不安の機能的神経解剖を明らかにするために研究計画が立てられている．自律神経系によって伝えられる無意識の感覚も特定の脳の領域に位置づけられる．これらの分析は，臨床的に定義された患者群の検査結果を比較するための基礎となり，精神疾患に対する治療の進展を導くであろう．

各技術

コンピュータ断層撮影（CT）

1972年，CT（computed tomography）は患者の脳組織を画像化することで診断的神経放射線医学に革命を起こした．現在，CTは最も一般的に使用され，医学的な臨床の場に適した簡便な画像機器となっており，実際，あらゆる病院の救急治療室においても常時CTを活用できるようになっている．CTは患者の頭部周囲360度どこからでも撮りたい位置から，連続するX線写真を効果的に撮影することができる．そして，各角度から通過した，もしくは吸収されなかった放射線量がコンピュータでデジタル化されて入力される．コンピュータはマトリックス代数計算を用いて頭蓋内の各部位の密度を割り出し，これらのデータを2次元の画像として表示する．一連の画像として見るときは，脳の形を頭の中で再構築することになる．

CT画像は組織がX線を吸収する割合で決まる．骨組織は多くの放射線を吸収し，隣接する組織の構造を不明瞭にする傾向があり，特に厚い頭蓋骨で周りを囲まれている脳幹ではこれが厄介な問題になる．脳の内部では，灰白質と白質とを比較するとX線の吸収にはほとんど差はない．灰白質と白質の境界はおおよそ認識できるが，脳回の模様の細部をCTで識別することは難しいであろう．また，腫瘍の中には周囲の正常な脳組織と同じように放射線を吸収するため，CT上で見出す事が困難なものがある．

行動変容の要因となり得る腫瘍や炎症の範囲の評価は，イオジンを含んだ造影剤の静脈内注射を用いることによって増強される．脳組織よりもはるかに多くの放射線を吸収するイオジン結合物は白く写し出される．正常な脳組織は高度に帯電した造影剤の通過を妨げる血液脳関門によって，血流とは分離される．しかし，血液脳関門は炎症が起きると崩壊し，また腫瘍の内部では形成されず，したがって造影剤が蓄積するため，周囲の脳よりも白く写し出される．イオジン造影剤は，これらの造影剤や甲殻類にアレルギーのある患者には注意して用いねばならない．

MRIの導入に伴い，CTは非緊急時の神経画像撮影研究の選択肢に代わっていった（図5.8-2）．精神医学的な診断に際しては，MRIによる高い解像度と細部の画像化能力がしばしば必要とされる．また，より詳細な研究が実施されればそれだけ解析への信頼性が増すであろう．ただ，石灰化の要素だけはCTの方がよく観察でき，これはMRIでは観察できないこともある．

磁気共鳴映像法（MRI）

1982年，MRI（magnetic resonance imaging）が臨床の実践に導入され，直ちに，精神科医や神経科医の選択肢として施行されるようになった．その技術はX線によるのではなく，核磁気共鳴（nuclear magnetic resonance：NMR）を用いている．NMRの原理は，空間においてすべての原子核が無秩序な指向性をもった軸を中心に回っていると考えられていることによる．この原子がある磁場に置かれると，すべての奇数原子核の回転軸が磁場の方向に揃う．その磁場に対して90度または180度の角度で高周波の電磁波放射に曝露すると，原子核の回転軸は磁場から逸脱する．電磁放射線が止むと，回転する原子核の軸は自ずと磁場の方向に再統制され，この

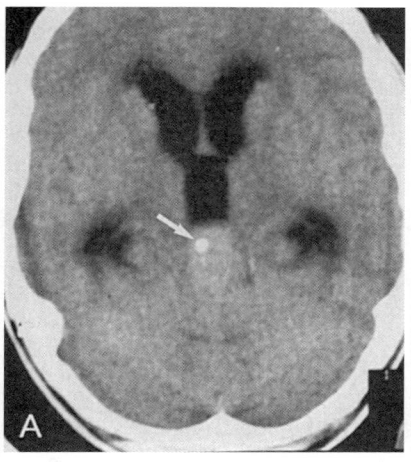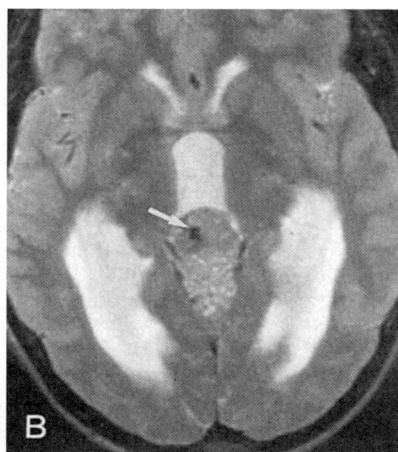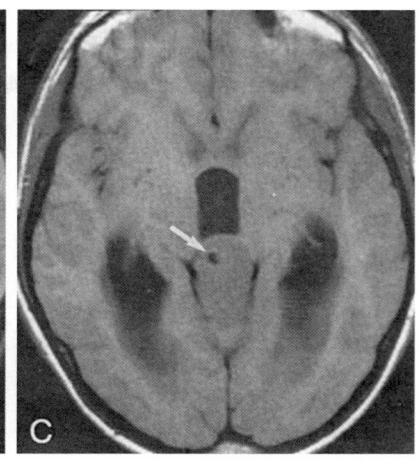

図 5.8-2 CT と MRI の比較 A. 第 3 脳室の位置での軸断面 CT 画像．脳室内の脳脊髄液（cerebrospinal fluid：CSF）が黒く，脳組織は灰色に，頭蓋骨は白く写し出されている．脳の灰白質と白質の区別はほとんどできない．矢印は松果体の腫瘍内部の小さな石灰化を指している．石灰化の同定は，MRI に優る CT の利点の 1 つである．B. 同じ患者のほぼ同じ位置の T2 強調画像．T2 強調により，CSF は白く，灰白質は灰色に，白質と灰白質ははっきりと区別され，そして頭蓋骨と前述の石灰化は黒く写し出されている．CT の画像より，脳の細部が観察できる．C. 同じ患者のほぼ同じ位置の T1 強調画像．T1 強調により，CSF は黒く，脳はより一様な灰色，そして頭蓋骨と前述の石灰化は黒く写し出されている．T1 強調の MRI 画像は CT 画像と最もよく似ている．(Grossman CB. *Magnetic Resonance Imaging and Computed Tomography of Head and Spine*. 2nd ed. Baltimore：Williams & Wilkins；1996：101 から許可を得て転載)

再構成の間に独自の周波信号を放つ．MRI は再統制されている原子核が放射する 1 つひとつの信号を集め，コンピュータ解析を用いて脳を描写する連続した 2 次元の画像を生み出す．画像は前額断面，冠状断面，矢状断面である．

脳内に圧倒的に多く存在する奇数原子核は水素である．水素の回転軸が再統制される速度は，その時点の状況や，水素が含まれる分子の性質や，それがどのくらいの水分に囲まれているかという要素の組み合わせで決まる．脂肪中の水素は速やかに再統制され，水中の水素はゆっくりと再統制される．蛋白質と炭水化物の中の水素は即時に再統制される．

MRI を用いた通常の研究では，3 通りの高周波パルスを用いる．変動する 2 つの要素は，励起する高周波パルスの持続期間と，再統制している核から情報が収集されるまでの時間の長さである．T1 の波長は短かく，情報の収集も短時間であるため，疎水性の環境にある水素核が強調される．したがって，T1 では脂肪は白く，脳脊髄液は黒く写し出される．T1 強調画像は CT 画像によく似ており，脳全体の構造を評価するには最も有用である．また，T1 は唯一ガドリウム-DTPA（gadolinium-diethylenetriamine pentaacetic acid）による陰影増強ができる．CT 画像に用いられるイオジン化合造影剤と同様に，脳卒中や腫瘍など血液脳関門が損傷された領域以外では，ガドリニウムは関門によって脳から隔絶される．T1 強調画像では，ガドリウムで強調された個所は白く写る．

T2 の波長は T1 の 4 倍長く，情報収集時間も長いため，親水性の水素核からの信号が強調される．これにより，T2 画像では脳実質は黒っぽく，脳脊髄液は白くなる．異常に水分を多く含む脳実質内の領域，例えば，腫瘍や炎症，脳卒中などは，T2 画像では明るく写し出される．T2 画像は最も明確に脳の病変を明らかにする．通常用いられる第 3 のパルスは陽子密度に依存した，もしくは平均化されたパルスといえる．この場合，短波長のパルスが長時間にわたって情報収集され，これが脳脊髄液や脳の密度を平均化し，脳室に隣接した組織の変化を区別しやすくする．

特定の目的のために臨床場面でしばしば用いられる付加的な技術がフレア（fluid-attenuated inversion recovery：FLAIR）である．この手法では，灰白質と白質間の対比を 2 倍とするために T1 画像を反転させ，T2 画像に重ねる．反転回復画像（inversion recovery imaging）は側頭葉てんかんによって引き起こされる海馬の脱髄や，変性神経疾患における異常代謝を検出するのに役立つ．

MRI の磁力は，磁場の力の単位であるテスラス（tesla：T）によって表される．臨床での MRI スキャナは 0.3～2.0 T の範囲を用いる．磁力がより強いスキャナでは，明らかに高い成果が得られるであろう．人間用に設定される研究では 4.7 T 程度の磁力が用いられ，動物用では 12 T までの磁力が用いられる．よく知られた X 線照射による危険とは異なり，MRI で用いられている強さの電磁場への曝露によって生体組織への損傷が認められたことはない．

MRI はペースメーカや強磁性金属が埋め込まれた患者には用いるべきではない．MRI 患者を狭い円筒で囲い込む必要があるため，患者は 20 分程の間は身動きが取

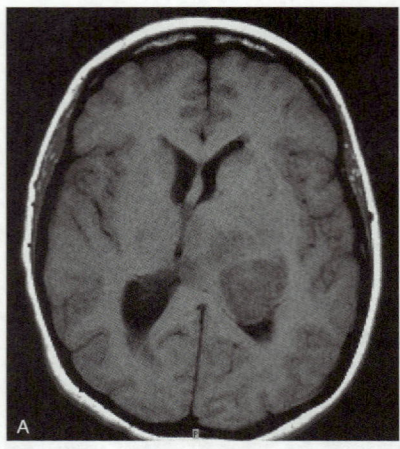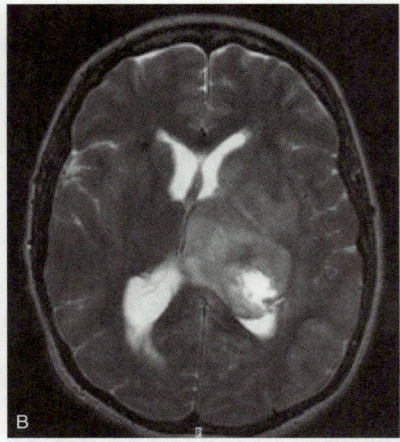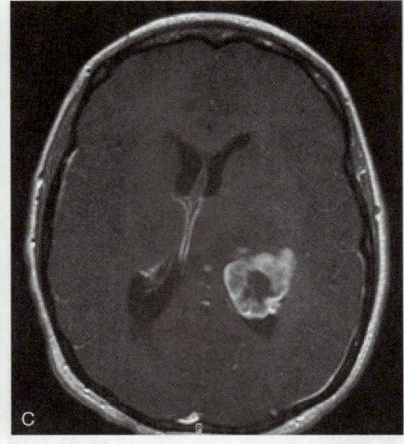

図 5.8-3 長年の関係が終わったことに引き続いて、初回の抑うつと自殺願望を呈し入院した 46 歳女性の 3 つの軸断面画像. 悪性新生物が左側脳室後部に広がっているのが 3 つすべての画像ではっきりと認められる. 画像 A と B はおのおの T1 と T2 強調. 画像 C は造影による効果を示している. (Craig N. Carson, M. D., and Perry F. Renshaw, M. D. のご好意による)

れなくなる. そして, ヘッドホンから流れる音楽によって弱められるとはいえ高周波パルスによって大きな騒音が鳴り続ける. かなりの数の患者が通常の MRI の閉塞環境に耐えられず, 開放的な MRI が必要になることがあるが, それでは機能的に減弱し, 解像度の低いものになる. しかし, それでも脳の実質の解像度においては CT に優る. 図 5.8-3 は脳腫瘍が患者の抑うつの原因であることを明らかにした.

認知症への応用 MRI 上のいくつかの変化, 例えば皮質下高信号の増加や全体的な皮質の萎縮, そして脳室の拡大は, 正常加齢と関連する. しかし, アルツハイマー病の診断においてより特異的に認められるいくつかの変化があり, この疾患の診断と予後をまとめる上で臨床的に有用である. MRI における内側側頭葉 (medial temporal lobe: MTL) の萎縮は, アルツハイマー病と最も密接に関連する所見と考えられる. アルツハイマー病および他の型の認知症の診断と予後における MRI の臨床的有用性を向上させる 1 つのアプローチは, 経時的に脳構造の変化の割合を追跡することである. 縦断的な追跡研究では, 正常加齢による縮小 (年間 0.1% の脳容量の減少) と比べ, アルツハイマー病前駆期患者では容量減少の割合 (年間 5% の脳容量の減少) が有意に高いことが示されている.

アルコール依存への応用 MRI 検査は, アルコール依存に関連する神経毒性の多くの原因を生体内で説明する主要な手段である. 例えば, (1) エタノールの直接的な神経毒性および膠細胞毒性効果, (2) アルコール乱用に伴いがちな低栄養の神経毒性効果, (3) エタノール離脱状態に関連する興奮性毒性, (4) エタノール中毒および離脱に関連した成人の神経新生に起こりうる破壊, などである. これらの研究によって, アルコール依存に関連した神経毒性全般には際立った年齢依存性があることが実証された.

磁気共鳴スペクトル

通常の MRI が脳構造を測定するために水素原子核を検知するのに対し, 磁気共鳴スペクトル (magnetic resonance spectroscopy: MRS) は複数の奇数原子核を検知する (表 5.8-1). 生物学的に重要な原子核を幅広く検知することが MRS によって可能になったことにより, さまざまな代謝過程の検査ができるようになった. MRS の解像度と感度は PET や SPECT などの新しい機器と比較すると見劣りするが, 今後, より強い磁場を用いることである程度改良することができるであろう. MRS は奇数陽子や中性子の原子核を画像化できる. 対になっていない陽子と中性子 (nucleon: 核子) は自然では放射活性をもたないようにみえる. MRI と同様に, MRS が作り出す強い磁場の中で核配列が作り出される. 高周波パルスは標的となる原子核を吸収し, エネルギーを放出する. MRS 機器は, 通常リン-31 や水素-1 などの核から得られる情報をスペクトルの形で読み取るが, スペクトルは脳の画像にも変換しうる. それぞれの原子核から得られる複数の頂点は, 同じ原子核が, 異なる分子の中では異なる電子的環境 (電子の雲) に曝されているという事実を映し出している. そのため, 例えば, クレアチニン分子中の水素-1 の原子核は, コリン分子中の水素-1 の原子核と異なるケミカルシフト (スペクトルの中での位置) をもち, スペクトラムの位置 (ケミカルシフト) は原子核が存在する分子の特徴を示唆する. 頂点の高さは, 分子 1 つの標準的な頂点の高さと比較して, その分子の存在量を示す.

水素-1 の原子核による MRS は, N-アセチルアスパラテート (N-acetylaspartate: NAA), クレアチン, そしてコリンを含んだ分子の測定に最も適している. また, グルタメイト, グルタミン, ラクテイト, およびミオイノシトールの検出もできる. 主要なアミノ酸神経伝達物質

表 5.8-1　生体における磁気共鳴スペクトル（MRS）に用いられる原子核[a]

原子核	自然数	相対感度	臨床での活用法
^1H	99.99	1.00	MRI
			代謝分析
			異常な代謝の発見
			低酸素症の評価
^{19}F	100.00	0.83	酸素分圧の測定
			グルコース代謝分析
			非侵襲的な薬物動態の研究
^7Li	92.58	0.27	薬物動態の研究
^{23}Na	100.00	0.09	MRI
^{31}P	100.00	0.07	生物学的エネルギー分析
			異常な代謝の発見
			低酸素症の評価
			pH 測定
^{14}N	93.08	0.001	グルタメイト，尿素，アンモニアの測定
^{39}K	93.08	0.0005	?
^{13}C	1.11	0.0002	新陳代謝率分析
			置換された薬物の薬物動態研究
^{17}O	0.04	0.00001	代謝率の測定
^2H	0.02	0.000002	血液環流の測定

[a]自然数は該当する同位元素の量的なパーセンテージとして得られる．原子核は相対感度の減少する順に表記されている．相対感度は，それぞれの原子の自然数と同じ数の原子核の分だけ（at a given field strength）相対感度を掛け算して計算されている．選んだ原子核の同位元素が豊富であれば，あるいは新奇の脈波を用いれば，相対感度は増加しうるであろう．
Dager SR, Steen RG. Applications of magnetic spectroscopy to the investigation of neuropsychiatric disorders. *Neuropsychopharmacology*. 1992；6：249 から許可を得て転載．

であるグルタメイトと γ アミノブチル酸（γ-aminobutyric acid：GABA）は MRS によって検出できるが，生体アミン神経伝達物質（ドパミンなど）は，この技術では量が少なすぎて検出できない．リン-31 による MRS は脳の部位の Ph 値の測定や，脳のエネルギー代謝において重要なリンを含んだ化合物（アデノシン 3 リン酸 [adenosine triphosphate：ATP]）やグアノシン 3 リン酸（guanosine triphosphate：GTP など）を検出するのに用いられる．

　MRS はアルツハイマー型認知症患者において側頭葉の NAA が減少し，後頭葉ののイノシトールが増加していることを明らかにした．また，統合失調症では NAA の減少が側頭葉と前頭葉に認められた．MRS は脳のさまざまな部位におけるエタノールの量を反映する．パニック症およびうつ病患者の 4 分の 3 では，乳酸の静脈注射がパニック症状を急速に促進させるが，MRS はその乳酸の量を測定する．そして，脳内の乳酸濃度はパニック発作の最中には誘発する注射を行わなくても増加することがわかっている．

　MRS のもう 1 つの適応は脳内の精神科治療薬の濃度を測定することである．双極性障害患者の脳内のリチウム（リーマス）濃度を測定した研究があり，これによると，うつ病相期および静穏期（euthymic）の脳内のリチウム濃度は血中濃度の半分だったが，躁病相期では血中濃度を上回っていた．また，MRS で測定できるフルオリン-19 を含むフルオキセチンやトリフロペラジン（トリフロペラジン）などの化合物は脳内で検出することができる．一例として，脳内のフルオキセチンの最高濃度は血中濃度の 20 倍に相当するが，これに達するまでには一定量のフルオキセチンを 6 か月服用する必要があることが MRS で明らかになった．

認知症への応用　MRS により，非侵襲的に神経伝達，エネルギー代謝および細胞の機能に関する神経化学的な測定が可能になった．MRS を用いた研究では，加齢に伴い，内側側頭葉と前頭葉皮質領域で全体的な NAA の減少傾向が認められた．また，MCI やアルツハイマー病患者では，年齢をマッチさせた対照群と比較して，NAA 濃度が低下し，ミオイノシトール（脳内に正常に存在する浸透圧調節に必要なイノシトールの 1 種）濃度が上昇しているとの報告がある．

統合失調症への応用　MRS は統合失調症の大脳皮質における化学的研究に広く応用されている．これらの研究では，統合失調症患者では大脳皮質および辺縁系の多くの領域で NAA 濃度の低下が認められ，また，統合失調症患者の家族では患者より軽度の低下が示されている．統合失調症患者を対象とした MRS 研究では他の代謝についても測定が行われている．最も興味深い所見は，未治療の統合失調症患者ではグルタミン濃度が上昇する一方，グルタミン酸濃度は平均もしくは低下を示す，というものである．ある予備的研究では，興奮性の神経伝達

を抑制すると考えられるベンゾジアゼピン系薬物を服用していた未治療患者ではグルタミンの上昇が認められないことを示唆している．

アルコール依存への応用　NAAやコリンの評価を目的としたMRS研究によって，アルコール関連の神経毒性の発現から回復に至るMRI上の所見を補完するような神経化学的証拠が明らかにされた．GABAのMRS研究では，アルコール依存からの回復に関連する皮質の抑制性神経伝達物質の変化が示されている．急性の離脱期間，皮質のGABA濃度は正常のようにみえる．アルコール依存からの回復時には，皮質GABA濃度は下降を示し，その濃度は長期間禁酒した健常者における濃度をかなり下回る．

機能的 MRI

　情報収集とその処理における近年の進歩によって，MRI画像を作り上げるまでの時間は1秒以下にまで短縮されている．現在，精神科医の新しい関心の的は，血中の酸化ヘモグロビン濃度を検知するT2，あるいは血中酸素濃度依存性（blood oxygen level-dependent：BOLD）画像である．脳内の神経活動は部分的な血流の増加を引き起こし，それは同時に部分的なヘモグロビン濃度の上昇をもたらす．脳内の活動している領域ほど神経ニューロン代謝による酸素消費が認められるが，神経活動に本質的な影響を与えているのは，部分的な酸化ヘモグロビンの増加である．この変化はT2画像で即時的に検知でき，それによって機能的に脳の活動領域を検知できる．これが機能的MRI（functional MRI：fMRI）の基本的な仕組みである．

　fMRIが検知するものは脳の活動それ自体ではなく血流である．血流の増加した脳の容量は，活性化された神経細胞の容量により約1〜2cm大きくなり，この技法による解像力の限界である．感度と解像力は毒性のない超微粒子酸化鉄を用いることで向上する．しかし，例えば，2つの異なる顔の認識のような，5mm間隔で位置する神経細胞を活性化させるような2つの課題はfMRIの信号を重畳させてしまうので，この技法では通常区別できない．fMRIは特異的な葉（lobe）や皮質下の神経核に限局した活動，あるいは1つの回に限局した活動を検知するのに有効である．対照的に，PETは特異的に神経代謝に関する情報を検知する．

　fMRIでは放射活性のない同位元素が使用され，これはPETやSPECTより大きく優れている点である．被検者は実験群であれ対照群であれ，さまざまな課題を同一設定のもとで行う．まず，所定の手順でT1 MRIが行われ，次に，より正確な限局性を得るためにT2画像が撮影され，重ねられる．研究に十分な画像を得るためには20分から3時間，被検者の頭部が正確に同じ位置に固定される必要があり，そのために，頭部周囲のフレームや特別なマウスピースなどの方法がとられる．画像の再編成で，わずかな頭の動きであれば修正できるが，少しでも頭の位置がずれると脳の活動について誤った解釈を招きかねない．

　近年，fMRIによって脳内の言語の機構について思いがけない事実が明らかになった．意味や音素，韻の識別を要する一連の言語課題を用いた所，ある研究では，韻を踏む際（他の型の言語処理ではそうではないが），男女では異なる様式の活性化が認められた．女性では両側の前頭葉下面が活性化するのに対し，男性では左側だけが活性化されていた．もう1つの研究では，fMRIによってそれまでその存在が推測されてはいたが証明されていなかった，概念と音素の表象間に書き加えられる語彙の分類のための神経回路が明らかにされた．この新たな回路は左前側頭葉に位置する．単純な韻を踏む課題を行った失読症（読字障害）の患者では，同じ課題を行った健常者と比してウェルニッケ領域と島（insula）の活動不全が明らかになった（**カラー口絵の図5.8-4**）．

　fMRIでは感覚機能も詳しく調べられている．視覚野と聴覚野の活動は即時的に見て取ることができる．統合失調症の患者が人の話を聞いているときに活性化される領域は，幻聴を聞いている間もまた活性化されているという興味深い研究が最近あるが，これらの領域は一次聴覚野からより高度な聴覚処理領域までを含んでいる．fMRIは認知障害に関連した脳の異常を研究するのに最も広く用いられる画像技法である．

認知症への応用　fMRIの技法によって，アルツハイマー病や他の型の認知症の研究，診断，そして予後に用いられうる情報と，正常加齢に伴う認知処理の変化に関する洞察が得られるようになった．加齢が活性化の減弱や拡散，そして大脳半球の左右分化の衰えと関連しているという証拠は，失われた局在的な強度の代償もしくは処理機構の分化を示唆する．特に前頭前野の活動が減弱することは加齢に関連した潜在的な符号化の機能障害を示唆する．fMRIの研究では，アルツハイマー病の患者は認知的に健全な高齢者と比較して，新しい記憶の符号化の際，海馬や内側側頭葉におけるfMR上の活動が衰えることが一貫して示されている．より最近では，遺伝負因や軽度認知機能障害があるためにアルツハイマー病の危険がある人々を対象としたいくつかのfMRI研究で，アルツハイマー病前駆期では初期に逆説的な活性化の増強段階があることを示唆するさまざまな結果が明らかにされている．

アルコール依存への応用　fMRI研究によって，アルコール依存に関連した神経毒性の機能的結果についての認識が得られた．その中で，回復中のアルコール依存患者では前頭皮質，視床，線条体，小脳，そして海馬に異常な活性化パターンが示され，それらは注意，学習と記憶，協調運動の障害，そして行動制御の障害に関連する．アルコール依存の回路の機能障害に潜む機序を調べることを目的として，安静時回路の活性化の薬理学的な調整についての探索が始まっており，それはベンゾジアゼピン系薬物への反応の鈍化によって示される．

単光子放出コンピュータ断層撮影

単光子放出コンピュータ断層撮影(single photon emission computed tomography：SPECT)は脳内の血流の部分的な違いを調べるために合成された放射活性化合物を用いる．この高い解像力をもった画像技術は，脳の異なる領域の灌流量に応じた血流からのフォトンの放射パターンを記録する．SPECT は fMRI と同様，グルコースの代謝率と密接に関連する脳血流に関する情報を与えてくれるが，ニューロンの代謝を直接測定するものではない．

SPECT は単一フォトン放出同位元素として分類される化合物，例えばヨウ素 123，テクネシウム 99m，キセノン 133 を用いる．キセノン 133 は直接吸入される希ガスの 1 つであり，速やかに血中に入り，局所的な血流に相関して脳内の各領域に分布される．したがって，キセノン SPECT は，局所的脳血流(regional cerebral blood flow：rCBF)測定技法といえる．キセノンは大脳表面の血流しか測定できないという技術上の問題が重大な制限となっている．多くの精神的課題においては皮質と皮質下組織の間の相互伝達が必要とされるが，キセノン SPCT ではこの活動がほとんど測定できない．

SPECT による脳全体の血流評価には静脈注射が可能な追跡子，例えばテクネシウム 99m-D, L-hexamethylpropyleneamine oxime(HMPAO[Ceretec]，または iodoamphetamine[Spectamine])が必要とされる．

これらの同位元素は高い脂肪親和性のある分子に付着し，速やかに血液脳関門を通過して細胞内に至る．一度細胞内に至ると，このリガンド(配位子)は酵素の働きにより帯電したイオンに変換されて細胞内に留まる．したがって，時間の経過と共に，この追跡子は比較的血流量の多い領域に集積する．HMPAO SPECT における測定結果から，血流は通常大きく変化すると推定されるが，血液脳関門の透過性や，リガンドが酵素によって細胞内で変換される過程の部分的な差異も，各領域の信号に量的な変化をもたらす．

血流の測定に用いられるこれらの化合物に加えて，ヨウ素 123 でラベルしたリガンドは，ムスカリン作動性，ドパミン作動性，セロトニン作動性受容体などを SPECT の技術によって研究する際に用いられる．いったんフォトンを放出する化合物が脳内に到達すると，患者の頭部周囲に設置した検知器がそのわずかな放出を感知する．そして，この情報はコンピュータに中継され，脳の断面における同位元素の分布が二次元画像に構成される．SPECT と PET の大きな違いは，SPECT では単一の微粒子が放出されるのに対して，PET では 2 種類の微粒子が放出され，PET ではより正確な位置の測定や画像の解像度の向上が認められることである．

SPECT と PET の両研究において，研究者は MRI や CT による事前の検査を行うことが増えており，MRI や CT の画像に SPECT や PET の画像を重ねることで，機能的な情報に対するより正確な解剖学的な位置がわかるようになった(カラー口絵の図 5.8-5)．SPECT は脳卒中患者における脳内血流の減少もしくは遮断を診断するのに有用である．初期のアルツハイマー病における異常血流によって早期診断ができるようになったと考えている研究者もいる．

ポジトロン放出断層撮影

ポジトロン放出断層撮影(positron emission tomography：PET)で使用される同位元素は陽電子(ポジトロン)の放出によって崩壊する．陽電子は電子を結合し崩壊させる反物質粒子であり，崩壊によって陽電子は 180 度反対側へ放出される．検知器は SPECT による画像が生み出す 2 倍の信号を受け取るため，PET の解像力はより高いものとなる．PET 研究では，さまざまな化合物が使用され，また，その解像力は陽電子が電子と衝突する前の移動距離として理論的最小値である 3 mm に近づくまでに洗練されている．PET はその同位元素の作成にサイクロトロンを必要とするため，比較的台数が少ない．

PET で最も多く利用されている同位元素はフッ素 18，窒素 13，酸素 15 である．これらの同位元素は酸素 15(^{15}O)を除いて，通常は他の分子と結びついている．最も一般的に報告されるリガンドは[^{18}F]フッ化デオキシグルコース(fluorodeoxyglucose：FDG)で，これは脳が代謝できないグルコース類似物である．したがって，最も代謝率が高く血流の多い脳の領域では，最も多くの FTG を取り込むが，代謝はされず，通常の代謝産物を排出できない．^{18}F はニューロンに蓄積し，PET カメラで検出される．水 15($H_2^{15}O$)と窒素 13(^{13}N)は血流を測定するのに用いられ，酸素 15(^{15}O)は代謝率を測定するのに使用される．グルコースは脳細胞が活用しうるほぼ唯一のエネルギー源なので，その脳における代謝率を用いれば，きわめて感度の高い指標となる．[^{18}F]でラベルされた 3,4-ジヒドロフェニルアラニン(dihydrooxyphenylalanine：DOPA)はフッ化されたドパミンの前駆体で，ドパミン作動性ニューロンの位置を測定するのに用いられる．

PET は，神経精神医学的疾患の研究だけでなく，正常の脳の発達と機能の研究に用いられるようになってきた．脳の発達に関しては，生後 5 週またはそれ以下の乳児で，グルコースの利用が皮質の感覚運動野と視床，脳幹，小脳虫部で最大になることが PET 研究で明らかになった．3 か月までには皮質のほとんどの領域でその利用が増加するも，前頭葉と連合野は例外で，これらの部位では乳児が 8 か月になるまでは増加する徴候が認められない．1 歳までには成人のグルコース代謝様式に達するが，皮質でのグルコースの利用は 9 歳ごろまで増加し続けた後に減少に転じ，10 代後半に最終的な成人の水準に至る．

また別の研究では，被験者は主題と関連した単語のリストが素早く読み上げられるのを聞き，その後，主題に

表 5.8-2　PET の放射性追跡子による神経化学的所見

ドパミン	パーキンソン病患者の線条体におけるドパミンの取り込み減少
	対照群と比較した統合失調症患者におけるドパミンの放出増加
	統合失調症の陽性症状と関連したドパミンの放出増加
受容体	
▸ D_1 受容体	対照群と比較した統合失調症患者の前頭前野皮質における D1 受容体結合の低下：陰性症状との相関
▸ D_2 受容体	統合失調症に関連する D2 受容体との結合の軽度の上昇
▸ セロトニン 1A (5-HT1A)	単極性うつ病患者の受容体結合の減少
トランスポーター	
▸ ドパミン	アンフェタミンやコカインによるドパミンの増加
	ドパミン拮抗薬はトゥレット症におけるドパミントランスポーターシステムの増加に効果がある
▸ セロトニン	うつやアルコール依存，コカイン中毒，過食性障害，そして衝動制御障害におけるセロトニン結合の減少
代謝	
▸ ニコチン	喫煙は脳におけるモノアミン酸化酵素活性を阻害する
▸ アミロイド-β 沈着	PET を用いて生体内で視覚化しうる
薬理学	コカインは 2 分間で血中濃度のピークを迎える
	抗精神病薬の中断後も数週間は D2 受容体の占有率は持続する
	定型抗精神病薬に比して非定型抗精神病薬は D2 受容体の占有率が低い（錐体外路性の副作用が少ないことの説明になるであろう）
	低用量 (10〜20 mg) の選択的セロトニン再取り込み阻害薬はセロトニン受容体の 90% までの占有率に到達しうる

沿ったいくつかの単語がリストに載っていたかどうかを問われる．被検者は時に，実際にはリストに載っていない単語を，聞いたものとして誤って想起することがある．PET によると，正しく想起しているときも，誤った想起をしているときもいずれの場合も海馬は活動しており，一方聴覚野は実際に聞いた単語を思い出している時のみ活動していることが明らかになった．また，記憶が正しいか誤っているかの確定を迫られると，被験者の前頭葉が活性化された．FDG の研究でもまた，神経学的疾患と精神医学的疾患の病理の研究が進められ，前駆体分子と受容体リガンドを用いた 2 つの異なるタイプの研究がある．ドパミンの前駆体であるドパはパーキンソン病患者の病理を視覚化するために用いられ，放射活性を付加された受容体親和性のあるリガンドは，特効性のある精神治療薬による受容体と結合することを確かめるのに役立っている．PET の放射性追跡子による神経化学上の所見を表 5.8-2 に示した．

例えば，ハロペリドール（セレネース）などのドパミン受容拮抗薬はほぼ 100% の D_2 受容体を阻害する．非定型抗精神病薬は D_2 受容体に加え，セロトニン 5-HT_2 受容体を阻害する．そのため，これらはセロトニン-ドパミン受容体拮抗薬と呼ばれる．以下の症例は 3 次元 PET 画像が診断的価値をもちうることを示す．

患者 A は 70 歳の男性．家族が心配するほどに物忘れがひどくなり，家族は記憶障害に対して考えられる原因を評価するための診断的検査を希望した．PET の結果頭頂側頭に機能的な信号の減少が認められ，これは他の神経学的評価がアルツハイマー病を示唆していることを裏付けるものであった．患者はタクリン（Cognex）による治療を受け，症状はいくらか安定した．(Joseph C. Wu. M. D., Daniel G. Amen. M. D., and H. Stefan Bracha, M. D. のご好意による)

薬理学的・神経精神医学的プローブ

PET と SPECT の両者，そして最終的には MRS においても，さらなる研究あるいは診断的手順として，薬理学的・神経精神医学的プローブを用いるようになるであろう．これらの検査機器は脳活動の特定の領域を刺激し，その結果，基準状態と比較して，特定の脳の領域とそれに対応する機能に関する結論を出すに至る．その 1 例が，視覚系における形，色および容積の認知処理に関連する脳の領域を探る場合である．他の例では，統合失調症患者の前頭葉の血流を調べるために，認知機能を活性化する課題（例えば，ウィスコンシンカード分類検査[Wisconsin Card Sorting Test]）を使用する場合である．例としては，血流を測定する研究報告の価値を検討する上で鍵となるのは，その研究計画のなかで，正しく価値ある基準を設定することである．典型的には，覚醒安静状態で行われる報告があるが，眼を閉じる，または耳を塞ぐといった患者の行為に脳の活動が影響されるためにばらつきがでる．また，性別・年齢・検査に対する不安，精

神科治療薬以外の薬物の影響，血管作用性薬物，日内変動といった要素も，基準となる脳機能にばらつきをもたらす．

参考文献

Arnone D, McKie S, Elliott R, Thomas EJ, Downey D, Juhasz G, Williams SR, Deakin JF, Anderson IM. Increased amygdala responses to sad but not fearful faces in major depression: Relation to mood state and pharmacological treatment. *Am J Psychiatry.* 2012;169(8):841.

Beck A, Wüstenberg T, Genauck A, Wrase J, Schlagenhauf F, Smolka MN, Mann K, Heinz A. Effect of brain structure, brain function, and brain connectivity on relapse in alcohol-dependent patients. *Arch Gen Psychiatry.* 2012;69(8):842.

Björklund A, Dunnett SB. Dopamine neuron systems in the brain: an update. *Trends Neurosci.* 2007;30:194.

Borairi S, Dougherty DD. The use of neuroimaging to predict treatment response for neurosurgical interventions for treatment-refractory major depression and obsessive-compulsive disorder. *Harvard Rev Psychiatry.* 2011;19(3):155.

Cahn B, Polich J. Meditation states and traits: EEG, ERP, and neuroimaging studies. *Psychol Consciousness Theory Res Pract.* 2013;1(S):48–96.

Fornito A, Bullmore ET. Does fMRI have a role in personalized health care for psychiatric patients? In: Gordon E, Koslow SH, eds. *Integrative Neuroscience and Personalized Medicine.* New York: Oxford University Press; 2011:55.

Holt DJ, Coombs G, Zeidan MA, Goff DC, Milad MR. Failure of neural responses to safety cues in schizophrenia. *Arch Gen Psychiatry.* 2012;69(9):893.

Keedwell PA, Linden DE. Integrative neuroimaging in mood disorders. *Curr Opin Psychiatry.* 2013;26(1):27–32.

Lewis DA, Gonzalez-Burgos G. Pathophysiologically based treatment interventions in schizophrenia. *Nat Med.* 2006;12:1016.

Lim HK, Aizenstein HJ. Recent Findings and Newer Paradigms of Neuroimaging Research in Geriatric Psychiatry. *J Geriatr Psychiatry Neurol.* 2014;27:3–4.

Mason GF, Krystal JH, Sanacora G. Nuclear magnetic resonance imaging and spectroscopy: Basic principles and recent findings in neuropsychiatric disorders. In: Sadock BJ, Sadock VA, Ruiz P, eds. *Kaplan & Sadock's Comprehensive Textbook of Psychiatry.* 9th ed. Philadelphia: Lippincott Williams & Wilkins; 2009:248.

Migo EM, Williams SCR, Crum WR, Kempton MJ, Ettinger U. The role of neuroimaging biomarkers in personalized medicine for neurodegenerative and psychiatric disorders. In: Gordon E, Koslow SH, eds. *Integrative Neuroscience and Personalized Medicine.* New York: Oxford University Press; 2011:141.

Morgenstern J, Naqvi NH, Debellis R, Breiter HC. The contributions of cognitive neuroscience and neuroimaging to understanding mechanisms of behavior change in addiction. *Psychol Addict Behav.* 2013;27(2):336–350.

Oberheim NA, Wang X, Goldman S, Nedergaard M. Astrocytic complexity distinguishes the human brain. *Trends Neurosci.* 2006;29:567.

Philips ML, Vieta E. Identifying functional neuroimaging biomarkers of bipolar disorder. In: Tamminga CA, Sirovatka PJ, Regier DA, van Os J, eds. *Deconstructing Psychosis: Refining the Research Agenda for DSM-V.* Arlington: American Psychiatric Association; 2010:131.

Robert G, Le Jeune F, Lozachmeur C, Drapier S, Dondaine T, Péron J, Travers D, Sauleau P, Millet B, Vérin M, Drapier D. Apathy in patients with Parkinson disease without dementia or depression: A PET study. *Neurology.* 2012;79(11):1155.

Staley JK, Krystal JH. Radiotracer imaging with positron emission tomography and single photon emission computed tomography. In: Sadock BJ, Sadock VA, Ruiz P, eds. *Kaplan & Sadock's Comprehensive Textbook of Psychiatry.* 9th ed. Philadelphia: Lippincott Williams & Wilkins; 2009:273.

5.9 精神科患者の身体的診察

精神疾患の患者を診察する際，精神科医はその原因が内科的か外科的，もしくは神経学的疾患に帰するかもしれないことを考慮しなければならない．そして，病気の過程にそれらが関与しないといったん確信されると，内科的疾患に起因しない精神疾患の診断が示される．精神科医は患者に日常的には身体的診察は行わないが，身体的な徴候や症状についての知識や理解は訓練の一貫として必要である．それによって精神科医は，内科的もしくは外科的疾患を示唆する徴候や症状を認識できるようになる．例えば，心悸亢進は僧帽弁逸脱症によって起こることがあり，これは心臓の聴診によって診断される．また，精神科医は向精神薬の副作用を認識し治療することができる．そして，向精神薬は精神科医や精神科以外の医師によって診察される患者の多くにますます用いられるようになってきている．

すべての患者に完全な身体的検索が必要であるとする精神科医もいれば，そうではないと反論する精神科医もいる．彼らの方針がどうであろうと，精神科医は精神医学的評価の最初の時点で，患者の身体状態を考慮すべきである．そして，患者に身体的評価が必要かどうかを決めなければならない．もし必要であるならば，最も一般的には，一通りの病歴，身体所見の見直し，身体的診察，診断に関連した臨床検査が行われる．1000人の医療患者を対象とした最近の調査では，症例の75％において症状の原因が見出されず，そして，これらの症例の10％に心理的基盤があることが推測されている．

身体疾患の病歴

精神医学的評価を行う過程においては，既往の身体疾患や機能障害，入院および手術，最近あるいは現在服用している薬物，性格特性や職歴，家族の病歴，特異な身体的愁訴に関する情報を収集する必要がある．そして，身体疾患についての情報は，患者本人や，関わっている医師，もし必要ならば家族から収集する．

過去の疾患に関する情報は，現在の疾患の性質を巡る重要な手掛かりを与えてくれる．例えば，明白な妄想性障害を呈し，過去に同じような病歴があり他の治療法に速やかな反応を示した患者は，物質誘発性の精神疾患の可能性が強く示唆される．そして，この仮説をたどるには，薬物のスクリーニングが必要である．外科的処置の既往も重要である．例えば，甲状腺摘出術はうつ病の原因となる甲状腺機能低下を示唆する．

高血圧に対して処方された薬物の中には副作用でうつ病を呈するものがある．また，治療的用量で服薬していても，時に高い血中濃度に達することもある．例えば，ジギタリス中毒はそのような状況下で起こることがあり，結果として精神機能障害をきたすことがある．市販薬は抗コリン作動性のせん妄を引き起こす原因になったり，それに寄与することがある．それゆえ，精神科医は処方薬と同様に市販薬についても調べなければならない．ハーブの摂取や他の治療法の来歴は，その利用がますます増えている点から考えて非常に重要である．

職歴も，重要な情報をもたらしてくれることがある．水銀への曝露は精神病を思わせるような訴えが示されたり，溶鉱炉などでの鉛などへの曝露は，認知障害を引き起こすことがある．そして，後者の臨床像は，鉛の含有量が高い密造酒のウイスキーの摂取からも生じる．

特異な症状に関する情報を引き出すためには，精神科医は医学的および心理学的な知識を総動員する必要がある．例えば，神経学的な検査を必要とする頭蓋内疾患に

より痛みが生じているかどうかを予測するために，頭痛を訴える患者から十分な情報を引き出さなければならない．また，腹部の不快感を訴える心気症患者の右肩の痛みは，昔から知られている胆嚢疾患による痛みの可能性も考えられる．

身体所見の見直し

自由回答式の質問からなる身体所見についての質問紙がある．見直しは，器官系（例えば，肝臓や脾臓），機能系（例えば，胃腸），もしくはこれら2つの組み合わせに従ってまとめられる．概要は以下に示すが，どの症例においても見直しは包括的かつ徹底的に行う．たとえ，精神医学的な要素が疑われる場合でも，完全な精査が求められる．

頭　部

多くの患者には頭痛の既往があり，持続期間，頻度，性質，局在，強さなどを確認する．頭痛はアルコール，ニコチン，カフェインなどの物質乱用から生じることもしばしばあり，血管性頭痛（片頭痛）はストレスによって引き起こされる．側頭動脈炎は片側性の拍動性頭痛を引き起こし，失明に至ることもある．脳腫瘍は頭蓋内圧の亢進による頭痛を引き起こすが，多くの場合は症状が目立たず，初期の徴候がパーソナリティや認知の変化により認められることがある．

> うつ病の治療を受けている63歳の女性が注意集中困難を訴え始めた時，精神科医はうつ病に起因するものと見なした．しかし，患者が平衡感覚の障害を訴え始めたため，MRIを実施したところ髄膜腫が明らかになった．

頭部外傷の既往は硬膜下血腫を引き起こすことがあり，ボクサーは錐体外路症状を伴う進行性の認知症を呈することがある．クモ膜下出血の頭痛は，突然で激しく，意識変容を伴う．正常圧水頭症は頭部外傷や脳炎に際して起こり，認知症症状や引きずり歩行，失禁を伴うこともある．めまいは30％の人々に起こり，その原因を追究することはやりがいはあるが多くは難しい．頭部の大きさや形状の変化はピアジェ（Piaget）病を示唆する．

眼・耳・鼻・喉

視覚過敏・複視・聴覚障害・耳鳴り・舌炎・味覚障害はこの範疇に属する．抗精神病薬を服用し，口のれん縮や舌の運動障害のある患者は，遅発性ジスキネジアの初期で潜在的に回復可能な段階にある可能性がある．視覚の障害は大量のチオリダジン（Mellaril）で生じることがある（1日800mg以上）．また，緑内障の既往がある場合，抗コリン作用薬は禁忌である．嗅覚障害の訴えは統合失調症よりも側頭葉てんかんの可能性が考えられる．失声は本質的にはヒステリー性の場合もある．コカイン乱用の末期に際しては鼻中隔穿孔や呼吸困難が起こることも

ある．一過性の複視は多発性硬化症の前兆であることも多い．妄想性障害は正常な聴覚を有する者より聴覚障害者に多くみられる．彩視症（青視症）はシルデナフィル（バイアグラ）や同様の薬物を使用した際，一過性に生じることがある．

呼吸器系

咳嗽・喘息・胸膜炎・喀血・呼吸困難・起座呼吸はこの節で考察する．もし患者の症状が以下にあげられるすべて，もしくはいくつかに当てはまる場合は，過呼吸が想定される．すなわち，安静時の発症，嘆息呼吸，心配，不安，離人感，心悸亢進，嚥下困難，手足の痺れやれん縮などである．呼吸困難や息切れはうつ病で起こることがある．肺疾患や閉塞性気道疾患における症状発現は通常潜行性であるが，うつ病の場合は突然起こる．

うつ病では息切れは安静時に体験され，労作時にもほとんど変化しない．そして，数分の間に変動する．息切れの発症は気分障害の発症に併存し，めまい発作，発汗，動悸，あるいは知覚異常を伴うことがよくある．

閉塞性気道疾患において，安静時の息切れは最も進行した呼吸障害の患者に認められる．鑑別診断に際して最も際立った助けになる症状の違いは，うつ病患者では吸気時の困難が，肺疾患の患者では呼気時の困難が経験されることである．気管支喘息は時に小児期における母親への過度な依存に関連する．カテコールアミン惹起性気管支拡張を抑制することがあるので，気管支けいれんの患者にプロプラノロール（インデラル）は投与すべきではない．また，プロプラノロールは緊急時のエピネフリンが無効になるため，気管支喘息の患者には特に禁忌である．アンジオテンシン転換酵素（angiotensin-converting enzyme：ACE）抑制薬を服用している患者は副作用として乾性咳が多くなる．

心血管系

頻脈，動悸，心臓不整脈は患者の訴えの中では不安の最もありふれた徴候である．褐色細胞腫は通常，心拍亢進，振戦，蒼白など不安症に類似した症状を呈するが，その診断は尿中カテコールアミンの増加による．高血圧によりグアネチジン（イスメリン）を服用している患者には降圧効果を減弱もしくは除去してしまうので三環系の薬物は投与すべきではない．また，高血圧の既往がある場合，チラミンの多い食物をうっかり摂取することで高血圧のリスクを高めるため，モノアミンオキシターゼ阻害薬（monoamine oxidase inhibitor：MAOI）は使用しない方が良い．心疾患が疑われる患者には三環系薬物あるいはリチウム（リーマス）の投与前に心電図を実施することが望ましい．胸骨下の疼痛の既往がある場合は，臨床医は心理的ストレスが冠状動脈に異常がなくても狭心症型の胸痛を突然引き起こすことを念頭において評価すべきである．オピオイドを使用している患者にMAOIを投与することは，その組み合わせによって心血管系虚脱

を引き起こすため，決して投与してはならない．

胃腸系

この領域では食欲，食前・食後の不快なストレス，食の嗜好，下痢，嘔吐，便秘，下剤の使用，腹痛などの問題を取り上げる．体重減少の既往はうつ病によくみられるが，潰瘍性大腸炎，限局性腸炎，悪性腫瘍によって引き起こされる体重減少を伴うこともある．非定型うつ病では過食や体重増加を伴う．神経性やせ症は正常な食欲にもかかわらず，重篤な体重減少を伴う．ある種の食物を回避する恐怖症の徴候や強迫的儀式の一部であることがある．下剤の乱用や自己誘発性嘔吐は過食症にはよくみられる．便秘は麻薬依存や抗コリン性作用の副作用をもつ向精神薬によって引き起こされることがある．コカインやアンフェタミンの乱用は食欲不振や体重減少を引き起こし，一方，ストレス状況下，もしくは非定型うつ病においては体重増加が認められる．多食，多尿，煩渇多飲は糖尿病の3徴であり，多尿，煩渇多飲，下痢はリチウム中毒の徴候である．患者の中には性的倒錯的行動の1つとして定期的な浣腸を行ったり，肛門への異物の挿入による肛門裂溝や痔の再発を呈することもある．また，異食についてはレントゲン撮影によってのみ診断し得ることもある（図5.9-1）．

泌尿生殖器系

尿の頻度，夜尿，排尿時痛や灼熱感，尿量や排尿の勢いの変化などが，この領域における徴候と症状である．抗精神病薬や三環系薬物による抗コリン作用性副作用は前立腺肥大症の男性で尿閉を引き起こすことがある．また，これらの薬物による勃起困難や遅漏も副作用としてはよく認められ，逆行性射精はチオリダジンによって引き起こされる．そのため，薬物を使用する前の性的反応性を知っておく必要がある．例えば，性感染症の病歴，例えば，淋病，下疳，ヘルペス，毛じらみなどは，性的乱交や危険な性行為を示唆していることがある．症例によるが，後天性免疫不全症候群（acquired immune deficiency syndrome：AIDS）の最初の徴候は，認知症に至る精神錯乱の緩徐な発症である．性欲亢進は慎重に評価しなければならない．そして，もし持続するようならば，より広範な検査が必要であり，ヒト免疫不全ウイルス（human immunodeficiency virus：HIV）感染の精査も含むべきである．抗コリン作用性の副作用のある薬物は前立腺肥大の男性には回避すべきである．カテーテルや他の物質を尿道に挿入するような尿道愛は感染や尿道の裂傷を引き起こすことがある（図5.9-2）．

性的興奮は前立腺の収縮を引き起こし，前立腺特異抗原（prostate specific antigen：PSA）の不自然な上昇は前立腺癌の偽陽性判定を招くことがある．そのため，PSAの測定が予定されている男性は検査前の7～10日間は自慰行為や性交を避けなければならない．

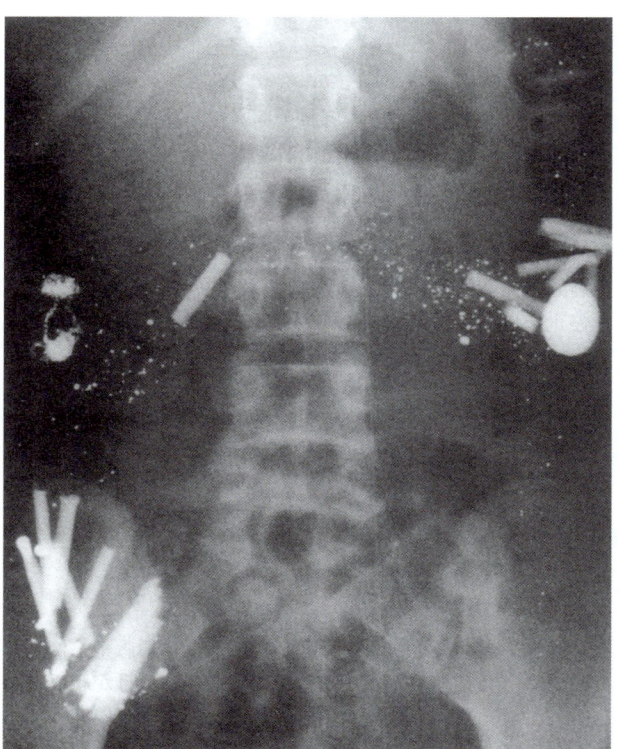

図5.9-1　精神疾患のある男性．異物を習慣的に飲み込んでおり，結腸管腔内に温度計13個と1セント銅貨8枚が認められた．画像上の濃い部分や円形の箇所，斑点状に見られるのは体内に放出された水銀である．（Stephen R. Baker, M.D., and Kyunghee C. Cho, M.D. のご好意による）

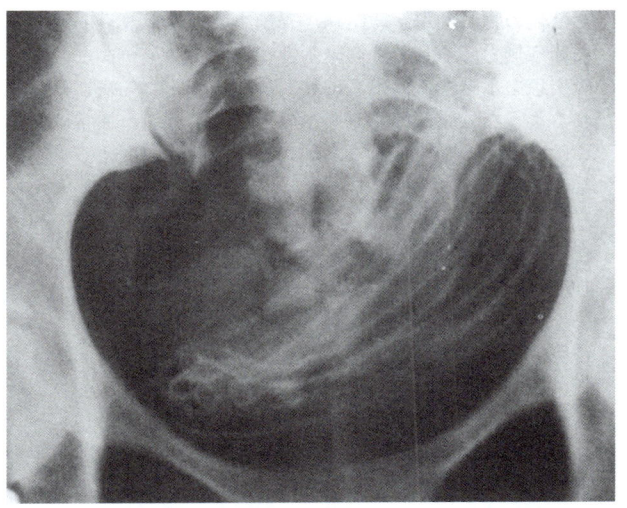

図5.9-2　下腹部の痛みを訴え，救急処置室に搬送された患者．レントゲンからは膀胱内に経鼻胃管が折り畳まれているのが確認され，患者は自慰行為の儀式の一部として管を尿道に挿入していた（尿道愛）．（Stephen R. Baker, M.D., and Kyunghee C. Cho, M.D. のご好意による）

月経系の病歴

月経歴の聴き取りには，初潮および，もし当てはまるのであれば閉経の年齢，月経周期，規則性，持続期間，期間中の出血量，不正出血，月経困難症，そして流産などを含める．無月経は神経性やせ症の特徴であり，さらに心理的ストレス状況下にある女性にも起こることがある．また，妊娠を恐れたり，逆に妊娠を望む女性は月経周期の遅れをきたすこともある．想像妊娠は完全な月経停止を伴う偽性妊娠である．月経前後の気分の変化（例えば，焦燥・抑うつ・不快気分）は注意して記述しておく．苦痛を伴う月経は子宮疾患（例えば，子宮筋腫）や月経についての心理的な葛藤，もしくは，それらの複合によって生じることがある．女性の中には月経前に性欲が増加すると報告する者がいる．流産に関する情緒的反応は，その軽重を問わず綿密に調べる．

全体的観察

身体的診察の重要な部分としては，全体的診察，例えば視覚，聴覚，そして嗅覚，などの幅広い項目が組み込まれる．さらに姿勢，表情，わざとらしさなどの非言語的な手掛かりは，注意して記述されなければならない．

視診

患者への視覚的な精査は最初の出会いから始まっている．精神科医は患者が待合室から面接室に向かう際の歩行を観察すべきである．患者の歩みは不安定ではないか？ 歩行の失調は，びまん性脳疾患，アルコールもしくは他の物質乱用，舞踏病，脊髄小脳変性症，衰弱過程に伴う無力，そして，筋緊張性ジストロフィーなどの基礎疾患を示唆する．患者は初期のパーキンソン病にみられるような，まるでおもちゃの兵隊のように，通常は伴うはずの腕の動きもなく，硬い感じで向きを変えるような歩みを示していないか？ 一方の足が外転していたり，足を引きずったり，一方の腕を振らないような，局在性の脳障害を示唆するような歩行の非対称性は認められないか？

患者が着席した後，精神科医は身だしなみに注意を向けるべきである．髪に櫛は通っているか，爪は清潔か，歯は磨かれているか？ 衣服の選択に気を配り，それらは適切か？ 服装や衛生への無頓着は精神疾患，特に抑うつ障害によくみられるが，また，それらは認知障害の特徴でもある．ちょっとした間違い，靴下やストッキング，もしくは靴などの不揃いなどは認知障害を示唆している場合もある．

患者の姿勢と無意識の運動，あるいその欠如は注意して調べられるべきである．小さな自動運動を伴う前屈姿勢は，パーキンソン病，びまん性の大脳半球障害，あるいは抗精神病薬の副作用などによってもたらされる．頭部の異常な傾きは視線が合うことを避けることを意味する場合もあるが，複視や視野欠損，局所的な小脳の機能障害から生じることもある．頻繁に起こるすばやく無目的な運動は不安症に特徴的であるが，同時に，舞踏病や甲状腺機能亢進症の特徴でもある．振戦も一般には不安症で認められるが，パーキンソン病や本態性振戦，あるいは向精神薬の副作用を示唆していることもある．本態性振戦の患者は，振戦が認識されていない恐怖や不安によって生じるに違いない，との周囲の指摘を信じて，精神科治療を求めてくることがある．片側性の微細もしくは過度の運動は局所性の脳疾患を示唆する．

精神的な健康状態を評価する際，患者の外観を細かくみていくことも必要である．患者は健康そうにみえるか，あるいは不健康な感じがするか？ だぶだぶの衣服は最近の体重減少を示していないか？ 呼吸の速さや咳き込みはないか？ 患者の全体的な容貌は特定の疾患を示唆していないか？ 例えば，クラインフェルター（Klinefelter）症候群の男性は，女性のような脂肪分布を呈し，男性としての２次性徴の発達を欠いている．先端巨大症はたいてい大きな頭部と顎によって容易に認識される．

患者の栄養状態はどうか？ 最近の体重減少は，しばしばうつ病や統合失調症に認められるが，胃腸疾患，びまん性癌腫症，アジソン病，甲状腺機能亢進症，その他多くの身体疾患によるものかもしれない．肥満は感情的な苦悩や器質性疾患から生じることもある．満月様顔貌，体幹部肥満，バッファロー瘤はクッシング（Cushing）症候群に顕著な所見である．甲状腺機能低下症にみられる腫れぼったく浮腫んだ外観や，ピックウィック（Pickwick）症候群における高度の肥満や周期性の呼吸は，精神医学的な治療を求めて訪れる患者にはよくみられる．甲状腺機能亢進症は眼球突出によって示される．

肌の状態はしばしば貴重な情報をもたらしてくれる．例えば，肝機能障害による黄色変性や貧血時の蒼白などは区別しやすい．極端な発赤は一酸化炭素中毒，またはポルフィリアやフェノチアジンから生じる光線過敏症による場合がある．発疹は，全身性エリトマトーデス（例えば，顔面の蝶形紅斑），皮脂腺腫を伴う結節性硬化症，薬物過敏症などの障害によって発現することもある．暗紫色調の顔面に末梢性血管拡張症が加わるのは，ほとんどがアルコール依存の疾患特性である．

注意深い観察によって，皮膚病変が生じている患者の正確な診断に至る手掛かりが得られることもある．例えば，病変の局在と形，出現時間などは自傷皮膚炎に特徴的である．

患者の顔面や頭部も病気の印がないか細かく調べるべきである．例えば，若白髪は悪性貧血によって起こり，薄くて粗い髪は粘液水腫で生じる．円形脱毛症では髪の一部が失われ，はげた箇所が残るし，抜毛癖（trichotillomania）も同様の臨床像を示す．瞳孔の変化はさまざまな薬物によって起こる．麻薬では縮瞳が，抗コリン作用性薬物や幻覚剤では散瞳が起こる．散瞳して固定された瞳孔，皮膚や粘膜の乾燥の複合はアトロピン使用，もし

くはアトロピン様中毒の可能性を示し，結膜の拡散はアルコール乱用，大麻乱用，あるいは上大静脈の閉塞を表す．一側の鼻唇溝の平板化，顔面の一側の脱力は，話したり笑ったり，顔をしかめると明らかになり，その一側と反対側の大脳半球の局在性機能障害やベル麻痺によるものかもしれない．また，眼瞼下垂は重症筋無力症の初期の徴候かもしれない．

患者の覚醒水準や反応性も注意深く評価すべきである．傾眠傾向や不注意は心理学的課題によって生じることもあるが，内因性の脳病変や，物質中毒のような外因性の2次的器質性脳機能障害による方が多い．

傾 聴

熱心に耳を傾けることは，身体的障害の証拠を熱心に観察することと同じくらい重要である．遅い口調はうつ病だけでなく，びまん性の脳機能障害や皮質下の機能障害にも特徴的であり，逆に，異常な早口は躁病エピソードや不安症，そして甲状腺機能亢進症にも特徴的である．単調で弱々しい声は，うつ病を主訴とする患者におけるパーキンソン病の手掛かりとなることがある．ゆっくりで，低音で，かすれたような声は甲状腺機能低下症の可能性を示唆しており，その声音は酔って眠たげな人がひどい風邪をひき，プラムを頬張っているようだ，と表現される．また，弱気で震えた声は不安を伴っていることがある．

話し始めの困難は不安や吃音によって生じることもあるが，パーキンソン病や失語症を示唆していることもある．話している間に疲れやすいのは，時として感情的問題の現れであるが，また，重症筋無力症の特徴でもある．そして，正確な診断が下されるより前に，そのような訴えをもって精神科医を訪れる患者も多い．

話の質と同じように，言葉の生産性も重要である．例えば，誤った発音や間違った言葉の使用は大脳の優位半球から生じた失語症の可能性がある．また，保続を示したり，名前や言葉が出てこなかったり，対象や出来事の婉曲的な言い回し(錯語)なども同様の可能性が示唆される．患者の社会的・経済的水準や教育水準に一致しない，粗野であったり，冒涜的であったり，または不適切な打ち明け話などは，認知症による抑制の欠如を表していることもある．

嗅覚的診療

嗅覚も，有益な情報をもたらしてくれる．入浴していない患者の不快な臭いは認知障害もしくはうつ病を示唆する．アルコール臭や，それを隠すために用いられる物質の匂いは，患者の飲酒問題を隠そうとする意図を明らかにする．時には，尿臭が神経系疾患に2次的に生じる膀胱機能障害への注意を促すことがある．特徴的な匂いはまた，糖尿病性アシドーシス，尿毒症，および肝性昏睡の患者においても知られている．性的早熟は，成熟したアポクリン腺によって作られる成人の汗の臭いと関連

していることがある．

> セカンドオピニオンを目的に精神科医を訪れた23歳の女性は，幻覚体験と見なされた異臭を訴え，6か月前に統合失調症と診断されていた．彼女は抗精神病薬(ペルフェナジン)に期待しており，振戦や無気力といった副作用にもかかわらず規則的に服薬していた．いくらか症状の改善はあったものの，寛解には程遠い状態であった．相談された精神科医は一貫した異常な波形を示す脳波記録を見て，側頭葉てんかんの診断を下した．そして，抗精神病薬を抗けいれん薬(フェニトイン)に変更した後は，もはや幻臭を体験することはなくなり，それまでの不快な副作用に我慢する必要はなくなった．

身体的診察

患者の選択

患者の愁訴の質は，徹底的な身体的診察が必要かどうかを決定する上で重要である．愁訴は身体・精神・社会的相互作用の3つの範疇のいずれかに入る．身体症状(例えば，頭痛，動悸)は，苦痛を引き起こす役割を果たす身体的な作用が，どの部位から生じているかを決定するために，徹底的な身体的診察が必要とされる．同様のことが，例えば，抑うつ，不安，幻覚，被害妄想のような精神症状についても言うことができ，これらは身体的な作用の表れとみなされる．もし，問題が明らかに社会的領域(例えば，教師，雇用者，両親，あるいは配偶者との関係における長年の問題)に限定されるのであれば，身体的診察が特別に指示されることはないであろう．しかし，身体疾患(例えば，初期のアルツハイマー病)によってパーソナリティの変化が生じたり，それによって対人関係上の葛藤が引き起こされることもある．

心理学的要因

日常的な身体的診察でさえ，拒否的な反応を引き起こし，器具・手順，診察室が患者を脅かすこともある．何が行われるかについての簡単な流れの説明により，多くの不必要な不安を防ぐことができる．さらに，何をされるかを常に前もって患者に注意しておけば，突然の，苦痛に満ちた驚きに対する恐れを少なくすることができるであろう．「これは何でもないです」「恐れなくても大丈夫．これは傷つけるものではないから」といった説明は，患者を何もわからない暗がりに置き去りにしてしまうようなものであり，実際にされるであろう事柄について手短に説明するよりも不安にさせてしまう．

身体的診察は不安反応を生じさせたり，強めてしまう可能性もある．また，性的な感情をかき立てることもある．誘惑されることに対して恐れや空想を抱く女性の中には，身体的診察における通常の動きを性的な誘惑と誤解する人もいる．同様に，同性愛恐怖をもつ妄想的な男性は，直腸診を性的な攻撃と誤認することもある．標準

ではないが通常範囲に入る変異が精神科医の科学的好奇心を刺激するからといって，特定の器官への診察を長引かせることは，深刻な病的所見が見出されたのではないか，と患者を心配させてしまう．そのような反応は不安の強い，または心気症的な患者にとっては深刻なものに陥りがちである．

一方，身体的診察が時に精神療法的な役割を果たすこともある．不安の強い患者は，厄介な症状があっても，恐れるような深刻な疾患の証拠がないとわかって安心する．また，痛みが心臓発作の予兆であると確信して胸痛を訴える若い患者は，身体的診察や心電図の正常所見が示されることでたいていは安心する．しかし，その安心は，その場の症状によって引き起こされた心配を和らげるだけである．精神科的な治療がそのような不安から生じる反応の決定因子を取り扱うことに成功しない限り，同じ症状が繰り返されるであろう．

悪性腫瘍に対する根深い恐怖を抱える患者を安心させようと，また別の検査を受けさせたとしても通常は報われない．患者によっては，疾患が存在するという誤った確信をもってしまうであろう．

身体的診察を行っている間も，観察力の鋭い臨床医は情緒的な苦悩の徴候に気づくことがある．例えば，性器の診察中に示す患者の反応は性にまつわる態度や問題に関する情報を明らかにしたり，そのような反応は，この領域を後に探索をする契機となるかもしれない．

身体的診察の時期の選択

時には徹底的な身体的診察を延期することが望ましかったり，そうすることが必要とされる状況がある．例えば，妄想的な患者や躁的な患者は好戦的だったり抵抗したり，あるいはその両方を示すことがある．その場合，病歴などは家族から聞き取るべきであり，もし可能であれば，身体的診察を進める差し迫った理由がなければ，患者が従順になるまで延期すべきである．

また，心理学的な理由から，初めて診察室を訪れた患者に身体的診察を勧めるのはよくないかもしれない．確かに性的事柄に関する感受性や開放感が増している今日の状況や，精神科医の援助を求めやすい傾向を踏まえると，若い男性が初めての性交渉が不首尾に終わったと訴えることも多いであろう．しかし，詳しく話を聞いた後，その失敗は状況的な不安によると結論づけることができるならば，身体的診察も精神療法も勧めるべきではない．というのも，病気ではないかという理解を強化するような望ましくない効果を与えてしまうからである．しかし，もし問題が繰り返されるならば，それ以上の評価が必要となるであろう．

神経学的診察

糖尿病やクッシング症候群のような身体的障害が基礎にあると疑われる患者に対しては，精神科医は診断および治療を目的として内科医に紹介するのが普通である．しかし，認知障害が疑われる場合は状況が異なる．精神科医はしばしば，これらの症例に対する責任を引き受けようとするが，いずれは徹底的な神経学的評価が指示されることになるであろう．

そのような症例における病歴聴取の間，患者の意識水準，診察の細かな面に対する注意，理解，表情，話し方，姿勢，歩行などを注意深く調べる．また，徹底的な精神的現症の診察も実施されることになるであろう．神経学的評価は以下の2つの目的を心に留めて行う．(1)限局的，局在的な脳の機能障害を示唆する徴候を引き出すこと，(2)び漫性，両側性の大脳機能障害を示す徴候を引き出すこと，である．前者は通常の神経学的評価によって，運動，知覚，反射の非対称を明らかにすることで限局的な大脳半球の疾患の存在がわかる．後者はび漫性の脳機能不全や前頭葉疾患による徴候を探索することで行われる．その徴候としては，吸引反射，口尖らし反射，手掌頤（おとがい）反射，そして把握反射，眉間叩打反応の持続などがあげられるが，残念ながら，把握反射を除いて，そのような徴候は基礎にある脳病理の存在と強い関連はない．

他の所見

精神科医は専門家の助言によって明らかにされた所見の意義を評価できなければならない．もし，喉に塊（ヒステリー球）があると訴える患者に，検査でリンパ組織の肥大が発見された場合，その因果関係を考えたくなる．どうしたら臨床医はその発見が偶然の産物ではないと確信できるだろうか？患者は訴えが成される以前からリンパ組織の肥大があることを知っていたのか？リンパ組織の肥大がある多くの人々は喉に塊がある感覚を経験することはないのか？

歩行不能を訴えるが，神経学的診察においては軽度の痙縮と片側のバビンスキー反射しか認められない多発性硬化症の患者では，その症状を神経疾患によるものと捉えたくなるかもしれないが，情緒的苦悩によっても悪化することも考えられる．小さな前頭葉髄膜腫がCT画像上に認められる高度の認知症患者にも同様のことが言える．認知症は常に所見と関連するとは限らない．重篤な脳萎縮がごく軽度の認知症に留まり，ごくわずかな脳萎縮が重篤な認知症を引き起こすこともある．

しばしば，症状を説明できる病変が発見されることもあるが，精神科医は偶然の所見と原因となる所見を，また，症状を生み出す病変とその症状の周辺からたまたまみつけられた病変の区別をするために，たゆまぬ努力をすべきである．

精神科治療を受けている患者

精神医学的な治療をしている間，精神科医は診断的検索を必要とする合併症の可能性にも注意すべきである．精神療法の中でも，特に精神分析を受けている患者は，

新しい症状の原因を情緒的要因に帰属させる傾向がある．特に，症状がその時点で焦点となっている葛藤と関連がないと見なされる場合，否認が用いられている可能性に注意が払われるべきである．

　精神療法を受けている患者ばかりではなく，治療者もまた新しい症状を情緒的な原因に求めやすく，身体症状に精神力動的な説明を与える危険性は常に存在する．

　傾眠やめまいといった症状，皮疹や歩行障害などの徴候は向精神薬のありふれた副作用であるが，もし，処方薬の種類や用量を変えても患者の反応があまりみられない場合は，身体的な再評価が求められる．三環系薬物や抗精神病薬を服薬している患者が霧視（たいていは抗コリン作用の副作用）を訴え，内服の減量や変更によっても症状が変わらない際は他の原因を除外するための検査を行うべきであり，トキソプラズマ脈絡網膜炎の診断がなされた例もある．また，抗精神病薬の他の副作用（口渇や便秘など）が認められない場合は，合併症の可能性をより警戒させる手掛かりとなる．

　何らかの疾患の初期段階で，身体的・臨床的な検査結果が陽性を示すことは稀である．そのような例では，特に心的外傷や情緒的葛藤が目立つ場合，すべての症状は心理社会的な要因がその根本にあると見なされやすく，新しい症状も，その観点から理解されやすい．ある症状が元々の診断とは合致せず，精神科医が何らかの身体疾患の存在を示唆するような手掛かりに注意を向けない限り，よりいっそうの身体的精査を検討するための徴候は見逃されてしまう．しばしば，脳炎などの急性症状を呈している患者が統合失調症の診断で入院してきたり，膵臓癌のような亜急性疾患の患者がうつ病の診断で個人診療所や外来で治療を受けていることがある．

　初回の精神医学的評価の時点で正確な診断がなされる可能性はないかもしれないが，継続的な観察や臨床的な詳細に注意すれば原因を知るための手掛かりが与えられる．ある種の精神障害においては併発性の疾患が生じやすい．例えば，物質乱用者はその生活パターンにより感染しやすく，外傷，栄養失調，不衛生などの副作用に苦しむことが多く，うつ病では免疫反応の低下がみられる．

　心身の機能障害が併存していることが知られているならば，精神科医は患者の身体状態について十分によく知っておかねばならない．心不全や末梢神経障害，およびその他の身体機能障害の症例においては，身体疾患を引き起こしている障害の性質と程度を評価する．患者が障害を利用していないか，もしくは，障害があることを無視したり否認する結果として努力過剰に陥っていないか，といった疑問に対する回答を得ることが重要である．そして，そのためには，精神科医は診断に依拠する包括的な判断ではなく，患者の能力と限界を評価しなければならない．

　身体状態で特に警戒しなければならないのは，身体表現性障害（DSM-IV）や摂食障害の治療を受けている患者である．また，大量出血を伴う潰瘍性大腸炎の患者やかなりの体重減少をきたしている神経性やせ症の患者も同様であり，これらの疾患は生命を脅かす可能性がある．

身体的検索の重要性

　精神科病棟に入院していたり，精神科診療所に通院している患者への徹底的な身体的検索の必要性について，数多くの記事が注意を喚起している（同様に，内科病棟に入院してしたり，診療所に通院している患者への精神医学的な評価の必要性も示されている）．健康状態の確認（medical clearance）の概念は曖昧なままであり，精神科病棟への入院許可や，異なる環境や機関からの転院の許可といったながれから，患者の精神疾患を説明しうる身体疾患が存在しないといったほのめかしの意味合いであることが多い．

　精神疾患を診断された患者の24～60％に身体疾患に関連した苦痛があり，また，精神科診療所に通院する患者2090例の調査では，その43％が身体疾患に罹患していた．また，その約半数は照会元では身体疾患の診断を受けていなかった（この研究に際して糖尿病が発見された69名の糖尿病患者のうち，調査前に診断を受けていたのは12％に過ぎなかった）．

　精神科医に内科の専門家になることを望むのは現実的とは言い難い．しかし，身体疾患が存在するのであれば，それを認めたり，少なくとも疑うことができるようにはなるべきであるし，さらには，心身双方の疾患を有する患者の治療においては適切な照会や協働ができるようになることが望ましい．

　精神症状は非特異的なものであり，精神疾患と同様に身体疾患の先触れとして，しばしば身体症状の明確な発現に先立って認められる．精神症状（例えば，幻視，歪曲，錯覚）の中には，薬物毒性を強く疑うべきものがある．

　当初は情緒的な障害と考えられていたが，結局はその後，身体疾患の2次的症状であることが証明された患者の症例報告が医学文献にはふんだんに認められる．それら多くの報告の中では，器質的な特徴が明らかに示されている．そして，誤診はそのような特徴に重きをおかなかったがために起こるのである．

参考文献

Aronne LJ, Segal KR. Weight gain in the treatment of mood disorders. *J Clin Psychiatry*. 2003;64(Suppl 8):22–29.

Chue P, Kovacs CS. Safety and tolerability of atypical antipsychotics in patients with bipolar disorder: Prevalence, monitoring, and management. *Bipolar Disord*. 2003;5(Suppl 2):62–79.

Cormac I, Ferriter M, Benning R, Saul C. Physical health and health risk factors in a population of long-stay psychiatric patients. *Psychol Bull*. 2005;29:18–20.

Foster NL. Validating FDG-PET as a biomarker for frontotemporal dementia. *Exp Neurol*. 2003;184(Suppl):S2–S8.

Garden G. Physical examination in psychiatric practice. *Adv Psychiatr Treat*. 2005;11:142–149.

Guze BH, Love MJ. Medical assessment and laboratory testing in psychiatry. In: Sadock BJ, Sadock VA, eds. *Kaplan & Sadock's Comprehensive Textbook of Psychiatry*. 8th ed. Vol. 1. Philadelphia: Lippincott Williams & Wilkins; 2005:916.

Hodgson R, Adeyamo O. Physical examination performed by psychiatrists. *Int J Psychiatr Clin Pract*. 2004;8:57–60.

Lambert TJ, Velakoulis D, Pantelis C. Medical comorbidity in schizophrenia. *Med J Aust*. 2003;178(Suppl):S67–S70.

Lyndenmayer JP, Czobor P, Volavka J, Sheitman B, McEvoy JP, Cooper TB, Chakos M, Lieberman JA. Changes in glucose and cholesterol levels in patients with schizophrenia treated with typical or atypical antipsychotics. *Am J Psychiatry*. 2003;160:290–296.

Marder SR, Essock SM, Miller AL, Buchanan RW, Casey DE, Davis JM, Kane JM, Lieberman J, Schooler NR, Covell N, Stroup S, Weissman EM, Wirshing DA, Hall CS, Pogach L, Xavier P, Bigger JT, Friedman A, Kleinber D, Yevich S, Davis B, Shon S. Health monitoring of patients with schizophrenia. *Am J Psychiatry*. 2004;161:1334–1349.

Pavletic AJ, Pao M, Pine DS, Luckenbaugh DA, Rosing DR. Screening electrocardiograms in psychiatric research: implications for physicians and healthy volunteers. *Int J Clin Pract*. 2014;68:117–121.

Rosse RB, Deutsch LH, Deutsch SI. Medical assessment and laboratory testing in psychiatry. In: Sadock BJ, Sadock VA, eds. *Kaplan & Sadock's Comprehensive Textbook of Psychiatry*. 7th ed. Vol. 1. Philadelphia: Lippincott Williams & Wilkins; 2000:732.

Saunders RD, Keshavan MS. Physical and neurologic examinations in neuropsychiatry. *Semin Clin Neuropsychiatry*. 2002;7:18–29.

Schulte P. What is an adequate trial with clozapine? Therapeutic drug monitoring and time to response in treatment refractory schizophrenia. *Clin Pharmacokinet*. 2003;42:607–618.

(訳　角藤比呂志　森 亮　前垣内紀子　中島 希　高崎由紀江)

6 | 精神医学における分類

　分類とは，現象の複雑さを軽減する手順であり，1つかそれ以上の目的のために確立された基準によるカテゴリーに整理される．現在，精神疾患の分類は，共有される現象学的特徴に基づき，種々のクラスに分類された特定の疾患から成っている．分類の最終目的は，治療と予防効果を向上させることである．その可能性を高めるには，疾患分類が病因学や病理生理学の知識に基づくことが理想である．しかし，神経科学者は，症状より原因に基いて精神医学的な診断ができるバイオマーカーによる診断体系をまだもっていない．その代わり，精神疾患の診断は，徴候や症状群の臨床的観察に基づいている．それは，精神科医と他の精神保健の専門家の総意で一致した疾患や症候群に分類されている．

　精神疾患の分類体系には，いくつかの目的がある．治療者が最も効果的な治療を行えるように，ある疾患を他と区別すること，健康管理の専門家同士の間に共通の言語を供給すること，多くの精神疾患のまだ解明されていない原因を追究することである．最も重要な2つの精神疾患の分類は，米国精神医学会（American Psychiatric Association）と他の精神保健の専門集団が共同で作成した「精神疾患の診断・統計マニュアル（Diagnostic and Statistical Manual of Mental Disorsers：DSM）と，世界保健機関（WHO）が作成した「国際疾病分類（International Classification of Diseases）である．

歴　史

　精神医学で使われるさまざまな分類体系は，ヒポクラテスの時代にまで遡る．ヒポクラテスは，紀元前5世紀に，心の疾患として，"mania" と "hysteria" という用語を導入した．それ以降，各時代に独自の分類が用いられてきた．米国における最初の分類は，1869年に，後に米国精神医学会（American Psychiatric Association）となる米国医学心理学会（American Medico-Psychological Association）によって導入された．1952年に，米国精神医学用語統計委員会（American Psychiatric Association's Committee on Nomenclature and Statistics）が，DSMの初版（DSM-Ⅰ）を出版し，その後，DSM-Ⅱ（1968），DSM-Ⅲ（1980），DSMの改定版であるDSM-Ⅲ-R（1987），DSM-Ⅳ（1994），DSM-Ⅳ-TR（TRは本文改訂

 表6-1　DSMの版*

DSM-Ⅰ	1952
DSM-Ⅱ	1968
DSM-Ⅲ	1980
DSM-Ⅲ-R	1987
DSM-Ⅳ	1994
DSM-Ⅳ-TR	2000
DSM-5⁺	2013

R：改定版，TR：本文改訂版
*5.1，5.2などと呼ばれるDSMの周期的な改訂版が出版される予定である．
⁺ローマ数字は廃止された．

版を表す：2000），2013年にはDSM-5と，合わせて6つの版（表6-1）が出版された（ローマ数字は，もう使われていない）．

ICD-10との関係

　ICD-10は，ヨーロッパや他の多くの国で使われている公式の分類体系である．DSM-5は，1992年に最初に出版されたICDの10回目の改訂版（ICD-10）と一致するように作成された．これは，国内や国際的な健康統計の報告を共通のものにするものであった．さらに，メディケア（老人保健制度）は，保険金支払い用の診断書コードをICDに準ずるように要求している．DSM-5で使われる診断区分のすべてはICD-10の中にあるが，ICD-10で使われる診断区分すべてがあるわけではない．

　DSM-5は，米国で使用されている公式の精神医学コードシステムである．現在の版を含めて，1952年からのDSMの度重なる改定に対して批判的な精神科医も少なからずいるが，DSM-5が米国の公式用語である．本書で使用する専門用語は，すべてDSM-5に準ずる．保険の目的や医学報告には，DSMかICDのどちらかが使われるであろう．2014年10月1日に，疾病管理センターの健康統計予防国内センター（Centers for Disease Control and Prevention's National Center for Health Statistics：CDC-NCHS）やメディケア・メディケイドサービスセンター（Centers for Medicare and Medicaid Services：CMS）が推奨したように，DSM-5の分類コー

ドはもはや要求されず，すべての米国の保健医療提供者および組織にICD-10の精神疾患のコードの使用が求められたが，その実行日は2015年10月1日に延期された．

基本的特徴

記述的方法論 DSM-5の構成は，原因という点では，非論理的である．DSM-5は精神疾患の症状を記述するものであって，その障害がどのようにして起こったのかの説明はほとんどない．疾患の定義は，ほとんど，臨床的特徴の記述で構成されている．

診断基準 それぞれの精神疾患には，明確な診断基準が定められている．これらの基準は，診断に必要な特徴の表を含んでいる．このような基準は，診断過程の信頼性を高めている．

系統的記述 DSM-5は，それぞれの疾患を関連のある特徴によって系統的に記述している．すなわち具体的な年齢，文化，そして性に関する特徴，また有病率，発生率，リスク，経過，合併症，素因，家族状況，鑑別診断である．多数の特定の疾患が共通の特徴をもつ例では，この情報は，章全体の導入部に記されている．臨床検査所見や関連する身体的診察の徴候と症状は，関係ある場合は記載されている．

DSM-5は教科書ではなく，診断マニュアルである．原因，管理，治療論または特定の診断カテゴリーをとりまく議論の余地のある問題には言及していない．そのためには，論争や新しい観点を自由に論じられるComprehensive Textbook of Psychiatryのような教科書が必要である．

DSM-5分類

DSM-5には，150以上の個別の疾患から成る，22の主要なカテゴリーが載っている．DSM-5のすべての疾患は，それぞれの疫学，病因学，診断，鑑別診断，臨床的特徴と治療を扱う各章に詳しく記述されている．この章では，疾患の簡単な説明だけで，DSM-IVからDSM-5への変更を含む精神科分類の概観を述べる．

DSMの疾患構成は，人生の全期間を扱うことを意図している．このような理由で，人生の早期に起こる神経発達症群は，分類体系の最初に記載されており，人生の終わりに起こる神経認知障害群は，最後に記載されている．しかし，小児期に関連する遺糞症や遺尿症のようないくつかの疾患は，成人にも適用されうるため，分類体系の中間に割り当てられている．この構成の正当性は，診断決定過程を補助する方法として，DSMの序章に説明されている．しかし，この組織化された概要に価値があるかどうかは，疑問が残る．

神経発達症群

神経発達症群(neurodevelopmental disorders)の疾患は，通常，幼児期，小児期または青年期に初めて診断される．

知的能力障害または知的発達障害(DSM-IVでは精神遅滞と呼ばれていた) 知的能力障害(intellectual disability：ID)は，有意な，平均以下の知能と適応機能の障害が特徴である．適応機能は，コミュニケーション，自己管理，対人関係技能のような領域で個人が年齢相当の生活に必要なことをどのように行えるかということである．DSM-5では，IDは総合的機能に基づいて，軽度，中等度，重度，最重度に分類されている．DSM-IVでは，知能指数(IQ)によって，軽度(50-55～70)，中等度((35-40～50-55)，重度(20-25～35-40)または，最重度(20-25以下)と分類されていた．全般性発達遅延と呼ばれるIDの類型は，上記を超える重い欠陥をもつ5歳未満の子どもたちのためのものである．境界線の知的機能は，DSM-5で使われているが，軽度IDとの違いは明確ではない．DSM-IVでは，70位のIQを意味していたが，DSM-5では，その基準はなく，臨床的関与の対象になることのある他の状態として分類されている．

コミュニケーション症群 コミュニケーション症群(communication disorders)には，コミュニケーションの問題が機能的に重大な障害を起こすときに診断される4つのタイプがある．(1)言語症は，年齢相当の文章産出の障害により語彙の発達障害が特徴である．(2)語音症は，発音の障害が目立つ．(3)小児期発症流暢症または吃音は，会話の流暢さ，速度，リズムの障害を特徴とする．(4)社会的あるいは語用論的コミュニケーション症は，社会的関係や仲間とのコミュニケーションの重大な障害である．

自閉スペクトラム症 自閉スペクトラム症(autism spectrum disorder)は，複合的な発達領域における厳しい障害を特徴とする．それは，社会的関係，コミュニケーション，活動の範囲，反復的で常同的な会話を含む行動様式に現れる．自閉スペクトラム症は，3つのレベルに分けられる．レベル1は，社会的相互作用の少ない会話能力を特徴とする(このレベルは，DSM-5にはないアスペルガー障害に類似点がある)．レベル2は，最小限の会話と最小限の社会的相互作用が特徴である(DSM-IVではレット障害と診断されていたが，DSM-5にはない)．レベル3は，全体的な会話の欠如と社会的相互作用がないことが特徴である．

注意欠如・多動症(ADHD) 1990年代以来，ADHD(attention deficit/hyperactivity disorder)は，一般のメディアで最も頻繁に議論された精神疾患の1つである．なぜなら，年齢相当の正常な行動と障害された行動の間に明確な線が引けないためであり，障害のない子どもたちが誤診されて，薬物治療を受ける懸念のためでもある．疾患の主要な特徴は，持続的な不注意，多動性，衝動性であり，臨床的に著しい機能障害を起こす．

限局性学習症 限局性学習症(specific learning disorder)では，読字(dyslexia；失読症としても知られている)，書字表現，または数字(dyscalculia；失算症として

も知られている)のように限局的な技能の習得が困難なことにより，成熟した発達が障害される．

運動症(motor disorder)　学習症に類似していて，運動症は，協調運動が年齢や知能で期待されるより明らかに劣っているときや，協調の問題が機能を強く妨げているときに診断される．運動症には，3つの主要なタイプがある．(1)発達性協調運動症は，協調運動の発達障害である(例えば，ハイハイや歩行の遅れ，ものを落とす，または不器用な運動技能)．(2)常同運動症は，反復する運動行動である(例えば，頭を打ちつける，身体を揺する)．(3)チック症は，突発的な不随意的，反復性で常同的な運動または発声が特徴である．チック症には，2つのタイプがある．1つは，汚語を含む音声チックと運動チックが特徴のトゥレット症であり，2つ目は，持続性(慢性)運動または音声チック症で，1種類の運動または音声チックを特色とする．

統合失調症スペクトラム障害および他の精神病性障害群

　統合失調症スペクトラム(schizophrenia spectrum)障害と他の精神疾患の章には，8つの特定の疾患(統合失調症，統合失調症様障害，統合失調感情障害，妄想性障害，短期精神病性障害，物質・医薬品誘発性精神病性障害，他の医学的疾患による精神病性障害，緊張病)を含んでおり，精神病症状を呈することが臨床像における重要な特徴である．DSM-5の疾患分類の冒頭には，統合失調型パーソナリティ障害がある．それは，精神病性疾患ではないが，時に，本格的な統合失調症に先立って起こる．本書では，パーソナリティ障害群で論じられている(第22章)．

統合失調症　統合失調症(schizophrenia)は，顕著な幻覚あるいは妄想が通常持続する慢性疾患である．個々の症状は，少なくとも，6か月間続くが，その間は常に精神病状態が活発である必要はない．DSM-5には，個別の段階として記載されていないが，3つの段階が臨床家には知られている．前駆期は，精神病活動期の発症前に起こる機能低下である．活動期の症状(妄想，幻覚，まとまりのない会話，ひどくまとまりのない行動，または，平板な感情，意欲欠如，寡黙のような陰性症状)は，少なくとも1か月間は存在しなければならない．残遺期の症状は，活動期に続く．残遺期と前駆期の特徴は，感情，認知，コミュニケーションの機能低下や異常である．DSM-Ⅳでは，統合失調症は，評価時に最も顕著な症状により下位分類されていた(妄想型，解体型，緊張型，鑑別不能型，残遺型)．これらの下位分類は，もはやDSM-5の公的用語の一部ではない．しかし，それらは現象学的には的確で，臨床家が，相互に連絡をとるときにいまだに役立つ有効な記述であると，本書の著者は考えている．

妄想性障害　妄想性障害(delusional disorder)は，持続的な妄想が特徴である(例えば，被愛型，誇大型，嫉妬型，被害型，身体型，混合型，特定不能型)．一般に，妄想は，あとをつけられているとか，病気になっているという不信感のような，現実に起こりうる状況に関する奇異ではない考えである．このカテゴリーの中に，DSM-Ⅳで共有妄想性障害(2人組精神病としても知られる)と名づけられていたものが，DSM-5では，妄想性障害を有する人のパートナーにおける妄想症状と新たに命名された．それは，親密な関係のもう1人と同じ内容の妄想をもつ人に発展する妄想的確信が特徴である．パラノイア(paranoia；DSM-5には含まれない用語)は，通常，誇大的着想で精緻な妄想体系が徐々に発展することを特徴とする稀な状態であり，慢性の経過をたどり，妄想以外の面ではパーソナリティが損なわれることはない．

短期精神病性障害　短期精神病性障害(brief psychotic disorder)は，妄想，幻覚，まとまりのない発語，ひどくまとまりのない，または，緊張病性の行動が，1日以上，1か月未満存在する．外的な生活ストレスが先行して，突然発症することがある．エピソード後は，病前の機能レベルに回復する．

統合失調症様障害　統合失調症様障害(schizophreniform disorder)は，統合失調症と同様の活動期の症状が特徴である(妄想，幻覚，まとまりのない発語，ひどくまとまりのない行動または陰性症状)．しかし，1か月以上，6か月未満の持続で，社会的，職業的損失をもたらす前駆期または残遺期はない．

統合失調感情障害　統合失調感情障害(schizoaffective disorder)も，統合失調症と同様の活動期の症状があり(妄想，幻覚，まとまりのない発語，ひどくまとまりのない行動または陰性症状)，さらに，精神病持続期間に比べてより長い躁状態または抑うつ状態があることが特徴である．精神病像をもつ気分障害と対照的に，統合失調感情障害には，目立った気分症状が並存しない少なくとも2週間の妄想または幻覚がある．

物質・医薬品誘発性精神病性障害　物質・医薬品誘発性精神病性障害(substance/medication-induced psychotic disorder)は，精神活性物質または他の物質(例えば，幻覚剤，コカイン)によって引き起こされた精神症状をもつ疾患である．

他の医学的疾患による精神病性障害　この疾患は，身体疾患(例えば，側頭葉てんかん，ビタミン欠乏症，髄膜炎)の結果として生じる幻覚や妄想が特徴である．

緊張病　緊張病(catatonia)は，カタレプシー(蝋屈症)，無言症，姿勢保持，拒絶症のような運動異常が特徴である．他の疾患(例えば，統合失調症または双極性障害)によって起こるが，他の身体疾患(例えば，新生物，頭部外傷，肝性脳症)の結果でもありうる．

双極性障害および関連障害群

　双極性障害および関連障害群(bipolar and related disorders)は，抑うつと高揚の間を気分が激しく変動することと，寛解と再発を特徴とする．次の4つの型がある．すなわち，双極Ⅰ型障害，双極Ⅱ型障害，気分循環性障

害，物質・医薬品誘発性双極性障害または他の医学的疾患による双極性障害である．

双極Ⅰ型障害 双極Ⅰ型障害(bipolar Ⅰ disorder)の診断に必要とされる特徴は，躁病エピソードまたは躁うつの混合エピソードの病歴である．双極Ⅰ型障害は，さまざまな面で下位分類される．それは，現在のエピソード(躁，軽躁的抑うつ，混合)，重症度と寛解状況(軽度，中等度，精神病症状を伴わない重度，精神病性の特徴を伴う重度，部分緩解または完全緩解)と，直近の経過が急速交代型かどうか(12 か月の間に少なくとも 4 回のエピソード)で見極められる．

躁極Ⅱ型障害 躁極Ⅱ型障害(bipolar Ⅱ disorder)は，軽躁病と抑うつエピソードの病歴が特徴である．軽躁病エピソードの症状基準は，躁病エピソードと同様であるが，軽躁病エピソードは，最小限度 4 日が必要なだけである．躁病と軽躁病の大きな違いは，症候群に関連した重症度である．

気分循環性障害 気分循環性障害(cyclothymic disorder)は，抑うつ障害群における気分変調症(8.2 節)に相当する．気分循環性障害は，少なくとも 2 年間にわたって，多くの抑うつと軽躁エピソードの起こる軽度で慢性的な気分障害である．

物質/医薬品誘発性双極性障害 物質誘発性の気分障害は，その原因が物質の中毒・離脱または医薬品であるときに診断される(例えば，アンフェタミン)．

他の医学的疾患による双極性障害 全身の医学的疾患による双極性障害は，著しい気分障害が医学的疾患の直接的な結果であるという証拠があるときに診断される．

抑うつ障害群

抑うつ障害群(depressive disorders)は，抑うつ，悲哀，焦燥感，精神運動制止と，重篤な場合は，自殺念慮が特徴である．これには，下記の多くの状態が含まれる．

うつ病(DSM-5) うつ病(major depressive disorder)の診断に必要とされる特徴は，抑うつ気分または日常生活の興味と喜びの喪失である．すべての症状は，自殺念慮や死についての反復思考以外はほとんど毎日存在する．症状が通常の死別の結果である場合や気分障害のない精神症状があるときは診断されない．

持続性抑うつ障害(気分変調症) 持続性抑うつ障害(persistent depressive disorder)は，少なくとも 2 年間のほぼ毎日，軽度の慢性的な抑うつ気分が続き，1 日のほとんど，抑うつ気分と少なくとも他の 2 つの抑うつ症状がある．

月経前不快気分障害 月経前不快気分障害(premenstrual dysphoric disorder)は，月経の約 1 週間前に起こり，易怒性，感情不安定，頭痛と不安または抑うつ感情が特徴で，月経周期が終わると軽減する．

物質・医薬品誘発性抑うつ障害 この障害は，物質(例えば，アルコール)または医薬品(例えば，バルビツール)による抑うつ気分が特徴である．

他の医学的疾患による抑うつ障害 この状態は，身体疾患により二次的に起こる抑うつ状態である(例えば，甲状腺機能低下症，クッシング症候群)．

他の特定される抑うつ障害 この診断カテゴリーは，2 つの下位分類を含んでいる．(1)反復性短期抑うつエピソードは，少なくとも月に 1 回起こり，2～13 日間続く．(2)短期間の抑うつエピソードは，抑うつ気分が 4～14 日間続くが反復しない．

特定不能の抑うつ障害 この診断カテゴリーは，4 つの下位分類を含む．(1)メランコリアは，絶望感，無快感，精神運動制止と自殺のリスクが高い．(2)非定型うつ病は，体重減少より体重増加，そして不眠より過眠が目立つ．(3)周産期うつ病は，周産期または出産後 1 か月以内に起こる(DSM-Ⅳでは，産後うつ病と呼ばれた)．(4)季節型は，1 年のうちの特定期間，通常は冬に起こる(季節性感情障害[seasonal affective disorder：SAD]としても知られている)．

重篤気分調節症 重篤気分調節症(disruptive mood dysregulation disorder)は 6 歳以上 18 歳未満の子どもを診断する新しい基準で，激しいかんしゃく，持続的な易怒性と怒りの感情を特徴とする．

不安症群

不安症群(anxiety disorders)に関する章は，9 つの特定疾患を含んでいる(パニック症，広場恐怖症，限局性恐怖症，社交不安症(社交恐怖)，全般不安症，他の医学的疾患による不安症，物質・医薬品誘発性不安症，分離不安症，選択性緘黙)．これらにおいては不安症状が，臨床的に最も目立つ特徴である．分離不安症と選択性緘黙は，小児期に起こる．これらは本書の小児期疾患の章で論じる．

パニック症 パニック症(panic disorder)は，恐れることが何もない状況で，突然に強い恐れや恐怖感が起こることが特徴である．それは，心拍増加または心悸亢進，胸痛，息切れまたは息苦しさ，めまい，身震いまたは震え，気が遠くなる感じまたはめまい感，発汗，吐き気を伴う．

広場恐怖症 広場恐怖症(agoraphobia)は，パニック発作の結果としてよく起こるが，パニック発作がない場合でも起こりうる．広場恐怖の人は，パニック発作(あるいはパニック様症状)の引き金になると思う状況，またはパニック発作が起こったときに逃げられないと考える状況を避ける(あるいは，避けようとする)．

限局性恐怖症 限局性恐怖症(specific phobia)は，恐怖刺激を常に誘発するような特定の対象または状況への過度で不合理な恐怖感を特徴とする．恐怖刺激は回避されるか，それができないときに，人は強い不安や不快を感じる．

社交不安症あるいは社交恐怖 社交不安症(social anxiety disorder)は，他人の前で当惑することや，恥をかくことへの恐怖を特徴とする．限局性恐怖症と同様，恐怖

刺激は回避されるか，それができないときは，強い不安や不快を感じる．恐怖刺激が，ほとんどの社会的状況を含むとき，全般性社交恐怖症（generalized social phobia）と規定される．

全般不安症 全般不安症（generalized anxiety disorder）は，慢性的で過度の心配が起こる日のほうが，起こらない日より多く，制御することは困難である．その心配は，集中困難，不眠，筋緊張，易怒性，落ち着きのなさのような症状を起こし，臨床的には重大な苦痛や障害を引き起こしている．

他の医学的疾患による不安症 全身の身体疾患による不安症は，強い不安が全身の医学的疾患の直接の結果であると証明されるときに診断される（例えば，甲状腺機能亢進症）．

物質・医薬品誘発性不安症 物質・医薬品誘発性不安症は，不安の原因が物質（例えば，コカイン）または，医薬品の結果（例えば，コルチゾール）であるときに診断される．

分離不安症 分離不安症（separation anxiety disorder）は小児期に起こり，その子どもの発達水準を過ぎても，家または愛着をもっている人物からの分離に過度の不安をもつことが特徴である．

選択性緘黙 選択性緘黙（selective mutism）は，他の状況では話せるにもかかわらず，特定の状況では，話すことを拒絶し続けることが特徴である．

強迫症および関連症群

強迫症および関連症群（obsessive-compulsive and related disorders）には，8つの疾患区分があり，すべてが強迫観念（反復思考）または強迫行為（反復行動）に関係している．

強迫症 強迫症（obsessive-compulsive disorder：OCD）は，嫌な内容の反復的，侵入的な思考またはイメージ（強迫観念），または強制的に感じる反復行動（強迫行為），あるいはその両方が特徴である．しばしば，強迫行為は，強迫観念に関係する不安を軽減するために行われる．

醜形恐怖症 醜形恐怖症（body dysmorphic disorder）は，想像上または軽度の外見の欠陥にとらわれて起こる，苦しみと障害が特徴である．その思いが，妄想的な激しさであれば，妄想性障害，身体型と診断されるであろう．

ためこみ症 ためこみ症（hoardings disorder）は，その人に有用かそうでないかにかかわらず品物を強迫的にためる行動パターンである．火災の恐れのように，家での危険な状況を引き起こす可能性があっても，それらの品物を処分できない．

抜毛症 抜毛症（trichotillomania または hair-pulling disorder）は，繰り返し体毛を引き抜いて，著しく体毛を失うことが特徴で，身体のどこにでも起こりうる（例えば，頭部，眉毛，陰部領域）．

皮膚むしり症 皮膚むしり症（excoriation または skin-picking disorder）は，身体的損傷になるまで皮膚をむしる強迫的な欲求が際だっている．

物質・医薬品誘発性強迫症および関連症 この疾患は，強迫的な皮膚むしりを起こしうるコカイン乱用のような，物質または医薬品の使用で発症する強迫症である．

他の身体疾患による強迫症および関連症 強迫観念または強迫行為が，時に連鎖球菌感染後に起こるような医学的疾患によるものである．

他の特定される強迫症および関連症 このカテゴリーは，配偶者やパートナーの不貞を繰り返し考える強迫的な嫉妬のような症候群を含んでいる．それは，コロのような妄想的確信とは区別される．コロとは，生殖器が身体の中に入って，縮んだり，消えたりすると確信する東南アジアにみられるものである．身体集中反復行動症（body-focused repetitive behavior disorder）は，人が，爪をかむまたは唇をかむような強迫的行動様式に没頭することである．

心的外傷およびストレス因関連障害群

心的外傷およびストレス因関連障害群（trauma-and stressor-related disorders）は，自然または人工的な災害あるいは虐待の体験のような重大な人生のストレス因子にさらされることで引き起こされる．DSM-5においてこのカテゴリーに入るのは，6疾患である．

反応性アタッチメント障害 反応性アタッチメント障害（reactive attachment disorder）は，幼児期または小児期早期にみられ，非常に病的な養育のために起こる，対人関係能力の重い障害が特徴である．

脱抑制型対人交流障害 脱抑制型対人交流障害（disinhibited social engagement disorder）は，心の傷になるような養育の結果，子どもまたは青年が見慣れない人，特に大人との交流に根深い恐怖心をもつ状態である．

心的外傷後ストレス障害 心的外傷後ストレス障害（posttraumatic stress disorder：PTSD）は，身体的危険または命が危険にさらされるような心的外傷となる出来事の後に起こる．PTSDは，他の誰かに起こる暴力的または命を脅かすような出来事を目撃した後にも起こる．PTSDの症状は，通常，心的外傷体験の直後に起こるが，時には，心的外傷の数か月あるいは数年後に生じることもある．PTSDは，人が心的外傷となった出来事に恐怖心をもって反応し，長期に渡って再体験するか，回避や過覚醒の症状があるときに診断される．症状は，少なくとも1か月は続き，重大な機能障害または苦悩を起こす．

急性ストレス障害 急性ストレス障害は，PTSDを起こす同じタイプのストレス因子の後に起こる．しかし，症状が1か月以上続くのであれば，急性ストレス障害とは診断されない．

適応障害 適応障害（adjustment disorder）は，明らかに確認できるストレス因子への不適応反応であり，症状によって，それらは，抑うつ気分を伴う，不安を伴う，不安と抑うつ気分の混合を伴う，素行の障害を伴う，情動と素行の障害の混合を伴う，と下位分類される．

持続性複雑死別障害(persistent complex bereavement disorder) 死者への恨み，怒り，両値的感情による慢性的で持続する悲哀は，強く長引く引きこもりを伴い，持続性複雑性死別反応を特徴付ける（複雑悲哀または複雑死別としても知られる）．これは，通常の悲哀または死別と区別されなければならない．

解離症群

解離症群(dissociative disorders)には，4つの特有の疾患が含まれる（解離性健忘，解離性とん走，解離性同一症，離人感・現実感消失症）．それらは，通常は統合されている意識，記憶，同一性または知覚の機能の混乱を特徴とする．

解離性健忘 解離性健忘(dissociative amnesia)は，通常心的外傷の性質をもつ重要な個人情報の記憶喪失が特徴である．

解離性とん走 解離性とん走(dissociative fugue)は，自己の同一性に関する記憶の部分的または完全な喪失によって，突然家を出て遠くへ行ってしまうのが特徴である．

解離性同一症 以前は，多重人格と呼ばれていた解離性同一症(dissociative identity disorder)の基本的特徴は，個人の行動を支配するとみなされる，2つまたはそれ以上の異なる同一性の存在である．

離人感・現実感消失症 離人感・現実感消失症(depersonalization/derealization disorder)の基本的な特徴は，離人感（人が身体の外部にいるか，身体的に分離されるか，人から遠ざかり，夢のように浮遊する，自身に距離をもって観察する感じを含む身体感覚の変化）または現実感消失（周囲の状況を非現実的またはゆがんで体験する）の持続的または反復的なエピソードである．

身体症状症および関連症群

DSM-Ⅳで身体表現性障害と呼ばれていた身体症状症および関連症群(somatic symptom and related disorders)は，身体や病気の恐怖または病気の結果（例えば，死）に過度にとらわれていることが特徴である．

身体症状症 身体症状症(somatic symptom disorder)は既知の身体疾患になっていると誤解して，身体的な徴候や症状に強い不安と持続的な懸念をいだくのが特徴である．

病気不安症 病気不安症(illness anxiety disorder)は，身体症状がほとんどないか，全くなくても病気になっていると恐れていることである．DSM-5での新たな診断名である．

機能性神経症状症 機能性神経症状症(functional neurological symptom disorder)はDSM-Ⅳでは転換障害として知られていた．この状態は神経学的あるいは他の身体疾患のようにみえるが，それでは説明できない随意的運動もしくは感覚の欠損が特徴である．心理的葛藤が症状の原因となる．

他の医学的疾患に影響する心理的要因 このカテゴリーは，有害な結果のリスクを高めることにより，身体状態に悪い影響を与える心理的問題のためのものである．

作為症 作為症(factitious disorder)は，ミュンヒハウゼン(Munchausen)症候群とも呼ばれ，病気の役割を演じるために身体または心理的症状を故意に装うことを指す．他者に負わせる作為症（従来は，代理人による虚偽性障害と呼ばれていた）は，人が他者を病気であると周囲に示すもので，ほとんどが母子間で起こる．作為症は，同様に症状がねつ造される仮病とは区別される．仮病の動機は，責任の回避，金銭的代償を得ること，または何らかのものを得ることのような外的誘因である．

他の特定される身体症状症および関連症 このカテゴリーは，上記に分類されない疾患群のためのものである．そのうちの1つは，女性が（稀に男性の例もある）妊娠したと誤った確信もつ想像妊娠である．

食行動障害および摂食障害群

食行動障害および摂食障害群(feeding and eating disorders)は，食行動の重大な障害を特徴とする．

神経性やせ症 神経性やせ症(anorexia nervosa)は，体重減少と食べることの拒否が特徴である．食欲は，通常，損なわれていない．

神経性過食症 神経性過食症(bulimia nervosa)は，反復する頻回の過食で，嘔吐を伴う場合と伴わない場合がある．

過食性障害 過食性障害(binge eating disorder)は，神経性過食症の異形で，時折，週1回程度の過食がある．

異食症 異食症(pica)は，非栄養的物質を食べることである（例えば，糊）．

反芻症 反芻症(rumination disorder)の基本的特徴は，食物の吐き戻しを繰り返し，通常，幼児期または小児期に始まる．

回避性・制限性食物摂取症 回避性・制限性食物摂取症(avoidant/restrictive food intake disorder)はDSM-Ⅳでは，幼児期または小児期の哺育障害と呼ばれていた．主な特徴は，食物または食事への関心がなく，成長不全を起こす．

排泄症群

排泄症群(elimination disorders)は，生理的または心理的要因による排泄の障害である．2疾患があり，遺糞症は腸の調節ができず，遺尿症は膀胱の調節ができない．

睡眠覚醒障害群

睡眠覚醒障害群(sleep-wake disorders)は，睡眠の質，時間調整，量の乱れの結果として，日中の障害や苦痛が起こる．DSM-5では，次の疾患または症候群が含まれる．

不眠障害 入眠困難または睡眠維持困難が，不眠障害(insomnia disorder)の特徴である．不眠障害は，独立し

た状態か，他の精神疾患，他の睡眠障害または医学的疾患に併存することがある．

過眠障害 過眠障害(hypersomnolence disorder)または過眠症は，正常または眠りすぎて長すぎる睡眠量にもかかわらず，過度の疲労を感じる．

睡眠時随伴症群 睡眠時随伴症群(parasomnia)は，睡眠の間に通常にはない行動，体験，または心理的出来事が認められるのが特徴である．このカテゴリーは，3つの下位分類に分けられる．すなわち，ノンレム睡眠からの覚醒障害は，睡眠時遊行症または睡眠時驚愕症を伴う睡眠からの不完全な覚醒であり，悪夢障害は，悪夢が反復する覚醒を引き起こして苦痛と障害をもたらす．そして，レム睡眠行動障害は，睡眠中の発声または運動行動が特徴である．

ナルコレプシー ナルコレプシーは，一般に筋緊張喪失（脱力発作）を伴う睡眠発作が特徴である．

呼吸関連睡眠障害群 呼吸関連睡眠障害群(breathing-related sleep disorder)には，3つの下位分類がある．3つのうち最もよく起こるのは閉塞性睡眠時無呼吸低呼吸(obstructive sleep apnea hypopnea)で，睡眠時に無呼吸（空気の流れの欠如）と低呼吸（空気の流れの減少）が繰り返し起こり，いびきや日中の眠気になる．中枢性睡眠時無呼吸(central sleep apnea)は，無呼吸や低呼吸に加え，チェーンストークス呼吸(cheyne-stokes respiration)がある．最後に，睡眠時関連低換気は，呼吸減少から，二酸化炭素濃度の上昇が起こる．

レストレスレッグズ症候群（むずむず脚症候群） レストレスレッグズ症候群(restless legs syndrome)は，睡眠中に起こる衝動的な脚の動きである．

物質・医薬品誘発性睡眠障害 このカテゴリーは，麻薬や医薬品（例えば，アルコール，カフェイン）による睡眠障害を含む．

概日リズム睡眠-覚醒症候群 概日リズム睡眠-覚醒症候群(circadian rhythm sleep-wake disorder)は，睡眠分断の様式で，不眠または過剰な眠気のために概日リズムが変化するか，整合しなくなる．これには6つのタイプがある．(1)睡眠相後退型は，本人が望む時間か，もしくは慣習的な時間より数時間後の睡眠-覚醒時間が特徴である．(2)睡眠相前進型は，入眠と覚醒時間が通常より早いことが特徴である．(3)不規則睡眠覚醒型は，24時間を通して主要な睡眠時間帯がなく，はっきりした睡眠覚醒の概日リズムのないばらばらになった睡眠を特徴とする．(4)非24時間睡眠-覚醒型は，外部の24時間の環境に整合しない概日リズムであり，聴覚または視覚障害者に多くみられる．(5)交代勤務型は，夜間労働に従事することからくる．(6)特定不能型は，上記のどの基準にもあてはまらない．

性機能不全群

性機能不全群(sexual dysfunctions)は，性的な欲求または行為の変化に関する10疾患に分けられる．

射精遅延 射精遅延(delayed ejaculation)は，性交または自慰の間に射精ができないか，顕著な遅延がある．

勃起障害 勃起障害(erectile disorder)は，性行為に充分な勃起の維持，遂行が困難である．

女性オルガズム障害 女性オルガズム障害(female orgasmic disorder)は，自慰または性交の間にオルガズムに達しないか，オルガズムの有意な強度低下である．

女性の性的無関心・興奮障害 女性の性的無関心・興奮障害は，性的な空想または行為への関心がないか，低下した状態で本人に苦痛をもたらすものである．

性器-骨盤痛・挿入障害 性器-骨盤痛・挿入障害は，腟痙と性交不快感（性交を阻む腟のけいれんと痛み）に置き換わった用語である．性的活動中の特に挿入に関する，予期的または実際の痛みである．

男性の性欲低下障害 男性の性欲低下障害は，男性の性的空想や欲求の欠如または低下である．

早漏 早漏(premature [early] ejaculation)は，性交中，挿入前または直後に射精が起こる．

物質・医薬品誘発性機能不全 物質・医薬品誘発性機能不全は，物質（例えば，フルオキセチン）による機能障害である．

他の特定される性機能不全 これらは，身体疾患（例えば，多発性硬化症）による性的障害である．

性別違和

従来，性同一性障害と呼ばれていた性別違和(gender dysphoria)は，生物学的な性を常に不快に感じ，ある場合は，反対の性を願う．子どもの性別違和と，青年および成人の性別違和に下位分類される．

秩序破壊的・衝動制御・素行症群

秩序破壊的・衝動制御・素行症群(disruptive, impulse-control, conduct disorders)には，情緒と行動の自己制御に問題のある疾患が含まれる．

反抗挑発症 反抗挑発症(oppositional defiant disorder)は，小児期，青年期に診断される．症状には，規則に従うことへの怒り，易怒性，反抗と拒否が含まれる．

間欠爆発症 間欠爆発症(intermittent explosive disorder)は，攻撃性爆発を制御できない．

素行症 素行症(conduct disorder)は，小児期と青年期に診断され，けんかといじめが特徴である．

放火症 繰り返される放火が，放火症(pyromania)の顕著な特徴である．

窃盗症 繰り返される盗みが，窃盗症(kleptomania)の顕著な特徴である．

物質関連障害群(substance-related disorders)

物質誘発性障害群(substance-induced disorders) 精神活性物質と他の物質は，中毒と離脱症候群を起こし，双極性障害および関連障害群，強迫症および関連症群，睡眠障害群，性的機能不全，せん妄，神経認知障害群な

どの精神疾患を誘発する．

物質使用障害群　嗜癖とも呼ばれる物質使用障害群（substance use disorders）は，物質の乱用によって診断される．物質は，アルコール，コカイン，大麻，幻覚剤，吸入剤，オピオイド，鎮静薬，精神刺激薬，またはタバコである．

アルコール関連障害群　アルコール関連障害群（alcohol-related disorders）は，過度のアルコール摂取による障害である．頻回のアルコール摂取で，耐性と離脱の発現を伴うアルコール使用障害，飲酒だけのアルコール中毒，振戦せん妄を伴いうるアルコール離脱が含まれる．

他のアルコール誘発性障害群　この疾患は，精神病性，双極性，抑うつ，不安，睡眠，性機能と健忘障害（コルサコフ症候群としても知られる）を伴う神経認知障害を含む．ウェルニッケ脳症，運動失調，眼筋麻痺と錯乱の神経疾患が長期のアルコール摂取で発現する．その2つは並存することがある（ウェルニッケ-コルサコフ症候群）．アルコール誘発性持続性認知症は，多様な認知障害により，コルサコフ症候群とは区別される．

　同様なカテゴリー（中毒，離脱，誘発性疾患）が，カフェイン，大麻，フェンシクリジン，他の幻覚薬，吸入剤，オピオイド，鎮静薬，睡眠薬，抗不安薬，精神刺激薬，たばこのためにある．

ギャンブル障害　ギャンブル障害（gambling disorder）は，非物質関連障害群として分類されている．中断や中止できないギャンブル衝動で，社会的，経済的困難をもたらす．性的嗜好も同様に分類されると考える臨床家もいるが，DSM-5 の診断にはない．

神経認知障害群

　神経認知障害群（neurocognitive disorders）は，脳の構造や機能の変化によって，学習，見当識，判断，記憶，知的機能に障害をきたすことが特徴の疾患群である（DSM-Ⅳでは，認知症，せん妄，健忘，その他の認知障害と呼ばれていた）．それらは，3つのカテゴリーに分けられる．

せん妄　せん妄（delirium）は，物質の中毒または離脱（コカイン，オピオイド，フェンシクリジン），医薬品（コルチゾール），全身的な身体疾患（感染）または他の原因（睡眠剥奪）によって起こる短期間の認知の混乱である．

軽度認知障害　軽度認知障害（mild neurocognitive disorder）は，認知機能の軽度または緩やかな低下である．それは，年齢相当の認知機能の変化（正常な老化に相当する）とは区別されるべきである．

認知症　神経認知障害（major neurocognitive disorder）は（大多数の精神科医にまだ好まれている認知症［dementia］と同義語），記憶，判断，見当識，認知の著しい障害を特徴とする．13の下位分類がある（表6-2）．アルツハイマー病は，通常，65歳以上に起こり，進行性の知能低下と認知症が現れる．血管性認知症は，血栓や出血による認知機能低下が段階的に進行する．前頭側頭葉変

 表 6-2　神経認知障害群（認知症）の主な下位分類

アルツハイマー病
血管性認知症
レビー小体病
パーキンソン病
前頭側頭型認知症（ピック病）
外傷性脳損傷
HIV 感染
物質・医薬品誘発性認知症
ハンチントン病
プリオン病
他の医学的疾患（DSM-Ⅳ-TR では，健忘症候群として知られている）
複数の病因
特定不能の認知症

性症は，行動の脱抑制（ピック病として知られている）が特徴である．レビー小体病は，認知症に，幻覚を伴う．その他に，外傷性脳損傷，HIV 感染，遅発伝播性のプリオン蛋白によるプリオン病，ハンチントン病，他の身体疾患，物質・医薬品誘発性（例えば，アルコールが起こすコルサコフ症候群），複数の病因による認知症があり，さらに特定不能の認知症がある．

パーソナリティ障害群

　パーソナリティ障害群（personality disorders）は，通常，青年期またはより早期に認められる．非常に根深く，通常は一生続く不適応的な行動様式を特徴とする．

猜疑性パーソナリティ障害　猜疑性パーソナリティ障害（paranoid personality disorder）は，不当な疑い，過敏さ，嫉妬，ねたみ，頑固さ，過度の自尊心と他人に悪意を感じて責める傾向を特徴とする．

シゾイドパーソナリティ障害　シゾイドパーソナリティ障害（schizoid personality disorder）は，内気，神経過敏，引きこもり，親密または競争的な人間関係の回避，風変わり，現実認識能力が失われていないこと，空想にふけること，敵意と攻撃性が表出できることを特徴とする．

統合失調型パーソナリティ障害　統合失調型パーソナリティ障害（schizotypal personality disorder）は，シゾイドパーソナリティ障害と同様であるが，現実見当識が軽度に損なわれ，奇異な信念をもって，冷淡で引きこもっている．

強迫性パーソナリティ障害　強迫性パーソナリティ障害（obsessive-compulsive personality disorder：OCPD）は，良心の規範とそれに従うことに過度の懸念をもつことが特徴で，堅苦しく，過度に良心的，従順，抑制的でくつろげないことが特徴である（3P — punctual, parsimonious, precise［時間厳守，吝嗇，几帳面］）．

演技性パーソナリティ障害　演技性パーソナリティ障害（histrionic personality disorder）は，情動不安定，興奮し

やすさ，大げさな反応，虚栄心，未熟さ，依存性，注目を求めて引きつける芝居がかったふるまいが特徴である．

回避性パーソナリティ障害 回避性パーソナリティ障害(avoidant personality disorder)は，低水準の活力，易疲労性，熱意の欠如，生活を楽しむことができず，ストレスに敏感すぎることが特徴である．

反社会性パーソナリティ障害 反社会性パーソナリティ障害(antisocial personality disorder)は，社会と衝突している人々を含む．彼らは，誠実さに欠け，利己的，冷淡で，無責任，衝動的で，罪責感がなく，経験から学ぶことができない．彼らは，欲求不満の耐性が低く他人を非難する傾向がある．

自己愛性パーソナリティ障害 自己愛性パーソナリティ障害(narcissistic personality disorder)は，誇大的な感情，特権意識，共感性の欠如，嫉妬，操作的で注目や賛美を求めることが特徴である．

境界性パーソナリティ障害 境界性パーソナリティ障害(borderline personality disorder)は，不安定さ，衝動性，無秩序な性的関心，自殺企図，自傷行為，同一性の問題，両価性，空虚感や倦怠感を特徴とする．

依存性パーソナリティ障害 依存性パーソナリティ障害(dependent personality disorder)は，受動的で従属的行動を特徴とする．自分に自信がもてず，他人に頼りきるようになる．

他の医学的疾患によるパーソナリティ変化 このカテゴリーは，医学的疾患(例えば，脳腫瘍)によるパーソナリティの変化を含む．

特定不能のパーソナリティ障害 このカテゴリーは，上記のパターンのどれにも当てはまらない他のパーソナリティ特性である．

パラフィリア障害およびパラフィリア

パラフィリア(paraphilia)は，性的関心が主に人より物に，通常の性交でなく性行為に，または，奇異な状況で行われる性行為に向けられる．パラフィリア障害(paraphilic disorder)は，相手を傷つけかねない性行動に現れる．露出症(性器の露出)，窃視症(性行為を見ること)，窃触症(他人に身体をこすりつける)，小児性愛(子どもに性的魅力を感じる)，性的マゾヒズム(苦痛を受ける)，性的サディズム(苦痛を与える)，フェテシズム(生命のない対象物からの性的興奮)，異性装症(異性の服装をする)が含まれる．

他の精神疾患群

これには，前述のどの精神疾患の基準も十分に満たさない，4疾患群が含まれる．(1)他の医学的疾患による他の特定される精神疾患(例えば，側頭葉てんかんに続いて生じる解離症状)．(2)他の医学的疾患による特定不能の精神疾患(例えば，側頭葉てんかんが引き起こす特定不能の症状)．(3)他の特定される精神疾患は，その症状はあるが，その基準を完全に満たさない．(4)特定不能の精神疾患は，いずれの精神疾患の症状の基準も完全には満たさない．

臨床家によっては，forme fruste(フランス語で，「未完成の形」)という用語を，疾患や障害の不完全さがあるか部分的な症状をもつ疾患あるいは症候群の非定型または微弱な徴候を記述するために使う．この用語は，上記の3と4に当たる．

医薬品誘発性運動症群および他の医薬品有害作用

10疾患が含まれる．(1)神経遮断薬または他の医薬品誘発性パーキンソニズムは，律動的な振戦，筋強剛，アキネジアあるいは寡動が現れるが，原因薬物を中止あるいは減量すれば可逆的である．(2)神経遮断薬悪性症候群は，筋強剛，ジストニア，あるいは高体温として現れる．(3)医薬品誘発性急性ジストニアは，姿勢の偏倚をきたす緩徐で持続的な筋収縮である．(4)医薬品誘発性急性アカシジアは，絶え間ない動きを伴う落ち着きのなさとして現れる．(5)遅発性ジスキネジアは，唇，顎，舌の不随意運動と他の不随意ジスキネジア様運動が特徴である．(6)遅発性ジストニアとアカシジアは，錐体外路症状を含む遅発性ジスキネジアの変形である．(7)医薬品誘発性姿勢振戦は，医薬品によって起こる，通常は静止時の微細な振戦である．(8)他の医薬品誘発性運動障害は，非定型の錐体外路症状である．(9)抗うつ薬中断症候群は，抗うつ薬(例えば，フルオキセチン)の突然の中断後に起こる．(10)医薬品による他の有害作用には，医薬品による高血圧，下痢などの変化がある．

臨床的関与の対象となることのある他の状態

これらは，精神医学的診断の根拠になるほど重くはないが，総体的機能を妨げる状態である．これらの状態は，精神疾患ではないが，現存する精神疾患を悪化させることがある．DSM-5のこの章には，広範囲の人生の問題やストレス因が含まれる．(1)対人関係の問題は，同胞との問題あるいは両親から離れて独立することなどの，家族の養育に関連する問題と，配偶者または親密なパートナーとの関係，離別または離婚，家庭内での情動表出または単純な死別のような，主要な支持者に関連する問題がある．(2)虐待とネグレクト(無視)には，身体的虐待，性的虐待，ネグレクト，心理的虐待などの児童への冷遇虐待とネグレクトの問題と，そして配偶者またはパートナーによる身体的，性的，心理的暴力とネグレクト，あるいは配偶者またはパートナー以外による虐待のような，成人の冷遇虐待とネグレクトの問題がある．

今後の研究のための病態

上記の診断基準に加えて，公式用語の一部になる前に，さらに研究を必要とする，他のカテゴリーの疾患がDSM-5に記載されている．これらの疾患のいくつかについてはまだ論争中である．ここには8疾患がある．(1)

微弱精神病症候群(attenuated psychosis syndrome)は，青年期に発現し，閾値以下の精神病症状を示す．(2)短期間の軽躁病を伴う抑うつエピソード(depressive episode with short-duration hypomania)は，短い軽躁病エピソード(2〜3日)がうつ病とともに起こる．(3)持続性複雑死別障害(persistent complex bereavement disorder)は，喪失後1年以上続く死別反応である．(4)カフェイン使用障害(caffeine use disorder)は，離脱症候群を伴うカフェイン依存である．(5)インターネットゲーム障害(internet gaming disorder)は，普通の生活を崩壊させる過度のインターネット使用である．(6)出生前のアルコール曝露に関連する神経行動障害(neurobehavioral disorder associated with prenatal alcohol exposure)は，母親の過度のアルコール摂取により，子宮内で起こる全般的な発達障害を含む(例えば，胎児アルコール症候群)．(7)自殺行動障害(suicidal behavior disorder)は，精神疾患の診断カテゴリーに関わりなく起こる自殺企図の繰り返しである．(8)非自殺的な自傷行為(non-suicidal self-injury)は，自殺念慮を伴わない皮膚切傷や他の自傷である．

研究分野基準(research domain criteria：RDC)

徴候や症状群として精神疾患を記述するDSM-5と対照的に，神経生物学的基準に基づく精神疾患の別の分類法がある．このシステムは，米国精神保健研究所によって開発され，遺伝的，脳画像的，神経科学的，神経生理学的，臨床的研究からの統合的な所見が必要とされるので，精神疾患を理解する上での共通の理念である．そのシステムは，正常と異常の行動パターンを引き出す神経回路の地図作成を含む，脳の構造と機能の試験的研究分野に依拠している．

5分野が，研究のために特定されている．(1)陰性誘意性システムは，恐怖，不安，喪失を含む．(2)陽性誘意性システムは，報酬，報酬の学習，報酬の評価を含む．(3)認知システムは，注意，知覚，作業記憶，認知制御を含む．(4)社会プロセスシステムは，愛着，コミュニケーション，自己や他者への理解を含む．(5)覚醒・調整システムは，覚醒，概日リズム，睡眠と覚醒を含む．各分野の研究により，精神疾患の共通の経歴がみつけられるであろう．例えば，DSMの診断基準で精神病と診断される患者を研究すると，遺伝的多形性と認知システム領野に関連する脳領域の特異的変化が明らかになるであろう．同様に，さまざまな不安症をもつ患者は，多くの疾患過程より，むしろ1つの疾患過程を表す覚醒・調整ディメンションに関連する生物学的特徴を共有するであろう．

RDC分類システムは揺籃期にあり，研究者にとっては，人と人以外の動物の研究のゲノムの発見と同様に，脳-行動関係の遺伝子地図作成は最も有用である．最終目標は，現在使用されている記述的なDSM分類を置き換えるために科学的所見に基づく新しい分類を発展させることである．こうして，精神科診断が医学の他分野に並ぶようになる．しかし，そのときまで，DSMは，精神科医と他の精神保健専門家が精神疾患の患者を診断し，治療するための最良の手段であり続ける．

参考文献

American Psychiatric Association. *Diagnostic and Statistical Manual of Mental Disorders.* 5th ed. Washington, DC: American Psychiatric Association; 2013.
Carpenter WT. The psychoses in DSM-5 and in the near future. *Am J Psychiatry.* 2013;170:961.
Clegg J, Gillott A, Jones J. Conceptual issues in neurodevelopmental disorders: Lives out of synch. *Curr Opin Psychiatry.* 2013;26(3):289–293.
Craddock N, Mynors-Wallis L. Psychiatric diagnosis: impersonal, imperfect and important. *The British Journal of Psychiatry*, 2014; 204(2):93–95.
Del Vecchio V. Following the development of ICD-11 through World Psychiatry (and other sources). *World Psychiatry*, 2014;13(1):102–104.
First MB, Pincus HA. The DSM-IV text revision: Rationale and potential impact on clinical practice. *Psychiatr Servo.* 2002;53:288.
First MB, Spitzer RL, Williams JBW, Gibbon M. *Structured Clinical Interview for DSM-IV (SCID).* Washington, DC: American Psychiatric Association; 1997.
Frances AJ, Widiger TA, Pincus HA. The development of DSM-IV. *Arch Gen Psychiatry.* 1989;46:373.
Frances AJ. *Saving Normal: An Insider's Revolt Against Out-of-Control Psychiatric Diagnosis, DSM-5, Big Pharma and the Medicalization of Ordinary Life.* New York: Harper Collins; 2013.
Kendell RE. *The Role of Diagnosis in Psychiatry.* Oxford: Blackwell; 1975.
Kendler KS. Setting boundaries for psychiatric disorders. *Am J Psychiatry.* 1999;156:1845.
Keshavan MS. Classification of psychiatric disorders: Need to move toward a neuroscience-informed nosology. *Asian J Psychiatry.* 2013;6(3):191–192.
Kihlstrom JF. To honor Kraepelin: From symptoms to pathology in the diagnosis of mental illness. In: Beutler LE, Malik ML, eds. *Rethinking the DSM.* Washington, DC: American Psychological Association; 2002:279.
Lilienfeld SO, Marino L. Essentialism revisited: Evolutionary theory and the concept of mental disorder. *J Abnorm Psychol.* 1999;108:400.
Narrow WE, Rae DS, Robins LN, Regier DA. Revised prevalence estimates of mental disorders in the United States. *Arch Gen Psychiatry.* 2002;59:115.
Paris J. *The Intelligent Clinicians Guide to DSM-5.* New York: Oxford University Press; 2013.
Robins E, Guze SB. Establishment of diagnostic validity in psychiatric illness: Its application to schizophrenia. *Am J Psychiatry.* 1970;126:983.

(訳　川岸真知子)

7 統合失調症スペクトラムとその他の精神病性障害

7.1 統合失調症

統合失調症はあたかも単一の疾患であるかのように議論されているが、おそらく、さまざまな原因に端を発する障害群によって構成されており、患者の臨床症状、治療反応、および疾患経過は多様である。徴候と症状もさまざまであり、知覚、情動、認知、思考、および行動の変化などが認められる。発現する症状は患者によって、そして時間の経過とともに変化するが、疾患の影響は常に深刻であり、長期にわたって継続することが多い。通常、統合失調症は25歳未満で発症し、生涯にわたって持続する。患者はあらゆる社会階層で発生する。疾患に対する社会的な理解が進んでいないことから、患者とその家族は保護を十分に受けることができず、社会的な疎外に苦しむことが多い。統合失調症は、最も一般的とされる重篤な精神疾患の1つであるが、その根本的な性質は依然として解明されていない。そのため、統合失調症群という症候群とみなされたり、あるいは、精神疾患の診断・統計マニュアル第5版（Diagnostic and Statistical Manual of Mental Disorders, 5th edition：DSM-5）の記載のように、統合失調症スペクトラムと呼ばれたりする。臨床医は、統合失調症の診断が精神疾患既往歴および精神的現症の診察に全面的に依存することを認識する必要がある。統合失調症に関する臨床検査は存在しない。

歴 史

今日、統合失調症患者で一般的に観察される症状は、長い歴史を通じて記述されてきた。例えば、古代ギリシャの医師は、誇大妄想、妄想症、認知機能の低下、およびパーソナリティの変質を記録している。しかし、統合失調症が研究や治療の対象となる疾患として注目されたのは19世紀に入ってからであった。統合失調症を研究した精神医学と神経医学の重要人物がクレペリン（Emil Kraepelin, 1856〜1926）とブロイラー（Eugene Bleuler, 1857〜1939）の2人である。彼らより以前に、フランスの精神科医であるモレル（Benedict Morel, 1809〜1873）が、青年期に発症し、悪化した患者を表現する際に「早発性認知症（démence précoce）」という用語を使用した。

エミール・クレペリン

クレペリン（図7.1-1）は、モレルの「早発性認知症（démence précoce）」を dementia precox と翻訳し、この用語によって認知の変化（dementia）と疾患の早発性（precox）を強調した。早発性認知症の患者は、長期的に悪化する経過をたどり、臨床症状として幻覚および妄想が認められると記述された。クレペリンは、早発性認知症患者と、明らかなエピソードと機能正常な期間が交互に現れる患者とを区別し、後者を躁うつ病（manic-depressive psychosis）と分類した。妄想症（paranoia）と呼ばれる別の疾患は、持続的な被害妄想を特徴とする。妄想症の患者では、早発性認知症の悪化の経過をたどることはなく、また、躁うつ病の間欠的症状も認められなかった。

オイゲン・ブロイラー

ブロイラー（図7.1-2）は「統合失調症（schizophrenia）」という用語を作り出し、以後、文献では「早発性認知症」が「統合失調症」に置き換えられた。彼は、統合失調症患者の思考、情動、および行動にみられる分裂（schism）の存在を表現するため、この用語を選択した。クレペリンによる早発性認知症の概念とは異なり、ブロイラーは、統合失調症は必ずしも悪化の経過をたどる必要がないことを強調した。特に、一般人の間では「統合失調症」という用語が人格の分裂（多重人格）を意味すると誤解されることが多い。本来、多重人格は解離性同一症と呼ばれ、統合失調症とは全く異なる（第12章を参照）。

4つのA ブロイラーは、統合失調症固有の基本（または1次）症状を特定し、患者の精神内部の分裂に関する独自の理論を構築した。このような症状には、思考の連合障害（特に、弛緩）、情動障害、自閉、および両価性が含まれ、これらは4つのA、すなわち、association（連合）、affect（情動）、autism（自閉）、および ambivalence（両価性）として要約される。ブロイラーは随伴（2次）症状も特定し、これにはクレペリンが早発性認知症の主要な指標として考慮した症状、すなわち幻覚および妄想が含められた。

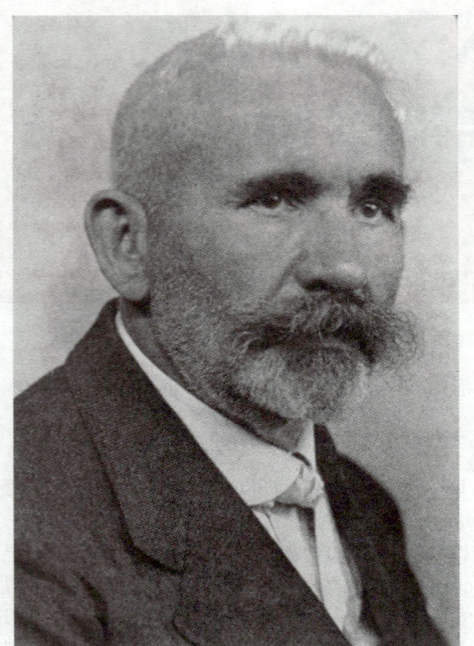

図7.1-1 エミール・クレペリン,1856～1926年.(National Library of Medicine, Bethesda, MD. のご好意による)

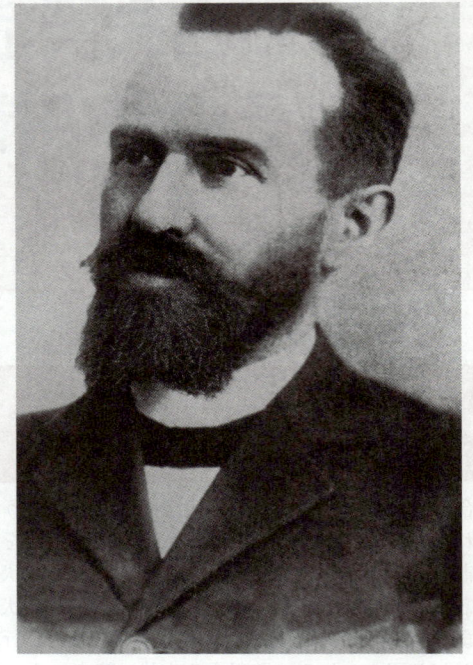

図7.1-2 オイゲン・ブロイラー,1857～1939年.(National Library of Medicine, Bethesda, MD. のご好意による)

その他の論者

エルンスト・クレッチマー(1888～1926) クレッチマー(Ernst Kretschmer)は,無力体型(痩せ型で筋肉があまり付いていない体格),筋骨体型,または形成異常体型の人々のほうが肥満体型(身長が低く,ずんぐりした体格)の人々よりも統合失調症を発症しやすいという見解を裏付けるためにデータを収集・整理した.彼は,肥満体型の人々は双極性障害を生じやすいと考えた.彼の見解は一見奇妙であるが,多くの統合失調症患者の体型に関する表面的な印象と一部に一致する点がある.

クルト・シュナイダー(1887～1967) シュナイダー(Kurt Schneider)は,一級症状(first-rank symptom)の記述に貢献し,一級症状は統合失調症に特異的ではないため厳格に適用すべきではないが,診断には有用であると力説した.また,一級症状が認められない患者においても,二級症状やその他の典型的な臨床的所見のみに基づいて診断可能であるとも強調した.しかし,臨床医は彼の警告を考慮しないことが多く,1回の面談で一級症状が認められないことをもって,患者が統合失調症ではない根拠と判断することがある.

カール・ヤスパース(1883～1969) 精神科医であり,哲学者のヤスパース(Karl Jaspers)は,実存的精神分析の発展に大きく貢献した.彼は,精神疾患の現象論および精神疾患患者の主観に興味を抱いた.ヤスパースの研究は,妄想や幻覚などの統合失調症の徴候および症状がもつ心理学的意味の理解を深める道筋を開いた.

アドルフ・マイヤー(1866～1950) 精神生物学を提唱したマイヤー(Adolf Meyer)は,統合失調症を生活上のストレスに対する反応と考えた.統合失調症は,患者の人生経験の観点から理解可能な適応不良であるとされた.マイヤーの見解は1950年代の用語体系に「分裂反応(schizophrenic reaction)」として掲載された.しかし,分裂反応は,後の版のDSMからは削除された.

疫 学

米国における統合失調症の生涯有病率は約1%である.すなわち,生涯のうちに統合失調症を発症する確率はおよそ100人に1人である.米国国立精神衛生研究所が依頼した疫学的医療圏調査は,生涯有病率が0.6～1.9%であると報告した.米国では,年間に総人口の約0.05%が統合失調症の治療を受けているが,障害が深刻であるにもかかわらず,治療を受けている患者は全体の約半数に過ぎない.

性別と年齢

統合失調症の有病率は男女間でほぼ等しいが,疾患の発症と経過に関して男女間に差異が存在する.発症は男性のほうが女性よりも早い.25歳に達するまでに精神科病院に初めて入院した統合失調症患者の割合は,男性患者が全体の半分超であるのに対して,女性患者では全体の3分の1にとどまる.発症の好発年齢は男性が10～25歳であるのに対して,女性は25～35歳である.男性とは

異なり，女性の場合には発症好発年齢が2つあり，中年期にも2回目のピークがみられる．統合失調症の女性の約3～10%は40歳を過ぎてから発症する．統合失調症の治療を受けている患者の約90%は15～55歳である．10歳未満や60歳を過ぎてからの統合失調症の発症はきわめて稀である．複数の研究によると，男性は女性よりも陰性症状（後述）を生じやすく，女性は男性よりも発症前の社会生活機能が優れている傾向が明らかになっている．一般的に，統合失調症の転帰は女性患者のほうが男性患者よりも良好である．45歳を過ぎてから発症した場合，障害は遅発性統合失調症と記述される．

生殖因子

精神薬理学的薬物の使用，患者に対して開かれた施設を目指す病院の方針，州立病院における脱施設化，および患者に対するリハビリテーションと地域を基盤としたケアの重視は，いずれも統合失調症患者における婚姻率および特殊出生率の上昇につながっている．これらの因子により，統合失調症患者の親から生まれる子どもの数は増加し続けている．統合失調症患者の受胎率は一般集団と同程度である．統合失調症患者の第1度近親者における発症リスクは，一般集団の10倍である．

身体疾患

統合失調症患者における事故や自然要因による死亡率は，一般集団よりも高い．施設や治療に関する変数によってこの死亡率上昇を説明することはできないが，統合失調症患者における内科・外科疾患の診断と治療が臨床的に難しいという事実とこの死亡率上昇が関連する可能性がある．複数の研究によって，統合失調症患者全体の80%が重大な内科疾患を併発しており，これらの疾患の50%が診断未確定の可能性があることが示されている．

感染と出生季節

統合失調症の発現は，冬や早春に出生した人々で多い一方で，晩春や夏に出生した人々では少ない傾向がある．したがって，米国を含む北半球では，統合失調症患者の出生月は1～4月であることが多い．これに対して南半球では，統合失調症患者の出生月は7～9月であることが多い．ウイルスや食生活の季節的な変化など，季節固有の危険因子が作用している可能性がある．もう1つの仮説として，統合失調症の遺伝的素因を有する人々においては，身体に対する季節固有の刺激に対処する生物学的な優位性が低いことがあげられる．

研究では，統合失調症の原因として，妊娠中および出生時合併症，インフルエンザ流行への曝露，妊娠中の母体の飢餓，Rh因子の不適合，および冬季出生が多いことが指摘されている．これらの因子の性質は，統合失調症における神経発生的な病理過程を示唆しているが，これらの危険因子と関連する正確な病態生理学的機序は不明である．

疫学データは，複数回のインフルエンザ流行中にインフルエンザに出生前曝露すると統合失調症の発生率が高まることを示している．一部の研究では，妊娠第2三半期においてインフルエンザ（冬季に発生する）に曝露すると統合失調症の発生頻度が増加することが示された．ウイルス仮説を裏付けるその他の報告には，出生時の身体的奇形の発生数増加，妊娠および出生合併症の発生率上昇，出生季節とウイルス感染との一致，成人症例の地域的発症，ならびに入院の季節がある．

ウイルス理論は，明らかな熱性脳炎の既往のない統合失調症における多様な症状の根底にある原因が，いくつかの個別的なウイルス理論によって具体的に特定されるという事実を根拠としている．

物質乱用

統合失調症では物質乱用が多くみられており，何らかの物質乱用（タバコを除く）の生涯有病率はしばしば50%を上回る．乱用対象のすべての薬物（タバコを除く）に関して，乱用は機能低下と関連する．ある集団に基づく研究によると，統合失調症患者におけるアルコール乱用の生涯有病率は40%であった．アルコール乱用は入院リスクを高め，一部の患者では精神病症状の悪化を招くことがある．統合失調症患者では一般的なストリートドラッグ（不正に使用される麻薬）乱用の割合が高く，大麻と統合失調症との関係に特に関心が集まっている．大麻の使用経験が多い人々（50回超）では，非使用者と比較して統合失調症の発症が6倍であった．アンフェタミン，コカイン，およびその他の類似薬物は精神病症状を顕著に悪化させることから，これらの薬物の使用も大いに懸念される．

ニコチン 統合失調症患者の90%がニコチン依存の可能性がある．ニコチンは，喫煙に伴う死亡の原因となるだけでなく，一部の抗精神病薬の血中濃度を低下させる．喫煙による有病率の上昇は，少なくとも部分的には，脳のニコチン受容体の異常が原因である．ニコチン受容体の特定の遺伝子多型が統合失調症の遺伝的リスクと関連づけられている．ニコチン投与は，統合失調症における一部の認知障害およびパーキンソン症候群を改善するようにみられるが，これはドパミン神経細胞のニコチン依存性の活性化によるものと考えられる．最近の研究では，ニコチンが統合失調症患者の幻覚などの陽性症状を低減する可能性があることも立証されている．これは，脳のニコチン受容体への作用を通じて，特に雑音などの外部刺激に対する知覚が低下することが原因である．その意味では，喫煙は自己投薬の一形態といえる．

人口密度

人口100万人を上回る都市では，統合失調症の有病率と地域の人口密度との相関関係が認められている．しかし，人口10～50万人の都市ではこの相関関係は弱くなり，人口1万人未満の町では相関関係はみられない．人

口密度の影響は，統合失調症の片親または両親をもつ子どもの統合失調症発生率が都市では農村地域の2倍であるという観察結果と一致する．このような観察結果は，都市環境での社会的ストレス因子が高リスクの人々の統合失調症発症に影響する可能性があることを示唆している．

社会経済的および文化的因子

経済状態　統合失調症は，人生の早期に発症し，重大かつ長期的な障害を引き起こし，病院での診療に対する大きな需要を生じ，さらには，継続的な診療，リハビリテーション，および支援を必要とするといった理由から，米国における統合失調症関連の医療費は癌全体の医療費総額を上回ると推定されている．米国人ホームレスの15〜45%は，統合失調症の診断を受けた患者が占めているとの報告がある．

入院　1950年代半ば以降，効果的な抗精神病薬の開発や，精神疾患患者の治療と権利に対する政治および一般市民の姿勢の変化を受けて，統合失調症患者の入院形態に劇的な変化がみられた．しかし，抗精神病薬を使用していても，初回入院から退院した後，2年以内に再入院する確率は約40〜60%である．統合失調症患者は，病院の精神病床全体の約50%を占めており，治療を受けている精神病患者全体の約16%に相当する．

原　因

遺伝要因

　一部ないしおそらくすべての形態の統合失調症に遺伝が関係しており，統合失調症への罹患しやすさに大きなばらつきが存在するのは，遺伝的な相加作用が原因である．例えば，統合失調症および統合失調症関連障害（統合失調型パーソナリティ障害など）は，統合失調症患者の生物学的近親者において高い割合で発症する．統合失調症を発症する可能性は，罹患した近親者との関係の近さ（第1度または第2度近親者など）と相関する．同一の遺伝資質を共有する1卵性双生児の場合，統合失調症の発症一致率は約50%である．この発症一致率は，2卵性双生児の発症一致率やその他の第1度近親者（同胞，両親，または子ども）の発症率の4〜5倍である．遺伝要因の役割は，遺伝的荷重が低下すると仮定される第2度および第3度近親者における統合失調症の発生率の低下にさらに現れている．統合失調症患者と養子縁組し，養育した非生物学的近親者内と比較すると，統合失調症患者を養子縁組によって手放した生物学的近親者内では統合失調症の発生率が高いという所見は，統合失調症の原因に対する遺伝の関与をいっそう裏づけている．とはいえ，1卵性双生児のデータは，統合失調症に遺伝的に罹患しやすい個人であっても，必ずしも統合失調症を発現しない事実を明瞭に示している．統合失調症の発症を決定づけるためには，環境などのその他の要因の関与が不可欠である．統合失調症の脆弱性・易罹患性モデル（vulnerability-liability model）における環境要因のもつ力が正しいとすれば，遺伝的に脆弱な個人において，その他の生物学的または心理社会的環境要因が統合失調症を阻止したり，あるいは引き起こしたりする可能性がある．

　父親の年齢が統合失調症の発現と相関することを示す報告も存在する．父系および母系のいずれにも疾患の既往歴がない統合失調症患者の研究によると，60歳超の父親をもつ子どもは統合失調症を発症しやすいことが認められた．原因としては，高齢男性の精子形成は若齢男性よりも後成的な損傷を受けやすいことが考えられる．

　統合失調症における遺伝的伝達の機序は不明であるが，統合失調症への脆弱性には複数の遺伝子が関与していると考えられる．連鎖および関連についての遺伝学的研究によって9か所の連鎖部位（1q，5q，6p，6q，8p，10p，13q，15q，および22q）に関して強力な証拠が得られている．これらの染色体部位の詳細な解析によって特定の候補遺伝子の同定に至っており，最新の有力候補はα7ニコチン受容体，DISC1，GRM3，COMT，NRG1，RGS4，およびG72である．最近では，遺伝子のジストロブレビン（DTNBP1）およびニューレグリン1の変異が統合失調症の陰性症状と関連することが明らかになっている．

生化学的要因

ドパミン仮説　統合失調症のドパミン仮説で最も単純な理論では，統合失調症がドパミン活性の過剰に起因すると仮定する．この仮説は2つの所見から展開された．1つは，多くの抗精神病薬（ドパミン受容体拮抗薬[dopamine receptor antagonist：DRA]）の有効性と力価が，ドパミン2型（D_2）受容体の拮抗薬として作用する能力と相関するというものである．もう1つは，ドパミン活性を亢進する薬物（特に，コカインおよびアンフェタミン）は精神異常発現性を示すというものである．基本的な理論では，ドパミン作動性機能亢進がドパミンの過剰な放出，ドパミン受容体の過多，ドパミンに対するドパミン受容体の過敏，またはこれらの機序の組み合わせに起因するかどうかについて詳しく説明されていない．また，理論では脳のどのドパミン路が関与するかも特定していないが，中脳皮質路および中脳辺縁系路が関与することが最も多い．これらの経路のドパミン作動性ニューロンは，中脳の細胞体から大脳辺縁系および大脳皮質のドパミン受容性ニューロンへと投射する．

　統合失調症患者におけるドパミン放出過剰は，陽性精神病症状の重症度と関連づけられている．ポジトロン断層撮影法によるドパミン受容体の研究では，薬物を使用していない統合失調症患者の尾状核においてD_2受容体の増加が認められている．また，扁桃体におけるドパミン濃度上昇，ドパミン輸送体の密度低下，および内側嗅皮質におけるドパミン4型受容体の増加も報告されている．

セロトニン 最新の仮説では，統合失調症の陽性症状および陰性症状のいずれの原因としてもセロトニンの過剰が仮定されている．クロザピンおよびその他の第2世代抗精神病薬の強力なセロトニン拮抗作用は，慢性患者の陽性症状軽減に対するクロザピンの有効性とともに，この仮説の妥当性を裏づけている．

ノルエピネフリン 快感消失(anhedonia；情動的満足に関する能力障害および快楽を経験する能力の低下)は，長く統合失調症の顕著な特徴として認められてきた．統合失調症の総体症状のこの側面については，ノルエピネフリン報酬神経系内の選択的ニューロン変性によって説明が可能である．しかし，この仮説と関係する生化学的および薬理学的データは不十分である．

GABA 抑制性アミノ酸神経伝達物質であるγアミノ酪酸(γ-aminobutyric acid：GABA)は，統合失調症の病態生理と関連づけられている．これは，一部の統合失調症患者において海馬のGABA作動性ニューロンの喪失が認められる所見に基づいている．GABAはドパミン活性の調節作用を有しており，抑制性GABA作動性ニューロンの喪失はドパミン作動性ニューロンの機能亢進を引き起こす可能性がある．

神経ペプチド サブスタンスPやニューロテンシンなどの神経ペプチドは，カテコールアミンおよびインドールアミン神経伝達物質とともに存在し，これらの神経伝達物質の作用に影響を及ぼす．神経ペプチドの機序の変化は，これらのニューロン系を亢進したり，阻害したり，あるいは発火パターンを変化させたりする可能性がある．

グルタミン酸塩 グルタミン酸拮抗薬のフェンシクリジンが統合失調症と類似した急性症候群を引き起こすことから，グルタミン酸塩が関連づけられている．グルタミン酸塩に関して提唱されている仮説には，機能亢進，機能低下，およびグルタミン酸塩誘発性神経毒性に関するものがある．

アセチルコリンおよびニコチン 統合失調症の死後脳研究によると，尾状核-被殻，海馬，および前頭前皮質の一部領域においてムスカリンおよびニコチン受容体の減少が認められている．認知は統合失調症において障害を受けるが，これらの受容体は，認知に関与する神経伝達物質系の調節に影響を及ぼす．

神経病理

19世紀においては，神経病理医は統合失調症の神経病理学的原因を発見できなかったため，統合失調症を機能障害に分類した．しかし，20世紀末までには，研究者は，大脳皮質，視床，および脳幹での神経病理学的または神経化学的な異常を含め，主として大脳辺縁系および大脳基底核における統合失調症の潜在的な神経病理学的原因の解明に関して大幅な進歩を遂げた．統合失調症の脳で広く認められている脳容積の減少は，脳の連合機能を媒介する軸索，樹状突起，およびシナプスの密度低下に起因すると考えられる．シナプス密度は1歳時に最大に達し，その後，青年期前期に成人の水準へと低下する．ある理論では，患者は青年期に統合失調症の症状を発現することが多いという所見に部分的に基づき，統合失調症はこの発育段階におけるシナプスの過度の刈り込みが原因であると主張している．

脳室 統合失調症患者のコンピュータ断層撮影(computed tomography：CT)では，側脳室および第三脳室の拡大と皮質容積のわずかな減少が常に認められる．疾患の最も早期の段階において，皮質灰白質の容積が減少することが立証されている．複数の研究者が，CTによって検出した異常が進行性か，あるいは静的かを判定しようと試みている．いくつかの研究は，CTで認めた病変が疾患の発症時には存在するが，進行しないと結論している．一方で，他の試験では，CTによって可視化した病理過程が疾患を通じて進行するという結論に達している．したがって，統合失調症患者の活動的な病理過程が進行し続けるか否かについては依然として不明である．

対称性の低下 統合失調症では，側頭葉，前頭葉，および後頭葉など，複数の脳領域で対称性が低下する．この対称性の低下は胎児期に発生し，神経発達の過程において脳の左右分化が中断されたことを表していると，一部の研究者は考えている．

大脳辺縁系 情動制御に関与することから，大脳辺縁系は統合失調症の病態生理に関与すると仮定されている．統合失調症患者の死後脳研究によると，扁桃体，海馬，および海馬傍回など，大脳辺縁系の減少が認められている．この神経病理学的所見は，磁気共鳴画像を用いた統合失調症患者の研究による所見と一致する．統合失調症では海馬が小さいだけでなく，グルタミン酸伝達の障害が示すように機能的にも異常である．統合失調症のない対照の健常被験者と比較した場合，統合失調症患者の脳組織切片では，海馬内ニューロンの秩序の破壊も認められている．

前頭前皮質 死後脳研究からは，統合失調症の前頭前皮質における解剖学的異常を裏づける証拠が得られている．前頭前野の画像領域においても機能障害が認められている．統合失調症のいくつかの症状は，前頭葉白質切除(lobotomy)を受けた患者または前頭葉症候群の患者でみられる症状と類似していることが長期にわたって指摘されている．

視床 視床に関するいくつかの研究では，特に亜核において容積減少やニューロン脱落の証拠が認められている．前頭前皮質と相互結合する視床の背内側核において，ニューロン数の減少が報告されている．統合失調症患者では，神経細胞，希突起膠細胞，および星細胞の総数が約30～45%減少する．長期的に薬物療法を受けた統合失調症患者と，神経遮断薬を未投与の被験者との間で視床の容積は同程度であることから，この推定的な所見は抗精神病薬の作用に起因するものではないと考えられる．

大脳基底核および小脳 大脳基底核および小脳は，少な

くとも次の2つの理由により統合失調症において理論的に注目されてきた．第1に，多くの統合失調症患者は，薬物誘発性運動障害（遅発性ジスキネジア）がない場合であっても奇妙な動作を示す．この奇妙な動作には，歩行異常，しかめ顔，および常同症などがある．大脳基底核および小脳が運動の制御に関与することから，統合失調症の病態生理にはこれらの領域の疾患が関係している．第2に，大脳基底核が関与する運動障害（ハンチントン病，パーキンソン病など）は，精神病を最も多く伴う運動障害である．大脳基底核の神経病理学的研究では，細胞喪失や，淡蒼球および黒質の容積減少に関する報告にばらつきがあり，結論に達していない．また，研究では，尾状核，被殻，および側坐核におけるD_2受容体数の増加も認められている．しかし，この増加が抗精神病薬投与によって生じるものか否かという疑問は，依然として未解明である．一部の研究者は，大脳基底核のセロトニン作動系の研究に着手している．精神病性障害に対するセロトニンの関与は，セロトニン拮抗薬である抗精神病薬（クロザピン，リスペリドンなど）の臨床的有用性によって示唆されている．

神経回路

脳の個別領域が関係する障害としての統合失調症の概念化から，統合失調症を脳の神経回路の障害としてとらえる視点へと徐々に進んでいる．例えば，前述のように，大脳基底核および小脳は前頭葉と相互に結合しており，一部の脳画像研究で認められた前頭葉機能の異常は，前頭葉自体ではなく，いずれかの領域の疾患に起因する可能性がある．前頭前皮質に対するドパミン路の早期発生病変が前頭前野系および大脳辺縁系の機能障害を引き起こし，統合失調症患者で認められる陽性・陰性症状および認知障害に至るという仮説も立てられている．

前頭前皮質と大脳辺縁系を結び付ける神経回路仮説との関連で，海馬の形態異常と，前頭前皮質の代謝または機能（あるいはその両方）の障害との関係を解明する研究が特に興味深い．ヒトの機能および構造の画像研究から得られたデータは，陽性精神病症状の発現の根底に前帯状回・大脳基底核・視床皮質回路の機能障害が存在する一方で，一次，持続的，陰性または欠損症状発生の根底には，背外側・前頭前野回路が存在することを示唆している．統合失調症患者では障害を受ける認知機能の神経基盤が存在する．作業記憶能力の障害，前頭前野ニューロンの完全性の障害，前頭前皮質，帯状回皮質，および下頭頂皮質の変化，ならびに海馬血流の変化の間における関係についての所見は，統合失調症患者における正常な作業記憶神経回路の障害を強力に裏づけている．少なくとも幻聴に関しては，作業記憶神経回路の関与は，幻覚患者と非幻覚患者を対比した多数の機能画像研究を通じて立証されている．

脳の代謝

脳内における特定分子の濃度を測定する手法である磁気共鳴分光法を用いた研究によると，統合失調症患者では対照群よりもリン酸1エステルおよび無機リン酸塩の濃度が低く，リン酸ジエステルの濃度が高いことが明らかになった．さらに，統合失調症患者の海馬および前頭葉において，ニューロンのマーカーであるNアセチルアスパラギン酸の濃度は低かった．

応用電気生理学

脳波研究では，多くの統合失調症患者が異常を示し，賦活に対する感受性亢進（例えば，睡眠剥奪後の頻繁な棘波活動など），アルファ（α）活動の減少，シータ（θ）およびデルタ（δ）活動の増加，通常より多いと考えられるてんかん様活動，ならびに通常と比較して左側異常が多いことが明らかにされている．統合失調症患者では，無関係の音を遮断できないため，背景雑音に極めて敏感であることも認められる．その結果生じる膨大な音は，集中を困難にするとともに，幻聴発生の原因にもなりうる．音に対するこの感受性は遺伝的欠陥と関連すると考えられる．

複雑部分てんかん　複雑部分発作，特に側頭葉が関与する発作の患者において，統合失調症様精神病が期待値よりも頻繁に発現することが報告されている．これらの患者における精神病発現と関連する要因としては，左側の発作焦点，内側側頭葉病変，発作の早期発症などがあげられる．シュナイダーが記述した一級症状は，複雑部分てんかん患者の症状と類似しており，統合失調症患者における側頭葉障害の存在を反映している可能性がある．

誘発電位　統合失調症患者における誘発電位に関して多数の異常が記述されている．中でもP300が最も研究されており，感覚刺激の検出から約300ミリ秒後に現れる大きな正の誘発電位と定義される．P300波の主要な発生部位は内側側頭葉の大脳辺縁系構造と考えられる．統合失調症患者のP300は，対照群よりも統計学的に有意に小さいことが報告されている．P300波の異常は，統合失調症の親をもつために統合失調症リスクが高い子どもにおいても多いことが報告されている．P300の特徴が状態を示す現象か，あるいは形質を示す現象かについては依然として議論が分かれている．統合失調症患者において異常が報告されているその他の誘発電位は，N100および随伴陰性変動である．N100は刺激の約100ミリ秒後に現れる陰性波である．一方，随伴陰性変動は感覚刺激の提示後にゆっくりと現れる陰性の電位変化であり，次の刺激に対する注意喚起を表している．誘発電位データは，通常，統合失調症患者は感覚刺激に対して敏感であるが（初期誘発電位がより大きい），より高度な皮質レベルでの情報処理を鈍らせることによって（より小さな誘発電位によって示される），感受性亢進を補正すると解釈されている．

眼球運動障害

移動する視標を正確に追跡できない状態は，統合失調症患者で認められるスムーズな視覚追跡および衝動性眼球運動の脱抑制といった障害を判断する根拠となる．眼球運動障害は，薬物療法および臨床状態と無関係であり，統合失調症発端者の第1度近親者でも認められるため，統合失調症の形質マーカーの可能性がある．さまざまな研究において，眼球運動異常の発現率は，統合失調症患者が50～85%であるのに対して，統合失調症以外の精神疾患患者では約25%，非精神疾患の対照被験者では10%未満であることが報告されている．

精神神経免疫学

いくつかの免疫異常が統合失調症患者と関連づけられている．異常には，T細胞インターロイキン2産生の減少，末梢リンパ球の減少と応答性低下，ニューロンに対する細胞および体液性反応性の異常，脳を標的とした(抗脳)抗体の存在などがある．これらは，神経毒性ウイルスの作用を表している，あるいは内因性の自己免疫障害の作用を表しているというように，多様な解釈が可能である．最も慎重に実施した研究では，統合失調症における神経毒性ウイルス感染の証拠を探索したが，否定的な結果が得られている．しかし，疫学データでは，複数回のインフルエンザ流行中にインフルエンザに出生前曝露すると統合失調症の発生率が高いことを示している．ウイルス仮説を裏づけるその他の報告には，出生時の身体的奇形の発現数増加，妊娠中および出生時合併症の発生率上昇，出生季節とウイルス感染との一致，成人症例の地域的発症，ならびに入院の季節がある．しかし，ウイルス感染の遺伝的証拠が認められないことから，すべての状況報告の意義は低下している．自己免疫性脳抗体の可能性については，これを裏付ける報告がわずかに存在する．ただし，存在するとしても，病態生理過程によって説明できるのは統合失調症集団の一部に過ぎない．

精神神経内分泌学

多くの報告において，統合失調症患者群と対照被験者群との神経内分泌の差異が記述されている．例えば，デキサメタゾン抑制試験の結果は，統合失調症患者のさまざまな下位集団における異常を報告しているが，統合失調症に対する試験の実践的または予測的価値には疑問が投げかけられている．しかし，慎重に実施された1つの報告は，統合失調症に対するデキサメタゾン抑制試験における持続的な非抑制と長期的な転帰不良との相関関係を明らかにした．

いつかの報告は，黄体形成ホルモンまたは卵胞刺激ホルモンの濃度低下が疾患の発症年齢および期間と相関する可能性があることを示唆している．(1)ゴナドトロピン放出ホルモンまたはサイロトロピン放出ホルモン刺激に対するプロラクチンおよび成長ホルモン放出の鈍化，ならびに(2)アポモルヒネ刺激に対する成長ホルモン放出の鈍化という追加的に報告された2つの異常は，陰性症状の存在と相関する可能性がある．

心理社会的および精神分析的理論

統合失調症が脳の疾患であると仮定すると，経過が心理社会的ストレスの影響を受けるその他の臓器の疾患(心筋梗塞，糖尿病など)と類似する可能性がある．したがって，臨床医には，統合失調症に影響を及ぼす心理社会的要因および生物学的要因いずれをも考慮することが求められる．

統合失調症を発症する患者は，それぞれが固有の精神構造を有している．統合失調症の発病に関する多くの精神力動論が時代遅れとなった感があるとはいえ，明快な臨床的所見は，現代の臨床医にとっても，患者の精神に疾患がどのように影響を及ぼす可能性があるかを理解する上で有用である．

精神分析的理論 フロイト(Sigmund Freud)は，統合失調症の原因が年少期における発達の固着(developmental fixation)にあると主張した．この固着は自我発達の異常を引き起こすものであり，フロイトは，このような異常が統合失調症の症状の原因であると仮定した．統合失調症における自我の崩壊は，自我がまだ発達していなかった時期または自我がようやく確立され始めた時期への退行を表している．自我は現実の解釈や内的欲動(性欲，攻撃性など)の制御に影響を及ぼすため，これらの自我の機能が障害を受ける．そのため，早期の固着および自我の異常に起因する精神内の葛藤が精神病症状を悪化させる．また，早期の固着および自我の異常は，年少期の恵まれない対象関係が原因であった可能性がある．

マーラー(Margaret Mahler)は統合失調症の原因として，幼児と母親との間にある相互関係の歪みを記述した．子どもは，発達の口愛期における母子関係を特徴づける親密さや完全な依存から離れることは不可能であり，これらを乗り越えて成長することもできない．その結果として，個人の同一性(identity)は決して確立されない．

フェダーン(Paul Federn)は，自我機能の障害が強烈な敵意や攻撃性による母子関係の歪みを生じ，さらに最終的にはパーソナリティの崩壊およびストレスに対する脆弱性に至るという仮説を立てた．自立的な活動，親からの独立，自分の成すべきことの発見，高まる内的欲動の制御，および強烈な外的刺激への対処のために10代の若者が強力な自我を必要とする青年期に症状が発現する．

サリヴァン(Harry Stack Sullivan)は，統合失調症を対人関係の障害であると考えた．患者の大きな不安は，パラタクシックな歪み(parataxic distortion)に変換される無関係性の感覚を生み出す．パラタクシックな歪みは，常にといわないまでも通常は被害妄想である．サリヴァンにとって，統合失調症とは，パニック，恐怖，および

自我の崩壊を回避するために用いられる適応方法である．病的不安の原因は，発達段階において累積した心的外傷体験にある．

精神分析的理論は，統合失調症の多様な症状が個々の患者にとって象徴的な意味があるとも主張する．例えば，世界が終わりを迎えるという空想は，個人の内的世界が崩壊した認識を表すことがある．劣等感は誇大妄想や全能妄想によって置き換えられる．幻覚は，患者が客観的現実に対処できないことに取って代わり，内的な願望や不安を表す可能性がある．幻覚と同様に，妄想とは，新たな現実を作り出したり，隠れた不安または発動性を表現したりする退行的，復原的な試みである（図7.1-3）．

理論モデルを問わず，すべての精神力動的なアプローチは，統合失調症の精神病症状には意味があるという前提に基づいている．例えば，患者は自尊心を傷つけられると誇大妄想を抱くようになることがある．同様に，すべての理論は，統合失調症患者は対人関係に恐怖を覚えることがあると認識している．統合失調症に対する精神療法の有効性の研究では，肯定と否定が入り混じった結果が報告されているが，どのような全体治療計画でも，複雑な統合失調症の世界において思いやりと保護の手を差し伸べる関係者が不可欠である．長期的な追跡調査研究によると，精神病エピソードを隠す患者は洞察的精神療法から助けを得られない可能性が高いが，精神病の経験を生活に統合させることができる患者では一部の洞察指向アプローチから助けが得られる可能性がある．統合失調症の治療において，特に薬物療法と併用した場合の個人精神療法の長期的な施行に関して新たに関心が寄せられている．

学習理論　学習理論の論者によると，後に統合失調症を発症する小児は，自らも重度の情動障害を有する親をまねることによって不合理な反応や思考方法を学習する．学習理論においては，小児期の学習モデルに恵まれないために統合失調症患者の対人関係不良が発生する．

家族力動

英国の4歳児を対象とした研究によると，母子関係に恵まれない小児では統合失調症の発症リスクが6倍高かった．また，統合失調症の母親をもち，出生時に養子縁組によって手放された子どもが不幸な状況で育てられた場合には，しっかりとした養父母によって温かい家庭で育てられた子どもよりも疾患を発症しやすい．しかし，特定の家族パターンと統合失調症の発症との間に因果関係が存在するという適切な対照に基づく証拠は認められていない．崩壊した家庭出身の統合失調症患者もいれば，そのような家庭で育った非精神疾患の人々もいることは確かである．とはいえ，脆弱な統合失調症患者が対処すべき情動ストレスを大幅に高める可能性がある病的な家族行動を見逃さないことが重要である．

ダブルバインド　ダブルバインド（二重拘束）理論は，ベイトソン（Gregory Bateson）とジャクソン（Donald Jack-

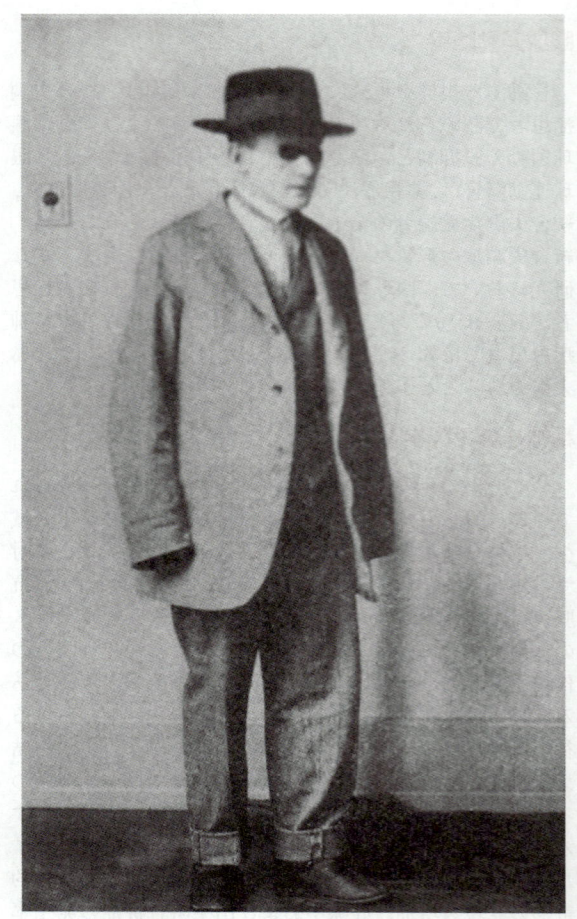

図 7.1-3　この写真の患者は，自分が他人よりも背が高く見えるという妄想を抱き，大きすぎるスーツを身に着けている．（Emil Kraepelin, M. D. のご好意による）

son）によって定式化され，子どもが行動や態度，感情に関して親から矛盾したメッセージを受け取る仮説的な家庭を説明するものである．ベイトソンの仮説によれば，子どもは，解決不可能なダブルバインド状態の混乱から逃避するために精神病的状態へと引きこもる．残念ながら，この理論の実証を試みた家族の研究には方法論的に重大な欠陥があった．この理論に価値が認められるのは記述的な描写としてのみであり，統合失調症の因果関係の説明としてではない．ダブルバインドの1例としては，友人にクッキーをあげるように子どもに伝えた後で，友人にクッキーをあげ過ぎると子どもをひどく叱る親があげられる．

分裂および歪んだ家族　リッツ（Theodore Lidz）は，異常な家族行動のパターンを2つ記述した．1つの家族のタイプは，両親間に顕著な分裂が存在し，片親が異性の子どもに過度に親密になる場合である．もう1つの家族のタイプは，子どもと片親との間の歪んだ関係が両親間の勢力争いを引き起こし，結果的に片親が優勢になる場合である．これらの力動は，統合失調症患者の乏しい適

応能力に対してストレスを与える.

偽相互的および偽敵意的な家族 ワイン(Lyman Wynne)が記述したように,偽相互的(pseudomutual)または偽敵意的(pseudohostile)な言語コミュニケーションを常に用いることで情動表現を抑制する家族が一部に存在する.このような家族ではユニークな言語コミュニケーションが発達するため,子どもが家族を離れ,他の人々と関わりをもたざるを得ない場合に問題が生じることがある.子どもの言語コミュニケーションは第三者には理解しがたい可能性がある.

情動表出 親やその他の養育者が統合失調症患者に対して明らかな非難,敵意,および過干渉を含んだ態度を取ることがある.多くの研究は,情動表出の度合いが高い家族では統合失調症の再発率が高いことを示している.情動表出を評価する際には,話した内容と同時にその話し方を分析する.

診 断

DSM-5診断基準には,臨床医に対して複数の選択肢を提供し,実際の臨床状況を説明する経過の特定子(すなわち予後)が記載されている(表7.1-1).統合失調症の診断には幻覚または妄想の存在は必ずしも必要とされない.表7.1-1の基準Aの(1)〜(5)に記載された症状(解体した会話など)のうち,患者が2つ以上に当てはまる場合には,患者の障害は統合失調症と診断される.基準Bは,疾患の活動期において,悪化といわないまでも,機能障害が認められることを必須としている.症状が6か月以上持続することが必要であり,統合失調感情障害または気分障害の診断が除外されていなければならない.

病 型

主として臨床症状に基づいて,統合失調症の5つの病型として妄想型,解体型,緊張型,分類不能型,および残遺型が記述されている.以上の病型はDSM-5ではすでに使用されなくなったが,国際疾病・傷害・死因統計分類第10版(10th revision of the International Statistical Classification of Diseases and Related Health Problems:ICD-10)には記載されている.本書では病型を記載することとする.その理由は,病型には臨床的な意義があると著者が考えるとともに,統合失調症の現象論を説明するために,米国および全世界の大半の臨床医によって病型が依然として使用されているためである.

妄想型 妄想(paranoid)型の統合失調症は,1つ以上の妄想にとらわれたり,幻聴が頻繁に起きたりすることが特徴である.古くから妄想型統合失調症の主な特徴として,被害妄想や誇大妄想があげられている(図7.1-4).通常,妄想型統合失調症の患者では,疾患の初回エピソードが緊張型または解体型統合失調症の患者よりも高年齢で発症する.20代後半から30代に統合失調症が発症した患者は多くの場合,疾患を乗り越えるうえで助けとな

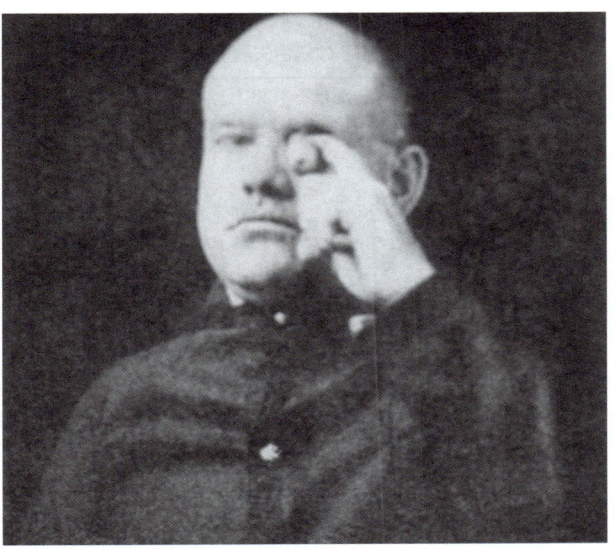

図7.1-4 この写真の患者は,眼窩から取り外すと特殊な力を発揮すると信じている義眼を持っていた.(Emil Kraepelin, M. D. のご好意による)

る社会生活をすでに確立しており,妄想型患者の自我能力は緊張型や解体型の患者よりも大きい傾向がある.その他の型の統合失調症患者と比較すると,妄想型患者で認められる知的能力,情動反応,および行動の退行の程度は小さい.

一般に,妄想型患者は,張り詰めている,疑い深い,用心深い,遠慮がちといった態度を示し,時に敵意や攻撃性がみられる.しかし,社会的な状況において的確に行動できることもある.精神病の影響を受けていない領域の知能は全く損なわれていないことが多い.

解体型 解体(disorganized)型の統合失調症は,原始的,脱抑制的,および支離滅裂な行動への顕著な退行を示し,緊張型の基準に当てはまる症状が認められないことが特徴である.一般に,この病型の発症は早く,25歳未満である.通常,解体型患者は活動的であるが,行動は無計画で非生産的である.顕著な思考障害が認められ,現実との接点が乏しい.また,身なりが乱れており,社会的行動と情動反応は不適切である.特に理由もないのに突然笑い出すことが多い.解体型患者では,状況に似つかわしくないニヤニヤ笑いやしかめ顔が多くみられ,行動には愚かや浅はかといった表現が最も当てはまる.

患者AB(32歳女性)は,体重減少が始まるとともに,仕事での不注意が目立ち,仕事の質と量がいずれも低下するようになった.患者は,職場の他の女性が自分を中傷する話を広めていると信じ込んだほか,同じ工場に勤務する若い男性が自分の肩を抱いて侮辱したと苦情を申し立てた.患者の家族は苦情の調査を要求したが,苦情には何の根拠もないばかりか,該当する男性は過去数か月にわたって患者と会話していないことが明らかになった.ある日,患者が職場から帰宅し,家に入ったとたん,大声で笑い出し,

表 7.1-1　DSM-5 の統合失調症の診断基準

A. 以下のうち2つ(またはそれ以上)，おのおのが1か月間(または治療が成功した際はより短い期間)ほとんどいつも存在する．これらのうち少なくとも1つは(1)か(2)か(3)である．
　(1) 妄想
　(2) 幻覚
　(3) まとまりのない発語(例：頻繁な脱線または減裂)
　(4) ひどくまとまりのない，または緊張病性の行動
　(5) 陰性症状(すなわち感情の平板化，意欲欠如)
B. 障害の始まり以降の期間の大部分で，仕事，対人関係，自己管理などの面で1つ以上の機能のレベルが病前に獲得していた水準より著しく低下している(または，小児期や青年期の発症の場合，期待される対人的，学業的，職業的水準にまで達しない)．
C. 障害の持続的な徴候が少なくとも6か月間存在する．この6か月の期間には，基準Aを満たす各症状(すなわち，活動期の症状)は少なくとも1か月(または，治療が成功した場合はより短い期間)存在しなければならないが，前駆期または残遺期の症状の存在する期間を含んでもよい．これらの前駆期または残遺期の期間では，障害の徴候は陰性症状のみか，もしくは基準Aにあげられた症状の2つまたはそれ以上が弱められた形(例：奇妙な信念，異常な知覚体験)で表されることがある．
D. 統合失調感情障害と「抑うつ障害または双極性障害，精神病性の特徴を伴う」が以下のいずれかの理由で除外されていること．
　(1) 活動期の症状と同時に，抑うつエピソード，躁病エピソードが発症していない．
　(2) 活動期の症状中に気分エピソードが発症していた場合，その持続期間の合計は，疾病の活動期および残遺期の持続期間の合計の半分に満たない．
E. その障害は，物質(例：乱用薬物，医薬品)または他の医学的疾患の生理学的作用によるものではない．
F. 自閉スペクトラム症や小児期発症のコミュニケーション症の病歴があれば，統合失調症の追加診断は，顕著な幻覚や妄想が，その他の統合失調症の診断の必須症状に加え，少なくとも1か月(または，治療が成功した場合はより短い)存在する場合にのみ与えられる．

▶該当すれば特定せよ
次の経過の特定用語は，本障害が1年間続いた後に，経過の診断基準と矛盾しない場合にのみ使われる．
初回エピソード，現在急性エピソード：定義された症状と持続期間の診断基準を満たす障害が初めて出現したもの．急性エピソードとは，症状の診断基準が満たされる期間のことである．
初回エピソード，現在部分寛解：部分寛解とは，以前のエピソード後に改善が維持されるものの，診断基準が部分的にのみ満たされている期間のことである．
初回エピソード，現在完全寛解：完全寛解とは，以前のエピソード後に，その障害に特有な症状がいずれも存在しない期間のことである．
複数回エピソード，現在急性エピソード：複数回エピソードは，少なくとも2回のエピソード(すなわち，初回エピソードと，寛解および少なくとも1回の再発)の後に特定されることがある．
複数回エピソード，現在部分寛解
複数回エピソード，現在完全寛解
持続性：本障害の診断基準を満たす症状が疾病経過の大部分に存在し続け，基準に満たない症状が存在するのは，全体の経過と比べてごく短期間である．
特定不能

▶該当すれば特定せよ
緊張病を伴う(他の精神疾患に関連する緊張病の診断基準を参照のこと)
コードするときの注：併存する緊張病の存在を示すため，293.89(F06.1)統合失調症に関連する緊張病のコードも追加で用いる．

▶現在の重症度を特定せよ
重症度の評価は，精神病の主要症状の定量的評価により行われる．その症状には妄想，幻覚，まとまりのない発語，異常な精神運動行動，陰性症状が含まれる．それぞれの症状について，0(なし)から4(あり，重度)までの5段階で現在の重症度(直近7日間で最も重度)について評価する(「評価尺度」の章の臨床家評価による精神病症状の重症度ディメンションを参照)．
注：統合失調症は，この重症度の特定用語を使用しなくても診断することができる．

Diagnostic and Statistical Manual of Mental Disorders, Fifth Edition (Copyright ©2013). American Psychiatric Association. All Rights Reserved から許可を得て転載．

義理の妹を疑い深く見つめた．質問には答えず，弟を見ると叫び始めた．患者は，窓から男性が覗いていると言って，トイレに行くことを拒否した．食事を取らず，翌日には自分の妹たちを「とんでもない女」と決め付けた．皆が自分のことを噂しており，誰かが自分と性的関係を結んでいると断言した．患者には男性が見えなかったが，彼が「常に周囲にいる」と言い張った．

　患者は公立の精神科病院に入院した．入院のための診察室に入ると，患者は大声で笑い出し，「彼女はこの病院に入院できない．帰宅しなければならない」と騒々しく，繰り返し叫んだ．しかめ顔をしてさまざまな手の常同運動を行っていた．1時間後に病棟で診察すると，患者は質問には何の興味も示さなかったが，子どものような口調で独り言を言っていた．常に動き回っており，踊るようにつま先で歩いていた．無意味に周囲を指差し，舌を出すとともに，幼児のように唇を吸っていた．時々うめき声を上げ，子どものように大声で泣き出したが，涙を流すことはなかった．数か月が経過したが，愚かで子どもじみており，何かに心を奪われ，意思疎通が図れず，しかめ顔，何かの身振り，常同的に物を指差す行動，いつも妙に高い声で独り言を言っている様子は以前のままであり，患者の話はほとんど理解不能であった．患者の症状は悪化を続け，髪の手入れもせず，極端な内向と退行を呈していた．また，病院内の活動や患者を訪れた親族には全く関心を示さなかった．(Arthur P. Noyes, M. D., and Lawrence C. Kolb, M. D. から改変)

緊張型　数十年前には一般的であった緊張(catatonic)型の統合失調症は，ヨーロッパや北米ではほとんどみられなくなった．緊張型の典型的な特徴は運動機能の顕著な障害である．この障害は，昏迷，拒絶，固縮，興奮，または不自然な姿勢を伴うことがある．時に，患者は極度の興奮と昏迷との間で急速な変化を示す．関連する特徴として，常同症，衒奇症，蝋屈症などがあげられる．特に，緘黙症が多くみられる．患者が緊張病性興奮を発現している際には，自身や他人を傷つけないように注意深く監視する必要がある．栄養不良や消耗，異常高熱，自傷のために診療を必要とすることがある．

　患者 AC（32歳男性）が入院した．入院後，患者は栄養不良で無気力のほか，散瞳および腱反射亢進が認められ，脈拍数は120回/分であった．さまざまな衒奇症状を示し，床に横たわる，自分の足を引っ張る，誰に対してでもない乱暴で異常な動きをする，付添い人をたたく，しかめ顔をする，奇妙に硬直した姿勢を取る，会話を拒否するといった行動とともに，幻聴があるようであった．入院当日，しばらく経って診察すると，患者は昏迷状態にあった．患者の顔に表情はなく，無言で固縮していた．周囲の人々やその質問に対して関心を示さなかった．眼を閉じており，まぶたは努力してやっと開けられる程度であった．ピン痛覚(pinprick)検査その他の疼痛刺激に対しても反応しなかった．

　患者は徐々に意思疎通を図れるようになり，自分自身に関して問われると，混迷に陥っていた期間は寝ていたと言い，その期間に起きたことに関して全く記憶がないと主張した．患者は次のように話している．「何もわからなかった．私の精神状態に関していえば，すべてが暗黒のようだった．その後，星の形のようにわずかな明かりが見え始めた．すると，私の頭は星を少しずつ通り過ぎた．ますます明かりが目に入ってきて，数日前にすべてが完全な形で見えるようになった」．患者は，自らの緘黙について，「誤ったことを話す」のが怖かった，「いったい何を話すべきなのかわからなかった」と説明した．明らかに不適切な情動反応と，「20世紀で最も人並みはずれた才能をもった科学者であり，発明家である」と名乗る発言からは，患者が依然として正常とは程遠いことは明らかである．(Arthur P. Noyes, M. D., and Lawrence C. Kolb, M. D. から改変)

分類不能型　明らかに統合失調症の患者であるが，いずれの型に属するのかが容易に特定できない症例が頻繁に存在する．このような患者は，分類不能(undifferentiated)型の統合失調症に分類される．

残遺型　残遺(residual)型の統合失調症の特徴は，統合失調症性障害の証拠が継続的に認められるが，一連の活発な症状や，別の型の統合失調症診断に十分合致する症状がみられないことにある．残遺型では，感情鈍麻，社会的引きこもり，奇矯な行動，非論理的思考，および軽度の連合弛緩が認められることが多い．妄想や幻覚が起きても，顕著であったり，強い情動を伴ったりすることはない．

その他のサブタイプ

　統合失調症の病型には長い歴史がある．文献（特に，米国以外の文献）には，その他の病型分類方法が記述されている．

***Bouffée Délirante*（急性錯乱，急性妄想性精神病）**　このフランス語の診断概念は，そもそも症状の持続期間が3か月未満であるため，統合失調症の診断とは異なる．この診断は，DSM-5の統合失調症様障害の診断と類似している．フランスの臨床医は，*Bouffée Délirante* の診断を受けた患者の約40%では疾患が進行し，最終的には統合失調症に分類されると報告している．

潜在統合失調症　潜在(latent)統合失調症の概念は，多くの論者が広義の診断用語によって疾患を表現した時期に考え出されたものである．現在，統合失調症と診断するためには重度の精神障害が必須であるが，幅広い意味での統合失調症の診断概念を用いれば，現時点では重度の障害と考えられない患者の状態であっても，統合失調症の診断を受けた可能性がある．例えば，潜在統合失調症の多くは，現在では境界域といわれるシゾイドあるいは統合失調型のパーソナリティ障害の診断に該当する．これらの患者は，独特の行動や思考障害を示すことがあるが，常に精神病症状を呈するとは限らない．過去には，潜在統合失調症は境界型統合失調症とも呼ばれた．

夢幻様　夢幻様(oneiroid)状態とは，夢を見ているような状態であり，患者は大いに混乱していたり，時間や場所の見当識が不十分であったりする．夢幻統合失調症と

いう用語が，現実世界への関与を排除するように幻覚経験に没頭している患者に対して使用されてきた．夢幻様状態が認められる場合，臨床医は，特に慎重を期して症状の内科的または神経学的原因に関して患者を診察する必要がある．

　女子大学生(20歳)が統合失調症性の病態から回復した後，夢幻様状態にあった期間の経験について以下のように記述した．
　私の記憶は以下のとおりです．道路が変わっていた．かつて真っ直ぐだった道路は曲がっていた．不変のものはなく，すべてが動いている．木々も動いており，静止することはない．母親は，動いている木々にどうやって衝突しないでいるのだろうか？　私は母親に付いて行く．不安はあるが付いて行く．私は，誰かとこの奇妙な思いを共有しなければならない．私たちはベンチに腰掛けている．ベンチの高さが低いように感じられる．ベンチもまた動いていた．「ベンチが低いね」と私が言うと，「そうね」と母親が答える．「ここは，前と様子が違うけれど，周りに誰もいないのはなぜ？　いつもなら多くの人たちがいるはずなのに．日曜日なのに誰もいない．絶対におかしい」．このような奇妙な疑問に母親はうんざりし，もう行かなければと言う．考え続ける間，私は現実世界にいないかのようなのです…．
　昼夜の区別はなく，時々暗くなる時間が存在するだけ．といって暗黒が訪れることはなく，世界は濃い灰色一色に染め上げられる．時間のようなものはなく，永遠のみが存在する．死のようなものもない．天国や地獄もない．永遠のみが存在する…不愉快…無限…さまざまなものが悪化する．前に進むことは決してなく，ぞっとするような混乱状態へと常に後戻りしていく．
　外はかなりの速さで動いていた．すべてが混乱しているようだった．物が頭上を飛び交っていた．とても奇妙だった．私は心から静けさを取り戻したかった．意識が戻ったとき，私はすべての場所を思い出せなかった．(Heinz E. Lehmann, M. D. のご好意による)

動と意欲が少しずつ失われることを特徴とする．通常，この障害の患者には明白な精神病症状は認められず，持続的な幻覚や妄想が生じることもない．主要な症状は，社会関連や仕事関連の状況からの引きこもりである．この症候群は，うつ病，恐怖症，認知症，またはパーソナリティ特性の悪化とは区別されなければならない．臨床医は，診断を下す前に，患者が統合失調症の診断基準を正確に満たしていることを確認する必要がある．

　未婚男性(27歳)が，父親に対して時々暴力を振るうようになったため精神科病院に入院した．患者は数週間にわたって幻覚と幻聴を経験した．最終的に幻聴は収まったが，その後，患者は奇妙な生活習慣を身に付けた．一晩中起きていて，昼間はずっと寝ていた．父親が起こそうとすると，患者は非常に怒った．何週間もひげを剃らず，顔も洗わなかった．絶えずタバコを吸っており，食事は非常に不規則であった．大量の紅茶を飲んでいた．
　患者は病院で新たな環境に速やかに適応しており，全般的に協力的であると認められた．ほとんど何に対しても興味を示さなかったこと以外，精神状態や行動に関して顕著な異常は示さなかった．患者はできる限り他人との接触を避け，他の患者やスタッフとの会話もほとんどなかった．ただし，看護師は患者の衛生面に絶えず注意する必要があった．放置すればすぐに汚れにまみれ，だらしなくなるためである．
　入院から6年が経過しても，患者は怠惰でだらしない，不機嫌，理不尽と表現されている．1日中，長椅子に寝そべっている．患者に治療的な職務割り当てを受け入れさせようとさまざまな努力が行われたが，何であろうと一切の仕事を拒否している．夏には，病院の敷地内を歩き回ったり，木陰で寝たりしている．一方，冬には，さまざまな病棟をつなぐトンネルを徘徊し，トンネルを通って蒸気を運ぶ温かいパイプ上で何時間も手足を伸ばしている姿がたびたび認められている．(Heinz E. Lehmann, M. D. のご好意による)

パラフレニー　パラフレニー(paraphrenia)という用語は，妄想型統合失調症と同義語，または，着実に悪化する疾患の経過もしくは十分に体系化された妄想体系の存在と同義語として使用されることがある．パラフレニーには複数の意味があるため，情報伝達のための用語としては使用できない．

偽神経症性統合失調症　当初，不安，恐怖，および強迫などの症状を呈する患者が，後に思考障害および精神病症状を示すことがある．このような患者の特徴として，汎不安，汎恐怖，汎両価性に加えて，時には無秩序な性欲がみられることがある．不安症の患者とは異なり，偽神経症性統合失調症(pseudoneurotic schizophrenia)の患者は，ほぼ消失することのない漠然とした不安を抱えている．臨床記述によると，患者が明白かつ重度の精神病に至ることはほとんどない．現在，この疾患は境界性パーソナリティ障害と診断される．

単純型荒廃性障害(単純型統合失調症)　単純型荒廃性障害(simple deteriorative disorder)は，意識しない間に欲

統合失調症の精神病後うつ病性障害　急性統合失調症エピソードの後に，抑うつ状態に陥る患者がいる．統合失調症の精神病後うつ病性障害(postpsychotic depressive disorder of schizophrenia；DSM-Ⅳの研究用基準案の1つ)は，統合失調症の残遺期の症状および一般的に使用される抗精神病薬の副作用の症状と酷似することがある．症状が物質誘発性または一般身体疾患による気分障害の一部である場合には，この診断を下してはならない．このような抑うつ状態は，統合失調症患者の25%にまで発現し，自殺のリスクが高まる．

早発性統合失調症(early-onset schizophrenia)　ごく少数の患者は小児期に統合失調症を発症する．このような小児では，特に精神遅滞(DSM-Ⅳ診断)および自閉性障害(DSM-Ⅳ診断)との鑑別診断など，最初に診断上の困難に直面することがある．最近の研究によると，小児統合失調症は，成人統合失調症の診断に使用されるものと同一の症状に基づいて診断可能であることが明らかになっている．通常，気がつかないうちに発症し，慢性の

経過をたどる傾向がある．大部分の場合，予後は不良である．

遅発性統合失調症　遅発性統合失調症（late-onset schizophrenia）は，統合失調症と臨床的に区別できないが，45歳を過ぎてから発症する．この疾患は女性により多く，主として妄想症状が認められる傾向がある．予後は良好であり，通常，患者は抗精神病薬によって改善する．

欠損型統合失調症　1980年代に，原因不明の持続的な陰性症状を特徴とする統合失調症の病型に関して診断基準が発表された．これらの患者は欠損症候群を示すと考えられたが，現在では，欠損型統合失調症（deficit schizophrenia；表7.1-2の推定的な疾患診断基準を参照）を有すると考えられている．陽性症状を示す統合失調症患者は非欠損型統合失調症であると認められる．欠損型統合失調症の確定に使用される症状には強力な相互関係が存在するが，基準の6つの陰性症状に関して多様な組み合わせがみられる．

欠損型の患者は，非欠損型の患者と比較してより重度の疾患経過をたどり，抗精神病薬の投与前において異常不随意運動の有病率が高く，精神病症状の発症前の社会生活機能により重度の不全が認められる．初回の精神病エピソードは潜行性に発症することが多く，欠損型患者の長期的な機能回復の程度は非欠損型患者よりも乏しい．欠損型患者は，その他の統合失調症患者と比較して結婚する割合も低い．機能水準が低く，社会的孤立の度合いが高いことは，いずれも患者のストレスを高め，そのために重篤なうつ病のリスクが上昇するはずである．しかし，欠損型患者ではうつ病のリスクが低く，自殺のリスクもおそらく低いようである．

欠損型患者の危険因子は非欠損型患者の危険因子とは異なる．すなわち，欠損型統合失調症に夏季出生が多いのに対して，非欠損型統合失調症には冬季出生が多い．また，欠損型統合失調症は，欠損型発端者の非精神病の近親者において統合失調症の家族負因や，軽度の欠損型に類似した特徴の家族負因の上昇と関連する可能性もある．兄弟姉妹の中に複数の患者がいる家族内においては，欠損型と非欠損型を統一的にカテゴリー化できる傾向がある．欠損型群も男性の有病率が高い．

欠損型患者の精神病理は治療に影響する．例えば，動機付けの欠如，苦悩の欠如，より重度の認知障害，および非社交的な特徴は，心理社会的な介入の有効性を低下させるとともに，薬物療法の服薬順守も悪化させる．非欠損型患者よりも重度とされる欠損型患者の認知障害も，有効性欠如の原因である．

心理検査　統合失調症患者にさまざまな神経心理学的検査を実施すると，結果が不良であることが多い．覚性，記憶，および概念形成が最も影響を受けるが，これは前頭側頭皮質の病理学的関与と一致する．

ハルステッド−ライタン・バッテリー（Halstead-Reitan battery［総合テスト］），ルリア−ネブラスカ・バッテリー（Luria-Nebraska battery）などの神経心理学的能力

　表7.1-2　欠損型統合失調症の診断基準

以下の6つの特徴のうち2つ以上に該当し，臨床的に著しく重度であることを必須とする：
- 限定的な情動
- 情動範囲の縮小
- 会話の貧困
- 関心の抑制
- 目的意識の低下
- 社会的活力の低下

以上の特徴のうち2つ以上が最近12か月間にわたって存在しており，臨床的に安定した期間（慢性的な精神病状態を含む）において常に認められた．以上の症状は，急性の精神病性解体または代償不全の一過性エピソードにおいて検出できても，できなくてもよい．

以下の持続的な特徴の2つ以上も特発性である．すなわち，疾患プロセス以外の要因に続発するものではない．
- 不安
- 薬物の作用
- 疑い深さ
- 思考形式の障害
- 幻覚または妄想
- 精神遅滞
- うつ病

患者は，統合失調症に関するDSM診断基準に該当する．

に関する客観的指標は，注意，保持時間，および問題解決能力を含む前頭葉および側頭葉の両側性の機能障害など，異常所見を明らかにすることが多い．運動機能の障害も認められるが，これは脳の非対称性と関連する可能性がある．

知能検査　統合失調症患者群と，統合失調症ではない精神病患者群または一般集団とを比較すると，統合失調症患者群では知能検査のスコアが低い傾向がみられる．統計学的にみると，発症時に低知能が認められることが多いが，障害の進行とともに知能が継続的に低下する可能性があることをが示唆されている．

投影検査および人格検査　ロールシャッハテスト，絵画統覚テスト（Thematic Apperception Test）などの投影検査によって，異常な観念化が明らかになることがある．統合失調症の場合，ミネソタ多面的人格目録（Minnesota Multiphasic Personality Inventory）などの人格目録によって異常な結果が認められることが多いが，診断や治療計画にはあまり役に立たない．

臨床像

統合失調症の臨床徴候および症状の考察を通じて，主要な課題として3点が浮かび上がる．1点目は，統合失調症に特徴的な臨床徴候や症状は存在しないことである．すなわち，特定の徴候や症状が統合失調症の診断に用いられるという一般的な臨床的見解とは反するが，統

合失調症でみられるあらゆる徴候や症状は，その他の精神障害や神経障害においても発現する．したがって，統合失調症の診断には患者の病歴聴取が不可欠である．臨床医は，変動の可能性を含んだ精神的現症の診察の結果のみに基づいて統合失調症を診断してはならない．2点目は，時間とともに患者の症状が変化することである．1例をあげると，患者の幻覚が間欠的であったり，社会的状況において適切に対処する能力に変動があったりする．また，統合失調症の経過では，気分障害の重大な症状が現れたり消えたりすることがある．そして3点目は，患者の教育水準，知的能力，および文化的・下位文化的な一員であることに対する臨床医の考慮が不可欠であることである．例えば，抽象的な概念を理解する能力の障害は，患者の学歴または知性のいずれかを反映する可能性がある．宗教団体やカルト組織には，外部者にとっては奇異にみえても，特定の文化的状況内にいる人々にとっては正常とされる習慣が存在することがある．

病前の徴候および症状

統合失調症の経過に関して定式化された理論によると，疾患の前駆期より前に病前の徴候や症状が現れる．このような病前の区別は，疾患過程がそれ自体を証明するとともに，前駆徴候および症状が障害進展の一部であることを示している．常にとまでいかなくても，通常，病前には，物静か，受動的，および内向的であったり，小児時に友人がほとんどいなかったりすることを特徴とするシゾイドまたは統合失調型のパーソナリティが患者に認められる．統合失調症の若者は，親しい友人がいなかったり，デートの経験がなかったり，チームスポーツを敬遠したりする．社交的な活動を避ける一方で，映画やテレビ，音楽鑑賞，コンピュータゲームを楽しんでいたりする．一部の青年患者は，前駆期の臨床像の一部として強迫症を突然発症する．

前駆徴候および症状は，統合失調症と診断された後にほぼ常に認識されるが，その信頼性は不明である．なぜならば，統合失調症の診断後では，早期の徴候や症状に関する過去の記憶が影響を受けているためである．とはいえ，初回の入院が障害の開始を示すと考えることが一般的であるが，多くの場合，徴候および症状は数か月あるいは数年間にわたって存在している．徴候は，頭痛，背部痛，筋肉痛，脱力，消化障害などの身体症状の訴えから始まる可能性がある．これに対して，詐病，慢性疲労症候群，または身体化障害（DSM-Ⅳ診断）との初期診断が行われることがある．やがて家族や友人は，患者がすっかり変化し，仕事，社交，および個人の活動において以前のように正常に対応できないことに気づくであろう．この段階において，患者は抽象的観念や哲学，オカルト現象，宗教的な問題に興味をもち始めることがある（図7.1-5）．その他の前駆徴候および症状には，著しく奇矯な行動，異常な情動，異常な話し方，奇妙な発想，奇妙な知覚経験などがある．

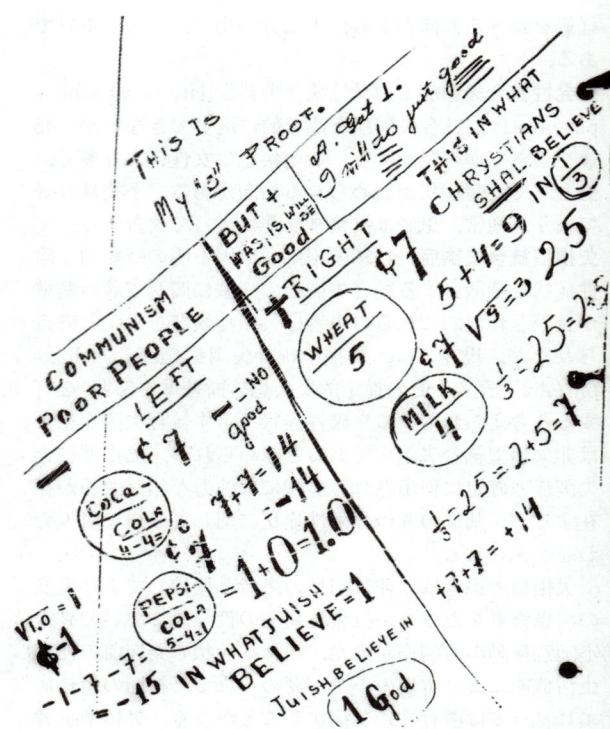

図7.1-5 統合失調症患者による図解．図は，患者の特徴として，断片的，抽象的，かつ過度に包括的な思考を表すとともに，宗教的イデオロギーと数学的証明に対して没頭する様子を反映している．（Heinz E. Lehmann, M. D. のご好意による）

精神的現症の診察

概要 統合失調症患者の様子は，着衣などの大きな乱れや叫び声，興奮がみられる場合から，過度の見繕いや完全な沈黙，不動がみられる場合まで千差万別である．このような両極端の中間において，患者は冗舌になったり，奇妙な姿勢を取ったりする．患者の行動は，一見して理由もないのに興奮や乱暴を伴うようになったりするが，通常，これは幻覚の影響である．これに対して，しばしば緊張病とも呼ばれる緊張病性昏迷の場合，患者は完全に活力を失っているようであり，無言，拒絶，命令自動などの徴候を示すことがある．蝋屈症は，かつて緊張病の一般的な徴候とされたが，衒奇行動と同様にほとんどみられなくなっている．あまり極端でない病型の緊張病患者は，顕著な社会的引きこもりと自己中心，自発的な会話や運動の欠如，目標指向的行動の欠如を示すことがある．緊張病患者は，しゃべらずに椅子にじっと座り，質問に対して短く回答する．指示された場合を除き，自ら動くことはない．その他の目立った行動には，異常なほどの不器用さや硬直した身体の動きなどがあり，いずれも大脳基底核の疾患プロセスを示すと考えられる徴候である．統合失調症患者では，身だしなみが乱れる，入浴しない，周囲の温度に不釣合いな暖かい服装をすることが頻繁にみられる．その他の異常な行動としては，チッ

ク，常同症，衒奇症などのほか，検査者の姿勢や行動を患者が模倣する反響動作も時折認められる．

プレコックス感　経験豊かな一部の臨床医は，プレコックス感(precox feeling)，すなわち，患者との情動的なラポール(rapport；相互信頼に基づいて積極的に交流し合える関係)を築けないという直感的な経験を報告している．このような経験はよくあることであるが，統合失調症の診断基準としてのプレコックス感の妥当性または信頼性を示す報告はない．

気分，感情，および情動

情動反応性の低下および過度に激しく不適切な情動は，統合失調症における2つの主要な情動症状である．前者は，快楽消失(anhedonia)の診断の根拠となるほどの重症度に達することがあり，後者には極端な怒り，幸福感，および不安などがある．情動の平板化や鈍麻は，疾患自体の症状，抗精神病薬のパーキンソン病様副作用の症状，またはうつ病の症状を示す可能性があるため，これらの症状の区別は臨床的に難しいことがある．過度に情動的な患者は，得意顔で全能の感覚を語ったり，宗教的エクスタシー，自らの魂の崩壊に対する恐怖，あるいは宇宙の破滅に対する身のすくむような不安を述べたりする．その他の感情の状態には，困惑，孤立感，重度の両価性，うつ病などがある．

知覚障害　幻覚　統合失調症患者では，五感のいずれかが幻覚経験の影響を受けている可能性がある．ただし，幻覚として最も多いのは幻聴であり，威嚇的，卑猥，非難めいた，あるいは侮辱的な声が聞こえることが多い．2人以上の声が会話したり，患者の生活や行動について声があれこれ語ったりすることもある．幻視も多いが(図7.1-6)，幻触，幻嗅，および幻味は稀である．このような幻覚が認められる場合には，臨床医は，症候群全体を引き起こしている基礎的な内科的または神経学的疾患の可能性を考慮すべきである．

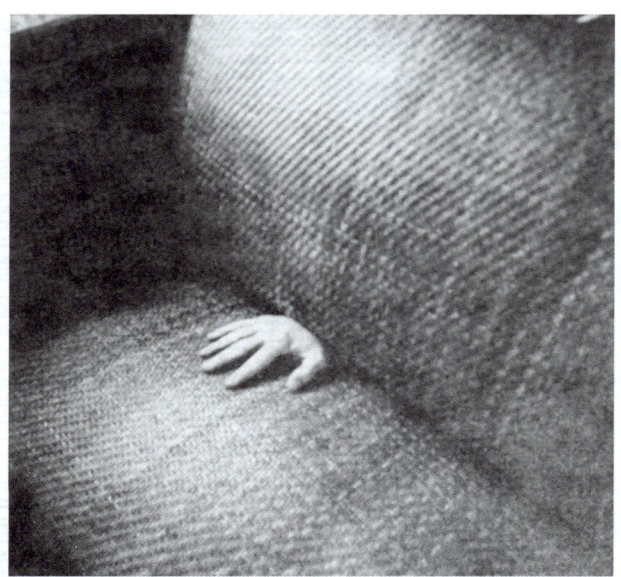

図7.1-6　統合失調症患者の奇妙な知覚を象徴する写真的表現．(Arthur Tressのご好意による)

ある男性(48歳)が，陸軍に勤務していた21歳の時に統合失調症と診断された．1人暮らしの患者は，孤独でしばしばおびえるような生活を送っており，障害者給付金の支給を受けていた．患者は慢性の幻聴があることを認めていたが，幻聴の内容を自ら進んで話すことはなかった．診療記録を検討すると，これは患者の長期にわたる疾患のパターンであることが判明した．その他の点については，患者は精神科医と良好なラポールを築けており，新しい抗精神病薬の治験参加にも乗り気であった．インフォームドコンセントの過程において，患者は新薬によって慢性的な幻聴が減少する可能性があるかどうかを質問した．幻聴の減少を含め，あらゆる反応の可能性があると理解すると，患者は突然，話し合いを中断し，診察室から退出してしまった．その後の来院時に，自分の人生で最も確かな楽しみは，患者が17世紀フランスの廷臣と信じている声の幻聴と毎晩おしゃべりをすることだと話した．幻聴を通じた会話や交流が失われる可能性については恐ろしくて考えられないと訴えた．(Stephen Lewis, M.D., P. Rodrigo Escalona, M. D., and Samuel J. Keith, M.D. から改変)

体感幻覚　体感幻覚とは，身体器官の状態変化に関する事実に基づかない感覚である．体感幻覚の例には，脳の灼熱感，血液が勢いよく流れる感覚，骨髄を切られる感覚などがある．身体の歪みも生じることがある．

錯覚　幻覚との鑑別点は，錯覚が現実の表象や感覚の歪みであるのに対して，幻覚は現実の表象や感覚に基づかないことである．錯覚は活動期の統合失調症患者で発現することがあるが，前駆期や寛解期においても発現する可能性がある．錯覚や幻覚が発現した場合には，患者がすでに統合失調症の診断を受けていたとしても，臨床医は，症状について物質関連の原因の可能性を考慮する必要がある．

思考　思考障害は，統合失調症の中核症状と考えられるが，多くの医師や医学生にとって最も理解が難しい症状でもある．思考障害を解明する1つの方法は，思考障害を思考の内容，思考の形式，および思考の過程に分解することである．

思考の内容　思考内容の障害は，患者の発想，信念，および刺激の解釈を反映する．妄想は思考内容の障害として最も目立つ症状であるが，統合失調症においてその内容はさまざまであり，被害，誇大，宗教，または身体などの妄想の型をとりうる．

患者は，外部の誰かが自分の思考や行動を制御している，あるいは反対に，自分が外部の事象を途方もない方法で制御している(例えば，日の出や日没を支配する，地震を阻止するなど)と信じている．患者は，難解，抽象的，象徴的，心理的，または哲学的な発想に対して激しく情熱的に没頭することがある．また，患者の精巣内に宇宙

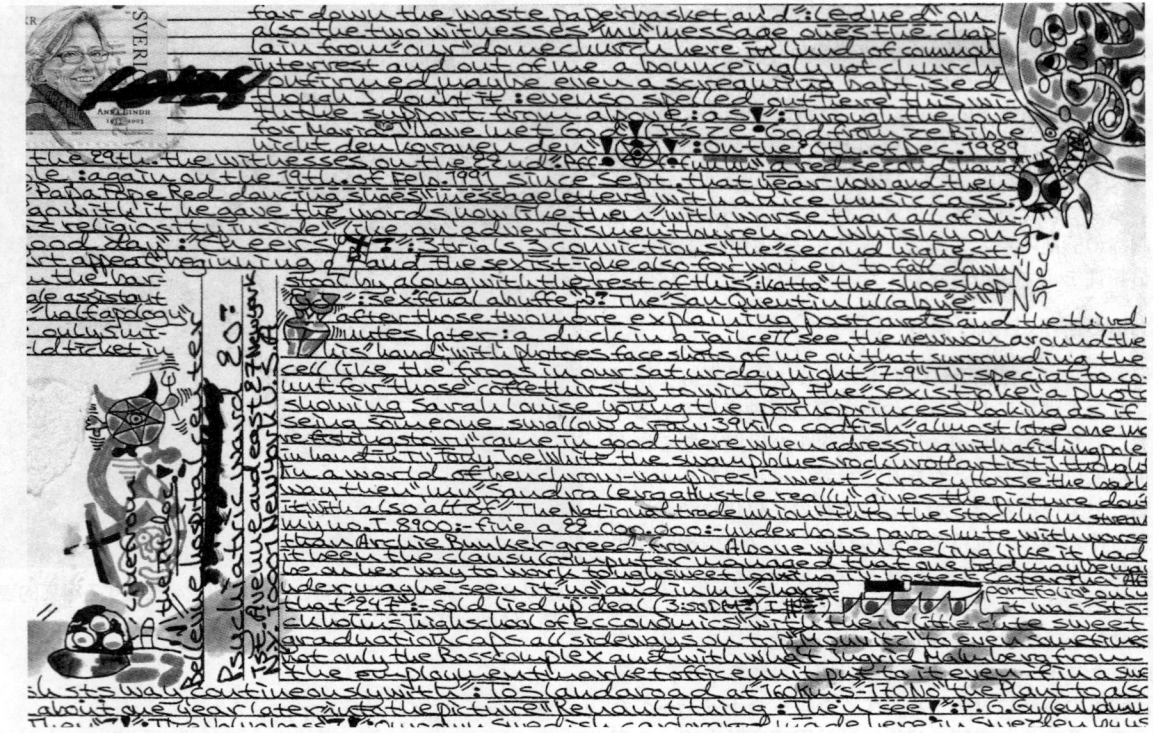

図 7.1-7　慢性妄想型統合失調症の患者による伝達不可能な文章の例．患者の担当精神科医宛てに書かれたこの手紙は，衒奇的な文章，語唱，および言語新作の典型的な例である．

人がいて子どもを作る能力に影響を及ぼしているなど，生命を脅かす，奇妙であり得ない身体状態について不安を抱くこともある．

　自我境界の消失（loss of ego boundary）という表現は，患者自身の身体，精神，および影響がどこで終わるのか，そして，他の生命体や非生命体の身体，精神，および影響がどこから始まるのかという明確な感覚の欠如をいう．例えば，患者は，他人やテレビ，新聞が自分のことを言っていると考えることがある（関係念慮：ideas of reference）．自我境界の消失に関するその他の症状には，外部の物体（樹木や他人など）と物理的に融合した感覚や，宇宙全体と一体化，融合した感覚（宇宙アイデンティティ：cosmic identity）などがある．このような精神状態にある統合失調症患者は，自らの性別や性的指向に疑問を抱くことがある．これらの症状と，服装倒錯，性転換願望，その他の性同一性障害とを混同してはならない．

　思考の形式　思考形式の障害は，患者の会話や文章の表現から客観的に観察することが可能である（図 7.1-7）．障害の例としては，連合弛緩，逸脱，支離滅裂，脱線思考，迂遠，言語新作，反響言語，語唱，言葉のサラダ，および緘黙などがあげられる．かつて連合弛緩は統合失調症に特徴的であると記述されたが，躁病でも頻繁に認められる症状である．経験豊富な臨床医にとっても，連合弛緩と逸脱思考との区別は困難なことがある．

　以下の例は，まだ事務所でのパートタイム勤務が可能な統合失調症の秘書がタイプ入力したメモの一部である．精神，三位一体，およびその他の難解なテーマに患者が夢中になっている状況に留意すること．また，単語 germ-any（患者は細菌［germ］を明らかに恐れていた）および infer-no（救済を期待できないことと推測される）についてハイフンで分け，概念の奇妙な再構築を行っている点にも留意すること．「連鎖反応」（chain reaction）は原子炉を指している．

　メンタルヘルスは三位一体である．神なくして人間は存在しえないのだから，神の子を否定しても無駄である．天地創造のためには，連鎖反応の虚言ではなく，Voice New Order のドイツ（germ-any）を理解する．聖堂の産卵記号，カインはバベルとともに無慈悲なヨーロッパ戦勝記念日「イスラエル」に対するイメージを刻みつけている．

　魔王が倒れ，ユダヤ人の売春婦とランベスは性の儀式へとさすらう．聖書における 600 万人のバビロンの女性，地獄（infer-no）の救済．

　以上の文章の思考過程における共通因子は，見えざる力，放射線，魔法，宗教，哲学，および心理学に対する没頭，さらには難解なもの，抽象的なもの，および象徴的なものへの傾倒である．したがって，統合失調症患者の思考の特徴は，過度に具体的な特質と過度に象徴的な特質が同時に現れることといえる．

思考の過程　思考過程の障害は，発想や表現が形成される方法の問題である．検査者は，患者の会話，文章，または描画の内容や方法から障害を推測する．また，検査者は，特に不連続的な個別作業（作業療法など）を実施する際の行動を観察し，患者の思考過程を評価することもある．思考過程の障害には，観念奔逸，思考途絶，注意障害，思考内容の貧困，抽象化能力の不足，保続，独特の連合（同一の述語，類音連合など），過包摂，迂遠などがある．患者の思考や情動の内容が外部の力によって制御される思考制御（thought control）は，患者が他人の心の内を読み取ることができたり，患者の思考がテレビやラジオを通じて伝播されたりすると信じる思考伝播（thought broadcasting）と同様によくみられる．

衝動性，暴力，自殺，および殺人　統合失調症患者は増悪時に興奮し，衝動をほとんど制御できなくなる恐れがある．また，患者は社会的感受性が低下し，衝動的になることも考えられ，このような場合には，他の患者のタバコを横取りしたり，テレビのチャンネルを突然変えたり，あるいは食べ物を床に投げつけたりする．自殺および殺人の企図など，明らかに衝動的な一定の行動は，患者に実行を命令する幻覚に起因する可能性がある．

暴力　暴力行動（殺人を除く）は，未治療の統合失調症患者の間で多く認められる．被害妄想，過去の暴力エピソード，および神経障害は，暴力行動や衝動的行動の危険因子である．管理方法には適切な抗精神病薬などがある．また，緊急治療としては拘束および隔離がある．患者が他者に危害を与えないようにするために，ロラゼパム（ワイパックス；訳注：本邦では注射製剤はない）による急性鎮静を必要とする場合がある．ロラゼパムは1〜2 mgを筋肉内投与し，必要に応じて1時間ごとに反復する．統合失調症患者の面前で臨床医が恐怖を感じる場合には，患者がまさに暴力的に行動しようとしている内面的な手掛かりと理解すべきである．そのような場合には面接を中止するか，あるいは付添い人を待機させて面接を実施する．

自殺　自殺は，統合失調症患者における若年死の原因の第1位である．患者の20〜50％が自殺企図を行っており，長期的な自殺率は10〜13％と推定されている．DSM-5によると，統合失調症患者の約5〜6％が自殺により死亡しているとされるが，この値は過小評価である可能性が高い．統合失調症患者の自殺は唐突に発生し，事前の徴候や言葉での意思表示がないことが多い．最も重要な要因は抑うつエピソードの存在である．疫学研究によると，統合失調症患者の80％もが生涯のある時点で抑うつエピソードを併発する可能性があることが明らかになっている．一部の知見は，予後が最も良好な患者（陰性症状がほとんどない，情動を経験する能力が維持されている，抽象的思考が優れている）は，自殺のリスクも最大であるという逆説的な所見を示唆している．リスクが最大とされる典型的な患者像は，かつて高い期待を抱いていた若い男性で，高水準の機能発揮から低下を生じており，夢が実現する可能性が低いと自覚し，治療の有効性に対する信頼感を失った患者である．高い自殺率に関してその他に考えられる原因は，指示的幻覚および薬物乱用である．自殺した統合失調症患者の3分の2以上は，死亡前72時間以内に，自殺の疑いを抱かなかったと思われる臨床医の診察を受けている．大規模な薬理試験の結果は，自殺のリスクによる入院歴のある統合失調症患者の自殺企図を抑制するうえで，クロザピン（クロザリル）が特に有効である可能性を示唆している．統合失調症におけるうつ病の発現を抑制するためには，補助的な抗うつ薬投与が有効であることが明らかになっている．

以下に示すのは，精神科治療の効果が認められた統合失調症患者による予測不可能な自殺の例である．

患者は過去に自閉症児であり，7歳になるまで話すことはなかった．精神科治療が奏功し，13歳時のIQは122と報告された．17歳になると両親に対して暴力的になり，髪をすっかり剃り落とし，次のように話している．「人々を殴り倒す銀行強盗になりたい」，「タフなギャングは人々を打ち負かすから面白いと思う」．このように話しながら患者は大声で笑うのであった．精神科病院に入院して薬物療法と精神療法を受けたところ，ある程度の改善を示し，週末には定期的に帰宅するようになった．

自殺する前に患者は机にさまざまなメモを残した．メモの中には，211項目にのぼる「私の人生における弁解不可能な過ち」を記述した8ページの一覧表があった．各項目は日付とともに以下のように記入されていた．「1952年11月2日：友人の家の靴箱に嘔吐した．1953年8月17日：防水ではない腕時計を付けたままうっかり浴槽に入ってしまった．1956年9月23日：流星に入った後，裏口のドアを乱暴に閉めた」．

続いて，患者はメモに次のように記した．「過ちの理由：」「モントリオールには山がある．髪の生え際が後退している．9歳のとき以来の私の身長．カナダには2つの言語がある…」．次のようにも書いている．「1962年以降，私の緊張感はほぼ常に悪化している．自分の死亡日を計画したが，少しも感情はわからなかった…」．

患者は，18歳のときに自宅の車庫で首をつって自殺した．患者と繰り返し面談した経験豊かな精神科医は，わずか1週間前にもうつ病の徴候に気づかなかった．（Heinz E. Lehmann, M.D.のご好意による）

殺人　統合失調症患者による殺人が発生すると，マスメディアはセンセーショナルに報道するが，入手可能なデータによれば，統合失調症患者が殺人を犯す可能性は一般人口の構成員以下である．統合失調症患者による殺人が起こった場合，幻覚や妄想に基づく予測不可能または異常な理由による可能性がある．殺人行為の予測因子として考えられるものは，暴力，入院中の危険行動，暴力を伴う幻覚または妄想の既往歴である．

識覚と認知

見当識　通常，統合失調症患者では人，時間，および場所に対する見当識は保たれている．このような見当識が

損なわれている場合には，臨床医は，内科的または神経学的な脳障害の可能性を直ちに調べる必要がある．一部の統合失調症患者は見当識に関連した質問に対して，次のように誤った回答や奇妙な回答を返すことがある．「私はキリストである．今いる場所は天国である．今日は西暦35年である」．

記憶　通常，精神的現症の診察を行った場合，記憶は損なわれていないが，わずかな認知障害が認められることがある．ただし，能力を適切に評価できるように患者を記憶検査に十分集中させることが不可能な場合がある．

認知障害　統合失調症における認知障害の重要性が認められるようになったことは，統合失調症の精神病理の理解における有意義な進展といえる．外来患者の場合，認知障害は，精神病症状の重症度よりも機能水準の予測因子として優れている．一般に，統合失調症患者は，注意，遂行機能，作動記憶，およびエピソード記憶の領域においてわずかな認知障害を示す．大部分の患者の知能指数は正常であるが，統合失調症患者なら誰でも，統合失調症ではないと仮定した場合の能力と比較すると認知障害と認められる場合がある．認知障害は診断手段としては役に立たないが，疾患の機能的転帰との間には強力な関連が存在するため，予後変数としてだけでなく治療計画目的からも臨床的な価値がある．

認知障害は，患者の初回エピソード時点ですでに存在し，疾患の経過を通じて引き続き概ね安定していると考えられる（ただし，アルツハイマー病などの真の認知症を晩年に発現する少数の患者群が存在する可能性がある）．認知障害は，統合失調症患者の非精神病の親族においても減弱型として認められる．

統合失調症患者の認知障害は，薬理療法や心理社会療法の試験対象となっている．今後数年以内に有効な治療法が広く利用できるようになる可能性が高く，治療法の進歩によって，統合失調症患者の生活の質や機能水準の向上につながることが予想される．

判断と病識　伝統的に，統合失調症患者は，障害の性質および重症度に関する病識が不足すると記述されている．いわゆる病識の欠如は治療の順守不良を伴う．統合失調症患者を診察する場合，臨床医は，症状の自覚や対人関係のトラブル，これらの問題の原因など，病識のさまざまな側面を注意深く明らかにする必要がある．このような情報は，治療戦略を組み立てる際に臨床的に有用であるとともに，観察される病識の欠如に対して脳のどの領域（頭頂葉など）が関与しているかを仮定する上で理論的にも有用である．

信頼性　統合失調症患者はその他の精神病患者と同程度以上に信頼できる．ただし，障害の性質上，検査者は追加的な情報源を通じて重要情報を検証することが不可欠である．

身体の併存疾患

神経学的所見　神経学的な局在徴候および非局在徴候（それぞれ，ハード［確実］徴候およびソフト［微細］徴候とも呼ばれる）は，統合失調症患者ではその他の精神病患者よりも多く認められることが報告されている．非局在徴候には，変換運動障害，立体感覚失認，原始反射，および器用さの低下などがある．神経学的徴候および症状の存在は，疾患の重症度上昇，情動の鈍化，および予後不良と関連する．その他の異常な神経学的徴候としては，チック，常同症，しかめ顔，繊細な運動能力の障害，運動のテンポやリズムの異常，異常運動などがあげられる．ある研究によると，異常不随意運動を自覚している統合失調症患者の割合は約25％に過ぎず，自覚の欠如が一次性精神病性障害および疾患の持続期間に関する洞察力の欠如と関連することが明らかになっている．

眼検査　統合失調症患者では，滑動性追従運動（衝動性眼球運動）の障害に加えて瞬目率の上昇がみられる．瞬目率の上昇は，ドパミン神経伝達過剰活動を反映すると考えられている．霊長類の瞬目は，ドパミン作動薬によって増加し，ドパミン拮抗薬によって減少する．

発語　統合失調症における言語障害（連合弛緩など）は従来思考障害によるものと考えられていたが，優位頭頂葉の関与が考えられる不完全型の失語症を表している可能性もある．統合失調症患者が言語の韻律を知覚できなかったり，自分の会話に抑揚を付けられなかったりすることは，非優位頭頂葉の障害の神経学的症状としてとらえることができる．統合失調症においてその他に頭頂葉が関与すると考えられる症状には，課題の遂行不能（失行症），左右失見当識，および障害に関する関心の欠如などがある．

その他の併存疾患

肥満　統合失調症患者は肥満の傾向があり，年齢および性別を一致させた一般人口群よりも肥満指数（body mass index：BMI）が高い．これは，少なくとも部分的には，さまざまな抗精神病薬の作用，栄養バランス不良，および運動不足が原因である．さらに，体重増加は，心血管疾患および心血管死リスクの上昇，糖尿病リスクの上昇の一因となるほか，高脂血症，閉塞性睡眠時無呼吸その他の肥満関連疾患も引き起こす．

糖尿病　統合失調症は2型糖尿病の発症リスクを上昇させる．その原因の一部としては前述の肥満との関連があるが，一部の抗精神病薬が直接的な機序を通じて糖尿病を誘発する証拠も認められている．

心血管疾患　多くの抗精神病薬は心臓の電気生理に対して直接的に作用する．さらに，肥満，喫煙率の上昇，糖尿病，高脂血症，およびほとんど身体を動かさない生活習慣はすべて，それ自体が心血管疾患および心血管死のリスクを高める．

ヒト免疫不全ウイルス　統合失調症患者のヒト免疫不全ウイルス（human immunodeficiency virus：HIV）感染リスクは一般人口の1.5～2倍とみられている．これは，無防備な性交渉，複数のパートナー，薬物使用の増加など

の危険行動の増加が原因と考えられる．

慢性閉塞性肺疾患　統合失調症患者では，一般人口よりも慢性閉塞性肺疾患の罹患率が高いと報告されている．高い喫煙率が関係していることは明らかであり，唯一の原因とも考えられる．

関節リウマチ　統合失調症患者における関節リウマチのリスクは，一般集団の約3分の1である．この逆相関関係は複数回にわたって繰り返しに明らかにされてきたが，その意義は不明である．

鑑別診断

二次性精神病性障害

精神病以外の多様な身体疾患および多様な物質によって精神病や緊張病の症状が誘発される可能性がある（表7.1-3）．このような精神病または緊張病に対する最適な診断は，一般身体疾患による精神病性障害，一般身体疾患による緊張病性障害，または物質誘発性精神病性障害である．

精神病症状を示す患者の評価にあたって，臨床医は，精神病以外の疾患を評価する総合的指針に従うべきである．第1に，患者が異常もしくは稀な症状，または意識水準の変動を示す場合には，未診断の精神病以外の身体疾患を積極的に調べる必要がある．第2に，身体疾患，神経疾患，および精神疾患の病歴など，詳細な家族歴の入手を試みる．第3に，統合失調症の診断歴を有する患者であっても，精神病以外の身体疾患の可能性を検討する．統合失調症ではない患者と同様に，統合失調症患者に精神病症状を引き起こす脳腫瘍がある可能性がある．

その他の精神病性障害

統合失調症の精神病症状は，統合失調症様障害，短期精神病性障害，統合失調感情障害，および妄想性障害の精神病症状と同一の場合がある．統合失調症様障害は，症状の持続期間が1か月以上，6か月未満である点で統合失調症と異なる．症状の持続期間が1日以上，1か月未満であり，かつ，同期間内に患者の機能が病前状態に回復しなかった場合には，短期精神病性障害が適切な診断である．引き金となる外傷体験が存在することもある．躁症候群または抑うつ症候群が統合失調症の主要症状と同時に発現した場合，統合失調感情障害が適切な診断である．奇異でない妄想が1か月以上持続し，統合失調症のその他の症状または気分障害が認められない場合には，妄想性障害の診断が妥当である．

気分障害

気分障害が単極性か，あるいは双極性かを問わず，抑うつエピソードを発症した患者は妄想や幻覚を生じることがある．精神病性うつ病でみられる妄想は，多くの場合気分と一致し，罪悪感，卑下，自業自得，不治の病などのテーマが含まれる．気分障害の場合，うつの回復

　表 7.1-3　統合失調症様症状の鑑別診断

身体的および神経学的
　物質誘発性――アンフェタミン，幻覚薬，ベラドンナアルカロイド，アルコール幻覚症，バルビツール剤離脱，コカイン，フェンシクリジン
　てんかん――特に，側頭葉てんかん
　腫瘍，脳血管疾患，または外傷――特に，前頭または大脳辺縁系
　その他の疾患
　急性間欠性ポルフィリン症
　後天性免疫不全症候群（acquired immunodeficiency syndrome：AIDS）
　ビタミンB_{12}欠乏症
　一酸化炭素中毒
　脳脂質症
　クロイツフェルト・ヤコブ病
　ファブリー病
　ファール病
　ハラーホルデン・スパッツ病
　重金属中毒
　ヘルペス脳炎
　ホモシスチン尿症
　ハンチントン病
　異染性白質ジストロフィー
　神経梅毒
　正常圧水頭症
　ペラグラ
　全身性エリテマトーデス
　ウェルニッケ-コルサコフ症候群
　ウィルソン病

精神科的
　非定型精神病
　自閉性障害
　短期精神病性障害
　妄想性障害
　主に精神的徴候と症状を示す作為症
　詐病
　気分障害
　正常な青年期
　強迫症
　パーソナリティ障害――統合失調型，シゾイド，境界性，猜疑性
　統合失調感情障害
　統合失調症
　統合失調症様障害

とともに精神病症状は完全に消失する．抑うつエピソードが非常に重度の場合にも，機能の喪失，身の回りの動作の減少，および社会的孤立を生じることがあるが，これらは抑うつ症状に続発するため，統合失調症の陰性症状と混同してはならない．

本格的な躁病エピソードは多くの場合，妄想を示すとともに，時には幻覚を示すこともある．躁病における妄想は，気分と一致することが多く，通常，誇大なテーマ

を伴う．躁病の観念奔逸は統合失調症の思考障害と混同されることが時々ある．話題と話題の間の連合的関連が維持されているか否かを明らかにするため，観念奔逸を示す患者の精神的現症の診察では特に注意が必要である．しかし，患者の思考速度が加速することから，観察者が会話に追随することは困難である．

パーソナリティ障害

さまざまなパーソナリティ障害が，統合失調症の特徴の一部を含んでいる．統合失調型，シゾイド，および境界性パーソナリティ障害は，最も類似した症状を示すパーソナリティ障害である．重度の強迫性パーソナリティ障害は，根底にある統合失調症過程を覆い隠すことがある．統合失調症とは異なり，パーソナリティ障害は軽度の症状を示し，患者の人生を通じて発現する．パーソナリティ障害では発症日は特定不可能である．

詐病と作為症

実際には障害がないにもかかわらず，統合失調症の症状を装っている患者の場合，詐病または作為症のいずれかの診断が適切であろう．統合失調症の症状を模倣し，精神科病院に入院して治療を受けた例が数多く存在する．症状産出を完全に制御している患者には，詐病の診断が適切である．通常，このような患者には，精神疾患であると認められたい明白な経済的または法的な理由が存在する．一方，精神病症状の偽装を必ずしも完全に制御できない患者の状態には，作為症の診断がふさわしいと考えられる．ただし，一部の統合失調症患者は，扶助給付金を増額したり，入院許可を得たりするために，精神病症状の悪化を偽って訴えることがある．

経過と予後

経　過

病前の諸症状は疾患の最初の現れと考えられるが，通常，そのような症状の重要性は過去にさかのぼって初めて認識される．特徴として，症状は青年期に始まり，その後，数日間から数か月間以内に前駆症状が発現する．大学に通うために家を出る，物質の使用，または親族の死亡などの社会的または環境的な変化は，障害の症状の引き金となる可能性があり，前駆症候群は明白な精神病症状が発現するまで1年以上継続することがある．

統合失調症の典型的な経過は，悪化と寛解のいずれかである．精神病の初回エピソード後に，患者は徐々に回復し，その後，長期間にわたって比較的正常に機能すると考えられる．しかし通常，患者は再発し，診断されてから最初の5年間の病像はその後の患者の経過を示すことが多い．再発を繰り返すたびに患者の機能水準がさらに低下する．各回の再発後において基準機能の水準まで回復できないことが気分障害との大きな違いである．精神病エピソードに続いて臨床的に観察可能な精神病後抑

 表7.1-4 統合失調症の予後良好または不良の判断上考慮される特徴

予後良好	予後不良
遅発性	若年発症
明らかな誘発因子あり	誘発因子なし
急性発症	潜行性発症
病前の社会的，性的，および職業的な生活歴が良好	病前の社会的，性的，および職業的な生活歴が不良
気分障害症状（特に，抑うつ障害）	引きこもり，自閉症的行動
既婚	未婚，離婚，または死別
気分障害の家族歴	統合失調症の家族歴
支援システムが良好	支援システムが不十分
陽性症状	陰性症状
	神経学的徴候および症状
	周産期外傷の既往歴
	3年以内に寛解なし
	多数回の再発
	攻撃性の既往歴

うつが認められることがあり，通常，ストレスに対する統合失調症患者の脆弱性は生涯にわたって継続する．時間の経過とともに陽性症状の重症度が低下する傾向がある一方で，社会的衰弱を招く陰性症状や欠損症状の重症度が高まっていく．統合失調症患者全体の約3分の1は社会的存在として最低限の生活を送ったり，溶け込んだりしているが，大部分の患者は無目的，不活動，繰り返される入院，さらに都市部においてはホームレスと貧困を特徴とする暮らしをしている．

予　後

複数の研究結果によると，統合失調症による初回の精神科入院から5〜10年間において，良好な転帰が得られた患者の割合は約10〜20％に過ぎないことが明らかになっている．患者の50％超は予後不良と表現され，反復的な入院や症状の悪化，気分障害のエピソード，自殺企図が認められている．このように暗い数値があるとはいえ，統合失調症は常に悪化の経過をたどるとは限らず，複数の因子が良好な予後と関連づけられている（表7.1-4）．

寛解率は10〜60％の範囲と報告されており，統合失調症患者全体の20〜30％が多かれ少なかれ正常な生活を送ることができると推定することが妥当である．患者の約20〜30％が引き続き中等度の症状を発現し，40〜60％が生涯にわたって重度の障害を抱え続ける．統合失調症患者の転帰が気分障害患者よりも非常に悪いことは確かであるが，気分障害患者の20〜25％においても長期的な追跡調査時に重度の障害が認められている．

治療

統合失調症治療の中心は抗精神病薬であるが，研究によれば，精神療法などの心理社会的介入が臨床的改善を促進することが明らかになっている．推定される化学的不均衡を治療するために薬物を使用するのと全く同じように，非生物学的な課題は非薬理学的な戦略によって解決することが不可欠である．統合失調症は複雑なため，通常，単一の治療アプローチでは多面的な障害への対処として不十分である．心理社会的治療を薬物療法に統合し，薬物療法を補完することが必要である．統合失調症患者は，各治療法を単独で使用するよりも，抗精神病薬と心理社会的治療を併用することで多くの利益を得ることができる．

入　院

入院が適応とされるのは，診断の実施，薬物療法の安定化，自殺または殺人企図に伴う患者の安全性確保，食事，衣服，住居などの基本的なニーズを処理できないことを含め，非常に混乱した，または不適切な行動への対処を目的とする場合である．患者と地域の支援システムとの間で効果的な連携を確立することも入院の主要な目的の1つである．

4～6週間の短期入院は長期的な入院と同程度に効果的であり，積極的な行動的アプローチを採用する病院では保護施設よりも良好な結果を期待できる．病院の治療計画は，セルフケア，生活の質，雇用，および社会的関係といった実際的な課題を中心に据えるべきである．入院中に，患者の自宅，里親の家族，食事介護付き施設，精神科中間施設などの退院後の便宜に関して調整を図る．デイケアセンターおよび療法士や看護師による自宅訪問は，患者が長期間にわたって病院外で過ごす手助けとなり，患者の日常的な生活の質の向上にも有効である．

薬物療法

1952年のクロルプロマジン（コントミン）の導入は，精神疾患の治療に対する最も重要な1つの貢献的できごとであったといえる．パリの外科医であったラボリ（Henri Laborit）は，術前に患者にクロルプロマジンを投与すると，手術に対する患者の不安が軽減するという通常みられない状況が生じることに気づいた．その後，クロルプロマジンは，幻覚や妄想だけでなく興奮の抑制にも有効であることが判明した．また，パーキンソン症候群と類似した副作用を生じることも認められた．

抗精神病薬は，精神病症状の発現を抑制するとともに再発率を低下させる．抗精神病薬を服用した患者の約70％が寛解に達している．

統合失調症の治療に使用される薬物はさまざまな薬理学的特性を有しているが，脳のシナプス後ドパミン受容体に拮抗する点がすべてに共通する．抗精神病薬は，(1)第1世代抗精神病薬またはドパミン受容体拮抗薬（dopamine receptor antagonist：DRA）とも呼ばれる従来型の抗精神病薬，および(2)第2世代抗精神病薬またはセロトニン・ドパミン拮抗薬（serotonin dopamine antagonist：SDA）とも呼ばれるより新しい薬物の2つに大別される．

錐体外路副作用のほとんどない初の有効な抗精神病薬であるクロザピン（クロザリル）は1958年に発見され，1960年代に最初の治験が実施された．しかし，1976年にクロザピンは無顆粒球症のリスクが著しく高いことが明らかになった．この性質の影響により，クロザピンの発売に遅れが生じた．1990年にクロザピンはついに米国で発売されたが，使用はその他の薬物では効果が不十分な患者に限定されている．

統合失調症の治療段階

急性精神病の治療

急性精神病症状が認められた場合には速やかな治療が不可欠である．急性期の治療では最も重篤な精神病症状の軽減に重点を置く．通常，急性期は4～8週間継続する．多くの場合，急性統合失調症は重度の不安興奮を伴い，不安興奮は，恐ろしい妄想，幻覚，もしくは疑念，またはその他の原因（刺激薬の乱用など）に起因する可能性がある．アカシジア（静坐不能）の患者は，運動不穏を主観的に感じると不安興奮状態になる．アカシジアと精神病性不安興奮との区別は困難なことがあり，患者が内面的な経験を説明できない場合には特に難しい．患者が錐体外路副作用のある薬物，通常，第1世代抗精神病薬を服用している場合は，抗コリン性抗パーキンソン病薬やベンゾジアゼピン，または，プロプラノロール（インデラル）の試用が識別を行う上で有用と考えられる．

精神病に起因する不安興奮の管理について，臨床医には多数の選択肢がある．抗精神病薬およびベンゾジアゼピンは患者を比較的速やかに鎮めることができる．重度の不安興奮を示す患者の場合，抗精神病薬を筋肉内投与するとより速やかな作用が得られる．抗精神病薬の長所は，ハロペリドール（セレネース），フルフェナジン（フルメジン），オランザピン（ジプレキサ），またはジプラシドンの単回筋肉内注射によって，通常，適度の鎮静作用が得られる点にある．低力価抗精神病薬は，特に筋肉内投与を行うと，鎮静および起立性低血圧を起こすことが多い．ジプラシドンおよびオランザピンの筋肉内投与は，急性期の治療中に著しい錐体外路副作用を生じないという点でこれらの経口剤と類似している．この点は，一部の患者において恐ろしいジストニアやアカシジアを生じうるハロペリドールやフルフェナジンに対する重要な優位点といえる．速やかに溶解する経口製剤のオランザピン（ザイディス）も，筋肉内注射に代わる選択肢として有用である．

ベンゾジアゼピンも急性期の精神病における不安興奮

に有効である．ロラゼパム（ワイパックス）は経口または筋肉内投与した場合，吸収の信頼性が高いという長所を有する．ベンゾジアゼピンを使用した場合，精神病患者の管理に必要な抗精神病薬を減量できることもある．

安定期および維持期における治療

安定期または維持期では，疾患は相対的寛解段階にある．この期における目標は，精神病再発を予防し，患者が機能水準を向上できるように支援することにある．遅発性ジスキネジアのリスクを大幅に低下させる新薬が発売されたため，長期的な治療に伴う主要な懸念の1つが緩和されている．通常，相対的寛解状態ではごくわずかな精神病症状しか認められないが，抗精神病薬を継続している安定患者では，抗精神病薬を中止した患者よりも再発率が非常に低い．1年以内に再発する患者の割合が，治療を受けている患者では16〜23％であるのに対して，治療を中止した患者では53〜72％であることを示すデータがある．エピソードを1回だけ経験した患者であっても，以後5年間に1回以上再発する確率は80％に達する．すなわち，薬物の中止は再発リスクを5倍に高めるのである．公表されている治療指針は，初回エピソード後の維持治療の期間について明確な勧告を行っていないが，最新の研究結果では1〜2年では不十分であろうと示唆している．患者が良好な雇用状況にある場合や，教育プログラムに参加している場合には，精神病性代償不全が改めて発現すると損失が大きいので，維持治療が不十分に終わることが特に懸念される．

一般に，複数回のエピソードを繰り返した患者に対して維持治療を5年以上実施することが推奨されており，無期限で薬物療法を行うことを提言する専門家も多い．

服薬不履行 長期的な抗精神病薬治療における服薬不履行の割合は非常に高く，患者の40〜50％が1〜2年以内に服薬を順守しなくなると推定されている．経口薬の代わりに長時間作用薬の注射を使用した場合には順守率が上昇する．

長時間作用型注射剤の開始にあたっては，最大血中濃度に達している場合は一定期間の経口補給が必要である．フルフェナジンおよびハロペリドールは長時間作用型注射剤としても製剤化されている．長時間作用型のリスペリドン，パリペリドン，アリピプラゾール，およびオランザピンも利用できる．

長時間作用型注射剤の使用には多数の長所がある．臨床医は，服薬不履行の発生を直ちに知るとともに，薬物の作用が消失する前に適切な介入を開始する時間的余裕を確保できる．また，血中濃度の日差変動が小さくなるため，最少有効量を設定しやすい．さらに，多くの患者からは，経口製剤を毎日忘れずに服用しなくて済むほうが好まれる．

反応不良者に対する戦略

急性統合失調症患者に対して抗精神病薬を投与すると，うち60％が完全奏効を達成するか，あるいは軽度の症状しか発現しないレベルまで改善する．残る40％は改善するが，依然として，薬物に対して抵抗性のさまざまな程度の陽性症状が認められる．患者を反応者と非反応者に分類するのではなく，薬物によって疾患が改善する程度を考慮することがより的確である．一部の抵抗性の患者では疾患の重症度が非常に高いため，長期的な施設収容が必要である．その一方では，抗精神病薬に対して反応し，精神病症状が大幅に抑制されるものの，幻覚や妄想などの症状が持続する患者もいる．

患者が特定の薬物に対する反応不良者（poor responder）であると判断する前に，当該薬物に関する十分な試行実施の確認が重要である．大部分の患者では，適切な用量の抗精神病薬を4〜6週間試行することが妥当である．この期間の改善が軽度の患者であっても，3〜6か月間にわたって一定の割合で改善し続けることがある．血中濃度のモニタリングを通じて，患者に十分量の薬物投与が行えていることを確認することが有用である．血中濃度に関する情報は，ハロペリドール，クロザピン，フルフェナジン，トリフロペラジン，およびペルフェナジン（PZC）など多数の抗精神病薬に関して入手可能である．血中濃度が非常に低い場合には，患者が服薬不履行であるか，あるいはさらに多くある例として，服薬順守が部分的であることを示している可能性がある．また，患者の抗精神病薬の代謝速度が速いか，あるいは，薬物が十分に吸収されていない可能性もある．以上のような条件のもとで用量を増やすことが有用と考えられる．用量が相対的に高い場合，臨床医は，副作用が治療反応を阻害しないように注意しなければならない．

患者の反応が不良である場合，通常の治療濃度を上回る用量まで増量する場合がある．しかし，増量しても，標準的な用量より優れた改善が得られるとは限らない．高用量へと漸増するよりも別の薬物に切り替える方が望ましい．

従来型DRAに対する患者の反応が不良の場合，別のDRAに変更しても改善はあまり期待できない．この場合，SDAへの変更がより有効である可能性が高い．

DRAに対する反応不良者にはクロザピンが効果的である．クロザピンとその他の抗精神病薬を比較した二重盲検試験では，最も重症度の高い精神病症状を示す患者だけでなく，過去にその他の抗精神病薬に対する反応が不良であった患者においても，クロザピンが従来型薬物よりも明らかに優位であることが認められた．試行において少なくとも3種類の抗精神病薬に対して反応不良を示した重度精神病群を対象にクロザピンとクロルプロマジンを比較したところ，陽性症状および陰性症状の両方を含め，精神病理のほぼすべての側面に関してクロザピ

ンが有意に効果的であった．

副作用の管理

　患者は，臨床的改善に至るまでの過程において抗精神病薬の副作用を頻繁に発現する．薬物を開始してから数日間または数週間遅れて臨床効果が現れるのに対して，副作用はほぼ直ちに現れることがある．低力価の薬物の場合，副作用には鎮静，起立性低血圧，および抗コリン作動性副作用が含まれることが多い．これに対して，高力価の薬物は錐体外路副作用を引き起こす可能性が高い．

錐体外路副作用

　臨床医には，錐体外路副作用の治療に関して多数の選択肢がある．その内容としては，抗精神病薬（DRA が最も多い）の減量，抗パーキンソン病薬の追加，錐体外路副作用をより生じにくい SDA への切り替えなどがある．最も効果的な抗パーキンソン病薬は抗コリン性抗パーキンソン病薬である．しかし，抗コリン性抗パーキンソン病薬にも，口腔内乾燥症，便秘，霧視のほか，頻繁にみられる記憶喪失などの固有の副作用がある．また，抗コリン性抗パーキンソン病薬の効果は部分的にとどまり，かなりの錐体外路副作用を患者に残すことも多い．プロプラノロールなどの中枢性 β 遮断薬も，アカシジアの治療に対する有効性が認められており，大部分の患者は用量 30～90 mg/日に対して反応する．

　従来型抗精神病薬を処方する場合，臨床医は，懸念される錐体外路副作用を発現する可能性がある患者に対し，予防的な抗パーキンソン病薬の処方を検討してもよい．このような患者には，錐体外路副作用に対する感受性の既往歴がある患者や，相対的に高用量の高力価薬物を投与する患者などが含まれる．予防的な抗パーキンソン病薬は，ジストニア発現に対する脆弱性の高い傾向がある若年男性に高力価薬物を処方する場合にも適応としてよい．これらの患者も新世代薬物の候補とすべきである．

　精神病のコントロールに必要な用量において，錐体外路副作用に対して高い感受性を示す患者もいる．このような患者の多くでは，薬物の副作用が疾患自体よりも悪影響を及ぼしているようにみられることがある．SDA は DRA よりも錐体外路副作用が大幅に少ないことから，通常，このような患者には SDA を投与すべきである．しかし，感受性の高い患者は SDA に対してさえも錐体外路副作用を発現することがある．リスペリドンは低用量（例えば，0.5 mg）でも錐体外路副作用を生じることがあり，高用量（例えば，6 mg 超）では重症度とリスクが上昇する．オランザピンおよびジプラシドンも用量依存性のパーキンソン症候群やアカシジアと関連する．

遅発性ジスキネジア

　従来型 DRA を長期的に投与する患者の約 20～30％は遅発性ジスキネジアの症状を示すと予想される．DRA を服用する若年患者では約 3～5％に毎年，遅発性ジスキネジアが発現しているが，高齢患者のリスクははるかに高い．重篤な機能障害を生じるジスキネジアは稀であるとはいえ，ジスキネジアが発現すると，歩行や呼吸，食事，会話が影響を受ける．急性の錐体外路副作用に対して感受性の高い患者は，遅発性ジスキネジアの発現に対してより脆弱であると考えられる．併存疾患として認知障害または気分障害を有する患者も，統合失調症のみの患者と比較して遅発性ジスキネジアに対してより脆弱な可能性がある．

　通常，異常運動が発現する時期は，患者に対して抗精神病薬を投与している間，あるいは経口抗精神病薬を中止してから 4 週間以内，あるいは抗精神病薬のデポ剤を中止してから 8 週間以内である．新世代の薬物では遅発性ジスキネジアのリスクがわずかに低下する．しかし，SDA においても遅発性ジスキネジアのリスクは存在する．

　遅発性ジスキネジアの予防と管理に関する勧告には，(1)最少有効量の抗精神病薬を使用する，(2)小児患者，高齢患者，および気分障害患者に対して慎重に処方する，(3)遅発性ジスキネジアの特徴に関して定期的に患者を診察する，(4)使用している抗精神病薬に対する代替薬を検討するとともに，遅発性ジスキネジアと診断した場合には減量を考慮する，ならびに(5)遅発性ジスキネジアが悪化した場合，抗精神病薬の中止や別の薬物への切り替えなど幅広い選択肢を検討する，などがある．クロザピンは，重度の遅発性ジスキネジアや重度の遅発性ジストニアの軽減に効果があることが明らかになっている．

その他の副作用

　鎮静および起立性低血圧は，ペルフェナジンなどの低力価 DRA を投与している患者で重要な副作用になりうる．これらの副作用は，低力価 DRA の初回投与において最も重症化することが多い．その結果として，低力価 DRA（特に，クロザピン）を投与する患者では治療量への到達に数週間を要することになる．大部分の患者は鎮静および起立性低血圧に対して耐性を発現するとはいえ，鎮静は引き続き問題となる可能性がある．このような患者の場合，日中の傾眠が地域での生活に復帰しようとする患者の努力を妨げることが考えられる．

　すべての DRA および SDA はプロラクチン濃度を上昇させ，乳汁漏出や月経不順の原因となることがある．プロラクチン濃度の長期的な上昇と，その結果としての性腺刺激ホルモン放出ホルモンの抑制は，性腺ホルモンの抑制につながる．これにより，リビドや性機能に影響が及ぶ可能性がある．また，プロラクチン濃度の上昇が

骨密度を低下させ，骨粗鬆症を引き起こすことも懸念される．高プロラクチン血症，性機能，および骨密度に関する懸念は，腫瘍その他の原因によるプロラクチン濃度上昇の経験に基づいている．プロラクチン濃度を上昇させる薬物を使用しても，上昇幅が小さい場合にもこれらのリスクが伴うかどうかは不明である．

抗精神病薬投与患者に対する健康状態のモニタリング

SDA はインスリン代謝に対して作用するため，精神科医は，BMI，空腹時血糖，脂質像など，さまざまな健康状態の指標をモニタリングする必要がある．薬物を変更してから6か月間にわたり，来院時ごとに患者の体重を測定し，BMI を算出する．

クロザピンの副作用

クロザピンには，その投与を難しくする副作用が多数ある．最も深刻なリスクは無顆粒球症である．この生命を脅かす副作用は，クロザピンを投与した患者の曝露初年度において約 0.3% に発現するが，その後のリスクは大幅に低下する．そのため，米国でクロザピンを投与する患者は，最初の6か月間は毎週，続く6か月間は隔週で血液をモニタリングしなければならない．1年が経過しても血液学的な障害が認められない場合には，モニタリングの実施間隔を毎月に変更することができる．

クロザピンは，その他の抗精神病薬よりも発作を起こすリスクが高く，600 mg 超の用量ではそのリスクはほぼ5%に達する．クロザピンによって患者に発作が発現した場合，通常，減量とともに，抗けいれん薬（多くの場合，バルプロ酸[デパケン]）の追加によって管理が可能である．1年当たり10万人の患者に約5名の割合で心筋炎の発症が報告されている．クロザピンによるその他の副作用としては，流涎過多，鎮静，頻脈，体重増加，糖尿病，発熱，起立性低血圧などがあげられる．

その他の生物学的療法

急性および慢性統合失調症の両方を対象に電気けいれん療法（electroconvulsive therapy：ECT）の研究が行われている．最近発症した患者の場合では，ECT の有効性が抗精神病薬とほぼ同程度であり，精神療法よりも優れていることが認められている．その他の研究によると，ECT によって抗精神病薬を補完すると，抗精神病薬のみの場合よりも有効であることが示唆されている．抗精神病薬は ECT による治療中および治療後に投与する．精神外科は現在では適切な治療法と認められていないが，重度の難治例を対象に限定的・試験的に実施されている．

心理社会的治療

心理社会的治療（psychosocial therapy）には，統合失調症患者の社会生活能力，自立，実用的技能，および対人コミュニケーションを向上させる多様な方法が含まれる．目標は，重度疾患の患者が自立した生活を送るために必要な社会生活技能および職業技能を育成することにある．心理社会的治療は，病院，外来クリニック，精神保健センター，デイホスピタル，自宅，患者支援の集まりなどさまざまな場所で実施されている．

社会生活技能訓練

社会生活技能訓練（social skills training：SST）は行動技能訓練と呼ばれることもあり，薬物療法とともに患者の直接的な支えとしての有効性が認められる．統合失調症患者で認められる精神病症状以外の顕著な症状として，他者との接し方，すなわち，視線の合わせ方の問題，返答の異常な遅れ，異様な表情，社会的状況における自発性の欠如，他者の感情に対する誤解や知覚の欠如などがある．行動技能訓練ではこのような行動に対処するにあたって，他者や患者の映像，治療としての役割演技法，練習した個別技能に関する宿題を活用する．社会生活技能訓練は，入院の必要性によって測定した再発率を低下させることが明らかになっている．

家族療法

統合失調症患者は部分的に寛解しただけの状態で退院することが多いため，患者の戻り先である家族にとっては，短期集中的（最も頻度が高い場合には毎日）な家族療法（family-oriented therapy）が有益なことが多い．家族療法は，非常に身近な状況に焦点を当て，困難が予想される状況を特定，回避する方法を取り上げる．家庭内で患者に問題が生じた時に，問題を速やかに解決することが家族療法の目標である．

支援が必要な状況として，障害に対する理解不足や障害の重症度を否定する気持ちから，家族は，統合失調症患者に対して日常生活に戻るように過度に急がせることが多い．セラピストは，大きく失望させることなく，家族と患者が統合失調症を理解，学習する手助けをするとともに，精神病エピソードとそれに至った状況に関する話し合いを働きかける必要がある．精神病エピソードが無視されることがよくあるが，これはその出来事の不名誉を増幅させるとともに，起きたばかりのエピソードを生かして理解を深める機会を逃すことにつながる．精神病症状は家族を怖がらせることが多いが，精神科医や近親者と率直に会話することが関係者全員の気持ちを和らげることが多い．セラピストは，後に家族療法の方向性をストレス軽減・対処戦略の長期的な適用と，患者の段階的な日常生活回復へと転換してもよい．

セラピストは，家族と統合失調症患者との話し合いに

おける感情の高まりをコントロールすることが不可欠である．話し合いにおいて感情が過度に表れると，患者の回復過程に悪影響を及ぼし，今後の家族療法の成功の可能性を低下させることもある．再発の抑制において家族療法が特に有効であることが，複数の研究を通じて認められている．

全米精神疾患患者家族会（NAMI） 全米精神疾患患者家族会（National Alliance on Mental Illness：NAMI）や同様の組織は，精神疾患患者の家族と友人，患者自身に対する支援団体である．このような組織は，時に複雑な保健医療提供システムを通じて治療を受ける際の感情的・実践的アドバイスや，家族が照会すべき便利な情報源を提供する．NAMIは，精神疾患のスティグマ（烙印）を払拭するキャンペーンや，精神疾患患者とその家族のニーズおよび権利に関する政府の理解を促進する運動を展開している．

ケースマネジメント

精神科医，ソーシャルワーカー，職業訓練士などの専門技能をもった多様な専門家が治療プログラムに関わるため，患者に作用するすべての面を知っている人間が必要である．ケースマネージャーは，専門家間の取り組みを調整するとともに，患者が予約に従って行動し，治療計画を順守するようにする．また，ケースマネージャーは家庭訪問のほか，患者の勤務先に同行することさえある．プログラムの成功は個々のケースマネージャーの学歴，訓練，および能力に左右されるが，これらにはばらつきがある．あまりに多くの症例を抱えているため，効果的なマネジメントができないことも多い．プログラムの最終的な利点については，現時点では立証されていない．

包括型地域生活支援

包括型地域生活支援（Assertive Community Treatment：ACT）プログラムは，1970年代に米国ウィスコンシン州マディソンにおいて，慢性精神疾患患者に対する支援提供を目的として研究者によって開発された．患者は1つの集学的チーム（ケースマネージャー，精神科医，看護師，総合診療医など）に割り当てられる．チームは，一定の取り扱い件数を設定し，年中無休，24時間体制で患者が必要とするときに，必要な場所であらゆる支援を提供する．機動的・集中的な介入を通じて，治療，リハビリテーション，および支援活動を展開する．支援内容には，薬物の宅配，精神・身体の健康状態のモニタリング，現実の場面での社会生活技能，および家族との頻繁な接触などがある．スタッフと患者との比率は1対12と高い．ACTプログラムは統合失調症患者の再入院のリスクを効果的に低下させることが可能であるが，多大な労働力を必要とし，運営費用の負担が大きい．

集団療法

一般的に，統合失調症患者に対する集団療法の重点は，現実の計画，問題，および関係に置かれる．集団療法的アプローチとして，行動中心，精神力動もしくは洞察中心，または支持的アプローチが考えられる．研究者の中には，典型的な統合失調症患者にとって力動的な解釈や洞察療法が有効かどうかを疑う声がある．しかし，集団療法は，統合失調症患者の社会的孤立の低減，一体感の促進，および現実検討の改善に効果的である．統合失調症患者においては，支持的な方法で主導される集団が最も有効であると考えられる．

認知行動療法

認知行動療法は，統合失調症患者における認知の歪みの改善，注意力維持の改善，および判断の誤り是正のために行われている．認知行動療法を適用した一部の患者では，妄想および幻覚が改善されたという報告がある．自らの疾患に対して一定の自覚がある患者には効果を期待できることが多い．

個人精神療法

統合失調症の治療における個人精神療法の効果を調査した研究では，同療法が有効であり，薬物療法に対して付加的な効果が得られることを示すデータが明らかになっている．統合失調症患者の精神療法においては，患者が安全・安心を実感できる治療関係を築くことが極めて重要である．セラピストの信頼性，セラピストと患者との間の心理的距離，およびセラピストの誠実性に関する患者の認識のすべてが治療経験に影響する．統合失調症に対する精神療法は，数回，数か月，あるいは数年というような単位ではなく，数十年単位の視点で考える必要がある．

一部の臨床医や研究者は，統合失調症患者がセラピストと治療同盟を形成できるかどうかが結果の予測因子であると主張している．良好な治療同盟を形成できる統合失調症患者は，精神療法を継続し，服薬を順守し続けるとともに，2年後の経過観察において良好な結果が認められる可能性が高い．

臨床医と患者との関係は，精神病以外の患者の治療における関係とは異なり，関係構築が難しいことが多い．統合失調症患者は絶望的なほどに孤独であるにもかかわらず，親密さや信頼から距離を置こうとする．また，誰かが接近しようとすると，疑念や不安，敵意を抱いたり，退行を示したりする傾向がある（図7.1-8）．セラピストは，患者との距離とプライバシー尊重に細心の注意を払うと同時に，気安い雰囲気作りを急いだり，わざとらしく個人名で呼びかけたりすることよりも，率直さ，根気，誠実さ，および社会慣習に対する配慮を自然な形で示すべきである．患者は，大げさな優しさや友情の明言をわいろ，ごまかし，あるいは搾取の試みと認識しやすい．

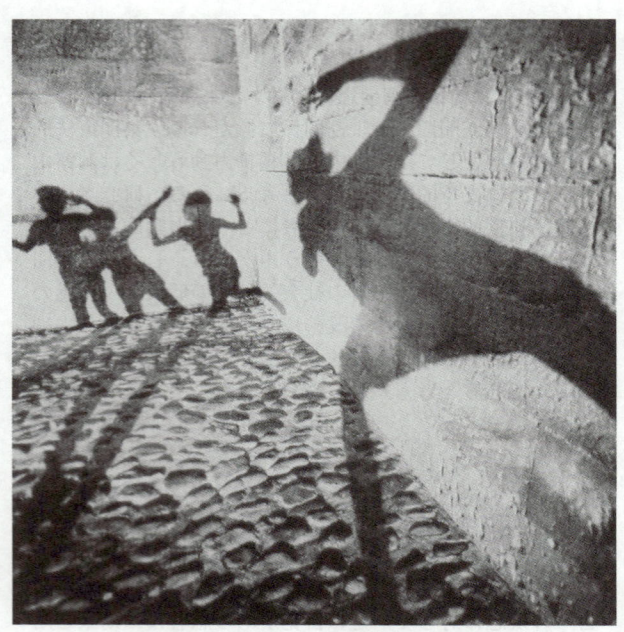

図 7.1-8　統合失調症患者は慢性的な不安と恐怖を抱えながら生活している．この図では，象徴化された敵意と脅威が描かれている．（Arthur Tress のご好意による）

しかし，専門家としての文脈の中で，患者と治療同盟を確立する上で柔軟性は必須である．セラピストは，患者と一緒に食事を取る，床に座る，散歩に出かける，レストランに行く，プレゼントのやり取りをする，卓球を楽しむ，患者の誕生日の思い出を語る，単に患者と黙って同席するといった行為をしてもよい．主要な目的は，現在，患者がどれほどの困惑や敵意，奇妙さを示していようとも，セラピストが信頼に足る存在であること，患者を理解したいと望み，それに努めていること，さらには，人間としての患者の可能性を信じていることを伝える点にある．

個人療法

最近では，統合失調症患者に対する個人的な治療の一形態として，個人療法と呼ばれる柔軟な精神療法が開発されている．個人療法の目的は，個人的および社会的適応力を強化し，再発を未然に防ぐことにある．個人療法では，社会生活技能とリラクゼーションの練習，心理教育，内省，自己認識，およびストレスに対する個人の脆弱性の検討などから手法を選択する．セラピストは，受容および感情移入に重点を置いた状況を設定する．個人療法を受けている患者は，社会的適応力（仕事の遂行能力，娯楽，および人間関係によって構成される複合指標）の改善を示し，個人療法を受けなかった患者よりも3年後の再発率が低い．

弁証法的行動療法

弁証法的行動療法は，個人・集団の両設定における認知および行動理論を結合したものであり，境界性パーソナリティ障害での有効性が立証済みで，統合失調症においても良い効果をもたらす可能性がある．積極的かつ共感的なセラピストの面前における対人技能の向上を重視する．

職業療法

患者がかつての技能を取り戻し，新たな技能を獲得できるように，多様な方法および設定が行われる．その例としては，保護作業場，職業訓練あっせん団体，パートタイムまたは暫定的な就業プログラムなどがある．患者が有給の職業に就けることは，回復に向けた手段であると同時に回復の徴候でもある．多くの統合失調症患者が，疾患にもかかわらず，質の高い仕事を遂行する能力を示している．また，統合失調症が有する一定の特異的側面を生かして，非常に優れた技能を発揮したり，限定的な分野において卓越性を見せたりする患者もいる．

芸術療法

芸術療法は，絶え間なくあふれ出る心象の表現手段を提供し，多くの統合失調症患者に利益をもたらしている．他の人々とのコミュニケーションを促進し，恐怖に満ちた世界など，患者の内面を共有するうえで有効である．

認知訓練

認知訓練または認知機能改善は，統合失調症の治療に対して最近導入された手法である．コンピュータを用いた演習を活用し，認知（作業記憶など）が改善され，結果としてより有効な社会生活機能が発揮されるような方法で神経回路網に働きかける．この分野は始まったばかりの段階であり，さらなる研究と結果の再現が必要である．しかし，学習と実施が容易であり，大きな期待を集めている手法である．

参考文献

Beck AT, Rector NA, Stolar N, Grant P. *Schizophrenia: Cognitive Theory, Research, and Therapy.* New York: Guilford Press; 2009.

Deserno L, Sterzer P, Wüstenberg T, Heinz A, Schlagenhauf F. Reduced prefrontal-parietal effective connectivity and working memory deficits in schizophrenia. *J Neurosci.* 2012;32:12.

Diederen KMJ, Neggers SFW, Daalman K, Blom JD, Goekoop R, Kahn RS, Sommer IEC. Deactivation of the parahippocampal gyrus preceding auditory hallucinations in schizophrenia. *Am J Psychiatry.* 2010;167:427.

Fisher M, Holland C, Merzenich MM, Vinogradov S. Using neuroplasticity-based auditory training to improve verbal memory in schizophrenia. *Am J Psychiatry.* 2009;166:805.

Glick ID, Stekoll AH, Hays S. The role of the family and improvement in treatment maintenance, adherence, and outcome for schizophrenia. *J Clin Psychopharmacology.* 2011;31:82.

Hare E, Glahn DC, Dassori A, Raventos H, Nicolini H, Ontiveros A, Medina R, Mendoza R, Jerez A, Muñoz R, Almasy L, Escamilla MA. Heritability of age of onset of psychosis in schizophrenia. *Am J Med Genet Part B.* 2010; 153B:298.

Howes OD, Montgomery AJ, Asselin MC, Murray RM, Valli I, Tabraham P, Bramon-Bosch E, Valmaggia L, Johns L, Broome M, McGuire PK, Grasby PM. Elevated striatal dopamine function linked to prodromal signs of schizophrenia. *Arch Gen Psychiatry.* 2009;66:13.

Johnson I, Tabbane K, Dellagi L, Kebir O. Self-perceived cognitive functioning does not correlate with objective measures of cognition in schizophrenia. *Compr Psychiatry.* 2011;52(6):688.

Keshavan MS, Vinogradov S, Rumsey J, Sherril J, Wagner A. Cognitive Training

in Mental Disorders. *Am J Psychiatry*. 2014; 171:510–522.
Kring AM, Germans-Gard M, Gard DE. Emotion deficits in schizophrenia: Timing matters. *J Abnorm Psychol*. 2011;120:79.
Meyer JM, Nasrallah HA, eds. *Medical Illness and Schizophrenia*. Arlington, VA: American Psychiatric Publishing; 2009.
Remington G, Foussias G, Agid O. Progress in defining optimal treatment outcome in schizophrenia. *CNS Drugs*. 2010;24:9.
Rosenheck RA, Krystal JH, Lew R, Barnett PG, Fiore L, Valley D, Thwin SS, Vertrees JE, Liang MH. Long-acting risperidone and oral antipsychotics in unstable schizophrenia. *N Engl J Med*. 2011;364:842.
Tamminga CA. Schizophrenia and other psychotic disorders: Introduction and overview. In: Sadock BJ, Sadock VA, Ruiz P, eds. *Kaplan & Sadock's Comprehensive Textbook of Psychiatry*. 9th edition. Philadelphia: Lippincott Williams & Wilkins; 2009:1432.
Van Os J. The dynamic of subthreshold psychopathology: Implications for diagnosis and treatment. *Am J Psych*. 2013;170:695.
Viron M, Baggett T, Hill M, Freudenreich O. Schizophrenia for primary care providers: How to contribute to the care of a vulnerable patient population. *Am J Med*. 2012;125:223.

7.2 統合失調感情障害

　統合失調感情障害（schizoaffective disorder）は，統合失調症と感情障害の両方の特徴をもつ．最近の操作的診断では，患者が以下の6つのカテゴリーのうち，1つに当てはまる場合に，統合失調感情障害と診断できることになる．すなわち，(1)気分症状をもつ統合失調症患者，(2)統合失調症症状をもつ気分障害の患者，(3)気分障害と統合失調症の両方をもつ患者，(4)統合失調症とも気分障害とも異なる第3の精神病の患者，(5)統合失調症-気分障害連続体上に位置する障害をもった患者，(6)上記のいずれかが組み合わさった患者である．

　1913年にキルビー（George H. Kirby），1921年にはホック（Augst Hoch）が，ともに統合失調症と感情（気分）障害の両方の特徴が混在した症例を記述した．早発性痴呆にみられる荒廃へ至る経過をとらなかったために，彼らはこれらの症例をクレペリン（Emil Kraepelin）のいう躁-うつ病性精神病（manic-depressive psychosis）に分類した．

　1933年，カサニン（Jacob Kasanin）は，統合失調症と気分障害の両方の症状をもつ障害に，統合失調感情障害という名称を与えた．この障害の患者では，症状の出現が突発的であり，また多くは青年期に発症する．病前の機能は一般に良好な水準にあり，症状の出現に先行して，特別なストレス因子が存在することが多い．家族歴には，気分障害がみられやすい．ブロイラー（Eugen Bleuler）による幅広い統合失調症の概念は，クレペリンの狭い概念を包含していたので，カサニンはこれらの症例を統合失調症の中の一群であるとした．1933～1970年ごろまでの間は，カサニンの記述に類似した症状をもつ症例は，統合失調感情障害，非定型統合失調症，経過が良好な統合失調症，寛解する統合失調症，循環精神病などの多彩な分類の中に組み入れられていたが，これらはいずれも統合失調症との関連を強調した名称であった．

　1970年になると，統合失調感情障害は，統合失調症圏の障害というより，気分障害としてみられるようになったが，これは2種類の報告に基づいていた．第1は，炭酸リチウム（リーマス）が気分障害と一部の統合失調感情障害の症例にともに有効であり，治療に特別な効果があることが示されたことである．第2は，1968年のクーパー（John Cooper）とその共同研究者の手による研究（United States-United Kingdam study）によって，統合失調症と診断される患者数の米英でみられる違いの原因が，精神病症状の出現という事項を強調しすぎた米国の統合失調症診断基準にあることが示されたためである．

疫　学

　この障害の生涯有病率は1%以下であり，おそらく0.5～0.8%の間にあると推定される．しかし，この値はあくまでも見積もりにすぎない．それは，統合失調感情障害のさまざまな研究が，種々の診断基準を用いて行われてきた背景があるからである．実際に臨床の場面では，臨床医が診断をつけかねたときに，統合失調感情障害という予備的な診断が下されることが多い．

性差と年齢

　臨床事例における統合失調感情障害の性差は，気分障害でみられるそれに概ね対応している．すなわち統合失調感情障害の双極型は，男女ほぼ同数であり，抑うつ型は女性が男性の約2倍みられる．この障害の抑うつ型は，若年者よりも年長者によくみられ，双極型は年長の成人よりも若年成人によくみられるようである．また発症年齢は，統合失調症と同様に女性のほうが高い．男性の場合は，反社会的行動を示しやすく，また感情の著るしい平板化や不適切な感情が目立つ．

病　因

　統合失調感情障害の原因は不明である．この障害は，統合失調症の一型か，気分障害の一型，ないしは両者が同時に現れたものかもしれない．あるいはさらに，統合失調症とも気分障害とも関係のない，独立した第3の精神病である可能性もある．しかし，最も可能性が高いのが，上述の可能性をもった障害をすべて包括した，異質な群の集合体であるとする見方である．

　このような統合失調感情障害の病因を明確にするために，家族歴，生物学的マーカー，短期治療に対する反応，長期経過などが調査されてきた．ほとんどの研究は，統合失調感情障害をもつ患者を，等質な一群とみなして行われたものである．しかし，近年の研究は統合失調感情障害を双極型と抑うつ型の2型に分けて実施されている．

　統合失調感情障害に関して行われた多くの家族および遺伝研究は，統合失調症と気分障害とが完全に別のものであるという前提に立って行われてきた．しかし，いくつかのデータではこの両者が遺伝的に関係をもつことが指摘されている．1q42染色体上にあるディスク1（disrupted in schizophrenia 1：DISC1) 遺伝子の研究では，統合失調症や双極性障害と同様，統合失調感情障害にも当遺伝子が関与している可能性が示唆されている．

また統合失調感情障害を一群としてみると，その予後は統合失調症よりも良好であり，気分障害よりも不良である．また同じく一群としてみれば，荒廃に至る経過は少なく，また統合失調症患者よりもリチウムに対する反応がよい．

データの総括

入手できるデータから得られた合理的な結果によれば，統合失調感情障害の患者は異質な群から構成されている．すなわちある者は統合失調症で，感情症状が優位にみられ，またある者は気分障害で，統合失調症の症状が目立つ．さらにある者は，統合失調症，気分障害とは異なる別個の臨床症状群である．ただし，統合失調症と気分障害がともに起こりうる確率を計算すると，統合失調感情障害の発生率よりもはるかに低値となるため，この障害の患者が統合失調症と気分障害とを同時にもっているという仮説は支持できない．

診断と臨床像

精神疾患の診断・統計マニュアル第 5 版 (DSM-5) の統合失調感情障害の診断基準を**表 7.2-1** に示した．ここでは臨床家は，感情疾患を正確に診断する必要に迫られる．つまり，躁病もしくは抑うつエピソードの基準に適合することを確かめ，同時にいずれのエピソードの持続期間もまた同定しなければならないのである(これは容易でなく，不可能でさえある)．

個々のエピソードの持続期間の特定は，2つの理由で厄介な問題となる．第 1 に，診断基準 B (気分障害[うつ病ないし躁病]を伴わない精神病症状)を満たすためには，感情障害のエピソードから回復した時期と，その後の精神病の持続を把握することが重要になる．第 2 に，診断基準 C を満たすためには，気分障害のエピソードの持続期間を合算し，かつ疾患の全持続期間と比較しなければならない．その上で，気分の要素が全疾患期間の大部分 (50%より多く) でみられたとき，初めて診断基準を満たすといえることになる．なお，他のほとんどの精神病の診断と同様に，統合失調感情障害という診断は，もし症状が物質依存ないし身体疾患に基づく 2 次的なものによるのであるなら用いるべきではない．

C 氏は，精神科的な既往歴のない 24 歳の男性である．出生前，出生時，早期の発達に問題はなく，軍隊における医療補助員としての勤務期間の適応は正常であった．軍隊退役後，彼は法学を学び始めたが，まもなく学校を中退してアジアを旅し，そこで大麻を使用した．この時期に彼を見た家族は，以下のような彼の変化に気づいた．すなわち彼は，改名すると主張し，人を避け，そして自分がダライラマの後継者であると信じていた．攻撃的で理屈っぽくなっ

た C 氏は自宅に連れ戻され，入院となった．入院時の彼は髪を丸め，まるでチベット僧のようないでたちであった．時間と場所の見当識はあったが誇大妄想がみられ，自分が地球上で最も聡明な人間であり，メシアの祖先であると述べていた．彼はまた疑い深く，横柄で，理屈っぽくもあった．臨床検査では，肝炎に罹患していることも判明した．1 日 28 mg のペルフェナジンが投与され，最終的には退院して外来治療を受けることになった．彼は再度，法律学校に通おうとしたが，1 年も継続できずに中退した．精神科主治医は，抗精神病薬の中止に同意したが，中止 1 か月後には再発した．2 回目の入院は，躁病エピソードによるものであり，乱費，怒りの爆発，度を超えた多弁，過活動がみられ，また自分がメシアであると信じていた．治療薬として，1 日 5 mg のハロペリドールと，1200 mg のリチウム(リーマス)が投与された．退院後の彼は，再々度，法律学校での勉強を試みたが，その最中に今度はインドに旅に出た．その後，再び躁状態で 3 度目の入院となり，抗精神病薬のデポ剤を打って退院になった．しかし，錐体外路性の副作用のため再入院となり，1 日 20 mg のオランザピンと 1000 mg のバルプロ酸（デパケン）が投与された．この入院の期間，彼の気分はむしろ抑うつ的にみえたが，うつ病の診断基準は満たしていなかった．その後の 5 年間，彼は入院することはなく，また気分障害のエピソードもみられなかった．また彼は大麻も，他の依存薬物も使用しないように心がけていた．彼は職には就かなかったが，夫や親としての役割はよく果たしていた．時折彼には，他者から傷を負わされ，肝臓を傷つけられてしまうのではないかという考えがみられたが，それも数日以上持続することはなかった．

この患者の鑑別診断でまず考えなければならないのは，この精神病が一般身体疾患によるものなのかどうか，また物質使用障害なのかどうかの見極めである．しかし，これらの可能性は低いであろう．なぜなら肝炎の場合，急性躁病の発現がみられることはほとんどないからである．また大麻の使用によっても精神病が起こりうるが，この患者の精神病症状や気分障害は，物質使用のなかった時期にも生じていた．さらに，この患者の長期経過は，物質誘発性の障害とも一般身体疾患による精神病とも一致するものではない．C 氏の気分エピソードの存在は明確である．しかし，彼の場合は気分エピソード以外の時期に，明確な精神病症状が認められた．彼の経過をみると，抗精神病薬や気分安定作用をもつ抗てんかん薬によって相応の症状のコントロールができていたにもかかわらず，彼の機能は病前の水準にまで戻ることはなかった．全病期に占める彼の気分症状の持続期間はかなりのものであり，統合失調感情障害の診断基準に該当する．

P 夫人は 47 歳，離婚後無職の女性で独り暮らしである．1 日 20 mg のオランザピンと 20 mg のシタロプラム(Celexa)で治療されてきたにもかかわらず，慢性的な精神病症状が存在している．彼女は，神と警察局からドラッグと戦う任務に赴けというメッセージを受け，また犯罪者組織がその任務を阻止しようとしていると確信していた．彼女の病は 20 歳の時に抑うつエピソードで始まり，現在までに数回の抑うつエピソードがある．また，彼女にはエネルギーに満ち，多弁で，睡眠の必要性が減少し，活気に満ち，時

表 7.2-1　DSM-5 の統合失調感情障害の診断基準

A. 中断されないひと続きの疾病期間中に，気分エピソード（抑うつエピソードもしくは躁病エピソード）が統合失調症の基準 A と同時期に存在する．
　注：抑うつエピソードは，基準 A1 の抑うつ気分を含んでいなければならない．
B. 疾病の生涯持続期間中に，気分エピソード（抑うつエピソードもしくは躁病エピソード）を伴わない 2 週間以上の妄想や幻覚が存在する．
C. 気分エピソードの基準を満たす症状は，疾病の活動期と残遺期を合わせた期間のうちの半分以上の期間に存在する．
D. その障害は，物質（例：乱用薬物，医薬品）または医学的疾患の作用によるものではない．

▶いずれかを特定せよ
　295.70（F25.0）双極型：この下位分類は，躁病エピソードが病像の一部である場合に適用される．
　抑うつエピソードも生じることがある．
　295.70（F25.1）抑うつ型：この下位分類は，抑うつエピソードだけが病像の一部である場合に適用される．

▶該当すれば特定せよ
　緊張病を伴う（他の精神疾患に関連する緊張病の診断基準を参照のこと）
　コードするときの注：併存する緊張病の存在を示すため，293.89（F06.1）統合失調感情障害に関連する緊張病のコードも追加で用いる．

▶該当すれば特定せよ
　経過に関する特定用語は，本障害が 1 年間続いた後に，以下の経過の診断基準と矛盾しない場合にのみ使われる．
　初回エピソード，現在急性エピソード：定義された症状と持続期間の診断基準を満たす障害が初めて出現したもの．急性エピソードとは，症状の診断基準が満たされる期間のことである．
　初回エピソード，現在部分寛解：部分寛解とは，以前のエピソードの後に改善が維持されるものの診断基準が部分的にのみ満たされている期間のことである．
　初回エピソード，現在完全寛解：完全寛解とは，以前のエピソードの後に，その障害に特有な症状がいずれも存在しない期間のことである．
　複数回エピソード，現在急性エピソード：複数回エピソードは，少なくとも 2 回のエピソード（すなわち，初回エピソードと，寛解および少なくとも 1 回の再発）の後に特定されることがある．
　複数回エピソード，現在部分寛解
　複数回エピソード，現在完全寛解
　持続性：本障害の診断基準を満たす症状が疾病経過の大部分に存在し続け，基準に満たない症状が存在するのは，全体の経過と比べてごく短期間である．
　特定不能

▶現在の重症度を特定せよ
　重症度の評価は，精神病の主要症状の定量的評価により行われる．その症状には妄想，幻覚，まとまりのない発語，異常な精神運動行動，陰性症状が含まれる．それぞれの症状について，0（なし）から 4（あり，重度）までの 5 段階で現在の重症度（直近 7 日間で最も重度）について評価する．
　注：統合失調感情障害は，この重症度の特定用語を使用しなくても診断することができる．

Diagnostic and Statistical Manual of Mental Disorders, Fifth Edition（Copyright ⓒ2013）. American Psychiatric Association. All Rights Reserved から許可を得て転載．

には徹夜で家を掃除するような時期もあるという．発症して約 4 年後，「声」が聞こえ始めた．その声は，落ち込みとともに強くなるものであったが，多幸的な気分の際にも消えることなく彼女の妨げになっていた．発症の約 10 年後には，警察官が至る所にいて，また近所の人たちが見張っていると信じるようになり，そのため彼女は自ら入院した．2 年後，彼女は新たな抑うつエピソードに陥り，自分のアパートに住めないという幻聴も聞こえ始めた．リチウム，抗うつ薬，抗精神病薬が投与されたが，精神病症状とともに気分症状が慢性的に持続した．

P 夫人には明瞭な抑うつエピソードと軽躁病エピソードが，持続的な精神病症状および一級症状と組み合わさって認められ，統合失調感情障害の「古典的な」表現形を呈している．またその経過も，多くの統合失調感情障害患者の典型といえるものであった．

鑑別診断

この障害の精神医学的鑑別診断には，気分障害や統合失調症に対する鑑別として通常考えられうるあらゆる障害が含まれる．精神病性障害の鑑別診断では常に，症状が器質的な原因で生じたことを除外するために，万全の医学的精査を行う必要がある．中毒検出検査において陽性であろうとなかろうと，物質使用歴があれば，物質使用による精神疾患が示唆される．既存の身体疾患，それに対する治療，ないしその両者も精神病性障害や気分障害の原因となる可能性がある．神経学的異常が疑われれば，器質的病理を除外するために脳の断層撮影を，てんかん（例えば，側頭葉てんかん）の可能性があれば脳波検

査(electroencephalogram：EEG)の実施を当然考慮しなければならない．てんかんが原因で精神病性障害が生じる率は，一般人口に比してより高く，パラノイア，幻覚，関係念慮などの特徴をもつ傾向がある．精神病を伴ったてんかん患者は，統合失調症スペクトラム障害の患者に比して機能水準が高いと考えられている．発作の抑制が順調にいけば，精神病も軽快させることができる．

経過と予後

　統合失調感情障害という診断に，いまだ不確かで検討の余地があることを考慮すれば，その長期経過や予後を特定することは困難といえる．診断基準に従えば，統合失調感情障害の患者の経過は，周期性の気分障害類似のもの，ないし慢性の統合失調症類似のもの，あるいはその中間のいずれかになるであろう．統合失調症性の症状数が多いほど，予後が悪いと推測されている．すなわち発症後1年で，優勢症状が感情病性のものか(予後良好)，統合失調症性のものか(予後不良)によって統合失調感情障害の患者の予後は異なってくる．統合失調感情障害の診断を受けた患者を8年間経過観察した研究によれば，この障害の経過は，精神病性の特徴をもった気分障害よりも統合失調症のそれに類似していることが示された．

治　療

　気分安定薬は双極性障害の治療の中心的な骨格であり，統合失調感情障害の治療においても重要な役割を果たすと期待される．リチウム(リーマス)とカルバマゼピン(テグレトール)を比較した研究によれば，統合失調感情障害の抑うつ型ではカルバマゼピンのほうが効果があること，しかし，双極型では両者で効果に相違がみられないことが判明した．しかし，実践臨床場面では，これらの薬物の使用法は幅広く，単剤治療，リチウムとカルバマゼピンの併用，気分安定薬と抗精神病薬の併用が行われている．躁状態にある場合，統合失調感情障害の患者には，血中濃度が治療域の中等度から高濃度になる用量の気分安定薬を積極的に用いて治療すべきである．患者が安定期に入れば，甲状腺や腎臓などの身体器官に及ぼしうる有害作用を回避するために，血中濃度が治療域の中等度から低濃度になるように減量する．その際，血中薬物濃度をモニターし，定期的に甲状腺機能，腎機能，血液学的機能の検査を実施する必要がある．

　定義によれば，統合失調感情障害の多くの患者が抑うつエピソードを呈する．抗うつ薬による治療は，双極性障害のうつ病に準ずる．注意しなければならないことは，抗うつ薬によってうつ病から躁病への急激な変転を招かないようにすることである．抗うつ薬の種類の選択にあたっては，これまでの抗うつ薬治療の成功ないし失敗を考慮すべきである．心機能への影響が少なく，薬用量が超過しても安全性が高いことから，選択的セロトニン再取り込み阻害薬(例えば，フルオキセチン[Prozac]とセルトラリン[ジェイゾロフト])が第1選択薬として使用されることが多い．しかし，焦燥感や不眠が強い患者には，三環系抗うつ薬が有効であろう．また制御の困難な躁病患者と同様に，電気けいれん療法(electroconvulsive therapy：ECT)も考慮すべきである．さらに上述のように，統合失調感情障害の精神病症状の治療には，抗精神病薬が重要な役割を果たす．

心理社会的治療

　家族療法，社会技能訓練，認知リハビリテーションの組み合わせから，患者が得るところは多い．精神医学領域において，統合失調感情障害の正確な診断と予後を確定することは難しいので，この不明確さを患者にはっきりと説明する必要がある．この障害の患者は，進展していく精神病と変転する気分状態の両方と闘っているため，その症状もきわめて多岐に及ぶ可能性がある．家族にしても，このような患者の次々に変化する性質や要求に遅れずについていくことは，至難の業である．薬物療法もまた複雑なものとなり，あらゆる種類の薬物からの多剤併用療法が行われることになるであろう．

参考文献

Bychkov ER, Ahmed MR, Gurevich VV, Benovi JL, Gurevich EV. Reduced expression of G protein-coupled receptor kinases in schizophrenia but not in schizoaffective disorder. *Neurobiol Dis*. 2011;44(2):248.

Canuso CM, Lindenmayer JP, Kosik-Gonzalez C, Turkoz I, Carothers J, Bossie CA, Schooler NR. A randomized, double-blind, placebo-controlled study of 2 dose ranges of paliperidone extended-release in the treatment of subjects with schizoaffective disorder. *J Clin Psychiatry*. 2010;71(5):587.

Canuso CM, Schooler N, Carothers J, Turkoz I, Kosik-Gonzalez C, Bossie CA, Walling D, Lindenmayer JP. Paliperidone extended-release in schizoaffective disorder: A randomized, controlled study comparing a flexible dose with placebo in patients treated with and without antidepressants and/or mood stabilizers. *J Clin Psychopharm*. 2010;30(5):487.

Cardno AG, Owen MJ. Genetic relationships between schizophrenia, bipolar disorder, and schizoaffective disorder. *Schizophrenia Bulletin*. 2014;40(3), 504–515.

Fochtmann LJ, Mojtabai R, Bromet EJ: Other psychotic disorders. In: Sadock BJ, Sadock VA, Ruiz P, eds. *Kaplan & Sadock's Comprehensive Textbook of Psychiatry*. 9th edition. Philadelphia: Lippincott Williams & Wilkins; 2009:1605.

Glick ID, Mankoski R, Eudicone JM, Marcus RN, Tran QV, Assunção-Talbott S. The efficacy, safety, and tolerability of aripiprazole for the treatment of schizoaffective disorder: Results from a pooled analysis of a sub-population of subjects from two randomized, double-blind, placebo-controlled, pivotal trials. *J Affect Disord*. 2009;115(1–2):18.

Hooper SR, Giuliano AJ, Youngstrom EA, Breiger D, Sikich L, Frazier JA, Findling RL, McClellan J, Hamer RM, Vitiello B, Lieberman JA. Neurocognition in early-onset schizophrenia and schizoaffective disorders. *J Am Acad Child Adolescent Psychiatry*. 2010;49:52.

Kane JM. Performance improvement CME: Schizoaffective disorder. *J Clin Psychiatry*. 2011;72(7):e23.

Kane JM. Strategies for making an accurate differential diagnosis of schizoaffective disorder. *J Clin Psychiatry*. 2010;71:4.

Kane JM. The differential diagnosis of schizoaffective disorder. *J Clin Psychiatry*. 2010;71(12):e33.

Kinnan S, Petty F, Wilson DR. Zolpidem-induced mania in a patient with schizoaffective disorder. *Psychosomatics*. 2011;52(5):493.

Pandina G, Bilder R, Turkoz I, Alphs L. Identification of clinically meaningful relationships among cognition, functionality, and symptoms in subjects with schizophrenia or schizoaffective disorder. *Schizophrenia research*. 2013;143 (2–3):312–318.

Salzer MS, Baron RC, Brusilovskiy E, Lawer LJ, Mandell DS: Access and outcomes for persons with psychotic and affective disorders receiving vocational rehabilitation services. *Psychiatr Serv*. 2011;62(7):796.

7.3 統合失調症様障害

統合失調症様障害（schizophreniform disorder）という概念は，1939年にラングフェルト（Gabriel Langfeldt, 1895～1983）によって，突発性に発症し，良性の経過を示す気分症状と意識混濁を伴った状態を記述するために導入されたものである．統合失調症様障害の症状は，統合失調症のそれと類似している．しかし，統合失調症様障害では，症状は少なくとも1か月以上持続するものの，6か月を超えることはない．対照的に統合失調症の診断基準を満たす患者では，症状は少なくとも6か月は持続する必要がある．統合失調症様障害の患者では，障害が寛解すると，病前の機能水準に回復する．

疫　学

統合失調症様障害の発生率，有病率，性比に関しては，ほとんど知られていない．この障害は青年と若年成人に最もよくみられるが，その数は統合失調症の半数以下である．罹患率は，女性よりも男性に5倍多く，1年有病率は0.09％，生涯有病率は0.11％，と報告されている．

統合失調症様障害患者の近親者は，他の精神病性障害をもつリスクが高いが，その精神疾患の分布が，統合失調症や双極性障害の家族のそれとは異なることが，いくつかの研究によって指摘されている．すなわち，統合失調症様障害の患者の近親者では，統合失調症の近親者に比して，気分障害をもつ率が高いのである．さらに，統合失調症様障害の患者の近親者の場合，双極性障害の近親者に比して，精神病性の気分障害（psychotic mood disorder）の診断をもつ率が高い．

病　因

統合失調症様障害の原因は知られていない．ラングフェルトが1939年に記載したように，この診断区分は，異質な患者群の集合であると考えられ，概して統合失調症に類似した障害をもつ患者と気分障害に類似した障害をもつ患者とがみられる．一般に予後がよいことからは，この障害はおそらく気分障害における挿話性に類似した性質をもっていると考えられる．しかし一方で，統合失調症との緊密な関係を指摘する報告もある．

気分障害との関連を支持するものとしては，この障害の患者を群としてみると統合失調症患者に比して感情症状（特に，躁）を多くもつことと，予後がよいことがいくつかの研究で示されている．また統合失調症様障害の患者の近親者に気分障害をもつ者が多いことも，この障害と気分障害との関連を示唆する．以上の点から，現在の診断カテゴリーは，統合失調症に類似した障害の患者もいれば，気分障害に類似した障害の患者もいる一群と仮定するのが，生物学的，疫学的データと最も矛盾しないであろう．

脳画像所見

統合失調症の患者と同様に，統合失調症様障害の患者の場合にも，前頭前野下部を特異的に刺激する心理学的課題（ウィスコンシンカード分類検査：Wisconsin Card Sorting Test）を施行中に同部位の相対的活性化が起こらないことが報告されている．ある研究では，活性化の欠如は左半球に限られ，また賦活中の線条体の活動の抑制も，左半球に限って障害されていることが示された．この報告は，生理学的に統合失調症と統合失調症様障害が類似していることを示唆していると解釈できる．したがって，中枢神経系の何か別の因子が，一方で統合失調症の長期持続性，他方で統合失調症様障害の短期化を導いていることが推測される．ただし，そのような因子は現在のところ確認されていない．

コンピュータ断層撮影（computed tomography：CT）や磁気共鳴画像（magnetic resonance imaging：MRI）の所見で，統合失調症様障害の患者の脳室が拡大していることを指摘する報告があるが，統合失調症でみられる脳室の拡大とは異なり，統合失調症様障害の場合，その拡大が予後の指標や他の生物学的指標と相関しないと指摘している報告もある．

他の生物学的指標

脳画像研究では，統合失調症様障害と統合失調症との類似性が指摘されているが，少なくとも1つの皮膚電気活動（electrodermal activity）研究では，両者の相違が示された．統合失調症患者の出生リスクが高い時期とされる冬から春にかけて出生した同疾患の患者は，皮膚コンダクタンス（伝導性）の感受性が低いという特徴をもつ．しかし，統合失調症様障害の患者の場合には，このような関連は認められなかった．この単一研究がどこまで重要性や意味をもつかは，解釈が困難なところである．しかし，統合失調症と統合失調症様障害の患者の類似性を仮定する際に，注意を喚起する結果であることは確かであろう．眼球追跡運動に関する少なくとも1つの研究から得られた結果もまた，いくつかの生物学的指標において，両者が異なる可能性を示している．

診断と臨床像

DSM-5における，統合失調症様障害の診断基準を表7.3-1に示した．統合失調症様障害は，急性に発症し，長期的な前駆期のない，急性精神病性障害である．統合失調症様障害の患者の多くは，発症時には社会的および職業的機能の低下を体験するが，それが進行的に低下することはない．発症時の精神症状は統合失調症と同様であり，2つないしそれ以上の精神病症状（幻覚，妄想，まとまりのない会話と行動ないしは陰性症状）が必ず存在す

表 7.3-1　DSM-5 の統合失調症様障害の診断基準

A. 以下のうち 2 つ（またはそれ以上）のおのおのが 1 か月間（または治療が成功した際はより短い期間）ほとんどいつも存在する．これらのうち少なくとも 1 つは (1) か (2) か (3) である．
　(1) 妄想
　(2) 幻覚
　(3) まとまりのない発語（例：頻繁な脱線または減裂）
　(4) ひどくまとまりのない，または緊張病性の行動
　(5) 陰性症状（すなわち感情の平板化，意欲欠如）
B. エピソードの持続期間は，1 か月以上 6 か月未満である．
　回復を待たずに診断を下す場合，「暫定」としておくべきである．
C. 統合失調感情障害と「抑うつ障害または双極性障害，精神病性の特徴を伴う」は，以下のいずれかの項目に該当する場合に除外される．
　(1) 症状の活動期に抑うつエピソードまたは躁病エピソードが同時に生じていない，または
　(2) 気分エピソードが症状の活動期に生じたのであれば，その期間は活動期と残遺期を合わせた期間の半分に満たない期間であった．
D. その障害は，物質（例：乱用薬物，医薬品）または他の医学的疾患の生理学的作用によるものではない．

▶該当すれば特定せよ
予後の良い特徴を伴う：この特定用語は，以下の特徴のうち少なくとも 2 つの存在を必要とする．すなわち，
日常の行動や機能に最初の変化が認められてから 4 週以内に顕著な精神病症状が出現
錯乱や困惑
病前の社会的，職業的機能が良好
鈍麻したまたは平板化した感情のないこと
予後の良い特徴を伴わない：この特定用語は，上記の特徴のうち 2 つ以上が存在していない場合に当てはまる．

▶該当すれば特定せよ
緊張病を伴う（他の精神疾患に関連する緊張病の診断基準を参照のこと）
コードするときの注：併存する緊張病の存在を示すため，293.89（F06.1）統合失調症様障害に関連する緊張病のコードも追加で用いる．

▶現在の重症度を特定せよ
重症度の評価は，精神病の主要症状の定量的評価により行われる．その症状には妄想，幻覚，まとまりのない発語，異常な精神運動行動，陰性症状が含まれる．それぞれの症状について，0（なし）から 4（あり，重度）までの 5 段階で現在の重症度（直近 7 日間で最も重度）について評価する．
注：統合失調症様障害は，この重症度の特定用語を使用しなくても診断することができる．

Diagnostic and Statistical Manual of Mental Disorders, Fifth Edition（Copyright ©2013）．American Psychiatric Association. All Rights Reserved から許可を得て転載．

る．シュナイダーの一級症状もしばしばみられる．また，統合失調症様障害であることの可能性を高めるのは，情動的な動揺と困惑であり，良好な予後を示唆する．陰性症状がみられることもあるが，統合失調症様障害では比較的少なく，それは予後不良を示唆する特徴と考えられる．統合失調症様障害の初回入院の患者の少数例の調査では，その 4 分の 1 が中程度から重度の陰性症状を示していた．そのほぼ全例が，当初，「予後良好の徴候のない統合失調症様障害」と診断されていたが，2 年後の調査では，73％ が統合失調症と再診断され，対照的に「良好な予後の徴候がある」と診断された患者では，統合失調症の再診断は 38％ にとどまった．

定義によれば，統合失調症様障害の患者は，6 か月以内に病前の状態に回復する．症例によっては，この障害は挿話性に生じ，完全寛解後長期を経てから再発することがある．ただし，症状が全体を合わせて 6 か月以上続いた場合には，統合失調症を考慮する必要があるであろ

う．

　C 氏は，28 歳の会計士である．彼は警察官に手錠をかけられて，救急外来に連れられて来た．彼は髪を振り乱し，叫び，逃げ出そうと警官と格闘していた．彼に幻聴があることは明白であった．何故なら，彼は声の主たちに対して「黙れ！　そんなことするつもりはないと言っただろう」と叫んでいたからである．しかし，彼は声のことを直接尋ねられると，何も聞こえないと幻聴の存在を否定した．C 氏はきわめて用心深く凝視し，またほんの些細な音に飛び上がった．彼は，今すぐにここから逃げ出さなければならない，さもないと殺されるとわかっていると言い張った．
　C 氏は入院の 2 か月前までは，社会によく適応していた．彼は著名な会社の会計士であり，親友も同棲中の恋人もいた．彼の知人のほとんどは，彼を親切な人だが時々けんか好きなところがあると評していた．
　C 氏の恋人が突然彼との関係を絶ち，家を出ていったことで，彼はショックを受けた．しかし，彼は彼女を必ず連れ戻せると信じ，花束やさまざまな贈り物をもち「偶然を

装って」彼女の職場や新しい部屋に出かけた．彼女がC氏に，もう彼とは関係がない，放っておいてくれと強く言ったところ，C氏は，彼女は自分に死んで欲しいと思っていると確信してしまった．彼はこの考えで頭が一杯になってしまい，仕事にも支障が生じた．生命の危機を感じたために，C氏はしばしば職場から逃げ出し，仕事の報告書の作成も遅々として進まず，その内容も標準以下で，誤りも多くみられた．そのため上司は，C氏の振る舞いを注意し，もしこの状態が続くようであれば仕事を辞めてもらう可能性があると伝えた．C氏は上司の注意に困惑し，また憤慨した．このとき彼は，別れた恋人が，彼を殺すために上司を雇ったのだと確信したのである．

彼の確信は，彼を嘲る声によって強くなっていった．声は彼に，仕事を辞めろ，別の町に引っ越せ，前の恋人のことは忘れろと何度も言ってきたが，彼はそれを拒否した．何故なら彼は，それを受け入れてしまえば「彼らに不相応な満足」をもたらしてしまうと信じたからである．彼は常に生命の危機を感じ，用心しながら働き続けた．

この間，C氏は自身を孤立無援の被害者であると確信していた．悪夢にうなされ，夜中に突然覚醒したが，すぐにまた眠ることができたようであった．彼には体重減少も，自律神経症状もみられなかった．彼の感情は，怒りと恐怖の間で揺れ動いた．彼の意識は非常に清明で活動的であったが，そうかといって過活動でも，極端に精力的でも，誇大的でもなかった．また彼ははっきりした思考障害も示していなかった．

C氏は入院し，抗精神病薬の投与を受けた．治療により数週間後には彼の症状は軽減し，健康を取り戻して，退院後まもなく仕事に復帰することができた．

鑑別診断

統合失調症様障害でまず重要なことは，身体疾患によって生じる種々の精神病を鑑別することである．これには詳細な病歴の聴取と身体的な精査，そしてもし身体疾患が疑われたら，臨床検査と画像検査を行う必要がある．また市販薬や漢方薬を含めて，これまで使用した薬物についても詳しく聴く必要がある．これは薬物の中には，急性精神病を誘発するものが多いからである．物質誘発性精神病と他の精神病性障害を横断面で鑑別することは必ずしも可能ではないが，もしはっきりした物質使用歴のある患者に急性発症の精神病症状がみられたら，物質誘発性精神病を疑う必要がある．また，初発の患者の場合でも，物質使用歴と中毒歴のスクリーニングは，治療計画を立てる上で，重要な意味をもつ．

精神病症状の持続期間は，統合失調症様障害と他の症候群を鑑別する唯一の因子である．もし前駆期，活動期，残遺期が6か月以上持続すれば診断は統合失調症となる．また症状の持続が1か月未満であれば短期精神病性障害となる．なお一般に，短期精神病性障害の診断には，大きなストレス因子の存在は必要ない．

精神病性の特徴をもつ気分障害と，急性発症の統合失調症様障害の鑑別は時に困難である．また，統合失調症様障害と統合失調症は，気分障害や不安症を合併することが多い．さらに混乱のもとになりうるのは，興味や喜びの喪失などの気分症状と，陰性症状や意欲低下，アンヘドニア(快楽消失)の鑑別が難しいことである．統合失調症の初期になんらかの気分症状が認められることもある．診断を明瞭にするためには，徹底的な長期経過観察が必要になる．というのは，精神病性の症状がもっぱら気分障害の時期にみられたとしたら，それは本来的に気分障害であることを示唆するからである．

経過と予後

統合失調症様障害の経過の概略は診断基準の中で定められている．すなわちこの障害は，1か月以上6か月未満持続する精神病である．そこで実際に問題となるのは，この障害をもつ人々の生涯経過である．彼らが統合失調症に移行する頻度は，およそ60～80％の間にあると見積もられている．残りの20～40％がどのようになるかは，現在のところ不明である．2回目，3回目のエピソードを体験し，そのエピソード期間にさらに増悪して，より慢性化した統合失調症の状態に至る患者もいる．しかし，数は少ないものの，エピソードが最初の1回のみで，生活を維持していく者もいると考えられる．このような経過は，臨床医や家族であれば誰もが望むところであるが，再発をみないことはきわめて稀であろうし，楽観的予後を提示すべきではない．

治療

統合失調症様障害の患者は，入院治療を要することが多い．入院することにより，有用な評価や治療を行うことができ，また患者の行動の管理も可能となる．統合失調症様障害の精神病症状は，抗精神病薬(例えば，リスペリドン)を使用することにより，通常3～6か月で改善する．いくつかの研究によれば，統合失調症様障害の患者は，統合失調症の患者に比して，抗精神病薬による治療に速やかに反応する．ある研究によれば，8日以内に抗精神病薬に反応した患者の割合は，統合失調症ではわずか20％であったのに対し，統合失調症様障害では約75％であったという．また，再発を繰り返す患者の場合には，リチウム(リーマス)，カルバマゼピン(テグレトール)，バルプロ酸(デパケン)を使用することも，治療や再発予防に有用である．さらに，患者が精神病体験を整理して自分自身の心の在り方や生き方を理解できるように，精神療法を行うことも必要である．患者によっては，電気けいれん療法(electroconvulsive therapy：ECT)は，特に顕著な緊張病症状やうつ病症状を呈する場合に適用されることがある．

最後に，統合失調症様障害の患者のほとんどは，治療を受けても本格的な統合失調症へ進展する．そのような例には，慢性疾患に適した管理方針を系統立てて作らな

参考文献

Bobes J, Arango C, Garcia-Garcia M. Rejas J. Prevalence of negative symptoms in outpatients with schizophrenia spectrum disorders treated with antipsychotics in routine clinical practice: findings from the CLAMORS study. *J Clin Psychiatry.* 2010;71(3):280.

Boonstra G, van Haren NEM, Schnack HG, Cahn W, Burger H, Boersma M, de Kroon B, Grobbee DE, Hulshoff P, Hilleke E, Khan RS. Brain volume changes after withdrawal of atypical antipsychotics in patients with first-episode schizophrenia. *J Clin Psychopharm.* 2011;31(2):146.

Derks EM, Fleischhacker WW, Boter H, Peuskens J, Kahn RS. Antipsychotic drug treatment in first-episode psychosis: Should patients be switched to a different antipsychotic drug after 2, 4, or 6 weeks of nonresponse? *J Clin Psychopharm.* 2010;30(2):176.

Fochtmann LJ, Mojtabai R, Bromet EJ. Other psychotic disorders. In: Sadock BJ, Sadock VA, Ruiz P, eds. *Kaplan & Sadock's Comprehensive Textbook of Psychiatry.* 9th edition. Philadelphia: Lippincott Williams & Wilkins; 2009:1605.

Goldstein JM, Buka SL, Seidman LJ, Tsuang MT. Specificity of familial transmission of schizophrenia psychosis spectrum and affective psychoses in the New England family study's high-risk design. *Arch Gen Psychiatry.* 2010;67(5):458.

Huang CF, Huang TY, Lin PY. Hypothermia and rhabdomyolysis following olanzapine injection in an adolescent with schizophreniform disorder. *Gen Hosp Psychiatry.* 2009;31(4):376.

Kuha AL, Suvisaari J, Perälä J, Eerola M, Saarni SS, Partonen T, Lönnqvist J, Tuulio-Henriksson A. Associations of anhedonia and cognition in persons with schizophrenia spectrum disorders, their siblings, and controls. *J Nerv Ment Dis.* 2011;199:30.

Lambert M, Conus P, Cotton S, Robinson J, McGorry PD, Schimmelmann BG. Prevalence, predictors, and consequences of long-term refusal of antipsychotic treatment in first-episode psychosis. *J Clin Psychopharm.* 2010;30(5):565.

Melle I, Røssberg JI, Joa I, Friis S, Haahr U, Johannessen JO, Larsen TK, Opjordsmoen S, Rund BR, Simonsen E, Vaglum P, McGlashan T. The development of subjective quality of life over the first 2 years in first-episode psychosis. *J Nerv Ment Dis.* 2010;198(12):864.

Purdon SE, Waldie B, Woodward ND, Wilman AH, Tibbo PG. Procedural learning in first episode schizophrenia investigated with functional magnetic resonance imaging. *Neuropsychology.* 2011;25(2):147.

7.4 妄想性障害と共有精神病性障害

妄想とは，その文化の中で共有されえない誤った確信のことである．妄想は実に多くの人が抱きうる非常に多彩な誤った確信であり，またその治療が非常に難しいため，精神症状の中でも最も興味深いものといえる．妄想性障害（delusional disorder）の診断は，奇異でない妄想が最低1か月持続し，しかもそれが他の精神疾患によるものではないときになされる．奇異でないということは，妄想が実生活においてもありうる内容であるということである．例えば，追跡されている，毒をもられる，遠く離れた人に愛されるなどであり，これらは通常，事実ではないがあってもおかしくない現象として扱われる．いくつかの妄想の類型がありうるが，診断の際にはその中で優勢なものを特定する．

疫　学

妄想性障害の正確な統計的評価には，問題がある．それはこの障害の概念が近年変遷し続けてきたことと，比較的稀にしかみられない障害であることによる．しかもこの障害の場合，患者は家族や法廷に強く促されない限り，自ら精神科治療を求めることがほとんどないために，潜在的な患者は報告されているより多いのではないかと考えられる．以上のように，統計上の制限はあるものの，文献的には妄想性障害は稀ではあるが常に一定の率で出現しているという理論が支持されている．

米国では近年，妄想性障害の発生率は，0.2～0.3％と見積もられており，発生率が約1％の統合失調症や，約5％の気分障害に比して，かなり稀な障害であるといえる．妄想性障害の新たな患者の年間発生率は，10万人あたり1～3人である．平均発症年齢は約40歳であるが，発症年齢の範囲は18～90歳代にまで及び，女性のほうがやや多い傾向がある．男性の場合女性よりも偏執性妄想を，女性の場合男性よりも色情妄想を発展させる傾向がある．患者の多くは結婚し，就職もしている．移住してから間もない，もしくは社会経済的階層が低いという状況が，この障害と何らかの関係があるようである．

病　因

すべての主な精神病性障害と同様に，妄想性障害の原因は不明である．さらに現在妄想性障害に分類されている患者も，妄想を優勢な症状とする，いくつかの異質な疾患群である可能性がある．妄想性障害の病因についての中心的概念は，統合失調症および気分障害との相違である．この障害は，統合失調症や気分障害に比してきわめて稀であり，発症年齢が統合失調症よりも高く，女性の占める比率が気分障害よりもきわめて低い．家族研究の結果に基づく説得力のある研究結果によると，この障害の家族には，妄想性障害がみられる確率が高いことと，この障害に関連した性格（例えば，疑い深さ，嫉妬深さ，秘密主義）が多くみられることが指摘されている．また，この障害の血縁には統合失調症も気分障害も高率にはみられず，統合失調症の家族でも妄想性障害が高率にみられることはなかったことが報告されている．長期追跡調査でも，この障害の診断は変更されることが少なく，最終的に統合失調症として再分類されたものは25％以下，気分障害として再分類されたものは10％以下であることが示された．このような研究結果は，この障害が単に統合失調症や気分障害のどちらか，もしくは両者の初期発展段階ではないという見解を支持する．

生物学的因子

かなり広範囲にわたる非精神医学的身体疾患や物質，そして明らかな生物学的因子が妄想の原因になりうるが，例えば脳腫瘍の患者全員に妄想が出現するわけではない．したがって，何らかの特殊な，解明されていない患者の脳内因子や性格が，妄想性障害という特殊な病態生理に関与している可能性がある．

神経学的疾患で妄想に最も関連するのは，大脳辺縁系と大脳基底核を冒すものである．知的障害を伴わない神経学的疾患による妄想の場合には，妄想は複雑で，妄想性障害の際にみられるものに類似する傾向がある．反対

に，知的障害を伴う神経学的疾患による妄想は単純なものが多く，妄想性障害の妄想とは異なる．これらのことから妄想性障害は，大脳皮質機能の正常な者にみられる大脳辺縁系もしくは大脳基底核を含む病理とも考えられる．

また妄想性障害は，環境，末梢神経系もしくは中枢神経系に生じた異常な体験に対する正常な反応とみることもできる．例えば，追跡されている，足音が聞こえるなどと誤って知覚体験されれば，実際に追跡されていると信じるであろう．このような仮説の真偽は，妄想の説明に必要な幻覚様の体験が出現しているか否かで決まる．しかし，妄想性障害でこのような体験が生じていることは証明されていない．

精神力動的因子

実践臨床に携わる者は，妄想性障害の患者の多くが，社会的に孤立し，期待されるほどの社会的機能を果たしてこなかったという印象を強く抱く．妄想症状の原因と発展に関する特異的な精神力動的理論の中には，彼らが過度に敏感な人間であり，特殊な自我構造，すなわち特殊な反応形成，投影，否認の構造をもっているという仮説がある．

フロイトの貢献 フロイト(Sigmund Freud)は，妄想を障害の症状としてではなく，治癒過程の一部であると考えていた．彼は1896年に，投影をパラノイア(妄想症)における主な防衛機制であると記述した．後にフロイトは，シュレーバー(Daniel Paul Schreber)の自叙伝，「私の神経病の記憶(Memories of My Nervous Illness)」を読んだ．フロイトはシュレーバーに会ったことはなかったが，その自叙伝を再分析することで，無意識の同性愛的傾向が，否認と投影によって防衛されるという理論を導き出した．古典的な精神力動論によれば，女性患者の妄想形成の精神力動もまた，男性患者の場合と同様である．フロイトの理論は，個々の事例には妥当性があるかもしれないが，妄想患者の注意深い研究を行っても，この理論の裏付けは困難である．全般的に，妄想患者群にそれ以外の患者群以上に同性愛的観念ないし同性愛行動がみられる比率が高いということはない．しかし，それでもフロイトの主な貢献は，妄想的思考の形成に果たす投影の役割を示した点にある．

妄想に基づく偽りの共同体 キャメロン(Norman Cameron)は，妄想性障害の進展に親和性をもつ7つの状況を記述した．すなわち加虐的な待遇を希望する傾向が強い場合，不信や疑惑の強い状況，社会的孤立がみられる場合，羨望や嫉妬を増大させるような状況，自己評価を低くさせるような状況，他者の中に自分の欠点をみてしまうような状況，背後に隠されていると思われる意味や動機について深く考えさせるような状況である．これらの各状況がどのように組み合わさったにしろ，それによって生じたフラストレーション(欲求不満)が忍耐の限界を越えると，社会からの撤退や不安が生じる．その際患者は，何かが間違っていると感じ，その解釈を模索する．そして彼らは，妄想体系を結晶化させることによって解決を得るのである．このように加工された妄想には，想像上の他者が含まれる．また実在の他者や想像上の他者の中に，悪意に満ちた動機を見出す．その結果，患者にとっての偽りの共同体(pseudocommunity)が構築される．それは陰謀者に囲まれていると感じられる共同体である．仮説ではあるが，その際妄想世界における実在者には，自分自身の攻撃性を正当化するために，恐怖と願望の両者が投影され，それによって患者の敵意は明確な対象を得るのである．

他の精神力動的因子 臨床場面における観察からは，妄想患者のほとんどは，対人関係にまつわる信頼感を欠いていることが示唆される．このような不信は，常に敵意に満ちている家族環境に関係しているという仮説がある．このような家族の中には，しばしば過度に患者を管理しようとする母親と，冷淡もしくは加虐的な父親を見出すことができる．エリクソン(Erik Erikson)の発達早期の信頼(trust)と不信(mistrust)の概念が，妄想患者の疑い深さを説明するのによく用いられる．妄想患者の場合は，エリクソンのいう「外部の供給者(outer-provider)」によって自分の要求が満たされるという健常な体験を経ていない．したがって，彼らは環境全般に対して不信を抱くのである．

防衛機制 妄想性障害の患者は，主として反動形成や否認，投影などの防衛機制を用いる．このうち反動形成には，自分のもっている攻撃性や依存の必要性に対する防衛，さらには親愛の情を感じることに対する防衛の意味がある．そして，依存の必要性はかたくなな孤立という反応に変形される．次に否認には，苦痛な現実を知ることを避ける意味がある．憤怒や敵意により消耗し，しかもそのような憤怒に反応することができなくなれば，患者は自分自身の恨みや怒りを他者に投影する．投影は，受入れ難い自分自身の衝動性から，自分自身を保護する意味をもつ．

他の関連因子 妄想にはこの他にも，さまざまな付加的因子との結びつきがある．例えば，社会的孤立や感覚の隔絶，社会経済的喪失，パーソナリティの障害などの因子があげられる．聴覚障害者や視覚障害者，そしておそらくは最近移民した者で新たな言語に適応する能力に限界のある者も，一般の人々に比べて妄想形成への脆弱性をもっている．またこの脆弱性は，高齢であるほど強くなる．妄想性の障害や他の妄想的特徴は高齢者では珍しくない．簡潔にいえば，多様な因子が妄想形成に関連し，妄想性障害の源泉や病態形成自体は，今なお特定されていない(表7.4-1)．

診断と臨床像

DSM-5における妄想性障害の診断基準を表7.4-2に示した．

表 7.4-1 妄想性障害に関連する危険因子

高齢
感覚障害または遮断
家族歴
社会的孤立
パーソナリティ特徴（例えば，並外れた対人過敏）
最近の移住

精神的現症

概　観　通常，患者の身なりや身だしなみは整い，性格や日常生活上の大きな障害も見当たらない．しかし，風変わりで奇妙な印象を抱かせ，また疑い深く敵意をもっているように見受けられることがある．患者は時に好訴的であり，その傾向が検査者に対して明らかになることがある．妄想性障害の患者に最も特徴的なことは，著しく異常な妄想体系を除けば，精神状態の診察において，きわめて正常な結果が得られることである．患者が臨床医と，妄想の中で同盟を結ぼうと企てることもありうる．しかし，臨床医は患者の妄想を受け入れるふりをしてはならない．なぜなら，受け入れることによって，現実認識がより混乱し，その結果，患者と治療者間の不信を作り出す舞台を用意してしまう危険があるからである．

気　分，感　覚，感　情　患者の気分は，妄想内容と一致している．すなわち誇大妄想をもつ患者の場合は多幸的であり，被害妄想をもつ患者の場合には疑い深い．ただし妄想体系がいかなる性質をもつとしても，検査者には，患者が多少抑うつ的であるように感じられるようである．

知覚障害　妄想性障害の定義によれば，幻覚は目立たず，持続することもない．数は少ないが，幻覚体験を別にもつ患者もみられ，その際は，常に幻視よりも幻聴のほうが多い．

思　考　妄想性障害の症状の鍵となるのは，妄想という形態をとっている思考の内容の障害である．通常妄想は体系化され，かつ実際にありうる内容である点が特徴である．例えば，迫害されている，配偶者が不貞をおかしている，ウイルスに侵されている，有名人に愛されているという内容があげられる．このような妄想内容は，ある種の統合失調症患者の妄想にみられる奇異な印象や，あり得ない内容とは対照的である．妄想体系自体は，複雑な場合も単純な場合もある．しかし，患者には他の思考障害の徴候はみられない．患者によっては，妄想を語る際に多弁で，詳細な説明を加え，独特の口調であることがある．臨床医は，患者の語る実際にありえそうもない筋書を，すべて妄想と断定しないほうがよい．すなわち，患者が確信していることをそのまま妄想とみなす前に，それが真実であるか否かを調べておく必要がある．

識覚と認知

見当識　妄想性障害の患者の場合，人物，場所，時間に関する特異な妄想をもっていることを除けば，見当識の障害は通常みられない．

記　憶　妄想性障害の患者では，記憶と他の認知の過程は正常である．

衝動性の制御　臨床医は，妄想性障害の患者が，妄想に基づいた自殺，他殺，もしくはその他の暴力に訴える考えや計画をもっているか否かを評価しなければならない．妄想性障害患者が，このような行動を起こす頻度は不明であるが，臨床医は，患者に自殺，他殺，その他の暴力行為の計画に関して尋ねることを躊躇すべきではない．そのような破壊的な攻撃性は，患者の中でも特に過去に暴力をふるったことのある者に最も認められやすいため，もし患者が過去に攻撃的な気分をもっていたとしたら，治療者は患者に対し，どのようにその気分を制御してきたかを尋ねておく必要がある．そして，もし患者が自分自身の衝動性を制御できないのであれば，入院が必要になるであろう．入院治療が，患者の衝動性のさらなる制御方法を身につけるためにいかに有用であるかを率直に話し合うことによって，治療者は患者との治療同盟を育むことが可能になる場合もある．

判断と洞察　妄想性障害の患者は，実際に自分自身の状態を洞察せず，そのため警官や家族，雇用者に伴われて来院することがほとんど常である．患者の判断力は，患者の過去や現在の行動，未来の行動計画を評価することによって，最もよく把握できる．

信頼性　妄想性障害の患者からの情報は，それが妄想体系によって侵害されていない限り，信頼できるものである．

類　型

被害型（persecutory type）

被害妄想は妄想性障害の典型的な症状である．臨床医にとって，おそらく被害型と嫉妬型が最も出会う機会の多い妄想であろう．この型の患者は，自分に被害ないし危害が及ぼされていると確信している．その確信はしばしば不満感，易刺激性，そして怒りを伴い，その対象に対して自分の怒りを行動化し，その人物を攻撃したり，殺害したりすることさえある．またなかには自分に被害を与えていると確信する対象に対して公式な訴訟を起こし，それに専心してしまう者もある．この障害における被害妄想は，統合失調症にみられるそれと対照的であり，明快で理論的，そして被害主題が精巧に体系化されており，このことがこの障害における注目すべき特徴である．その他の精神病理，パーソナリティの荒廃，多岐にわたる機能障害はみられず，このことも統合失調症の典型的な病像と対照をなす．

S夫人は62歳の女性で，不眠を訴えて精神科医を受診した．彼女は以前は，子どもを育てながら常勤で働き，ほぼ毎日テニスをし，家事もこなしていた．しかし，現在の

表 7.4-2　DSM-5 の妄想性障害の診断基準

A．1つ（またはそれ以上）の妄想が1か月間またはそれ以上存在する．
B．統合失調症の基準 A を満たしたことがない．
　注：幻覚はあったとしても優勢ではなく，妄想主題に関連していること（例：寄生虫妄想に基づく虫が寄生しているという感覚）
C．妄想またはそれから波及する影響を除けば，機能は著しく障害されておらず，行動は目立って奇異であったり奇妙ではない．
D．躁病エピソードもしくは抑うつエピソードが生じたとしても，それは妄想の持続期間に比べて短い．
E．その障害は，物質または他の医学的疾患の生理学的作用によるものではない．また，醜形恐怖症や強迫症など他の精神疾患ではうまく説明されない．

▶いずれかを特定せよ
　被愛型：この下位分類は，妄想の中心主題が，ある人物が自分に恋愛感情をもっているという場合に適用される．
　誇大型：この下位分類は，妄想の中心主題が，卓越した（しかし実際は認められない）才能または見識をもっているという確信，または重大な発見をしたという確信である場合に適用される．
　嫉妬型：この下位分類は，妄想の中心主題が，自分の配偶者や恋人が不貞を働いているというものである場合に適用される．
　被害型：この下位分類は，妄想の中心主題が，陰謀を企てられている，だまされている，見張られている，つけられている，毒や薬を盛られている，不当に中傷されている，嫌がらせを受けている，長期目標の遂行を邪魔されるといった確信である場合に適用される．
　身体型：この下位分類は，妄想の中心主題が，身体機能または感覚にかかわる場合に適用される．
　混合型：この下位分類は，複数の妄想の主題のうち，いずれも優勢でない場合に適用される．
　特定不能型：この下位分類は，支配的な妄想的確信がはっきりと決定できない場合やある特定の型にならない場合（例：際立った被害的もしくは誇大的な要素のない関係妄想）に適用される．

▶該当すれば特定せよ
　奇異な内容を伴う：妄想の内容が明らかにありえないものであり，理解不能で，通常の生活体験からかけ離れている場合（例：誰かが傷跡も残さず自分の体内の臓器を抜き取り，他人のものと入れ替えた，という確信），その妄想は奇異と判断される．

▶該当すれば特定せよ
　経過に関する以下の特定用語は，本障害が1年間続いた後にのみ使用される．
　初回エピソード，現在急性エピソード：症状と持続期間の診断基準を満たす障害が初めて出現したもの．急性エピソードとは，症状の診断基準が満たされる期間のことである．
　初回エピソード，現在部分寛解：部分寛解とは，以前のエピソード後に改善が維持されるものの，診断基準が部分的にのみ満たされている期間のことである．
　初回エピソード，現在完全寛解：完全寛解とは，以前のエピソード後に，その障害に特有な症状がいずれも存在しない期間のことである．
　複数回エピソード，現在急性エピソード
　複数回エピソード，現在部分寛解
　複数回エピソード，現在完全寛解
　持続性：本障害の診断基準を満たす症状が疾病経過の大部分に存在し続け，基準に満たない症状が存在するのは，全体の経過と比べてごく短期間である．
　特定不能

▶現在の重症度を特定せよ
　重症度の評価は，精神病の主要症状の定量的評価により行われる．その症状には妄想，幻覚，まとまりのない発語，異常な精神運動行動，陰性症状が含まれる．それぞれの症状について，0（なし）から4（あり，重度）までの5段階で現在の重症度（直近7日間で最も重度）について評価する．
　注：妄想性障害は，この重症度の特定用語を使用しなくても診断することができる．

Diagnostic and Statistical Manual of Mental Disorders, Fifth Edition（Copyright ⓒ2013）. American Psychiatric Association. All Rights Reserved から許可を得て転載．

彼女は，次のような考えにとりつかれるようになっていた．すなわち階下の隣人が彼女にさまざまな嫌がらせを行い，彼女を出て行かせようとしているというのである．当初彼女の確信は，隣の男性が彼女を見た表情と郵便箱に受けた被害に基づいたものであった．しかし，徐々に彼女はその男性が洗剤の空き瓶を地下室に置き，その有毒ガスによって自分を殺そうとしていると思うようになり，眠るのが怖くなった．なぜなら，眠っている間に窒息してしまい，助

けが来る前に覚醒できなくなると確信したからである．彼女は多少抑うつ的になり，嫌がらせを受けているというストレスによって食欲もなくなってきたように思った．しかし，体重減少はなく，テニスを楽しむこともでき，また友人と外出もしていた．彼女は別の部屋に移ろうと考えたこともあったが，やはり反撃しようと意を固めたのであった．S夫人の娘が彼女に精神科の診療を受けるように説得するまでに，8か月が経過していた．面接の際S夫人は感じがよく協力的であった．軽度の抑うつ症状と近隣から嫌がらせを受けているという特徴的な妄想を除けば，彼女の精神状態は正常であった．

S夫人には，30年前に，親友の死亡に引き続いて生じたうつ病の既往があった．彼女は数か月間，カウンセラーと会い，それは有用であったが，薬物療法は受けていなかった．今回彼女は，薬物療法を受けることに同意したものの，自分よりも隣の男性のほうがその必要があると信じていた．彼女の症状は，就寝前のリスペリドン2 mgと朝および就寝前のクロザピン0.5 mgによって多少軽快した．

患者には隣人に対する単一の妄想がみられ，しかもそれは現実にあり得る範囲の内容（すなわち，奇異なものではない）であった．また，その他の機能に関しては正常であった．軽うつ症状はみられたものの，うつ病の診断基準は満たさなかった．また彼女には以前にうつ病があったが，それは正常な死別反応に関連したものであり，薬物療法も入院治療も必要としなかった．したがって，彼女の現症は妄想性障害の1つ，被害型であり，精神病性の特徴を伴ううつ病ではない．治療に関しては，患者との治療上の信頼関係が構築できたこと，妄想の真偽についての議論を避けたこと，そして焦点を彼女の不安，抑うつ，入眠困難に当てたことによって，薬物療法の導入が可能になり，またそれが有効であった．(Laura J. Fochtmann, M.D., Ramin Mojtabai, M.D., Ph.D., M.P.H., Evelyn J. Bromet, Ph.D. のご好意による)

嫉妬型（jealous type）

不貞に関する妄想性障害の中で，その妄想が配偶者の不貞に限定されている場合は，夫婦妄想（conjugal paranoia）と呼ばれる．一方，オセロ症候群（Othello syndrome）は，配偶者だけでなく恋人や愛人の不貞に関する病的嫉妬をいう．この妄想は通常男性，しかも多くは精神疾患歴のない者に起こる．妄想は，突然出現することが多く，配偶者の行動に関する現在および過去の出来事を患者に説明する役割を果たす．この状態の治療は困難で，配偶者との離別，離婚，配偶者の死が唯一の軽快への道となる．

激しい嫉妬（通常，病的嫉妬と呼ばれる）は，統合失調症（この場合は女性により多く認められる），てんかん，気分障害，薬物依存，アルコール症を含む多くの障害でもみられ，その際の治療は原因疾患の治療に向けられる．嫉妬は強力な感情である．したがって，それが妄想性障害や他の疾患の部分症状として認められたときには，潜在的な危険性をもち，これまでにも暴力行為，特に自殺と他殺の両者と明らかな関連が認められている（図7.4-

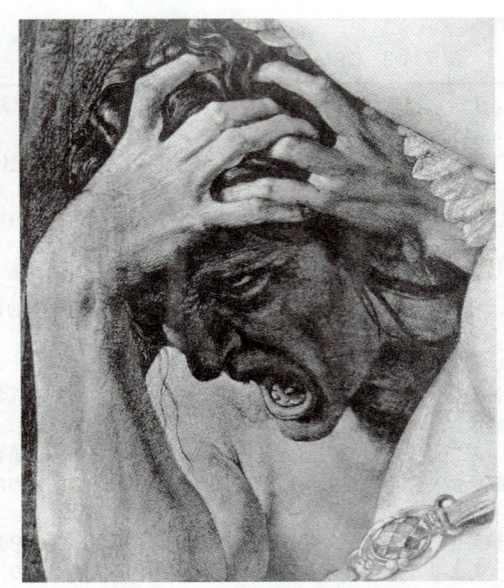

図7.4-1　ブロンズィーノ（Bronzino）が嫉妬深い愛人を描いた絵画，愛の勝利の寓意（愛と時のアレゴリー）の一部．片方が他方を嫉妬しているという関係において，病的嫉妬が主要なテーマになると，殺人のリスクが高くなる．それによる憤怒がブロンズィーノの絵画に巧みに表現されている．

1）．この症状の法的側面は繰り返し注目され，とりわけ殺人の動機として果たす役割があげられてきた．しかし，この症状をもった人にはこのような極端な行動化もさることながら，身体的，言語的虐待がさらに頻繁にみられる．そのような症状に対していかに対処するかを判断する際，診断的視点のみならず安全確保の視点からも注意を喚起し，治療を行う目が必要となる．

M氏は51歳の既婚の白人男性で，持ち家に妻と住み，常勤の清掃車の運転手として働いていた．入院治療前，彼は妻が浮気をしているのではないかと心配するようになっていた．彼は妻を尾行し，観察したことをノートに記録し，そのことで常に妻を困らせた．しばしば彼は妻を深夜に起こし，非難したりもした．入院直前，彼は口論から暴力行為に至り，警察官に連れられて病院にきた．妻の貞節に関する懸念に加えて，M氏は妻による結婚の誓いの「裏切り」が原因で抑うつ的になっていると述べたが，睡眠，食欲，仕事の能力の変化は感じていなかった．彼は少量の抗精神病薬で治療を受け，妻の行動に対する心配は減少したと語った．退院後の彼は，薬物療法と1か月に1回の通院を続けたが，10年後にも，妻の不貞に関する考えは持続していた．妻が述べるには，彼は時々妄想によって取り乱すことはあるが，攻撃的になることはなく，また入院が必要になることもないという．

この患者には固定した，嫉妬の被殻化（encapsulated）妄想がみられ，その妄想は彼の他の活動に支障を及ぼすことなく，抗精神病薬による治療にも部分的に反応した．当初彼は，妻の不貞のせいで抑うつ的であると語ったが，うつ病を疑わせる精神状態はみられなかった．(Laura J.

Fochtmann, M. D., Ramin Mojtabai, M. D., Ph. D., M. P. H., Evelyn J. Bromet, Ph. D. のご好意による)

被愛型(erotomanic type)

　被愛妄想(erotomania)は、クレランボー症候群(Clérambault's syndrome)ないし熱情精神病(psychose passionelle)とも呼ばれ、患者は、通常自分より社会的地位が上の人が、自分を愛しているという妄想的確信を抱いている。このような患者は、社会的、職業的機能がそれほど高くないと同時に、孤立し、社会から引きこもり、依存的で、性的にも抑制された傾向をもつ。以下のような被愛妄想の操作的診断基準が提案されている。すなわち、(1)情事的な交流をめぐる妄想的確信、(2)対象が自分より遥かに上の地位、(3)対象のほうが先に恋に陥っている、(4)対象のほうが先に自分を愛し始める、(5)突然の発症(7日間以内)、(6)対象は変わらない、(7)患者は対象の逆説的な行動を正当化する、(8)慢性経過、(9)幻覚の不在、である。これはある種の妄想性障害患者の鍵となる症状であるだけでなく、統合失調症、気分障害、さらには器質性障害でも生じることが知られている。

　被愛型の患者は、しばしばある種の特徴を示す。すなわち、患者は一般に人目を引くことのない女性であり、職業水準は低く社会から引きこもりがちである。また単身生活を行い、結婚もしておらず、性的な関係もほとんどもっていないことが多い。彼らが選ぶ隠れた求愛者は、だいたいにおいてそれとは反対の特徴をもっている。患者には逆説的行動(paradoxical conduct)と呼ばれる行為がみられ、これは、愛を否定することすべてを、それがいかに明白な否定であろうとも、それ自体が愛の秘密の表現であると解釈する妄想的現象である。この型の経過は、慢性であることも、再発を繰り返すことも、短期間のこともある。成功しうる唯一の介入方法は、愛の対象からの分離であろう。男性は女性に比して、一般的に色情型は少ないが、男性のほうが攻撃的であり、愛の遂行のために暴力に走る可能性をもっているため、法の対象となった者の中でみれば男性のほうが多くなる。恋人本人ではなく恋人の相手や保護者など、自分と恋人の間に割り込もうとしているとみなされた者が攻撃の対象になりやすい。精神科ではなく、警察が被愛妄想の男性に最初に接触することが多いのは、この暴力に向かいやすい傾向によるものと考えられる。確かに患者の中には、いかなる形での愛の表現にも応答がないことに反応して、恨みや怒りをもつ者がおり、このような場合、愛の対象を危険に陥れるほどにまで恨みや怒りの激しさを増すこともある。いわゆるストーカー(stalker)と呼ばれる、自分が愛の対象とみなした相手を始終つけまわす者の中には、しばしば妄想をもっている者がいる。ストーカーのほとんどは男性であるが、女性の場合もある。男性、女性のいずれもが、暴力への高い可能性を秘めていることに注意しなければならない。

　D夫人は32歳の既婚の看護師で2人の子どもをもっている。彼女は12年間病院に勤務しており、仕事上の能力も高かった。彼女は以前、病院に勤務する内科医が彼女に恋をしていると信じたことがあった。今回は、若い研修医の1人に対して、自分への恋愛に陥っていると攻撃したため、彼女の上司に連れられて、精神的評価のために来院した。今回の彼女の妄想は、美容整形手術後、休憩室のベッドで休んでいる最中に、若い研修医が入室してきて彼女のほうを向いたときから始まった。彼女は彼には会ったことがなかったが、その時の彼女は一瞬にして彼が自分への恋に陥っていると確信した。彼女は手紙や電話で彼に何度か接触を試みたが、彼からの応答はなかった。そこで彼女は、彼が表情や声のトーンに乗せて愛を伝えようとしていると確信した。彼女はこれに関連した幻聴はないと述べた。研修医は彼女に会い、彼女を愛していることを否定したが、彼女は彼を追いまわし、最終的には暴力行為にまで至り、受診の必要が生じた。

　当初D夫人は、いかなる服薬も拒否した。数か月の間彼女は精神療法を受け、その間勤務を継続し、また研修医との接触を避けることもできた。治療者はD夫人と研修医との3者面談を行い、彼女の確信の強さは多少軽減したが、それでも確信自体は持続していた。その後彼女は抗精神病薬の服用に同意し、1日16mgのペルフェナジンの投与を受けたが、症状に目立った改善はみられなかった。結局妄想が消褪したのは、研修医が他の病院に移ってからであった。

　この患者からは、妄想性障害の被愛型の多くの特徴がみてとれる。とりわけ彼女の妄想は、研修医が彼女に特別な反応をしたと認知した時に突然始まっていた。彼が彼女に恋しているという彼女の妄想的確信は、事実を否定された直面化の後も持続し、彼が明らかに彼女に興味を示さないことをも正当化した。対象人物は異なっていたものの、彼女には既存のエピソードが存在したこと、そして抗精神病薬による治療への反応性が乏しかったことは、しばしば慢性化するこの障害の特徴と一致した所見である。幻覚が存在しなかったこと、仕事上の能力が低下しなかったことは、彼女の診断が統合失調症よりも妄想性障害であることを示唆する。(症例はS. Fennigによる提供、原著はFennig S, Fochtmann LJ, Bromet EJ. Delusional disorder and shared psychotic disorder. In : Sadock BJ, Sadock VA, eds. *Kaplan and Sadock's Comprehensive Textbook of Psychiatry*, 8th edition. Philadelphia : Lippincott Williams & Wilkins ; 2005 : 1525.)

身体型(somatic type)

　妄想性障害の身体型は、単一症状的心気精神病(monosymptomatic hypochondriacal psychosis)と呼ばれてきたものである。この障害と心気症状をもった他の疾患との相違は、現実検討識の障害の度合にある。妄想性障害では、妄想は固定化され、疑念の余地がなく、積極的に表現される。なぜならば患者は、自身の身体的な障害の性質について、完全に確信しているからである。これに反して、心気症の患者は、自分が病気であるという恐怖が根拠のないものであることを、少なからず認める。身

体型の妄想の内容は，患者によって広範にわたる．主な3つの類型をあげれば，(1)虫（寄生虫を含む）にたかられているという妄想，(2)奇形，不恰好な容姿，身体の一部の不均衡な肥大などの，醜形妄想（醜形恐怖症の診断カテゴリーにきわめて近い），(3)身体の不快な匂いないし口臭に関する妄想である．このうち3番目の診断カテゴリーは，時に体臭関連症候群（olfactory reference syndrome）とも呼ばれ，虫などにたかられているという妄想とは多少異なった面をもつ．すなわち前者の患者は，発症がより早く（平均発症年齢が25歳），男性に多くみられ，独身者が多く，精神科治療歴がない．なお，これら3つの類型はいずれも個々の発生率は低いものの，重複することもある．

　妄想性障害の身体型の症状の出現は，緩徐なことも急激なこともある．この障害の患者のほとんどは寛解することがないが，妄想の重篤さは変動することが多い．過覚醒と強い不安もこの型の患者の特徴である．妄想上の寄生虫に感染したという懸念，醜形妄想に基づく身体的特徴に関する懸念，自己臭症ともいわれる身体臭に関する妄想的懸念（bromosis とも呼ばれる）など，繰り返すテーマもある．寄生虫妄想では，しばしば触覚的感覚現象が妄想的確信と結びつく．

　妄想性障害の身体型の患者は，精神医学的評価のために受診することはめったにない．もし受診したとしても，たいていは他科から精神科への診察依頼か，リエゾン医療体制のなかでのことであり，患者は通常，特殊な専門医のもとに評価を求めて受診している．したがって，このような患者は，皮膚科医，形成外科医，泌尿器科医，後天性免疫不全症候群（AIDS）の専門家，時には歯科医や消化器専門医でみられることの方が多い．

　G夫人は56歳の主婦で2人の子どもの母親である．彼女は体幹と四肢に負った化学薬品による火傷の後，火傷部門に傷の治療と皮膚移植のために入院した．彼女は入院6か月前から，皮下に小さな虫が巣くっているという確信が強くなってきた．そのため彼女は虫を自分で駆除しようと，毎日何回も医療用石鹸とリンデーンシャンプー（訳注：殺虫作用のあるシャンプー）で洗った．また彼女は何人かの皮膚科医を訪ね，「虫の死骸」の標本を提示し，顕微鏡で調べてくれと依頼もした．いずれの皮膚科医も身体的な問題はないこと，そして実際の問題は精神科的なものではないかと指摘した．虫に関する彼女の悩みは増大し続け，虫が駆除されなければ身体の他の器官まで侵襲されるのではないかと懸念した．結局彼女は，身体をガソリンで覆って虫を窒息させようと，身体中にガソリンを塗り，さらにビニール袋で身体を覆った．皮膚が赤くなり，燃えるような感覚を覚えたが，彼女はこれを肯定的な徴候とみなした．つまり虫が殺されつつあり，死に向かって悶えているものと捉えたのである．ガソリンを塗ってから数時間後，娘が帰宅し，G夫人の状態をみて，彼女を病院に連れてきた．火傷部門で診察を受けた際，G夫人は虫に関する心配ごとを包み隠さず話し，虫がいるのかどうかまだ確信をもてないと語った．同時に彼女は，虫をガソリンで殺そうとしたのは間違いだったとも認めた．彼女の人物，場所，時間に対する見当識は保たれており，また他の妄想や幻聴，幻視は認められなかった．また自分の気分に関しては「大丈夫」と述べたが，彼女が受けることになるであろう治療や，傷の回復に困難が伴うことに関しては心配していた．入院前の自殺念慮や自殺企図に関しては否定し，精神疾患の既往もなかった．また，社交として1か月に2回ほどビールを飲んでいたほかには薬物使用はなかった．彼女には入院中，1日5mgのハロペリドールが使用され，妄想は軽快した．

　この患者には，医師への頻回の受診，虫が存在するという絶対的な確信，そしてそれを裏付ける「証拠集め」を含む寄生虫妄想の古典的な表現が認められた．問題になるような飲酒歴や薬物使用歴がないことからは，虫が皮膚を這っているという感覚が，薬物中毒やその離脱に伴うものではないことが示唆される．また彼女には，せん妄を疑わせるような見当識の障害や意識レベルの変動も，統合失調症を疑わせるような他の精神病症状も，精神病症状を伴ううつ病を示唆するような抑うつ症状もみられなかった．(Laura J. Fochtmann, M. D., Ramin Mojtabai, M. D., Ph. D., M. P. H., and Evelyn J. Bromet, PH. D. のご好意による)

誇大型（grandiose type）

　壮大な内容の妄想群（誇大妄想［megalomania］）は，長年にわたり注目されてきた．これはクレペリンによって最初に記載された．

　51歳の男性が治安を乱すという理由で逮捕された．彼は自分のイニシャルと最近設立された宗教的カルトの名前を，地元の公園の池の周囲のさまざまな木に刻み込んでおり，それを止めるために警察が出動した．警察官が彼と対面すると，彼は町全体規模の新たな信仰復興運動を始めるために自分が選ばれたのだと蔑むように主張した．彼にとっては，彼の意志を永遠に残る形で布教する必要があったのである．警察官は，彼が別の木に刻もうとするのをやめさせることができなかったので，彼を逮捕した．州立精神病院で精神医学的な検査が行われ，数週間そこで観察されることになった．その際彼は，特に感情的な苦痛はもっておらず，これまでに精神科的治療を受けたこともないと語った．また彼には多幸や気分の変動の既往もないことがわかった．患者は入院させられていることに憤慨していたが，医師が患者に面接することは徐々に受け入れるようになった．しかし，彼は数日後には他の患者への伝道活動に駆け回り，自分が人を治癒させる能力をもち，それを通して新たな改心者に利益をもたらすよう神から特別な指令を受けていることを知らせようとした．最終的には，特別な能力への専心は目立たなくなり，彼にはその他の精神病理も存在しないことがわかった．彼は薬物治療は全く受けずに退院した．しかし，その2か月後，彼は地元の劇場で逮捕された．このときは，映画の上映を妨害し，彼はその映画に描かれている主題が悪魔的なものであると確信していた．

混合型（mixed type）

混合型の診断区分は，2つないしそれ以上の妄想主題をもっている患者に適用される．この診断は，いずれの妄想類型であれ，1つだけが優勢になっていない場合にのみなされる．

特定不能型（unspecified type）

特定不能型という診断区分は，優勢な妄想が上記のいずれにも分類できない場合のための区分である．ここに区分されうる例として，ある種の人物誤認妄想，例えば替え玉妄想（illusion des sosies ないし illusion of double）を提唱したフランスの精神科医の名称を冠したカプグラ症候群（Capgras syndrome）をあげることができる．カプグラ症候群の妄想は，親しい人物が偽者と入れ替わってしまったという確信である．また，カプグラ症候群の変異型を記述したものもある．すなわち迫害者や親しい人が，見知らぬ人の外観を装っているかもしれないという妄想（フレゴリの現象[Frégoli's phenomenon]）や，きわめて稀な妄想であるが，親しい人物が意のままに他の人物になりかわれるという妄想（変化自在[intermetamorphosis]）である．これらは稀であるだけでなく，統合失調症，認知症，てんかん，その他の器質性精神障害と関連することがある．これまで報告された症例は，女性が多く，パラノイド（妄想性）の特性を併せもち，また離人感ないし非現実感を抱いていた．妄想は短期間のこともあれば，繰り返されることも，長く持続することもある．妄想性障害が果たしてこのような妄想を呈しうるかどうかは，不明である．たしかに，フレゴリの妄想や変化自在妄想は奇異で実際にはありえない内容をもっているが，カプグラ症候群は妄想性障害の可能性がある．この疾患における幻覚や認知の障害の果たす役割が解明される必要がある．これまでの症例は，突然の脳損傷後に出現している．

19世紀にフランスの精神科医コタール（Jules Cotard）は，否定妄想病（délire de négation）と呼ばれる症候群に罹った数名の患者を記載した．これは時に否定妄想性障害（nihilistic delusional disorder）あるいはコタール症候群（Cotard syndrome）とも呼ばれている．この症候群の患者は，財産，地位，能力のみならず心臓，血液，腸までをも失ってしまったと訴える．彼らの周囲に広がる世界は無に帰せられる．比較的稀なこの症候群は，統合失調症性ないし抑うつ障害の前兆であると通常考えられている．抗精神病薬が広く使用されている今日，この症候群は以前に比してさらに稀になっている．

共有精神病性障害

共有精神病性障害（shared psychotic disorder：これは歴史的に共有妄想性障害[shared paranoid disorder]，感応精神障害[induced psychotic disorder]，押し付けられた狂気[folie impose]，そして二重の狂気[double insanity]とも呼ばれてきた）は，1877年にラセグ（Lasegue）とファルレ（Falret）の2人のフランス人精神科医によって記述され，2人組精神病（folie à deux）と命名された．この障害はDSM-5で，「妄想性障害患者のパートナーにみられる妄想症状」（delusional symptom in partner of individual with delusional disorder）として言及されているが，多くの精神科医は不必要な命名の変更とみている．この障害はおそらく稀であるが，発生率と有病率は不明であり，これに関する文献も，ほぼすべてが完全な症例報告の形態をとっている．

この障害は，妄想がある人からもう1人の人に移されることを特徴とする．その際両者は長年緊密な関係にあり，ともに暮らし，社会的に比較的孤立しているのが典型的である．この障害の最も一般的な類型では，最初に妄想をもった者（発端者）は，慢性的に病んでおり，また典型例では，暗示にかかりやすく同様の妄想をもつにいたる者（継発者）と緊密な関係をもち，かつ優位に立っていることが多い．継発者は発端者に比して，しばしば知的に劣り，愚鈍であり，より受動的，より自信に欠けている．両者が分離されると，継発者の妄想は消失することが多いが，必ずそうなるとは限らない．妄想の出現はより優位な者の強い影響に拠って立っている．この独特な形態の精神病性障害に関連する因子として，高齢，知能の低さ，感覚障害，脳血管性疾患，アルコール依存などがあげられる．特発性精神病の遺伝的素因も発症の危険因子として指摘されている．

この障害の他の特殊な形態も報告されている．例えば，同時の狂気（folie simultaneé）がそれであり，この場合には2人の人が同時に精神病的になり，同じ内容の妄想を共有する．また時に，2人以上の人が巻き込まれることがあるが（例えば，3人組，4人組，5人組精神病[folie à trios, quatre, cinq]，家族精神病[folie à famillie]），このような例はきわめて稀である．共有精神病において，最も一般的な間柄は，姉-妹，夫-妻，母-子であるが，他の組み合わせの記載も存在する．ほぼすべての例で，巻き込まれているのは同一家族内の人である．

52歳の男性が，平安を乱したために，裁判所経由で，入院による精神医学的検査の目的で来院した．彼は何人もの裁判官から嫌がらせを受けたと訴え，法廷を混乱させたために逮捕された．つまり彼は法廷に入室して行き，裁判官席まで歩みより，保護観察処分の判定に対して叱り飛ばしたのであった．入院中の彼は，地方裁判所の中で陰謀が行われているという詳細な報告を行い，標的となった裁判官に関して，年余にわたって証拠をでっち上げてきたと訴えた．つまり彼は何が起こっているのか知っており，悪事の記録を握っており，あらゆることの重大性を理解しているというのである．患者は，陰謀に関する詳細を述べることを拒否し，新聞，地方弁護士会，さらには議会の小委員会への頻回の投書でそれに答えた．彼の精神状態は，このような陳述内容と軽度の抑うつ気分のほかには，全く正常で

あった．

家族面接によって，彼の妻と成長した子どもたちの何人かもまた，患者に対して向けられた法廷の陰謀についての確信を共有していることが判明した．観察10日後も，彼と家族の妄想的思考には変化はなかった．患者は，その後の治療を拒否した．

この患者の場合，妄想を共有している家族によって，妄想および確信に対して理性的に反応する必要性を免れている．このような例は多くはないが，稀なわけでもない．（TC Manschreck, M.D. のご好意による）

 表7.4-3 妄想症状を呈しうる病因

病気ないし障害	例
神経変性疾患	アルツハイマー病，ピック病，ハンチントン病，基底核石灰化，多発性硬化症，異染性白質ジストロフィー
他の中枢神経系の障害	脳腫瘍，特に側頭葉腫瘍と半球性の深部腫瘍；てんかん，特に複雑部分発作；頭部外傷（硬膜下血腫），低酸素性脳障害；脂肪塞栓
血管性の疾患	動脈硬化性疾患，特にびまん性，側頭・頭頂葉，ないし皮質下部位の動脈硬化を伴ったもの；くも膜下出血，側頭動脈炎
感染症	ヒト免疫不全ウイルスあるいは後天性免疫不全症候群，嗜眠性脳炎，クロイツフェルト・ヤコブ病，梅毒，マラリア，急性ウイルス性脳炎
代謝性疾患	高カルシウム血症，低ナトリウム血症，低血糖，尿毒症，肝性脳症，ポルフィリン血症
内分泌疾患	アジソン病，クッシング症候群，甲状腺機能亢進症ないし低下症，汎下垂体前葉機能低下症
ビタミン欠乏症	ビタミン B_{12} 欠乏症，葉酸欠乏症，チアミン欠乏症，ナイアシン欠乏症
医薬品	副腎皮質ホルモン，アナボリック・ステロイド（筋肉増強剤），副腎皮質ステロイド，シメチジン，抗生物質（セファロスポリン，ペニシリン），ジスルフィラム，抗コリン薬
物質	アンフェタミン，コカイン，アルコール，大麻，幻覚剤
中毒	水銀，亜砒酸，マンガン，タリウム

鑑別診断

身体疾患

妄想性障害の診断を行うためには，第1に妄想の原因となりうるような，身体疾患の除外を行う．数多くの身体疾患が，妄想の発展と関連している可能性があり（表7.4-3），時にせん妄状態を伴う．

大脳辺縁系と基底核に影響を及ぼす中毒-代謝状態や疾患は，妄想的確信の出現に関連していることが最も多い．複雑な妄想は，皮質下病変の患者でより頻繁に生じる．例えば，ハンチントン病や本態性の基底核石灰化のある患者では，50％以上に，その疾患経過のどこかで妄想が認められる．右半球の梗塞後には，疾病失認や重複記憶錯誤（すなわち，自分が同時に異なる場所にいると信じる）などの型の妄想の頻度が高まる．カプグラ症候群は，中枢神経疾患，ビタミン B_{12} 欠乏症，肝性脳症，糖尿病，甲状腺機能低下症を含む数多くの身体疾患でみられる．局在徴候は，左半球よりも右半球の障害でみられる．寄生虫妄想や獣化妄想（すなわち，自分が動物になったという誤った信念，しばしば狼や「狼人間」がこれに含まれる），瓜二つ妄想（heutoscopy：自分の生き写しがいるという誤った信念），そして被愛妄想は，数は少ないが，てんかん，中枢神経疾患，もしくは代謝性中毒疾患で報告されている．

せん妄，認知症，物質関連障害

妄想をもつ患者の鑑別診断では，せん妄と認知症を考慮する必要がある．このうちせん妄は，意識水準の変動と認知障害が出現する点で，鑑別が可能である．またアルツハイマー型認知症におけるように，認知症疾患の経過の初期にみられる妄想の場合にも，一見妄想性障害にみえることがあるが，神経心理学的な検索で認知障害を見出すことができる．アルコール乱用も，妄想性障害に伴う特徴であるが，妄想性障害では幻覚がみられないという点で，アルコール誘発性精神病性障害との鑑別が可能である．交感神経刺激薬（アンフェタミンなど）や，マリファナ，Lドパも妄想症状の原因になりうる．

他の障害

妄想性障害と鑑別すべき精神疾患には，心理的徴候と症状が優勢な詐病や作為症をあげることができる．また詐病以外では，統合失調症，気分障害，強迫症，身体表現性障害（DSM-IV診断），猜疑性（妄想性）パーソナリティ障害があげられる．妄想性障害は，統合失調症と次の点で鑑別できる．すなわち統合失調症の他の症状がみられない点，妄想の質が奇異ではない点，統合失調症でみられる機能障害がみられない点である．身体型の妄想性障害は，抑うつ障害や身体表現性障害（DSM-IV）に類似する場合がある．抑うつ障害との鑑別は，妄想性障害患者にはうつ病の他の徴候がみられない点，さらに抑うつ障害に広くみられる特質が欠けている点などによる．また身体表現性障害との鑑別は，患者が身体疾患に対する確信をどの程度もっているかによって可能になる．すなわち，身体表現性障害では彼らが確信している疾患が実際には存在していないのではないかという疑問を挟む

余地があるのに対して，妄想性障害の場合にはその余地が全くない．猜疑性（妄想性）パーソナリティ障害と妄想性障害との鑑別は，臨床場面では困難なことがある．すなわち極度の疑い深さと，疑いようのない妄想との差を見出すことが困難なのである．一般的には，もし妄想であるか否かが疑われた場合には，妄想性障害という診断を控えるほうが無難である．

経過と予後

臨床医の見解や研究の中には，この障害の発症に際して，しばしば何らかの心理社会的なストレス因子を証明できるとするものがある．このようなストレス因子の性質から，患者のもつある種の疑い深さや思考は妥当なものとみなしうる．ストレス因子には，移住してから間もないという状況，家族や友人との社会的葛藤，および社会的孤立などがある．発症経過は，潜行性よりも突然であることが多い．妄想性障害患者の知能は平均以下であって，また彼らの病前性格は，外向的，支配的，過敏な傾向があると論ずる臨床医もいる．患者の元来の疑い深さや当初の心配はしだいに変形され，患者の注意力を消耗させ，最終的に妄想へと発展する．患者は仕事仲間と反目し合うようになり，FBIや警察の保護を求めたり，内科医や外科医の治療を求めて回ったり，訴訟を抱えて法律家のもとを，もしくは妄想的な疑いをもって警察を訪れたりする．

妄想性障害は，かなり確定した診断と考えられる．長期経過をみると，約50％が寛解し，20％が軽快，30％は不変である．予後良好の因子としては以下のようなものがある．すなわち，仕事や社会や機能面での適応水準が高いこと，女性，発症年齢が30歳以下，突然の発症，症状の持続期間が短期，誘因が存在することなどである．また信頼できるデータは限られているが，被害型・身体型・被愛型は，誇大型・嫉妬型に比して予後がよいと考えられている．

治　療

妄想性障害患者は一般に治療に対して抵抗を示すとみなされており，患者への介入は，妄想が患者自身や家族の生活に与える影響を軽減させ，それによって，患者の病的状態を管理することに焦点が当てられてきた．しかし近年，効果的な治療計画を立てるにあたっての見通しが，以前ほど悲観的で限られたものではなくなってきた．治療の最終目標は診断の確定，適切な介入方法の決定，そして並存する問題の管理に向けられる（表7.4-4）．これらの最終目標の達成は，効果的かつ治療的な医師-患者関係の確立があって初めて可能であるが，そのような関係の確立はきわめて困難である．この障害の患者は精神症状を訴えず，しばしば自らの意思に反して治療を受け始める．妄想体系に精神科医が組み込まれてしまうこ

表 7.4-4　妄想性障害の診断と管理

妄想的特徴像の他の原因を除外診断する
他の精神病理がないことを確認する
妄想に関連した以下の一連の行動を評価する
　混乱
　落胆
　怒りと恐怖
　うつ病
　「診断をつけてもらいたい」，「法的に解決してほしい」，「不貞の事実をみつけたい」などの探究心の及ぼす影響（すなわち，経済，法，個人，職業などの領域に及ぼす影響）
不安と焦燥の評価をする
暴力や自殺の可能性の評価をする
入院の必要性の評価をする
薬物療法，精神療法を実施する
治癒までの期間，接触を保つ

とすらある．

共有精神病性障害では，患者らの分離が必要である．入院治療が必要な場合には，別々の病棟に入院させ，相互の交流を断つようにすべきである．一般には2人のうち，より健康な者のほうがまず妄想的信念を放棄するようになる．これは，分離以外の治療的介入が全くなくとも起こることがある．一方，より病的な者のほうは，固定された誤った信念を持ち続けることが多い．

精神療法

有効な精神療法を行う上で最も基本的なことは，患者が治療者を信頼するようになる関係を築き上げることである．その際，個人療法のほうが，集団療法よりも効果的であり，支持的，認知的，行動的に洞察へ導く方法がしばしば有効である．医師は最初から患者の妄想に同意したり挑戦したりしてはならない．患者の妄想の範囲を把握するためには，医師は妄想について質問しなければならないが，執拗な質問は避けるべきであろう．医師は，妄想に対する治療をほのめかすことはせず，あくまでも患者の不安や苛立ちに対して快く援助することを強調し，患者の治療を受ける意志を高めるようにするとよい．ただし妄想が現実であるという患者の観念を積極的に支持するようなことはしてはならない．

治療者のゆるぎない信頼性は，治療の基本である．したがって，治療者は時間を厳守し，可能な限り定期的に面接予約を行い，患者との堅固で信頼に満ちた関係の確立を目指すべきである．その際，患者に過度の満足を与えるような方法を取ると，彼らはのちにすべての要求が満たされるものではないと知ることになってしまい，そのことによって患者の敵意と猜疑心を助長してしまう．過度の満足を与えないための具体的な方法としては，あらかじめ計画された予約時間を延長しないこと，絶対的に必要な場合以外には予約外の面接を行わないこと，診

治療者は，患者の妄想や思考を，軽蔑するような批評を行ってはならない．しかし，彼らが妄想に占有されてしまっているがゆえに自らを苦しめ，建設的な生活も行えなくなっている事態を，共感をもって指摘することはできる．患者の妄想的確信が動揺し始めたときには，治療者は患者の抱いている懸念を明確化するような質問をすることによって，患者の現実検討を促すとよい．

患者との治療同盟を結ぶ上で有効な方法には，迫害によって苦しめられているという内的体験への共感がある．その際には，「あなたが通ってきた道を考えると，さぞかしあなたは疲れ切っていることでしょうね」というコメントを加えるとよい．患者の誤認にいっさい同意しなくとも，患者の視点に立てば，このような誤認が患者に苦痛を与えていることを認めることができる．治療の究極の目標は，患者が自分の認知の仕方に対して疑問を抱くようにすることにある．患者の頑なさが減じるにつれ，弱さの感覚や劣等感がある種の抑うつ感とともに表面化してくる．患者が自分の脆弱性を感じ，治療しようとし始めたときには，すでに肯定的な治療同盟が成立していることになる．そして建設的な治療も可能となる．

家族の協力が得られれば，臨床医は家族を治療計画の中に含めることができる．妄想の中で家族が敵の側に立っているとみなされていなければ，臨床医は治療過程の中で，家族に同盟者としての協力を求めるべきである．したがって，このとき患者と家族の両者が次の点を理解していることが肝要となる．それは治療者があくまでも医師−患者間の信頼関係の維持を目指していることと，家族と交流した際には，その内容が適切なときに患者とも話し合われる必要があることである．このことによって家族は，治療者から支えられるという利点が得られ，それが患者を支えることにもなる．

よい治療結果が得られるか否かは，患者の他者への不信とその結果生じる対人葛藤やフラストレーション（欲求不満），そして対人関係の失敗に対する医師の対応能力によって決まる．また治療の成功をはかる指標は，患者の妄想の減弱よりも，社会適応の成功にある．

入　院

一般的に，妄想性障害の患者は外来で治療することができる．しかし，いくつかの理由から，入院治療を考慮しなければならない場合もある．まず第1に，妄想の原因として精神病以外の身体疾患があるか否かを精査するため，全身的，神経学的評価が必要な場合である．第2に，妄想の素材と関連した自殺や他殺などの暴力行為への衝動性に対する制御能力を評価しなければならない場合である．第3に，妄想に基づいた行動によって，患者が家庭や仕事の場面で順調な機能を果たすための能力に重大な影響が生じかねず，したがって社会や仕事における対人関係を安定させるために専門家の介入が必要な場合である．

もし医師が，患者にとって入院治療が最適であると確信した場合には，患者に入院治療の説得を試みるべきである．それに失敗した場合には，法的な収容命令を導入することになる．医師が患者に，入院が不可避であることを説得できれば，患者は，法の適用を避けるために自発的に入院する場合が多い．

薬物療法

緊急事態では，激しく興奮した患者に対して，抗精神病薬を筋肉注射の形で投与する．多数の患者を対象とした適切な管理下で行われた臨床治験はないが，ほとんどの臨床医が，妄想性障害に対する選択薬として抗精神病薬をあげている．この障害の患者には，服薬を拒否する傾向がある．それは患者が，投薬自体を容易に妄想体系の中に組み込んでしまうからである．したがって，医師は入院直後から患者に服薬を強要してはならず，むしろ患者との関係が成立するまで数日間待ったほうがよい．また医師は，のちに患者が「医師に嘘をつかれた」と疑うことがないよう，薬物によって起こりうる有害作用に関しても説明しておくべきである．

薬物の選択にあたっては，患者の過去の薬物に対する反応の情報が，最も有用な指標となる．また薬物投与は，少量から始め（例えば，ハロペリドール［セレネース］2 mgもしくはリスペリドン［リスパダール］2 mg），徐々に増量していく．もし有効とされる投与量に達したにもかかわらず，6週間以内に効果が得られない場合には，他の抗精神病薬への変更を試みる．研究者の中には，ピモジド（オーラップ）が，妄想性障害，特にその身体型に有効であると述べている者がいる．薬物療法が無効な場合，服薬不履行が原因であることがよくあり，したがって常にその可能性を念頭においておかなければならない．なお精神療法を併用すると，薬物療法の順守が促進される．

抗精神病薬によって効果が得られなかった場合には，抗精神病薬の投与を中止すべきである．抗精神病薬の効果が確かに得られた患者では，維持量は少量ですむという報告がある．抗精神病薬の効果の得られない妄想性障害患者の治療には，現在のところ確実なデータはないが，抗うつ薬，リチウム（リーマス），カルバマゼピン（テグレトール）やバルプロ酸（デパケン）などの抗てんかん薬も試みる価値がある．特に，患者に気分障害の特徴がある場合や家族歴に気分障害がある場合には考慮すべきである．

参考文献

Bury JE, Bostwick JM. Iatrogenic delusional parasitosis: A case of physician–patient folie a deux. *Gen Hosp Psychiatry.* 2010;32(2):210.

Christensen RC, Ramos E. The social and treatment consequences of a shared delusional disorder in a homeless family. *Innov Clin Neurosci.* 2011;8(4):42.

Edlich RF, Cross CL, Wack CA, Long WB III. Delusions of parasitosis. *Am J Emerg Med.* 2009;27(8):997.

Fochtmann LJ, Mojtabai R, Bromet EJ. Other psychotic disorders. In: Sadock BJ, Sadock VA, Ruiz P, eds. *Kaplan & Sadock's Comprehensive Textbook of Psy-*

chiatry. 9th edition. Philadelphia: Lippincott Williams & Wilkins; 2009:1605.
Freeman D, Pugh K, Vorontsova N, Antley A, Slater M. Testing the continuum of delusional beliefs: An experimental study using virtual reality. *J Abnorm Psychiatry*. 2010;119:83.
Hayashi H, Akahane T, Suzuki H, Sasaki T, Kawakatsu S, Otani K. Successful treatment by paroxetine of delusional disorder, somatic type, accompanied by severe secondary depression. *Clin Neuropharmacology*. 2010;33:48.
Mishara AL, Fusar-Poli P. The phenomenology and neurobiology of delusion formation during psychosis onset: Jaspers, Truman symptoms, and aberrant salience. *Schizophrenia Bulletin*. 2013;39(2):278–286.
Smith T, Horwath E, Cournos F. Schizophrenia and other psychotic disorders. In: Cutler JS, Marcus ER, eds. *Psychiatry*. 2nd edition. New York: Oxford University Press; 2010:101.
Szily E, Keri S. Delusion proneness and emotion appraisal in individuals with high psychosis vulnerability. *Clin Psychol Psychother*. 2013;20(2):166–170.

7.5 短期精神病性障害，他の精神病性障害，および緊張病

短期精神病性障害

短期精神病性障害（brief psychotic disorder）は，精神病症状が急性に発症し，それが1日ないしそれ以上持続するが，1か月を超えることのない精神病状態と定義される．患者は完全寛解に至り，病前の機能状態まで戻る．短期精神病性障害は，急性・一過性精神病症候群といえる．

歴 史

米国においては短期精神病性障害に関する研究が乏しい．少なくともその問題の一因として，米国では過去15年間にわたって，診断基準が頻回に変化してきた点があげられる．この診断は，米国よりもスカンジナビア諸国をはじめとする西欧諸国でその価値が認められ，詳細な研究がなされてきた．短期精神病性障害に類似した患者は，以前には反応性精神病（reactive psychosis），ヒステリー精神病（hysterical psychosis），ストレス精神病（stress psychosis），心因性精神病（psychogenic psychosis）として分類されてきた．

反応性精神病という用語は，しばしば予後良好な統合失調症の同義語として使用されてきた．しかし，短期精神病性障害の診断は統合失調症との関連を意味するものではない．1913年，ヤスパース（Karl Jaspers）は，反応性精神病のいくつかの基本的な特徴を記述した．すなわち，特定可能できわめて外傷的なストレス因子がみられること，精神病の発展とストレスとの密接な時間的な関連がみられること，一般に精神病エピソードの経過が良好なことである．さらに精神病症状の内容がしばしば外傷体験の性質を反映していること，また精神病への進展が患者にとって目的をもっているようにみえ，しばしば外傷となる状況から患者を逃避させる働きをもつことが記述されている．

疫 学

短期精神病性障害の正確な発生率や有病率は不明であるが，一般に稀であると考えられている．この障害は年長者よりも若年者（20歳代と30歳代）により多くみられる．また女性や発展途上国に，より発生率が高いという所見も散見される．このような疫学的な分布形態は，統合失調症のそれと明確に異なるものである．短期精神病性障害は，低い社会経済層出身者，大災害を体験した者，大きな文化的変化（例えば，移住）を通過してきた者に最もみられやすいと指摘する臨床医もいる．また先進諸国では発展途上国よりも発症年齢が高いようである．一般的に心理社会的なストレスとなる事柄を経験してきた者も，それに引き続いて短期精神病性障害に罹患するリスクが高いと考えられる．

併存疾患

短期精神病性障害は，パーソナリティ障害（最も一般的なものとしては，演技性，自己愛性，猜疑性［妄想性］，統合失調型，境界性パーソナリティ障害）をもつ患者にしばしばみられる．

病 因

短期精神病性障害の原因は知られていない．パーソナリティ障害，とりわけ境界性，シゾイド，統合失調型，もしくは猜疑性［妄想性］の性質をもつ者は，精神病症状の発展へと至る生物学的もしくは心理学的な脆弱性を有していると考えられる．短期精神病性障害の患者には，時に統合失調症や気分障害の家族歴があるという報告があるが，これには議論の余地がある．精神力動学的見地からは，不適切な対処機構（coping mechanism）と，精神病症状による2次的な利得の可能性が強調されている．また，このほかに精神力動学的理論では，精神病症状が，妨害された空想に対する防衛の意味，達成することのできない欲望を満たす意味，ストレスの多い心理社会的状況からの逃避という意味をもつことが指摘されている．

診 断

短期精神病性障害の診断は，精神病症状が1日以上1か月未満持続し，かつ気分障害や物質関連障害を伴っていない場合，ないし一般身体疾患に起因した精神病性障害でない場合になされる．短期精神病性障害には3つの亜型がある．すなわち，(1)ストレス因子の存在，(2)ストレス因子の不在，(3)産後の発症（後述）である．この疾患の場合，他の急性発症の精神疾患患者と同様に，診断にあたって必要な病歴を患者のみから得ることは困難である．精神症状の出現は明らかであっても，前駆症状，気分障害の既往，最近の精神異常発現薬の摂取などに関しては，臨床面接のみでは有用な情報が得られにくい．さらに，誘因となったストレス因子の有無に関する情報についても同様で，通常このような情報は，家族や友人

から最も詳細かつ正確に得られる．

臨床像

短期精神病性障害の症状には，幻覚，妄想，まとまりのない思考など，精神病の主要症状の少なくとも1つは必ず含まれている．多くの場合，急性に出現し，かつ統合失調症の症状の全特徴がそろってはいない．短期精神病性障害の場合，最終的に慢性に至る精神病性障害に比して，発症当初に気分変動，困惑，注意の障害がより一般的にみられる点を指摘している者がある．また，この障害の症状の特徴として，感情的な落ち着きのなさ，奇妙ないし奇異な行動，叫び声もしくは無言，近時記憶の障害などがある．さらに症状の中には，せん妄の診断を示唆する症状がみられ，とりわけ薬物による有害作用を除外するためにも，身体的な検査が行われる必要がある．

スカンジナビアや他のヨーロッパ諸国の文献では，短期精神病性障害に数種類の特徴的な症状類型の存在を記載しているが，ヨーロッパと米国では幾分の相違がみられる．ヨーロッパの類型には，急性妄想反応と反応性の困惑，反応性の興奮，そして反応性のうつ病がある．一方米国では，妄想がしばしばこの障害の最も目立つ症状であることを指摘する文献が散見される．またフランス精神医学では，急性錯乱(bouffée délirante)が短期精神病性障害との類似性をもつ．

誘因となるストレス因子　誘因となるストレス因子の中で，最も明らかなものは，誰でも気が動転するような重大な生活上の出来事である．それには身近な家族の死や重大な交通事故などがある．臨床医の中には，このような出来事の重篤度は，その人の人生との関連で考慮すべきであると主張する者もいる．このような見解はもっともではあるが，誘因となるストレス因子の定義を拡大し，精神病エピソードの発症とは無関係な出来事までをも包含してしまうリスクをもつ．また，臨床医の中にはストレス因子とはストレスに満ちた単一の顕著な出来事よりも一連のそれほど目立たないストレスの集積であるとみる者もいる．しかし，このような集積されたストレスの重篤度を臨床的に正確に判断することは不可能に近い．

20歳の男性が，兵役開始直後に精神科病棟に入院した．彼は軍事基地に到着して1週間もたたないうちに，他の新人全員が彼のことを奇妙な態度で見ていると思った．そして，周囲の人たちが，自分を「捕まえに」来ているのではないかと警戒した．彼は自分の名前が呼ばれるのを何度か聞いた．彼は徐々に疑い深くなり，翌週には精神医学的評価のために入院になった．病棟でも彼は用心深く，しかめ顔をし，懐疑的で，抑うつ的であった．また非常に内気で，抑圧されている印象があった．彼は抗精神病薬による治療を受け，その結果精神病症状は速やかに消褪した．しかし，彼は病院の規範に順応することが困難であった．そのため長期入院治療の受けられる病院への転院も考えられたが，3か月後に自宅に退院するという方針が下り，それに引き続いて軍に戻ることは適切でないという判断がなされた．

彼は5人同胞の長子である．父親は大量飲酒者で，飲酒時には怒りと残忍さが表出された．家庭は貧困で，両親の間には喧嘩が絶えなかった．子ども時代の患者は，自分の意見が言えず，怯え，そしてやっかいなことが起こったときには，よく森の中に逃げ込んでいた．彼にはまた学業面で困難がみられた．

成長したのちの彼は，独りを好み，他者といることを嫌った．しかし，時には地域の集まりに参加することもあった．彼は普段は，決して大量飲酒者ではなかったが，独りないし誰かと飲酒した際には，しばしば喧嘩を起こした．

彼は，入院後4年目，7年目，そして23年目に病院職員の面接を受けている．彼には精神病症状の再燃はなく，退院後6か月目からは正職に就いている．結婚もし，最後の調査時点で，成長した子どもが2人いた．

退院後の彼は，まず2年間，工場で働いた．そしてここ20年間は小さな事業を経営し，それも順調である．彼は仕事においても家庭においてもきわめて幸福であった．彼は孤独に走りやすい自身を克服する努力を行い，現在では数名の友人ももっている．

患者は，自分が生来的に社会的孤立に至りやすい傾向をもっていたこと，そして彼の精神疾患が，軍隊の中で対人関係をうまくやっていくことを強いられたことに起因していたと確信している．(Laura J. Fochtmann, M. D., Ramin Mojtabai, M. D., Ph. D., M. P. H., and Evelyn J. Bromet, Ph. D.から改変)

鑑別診断

臨床医は，短期的に精神病症状を呈している患者に明確な心理社会的因子が確認できた場合であっても，そのすべてに短期精神病性障害という診断が当てはまると思ってはならない．そのような因子が単に偶然みられたという場合がほとんどであるからである．もし精神病症状が1か月以上みられたなら，統合失調症様障害，統合失調感情障害，統合失調症，精神病性の特徴を伴った気分障害，妄想性障害，特定不能の精神病性障害の診断を考慮すべきである．しかし，明確なストレス因子への反応として，1か月以内の突然発症の精神病性障害が認められたなら，短期精神病性障害の診断が強く示唆される．この他に鑑別診断として考慮すべきものに，心理的徴候と心理的症状が優勢な作為症，詐病，一般身体疾患による精神病性障害，物質誘発性精神病性障害などがある．このうち作為症の諸症状は，意図的に作り上げられたものである．詐病においては，精神病を装う明確な目的が存在する(例えば，病院への入院を獲得する)．そして一般身体疾患や薬物と関連したものであれば，適切な身体診療や薬物検査を行うことで原因が明らかになる．もし患者が不法薬物の使用を認めれば，臨床検査を行わなくとも，臨床医は物質中毒ないし離脱症状と評価することが可能である．てんかんやせん妄の場合にも，短期精神病性障害と類似した精神症状を示すことがある．他に鑑別すべき精神疾患としては，解離性同一症(dissociative identity disorder)と，境界性パーソナリティ障害や統合

失調型パーソナリティ障害に伴ってみられる精神病エピソードをあげることができる．

経過と予後

　定義に基づけば，短期精神病性障害の経過は1か月未満である．しかし，このような重篤な精神病性障害に進展すること自体，患者が精神的に脆弱性をもつことを示しているのであろう．最初に短期精神病性障害と診断された患者の約半数は，後に統合失調症や気分障害のような慢性の精神病症候群に診断しなおされる．しかし，一般には短期精神病性障害患者の予後は良好とされ，ヨーロッパの研究では，全患者の50〜80％が，さらなる主要な精神科的問題をもたないことが示されている．

　急性期症状や残遺症状の持続期間は，しばしば数日に過ぎないことがある．また，抑うつ症状が精神病症状の解消後に続くこともある．自殺は，精神病性症状が出現している時期にも，精神病後抑うつの時期にも念頭に置かれなければならない．良好な予後と関連したいくつかの特徴がある．表7.5-1は，短期精神病性障害の良好な予後の指標をまとめたものである．

治療

入院治療　患者が急性に精神病状態に陥った時には，患者を評価するためにも，また保護するためにも短期間の入院が必要になるであろう．患者の評価にあたっては，症状を徹底的に監視し，患者自身および他者に対してどの程度危険があるかを査定する必要がある．また静かで構造化された病院の環境は，患者が現実感覚を取り戻すうえで助けとなる．臨床場面では，このような環境や薬物による効果が得られるまでの間，隔離や抑制，もしくは1対1の監視体制が必要になることもある．

薬物療法　短期精神病性障害において考慮すべき薬物は，大きく2種類に分けられる．すなわち抗精神病薬と，ベンゾジアゼピン系薬物である．前者を選択する際には，ハロペリドールなどの高力価の薬物か，ジプラシドンなどのセロトニン-ドパミン作動薬を使用する．ただし，錐体外路系副作用の出現のリスクが高い患者（例えば，若年男性）の場合には，薬物因性の運動障害を予防するために，セロトニン-ドパミン拮抗薬を使用すべきである．一方ベンゾジアゼピン系薬物は，精神病状態に対する短期治療の目的で使用できる．ベンゾジアゼピン系薬物は，精神病性障害に対する長期治療には限界があり，効果がない場合もあるが，短期治療には有効であり，しかも抗精神病薬に比べて有害作用が少ない．ただし，通常長期大量投与の場合のみであるが，稀に焦燥感を増大させ，さらに稀ではあるが，離脱によるけいれん発作を引き起こすこともある．短期精神病性障害に対する他の薬物の使用に関しては，症例報告はあるものの，大規模な研究は行われていない．しかし，抗不安薬は精神病状態が改善されたのちの2〜3週間の治療に有効であることが多い．この障害の治療にあたっては，いかなる薬物療法で

 表 7.5-1　短期精神病性障害の良好な予後の指標

良好な病前適応
病前のシゾイド特性がほとんどない
重篤な誘引となるストレス因子の存在
症状の突然の出現
感情症状
精神状態においてみられる錯乱，当惑
感情鈍麻がほとんどみられない
症状の持続期間が短い
家族に統合失調症の者がみられない

あっても，長期投与は避けるべきである．薬物療法を維持しなければならないような場合には，臨床医はむしろ診断を見直すべきである．

精神療法　入院や薬物療法によって，短期的な状態は制御されうるが，ここで治療上困難なことは，この精神病体験（および誘因となる心的外傷体験が存在する場合には，その心的外傷体験）を，いかに患者と家族の生活の中に心理的に統合していくかという部分にある．精神療法の意義は，ストレス因子と精神病エピソードについて話し合う場を提供することである．その主題は患者自身の対処戦略の探索と進展である．これに関連して，患者が失ってしまった自尊心に対応し，自信を回復できるよう援助する．精神療法を通して自我構造を強化し，その中で問題の解決技能を増強させることを基本にした個別治療は最も有効である．治療過程の中に家族を関与させることが治療の成功への鍵となることがある．

特定不能の精神病性障害

　特定不能の精神病性障害のもとには，現在あげられている特定の精神病性障害の診断基準を満たさない種々の臨床像がある．そこには，精神病症状（例えば，妄想，幻覚，まとまりのない会話，非常にまとまりがない行動ないし緊張病性の行動）を示しながらも，特定の診断を下すために適切な情報が十分に得られていない場合や，矛盾した情報がみられる場合も含まれている．また，いかなる特定の精神病性障害の診断基準にも当てはまらない精神病症状，例えば気分症状や統合失調症性の病歴がないにもかかわらず幻覚が持続しているために受診してきた患者なども含まれる．

自己像精神病

　DSM-5には含まれていないが，自己像精神病（autoscopic psychosis）は臨床的に興味深い．自己像精神病の特徴的な症状は，自己の身体の全体，もしくは一部分の幻視である．このようなものは，幻影（phantom）と呼ばれており，通常無色透明である．またこのような幻影は，自己の動作を真似るので，あたかも鏡像のように見える．幻影は，突然，予告なく出現する傾向がある．

疫　学　自己像幻視はきわめて稀である．患者の中には1回，もしくは数回しかこの種の体験をもたない者も，より頻回に体験する者もいる．情報は少ないが，この症状の出現は，性，年齢，遺伝，知能とは関係がないようである．

病　因　自己像幻視の原因は不明である．しかし，生物学的には，側頭・頭頂葉の異常かつ挿話的な活動が自己の感覚を生み出し，これが大脳皮質の視覚領域の異常な活動と連携して自己像が生じるという仮説が立てられている．また心理学的には，空想的な性格，視覚過敏，また可能性としては自己愛性パーソナリティ障害の素質と関連しているという説がある．このような人には，ストレス期に自己像が出現する可能性がある．

経過と予後　古典的な記載に基づけば，進行性で荒廃に至った症例はほとんどない．患者は通常，この種の現象から感情的な距離を保っており，このことはこの障害が神経解剖学的な特定部位に関連していることを示唆する．稀ではあるが，この症状が統合失調症もしくは他の精神病性障害の発症を反映していることがある．

治　療　患者は通常抗不安薬に反応する．しかし，重篤な患者では抗精神病薬による治療が必要となる．

運動精神病

運動精神病（motility psychosis）は，DSM-5 の診断基準では「正式な」疾患とは考えられていないが，臨床的には重要である．これはおそらく短期精神病性障害の1型と考えられ，無動型と多動型の2つの形態がある．無動型の運動精神病は，緊張病性昏迷と類似した臨床像を呈する．ただし統合失調症の緊張型とは異なり，無動型の運動精神病の場合は速やかに無動が解消され，パーソナリティの荒廃に至ることなく，良好な経過をとる．多動型では，運動精神病は躁病ないし緊張病性の興奮に類似する場合がある．しかし，無動型と同様，運動精神病の場合は速やかに多動が解消され，経過も良好である．また，無動型から多動型に急速に転換することもあり，興奮期には他者にとって危険である．このような患者では，気分の変動が激しい．

産後精神病

産後精神病（postpartum psychosis；時に産褥期精神病［puerperal psychosis］とも呼ばれる）は，出産後間もない女性にみられる特定不能の精神病性障害の例である．この障害に最も特徴的なのは，抑うつ，妄想，子どももしくは自分自身を傷つけるのではないかという考えである．さらなる詳細は，第27章を参照のこと．

一般身体疾患による精神病性障害と物質・医薬品誘発性精神病性障害

精神病患者を評価する際には，その精神病症状が，例えば脳腫瘍のような一般身体疾患，もしくは例えばフェ

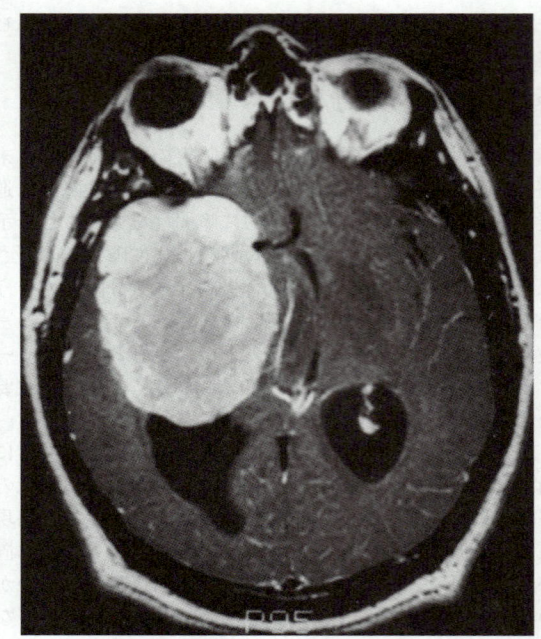

図 7.5-1　側頭葉髄膜腫．（Rowland LP, Pedley TA. *Merritt's Neurology*. 12th edition. Philadelphia：Lippincott Williams & Wilkins；2010 から転載）

ンシクリジンのような物質の摂取，ないしコルチゾールなどの医薬品による可能性があることを考慮する必要がある．

疫　学

一般身体疾患による精神病性障害と物質誘発性精神病性障害に関する妥当性のある疫学的データはないが，このような障害は，アルコールや他の物質を長期間乱用していた者に最も多くみられる．複雑部分発作に伴って妄想が出現することがあり，その場合は男性よりも女性に多い．

病　因

身体疾患，例えば悪性脳新生物，特に後頭部や側頭部におけるもの（図 7.5-1）は，幻覚の原因となりうる．また感覚剥奪も，例えば盲や聾唖者にみられるように，やはり幻覚もしくは妄想体験の原因になりうる．さらに側頭葉や他の脳の部位，特に右大脳半球や頭頂葉の障害は，妄想と関連する．

精神活性物質（psychoactive substance）は，精神病症候群のよくある原因である．その中でも特に多い物質には，アルコール，リゼルグ酸ジエチルアミド（lysergic acid diethylamide：LSD）のようなインドール幻覚薬，アンフェタミン，コカイン，メスカリン，フェンシクリジン，ケタミンがある．ステロイドやチロキシンなど，その他多くの物質にも，幻覚を産み出す可能性がある．

診 断

一般身体疾患による精神病性障害　一般身体疾患による精神病性障害の診断は，優勢な症状を特定することで行われる．また，この診断が適用される場合には，優勢な症状に加えて，身体疾患名をも記載する必要がある（例えば，脳腫瘍による精神病性障害，せん妄を伴うもの）．この障害は，せん妄もしくは認知症の経過中にのみ出現するものではなく，またその症状は，他の精神疾患ではうまく説明できないものである．

物質・医薬品誘発性精神病性障害　物質・医薬品誘発性精神病性障害(substance- or medication-indnced pychotic disorder)の診断カテゴリーは，物質ないし医薬品に誘発された精神病症状および現実検討における障害が認められた場合のためのものである．したがって，物質誘発性精神病症状（例えば，幻覚）をもちながらも，現実検討能力を保持している者は，物質関連性障害（例えば，知覚障害を伴ったフェンシクリジン中毒）に分類される．物質誘発性精神病性障害の診断を完全なものとするには，物質ないし医薬品の種類と精神障害が始まったときの物質使用の段階（例えば，中毒段階か離脱段階か），さらに臨床的現象（例えば，幻覚か妄想か）をもその中に含める必要がある．表7.5-2に物質・医薬品誘発性精神病性障害の診断基準を示した．

臨床像

幻　覚　幻覚は1つもしくは複数の感覚領域で生じる．そのうち幻触（例えば，昆虫が皮膚をはっている感覚など）は，コカインを使用した場合の特徴である．幻聴は一般に精神活性物質の使用と関連している．また幻聴は聾唖者に起こりやすい．幻嗅は側頭葉てんかんによって起こる可能性がある．幻視は白内障による盲の際に生じやすい．この種の幻覚は繰り返し出現するか持続的であり，完全に覚醒した，意識が清明な状態で出現する．そしてその際，患者の認知機能に有意な変化はみられない．幻視は，しばしば小さな人間（こびと）や小動物の形をとる．音楽性の幻聴は稀ではあるが，その典型は宗教音楽である．一般身体疾患による精神病性障害と物質誘発性精神病性障害の患者は，幻覚に基づいて行動することがある．アルコール関連の幻覚の際には，第3者が患者を脅かし，批判し，侮辱する声が聞こえ，さらに患者に他人や自分を傷つけるように指示する声が聞こえることもある．このような患者は危険であり，自殺や他殺に至るリスクがきわめて高い．患者はこのような幻覚を現実のものであると信じることも信じないこともある．

妄　想　2次性で物質によって誘発された妄想は，一般に完全に覚醒した状態で出現する．その際，患者には軽度の認知障害が認められることがあるが，意識水準の変化は体験されない．患者は困惑し，容姿は乱れ，常軌を逸しているようにみえ，同時に話の筋は通らず，つじつまが合わないことすらある．過活動または無関心もあり，またそれらに不快な気分が伴うことが多いと考えられる．妄想は体系化されることもあれば，断片的なこともある．その内容は多岐にわたるが，迫害妄想が最も多い．

鑑別診断　一般身体疾患による精神病性障害と物質・医薬品誘発性精神病性障害は，以下のものと鑑別する必要がある．すなわち，せん妄（患者の感覚が曇っている場合），認知症（重大な知能の障害が認められる場合），そして統合失調症（妄想以外の思考障害と，機能の障害が認められる場合）である．また一般身体疾患による精神病性障害と物質・医薬品誘発性精神病性障害は，精神病的な気分障害との鑑別も行わなければならない（その場合には，他の感情症状が顕著である）．

治 療

治療には一般身体疾患および誘発した物質を特定することが含まれる．その上で，治療方向は基底にある疾患と同時に，現在問題となっている患者の行動の制御に向けられる．患者の評価を完全なものとし患者の安全を確保するためには，入院治療が必要になることがある．ベンゾジアゼピン系薬物は，患者の焦燥感や不安を制御する際に有用であるが，精神病的ないし攻撃的行動を，即座にかつ短時間で制御するためには，抗精神病薬（例えば，オランザピン[ジプレキサ]やハロペリドール）の使用が必要になる．

緊張病性障害

緊張病(catatonia)は，DSM-5で新たに取り入れられた診断であり，重篤な精神病性障害と重篤な気分障害において最も多くみられるが，さまざまな精神疾患で起こりうる，基底に存在する一般身体疾患が原因となる場合や，物質誘発性の場合もある．

定 義

緊張病は，顕著な行動上の異常を特徴とする臨床症候群であり，運動の停止ないし興奮，重度の拒絶症，反響言語（相手の言葉を真似する）ないし反響動作（相手の動作を真似する）などを含む．一般身体疾患による緊張病性障害(catatonic disorder)は，緊張病状態が一般身体疾患の病態生理学的結果であるという証拠がある場合になされる．緊張病が統合失調症，精神病性のうつ病(psychotic depression)などの1次性の精神病で説明した方が適切な場合や，せん妄の経過の最中のみに起こっている場合には，この診断の範疇にあるとはみなされない．

疫 学

緊張病はほとんどが一次性の気分障害ないし精神病の進行した状態でみられる稀な状態である．緊張病患者の25～50%は気分障害（例えば，緊張病を伴ううつ病，反復性うつ病）によるものであり，約10%が統合失調症による．一般身体疾患による緊張病の有病率は不明である．

表 7.5-2　DSM-5 の物質・医薬品誘発性精神病性障害の診断基準

A. 以下の症状のうち 1 つまたは両方の存在．
　(1) 妄想
　(2) 幻覚
B. 病歴，身体診察，臨床検査所見から，(1)と(2)の両方の証拠がある．
　(1) 基準 A の症状が，薬物中毒または離脱の経過中またはすぐ後に，または医薬品に曝露された後に現れたもの．
　(2) 含有された物質・医薬品が基準 A の症状を作り出すことができる．
C. その障害は，物質・医薬品誘発性ではない精神病性障害ではうまく説明されない．独立した精神病性障害であるという証拠には，以下のことが含まれる：
　　その症状は物質・医薬品使用の開始に先行している；その症状は急速な離脱あるいは重篤な中毒が終了した後もかなりの期間（例：約 1 か月）持続する；または，物質・医薬品誘発性ではない独立した精神病性障害を示唆する他の証拠がある（例：物質・医薬品関連性ではないエピソードの繰り返しの既往）．
D. その障害は，せん妄の経過中にのみ起こるものではない．
E. その障害は，臨床的に意味のある苦痛，または社会的，職業的，または他の重要な領域における機能の障害を引き起こしている．

　注：この診断は，臨床的に基準 A の症状が優勢であり，症状が臨床的関与が妥当なほど重篤な場合にのみ，薬物中毒または薬物離脱の診断に代わって下されるべきである．

　コードするときの注：［特定の物質・医薬品］誘発性精神病性障害のための ICD-9-CM と ICD-10-CM コードは，下記の表に示されている．ICD-10-CM コードは，同じ分類の物質について併存する物質使用障害の有無によることに注意せよ．軽度の物質使用障害が物質誘発性精神病性障害に併存している場合は，4 番目の数字は「1」であり，臨床家は，物質誘発性精神病性障害の前に，「軽度［物質］使用障害」と記録すべきである（例：「軽度コカイン使用障害，コカイン誘発性精神病性障害を伴う」）．中等度または重度の物質使用障害が物質誘発性精神病性障害に併存している場合は，4 番目の数字は「2」であり，併存する物質使用障害の重症度に応じて，臨床家は「中等度［物質］使用障害」または「重度［物質］使用障害」と記録すべきである．物質使用障害が併存していない場合（例：物質の大量使用を 1 回した後），4 番目の数字は「9」であり，臨床家は物質誘発性精神病性障害のみを記録すべきである．

	ICD-9-CM	ICD-10-CM		
		軽度の使用障害を伴う	中等度または重度の使用障害を伴う	使用障害を伴わない
アルコール	291.9	F10.159	F10.259	F10.959
大麻	292.9	F12.159	F12.259	F12.959
フェンシクリジン	292.9	F16.159	F16.259	F16.959
他の幻覚薬	292.9	F16.159	F16.259	F16.959
吸入剤	292.9	F18.159	F18.259	F18.959
鎮静薬，睡眠薬，または抗不安薬	292.9	F13.159	F13.259	F13.959
アンフェタミン（または他の精神刺激薬）	292.9	F15.159	F15.259	F15.959
コカイン	292.9	F14.159	F14.259	F14.959
他の（または不明の）物質	292.9	F19.159	F19.259	F19.959

▶該当すれば特定せよ
　中毒中の発症：その物質による中毒の基準を満たし，症状が中毒中に発症した場合
　離脱中の発症：その物質による離脱の基準を満たし，症状が離脱中または直後に発症した場合
▶現在の重症度を特定せよ
　重症度の評価は，精神病の主要症状の定量的評価により行われる．その症状には妄想，幻覚，異常な精神運動行動，陰性症状が含まれる．それぞれの症状については，0（なし）から 4（あり，重度）までの 5 段階で現在の重症度（直近 7 日間で最も重度）について評価する．
　注：物質・医薬品誘発性精神病性障害の診断は，この重症度の特定用語を使用しなくても診断することができる．

Diagnostic and Statistical Manual of Mental Disorders, Fifth Edition（Copyright ©2013）. American Psychiatric Association. All Rights Reserved から許可を得て転載．

病　因

　緊張病の原因となりうる身体疾患には，神経疾患（例えば，てんかんの非けいれん性発作重積，頭部腫瘍），感染（例えば，脳炎），代謝障害（例えば，肝性脳症，低ナトリウム血症，高カルシウム血症）などがある．

　また，緊張病の原因となり得る医薬品には，副腎皮質ステロイド，免疫抑制剤，抗精神病薬（すなわち，神経遮断薬）などがある．緊張病症状は，神経遮断薬誘発性パーキンソン症候群の最重度の病像，ないし神経遮断薬によ

表 7.5-3 DSM-5 の他の医学的疾患による緊張病性障害の診断基準

A. 臨床像は以下の症状のうち 3 つ（またはそれ以上）が優勢である.
　(1) 昏迷（すなわち, 精神運動性の活動がない, 周囲と活動的なつながりがない）
　(2) カタレプシー（すなわち, 受動的にとられた姿勢を重力に抗したまま保持する）
　(3) 蝋屈症（すなわち, 検査者に姿勢をとらされることを無視し, 抵抗さえする）
　(4) 無言症〔すなわち, 言語反応がない, またはごくわずかしかない（注：確定した失語症がある場合は当てはまらない）〕
　(5) 拒絶症（すなわち, 指示や外的刺激に対して反対する, または反応がない）
　(6) 姿勢保持（すなわち, 重力に抗して姿勢を自発的・能動的に維持する）
　(7) わざとらしさ（すなわち, 普通の所作を奇妙, 迂遠に演じる）
　(8) 常同症（すなわち, 反復的で異常な頻度の, 目標指向のない運動）
　(9) 外的刺激の影響によらない興奮
　(10) しかめ面
　(11) 反響言語（すなわち, 他人の言葉を真似する）
　(12) 反響動作（すなわち, 他人の動作を真似する）
B. 病歴, 身体診察, 臨床検査所見から, その障害が他の医学的疾患の直接的な病態生理学的結果であるという証拠がある.
C. その障害は, 他の精神疾患（例：躁病エピソード）ではうまく説明されない.
D. その障害は, せん妄の経過中にのみ出現するものではない.
E. その障害は, 臨床的に意味のある苦痛, または社会的, 職業的, または他の重要な領域における機能の障害を引き起こしている.
　コードするときの注：精神疾患名にその医学的疾患名を入れておくこと〔例：293.89（F06.1）肝性脳症による緊張病性障害〕. 医学的疾患による緊張病性障害のすぐ前に, 他の医学的疾患をコードして別々に記録しておくこと〔例：572.2（K71.90）肝性脳症；293.89（F06.1）肝性脳症による緊張病性障害〕.

Diagnostic and Statistical Manual of Mental Disorders, Fifth Edition（Copyright ©2013）. American Psychiatric Association. All Rights Reserved から許可を得て転載.

る悪性症候群, つまり発熱, 自律神経不全, 意識障害, そして固縮を伴う稀な生命危機的障害でもみられる.

診断および臨床像

　DSM-5 の医学的疾患（訳注：DSM-Ⅳの一般身体疾患に当たる）による緊張病性障害の診断基準（表 7.5-3）には, 緊張病に特徴的な活動上の変化, 症状の基底に存在する病態生理学的な証拠, 1 次性の精神疾患とせん妄の除外が含まれている. 他の精神疾患に関連する緊張病の診断は, 緊張病が他の医学的疾患よりもむしろ精神疾患において生じる場合に用いられる（表 7.5-4）. いずれの場合も, 緊張病の徴候と症状は類似しており, 2 つの相違は病因による. 活動上の変化には, 運動の停止ないし興奮, 重度の拒絶症ないし無言症, 随意運動の際のわざとらしさ, 反響言語ないし反響動作がみられることがある. 身体的診察ではしばしば蝋屈症, すなわち一種の人為的な姿勢もみられることがある（図 7.5-2）. 致死性緊張病は, この障害の稀にみられる最重度の形態であり, その特徴は発熱, 自律神経不全, そして致死性にある.
　抗精神病薬による 2 次的な緊張病では, 神経遮断薬誘発性パーキンソン症候群と悪性症候群の診断が妥当であろう. また神経遮断薬以外の物質による緊張病の場合は, 特定不能の薬剤誘発性運動症群と診断することができる.

臨床検査

　緊張病には, 疾病特異的な臨床検査所見はない. したがって, 臨床検査は, 基底に存在する医学的疾患の除外のために行われる. 必要な臨床検査には, 全血球算定, 電解質検査, 脳画像検査, 脳波（てんかんが疑われる場合）が含まれる. さらに, 血清クレアチニンと白血球数, および血清トランスアミナーゼも調べておく必要がある. なぜなら, 神経遮断薬誘発性悪性症候群のときに, これらの数値が上昇するからである.

鑑別診断

　鑑別診断には, 他の精神疾患の原疾患に基づく緊張病と並んで, 低活動性せん妄, 認知症の終末段階, 無動性無言症が含まれる. その際, 致命的な結果になりかねない神経遮断薬誘発性悪性症候群の特定は重要である. 神経遮断薬悪性症候群を疑わせる特徴には, 血清クレアチニン値, 白血球数, 血清トランスアミナーゼ値の上昇に加え, 自律神経不全とせん妄がある.

経過と治療

　緊張病の際には, 患者自身の身辺自立が不可能になるため, 入院治療が必要になる. 興奮状態では, 緊張病患者は他者に危害を加える可能性があり, 目を離さない管理が必要である. 水分と栄養の摂取を維持しなければな

表 7.5-4　DSM-5 の他の精神疾患に関連する緊張病（緊張病の特定用語）

A．臨床像は以下の症状のうち3つ（またはそれ以上）が優勢である．
　(1) 昏迷（すなわち，精神運動性の活動がない，周囲と活動的なつながりがない）
　(2) カタレプシー（すなわち，受動的にとらされた姿勢を重力に抗したまま保持する）
　(3) 蝋屈症（すなわち，検査者に姿勢をとらされることを無視し，抵抗さえする）
　(4) 無言症〔すなわち，言語反応がない，またはごくわずかしかない（既知の失語症があれば除外）〕
　(5) 拒絶症（すなわち，指示や外的刺激に対して反対する，または反応がない）
　(6) 姿勢保持（すなわち，重力に抗して姿勢を自発的・能動的に維持する）
　(7) わざとらしさ（すなわち，普通の所作を奇妙，迂遠に演じる）
　(8) 常同症（すなわち，反復的で異常な頻度の，目標指向のない運動）
　(9) 外的刺激の影響によらない興奮
　(10) しかめ面
　(11) 反響言語（すなわち，他人の言葉を真似する）
　(12) 反響動作（すなわち，他人の動作を真似する）
コードするときの注：障害名を記録する際には随伴する精神疾患名を入れておくこと〔例：293.89（F06.1）うつ病に伴う緊張病〕，関連する精神疾患を先にコードすること（例：神経発達症，短期精神病性障害，統合失調症様障害，統合失調症，統合失調感情障害，双極性障害，うつ病，その他の精神疾患）〔例：295.70（F25.1）統合失調感情障害，抑うつ型；293.89（F06.1）統合失調感情障害に関連する緊張病〕．

Diagnostic and Statistical Manual of Mental Disorders, Fifth Edition（Copyright ©2013）. American Psychiatric Association. All Rights Reserved から許可を得て転載．

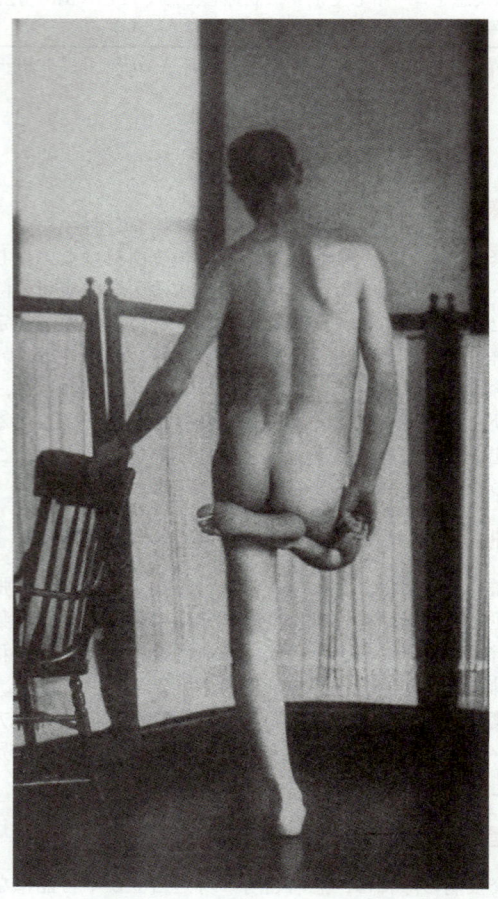

図 7.5-2　緊張病性の姿勢で起立している慢性統合失調症患者．患者は，この心地よくない姿勢で何時間もたち続けている．（Emil Kraepelin, M. D. のご好意による）

らず，しばしば点滴ラインの確保ないし経管による補給が必要となる．また緊張病患者は，衛生面での介助も要する．

最初の治療は，基底に存在する身体的および薬物的原因の特定とその解消に向けられる．有害な物質は除去するか，最小限まで減らす必要がある．

ベンゾジアゼピンは，一過性の症状の改善をもたらす可能性があり，その使用によって患者の会話能力と身辺自立能力を改善しうる．電気けいれん療法（ECT）は一般身体疾患による緊張病，特に生命の危険がある場合（例えば，食事摂取不能），あるいは致死性（悪性）緊張病に発展した場合に適応になる．ECT の有効性の背景にある機序については不明である．

参考文献

Breen R. Psychotic disorders. In: Thornhill JT, ed. *NMS Psychiatry*. 6th edition. Baltimore: Lippincott Williams & Wilkins: 2011:17.

Correll CU, Smith CW, Auther AM, McLaughlin D, Shah M, Foley C, Olsen R, Lencz T, Kane JM, Cornblatt BA. Predictors of remission, schizophrenia, and bipolar disorder in adolescents with brief psychotic disorder or psychotic disorder not otherwise specified considered at very high risk for schizophrenia. *J Child Adolesc Pscyhopharmacol*. 2008;18:475.

Fochtmann LJ, Mojtabai R, Bromet EJ. Other psychotic disorders. In: Sadock BJ, Sadock VA, Ruiz P, eds. *Kaplan & Sadock's Comprehensive Textbook of Psychiatry*, 9th edition. Philadelphia: Lippincott Williams & Wilkins: 2009: 1605.

Hasija D, Jadapalle SLK, Badr A. Status epilepticus and psychosis of epilepsy. *Psych Ann*. 2012:42:11.

Hedges DW, Woon FL, Hoppes SP. Caffeine-induced psychosis. *CNS Spectr*. 2009:14:127.

Jacobson SA. Psychotic disorder due to a general medical condition (secondary psychosis). In: *Laboratory Medicine in Psychiatry and Behavioral Science*. Arlington, VA: American Psychiatric Publishing; 2012:554.

Lukens EP, Ogden LP. Psychotic conditions. In: Heller NR, Gitterman A, eds. *Mental Health and Social Problems: A Social Work Perspective*. New York: Routledge; 2011:423.

Nykiel SA, Baldessarini RJ, Bower MC, Goodwin J, Salvatore P. Psychosis NOS: Search for diagnostic clarity. *Harv Rev Psychiatry*. 2010;18:22.

Pierre JM. Hallucinations in nonpsychotic disorders: Toward a differential diagnosis of "hearing voices." *Harv Rev Psychiatry.* 2010;18:22.

Smith MJ, Thirthalli J, Abdallah AB, Murray RM, Cottler LB. Prevalence of psychotic symptoms in substance users: A comparison across substances. *Comp Psychiatry.* 2009:50:245.

Tebartz van Elst L, Klöppel S, Rauer S. Voltage-gated potassium channel/LGI1 antibody-associated encephalopathy may cause brief psychotic disorder. *J Clin Psychiatry.* 2011:72:722.

（訳　7.1阿部道郎　7.2-7.5広沢正孝）

8 気分障害

8.1 うつ病（DSM-5）と双極性障害

気分は，個人の行動に影響を与え，この世に在ることの知覚を彩る広汎で持続的な情動または情調として定義される．感情障害とも呼ばれる気分障害は精神疾患の中の重要な分野であり，抑うつ障害，双極性障害，およびその他の障害からなる．これらの障害について本節および後の節で述べる．

気分は，以下のような多様な形容で述べられる．例えば，落ち込んだ，悲しい，空虚な，ふさぎ込んだ，苦痛な，過敏な，気の滅入る，高揚した，多幸的な，躁的な，上機嫌の，などである．このような気分は，臨床医によって観察されることもあり（例えば，悲しみに沈んだ容貌），患者本人だけが感じていることもある（例えば，絶望感）．気分は，変化しやすかったり，動揺性であったり，あるいは両極の間を入れ替わったりする（例えば，屈託なく大笑いしていたかと思うと，次の瞬間には絶望に涙していたりする）．気分障害にみられる症状や徴候として，活動水準，認知機能，発語，そして自律神経機能（例えば，睡眠，食欲，性的活動や他の生物学的リズム）の変化がある．これらの障害は，実際上，対人関係，社会的，そして職業的機能の損傷を引き起こす．

気分の障害は，気分の正常な変化の連続体として考えたくなる．しかし，気分障害患者は自らを，説明しようのない，紛れもない病的状態として語ることが多い．それ故，連続体という概念は，臨床家が病理性を過剰に同一化する傾向を象徴している可能性があり，それによって気分障害患者へのアプローチが歪む可能性がある．

抑うつエピソードだけをもつ患者は，うつ病（DSM-5）／大うつ病性障害（major depressive disorder）または単極性うつ病（unipolar depression）と呼ばれる．躁病エピソードと抑うつエピソードの双方をもつ患者，または躁病エピソードだけをもつ患者は，双極性障害と呼ばれる．単極性躁病（unipolar mania）や純粋躁病（pure mania）という用語が，時にうつ病エピソードをもたない双極性障害患者に対して，用いられることがある．

気分障害の他の3つのカテゴリー（区分）は，軽躁病（hypomamia），気分循環症（cyclothymia），および気分変調症（dysthymia）である．軽躁病は躁病エピソードの診断基準を満たさない躁病状の病相である．気分循環症と気分変調症は，おのおの，双極性障害とうつ病の軽症型である．

精神医学の分野では，とりわけこの20年，うつ病と双極性障害を2つの別個の障害とみなしてきた．しかし，双極性障害が実はうつ病のより重篤な表現形であるという可能性が，最近考えられている．うつ病と診断された患者の多くが，注意深く調べてみると，過去に気付かれていなかった躁病または軽躁病エピソードがあったことが明らかになる．多くの専門家が反復性抑うつ障害と双極性障害のかなりの連続性を見出している．このことから，古典的双極性障害，双極Ⅱ型障害，反復性うつ病を含む双極性スペクトラムについては，広く考察され，議論されるところとなっている．

歴　史

旧約聖書のサウル王の物語は，ホメロスの叙事詩「イリアス」におけるアイアスの自殺の物語と同様，抑うつ症候群について述べている．およそ紀元前400年にヒポクラテスは精神疾患に対し，マニア（mania）とメランコリア（melancholia）という用語を用いた．紀元30年ごろ，ローマの医師ケルスス（Aulus Cornelius Celsus）は著書 De re medicina の中でメランコリア（melancholia；ギリシア語の melan［黒］と chole［胆汁］から成る）を黒胆汁によるうつ病と記載した．うつ病についての初めての英文の教科書は，バートン（Robert Burton）の Anatomy of Melancholy（図8.1-1）で，1621年に出版された．

1854年にファルレ（Jules Falret）は，うつ病と躁病が交互に起こる循環精神病（folie circulaire）と呼ばれる状態について記述した．1882年にドイツの精神科医カールバウム（Karl Kahlbaum）は循環症（cyclothymia）という語を用いて，躁病とうつ病を同一疾患の過程として記述した．1899年，クレペリン（Emil Kraepelin）は，それまでのフランスやドイツの精神科医の認識に基づき躁うつ病について記述しているが，これには現在精神科医が双極Ⅰ型障害を診断するのに用いる診断基準のほとんどが含まれている．クレペリンによると，躁うつ病は認知症や荒廃に至らないことから，早発性痴呆（統合失調症に

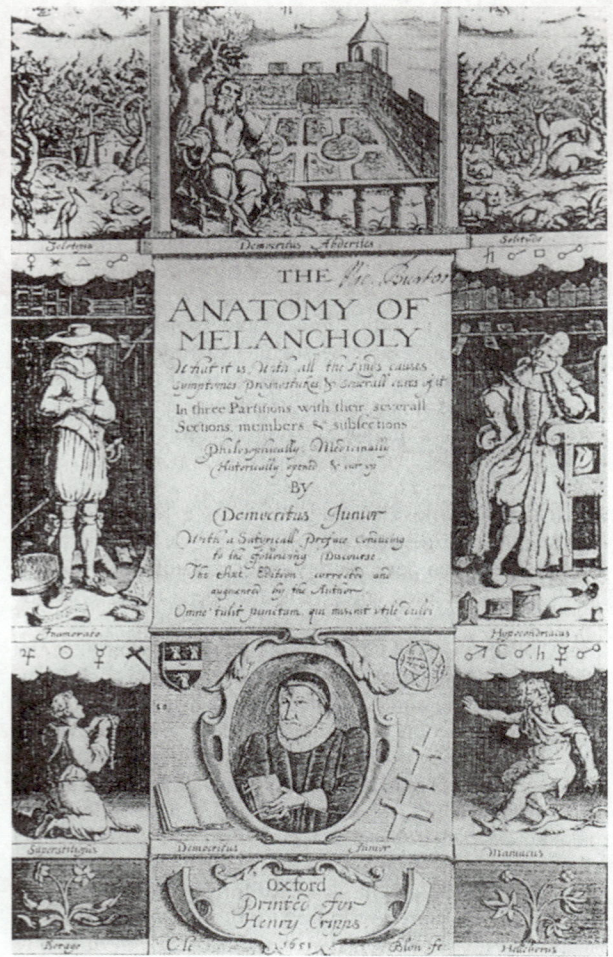

図 8.1-1 Robert Burton の Anatomy of Melancholy (1621) の口絵.（Sadock BJ, Sadock VA, Ruiz P. Kaplan & Sadock's Comprehensive Textbook of Psychiatry. 9th ed. Philadelphia：Lippincott Williams & Wilkins, 2009 から転載）

対する当時の呼称)と区別される．またクレペリンは，退行期うつ病(involutional melancholia)として知られることになるうつ病についても記載しており，これはそれ以来，成人期後期にみられる気分障害の重症例と考えられている．

うつ病

うつ病(major depressive disorder)は，躁病，混合性，あるいは軽躁病エピソードの病歴なしに起こる．抑うつエピソードは少なくとも2週間続かなければならず，またうつ病と診断されるためには，食欲や体重の変化，睡眠や活動性の変化，活力の減退，罪責感，思考や決断力の障害，そして死についての反復思考や自殺念慮などの項目の中の少なくとも4項目がなければならない．

躁病

躁病エピソード(manic episode)では，異常で持続的な気分の高揚，誇大性，易怒性が少なくとも1週間続くが，入院治療が行われた場合は1週間以内でもよい．軽躁病エピソードは，少なくとも4日間続き，躁病エピソードと同様の症状を示すが，それは社会的あるいは職業上の機能を障害するほど重篤ではなく，精神病性の特徴もみられない．躁病も軽躁病も，肥大した自尊心，睡眠欲求の減少，観念奔逸，精神的・身体的過活動性，快楽的活動への過度の熱中がみられる．双極Ⅰ型障害は，1回以上の躁病エピソードと，時に，抑うつエピソードが臨床上認められることによって定義される．混合性のエピソードでは，躁病エピソードと抑うつエピソードの双方がほぼ毎日，少なくとも1週間続く．双極性障害の亜型として，抑うつエピソードと，躁病エピソードではなく軽躁病エピソードを特徴とする双極Ⅱ型障害が知られている．

気分変調症と気分循環性障害

その他に2つの気分障害，すなわち気分変調症(dysthymia)と気分循環性障害(cyclothymia)（8.2節で詳説）が臨床的に認められている．気分変調症と気分循環性障害は，それぞれ，うつ病や双極Ⅰ型障害ほどには症状が重篤でないという特徴がある．気分変調症について，うつ病の診断基準を満たすほどには重篤でない抑うつ気分が，少なくとも2年間認められると記述されている．気分循環性障害については，躁病エピソードの診断基準を満たさない軽躁状態と抑うつエピソードの診断基準を満たさない抑うつ症状が，少なくとも2年間，頻回に繰り返されるとされている．

疫　学

発生率と有病率

気分障害はよくみられる疾患である．最新の調査では，うつ病の生涯有病率はどの精神疾患より高率で，約17%にのぼる．抑うつ障害のその他の型の生涯有病率についての地域調査の結果を表8.1-1に示した．うつ病の生涯有病率は，5〜17%である．双極性障害のいくつかの臨床型の生涯有病率を表8.1-2に示した．双極性障害の年間発生率は1%未満と考えられているが，軽症例が見逃されることが多いため，推計が困難である．

性　差

うつ病は，国や文化を越えてほぼ普遍的に，女性において男性の2倍の有病率がある．その差異の原因については，ホルモンの相違，出産の影響，女性と男性の心理社会的ストレス因子の違い，行動学的に学習された無力感などの仮説が立てられている．うつ病と対照的に，双極Ⅰ型障害は男性と女性とに等しくみられる．躁病エピ

表 8.1-1 抑うつ障害の生涯有病率

	型	生涯
抑うつエピソード	範囲	5〜17
	平均	12
気分変調症	範囲	3〜6
	平均	5
小うつ病性障害	範囲	10
	平均	—
反復性短期抑うつ障害	範囲	16

Rihmer Z, Angst A, Mood Disorders：Epidemiology. In：Sadock BJ, Sadock VA, eds. *Comprehensive Textbook of Psychiatry*. 8th edition. Baltimore：Lippincott Williams & Wilkins：2004 から許可を得て改変.

表 8.1-2 双極Ⅰ型障害，双極Ⅱ型障害，気分循環性障害，軽躁病の生涯有病率

	生涯有病率（％）
双極Ⅰ型障害	0〜2.4
双極Ⅱ型障害	0.3〜4.8
気分循環性障害	0.5〜6.3
軽躁病	2.6〜7.8

Rihmer Z, Angst A, Mood Disorders：Epidemiology. In：Sadock BJ, Sadock VA, eds. *Comprehensive Textbook of Psychiatry*. 8th edition. Baltimore：Lippincott Williams & Wilkins：2004 から許可を得て改変.

ソードは男性に多く，抑うつエピソードは女性に多い．女性に躁病エピソードがみられるときは，男性に比べて，混合性の症状（躁病とうつ病）を示しやすい．また女性は，1年間に4回以上の躁病エピソードを示すような急速交代型を呈する頻度が高い．

年　齢

一般に，双極Ⅰ型障害の発症はうつ病よりも早い．双極Ⅰ型障害の発症年齢は，小児期（5, 6歳の早期）から50歳，稀にはそれ以上の年齢にまで及び，平均30歳である．うつ病の平均発病年齢はおおよそ40歳であり，患者の50％は20〜50歳の間に発病する．うつ病も，稀ではあるが，小児期や高齢者でも発病することがある．最近の疫学データからは，うつ病の発生率が20歳以下の人々の間で増加しているのではないかと示唆されている．それが事実であれば，その年齢層でのアルコールや他の物質の使用の増加と関連している可能性がある．

配偶者の有無

うつ病は，親密な対人関係をもたない人々や離婚もしくは別居している人にみられることが多い．双極Ⅰ型障害は，結婚している人よりも離婚歴のある人，または未婚の人に多いが，この差は発病の早さや，障害の結果としての夫婦間の不和を反映しているとも考えられる．

社会経済的地位と文化の重要性

社会経済的地位とうつ病との間には，どのような関係も見出されていない．社会経済的に上流の階層では，双極Ⅰ型障害の発生率は平均より高い．双極Ⅰ型障害は，大学卒業者よりもそうでない人に多くみられるが，このことはおそらく，発病年齢の早さを反映しているのであろう．うつ病は都会よりも田舎で多くみられるようである．気分障害の有病率は，人種間で差異はない．しかし，臨床医は自分自身と異なる人種や文化的背景をもつ患者について，気分障害を過小診断し，統合失調症を過剰診断する傾向がある．

併存疾患

気分障害患者は，1つかそれ以上の併存疾患をもつリスクが高い．頻度の高い疾患は，アルコール乱用または依存，パニック症，強迫症（OCD），社交不安症である．逆に，物質使用障害や不安症の患者は，生涯または現在の気分障害併発のリスクがあるともいえる．ただし，単極性であっても双極性であっても，男性は物質使用障害を併発しやすく，女性は不安症や摂食障害を併発しやすい．一般に，単極性うつ病に比べて，双極性障害患者は，物質使用障害や不安症の併発率が高いようである．疫学的医療圏（Epidemiological Catchment Area：ECA）研究によると，物質使用障害，パニック症，強迫症に罹患する頻度は，双極Ⅰ型障害患者（おのおの，61％，21％，21％）では，単極性うつ病患者（おのおの，27％，10％，12％）の約2倍高い．物質使用障害や不安症の併発は，単極性うつ病または双極性障害の予後を悪化させ，また自殺のリスクを顕著に高める．

病　因

生物学的要因

気分障害患者における生物学的異常について多数の報告がなされている．最近まで気分障害の病因論や研究に関して，ノルエピネフリン，ドパミン，セロトニン，ヒスタミンといったモノアミン神経伝達物質に焦点が当てられて来た．昨今は，単一の神経伝達物質系の障害よりも，神経行動系，神経回路そしてより複雑な神経制御機能が注目されている．そして現在，モノアミン系システムは，より幅広く，神経調節系として捉えられており，その機能失調は因果関係および病因に直接あるいは原因的に関係しているのと同様に，二次的あるいは随伴的結果であるとも考えられうる．

生体アミン　生体アミンの中で，ノルエピネフリンとセロトニンの2つは気分障害の病態生理に最も関係の深い神経伝達物質である．

ノルエピネフリン　基礎科学的研究によって示唆される，アドレナリンβ受容体のダウンレギュレーションま

たは感受性低下と臨床的な抗うつ効果との関係が，うつ病におけるノルアドレナリン系の直接的な役割を示すおそらく唯一の有力な証拠である．その他の証拠も，うつ病におけるシナプス前β2受容体の関連を含蓄している．というのは，シナプス前β2受容体の活性化によってノルエピネフリンの放出が減少するからである．シナプス前β2受容体は，セロトニン系ニューロンにも分布し，セロトニンの放出を制御する．ベンラファキシン（イフェクサーSR）のようなノルアドレナリン作動性抗うつ薬の臨床的有効性から，少なくともうつ病の症状の一部にノルエピネフリンが関与していると考えられる．

セロトニン 選択的セロトニン再取り込み阻害薬（selective serotonin reuptake inhibitor：SSRI）であるフルオキセチン（Prozac）などが，うつ病の治療に多大な効果をもたらしたことから，セロトニンはうつ病に関連の深い生体アミン系神経伝達物質と考えられている．多くのセロトニン受容体の亜型が確認されたことも，より特異的なうつ病治療法の開発に携わる研究者たちを刺激した．SSRIや他のセロトニン系抗うつ薬がうつ病の治療に有効であるという事実に加えて，セロトニンがうつ病の病態生理に関係することを示唆するデータもある．セロトニンの枯渇によってうつ病が促進される可能性があり，自殺企図患者の一部では，脳脊髄液中のセロトニン代謝産物濃度が低く，また血小板のセロトニン取り込み部位濃度が低い．

ドパミン うつ病の病態生理と最もよく関連するのはノルエピネフリンとセロトニンであるが，ドパミンも何らかの役割を果たすと考えられている．ドパミン活性はうつ病で低下し，躁病で増加することを示すデータがある．ドパミン受容体の新たな亜型が発見され，シナプス前とシナプス後のドパミン機能制御についての解明がなされてきたため，ドパミンと気分障害の研究はいっそう豊かなものになった．レセルピン（アポプロン）のようなドパミン濃度を低下させる薬物やパーキンソン病のようにドパミン濃度が低下する疾患は，抑うつ症状と関連している．対照的に，ドパミン濃度を上昇させるチロシン，アンフェタミン，ブプロピオン（Wellbutrin）のような薬物は，うつ病の症状を軽減させる．ドパミンとうつ病に関する最近の説として，中脳辺縁系のドパミン系経路が，うつ病でうまく機能していないとするものと，ドパミン1型（D1）受容体の活性がうつ病で低下しているとするものとがある．

他の神経伝達物質障害 アセチルコリンは，大脳皮質全体の神経細胞にひろく分布している．コリン作動性神経は，3種のモノアミン系と相互的に影響し合う関係にある．一部のうつ病患者の剖検脳において，アセチルコリンの前駆物質であるコリン濃度の異常が認められており，細胞内リン脂質複合体の異常を反映している可能性がある．コリン作動薬とコリン拮抗薬は，うつ病と躁病においておのおの異なった臨床効果を示す．コリン作動薬は，健常者において無気力，活力低下，精神運動抑制をもたらし，うつ病においては症状の悪化を，躁病においては症状の軽減をもたらす．これらの効果は，臨床に適用するほど確固たるものではなく，副作用も不確定である．うつ病の動物モデルである，コリン作動薬に過敏性をもつマウスの系統では，学習された無力感を生じ易いか，もしくは抵抗性をもつ（後述）．コリン作動薬は，視床下部-下垂体-副腎系（hypothalamic-pituitary adrenal：HPA）と睡眠に，重篤なうつ病と類似した変化をもたらす．寛解状態にある気分障害患者の一部や，気分障害患者の第1度近親者で健常な者において，コリン作動薬に対しての特徴的な過敏性がみられる．

γアミノブチル酸（γ-aminobutyric acid：GABA）は，モノアミン経路に，特に中脳皮質や中脳辺縁系において抑制的に働く．うつ病患者の血漿，CSF，脳内において，GABA濃度の低下がみられる．動物実験でも，慢性的ストレスがGABA濃度を低下もしくは，時に枯渇させる可能性を示している．対照的に，GABA受容体は，抗うつ薬によってアップレギュレーションされ，一部のGABA作動薬は，若干の抗うつ効果をもつ．

中枢神経系においてグルタミン酸およびグリシンは，おのおの興奮系および抑制系の神経伝達物質として重要なアミノ酸である．グルタミン酸とグリシンはNMDA（N-methyl-D-aspartate）受容体関連部位と結合し，グルタミン酸系の興奮が過度になると神経毒性をもつ可能性がある．重要なことに，NMDA受容体は海馬に高密度に分布している．高コルチゾール血症下においてグルタミン酸は，重篤な反復性うつ病（recurrent depression）における神経認知障害を引き起こす可能性がある．NMDA受容体拮抗薬が抗うつ効果をもつことが示唆されるという新たな知見がある．

第2メッセンジャーと細胞内カスケード 神経伝達物質と後シナプス受容体とが結合すると，膜結合および細胞内過程カスケードが引き起こされ，第2メッセンジャー系に引き継がれる．細胞膜上の受容体は，G蛋白（guanine nucleotide-binding protein）を媒介として，細胞内環境と相互に作用する．次にG蛋白は，種々の細胞内酵素（アデニレートシクラーゼ，ホスホリパーゼC，ホスホジエステラーゼなど）と結合し，エネルギー利用やサイクリックヌクレオチド（例えば，サイクリックアデノシンモノホスフェイト[cAMP]），サイクリックグアノシンモノホスフェイト（cGMP）やホスファチジルイノシトール（例えば，イノシトールトリホスフェイトやジアシルグリセロール）のような第2メッセンジャーの組成を制御する．第2メッセンジャーは，神経細胞膜上のイオンチャンネル機能を制御する．気分安定薬は，G蛋白や他の第2メッセンジャーに作用するということが明らかになってきている．

ホルモン制御の変化 人生早期の重篤なストレスによって，永続的な神経内分泌系および行動上の変化が引き起こされる可能性がある．動物実験によると，たとえ一時的にせよ母性の欠乏があると，ストレス反応性が2次的

に変化する可能性が示されている．脳由来神経成長因子(brain-derived neurotrophic growth factor：BDNF)の遺伝子コード活性は，慢性的ストレス後に低下し，神経発生過程も同様である．ストレスが持続すると，神経系の機能変化を起こし，結果的には細胞死をもたらしうる．近年のうつ病患者の研究において，早期の心的外傷の既往と大脳皮質の形態的変化(萎縮や容積の減少など)の関係に加えて，HPA 活性の上昇との関連も示されている．

HPA 活性の上昇は，哺乳類のストレス反応の特徴であり，うつ病と慢性的ストレスに関する生物学とを結びつけるものの 1 つである．うつ病における高コルチゾール血症は，以下にあげる中枢神経系の障害のいずれかまたは複数を示唆している．すなわち，抑制系セロトニン感受性の低下，ノルエピネフリン，アセチルコリン，コルチコトロピン放出ホルモン(corticotropine-releasing hormone：CRH)の活性上昇，海馬からの抑制系フィードバックの減少である．

HPA 活性は，うつ病の外来患者の 20〜40％，うつ病の入院患者の 40〜60％で上昇している．

うつ病における HPA 活性の上昇は，尿中フリーコルチゾール(UFC)の排出，血漿コルチゾール値の 24 時間(またはより短時間での)堆積量，唾液中コルチゾール値，そしてフィードバック抑制試験によって証明されている．フィードバック抑制試験は，強力な合成糖質コルチコイドであり，通常であれば 24 時間にわたって HPA 系の活性を抑制するデキサメタゾン(デカドロン)0.5〜2.0 mg を投与することによって調べられる．翌朝 8 時のコルチゾール分泌が抑制されていないこと，もしくは午後 4 時か午後 11 時の 2 次的非抑制によってフィードバック抑制が障害されていることが示唆される．コルチゾール過分泌とデキサメタゾン非抑制は約 60％の一致率である．検査の感度を上げるため，デキサメタゾン刺激後に CRH を試験的に投与するという方法も知られている．

副腎皮質の過活性は，躁病，統合失調症，認知症など他の精神疾患でも認められるため，フィードバック抑制試験は診断的検査ではない．

甲状腺系の活性　うつ病患者の 5〜10％に，潜在的な甲状腺機能不全の既往がみられ，それは甲状腺刺激ホルモン(tyroid-sutimulating hormone：TSH)の基礎値の上昇や 500 mg の甲状腺放出ホルモン(thyroid-releasing hormone：TRH)刺激に対する TSH 反応過多に反映される．それらの異常は，しばしば抗甲状腺抗体増加によるもので，ホルモン補充療法によって補正しなければ，治療反応性を損なう可能性がある．うつ病患者の 20〜30％は，TRH 刺激に対する TSH 反応性が鈍い．現在，TSH 低反応性者は，抗うつ薬の予防的投与を行っても再発のリスクが高いということが示されている．DST での異常や TRH 刺激に対する TSH 低反応性は，有効な治療によっても正常化しない．

成長ホルモン　成長ホルモン(growth hormone：GH)は，ノルエピネフリンやドパミンによる刺激の後に下垂体前葉から分泌される．ソマトスタチン，視床下部の神経蛋白，そして CRH によって分泌が抑制される．うつ病では CSF 中のソマトスタチン濃度低下が，躁病では濃度上昇が報告されている．

プロラクチン　下垂体からのプロラクチンの分泌は，セロトニンによって刺激され，ドパミンによって阻害される．ほとんどの研究で，うつ病においてプロラクチンの基礎値と概日分泌には異常がないとされているが，種々のセロトニン作動薬に対するプロラクチンの反応性の低下が示されている．この反応性は閉経前の女性においては起こりにくいので，エストロゲンによる緩和作用が示唆される．

睡眠神経生理学的変化　うつ病において深(徐波)睡眠の減少と夜間における覚醒の増加がみられる．後者には，次の 4 つの型の障害がある．(1)中途覚醒の増加，(2)総睡眠時間の短縮，(3)レム(rapid eye movement：REM)睡眠相の増加，(4)深部体温の上昇．レム睡眠の増加と徐波睡眠の減少とにより，初回のノンレム睡眠は短縮し，またレム潜時を短縮させる結果となる．レム潜時の短縮と徐波睡眠の欠損は，抑うつエピソードが回復した後にも残存することが多い．入眠後の成長ホルモンの分泌鈍化は，徐波睡眠減少と関連しており，状態非依存的もしくは素質的な反応である．レム潜時の短縮，レム密度，睡眠持続の減少の併発が，うつ病の外来患者の 40％，入院患者の 80％に認められる．若年の，過睡眠の患者において偽陰性の所見がみられるが，このような例は，事実，抑うつエピソード中に徐波睡眠が増加している．健常者の 10％で睡眠特性の異常やデキサメタゾン抑制試験における非抑制がみられる．他の精神疾患では，偽陽性の症例は通常みられない．

特徴的な異常睡眠特性を示す患者は，精神療法への反応性が低い上に，再燃・再発のリスクが高く，薬物療法が優先される．

免疫系の障害　うつ病において，有糸分裂促進物質に対するリンパ球増殖反応の低下や他の型の細胞免疫系の障害など，いくつかの免疫系の異常が認められる．これらのリンパ球は，コルチコトロピン放出因子(corticotropin-releasing factor：CRF)のような神経モジュレータや，サイトカイン，インターロイキンなどの蛋白質を産生する．これらのことから，臨床的重症度と，高コルチゾール血症，免疫系の異常との関連性が，そしてインターロイキン-1 が，糖質コルチコイド系遺伝子活性を促す可能性が考えられる．

構造的および機能的脳画像　コンピュータ断層撮影(computed tomography：CT)や磁気共鳴画像(magnetic resonance imaging：MRI)によって，皮質および皮質下から白質の領域まで，生体脳を感度高く非侵襲的に評価できるようになった．うつ病において認められる最も共通する異常所見は，脳質周囲，基底核および視床のような皮質下領域での異常高信号域の増加である．双極 I

型障害と初老期成人でみられるこれらの高信号域は，再発性の感情障害に伴う有害な神経変成作用を反映していると考えられる．脳室の拡大，皮質の萎縮，脳溝の開大も報告されている．うつ病患者の一部において，海馬や尾状核のいずれか，または双方の容積の減少が認められており，これは神経行動系における，より局所的な欠損を示唆している．びまん性または局所的萎縮は，重症度，双極性の著しさ，そして高コルチゾール値と関連している．

うつ病における陽電子放出断層撮影（positron emission tomography：PET）所見として最も一般的に報告されていることは，前頭葉，とりわけ左半球での代謝の低下である．また別の見地から，うつ病は非優位半球の活動性の相対的増加と関連する可能性がある．さらに，前頭葉の活動性低下が逆転すると，うつ病から躁病への移行が生じ，躁病で右半球の著しい機能低下がみられるのに対し，うつ病では左半球の著しい機能低下がみられる．うつ病において，中脳辺縁系のドパミン作動性神経領域の脳血流量や脳代謝の低下を特異的に述べた報告もみられる．抗うつ薬が，これらの異常を部分的にせよ正常化することを示唆する証拠がある．

前頭葉全体の脳代謝低下に加え，重篤な反復性うつ病患者や気分障害の家族歴をもつうつ病患者において，大脳辺縁系における糖代謝の亢進が認められている．うつ病エピソードにおいて，糖代謝の亢進は侵入的反芻思考と関連する．

神経解剖的研究 気分障害の症状と生物学的研究によって，気分障害が脳の病理と関連することが支持されている．最近の感情神経科学（affective neuroscience）は，情動を制御するための重要な4部位に焦点を当てている．すなわち，前頭前野（pre-frontal cortex：PFC），前帯状回，海馬，そして扁桃核である．PFCは，結果を思い描き，合目的的に反応するための部位とみなされている．その活動は，複数の相容れない行動が考えられる場合や，感情的興奮を抑えるためにとりわけ重要である．PFCの機能における，半球の特殊性を示す証拠が複数ある．例えば，左半球のPFC機能の亢進は目的指向性や食行動と関連するが，右半球のPFCの機能は回避行動や食欲制御と関連する．PFCの中で，報酬と懲罰に対する行動の局在化があると考えられる．

前帯状回（anterior cingulate cortex：ACC）は，注意と情動の入力を統合する部位と考えられている．感情に関連する吻側部と背側部，認知に関連する腹側部の2つの下位分類が特定されている．前者は他の辺縁系と広範囲の結合をもち，後者はPFCや他の皮質と作用し合う．特に，目的達成が困難になった場合や新たな課題にぶつかった場合に，ACCの活性化により情動の制御が容易になると考えられている．

海馬は，恐怖条件付けを含むあらゆる形の学習や記憶に最も関連し，HPA系の活性化によって障害される．情動的学習や文脈的学習は，海馬および扁桃体と直接的に関連していると考えられている．

扁桃体は，新たな情動的刺激を分析し，皮質反応を統合したり系統立てて処理するための重要な経路であると考えられる．両側の海馬の上方に位置するため，扁桃体は古くから辺縁系の中心部とみなされてきた．ほとんどの研究は，扁桃体の恐怖や痛み刺激に対する反応に焦点を当てているが，扁桃体を稼動させるのは刺激それ自体の嫌悪性というより，曖昧さや目新しさであるのかもしれない（図8.1-2）．

遺伝要因

大規模の家族研究，養子，双生児研究によって気分障害の遺伝性が示されている．しかし，近年は，分子遺伝学的手法を用いて特異的遺伝子を特定することに焦点が当てられている．

家族研究 家族研究は，ある疾患が家族性か否か，すなわち家族歴を有する場合に一般人口と比較して有病率が高いか否かを問いかける．両親の片方が気分障害の場合，その子は10～25％のリスクをもつ．両親が共に罹患している場合はリスクがおよそ2倍になる．家族内罹病率が高いほど，子どものリスクも上昇する．患者が第1度近親者の場合は第2度近親者以上の場合と比較し，よりリスクが高くなる．双極性障害の家族歴があると気分障害のリスクが増し，双極性障害のリスクはさらに高くなる．発端者が双極性障害の場合，その家族にみられる気分障害としては単極性障害が最も多い．このような家族的重複から，これら2つの気分障害の間にある程度の共通する遺伝的基盤が示唆される．家族の疾患が重篤なほど遺伝リスクも高くなる（図8.1-3）．

養子研究 養子研究は，遺伝要因と環境要因の2つの要因の家族内伝達について分けて考えるためのもう1つのアプローチである．このような研究は数が少なく，結果はまちまちである．双極性障害の発端者の血縁者において，双極性障害のリスクが3倍に，単極性障害のリスクが2倍になるとの大規模研究がある．同様に，デンマーク人を対象に，感情障害の発端者の血縁者において，単極性障害のリスクが3倍，自殺既遂者が6倍増すという報告がなされている．一方で，未確定であるとする報告や，気分障害の有病率に差はないとする報告もある．

双生児研究 双生児研究は，遺伝要因と環境要因，もしくは「氏と育ち」を分別するための有力な方法である．双生児研究からは遺伝子は気分障害の病因の50～70％しか説明しないという確かな証拠が得られている．環境あるいはその他の非遺伝的要因が，残りを説明する．それゆえ，遺伝するのは素因や易罹病性である．単極性と双極性障害をまとめて考えると，気分障害の一致率は，一卵性双生児では70～90％であり，同性の二卵性双生児では16～35％である．これは，気分障害における遺伝要因の役割を示す最も強力なデータである．

遺伝子連鎖研究 DNAマーカーは，染色体上の位置が知られているDNA切片であるが，個人差が非常に大き

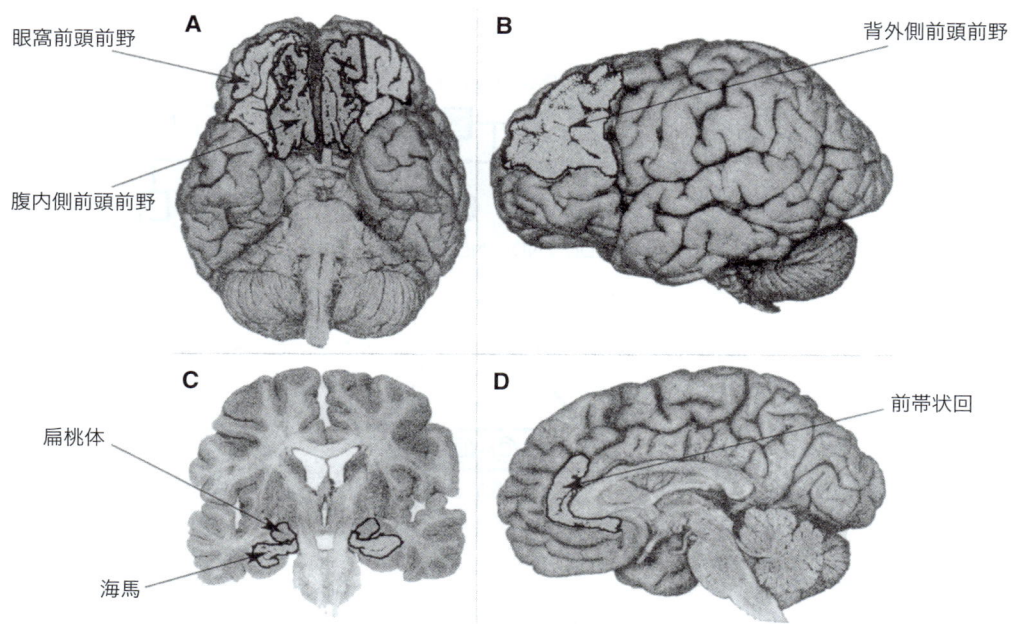

図 8.1-2 感情障害および気分障害において障害される脳の部位. A. 眼窩前頭前野と腹内側前頭前野. B. 背外側前頭前野. C. 扁桃体と海馬. D. 前帯状回. (Sadock BJ, Sadock VA, Ruiz P. *Kaplan & Sadock's Comprehensive Textbook of Psychiatry*. 9th ed. Philadelphia：Lippincott Williams & Wilkins, 2009 から転載)

い. 障害をもつ家族において，特異的な染色体上の位置を分離特定するために用いられる．家系内で疾患のマーカーが特定されると遺伝的連鎖といわれる（表8.1-3）．双極性障害との関連が最も強いとされる部位は，18 番および22番染色体の長腕である．いくつかの連鎖研究によって，臨床的亜型と特異的遺伝子との繋がりが見いだされた．例えば，18番染色体長腕の連鎖が，双極性障害をもつ同胞とパニック症を発端者にもつ家系にみられている．

単極性うつ病の遺伝子学的地図研究により，2番染色体上の cAMP 応答配列結合蛋白（cAMP response element-binding protein 1：CREB1）座の連鎖が強く示唆されている．他の18カ所の遺伝子部位でも連鎖が報告されており，そのうちの一部はCREB1座との相互作用を示している．うつ病の発現について，遺伝子と環境の相互作用を示す報告もある．一般に，有害な生活上の出来事を経験するとうつ病のリスクが増すと考えられる．一方で，セロトニントランスポーター遺伝子に変異があるとリスクが大幅に増す．この報告は，精神疾患における特異的遺伝子と環境との相互作用について初めて述べたものの1つである．

心理社会的要因

生活上の出来事と環境的ストレス 臨床的に，ストレスの多い生活上の出来事（life event）は，気分障害の2回目以降のエピソードよりも，最初のエピソードの前に起こることが多いということが長年の追試によって確認されている．このことは，うつ病と双極Ⅰ型障害の両方において報告されている．その説明として，最初のエピソードにかかわるストレスが，脳に持続的な生物学的変化をもたらすという仮説が立てられている．そのような持続的変化は，おそらく種々の神経伝達物質や神経細胞内の信号に変化を生じさせる．その変化には，ニューロン消失やシナプス接合の著しい減少まで含まれる可能性がある．こうした変化の結果，たとえ外因性のストレスがなくても，2回目以降のエピソードが起こるリスクは高くなる．

臨床医の一部は，生活上の出来事がうつ病において1次的または主要な役割を果たしていると考えているが，生活上の出来事はうつ病の発症やその時期に限られた役割しか果たしていないとする者もいる．こうした知見の中で注目されるのは，後のうつ病発症に影響する生活上の出来事は，11歳以前に片親を失うことであるとするものである．うつ病の発症に最も関係する環境ストレスは，配偶者を失うことである．もう1つの危険因子は失業である．失業者は就労者と比較して3倍，うつ病の症状を呈しやすい．罪悪感も関与するであろう．

23歳の女性Cさんは，有名な大学院に合格した途端にうつ状態となった．Cさんは，合格に向けて4年間勤勉に学んだ．彼女は，良い知らせを聞いて「20分くらいは幸福だった」が，すぐに絶望感に襲われ，彼女の熱意は無意味であるという考えにとらわれ，泣き続け，同室者のインスリンを致死量打って自死しようとした．治療中，彼女の兄に焦点が当てられた．彼は，これまでの人生において常に彼

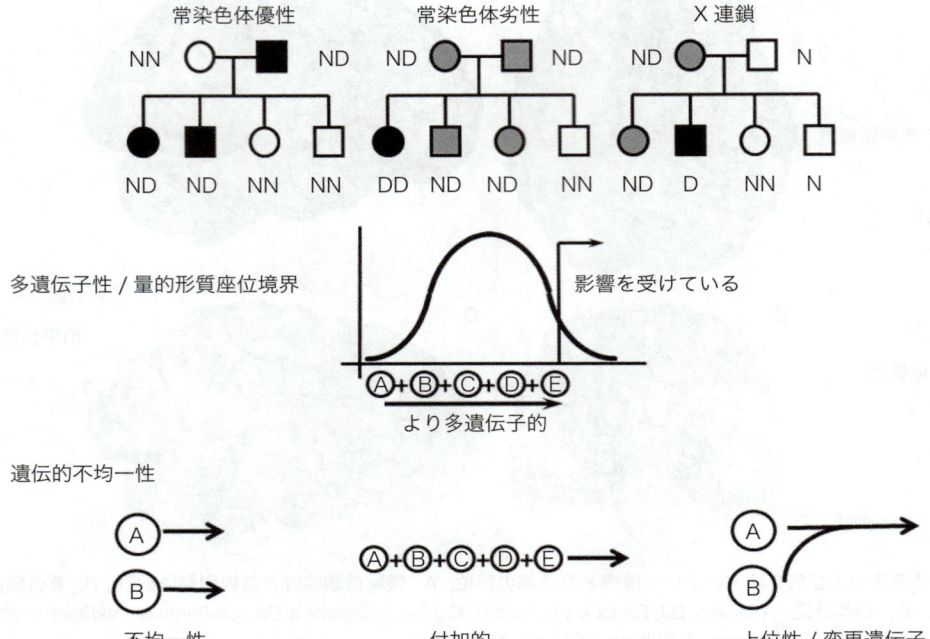

図 8.1-3 気分障害の遺伝性を説明できるような多様な遺伝様式が考えられ，また試されている．有力なモデルのいくつかを選んで記す．メンデル性または単一メジャー遺伝子座においては，単一の遺伝子が疾患を伝達する．多遺伝子性/量的形質モデルでは，複数の遺伝子が組み合わさって量的形質に寄与する．この図で，X軸は個人がもっている多遺伝子の量，すなわち量的形質の総値を示し，Y軸は人口における多遺伝子性の頻度を表している．下段の図は，遺伝的不均一性と考えられる様式を記す．
(Sadock BJ, Sadock VA, Ruiz P. *Kaplan & Sadock's Comprehensive Textbook of Psychiatry*. 9th ed. Philadelphia：Lippincott Williams & Wilkins, 2009 から転載)

 表 8.1-3 双極性障害と関連が認められる染色体部位

18番染色体	およそ4つの遺伝子座が示されている．母親を通じて伝達される感情病の家系と18番染色体長腕との連鎖を見いだした研究があり，片親起源効果が示唆される．
21番染色体長腕	統合失調症と双極性障害の双方との連鎖が示されている．
22番染色体長腕	22番染色体長腕11部位に，易切断領域(breakpoint cluster region：BCR)遺伝子が存在する．BCR遺伝子は，神経細胞成長と軸索の誘導に重要な役割をもつとされる活性化蛋白質を符号化している．

女を侮辱してきたが，なぜか「彼は成功していない」．Cさんは兄についてとても心配していることに気づいた．彼女は，2人の中で「成功」した方の1人にならないようにしてきたと述べた．彼女のうつ病と関連して，Cさんの兄が重篤で外見が損なわれるような致命的な小児疾患に罹患しており，彼らの子どもの頃の家族の時間と注意はそれに費やされていたことが明らかになった．Cさんは，兄に侮辱的態度を取られることに馴れていった．事実，健康で正常であることの罪悪感に苛まれないように，兄の悪態に馴れていったのである．「兄は私を侮辱するけれど，兄を尊敬しています．私に向けられる注意は何であれ，ドラッグのようです」と語った．大学院に合格することによって，兄よりも成功せず傷ついたままでいるという防衛的で本能的な償いの気持ちが刺激され，罪悪感に襲われた．精神力動的精神療法の中で，兄に対する幻想的な服従による自己の同一性を理解することによって，彼女のうつ病は軽快した．(JC Markowitz, M.D., and BL Milrod, M.D. のご意意による)

病前性格 うつ病にかかりやすいパーソナリティ特性や型を1つに限ることはできない．どのようなパーソナリティであろうと，すべての人がある種の状況下でうつ病になりうる．しかし，強迫性，演技性，境界性パーソナリティ障害の人は，反社会性，妄想性パーソナリティ障害の人よりもうつ病にかかりやすい．後者は，内的な怒りから自分自身を守る，投影や他の外在化する防衛機制を用いることができる．後に双極I型障害に進展するような特定のパーソナリティ障害は認識されていないが，気分変調症や気分循環性障害は後に双極I型障害に進展

することがある.

　ストレスとなる最近の出来事は，抑うつエピソード発症の強力な予測因子である．精神力動学的見地からすると，臨床医はストレス因子のもつ意味について常に関心をもっていなければならない．自尊心が傷つけられるようなストレスを体験すると，うつ病になりやすいという研究結果が示されている．さらに，周囲には比較的軽いと思われるようなストレス因子でも，個々人にとってその出来事がもつ意味によっては，圧倒的なものである可能性がある．

うつ病における精神力動的要因　うつ病の精神力動的概念は，フロイト(Sigmund Freud)によって明確にされ，アブラハム(Karl Abraham)によって発展した．この理論には4つの要点がある．(1)口唇期(生後10〜18か月)における母子関係の障害によってうつ病にかかりやすい素因ができる．(2)うつ病は実際の，または空想上の対象喪失と関連している可能性がある．(3)喪失した対象を取り込むこと(introjection)は，対象喪失と関連した苦悩に対処するための防衛機制である．(4)喪失した対象には愛情と憎悪が混在しているため，怒りの感情は自分自身に向けられる．

　Eさんは，21歳の大学生で，青年期早期からうつ病とパニック症に罹っていた．彼女は，自分自身を嫌っており，常に泣き，病気が慢性化しているために深い絶望感を感じていると話した．面接の中で彼女は，母親の気分に対する過敏性に触れた．「母はいつも落ち込んでいて，それを見ると，私も情けなくなる．どうして良いかわからない」という．「いつも母に何かを求めているけれど，それが何かはわからないし，得られることもない．彼女は常にいかに虐げられているかなど良くないことを語り，私自身も気分が悪くなる」．あるセッションでEさんはひどく辛そうに子どもの頃のことを話した．「母とは多くの時間を過ごしたが，彼女はいつでも疲れ果てており，何もしようとせず，私とも遊んでくれなかった．コーヒー机に毛布を被せて家を作り，母の様子を覗き見ていたことを覚えている．彼女は，ずっと落ち込み，ふさいで，まるで部屋の中の否定の吹きだまりの様で，空虚感と悲しみをもたらした．私にはどうすることもできなかった」．精神療法の中で母親のうつ病について話し始めると，彼女は強い罪責感を覚えた．「気分が悪い」とすすり泣いた．「母親の悪口を言っているみたい．母を愛しているし，私も愛されている．自分に忠実でない気がする」．精神分析的精神療法によって，母親に対する怒りと失望の気持ちに気付き，許容することによって回復した．(JC Markowitz, M. D., and BL Milrod, M. D. のご好意による)

　クライン(Melanie Klein)は，フロイト以上に愛する対象に向けられた攻撃性の現れとうつ病を結びつけて考えた．ビブリング(Edward Bibring)は，うつ病を究極の理想とその目標に到達できない無力さとの乖離に気づいたときに生じる現象であると考えた．ヤコブソン(Edith Jacobson)は，うつ病の状態像を，両親によって苦しめられた，無力でどうすることもできない子どもと類似し

ているとみなした．アリエッティ(Silvano Arieti)は，多数のうつ病患者が人生を自分自身のためではなく，他者のために生きているということに気づいた．彼は，うつ病患者がその人のために生きている相手は，支配的な他者であり，また，それは個人でなく，道義，理念，慣例といったものである場合もあると考えた．うつ病は，患者がそのために生きてきた相手や理念が，期待に相応する反応をみせなくなったことを実感したときに生ずる．コフート(Heinz Kohut)は，うつ病を自我心理学の見地から考えることにより，発育中の自我は，両親によって自尊心や自我同一性といった肯定的な感情を満たされたいという欲求をもっている，という仮説を導き出した．これらの欲求が満たされなければ自尊心の大きな損失が起こり，うつ病として現れる．ボールビー(John Bowlby)は，小児期における早期の愛着の障害と心的外傷となるような分離がうつ病の素因を作ると考えた．成人の喪失体験は，小児期の心的外傷性の喪失体験の再現であり，抑うつエピソードに陥ることになるという．

躁病における精神力動的要因　躁病エピソードはその基礎にあるうつ病の防衛であるという理論が多くみられる．例えばアブラハムは，躁病エピソードは，両親を亡くすといった生育上の悲劇に耐えられない無力さを反映している可能性があると考えた．躁状態は，専制的な超自我によっても起こり，耐えがたい自己批判が多幸的な自己満足に置き替わることがある．ルイン(Bertram Lewin)は，躁病患者の自我を，性欲のような快感，あるいは攻撃性のような恐怖心に圧倒されていると考えた．クラインも，躁病をうつ病に対する防衛反応であると考えた．躁的防衛(manic defense)によって，全能性のような架空の威厳を発揮することができる．

　42歳の主婦で4歳の男の子の母親であるGさんは，息子が急性リンパ球性白血病と診断された際に，軽躁状態に引き続いて精神病性の特徴を伴わない躁病を発症した．10年間の不妊を経験して献身的な母親になった敬虔な彼女は，普段はむしろ大人しい方であった．息子の発病前には，神様のお陰で授かったのだとよく冗談を言っていた．息子は診断を受け，入院し，痛みを伴う検査と緊急化学療法を受けたが，体調は非常に悪化した．当初の数週間，医師が息子に関し悲観的な予後を伝えたため，Gさんは苦しんだ．
　Gさんは，いつも息子に付き添い，決して眠らず看病した．小児科医は，患者が衰弱し予後が厳しくなっても，彼女はますます活気にあふれ，ユーモアに富み，立派な心的態度を保っていることに気付いた．彼女は，息子が痛がっている間も病院スタッフに対して冗談を飛ばすことがやめられず，冗談が派手で不適当なものに変化し，スタッフも案ずるようになった．小児科スタッフから精神科医に依頼がなされ，Gさんの「喜びと悲観」の繰り返しは，神の母であるマリアとの「一体感」から来ていると報告された．「今，マリアと私は共にあり，私の一部になっている．我々は特別な関係にある」と目配せした．そのような状態にもかかわらず，Gさんは，精神病的にはならず，「神の言葉を隠喩的に述べている」といった．彼女の躁病は，息子が寛解し退

院したことにより消退した．（JC Markowitz, M. D., and BL Milrod, M. D. のご好意による）

うつ病のその他の理論

認知理論 認知理論によると，うつ病はうつ病親和性の人にみられる特定の認知の歪みの結果である．この歪みは，うつ病因性スキーマ (depressogenic schema) と呼ばれ，内的・外的情報を，若いころの経験によって変化した方法でとらえる認知的鋳型である．ベック (Aaron Beck) は，うつ病の 3 つの認知として，(1) 自分自身についての否定的評価，(2) 環境について，世の中を敵対する，また過酷な要求をするものととらえる傾向，(3) 将来についての苦痛と失敗という見通しを仮定した．認知療法により，これらの歪みを改めていく．認知理論の要素を，表 8.1-4 にまとめた．

学習された無力感 うつ病の学習された無力感の理論によると，うつ病は自分で制御できない出来事を経験することと関連する．例えば，研究室で逃れられない状況で犬に電気ショックを何回か与えると，そのような制御不能の出来事を経験していない犬とは異なった行動がみられる．ショックを与えられた犬は，電気ショックを避ける方法を再学習させたとしても，それをしようとはしなくなる．彼らは受け身のままで，動こうとはしない．学習された無力感の理論によると，ショックを与えられた犬はどのような反応をとっても結果に結びつかないことを学習し，認知の動機づけの障害（ショックから逃れようとしない）と感情的障害（ショックに対する反応が低下する）をもつことになる．学習された無力感を人のうつ病にあてはめて定式化すると，有害な外的出来事に続いて，内面的な解釈がなされ，自尊心の喪失が生じると考えられる．このような理論に賛同する行動療法家は，うつ病の改善は，患者が環境を制御し支配しているという感覚を学習できるかどうかによると強調している．

診断

うつ病

DSM-5 のうつ病の診断基準を表 8.1-5 に示した．うつ病の重症度と特定用語についても併記した．

うつ病，単一エピソード

うつ病は，1 回だけのエピソードのこともあり，反復することもある．病歴が 1 回だけのエピソードの患者と 2 回以上のエピソードのある患者を区別するのは，1 回だけの患者の経過が不確かであるので正当なことである．いくつかの研究で，うつ病が多様な疾患を含んでいるという一致した結果が報告されている．患者 1 人についてうつ病の診断が終生一貫しているかどうかを検討した研究もある．この研究では，患者の 25〜50% が後に，うつ病以外の精神疾患，あるいは精神症状を伴う身体疾

 表 8.1-4　認知理論の要素

要素	定義
認知の三要素	自己，世界，将来についての考え方
概略	経験を系統立てて，解釈する
認知の歪み	
恣意的推論	十分な証拠なしに特定の結論を引き出すこと
選択的抽出	1 つの経験において，他のより重要な見方を無視し，たった 1 つの細部に注目すること
極端な一般化	少なく狭い経験に基づく結論づけ
拡大視と縮小視	個々の出来事の過大評価と過小評価
自己関連づけ	外的出来事を根拠もなく自己と結びつける傾向
絶対主義的，二分割思考	経験内容をすべてか無かに分類する傾向

Robert M. A. Hirschfeld, M. D., and M. Tracie Shea, Ph. D. のご好意による．

患に再分類される．感情病の患者の第 1 度近親者の現状と，彼らが今後どのような精神医学的診断を受けるかを評価した研究もある．双方の研究から，より重症の（基準を満たす症状の数が多い）うつ病患者のほうが，うつ病の症状をあまりもたない患者よりも将来も診断が一定しており，また，情緒的障害をもつ近親者が多いということが示された．双極 I 型障害と双極 II 型障害（繰り返す抑うつエピソードと軽躁病）の患者では，後々まで診断が変わらない傾向がある．

うつ病，反復エピソード

少なくとも 2 度の抑うつエピソードを経験した患者は，うつ病，反復エピソードと分類される．うつ病，反復性と診断する際の大きな問題は，それぞれのエピソードの間欠期を示す診断基準を定めることにある．症状の改善度合いと，その期間はどのくらいかという 2 点が問題となる．DSM-5 では，抑うつ症状の目立たない時期が少なくとも 2 か月続くことにより，抑うつエピソードが明確に分離される必要があるとしている．

双極 I 型障害

DSM-5 の診断基準（表 8.1-6）では気分異常の明らかな期間が少なくとも 1 週間持続することが必要とされ，また，直近のエピソードの症状に基づいて，単一躁病エピソードと反復エピソードとに分類される．

双極 I 型障害という名称は，双極性障害として知られているもの，すなわち疾患の経過中に躁病の症状が完全に出そろうものと同義である．双極 II 型障害の特徴は経過中に抑うつエピソードと軽躁病エピソードがみられることであるが，その軽躁病様の症状は，躁病エピソードの診断基準を完全には満たさない．

表 8.1-5　DSM-5のうつ病(DSM-5)/大うつ病性障害の診断基準

〔訳注：本書では『DSM-5病名・用語翻訳ガイドライン(初版)』に基づき，「うつ病(DSM-5)」(major depressive disorder)は，「DSM-5で定義されるうつ病」という意味で用いている.「抑うつエピソード(DSM-5)」(major depressive episode)も同様である．なお，すべての箇所に(DSM-5)を付記すると煩雑なため本文中では見出しおよび初出を除いて省略した．したがって本文中の「うつ病」，「抑うつエピソード」は，「DSM-5で定義されるもの」であることを意味している．〕

A. 以下の症状のうち5つ(またはそれ以上)が同じ2週間の間に存在し，病前の機能からの変化を起こしている．これらの症状のうち少なくとも1つは(1)抑うつ気分，または(2)興味または喜びの喪失である．
　　注：明らかに他の医学的疾患に起因する症状は含まない．
　(1) その人自身の言葉(例：悲しみ，空虚感，または絶望を感じる)か，他者の観察(例：涙を流しているように見える)によって示される，ほとんど1日中，ほとんど毎日の抑うつ気分
　　　注：子どもや青年では易怒的な気分もありうる．
　(2) ほとんど1日中，ほとんど毎日の，すべて，またはほとんどすべての活動における興味または喜びの著しい減退(その人の説明，または他者の観察によって示される)
　(3) 食事療法をしていないのに，有意の体重減少，または体重増加(例：1か月で体重の5%以上の変化)，またはほとんど毎日の食欲の減退または増加
　　　注：子どもの場合，期待される体重増加がみられないことも考慮せよ．
　(4) ほとんど毎日の不眠または過眠
　(5) ほとんど毎日の精神運動焦燥または制止(他者によって観察可能で，ただ単に落ち着きがないとか，のろくなったという主観的感覚ではないもの)
　(6) ほとんど毎日の疲労感，または気力の減退
　(7) ほとんど毎日の無価値観，または過剰であるか不適切な罪責感(妄想的であることもある．単に自分をとがめること，または病気になったことに対する罪悪感ではない)
　(8) 思考力や集中力の減退，または決断困難がほとんど毎日認められる(その人自身の言明による，または他者によって観察される)．
　(9) 死についての反復思考(死の恐怖だけではない)，特別な計画はないが反復的な自殺念慮，または自殺企図，または自殺するためのはっきりとした計画
B. その症状は，臨床的に意味のある苦痛，または社会的，職業的，または他の重要な領域における機能の障害を引き起こしている．
C. そのエピソードは物質の生理学的作用，または他の医学的疾患によるものではない．
　　注：基準A〜Cにより抑うつエピソードが構成される．
　　注：重大な喪失(例：親しい者との死別，経済的破綻，災害による損失，重篤な医学的疾患・障害)への反応は，基準Aに記載したような強い悲しみ，喪失の反芻，不眠，食欲不振，体重減少を含むことがあり，抑うつエピソードに類似している場合がある．これらの症状は，喪失に際し生じることは理解可能で，適切なものであるかもしれないが，重大な喪失に対する正常な反応に加えて，抑うつエピソードの存在も入念に検討すべきである．その決定には，喪失についてどのように苦痛を表現するかという点に関して，各個人の生活史や文化的規範に基づいて，臨床的な判断を実行することが不可欠である．
D. 抑うつエピソードは，統合失調感情障害，統合失調症，統合失調症様障害，妄想性障害，または他の特定および特定不能の統合失調症スペクトラム障害および他の精神病性障害群によってはうまく説明されない．
E. 躁病エピソード，または軽躁病エピソードが存在したことがない．
　　注：躁病様または軽躁病様のエピソードのすべてが物質誘発性のものである場合，または他の医学的疾患の生理学的作用に起因するものである場合は，この除外は適応されない．

コード記載および記録の手順
うつ病の診断コードは，単一エピソードなのか反復エピソードなのか，現在の重症度，精神病性の特徴の存在，そして寛解の状況に基づいて決まる．現在の重症度と精神病性の特徴は，現在，抑うつエピソードの基準が完全に満たされている場合にのみ記載できる．寛解の特定用語は，現在，抑うつエピソードの基準が完全には満たされていない場合にのみ記載できる．コードは以下のとおり．

重症度/経過の特定用語	単一エピソード	反復エピソード*
軽度	296.21(F32.0)	296.31(F33.0)
中等度	296.22(F32.1)	296.32(F33.1)
重度	296.23(F32.2)	296.33(F33.2)
精神病性の特徴を伴う**	296.24(F32.3)	296.34(F33.3)
部分寛解	296.25(F32.4)	296.35(F33.41)
完全寛解	296.26(F32.5)	296.36(F33.42)
特定不能	296.20(F32.9)	296.30(F33.9)

*エピソードが反復性とみなされるには，別々のエピソードの間に，抑うつエピソードの基準を満たさない間欠期が連続する2か月以上なければならない．特定用語の定義はそれぞれのページに記載されている．
**精神病性の特徴が認められる場合には，エピソードの重症度にかかわらず，「精神病性の特徴を伴う」のコードを記載する．
診断名を記録する際，各用語は以下の順に記載する：うつ病，単一または反復エピソード，重症度/精神病性/寛解の特定用語，そしてその後に現在のエピソードに当てはまる，以下に列挙するコードのない特定用語がくる．
▶特定せよ
　不安性の苦痛を伴う
　混合性の特徴を伴う
　メランコリアの特徴を伴う
　非定型の特徴を伴う
　気分に一致する精神病性の特徴を伴う
　気分に一致しない精神病性の特徴を伴う
　緊張病を伴う　コードするときの注：293.89(F06.1)の追加コードを使用すること
　周産期発症
　季節型(反復エピソードに限定)

Diagnostic and Statistical Manual of Mental Disorders, Fifth Edition (Copyright ⓒ2013). American Psychiatric Association. All Rights Reserved から許可を得て転載．

表 8.1-6　DSM-5 の双極Ⅰ型障害の診断基準

双極Ⅰ型障害と診断するためには，躁病エピソードについて以下の基準に該当することが必要である．躁病エピソードには軽躁病エピソードや抑うつエピソードが先行したり，後に続いたりしていることがある．

躁病エピソード

A．気分が異常かつ持続的に高揚し，開放的または易怒的となる．加えて，異常にかつ持続的に亢進した目標指向性の活動または活力がある．このような普段とは異なる期間が，少なくとも1週間，ほぼ毎日，1日の大半において持続する（入院治療が必要な場合はいかなる期間でもよい）．

B．気分が障害され，活動または活力が亢進した期間中，以下の症状のうち3つ（またはそれ以上）（気分が易怒性のみの場合は4つ）が有意の差をもつほどに示され，普段の行動とは明らかに異なった変化を象徴している．
(1) 自尊心の肥大，または誇大
(2) 睡眠欲求の減少（例：3時間眠っただけで十分な休息がとれたと感じる）
(3) 普段より多弁であるか，しゃべり続けようとする切迫感
(4) 観念奔逸，またはいくつもの考えがせめぎ合っているといった主観的な体験
(5) 注意散漫（すなわち，注意があまりにも容易に，重要でないまたは関係のない外的刺激によって他に転じる）が報告される，または観察される．
(6) 目標指向性の活動（社会的，職場または学校内，性的のいずれか）の増加，または精神運動焦燥（すなわち，無意味な非目標指向性の活動）
(7) 困った結果につながる可能性が高い活動に熱中すること（例：制御のきかない買いあさり，性的無分別，またはばかげた事業への投資などに専念すること）

C．この気分の障害は，社会的または職業的機能に著しい障害を引き起こしている，あるいは自分自身または他人に害を及ぼすことを防ぐため入院が必要であるほど重篤である，または精神病性の特徴を伴う．

D．本エピソードは，物質（例：乱用薬物，医薬品，または他の治療）の生理学的作用，または他の医学的疾患によるものではない．
　注：抗うつ治療（例：医薬品，電気けいれん療法）の間に生じた完全な躁病エピソードが，それらの治療により生じる生理学的作用を超えて十分な症候群に達してそれが続く場合は，躁病エピソード，つまり双極Ⅰ型障害の診断とするのがふさわしいとする証拠が存在する．
　注：基準 A～D が躁病エピソードを構成する．少なくとも生涯に一度の躁病エピソードがみられることが，双極Ⅰ型障害の診断には必要である．

軽躁病エピソード

A．気分が異常かつ持続的に高揚し，開放的または易怒的となる．加えて，異常にかつ持続的に亢進した活動または活力のある，普段とは異なる期間が，少なくとも4日間，ほぼ毎日，1日の大半において持続する．

B．気分が障害され，かつ活動または活力が亢進した期間中，以下の症状のうち3つ（またはそれ以上）（気分が易怒性のみの場合は4つ）が持続しており，普段の行動とは明らかに異なった変化を示しており，それらは有意の差をもつほどに示されている．
(1) 自尊心の肥大，または誇大
(2) 睡眠欲求の減少（例：3時間眠っただけで十分な休息がとれたと感じる）
(3) 普段より多弁であるか，しゃべり続けようとする切迫感
(4) 観念奔逸，またはいくつもの考えがせめぎ合っているといった主観的な体験
(5) 注意散漫（すなわち，注意があまりにも容易に，重要でないまたは関係のない外的刺激によって他に転じる）が報告される，または観察される．
(6) 目標指向性の活動（社会的，職場または学校内，性的のいずれか）の増加，または精神運動焦燥
(7) 困った結果につながる可能性が高い活動に熱中すること（例：制御のきかない買いあさり，性的無分別，またはばかげた事業への投資などに専念すること）

C．本エピソード中は，症状のないときのその人固有のものではないような，疑う余地のない機能的変化と関連する．

D．気分の障害や機能の変化は，他者から観察可能である．

E．本エピソードは，社会的または職業的機能に著しい障害を引き起こしたり，または入院を必要とするほど重篤ではない．もし精神病性の特徴を伴えば，定義上，そのエピソードは躁病エピソードとなる．

F．本エピソードは，物質（例：乱用薬物，医薬品，あるいは他の治療）の生理学的作用によるものではない．
　注：抗うつ治療（例：医薬品，電気けいれん療法）の間に生じた完全な軽躁病エピソードが，それらの治療により生じる生理学的作用を超えて十分な症候群に達して，それが続く場合は，軽躁病エピソードと診断するのがふさわしいとする証拠が存在する．しかしながら，1つまたは2つの症状（特に，抗うつ薬使用後の，易怒性，いらいら，または焦燥）だけでは軽躁病エピソードとするには不十分であり，双極性の素因を示唆するには不十分であるという点に注意を払う必要がある．
　注：基準 A～F により軽躁病エピソードが構成される．軽躁病エピソードは双極Ⅰ型障害ではよくみられるが，双極Ⅰ型障害の診断には必ずしも必須ではない．

抑うつエピソード

A．以下の症状のうち5つ（またはそれ以上）が同じ2週間の間に存在し，病前の機能からの変化を起こしている．これらの症状のうち少なくとも1つは，(1)抑うつ気分，または(2)興味または喜びの喪失である．
　注：明らかに他の医学的疾患に起因する症状は含まない．
(1) その人自身の言葉（例：悲しみ，空虚感，または絶望感を感じる）か，他者の観察（例：涙を流しているように見える）によって示される，ほとんど1日中，ほとんど毎日の抑うつ気分（注：子どもや青年では易怒的な気分もありうる）
(2) ほとんど1日中，ほとんど毎日の，すべて，またはほとんどすべての活動における興味または喜びの著しい減退（その人の説明，または他者の観察によって示される）

(つづく)

表 8.1-6 DSM-5 の双極 I 型障害の診断基準（つづき）

　　(3) 食事療法をしていないのに，有意の体重減少，または体重増加（例：1 か月で体重の 5％ 以上の変化），またはほとんど毎日の食欲の減退または増加（注：子どもの場合，期待される体重増加がみられないことも考慮せよ）
　　(4) ほとんど毎日の不眠または過眠
　　(5) ほとんど毎日の精神運動焦燥または制止（他者によって観察可能で，ただ単に落ち着きがないとか，のろくなったという主観的感覚ではないもの）
　　(6) ほとんど毎日の疲労感，または気力の減退
　　(7) ほとんど毎日の無価値感，または過剰であるか不適切な罪責感（妄想的であることもある．単に自分をとがめること，または病気になったことに対する罪悪感ではない）
　　(8) 思考力や集中力の減退，または決断困難がほとんど毎日認められる（その人自身の言葉による，または他者によって観察される）
　　(9) 死についての反復思考（死の恐怖だけではない）．特別な計画はないが反復的な自殺念慮，または自殺企図，または自殺するためのはっきりとした計画
B．その症状は，臨床的に意味のある苦痛，または社会的，職業的，または他の重要な領域における機能の障害を引き起こしている．
C．そのエピソードは物質の生理学的作用，または他の医学的疾患によるものではない．
　注：診断基準 A〜C により抑うつエピソードが構成される．抑うつエピソードは双極 I 型障害でしばしばみられるが，双極 I 型障害の診断には必ずしも必須ではない．
　注：重大な喪失（例：親しい者との死別，経済的破綻，災害による損失，重篤な医学的疾患・障害）への反応は，基準 A に記載したような強い悲しみ，喪失の反芻，不眠，食欲不振，体重減少を含むことがあり，抑うつエピソードに類似している場合がある．これらの症状は，喪失に際し生じることは理解可能で，適切なものであるかもしれないが，重大な喪失に対する正常な反応に加えて，抑うつエピソードの存在も入念に検討すべきである．その決定には，喪失についてどのように苦痛を表現するかという点に関して，各個人の生活史や文化的規範に基づいて，臨床的な判断を実行することが不可欠である．

双極 I 型障害
A．少なくとも 1 つ以上の躁病エピソード（上記「躁病エピソード」A〜D）に該当すること．
B．躁病エピソードと抑うつエピソードの発症が，統合失調感情障害，統合失調症，統合失調症様障害，妄想性障害，または，他の特定されるまたは特定不能の統合失調症スペクトラム障害および他の精神病性障害ではうまく説明されない．

コード付記と記録の手順
双極 I 型障害の診断コードは，現在または直近のエピソードの型，および現在の重症度，精神病性の特徴の存在，寛解状況を考慮して決定される．現在の重症度と精神病性の特徴は躁病エピソードまたは抑うつエピソードの診断基準が現在完全に満たされる場合にのみ考慮される．寛解の特定用語は，躁病エピソード，軽躁病エピソード，または抑うつエピソードの診断基準が現在完全に満たされない場合に考慮される．そのコードは以下のとおり：

双極 I 型障害	現在または直近のエピソードが躁病	現在または直近のエピソードが軽躁病*	現在または直近のエピソードが抑うつ	現在または直近のエピソードが特定不能**
軽度	296.41（F31.11）	NA	296.51（F31.31）	NA
中等度	296.42（F31.12）	NA	296.52（F31.32）	NA
重度	296.43（F31.13）	NA	296.53（F31.4）	NA
精神病性の特徴を伴う***	296.44（F31.2）	NA	296.54（F31.5）	NA
部分寛解	296.45（F31.73）	296.45（F31.71）	296.55（F31.75）	NA
完全寛解	296.46（F31.74）	296.46（F31.72）	296.56（F31.76）	NA
特定不能	296.40（F31.9）	296.40（F31.9）	296.50（F31.9）	NA

＊重症度や精神病性の特定用語をつけない．寛解していない事例については 296.40（F31.0）とコードする．
＊＊重症度，精神病性，寛解の特定用語をつけない．コード 296.7（F31.9）
＊＊＊もし精神病性の特徴が現在みられるなら，エピソードの重症度にかかわりなく「精神病性の特徴を伴う」という特定用語によりコードする．

診断名を記録するときは，用語は以下の順序で用いる：双極 I 型障害，現在または直近のエピソードの型，重症度/精神病性/寛解の特定用語，現在または直近のエピソードに関するコードのない特定用語

▶特定せよ
　不安性の苦痛を伴う
　混合性の特徴を伴う
　急速交代型
　メランコリアの特徴を伴う
　非定型の特徴を伴う
　気分に一致する精神病性の特徴を伴う
　気分に一致しない精神病性の特徴を伴う
　緊張病を伴う　コードするときの注：追加コードを用いること：293.89（F06.1）
　周産期発症
　季節型

Diagnostic and Statistical Manual of Mental Disorders, Fifth Edition（Copyright ©2013）．American Psychiatric Association. All Rights Reserved から許可を得て転載．

明らかにうつ病の治療（例えば，薬物療法や電気けいれん療法[electroconvulsive therapy：ECT]）によって引き起こされた躁病エピソードは，双極Ⅰ型障害に含まない．

双極Ⅰ型障害，単一躁病エピソード　DSM-Ⅳ-TR では，双極Ⅰ型障害，単一躁病エピソードの診断基準を満たすためには，患者の経験しているエピソードが躁病エピソードで，初回のものでなければならなかった．これは，双極Ⅰ型障害で最初にうつ病エピソードを呈する患者は，うつ病の患者と区別できないということに基づいている．（訳注：DSM-5 では，このカテゴリーはとりあげられていない．）

双極Ⅰ型障害，反復性　抑うつエピソードの終結の定義は，躁病エピソードの終結の定義にも適応される．躁病エピソードでは，エピソード間に躁病や軽躁病の明らかな症状のない期間が少なくとも 2 か月間続いた場合は，別個のエピソードとみなされる．（訳注：DSM-5 では，このカテゴリーはとりあげられていない．）

双極Ⅱ型障害

双極Ⅱ型障害の診断基準では，軽躁病の症状の重症度，頻度，期間のそれぞれについて明記されている．軽躁病エピソードの診断基準は，双極Ⅱ型障害の診断基準（表 8.1-6）と一緒に記載されている．この診断基準は，軽躁病エピソードの過剰診断とうつ病の患者を双極Ⅱ型障害と誤って分類することを減らすために設けられた．臨床的には，精神科医が数か月から数年にわたる慢性的な抑うつ状態にある患者について，正常な精神状態か軽躁状態かを区別することは難しいことがある．双極Ⅰ型障害と同様に，抗うつ薬により誘発された軽躁病エピソードは双極Ⅱ型障害から除外される．

特定用語（症状の特徴）

重症度，精神病性，寛解という特定用語に加えて，付加的な症状の特徴（特定用語）を用いることができ，種々の気分障害に適用可能である．

精神病性の特徴を伴うもの　うつ病において精神病性の特徴を伴うということは，重症度を反映しており，予後不良の指標となる．精神病性と非精神病性のうつ病を比較した研究によると，この 2 つの状態は病理が異なっている可能性がある．相違点の 1 つとして，双極Ⅰ型障害は非精神病性うつ病患者の家族よりも，精神病性うつ病患者の家族により多く認められるということがある．

精神病性の症状自体は，気分状態から了解可能なもの，すなわち気分障害と一致するもの（mood-congruent；「私が悪いのだから罰せられるのは当然だ」）と，支配的な気分と一致しないもの，すなわち気分障害と調和しないもの（mood-incongruent）とに分けられる．気分に一致した精神病性の特徴を伴う気分障害患者は，精神病性の気分障害とされるが，気分に一致しない精神病性の特徴を伴う気分障害患者は，統合失調感情障害や統合失調症の可能性がある．

気分障害の予後不良因子として，エピソードが長期にわたること，気分障害と精神病性の症状とが時間的に乖離していること，病前の社会適応の悪さがあげられる．精神病性の特徴を有する場合は，治療についてもよく考慮しなければならない．このような患者の臨床的改善のためには，抗うつ薬と抗精神病薬の併用，気分安定薬の投与，また電気けいれん療法が必要になる場合がある．

メランコリー型の特徴を伴うもの　メランコリー（melancholia）は，精神医学上最も古い用語の 1 つであり，4 世紀のヒポクラテスによる，うつ病の暗い気分についての記述にまで遡ることができる．メランコリーという用語は，喜びの重度の喪失，早朝覚醒，体重減少，（しばしば，ありふれた出来事に対しての）過度の罪責感という特徴をもったうつ病に対して，現在も用いられている．メランコリー患者が自殺念慮を抱くことは珍しいことではない．メランコリーは，自律神経系および内分泌系の機能の変化と関連している．こういった理由から，メランコリーは「内因性うつ病」と呼ばれたり，外的な生活上のストレスや急激な変化なしに生じたうつ病と呼ばれることがある．DSM-5 では，メランコリー型の特徴は，うつ病，双極Ⅰ型障害，あるいは双極Ⅱ型障害における抑うつエピソードに対して適用できる．

非定型の特徴を伴うもの　過食や過眠といった特有で予測可能な特徴をもつ患者がいるという，研究上のまた臨床上の所見に応える形で，非定型の特徴を伴ううつ病という定義が公式に導入された．それらの症状は，時には逆転した自律神経症状と記述され，ヒステリー性の気分変調と記述されることもある．非定型の特徴をもつうつ病患者と，もたないうつ病患者とを比較すると，非定型の特徴を伴う患者では発症が早く，精神運動制止の程度が強く，パニック症，物質乱用および身体化障害（DSM-Ⅳ）を併発することが多い．非定型の特徴を伴う患者では，重篤な不安症状が高率に出現するために，気分障害よりも不安症として誤って分類されやすいという研究報告がある．非定型の特徴を伴う患者は，長期の経過をとりやすく，双極Ⅰ型障害や季節型の診断も受けやすい．

DSM-5 において非定型の特徴は，うつ病，双極Ⅰ型障害，双極Ⅱ型障害，また気分変調性障害における最も新しいエピソードに適用される．非定型のうつ病は，下記の症例のように躁症状を隠すこともある．

15 歳の青年，ケヴィンは，ナルコレプシーの除外診断のために睡眠センターに入院した．彼の主訴は，倦怠感，退屈さ，睡眠欲求の持続であった．もともと 1 日の始まりが遅かったとはいえ，今ではベッドから出て，登校することもできない．母親が心配し，睡眠相談を思いついた．紹介されてくる以前の成績には B も多かったが，受診前 6 か月のほとんどの課程は落としていた．心理カウンセリングにより，最近他都市から転居してきたことがケヴィンの孤立を招き，不利益となったと判断された．神経学的，また身体的検索が広範になされたが，いずれも陰性であった．彼

は，1日に12～15時間眠るが，カタプレキシー(情動脱力発作)，睡眠麻痺，入眠時幻覚は否定された．診察の中で，気分の落ち込みを否定したが，飼い犬以外に何の興味もないことを認めた．意欲はなく，どんな活動にも参加せず，また6ヵ月間で30ポンドの体重増加がみられた．彼は自分には「脳に障害がある」と考えており，このまま生きていく価値があるかどうかと思い巡らしていた．しかし，自殺については，彼の信仰と矛盾するために悩んでいた．これらの所見から，デシプラミン(Norpramin)が処方され，3週間かけて200mg/日まで増量されたところ症状が改善しただけではなく，躁病エピソードに向かわせた．(HS Akiskal, M.D.のご好意による)

緊張病性の特徴を伴うもの　緊張病はいくつかの精神疾患で生じる症状の1つであり，統合失調症と気分障害において最もよくみられる．気分障害患者が緊張病性の特徴を伴うと，予後や治療にとって重要な意味をもつと考えられる．

緊張病の特徴となる症状——昏迷，感情鈍麻，極端な引きこもり，拒絶，著しい精神運動制止——は，緊張型もしくは非緊張型の統合失調症，うつ病(しばしば精神病性の特徴を伴うもの)，内科疾患や神経疾患においてみられる．臨床医の中には，双極Ⅰ型障害と緊張病との関連を考えない者も多いが，それは昏迷性の緊張病と典型的な躁病の症状に著しい隔たりがあるためである．緊張病症状は多くの身体疾患や精神疾患でみられる行動上の症候群であり，ある1つの診断を示唆するものではない．緊張病の詳細については，7.5節で論じた．

産後の発症　DSM-5では，気分障害の発症が産後4週以内であれば，周産期発症と特定する．産後の精神障害には精神病性の症状が含まれることが多い．産後の精神障害については第27章，精神医学と生殖医療で述べる．

急速交代型　双極Ⅰ型障害の急速交代型は，女性に多く，抑うつエピソードと軽躁病エピソードを呈することが多い．急速交代型が遺伝性であるというデータはなく，このことからストレスや薬物治療のような外的要因が急速交代型の病理である可能性がある．DSM-5の診断基準を満たすためには，患者は12ヵ月間に少なくとも4回のエピソードを呈する必要がある．

季節型　季節型の気分障害患者は，1年のうちの特定の時期，主に冬にうつ病を起こす傾向がある．このような型は，季節型感情障害(seasonal affective disorder：SAD)として知られているが，この用語はDSM-5では用いられない．季節型が診断的に独立した存在であることを示す2つの根拠がある．第1に，光線療法に反応する傾向がみられることであるが，季節性ではないうつ病患者における光線療法の評価は十分に行われていない．第2に，眼窩前頭皮質と左の頭頂下葉における代謝活性の低下が報告されている．今後，季節性のうつ病患者とその他のうつ病患者とを区別するような研究が求められる．季節型については，16.2節の睡眠覚醒障害でも述べる．

DSM-5以外の分類　DSM-5における抑うつ障害の特定用語を表8.1-7に示した．気分障害患者を分類するその他の方法として，患者を予後良好なものと不良なもの，また，ある治療に反応するものと反応しないものに分ける方法がある．内因性と反応性，または原発性と続発性に分ける図式もある．

内因性か反応性かという分け方には議論がある．内因性うつ病は生物学的であり，反応性うつ病は心因性であるということを示唆しており，これは主として原因となるようなストレスが特定できるか，できないかに基づいている．内因性うつ病の特徴として，日内変動，妄想，精神運動制止，早朝覚醒，罪責感が記述されている．このように内因性うつ病は，DSM-5における精神病性またはメランコリアの特徴またはその双方の特徴を伴ううつ病と類似している．反応性うつ病の症状としては，入眠障害，不安感，情動不安定，多彩な身体的愁訴があげられる．

原発性うつ病は，DSM-5で気分障害と呼ぶものと同じであり，一般身体疾患や物質に誘発された気分障害は続発性うつ病とされ除外される．二重うつ病(double depression)は，気分変調性障害にうつ病が重畳した状態である．抑うつ等価症(depressive equivalent)は，うつ病の不完全型(forme fruste)のような症候群である．例えば，以前は行いがよかった若者に，無断欠席，アルコール乱用，性的乱交の3主徴がみられた場合は，抑うつ等価症である可能性がある．

臨床像

気分障害の2つの基本的症状の型は，うつ病と躁病である．抑うつエピソードはうつ病と双極Ⅰ型障害の双方でみられる．双極Ⅰ型障害のうつ病エピソードとうつ病における抑うつエピソードとの違いを明らかにしようという試みがなされているが，明らかになっていない．臨床的には，患者の現病歴，家族歴，その後の経過のみがこの2つの状態を区別する手がかりになりうる．双極Ⅰ型障害の患者の一部は，躁病とうつ病の双方の特徴を併せもつ混合状態を経験し，また一部は躁病相の間に短時間の，すなわち数分から2～3時間のうつ病エピソードを経験するようである．

抑うつエピソード

抑うつ気分と興味や喜びの喪失は，うつ病の重要な症状である．患者は，悲しみ，絶望，憂うつ，無価値感を感じると訴える．患者にとって，抑うつ気分は，通常の悲しみや悲嘆とは明らかに異なる性質をもつことが多い．患者はしばしば，うつ病の症状をもだえるような感情的苦痛として表現したり，時には泣くことができないと訴える．このような症状は，軽快するにしたがって，消退する．

うつ病患者の3分の2は自殺を考え，10～15%が自殺をする．自殺企図や自殺念慮によって最近入院治療を受

表 8.1-7　DSM-5 の抑うつ障害群の特定用語

▶該当すれば特定せよ

不安性の苦痛を伴う：不安性の苦痛は，抑うつエピソードまたは持続性抑うつ障害（気分変調症）の大半において，以下の症状のうち少なくとも2つ以上が存在する状態と定義される．
　(1) 張りつめた，または緊張した感覚
　(2) 異常に落ち着かないという感覚
　(3) 心配のための集中困難
　(4) 何か恐ろしいことが起こるかもしれないという恐怖
　(5) 自分をコントロールできなくなるかもしれないという感覚

▶現在の重症度を特定せよ
　軽度：2つの症状
　中等度：3つの症状
　中等度〜重度：4つまたは5つの症状
　重度：4つまたは5つの症状に運動性の焦燥を伴う．
　注：不安性の苦痛は，プライマリケアおよび精神保健の場面で，双極性障害およびうつ病でも特に目立った特徴の1つとして記述されてきた．強い不安は，自殺のより高い危険性，より長い罹病期間，および治療に対する反応のない可能性がより高いことと関連している．したがって，不安性の苦痛の存在，およびその重症度を正確に特定することは，治療計画を立てることと治療反応をみていくために，臨床的に有用である．

混合性の特徴を伴う：
A．以下の躁病・軽躁病症状が，抑うつエピソードの期間中の大半の日にわたって，ほぼ毎日，3つ以上存在する．
　(1) 高揚した，開放的な気分
　(2) 自尊心の肥大，または誇大
　(3) 普段より多弁であるか，しゃべり続けようとする心迫
　(4) 観念奔逸，またはいくつもの考えが競い合っているという主観的体験
　(5) 気力または目標指向性の活動の増加（社会的，職場または学校内，性的のいずれか）
　(6) 困った結果につながる可能性が高い活動に熱中すること（例：制御のきかない買いあさり，性的無分別，またはばかげた事業への投資などに専念すること）
　(7) 睡眠欲求の減少（普段よりも眠らないのにもかかわらず，よく休めたと感じる：不眠とは対照的である）
B．混合性症状は他者によって観察可能で，その人の通常の行動から変化を起こしている．
C．その症状が，躁病エピソードと抑うつエピソードを同時に完全に満たす場合には，「躁病エピソード，混合性の特徴を伴う」と診断されるべきである．
D．混合性症状は，物質の生理学的作用によるものではない（例：乱用薬物，医薬品，または他の治療）．
　注：抑うつエピソードに関連する混合性の特徴は，双極Ⅰ型障害または双極Ⅱ型障害に発展する重大な危険要因であることがわかっている．その結果，この特定用語の存在に注意することは，治療計画および治療反応を追跡するうえで，臨床的に有用である．

メランコリアの特徴を伴う：
A．現在のエピソードの最も重度の期間に，以下のうち1つが存在する．
　(1) すべての，またはほとんどすべての活動における喜びの喪失
　(2) 普段快適である刺激に対する反応の消失（何かよいことが起こった場合にも，一時的にさえ，ずっとよい気分とならない）
B．以下のうち3つ（またはそれ以上）：
　(1) はっきり他と区別できる性質の抑うつ気分があり，深い落胆，絶望，および/または陰鬱さ，またはいわゆる空虚感によって特徴づけられる．
　(2) 抑うつは決まって朝に悪化する．
　(3) 早朝覚醒（すなわち，通常の起床時間より少なくとも2時間早い）
　(4) 著しい精神運動焦燥または制止
　(5) 有意の食欲不振または体重減少
　(6) 過度または不適切な罪責感
　注：「メランコリアの特徴を伴う」という特定用語は，これらの特徴がエピソードの最悪期に現れるときに適用される．喜びを感じる能力はほとんど完全に消失しており，単なる減少ではない．気分の反応性の欠如を判断する基準としては，非常に待ち望んでいた出来事に対してさえも抑うつ気分はまったく晴れないということである．気分はまったく晴れないか，部分的にしか晴れない（例：正常の20〜40％までで，一度に数分しか持続しない）．「メランコリアの特徴を伴う」という特定用語に特徴的な"はっきり他と区別できる性質の"気分は，メランコリアの特徴のない抑うつエピソードのときに経験される気分とは質的に異なったものとしてその人に経験される．ただ単に，より重篤で，長く続き，

（つづく）

表 8.1-7 DSM-5 の抑うつ障害群の特定用語（つづき）

または理由なく現れるなどと表現される抑うつ気分は，質的にはっきり他と区別されるとはみなされない．精神運動性の変化はほとんどいつも存在し，他者によって観察可能である．

メランコリアの特徴が同一人物において，複数回のエピソードにわたって繰り返す傾向は大きくない．この特徴は外来患者ではなく，入院患者で多くみられ，軽度の抑うつエピソードではより重度の抑うつエピソードと比べて起こりにくく，精神病性の特徴を伴う場合には起こりやすい．

非定型の特徴を伴う：この特定用語は，以下の特徴が，現在または直近の抑うつエピソードまたは持続性抑うつ障害の大半の日に優勢である場合に適用される．
A. 気分の反応性（すなわち，現実のまたは可能性のある楽しい出来事に反応して気分が明るくなる）
B. 以下のうち2つ（またはそれ以上）：
　(1) 有意の体重増加または食欲増加
　(2) 過眠
　(3) 鉛様の麻痺（すなわち，手や足の重い，鉛のような感覚）
　(4) 長期間にわたり対人関係上の拒絶に敏感（気分障害のエピソードの間だけに限定されるものではない）で，意味のある社会的または職業的障害を引き起こしている．
C. 同一エピソードの間に，「メランコリアの特徴を伴う」または「緊張病を伴う」の基準を満たさない．

注：「非定型うつ病」には歴史的意義があり（すなわち，古典的な焦燥感の強い"内因性"うつ病像に対して非定型である．この内因性うつ病像は，外来ではめったに抑うつが診断されず，さらに青年期や成人期早期には決して診断されなかった時代には，それが標準的であった），今日では，この用語が示唆しうる，まれな，または変わった臨床像ということを意味してはいない．

気分の反応性は，楽しい出来事（例：子どもの訪問，他人から褒められること）があった際，元気になれる能力である．好ましい外的環境が続いた場合は，より長い期間にわたって気分は（悲観的でなく）正常気分になることがある．食欲の増加は，食事量の明らかな増加や体重増加として現れる．過眠は，夜間の睡眠や昼寝の時間が延長して少なくとも計10時間以上（または抑うつのないときより2時間以上長い）になっている場合も含む．鉛様の麻痺は，通常，手足が重く，鈍く，または重みでつぶれそうな感覚として定義される．この感覚は，通常，少なくとも1日に1時間は存在するが，一度に数時間以上持続することもしばしばある．他の非典型の特徴と異なり，対人関係上，拒絶感に対する病的な敏感さは，早期に生じて成人期の大半に持続する特性である．拒絶に対する敏感さは，その人が抑うつにあるときにもないときにも生じるが，抑うつの期間中に増悪することがある．

精神病性の特徴を伴う：妄想および/または幻覚が存在する．
　「気分に一致する精神病性の特徴を伴う」：すべての妄想および幻覚の内容は，個人の不全感，罪責感，病気，死，虚無感，報いとしての処罰など，典型的な抑うつ性の主題と一致する．
　「気分に一致しない精神病性の特徴を伴う」：妄想または幻覚の内容が，個人の不全感，罪責感，病気，死，虚無感，報いとしての処罰など，典型的な抑うつ性の主題を含まない，または，その内容は気分に一致しない主題と一致した主題の混合である．

緊張病を伴う：緊張病の特定用語は，抑うつエピソードについて，エピソードのほとんどの期間中，緊張病の病像が存在する場合に適用される．精神疾患に関連する緊張病の基準を参照（緊張病の説明は，「統合失調症スペクトラム障害および他の精神病性障害群」の章を参照）．

周産期発症：この特定用語は，気分症状が妊娠中または出産後4週間以内に始まっている場合に，現在の抑うつエピソードに，または抑うつエピソードの基準を現時点で完全には満たしていない場合，直近の抑うつエピソードに適用することができる．

注：気分エピソードは，妊娠中または産後に発症しうる．産後の追跡期間によってその概算は異なっているが，3～6%の女性が，妊娠中または産後数週～数か月の間に抑うつエピソードを発症する．「産後の」抑うつエピソードの50%は，実際には出産前から始まっている．それゆえ，これらのエピソードはまとめて周産期エピソードと呼称される．周産期抑うつエピソードの女性は，しばしば強い不安とパニック発作さえ伴う．妊娠中の気分および不安症状は，"マタニティ・ブルー"と同様，産後の抑うつエピソードの危険を増すことが，前方視的研究において示されている．

周産期発症の気分エピソードは，精神病性の特徴を伴うことも伴わないこともありうる．子殺しは，子どもを殺すよう命令する幻覚や子どもに憑きものがついたというような妄想によって特徴づけられる産後の精神病性エピソードと非常にしばしば関連している．しかし，そのような特別な幻覚や妄想を伴わない重度の産後の気分エピソードであっても精神病症状は起こりうる．

「産後の気分エピソード（抑うつまたは躁病），精神病性の特徴を伴う」は，500～1,000回の出産に1回の頻度で起こり，初産婦ではより多くみられる可能性がある．精神病性の特徴を伴う産後のエピソードの危険は，過去に産後の気分エピソードを経験したことがある女性で特に増大するが，過去に抑うつ障害または双極性障害（特に双極Ⅰ型障害）の経験がある人や双極性障害群の家族歴がある人でも増大する．

「産後のエピソード，精神病性の特徴を伴う」に一度罹患したことがある場合には，その後の各出産における再発の危険性

（つづく）

表 8.1-7　DSM-5 の抑うつ障害群の特定用語（つづき）

は 30〜50％の間である．産後のエピソードは，産後の期間に起こるせん妄と区別されなければならないが，これは意識や注意の水準の変動によって区別することができる．産後の期間は，神経内分泌学的変化と心理社会的適応の程度，母乳養育が治療計画に与えうる影響，産後の気分障害の既往がその後の家族計画に及ぼす長期的な意味といった点で，特異な期間である．

季節型：この特定用語は，反復性のうつ病に適用される．
A．うつ病における抑うつエピソードの発症と，1年のうち特定の時期との間に規則的な時間的関係がある（例：秋か冬における抑うつエピソードの規則的な発症）．
　注：季節に関連した心理社会的ストレス因の明らかな影響が存在する場合は含めないこと（例：毎冬いつも失業している）．
B．完全寛解（または抑うつから躁または軽躁への転換）も1年のうち特定の時期に起こる（例：抑うつは春に消失する）．
C．最近2年間に，上記に定義される時間的な季節的関係を示す抑うつエピソードが2回起こっており，同じ期間内に非季節性抑うつエピソードは起きていない．
D．（上述の）季節性抑うつエピソードは，その人の生涯に生じたことのある非季節性抑うつエピソードの数を十分上回っている．

注：「季節型」という特定用語は，「うつ病，反復性」における抑うつエピソードの型について適用できる．その基本的特徴は，1年のうち特定の時期に起こる抑うつエピソードの発症と寛解である．多くの場合，そのエピソードは秋または冬に始まり，春に寛解する．あまり一般的ではないが，夏に反復する抑うつエピソードも存在することがある．このエピソードの発症と寛解の型は，少なくともある2年の期間に生じていなければならず，この期間はいかなる非季節性エピソードもあってはならない．加えて，その人の生涯を通して，季節型抑うつエピソードが非季節型抑うつエピソードよりも十分に数が多くなければならない．

この特定用語は，それが季節に関連した心理社会的ストレス因によると説明したほうがよい場合には用いられない（例：季節的な失業または学校の予定）．季節型として発症した抑うつエピソードは，しばしば気力の減退，過眠，過食，体重増加，炭水化物渇望により特徴づけられる．季節型が，反復性うつ病と双極性障害のどちらでより多いのかは不明である．しかし双極性障害の各病型の中では，季節型は双極Ⅰ型障害よりも双極Ⅱ型障害により多いように見える．なかには躁病エピソードあるいは軽躁病エピソードの発症もまた特定の季節と関連することがある．

冬期季節型の有病率は，緯度，年齢，性別により違いがみられる．有病率は高緯度地方で増加する．年齢もまた季節型を強く予測する因子であり，若年者では冬期抑うつエピソードの危険が高くなる．

▶**該当すれば特定せよ**
部分寛解：直近の抑うつエピソードの症状は存在しているが，基準を完全に満たさないか，または抑うつエピソード終了後，抑うつエピソードの重大な症状がどれも存在しない期間が2か月未満である．
完全寛解：過去2カ月間に，この障害の重大な徴候や症状がみられない．
▶**現在の重症度を特定せよ**
重症度は，基準を満たす症状の数，症状の重症度と機能障害の程度に基づく．
軽度：診断基準を満たすために必要な数以上の症状はほとんどなく，症状の強さは苦痛をもたらすがなんとか対応できる程度であり，また，症状は社会的または職業的機能における軽度の障害をもたらす．
中等度：症状の数，症状の強さ，および／または機能低下は，「軽度」と「重度」の間である．
重度：症状の数が診断を下すために必要な項目数より十分に多く，症状の強さは非常に苦痛で手に負えない程度であり，そしてその症状は社会的および職業的機能を著しく損なう．

Diagnostic and Statistical Manual of Mental Disorders, Fifth Edition (Copyright ©2013). American Psychiatric Association. All Rights Reserved から許可を得て転載．

けた患者は，自殺念慮をもつが入院治療を受けない患者と比べて，将来自殺を遂行するリスクが高い．一部のうつ病患者は，家族，友人，そして以前に興味をもっていたような活動から引きこもっているにもかかわらず，自分自身の抑うつに気づかず，気分障害を訴えないことがある．ほとんどすべて（97％）のうつ病患者は，気力の減退を訴え，その結果，職務や学業を遂行することが困難になり，新たな試みにとりかかる意欲が減退する．患者の約80％は，睡眠障害，特に早朝覚醒と頻回の中途覚醒を訴える．その間，彼らは自分自身の問題について思いを巡らす．多くの患者では食欲が低下し，体重が減少する．しかし，一部の患者では食欲が亢進し，体重が増加し，過眠となる．そのような患者は，非定型の特徴を伴うものと分類される．

不安は，うつ病によくみられる症状であり，すべてのうつ病患者の90％が不安を感じている．食事摂取と睡眠におけるさまざまな変化は，糖尿病，高血圧，慢性閉塞性肺疾患，心疾患のような身体的合併症を悪化させる可能性がある．他の自律神経系症状として，月経異常，性欲や性機能の低下がある．性的問題は，臨床医がその根底にある抑うつ障害に気づかない場合，夫婦カウンセリングやセックス療法のような不適切な方向に行き着くこ

とがある．パニック発作を含む不安，アルコール乱用，そして便秘や頭痛のような身体的愁訴は，しばしばうつ病の治療を複雑にする．患者の50%は，症状が朝方に強く，夕方に軽いといった日内変動を訴える．認知に関する主観的症状として，集中力の低下（ある研究では患者の84%）と思考の障害（別の研究で患者の67%）が報告されている．

小児または青年期におけるうつ病　小児のうつ病の症状として，学校恐怖や両親への過度のまとわりつきが，また青年期のうつ病の症状として，学業成績の不振，物質乱用，反社会的行動，性的乱交，無断欠席，家出が生ずる可能性がある．

老年期のうつ病　一般人口に比して，老年期ではうつ病がより高率にみられる．さまざまな研究により，25～50%という有病率が報告されているが，そのうちの何%がうつ病であるかは不明である．老年期のうつ病は，低い社会経済的状況，配偶者の喪失，身体疾患の併発，および社会的孤立に関連することが多くの研究で報告されている．特に一般開業医によって老年期のうつ病が見逃され治療されずにいる，という報告がなされている．老年期のうつ病を見逃しやすいのは，老年期では若い世代に比べ，身体的愁訴として現れることが多いためと考えられる．さらに，年齢差別も影響し，医師が老年期患者の抑うつ症状を年齢相応のものと考えてしまうこともあるかもしれない．

躁病エピソード

　高揚し，開放的で易怒的な気分が，躁病の特徴である．高揚した気分は，多幸的でしばしば周囲に伝染し，不慣れな臨床医が逆転移によって疾病を否認することもある．あまり関わりのない人々は患者の気分が普通でないことには気づかないかもしれないが，患者をよく知る人は異常に気がつく．その気分は，易刺激的で，特に患者の野心的な計画が妨げられると，易怒的になる．患者の気分は，初期には多幸的気分が優勢で，後に易怒性へと変化することが多い．

　躁病患者の入院治療は，彼らが病棟の規則の限界を試すような行動をとり，自分の行動の責任を他人のせいにしがちで，他者の弱みにつけ込み，職員を惑わせる傾向にあるため厄介である．院外で，躁病患者は，おそらく自己治療のつもりで，しばしば度を越した飲酒をする．抑制を欠く彼らの行為は，電話のかけすぎ，特に早朝からの遠距離電話などに現れる．

　病的な賭博，公的な場所での脱衣，派手で異様な組み合わせの衣類や宝石，ちょっとした不注意（受話器を置き忘れるなど）も，この疾患の特徴である．患者の行動は衝動的で，かつ確信や決意といった感覚を伴っている．患者はしばしば宗教的，政治的，経済的，性的，また被害的考えにとらわれ，複雑な妄想体系に発展する恐れがある．時折，躁病患者は退行し，自分の尿や便で遊ぶことがある．

青年期の躁病　青年期の躁病は，しばしば反社会性パーソナリティ障害や統合失調症と誤診される．青年期の躁病の症状として，精神病，アルコールや他の物質の乱用，自殺企図，学業上の問題，哲学的悩み，強迫症状，多彩な身体的愁訴，争いにつながるような著しい易刺激性，その他の反社会的行動などが生じうる．このような症状の多くは正常な青年にも認められるが，それが重篤で持続的な場合は，鑑別診断として双極Ⅰ型障害を考慮すべきである．

双極Ⅱ型障害

　双極Ⅱ型障害の臨床像は，うつ病と軽躁病エピソードからなる．限られたデータではあるが，いくつかの研究によって，双極Ⅰ型障害よりも離婚が多く，発症が早いことが示されている．また双極Ⅱ型障害患者は，双極Ⅰ型障害患者やうつ病患者と比べて，自殺企図や自殺完遂のリスクが高いというデータがある．

併存疾患

不　安　DSM-Ⅳでは，混合性不安-抑うつ障害（DSM-Ⅳの研究用基準案）の存在について記述されていた．不安における主要症状は，うつ病においても主要な症状であり，しばしば併存する．患者が不安と抑うつの症状を併せもつ場合，2つの別々の疾患に罹患しているのか，両方の症状を呈するいずれかの疾患に罹患しているのかという問題は，いまだ明らかになっていない．どちらの患者も，混合性不安-抑うつ障害患者に含まれる．

アルコール依存　アルコール依存は，しばしば気分障害と併存する．うつ病患者と双極Ⅰ型障害患者はともに，アルコール使用障害の診断基準を満たすことが多い．アルコール依存とうつ病との関連は，男性よりも女性においてより強い，ということを示すデータがある．それとは対照的に，気分障害とアルコール依存を併発した男性に関する遺伝的，家系的調査からは，それらがおそらく2つの遺伝的に別個の疾患過程から生じたものであることが示されている．

他の物質関連障害　アルコール依存以外の物質関連障害も気分障害と併存することが多い．どの患者にとっても物質乱用は，病気を悪化させることにつながるが，逆に物質乱用は患者自身の病気を治そうとする試みであるとも考えられる．躁病患者は稀に多幸症の勢いを抑制するために鎮静薬を使用するのに対し，うつ病患者はしばしば抑うつを和らげるためにコカインやアンフェタミンのような精神刺激物質を使用する．

身体疾患　うつ病では，特に高齢者において，身体疾患を併発することが多い．うつ病と身体疾患が併存する場合，臨床医は基礎となる身体疾患が病態生理学的にうつ病と関連していないか，また身体疾患のために服用している薬物がうつ病の原因となっていないかを見極めなければならない．併発したうつ病の治療によって，癌などの基礎となる身体疾患の経過が改善されることを示した

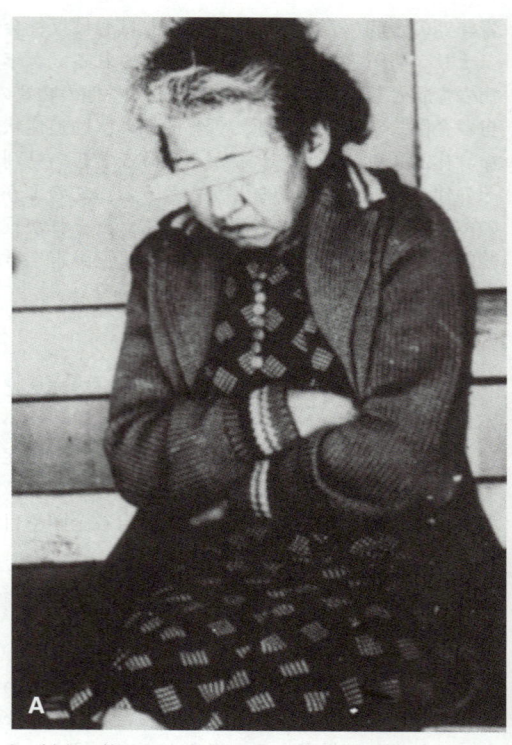 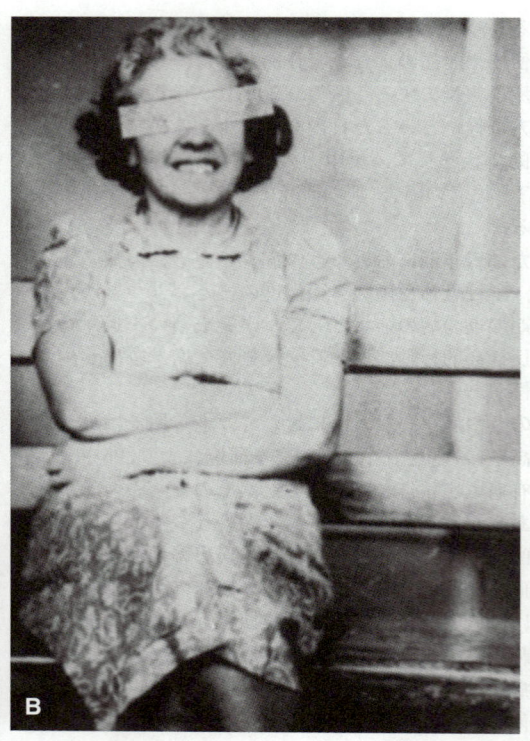

図 8.1-4 制止の著しい抑うつ状態(A)と, その2か月後の回復した状態(B)の38歳の女性. 抑うつエピソードの間は口角の下がり, 前屈姿勢, 衣服と髪型の冴えのなさが顕著である. (Heinz E. Lehmann, M. D. のご好意による)

報告が多数存在する.

精神的現症の診察

概 論

　精神運動制止が, うつ病の最も一般的な症状であるが, 特に高齢者において精神運動性の焦燥もみられる. 手を硬く握ったり, 髪をかきむしったりするのは焦燥を示す症状としてよくみられる. 典型的には, うつ病患者は前屈みの姿勢で, 自発的な動作が見られず, 意気消沈し, 視線をそらす(図8.1-4, 図8.1-5). 臨床診察場面では, 精神運動制止を示すうつ病患者は, 緊張型の統合失調症と類似してみえる.

　Aさん, 34歳, 文学部の教授は, 以下の訴えで気分クリニック(mood clinic)を紹介された. 「私は, ぼーっとして, 混乱している. 何が何だかわからず, 気がおかしくなった. 考えは浮かばず, 心の動きは止まっている. 方向感覚もなく, 目標もない. 無力で, 自己主張などできない. 競うこともできず, 希望もない」.

気分, 情動, 感情

　抑うつが基本症状であるが, 患者の約半数は抑うつ感情を否定し, 特に落ち込んでいるようには見えない. そのような患者は, 社会的引きこもりや全体的な活動性の低下のために家族や雇用者によって連れて来られる.

発 語

　うつ病患者の多くは, 言葉数が少なく, 声も小さい. 質問にも一言答えるだけで, 質問に対する反応が遅い. 診察の際, 質問に対する答えを待つのに, 2～3分を要することもある.

知覚障害

　妄想や幻覚を伴ううつ病患者は, 精神病性の特徴を伴ううつ病とされる. 妄想や幻覚がなくとも, ひどく退行したうつ病患者, すなわち押し黙り, 風呂に入らずうす汚れたようなうつ病患者にも精神病性うつ病という用語を用いる臨床医もいる. そのような患者に対しては, 「緊張病性の特徴を伴うもの」と記述したほうがよいであろう.

　抑うつ気分と合致した妄想や幻覚は, 「気分と調和した(に一致した)」(mood-congruent)と表現される. うつ病患者の気分と調和した妄想には, 罪悪感, 罪責感, 無価値感, 貧困, 失敗, 迫害, 末期の身体疾患(例えば, 癌や「腐った」脳)などが含まれる. 気分と調和しない妄想や幻覚は, その内容が抑うつ気分と関連のないものである. 例えば, 気分と調和しない妄想には, 権力や知識や財産についての壮大なテーマなどがみられる. そのような場合には, 統合失調症性の障害が考慮されるべきであろう.

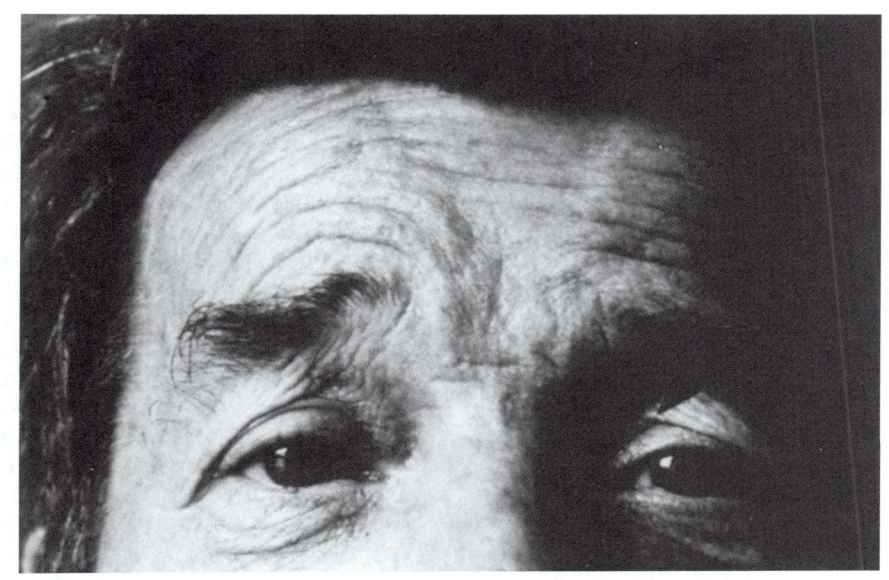

図 8.1-5 スイスの神経精神科医であるフェラグート(Otto Veraguth)は，眉間部にみられる特異な三角形のしわについて記述している．そのしわは，しばしばうつ病と関連し，フェラグートのしわと呼ばれる．この写真は，うつ病の50歳の男性におけるその特徴的な顔貌を示している．フェラグートのしわは，臨床的に抑うつのみられない人々にも認められることがあるが，通常は軽い抑うつ感情が隠れていることが多い．皺眉筋と頬骨筋の緊張の目立った変化がうつ病に随伴することが，筋電図によって示されている．(Heinz E. Lehmann, M. D. のご好意による)

> 42歳の公務員．彼女は，うつ病により麻痺させられてしまい，自主性や決断力が損なわれたように感じるといった．また，何かしら悪い力が彼女の行動を支配し，取りかかろうとする行動すべてを批評すると信じていた．彼女は，感情調整薬により全快した．この患者の身体的状況と臨床経過から統合失調症を示唆するものはない．

思　考

うつ病患者は通常，世の中や自分自身について否定的な見解をもっている．彼らの思考内容には，喪失や，罪悪，自殺，死について非妄想的に思いめぐらすことなどが含まれる．うつ病患者の10％は，思考の制止やその内容の著しい貧困さといった，明らかな思考障害の症状を示す．

意識と認知

見当識　うつ病患者は，問いかけに対して返答する元気がないか，または関心がないことが多いが，ほとんどの患者で，人や場所や時間に対する見当識は保たれている．
記　憶　うつ病患者の50〜75％に認知障害がみられ，うつ病性の仮性認知症と呼ばれることがある．そのような患者は通常，集中力の低下と物忘れを訴える．

衝動制御

うつ病患者のおよそ10〜15％が自殺を実行し，3分の2が自殺念慮をもつ．精神病性の特徴を伴ううつ病患者は，時に彼らの妄想体系に含まれる人を殺してしまうのではないかと考える．しかし，重篤なうつ病患者はたいてい衝動的または暴力的方法で行動する動機や気力を欠いている．抑うつ障害が改善され，自殺を企図し実行に移すのに必要な気力が回復し始めるのに従い，自殺のリスクが高くなる(逆説的自殺)．退院時，うつ病患者に抗うつ薬，特に三環系薬物を多種多量に処方することは，通常臨床的に考えて賢明ではない．同様に，賦活化を引き起こす可能性があるフルオキセチン(Prozac)のような薬物は，賦活作用が最小限となるように処方する(例えば，ベンゾジアゼピンと併用する)．

判断と病識

患者の判断力は，最近の行動と診察中の振る舞いを吟味することで最もよく評価できる．うつ病患者の病識は，しばしば行き過ぎたものである．彼らは，自分の症状や疾患や人生上の問題を過度に強調する．そのような患者に，改善が可能であることを納得させるのは困難である．

信頼性

うつ病患者との診察や会話からは，短所を強調し，長所を過小評価していることがわかる．よくある臨床的過ちとして，以前試みた抗うつ薬に効き目がなかったとうつ病患者がいうのを，疑わずに信じてしまうことがある．そのような患者の陳述は不正確であり，他の情報源から確かめる必要がある．精神科医は，患者からの誤った情報を故意の嘘とみなすべきではない．なぜなら，抑うつ

状態にあると，希望のもてる情報を受け入れることが困難になるからである．

うつ病の客観的評価尺度

うつ病の客観的評価尺度は，うつ病患者の臨床状態像を裏づけるための手段として有用である．

ツング　ツング自己評価尺度(Zung Self-Rating Depression Scale)は 20 項目の尺度からなる．正常得点は 34 以下で，うつ病の得点は 50 以上である．この尺度は，うつ病患者の感情表現を含む抑うつ症状の強さを明らかにする包括的指標である．

ラスキン　ラスキンうつ病尺度(Raskin Depression Scale)は，患者の報告と医師による観察から，患者の重症度を臨床医が評価する．口述質問，行動観察，および 2 次的症状の 3 つの面について，5 点満点で採点される．3～13 点までの幅があり，正常は 3 点で，うつ病では 7 点以上である．

ハミルトン　ハミルトンうつ病評価尺度(Hamilton Rating Scale for Depression：HAM-D)は，広く用いられているうつ病尺度で，24 項目からなり，おのおのが 0～4 点または 0～2 点に評価され，合計点は 0～76 点になる．臨床医が患者に，罪責感，自殺念慮，睡眠習慣やその他のうつ病の症状について質問し，その臨床面接によって評価がなされる．

躁病エピソード

概論　躁病患者は，興奮し，多弁で，時に陽気で，多動であることが多い．ひどく精神病的で支離滅裂となったり，身体の拘束や鎮静薬の筋注を要することもある．

気分，情動，感情

躁病患者は，典型的には幸福感に浸っているが，特に躁状態が続いている場合は易刺激的ともなる．彼らは葛藤に対する耐性が低く，それは怒りや敵意といった感情に結びつくことがある．躁病患者は，情動不安定で，笑っているかと思うと怒りっぽくなり，抑うつ的になるなど，数分から数時間単位で切り換わることがある．

発語

躁病患者が話しているのを中断させることは難しく，また彼らはしばしば周囲の者たちを妨害する．彼らの会話はしばしば混乱している．躁状態が激しくなるに従い，大声で早口になり，理解困難になる．また，活動性が増すのに伴い，会話は駄洒落や冗談，語呂合わせ，言葉遊び，的外れが目立つようになる．活動性がさらに増すと，観念連合は弛み，集中力が低下し，観念奔逸，言葉のサラダ，言語新作がみられるようになる．急性の躁病性興奮では，会話は全く支離滅裂となり，統合失調症と区別できないこともある．

知覚障害　躁病患者の 75％に妄想が認められる．躁病の気分調和性の妄想は，莫大な富，並外れた能力や権力などに関するものが多い．躁病では，奇妙で気分不調和性の妄想や，幻覚も出現する．

> 29 歳の大学卒の女性．2 児の母であり，銀行頭取の妻である．数度の躁病エピソードと，それに続く抑うつエピソードを経験し，今まで炭酸リチウムに反応して回復していた．彼女は，国際的な陰謀に巻き込まれたという妄想を生じ，著者に紹介された．詳細に調べると，最後の出産後から続いている壮大な妄想で，大掛かりで入念に構築されていることが判明した．彼女は，その陰謀の曝露に重要な役割を負っているため，国際的英雄になっていると信じていた．陰謀が最高機密であるために，そのことを知るものは誰もいないと主張した．さらに，彼女は国際的な陰謀から祖国を守り，それゆえ，陰謀の首謀者たちによって特別に迫害されていることに気付いたという．彼女の思考を傍受し，妨害するための特殊な無線交信を行っているとも言った．このような症例に対してよくあることだが，彼女は非常に高用量のリチウムと抗精神病薬の組み合わせを投与されていた．基本症状である気分が制御されたため診察が要請されたが，壮大な妄想は崩れなかった．「国際的な陰謀に巻き込まれていると信じるなんて，私は気が狂っているんだわ」と浮わついた様子で述べたが，彼女はどうしてもそう信じてしまうのだった．数か月にわたり毎週 60 分の面接を行い，患者は彼女の考えについて著者が穏やかに話し合える相手であるということを十分信頼するようになった．
>
> その結果，陰謀組織内で果たす彼女の役割の重要さや，彼女の高学歴と社会的地位の高さは信じがたいほどであり，彼女に言わせれば「途方に暮れるくらいよ」という内容が語られた．ついには泣き出し，彼女の家族は皆，教養にあふれ有名であるために，自分も何かしら素晴らしいものにならなければならないと言った．その結果，彼女の名を高めるには国際的陰謀が唯一の価値であった．「2 人の子どもを育て上げても，夫の同僚のためにパーティーを催しても誰も褒めてくれない．母は学部長で，兄は官公庁に勤め，姉は医学研究員で 5 つの発見を手がけている(すべて事実である)．では，私は何？　何ものでもない．私が国際的英雄になりたい訳がわかりますか？」その後の数か月，彼女は涌き上がるこのような束の間の内省と妄想的否認との間を揺れ動いていたが，抗精神病薬を徐々に減量中止した．リチウムによる維持のもと，彼女は時たま一過性に壮大な陰謀について語るだけになっている．彼女は図書館学の修士号を目指して勉強に励んでいる．(HS Akiskal, M. D. のご好意による)

思考　躁病患者の思考内容は，自信に満ちた誇大的主題を含んでいる．躁病患者は，注意散漫になりやすい．躁状態の認知機能は，抑制がきかず，加速された思考の流れによって特徴づけられる．

識覚と認知　統合失調症における認知障害についての記載は多いが，同様に認知障害を示すにもかかわらず，双極Ⅰ型障害についての記述は少ない．こうした認知障害は，びまん性の皮質機能不全を反映していると解釈することができるが，さらなる研究によって異常部位の特定が可能になるかもしれない．一般に躁病患者の見当識と記憶は正常であるが，一部には多幸感に浸っているために不正確な答えをする躁病患者もいる．クレペリン

(Emil Kraepelin)はこのような症状を「せん妄性躁病(delirious mania)」と呼んだ.

衝動制御 躁病患者のおよそ75%は攻撃的,威嚇的となる.躁病患者は自殺や殺人を企てるが,実際の発生率は不明である.

判断と病識 判断力のなさは,躁病患者の特徴である.彼らは,クレジットカード,性行動,金銭に関して法を犯し,時に家族を経済的破滅に巻き込む.躁病患者は病識にも乏しい.

信頼性 躁病患者から得た情報が信頼できないのは周知の通りである.嘘や欺瞞が多いため,経験の浅い臨床医は,不適切な軽蔑感を抱きながら治療にあたる場合もある.

鑑別診断

うつ病

身体疾患 気分障害を診断する場合には,一般身体疾患によって生じたものを念頭に置く必要がある.病歴をしっかり聴き,患者の現在の生活状況をよく理解しておかないと,診断を誤ることになる.抑うつ状態にある青年期患者に対しては,伝染性単核症の検査を行うべきであるし,著しく体重が増減している患者では,副腎や甲状腺機能を調べる.同性愛,両性愛,そして静注による物質乱用者では,後天性免疫不全症候群(acquired immune deficiency syndrome:AIDS)の検査をすべきである.高齢患者では,ウイルス性肺炎や,他の身体疾患の評価を行わなければならない.

さまざまな神経・身体疾患や薬物により,抑うつ症状が引き起こされる.抑うつ障害患者の多くは身体的愁訴のため,まず一般医を受診する.抑うつ障害の器質的原因のほとんどは,総合的な病歴,徹底的な身体的,神経学的検査,そして一般的な血液,尿検査によって確かめることができる.甲状腺,副腎機能検査も施行する.そうした内分泌系の異常が,抑うつ障害として現れる可能性があるためである.物質誘発性の気分障害では,抑うつ患者がどのような物質を使用していたとしても,一応は気分障害の潜在的な要因として考慮すべきである.強心薬,降圧薬,鎮静薬,抗精神病薬,抗てんかん薬,抗パーキンソン病薬,鎮痛薬,抗菌薬,抗腫瘍薬などは,すべて抑うつ症状と関連しうる.

神経学的疾患 抑うつ症状を示すことが多い神経学的疾患には,パーキンソン病,認知症疾患(アルツハイマー型認知症を含む),てんかん,脳血管障害,腫瘍などがある.全パーキンソン病患者のおよそ50〜75%が明らかな抑うつ障害の症状を呈する.こうした症状は彼らの身体的制限,年齢,罹病期間とは相関せず,神経心理学的検査で認められる異常と相関する.抑うつ障害の症状は,パーキンソン病の運動機能の症状と類似しているために,覆い隠されてしまう場合がある.抑うつ症状は,抗うつ薬やECTによく反応する.側頭葉てんかんにおけ

表 8.1-8 抑うつ症状を示すことが多い精神疾患

抑うつ気分を伴う適応障害
アルコール使用障害
不安症
全般不安症
混合性不安-抑うつ障害(DSM-IVの研究用基準案)
パニック症
心的外傷後ストレス障害
強迫症
摂食障害
神経性やせ症
神経性過食症
気分障害
双極I型障害
双極II型障害
気分循環性障害
気分変調症
うつ病
小うつ病性障害(DSM-IVの研究用基準案)
一般身体疾患に伴う気分障害
反復性短期うつ病性障害(DSM-IVの研究用基準案)
物質誘発性気分障害
統合失調症
統合失調症様障害
身体症状症および関連症群

る発作間欠期の変化として,特に焦点が右にある場合,抑うつ障害とよく似た症状を呈することがある.抑うつは脳血管障害に合併する一般的な特徴の1つであり,特に2年以内に起こりやすい.うつ病は,後頭部よりも前頭部が障害された例に多く,いずれの場合も抗うつ薬治療に反応することが多い.間脳や側頭領域の腫瘍は,特に抑うつ障害の症状を伴うことが多い.

仮性認知症 臨床医は通常,うつ病の仮性認知症(pseudodementia)とアルツハイマー型痴認知症のような認知症性疾患とを臨床的背景によって鑑別診断することができる.うつ病における認知機能障害は突然始まり,また自責感など他のうつ病の症状を伴う.原発性の認知症ではみられない認知障害の日内変動がみられる場合もある.認知障害を伴ったうつ病患者は,しばしば「わかりません」といって質問に答えようとしないが,認知症患者は作話をする.診察場面において,うつ病患者は教えられ促されて,どうにか思い出すことがあるが,同様のことは認知症患者ではみられない.

精神疾患 うつ病は,DSM-5に列挙されているすべての精神疾患において症状として出現しうるが,表8.1-8にあげた精神疾患は鑑別診断として特に考慮すべきである.

他の気分障害 臨床医は最終診断を下す前に,一連の診断分類について幅広く検討すべきである.まず,一般身体疾患や物質誘発性の気分障害を除外する必要がある.また,患者が躁病様の症状を示した時期があったか

どうかを確認しなければならない．つまり，双極Ⅰ型障害(完全な躁病症候群とうつ病症候群を示す)，双極Ⅱ型障害(反復性のうつ病に軽躁病を伴う)，または気分循環性障害(不完全な躁病症候群とうつ病症候群を示す)の徴候である．患者の症状がうつ病の症状に限られているならば，症状の重症度とその期間を確認する．それにより，うつ病(完全なうつ病症候群が2週間続く)，小うつ病性障害(不完全ではあるがうつ病症候群を示す；DSM-Ⅳの研究用基準案)，反復性短期抑うつ障害(完全なうつ病症候群を示すが，1つのエピソードの期間は2週間以内にとどまる；DSM-Ⅳの研究用基準案)，気分変調性障害(はっきりしたエピソードを伴わない不完全なうつ病症候群)に分類される．

他の精神疾患 物質関連障害，精神病性障害，摂食障害，適応障害，身体症状症，そして不安症は，すべて抑うつ症状を伴い，抑うつ症状を呈する患者の鑑別診断として考慮しなければならない．おそらく最も難しいのは，抑うつを伴う不安症と著しい不安を伴う抑うつ障害の鑑別であろう．デキサメタゾン抑制試験における異常，睡眠脳波におけるレム潜時の短縮，そして乳酸エステル注入試験の陰性の結果は，診断の不明確な症例においてうつ病の診断を支持する．

複雑化していない死別反応 配偶者と死別した人の3分の2は一時的にうつ病の診断基準を満たすが，通常の死別反応は精神疾患とはみなされない．通常の死別反応を経験した患者の一部には，その後うつ病に発展する者もいるが，悲嘆の解消がなされないうちは，うつ病の診断は下されない．その鑑別は症状の重症度と持続期間に基づく．うつ病において，死別反応が解消されないために現れる症状として，病的な無価値観，自殺念慮，自分のせいで配偶者を死なせてしまった(手抜かりからではなく)という気持ち，ミイラ化(故人の持ち物に全く手をつけずそのままにしておく)，そして激しい記念日反応などがみられ，時に自殺企図もみられる．

死別に伴ううつ病の重症例のなかには，故人，通常は配偶者なしでは生きて行けず，ただただ嘆き暮らす場合がある．彼らの身体状態は重篤で，免疫力は低下し，心血管系も危険な状態にある．配偶者の死から2~3か月以内に死に至る場合もあり，とりわけ高齢の男性に多い．これらのことを考慮すると，激しい喪を経験している人々に対して抗うつ薬の投与を控えることは賢明ではないであろう．

75歳の未亡人が，1年前に夫を亡くしてから，重度の不眠と日常生活の何事にも興味がもてないということで，娘に連れられて受診した．はじめの2~3か月はイライラしていたが，その後は，「次第に全く活動しなくなり，ベッドから出ようとしない．何もしたくない．外出もしたくない」．娘によると，彼女は21歳で結婚し，4人の子どもを授かり，夫が心臓発作で死ぬまで専業主婦をしてきた．精神医学的既往歴はなく，病前性格は強迫的な特徴をもっていた．診察中，彼女は喪服を身に纏い，適度にゆったりとして見えるが，時折「どこにいても彼を探してしまうけれど，見つけることはできないの」といいながら涙にむせぶ．人生について尋ねると「何を見ても真っ暗にみえる」という．食べものには全く関心を示さなかったが，はっきりとした体重減少は無さそうであった．デキサメタゾン抑制試験(DST)の結果は，18 mg/dlであった．彼女は，精神科の関わりを拒否し，「健康になることよりも，夫について行くことを選択する」状態であった．敬虔であるために自殺はしなかったが，治療を拒絶することにより，「嘆き暮らし，死と再会に救済を見出そう」と思っていた．(HS Akiskal, M.D. のご好意による)

統合失調症 躁病エピソードと統合失調症の区別が臨床的にいかに困難かについての報告は多い．困難ではあるが，鑑別診断は可能である．陽気で，意気揚々とし，移りやすい気分は，統合失調症よりも躁病によくみられる．爽快気分，早口やあわただしい会話，過活動が認められれば，躁病の診断に重点がおかれる．躁病の発症は急性であることが多く，患者の行動が以前とがらっと変わったと受け取られる．双極Ⅰ型障害の半数に気分障害の家族歴が認められる．緊張病性の特徴が，双極Ⅰ型障害の抑うつエピソードにみられることがある．緊張病患者を評価するとき，臨床医は躁病エピソードや抑うつエピソードの既往と，気分障害の家族歴を注意深く調べなければならない．少数民族(特に，黒人やヒスパニック系米国人)における躁状態は，統合失調症の症状と誤診されることが多い．

身体疾患 抑うつ症状がほとんどすべての精神疾患にみられるのに対して，躁症状は，種々の神経・身体疾患や物質によって引き起こされる場合があるとはいえ，より特有のものである．一部の患者では，抗うつ薬治療が躁状態を促す可能性がある．

双極Ⅰ型障害

双極Ⅰ型障害患者が抑うつを示すときの鑑別診断は，うつ病の診断を考えるときの鑑別診断と同様である．しかし，患者が躁状態のときは，鑑別診断として，双極Ⅰ型障害，双極Ⅱ型障害，気分循環性障害，一般身体疾患による気分障害，物質誘発性気分障害が含まれる．躁症状をきたす疾患として，境界性，自己愛性，演技性，反社会性パーソナリティ障害を特に考慮する必要がある．

双極Ⅱ型障害

気分障害とされている患者の鑑別診断として，その他の気分障害，精神病性障害，そして境界性パーソナリティ障害があげられる．うつ病と双極Ⅰ型障害，またはうつ病と双極Ⅱ型障害の鑑別は，躁病様エピソードの臨床的評価にかかっている．臨床医は，慢性うつ病患者における平常の気分を，軽躁病エピソードあるいは躁病エピソードであると間違ってはならない．境界性パーソナリティ障害患者は，明らかな気分障害の症状を何回も経験しているため，双極Ⅱ型障害と同様のひどく混乱した生

うつ病 対 双極性障害

患者がうつ病か双極性障害かという疑問は，臨床的に大きな課題として持ち上がっている．数多くの研究により，双極性障害はパーソナリティ障害，物質使用障害および統合失調症と混同されるだけでなく，うつ病や不安症とも間違われやすいことが示されている．一定の特徴が，特に組み合わせることによって，双極性障害を予測させる（表8.1-9）．

より幅広い双極性の指標を以下に記す．いずれも単独で双極性障害の診断を確定するものではないが，その疑いを支持するものである．それらは，焦燥感を伴ううつ病，循環性うつ病，挿話性睡眠制御障害，またはその組み合わせ；難治性うつ病（3種類の抗うつ薬に反応しない）；ギャンブルや性的乱交，放浪癖のような外向的活動や周期的衝動性，または，周期的過敏性や自殺の逼迫，もしくは双方を示すようなうつ病；逸脱性パーソナリティ障害（erratic personality disorder）を伴ううつ病である．

経過と予後

気分障害の経過と予後について多くの研究がなされた結果，気分障害は一般に長期の経過をたどり，再発しやすいという見解が得られている．気分障害は，しばしば統合失調症と比較して予後が良いと考えられてきたが，患者に対して大きな犠牲を強いる疾患である．

うつ病

経過 発症 うつ病の初回のエピソードにある患者のうち約50％は，そのエピソード以前に看過できない抑うつ症状を経験している．このことから，早期発見と早期治療により，完全な抑うつエピソードへ進展するのを予防できることが示唆される．症状が持続している可能性はあっても，うつ病患者には病前のパーソナリティ障害は通常みられない．患者の約50％で40歳以前に初回のうつ病エピソードが生じる．発症が遅い場合は，気分障害の家族歴，反社会性パーソナリティ障害，アルコール乱用などを伴わない．

持続期間 抑うつエピソードは治療しないと6〜13か月間持続し，十分に治療されても約3か月間続く．3か月以内に抗うつ薬を中止すると，大体において症状が再燃する．病状が進行するに従い，より長期間のエピソードが頻回に生じる傾向がある．20年間での平均のエピソードの回数は5〜6回である．

躁病エピソードへの進展 最初の診断がうつ病であった患者の約5〜10％は，初回の抑うつエピソードの6〜10年後に躁病エピソードを呈する．この転換期の平均年齢は32歳で，それはしばしば2〜4回目のうつ病エピソードの後に起こる．いまだ議論のあるデータではある

表 8.1-9 双極性障害の前兆となる臨床的特徴

早期発症
25歳以前の精神病性うつ病
産後うつ病，特に精神病性の特徴を伴うもの
急性の発症と寛解を示すうつ病エピソード（3か月未満）
反復性うつ病（5回以上）
精神運動制止の著しいうつ病
非定型の特徴（逆の自律神経的徴候）
季節性
双極性障害の家族歴
3世代以内の遺伝負因
気分不安定の傾向（気分循環性障害）
気分高揚性気質
抗うつ薬関連軽躁病
当初有効であった抗うつ薬に何度も（3度以上）反応しなくなる
抑うつ混合状態（うつ病中の精神運動興奮，易怒性，観念奔逸，性的興奮）

が，一部の臨床医は，後に双極Ⅰ型障害と分類される患者におけるうつ病は，しばしば過眠，精神運動制止，精神病症状，産後の発症，双極Ⅰ型障害の家族歴，そして抗うつ薬により誘発された軽躁病の既往といった特徴があることを報告している．

予　後 うつ病は良性の疾患ではない．慢性疾患であり，再発する傾向がある．うつ病の初回のエピソードで入院治療を受けた患者のおよそ50％は，1年以内に回復する．入院治療を繰り返すと時間経過とともに，回復する割合は減少する．回復しない患者の多くで，気分変調症が残存している．患者の約25％は退院後6か月以内に，約30〜50％は2年以内に，約50〜75％は5年以内に再発する．再発率は，予防的な精神薬理学的治療を受けている患者や，抑うつエピソードが1〜2回の患者では，より低くなる．一般に，抑うつエピソードを多く経験するほど，エピソードとエピソードの間隔は短縮し，抑うつエピソードの重症度は増す．

予後の指標 うつ病の経過について，予後の善し悪しに焦点をあてた研究が多数行われている．エピソードの症状が軽いこと，精神病症状がないこと，入院期間が短期であることは，予後良好の目安である．予後良好につながる心理社会的指標としては，青年期の充実した友人関係，安定した家族，そして病前5年間の社会機能の健全さがあげられる．その他の良い徴候としては，精神疾患の併発やパーソナリティ障害がないこと，うつ病のための入院回数が1回以内であること，発症年齢が遅いことなどがある．一方，気分変調症の併発，アルコールや他の物質の乱用，不安症の症状，抑うつエピソードの既往が複数回あることによって予後不良の可能性が高まる．女性よりも男性のほうが慢性の経過をとりやすい．

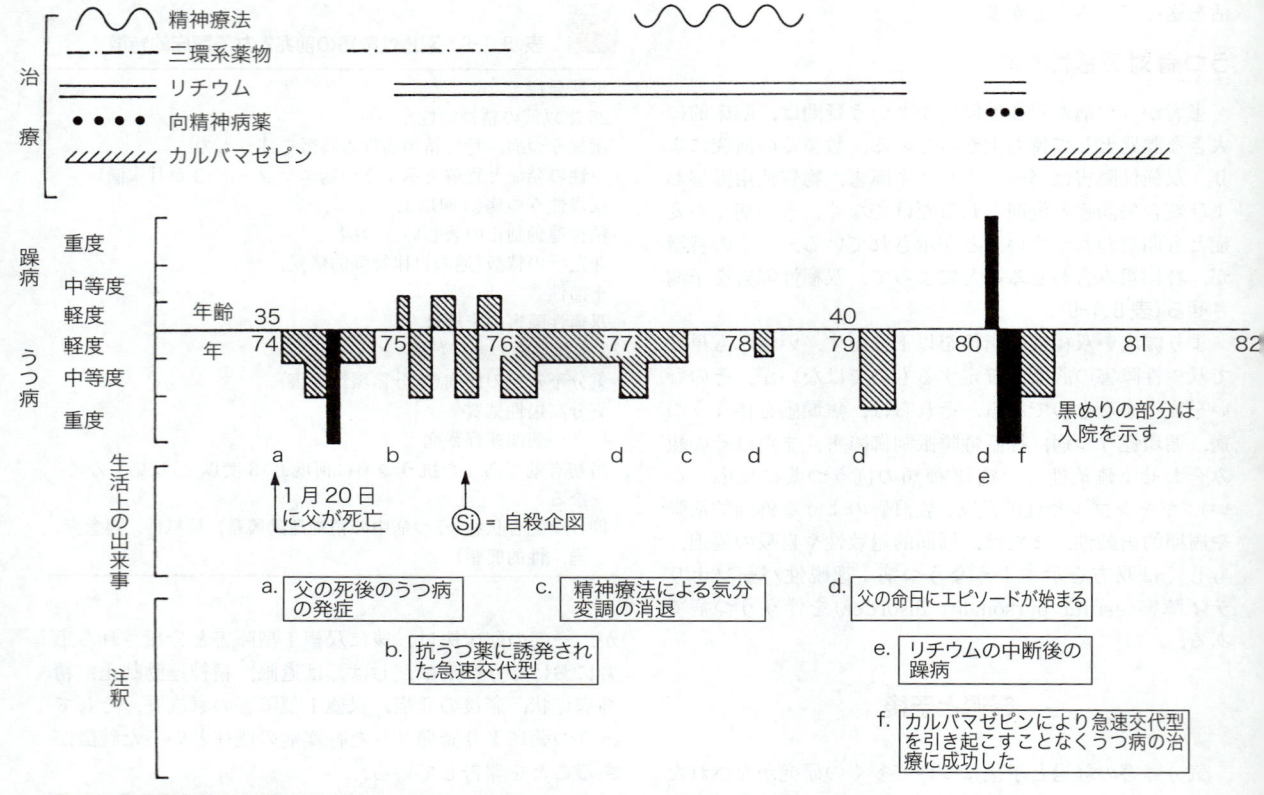

図 8.1-6 気分障害の経過図. 生涯図の原型.（Robert M. Post, M. D. のご好意による）

双極Ⅰ型障害

経　過　双極Ⅰ型障害の自然経過を追うためには，患者の病状を図示し，治療の進展に伴い書き加えていくことがしばしば有用である（図8.1-6）．気分循環性障害は，のちに振り返ってみて双極Ⅰ型障害と診断される場合があるが，双極Ⅰ型障害と関連するようなパーソナリティ特性は特に認められていない．

双極Ⅰ型障害はしばしばうつ病で始まる（女性の75%，男性の67%）反復性の疾患である．ほとんどの患者は，うつと躁の両方のエピソードを経験するが，10～20%は躁病エピソードのみを経験する．躁病エピソードは，典型的には急激に発症するが（数時間ないし数日のうちに），数週間かけて進展する場合もある．躁病エピソードは治療されないと約3か月間続くため，臨床医はその時期までは投薬を継続しなくてはならない．躁病エピソードを1回経験すると，90%は再発の可能性がある．障害が進行するに従い，エピソード間の間隔は短縮することが多い．しかし，およそ5回目のエピソードの後は，エピソードの間隔は6～9か月で安定する例が多い．双極Ⅰ型障害患者の5～15%は1年間に4回以上のエピソードを繰り返し，急速交代型と分類される．

小児と高齢者における双極Ⅰ型障害　双極Ⅰ型障害は，小児や高齢者にも起こりうる．小児と高齢者におけ る双極Ⅰ型障害の発生率は約1%であり，最低8歳で発症することがある．統合失調症や反抗挑発症と誤診されることが多い．

このような早期発症の双極Ⅰ型障害は，予後不良である．高齢者において躁状態はよくみられるが，その原因は双極Ⅰ型障害のみならず多岐にわたり，身体疾患，認知症，せん妄などがあげられる．高齢者で純粋な双極Ⅰ型障害を発症することは比較的稀である．

予　後　双極Ⅰ型障害患者は，うつ病患者よりも予後不良である．双極Ⅰ型障害患者のおよそ40～50%は，初回のエピソードから2年以内に2度目の躁病エピソードを呈する．リチウムの予防投薬によって双極Ⅰ型障害の経過と予後は改善するが，リチウムによって十分に症状が制御されるのは，おそらく患者の50～60%にすぎない．双極Ⅰ型障害患者の4年間の経過追跡研究によれば，病前の職歴の不良，アルコール依存，精神病性の特徴，抑うつの特徴，エピソード間の抑うつの徴候，そして男性であることが予後不良因子である．躁病エピソードが短期間であること，発症が遅いこと，自殺念慮がないこと，精神疾患や身体疾患を併発していないことは，予後良好を示す．

双極Ⅰ型障害患者の約7%で症状は再発せず，45%は複数回のエピソードを呈し，40%は慢性の経過をたどる．患者は2～30回の躁病エピソードを呈しうるが，平均回

数は9回である．全患者の約40％は10回以上のエピソードを経験する．ある長期追跡調査では，双極Ⅰ型障害患者の15％は予後良好で，45％は予後良好ではあるが再発を繰り返し，30％は部分寛解し，10％は慢性化する．双極Ⅰ型障害患者のうちの3分の1は，慢性化し，社会的に凋落する．

双極Ⅱ型障害

双極Ⅱ型障害の患者は，5年後も同様の診断を受ける傾向があることから，その経過と予後が安定していると考えられている．双極Ⅱ型障害は，長期的な治療戦略を要する慢性疾患である．

治療

気分障害患者の治療は複数の目標をもつ必要がある．第1に，患者の安全性が保証されなければならない．第2に，診断評価が完全になされなければならない．第3に，治療計画は現在の症状だけでなく予後まで考慮したものでなければならない．現在のところ，治療は薬物療法と個人精神療法に重きがおかれているが，ストレスとなる生活上の出来事も気分障害患者の再発率の上昇と関連している．このことから，患者の生活上のストレス因子の数と程度にも注意する必要がある．

全体的にみて，精神科医にとって気分障害患者の治療はやりがいのあることである．現在，躁病エピソードにも抑うつエピソードにも有効な治療法があり，また予防的治療の有効性も示されている．各エピソードの予後が良好なため，楽観論は正当化され，また患者も家族もそれを歓迎する．しかし，気分障害は慢性疾患であり，精神科医は患者と家族の双方に将来にわたる治療戦略を説明しておく必要がある．

入院治療

まず最初に決めなければならないのは，患者を入院させるか外来で治療するかという点である．明らかに入院の適応になるのは，自殺や殺人のリスクのある場合，十分な食事や休養が取れない場合，または診断を行うために入院が必要な場合である．病状が急速に進行したことがある場合や，今まで患者を支えていた環境が崩れた場合も入院の適応となる．

軽度のうつ病や軽躁病は，医師が患者を頻回に診察できれば，診療所でも安全に治療できるであろう．判断力の低下，体重減少，不眠といった臨床症状は最小限でなくてはならない．患者を支持する態勢は強固でなければならず，患者に巻き込まれすぎたり，患者から手を引いてしまうようなものであってはならない．患者の症状や行動，患者を支持する態勢に変化がみられた場合も入院治療が必要になることがある．

気分障害患者は自主的に入院したがらないことが多く，不本意な入院を強いる場合もある．彼らは，思考の制止，否定的な世界観，絶望のためにしばしば判断ができないことが多い．躁病患者はしばしば全く病識を欠くため，彼らにとって入院はひどく不合理なことに感じられる．

心理社会的治療

精神療法と薬物療法の組み合わせがうつ病の治療に最も効果的であることを示す多くの研究があり，ほとんどの臨床医や研究者がそう考えているが，異なった見解を示すデータもある．少なくとも軽症のうつ病患者にとっては，薬物療法か精神療法のどちらか単独で効果があり，一般に行われている両者の併用では治療費が高額となり，不必要な有害作用にさらされるというものである．

3種類の短期精神療法，すなわち認知療法，対人関係療法，そして行動療法のうつ病に対する効果についての研究が行われている．これら3種の治療法ほどはうつ病に対する効果が十分検討がなされていないものの，精神分析的精神療法は，抑うつ障害に対して以前から行われており，多くの臨床医が基本的な治療法としてその技法を用いている．3つの短期精神療法が精神分析的精神療法と異なる点は，治療者が積極的で指示的な役割を果たすこと，直接認識できる目標があること，短期的治療における終着点があることである．

力動的療法の有効性についての証拠が蓄積されてきている．精神力動的療法と認知行動療法を比較した無作為対照研究によると，うつ病患者の予後については2つの治療法の間に差は認められなかった．

米国国立精神衛生研究所うつ病治療共同研究計画（National Institute of Mental Health［NIMH］Treatment of Depression Collaborative Research Program）は，種々の治療に対する反応性の目安として以下のことをあげている．(1)社会機能の低下が少ない場合は，対人関係療法に対する良好な反応が期待される．(2)認知機能障害が軽度の場合は，認知行動療法や薬物療法に対する良好な反応が期待される．(3)労働能力が強く障害されている場合は，薬物療法に対する良好な反応が期待される．(4)抑うつが重度の場合は，対人関係療法や薬物療法に対する良好な反応が期待される．

認知療法　認知療法はベック（Aaron Beck）によって最初に考案された治療法で，うつ病に存在すると仮定される認知の歪みに焦点をあてる．そのような歪みとして，状況の否定的な側面ばかりをとらえる，病的で非現実的な解釈などがある．例えば，無気力や活動力の低下は何をしても失敗するのではないかと恐れた結果生ずる．認知療法の目標は，患者が否定的認知を認め見直すよう促すことにより，うつ病を軽減させ再発を防ぐことにある．そして，従前とは違った柔軟で肯定的な考え方を促し，新たな認知，行動上の反応を身につけさせる．

認知療法がうつ病の治療に有効であるとする複数の研究報告がある．認知療法が薬物療法と同等の効果を示し，薬物療法よりも有害作用が少なく，予後が良いことを示

す報告が多い．認知療法と薬物療法は，単独で行うよりも，組み合わせて行うほうが有効性が高いことを示した研究がある一方，そのような相乗効果を認めない報告もある．少なくとも米国国立精神衛生研究所うつ病治療共同研究計画の報告によれば，重症のうつ病患者に対しては，薬物療法単独，または薬物療法と精神療法との併用が適応となる．

対人関係療法 クラーマン（Gerald Klerman）によって生み出された対人関係療法（interpersonal therapy）は，患者が抱えている対人関係における問題のうちの1つか2つに注目し，次の2つの仮説に基づいて行われる．第1は，現在の対人関係の問題は，早期の対人関係の機能不全に由来しているというもの．第2は，現在抱えている対人関係の問題が，現在の抑うつ症状を生じさせ，長引かせているというものである．対照研究によって，対人関係療法のうつ病に対する有効性が示されており，特に対人関係の問題を取り扱う際に有用であることが示されたことは驚くには当たらない．精神療法以外に治療の選択肢がない場合，対人関係療法は重症のうつ病に対する最も有効な治療法であるかもしれない．

対人関係療法の治療課程は，通常12〜16週の期間から成り，積極的な治療的接近が特徴である．防衛機制や内的葛藤のような精神内界の現象が取り扱われることはない．主張に乏しいとか，社交的能力に欠けるとか，考え方に歪みがあるなどの個々の問題が，それらが対人関係においてどのような意味をもち，効果を果たしているかという観点からのみ扱われる．

行動療法 行動療法は，不適切な行動様式のために社会から肯定的な見返りをほとんど受けなかったり，ことによると社会から公然と拒絶されるという仮説に基づいている．治療の中で不適切な行動を取り扱うことにより，社会に適応していくことを学び，正の強化を受けていく．うつ病に対する行動療法についての対照研究は多くはないが，これまでの研究から，行動療法がうつ病に有効な治療法の1つであることが示唆されている．

精神分析的療法 気分障害に対する精神分析的療法は，うつ病と躁病に関する精神分析理論に基づいている．精神分析的療法の目標は，単に症状を軽減することだけでなく，患者のパーソナリティ構造や性格に変化を与えることである．対人関係における信頼，親密さ，対処機制，悲嘆に対する受容力，そして幅広い感情を経験する能力などを改善することが，精神分析的療法の目標の一部である．治療には数年間を要するが，その経過中，患者はしばしば強い不安と苦痛を経験することになる．

家族療法 家族療法は，一般にうつ病の主な治療法とはみなされていないが，気分障害患者がストレスを減らし，ストレスにうまく対処していく助けとなることで再発率を減少させることが明らかになってきている．家族療法は，気分障害が患者の結婚や家族の機能を危うくしている場合，または家族状況によって気分障害が増悪したり遷延したりしている場合に適用される．家族療法では，気分障害患者がその家族全体の精神的健康に対して果たしている役割と，家族が患者の病状持続に果たしている役割を評価する．気分障害患者は，離婚率が高い．配偶者の約50％は，患者が気分障害になることがわかっていれば患者と結婚したり，子どもをもうけたりしなかったであろうと語る．

迷走神経刺激

てんかんの治療を目的として行われた試験的な迷走神経刺激研究により，気分の改善がみられた．この観察から，心臓ペースメーカのように皮下に埋め込まれた電気機器により左の迷走神経を刺激する療法（vagal nerve stimulation：VNS）がうつ病患者に用いられた．予備的研究ではあるが，多数の慢性および再発性うつ病患者がVNS治療により寛解した．VNSの作用機序は不明である．迷走神経は腸の神経系に接合しており，刺激によって神経伝達物質のような蛋白質の放出を引き起こす可能性がある．VNSの有効性を確認するためのさらなる臨床研究が計画中である．

経頭蓋磁気刺激

経頭蓋磁気刺激（transcranial magnetic stimulation：TMS）がうつ病の治療法として有望視されている．非常に短いパルスの磁気エネルギーを用いて脳神経細胞を刺激するものである．第1選択の抗うつ薬治療を必要量および必要期間行っても，十分な改善がみられないような成人のうつ病患者の治療によい適応となる．

反復経頭蓋磁気刺激（repetitive transcranial magnetic stimulation：rTMS）では，対象皮質領域に対して部分的に2次的に電気刺激を施す．これは，けいれんを起こさず，麻酔を必要とせず，副作用の点で安全であり，認知障害も生じない．

患者は，麻酔薬や鎮静薬を必要とせず，覚醒したままでいられる．外来で40分で行える処置であり，精神科の診察室で精神科医によって行われる．治療は一般に4〜6週間に渡り，毎日行われる．治療に関連する最も多い有害事象は，頭皮の痛みと不快感である．

TMS治療は，頭部内またはその周囲に金属機器を埋め込んでいたり，取り外しのできない金属製品がある患者に対しては禁忌である．

断　眠

睡眠障害は気分障害に特徴的である．躁病では睡眠欲求が減少するが，うつ病では過眠と不眠のいずれも生じうる．断眠（sleep deprivation）療法は，双極I型障害患者の躁転を誘発したり，単極性うつ病患者のうつ病エピソードを一時的に軽減する可能性がある．うつ病患者のおよそ60％が，完全断眠によって一時的ではあるが，顕著な改善を経験する．有効性は典型的には，翌日の睡眠に現れる．断眠療法の効果を持続させるべく，いくつかの戦略が試みられている．その1つに，1日の完全断眠

と2日間の通常の睡眠を繰り返すという方法がある．うつ病患者は通常の睡眠周期に戻ってしまう傾向があるため，この方法で抗うつ効果を維持することは難しい．他の方法として，入眠時刻を毎晩遅らせる方法や，部分断眠法が用いられる．この方法では患者は毎日午前2時から午後10時まで起きている．部分断眠によって，半数以上の患者で同日の抗うつ効果が得られるが，時間が経つに連れ効果は減弱する．しかし，部分断眠を続けることにより，うつ病の睡眠障害治療に効果的であったとの報告も散見される．3つ目に最も効果的と思われる方法として，断眠療法と薬物療法との併用があげられる．多くの研究により，完全または部分断眠と抗うつ薬または炭酸リチウム治療を併用することによって，抗うつ効果が維持されることが示唆されている．同様に，断眠療法により，フルオキセチン（Prozac）やノルトリプチリン（ノリトレン）のような抗うつ薬の効果が増すという報告も複数みられる．断眠療法は，月経前不快気分症候群にも有効であるとされている（月経前不快気分症候群は，DSM-5では，抑うつ障害に分類される．第27章の精神疾患と生殖医療で詳述する）．

光線療法

光線療法（光療法）は，1984年に季節性感情障害（mood disorder with seasonal pattern：SAD）の治療として導入された．SADの典型例では，冬季に日照時間が短縮するに連れてうつ病を発症する．季節性うつ病患者の少なくとも75％を女性が占め，平均発症年齢は40歳で，55歳以上の発症は稀である．

光線療法では，卓上に置いた光源ボックスを用い，患者を1500～1万ルクス以上の高照度の光に曝露させる．毎日夜明け前の1～2時間，光源の前に座るが，日没後に照射する方が効果的な患者もいる．帽子のつばの部分に光源を備え付けたバイザーが開発されている．このようなバイザーは携帯性に優れているが，対照研究によって使用には疑問が呈されている．通常は1週間継続して行われるが，治療期間が長いほど，反応性が増す可能性がある．

光線療法は，認容性が高い．光源が新しいほど，光度を落とし，フィルターを用いてもよい．患者には直接，光源を見ないように指導する．稀ではあるが，有効な抗うつ薬の場合と同様，光線療法によってうつ病患者が躁状態や軽躁状態に転ずることがある．

季節性うつ病に加え，睡眠障害も光線療法の良い適応となる．また，交代勤務に伴う過敏性や能力低下を軽減すべく用いられる．高齢の睡眠障害患者は，日中に明るい光を浴びることで改善することが報告されている．また，光線療法の時差（jet lag）に対する有効性も示唆されている．予備的研究所見ではあるが，季節性の特徴をもつ強迫症患者に対する効果も示されている．

薬物療法

診断が確定すると，薬物療法が計画される．単極性障害と双極性障害とで治療法が異なるため，正確な診断が重要である．

薬物療法の目的は症状の軽減のみならず，寛解にある．症状が残存し寛解に至らない患者では，気分障害の再発や反復が起こりやすく，日常生活機能の障害が持続しやすい．

うつ病 薬物療法が有効であると，うつ病患者は1か月以内に回復する可能性がおよそ2倍になる．現在用いられているすべての抗うつ薬は，早期から効果が出現し始めるとはいえ，はっきりとした臨床効果が現れるのには3～4週間を要する．患者の体調や気分，生活様式に与える副作用の少なさによって，抗うつ薬が選択される．作用機序の異なる多種多様の抗うつ薬（表8.1-10）が利用可能であり，仮説に基づく推定される生化学的作用部位を示す．モノアミン酸化酵素阻害薬（monoamine oxidase inhibitor：MAOI）や三環系抗うつ薬のような第1世代の抗うつ薬も使用されるが，新規の化合物によってうつ病治療は「治療者と患者にやさしく」なった．

一般的な臨床指針 抗うつ薬による治療が無効に終わる最もよくある失敗は，量が少なすぎ，期間が短かすぎることである．有害作用がない限り，抗うつ薬の投与量は最も推奨される量まで増量し，その薬物が無効と判断されるまで，少なくとも4～5週間その量を維持すべきである．一方，患者が少量の薬物で臨床的に改善した場合は，寛解に至らない場合を除けば，増量の必要はない．適切な量の薬物を2～3週間投与しても反応しない場合は，可能であれば使用中の薬物の血中濃度を測定してみてもよい．血中濃度を測定すると，服薬順守や薬物動態の異常がわかり，その結果，選択すべき用量が示唆される．

投与期間と予防 抗うつ薬治療は，少なくとも6か月間もしくは1番長かった以前のエピソード期間の間は継続すべきである．抗うつ薬による予防的治療は，再発の頻度と重症度を軽減させるのに有効である．ある研究では，エピソードの間が2年半以内であれば，5年間の予防的治療が必要であるとしている．先のうつ病エピソードの重症度も予防的治療を考える要因になる．明らかな自殺念慮や心理社会的機能障害がみられる場合は予防的治療を考慮しなければならない．抗うつ薬投与を中止する場合には，個々の半減期に従い，1～2週間をかけて徐々に減量する．複数の研究によって，抗うつ薬の維持投与が安全で，慢性のうつ病の治療に有効であることが示されている．

新たな気分エピソードを予防することが維持療法の目的である．反復性または慢性のうつ病患者が維持療法の対象となる．

第1選択薬 抗うつ薬は，総合的な効果，反応の早さ，効果の持続性には大差がないが，薬理学，薬物相互作用，

表 8.1-10 抗うつ薬治療

一般(商品)名	通常1日量(mg)	主な副作用	注意事項
NE 再吸収阻害薬			
デシプラミン(Norpramin)	75〜300	眠気, 不眠, 起立性低血圧, 焦燥感, 不整脈, 体重増加, 杭コリン作用*	過剰量で致死的. 用量滴定が必要.
プロトリプチリン(Vivactil)	20〜60	眠気, 不眠, 起立性低血圧, 焦燥感, 不整脈, 杭コリン作用*	過剰量で致死的. 用量滴定が必要.
ノルトリプチリン(ノリトレン)	40〜200	眠気, 起立性低血圧, 不整脈, 体重増加, 杭コリン作用*	過剰量で致死的. 用量滴定が必要.
マプロチリン(ルジオミール)	100〜225	眠気, 不整脈, 体重増加, 杭コリン作用*	過剰量で致死的. 用量滴定が必要.
5-HT 再吸収阻害薬			
シタロプラム(Celexa)	20〜60	すべてのSSRIで, 不眠, 焦燥感, 鎮静, 消化器症状, 性機能障害が生ずる可能性あり	多くのSSRIは, チトクローム p450 イソ酵素系を阻害する. 三環系薬物より忍容性があり, 過剰量での安全性が高い. 半減期の短いSSRIでは, 突然の中止の際に離脱症状を生ずる可能性がある.
エスシタロプラム(レクサプロ)	10〜20		
フルオキセチン(Prozac)	10〜40		
フルボキサミン(ルボックス)†	100〜300		
パロキセチン(パキシル)	20〜50		
セルトラリン(ジェイゾロフト)	50〜150		
NE, 5-HT 再吸収阻害薬			
アミトリプチリン(トリプタノール)	75〜300	眠気, 起立性低血圧, 不整脈, 体重増加, 杭コリン作用*	過剰量で致死的. 用量滴定が必要.
ドキセピン(Triadapin)	75〜300	眠気, 起立性低血圧, 不整脈, 体重増加, 杭コリン作用*	過剰量で致死的.
イミプラミン(トフラニール)	75〜300	眠気, 起立性低血圧, 不整脈, 体重増加, 消化器障害, 杭コリン作用*	過剰量で致死的. 用量滴定が必要.
トリミプラミン(スルモンチール)	75〜300	眠気, 起立性低血圧, 不整脈, 体重増加, 杭コリン作用*	—
ベンラファキシン(イフェクサーSR)	150〜375	睡眠異常, 消化器症状, 離脱症状	高用量で高血圧の可能性. 用量滴定が必要. 突然の中止の際に離脱症状を生ずる可能性がある.
デュレキセチン(サインバルタ)	30〜60	消化器症状, 離脱症状	
シナプス前, シナプス後作動薬			
ネファドゾン	300〜600	鎮静	用量滴定が必要. 性機能障害がない.
ミルタザピン(レメロン)	15〜30	鎮静, 体重増加	性機能障害がない.
ドパミン再吸収阻害薬			
ブプロピオン(Wellbutrin)	200〜400	不眠, 焦燥, 消化器症状	効果維持のために1日2回投与が必要. 性機能障害や体重増加がない.
混合性作動薬			
アモキサピン(アモキサン)	100〜600	眠気, 不眠, 焦燥, 不整脈, 体重増加, 起立性低血圧, 杭コリン作用*	運動障害の可能性あり. 用量滴定が必要.
クロミプラミン(アナフラニール)	75〜300	眠気, 体重増加	用量滴定が必要
トラゾドン(デジレル)	150〜600	眠気, 起立性低血圧, 不整脈, 消化器症状, 体重増加	持続勃起症の可能性あり

注意: 用量は, 健常な18〜60歳までの成人で, 他の薬物を服用していない場合のものである. 用量は, 薬物, 併用薬, 内科的外科的疾患, 年齢, 遺伝負因, その他の要因により変わりうる. 商品名は, 仮名表記は日本国内のもの, アルファベットは米国で使用されているものである.
NE: ノルエピネフリン, 5=HT: セロトニン, SSRI: 選択的セロトニン再取り込み阻害薬
*: 杭コリン作用: 口渇, かすみ目, 排尿困難, 便秘
†: 米国では, FDAは抗うつ薬として認可していない.

短期および長期の副作用, 離脱症状の程度, 用量の調節しやすさにおいて差異がみられる. ある抗うつ薬に認容性や反応性がないからといって, 他の抗うつ薬でもうまくいかないということではない. 初期治療は, 病状が慢性か否か, 経過(反復性や慢性の経過を示す場合には, 治療を行わないと再発率が増す), 家族歴と治療反応性, 重症度, 心身の状態, 先の急性期治療への反応性, 薬物相互作用, そして患者の好みにより選択される. 一般に, 精神疾患や身体疾患の併発がなく, 慢性化しておらず, そして精神病性の特徴を伴わないうつ病外来患者の約

45～60％が薬物療法に反応するが（少なくとも症状が50％改善する），寛解（うつ病症状が事実上みられない）に至るのは35～50％に過ぎない．

うつ病亜型（depressive subtype）の治療 抑うつエピソードの臨床型によって，特定の抗うつ薬や抗うつ薬以外の薬物に対してさまざまな反応性を示す．非定型の特徴を伴ううつ病患者は，MAOIやSSRIに反応性が高い．セロトニンとノルアドレナリンの双方に作用する抗うつ薬は，メランコリアの特徴を伴ううつ病に有効であることが示されている．季節型（冬季）の特徴を伴う患者は，光線療法によって治療可能である．精神病性の特徴を伴ううつ病では，抗うつ薬と非定型抗精神病薬の組み合わせを要する場合がある．また，ECTの有効性を示す報告もあり，薬物療法より効果的であるかもしれない．非定型の特徴を伴う場合は，MAOIが強く支持される．SSRIやブプロピオンも非定型のうつ病に用いられる．

併存疾患 他の疾患が併存していると初期治療の選択に影響する場合がある．例えば，うつ症状を伴う強迫症の治療が奏効すると，往々にしてうつ病の寛解に繋がる．同様に，うつ病にパニック症が重畳すると，三環系抗うつ薬やSSRIのような双方に有効な薬物療法が選択される．一般に，併存疾患がある場合は気分障害以外の疾患が抗うつ薬の選択の際に優先される．

物質乱用が併存していると物質誘発性気分障害のリスクが高まり，病歴あるいは数週間の使用禁止期間をおいてから評価する必要がある．物質誘発性気分障害では，使用禁止期間をおくことによって抑うつ症状が寛解することがしばしばある．休止期間をおいても顕著な抑うつ症状が持続する場合は，気分障害の診断が独立してなされ，治療される．

全身状態によって，うつ病が悪化する場合がある．抑うつエピソードがみられると，心血管疾患，糖尿病，脳血管障害や悪性新生物のような多くの身体疾患の罹病率や死亡率が増す．

副作用の治療的利用 不安や抑うつの強い患者にアミトリプチリン（トリプタノール）のような鎮静系の抗うつ薬を選択したり，精神運動抑制の強い患者にデシプラミンのような賦活系の抗うつ薬を使用したりすることは適切ではない．パロキセチン，ミルタザピン，アミトリプチリンのような鎮静系の薬物は不安や不眠に対して一時的には有効であっても，長期的には負荷となる可能性もある．これらの薬は鎮静作用が長時間持続するが，患者が早々に薬物療法を中断してしまい，再発や反復のリスクが増すことに繋がりかねない．一部の医師は，抗うつ薬に睡眠薬や抗不安薬のような補助薬を併用することによって，症状の早期改善や副作用の軽減を図っている．

過去の治療反応性が現在にも反映されるため，病歴が重要である．過去のSSRI，三環系，MAOIなど無効であった抗うつ薬の系統を知ることによって，それ以外の系統を選択するという示唆が得られる．患者の第1度近親者の薬物反応性がわかると，同系統の薬物に良好に反応する傾向がある．

急性期治療の失敗 ある治療薬に反応しない場合，以下の可能性がある．（1）治療反応性が良好であっても副作用に耐えられない，（2）予期せぬ有害事象が生じた，（3）治療反応性が不十分，（4）診断が誤っていた．急性期薬物治療は4～6週間継続し，症状の有意な改善の有無を確かめるべきである．最終的に良好な反応を示す患者の多くは，治療当初に十分量を4週間投与すると反応（治療前のうつ病の症状が少なくとも20～25％軽減するなど）が現れ始める．4～6週間で反応が少しもみられない場合は，治療法を変更する．最終的な改善度をみるためには，8～12週またはそれ以上の期間を要する．忍容性や有効性のために，およそ半数の患者で第2選択薬が必要となる．

第2選択薬 当初の治療が無効であった場合，他の治療薬に変更するか，もしくは強化（augmenting）療法を行うのが一般的である．単剤治療から（多剤を併用するのではなく）他の単剤治療に切り替えるに当たっては，過去の治療歴，初期治療に対する反応性，そして患者の意向により選択される．初期治療が失敗であった場合には，強化療法よりも切り替えが選択されることが多い．一方，最初の治療により寛解には至らないものの，ある程度の効果がみられる場合には，強化療法が有用である．強化療法として最も詳述されているのは，リチウム（リーマス）と甲状腺ホルモンである．SSRIとブプロピオン（Welbutrin）の組み合わせも広く用いられる．実際のところ，決定的な組み合わせはない．ECTは精神病性および非精神病性うつ病の双方に有効であるが，反復性で治療反応性の低い症例や重症例に限り推奨される．

新たな治療法として麻酔薬であるケタミンが用いられる．治療抵抗性のうつ病に効果があるとされ，後シナプスグルタミン酸結合蛋白であるNMDA受容体を阻害するという作用機序をもつ．うつ病ではグルタミン酸系伝達の異常があるので，効果が期待されている．通常，0.5 mg/kgのケタミンを30分以上かけて1回注入する．24時間以内に効果が現れることが多く，気分の改善は2～7日間持続する．最も多い副作用は，めまい，頭痛，協調運動障害であるが，一過性である．幻覚を含む解離性の症状が起こるともある．

併用療法 薬物療法と標準的精神療法の組み合わせは，臨床的にしばしば用いられる．臨床医が，気分障害を基本的に精神力動的原因から来るとみなす場合には，薬物使用についての医師の両価的な態度のために，反応性の低さ，服薬順守の低さ，不十分量かつ不十分期間の投与に繋がる可能性がある．逆に，臨床医が患者の心理社会的要求に注意を払わないと，薬物療法の効果が損なわれる可能性がある．外来の慢性的うつ病患者に対する薬物療法と精神療法を併用した研究によると，どちらか単独よりも寛解率が高いことが示されている．

双極性障害 双極性障害の薬物療法は，急性期治療と維持療法に分けられる．また，患者が躁病か，軽躁病か，

うつ病かによって異なった戦略が必要になる．リチウムに，抗うつ薬，抗精神病薬，ベンゾジアゼピンを併用する強化療法が主な治療法であるが，最近ではカルバマゼピン（テグレトール），バルプロ酸（デパケン），ラモトリギン（ラミクタール）の3種の抗てんかん薬系気分安定薬が併用される．また，一連の非定型抗精神病薬は，そのほとんどが急性躁病への使用が認可されており，そのうち1つは急性うつ病の単剤治療に，そして3つは予防的治療に使うことができる（表8.1-11）．これらの薬物は副作用と安全性がおのおの独特で，すべての患者に有効とされる薬物はない．最良の治療法にたどり着く前に，異なった薬物を用いてみることも必要になる．

急性躁病の治療　一般に，双極性障害の治療の中で，急性躁病あるいは軽躁病は治療が最もたやすいエピソードである．患者の高揚した気分を鎮めるために，薬物を単独または併用で投与する．重症の躁病患者は入院させ，積極的に薬用量を増やすことができると，数日から数週間で十分な効果が得られる．しかし，躁病患者は病識を欠くことが多いので治療順守に問題があり，拒薬も起こる．躁病では，判断力低下，衝動性，攻撃性のために患者や周囲の人々が危険に陥るので，躁病エピソードにある患者は，自身と周囲の人を損傷から守るために投薬を受ける必要がある．

炭酸リチウム　炭酸リチウムは，「気分安定薬」の基本型とされている．しかし，リチウムの抗躁効果の発現は遅いので，治療初期には，非定型抗精神病薬，抗てんかん薬系気分安定薬，あるいは高力価のベンゾジアゼピンを併用するのが一般的である．リチウムの有効血中濃度は，0.6～1.2 mEq/L である．近年，リチウムの急性期投与は，効果の予測が困難なこと，問題の多い副作用，そして頻回の血液検査を要することから限定的となっている．より副作用が穏やかで，毒性が低く，頻回の血液検査を必要としない薬物の登場により，リチウムの使用は減ってきている．しかし，多くの患者にとってその臨床的恩恵は多大である．

バルプロ酸　急性期の躁病に対しては，リチウムよりもバルプロ酸（デパケン）あるいはジバルプレックス（Dapakote）が優先的に使用される．リチウムと異なりバルプロ酸は急性期の躁病に対してのみ認可されているが，予防的効果ももつとする専門家は多い．バルプロ酸の通常量は，1日量750～2500 mg で，50～120 μg/mL の血中濃度が得られる．ジバルプレックスの治療1日目からの15～20 mg/kg 経口急速投与は，忍容性が良く，反応の発現が早い．バルプロ酸による治療中は，いくつかの血液検査が必要となる．

カルバマゼピンとオキシカルバゼピン　カルバマゼピンは，この数十年間，急性期躁病の第1選択薬として世界中で広く用いられてきているが，米国で承認されたのは2004年になってからである．急性期躁病の治療に用いられるカルバマゼピンの量は，通常1日量600～1800 mg で，血中濃度は4～12 μg/mL である．オキシカルバゼピンはカルバマゼピンのケト同族体で，同様の抗躁効果をもつが，カルバマゼピン1000 mg はオキシカルバゼピン1500 mg に相当するため，カルバマゼピンの場合はより高用量を要する．

クロナゼパムとロラゼパム　急性期の躁病に対して用いられる高力価ベンゾジアゼピン系抗けいれん薬として，クロナゼパム（リボトリール）とロラゼパム（ワイパックス）がある．いずれも急性期躁病の焦燥感，不眠，攻撃性，そして不快気分，また同様にパニックに対して補助的に使用され，有効である．安全で副作用が少ないので，リチウム，カルバマゼピンあるいはバルプロ酸の補助薬として理想的である．

非定型および定型抗精神病薬　すべての非定型抗精神病薬（オランザピン，リスペリドン，クエチアピン，ジプラシドン，アリピプラゾール）は抗躁作用を示し，米国食品医薬品局（Food and Drug Administration：FDA）によって急性期躁病への認可を得ている．ハロペリドール（セレネース）やクロルプロマジン（コントミン）のような旧来の薬物と比較し，非定型抗精神病薬は興奮性シナプス後電位を生じにくく，遅発性ジスキネジアが起こりにくい．また，多くは高プロラクチン血症を起こさない．しかし，インスリン抵抗性，糖尿病，高脂血症，高コレステロール血症そして心血管障害と関連する体重増加を起こさないようにすることが重要である．一部の患者は抗精神病薬による維持療法が必要となる．

双極性障害における急性うつ病の治療　一般に双極性障害，そして特に，急速交代型や混合状態における標準的抗うつ薬の有効性については，交代性，躁病あるいは軽躁病を誘発する傾向があるために議論のあるところである．したがって，双極性障害における最初の，または孤発性の抑うつエピソードには，抗うつ薬を気分安定薬併用下で使用することが多い．双極性障害の急性うつ病の治療として，オランザピンとフルオキセチンの合剤（Symbyax）を8週間続けると有効で，躁病や軽躁病への転換もなかったという報告がある．

逆説的に，抑うつを示す双極性障害患者の多くが，標準的な抗うつ薬に反応しない．このような症例には，ラモトリギン（ラミクタール）または低用量（1日量20～80 mg）のジプラシドンが有効な場合がある．

リチウムあるいは他の気分安定薬そしてそれらの補助薬に反応しない，特に自殺念慮が強い緊急性のある双極性障害のうつ病相には電気けいれん療法（electroconvulsive therapy：ECT）も有用である．

その他の薬物　標準的治療が失敗した際には，別種の化合物が有効な場合がある．カルシウムチャンネル拮抗薬のベラパミル（ワソラン）は，速やかな抗躁効果をもつ．ガバペンチン（ガバペン），トピラマート（トピナ），ゾニサミド（エクセグラン），レベチラセタム（イーケプラ），そしてチアガビンは，抗躁効果をもつと証明されてはいないが，一部の患者で標準的な治療が奏効しない場合に有益なこともある．ラモトリギンは急性躁病に対する効

表 8.1-11 双極Ⅱ型障害に用いられる薬物一覧：躁病とうつ病における有効性の予備的所見

薬物の種類	躁病	うつ病	不安
抗躁薬			
定型抗精神病薬　D2受容体阻害薬			
トリフルオペラジン(Stelazine)	+++	--	±
ハロペリドール(セレネース)	+++	--	±
モリンドン(Moban)	++	--	±
高力価ベンゾジアゼピン　↑Cl流入，GABAを強化する			
クロナゼパム(リボトリール)	++	±	++
ロラゼパム(ワイパックス)	++	±	++
非定型抗精神病薬　辺縁系のD1, D2, D4受容体とセロトニンを阻害する			
クロザピン(クロザリル)	+++	+	±
リスペリドン(リスパダール)	+++	+	+
オランザピン(ジプレキサ)	+++	++	+
クエチアピン(セロクエル)	+++	+++	+++
ジプラシドン(Geodon)	+++	+	+
非定型抗精神病薬　D1, D2, D3, セロトニン1A部分作動薬			
アリピプラゾール(エビリファイ)	+++	++	++
気分安定化薬			
↓第2メッセンジャー，G蛋白，イノシトールトランスポート			
リチウム(リーマス)	+++	++	0
カルバマゼピン(テグレトール)	+++	++	+
オキシカルバゼピン(Trileptal)	++	+	+
バルプロ酸(デパケン)	+++	+	+++
↑脳内GABA			
バルプロ酸	+++	+	+++
ガバペンチン(ガバペン)	0	±	++
プレガバリン(リリカ)	(0)	±	++
チアガビン(Gabitril)	0	±	+
トピラマート(トピナ)	0	+	+
↓グルタミン酸放出(↓Naによる)			
カルバマゼピン	+++	++	+
ラモトリギン(ラミクタール)	+	+++	++
トピラマート(トピナ)	0	+	+
ゾニサミド(エクセグラン)	++	+	(±)
ジヒドロピリジン↓L型Ca			
ニモジピン(Nimotop)	++	++	+
イスラジピン(DynaCirc)	+	+	+
アムロジピン(ノルバスク)	±	±	±
フェニルアルキルアミン↓L型Ca			
ベラパミル(ワソラン)	++	0	0
甲状腺ホルモン製剤			
トリヨードサイロニン(チロナミン)	±	++	0
高用量チロキシン	+	+	0
非定型抗精神病薬(上述)			
抗うつ薬			
ドパミン			
ブプロピオン	0, -	++	+
プラミペクソール(Mirapex)	0, -	++	+
セロトニン　SSRI			
フルオキセチン，セルトラリン，パロキセチン，フルボキサミン，シタロプラム	0, -	++	++
セロトニンに加えて			
ネファゾドン	0, -	++	++
ミルタザピン(リフレックス)	0, -	++	++
ノルエピネフリン			
デシプラミン	-	++	++
ノルトリプチリン(ノリトレン)	-	++	++
マプロチリン(ルジオミール)	-	++	++
レボキセチン(Edronax)	-	(++)	(++)
アトモキセチン(ストラテラ)	-	++	++
セロトニンとノルエピネフリン			
クロミプラミン(アナフラニール)	-	++	++
ベンラファキシン(イフェクサーSR)	--	++	++
デュロキセチン(サインバルタ)	(--)	++	++

-- 有害；0, - 無効ないし有害；0 無効；± 有効の可能性；+ 有効性が散見される；++ より広く対照化されたデータがある；+++ より対照化されたデータがあり，広く用いられる；D1 ドパミンⅠ型；D2 ドパミン2型；D3 ドパミン3型；GABA ガンマアミノ酪酸；5-HT セロトニン；NE ノルエピネフリン；SSRI 選択的セロトニン再取り込み阻害薬

表 8.1-12　双極性障害治療の原則

(1)急性期と(2)予防の2つの治療目標を維持する．
疾患を後方視的，そして前方視的にみる．
躁病は緊急医療と捉え，治療を第一とし，化学的検査は後に行う．
バルプロ酸とリチウム（リーマス）を十分投与し，ラモトリギン（ラミクタール）はゆっくりと滴定する．
注意深く併用療法を行うと副作用を軽減できる．
治療抵抗性の患者には，切り換えよりも強化療法を行う．
リチウム維持療法により自殺予防と神経保護効果が得られる．
リチウムを減量する場合は，ゆっくりと行う．
疾病について，急性期と予防治療のリスク利得比について，患者とその家族を教育する．
統計データを伝える（例えば，リチウムを投与しないと5か月以内に50%の再発をみる）．
治療順守と自殺の可能性を定期的に評価する．
危険な徴候を特定し治療するために，早期の警告システムを作る．
自殺と物質乱用を避けるために必要に応じて患者と契約を結ぶ．
定期的な診察により経過と有害作用を観察する．
必要に応じて，診察と診察の間の電話診療も考慮する．
躁病の再燃に備えて緊急回避の訓練を行う．
併存するアルコールや物質依存を調べ，取り組む．
薬物治療とともに，目標を定めた精神療法を行う．
有効な臨床的取り組みを行うために，患者を共同調査者として治療に当たる．
治療が成功した場合は，変化を少なくし，状態を維持し，副作用がない限り十分量の薬物療法を続ける．
治療反応性が乏しい場合は，より有効な代替治療を積極的に探る．

果はもたないが，躁病エピソードの再発予防に有効である．フェニトイン（アレビアチン）の急性期の抗躁効果と予防効果を示唆した小規模の研究がある．ECTは，急性期の躁病に有効である．非優位半球の片側性療法では効果がないか，むしろ躁症状を悪化させるとの報告があり，両側性が推奨される．ECTは難治性の躁病や身体合併症のある患者，極度の消耗状態（悪性高熱や致死性緊張病）に適用される．

双極性障害の維持療法　臨床医にとって，気分障害の再発を防ぐことは最も重要な課題である．選択した処方によって初期の目標である安定状態を維持することだけでなく，治療の副作用によって機能が損なわれないことが必要である．鎮静，認知障害，振戦，体重増加そして発疹などは治療を中止せざるをえなくなる副作用である．

双極性障害患者の長期治療に最も広く用いられるのは，リチウム，カルバマゼピン（テグレトール），バルプロ酸（デパケン）の単剤または併用投与である．ラモトリギンは予防的な抗うつ作用をもち，また潜在的に気分安定薬の性質を備えている．ラモトリギン服用中の双極Ⅰ型障害のうつ病患者が躁転するリスクはプラセボと同等であった．ラモトリギンは，抗躁作用よりも急性期および予防的な抗うつ作用に優れているようである．うつ病の予防治療が行き詰まった場合に，ラモトリギンが特有の役割を果たすことがある．ラモトリギンは非常にゆっくりと増量することにより，致死的な発疹の副作用を減らすことができる．多くの研究によると，1日200 mgの量が平均である．スチーブンス・ジョンソン症候群や中毒性表皮壊死症のような重度の発疹の発生率は，現在，成人で2/1万人，小児で4/1万人と考えられている．

治療が長期にわたると，甲状腺ホルモン補充療法が必要になることが多い．リチウム治療中の患者の多くは甲状腺機能低下症となり，双極性障害患者の多くは特発性の甲状腺機能障害を示す．1日量25〜50 μgのT_3が，その半減期の短さ故に，急性期の強化療法に用いられるが，長期維持療法にはT_4が使用されることが多い．高用量の甲状腺ホルモンを用いている施設もある．データによると，高用量のT_4強化療法によって躁病エピソードと抑うつエピソードのいずれも改善したという．表8.1-12に双極性障害の治療法をまとめた．

参考文献

Akiskal HS. Mood disorders: Clinical features. In: Sadock BJ, Sadock VA, Ruiz P, eds. *Kaplan & Sadock's Comprehensive Textbook of Psychiatry*. 9th edition. Philadelphia: Lippincott Williams & Wilkins; 2009:1693.
Demeter CA, Youngstrom EA, Carlson GA, et al. Age differences in the phenomenology of pediatric bipolar disorder. *J Affect Disord*. 2013;147(1-3):295–303.
Diaz-Granados N, Ibrahim L, Brutsche N, Ameli R, Henter ID, Luckenbaugh DA, Machado-Vieira R, Zarate CA Jr. Rapid resolution of suicidal ideation after a single infusion of an NMDA antagonist in patients with treatment-resistant major depressive disorder. *J Clin Psychiatry*. 2010;71(12):1605.
Dwyer L, Olsen S, Oei TPS. Cognitive-behavioral group therapy for heterogenous anxiety and mood disorders in a psychiatric hospital outpatient clinic. *J Cogn Psychother*. 2013;27(2):138–154.
Fiedorowicz JG, Endicott J, Leon AC, Solomon DA, Keller MB, Coryell WH. Subthreshold hypomanic symptoms in progression from unipolar major depression to bipolar disorder. *Am J Psychiatry*. 2011;168:40.
Hafeman D, Axelson D, Demeter C, et al. Phenomenology of bipolar disorder not otherwise specified in youth: A comparison of clinical characteristics across the spectrum of manic symptoms. *Bipolar Disord*. 2013;15(3):240–252.
Ketter TA. Diagnostic features, prevalence, and impact of bipolar disorder. *J Clin Psychiatry*. 2010;71(6):e14.
Kroon JS, Wohlfarth TD, Dieleman J, et al. Incidence rates and risk factors of bipolar disorder in the general population: A population-based cohort study. *Bipolar Disord*. 2013;15(3):306–313.
Malhi GS. Diagnosis of bipolar disorder: Who is in a mixed state? *The Lancet*. ay 2013;381(9878):1599–1600.
Miklowitz DJ, Otto MW, Frank E, Reilly-Harrington NA, Wisniewski SR. Psychosocial treatments for bipolar depression: A 1-year randomized trial from the Systematic Treatment Enhancement Program. *Arch Gen Psychiatry*. 2007;64:419.
Palsson E, Figueras C, Johansson AG, et al. Neurocognitive function in bipolar disorder: A comparison between bipolar I and II disorder and matched controls. *BMC Psychiatry*. 2013;13:165.
Rass O, Krishnan G, Brenner CA, Hetrick WP, Merrill CC, Shekhar A, O'Donnell BF. Auditory steady state response in bipolar disorder: Relation to clinical state, cognitive performance, medication status, and substance disorders. *Bipolar Disord*. 2010;12(8):793.
Savitz JB, Price JL, Drevets WC. Neuropathological and neuromorphometric abnormalities in bipolar disorder: View from the medial prefrontal cortical network. *Neurosci Biobehav Rev*. 2014;42:132–147.
Serretti A, Chiesa A, Calati R, et al. Influence of family history of major depression, bipolar disorder, and suicide on clinical features in patients with major depression and bipolar disorder. *Eur Arch Psychiatry Clin Neurosci*. 2013;263(2):93–103.
Scott J, Colom F, Vieta E. A meta-analysis of relapse rates with adjunctive psychological therapies compared to usual psychiatric treatment for bipolar disorders. *Int J Neuropsychopharmacol*. 2007;10:123.

8.2 気分変調症と気分循環性障害

気分変調症

　気分変調症（dysthmia）は，持続性抑うつ障害（persistent depressive disorder）とも呼ばれるが，その最も典型的な特徴はほぼ1日中持続する抑うつ気分が，長期間続くことであり，不適応感，罪責感，過敏性，怒り，社会からの引きこもり，興味の喪失，活力減退，生産性の欠如などの症状がみられる．「不機嫌」を意味する気分変調症という用語は，1980年に提唱された．それ以前は，現在気分変調症に分類される患者は，抑うつ神経症（神経症性うつ病とも呼ばれる）とされていた．

　気分変調症は，患者が常時落ち込んでいると訴えることによってうつ病と区別される．症例の多くは早期発症で，小児期か青年期の20歳以前に発症する．有病率が低く臨床像も明らかにはなっていないが，中年層や高齢者に晩発性の亜型がみられることが大規模な疫学調査によって明らかになっている．

　気分変調症は，他の精神疾患の2次的な合併症として起こることがあるが，その中心となる概念は，抑うつ障害の感情的および臨床的下位分類であり，以下の特徴をもつ．(1)軽症で慢性，少なくとも2年間持続，(2)しばしば小児期や青年期からの潜行性の発症，(3)持続性または間欠性の経過，である．気分変調症の家族歴として，うつ病と双極性障害の双方が認められ，このことが原発性の気分障害との関連を示す確固とした所見の1つとなっている．

疫　学

　気分変調症は一般人口の5〜6%が罹患する珍しくない疾患である．一般精神科診療所でもよくみられ，患者全体の2分の1から3分の1を占めている．発生率に男女差はみられない．気分変調症は全年齢層の男性と比較し，64歳以下の女性により多く，また，未婚の若者や低所得者に多くみられる．気分変調症はしばしば他の精神疾患，特にエピソード間に完全寛解を示さないようなうつ病と合併する．不安症（特に，パニック症），物質乱用，境界性パーソナリティ障害との併発もみられる．気分変調症は，うつ病の第1度近親者に多くみられる．気分変調症患者は，抗うつ薬，リチウムやカルバマゼピンのような抗躁薬，そして鎮静睡眠薬など，広範囲の精神科薬を服用していることが多い．

病　因

生物学的要因　気分変調症とうつ病の生物学的基盤は，症状は類似しているが，その基礎となる病態生理は異なっている．

　睡眠研究　レム（rapid eye movement：REM）潜時の短縮とレム密度の増加はうつ病におけるうつ病症状の2つの指標であるが，気分変調症患者でも同様の所見を示す割合が多い．

　神経内分泌学的研究　うつ病と気分変調症について最もよく研究されている神経内分泌系は，副腎系と甲状腺系であり，それぞれデキサメタゾン抑制試験（dexamethasone-suppression test：DST），TRH刺激試験（thyrotropin-releasing hormone stimulation test）によって検査できる．確定的な研究結果ではないが，うつ病と比べ，気分変調症ではDSTで異常を示すことが少ないとされている

心理社会的要素　精神力動理論では，気分変調症は，パーソナリティや自我発達の結果として起こるもので，青年期や成人早期になって不適応が出現するとされている．例えば，アブラハム（Karl Abraham）はうつ病の葛藤は口唇期と肛門期のサディスティックな特徴が中心になっていると考えた．肛門愛傾向には，過度の規則正しさ，罪責感，他者への気遣いが含まれる．すなわち，肛門愛傾向は，肛門にかかわる問題（anal matter），無秩序，敵意，偏見に心を奪われることへの防衛であると仮定される．使用される主な防衛機制は反動形成である．低い自尊心，無快感症，そして内省はしばしばうつ病性格と結びつけられる．

　フロイト　フロイト（Sigmund Freud）は「喪とメランコリー」の中で，うつ病親和性は人生早期の対人関係における失望によるもので，成人してからの両価的な愛情関係，すなわち成人期における現実的喪失または喪失の脅威によってうつ病が引き起こされると考えた．うつ病にかかりやすい人々は，口唇期依存性で，常に自己愛的満足を求める．愛情，好意そして保護が奪われると，彼らは臨床的に抑うつ的となる．彼らが現実的な喪失を経験すると，喪失した対象を内在化するか取り込むかして，その対象，つまり彼ら自身に怒りを向ける．

　認知理論　うつ病の認知理論は気分変調にも適用される．現実と空想との落差が自尊心をすり減らし，無力感につながると考えられている．気分変調に対する認知療法が成功すると，この理論が支持されることになるであろう．

診断と臨床像

　DSM-5による気分変調症の診断基準（表8.2-1）では，少なくとも2年間以上（小児や青年期では1年間）抑うつ気分が持続している必要がある．診断基準を満たすには，うつ病に該当するような症状があってはならず，また躁病エピソードや軽躁病エピソードが存在してはならない．DSM-5では，臨床医は発症が早発性（21歳未満）か晩発性（21歳以上）かを特定しなければならない．また気分変調症についての非定型の特徴を特定しなければならない．

　気分変調症の概略はうつ病と重なるものではあるが，

表 8.2-1　DSM-5 の持続性抑うつ障害(気分変調症)の診断基準

この障害は DSM-Ⅳで定義された慢性の大うつ病性障害と気分変調性障害を統合したものである．
A．抑うつ気分がほとんど1日中存在し，それのない日よりもある日のほうが多く，その人自身の言明または他者の観察によって示され，少なくとも2年続いている．
　注：子どもや青年では，気分は易怒的であることもあり，また期間は少なくとも1年間はなければならない．
B．抑うつの間，以下のうち2つ(またはそれ以上)が存在すること：
　(1) 食欲の減退または増加
　(2) 不眠または過眠
　(3) 気力の減退または疲労感
　(4) 自尊心の低下
　(5) 集中力の低下または決断困難
　(6) 絶望感
C．この症状の2年の期間中(子どもや青年については1年間)，一度に2か月を超える期間，基準AおよびBの症状がなかったことはない．
D．2年の間，うつ病の基準を持続的に満たしているかもしれない．
E．躁病エピソードまたは軽躁病エピソードが存在したことは一度もなく，また，気分循環性障害の基準を満たしたこともない．
F．障害は，持続性の統合失調感情障害，統合失調症，妄想性障害，他の特定される，または特定不能の統合失調症スペクトラム障害やその他の精神病性障害ではうまく説明されない．
G．症状は，物質(例：乱用薬物，医薬品)，または他の医学的疾患(例：甲状腺機能低下症)の生理学的作用によるものではない．
H．症状は，臨床的に意味のある苦痛，または社会的，職業的，または他の重要な領域における機能の障害を引き起こしている．
　注：抑うつエピソードの基準には持続性抑うつ障害(気分変調症)の症状リストにない4つの症状が含まれるため，ごく少数の人で，抑うつ症状が2年以上継続しながら持続性抑うつ障害の基準を満たさないこともありうる．現在の疾患エピソード中のある時点で，抑うつエピソードの基準を完全に満たせば，うつ病という診断名がつけられるべきである．そうでない場合には，他の特定される，または特定不能の抑うつ障害と診断される．

▶特定せよ
　不安性の苦痛を伴う
　混合性の特徴を伴う
　メランコリアの特徴を伴う
　非定型の特徴を伴う
　気分に一致する精神病性の特徴を伴う
　気分に一致しない精神病性の特徴を伴う
　周産期発症
▶該当すれば特定せよ
　部分寛解
　完全寛解
▶該当すれば特定せよ
　早発性：発症が21歳以前である場合
　晩発性：発症が21歳以上である場合
▶該当すれば特定せよ(持続性抑うつ障害の最近2年間に関して)
　純型気分変調症候群を伴う：少なくとも先行する2年間，抑うつエピソードの基準を完全には満たさない．
　持続性抑うつエピソードを伴う：先行する2年間，抑うつエピソードの基準を完全に満たす．
　間欠性抑うつエピソードを伴う，現在エピソードあり：現在は抑うつエピソードの基準を完全に満たすが，先行する2年間またはそれ以上の期間において，少なくとも8週間，症状が抑うつエピソードの基準を完全には満たさない期間があった．
　間欠性抑うつエピソードを伴う，現在エピソードなし：現在は抑うつエピソードの基準を完全には満たさないが，少なくとも先行する2年間において，1回またはそれ以上の抑うつエピソードがあった．
▶現在の重症度を特定せよ
　軽度
　中等度
　重度

Diagnostic and Statistical Manual of Mental Disorders, Fifth Edition (Copyright ©2013). American Psychiatric Association. All Rights Reserved から許可を得て転載．

うつ病では症状が客観的であるのに対して，気分変調症ではより主観的な徴候が目立つ．このことは食欲や性欲の減退といった特徴をもたず，また焦燥感や精神運動制止は認めないということを意味する．これらの症状はすべて，症候学的にはうつ病において認められる．しかし，若干の内因性の特徴も認められる．すなわち，不活発，無力感，快感消失が認められ，朝方に悪化するという特徴がある．患者の臨床症状は変動が多く，うつ病を呈したり呈さなかったりするため，DSM-5では気分変調症の診断基準の中心として生物学的機能不全を強調している．認知機能に関する症状がしばしば認められる．

気分変調症は，かなり不均一な疾患である．不安は臨床的に必須の症状ではないが，気分変調症はしばしば不安症や恐怖症の患者において診断される．彼らは臨床的に，混合性不安-抑うつ障害(DSM-Ⅳの研究用基準案)と診断されることがある．診断操作をより明瞭にするためには，他の精神疾患では説明できない場合に限って，気分変調症を一次診断とすべきである．このような一次的な気分変調症の重要な特徴として，日常的な憂うつ，くよくよと気に病むこと，生活上の喜びの欠如，不適切な思い込みがあげられる．気分変調症は，長期的経過，動揺性，軽度の抑うつという特徴をもつ．また，いつもの自分と変わりがなく，抑うつ気質においてみられる特徴（表 8.2-2）が強調されて現れているように経験される．気分変調症の臨床像はきわめて多様で，一部の患者はうつ病に進展し，また一部の患者は主にパーソナリティの病理が明らかとなる．

> 27歳の小学校の男性教師が，人生は苦痛の多い義務ばかりで，常に輝きに欠けているという主訴で受診した．彼は，ほとんどいつも憂うつ感とともにあり，憂うつ感に包まれているようだと述べた．彼は同僚から尊敬されているにもかかわらず，子どものころからまぬけな失敗者という自己概念をもっていた．教師としての責任を果たしているだけで，人生上のどんなことからも喜びを得たことはない．2人の女性と婚約したことはあったが，恋愛感情や性的活力も感じたことはなく，性的興奮も喜びに欠けていた．空虚感を感じており，方針，向上心，情熱といった感覚なしに人生を送っており，現実それ自体が苦痛であると述べた．彼自身で"無用の長物"と呼ぶものをおしまいにしようと拳銃を購入したが，生徒たちや周囲の人々を傷つけると考え，自殺には至らなかった．（HS. Akiskal, M.D. のご好意による）

その他の気分変調症 気分変調症は慢性の身体疾患患者，特に高齢者においては珍しいものではない．臨床的に意味のあることとして，6か月間以上持続する気分変調症様のうつ病の前段階が，脳梗塞を含む神経疾患においてみられる．最近の世界保健機関(World Health Organization：WHO)によると，このような気分状態は基礎となる神経疾患の予後を悪化させるため，薬物療法を適応すべきであるとされている．

小児における前向き研究によると，気分変調症が病相

表 8.2-2 うつ病と気分高揚性気質の特性，資質と障害

うつ病	気分高揚性気質
憂うつ，楽しめない，不平を言う	機嫌よく，生き生きとしている
ユーモアがない	歯切れよくひょうきん
悲観的，考え込む	過度に楽観的で，のんき
自責的，低い自尊心，能力に欠け失敗するという思い込み	うぬぼれが強く，自信があり，得意げで，仰々しい
限られた社会生活の中で内向的となる	外向的で，人を求める
鈍く活動性の乏しい生活	活力が強く，計画が多い
少数の事柄への恒常的関心	興味，関心が広く，移り気
受動的	巻き込みがちでお節介
信頼性，確実性があり，献身的である	騒がしく，刺激を求める

Hagop S. Akiskal, M.D. のご好意による．

性(episodic)の経過をとり，寛解，再燃を伴い，時にはうつ病を合併すること，また，患者の15〜20%は青年期後に軽躁病エピソード，躁病エピソード，または混合性エピソードに発展する可能性があることが示されている．成人に達した気分変調症患者は，うつ病の合併の有無にかかわらず，慢性の単極性の経過をとる傾向がある．抗うつ薬による治療中に一部の患者が短期間，軽度の躁転を呈することはあるが，抗うつ薬を減量すると消退することが多い．

鑑別診断

気分変調症の鑑別診断として，第1にうつ病があげられる．多くの物質や身体疾患も慢性の抑うつ症状の原因になりうる．気分変調症の鑑別診断を考える上で，小うつ病性障害と反復性短期うつ病性障害の2つが特に重要である．

小うつ病性障害 8.1節で述べた小うつ病性障害(minor depressive disorder；DSM-Ⅳの研究用基準案)は，うつ病よりも症状が軽度の抑うつエピソードによって特徴づけられる．気分変調症と小うつ病性障害の主な違いは，後者では症状が反復することにある．小うつ病性障害ではエピソード間に平常の気分を呈するのに対して，気分変調症患者では事実上，平常の気分の期間がみられない．

反復性短期抑うつ障害 8.1節で述べた反復性短期抑うつ障害(recurrent brief depressive disorder；DSM-Ⅳの研究用基準案)は，抑うつエピソードの存在する期間が2週間以内と短期であることを特徴とする．反復性短期抑うつ病性障害患者は，エピソードが長期間続けば，うつ病の診断基準を満たすであろう．反復性短期抑うつ障害患者は，2つの点で気分変調症患者と区別される．すなわち，1点はエピソードをなすということ，もう1点は症状がより重度であるということである．

二重うつ病 うつ病患者のおよそ40%は，気分変調症の診断基準を満たし，この組み合わせはしばしば二重うつ病（double depression）と呼ばれる．二重うつ病の患者が，うつ病のみの患者よりも予後が不良であることを支持する有力な所見がある．抑うつエピソードの消退後もなお顕著な精神疾患が残るため，二重うつ病患者の治療は双方の障害に対して行わなければならない．

アルコールおよび他の物質乱用 気分変調症患者は物質関連障害の診断基準を満たすことが多い．この併存は，気分変調症患者が慢性の抑うつ状態に対処するために築いた方法であると考えると理にかなっている．彼らはアルコールあるいはコカインやマリファナのような刺激物質を選択しがちで，その選択は主に患者の社会的状況に依存している．物質乱用の併存がみられることによって，臨床医は診断的な窮地に追い込まれることになる．すなわち，長期にわたる多数の物質の乱用によって気分変調症の症状と区別できないような病像が現れる可能性があるためである．

経過と予後

気分変調症患者の50%は，25歳以前に潜在性に発症する．早期の発症にもかかわらず，患者が精神科の治療を求めるまでに10年間症状に苦しんでいることがよくあり，早期発症の気分変調症を単純に人生の一部と考えていることもある．早期発症患者は，その経過中にうつ病または双極I型障害を呈するリスクがある．気分変調症と診断された患者についての研究で，約20%はうつ病に，15%は双極II型障害に進展し，双極I型障害に進展したのは5%以下であることが示されている．

気分変調症患者の予後はさまざまである．抗うつ薬や特定の精神療法（例えば，認知療法や行動療法）が気分変調症の経過や予後によい効果をもたらす．既存の治療法についての所見からは，最初に診断されてから1年以内に寛解に至った患者は10～15%にすぎないことが示されている．気分変調症患者全体の約25%は完治に至らない．しかし，総合的にみて，治療により予後は改善する．

治療

歴史的に，気分変調症患者は，未治療のままか，洞察指向的精神療法の対象者として長期に観察されてきた．最新のデータからは，認知療法，行動療法そして薬物療法による目的に合致した支援が提案されている．薬物療法と認知療法，行動療法の組み合わせが最も有効な治療法であろう．

認知療法 認知療法は，患者自身について，世の中について，そして将来についての誤った否定的な姿勢を改め，新たな思考や行動の方法を教わるという技法である．これは現在起こっている問題や，その解決に対して適応される短期的な治療計画である．

行動療法 抑うつ障害に対する行動療法は，うつ病は分離や死や突然の環境の変化の結果として正の強化を失っていることに起因している，という理論に基づいている．活動性を増す，楽しい経験を与える，また，リラックス法を教えるなど，特定の目標を目指した種々の治療法が行われている．うつ病患者において個人の行動を改めることが，随伴する抑うつ思考や抑うつ感情を変化させるのに最も有効な方法であると考えられている．行動療法は，常に無力感を伴いながらも人生に挑んできたような一部の患者の，学習された無力感を治療するためにしばしば用いられる．

洞察指向的（精神分析的）精神療法 個人的な洞察指向的精神療法は，気分変調症に対する最も一般的な治療法であり，多数の臨床医が治療法として選択する．抑うつ症状の進展や持続，そして小児期早期からの未解決の葛藤に適応できていないパーソナリティ傾向に関して，精神療法的アプローチが試みられる．うつ病関連疾患（例えば，物質乱用）や成人期のうつ病に先行する小児期の失望に対する洞察が，治療を通じて得られる可能性がある．患者の両親，友人，そして現在の生活上かかわりのある他者との両価的な関係が考察される．低い自己評価と厳格な超自我の対立に関して他者の是認を得たいという過度の欲求を，どのように満たそうとしているかを患者自身が理解することが治療の重要な目標となる．

対人関係療法 抑うつ障害の対人関係療法では，うつ病の症状の軽減と自尊心の向上のために，患者の現在の対人関係とストレス対処法が吟味される．対人関係療法は12～16週間続けられ，抗うつ薬治療と組み合わせる場合もある．

家族療法，集団療法 家族療法は，特に生物学的基礎をもつ軽度の感情症候群が存在する場合，患者とその家族双方にとって，症状に対処するための助けになる．集団療法は，孤立した患者が社会状況の中で対人関係上の問題を克服するための新たな方法を学習する助けとなる場合がある．

薬物療法 長期の経過をとること，また気分変調症が主として心理的な要因で決定されると理論的に考えられているために，臨床医の多くは抗うつ薬の使用を避ける．しかし，抗うつ薬の有効性を示した報告は多い．気分変調症には一般に，選択的セロトニン再取り込み阻害薬（selective serotonin reuptake inhibitor：SSRI），ベンラファキシンそしてブプロピオンが有効であるとされている．アンフェタミンの適切な使用に反応を示すような一部の気分変調症患者に対しては，モノアミン酸化酵素阻害薬（monoamine oxidase inhibitor：MAOI）が有効である．

入院治療 通常，気分変調症患者は入院治療の適応とはならないが，症状が重篤な場合，社会的または職業的無能力が著しい場合，詳細な診断手続きが必要な場合，また自殺念慮がみられる場合には入院の適応となる．

気分循環性障害

気分循環性障害（cyclothymic disorder）は，症候学的には双極Ⅱ型障害の軽症例であり，軽躁病エピソードと軽度のうつ病エピソードで特徴づけられる．DSM-5では，気分循環性障害は頻回の軽躁病エピソードと抑うつエピソードを伴う「慢性の，動揺性の障害」と定義されている．気分循環性障害は，抑うつエピソード（小うつ病エピソードではなく）と軽躁病エピソードの存在により特徴づけられる双極Ⅱ型障害とは区別される．気分変調症と同様に，気分循環性障害を気分障害の中で分類すると，おそらく生物学的には双極Ⅰ型障害の関連疾患になる．しかし，一部の精神科医は，気分循環性障害には生物学的要因はなく，人生早期の混沌とした対象関係の結果であると考えている．

現在，気分循環性障害の概念は，クレペリン（Emil Kraepelin）とシュナイダー（Kurt Schneider）による気分障害患者の3分の1ないし3分の2がパーソナリティ障害を示すという観察結果にある程度基づいて理解されている．クレペリンは4つのパーソナリティ障害を記述している．すなわち，抑うつ性（ふさぎ込んだ），躁病性（機嫌がよくあけっぴろげな），過敏性（不安定で爆発性の），そして気分循環性である．クレペリンは，過敏性パーソナリティを抑うつと躁のパーソナリティの共存したもの，また気分循環性パーソナリティを抑うつと躁のパーソナリティが交替するものと記述した．

疫　学

気分循環性障害患者は，精神科外来患者全体の3〜5％を占めており，特に夫婦間や対人関係の問題を訴えることが多いと考えられる．一般人口における気分循環性障害の生涯有病率は約1％と見積もられている．その数値はおそらく実際の有病率よりも低いであろう．なぜなら，双極Ⅰ型障害と同様に，患者が自分自身で精神疾患をもっていることに気づいていない可能性があるからである．気分変調症と同様に，気分循環性障害でも境界性パーソナリティ障害の併発がよくみられる．境界性パーソナリティ障害の外来患者のおそらく10％，入院患者の20％が気分循環性障害の診断を併せもっている．気分循環性障害の男女比は2対3で，患者全体の50〜75％は15〜25歳の間に発症する．気分循環性障害患者の家族には，しばしば物質関連障害がみられる．

病　因

気分変調症と同様に，気分循環性障害にも気分障害と生物学的もしくは心理学的に関連があるかどうかという議論がある．気分循環性障害は，気分障害よりも境界性パーソナリティ障害とより密接な関係があるとする一部の研究者がいる．そのような議論にもかかわらず，多数の生物学的および遺伝学的所見が，気分循環性障害がまさしく気分障害であることを支持している．

生物学的要因　気分循環性障害患者全体の約30％が双極Ⅰ型障害の家族歴をもち，この割合は双極Ⅰ型障害患者のそれと同等である．さらに，双極Ⅰ型障害の家系において，気分循環性障害患者の一世代を間にはさんで，双極Ⅰ型障害患者の世代が引き継がれている場合がしばしばある．逆に，双極Ⅰ型障害患者の親族における気分循環性障害の有病率は，他の精神疾患患者の親族や健常対照群における気分循環性障害の有病率よりも高い．気分循環性障害患者の3分の1が後に重い気分障害を呈すること，抗うつ薬誘発性の軽躁病をきたしやすいこと，そして約60％がリチウムに反応するという所見から，気分循環性障害が双極Ⅱ型障害の軽症例，もしくは希釈例であるという考えが支持される．

心理社会的要因　精神力動的理論の多くは，気分循環性障害の発症が発達初期の口唇期の心的外傷と固着に通じていると仮定している．フロイトは気分循環性の状態について，過酷で懲罰的な超自我を克服しようという自我の試みであると仮定した．軽躁病は精神力動的に，うつ病者が過酷に過ぎる超自我の重荷から逃れるときに生ずる自己批判の不足と抑圧の欠如と説明される．軽躁病における主な防衛機制は否認であり，それによって患者は外的な問題と内的な抑うつ感情を避けることができる．

気分循環性障害の特徴は，抑うつの期間と軽躁の期間が交替していくことである．精神分析的に考えると，基底に存在する抑うつ的主題を多幸的または軽躁的な期間によって防衛していることがわかる．軽躁病は，対人関係における深刻な喪失をきっかけとすることが多い．このような場合の偽りの多幸症は，愛する対象への依存をも否定するとともに，愛する人を失う一因となったかもしれない攻撃性や破壊性を否認するための方法である．

診断と臨床像

うつ病に対する精神医学的援助を求めてくる気分循環性障害患者は多いが，しばしば問題になるのは，躁病エピソードに起因する大混乱である．臨床医は，患者が社会病質的な問題行動を示しているように見えるときは，気分循環性障害の診断を考慮しなくてはならない．気分循環性障害患者は，躁状態や混合状態のときにはでたらめで怒りっぽいために，夫婦間の問題や親族関係の不安定性を生じやすい．軽躁病において，生産性と創造性が向上するという逸話的な報告があるが，臨床医の多くは，仕事や学校において支離滅裂で無能の状態になると報告している．

DSM-5の気分循環性障害の診断基準では，患者は抑うつエピソードの診断基準を満たしたことがあってはならず，またこの障害の最初の2年間に躁病エピソードの診断基準を満たさないことが求められている．また，この診断基準では症状が2年間（小児や青年期では1年間）にわたって概ね持続している必要がある．

徴候と症状　気分循環性障害の症状は，双極Ⅱ型障害の

症状と同様であるが，一般に軽症である点で異なる．しかし，場合によっては，重症度が双極Ⅱ型障害と同等となるが，その持続期間は短い．気分循環性障害患者全体の約半数は，抑うつを主症状としており，そのような患者は抑うつの時期に精神科の助けを求めることが多い．一部の気分循環性障害患者は主として軽躁症状を示し，抑うつを主症状とする患者に比べて精神科医にかかることが少ない傾向がある．ほとんどすべての気分循環性障害患者は，著しい易怒性を伴う混合状態を示す時期を呈する．

精神科医を訪れる気分循環性障害患者の大半は，その障害の結果として職業的にも社会的にも成功していないが，とりわけ長時間働き，わずかの睡眠しか必要とせず，高い業績をあげている患者も少数ながら存在する．患者がその障害をうまく制御できるか否かは，個人的，社会的，そして文化的な属性による．

ほとんどの気分循環性障害患者の生活は困難である．その周期は双極Ⅰ型障害よりも短い傾向がある．気分循環性障害における気分変化は，不規則で，突然であり，時には数時間以内に起こることもある．気分変化の予測困難性は，多大なストレスとなる．患者はしばしば自らの気分を制御不能であると感じる．易怒性を伴う混合状態の期間に，患者は友人や家族や同僚とさしたる理由もなく衝突することがある．

25歳の独身男性B氏が，易怒性，不眠，神経過敏，および過活動のために受診した．彼によると，そのような状態が数日から数週間続くと，交代して，絶望，落胆し，また自殺念慮に苛まれる時期が長く続くという．記憶する限りにおいて，ずっとその状態を繰り返しているが，治療を受けたことは無いと述べた．薬物使用は否定し，時々リラックスするためにアルコールを飲むだけだという．

B氏は小児期に里親から里親へ移され，無責任で問題を起こしがちな子どもだった．しばしば家出をし，不登校で，小さな犯罪を犯した．16歳で里親の家を逃げ出してからは，放浪しながら，雑務に就くなどしていた．1つの場所，職場に落ち着いていられなくなると，すぐに他所に移る．友人関係を作っては，すぐに壊すため，親しい友人はいなかった．

物質乱用 気分循環性障害においてアルコールや他の物質の乱用はよくみられる．患者は自己治療（アルコール，ベンゾジアゼピン，マリファナ）のため，また躁状態のときにはさらなる刺激を求めて刺激物質（コカイン，アンフェタミン，幻覚薬）を使用する．すべての気分循環性障害患者の5～10％に物質依存がみられる．彼らはしばしば頻回の転居，宗教への傾倒，芸術愛好家の既往をもつ．

鑑別診断

気分循環性障害の診断を考えるときは，あらゆる身体疾患に伴うもの，または物質関連性のもの，すなわちてんかん発作または特定の物質（コカイン，アンフェタミン，ステロイド）が原因となるようなうつ病もしくは躁病を考慮する必要がある．境界性，反社会性，演技性，自己愛性パーソナリティ障害も鑑別診断にあげるべきである．小児や青年期において，注意欠如・多動症と気分循環性障害を鑑別することは困難である．精神刺激薬を試みると多くの注意欠如・多動症には有効であるが，気分循環性障害の多くは症状が悪化する．8.1節で述べた双極Ⅱ型障害の診断カテゴリーは，抑うつエピソードと軽躁病エピソードの組み合わせを特徴とする．

経過と予後

気分循環性障害患者の一部は，幼少時から過敏，過活動，または気分屋という特徴をもつ．気分循環性障害の症状の顕在化は，おおむね10歳代か20歳代の前半に起こる．その時期に症状が出現することにより，学業や仲間との友人関係が妨げられる可能性がある．そのような障害に対する患者の反応はさまざまであるが，適当な対処法や自我防衛のできる患者は，満足な対処法をもたない患者に比べて良好な結果を得る．気分循環性障害患者の3分の1はうつ病に進行し，双極Ⅱ型障害に進む者も多い．

治療

生物学的治療 気分循環性障害患者の治療の第1選択は，気分安定薬と抗躁薬である．リチウムに関する研究結果は少ないが，他の抗躁薬，例えばカルバマゼピンやバルプロ酸については有効性が報告されている．それらの薬物の投与量と血中濃度は双極Ⅰ型障害の場合と同様である．気分循環性障害における抑うつに対する抗うつ薬治療は，抗うつ薬誘発性の軽躁病エピソードや躁病エピソードを生じやすい（40～50％がそのようなエピソードを経験している）ために，注意が必要である．

心理社会的治療 気分循環性障害患者に対する精神療法は，自分自身の状態に気づかせ，気分の動揺に対する対処法を身につけていく手助けをすることを目指すとよい．治療者は，通常患者が軽躁病エピソードの間に負った，職業と家族の双方に関係する損害を修復する手助けをする必要がある．気分循環性障害は長期的経過をとるため，患者はしばしば生涯にわたる治療を必要とする．家族療法や集団療法は，患者とその関係者に対して，支持的，教育的，かつ治療的となるであろう．精神科医が行う精神療法によって，気分循環性障害の程度が評価でき，また，完全な躁状態になる前に早期発見することができる場合がある．

参考文献

Epperson C. Premenstrual dysphoric disorder and the brain. *Am J Psychiatry*. 2013;170(3):248–252.

Fava GA, Rafanelli C, Tomba E, Guidi J, Grandi S. The sequential combination of cognitive behavioral treatment and well-being therapy in cyclothymic disorder. *Psychother Psychosom*. 2011;80:136.

Gitlin M, Frye MA. Maintenance therapies in bipolar disorders. *Bipolar Disord*. 2012;14(s2):51.

Helseth V, Samet S, Johnsen J, Bramness JG, Waal H. Independent or substance-induced mental disorders? An investigation of comorbidity in an acute psychiatric unit. *J Dual Diagn.* 2013;9(1):78–86.

Huprich SK, DeFife J, Westen D. Refining a complex diagnostic construct: Subtyping Dysthymia with the Shedler–Westen Assessment Procedure-II. *J Affect Disord.* 2014;152:186–192.

Khazaal Y, Gex-Fabry M, Nallet A, et al. Affective temperaments in alcohol and opiate addictions. *Psychiatr Q.* 2013;84(4):429–438..

Mechri A, Kerkeni N, Touati I, Bacha M, Gassab L. Association between cyclothymic temperament and clinical predictors of bipolarity in recurrent depressive patients. *J Affect Disord.* 2011;132:285.

Parker G, McCraw S, Fletcher K. Cyclothymia. *Depress Anxiety.* 2012;29:487.

Perugi G, Popovic D. Practical management of cyclothymia. In: Young AH, Ferrier IN, Michalak EE, eds. *Practical Management of Bipolar Disorders.* New York: Cambridge University Press; 2010:139.

Post RM, Altshuler LL. Mood disorders: Treatment of bipolar disorders. In: Sadock BJ, Sadock VA, Ruiz P, eds. *Kaplan & Sadock's Comprehensive Textbook of Psychiatry.* 9th edition. Vol. 2. Philadelphia: Lippincott Williams & Wilkins; 2009:1743.

Rubio JM, Olfson M, Villegas L, Perez-Fuentes G, Wang S, Blanco C. Quality of life following remission of mental disorders: Findings from the National Epidemiologic Survey on Alcohol and Related Conditions. *J Clin Psychiatry.* 2013;74(5):e445–e450.

Serretti A, Chiesa A, Calati R, et al. Influence of family history of major depression, bipolar disorder, and suicide on clinical features in patients with major depression and bipolar disorder. *Eur Arch Psychiatry Clin Neurosci.* 2013;263(2):93–103.

Tomba E, Rafanelli C, Grandi S, Guidi J, Fava GA. Clinical configuration of cyclothymic disturbances. *J Affect Disord.* 2012;139:244.

Totterdell P, Kellett S, Mansell W. Cognitive behavioural therapy for cyclothymia: Cognitive regulatory control as a mediator of mood change. *Behav Cogn Psychother.* 2012;40:412.

Vaingankar JA, Rekhi G, Subramaniam M, Abdin E, Chong SA. Age of onset of life-time mental disorders and treatment contact. *Social Psychiatry and Psychiatric Epidemiology.* 2013;48(5):835–843.

Van Meter AR, Youngstrom EA, Findling RL. Cyclothymic disorder: A critical review. *Clin Psychol Rev.* 2012;32:229.

（訳　大和田二朗）

9 不安症群

9.1 概説

　不安は，多くの精神医学的理論が構築されてきたその核にある現象である．したがって，神経科学に焦点を当てた研究や認知行動学的原理に強く影響された多様な思考の流派におけるのと同様に，精神力動的理論においても「不安(anxiety)」という用語は中心的役割を果たしている．不安症は著しい罹病率と関連し，しばしば慢性的かつ持続的な治療を必要とする．不安症は精神疾患と近くも遠くもある一群としてみられ，その中には(1)パニック症，(2)広場恐怖症，(3)限局性恐怖症，(4)社交不安症あるいは社交恐怖，そして(5)全般不安症がある．これらの各疾患は以下の節で詳細に論じる．

　不安症群の興味深い点は，遺伝学的因子と経験的因子の精巧な相互作用にある．異常な遺伝子のために病的な不安状態に罹りやすくなるということについては疑う余地はほとんどない．しかし，外傷的な生活上の出来事やストレスもまた病因論的に重要であるという明白な証拠がある．そのため，不安症の研究は，精神疾患の病因論における氏と育ちの関係を理解する上で比類なき好機といえるであろう．

正常不安

　すべての人が不安を体験する．不安は広汎で，不快で，あいまいな憂慮の感覚であり，しばしば頭痛や発汗，動悸，胸部拘扼感，軽度の胃部不快感，不穏などの自律神経症状を伴い，これらは長時間座っていたり，じっと立っていたりできないという形で現れる．不安時に特にどのような症状群が現れるかは，人によってさまざまである（表9.1-1）．

恐怖と不安との対比

　不安(anxiety)は警戒を促す信号である．それは差し迫った危険を知らせ，人が脅威に対処するための策を講じられるようにする．恐怖(fear)も同様の警告信号であるが，不安とは区別しなければならない．恐怖は既知の，外界の，はっきりと限定された，あるいは非葛藤的な脅威に対する反応である．不安は未知の，内面的で漠然とした，あるいは葛藤的な脅威に対する反応である．

　恐怖と不安の区別は偶然に生じた．フロイト(Sigmund Freud)の初期の訳者が，ドイツ語の「恐怖」を意味する Angst を anxiety(不安)と誤訳した．当時，フロイト自身は，抑圧された無意識の対象に関連する不安と，既知の外的対象に関連する恐怖の違いを無視していた．恐怖もまた，無意識の，抑圧された内的対象が外界の他の対象に置き換えられて起こることがあるので，その違いを見分けるのは難しい場合がある．例えば，少年が吠える犬を怖がる場合，実際には彼は父親を恐れているのであり，無意識に父親を吠える犬と関連づけていることがある．

　とはいえ，フロイト以後の精神分析学的論述によれば，恐怖と不安とを区別することは心理学的に正当であると考えられている．人が通りを横切るとき，急速に接近する車によって引き起こされる感情は，見知らぬ状況で初めての人物に会うときに体験するであろう漠然とした不安感とは異なる．この2つの感情的反応の間の主な心理学的差異は，恐怖は突然であり，不安は潜行性であることである．

　1896年，ダーウィン(Charles Darwin)は，急激に起こる恐怖(fear)が戦慄(terror)へと至る精神生理学的過程を以下のように記述した．

表 9.1-1　不安の末梢症状

下痢
めまい，頭が軽くなる感じ(浮遊感)
発汗過多
反射亢進
動悸
散瞳
落ち着きのなさ(例えば，同じ所を行ったり来たりする)
失神
頻脈
四肢の疼き
振戦
胃部不快感(胃の中の「蝶々」)
頻尿，排尿躊躇，排尿促迫

恐怖にはしばしば驚愕が先行しており，また驚愕と類似していて，双方とも視る感覚と知る感覚が即時に刺激される．いずれの場合にも，目や口は大きく開かれ，眉は上がる．驚いた人はまず，銅像のように動かず息もせずに立ちつくすか，本能的に注目から逃れるかのようにしゃがみこんでしまう．心臓はあまりに速く激しく打つので，動悸がするか肋骨を叩くようである．しかし，それが通常より有効に働いて全身により多くの血液を供給しているかどうかは疑わしい．すぐさま皮膚が蒼白になり，気が遠くなり始めるからである．この表面の蒼白は，おそらくかなり広い部分で血管運動中枢によって皮膚の小動脈が収縮しているために起こるのであろう．強い恐怖感のもとでは，皮膚は多大な影響を受け，不思議な説明しがたい機序により，すぐに汗が噴き出てくる．この発汗は非常に顕著であり，そのときまだ皮膚は冷たいので，それゆえに冷汗という言葉がある．汗腺は適度に興奮し，皮膚表面が高温のときのように活動する．皮膚の毛も逆立つ．表面の筋肉は震える．心臓の活動が乱されるのと関連して呼吸が速まる．唾液腺の働きも不完全になる．口は渇き，しばしば開いたり閉じたりする．軽度の恐怖を抱いているときにはあくびをする傾向が強いことに私は気がついた．最も目立つ症状の1つは全身の筋肉すべてが震えることである．そして，しばしばこれは唇に最初にみられる．このことや唇の乾きのために，声は嗄れ，不明瞭になり，ついには聞きとれなくなってしまう……．

恐怖が戦慄の極みへと増大していくにつれ，強烈な感情の下で我々はさまざまな結果をみることになる．心臓は激しく打つか，うまく拍動できず，ついには失神してしまうこともある．死人のように蒼白になる．呼吸は努力性になる．鼻翼は広くふくらむ．唇にはあえぎやけいれん的な激しい動きが，こけた頬には震えが見受けられ，のどはごくりと鳴り，詰まったようになる．見開かれ突出した眼球は恐怖の対象に固定される．あるいは落ち着きなく端から端へと回転する．瞳孔は大きく開かれる．全身の筋肉は硬くなり，けいれん的な激しい動きとなっていく．手は交互に握りしめられたり開かれたりするが，しばしば引きつるような動きを伴う．腕は恐るべき危険を避けようとするように突き出されるか，頭を覆うようにのばされるであろう……．また，やみくもに逃げ出したいという抑えがたい突然の衝動が生じることもあり，これはあまりに強烈なので，最も勇敢な兵士でさえ突然のパニックにおそわれることもある．

不安は適応的であるか？

不安と恐怖はともに警告の信号であり，不安は外界や内界の脅威への警告である．不安は，正常で適応的な反応として概念づけられるであろう．それは生命を守る特性をもち，また，身体の損傷，痛み，絶望，あるかもしれない処罰，あるいは社会的または身体的欲求不満，すなわち愛するものから引き離されること，自分の成功や地位への脅威，そして究極的に個人の統一性あるいは全体性への脅威に対し注意を喚起する．それは人に，恐怖に備えるためや不利な結果をもたらさないために必要な手段をとることを促す．この準備には，身体および交感神経と副交感神経系の相互作用によって調整された自律神経の活動増加が伴っている．日常生活における脅威を回避する人の例としては，試験に備えて落ち着いて猛勉強にとりかかることや，頭をめがけて飛んできたボールを避けたり，門限を過ぎてから罰を与えられないように寄宿舎に目立たぬように忍び込んだり，通勤電車に間に合うように走ったりすることなどがあげられる．このようにして，不安はその人に警告して，危険に先んずるような確かな行動を遂行させることで，傷つくのを防ぐのである．

ストレスと不安

ある出来事がストレスと感じられるかどうかは，その出来事の性質や個人の資質，心理的防衛機制，対処行動によって決まる．これらすべてが，自我(ego)，すなわち，人が外界の出来事や内的要因を知覚し，思考し，行動する過程のための集合的抽象概念に影響している．自我が適正に機能している人は外界と内界の調和的安定を保っている．もし自我が適正に機能せず，結果として調和がとれない状態が長く続くと，人は慢性不安を体験する．

この不調和が，外的な，すなわち外界の圧力と個人の自我との間に起こるものであれ，内的な，すなわち個人の衝動(例えば，攻撃的，性的，依存的な衝動)と良心との間に起こるものであれ，それは葛藤を生む．外的に起こる葛藤はたいてい対人関係においてであり，一方，内的に起こるものは精神内界か人格内部においてである．両者の重複もあり，例えば，過度に要求が多く批判的な上司に仕えながら，失業を恐れるために衝動を抑えなければならない部下の場合があげられる．対人関係や精神内界の葛藤は，実際たいていは入り交っている．なぜならば人間は社会的な存在であり，主な葛藤はたいてい他者との間のものだからである．

不安の症状

不安体験には2種類の要素がある．すなわち，動悸や発汗のような生理的知覚を意識すること，および緊張したり怯えたりしていることを意識することである．恥の感覚は不安を増強させる——「他の人たちは私が怯えているのに気づくだろう」というように．多くの人は，他人が自分の不安に気づいていないこと，あるいはもし気づいていてもその強さを感知していないことを知って驚くのである．

不安は，運動や内臓への影響に加えて，思考や知覚，学習にも影響を及ぼす．不安は知覚の混乱や歪みを生じる傾向があり，それは時間や空間についてのみならず，人物や出来事の意味合いについても起こる．この歪みは，集中力を低下させ，想起する機能を減弱させ，ある事柄を他の事柄と関係づけるという連合能力を損なうことによって学習を妨害する．

情動の重要な側面は，注意の選択性に与える影響であ

る．不安な人は，自分が状況を恐るべきものとみなすことを正当化しようとするのに懸命になって，置かれた状況の中の特定のものに注意を向け，それ以外のものを見落としがちである．もし人が自分の恐怖を誤って正当化してしまうと，選択的反応によって不安を増大させ，不安，歪んだ知覚，さらに増大した不安という悪循環を作り出す．一方で，もし人が選択的思考によって自分を誤って安心させてしまうと，適切な不安が減弱し，必要な予防措置を取ることができなくなってしまう．

病的不安

疫　学

不安症は精神疾患の中で最もよくみられるものである．全米併存症研究（National Comorbidity Study）では，4人に1人が少なくとも1つの不安症の診断基準に合致し，17.7％の年間有病率があると報告されている．女性（30.5％の生涯有病率）は男性（19.2％の生涯有病率）より不安症になりやすい．不安症の有病率は，社会経済的地位が高くなるほど減少する．

心理科学の寄与

心理学的理論の3大学派——精神分析的，行動的，実存的——は不安の原因に対して理論的に多大な貢献をした．各理論は不安症を治療する上で概念的および実践的有用性をもっている．

精神分析理論　フロイトは，初期には，不安は欲動（libido）の生理学的強化から生じると考えたが，最終的には，不安は無意識の中にある危険の存在の信号であると定義し直した．不安は無意識の性的あるいは攻撃的願望と，超自我あるいは外的現実に対応した恐怖との間の精神的葛藤の結果とみなされた．この信号に反応して，自我（ego）は，受け入れがたい思考や感情が意識野に現れることを阻止するために防衛機制を発動する．自身の古典的論文「制止，症状，および不安」で，フロイトは「不安が抑圧を生むのであって，以前私が考えていたように，抑圧が不安を生むのではない」と述べている．今日多くの神経生物学者はフロイト起源の考えや理論を実証しようとしている．一例は扁桃核の役割で，意識された記憶とは無関係に恐怖反応を促進し，これは不安反応に対する無意識の記憶系についてのフロイトの概念を実証するものである．不安症状を信号よりむしろ障害とみなすことからくる不幸な結果の1つは，基底にある不安の原因が無視されるかもしれないことである．精神力動的観点から，治療の目標はすべての不安を取り除くことではなく，不安への耐性を強めること，すなわち不安を体験できる包容力であり，不安を創り出した根底の葛藤を探索するための信号として不安を使う能力である．不安は一生の間のさまざまな状況への反応として現れ，精神薬理学的手段は症状を緩和するかもしれないが，不安状態を引き起こした生活状況あるいはその内的関連に取り組む役には立たないであろう．

ある32歳の既婚男性が，重度で彼の能力を障害している不安の治療を求めてきた．臨床的には繰り返す急性パニック発作の発現が顕著であった．最初は，何が発作を引き起こしているのか全くわからず，またそれらが精神的要素と何らかの関連があるということもわからなかった．治療の初期の数週間，彼は自分がいかに激務をこなしていたか，病気になる前はいかに有能であったかを医師に印象づけることにほとんどの時間を費やしていた．同時に，乗り出したばかりの新しい事業に失敗するかもしれないことがいかに怖いと感じていたかを訴えた．ある日強い急性の不安のために彼は実際ほとんど話すこともできなくなり，重度の不安発作が起こった1, 2日前に突然心の中に入りこんだ空想について明かした．それは大きな釘が彼のペニスを貫通しているというイメージであった．彼は7歳のとき，母親の衣類に魅せられ，時折，母親が家を空けているとき，それらを身にまとったことも思い出した．大人になってから，彼は女性の下着に魅せられ，女性の衣類を身につけたいという欲望に駆られた．彼は決して衝動に屈しなかったが，その考えが意識に入ってきたとき，急性の不安とパニックによって圧倒されるのであった．

精神力動的観点から患者の不安を十分に理解するには，不安を発達の問題と関連づけることがしばしば役に立つ．ごく初期の段階においては，統合されていない不安が存在する．この不安は，他者が自身の欲する肯定や確認を与えてくれないと自分がばらばらになってしまうという恐れから生じる．いくぶん進んだ段階では，被害的不安は，自己が外部の邪悪な力によって侵略され滅亡させられるという認識と関連していることがある．不安のもう1つの源は，親や愛する対象からの愛や同意を失うことを恐れている子どもである．去勢不安についてのフロイトの理論は，少年の発達段階におけるエディプス期に結びついており，強力な両親像，通常は父親から，幼い少年の生殖器や他の身体部位へ危害が加えられるのではないかという懸念である．より成熟した段階では，両親由来の道徳的行動の規範に則って生きていないことについて抱く罪の感情に関連して，超自我不安が生じると理解される．しばしば，精神力動的面接は，患者が抱えている不安の根本的段階を明らかにすることができる．不安の中には，さまざまな発達的段階における多彩な葛藤と明白に関連しているものがある．

行動理論　不安の行動理論あるいは学習理論は，不安は特定の環境刺激に対する条件づけられた反応であると仮定している．古典的条件づけのモデルとして，例えば，虐待的な父親に育てられた少女は，その父親を見るやいなや不安になるであろう．普遍化されれば，彼女はすべての男性に不信を抱くかもしれない．社会学習モデルにおいては，子どもは，不安をもちやすい親のような，その環境にみられる不安をまねることで，不安の反応を発展させていく可能性がある．

実存的理論　不安の実存的理論は，全般不安症のモデ

を提供する．そこには，慢性的不安感に結びつくことがはっきりと同定されるような刺激は存在しない．実存的理論の中心概念は，人があてのない世界の中で生きているという感情を体験することである．不安は，実存と意味の中に認知される空虚さに対するその人の反応である．このような実存的な懸念は核兵器と生物兵器テロリズムが発展してから増強しているようである．

生物学的科学の寄与

自律神経系　自律神経系の刺激により特定の症状が現れる．例えば心血管系では頻脈，筋肉系では頭痛，胃腸系では下痢，呼吸器系では呼吸促迫などが生じる．不安症患者の一部，特にパニック症患者の自律神経系では，交感神経の緊張が強く，反復刺激に対する順応が遅く，中等度の刺激に対しては過度に反応する．

神経伝達物質　動物実験や薬物療法に対する反応に基づくならば，不安に関連する3つの主な神経伝達物質は，ノルエピネフリン（norepinephrine：NE），セロトニン（serotonin），そしてγアミノ酪酸（γ-aminobutyric acid：GABA）である．不安についての基礎神経科学的情報の多くは，行動学的方法論や精神活性薬などの動物実験から得られたものである．そのような不安の動物実験の1つに葛藤試験（conflict test）がある．この場合，動物は餌などの陽性刺激と電気ショックのような陰性刺激を同時に受ける．ベンゾジアゼピンなどの抗不安薬は，そのような状況への動物の慣れを促進するのに対して，他の薬物（例えば，アンフェタミン）は動物の行動上の反応をより困難にする．

ノルエピネフリン　パニック症，不眠，驚愕，自律神経系過覚醒のような，不安症をもつ患者によって体験される慢性症状は，増強したノルアドレナリン系機能特有のものである．不安症におけるノルエピネフリンの役割については，不安症患者ではノルアドレナリン系の調節が不安定で，時に突発的な活動を示すというのが一般的な説である．ノルアドレナリン作動性の細胞体は主に橋上方にある青斑核に存在し，その軸策を大脳皮質，大脳辺縁系，脳幹，脊髄に投射している．霊長類における実験から，青斑核を刺激するとその動物は恐怖反応を呈し，同領域を破壊するとその動物の恐怖反応を形成する能力は抑制されるか完全に阻害されてしまうことが明らかになった．

ヒトの研究では，パニック症患者においてイソプロテレノール（プロタノール）のようなβアドレナリン受容体作動薬や，ヨヒンビン（Yocon）のような$α_2$アドレナリン受容体拮抗薬が，重篤なパニック発作を頻繁に誘発しうることがわかっている．これとは逆に，$α_2$受容体作動薬であるクロニジン（カタプレス）は，実験的および治療的状況において不安症状を減少させる．必ずしも一貫した所見ではないが，不安症，特にパニック症の患者では脳脊髄液（CSF）あるいは尿中のノルアドレナリン代謝産物の3-メトキシ-4-ヒドロキシフェニルグリコール（MHPG）濃度の上昇がみられた．

視床下部-脳下垂体-副腎軸　さまざまな形の心理的ストレスが，コルチゾールの合成や放出を増加するという，一貫した証拠がある．コルチゾールはエネルギー貯蔵を動員放出して，覚醒，警戒，注意の集中，記憶形成を高め，成長や生殖系の抑制，そして免疫反応の抑制に働いている．過剰で持続的なコルチゾールの分泌は，高血圧，骨粗鬆症，免疫抑制，インスリン抵抗性，脂質血症の悪化，凝血不良，そして最終的には動脈硬化症や心血管疾患などの深刻な有害作用を起こしうる．視床下部-脳下垂体-副腎（hypothalamic-pituitary-adrenal：HPA）軸の機能はPTSDにおいて証明されている．パニック症患者では，コルチコトロピン放出因子に対する副腎皮質ホルモンの反応が弱まることが，いくつかの研究では報告されているが，他の研究では否定されている．

コルチコトロピン放出ホルモン　ストレス反応の最も重要な調停者の1つであるコルチコトロピン放出ホルモン（corticotropin-releasing hormone：CRH）は，ストレス間に起こる適応的行動変化と身体的変化を調整する．CRHの視床下部濃度はストレスによって増加し，HPA軸の活性につながり，コルチゾールとデヒドロエピアンドロステロン（dehydroepiandrosterone：DHEA）の放出を増加させる．またCRHは，食物摂取，性的活動，成長や生殖の内分泌プログラムなどのさまざまな神経植物的機能を抑制する．

セロトニン　セロトニン受容体の型が数多く認識されたことに刺激され，不安症の病因としてのセロトニンの役割が研究されるようになった．5-ヒドロキシトリプタミン（5-hydroxytryptamine：5-HT）の皮質前頭前野，側座核，扁桃体，視床下部側部での代謝回転の増加によってさまざまなタイプの急性ストレスが起こる．この関連に興味が向けられたのは，例えば強迫症（obsessive-compulsive disorder：OCD）に対してクロミプラミン（アナフラニール）が使用されるように，セロトニン作動性抗うつ薬がある種の不安症に治療的効果をもつことがわかったからである．セロトニン$5-HT_{1A}$受容体作動薬であるブスピロン（BuSpar）が不安症に対して有効であったということも，セロトニンと不安との関連を示唆する．セロトニン系神経細胞の細胞体のほとんどは脳幹上方の縫線核にあり，大脳皮質，辺縁系（特に，扁桃核と海馬），および視床下部に投射している．セロトニン系薬物を動物に投与すると不安を示唆するような行動がみられるようになるが，ヒトにおいてはこのような効果はそれほど強く現れない．いくつかの報告によれば，多種のセロトニン作用および非セロトニン作用をもつ薬物であるメタクロロフェニルピペラジン（meta-chlorophenylpiperazine：mCPP），およびセロトニン分泌作用のあるフェンフルラミン（Pondimin）は，不安症患者において不安を増強させる．さらに多くの非公式な報告によれば，リゼルグ酸ジエチルアミド（lysergic acid diethylamide：LSD）と3,4-メチレンジオキシメタンフェタミン（3,4-methylenedioxymethamphetamine：MDMA）などのセロトニン系幻覚誘発薬および興奮薬は，その使用者に急性および慢性の不安症を引き起こす．不安症の5-HT機能の臨床研究は，さまざまな結果をもたらしている．1つの研究においては，パニック症の患者は比較対照者に比べて循環性5-HTが低値であった．このように末梢血液の要素の分析ではパニック症患者の5-HT機能の異常に明白なパターンは認められていない．

γアミノ酪酸　γアミノ酪酸（γ-aminobutyric acid：GABA）が不安症において果たす役割は，GABA A型（$GABA_A$）受容体におけるGABA活性を増強させるベンゾジアゼピン系薬物が，全般不安症の症状に明らかに有効であることによって強く支持されている．低力価のベンゾジアゼピン系薬物は全般不安に有効であり，一方アルプラゾラム（コンスタン）やクロナゼパム（リボトリール）などの高力価のベンゾジアゼピン系薬物はパニック発作の治療に有効である．霊長類の研究から，不安症の自律神経系症状はベンゾジアゼピンの逆作動薬であるβカルボリン-3-カルボキシル酸（β-carboline-3-carboxylic acid：BCCE）の投与により誘発されることが明らかになった．BCCEは正常対照群であるボランティアにも不安を引き起こす．ベンゾジアゼピンの拮抗薬でもあるフルマゼニル（アネキセート）は，パニック症患者に重篤なパニック発作を頻発させる原因となる．この知見から，研究者たちは一部の不安症患者では$GABA_A$受容体の機能に異常があるという仮説を立てたが，その関連は直接的には証明されていない．

アプリジア　不安症の神経伝達物質実験については，ノーベル賞受賞者カンデル（Eric Kandel）医学博士によるアプリジア・カリフォルニカ（Aplysia californica）の研究が基礎になっている．アプリジアは海の巻き貝で，危険があるとそれに反応してその場から移動し，殻の中に閉じこもり，食行動が減少する．これらの行動は古典的条件づけと言うことができ，貝はあいまいな刺激に対してもあたかもそれが危険な刺激であるかのように反応する．この貝は無作為刺激によっても感作され，実際に何の危険がなくても逃避反応を呈する．これまでに古典的条件づけとヒトの恐怖症的不安との類似点が取り上げられてきた．古典的条件づけをされたアプリジアのシナプス前部の促通に測定可能な変化が起こり，その結果，神経伝達物質の分泌増加が起こる．巻き貝は単純な生物であるが，この研究によって，ヒトの不安症に関与する可能性のある複雑な神経科学的過程への実験的取り組みが示されたといえるであろう．

神経ペプチド　神経ペプチドY（neuropeptide Y：NPY）は高度に保たれた36-アミノ酸ペプチドで，哺乳類の脳に最も多く認められるペプチドである．NPYの抗不安効果において扁桃体の関与を示唆する証拠は確固としており，それはおそらくNPY-Y1受容体を経て起こる．NPYは脳側でのコルチコトロピン放出ホルモン（CRH）やLC-NE系の逆調整効果をもち，それは不安，恐怖，うつの症状表出に重要である．極度の訓練ストレス下におかれた特殊業務兵士において，より高度な任務遂行にNPY高値が関連しているということがわかっている．

ガラニン　ガラニン（galanin）は，ヒトにおいては30種類のアミノ酸を含むペプチドの1種である．それは，学習や記憶，痛みの制御，食物摂取，神経内分泌系の制御，心血管系の調節など，非常に多くの身体的行動的機能に関与し，そして最近では不安にも関与すると証明されている．LC起源の密なガラニンの免疫反応線維系が，海馬や扁桃体や前頭前野などを含む前脳と中脳構造の神経支配をしている．ラットの研究において，中枢に投与されたガラニンが不安関連行動を調節することがわかっている．ガラニンとNPY受容体作動薬は，抗不安薬の発展の新しい焦点になる可能性がある．

脳の画像研究　脳の画像研究のほとんどは特定の不安症に対して行われたものであるが，不安症を理解する上でいくつかの手がかりを与えている．例えば，コンピュータ断層撮影（computed tomography：CT）や，磁気共鳴画像（magnetic resonance imaging：MRI）などによる構造研究において，時に脳室拡大の所見が認められている．ある研究では，この脳室の拡大はベンゾジアゼピン系薬物を服用してきた期間の長さと相関していると報告されている．また，あるMRIの研究によれば，パニック症患者では右側頭葉に特異的な欠損があることが指摘されている．他のいくつかの脳の画像研究でも，左半球ではなく右半球に異常所見があると報告されており，ある種の患者においては不安症の症状の進展に脳の何らかの非対称性が重要であることが示唆されている．機能的脳画像研究（functional brain imaging），例えば，不安症患者のポジトロン放出断層撮影（positron emission tomography：PET），単一光子放射型コンピュータ断層撮影（single photon emission tomography：SPECT），および脳波（electroencephalography：EEG）においては，前頭葉皮質，後頭葉および側頭葉領域の異常がさまざまな形で報告され，あるパニック症における研究では傍海馬回の異常が指摘されている．またいくつかの機能的神経画像研究によって，強迫症の病態生理に尾状核が関係していることが示唆されている．心的外傷後ストレス障害において，fMRI研究では，恐怖と関連する領域である扁桃体における活性の増加が認められている（**カラー口絵の図9.1-1**）．このような情報を控えめに解釈しても，一部の不安症の患者には明らかに脳の機能的病理が存在し，この病理が不安症の症状に関与している可能性がある．

遺伝研究　遺伝研究から，少なくとも何らかの遺伝要因が不安症の発現に関与していることを示唆する信頼できる情報が得られている．遺伝は，不安症の発症における準備因子とみなされている．パニック症患者のおよそ半数にはパニック症に罹患した近親者が少なくとも1人は認められる．他の不安症における数値はこれほど高くはないが，不安症患者の第1度近親者が不安症である確率

は，不安症がない者の第1度近親者が不安症である確率よりも高いと指摘されている．不安症における養子研究はまだ報告されていないが，双生児研究のデータからは不安症は少なくとも部分的には遺伝的に決定されるという仮説が支持されている．明らかに遺伝要因と不安症の間には連関があるが，単純なメンデルの法則に導かれたような不安症はないであろう．ある報告では，一般人口における不安の固有の変異の約4％が，多くのセロトニン系薬物の作用部位であるセロトニントランスポーターの遺伝子の多形変異に関わっているとしている．そのような人は伝達物質の産生が少なく，不安の水準が高い．

2005年，国立精神衛生研究所補助金受給者とノーベル賞受賞者であるカンデル（Eric Kandel）率いる科学班が，以下を証明した．すなわち，脳の恐怖中枢の遺伝子をノックアウト（標的遺伝子を破壊）すると，通常なら本能的あるいは学習された恐怖反応の引き金となるような状況によっても恐慌的にならないマウスができる．その遺伝子は，扁桃体が恐怖の記憶を形作るために決定的な蛋白質であるスタスミン（stathmin）をコード化する．スタスミンノックアウトマウス（標的遺伝子破壊マウス）は，以前はショックと関連していた音を聞いたときにもあまり不安を呈さない，つまり恐怖が学習されることが少ないことを示している．またノックアウトマウスは，新奇な開かれた場所や迷路環境を探検することにはより敏感で，先天的な恐怖が少ないことを反映していた．カンデルは，スタスミンノックアウトマウスが先天的および学習された恐怖の症状を伴う精神疾患における不安状態のモデルとして有用であると示唆している．さらにこれらの動物は新しい抗不安薬の開発に有用である．ヒトの扁桃体における不安にもスタスミンが同様に影響があり重要であるかは，今後の確認を待たなければならない．

神経解剖学的考察 青斑核と縫線核は主として大脳辺縁系と大脳皮質に軸策を投射している．脳の画像研究と合わせて，これらの領域は不安症に関する神経解剖学的仮説を設定する際の焦点となっている．

大脳辺縁系 ノルアドレナリン系およびセロトニン系の神経支配を受けるのに加えて，辺縁系には$GABA_A$受容体も多数存在する．ヒト以外の霊長類における破壊または刺激による研究からも，大脳辺縁系が不安と恐怖反応を引き起こすことが示唆されている．大脳辺縁系の2領域は，研究上特に注目されている．すなわち，中隔海馬経路の過活動が不安を引き起こす可能性があること，そして帯状回が特に強迫症の病態生理に加担していることが指摘されている．

大脳皮質 前頭葉皮質は，傍海馬領域，帯状回および視床下部と結合している．それゆえ前頭葉皮質は不安の発現に関与しうる．側頭葉皮質も不安症に関して病態生理学的意義をもっている可能性がある．このような関連づけがなされる一因として，側頭葉てんかんと強迫症の患者の臨床像および脳波所見が類似していることがあげられる．

参考文献

Bulbena A, Gago J, Pailhez G, Sperry L, Fullana MA, Vilarroya O. Joint hypermobility syndrome is a risk factor trait for anxiety disorders: A 15-year follow-up cohort study. *Gen Hosp Psychiatry*. 2011;33:363.
Craske MG, Rauch SL, Ursano R, Prenoveau J, Pine DS, Zinbarg RE. What is an anxiety disorder? *Depress Anxiety*. 2009;26:1066.
Fergus TA, Valentiner DP, McGrath PB, Jencius S. Shame- and guilt-proneness: Relationships with anxiety disorder symptoms in a clinical sample. *J Anxiety Disord*. 2010;24:811.
Goodwin RD, Stein DJ. Anxiety disorders and drug dependence: Evidence on sequence and specificity among adults. *Psych Clin Neurosci*. 2013;67:167.
Kravitz HM, Schott LL, Joffe H, Cyranowski JM, Bromberger JT. Do anxiety symptoms predict major depressive disorder in midlife women? The Study of Women's Health Across the Nation (SWAN) Mental Health Study (MHS). *Psychol Med*. 2014:1–10.
McKay D, Storch EA, eds. *Handbook of Treating Variants and Complications in Anxiety Disorders*. New York: Springer Science+Business Media; 2013.
McLean CP, Asnaani A, Litz BT, Hofmann SG. Gender differences in anxiety disorders: Prevalence, course of illness, comorbidity and burden of illness. *J Psychiatr Res*. 2011;45:1027.
Naragon-Gainey K, Gallagher MW, Brown TA. A longitudinal examination of psychosocial impairment across the anxiety disorders. *Psycholog Med*. 2013;43:1475.
Nebel-Schwalm MS, Davis III TE. Nature and etiological models of anxiety disorders. In: McKay D, Storch EA, eds. *Handbook of Treating Variants and Complications in Anxiety Disorders*. New York: Springer Science+Business Media; 2013:3.
Pacheco-Unguetti AP, Acosta A, Marqués R, Lupiáñez J. Alterations of the attentional networks in patients with anxiety disorders. *J Anxiety Disord*. 2011;25:888.
Pine DS. Anxiety disorders: Introduction and overview. In: Sadock BJ, Sadock VA, Ruiz P, eds. *Kaplan & Sadock's Comprehensive Textbook of Psychiatry*. 9th edition. Philadelphia: Lippincott Williams & Wilkins; 2009:1839.
Schanche E. The transdiagnostic phenomenon of self-criticism. *Psychotherapy*. 2013;50:316.
Shin LM, Davis FC, Van Elzakker MB, Dahlgren MK, Dubois SJ. Neuroimaging predictors of treatment response in anxiety disorders. *Bio Mood Anxiety Dis*. 2013;3:15.
Stein DJ, Hollander E, Rothbaum BO, eds. *Textbook of Anxiety Disorders*. 2nd edition. Arlington, VA: American Psychiatric Publishing; 2009.
Stein DJ, Nesse RM. Threat detection, precautionary responses, and anxiety disorders. *Neurosci Biobehav Rev*. 2011;35:1075.
Taylor S, Abramowitz JS, McKay D. Non-adherence and non-response in the treatment of anxiety disorders. *J Anxiety Disord*. 2012;26:583.
Uebelacker L, Weisberg R, Millman M, Yen S, Keller M. Prospective study of risk factors for suicidal behavior in individuals with anxiety disorders. *Psychological Med*. 2013;43:1465.

9.2 パニック症

差し迫った死の感覚を伴う急激な不安発作は，パニック症として知られている．その頻度は1日数回から1年にわずか2～3回までさまざまで，その不安は極度の恐怖がはっきり区切られた時間起こることを特徴とする．パニック症は多くの併存症状，通常は広場恐怖症（agoraphobia）を伴い，これは，そこから逃げだすのが難しい場所にいることに対する恐怖または不安である．

歴 史

パニック症の概念は，南北戦争時の兵士についてダコスタ（Jacob Mendes DaCosta, 1833～1900）が記載した過敏性心臓症候群（irritable heart syndrome）に基づいていると考えられる．ダコスタ症候群には現在のパニック症の診断に含まれている心身の症状の多くが記載されている．1895年にフロイトは急性または慢性の精神的および身体的症状からなる不安神経症（anxiety neurosis）の概念を提唱した．

疫　学

　パニック症の生涯有病率は1～4%の範囲にあり，6か月有病率はほぼ0.5～1.0%であり，パニック発作は3～5.6%である．女性は男性に比して2～3倍罹患しやすいとされるが，男性ではパニック症が過少診断されるためにこのような性差が生ずるのであろう．ヒスパニック系，白人，黒人の間の差はほとんどない．パニック症を引き起こす社会的要因として確認されているのは，近い過去に経験した離婚または別離のみである．パニック症は，最も一般的には若年成人期に発症するとされ，その平均年齢は約25歳であるが，パニック症も広場恐怖症もあらゆる年齢で発症しうる．パニック症は小児期や青年期にも発症すると報告されているが，それらの年代では診断がされにくい．

併存疾患

　パニック症患者の91%は，少なくとも1つは他の精神疾患をもっている．パニック症をもつ患者の約3分の1はパニック症の発症前にうつ病に罹患しており，約3分の2では，うつ病はパニック症と同時に，または発症の後に起こる．

　その他の障害も，パニック症患者によく起こる．パニック症患者のうち，15～30%は社交不安症(社交恐怖)を，2～20%は限局性恐怖症を，15～30%は全般不安症を，2～10%は心的外傷後ストレス障害(PTSD)を，最大30%までが強迫症(OCD)を併発する．他によくみられる併存疾患には，病気不安症(心気症)，パーソナリティ障害，物質関連障害がある．

病　因

生物学的要因

　パニック症の生物学的基盤についての研究からさまざまなことが発見された．まず，パニック症の症状は脳の構造や機能の生物学的異常によってもたらされるとする解釈がある．最も盛んに行われたのはパニック症の患者に生物学的刺激物質を用いてパニック発作を引き起こす研究である．脳のノルアドレナリン系の調節異常も，パニック症の病態生理学に影響しているというかなりの証拠がある．これらの研究と他の研究は，パニック症の病態生理学において末梢および中枢神経系(CNS)双方の調節異常に関連する仮説を生み出した．一部のパニック症の患者の自律神経系は，交感神経系の緊張亢進を呈していたり，反復刺激に対する順応が遅かったり，中程度の刺激に過度に反応すると報告されている．これらの患者の神経内分泌の状態はいくつかの異常を呈しているが，研究ではこれらの所見の結果は一致していない．

　パニック症と関連すると考えられる主な神経伝達物質は，ノルエピネフリン系，セロトニン系，γアミノ酪酸(γ-aminobutyric acid：GABA)系である．セロトニン系機能障害はパニック症においてかなり明白であり，セロトニン作動薬－拮抗薬のさまざまな研究によって不安の増強が示されている．そのような反応は，パニック症においてはシナプス後のセロトニン感受性亢進によるものであろう．基礎医学的に，基底側扁桃核，中脳，視床下部における局所的な抑制系GABA作動性伝達の減衰が，不安に似た生理学的反応を呈することが確認されている．生物学的研究結果から，脳幹(特に，青斑核のノルアドレナリン作動性神経と正中縫線核のセロトニン作動性神経)，大脳辺縁系(おそらく予期不安全般に関わる)，前頭前皮質(おそらく恐怖症的回避の発現に関わる)などに焦点が当てられている．さまざまな神経伝達物質の中で，ノルアドレナリン系，特に重要な役割を担っているシナプス前α_2アドレナリン受容体が注目されている．その理由は，パニック症患者において青斑核の発火を刺激しパニック様行動の比率を高くするα_2受容体作動薬であるクロニジン(カタプレス)と，α_2受容体拮抗薬であるヨヒンビン(Yocon)を用いた薬理学的誘発試験の知見による．

パニック誘発物質　パニックを誘発する物質は(時に，パニコーゲン[panicogen]とも呼ばれる)，ほとんどのパニック症の患者にパニック発作を引き起こす．それよりはるかに少ない率ではあるが，パニック症やその既往がない者にもパニック発作を引き起こす．いわゆる呼吸性のパニック誘発物質は呼吸器系を刺激し，酸塩基平衡を変化させる．これらの物質には二酸化炭素(5～35%の混合)，乳酸ナトリウム，重炭酸塩などがある．神経化学的パニック誘発物質は特定の神経伝達物質を介して作用するが，例えばα_2アドレナリン受容体拮抗薬であるヨヒンビン，多彩なセロトニン系作用をもつmクロロフェニルピペラジン(m-chlorophenylpiperazine：mCPP)，$GABA_B$受容体対抗物質であるmカロリン薬(m-Caroline drug)，$GABA_B$受容体拮抗物質であるフルマゼニル(アネキセート)，コレシストキニン，およびカフェインなどがあげられる．イソプロテレノール(プロタノール)もパニック誘発物質であるが，その作用機序についてはあまりよく知られていない．呼吸性のパニック誘発物質はまず末梢の心血管圧受容体に作用し，この信号は迷走神経求心路を中継し孤束核に至り，次に延髄の巨大細胞網様核(paragigantocellularis)へと至る．パニック症患者の過呼吸は窒息警報系の過敏性によるものと考えられ，Pco_2の上昇と脳の乳酸濃度が，生理学的無呼吸監視装置を早期に活性化するのであろう．神経化学的パニック誘発物質は，中枢神経系のノルアドレナリン系受容体，セロトニン系受容体，GABA受容体に直接作用すると考えられている．

脳画像研究　パニック症における磁気共鳴画像(magnetic resonance imaging：MRI)などの脳の構造的画像研究からは，側頭葉，特に海馬や扁桃体の病理が示唆さ

れている．ある MRI 研究では，パニック症患者の右側頭葉の異常，特に皮質の萎縮が報告されている．例えばポジトロン放出断層撮影（positron emission tomography：PET）のような機能画像研究では，脳の血流調節障害（脳血流量のより少ない増加，あるいは実際に血流が減少）が指摘されている．具体的には，不安症とパニック症は脳の血管収縮と関連しており，その結果眩暈のような中枢神経系の症状を生じ，さらには過呼吸や低炭酸ガス血症により末梢神経系の症状を生じると考えられる．機能画像研究のほとんどは，乳酸，カフェインあるいはヨヒンビンのような特定のパニック誘発物質を使用すると同時に，PET または単一光子放射型コンピュータ断層撮影（single photon emission tomography：SPECT）を行い，パニック誘発物質とそれにより引き起こされたパニック発作が脳血流に与える影響を評価しようとするものである．

僧帽弁逸脱　かつてはパニック症と僧帽弁逸脱との関係に多大な関心が注がれていたが，研究により，その関連およびその臨床的意義についてはほとんど完全に否定された．僧帽弁逸脱は，多様な原因から僧帽弁の一片が逸脱することによって起こる症候群で，聴診上収縮中期にクリック音が聴取される．僧帽弁逸脱のある患者のパニック症の有病率は，僧帽弁逸脱のない患者の有病率と差がないことが研究により明らかにされた．

遺伝要因

さまざまな研究から，パニック症患者の第1度近親者では，それ以外の精神科患者の第1度近親者と比較して，パニック症の発生率が4～8倍であることがわかっている．双生児研究では，一般に一卵性双生児の方が二卵性双生児よりもパニック症の一致率が高いと報告されている．現時点で，特定の染色体の位置や遺伝様式とパニック症の関連を示唆するような情報はまだない．

心理社会的要因

精神分析理論はパニック症の病因の説明を展開してきた．精神分析理論は，パニック発作を不安喚起信号に対して成功しなかった防御から起こるものとして概念づけている．以前は弱い信号の不安であったものが圧倒的な懸念の感情となり，身体症状で完成する．

パニック発作に関して，多くの患者は心理的要因が全く関与していないかのように，青天の霹靂として述べるが，精神力動的に検討してみるとしばしばパニック発作の心理的引き金が明らかになる．パニック発作は神経生理学的には青斑核と関連するが，パニック発作の発症は一般に環境因子ないしは心理的因子と関連している．パニック症の患者は，健常対照群と比較して，特に喪失のようなストレスに満ちた生活上の出来事をパニック症が発症する数か月前に高率に体験している．さらに，患者は一般に，生活上の出来事から，対照群より大きな苦痛を体験している．

 表 9.2-1　パニック症の精神力動的主題

1. 怒りに対する耐性が低いこと
2. 幼少期および成人期において重要な人物と身体的または感情的に離別すること
3. 業務，責任の増大していく状況は引き金になりうる
4. 親が支配的，脅威的，批判的，要求が多すぎることに気づくこと
5. 性的あるいは身体的虐待をもつ関係の内面的表現
6. 陥れられているという感情が慢性的に続くこと
7. 親の拒絶的行動に対する怒りと，それに続く空想が両親との絆を壊してしまうだろうという不安の悪循環
8. 自己の断片化や自他の境界の混乱に関連するような，自我における不安に対して警告を出す機能の失敗
9. 典型的防衛機制：反動形成，打ち消し，身体化，外在化

パニック症においてストレスとなる心理的出来事が神経生理学的変化をもたらすという仮説は，女性の双生児研究によって支持されている．1018 組の女性双生児群におけるこの調査結果では，早期に母親と離別した場合には，父親と離別した場合よりも明らかにパニック症になることが多いとされている．成人女性患者におけるもう1つの病因学的な因子として，小児期の身体的または性的虐待がある．他の不安症の女性患者の31%に比べ，パニック症の女性患者のおよそ60%もが小児期における性的虐待の既往をもつ．さらに，パニック症に心理的機制が関与している可能性は，パニック症患者に対し認知療法が奏効したことからも推論される．認知療法を受ける以前には患者は乳酸によってパニック発作が誘発されたが，認知療法が成功した後では，乳酸を注射してもパニック発作が生じなくなったのである．

このような研究から，パニック発作の原因にはストレスに満ちた出来事の意識されていない意味が関係している可能性，そして，パニック発作の発生病理には心理的反応によって引き起こされた神経生理学的要素が関連している可能性が示唆される．精神力動の臨床医は，パニック症の患者に対して診断的評価を下す場合には，必ず発症の誘因として想定されるものについて徹底的に検討しなければならない．パニック症の精神力動を**表 9.2-1** にまとめた．

診　断

パニック発作

パニック発作は，数分から数時間続く激しい恐怖あるいは不安である．パニック発作は，パニック症ではない他の精神疾患においても起こりうる．特に，限局性恐怖症，社交恐怖，心的外傷後ストレス障害などである．予期せぬパニック発作は，いついかなるときでも起こり，認識できるような状況的刺激と関連しない．しかし，パニック発作は予期できないものでなければならないとい

うわけではない．社交恐怖や限局性恐怖症をもつ患者に起きる発作は，通常それとわかるような特定の刺激が予期され，それが引き金となって生じる．パニック発作の中には予期不能なものか可能なものかに区別しにくいものがあり，そのような発作は，状況依存的パニック発作 (situationally predisposed panic attack) と呼ばれる．ある特定の誘因に接しても起こる場合と起こらない場合があり，刺激に曝露されてすぐに起こる場合も，しばらく経ってから起こる場合もある．

パニック症

DSM-5におけるパニック症の診断基準を表9.2-2に示した．ある地域社会集団を対象とした研究では，パニック症はありふれた疾患である．パニック症の診断基準を作る上でいちばん重要な問題は，診断に適合するのに必要なパニック発作の閾値あるいは頻度を決定することであった．閾値を低く設定しすぎると，ときにパニック発作が起こるがそれによって障害をきたしていない者までパニック症と診断してしまうことになる．逆に閾値が高すぎると，パニック症によって障害されている者がパニック症の診断基準を満たさないことが起こりうる．

臨床像

最初のパニック発作は，全く自然発生的であることが多いが，興奮や身体的運動，性行為や中程度の情動的外傷後に生じることもある．臨床医は，パニック発作に先行するような習慣や状況がないか調べてみる必要がある．そのような習慣としては，カフェイン，アルコール，ニコチン，その他の物質使用があげられる．また食事と睡眠が通常の状態ではなかったり，仕事中の照明が強すぎるなどの特異な環境設定などにも注意しなければならない．

パニック発作は始まると10分ほどで急速に症状が増悪することが多い．主な精神症状は極度の恐怖および切迫した死と破滅の感覚である．患者は通常この恐怖の起源が何であるかわからず，混乱して集中ができないと感じる．頻脈，動悸，呼吸困難，および発汗などの身体症状がしばしば認められる．患者は状況がどうであれ，助けを求めてその場から逃れようとする．発作は通常20～30分続くが，1時間以上続くことはほとんどない．パニック発作中の精神的現症の診察では，反芻思考，構音障害などの会話の困難，そして記憶の障害がみられることがある．患者は発作中に抑うつや離人感を体験することもある．これらの症状群は急速にあるいはゆっくりと消失する．発作間欠期には，患者はまた発作が起こるのではないかという予期不安を体験することがある．予期不安と全般不安症を鑑別することは困難な場合があるが，予期不安をもつ疼痛性障害（DSM-Ⅳ）患者においては不安の焦点は明白である．

心臓あるいは呼吸器系の問題による死という身体的憂

表9.2-2　DSM-5のパニック症/パニック障害の診断基準

A．繰り返される予期しないパニック発作．パニック発作とは，突然，激しい恐怖または強烈な不快感の高まりが数分以内でピークに達し，その時間内に，以下の症状のうち4つ（またはそれ以上）が起こる．
注：突然の高まりは，平穏状態，または不安状態から起こりうる．
(1) 動悸，心悸亢進，または心拍数の増加
(2) 発汗
(3) 身震いまたは震え
(4) 息切れ感または息苦しさ
(5) 窒息感
(6) 胸痛または胸部の不快感
(7) 嘔気または腹部の不快感
(8) めまい感，ふらつく感じ，頭が軽くなる感じ，または気が遠くなる感じ
(9) 寒気または熱感
(10) 異常感覚（感覚麻痺またはうずき感）
(11) 現実感消失（現実ではない感じ）または離人感（自分自身から離脱している）
(12) 抑制力を失うまたは"どうかなってしまう"ことに対する恐怖
(13) 死ぬことに対する恐怖
注：文化特有の症状（例：耳鳴り，首の痛み，頭痛，抑制を失っての叫びまたは号泣）がみられることもある．この症状は，必要な4つの症状の1つと数え上げるべきではない．

B．発作のうちの少なくとも1つは，以下に述べる1つまたは両者が1か月（またはそれ以上）続いている．
(1) さらなるパニック発作またはその結果について持続的な懸念または心配（例：抑制力を失う，心臓発作が起こる，「どうかなってしまう」）
(2) 発作に関連した行動の意味のある不適応的変化（例：運動や不慣れな状況を回避するといった，パニック発作を避けるような行動）

C．その障害は，物質の生理学的作用（例：乱用薬物，医薬品），または他の医学的疾患（例：甲状腺機能亢進症，心肺疾患）によるものでない．

D．その障害は，他の精神疾患によってうまく説明されない（例：パニック発作が生じる状況は，社交不安症の場合のように，恐怖する社交的状況に反応して生じたものではない；限局性恐怖症のように，限定された恐怖対象または状況に反応して生じたものではない；強迫症のように，強迫観念に反応して生じたものではない；心的外傷後ストレス障害のように，外傷的出来事を想起させるものに反応して生じたものではない；または，分離不安症のように，愛着対象からの分離に反応して生じたものではない）．

Diagnostic and Statistical Manual of Mental Disorders, Fifth Edition (Copyright ⓒ2013). American Psychiatric Association. All Rights Reservedから許可を得て転載．

慮は，パニック発作中の患者がもつ最も深刻な懸念である．患者は動悸と胸部痛が切迫した死を意味していると信じていることがある．そのような患者のおよそ20％がパニック発作中に実際に失神する．患者は20歳代と若く，身体的に健康であるにもかかわらず，救急外来に来て心臓発作で死んでしまいそうだと訴える．救急外来の医師は，即座に心気症だという診断を下すよりはむしろ，パニック症を考慮しなければならない．過呼吸が，呼吸性アルカローシスやその他の症状を生じることがある．紙袋を使った呼吸は古い治療法であるが，アルカローシスを改善するので，時に有効である．

> K夫人は35歳の女性で，最初は大学に設置された大規模な医療センターの救急科で治療を受けた．彼女は仕事で机に向かっていたとき，突然呼吸困難，めまい，頻脈，体の震え，そして心臓発作で死んでしまうのではないかという恐怖を感じたと述べた．同僚が運転して彼女を救急科に連れて行き，そこで心電図，通常の血液検査などを含め十分な内科的検査を受け，心血管，肺，その他の疾患の徴候は認められなかった．続いて精神科を受診し，彼女は過去1か月の間に2つの発作エピソードが続いて起こったと語った．その1つは車を運転しながら帰る途中，もう1つは朝食を食べているときに起こった．しかし，彼女は治療を受けていなかった．というのは，その症状はどちらも比較的すばやく収束したので，症状もないまま病院に行ったら「みんなは気がふれたと思うだろう」と心配したからであった．K夫人は地域の精神科に電話をかけるのに気が進まず，4回同じエピソードを体験するまで電話ができなかった．(Erin B. McClure-Tone Ph. D., and Daniel S. Pine M. D. のご好意による)

関連した症状群

パニック症に抑うつ症状がみられることは多く，またパニック症に抑うつ障害が合併することもある．いくつかの研究によれば，精神疾患のない者と比較して，パニック症の患者の生涯自殺率は高いとされている．臨床医は自殺のリスクに注意を払うべきである．広場恐怖症に加え，その他の恐怖症と強迫症がパニック症に合併する．パニック症のもたらす心理社会的帰結は，夫婦間の不和，仕事ができなくなることや，仕事を失うことによる経済的困窮，アルコールやその他の薬物乱用などである．

鑑別診断

パニック症

パニック症の鑑別診断には，多くの精神疾患と同様に，多くの身体疾患(表9.2-3)が含まれる．

身体疾患

パニック症は，同様の症候を呈する非常に多くの身体疾患と鑑別されなくてはならない．パニック発作は，甲状腺機能亢進症，副甲状腺機能低下症，褐色細胞腫など

 表9.2-3 パニック症の器質性疾患鑑別診断

心血管系疾患
貧血	高血圧症
狭心症	僧帽弁逸脱
うっ血性心不全	心筋症
βアドレナリン過活動状態	奇異的心房性頻脈

肺疾患
喘息	肺塞栓
過換気	

神経疾患
脳血管疾患	偏頭痛
てんかん	多発性硬化症
ハンチントン病	一過性虚血性発作
感染	腫瘍
メニエール病	ウィルソン病

内分泌疾患
アジソン病	低血糖症
カルチノイド症候群	副甲状腺機能低下症
クッシング症候群	更年期障害
糖尿病	褐色細胞腫
甲状腺機能亢進症	月経前症候群

薬物中毒
アンフェタミン	幻覚剤
亜硝酸アミル	マリファナ
抗コリン薬	ニコチン
コカイン	テオフィリン

薬物離脱
アルコール	オピエートとオピオイド
降圧薬	鎮静催眠薬

その他の状況
アナフィラキシー	全身性感染症
B_{12}欠乏症	全身性エリテマトーデス
電解質障害	側頭動脈炎
重金属中毒	尿毒症

多様な内分泌疾患で起こる．インスリノーマによる低血糖エピソードも1次的な神経病理学的過程と同様，パニック様状態を生じる．1次的な神経病理学的疾患には，発作性障害，前庭機能障害，新生物，処方されたもしくは不法の中枢神経系に作用する物質の効果などが含まれる．最後に，不整脈，慢性閉塞性肺疾患，喘息などの心肺系疾患が自律神経症状や次第に増大する不安を生じ，それらはとパニック症を区別することは難しい場合がある．パニック症の根底にある身体的病因を調べる手がかりは，パニック発作のあいだに起こる運動失調，意識変容，膀胱調節障害などのような非定型的特徴の存在である．パニック症の発症が比較的人生の後期であるなら，また身体的徴候あるいは身体的症候群があれば，それは身体疾患を示唆している．

精神疾患

パニック症はまた，多くの精神疾患，特に他の不安症

との鑑別を要する．パニック発作は，社交恐怖や限局性恐怖症などの多くの不安症において起こり，またパニックはPTSDや強迫症においても起こる．パニック症を的確に診断し，他の不安症から鑑別する鍵は，疾病のある時点で反復的・自然発生的に起こるパニック発作の証拠を調べ出すことである．全般不安症との鑑別も難しい．古典的には，パニック発作は数分以内の急な発症と，通常は10～15分以下の短い持続時間を特徴とし，対して全般不安症に関連する不安は，よりゆっくりと浮かび上がり消えるものである．しかし，パニック発作にまつわる不安は，典型的なものより，より拡散的で，消失するときも緩慢な場合があるので，この区別が難しいことがある．不安は，精神病や感情障害を含む多くの他の精神疾患に付随して起こる頻度が高いため，パニック症と多くの疾患を区別するのもまた困難である．

限局性恐怖症および社交恐怖

時に，一方ではパニック症と社交恐怖を区別し，さらにもう一方では限局性恐怖症と社交恐怖とを区別するというような，困難な診断作業が求められる．例えばエレベーターの中など特定の状況で1度パニック発作を体験した患者の中には，それ以後さらなるパニック発作があろうとなかろうと，その特異的な状況を長期にわたって避けるようになる者がいる．そのような患者は限局性恐怖症の診断基準をも満たすので，臨床医は何が最も適切な診断であるのか決定しなければならない．他の例では，1度ないしそれ以上のパニック発作を体験した者は，公の場所で話すのを恐れるようになることがある．その臨床像は，社交恐怖の臨床像にほぼ一致するが，公共の場所で話すこと自体に対する恐れではなく，むしろパニック発作が起こるのではないかという恐怖のために公共の場所を避けるのであるから，社交恐怖という診断は除外される．

経過と予後

パニック症は，通常，青年期後期から成人早期に発症するが，小児期や青年期早期あるいは中年期に発症することもある．パニック症の発症に心理社会的ストレス因子の増加が関与することを示唆する報告もあるが，ほとんどの症例では明らかな心理社会的ストレス因子を特定することはできない．

パニック症は一般には慢性疾患であるが，その経過は患者によって異なり，同一の患者においてもさまざまである．現在のところパニック症の長期にわたる正規研究は，治療効果について比較対照されていないため，評価が困難である．しかし，30～40％の患者は長期間無症状であることが観察されている．また，約50％の患者は症状が軽度で生活がひどく妨げられることはなく，約10～20％の患者では著明な症状が持続した．

初回から2回目くらいまでは，パニック発作があっても患者はこの状態に対して比較的無関心である場合もある．しかし，発作が繰り返されると，この症状は重大な懸念となる．患者は自分の発作を秘密にしようとするため，家族や友人は説明のつかない患者の行動の変化を心配するようになる．パニック発作の頻度と重症度は変動する．パニック発作は1日に数回起こることもあれば，月に1度も起こらないこともある．カフェインやニコチンを摂取しすぎると症状は増悪する．

すべてのパニック症患者の40～80％で，うつ病が臨床像を複雑化することがさまざまな研究によって推定されている．患者は自殺念慮についてあまり話さない傾向があるが，自殺率は上昇する．アルコールおよび他の物質依存は20～40％に生じ，強迫症を呈するようになることもある．家族との交流，学業成績や仕事の能率に支障をきたすことが多い．病前の適応がよく，症状の期間が短い患者は予後がよい傾向がある．

治療

治療によって，パニック症と広場恐怖症の症状は，ほとんどの患者で劇的に改善する．最も有効な2つの治療法は薬物療法と認知行動療法で，患者と家族が，その障害と障害が引き起こす心理的社会的困難に適応していく上での助けとなりうる．

薬物療法

展　望　アルプラゾラム（コンスタン）とパロキセチン（パキシル）は，米国食品医薬品局（Food and Drug Administration：FDA）によってパニック症に対して認可されている2つの薬物である．一般に，選択的セロトニン再取り込み阻害薬（selective serotonin reuptake inhibitor：SSRI）とクロミプラミン（アナフラニール）が，効果と有害作用に対する耐容性の点でベンゾジアゼピン系薬物やモノアミン酸化酵素阻害薬（monoamine oxidase inhibitor：MAOI），三環系あるいは四環系薬物よりも優れていることが経験的に知られている．ベンラファキシン（イフェクサーSR），ブスピロン（BuSpar）などは，症例によっては補助的な薬物として有効であることがいくつかの報告で示唆されている．ベンラファキシンはFDAによって全般不安症の治療に対し認可されており，また抑うつを伴うパニック症にも有効であろうと考えられる．βアドレナリン受容体拮抗薬は，パニック症の治療に特に有効性は認められていない．堅実な方法としては，パニック症単独にはパロキセチン，セルトラリン（ジェイゾロフト），シタロプラム（Celexa）またはフルボキサミン（ルボックス）で治療を始める．もし症状が重篤で早急な改善を望むのであれば，初めにSSRIと共にアルプラゾラムを用い，その後徐々にベンゾジアゼピン系を漸減していく．長期的使用においては，フルオキセチン（Prozac）がうつ病を併発したパニックに有効な薬物であるが，初期の活性特性として，最初の数週間にパニッ

ク類似の症状を起こす可能性があり，それはこの状況では耐えがたい場合がある．クロナゼパム（リボトリール）はパニックが起こるかもしれない状況を予期して不安になっている患者に必要に応じて 0.5～1 mg 処方されることがある．抗パニック薬の通常の用量を，表9.2-4 に示した．

選択的セロトニン再取り込み阻害薬 すべての SSRI はパニック症に有効である．パロキセチンとパロキセチン CR は鎮静効果があり，即時に患者を落ち着かせる傾向があるので，服薬順守を高め，中断されることが少ないが，体重増加の可能性を考慮しなければならない．シタロプラム，エスシタロプラム（レクサプロ），フルボキサミン，セルトラリンはその次に服用しやすい薬物である．非公式な報告では，パニック症患者は SSRI，特にフルオキセチンの賦活効果に特に反応しやすいので，最初は少量で始め，ゆっくりと増量していくべきである．例えばパロキセチン 1 日 20 mg というように，治療用量に達すると鎮静作用が増強する患者もいる．パニック症患者への治療手順として，1 日 5～10 mg のパロキセチン，あるいは 12.5～25 mg のパロキセチン CR を 1～2 週間投与し，それから用量を，パロキセチンなら 1～2 週ごとに 10 mg/日ずつ，あるいはパロキセチン CR を 12.5 mg/日ずつ増やして，最高パロキセチン 60 mg あるいはパロキセチン CR 62.5 mg まで増量していく．もし鎮静作用が耐え難くなったら，パロキセチン 10 mg/日，パロキセチン CR 12.5 mg/日まで減量し，10 mg/日のフルオキセチンと入れ替えて，ゆっくり増量する．他の戦略も臨床医の経験に基づいて行うことができる．

ベンゾジアゼピン系薬物 ベンゾジアゼピン系薬物は，パニックに対して最も速効性があり，しばしば最初の週のうちに効果が現れ，抗パニック効果への耐性をきたすことなく長期間服用できる．アルプラゾラムはパニック症に最も広く使われるベンゾジアゼピン系薬物であるが，対照研究では，ロラゼパム（ワイパックス）にも同等の効果があることが示され，また，症例研究でクロナゼパムも有効であると示されている．患者によっては恐怖を起こさせる刺激に直面したとき，必要に応じてベンゾジアゼピン系薬物を使う．セロトニン系薬物を治療的用量までゆっくりと増量していく間に，ベンゾジアゼピン系薬物をパニック症治療の最初の薬物として用いるのが理にかなっている．4～12 週後，セロトニン系薬物を継続しながら，ベンゾジアゼピン系薬物は 4～10 週かけて徐々に減量する．パニック症にベンゾジアゼピンを使うことへの臨床医の懸念は，特に長期的使用によって，依存性，認知障害，乱用が起こる可能性があることである．患者にはベンゾジアゼピンを服用している間は，運転しないよう，アルコールや他の中枢神経抑制系薬物を控えるよう，危険な機器を操作しないように伝える．ベンゾジアゼピン系薬物は安定感を引き出すが，中止すると不快な離脱症状を起こすことが十分に立証されている．非公式の報告や少数の症例集によれば，アルプラゾラムへ

 表 9.2-4 抗パニック薬の推奨用量（1 日量，特別な指示がない限り）

薬剤	初期量(mg)	維持量(mg)
SSRI		
パロキセチン	5～10	20～60
パロキセチン CR	12.5～25	62.5
フルオキセチン	2～5	20～60
セルトラリン	12.5～25	50～200
フルボキサミン	12.5	100～150
シタロプラム	10	20～40
エスシタロプラム	10	20
三環系抗うつ薬		
クロミプラミン	5～12.5	50～125
イミプラミン	10～25	150～500
デシプラミン	10～25	150～200
ベンゾジアゼピン		
アルプラゾラム	0.25～0.5 (分3)	0.5～2 (分3)
クロナゼパム	0.25～0.5 (分2)	0.5～2 (分2)
ジアゼパム	2～5 (分2)	5～30 (分2)
ロラゼパム	0.25～0.5 (分2)	0.5～2 (分2)
MAOI		
フェネルジン	15 (分2)	15～45 (分2)
トラニルシプロミン	10 (分2)	10～30 (分2)
RIMA		
モクロベミド	50	300～600
ブロファロミン	50	150～200
非定型抗うつ薬		
ベンラファキシン	6.25～25	50～150
ベンラファキシン XR	37.5	150～225
その他の薬物		
バルプロ酸	125 (分2)	500～750 (分2)
イノシトール	6000 (分2)	6000 (分2)

分2(bid)：1 日 2 回，分3(tid)：1 日 3 回，MAOI：モノアミンオキシダーゼ阻害薬，RIMA：モノアミンオキシダーゼ可逆性拮抗薬タイプA，SSRI：選択的セロトニン再取り込み阻害薬

の依存性が最も克服しにくい問題の 1 つであり，包括的な解毒計画が必要とされる．ベンゾジアゼピン系薬物の用量はゆっくりと減らし，すべての予期されうる離脱症状を患者に十分に説明すべきである．

三環系および四環系薬物 今や SSRI はパニック症の治療の第 1 選択薬である．しかし，データによれば，三環系薬物の中でクロミプラミンとイミプラミン（トフラニール）はパニック症に非常に効果がある．臨床経験から，用量は過剰刺激を避けるためゆっくりと増量していくこと，十分な効果を得るには十分量が必要であること，十分量に達するには 8～12 週間かかることが示されている．デシプラミン（Norpramin）が有効であるという報告があり，マプロチリン（ルジオミール），トラゾドン（デジレル），ノルトリプチリン（ノリトレン），アミトリプチリン（トリプタノール），ドキセピン（Adapin）などは効果が少ない．三環系薬物は，パニック症に有効とされる高

用量ではより重い有害作用が出現するため，SSRIほど広くは使われない．

モノアミン酸化酵素阻害薬（MAOI）　確かなデータでは，フェネルジン（Nardil）の有効性が支持されており，またトラニルシプロミン（Parnate）の使用を支持する情報もある．MAOIはSSRIや三環系薬物より過剰興奮は起こりにくいが，効果が現れるまで十分量で少なくとも8〜12週間はかかるとされている．食事上の制約が必要なこともあって，特にSSRIが出現してからはMAOIの使用は限定されている．

治療への無反応　もしある種の薬物に患者が反応しなかったら，他の種の薬物を試みるべきである．最近のデータでは，ベンラファキシンが有効であるといわれている．SSRIまたは三環系薬物とベンゾジアゼピン系薬物の併用，あるいはSSRIとリチウムまたは三環系薬物の併用も試みることができる．症例報告では，カルバマゼピン（テグレトール），バルプロ酸（デパケン），カルシウムチャネル阻害薬の有効性が示唆されている．ブスピロンは他の薬物の作用を増強する役割を果たすが，それ自体はほとんど効果をもたないようである．臨床医は，患者を再評価し，特にうつ病，アルコール使用，あるいはその他の物質使用などの併存疾患の存在を明確にすべきである．

薬物療法の期間　ひとたび薬物療法が有効になれば，通常8〜12か月は継続する．これまでのデータでは，パニック症は慢性でおそらく一生続くものと考えられ，治療を中止すると再発することが示されている．治療が成功した患者のうち30〜90％は薬物を中断すると再発するとの報告がある．ベンゾジアゼピン系薬物による治療が行われた場合，離脱が生じるような方法で治療が終決されると再発が起こりやすい．

認知行動療法

　認知行動療法はパニック症の治療に有効である．さまざまな論文において，認知行動療法は薬物療法のみを行う場合に比べて優れているという結果が出ているが，その逆であると結論した報告もある．いくつかの報告によれば，認知療法または行動療法に薬物療法を併用した場合は，そのどちらか一方のみによる治療より有効である．認知療法または行動療法が行われた患者について長期間追跡療法を行い，これらの治療は症状寛解を長期間継続する効果があったと報告されている．

認知療法　パニック症における認知療法の重要な2つの焦点は，患者の誤った確信とパニック発作についての知識に対して指導を行うことである．誤った確信については，患者が些細な身体感覚をパニック発作，破滅，あるいは死が差し迫っていると誤解する傾向に集中して指導する．パニック発作に関する知識としては，パニック発作が起こったとしても時間が経てば消失し，生命には関わらないことを説明する．

参考文献

Cougle JR, Feldner MT, Keough ME, Hawkins KA, Fitch KE. Comorbid panic attacks among individuals with posttraumatic stress disorder: Associations with traumatic event exposure history, symptoms, and impairment. *J Anxiety Disord.* 2010;24:183.

Fentz HN, Hoffart A, Jensen MB, Arendt M, O'Toole MS, Rosenberg NK, Hougaard E. Mechanisms of change in cognitive behaviour therapy for panic disorder: the role of panic self-efficacy and catastrophic misinterpretations. *Behav Res Ther.* 2013;51:579–587.

Funayama T, Furukawa TA, Nakano Y, Noda Y, Ogawa S, Watanabe N, Chen J, Noguchi Y. In-situation safety behaviors among patients with panic disorder: descriptive and correlational study. *Psych Clin Neurosci.* 2013;67:332–339.

Hodges LM, Fyer AJ, Weissman MM, Logue MW, Haghighi F, Evgrafov O, Rotondo A, Knowles JA, Hamilton SP. Evidence for Linkage and Association of GABRB3 and GABRA5 to Panic Disorder. *Neuropsychopharmacology*. 2014.

McClure-Tone EB, Pine DS. Clinical features of the anxiety disorders. In: Sadock BJ, Sadock VA, Ruiz P, eds. *Kaplan & Sadock's Comprehensive Textbook of Psychiatry.* 9th edition. Philadelphia: Lippincott Williams & Wilkins; 2009:1844.

McTeague LM, Lang PJ, Laplante MC, Bradley MM. Aversive imagery in panic disorder: Agoraphobia severity, comorbidity, and defensive physiology. *Biol Psychiatry.* 2011;70:415.

Nardi AE, Valença AM, Freire RC, Amrein R, Sardinha A, Levitan MN, Nascimento I, de-Melo-Neto VL, King AL, de O. e Silva AC, Veras AB, Dias GP, Soares-Filho GL, da Costa RT, Mezzasalma MA, de Carvalho MR, de Cerqueira AC, Hallak JE, Crippa JA, Versiani M. Randomized, open naturalistic, acute treatment of panic disorder with clonazepam or paroxetine. *J Clin Psychopharmacol.* 2011;31:259.

Noel JM, Curtis JL. The pharmacological management of stress reactions. In: Everly GS Jr, Lating JM. *A Clinical Guide to the Treatment of the Human Stress Response.* New York: Springer Science+Business Media; 2013:317.

Onur E, Alkın T, Sheridan MJ, Wise TN. Alexithymia and emotional intelligence in patients with panic disorder, generalized anxiety disorder and major depressive disorder. *Psych Quart.* 2013;84:303.

Otto MW, Tolin DF, Simon NM, Pearlson GD, Basden S, Meunier SA, Hofmann SG, Eisenmenger K, Krystal JH, Pollack MH. Efficacy of D-cycloserine for enhancing response to cognitive-behavior therapy for panic disorder. *Biol Psychiatry.* 2010;67:365.

Pilecki B, Arentoft A, McKay D. An evidence-based causal model of panic disorder. *J Anxiety Disord.* 2011;25:381.

Spatola CAM, Scaini S, Pesenti-Gritti P, Medland SE, Moruzzi S, Ogliari A, Tambs K, Battaglia M. Gene–environment interactions in panic disorder and CO2 sensitivity: Effects of events occurring early in life. *Am J Med Gen.* 2011;156:79.

Thorpe GL, Sigmon ST, Yoon KL. Agoraphobia and panic disorder. In: Ramachandran VS, ed. *Encyclopedia of Human Behavior.* 2nd edition. Burlington, MA: Academic Press; 2012:68.

Wuyek LA, Antony MM, McCabe RE. Psychometric properties of the panic disorder severity scale: Clinician-administered and self-report versions. *Clin Psychol Psychother.* 2011;18:234.

9.3　広場恐怖症

　広場恐怖症（agoraphobia）とは，そこから逃げ出すのが難しいとみなされる場所への恐れや不安である．それは働くときや家の外での社会状況における人の機能を顕著に阻害し，恐怖症の中でも最も人を無力にする．米国では多くの研究者が，パニック症をもつ患者において，広場恐怖症はたいてい常に併発すると考えている．それはつまり，そこから逃れることが困難な公共の場にいれば，パニック症をもつ患者が恐怖を感じ，広場恐怖症を引き起こすはずだという考えである．広場恐怖症はしばしばパニック症に併存するが，DSM-5は，広場恐怖症を，パニック症と併発することもしないこともある，独立した状態と分類している．

歴　史

アゴラフォビア（agoraphobia）という用語は，1871年，公共の場へ1人で出かけるのを恐れる患者の状況を記述するために創り出された．この用語は，「市場を恐れる」という意味のギリシャ語の agora と phobos に由来している．

疫　学

広場恐怖症の生涯有病率はややもすれば議論の的であるが，いくつかの研究から2～6％と考えられる．DSM-5によれば，65歳以上で0.4％の広場恐怖症の罹病が認められているが，これは少なく見積もられているかもしれない．このように評価に幅が出てしまう大きな要因は，広場恐怖症とパニック症との関係の概念化について意見の相違があるからである．精神医学的臨床現場における広場恐怖症の研究では，少なくとも罹患者の4分の3はパニック症をもっているが，一方，地域サンプルにおける広場恐怖症の研究では，広場恐怖症の患者の約半数にはパニック症がないことが明らかになっている．このような異なる見解を生じる理由はよくわかっていないが，おそらく確認技法の差異があるからであろう．多くの症例では，広場恐怖症の発症は衝撃的な出来事に続いて起こる．

診断と臨床像

DSM-5における広場恐怖症の診断基準は，下記の5つの状況群のうち少なくとも2つ以上の状況について，顕著な恐怖または不安をもつと規定されている．すなわち，（1）公共の輸送機関を使うとき（例えば，バス，電車，自動車，飛行機），（2）開かれた場所で（例えば，公園，ショッピングセンター，駐車場），（3）取り囲まれた場所（例えば，店，エレベーター，劇場），（4）人込みあるいは列に並ぶこと，（5）屋外に1人でいることである．恐怖や不安は持続性で，少なくとも6か月は続く（表9.3-1）．

広場恐怖症の患者は，助けを求めるのが難しいような状況を頑なに避ける．彼らは，混み合う通りや混雑した店や閉鎖的な場所（例えば，トンネル，橋，エレベーター），閉鎖的な乗り物（例えば，地下鉄，バス，飛行機）では友人や家族と一緒に居てもらいたがる．患者は家から離れるときはいつでも誰か同伴してほしいと言い張る．その行動を疾患ではなく根本的な問題と見誤られて，夫婦の不和に陥ることがある．重症患者は単に家を離れることさえ拒む．特に，正しい診断がなされる前には患者は気がおかしくなってしまうのではないかと怯える．

> W夫人は33歳の既婚婦人である．彼女は不安専門のクリニックを訪れて，家を離れるといつも必ず心臓発作を起

表 9.3-1　DSM-5の広場恐怖症の診断基準

A. 以下の5つの状況のうち2つ（またはそれ以上）について著明な恐怖または不安がある．
　(1) 公共交通機関の利用（例：自動車，バス，列車，船，航空機）
　(2) 広い場所にいること（例：駐車場，市場，橋）
　(3) 囲まれた場所にいること（例：店，劇場，映画館）
　(4) 列に並ぶまたは群衆の中にいること
　(5) 家の外に1人でいること
B. パニック様の症状や，その他耐えられない，または当惑するような症状（例：高齢者の転倒の恐れ，失禁の恐れ）が起きたときに，脱出は困難で，援助が得られないかもしれないと考え，これらの状況を恐怖し，回避する．
C. 広場恐怖症の状況は，ほとんどいつも恐怖や不安を誘発する．
D. 広場恐怖症の状況は，積極的に避けられ，仲間の存在を必要とし，強い恐怖または不安を伴って耐えられている．
E. その恐怖または不安は，広場恐怖症の状況によってもたらされる現実的な危険やその社会文化的背景に釣り合わない．
F. その恐怖，不安，または回避は持続的で，典型的には6か月以上続く．
G. その恐怖，不安，または回避は，臨床的に意味のある苦痛，または社会的，職業的，または他の重要な領域における機能の障害を引き起こす．
H. 他の医学的疾患（例：炎症性腸疾患，パーキンソン病）が存在すれば，恐怖，不安，または回避が明らかに過剰である．
I. その恐怖，不安，または回避は，他の精神疾患の症状ではうまく説明できない——例えば，症状は，「限局性恐怖症，状況」に限定されない，（社交不安症の場合のように）社交的状況のみに関連するものではない，（強迫症の場合のように）強迫観念，（醜形恐怖症のように）想像上の身体的外見の欠陥や欠点，（心的外傷後ストレス障害の場合のように）外傷的な出来事を想起させるもの，（分離不安症の場合のように）分離の恐怖，だけに関連するものでない．

注：広場恐怖症はパニック症の存在とは関係なく診断される．その人の症状提示が，パニック症と広場恐怖症の基準を満たしたならば，両方の診断が選択されるべきである．

Diagnostic and Statistical Manual of Mental Disorders, Fifth Edition (Copyright ©2013). American Psychiatric Association. All Rights Reserved から許可を得て転載．

> こすと訴えた．彼女の病気は8年前，ヨガのクラスに参加しているときに始まった．そのとき彼女は突然心拍が増加し，刺すような胸の痛みを感じ，呼吸困難になった．また，汗をかき，震え，めまいがした．彼女はすぐに心電図検査をしてくれる救急室へ行ったが，異常はみつからなかった．その後数か月のあいだに，W夫人は1か月に4回ほど，15～30分持続する同様の発作を経験した．彼女はその度に内科を受診したが，身体的な異常所見はみつからなかった．

数回の発作を体験した後，家から離れているときに発作に襲われるのが怖くなり，絶対に必要でないかぎり家を離れなくなった．外出しなければならないときは携帯電話を持っているか，誰かと一緒にいるようにしていた．さらには，彼女はそこから素早く逃げるのは難しいようなショッピングモールや映画館や銀行といった混雑した場所を避けた．不合理で度を超していると気づいてはいたが，彼女の症状と逃避は彼女の生活を支配した．彼女は軽い抑うつと落ちつかなさを感じ，眠れなくなった．

鑑別診断

広場恐怖症の鑑別診断には，不安と抑うつを引き起こすすべての身体疾患が含まれる．精神科的鑑別診断としては，うつ病，統合失調症，猜疑性パーソナリティ障害，回避性パーソナリティ障害，依存性パーソナリティ障害などがある．

経過と予後

広場恐怖症のほとんどの症例はパニック症から引き起こされると考えられている．パニック症が治療されると，しばしば広場恐怖症も次第に改善する．迅速で完全な広場恐怖症の改善のためには，時に行動療法が必要である．パニック症の病歴をもたない広場恐怖症は，しばしば人を無能力化し，慢性的で，その経過にはうつ病とアルコール依存が合併することが多い．

治 療

薬物療法

ベンゾジアゼピン系 ベンゾジアゼピン系はパニックに対し最も速い反応を示す．一部の患者は恐怖を起こさせる刺激に直面したとき，必要に応じてそれを用いる．アルプラゾラム（コンスタン）とロラゼパム（ワイパックス）は最もよく処方されるベンゾジアゼピン系薬物である．クロナゼパム（リボトリール）も明らかに有効である．臨床家が考慮すべきベンゾジアゼピン系薬物使用上の注意は，殊に長期使用の際の依存性，認知障害，乱用の可能性である．しかし，医学的管理のもとで適切に使われれば，ベンゾジアゼピン系薬物は有効で，全体として耐容性がよい．最もよくみられる副作用は，軽いめまい感と鎮静で，その両方とも時間の経過と用量の変更で減じることができる．重い，あるいは危険な機械の操作や運転に対しては，特に投与開始時や用量変更時には注意しておく必要がある．ベンゾジアゼピンはアルコールの効果を増強するので，一緒に服用してはならない．また，ベンゾジアゼピンは，他に選択できる薬物がないというようなさし迫った理由がない限り，アルコールまたは物質乱用歴のある患者に対しては避けるべきである．

選択的セロトニン再取り込み阻害薬 抗うつ薬である選択的セロトニン再取り込み阻害薬（selective serotonin reuptake inhibitor：SSRI）は，広場恐怖症を含む多様な型の不安の症状を緩和し，再発を予防する．有効用量はうつ病の治療に対するものと基本的には同じであるが，うつ病の場合より少ない初期用量で始め，治療用量までよりゆっくりと増量していくのが通例である．これは，ほとんど必ず短期間しか続かない初期の抗不安効果を最小にするためである．SSRIの主な利点は，過量服用時の安全性が高いことと，副作用がより耐えやすいことである．多くのSSRIのよくある副作用は，睡眠障害，眠気，頭がふらふらする，悪心，下痢などであり，これらの有害作用は，使い続けるうちに改善する．SSRIで報告されている他の副作用は，欲動（libido）の減少，男性の射精遅延，女性のオルガズムの遅延などの性機能障害である．これは時間経過，あるいは他のSSRIへの切り替え，またはSSRIからセロトニン・ノルアドレナリン再取り込み阻害薬（serotonin-norepinephrine reuptake inhibitor：SNRI）に切り替えることではめったに改善しない．SSRIを服用する患者における性機能障害に対して提案される戦略は，ヨヒンビン，ブプロピオン（Wellbutrin），ミルタザピン（レメロン）を補助的に使うことや，用量を減らすこと，シルデナフィル（バイアグラ）を付加的に使うことなどである．SSRIを処方するときに考慮すべき問題は，これらの薬物が突然に中断された場合の離脱症候群である．離脱症候群としてよく報告される症状は，服薬中止2〜4日後に起こりやすく，不安の増強，焦燥，涙もろさ，めまい感，頭がふらふらする，不快感，睡眠障害，集中困難などである．この離脱症候群は，パロキセチン（パキシル）のような半減期のより短いSSRIには多くみられる．

三環系と四環系薬物 SSRIは広場恐怖症の有無にかかわらずパニック症には第1選択薬と考えられるが，三環系薬物のクロミプラミン（アナフラニール）とイミプラミン（トフラニール）はこれらの疾患の治療に最も有効である．用量は，例えば「いらいら」症候群（"jitteriness" syndrome）のような過刺激症状が出ないよう，ゆっくり増量し，十分な臨床効果のためには，8〜12週間以上かけて最大用量まで達するようにすべきである．治療薬モニタリング（therapeutic drug monitoring：TDM）は，毒性の問題を避けながら患者に十分な用量まで使用することを確実にするのに役立つことがある．これらの抗うつ薬の他の有害作用は，抗コリン作用の他に発作閾値への影響，そして，特に過剰量では心臓への危険な作用の可能性があることである．

精神療法

支持的精神療法 支持的精神療法（supportive psychotherapy）とは，精神力動的概念を用い適切な対処法（coping）を進めるための治療同盟である．適切な防衛は奨励され強化されるが，不適切な防衛はやめさせる．治

療者は現実検討を援助したり，行動に関して助言をする．
洞察指向的精神療法 洞察指向的精神療法（insight-oriented psychotherapy）は，解決されないと症状的な行動として顕れうる患者の心理的葛藤への洞察を育てることを目標とする．
行動療法 行動療法（behavior therapy）の基礎となる仮定は，根底にある原因への心理学的洞察が得られなくても変化は起こりうるというものである．技法は，ポジティブとネガティブの強化，系統的脱感作，フラッディング（氾濫療法），内破，段階的曝露，反応防止，思考停止，弛緩技法，パニック制御療法，自己モニタリング，そして催眠である．
認知療法 認知療法（cognitive therapy）は不適応的行動は，人が自己をどのように知覚し，また他者が彼らをどのように知覚しているかについての思考の歪みによって起こる2次的なものであるという前提に基づいている．治療は短期間で相互作用的であり，歪んだ憶測や認知を修正するための面接と面接の間に，指定された宿題と課題を行う．対人不安やそれに関連した軽度の抑うつを引き起こす状況に直面化し，検討することに力点を置く．
仮想療法（virtual therapy） コンピュータープログラムが，患者に，例えばスーパーマーケットのような，開かれたあるいは混み合った場所にいるアバター（化身）としての自分を見せる．繰り返されるコンピュータのセッションにおいて，アバターと自分を重ね合わせることで，脱条件付けを通して不安を克服する．

参考文献

Chambless DL, Sharpless BA, Rodriguez D, McCarthy KS, Milrod BL, Khalsa SR, Barber JP. Psychometric properties of the mobility inventory for agoraphobia: Convergent, discriminant, and criterion-related validity. *Behav Therapy.* 2011;42:689.

Croft A, Hackmann A. Agoraphobia: An outreach treatment programme. *Behav Cogn Psychother.* 2013;41:359.

Huppert JD, Kivity Y, Barlow DH, Gorman JM, Shear MK, Woods SW. Therapist effects and the outcome–alliance correlation in cognitive behavioral therapy for panic disorder with agoraphobia. *Behav Res Ther.* 2014;52:26–34.

McCabe RE, Gifford S. Psychological treatment of panic disorder and agoraphobia. In: Anthony MM, Stein MB, eds. *Oxford Handbook of Anxiety and Related Disorders.* New York: Oxford University Press; 2009:308.

McClure-Tone EB, Pine DS. Clinical features of the anxiety disorders. In: Sadock BJ, Sadock VA, Ruiz P, eds. *Kaplan & Sadock's Comprehensive Textbook of Psychiatry.* 9th edition. Philadelphia: Lippincott Williams & Wilkins; 2009:1844.

Meyerbroker K, Morina N, Kerkhof G, Emmelkamp PM. Virtual reality exposure treatment of agoraphobia: a comparison of computer automatic virtual environment and head-mounted display. *Stud Health Technol Inform.* 2011;167:51.

Nay W, Brown R, Roberson-Nay R. Longitudinal course of panic disorder with and without agoraphobia using the National Epidemiologic Survey on Alcohol and Related Conditions (NESARC). *Psych Res.* 2013;208:54.

Perna G, Daccò S, Menotti R, Caldirola D. Antianxiety medications for the treatment of complex agoraphobia: Pharmacological interventions for a behavioral condition. *Neuropsychiatr Dis Treat.* 2011;7:621.

Pollack MH, Simon NM. Pharmacotherapy for panic disorder and agoraphobia. In: Anthony MM, Stein MB, eds. *Oxford Handbook of Anxiety and Related Disorders.* New York: Oxford University Press; 2009:295.

Ritchie K, Norton J, Mann A, Carriere I, Ancelin M-L. Late-onset agoraphobia: General population incidence and evidence for clinical subtype. *Am J Psych.* 2013;170:790.

Vögele C, Ehlers A, Meyer AH, Frank M, Hahlweg K, Margraf J. Cognitive mediation of clinical improvement after intensive exposure treatment of agoraphobia and social phobia. *Depress Anxiety.* 2010;27:294.

Wittchen HU, Gloster AT, Beesdo-Baum K, Fava GA, Craske MG. Agoraphobia: A review of the diagnostic classificatory position and criteria. *Depress Anxiety.* 2010;27:113.

9.4 限局性恐怖症

恐怖症（phobia）という言葉は，特定の対象，環境，状況に対する過度の恐怖をさす．限局性恐怖症（specific phobia）は，ある対象や状況に対する強い持続的な恐怖である．限局性恐怖症の診断には，恐れるべき対象に曝されたときにパニックに至る程の強い不安の増大があることを必要とする．限局性恐怖症の患者は，犬にかまれるというような傷害を予期したり，自己制御を失ってしまうのではないかと思ってパニックに陥ることがある．例えば，エレベーターの中にいることを怖がる場合，ドアが閉まった後に気を失うのではないかとまで心配するようになることもある．

疫 学

恐怖症は米国では最も多くみられる精神疾患の1つである．米国では人口の約5〜10%が，厄介でときに生活に障害を生じるこの障害に苦しんでいると推定される．限局性恐怖症の生涯有病率は約10%である．限局性恐怖症は，女性では最も多くみられる精神疾患であり，男性では物質関連障害に次いで2番目に多い．限局性恐怖症の6か月有病率は，100人につきおよそ5〜10%である（表9.4-1）．限局性恐怖症の有病率は，女性では14〜16%で，男性の5〜7%の2倍であるが，血液・注射・負傷に対する恐怖症では1：1に近づく（恐怖症の型については後に述べる）．自然環境型と血液-注射-傷害型の好発年齢は5〜9歳であるが，より高い年齢でも発症する．これと対照的に状況依存型は，高所恐怖症を除き，発症年齢は20歳半ばと高く，広場恐怖症の発症年齢に近い．特定の恐怖症における恐怖の対象となるものや状況は，出現頻度の高い順にあげると，動物，嵐，高所，病気，負傷，そして死である．

併存疾患

限局性恐怖症における併発症は，50〜80%と報告されている．多いのは不安症，気分障害，物質関連障害である．

病 因

恐怖症の一般原理

行動学的要因 ワトソン（John B. Watson）は，1920年に「条件づけられた情動反応（Conditioned Emotional Reactions）」という論文の中でネズミとウサギに対して恐怖を示すアルバート少年の例を詳述した．フロイト（Sigmund Freud）の報告した，自然な成長過程で馬に対する

表 9.4-1 限局性恐怖症の生涯有病率

地域	男性(%)	女性(%)	合計(%)
米国(全米疾病調査)	6.7	15.7	11.3
米国(疫学的医療圏研究)	7.7	14.4	11.2
プエルトリコ	7.6	9.6	8.6
エドモントン，カナダ	4.6	9.8	7.2
韓国	2.6	7.9	5.4
チューリヒ，スイス	5.2	16.1	10.7
オランダ	6.6	13.6	10.1

恐怖症を示すようになったハンス少年の症例とは異なり，アルバート少年の恐怖症は，2人の心理学者の科学的実験の結果として生じたものである．これには実験動物において誘発された条件反射の技法が用いられた．

ワトソンの仮説によって，パブロフの古典的条件反射の刺激反応によって恐怖症が創り出されるということが説明された．つまり不安は1つの自然な恐ろしい刺激によって引き起こされるが，その刺激は本質的に中立的な2番目の刺激に近接して起こる．2つの刺激を数次にわたって繰り返し与え続けると，本来中立的な刺激を単独で与えても不安が喚起されるようになる．こうしてこの中立的な刺激が不安を生み出す条件刺激になる．

古典的な刺激反応理論では，無条件刺激を定期的に繰り返し与え続けることによって強化されなければ，条件刺激が反応を喚起する力は次第に減弱する．しかし，恐怖症では刺激に対する反応の減弱は起こらない．恐怖症状は，明らかな外部の刺激の強化がなくとも何年も続くことがある．オペラント条件づけ理論はこの現象を説明する模式的な仮説を提供している．すなわち，不安は苦痛を伴う情動から逃れるためにできる限りのことをするようにと生物を動機づける動因であると解される．手当たり次第に行動しているうちに，その生物はある特定の行動をとれば不安を喚起する刺激を回避できることを学習する．そのような回避様式は，不安を減少させる能力から得た強化の結果として，長期間安定した状態であり続ける．不安を喚起させる対象や状況を回避することが中心的役割を果たしている限り，このモデルは容易に恐怖症に適用できる．そのような回避行動は，恐怖症的不安から身を守るのに効果的であるために，安定した症状として固定する．

学習理論は，とりわけ恐怖症と関わりがあり，恐怖症の症状のさまざまな面に対して単純でわかりやすい説明を与える．しかし，この理論がもっぱら症状形成の表面的な機序のみを扱っており，心理的過程の根底にあるコンプレックス(観念複合体)の理解に関しては精神分析理論ほどには有益でないという批判もある．

精神分析的要因 フロイトによる恐怖神経症(phobic neurosis)の系統的論述が，今なお限局性恐怖症と社交恐怖の分析的説明として用いられている．フロイトは，不安の主な機能は，禁じられた無意識の欲動が意識上に現れてくることに対する自我への信号であり，脅威的な本能の力に対して防衛を強化し導くように自我を警戒させることにあると仮定した．フロイトは，恐怖症を「不安ヒステリー(anxiety hysteria)」と呼び，解決されていない小児期のエディプス状況を中心とした葛藤の結果とみなしていた．成人においては性的欲動が近親相姦的色彩を強く呈し続けるため，性的覚醒は去勢への恐れを特徴とする不安を煽る傾向がある．抑圧が完全に行われない場合，補助的な防衛に頼らざるを得ない．恐怖症患者では，主に置き換え(displacement)が防衛として利用される．つまり，性的葛藤は，葛藤を引き起こす人物から，一見重要でなく無関係な対象や状況へと置き換えられ，それらはいわゆる信号としての不安(signal anxiety)を含む一群の感情を惹起する力をもつようになる．恐怖の対象や状況は，葛藤の原初的な起源と直接関連していると考えられ，したがってそれを象徴化している(象徴化という防衛機制)．

その上，その状況や対象は通常は回避できるものである．回避という付加的な防衛機制によって，その人は激しい不安を感じることを避けられる．最終的結果として，抑圧，置き換え，象徴化という3つの防衛の組み合わせが不安を取り除くことになるであろう．しかし，不安は恐怖神経症を生み出すことを代償として制御されているのである．フロイトは，馬を恐れる5歳のハンス少年の有名な症例研究で，恐怖症形成の理論的公式化を初めて論じた．

これまでの精神科医らは，恐怖症は去勢不安の結果生じたものであるというフロイトの考えに追随してきたが，近年の精神分析理論者らは，その他の種類の不安も関わりがあると示唆している．例えば広場恐怖症では，明らかに分離不安が主役を演じており，また赤面恐怖症(顔が赤らむ恐怖として現れうる赤への恐怖)においては，恥の要素が超自我不安の関わりを意味している．臨床的観察から，恐怖症と関わりのある不安はさまざまな源泉と様態をもっているとみなされるようになった．

恐怖症は，遺伝的体質的素因と環境からのストレス因子との間の相互作用によって説明される．縦断的研究により，不慣れなものに対する行動抑制として知られる特異的気質をもって生まれたために，体質的に恐怖症になりやすい子どものいることがわかっており，ある種の慢性的な環境ストレスが子どもの気質的素因に働きかけると，本格的な恐怖症が起こることは間違いない．親の死亡，親との別離，年上の同胞からの批評や侮辱，家庭内暴力などのストレス因子は，子どもの潜在的な素因を活性化し，子どもは病状を呈するようになる．恐怖症の精神力動的側面の主題を，**表9.4-2**に示した．

対抗恐怖的態度 フェニヘル(Otto Fenichel)は，次のような事実に対して注意を促した．恐怖症的不安は，恐れる対象や状況が危険であることも人がそれを恐れていることも否定するような態度や行動様式に，隠れて存在す

表 9.4-2 恐怖症の精神力動的主題

- 主要な防衛機制として、置き換え、投影、逃避がある。
- 環境的ストレス因子には、年長の兄や姉から受けた屈辱や批判、両親の諍い、親の喪失や別離、遺伝的体質的素因などがある。
- 内的対象関係の特徴的パターンは、社交恐怖の症例においては、社会的状況へと外面化されている。
- 屈辱、批判、冷やかしは、環境の中の個人に投影される。
- 恥ずかしさや当惑は、主要な感情状態である。
- 家族の誰かが恐怖症的行動を促進することがあり、それが治療計画に障害となることがある。
- 恐怖の状況に自ら曝されることが、すべての治療の基本である。

ることがある。人は、外的環境の受動的な犠牲者でいるままではなく、恐れているものが何であれ、その状況を逆転し、それに直面し征服しようと果敢に試みる。対抗恐怖的態度（counterphobic attitude）をもつ人は危険な状況を求め、それに向かって熱狂的に突進する。パラシュート降下やロッククライミングのような潜在的に危険なスポーツに凝る者には、対抗恐怖行動（counterphobic behavior）があることがある。このような行動様式は、恐怖症的不安に対する2次的なものと、現実に危険な状況に対処する正常な手段である場合とがある。子どもの遊びにも対抗恐怖の要素が含まれていることがある。例えば子どもは、以前に小児科の診療所で打たれた注射を、今度は医者になって人形に打つまねをする。そのような行動様式は、攻撃者に対する同一化という防衛機制に関連する。

限局性恐怖症

限局性恐怖症は、特定の対象や状況と、恐怖やパニックなどの情動とが結びついた結果として生じると考えられる。この結びつきについてはさまざまな機序が考えられてきた。一般には、恐怖や不安を体験しやすい非特異的傾向が背景になっている。例えば、運転するという特定の出来事が、事故などの情動体験と結びつくと、運転あるいは自動車と、恐怖あるいは不安が常時関連づけられやすくなる。この情動体験自体は、交通事故のような外的事件、あるいはパニック発作に代表されるような内的出来事への反応でありうる。その人がその後二度とパニック発作を体験せず、またパニック症の診断基準を満たさなくとも、運転中にパニック発作が起こるのではないかという恐怖としてではなく、運転に対する全般性恐怖をもつようになることもある。恐怖の対象と恐怖の情動のあいだに関連するその他の機序には、親などの他者の反応を観察したりするというモデリングや、毒蛇のような特定の対象の危険について話や警告を聴くという形での情報伝達などがある。

遺伝的要因 限局性恐怖症は家族内に集積する傾向がある。血・注射・負傷型は特に高率に家族的傾向をもつ。限局性恐怖症の発端者の3分の2から4分の3には、少なくとも第1度近親者に同じ型の限局性恐怖症が存在するとの報告がある。しかし、限局性恐怖症の非遺伝的伝達の関与を除外するために必要とされる双生児研究および養子研究はまだ行われていない。

診 断

DSM-5では、限局性恐怖症の型を分類している。すなわち、動物型、自然環境型（例えば、嵐）、血液・注射・負傷型、状況型（例えば、車、エレベーター、飛行機）、その他の型（上記の4つの型に入らない限局性恐怖症）である。恐怖症の各型の鍵となる特徴は、特定の対象が存在するところにおいてのみ恐怖の症状が起こることである（表9.4-3）。血液・注射・負傷型は、通常すべての恐怖症でよくみられる頻脈がまず起こった後、しばしば徐脈と低血圧がみられる点で、他の恐怖症とは異っている。特に血液・注射・負傷型の限局性恐怖症は、1つの家族内で、多くの人や幾世代にもわたり出現する傾向がある。最近報告された限局性恐怖症の1つに空間恐怖（space phobia）があり、患者は、壁や椅子のような支えるものがそばにないと倒れてしまうのではないかと恐れる。ある報告によれば、このような患者には右半球の機能異常があることがあり、視空間認知機能障害が存在する可能性がある。このような患者では、平衡障害を鑑別しなければならない。

恐怖症は、伝統的にギリシアあるいはラテン語の接頭辞を用いて、特有の恐怖に準じて分類されてきた。それを表9.4-4に示した。社会の変化に関連したその他の恐怖症には、電磁場恐怖、マイクロ波恐怖、社会全体に対する恐怖（amaxophobia）などがある。

> S氏は成功した弁護士で、以前には家から歩いていけた事務所から、車で行かねばならない新しい法律事務所に移ったあと、治療を求めてきた。S氏は運転、特にハイウェイを運転することに「怯えて」いた。車に乗ると考えるだけでも、衝突して引火事故で死ぬのではないかと怖くなった。彼の考えは、強い恐怖と心悸亢進、悪心、発汗などの多くの身体症状を引き起こした。運転すると考えると、運転することやその考え自体が怖くなって、S氏は混んだ道路を運転することがほとんどできなくなり、しばしば車を片側に寄せて嘔吐した。(Erin B. McClure-Tone, Ph.D., and Daniel S. Pine, Ph.D. のご好意による)

臨床像

恐怖症は、患者が特定の状況や対象に曝露されるか、あるいはその状況または対象に曝露されることを予期したときに起こる激しい不安を特徴とする。恐怖を起こす刺激やその予感は、たいていの場合、それらに反応しや

表 9.4-3 DSM-5の限局性恐怖症の診断基準

A. 特定の対象または状況(例:飛行すること,高所,動物,注射されること,血を見ること)への顕著な恐怖と不安
注:子どもでは,恐怖や不安は,泣く,かんしゃくを起こす,凍りつく,または,まといつく,などで表されることがある.
B. その恐怖の対象または状況がほとんどいつも,即時,恐怖や不安を誘発する.
C. その恐怖の対象または状況は,積極的に避けられる,または,強い恐怖や不安を感じながら耐え忍ばれている.
D. その恐怖または不安は,特定の対象や状況によって引き起こされる実際の危険性や社会文化的状況に釣り合わない.
E. その恐怖,不安,または回避は持続的であり,典型的には6か月以上続いてる.
F. その恐怖,不安,または回避が,臨床的に意味のある苦痛,または社会的,職業的,または他の重要な領域における機能の障害を引き起こしている.
G. その障害は,(広場恐怖症にみられるような)パニック様症状または他の耐えがたい症状;(強迫症にみられるような)強迫観念と関連した対象または状況;(心的外傷後ストレス障害にみられるような)心的外傷的出来事を想起させるもの;(分離不安症にみられるような)家または愛着をもっている人物からの分離;(社交不安症にみられるような)社会的な場面,などに関係している状況への恐怖,不安,および回避などを含む,他の精神疾患の症状ではうまく説明されない.

▶該当すれば特定せよ
恐怖刺激に基づいてコードせよ.
300.29(F40.218)動物(例:クモ,虫,犬)
300.29(F40.228)自然環境(例:高所,嵐,水)
300.29(F40.23x)血液・注射・負傷(例:注射針,侵襲的な医療処置)
　コードするときの注:ICD-10-CM コードの選択は次のとおり:F40.230 血液の恐怖,F40.231 注射や輸液の恐怖,F40.232 他の医療処置の恐怖,F40.233 負傷の恐怖
300.29(F40.248)状況(例:航空機,エレベーター,閉所)
300.29(F40.298)その他(例:窒息や嘔吐につながる状況;子どもでは大きな音や着ぐるみ)
　コードするときの注:複数の恐怖刺激が存在している場合,すべての当てはまる ICD-10-CM コードをコードせよ(例:蛇および飛行することへの恐怖については,「F40.218 限局性恐怖症,動物」および「F40.248 限局性恐怖症,状況」).

Diagnostic and Statistical Manual of Mental Disorders, Fifth Edition (Copyright ©2013). American Psychiatric Association. All Rights Reserved から許可を得て転載.

表 9.4-4 恐怖症

高所恐怖(acrophobia)	高さへの恐怖
広場恐怖(agoraphobia)	開かれた場所への恐怖
猫恐怖(ailurophobia)	猫に対する恐怖
水恐怖(hydrophobia)	水に対する恐怖
密室(閉所)恐怖(claustrophobia)	閉所に対する恐怖
犬恐怖(cynophobia)	犬に対する恐怖
不潔恐怖(mysophobia)	汚れや病原菌への恐怖
火恐怖(pyrophobia)	火への恐怖
他人恐怖(xenophobia)	見知らぬ人への恐怖
動物恐怖(zoophobia)	動物に対する恐怖

問題を抱えるようになる.例えば,恐怖症の対象である飛行機に近づくことを避けるため,飛行機を利用せず,アメリカ大陸をバスで横断する恐怖症患者もいるであろう.おそらく恐怖刺激のストレスを避ける別の方法として,多くの患者が物質関連障害,特にアルコール使用障害に陥る.さらに,社交恐怖の3分の1はうつ病に罹患していると推定される.

精神的現症の診察における主な所見は,特定の状況,行動,あるいは対象に対する不合理で自我異質的(ego-dystonic)な恐怖が存在していることである.患者は恐怖状況との接触をいかにして避けるかを述べる.精神的現症の診察を行うと,うつ病は多くの患者にみられ,おそらく恐怖症患者のおよそ3分の1に認められる.

鑑別診断

恐怖症が現れるような非精神科的身体疾患には,物質使用(特に,幻覚剤,交感神経作動薬),脳腫瘍,脳血管障害などがある.このような患者における恐怖症では,身体診察,神経学的診察,および精神的現症の診察を行えば,他の付加的・示唆的所見が認められないことはまずない.統合失調症患者もその病気の一部として恐怖症の症状を呈することがあるために,統合失調症も限局性恐怖症の鑑別診断の対象となる.しかし,恐怖症患者は統合失調症患者とは異なり,恐怖が不合理であることを認識しており,統合失調症に伴うような奇妙な特性や他の精神病症状がない.

限局性恐怖症の鑑別診断として,パニック症,広場恐怖症,および回避性パーソナリティ障害も考慮しなければならない.パニック症,広場恐怖症,社交恐怖,および限局性恐怖症の鑑別診断は,個々の症例では困難な場合がある.しかし,一般に限局性恐怖症患者は,恐怖刺激に曝露されるやいなや不安に陥る傾向がある.そのうえ,不安やパニック発作が起こるのは特定の状況に限られていて,患者は恐怖刺激に直面するか,または刺激を予期することがなければ,異常な不安状態にはならない.

限局性恐怖症の鑑別診断として考慮すべきその他のものには,心気症,強迫症(OCD),および猜疑性パーソナリティ障害がある.心気症は何らか病気に罹っているの

すい人にパニック発作を起こさせる結果になる.

定義上,恐怖症患者は恐怖刺激を避けようとする.患者によっては,不安喚起刺激を避けようとして,大きな

ではないかという恐怖であるのに対し，疾病に対する限局性恐怖症はその病気にかかるのではないかという恐怖である．強迫症患者の一部には，限局性恐怖症患者と区別できないような行動を示すものがいる．例えば，強迫症患者は自分がナイフで子どもを殺してしまうのではないかという強迫観念をもっているのでナイフを避けるが，限局性恐怖症患者は自分を傷つけてしまうのを恐れてナイフを避ける．猜疑性パーソナリティ障害は全般的な恐怖をもっているので，限局性恐怖症と区別することができる．

経過と予後

　限局性恐怖症は二峰性の好発年齢を示す．動物恐怖，自然環境恐怖，血・注射・負傷恐怖の好発する小児期のピークと，状況恐怖のようなその他の恐怖症の好発する成人早期のピークである．限局性恐怖症の自然経過に関する計画的疫学的研究は限られている．単独の限局性恐怖症をもつ患者は治療を受けにくることは稀なので，診療所におけるこの障害の経過の研究もほとんどない．小児期に発症し成人期まで続く限局性恐怖症のほとんどは，そのまま長年にわたって持続するという確かな情報がある．症状の重篤度は，他の不安症のような漸増漸減の経過がなく，比較的一定の強さで続く．

治　療

恐怖症

行動療法　最も研究され，最も効果的な恐怖症の治療は，おそらく行動療法である．治療が成功するには，(1)患者の治療への参加，(2)問題と対象が確認されること，(3)患者の感情に対応して代わりとなる手段がとれることなどが鍵となる．さまざまな行動療法の技法が用いられており，最もよく知られているのはウォルピ（Joseph Wolpe）によって始められた系統的脱感作法である．この手法では，患者は，最小から最大の脅威までの階級に予め段階づけられた一連の不安惹起刺激に，連続的に曝される．抗不安薬の使用，催眠，筋弛緩の誘導などを通じて，患者はどうすれば精神的にも肉体的にも落ち着きを得られるかを教わる．一度技法を修得すれば，患者はおのおのの不安惹起刺激に対面したときに，それらを使ってリラックスできるようになる．段階ごとにおのおのの刺激に脱感作されてくると，患者は次々と予め設定されたさらなる刺激を体験し，最終的には，かつて最大の不安を引き起こしたものでさえつらい感情を誘発しなくなるのである．

　最近使われるようになったもう１つの行動療法の技法は，生体内での脱感作または心象のいずれかの恐怖刺激に集中的に曝すことである．心象の氾濫（flooding）では，患者がついにはもはやそれを感じないような点に達するまで，耐えられる限り長く患者を恐怖刺激に曝す．生体内の氾濫（内破［implosion］としても知られている）は，患者に実際の恐怖刺激に曝されたときの不安と同じ不安を体験することを要求する．

洞察指向的精神療法　精神分析と力動指向的精神療法が進展した初期には，理論家は，これらの技法が，エディプス的生殖器的葛藤（oedipal-genital conflict）に由来していると考えられていた恐怖神経症（phobic neurosis）の治療に適応できると考えていた．しかし，その後患者の無意識的な葛藤を明らかにし分析する方法が進んだにもかかわらず，治療者は，患者の恐怖症症状が消えないことが多いのに気づいた．その上，患者は恐怖状況を避け続けることによって不安を排除し，分析過程から不安にまつわる連想を閉め出してしまう．フロイトとその弟子であるフェレンツィ（Sandor Ferenczi）は両者とも，その症状の分析を進展させようとするならば，治療者は分析家としての役割を越えて恐怖状況を探索し，不安とそれに伴う洞察を体験するように積極的に患者を促すべきであると認識した．それ以来，恐怖症不安を効果的に治療するためには，治療者側の適度の働きかけが必要であるという考えに，精神科医は概ね賛同している．精神力動的洞察指向的治療の技法の適応は，単に恐怖症状の存在に対してではなく，患者の自我構造と生活様式からこの治療法が積極的に必要とされるかどうかに基づいて決定すべきである．洞察指向的治療によって，患者は恐怖症の起源や２次的利得という現象，および抵抗の役割を理解し，不安惹起刺激に対する健全な対処法を探索することができるようになる．

仮想治療　恐怖症に対するコンピュータ時代の模擬実験が多くなされている．患者はコンピュータ画面上で，恐怖刺激あるいは恐怖状況に曝され，あるいは相互作用を受ける．数え切れないほど多くのそのようなプログラムが実用化され，またさらなるプログラムも研究されている．報告されている成功率はさまざまであるが，恐怖症の仮想療法（virtual therapy）は，コンピュータを用いた精神疾患治療法の最先端である．

その他の治療的手法　催眠療法，支持的療法，家族療法は恐怖症の治療に有効なことがある．催眠療法は，恐怖の対象が危険でないという治療者の示唆を強化するために行われる．自己催眠では，恐怖の対象に直面したときに緊張を弛緩させる方法を患者に教える．支持的精神療法と家族療法は，治療中に患者が恐怖の対象に積極的に直面するのを手助けするのにしばしば有用である．家族療法は，患者の治療に家族の助力を得るだけでなく，家族が患者の問題の性質を理解する助けになる．

限局性恐怖症

　限局性恐怖症の治療に通常利用されるのは曝露療法である．この方法では，治療者は患者に，自分のペースで連続的段階的に恐怖刺激に対しての曝露を繰り返させ，患者を脱感作する．また治療者は患者にリラクゼーション（弛緩法），呼吸法，認知的接近法などの不安を扱うさ

まざまな技法を指導する．認知行動的アプローチには，その状況が実際に安全であるとの真の理解を強化することが含まれる．行動療法を成功させる鍵となるのは，患者の治療への関与，問題や対象が明確になること，患者の感情に対して他の手段もとれることなどである．血液・注射・傷害に対する恐怖という特定の状況では，これらに曝露されたとき体を緊張させ，恐怖刺激に対する迷走神経の反応によって失神しないように座っていることを患者に勧める治療者もいる．βアドレナリン受容体拮抗薬は限局性恐怖症の治療に，特にそれがパニック症を伴う場合は有用である．発作に直接働きかけるような，ベンゾジアゼピン系などによる薬物療法，精神療法，あるいは両者の併用療法も有効である．

参考文献

Britton JC, Gold AL, Deckersbach T, Rauch SL. Functional MRI study of specific animal phobia using an event-related emotional counting stroop paradigm. *Depress Anxiety.* 2009;26:796.

Coelho CM, Purkis H. The origins of specific phobias: Influential theories and current perspectives. *Rev Gen Psychology.* 2009;13:335.

Gamble AL, Harvey AG, Rapee RM. Specific phobia. In: Stein DJ, Hollander E, Rothbaum BO, eds. *Textbook of Anxiety Disorders.* 2nd Edition. Arlington, VA: American Psychiatric Publishing; 2009:525.

Hamm AO. Specific phobias. *Psychiatr Clin North Am.* 2009;32(3):577.

Ipser JC, Singh L, Stein DJ. Meta-analysis of functional brain imaging in specific phobia. *Psych Clin Neurosci.* 2013;67:311.

Lipka J, Miltner WR, Straube T. Vigilance for threat interacts with amygdala responses to subliminal threat cues in specific phobia. *Biol Psychiatry.* 2011;70:472.

McClure-Tone EB, Pine DS. Clinical features of the anxiety disorders. In: Sadock BJ, Sadock VA, Ruiz P, eds. *Kaplan & Sadock's Comprehensive Textbook of Psychiatry.* 9th edition. Philadelphia: Lippincott Williams & Wilkins; 2009;1844.

McTeague LM, Lang PJ, Wangelin BC, Laplante MC, Bradley MM. Defensive mobilization in specific phobia: Fear specificity, negative affectivity, and diagnostic prominence. *Biol Psychiatry.* 2012;72:8.

Podinăa IR, Kosterb EHW, Philippotc P, Dethierc V, David DO. Optimal attentional focus during exposure in specific phobia: A meta-analysis. *Clin Psychol Rev.* 2013;33:1172.

Price K, Veale D, Brewin CR. Intrusive imagery in people with a specific phobia of vomiting. *J Behav Ther Exp Psychiatry.* 2012;43:672.

Salas MM, Brooks AJ, Rowe JE. The immediate effect of a brief energy psychology intervention (Emotional Freedom Techniques) on specific phobias: A pilot study. *Exposure.* 2011;7:155.

Simos G, Hofmann SG, Öst L-G, Reuterskiöld L. Specific phobias. In: Simos G, Hofmann SG, eds. *CBT For Anxiety Disorders: A Practitioner Book.* Malden, MA: Wiley-Blackwell;2013:107.

Trumpf J, Margraf J, Vriends N, Meyer AH, Becker ES. Predictors of specific phobia in young women: A prospective community study. *J Anxiety Disord.* 2010;24:87.

Van Houtm C, Laine M, BoomsMa D, Ligthart L, van Wijk A, De Jongh A. A review and meta-analysis of the heritability of specific phobia subtypes and corresponding fears. *J Anxiety Disord.* 2013;27:379.

Waters AM, Bradley BP, Mogg K. Biased attention to threat in paediatric anxiety disorders (generalized anxiety disorder, social phobia, specific phobia, separation anxiety disorder) as a function of 'distress' versus 'fear' diagnostic categorization. *Psychol Med.* 2014;1–10.

Zimmerman M, Dalrymple K, Chelminski I, Young D, Galione JN. Recognition of irrationality of fear and the diagnosis of social anxiety disorder and specific phobia in adults: Implications for criteria revision in DSM-5. *Depress Anxiety.* 2010;27:1044.

9.5　社交不安症（社交恐怖）

社交不安症（social anxiety disorder：社交恐怖［social phobia］とも言われる）は，じろじろ見られることや見知らぬ人と接するような状況を含む，社交状況に対する恐怖である．社交不安（social anxiety）という用語は，対象や状況に対する強く持続的な恐怖をもつ限局性恐怖症（specific phobia）とは明白な差異があることを反映している．社交不安症の人は，社交的集まり，口頭での発表，初めての人と出会うことなどの社交的状況において，恥ずかしい思いをすることを恐れる．彼らは人前で食べたりしゃべったりするような特定の活動を行うことや，あるいは「恥ずかしがっている自分」に対する，あいまいで非特異的な恐怖をもつ．いずれの場合でも，社交不安症における恐怖は，状況そのものではなく，その状況において起こりうる気恥ずかしさである．

疫　学

さまざまな調査によれば，社交不安症の生涯有病率は3〜13％である．6か月有病率は100人につき約2〜3％である（表9.5-1）．疫学的研究では，女性は男性より罹患しやすいとされているが，臨床例では逆もまたしばしば真実である．このような多様な結果が観察される理由は不明である．社交不安症の発症は5歳前後と35歳前後にもよくみられるが，発症年齢のピークは10代である．

併存疾患

社交不安症の人は他の不安症，気分障害，物質関連障害，神経性過食症などの病歴をもつことがある．

病因学

子どもたちの中にはたえず行動的抑制を受けているという特徴をもつものがいることが，いくつかの研究で報告されている．この特性は特にパニック症に罹患した両親をもつ子どもにみられがちであり，長じると重度の恥ずかしがり屋になる．少なくとも，社交不安症をもつ人の中には，子どもの頃に顕著な行動的抑制を受けていた人がいる．おそらく，生物学的要因に基づくと考えられるこの特性と関連するのは，心理学的要因に基づくデータで，社交不安症の人の親は，集団としてみると，他の親よりも子どもの面倒をあまりみなかったり，より拒絶的であったり，あるいはより過保護であったりする．いくつかの社交不安症の研究では，動物界において観察される優位から服従へのスペクトラムに言及している．例えば，優位に立つ人は顎を上げて歩き，目を合わせる傾向があるのに対し，服従的な人は顎を下げて歩き，目を合わせない傾向がある．

神経化学的因子

社交不安症の治療における薬物療法の成功は，社交不安症の2つの型について，2つの特殊な神経化学的仮説を生んだ．特に，プロプラノロール（インデラル）のよう

表 9.5-1 社交不安症の生涯有病率

地域	男性(%)	女性(%)	合計(%)
米国(全米疾病調査)	11.1	15.5	13.3
米国(疫学的医療圏研究)	2.1	3.1	2.6
エドモントン,カナダ	1.3	2.1	1.7
プエルト・リコ	0.8	1.1	1.0
韓国	0.1	1.0	0.5
チューリッヒ,スイス	3.7	7.3	5.6
台湾	0.2	1.0	0.6
オランダ	5.9	9.7	7.8

なβアドレナリン受容体拮抗薬を，例えば大勢の前で話すなどのパフォーマンス恐怖症(performance phobia)に使用することが，この恐怖症におけるアドレナリン作動説の発展を導いた．パフォーマンス恐怖症の患者は，中枢性でも末梢性でも，恐怖症がない人よりもより多くのノルエピネフリンまたはエピネフリンを放出するか，あるいは正常域のアドレナリン刺激に対しても感受性が強い可能性がある．全般性の社交不安症の治療においてMAOIが三環系薬物より有効であることは，症状発現前のデータも組み合わせて考えると，ドパミン活性がこの疾患の病因に関連していることを示唆しているとの仮説を一部の研究者が立てている．ある研究は，ホモバニリン酸(homovanillic acid)が顕著な低濃度であると示している．また他のSPECTを用いた研究では，線状体でのドパミンの再取り込みが減少していることを示している．このように，社交不安症ではドパミンの機能障害が起こっていることを示唆するいくつかの証拠がある．

遺伝因子

社交不安症患者の第1度近親者は，この精神疾患をもたない人の第1度近親者の約3倍，社交不安症に罹患しやすい．予備的なデータは，一卵性双生児は二卵性双生児より一致率が高いことを示しているが，社交不安症では環境因子の影響を制御するために，別々に育てられた双生児の研究が特に重要である．

診断と臨床像

社交不安症のDSM-5診断基準を，表9.5-2に示した．臨床家は，一般人口の中に，少なくともある程度の社交不安，または自意識の強い人が多いことを認識している必要がある．地域調査ではおよそ3分の1の人が，社会状況において，自分は他の人よりもかなり強く不安になると考えていることが示唆されている．さらに，そのような不安は，例えば青年期のようなある発達段階で，あるいは結婚や転職などのような人生の転機のあと，特に高まって顕著になる．それらは社会的相互作用が新しく求められる場面でもある．その不安が，その個人が望んでいた活動に参加することを妨げるか，または，その活

表 9.5-2 DSM-5の社交不安症/社交不安障害(社交恐怖)の診断基準

A. 他者の注視を浴びる可能性のある1つ以上の社交場面に対する，著しい恐怖または不安．例として，社交的なやりとり(例：雑談すること，よく知らない人に会うこと)，見られること(例：食べたり飲んだりすること)，他者の前でなんらかの動作をすること(例：談話をすること)が含まれる．
注：子どもの場合，その不安は成人との交流だけでなく，仲間達との状況でも起きるものでなければならない．

B. その人は，ある振る舞いをするか，または不安症状を見せることが，否定的な評価を受けることになると恐れている(すなわち，恥をかいたり恥ずかしい思いをするだろう，拒絶されたり，他者の迷惑になるだろう)．

C. その社交的状況はほとんど常に恐怖または不安を誘発する．
注：子どもの場合，泣く，かんしゃく，凍りつく，まといつく，縮みあがる，または，社交的状況で話せないという形で，その恐怖または不安が表現されることがある．

D. その社交的状況は回避され，または，強い恐怖または不安を感じながら耐え忍ばれる．

E. その恐怖または不安は，その社交的状況がもたらす現実の危険や，その社会文化的背景に釣り合わない．

F. その恐怖，不安，または回避は持続的であり，典型的には6か月以上続く．

G. その恐怖，不安，または回避は，臨床的に意味のある苦痛，または社会的，職業的，または他の重要な領域における機能の障害を引き起こしている．

H. その恐怖，不安，または回避は，物質(例：乱用薬物，医薬品)または他の医学的疾患の生理学的作用によるものではない．

I. その恐怖，不安，または回避は，パニック症，醜形恐怖症，自閉スペクトラム症といった他の精神疾患の症状では，うまく説明されない．

J. 他の医学的疾患(例：パーキンソン病，肥満，熱傷や負傷による醜形)が存在している場合，その恐怖，不安，または回避は，明らかに医学的疾患とは無関係または過剰である．

▶該当すれば特定せよ

パフォーマンス限局型：その恐怖が公衆の面前で話したり動作をしたりすることに限定されている場合

Diagnostic and Statistical Manual of Mental Disorders, Fifth Edition (Copyright ⓒ2013). American Psychiatric Association. All Rights Reserved から許可を得て転載.

動の間強い苦痛を引き起こすようなとき，その不安は初めて社交不安症とされる．DSM-5にはまた，特に人前で話すことやパフォーマンスに対して強い社交恐怖をもつ人に対するパフォーマンス限局型という特定用語がある．

Bさんは29歳のコンピュータ・プログラマーで，彼女の会社で管理者的な地位に昇進を提示された後に治療に訪れ

た．彼女は昇進し，新しい仕事に伴って責任が増えることは望んでおり，仮採用期間を試みることには同意していたが，その地位に就くと会社の他の部署の従業員との頻繁なやりとりや，時々人前で話をしなければならなくなるので，その地位に就くのは気が進まない，と述べた．彼女は初めての人々の中に入るといつも神経質で，皆が彼女のことを「ばかなことを言っている」と嘲笑しているのではないか，社会的に無礼なことをしてしまうのではないかと心配していた．彼女はまた，何人かの前で話すことに「怯え」ると話した．これらの恐怖は以前には彼女の社会生活や仕事の遂行を妨げることはなかった．しかし，Bさんは仮採用の仕事を始めてからだんだん問題が大きくなったと述べている．他者と関わるとき，心臓が動悸を打ち始め，唇は乾き，汗ばむのを感じた．会議では，自分が人々に笑われるような，何かとてもばかげたことを言ったり，社会的に恐ろしい失言をしてしまうのではないかという考えが突然浮かんだ．その結果，彼女は大事な会議を欠席したり，早く退出してしまったりした．(Erin B. McClure-Tone, Ph. D., and Daniel S. Pine, M. D. のご好意による)

鑑別診断

社交不安症は，適切な恐怖や正常なはにかみと鑑別されなければならない．社交不安症の鑑別診断では，広場恐怖症，パニック症，回避性パーソナリティ障害，うつ病，そしてシゾイドパーソナリティ障害を考慮しなければならない．広場恐怖症の患者は，不安喚起状況において他の人間の存在によって癒されることが多いが，社交不安症の患者は，他の人間の存在によってよりいっそう不安になる．息ができない，めまい，窒息する感覚，死にそうだという感覚は，パニック症や広場恐怖症に多い症状であるが，社交不安症の症状は，通常は紅潮，筋肉の引きつり，じろじろ見られることへの不安などである．社交不安症と回避性パーソナリティ障害の鑑別は難しく，詳細な面接と精神医学的病歴の聞き取りが必要である．

社交状況からの回避はしばしばうつ病の一症状であるが，患者との精神医学的面接によってうつ病症状の幅広い布置が明らかになるであろう．シゾイドパーソナリティ障害の患者は，社交を恐れているのではなく，社交に対する興味が欠如していることが社交的行動を回避させている．

経過と予後

社交不安症は，小児期後期あるいは青年期早期に発症しやすい．前方視的疫学所見では，社交不安症は一般には慢性的に経過するが，寛解した患者はよい状態を保っていることが多いことを示している．後方視的疫学研究と前方視的臨床研究の双方で，障害は何年にもわたって個人の生活に深刻な混乱を引き起こすことが示されている．これは，学校生活あるいは学業の達成，仕事の遂行や社会的発展の妨害などを含む．

治療

社交不安症の治療には精神療法も薬物療法も有用である．精神療法と薬物療法の併用が，どちらか一方の治療法よりもよい結果が得られるという報告があるが，その結果はすべての状況と患者に当てはまるとは限らない．

社交不安症に有効な薬物は，(1)選択的セロトニン再取り込み阻害薬(selective serotonin reuptake inhibitor：SSRI)，(2)ベンゾジアゼピン系薬物，(3)ベンラファキシン(イフェクサーSR)，(4)ブスピロン(BuSpar)である．多くの臨床医はSSRIがより全般化した社交不安症の患者への第1選択薬であると考えている．ベンゾジアゼピン系のアルプラゾラム(コンスタン)，クロナゼパム(リボトリール)も社交不安症に有効である．ブスピロンはSSRIによる治療を増強するときに付加的な効果がある．

重症例では，社交不安症の治療にフェネルジン(Nardil)のような不可逆性のMAOIも，モクロベミド(Aurorix)やブロファロミン(Consonar)のような可逆性のMAOIも共に有効であったと報告されているが，後者は米国では入手できない．フェネルジンの治療的用量は1日に45〜90 mgで，反応率は50〜70%であり，およそ5〜6週間で効果が判断できる．

パフォーマンス限局型の社交不安症の治療には，恐怖刺激に曝される直前にβアドレナリン受容体拮抗薬を用いることが多い．最もよく用いられる2つの薬物は，アテノロール(テノーミン)をパフォーマンスの1時間前に50〜100 mg，あるいはプロプラノロール20〜40 mgである．認知的，行動的，曝露の技法も有効である．

社交不安症の精神療法は，行動理論と認知理論の組み合わせで，認知の再構築，脱感作，集会でのリハーサル，一連の宿題などである．

参考文献

Baillie AJ, Sannibale C, Stapinski LA, Teesson M, Rapee RM, Haber PS. An investigator-blinded, randomized study to compare the efficacy of combined CBT for alcohol use disorders and social anxiety disorder versus CBT focused on alcohol alone in adults with comorbid disorders: The Combined Alcohol Social Phobia (CASP) trial protocol. *BMC Psychiatry*. 2013;13:199.

Blanco C, Schneier FR, Vesga-Lopez O, Liebowitz MR. Pharmacotherapy for social anxiety disorder. In: Stein DJ, Hollander E, Rothbaum BO, eds. *Textbook of Anxiety Disorders*. 2nd edition. Arlington, VA: American Psychiatric Publishing; 2009:471.

Doehrmann O, Ghosh SS, Polli FE, Reynolds GO, Horn F, Keshavan A, Triantafyllou C, Saygin ZM, Whitfield-Gabrieli S, Hofmann SG, Pollack M, Gabriel JD. Treatment response in social anxiety disorder from functional magnetic resonance imaging. *JAMA Psych*. 2013;70:87.

Essex MJ, Klein MH, Slattery MJ, Goldsmith HH, Kalin NH. Early risk factors and developmental pathways to chronic high inhibition and social anxiety disorder in adolescence. *Am J Psychiatry*. 2010;167:40.

Goldin PR, Ziv M, Jazaieri H, Hahn K, Heimberg R, Gross JJ. Impact of cognitive behavioral therapy for social anxiety disorder on the neural dynamics of cognitive reappraisal of negative self-beliefs: Randomized clinical trial. *JAMA*. 2013;70:1048.

Hofmann SG, Asnaani A, Hinton DE. Cultural aspects in social anxiety and social anxiety disorder. *Depress Anxiety*. 2010;27:1117.

Hofmann SG, DiBartolo PM. *Social Anxiety: Clinical, Developmental, and Social Perspectives*. 2nd edition. San Diego: Academic Press; 2010.

Hofmann SG, Smits JAJ, Rosenfield D, Simon N, Otto MW, Meuret AE, Marques

L, Fang A, Tart C, Pollack MH. D-Cycloserine as an augmentation strategy with cognitive-behavioral therapy for social anxiety disorder. *Am J Psych.* 2013;170:751.
Leichsenring F, Salzer S, Beutel ME, Herpertz S. Psychodynamic therapy and cognitive-behavioral therapy in social anxiety disorder: A multicenter randomized controlled trial. *Am J Psych.* 2013;170:759.
McClure-Tone EB, Pine DS. Clinical features of the anxiety disorders. In: Sadock BJ, Sadock VA, Ruiz P, eds. *Kaplan & Sadock's Comprehensive Textbook of Psychiatry.* 9th edition. Philadelphia: Lippincott Williams & Wilkins; 2009:1844.
Morreale M, Tancer ME, Uhde TW. Pathogenesis of social anxiety disorder. In: Stein DJ, Hollander E, Rothbaum BO, eds. *Textbook of Anxiety Disorders.* 2nd edition. Arlington, VA: American Psychiatric Publishing; 2009:453.
Penttinen H, Wahlström J. Progress in assimilation of problematic experience in group therapy for social phobia: A subgroup analysis. *J Contemp Psychother.* 2013;43:123.
Pollack MH, Van Ameringen M, Simon NM, Worthington JW, Hoge EA, Keshaviah A, Stein, MB. A double-blind randomized controlled trial of augmentation and switch strategies for refractory social anxiety disorder. *Am J Psychiatry.* 2014; 171(1):44–53.
Teo AR, Lerrigo R, Rogers MA. The role of social isolation in social anxiety disorder: A systematic review and meta-analysis. *J Anxiety Disorders.* 2013;27:353.
Yuen EK, Herbert JD, Forman EM, Goetter EM, Juarascio AS, Rabin S, Goodwin C, Bouchard S. Acceptance based behavior therapy for social anxiety disorder through videoconferencing. *J Anxiety Disorders.* 2013;27:389.

9.6 全般不安症

不安は，生物に戦いまたは逃走の準備をさせる脅威に対する，正常で適応的な反応と考えられている．しかし，ほとんどあらゆることに不安を抱く人は，全般不安症（generalized anxiety disorder）と分類される．全般不安症は，いくつもの出来事や活動に対する過度の不安と懸念が，少なくとも6か月間中ほとんどの日にあるものと定義されている．その懸念は制御しがたく，筋緊張，易刺激性，入眠困難，不穏などの身体症状を伴う．不安は他の障害の特徴とは合致せず，物質乱用や全身性身体疾患から起こるのでもなく，気分障害や精神疾患の間にのみ起こるのでもない．不安は制御し難く，主観的に苦痛であり，生活の重要な領域に損傷を与える．

疫 学

全般不安症はよくある疾患である．妥当な推定によると，1年有病率は3～8％である．男女比は1対2であるが，入院患者の男女比は約1対1である．生涯有病率は，疫学的医療圏（Epidemiological Catchment Area：ECA）研究では約5％であり，これは生涯有病率が8％と高いことを示唆している．不安症の診療所では，約25％の患者が全般不安症をもっている．障害の発症は多くは青年期後期か成人期早期であるが，症例として現れるのはより年長者であることが多い．また全般不安症の有病率は，プライマリ・ケアの状況において特に高いという実証がある．

併存疾患

全般不安症は，社交恐怖，限局性恐怖症，パニック症，うつ病などの他の精神疾患と併存することがおそらく最も多い疾患である．全般不安症患者の50～90％は，他の併存する精神疾患をもっている可能性がある．25％の患者が結果的にパニック症を経験する．全般不安症は，自発的なパニック発作がないことでパニック症と鑑別される．さらに患者は高率にうつ病になる．その他に全般不安症と関連してよくみられる疾患は，気分変調症と物質関連障害である．

病 因

全般不安症の原因は不明である．現在論じられているように，全般不安症はおそらく異質の患者群から成る．ある程度の不安は正常で適応的であるので，正常不安と病的不安を鑑別すること，および生物学的病因と心理社会的要因を鑑別することは困難である．おそらく生物学的要因と心理社会的要因が共に作用しているのであろう．

生物学的要因

ベンゾジアゼピン系およびアザスピロン系（例えば，ブスピロン）に治療効果が認められることから，γアミノ酪酸やセロトニン系神経伝達の生物学的研究に焦点があてられている．ベンゾジアゼピン受容体作動薬であるベンゾジアゼピン系薬物は不安を減少させ，ベンゾジアゼピン受容体拮抗薬であるフルマゼニル（アネキセート）とベンゾジアゼピン受容体逆作動薬であるβカルボリンは不安を増強させることが知られている．全般不安症の患者でベンゾジアゼピン受容体に異常があることを示す確かなデータはないが，ある研究者たちは脳の中でベンゾジアゼピン受容体が最も高濃度にみられる後頭葉に焦点をあてている．全般不安症に関連するという仮説が立てられているその他の脳部位としては，大脳基底核，大脳辺縁系，および大脳皮質がある．ブスピロンは$5-HT_{1A}$受容体の作動薬であるので，全般不安症ではセロトニン系の調節が異常であるという仮説もある．全般不安症におけるその他の神経伝達物質系で研究の対象となっているのは，ノルエピネフリン，グルタミン酸およびコレシストキニン系である．全般不安症患者では，クロニジン（カタプレス）静注後の成長ホルモン分泌が少ないことに示されるように，$α_2$アドレナリン受容体の感受性低下の可能性がある．

全般不安症患者の脳画像研究によって重要な所見が明らかになった．あるポジトロン放出断層撮影（positron emission tomography：PET）研究では，全般不安症患者では正常対照と比較して，大脳基底核および白質の代謝率が低いと報告されている．この領域では遺伝的研究はごくわずかである．ある研究では，女性において，全般不安症とうつ病の間に遺伝的関連がある可能性が示唆されている．別の研究では，明確ではあるが数量化できない遺伝因子が全般不安症に見出されている．全般不安症患者の第1度近親者の25％はこの障害に罹患している．

表 9.6-1　不安症の家族関連リスク

疾患	一般人口の有病率（%）	家族の相対リスク[a]
パニック症	1〜3	2〜20
全般不安症	3〜5	6
強迫症	1〜3	3〜5

[a] 症例患者の近親者のリスク 対 対照群の近親者のリスクの割合

男性の親族ではアルコール使用障害があることが多い．双生児研究の一致率は，一卵性双生児では50%，二卵性双生児では15%となっている．表9.6-1に不安症の近親者における遺伝的リスクを示した．

アルファ律動や誘発電位における，さまざまな脳波異常が報告されている．睡眠脳波研究では，睡眠持続の障害，デルタ睡眠の減少，睡眠第1段階の減少，およびレム睡眠の減少が報告されている．これらの睡眠構造の変化は，抑うつ障害の睡眠構造の変化とは異なっている．

心理社会的要因

全般不安症に至らしめる心理社会的要因に関しては，認知行動学派と精神分析学派から2つの重要な仮説が呈示されている．認知行動学派では，全般不安症患者は，誤って不正確に認知された危険に対して反応するという仮説が立てられている．この不正確さは，外界の否定的側面に対する選択的注意，情報処理時の歪曲，個人の対処能力に対する過度の否定的評価などによって生じる．精神分析学派では，不安は解決されない無意識の葛藤の症状であるという仮説がある．不安の心理学的理論は，1909年にフロイト（Sigmund Freud）が，ハンス少年について記述することによって初めて提唱されたが，フロイトはそれ以前は，不安は生理学的基礎をもっていると考えていた．全般性不安に当てはまるフロイト学派の理論は，次のような症例においてみることができる．

B夫人は26歳の既婚婦人であり，8か月前から始まって次第に生活能力の低下を増悪させている持続性の不安の診断のために入院した．特に患者を混乱させるのは，彼女の心の眼の中で，父親と彼女自身が裸で性的な抱擁をしている映像が，自然に侵入してくることであった．その映像は恐ろしいだけでなく，彼女を非常に戸惑わせた．というのも彼女は常に父親を非常に嫌っていたからである．父親は彼女にとって「毒」であるのみならず，彼女は父親とのあらゆる接触を避け，父親の会社に居ざるを得ないときは話をするのも難しかった．

父親との関係が難しいことを述べながら，彼女と彼女の夫が財政的に困難な時期に父親が助けてくれた頃から，父親が以前よりおしつけがましくなったように思え，不安が始まったことを突然思い出した．

彼女は父親の悪口を言い続けていたが，突然，母親がかつて言ったことを思い出し，「私が幼い頃は父が可愛がってくれ，よく歌を歌ってくれ，ひざに乗せてくれたそうですが，思い出せません．私は父が私にとって嫌なことをした時ばかりを覚えています．父が今までのように嫌な人でいるとうれしい．父が私によくしてくれると，私はどう振る舞ったらいいかわからない」と話した．面接者が彼女に，もしかしたら父親が彼女によくしてくれるよう願っていたのではないかと尋ねると，彼女は答えた．「幼かったときは，父が少しは私を愛しているか知りたかったと思う．私はいつも父に優しくしてほしいと思っていたのではないかしら．だけど，そう考えるのをやめてから，父に優しくしてほしいと思わなくなったのだと思う」．それに対して医師はこう述べた．「まるであなたの一部がお父さんと仲良くしたいと思ったようですね」．それに反応して，患者は急にすすり泣き，出し抜けに言った．「どうすれば父と仲良くできるかわからない！　今，私は大きくなったから父のことなんか気にかけていない」．

患者が平静を取り戻したとき，15年前に起こったとき以来考えていなかった1つの記憶が呼び覚まされた．11歳の時，父親と一緒に居間にいる際に，彼女は突然，彼と性的な抱擁をしている心象にとらわれた．怯えて，彼女は母親を捜しに台所へ走り込んだ．その心象は，この病気が発症するまでは繰り返されることはなく，面接中に思い起こされるまでは忘れ去られたままであった．その意識の中への出現が患者の病歴を明らかにし，彼女が大人になって体験した症状が早期に一過性に発現したことがわかった．彼女は平静を取り戻した後，ずっと忘れられていた記憶をさらに思い出した．彼女は，6歳まで両親の寝室で寝ていたが，その間，父親は，あるときは彼女をベッドに入れて話をしたり，また別のときには彼女をひどく怒って怒鳴りつけ，囲いのあるベッドに寝かしたりした．

翌日の面接中，患者は自分の病気の顛末を話しているときに忘れていたことを明らかにした．彼女の父親が彼女を深く悩ませるような申し出をしていた時期の終わりの頃で，症状が突然出現した前夜，彼女は悪夢を見た．夢で彼女は動物園にいた．それは夜で，彼女は暗闇で奇妙な雑音を聞いた．彼女はそばに立っていた付き添いに，雑音は何なのかと尋ねた．「ああ」と付き添いは無頓着に答えた．「あれは動物が交尾しているだけですよ」．それから，彼女は1匹の大きな灰色の象が，目の前の草の上に右側を下にして寝そべっているのに気づいた．彼女が見ると，その生き物は左の後足を上げたり下げたりして，あたかも立ち上がろうとしているようだった．恐怖の感情と共に彼女は目覚めたが，その後，その朝のうちに，父親との性的な行動の恐ろしい空想の最初のエピソードを体験したのだった．

その夢と直接関連して，患者は彼女が4〜5歳のときに起こった出来事で，長い間忘れていた記憶を思い出した．彼女はある夜，両親の寝室のサークルベッドの中で目覚めて，両親が性交しているのを見た．突然，彼らは彼女が眺めていることに気づき，はね起きた．患者は母親があわててシーツを引っ張り上げ，巻き付けて裸の体を隠すのを見たことを思い出した．その間に，父親は半ば仰向けに，半ば左側を下に寝返りを打った．患者は彼の勃起に気づき，それから彼は左脚を持ち上げて座り，彼女に寝るようにと怒鳴りつけた．

患者にとって，この記憶を思い出すのは容易ではなかった．彼女はこの夢の一部始終や関連することを話すあいだ，つかえながら小さな声で話し，目に見えて恥ずかしげで不

安そうであった．彼女は非常に多くの感情を解放し，その後，かなり緊張がゆるみ，楽になり，落ち着いた．精神科病棟に戻って，彼女は元気になり，単独でも他の患者とも外出するようになった．特筆すべきは，彼女はもはや不安を感じず，以前はあれほど彼女を悩ませた父親との性的な空想は繰り返されなくなったことである．まもなく患者は，さらなる一連の精神療法的面接の後，肩の荷を下ろし，2か月後の追跡訪問のとき，情緒的に落ち着いて快適であり，精神症状は再発していないと報告した．

診 断

全般不安症は，頻繁で持続的な心配や不安であり，それは心配の対象となる出来事や環境の衝撃に対して不釣り合いである．全般不安症と正常不安の区別は，診断基準の中で「過剰な」という用語を使うことと，症状が著明な障害や苦痛を引き起こしていると明記することによってなされている．全般不安症のDSM-5診断基準を，表9.6-2に示した．

臨床像

全般不安症の主要症状は，持続する過剰な不安と心配であり，運動性緊張あるいは落ち着きのなさを伴う．不安は過剰であり，患者の生活のさまざまな側面を障害する．このパターンが起こる日の方が起こらない日より多い状態が少なくとも3か月つづく．運動筋の緊張は，振戦，不穏，および頭痛として現れることが最も多い．

全般不安症患者は，一般に，身体症状のために一般医や内科医を受診する．あるいは慢性の下痢のような特定の症状のために専門医を受診することもある．特定の非精神医学的身体疾患がみつかることは稀で，患者は医師探索行動を続けることになる．全般不安症という診断を受け入れ，適切な治療を受ける患者もいるが，自身の問題に対してそれ以上の身体医学的意見を求める患者もいる．

G氏は成功した既婚の28歳の教師で，強まってくる心配と不安の症状をどう扱ってよいのか精神医学的評価を求めて受診した．これに先立つ数年，仕事の遂行に徐々に心配がつのってきたとG氏は述べた．例えば，彼はいつも尊敬されていて人気のある講師だったが，生徒を把握したり，効果的に物事を運んだりするのにどんどん不安になってくることに気づいた．同様に，彼は常に財政的に安定していたが，予期せぬ費用のために財を失うのではないかという心配が増してきた．G氏の心配と関連して身体症状が頻繁に認められた．例えば，彼は働いたり家族と過ごしたりするときにはしばしば緊張や焦燥感を感じており，また翌日に迫っている挑戦的な事柄についての心配から気持ちをそらすことが非常に難しくなっていた．特に夜は，心配で眠れないでいる間，落ちつかなさが増していく感じがすると述べた．（Erin B. McClure-Tone, Ph. D., and Daniel S. Pine,

表 9.6-2　DSM-5の全般不安症/全般性不安障害の診断基準

A．（仕事や学業などの）多数の出来事または活動についての過剰な不安と心配（予期憂慮）が，起こる日のほうが起こらない日より多い状態が，少なくとも6か月間にわたる．

B．その人は，その心配を抑制することが難しいと感じている．

C．その不安および心配は，以下の6つの症状のうち3つ（またはそれ以上）を伴っている（過去6か月間，少なくとも数個の症状が，起こる日のほうが起こらない日より多い）．
　注：子どもの場合は1項目だけが必要
　(1) 落ち着きのなさ，緊張感，または神経の高ぶり
　(2) 疲労しやすいこと
　(3) 集中困難，または心が空白になること
　(4) 易怒性
　(5) 筋肉の緊張
　(6) 睡眠障害（入眠または睡眠維持の困難，または，落ち着かず熟眠感のない睡眠）

D．その不安，心配，または身体症状が，臨床的に意味のある苦痛，または社会的，職業的，または他の重要な領域における機能の障害を引き起こしている．

E．その障害は，物質（例：乱用薬物，医薬品）または他の医学的疾患（例：甲状腺機能亢進症）の生理学的作用によるものではない．

F．その障害は他の精神疾患ではうまく説明されない〔例：パニック症におけるパニック発作が起こることの不安または心配，社交不安症（社交恐怖）における否定的評価，強迫症における汚染または，他の強迫観念，分離不安症における愛着の対象からの分離，心的外傷後ストレス障害における外傷的出来事を思い出させるもの，神経性やせ症における体重が増加すること，身体症状症における身体の訴え，醜形恐怖症における想像上の外見上の欠点の知覚，病気不安症における深刻な病気をもつこと，または，統合失調症または妄想性障害における妄想的信念の内容，に関する不安または心配〕．

Diagnostic and Statistical Manual of Mental Disorders, Fifth Edition (Copyright ©2013). American Psychiatric Association. All Rights Reserved から許可を得て転載．

M. D.のご好意による）

鑑別診断

他の不安症におけると同様に，全般不安症も，身体的および精神的疾患の双方と鑑別されなければならない．神経性，内分泌性，代謝性，および薬物関連性疾患など，パニック症の鑑別に考慮されるべき疾患は全般不安症においても考慮されなければならない．よく併存して起こる不安症も考慮すべきであり，それにはパニック症，恐

怖症，強迫症，心的外傷後ストレス障害がある．全般不安症の診断基準と合致するためには，患者は完全な症状を示し，かつ併存する不安症では説明できない症状をもっていることが必要である．他の不安症の文脈の中で全般不安症を診断するためには，他の障害とは関連しない，あるいは最小の関連しかない環境や出来事と関連する不安あるいは心配を証明することが最も重要である．全般不安症をもつ患者は，しばしばうつ病を発症する．そのため，うつ病も認知され区別されなければならない．正しい診断をする鍵は，不安や心配が抑うつ障害と関連しないことを証明することである．

経過と予後

発症年齢は特定するのが困難である．この障害の患者の多くは，思い出せる限りずっと不安があったと述べる．患者は実際には，あらゆる年齢で治療者と出会いうるが，臨床医の注意を引くのは20代になってからである．全般不安症患者のうち精神科治療を受けるのはわずか3分の1に過ぎない．多くはこの障害の身体症状のために，一般医，内科医，心臓専門医，呼吸器専門医，消化器専門医を受診する．全般不安症患者における精神疾患の併存率が高いため，この障害の臨床経過と予後の予測は困難である．しかし，いくつかのデータでは，全般不安症の発症に生活上の出来事が関連していると指摘されている．負の生活上の出来事がいくつか起こると，この障害が非常に増悪する傾向がある．定義上，全般不安症は慢性であり，一生持続する可能性がある．

治　療

おそらく，全般不安症の最も有効な治療法は，精神療法，薬物療法，および支持的アプローチの併用である．治療者が精神科医，家庭医，その他の専門家のいずれであっても，治療にはかなりの時間がかかる．

精神療法

全般不安症に対する主要な精神療法は，認知行動療法，支持的精神療法，そして洞察指向的精神療法である．これらの治療法の相対的利点についての報告は現在のところ限られているが，最も洗練された研究は認知行動技法に関するもので，この治療法は短期的および長期的な効果をもっている．認知療法は患者の認知の歪みに直接働きかけ，行動療法は身体症状に直接的に働きかける．行動療法で使用される主な技法としては，リラクゼーションとバイオフィードバックがある．認知療法と行動療法を併用した場合のほうが，どちらか一方のみを用いる場合よりも有効であることを示した予備的研究がある．支持的療法は患者に保証と安心を提供するが，長期的有効性は疑問である．洞察指向的精神療法では，無意識の葛藤の覆いをとり，自我の強さを確認することに焦点をあてる．全般不安症に対して洞察指向的精神療法が有効であったとする症例報告は多くあるが，大規模な対照研究はなされていない．

ほとんどの患者は，自らの困難に対して関心を抱いてくれる共感的な臨床医と話し合う機会をもつことによって，不安の著明な減少を体験する．もし不安を喚起するような外的状況を見出したら，臨床医は，単独であるいは患者やその家族の協力を得て，外的環境を変え，ストレスの圧力を減少させることができる．症状が軽減すれば，患者は日常生活や対人関係において効果的に機能できるようになることが多く，このことによって患者は新しい報償と満足を得ることができ，それら自体が治療的に作用する．

精神分析的観点からは，不安は時に探求に値する無意識的混乱の信号であるとされる．不安は状況によっては正常であり，適応的，不適応的，強すぎる，あるいは弱すぎるということがありうる．不安は，ライフサイクル中のさまざまな状況において発生する．多くの症例で，症状を取り去ることが最も適切な行動というわけでもない．

不安の源を理解しようとする心理的準備ができており，またその動機づけのある患者では，精神療法は選択すべき治療法であろう．精神力動的治療は，有効な治療によって不安が増強することがあるという仮定をもって進行する．力動的治療の目標は，不安を取り除いてしまうことではなく，患者の不安耐性，つまり不安体験能力を増強することである．経験的な研究によれば，精神療法的治療が成功した患者の多くは，精神療法の終結後にも不安を体験し続ける．しかし，自我統制が向上するので，自分の不安症状を，内的葛藤を反映する信号として認識し，自己への洞察と理解を深める契機とすることができるようになる．全般不安症患者に対する精神力動的治療には，患者の潜在的な恐怖を探求することも含まれる．

B氏は全般不安症の既往を持つ28歳の男性で，青年期にはアルコール乱用者であり，現在は断酒会（Alcoholic Anonymous：AA）に所属している．性的副作用があるため，抗うつ薬のSSRIを望まず，ブスピロン（BuSpar）は効果的だったが，ガバペンチン（ガバペン）は鎮静が強すぎた．クロナゼパム（リボトリール）は効果的であったが，AAに持続的に参加するうちに，AAの仲間たちからのベンゾジアゼピン系をやめるようにという圧迫を感じるようになった．一部は，この圧迫のために，B氏は精神科医による精神力動的治療法を求めた．精神科医がクロナゼパムを漸減し始めようと提案すると，B氏は躊躇し，より不安になるのではないかと心配した．治療者は，課題が実際に彼の不安について知っていこうとするものならば，彼が不安を抱えて面接にくることは有意義であるかもしれないと示唆した．

クロナゼパムを漸減する間，B氏の不安は増大した．彼は男性治療者は共感的でなく，自分を不安に耐えさせていながら，眺めているだけで何もしないと訴えた．治療が展

開するにつれ，治療者はB氏が母親ととりわけ親密であったということがわかってきた．母親は，B氏と共に，留守がちで短気で性根のよくないアルコール症の父親からの批判の的になっていた．B氏の母親は，B氏が10歳の時に，乳癌のために外科手術と化学療法を受けた．B氏の不安症状が出現したのは，それからまもなくだった．

クロナゼパムを中止したとき，治療者に対して，B氏はあまりにもつらいことに耐えさせたことへの怒りを爆発させた．治療者は静かにB氏の怒りを受け止め，自分がB氏にさらなる不安に耐えるように要求したのだということを述べ，彼をそっとしておいて，その週はそのままにした．B氏が治療者の中に，留守がちで加虐的な父親を見出したのではないかと示唆したとき，B氏はそれは意味があることだと考え，治療者をさらに信頼し始めた．治療者が報復することなく自分の怒りに耐え，理解することができたこと，また，彼も彼らが合意した治療計画の始まりからそれをやり通すつもりだったことがよくわかったとB氏は述べた．この同盟が深まることによって，B氏は自分の不安の体験に対する言葉を口にしようと苦闘した．B氏はさらに母親に対する愛着や，父親が飲みながら彼ら2人に怒鳴っている間母親を支えるために抱き締めたとき，彼女の大きな乳房に接したい自分自身を抑えたことと，ときどき自分の母親の抱き締め方が不自然で，欲望に突き動かされていたように感じたことを話した．

B氏はある面接で，1つの夢について話したが，その中で彼は受け身で恐怖と罪の意識に凍りついており，動けず，裸の女性を殺して体をばらばらにした男のようであった．B氏の夢への連想は，母親を醜く傷つけた外科手術の痛々しい記憶へと，また父親が手術の前も後も変わらず彼女を怒りながら非難することを止められなかった罪の意識へと導かれた．それから，B氏は，恥ずかしさのために話していなかった夢の他の部分も付け加えた．彼は夢の間に性的に興奮していた．そして突然，B氏は彼をうろたえさせた侵襲的な考えを話した――乳癌は，彼が母親を守れなかったから起こったのだ――．また，彼が母親の乳房によって興奮してしまったからというものであった．B氏は治療中に初めて泣いた．治療者と患者が夢や侵襲的な考えを探求する時間を経て，B氏は，母親の病気や姿を損なう手術を引き起こしたという罪の意識を感じており，それは父親の怒りから彼女を守れなかったからだけではなく，母親の乳房に彼が惹かれてしまったことに罪を感じ，恥じていたのだということを学んだ．彼の父親が酔って欲求のままに母親を非難するやりかたは正しかったと伝えた．彼は，自分が母親にしてしまったことのために，病気や事故，おそらくは去勢によって自分が醜くなるのではないかと恐れていた．B氏にとって，これらの感情を探求していくことは簡単ではなかったが，彼はやり遂げ，彼の不安は消えた．(Eric M. Plakun, M. D. のご好意による)

薬物療法

全般不安症の患者に，初回の診療で抗不安薬の使用を決定することはまずない．この障害の経過は長期的なので，治療計画は熟考されなければならない．全般不安症の治療に考慮される3つの主要な薬物は，ベンゾジアゼピン系薬物，選択的セロトニン再取り込み阻害薬（sero-tonin-specific reuptake inhibitor：SSRI），ブスピロンとベンラファキシン（イフェクサーSR）である．その他の薬物で効果がある可能性があるのは，イミプラミン（トフラニール）のような三環系薬物，抗ヒスタミン薬，およびプロプラノロール（インデラル）のようなβアドレナリン拮抗薬である（表9.6-3）．

全般不安症の薬物治療期間は6～12か月とみなされているが，治療が長期に及び，一生にわたることもある．およそ25％の患者は治療中止1か月後に再発し，60～80％は1年の間に再発する．患者によってはベンゾジアゼピン系薬物に依存するようになるが，ベンゾジアゼピン系薬物，ブスピロン，ベンラファキシン，SSRIの治療効果への耐性が出現することはめったにない．

ベンゾジアゼピン系薬物 ベンゾジアゼピン系薬物は全般不安症の治療選択薬である．ベンゾジアゼピン系薬物は屯服的に処方できるので，患者は特に不安になると速効性のベンゾジアゼピン系薬物を服用する．もう1つの方法は，ベンゾジアゼピン系薬物を決められた期間処方し，その間に心理社会的取り組みを始めることである．

全般不安症においてベンゾジアゼピン系薬物を使用することに関連した問題がいくつかある．およそ25～30％の患者は反応せず，耐性と依存が生じうる．また，患者によっては服薬中に覚醒度が障害され，自動車や機械などに関わる事故を起こす可能性がある．

ベンゾジアゼピン系薬物による治療を開始するという臨床決定は，熟慮し，限定すべきである．患者の診断，特定の標的症状，治療期間をすべて限定し，情報は患者と共有する．ほとんどの場合，不安状況に対する治療は2～6週間続け，1～2週間かけて薬を減量して中止する．ベンゾジアゼピン系薬物による治療の際に最も多く起こる過ちは，無期限に投薬を続けてしまうことである．

不安の治療では，初回投与量は治療範囲内の最少量から開始し，治療反応が得られるまで増量する．ベンゾジアゼピン系薬物で半減期が中程度（8～15時間）のものを使用すると，半減期が長いものを使用したことに関連して生じうる有害作用を避けることができる．また薬物を分けて使用すると，最高血中濃度と関連した有害作用の増悪を防ぐことができる．ベンゾジアゼピン系薬物による改善は，単なる抗不安作用のみではない．例えば，薬物によって患者はさまざまな出来事を明るく見られるようになる．またベンゾジアゼピン系薬物には，アルコールの適量を摂取したときと同様の軽い脱抑制作用がある．

ブスピロン ブスピロンは5-HT$_{1A}$受容体部分作動薬であり，全般不安症の60～80％に有効と考えられている．ブスピロンは全般不安症の身体症状よりも，その認知症状に対して有効であるというデータがある．ベンゾジアゼピン系薬物による治療歴のある患者は，ブスピロンの治療に反応しにくいという証拠がある．それは，ベンゾジアゼピン系薬物のもつ筋弛緩作用や安寧感のような抗不安作用以外の付加的な感覚が欠けていることによるので

表 9.6-3 反復性不安の治療の通常の薬物治療

薬物治療	商品名	推奨初期用量	毎日の維持用量 (mg)[a]
抗うつ薬[b]			
フルオキセチン	Prozac	5 mg/日	20〜80
フルボキサミン	ルボックス	50 mg/日	100〜300
パロキセチン	パキシル	10 mg/日	20〜50
	パキシル CR	12.5 mg/日	25〜75
セルトラリン	ジェイゾロフト	25〜50 mg/日	50〜200
シタロプラム	Celexa	10 mg/日	20〜60
エスシタロプラム	レクサプロ	5 mg/日	10〜30
ベンファラキシン	イフェクサー SR	37.5 mg/日	75〜225
フェニルジン	Nardil	15 mg/日	45〜90
ベンゾジアゼピン系薬物[c]			
アルプラゾラム	コンスタン	0.25 mg 3 回	1〜4[e]
クロナゼパム	リボトリール	0.25 mg 2 回	1〜3
ロラゼパム	ワイパックス	0.5 mg 3 回	2〜6[e]
アザピロン[d]			
ブスピロン	BuSpar	7.5 mg 2 回	30〜60

フェニルジン以外はすべて強迫症に有用である。
[a]症例によってはこの表に記載された量より高い，または低い用量が必要。
[b]広場恐怖を伴う，または伴わないパニック症の初期治療に有用であり，その場合はより低い用量で開始する。また，全般不安症，全般性の社交不安症，心的外傷後ストレス障害に有用である。
[c]広場恐怖を伴う，または伴わないパニック症，全般不安症，全般性の社交不安症の初期治療に有用である。心的外傷後ストレス障害や強迫症には，抗うつ薬に付加すると有用である可能性がある。
[d]全般不安症の初期治療に有用である。
[e]1 日の全用量は，1 日 2〜4 回に分ける。

あろう．ブスピロンの主な欠点は，ベンゾジアゼピン系薬物では抗不安効果がほぼすぐ得られるのに対して，効果が明らかになるのに 2〜3 週間かかることである．1 つの方法は，最初にベンゾジアゼピン系薬物とブスピロンを同時に用い，2〜3 週間後，ブスピロンが最大の効果に達したときにベンゾジアゼピン系薬物を漸減することである．いくつかの研究によると，ベンゾジアゼピン系薬物とブスピロンの長期併用投与が各薬物の単独投与より有効である可能性がある．ブスピロンはベンゾジアゼピン系薬物離脱には効果はない．

ベンラファキシン ベンラファキシン（イフェクサー SR）は全般不安症と関連した不眠，集中力低下，落ち着きのなさ，焦燥感，過度の筋緊張の治療に有効である．ベンラファキシンは，3 つの生体アミンであるセロトニン，ノルエピネフリン，そして，よりわずかであるがドパミンに対する非選択的再取り込み阻害薬である．

選択的セロトニン再取り込み阻害薬 SSRI は，特にうつ病が併存する患者に効果的である．SSRI，殊にフルオキセチン（Prozac）の注意すべき欠点は，一過性に不安を増強させ，焦燥状態を引き起こす可能性があることである．この理由から，同じ SSRI でもセルトラリン（ジェイゾロフト）やシタロプラム（Celexa），パロキセチン（パキシル）のほうが，不安の強い患者にはよりよい選択である．セルトラリン，シタロプラム，あるいはパロキセチンにベンゾジアゼピン系薬物を加えて治療を開始し，2〜3 週間後にベンゾジアゼピン系薬物を漸減するのが合理的である．SSRI がパニック症や強迫症に対してと同様に，全般不安症にも有効であるかどうかを判定するには，さらなる研究が必要である．

その他の薬物 ブスピロンやベンゾジアゼピン系薬物による定型的な薬物治療が無効か十分には有効でない場合，まずうつ病などの併存疾患を鑑別し，あるいは患者の環境的ストレスをより理解しようとするなどの臨床的な再評価が望ましい．全般不安症に有効であることが証明されている他の薬物に，三環系および四環系薬物がある．β アドレナリン受容体拮抗薬は不安の身体症状を軽減するが，根本的な症状は改善しないので，その使用はパフォーマンス不安などのような状況不安に限られる．

参考文献

Cuijpers, P., Sijbrandij, M., Koole, S., Huibers, M., Berking, M., & Andersson, G. Psychological treatment of generalized anxiety disorder: A meta-analysis. *Clin Psychol Rev*. 2014.

Etkin A, Prater KE, Hoeft F, Menon V, Schatzberg AF. Failure of anterior cingulate activation and connectivity with the amygdala during implicit regulation of emotional processing in generalized anxiety disorder. *Am J Psychiatry*. 2010;167:545.

Goodwin RD, Stein DJ. Anxiety disorders and drug dependence: Evidence on sequence and specificity among adults. *Psych Clin Neurosci*. 2013;67:167.

Hill N, Joubert L, Epstein I. Encouraging self-management in chronically ill patients with comorbid symptoms of depression and anxiety: An emergency department study and response. *Soc Work Health Care*. 2013;52:207.

Lenze EJ, Mantella RC, Shi P, Goate AM, Nowotny P, Butters MA, Andreescu C, Thompson PA, Rollman BL. Elevated cortisol in older adults with generalized anxiety disorder is reduced by treatment: A placebo-controlled evaluation of escitalopram. *Am J Geriatric Psychiatry*. 2011;19:482.

Lorenz RA, Jackson CW, Saltz M. Adjunctive use of atypical antipsychotics for treatment-resistant generalized anxiety disorder. *Pharmacotherapy*. 2010;30:942.

Maslowsky J, Mogg K, Bradley BP, McClure-Tone E, Ernst M, Pine DS, Monk CS. A preliminary investigation of neural correlates of treatment in adolescents with generalized anxiety disorder. *J Child Adolescent Psychcopharm*. 2010;20:105.

McClure-Tone EB, Pine DS. Clinical features of the anxiety disorders. In: Sadock BJ, Sadock VA, Ruiz P, eds. *Kaplan & Sadock's Comprehensive Textbook of Psychiatry*. 9th edition. Philadelphia: Lippincott Williams & Wilkins; 2009:1844.

Newman MG, Castonguay LG, Borkovec TD, Fisher AJ, Boswell JF, Szkodny LE, Nordberg SS. A randomized controlled trial of cognitive-behavioral therapy for generalized anxiety disorder with integrated techniques from emotion-focused and interpersonal therapies. *J Consult Clin Psychol*. 2011;79:171.

Newman MG, Przeworski A, Fisher AJ, Borkovec TD. Diagnostic comorbidity in adults with generalized anxiety disorder: Impact of comorbidity on psychotherapy outcome and impact of psychotherapy on comorbid diagnoses. *Behav Ther*. 2010;41:59.

Ouimet AJ, Covin R, Dozois DJA. Generalized anxiety disorder. In: Sturmey P, Hersen M, eds. *Handbook of Evidence-Based Practice in Clinical Psychology. Vol 2: Adult Disorders*. Hoboken: John Wiley & Sons; 2012:651.

Ritter MR, Blackmore MA, Heimberg RG. Generalized anxiety disorder. In: McKay D, Abramowitz JS, Taylor S, eds. *Cognitive Behavioral Therapy for Refractory Cases: Turing Failure Into Success*. Washington, DC: American Psychological Association; 2010.

Uebelacker L, Weisberg R, Millman M, Yen S, Keller M. Prospective study on risk factors for suicidal behavior in individuals with anxiety disorders. *Psychol Med*. 2013;43:1465.

9.7 その他の不安症

他の身体疾患による不安症

多くの身体疾患が不安と関連する．その症状は，パニック発作，全般性不安，その他の苦悩の徴候などである．すべての症例において，徴候と症状は身体疾患の直接的生理的影響によるものであろう．

疫　学

一般身体疾患に関連して不安症状が起こることはよくあるが，障害の発生率はおのおの特定の身体疾患ごとに異なる．

病　因

さまざまな身体疾患が，不安症と同様の症状を引き起こす（表 9.7-1）．甲状腺機能亢進症，甲状腺機能低下症，副甲状腺機能低下症，ビタミン B_{12} 欠乏症は，不安症状を起こすことが多い．褐色細胞腫は，発作的な不安症状を呈しうるエピネフリンを産生する．心臓不整脈のようなその他の身体疾患により，パニック症の身体症状が起こることもある．不安症の症状を引き起こしうる異なった身体疾患が，ノルアドレナリン系とセロトニン系の双方に関与する共通の機構を通してそのように働いているのであろう．この病状のいずれもが，基底にある身体的原因の直接的な結果として起こる顕著な不安を特徴とする．

診　断

他の身体疾患による不安症の診断には，1つあるいはいくつかの身体疾患によって引き起こされる不安症の症状が存在することが必要である．DSM-5では，その障害が全般性不安，またはパニック発作で特徴づけられているかどうかを臨床医が特定することができる．

慢性や発作性の不安が，同様の症状を引き起こすことが知られている身体疾患と関係している場合は，臨床医は診断に十分疑いをもって臨むべきである．不安患者において高血圧の激しい発作が起こるなら，褐色細胞腫を検索する検査が適切である．一般的な身体的精密検査により，糖尿病，副腎腫瘍，甲状腺疾患，神経疾患などが発見されることがある．例えば，複雑部分てんかんの患者が，てんかん発作の唯一の症状として過度の不安や恐怖の発作のみを呈することがある．

臨床像

一般身体疾患による不安症の症状は，原発性の不安症の症状と同様であることがある．パニック症と同じ症候群が最もよくみられる臨床像であり，恐怖症のような症

表 9.7-1　不安と関連する障害

神経学的障害
　脳新生物
　脳外傷および脳挫傷後症候群
　脳血管疾患
　くも膜下出血
　片頭痛
　脳炎
　脳梅毒
　多発性硬化症
　ウィルソン病
　ハンチントン病
　てんかん
全身的状態
　低酸素症
　　脳血管障害
　　心性不整脈
　　肺機能不全
　　貧血
内分泌障害
　下垂体機能障害
　甲状腺機能障害
　副甲状腺機能障害
　副腎機能障害
　褐色細胞腫
　女性の男性化障害
炎症性障害
　全身性エリテマトーデス
　慢性関節リウマチ
　結節性多発関節炎
　側頭動脈炎
欠乏症
　ビタミン B_{12} 欠乏症
　ペラグラ
種々多様な状況
　低血糖症
　カルチノイド症候群
　全身性悪性腫瘍
　月経前症候群
　熱性疾患と慢性感染症
　ポルフィリア
　伝染性単核症
　肝炎後症候群
　尿毒症
中毒症
　アルコールと薬物の離脱症
　アンフェタミン
　交感神経興奮性要因
　血圧上昇因子
　カフェインとカフェイン離脱
　ペニシリン
　サルファ剤
　大麻
　水銀
　砒素
　リン
　有機リン酸
　二硫化炭素
　ベンゼン
　アスピリン不耐性

Cumming JL. *Clinical Neuropsychiatry.* Orlando, FL：Grune & Stratton：1985：214 から許可を得て改変．

パニック発作 心筋障害をもつ患者は，一般身体疾患に続発するパニック症の発生率が最も高いと考えられる．心臓移植を待っている心筋症患者の83％には，パニック症の症状があるという研究がある．このような患者においてノルアドレナリン系が亢進すると，パニック発作の刺激が喚起される．パーキンソン病や慢性閉塞性肺疾患患者の25％にパニック症の症状があるという研究もある．パニック症と関連する他の身体疾患には，慢性疼痛，原発性胆管性肝硬変，てんかん，特に右の傍海馬回に焦点がある場合などがある．

全般性不安 シェグレン症候群（Sjögren's syndrome）の患者では，全般不安症が高率に発症することが報告されているが，その頻度は，皮質および皮質下機能や甲状腺機能へのシェグレン症候群の影響と相関する．身体疾患に由来する全般不安の有病率は，グレーブス病（Graves' disease［甲状腺機能亢進症］）において最も高く，その全患者のおよそ3分の2が全般不安症の診断基準を満たすと考えられている．

> A氏は86歳の退職した化学技師で，一連の発作症状に対する助けを求めていたが，その発作に先行する4か月の間，顕著な心配，落ち着きのなさ，「壁が崩れ落ちてくる」という感覚，不快感から解放されるため「空気がほしい」という欲求を経験していた．これらの出来事は，ほとんど夜間に起こり，彼を健全な眠りから目覚めさせていた．具合をよくするためには，どんなに外気が冷たくとも，開いた窓から頭を突き出すしかなかった．彼の症状は15〜20分で次第に改善するが，完全に解決するには優に1日かかるのだった．指摘された質問に答えて，これらのエピソードの間に発汗，めまい，呼吸の促迫が起こったと報告している．彼は，もし窓を開けられなかったら死んでしまいそうだと想像した．彼は動悸，絞厄感，異常感覚，悪心などは否定した．患者はほぼ30年前，仕事上の義務からしばしば旅行に行く必要があって，それゆえに家から離れなくてはならない期間に，同じような発作が続いていたのを思い出した．患者は抑うつ感や快感喪失（anhedonia），最近の睡眠機能障害，食欲と体重の変化，エネルギーの低下，自己評価の低下は否定した．身体的既往歴では，6か月前の右の大脳基底核の脳卒中発作が注目される．高血圧症，境界型糖尿病，良性前立腺肥大の既往もあった．検査結果に特記すべきことはなかった．
>
> 脳卒中発作による不安症，パニック発作を伴う，との診断がなされた．患者はアルプラゾラム（コンスタン）0.4 mgを経口で1日2回，パニック発作の頓服用に処方され，エスシタロプラム（レクサプロ）10 mg/日の服用を開始した．その後の受診で，患者は不安症状は完全に解決したと報告した．エスシタロプラムは服用し続けていたが，もはやアルプラゾラムは必要としなかった．（LL Lavery, M.D., and EM Whyte, M.D. のご好意による）

恐怖症 恐怖症の症状はあまり知られていないようであるが，パーキンソン病患者においては社交恐怖の有病率が17％であるという報告がある．平衡感覚障害をもつ年配者は，しばしば転倒の恐怖を訴え，それは歩く意欲をなくし，恐れるようになるという形で表現されることがある．

臨床検査

他の身体状況に由来する不安症が鑑別診断として考えられるとき，的を絞った精密検査が必要である．もし可能であれば，検査は，患者の身体症状（もし存在するなら）によって示唆される特定の診断を裁定するために選ぶべきである．

考慮すべき検査は，全血球算定，電解質，血糖値，血液尿素窒素，クレアチニン，肝機能検査，カルシウム，マグネシウム，リン，甲状腺機能検査，尿の毒物検査などである．時に，鑑別のために付加的な検査も指示すべきであり，褐色細胞腫の鑑別には例えば尿中カテコールアミン，てんかん性障害には脳波，心臓不整脈にはホルター心電図，肺疾患には脈オキシメトリー，動脈血ガスなどがある．脳画像は，脱髄疾患，腫瘍，卒中，あるいは水頭症を鑑別するために有用であり，また特に，不安をもつ人が，例えば頭痛，運動性や感覚性の変化，めまいなどの神経学的な症状を報告している場合は重要である．しかし，そのような訴えは1次性不安症の身体症状としても起こるものである．もし炎症性あるいは感染性の経過が疑われるときは，腰椎穿刺が適切であろう．

鑑別診断

症状としての不安は，不安症それ自体に加え，多くの精神疾患と関連している．その他の精神医学的診断を示唆するような気分の症状や精神病の症状の存在を決定するためには，精神的現在の診察が必要である．ある患者の不安症が一般身体疾患によって引き起こされているという結論を臨床家が下すには，患者が主要症状としてはっきりと不安を呈し，特定の原因となる非精神医学的身体疾患をもっていなければならない．一般身体疾患による不安症であることを確認するために，臨床家は，その身体疾患と不安症状の間の時系列，発症年齢（1次性不安症は通常35歳以前である），不安症と関連した一般身体疾患（例えば，甲状腺機能亢進症）双方についての患者の家族歴などを評価しておかねばならない．不安を伴う適応障害の診断も，鑑別診断として考慮すべきである．

経過と予後

間断ない不安体験は，社会的，職業的，心理的機能など，生活のあらゆる面を妨げ，無力化しうる．発症が潜行的である場合より，不安水準が突然増強する場合のほうが，患者は内科的，心理的援助をより迅速に求める．不安を起こす一次的な身体的原因の除去または治療を，不安症の症状を修復するために最初に行うべきである．しかし，例えば脳炎後の病態のように，1次的身体疾患を治療した後でも，不安症の症状が継続する症例がある．ある症状は，他の不安症の症状より長期的に続くことが

ある．身体疾患が治療された後でも不安症の症状がかなりの期間存在する場合は，残遺症状は原発性の不安症状と同様に，精神療法や薬物療法，あるいはその併用で治療する．

治　療

　一般身体疾患による不安症の主要な治療は，根底にある身体疾患の治療である．患者にアルコール，その他の物質使用障害もあるときは，不安症の症状を制御するためにそれらの障害の治療も行わなければならない．もし1次的身体疾患を除去しても不安症状が改善しない場合は，それぞれの精神疾患の治療指針に従ってその症状の治療を行う．一般に，行動緩和技法，抗不安薬，セロトニン作動性抗うつ薬が最も効果的な治療法である．

物質・医薬品誘発性不安症

　物質・医薬品誘発性不安症(substance/medication-induced anxiety disorder)は，乱用薬物，治療薬，毒物，アルコール，その他の物質摂取などの有毒物質の直接的な結果である．

疫　学

　物質・医薬品誘発性不安症はよくみられ，いわゆる娯楽薬(recreational drug)の摂取の結果としても，処方薬の結果としても生じる．

病　因

　多くの物質が，DSM-5の不安症のいずれかに類似した不安症状を引き起こす．アンフェタミン，コカイン，カフェインなどの交感神経刺激薬は，不安症の症状に最も関連の深い物質であるが，LSD(リセルグ酸ジエチルアミド[lysergic acid diethylamide])やMDMA(メチレンジオキシメタンフェタミン[methylenedioxymethamphetamine])のようなセロトニン作動性薬物も，急性や慢性の不安症候群を引き起こす．多くの処方薬が，感受性の強い個人で不安症の症状を起こす．

診　断

　物質・医薬品誘発性不安症の診断基準では，顕著な不安あるいはパニック発作が認められなければならない．DSM-5の指針によれば，その症状は物質使用中か使用を中止して1か月以内に現れなければならない．しかし，臨床家は物質曝露と不安症状との関連を評価するのに困難を感じることがある．診断の構造には，(1)物質の特定(例えば，コカイン)，(2)発症時の相応の状況(例えば，中毒)，(3)特定の症状の型(例えば，パニック発作)などに言及することが含まれる．

臨床像

　物質・医薬品誘発性不安症の臨床症状は，関連した物質ごとにさまざまである．精神刺激薬を稀に使うことでさえ，人によっては不安症の症状を引き起こしうる．理解，計算，記憶における認知の障害が，不安症の症状と関連している可能性がある．これらの認知の欠損は，通常は物質の使用を中止すれば可逆的である．

　事実，アルコールを飲む人は誰でも，少なくとも数度は，不安，通常は社交不安を減少させるために飲酒したことがある．一方，入念な対照試験により，不安に対するアルコールの効果はさまざまで，性別，アルコール摂取量，文化的構造によっても顕著に影響を受けることが示されている．それでもやはり，アルコール使用障害やその他の物質関連障害は，おおむね不安と関連している．アルコール使用障害は，パニック症患者では，一般人口と比較して約4倍，恐怖症患者では約2.5倍多い．不安症とアルコール使用障害の双方の遺伝的資質が，1つの家系に存在することを示す研究もいくつかある．

鑑別診断

　物質・医薬品誘発性不安症の鑑別診断には，1次性不安症，一般身体疾患による不安症(このために患者が複雑な投薬を受けている場合もある)，不安症状をしばしば伴う気分障害などがある．パーソナリティ障害や詐病は，鑑別診断において，殊に都市部の救急外来では考慮すべきである．

経過と予後

　経過と予後は，一般に，原因となった物質を取り除けるかどうかと，罹患した人が物質の使用を制限することが長期間可能かどうかによる．ほとんどの薬物の催不安効果は可逆的である．不安が薬物を中止しても可逆的でない場合，臨床家は物質・医薬品誘発性不安症という診断を考えなおすか，物質が不可逆的な脳の障害を引き起こしている可能性を考慮しなければならない．

治　療

　物質・医薬品誘発性不安症の治療は，まず原因となった物質を取り除くことである．もしその物質が処方薬ならば，代替となる治療を見出すことに焦点をあてねばならない．物質が環境的曝露を通してもたらされているなら，患者の曝露を制限することに，あるいは根底にある物質関連障害を治療することに焦点をあてねばならない．不安症の症状が，物質の使用を中止したにもかかわらず継続するならば，適切な精神療法的，または薬物療法的手法をとるべきである．

混合性不安-抑うつ障害

　混合性不安-抑うつ障害(DSM-Ⅳの研究用基準案)は不安と抑うつ症状の両方を呈し，不安症と気分障害のいずれの診断基準にも該当しない患者に対して記述される．抑うつと不安症状の組み合わせは，罹患した人を深

刻な機能障害に至らせる．この状況はプライマリケアの現場や精神科クリニックの外来などでよくみられる．反論者は，この診断を用いると，真の抑うつ障害と真の不安症を鑑別するために，完全な精神医学的病歴を聞き取ることに時間を費やさなくなってしまうと批判している．ヨーロッパや特に中国では，この症状の患者の多くが神経衰弱（neurasthenia）と診断されている

疫　学

うつ病とパニック症の併存はよくみられる．抑うつ患者のおよそ3分の2は明確な不安症状を呈し，3分の1はパニック症の診断基準に合致する．研究者の報告によれば，全パニック症患者の20〜90％にうつ病エピソードがある．これらのデータからすると，抑うつと不安症状の併存は，それが他のうつ病または不安症の診断基準のどちらにも適合しなくても，一般によくみられる．しかし実際，混合性不安-抑うつ障害の公式な疫学的データはあまり役に立たない．一部の臨床医や研究者は，一般人口におけるこの障害の有病率をおよそ10％，プライマリケアにおいては50％と見積もっているが，保守的な評価では，一般人口におけるこの障害の有病率はおよそ1％とされている．

病　因

4つの主要な証拠によって，一部の患者では不安症状と抑うつ症状が原因的に連関していることが示唆されている．第1に，数名の研究者によって，抑うつ障害と不安症，特にパニック症において，同じような神経内分泌学的所見が報告されている．それは，副腎皮質刺激ホルモンに対する副腎皮質反応の鈍化，クロニジン（カタプレス）に対する成長ホルモン反応の鈍化，甲状腺刺激ホルモン放出ホルモンに対するプロラクチンや甲状腺刺激ホルモンの反応の鈍化などである．第2に，ノルアドレナリン系の機能亢進が，原因として一部の抑うつ障害患者とパニック症患者に関連していると指摘するいくつかの研究がある．特にこれらの研究では，実際にパニック発作を体験しているようなパニック症患者やうつ病患者の尿，血漿，または脳脊髄液（cerebrospinal fluid：CSF）中のノルエピネフリン代謝産物 3-メトキシ-4-ヒドロキシフェニルグリコール（3-methtoxy-4-hydroxyphenyl-glycol：MHPG）の濃度が上昇している．その他の不安症や抑うつ障害と同様に，セロトニンやγアミノ酪酸（γ-aminobutyric acid：GABA）も，混合性不安-抑うつ障害の病因に関連があると考えられている．第3に，フルオキセチン（Prozac）やクロミプラミン（アナフラニール）などのセロトニン作動性薬物が，抑うつ障害と不安症両方の治療に有効であることが多くの研究でわかっている．第4に，多くの家族研究で，少なくとも一部の家族においては，不安と抑うつが遺伝的に連結していることを示唆する報告がある．

診　断

混合性不安-抑うつ障害の診断基準では，不安症と抑うつ障害双方の診断基準には満たない症状の存在や，震え，動悸，口渇，胃の不快感などの自律神経系症状の存在がなければならない．ある予備研究によれば，混合性不安-抑うつ障害の症候群に対する一般医の感受性は低いが，この認識の欠如は，患者に適切な診断名をつけられないことを反映している可能性がある．

臨床像

混合性不安-抑うつ障害の臨床的特徴は，不安症の症状と抑うつ障害の特徴が組み合わさったものである．さらに，例えば消化器系の愁訴のような，自律神経系機能亢進の症状は多く，精神科クリニックの外来患者にかなり高い頻度でみられる．

鑑別診断

鑑別診断には，他の不安症や抑うつ障害，パーソナリティ障害が含まれる．不安症の中では，全般不安症が混合性不安-抑うつ障害と重複する可能性が最も高い．気分障害においては，気分変調性障害や小うつ病性障害（DSM-Ⅳの研究用基準案）が，混合性不安-抑うつ障害と重複しやすい．パーソナリティ障害の中では，回避性，依存性，強迫性パーソナリティ障害が，混合性不安-抑うつ障害と似た症状を呈する．身体表現性障害（DSM-Ⅳ）の診断も，考慮に入れるべきである．精神医学的病歴，精神的現症の診察，そして特定の診断基準の実用的な知識によって，これらの病態を鑑別することができる．統合失調症の前駆症状は，それ自体が増強していく不安と抑うつの混合状態として現れ，最終的に精神病症状に至る．

経過と予後

現在の臨床的データに基づくと，患者は発症時に顕著な不安症状，深刻な抑うつ症状，あるいは2つの症状の混合状態のいずれをも同等に呈することがありうる．疾病の経過中，不安または抑うつの症状が，交互に優位になることもある．予後は不明である．

治　療

混合性不安-抑うつ障害の治療手法を比較した十分な研究がないため，臨床家はおそらく，そのとき存在する症状，その重症度，そしてその臨床家自身のさまざまな治療手法の経験に基づいて治療をすることになるであろう．精神療法的アプローチとしては，認知療法や行動療法のような時間制限的療法も行われるが，一部の臨床医は，洞察指向的精神療法のような，より構造化されていない精神療法的アプローチを用いる．混合性不安-抑うつ障害の薬物療法は，抗不安薬，抗うつ薬，あるいはその両方による．抗不安薬の中では，不安を伴ううつ病へ

の有効性がわかっている，トリアゾロベンゾジアゼピン（例えば，アルプラゾラム[コンスタン]）が処方される．ブスピロン(BuSpar)のようなセロトニン 5-HT_{1A} 受容体に関連する薬物も適応となる．抗うつ薬では，不安症や抑うつ障害とノルアドレナリンの関連を示唆する理論があるものの，セロトニン系の抗うつ薬が，混合性不安-抑うつ障害の治療に最も有効と考えられる．ベンラファキシン(イフェクサー SR)は，全般不安症と同様，米国食品医薬品局(Food and Drug Administration：FDA)により，うつ病への治療効果が認められている薬物であり，混合性不安-抑うつ障害に選択される薬物である．

参考文献

Algeria AA, Hasin DS, Nunes EV, Liu SM, Davies C, Grand BF, Blanco C. Comorbidity of generalized anxiety disorder and substance use disorders: Results from the National Epidemiologic Survey on Alcohol and Related Conditions. *J Clin Psychiatry*. 2010;71:1187.

Beard C, Weisberg RB, Keller MB. Health-related quality of life across the anxiety disorders: Findings from a sample of primary care patients. *J Anxiety Disord*. 2010;24:559.

Campbell-Sills L, Stein MB, Sherbourne CD, Craske MG, Sullivan G, Golinelli D, Lang AJ, Chavira DA, Bystritsky A, Rose RD, Welch SS, Kallenberg GA, Roy-Byrne P. Effects of medical comorbidity on anxiety treatment outcomes in primary care. *Psychosom Med*. 2013; 75:713.

Comer JS, Blanco C, Hasin DS, Liu SM, Grant BF, Turner JB, Olfson M. Health-related quality of life across the anxiety disorders. *J Clin Psych*. 2011;72:43.

Galbraith, T., Heimberg, RG, Wang, S., Schneier, FR, & Blanco, C. Comorbidity of social anxiety disorder and antisocial personality disorder in the National Epidemiological Survey on Alcohol and Related Conditions (NESARC). *J Anxiety Disord*. 2014;28(1):57–66.

Goodwin RD, Stein DJ. Anxiety disorders and drug dependence: Evidence on sequence and specificity among adults. *Psych Clin Neurosci*. 2013;67:167.

Hill N, Joubert L, Epstein I. Encouraging self-management in chronically ill patients with comorbid symptoms of depression and anxiety: An emergency department study and response. *Soc Work Health Care*. 2013;52:207.

Kroenke K, Outcalt S, Krebs E, Bair MJ, Wu J, Chumbler N, Yu Z. Association between anxiety, health-related quality of life and functional impairment in primary care patients with chronic pain. *Gen Hosp Psych*. 2013; 35:359.

McClure-Tone EB, Pine DS. Clinical features of anxiety disorders. In: Sadock BJ, Sadock VA, Ruiz P, eds. *Kaplan & Sadock's Comprehensive Textbook of Psychiatry*. 9th edition. Philadelphia: Lippincott Williams & Wilkins; 2009:1844.

Pao M, Bosk A. Anxiety in medically ill children/adolescents. *Depress Anxiety*. 2011;28:40.

Pontone GM, Williams JR, Anderson K, Chase G, Goldstein S, Grill S, Hirsch ES, Lehmann S, Little JT, Margolis RL, Rabins PV, Weiss H, Marsh L. Prevalence of anxiety disorders and anxiety subtypes in patients with Parkinson's disease. *Mov Disord*. 2009;24:1333.

Roy-Byrne P, Craske MG, Sullivan G, Rose RD, Edlund MJ, Lang AJ, Bystritsky A, Welch SS, Chavira DA, Golinelli D, Campbell-Sills L, Sherbourne CD, Stein MB. Delivery of evidence-based treatment for multiple anxiety disorders in primary care: A randomized controlled trial. *JAMA*. 2010;303: 1921.

（訳 荒井りさ）

10 強迫症および関連症群

10.1 強迫症

　強迫症(obsessive-compulsive disorder：OCD)は侵入的な思考，儀式的な行動，何らかの思考に頭をすっかり占められてしまうこと，強迫行為など多様な症状群を呈する．これらの反復的な強迫観念または強迫行為は深刻な苦痛を引き起こす．それらは時間を浪費し，正常な日々の生活習慣や職業上の機能，社会的活動，他者との関係などを大きく妨げる．強迫症の患者は強迫観念または強迫行為，あるいは両方の症状をもっている．

　強迫観念は反復的で侵入的な思考，感情，念慮，感覚である．強迫観念が精神的な事象であるのに対して，強迫行為は行動である．特に強迫行為は意識されて定形化された反復行動であり，数唱や確認あるいは回避などが含まれる．強迫症の患者は強迫観念の不合理性を認識しており，また強迫観念と強迫行為を自我異和性のもの，すなわち望まぬ行動として体験している．

　強迫観念と関連した不安を減少させようとして強迫行為が遂行されることがあるが，常にそれが成功するとは限らない．強迫行為の遂行は不安を伴わない場合もあるし，不安を増強することもある．また，不安は強迫行為を遂行するまいと抵抗した場合にも増強する．強迫症については本節で，関連症群は10.2〜10.5節で述べる．

疫　学

　一般人口における強迫症の生涯有病率は2〜3％と推定されている．精神科の外来患者のおよそ10％にこの障害があるという研究報告もある．この数値によれば，強迫症は恐怖症，物質関連障害，うつ病に次いで4番目に多い障害であることになる．ヨーロッパ，アジア，アフリカにおける疫学研究において，これらの頻度が文化を越えて一致していることが確認されている．

　成人では，強迫症の罹患に性差は認められないが，青年期では男性の方が発症しやすい．平均発症年齢はおよそ20歳であるが，男性はいくらか早く平均約19歳で発症し，女性は平均22歳である．全体では約3分の2の患者は25歳以前に発症し，15％未満が35歳以降に発症する．青年期あるいは小児期に発症することもあり，2歳という低年齢で発症する例もある．既婚者よりも未婚者のほうが罹患しやすいが，これはおそらく強迫症患者が対人関係を維持することが困難なことの反映であろう．人種間では黒人より白人に多くみられる．しかし，これは人種による差ではなく，受診率の差である可能性がある．

併存疾患

　強迫症の人は，他の精神疾患にも罹患することが多い．強迫症患者におけるうつ病の生涯有病率はおよそ67％で，社交不安症の生涯有病率は25％である．強迫症患者によくみられるその他の精神科診断は，全般不安症，限局性恐怖症，パニック症，摂食障害，パーソナリティ障害などである．強迫症は細かいこだわりや完璧主義などの性格特性をもった強迫性パーソナリティ障害と表面的にはよく似ている．トゥレット症の発生率は5〜7％であり，また強迫症患者の20〜30％にチックの既往がある．

病　因

生物学的要因

神経伝達物質　セロトニン系　多くの臨床薬物試験によって，強迫症の症状形成にセロトニン調節の失調があるという仮説が支持されている．セロトニン作動性薬物は，他の神経伝達物質系の薬物よりも有効であるというデータがある．しかし，強迫症の原因にセロトニンが関与しているかどうかは現時点では明らかではない．臨床研究により，5-水酸化インドール酢酸(5-hydroxyindoleacetic acid：5-HIAA)のようなセロトニンの脳脊髄液中の代謝産物やトリチウム化したイミプラミン(トフラニール)の血小板結合部位の結合能や数が測定され，さまざまな所見が報告されている．ある研究では脳脊髄液中の5-HIAA濃度がクロミプラミン(アナフラニール)による治療後に減少したと報告しており，セロトニン系に注目している．

ノルアドレナリン系　最近の報告では強迫症におけるノルアドレナリン系の失調を示唆するものは多くない．シナプス前神経終末から放出されるノルエピネフリン量

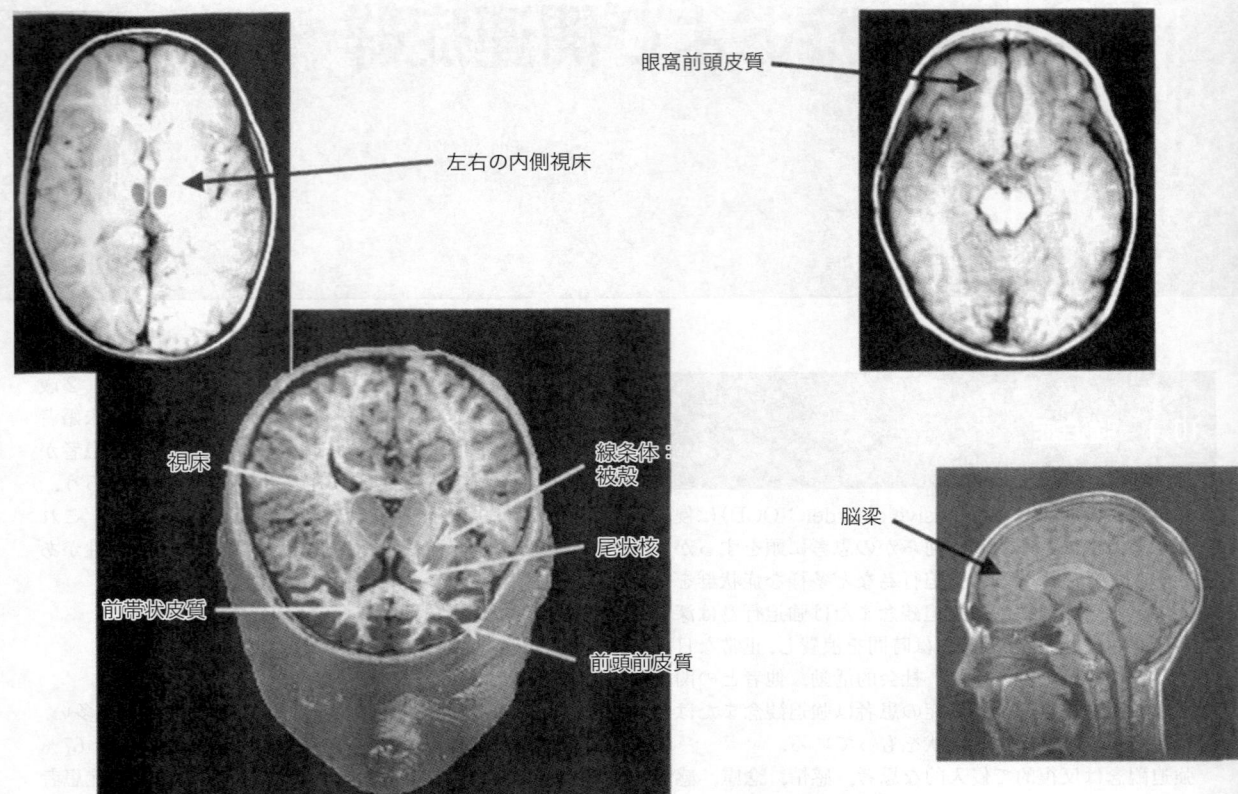

図 10.1-1　強迫症の病態生理に関連する脳の領域　(Rosenberg DR, MacMillan SN, Moore GJ. Brain anatomy and chemistry may predict treatment response in paediatric obsessive-compulsive disorder. *In J Neuropsychopharmacol*. 2001；4：179 から許可を得て転載)

を減少させるクロニジン（カタプレス）を経口服用すると，強迫症の症状にやや改善がみられるという症例報告がある．

神経免疫学　興味深いことに，ストレプトコッカス感染と強迫症の間には関連がある．A 群 β 溶血性ストレプトコッカスはリウマチ熱を起こし，そのおよそ 10〜30％の患者はシデナム舞踏病を起こしたり，強迫症状を呈する．

脳画像研究　強迫症患者の神経画像によって，眼窩前頭皮質・尾状核・視床間の神経回路の機能変化に関する多くのデータが集められた．ポジトロン放出断層撮影（positron emission tomography：PET）をはじめとする脳機能画像研究によって，強迫症の患者では前頭葉，大脳基底核（特に，尾状核），帯状束において代謝や血流などの活動性の亢進が指摘されている．強迫症の病理には不安症の研究で注目されている扁桃体経路よりも皮質経路のほうが関連性が強いと考えられている．薬物および行動療法はこれらの脳の異常を回復させるとの報告がある（図 10.1-1）．脳機能画像研究から得られた所見は，構造画像研究で得られたものと一致している．コンピュータ断層撮影（computed tomography：CT）と磁気共鳴画像（magnetic resonance imaging：MRI）との双方で，強迫症の患者では両側尾状核が健常者より小さいことが示されている．脳の機能画像および構造画像研究の結果も帯状束に対する神経外科的処理の有効性を支持するものであった．最近の MRI の研究によれば，前頭葉皮質の T1 緩和時間の延長が報告されており，所見は PET で発見される異常の位置と一致する．

遺伝学　強迫症の遺伝研究はこの障害に遺伝要因があるという仮説を支持している．強迫症の患者の近親者には強迫症もしくは強迫的な傾向をもつものが対照と比べて 3〜5 倍多かった．ただしこのデータには遺伝以外の文化的，行動的要因の影響も含まれている．双生児研究では，二卵性双生児より一卵性双生児における一致率の方が有意に高いことが示されている．強迫症の患者の家族歴として全般不安症，チック症群，醜形恐怖症，病気不安症，摂食障害群の発病が多くなるとともに爪嚙みなどの習慣も多いとの報告がある．

他の生物学的所見　電気生理学的研究，睡眠脳波の研究，および神経内分泌研究により，うつ病と強迫症の間に共通点があることが判明した．強迫症の患者では非特異的脳波異常が健常群に比して多く，睡眠脳波ではうつ病の所見と同様に急速眼球運動（レム）潜時の短縮が認められ

た．神経内分泌研究においてもうつ病と同様の所見があり，約3分の1の患者でデキサメタゾン抑制試験において抑制反応を欠き，クロニジン負荷試験でも成長ホルモンの分泌低下が認められた．

前述したように強迫症の一部の症例では運動チック症候群の一部（すなわち，トゥレット症と慢性運動チック症）との関連が指摘されている．トゥレット症の患者では強迫症の有無にかかわらずその親族に対照群より強迫症，トゥレット症，慢性運動チック症が多く認められた．家族研究の結果では，チック症のある強迫症患者の近親者にトゥレット症と慢性運動チック症の有病率が高いと報告されている．これらの結果は，トゥレット症や慢性運動チック症とある種の強迫症の症例との家族的・遺伝的な関連を示唆している．

行動学的要因

学習理論によれば，強迫は条件づけられた刺激である．比較的中立的な刺激が有害で不安を喚起するような出来事と組み合わせて条件づけられると，恐怖や不安と結びつくようになる．このように，元々は中立的であった対象や思考が不安や不快を引き起こす条件刺激になる．

強迫行為は別の様式でも成立する．強迫思考に基づいた不安を減らすことができる行為が発見されると，それが不安を減らすための積極的な回避戦略となり，強迫行為や儀式的行動へと発展する．それは不安を減少させるので次第に回避戦略として強迫行為という形で定着してしまうことになる．これらの学習理論から，それ自体は恐怖を呼び起こすのではない思考が不安を喚起するようになることや，強迫行為がどのように出来上がっていくかが説明できる．

心理社会的要因

パーソナリティ的要因　強迫症は強迫性パーソナリティ障害とは異なる．強迫症の患者のほとんどは病前には強迫症状をもっていない．強迫性のパーソナリティ特性は強迫症の発病の必要条件でも十分条件でもない．病前の性格に強迫傾向をもつのは15〜35％にとどまる．

精神力動的要因　精神力動的洞察は，Ⅰ軸疾患に伴う治療順守や対人関係の困難，パーソナリティの問題などを理解するのに大いに助けとなる．多くの強迫症患者が，選択的セロトニン再取り込み阻害薬（selective serotonin reuptake inhibitor：SSRI）や行動療法などの有効な治療に協力することを拒む可能性をもっている．たとえ強迫症の症状が生物学的に形成されるとしても，精神力動的意味がそれに附随している．それゆえ患者は時に2次的利得のために強迫症状を続けることに没頭することがある．例えば，家庭内にいる男性患者が母親の注意を引き続けるために無意識に強迫症状を続けているといったようにである．

また精神力動的にみることによって患者をとりまく人間関係が理解しやすくなる．患者の親族は患者が儀式に，あるいは日常生活の大幅な調整を行うことに積極的に協力してしまうという報告がいくつかある．このように家族が協力してしまう背景には家族内のストレス，患者に対する拒絶的な態度や家族機能の乏しさが存在する．家族は患者の不安を減らそうとしたり，怒りを抑えようと努力する．この関係性の在り方は，患者の治療が始まったときに内在化されたり再現されたりすることがある．精神力動的観点から対人関係の反復的様式をみることによって，患者は自分の病気が他者にどう影響するかを学習することができるであろう．

最後に，精神力動的に考えることで，症状を起こしたり悪化させるきっかけを認識できる助けになる．対人関係上の問題は患者の不安を増強し，さらには症状を悪化させる．強迫症が環境のさまざまなストレス因子によって悪化することが研究により示唆されており，その因子には妊娠，出産，育児なども含まれている．ストレス因子を理解することは，ストレスとなる出来事そのものを減らしたり，患者にとってのそのストレスの意味合いを減少させるという治療計画全体の助けになるであろう．

フロイト（Sigmund Freud）　古典的精神分析理論では，強迫症は強迫神経症（obsessive-compulsive neurosis）と呼ばれ，エディプス期から肛門期への退行を意味していた．強迫症患者の無意識の衝動に対する報復への不安や重要な対象の愛を失うことに対する恐れが患者をエディプス態勢から後退させ，肛門期にみられる強い両価的な情動の段階にまで退行させる．この両価性はエディプス期に特徴的な性的欲動と攻撃的欲動の均衡が崩壊することと関連している．憎悪と愛情が同一個人に向かうと，患者は疑念とためらいに陥る．

フロイトが強迫症の症状をどのようにみていたかは，以下のフェニヘル（Otto Fenichel）の症例に記載されている．

> 精神分析を受けていないある患者が最初の面接で，背後にある何か重要なものを見落とすかもしれないという恐れから，常に後ろを振り返るという強迫行為を経験していると訴えた．この考えが頭から離れることはなく，例えば地面にコインが落ちているのを見落とすかもしれない，虫を踏みつけてしまうかもしれない，虫がひっくりかえって助けをもとめているかもしれないなどと恐れた．また，何かに触ってしまうことも恐れており，触ってしまったものが壊れていないことを何度も確かめずにはいられなかった．重症の強迫行為に妨げられて仕事に就くことができなかったが，家を掃除することに熱意をもっていた．隣人を訪ね，ただ楽しみのためにその家の掃除をした．もう1つの症状を彼は「衣類への意識過剰」と表現した．彼は常に服が身に合っているかどうかを気にしていた．また性は彼の生活において重要ではないと語った．性交渉は1年に2, 3回であり，関心をもっている女性もいない．後になって彼はもう1つの症状について話した．子どもの頃に彼は母親を疎ましく思っていて，母親に触れることがとてもいやだった．しかし，母親をそこまで嫌う現実的な理由はなかった．母

親は感じがよく誰からも好かれる人だったのである．

この症例報告の臨床像を，フロイトは清潔にしておくことと触ってはいけないことは肛門性欲と関係しており，母親に対する嫌悪は近親相姦的恐怖に対する反応であると説明した．

強迫症患者の目立った特徴の1つは，攻撃性と潔癖性に患者がとらわれているその程度にある．それは症状の内容に明白に現れている場合と，症状の背後に関連をもって存在する場合がある．それゆえ，強迫症の心因は，肛門サディズム期に関連した発達の障害に起因すると考えられる．

両価性　両価性 (ambivalence) は子どもの正常な発達段階における肛門サディズム期の重要な特徴である．子どもは同一の対象に対して愛情と殺したくなるような憎しみの両方を時に同時に感じる．強迫症の患者もしばしば同様に愛情と憎しみを同一対象に感じる．この相反する感情の葛藤は患者の行動とその打ち消しという形式 (doing and undoing pattern) として，また，選択の局面における疑念の麻痺として現れる．

魔術的思考　魔術的思考 (magical thinking) においては衝動性ではなく早期の思考形式が退行によって現れる．つまり，イド機能だけでなく自我機能も退行によって障害される．魔術的思考に内在しているのは，思考の万能感である．外界における出来事について考えさえすれば，直接的に身体的行動を起こさなくとも，その出来事を引き起こすことができると感じるのである．この感情のために彼らは攻撃的なことを考えるとそれが実現してしまう，と恐れるようになる（図10.1-2）．

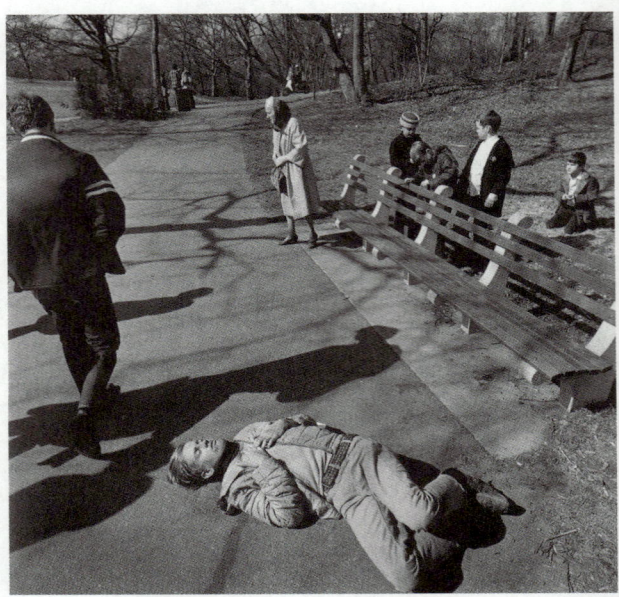

図10.1-2　魔術的思考においては思考が行為と同一であり，この挿絵に象徴されるように人の死を望むとそれが現実のものとなる．（Arthur Tressのご好意による）

診断と臨床像

精神疾患の診断・統計マニュアル第5版 (Diagnostic and Statistical Manual of Mental Disorders, 5th edition：DSM-5) の強迫症の診断基準の一部として，病識に関して十分，概ね十分，不十分，欠如と特定することになっている（表10.1-1）．病識が十分または概ね十分な場合は強迫の信念が全くまたはおそらく正しくない，あるいは正しいかもしれないし正しくないかもしれないと認識している．病識が不十分な場合は強迫症の信念がおそらく正しいと思っている．病識が欠如している場合は強迫症の信念を正しいと完全に確信している．

強迫症患者は精神科医よりも内科医を受診することが多い（表10.1-2）．強迫症患者のほとんどが強迫思考と強迫行為の両方をもち，いくつかの調査によればその率は75%に及ぶ．もし行動的な強迫衝動に加えて精神的な強迫衝動の存在も注意深く検討すれば，その数は100%に近づくであろうと一部の研究者と臨床医は考えている．例えば，子どもを傷つけてしまうのではないかという強迫観念をもつと，続けて，ある特定の回数特定の祈りを捧げるという精神的な強迫行為を行うのである．しかし，一部の患者は強迫的な思考のみをもち，強迫行為はないと考えている研究者や臨床医もいる．そのような患者では，患者にとってとがめるべきレベルの性的あるいは攻撃的行為についての反復思考が認められることが多い．明快に区別するには，強迫観念は思考，強迫行為は行動と捉えるとよい．

強迫観念と強迫行為は，強迫症の本質的な特徴である．観念や衝動が執拗に持続的に意識に上る．強迫症の典型的な強迫観念は汚染（「私の手は汚れている」）あるいは疑念（「ストーブを消し忘れたのではないか」）である．

強い不安感情が中心症状に随伴し，そして強迫行為の主要な特徴は強迫観念に伴う不安を減らすことである．強迫観念と強迫行為は自我異和的 (ego-alien) である．つまり，強迫症状は心理的存在としてのその人自身の体験とは異なるものとして経験される．そのため強迫観念や強迫行為がどれほど生々しく強制的であっても，その人は通常その強迫症状をばかばかしく不合理なものとみなしている．強迫観念と強迫行為のある人は通常それらに抵抗したいという強い願望をもっている．患者のおよそ80%は強迫行為が不合理だと感じているにもかかわらず，全患者の半分は強迫行為にほとんど抵抗できない．時には強迫観念と強迫行為は患者によって過剰に評価されることがある．例えば，清潔にするために時間がかかって失業したとしても，清潔にするという強迫行為を道徳的には正しいことだと主張するのである．

表 10.1-1　DSM-5 の強迫症/強迫性障害の診断基準

A. 強迫観念, 強迫行為, またはその両方の存在
　強迫観念は以下の(1)と(2)によって定義される：
　(1) 繰り返される持続的な思考, 衝動, またはイメージで, それは障害中の一時期には侵入的で不適切なものとして体験されており, たいていの人においてそれは強い不安や苦痛の原因となる.
　(2) その人はその思考, 衝動, またはイメージを無視したり抑え込もうとしたり, または何か他の思考や行動(例：強迫行為を行うなど)によって中和しようと試みる.
　強迫行為は以下の(1)と(2)によって定義される：
　(1) 繰り返しの行動(例：手を洗う, 順番に並べる, 確認する)または心の中の行為(例：祈る, 数える, 声を出さずに言葉を繰り返す)であり, その人は強迫観念に対応して, または厳密に適用しなくてはいけないある決まりに従ってそれらの行為を行うよう駆り立てられているように感じている.
　(2) その行動または心の中の行為は, 不安または苦痛を避けるかまたは緩和すること, または何か恐ろしい出来事や状況を避けることを目的としている. しかしその行動または心の中の行為は, それによって中和したり予防したりしようとしていることとは現実的な意味ではつながりをもたず, または明らかに過剰である.
　　注：幼い子どもはこれらの行動や心の中の行為の目的をはっきり述べることができないかもしれない.
B. 強迫観念または強迫行為は時間を浪費させる(1 日 1 時間以上かける), または臨床的に意味のある苦痛, または社会的, 職業的, または他の重要な領域における機能の障害を引き起こしている.
C. その障害は, 物質(例：乱用薬物, 医薬品)または他の医学的疾患の直接的な生理学的作用によるものではない.
D. その障害は他の精神疾患の症状ではうまく説明できない(例：全般不安症における過剰な心配, 醜形恐怖症における容貌へのこだわり, ためこみ症における所有物を捨てたり手放したりすることの困難さ, 抜毛症における抜毛, 皮膚むしり症における皮膚むしり, 常同運動症における常同症, 摂食障害における習慣的な食行動, 物質関連障害および嗜癖性障害群における物質やギャンブルへの没頭, 病気不安症における疾病をもつことへのこだわり, パラフィリア障害群における性的衝動や性的空想, 秩序破壊的・衝動制御・素行症群における衝動, うつ病における罪悪感の反芻, 統合失調症スペクトラム障害および他の精神病性障害群における思考吹入や妄想的なこだわり, 自閉スペクトラム症における反復的な行動様式).

▶該当すれば特定せよ
病識が十分または概ね十分：その人は強迫症の信念がまったく, またはおそらく正しくない, あるいは正しいかもしれないし, 正しくないかもしれないと認識している.
病識が不十分：その人は強迫症の信念がおそらく正しいと思っている.
病識が欠如した・妄想的な信念を伴う：その人は強迫症の信念は正しいと完全に確信している.

▶該当すれば特定せよ
チック関連：その人はチック症の現在症ないし既往歴がある.

Diagnostic and Statistical Manual of Mental Disorders, Fifth Edition(Copyright ⓒ 2013). American Psychiatric Association. All Rights Reserved から許可を得て転載.

症状の型

　強迫観念と強迫行為の症状は成人(表 10.1-3)と小児・青年期(表 10.1-4)では異質である. 個々の患者の症状は時間とともに重複したり変化しうるが, 強迫症には 4 種の主要な症状の型がある.

汚染(contamination)　最も多くみられるのは汚染に対する強迫観念であり, 結果として手洗い, あるいは汚染されたと考えられる対象に対する強迫的回避が現れる. 恐怖の対象はしばしば避けがたいものである(例えば, 便, 尿, 埃, 虫). 患者は手を洗うことによって, 文字通り手の皮をこすり落としてしまったり, 虫が怖いために家を出ることができないこともある. 恐怖の対象に対する最も多い反応は不安であるが, 異常なまでの羞恥や嫌悪もよくみられる. 汚染に対する強迫観念をもつ患者は, ほんのわずかに接触するだけで汚染はものからものへと, あるいは人から人へと広がると信じてしまうのである.

病的疑念(pathological doubt)　2 番目によくみられるのは疑念という強迫観念であり, 確認するという強迫行為がそれに伴う. 強迫観念はある種の極端な危険を含んでいる場合が多い(ストーブを消し忘れる, 鍵を閉め忘れるなど). 確認行為は, 例えば, ストーブを確認するために何度も家に戻るといったことである. 患者は常に何かを忘れてしまったとか, 何かをしてしまったという罪悪感を感じているので, 自分に対して病的疑念をもっている.

侵入的思考(intrusive thought)　3 番目によくみられるのは, 強迫行為を伴わない侵入的思考である. この種の強迫観念は, 通常患者にとって咎めるべき性的, あるいは攻撃的行為についての反復思考である. 患者が攻撃的あるいは性的行動を考えてしまうという強迫観念をもっている場合, 警察に自分自身を告発したり, 司祭に懺悔をすることもある. 自殺念慮も強迫観念としてみられることがあり, その実際のリスクについては慎重な評価を要する.

表 10.1-2 強迫症の患者を診察する可能性のある精神科以外の専門医

専門医	問題点
皮膚科	あかぎれ，湿疹様発疹
家庭医	家族員の過剰な手洗い，数をかぞえるあるいは確認するなどの強迫行為が語られることがある
腫瘍，感染症の内科医	自分はエイズにかかっているという強固な信じこみ
神経内科医	トゥレット症，頭部外傷，てんかん，舞踏病，その他の大脳基底核の病変や障害に関連した強迫症
脳外科医	重症で治療困難な強迫症
産婦人科医	産後の強迫症
小児科医	子どもの行動についての親の懸念，多くは過剰な手洗い
小児外科医	シデナム舞踏病に2次的に起こる強迫症
形成外科医	"異様な"容姿について繰り返される相談
歯科医	過剰な歯磨きによる歯肉の病変

Rapoport JL. The neurobiology of obsessive-compulsive disorder. *JAMA*. 1988；260：2889 から許可を得て転載.

表 10.1-3 成人の強迫症

項 目	%
強迫観念（N=200）	
汚染	45
病的疑念	42
身体的	36
対称性への欲求	31
攻撃性	28
性的	26
その他	13
重複した強迫観念	60
強迫行為（N=200）	
確認	63
手洗い	50
数えること	36
質問癖もしくは告白癖	31
対称性と正確さ	28
買いだめ	18
重複した強迫行為	48
経過（N=100）*	
持続的	85
悪化	10
挿話的	2
症状なし	71
症状あり	29

*発症年齢：男性　17.5±6.8歳；女性　20.8±8.5歳
Rasmussen SA, Eiser JL. The epidemiology and differential diagnosis of obsessive compulsive disorder. *J Clin Psychiatry*. 1992；53[4 Suppl]：6 から許可を得て転載.

表 10.1-4 小児期から青年期にかけての70症例において報告された強迫観念と強迫行為

主な症状	初回面接時に報告された症状*（%）
強迫観念	
身体からの排泄物（尿，便，唾液），汚れ，環境にある毒素などについての心配または嫌悪	30(43)
何か怖いことが起こるのではないかという恐れ（火事，自分や愛する者などの死あるいは病気）	18(24)
対称性，秩序，正確さに対する心配あるいは欲求	12(17)
几帳面（生活環境からかけ離れた過剰な祈り，宗教的関心）	9(13)
幸運を招く数字または不幸を呼ぶ数字	6(8)
禁じられたあるいは倒錯した性的思考，想像，衝動	3(4)
侵入的な無意味な音，言葉，音楽	1(1)
強迫行為	
過剰なあるいは儀式化された手洗い，シャワー，入浴，歯磨き，ブラシがけ	60(85)
反復的な儀式（ドアを出入り，階段の昇降など）	36(51)
ドア，鍵，ストーブ，電化製品，自動車のブレーキの確認	32(46)
汚染を取り除くための洗浄やその他の儀式	16(23)
接触	14(20)
整理と整頓	12(17)
自己もしくは他者への害を避ける手段（例：ある一定の方法で衣類をかける）	11(16)
数かぞえ	13(18)
買いだめと収集	8(11)
その他の儀式（舌なめずり，唾を吐く，特殊な着衣方法）	18(26)

*症状は重複して数えられているので，合計は70を超えている．
Rapoport JL. The neurobiology of obsessive-compulsive disorder. *JAMA*. 1988；260：2889 から許可を得て転載.

対称性（symmetry）　4番目によくみられるのは，対称性や正確さに対する欲求であり，このために強迫行為の遂行に時間がかかるようになる．患者は実際に何時間も時間をかけて食事をしたり，ひげを剃ったりすることがある．

その他の症状の型　宗教的な強迫観念や強迫的な買いだめは，強迫症ではよくみられる．抜毛症（強迫的な髪の抜去）と爪嚙みは，強迫症と関連する行動パターンである．自慰行為も強迫的に行われる場合もある．

精神的現症の診察

　精神的現症の診察において，強迫症の患者はうつ病の症状を示すことがある．抑うつ症状は強迫症患者の約50％に認められる．強迫症の患者の中には，正確さと整

然さを過度に欲求する強迫性パーソナリティ障害の傾向をもつものもいるがその数は少ない．特に男性の強迫症患者は独身である率が平均よりも高い．既婚者においては夫婦不和が通常よりも多くみられる．

Kさんはかかりつけ医によって精神科に紹介された．彼女は長年にわたって確認儀式が続いており，そのためにいくつもの職を失い，人間関係も壊れていると語った．例えば，Kさんは車のドアをロックしていないのではと考え，繰り返し確認して本当に安心できるまで車から離れられなかった．ドアロックを何度も確認するためにドアが壊れることも度々あり，さらにその確認に時間がかかって仕事に遅れてしまうことも多かった．家のドアについても鍵をかけずに出てしまったのではないかと心配になり，職場へ出かける前に何度も鍵の確認をするために戻っていた．彼女はドアを確認することで不安が減ると語った．Kさんはすでに職場に遅刻してしまっている時にドアの確認をやめようと試みたが，車が盗まれたりアパートの中が荒らされることが心配になって，結局外出できなくなってしまうのであった．安全に関する強迫観念が最近3か月間悪化し，その結果度重なる遅刻を理由にKさんは仕事を失ってしまったと述べた．Kさんは強迫観念が不合理とはわかっていたが，だからといって無視することができなかったのである．(Erin B. McClure-Tone, Ph.D. と Daniel S. Pine, M.D. のご好意による)

鑑別診断

身体疾患

さまざまな身体疾患が強迫症と驚くほど類似した症状を呈することがある．強迫症を大脳基底核の障害として捉えようとする最近の説は，特発性の強迫症と大脳基底核の障害によって起こるシデナム舞踏病やハンチントン病でみられる強迫症様の症状の類似性から導かれている．精神科の治療を求めてきた患者を強迫症と診断する際には大脳基底核の障害による神経学的徴候を評価する必要がある．強迫症は30歳前に発症することが多いので，それよりも高年齢で初めて発症した場合は神経学的疾患が基底にあるのではないかと疑ってみる必要がある．

トゥレット症

強迫症とトゥレット症(Tourette's disorder)との関連は強く，しばしば両疾患が時間を置いて同一個人に発症したり，家族内に発症する．トゥレット症をもつ人の約90％が強迫行為を呈し，そのおよそ3分の2が強迫症の診断基準を満たす．

トゥレット症の標準的な症状は反復する音声および運動チックで，強迫症との類似はわずかである．しかし，チックの前に起こる衝動は驚くほど強迫観念に似ており，より複雑な運動チックの多くは強迫行為によく似ている．

その他の精神疾患

強迫症状はさまざまな他の精神疾患で現れるので，診断の際にはその鑑別診断も必要である．強迫症は完璧さや詳細さを強迫的に求める強迫性パーソナリティ障害と表面的にはよく似ている．しかし，強迫症には強迫観念と強迫行為があるという点で強迫性パーソナリティ障害とは容易に鑑別される．

精神病症状の中でも強迫観念や強迫行為がみられることがあり，洞察の乏しい強迫症との鑑別が困難で，中には精神病と強迫症が接しているような例がある．強迫症と精神病との鑑別の鍵は以下の通りである．(1)強迫症の患者はほとんど必ず症状の不合理性を理解している，(2)精神病では強迫症には特徴的でない他の主要症状が存在する．同様に強迫症はうつ病との鑑別も困難である．両疾患はしばしば併存し，うつ病でもしばしば強迫観念があり，時に強迫症に特徴的な強迫行為に似た症状が現れるからである．両疾患を鑑別するのに重要なのは経過である．うつ病に伴う強迫症状はうつ病エピソードにおいてのみみられるのに対し，真の強迫症は抑うつ症状が寛解しても持続する．

経過と予後

強迫症の半数以上は突然発症する．50～70％の患者は，妊娠，性的問題，あるいは近親者の死亡といったストレスになる出来事の後に発症する．患者の多くは自分の症状を隠しながら対処しようとしているので，しばしば発症から精神科が関与するまでに5～10年の遅れが生じる．しかし，強迫症への啓発がすすめば，この遅れは少なくなるであろう．経過は通常長いがさまざまであり，症状の変動が認められる患者もいれば，固定したまま経過する患者もいる．

20～30％の患者では症状が著明に軽快するが，40～50％の患者では中等度の軽快にとどまる．残りの20～40％の患者では病気がそのまま持続するか，症状が悪化する．

強迫症のおよそ3分の1にうつ病が認められ，強迫症患者のすべてに自殺のリスクがある．予後不良の指標としては，強迫行為に抵抗する姿勢がなくむしろ没頭してしまっていること，小児期の発症，奇妙な強迫行為，入院の必要があること，うつ病の合併，妄想的信念，強迫観念や強迫行為をある程度受け入れてしまう原因となる過剰評価された観念が存在すること，パーソナリティ障害(特に，統合失調型パーソナリティ障害)が存在する場合などである．予後良好の指標としては，社会職業的適応がよいこと，誘因が存在すること，症状が挿話的であることなどである．強迫観念の内容は予後に関連しないようである．

治 療

強迫症はほとんど生物学的要因によって決定されるという確証が集積しているので，古典的な精神分析理論は好まれなくなっている．その上，強迫症の症状の多くは精神力動的精神療法や精神分析による治療が困難であり，薬物療法および行動療法的治療が一般的になっている．しかし，精神力動的要因は，何がこの障害の悪化を助長するかを理解したり，薬物の服用を順守しないなどの治療への抵抗に対処するのに非常に有用な場合がある．

強迫症患者の多くが治療に抵抗する．服薬を拒否したり，治療のための宿題や行動療法家によって指示された課題を拒否したりするのである．強迫症の症状が生物学的基礎をもつとしても，強迫症状自体がその症状を患者が放棄するのを渋るような重要な心理学的意義をもっていることがある．患者の治療抵抗について精神力動的に検討することによって，治療順守が改善することがある．

対照研究によって，薬物療法，行動療法あるいはその両者が強迫症患者の症状を有意に改善することが見いだされている．どの治療を用いるかは臨床医の判断と経験，および患者がどの様式を受け入れやすいかによって決定される．

薬物療法

強迫症に薬物療法が有効であることは多くの臨床治験において証明されてきた．また，それらの治験によってプラセボ効果が認められるのがおよそ5％にすぎないことからも，薬物療法の有効性はより確実なものとされている．

薬物はうつ病やその他の精神疾患でよく用いられるものであり，通常の用量で使用できる．通常では治療を開始して4〜6週間で最初の効果が現れるが，治療効果が最大に達するのには8〜16週間かかる．抗うつ薬による治療にはまだ議論があり，抗うつ薬に反応した強迫症患者のかなり多くは，薬物治療を中止すると再発する．

標準的な方法としては，SSRIかクロミプラミンで治療を開始し，もしセロトニン特異的薬物が有効でなければ，他の薬物に変更していく．セロトニン作動性薬物は強迫症患者の治療への反応性を50〜70％に上昇させた．

選択的セロトニン再取り込み阻害薬　(selective serotonin reuptake inhibitor：SSRI)　米国で使用できるSSRIはフルオキセチン(Prozac)，フルボキサミン(ルボックス)，パロキセチン(パキシル)，セルトラリン(ジェイゾロフト)，シタロプラム(Celexa)などであり，これらは米国食品医薬品局(Food and Drug Administration：FDA)によって強迫症に対する使用が承認されている．治療効果を得るには1日にフルオキセチン80 mgといった高用量が必要であることが多い．SSRIは睡眠障害，吐気，下痢，頭痛，不安，不穏を引き起こすこともあるが，これらの有害作用の多くは一過性であり，クロミプラミンのような三環系薬物に関連した有害作用よりは一般的に問題が少ない．SSRIを行動療法と併用するのが最も有効な治療法といえる．

クロミプラミン(アナフラニール)　すべての三環系，四環系薬物の中で，クロミプラミンがセロトニン対ノルエピネフリン作用の比率でセロトニンの選択性が最も優れており，この点でクロミプラミンをしのぐのはSSRIのみである．クロミプラミンのセロトニン再取り込み阻害作用を上回るのはセルトラリンとパロキセチンのみである．クロミプラミンはFDAが強迫症の治療への有効性を承認した最初の薬物である．クロミプラミンは2〜3週間かけて適量まで用量を上げていく．その際，消化器系有害作用や起立性低血圧を起こさないように注意すべきであり，また他の三環系薬物と同様に，過鎮静や口渇，便秘などの抗コリン性の有害作用にも注意する．またSSRIと同様，薬物療法と行動療法の組み合わせが最も望ましい．

その他の薬物　クロミプラミンもしくはSSRIによる治療が奏功しない場合は，増強療法としてバルプロ酸(デパケン)，リチウム(リーマス)，カルバマゼピン(テグレトール)などを加える．強迫症の治療において用いてみる価値のあるその他の薬物としては，ベンラファキシン(イフェクサーSR)，ピンドロール(カルビスケン)，モノアミン酸化酵素阻害薬(monoamine oxidase inhibitor：MAOI)，特にフェネルジン(Nardil)がある．治療抵抗性のある患者に対して使用できるその他の薬物としては，ブスピロン(BuSpar)，5-水酸化トリプタミン(5-hydroxy-tryptamine[5-HT])，Lトリプトファン(L-tryptophan)，クロナゼパム(リボトリール)などがある．リスペリドン(リスパダール)などの非定型抗精神病薬の追加が有効な場合もある．

行動療法

薬物療法と行動療法を直接的に対照させて検討した研究はほとんどないが，行動療法は強迫症に対して薬物療法と同等の効果があり，行動療法における効果はより長期的に持続すると報告されている．このような理由で，多くの臨床医は行動療法を強迫症の治療の選択肢としている．行動療法は外来でも入院でも可能である．強迫症における行動療法の原則は曝露と反応防止である．脱感作，思考停止，フラッディング(flooding)法，内的破砕療法(implosion therapy)，嫌悪条件付け(aversive conditioning)なども利用される．行動療法においては，患者は誠実に症状の改善に努めなければならない．

精神療法

強迫症に対して洞察指向の精神療法を適応した適切な研究がないので，その有効性についての一般化は困難であるが，治療成功例の症例報告はある．個人精神分析家は，患者の性格傾向の背後にある攻撃衝動を処理するこ

とができれば，強迫性パーソナリティ障害患者が著明に改善することを確認している．同様に，分析家や精神力動的治療を指向する精神科医は，強迫症患者が精神分析や長期の洞察療法の経過中に，症状が著明に改善することを経験している．

　P氏は受動的で感情の感じられない非常に礼儀正しい物静かな30代の人である．強迫症のため，仕事にも人間関係にも支障を感じていたので，力動的精神療法を希望して受診した．強迫症状としては数をかぞえる儀式，ナイフの刃が出しっぱなしになっていないかを確認すること，靴にきちんと靴型を入れてクローゼットにしまってあるかを確認することであった．治療中，彼は仕事上のあまり重要ではないことをいつまでも話し続けることが多かった．そのような話が延々と続くので，治療者がある時眠くなってしまったところ，P氏がそれに気づき，特に声を荒立てることなく「先生，失礼ですが聞いていらっしゃいますか？」と尋ねた．これに対して治療者は「いいえ．聞いていなかった気がします．あなたはどう思われますか？」と答えた．P氏は治療者をうんざりさせたことを謝った．

　この出来事をきっかけにP氏が強迫的に，詳細に，どうでも良いようなことを物語るのは治療への抵抗の現れであり，治療者は面接中に眠くなることでそれに加わったのではないかということが直接的に議論された．この治療はうまくいくのであろうか？

　次の面接でP氏は自分の症状の始まりについて話そうと努め，強迫症状は子どもの頃，両親に9回ずつお休みのキスをするという儀式をしないと眠りにつけなかったことから始まったと語った．このことを述べている時，P氏は一度父親に9回キスをするという時に「キス」(kiss)という言葉を「キック」(kick)と言い間違えた．治療者はそれを聞いてP氏に言い間違いに気がついたかと質問した．するとP氏はそんな言い間違いなどするわけがないと言い張り，1，2分，興奮して抗議しているうち悲しみにとらわれて号泣してしまった．P氏は泣きながら，彼が悪者にみえるように言い間違いがあったと偽って主張するといって治療者を非難し，さらには治療者が面接中に眠くなったことで傷ついたことを怒りの爆発とともに思い出した．

　自分の感情の激しさに驚いて，P氏は両親との寝る前のお休みのキスを儀式的に行う必要性が始まったときのことを思い出した．それは新しい子犬を飼い始めた後だった．彼がとても愛していたその子犬が家の中でおもらしをした時に，支配的で専横な父親が子犬を蹴った(kicked)のである．P氏は父親に対して感じた強い嫌悪と怒り，そして後で1人でその犬を慰めたときのことを思い出し，面接中に涙を流した．彼は，自分のジャックナイフの刃を出し入れして犬に自分の武器を見せながら，もしまた父親がその犬を傷つけようとしたらこれを使ってやると犬に誓ったのだった．しかし，そのことがあってから間もなく，父親はもうこんな汚い子犬は沢山だと決めて，P氏が学校に行っている間にその犬を遠くへやってしまったのである．犬がいなくなった後，P氏はしばらく絶望していたが，じきに無感動で内気で，消極的な人間になっていった．

　P氏は自分の強迫行為について明らかになったことに対して，それらを抑えようと行動することで反応し，不安がより強くなった．彼の不安について探るうちに，仔犬を飼い始めるよりも前の両親との葛藤が思い出されたのである．それは便通をつけるために父親に定期的に浣腸されていたことであった．彼は父親を愛していたが，さよならを言う間もなく犬をどこかへやってしまったり，浣腸の侵襲的で恐ろしい経験ゆえに父親に対して激しい怒りをもっていた．また母親に対しても父親を止めてくれなかったことに対して怒りを感じていた．P氏は自分の身体にそのような侵襲を受けたことや，父親から守ると約束した子犬を父親によって連れ去られたことについて自尊心を傷つけられたとも感じていた．

　治療者が眠くなるという過失と言い間違いに対するP氏の反応は受動と従順の下に隠れていた彼の攻撃性を明らかにし，その結果としてP氏のナイフと靴に関する特異な儀式の意味合いが治療の経過中明らかにされた．

　P氏はすべてのナイフの刃がむき出しになっていないことを確かめる必要があった．なぜならナイフの刃は自分の父親に対する恐ろしい暴行の脅威を表しており，あるいは愛しているのに失ってしまった子犬を守れなかったという恐ろしい失敗も表しているからである．同様に，靴に靴型を入れてきちんとしまうという強迫的欲求は靴を履いた足で愛する子犬が蹴られて怪我をした記憶を遠ざけてそのようなことが繰り返されないようにしようとする努力と関連していた．これらのことが明らかになり，P氏は儀式と象徴的不安を制御し，それによって彼の排泄に対する両親の侵襲的な支配と昔の葛藤の記憶から回復しようと努めるようになった．（E. M. Plakun, M. D. のご意による）

　支持的精神療法は明らかに有効で，症状の重症度はさまざまでも，仕事ができ，社会適応が可能な患者では特に意味がある．専門家が持続的，定期的に患者に対して関心をもち，共感的で，勇気づけるような仕方で接すれば，患者は治療者の助けによって，その症状に妨げられずに機能することができる．強迫行為の儀式や不安が耐えられないほど強くなったときには，入院し，外界からのストレスをなくして，症状が耐えられる程度に軽くなるまで治療する必要がある．

　患者の家族はしばしば患者の行動について絶望してしまう．このようなときには，どのような精神療法的治療においても，家族に情緒的な支援を与え，安心させ，説明し，患者にどう対処すべきかを助言することに注意を払うべきである．

その他の治療

　家族療法は家族を支持するのに有効な場合が多く，障害によって生じた夫婦間の不和を軽減し，患者の利益のために家族との治療同盟を形成することができる．集団療法は患者によっては支持組織として有用である．

　治療抵抗性や慢性的衰弱状態の重篤な患者においては，電気けいれん療法 (electroconvulsive therapy：ECT) や精神外科的治療が考慮されねばならない．ECTは精神外科的療法ほど効果的ではないが，外科的療法の前に試すべきであろう．強迫症に対する最も一般的な精神外科的処置は帯回切除術であり，他の治療に反応しない重

篤な患者に有効な場合がある．他の外科的処置（例えば，嚢切開術として知られる尾状核下切截術）などが有効な場合がある．

脳深部刺激（deep brain stimulation：DBS）

大脳基底核領域に電極を留置して行う非切除的な外科治療が強迫症とトゥレット症を対象に研究されている．脳深部刺激（DBS）は MRI 誘導定位術によって電極を脳内に留置して行われる．脳深部刺激の合併症としては感染，出血，けいれん発作があるが，発作はほとんどの場合フェニトイン（アレビアチン）で制御される．精神外科的な治療のみでは効果がなかったり，あるいは術前に薬物療法や行動療法に反応しなかった患者の中には，術後に薬物療法や行動療法によく反応するようになる者がいる．

他の医学的疾患による強迫症および関連症

抜毛や皮膚むしりといった強迫症状はさまざまな身体疾患の症状として認められる．合併症としての強迫症および関連症の診断は，特定しうる身体疾患の経過の中で生じた場合になされる．

強迫症類似の症状が小児期の A 群 β 溶血性ストレプトコッカス感染で認められ，小児自己免疫性溶連菌関連性精神神経障害（pediatric autoimmune neuropsychiatric disorder associated with streptococcus：PANDAS）と呼ばれている．これらは大脳基底核の炎症から大脳皮質-線条体-視床の神経伝達経路が障害される自己免疫性の過程によって起こると考えられている．詳しくは，「31.14 児童青年期の強迫症」を参照されたい．

物質誘発性強迫症および関連症

物質誘発性強迫症および関連症には，違法薬物，医薬品，アルコールなどの物質を摂取したのちに強迫症または関連症状が出現するという特徴がある．症状はその物質を使用中もしくは中毒，離脱後 1 か月以内に出現する．その症状が強迫症および関連症，他の医学的疾患で説明される場合には，物質誘発性という診断はできない．症状がせん妄の経過中にのみ起こるものは，物質誘発性とは言わない．

他の特定される強迫症および関連症

このカテゴリーは強迫症および関連症に特徴的な症状があるが，強迫症および関連症の診断基準を完全には満たさない患者に対して適用される．以下のような 3 つの状況が考えられる．(1)発病の仕方が典型的ではない場合，(2)DSM-5 に掲載されていない特異的症状がある場合，(3)強迫症および関連症と診断するには情報が不十分である場合である．

嗅覚関連づけ症候群（自己臭恐怖）

嗅覚関連づけ症候群（olfactory reference syndrome；自己臭恐怖ともいう）は他人は感じていないものの自分から他人を不快にさせる臭いが出ているという誤った確信を特徴とする．そのことで頭がいっぱいになっているため身体を何回も洗ったり，何度も着替えをする．このような行動に対する病識は十分，概ね十分，不十分，欠如までさまざまである．この症候群は独身の男性に多い．平均発症年齢は 25 歳である．実際にはない臭いが自分には感じられるという確信は身体的な妄想の水準まで強いこともあり，そのような例では妄想性障害も考慮すべきである．嗅覚関連づけ症候群は精神医学分野の文献に詳しく記載されており，通常，知覚の妄想と分類されている．しかし，これを特定の診断カテゴリーとするか否かは議論の余地がある．

嗅覚関連づけ症候群の評価には身体的要因の除外が重要である．側頭葉てんかんの患者のなかには悪臭がすると訴える者がいる．下垂体腫瘍が海馬の一部を刺激することによって嗅覚の異常を引き起こすことがある．前頭洞，篩骨洞，および蝶形骨洞に炎症のある患者も悪臭を訴えることがある．嗅覚関連づけ症候群は DSM-5 では他の特定される強迫症および関連症に分類されている．

参考文献

Cicek E, Cicek IE, Kayhan F, Uguz F, Kaya N. Quality of life, family burden and associated factors in relatives with obsessive-compulsive disorder. *Gen Hosp Psychiatry*. 2013;35(3):253–258.

Endrass T, Schuermann B, Kaufmann C, Spielberg R, Kniesche R, Kathmann N. Performance monitoring and error significance in patients with obsessive-compulsive disorder. *Biol Psychol*. 2010;84:257.

Gillan CM, Papmeyer M, Morein-Zamir S, Sahakian BJ, Fineberg NA, Robbins TW, de Wit S. Disruption in the balance between goal-directed behavior and habit learning in obsessive-compulsive disorder. *Am J Psychiatry*. 2011;168:718.

Goes F, McCusker M, Bienvenu O, Mackinnon DF, Mondimore FM, Schweizer B; National Institute of Mental Health Genetics Initiative Bipolar Disorder Consortium, Depaulo JR, Potash JB. Co-morbid anxiety disorders in bipolar disorder and major depression: Familial aggregation and clinical characteristics of co-morbid panic disorder, social phobia, specific phobia and obsessive-compulsive disorder. *Psychol Med*. 2012;42(7):1449–1459.

Levy HC, McLean CP, Yadin E, Foa EB. Characteristics of individuals seeking treatment for obsessive-compulsive disorder. *Behav Ther*. 2013;44(3):408–416.

Markarian Y, Larson MJ, Aldea MA, Baldwin SA, Good D, Berkeljon A, Murphy TK, Storch EA, McKay D. Multiple pathways to functional impairment in obsessive-compulsive disorder. *Clin Psychol Rev*. 2010;30:78.

McClure-Tone EB, Pine DS. Clinical features of the anxiety disorders. In: Sadock BJ, Sadock VA, Ruiz P, eds. *Kaplan & Sadock's Comprehensive Textbook of Psychiatry*. 9th ed. Philadelphia: Lippincott Williams & Wilkins; 2009:1844.

Nestadt G, Di C, Riddle M, Grados MA, Greenberg BD, Fyer AJ, McCracken JT, Rauch SL, Murphy DL, Rasmussen SA, Cullen B, Pinto A, Knowles JA, Piacentini J, Pauls DL, Bienvenu OJ, Wang Y, Liang KY, Samuels JF, Roche KB. Obsessive-compulsive disorder: Subclassification based on co-morbidity. *Psychol Med*. 2009;39(9):1491–1501.

Peng ZW, Xu T, Miao GD, He QH, Zhao Q, Dazzan P, Chan RC. Neurological soft signs in obsessive-compulsive disorder: The effect of co-morbid psychosis and evidence for familiality. *Prog Neuropsychopharmacol Biol Psychiatry*. 2012;39(1):200–205.

Piallat B, Polosan M, Fraix V, Goetz L, David O, Fenoy A, Torres N, Quesada C, Seigneuret E, Pollak P, Krack P, Bougerol T, Benabid AL, Chabardès S. Subthalamic neuronal firing in obsessive-compulsive disorder and Parkinson disease. *Ann Neurol*. 2011;69:793.

Riesel A, Endrass T, Kaufmann C, Kathmann N. Overactive error-related brain activity as a candidate endophenotype for obsessive-compulsive disorder: Evidence from unaffected first-degree relatives. *Am J Psychiatry*. 2011;168:317.

Smith AH, Wetterneck CT, Hart JM, Short MB, Björgvinsson T. Differences in obsessional beliefs and emotion appraisal in obsessive-compulsive symptom

presentation. *J Obsessive Compulsive Relat Disord.* 2012;1:54.
Steketee G, Siev J, Fama JM, Keshaviah A, Chosak A, Wilhelm S. Predictors of treatment outcome in modular cognitive therapy for obsessive-compulsive disorder. *Depress Anxiety.* 2011;28:333.
Via E, Cardoner N, Pujol J, Alonso P, López-Solà M, Real E, Contreras-Rodríguez O, Deus J, Segalàs C, Menchón JM, Soriano-Mas C, Harrison BJ. Amygdala activation and symptom dimensions in obsessive-compulsive disorder. *Brit J Psychiatry.* 2014;204(1), 61–68.
Wahl K, Huelle JO, Zurowski B, Kordon A. Managing obsessive thoughts during brief exposure: An experimental study comparing mindfulness-based strategies and distraction in obsessive-compulsive disorder. *Cogn Ther Res.* 2013;37(4):752–761.
Whittal ML, Robichaud M. Obsessive-compulsive disorder. In: Hofmann SG, Reinecke MA, eds. *Cognitive-behavioral Therapy with Adults: A Guide to Empirically-Informed Assessment and Intervention.* New York: Cambridge University Press; 2010:92.
Williams M, Powers MB, Foa EB. Obsessive-compulsive disorder. In: Sturmey P, Hersen M, eds. *Handbook of Evidence-Based Practice in Clinical Psychology.* Hoboken, NJ: Wiley; 2012:313.

10.2 醜形恐怖症

醜形恐怖症（body dysmorphic disorder）は臨床的に重大な苦痛，または重要な領域における機能の障害を引き起こすような想像上の外見の欠陥にとらわれていることが特徴である．たとえ些細な身体的異常が実際にあったとしても，その異常に対するとらわれは過剰であり，厄介である．

この障害は，100年以上も前から知られており，醜形恐怖（dysmorphophobia）と名づけられた．この障害はクレペリン（Emil Kraepelin）とジャネ（Pierre Janet）によって認識され，クレペリンはこれを強迫神経症と考え，ジャネは「身体への恥に伴う強迫」（obsession de la honte du corps）と呼んだ．フロイトは狼男（Wolf-Man）の症例記述の中でこの状態について記載しており，その狼男は自分の鼻に過剰な関心をもっていた．醜形恐怖は，ヨーロッパで広く認められ研究されたが，米国の診断基準の中では，1980年のDSM-Ⅲによって初めて非定型的な身体表現性障害の例として醜形について言及されるようになった．DSM-Ⅳ-TRでは，この障害は身体醜形障害として分類されている．それはDSMの編集委員が，醜形恐怖という用語は恐怖症的回避の行動様式と間違えられやすいと考えたからである．DSM-5では醜形恐怖症はその特徴が強迫症に似ているという理由で強迫症スペクトラムの中に分類された．

疫　学

醜形恐怖症はあまり研究されていない障害である．というのは，患者が精神科医よりも皮膚科医，内科医，あるいは形成外科医のところに行くことが多いからである．ある大学生を対象とした研究では，学生の50％以上が少なくとも外見のある部分にとらわれており，約25％が外見へのとらわれのために感情や機能の面に影響を受けていることがわかった．DSM-5では米国での時点有病率は2.4％と報告している．

発症年齢は15～30歳の間であり，女性は男性よりもやや多く，未婚者が多いという報告がある．醜形恐怖症は，一般に他の精神疾患と併存することが多いようである．醜形恐怖症の90％以上が生涯の中で抑うつエピソードを経験しており，約70％が不安症を，約30％が精神病性障害を経験している．

病　因

醜形恐怖症の原因は不明である．家族内に期待値よりも多数の気分障害や強迫症の人がいること，そしてセロトニン特異的薬物に反応することから，少なくとも患者の一部には病態生理学的にセロトニンが関係し，また他の障害と関係があるのではないかということが考えられる．ある家族や文化の中で美について強調される定型概念が患者に大きく影響する．精神力動的理論においては，醜形恐怖症は，性的あるいは情動的な葛藤を無関係な身体部位へ置き換えることで起こるとみなされている．このような連合は，抑圧，解離，歪曲，象徴化，投影といった防衛機制を通して行われる．

診　断

醜形恐怖症についてのDSM-5の診断基準では，知覚された身体上の外見の欠陥または欠点にとらわれていることとされている．また，その経過中のある時点で外見を心配して強迫行為（例えば，鏡による確認，過度な身繕い）や精神的行為（例えば，自分の外見を他人と比較する）を行うこともあげている．そのとらわれは患者に多大な精神的苦痛を起こすか，生活の重要な領域における大きな障害となる．

臨床像

最もよくあるとらわれ（表10.2-1）は顔の欠点，特に特定の部位（例えば，鼻）に向けられる．時にそのとらわれは「きしむ」顎に対する過剰なとらわれというように曖昧で理解に苦しむものもある．ある研究では，患者はこの障害の経過中に，平均して4つの身体部位に関心をもつと報告している．関心が示される顔以外の身体部位は，毛，胸，生殖器である．男性の醜形恐怖症の一型として，「大きくなること」への願望があり，筋肉をつけることがあるが，それは過剰となり，日常の生活や仕事，健康に支障をきたすこともある．特殊な関心が示される身体部位は，罹病期間中に変化する．しばしば関連して起こる症状として，身体的欠陥と思っている部位に周りの人が気付いているというような関係念慮やまぎれもない関係妄想，鏡による過度の点検や映し出される外見の忌避，気になる部分を化粧や衣服で隠そうとする行動などがある．その人の生活への影響は重大である．ほとんどすべての患者は，社会的，そして職業的に身をさらすことを

表 10.2-1　醜形恐怖症患者 30 人の心象上の欠陥部位[a]

場所	人数	%
毛[b]	19	63
鼻	15	50
皮膚[c]	15	50
目	8	27
頭，顔[d]	6	20
全体の体型，骨格	6	20
唇	5	17
顎	5	17
腹，胴	5	17
歯	4	13
脚，膝	4	13
胸，胸板	3	10
醜貌（全般）	3	10
耳	2	7
頬	2	7
尻	2	7
陰茎	2	7
腕，手首	2	7
首	1	3
額	1	3
顔面筋	1	3
肩	1	3
臀部	1	3

[a] ほとんどの患者に 1 つ以上の対象部位があるために，合計は 100％以上となる．
[b] 15 例で毛髪，2 例で顎髭ののび，3 例で他の体毛となっている．
[c] 7 例でにきび，3 例で輪郭，7 例で他の皮膚の部位となっている．
[d] 5 例で形，1 例で大きさへの関心となっている．
Phillips KA, McElroy SL, Keck PE Jr, Pope HG, Hudson JL. Body dysmorphic disorder：30 cases of imagined ugliness. *Am J Psychiatry*. 1993；150：303 から許可を得て転載．

避けるようになる．患者の 3 分の 1 は醜いと思っている部位を嘲笑されるのではないかと思って引きこもり，5 分の 1 が自殺を企てる．前述したように，診断的に抑うつ障害群や不安症群と合併することはよくあり，また，強迫症やシゾイドパーソナリティ障害，自己愛性パーソナリティ障害の特性がみられることもある．

R さんは 28 歳の独身女性である．自分が醜く，そのために周りの人が自分のことを笑っているように感じると訴えて受診した．実際には彼女は魅力的な女性であった．初めに外見を気にするようになったのは 13 歳の時で，鼻が太すぎることと目が離れすぎていることを顔の欠陥だと感じて，そのことばかり気にするようになった．この時点まで R さんは自信にあふれた優秀な生徒で，社会的にも活発であった．しかし，自分の顔の悩みに固執してしまったことで彼女は社会的に引きこもり，学業にも集中できず，その結果成績にも悪い影響が現れた．

R さんはその悩みが原因で高校を中退し，GED（General Educational Deploma；訳注：日本では高卒認定に当たる）に通うことになった．彼女はよく顔の「欠点」をつついたり，顔の産毛を抜いたりするようになった．鏡はもとよりスプーンや窓ガラスに映しては容姿を確認することも増えた．気がつくとほとんど毎日，朝から晩まで顔のことで悩み続けていたのである．家族や周りの人が彼女の顔に何も問題はないと保証しても，R さんはそう思うことができなかった．

鑑別診断

身体に関するとらわれが他の精神疾患で説明できるようであれば醜形恐怖症の診断は控えるべきである．身体に関する過剰な関心は神経性やせ症では太ることに，性同一性障害においては第一次性徴や第二次性徴でみられる身体に対する不快感や違和感として，うつ病ではその病相期に気分と一致した認知の変化に含まれる外見の問題という限局した形でみられる．回避性パーソナリティ障害や社交不安症でも想像上のあるいは実際の外見の欠陥について気にしていることがあるが，これらの場合はそれほど重度ではなく長続きせずに苦悩や障害をもたらすことはない．日本の概念である対人恐怖症は社交不安症に似ているが，自分の臭いや身体部位によって周りの人を不快にさせると確信している点で，醜形恐怖症との共通点も多い．醜形恐怖症の患者には外見に関する強迫的な思い込みがあり，鏡で頻回に外見を確認するなど強迫的な行為が認められるが，外見以外のことに関しても強迫的な症状があり，自我異和的である場合のみ強迫症として独立もしくは付加的診断がなされる．身体的欠陥に妄想的な内容がある場合は身体型の妄想性障害と追加診断される．正常な外見に対する関心とは異なり，醜形恐怖症の場合は外見や想像上の身体的欠陥へのとらわれと行動の変化は時間を浪費し，重篤な苦痛と障害を引き起こす．

経過と予後

醜形恐怖症は身体に対する不満が長引いた後になって発症することもあるが，通常，青年期に発症する．発症してから実際に治療を受けるまでに長い時間がかかることが多いので，はっきりとした発症時期が特定できないことが多い．またその発症は突然のことも徐々に起こることもある．経過は長くて変動するが，症状のない時期はほとんどない．関心の対象になる身体部位が一貫して同じである場合も，時間とともに変化する場合もある．

治療

醜形恐怖症の患者がその想像上の欠陥のために外科や皮膚科，歯科やその他の医学的処置を受けても満足の得られる結果となることはほとんどない．三環系抗うつ薬やモノアミン酸化酵素阻害薬，ピモジド（オーラップ）が

有効であったという症例報告があるが，大部分のデータは選択的セロトニン系薬物，例えばクロミプラミン（アナフラニール），フルオキセチン（Prozac）が，少なくとも50％の患者の症状軽減に効果的であったと指摘している．抑うつ障害や不安症など他の精神疾患が合併している場合はその合併疾患を適切な薬物療法や精神療法によって治療すべきである．醜形恐怖症が寛解するためにどのくらいの治療期間が必要かは，まだわかっていない．選択的セロトニン再取り込み阻害薬（SSRI）にクロミプラミン（アナフラニール），ブスピロン（BuSpar），リチウム（リーマス），メチルフェニデート（リタリン），抗精神病薬などを加えることが有効な場合もある．

形成手術との関係

形成手術を希望している醜形恐怖症患者の数については，ほとんど報告がない．ある研究では形成手術を受けた人のわずか2％のみがこの診断であったとの報告がある．DSM-5では7～8％であろうと報告している．しかし，実際の割合はもっと高いであろう．手術への要求はさまざまである．例えば，顔のたるみ，あご，しわ，はれの除去，鼻の形成，胸の縮小あるいは豊胸，陰茎を大きくすることなどである．陰茎を大きくしたいという男性や膣の陰唇や唇に美容形成を希望する女性には醜形恐怖症が多い．一般に，外見についての確信と関連するのは，手術がいかに欠陥を矯正してくれるかという非現実的な期待である．しかし，現実には自分が考えている美容上の欠陥を変えたところで人生の問題は解決できないということを患者は感じる．理想的には，そのような患者は，神経症的不全感の真の本質を理解するために心理療法を受けたほうがよいであろう．そうしないと，患者は形成外科医を告訴することにより怒りを解消しようとしたり，あるいは臨床的にうつ病になったりする．実際，形成外科医は専門家の中でも医療過誤で訴えられる率が最も高い．

参考文献

Body dysmorphic disorder. In: *Diagnostic and Statistical Manual of Mental Disorders.* 5th ed. Washington, DC: American Psychiatric Association; 2013:242.
Conrado LA, Hounie AG, Diniz JB, Fossaluza V, Torres AR, Miguel EC, Rivitti EA. Body dysmorphic disorder among dermatologic patients: Prevalence and clinical features. *J Am Acad Derm.* 2010;63:235.
Escobar JI. Somatoform disorders. In: Sadock BJ, Sadock VA, Ruiz P, eds. *Kaplan & Sadock's Comprehensive Textbook of Psychiatry.* 9th ed. Baltimore: Lippincott Williams & Wilkins; 2009:1927.
Fang A, Hofmann SG. Relationship between social anxiety disorder and body dysmorphic disorder. *Clin Psychol Rev.* 2010;30:1040.
Feusner JD, Arienzo D, Li W, Zhan L, Gadelkarim J, Thompson PM, Leow AD. White matter microstructure in body dysmorphic disorder and its clinical correlates. *Psychiatry Res.* 2013;211(2):132–140.
Greenberg JL, Falkenstein M, Reuman L, Fama J, Marques L, Wilhelm S. The phenomenology of self-reported body dysmorphic disorder by proxy. *Body Image.* 2013;10(2):243–246.
Kelly MM, Didie ER, Phillips KA. Personal and appearance-based rejection sensitivity in body dysmorphic disorder. *Body Image.* 2014;11(3), 260–265.
Mancuso SG, Knoesen NP, Castle DJ. Delusional versus nondelusional body dysmorphic disorder. *Compr Psychiatry.* 2010;51.177.
Park LE, Calogero RM, Young AF, Diraddo AM. Appearance-based rejection sensitivity predicts body dysmorphic disorder symptoms and cosmetic surgery acceptance. *J Soc Clin Psychol.* 2010;29:489.
Philips KA, Pinto A, Hart AS, Coles ME, Eisen JL, Menard W, Rasmussen SA. A comparison of insight in body dysmorphic disorder and obsessive-compulsive disorder. *J Psych Res.* 2012;46:1293.
Prazeres AM, Nascimento AL, Fontenelle LF. Cognitive-behavioral therapy for body dysmorphic disorder: A review of its efficacy. *Neuropsychiatr Dis Treat.* 2013;9:307–316.
Smith AK, Mittal V. Delusions of body image in the prodrome. *Schizophr Res.* 2013;146(1–3):366–367.
Wilhelm S, Philips KA, Steketee G. *Cognitive Behavioral Therapy for Body Dysmorphic Disorder: A Treatment Manual.* New York: Guilford; 2013.

10.3 ためこみ症

強迫的なためこみ症（hoarding disorder）はよくみられ，食生活や睡眠，身だしなみの乱れなどの機能障害を伴うことが多い．ためこみ症により健康問題が生じたり，不衛生になることが多い．特に動物ためこみの場合はその傾向が強く，また火災や転倒によって死に至ることもある．

この障害の特徴は，ほとんどあるいは全く価値のないものを集めて捨てることができず，その結果として生活空間に極度の混乱が起こることである．ためこみ症はもともと強迫症の亜型と考えられていたが，現在では独立した診断とみなされている．この障害の人は将来必要になるかもしれないという考え，所有物の価値に対する歪んだ認識，そして所有物に対する強い感情的な愛着によって，大事な物を失うことを強迫的に恐れる．

疫　学

ためこみ症の有病率は一般人口の2～5％と考えられているが，生涯有病率は14％と高いという報告もいくつかある．性差はなく単身者により多く，また社交不安，引きこもり，依存的な性格傾向と関連する．発症は青年期早期に多く，生涯を通じて持続する．

併存症

最も重要な併存症は強迫症で，強迫症の30％にためこみ行為が認められる．

ためこみと強迫的な買い物に関連があるという報告もある．必要のないものを買ったり手に入れること（贈り物として受け取ることも含む）は，ためこみ症の人にとって快感の源であり，手に入れたものは不合理であっても将来のそなえとしてためこまれる．強迫的な買い物をする人の約半数に高水準のためこみがみられるが，ためこみ症の20％には過剰な買い物は認められない．

ためこみ症は強迫症に加えてパーソナリティ障害とも高率に関連する．依存性，回避性，統合失調型，猜疑性のパーソナリティ障害である．

ためこみ症の注意と実行機能の障害は注意欠如・多動

症（ADHD）にみられるものに類似している．ある研究では，ためこみ症の患者の20％が注意欠如・多動症の診断基準に適合した．この結果は，ためこみ症を併う強迫症患者の方がためこみ症のない患者に比べて，注意欠如・多動症を10倍発症しやすいという事実と相関する．

ためこみ行為は統合失調症の患者では比較的よくみられ，また認知症やその他の神経認知障害の患者でもみられる．ある研究では，認知症の20％，脳損傷患者の14％にためこみ行為がみられたと報告している．ためこみ症の発症は前頭側頭型認知症の症例や脳外科手術によって前頭前野や眼窩前頭皮質に損傷を受けた症例でも認められる．脳に局所病変のある患者を対象としたある研究では15％に重症な収集とためこみ行為が突然発症したという．

ためこみ症と関連するその他の疾患としては摂食障害群，うつ病，不安症群，物質使用障害（特に，アルコール依存），窃盗症，病的賭博などがある．不安症群の中でもためこみ症と最も関連するものは全般不安症（27％）と社交不安症（14％）である．

病　因

ためこみ症の病因についての知見はほとんどない．ためこみ症は家族性に起こる面があり，ためこみ行動をとる人の80％には第1度近親者に少なくとも1人ためこみをする人がいるという報告がある．生物学的な研究では後帯状皮質と後頭葉皮質の代謝の低下がみられ，これらの障害がためこみ症における注意欠損や意志決定力の欠如といった認知障害の原因となっていると考えられる．分子遺伝学のある研究ではためこみ行動と染色体の4q，5q，および17q上の標識の関連を示唆している．また別の報告では22q11.21染色体上のカテコールアミン-O-メチルトランスフェラーゼ（COMT）遺伝子がためこみ症の遺伝的易罹患性に関与している．

診　断

ためこみ症の特徴としては，(1)不要なあるいはほとんど価値のないものを大量に集め，それを捨てることができないこと，(2)非常に散らかった生活環境のために通常の活動が妨げられていること，(3)ためこみによって強い苦痛と機能の障害が生じていることである．DSM-5では病識について欠如，不十分，十分という特定用語が設けられている．患者によっては問題意識が全くなく，治療に抵抗する．時に，ためこんでいる対象に対して妄想的な思い込みを抱いていることもある．

臨床像

ためこみ症では，患者が将来的に必要になるかもしれないと信じている所有物を失うのを恐れること，および所有物に対する強い感情的な愛着によって駆り立てられる．ためこみ行動をする者のほとんどはその行動を問題とは考えない．事実，ためこみを合理的なこと，自分の特性として認識している．ためこみ症の患者のほとんどは意図してというより受動的に物をためこむので，乱雑な状態になるまでには時間がかかっている．ためこみの対象となりやすいものは新聞，手紙，雑誌，古い衣類，かばん，書籍，書類，ノートなどである．ためこみによる危険は患者本人にだけではなく，周りの人にも及ぶ．乱雑にためこまれたものから火災が発生したり，物が崩れ落ちて下敷になる事故によって死亡することがある．さらには害虫の蔓延が起こり，患者本人はもとより周辺住民の健康問題に波及することもある．その結果として多くの患者が自宅から追い出されたり，立ち退きを要求されることになる．重症例では，ためこみは職業，社会的活動，そして食事や睡眠などの基本的活動までも障害する．

ためこみ症の病的な特質はその所有物を整理し，整頓しておくことができないことにある．多くの患者は所有物を捨てるという決断を避ける．また，思い出になる情報や所有物を過剰評価する．例えば，ためこみ症の人は，捨ててしまうと情報が忘れられてしまい，再び手に入れられなくなるといって古新聞や雑誌をとっておく．さらに，その情報を忘れてしまうと大変な事態を引き起こしてしまうと思い，忘れないために目の前に置いておく．

Tさんは55歳の独身の女性であるが，彼女が「ものを捨てられない」ことを心配した息子に付き添われて治療者を受診した．息子はTさんの家は「いらないもの」であふれかえっていると述べた．しかし，息子が物を整理するのを手伝おうとすると，Tさんはいらだち，言い争いになってしまうという．Tさんは息子の訴えも，覚えている限り昔から物が捨てられないということもきちんと自覚はしているが，問題視はしていなかった．

最近5年間のうちにTさんの家はますます散らかり，その中を歩くことが難しくなっていた．台所と浴室は比較的散らかっていなかったが，他の部屋は紙や雑誌や衣類やその他種々雑多のもらい物や小間物がつまった袋や箱でいっぱいであった．居間が一番散らかっていた．息子は家の中は足の踏み場がなく，おちついて腰を下ろす場所もないからもう彼女の家に行くことはできないと語った．Tさんも認めたが，このことが彼女が落ちこんでいることの大きな原因だった．かつてTさんは，特に休日は家族や友人を招くことが大好きだった．しかし，もう家は人を呼ぶことができない状態だと感じたので，何年も誰も招待することがなかった．何度か家をきれいにしようとしたことはあったが，ほとんどの物を捨てることができなかった．どうして捨てられなかったかという質問に，彼女は「あとで必要になるかもしれないから」と答えた．

鑑別診断

過剰収集と物を捨てられないことに他の身体疾患または精神疾患が主に関与している場合は，ためこみ症の診

断はすべきではない．最近までためこみ症は強迫症もしくは強迫性パーソナリティ障害の症状と考えられていた．しかし，それらとはいくつか大きな違いがある．ためこみ症には強迫症でみられるような繰り返し発生する侵入思考や儀式的な強迫行為といった古典的な症状は認められない．強迫症とは異なり，ためこみ症は時間とともに悪化していき，儀式は固定しておらず，汚れや汚染に対する強迫観念もみられない．強迫症患者にはためこみ症患者より病識がある．強迫症では症状は自我異和的であるが，ためこみ症では自我親和的である．ためこみ行為は反復的なものではなく，当人にとっては侵入的でも苦痛でもない．苦痛はためこんだものを捨てることに感じるのであり，その際に不安よりも罪悪感や怒りを感じることが多い．強迫症に有効な曝露療法や認知行動療法，および選択的セロトニン再取り込み阻害薬(SSRI)による薬物療法にためこみ症はあまり反応しない．

脳病変の後にためこみ症が発症したという症例報告がいくつかある．脳病変に伴うためこみ症はより無目的であり，愛着や価値による行動が少ない．ためこみ症は中等度から重症の認知症でよくみられる．認知症でみられるためこみ症はものを隠したり，探してひっかきまわしたりする行為，反復行為，盗み，過食といった症状とともに認められることが多い．ためこみ行為は認知症の発症とともに始まり，はじめは系統だっているが病状の進行とともに崩れてより無目的なものになっていく．元々ためこみ症であった患者に認知症が発症すると，ためこみ行為は悪化する．

ためこみ行為は統合失調症と関連することもある．ほとんどは重症例で，妄想や自己への無関心，そして不潔と関連した反復的行為としてみられる．気分の変動がないことによって双極性障害は除外される．

経過と予後

ためこみ症は治療抵抗性で，慢性の経過をたどる．ためこみ症が青年期に発症しても，40～50歳代になるまで医療にのることは通常ない．この疾患は経過を通じて変動することはあっても，寛解は稀である．病識はほとんどなく，治療は他者に言われることで始まることがほとんどである．患者によってはストレスとなる出来事への反応としてためこみ症が始まるが，生涯を通じてゆっくりと着実に進行していく患者もいる．ストレスとなる出来事によって発症した例はそうでない例より発症年齢が遅い傾向がある．若年発症の例はより長く，慢性の経過をたどりやすい．

治療

ためこみ症の治療は非常に難しい．強迫症と似たところがあるにもかかわらず，強迫症に有効な治療がためこみ症にはほとんど効果がない．ためこみ症の患者のうち薬物療法と認知行動療法に反応したのは18%にすぎないという報告がある．ためこみ症に対する典型的な認知行動療法の問題点は，患者がその行動に対して洞察がないことと治療意欲の低さにある．

最も有効な治療法は意思決定と分類の訓練，捨てるという刺激に対する曝露と慣れ，そして認知様式の再構成からなる認知行動的療法である．これは治療室でも自宅でも行われる．この認知行動モデルにおける治療者の重要な役割は，意思決定力をのばし通常の節約行動についてのフィードバックを与え，ためこみの原因となる誤った思い込みを正していくことにある．治療の目標は大量の所有物を捨てて，快適な生活環境を作ること，そして所有物の量と快適な生活環境の良好な均衡状態を維持していく技能を患者に与えることである．この方法によりためこみ行為が25～34%減少したという報告がある．この方法を再構成し，集団療法やインターネットを使用する介入が現在研究中であり，有望視されている．

SSRIを用いた薬物療法については，結果はさまざまである．いくつかの研究ではためこみ症の患者はそうでない人と比べてSSRIに対する反応がなかったと報告し，他の研究ではためこみ症と非ためこみ症との間に有意差はなかったと報告している．

参考文献

DiMauro J, Genova M, Tolin DF, Kurtz MM. Cognitive remediation for neuropsychological impairment in hoarding disorder: A pilot study. J Obsessive-Compulsive and Related Disorders. 2014;3(2), 132–138.
Frost RO, Steketee G, Tolin DF. Comorbidity in hoarding disorder. Depress Anxiety. 2011;28:876.
Frost RO, Tolin DF, Steketee G, Fitch KE, Selbo-Bruns A. Excessive acquisition in hoarding. J Anxiety Disord. 2009;23:632.
Grisham JR, Norberg MM, Williams AD, Certoma SP, Kadib R. Categorization and cognitive deficits in compulsive hoarding. Behav Res Ther. 2010;48:886.
Hall BJ, Tolin DF, Frost RO, Steketee G. An exploration of comorbid symptoms and clinical correlates of clinically significant hoarding symptoms. Depress Anxiety. 2013;30(1):67–76.
Hoarding disorder. In: Diagnostic and Statistical Manual of Mental Disorders. 5th ed. Washington, DC: American Psychiatric Association; 2013:247.
Iervolino AC, Perroud N, Fullana MA, Guipponi M, Cherkas L, Collier DA, Mataix-Cols D. Prevalence and heritability of compulsive hoarding: A twin study. Am J Psychiatry. 2009;116:1156.
Mataix-Cols D, Billotti D, de la Cruz L, Nordsletten A. The London field trial for hoarding disorder. Psychol Med. 2013;43(4):837–847.
Timpano KR, Rasmussen J, Exner C, Rief W, Schmidt NB, Wilhelm S. Hoarding and the multi-faceted construct of impulsivity: A cross-cultural investigation. J Psychiatr Res. 2013;47(3):363–370.
Tolin DF, Villavicencio A. Inattention, but not obsessive-compulsive disorder, predicts the core features of hoarding disorder. Behav Res Ther. 2011;49:120.

10.4 抜毛症

抜毛症(hair-pulling disorder[trichotillomania])は繰り返し毛髪を抜き，その結果，他人からもわかるようなさまざまな程度の脱毛状態に至る慢性疾患である．抜毛症は，1889年にフランスの皮膚科医であるアロボー(Francois Hallopeau)によって初めて"trichotillomania"として記載された．この障害はかつては稀なものと考え

られ，現象学以外の記述もあまりなかった．現在ではそれほど珍しくないと考えられている．強迫症や衝動制御の障害と類似しており，毛髪を抜くまで緊張感の高まりを感じ，抜いた後に解放感と満足感を感じる．

疫学

抜毛症の有病率は患者が恥と感じ隠すために実際より少なく評価されている可能性がある．抜毛症の診断は発生率，重症度，発症年齢，男女比によって少なくとも2つのカテゴリーに分けられる．他のカテゴリーも存在すると考えられる．

最も重症で慢性の経過をたどる型は青年期初期から中期に発症し，生涯有病率は一般人口の 0.6～3.4% であり，男女比は 10 対 1 の割合で女性に多い．男性は女性より抜毛を隠すことが多いので，実際は男性の割合ももっと多い可能性がある．抜毛症患者は 1 人っ子，もしくは長子であることが多い．

小児期の抜毛症は男女ともに同じ割合でみられる．また青年期や若年成人期にみられる抜毛症に比べ発生率は高いといわれるが，皮膚科学的にも心理学的にもはるかに軽症なものが多い．

抜毛症の 35～40% の人が折りにふれ引き抜いた毛髪を噛んだり，飲みこんだりする．このような行為がみられる症例の約 3 分の 1 は消化管に毛玉が蓄積して危険な結石になる．

併存症

抜毛症の併存症としては強迫症，不安症，トゥレット症，抑うつ障害群，摂食障害群，パーソナリティ障害（特に，強迫性，境界性，自己愛性パーソナリティ障害）がある．物質依存との併存は病的賭博，窃盗症や他の衝動制御症との併存に比べて少ない．

病因

抜毛症にはさまざまな要因が関わっていると考えられるが，4 分の 1 以上はストレス状況と関係している．母子関係の障害，1 人で取り残される恐怖，最近の対象の喪失などが発症のきっかけになることが多いと言われている．物質乱用は抜毛症を引き起こす．抑うつ気分が抜毛症に罹患しやすくなる要因としてあげられるが，患者に特徴的なパーソナリティ特性や疾患はない．抜毛の主な目的は自己刺激であるという見方もある．

抜毛症の家族にはしばしばチック，衝動制御障害，強迫症状が認められ，遺伝的素因が存在する可能性を支持している．

ある神経生物学的研究では抜毛症の患者における左側被殻と左側レンズ核領域の体積減少を指摘している．より最近ではセロトニン 2A（5-HT2A）受容体遺伝子多型（T102C）と抜毛症との関連が遺伝学的研究で指摘されている．しかし，これらの研究の症例数は少ないので，大脳基底核の異常とセロトニンが抜毛症の病因に関わっていると結論づけるにはさらに多くの症例で再検証する必要がある．

診断と臨床像

DSM-5 には抜毛症の診断基準が記載されている．患者は抜毛という行為に没頭する前に，緊張感の高まりを体験し，毛髪を抜くことで解放感と満足感を得る．身体のすべての部位の体毛が対象になるが，最も多いのが頭皮である（図 10.4-1）．その他の部位としては眉毛，睫毛，およびあごひげである．体幹，腋窩や陰部が対象となる

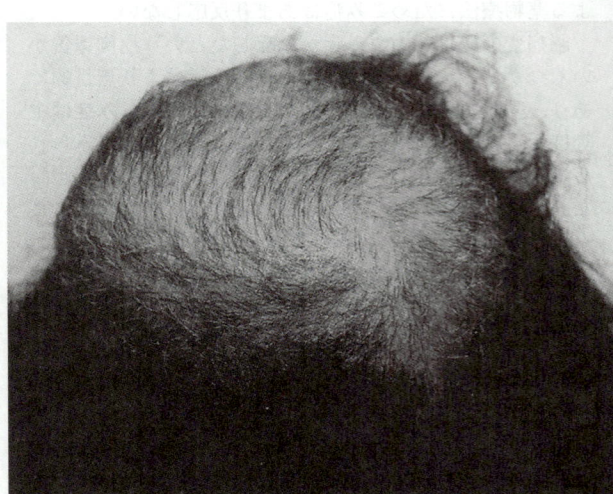

図 10.4-1 抜毛症．不完全な脱毛部位が前頭と頭頂に認められる典型的な所見に注目してほしい．（Sadock BJ, Sadock VA, Ruiz P, eds. *Kaplan & Sadock's Comprehensive Textbook of Psychiatry*. 9th ed. Philadelphia：Lippincott Williams & Wilkins；2009 から許可を得て転載）

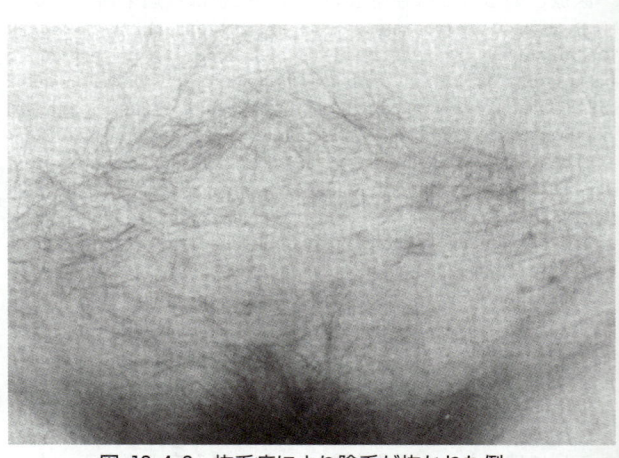

図 10.4-2 抜毛症により陰毛が抜かれた例．

ことは少ない（図10.4-2）．

抜毛症には2つの型がある．1つは，衝動や身体の感覚（例えば，かゆみやヒリヒリする感じ）あるいは思考を制御するために意図的に行われる自覚のある抜毛である．もう1つはこれとは対照的に，座って何かしているときなどに行われる無意識の抜毛である．ほとんどの患者ではこの2つが組み合わさっている．

抜毛による脱毛部位は短く断裂した毛髪と，長く正常な毛髪とがいっしょにみられるのが特徴である．皮膚や頭皮には異常はない．抜毛には痛みはないが，瘙痒感やヒリヒリした感じはあることがある．毛髪を口に入れる食毛症が，抜毛後に起こる場合がある．食毛症の合併症としては毛髪胃石，栄養失調，および腸閉塞がある．患者はそのような行為を否定し，脱毛部位を隠そうとすることが多い．頭部を打ちつけること，爪を嚙むこと，引っ掻くこと，かじること，すりむくことなどの自傷行為がみられることもある．

Cさんは27歳の独身の女性で，長期に渡る抜毛症を訴えてクリニックを受診した．彼女の抜毛は11歳の時から始まり，部位はうなじであった．彼女はほとんど毛髪がなくなるまで抜毛を続けるのであった．幸い彼女の髪は長かったので，誰も彼女のうなじの毛がないことに気がつかなかった．何年ものうちに，彼女の抜毛は高じていき，頭全体の毛髪を抜くようになり，頭には周りから見てもわかるほどの小さなハゲができてしまった．そのためにブラッシングを念入りにしてその部位を隠したり，スカーフや帽子をかぶって隠していた．抜毛はあるものの，Cさんはかなり正常であった．学校での成績は良く，修士課程に進む前に，1年間休んでいた．

彼女の抜毛行為は毎日続いていて，彼女自身も気づかないことも多かった．宿題をしているときにも知らず知らずに髪に手をやり，抜いてしまうのであった．そしてしばらくすると本や膝の上に抜いた髪の毛の小山があるのに気づくのである．髪を抜くのをやめようとすると，だんだん緊張と不安が高まり，それは髪の毛を抜くまで続いた．彼女の抜毛行為は10分から1時間程度続くのだった．

病理と臨床検査

必要ならば抜毛症の臨床診断は頭皮のパンチ生検で確定することができる．毛髪胃石のある患者では出血による軽度の白血球増加と低色素性貧血が認められる．胃石の疑われる部位と消化管への影響に対して，化学的検査や放射線検査が必要になる．

鑑別診断

抜毛症は全体として良性の疾患であったり，または何らかの精神疾患との関連で生じる．抜毛症と強迫症は現象学的に重なり合う．強迫症と同様に抜毛症は慢性の疾患であり，患者自身が望ましくないと認識している．強迫症と異なる点としては抜毛症患者には強迫観念はなく，強迫行為も抜毛ただ1つに限られていることである．作為症（虚偽性障害）の患者は，積極的に医師の診察を受け，患者を演じ，その目的のために明確に病気のまねをする．詐病や作為症の患者は，医学的注意を引くために自傷行為をするが，彼らはその傷を自分が作ったものとは認めない．常同運動症の患者は常同的で律動的な動きをし，通常そのことを苦痛とは感じていない．円形脱毛症や頭部白癬との鑑別には生検が必要である．

経過と予後

抜毛症の平均発症年齢は10代前半，しばしば17歳以前であるが，より年長での発症も報告されている．この障害の経過はよくわかっておらず，慢性化する型と寛解する型がある．6歳以前の早期発症例は指示や援助，行動療法に反応しやすく，寛解に至ることが多い．13歳以降の遅い発症では慢性の経過をとりやすく，早期発症例に比べ予後はよくない．受診患者の約3分の1は発症後1年以内であるが，時に20年以上抜毛症が続いた例もある．

治療

抜毛症の最もよい治療法に関しての意見は一致していない．治療に関しては精神科医と皮膚科医の連携が必要である．精神皮膚疾患の治療に用いられてきた精神薬理学的方法としては，局所のステロイドや水酸化塩酸塩（hydroxyzine hydrochloride［Vistaril］），抗ヒスタミン特性をもつ抗不安薬，抗うつ薬，抗精神病薬がある．抜毛症の初期の症例報告では選択的セロトニン再取り込み阻害薬（SSRI）が有効であったという．SSRIに反応が乏しい例ではピモジド（オーラップ）などのドパミン受容体拮抗薬を追加することで改善する可能性がある．その他有効性が報告されている薬物は，フルボキサミン（ルボックス），シタロプラム（Celexa），ベンラファキシン（イフェクサーSR），ナルトレキソン（ReVia），リチウム（リーマス）である．リチウムが有効であったという報告は，リチウムが抜毛症の攻撃性や衝動性，情動不安定に対して効果を及ぼしたのではないかと考察している．ナルトレキソンにより重症度に改善がみられたとの1例報告もある．また，ブスピロン（BuSpar），クロナゼパム（リボトリール），トラゾドン（デジレル）が有効であったという症例報告がある．

バイオフィードバック，自己監視，脱感作，習慣逆転法などの行動療法が成功した症例も報告されているが，ほとんどの研究は1例または少数例の報告で追跡期間が短い．慢性の抜毛症には洞察指向的精神療法が有効であるといわれている．催眠療法は心理的要因が関与していると考えられる皮膚疾患に有効な可能性があるといわれている．皮膚は催眠暗示を受けやすいことが示されてい

る.

参考文献

Bloch MH. Trichotillomania and other impulsive-control disorders. In: Hudak R, Dougherty DD, eds. *Clinical Obsessive-Compulsive Disorders in Adults and Children.* New York: Cambridge University Press; 2011:207.
Grant JE, Stein DJ, Woods DW, Keuthen NJ, eds. *Trichotillomania, Skin Picking, and Other Body-Focused Repetitive Behaviors.* Arlington, VA: American Psychiatric Publishing; 2011.
Keuthen NJ, Rothbaum BO, Falkenstein MJ, Meunier S, Timpano KR, Jenike MA, Welch SS. DBT-enhanced habit reversal treatment for trichotillomania: 3-and 6-month follow-up results. *Depress Anxiety.* 2011;28:310.
Klipstein KG, Berman L. Bupropion XL for the sustained treatment of trichotillomania. *J Clin Psychopharm.* 2012;32:298.
Kumar B. The mind-body connection: An integrated approach to the diagnosis of colonic trichobezoar. *Int J Psychiatry Med.* 2011;41:263.
Lee HJ, Franklin SA, Turkel JE, Goetz AR, Woods DW. Facilitated attentional disengagement from hair-related cues among individuals diagnosed with trichotillomania: An investigation based on the exogenous cueing paradigm. *J Obsess Compul Relat Disord.* 2012;1:8.
Leombruni P, Gastaldi F. Oxcarbazepine for the treatment of trichotillomania. *Clin Neuropharm.* 2010;33:107.
Lochner C, Seedat S, Stein DJ. Chronic hair-pulling: Phenomenology-based subtypes. *J Anxiety Disord.* 2010;24:196.
McDonald KE. Trichotillomania: Identification and treatment. *J Counsel Dev.* 2012;90:421.
Moeller FG. Impulse-control disorders not elsewhere classified. In: Sadock BJ, Sadock VA, Ruiz P, eds. *Kaplan & Sadock's Comprehensive Textbook of Psychiatry.* 9th ed. Baltimore: Lippincott Williams & Wilkins; 2009:2178.
Panza KE, Pittenger C, Bloch MH. Age and gender correlates of pulling in pediatric trichotillomania. *J Am Acad Child Adolesc Psychiatry.* 2013;52(3):241–249.
Roos A, Fouche J-P, Stein DJ, Lochner C. White matter integrity in hair-pulling disorder (trichotillomania). *Psychiatry Res.* 2013;211(3):246–250.
Walther MR, Ricketts EJ, Conelea CA, Woods DW. Recent advances in the understanding and treatment of trichotillomania. *J Cogn Psychother.* 2010;24:46.
Walther MR, Snorrason I, Flessner CA, Franklin ME, Burkel R, Woods DW. The Trichotillomania Impact Project in Young Children (TIP-YC): Clinical Characteristics, Comorbidity, Functional Impairment and Treatment Utilization. *Child Psychiatry & Hum Dev.* 2014;45(1), 24–31.
White MP, Koran LM. Open-label trial of aripiprazole in the treatment of trichotillomania. *Clin Psychopharm.* 2011;31:503.
Woods DW. Treating trichotillomania across the lifespan. *J Am Acad Child Adolesc Psychiatry.* 2013;52(3):223–224.

10.5　皮膚むしり症

皮膚むしり症(excoriation[skin-picking]disorder)の特徴は自分の皮膚を強迫的・反復的にむしることである.そのために皮膚科的な処置が必要なほどの損傷を生じてしまうことがある.今までは皮膚むしり症候群,心因性剝脱,神経性人工的擦過傷,表皮剝脱症,副次的人工的擦過傷などのいろいろな名称があったが,皮膚むしり症となった.

疫　学

皮膚むしり症の一般人口における生涯有病率は1～5%であり,青年期精神疾患のある者では約12%,他の皮膚疾患のある患者の2%にみられる.男性よりも女性に多い.

併存症

皮膚むしり症の反復的行為は強迫症でみられる反復的強迫的な儀式的行為と同質であり,強迫症と高率に合併する.さらに強迫症の患者で汚れや皮膚の異常についての強迫観念がみられたり,滑らかな肌や顔色や清潔感に強いこだわりがみられることがある.他の併存疾患は抜毛症(38%),物質依存(38%),うつ病(32～58%),不安症(23～56%),醜形恐怖症(27～45%)である.ある研究では境界性パーソナリティ障害および強迫性パーソナリティ障害(71%)との関連も指摘されている.

病　因

皮膚むしり症の原因は,いくつかの仮説はあるものの不明である.皮膚むしりの行為は権威的な両親に対する抑圧された怒りのあらわれであるという説もある.そのような患者は自己主張のために自分自身の皮膚をむしり,また他の自己破壊行為を行う.また,ストレスの発散の意味で皮膚をむしる場合もある.例えば,夫婦間の葛藤,愛する人との別離,望まない妊娠などである.精神分析的理論によれば皮膚は性的器官であり,皮膚をむしったりひっかくという行為が性的興奮につながるとしており,そういう意味で自慰行為と同様の行為とみなされていた.このような感情は無意識下のもので患者自身は認識していないと考えられる.多くの患者はにきびなどの皮膚疾患がきっかけとなって皮膚むしりが始まり,皮膚疾患が改善しても続いてしまうのである.

セロトニン系,ドパミン系,グルタミン酸の代謝などの異常が神経化学的にはいわれているが,さらなる検討が必要である.

診　断

皮膚むしり症は抜毛症に含まれたこともあり,皮膚むしり症候群と呼ばれることもあった.DSM-5の皮膚むしり症の診断基準では,皮膚損傷を引き起こすほど繰り返される皮膚むしり行為があること,さらにその皮膚むしり行為を減らす,またはやめようと繰り返し試みていることを要求している.皮膚むしり行為によって臨床的に意味のある苦痛,または機能的な障害が引き起こされていることも必須基準である.他の精神疾患や物質使用(例えば,コカインあるいはメタンフェタミン)による皮膚むしりはこの診断には含まれない.

臨床像

皮膚むしり行為で多い部位は顔面である(図10.5-1).その他の好発部位は脚,腕,体幹,手,甘皮,指,および頭皮である.皮膚をむしり始めて,ある程度悪化してしまうとその場所が治るまでむしる部位を変えることが多い.重症例では皮膚むしりにより身体的に醜い状態になり,内科的・外科的処置(例えば,皮膚移植あるいは放射線治療)が必要になる.

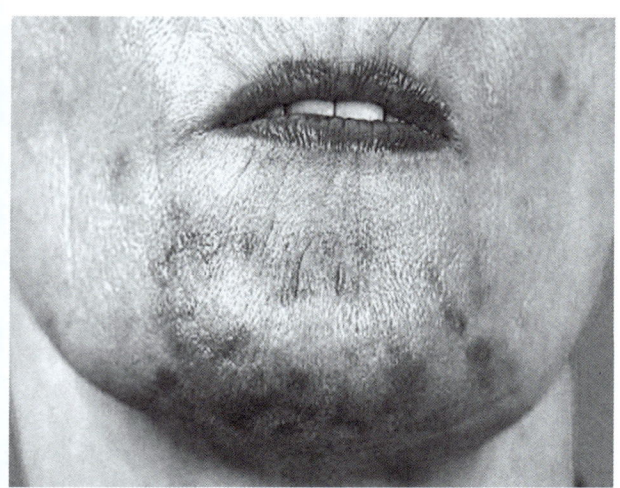

図 10.5-1 皮膚むしり症．多数の紅斑，色素沈着，痂皮化したびらんが顎に認められる．　(Sadock BJ, Sadock VA, Ruiz P. *Kaplan & Sadock's Comprehensive Textbook of Psychiatry*. 9th ed. Philadelphia：Lippincott Williams & Wilkins；2009 から許可を得て転載)

皮膚むしり行為に先行して緊張感の高まりがあり，むしった後に満足や安堵感が起こる．皮膚むしりはストレス，緊張，その他の否定的な感情を緩和する手段であるという多くの報告がある．むしった後に安堵感が得られるものの，その後にはむしったことに対する罪の意識や恥ずかしさを感じることが多い．患者の87%は恥ずかしいと感じており，58%が社会への参加を避けている．患者の多くは包帯，化粧や衣類でむしった部位を隠している．皮膚むしり症の患者の15%が症状を苦にして自殺を考えたことがあり，約12%は自殺企図をしている．

Jさんは22歳の独身の女性である．顔の皮膚を強迫的にむしってしまうという主訴でかかりつけの皮膚科からの紹介で精神科を受診した．彼女は毎日，1回に20分から1時間の皮膚むしりを1日に3回してしまうとのことであった．顔には大きく瘢痕化した傷が認められた．6か月前に傷の一部に感染が起きたために内科を受診をしていた．

Jさんの皮膚むしりは11歳で，思春期の始まりから起こった．はじめは顔にできたにきびをつぶしていただけであったが，徐々に皮膚むしりの衝動が強くなり，健常な部分もむしり始めてしまった．Jさんは瘢痕と傷を気にして，徐々に引きこもるようになり，社交的なつきあいを避けるようになった．皮膚をむしる前には非常に緊張が高まり，むしり始めると気分がほぐれる，と皮膚むしりの際の気持ちを語った．

鑑別診断

皮膚むしりが他の身体疾患や心理状態で説明できる場合は皮膚むしり症の診断はすべきではない．さまざまな身体疾患や皮膚疾患によってかゆみが生じて皮膚むしりがみられることがある．そのような疾患としては湿疹，乾癬，糖尿病，肝臓病，腎臓病，ホジキン病，真性多血症，全身性エリテマトーデスなどがある．プラダー・ウィリー(Prader-Willi)症候群では97%に皮膚むしりがみられる．精神科的な診断をする前に徹底的な身体的検査が必要である．

皮膚むしり症は強迫症と類似点が多く，高率に併発する．しかし，いくつか相違点もある．強迫症は発症に性差がないが，皮膚むしり症は女性に多い．強迫症の強迫行為は通常侵入思考に駆り立てられて起こるが，皮膚むしり症ではそうではない．一般に皮膚むしりで不安は減少し，快感を感じることもあるが，強迫症ではそのようなことはほとんどない．強迫症患者における皮膚むしりは汚染や皮膚異常についての強迫観念の結果として起こることが多い．

醜形恐怖症でも皮膚むしりはよくみられる．ある研究では醜形恐怖症患者の45%が生涯皮膚むしりを行い，37%が醜形恐怖症のため2次的に皮膚むしり症になっている．醜形恐怖症でみられる皮膚むしりは初めは本人がとらわれている外見の欠陥をなくすため，または目立たなくするために生じる．

物質使用障害においても皮膚むしりがみられることが多い．メタンフェタミンやコカインを使用すると身体や皮膚の下を何かが這い回っているような知覚異常(蟻走感)が出現することがあり，そのため反皮膚むしりが起こる．しかし，物質使用による生理的効果によって出現した皮膚むしりには，皮膚むしり症の診断を下すべきではない．

自傷性皮膚炎

自傷性皮膚炎もしくは人工皮膚炎(factitious dermatitis)は皮膚むしり症のなかでも自傷行為によるものを主とした障害で，単純な皮膚むしり症よりも複雑な機序で生じる．皮膚科患者の0.3%にみられ，男女比は1対8である．あらゆる年齢でみられるが，最も多いのは青年期から若年成人期である．水疱，潰瘍，紅斑，浮腫，紫斑，瘻孔など多彩な皮膚症状を示すことがある．自傷性皮膚炎の場合，その病変は直線的であり奇妙で，境界が鮮明であり，円形ではなく角張っていたり，幾何学的な形をしている．重篤な病変の隣に全く正常な皮膚があるということが自傷性皮膚炎の手がかりとなる(図10.5-2)．さらに病変について患者が語る現病歴が曖昧で，どのように始まり，悪化してきたのかの詳しい説明がないことも特徴である．

経過と予後

皮膚むしり症の発症は成人期初期か30～45歳の間に多い．10歳以下の小児期発症もある．平均発症年齢は12～16歳である．発症から実際に診断を受けるまでに長い時間がかかってる可能性がある．この病気については

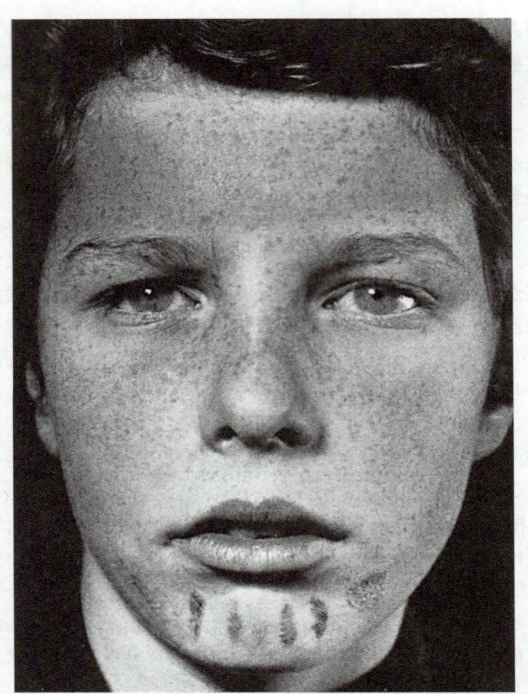

図 10.5-2　擦過傷による自傷性皮膚炎の典型例．(Douthwaite AH, ed. *French's Index of Differential Diagnosis*. 7th ed. Baltimore：Williams & Wilkins；1954 から許可を得て転載）

ほとんど知られていないので，治療が可能であるということも知られていない．皮膚症状や身体症状が重症化するまで治療を受ける機会がないことが多い．

　典型的には，症状は増悪と軽快を繰り返しながら，生涯続いていく．女性の約44％は皮膚むしりの量と月経周期が一致すると報告されている．

治　療

　皮膚むしり症の治療は困難で，有効な治療法に関するデータはほとんどない．ほとんどの患者は症状を恥じたり，または治療法がないと思っているために受診に積極的ではない．選択的セロトニン再取り込み阻害薬（SSRI）が有効であり，プラセボとの比較においてフルオキセチン（Prozac）で有意に皮膚むしり行為の減少が認められた．オピオイド拮抗薬であるナルトレキソン（Revia）では特に皮膚むしり行為により快楽を感じる症例で皮膚むしりの衝動を減少させる効果が認められた．グルタミン酸作動性薬物およびラモトリギン（ラミクタール）も有効性を示した．薬物療法以外の治療法としては習慣逆転法（habit reversal）と短期集中認知行動療法がある．

　心理的治療と身体的治療を組み合わせることで有効性が高められる．皮膚を物理的に保護してしまうことが皮膚むしりの予防になり，皮膚むしりにいたる悪循環を断ち切るのに有効な場合もある．同時に，精神療法によって根底にある情動的要因に対処する．

参考文献

Grant JE, Odlaug BL, Chamberlain SR, Keuthen NJ, Lochner C, Stein DJ. Skin picking disorder. *Am J Psychiatry*. 2012;169(11):1143–1149.

Grant JE, Odlaug BL, Hampshire A, Schreiber LR, Chamberlain SR. White matter abnormalities in skin picking disorder: A diffusion tensor imaging study. *Neuropsychopharmacology*. 2013;38(5):763–769.

Grant JE, Odlaug BL, Kim SW. A clinical comparison of pathologic skin picking and obsessive-compulsive disorder. *Compr Psychiatry*. 2010;51:347.

Miller JL, Angulo M. An open-label pilot study of N-acetylcysteine for skin-picking in Prader–Willi syndrome. *Am J Med Gen*. 2014;164(2):421–424.

Odlaug BL, Grant JE. Pathological skin-picking. *Am J Drug Alcohol Abuse*. 2010; 36:296.

Odlaug BL, Kim SW, Grant JE. Quality of life and clinical severity in pathological skin picking and trichotillomania. *J Anxiety Disord*. 2010;24:823.

Schuck K, Keijsers GP, Rinck M. The effects of brief cognitive-behaviour therapy for pathological skin picking: A randomized comparison to wait-list control. *Behav Res Ther*. 2011;49:11.

Snorrason I, Smari J, Ólafsson RP. Emotion regulation in pathological skin picking: Findings from a non-treatment seeking sample. *J Behav Ther Exp Psychiatry*. 2010;41:238.

Snorrason I, Stein D, Woods D. Classification of excoriation (skin picking) disorder: Current status and future directions. *Acta Psychiatr Scand*. 2013; 128(5):406–407.

（訳　清水隆史）

11 心的外傷および ストレス因関連障害群

11.1 心的外傷後ストレス障害および急性ストレス障害

　心的外傷後ストレス障害（posttraumatic stress disorder：PTSD）および急性ストレス障害は、いずれも心的外傷となる、あるいはストレスになる出来事に曝露された後に増強するストレスや不安を特徴とする。心的外傷あるいはストレスとなる出来事とは、暴力的な事故や犯罪、戦争、性的暴力、誘拐、自然災害を目撃したり巻き込まれたりすること、生命を脅かす病気であると診断されること、繰り返し身体的・性的な虐待を受けることなどである。人はそのような体験に恐怖や無力感をもって反応し、出来事を持続的に何度も追体験し、思い出すことをできるだけ避けようとする。出来事は夢や日常の思考の中で再体験される（フラッシュバック）。

　急性ストレス障害やPTSDの原因となるストレス因子は、ほとんどの人を病気にするのに十分なほど圧倒的である。そのようなストレス因子は、戦争、拷問（後述）、自然災害、暴行、強姦、そして例えば車や炎上中の建物の中でのような危機的な事故での体験から生じうる。夢や日常の思考の中で心的外傷となった出来事を再体験し、その出来事を思い出させる可能性のあるあらゆることを避け、過覚醒の状態とともに無感覚に陥ることを体験する。他の症状は抑うつ、不安、そして集中力低下のような認知に及ぼす症状である。

　急性の精神症候群と心的外傷体験との関連は200年以上前から認識されている。心的外傷関連症候群の観察は南北戦争後に記載されており、フロイト（Sigmund Freud）ら初期の精神分析家も神経症と心的外傷との関連を指摘している。第1次および第2次世界大戦における「戦闘消耗」（battle fatigue）、「砲弾ショック」（shell shock）、そして「軍人の心臓」（soldier's heart）の観察により、心的外傷後精神障害群に対する関心が非常に高まった。さらに、ホロコーストや自然災害、暴行に対する精神的な反応の記録の集積が、心的外傷と精神病理学との密接な関係を広く認識させることに寄与した。

疫　学

　PTSDの生涯発生率は全人口の9〜15%、生涯有病率は約8%と推定されているが、それに加えて5〜15%が不顕性の障害として経験している可能性がある。生涯有病率は女性では10%、男性では4%である。全米ベトナム戦争退役軍人再適応研究（National Vietnam Veterans Readjustment Study：NVVRS）によると、戦争に従事した後の30%の人がPTSDの診断基準を完全に満たし、それに加えて22.5%が診断基準の一部を満たす。イラクとアフガニスタンの戦争の退役軍人のうち、13%はPTSDと診断された。

　PTSDはどの年代においても起こりうるが、若年成人に最も有病率が高い。それは彼らが症状を出現させる状況に曝されることが多いからである。子どももこの障害に罹患しうる（31.11b参照）。男性と女性では曝されやすい心的外傷の型が異なる。歴史的には、男性の心的外傷は通常戦闘体験であり、女性は暴行や強姦が最も多い。障害は独身者や離婚した者、寡婦（夫）、社会的に引きこもっている者、社会経済的水準の低い者に多いが、誰もが障害を抱える可能性があり、誰もそれを免れることはできない。しかし、この障害の最も重要な危険因子は、その人物が実際の心的外傷に曝された深刻さ、期間、近接度である。この障害には家族的類型があると考えられており、生物学的第1度近親者にうつ病の既往をもつ者は、心的外傷体験後にPTSDになるリスクが高くなる。

併存疾患

　PTSDの患者においては、他の疾患の併存率は高く、およそ3分の2に少なくとも2つの疾病がみられる。よくみられるのは抑うつ障害群、物質関連障害群、不安症群、双極性障害群などである。併存疾患の存在は人をPTSDによりかかりやすくさせる。

病　因

ストレス因子

　定義によれば、ストレス因子はPTSDの発症における

表 11.1-1 心的外傷後ストレス障害に罹患しやすい脆弱因子

小児期の心的外傷の存在
境界性，妄想性，依存性，反社会性パーソナリティ障害特性
家族や同僚の支援体制が不十分
女性であること
精神疾患の遺伝負因
最近のストレスになる生活上の変化
制御の部位が内部（人的原因）よりむしろ外部（自然原因）にあるという認知
最近の過度のアルコール摂取

 表 11.1-2 心的外傷後ストレス障害の精神力動的主題

・ストレス因子の主観的意味が心的外傷発生度を決定することがある．
・心的外傷となる出来事は小児期の心的外傷と共鳴することがある．
・感情の統制不能が心的外傷の結果起こることがある．
・身体化と失感情症が心的外傷後の結果の中に存在することがある．
・よく用いられる防衛には否認，最小化，分離，投影的拒絶，解離，（根底にある絶望に対する防衛としての）罪悪感などがある．
・対象との関係性の様式には次のような役割の投影や取り込みが含まれる．すなわち，万能的救済者，虐待者，犠牲者である．

一次的病因である．しかし，すべての人が心的外傷体験後に PTSD になるわけではない．ストレス因子だけではこの障害を引き起こすのに十分ではない．心的外傷体験に対する反応には，必ず強烈な不安や恐怖が含まれなければならない．臨床医は，心的外傷以前もしくは以後に起こった出来事や，個々の生物学的要因および心理社会的要因も考慮すべきである．例えば，同じ災害を体験して生き残った集団の一員であると，他の人とその体験を共有できるのでその心的外傷により良く対応できることが認められる．個人にとってのストレス因子の主観的意味もまた重要である．大災害の生存者は生き残ったことへの罪責感（survivor guilt）をもつ可能性があり，それがPTSD への罹患や症状の悪化を引き起こすことがある．

　列車脱線事故が起きて 3 週間後，42 歳の予算分析官が精神科外来を受診した．彼は，自分が以前は消防士だったにもかかわらず，治療を求めていることに当惑していたが，「自分が体験していることが正常であるという保証」が欲しいとも感じていた．彼は事故以来神経質になり，限界を感じていると述べた．また，仕事での注意集中に困難さを感じており，「地面が揺れる様に凄まじい『衝撃音』，そして列車が回転している時の叫び声」の記憶が時折侵入してきた．彼が列車に同乗した 5 人の仕事仲間と話したところ，3 人に同様の症状が認められたが，彼らの症状は改善傾向にあった．彼は世の中の悲惨な出来事の多さに，より気持がとらわれるようになった．それは時に酷い怪我をした友人の名前を耳にすることでもたらされることもあったが，他方「特別な理由もなく」起こることもあった．また，彼が列車から避難する際，救助隊員がどこに報告するかに関して明確に指示し，彼はそれに従ったが，今になって列車に戻って他の人の救助を手伝わなかったことに非常に罪の意識を感じていた．また，若干の食欲低下はあるが体重減少はなく，しかし，昼休み中のジョギングはやめていると述べた．入眠困難を認めるため，就寝前に「1〜2 杯」のワインを飲み始めた．覚醒時には全く休まる感じがしなかった．希死念慮やいずれの精神病症状も否定した．彼の姉は数年前に抗うつ薬を服薬していたが，彼は薬物療法を望まなかった．副作用により職場で働く能力がさらに低下することや，体重が増える可能性のあることを心配したからである．（D. M. Benedek, M. D., R. J. Ursano, M. D., and H. C. Holloway, M. D. のご好意による）

危険因子

圧倒的な心的外傷に直面した時でさえも，ほとんどの人は PTSD にはならない．全米併存疾患調査（National Comorbidity Study）によれば，男性の 60% と女性の 50% は何らかの重大な心的外傷を体験しているが，PTSD の生涯有病率は前述したようにわずか約 8% にすぎない．同様に，世の中のありふれた出来事やたいていの人にはそれほど破局的でない出来事が，一部の人々には PTSD を引き起こす可能性がある．心的外傷の程度と症状出現の可能性との間の用量反応関係を示す証拠がある．表 11.1-1 にこの障害において病因的役割をもつ脆弱因子をまとめた．

精神力動的因子

PTSD の精神力動的解釈では，心的外傷はそれまで静止していた，未解決の心理的葛藤を再度活性化するという仮説が立てられている．子どもの頃の外傷がよみがえると退行し，抑圧，否認，反動形成，打ち消しなどの防衛機制が用いられる．フロイトによれば，意識の分離は小児期の性的心的外傷の既往を報告している患者に生じる．先在する葛藤は新しい心的外傷によって象徴的に呼び覚まされる．自我は追体験し，それによって不安を克服し減少させようとする．PTSD においての精神力動的主題を表 11.1-2 にまとめた．失感情症を経験したり，自分の感情の状態を特定したり言語化することができない人は，ストレス下で自分を落ち着かせることができなくなる．

認知行動学的因子

PTSD の認知学的考察によると，罹患した人は，この障害を起こした心的外傷に対処したり，合理化することができない．彼らはストレスを体験し続け，逃避的手段

によってそれを避けようとする．出来事に認知的に対処するためのその人の能力の程度と一致して，人は出来事を認知したり防御したりすることを交互に繰り返す期間を体験する．心的外傷によって引き起こされた大量の情報を処理するための脳の試行的働きが，これらの交互の期間を作り出すと考えられる．PTSD の行動学的考察では，この障害の進展には2相があることが強調されている．まず第1相では，恐怖反応を生み出す心的外傷（条件づけされていない刺激）が，古典的条件づけを通して，条件づけされた刺激（光景，匂い，音などの心的外傷を思い出させる身体的，心理的なもの）と結びつけられる．第2相では，道具的学習（instrumental learning）を通して，条件づけられた刺激は，最初の条件づけられていない刺激とは別の恐怖反応を引き出し，患者は条件づけられた刺激および条件づけられていない刺激の両者を回避する行動をとるようになる．またある人々は外界から2次的利得を得るが，それは通常は金銭的代償，注意や共感の増加，依存欲求の充足などである．これらの利得はこの障害を強化し持続させることになる．

生物学的因子

PTSD に関する生物学的理論は，ストレスの動物実験による基礎的研究と，この障害の患者の生物学的変数の測定との2つの面から発展している．これら2つからのデータによると，多くの神経伝達系が関与している．動物における学習された無力感，発火現象，および感作などの基礎的実験では，ノルエピネフリン，ドパミン，内因性オピオイド，ベンゾジアゼピン受容体，および視床下部-下垂体-副腎（hypothalamic-pituitary-adrenal：HPA）軸に関する理論づけがなされた．臨床対象では，HPA 軸と同様，ノルアドレナリンや内因性オピオイド系が，少なくとも一部の PTSD の患者において亢進しているという仮説を支持するデータがある．その他の主要な生物学的所見としては，自律神経系の活動および反応性の亢進があるが，これは心拍数の増加，血圧の上昇，睡眠の断片化や睡眠潜時の延長のような異常な睡眠構造などによって示されている．ある研究者は PTSD と，うつ病およびパニック症という他の2つの精神疾患との類似を指摘している．

ノルアドレナリン系 PTSD 様の症状をもつ兵士は，緊張，血圧や脈拍の上昇，動悸，発汗，潮紅，振戦などアドレナリン作動系薬物と関連する症状を呈する．研究では，PTSD の退役軍人において24時間尿のエピネフリン濃度の上昇と，性的虐待を受けた少女の尿中カテコールアミンの上昇が認められる．さらに血小板 α_2 およびリンパ球 β アドレナリン受容体が，PTSD においては，おそらく慢性のカテコールアミン濃度上昇に反応して減少している．PTSD の患者の約30～40％では，ヨヒンビン（Yacon）投与後にフラッシュバックが生じると報告されている．このような所見は PTSD におけるノルアドレナリン系の機能変化を強く証拠づけるものである．

オピオイド系 オピオイド系の異常は PTSD の血漿 β エンドルフィンの濃度の低下によるものであることが示唆されている．PTSD をもつ退役軍人は戦闘に関連する刺激に対し，ナロキソン（Narcan）可逆性無痛反応を呈し，HPA 軸と同様にオピオイド系の過剰統制の可能性を示唆する．オピオイド受容体拮抗物質であるナルメフェン（Revex）が，退役軍人の PTSD の症状を減少させるのに有効であるという報告がある．

コルチコトロピン放出因子と HPA 軸 HPA 軸の機能障害を示す要因がいくつか報告されている．研究によると，PTSD の血中および尿中の遊離副腎皮質ホルモン（cortisol）の濃度の低下が認められる．リンパ球の糖質コルチコイド受容体が増加し，外因性コルチコトロピン放出因子（corticotropin-releasing factor：CRF）を投与すると ACTH の鈍い反応が生じる．さらには，低用量のデキサメタゾン（デカドロン）の投与による副腎皮質ホルモンの抑制は，PTSD では増強される．これは PTSD における HPA 軸の過剰統制を示唆している．また，いくつかの研究から，心的外傷に曝され PTSD に罹患した患者は，心的外傷に曝されたものの PTSD に罹患しなかった患者に比べ，副腎皮質ホルモンの過剰抑制を示すことが明らかにされたが，このような過剰抑制は PTSD と関連しているのであって，単に心的外傷と関連しているわけではない可能性が示唆された．全体として HPA 軸の過剰統制は，ストレスの間やうつ病のような他の疾患において通常みられる神経内分泌活動とは区別できる．最近，PTSD における海馬の役割が注目されているが，この問題に関しては論議の余地がある．動物実験においてはストレスが海馬の解剖学的変化と関連しており，また，PTSD をもつ退役軍人の研究では，平均して海馬が縮小していることが示されている．さらに，恐怖と関連する脳の領域である扁桃体における解剖学的変化も示されている．

診　断

PTSD の DSM-5 の診断基準（表11.1-3）では，侵入，回避，認知と気分の変化と過覚醒の症状が1か月以上持続することと特定している．DSM-5 における PTSD の診断では，学齢に達していない児童に起きた症状か，あるいは解離症状（離人感・現実感消失）を伴うかを臨床医が特定できるようになっている．症状が1か月未満である場合は，適切な診断は急性ストレス障害（acute stress disorder；表11.1-4）となる．

M 夫人は，約6週前に起きた婦女暴行後に生じた症状の治療を求め精神科を受診した．ある日の夜遅く仕事から帰る時，M 夫人が勤めている病院の隣の駐車場で襲われた．彼女は強姦され，酷く殴られたが，逃げて助けを呼ぶことができた．紹介状によると，M 夫人は婦女暴行に関する頻繁な侵入的思考を訴えており，それには出来事に関する悪夢や繰り返し侵入してくる加害者の幻影が含まれていた．彼女は現在，襲われた現場を避けるためバスで通勤し，ま

表 11.1-3　DSM-5 の心的外傷後ストレス障害の診断基準

心的外傷後ストレス障害

注：以下の基準は成人，青年，6 歳を超える子どもについて適用する．6 歳以下の子どもについては後述の基準を参照すること．

A．実際にまたは危うく死ぬ，重症を負う，性的暴力を受ける出来事への，以下のいずれか 1 つ（またはそれ以上）の形による曝露：
　(1) 心的外傷的出来事を直接体験する．
　(2) 他人に起こった出来事を直に目撃する．
　(3) 近親者または親しい友人に起こった心的外傷的出来事を耳にする．家族または友人が実際に死んだ出来事または危うく死にそうになった出来事の場合，それは暴力的なものまたは偶発的なものでなくてはならない．
　(4) 心的外傷的出来事の強い不快感をいだく細部に，繰り返しまたは極端に曝露される体験をする（例：遺体を収集する緊急対応要員，児童虐待の詳細に繰り返し曝露される警官）．
　　注：基準 A4 は，仕事に関連するものでない限り，電子媒体，テレビ，映像，または写真による曝露には適用されない．

B．心的外傷的出来事の後に始まる，その心的外傷的出来事に関連した，以下のいずれか 1 つ（またはそれ以上）の侵入症状の存在：
　(1) 心的外傷的出来事の反復的，不随意的，および侵入的で苦痛な記憶
　　注：6 歳を超える子どもの場合，心的外傷的出来事の主題または側面が表現された遊びを繰り返すことがある．
　(2) 夢の内容と情動またはそのいずれかが心的外傷的出来事に関連している，反復的で苦痛な夢
　　注：子どもの場合，内容のはっきりしない恐ろしい夢のことがある．
　(3) 心的外傷的出来事が再び起こっているように感じる，またはそのように行動する解離症状（例：フラッシュバック）（このような反応は 1 つの連続体として生じ，非常に極端な場合は現実の状況への認識を完全に喪失するという形で現れる）．
　　注：子どもの場合，心的外傷に特異的な再演が遊びの中で起こることがある．
　(4) 心的外傷的出来事の側面を象徴するまたはそれに類似する，内的または外的なきっかけに曝露された際の強烈なまたは遷延する心理的苦痛
　(5) 心的外傷的出来事の側面を象徴するまたはそれに類似する，内的または外的なきっかけに対する顕著な生理学的反応

C．心的外傷的出来事に関連する刺激の持続的回避．心的外傷的出来事の後に始まり，以下のいずれか 1 つまたは両方で示される．
　(1) 心的外傷的出来事についての，または密接に関連する苦痛な記憶，思考，または感情の回避，または回避しようとする努力
　(2) 心的外傷的出来事についての，または密接に関連する苦痛な記憶，思考，または感情を呼び起こすことに結びつくもの（人，場所，会話，行動，物，状況）の回避，または回避しようとする努力

D．心的外傷的出来事に関連した認知と気分の陰性の変化．心的外傷的出来事の後に発現または悪化し，以下のいずれか 2 つ（またはそれ以上）で示される．
　(1) 心的外傷的出来事の重要な側面の想起不能（通常は解離性健忘によるものであり，頭部外傷やアルコール，または薬物など他の要因によるものではない）
　(2) 自分自身や他者，世界に対する持続的で過剰に否定的な信念や予想（例：「私が悪い」，「誰も信用できない」，「世界は徹底的に危険だ」，「私の全神経系は永久に破壊された」）
　(3) 自分自身や他者への非難につながる，心的外傷的出来事の原因や結果についての持続的でゆがんだ認識
　(4) 持続的な陰性の感情状態（例：恐怖，戦慄，怒り，罪悪感，または恥）
　(5) 重要な活動への関心または参加の著しい減退
　(6) 他者から孤立している，または疎遠になっている感覚
　(7) 陽性の情動を体験することが持続的にできないこと（例：幸福や満足，愛情を感じることができないこと）

E．心的外傷的出来事と関連した，覚醒度と反応性の著しい変化．心的外傷的出来事の後に発現または悪化し，以下のいずれか 2 つ（またはそれ以上）で示される．
　(1) 人や物に対する言語的または肉体的な攻撃性で通常示される，（ほとんど挑発なしでの）いらだたしさと激しい怒り
　(2) 無謀なまたは自己破壊的な行動
　(3) 過度の警戒心
　(4) 過剰な驚愕反応
　(5) 集中困難
　(6) 睡眠障害（例：入眠や睡眠維持の困難，または浅い眠り）

F．障害（基準 B，C，D および E）の持続が 1 か月以上

G．その障害は，臨床的に意味のある苦痛，または社会的，職業的，または他の重要な領域における機能の障害を引き起こしている．

表 11.1-3　DSM-5 の心的外傷後ストレス障害の診断基準（つづき）

H．その障害は，物質（例：医薬品またはアルコール）または他の医学的疾患の生理学的作用によるものではない．
▶いずれかを特定せよ
　解離症状を伴う：症状が心的外傷後ストレス障害の基準を満たし，加えてストレス因への反応として，次のいずれかの症状を持続的または反復的に体験する．
　　1．離人感：自分の精神機能や身体から遊離し，あたかも外部の傍観者であるかのように感じる持続的または反復的な体験（例：夢の中にいるような感じ，自己または身体の非現実感や，時間が進むのが遅い感覚）
　　2．現実感消失：周囲の非現実感の持続的または反復的な体験（例：まわりの世界が非現実的で，夢のようで，ぼんやりし，またはゆがんでいるように体験される）
　　注：この下位分類を用いるには，解離症状が物質（例：アルコール中毒中の意識喪失，行動）または他の医学的疾患（例：複雑部分発作）の生理学的作用によるものであってはならない．
▶該当すれば特定せよ
　遅延顕症型：その出来事から少なくとも 6 か月間（いくつかの症状の発症や発現が即時であったとしても）診断基準を完全には満たしていない場合

6 歳以下の子どもの心的外傷後ストレス障害
A．6 歳以下の子どもにおける，実際にまたは危うく死ぬ，重症を負う，性的暴力を受ける出来事への，以下のいずれか 1 つ（またはそれ以上）の形による曝露：
　(1) 心的外傷的出来事を直接体験する．
　(2) 他人，特に主な養育者に起こった出来事を直に目撃する．
　　注：電子媒体，テレビ，映像，または写真のみで見た出来事は目撃に含めない．
　(3) 親または養育者に起こった心的外傷的出来事を耳にする．
B．心的外傷的出来事の後に始まる，その心的外傷的出来事に関連した，以下のいずれか 1 つ（またはそれ以上）の侵入症状の存在：
　(1) 心的外傷的出来事の反復的，不随意的，および侵入的で苦痛な記憶
　　注：自動的で侵入的な記憶は必ずしも苦痛として現れるわけではなく，再演する遊びとして表現されることがある．
　(2) 夢の内容と情動またはそのいずれかが心的外傷的出来事に関連している，反復的で苦痛な夢
　　注：恐ろしい内容が心的外傷的出来事に関連していることを確認できないことがある．
　(3) 心的外傷的出来事が再び起こっているように感じる，またはそのように行動する解離症状（例：フラッシュバック）（このような反応は 1 つの連続体として生じ，非常に極端な場合は現実の状況への認識を完全に喪失するという形で現れる）．このような心的外傷に特異的な再演が遊びの中で起こることがある．
　(4) 心的外傷的出来事の側面を象徴するまたはそれに類似する，内的または外的なきっかけに曝露された際の強烈なまたは遷延する心理的苦痛
　(5) 心的外傷的出来事を想起させるものへの顕著な生理学的反応
C．心的外傷的出来事に関連する刺激の持続的回避，または心的外傷的出来事に関連した認知と気分の陰性の変化で示される，以下の症状のいずれか 1 つ（またはそれ以上）が存在する必要があり，それは心的外傷的出来事の後に発現または悪化している．
　刺激の持続的回避
　(1) 心的外傷的出来事の記憶を喚起する行為，場所，身体的に思い出させるものの回避，または回避しようとする努力
　(2) 心的外傷的出来事の記憶を喚起する人や会話，対人関係の回避，または回避しようとする努力
　認知の陰性変化
　(3) 陰性の情動状態（例：恐怖，罪悪感，悲しみ，恥，混乱）の大幅な増加
　(4) 遊びの抑制を含め，重要な活動への関心または参加の著しい減退
　(5) 社会的な引きこもり行動
　(6) 陽性の情動を表出することの持続的減少
D．心的外傷的出来事と関連した覚醒度と反応性の著しい変化．心的外傷的出来事の後に発現または悪化しており，以下のうち 2 つ（またはそれ以上）によって示される．
　(1) 人や物に対する（極端なかんしゃくを含む）言語的または肉体的な攻撃性で通常示される，（ほとんど挑発なしでの）いらだたしさと激しい怒り
　(2) 過度の警戒心
　(3) 過剰な驚愕反応
　(4) 集中困難
　(5) 睡眠障害（例：入眠や睡眠維持の困難，または浅い眠り）
E．障害の持続が 1 か月以上

表 11.1-3　DSM-5の心的外傷後ストレス障害の診断基準（つづき）

F．その障害は，臨床的に意味のある苦痛，または両親や同胞，仲間，他の養育者との関係や学校活動における機能の障害を引き起こしている．
G．その障害は，物質（例：医薬品またはアルコール）または他の医学的疾患の生理学的作用によるものではない．

▶いずれかを特定せよ
解離症状を伴う：症状が心的外傷後ストレス障害の基準を満たし，次のいずれかの症状を持続的または反復的に体験する．
1．離人感：自分の精神機能や身体から遊離し，あたかも外部の傍観者であるかのように感じる持続的または反復的な体験（例：夢の中にいるような感じ，自己または身体の非現実感や，時間が進むのが遅い感覚）
2．現実感消失：周囲の非現実感の持続的または反復的な体験（例：まわりの世界が非現実的で，夢のようで，ぼんやりし，またはゆがんでいるように体験される）
注：この下位分類を用いるには，解離症状が物質（例：意識喪失）または他の医学的疾患（例：複雑部分発作）の生理学的作用によるものであってはならない．

▶該当すれば特定せよ
遅延顕症型：その出来事から少なくとも6か月間（いくつかの症状の発症や発現が即時であったとしても）診断基準を完全には満たしていない場合

Diagnostic and Statistical Manual of Mental Disorders, Fifth Edition (Copyright © 2013). American Psychiatric Association. All Rights Reservedから許可を得て転載．

た，暗くなる前に職場を出られるように勤務時間を変えなければならなかったと述べた．さらに，男性，特に加害者と似ている人との交流に困難を感じ，できる限りそのような交流は避けていると述べた．M夫人は苛立ちが増えたこと，夜間の睡眠継続の困難，集中力の低下，そして特に暗くなってから周囲に対して警戒心が強くなったと述べた．
(Erin B. McClure-Tone, Ph. D., and Daniel S. Pine, M. D. のご好意による)

の後数日，死に関する強迫的な思考を伴う悪夢を見た．彼は精神科医の診察を受け，20年前に妻が飛行機の墜落で亡くなったことを述べた．彼は喪失体験に対して「普通に」順応したと述べたが，今回の症状がその時の心的外傷体験に関連している可能性に気づいていた．短期精神療法によるさらなる診察の結果，彼は，妻の死に対する反応は減弱したが，妻との関係において矛盾する感情を同時に持っていたことを理解した．彼女が死んだ当時，彼は離婚を考えており，頻繁に彼女の死を願っていた．彼女の死に対する喪の過程は決して十分になされてはおらず，テロリストの襲撃に対する彼の破局的な反応の一部は，それらの抑圧された感情に関連していた．彼は妻の死に関する罪の意識と，自分の死を身近に考えることによって顕在化した処罰の必要性の感情を理解できた．

臨床像

PTSDの臨床症状は3つの領域に分けられる．それは，心的外傷となった出来事の後に始まる侵入症状と，心的外傷に関連する刺激の回避，過剰な驚愕反応のような無意識的な過覚醒症状である．フラッシュバックは，心的外傷となった出来事が再び起こっているかのように行動したり感じたりする，古典的侵入症状の代表である．他の侵入症状には，苦痛な記憶や夢，そして，心的外傷体験に関連する刺激に曝露された際の，生理的あるいは心理的ストレス反応などがある．PTSDの診断基準を満たすためには，少なくとも1つの侵入症状を示す必要がある．PTSDに関連する回避症状には，心的外傷となった事に関連する思考や行動を回避しようとする努力，陽性の情動を体験できないこと（快楽消失：anhedonia），心的外傷となったことを想起する能力の低下，情動鈍麻，無関心や現実感消失，そして未来が短縮した感覚などがある．過覚醒症状には，不眠症，いらだたしさ，過度の警戒心，過剰な驚愕反応などがある．

2001年9月11日，40歳の男性がテレビで世界貿易センターへのテロリストの襲撃を見た．その後すぐに，自分が死んでしまうのではないか，という考えとともにパニック状態に陥った．パニック症状は2〜3時間で消失したが，そ

湾岸戦争症候群

1990年に始まり1991年に終わったイラクに対するペルシャ湾岸戦争で，およそ70万人の米軍兵士が連合軍に従軍した．帰還に際して10万人以上の米国の退役軍人が，焦燥，慢性疲労，息切れ，筋肉や関節の痛み，片頭痛，消化器障害，発疹，脱毛，健忘，集中困難など，非常に多くの健康問題を抱えていることがわかった．これらの症状は一括して湾岸戦争症候群（Gulf-War syndrome）と呼ばれた．米国国防省は，戦闘地域にいる2万人以上の軍隊が化学兵器に曝された可能性があることを認め，症例によっては，特定されていない毒素への曝露によって障害が促進された可能性があるという強力な証拠が示唆された（表11.1-5）．記憶喪失についてのある研究では，右頭頂葉における解剖学的変化と，大脳基底核の障害やそれに関連する神経伝達物質の機能異常が認められた．かなり多くの退役軍人が，筋萎縮性側索硬化症（ALS）を発症したが，これは遺伝子変異の結果であろうと考えられる．

表 11.1-4　DSM-5 の急性ストレス障害の診断基準

A．実際にまたは危うく死ぬ，重症を負う，性的暴力を受ける出来事への，以下のいずれか1つ（またはそれ以上）の形による曝露：
 (1) 心的外傷的出来事を直接体験する．
 (2) 他人に起こった出来事を直に目撃する．
 (3) 近親者または親しい友人に起こった出来事を耳にする．
  注：家族または友人が実際に死んだ出来事または危うく死にそうになった出来事の場合，それは暴力的なものまたは偶発的なものでなくてはならない．
 (4) 心的外傷的出来事の強い不快感をいだく細部に，繰り返しまたは極端に曝露される体験をする（例：遺体を収集する緊急対応要員，児童虐待の詳細に繰り返し曝露される警官）．
  注：仕事に関連するものでない限り，電子媒体，テレビ，映像，または写真による曝露には適用されない．

B．心的外傷的出来事の後に発現または悪化している，侵入症状，陰性気分，解離症状，回避症状，覚醒症状の5領域のいずれかの，以下の症状のうち9つ（またはそれ以上）の存在

侵入症状
 (1) 心的外傷的出来事の反復的，不随意的，および侵入的で苦痛な記憶
  注：子どもの場合，心的外傷的出来事の主題または側面が表現された遊びを繰り返すことがある．
 (2) 夢の内容と情動またはそのいずれかが心的外傷的出来事に関連している，反復的で苦痛な夢
  注：子どもの場合，内容のはっきりしない恐ろしい夢のことがある．
 (3) 心的外傷的出来事が再び起こっているように感じる，またはそのように行動する解離症状（例：フラッシュバック）（このような反応は1つの連続体として生じ，非常に極端な場合は現実の状況への認識を完全に喪失するという形で現れる）．
  注：子どもの場合，心的外傷に特異的な再演が遊びの中で起こることがある．
 (4) 心的外傷的出来事の側面を象徴するまたはそれに類似する，内的または外的なきっかけに反応して起こる，強烈なまたは遷延する心理的苦痛または顕著な生理的反応

陰性気分
 (5) 陽性の情動を体験することの持続的な不能（例：幸福，満足，または愛情を感じることができない）

解離症状
 (6) 周囲または自分自身の現実が変容した感覚（例：他者の視点から自分を見ている，ぼーっとしている，時間の流れが遅い）
 (7) 心的外傷的出来事の重要な側面の想起不能（通常は解離性健忘によるものであり，頭部外傷やアルコール，または薬物など他の要因によるものではない）

回避症状
 (8) 心的外傷的出来事についての，または密接に関連する苦痛な記憶，思考，または感情を回避しようとする努力
 (9) 心的外傷的出来事についての，または密接に関連する苦痛な記憶，思考，または感情を呼び起こすことに結びつくもの（人，場所，会話，行動，物，状況）を回避しようとする努力

覚醒症状
 (10) 睡眠障害（例：入眠や睡眠維持の困難，または浅い眠り）
 (11) 人や物に対する言語的または肉体的な攻撃性で通常示される，（ほとんど挑発なしでの）いらだたしさと激しい怒り
 (12) 過度の警戒心
 (13) 集中困難
 (14) 過剰な驚愕反応

C．障害（基準 B の症状）の持続は心的外傷への曝露後に3日〜1か月
 注：通常は心的外傷後すぐ症状が出現するが，診断基準を満たすには持続が最短でも3日，および最長でも1か月の必要がある．

D．その障害は，臨床的に意味のある苦痛，または社会的，職業的，または他の重要な領域における機能の障害を引き起こしている．

E．その障害は，物質（例：医薬品またはアルコール）または他の医学的疾患（例：軽度外傷性脳損傷）の生理学的作用によるものではなく，短期精神病性障害ではうまく説明されない．

Diagnostic and Statistical Manual of Mental Disorders, Fifth Edition（Copyright © 2013）. American Psychiatric Association. All Rights Reserved から許可を得て転載．

表 11.1-5 毒物曝露に関連した症候群[a]

症候群	特性	可能性のある毒物
1	認知の障害	N, N'-ジエチル-m-トルアミド（DEET[b]）を含む殺虫剤の経皮吸収
2	錯乱・失調	サリンなどの化学兵器への曝露
3	関節筋神経症	DEET を含む殺虫剤と，経口性ピリドスチグミン[c]との併用

[a] 3 つの症候群は，比較的少数（249 名）の退役軍人によって自己申告された記述や選択に基づいている．（資料は R. W. Haley と T. L. Kurt による．）
[b] DEET は殺虫剤として用いられる炭酸化合物である．30％以上の濃度の DEET は子どもには神経毒性がある．軍の殺虫剤には 75％含まれている．（DEET は未規制であり，100％の濃度の製品が通常運動具店で市販されている．）
[c] ほとんどの米国の軍隊では，神経毒ソマンへの曝露から防護するために低用量のピリドスチグミン（メスチノン，8 時間ごとに 30 mg）を 1991 年に約 5 日間用いた．

1997 年の米国内科学会誌（Journal of American Medical Association）の論説において，湾岸戦争症候群とストレスの関係は下記のように記載されている．

内科医は，多くの湾岸戦争の退役軍人がストレス関連障害やストレスによる身体への影響を経験していることを認識する必要がある．この状況は隠されたり否定されたりしてはならないし，むしろ過去の戦争，ことにベトナム戦争の生存者においては広範囲に研究され十分に認知されている．内科医としては，治療に反応しやすい身体的因子をあらかじめ除外してからでなければ，退役軍人にストレス関連疾患という診断を下すべきではない．しかし同時に，高血圧，線維筋痛症，慢性疲労などのペルシア湾岸戦争退役軍人の広範なストレス関連障害の存在を認識しておかなければならないし，この疾病を適切に扱わなければならない．国民全体が，心の病気は現実には存在しない，あるいは恥ずかしいものであるという誤った考えを乗り越え，心身が分かちがたく結びついていることをよく認識すべきである．

また，何千もの湾岸戦争退役軍人が PTSD に罹患し，2 つの障害を鑑別することが困難であることがわかっている．PTSD は精神的ストレスによって引き起こされ，湾岸戦争症候群は環境生物学的ストレス因子に起因すると推測される．徴候と症状は多くの場合重複し，両方の状況が同時に存在しても良い．

2001 年 9 月 11 日

2001 年 9 月 11 日，ニューヨーク市の世界貿易センターを破壊し（図 11.1-1），ワシントンのペンタゴンの一部に損害を与えたテロリストの活動は，3500 人以上の死傷者を出す結果となり，多くの市民に治療介入が必要な状況をもたらした．ある調査によると，事件の 1 か月後，米国市民の 11.4％が PTSD に，9.7％がうつ病になった．9 月 11 日に関連する PTSD の症状に苦しむ人は，事件後 1 年以上たっても 2 万 5000 人以上に上る．

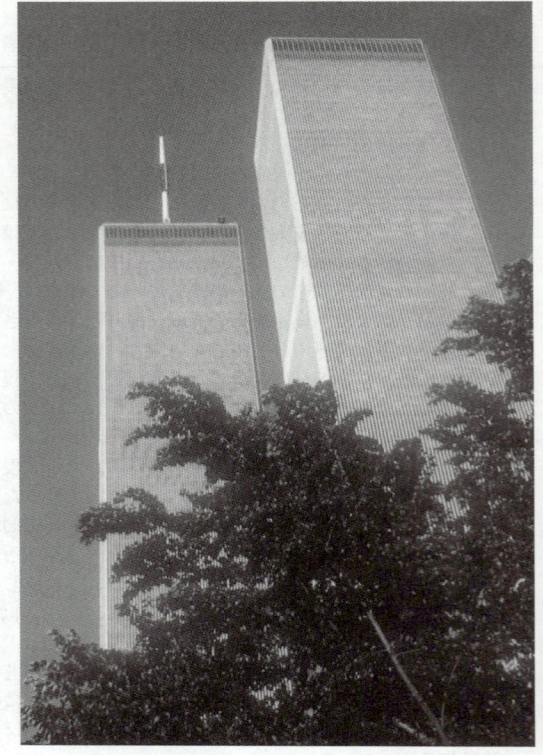

図 11.1-1　2001 年 9 月 11 日以前の世界貿易センター．（Kimsamoon, Inc. のご好意による）

イラクとアフガニスタン

2001 年 9 月 11 日のテロ攻撃に対抗して，2001 年 10 月に米国はオーストラリア，カナダ，イギリスとともにアフガニスタン侵攻を開始した．米軍は 2014 年末までに撤退を予定している．2003 年 3 月 20 日，米軍が同盟国とともにイラクに侵攻したイラク戦争は，公式には 2011 年 12 月 15 日に終了した．

これら 2 つの戦争で帰還兵が PTSD になった割合は 17％に上り，女性兵士の割合の方が高かった．イラク・アフガニスタン戦争に従軍した兵の 11％が，そして，退役軍人局病院（Veterans Administration：VA）や診療所の患者の 14％が女性である．おそらく女性兵士の方が，男性兵士より救いを求めて受診する可能性が高い．これら 2 つの戦争で実際に任務に就いた総人員に対する自殺率は，一般人口の 2 倍であるという疫学的割合が見積もられている．

脳への直接的または間接的な外傷の結果である外傷性脳損傷（traumatic brain injury：TBI）は，脳の肉眼的あるいは顕微鏡的いずれかの構造上の変化を引き起こし，その徴候や症状は病変の部位によって決まる．TBI の症例のほとんどに PTSD の徴候や症状も認められるため，病状は複雑になる．退役軍人局によると，退役軍人の 19％に TBI の可能性がある．

自然災害

津波 2004年12月26日，巨大な津波がインドネシア，スリランカ，南インド，タイの海岸を襲い，その深刻な被害や死者は，はるか西方のアフリカや南アフリカ沿岸にまで及んだ．その津波による死者は30万人近くに上り，100万人以上が家を失った．多くの生存者が恐怖感を抱いたまま生活を続けており，またPTSDの徴候を示している．漁師は危険を冒して海に出るのを恐れ，子ども達はかつて楽しんだ海辺での遊びを怖がり，そして多くの家族は新たな津波がまた来ることへの心配から睡眠に問題を抱えている．

ハリケーン 2005年8月，カテゴリー5の大型ハリケーン，ハリケーン・カトリーナがメキシコ湾，バハマ，フロリダ南部，ルイジアナ，ミシシッピ，アラバマを襲った．その強風と激しい降雨により，ルイジアナ州ニューオリンズを守ってきた堤防が破られ，大規模な洪水に見舞われた．1300人以上の死者が出て，数万もの人が孤立化した．2012年10月，米国の東海岸に上陸したハリケーン・サンディは，ニューヨークからニュージャージーに至る大都市圏において，約150人の死者を出し，およそ65万戸の家屋が全半壊した．その結果，5万人以上が完全に基準を満たすPTSDになったと推定された．

地震 2010年1月12日，マグニチュード7の大地震が，人口300万人が居住するハイチ共和国の首都ポルトープランスを襲った．ハイチ政府の推定によると，これにより，約31万6000人の死者と30万人の負傷者を出し，100万人が家を失った．また，25万戸の住居と3万の商業ビルが全半壊し，1000万m³の瓦礫が残った．

2011年3月11日，1900年以降5番目の規模となったマグニチュード9の大地震が日本の東北地方を襲い，それによって生じた10mの津波はアメリカ西海岸まで到達した．地震と津波により，約1万5700人の死者，4700人の行方不明者，5700人の負傷者が出た．また，日本にリーマンショックに続く3年間における2回目の景気後退をもたらし，1986年のチェルノブイリ以降最大の原発災害を誘発した．

PTSDはこれらの災害を経験した人の中で起きているが，依然として正確な数値は把握されていない．ある推計によれば，生存者の50～75%がPTSDの徴候や症状の一部あるいは全部を体験したという．

拷問

他者によるある人への恣意的な身体的，心理的拷問が，戦闘や他の種類の心的外傷に伴ってみられたものに匹敵するような，あるいはより重い情動的損傷を与えることがある．国際連合による定義では，拷問とは，一般に残酷で非人間的な，あるいは品位をおとしめるような扱いや処罰によって，激しい心理的苦痛や苦悩を与えるものである．広義には，慢性の家庭内虐待から大規模な大量虐殺までの，さまざまな形の対人間の暴力が含まれる．

アムネスティ・インターナショナル（Amnesty International）によれば，拷問は，人権侵害が文書化されている世界150か国のほとんどで，広く共通して認められる．最近の統計では，世界の1400万人の難民の5～35%が少なくとも一度は拷問されたことがあるが，この数字には，今なお拷問が行われている世界のあらゆる地域での，昨今の政治紛争，地域紛争，宗教紛争による難民の数は含まれていない．

鑑別診断

心的外傷に対する反応は複雑であることが多いため，臨床医は，心的外傷をきっかけに来院した患者を評価する時に，他の症候群も十分注意して除外しなければならない．特に重要なのは，心的外傷となった出来事の時点での頭部外傷のように，心的外傷後症候学に対して治療できる可能性のある身体的要因を認識することである．身体的要因は，注意深い病歴聴取や身体的診察によって通常認識することができる．症状の原因となり悪化をもたらすような器質的要素として考慮すべき障害は，てんかん，アルコール使用障害，他の物質関連障害群である．ある特定の物質による中毒あるいは離脱は，その物質の効果が消失するまで，PTSDとの鑑別が困難な臨床症状を引き起こすことがある．

PTSDの症状をパニック症あるいは全般不安症と鑑別することが困難な場合がある．それは，これら3つの症候群がすべて，顕著な不安と自律神経系の過覚醒と関連するからである．PTSDと正しく診断するための鍵は，心的外傷体験によって生じた症状に関連して，注意深く，時間的経過を追って問診をすることである．PTSDで認められる，心的外傷となった出来事の再体験や回避という特徴は，ふつうパニック症や全般不安症では認められない．うつ病もPTSDに伴って起こることが多い．この2つの症候群を現象学的に鑑別することは通常難しくないが，併存するうつ病の存在に注意を払うことが重要である．なぜなら，これがPTSDの治療に影響を与え得るからである．PTSDは，境界性パーソナリティ障害や解離症群，作為症を含む，現象学的類似性を示し得る一連の関連疾患とも鑑別しなければならない．境界性パーソナリティ障害はPTSDとの鑑別が難しいことがある．この両者は併存する場合があり，病因論的に関連していることすらある．解離症群患者では通常，顕著な回避的行動や自律神経系の過覚醒，PTSDで報告されるような心的外傷歴は認められない．

経過と予後

PTSDは通常一定の時間が経過してから発症してくる．この時間的遅延は1週間という短期間から30年間という長期間に渡る．症状は時間とともに動揺し，ストレス下で最も強くなる．治療がなされない場合，30%の

患者は完全に回復するが，40％は軽度の症状を持続的に体験し，20％は中等度の症状があり，10％は不変か悪化する．1年後，約50％の患者は回復する．良好な予後の予測因子は，症状が早期に現れること，症状の持続が6か月以下と短いこと，病前の適応がよいこと，強力な社会的支援があること，他の精神疾患，内科疾患，物質関連障害群や，その他の危険因子のないことである．

一般には，中年期に心的外傷体験をするより，特に若い場合や老人の場合には困難が大きい．例えば，火傷を負った子どものおよそ80％は，最初の出来事から1，2年後にPTSDの症状を示す．一方成人ではそのような心的外傷の1年後にPTSDになったのはわずか30％であった．仮説としては，子どもは心的外傷の身体的，感情的障害に対応する適切な対処機制をまだもっておらず，同様に，より若い成人に比して，老人は対処機制が硬直化し，心的外傷の影響に対して柔軟に対応することができないと考えられる．その上，心的外傷の影響により，老人に特徴的な身体障害，特に中枢神経系の障害や，脳血流障害や視力障害，そして動悸や不整脈などの心血管系障害が悪化することがある．出来事の生じる前に存在していた精神疾患は，それがパーソナリティ障害であれ，より深刻な疾患であれ，特定のストレス因子の影響を増強する．他の疾患と併発するPTSDはしばしばより重症であり，おそらくはより慢性的で，治療が困難である．社会的支援がどのように得られるかは，PTSDの進展，重症度，罹病期間にも影響を与える．一般的にはよい社会支援のネットワークをもっている者はPTSDになりにくい．なったとしても重篤な状態になることは少なく，さらにはより早く回復する傾向がある．

治　療

臨床医が重い心的外傷を受けた患者に対面したとき，主な接し方はまず支持し，その出来事を話し合えるよう励まし，さまざまな対処方法（例えば，リラクゼーション）について教えることである．心的外傷体験を話すように励ます上で肝要なのは，その人のペースで進めることである．心的外傷体験が過ぎ去ってから十分な時間が経たないと，話そうという気にならない患者がいるが，その気持は尊重すべきである．心的外傷について話すことを嫌がっている人に，無理にそうするように押し付けることは，PTSD発症のリスクを減少させるより，むしろ高める傾向がある．鎮静薬，催眠薬の使用も有用な場合がある．過去に心的外傷となるような出来事を経験し，現在PTSDに罹患している患者に対して重要なのは，その障害自体と薬物療法および精神療法双方の治療についての教育である．また臨床医は，精神疾患やPTSDへの固定観念について，偏見が取り払われるようにすべきである．さらに，患者とその家族に対する支援は，地域や国家のPTSD患者への支援組織を通して得られる．

薬物療法

セルトラリン（ジェイゾロフト）やパロキセチン（パキシル）のような，選択的セロトニン再取り込み阻害薬（selective serotonin reuptake inhibitor：SSRI）は，効能，耐容性，安全性の評価から，PTSDの治療の第1選択治療薬である．SSRIはPTSDにみられるあらゆる症状を軽減し，症状改善に関してはうつ病や他の不安症群と同様の症状にばかりでなく，PTSDに特有の症状に効果がある．セロトニン作動性薬物であるブスピロン（BuSpar）も有用であることがある．

PTSDに対するイミプラミン（トフラニール）とアミトリプチリン（トリプタノール）の2つの三環系薬物の効能は，多くの対照試験によって支持されている．この2つの薬物について効果がないとした研究結果もあるが，そのほとんどは治療期間が短すぎることも含め研究計画に不備がある．イミプラミンとアミトリプチリンの用量は抑うつ障害群に使用されるのと等量で，少なくとも8週間は続けるべきである．これらの薬物によく反応する患者では，薬物療法は少なくとも1年は続けるべきであると考えられ，その後薬物の中止を試みる．いくつかの研究によれば，薬物療法は回避，否認，感情麻痺を治療するよりも，抑うつ，不安，過覚醒の治療に有用である．

PTSDに有用なその他の薬物としては，フェネルジン（Nardil）のようなモノアミン酸化酵素阻害薬（monoamine oxidase inhibitor：MAOI），トラゾドン（デジレル）およびカルバマゼピン（テグレトール）やバルプロ酸（デパケン）のような抗けいれん薬などがある．可逆的モノアミン酸化酵素阻害薬（reversible monoamine oxidase inhibitor：RIMA）で治療されたPTSD患者も改善を示したという報告もある．抗アドレナリン薬であるクロニジン（カタプレス）やプロプラノロール（インデラル）の有用性が，この障害のノルアドレナリンの過活動の仮説によって示唆されている．PTSDに対して抗精神病薬が有効であるというデータはほとんどないので，ハロペリドール（セレネース）のような薬物の使用は，重篤な攻撃性や焦燥の制御のために短期間使用する以外は避けるべきであろう．PTSD発症に対する予防として，心的外傷となる出来事の間のオピオイド受容体作動薬の有用性に関する研究が現在進んでいる．

精神療法

多くのPTSD患者に対して，精神力動的精神療法は治療上有効と考えられる．場合によっては，除反応（abreaction）と浄化（catharsis）を伴う心的外傷体験の再構成は治療的であろう．しかし，患者によっては心的外傷の再体験に圧倒されてしまうので，精神療法は個別に考えなければならない．

PTSDに対する精神療法的介入には，行動療法，認知療法，および催眠療法があげられる．多くの臨床医は心的外傷の犠牲者に時間制限精神療法を勧めている．その

ような治療では，支持と安心感を与えながら，通常，認知的手法をとる．この精神療法は短期間であるという特質をもっているので，依存と慢性化のリスクを最小限に抑えることができるが，疑惑，妄想症，および信頼の問題がしばしば治療継続に悪影響を与える．治療者は心的外傷体験に対する否認を克服し，緊張を解くように励まし，ストレス源から患者を離すべきである．患者には必要であれば服薬してでも睡眠をとることをすすめる．友人，家族，親戚などによる支持が必要である．患者に心的外傷となった出来事に関連した感情について回想させ，除反応をし，将来の回復の計画を立てるように励ますべきである．除反応とは，心的外傷体験と関連した感情を再体験することであり，それは一部の患者に役立つ可能性がある．この過程を促進するためにアモバルビタール（イソミタール）面接が用いられている．

心的外傷後の精神療法は，支持，教育，対処機制の発展，および心的外傷体験の受容という危機介入方式に従う．PTSD になった場合は，2つの主な精神療法的アプローチが採用されうる．第1は曝露療法であり，想像技法あるいは生体内曝露（in vivo exposure）によって心的外傷となった出来事を再体験させる．この曝露は内破療法（implosive therapy）のような強烈なものであってもよいし，系統的脱感作療法のように段階づけてもよい．第2のアプローチとしては，ストレスに対処するためにリラクゼーション法や認知的手法のようなストレス管理法を患者に教育することである．いくつかの予備的研究では，ストレス管理法は曝露療法よりも速効性があるが，曝露療法の方が効果が持続することが示唆されている．

比較的新しく，多少議論の余地があるその他の精神療法的技法として，眼球運動による脱感作と再処理法（eye movement desensitization and reprocessing：EMDR）がある．この技法では，患者は心的外傷体験の心象を維持しながら臨床医の指が側方へ動くのに合わせて眼を動かす．一般に，この方法では深い弛緩状態の中で，患者が心的外傷となった出来事を処理し，再体験することによって症状が癒されると考えられている．この治療法の支持者たちは，この治療は有効で，おそらく PTSD の他の治療よりも有効であり，これを試みた臨床医と患者の両者によって好まれていると主張している．

個人療法の技法に加えて，PTSD では，集団療法と家族療法が有効であると報告されている．集団療法の利点は，多様な心的外傷体験を分かち合い，他の成員からの支持を受けられることである．集団療法はベトナム戦争退役軍人や，地震のような壊滅的な災害の生存者において特に有効であった．家族療法は，症状が増悪している期間に結婚生活を維持していく助けとなることが多い．入院は，症状が特に重篤であるときや，自殺のリスクやその他の暴力のリスクがあるときには必要であろう．

心的外傷およびストレス因関連障害，他のどこにも分類されないもの

DSM-5 では，「心的外傷およびストレス因関連障害，他のどこにも分類されないもの」の分類は，同定可能なストレス因子に反応して，情緒的あるいは行動上の症状を引き起こしたが，急性ストレス障害や PTSD，あるいは適応障害のような，他のどの特定の心的外傷およびストレス因関連障害の診断基準も完全には満たさない患者に対して適用される．症状は，他の精神および医学的疾患の診断基準を満たしてはならず，既存の精神障害の増悪であってもならない．また，症状が物質の直接的な生理的影響の結果であってもならない．適応障害の議論については 11.2 節を参照してほしい．

参考文献

Alexander S, Kuntz S. PTSD-related sleep disturbances: Is there evidence-based treatment? *JAAPA*. 2012;25:44.

Barnes JB, Dickstein BD, Maguen S, Neria Y, Litz BT. The distinctiveness of prolonged grief and posttraumatic stress disorder in adults bereaved by the attacks of September 11th. *J Affect Disord*. 2012;136:366.

Benedek DM, Ursano RJ, Holloway HC. Disaster psychology: Disaster, terrorism, and war. In: Sadock BJ, Sadock VA, Ruiz P, eds. *Kaplan & Sadock's Comprehensive Textbook of Psychiatry*. 9th ed. Philadelphia: Lippincott Williams & Wilkins; 2009:2187.

Biggs QM, Fullerton CS, Reeves JJ, Grieger TA, Reissman D, Ursano RJ. Acute stress disorder, depression, and tobacco use in disaster workers following 9/11. *Am J Orthopsychiatry*. 2010;80:586.

Bryant RA. Acute stress disorder as a predictor of posttraumatic stress disorder: A systematic review. *J Clin Psychiatry*. 2011;72:233.

Cloitre M, Garvert DW, Brewin CR, Bryant RA, Maercker A. Evidence for proposed ICD-11 PTSD and complex PTSD: A latent profile analysis. *Eur J Psychotraumatol*. 2013;4.

Elklit A, Christiansen DM. Acute stress disorder and posttraumatic stress disorder in rape victims. *J Interper Viol*. 2010;25(8):1470–1488.

Fareed A, Eilender P, Haber M, Bremner J, Whitfield N, Drexler K. Comorbid posttraumatic stress disorder and opiate addiction: A literature review. *J Addict Dis*. 2013;32(2):168–179.

Forneris CA, Gartlehner G, Brownley KA, Gaynes BN, Sonis J, Coker-Schwimmer E, Jonas DE, Greenblatt A, Wilkins TM, Woodell CL, Lohr KN. Interventions to prevent post-traumatic stress disorder: A systematic review. *Am J Prev Med*. 2013;44(6):635–650.

Jamieson JP, Mendes WB, Nock MK. Improving acute stress responses: The power of reappraisal. *Curr Dir Psychol Sci*. 2013;22(1):51–56.

Jovanovic T, Sakoman AJ, Kozarić-Kovačić D, Meštrović AH, Duncan EJ, Davis M, Norrholm SD. Acute stress disorder versus chronic posttraumatic stress disorder: Inhibition of fear as a function of time since trauma. *Depress Anxiety*. 2013;30(3):217–224.

Le QA, Doctor JN, Zoellner LA, Feeny NC. Cost-Effectiveness of prolonged exposure therapy versus pharmacotherapy and treatment choice in posttraumatic stress disorder (the optimizing PTSD treatment trial): a doubly randomized preference trial. *J Clin Psychiatry*. 2014;75(3):222–230.

McNally RJ. Posttraumatic stress disorder. In: Sadock BJ, Sadock VA, Ruiz P, eds. *Kaplan & Sadock's Comprehensive Textbook of Psychiatry*. 9th ed. Philadelphia: Lippincott Williams & Wilkins; 2009:2650.

Panagioti M, Gooding PA, Tarrier N. Hopelessness, defeat, and entrapment in posttraumatic stress disorder: Their association with suicidal behavior and severity of depression. *J Nerv Ment Dis*. 2012;200:676.

Ponniah K, Hollon SD. Empirically supported psychological treatments for adult acute stress disorder and posttraumatic stress disorder: A review. *Depress Anxiety*. 2009;26:1086.

Sones HM, Thorp SR, Raskind M. Prevention of posttraumatic stress disorder. *Psychiatr Clin North Am*. 2011;34:79.

Zantvoord JB, Diehle J, Lindauer RJ. Using neurobiological measures to predict and assess treatment outcome of psychotherapy in posttraumatic stress disorder: Systematic review. *Psychother Psychosom*. 2013;82(3):142–151.

11.2 適応障害

適応障害(adjustment disorder)の診断カテゴリーは,臨床医の間で実際に広く使用されている.適応障害は,ストレスになる出来事に対する情動的な反応を特徴とする.この障害は,ストレスになる外部の出来事が症状の出現と関連する数少ない診断単位の1つである.典型的には,ストレス因子になるのは,経済的問題,身体疾患,あるいは対人関係の問題である.出現する症候群は,不安や抑うつ気分,あるいは素行の障害を伴う場合がある.定義によると,症状はストレス因子の始まりから3か月以内に出現しなければならない.適応障害のさまざまな亜型が,精神疾患の診断・統計マニュアル第5版(DSM-5)の中で特定されている.これらには,適応障害で抑うつ気分を伴うもの,不安と抑うつ気分の混合を伴うもの,素行の障害を伴うもの,情動と素行の障害の混合を伴うものや,急性ストレス障害あるいは心的外傷後ストレス障害(PTSD),死別,特定不能のものなどが含まれる.

疫 学

適応障害の一般人口における有病率は2〜8%と推定されている.男女比は2対1で女性に多く,特徴的なのは独身女性が一般的に最もリスクが高いということである.小児期や青年期においては男女差はみられない.適応障害はどの年齢でも生じうるが,青年期が最も多い.青年期では男女を問わず,この障害を引き起こすストレス因子となるのは,概して学校問題,親の拒絶,親の離婚や物質乱用である.成人におけるストレス因子としては,夫婦間の問題や離婚,新たな環境への転居と経済問題が多い.

適応障害は,内科や外科の疾患のために入院している患者に最も多くみられる精神科診断の1つである.ある研究では,3年以上入院している患者の5%が適応障害を抱えていると判明した.また,明らかな身体疾患やストレス因子に直面している人のうち,50%近くが適応障害と診断された.さらに,精神科外来患者の10〜30%,精神科のコンサルテーションを受けた一般病院の入院患者の50%近くが適応障害と診断されたという報告もある.

病 因

適応障害は,1つまたはいくつかのストレス因子によって引き起こされると定義されている.障害の重症度は,ストレスの強度やストレスそのものによって常に予測できるとは限らない.ストレスの強度は程度,量,期間,可逆性,環境,個人的な状況といったものからなる複雑な関数である.例えば,親をなくすことの意味は10歳と40歳とでは異なる.パーソナリティ構造や,文化あるいは集団の価値基準によってもストレス因子に対する反応は違ったものとなる.

ストレス因子は離婚や失業のように単一の場合もあれば,身体疾患ならびに失業と同時期に生じた大切な人の死のように複合する場合もある.また,季節的な仕事に伴う窮乏のように反復的なストレス因子もあれば,慢性疾患や貧困のように持続的なものもある.適応障害は家庭内不和があるために家族全体に影響が及ぶこともあれば,患者が犯罪の犠牲者であるときや,身体的な病気に罹患している場合のように,患者個人に限定されることもある.時に,適応障害が集団もしくは地域単位で生じて,ストレス因子が複数の人々に影響を及ぼすこともある.この場合のストレス因子としては,自然災害や人種,社会,宗教的迫害などがあげられる.また,就学,独立,結婚,親になること,仕事の目標が達成されないとき,末子が家を離れることや退職といった人生の節目はしばしば適応障害に関係する.

精神力動的因子

適応障害を理解するための主要な3つの軸とは,(1)ストレス因子の性質,(2)ストレス因子の意識的,無意識的意味,(3)元来個人に備わっている脆弱性である.パーソナリティ障害や器質的障害があると適応障害を起こしやすい.幼少時に親を亡くした場合や,機能不全に陥っている家族に養育された場合も同様である.重要な人物との関係を通して実際に経験される心理的な支えが,ストレスに対する行動や情緒の反応に影響することがある.

精神分析の研究者は,健常者においても同じストレスが幅広い反応を引き起こすことを指摘した.フロイト(Sigmund Freud)は生涯を通じて次のような3つの点に興味をもち続けた.(1)なぜ日常のストレスが,ある人には病をもたらすのに他の人にはもたらさないのか.(2)なぜ疾患は個別的な形をとるのか.(3)なぜある種の経験のみが精神病理的状態をもたらしやすいのか.彼は素因を重要視し,それらがその人の人生経験と相互に影響しあって固着を生み出すと考えた.

精神分析的な研究では,成長した人がストレスに対して柔軟に反応する能力に関して,母親と養育環境の役割が強調された.特に重要なのはウィニコット(Donald Winnicott)のほどよい母親(good-enough mother)という概念である.これは,幼児の要求に順応しつつ,成長過程にある子どもが人生における葛藤に耐えられるようになるために十分な支持を与える母親を指す.

臨床医は患者のストレス体験を詳細に探求しなければならない.患者にとってより重要な心理学的意味をもった問題が背景にある場合にも,患者は一般的にすべてをある特別な出来事のせいにしたがるのである.最近の出来事が過去の心的外傷体験や幼児期の失望を再び思いおこさせることがあるので,患者に最近起きたことが,似

たような過去の出来事とどのように関連するか考えさせることが望ましい．

子ども時代の発達を通じて，各人はストレスに満ちた出来事に対処するための独自の防衛機制を発達させる．ひどい心的外傷体験や，素質的な脆弱性のために，子どもの中には他の子どもと比べて防衛機制の発達が遅れる者もいる．そのような不利は，大人になってから何かに失敗したり，離婚や経済的な危機などに直面した場合にうまく立ち回れないということにつながりかねない．成熟した防衛機制を発達させた者は，容易に傷つくことはなく，ストレス因子に出合ったときの回復も早い．そういった回復力はまた，乳幼児期における親との関係の性質から決定的な影響を受けている．心的外傷に関する多くの研究から，協力的で愛情に満ちた乳幼児期の親子関係により，心的外傷となる出来事によって精神的な損傷を受けることから生涯にわたり守られることが示唆されている．

精神力動的臨床医は，ストレス因子が人間の発達段階におけるライフサイクルにどのように関係するかを考える必要がある．例えば，青年期の若者が大学入学のために家を出るとき，彼らは発達段階上，一時的に症候学的反応を示すリスクが高い．同様にその家庭の子どものうち最後の1人が家を出るとき，両親に特に適応障害が生じやすい．さらに，自らの死が身近になりつつある中年期の人は，喪失や死にとりわけ敏感である．

家族ならびに遺伝要因

いくつかの研究において，一度症状が出現した人では，人生における不幸な出来事に出合うことと病像が形成されることの双方に，危険性が高くなることが示唆されている．双生児2000組以上を研究した知見において，人生上の出来事とストレス因子は双生児間である程度相関しており，一卵性双生児の方が二卵性双生児と比べて際立った一致を示していた．この研究では家庭環境と遺伝因子はそれぞれ約20%の割合で不一致の原因になっていたと述べられている．他の双生児研究では，心的外傷後ストレス障害の症状形成における遺伝的関与についての調査が行われた（必ずしも症候がすべてそろってはいないため，適応障害とも関連性がある）．その結果，心的外傷となる人生上の出来事に反応して症状が出現する際には，部分的には遺伝的な関与がありうると結論づけられた．

診断と臨床像

適応障害は定義上ストレス因子に引き続くとされているが，症状は即座に出現するとは限らない．ストレス因子と症状出現の間は3か月かかることもある．また，ストレス因子が終結すればすぐに症状が消失するとは限らない．ストレス因子が続くならば適応障害は慢性化することもある．この障害はどの年齢でも起こりうる．不安や抑うつなどの多彩な症状がみられるが，成人の場合にはいくつかの症状を併せもつことが最も多い．身体症状は子どもと高齢者に最もよくみられるが，どの年齢層でも起こりうる．攻撃的行動，無謀運転，過剰飲酒，法的責任感の欠如，引きこもり，自律神経症状，不眠や自殺行為などが現れることもある．

適応障害の臨床的特徴は広範囲にわたる．特定不能の病型を含め，DSM-5では適応障害の6つの型が列挙されている（表11.2-1）．

抑うつ気分を伴う適応障害

抑うつ気分を伴う適応障害では，主症状は抑うつ気分，涙もろさ，絶望感である．この病型は，うつ病と単純な死別反応との鑑別を要する．この病型の青年は成人期早期にうつ病になるリスクが高い．

不安を伴う適応障害

不安を伴う適応障害では，動悸，神経過敏，焦燥感のような不安症状がみられる．この病型は不安症群との鑑別を要する．

不安と抑うつ気分の混合を伴う適応障害

不安と抑うつ気分の混合を伴う適応障害において，患者の示す不安と抑うつの特徴は，すでに確立されている不安症もしくは抑うつ障害の診断基準を満たさない．

> 健康で精神科疾患の既往歴のない48歳の既婚女性が救急外来を訪れ，受診直前に片手一杯の抗ヒスタミン薬を過量服薬したと述べた．彼女の問題は今から2か月前，夫が突然離婚を要求した直後から始まった．彼女は20年間の結婚生活の大半を妻，母親，主婦として捧げたことに対する裏切りだと感じた．悲しくて，涙もろく，眠れない日もあった．その他の点では，自律神経症状も認めず，家族や友人との時間を楽しむこともできた．「夫がもう自分のことを愛していない」と気づいた後，自暴自棄となり自殺願望が生じた．救急処置室での危機介入後，彼女は3か月間にわたる個人精神療法によく応じた．治療期間中，不安のために時折ベンゾジアゼピンを必要とした．治療終結までには本来の生活機能を取り戻した．彼女は離婚後の生活の可能性と折り合いをつけ，その状況下での最善の選択を模索していた．(Jeffrey W. Katzman, M. D., and Cynthia M. A. Geppert, M. D., Ph. D., M. P. H. のご好意による)

素行の障害を伴う適応障害

素行の障害(disturbance of conduct)を伴う適応障害では，主症状は他者の権利侵害，年齢相応の社会的規範や規則の無視である．具体的な行為としては，無断欠勤，破壊行為，無謀運転，けんかなどがある．この病型は，素行症ならびに反社会性パーソナリティ障害との鑑別が必要である．

表 11.2-1　DSM-5の適応障害の診断基準

A. はっきりと確認できるストレス因に反応して，そのストレス因の始まりから3か月以内に情動面または行動面の症状が出現
B. これらの症状や行動は臨床的に意味のあるもので，それは以下のうち1つまたは両方の証拠がある．
　(1) 症状の重症度や表現型に影響を与えうる外的文脈や文化的要因を考慮に入れても，そのストレス因に不釣り合いな程度や強度をもつ著しい苦痛
　(2) 社会的，職業的，または他の重要な領域における機能の重大な障害
C. そのストレス関連障害は他の精神疾患の基準を満たしていないし，すでに存在している精神疾患の単なる悪化でもない．
D. その症状は正常な死別反応を示すものではない．
E. そのストレス因，またはその結果がひとたび終結すると，症状がその後さらに6か月以上持続することはない．

▶該当すれば特定せよ
急性：その障害の持続が6か月未満
持続性(慢性)：その障害が6か月またはより長く続く．

▶いずれかを特定せよ
309.0(F43.21)抑うつ気分を伴う：優勢にみられるものが，落ち込み，涙もろさ，または絶望感である場合
309.24(F43.22)不安を伴う：優勢にみられるものが，神経質，心配，過敏，または分離不安である場合
309.28(F43.23)不安と抑うつ気分の混合を伴う：優勢にみられるものが，抑うつと不安の組み合わせである場合
309.3(F43.24)素行の障害を伴う：優勢にみられるものが，素行の異常である場合
309.4(F43.25)情動と素行の障害の混合を伴う：優勢にみられるものが，情動的症状(例：抑うつ，不安)と素行の異常の両方である場合
309.9(F43.20)特定不能：適応障害のどの特定の病型にも分類できない不適応的な反応である場合

Diagnostic and Statistical Manual of Mental Disorders, Fifth Edition (Copyright © 2013). American Psychiatric Association. All Rights Reserved から許可を得て転載．

情動と素行の障害の混合を伴う適応障害

時に情動と素行の両方に障害がみられることがある．臨床医は診断を明確にするため，どちらか一方の診断を下すことが奨励される．

特定不能の適応障害

特定不能の適応障害（adjustment disorder unspecified）という病型は，他のいずれの病型にも当てはまらない，ストレスに対する非定型な不適応反応のための残遺カテゴリーである．例えば，身体疾患の診断に対する強固な否認や治療への強い抵抗といった不適切な反応や，抑うつあるいは不安気分が目立たない社会的引きこもり（social withdrawal）などが含まれる．

鑑別診断

単純な死別（bereavement）によっても，しばしば一時的に社会的，職業的な機能障害が生じるが，それは愛する人の喪失反応として予期される範囲内にとどまっている．それゆえ，死別は適応障害とはされない．死別に関するさらなる議論は34.1節を参照してほしい．

適応障害との鑑別が必要な障害には，うつ病，短期精神病性障害，全般不安症，身体症状症，物質関連障害，素行症，PTSDがある．これらの診断は，あるストレス因子もしくはストレス因子群によって促進されることがある場合でも，個々の診断基準を満たす場合は優先されなければならない．適応障害の患者は，社会的，職業的機能が損なわれており，ストレス因子に対して正常もしくは予期される反応の程度を超えて症状を示す．適応障害をその他の病態から鑑別する決定的な診断基準はないため，臨床的な判断が必要である．中には適応障害とパーソナリティ障害の両方の診断基準を満たす患者もいるであろう．身体疾患に引き続き適応障害がみられた場合には，臨床医は，症状がそれ以前から続いていないこと，その身体疾患の別の症状や治療の結果として現れたのではないことを確認する必要がある．

急性ストレス障害と心的外傷後ストレス障害

ストレス因子の存在は，適応障害，PTSD，急性ストレス障害を診断する上での必要条件である．PTSDと急性ストレス障害には，より特徴的な性質のストレス因子が存在し，定義された一連の感情および自律神経系の症状を伴う．対照的に適応障害のストレス因子は，どのような深刻度でもありうるし，起こりうる症状の幅も広い．極度のストレス因子に対する反応が，急性ストレス障害や心的外傷後ストレス障害の診断基準を満たさない場合には，適応障害の診断が妥当であろう．PTSDに関しては11.1節で詳細に論じられている．

経過と予後

適応障害の全体的な予後は，適切な治療が行われれば通常良好である．ほとんどの患者は，3か月以内に以前の機能水準にまで回復する．適応障害の診断を受けた人（特に，青年）の中には，その後気分障害もしくは物質関連障害に陥る人がいる．青年期では通常，成人よりも回復に時間を要する．

以前は十分に認識されていなかったが，過去5年にわたる研究で特に青年期の適応障害の患者の自殺のリスクが明らかにされた．119人の適応障害患者を対象とした最近の研究では，60%が病院内で自殺企図をした記録が示された．また，50%が入院直前に自殺企図をしていた．自殺の危険性の観点からは，物質乱用とパーソナリティ障害の併存診断が原因の1つと考えられた．自殺の衝動

に駆られる青年の背景や病理，治療関連因子に関する研究からは，適応障害で自殺の恐れのある人は，自殺企図をした既往が多く（25％に上る），精神運動不穏や不機嫌を呈することや，ストレス因子として他の人の自殺を経験していることが多く，治療導入する上で心理社会的機能が乏しく，過去に精神科治療の既往歴がある場合が多いことが明らかになった．

> 16歳の高校生が，彼の初めての真剣な付き合いで失恋を経験した．失恋後数週間が経ち，不安や精神運動性興奮を伴う不機嫌を呈し始めた．彼は両親が離婚し，自身がアルコールやマリファナを使用し始めたことで，中学時代にカウンセリングを受けていた．また，けんかのために高校1年生の間停学していた．別れてから1か月後，元のガールフレンドなしに生きる人生にもはや意味はない，と両親に話し始めた．2か月後，両親が仕事から帰宅して，彼が独りで生きていくことができない，と書き残しガレージで首を吊っているのを発見した．（J. W. Katzman, M. D., and C. M. A. Geppert, M. D., Ph. D., M. P. H. のご好意による）

治　療

精神療法

精神療法は，適応障害の有効な治療手段である．集団療法は，退職者群，腎臓透析群のように同様のストレス下におかれている患者に対して特に有効な可能性がある．個人精神療法は，患者にとってより早期の心的外傷体験を解決できるよう，ストレス因子がもつ意味を探求する機会になる．治療が成功すると，患者はしばしば何ら病理が示されていなかった発病前よりも精神的に強くなって適応障害から治癒する．適応障害ではストレス因子を明確に記述できるため，精神療法の必要性はなく，障害は自然に寛解するとしばしば考えられてしまう．しかしこの視点は，同様のストレス因子にさらされた人々が同じように症状を呈するわけではないことや，適応障害においてはその反応が病理学的意義をもつことを見逃している．精神療法は，ストレス因子が取り除けないか，もしくは時間によって解決されない性質である場合には，そのストレス因子への適応を助け，ストレス因子が緩和していく性質である場合には，予防的介入手段となる．

適応障害を治療する精神科医は二次的疾病利得の問題に特に注意を払う必要がある．今まで，疾病によって責任から解放された経験がほとんどない普段健康な人々に対しては，疾病は利得を与えうる．このように，患者は治療の成功のために必要な治療者の注意，共感，理解が，患者の権利において与えられることがわかることにより，症状が強化されることがある．集中的な精神療法を始める前に，この点について検討しなければならない．二次的疾病利得がすでに定着している場合には，精神療法は困難である．素行の障害を伴う適応障害の患者は，法律，行政，学校において難題を抱えていることもある．精神科医は，患者を彼らの行動によって生じた結果から救おうとすべきではない．そのような親切心は，いたずらに社会的に容認できない緊張緩和手段を助長するだけで，洞察を経て情緒が成熟していく過程を妨げる．このような症例では家族療法が助けとなる．

危機介入

危機介入と患者管理は短期治療であり，支持的技法，助言，安心させること，環境調整，必要に応じた入院も含めて，適応障害患者の抱える状況を迅速に解決できるよう，援助することを目的とする．患者の必要性によって危機状況での精神的支えとしての面接の頻度や時間は異なるが，毎日1回の面接は必要であろう．時には日に2，3回の面接を必要とする場合もある．この段階での方針には柔軟性が不可欠である．

薬物療法

適応障害の患者に対する薬物療法的介入の効果判定については研究されていないが，短期間，特定の症状に対して薬物療法を行うことは妥当であろう．薬物を上手に使うことは適応障害の患者の治療に役立つが，短期間の処方にとどめるべきである．適応障害の病型により，患者は抗不安薬や抗うつ薬に反応する．パニックを起こしそうな重篤な不安に見舞われている患者に対しては，ジアゼパム（セルシン）のような抗不安薬が効果的である．また，引きこもり，もしくは制止状態の患者には短期間の精神刺激薬が功を奏する場合がある．抗精神病薬は代償不全もしくは切迫した精神病状態の徴候がみられた場合に使用される．選択的セロトニン再取り込み阻害薬（SSRI）は心的外傷による悲嘆に伴う症状を治療するのに有用であることが判明している．最近，適応障害の患者の精神療法への補助療法として，抗うつ薬を使用することが増えている．しかし，このような症例に対する薬理学的介入は，本来の薬理作用というより，心理社会的な治療戦略を補うために用いられることが最も多い．

参考文献

Busch AB, Yoon F, Barry CL, Azzone V, Normand SL, Goldman HH, Huskamp HA. The effects of mental health parity on spending and utilization for bipolar, major depression, and adjustment disorders. *Am J Psychiatry*. 2013;170(2):180–187.

Chen PF, Chen CS, Chen CC, Lung FW. Alexithymia as a screening index for male conscripts with adjustment disorder. *Psychiatr Q*. 2011;82:139.

Daniels J. The perils of "adjustment disorder" as a diagnostic category. *J Humanistic Counsel*. 2009;48:77.

Giltaij H, Sterkenburg P, Schuengel C. Psychiatric diagnostic screening of social maladaptive behaviour in children with mild intellectual disability: Differentiating disordered attachment and pervasive developmental disorder behaviour. *J Intellect Disabil Res*. 2013.

Katzman JW, Geppert CMA. Adjustment disorders. In: Sadock BJ, Sadock VA, Ruiz P, eds. *Kaplan & Sadock's Comprehensive Textbook of Psychiatry*. 9th ed. Philadelphia: Lippincott Williams & Wilkins; 2009:2187.

Kim-Cohen J, Turkewitz R. Resilience and measured gene-environment interactions. *Dev Psychopathol*. 2012;24(4):1297–1306.

Li M, Hales S, Rodin GM. Adjustment disorders. In: Holland JC, Breitbart WS, Jacobsen PB, Lederberg MS, Loscalzo MJ, McCorkle RS, eds. *Psycho-oncology*. 2nd ed. New York: Oxford University Press; 2010:303.

Regier DA, Kuhl EA, Kupfer DJ. The DSM-5: Classification and criteria changes. *World Psychiatry.* 2013;12(2):92–98.

Schuengel C, Schipper JC, Sterkenburg PS, Kef S. Attachment, intellectual disabilities and mental health: Research, assessment and intervention. *J Appl Res Intellect Dis.* 2013;26(1):34–46.

Schulze T, Maercker A, Horn AB. Mental health and multimorbidity: psychosocial adjustment as an important process for quality of life. *Gerontology.* 2014; 60(3):249–254.

Simon NM. Treating complicated grief. *JAMA.* 2013;310(4):416–423.

Strain JJ, Diefenbache A. The adjustment disorders: The conundrums of the diagnoses. *Compr Psychiatry.* 2008;49:121.

Strain JJ, Friedman MJ. Considering adjustment disorders as stress response syndromes for DSM-5. *Depress Anxiety.* 2011;28:818.

Zimmerman M, Martinez JH, Dalrymple K, Chelminski I, Young D. "Subthreshold" depression: Is the distinction between depressive disorder not otherwise specified and adjustment disorder valid? *J Clin Psychiatry.* 2013;74(5):470–476.

（訳　鈴木聡彦）

12 解離症群

精神医学上，解離（dissociation）は，ある一連の心理的もしくは行動的過程を，その個人のそれ以外の精神活動から隔離してしまうような無意識的防御機制と定義される．解離症群では，このような防衛機制のため，記憶，同一性，知覚，意識，行動などの精神機能のうち，1つまたはそれ以上に混乱がみられる．この障害は突然現れる場合と徐々に現れる場合があり，それが一時的なことも慢性的なこともある．そして，しばしば心的外傷が疾患の徴候をもたらす原因となる．

精神的葛藤によって引き起こされた健忘（amnesia）は，脳炎などの身体疾患によって引き起こされた健忘とは別に分類される．精神疾患の診断・統計マニュアル第5版（Diagnostic and Statistical Manual of Mental Disorders, 5th edition：DSM-5）によると，後者は医学的疾患による神経認知障害と診断され，前者は解離性健忘と診断される．（詳しくは21.4節を参照．そこでは，他の医学的疾患による神経認知障害［健忘性疾患（amnestic disorder）］について，さらなる議論がなされている）．

解離性健忘

解離性健忘（dissociative amnesia）のDSM-5による診断基準を**表12-1**に示した．解離性健忘の主な特徴は，一般的に心的外傷や強いストレスとなるような重要な個人的情報を思い出せないこと，それが正常な物忘れをはるかに越えた範囲に渡ることである．また，上述したように，この障害は薬物や神経学的またはその他一般の医学的疾患による直接的な身体反応に起因するものではない．解離性健忘のさまざまな型について**表12-2**に記した．

45歳で離婚歴のある，左利きでバス発車係をしている男性が医療機関内で精神科に紹介された．彼は胸部不快感，めまい，左腕の筋力低下の症状で入院していた．彼には高血圧の病歴があり，過去に虚血性の胸痛のため入院したこともあったが，心筋梗塞には至らなかった．精神科を紹介されたのは，この患者が過去12年間の記憶を失っており，あたかも12年前の環境下であるように行動し，反応していたからである（例えば，彼は8歳の自分の息子を認めず，自分が未婚であると主張し，現在の大統領の名前など，最近の出来事を覚えていなかった）．身体所見や検査結果は患者の通常基準値と変わらなかった．脳のコンピュータ断層撮影（computed tomography：CT）画像は正常だった．

精神的現症の診察では，その患者は正常な知的機能を示したが，今が12年前の日付であることを主張し，過去12年間に経てきた個人歴全体も，最近の出来事も思い出すことができなかった．彼は自分の記憶と現在の環境との間に横たわる矛盾に当惑していた．この患者は厳しく打たれたり身体的懲罰を受けた家族歴を述べていた．彼は退役軍人として勲章を授けられていたが，彼の述べた戦闘体験には記憶喪失のエピソードがあった．軍隊では，左手が強いことで有名な，ゴールデングローブのチャンピオンボクサーだった．

彼は自分の障害について医師から教育され，記憶は彼がそれに耐えられるようになれば戻ること，それは一夜の眠りのうちに起こるかもしれないし，もっと長い時を必要とするかもしれないと示唆された．もしそれでうまく行かなければ，催眠療法かアモバルビタール（イソミタール）面接法があることが示された．（Richard J. Loewenstein, M. D., and Frank W. Putnam, M. D. から改変）

疫 学

解離性健忘は一般人口の約2～6%の範囲に起こると報告されている．発生率に男女差はみられない．症例は一般に青年期後期か成人期に始まる．青年期前の小児では主観的な体験を述べる能力が限られているため，解離性健忘の評価がきわめて難しいことがある．

病 因

急性の解離性健忘の多くの症例で，健忘を生じさせたその心理社会的背景に極度の葛藤がある．患者は恥や罪悪感，絶望，憤怒，自暴自棄といった耐え難い感情を体験している．これらは通常，強迫的な性衝動，自殺衝動，暴力的衝動といった受け入れ難い欲望や衝動との葛藤から生じる．身体的または性的虐待などの心的外傷体験がこの障害を引き起こすこともある．症例の中には，信頼し必要としていた人に裏切られた結果，心的外傷が生じるものがある（裏切による心的外傷［betrayal trauma］）．こうした裏切り行為はその出来事を処理し，思い出す過程に影響すると考えられる．

表 12-1　DSM-5 の解離性健忘の診断基準

A. 重要な自伝的情報で，通常，心的外傷的またはストレスの強い性質をもつものの想起が不可能であり，通常の物忘れでは説明ができない．
注：解離性健忘のほとんどが，特定の1つまたは複数の出来事についての限局的または選択的健忘，または同一性および生活史についての全般性健忘である．
B. その症状は，臨床的に意味のある苦痛，または社会的，職業的，または他の重要な領域における機能の障害を引き起こしている．
C. その障害は，物質（例：アルコールまたは他の乱用薬物，医薬品），または神経疾患または他の医学的疾患（例：複雑部分発作，一過性全健忘，閉鎖性頭部外傷・外傷性脳損傷の後遺症，他の神経疾患）の生理学的作用によるものではない．
D. その障害は，解離性同一症，心的外傷後ストレス障害，急性ストレス障害，身体症状症，または認知症または軽度認知障害によってうまく説明できない．

コードするときの注：解離性とん走を伴わない解離性健忘のコードは 300.12（F44.0）．解離性とん走を伴う解離性健忘のコードは 300.13（F44.1）．

▶該当すれば特定せよ
300.13（F44.1）解離性とん走を伴う：目的をもった旅行や道に迷った放浪のように見え，同一性または他の重要な自伝的情報の健忘を伴うもの

Diagnostic and Statistical Manual of Mental Disorders, Fifth Edition (Copyright ©2013). American Psychiatric Association. All Rights Reserved から許可を得て転載．

表 12-2　解離性健忘の分類

局在性健忘（localized amnesia）：限定された期間に関する出来事が思い出せない．
選択的健忘（selective amnesia）：限定された期間中に起こった事すべては思い出せないが，部分的に覚えている．
全般性健忘（generalized amnesia）：全生涯の記憶を失う．
持続的健忘（continuous amnesia）：継続して起こった出来事が思い出せない．
系統的健忘（systematized amnesia）：例えば，自分の家族またはある特定の人物に関するすべての記憶など，1つの範疇にある情報を思い出せない．

診断と臨床像

従来型典型像　典型的解離性健忘はあからさまで派手な劇的臨床状態を示すため，多くの場合患者はすぐに医療機関に連れて来られ，解離症に関連した症状を特定して診察を受けることになる．重度の急性心的外傷を体験した人が多いが，心の奥底に精神的葛藤や情動的なストレスを抱えた状況の中で生じてくることもよくある．患者は身体化症状や転換症状，意識の変容，離人感，現実感消失，トランス状態，無意識的な年齢退行を併発したり，

表 12-3　解離性健忘の精神状態の質問検査

患者がはいと答えた場合は，その出来事について述べてもらう．その症状が中毒のエピソード中に起きたものではないことを確認する．
(1) 一過性記憶喪失（blackout）を経験したことがありますか？　意識が発作的に空白状態になったり，記憶が欠落してしまうことがありますか？
(2) 知らない間に時間が経っていたことがありませんか？　あなたが経てきた時間に欠落部分はありませんか？
(3) かなり遠くまで来てしまってから，一体どうやって，どこに来たのか思い出せなくなったことは？
(4) あなたが覚えていないことを，人からあなたが言ったりやったりしたと言われたことは？
(5) あなたの持ち物に，入手した記憶のないもの（洋服，身の回りの品々，買物用カートの中の食料品，本，道具，装置，宝石，乗り物，武器など）があるのに気づいたことはありませんか？　自分の趣味に合わないもの，子どもが持っているようなもの，おもちゃやぬいぐるみがあるのに気づいたことは？
(6) 自分にあるとは思ってもみなかったような才能や能力を人から指摘されたり，その証拠を示されたりしたことは？　例えば，音楽や芸術，機械，文学，運動競技，その他の才能については？　あなたの好みはとても変わりやすいですか？　食べ物の好み，個人的習慣，音楽や服装の趣味などはどうですか？
(7) あなたの今までの人生の記憶で断続的な部分がありますか？　人生の記憶で失われた部分はありませんか？　人生上の重要な出来事で忘れていることはありませんか？　例えば結婚，誕生日，卒業，妊娠，子どもの出産など．
(8) 会話や治療面接中にやっていることがわからなくなったり，調子を合わせられなくなったりしたことは？　誰かの話に耳を傾けているのに，その時話されたばかりのことすべてを，またはその一部を聞いていなかったと気づいたことは？
(9) あなたが喪失した時間で最も長かったのは，何分，何時間，何日，何週，何か月，それとも何年ですか？

(Loewenstein RJ. An office mental status examination for chronic complex dissociative symptoms and multiple personality disorder. *Psychiatr Clin North Am* 1991；14：567-604 から許可を得て転載)

前行性に解離性健忘を形成しつつある場合もある．こうした患者の一貫した性格的特徴あるいは先行する経歴は報告されていないが，身体化や解離症状の既往歴や家族歴があると，衝撃的環境下で急性健忘を発症し易いことが示されている．患者の多くは成人または小児期に虐待や心的外傷を負った経歴がある．戦事中の症例では，その他の戦闘に関連した心的外傷後障害と同様，戦闘の激しさが最も重要な解離症状の発症要因となる．表 12-3 に解離性健忘の精神状態の評価法を示した．

非典型像　この場合，抑うつや気分の変動，物質乱用，睡眠障害，身体化症状，不安，パニック，自殺または自傷衝動や行動，暴力的爆発，摂食上の問題，対人問題

表 12-4 解離性健忘の鑑別診断

ふつうの物忘れ 　年齢による認知機能の衰え 非病理学的健忘 　幼児および小児期の健忘 　睡眠時ならびに夢に見たことの健忘 　催眠時の健忘 認知症 せん妄 健忘性障害 不連続的な記憶喪失のエピソードを伴う神経学的疾患 　外傷後健忘 　一過性全健忘 　てんかん関連性健忘 物質関連性健忘 　アルコール 　鎮静催眠薬 　抗コリン薬 　ステロイド 　マリファナ 　麻酔鎮痛剤 　幻覚剤 　フェンシクリジン 　メチルドパ（アルドメット） 　ペンタゾシン（ソセゴン） 　低血糖薬 　βブロッカー 　炭酸リチウム 　その他多数 他の解離症 　解離性とん走 　解離性同一症 　他に特定されない解離症	急性ストレス障害 心的外傷後ストレス障害 身体化障害（DSM-Ⅳ） 精神病エピソード 　非精神病的状態に戻った時に精神病エピソード中の記憶を欠く 気分障害エピソード 　抑うつ時に躁病エピソード時の記憶がなく，逆に躁病時や気分安定時には抑うつエピソード時の記憶がない 作為症（虚偽性障害） 詐病 精神生理学的症状または障害 　喘息および呼吸障害 　月経周辺障害 　過敏性腸症候群 　胃食道反射障害 　身体記憶 情動症状 　抑うつ気分，不気嫌または快楽消失 　短期的な気分変動または気分の易刺激性 　自殺念慮および自傷企図 　罪責感および生きていることへの罪悪感 　無力感と絶望感 強迫症状 　心的外傷を反芻してしまう 　強迫的に数を数える，歌う 　整頓する 　洗う 　確認する

などのさまざまな症状で受診する頻度が高い．自傷および暴力的行為が健忘に伴ってみられることもある．健忘は心的外傷に関連したエピソードのフラッシュバックや再体験時に生じることもある．

鑑別診断

解離性健忘の鑑別診断を表 12-4 に示した．

日常的な物忘れと非病理的健忘　日常的な物忘れは害のない現象であり，ストレスとなる出来事とは関係がない．解離性健忘では非病理的健忘に比べ，記憶の喪失が甚だしい．非病理的健忘の他の型としては，幼児ならびに小児期健忘，睡眠時や夢に見たことの健忘，催眠時の健忘などがある．

医学的疾患による認知症，せん妄，ならびに健忘性障害　医学的疾患による認知症，せん妄ならびに健忘性障害の患者では，個人的情報についての記憶を失うことにより，認知，言語，注意，行動，記憶上の問題が桁違いに広範囲に生じる．認知機能の多くの領域で著しい障害がみられない限り，個人の同一性に関する記憶が失われることはない．器質性健忘障害の原因には，コルサコフ精神病（Korsakoff's psychosis），脳血管性傷害（cerebral vascular accident：CVA），手術後健忘，感染症後健忘，無酸素性健忘，一過性全健忘が含まれる．電気けいれん療法（electroconvulsive therapy：ECT）も，一時的に顕著な健忘の要因になりうる．記憶の障害が頑固に残る場合もある．ここで失われる自伝的な記憶は心的外傷となるような圧倒的な体験とは関係なく，種々雑多な個人的体験である．そのうち最も多いのは ECT 治療の最中もしくはその直前に起こったことの記憶である．

外傷後健忘　脳の損傷が原因となって起こる外傷後健忘では，明らかな身体的外傷の既往歴があり，意識障害または健忘もしくは両方を生じた期間が認められる．そして，客観的な脳の損傷が臨床的に証明される．

てんかん　てんかん（seizure disorder）のほとんどは，発作時および発作後症状が明確であり，解離性健忘の臨床像とは明らかに異なる．偽発作がある患者では，健忘や

心的外傷の病歴などの解離症状が認められることもある．稀に，複雑部分発作を繰り返す患者で，奇妙な行動もしくは記憶障害，易刺激性，暴力行為を示し，鑑別診断が難しいことがある．このような症例においては，脳波（electroencephalography：EEG）の遠隔測定装置（telemeter）もしくは発作時記録によってのみ診断が可能となる．

物質関連性健忘 さまざまな物質や中毒の影響で健忘が引き起こされる．その一般的原因物質を表12-4に示した．

一過性全健忘 一過性全健忘（transient global amnesia）は解離性健忘と間違えられることがあるが，それは特に両者ともストレスになる生活上の出来事が先行するためである．しかし，一過性全健忘は突然発症する完全な前行性健忘と新しい情報を学習する能力を失うことを特徴とし，逆行性健忘も著明であるが，自己の同一性に関する記憶は保持されている．記憶を失ったことを自覚しており，繰り返し悩んだり，しばしば我慢していたり，疑問に思ったりしている．行動はどこからみても正常であり，ほとんどの場合，大きな神経学的異常はみられない．そして，逆行性健忘が短期間続くと速やかに本来の認知機能に復する．患者は一般に50歳以上で脳血管障害の危険因子が認められるが，てんかんや偏頭痛が病因として関与していることを示す症例もある．

解離性同一症 解離性同一症の患者が急性型の健忘やとん走のエピソードを示すことがある．ただし，この場合症状が過剰であるのが特徴で，解離性健忘が日常的にみられる患者は限られている．健忘に関しては，解離性同一症も解離性同一症の特徴をもつ特定不能の解離症もそのほとんどの患者が複雑性健忘の複合型（multiple forms of complex amnesia）を示し，一過性記憶喪失（blackout）を繰り返したり，とん走や説明不能な執着がみられたり，技術・習慣・知識が絶えず変動したりする．

急性ストレス障害，心的外傷後ストレス障害，ならびに身体症状症 解離性健忘のほとんどの型は，心的外傷圏内の障害の一群に属すると考えられる．それには急性ストレス障害，心的外傷後ストレス障害（posttraumatic stress disorder：PSTD），身体症状症がある．解離性健忘の多くの患者は，これらの急性ストレス障害の診断基準のすべてまたは一部を満たすか，もしくは3つを組み合わせた形となる．後者の場合，健忘が診断の決め手となる．

詐病ならびに虚偽性健忘 解離性健忘と詐病（malingering）や虚偽性健忘（factitious amnesia）を区別する絶対的な方法は存在しない．催眠下やバルビツレートを用いた面接中でさえ，詐病を装い続けることが知られている．抑圧された記憶を取り戻したいという主訴で精神科に姿を見せる患者は，作為症である可能性が最も高く，もしくは暗示的な影響を受けやすい．こうした人々に健忘について注意深く質問しても，誠実に述べてくれることはなく，その一方で，彼らが不幸せであったり人生がうまくいかなかったりするのは，子どもの頃虐待されたからに違いないとしばしば主張する．

経過と予後

解離性健忘の臨床経過についてはあまり知られていない．急性解離性健忘は，その人が心的外傷となるような圧倒的な環境下から安全なところにいったん移ってしまうと，自然に寛解することが多い．逆に極端な例では，全般化し，持続し，重症化した慢性型の局在性健忘（localized amnesia）に進展し，重度の障害を負い，介護施設や集中家族ケアのような高度な社会的保護を必要とする場合がある．治療者は，できるだけ早く患者の失われた記憶を意識上に取り戻すよう努めるべきである．さもないと抑圧された記憶は無意識の心の中に核を形成し，将来それにまつわる健忘のエピソードを起こしかねない．

治療

認知療法 認知療法は心的外傷関連障害に対し，特に有効な場合がある．心的外傷に基づく特異的な認知のゆがみが特定できれば，その患者が健忘を起こす自伝的な記憶の中に入り込む手段がみつかるかもしれない．患者が，特に先行した心的外傷の意味についての認知のゆがみを正すことができるようになれば，心的外傷となった出来事をさらに詳しく思い出すであろう．

催眠療法 さまざまな催眠療法が解離性健忘の治療に使われる．特に催眠状態での面接は，症状の強さを抑制し，調節し，測定評価するため，解離した記憶を自在に思い出せるようにするため，患者を支え，自我を強くするため，そして最終的には解離したものが統合するに至るのを促すため用いられる．

さらに，患者は自己催眠療法を学び，それを毎日の生活の中で自制と落ち着きを得る技術として応用することができる．自制方法をうまく使えるようになれば，催眠下であろうとなかろうと，厄介な症状と健忘が交互に現れるのをより上手に制御できるような感覚も高められる．

身体的療法 薬理学的効果で面接が行いやすくなる以外は，解離性健忘に対する薬物療法は知られていない．アモバルビタールナトリウム（イソミタール），チオペンタール（ラボナール），経口ベンゾジアゼピン，アンフェタミンなどのさまざまな薬物がこの目的で使用されてきた．

アモバルビタールかジアゼパム（セルシン）の静脈内注射による薬物投与下における面接法は，特に急性健忘と転換反応に対して主に総合病院の内科や精神科で用いられる．この方法は難治性の慢性解離性健忘の患者が他の介入法に反応しない場合，役に立つことがある．薬理学的面接法で曝露されなかった事柄については，通常の覚醒状態で本人が処理していく必要がある．

集団精神療法 時間を区切って行う長期的な集団精神療法が，PSTDの退役軍人や小児期の虐待を耐え抜いてき

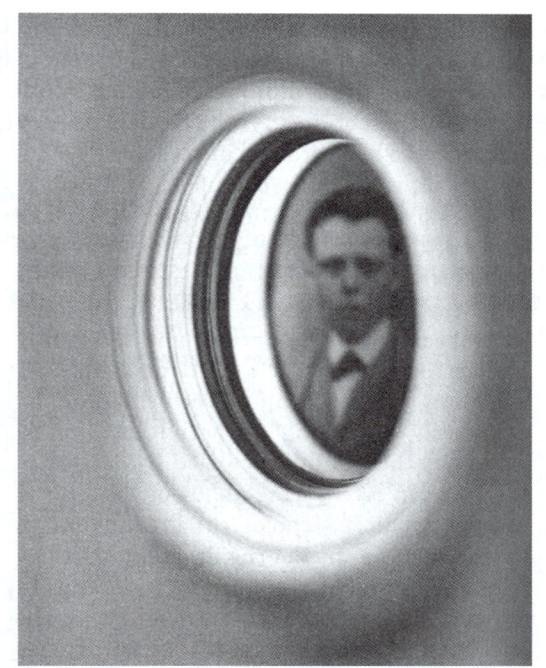

図 12-1　解離状態は，この写真に喚起されるような非現実感を特徴とする．（Arthur Tress のご好意による）

 表 12-5　DSM-5の離人感・現実感消失症の診断基準

A. 離人感，現実感消失，またはその両方の持続的または反復的な体験が存在する．
　(1) 離人感：自らの考え，感情，感覚，身体，または行為について，非現実，離脱，または外部の傍観者であると感じる体験（例：知覚の変化，時間感覚のゆがみ，非現実的なまたは存在しない自分，情動的および/または身体的な麻痺）．
　(2) 現実感消失：周囲に対して，非現実または離脱の体験（例：人または物が非現実的で，夢のような，霧がかかった，生命をもたない，または視覚的にゆがんでいる，と体験される）
B. 離人感または現実感消失の体験の間，現実検討は正常に保たれている．
C. その症状は，臨床的に意味のある苦痛，または社会的，職業的，または他の重要な領域における機能の障害を引き起こしている．
D. その障害は，物質（例：乱用薬物，医薬品）または他の医学的疾患（例：てんかん発作）の生理学的作用によるものではない．
E. その障害は，統合失調症，パニック症，うつ病，急性ストレス障害，心的外傷後ストレス障害，または他の解離症のような，他の精神疾患ではうまく説明できない．

Diagnostic and Statistical Manual of Mental Disorders, Fifth Edition（Copyright ⓒ2013）. American Psychiatric Association. All Rights Reserved から許可を得て転載．

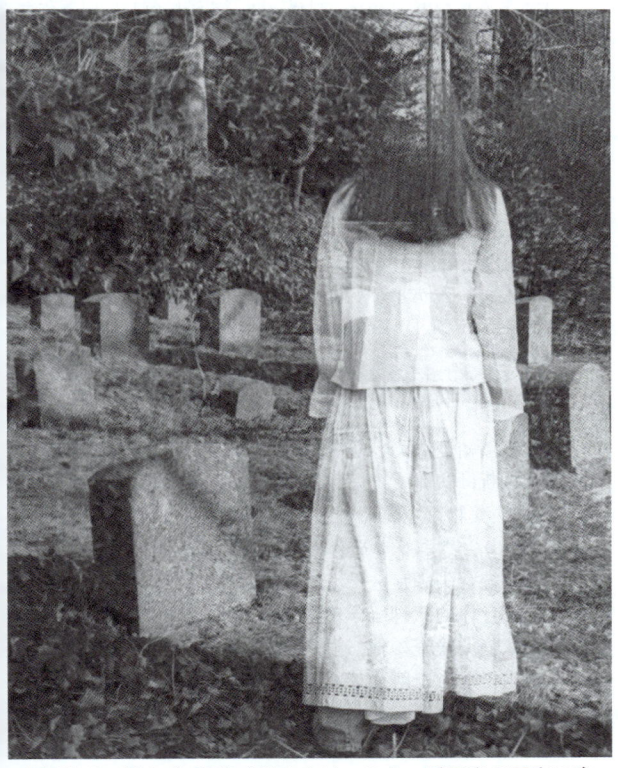

図 12-2　離人感・現実感消失症は，この二重露出の写真に喚起されるような自分の周囲あるいは自己の感覚の非現実感として体験される．（Harley R, Weinberg のご好意による）

た人に役立つことが報告されている．集団療法中に忘れていた記憶がよみがえることがある．集団療法のメンバー，治療者またはその両者が支持的に介入することで解離した事柄を統合し，支配しやすくなるのであろう．

離人感・現実感消失症

　離人感（depersonalization）は，持続的または反復的に起こる，自分自身から分離するか遠のいてしまったような感覚として定義される．自分が自動的に動いているように感じたり，映画の中で自分自身を見ているように感じたりする（図 12-1）．離人感は，非現実感もしくは周囲の環境から分離しているような感覚に近い．患者は外界が明晰さを欠き，感情の色彩を失っているように感じ，まるで夢を見ているか死んでしまったようだと訴える（図 12-2）．
　現在の DSM-5 による離人感・現実感消失症（depersonalization/derealization disorder）の診断基準を表 12-5 に示した．

疫　学

　離人感や現実感消失（derealization）を一時的に体験することは，健常者でも患者でも非常によくある．これは，抑うつそして不安に次いで3番目に多い精神症状であ

る．ある調査では一般人口における年間有病率を19％と報告している．発作性疾患や偏頭痛の患者によくみられる．特に，マリファナ，リゼルグ酸ジエチルアミド（lysergic acid diethylamide：LSD），メスカリンなどの幻覚剤を使用することによっても起こるし，頻度はそれほど高くないが，抗コリン薬などの薬物の副作用としても起こる．ある種のめい想や深い催眠状態の後，大きな鏡や水晶を凝視した後，そして感覚遮断体験後にも起こるとされている．また，軽度から中等度の頭部外傷後にもよく起こるが，この際意識消失はほとんどないか全くみられない．意識障害が30分以上続く場合は，起こる可能性は非常に低くなる．生命を脅されるような体験の後では，重度の身体的外傷の有無にかかわらず一般によく起こる．離人症は女性に多く，男性の2〜4倍である．

病因

精神力動学　伝統的な精神力動学的図式では自我の崩壊が強調されるか，もしくは離人感は自我を防衛するための情動反応とみなされてきた．このような解釈では，圧倒的な痛ましい体験や矛盾した心理的衝動が引き金としての役割をもつことを重視している．

心的外傷となるストレス　臨床的に離人感をもつ症例ではかなりの割合，おそらくは3分の1から半分が過去に重大な心的外傷を負っていると報告されている．事故の被災者に関するいくつかの研究によると，生命を脅される体験をした人の60％もが，その出来事の最中あるいは直後に少なくとも一過性の離人感を体験する．軍事訓練に関する研究では，離人感と現実感消失の症状はストレスや疲労で容易に誘発され，遂行能力とは逆相関する．

神経生物学説　片頭痛やマリファナと離人感との関連や，選択的セロトニン再取り込み阻害薬（selective serotonin reuptake inhibitor：SSRI）に対する一般に良好な反応，セロトニン前駆物質であるL-トリプトファン枯渇状態での離人感の症状の増加からは，セロトニン様物質が関与していることが示唆される．離人感は解離に関する神経生物学説を検証する薬物負荷試験によって引き出される第1次的な解離症状である．これらの研究は離人症状の発生に中心的役割を果たすものとして，グルタミン酸受容体のサブタイプである N-メチル-D-アスパラギン酸（N-methyl-D-aspartate：NMDA）を強く示唆している．

診断と臨床像

離人感の体験は数々の異なる要素から成り立っている．(1)身体的変容，(2)観察者と行動者という自己の二元性，(3)他者から切り離され，(4)自分自身の感情から切り離されてしまったという感覚などである．離人感を体験している患者は，たいてい感じていることをうまく表現できない．彼らは辛い主観的体験を「自分が死んでいるように感じられる」，「何も実在していないように思える」，「自分自身の外側に立っている」というような陳腐な言い回しで表現しようとするため，彼らが味わう苦しみは治療者に十分に伝わらないことがある．それがどれほど彼らの生活を崩壊させているか苦々しく訴えるが，それにもかかわらず，彼らはそれほど悩んでいるように見えないのである．

Rさんは27歳，未婚の生物学修士過程の大学院生である．彼女は通常，不安を引き起こすような社会的状況下で「後ろに退いている」という断続的なエピソードを訴えた．最近起きた時のことを尋ねると，大学院のセミナーに出席中の話をした．「それは突然のことでした．私が話しているのに，話しているのが自分でないように感じられたのです．それにはとても当惑しました．『話しているのは一体誰？』という感じでした．ちょうど誰か別の人が話しているのを見物しているようでした．私の口から発せられる言葉を聞いているのに，私はそう話していないのです．それは私ではない．それはしばらくの間続きました．私は落ち着いていて，平穏な感じでさえありました．私はあたかもずっと遠く離れているようでした．その部屋の後ろのどこかでちょうど自分自身を見守っている…．でも話している人は実際に自分のようには思えなかったのです．私は誰か別の人を見ているようでした」．この感じはその日の間ずっと続き，翌日まで残ったが，そのうち次第に消えていった．彼女は，高校の時にも似たような体験をしたことを，その時思い出した．大学や大学院に入ってからは，それが少なくとも年に1回は確実に起きていた．

子どものころRさんは，両親の間で頻繁に激しい口論が起き，定期的に身体的な争いになるのを耳にしたり，目撃したりしたため，たびたび強い不安におそわれていた．さらに，彼女の父親が経済的・職業的な問題を断続的に抱えていたため，一家は思いもよらない移転や引越を何回も行うはめになった．彼女の不安は，思春期後半に両親が離婚しても減ずることはなかった．父親は出て行き，彼女と接触することはほとんどなくなった．彼女の母親との関係は次第に怒りや批判的なものとなり，喧嘩も増えていった．彼女は両親が争うのを聞いていた子どものころに，離人感を体験していたかどうか確信がもてなかった．（Richard J. Loewenstein, M.D., Frank W. Putnam, M.D. から改変）

鑑別診断

離人感に結びつく状態は多種多様であるため，離人症の鑑別診断は複雑である．離人感は身体疾患や神経学的疾患，違法薬物の中毒や離脱症状，医薬品の副作用によって生じたり，パニック発作，恐怖症，PTSD，急性ストレス障害，統合失調症，そして他の解離症でも生じうる．徹底的な身体的，神経学的評価が必要であり，標準的臨床検査や脳波検査の他，適宜薬物スクリーニングを行う．薬物関連で生じた離人感はふつうは一過性であるが，マリファナ，コカインおよびその他の精神刺激薬などのさまざまな物質による中毒によって生じた離人感は長引くことがある．発作性疾患，脳腫瘍，脳震盪後症候群，代謝異常，片頭痛，めまい，メニエール病など一連の神経学的疾患も原因として報告されている．器質的疾患によって生じた離人感は主に知覚的であり，精神医学的病

因によって起こる離人感のような詳細に渡る述懐や個人的意味づけはなされない．

経過と予後

心的外傷後または中毒による離人感は，一般に心的外傷となった環境から離れたり，中毒症状が終わると自然に寛解する．気分障害，精神病性障害，もしくは不安症に伴う離人感は，通常その疾患が完全に治癒すれば寛解する．

離人症自体は，挿話的に生じる場合，再発と寛解を繰り返す場合，慢性的経過をとる場合がある．慢性的な離人感の患者の多くは職業的，社会的，個人的に重度の支障をきたすような経過をたどる．平均発症年齢はほとんどの場合，青年期後期か成人期初期と考えられている．

治療

離人感・現実感消失症の患者を診察すると，しばしば臨床的に非常に難治であることに気づかされる．フルオキセチン (Prozac) などの SSRI が離人症患者の助けになる場合があるという系統立った証明もある．しかし，最近の2つのプラセボ対照二重盲検試験では，フルボキサミン (ルボックス) もラモトリギン (ラミクタール) もともに離人症に対する効果は認められなかった．離人症の患者が，通常の精神科治療薬である抗うつ薬，気分安定薬，定型または非定型抗精神病薬，抗てんかん薬などの単独投与もしくは併用に対して反応する場合もあるが，せいぜい時に部分的に効くのみである．

精神力動学的療法，認知療法，認知行動療法，催眠療法，支持的療法といった多種多様な精神療法が離人症の治療に用いられてきた．これらの標準的精神療法で，患者の多くが十分な反応を示す特定の型はない．患者の一部に，ストレス対処法 (stress management strategy)，転導法 (distraction technique)，知覚刺激の軽減法 (reduction of sensory stimulation)，弛緩訓練法 (relaxation training)，身体的運動 (physical exercise) などがある程度有効なことがある．

解離性とん走

解離性とん走 (dissociative fugue) は DSM-5 では主要診断カテゴリーからはずされ，現在は解離性健忘の亜型 (特殊型) と診断される．解離性とん走は解離性健忘と解離性同一症の両方の患者にみられる．この障害は国際疾病分類第10版 (International Statistical Classification of Diseases and Related Health Problems, 10th edition : ICD-10) では独立した疾患とされたままであり，その臨床的関連性から本書では個別に論じる．

解離性とん走は，突然，全く不意に自分の家や住みなれた場所から離れ去ってしまい，自分の過去の一部またはすべてを思い出すことができない状態と記述されている．さらに，人格の同一性は混乱をきたし，新たな同一性を装っていることさえある．この障害は，薬物などの物質や全身性の身体疾患がもたらす直接的な身体的効果によって生じるのではない．その症状は社会的，職業的，またはその他の重要な領域上で，臨床的に重大な苦悩や障害をもたらすものでなくてはならない．

病因

心的外傷となるような環境下 (戦闘，強姦，小児期に繰り返される性的虐待，大規模な社会的変革，自然災害など) では，そこから逃げたいという思いに支配され，意識状態に変容が起こる．それがほとんどのとん走のエピソードの根底にある原因である．とん走のエピソードが発症した時点では心的外傷は存在しないが，過去に上記のような出来事があった例もある．そのような例では，通常，外的な危険や心的外傷の代わりに，もしくはそれに加えて，その人の良心や自我の理想とは対立するような激しい情動や衝動 (圧倒されるような恐怖，罪悪感，羞恥心，または近親相姦的な性的衝動，自殺や暴力的衝動など) と格闘していることが多い．

疫学

この障害は災害時，戦時中，大きな社会的な転換期，または暴動時により多く起こると考えられているが，今の時点では体系的なデータはない．性差を示す十分な情報はないが，記載された症例はほとんどが男性で，従軍時に一番多い．解離性とん走は通常，成人にみられる．

診断と臨床像

解離性とん走の期間は数分から数か月まで報告されている．複合的なとん走の症例もあるが，そのような症例のほとんどでは，解離性同一症のような，より慢性的な解離症が除外されていない．

極度に重症の PTSD の例では，とん走中，同じ家の別の場所や家の外に飛び出して目を覚ますことによって，悪夢から解放されることがある．小児期や青年期では成人より移動能力が限られており，とん走の期間も距離も短くなる．

> 十代の少女が，アルコール依存の父親ともう1人別の家庭の友人に性的虐待を受け続けていた．彼女は，もし他人に話せば彼女の妹にも性的虐待をすると脅かされていた．自殺したいと思ったが，彼女は妹を守るために生きていなければならないと考えた．彼女は，父親の友人の誕生祝いと称して父親とその数人の友人から強姦された後，突然家を飛び出した．彼女は虐待が始まる前に一緒に住んでいた祖母に会おうと思い，以前住んでいた町の一角へ向かった．公共的乗物で移動し，通りを歩いたが，明らかに誰かの注意を引くことはなかった．およそ8時間後，彼女は夜間巡回中の警官に呼び止められた．質問に対し，彼女は起こったばかりの出来事も，現在の自分の住所も思い出すことができず，祖母と一緒に住んでいると言い張った．初めて受けた精神科の検査では彼女は自分の同一性を自覚していた

が，日付は2年前と思い込んでおり，年は実際より2歳若く答え，最近起きた出来事はないものとして主張した．(Richard J. Loewenstein, M.D., and Frank W. Putnam, M.D. のご好意による）

とん走が終わると患者は，困惑，混乱，トランス状態のような行動，離人症，現実感消失，転換症状などを体験することがある．解離性健忘の症状に統合されて，とん走を終える患者もいる．

解離性とん走の患者の解離が消えていくと，気分障害の症状や強い自殺念慮，PSTDや不安症の症状を呈することがある．古典的症例では，その保護のもとで一定期間をすごせるように，変容した同一性（alter identity）を創り出す．その場合，多くは解離性同一症に，もしくはDSM-5を用いるならば解離性同一症の特徴をもつ他の特定される解離症に分類した方がよい．

鑑別診断

解離性健忘では，健忘のエピソードの間に混乱した状態でさまよう．一方，解離性とん走の場合は通常逃げ出したい一心で故意に自分の家や住みなれた場所から離れ去る．

解離性同一症の患者にみられる解離性とん走は，通常その生涯を通して繰り返される．解離性同一症の患者は複雑性健忘の複合型を示し，通常小児期に始まり，複数の変容した同一性を発展させる．

複雑部分発作では，発作時または発作後状態に放浪や合目的行動あるいは両者がみられ，それに続いて健忘が起こることが知られている．てんかん性とん走では，しばしば混乱や保続，異常なあるいは反復的な動きなどの異常行為がみられる．てんかん発作の特徴としては，他に前兆，運動異常，常同行動，知覚変容，失禁，発作後状態などが病歴の中にみられる．連続的なまたは遠隔測定装置による脳波検査，あるいはその両者を行えば，たいていは病理学的行動に伴った異常所見が示される．

さまざまな全身性身体疾患，中毒と物質関連障害，せん妄，認知障害，器質性健忘症候群で起こる放浪行動は理論的には解離性とん走と区別しにくい．しかし，ほとんどの場合，身体疾患や中毒，神経疾患，物質関連障害に関してその病歴をとり，身体的検査，臨床検査，中毒や薬物のスクリーニングを行うことで区別できる．アルコールや物質使用により解離性とん走のエピソードが引き起こされることもある．

放浪や意図的な家出は双極性障害の躁状態や統合失調症でもみられる．躁状態の患者は気分正常状態やうつ状態で行ったことを覚えておらず，逆に躁状態で行ったことは他の状態時には覚えていない．躁状態のため，目的があって家出をする患者は，一般に誇大的観念にとりつかれており，不適切な行動が注意を引くことも多い．同一性の交代は起こらない．

同様に，統合失調症の患者に徘徊がみられることがある．このような患者では思考障害があるため，歩き回っている間の出来事の記憶を確認するのは難しい．しかし，解離性とん走の患者が精神病的思考障害や他の精神病の症状を示すことはない．

解離性とん走の詐病は，法的，経済的，個人的に困難な状態から逃げようとしたり，兵士が戦闘や嫌な軍務から逃れようとして起こる．このような詐病と本当の解離性症状とを一貫して区別できるような検査あるいは検査の組み合わせや対処法はない．反社会的行為をして意図的に逃亡している最中に健忘を起こしたと主張する場合などを含め，解離症状の詐病は，催眠状態や薬理効果を用いた面接であっても，そのまま保持される．詐病が告白されるのは，多くは自発的にか，何かに直面した時である．法的な意味においても，とん走が主張される場合には，詐病の診断に常に注意していなければならない．

経過と予後

とん走の期間は比較的短く，数時間から数日であることが多い．多くの人が回復するが，難治性の解離性健忘では稀に持続する．解離性とん走のエピソードをもつほとんどの人がとん走を繰り返すという報告もある．解離性とん走と，とん走を繰り返す解離性同一症との鑑別を試みた体系的な新しいデータはない．

治療

一般に，解離性とん走は患者の同一性と最近の体験の記憶を取り戻すことに焦点を当て，折衷的な精神力動学指向の精神療法が行われる．催眠療法や薬理効果を用いた面接が，記憶回復を手助けする付加的技法として必要になることも多い．患者は，とん走中にこうむった傷の治療や食事と睡眠を必要としていることもある．

とん走を起こす前の心的外傷となるようなストレス環境が明らかになったら，自殺念慮，破壊的観念や衝動の発現に備えねばならない．外来患者であれば精神科への入院を考える．

とん走のエピソードを生み出す母体の役割をなした家族的，性的，職業的，法的諸問題は，患者の元来の同一性や生活状況をつきとめていくうちに多くの場合いっそう悪化する．そのため，患者の複雑な問題を解決するために家族療法や公共機関の介入が必要になる．

解離性とん走で新たな同一性を装っている場合は，その存在が当人を守る上で心理的に不可欠なものであると捉えるとよい．心的外傷となるような体験または記憶，認識，同一性，情動，葛闘，自己知覚から，あるいはそれらが組み合わさって激しい葛藤が生じ，しかも心を占めるようになると，解決する方法は唯1つ，変容した同一性の中でそれを統合するしかなくなる．このような症例における治療の最終目標は，新しく創られた同一性を抑圧してしまうことでも，その特質すべてに魅力的解釈をつけることでもない．解離性同一症と同様，評価すべき重要な精神力動学的情報は，変容したパーソナリティ

状態の中や，そのパーソナリティ状態を造り出す必要を生じさせた心理的な力の中にある．この場合，最も理想的な治療的予後は複数の同一性の融合であり，その人をとん走させるに至った体験の記憶を乗り越え，統合することである．

解離性同一症

解離性同一症(dissociative identity disorder)は以前は多重人格性障害(multiple personality disorder)と呼ばれていたもので，すべての解離症の中で最も広く研究されてきた．その特徴は2つ以上の別個の同一性もしくはパーソナリティ状態が存在することである．そのような同一性もしくはパーソナリティ状態は，分身(alter)，自己状態(self-state)，変容した同一性(alter identity)，役割分身(part)など他の言葉を用いて呼ばれることもあるが，それぞれの存在が環境や自己について独自の感じ方，関係の仕方・考え方をもつもの，すなわち独自のパーソナリティを備えているものとして明確に分離できる．解離性同一症の患者では，健忘，とん走，離人感，非現実感などを含む他のすべての解離症の症状が一般的にみられるが，その点，解離の規範的精神病理と言えよう．

1800年ごろまでは，解離性同一症の患者は，さまざまな憑依状態とみなされることが多かった．1800年代初期に，ラッシュ(Benjamin Rush)は他の人々の臨床報告に基づき，解離性同一症の現象学を臨床的に記述した．それに次いで，シャルコー(Jean-Martin Charcot)とジャネ(Pierre Janet)は解離性同一症の症状について記載し，その症状の解離という特徴を認識した．フロイト(Sigmund Freud)もブロイラー(Eugen Bleuler)もともにその症状を認めていたが，フロイトはその症状の精神力動学的機制に貢献し，ブロイラーはその症状は統合失調症を反映するものとみなした．おそらくは小児虐待や身体的虐待の問題について以前より認識が高まり，さらに一般のメディアでその症例(例えば，イブの3つの顔[*The Three Faces of Eve*]，*Sybil*)が取り上げられたため，人々がより解離性同一症に気づくようになったと思われる．

疫　学

解離性同一症の系統的疫学データはほとんどない．臨床的研究によると，診断された症例の男女比は5:1から9:1までの間にあり，女性に多い．

病　因

解離性同一症は，小児期早期のひどい心的外傷体験，通常は虐待と強く結びついている．解離性同一症の子どもまたは成人例の報告で，小児期の重大な心的外傷があるものは全体の85～97%である．小児期に受けた心的外傷の原因として最も高い頻度でみられるのは身体的，性的虐待である．遺伝的要因が果たす役割については，系統的評価が行われるようになったばかりであるが，予備

表 12-6　解離性同一症に伴ってよくみられる症状

心的外傷後ストレス障害の症状
　侵入的症状
　過覚醒
　回避的，無感覚的症状
身体症状
　転換症状および偽神経学的症状
　てんかん様エピソード
　疼痛症状
　頭痛，腹痛，骨格筋痛，腰痛
　精神生理学的症状または障害
　喘息および呼吸障害
　月経周辺障害
　過敏性腸症候群
　胃食道反射障害
　身体記憶
情動的症状
　抑うつ気分，不気嫌または快楽消失
　短期的な気分変動または気分の易刺激性
　自殺念慮および自傷企図
　無力感と絶望感
強迫症状
　心的外傷を反芻してしまう
　強迫的に数を数える，歌う
　整列させる
　洗う
　確認する

的研究では有意な遺伝的関与は見出されていない．

診断と臨床像

この疾患の診断の鍵となる特徴は2つ以上の明らかに異なるパーソナリティ状態の存在である．他にもこの疾患を定義づけるような徴候や症状は多くあるが，その多様性が診断を難しいものにしている．解離性同一症の患者によくみられるその他多くの関連症状については，**表12-6**に示した．

精神状態　診断をするためには，注意深く，詳しく精神状態を調べることが不可欠である．この疾患の患者は統合失調症や境界性パーソナリティ障害，明らかな詐病とも間違えられやすい．**表12-7**に適切な診断を下すためになすべき質問を示した．

記憶と健忘の症状　解離による記憶の障害の現れ方は基本的に幾通りかあり，診察時にもよく観察される．全体的精神状態の検査の一部として臨床医は必ず時間喪失体験や一過性気憶喪失(blackout)発作や，個人情報についての記憶の連続性に大きな途切れがないか質問するようにすべきである．解離性時間喪失体験は，正常範囲の物忘れと解釈するにはあまりに広範に渡り，典型例では始まりと終わりの境界がはっきりしている．

解離症の患者は，しばしば生活史，特に子どものころの出来事に重大な空白があると述べる．生活史の中から

表 12-7 解離性同一症の経過中に現れる症状についての精神状態像の質問検査

患者がはいと答えた場合，その出来事について述べてもらう．その症状が中毒時に起きたものでないことを確認せよ．
(1) あなたが場面ごとにそのように異なった行動をとるのは，あなたには2人の異なる人物がいるというような感じがあるからですか？
(2) あなたは複数の自分がいると感じていますか？　あなたには複数の分身，複数の側面があると感じていますか？　それらが葛藤状態や闘争状態にあると思われますか？
(3) あなたの分身(それら分身達)は，おのおの独立した考え方，感受性，世界や自己との関わり方を備えていますか？
(4) それらのうち，あなたの行動を支配する存在が1つ以上ありますか？
(5) あなたは自分では説明できないような，自分の内部(外部)から来る考えや感覚を抱いたことがありますか？　自分で考えたり感じたりするとは思えない，または自分では制御できそうにない考えや感覚を抱いたこと(被影響性)はありますか？
(6) 自分で制御できるとは思えないような行為を，体がとってしまったと感じたことはありますか？　例えば，口に出したことやどこかに行ったこと，買物，筆記，描画，創造的なこと，自分自身や他人を傷つけてしまったことなど．あなたの体が自分のものでないように感じたことがありますか？
(7) あなたが望んでいないことを，もう1人のあなたの分身はやりたい，したいと思っていて，それと格闘せねばならないと感じたことはありますか？
(8) あなたの内に，あなたが何かをしたり言ったりするのを止めようとしている力(重圧，分身)があると感じたことはありますか？
(9) あなたは心の中で，声や音や会話を聞いたことがありますか？　それはあなたのことを話しているようでしたか？　あなたがすることについての意見でしたか？　あることをするよう，またはしないように言いましたか？　あなた自身か他人を傷つけるように言いましたか？　あなたに警告したり，あなたを守ろうとしているようでしたか？　あなたを心地良くさせたり，支えたり，なだめたりしようとするものでしたか？　あなたに重要な情報を与えるものでしたか？　あなたと関係ないことを言ったり，議論したりしていましたか？　名前がありましたか？　男でしたか？　女でしたか？　子どもでしたか？
(10) 私は，あなたが「怒っている子」と呼ぶ(小さな女の子でジャニーといい，先週末にアトランティック市へ行って，沢山のお金を使ってしまった)あなたの(心の中の)分身(側面，局面，一面)と話しがしたいのです．今，その分身を呼び出すことはできますか？
(11) あなたは自分自身の外部にいるような感覚を頻繁に体験しますか？　自分自身の内部にいるような感覚は？　自分の傍らで，あたかもあなたが別の人物であるかのように，自分自身を眺めていたことはありますか？
(12) あなたは自分自身または自分の身体があたかも現実のものではないように，自分(自分の身体)から分離してしまったように感じたことはありませんか？
(13) あなたの周りの世界が非現実的なものとして体験されることが頻繁にありますか？　霧の中にいるような，呆然自失の状態を体験したことはありますか？　描かれた絵のように，2次元の世界のように感じたことはありますか？
(14) 鏡を見て自分が誰だかわからなくなったことはありますか？　誰か違う人に見えたことはありませんか？

(Loewenstein RJ. An office mental status examination for a chronic complex dissociative symptoms and multiple personality disorder. *Psychiatr Clin North Am.* 1991；14：567 から許可を得て転載)

解離した空白部分は，その境が極立っており，正常者で，より幼いころの思い出ほどぼやけていくのとはわけが違う．

　Aさんは33歳の既婚女性で，障害をもつ子ども達の学校の図書館員として働いていた．精神科を受診したのは，5歳の娘が近所の数人の子ども達とお医者さんごっこをしているのを発見した後だった．この出来事が後を引きずるようなことはほとんどなかったが，自分の娘がみだらなことをされるという恐れを抱き始めた．内科医の診察を受け，抗不安薬と抗うつ薬を処方されたが，ほとんど改善しなかった．彼女は精神科に相談しようと数人の臨床医にあたったが，抗うつ薬，抗不安薬の投与と支持的療法を受けても改善は限られたものだった．父親をアルコール障害の合併症で失うと，症状は増強した．父親はAさんが12歳のころより飲酒とそれに関連する反社会的行動のため，家族から離れていた．

　近くの町で風紀を乱す振舞いをしたとしてAさんは逮捕され，精神科に入院となった．彼女はあるホテルで，あられもない格好で男性と口論しているところを発見された．彼女はどういうわけで自分がホテルにいるのかわからないと言ったが，その男は彼女が異なる名前を名乗り，自分の意志で性的関係をもつため来たのだと主張した．
　精神医学的検査中，Aさんは人生の最初の12年間は遠い忘却の彼方にあり，彼女の「人生は12歳の時に始まった」と感じていることを語った．彼女がどうにか思い出せたのは，彼女に寄り添い，助言をしてくれる想像上の仲良しの黒人女性がいたことであった．頭の中で他人の声が聞こえることも報告しており，何人かの女性や子ども，そして父親の声が，繰り返し軽蔑するように彼女に話しかけてきた．仕事や結婚，出産，夫との性生活など，彼女の12歳以降の人生の多くの部分も健忘のエピソードで途切れ途切れになっていた．彼女は技術面での変化に当惑することがあり，例えばピアノを弾くのが上手だとよく言われたが，自分で

そんなことができるとは全く意識していなかった．彼女の夫は，会話中も家族と何かをしているときもいつも彼女が「忘れっぽい」と述べた．また彼は彼女が時々子どものように話したり，南部訛りになったり，怒りっぽく挑発的になったりすることがあると語った．彼女は多くの場合，そのようなエピソードをほとんど覚えていなかった．

彼女は，人生の始めの頃についてさらに詳しく質問されるとトランス状態に入り，子どものような声でこう言った．「私はクローゼットの中に閉じ込められたくないだけなの」．これについて尋ねられると，年齢も，表情も，声の調子も，自認する経歴も異なる変容した同一性の状態間を素速く移行し始めた．そのうちの1人は怒って悪態をつくように話し，イライラして性的関心に捕らわれていた．彼女はホテルでの男性との出来事について，そう手配したのは自分だと言った．徐々に，その分身は人生の最初の12年間について語るようになった．家庭内は混沌としており，苛酷な放置された状態で，それはやはりアルコール依存であった母親が禁酒に成功し，子ども達を連れて夫から逃げ出すまで続いた．彼女は，変容した同一性の状態のまま，父親や同胞や母親によって受けた身体的虐待，性的虐待，感情的苦痛について語った．

家族の診察を行ったところ，母親も姉も解離性同一症の診断基準を満たしていた．その姉は患者同様，性的虐待を受けていた．男の兄弟も1人おり，PSTD，うつ病，アルコール依存の診断基準に合致した．（Richard J. Loewenstein, M.D., and Frank W. Putnam, M.D.から改変）

同一性の解離性変容　同一性の解離性変容（dissociative alteration）が臨床上初めて明らかになるのは，新たに加わった第1パーソナリティが複数扱いで，あるいは第3パーソナリティが単数または複数扱いで自分について語ることによる．さらに，自分自身をファーストネームで呼んだり，自分や他の人について語るとき，現実感を喪失した自己を「その体」というような言葉を用いて表現する．しばしば，自分の分身の役同士の間に分裂した内面を具象化させ，また内なる葛藤をパーソナリティ化することの深い意味について語ってくれる．分身の役割に応じて「怒っている子」，「妻」というように，それぞれ支配的な感情や職務を織り込んだ適切な名前をもつ例もある．自分以外の人については，例えば「私の息子」と言うかわりに「その息子」と言うなど，突然その呼び方が変化することがある．

他の関連症状　ほとんどの解離性同一症の患者は，気分障害，一般にはうつ病圏内の障害のうちの1つの診断基準を満たす．気分の変動は頻繁で速いことが多いが，それは通常心的外傷後の解離現象によって引き起こされたものであり，真の意味での循環性気分障害ではない．不安，睡眠障害，不機嫌などのPTSDの症状と気分障害の症状の間には，かなり重複する部分があると考えられる．

解離性同一症では強迫性パーソナリティ特性を示すことが多い．強迫症（obsessive-compulsive disorder：OCD）の症状の併発は解離性同一症の患者で普通にみられ，一部の群では重症なOCD症状を呈する．OCD症状では，

 表12-8　解離性同一症の鑑別診断

併存疾患対鑑別診断
感情障害
精神病性障害
不安症
心的外傷後ストレス障害
パーソナリティ障害
神経認知障害
神経学的障害ならびにてんかん
身体症状症
作為症（虚偽性障害）
詐病
その他の解離症
深いトランス（trance）現象

例えば誰も家や寝室に入れないことを何回も確かめたり，虐待によって汚された感じを晴らすため強迫的に洗ったり，虐待される不安を紛らすために心の中で繰り返し数を数えたり歌ったりするなど，一般に心的外傷後の性質を備えている．

小児期および青年期の症状　小児期や青年期でも，成人と同じように核となる解離症状と副次的な臨床的現象を呈する．しかし，年齢による自律性や生活様式の違いは，若年者の臨床的な解離症状の現れ方に反映する．特に，幼い子どもは時間が一直線上に連続して流れるという感覚が弱く，自分の行動に解離的不連続性があっても，あまり自己同定できない．教師や親族などからの付加的情報が解離行動を立証するのに役立つ．

まだ幼い子どもの場合，想像上の仲間（imaginary companion）や細部にわたる夢など，正常な子どもにみられる数々の現象と病的解離とを注意して鑑別しなくてはならない．念入りに描かれた自律的な想像上の仲間として臨床の場に現れたものが，その子どもの行動を制御し，しばしばある行動をとるよう命じてくるような被影響体験（passive influence experience）や偽幻聴（auditory pseudohallucination）を伴うこともある．

鑑別診断

表12-8に解離性同一症と鑑別すべき最も一般的な障害を示した．

虚偽性，模倣性，詐病性解離性同一症　偽りの，または模倣性解離性同一症（imitative dissociative identity disorder）の指標には，他の虚偽性もしくは詐病性の説明としても典型的な内容が含まれる．その症状には，誇張，嘘，反社会的な行為の言い分けとして症状を利用すること（例えば，悪い行いに限った健忘），見られていると症状が増強すること，横道からの介入を許さないこと，法的問題，空想虚言（pseudologia fantastica）などがある．真の解離性同一症の患者は，通常その症状や過去に負った心的外傷のため混乱し，葛藤し，恥じ，悩んでいる．真

の解離性同一症でない患者は，自分の障害に対しほとんど不快感を示さない．

経過と予後

解離性同一症が未治療の場合，どのような自然経過をたどるかほとんどわかっていない．未治療の解離性同一症のある者は，虐待を受けるような関係や暴力的小文化圏の中に留まり続けると考えられ，その結果，自分の子どもに心的外傷を与えてしまうかもしれず，さらなる解離性同一症の家族内伝達を紹す可能性を秘めている．解離性同一症の患者が診断がつかないままか未治療でいた場合，その数％は自殺または危険な行為の結果死亡するというのが大方の権威が信ずるところである．

器質的精神障害や精神病性障害（解離性同一症の偽精神病ではない），重度の身体疾患を合併している患者では，予後はより厳しいものになる．難治性の物質乱用や摂食障害も厳しい予後を示す．その他，一般に好ましくない予後を示唆する要因としては，重度の反社会的パーソナリティ特性を有していたり，犯罪行為や暴力的犯行，詐欺行為を現在起こしていて，暴力的関係から離れようとしないことなどがあげられる．成人になってから何度も心的外傷を負い，急性ストレス障害のエピソードを繰り返す場合は，臨床経過はひどく複雑なものとなる．

治療

精神療法 解離性同一症患者の治療を成功させるためには，精神療法による介入は気持ちよく受け入れられる範囲で行い，積極的にその治療を構築していく姿勢が求められる．その方法としては精神分析的精神療法，認知療法，行動療法，催眠療法などがあり，心的外傷を負った患者には精神療法と精神薬理学的療法がよく行われる．患者が自分自身を，婚姻関係や家族のような関係，そして集団内での葛藤における自己の複雑なシステムとして主観的に体験している場合，家族療法やシステム理論で気を楽にさせることは，治療という共同作業を進める上で役に立つ．また，身体表現性障害のある患者に基礎教育をすることはよくみられる過剰な身体症状をしっかり整理する上でも有用であろう．

認知療法 解離性同一症には多くの認知の歪みがみられ，認知療法にはゆっくりしか反応せず，認知療法が成功すると不快気分が起こることがある．解離性同一症の中には，多軸的で困難な数々の問題をことごとく安定に向かわせるように，長期に渡り支持的療法を行う以外に進展はみられないような一群もある．重症で長びく他の精神疾患と同様に，本人がどうにか治療に従事できる範囲内に症状を抑え，生活上のすべての不都合に対処することに焦点をおいた長期的療法が求められる．

催眠 催眠療法の導入により，しばしば自己破壊的衝動を緩らげ，フラッシュバックや解離性幻覚，被影響体験などの症状を軽減できる．患者に自己催眠を教えることも，セッション外での危機で役に立つ．催眠は，特定の変容したパーソナリティ状態や奥底に押しやられた感情と記憶に接近する手段ともなりうる．さらに，人生上の負の出来事を不安に圧倒されることなく吟味できるような，くつろいだ精神状態をつくり出すのにも催眠が用いられる．催眠を行う臨床家は，一般の人々と心的外傷を受けた人々に対する催眠の訓練を受けるべきである．また，記憶を正確に報告することに催眠がどう影響するかについての最近の議論に注意をはらい，催眠を行う際には，十分なインフォームドコンセント（informed consent）を心がける必要がある．

精神薬理学的介入 抑うつを軽減し気分を安定させるためには，しばしば抗うつ薬が有用である．PTSDのさまざまな症状，特に侵入的な，そして過覚醒的な症状は，部分的に薬物に反応する．SSRI，三環系抗うつ薬，モノアミン酸化酵素（monoamine oxidase：MAO）阻害薬，βブロッカー，クロニジン（カタプレス），抗てんかん薬，ベンゾジアゼピンにより，解離性同一症の侵入的な症状，過覚醒や不安がある程度軽減した例が報告されている．最近の研究では，α_1アドレナリン拮抗薬のプラゾシン（ミニプレス）がPTSDの悪夢に有用であることが示唆されている．脳波異常がある場合，攻撃性にカルマバマゼピン（テグレトール）が奏効することを示した症例報告がある．強迫症状のある患者では，抗うつ薬が抗強迫効果を示すことがある．心的外傷を負う患者の一部で繰り返される自傷行為を減らすのにナルトレキソンが役立つ可能性が，非盲検的研究によって示されている．

リスペリドン（リスパダール），クエチアピン（セロクエル），ジプラシドン，オランザピン（ジプレキサ）などの非定型抗精神病薬は，解離性同一症患者の切迫した不安やPTSDの侵入的な症状に対し，定型抗精神病薬より有効であり，耐性もよい．解離性同一症患者で極度に混乱し，打ちのめされ，病状が慢性化しており，他の抗精神病薬に反応しない場合，クロザピン（クロザリル）に反応を示すことがある．

電気けいれん療法 電気けいれん療法（electroconvulsive therapy：ECT）は患者によっては難治性の気分障害を改善する助けとなり，解離性記憶障害を悪化させることもない．重度の解離性同一症に対する専門的入院治療での臨床経験からは，うつ病の臨床像を呈し，いずれの変容状態においても抑うつ症状が難治で頑固な場合は，ECTに対して良好な反応を示すことが予測される．通常この反応は部分的なものにすぎないが，解離性同一症においては最もよく効く身体的治療法である．

解離性同一症の標的症状と身体的治療法を**表12-9**に示した．

付加的療法

集団療法 精神科の一般患者を含む集団療法においては，変容したパーソナリティの出現により他の患者の過度の興味を引き出したり，脅えさせたりして，集団を混乱させてしまいかねない．そのため治療集団は解離性同

表 12-9 解離性同一症に伴う症状に対する薬物療法

心的外傷後ストレス障害（posttraumatic stress disorder：PSTD），感情障害，不安症，強迫症（obsessive-compulsive disorder：OCD）に対する薬物療法ならびに身体療法
 選択的セロトニン再取り込み阻害薬（OCD の症状がある場合以外の使用は好ましくない）
 フルボキサミン（ルボックス）（OCD がある場合）
 クロミプラミン（アナフラニール）（OCD がある場合）
 三環系抗うつ薬
 モノアミン酸化酵素阻害薬（もし患者が確実に安全な食餌療法を続けられるならば）
 電気けいれん療法（解離性同一症のすべての分身に抑うつ症状が持続する難治性のうつ病の場合）
 気分安定薬（気分の変動というより PTSD や不安に対して有用である）
 ジバルプレックス
 ラモトリキン（ラミクタール）
 ベンゾジアゼピンの経口薬または筋注
睡眠障害に対する薬物療法
 少量のトラゾドン（デジレル）
 少量のミルタザピン（レメロン）
 少量の三環系抗うつ薬
 少量の神経遮断薬
 ベンゾジアゼピン（解離性同一症患者の睡眠障害に対しては，それほど助けにならないことが多い）
 ゾルピデム（マイスリー）
 抗コリン薬（ジフェンヒドラミン［レスタミンコーワ］，ヒドロキシジン［アタラックス］）
自傷行為，中毒に対する薬物療法
 ナルトレキソン（ReVia）

一症患者のみからなるようにしたほうが良い結果が得られる．集団は注意深く構成し，しっかりした枠を設け，一般的には「今，ここで」（here and now）の対処法や適応のみに焦点を絞るべきである．

家族療法　家族もしくはカップル療法は，長期的な安定を得るため，そして解離性同一症患者とその家族が共有している家庭の病理や結婚の経緯上の問題に取り組むために必要となる．家族や他の関係者に，解離性同一症とその治療について教育することにより，彼らが愛する人の解離性同一症や PTSD の症状に効果的に取り組みやすくなる．家族への教育と援助のための集団療法的介入も役立つことがわかっている．性的障害の治療もカップル療法において重要な役割を果たす．解離性同一症患者は一時の間，親密な接触をひどく恐れるようになり，配偶者はこれにどう対処すれば助けになるのかわからないでいることがあるからである．

自助団体　解離性同一症患者は一般に自助団体（self-help group）や近親相姦経験者のための 12 段階団体（12-step group）に対して否定的な態度を示す．このような場ではさまざまな問題が生じる．心的外傷となった事柄について臨床的に保護されることなく論じるため PTSD の症状が増悪したり，他人を食い物にするような人員が解離性同一症患者を詮索したり，心的外傷について集団内で論じることにより患者の記憶に悪影響を及ぼしたり，他の心的外傷や解離の悩みを持つとみなされる人からまでも疎外されたと感じたりするのである．

表現および作業療法　表現および作業療法には芸術療法や運動療法などがあり，解離性同一症患者の治療に非常に役立つことが証明されている．芸術療法は重度の解離性同一症や PTSD の症状を抑制して組織化するのに役立つと同時に，このような患者達が言語化し難い考えや感情，頭の中のイメージや葛藤を安全に表現する場を与えてくれる．運動療法は，重大な心的外傷を負った患者の身体感覚や身体像を正常化するのを促してくれる．作業療法は，患者が集中して組織立った活動をうまく成し遂げる助けになり，それを足掛かりにして症状に対処していくのに役立つ．

眼球運動による脱感作と再処理法（eye movement desensitization and reprocessing：EMDR）　EMDR は最近になって PTSD の付加的療法として支持されるようになった治療法である．この治療法の有用性と効果については異議を唱える文献があり，公にされた効果についての研究の内容は一致しない．解離性同一症患者に EMDR を用いた系統的研究は行われていない．症例報告では，解離性同一症の患者のうち，特に PTSD や解離症状が急性に増強した者では，EMDR を行うことにより症状が不安定になる可能性が示されている．EMDR は，解離性同一症のよく安定した外来患者に対する後期の付加的治療として役立つのではないかと考える専門家もいる．心的外傷ならびに解離の研究のための国際協会（International Society for the Study of Trauma and Dissociation）の解離性同一症の治療指針は，特別に EMDR の訓練を受け，解離症の心的外傷面の治療に精通し熟練した医師で，解離性同一症に対する EMDR 使用の指導を受けた者のみが，EMDR を実際に患者に使用するよう提唱している．

他の特定されるまたは特定不能の解離症

この解離症のカテゴリーは，基本的な解離反応を示すが，それが他のどの DSM-5 の解離症の診断基準も満たさないという特徴をもつすべての状態を網羅している．

解離性トランス障害

解離性トランス障害（dissociative trance disorder）は一時的で顕著な意識状態の変容，または通常のその人の同一性感覚は消失するが他の同一性感覚と置き変わることがない状態として現れる．異型として憑依トランスがあるが，これは 1 回限りまたは一時的な意識状態の変容で，その人本来の同一性が，精霊や超人的力，神格，他の人物とみなされる新たな同一性に変化する．このよう

な憑依状態では，個人は憑依している存在に支配され，型にはまった，文化的に限定された行動や経験を示す．その出来事は部分的もしくはすべて忘却される．トランスまたは憑依状態は，正常な文化的，宗教的慣習の一部として受けとめるべきではない．重大な苦悩をもたらし，1つ以上の日常の領域で機能を損なうことになりかねない．最後に，解離性トランス状態は精神病性障害の過程のみに起こるものであってはならず，物質使用や全身性身体疾患の結果であってはならない．

洗　脳

DSM-5は，この解離症を「長期にわたる集中的な強制的説得による同一性の混乱」と記載している．洗脳(brainwashing)は，共産主義中国の文化大革命に即して十分に語られてきたように，政治改革時をはじめ，戦争での投獄，政治的反体派の拷問，テロリストの人質，西欧文化圏ではよりなじみのある全体主義的カルト集団の洗脳などに広くみられる．このことは，それ相当のストレスと拘束のもとでは，個人は権力者の要求に従わせられ，それゆえ自己のパーソナリティや信念，行動の大きな変更にも耐えざるをえないことを意味している．このような状況にさらされた人は，健康や命を失うような重大な危害を受けている可能性があり，通常，さまざまな心的外傷後の症状や解離症状を示す．

強制過程の最初の段階は，同一性の危機を人為的に造り出し，解離状態の特徴をもつ新たな偽同一性(pseudoidentity)を出現させることである．極端で有害な依存関係，圧倒的な抵抗し難い状況，生存の危機の状況のもとで，個人は支配者を極端に理想化するようになる．さらに，侵略者を自分の超自我が外在化したものと同一視したり，心的外傷による幼稚症(traumatic infantilism)がみられたり，意志が麻痺した状態や恐怖で身動きがとれない状態になるなどの特徴を示すようになる．犠牲者にこのような状態を引き起こすために典型的に用いられる強制技術は有り余るほどあげられている．その人を孤立させ，落としめ，伝達手段や基本的日常行為をすべて制御し，恐れと混乱を引き出し，仲間からの圧力を促し，単調な課題を毎日繰り返させ，予測不能な環境におき，過去の関係や価値観を否定し，さまざまなものを剝奪することなどが含まれる．身体的虐待や性的虐待，拷問，極端な感覚剝奪，身体的放置などもこうした方法の一部となりうるが，強制方法を定義づけるのに必要とはされない．結果的に犠牲者は広範囲に渡る心的外傷および解離の症状を示すようになる．すなわち，彼らの同一性・価値観・信条が劇的に変容したり，認知的柔軟性が低下し善対悪・主対従のように単純化するまでに退行したり，体験したことに無感覚になり感情が鈍化したり，トランス様状態や環境に対する反応の減少がみられたりする．そして場合によっては，健忘，離人症，同一性の変換などのより重症な解離症状を示すこともある．

強制の犠牲者の治療はその特異的な背景，巻き込まれた環境，助けが求められる状況などによってかなり多様である．この領域での系統立った研究は存在しないが，基本的には心的外傷となった経験や使われた強制法を確認し，起こった出来事を認知的に再構築し，先在する精神病理や脆弱性を適宜探索し，心的外傷や解離状態の治療に用いられる一般的技法も使って治療していく．さらに家族への介入や家族療法も，少くとも狂信的なカルト集団による洗脳の場合は必要となる．というのは，家族の監禁・拘束や家庭崩壊という重大事を招くことが多いからである．

回復記憶症候群

催眠下や精神療法中に，患者は重要な病因でもある痛ましい体験や葛藤，特に性的・身体的虐待の記憶を取り戻すことがある．抑圧されていた事柄が再び意識上に戻されるとき，その経験をただ思い出すだけでなく，それに対する情緒反応も伴って再び体験することになる（この過程は抑圧された感情の解除[abreaction]と呼ばれる）．もし思い出された出来事が実際に起こったことではないのに，本人はそれが真実であると信じて反応するようなら，それは偽記憶症候群(false memory syndrome)として知られているものである．

この症候群は小児虐待の告発などの訴訟問題ともなった．グートハイル(Thomas E. Gutheil)は記憶を「か細い葦のようなもの――法廷裁判に耐えるほど十分に強くない」と述べている．たとえ虐待の記憶が現実にあったことだとしても，加害者は現在の人物ではなく過去の人物である．グートハイルは訴訟が必ずしも患者の心理的目標を提供するとは考えていない．臨床的に注意を向けるべきは，おそらく患者が犠牲者という限定された役割から脱し，過去に起きた心的外傷を乗り越え，解決し，自分の人生を切り開いて行こうとするのを助けることにある．

ガンザー症候群

ガンザー症候群(Ganser syndrome)はあまり理解されていない状態であり，大ざっぱな受け答え(当意即答症paralogia)を特徴とし，意識の曇りにしばしば幻覚や他の解離症状，身体化症状，あるいは転換症状を伴う．

疫学　さまざまな文化圏での症例が報告されているが，こうした報告の全体的な頻度は時とともに減少している．女性より男性に多く，男女比はおよそ2：1である．ガンザーが初めて報告した4症例のうち3例が有罪の判決を受けていたことから，刑罰者が対象となる疾患であり，ゆえに潜在的詐病を示唆すると考える人もいる．

病因　個人的な葛藤や経済的な失敗など，発症を促すようなストレス要因を同定した症例報告もあるが，一方で，器質的脳症候群や頭部外傷，てんかん発作，内科的・精神科的疾患も注目されている．古い文献では，通常，精神力動学的な解釈がなされていたが，最近の症例報告では器質的な病因が強調されている．器質的傷害が急性のス

トレス因子となり，脆弱性のある人で発症を促進すると推測される．患者の中には小児期にひどい虐待や逆境にあった経歴を述べるものもいる．

診断と臨床的特徴　正答を無視(vorbeigehen)して，関係はあるが誤った答えをするのが，ガンザー症候群の特徴である．ほとんどの答えがどこか的をはずれているのに，明らかに質問と関連性を保っているのは，質問が理解されていることを示す．25歳の女性が歳を尋ねられて「私は5歳ではありません」と答えた．簡単な計算(例えば，2+2=5と答える)，一般的な知識(米国の主都はニューヨークと答える)，簡単な品物の同定(鉛筆を鍵と答える)，色の名前(緑を灰色と答える)など，質問に対しガンザー症候群の患者は，間違ってはいるが理解できるような答え方をする．

　また，意識は曇るが，通常それは失見当識，健忘，個人情報の喪失，現実検討力の部分的障害といった形で現われる．幻視や幻聴がおよそ半分の症例に起こる．神経学的検査により，ガンザーがヒステリー徴候(hysterical stigma)と呼ぶ，例えば神経学的根拠のない無痛症や移動性の痛覚過敏症などが明らかになることもある．必ず，健忘，転換症状，トランス様症状などの他の解離症状を伴う．

鑑別診断　ガンザー症候群に，器質的脳症候群，てんかん発作，頭部外傷，精神病の病歴が多いことを考慮すると，徹底的な神経学的，医学的評価が必要である．鑑別診断を要するのは，器質的認知症，うつ病性偽認知症，コルサコフ症候群の作話，器質性失語症，反応性精神病などである．解離性同一症の患者が時にガンザー様症状を呈する場合もある．

治療　この状態が稀なこともあって，系統立った治療法の研究は行われていない．症例報告のほとんどが入院患者で，保護的かつ支持的な環境が提供されている．いくつかの例では少量の抗精神病薬が有用であったと報告されている．患者の大ざっぱな応答に面と向かって解釈しようとするのは生産的なことではなく，ストレスとなる可能性のあるものを追求するほうが有用である．催眠やアモバルビタールによる類催眠状態も，ガンザー症候群に先立ちその背景にあったストレス因子を明らかにし，それとともに症状を消失させるのに役立つものとして用いられている．通常は正常機能に戻るのは比較的速く，数日以内であるが，回復までに1か月以上かかる例もある．患者はふつう，ガンザー症候群の期間の記憶はない．

参考文献

Anderson MC, Ochsner KN, Kuhl B, Cooper J, Robertson E, Gabrieli SW, Glover GH, Gabrieli JDE. Neural systems underlying the suppression of unwanted memories. *Science*. 2004;303:232–235.

Biswas J, Chu JA, Perez DL, Gutheil TG. From the neuropsychiatric to the analytic: Three perspectives on dissociative identity disorder. *Harvard Rev Psychiatry*. 2013;21(1):41–51.

Farina B, Liotti G. Does a dissociative psychopathological dimension exist? A review on dissociative processes and symptoms in developmental trauma spectrum disorders. *Clin Neuropsychiatry*. 2013;10(1):11–18.

Foote B, Smolin Y, Kaplan M, Legatt ME, Lipschitz D. Prevalence of dissociative disorders in psychiatric outpatients. *Am J Psychiatry*. 2006;163(4):623–629.

Hunter ECM, Baker D, Phillips ML, Sierra M, David AS. Cognitive-behaviour therapy for depersonalization disorder: An open study. *Behav Res Ther*. 2005;43:1121–1130.

Isaac M, Chand PK. Dissociative and conversion disorder: Defining boundaries. *Curr Opin Psychiatry*. 2006;19:61–66.

Lanius RA, Williamson PC, Densmore M, Boksman K, Neufeld RWJ, Gati JS, Menon R. The nature of traumatic memories: A 4-T fMRI functional connectivity analysis. *Am J Psychiatry*. 2004;161:36–44.

Maaranen P, Tanskanen A, Honkalampi K, Haatainen K, Hintikka J, Viinamaki H. Factors associated with pathological dissociation in the general population. *Aust N Z J Psychiatry*. 2005;39:387–394.

Markowitsch HJ. Psychogenic amnesia. *Neuroimage*. 2003;20:S132–S138.

Martinez-Taboas A, Dorahy M, Sar V, Middleton W, Kruger C. Growing not dwindling: International research on the worldwide phenomenon of dissociative disorders. *J Nerv Ment Dis*. 2013;201(4):353–354.

Middleton W. Owning the past, claiming the present: Perspectives on the treatment of dissociative patients. *Australas Psychiatry*. 2005;13:40–49.

Reinders AA, Nijenhuis ERS, Paans AMJ, Korf J, Willemsen ATM, den Boer JA. One brain, two selves. *Neuroimage*. 2003;20:2119–2125.

Simeon D, Knutelska M, Nelson D, Guralnik O. Feeling unreal: A depersonalization disorder update of 117 cases. *J Clin Psychiatry*. 2003;64:990–997.

Simeon D, Loewenstein RJ. Dissociative disorders. In: Sadock BJ, Sadock VA, eds. *Kaplan & Sadock's Comprehensive Textbook of Psychiatry*. 9th ed. Vol. 1. Philadelphia: Lippincott Williams & Wilkins; 2009;1965.

Vermetten E, Spiegel D. Trauma and dissociation: Implications for borderline personality disorder. *Curr Psychiatry Rep*. 2014;16(2):1–10.

（訳　永田貴美子）

13 心身医学

13.1 序論と概要

　心身医学(psychosomatic meditine)は，50年以上にわたって精神医学の中の特殊な分野として関心が向けられてきた．心身(psychosomatic)という用語は，ギリシャ語のpsyche(心)とsoma(肉体)に由来している．この用語は文字通り，いかに心が身体に影響を及ぼしているかを意味している．しかし，残念なことに，少なくとも一般社会では，身体的原因がないのに「気持ちのせいで」身体的愁訴をもつ人のことをいうのに使われるようになってきた．このように間違った概念化がなされたこともあり，1980年に米国精神医学会による精神疾患の診断・統計マニュアル(Diagnostic and Statistical Manual of Mental Disorders：DSM)では，精神生理学的疾患(または心身症)という疾病分類学用語が削除され，「他の医学的疾患に影響する心理的要因(psychological factors affecting physical conditions)」(13.5節を参照)に置き換えられた．心身症という用語は最新版(DSM-5)を含めて1980年以降の版には登場していない．それでもなお，心身医学という用語は数多くの研究者によって使われており，*Psychosomatic Medicine* や *Psychosomatics*, *Journal of Psychosomatic Reserch* などの主要専門誌のタイトルに使われている．また，心身医学アカデミー(Academy of Psychosomtic Medicine)や米国心身医学会(American Psychosomatic Society)といった代表的な組織同様に，ヨーロッパコンサルテーションリエゾン精神医学および心身医学会(European Association for Consultation Liaison Psychiatry and Psychosomatics)でも使用されている．2003年に，米国専門医委員会と米国精神医学・神経医学委員会は，心身医学の専門医資格の認定を開始した．その決定は，この領域の重要性を認識したものであり，心身医学を再び一般的に用いられる用語にした．

歴史

　ショーター(Edward Shorter)は，心身医学的疾患の歴史について詳細に論じ，患者は真の身体疾患と考えられる症状を無意識に選択しているため，病状の現れ方が歴史とともに変化してきたと述べている．その結果，心身疾患は近年の歴史の中で多様化した．1800年以前は，医師は，臨床的診察を行わなかったので身体疾患と心因性疾患を見分けることができなかった．その結果，真の身体疾患があるにもかかわらず，ヒステリーや心気症の診断が簡単に下され，特異的な疾患の症状には思い至らなかった．

　フロイト(Sigmund Freud)は，プシケ(psyche)と身体(soma)を合わせて考えた最も重要な現論家である．彼は精神障害と身体疾患をもたらす情動の重要性を示した．彼の初期の精神分析的公式化は，転換反応にもとづく身体症状における心的決定の役割を詳述している．フロイトの洞察を用いて，20世紀初頭に多くの研究者が精神と身体の相互関係の理解を発展させようとした．1927年，アブラハム(Kahl Abraham)は，前性器期のさまざまな未解決の衝動が，成人の器官組織に及ぼす影響を記載し，1926年，フェレンツィ(Sándor Ferenczi)は，自律神経系の支配を受けている器官に転換反応が起こると記述した．また，1929年，グロデック(Georg Groddeck)は，発熱と出血には象徴的な意味があるという考えを提案している．

　20世紀になると，身体化症状は，主に神経学的症候(例えば，ヒステリー性麻痺)から疲労や慢性疼痛のような他の症候に変化した．ショーターは，この変化を3つの原因によると考えている．すなわち，(1)医療診断技術の進歩は，神経学的疾患の器質的原因の除外診断を容易にした，(2)中枢神経系(CNS)パラダイムが衰退した，(3)社会的役割が変わった(例えば，虚弱な女性は失神したり麻痺を起こすという歴史的観念の消失)．

　21世紀になってもヒステリー性神経学的症状は，どちらかといえば少ないままであったが，慢性疼痛や慢性疲労についての中枢神経系による説明が目立つようになってきた．例えば，機能的脳研究では線維筋痛症と慢性疲労症候群の患者の一部で，脳機能不全と遺伝の関与があることを示している．これらの症候群は，今でも身体化症状の1つと考えている人もいるが，内科学的診断として確立されている．心身医学の歴史における主要概念の傾向を，表13.1-1に示した．

表 13.1-1　心身医学の歴史における主な概念の動向

Ⅰ．精神分析
フロイト（Sigmund Freud, 1900）
　転換ヒステリーでは身体症状が起こるが，それは本来心因性である（例えば，四肢の麻痺）．転換ヒステリーは常に1次的な心因性の原因と意味をもち，無意識の葛藤の象徴的で代替的な表現を意味する．随意神経筋あるいは感覚運動神経系によって神経支配される器官にのみ症状が起こる．抑圧された精神エネルギーは，生理学的出口から放出される．

フェレンツィ（Sandor Ferenczi, 1910）
　転換ヒステリーの概念は自律神経系によって神経支配される器官に適用される．例えば，潰瘍性大腸炎の出血は特定の精神幻想を意味するものとして説明される．

グロデック（George Groddeck, 1910）
　発熱や出血のような明らかに器質的な疾患は1次的な精神的意味をもつとされる．例えば，それらは無意識の幻想を表す転換症状として解釈される．

アレキサンダー（Franz Alexander, 1934, 1968）
　心身症の症状は自律神経系によって神経支配される器官においてのみ発生し，（転換ヒステリーのような）特異的な精神的意味はもたないが，長期化した生理的状態の結果である．その生理的状態というのは，ある特定の抑制された無意識の葛藤の生理的付随物である．生物心理社会モデルを最初に概念化した．

ダンバー（Helen Flanders Dunbar, 1936）
　特異的な意識をもつ人格像は特異的な心身症に関連する．フリードマン（Meyer Friedman）のタイプA冠状動脈型の理論に類似した考え．

シフネオス（Peter Sifneos, 1970），ネマイア（John C. Nemiah, 1970）
　失感情症（alexithymia）の概念を練り上げた．葛藤に関連した情動を表現する容量と能力の発育停止は心身症の症状形成をもたらす．「失感情症」の概念は後にスタウデマイア（Stoudemire）によって修正された．彼は「身体感情症（somatothymia）」という語を提唱し，情動的ストレスを表現するための身体言語および身体症状の使い方に対する文化の影響を強調した．

Ⅱ．精神生理学
キャノン（Walter Cannon, 1927）
　何らかの感情に関連して生じる生理現象およびそのような反応の産出における自律神経系の重要な役割を示した．この概念はパブロフの行動実験デザインに基づいている．

ウォルフ（Harold Wolff, 1943）
　客観的実験室試験を用いて生理的応答に対する生活上のストレスと生理的反応を関連づけようと試みた．生理的変化は，長期化すると，構造的な変化につながることがある．彼は精神免疫学，精神心臓病学，精神内分泌学の分野に対する基礎研究の概念図式を確立した．

セリエ（Hans Selye, 1945）
　ストレス下において汎適応症候群（general adptation syndrome）が起こる．副腎皮質ホルモンが生理学的反応の原因である．

フリードマン（Meyer Friedman, 1959）
　心血管疾患の危険因子としてのタイプAパーソナリティ（type A personality）の理論．この概念の基礎はダンバーによって1936年に発表されていた．

アデル（Robert Ader, 2007）
　1970年代に始まる精神神経免疫学の分野における基礎概念および研究方法を確立した．

Ⅲ．社会文化
ホーナイ（Karen Horney, 1939），ハリデイ（James Halliday, 1948）
　心身症の発症における文化の影響を強調した．彼らは文化が母親に影響し，母親は子どもとの関係の中で子どもにその影響を及ぼすと考えた（例えば，授乳，子どもの育て方，不安の伝達）．

ホームズ（Thomas Holmes, 1975），レイエ（Richard Rahe, 1975）
　最近のストレスとなる生活上の出来事の重症度および数と病気を発症する可能性を相関させた．

Ⅳ．システム理論
メイヤー（Adolph Meyer, 1958）
　患者の発達的，心理的，社会的，環境的，生物的側面の統合的査定に重きをおく．患者の評価における心理生物学的アプローチを公式化した．生物心理社会モデルの基本概念は彼のアプローチに暗示されている．

リポフスキ（Zbigniew Lipowski, 1970）
　心身症に対する総合的なアプローチが必要である．外的（生態学的，伝染性，文化的，環境的），内的（情動的），遺伝的，身体的，体質的因子は過去および現在の病歴とともに重要であり，さまざまな分野において活動する訓練を受けた研究者によって研究されるべきである．

エンゲル（George Engel, 1977）
　一般システム理論に由来し，アレキサンダーとメイヤーによってかなり以前に導入された概念的考えに基づく「生物心理社会的」という用語を作り出した．

アイゼンバーグ（Leon Eisenberg, 1995）
　現代の精神医学的研究は，心・脳が連帯的に構築されながら生物的および社会的ベクトルに応答することを示している．主な脳の経路はゲノムにおいて特定され，詳細な接続は外界での社会的に媒介された経験によって作り上げられ，結果的に反映する．

現在の傾向

心身医学の臨床は初期からは大きく発展し，身体健康管理の場で起こる，精神医学的疾患として焦点が当てられるようになった．心身医学を発展させた大きな要因は，医療現場がますます複雑になっていること，精神疾患と身体疾患との関係の理解が増したこと，そして心と身体を1つのものとして評価するようになったことである．このことのもたらした重要な結果は，心身医学を下位専門分野としての地位に押し上げたことである．臨床的ケアは今やさまざまな健康管理分野に解放され，診断ツールの拡大利用がなされ，多くの効果的な身体的ならびに精神療法的介入も行える．この領域における研究は，慢性身体疾患と精神疾患との関連の理解を深め，病態生理学的関係性を検討し，内科疾患と精神疾患の合併症の疫学や生理学的・臨床的・経済学的な結果に働きかける役割特異的な介入を発展させている（表 13.1-2）．

精神疾患は，身体疾患に罹患した患者の 20～67%という頻度で認められ，その頻度は身体疾患の種類によって決まる．総合病院の入院患者では，一般人口もしくはプライマリケアを受診した患者と比較して，精神疾患の頻度が最も高い．例えば，一般人口と比較して，総合病院入院患者のうつ病の頻度は2倍以上であり，物質乱用は2～3倍である．せん妄は，入院患者の18%に起こる．同様に，せん妄の頻度は，初期治療や長期療養でも高くなる．

精神の病的状態は身体に不調を抱えた患者に深刻な影響を及ぼし，しばしば身体疾患の危険因子となる．冠状動脈疾患において，うつ病が冠状動脈疾患の危険因子でもあり，予後不良の指標でもあることはよく知られている．精神疾患は，心筋梗塞の既往歴のある患者において心臓疾患の罹病率と死亡率を上げ，糖尿病患者において血糖コントロールを不良にし，脳卒中患者においては機能回復を妨害する．うつ病ならびに不安症は，脳卒中に関連した障害を増悪させる．パーキンソン病やアルツハイマー病のような神経変性疾患では，うつ病，精神病，そして行動障害は，機能低下や施設への入所，介護者の重荷になることの重要な予測因子となる．入院中にせん妄を起こした患者は，起こさなかった患者に比較し，機能が改善しにくい．せん妄は外科的疾患の危機がコントロールされた後でさえ，術後の予後不良と関連する．

さらに，うつ病やその他の精神疾患は，患者の生活の質や治療へ協力する能力に大きな影響を与える（例えば，糖尿病患者）．精神疾患は，抗レトロウイルス療法への非協力を生じさせ，ヒト免疫不全ウイルス（HIV）感染患者の生命予後に悪影響を及ぼす．また，精神疾患はガン患者の予後や生活の質を悪化させる．精神疾患は HIV に感染した注射麻薬常用者で安全な性行為の指導や滅菌針の使用の非順守とも関連し，そのため公衆衛生とも大いに係わりをもっている．

 表 13.1-2　心身医学における臨床的問題の概要

臨床的問題	例
身体疾患に続発する精神症状	せん妄，認知症
身体疾患または治療に対する反応としての精神症状	化学療法に対する不安，四肢切断に関連したうつ病
身体疾患および治療の精神的合併症	インターフェロン治療による続発性うつ病
身体病状を誘発している心理的要因	身体表現性障害（DSM-Ⅳ）
精神疾患または治療に対する身体的合併症	神経遮断薬悪性症候群，アルコールまたは他の物質からの急性離脱
精神疾患と身体疾患の併存	癌治療中のうつ病の再発（うつ病は別個に起こることもある），腎臓病末期患者における統合失調症の再発
精神医学的/心理社会的評価	能力評価，臓器移植前の評価

心身医学における評価過程

内科外来における精神医学的評価は，身体疾患の病歴や身体健康管理の状況に特別の焦点を当てるのと同様に，標準的な精神医学的評価も必要とする．既往歴・家族歴・発育歴そして全体的な診療を含めた完全な精神医学的病歴を得ることに加えて，身体疾患の病歴と現在の治療を見直し，記述しなければならない．認知機能検査を含む十分な精神機能評価を行い，現在症の特性によって，神経学的ならびに身体的検査を指示する．

精神医学的評価のもう1つの重要な目的は，患者が自分の病気をどのように考えているかを知ることである．多くの場合，このことが精神医学的評価と介入の中心的な課題となる．その患者のかぎとなる精神力動的葛藤と同様，発達歴および生活史の理解を深めることは，その患者の疾病体験をより理解する上で助けになる．このような評価には，ストレスの概念の使い方・パーソナリティ特性・対処戦略そして防衛機制を含めることがある．そうして得られた観察と仮定は，患者の苦痛を軽減するための精神療法の指針となり，また，内科医療チームが患者と対話する上でも役立つであろう．

最後に情報を統合した十分な報告書を仕上げ，さらなる評価と介入への提言も含めておく．理想的には，診察依頼をした臨床医との議論も付記すべきである．

心身医学で用いられる治療

心身医学の分野ではさまざまな介入法が行われ，成功している．向精神薬の投薬を推める場合は，内科疾患と

その治療に対する特定の配慮が必要とされる．精神療法も心身医学において重要な役割を演じているが，精神医学の臨床で行われる治療と比較すると，その構造と効果の点はさまざまである．

精神薬理学的治療では，いくつかの重要な因子を考慮する必要がある．患者の活発な症候を標的とし，病歴や治療歴を考慮し，それぞれの薬物のそれぞれの副作用を考察することに加えて，患者の身体疾患と治療に関連して考慮しなければならないいくつかの要因がある．向精神薬を使用するにあたって，薬物間相互作用や併用禁忌を評価することは重要である．ほとんどの向精神薬は肝臓で代謝されるので，肝機能に注意することは重要である．体重増加，糖尿病発症のリスク，心血管系へのリスクなどの一般的な副作用の認識は，薬物の選択において考慮しなければならない．さらに，精神疾患と身体疾患を併発している患者に対する薬物の有効性と特定のリスクの概略を知るための新しいデータを知っておくことも重要である．例えば，抗精神病薬の副作用についてより多くのことが知られるようになって，認知症患者へのこれら薬物の使用に対する注意が喚起されている．

心理社会的介入も，心身医学領域の患者に対して行う際はその状態に適合させる必要がある．身体疾患の患者における心理社会的介入の方法と目的は，発病時期・病因・経過・予後・治療，そして患者の対処技能や社会的支援網への理解に加えて，精神的現症の性質を理解することで決められる．心理社会的介入は一連の特定の問題に対処することに効果的であり，さまざまな症例での介入が良好な臨床結果に結びついているという十分なデータがある．

参考文献

Ader R, ed. *Psychoneuroimmunology*. 4th ed. New York: Elsevier; 2007.
Alexander F. *Psychosomatic Medicine: Its Principles and Application*. New York: Norton; 1950.
Cannon WB. *The Wisdom of the Body*. New York: Norton; 1932.
Chaturvedi SK, Desai G. Measurement and assessment of somatic symptoms. *Int Rev Psychiatry*. 2013;25(1):31–40.
Escobar J. Somatoform disorders. In: Sadock BJ, Sadock VA, eds. *Kaplan & Sadock's Comprehensive Textbook of Psychiatry*. 9th ed. Vol. 1. Philadelphia: Lippincott William & Wilkins; 2009:1927.
Fava GA, Sonino N. The clinical domains of psychosomatic medicine. *J Clin Psychiatry*. 2005;66:849–858.
Goodwin RD, Olfson M, Shea S, Lantigua RA, Carrasquilo O, Gameroff MJ, Weissman MM. Asthma and mental disorders in primary care. *Gen Hosp Psychiatry*. 2004;25:479–483.
Hamilton JC, Eger M, Razzak S, Feldman MD, Hallmark N, Cheek S. Somatoform, factitious, and related diagnoses in the National Hospital Discharge Survey: Addressing the proposed DSM-5 revision. *Psychosomatics*. 2013;54(2):142–148.
Kaplan HI. History of psychosomatic medicine. In: Sadock BJ, Sadock VA, eds: *Kaplan and Sadock's Comprehensive Textbook of Psychiatry*. 8th ed. Philadelphia: Lippincott Williams & Wilkins; 2005:2105.
Lesperance F, Frasure-Smith N, Theroux P, Irwin M. The association between major depression and levels of soluble intercellular adhesion molecule 1, interleukin-6, and C-reactive protein in patients with recent acute coronary syndromes. *Am J Psychiatry*. 2004;161:271–277.
Lipsitt DR. Consultation-liaison psychiatry and psychosomatic medicine: The company they keep. *Psychosom Med*. 2001;63:896.
Matthews KA, Gump BB, Harris KF, Haney TL, Barefoot JC. Hostile behaviors predict cardiovascular mortality among men enrolled in the multiple risk factor intervention trial. *Circulation*. 2004;109:66–70.
Palta P, Samuel LJ, Miller ER, Szanton SL. Depression and oxidative stress: Results from a meta-analysis of observational studies. *Psychosom Med*. 2014;76(1):12–19.
Schrag AE, Mehta AR, Bhatia KP, Brown RJ, Frackowiak RS, Trimble MR, Ward NS, Rowe JB. The functional neuroimaging correlates of psychogenic versus organic dystonia. *Brain*. 2013;136(3):770–781.
Shorter E. *From Paralysis to Fatigue: A History of Psychosomatic Illness in the Modern Era*. New York: Free Press; 1992.

13.2　身体症状症

身体症状症（somatic symptom disorder）には，心気症（hypochondriasis）と呼ばれていた疾患の患者の約4分の3が含まれるとDSM-5の解説にある．心気症（DSM-Ⅳ）は，6か月もしくはそれ以上の期間，身体症状に対する誤解に基づく，自分が重篤な病気にかかることへの恐怖，または病気にかかっているという観念へのとらわれ（それは妄想とは異なる）が続くものと定義されていた．このとらわれは，患者に多大な苦痛と生活の障害を引き起こす．この障害は他の精神疾患あるいは身体疾患では説明できず，身体症状症の患者自身の病識は乏しい．

疫　学

一般内科診療所における6か月間の受診患者の4～6％は心気症（DSM-Ⅳ）であったという報告があるが，実際には15％程度に及んでいる可能性がある．心気症には男女差はなく，発症年齢もさまざまであるが，20～30歳が最も多い．白人よりも黒人のほうが多いといういくつかの報告があるが，社会的地位・性別教育水準・婚姻状況はその診断に影響がないようである．心気的な訴えは医学生の約3％に，一般には最初の2年間に一時的にみられると報告されている．

病　因

身体症状症の人は身体感覚を増強・増幅し，身体的不快感に対する閾値と耐性が通常より低い．例えば，正常な人が腹部の圧迫として知覚するものを，身体症状症の人は腹痛として知覚する．身体症状症の人は身体感覚に注目し，それを誤って解釈し，誤った認知様式のために恐れるのである．

身体症状症は社会的学習モデルの観点からも理解することができる．この病気の症状は，克服し難く解決困難な問題に直面している人による疾病役割（sick role）に対する承認の要求と考えられる．疾病役割は有害な債務を逃れ，立ち向かいたくない問題を後回しにし，通常期待される責任や業務から逃れる道を与えてくれるからである．

身体症状症は，他の精神疾患の変形として現れることもあり，中でも抑うつ障害と不安症が最も多い．身体症状症患者の80％には，うつ病または不安症が併発していると推定される．身体症状症の診断基準に該当する患者

は，これらの他の精神疾患の身体化という下位分類にも該当することがある．

力動精神医学的な考えでは，他者への攻撃的・敵対的願望が，抑圧・置き換えによって身体的愁訴へ転換される．身体症状症者の怒りは，過去の失望・拒絶・喪失に起源をもっているが，他者の援助や関心を求めておきながら，それらが役に立たないものとして拒絶することで，現在に怒りを表すのである．

身体症状症はまた，罪悪感に対する防衛，本質的な悪の感覚，低い自己評価の表出，そして自己への過度なとらわれとしても考えられる．このように，疼痛や身体的苦痛は贖罪と償い（打ち消し）という意味をもち，現実であれ想像であれ，過去の悪行や邪悪で罪深い者に対する当然の懲罰として経験される．

診　断

DSM-5によると身体症状症の診断基準は，まず，苦痛を伴うか，または日常生活に混乱を引き起こす身体症状が1つ以上あることである（表13.2-1）．そして，身体症状またはそれに伴う健康への懸念に関連した思考や感情や行動があり，それは症状を不釣り合いに深刻に考えたり，強い不安を感じたり，時間と労力をそのような懸念に過度に費やしてしまうことによって明らかとなる．さらに，さまざまな身体症状のうちのどれか1つが持続的に存在することはないであろうが，何らかの症状のある状態は持続し，その状態は典型的には6か月以上続く．疼痛が主症状であれば「疼痛が主症状のもの」と特定でき，これは従来の疼痛性障害（DSM-Ⅳ）に当たる．また，重症度の特定も可能である．

臨床像

身体症状症患者は，いまだみつかっていない重篤な疾患に罹患していると確信しており，それを訂正することはできない．彼らは，自分が何らかの特別な病気に罹患しているという確信をもち続けたり，あるいは経過中に他の疾患へと確信が変わったりする．検査結果が陰性であっても，確信している疾患の経過が良好でも，医師から適切な保証を受けても，その確信は揺るがない．しかし，その確信は妄想といえるほど強固なものではない．身体症状症は，抑うつや不安を伴うことが多く，抑うつ障害や不安症を併発することがよくある．

ある身体症状症の重篤例を，その診断，予後ならびに対処法に焦点をあてて以下に紹介する．

30代半ばの白人男性であるK氏は，胃腸症状を訴えて総合内科クリニックを受診した．主訴は長期に渡る身体症状で，主に胃腸系の症状であった．その症状は，腹痛，下腹部1/4のけいれん，鼓腸，食後何時間も続く胃の膨満感，食べ物を受け付けない，便秘，スタミナの低下，動悸，そ

表 13.2-1　DMS-5の身体症状症の診断基準

A. 1つまたはそれ以上の，苦痛を伴う，または日常生活に意味のある混乱を引き起こす身体症状
B. 身体症状，またはそれに伴う健康への懸念に関連した過度な思考，感情，または行動で，以下のうち少なくとも1つによって顕在化する．
　(1) 自分の症状の深刻さについての不釣り合いかつ持続する思考
　(2) 健康または症状についての持続する強い不安
　(3) これらの症状または健康への懸念に費やされる過度の時間と労力
C. 身体症状はどれひとつとして持続的に存在していないかもしれないが，症状のある状態は持続している（典型的には6か月以上）．

▶該当すれば特定せよ
疼痛が主症状のもの（従来の疼痛性障害）：この特定用語は身体症状が主に痛みである人についてである．
▶該当すれば特定せよ
持続性：持続的な経過が，重篤な症状，著しい機能障害，および長期にわたる持続期間（6か月以上）によって特徴づけられる．
▶現在の重症度を特定せよ
軽度：基準Bのうち1つのみを満たす．
中等度：基準Bのうち2つ以上を満たす．
重度：基準Bのうち2つ以上を満たし，かつ複数の身体愁訴（または1つの非常に重度な身体症状）が存在する．

Diagnostic and Statistical Manual of Mental Disorders, Fifth Edition (Copyright ©2013). American Psychiatric Association. All Rights Reserved から許可を得て転載．

して「皮膚が黄色くなってきている」「十分に酸素を吸い込めない」ような感じがするなどであった．器官系を概観すると，かすみ目をともなう疲れ目，咽頭痛と咽喉に「塊」があるような感覚，動悸，不整脈，眩暈，呼吸困難，そして全身疲労とあらゆる器官の障害を訴えていることが明らかになった．

この症状は，30歳以前に始まったと述べた．10年以上の間，彼は精神科医，一般開業医と外科医を含むありとあらゆる専門医を受診していた．彼は，インターネットを駆使して調べ，その道の専門家の評価を受け，新たな検査や診断を探し求めて遠くまで旅をしていた．彼は，何度も結腸鏡検査，S字結腸鏡検査，CTスキャン，MRI検査そして超音波検査を受けたが，病的所見は明らかにならなかった．この状態のため，彼は2年以上の間，何もできず就労も不可能だった．

彼はクリニック通院を始める約3年前に，腹部愁訴と腸閉塞があるという確信に対して最初の検査のための手術を受けたが，明らかな異常所見はなかった．しかし，患者によれば，手術は「事態をさらに悪化させ」，それ以来，彼は少なくとも5回手術を受けていた．これらの手術の際に，「器質的」障害を除外するために，「癒着」があるといけないという理由で，結腸亜切除術，回腸瘻造設術を受けている．しかし，入手できた何人かの外科医の記録からは，「難治性

便秘」以外の特異的な病理所見は見出せなかった．病理学標本にも確定的な病変はなかった．

身体の診察では，体格が良くて栄養状態も良好な男性で，熱もなかった．複数の傷跡が明らかとなった腹部の診察を除いた，すべての生理学的検査ならびに神経学的検査は正常であった．右の回腸瘻造設術後であり，腸内には軟便があり，腸の動きは活発であった．圧痛点や腹部膨張は認めなかった．診察中，彼は左下腹部に「硬さ」を感じる部位を指摘し続けて，それは「自分の腸を締め付ける堅い筋肉」だと考えていた．しかし，明瞭な腫瘤を見つけることはできなかった．皮膚や四肢は，すべて正常範囲内であり，関節も可動域も動きも問題なく，腫脹もなかった．筋肉組織もよく発達しており，神経学的所見も正常範囲内であった．プライマリケア医により，毎月受診して短時間の診察を行い，患者を安心させて，「ストレス因子」について話すようにさせた．医師は，侵襲的な検査や診断法を避けて，薬物は処方せず，症状が精神的なものであるとか「気のせいだ」とか言うことを避けた．プライマリケア医はその後，患者を精神科に紹介し直した．

精神科医は，30歳以前に始まった身体症状の長い病歴を確認したが，そのほとんどが医学的に説明のつかないものだった．精神医学的診察で，懸念，緊張，くつろげない，そして，特に社会的状況に直面した際に顕著となる赤面や動悸などの身体的要素を含む不安症状がみられた．軽度の精神不安，エネルギーの低下そして睡眠障害などの抑うつ的症状がみられたが，患者はそれはすべて自分の「身体的問題」のせいだと考えていた．精神状態像の診察では，K氏の気分が多少陰気で悲観的になっていることが示されたが，本人は悲哀や抑うつを否定した．情動は易刺激的であった．彼は，身体的なものに集中しており，心理的洞察はあったとしてもわずかにすぎなかった．診察でいくつかの生活上のストレス（失業，経済的問題，家族の問題）の存在が明らかになったが，患者自身は重要視しなかった．患者は，精神的問題は全くないし，精神科的介入や治療の必要はないと主張し続けていたが，自分の状況の評価を続ける目的で数回の定期的な受診をすることには同意した．彼は，この過程に家族の誰かが関わることを拒否した．正式な認知行動療法（CBT）または薬物治療の試みは，すべて無効であったため，疎通性をつけることを期待して，またさらに医原的合併症が起こるのを防ぐために，「支持的精神療法」のみが行われた．

経過観察中に，患者は少なくとも1回，再手術を受けており，腹部膨満と便秘を訴えて，緩下剤に頼り続けていた．腸に器質的障害があるという確信は固持され続け，妄想との境界線上にあった．彼は，薬物療法を拒否し続けたが，彼が唯一受け入れた薬物は，抗不安薬である低用量ベンゾジアゼピンだった．彼は，1日24時間腸の機能を監視し続け，著名な専門家による評価を求め続け，解決策を探して，自宅から遠く離れた場所にある専門センターへも足を運んだ．（J. I. Escobar, M. D. のご好意による）

DSM-5では，その症状が典型的には6か月間持続することをあげているが，一時的な身体症状出現は重大なストレス後に生じうる．例えば，よくあるのは患者にとって大切な人の死あるいは重篤な病気，もしくは自分がおそらく致命的な重篤疾患からは回復したが，いまだに一時的にその影響を引きずっている場合である．このような6か月以内の症状は，DSM-5では「他の特定される身体症状症および関連症」（other specified somatic symptom and related disorder）と診断される．外的ストレスに対する一時的な身体症状症の反応は，通常はそのストレスが解決されると寛解するが，患者をとりまく人間や医療に従事する専門家によって強化され，慢性化することがある．

鑑別診断

身体症状症は，精神医学的な問題のない身体疾患，特に必ずしも容易に診断されない症状を示す身体疾患と鑑別しなくてはならない．そのような疾患としては，後天性免疫不全症候群（AIDS），内分泌障害，重症筋無力症，多発性硬化症，神経変性疾患，全身性エリテマトーデス，潜在性の膿瘍性疾患などがある．

身体症状症と病気不安症（illness anxiety disorder；13.3節で論じるDSM-5の新たな診断）との鑑別点は，病気不安症では多くの症状に対する懸念よりもむしろ病気になることへの恐怖が重要視されている点である．病気不安症の患者は通常，身体症状症患者よりも訴える症状が少なく，病気であることに対して強い懸念をもつ．

変換症/転換性障害（conversion disorder）は，通常，急性で一過性であり，特定の疾患ではなく単一の症状からなる．「満ち足りた無関心」（la belle indifférence）の有無は，鑑別するうえで信頼できる特徴ではない．醜形恐怖症の患者は，正常にみられたいと望みながらも他者は自分を正常ではないとみていると信じているのに対して，身体症状症の患者は自分が想像する疾患に注意を引こうとする．

身体症状症は，うつ病や不安症の患者に生じる．パニック症の患者は，最初なんらかの疾患（例えば，心臓疾患）にかかっていると訴えるが，病歴の経過について注意深く質問することで通常はパニック発作の典型的な症状が明らかになる．統合失調症や他の精神病性障害にみられる妄想性障害的信念は，妄想の強固さや他の精神病症状の存在によって身体症状症とは区別される．さらに，下記に提示した症例のように，統合失調症の身体的妄想は奇異で風変わりであり，患者をとりまく文化的環境から逸脱している．

> ある52歳の男性が，「私の内臓は腐っている」と訴えた．広範な医学的精密検査を行った後でも，病気でないと安心することはなかった．

身体症状症は，身体症状を訴える作為症や詐病とは，症状を実際に経験しており装っているのではないという点で区別される．

経過と予後

身体症状症の経過は一般的には挿間性である．病期は数カ月から数年続くが，同じ位の長さの期間の間欠期によって分断される．身体症状の悪化と心理社会的ストレスとの間には，明らかな関連がある．十分に構造化された大規模な予後調査はないが，身体症状症患者の3分の1から半数は時に有意に改善する．良好な予後は，高い社会経済状態，治療反応性の不安またはうつ病，突発の発症，パーソナリティ障害がないこと，そして非精神科的な身体疾患がないことと関連する．小児例のほとんどは，青年期後期あるいは成人期早期までに回復する．

治療

身体症状症の患者は，一般に精神医学的治療に抵抗するが，それが内科的治療状況で行われ，ストレスの軽減ならびに慢性疾患への対処法教育に焦点を当てるものであれば，治療を受け入れる患者もいる．集団精神療法は，社会的支援と彼らの不安を軽減する社会的交流の場を提供するという点もあって有益である．洞察的個人精神療法，行動療法，認知療法そして催眠療法などの他の形態の精神療法も役立つ場合がある．

頻回に，定期的に行われる身体的診察は，医者から見捨てられていないこと，彼らの訴えが真剣に受けとめられていることを保証する手助けになる．侵襲的な診断や治療処置は，客観的な確証を要する時にのみ行うべきである．できれば，臨床医は不確かなもしくは偶発的な身体的検査所見を取り上げることは控えるべきである．

薬物療法は患者に不安症や抑うつ障害などの薬物反応性の疾患がある時にのみ，身体症状を緩和する．身体症状症が他の精神疾患に2次的に併発している場合は，その精神疾患に適した治療をしなければならない．身体症状症が一過性の反応性のものであるならば，臨床医は患者の疾病行動を強化して彼らが問題解決法として疾病役割をとらないように，ストレスに対処する援助をしなければならない．

他の特定される身体症状症・特定不能の身体症状症

DSM-5のこのカテゴリーは，身体症状症の診断基準を完全に満たさず，1つまたはそれ以上の説明つかない身体症状が少なくとも6か月続くもののためにある．その症状は，他の身体疾患や精神医学的疾患もしくは物質乱用性障害によって引き起こされるものでない，もしくはそれでは十分に説明できないものであり，その症候は，臨床的に意味のある苦痛もしくは機能の障害を引き起こす．

他の特定される身体症状症あるいは特定不能の身体症状症の患者には，2つの症状型がみられる．すなわち，自律神経系を含むものと疲労感あるいは虚弱感を含むものである．時に自律覚醒障害（autonomic arousal disorder）といわれるものでは，患者は自律神経系によって神経支配された身体機能に限られた症候を訴えることがある．この種の患者は，心血管系，呼吸器系，胃腸系，泌尿器生殖器系および皮膚科系の愁訴をもっている．もう1つの型では，精神的および身体的疲労感，身体的虚弱と消耗，その症状のために日常生活に支障を来すと訴える．この症状群は主にヨーロッパやアジアの臨床医の間では，神経衰弱（neurasthenia）として認識されている．この症候群は，慢性疲労症候群（chronic fatigue syndrome）と重なる部分が多く，さまざまな研究は，慢性疲労症候群には，精神医学的要因，ウイルス学的要因，免疫学的要因が関連しているという仮説が立てられている（慢性疲労症候群についての詳細は第14章を参照）．身体症状症の特定不能な分類に含まれる状況としては想像妊娠があり（第27章を参照），他の身体症状症の6か月という基準を満たさない状況であろう．

参考文献

Dimsdale JE, Creed F, Escobar J, Sharpe M, Wulsin L, Barsky A, Lee S, Irwin MR, Levenson J. Somatic symptom disorder: An important change in DSM. *J Psychosom Res.* 2013;75(3):223–228.

Frances A. The new somatic symptom disorder in DSM-5 risks mislabeling many people as mentally ill. *BMJ.* 2013;346:f1580.

Halder SL, Locke GR 3rd, Talley NJ, Fett SL, Zinsmeister AR, Melton LJ 3rd. Impact of functional gastrointestinal disorders on health-related quality of life: A population-based case-control study. *Aliment Pharmacol Ther.* 2004;19:233.

Karvonen JT, Veijola J, Jokelainen J, Laksy K, Jarvelin M-R, Joukamaa M. Somatization disorder in the young adult population. *Gen Hosp Psychiatry.* 2004;26:9–12.

Keefe FJ, Abernethy AP, Campbell LC. Psychological approaches to understanding and treating disease-related pain. *Annu Rev Psychol.* 2005;56:601–630.

Matthews SC, Camacho A, Mills PJ, Dimsdale JE. The internet for medical information about cancer: Help or hindrance? *Psychosomatics.* 2003;44:100–103.

Prior KN, Bond MJ. Somatic symptom disorders and illness behaviour: Current perspectives. *Int Rev Psychiatry.* 2013;25(1):5–18.

Rief W, Martin A. How to use the new DSM-5 somatic symptom disorder diagnosis in research and practice: a critical evaluation and a proposal for modifications. *Annu Rev Clin Psychol.* 2014;10:339–67.

Sirri L, Fava GA. Diagnostic criteria for psychosomatic research and somatic symptom disorders. *Int Rev Psychiatry.* 2013;25(1):19–30.

Smith TW. Hostility and health: Current status of psychosomatic hypothesis. In: Salovey P, Rothman AJ, eds. *Social Psychology of Health.* New York: Psychology Press; 2003:325–341.

Somashekar B, Jainer A, Wuntakal B. Psychopharmacotherapy of somatic symptoms disorders. *Int Rev Psychiatry.* 2013;25(1):107–115.

Tomenson B, Essau C, Jacobi F, Ladwig KH, Leiknes KA, Lieb R, Meinlschmidt G, McBeth J, Rosmalen J, Rief W, Sumathipala A, Creed F, EURASMUS Population Based Study Group. Total somatic symptom score as a predictor of health outcome in somatic symptom disorders. *Br J Psychiatry.* 2013;203(5):373–380.

13.3 病気不安症

病気不安症（illness anxiety disorder）はDSM-5に新たに登場した診断であり，病気であること，または何らかの病気にかかりつつあるという考えにとらわれている人に適応される．これは，13.2節でとりあげた身体症状症の異型である．心気症をもつ人の多くはDSM-5にお

いて身体症状症に分類されるが，少数の症例では病気不安症の診断が適用される．DSM-5によると，この2つの鑑別診断についての記述では，身体症状症は身体症状が存在するときに診断されるが，病気不安症ではほとんど身体症状はなく，患者は「病気であるという考えにとらわれている」のである．実際に身体疾患に罹患しているが，不安がその診断とは不釣り合いなほど強く，考えられうる最悪な結果にとらわれている人に対してもその診断は適用される．

疫　学

病気不安症の有病率は不明であり，心気症に関するデータは，一般内科クリニックの外来患者の4～6%の罹患率である．他の調査では，一般人口の15%の人が，病気に罹ったり，その結果行為能力を奪われるという心配をもっている．若年層より老年層の罹病率が高いと考えられる．人種間の相違，性差，社会的地位，教育水準，婚姻状況が診断に影響を及ぼすという証拠は今のところない．

病　因

病因は不明である．身体症状症に対して記述された社会的学習モデルは，病気不安症にも適用できるかもしれない．その構成概念では，病気に対する恐れは一見克服し難く解決困難な問題に直面している人に生じる疾病役割を演じたいという欲求としてみられる．疾病役割は，通常の義務や債務からの免罪符なのである．

身体症状症に対する力動精神医学的な考えも類似している．他者への攻撃的敵対的な願望は，比較的軽い身体的愁訴または身体疾患の恐怖へ転移される．病気不安症患者の怒りは，心気症患者と同様に，過去の失望・拒絶・喪失に由来している．同様に，病気への恐怖は罪悪感に対する防衛，本質的な悪の感覚，低い自己評価の表出，そして過度な自己への関心の徴候としてみられる．恐れている病気は現実のものであれ想像上のものであれ過去の悪事に対する処罰ともみなされる．患者が過去の人生で関わった重要な他者との関係性も意味をもつであろう．例えば，ある特定の病気で亡くなった親は，患者に同じ病気にかかるのではないかという恐れを惹起するであろう．その恐怖の型は，患者が恐れている種類の病気あるいは選択された臓器系（例えば，心臓，腎臓）に反映される無意識の葛藤の象徴である場合もある．

診　断

病気不安症のDSM-5による主要な診断基準は，患者が重篤な疾患にかかっているか，かかりつつあるという誤った信念にとらわれており，たとえ身体徴候や症状があっても軽微であるとしている（表13.3-1）．そのとらわ

表 13.3-1　DMS-5の病気不安症の診断基準

A. 重い病気である，または病気にかかりつつあるというとらわれ
B. 身体症状は存在しない，または存在してもごく軽度である．他の医学的疾患が存在する，または発症する危険が高い場合（例：濃厚な家族歴がある）は，とらわれは明らかに過度であるか不釣り合いなものである．
C. 健康に対する強い不安が存在し，かつ健康状態について容易に恐怖を感じる．
D. その人は過度の健康関連行動を行う（例：病気の徴候が出ていないか繰り返し体を調べ上げる），または不適切な回避を示す（例：受診予約や病院を避ける）．
E. 病気についてのとらわれは少なくとも6か月は存在するが，恐怖している特定の病気は，その間変化するかもしれない．
F. その病気に関連したとらわれは，身体症状症，パニック症，全般不安症，醜形恐怖症，強迫症，または「妄想性障害，身体型」などの他の精神疾患ではうまく説明できない．

▶いずれかを特定せよ
医療を求める病型：
　受診または実施中の検査および手技を含む，医療を頻回に利用する．
医療を避ける病型：医療をめったに受けない．

Diagnostic and Statistical Manual of Mental Disorders, Fifth Edition（Copyright Ⓒ2013）. American Psychiatric Association. All Rights Reserved から許可を得て転載．

れは，少なくとも6か月続かなければならず，身体的ないし神経学的な検査で異常所見は認められない．そのとらわれは，妄想性障害と診断する方が適切なほどの妄想的強固さはなく，その外見についての苦悩は醜形恐怖症と診断するほどではない．病気についての不安は，患者の能力を奪い感情的苦悩を生み出すか，生活の重要な領域における機能を障害する．病気不安症患者の中には，医師を受診するもの（医療を求める病型；care-seekinng type）と，そうしないものがいる（医療を避ける病型；care-avoidant type）．しかし，大多数の患者は医師や他の医療提供者を繰り返し受診する．

臨床像

病気不安症の患者は，身体症状症の患者と同様に，診断のされていない重篤な身体疾患にかかっているという考えにとらわれており，病気ではないと説得することはできない．ある特定の病気にかかっているというとらわれが持続することもあるし，経過中に，他の病気へのとらわれに変化することもある．陰性の検査結果や，そうと信じている病気の良好な経過，そして医師の十分な保証の試みなどにかかわらず，その確信は持続する．病気へのとらわれは，家族，友人や同僚との対人関係を妨げる．彼らは恐れている疾患についてしばしばインター

ネットで調べることに夢中になり，そこから得た情報（または誤った情報）から，最悪な事態を想定するのである．

鑑別診断

病気不安症は他の身体疾患と鑑別しなければならない．このような患者の多くは，「いつも不調を訴える人」として，簡単に片づけられ，慎重な医学検査が行われないのである．病気不安症と身体症状症の鑑別は，身体症状症では多くの症候についてのとらわれが強調されるのに対して，病気不安症では病気にかかる恐怖が強調されるという点で行われるが，これらの症状はいずれの疾患でもさまざまな程度で存在する．病気不安症の患者は通常，身体症状症患者より訴える症状が少ない．身体症状症は通常 30 歳前に発症するが，病気不安症の発症する特定の年齢はない．変換症は，急性で一般的に一時的であり，特定の病気ではなく単一の症候を示す．疼痛性障害は，心気症と同様に慢性的であるが，症状が痛みに限局している．病気に対する恐怖は，うつ病や不安症でも起こりうる．もし，患者が病気不安症とこれらの精神疾患（例えば，うつ病や全般不安症）の診断基準を満たすのならば，両方の診断を確定すべきである．パニック症の患者は，病気（例えば，心臓病）になったとまず訴えるが，病歴を慎重に問診することでパニック発作という典型的な徴候がわかるものである．妄想的な確信は，統合失調症や他の精神病性障害でも起こりうるが，妄想的強固さや他の精神病症状によって，病気不安症とは鑑別できる．これに加えて，統合失調症患者の身体的妄想は，奇異で風変わりであり，文化的環境から逸脱している傾向がある．

病気不安症は，風変わりな確信と強迫行為の欠如によって強迫症と鑑別できるが，患者の恐怖には強迫観念的要素があることが多い．

経過と予後

病気不安症は新しく分類された障害であるため，予後についての信頼できるデータがない．身体症状症の経過から推定すると，通常は挿間性で，病期は数か月から数年続き，同じ期間の間欠期がある．心気症と同様に，良好な予後は高い社会経済状態，治療反応性の不安や抑うつ，急性発症，パーソナリティ障害がないこと，そして関連する非精神医学的疾患がないことと関係する．

治　療

身体症状症と同様に，病気不安症の患者は一般に精神医学的治療に抵抗するが，内科的診察の中で行われ，ストレス軽減と慢性疾患への対処法教育に焦点を当てたものであれば，治療を受け入れる患者もいる．集団精神療法は，同じ疾患に苦しんでいる患者で統一されているのであれば，有効かもしれない．洞察指向的個人精神療法，行動療法，認知療法，催眠療法などの他の形態の精神療法も役立つかもしれない．

頻回に，定期的に行われる身体的診察の役割については，議論がある．患者によっては，自分の訴えが真摯に取り上げられ，恐れている疾患にかかっていないと安心することで効果がある者もいる．しかし，患者の中には第 1 に医師にかかることに抵抗を示す者もおり，もし受診したとしても，恐れる病気はないという事実を受け入れることができない．侵襲的な診断や治療手順は，客観的な確証を必要とする時にのみ行うべきである．臨床医はできれば不確かなもしくは偶発的な身体診察所見を取り上げることは控えるべきである．

薬物療法は，患者が病気（特に，それが致命的なものであるならば）について抱いている恐怖から生じた不安を軽減するのに役立つ場合がある．しかし，それは苦痛や不安の改善に役立つだけで永遠にとり去ることはできない．それが可能なのは，患者が受け入れることができて，自発的に参加することができる効果的な精神療法のプログラムであろう．

参考文献

Blumenfield M, Strain JJ. *Psychosomatic Medicine*. Philadelphia: Lippincott Williams & Wilkins; 2006.

Brakoulias V. DSM-5 bids farewell to hypochondriasis and welcomes somatic symptom disorder and illness anxiety disorder. *Aust N Z J Psychiatry*. 2014 Feb 26. [Epub ahead of print].

Brody S. Hypochondriasis: Attentional, sensory, and cognitive factors. *Psychosomatics*. 2013;54(1):98.

El-Gabalawy R, Mackenzie CS, Thibodeau MA, Asmundson GJG, Sareen J. Health anxiety disorders in older adults: Conceptualizing complex conditions in late life. *Clin Psychol Rev*. 2013;33(8):1096–1105.

Escobar JI, Gara MA, Diaz-Martinez A, Interian A, Warman M. Effectiveness of a time-limited, cognitive behavior therapy–type intervention among primary care patients with medically unexplained symptoms. *Ann Fam Med*. 2007;5:328–335.

Gropalis M, Bleichhardt G, Hiller W, Witthoft M. Specificity and modifiability of cognitive biases in hypochondriasis. *J Consult Clin Psychol*. 2013;81(3):558–565.

Hirsch JK, Walker KL, Chang EC, Lyness JM. Illness burden and symptoms of anxiety in older adults: Optimism and pessimism as moderators. *Int Psychogeriatr*. 2012;24(10):1614–1621.

Höfling V, Weck F. Assessing bodily preoccupations is sufficient: Clinically effective screening for hypochondriasis. *J Psychosom Res*. 2013;75(6):526–531.

Holmes TH, Rahe RH. The social readjustment rating scale. *J Psychosom Res*. 1967;11:213–218.

Kroenke K, Sharpe M, Sykes R. Revising the classification of somatoform disorders: Key questions and preliminary recommendations. *Psychosomatics*. 2007;48:277–285.

Lee S, Lam IM, Kwok KP, Leung C. A community-based epidemiological study of health anxiety and generalized anxiety disorder. *J Anxiety Disord*. 2014;28(2):187–194.

Muschalla B, Glatz J, Linden M. Heart-related anxieties in relation to general anxiety and severity of illness in cardiology patients. *Psychol Health Med*. 2014;19(1):83–92.

Noyes R Jr, Stuart SP, Langbehn DR, Happel RL, Longley SL, Muller BA, Yagla SJ. Test of an interpersonal model of hypochondriasis. *Psychosom Med*. 2003;65:292–300.

Starcevic V. Hypochondriasis and health anxiety: conceptual challenges. *Br J Psychiatry*. 2013;202(1):7–8.

Voigt K, Wollburg E, Weinmann N, Herzog A, Meyer B, Langs G, Löwe B. Predictive validity and clinical utility of DSM-5 Somatic Symptom Disorder: Prospective 1-year follow-up study. *J Psychosom Res*. 2013;75(4):358–361.

13.4 機能性神経症状症（変換症/転換性障害）

変換症（conversion disorder）は，精神疾患の診断・統計マニュアル第5版（DSM-5）では機能性神経症状症とも呼ばれ，随意運動機能もしくは感覚機能に影響を及ぼす症状または欠損を示す疾患である．その症状は他の身体疾患を示唆するものの，その疾患が葛藤またはストレス要因後に起こったことから心理的要因によるものと判断される．変換症の症状または欠損は意図的に造られたものではなく，物質使用によるものでもなく，疼痛または性的な症状に限定されず，その利得は主として心理的なもので，社会的，金銭的，法律的なものではない（表13.4-1）．

現在，変換症として知られている症候群は，もともとは，身体化障害（DSM-Ⅳ）として知られている症候群と関連しており，ヒステリー，転換反応あるいは解離反応と呼ばれていた．ブリケ（Paul Briquet）とシャルコー（Jean-Martin Charcot）は，症状に対する遺伝の影響や，通常は外傷的な出来事と関連することに着目して，変換症という概念の発展に貢献した．転換（conversion）という用語は，フロイト（Sigmund Freud）によって導入され，アンナOの症例から変換症の症状は無意識下の葛藤を反映していると仮定された．

疫　学

診断確定には至らない変換症のいくつかの症状は，一般人口の3分の1に生涯のどこかで起こると推定される．変換症の罹病率は，一般人口10万人あたり11〜300人の範囲にある．ある特定の人口においては，おそらく変換症が最も一般的な身体表現性障害（DSM-Ⅳ）であるため，変換症の発症はより多いと考えられる．いくつかの研究では，総合病院で精神科が相談を受けた患者の5〜15%，また退役軍人病院入院患者の場合は25〜30%は変換症であると報告されている．

成人患者の男女比は，少なくて1:2，多くて1:10で女性に多くみられ，小児では女児の割合がより高くなる．症状は，女性では右半身より左半身に多くみられる．変換症の症状を呈している女性は，そうでない女性よりその後身体化障害に発展しやすい．男性では，変換症と反社会性パーソナリティ障害との間には関連があり，職業上あるいは軍役中の事故に遭遇してる者が多い．変換症の発症は，小児期後期から成人早期までが多く，10歳未満や35歳以上での発症は稀であるが，80代で発症したという報告もある．熟年期や老年期に発症した変換症を示唆する例は，潜在的な神経学的疾患あるいは他の身体疾患である可能性が高い．10歳以下の小児における変換症の症状は，通常，歩行の問題かけいれん発作に限定される．

表 13.4-1　変換症によくみられる症状

運動症状	感覚欠損
不随運動	無感覚症，特に四肢
チック	正中線知覚麻痺
眼瞼けいれん	盲
斜頸	管状視野
後弓反張	聾
けいれん発作	内臓徴候
歩行異常	心因性嘔吐
転倒	想像妊娠
失立-失歩	ヒステリー球
麻痺	気絶あるいは失神
虚弱	尿閉
失声	下痢

Frederick G. Guggenheim, M. D. のご好意による．

変換症は，地方在住者・教育水準の低い者・知能指数の低い者・低所得者そして戦闘状況下にある軍人にみられることが多いというデータがある．変換症は，うつ病や不安症群そして統合失調症と合併することが多く，発端者の近親者で変換症の発生率が高い．限られたデータは，変換症が変換症患者の近親者でより高頻度にみられると示唆している．二卵性双生児ではなく一卵性双生児における変換症発症リスクが高くなるとの報告がある．

併存疾患

身体疾患，特に神経疾患は，変換症患者に併発することが多く，典型的にみられるのは本来の器質的障害により生じた症状を複雑なものにする例である．

抑うつ障害群，不安症群や身体化障害は，変換症との関連で注目されている．統合失調症における変換症は報告されているが稀である．変換症にて精神科入院中の患者について，より詳細に調査すると，4分の1から2分の1の患者が有意に気分障害か統合失調症になっている．

パーソナリティ障害も変換症と併発することが多く，とりわけ演技性（症例の5〜21%）や受動-依存型（症例の9〜40%）である．しかし，変換症は，内科的，神経学的，精神医学的障害の素因をもたない人々にも起こりうる．

病　因
精神分析的要因

精神分析理論によれば，変換症は無意識的な内的葛藤の抑圧によるものであり，不安が身体症状へと転換したものである．葛藤は本能的衝動（例えば，攻撃的衝動あるいは性的衝動）とそれを表出することへの抑圧との間に生じる．症状は禁じられた願望や衝動の表出を一部許容するが，その姿を変えて，患者にとって受け入れがたい

衝動に意識的に直面化するのを回避させる．すなわち，変換症の症状は無意識的葛藤と象徴的関係をもっている．例えば，痙攣は受け入れがたい性的願望を表出することからの防衛である．変換症の症状は，また，患者に特別な配慮と治療を必要としていることを伝える手段にもなる．そうした症状は，他者を制御あるいは操作する非言語的手段として機能する場合もある．

学習理論

条件付け学習理論からみると，変換症の症状は古典的に条件づけられた学習行動であり，疾患の症状は，幼少期に学習され，他の方法では不可能な状況への対処手段として現れる．

生物学的要因

変換症の症状が発症する上で，生物学的・神経心理学的要因が関与していることを報告する資料が増えている．予備的な脳画像研究では，優位半球の代謝低下と劣位半球の代謝亢進が明らかになり，変換症の原因として大脳半球の伝達障害が示唆されている．また，症状は皮質の過覚醒によって生じ，大脳皮質と脳幹網様体のネガティブ・フィードバック回路を作動させることが原因である可能性もある．大脳皮質からの遠心性の出力の増大は，患者の身体感覚への気づきを阻害するが，それによってある種の変換症患者においてみられる感覚欠損が説明されるかもしれない．神経心理学的検査で，言語的伝達，記憶，覚醒度，感情的不調和，そして注意における微細な脳障害が明らかになることがある．

診 断

DSM-5 では，変換症の診断は，随意運動機能あるいは感覚機能に影響を及ぼす症状，すなわち神経症状に限定している．その症状が既知の神経疾患のみによっては説明されないことが必要とされる．

変換症と診断するには，臨床医は神経症状の原因と心理学的要因の必要かつ決定的な関連を見出すことが要求され，その症状は詐病や作為症の結果であってはならない．変換症の診断は，疼痛や性機能不全，身体化障害のみにみられる症状を除外する．DSM-5 では，変換症にみられる症状もしくは欠損の型を特定する．例えば，脱力または麻痺，異常運動，発作またはけいれんを伴うというようにである．

臨床像

麻痺，盲，無言症は，変換症で最もよくみられる症状である．変換症は，受動-攻撃性，依存性，反社会性，そして演技性パーソナリティ障害と最も関連している．抑うつ障害群や不安症群の症状は，変換症の症状に併発することも多く，自殺のリスクも高くなる．

J 氏は工場勤務している 28 歳の独身男性である．家族の集まりから自宅への帰り道の車中，後部座席に座っている時に「目が見えない」と訴えたため，父親に連れられて救急科を受診した．その日，皆でバレーボールをしていた時に，2，3 回ほど頭部にボールが当たった以外は，外傷を受けた様子はなかった．彼はいつものように，運動が苦手なためバレーボールをすることを嫌がり，時間ギリギリまでチームに加わらなかった．彼はゲーム中に，視覚にいくらか問題が生じていたことを思い出したが，帰りの車に乗るまでは視力は失われていなかった．救急科を受診する頃には視力は回復しつつあったが，視界がぼんやりし，軽い複視があると訴えていた．複視は，異なる距離に焦点を合わすことで軽減することができた．

診察中，J 氏は終始協力的であった．なぜこのようなことが起こったかについては不確かで，むしろ無関心であった．瞳孔や動眼神経，全体的な感覚運動検査は正常であった．身体医学的に問題なかったので，さらなる評価のために精神衛生センターに紹介された．

精神衛生センターで，彼は救急科で話した同じ話を繰り返した．そして，彼のそばにはまだ父親がいた．彼は，父親が車を道端に寄せてその日の出来事について話し始めた時に，視力が回復し始めた様子を順序立てて話した．バレーボールをしなければならなくなって困惑し，やや葛藤があったこと，そして自分が周りからの強制によってバレーボールをせざるを得なくなったことについてどう感じたかを，父親と話した．患者と彼の父親から，彼は青年期から内気で，特に運動競技に参加するのが苦手だったことがわかった．今までに視覚消失のエピソードはなかった．彼は，運動競技中に時々不安を感じたり，体調が悪くなることがあったと語った．

精神衛生センターでは，急性の視覚消失についての心理学的そして社会的要因の潜在的役割に焦点をあてて患者との話し合いが行われた．患者は，このことでいくらか当惑していたが，話を受け入れていた．彼は，父親が道端に車を寄せて彼といろいろなことを話し合った時に，視力が回復し始めて気分も回復し始めたと明確にわかったと話した．医師は視力喪失の原因は不明であるが，再発することはないだろうと認めた．患者と父親は内科的および精神医学的診察に満足し，再び何らかの症状が出現した時は再受診することに同意した．患者は，精神科外来クリニックでの経過観察を約束した．(Michael A. Hollifield, M.D. のご好意による)

感覚症状

変換症においては，無感覚症や知覚異常がよくみられ，特に四肢に多い．あらゆる感覚症状の様式が含まれるが，障害の分布は中枢神経系の疾患とも末梢神経系の疾患とも一致しない．手あるいは足にみられる特徴的な靴下-手袋型の無感覚症や，正中線にぴったりと沿って起こる身体の半側無感覚症がみられたりする．

変換症の症状は特異的な感覚器官に起こり，聾，盲，管状視野が起こることがある．これらの症状は，片側性であったり，両側性であったりするが，神経学的評価では，感覚系に障害は認められない．例えば，変換症の盲

では，患者は衝突したり怪我をしたりせずに歩き回ることができ，光に対する瞳孔反応があり，皮質の誘発電位も正常である．

運動症状

変換症の運動症状は，異常運動，歩行障害，筋力低下，麻痺などである．粗大な律動的振戦や舞踏病様の動き，チック，筋肉のけいれんを起こす場合がある．一般に，そこに注意が向けられると動きは悪化する．変換症でみられる歩行障害としては失立・失歩があり，これは大きな失調性のよろめき歩行で，粗大で不規則なぎくしゃくした体幹の動きとむち打つように振り回す腕の運動がみられる．このような症状を示す患者が転倒することはほとんどなく，倒れたとしても負傷することはない．

他によくみられる運動障害は，四肢の1つまたは2つあるいは全部の全麻痺か不全麻痺であるが，この場合もそこに含まれる筋肉部位は，神経伝導路とは合致しない．腱反射は正常であり，患者は（長期間，転換性麻痺が続いた場合を除いて）筋線維束れん縮あるいは筋萎縮を示さず，筋電図は正常である．

発作症状

変換症のもう1つの症状として偽発作（pseudoseizure）がある．偽発作と真の発作を臨床観察のみから鑑別することは困難である．さらに，偽発作を示す患者の3分の1にはてんかんも同時に存在している．咬舌，尿失禁や転倒による外傷は，偽発作では通常起こらないが，起こることもある．瞳孔反射や催吐反射は偽発作後には保持されており，発作後のプロラクチン濃度の上昇は認められない．

他の関連する特徴

いくつかの心理学的症状も変換症と関連している．
1次的疾病利得　患者は，内的葛藤を意識外に症状として存続させることにより1次的疾病利得を得る．その症状は，象徴的価値をもっており，無意識の心理的葛藤を表している．

2次的疾病利得　患者は，病気であることで現実的な利得や恩恵を受ける．例えば，業務や困難な生活状況から逃げられたり，他の方法では得られないような支持や援助を受けたり，他の人々の行動を制御したりする．

満ち足りた無関心　満ち足りた無関心（la belle indifférence）とは，重篤な症状に対する患者の不適切で無頓着な態度である．つまり，患者は重篤な障害とみえる状態に対して無関心であるようにみえる．そのような穏やかな無関心は，克己的な態度を身につけた重篤な身体疾患患者にもみられる．満ち足りた無関心の有無は，変換症に疾患特異的ではないが，変換症ではよく認められる．
同一化　変換症患者は，自らにとって重要な人々の症状を無意識に模倣する．例えば，最近死亡した親あるいは近しい人が，変換症のモデルとなっていることがある．

病的悲嘆反応では，残された人が，死んだ人の症状を示すことがよくある．

鑑別診断

変換症の診断上主要な問題の1つは，身体疾患を厳密に除外することが困難なことにある．変換症で入院している患者に非精神医学的身体疾患が併存することはよくあることであり，そのような患者の18〜64％では，現在あるいは以前の神経疾患または全身疾患が脳に変化を及ぼしていると報告されている．変換症と診断された患者の25〜50％は，結果としてその症状の原因ともなった神経学的あるいは非精神医学的身体疾患が診断される．このように，徹底的な内科的，神経学的診察がすべての症例に不可欠である．もし症状が，暗示や催眠あるいはアモバルビタール（イソミタール）かロラゼパム（ワイパックス）の静脈内投与によって解消するならば，それはおそらく変換症によるものである．

鑑別診断上，認知症や他の変性疾患などの神経疾患，脳腫瘍，大脳基底核疾患を考慮しなければならない．例えば，筋力低下は筋無力症や多発性筋炎，後天性筋疾患あるいは多発性硬化症と紛らわしい場合がある．視神経炎は，変換症性盲と誤診されることがある．混乱させられる症状の原因となる他の疾患には，ギラン・バレー症候群，クロイツフェルト・ヤコブ病，周期性麻痺そして後天性免疫不全症候群（AIDS）の早期神経症状がある．変換症の症状は，統合失調症，抑うつ障害群，不安症群にも現れるが，これらの疾患は独自の症状も伴っており，結果として鑑別は可能である．

感覚運動症状は，身体化障害でも起こる．しかし，身体化障害は人生早期に発症する慢性疾患であり，他の多くの身体部位にも症状が現れる．心気症の患者では機能喪失や機能障害は実際には認められず，身体的愁訴は慢性的で神経症状に限定されず，心気症に特徴的な態度や確信がある．患者の症状が，疼痛に限定される場合は，疼痛性障害と診断する．訴えが性的機能に限定されているならば，変換症ではなく性機能不全と分類する．

詐病や作為症では，症状は意識的に自由に制御される．詐病者の病歴は変換症患者の病歴より通常一貫性がなく矛盾したものであり，人を欺くその行為は明らかに目的指向的である．

表13.4-2に変換症の症状と関連のある重要な診察所見を示した．

経過と予後

変換症の発症は通常急性であるが，症候学的に漸強していくことがある．症状または欠損の持続は通常短期間で，入院患者では，2週間以内に急性例の95％が自然寛解する．症状が6か月以上続いている場合は，症状の寛解は50％以下になり，転換症状がさらに長期間に及ぶの

表 13.4-2　変換症に特有な身体診察所見

状態	検査	変換症所見
無感覚	皮膚分節図	感覚喪失が神経学的に認知される分布と一致しない
半側無感覚	正中線を検査する	きっちりと半身が分割している
失立-失歩	歩行，舞踏	暗示によって，歩けない人が踊れる．感覚と運動の所見が暗示によって変わる．
麻痺，不全麻痺	麻痺した手を顔に落とす	手は顔の上ではなく，その横に落ちる
	フーバーテスト	健側下肢を膝を伸展したままで挙上させた時に，麻痺側踵の下に置いた手に圧を感じる．
	筋肉運動強度を調べる	筋力がある
昏睡	検査者が眼を開けようとする	抵抗を示し，医師から離れたところを選択的に凝視．
	眼球・頭部運動	眼は前を凝視し，端から端へ動かない．
失声	咳をさせる	咳ができることは，声帯が閉じていることを示す．
頑固なくしゃみ	観察	吸気時は，くしゃみはほとんど，あるいは全くなく，鼻が短くブーブーいう音がする．くしゃみによる分泌物の飛沫はほとんどない．顔の表情が少ない．開眼している．睡眠中はない．独りの時は少ない．
失神	ヘッドアップティルト試験（頭を挙げ傾ける）	生命徴候と静脈うっ血の変化の大きさから症状の持続を説明できない．
管状視野	視覚野	複数の検査で所見が変化する．
著しい単眼性盲	閃光を振る	相対的求心性瞳孔障害（Marcus Gunn 瞳孔）の欠如
	両眼の視覚野	「悪い眼」の視力に問題がないことが，良い方の眼の正常な生理的盲点を測定するのを妨げる．
重篤な両眼性盲	「指をクネクネ動かして下さい．協同性の検査です」	患者は過失に気づく前に，その初めての動きを真似し始める．
	突然の閃光	患者はたじろぐ．
	「手を見て下さい」	患者は手を見ない．
	「人指し指で触れて下さい」	盲の患者でも自己受容体により統御されている身体の位置感覚によってこれができる．

Frederick G. Guggenheim, M. D. のご好意による．

であれば，寛解率はさらに下がる．再発は，初発の1年以内では20〜25％に起こる．このように，1日のエピソードは将来のエピソードの予測因子になる．良好な予後は，急性の発症，発症時明確なストレス因子があること，発症から治療開始までの期間が短いこと，そして平均以上の知能によって予知できる．麻痺，失声と盲は予後良好であるが，振戦と発作は予後不良の要因となる．

治　療

変換症の症状は，通常自然に寛解するが，おそらく洞察指向の支持的精神療法あるいは行動療法によって改善が促進される．最も大切な治療の要点は，思いやりがあり信頼できる治療者との関係にある．精神療法を受けることに抵抗する患者に対しては，精神療法はストレスとそれへの対処法に焦点づけたものであることを説明するとよい．そのような患者に彼らの症状は想像上のものであると告げると，症状はしばしば悪化する．催眠や抗不安薬，行動的弛緩法は，患者によっては効果的である．アモバルビタールやロラゼパムの静脈注射は，特に患者が外傷的な出来事を最近経験している場合は，病歴の付加的な情報を得る助けとなる．精神分析や洞察指向的精神療法などの力動精神医学的では，患者は精神内部の葛藤や変換症の症状の象徴を探る．短期で直接的な形の短期精神療法も，変換症治療のために用いられる．変換症患者が，疾病役割（sick role）を長く演じれば演じるほど，彼らはさらに退行し，治療もますます困難になる．

参考文献

Ani C, Reading R, Lynn R, Forlee S, Garralda E. Incidence and 12-month outcome of non-transient childhood conversion disorder in the UK and Ireland. *Br J Psychiatry.* 2013;202(6):413–418.

Bryant RA, Das P. The neural circuitry of conversion disorder and its recovery. *J Abnorm Psychology.* 2012;121(1):289.

Carson AJ, Brown R, David AS, Duncan R, Edwards MJ, Goldstein LH, Grunewald R, Howlett S, Kanaan R, Mellers J, Nicholson TR, Reuber M, Schrag AE, Stone J, Voon V; UK-FNS. Functional (conversion) neurological symptoms: Research since the millennium. *J Neurol Neurosurg Psychiatry.* 2012;83(8):842–850.

Daum C, Aybek S. Validity of the "drift without pronation" sign in conversion disorder. *BMC Neurol.* 2013;13:31.

Edwards MJ, Stone J, Nielsen G. Physiotherapists and patients with functional (psychogenic) motor symptoms: A survey of attitudes and interest. *J Neurol Neurosurg Psychiatry.* 2012;83(6):655–658.

Guz H, Doganay Z, Ozkan A, Colak E, Tomac A, Sarisoy G. Conversion and somatization disorders: Dissociative symptoms and other characteristics. *J Psychosom Res.* 2004;56:287–291.

Krasnik C, Grant C. Conversion disorder: Not a malingering matter. *Paediatr Child Health.* 2012;17(5):246.

Martinez MS, Fristad MA. Conversion from bipolar disorder not otherwise specified (BP-NOS) to bipolar I or II in youth with family history as a predictor of conversion. *J Affect Disord.* 2013;148(2–3):431–434.

McCormack R, Moriarty J, Mellers JD, Shotbolt P, Pastena R, Landes N, Goldstein L, Fleminger S, David AS. Specialist inpatient treatment for severe motor conversion disorder: a retrospective comparative study. *J Neurol Neurosurg Psychiatry*. 2013.

Nicholson TR, Aybek S, Kempton MJ, Daly EM, Murphy DG, David AS, Kanaan RA. A structural MRI study of motor conversion disorder: evidence of reduction in thalamic volume. *J Neurol Neurosurg Psychiatry*. 2014;85(2):227–229.

Stone J, Smyth R, Carson A, Lewis S, Prescott R, Warlow C, Sharpe M. Systematic review of misdiagnosis of conversion symptoms and "hysteria". *BMJ*. 2005;331(7523):989.

Tezcan E, Atmaca M, Kuloglu M, Gecici O, Buyukbayram A, Tutkun H. Dissociative disorders in Turkish inpatients with conversion disorder. *Comp Psychiatry*. 2003;44:324.

13.5 他の医学的疾患に影響する心理的要因

　心身医学は精神医学の研究分野の中の1つの特別な領域であり，2つの基本的な仮定に基づいている．それは心と身体は統一体であり，心理学的要因は，すべての身体疾患を考慮する際に考えなければならないということである．

　心身医学の分野に由来する概念は，健康維持における心理学的要因を調べることに重点を置く補完代替医療（complementary and alternative medicine：CAM）の出現や，特定の疾患だけでなく，患者全体の検査や治療に重点を置く全人的医療（holistic medicine）の分野にも影響を及ぼした．心身医学の概念は，行動医学（behavioral medicine）の分野にも影響を及ぼした．行動医学は行動科学と病気の予防，診断，治療への生物医学的アプローチを統合するものである．心身医学の概念は医学的介入のための取り組みに大いに貢献している．

　心身医学の概念は，「他の身体疾患に影響する心理的要因」（psychological factors affecting other medical conditions）の診断的実体を包括する．このカテゴリーは，情動的あるいは心理的要因に起因するかもしくは悪影響を受けている身体疾患を包含する．この診断がなされるには，必ず身体疾患が存在していなければならない．

分類

　「他の医学的疾患に影響する心理的要因」の診断基準で除外されるのは，(1) 身体症状が障害の一部である典型的精神疾患（例えば，身体症状が心理的葛藤によってもたらされる変換症），(2) 身体症状が器質的病変に基づかない身体化障害，(3) 患者が自分の健康について過剰な関心をもつ心気症，(4) 精神疾患と関連することの多い身体的愁訴（例えば，筋力低下，無気力，疲労，消耗のような身体的随伴症のある持続性抑うつ障害［気分変調症］），(5) 物質関連障害群に伴う身体的愁訴（例えば，ニコチン依存に関連した咳）である．

ストレス理論

　ストレスは個人の正常な生理学的，心理学的機能を障害する，または障害する可能性の高い1つの状況ということができる．1920年代にキャノン（Walter Cannon, 1871～1945）は，疾患に対するストレスの関係について初めて系統的研究を行った．彼は自律神経系，特に交感神経系の刺激が，生物に対して高血圧，頻脈，心拍出量の増加を特徴とする「闘争か逃避か」（fight-or-flight）反応の準備をさせることを証明した．これは，闘争あるいは逃避が可能な動物にとっては有用であるが，文明化されたことによってどちらもできない人間では，それに引き続いて起こるストレスが疾患をもたらす（例えば，心血管系障害の発症）．

　1950年代にウォルフ（Harold Wolff, 1898～1962）は，消化管系（GI）の生理機能が特定の情緒状態と相関することを観察した．機能亢進は敵意と，機能低下は悲しみと関係があった．ウォルフは，患者の反応は通常の生活状況とストレスとなる出来事の知覚的評価によって決まると考え，そのような反応を非特異的なものとみなした．それよりも早く，米国の軍医であったボーモント（William Beaumont, 1785～1853）は，銃創のために永続的胃瘻となったことで有名になったマーチン（Alexis St. Martin）という患者を担当していた．ボーモントは，この患者が高度な負担のかかる情緒状態の間は，胃粘膜は充血するかあるいは蒼白となり，これは胃への血流が感情によって影響を受けることを示唆すると記した．

　セリエ（Hans Selye, 1907～1982）は，汎適応症候群（general adaptation syndrome）とよばれるストレスモデルを展開した．これは3つの相からなる．(1) 警告反応，(2) 適応が理想的に達成される抵抗段階，(3) 獲得した適応または抵抗が失われる疲弊段階，の3つである．彼は愉快・不愉快いずれの状態によっても生じるあらゆる要求に対する非特異的身体応答をストレスと考えた．セリエは，定義に基づき，ストレスは常に不愉快なものである必要はないと考えた．彼は不愉快なストレスを苦痛（distress）とよんだ．どちらの型のストレスを受け入れるにせよ適応が必要である．

　身体は，ストレス因子（stressor）の影響を減じ，恒常性を回復させようとする一連の反応を行動に移すことでストレス――この意味では個人の生存を脅かすあらゆるもの（現実的，象徴的，るいは想像的）として定義される――に反応する．急性ストレスに対する生理的反応については多くのことが知られているが，慢性的ストレスに対する反応については，あまり知られていない．多くのストレス因子は長期間に渡ってつづき，あるいはその影響を長期的に及ぼす（例えば，配偶者喪失に続く孤独は何か月も，あるいは何年にもわたり，強姦被害の後には何年間も不安や煩悶がつづく．そのような出来事に対する神経内分泌学的，免疫学的反応は，なぜ，どうしてストレスが有害な影響をもっているかということを説明する一助となる．

ストレスに対する神経伝達物質反応

　ストレス因子は脳のノルアドレナリン系を青斑核にお

いて最も顕著に活性化し，自律神経系からのカテコールアミン放出を促す．ストレス因子はまたセロトニン代謝回転の増加によって証明されるように，脳内セロトニン神経系を賦活させる．最近の実験結果は，糖質コルチコイドは全般的にセロトニン機能を亢進する傾向があるが，セロトニン受容体サブタイプによって糖質コルチコイド制御は異なっており，そのことがうつ病および関連疾患におけるセロトニン機能と関連することを示唆している．例えば，糖質コルチコイドはセロトニン 5-ヒドロキシトリプタミン（5HT$_2$）を介した作用を増強させることがあり，それによって，うつ病の病態生理学に関係するとされているこの受容体型の作用の増強に寄与する．ストレスは，また，前頭葉中前野経路におけるドパミン作動性神経伝達を増強する．

アミノ酸とペプチド作動性神経伝達も，ストレス反応に複雑に関与している．コルチコトロピン放出因子（corticotropin-releasing factor：CRF；視床下部-下垂体-副腎軸機能［HPA］のホルモン制御因子としてだけではなく，神経伝達物質として），グルタミン酸（N-メチル-D-アスパラギン酸［N-methyl-D-aspartate：NMDA］受容体を通じて），および γ アミノ酪酸（γ-aminobutyric acid：GABA）などはすべて，ストレス反応を引き起こしたり，あるいはドパミン作動性やノルアドレナリン作動性脳回路のような，他のストレス反応の調節に重要な役割を果たすことを示した研究がある．

ストレスに対する内分泌反応

ストレスに対する反応において，CRF は視床下部から下垂体門脈系へ分泌される．CRF は下垂体前葉において副腎皮質刺激ホルモン（adrenocorticotropic hormone：ACTH）の放出を引き起こす作用がある．ACTH は放出されると，副腎皮質に作用して糖質コルチコイドの合成と放出を刺激する．糖質コルチコイド自体が体内で無数の効果をもつが，その作用は短期的にはエネルギー利用促進と循環器系活動の増加（「闘争か逃避か」の反応のために）を起こし，そして成長や生殖，免疫に関する機能の阻害作用に集約される．

この視床下部-下垂体-副腎軸は自らの最終産物，すなわち，ACTH とコルチゾールによって下垂体前葉や視床下部，海馬のような視床下部上部脳領域などさまざまな段階で，強いネガティブフィードバックを受ける．CRF に加えて，CRF 放出を迂回して，直接糖質コルチコイドカスケード（遂次的反応）を惹起する多数の分泌促進物質（すなわち，ACTH 放出を誘発する物質）が存在する．そのような分泌促進物質には，カテコールアミンやバソプレシン，オキシトシンがある．興味深いことに，異なるストレス因子（例えば，寒冷ストレス対低血圧）は異なる型の分泌促進物質放出を引き起こし，一般的なストレス因子に対して一様なストレス反応が起こるという考えは単純化しすぎていることを改めて示している．

ストレスに対する免疫反応

ストレス反応の一部は糖質コルチコイドによる免疫機能の阻害からなる．この阻害はストレスによって起こる他の生理的影響を緩和するための視床下部-下垂体-副腎軸の代償作用を反映していると考えられる．逆にまた，ストレスはさまざまな経路を通じて免疫活性化を起こすことがある．CRF 自体が青斑核に存在する CRF 受容体を通してノルエピネフリン放出を刺激し，中枢性と末梢性の交感神経系を活性化し，副腎髄質からのエピネフリン放出を促進する．さらに，免疫標的細胞に繋がるノルエピネフリンニューロンの直接連結が存在する．こうして，ストレス因子に直面した際にはインターロイキン-1（interleukin-1：IL-1）や IL-6 のような液性免疫因子（サイトカイン）の放出を含む高度な免疫活性化も起こる．これらのサイトカイン自体がさらなる CRF 放出を起こし，理論的には糖質コルチコイドの効果を増強し，それによって免疫活性化を自己制御する．

生活上の出来事

生活上の出来事あるいは状況は，好ましいものも好ましくないもの（セリエのいう苦痛）も，しばしば偶然に起こり，人が適切に応答しなくてはならないという課題を産み出す．ホームズ（Thomas Holmes）とレイエ（Richard Rahe）はさまざまな背景をもつ何百人もの人間に，生活上の出来事によって必要とされる適応の度合いを順位づけするための，社会的再適応評定尺度（social readjustment rating scale）を作成した．ホームズとレイエは平均的な人々の生活におけるさまざまな量の混乱とストレスからなる 43 の生活上の出来事をあげている．例えば，配偶者の死は生活変化指数 100，離婚は 73，別居は 65，近しい家族の死は 63 である．1 年間の生活変化指数の合計が 200 以上になると，その年に心身症（psychosomatic disorder）を発症するリスクが増加する．興味深いことに，一般的なストレスに楽観的に対処する人は悲観的に対処する人よりも心身症を発症しにくく，発症したとしてもより容易に回復する傾向がある（表 13.5-1）．

特異的 対 非特異的ストレス因子

離婚や配偶者の死といった一般的なストレスに加えて，一部の研究者は，特異的なパーソナリティと葛藤が特定の心身症に関連することを示唆している．特異的なパーソナリティあるいは特異的な無意識の葛藤は特定の心身症発症の要因となりうる．最初に研究者は，特異的パーソナリティと冠動脈疾患との関連を確認した．冠動脈性のパーソナリティは，精力的で，負けず嫌いで攻撃的な人間で，冠動脈疾患になりやすい．フリードマン（Meyer Friedman）とローゼンマン（Ray Rosenman）は，(1) タイプ A（冠動脈性パーソナリティと類似したパーソナリティ）と，(2) タイプ B（穏やかで落ち着いており，

表 13.5-1 社会的再適応評価尺度

生活上の出来事	平均値
1. 配偶者の死	100
2. 離婚	73
3. 配偶者との別居	65
4. 刑務所または施設での留置	63
5. 近親者の死	63
6. 本人の重度の外傷または病気	53
7. 結婚	50
8. 解雇	47
9. 夫婦の和解	45
10. 退職・引退	45
11. 家族の健康または行動の大きな変化	44
12. 妊娠	40
13. 性生活の困難	39
14. 家族が増える(誕生,養子,老人との同居などによって)	39
15. 仕事上の大きな変化(合併,再建,破産などによって)	39

Holmes T. Life situations, emotions, and disease. *Psychosom Med.* 1978;9:747 から許可を得て転載.

冠動脈疾患を発症しにくいパーソナリティ)を初めて定義した.

アレキサンダー(Franz Alexander)は,特定の無意識の葛藤が特定の心身症と関連するという理論を提唱した.例えば,消化性潰瘍に罹りやすい人は,満たされていない強い依存欲求をもつというようにである.本態性高血圧症者は敵対的な衝動をもち,それに対して罪の意識を感じていると考えられた.また,気管支喘息患者は,分離不安の問題を抱えている.特異的精神的ストレス理論は,どういう人がどのような障害になるかという信頼できる指標とはもはや考えられておらず,非特異的ストレス理論が今日,この領域のほとんどの研究者により広く受け入れられている.それでもやはり,慢性的ストレスは不安を変数として特定の人の心身症の素因になる.脆弱な器官は身体のどこにでもありうる.「胃が反応する人」だったり,「心血管系が反応する人」であったり,「皮膚が反応する人」というようにである.ストレスに反応する臓器系の素因や易罹患性は,おそらく遺伝要因によるものであるが,喫煙によって弱くなった肺のように後天的な脆弱性によってもたらされる部分もある.精神分析理論によると,苦痛が起こる器官の選択は,身体からの迎え入れ(somatic compliance)として知られる無意識の要因によって決定される.例えば,フロイトは,肛門瘙痒症(pruritus ani)になった同性愛欲求の恐怖を抱えている男性患者や,外陰部痛(vulvodynia)を起こした自慰行為に罪の意識をもっている女性の例をあげている.

もう1つの非特異的な因子は,シフネオス(Peter Sifneos)とネマイア(John Nemiah)によって提唱された失感情症(alexithymia)の概念で,これは自分の気分に気づかないために感情を表現できない人のことをいう.そのような患者は,緊張状態にあるために身体疾患に罹りやすい.

特定の器官系

消化管系

胃腸障害は,精神科を受診する身体疾患の中では上位に位置する.この位置づけは,胃腸障害の高い有病率と,精神障害と胃腸系の身体症状の強い関連を反映している.胃腸障害のほとんどが機能障害である.心理的および精神的要因は,機能性胃腸障害の発症,重症度,治療効果に影響することが多い.

機能性胃腸障害 表13.5-2 に,消化管系のどの部位でも確認される機能性胃腸障害の症状を概説した.

ここで提示する症例の病歴は,精神疾患,胃腸疾患と胃腸障害との関係を例証している.

> クロスカントリー選手である大学1年生の男性が,頻繁なげっぷと不安感を訴えて,精神科を受診した.患者は高校時代に陸上選手として好成績を残したが,大学での運動競技に早く順応しようと苦闘していた.彼の成績は,高校時代より劣っていた.胃腸科医の診察では,彼の訴えの身体的原因はみつからなかった.
>
> 精神科での診察で,患者は彼の能力が大学レベルで競えるのかという不安について述べた.多数の彼より才能豊かな陸上選手が練習しており,彼以上に経験を積んでいた.彼は,たびたびゲップをしたいという想いに駆り立てられ,腹満感が続いていたと述べた.彼が走ろうとすると,呼吸のしづらさと,胃の過剰なガスが十分な呼吸を妨げる感覚がしたとも述べた.不眠が大きな悩みで1日中「イライラしている」と訴えた.飲酒歴や薬物使用歴はなく,精神疾患の既往歴もなかった.
>
> 問診を進めて得られた情報から,空気嚥下症と不安を伴った適応障害と診断した.弛緩訓練(relaxation training)と彼の不安症状に取り組む短期精神療法(brief psychotherapy)が適用された.治療では,大学で競技選手として失敗することへの恐怖の軽減と成績についての認識の歪みを修正することに焦点が当てられた.治療者は,コーチ陣に遂行不安が患者の症状の大きな原因になっていると助言した.彼の遂行不安を軽減させる提案がコーチ陣になされ,シタロプラム(Celexa)20 mg が処方された.
>
> 6週間後,患者は呼吸状態,腹満感,不安そして睡眠障害についての著しい改善を報告した.彼の走りは改善され始めたが,期待される成績までには戻らなかった.しかし,彼のコーチは彼の改善に満足しており,やがてはチームに貢献する可能性について楽観的になった.(William R. Yates, M. D. のご好意による)

文献にみられる多くの報告は,ストレスや不安と胃腸系の生理的反応性の関連を示している.不安は,中枢制御機構もしくはカテコールアミンの放出のような神経伝達物質の影響によって胃腸機能の障害を引き起こす.電気刺激による研究では,交感神経反応は前脳辺縁系にお

表 13.5-2　機能性胃腸障害

機能性食道障害
- 球　　　　　　　　　咽頭部の塊．情動的苦悩に対する一般的な一過性反応
- 反芻　　　　　　　　胃内容物の反復性逆流
- 非心臓性胸痛　　　　食道起源であると考えられる狭心症様胸痛．特に，下部食道の非特異的高振幅食道収縮（ナットクラッカー食道）とびまん性食道けいれんを含む運動異常．症状は情動的苦悩に特に敏感である
- 胸やけ　　　　　　　解剖学的異常または食道炎を伴わない胃酸逆流
- 嚥下障害　　　　　　解剖学的異常はなく，固体または液体の嚥下困難．間欠的食道運動障害を示すことがある
- 非特異的機能性食道障害　その他の非特異的食道症状

機能性胃十二指腸障害
- 消化不良　　　　　　心窩部に局在化した症状には痛み，膨張，早期の満腹，悪心または嘔吐があり，しばしば胸やけと関連する
- 空気嚥下症　　　　　反復性の空気嚥下とげっぷ

機能性腸障害
- 過敏性腸症候群　　　本文を参照
- 腹部膨満感　　　　　鼓腸，腹満感，腹鳴，膨満
- 機能性便秘　　　　　分類することの困難なさまざまな型．一般的に硬くなった便を伴う，週に3回未満の便通，排便に不快感を生じる．腹痛は不定に発生する．下痢は過敏性腸症候群の診断を示唆する
- 機能性下痢　　　　　しばしば緊急性と失禁を伴う，排便の75％以上における緩いまたは水様便，痛みを伴う場合と伴わない場合があるが，過敏性腸症候群の他の側面を欠く
- 不特定の機能性腸障害　他の障害に対する明確な診断に不十分な症状を包括する．便習慣，粘液，緊急性，水様または緩い便，膨張，胸やけ，腹鳴を伴う場合と伴わない場合のある単独の症候性の腹痛を含む

機能性腹痛
- 機能性腹痛　　　　　過敏性腸症候群と診断される症状を伴わない全般性の腹痛
- 機能性胆道痛　　　　右上腹部痛．オディ括約筋の運動障害，線維症，その他の解剖学的異常が一般的に確認される

機能性直腸肛門障害
- 機能性失禁　　　　　一般的に宿便と関連する．直腸の解剖学的障害（瘢痕）または神経学的障害から区別されなければならない
- 機能性直腸肛門痛　　慢性的な重度の持続的直腸痛（挙筋症候群）または数秒から数分続いて完全に消える間欠的な鋭い痛み（肛門直腸痛症）
- 排便阻害　　　　　　骨盤底筋のけいれんにより起こる（骨盤底共同運動障害，若年から中年の女性によくみられる）
- 排尿困難　　　　　　排泄の困難

Drossman DA, Thomspson WG, Talley NJ, Funch-Jensen P, Janssens J, Whitehead WE. Identification of sub-groups of functional gastrointestinal disorders. *Gastroenterol Int*. 1990；3：159 から許可を得て改変．

ける神経相互作用をもつ領域である視床下部外則野で引き起こされることが示唆されている．副交感神経反応も胃腸系機能に影響する．副交感活動電位（impule）は，脳室周囲と視床下部外則野で起こり副交感神経出力の主要経路である迷走神経背則運動核へ向かう．迷走神経は，情動-消化管の反応経路を結んでいる辺縁系によって調整される．

急性ストレスは，いくつかの胃腸標的器官で生理的反応を誘発する．食道では，急性ストレスは上部食道括約筋の休止時緊張状態と下部食道の収縮振幅を増大する．そのような生理的反応は，球または食道れん縮症候群と一致した症状をもたらしていると考えられる．胃では，急性ストレスにより幽門洞部運動活動の低下が誘発され，機能的な悪心と嘔吐をもたらす．急性ストレス下で，小腸においては収縮運動機能の低下が生じているが，大腸では筋電活動と運動活性が亢進している．小腸と大腸でのこれらの結果は，過敏性腸症候群（irritable bowel syndrome：IBS）と関連する腸の症状の原因である可能性がある．

収縮異常と機能性食道症候群の患者は，精神疾患の併存率が高い．機能性食道症状は，球，嚥下障害，胸痛そして逆流である．そのような症状が，食道で食道平滑筋収縮異常とともに起こることがありうる．機能性食道症状のある患者すべてが収縮異常を示すというわけではない．機能性食道けいれんの精神疾患併存例の研究の中で最も多くみられるのが不安症であり，胃腸運動機能検査を指示された被験者の67％に認められた．この研究では全般不安症が不安症群の診断のなかで最も多かった．この研究の多くの患者は，食道の症状発症前に不安症の症状があった．このことは，不安症が機能性食道症状を発現させる食道の生理的変化を誘発する可能性を示唆している．

消化性潰瘍 消化性潰瘍(peptic ulcer disease)は，胃の下部または十二指腸近位部を含む粘膜潰瘍を指す．消化性潰瘍の症状は，食後1～3時間で発生する激痛または灼けつくような心窩部痛で，食物あるいは制酸薬によって緩和される．悪心，嘔吐，消化不良あるいは吐血や下血などの消化管出血の徴候を伴うこともある．その病変は一般に小さく，直径1cmもしくはそれ以下である．

初期の学説では最も重要な病因は過剰な胃酸分泌であるとされていたが，ヘリコバクターピロリ(Helicobacter pylori)感染が，十二指腸潰瘍の95～99％，胃潰瘍の70～90％に関係している．ピロリ菌に対する抗生物質療法は，制酸薬とヒスタミン阻害薬を投与した場合より高い治癒率をもたらす．

消化性潰瘍の初期の研究は，潰瘍脆弱性における心理的要因の役割を示していた．これは心理的ストレスに関連した胃酸分泌の増加を介していると考えられていた．第2次世界大戦中の捕虜の研究では，消化性潰瘍形成率が対照群の2倍であったことが示されている．消化性潰瘍発症時のピロリ菌の主な役割に関する最近の研究結果は，社会心理的要因が臨床症状発現に主要な役割を果たしていることを示唆している．ストレスになる生活上の出来事は，免疫反応の低下を誘発し，ピロリ菌感染に対する感受性を高める．消化性潰瘍に関連する特異的精神疾患についての統一的見解はない．

潰瘍性大腸炎 潰瘍性大腸炎(ulcerative colitis)は主に大腸を冒す原因不明の炎症性腸疾患である．主な症状は血便の下痢である．大腸以外の症状には，ブドウ膜炎や虹彩炎，皮膚病，原発性硬化性胆管炎がある．診断は主に大腸内視鏡検査または直腸鏡検査によって行われる．一部の患者の治療に，大腸の一部または全体の外科的切除が行われることがある．

個々の患者において，精神的要因は潰瘍性大腸炎のような疾患の発症や症状の複雑さの鍵となる重要な役割を果たしている可能性がある．潰瘍性大腸炎の患者には依存性パーソナリティが多いと報告している研究者がいる．しかし，潰瘍性大腸炎の心理機制についての定説はない．

クローン病 クローン病(Crohn's disease)は，主に小腸と結腸を冒す炎症性腸疾患である．よくみられる症状は，下痢，腹痛および体重減少である．

クローン病は慢性疾患であるので，精神疾患併存例の大部分の研究は，クローン病発症後に起こった精神疾患に集中している．身体症状発現前のクローン病患者における精神症状の研究では，クローン病は対照群と潰瘍性大腸炎群よりも，パニック症の既往率が高い(23％)ことがわかった．この研究では，潰瘍性大腸炎における精神疾患既往歴に統計学的有意差は認められなかった．慢性胃腸障害における縦断的研究と徹底した後ろ向き研究は，特定の胃腸障害の危険因子，影響あるいは契機としての精神疾患を整理するのに役立つ可能性がある．

胃腸機能に対する向精神薬の副作用 向精神薬は胃腸機能を著しく変化させ，結果的に有害作用をもたらす．このような有害作用は臨床的な難問を引き起こす．まず，患者は胃腸の副作用を理由に必要な治療の中断を選択することがある．次に，処方する医師は，薬物誘発性の症状が生じた際は重篤な胃腸疾患となる可能性もしくは機能性胃腸障害の悪化を考慮する必要性がある．臨床医は胃腸障害のある患者を治療する時に，特定の向精神薬の副作用の概要を慎重に考慮する必要がある．

セロトニンは消化管にあり，選択的セロトニン再取り込み阻害薬(SSRI)は顕著な胃腸症状を引き起こす．胃腸系有害作用は，治療開始時に認められやすく，用量に関連して高用量になるほど有害作用が生じる率も高くなる．悪心と下痢は，SSRI化合物における重要な有害作用である．

標準的な三環系抗うつ薬(TCA)も，胃腸系に影響を及ぼすことがあり，特に口渇と便秘が起こる．これらは，主に三環系化合物の抗コリン作用によるものである．

治 療

向精神薬治療 向精神薬は，さまざまな胃腸障害の治療でよく使われる．胃腸障害のある患者に対する向精神薬治療は，薬物が胃の運動障害と吸収障害を起こすことで複雑になり，また，薬物の代謝は基礎疾患である胃腸障害に関連する．向精神薬の多くの胃腸系作用は，機能性胃腸障害の治療効果のため使用される．副作用の有効的使用例として，過敏性腸症候群の下痢に胃腸の運動性を減らす目的での三環系抗うつ薬の使用がある．しかし，向精神薬の副作用が胃腸障害を悪化させることもある．有害作用が起こりうる使用例として，胃食道逆流症のある抑うつ患者の治療における三環系抗うつ薬の処方がある．

向精神薬治療は，急性および慢性肝疾患があると難しくなる．大部分の向精神薬は，肝臓で代謝され，その多くは肝毒性がありうる．三環系抗うつ薬，カルバマゼピン(テグレトール)あるいは抗精神病薬によって肝機能検査に急激な変化がみられたときは，投薬を中断する必要がある．中断期間中は，腎臓で排泄されるロラゼパム(ワイパックス)またはリチウム(リーマス)が使われる．肝疾患患者では電気けいれん療法(electroconvulsive therapy：ECT)が施行されることもあるが，麻酔医は肝毒性のリスクを最小限にする麻酔薬を選ぶ必要がある．

精神療法 精神療法は，過敏性腸症候群や他の機能性胃腸障害の治療を進めていく上で重要な構成要素である．さまざまな異なった型の精神療法が行われる．短期精神療法，力動的精神療法，個人精神療法，支持的精神療法，催眠療法，弛緩法それに認知療法などである．

薬物療法と精神療法の併用 薬物療法と精神療法の組合せは，さまざまな疾患に対する有効な方法として注目を集めている．多くの胃腸障害が，併用療法の選択肢を考慮する対象になる．なぜなら，このような患者群では胃腸忍容性が低いことが多いので，精神療法による強化戦略が重要性を増すからである．

心血管系障害

　心血管系障害は，米国や先進産業国の死因として最も多い．うつ病，不安，タイプA行動様式，敵意，怒り，急激な精神的ストレスは，冠動脈疾患の発症と進行の危険因子として認識されている．全般的な陰性感情，低い社会経済的地位，そして乏しい社会的支援は，これらの個々の心理的要因と強い関連があることが示されており，一部の研究者は，後者の特性を心理的リスクのより明確な指標であると提言している．平均年齢60歳の男性498名の標準的加齢研究（Normative Aging Study）は，陰性感情，不安とうつ病症状の組み合わせ，そして冠動脈疾患の発生率との間に，重症度-反応相関関係があることを示した．しかし，現在のところ最も明白なのはうつ病との関係である．

　もともと冠状動脈疾患（CAD）のあった患者の研究においても，心筋梗塞（MI），不安定狭心症の血管再生術，そして死亡例を含めた冠動脈疾患関連の予後不良は，うつ病併発例ではほぼ2倍のリスクになることが示されている．冠動脈バイパス移植術（CABG）の6か月後に重症うつ病を発症した例，または手術前に発症した中等度のうつ病症状が術後6か月後も続いていた例では，5年以内の死亡リスクが高いことが予測される．

タイプA行動様式，怒りと敵意　易怒的で短気，攻撃的で競争心が強く，時間の切迫感をもっているという特徴をもつタイプA行動様式と冠動脈疾患（CAD）との関係性では，タイプAでは心筋梗塞の発症やCADによる死亡率増加のリスクがほぼ2倍になることが明らかになった．タイプAの行動を修正するための集団療法によって，心筋梗塞既往歴のある患者の4.5年追跡研究での再梗塞と死亡率を減らすことができた．タイプA修正療法は，歩行時心電図測定中にみられる無症候性虚血の症状発現も減少させることを示した．

　敵意はタイプA概念の中心的構成要素である．職場人口調査において，敵意の低さはCADのリスクの低さと関係している．敵意の高さは，心筋梗塞の既往がある人の16年間の追跡調査では死亡率の高さと関連している．さらに，敵意はいくつかの生理的過程に関係し，CADの危険因子であり，心拍数の副交感神経による調節の減少，循環するカテコールアミンの増加，冠動脈石灰化の促進，対人葛藤による脂質濃度の上昇を起こす．逆に，従順さは女性において，CADのリスクに対して保護的に作用することがわかっている．敵意に満ちた男性では，アドレナリン受容体にダウンレギュレーションが起こる．それはおそらく，慢性的に頻繁に生じる怒りによって促進された交感神経駆動状態ならびにカテコールアミンの慢性的な生産過剰への適応反応であると考えられる．

ストレス管理　最近の23件のランダム化対照試験のメタ解析は，CAD既往のある人のリハビリテーションにおける心理社会的治療のさらなる効果を評価した．弛緩訓練，ストレス管理，集団的社会支援は社会心理的介入の主な手段である．不安，うつ病，生物学的危険因子，死亡，心臓病の再発が，臨床的エンドポイント（訳注：エンドポイントとは，臨床試験において，有効性・安全性を評価するために用いられる指標・評価項目）として設定された．これらの研究には，合計2024人の治療的介入を受けている患者群と1156人の対照被験者が含まれた．心理社会的治療を受けている患者は，対照被験者と比較して，感情的な苦悩，収縮期血圧，心拍数，血中コレステロール値のより大きな減少を認めた．心理社会的介入を受けなかった患者は，2年間にわたる追跡調査中に，介入を受けた患者と比較して70％の死亡率上昇と84％高い心臓病再発率を示した．心筋梗塞後の患者では心臓リハビリテーション自体が，不安や抑うつ症状と同様に高水準の敵意を低減させるのであろう．CAD患者に対する心理教育プログラムのメタ解析調査は，血圧，コレステロール値，体重，喫煙習慣，運動，食習慣のかなりの改善につながり，気分や不安の十分な改善がなされなくても，心筋梗塞の29％の減少と死亡率の34％の減少につながると結論している．これらのプログラムには，健康教育とストレス制御が組み込まれている．

不整脈と突然死　不整脈についての包括的概要は，本章の範囲外である．さまざまな不整脈のなかで精神科医にとって最も重要なのは，洞結節機能不全と房室（AV）伝導障害で，致死的もしくは良性ではある症候性の徐脈性不整脈ならびに頻脈性不整脈の原因になる．

　自律神経性の心臓調節は，激怒，恐怖，悲嘆のような急性の心理的ストレスに対して非常に敏感であるため，急激な感情が不整脈を誘発しうることは意外ではない．実際，突発的な精神的苦痛に関連した心臓突然死は，これまでの歴史を通してすべての文化圏で記述されている．うつ病に加えて重度の不安症状が，心筋梗塞後の患者において不安症状のない対照患者と比較して，さらなる冠動脈障害発症のリスクを2〜5倍引き上げるという2つの研究がある．重度の不安症状は，心臓突然死のリスクを3倍増加させる．

心臓移植　心臓移植は，米国で毎年およそ2500人の患者が受けている．2年生存率50％未満である重度心不全患者に対して，心臓移植は5年生存率をおよそ75％にする．心臓移植候補者は，評価，待機，術前・術後の管理，術後の回復，そして長期間の移植後の生活への適応という過程をすべて経験することとなる．これらの適応段階は通常，不安，抑うつ，高揚，悲嘆反応を引き起こす．気分障害が移植患者に通常にみられるが，その原因の1つに長期的なプレドニゾン療法がある．

高血圧　高血圧は140/90 mmHg以上の血圧の上昇と定義される疾患であり，原発性高血圧（原因不明の本態性高血圧）と既知の身体疾患に基づく2次性高血圧がある．一部の患者は血圧が不安定である（例えば，病院でのみ上昇が起こり，不安と関連する白衣高血圧［"white coat" hypertension］）．本態性高血圧と関連するパーソナリ

ティ特性は，常に攻撃的になりやすくそれを何とか制御しようとするがうまくいかない人にみられる．精神分析学者であるフェニヘル(Otto Fenichel)は本態性高血圧は，攻撃性は悪であると知りながら非常に多くの攻撃性が必要になる世界に生きなければならない人の精神状態と関連するのではないかと観察している．

血管迷走神経失神 血管迷走神経失神(vasovagal syncope)は，脳灌流を減少させる血管抑制反応によって生じる突然の意識の消失(卒倒)である．交感神経の自律活動が阻害され，副交感迷走神経活動が増強する．その結果，心拍出量の減少，末梢血管抵抗の減少，血管拡張，そして徐脈が起こる．この反応は心室拡充を減少させ，脳への血液供給を低下させ，そして脳低酸素と意識消失に至る．血管運動性失神患者は通常，自分であるいは倒れて腹臥位になるため，心拍出量の減少は回復する．患者の脚を上げることも生理的不均衡を正すのに有用である．失神が向精神薬の有害作用としての起立性低血圧と関連している場合，患者には座位から立位への移行はゆっくり行うように伝えておかなければならない．血管迷走神経失神の特異的生理学的誘発因子は確認されていないが，急性のストレス状態が病因として知られている．

呼吸器系

心理的苦痛は，不安症の頻呼吸や，抑うつまたは不安患者の吐息のような呼吸の乱れという形で現れることがある．呼吸障害は，深刻な気道閉塞のある，喘息患者あるいは著しい低酸素による恐慌と同様，あらゆる意味で精神の安定をかき乱す．

喘息 喘息は，気道の広範な閉塞を特徴とする慢性的な発作性疾患である．症状は，咳嗽，喘鳴，胸苦しさ，呼吸困難で，夜間に症状が現れたり増悪することが多い．喘息患者は，過度な依存欲求が特徴とされているが，特異的なパーソナリティ傾向は認められていない．しかし，喘息をもつ人の30％が，パニック症または広場恐怖症の診断基準を満たしている．呼吸困難の恐怖が直接喘息発作を誘発することがあり，重度の不安は入院および喘息に関連した死亡率の増加と関連する．喘息患者に特定のパーソナリティ特性があると，肺機能の問題のみの場合に予想されるよりも，副腎皮質ステロイドと気管支拡張薬の使用が増加し，入院治療が長期化する．これらの特性には，強度の恐怖，情動不安定，拒絶に対する敏感性そして困難な状況下での忍耐の欠如が含まれる．

重症喘息患者の家族は，気分障害，心的外傷後ストレス障害，物質使用，反社会性パーソナリティ障害の有病率が期待値より高い傾向がある．このような傾向が，各患者の喘息の発症や持続にどのように関与しているかは未知である．家庭環境やその時の社会環境が，喘息の遺伝的素因と相互に作用して，臨床症状の起こり方や重症度に影響している可能性がある．この相互作用は，特に家族からの精神的独立への欲求や恐怖がしばしば服薬の遵守と入念な自己管理を巡る争いに陥る青年期に問題に

なることがある．

過換気症候群 過換気症候群の患者は，しばしば自分で気づかないうちに数分間速く深い呼吸をする．間もなく窒息，不安，眩暈，たちくらみの感覚を訴える．テタニー(tetany)，動悸，慢性痛，口唇と手指や足指の知覚異常も起こり，最終的に失神することがある．症状は，呼吸性アルカローシスを生じる極度のCO_2の減少によって引き起こされる．脳血管収縮は，脳組織P_{CO_2}低下によって生じる．

患者に紙袋(プラスチック製ではない)で呼吸させるか，できるだけ長く呼吸を停めさせて血漿P_{CO_2}を上昇させることで，発作を止めることができる．別の有効な対処法は，1，2分間患者に故意に過換気をさせ，症候群を説明することである．この方法はまた，たとえ致命的でなくても進行性の疾病に罹患しているのではないかと恐れている患者を安心させることができる．

慢性閉塞性肺疾患 慢性閉塞性肺疾患(chronic obstructive pulmonary disorder：COPD)は，3つの病態生理学的状態を特徴とする症候群を指しており，(1)慢性の咳と痰，(2)通常喫煙かα_1アンチトリプシン欠損症による肺気腫，(3)肺線維症や気道の狭窄化をもたらす炎症が認められる．喘息に関しては，パニック症や不安症の有病率は，COPDの患者の中では高い．不安症は，16～34％で生じ，一般人口の15％より高く，パニック症の有病率も8～24％で，一般人口の有病率の1.5％に比べて高い．

COPD患者は，交感神経刺激薬の吸入により症状が改善するが，2つの点を強調しておかなければならない．1つは，高用量の使用で低K血症を生じることがある．2つ目は，治療抵抗性の症状は経口α_2作動薬の過剰使用を招くことがあり，それが振戦，不安，睡眠障害などの副作用を高頻度に生じる．

COPDと診断されている59歳の女性喫煙者が，慢性的な疲労感と呼吸困難，ならびに抑うつ気分，希死念慮，そして錯乱からなる急性症候群を訴えて救急治療室を受診した．彼女は独り暮らしで，ごくたまに低流量でしか使用しない酸素補充タンクを空にしていた．彼女の担当医は1週間前に，増悪していく喀痰分泌に対してさらに積極的な治療を行うため，経口ステロイド薬をプレドニゾン1日10mgからデキサメタゾン(デカドロン)10mgに切り替えていた．動脈血ガス値は，中等度の低酸素血症と高炭酸ガス血症ならびに慢性的な代償性呼吸性アシドーシスを示しており，基本的に前回検査と変わりなかった．診察時，患者は興奮しており，日付，曜日，担当医の名前すらわからなかった．診察依頼を受けた精神科医はせん妄の可能性を考え，血清電解質検査を指示したところ，血糖値580 mg/dLであった．精神科医は，重度の高血糖による器質性精神疾患ならびに2次性気分障害と診断した．強いグルココルチコイド活性をもつ高力価の副腎皮質ステロイドへの変更が血糖値を著しく上昇させ，低酸素状態にあったこの年配女性に，せん妄と重度の気分障害をもたらしたのである．この患者は入院し，生理食塩水と少用量のインスリンの静脈内投与による高血糖に対する治療を受けた．翌日までに，彼

女の精神状態は正常に復し，希死念慮と抑うつ気分は消失した．(Michael G. Moran, M. D. のご好意による)

内分泌系

内分泌障害の理解は，それが非常に多いだけではなく，精神科疾患との鑑別が困難な症状を認めることがあるため重要である．内分泌疾患の身体的徴候は，診断の糸口になるが，常に存在するわけではない．内分泌障害の精神医学的症候への影響は，特に甲状腺と副腎障害について研究されてきた．生殖障害や先端巨大症やプロラクチン(PRL)産生腫瘍，そして副甲状腺機能亢進症などの他の内分泌障害における続発性精神症状については，より少しのことしかわかっていない．

甲状腺機能亢進症 甲状腺機能亢進症または甲状腺中毒症は，甲状腺における甲状腺ホルモンの過剰産生によってもたらされる．最も一般的な原因は，グレーブス病とも呼ばれる眼球突出性甲状腺腫である(カラー口絵の図13.5-1)．中毒性結節性甲状腺腫は，中高年患者において，原因の10％を占めている．甲状腺機能亢進症の身体徴候は，脈拍増加，不整脈，血圧上昇，細かな振戦，暑さへの不耐性，過剰な発汗，体重減少，頻脈，月経不順，筋力低下，眼球突出である．精神症状としては，神経質，疲労，不眠，気分不安定，不快気分がある．会話は促進し，過活動を示すことがある．認知症状には，注意持続時間の短縮，近時記憶の障害，過度の驚愕反応がある．重症患者は，幻視，妄想様観念，せん妄を示すことがある．甲状腺機能亢進症の一部の症状は，躁病の症状に似ているが，甲状腺機能亢進症と躁病との関連はほとんど知られていない．しかし，両方の障害が同じ患者で併存することもある．

グレーブス病の治療は，(1)プロピルチオウラシル(propylthiouracil：PTU)と抗甲状腺薬，(2)放射性ヨウ素(RAI)，(3)外科的甲状腺切除術である．例えば，プロプラノロール(インデラル)などのβアドレナリン受容体拮抗薬が症状を緩和することがある．

甲状腺結節性甲状腺腫の治療は，βアドレナリン受容体拮抗薬とRAIからなる．甲状腺炎の治療は，この状態が短期的であることから短期間(数週間)のβアドレナリン受容体拮抗薬によって行われる．精神症状がある患者には，中力価の抗精神病薬の方が低力価薬よりも好ましい．低力価薬は頻脈を悪化させることがあるからである．使用することがあるとすれば，同じ理由から三環系薬物は注意して用いなければならない．抑うつ的な患者は，SSRIに反応することが多い．一般に，精神症状は甲状腺機能障害の治療が成功すれば解消する．

甲状腺機能低下症 甲状腺機能低下症は，甲状腺ホルモンの産生不十分によって生じ，顕性あるいは無症候性のどちらかに分類される．顕性甲状腺機能低下症では，甲状腺ホルモン濃度が異常に低く，甲状腺刺激ホルモン(thyroid-stimulating hormone：TSH)が上昇し，患者には症状が認められる．無症候性甲状腺機能低下症では，患者の甲状腺ホルモン濃度は正常であるが，TSHが上昇する．

甲状腺機能低下症の精神症状は，抑うつ気分，無関心，記憶障害，その他の認知的欠陥である．また，甲状腺機能低下症は治療抵抗性うつ病の一因になることがある．粘液水腫精神病(myxedema madness)と呼ばれる幻聴と妄想症の精神病症候群が認められる患者がいる．重度の精神医学的症状(例えば，精神病あるいは自殺傾向のあるうつ病)を示す患者には，緊急な精神科治療が必要になる．甲状腺機能低下症患者では代謝速度が低下しているため，分解能が落ちて薬物の血中濃度を上昇させるため，向精神薬は低用量から開始すべきである．

無症候性甲状腺機能低下症 顕性甲状腺機能低下症によって発生するものより軽症であるものの，無症候性甲状腺機能低下症は，抑うつ症状と認知障害を起こすことがある．無症候性甲状腺機能低下症患者における，うつ病の生涯有病率は一般人口の約2倍である．このような患者は，抗うつ薬に対する反応が弱く，甲状腺機能が正常なうつ病患者よりリオチロニン(サイロニン)増強療法に反応する可能性が高い．

糖尿病 糖尿病は代謝と脈管系の障害であり，グルコース，脂質，蛋白質の代謝異常によって起こる．インスリン分泌または活性の障害が原因である．糖尿病は，精神病の治療に用いられるセロトニン-ドパミン拮抗薬(SDA)の重篤な長期的な副作用としても起こる．遺伝負因と家族歴は糖尿病の発症に重要であるが，突然の発症は，糖尿病の素因のある人が恒常性均衡を損なうほどの感情的ストレスと関連していることが多い．重要な心理的因子としては，欲求不満，孤独，そして落胆の感覚を引き起こすものがあげられる．糖尿病患者は病気に対して常にある程度の食事制限を維持しなければならない．しかし，抑うつ的になり落胆すると，彼らはしばしば自己破壊的に食べ過ぎたり飲み過ぎたりして，糖尿病を制御不能にする．この反応は，特に若年性あるいはⅠ型糖尿病の患者に多い．口唇的，依存的，母親の注意を引こうとする，過度に受動的などの用語が，そのような状態にある患者に適用される．

支持的精神療法が，この複雑な疾患の医学的管理において，患者の協力を得るのに有用である．治療者は，患者に自分が慢性的ではあるが管理可能な疾患をもっていることを認識させ，可能な限り普通の生活を送るように励まさなければならない．糖尿病患者では，ケトアシドーシスにより多少の暴力と錯乱が引き起こされることがある．より一般的には，低血糖(糖尿病患者が飲酒したときにしばしば起こる)のために，重度の不安状態，錯乱，行動障害が引き起こされることがある．低血糖による不適切な行動を，単純酩酊と区別しなければならない．

副腎疾患

クッシング症候群 自然発生的なクッシング(Cushing)

症候群は，副腎皮質機能亢進によってもたらされ，ACTH（副腎を刺激しコルチゾールを産生させる）の過剰分泌または副腎の病理（例えば，コルチゾール産生副腎腫瘍）によって発症する．最も一般的なクッシング症候群の病型であるクッシング病は，通常，下垂体腺腫によるACTHの過剰分泌によって起こる．

クッシング病の臨床的特徴は，頬骨弓周囲の脂肪組織の蓄積による特徴的な「満月様顔貌」または丸顔である．「野牛肩」(buffalo hump)を伴う体幹肥満は，頸部背側への脂肪沈着によるものである．蛋白質に対するコルチゾールの異化作用は，筋肉の萎縮，創傷治癒の遅延，打撲傷のできやすさ，そして皮膚の希薄化を起こし，腹部線条を出現させる（図13.5-2）．骨は骨粗鬆症となり，時に病的骨折と低身長をもたらす．精神症状はよくみられ，重度のうつ病から精神病性の特徴を伴う，または伴わない高揚感までさまざまである．

下垂体ACTH産生腫瘍の治療は，外科的切除または下垂体放射線治療である．コルチゾール産生に拮抗する薬物（例えば，メチラポン），あるいはACTHを抑制する薬物（例えば，シプロヘプタジン[ペリアクチン]）などのセロトニン拮抗薬が時折用いられるが，効果は限られている．

コルチゾン過剰症 精神症状は多種多様である．大多数の患者は疲労感を訴え，およそ75％が抑うつ気分を感じる．そのうち，約60％の患者が中等度あるいは重度のうつ病になる．うつ病の重症度は，クッシング症候群の基底にある病因には影響されないようである．抑うつ症状は，クッシング症候群の男性患者よりも女性患者に多くみられる．

情動不安定，易怒性，性欲低下，不安，刺激に対する過剰な感受性がよくみられる．身体症状とアイゼンク人格検査（Eysenck Personality Inventory）における高い神経症的傾向も報告されているが，コルチゾール濃度が正常化すると，著明に改善する．社会的引きこもりが，身体的な外見に対する羞恥心によって起こることがある．妄想，幻覚，そして離人感は5〜15％の症例にみられると推測される．認知の変化が起こることが多く，患者の約83％が集中力と記憶力の欠損を経験する．その欠損の程度は，血漿コルチゾールおよびACTH濃度と相関する．

躁病や精神病症状はうつ病よりはるかに少なく，患者の約3〜8％にみられるが，副腎癌の患者では40％に上昇する．しかし，医原性コルチゾン過剰症と副腎癌の場合は，躁病と精神病が優勢である．プレドニゾン治療中の患者の精神障害は，治療開始後2週間以内に出現し，男性より女性に多く起こる．

ステロイドの離脱も，精神障害，特に，うつ病，衰弱感，食欲不振そして関節痛を引き起こす．他のステロイド離脱症状としては，情動不安定，記憶障害やせん妄がある．離脱症状は，副腎皮質ステロイド中止後8週間は続くと言われている．

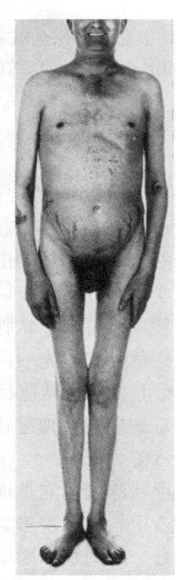

図 13.5-2 クッシング症候群．大腿筋の萎縮によって脚が痩せている．著明な皮膚線条を伴う腹部の若干の肥満も認められる．(Douithwaite AH, ed. *French's index of Differential Diagnosis*. 7th ed. Baltimore：Williams & Wilkins；1954 から許可を得て転載)

情動不安定あるいはうつ病の患者に筋力低下，肥満，糖尿病，皮下溢血，皮膚線条，ニキビ，高血圧そして女性では男性型多毛症や稀発月経または無月経が伴う場合は，内分泌学的評価を行うとよい．

高プロラクチン血症 下垂体前葉によって産生されるプロラクチンは，乳房からの乳汁産生を刺激し，母性行動を調節する．その産生は，視床下部弓状核の隆起漏斗系神経細胞によって産生されるドパミン（プロラクチン阻害因子としても知られる）によって阻害される．正常濃度（女性で5〜25 ng/ml，男性で5〜15 ng/ml）には日内変動があり，睡眠中に最大となる．運動や情動的ストレスによってプロラクチン濃度が上昇することがある．ドパミン活性を遮断する薬物（例えば，抗精神病薬）は，プロラクチン濃度を20倍にまで上昇させる．すべての抗精神病薬は，クロザピン（クロザリル）とオランザピン（ジプレキサ）を除いて，どれも同様にプロラクチン濃度を上昇させるようである．プロラクチン濃度を上昇させるその他の薬物には，経口避妊薬，エストロゲン，三環系薬物，セロトニン作動性抗うつ薬，プロプラノロールなどがある．甲状腺刺激ホルモン放出ホルモン（thyrotropin-releasing hormone：TRH）がプロラクチン放出を刺激するため，甲状腺機能低下症はプロラクチン濃度を上昇させる．生理的高プロラクチン血症は，妊娠中と授乳中の女性に起こり，乳頭刺激もプロラクチン濃度を上昇させる．

両親との別離やアルコール依存症の父親との生活などの小児期の心的外傷体験は，高プロラクチン血症の素因になると報告されている．ストレスになる生活上の出来

事もまた，プロラクチン濃度上昇がなくても起こる溢乳と関連する．低いプロラクチン濃度は，性欲の減退と関係している．高プロラクチン血症は勃起障害や性興奮不全症(anorgasmia)などの性機能障害を引き起こす．

皮膚障害

心身症性皮膚疾患(psychocutaneous disorder)は，精神症状がストレス，そして精神疾患によって誘発されたさまざまな皮膚疾患を含んでおり，皮膚が思考障害，行為の障害，知覚障害の対象となっている．ストレスといくつかの皮膚障害の関連が長年疑われてきたが，ストレスの軽減あるいは合併する精神疾患の治療が，皮膚疾患の結果を改善させたかどうかを調べた十分な対照研究はほとんどない．神経系，免疫系，そして内分泌系の相互作用の証拠が，精神異常性皮膚症の理解を向上させたが，能力を奪うこれらの障害とその治療についてのさらなる研究が必要である．

アトピー性皮膚炎 アトピー性皮膚炎(アトピー性湿疹または神経皮膚炎とも呼ばれる)は，瘙痒症と炎症(湿疹)を特徴とする慢性皮膚疾患であり，しばしば紅斑性，瘙痒性，全身性斑状発疹として始まる．アトピー性皮膚炎患者は，臨床対照群および健常対照群よりも不安と抑うつを呈する傾向がある．不安あるいはうつ病は，引っ掻き行動を誘発することでアトピー性皮膚炎を悪化させ，抑うつ症状は瘙痒感を増幅するようである．アトピー性皮膚炎の小児の研究では，行動上の問題を抱える児が，より重度の病状をもつことが明らかになった．自立を促す家庭においては，児の症状はより軽かったが，親の過保護は，引っ掻き行動を増悪させた．

乾癬 乾癬は，慢性の再発性の皮膚病であり，鱗屑の下に光沢のある均質な紅斑を伴う銀色の鱗屑を特徴とする病変である．生活の質(quality of life：QOL)における乾癬の有害な影響を制御することは困難であり，さらに乾癬を誘発するストレスになりかねない．ストレス起因性の乾癬を訴える患者は，ストレスになる大きな生活上の出来事ではなく，乾癬によって外見が悪くなることや社会的烙印(social stigma)によってもたらされる疾病関連のストレスに言及することが多い．乾癬に関わるストレスは，乾癬症状の重症度あるいは慢性度よりも，乾癬患者の対人関係における固有の心理社会的困難と，より深い関係があるのであろう．

対照研究において，乾癬患者は不安と抑うつが高く，シゾイド(統合失調質)，回避性，受動攻撃性，強迫性などのさまざまなパーソナリティ障害との併存が多く認められている．患者の乾癬重症度の自己申告は，うつ病や自殺念慮と直接相関し，うつ病が併存する乾癬患者では，瘙痒に対する閾値が低かった．男性乾癬患者による大量のアルコール摂取(1日あたり80 g以上のエタノール)は，治療効果が上がらないことを予測させる．

心因性剝脱 心因性剝脱(心因性瘙痒症とも呼ばれる)は，瘙痒あるいはその他の皮膚感覚への反応として，あるいは痤瘡のような既存の皮膚疾患による皮膚の異常部位を取り除きたいという衝動から，引っ掻きや摘み取ることで引き起こされた病変である．病変は，患者が容易に手の届く範囲(例えば，顔，上背，上・下肢)に概ねみつかり，直径数ミリで浸潤したり痂皮化したり，あるいは瘢痕化しており，場合によっては炎症後色素沈着減少または色素沈着過剰を認める．心因性剝脱の行動は，反復的で儀式的，緊張の減少という点で強迫症と似ていることがあり，患者は剝脱に抵抗しようと試みるが，失敗することが多い．皮膚は重要な性感帯であり，フロイトは無意識の性衝動に影響されやすいと考えていた．

限局性瘙痒症

肛門瘙痒症 肛門瘙痒症の研究では，一般的に局所的刺激(例えば，蟯虫，刺激となる排泄，真菌感染)あるいは全身的な要因(例えば，栄養失調，薬物中毒)の病歴が明らかになる．しかし，肛門瘙痒症は，治療的処置を続けていても反応することは少なく，自らの引っ掻きと度重なる炎症によって慢性化することが多い．瘙痒感による苦痛により，仕事や社会活動がしばしば妨げられる．多くの患者の調査から，パーソナリティの偏向が疾患に先行することが多く，情緒障害がしばしばこの疾患を誘発し，持続させることが明らかになった．

外陰部瘙痒症 肛門瘙痒症と同様，特定の局所的あるいは全身性の身体疾患が外陰部瘙痒症で明らかになることがあるので，明白な精神病理が存在するからといって，十分な身体的診察を必要としない理由にはならない．患者の中には，擦ったり引っ掻いたりすることで派生する快楽を意識している者もいる——それが自慰の象徴であることを認識している——が，しばしば悦びの要素は抑圧される．長期的な性的欲求不満の背景をもつ患者もおり，それが瘙痒症の発症時にしばしば増悪することもある．

多汗症 恐怖，怒り，そして緊張した状態は，主に手掌，足底，腋窩の汗の分泌を促進する．情動の変化への反応における精神性発汗の感受性は，皮膚電気反応(心身相関研究の重要な手段)，バイオフィードバックそしてポリグラフ(うそ発見器)による汗の測定根拠となっている．長引く情動的ストレスの条件下では，過剰な発汗(多汗症)は，二次的な皮膚の変化，発疹，疱疹，感染に至ることがあり，そのため多汗症が，本来情動とは関係ない皮膚疾患の基礎になっていることがある．基本的に，多汗症は自律神経系を介した不安現象とみなすべきであり，薬物誘発性の多汗症と区別すべきである．

蕁麻疹 精神的要因は，ある種の蕁麻疹の発現に関係している．ほとんどの精神医学的研究は慢性特発性蕁麻疹を対象としている．蕁麻疹について，特定の個人的葛藤と蕁麻疹との間に関連が見出せなかったため，初期精神力動的理論は捨て去られた．慢性特発性蕁麻疹の患者は，抑うつや不安を示すことが多いが，女性はより深刻な精神症状を起こしやすい．しかし，精神症状が蕁麻疹を原因としているのか，精神症状が蕁麻疹の発症あるいは悪

化の原因因子として働いているのかは不明である．対照研究では，ストレスとなる生活上の出来事と蕁麻疹の発症との間に関連が見出されている．ストレスは血管作動性腸ペプチドやP物質などの神経ペプチドの分泌を促し，それによって血管拡張が起こり蕁麻疹の腫れが拡がる．

筋骨格系

　筋骨格系の障害は，筋肉や関節の症状を主とする多様な症候群ならびに疾患の総称である．これらの障害の精神科医との関わりは，精神疾患との相関が一貫して観察されることによる．筋骨格障害患者の多くは，併発する精神医学的障害の存在を示唆する付加的症状や徴候を示す．これらの併存する精神疾患は，病気によって強いられた喪失や不快感に対する心理的反応の結果であったり，中枢神経系における疾病過程によってもたらされるものであったりする．

慢性関節リウマチ　慢性関節リウマチは，関節の炎症によって起こる慢性筋骨格痛を特徴とする疾患である．この疾患の主要な原因は，遺伝，アレルギー，免疫，そして心理的要因である．

　ストレスは，免疫抑制を起こして慢性関節リウマチやその他の自己免疫疾患の原因になることがある．うつ病は，慢性関節リウマチ患者の約20％に併存している．うつ病を併発する者は未婚であることが多く，この疾患の罹病期間が長く，そして他の身体疾患も併発していることが多い．うつ病のある慢性関節リウマチ患者は，うつ病のない同程度の客観的関節活動制限のみられる患者と比べて，一般により低下した機能状態，頻繁な関節痛の訴え，顕著な痛み，受診頻度の高さ，起き上がれない日の多さ，就労不能であるものが多い．

　向精神薬が一部の患者で有効な場合がある．疼痛によりしばしば障害される睡眠は，非ステロイド系抗炎症薬（nonsteroidal anti-inflammatory drug：NSAID）とトラゾドン（デジレル）またはミルタザピン（レメロン）の組み合わせによって改善するが，起立性低血圧に関して注意を促す必要がある．三環系薬物は，気分を切り換える利点とは別に軽い抗炎症性作用を発揮するが，抗コリン作用（三環系薬物で顕著で，セロトニン作動薬物にも存在する）により，この疾患の一部の患者では口腔内乾燥と眼球乾燥を増悪させる．

全身性エリテマトーデス　全身性エリテマトーデスは，原因不明の結合組織疾患であり，皮膚，関節，腎臓，血液，中枢神経系を含む多臓器の再発性の破壊性炎症を特徴とする．この障害は，非常に予測不能で，しばしば機能障害を起こし，容姿を損ねる可能性があり，その治療は毒性を現す可能性のある薬物の投与を要する．精神科医は，患者と治療スタッフとの間に陽性関係を築き，スタッフの寛容な態度を保証することで援助することができる．支持的精神療法は，患者ができるだけ効果的に障害に対処するのに必要な知識と成熟を得るのに有用である．

腰痛　腰痛は，1500万人近くの米国人に認められ，保険会社による失業補償ならびに逸失利益補償の主要な原因の1つとなっている．徴候および症状は，患者によってさまざまであり，耐え難い疼痛，制限された動き，知覚異常，脱力感あるいは知覚麻痺からなり，不安，恐怖，さらにはパニックを伴うことがある．好発部位は，下部腰椎，腰仙骨部，仙腸骨部であり，しばしば坐骨神経痛を伴い片側あるいは両側臀部に沿って，あるいは坐骨神経の分布に従った放射の痛みが起こる．腰痛は椎間板ヘルニア，背骨の骨折，下部脊椎の先天的欠損，靭帯の肉離れによって引き起こされることがあるが，多くは心身症的である．診察を行う医師は，軽度の背部外傷の既往に引き続いて機能不全となるほど重篤な痛みが起こった患者には，特に注意する必要がある．心的外傷またはストレスとともに痛みが始まったと訴える患者もいるが，数カ月にわたって徐々に痛みが進展する患者もいる（おそらく50％）．痛みに対する患者の反応は，過剰に情動的で，過度の不安と抑うつを伴う．さらに，痛みの分布が正常な神経解剖学的な分布に沿うことは稀であり，部位と痛みの強さはさまざまである．

　治療には，生理学的要素（血管れん縮）について患者に教示し，無意識の情動，特に激しい怒りによって生じる無意識の感情と葛藤の作用についての理解を促すことが含まれる．それによって患者は，意識が葛藤に対処しなくて済むように，心的痛みを身体的痛みで置換していることを理解する．身体活動は可能な限り早く回復させねばならず，脊柱徒手整復や型どおりの理学療法のような治療は行うとしても最小限にとどめる．

線維筋痛症　線維筋痛症は，筋肉，靭帯，腱などの軟部組織の痛みとこわばりを特徴とする．「圧痛点」（trigger point）と呼ばれる敏感な局所的部位が存在する．頸部と胸部に最も多いが，腕，肩，腰，脚に位置することがある．男性より女性に多く，病因はわかっていないが，発症部位における酸素の灌流を妨害する局所的動脈れん縮を引き起こすストレスによって誘発されることが多い．痛みは不安，疲労，痛みによる不眠を引き起こす．特異的な臨床検査所見は得られていない．診断は，リウマチ性疾患または甲状腺機能低下症を除外した後に下される．線維筋痛症は，しばしば慢性疲労症候群とうつ病でみられる．

　アスピリンやアセトアミノフェンのような鎮痛薬は，痛みに有用である．麻薬の使用は避けるべきである．一部の患者は，非ステロイド性抗炎症薬に反応する．より重症の患者の場合は，発症部位への麻酔薬（例えば，プロカイン）の注射に反応することがある．ステロイド注射は，通常認められていない．患者に，ストレス，れん縮，痛みの関係を説明しなければならない．弛緩訓練と圧痛点のマッサージも有効なこともある．抗うつ薬，特にセルトラリン（ジェイゾロフト）は有望な結果を示している．精神療法は，線維筋痛症の本質に対する洞察がもて

る患者には行ってもよいであろうし，患者が，心理社会的ストレス因子を特定し取り組むのに有用であろう．

頭痛

　頭痛は，最も多い神経症状で，最もよくある愁訴である．毎年，人口の約80％が少なくとも1回は頭痛を起こし，10～20％が頭痛を主訴として受診する．頭痛はまた，欠勤や社会的および個人的な活動から逃避する原因にとなることが多い．

　ほとんどの頭痛は，明らかな器質的疾患と関連せず，情動的ストレスの際に頭痛を起こしやすい者が多い．さらに，不安症や抑うつ障害を含む多くの精神疾患において，頭痛はしばしば主要症状になる．頭痛患者は，プライマリケア医や神経内科医によって，頭部MRIを含む広範な精密検査が実施された後に精神科医に紹介されることが多い．一般的な頭痛の愁訴に対する精密検査の結果はほとんど陰性で，そのような結果は患者と医師双方に不満をもたらすことがある．心理学的疾患に精通していない医師は，病気でないと伝えて，患者を安心させようとする．しかし，安心させようとするこの行為が逆効果になり，患者の不安を増強し，痛みが本物か想像上のものなのかに関して医師患者間に軋轢を生じさせることがある．心理的ストレスは，通常，根底にある主な原因が身体的か心理学的かにかかわらず，頭痛を増悪させる．

片頭痛（血管性頭痛）と群発性頭痛　片頭痛（血管性頭痛）は，反復性の片側性頭痛を特徴とする発作性障害であり，視覚および消化器系障害（例えば，悪心，嘔吐，羞明）を伴うことと伴わないことがある．これらはおそらく，脳血液の機能障害によって引き起こされる．循環エストロゲンによって片頭痛が促進されることがあり，これが女性の高い有病率に寄与している可能性がある．ストレスもまた誘発因子であり，片頭痛をもつ多くの者は，過剰に制御され，完璧主義で，怒りを抑えることができない．群発性頭痛は片頭痛と関連する．これらは片側性であり，1日に最大8回起こり，瞳孔収縮，眼瞼下垂，発汗を伴う．

　片頭痛と群発性頭痛は，前駆期中にエルゴタミン酒石酸塩（カフェルゴット）と鎮痛薬を投与することで最も効果的に治療される．プロプラノロールあるいはベラパミル（ワソラン）の予防的投与は，頻繁に頭痛が起こる場合に有用である．スマトリプタン（イミグラン）は，片頭痛の短期的治療に効果があり，発作を止めることができる．SSRIも予防に有用である．葛藤とストレスの影響を減少させるための精神療法や行動療法的技法（例えば，バイオフィードバック）が有用であると報告されている．

緊張性（筋収縮性）頭痛　情動的ストレスは頭頸部筋の遷延性収縮を起こし，それによって数時間にわたる血管収縮と虚血が引き起こされることがある．時にきつい輪のように感じられる鈍い疼く痛みが後頭部下位で発生し，頭部全体に拡がる．頭皮に触られると痛むことがあり，片頭痛と対照的に，頭痛はふつう両側性で，前駆症状，吐き気，嘔吐はない．緊張性頭痛は偶発性あるいは慢性であり，特に前駆症状を伴う，または伴わない片頭痛と区別しなければならない．

　緊張性頭痛はしばしば不安やうつ病と関連し，情動的ストレスを感じている人の約80％に起こる．張り詰めた，神経質で競合的な性格の人は，この障害に特に陥りやすい．初期段階では，抗不安薬，筋弛緩薬，頭頸部のマッサージまたは温湿布が有効であり，うつ病が根底にある場合には抗うつ薬が処方される．精神療法は，緊張性頭痛で慢性的に苦しんでいる人には有効な治療法である．緊張を避けることや付き合い方を学ぶことが，最も有効な長期的治療の取り組みとなる．前頭筋あるいは側頭筋からの筋電図（electromyogram：EMG）フィードバックを用いたバイオフィードバックが，一部の患者で有効である．弛緩訓練や瞑想が有効な患者もいる．

心身症の治療

　心身症患者を治療する精神科医や他科の医師の重要な役割は，治療過程を最適なものにするために，患者の行動を変えるように動機づけることである．これには，生活様式における全体的な変化（例えば，休暇をとる），あるいはより特異的な変化（例えば，禁煙する）が必要になる．これらが実行されるか否かは，医師-患者関係の質に依存する．医師が良好な疎通性（rapport）を築けないと，患者が好転することはない．

　理想的には，医師と患者双方が協力して行動方針を決定する．時にこれは，医師と患者がさまざまな選択肢を検討し，合意に基づき目的という妥協点に行き着く交渉術に似ている．

ストレス管理と弛緩療法

　認知行動療法は，ストレスのかかる生活上の出来事に対する反応をより上手に管理できるようにする方法として，ますます用いられるようになっている．この治療法は，ストレスになる事象についての認知的評価とその評価に基づく対処行動が，ストレス反応を決定する際に主要な役割を演じるという概念に基づいている．ストレス管理に対する認知行動療法の取り組みは3つあり，(1)ストレスとなる出来事の自分自身の認知的評価の仕方について，より気づけるよう手助けし，(2)ストレス源に対する患者の評価が，いかに陰性的な情動と行動の反応に影響を及ぼすかということを教育し，そのような評価を変えられるように概念の再構築を手助けし，(3)さまざまな有効な認知的・行動的ストレス管理術を発展させ継続していく方法を教える．

ストレス管理訓練　ほとんどすべてのストレス管理プログラムの核となる5つの技能，すなわち内省（self-observation），認知的再構築（cognitive restructuring），弛緩訓練（relaxation exercise），時間管理（time management），問題解決（problem-solving）がある．

内省 その日に起こった苦しい,もしくはストレスとなる出来事に自分がどのように反応したか記録していくために,患者に日記をつけさせる.特定のストレス(例えば,配偶者との口論)が,徴候や症状(例えば,頸部痛)を引き起こす場合がある.

認知的再構築 自分の不適応的指向,とらわれや思惑に気付き,それを変えていけるように援助する.否定的な思い込みを建設的なものに修正するように指導する.

弛緩訓練 ジェイコブソン(Edmund Jacobson)は1938年に,バイオフィードバックで用いるような機器を使用せずに弛緩する方法として,漸進的筋弛緩法(progressive muscle relaxation)と呼ばれる方法を開発した.患者は「緊張性頭痛」に関与する筋肉群を弛緩するように指導される.彼らが筋緊張をもたらす状況に遭遇し,それに気づいた時に弛緩するよう訓練される.この方法は,系統的脱感作法(systematic desensitization)の一型であり,行動療法の一種である.

催眠 催眠は,禁煙と食事の変化を増強するのに効果的である.嫌悪感を作り出す心象(例えば,タバコは不快な味がする)と組み合わせて用いられる.患者によっては,やや高い再発率を示し,催眠療法を繰り返す必要がある(通常,3〜4セッション).

バイオフィードバック ミラー(Neal Miller)は,1969年に彼の先駆的な論文である「内臓と腺性応答の学習」(Learning of Visceral and Glandular Responses)を発表し,動物における不随意自律神経系によって制御されるさまざまな内臓応答が,実験室で行われたオペラント条件付けを介して達成された学習によって修正されることを報告した.これは,人間も血管収縮,心臓律動,心拍数のような特定の不随意生理応答の制御を学ぶこと(バイオフィードバックと呼ばれる)ができるという考えを導いた.これらの生理的変化は,特定の心身症の発症と治療,治癒に重要な役割を果たしていると考えられる.このような研究は,人間が意識的な学習によって心拍数と収縮期血圧を,実際に制御できることを確認した.

バイオフィードバックとそれに関連した技法は,緊張性頭痛,片頭痛,レイノー病に有効である.バイオフィードバック技法は初期には本態性高血圧の治療において有望な結果が得られていたが,弛緩訓練の方がバイオフィードバックよりも好ましい長期的効果をあげている.

時間管理 時間管理技法は,日常生活にバランス感覚を取り戻す手助けを目的とする.第1段階として,現在の時間の使い方の認識を強化させる.この目的のために,日々の時間をどのように使ったかを,特に重要な項目(例えば,仕事,家族,運動,余暇などの活動)に費やした時間に注意して記録していくことが要求される.あるいは,患者の生活の中で重要な領域をあげさせ,2つの時間的見積もりを作らせる.すなわち,(1)彼らが現在,それらの活動に従事するのに費やしている時間と,(2)彼らがこれらの活動に従事して過ごしたいと思う時間である.しばしば,個人が重要と考える活動に費やしたいと考える時間と,彼らが実際に費やしている時間の間には,相当な開きがある.この違いの認識によって,変化を起こそうとすることへの動機付けが増強するのである.

問題解決 最終段階は問題解決であり,患者は,問題状況に対する最善の解決法を適用しようと試み,治療者とともに自分の進歩を評価する.

参考文献

Calvillo-King L, Arnold D, Eubank KJ, Lo M, Yunyongying P, Halm EA. Impact of social factors on risk of readmission or mortality in pneumonia and heart failure: systematic review. *J Gen Intern Med.* 2013;28(2):269–282.

Creed F. Gastrointestinal disorders. In: Sadock BJ, Sadock VA, eds. *Kaplan & Sadock's Comprehensive Textbook of Psychiatry.* 9th ed. Vol. 2. Philadelphia: Lippincott Williams & Wilkins; 2009:2263.

Desan P. Psychosomatic medicine revisited. *Primary Psychiatry.* 2005;12:35.

Drossman DA, Toner BB, Whitehead WE, Diamant NE, Dalton CB, Duncan S, Emmott S, Proffitt V, Akman D, Frusciante K, Le T, Meyer K, Bradshaw B, Mikula K, Morris CB, Blackman CJ, Hu Y, Jia H, Li JZ, Koch GG, Bangdiwala SI. Cognitive-behavioral therapy versus education and desipramine versus placebo for moderate to severe functional bowel disorders. *Gastroenterology.* 2003;125:19.

Enck P, Bingel U, Schedlowski M, Rief W. The placebo response in medicine: Minimize, maximize or personalize? *Nat Rev Drug Discov.* 2013;12(3):191–204.

Guidi J, Rafanelli C, Roncuzzi R, Sirri L, Fava GA. Assessing psychological factors affecting medical conditions: Comparison between different proposals. *Gen Hosp Psychiatry.* 2013;35(2):141–146.

Halder SL, Locke GR 3rd, Talley NJ, Fett SL, Zinsmeister AR, Melton LJ 3rd. Impact of functional gastrointestinal disorders on health-related quality of life: A population-based case-control study. *Aliment Pharmacol Ther.* 2004;19:233.

Holwerda TJ, Deeg DJ, Beekman AT, van Tilburg TG, Stek ML, Jonker C, Schoevers RA. Feelings of loneliness, but not social isolation, predict dementia onset: results from the Amsterdam Study of the Elderly (AMSTEL). *J Neurol Neurosurg Psychiatry.* 2014;85(2):135–142.

Maeda U, Shen BJ, Schwarz ER, Farrell KA, Mallon S. Self-efficacy mediates the associations of social support and depression with treatment adherence in heart failure patients. *Int J Behav Med.* 2013;20(1):88–96.

McLean DE, Bowen S, Drezner K, Rowe A, Sherman P, Schroeder S, Redlener K. Asthma among homeless children: Undercounting and undertreating the underserved. *Arch Pediatr Adolesc Med.* 2004;158:244–249.

Moran MG. Respiratory disorders. In: Sadock BJ, Sadock VA, eds. *Kaplan & Sadock's Comprehensive Textbook of Psychiatry.* 9th ed. Vol. 2. Philadelphia: Lippincott Williams & Wilkins; 2009:2289.

Poricelli P, Affatati V, Bellomo A, De Carne M, Todarello O, Taylor GJ. Alexithymia and psychopathology in patients with psychiatric and functional gastrointestinal disorders. *Psychother Psychosom.* 2004;73:84.

Rietveld S, Creer TL. Psychiatric factors in asthma: Implications for diagnosis and therapy. *Am J Respir Med.* 2004;2:1–10.

Shapiro PA, Lawson RW. Cardiovascular disorders. In: Sadock BJ, Sadock VA, eds. *Kaplan & Sadock's Comprehensive Textbook of Psychiatry.* 9th ed. Vol. 2. Philadelphia: Lippincott Williams & Wilkins; 2009:2250.

Singh JA, Lewallen DG. Medical and psychological comorbidity predicts poor pain outcomes after total knee arthroplasty. *Rheumatology.* 2013;52(5):916–923.

Smith TW. Hostility and health: Current status of psychosomatic hypothesis. In: Salovey P, Rothman AJ, eds. *Social Psychology of Health.* New York: Psychology Press; 2003:325–341.

13.6 作為症/虚偽性障害

作為症(factitious disorder;訳注:DSM-IVでは虚偽性障害と訳されていた)の患者は,罹病の有無にかかわらず,医学的注目を浴びたいがために疾病をまねたり,引き起こしたり,あるいは悪化させたりする.したがって,そのような患者は,自分自身,自分の子ども達,または家族に対して,痛みや変形を伴う傷害,あるいは生命を脅かすような傷害を負わせることがありうる.そのようなことを起こす動機としては,義務を回避したいわけで

もなく，経済的恩恵を受けたいわけでもなく，これといって具体的なものがない．その目的はただ1つ，治療を受けて医療制度の中に参加したいだけである．

作為症は，罹病率に著しく影響を与え，時には死亡率に対しても関与する．したがって，患者の訴えが仮に偽りのものであったとしても，このような患者に対する臨床医学的・精神医学的な治療の必要性を真摯に考慮すべきである．例えば，医師の娘である手術室勤務の女性技士が，緑膿菌を繰り返し自己注射し，そのため多発性の敗血症発作と両側性腎不全を引き起こして死亡したことがあった．このような死亡例は稀ではない．1951年刊行の「ランセット」(Lancet)に掲載された論文の中で，アッシャー(Richard Asher)は，入院を続けたり，病院を渡り歩くために，自分の個人史を潤色し，症状を慢性的に捏造する症候群に対して，「ミュンヒハウゼン症候群」(Munchausen syndrome)という造語を用いた．この名前は，ドイツの騎兵隊将校であるミュンヒハウゼン男爵(1720～1791)にちなんでつけられた(図13.6-1)．

疫　学

作為症に関する包括的・疫学的なデータはない．限定的な研究報告から，作為症の患者割合は，精神医学的診察を受けた患者のうち概ね0.8～1.0％を占めるであろうと示唆されている．身体的な徴候や症状を示す症例と比べ，偽りの心理学的徴候や症状を示す症例はずっと少ない．病院側の注意を促すために，仮病を使う患者に関するデータバンクが開設されている．そうした人々の多くは，病院を転々とし，名前を変え，さまざまな疾病を装い，入院場所を捜している．

ミュンヒハウゼン症候群の症例では，その約3分の2が男性患者で占められる．患者には，白人の中年層で無職で独身，そして社会的・家族的なつながりをもっていないという傾向がみられる．一方，身体的な徴候や症状を伴う作為症と診断される症例では，その大部分が女性患者で占められ，男女比は1対3である．通常は年齢が20～40歳のあいだで，介護関連または保健医療関連の職歴あるいは教育歴をもっている．身体的な作為症は，文献では4～79歳までの範囲で症例が報告されているものの，一般的には患者が20代または30代になってから発現する．

「代理人による虚偽性障害」(factitious disorder by proxy；訳注：DSM-Ⅳにおける研究用基準案の1つ)は，DSM-5では「他人に負わせる作為症」(factitious disorder imposed on another)と呼ばれており，母親が乳児または年少期の子どもに対して障害を与えることが最も多い．この行為は稀少または過小に評価されているが，米国で毎年報告される児童虐待の症例のうちの0.04％未満，言い換えれば，報告される児童虐待300万事例のうちの1000事例程度が「代理人による虚偽性障害」の症例で占められていることになる．質の高い疫学的データは

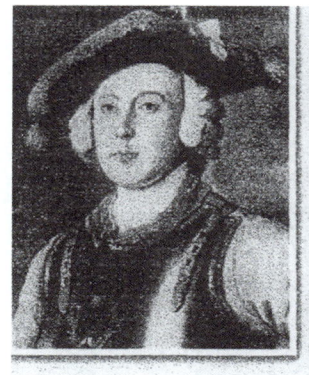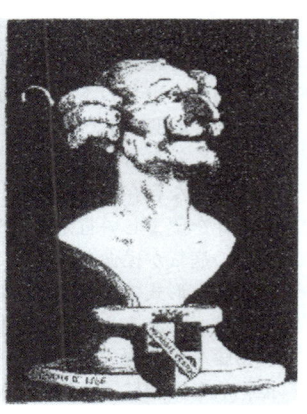

図13.6-1　ミュンヒハウゼン男爵(Baron Karl Friedrich Hieronymus von Münchausen. 1720～1797)．左図：ミュンヒハウゼン男爵が戦闘用鎧を装着している1750年の肖像画で，画家ブルックナー(G. Bruckner)の作品．ミュンヒハウゼン男爵は，オスマントルコ帝国との戦争でロシア軍に従軍していた貴族の1人であったが，退役後に戦争での冒険談を奇想天外な話に潤色して友達たちを楽しませた．ミュンヒハウゼン男爵のほら話は，ルドルフ・エリッヒ・ラスペ(Rudolph E. Raspe)によって出版されてから有名になった．右図：ミュンヒハウゼン男爵を風刺した挿絵で，19世紀の画家ギュスターヴ・ドレ(Gustave Doré)の作品．この男爵と同様に，作為症患者がたとえしばしば風刺画のように見える行動をとるとしても，尊敬に値する1人の人間として遇するべきである．(本肖像画はベルナルド・ヴィーベル[Bernard Wiebel]氏のご好意による．http://www.Muenchhausen.ch．実物の肖像画は第二次世界大戦時に消失した．ギュスターヴ・ドレ(Gustave Doré)作の挿絵．*The Adventures of Baron Munchausen, One Hundred and Sixty Illustrations by Gustave Doré* から転載．New York：Pantheon Books；1944)

不足しているが，以下で別途に論じる．

併存疾患

作為症と診断される多くの人々には，精神医学的診断(例えば，気分障害，パーソナリティ障害，あるいは物質関連障害)が併存している．

病　因

心理的要因

作為症の精神力動的基盤については，まだ十分には理解されていない．その理由は，作為症の患者が精神療法の探求過程にうまくのれないためである．患者は，身体症状であるから，心理学的な治療は役に立たないと主張することもある．非公式の症例報告からは，そうした患者の多くが小児期に虐待あるいは何らかの剥奪を受けており，その結果として，発達早期から頻繁に入院していることが指摘されている．そのような環境においては，患者が病院に留まることは外傷的な家庭状況からの逃避

とみなされ，患者は自分を愛し世話してくれる人々(主に医師，看護師，病院の職員)を見出すであろう．また，対照的に，患者の本当の家族は，母親が拒否的態度を示したり，父親不在であることが多い．患者の生活史では，自分の片親あるいは両親のことを，親密な関係をもてない拒絶的な存在であると受けとめている．それゆえ，親子の絆を望ましい肯定的なものに作り変えるために正真正銘の病気が模倣される．この障害は繰り返される強迫行為の一形式であり，患者は受容されて愛されることはもうないであろうと思う反面，それらを捜し求めるという葛藤を繰り返す．したがって，患者は，医師や職員を拒絶的な両親に置き換えているのである．

外科的手術や侵襲的診断検査のような苦痛を伴う処置を求める患者は，マゾヒズム的パーソナリティをもっていることがあり，処置に伴う痛みが，想像上あるいは現実で起こした過去の過ちに対する罰としての役目を果たしている．患者の中には，重篤な身体疾患あるいは入院体験という過去の早期の心的外傷を克服するために，患者の役割を演じて入退院を繰り返し，苦痛と恐怖を伴う経験を何度も再体験する者がいる．精神疾患を装う患者は，自分が模倣したい精神疾患によって入院したことのある親族をもっている場合がある．そのような同一化により，患者はその親族との再結合を魔術的な方法で求めているのである．

患者の多くは，境界性パーソナリティ障害をもつ者の特徴である未熟な同一性と障害された自己像をもっている．また，パーソナリティがあたかもその周りにいる誰かの同一性を借りてきたもののようにみえる患者もいる(as-if personality)．もしこのような患者が医療従事者であるならば，彼らは自分が接触している患者と自分自身とを区別できないことが多い．作為症の稀な事例として，患者が偽りの疾患を作り上げるのに他者が協力するか，あるいはそれを奨励していることがある．大多数の患者は作為症を1人で演ずるが，症例によっては友人または親戚が疾患を作り上げるのに関与している場合もある．

重要な防衛機制として，抑圧，同一化，攻撃者との同一化，退行，象徴化があげられる．

生物学的要因

脳の機能不全を作為症の1つの要因としてあげている研究者もいるが，それは次のような仮説に基づいている．すなわち，ミュンヒハウゼン症候群患者でみられる空想虚言(pseudologia fantastica)や常軌を逸した行動は，障害された情報処理過程によるものと考えられる．しかし，それを示す遺伝子型は証明されておらず，脳波学的研究においても作為症の患者に特異的な異常所見は見出されていない．

診断と臨床像

作為症は，身体的または心理的な徴候・症状を作り上

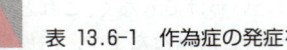
表 13.6-1　作為症の発症を疑うべき所見

これまでの医学的理解または精神医学的理解を越えた異常で劇的な症状が出現する．
発現症状が通常の治療または投薬に対して適切に反応しない．
他の症状から回復しても新たな異常症状が出現する．
診療または検査を切望する，あるいは症状を細かく説明したがる．
付帯的情報への接触に応じようとない(例えば，情報公開の同意署名を拒否する，あるいは家族や友人の連絡先情報の提供を拒否するなど)．
広範囲にまたがる病歴がある，あるいは手術の多さを示す証拠がある．
薬物アレルギーが数多くある．
医療関係の専門家である．
来訪者が非常に少ない
症状の異常な悪化，あるいは治療への異常な反応を予測できる．

Dora L. Wang, M.D., Seth Powsner, M.D., and Stuart J. Eisendrath, M.D. による．

げることである．作為症の発症を疑うべき所見を表13.6-1に示した．精神医学的診察に際しては，連絡のとれる友人や親族，あるいは他者からの確実な情報を重視すべきである．その理由は，信頼できる外部からの情報は，患者の疾患の嘘の部分を露わにすることが多いからである．時間を要する退屈なことではあるが，入院歴や受診歴について，患者によって提示されたすべての事実を確かめることが不可欠である．

一般に仮病が疑われた症例の50%程度で精神医学的評価が必要とされる．精神科医は，作為症の診断を裏づけるように求められることが多い．そうした環境下では，けんか腰，言い逃れ，あるいは病院からの逃走を招くような質問，つまり鋭い質問あるいは非難するような質問は避ける必要がある．積極的な直面化(confrontation)を行うと，実際に精神病を引き起こすリスクがある．なぜなら，仮病が適応的な機能として役立っており，さらなる解体を防ぐ必死の企てとなる場合もあるからである．

作為症は，仮病の徴候または症状の現れ方により2つの病型に分けられる．1つは心理的症状が顕著な作為症，もう1つは身体的症状が顕著な作為症であるが，両方の病型が同時に起こることもある．DSM-5では，この2つの病型は区別されておらず，「自分自身に負わせる作為症」，「他人に負わせる作為症」(代理人による作為症)に分かれている．心理的症状また身体的症状の臨床像については，これから先の項目で個別に議論して検討する．

心理的徴候と症状の優勢な作為症

精神症状が仮病であると判断される場合もあるが，そのように決定を下すことは困難であり，長い経過観察の後に初めてわかることが多い．捏造される症状としては，

抑うつ，幻覚，解離と転換症状，奇異な行動などが多い．患者の状態は型どおりの治療を行っても改善しないために，向精神薬の大量投与や電気けいれん療法が行われることもある．

作為症の心理学的症状は，偽詐病(pseudomalingering)現象と類似しており，無傷な自己像を維持したいという欲求を満足させるものと解釈される．この自己像は意識的な努力によって制することができない心理的問題の存在を認めれば傷つけられてしまう．そのような場合，欺瞞が一時的に自我を支持する方策となる．

最近の知見では，作為症の精神病症状は，以前考えられていたより日常的に多くみられると指摘されている．気分障害のような他の障害に偽精神病が伴う場合，全体的な予後が不良であることが示唆される．

精神科入院患者で心理的徴候と症状の優勢な作為症，すなわち，全くの詐病による精神症状をもつことが判明した場合，境界性パーソナリティ障害という診断が同時に下されることが多い．こうした症例では，双極Ⅰ型障害や統合失調感情障害よりも予後は悪い．

最近親友あるいは親戚が死亡したという偽りの生活史を理由として，患者がうつ病を呈することがある．その死別が偽りであることを示唆する要素としては，非業の死あるいは残虐な死，劇的な環境での死，子どもや若者の死などがある．また，近時記憶と遠隔記憶がないと訴える患者や，あるいは幻聴と幻視の両方を訴える患者もいる．

患者の中には，精神疾患を示唆するような症状を作り出すために，精神作用物質(例えば，不穏や不眠を生じさせる興奮薬，現実の歪曲を引き起こす幻覚薬など)を使う者が現れる．精神作用物質を組み合せて使用すると，一般にはみられない症状が現れる．

作為症の身体症状としても出現する他の症状には，空想虚言や詐欺行為などがある．空想虚言では，限られた事実が広範で多彩な空想と混同される．聞き手が関心を向けると患者は心地よい気分になり，結果的に症状が強化される．しかし，真実が歪められるのは病歴や病気の症状に限らず，患者は自分の生活の他領域についても矛盾した偽りの説明(例えば，他人に同情を寄せてもらうため親が死んだと言い張るなど)をすることが多い．一般に詐欺行為はこのような症例にみられる嘘と関係している．多くの患者は，名声のある人に成り済ます．例えば，男性患者の場合には自分が戦争の英雄であると言い，外科手術の傷痕を戦闘や劇的で危険な英雄的行為によって受けた傷だと説明する．同様に，患者は成功した有名人と関係があると言うこともある．

表13.6-2に，精神病とみられたいと思っている患者の装うさまざまな症状を列挙した．

女性患者のMAさんは過量服用を行った後に受診したが，1973年の初診時には24歳であった．1969年以降の彼女は，過量服用とリストカットを何度も繰り返すという過

 表13.6-2 心理的徴候と症状の優勢な作為症の現れ方

死別	摂食障害
うつ病	健忘
心的外傷後ストレス障害	物質関連障害
疼痛性障害	性嗜好異常
精神病	過眠症
双極Ⅰ型障害	性転換
解離性同一症	

Feldman MD, Eisendrath SJ. *The Spectrum of Factitious Disorders*. Washington, DC：American Psychiatric Press, 1996 から許可を得て改変．

去をもっていた．そして，入院時に彼女は，今は故人となった姉から自分の人生を歩むように諭されていたので自制していたと話したが，彼女の家族歴にそのようなものは認められなかった．

彼女は，ハンドバック内にシュナイダー1級症状の一覧表を入れて持ち歩いていたことが判明した．彼女は，紙くず箱から空想上の物体(imaginary object)を取り出そうとする，待合室で仮想ドアを開けようとするなどの奇異な行動をとっていた．彼女は，自分には幻視があると言い張り，シュナイダー1級症状の一覧表から4項目をあげていたが，彼女の精神状態は2日後には元に戻った．症例検討会で彼女のことが討議されたとき，大多数の意見は，彼女は統合失調症を装っているが，概ねパーソナリティ障害であろうというものだった．しかし，彼女の担当医はこの所見に異議を唱え，彼女は正真正銘の精神病であろうという感触をもっていた．

追跡調査の段階になって，まさしくそのとおりであると判明した．彼女は1975年に再入院となったが，押し黙って緊張気味で著しい思考障害を伴い，診断名が統合失調症に修正された．それ以降，彼女は定期的に診察を受け，現時点では軽度の統合失調症性の欠落状態を伴っている．彼女は定期的にデポ剤(持効性注射剤)の投与を受けているが，亡くなった姉の声が聞こえるという幻聴を今でも訴えている．なお，彼女は外来患者である．(Dora Wang, M. D., Deepa N. Nadiga, M. D., and James J. Jenson, M. D. のご好意による)

身体的徴候と症状の優勢な慢性虚偽性障害

虚偽性障害のうち身体的徴候と症状の優勢なもの(訳注：DSM-Ⅳにおける病型の1つ)は，さまざまな名称によって記述されてきたが，最もよく知られているものがミュンヒハウゼン症候群である．この障害はまた，病院嗜癖(hospital addiction)，手術嗜癖(polysurgical addiction)〔いわゆる洗濯板様の腹部(washboard abdomen)を作る〕，職業的患者症候群(professional patient syndrome)とも呼ばれている．

この障害をもつ患者の本質的特徴は，病院に入院して滞在することができるような身体症状を示すことにある．自らの病歴を立証するために，患者は臓器のどこか

に障害があることを示唆するような症状を捏造する．患者は入院や治療が必要な障害の診断名を熟知しており，経験豊富な臨床医でさえ瞞されるような優れた病歴を作り出すことができる．臨床症状は無数にあり，血腫，喀血，腹痛，発熱，低血糖症，ループス様症候群，悪心，嘔吐，めまい，発作などがある．尿は，血液あるいは糞便と混ざっていたりする．出血異常を装うために血液凝固阻止剤を服用したり，低血糖を引き起こすためにインスリンを用いることなどもある．そのような患者は，以前の手術による癒着を訴え，しばしば手術を強要する．何回もの処置によって，「傷だらけの腹部」(gridiron abdomen)あるいは洗濯板様の腹部となることがある．痛みの訴えでも，特に腎疝痛を装う痛みは多くみられるものであり，患者は麻酔薬を欲しがる．報告された症例の約半数で，患者は特定の薬物，一般的には鎮痛薬を要求する．いったん入院すると，彼らは要求がましく扱いにくい患者となる．各検査で陰性の結果が出てくるにつれて，医師の無能さを非難し，訴訟すると脅かし，口汚くなる．自分の行動が作為的であると感づかれる少し前に突然このような態度をとるようになる患者もいる．そして彼らは，同じ町あるいは別の町にある別の病院に行き，同様の行為を繰り返し始める．素因となる特殊な要因として，小児期に身体的疾患にかかっており，広範囲にわたる身体的治療を受け，医療専門職や医師に恨みがあったり，医療従事者として雇用されたり，過去に医師との重要な関係があったりする．作為性の皮膚疾患を**カラー口絵の図13.6-2**に示した．

心理的および身体的徴候と症状を併せもつ虚偽性障害

虚偽性障害には心理的および身体的徴候と症状を併せもつもの（訳注：DSM-Ⅳにおける病型の1つ）がある．ある典型的な症例報告では，1人の患者が，虚偽の認知症，近親者との死別，強姦，けいれん発作を交互に示していた．

表13.6-3に，本当に病気だと欺かれたり間違えられたりする多様な徴候と症状の包括的内容を示した．また，患者の作為法とその検出方法も示した．

代理人による虚偽性障害

このDSM-Ⅳ診断は，ある人物に対して，当人が主たる介護者となっている他人に身体的な徴候または症状を意図的に捏造するものであり，DSM-5では「他者に負わせる作為症」(factitious disorder imposed on another)という診断になる．このような行動の明らかな目的の1つには，介護者が間接的に病人の役割を演じるためであり，また別の目的としては子どもを入院させることで介護者の役割を演じて安堵するためでもある．代理人による虚偽性障害で最も典型的な症例としては，母親が自分の子どもは病気であると医療従事者に信じ込ませて欺くというものである．その欺き方には，自分の子どもに対して，病歴の捏造，検査標本への混ぜ物，診療歴の改ざん，外傷や疾病の誘発などを行ったりする．

> 生後1か月の女児BCが，発熱の精査目的で入院となった．BCの母親には精神科コンサルテーションが必要となったが，それは救救急命士として働き，知識豊富な子どもの世話をする母親（保護者）としての立場にもかかわらず，彼女がもたらす医学的情報に矛盾点が見出されたからである．母親は，BCの妊娠3か月時に彼女自身が卵巣癌の診断を受けたと報告した．そして，BCの帝王切開時に子宮摘出術をうけ，しかもBCの生後からずっと地域病院で放射線療法を受けていると話した．女児担当の小児科医は，母親の了承を得て当該の地域病院に連絡し，彼女はBCの妊娠3か月時に黄体嚢胞(corpus luteum cyst)を摘出して軽度の水腎症を罹患していたが，卵巣癌は認められず，子宮摘出術も施行されなかったことを突き止めた．BCの母親がこのことに直面したとき，彼女は水腎症のために腎移植が必要になるかもしれないとだけ話した．
>
> さらに調査したところ，BCの母親はあちこちの救急外来に子どもを連れて行き，緊急検査を過度に必要とする不正確な病歴を提供していた．彼女は，ある救急外来では2歳の息子が全身性エリテマトーデス(SLE)と高ガンマグロブリン血症を罹患していると医師に話していた．別の救急外来では，息子には喘息とてんかん発作があると話していた．また，息子の担当小児科医の意に反して，息子は簡単な美容外科的施術をうけたとも話していた．
>
> 医師は，BCの母親は，女児の体温計を加熱するなどして意図的に症状を作り出していたが，子ども達の症状を積極的に誘発してはいないと考えた．母親は診察予約をきちんと守り，彼女の作為的な行動にもかかわらず，子ども達は健康そうでよく世話をされているようにみえた．母親は精神疾患の既往歴を否定したが，医師が地域の精神科病院に照会することを了承した．そして，彼女にはうつ病，食欲不振，パニック症，自殺企図の既往歴があり，そのため精神科に入院したことが判明した．その後，彼女は精神療法および精神科薬物療法を受けたが，今回の出来事の数か月前にこれらの治療が終わったばかりであった．BCが発熱の精査目的で入院となっているあいだ，母親は精神医学的治療を再開することに同意した．社会福祉課により委託状が作成され，担当の小児科医が子ども達を定期的にフォローアップ診療する来院スケジュールを決めた．

病理と臨床検査

心理学的検査は，患者の基底にある病理を示す場合がある．作為症の患者によくみられる特徴は，正常あるいは標準以上の知能指数，はっきりした思考障害がないこと，性同一性の混乱を含む自己認識の低さ，性的不適応，欲求不満耐性の低さ，強い依存欲求，そして自己愛がある．ミネソタ多面的人格目録-2(Minnesota Multiphasic Personality Inventory-2：MMPI-2)では，妥当性のないプロフィールを示し，すべての臨床尺度の評価に，実際以上に障害されているようにみせようとしていることが示される（「虚偽の悪い状態」）．

表 13.6-3　身体的徴候と症状の優勢な虚偽性障害における身体所見，作為法，検出方法

身体所見	報告されている症状の作為法	検出方法
自己免疫性疾患		
グッドパスチャー症候群	病歴の捏造，尿への血液混入	気管支肺胞洗浄でヘモジデリン沈着細胞は陰性
全身性エリテマトーデス(SLE)	化粧品で造り出された蝶形紅斑，関節痛の捏造	抗核抗体試験は陰性，紅斑が除去可能
皮膚疾患		
熱傷	オーブン洗浄剤などの化学薬品	病変部位の不自然な形状，化学薬品による遺残縞，指は軽傷
擦過傷	自傷行為	手の届く身体部位で傷が発見される，あるいは右利きの人の場合で病変部が左側に偏っている
病変	タルク，牛乳，ガソリンなどの異物を注射	注射針による痕跡，注射器の発見
内分泌疾患		
クッシング症候群	ステロイド剤の服用	ステロイド剤の外部からの持ち込みを確認
甲状腺機能亢進症	チロキシンまたはL-ヨードチロニンの服用	I^{131}の24時間集積量が作為症では低下，バセドウ病では増加
低血糖またはインスリノーマ	(1) インスリン注射 (2) 血糖降下剤の内服	(1) インスリン：C-ペプチドが1を超える (2) 血中インスリン抗体の検出
褐色細胞腫	エピネフリンまたはメタラミノールの注射	尿中カテコラミン分析でエピネフリン単独または他の被疑物質が検出可能
消化管疾患		
下痢	フェノールフタレインまたはヒマシ油の服用	便中での緩下剤の有無を検査，糞便量が増加
血痰	喀痰標本への血液混入，舌切りなどの自傷行為	監視下での標本採取，口腔内の検査
潰瘍性大腸炎	編み針を用いた大腸の裂傷	
血液疾患		
再生不良性貧血	骨髄機能抑制のために化学療法剤の自己投与	血液専門医/腫瘍専門医の診察
貧血	自己瀉血	血液学的試験
凝血異常	ワルファリンまたは他の抗凝固剤の服用	
感染性疾患		
腹部膿瘍	排泄物を腹壁に注射	微生物学的検査で異常な病原体の検出
AIDS	病歴の捏造	付帯的情報の入手
悪性疾患		
癌	病歴・家族歴の捏造，化学療法を疑わせる坊主頭	付帯的情報の入手，検査の施行
神経疾患		
対麻痺または四肢麻痺	仮病，病歴の捏造	画像診断，筋電図検査
てんかん発作	仮病，病歴の捏造	ビデオ監視下で脳波検査
産科/婦人科疾患		
分娩前出血	腟の刺創，偽血の使用	内診，血液検査
子宮外妊娠	ヒト絨毛性ゴナドトロピンの自己注射による偽りの腹痛	超音波検査
月経過多	不正入手した血液の使用	血液型の検査
前置胎盤	留め針の腟内使用	内診
早産	偽りの子宮収縮，陣痛計の悪用	内診
前期破水	腟への排尿	排出液の検査
絨毛性疾患	ヒト絨毛性ゴナドトロピンを尿中添加	
腟出血	指の爪，爪用ヤスリ，漂白剤，ナイフ，ピンセット，クルミ割り器，鉛筆などを用いた自傷行為	内診
おりもの(腟分泌物)	タバコ灰を下着に付着	内診
全身性疾患		
発熱	電球または他の熱源を用いた体温計の加熱，熱い飲み物の摂取，口腔内または肛門括約筋への摩擦，体温記録の捏造，発熱性物質(糞便，ワクチン，甲状腺ホルモン，破傷風トキソイドなど)の注射	異なった2部位(口腔内と直腸内)で体温を同時測定，排尿直後の尿温度を記録，体温は高いのに冷感な皮膚，異常に高い体温または不自然な体温なのに白血球数が正常値
尿路疾患		
細菌尿	尿道または尿検体を汚す	不自然な病原体の検出
血尿	尿検体を血液または肉類で汚す，ワルファリンの服用，膀胱への異物(ピンなど)の挿入	監視下での尿採取
蛋白尿	尿道へ卵蛋白を挿入	
尿結石	偽りの腎疝痛，異物で作った尿結石の持ち込み，異物で作った尿結石を尿道内に挿入	病理学的な検査報告

Dora. L Wang, M. D., Seth Powsner, M. D., and Stuart J. Eisendrath, M. D. による．

作為症の診断に用いられる臨床検査や病理検査は存在しない．しかし，欺きを立証することが診断確定の手助けになるであろう．また，いくつかの検査方法（例えば，薬物スクリーニング検査）は，特殊な精神疾患や身体疾患の確認，鑑別に役立つ．

鑑別診断

身体的徴候と症状が顕著な障害はすべて，鑑別診断について検討すべきであり，真の身体疾患であるか，またはそれが合併している可能性を常に探索しなければならない．また，作為症の患者で，多くの手術の既往をもつ者は，余病や実際の病気を併発しやすく，さらなる手術を余儀なくさせられる．作為症は身体表現性障害（訳注：DSM-Ⅳの診断カテゴリー）と詐病の連続線上の中間にあり，いずれも目的は，病人の役割を引き受けることにある．一方の極は無意識的で意思によるものではなく（身体表現性障害），もう一方の極は意識的で意図的である（詐病）．

変換症

作為症は，作為性症状がその人の意思により作り出されたものであること，何回もの過度の入院歴があること，患者が異常に多くの手術を進んで受けていること，などによって変換症（conversion disorder）とは区別される．変換症の患者は，一般に医学的専門用語や病院での日常的診療手順に精通していることはないし，その症状はある特定の情動的葛藤と時期的に直接関係していたり，象徴的関連があったりする．

心気症または病気不安症（illness anxiety disorder）は，心気症患者が自発的に症状を作りだしているわけではないこと，ふつうは発症年齢が遅いことによって作為症とは区別される．変換症の場合と同様に，心気症患者は，ふつうは手術を受けようとはしない．

パーソナリティ障害

病的な嘘言，他者との親密な関係の欠如，敵意と操作的態度，そして物質乱用や犯罪歴を伴うことなどのために，作為症の患者は，しばしば反社会性パーソナリティ障害と分類される．しかし，反社会的な人は必ずしも自発的に侵襲的医療処置を受けたり，反復的な入院あるいは長期の入院を特徴とするような人生を送ろうとするわけではない．

注意を引き付けたり，時として劇的なことを好むために，作為症の患者は，演技性パーソナリティ障害と分類されることもある．しかし，そのような患者のすべてが劇的なことを好むというわけではない．多くは，引きこもりがちで温和である．

患者の混沌とした生活様式をみてみると，損なわれた対人関係，自我同一性の危機，物質乱用，自己破壊的な行為，操作的戦略といった既往歴から，境界性パーソナリティ障害の診断がなされる場合がある．作為症の患者には，通常，統合失調型パーソナリティ障害患者を特徴づけるような風変わりな服装や思考，あるいは会話はみられない．

統合失調症

統合失調症は，しばしば患者の明らかに奇異な生活様式に基づいて診断されるが，作為症の患者は，自分が本当に病気であるという固定的な妄想をもち，その信念から病院を探すといった行動化がない限り，通常，統合失調症の診断基準には合致しない．実際そのようなことは例外的であるように思われる．というのは，作為症の患者が重篤な思考障害あるいは奇異な妄想をもつことはほとんどないからである．

詐病

作為症は，詐病とは区別しなければならない．詐病者は，明らかにそれとわかる目的をもって徴候や症状を作り出す．賠償を確保したり，警察から逃れたり，仕事を避けたり，あるいは単に夜の宿泊場所と食事を確保するために病院を捜す．いずれにせよ彼らは常に自分の行動に対する明らかな目的をもっている．さらに，もはや何の利益もないと考えたり，リスクがあまりにも大きくなる場合には，通常彼らは徴候や症状を作り出すのを止めてしまう．

物質乱用

作為症の患者は，物質乱用の複雑な病歴をもつことがあるが，その場合は単に物質乱用だけではなく，他の診断が併存すると考えるべきである．

ガンザー症候群

ガンザー症候群は，典型的には監獄の収容者にみられる論議の多い状態であり，その特徴はでまかせな返答をすることにある．この症候群の人々は，単純な質問に対し驚くばかりの不適切な返答をする．例えば，青い車の色について尋ねると「赤」と答えたり，「2＋2は5」と答える．ガンザー症候群は詐病の変形であり，患者は自分の行動に対する懲罰や責任を回避しようとしている．ガンザー症候群は，DSM-5では解離症の一型として分類されている．また，ICD-10（International Statistical Classification of Diseases and Related Health Problems, 10th edition）では，その他の解離性障害または転換性障害の中に分類されている．これとは対照的に，心理的徴候と症状の優勢な虚偽性障害の患者は，意図的に正答に近い答えをするものである．

経過と予後

作為症は小児期あるいは青年期に現れることもあるが，典型的には成人早期に始まる．作為症の始まり，あ

るいは治療を求める個々のエピソードの始まりは，一般に実際の病気，喪失，拒絶，あるいは権利の放棄に引き続いて起こる．通常，患者あるいは近親者が，小児期あるいは青年期早期に真の身体疾患によって入院している．その後，引き続き長い入院歴が繰り広げられることになるが，その始まりは潜行性である．そのような場合，発症時期は，一般に報告されているものよりも早い．障害が進行するにつれて，患者は医学や病院について熟知するようになる．

しばしば重篤な外傷あるいは治療と関係した厄介な反応を産み出すことによって，作為症は患者の生活能力を損なうようになる．明らかなことであるが，繰り返される入院あるいは長期の入院経過と，やりがいのある仕事をすることや対人関係を維持することは両立しがたい．ほとんどの場合，予後は不良である．患者の中には，時に，不法侵入罪，浮浪罪，風紀を乱す行為といった軽犯罪のために，刑務所で一時期を過ごす者がいる．また，断続的な精神科入院歴をもつ者もいる．

患者が最終的にどのような経過をたどるかについての十分なデータはないが，おそらく不必要な投薬，医療機器による処置，あるいは手術のために死亡しているであろう．患者が病気を装う巧妙さと彼らの犯しているリスクを考えると，作為症を疑われることなく死亡している患者も存在している可能性がある．良好な予後を示す所見としては，(1)抑うつ的-被虐的パーソナリティの存在，(2)持続的な精神病状態ではなく境界程度の機能，(3)反社会性パーソナリティ障害の属性をわずかしか示さないこと，などがあげられる．

治 療

作為症の治療には，効果的な精神医学的治療法が存在しない．作為症をもつ患者が重篤な病気を装って不必要な治療を探し求めそれに従う一方，真の疾患の存在は自ら認めず他者にも認めさせないのは，臨床的逆説と言える．結局，患者は不意に病院から退去したり，その後の診療予約に来院しないなどにより有意義な治療を避ける．

したがって，治療は直すことよりも管理に焦点が当てられる．作為症に対する治療および患者管理に関するガイドラインを表 13.6-4 に示した．ここでは，作為症に対する治療および患者管理について，次のような3つの目標点を掲げている．すなわち，(1)罹病率と死亡率のリスクを低下させること，(2)もともとの情緒面での要求，あるいは作為症的な行動を基盤としている精神医学的診断を認識すること，(3)法的・倫理的課題を念頭に置いておくこと，これらの3点である．おそらく，患者管理を成功させる唯一最も重要な要因は，医師が早期に作為症を認識することであろう．そうすることによって医師は，患者が多くの苦痛と危険を伴う診断的処置を受けるのを未然に防ぐことができる．精神科医や内科医，あるいは

表 13.6-4　作為症に対する患者管理と治療に関するガイドライン

迅速な診断を積極的に心掛けることで罹病率と死亡率のリスクを最小限に低下させることができる．

患者への悪意を最小限度にとどめる．特に侵襲的な検査や医療行為の場合，必要のないものは避ける．患者の主観的な訴えが偽りであるかもしれないことを念頭に置きながら，医学的判断に基づいて治療する．

分野の異なる関係者を集めて定期的に会合を開くことでスタッフ間の軋轢や反目を抑制できる．スタッフ側の逆転移に注意する．

二重盲検法，あるいは自己催眠またはバイオフィードバック(生体自己制御)などのような自助的な行動戦略を用いることによって回復を早めるよう努力する．

患者に共感し，対立せず，立場を考えた振る舞いで患者を精神医学的治療に導く．攻撃的に面と向かって対峙することを避ける．

基礎疾患となっている精神医学的障害，例えば，DSM-Ⅳの Ⅰ 軸の精神疾患，Ⅱ 軸の精神疾患などを治療する．心理療法においては，対処行動や心の葛藤に耳を傾ける．

すべての医学的・精神医学的治療に対する管理者としてのかかりつけ医を決めておく．

早い段階からリスク管理や生命倫理の専門家が介入できるよう考慮する．

医学的・精神医学的な決定を下せる後見人を決めておくようにする．

患者の行動阻害要因として，欺きに対する法的訴追も考えておく．

外科医との上手な連携が強く望まれる．個人精神療法の症例はいくつか文献に報告されているが，最も良い取り組みについては合意に至っていない．一般に，単独で患者に働きかけるよりは，患者のかかりつけ医と連携して働きかけたほうが効果的である．

医師や医療従事者の個人的な反応は，治療上，また患者との治療同盟を確立する際に非常に重要である．患者は常に，治療者の中に空虚感，当惑，裏切り，敵意，そして軽蔑さえ引き起こす．つまり，医療従事者は，否応なく患者との関係の基本的要素を放棄させられ，患者の陳述の信憑性を受け入れることができなくなるのである．適切な精神医学的介入の1つは，たとえ患者の病気が作為的であろうとも，それは1つの病気であるという意識を保つよう医療従事者に示唆することである．

医師は，患者が自分の診断的能力を侮辱しても，憤りを感じないようにすべきであり，患者を敵対視したり，仮面を剝がそうとして患者が病院から逃げ出したくなるような方法を避けるべきである．不必要な処置や患者を追い込むような急激な行動は患者の怒りを買うことになるので，医療従事者も控えるべきである．

作為症の患者に関わっている臨床医は，患者が嘘をついたり騙したりすることに腹を立てることもあるであろう．それゆえ，治療を施す者は，作為症が疑われるときは，常に逆転移(counter-transference)に注意しなけれ

表 13.6-5 小児に対する代理人による虚偽性障害の治療ガイドライン

- 小児科医が医学的治療に対する「監視役」として貢献すべきである．その他の医師はすべて，監視役の小児科医と連携して医学的治療を行う．
- 子どもに危害が及んでいるときは，いつでも児童福祉局に連絡すべきである．
- 子どもに虚偽性障害を作為している親，当事者の子どもに対して，家族や個人に向けた心理療法を開始すべきである．
- 行える医学的方法を監視役の医師へ報告するために，医療保険会社，学校関係者，医療関係者以外にも情報照会すべきである．まず最初に，親または児童福祉局から許可を得なければならない．
- 症状の検索と治療計画作成のために，子どもを入院させるか，あるいは病院の保護下におけるか，検討すべきである．
- 子どもは，別の家庭に移りたいと願うこともある．また，刑事的訴追や収監を介して，子どもに虚偽性障害を捏造している親から子どもを隔離する必要が生じることもある．

Dora L. Wang, M.D., Seth Powsner, M.D. and Stuart J. Eisendrath, M.D. による．

ばならない．決定的な身体的原因を完全に排除することができないため，しばしば診断は不明となる．直面化を用いることは議論のあるところであるが，治療のある時点において，患者は現実と直面しなければならない．患者の多くは，注目を得るために治療を受けに来ていたことが明らかになると，簡単に治療から離れてしまう．症例によっては，臨床医は作為症を救済への叫びとして位置づけし直すべきであり，その結果，患者は臨床医の反応を懲罰的なものとはみなさなくなる．作為症に関わる精神科医の主要な役割は，病院の医療従事者が騙されたときに抱く屈辱感を処理できるようにすることである．作為症について職員を教育し，その結果，職員が患者の動機を理解しようと試みれば，過度の欲求不満に直面した際に職務をまっとうする手助けとなる．

代理人による虚偽性障害の場合，法的介入が行われることがあり，特に子どもの場合にそうである．裁判を成功させる上での障壁は，患者にその障害についての自覚がないこと，嘘の行為が親によって否定されることであり，そのため確証が得られないことが多い．そのような場合は，児童福祉施設に収容することを通知し，子どもの健康に関して継続的に監視するための措置を講ずるべきである（表 13.6-5 に小児に対する代理人による虚偽性障害への介入方法をまとめた）．

作為症の薬物療法は，限定的である．統合失調症などの精神疾患が合併している場合は，抗精神病薬に反応するであろうが，常に乱用の恐れがあるために，薬物療法は注意深く行うべきである．選択的セロトニン再取り込み阻害薬（selective serotonin reuptake inhibitor：SSRI）は，行動化の多い作為症の場合に，衝動行為を減少させるのに有効である．

参考文献

Adshead G, Brooke B, eds. *Munchausen's Syndrome by Proxy: Current Issues in Assessment, Treatment and Research*. London: Imperial College Press; 2001.
Aduan RP, Fauci AS, Dale DD. Factitious fever and self-induced infection: A report of 32 cases and review of the literature. *Ann Intern Med*. 1979;90:230.
Bass C, Taylor M. Recovery from chronic factitious disorder (Munchausen's syndrome): A personal account. *Personal Ment Health*. 2013;7(1):80–83.
Eisendrath SJ. Factitious physical disorders: Treatment without confrontation. *Psychosomatics*. 1989;30:383.
Frye EM, Feldman MD. Factitious disorder by proxy in educational settings: A review. *Educ Psychol Rev*. 2012;24(1):47–61.
Joest K, Feldmann RE Jr, Bohus M. [Dialectical behavior therapy (DBT) in a patient with factitious disorder: Therapist's and patient's perspective]. *Psychiatr Prax*. 2012;39(3):140.
Kinns H, Housley D, Freedman DB. Munchausen syndrome and factitious disorder: The role of the laboratory in its detection and diagnosis. *Ann Clin Biochem*. 2013;50(3):194–203.
Phillips MR, Ward NG, Ries RK. Factitious mourning: Painless patienthood. *Am J Psychiatry*. 1983;147:1057.
Rogers R, Bagby RM, Rector N. Diagnostic legitimacy of factitious disorder with psychological symptoms. *Am J Psychiatry*. 1989;146:1312.
Wang D, Powsner S, Eisendrath ST. Factitious disorders. In: Sadock BJ, Sadock VA, eds. *Kaplan & Sadock's Comprehensive Textbook of Psychiatry*. 9th ed. Vol. 1. Philadelphia: Lippincott Williams & Wilkins; 2009:1949.

13.7　疼痛性障害

精神疾患の診断・統計マニュアル第 4 版（Diagnostic and Statistical Manual of Mental Disorders, 4th edition：DSM-Ⅳ）においては，疼痛性障害が独立した診断カテゴリーとして記載されていた．DSM-5 では，疼痛性障害は身体症状症（somatic symptom disorder）の亜型として診断される．しかし，疼痛性障害は重要であるので，本書では特に取り上げて議論する．

疼痛性障害は，身体の一部位以上での疼痛の発現，疼痛の集中を特徴とし，臨床的治療を考慮するに十分なほどに酷い痛みが存在している．疼痛の発現，重症度，あるいは持続には心理学的要因が関与しているが，疼痛は著しい苦悩や機能障害，時にはその両者を引き起こす原因となる．医師は，（患者の）疼痛に対して「不適切な痛み」または「想定を超えた痛み」という判断を下してはならない．それよりも，心理学的要因の重要性，そして痛みで生じる障害の程度を現象論的・診断論的に焦点を当てて考えることである．疼痛性障害は，これまで身体表現性疼痛障害（somatoform pain disorder），心因性疼痛障害（psychogenic pain disorder），特発性疼痛障害（idiopathic pain disorder），非定型疼痛障害（atypical pain disorder）などと呼ばれてきた．疼痛性障害は，DSM-5 において「特定不能の身体症状症」（unspecified somatic symptom disorder）という診断名で扱うか，もしくは疼痛性障害が「特定用語」の範疇に入るものと位置づけられている．

疫　学

　疼痛性障害の有病率は高いようである．近年に発表された研究報告から，6か月有病率が約5%，生涯有病率が約12%であると示唆されている．統計年度を問わず，背部痛だけが原因で何らかの就業障害を伴う米国の成人が10～15%に達すると推定されている．また一般診療において，約3%の患者が持続性疼痛を訴え，痛みのために1か月に最低1日は行動制限を受けている．

　疼痛性障害は年齢を問わず発現するが，男女別の発現頻度は不明である．また，疼痛性障害はその他の精神疾患に随伴し，特に感情障害と不安症に関連している．慢性疼痛は抑うつ障害の随伴症状として発現率が高いようであるが，急性疼痛は不安症の随伴症状として発現することが比較的多いようである．疼痛性障害を伴う精神疾患は，疼痛性障害の発症前に起こる，同時進行で起こる，あるいは発症後に起こることがある．抑うつ障害，アルコール依存症，そして慢性疼痛は，慢性疼痛性障害を伴う患者の親類にも発現することが比較的多いようである．なお，重度の抑うつ障害に伴う疼痛をもつ患者，癌などの末期症状に伴う疼痛をもつ患者では，自殺のリスクが高くなる．また，民族的集団，文化的集団の違いにより痛みへの反応度も異なるかもしれない．しかし，疼痛性障害の治療における文化的要因について検討するにはデータが不足しており，患者間の違いが大きいために，臨床家にとってその有用性はあいまいなままである．

病　因

精神力動学的要因

　身体の痛みがあり，特定できる妥当な身体的原因のない患者は，身体を介して精神内界の葛藤を象徴的に表現している可能性がある．失感情症(alexithymia)の患者，すなわち自分の心の状態を言語で表現できない患者では，自分の身体を使ってその感情が表現される．また患者によっては，情動的苦痛を脆弱で正当性を欠くものとして無意識のうちにとらえていることもある．そのような患者は，問題を身体に置き換えることで，自分のもつ依存的要求を満たせるような正当な主張をしていると感じているのかもしれない．身体の障害が象徴的に意味するものは，知覚された罪への償い，罪悪への贖罪，あるいは抑圧された攻撃性とも関連していることがある．患者の多くは，自分は苦しむのに値すると信じているため，難治性疼痛や無反応性疼痛がある．

　痛みは，愛情を得るため，悪業に対する処罰として，そして罪への償いと内なる悪に対する罪滅ぼしの方法としても機能している．疼痛性障害を伴う患者が用いる防衛機制には，置き換え(displacement)，代理(substitution)，抑圧(repression)などがある．例えば親のように両価的愛情をもつ対象も痛みをもっており，患者がその役割を引き受けようとする場合は，同一視も防衛機制の一部として働く．

行動学的要因

　疼痛顕示行動は，報酬を与えられたときには増強され，無視されたり，あるいは罰せられたときには抑制される．例えば，他人から配慮や思いやりのある行動を示された後，金銭的利得を受けた後，あるいは嫌な出来事をうまく避けることができた後などでは，中等度の疼痛症状が増強することがある．

対人的要因

　難治性疼痛は対人関係を操るための手段やその優位性を保つための手段として説明されている．その例としては，家族からの献身的な愛情を得るため，あるいは壊れそうな結婚生活の安定化を図るためである．疼痛性障害の患者では，そのような2次的利得が最も重要になる．

生物学的要因

　大脳皮質は，痛み刺激を伝える求心性神経での発火を抑制することができる．おそらく，セロトニンが下降性の疼痛抑制神経路における主な神経伝達物質であろうが，エンドルフィンも中枢神経系において痛覚を調節する上で役割を担っているのであろう．エンドルフィンが欠乏すると，感覚刺激の入力増強が起こると考えられる．一部の患者では，痛みを感じやすくなるような知覚神経・大脳辺縁系の構造的異常または化学的異常があるので，精神疾患があるのではなく，疼痛性障害がある可能性がある．

診断と臨床像

　疼痛性障害の患者は画一的集団ではなく，腰痛，頭痛，非定型顔面痛，慢性骨盤痛，その他さまざまな疼痛をもつ患者の異成分からなる集団である．1人の患者があらわす痛みは，外傷後，神経障害性，神経因性，医原性，あるいは筋骨格性のこともある．しかし，疼痛性障害の診断を満たすためには，その患者の障害が，疼痛症状とそこから波及する影響に著しく関与していると判断される心理学的要因をもっていなければならない．

　疼痛性障害の患者には，しばしば長期間にわたって内科的・外科的治療を受けてきた病歴がある．患者は多数の医師を受診し，さまざまな処方薬を望み，特に手術に対する願望が強いこともある．実際に，患者は痛みのことで完全に頭がいっぱいで，自分のもつすべての悲惨さの根源が痛みであると述べる．そのような患者は，痛み以外の感情的不快の原因は否定し，痛みさえなければ自分の生活は幸せに満ちあふれていると言い張る．患者の臨床像は物質関連障害を伴うことで複雑なものになるというのは，こういった患者はアルコールや他の物質を使用して疼痛緩和を図ろうとするからである．

　少なくとも1つの研究報告によって，疼痛症状の数が，

身体表現性障害や抑うつ障害，不安症の存在する可能性およびその重症度と関連すると発表されている．疼痛性障害の患者では，うつ病（major depressive disorder）をもっている頻度が概ね25～50％に達している．また，このような患者では，気分変調性障害あるいは抑うつ障害をもっている頻度が60～100％に達すると報告されている．一部の研究者のあいだで，慢性疼痛では，ほとんど必ずといってよいほどに何らかの形の抑うつ障害，すなわち仮面性あるいは身体化したうつ病があると考えられている．疼痛性障害の患者で最も顕著な抑うつ症状には，活力欠如，快感喪失，性欲減退，不眠症および焦燥感がある．しかし，日内変動や体重減少，精神運動遅延などの頻度は比較的低いと考えられている．

　54歳の男性会計士が，自宅で重い家具を持ち上げようとしたところ，突然ひどい背部痛に襲われたと家庭医に訴えて診察を求めた．診察時には患者に局所神経障害の徴候はみられなかったが，姿勢を正しての立位は不可能であった．MRIを施行したが，画像所見では構造上の異常は認められなかった．患者は「背筋痛」と診断され，その治療のため理学療法士と定められたいくつかの理学療法を行うよう勧められた．しかし，理学療法が進行するにつれて患者の痛みは増悪し，背部痛に加えて頸部の筋緊張を訴えるようになり，日中の大半を椅子に座って過ごすか，あるいはベッド上で安静に過ごすかのどちらかとなった．
　最終的に患者は精神科医の診察を受けることになったが，患者は，頼りにしていた職場の助手が会社の規模縮小の煽りを受けて解雇されてからというもの，仕事上でストレスを抱えていると精神科医に話した．その結果，患者の仕事量は著しく増加していた．精神科医が下した判断は，患者が怒りを「身体で表現」していて，そのことが痛みに強い影響を与えてこのストレス負荷の強い状況から逃れることができるようにしているというものであった．一連の心理学的検査の中でこれらの力動が探索された．また，同様に重要なことは，患者は仕事に没頭していたが，彼に託された仕事量は過剰で，応援を必要とする状態であると述べたことだった．これらがはっきりすると，患者の背部痛は数日のうちに消失した．

鑑別診断

　純粋な身体的疼痛と，純粋な心因性疼痛との鑑別診断は難しいが，その理由は特にこれら2種類の疼痛が相互に排他的でないからである．身体的疼痛は痛みの強さが動揺し，情動的，認知的，注意および状況的な影響に対して非常に敏感に反応する．痛みの強さが変化せず，前述の影響因子のどれに対しても敏感に反応しない痛みは，心因性疼痛の可能性がある．痛みの強さに増減がなく，痛みを散らしたり，あるいは鎮痛薬によって一時的にでも疼痛緩和が得られない場合，医師は重要な心因性要素を疑うことができる．
　疼痛性障害は，他の身体症状症と症状が重なるところもあるが，これらとの鑑別診断が必要である．心気的なとらわれのある患者が痛みを訴えることもあり，身体へのとらわれや自分は病気だという確信などの心気症の臨床所見が，疼痛性障害の患者でもみられることがある．心気症患者では，疼痛性障害の患者に比べて，より多くの症状が出現して起伏の幅が大きい傾向がある．通常，変換症の発現期間は短いが，疼痛性障害は慢性的に続く．また，変換症では，定義上は疼痛が症状の1つに入っていない．詐病患者は意識的に症状を偽って報告し，一般的には症状を訴えることであからさまに目的を達成しようとしている．
　疼痛性障害を伴う患者は，障害者補償年金あるいは訴訟補償金を受け取っていることが多いので，鑑別診断が難しいことがある．例えば，筋収縮性緊張性頭痛には疼痛を引き起こす病態生理学的な機序があることから，疼痛性障害とは診断されない．疼痛性障害の患者は痛みがあるふりをしているわけではない，これらの障害のすべてにおいて言えることであるが，症状は想像上のものではない．

経過と予後

　疼痛性障害の痛みは，通常は唐突に始まって数週間～数か月間かけて痛みの度合いが増悪する．疼痛性障害は，しばしば慢性化して苦痛に満ち，完全に生活機能を奪うこともあるが，その予後はまちまちである．急性疼痛性障害は，慢性疼痛性障害と比べれば予後が良好である．慢性疼痛性障害は，始まり方も経過も非常に多岐に及ぶ．症例の多くで，患者に精神医学的治療が行われるまで痛みは多年にわたって存在し続けるが，それは痛みが精神疾患によるものであることを患者も医師もなかなか認めようとしないからである．疼痛性障害の患者の中で，痛みにもかかわらず規則正しい定められた生活を取り戻す者は，痛みが生活様式を決める要因となっている人と比べると予後が良好である．

治　療

　痛みを軽減させることは不可能かもしれないので，治療の方向性はリハビリテーションに向けるべきである．臨床医が行うべきことは，治療の初期段階で心理的要因の問題を検討すること，そしてそのような心理的要因が身体的疼痛・心因性疼痛の両方で原因と治療結果を考えるときに重要であることを率先して患者に話すことである．また，治療者は，情動に関与するさまざまな脳回路（例えば，大脳辺縁系）がどのようにして痛覚伝達系に影響を及ぼしうるかを患者に説明すべきである．例えば，ある人が，腹を立てて仕事をしている最中に頭をぶつけて被った痛みよりも，楽しいパーティーの最中に頭をぶつけて被った痛みの方が弱いように感じられるものである．そうであったとしても，治療者は，患者が感じている痛みが本物であると完全に理解しなければならない．

薬物療法

鎮痛薬を投与しても，疼痛性障害の患者の大部分で通常は効果が得られない．さらに，鎮痛薬が長期投与されている疼痛性障害患者では，薬物乱用や薬物依存がしばしば問題になっている．特に，鎮静薬や抗不安薬からは何ら効果が得られず，同様に薬物乱用や誤用，副作用などの問題が生じる．

一方，三環系抗うつ薬，選択的セロトニン再取り込み阻害薬（SSRI）などの抗うつ薬は，最も効果的な薬物である．抗うつ薬が痛みを抑える作用機序に関し，抗うつ作用によるのか，あるいは独立的・直接的な鎮痛効果（おそらくは疼痛抑制性の遠心路の刺激）によるのかについては，議論がまとまっていない．SSRI投与で治療が成功していることは，疼痛性障害の病態生理にはセロトニンが重要であるという仮説を支持するものである．鎮痛効果をもつアンフェタミンは，特にSSRIとの併用投与で一部の患者に有効なこともあるが，投与量を注意深く監視しなければならない．

精神療法

一部の治療成績データから，疼痛性障害患者に対して精神力動的精神療法（psychodynamic psychotherapy）を行うと効果が得られることが示唆されている．精神療法の第1段階では，患者の苦悩に共感することで確固たる治療上の信頼関係（治療同盟）を構築する．臨床医は，痛みを身体で表現している患者に対して，「気のせいですよ」といったような寸評を発するべきではない．患者にとって，痛みは本物であり，臨床医は，痛みがおもに精神内界から発せられていると理解していても，痛みが実存することを認識しなければならない．痛みの情動的局面に介入する有用な方法としては，痛みが患者の対人関係に及ぼす影響を検討することである．例えば，夫婦療法において，精神療法家は，患者の心理的苦痛の源泉と身体的愁訴の作用が重要な夫婦関係の中に存在していることをすぐに把握できるであろう．否定的な考え方を改め，前向きな姿勢を促すために認知療法が用いられるようになっている．

その他の治療法

バイオフィードバックは疼痛性障害の治療に使えるが，特に片頭痛の痛み，筋筋膜性疼痛，緊張性頭痛などの筋緊張状態に有効である．また，催眠療法，経皮的末梢神経（電気）刺激（transcutaneous nerve stimulation），脊髄後索刺激も使われる．一部の疼痛性障害患者に対しては，神経ブロックや外科的（神経）切除術が有効である．しかし，これらの手技の施行6〜18か月後に痛みが再燃するので，繰り返して施行する必要がある．

疼痛管理プログラム

患者を日常の生活環境から移して，包括的な入院患者として，あるいは疼痛管理プログラムの外来患者として，またはクリニックの通院患者として治療することが必要な場合もある．総合的疼痛治療機関では，認知療法や行動療法，集団療法などといった多種多様な治療法を取り入れている．またこのような医療機関では，理学療法や運動療法を用いて身体の広範囲に整体術を施し，作業評価やリハビリテーションを行うこともある．同時に精神障害を併発しているときはその診断と治療を行い，鎮痛薬や催眠薬の依存患者に対しては薬物離脱を図る．入院患者に対する総合的治療プログラムからは，一般に良好な結果が報告されている．

参考文献

Bak JA. Review of pain comorbidities: Understanding and treating the complex patient. *J Neurosci Nurs*. 2013;45(3):176–177.

Brown RJ, Schrag A, Trimble MR. Dissociation, childhood interpersonal trauma, and family functioning in patients with somatization disorder. *Am J Psychiatry*. 2005;162:899–905.

Grabe HJ, Meyer C, Hapke U, Rumpf HJ, Freyberger HJ, Dilling H, John U. Specific somatoform disorder in the general population. *Psychosomatics*. 2003;44:304.

Keefe FJ, Abernethy AP, Campbell LC. Psychological approaches to understanding and treating disease-related pain. *Annu Rev Psychol*. 2005;56:601–630.

Mayou R, Kirmayer LJ, Simon G, Kroenke K, Sharpe M. Somatoform disorders: Time for a new approach in DSM-V. *Am J Psychiatry*. 2005;162(5):847–855.

Noll-Hussong M, Otti A, Wohlschlaeger AM, Zimmer C, Henningsen P, Lahmann C, Ronel J, Subic-Wrana C, Lane RD, Decety J, Guendel H. Neural correlates of deficits in pain-related affective meaning construction in patients with chronic pain disorder. *Psychosom Med*. 2013;75(2):124–136.

Sansone RA, Pole M, Dakroub H, Butler M. Childhood trauma, borderline personality symptomatology, and psychophysiological and pain disorders in adulthood. *Psychosomatics*. 2006;47:158–162.

Wasserman RA, Brummett CM, Goesling J, Tsodikov A, Hassett AL. Characteristics of chronic pain patients who take opioids and persistently report high pain intensity. *Reg Anesth Pain Med*. 2014;39(1):13–17.

13.8 コンサルテーション・リエゾン精神医学

コンサルテーション・リエゾン（consultation-liaison：C-L；相談・連携）精神医学は，内科疾患と精神疾患との関係についての研究，診療，教育である．C-L精神医学において，精神科医は医療における同僚（他の精神科医または，より一般的には精神科以外の医師）あるいは他の精神保健専門家（心理学者，ソーシャルワーカー，精神科看護師）に対して顧問的な立場にある．また，C-L精神科医は内科あるいは外科患者に関して相談に応じ，必要があれば追跡的精神医学的治療を行う．C-L精神科医は，精神科医が一般的な病院で行うすべての診断，治療，研究，教育の作業にかかわり，精神科と他の専門分野との掛け橋になる．

病棟において，C-L精神科医は多くの役割を果たさなければならない．すなわち，熟練した短時間の面接者，優れた精神科医および心理療法士，教師，症例の内科的側面を理解する聡明な専門家の役割である．C-L精神科医は，患者の総合的治療に対して独特の貢献をする医療チームの一員である．C-L精神科医の診療内容の概要を

表 13.8-1　C-L 精神科医の診療内容

1. 身体疾患およびその身体疾患の治療環境を理解し，それらが臨床所見，疾病体験，そして精神医学的・心理社会学的な病態へどう影響するのかを理解する．
2. 身体的・心理的・社会的・文化的な評価を行う．系統的な治療を構築する．一般病院の範囲内で行える適切な治療を実践するが，これには治療を行う医療チーム内のコミュニケーションの構築を含む．
3. 疾患への反応を評価する．医療状況で起こりうる抑うつ・不安の臨床所見を鑑別診断する．
4. 疾患に附随する経過と精神衛生上の問題および精神疾患の発現する問題点を理解する．
5. 「身体症状症および関連症群」を評価・治療できる能力をもつ．
6. 神経認知障害群，特にせん妄を評価・治療管理できる能力をもつ．
7. 医療現場で精神医学的・心理社会学的な病態をもつ特定集団での独特な要求を理解するが，この特定集団には若者，高齢者，先住民，知的障害者が含まれる．
8. 一般的な医療現場でみられる精神医学的病態の急性所見および緊急所見を評価・治療管理する．

Royal Australia and New Zealand College of Psychiatry から許可を得て転載．

表 13.8-1 に示した．

診　断

　精神医学的診断の知識は C-L 精神科医にとって不可欠である．認知症およびせん妄はともに内科疾患，特に入院患者にしばしば併発する．せん妄は入院患者の 15～30％ に発生する．精神病および他の精神疾患は内科疾患の治療をしばしば複雑にし，自殺のような異常な行動は器質的疾患患者によく起こる問題である．C-L 精神科医は精神的症状を併発する多くの内科疾患についての認識がなければならない．慢性身体疾患患者における精神疾患，特に物質乱用，気分障害および不安症の生涯有病率は 40％ 以上である．面接と一連の臨床観察は，C-L 精神科医にとって診断のための道具である．診断の目的は，以下のことを特定することである．すなわち，(1)精神疾患および身体疾患への心理学的対応を特定する，(2)患者の人格的特徴を特定する，(3)患者の要求に最も適切な治療の介入を提示するために患者に見合った対処技法を特定する．

治　療

　C-L 精神科医の主な治療的貢献は，患者の疾患への反応，心理学的および社会的資源，対処様式，精神疾患などが存在するのであれば，それらの包括的分析である．この仕事は患者の治療計画の基礎になる．計画を審議するために，C-L 精神科医は患者の自らの評価を精神科以外の保健の専門家に提示する．精神科医によるこのような勧告は，明確で具体的な行動の指針でなければならない．C-L 精神科医は特定の治療を提示したり，より詳しい内科的検査を提案したり，医師と看護師に患者の心理社会的看護における役割を伝えたり，長期にわたる精神科治療のために精神科施設への移送をすすめたり，病棟において患者に簡潔な精神療法を提案したりあるいは引き受けたりする．

　C-L 精神科医は最も一般的な症状である不安，うつ病，失見当識といった幅広い精神疾患に対処しなければならない．治療の問題は，精神科医から依頼される相談の 50％ を占める．

コンサルテーション・リエゾンでよくみられる問題点

自殺企図あるいは自殺のリスク　身体疾患をもつ人は，内科的な問題や外科的な問題のない人と比較すると自殺率が高い．自殺に導く高い危険因子としては，45 歳以上の男性，社会的支援の欠如，アルコール依存症，自殺未遂歴，特に激痛を伴う耐え難い，または重篤な身体疾患，などがあげられる．患者に危険因子が存在する場合は，その患者を精神科病棟へ移動させるか，もしくは 24 時間看護を開始する．

うつ病　前述したように，自殺のリスクは抑うつ的になっているすべての患者について評価しなければならない．入院患者では自殺念慮を伴わないうつ病は珍しいことではなく，必要に応じて抗うつ薬を用いた治療を開始する．処方前に薬物相互作用を慎重に評価しなければならないが，その際には患者のかかりつけ医と協議すべきである．心疾患のある患者に対しては抗うつ薬は慎重に使用すべきであるが，これは抗うつ薬により副作用や起立性低血圧が出現するからである．

焦燥感　焦燥感は，しばしば認知障害，あるいは薬物離脱症状（例えば，オピオイド，アルコール，鎮静催眠薬からの離脱症状）と関連する．抗精神病薬（例えば，ハロペリドール［セレネース］）は，極度の焦燥感を抑えるには非常に有用である．身体拘束は特に慎重に行うべきであり，最後の手段としてのみ行う．患者が興奮性の態度で反応するような指示的な幻覚または妄想様観念がないか検討する．焦燥感を引き起こす医薬品によって起こる中毒的な反応を必ず除外する．

幻　覚　幻覚の最も多い原因はせん妄であり，通常は入院 3～4 日後に発症する．感覚遮断に置かれている集中治療室（ICU）管理の患者は，幻覚を起こすことがある．短期精神病性障害，統合失調症，神経認知障害などの病態では幻覚を伴うが，抗精神病薬が奏効する．蟻走感は，虫が体表中を這い回っているようだと感じる症状で，しばしばコカイン中毒に随伴して出現する．

睡眠−覚醒障害　入院患者で多い原因は疼痛であるが，疼痛が治療されると睡眠障害も解決される．早朝覚醒は

抑うつと関連し，入眠困難は不安と関連している．原因に応じて，抗不安薬または抗うつ薬を処方してもよい．不眠の原因となる薬物離脱の初期状態は，鑑別診断の際に考慮する．

混乱 せん妄は，一般病院の入院患者に混乱または見当識障害がみられたときの最も頻度の高い病因である．混乱をまねく病因は多岐に及んでいるが，数ある病因の中でも代謝疾患，神経学的疾患，物質乱用，精神疾患が多く関与している．混乱状態に合併してひどい興奮が発現したときには，少量の抗精神病薬を処方してもよい．しかし，例えばベンゾジアゼピン系薬物のような鎮静薬は病態を悪化させ，夕暮れ症候群（sundowner syndrome：運動失調，混乱）を引き起こすことがある．感覚遮断が寄与因子となっている場合，患者が感覚的刺激（例えば，ラジオの音，時計の音，ベッドに天蓋カーテンを取り付けないなど）を受けられるように環境を整えてもよい．なお，表 13.8-2 にすみやかな対応が必要になる混乱状態を引き起こす可能性の高い病態について列挙した．

治療方針への不同意または拒否 治療方針への不同意または拒否という問題では，時には患者と治療医の関係をふり返ってみることができるし，両者の関係を調査すべきである．医師に向けた陰性転移（negative transference）は，不同意の原因として最も多いものである．薬物または治療方針に恐怖感をもつ患者には，教育と励ましでうまくいくことが多い．判断障害（impaired judgment）があって同意への拒否を示す患者は法廷で禁治産の宣告を受けることになるが，この宣告は裁判官だけが行える．認知障害は入院患者でみられる判断障害の主な原因である．

症状に器質的な基盤のないもの 患者の症状を引き起こしている内科的または外科的疾患の証拠を内科医が検出できないときに C-L 精神科医が呼ばれることが多い．このような症例では，いくつかの精神医学的病態を考慮する必要が生じ，そのような病態には変換症，身体化障害（訳注：DSM-IV の診断カテゴリー），作為症，詐病などがある．変換症では自律神経系の症状を伴う手袋・靴下様麻痺がみられ，身体化障害では複数の身体の痛みの愁訴ある．作為症では入院願望があり，詐病患者では明らかな 2 次的利益（例えば，保険による補償）が存在する．

特別な治療環境下での C-L 精神医学

集中治療室（intensive care unit：ICU） ICU であればどこでも，不安，抑うつ，せん妄状態にある患者に対処することになる．ICU は，病態に応じて職員および患者に非常に強いストレスを課すことがある．患者や職員は心停止，死，災害時医療をしばしば一緒に目撃することがあり，それは全員を自律神経興奮状態と，心理学的防衛状態にさせる．ICU 看護師や ICU 患者は，特に高度の不安と抑うつを経験する．結果として，ICU 看護師が疲れ果てて離職率が高くなることは日常茶飯時である．

ICU 従事者におけるストレスの問題は，特に看護に関する文献で多くの注目を集めている．医師，特に外科系医師にはそれに対する注目度はかなり低い．ICU に携わるすべての人達は，自らの異常な経験や難しい情動的・身体的状況に関する感覚に直接対処できなければならない．自分の感情について議論できる定期的支援組織をもっていることは ICU 従事者や医師にとって重要である．そのような支援組織は，一部の ICU 従事者が経験しかねない精神の病的状態から保護してくれる．また，その結果，ICU 従事者の集中力の喪失，活力減退，そして精神運動遅延のために起こるコミュニケーション能力の低下などから ICU 患者を保護してくれる．

血液透析室 血液透析室は現代の複雑な治療環境の典型例である．患者は生涯にわたって衰弱し，行動を制限される疾患に対処しており，自らの健康を管理する装置を利用するために世話をしてくれる多くの人達に依存している．透析は週に 3 回予定され，4～6 時間かかる．したがって，患者はそれまでの生活習慣を損なうことになる．

まず，患者は疾患と闘わなければならない．しかし，患者はまた常に，小児期を除けばおそらく経験したことのないほどの依存を甘受せざるを得ない．予想されることだが，透析を受ける患者は自立せんがためにあがき，小児期に退行し，医師の指示に反する行動（食事制限を破る，透析に来ないなど）をとったりすることで否定を示す．また，職員に対して怒りをあらわにし，駆け引きと嘆願を操り，あるいは小児的・追従的になることもある．しかし，ほとんどの場合は受容的で精神的に強い．透析導入に対する患者の反応の決定要因には，パーソナリティ様式およびそれまでの慢性疾患，あるいは他の慢性疾患での経験が含まれる．自らの慢性腎不全に対峙して受け入れる時間のあった患者は，最近になって腎不全に至った患者，あるいは装置依存に陥った患者に比べ，自分自身を適応させるという新たな心理学的作業は少ない．

社会的因子についてはあまり論じられていないが，透析に対する社会的影響および透析室管理が重要なことは知られている．運営体制がしっかりとしている透析室，すなわち，患者への接し方が一定していて，行動不全に対する明確な対応法をもち，職員に対して十分な心理的支援が行われているような透析室では最高の治療結果が得られる．

透析治療の合併症にはうつ病のような精神的問題が含まれ，自殺も稀ではない．性的問題には神経性，心因性，性腺機能障害および精巣萎縮などがある．透析性認知症は記憶の喪失，見当識障害（失見当識），筋緊張異常，けいれん発作などがみられる稀な病態である．透析性認知症は長期にわたって透析治療を受けてきた患者に発生するが，その原因は不明である．

透析患者の心理学的治療は 2 つの分野に分けられる．第 1 に，透析開始前には慎重に準備することが重要である．この準備には慢性疾患に対する適応作業なども含まれ，特に患者が透析を拒絶する，あるいは非現実的な期

表 13.8-2　すみやかな対応が必要となる急性の混乱状態を引き起こす病因の所見

代謝障害
1. 低血糖：糖尿病またはアルコール依存症の既往歴．意識レベルの低下，震え，多汗，おそらくは好戦的
2. 高血糖：糖尿病の既往歴．多渇の訴え，頻尿，インフルエンザ様症状
3. 低ナトリウム血症：原因となる基礎疾患（肺癌など），直近での脳卒中，慢性肺感染症，心不全，肝硬変，利尿剤の使用
4. 高ナトリウム血症：不十分な水分補給による脱水症状，あるいは水分補給なしでの過剰な水分喪失による脱水症状
5. 高カルシウム血症：原因となる基礎的障害（癌の骨転移，サルコイドーシス，肺・腎細胞癌，多発性骨髄腫，長期臥床など）
6. 低酸素血症：肺機能または心機能の不良，あるいは一酸化炭素中毒が原因となった脳への不十分な酸素供給
7. 高炭酸ガス血症：二酸化炭素の体内滞留の主因となる慢性肺疾患の既往歴．家庭での酸素吸入
8. 肝性脳症：慢性肝疾患またはアルコール依存症の既往歴．おそらくは黄疸に起因．腹水
9. 尿毒症：腎疾患の既往歴，前立腺肥大，直近の排尿不能
10. チアミン欠乏（ウェルニッケ脳症 Wernicke's encephalopathy）：程度に差のある眼筋麻痺や運動失調，精神障害．アルコール依存症による二次性の栄養不良（特に，チアミンの摂取不足）．患者のブドウ糖静注に起因する体内チアミンの急速な消費（すべてのアルコール依存症患者に対してブドウ糖点滴前にはすみやかにチアミン筋注を行い，ウェルニッケ脳症の誘発予防に努める）．チアミン欠乏の治療放置（ウェルニッケ脳症が永続的な記憶障害［コルサコフ症候群 Korsakoff's syndrome］に急転悪化し，進行症例では死に至る）
11. 甲状腺機能低下症：疲労蓄積の既往，寒がり，便秘，体重増加，脆い毛髪・肌荒れ，精神機能低下．身体所見から極度の低体温，心肥大，徐脈．リチウム製剤の作用により甲状腺機能が症状悪化する可能性あり
12. 甲状腺機能亢進症：患者は活動性亢進または表情のどちらか．既往歴ありでは体重減少，下痢，暑がり，情緒不安定．身体所見から甲状腺肥大（甲状腺腫），絹糸のような細い毛髪，温かな湿性皮膚，眼球突出・見開き眼での凝視，微小振戦，頻脈，不整脈；高齢者では筋脱力，心不全が著明なことがある

全身性疾患
1. 多種多様な病態（うっ血性心不全，不正脈，肺塞栓症，心筋梗塞など）による心拍出量の低下．急性心筋梗塞では，主な随伴症状として混乱状態が高齢患者の13％に発現する．加齢患者では，典型的な胸痛の訴えなし．しばしば嚥下困難を訴える．バイタルサインに異常所見がみられる可能性があり，また患者は具合が悪そうに見え（顔色が悪い，虚弱，むかつき感，多汗），混乱気味
2. 肺炎：直近での風邪の既往あり，臥床気味で息苦しさあり．明らかな発熱がみられないこともあるが，バイタルサインで明らかな頻脈または低血圧あり
3. 尿路感染症：特に尿道カテーテルの留置患者，前立腺肥大，糖尿病，神経因性膀胱
4. 貧血：特に短時間での失血（外傷，腸出血など），慢性疾患，潜在性の消化管悪性腫瘍
5. 急患での緊急手術：腸閉塞，虫垂炎，腸捻転がよくみられ，混乱だけ生じて他の愁訴を伴わないことが多い
6. 高血圧症：高血圧の持続または急激な血圧上昇は脳症の原因となることもある．しばしば血圧上昇の既往歴あり．モノアミン酸化酵素（MAO）阻害作用をもつ抗うつ薬の服用患者でチラミン含有食品を摂取したとき
7. 脈管炎：例えば，全身性エリテマトーデス，脳障害またはステロイド投与に起因する混乱状態など
8. 加齢患者では，種類を問わず発熱性疾患や感染症により混乱状態が生じることもある

中枢神経系障害
1. 硬膜下血腫または硬膜外血腫：頭部外傷の既往あり・既往なしのいずれも認められる．しばしば精神状態の浮き沈みを呈する．局所神経傷害性の徴候が認められないこともある
2. けいれん発作：患者が明らかに失禁または嘔吐して床に倒れた状態で発見された場合は，けいれん発作疑い（unwitnessed seizure）と考えるべきである．発作性疾患またはアルコール依存症の既往歴
3. 脳卒中：一過性脳虚血発作または脳卒中の既往歴．混乱状態を除いて徴候なしのこともある
4. 感染症：髄膜炎（細菌性，真菌性，結核性）．ウイルス性脳炎
5. 腫瘍（原発性または転移性）：腫瘍が増殖性のときは，頭蓋内圧の亢進により生命維持器官への局所的圧迫，または脳ヘルニアが起きることもある．高齢者では脳萎縮により頭蓋内腔に空隙が生じ，そのため腫瘍が極大化するまで症状が現れないこともある
6. 正常圧水頭症：歩行障害，失禁，認知症の3症状を呈する．外科手術により治癒可能のこともある

薬物および医薬品
1. 高齢者では，ほとんどすべての薬物で混乱状態が生じうる．混乱状態の発現頻度が最も高い関連薬物としては，抗コリン作用の強い薬物（抗うつ薬，抗精神病薬，抗パーキンソン病薬，多数の市販薬），鎮静・催眠薬（バルビツレート，ベンゾジアゼピン系薬物），心機能薬（ジゴキシン，プロプラノロール，リドカイン，キニジン），降圧薬，抗けいれん薬，シメチジン，非麻薬性鎮痛薬，麻薬性鎮痛薬，コルチコステロイドなど
2. アルコール：若年患者ではアルコール中毒症候群やアルコール離脱症候群を引き起こすが，健康状態不良の高齢患者ではそれらの発現リスクがさらに高くなる
3. 薬物乱用：高齢者では非常に稀であるが，臭化物製剤，マイナートランキライザー（特に，メプロバメート，バルビツレート）による慢性中毒症が発症する

SL Minden. Elderly psychiatric emergency patients. In：Bassuk EL, Birk AW, eds. *Emergency Psychiatry*. New York：Plenum；1984：360 から許可を得て転載．

待を抱いているときにそれらの取り扱いで重要となる．透析前には，すべての患者に対して心理社会的評価を行うべきである．第2に，透析治療に入った患者には，依存や病者役割を助長しないよう治療適応に関して特別の定期的調査をすることが必要である．職員はうつ病や性的問題の起こる可能性に注意していなければならない．患者集会が支援のためには有効に働き，患者の自助集団は社会的ネットワークの構築や自尊心・自制心の回復に役立つ．必要に応じて，三環系抗うつ薬やフェノチアジン系薬物を透析患者に用いることができる．精神療法は短期的で問題指向的なものが最も効果的である．

　在宅透析機器の導入により治療環境が改善されてきた．在宅患者は日常生活の中に透析治療をより容易に組み込むことができるし，入院患者と比較すれば，自分の透析治療についてより自立的で他者への依存度が低いと感じる．

外科病棟　一部の外科医は，手術中に「自分が死ぬのではないか」と考える患者は実際にそうなることが多いと思っている．この考えは，今日ではかつてほど迷信的だとは考えられなくなっているようである．キンボール(Chase Patterson Kimball)らは，手術を予定している患者における発病前の心理学的適応力を研究した．そして，明らかな抑うつまたは不安を示しながらもそれを否定する患者では，同様の抑うつまたは不安を表現できる患者に比べて，罹病率および死亡率が高くなることを示した．よりよい結果が得られるのは，目前の手術に対して前向きな態度をとれる患者である．良好な手術結果に寄与する因子としては，患者が以下のことを認識するための説明と同意(informed consent)と患者教育である．すなわち患者は，どのようなことを感じて予想しているのか，術後にどのような場所へ移されるのか(例えば，患者に術後回復室を見せておくことは有用である)，術後にどのような身体機能の欠損が予想されるか，術後にどのようなチューブ類や装置が留置されるのか，そして予測される疼痛にはどのように対処されるのか，これらについて知ることができる．手術後に患者が会話不能または目視不能となることが予測される場合，それらに対してどのように対処できるかを手術前に説明しておくことは有用である．混乱，せん妄，疼痛のような手術後の容態が予測できる場合には，それらを不穏な出来事あるいは危険な徴候とみなすことのないように，患者と事前に話し合っておくべきである．家族からの前向きな支援は，手術前・手術後の両方で助けになる．

移植の問題　移植はこの10年のあいだに進展し，患者と患者家族が以下のような多くの心理社会学的問題に対処できるように，C-L精神科医が援助の手を差し伸べるという重要な役割を果たすようになった．すなわち，(1)待機中のどの患者がいつ臓器を受け取るのか，(2)移植手術に関する不安，(3)死への恐怖，(4)臓器拒絶反応，(5)移植成功後の生活への適応，などである．移植後の患者は複雑な術後管理が必要となり，服薬順守を良好に維持することは支持的精神療法がなければ至難の業である．このことは，性的乱行によって感染したC型肝炎の結果として肝移植を受けた患者，そして汚染された注射針を使い回した薬物常用者で特に問題になる．

　同じような移植を受けた患者に対する集団療法は，相互に励まし合い，疾患にかかわる特定のストレス因子についての情報や感情を共有できるため，参加者に恩恵をもたらす．集団療法への参加者に対しては，精神科医が指導または監督してもよい．精神科医は，特に精神的合併症について注意を払わなければならない．移植から1年以内に患者の約20%はうつ病または抑うつ感情を伴う適応障害を経験する．そのような場合には，自殺念慮および自殺のリスクについての評価が重要である．うつ病を発症した移植患者に加えて，その他の移植患者の10%で移植関連の悪夢および不安発作を伴う心的外傷後ストレス障害(posttraumatic stress disorder：PTSD)の徴候が現れる．それら以外の問題としては，移植された臓器が，死体ドナー(移植用の臓器などの提供者)，患者と血縁関係のある生体ドナー，血縁関係のない生体ドナーのいずれから提供されたのかということがある．移植前に臓器ドナー候補と打合せを行うことにより，臓器ドナー候補がもつ手術への恐怖，そして自分の提供する臓器を誰が受け取るのかという懸念を和らげる手助けとなる．時には，兄弟姉妹間で腎臓移植が行われる場合などでは，臓器ドナーとレシピエント(臓器移植者)の両者がカウンセリングを受けることもある．臓器ドナーとレシピエントの両者が参加して同じ立場で支え合う援助団体は，移植の諸問題に対処してすみやかに問題解決を図るために必要とされている．

精神腫瘍学

　精神腫瘍学(psycho-oncology)で探索されていることは，心理学的な機能に関する癌の影響を研究すること，そして発癌リスクと生存に寄与している心理学的・行動学的な変数の役割を解明することである．精神腫瘍学研究の特徴は，癌患者の疾患の経過に影響を及ぼすと考えられている介入研究が主体となっている．ここでは，スピーゲル(David Spiegel)らが行った画期的な介入研究が注目されていて，転移性乳癌の女性患者を週1回の集団精神療法群，集団精神療法を行わない対照群へと無作為に割り付けして日常診療を行ったところ，集団精神療法群の方で平均18か月間の延命効果があったと発表されている．また，悪性黒色腫患者を対象とした別の研究において，構造化された集団治療介入群では，対照群に比し癌再発率および死亡率が有意に低下したと報告されている．この研究では，集団構成して治療介入した群の方でナチュラルキラー細胞(NK細胞)および大型顆粒リンパ球の発現量が有意に増加し，そしてNK細胞の活性が上昇したことから免疫応答の増強も示唆されている．さらに別の研究からは，乳癌患者に対して集団的に行動

介入療法(リラクゼーション療法,誘導イメージ療法,バイオフィードバック訓練療法など)を行ったところ,行動介入療法を行わなかったコントロール群に比し NK 細胞の活性上昇,リンパ球のミトゲン応答増強が示唆された.

新しい治験計画の登場により,数多くの症例において,癌というものが,治癒不可能の疾患から時には慢性疾患,多くの機会で治癒可能な疾患へと変遷してきたので,癌に対する精神医学的な見方,すなわち,診断と治療の両方に対する反応性が,一段と重要になってきている.米国で癌に罹患した年間患者のうち,その半数以上は 5 年を超えて生存している.現時点では,概ね 300 万人程度の癌生存者が,癌再発の徴候もなく生活している.

癌患者の全症例のうち,精神疾患があるのは約半数である.最も診断率の高い精神疾患は適応障害(68%)であるが,これに続いてうつ病(13%),せん妄(8%)の診断率が高い.これらの精神障害のほとんどが,自分が癌患者であると認識することへの反応として起こると考えられる.

自分が癌であることを知ったとき,その患者が示す心理的反応には,死・醜姿・身体障害への恐怖,見捨てられることへの恐れ,自立の喪失,人間関係・社会的役割・家計の崩壊への恐怖,自己否定,不安,怒り,罪悪感などがある.癌患者では自殺念慮や自殺願望が頻繁に頭の中をよぎるが,癌患者の実際の自殺率は一般集団の自殺率よりわずかに高いだけである.

精神科医は,個々の癌患者がもつ精神医学的・身体医学的な問題を慎重に評価すべきである.また,家族因子に対しては特に注意を払うが,とりわけ家庭内の争い,家族崩壊,家庭破綻が癌の発症前から存在している状態ではそれが重要である.

参考文献

Copello A, Walsh K, Graham H, Tobin D, Griffith E, Day E, Birchwood M. A consultation-liaison service on integrated treatment: A program description. *J Dual Diagn.* 2013;9(2):149–157.

Dew MA, DiMartini AD, De Vito Dabbs A, Myaskovsky L, Steel J. Rates and risk factors for nonadherence to the medical regimen after adult solid organ transplantation. *Transplantation.* 2007;83(7):858–873.

DiMartini A, Crone C, Fireman M, Dew MA. Psychiatric aspects of organ transplantation in critical care. *Crit Care Clin.* 2008;24:949–981.

Dobbels F, Verleden G, Dupont L, Vanhaecke J, De Geest S. To transplant or not? The importance of psychosocial and behavioural factors before lung transplantation. *Chronic Respir Dis.* 2006;3(1):39–47.

Grover S, Kate N. Somatic symptoms in consultation-liaison psychiatry. *Int Rev Psychiatry.* 2013;25(1):52–64.

Jorsh MS. Somatoform disorders: The role of consultation liaison psychiatry. *Int Rev Psychiatry.* 2006;18:61–65.

Laugharne R, Flynn A. Personality disorders in consultation-liaison psychiatry. *Curr Opin Psychiatry.* 2013;26(1):84–89.

Lipowski ZJ. Review of consultation psychiatry and psychosomatic medicine: I. General principles. *Psychosom Med.* 1967;29:153–171.

Lipsitt DR. Consultation-liaison psychiatry and psychosomatic medicine: The company they keep. *Psychosom Med.* 2001;63:896–909.

Miller AH, ed. Mechanisms of psychosocial effects on disease: Implications for cancer control. *Brain Behav Immun.* 2003;17(Suppl 1):1–135.

Musselman DL, Betan E, Larsen H, Phillips LS. Relationship of depression to diabetes types 1 and 2: Epidemiology, biology, and treatment. *Biol Psychiatry.* 2003;54:317–329.

Novack DH. Realizing Engel's vision: Psychosomatic medicine and the education of physician-healers. *Psychosom Med.* 2003;65:925–930.

Olbrisch ME, Benedict SM, Ashe K, Levenson J. Psychological assessment and care of organ transplant patients. *J Consult Clin Psychol.* 2002;70:771–783.

Stark D, Kiely M, Smith A, Velikova G, House A, Selby P. Anxiety disorders in cancer patients: Their nature, associations, and relation to quality of life. *J Clin Oncol.* 2002;20:3137–3148.

Strain JJ, Strain JJ, Mustafa S, Sultana K, Cartagena-Rochas A, Guillermo Flores LR, Smith G, Mayou R, Carvalho S, Chiu NM, Zimmerman P, Fraguas R Jr., Lyons J, Tsopolis N, Malt U. Consultation-liaison psychiatry literature database: 2003 update and national lists. *Gen Hosp Psychiatry.* 2003;25:377–378.

Wood R, Wand A. The effectiveness of Consultation-Liaison Psychiatry in the general hospital setting: A systematic review. 2014; 76(3):175–192.

(訳　13.1-13.5　川又大　13.6-13.8　木村行男)

14 慢性疲労症候群と線維筋痛症

慢性疲労症候群

慢性疲労症候群(chronic fatigue syndrome：CFS)(イギリスとカナダでは筋痛性脳脊髄炎[myalgic encephalomyelitis]と呼ばれている)は，日常生活が損なわれるほどの激しい疲労感が6か月以上持続することを特徴とし，しばしば筋肉痛，頭痛，咽頭痛，微熱，認知に関する訴え，消化器症状，リンパ節痛を伴う．重篤な感冒様疾患後に突然発症する患者がかなりの割合で存在することから，慢性疲労症候群の感染原因の探求が続けられている．

日常生活が損なわれるほどの慢性の疲労感は19世紀の南北戦争終結以降，精神医学そして神経学における重要な臨床症状となっている．当時は，その病態は神経衰弱または神経循環無力症として知られていた．20世紀中ごろこの疾患は減少したが，1980年代半ばに米国で再びみられるようになった．1988年に米国疾病管理予防センター(US Centers for Disease Control and Prevention：CDC)は慢性疲労症候群の診断基準を定めた．国際疾病分類第10版(International Statistical Classification of Diseases and Related Health Problems：ICD-10)では，「倦怠感と疲労感」(Malaise and Fatigue)の項で原因不明の疾患に分類され，それはさらに無力症(asthenia)と特定不能の能力低下(unspecified disability)に区分されている．

疫 学

慢性疲労症候群の正確な発生率と有病率は知られていないが，発生率は一般成人では0.007%から2.8%である．この疾患は主として若年成人(20～40歳)にみられる．慢性疲労症候群は小児や青年期にも起こるが，発生率はもっと低い．女性患者は少なくとも男性の2倍はいると推定される．

米国では，一般成人の25%は2週間またはそれ以上持続する疲労感を経験しているという．疲労感が6か月を越えて持続した場合，慢性疲労と定義される．慢性疲労は，線維筋痛症，過敏性腸症候群，そして顎関節症のような他の疾患としばしば併存する．

病 因

この疾患の原因は不明である．内科的，精神科的な慢性疲労の原因疾患がすべて除外されてはじめて，慢性疲労症候群という診断が下される．研究の結果，疾病特有の徴候や診断を確定するための特異的検査はないことが確認されている．

研究者らは，慢性疲労症候群の病因をエプスタイン・バーウイルス(Epstein-Barr virus：EBV)に帰そうとしている．しかし，EBV感染は特異抗体と異型リンパ球増加があるにもかかわらず，慢性疲労症候群ではそれらは認められていない．エンテロウイルス，ヘルペスウイルス，レトロウイルスのような他のウイルスの検査結果は陰性である．例えば，末梢血のリンパ球の増殖反応減弱のような免疫異常の非特異的マーカーを慢性疲労症候群の患者に見出している研究者もいるが，これらの反応はうつ病患者の一部でも同様に認められている．

慢性疲労症候群の患者では視床下部-下垂体軸(hypothalamic-pituitary-axis：HPA)の障害があり，軽度低コルチゾール血症がみられるという報告がある．このことから，慢性疲労を軽減するために外因性コルチゾールが用いられているが，明らかな結果は得られていない．インターフェロン-α(IFN-α)やインターロイキン-6(IL-6)のようなサイトカインが病因因子として現在調査されている．慢性疲労症候群の患者の中には，脳内でそれらが高濃度になっているという報告がある．

慢性疲労症候群の患者の脳の灰白質と白質の容積が減少しているという磁気共鳴画像(MRI)の研究がある．

慢性疲労症候群は家族性であるかもしれない．ある研究では，二卵性双生児よりも一卵性双生児のほうが，2.5倍以上相関関係が高かった．しかし，さらなる研究が必要である．

診断と臨床像

慢性疲労症候群は特異的症状がないので診断が困難である．診断を容易にするために，医師はできるだけ多くの徴候と症状を詳細に描写するように努めなければならない．慢性疲労は最もありふれた愁訴ではあるが，たいていの患者にはその他多くの症状がある(表14-1)．

患者の病歴がわかると，臨床医は，患者の症状を説明

表 14-1 慢性疲労症候群患者が訴える徴候と症状

疲労または消耗	複視
頭痛	羞明
倦怠感	四肢のしびれやチクチク感
短期記憶欠損	失神発作
筋肉痛	頭のクラクラ感
集中困難	めまい感
関節痛	鈍い動作
抑うつ	不眠
腹痛	発熱または熱感
リンパ節痛	悪寒
咽頭痛	寝汗
熟睡感の欠如	体重増加
筋力低下	アレルギー
苦味または金属性の味覚	化学物質に対する過敏反応
平衡感覚の障害	動悸
下痢	息切れ
便秘	顔面紅潮
鼓腸	四肢，眼瞼の腫脹
パニック発作	排尿時のヒリヒリ感
眼痛	性的機能障害
眼のかゆみ	脱毛
霧視	

表 14-2 慢性疲労症候群の CDC 診断基準

A．6か月を超える重篤な原因不明の疲労で，以下のもの．
　(1) 新規の，または，明確な発症
　(2) 持続的な労作によるものでない
　(3) 休息をとっても解消しない
　(4) 機能障害をもたらしている
B．以下の新たな症状が4つまたはそれ以上存在する．
　(1) 記憶または集中力の障害
　(2) 咽頭痛
　(3) リンパ節痛
　(4) 筋肉痛
　(5) 数か所の関節痛
　(6) 新たな頭痛
　(7) すっきりしない睡眠
　(8) 24時間以上持続する労作後の倦怠感

するために，神経疾患，代謝疾患，または精神疾患の範疇に含まれるさまざまな疾病を考えることになる．しかし，ほとんどの場合，得られた病歴だけからでは，いかなる疾患の臨床像もはっきりと浮かび上がってこない．

身体診察も診断確定のよりどころにはならない．例えば，慢性疲労に加えて，体温が正常であるにもかかわらず暑さや寒気を訴える患者や，リンパ節腫大がみられないのにリンパ節痛を訴える患者がいる．これらの所見や他のあいまいな所見からでは診断を確定することも除外することもできない．

CDC による慢性疲労症候群の診断基準を表14-2 に示した．それには，最低6か月持続する疲労と，記憶または集中力の障害，咽頭痛，リンパ節痛またはリンパ節腫大，筋肉痛，関節痛，頭痛，睡眠障害，労作後の倦怠感があげられている．疲労は最も明白な症状であり，心身の消耗が非常に強く活動量が半減するほどである．発症は通常，緩徐であるが，感冒様疾患のように急激に発症することもある．

慢性疲労症候群と自律神経系の障害である神経調節性低血圧症との間にかなり相関のある症例がある．慢性疲労症候群の症状を呈して受診した患者は，症状が低血圧症によるものであれば適切な薬物療法を行うことができるので，低血圧症によるものか否かを明確にするためにティルトテーブル（傾斜台）検査を行うとよい．

　55歳の女性が慢性疲労の評価と治療のためにプライマリケア医から神経筋疾患の専門医に紹介された．症状は約2年続き悪化していた．主訴は，彼女が「筋力低下」と呼ぶ日常生活が損なわれるほどの疲労感である．筋肉痛や関節痛もあり，もっと活動しようと鼓舞すると必ず痛みは増した．内科的精査とリウマチ学的評価がなされたが，赤沈が1時間約35 mm 程度，持続的にわずかに上昇している以外，確かな所見は得られなかった．彼女はプレドニゾンを1日20 mg 内服しており，この治療を続けることを望んでいたが，リウマチ専門医はこれに反対した．このことでリウマチ専門医との間に対立が起こり，医師はプレドニゾンを服用し続けるのなら，彼女をこれ以上診ることはできないと言った．プライマリケア医は彼女を精神科医に紹介しようとしたが，彼女は拒否した．

　その患者は上品な物腰で優雅に着こなし，歯切れ良く話した．彼女は軽度肥満があり，ゆっくり動き，診察室に難儀そうに入ってきた．彼女は面接を受け始め，プレドニゾン服用を必要とし，そうでなければ「死んでしまう」だろうと説明することで面談の初期を操作した．約1年前からプレドニゾンを毎日服用するようになったが，それ以前は，ほとんど動けず，家で大きな椅子にじっと座わり，夫からの絶え間ない世話が欠かせなかったと彼女は話した．夫は街では優れた弁護士だった．「夫の仕事をだいなしにしてしまったわ」「夫は仕事どころじゃなかった．毎日何度も私の世話のために帰ってこなければならなかった」と彼女は話した．

　面接の初期段階で，話題が心身医学に及んだ．「何もかも私の頭の中のことと言わないで！」と彼女は激しく言った．「そうではないので」と言った．「若いとき，いくつか……問題があったのはたしかです．でもそれは今起きていることとは関係はありません」と話した．「私を見て！　うつに見える？　不安そうに見える？　精神科の患者に見える？」と彼女は言った．彼女は今現在明らかな精神症状を現していないと，専門医は認めざるを得なかった．

　患者の病歴から判断すると，疲労という神経精神症状を除けば，彼女は比較的健康であることは明らかだった．プレドニゾンに加えて，彼女は，少量の選択的セロトニン再

表 14-3 持続性疲労の評価方法

病歴
・症状発現時の内科的，心理社会的状況を記載する．
・以前の身体的，心理的健康度を評価する．
・基礎にある内科疾患の手がかりを探る（例えば，発熱，体重減少，呼吸困難）．
・症状が患者の生活様式に与える影響について評価する．
慢性疲労症候群の特徴的な症状には，疲労感，筋肉痛，関節痛，記憶と集中力の障害，すっきりしない睡眠がある．

身体診察
・基礎にある内科疾患を示唆する異常を探す．
　──甲状腺機能低下症
　──慢性肝炎
　──慢性の貧血
　──神経筋疾患
　──睡眠時無呼吸症候群
　──隠れている悪性腫瘍など
慢性疲労症候群患者の身体診察では異常がないのが特徴である．

精神的現症の診察
・精神疾患，特にうつ病，不安の既往歴や家族歴
・医学的に説明できない症状のエピソードが頻繁にある既往歴
・アルコールまたは物質乱用の既往歴
・現在の症状：うつ病，不安，自己破壊的な考え，市販薬の使用
・精神運動制止の現在の徴候
・心理社会的な支援体制を評価
慢性疲労症候群患者は抑うつに陥るが，罪責感，自殺念慮や目立った精神運動制止はない．

検査所見
・スクリーニング（選別）検査：
　──尿検査　　　　　　　　　　　　　　　──肝機能検査
　──血球算定と血液像（形態）　　　　　　──カルシウム，リン
　──血沈　　　　　　　　　　　　　　　　──無作為に採取した血糖値
　──腎機能検査　　　　　　　　　　　　　──甲状腺機能検査（甲状腺刺激ホルモン検査を含む）
　──臨床的に必要のある付加検査（例えば，睡眠検査）
慢性疲労症候群の診断は主として除外診断である．

慢性疲労症候群
・6か月以上続く，説明のできない，持続性または再発性の慢性疲労が，新規にまたは明確に発症する．現在の労作によるものではなく，休息によって十分に回復しない．職業，学業，社会的，個人的な活動を以前の水準よりも低下させる．さらに，以下の症状のうち4つ以上が同時に認められる．(1) 短期記憶または集中力の障害，(2) 咽頭痛，(3) 頸部または腋下のリンパ節痛，(4) 筋肉痛または多発性の関節痛，(5) 頭痛，(6) すっきりしない睡眠，(7) 労作後の倦怠感．

Hickie JB, Lloyd AR, Wakefield D. Chronic fatigue syndrome：Current perspectives on evaluation and management. *Med J Aust*. 1995；163：315 から許可を得て転載．

取り込み阻害薬（selective serotonin reuptake inhibitor：SSRI）と睡眠薬を毎晩服用した．高血圧症に対して，アンジオテンシン変換酵素（angiotensin-converting enzyme：ACE）阻害薬も内服した．

患者は尋常でないストレス因子や精神病理のなきざしを示唆する明らかな危険信号（レッドフラッグ）は示さなかった．彼女は職業についていなかったが，ボランティアやさまざまな委員会の会員として，普段，地域で活動していた．弁護士の夫とは2度目の結婚で，結婚して20年経っていた．

彼女の疲労症状は 2，3年以上かけて知らぬ間に進行し，すべての地域活動をやめて家で座っているまでの深刻なものとなった．ボランティアや地域委員会の委員として活動すべく家から出るという点からみると，「奇跡を起こした」と彼女が言っていたプレドニゾンをもってしても，病前の機能レベルまで回復することはなかった．(Randolph B. Schiffer, M. D., and James W. Albers, M. D., Ph. D. から改変)

鑑別診断

慢性疲労は，内分泌疾患（例えば，甲状腺機能低下症），神経疾患（例えば，多発性硬化症），感染性疾患（例えば，後天性免疫不全症候群［エイズ］，伝染性単核症），精神疾患（例えば，抑うつ障害）と鑑別しなければならない．評価過程は複雑である．診断図式を表14-3に示した．

慢性疲労症候群患者の80％はうつ病の診断基準を満たす．この二者の相関が非常に高いために，慢性疲労症候群の患者が罪責感，自殺念慮や快楽消失（anhedonia）をほとんど報告せず，体重減少をほとんどまたは全く示さないにもかかわらず，この症候群の全例が抑うつ障害であると考えている精神科医は多い．通常はうつ病の家族歴や精神疾患の遺伝負因もなく，うつ病を突如引き起こしたり，その原因となるストレス性の生活上の出来事もほとんどない．さらに，一部の患者は抗うつ薬に反応するが，多くの患者は精神薬理学的作用のある薬物すべてにやがて治療抵抗性を生じるようになる．しかし，診

断上の分類にかかわらず，抑うつが併存していれば，抗うつ薬や認知行動療法，またはその併用療法が必要となる．

経過と予後

慢性疲労症候群の自然回復は稀であるが，改善はありうる．現時点では，経過と予後についての報告のほとんどは少ない症例数に基づいている．ある研究では，4年間追跡した患者の63%が改善したと報告されている．精神疾患の既往や合併のない最も予後のよい患者は，レベルは落ちるものの，社会との接触を保ち，働き続けることができる．

治　療

慢性疲労症候群の治療は主に支持的療法である．医師はまず信頼関係を築き，患者の訴えを根も葉もないものとして退けてはならない．訴えは空想ではない．注意深い身体診察と精神医学的評価が必要で，どちらも，同様の症状を呈する他の疾患との鑑別に役立つ．

有効な内科的治療法は知られていない．抗ウイルス薬のアマンタジン（シンメトレル）が少数の患者で疲労を軽減させたというが，抗ウイルス薬とコルチコステロイドは有効ではない．通常は対症療法（例えば，関節痛や筋肉痛に対しての鎮痛薬）を行うが，非ステロイド抗炎症薬（nonsteroidal anti-inflammatory drug：NSAID）は効果がない．できるだけ日常の活動性を維持し，疲労に負けないように患者を勇気づけなければならない．休職するよりも仕事量を減らして働くほうがはるかによい．段階別運動療法（graded exercise therapy：GET）が有効であったという報告がいくつかある．

特に抑うつがある場合は，精神療法が望まれる．多くの症例で，精神療法を受けた場合に症状が顕者に改善している．認知行動療法は特に有用である．その治療は，疲労を引き起こすいかなる活動も障害を悪化させるという怖れのような誤った確信を，患者が克服し是正する手助けとなるからである．薬物，特にブプロピオン（Wellbutrin）のような鎮静作用のない抗うつ薬は有用であろう．ネファゾドン（Serzone）は，一部の患者の痛みを和らげ睡眠と記憶を改善させる．中枢神経刺激薬（例えば，アンフェタミンやメチルフェニデート［リタリン］）は疲労軽減に役立つであろう．表14-4に，一般的な薬物療法における推奨・勧告を示した．

自助グループは慢性疲労症候群の患者に役立っている．集団力動により，患者は希望をもち，自分の状態を認識し，体験を分かち合い，情報を交換するという利益を受ける．医師がまじめに扱ってくれないと感じている患者ではたいてい自尊心は損なわれているが，このような集団での仲間の結束は自尊心をも高める．医師がまじめに扱ってくれないと感じることで，慢性疲労症候群の多くの患者は，ビタミン，ミネラル，そして種々雑多なハーブ製品や，代替医療に頼る．これらや他の正体不明

表 14-4　慢性疲労の論理的薬物療法

- 患者-医師の協力的治療枠組みの確立．
- 早まった診断的結論を出さない．
- 患者がすでに内服している市販薬を特定し，投与しようとする薬物との相互作用についてしっかりと評価・査定する．
- 薬物の役割を説明し，治療目標をはっきりとさせる．
　　精神症状
　　症状に基づく苦痛の領域（例えば，筋骨格の痛み，質のよくない睡眠，疲労，主観的認知の変化，気分または不安の症状）
- 薬物の選択は以下に基づかなければならない．
　　予想される副作用の概要
　　患者の選択権
　　禁忌薬物
- 可能な限り最低量から始め，漸増していく．医学的に懸念される重要な問題を明確にしつつ，治療中の副作用を観察し話し合う．
- 薬物の既知の最適目標量までか，最大限の臨床効果が現れるまで，徹底的に試みる．
- 治療に対する患者の期待を明らかにしつつ，患者の特定反応型について話し合いを継続する．
- 明白な臨床反応が現れないまま漠然と治療を続けない．必要があれば治療を中断し，休薬中に再評価する．
- 多剤併用を避ける．治療反応の評価は一度に一薬剤とする．
- 治療計画を立てる際，薬物療法と他の療法の関連性をもたせる．多元的治療構造に合うように薬物を使用する．

Demitrack MA. Psychopharmacological principles in the treatment of chronic fatigue syndrome. In：Demitrack MA, Abbey SE, eds. *Chronic Fatigue Syndrome*. New York：Guilford；1996：281 から許可を得て転載．

の強壮剤は医学論文では対照検討されておらず，ほとんど，または全く効果がない．

線維筋痛症

線維筋痛症（fibromyalgia）は，筋肉や靭帯，腱などの軟部組織の痛みとこわばりを特徴としている．圧痛のある局所は発痛点（trigger point）と呼ばれている．頸部と胸部で圧痛は非常によくみられるが，腕，肩，腰部，下肢でもみられる．

併存疾患

線維筋痛症の患者は，うつ病や，パニック症，不安症，心的外傷後ストレス障害（PTSD）などの他の精神疾患とかなり重複，併存している．線維筋痛症は慢性疲労症候群や抑うつ障害でしばしばみられる．たいていは線維筋痛症発症の1年以上前から併存する精神疾患が生じている．

線維筋痛症の患者には，慢性関節リウマチ，全身性エリテマトーデスやその他のリウマチ性疾患も良く併存す

⚠ 表 14-5 米国リウマチ学会の線維筋痛症の診断基準

以下の3つの条件があれば線維筋痛症の診断基準を満たす．
1. 広範囲疼痛指数（widespread pain index：WPI）が7点以上かつ症状重症度（symptom severity：SS）スケールスコアが5点以上，または，WPIが3～6点でSSスケールスコアが9点以上．
2. 少なくとも3か月は同程度の症状がある．
3. ほかに疼痛を説明できる疾患がない．

確認事項
1. WPI：過去1週間の疼痛部位の数を表す．痛みのある部位はいくつあるか．
   スコアは0～19点まで．

肩帯，左	腰部（臀部，大腿骨転子），左	顎，左	上背部
肩帯，右	腰部（臀部，大腿骨転子），右	顎，右	下背部
上腕，左	大腿，左	胸部	頸部
上腕，右	大腿，右	腹部	
前腕，左	下腿，左		
前腕，右	下腿，右		

2. SSスケールスコア：
   疲労感
   すっきりしない目覚め
   認知症状
   上述の3つの症状それぞれに対して，以下のスケールを用いて過去1週間の重症度を示す．
   　0＝問題なし
   　1＝症状がわずか
   　2＝中程度，かなりの問題がよくある，または，中等度の重症度
   　3＝重症：生活を妨げる広汎な問題が進展し続いている
   一般的な身体症状があるかを示す*．
   　0＝症状がない
   　1＝症状がわずか
   　2＝中程度の症状数
   　3＝多くの症状がある

SSスケールスコアは3つの症状（疲労，すっきりしない目覚めと認知症状）の重症度と一般的な身体症状の広がり（重症度）の合計である．最終スコアは0～12点．

*身体症状とみなされる症状：筋肉痛，過敏性腸症候群，疲労感，思考または記憶の問題，筋力低下，頭痛，腹痛，しびれ感・チクチク感，めまい感，不眠，抑うつ，便秘，上腹部痛，吐き気，神経質，胸痛，霧視，発熱，下痢，口渇，かゆみ，喘鳴，レイノー現象，蕁麻疹性丘疹・みみずばれ，耳鳴り，嘔吐，胸焼け，口腔潰瘍，味覚喪失・変化，けいれん，ドライアイ，息切れ，食欲低下，発疹，日光過敏，聴力障害，打撲しやすい，脱毛，頻尿，排尿時痛，膀胱けいれん．
Wolfe F, Clauw DJ, Ftzcharles MA, Goldenberg DL, Katz RS, Mease P, Russell AS, Russell IJ, Winfield JB, Yunus MB. The American College of Rheumatology preliminary diagnostic criteria for fibromyalgia and measurement of symptom severity. *Arthritis Care Res.* 2010；62(5)：607 から許可を得て転載．

る．線維筋痛症の症状は，そのような内科疾患があっても，その疾患の活動性と密に関連することはない．

疫　学

線維筋痛症は，男性よりも女性に多くみられ（女性3％，男性1％），特に勤労世代によくみられる．事実，線維筋痛症の診断は就労困難と関連し，初期診療場面のほぼ50％がそうである．患者数は，18歳以上の米国人で約500万人である．

病　因

線維筋痛症の病因は不明である．しかし，影響を受ける部位の酸素灌流を妨げる局所的な動脈のけいれんを引き起こすストレスによって，線維筋痛症はしばしば促進される．

診断と臨床像

線維筋痛症の診断は，リウマチ性疾患や甲状腺機能低下症を除外した後になされる．2010年の米国リウマチ学会（American College of Rheumatology）の診断基準によれば，触診上あらかじめ規定された圧痛点に3か月以上続く疼痛が広範囲になければならない．線維筋痛症は痛み単独よりも通常は多くの症状を伴ない，疲労感，筋力低下，睡眠障害，集中力などの認知領域の障害がある（表14-5）．

治　療

種々の向精神薬が線維筋痛症によく処方され，特に抗うつ薬が使われる．抗てんかん薬のプレガバリン（リリカ）は，線維筋痛症の疼痛治療として米国食品医薬品局

(U.S. Food and Drug Administration：FDA)の認可を受けている．プレガバリンの典型的な用量は150 mgを1日3回服用である．アスピリンやアセトアミノフェンを含む適応の幅広い他の鎮痛薬も処方される．NSAID(非ステロイド抗炎症薬)に反応する患者もいる．より重篤な患者では麻酔薬(例えば，プロカイン)の患部への注射が効くことがある．ステロイドの注射は通常は認可されていない．SSRIとセロトニン・ノルアドレナリン再取り込み阻害薬(serotonin-norepinephrine reuptake inhibitor：SNRI)であるデュロキセチン(サインバルタ)が，この疾患の患者の治療に有効であるという報告がある．しかし，経験的には，このような治療の効果は長続きせず，復職まで至らない．

非薬物療法には，一般的に段階別運動療法(GET)やリハビリテーションプログラムがあり，そこそこ効果はある．発痛点のマッサージも有効な場合がある．精神療法は，患者がこの疾患の本質を見抜くことに役立ち，心理社会的ストレス因子を明らかにして対処することにも役立つ．

参考文献

Alonso-Blanco C, Fernández-de-las-Peñas C, Morales-Cabezas M, Zarco-Moreno P, HY Ge, Florez-García M. Multiple active myofascial trigger points reproduce the overall spontaneous pain pattern in women with fibromyalgia and are related to widespread mechanical hypersensitivity. *Clin J Pain*. 2011;27:405.

Chang CM, Warren JL, Engels EA. Chronic fatigue syndrome and subsequent risk of cancer among elderly US adults. *Cancer*. 2012;118:5929.

Dansie EJ, Furberg H, Afari N, Buchwald D, Edwards K, Goldberg J, Schur E, Sullivan PF. Conditions comorbid with chronic fatigue in a population-based sample. *Psychosomatics*. 2012;53:44.

Katz BZ, Shiraishi Y, Mears CJ, Binns HJ, Taylor R. Chronic fatigue syndrome after infectious mononucleosis in adolescents. *Pediatrics*. 2009;124:189.

Martínez-Martínez LA, Mora T, Vargas A, Fuentes-Iniestra M, Martínez-Lavín M. Sympathetic nervous system dysfunction in fibromyalgia, chronic fatigue syndrome, irritable bowel syndrome, and interstitial cystitis: a review of case-control studies. JCR: *J Clin Rheumatol*. 2014;20(3):146–150.

Newton JL, Sheth A, Shin J, Pairman J, Wilton K, Burt JA, Jones DEJ. Lower ambulatory blood pressure in chronic fatigue syndrome. *Psychosom Med*. 2009;71:361.

Nickel JC, Tripp DA, Pontari M, Moldwin R, Mayer R, Carr LK, Doggweiler R, Yang CC, Mishra N, Nordling J. Interstitial cystitis/painful bladder syndrome and associated medical conditions with an emphasis on irritable bowel syndrome, fibromyalgia and chronic fatigue syndrome. *J Urol*. 2010;184:1358.

Robinson ME, Craggs JG, Price DD, Perlstein WM, Staud R. Gray matter volumes of pain-related brain areas are decreased in fibromyalgia syndrome. *J Pain*. 2011;12:436.

Schiffer RB, Albers JW. Neuropsychiatric aspects of neuromuscular disease. In: Sadock BJ, Sadock VA, Ruiz P, eds. *Kaplan & Sadock's Comprehensive Textbook of Psychiatry*. 9th ed. Philadelphia: Lippincott Williams & Wilkins; 2009:566.

Siler AC, Gardner H, Yanit K, Cushman T, McDonagh M. Systematic review of the comparative effectiveness of antiepileptic drugs for fibromyalgia. *J Pain*. 2011;12:407.

Traynor LM, Thiessen CN, Traynor AP. Pharmacotherapy of fibromyalgia. *Am J Health Syst Pharm*. 2011;68:1307.

White AT, Light AR, Hughen RW, Van Haitsma TA, Light KC. Differences in metabolite-detecting, adrenergic, and immune gene expression after moderate exercise in patients with chronic fatigue syndrome, patients with multiple sclerosis, and healthy controls. *Psychosom Med*. 2012;74:46.

(訳　増村年章)

15 食行動障害および摂食障害群

15.1 神経性やせ症/神経性無食欲症

　神経性やせ症（anorexia nervosa）はギリシャ語の「食欲損失」やラテン語の神経過敏に由来する言葉である．神経性やせ症は次の3つの特徴を示す症候群である．第1に自らの意図で深刻な飢餓状態に至ること——行動，第2に痩せていることに対する執拗な動因あるいは体重増加への病的な恐怖——精神病理，第3は飢餓によって引き起こされる身体的な特徴と症状——身体的症候である．神経性やせ症は常にではないが，多くの場合，身体像（body image）の障害，すなわち，自身が明らかに身体的飢餓状態にあるにもかかわらず，恥ずかしいほど太っているという知覚をもっている．身体像の歪みが存在すると機能が障害されるが，疾患特異的ではなく，一定しているわけでもなく，また診断に必須な項目ではない．神経性やせ症には下位分類が2つ存在する．すなわち，摂食制限型と過食・排出型である．いずれの下位分類でも神経性やせ症の主題は痩せていることを自尊心の必須の源，ときに唯一の源としてきわめて不均衡に重要視し，体重と，それより程度は軽いが身体の形を最も重要視し，そのことに終日思考，気分，そして行動を費やすことになる．

　神経性やせ症患者の約半数は総食物摂取量を徹底的に減らす．あとの半分は摂取量を減らすだけではなく，日常的に過食排出を繰り返す．少量の食物を摂取した後に吐き出すことを日常的に行う患者もいる．神経性やせ症は男性より女性に多く，その多くは青年期に発症する．若い女性の摂食障害の基底にある精神病理学的障害は少女から成人女性へ移行する際の葛藤であると仮定されている．自立心を確立する際の無力感と難しさに関わる心理学的事柄もこの疾患の発症に関与することが示唆されている．過食症状は異なった障害（15.2節の「神経性過食症」を参照）として，または神経性やせ症の一部として生じる．いずれの患者も極度に体重，食物，身体像に頭が占められている．神経性やせ症患者の転帰は自然な回復から死までさまざまである．

疫　学

　神経性やせ症は過去数十年でより頻繁に報告され，特に青年期前の少年少女の症例が増えている．
　神経性やせ症の発症は10代半ばが最も多いが，5％の患者は20代前半に発症する．最も多い発症年齢は14〜18歳の間である．神経性やせ症は青年期の少女の0.5〜1％に起こると推定され，男性に比べ女性は10〜20倍多い．神経性やせ症の診断基準は満たさないが何らかの症状をもつ青年期の女性は5％近いと推定されている．
　当初は上流社会の女性に多く報告されていたが，近年の疫学調査ではその傾向はみられない．先進国において最も多く発症し，特にモデルやバレリーナといった細い体型を要求される職業の女性に多い．

併存疾患

　表15.1-1に神経性やせ症と併存する精神疾患をあげる．総じて，神経性やせ症の65％はうつ病，35％は社交不安症，25％は強迫症と関連する．

病　因

　生物学的，社会的，そして心理的要因が神経性やせ症の原因に関わる．一卵性双生児の方が二卵性双生児より一致率が高いことが証明されている．神経性やせ症の姉妹はやはり神経性やせ症を発症する場合が多いが，これは遺伝的要因というより社会的要因による影響と考えられる．うつ病は一般人口に比べて神経性やせ症の家族内で発生率が高い．神経化学的には，神経性やせ症患者の一部では尿および脳脊髄液（CSF）中の3-メトキシ4-ヒドロキシフェニルグコール（3-methoxy 4-hydroxyphenylglycol〔MHPG〕）の減少によりノルエピネフリンの代謝回転と活性の低下が示唆される．逆の関係がMHPGと神経性やせ症患者のうつ病の間にみられ，MHPGの増加はうつ病の減少と関連する．

生物学的要因

　内因性オピオイドが神経性やせ症患者の空腹感の否認

に関与すると考えられる．予備的研究ではオピエート拮抗薬(opiate antagonist)を投与された患者の一部において劇的な体重増加がみられた．飢餓はさまざまな生物学的変化をもたらし，その一部は高コルチゾール症(hypercortisolemia)やデキサメタゾン(dexamethasone)による無抑制のようにうつ病にもみられる．甲状腺機能も同様に抑制される．これらの異常は栄養補給により修正される．飢餓はホルモン濃度(黄体形成，卵胞刺激，生殖腺刺激ホルモン放出ホルモン)の低下を反映して無月経を引き起こす．しかし，一部の神経性やせ症患者には著しい体重減少の前に無月経となる．コンピュータ断層撮影(computed tomography：CT)研究によると飢餓状態の神経性やせ症患者において脳脊髄液腔の拡大(脳溝および脳室の拡大)が示されており，これは体重増加により回復する．ポジトロン放出断層撮影(positron emission tomography：PET)の研究では，尾状核の代謝は神経性やせ症状態において再栄養補給後よりも高かったという．一部の著者は視床下部・下垂体系(神経内分泌)の機能障害を提唱している．

いくつかの研究において視床下部の室傍核における摂食行動を司るセロトニン，ドパミン，ノルエピネフリンの3つの神経伝達物質の機能障害の証拠が示されている．関係している可能性のあるその他の因子としてコルチコトロピン放出因子(corticotropin-releasing factor：CRF)，神経ペプチドY，性腺刺激ホルモン放出ホルモン，甲状腺刺激ホルモンなどがある．表15.1-2に神経性やせ症に伴う神経内分泌変化を示した．

社会的要因

神経性やせ症患者はやせていることや運動することを社会が重要視することに自らの行動への支えを見出す．神経性やせ症に特有の家族構成はないが，患者は両親と緊密だが，問題のある関係をもっていることを示す証拠がある．摂食障害，特に過食や排出型の子どもの家族は強い敵意，混乱，孤立，そして配慮や共感性の低さを示

表 15.1-1 神経性やせ症患者に併存する精神医学的疾患

診断	摂食制限型(%)	過食・排出型(%)
何らかの感情障害	57	100
一過性抑うつ障害	29	44
うつ病	57	66
軽度抑うつ障害	0	11
躁病/軽躁状態	0	33
何らかの不安症	57	67
恐怖症	43	11
パニック症	29	22
全般不安症	14	11
強迫症	14	56
何らかの物質乱用/依存	14	33
薬物	14	22
アルコール	0	33
統合失調症	0	0
何らかの併存診断	71	100
3つ以上の併存診断	71	100
女性	100	89
独身	71	89
年齢(X±SD)	23.6±10.8	25.0±6.4
併存診断の数(X±SD)	2.3±2.5	3.8±S1.4

SD：標準偏差

表 15.1-2 神経性やせ症と実験的飢餓における神経内分泌的変化

ホルモン	神経性やせ症	体重減少
副腎皮質刺激ホルモン放出ホルモン(CRH)	増加	増加
血清コルチゾール濃度	軽度増加	軽度増加
日中コルチゾール変動	鈍化	鈍化
黄体ホルモン(LH)	減少，青年期前	減少
卵胞刺激ホルモン(FSH)	減少，青年期前	減少
成長ホルモン(GH)	調節不全，基準濃度の上昇と薬理学的検査への反応の低下	不変
ソマトメジンC	減少	減少
チロキシン(T4)	正常〜やや減少	正常〜やや減少
トリヨードサイロニン(T3)	軽度減少	軽度減少
リバースT3	軽度減少	軽度減少
甲状腺刺激ホルモン(TSH)	正常	正常
甲状腺刺激ホルモン放出ホルモン(TRH)	遅延または鈍化	遅延または鈍化
インスリン	分泌遅延	―
Cペプチド	減少	―
バゾプレッシン	浸透圧の変化と相関しない分泌	―
セロトニン	体重の回復に伴う機能の亢進	
ノルエピネフリン	代謝回転減少	代謝回転減少
ドパミン	薬理学的検査への反応の鈍化	―

すことがある．青年期の重度摂食障害者は緊張した両親の夫婦関係から注意をそらせようとする傾向がある．

職業的および非職業的興味が，他の危険因子と相互に作用して摂食障害の発症を促進する．若い女性では厳しいバレエ学校に入学することで神経性やせ症の発生率は少なくとも7倍になる．男子高校生では，レスリングはシーズン中に約17%が完全なもしくは部分的な摂食障害になり，少数は摂食障害を発症してトレーニングが終わっても自然回復することがない．このような運動はおそらく完璧性や若さを維持するために始められるのであろうが，このような社会的環境においてもたらされる体重や体型に関するプレッシャーは，摂食障害を引き起こす可能性を強化することになる．

男性の同性愛は神経性やせ症発症の危険因子であることが証明されている．それは性的指向あるいは性的行動それ自体が原因ではなく，ほっそりしていることの標準，筋肉質でほっそりしていることが男性同性愛者にとって非常に重要であるためであり，神経性やせ症の発生率は異性愛の女性よりわずかに低いだけである．逆に女性の同姓愛者においては神経性やせ症の発症がやや抑えられる．これは彼女たちは太っていることにより寛容で，異性愛の女性よりも体型に関して自然な基準を受け入れるからである．

心理的および精神力動的要因

神経性やせ症は，自立的に行動し，社会的，性的役割をより果たすようにという青年期における要求への反応であるようにみえる．摂食障害患者は強迫症と同様に，自らの関心を正常な青年期の若者が夢中になる物事の代わりに食事と体重の増減に置き換える．患者は自立と自我を欠いていることが典型的である．多くは自分の身体が何らかの形で両親の制御下に置かれていると感じているため，自ら飢餓状態になることは自分が唯一の特別な人間であることを実証するための努力かもしれない．異常な自己鍛錬を通してのみ神経性やせ症患者は自立と自我の感覚をもつことができる．

神経性やせ症患者の治療にあたる精神分析医は神経性やせ症の若い患者は母親から心理的に分離することができていないという点で意見が一致している．まるで干渉的で共感性のない母親の取り入れによって自分の身体が住まわれているように知覚する．飢餓状態は干渉的な内なる対象の成長を阻み，それによって破壊しようとする無意識の試みであるのかもしれない．しばしば投影性同一化過程が患者と家族間の相互関係の中にある．多くの神経性やせ症患者は口唇的欲求は貪欲で受け入れがたいものと感じており，故にこれらの欲求は投影的に否認される．他の理論としては経口受胎（oral impregnation）に関しての幻想に着目したものがある．患者が食事を拒否することに対し両親は本当に食べているかどうかについて取り乱し騒ぎ立てる．それに対し患者は両親を受け入れがたい欲求をもつものとみなし，投影的に拒否することになりうる．すなわち，他者は貪欲で欲求によって支配されているが，自分はそうでないと考えるのである．

診断と臨床像

神経性やせ症は通常10〜30歳の間に発症する．神経性やせ症は以下の場合に診断される．(1)個人が自ら望んで体重を減少させ不健康な低体重を維持し，あるいは成長に見合った体重に達することができない．(2)個人が太ることに対して抱く異常な恐怖心，あるいは身体的飢餓が明らかであるにもかかわらず痩身であるためにもつ強い欲求，あるいはその両方．(3)個人は飢餓に関連した身体的症候をしばしば経験しているが，必ずというわけではなく，性ホルモンの異常，低体温，徐脈，起立性低血圧，そして重篤な身体の脂肪貯蔵の低下がみられる．(4)この行動と精神病理は少なくとも3か月続く．表15.1-3に精神疾患の診断・統計マニュアル第5版（Diagnostic and Statistical Manual of Mental Disorders, 5th edition：DSM-5）における神経性やせ症の診断基準を示した．

体重増加や肥満への極度の恐怖が神経性やせ症患者のすべてにみられ，これが治療に対する興味の欠如，さらに治療への抵抗に寄与していることは疑う余地がない．体重を減少させようとする常軌を逸した行動はほとんど秘密裏に行われる．神経性やせ症患者は家族とともに食事をすることや公的な場所で食事を摂ることを拒否する．炭水化物や脂肪分の高い食品を不釣り合いに減らし，食物の総摂取量を徹底的に減らすことにより，減量する．

上述したように *anorexia* という用語は誤称である．なぜなら，食欲の欠如は障害の末期まで稀であるからである．レシピ（調理法）収集や他人に手の込んだ料理を振る舞うことへの情熱は患者が絶えず食物のことを考えているという証拠である．一部の患者は食物摂取の制限を持続的に制御できずそのため過食を起こす．このような過食は通常隠れて，多くの場合夜に行なわれる，自己誘発性の嘔吐を伴う．患者は体重減少のため下剤や利尿薬を乱用することもある．儀式的な運動や，遠距離のサイクリング，ウォーキング，ジョギング，ランニングもよく行なわれる活動である．

患者は食物に関して奇妙な行動を示す．家中のいたるところに食物を隠し，しばしば大量のキャンディをポケットやハンドバッグに入れて持ち運ぶ．食事中，食物を自分のナプキンに包んで捨てようとしたりポケットに隠そうとしたりする．また，肉をきわめて小さく切り刻み，皿の上でその小さな肉片を並べ替えることに多くの時間を費やす．患者はその奇妙な行動を指摘されると，多くの場合，自分の行動が異常であることを否定するか，話題にすることをきっぱりと拒否する．

強迫的な行動，うつ状態，不安は神経性やせ症患者において最も多く報告されている上記以外の精神医学的症状である．患者は厳格で完璧主義の傾向があり，身体的

表 15.1-3　DSM-5の神経性やせ症/神経性無食欲症の診断基準

A. 必要量と比べてカロリー摂取を制限し，年齢，性別，成長曲線，身体的健康状態に対する有意に低い体重に至る．**有意に低い体重**とは，正常の下限を下回る体重で，子どもまたは青年の場合は，期待される最低体重を下回ると定義される．
B. 有意に低い体重であるにもかかわらず，体重増加または肥満になることに対する強い恐怖，または体重増加を妨げる持続した行動がある．
C. 自分の体重または体型の体験の仕方における障害，自己評価に対する体重や体型の不相応な影響，または現在の低体重の深刻さに対する認識の持続的欠如

コードするときの注：神経性やせ症はICD-9-CMでは病型にかかわらず307.1にコードされる．ICD-10-CMコードは下位分類（下記参照）による．

▶いずれかを特定せよ
（F50.01）**摂食制限型**：過去3か月間，過食または排出行動（つまり，自己誘発性嘔吐，または緩下剤・利尿薬，または浣腸の乱用）の反復的なエピソードがないこと．この下位分類では，主にダイエット，断食，および/または過剰な運動によってもたらされる体重減少についての病態を記載している．
（F50.02）**過食・排出型**：過去3か月間，過食または排出行動（つまり，自己誘発性嘔吐，または緩下剤・利尿薬または浣腸の乱用）の反復的なエピソードがあること

▶該当すれば特定せよ
部分寛解：かつて神経性やせ症の診断基準をすべて満たしたことがあり，現在は，基準A（低体重）については一定期間満たしていないが，基準B（体重増加または肥満になることへの強い恐怖，または体重増加を回避する行動）と基準C（体重および体型に関する自己認識の障害）のいずれかは満たしている．
完全寛解：かつて神経性やせ症の診断基準をすべて満たしていたが，現在は一定期間診断基準を満たしていない．

▶現在の重症度を特定せよ
重症度の最低限の値は，成人の場合，現在の体格指数（BMI：Body Mass Index）（下記参照）に，子どもおよび青年の場合，BMIパーセント値に基づいている．下に示した各範囲は，世界保健機関の成人のやせの分類による．子どもと青年については，それぞれに対応したBMIパーセント値を使用するべきである．重症度は，臨床症状，能力低下の程度，および管理の必要性によって上がることもある．
軽度：BMI≧17 kg/m²
中等度：BMI 16〜16.99 kg/m²
重度：BMI 15〜15.99 kg/m²
最重度：BMI<15 kg/m²

Diagnostic and Statistical Manual of Mental Disorders, Fifth Edition (Copyright ©2013). American Psychiatric Association. All Rights Reservedから許可を得て転載．

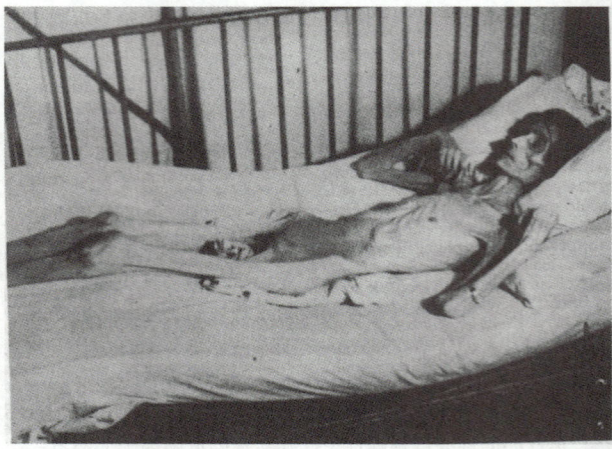

図 15.1-1　神経性やせ症の患者．（Katherine Halmi, M. D. のご好意による）

この障害をもつ患者は多くの場合性的適応に乏しいと記述されている．青年期の患者の多くは心理社会的・性的発達が遅れ，成人では障害の発症に付随して性交渉への著しい興味の減退がみられる．ごく少数の患者は発症前に性的逸脱や物質乱用，もしくはその両方の病歴がみられるが，神経性やせ症の発症中は性への興味は減退する．

一般に患者は体重の減少が明白になってから医療機関を受診する．体重減少が顕著になるに従って，低体温（35℃にまで下がる），浮腫，徐脈，低血圧，産毛（新生児様の体毛）などの身体的な徴候が現れ，さまざまな代謝の変化を示す（図15.1-1）．一部の神経性やせ症女性患者は，しばしば体重減少が顕著になる前に起こる無月経のために医療機関を受診する．一部の患者は嘔吐を誘発したり下剤や利尿剤を乱用するため，低カリウム血症性アルカローシスの懸念が生じる．脱水もみられることがある．

T波の平坦化や反転，ST低下，QT間隔の延長などの心電図（electrocardiography：ECG）の変化が神経性やせ症の衰弱段階でみられる．ECGの変化はカリウム減少の結果であることがあり，死に至ることもある．胃拡張は神経性やせ症では稀な合併症である．大動脈造影により上腸間膜動脈症候群が発見される患者もいる．摂食障害による他の合併症を表15.1-4に示した．

亜　型

神経性やせ症は2つの型に分類される．すなわち，摂食制限型と過食・排出型である．摂食制限型は患者のおよそ50％に及び，食物摂取を厳しく制限し（通常1日300〜500キロカロリー以下，脂肪分は摂取しない），また厳格に強迫的で過剰な活動を行い，運動疲労による怪我を負うこともある．過食・排出型の患者は厳格な食事制限と間欠的な過食・排出を交互に行う．排出により望

愁訴，特に心窩部の不快感を訴えるがことが多い．キャンディや下剤，時には衣服や他の品物の強迫的な窃盗を行うことがある．

表 15.1-4 摂食障害の身体的合併症

障害と影響を受ける身体系	結果
神経性やせ症	
バイタルサイン	徐脈，低血圧（特に，起立性低血圧），低体温，深部体温の維持困難
全身	筋萎縮，体脂肪の欠乏
中枢神経系	全般性脳萎縮（脳室の拡大を伴う），皮質体積の減少，けいれん発作，脳波異常
心血管系	抹消（飢餓）浮腫，心臓直径の減少，左心室壁の狭小化，運動による需要への供給反応の減少（心拍出量の増加反応が起こりにくい），上腸間膜動脈症候群
腎	腎前性高窒素血症
血液	飢餓による貧血，白血球減少症，骨髄細胞減少
胃腸系	胃内容排出の遅延，胃拡張，腸の脂肪分解酵素および乳糖分解酵素の減少
代謝	高コレステロール血症，無症候性低血糖症，肝臓酵素上昇，骨密度低下
内分泌系	黄体形成ホルモン低下，卵胞刺激ホルモン低下，エストロゲンあるいはテストステロン低下，チロキシンの低下/または正常，トリヨードチロキシン（T3）低下，逆位トリヨードチロニン（rT3）増加，コルチゾール値上昇，成長ホルモン値上昇，部分的尿崩症，プロラクチン増加
神経性過食症と過食・排出型神経性やせ症	
代謝	低カリウム性アルカローシス，あるいはアシドーシス，低クロール血症，脱水
腎	腎前性高窒素血症，急性および慢性腎不全
心血管系	不整脈，エメチン（イペカック）による心筋毒
歯	歯牙のエナメル質侵食，多発性のう歯
胃腸	耳下腺腫大，血中アミラーゼ値上昇，胃拡張，過敏性腸症候群，下剤乱用による大腸メラノーシス
筋骨格系	けいれん，強縮（テタニー）

まないカロリーを得ないという報酬を得るので，通常自己誘発による嘔吐を行い，しばしば下剤を用い，よく利尿剤を用い，時に催吐剤を使用する．過食の後ではなくごく少量のカロリー摂取後に反復的な排出が起こることもある．どちらの型も社会的に孤立し，抑うつ障害の症状を示し，性的関心に乏しい．過度の運動や完璧主義が双方の型に共通している．

DSM-5における新しい診断上のカテゴリーは一時的に極端な量の食物を摂取するにもかかわらず排出やそれに似た埋め合わせするような行動をみせない過食性障害である（15.3節参照）．

過食と排出を行う患者は，神経性やせ症ではない過食症患者と似た特徴が多くみられる．過食と排出を行う患者は家族内に肥満の人間が存在する傾向があり，本人も発症する前は体重が重かった傾向が，制限型の患者より多い．過食と排出を行う患者は物質乱用，衝動制御障害，パーソナリティ障害を伴う傾向がある．制限型の患者は食物や他の事柄に関して強迫的特徴を表す．神経性やせ症の中には過食なしに排出するものもいる．

神経性やせ症患者は高い割合でうつ病を併発している．うつ病や気分変調性障害を抱える患者は神経性やせ症の50%にのぼると報告されている．自殺率は摂取制限型より過食・排出型で高い．

神経性やせ症患者は秘密主義で，症状を否定し治療を拒否することが多い．ほとんどの場合，親族や親しい関係者から患者の病歴を確かめる必要がある．精神的現症の診察においては，患者は栄養に関し知識があるとともに気を配っており，食物や体重のことで頭がいっぱいであることが示される．

患者には徹底的な身体および神経学的検査を行う必要がある．患者が嘔吐している場合は，低カリウム血症性アルカローシスの可能性がある．ほとんどの患者は脱水状態にあるため，はじめに血清電解質を測定をし，その後も定期的に測定する必要がある．合併症を防ぐためには入院が必要なこともある．

> 平均体重を10%超えた健康で活発な若い女性がトラック競技を始め他のチームメイトよりも多く1日何時間もの練習を行っていたところ，自分は太っており，減量することによってより運動能力を高められると考え始めた．彼女は減量を始め彼女の年齢の理想体重とされる数値の87%に減らした．この最大限の減量により彼女の運動能力は下降し，彼女は以前よりもさらに厳しいトレーニングを行うことを自分に課した．彼女は無感情になり始め病的に太ることを恐れるようになった．食物摂取を制限し，さらには脂肪分を含む食物を摂取しなくなった．月経は減少し不定期になったが，なくなることはなかった．（Arnold E. Andersen, M. D., and Joel Yager, M. D. のご好意による）

病理学と臨床検査

やせ細った神経性やせ症患者では，全血球計算において相対的なリンパ球増加性を伴う白血球減少症がみられることが多い．過食と排出が行なわれている場合，血清電解質測定において低カリウム血症性アルカローシスが

明らかになる．空腹時血糖値は衰弱段階では低く，血清唾液アミラーゼは患者が嘔吐している場合は上昇する．EGG では ST 部分と T 波の変化を示すが，これは正常な電解質不均衡によって起こる．やせ細った患者は低血圧や徐脈となる．若い女性は血清コレステロール値が高いことが多い．これらすべての値は栄養の回復と排出行動を止めることで正常値に戻る．無月経，軽度の甲状腺機能低下，副腎皮質刺激ホルモン放出ホルモン（corticotropin-releasing hormone：CRH）過分泌といった内分泌変化が起こることがあるが，これらは低体重によるもので，体重増加により正常に戻る．

ている間起こる神経性過食症と識別しなければならない．神経性過食症患者は体重が 15％ 減ることはめったにないが，この 2 つの状態は共存することが多い．

原因不明の稀な状態として迷走神経の過活動による摂食行動の変化と，時に重度の体重減少を起こすことがある．このような場合，徐脈，低血圧，そして他の副交感神経様作用の微候と症状がみられる．迷走神経は腸の神経系統と関連しているので，食事は吐き気や膨満感などの胃腸症状を起こすのであろう．患者は通常食欲を無くすことはない．治療は症候学的なもので，抗コリン作用薬が生命を脅かす程の徐脈や低血圧を回復させる．

鑑別診断

神経性やせ症の鑑別診断は患者の症状の否定，奇妙な摂食行動を秘密にすること，治療に対する抵抗によって複雑になる．したがって，体重減少の機序と身体像の歪みに関する患者の密かな思考を明らかにすることは難しい．

臨床医は体重減少の原因となる病気（例えば，脳腫瘍，癌）がないことを確認しなければならない．体重減少，特異な摂食行動，嘔吐はいくつかの精神疾患においてもみられる．抑うつ障害と神経性やせ症の患者には抑うつ感情，鳴咽発作，睡眠障害，強迫観念，また時折の自殺思考といった共通の特徴がある．しかし，2 つの障害は明らかに異なる特徴も有する．一般に抑うつ障害の患者は食欲が減退するのに対し，神経性やせ症患者は正常な食欲があり空腹を感じると主張する．神経性やせ症が重篤な段階でのみ実際に食欲が減退する．抑うつ障害の焦燥とは対照的に神経性やせ症にみられる過活動は計画的で儀式的である．調理法や食物のカロリーへのこだわり，豪華な食事の準備に没頭するさまは神経性やせ症患者に典型的な行動でうつ病患者ではみられない．うつ病患者には肥満に対する強い恐怖や身体像の障害はみられない．

体重変動，嘔吐，特異な摂食行動は身体化障害（DSM-IV）でも起こりうる．稀に，患者が従来の身体化障害と神経性やせ症の両方の診断基準を満たすことがあり，そのような場合は両方の診断を下すべきである．一般に身体化障害の体重減少は神経性やせ症患者ほど著しくはなく，神経性やせ症患者にみられる体重増加への病的恐怖もみられない．3 か月以上の無月経は通常身体化障害ではみられない．

統合失調症患者の食物に関する妄想はカロリー量とはめったに関係せず，食物に毒を入れられたと信じることが多い．統合失調症患者が肥満への恐怖にとらわれることはめったになく，神経性やせ症にみられる過活動もない．統合失調症患者は奇異な摂食習慣をもつが神経性やせ症のすべての症候群を示すことはない．

神経性やせ症は挿間的な過食，それに続く抑うつ気分，自己卑下，自己誘発性嘔吐が体重が正常範囲内に保たれ

経過と予後

神経性やせ症の経過は実にさまざまで，無治療での自然回復，さまざまな治療後の回復，体重増加の後に再発する不安定な経過，徐々に悪化し飢餓により合併症を起こし最終的に死に至る，などの場合がある．神経性やせ症の亜型の再調査を行ったある研究によると，摂食制限型神経性やせ症患者は過食・排出型の患者より回復しにくいことが明らかになった．ほとんどすべての入院治療に対する患者の短期的反応は良い．しかし，十分に体重が増加した患者も食物や体重に多くの場合とらわれ続け，社会的関係に乏しく，抑うつ的である．一般的に予後はあまり良くない．調査結果では死亡率は 5〜18％ の範囲である．

良好な予後の指標は空腹の承認，否認と未熟さの改善，自尊心の向上である．幼少期の神経症的傾向，親との対立，神経性過食症，嘔吐，下剤乱用やさまざまな行動上の問題（例えば，強迫的，ヒステリー的，抑うつ的，心身症的，神経症的，症状の否定）は予後不良に関連しているという研究もあるが，否定的な研究もある．

米国における 10 年間の予後研究では，患者の 4 分の 1 は寛解し，2 分の 1 は顕著に改善してかなり良好に機能している．残りの 4 分の 1 は 7％ が死亡し，慢性的過少体重のために機能が障害されている．スウェーデンと英国のそれぞれ 20 年および 30 年間以上に渡る研究では，死亡率は 18％ と示されている．神経性やせ症患者の約半数は最終的に，通常神経性やせ症の発症後 1 年以内に過食をするようになる．

治療

神経性やせ症の複雑な心理学的，身体的な症状を考慮すると必要に応じた入院治療や，個人療法および家族療法を含む包括的治療計画が推奨される．行動療法，対人関係療法，認知療法による働きかけ，そして場合によっては薬物治療を考慮する．

入院治療

神経性やせ症の治療において最初に考慮すべきことは

患者の栄養状態の回復である．脱水，飢餓，電解質不均衡は健康状態を危機的に損ね，時には死に至ることがある．患者を入院させるかどうかの判断は患者の健康状態，および患者の協力をとりつけるのに必要な資源の程度に基づいてなされる．一般的に身長に対して期待される体重より20%以上の減量が認められる神経性やせ症患者は入院が推奨され，30%以上の減量が認められる場合は2〜6か月の精神科病棟での治療が必要である．

　神経性やせ症患者の精神科入院治療においては，一般的に行動管理的取り込み，個人精神療法，家族教育および家族療法，また場合によっては向精神薬投与を行う．治療の成功は職員の患者に対する断固とした，しかし協力的な働きかけを行う能力によって促進され，多くの場合陽性強化刺激（賞賛）と陰性強化刺激（運動の制限など）が組み合わせられる．治療計画は患者の要求および認知能力によって多少の柔軟性が必要である．患者自身が意欲的に取り組むことが長期的な治療の成功にとって必要である．

　多くの患者は精神医学的治療に興味がないどころか拒否する．彼らは苦悶する家族や友人によって不本意に病院に連れて来られる．患者が，提案された治療計画に抵抗や批判することなく，入院治療を受け入れることはほとんどない．不眠やうつ病の徴候と症状の軽減のような利点を強調すると，患者が自発的に入院するよう説得するのに有用なことがある．確固とした提案がなされるときには，家族の支持と医師ならびに医療班への信頼が最も重要なものとなる．患者が入院を拒否するであろうこと，また，治療の間数週間は入院治療から解放されたいと思って，家族に退院への協力を求めて芝居がかった嘆願を何度もするであろうことを患者の家族に知らせておかなければならない．強制的入院あるいは拘束は，栄養失調の合併症による死の危険性が高い場合に行うべきである．稀に，外来での治療はおそらく無理だろうという医師の予測が間違っていたことを証明する患者がいる．外来を訪れるたびにある程度体重が増加している患者もいるが，実際このような例は少なく，通常は入院治療を必要とする．

病院管理　下記の事項が入院治療中の神経性やせ症患者の総合的管理に適用される．患者の体重は毎日早朝，膀胱を空にした後に測定する．1日あたりの水分摂取量と排尿量を記録する．嘔吐がある場合は血清電解質濃度を定期的に測定し，低カリウム血症の発生に注意する．食物は食後に吐出される場合が多いので，職員は嘔吐を防ぐために食後最低2時間はトイレに行かせないようにするか，もしくはトイレに付添人を同行させることにより管理する．患者の便秘は正常に食事するようになると改善する．軟便薬は場合により与えても良いが，下剤は絶対に与えてはならない．下痢が起こったとすればそれは通常患者が隠れて下剤を服用していることを意味している．即時に大量のカロリーを摂取し始めることによる胃拡張や循環過負荷の合併はほとんどないので，医療スタッフはその時点での体重を維持するために必要なカロリーより約500カロリー多く（通常，1日あたり1500〜2000カロリー）与えるべきである．患者が一度に大量の食物を摂取しなくても良いように，1日6回等量に分けて与えるのが賢明である．患者は食物摂取により体重が増加するよりも栄養剤によりゆっくり増加するほうが不安感が和らぐことがあるので，サスタジェン（Sustagen）のような液状補助食品を与える方法もある．退院後は臨床医は患者とその家族に認められた問題を管理監督し続ける必要がある．

精神療法

認知行動療法　認知療法および行動療法の手法が入院と外来の両方の場合において用いられることがあり，体重増加に有効であることがわかっている．認知行動療法においては監視（monitoring）は必要不可欠な要素である．患者は食物摂取，感情と情動，過食・排出行動や対人関係における問題点を監視するように教えられる．患者は自動思考を認識し，核となっている信念に挑戦するために認知の再構築を教えられる．問題解決技法は，患者が自分の食物関連および対人関係問題に対処するために熟慮し戦略を工夫することを学ぶ特定の方法である．問題に対処するために無食欲症に頼りやすい患者は，これらの技法を有効に使うことによって問題の解決に近づける．

力動的精神療法　力動的，表現支持精神療法が神経性やせ症患者の治療に用いられることがあるが，患者の抵抗によって治療過程が難しく骨の折れるものなることがある．患者は自分の症状が，自らの独自性の中核をなすものと考えているため，臨床医は彼らの摂食行動を変えようと過剰に力を注ぐべきではない．精神療法過程の開始期は治療同盟を構築することに向けられるべきである．患者は早期の解釈を自分が本当に感じていることを他者が述べ，それにより自らの経験が軽視され無効化されるかのように感じることがある．しかし，患者の視点に共感し，患者の考えや感じ方に積極的に興味を示す精神療法家は，患者の自律性が尊重されていることを患者に伝えることができる．患者を助けようとするいかなる努力をも覆えそうとする患者の傾向に直面しても，精神療法家は柔軟で根気強く，我慢強くなければならない．

家族療法　同居中の家族がいるすべての神経性やせ症患者について家族関係の分析を行なわなければならない．それはどのような型の家族療法またはカウンセリングが有効であるかの臨床的判断の規準になる．家族療法が不可能な場合，家族関係の問題点は個人療法において取り扱うことができる．時には身近な家族との短期のカウンセリングが家族療法として必要になる．ロンドンにおける家族療法対照研究の1つでは，18歳未満の神経性やせ症患者では家族療法が有益であったのに対し，18歳以上の患者では家族療法は対照とされた精神療法より悪い結果であった．個人療法と家族療法の組み合わせに関する

対照研究は行われていないが，実際の臨床現場では多くの臨床医が神経性やせ症患者に対処する際には個人療法と何らかの形の家族カウンセリングを行っている．

薬理学的治療

薬理学的研究においては神経性やせ症の核となる症状に決定的に改善をもたらす薬物を見出すことはできていない．抗ヒスタミンおよび抗セロトニン作用をもつ薬物であるシプロヘプタジン（ペリアクチン）の摂食制限型神経性やせ症患者への使用を支持する報告がある．また，アミトリプチリン（トリプタノール）もいくらかの有効性があると報告されている．神経性やせ症患者に投与されさまざまな結果が得られた他の薬物には，クロミプラミン（アナフラニール），ピモジド（オーラップ），クロルプロマジン（コントミン）がある．フルオキセチン（Prozac）の治験では体重増加の報告がいくつかあり，セロトニン作動性薬物は症例によっては有効な反応がある可能性がある．うつ病を併発している神経性やせ症患者は，うつ病を治療しなければならない．神経性やせ症を伴う低体重のうつ病患者は，低血圧，心臓不整脈，脱水に陥るリスクが高いので，三環系抗うつ薬の使用には懸念がある．適切な栄養状態が得られれば，三環系抗うつ薬使用による深刻な有害作用の危険は減少するであろう．一部の患者では，体重増加や標準的な栄養状態への回復により，うつ病が改善する．

参考文献

Andersen AE, Yager J. Eating disorders. In: Sadock BJ, Sadock VA, Ruiz P, eds. *Kaplan & Sadock's Comprehensive Textbook of Psychiatry*. 9th ed. Philadelphia: Lippincott Williams & Wilkins; 2009:2128.

Birmingham CL, Treasure J. *Medical Management of Eating Disorders*. 2nd ed. New York: Cambridge University Press; 2010.

Blechert J, Ansorge U, Tuschen-Caffier B. A body-related dot-probe task reveals distinct attentional patterns for bulimia nervosa and anorexia nervosa. *J Abnorm Psychol*. 2010;119:575.

Brown LM, Clegg DJ. Estrogen and leptin regulation of endocrinological features of anorexia nervosa. *Neuropsychopharmacol Rev*. 2013;38:237.

Engel SG, Wonderlich SA, Crosby RD, Mitchell JE, Crow S, Peterson CB, Le Grange D, Simonich HK, Cao L, Lavender JM, Gordon KH. The role of affect in the maintenance of anorexia nervosa: Evidence from a naturalistic assessment of momentary behaviors and emotion. *J Abnorm Psychol*. 2013;122(3):709–719.

Fallon P, Wisniewski L. A system of evidenced-based techniques and collaborative clinical interventions with a chronically ill patient. *Int J Eat Disord*. 2013;46(5):501–506.

Fazeli PK, Misra M, Goldstein M, Miller KK, Klibanski A. Fibroblast growth factor-21 may mediate growth hormone resistance in anorexia nervosa. *J Clin Endocrinol Metab*. 2010;95:369.

Fladung AK, Grön G, Grammer K, Herrnberger B, Schilly E, Grasteit S, Wolf RC, Walter H, von Wietersheim J. A neural signature of anorexia nervosa in the ventral striatal reward system. *Am J Psych*. 2009;167:206.

Frank GKW, Reynolds JR, Shott ME, Jappe L, Yang TT, Tregellas JR, O'Reilly RC. Anorexia nervosa and obesity are associated with opposite brain reward response. *Neuropsychopharmacology*. 2012;37:2031.

Friederich HC, Herzog W. Cognitive-behavioral flexibility in anorexia nervosa. In: Adan RAH, Kaye WH, eds. *Behavioral Neurobiology of Eating Disorders*. New York: Springer; 2011:111.

Germain N, Galusca B, Grouselle D, Frere D, Billard S, Epelbaum J, Estour B. Ghrelin and obestatin circadian levels differentiate bingeing-purging from restrictive anorexia nervosa. *J Clin Endocrinol Metab*. 2010;95:3057.

Hay P. A systematic review of evidence for psychological treatments in eating disorders: 2005–2012. *Int J Eat Disord*. 2013;46(5):462–469.

Kishi T, Kafantaris V, Sunday S, Sheridan EM, Correll CU. Are antipsychotics effective for the treatment of anorexia nervosa? Results from a systematic review and meta-analysis. *J Clin Psychiatry*. 2012;73:e757.

Kumar KK, Tung S, Iqbal J. Bone loss in anorexia nervosa: Leptin, serotonin, and the sympathetic nervous system. *Ann New York Acad Sci*. 2010;1211:51.

Locke J, Grange DL. *Treatment Manual for Anorexia Nervosa*. 2nd ed. New York: Guilford; 2013.

Lopez C, Davies H, Tchanturia K. Neuropsychological inefficiencies in anorexia nervosa targeted in clinical practice: The development of a module of cognitive remediation therapy. In: Fox J, Goss K, eds. *Eating and Its Disorders*. Hoboken, NJ: Wiley; 2012:185.

Versini A, Ramoz N, Strat YL, Scherag S, Ehrlich S, Boni C, Hinney A, Hebebrand J, Romo L, Guelfi JD, Gorwood P. Estrogen receptor 1 gene (ESR1) is associated with restrictive anorexia nervosa. *Neuropsychopharmacology*. 2010;35:1818.

Zipfel S, et al. Focal psychodynamic therapy, cognitive behaviour therapy, and optimised treatment as usual in outpatients with anorexia nervosa (ANTOP study): randomised controlled trial. *Lancet*. 2014;383(9912):127–137.

15.2　神経性過食症

神経性過食症（bulimia nervosa）とは，体重増過を防ぐための不適切な方法と結びついたむちゃ食いと定義される．身体的な不快感，例えば腹痛あるいは吐き気が過食を終わらせるが，それにひき続いて罪悪感，抑うつ，自己嫌悪が起こる．神経性やせ症患者とは異なり，神経性過食症患者は通常，標準体型を維持している．

神経性過食症という用語はギリシャ語の「空腹の牛」またラテン語の「神経質な関与」から取られている．患者の一部は，神経性やせ症の，やせるという目的の失敗である場合もあるが，古典的な神経性やせ症患者のように常に長期的な断食や強い空腹感に耐えることができない人に起こる．別の患者においては，むちゃ食いは，社会的に好ましいやせた体型を維持するための，食事制限の努力によって引き起こされる，空腹の苦痛の中に出現する，"breakthrough eating"（突破的な食事）とみなされる．また別の患者にとっては，過食は心理的苦痛下における自己治療を意味する．理由が何であっても，むちゃ食いは摂食行動が制御できないと感じさせるため，パニックを引き起こす．望まないむちゃ食いはいろいろな行動，例えば排出や過度な運動といった恐ろしい体重増加を避けるための2次的行動を引き起こす．

疫　学

神経性過食症は神経性やせ症よりも有病率が高い．神経性過食症は若い女性の1～4％に起こっていると推定される．神経性やせ症と同様に神経性過食症は男性より女性に多いが，その発症は神経性やせ症に比べ青年期のより後期である場合が多い．発症は成人期の初期である場合もある．神経性過食症の一過性の症状は，学生時代のいずれかの時点で，女子大学生の約20％が経験している．神経性過食症は正常体重の若い女性にみられることが多いが，過去に肥満であった者もいる．先進国の有病率は一般人口の約1％である．米国では非ヒスパニックの白人よりヒスパニック系と黒人により多くみられる．

病因

生物学的要因

一部の研究者は過食と排出の繰り返しをさまざまな神経伝達物質と関連付けようと試みてきた．抗うつ薬がしばしば神経性過食症に有効で，セロトニンが満腹感と関係していることから，セロトニンとノルエピネフリンの関係が示唆されてきた．血漿エンドルフィン値が嘔吐する一部の神経性過食症患者で上昇していることから，このような患者の一部が経験する嘔吐後の幸福感はエンドルフィン濃度の上昇を介している可能性がある．この障害をもつ患者の第1度近親者において神経性過食症の頻度が高い．

機能的磁気共鳴画像（magnetic resonance imaging：MRI）を使った最近の研究においては，神経性過食症の過剰な摂食が大脳右前島領域の甘味知覚に関する空腹信号の強調に起因していると示唆されている．

社会的要因

神経性過食症患者は神経性やせ症患者と同様，努力家で，痩せていなければならないという社会的な圧力に応えようとする傾向がある．神経性やせ症と同様に神経性過食症患者は抑うつ的で，家族にうつ病患者がいることが多いが，神経性過食症患者の家族は一般的に神経性やせ症患者の家族ほど親密ではなく，より対立的である．神経性過食症患者は自分の両親が無頓着で拒絶的であると述べる．

心理的要因

神経性過食症患者は神経性やせ症患者と同様，青年期の成長課題を苦手とするが，神経性過食症患者は神経性やせ症患者よりも行動力で怒りっぽく，衝動的である．アルコール依存，万引き，情緒不安定（自殺の企てを含む）は神経性過食症と関連している．患者は通常自分の制御不能な食欲を，神経性やせ症患者よりも自我異和的と感じており，より容易に援助を求める．

神経性過食症患者は神経性やせ症患者がもつような超自我の制御，および自我の強さを欠いている．自分の衝動の制御が難しいことは，この障害の特徴である過食と排出に加え，物質依存や自己破壊的な性関係によって示される．幼児期初期における移行対象（transitional object）がないことで明らかであるように，多くの神経性過食症患者は保護者からの分離不安をもっている．臨床医の中には神経性過食症患者が自らの身体を移行対象として用いているとみる者もいる．母性の象徴から分離しようとする努力が食物に対する両価性において表現され，食事は保護者と融合する願望を表し，排出は分離への願望を無意識に表しているのかもしれない．

診断と臨床像

神経性過食症の特徴は，(1)むちゃ食いが比較的頻繁に（週に1度以上）少なくとも3か月以上起こる，(2)過食後に体重増加を防ぐための不適切な代償行動があり，主として自己誘発性嘔吐，下剤，利尿薬，浣腸，催吐剤の使用（症例の80％），そして，それほど多くはないが，過度のダイエットと過剰な運動（症例の20％）を行う，(3)体重は神経性やせ症患者と比べると深刻に少ないわけではない，(4)患者は体重増加に対して病的な恐怖心をもっており，やせた状態でいることになみなみならぬ意欲をもっており，もしくは両方をもち，体重と体型によって不適切な自己評価がなされる．神経性過食症の診断を行う場合，臨床医は過去に短期間もしくは長期に渡り神経性やせ症の病歴があった可能性を探らなければならない．というのは，神経性過食症患者の約半数はその既往があるからである．過食は通常，嘔吐の1年前から始まる．DMS-5の神経性過食症の診断基準を表15.2-1に示した．

嘔吐は一般的で通常は喉に指を挿入して誘導されるが，一部の患者は随意に嘔吐することができる．嘔吐は腹痛や太りすぎた感覚を減少させ，患者は体重増加の恐怖を感じることなく食べ続けることができるようになる．嘔吐物に含まれる酸性物質が歯のエナメル質を傷つけることがあり，これはこの障害の患者では珍しくない所見である．過食の後に，しばしば過食後の苦悶（post-binge anguish）と呼ばれることもある抑うつが続く．過食の間，患者はケーキやペストリーのような甘く高カロリーで一般に柔らかくなめらかな食感の食物を食べる．味を気にせずかさばった食物を好む患者もいる．食物は秘密裏に素早く摂取され，時には噛まれないことすらある．

アニーは26歳のオランダ人女性である．市内の病院で看護師として働いており，1人暮らしである．アニーは夜中に起き上がりキッチンに行き，食べられるあらゆる物を食べ始める．彼女が食べるを止めるのは1〜2時間後，すべての食物を食べ尽くした時である．彼女の過食の宴は過食による抑うつのため，外来精神科治療をすすめた一般開業医の診察を受けるまで5年間続いた．アニーの制御不能な過食欲求は過度の緊張感の後にもつ安らぎを優先していたが，恥と絶望と一対であった．紹介される前年の間，過食欲求の頻度は1週間に2〜3度に増えた．その欲求は就寝2〜3時間後に始まる．みつけられるすべてのものを食べ尽くした後，満腹感は感じるが吐き出しはしない．彼女は大量の下剤を用いて食物を排出しようとする．彼女の体重は安定しないが過食欲求の間に絶食して正常ぎりぎりの体重を維持した．彼女は肥満を軽蔑したが痩せていたことはなかった．過食の宴は徐々に精神力を低下させ，絶望した顔つきへと変貌させていった．彼女は不眠のため一般開業医により処方された睡眠薬を大量に摂取し自殺しようとさえした．彼女は仕事は満足にこなし，数日の病欠しか取らな

表 15.2-1　DMS-5 の神経性過食症/神経性大食症の診断基準

A．反復する過食エピソード．過食エピソードは以下の両方によって特徴づけられる．
　(1) 他とはっきり区別される時間帯に（例：任意の2時間の間の中で），ほとんどの人が同様の状況で同様の時間内に食べる量よりも明らかに多い食物を食べる．
　(2) そのエピソードの間は，食べることを抑制できないという感覚（例：食べるのをやめることができない，または，食べる物の種類や量を抑制できないという感覚）．
B．体重の増加を防ぐための反復する不適切な代償行動．例えば，自己誘発性嘔吐；緩下剤，利尿薬，その他の医薬品の乱用；絶食；過剰な運動など
C．過食と不適切な代償行動がともに平均して3か月間にわたって少なくとも週1回は起こっている．
D．自己評価が体型および体重の影響を過度に受けている．
E．その障害は，神経性やせ症のエピソードの期間にのみ起こるものではない．

▶該当すれば特定せよ
部分寛解：かつて神経性過食症の診断基準をすべて満たしていたが，現在は一定期間，診断基準のすべてではなく一部を満たしている．
完全寛解：かつて神経性過食症の診断基準をすべて満たしていたが，現在は一定期間，診断基準のいずれも満たしていない．

▶現在の重症度を特定せよ
重症度の最も低いものは，不適切な代償行動の頻度に基づいている（以下を参照）．そのうえで，他の症状および機能の能力低下の程度を反映して，重症度が上がることがある．
軽度：不適切な代償行動のエピソードが週に平均して1〜3回
中等度：不適切な代償行動のエピソードが週に平均して4〜7回
重度：不適切な代償行動のエピソードが週に平均して8〜13回
最重度：不適切な代償行動のエピソードが週に平均して14回以上

Diagnostic and Statistical Manual of Mental Disorders, Fifth Edition（Copyright ©2013）. American Psychiatric Association. All Rights Reserved から許可を得て転載．

かった．
　アニーは父親が教師をしていた小さな町で育った．高校卒業後看護師として訓練受け，老人病棟でさまざまな仕事をこなした．アニーは常に神経質で批判に対し怯え，自己評価が低かった．彼女は期待に答えようと一生懸命で，取るに足らない批判に落胆した．彼女は何度か恋愛経験があったが婚約を望むことはなかった．なぜなら彼女は拒絶を恐れ，おそらく性的な関係も恐れたからである．彼女は親密な関係を築くことが難しかったため，数人しか親しい友人がいなかった．彼女はよく仲間内で緊張感や難しさを感じていた．批判や拒絶を恐れ会合やパーティへの参加も避けていた．
　診察時，彼女は静かで遠慮がちであった．気分は軽度に抑うつ的で，彼女の難しさを語りながら静かに泣いた．精神病の特徴は疑われず，健康で標準体重であった．彼女は自分の体重が希望する体重より少し重いと感じていた．そして，肥満になることを恐れていた．（International Statistical Classification of Diseases and Related Health Problems, 10th ed. Casebook のご好意による）

　ほとんどの神経性過食症患者は標準体重の範囲内にあるが一部は低体重または高体重の者もいる．患者は自分の身体像と外見を気にかけ，他人が自分をどのように見るかを気にし，自分の性的魅力を気にしている．性に無関心な神経性やせ症患者に比べ，ほとんどの神経性過食症患者は性的に活発である．異食症や食事中の苦闘は神経性過食症の患者の病歴で時おり明らかにされる．

　神経性過食症は気分障害や衝動障害をもつ者に高い割合で起こる．神経性過食症はまた，物質関連障害やさまざまなパーソナリティ障害のある者に起こると報告されている．神経性過食症患者は，不安症，双極 I 型障害，解離症，そして性的虐待の経験をもつことが多い．

亜　型

　排出をする過食者は排出をしない過食者と比べ，後者が身体像の障害と食事に関する不安がより少ないという点で異なるという証拠が示されている．排出をしない神経性過食症患者は太りやすい傾向がある．排出する患者としない患者の間には明確な心理学的相違も存在する．このような違いのため，神経性過食症の診断は定期的に自己誘発による嘔吐または下剤や利尿薬を服用する排出型と，厳格なダイエットや絶食，激しい運動を行うが定期的に排出することのない非排出型とに時に亜型分類される（訳注：DSM-5 で，病型の特定は削除された）．排出型患者は過食後にダイエットや運動を行う患者とは違った経過をたどることがある．

　排出型患者は嘔吐や緩下剤乱用による低カリウム血症および低クロール血症性アルカローシスなどの合併症のリスクがある．稀であるが，嘔吐を繰り返す患者は胃や食道裂のリスクがある．

臨床病理と検査所見

低体重の神経性やせ症患者ほど明らかではないかもしれないが，神経性過食症は電解質異常やさまざまな程度の飢餓に至ることがある．したがって，標準体重の過食症患者であっても電解質と代謝の検査を行わなければならない．一般に甲状腺機能は神経性過食症では保たれているが，患者はデキサメタゾン抑制試験で非抑制を示すことがある．脱水と電解質異常は定期的に排出する神経性過食症患者に生じやすい．このような患者は一般に低マグネシウム血症および高アミラーゼ血症を示す．中核となる診断的特徴ではないが，多くの神経性過食症患者は無月経になる．低血圧や徐脈が起こる患者もいる．

鑑別診断

過食および排出行動が神経性やせ症の病相期に限定的に発症する場合，神経性過食症と診断することはできない．そのような場合，神経性やせ症過食・排出型と診断される．

臨床医は患者がてんかん等価症，中枢神経系腫瘍，クリューバー・ビュシー(Klüver-Bucy)症候群，クライネ・レヴィン(Kleine-Levin)症候群のような神経疾患をもっていないことを確かめなければならない．クリューバー・ビュシー症候群の疾患特徴は視覚失認や強迫的に舐めたり噛んだりすること，口でものを確かめること，刺激物回避能力の欠落，無関心，性行動の変化(過剰性欲)，食習慣の変化，特に過食である．この症候群は極めて稀で，識別診断において問題になることは少ない．クライネ・レヴィン症候群は2〜3週間にわたる周期的な嗜眠，および過食からなる．神経性過食症と同様に発症は通常青年期であるが，この症候群は女性より男性に多い．

神経性過食症で季節性感情障害や非定型うつ病(過食と日の短い月の過眠)を併発している患者は神経性過食症をうつ病両方が季節的に悪化することがある．このような例では，通常冬季に過食が深刻化する．高照度光線療法(早朝，目の位置から18〜22インチ(約46〜56 cm)離して1万ルクスの照射30分)が季節性感情障害のある摂食障害の包括的治療に有効である．

神経性過食症の約15%は物質乱用のような衝動的行動や金銭管理(衝動的な買物や強迫的な買物)や性的関係(多くの場合手短で，情熱的な親密さや乱交)などのさまざまな分野において自己制御能力の欠落を示す．彼らは自傷行為，混沌とした情動，そして無秩序な睡眠パターンを示す．彼らの症状は境界性パーソナリティ障害やその他の混合性パーソナリティ障害の診断基準を満たし，双極Ⅱ型障害も稀ではない．

経過と予後

神経性過食症は神経性やせ症より部分的，もしくは完全寛解率が高い．治療の章で述べるとおり治療を受けた患者の予後は未治療の患者よりはるかに良い．未治療の患者は慢性状態が続く傾向があり，時をかけても顕著な改善がみられない．治療プログラムに参加した患者のその後10年の経過観察では，神経性過食症の診断基準をすべて満たし続ける女性の数は追跡検査の期間が長くなるに従って減少した．約30%の患者は過食と排出を慢性的に繰り返した．物質乱用の既往歴と治療を受けるまでの期間が長いことが予後不良を予知させる．経過観察中に約40%の女性が寛解した．DMS-5によると，神経性過食症の死亡率は過去10年を通じて2%である．

治 療

合併症のない神経性過食症患者の多くは入院を必要としない．一般的には神経性過食症患者は神経性やせ症患者ほど自分の症状に関して秘密主義ではない．したがって，外来治療は通常難しくはないが，精神療法はしばしば嵐のような様相を呈し，かつ長引くことがある．長期の精神療法は肥満の神経性過食症患者の一部に驚くほど効果的である．しかし，過食が制御不能で外来治療の効果が無い場合，もしくは患者が自殺衝動や物質乱用のようなさらなる精神医学的症状を示す場合は入院が必要となる．また，重度の排出によりもたらされる電解質および代謝異常のため，入院を必要とすることがある．

精神療法

認知行動療法 認知行動療法(cognitive-behavioral therapy：CBT)は神経性過食症に対して基準となる第1選択の治療とみなすべきである．認知行動療法の有効性を支持するデータは5〜6か月以上に渡る18〜20セッション(面接治療)からなる詳細なガイドラインで指示され，厳密に整えられた治療の厳守に基づくものである．(1)繰り返される過食と排出の自己維持行動を防止し，(2)食物，体重および身体像についての考え，そして全体的な自己像といったその人個人の機能不全的認知を変える．

力動的精神療法 神経性過食症患者への力動的精神療法が成功することは少ない．力動的精神療法は精神性過食症では取り入れ(introjection)と投影(projection)の防御機能が用いられる傾向があることを明らかにした．分裂(splitting)も似た機制で，患者は食物を2つに区別する．すなわち，栄養のあるものと健康に悪いものに分類する．栄養があるとされた食物は摂取，保持されることがある．なぜならそれらは無意識のうちに良い取り入れを象徴しているからである．だがジャンクフードは無意識のうちに悪い取り入れと関係付けられ，すべての破壊および憎

しみ，悪いことが駆逐されるという無意識の幻想のうちに嘔吐によって排出される．患者は嘔吐後，幻想的な排出によって一時的に気分が良くなることがあるが「すべて良好」という付加感情は長続きはしない．なぜならそれは，分裂と投影の不安定な組み合わせに基づくからである．

その他の方法　対照治験によれば，神経性過食症患者に対して認知行動療法を施行し促進するさまざまな新しい方法の有効性が示されている．インターネットを基準としたプラットフォーム，コンピュータによって補助されたプログラム，電子メールによって強化されたプログラム，そして遠隔治療(telemedicine)経由での認知行動療法の管理などが，段階ケア(stepped-care)の中に組み入れられた．

薬理学的治療

抗うつ薬は過食症に効果があることが示されている．これはフルオキセチン(Prozac)のような選択的セロトニン再取り込み阻害薬(selective serotonin reuptake inhibitor：SSRI)も含む．これは中枢神経5ヒドロキシトリプタミンの上昇に基づくものである可能性がある．抗うつ薬は過食と排出を気分障害の有無に関係なく減少させることができる．したがって，抗うつ薬は精神療法だけでは反応しない特に難しい過食と排出の循環に対して効果的に用いられる．イミプラミン(トフラニール)およびデシプラミン(Norpramin)，トラゾドン(デジレル)，モノアミン酸化酵素阻害薬(monoamine oxidase inhibitor：MAOI)は有効である．一般に，多くの抗うつ薬は抑うつ障害の治療で通常使用される投与量で効果がある．しかし，過食を減少させるために効果のあるフルオキセチンの投薬量は抑うつ障害で用いられるよりも多い(1日あたり60～80 mg)ことがある．薬物は併存疾患として抑うつ障害をもつ神経性過食症患者で助けになる．カルバマゼピン(デグレトール)およびリチウム(リーマス)は過食の治療には期待したほどの効果は示していないが，併存疾患として双極Ⅰ型障害のような気分障害をもつ神経性過食症患者の治療に用いられている．抗うつ薬の使用だけで22%の過食と排出を止めることができるという証拠があり，認知行動療法と薬物が最も有効な組み合わせであることを示唆する研究もある．

参考文献

Andersen AE, Yager J. Eating disorders. In: Sadock BJ, Sadock VA, Ruiz P, eds. *Kaplan & Sadock's Comprehensive Textbook of Psychiatry*. 9th ed. Philadelphia: Lippincott Williams & Wilkins; 2009:2128.

Glasner-Edwards S, Mooney LJ, Marinelli-Casey P, Ang A, Rawson R. Bulimia nervosa among methamphetamine dependent adults: Association with outcomes 3 years after treatment. *Eat Disord*. 2011;19:259.

Hildebrandt T, Alfano L, Tricamo M, Pfaff DW. Conceptualizing the role of estrogens and serotonin in the development and maintenance of bulimia nervosa. *Clin Psychol Rev*. 2010;30:655.

Levitan RD, Kaplan AS, Davis C, Lam RW, Kennedy JL. A season-of-birth/DRD4 interaction predicts maximal body mass index in women with bulimia nervosa. *Neuropsychopharmacology*. 2010;35:1729.

Lowe MR, Witt AA, Grossman SL. Dieting in bulimia nervosa is associated with increased food restriction and psychopathology but decreased binge eating. *Eat Behav*. 2013;14(3):342–347.

Oberndorfer TA, Frank GKW. Altered insula response to sweet taste processing after recovery from anorexia and bulimia nervosa. *Am J Psychiatry*. 2013;170(10):1143–1151.

Poulsen, S., Lunn, S., Daniel, SI, Folke, S., Mathiesen, BB, Katznelson, H., Fairburn, CG. A randomized controlled trial of psychoanalytic psychotherapy or cognitive-behavioral therapy for bulimia nervosa. *Am J Psychiatry*. 2014;171(1):109–116.

Sandberg K, Erford BT. Choosing assessment instruments for bulimia practice and outcome research. *J Counsel Dev*. 2013;91(3):359–366.

Wolfe BE, Hannon-Engel SL, Mitchell JE. Bulimia nervosa in DSM-5. *Psych Annals*. 2012;42:406.

Zimmerli EJ, Devlin MJ, Kissileff HR, Walsh BT. The development of satiation in bulimia nervosa. *Physiol Behav*. 2010;100:346.

Zunker C, Peterson CB, Crosby RD, Cao L, Engel SG, Mitchell JE, Wonderlich SA. Ecological momentary assessment of bulimia nervosa: Does dietary restriction predict binge eating? *Behav Res Ther*. 2011;49(10):714.

15.3　過食性障害とその他の摂食障害

過食性障害

過食性障害(binge eating disorder)の患者は短期間に異常な量の食物を摂取することを繰り返し行う．神経性やせ症患者とは違い，過食性障害患者は過食後に何らかの埋め合わせをしようとはしない(例えば，下剤の使用)．過食はしばしば秘密裏に行なわれ，一般に高カロリー食を含んでおり，その過食の最中には患者は食欲を制御することができないと感じている．

疫　学

過食は最も一般的な摂食障害である．肥満により医療的な治療を求める患者の25%にみられ，その内の50%～75%の患者は深刻な肥満である(BMI 40以上)．男性(2%)より女性(4%)に多い．

病　因

過食性障害の原因はわかっていない．，過食性障害および非常に低いカロリーしか摂取しない人々に，衝動的で外交的なパーソナリティ様式が関連している．過食はストレス状態の時に起こる可能性がある．また過食は不安や抑うつ気分を和らげるために行われることもある．

診断と臨床像

摂食障害と診断するには下記の4つの特徴を示さなければならない．(1)正常よりも速く不快感を感じるほど満腹になるまで食べる．(2)空腹でないにもかかわらず大量の食物を摂取する．(3)1人で食べる．(4)罪の意識を感じる，あるいはそのエピソードにうろたえる．少なくとも1週間に1度以上の過食が3か月以上続いている．DSM-5の指針を表15.3-1に示した．

過食性障害患者のおよそ半数が肥満である．また，過食性障害のある肥満者は障害のない肥満者より早期発症である．過食性障害患者の体重はおおむね不安定で頻回

表 15.3-1　DMS-5 の過食性障害の診断基準

A. 反復する過食エピソード．過食エピソードは以下の両方によって特徴づけられる．
 (1) 他とはっきり区別される時間帯に（例：任意の2時間の間の中で），ほとんどの人が同様の状況で同様の時間内に食べる量よりも明らかに多い食物を食べる．
 (2) そのエピソードの間は，食べることを抑制できないという感覚（例：食べるのをやめることができない，または，食べる物の種類や量を抑制できないという感覚）．

B. 過食エピソードは，以下のうち3つ（またはそれ以上）のことと関連している．
 (1) 通常よりずっと速く食べる．
 (2) 苦しいくらい満腹になるまで食べる．
 (3) 身体的に空腹を感じていないときに大量の食物を食べる．
 (4) 自分がどんなに多く食べているか恥ずかしく感じるため1人で食べる．
 (5) 後になって，自己嫌悪，抑うつ気分，または強い罪責感を感じる．

C. 過食に関して明らかな苦痛が存在する．

D. その過食は，平均して3か月間にわたって少なくとも週1回は生じている．

E. その過食は，神経性過食症の場合のように反復する不適切な代償行動とは関係せず，神経性過食症または神経性やせ症の経過の期間のみに起こるのではない．

▶該当すれば特定せよ
部分寛解：かつて過食性障害の診断基準をすべて満たしていたが，現在は一定期間過食エピソードが平均して週1回未満の頻度で生じている．
完全寛解：かつて過食性障害の診断基準をすべて満たしていたが，現在は一定期間診断基準のいずれも満たしていない．

▶現在の重症度を特定せよ
重症度の最も低いものは，過食エピソードの頻度に基づいている（以下を参照）．そのうえで，他の症状や機能の能力低下の程度を反映して，重症度が上がることがある．
軽度：過食エピソードが週に1～3回
中等度：過食エピソードが週に4～7回
重度：過食エピソードが週に8～13回
最重度：過食エピソードが週に14回以上

Diagnostic and Statistical Manual of Mental Disorders, Fifth Edition (Copyright ©2013). American Psychiatric Association. All Rights Reserved から許可を得て転載．

な体重変動のエピソードの既往がある（体重増減が10 kg 以上）．この障害は，不眠，早発初経，首あるいは肩や腰の痛み，慢性の筋肉痛や代謝障害を伴うことがある．

鑑別診断

過食性障害と神経性過食症は，反復的な過食という同じ中核となる特徴をもつが，過食性障害患者は嘔吐，下剤の乱用，過度のダイエットのような代償行動がない点で，神経性過食症とは区別される．．過食性障害は痩身への極端な関心がないという点で神経性やせ症とも区別され，そして標準体重か肥満である．

過食性障害の有病率は，肥満の人々（約3%）で一般人口（約2%）より高い．しかし，肥満と過食性障害にはいくつかの違いがある．過食性障害のある肥満患者は過食中でもそうでない時でも大量のカロリーを摂取し，摂食障害異常（すなわち，より情動的な摂食，無秩序な摂食の習慣）があり，精神疾患の合併率もより高い．過食性障害は家族内発症が，単なる肥満よりも多い．

経過と予後

過食性障害の経過に関して知られていることはごくわずかしかない．患者の約3%以上は深刻な肥満でそれは長期に渡る．過食性障害のコミュニティに属する女性における，ある前向き研究では，5年間の追跡後，対象の5分の1以下にしか臨床的に明らかな摂食障害が残っていなかった．

治療

精神療法　認知行動療法（cognitive-behavioral therapy：CBT）が過食性障害に対して最も効果的な治療法である．CBT により過食および，併存する問題（例えば，うつ病）が改善することが示されている．しかし，CBT のみでの有意な体重の減量はなく，選択的セロトニン再取り組み阻害薬（SSRI）などの精神科治療薬と CBT の組み合わせが CBT のみの治療よりも効果がある．CBT と組み合わせて行う運動も有効である．対人関係療法（interpersonal psychotherapy：IPT）も過食性障害治療には有効であるが，治療は摂食行動の障害よりも過食性障害に寄与する対人関係の問題に焦点を合わせている．

自助グループ　過食症者匿名会（Overeaters Anonymous：OA）のような自助グループも過食性障害患者に役だっていると証明されている．中程度の肥満患者には体重監視者（Weight Watchers）のような組織が特に役立ち，これらの組織にありがちな流行やその場しのぎの治療を行わない．

精神科薬物療法　過食性障害の症状はいくつかの SSRI デシプラミン（Norpramin），イミプラミン（トフラニール），トピラマート（トピナ）やシブトラミン（Meridia）による薬物治療により改善する．フルボキサミン（ルボックス），シタロプラム（Celexa）やセルトラリン（ジェイゾロフト）などの SSRI は過食症同様に気分改善に効果がある．いくつかの研究によると SSRI の大量投与（例えば，フルオキセチン[Prozac]60～100 mg）は初期に体重減少の効果を示す．しかし，その体重減少は，投薬を続けたとしても通常短期間しかもたず，投薬を中止すれば体重は常に元に戻る．アンフェタミンやアンフェタミン類似薬は手助けになるかもしれないが，長期にわたっての効果は少ない．すべてではないが，ほとんどの研究で，投薬のみの治療より CBT と併用する治療が有効である

と報告されている．例えば，過食性障害治療においてフルボキサミンやデシプラミンのみでの治療よりCBTは効果を上げているが，CBTをこれらの薬物と組み合わせて行うことで，CBTのみによる治療よりも改善がみられる．

他の特定される食行動障害または摂食障害

他の特定される食行動障害または摂食障害の診断カテゴリーは，明らかな苦痛を引き起こすが食行動障害や摂食障害の診断分類におけるどの障害の基準も完全に満たさない場合に適用される．このカテゴリーの条件は夜間食行動異常症候群，排出性障害や診断基準には届かない神経性やせ症，神経性過食症，過食性障害を含む．

夜間食行動異常症候群

夜間食行動異常症候群は夕食後に大量の食物を消費することを特徴とする．患者は一般に日中はほとんど食欲がなく，また不眠に苦しんでいる．

疫学 夜間食行動異常症候群は人口の約2％にみられるが，不眠の肥満患者（10〜15％），摂食障害やその他の精神疾患患者に高頻度にみられる．この障害は通常成人期早期に起こる．

病因 夜間食行動異常症候群の原因はほとんどわかっていないが，メラトニン，レプチン，グレリン，コルチゾールなどのホルモンが関連するのではないかとして研究されている．夜間食行動異常症候群は家族内で発症し，第1度親族にこの症候群の患者がいる人の発生率は約5倍である．

診断と臨床像

夜間食行動異常症候群の診断には反復的な大食いまたは夜食べること，朝食への欲求の欠如，そして不眠が含まれる．症状は少なくとも3か月間継続し，他の身体的，精神的疾患によるものではない．

夜間食行動異常症候群患者は通常夕食後に1日の摂取カロリーの大半を食べつくす．彼らは夜間に覚醒し，覚醒状態で食べることが多い．夜間食行動はノンレム睡眠中に出現する傾向があり，持続は短い．患者は睡眠が浅い傾向がある．患者は食事をすれば眠れると信じている．このような患者では抑うつ気分がみられることが多く，特に夕方や夜間に強い．

鑑別診断 夜間の食行動は他の摂食障害患者，特に神経性過食症や過食性障害患者でもよくみられる．夜間食行動は神経性過食症や過食性障害患者でもみられるが，それは夜間食行動異常症候群の1つの特徴的な徴候である．また，食事中の摂取量は通常，神経性過食症や過食性障害よりも少ない．他の摂食障害と異なり，夜間食行動異常症候群の患者は自分の身体像や体重に関して過剰に気をもつことはない．また，夜間食行動異常症候群の患者は肥満やメタボリックシンドロームへのリスクが高い．

睡眠関連摂食障害では無意識の夜間食行動が頻繁に行われる．このような行動では食用に不適切な物や物質を摂取したり，食物を探したり準備したりする間の危険な行動や睡眠に関連した怪我などの深刻な結果に至ることがある．食行動は通常患者が眠りについた後に，無意識の内に，または眠っている間に起こる．睡眠関連摂食障害では，夢遊病，ムズムズ足症候群，閉塞性睡眠時無呼吸などの，夜間食行動異常症候群患者にはほとんどみられない病気の併存率が高い．睡眠関連摂食障害はゾルピデム（マイスリー），トリアゾラム（ハルシオン），オランザピン（ジプレキサ）やリスペリドン（リスパダール）など，ある種の薬物使用後にも起こりうることが報告されている．

経過と予後 夜間食行動異常症候群の発症はおよそ10代後半から20代後半であり，治療による一次的寛解はあるが，長期に渡る．眠りの質が悪いと感じている患者では糖尿病，肥満，高血圧症，心血管系の病気が起こりやすい．

治療 SSRIによって夜間覚醒，夜間食行動，夕食後のカロリー摂取が改善されたという結果がさまざまな研究により報告されている．処方にトピラマートを追加することで，体重減少と夜間食行動の改善があるとされている．

うつ病や夜間食行動異常症候群を併発している患者では，高照度光線療法（bright light therapy）が抑うつ気分を改善する．またCBTも有効である．

排出性障害

排出性障害（purging disorder）は標準体重で体重や身体像に関して歪んだ思考をもつ人にみられ，少量の食物摂取後に排出するエピソードが繰り返すことを特徴とする．排出行動は自己誘発性嘔吐，下剤の乱用，浣腸剤，利尿薬使用を含む．診断を確定するにはその行動が神経性やせ症と無関連でなければならない．排出性障害はその行動が少量の食物，もしくは飲料摂取後に排出し，過食行動の結果として起こるものではないため，神経性過食症と区別しなければならない．診断確定にはその排出エピソードが少なくとも週に1度，3か月以上継続して生じていなければならない．

参考文献

Brown TA, Keel PK, Striegel RH. Feeding and eating conditions not elsewhere classified (NEC) in DSM-5. *Psych Annals*. 2012;42:421.

De Young KP, Lavender JM, Wilson GT, Wonderlich SA. Binge eating disorder in DSM-5. *Psych Annals*. 2012;42:410.

Friborg, O., Martinussen, M., Kaiser, S., Overgård, KT, Martinsen, EW, Schmierer, P., Rosenvinge, JH, Personality disorders in eating disorder not otherwise specified and binge eating disorder: a meta-analysis of comorbidity studies. *J Nerv Ment Dis*. 2014;202(2):119–125.

Gianini LM, White MA, Masheb RM. Eating pathology, emotion regulation, and emotional overeating in obese adults with binge eating disorder. *Eat Behav*. 2013;14(3):309–313.

Goldschmidt AB, Grange DL, Powers P, Crow SJ, Hill LL, Peterson CB, Crosby RD, Mitchell JE. Eating disorder symptomatology in normal-weight vs. obese individuals with binge eating disorder. *Obesity*. 2011;19:1515.

Perez M, Warren CS. The relationship between quality of life, binge-eating disor-

der, and obesity status in an ethnically diverse sample. *Obesity*. 2012;20:879.
Pollert GA, Engel SG, Schreiber-Gregory DN, Crosby RD, Cao L, Wonderlich SA, Tanofsky-Kraff M, Mitchell JE. The role of eating and emotion in binge eating disorder and loss of control eating. *Int J Eat Disord*. 2013;46(3):233–238.
Schwitzer AM. Diagnosing, conceptualizing, and treating eating disorders not otherwise specified: A comprehensive practice model. *J Counsel Dev*. 2012;90:281.
Striegel-Moore RH, Franko DL. Should binge eating disorder be included in the DSM-V? A critical review of the state of the evidence. *Annu Rev Clin Psychol*. 2008;4:305.
Tanofsky-Kraff M, Bulik CM, Marcus MD, Striegel RH, Wilfley DE, Wonderlich SA, Hudson JI. Binge eating disorder: The next generation of research. *Int J Eat Disord*. 2013;46(3):193–207.
Vander Wal JS. Night eating syndrome: A critical review of the literature. *Clin Psychol Rev*. 2012;32:49.
Wadden TA, Faulconbridge LF, Jones-Corneille LR, Sarwer DB, Fabricatore AN, Thomas JG, Wilson GT, Alexander MG, Pulcini ME, Webb VL, Williams NN. Binge eating disorder and the outcome of bariatric surgery at one year: A prospective, observational study. *Obes Res*. 2011;19:1220.

15.4 肥満症とメタボリックシンドローム

肥満とは体脂肪が過剰である状態を指す。一般的な指標は肥満指数（body mass index：BMI）によって測定されるが、さらに正確に測定するには生体インピーダンス分析（biometric impedance analysis：BIA）として知られる身体組織分析を使用する。過剰な脂肪は、通常燃焼できる以上にカロリーを摂取した結果である。健康体であれば体脂肪（BMIとは異なる）は、性別によって異なる。健康な女性であれば必要不可欠な体脂肪10～13％から体重に対して平均25～31％の体脂肪の間にある。男性であれば必要不可欠な体脂肪2～5％から平均18～24％の体脂肪の間にある。世界的な肥満の蔓延の結果、罹病率と死亡率が警戒すべき水準に達している。肥満の現れや合併症は大部分身体的なものであるが、圧倒的な心理的問題もある。BMIを使った肥満の診断を以下に述べる。

合併症

肥満と精神疾患の関連を示す証拠がある。実際、治療を求める肥満患者では精神疾患が40～60％と高率にみられる。肥満に関連する障害には、摂食障害（特に、過食性障害）、物質使用障害、精神病性障害（統合失調症）、気分障害、不安症、パーソナリティ障害、注意欠如・多動症（ADHD）、心的外傷後ストレス障害（PTSD）がある。

肥満に関連する摂食障害は2つある。すなわち、神経性過食症と過食性障害である。これら2つの障害はそれぞれ固有の臨床的特徴をもつが、いくつか似通った部分もある。いずれも重大な精神病理学的特性と関連しており、確実な診断のためには多様な観点からの位置づけが必要である。神経性過食症患者のすべてが肥満ではないということは重要である。彼らは太り気味、もしくは標準体重のこともある。神経性過食症と過食性障害の鑑別についての詳細は、15.2節と15.3節を参照してほしい。

疫学

米国や他の先進国では肥満率は伝染性疾患のような割合で増加し続けており、数百万人の健康を大きく脅かしている。米国では成人の約36％が肥満である。肥満は少数民族に多くみられ、特に非ヒスパニック系黒人女性に多い。これらの人のうち、40歳以上では半分が肥満で80％が太り気味である。米国では青年期の肥満の有病率が2000年には15％であったが、2012年には35％と増加しており、6～11歳の太り気味の子供は14～25％に増加している。しかし、近年は若干減少傾向にある。

肥満には経済的影響もある。個人レベルでは標準体重の人に比べ肥満の人は医療費支出が約42％多い。国家レベルでは太り気味（BMI 25～29.9）と肥満（BMI 30以上）の人に対する米国の医療支出は9.1％であるが、このまま増え続ければ2030年までには16％になる。

病因

エネルギーとして消費するよりも多くのカロリーを摂取することで、身体的病因のない人は、脂肪を蓄積する。これはエネルギー摂取量がその消費量を超えるということである。身体から脂肪を取り除くためには摂取カロリーを減らすか、摂取するより多くのカロリーを燃焼させるかのどちらかが必要である。わずか10％の摂取、または排出の違いにより、1年間で30ポンド（約13.6 kg）の体重変化が起こる。

満腹感

満腹感とは空腹が満たされた際にもたらされる感覚である。枯渇した栄養分を補給することで人間は食べることを止める。人間は以前の食事で回復した栄養分が再び枯渇するとまた空腹になる。吸収された食物によって誘導される代謝信号が血液によって脳へ運ばれ、おそらく視床下部にあると考えられる受容体細胞を活性化し、満腹感を生み出すという理論は妥当であろう。いくつかの研究では、セロトニン、ドパミン、ノルエピネフリンの機能不全が視床下部を通じた摂食行動制御機能に障害を与えるという証拠が示されている。関与している可能性のある他の因子にはコルチコトロピン放出因子（corticotropin-releasing factor：CRF）やニューロペプチドY、ゴナドトロピン放出ホルモン、甲状腺刺激ホルモンがある。新しく発見された物質オベスタチンは胃内部で作られるホルモンで、動物実験では満腹感を生み出し、ヒトの減量に有効な可能性がある。空腹感は基本的栄養分の枯渇に続く代謝信号の強度の低下で生じる。

カンナビノイド受容体が食欲と関連があり、カンナビス（マリファナ）使用により刺激される。カンナビノイド逆作動薬（inverse antagonist）が開発されており、これは食欲を制御する。

満腹感は食事開始後ほどなくして，食事の総カロリー量が吸収される前に起こる．したがって，満腹感は食物摂取を制御する唯一の調節機構である．また，食物に対する欲求と定義される食欲も関連している．空腹な人は食物が手に入る時には完全に満足するまで食べるであろうが，食欲は満腹感を超えた過食に導くこともある．食欲は思考や感情といった心理的要素により増強することがあり，異常な食欲は食物摂取量の異常な増加をもたらすことがある．食物摂取はまた，カンナビノイド受容体により影響を受け，それが刺激を受ける時，食欲が増進する．マリファナはマリファナ使用に伴う空腹（"munchies"）の原因となる受容体に作用する．リモナバント（Acomplia）と呼ばれる薬物はカンナビノイド受容体の逆作動薬であり，食欲を制御する．これは有害な副作用のために市場から撤退したが，理論的にはカンナビノイド受容体の逆作動薬が臨床使用できる可能性がある．

嗅覚系は満腹感に何らかの役割を果たしているかもしれない．実験では特定の香りで飽和した吸入器を用いて食物の匂いにより嗅球を強く刺激すると，その食物に対する満腹感が生み出されることが示されている．これは肥満症の治療に応用できる可能性がある．

遺伝要因

動物において肥満症の多数の型が遺伝すること，および肥満症を品種改良によって生み出すことが容易であることから，遺伝要因が肥満症において何らかの役割を果たすことが明確に示されている．これらの因子はまた，人間の肥満症においても重要なはずであると推定されている．

肥満患者の約80％が肥満の家族歴をもっている．この事実は遺伝要因だけでなく一部には太った両親との同一性や，不安への対処として学んだ食事法によって説明される．それにもかかわらず，研究では別々に育てられた一卵性双生児がやはり肥満になるという遺伝の役割を示唆する知見が示されている．今日まで肥満症の特異的遺伝子マーカーはみつかっていない．表15.4-1に体重に影響する遺伝要因を示す．

発達的因子

若年期には脂肪組織は細胞数と細胞容積の両方を増加させることで成長する．いったん脂肪細胞の数が確立されると，それは以後変化しにくいと考えられる．若年期に始まる肥満症は脂肪細胞数および容積の大きな脂肪組織によって特徴づけられる．一方，成人期に始まる肥満は単に脂肪細胞容積増加により引き起こされる．いずれの場合においても，体重の減少は細胞容積を減少させる．若年型糖尿病患者において脂肪細胞数と細胞容積がより大きいことは，よく知られているように，体重減少の困難さと肥満の持続の要因であると考えられる．

脂肪の分布と量は人によって大きく異なり，異なる部位における脂肪は異なる特徴をもつ．ウエストや脇腹，

 表15.4-1　体重に影響する遺伝要因

	遺伝要因の説明
レプチン	視床下部に多く存在し，食行動，空腹感，体温，エネルギー消費を制御する．レプチンが食欲を抑えたり，代謝に影響を及ぼす機序はほとんどわかっていない．
ニューロペプチドY	脳の多くの領域で合成され，食欲を刺激する可能性がある．レプチンはニューロペプチドYの効果を阻害することにより，食欲を抑制するようである．
グレリン	アシル化された，28個のアミノ酸ペプチドで，基本的に胃から分泌される．グレリンは血液中を循環し，視床下部弓状核においてニューロペプチドYを活性化し，食物摂取を刺激増進する．
メラノコルチン	視床下部のある神経に作用し，摂食を抑制する．メラノコルチン4受容体の破壊は，マウスにおいて肥満の発症を促す．
カルボキシペプチダーゼE	プロインスリン（インスリンの前駆物質）や，ニューロペプチドYなどの他のホルモンの合成に必要とされる酵素．この遺伝子に変異を起こしたマウスでは，加齢とともに徐々に，肥満となり，高血糖（インスリン治療により改善される）に進行する．
ミトコンドリア脱共役蛋白質	褐色脂肪細胞ではじめて発見され，次に白色脂肪細胞と筋肉細胞においても存在が確認された．エネルギー消費と体重調節において重要な役割を果たしている可能性がある．
タビー（Tubby）蛋白質	視床下部室傍核や他の脳部位で多く存在する蛋白質．tubby遺伝子に自然発生のあるいは人為的な変異をもつマウスでは成人期にはじまる肥満を認めるが，その機序は不明である．

Comuzzie AG, William JT, Martin LJ, Blanger J. Searching for genes underlying normal variation in human adiposity. *J Mol Med*. 2001；79：57 から改変．

腹部（いわゆる太鼓腹）の周りの脂肪細胞は大腿部や臀部のものより代謝的に活発である．前者は男性に多く，後者よりも心血管疾患との相関が高い．大腿部および臀部に脂肪が分布する女性はこれらの部位の脂肪（いわゆるセルライト，これは医学用語ではない）を減少させると宣伝する特効薬にやみつきになることがあるが，この脂肪を減少させる外用薬は存在しない．腹部に脂肪のある男性は腹筋を動かす機械によって胴回りの脂肪を減らそうと試みることがあるが，運動はこの種の脂肪の減少に何ら影響を与えない．

脂肪細胞によって作られるレプチンとよ呼ばれるホルモンは，脂肪調節器として働く．血中のレプチンが少な

表 15.4-2　ある種の肥満を生じる疾患

遺伝(異型性)肥満
　　常染色体劣性
　　X染色体
　　染色体(例えば，プラダー・ウィリ[Prader-Willi]
　　　症候群)
神経内分泌性肥満
　　視床下部症候群
　　クッシング症候群
　　甲状腺機能低下症
　　多囊胞性卵巣症候群(スタイン・レーベンタール
　　　[Stein-Leventhal]症候群)
　　偽副甲状腺機能低下症
　　性腺機能低下症
　　成長ホルモン欠乏症
　　インスリノーマおよびインスリン過剰症
医原性肥満
　　薬物(精神科的)
　　視床下部手術(神経内分泌)

Bray GA. An approach to the classification and evaluation of obesity. In：Bjorntrop P, Brodoff BN, eds. *Obesity*. Philadelphia：Lippincott Williams & Wilkins；1992 から改変．

い時，より多くの脂肪が消費され，多い時には脂肪の消費は少なくなる．これが肥満を管理する新しい方法となるか否かには，さらなる研究が必要である．

身体活動因子

　豊かな社会における身体活動の著しい減少は，公衆衛生問題として肥満症の増加の主要因であるようにみえる．身体活動の欠如はエネルギー消費を制限し，また食物摂取量の増加に寄与することがある．食物摂取量は幅広いエネルギー需要におけるエネルギー消費の増加によって増加するが，身体活動が最低水準を下回ると摂取量は比例しては減少しなくなる．

脳損傷因子

　視床下部腹内側の破壊は動物において肥満症をもたらすことがあるが，これはヒトにおける肥満症ではおそらく非常に稀な原因である．中枢神経系，特に視床下部外側野と腹内側領域が，特定の設定値によって定められる基準で脂肪の蓄えを保つとともに，変化するエネルギー要求に応じて食物摂取量を調整するという事実が存在する．この設定値は1人ひとり異なり，身長と体格に応じて決まる．

健康要因

　肥満が特定の病気の結果であると確認できる症例はわずかにすぎない．それらの症例としては，プラダー・ウィリ(Prader-Willi)症候群のような稀な遺伝的疾患や神経

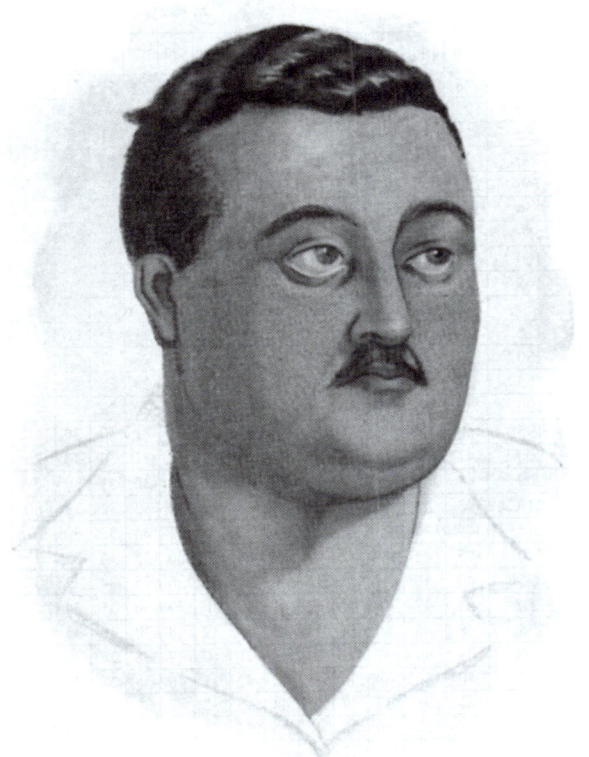

図 15.4-1　クッシング症候群．多血症の"マンボウ"型の口をした満月様顔貌．(Douthwait AH, ed. *French's Index of Differential Diagnosis*. 7th ed. Baltimore：Williams & Wilkins；1954：513 から許可を得て転載)

内分泌障害がある(表 15.4-2)．視床下部肥満は視床下部腹内側領域(ventromedial region of the hypothalamus：VMH)の破壊によるもので，それは動物実験で十分に研究されており，食欲と体重調整の中心的役割を担っていることが知られている．人においてはVMHの破壊は外傷，手術，悪性腫瘍，炎症性の病気による結果として起こりうる．

　ある種のうつ病，特に季節性感情障害は体重増加と関連する．四季が感じられる気候のもとで生活している多くの人は秋と冬に食欲と体重が増加し，春と夏には減少すると報告されている．うつ病の患者は通常体重が減少するが，体重が増加する者もいる．

他の臨床的因子

　さまざまな臨床的障害が肥満症と関連する．クッシング病(Cushing's disease)では特徴的脂肪分布と満月様顔貌が起こる(図 15.4-1)．粘液水腫では常にではないが体重増加が起こる．他の神経内分泌障害としては，肥満および性器と骨格障害を特徴とする脂肪性器質発育不全症(フレーリッヒ症候群[Fröhlich's syndrome])がある．

図 15.4-2 肥満指数(body mass index：BMI)のチャート．BMI を計算するには，表の左側から患者の体重を，表の上部から身長を選ぶ．その縦横の交差したところが患者の BMI である．

体重(ポンド)	4'10"	4'11"	5'0"	5'1"	5'2"	5'3"	5'4"	5'5"	5'6"	5'7"	5'8"	5'9"	5'10"	5'11"	6'0"	6'1"	6'2"	
125	26	25	24	24	23	22	22	21	20	20	19	18	18	17	17	17	16	低体重
130	27	26	25	25	24	23	22	22	21	20	20	19	19	18	18	17	17	
135	28	27	26	26	25	24	23	23	22	21	21	20	19	19	18	18	17	
140	29	28	27	27	26	25	24	23	23	22	21	21	20	20	19	19	18	
145	30	29	28	27	27	26	25	24	23	23	22	21	21	20	20	19	19	標準体重
150	31	30	29	28	27	27	26	25	24	24	23	22	22	21	20	20	19	
155	32	31	30	29	28	28	27	26	25	24	24	23	22	22	21	20	20	
160	33	32	31	30	29	28	28	27	26	25	24	24	23	22	22	21	21	
165	34	33	32	31	30	29	28	28	27	26	25	24	24	23	22	22	21	
170	35	34	33	32	31	30	29	28	28	27	26	25	24	24	23	22	22	
175	36	35	34	33	32	31	30	29	28	27	27	26	25	24	24	23	23	
180	37	36	35	34	33	32	31	30	29	28	27	27	26	25	24	24	23	
185	38	37	36	35	34	33	32	31	30	29	28	27	27	26	25	24	24	
190	39	38	37	36	35	34	33	32	31	30	29	28	27	27	26	25	24	
195	40	39	38	37	36	35	34	33	32	31	30	29	28	27	27	26	25	体重過剰
200	41	40	39	38	37	36	34	33	32	31	31	30	29	28	27	26	26	
205	42	41	40	39	38	36	35	34	33	32	31	30	29	29	28	27	26	
210	43	42	41	40	38	37	36	35	34	33	32	31	30	29	29	28	27	
215	44	44	42	41	39	38	37	36	35	34	33	32	31	30	29	29	28	
220	45	45	43	42	41	39	38	37	36	35	34	33	32	31	30	29	28	
225	46	46	44	43	41	40	39	38	36	35	34	33	32	31	31	30	29	
230	47	47	45	44	42	41	40	38	37	36	35	34	33	32	31	30	30	肥満
235	48	48	46	45	43	42	40	39	38	37	36	35	34	33	32	31	30	
240	49	49	47	45	44	43	41	40	39	38	37	36	35	34	33	32	31	
245	50	50	48	46	45	43	42	41	40	38	37	36	35	34	33	32	32	
250	51	51	49	47	46	44	43	42	40	39	38	37	36	35	34	33	32	
255	52	52	50	48	47	45	44	43	41	40	39	38	37	35	34	33		
260	54	53	51	49	48	46	45	42	41	40	40	37	36	36	35	34	33	
265	56	54	52	50	49	47	46	44	43	42	40	39	38	37	36	35	34	
270	57	55	53	51	49	48	46	45	44	42	41	40	39	38	37	36	35	
275	58	56	54	52	50	49	47	46	44	43	42	41	40	38	37	36	35	

向精神薬

ステロイドの長期使用は，顕著な体重増加を起こすが，いくつかの向精神薬の使用も同様である．うつ病，精神病，そして双極性障害の治療を受けている患者は典型的には 3〜10 kg 体重が増加し，慢性的な使用によりさらに増加する．これにより下記に論じるいわゆるメタボリックシンドロームを引き起こす．

心理的因子

心理的因子が肥満症の発生に明らかに重要であることはわかっているが，心理的因子がどのように肥満症を起こすのかについては知られていない．摂食調整機構は環境の影響に敏感であり，文化的および家族的，精神力動的因子はすべて肥満症の発生に寄与することが示されている．多くの研究者が特定の家族歴あるいは結実因子，パーソナリティ構造，無意識の葛藤が肥満症を生じると提唱しているが，太り気味の人間はあらゆる種類の精神疾患である可能性があり，さまざまな問題のある背景をもつ．多くの肥満症患者は，彼らが過食が可能な環境に存在するため，心理的問題への対処手段として食欲過剰を用いることを学んだ情緒障害の人々である．患者の中にはその対処機構を失ったため，標準体重となった時に重篤な精神疾患の徴候を示す者がいる．

診断と臨床像

肥満症の診断を洗練されたかたちでとり行うとすれば，体脂肪量によって判断をすることになる．これはほとんど現実的ではないので，身長と体重を用いて算定するBMIが推奨される．身長と体重をもちいたBMIチャートを図 15.4-2 に示した．肥満症の多くは，多様な原因が存在しうることとその相互作用を考慮すると，正確な病因を特定することはできない．二次性肥満の症例(表 15.4-3)は稀であるが，見落としてはならない．

多くの肥満症患者の習慣的摂取パターンは実験的肥満においてみられるものとよく似ている．満腹感の障害は特に重要な問題である．肥満症は自らの環境における食物の情報や食物のおいしさ，食物が手に入る場合に食べることを止められないことに対して過度に影響されやすいようである．肥満症の人はたいてい食べることに対するあらゆる外部刺激に対して敏感であるが，正常な空腹の内部信号に対しては比較的影響されない．空腹とその他の種類の不快感を区別できない人もいる．

表 15.4-3　精神科薬物療法と体重変化

最大	中間	最小
抗うつ薬		
アミトリプチリン（トリプタノール）	ドキセピン（Adapin）	アモキサピン（アモキサン）
	イミプラミン（トフラニール）	デシプラミン（Norpramin）
	ミルタザピン（リフレックス）	トラゾドン（レスリン）
	ノリトリプチリン（ノリトレン）	トラニルシプロミン（Parnate）
	フェネルジン（Nardil）	フルオキセチン（Prozac）[a]
	トリミプラミン（スモンチール）	セルトラリン（ジェイゾロフト）[a]
		ブプロピオン（Wellbutrin）[a]
		ベンラファキシン（イフェクサー SR）[a]
気分安定薬		
リチウム（リーマス）	カルバマゼピン（テグレトール）	トピラマート（トピナ）
バルプロ酸（デパケン）		
抗精神病薬		
クロルプロマジン（コントミン）	ハロペリドール（セレネース）	ジプラシドン（Geodon）
クロザピン（クロザリル）	トリフロペラジン（Stelazine）	アリピプラゾール（エビリファイ）
チオリダジン（メレリル）	ペルフェナジン（PZC）	モリンドン（Moban）[a]
メソリダジン（Serentil）	チオチキセン（ナーベン）	
オランザピン（ジプレキサ）	フルフェナジン（フルメジン）	
セルチンドール（Serdolect）		
リスペリドン（リスパダール）		

[a]食欲を低下させ体重減少を促進することがある．
Allison DB, Mentore JL, Heo M, Chandler LP, Capeller JC, Infante MC, Weiden PJ. Antipsychotic-induced weight again : A comprehensive research synthesis. *Am J Psychiatry*. 1999；156：1686；and Bernstein JG. Management of psychotropic drug-induced obesity. In：Bjorntrop P, Brodoff BN, eds. *Obesity*. Philadelphia：Lippincott Williams & Wilkins；1992 から改変．

識別診断

その他の症候群

夕食後に過剰に食べる夜間摂食症候群はストレスの多い生活環境によって誘発されるようであり，一度発症するとストレスが緩和されるまで毎日繰り返される傾向がある．夜間摂食行動は睡眠のための鎮静薬を使用することで起こることもあり，それにより夢遊症や摂食が引き起こされることがある．これは患者にゾルピデム（マイスリー）を投与した場合に報告されている（夜間食行動に関する議論は 15.3 節を参照）．

過食性障害は，非常に大量の食物の突然の短時間での強迫的な摂取と，通常その後に続く興奮や自己批判によって特徴づけられる．過食もストレスへの反応を現しているようである．しかし，夜間摂食症候群とは対照的に過食の発作は周期的ではなく，かなり多くの場合，特有の誘発環境と関連する．ピックウィック（Pickwickian）症候群とは，望ましい体重より 100% を超え，関連する呼吸器および心血管性症状をもつ場合をいう．

醜形恐怖症（身体醜形障害）

一部の肥満症者は自分の身体がグロテスクで忌まわしく，他人が自分に敵意と軽蔑をもってみていると感じている．この感情は自意識過剰や社会機能の障害と密接に関わっている．感情的に健康な肥満症者は身体像の障害をもっておらず，少数の神経症の肥満症者のみがそのような障害をもつ．この障害は主に小児期から肥満症であった患者に限定され，その中においても実際に醜形恐怖症になるものは半数以下である．（醜形恐怖症の詳細は 10.2 節を参照．）

経過と予後

健康に対する影響

肥満症は健康に有害な影響があり，さまざまな疾病と関連する（表 15.4-4）．肥満症と循環器障害との間には高い相関がある．高血圧症（血圧 140/90 mm/Hg）は高体重の人間では 3 倍多く，高コレステロール血症（血中コレステロールが 240 mg/dl 以上）は通常の 2 倍になる．体重の減少によって血圧とコレステロール値が低下することが研究により示されている．明らかに遺伝決定因子をもつ糖尿病についても，特に 2 型糖尿病（成人発症あるいは非インスリン依存性糖尿病）は体重の減少によって改善することがよくある．

国立衛生研究所のデータによると，肥満症の男性は喫煙習慣の有無にかかわらず，正常体重の男性よりも大腸，直腸，および前立腺癌による死亡率が高い．肥満症の女性は正常体重の女性よりも胆嚢および胆管，乳房（閉経後），子宮（頸部や子宮内膜を含む），卵巣の癌による死亡

表 15.4-4 肥満によって引き起こされる，あるいは悪化すると考えられる健康障害

心臓
　早発性冠状動脈心臓病
　左心室肥大
　狭心症
　突然死（心室性不整脈）
　うっ血性心不全
血管系
　高血圧
　脳血管性障害（脳梗塞あるいは脳出血）
　静脈うっ血（下肢浮腫，静脈瘤を伴う）
呼吸器系
　睡眠時無呼吸
　ピックウィック症候群（肺胞低換気）
　2次性多血症
　右心室肥大（時に心不全に繋がる）
肝胆系
　胆石症あるいは胆嚢炎
　脂肪肝
ホルモンおよび代謝機能
　糖尿病（インスリン非依存性）
　痛風（高尿酸血症）
　高脂血症（高トリグリセリド血症および高コレステロール血症）
腎臓
　蛋白尿症および，重度の肥満においてはネフローゼ
　腎静脈血栓症
関節，筋肉，結合組織
　膝の骨関節炎
　踵の棘突起
　脊椎の骨関節症（女性において）
　既存の姿勢欠陥の悪化
腫瘍症
　女性において：子宮内膜，乳房，子宮頸部，卵巣，胆嚢，胆道癌のリスクの増加
　男性において：大腸，直腸，前立腺癌の危険性の増加

Vanitallie TB. Obesity：Adverse effects on health and longevity. Am J Clin Nutr. 1979；32：2723 から許可を得て転載．

率が高い．

寿　命

　信頼できる研究によると，体重過剰になるほど死のリスクが高くなることが示唆されている．許容出来る水準まで体重を減らした人間は死亡率が通常の値に減少する．体重が望ましい体重の倍にまで達した重度肥満の患者にとって減量は命を救うことになるかもしれない．そのような患者は特に睡眠中に呼吸循環器不全となることがある（睡眠時無呼吸［sleep apnea］）．
　多くの研究で，若い，あるいは中年期の実験動物において，30％以上カロリー摂取を減らすことにより，加齢による慢性疾患を予防したり，遅らせることができ，また明らかに寿命をのばすことが証明された．どのような機序でこの効果が得られるのかは定かではないが，代謝率，酸化ストレス，そして炎症を減少させ，インスリン感受性を改善し，神経内分泌や交感神経系機能を変化させることなどが考えられる．十分な栄養素を取り入れた長期に渡るカロリー摂取制限が人間の老化を遅らせるかどうかはまだわかっていない．

予　後

　体重減量の予後は不良で，肥満へ向かう過程を変えられない傾向がある．著しく体重が減少した患者のうち90％はやがてそれが元に戻る．予後は小児期に肥満症となった場合に特に悪い．若年発症の肥満症は，成人発症の肥満症より重篤で，治療抵抗性であり，情緒障害を伴うことが多い．
　肥満症への差別　太り過ぎ，もしくは肥満症の人は米国やその他の先進国では偏見や差別を受ける．理想とされる美しさがやせていることであり，それが著しく非現実的な程度まで求められる文化においては，過体重の人々は彼らの状態を非難され，からかいや偏見，差別の対象となる（デブいじめ［fatism］と呼ばれることもある）．太り気味の人々の収入や収益力が抑えられ，例えば恋愛関係のような社会状況に不都合が生じることがよくある．さらに，肥満の人々は保健医療への制限に直面し，医療や精神医療の従事者から偏った診断や治療を受けることがある．

治　療

　上記に述べたように，定期的な肥満症の治療を受けている患者の中には不安症やうつ病を発症する者もいる．絶食や厳しいカロリー制限による長期入院治療を受けている肥満症の人は情緒障害の発生率が高いことが報告されている．さまざまな精神病理を伴う肥満症者や食事制限中の情緒障害の病歴のある者，人生の危機の最中にある者は，体重の減量を試みるときには慎重かつ注意深い監督のもとに行わなければならない．

食事制限

　体重減少の原理は単純である．すなわち，カロリー消費量より摂取量を低くすることによりカロリー欠乏を確立することである．最も単純なカロリー摂取量減少法は低カロリー食によるものである．この方法では医学的管理のもとでバランスの良い炭水化物と脂肪分と共に十分量の蛋白質を摂取することが必要とされる．長期的な効果が発揮されるのは容易に手に入る食物を用いたバランスの良いダイエット法である．ほとんどの人にとって最も満足できる減量方法はダイエットに関する図書に載っている栄養価の表を用いて量を決定された普段の食物を摂ることである．完全な絶食は短期間の体重減少に用いられるが，起立性低血圧，ナトリウム利尿，窒素バラン

表 15.4-5 ダイエットの種類

ダイエットの型	カロリーの減少量	体重減少	重要な補助手法	内容
低カロリー・ダイエット（LCD）	−500〜−1000 カロリー/日	0.5〜1 kg/週	ダイエットの記録は成功のために極めて重要	炭水化物 55% 蛋白質 15% 脂質＜30%
超低カロリーダイエット（VLCD）	800 カロリー/日	15〜25％の減少を 8〜12 週以内	サポートと電解質のモニター	蛋白質 70〜100 グラム/日とビタミン，ミネラル，電解質の完全な補充
絶食	＜200 カロリー/日	体重減少の 50％は減少した水分の重さである	危険であり，もはや行われない	液体のみ
一般的なダイエット法 1．サウスビーチダイエット/ニューダイエットレボリューション/ゾーン・ダイエット	＜30 g 以下の炭水化物/日	20 ポンド（約 9 kg）を 6 か月で	長期間の結果のフォローは困難．心臓・腎臓への影響が評価されるべきである	高脂肪，低炭水化物
2．ウエイト・ウォッチャーズ/ジェニークレイグ/ニュートリシステム	多岐に渡る食物の選択と持続的なマイナスのエネルギーバランス	1〜2 ポンド（約 500 g〜1 kg）/週	コレステロールの減少と血圧の低下が示されている	モッドファット．バランスのとれた栄養の減少 20〜30％脂質 15〜20％蛋白質 55〜60％炭水化物
3．オーニッシュプログラム/プリティキンプログラム	ほぼ菜食主義のダイエット，カフェインなし，カロリー制限なし，ただ 1 種類の食べ物	—	瞑想，ストレス軽減，禁煙と組み合わされて行われる	極度の低脂肪，＜10〜19％脂肪からのカロリー 20％蛋白質 70％の複合炭水化物（果物や穀物など）

ス障害を伴う．

ケトン食療法は，体重の減少を促進させるために用いられる高蛋白，高脂肪の食事である．コレステロール含有量が高く，悪心や低血圧，嗜眠に至るケトン症を引き起こす．多くの肥満症患者は新規，あるいは奇異なダイエットにさえ誘惑される．表 15.4-5 にさまざまな種類のダイエット法の比較詳細を示した．これらの減食のどのような効果も大部分はその一定性によってもたらされる．減食を行う者が減食を止め，普段の食事に戻れば，過食への誘因は倍増する．

一般に，体重減少のための最も優れた方法は 1100〜1200 カロリーの均衡のとれた減食である．そのような減食は長期間続けることができるが，ビタミン類，特に鉄分や葉酸，亜鉛，ビタミン B_6 の補充が必要である．

運動

身体活動の増加は体重減少療法の一部としてよく勧められる．どのような身体活動においてもカロリー消費は体重に直接比例するため，肥満症の人間は正常な体重の人間より同じ量の活動でより多くのカロリーを消費する．さらに身体活動の増加は座ってばかりいた人間の食物摂取量を実際に減少させることがある．カロリー消費の増加と食物摂取量の減少の組み合わせは，身体活動の増加を促し，いかなる体重減少計画よりもずっと望ましい形にする．運動はまた，体重減少の維持を助ける．これはメタボリックシンドローム治療において欠くことができない．

生活様式の変化

生活様式の変化は，体重管理の目標の設定を強化する．患者が希望をもって行える単純な生活様式の修正戦略として，次のような事柄が推奨される．

食事中の行動

- ゆっくり食べ，1 口づつ少量を味わう
- 飲み込む前に 30 回咀嚼する
- かむたびにフォークを置く
- 2，3 分次に食べるのを遅らせ，人と談話する
- スナック菓子を食べるのを 10 分延期する
- 今までより小さな皿に食事を盛り付ける
- 1 人前を半分にして，もう半分は食べてもよいことにする

食事のきっかけを減らす

- 1 つの決められた場所で食事する
- 食事後すぐに席を立つ
- 食事と他の行動を一度に行わない（例えば，読書あるいはテレビ鑑賞）
- テーブルに食べ物の入った入れ物を置かない

表 15.4-6 肥満治療のためによく使われる薬物

一般名	製品名	一般的な用量(mg/日)
アンフェタミンおよびデキストロアンフェタミン	Biphetamine	12.5～20
メタアンフェタミン	Desoxyn	10～15
ベンズフェタミン	Didrex	75～150
フェンジメトラジン	Bontril, Plegine, Prelu-2, X-Trozine	105
塩酸フェンテルミン	Adipex-P, Fastin, Oby-trim	18.75～37.5
レシン	イオナミン	15～30
塩酸ジエチルプロピオン	Tenuate	75
マジンドール	サノレックス	3～9
シブトラミン	Meridia	10～15
オルリスタット	Xenical	360
ロルカセリン	Belviq	10 mg 1 日 2 回
フェンテルミン-トピラマート合剤	Qsymia	3.75～15 フェンテルミン 23～92 トピラマート

- より健康的な食物を家に保管する
- 満腹後にリストの食物を購入しに食料品店へ行く
- 計画的に食事する
- 空腹時と非空腹時のようすと食べることとを関連させた食事日記をつける
- 間食を他の行動に変える

薬理学的治療

さまざまな薬物が肥満の治療に用いられており，あるものは他のものより効果がある．表 15.4-6 に現在利用できる薬物を示した．薬物療法は食欲を抑制するために効果的であるが，その効果に対する耐性が数週間の使用後に生じることがある．まず，特定の薬物を用いた 4 週間の初期試用試験を行う．患者の体重が減少すれば，耐性が生じるか見極めるために投薬を続ける．薬物の効果が保たれれば，目標体重に達するまでより長い期間投与することができる．

オルリスタット オルリスタット(Xenical)は米国食品医薬品局(Food and Drug Administration：FDA)によって長期間の使用を認可された体重減少薬であり，食事脂肪の吸収を減少させる(その後，便として排泄される)，選択的な胃，および膵臓リパーゼ阻害薬である．オルリスタットの臨床試験(120 mg を 1 日 3 回)では，低カロリー食との組み合わせで最初の 6 か月間に初期体重の約 10％減量に誘導し，概して 24 か月後まで良く維持された．作用機序が末梢性であるため，オルリスタットでは多くの体重減少薬で起こる中枢神経系への影響(すなわち，頻脈，口渇，不眠など)は概して起こらない．オルリスタットの主な有害作用は消化管系に対してであり，患者は脂肪便や排泄を伴う腹満，急な便意などの有害作用を防ぐために脂肪からカロリーの 30％以下までしか取るべきではない．低服用量の処方箋なしで購入できるオルリスタットが FDA により 2007 年に認可された．

ジブトラミン ジブトラミン(Meridia)はセロトニンとノルエピネリン(およびある程度のドパミン)の再取り組みを阻害する β フェニルエチルアミンであり，FDA によって 1997 年に体重減少とその維持(すなわち，長期使用)の認可を受けている．

ロルカセリン ロルカセリン(Belviq)は成人の肥満治療薬として FDA に認可を受けている．ロルカセリンは選択的セロトニン作動薬で食欲を抑制し，食物摂取を減少させる．二重盲検プラセボ対照試験において，肥満症の人に管理下におけるロルカセリンの 1 年間の投薬で約 4％の体重減少が認められた．さらに 2 年間のロルカセリンの投薬で 70％の患者が体重減少を維持することができた．他の試験では 1 日 1 回または 2 回のロルカセリン 10 mg の投与と，栄養学と運動を併用したプログラムで，1 年後には 6％の体重減少が認められた．推奨される量は 10mg 1 日 2 回である．治療 12 週間で 5％の体重減少がみられない患者はロルカセリンを中止する．ロルカセリンの副作用には頭痛，めまい，疲労感，悪心，口渇，便秘がある．稀ではあるが深刻な副作用として，化学的不均衡(セロトニン症候群)，自殺念慮，精神病症状，そして記憶あるいは理解力の障害がある．妊娠中の女性にはロルカセリンを使用すべきではない．

フェンテルミン-トピラマート フェンテルミン-トピラマート(Qsymia)は食事制限や運動と併用する体重管理治療薬として FDA に認可されている．フェンテルミン-トピラマートは短期使用のために処方される体重減少薬である即時放出型のフェンテルミン少量と，放出を制御する抗てんかん薬であるトピラマートを合剤にしたものである．患者は最少量(3.75 mg フェンテルミン/23 mg トピラマート持続放出性剤)で開始し，その後推奨用量(7.5 mg/46 mg)に増量する．状況に応じて最大量まで増やす(15 mg/92 mg)こともある．臨床試験ではプラセボ摂取中の患者の平均減少体重は 7％(最低服用量)から 9％(最高服用量)の範囲にあった．副作用としては，知覚異常，口渇，味覚異常，心拍数増加，胎児における先天

性欠損症の可能性，精神的問題（うつ病，自殺念慮，記憶障害，集中力低下）がある．推奨服用量を 12 週間摂取後 3％の体重減少がみられない場合には，服用量を最大量まで引き上げてもよい．患者が最大服用量を 12 週間摂取しても 5％の体重減少がみられない場合には中止する．

手 術

胃形成 垂直帯胃形成術（vertical banded gastroplasty：VBG）は胃を小さくするだけの手術で，小さな胃の貯蔵部あるいは 15～20 mL 容量の囊状部形成からなり，調整あるいは縛られた出口から，残存した胃へ（食物が）移動するものである．平均的に，患者は術後 1～2 年で 40～50 ポンドの余剰体重を減少させる．嘔吐，電解質異常，そして閉塞が起こることがある．動悸，筋力低下，発汗からなるダンピング（dumping）と呼ばれる症候群は外科手術後に患者が一度の食事で炭水化物を多く含んだ食品を摂り過ぎると起こることがある．これらの合併症のため，現在米国では VBG はごく少数の医療施設でのみ実施されている．

胃バイパス手術 1990 年代初期以降，胃バイパス手術（図 15.4-3）が選択肢として VBG に置き換わるようになった．手順は胃を 2 つの袋に分け，小さな上部の袋とより大きな下部の「残余」袋部，そして両方を接続する小さな腸を形成する．平均 70％の余剰体重が術後 3 年以内に減少することが期待される（図 15.4-4）．胃バイパス手術後の合併症は主に周術期に起きる．死亡率は 0.5％以下で，その多くは肺塞栓や縫合不全に続く敗血症である．

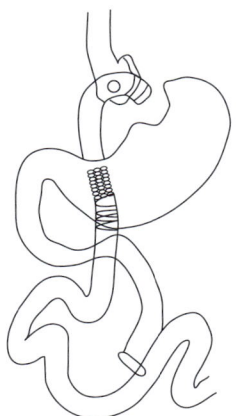

図 15.4-3 Roux-en Y 胃形成．（Sadock BJ, Sadock VA, Ruiz P, eds. *Kaplan & Sadock's Comprehensive Textbook of Psychiatry*. 9th ed. Philadelphia：Lippincott Williams & Wilkins；2009 から許可を得て転載）

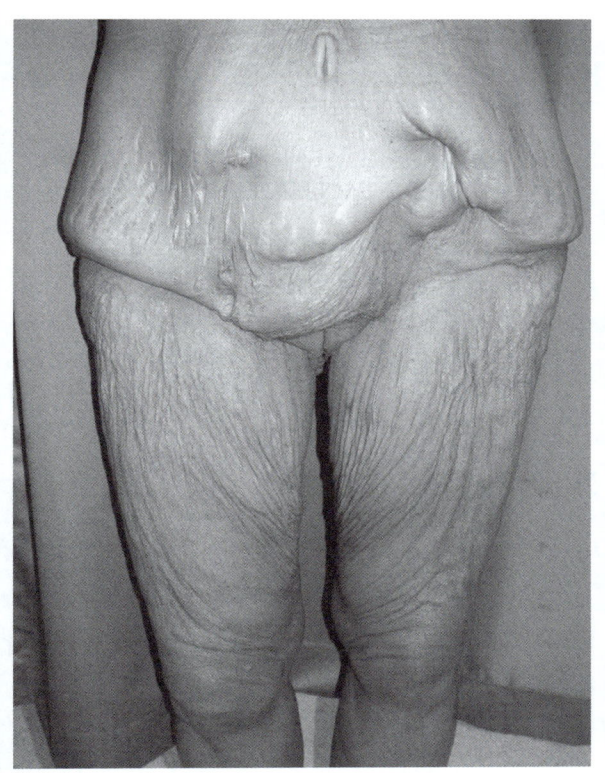 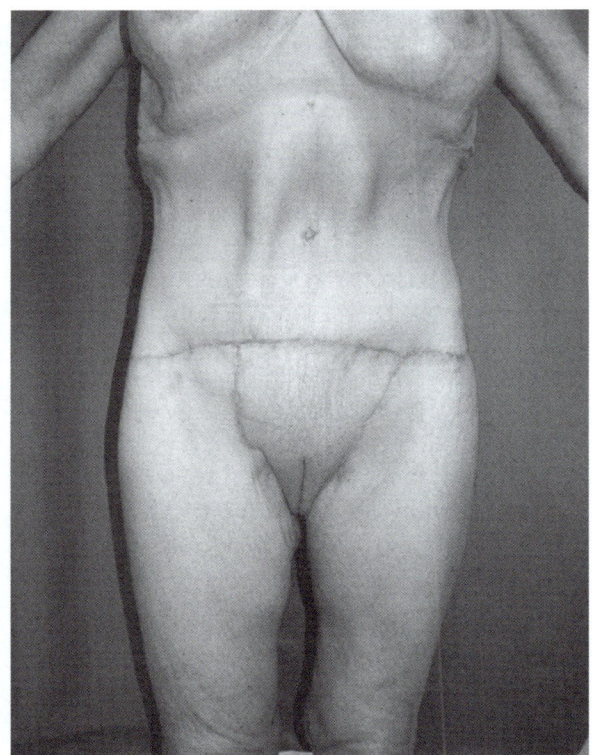

図 15.4-4 A 腹腔鏡下胃バイパス術後 140 ポンド（約 64 kg）減量し，著しいシワと劣悪な皮膚状態の女性の術前の写真．B 広汎性大腿部垂直挙上術（extended vertical thigh lift demonstrates）後の写真．皮膚を持ち上げることにより皮膚の張りがもどり，大腿部の外観に顕著な改善がみられる．（Sadock BJ, Sadock VA, Ruiz P, eds. *Kaplan & Sadock's Comprehensive Textbook of Psychiatry*. 9th ed. Philadelphia：Lippincott Williams & Wilkins；2009 から許可を得て転載）

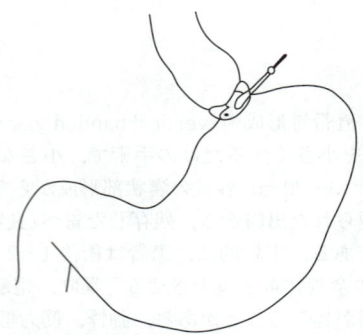

図15.4-5 腹腔鏡下調節性胃緊縛術. (Sadock BJ, Sadock VA, Ruiz P, eds. *Kaplan & Sadock's Comprehensive Textbook of Psychiatry*. 9th ed. Philadelphia：Lippincott Williams & Wilkins；2009 から許可を得て転載)

ビタミンB_{12}と鉄分不足により，経口補助薬が必要な場合がある．すべての患者は総合ビタミン剤の服用が必要で，定期的な間隔で栄養状態を評価し，追跡調査されなけばいけない．約10～15％の患者は有意な体重減少に至らないか，もしくは2～3年以内に減少した体重が元に戻ってしまう．これは通常ポテトチップスや他のスナック菓子などの炭水化物の摂取によるものである．異常摂食行動への心理療法が体重増加を防ぐために必要である．

胃緊縛術 腹腔鏡下調節性胃緊縛術は2002年にFDAに承認された，胃や小腸を切除しない最も侵襲の少ない肥満のための手術である．この手術は胃の上部にバンドを巻きつけて，上部に小さな胃を，下部に大きな胃を創りだす（図15.4-5）．患者は小さな胃で素早く満腹感を感じることにより，食物摂取量を減少させることができる．この手術により，平均して余剰体重の約37～50％が減少する．合併症としてはバンドの移動，腐食，機能不全，ずれ（バンドを抜けての胃ヘルニア）が挙げられる．バンドのデザインの進化や新しい配置技術によって合併症は減少している．

他の手法 外科的な脂肪除去（脂肪組織切除術）は長期的には体重減少に何ら効果はなく，美容上の理由を主目的として行われる．脂肪吸引法も効果はない．肥満外科手術は現在肥満にによる深刻な健康上の合併症を引き起こしており，BMIが35 kg/m^2以上（もしくはBMI 40 kg/m^2で大きな健康上の合併症がない）人に推奨される．術前に，候補者はより安全で伝統的なダイエット，運動，減量のための薬物などの選択肢に取り組まなければならない．

精神療法

肥満症者の心理的問題はさまざまであり，特定のパーソナリティ傾向の人が肥満になりやすいということはない．患者の中には洞察指向的精神力動治療によって体重が減少する者もいるが，この治療法は多くの成果は上げていない．意識されていない過食の原因を明らかにすることによって，ストレスへの反応として過食している人の行動を変更させることはできないであろう．しかし，このような治療法は他の治療法を強化する上で役に立つかもしれない．精神療法に成功して何年かたつと，ストレスで過食する人のほとんどは，過食を始める．さらに，多くの肥満症者は治療者に特に依存しやすいので，精神内界を明るみに出すような表出精神療法中に過度に退行的になることに注意しなければならない．

行動修正技法は最も成功した肥満へのアプローチで，治療の選択肢と考えられる．患者は食事に関連する外的きっかけを認識し，特定の環境下，例えば映画もしくはテレビ鑑賞中，また特定の感情下，例えば不安や抑うつ状態の時の摂食行動に関して日記をつけるように指示される．患者はまた，新しい摂食パターン，例えばゆっくり食べること，よく噛むこと，食事中は読書をしないこと，間食はしないこと，立ったままで食べないことなどを教えられる．称賛や新しい衣服などの報酬を用いるオペラント条件付け療法も有効である．集団療法は，意欲を維持し，メンバーの中で痩せた者を認識することを促進し，そして栄養に関する教育を提供する助けになる．

包括的アプローチ

米国国立心臓肺血液研究所は，患者や一般人口にとっての大事な要点を定式化している．これらは表15.4-7に示した．

メタボリックシンドローム

メタボリックシンドロームは肥満を伴う代謝異常の集合体で，循環器系疾患やⅡ型糖尿病のリスクを上昇させる．この症候群は下記の5つのリスクの中から3つ以上を満たしている必要がある．それらは，(1)腹部の肥満，(2)高中性脂肪値，(3)低HDLコレステロール値，(4)高血圧症，(5)空腹時の高血糖値である．表15.4-8に世界保健機関（WHO）によって定められた診断基準を示す．この症候群は米国人の約30％にみられると考えられていたが，世界中の先進国で同様に広まりをみせている．

この症候群の原因は不明であるが，肥満，インスリン抵抗性，遺伝的脆弱性などが関わりあっている．治療は体重の減量，運動，そして必要に応じて，脂質レベルや血圧を下げるため，スタチン，降圧薬を使用する．死亡リスクを下げるためには早期の発見と治療が重要である．

第2世代（非定型）の抗精神病薬による治療はメタボリックシンドロームの原因になっているのではないかと考えられている．統合失調症の患者では，これらの非定型抗精神病薬が治療開始後最初の数か月で急速な体重増加をもたらすことがあり，それが1年以上続く場合もある．さらに，2型糖尿病に至るインスリン抵抗性は，アテローム形成性の脂質とも関係している．

クロザピン（Clozaril）とオランザピン（ジプレキサ）は，

表 15.4-7　健康的な体重のために推奨される要点

- 高血圧症の体重過剰や肥満患者において，上昇した血圧を下げるための減量．
- 脂質異常症の体重過剰や肥満患者において，上昇した総コレステロール値，LDL コレステロールや中性脂肪の低下と，低下した HDL コレステロールの上昇のための減量．
- 2 型糖尿病の体重過剰や肥満患者における，上昇した血糖値レベルを下げるための減量．
- 肥満指数(BMI)を使用して体重過剰と肥満を分類し，標準体重と比較して相対的な疾病リスクを推定する．
- 腹部の脂肪を算定するために腹囲を測る．
- 減量治療の最初の目標は基準値から 10% までとする．成功すれば，また正当であれば，さらなる減量に挑戦してもよい．
- 減量は 6 か月間に週 1 ポンド(約 0.45 kg)から 2 ポンド(約 0.9 kg)で，以降の戦略は減量した値によって決める．
- 体重過剰や肥満患者のための低カロリーダイエット(low calorie diet：LCD)．LCD を使用して脂肪を減少させるのは，カロリーを減らすための実際的な方法である．
- カロリーを減らすことなく食事性脂肪だけを減少させるのは，体重減少のため十分ではない．しかし，食事性炭水化物を減らしながら食事性脂肪を減らすことはカロリー減少に有効である．
- 1 日 500〜1000 キロカロリーの不足を補うために個人的に計画されたダイエットは，週 1 ポンドから 2 ポンドの減量を達成するために必要不可欠なプログラムである．
- 身体運動は包括的に減量治療や体重管理の一部とされるべきである．なぜなら，
  (1) わずかながら体重過剰や肥満の成人の役に立つ．
  (2) 腹部の脂肪を減少させる．
  (3) 心肺適応能力を上昇させる．
  (4) 減量維持を助ける．
- 身体運動は減量治療や体重管理には必要不可欠である．初めに適度な 30〜45 分程度の運動を週 3〜5 日行うことが推奨される．すべての成人は長期にわたる目標を定めた少なくとも 30 分以上の適度な，もしくは激しい身体運動を週のうちできれば毎日，もしくはほぼ毎日行うと良い．
- 減量促進の結果として腹部の脂肪を減少させ，さらに心肺機能を向上させるため，摂取カロリーの減少と身体運動を増やすことの組み合わせが推奨される．
- 減量や体重管理の治療において，行動療法は補助的役割として有効である．
- 減量や体重管理療法において，LCD や身体運動，行動療法を複合して用いなければならない．
- 減量に成功したのち，食事療法，身体運動，行動療法からなるプログラムを持続することにより，体重管理維持の見込みは増強される．薬物治療も有効であるが，1 年を超える薬物治療の安全性や効果は未だ立証されていない．
- 減量治療後初めの 6 か月の体重管理プログラムは最も大切である．

Obesity Education Institute, National Institute of Health から作成．

表 15.4-8　WHO によるメタボリックシンドロームの診断基準

インスリン抵抗性下記の 1 項目を特定することによる
- 2 型糖尿病
- 空腹時血糖値異常
- 耐糖能異常
- または正常空腹時血糖値(<100 mg/dL)であっても，高インスリン正常血糖値の調査対象者において下位 4 分の 1 のグルコース取り込みの低さを示す

加えて下記のうちいずれか 2 項目
- 降圧薬による治療または高血圧
  (収縮期 140 mmHg 以上，拡張期 90 mmHg 以上)
- 血清中性脂肪 150 mg/dL 以上(1.7 mmol/L 以上)
- BMI>30 kg/m² またはウエスト・ヒップ比>0.9 男性，>0.85 女性
- 尿中アルブミン排泄率 20 μg/分以上またはアルブミン：クレアチニン比 30 mg/g 以上

表 15.4-9　抗精神病薬を処方する前のスクリーニング

- 個人の肥満歴
- 家族の肥満歴
- 糖尿病
- 脂質異常
- 高血圧症
- 心血管系疾患
- BMI
- へそ周りの腹囲
- 血圧
- 空腹時血糖値
- 空腹時脂質像

American Diabetes Association；2004 のデータ．

第 2 世代の抗精神病薬による治療を行う患者には，治療開始前，治療過程において定期的にヘモグロビン A1c と空腹時血糖値を記録しなければならない．脂質像も検査する．表 15.4-9 はこれらの薬物治療を受ける前の患者のスクリーニング表である．

最もメタボリックシンドロームの原因になりやすいのではないかと思われている 2 つの薬物であるが，他の非定型抗精神病薬も原因となりうる可能性がある．

メタボリックシンドロームへの心理的な反応は患者それぞれが経験した徴候や症状によって異なる．何より肥満を苦にする患者は，太り過ぎであることによるに自尊心の問題と，減量プログラムへ参加するストレスに向き合わなければならない．肥満においては多くの場合，食べることが根深い依存欲求を満たす方法になっている．体重が減少すると抑うつ的になったり，不安になる患者もいる．重度の肥満症の人が著しく体重を減少をさせていく課程またはその後に，精神病が発症した例がいくつか報告されている．代謝における他の相違点は，特に血糖値の変化は，焦燥感や他の気分変化と関係している可能性がある．最後に，この症候群の患者は一般的に疲労しやすい．状態が改善されれば，特に運動が養生法の1つである場合は，疲労感は徐々に少なくなる．しかし，メタボリックシンドロームを原因とした疲労が考慮されないと，患者は気分変調症や慢性疲労症候群と誤診されることがある．

参考文献

Abraham S, Rubino D, Sinaii N, Ramsey S, Nieman L. Cortisol, obesity, and the metabolic syndrome: A cross-sectional study of obese subjects and review of the literature. *Obesitv.* 2013:21(1):E105–E117.

Adams TD, Davidson LE, Litwin SE, Kolotkin RL, LaMonte MJ, Pendleton RC, Strong MB, Vinik R, Wanner NA, Hopkins PN, Gress RE, Walker JM, Cloward TV, Nuttall RT, Hammoud A, Greenwood JLJ, Crosby RD, McKinlay R, Simper SC, Smith SC, Hunt, SC. Health benefits of gastric bypass surgery after 6 years. *JAMA.* 2012;308(11):1122.

Chugh PK, Sharma S. Recent advances in the pathophysiology and pharmacological treatment of obesity. *J Clin Pharm Ther.* 2012;37:525.

Jurd R. TiNS special issue: Neural control of appetite. *Trend Neurosci.* 2013;36(2):63–64.

Kabra DG, Kabra UD, Tschöp MH, Hofmann S. Pharmacological treatment of obesity. In: Shiromani P, Horvath T, Redline S, Van Cauter E, eds. *Sleep Loss and Obesity: Intersecting Epidemics.* New York: Springer; 2012:203.

Landsberg L, Aronne LJ, Beilin LJ, Burke V, Igel LI, Lloyd-Jones D, Sowers J. Obesity-related hypertension: Pathogenesis, cardiovascular risk, and treatment—A position paper of the Obesity Society and the American Society of Hypertension. *Obesity.* 2013;21(1):8–24.

Marcus MD, Wildes JE. Obesity in DSM-5. *Psych Annal.* 2012;42:431.

Miller LE. Lorcaserin for weight loss: Insights into US Food and Drug Administration approval. *J Acad Nutr Diet.* 2013;113:25.

Neovius M, Narbro K, Keating C, Peltonen M, Sjöholm K, gren G, Sjöström L, Carlsson L. Health care use during 20 years following bariatric surgery. *JAMA.* 2012;308(11):1132.

Palfreyman Z, Haycraft E, Meyer C. Unintentional role models: Links between maternal eating psychopathology and the modelling of eating behaviours. *Eur Eat Disord Rev.* 2013;21(3):195–201.

Pike KM. Classification, culture, and complexity: A global look at the diagnosis of eating disorders: Commentary on Wildes and Marcus: Incorporating dimensions into the classification of eating disorders. *Int J Eat Disord.* 2013;46(5):408–411.

Shen XL, Jia FJ, Song N, Xie JX, Jiang H. Protection of MES23. 5 dopaminergic cells by obestatin is mediated by proliferative rather than anti-apoptotic action. *Neurosci Bull.* 2014; 30(1), 118–124.

Vaidya V, Steele KE, Schweitzer M, Shermack MA. Obesity. In: Sadock BJ, Sadock VA, Ruiz P, eds. *Kaplan & Sadock's Comprehensive Textbook of Psychiatry.* 9th ed. Philadelphia: Lippincott Williams & Wilkins; 2009:2273.

（訳　野崎裕介）

16 正常睡眠と睡眠-覚醒障害群

16.1 正常睡眠

睡眠はヒトの行動の中でも最も重要なものの1つであり，時間にして人生のおよそ1/3を占める．睡眠は昆虫から哺乳類に至るまで，あらゆる動物を用いた研究で，普遍的に示される行動である．睡眠は脳が正しく機能するために必要なプロセスである．長期にわたる睡眠の剥奪は，身体面および認知面での著しい機能低下の原因となり，最終的には死に至る．睡眠は受動的プロセスとして映るかもしれないが，実際には脳活動との関連が大きい．睡眠には質的・量的に異なるいくつかのタイプがあり，それぞれ異なる特徴や機能，調節機構をもつ．ある人から特定のタイプの睡眠を奪うと，自由に睡眠をとらせた際に代償的なリバウンドを生じる．睡眠の問題はほとんどすべての精神疾患にみられる上，しばしば特定の疾患の診断基準に含まれることから，睡眠は特に，精神医学との関連が大きいと言える．

古代ギリシャ人は睡眠の必要性は，眠りの神・ヒプノス（Hypnos）と，その息子で人の夢を司る夢の神・モルフェウス（Morpheus）によるものであるとした．夢は精神分析学でも重要な役割を果たしてきた．フロイトは夢を「無意識を理解するための王道（the royal road to the unconscious）」であるとした．夢は古くから現在に至るまで，特に芸術や文学に描写されてきた．

睡眠の電気生理学

睡眠は2つの生理的な状態で構成されている．すなわち，急速眼球運動を伴わないノンレム（non-rapid eye movement：NREM）睡眠とレム（rapid eye movement［急速眼球運動］：REM）睡眠である．ノンレム睡眠は，段階（stage）1から段階4までで構成されており，ほとんどの生理機能は，ノンレム睡眠中に覚醒時に比べて著しく低下する．レム睡眠はノンレム睡眠とは質的に異なる睡眠で，覚醒時と同様な活発な脳活動ならびに生理的活動水準を示すという特徴がある．入眠後約90分で，ノンレム睡眠から第1レム睡眠期へと切り替わる．このような90分のレム睡眠潜時は，健常成人での共通した所見であり，

レム潜時の短縮はうつ病やナルコレプシーで認められる．

臨床と研究への適用においては，睡眠は30秒ごとに1エポックとして評価され，それぞれの睡眠段階は，3つのパラメータ：脳波（electroencephalogram：EEG），眼電図（electrooculogram：EOG），オトガイ（頤）筋筋電図（electromyogram：EMG）の採点法により定義される．レム睡眠期には，眼電図において共同性の急速眼球運動が記録される（ノンレム睡眠中は急速眼球運動は全くないか，わずかに存在するだけである）．脳波は，鋸歯状波を伴う低電位の不規則な速波成分が主体となる（図16.1-1）．筋電図（electromyogram：EMG）においては，筋緊張の著しい低下がみられる．これらについてはレヒトシャッフェン（Allan Rechtschaffen）とカーレス（Anthony Kales）により1968年に定義された診断基準が，臨床と研究の場で広く受け入れられている（表16.1-1）．

健常者においてノンレム睡眠は，覚醒時と比較して静穏な状態である．脈拍数は安静覚醒時より1分間に5〜10減少し，非常に規則的になる．呼吸も同様である．血圧も多少の変動はあるものの，覚醒時より低くなる傾向がある．骨格筋の安静時筋電位は，レム睡眠時には覚醒状態より低くなる．一方，ノンレム睡眠中には，挿間性の不随意運動がみられることがある．この時期には急速眼球運動はほとんどみられず，レム睡眠中の特徴的な現象である陰茎勃起もごく稀である．脳血流量も含めてほとんどの組織の血流量は，覚醒時に比べてノンレム睡眠期にはわずかながら減少する．

ノンレム睡眠の中で深度の深い時期に相当する段階3および4では，時に異常な覚醒反応を生じることがある．通常，徐波睡眠期（段階3と4の総称）にあたる，入眠後30分から1時間以内に覚醒させた場合，見当識障害や思考の混乱を生じる．徐波睡眠からの短い覚醒の際には，その間の出来事に対しての健忘も生じうる．このような段階3や4からの覚醒は，遺尿症，睡眠時遊行症，睡眠時驚愕症（もしくは段階4での悪夢）といった特定の問題を引き起こすことがある．

レム睡眠中に睡眠ポリグラフ検査をすると，不規則な波形がみられ，時に覚醒波形に類似していることがある．実際，被験者の行動段階を知らずにレム睡眠時のさまざまな生理指標（ただし筋緊張は除く）を偶然記録すると，

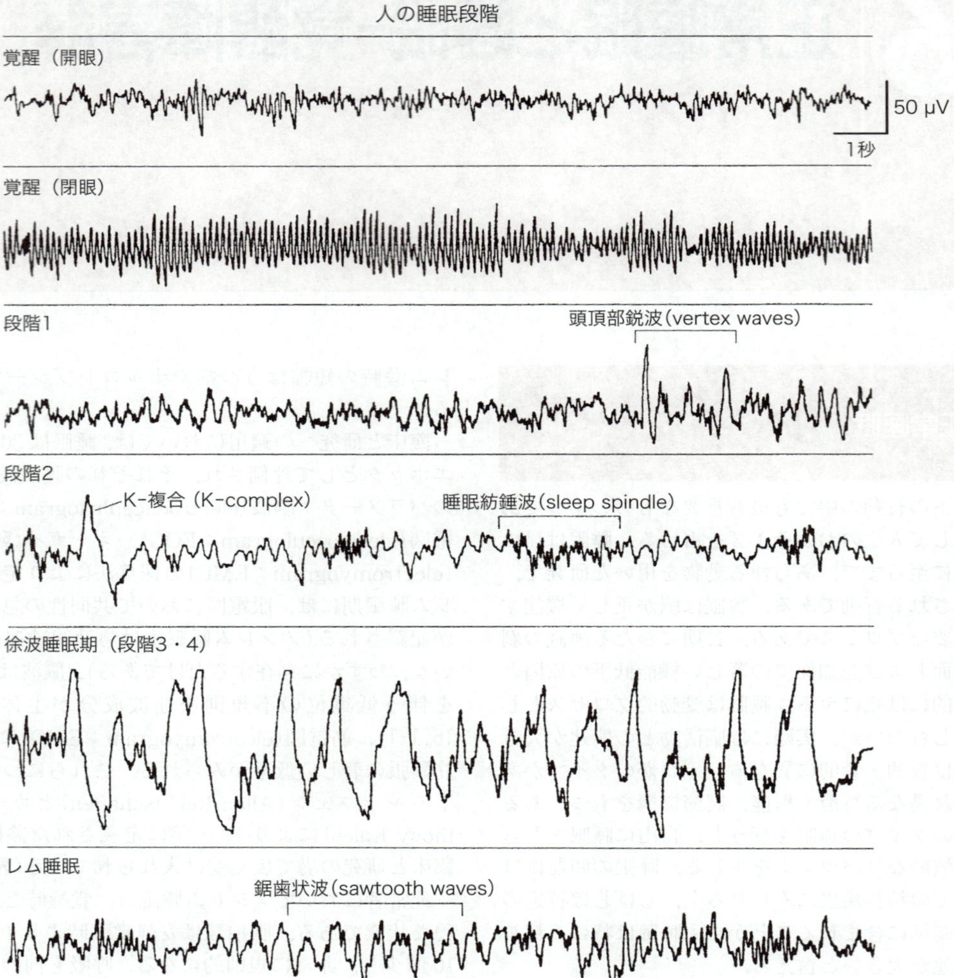

人の睡眠段階

覚醒（開眼）

覚醒（閉眼）

50 µV
1秒

段階1　　　　　　　　　　　　　　　　　　　　頭頂部鋭波（vertex waves）

段階2　K-複合（K-complex）　　睡眠紡錘波（sleep spindle）

徐波睡眠期（段階3・4）

レム睡眠　　　　　　　鋸歯状波（sawtooth waves）

図 16.1-1　ヒトの睡眠・覚醒の脳波パターン（波形）．（Butkov N. *Atlas of Clinical Polysomnography*. Medford, OR：Synapse Media；1996 から許可を得て転載）

表 16.1-1　睡眠段階（ステージ）と，それぞれの電気生理学的所見

	脳波	眼電図	筋電図
覚醒	低振幅，種々の周波数の波が混在 閉眼時のアルファ律動（8～13 Hz）	種々の眼球運動 瞬目（まばたき）	活発な筋活動と随意運動
ノンレム睡眠			
段階1	低振幅，種々の周波数の波が混在 3～7 Hz のシータ波，頭頂部鋭波の出現	緩徐眼球運動	覚醒期と比較すると筋活動はやや減弱
段階2	低振幅，種々の周波数の波を背景に，睡眠紡錘波（12～14 Hz の群発波形）と K 複合（明瞭な陰性鋭波と直後の陽性成分）が出現	なし	筋活動低下
段階3	1エポックの 20～50％を占める，高振幅（≧75 µV）の徐波（≦2 Hz）	なし	筋活動低下
段階4	1エポックの 50％以上を占める，高振幅の徐波	なし	筋活動低下
レム睡眠	低振幅，種々の周波数の波が混在 鋸歯状波のほか，シータ波，アルファ波もみられる	急速眼球運動	筋活動の消失 骨格筋の緊張性単収縮

Rechtschaffen A, Kales A. *A Manual of Standardized Terminology, Techniques, and Scoring System for Sleep Stages of Human Subjects*. UCLA, Los Angeles：Brain Information Service/Brain Research Institute；1968 から許可を得て転載．

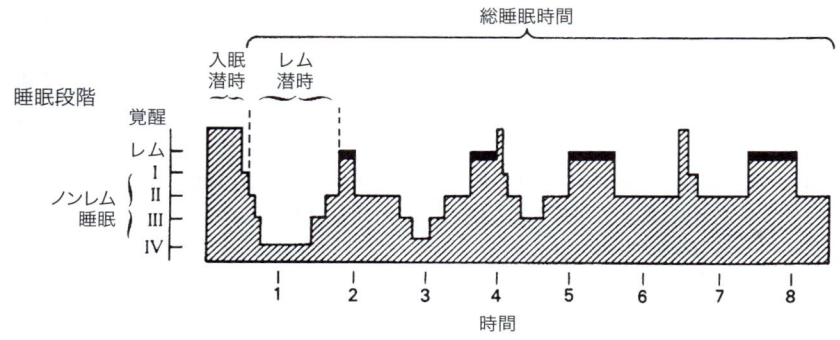

図 16.1-2 健康な若年成人の睡眠段階．(Gillian JC, Seifritz E, Zoltoltoski RK, Salin-Pascual RJ. Basic science of sleep. In：Sadock BJ, Sadock VA, eds. *Kaplan & Sadock's Comprehensive Textbook of Psychiatry*. 7th ed. Vol. 1. Philadelphia：Lippincott Williams & Wilkins；2000：199 から許可を得て転載)

記録対象となっている人や動物が活動的な覚醒段階にあると疑いもなく結論づけてしまうであろう．このように覚醒に類似した状態が観察されることから，レム睡眠は逆説睡眠とも呼ばれている．レム睡眠中はヒトの脈拍，呼吸，血圧はノンレム睡眠中よりも高く，しばしば覚醒時を上回っている．これら指標の上昇以上に目立つのが，分単位での変動の大きさである．レム睡眠中，脳酸素消費量は増大する．CO_2濃度の上昇に対する換気応答は，レム睡眠中は抑制され，その結果CO_2分圧の増加の割に1回換気量は増加しない．レム睡眠中には体温調節の変化がみられる．覚醒中もしくはノンレム睡眠中は恒温状態にあるが，レム睡眠中は変温状態（動物の体温が，周囲環境の温度変化とともに変化する状態）に移行するのである．爬虫類に特徴的であるとされている変温状態においては，周囲の温度変化に対応する上で必要な生理反応である身ぶるいや発汗によって体温を維持することができなくなる．また男性では，ほとんどのレム期において，不完全なもしくは完全な陰茎勃起を生じる．この所見は，インポテンスの原因を評価する際に重要である（訳注：心因性のインポテンスでは，レム睡眠期の陰茎勃起は保たれているが，器質的障害があるとこの現象は抑制される）．夜間の陰茎膨張の検査は，最も需要の高い睡眠検査の1つである．レム睡眠中に起こる他の生理的変化としては，骨格筋のほぼ全域に及ぶ筋緊張の消失した状態があげられる．この運動抑制のために，レム睡眠中には身体運動は起こらない．最後になるが，おそらくレム睡眠時における最も特徴的な所見は，夢を見ることであろう．人は，レム睡眠の間に起こされると，夢を見ていたと高頻度（およそ60～90％）に述べる．レム睡眠中の夢の典型的なものは，抽象的で，非現実的な内容である．夢はノンレム睡眠中にも生じるが，その場合にはレム睡眠中の夢とは異なり，通常わかりやすく，目的指向的である．

睡眠の周期性は，きわめて安定したものである．レム期は，夜間およそ90～100分ごとに生じる（図16.1-2）．最初のレム期は最も短く，通常10分未満である．これより後のレム期は15～40分持続する．レム期のほとんどは夜間睡眠の後半3分の1にみられるが，これとは逆に段階4のほとんどは前半3分の1に集中する．

睡眠の様式は一生の間に変化する．胎生期から生後早期までは，レム睡眠が全睡眠時間の50％以上を占めており，入眠の際，脳波はノンレム睡眠期を経ずに，覚醒から直接レム期に移行する．新生児は1日約16時間眠り，覚醒時間は短い．生後4か月までの間に睡眠の様態が変わり，レム睡眠量は40％以下になり，入眠期の脳波所見がノンレム睡眠から始まるようになる．若年成人における各睡眠段階の分布は，以下の通りである．

　ノンレム（75％）
　　段階1：5％
　　段階2：45％
　　段階3：12％
　　段階4：13％
　レム（25％）

睡眠段階の分布は高齢期に入る前は比較的一定であるが，高齢者では徐波睡眠とレム睡眠の量が減少する．

睡眠調節

睡眠を調節する中枢は単一ではなく，主に脳幹部に存在する少数の相互連絡系あるいは中枢が，互いに興奮性ないし抑制性の制御を行っているというのが一般的見解である．多くの研究から，睡眠調節におけるセロトニン系機能の重要性が支持されている．セロトニン合成阻害，もしくは脳幹の背側縫線核（脳内セロトニン作動性細胞のほとんどすべてを含む）の破壊によって，長期間にわたる睡眠減少がみられる．セロトニン作動性ニューロンによるセロトニンの合成と放出は，例えば，Lトリプトファンのようなセロトニンの前駆物質であるアミノ酸の量に影響される．Lトリプトファンの多量摂取（1～15g）は，入眠潜時と夜間の覚醒回数を減少させる．逆にLトリプトファン欠乏は，レム睡眠の減少を招く．ノルアドレナリン含有神経は青斑核に存在し，正常な睡眠の制御に重要な役割を果たしている．薬物やその他の方法によりノルアドレナリン作動性ニューロンの発火が促進されると，レム睡眠が著しく減少し（レム-offニューロン），覚醒時間が増加する．痙縮（筋緊張が亢進した状態）を予防する目的で脳内に埋め込み電極が設置された患者では，青斑核の電気刺激により，すべての睡眠パラメータが著しく障害される．

脳内アセチルコリンも睡眠と関連があり，特にレム睡眠発現との関連が強い．動物実験では，橋の網様体ニューロン（レム-on ニューロン）にムスカリン受容体作動薬（コリン作動薬）を注入すると，覚醒からレム睡眠に移行する．中枢のコリン作動系の障害は，うつ病にみられる睡眠変化と関連している．健常者や抑うつ症状のみられない他の精神疾患患者と比較すると，うつ病患者ではレム睡眠パターンの顕著な障害（レム潜時の短縮［60分以下］，レム出現率の増加，レム睡眠分布が夜間後半から前半に移動することなどを含む）を示す．うつ病患者では，初回もしくは2回目のノンレム期にアレコリンのようなムスカリン作動薬を投与すると，急速にレム睡眠が出現する．うつ病の生理機構には，アセチルコリンへの過感受性が存在するようである．抗うつ薬のようなレム睡眠を減少させる薬物は，うつ病に対し有効である．また実際，うつ病の患者の半数は，断眠もしくは睡眠制限によって，一時的に改善する．逆に，レム睡眠を増加させる数少ない薬の1つであるレセルピン（アポプロン）はうつ病を引き起こす．アルツハイマー型認知症患者では，レム睡眠・徐波睡眠の減少がみられるのが特徴的である．前脳基底部のコリン作動性ニューロンの減少が，このような変化と関係しているとされている．

松果体からのメラトニン分泌は，高照度光によって抑制されるため，メラトニンの血中濃度は日中に低くなる．視床下部に存在する視交叉上核が概日リズムのペースメーカーとして働いており，メラトニン分泌を制御し，脳活動を24時間の睡眠覚醒周期に同調させている．ドパミンには覚醒作用があることが示されている．脳内ドパミン含量を増加させる薬物は，中途覚醒・過覚醒の原因になることが多い．これとは対照的に，ピモジド（オーラップ）やフェノチアジン系薬物のようなドパミン遮断薬は，睡眠時間を増やす傾向がある．睡眠の恒常性に関する内因性物質（プロセスS）が覚醒中に蓄積することで，入眠が促されるのかもしれない．あるいは別の物質（プロセスCに関連したもの）が，概日リズムを通じて体温や睡眠時間の調整作用を有しているのかもしれない．

睡眠の機能

睡眠の機能は，さまざまな方法で検討されてきた．ほとんどの研究者は，睡眠が疲労回復や恒常性維持に，また，正常な体温調節とエネルギー保存にきわめて重要なものであると結論づけている．運動後や飢餓状態ではノンレム睡眠が増加することから，代謝におけるエネルギー需要にノンレム睡眠が関連している可能性がある．

断眠

長期にわたる断眠は，自我の解体や，幻覚・妄想状態の原因になることがある．レム睡眠の開始時に覚醒させるレム睡眠遮断（REM deprivation）を行うと，このような介入が終わった後にレム期の頻度，レム睡眠総量が増加する（反跳的増加）．また，レム睡眠遮断を受けた患者は，易刺激性と傾眠傾向を示すことがある．ラットを用いた研究では，断眠を連続すると，衰弱した外観，皮膚病変，食物摂取増加，体重減少，エネルギー消費の増加，体温低下，そして死亡にいたるまでのさまざまな症候群を示す．神経内分泌学的変化としては，血中ノルアドレナリンの増加，血中サイロキシンの減少が認められる．

睡眠欲求

毎晩6時間以下の睡眠のみで日中の機能異常を認めない，短時間睡眠者（short sleeper）が存在する．一方で，長時間睡眠者（long sleeper）は，適切に活動するために，毎夜少なくとも9時間以上眠る必要がある．長時間睡眠者では，短時間睡眠者に比べ，レム睡眠期の回数が多く，各レム期における急速眼球運動の頻度（レム密度と呼ばれる）が高い．レム密度は，レム睡眠の強度の目安になるといわれており，夢体験の鮮明度とも関連する．短時間睡眠者は一般に，能力が高く，野心家で，社会適応が良好であり，自分自身に満足している．長時間睡眠者は，やや抑うつ的で不安が強く，社会適応があまりよくない傾向がある．肉体的作業，運動，病気，妊娠，一般的水準の精神的ストレス，精神的活動の増加に際して，睡眠欲求の増加が生じる．難しい学習環境や強度のストレスといった心理的刺激，あるいは脳内カテコールアミンを減少させる化学物質や薬物の使用後には，レム期の増加が生じる．

睡眠覚醒リズム

外的同調因子がない場合，生体の自然な体内時計は25時間周期を示す．外的要素の影響，例えば，明暗周期，毎日の日課，食事の時刻，そしてその他の外部からの同調要因が，人を24時間周期に同調させる．睡眠は生物学的リズムの影響も受けている．24時間周期の中で成人は1度，もしくは2度（午睡を含めて）眠る．このようなリズムは出生時には存在せず，生後2年間のうちに発現する．一部の女性では睡眠の様式が月経周期の間に変化する．また，1日の中での仮眠をとる時間の違いにより，仮眠中のレム睡眠とノンレム睡眠の割合にも変化が生じる．健康な夜間睡眠者では，午前中から正午にかけてとる仮眠ではレム睡眠が多く含まれる．しかし，午後もしくは夕方にとる仮眠にはレム睡眠があまり含まれない．以上から概日リズムがレム睡眠の分布に影響を及ぼしているのは明らかである．日中，あるいは体が覚醒状態に慣れている時間帯での睡眠は，通常の夜間睡眠とは生理学的意義が異なるし，同時に心理的・行動学的な意味合いも異なる．24時間，絶え間なく機能していることの多い産業・情報伝達社会では，概日リズムが及ぼす影響はますます顕在化している．夜間労働者においても，リズム変化にによる生体への干渉が問題になる．生体リズム変化の典型例は時差ぼけ（jet lag）である．西から東への飛行後には，現地時間に合わせて寝ようとしても，到着

地の生活と生体リズムが同調しないためなかなか寝付けない．ほとんどの人は数日以内に適応できるが，適応により多くの時間を要する人もいる．このような人の身体状態は，長期にわたって生体リズムの混乱と干渉に振り回される．

参考文献

Barclay NL, Gregory AM. Quantitative genetic research on sleep: A review of normal sleep, sleep disturbances and associated emotional, behavioural, and health-related difficulties. *Sleep Med Rev.* 2013;17(1):29–40.
Benca RM, Cirelli C, Rattenborg NC, Tononi G. Basic science of sleep. In: Sadock BJ, Sadock VA, eds. *Kaplan & Sadock's Comprehensive Textbook of Psychiatry.* 8th ed. Vol. 1. Philadelphia: Lippincott Williams & Wilkins; 2005:280.
Genderson MR, Rana BK, Panizzon MS, Grant MD, Toomey R, Jacobson KC, Xian H, Cronin-Golomb A, Franz CE, Kremen WS, Lyons MJ. Genetic and environmental influences on sleep quality in middle-aged men: A twin study. *J Sleep Res.* 2013;22(5):519–526.
Gillin JC, Seifritz E, Zoltoski RK, Salin-Pascual R. Basic science of sleep. In: Sadock BJ, Sadock VA, eds. *Kaplan & Sadock's Comprehensive Textbook of Psychiatry.* 7th ed. Vol. 1. Philadelphia: Lippincott Williams & Wilkins; 2000:199.
Jenni OG. How much sleep is "normal" in children and adolescents? Normal sleep duration in children and adolescents. *JAMA Pediatr.* 2013;167(1):91–92.
Potts KJ, Butterfield DT, Sims P, Henderson M, Shames CB. Cost savings associated with an education campaign on the diagnosis and management of sleep-disordered breathing: A retrospective, claims-based US study. *Popul Health Manag.* 2013;16(1):7–13.
Richardson GS. The human circadian system in normal and disordered sleep. *J Clin Psychiatry.* 2005;66(Suppl 9):3–9.
Rosipal R, Lewandowski A, Dorffner G. In search of objective components for sleep quality indexing in normal sleep. *Biol Psychology.* 2013;94(1):210–220.
Roth T. Characteristics and determinants of normal sleep. *J Clin Psychol.* 2004;65(Suppl 16):8–11.
Thomas SJ, Lichstein KL, Taylor DJ, Riedel BW, Bush AJ. Epidemiology of bedtime, arising time, and time in bed: Analysis of age, gender, and ethnicity. *Behav Sleep Med.* 2014;12(3):169–182.
Wright KP, Lowry CA, Lebourgeois MK. Circadian and wakefulness-sleep modulation of cognition in humans. *Front Mol Neurosci.* 2012;5:50.

16.2 睡眠-覚醒障害

睡眠はいくつかの基本的なメカニズムにより調節を受けるが，これらのシステムに欠陥が生じると睡眠障害が発生する．睡眠障害は当初，精神科医，心理学者，神経学者らのみの関心の対象であったが，過去30年の新しい知見により，睡眠医療は実に多くの学問領域にまたがるものとなった．睡眠呼吸障害の転帰を示した研究は，多くの呼吸器科医を初めとした内科専門医を魅了した．睡眠-覚醒障害に関連した内分泌学や概日リズム研究の舞台は，実験室内からベッドサイドに移ってきている．にもかかわらず，一般大衆および多くの臨床家の間では，睡眠障害の重要性はあまり認知されていないままである．

睡眠障害は身体的・社会的に危険を孕むが，同時に診療コストも高額になる．閉塞性睡眠時無呼吸(obstructive sleep apnea：OSA)は高血圧，心疾患，脳卒中の一因となる．また多くの主要な産業災害との関連が示されているのが眠気(sleepiness)である．眠気はそれを自覚する本人だけでなく，その家族，同僚，周囲を取り巻く社会に対しても影響を与え，時には命をも脅かしうる重大

表16.2-1　睡眠ポリグラフにおける主な測定項目

入眠潜時(sleep latency：SL)：消灯後，最初の睡眠エポック(いずれの睡眠段階でも可)が出現するまでの所要時間
中途覚醒時間(wake after sleep onset：WASO)：睡眠期間(入眠から最終覚醒)内での覚醒時間
睡眠効率(sleep efficiency：SE)：総睡眠時間(実際に寝ていた時間の合計)÷総就床時間(ベッドで臥床していた時間)×100
無呼吸指数(apnea index：AI)：睡眠1時間あたりの10秒以上続く無呼吸の回数
周期性四肢運動指数(periodic limb movement index：PLMI)：1時間あたりの周期性四肢運動の回数
レム潜時(REM latency)：入眠から最初のレム睡眠が出現するまでの時間
入眠時レム期(sleep-onset REM period：SOREMP)：入眠後10分以内に出現するレム睡眠

な問題である．実際，居眠りによる自動車事故は公衆安全上の懸念事項となっており，米国のいくつかの州では居眠り運転を抑止するための刑法が定められている．米国国内での睡眠障害による直接的な経費は年間160億ドル，間接的な経費を含めると，年間1000億ドルかそれ以上にのぼると見積もられている．なお，睡眠障害疾患の診断・解説のためにこの節で用いられる用語を**表16.2-1**に示した．

睡眠障害分類

DSM-5

米国精神医学会による精神疾患の診断・統計マニュアル第5版(Diagnostic and Statistical Manual of Mental Disorders：DSM-5)では，睡眠-覚醒障害として，疾患もしくは疾患群が，計8種類あげられている．DSM-5は，臨床診断基準と，推定される病因に基づいて睡眠障害を分類している．DSM-5に記載のあるものは睡眠障害の中のほんの一部分であるが，臨床評価の骨組みを知るうえでは有用である．現在の分類は以下のようになっている．

1．不眠障害
2．過眠障害
3．ナルコレプシー
4．呼吸関連睡眠障害群
　a．閉塞性睡眠時無呼吸低呼吸
　b．中枢性睡眠時無呼吸
　　i．特発性中枢性睡眠時無呼吸
　　ii．チェーンストークス呼吸
　　iii．オピオイド使用に併存する中枢性睡眠時無呼吸
　c．睡眠関連低換気
5．概日リズム睡眠-覚醒障害群

a．睡眠相後退型
　　　b．睡眠相前進型
　　　c．不規則睡眠-覚醒型
　　　d．非24時間睡眠-覚醒型
　　　e．交替勤務型
　　　f．特定不能型
　6．睡眠時随伴症群
　　　a．ノンレム睡眠からの覚醒障害
　　　　　i．睡眠時遊行症型
　　　　　ii．睡眠驚愕症型
　　　b．悪夢障害
　　　c．レム睡眠行動障害
　7．レストレスレッグ症候群
　8．物質・医薬品誘発性睡眠障害

その他の疾患分類

ICSD-2　睡眠-覚醒障害のもう1つの疾患分類体系として，米国睡眠医学会により作成された，睡眠障害国際診断分類第2版(second edition of International Classification of Sleep Disorders：ICSD-2)が用いられている．ICSD-2では，より詳細で包括的な分類体系を提供している．表16.2-2にその概要を示した．

ICD-10　世界保健機関(World Health Organization：WHO)が作成した国際疾病分類第10版(10th revision of the International Statistical Classification of Diseases and Related Health Problems：ICD-10)には，ICSD-2の疾患分類の多く(すべてではない)が含まれている．また，構造上の枠組みはDSM-5と異なり，複数の疾病分類学的項目が単一の診断分類にまとめられている．ICD-10では睡眠障害のうち，非器質性(nonorganic)の睡眠障害のみが扱われている．すなわち睡眠異常(dyssomnia，何らかの誘因による心因性の反応で，睡眠の量，質，あるいは時間的調節の障害を生じるもの)，そして睡眠時随伴症(parasomnia，挿間的に生じる睡眠中の異常な出来事)の2つである．ここで言う睡眠異常とは，不眠症，過眠症，概日リズム睡眠障害をいう．小児期の睡眠時随伴症は発達段階と関連しており(多くは青年期までに消失する)，成人期での睡眠時随伴症は心理的要因と関連している．睡眠時随伴症には，睡眠時遊行症，睡眠時驚愕症，悪夢などがある．器質性(organic)睡眠障害，例えば情動脱力発作(カタプレキシー)を伴うナルコレプシー，睡眠時無呼吸，睡眠中の不随意運動などは，他の区分に属している．

　ICD-10では，睡眠障害が多くの場合，他の身体疾患の1症状であることと，またそうでない場合には，症例の精神病理学的・病態生理学的な特徴を説明できる他の疾患との鑑別を十分に行った上で，ある特定の睡眠障害として診断すべきであること，が強調されている．表16.2-3に，ICD-10の非器質性睡眠障害の診断基準を示した．

不眠障害

　不眠(insomnia)は入眠困難，もしくは睡眠維持の障害によって定義される．不眠は睡眠に関する訴えの中でも最も一般的なものである．不眠は一過性のこともあり，長期に渡って持続することもある．疫学研究では，不眠の年間有病率は30〜45％に達するとされている．

　DSM-5では，睡眠が量的・質的に不十分な状態，すなわち，①入眠困難，②睡眠維持困難(頻回の中途覚醒および再入眠困難)，③早朝覚醒とその後の再入眠困難，の1つ以上に当てはまることを不眠障害と定義している(表16.2-4)．

　現在，不眠は独立した疾患単位であると考えられている．かつて臨床家は不眠の症状自体を取り上げるのではなく，その原因を治療するよう教えられた．そうすることで睡眠の問題も改善するはずである，と暗黙の了解として信じられてきた．しかし，臨床経験の蓄積により，それは否定されつつある．現在，治療者は苦痛の緩和，症状管理を優先して行うようになった．過去にはうつ病による不眠では，不眠治療により抑うつ症状が隠されてしまい，抗うつ薬を用いての治療計画の妨げとなるのではないかと議論されてきたが，それもおそらく問題にならないであろう．

　不眠は睡眠に対する影響のパターンから分類できる(例えば，入眠困難型の不眠，中途覚醒型の不眠，もしくは早朝覚醒)．また，その罹病期間からも分類することができる(例えば，一過性，短期および長期)．ギャラップ(Gallup)調査(訳注：米国の民間企業による世論調査)によると，米国では人口の約3分の1が毎年，少なくとも1回以上のひどい不眠を経験しており，一般人口の9％でそれが慢性化している．慢性的に不眠がある人では自動車事故のリスクが健常者と比較し2倍以上となるが，不眠治療のため医療機関を受診するのは，疾患人口のうちわずか5％のみである．慢性不眠の人の40％以上は市販薬(over the counter drug；OTC医薬品)かアルコール，もしくはその双方を用いて自己治療を行っている．

　短期間の不眠は，その多くが不安(anxiety)と関係していて，不安体験に引き続いて不眠が起こる場合と，不安を感じる出来事の前(例えば，試験や就職面接の前日)に起こる場合がある．一部の人では，このような一過性の不眠が，深い悲しみ，喪失，もしくはあらゆる生活の変化やストレスによって起こる．中には精神病エピソードや重症うつ病エピソードが急性不眠から始まることもあるが，一過性の不眠の多くは重篤化することが少ない．特別な治療は通常不要である．睡眠薬を用いた治療を始めるときには，睡眠薬使用は短期間とすべきであること，また睡眠薬中断時に一過性の不眠の増悪がみられうることを，医師・患者の双方がよく理解している必要がある．

　慢性不眠症(persistent insomnia)は，入眠困難や睡眠

表 16.2-2　睡眠障害国際分類第 2 版（ICSD-2）の睡眠-覚醒障害の概要

Ⅰ．不眠症
1. 適応障害性不眠症（急性不眠症）
2. 精神生理性不眠症
3. 逆説性不眠症
4. 特発性不眠症
5. 精神疾患による不眠症
6. 不適切な睡眠衛生
7. 小児期の行動性不眠症
8. 薬剤または物質による不眠症
9. 身体疾患による不眠症
10. 物質または既知の生理の病態によらない，特定不能な不眠症（非器質性不眠症，非器質性睡眠障害）
11. 特定不能な生理性（器質性）不眠症

Ⅱ．睡眠関連呼吸障害群
　A．中枢性睡眠時無呼吸症候群
　　1. 原発性中枢性睡眠時無呼吸
　　2. チェーン-ストークス呼吸パターン
　　3. 高地周期性呼吸
　　4. チェーン-ストークス呼吸以外の身体疾患による中枢性睡眠時無呼吸
　　5. 薬物または物質による中枢性睡眠時無呼吸
　　6. 乳幼児期の原発性睡眠時無呼吸（旧　新生児の原発性睡眠時無呼吸）
　B．閉塞性睡眠時無呼吸症候群
　　7. 成人の閉塞性睡眠時無呼吸
　　8. 小児の閉塞性睡眠時無呼吸
　C．睡眠関連低換気/低酸素血症候群
　　9. 特発性の睡眠関連非閉塞性肺胞低換気
　　10. 先天性中枢性肺胞低換気症候群
　D．身体疾患による睡眠関連低換気/低酸素血症
　　11. 肺実質病変または血管病変による睡眠関連低換気/低酸素血症
　　12. 下気道閉塞による睡眠関連低換気/低酸素血症
　　13. 神経筋疾患と胸壁疾患による睡眠関連低換気/低酸素血症
　E．その他の睡眠関連呼吸障害
　　14. 特定不能な睡眠時無呼吸/睡眠関連呼吸障害

Ⅲ．中枢性過眠症群（概日リズム睡眠障害，睡眠関連呼吸障害，その他の夜間睡眠障害による過眠は除く）
1. 情動脱力発作を伴うナルコレプシー
2. 情動脱力発作を伴わないナルコレプシー
3. 身体疾患によるナルコレプシー
4. 特定不能なナルコレプシー
5. 反復性過眠症（クライネ-レビン症候群と月経関連過眠症など）
6. 長時間睡眠を伴う特発性過眠症
7. 長時間睡眠を伴わない特発性過眠症
8. 行動誘発性睡眠不足症候群
9. 身体疾患による過眠症
10. 薬物または物質による過眠症
11. 物質または既知の生理的病態によらない過眠症（特定不能な非器質性過眠症）
12. 特定不能な生理性（器質性）過眠症（特定不能な器質性過眠症）

Ⅳ．概日リズム睡眠障害群
1. 概日リズム睡眠障害，睡眠相後退型（睡眠相後退障害）
2. 概日リズム睡眠障害，睡眠相前進型（睡眠相前進障害）
3. 概日リズム睡眠障害，不規則睡眠-覚醒型（不規則睡眠-覚醒リズム）
4. 概日リズム睡眠障害，自由継続型（非同調型）
5. 概日リズム睡眠障害，時差型（時差障害）
6. 概日リズム睡眠障害，交代勤務型（交代勤務障害）
7. 身体疾患による概日リズム睡眠障害
8. その他の概日リズム睡眠障害（特定不能な概日リズム障害）
9. その他の概日リズム睡眠障害，薬物または物質によるもの

Ⅴ．睡眠時随伴症群
　A．覚醒障害（ノンレム睡眠からの覚醒時に起こるもの）
　　1. 錯乱性覚醒
　　2. 睡眠時遊行症
　　3. 睡眠時驚愕症
　B．通常レム睡眠に伴って起こる睡眠時随伴症
　　4. レム睡眠行動障害（睡眠時随伴症重複障害と解離重積状態を含む）
　　5. 反復孤発性睡眠麻痺
　　6. 悪夢障害
　C．その他の睡眠時随伴症
　　7. 睡眠関連解離性障害
　　8. 睡眠時遺尿症
　　9. 睡眠関連唸り（カタスレニア）
　　10. 頭内爆発音症候群
　　11. 睡眠関連幻覚
　　12. 睡眠関連摂食障害
　　13. 特定不能な睡眠時随伴症
　　14. 薬物または物質による睡眠時随伴症
　　15. 身体疾患による睡眠時随伴症

Ⅵ．睡眠関連運動障害群
1. むずむず脚症候群
2. 周期性四肢運動障害
3. 睡眠関連こむらがえり
4. 睡眠関連歯ぎしり
5. 睡眠関連律動性運動障害
6. 特定不能の睡眠関連運動障害
7. 薬物または物質による睡眠関連運動障害
8. 身体疾患による睡眠関連運動障害

Ⅶ．孤発性の諸症状，正常範囲と思われる異型症状，未解決の諸問題
1. 長時間睡眠者
2. 短時間睡眠者
3. いびき
4. 寝言
5. 睡眠時ひきつけ（睡眠時びくつき）
6. 乳幼児期の良性睡眠時ミオクローヌス
7. 入眠時足部振戦および睡眠時交替性下肢筋賦活
8. 入眠時固有脊髄ミオクローヌス
9. 過度断片的ミオクローヌス

Ⅷ．その他の睡眠障害
1. その他の生理性（器質性）睡眠障害
2. 物質または既知の生理的病態によらない他の睡眠障害
3. 環境性睡眠障害

「睡眠障害国際分類第 2 版」，医学書院，2010 から改変．

表 16.2-3　ICD-10 の非器質性睡眠障害の診断基準

注：睡眠障害の分類については，より分かりやすいものが利用できるが（睡眠障害の国際分類[1]），これは ICD-10 とは根本的に異なる分類であることに留意しておくべきである．

　睡眠障害のうち，とくに均質な群を必要とするような研究では，F51.3-51.5 のカテゴリーについて，1 年以内に 4 回以上という条件を加えることも考慮すべきであろう．

F51.0　非器質性不眠症　Nonorganic insomnia
A. 入眠困難，中途覚醒，または熟眠感のなさの訴えであること．
B. 睡眠障害は週 3 回以上，1 か月間以上持続すること．
C. 睡眠障害のために著しい苦痛を感じる，あるいは個人生活機能に支障をきたすこと．
D. こうした結果をもたらしうる既知の器質的な要因がないこと．たとえば，神経疾患やその他の疾患，精神作用物質の使用，あるいは薬物療法．

F51.1　非器質性過眠症　Nonorganic hypersomnia
A. 日中の過剰な眠気または睡眠発作，あるいは目覚めの際に十分な覚醒状態への移行が遷延（睡眠酪酊）するという訴えがあり，それは睡眠量が不適当というだけでは説明できないこと．
B. その睡眠障害は，1 か月以上の期間にわたってほぼ毎日，またはより短い持続期間で繰り返し起こり，著しい苦痛をもたらすか，あるいは個人生活機能に支障をきたしていること．
C. ナルコレプシーの副次症状（情動脱力発作・睡眠麻痺・入眠時幻覚）や，睡眠時無呼吸症の臨床的証拠（夜間の呼吸停止，典型的な間歇性のいびきなど）を認めないこと．
D. こうした結果をもたらしうる既知の器質的な要因がないこと．たとえば，神経疾患やその他の疾患，精神作用物質の使用，あるいは薬物療法．

F51.2　非器質性睡眠・覚醒スケジュール障害　Nonorganic disorder of the sleep-wake schedule
A. 睡眠・覚醒パターンが，同一の環境下にある人のほとんどが共有している，社会的要請に見合った望ましい睡眠・覚醒スケジュールと同期しないこと．
B. この障害の結果，主要な睡眠時間帯には不眠を，覚醒中は過剰な眠気を経験し，それが 1 か月以上ほとんど毎日起こる，あるいはより短期間の持続で繰り返し起こること．
C. 睡眠の量・質および時間帯の不適切さのため，著しい苦痛がもたらされるか，日常の作業能力に支障をきたしていること．
D. こうした結果をもたらしうる既知の器質的な要因がないこと．たとえば，神経疾患その他の疾患，精神作用物質の使用，あるいは薬物療法．

F51.3　睡眠時遊行症（夢中遊行症［夢遊病］）　Sleepwalking (somnambulism)
A. 主症状は，通常夜間睡眠に入って最初の 3 分の 1 の時期に起こるもので，睡眠中にベッドから起き上がり，数分から半時間程歩き回るというエピソードが繰り返し（2 回以上）起こること．
B. エピソードの間，対象者は目のすわったうつろな表情で，周囲の人がその行動に干渉しようとしたり，意思疎通を図ろうと努めてもあまり反応がなく，はっきり覚醒させるのに非常な困難を伴う．
C. 目覚めたとき（エピソード直後であれ翌朝であれ），対象者はエピソードについて思い出せない．
D. エピソードから覚めた直後しばらく，若干の混乱や見当識障害があったとしても，数分以内には精神活動や行動の障害はなくなる．
E. 認知症のような器質性精神障害，またはてんかんのような身体的障害の存在を示すいかなる証拠もないこと．

F51.4　睡眠時驚愕症（夜驚症）　Sleep terrors (night terrors)
A. 睡眠から恐怖の叫声とともに覚醒するエピソードの繰り返し（2 回以上）であり，強度の不安，体動，自律神経系の過活動（頻脈・心臓のドキドキする感じ・呼吸促迫・発汗など）も伴う．
B. エピソードは，主に睡眠に入って最初の 3 分の 1 の時期に起こること．
C. エピソードの持続は 10 分以内であること．
D. エピソードの最中に，他人が対象者をなだめようとしても反応はなく，見当識障害と保続的な動作が起こること．
E. エピソード中の出来事は部分的にしか想起できない．
F. こうした結果をもたらしうる既知の器質的な要因がないこと．たとえば，神経疾患やその他の疾患，精神作用物質の使用，あるいは薬物療法．

F51.5　悪夢　Nightmares
A. きわめて恐ろしい夢を詳細かつ鮮明に想起しながらの夜間睡眠や昼寝からの覚醒．それは通常，対象者自身の生命や安全または自尊心を脅かす内容を含む．覚醒は，典型的には睡眠の後半にみられるものであるが，いかなる時期にも起こりうる．
B. 恐ろしい夢から覚めると，速やかに見当識が出て意識清明となること．
C. 夢の体験そのもの，およびエピソードによって目覚めるため睡眠が妨げられることが，対象者に著しい苦痛をもたらすこと．
D. こうした結果を引き起こす既知の器質的な要因がないこと．たとえば神経疾患やその他の疾患，精神作用物質の使用，あるいは薬物療法．

F51.8　他の非器質性睡眠障害　Other nonorganic sleep disorders
F51.9　非器質性睡眠障害，特定不能のもの　Nonorganic sleep disorder, unspecified

[1] Diagnostic Classification Steering Committee. *International Classification of Sleep Disorders：Diagnostic and Coding Manual*. Rochester, MN：American Sleep Disorders Association；1990.

「ICD10 精神および行動の障害——DCR 研究用診断基準——新訂版」，医学書院，2008 から転載．

表 16.2-4　DSM-5 の不眠障害の診断基準

A．睡眠の量または質の不満に関する顕著な訴えが，以下の症状のうち 1 つ（またはそれ以上）を伴っている：
　（1）入眠困難（子どもの場合，世話する人がいないと入眠できないことで明らかになるかもしれない）
　（2）頻回の覚醒，または覚醒後に再入眠できないことによって特徴づけられる，睡眠維持困難（子どもの場合，世話する人がいないと再入眠できないことで明らかになるかもしれない）
　（3）早朝覚醒があり，再入眠できない．
B．その睡眠の障害は，臨床的に意味のある苦痛，または社会的，職業的，教育的，学業上，行動上，または他の重要な領域における機能の障害を引き起こしている．
C．その睡眠困難は，少なくとも 1 週間に 3 夜で起こる．
D．その睡眠困難は，少なくとも 3 か月間持続する．
E．その睡眠困難は，睡眠の適切な機会があるにもかかわらず起こる．
F．その不眠は，他の睡眠-覚醒障害（例：ナルコレプシー，呼吸関連睡眠障害，概日リズム睡眠-覚醒障害，睡眠時随伴症）では十分に説明されず，またはその経過中にのみ起こるものではない．
G．その不眠は，物質（例：乱用薬物，医薬品）の生理学的作用によるものではない．
H．併存する精神疾患および医学的疾患では，顕著な不眠の訴えを十分に説明できない．

▶該当すれば特定せよ
　非睡眠障害性の併存する精神疾患を伴う，物質使用障害を含む
　他の医学的併存疾患を伴う
　他の睡眠障害を伴う
　コードするときの注：コード 780.52（G47.00）は 3 つすべての特定用語に適用される．その関連性を示すために，不眠障害のコードのすぐ後ろに，関連する精神疾患，医学的疾患，または他の睡眠障害もコードすること．

▶該当すれば特定せよ
　一時性：症状は，少なくとも 1 か月持続するが，3 か月は超えない．
　持続性：症状は，少なくとも 3 か月以上持続する．

Diagnostic and Statistical Manual of Mental Disorders, Fifth Edition（Copyright ©2013）. American Psychiatric Association. All Rights Reserved から許可を得て転載．

維持困難を共通症状とする病態の集合体である．この種の不眠症には，区別可能だがしばしば影響し合う，2 つの問題が存在する．それは，①身体化した緊張と不安，②不眠に関連した条件反応，である．患者はしばしば，不眠以外に明らかな愁訴をもたない．不安そのものは実感しない場合でも，生理学的経路を通じ，不眠症状として表出する．結果，実態のない不安感や，堂々巡りの思考が起こり，これらが眠りを妨げる，と訴える．時に（常にではないが），患者は仕事のストレスにより症状が増悪し，休暇の時には軽快する，と述べることがある．

　睡眠状態の誤認（sleep state misperception；主観的不眠症．逆説性不眠症とも言う）は，患者の訴える睡眠時間と，睡眠ポリグラフ検査による客観的な睡眠時間とが解離する（通常客観的な睡眠時間の方が長い）ことを特徴とする．医療の多くの分野でみられるありふれた現象であるが，この解離の原因はいまだ不明である．患者が入眠困難，睡眠維持困難を訴えるにもかかわらず，客観的に睡眠障害が立証できない場合，睡眠状態の誤認と診断される．例えば，1 泊入院の検査の際，入眠に 1 時間以上かかり，30 回以上中途覚醒し，一晩で 2 時間未満しか眠れなかった，と訴える患者がいる．しかし，対照的に，睡眠ポリグラフ検査上では 15 分以内に入眠が得られ，覚醒は少なく，90％の睡眠効率と 7 時間以上の総睡眠時間が確認されるのである．睡眠状態の誤認は精神病理学的に明らかな問題のない人にも起こりうるが，身体的妄想や心気症を背景としている可能性もある．睡眠状態誤認を来す患者の一部には，自身の身体機能不全への強いこだわりがある．短期間の睡眠状態誤認はストレス下で起こりうるが，潜在的もしくは治療不十分な不安症あるいはうつ病に起因する，と考える臨床医もいる．症状改善には，認知の再構成，眠れないことへの心配を紛らわせること，その双方が有効であると考えられている．また興味深いことに，抗不安薬は睡眠構築の明らかな変化なしに，不眠の訴えを著明に改善させうる．

　精神生理性不眠症（psychophysiological insomnia）は通常，入眠困難を主症状とする．不眠は何年もの間続いていることがあるが，患者の多くはストレスが多かった期間と不眠との因果関係を否定する．一方で睡眠と関係のある対象（例えば，ベッドや寝室）が不眠を惹起する条件刺激となる．そのため，精神生理性不眠症は条件性不眠症（conditioned insomnia）と呼ばれることもある．精神生理性不眠症は，しばしば不眠をもたらす他の原因（ストレスや不安症のエピソード，睡眠相後退症候群，睡眠薬使用と乱用を含む）と複合して起こる．不眠を訴える精神疾患患者とは異なり，彼らの日中機能は概ね良好である．また，仕事や人間関係も問題がないが，強い疲労感を自覚していることがある．その他の特徴として，①眠れないことへの過剰な心配，②眠ろうと頑張りすぎる

こと，③寝付けるまであれこれ考えてしまって心の中がスッキリしないこと，④寝ようとする際の筋肉の過緊張，⑤不安の身体化徴候，⑥自身の寝室から離れるとよく眠れること，⑦眠ろうと頑張っていない時（例えば，テレビを見ているときなど）によく眠れること，などがある．不眠の訴えは次第に固定化していく．興味深いことに，精神生理性不眠症の患者は入院検査の際にはよく眠れることが多い．

Wさんは，離婚歴のある41歳の白人女性で，2年半にわたって不眠が続いていた．毎晩寝つくのに30～45分を要し，夜間に1～2時間ごとに中途覚醒していた．中途覚醒後の再入眠には15分以上，長いときには数時間を要し，自覚的には平均4.5時間ほどしか眠れていなかった．疲れてイライラしていたが，昼寝をするのは稀であった．彼女は，自分の睡眠の問題について，以下のように語った．「深く眠れないみたいなんです．元々，ぐっすり眠れるほうではなかったけど，最近ではほんの少しの物音でも眼が覚めてしまう．つらくてたまらないときもあるの」．彼女は自分の寝室を，眠りに適さない苦痛な場所，と捉えていた．「静かなところにある友達の家に泊めてもらうことも試したんだけど，今度は静かすぎて眠れなかったんです」．

彼女は時に，自分が起きているのか眠っているのかわからなくなることがあった．中途覚醒がどのくらい続くかを知るため，彼女は時計をよく見ていたが，ますます眠れなくなる原因になると感じてやめたとのことだった．不眠症状は季節によらず，月経周期と関連せず，時差地域への行き来の影響もなかった．基本的な睡眠衛生に問題はなかった．食欲や性欲の減退はなく，抑うつ気分についても否定的であったが，眠れないことにイライラし悩んでいたので，これによる仕事への影響が懸念された．彼女は，9時間の就労時間のうち6時間，顕微鏡を用いた観察に費やし，その所見について詳細な報告書を作成していた．仕事上での失敗には至っていなかったが，間違いを防ぐため，報告書を2度チェックする必要性が生じるようになったとのことだった．

彼女は，自分自身が心配性で，タイプA性格だと述べていた．彼女はリラックスするのが苦手だった．例えば休暇で旅行するときにも，何か悪いことが起きるのではないかと気になってしまい，目的地に着き，ホテルにチェックインして荷物を広げるまで気が抜けなかった．その後もなお，リラックスするのは難しかった．

既往歴は，扁桃腺摘出術（16歳時），片頭痛（現在もあり），高脂血症（食事療法で軽快）があるほか特記所見なし．片頭痛のため，ナプロキセン（ナイキサン）を頓服使用していた．カフェイン飲料，タバコ，アルコールは嗜まない．違法薬物の使用歴もなかった．

不眠症状が始まったのは，転居して職場環境が変わってからであった．彼女は当初，夜間に近所が騒々しいのが不眠の原因だと思っていた．最初に医療機関を受診したのは18カ月前だった．家庭医によってうつ病と診断され，抗うつ薬であるフルオキセチン（Prozac），続いて抗ヒスタミン薬を処方されたが効果は乏しかった（特にフルオキセチンでは「落ち着かなくなった」とのことだった）．次に低用量のトラゾドン（デジレル：不眠に対して用いられる鎮静系抗うつ薬）に切り替えたところ吐き気が生じた．このような経過から彼女は主治医を変更することにした．次に睡眠薬であるゾルピデム（マイスリー）5mgを処方されたが，薬漬けになっているような気がしたので自己中断したところ，ひどい離脱症状を経験した．さらに別の家庭医からは，特定不能の不安症との診断を受け，ブスピロン（BuSpar）を投与されたが，「何かが皮膚を這うような感覚」が生じたため中止．続いてパロキセチン（パキシル）を8週間投与されたが無効だった．ついにある精神科医に，成人型の注意欠如症（多動を伴わないもの）と診断され，精神刺激薬メチルフェニデート（リタリン）の使用を勧められたが，この治療が不眠に効くはずがないと確信し，睡眠障害センター受診に至った．

Wさんの症状が，広義の不眠症に属するのは間違いないであろう．また不眠症状は明白に，彼女の転居をきっかけに出現している．環境因性睡眠障害（騒音の影響）もしくは適応性睡眠障害（新しい職場，街や住居への適応障害）が初期診断として考えられるが，さらにかねてからの内面的な問題がありそうである．パーソナリティ障害や不安症の診断基準は満たさないものの，彼女は心配性で几帳面であった．睡眠維持障害や早朝覚醒のある症例では，気分障害に伴う睡眠異常も鑑別にあげるべきであるが，本症例では睡眠の問題以外にうつ病を疑わせる症状は認められなかった．不幸なことに，不眠の訴えによりうつ病もしくは仮面うつ病と誤診され，あまり有効でない抗うつ薬治療が開始されることが少なくないのである．また，彼女の仕事は長時間の集中力の持続を要するものであった．不眠にもかかわらず，彼女の業務成績が変わらず優れていたことからみて，注意欠如症は否定されるであろう．また，特発性不眠症は児童期に生じるものなので，これも否定的である．

最も妥当な診断は，精神生理性不眠症と考えられる．睡眠状態の誤認があるかもしれない（目覚めているのか眠っているのかわからないことがあった）が，これが症状の中核をなしているとは考えにくい．治療に際して，まずは睡眠日誌（sleep log）によって睡眠習慣を把握すべきである．行動療法がおそらく有効であろう．精神生理性不眠症患者には鎮静作用を有する薬物も有効な可能性がある．しかし，これまでの経過からみると，本症例ではその効果よりも有害作用のほうが強く懸念される．本症例は，治療に難渋する可能性が高いであろう．（Max Hirshkowitz, Ph. D., Rhoda G. Seplowitz-Hafkin, M. D., and Amir Sharafkhaneh, M. D., Ph. D. のご好意による）

特発性不眠症（idiopathic insomnia）は一般に若年発症（生後間もなく起こることもある）で，生涯に渡り症状が持続する．その名の通り，病態は不明である（脳幹網様体レベルでの神経伝達の不均衡，縫線核・青斑核などの睡眠調節中枢の障害，前脳基底部での障害などが推定されているが，定説はない）．治療は困難だが，睡眠衛生の改善，リラクゼーション法，睡眠薬使用が有効との報告がある．

原発性不眠症（primary insomnia）は，休息の得られない睡眠，入眠または睡眠維持の障害がみられ，このような主訴が少なくとも1か月間続くときに診断される（ICD-10では，1か月以上にわたって，週3回以上症状が存在することとされている）．「原発性」という用語は，

不眠が何らかの身体的，精神的条件により二次的に生じているわけではないことを示す．原発性不眠症は，しばしば入眠困難と頻回の中途覚醒の両方を特徴とする．夜間の身体的もしくは心理的覚醒の増加と，睡眠の質の悪さはしばしば相関する．原発性不眠症患者は，十分な睡眠を得ることに注意が集中しすぎる傾向がある．眠ろうとすればするほどイライラと苦痛がひどくなり，眠ることがいっそう困難になる．

不眠治療

薬物療法 原発性不眠症の治療では，ベンゾジアゼピン(benzodiazepine)系薬物，ゾルピデム，エスゾピクロン(ルネスタ)，ザレプロン(Sonata)やその他の睡眠薬を用いるのが一般的である．睡眠薬の使用には十分な注意を要する．耐性と依存形成のリスクから，睡眠薬は原則2週間処方までにすべきとされている．何年もの間，ベンゾジアゼピン系薬物は不眠症の薬物治療において，最も多く処方された鎮静催眠薬であった．また，現在でもベンゾジアゼピン受容体作動薬は不眠治療における標準的治療薬である．フルラゼパム(ダルメート)やクアゼパム(ドラール)といった長時間作用型の薬物は，中途覚醒型不眠に適しており，ゾルピデムやトリアゾラム(ハルシオン)といった超短時間作用型の薬物は，入眠困難を訴える患者に有効である．メラトニン受容体作動薬であるラメルテオン(ロゼレム)も入眠困難型不眠の治療に有効である．トラゾドンを始めとする鎮静系抗うつ薬も睡眠薬としてしばしば処方される．

　いくつかのOTC医薬品も不眠に対して用いられる．鎮静作用をもつ抗ヒスタミン薬やある種の蛋白質前駆体，その他の物質などである．L-トリプトファンは健康食品として容易に手に入り，かつては人気を博した(しかし，好酸球増加症による健康被害の影響で姿を消した)．メラトニンは不眠症状緩和のためのサプリメントの中では先駆けとなる位置づけである．メラトニンは松果体から分泌される内因性ホルモンであり，概日リズムの調節に関連している．ただし，メラトニンの経口投与の効果に関しては，臨床研究での見解は必ずしも一致していない．

　処方薬は，その効果が臨床試験で厳密に検証されている．したがって，臨床的な裏付けの乏しいOTC医薬品と比べて優れていると言えるだろう．睡眠薬として米国食品医薬品局(Food and Drug Administration：FDA)の認可を得るためには，対象となる薬物の安全性と有効性が示されなければならない．ほとんどの睡眠薬は短期間投与のみが認められている(長期間投与は認められない)．例外としてゾルピデムの徐放製剤，エスゾピクロン，ラメルテオンなどは長期処方が認可されている．適切な睡眠薬使用により，不眠の速やかかつ十分な改善が期待できる．しかし，不眠症では，睡眠薬の減量と中止に伴い症状が再燃することが多い．

認知行動療法

　不眠に有効な治療法の1つである認知行動療法(cognitive-behavioral therapy：CBT)は，不適切な睡眠習慣，睡眠状態の誤認，睡眠に関する間違った思考などを克服するため，行動療法と認知療法の手法を組み合わせたものである．行動療法には睡眠衛生指導，刺激制御療法，睡眠制限法，リラクゼーション法，バイオフィードバックが含まれる．

　数々の研究において，CBTは不眠症状(中途覚醒の回数および覚醒時間の長さ，入眠潜時の長さを含む)の有意かつ持続的な改善を示している．短期的な症状改善効果は薬物治療の効果と同等であるが，CBTは36か月にもわたって効果が持続する傾向を示す．薬物治療では，投薬の中止により不眠症状がしばしば再燃し，時には反跳性不眠(睡眠薬の服薬前よりもひどい不眠)を呈することがあるが，CBTではそのような副作用は生じない．なお，CBTのセッションの長さや回数に関する最適とされる臨床指針はまだ確立されていない．

　CBTはその限界もいくつか指摘されている．CBTを構成する個々の技法について比較したデータはほとんどない(ただし，睡眠衛生教育だけでは効果が不十分であるとされている)．さらに，前述した行動療法技法の組み合わせが適切かどうか，もしくは行動療法に認知療法を組み合わせることによって，より大きい効果が得られるかどうかについても未だ証拠が乏しい．臨床的な印象としては，複数のCBT技法を組み合わせることにより不眠の原因となる多面的な要素に対応しているようである．

　CBTの効果発現には，睡眠薬を使用した時よりも時間がかかる．不眠のため，医療機関を受診せざるを得なくなった患者では症状への強い苦痛を感じているものが少なくないので，改善までに数週間以上かかると思われる本治療法を強いることが難しい場合がある．さらに，CBTにおいては，患者に求められるのは受動的な役割ではなく，積極的な参加者でなくてはならない．多くの人は「早期治療」を求め，かつ何か処置を受けるか，何か薬を投与されるのを期待しているのであって，治療プロセスに参加させられることを求めているのではない．CBTを有効なものとするためには，患者は何回ものセッションに参加しなくてはならないし，同時に思考と行動の矯正により不眠症状が改善する可能性があることを受け入れなくてはならない．プライマリケア医の間では「早く良くする」方法が一般的であるが，精神科医は抗うつ薬その他の向精神薬が効果発現に時間を要することを十分承知している．したがって，精神科医には患者にCBTを勧める素地があると言えるであろう．臨床の場でCBTを実践するに当たってのもう1つの障壁は，睡眠薬を処方することと比べ，その実施に多大な時間的拘束を要することである．

　認知面や行動面への効果だけではなく，CBTは精神

力動の領域ともわずかながら関連をもつ．長期に渡って不眠を呈する患者では，不眠がその人の性格にも大きく影響し，直接もしくは間接的な影響が生じている可能性がある．不眠を慢性化させるものとは，眠れないことに対しての否定的な情動反応（例えば，自身の睡眠が制御できないことへの怒り，眠れないことによる挫折感）である．一般に長期にわたって不眠を訴える人は，感情を表に出さず閉じ込めがちで，制御欲求が高く，対人関係に苦手意識を感じており，また過去の出来事に満足していない傾向がある．この否定的な情動反応が共有できなければ，CBT への治療反応は限定的となり，不眠の再燃も起こりやすくなる．物事に対して挑戦せず，失敗として諦めがちな患者にうまく歩調を合わせられる治療者は，不眠症状の寛解に向けての障壁をより巧みに取り除くことができるだろう．

睡眠衛生指導 患者のライフスタイル自体が睡眠障害の原因となりうることは周知の事実である．これはしばしば「不適切な睡眠衛生（inadequate sleep hygiene）」と呼ばれ，以下に示すようなごく一般的な眠りに入る際の生活習慣に問題があることを指す．例えば，就寝・覚醒時間を一定とすること，カフェイン摂取を控えること，寝る前に食事をとり過ぎないこと，適度な運動をすること，などが適切な睡眠衛生に含まれる．多くの不適切な行動が睡眠を妨害しうるが，これらにより就寝前の神経系の覚醒を促すこと，もしくは概日リズムが変化することがその原因になるであろう．

睡眠衛生指導（universal sleep hygiene）は，よい睡眠を妨げる就寝環境や生活習慣の是正を目標とするだけでなく，睡眠を改善させうる行動にも焦点を当てるものである．治療の際，まずは問題になりそうな1〜3つの領域に注目する．また，これらの行動習慣のうちいくつかは変化させることが難しいので，患者と治療者間で話し合った上で選ばれた，達成可能な1, 2種類の項目から変化を促すべきであり，これが治療介入が成功するための秘訣となる．生活習慣の大幅な変化や，複雑な治療計画を立てても，成功することはほとんどない．一般的な「やるべきこと，やってはいけないこと」の一覧は有用である．指導要綱を表16.2-5に列挙した．多くの場合，患者の習慣や睡眠環境の，数少ないシンプルな変化が有効性を発揮する．それでもなお治療者は，患者の日常生活習慣とその規則性の両方を，時間をかけて繰り返し確認する必要がある．ある意味，不眠症の本質はこれらの変動性にあると言える．日々の行動と不眠の重症度の変化が，疾病発現要因を曖昧にしてしまうためである．十分な説明のなされた睡眠衛生指導とその後のフォローアップは，安価かつ効果的な不眠の治療の介入となる．さらに身体的要因から不眠が起きている時でさえも，生活習慣の改善は睡眠の質の向上に貢献する．

刺激制御療法 刺激制御療法（stimulus control therapy）はアリゾナ大学のブーチン（Richerd Bootzin）らによって開発された，条件付けを再構築する手法である．この

 表 16.2-5 よりよい睡眠衛生のためにすべきこと（DO）としてはいけないこと（DON'T）

	する	しない
・就寝時刻，起床時刻を一定にする	✓	
・空腹なときには，ベッドに入る前に軽めのものを食べておく	✓	
・適度な運動を定期的に行う	✓	
・就寝前に1時間ほど，リラックスタイムを設ける	✓	
・ベッドの中で，気になることや悩みがある時には，それを書き留めておいて，翌朝考える	✓	
・寝室を涼しく	✓	
・寝室を暗く	✓	
・寝室を静かに保つ	✓	
・昼寝をする		✓
・眠れなくてつらいときに，時計を見て時刻を確認する		✓
・体を疲れさせるため，寝る直前に激しい運動をする		✓
・眠れないときにテレビを見る		✓
・眠りやすくするために，寝る前に食べ物をたくさん食べる		✓
・午後や夕方にコーヒーを飲む		✓
・眠れない時にたばこを吸う		✓
・眠りやすくするためにアルコールを飲用する		✓
・眠れないときにベッドで本を読む		✓
・ベッドで食事をする		✓
・ベッドで運動をする		✓
・ベッドで電話をする		✓

治療法は，寝床に入るとかえって寝付けなくなる，という悪循環を断ち切ることを目的としている．よい睡眠を損なう条件付けの修正を試みることで，刺激制御療法は不眠のいくつかの原因（一次性・二次性の両方）を減らす手助けとなる．以下に示すルールは寝付くための条件付けを強化し，眠れない状況との関係性を減じるよう試みるものである．手順は単純だが，繰り返し指導を行い，経過をみていく必要がある．①眠くなるまで寝床に横にならないこと．②寝床を睡眠のためのみに使うこと．ベッドの中でテレビを見たり，本を読んだり，食事をしたり，電話をしたりしてはいけない．③眠れなくてイライラした時には離床すること．数分経っても眠れなかったら（時計は見ないこと），起きて別の部屋に行き，再び眠くなるまで何か退屈なことをして過ごすこと．就寝環境と速やかな入眠を条件づけることがこの治療法の目標である．ルール③は必要に応じ繰り返す．最後のルールは，睡眠と覚醒のサイクル（概日リズム）の機構を強化する試みである．④毎朝同じ時間に（就寝時刻や睡眠時間，平日・休日に関係なく）起床し，翌日も昼寝をしないこと．刺激制御療法は確実に有効な治療法であるが，初めの数週間〜1か月ほどは効果が乏しいかもしれない．繰り返し実行

することで，不眠はその頻度と重症度が共に軽減していく．

睡眠制限療法 睡眠制限療法(sleep restriction therapy)は，寝床の中で覚醒したまま過ごす時間を減らすことで，睡眠効率(sleep efficiency)を向上させる手法である．スピールマン(Arthur Spielman)らによって開発されたこの治療法は，寝床に横になったまま覚醒し，寝付くことができない患者を標的としている．普段横になって過ごす8時間のうち，5時間しか寝られないと患者が訴えたとき，寝床で過ごす時間をそれに合わせて減らしていく．ただし，4時間未満に減らすことのないようにすること，この手法を実践することによる日中の眠気には注意すべきこと，と併記されている．日中の居眠りは極力避けるべきであるが，30分の午睡をとる高齢者は例外とする．治療者は睡眠効率(総臥床時間のうち，実際寝ていた時間の割合)を確認する．5日間以上に渡り，睡眠効率が85%以上を維持出来た場合，臥床時間を15分伸ばしていく．睡眠制限療法は，緩徐ながら確実に，夜間中途覚醒を減らす．

リラクゼーション法とバイオフィードバック法 リラクゼーション法(relaxation therapy)では，それが適切に行われているか否かが最も重要である．自己催眠(self-hypnosis)，漸進的筋弛緩法(progressive muscle relaxation)，誘導イメージ療法(guided imagery)，深呼吸法(deep breathing exercise)は，それらがリラクゼーション効果をもたらす限り，すべて有効である．それぞれの患者に最適な方法をみつけることが目標となる(なお，すべての不眠症患者がリラクゼーション法による手助けを要するとは限らない)．漸進的筋弛緩法は，特に筋緊張の強い患者に有効である．これは頭から始まり足にいたるまで，それぞれの筋肉群を意図的に緊張(5～6秒間)させた後，弛緩(20～30秒)を行うものである．これにより患者は，緊張と弛緩の感覚の違いを理解することができる．誘導イメージ療法は，患者に心地よく安らかなシーンを思い浮かべさせ，すべての感覚をそれに引きこませる手法である．深呼吸法は少なくとも2週間の間，毎日20分練習しなくてはならない．習得した後は，寝る前に1回，30分間行う．効果がなければ，後日再度試みる．深呼吸法自体が寝つきの悪くなる原因にならないようにすることが重要である．

患者に以下のような腹式呼吸を行うよう指導する．それぞれの場面で心地よい状態が得られた後，段階的に次のステップに移っていく．

①仰臥位で通常の呼吸(口呼吸でも鼻呼吸でも良い)をする．いつもの呼吸リズムに合わせて，心地よく．

②リズムを整えたまま，お腹を使って大きく呼吸をする．胸郭はなるべく動かさない．

③息を吐き切ったら，その都度，0.5秒ずつ息を止めて呼吸の評価をする．呼吸がスムーズかどうか，感じること．やがて呼吸はより一定に，スムーズになっていくであろう．

④呼気・吸気の流れを感じるベストな上気道の部位を探す．その一点での空気の出入りに集中すること．

⑤余計な思考が，呼気と一緒に出て行くイメージをもつ．考え事が多過ぎたらいったん止めること．あとでもう1度試みよう．

バイオフィードバック法は，リラクゼーションにまつわる生理的マーカーを，音や映像など体感できる形でフィードバックし，自身の認識を高めていくものである．前額部の筋緊張と，手指の温度が機械的に計測される(リラックスした時には手指の温度が上昇する)．バイオフィードバック法では，患者は十分なトレーニングを要する．教則ビデオを見せるだけでは不十分であろう．睡眠の問題に対して適用する前に，数週間の日中のトレーニング(これは寝床の外で行うのが良い)でマスターしておくのが理想である．寝る前に実践するまでには，自然と身についているのが望ましい．これらのリラクゼーション法は，睡眠衛生指導や刺激制御法と組み合わせるのも有効である．さらに，眠れない悩みを紛らわすのにも役立つことがある．あれこれ思い悩むことで不眠が増悪するが，それをうまく解消できれば，きっと良く眠れるようになるであろう．

認知トレーニング 認知トレーニング(cognitive training)は，うつ病や全般不安症を含むさまざまな精神疾患に対し，十分に有効性が確かめられている治療法であるが，これは不眠症も良い適応である．満足な睡眠がとれないことに対しての否定的な情動反応(怒り，悲しみ，挫折感など)が，認知面の治療ターゲットとなる．否定的情動反応は，不眠の増悪もしくは慢性化の原因となる心因性の覚醒反応(emotional arousal)を引き起こすと考えられている．認知面で問題のある人々は，不眠による負の影響を大げさに話す傾向がある(例えば，「40分も寝つけないのだから，体のどこかがおかしいに違いない」)．さらに，自身の睡眠に対して過剰な期待を抱いている傾向がある(例えば，「8時間寝られなければ，私の1日は台無しだ」)．まず，このような過った認知を見つけ出すこと，次にそれらの正当性に挑戦すること．最終的に，より適切な状態に置き換えること(認知の再構築)を目標とする．

DHさんは42歳の男性で，5年来の不眠があった．彼は自分が解雇されたことと，赤ちゃんの夜泣きがひどいことが眠れない原因になっていると考えていた．しかし，就労時間や給与面でより恵まれた新しい職場に移り，子どもが静かに寝るようになった後も，入眠困難と中途覚醒が持続していた．腰痛持ちであること，妻が周期性四肢運動障害に罹患していることも一因としてあげられた．ベッドで毎晩8～9時間過ごすが，実質4～5時間ほど，途切れ途切れにしか寝られていない，と彼は述べた．寝室の明かりを消す前に，彼はベッドに横になって1時間テレビを見ていた．眠れない間には，時計がカチカチと音を立てるのを見ながら時間を過ごしていた．朝目覚めたときには充足感が乏しく，アラームが鳴る頃にはすでに覚醒していて，こんな風

に考えていた.「全然寝られなかった.私は本来,もっと寝られるはずだ.体のどこかがおかしいに違いない.今日は何事にも集中できないかもしれないが,仕方ないな」.

不適切な点をいくつかあげよう.「私は本来,もっと寝られるはずだ」という考え,これは自分に必要な睡眠時間に対する誤った認識である.また睡眠への高すぎる制御欲求の現れかもしれない.睡眠の制御にこだわると,多少眠れなくてもなんとかなるさ,と切り替えるのが難しくなる.いら立ちや怒りの感情も芽生えるかもしれない.「今日は何事にも集中できないかもしれないが,仕方ないな」という考えは,不眠による日中の機能障害を過大評価していると言える.DHさんは白黒をはっきりさせたい性質から,マイナスなことばかり強調し,プラスな面を無視していた.疲れのせいで集中するのが難しいことはあるかもしれないが,必ずしも何事にも集中できないわけではないのではなかろうか? また集中できないのは他のことが原因だったりしないだろうか?「(十分に眠れていないのだから)体のどこかがおかしいに違いない」という考え方は非論理的なこじつけである.何か強いわだかまりを感じたからと言って,その気持ちや感覚が正しいとは限らない.眠れないことが身体的・精神的に悪影響を与えるはずである,という強い信念は破滅の始まりかもしれないのである.(Max Hirshkowitz, Ph. D., Rhoda G. Seplowitz-Hafkin, M. D., and Amir Sharafkhaneh, M. D., Ph. D. のご好意による)

逆説的志向 逆説的志向(paradoxical intention)は認知療法における技法の1つであるが,その有効性については結論が出ていない.臨床の場では治療順守の問題が障壁となるが,一部の患者には奏功する.不眠をきたす患者では,遂行不安,すなわち眠ろうとがんばる際の不安が入眠を妨げる.したがって,寝付こうとせず,できる限り起きていようと努力することにより,遂行不安が軽減され,入眠潜時が改善するであろうというのが本手法の骨子である.

過眠障害

過度の眠気(hypersomnolence)は深刻な問題であり,個々の能力を削ぎ,ときには生命をも脅かしうる非伝染性の病態である.過度の眠気は個人だけでなく,その家族や同僚,社会全般にも影響を与える.眠気の原因となりうるものとして,①睡眠不足,②脳の睡眠覚醒システムの神経学的な機能障害,③夜間睡眠の分断,④睡眠覚醒リズムの乱れ,があげられる.睡眠障害診断の際,普段の睡眠に関する質問票(sleep history questionnaire)がしばしば有用である(表16.2-6).睡眠不足が続くことで睡眠負債(sleep debt)が形成される.例えば,普段の睡眠時間が1〜2時間短縮され,それが1週間も続けば,日中の眠気は病的なレベルになるであろう.夜間睡眠の分断や,過眠の原因となる神経学的異常の存在に睡眠負債が加わると,日中に居眠りしてしまう可能性はより高くなる.このような環境下では予期せず居眠りしてしまうのが特徴である.断続的に耐え難い眠気に襲われること

もあれば,起床後に眠気が持ち越すこともあり,しかもそれらはしばしば慢性化する.疲労感と眠気は多くの場面で同一視されているが,疲れていても眠気がない時,眠気はあるが疲れてはいない時,あるいは疲労感と眠気の双方が強い時がある.本章では,「眠気」という場合,傾眠傾向や,覚醒を維持することができない状態を指すことと定義する.

眠気は注意・集中・記憶・高次認知機能に悪影響を及ぼす.眠気は学業成績の悪化や雇用の喪失だけでなく,運転事故や産業災害といった深刻な事態の原因となることがある.特に,自動車,鉄道,船舶,航空を含む運輸業界では,居眠りによる事故の影響は大きい.日中の過度の眠気(excessive daytime sleepiness)に関連する睡眠障害は多数存在するが,中でも睡眠の専門外来で最も一般的な疾患は,睡眠呼吸障害である.

原発性過眠症(primary hypersomnia)は明らかな誘因なく,少なくとも1か月以上,過度の眠気が続くときに診断される.一方で,短時間睡眠者(short sleeper)と同様に正常の範囲内(normal variant)とされている,長時間睡眠者(long sleeper)も存在する.長時間睡眠者の睡眠は,それが長時間であるほかは構造的,生理学的に正常であり,睡眠効率と睡眠・覚醒スケジュールも正常である.長時間睡眠者では,環境的な負荷がかからない限り睡眠の質の変化や日中の眠気は生じず,また目覚めの気分の悪さや,気力・遂行能力低下の訴えはない.長時間睡眠は,生涯持続する場合があり,家族内発症がみられることもある.必要な睡眠時間には個人差があるが,後天的に長時間睡眠者となる場合もある.

客観的所見を伴わず,主観的な眠気のみ訴える人もいる.彼らは健常者より頻回に眠り込む傾向があるわけではなく,眠気の存在を示す客観的徴候も認められない.そのような場合でも,臨床医は過眠症状の原因となりうる要因の鑑別を試みるべきである.

過眠症状の成因

クライネ・レビン症候群 クライネ・レビン症候群(Kleine-Levin syndrome)は,延々と寝てしまう反復性の過眠期(その間,覚醒することがないわけではない)と,正常睡眠およびはっきりした覚醒が得られる間欠期からなる,比較的稀な病態である.過眠期には,目覚めている時も社会的接触を避け,ほとんど臥床したまま過ごすのが特徴的である.クライネ・レビン症候群は珍しい疾患であるが,反復性過眠症の中で最もよく知られている.主に青年期の男性に発症するが,より高齢の,あるいは女性に発症することもある.一部の例外を除けば,10〜21歳で初回の過眠エピソードが出現するが,30〜40代での発症が稀に報告されている.古典的には,非情に強い眠気(18〜20時間,寝続ける),過食,性欲の亢進,脱抑制(攻撃性など)が反復して出現する.そのような過眠エピソードは通常数日から数週間続き,年に1〜10回ほど出現する.過眠症状のみが単一に出現することもある.

表 16.2-6 睡眠に関する質問票

氏名＿＿＿＿＿＿＿＿＿＿＿＿＿＿＿＿＿＿＿
記入日＿＿＿＿＿＿＿＿＿＿＿＿＿＿＿＿＿＿
当てはまる方にチェックを入れ，下記の質問に簡潔にお答えください．

	はい	いいえ
1．日中，眠気を自覚したり，気づくと眠ってしまっていたことがありますか？	☐	☐
2．昼寝の習慣がありますか？	☐	☐
3．日中，集中しづらいと感じることがありますか？	☐	☐
4．ベッドに入ってもなかなか眠れないことがありますか？	☐	☐
5．夜中に目を覚ますことがありますか？	☐	☐
6．夜中に目を覚ますことが2回以上ありますか？	☐	☐
7．朝早くに目が覚め，その後眠れなくなってしまうことがありますか？	☐	☐

8．睡眠に関する問題はいつごろから自覚していましたか？
　またその原因やきっかけとして思い当たるものがありますか？
＿＿＿
＿＿＿

9．普段の夜間睡眠について記載してください(睡眠時間や睡眠の質など)．
＿＿＿
＿＿＿

	はい	いいえ
10．就寝・起床時刻は，平日と休日とで異なりますか？	☐	☐
11．同居人に睡眠を妨げられることがありますか？	☐	☐
12．痛みのため，あるいはトイレに行くため，夜中に目を覚ますことがよくありますか？	☐	☐
13．交代勤務または時差地域への移動を要する仕事に従事していますか？	☐	☐
14．カフェイン飲料(コーヒー，お茶，その他のソフトドリンクなど)を飲みますか？	☐	☐

15．睡眠の問題とは別に，何か健康上の問題がありますか？　ご記載ください．
＿＿＿
＿＿＿

16．睡眠薬やサプリメント等，睡眠を改善させるために服用しているものはありますか？
　(用量や使用頻度，どのくらいの期間使用しているかについてもご記載ください)
＿＿＿
＿＿＿

17．その他に処方薬や市販薬等，常用している薬剤はありますか？
　(こちらも用量や使用頻度，どのくらいの期間使用しているかについてもご記載ください)
＿＿＿
＿＿＿

	はい	いいえ
18．気分が落ち込む，不安が強いなど，精神面での問題を自覚したことはありますか？	☐	☐
19．いびきをかきますか？	☐	☐

以下はベッドパートナーの方への質問です．

	はい	いいえ
1．あなたのベッドパートナーはいびきをかきますか？	☐	☐
2．あなたのベッドパートナーは夜間，繰り返し呼吸が止まっていませんか？	☐	☐
3．あなたのベッドパートナーは夜間，足をばたつかせたり蹴ったりしていませんか？	☐	☐
4．あなたの睡眠が妨げられたことがありますか？　あれば具体的にご記載ください．	☐	☐

＿＿＿
＿＿＿
＿＿＿

クライネ・レビン症候群の患者では，ヒト白血球抗原(HLA)DQB1*02の頻度が増加している．

月経関連過眠症　月経周期に関連した反復性の過眠症状が一部の女性にみられる．月経前・月経時に断続的な過眠期が出現するのが特徴である．症状の多くは1週間ほど続いた後，月経の終わりとともに改善する．過眠期にはクライネ・レビン症候群に類似した，非特異的な脳波異常がみられると報告されている．何らかの内分泌的要因が関与していると考えられるが，検査上，特異的な異常所見の報告はない．経口避妊薬での治療が有効であることが，月経関連過眠症がホルモンバランスの乱れから生じる2次的なものであるとする根拠になっている．

特発性過眠症　特発性過眠症(idiopathic hypersomnia)の症状にはいくつかのパターンがみられる．一部の患者では夜間の睡眠時間が非常に長くなるが，覚醒後も眠気が残存する．また，長時間睡眠を伴わない特発性過眠症も存在する．特発性過眠症は過度の眠気を生じる疾患であるが，後述するナルコレプシーに特徴的な症状がみられない．ナルコレプシーと異なり，通常夜間睡眠の安定性は保たれており，明らかな長時間睡眠(12時間以上)があっても睡眠効率は高いままである．また，長時間睡眠を取った翌日であっても，午睡を取ろうと思えば容易に寝付けてしまう．特発性過眠症では脳波上，徐波睡眠が多くみられることが多いが，睡眠構築は睡眠不足の健常者のものと本質的に同じである．ただし，睡眠不足の人と異なり，特発性過眠症の患者では，数日間，睡眠時間を十分延長したとしてもその睡眠構築に変化はみられない．病名が示す通り，特発性過眠症の病因は不明であるが，中枢神経系に何らかの原因があると考えられている．一般的に3つのカテゴリー分けが提唱されてきた．サブグループ1はHLA-Cw2が陽性で，自律神経系の機能障害を有し，またしばしば家族歴がみられる．サブグループ2はウイルス感染後の神経症状(ギラン・バレー症候群[上行性の多発性神経障害]，単核球症，ウイルス性肺炎)を含むものである．サブグループ3は家族歴がなく，先行する感染症状もないものである(すなわちより"特発性"であると言える)．

15～30歳で発症するのが特徴であるが，過眠症状はその後終生続く問題となる．長時間に及ぶ熟眠感の乏しい夜間睡眠に加えて，長時間の午睡(寝てもあまりスッキリしない)，起床困難，睡眠酩酊，記憶の脱失を伴う自動症がみられる．自律神経系の機能障害を示唆する所見もしばしば観察される．これには片頭痛様の頭痛，失神，起立性低血圧と，四肢の冷感を伴うレイノー現象などを含む．

夜間睡眠時間が10時間未満の特発性過眠症患者では，朝の目覚めが悪く，爽快感がないどころか寝ぼけていて，さらに日中も耐え難い眠気のため，意図せずだらだらと居眠りしてしまうことがある．多くは25歳未満で発症するが，過眠症状は慢性化し，自然軽快することはない．

> 60歳男性の会計士．日中の強い眠気を訴え，1日のうち5.5時間の午睡を取らないと耐えられないと話した．起床時の爽快感がないわけではなかったが，長時間の午睡なしには仕事が手につかなかった．違法薬物の使用歴はなし．ナルコレプシーの可能性は除外された．一方で家族歴が認められ，父と父方の祖父が同様の睡眠パターンで生活していたとのことだった．精査を行ったところ，10時間連続して寝ていたものの，睡眠ポリグラフ検査は正常所見だった．以上から，遺伝的素因が彼の過眠症状の原因として考えられた．多忙のため，午睡する時間を確保するのが難しいときに，少量のアンフェタミン(2.5 mg)(訳注：本邦では適応外)を使用することとし，過眠による生活の支障はいくらか軽減した．

行動起因性の睡眠不足症候群　睡眠不足症候群(insufficient sleep syndrome)は個々人の睡眠覚醒スケジュールの不適切さがその原因である．潜在的には人口のかなりの割合でこれが起こっていると考えられる．自身の眠気の原因を自覚していることが多いので，一般的には睡眠不足を理由に医療機関の受診に至ることは少ない．しかし，睡眠不足は多くの自動車事故や産業事故の引き金となる，"静かな殺し屋"である．睡眠不足が続くにつれて，睡眠負債は確実に蓄積していく．睡眠不足による日中の眠気は，満腹になった時，少量のアルコール摂取後，温かい部屋にいる時，デスクワークをしている時などに顕在化する．適切な睡眠時間が確保されておらず，その結果として日中の眠気，疲労，集中力の欠如，記憶障害，易刺激性，焦燥感などが認められる時，睡眠不足症候群と診断される．この場合，患者はしばしば習慣的に断眠と代償性の過剰睡眠を繰り返しており，頻繁に昼寝をし，週末には普段より長く睡眠を取っていることが多い．眠気に対処するためカフェイン飲料を飲んでいる人が多いが，最も適切な対処法は睡眠時間を連日，十分確保することである．最近の研究では，慢性的な睡眠不足が，代謝性疾患やインスリン抵抗性の形成に影響を与えることが示されている．

身体疾患による過眠　過眠症状をきたす身体疾患として，頭部外傷，脳卒中，脳炎，パーキンソン病，炎症性疾患，腫瘍，遺伝性疾患，神経変性疾患などがあげられる．

薬物あるいは物質による過眠　眠気は一部薬物の使用あるいは乱用によっても生じる．睡眠薬や，鎮静作用をもつ抗ヒスタミン薬，抗うつ薬，抗てんかん薬，抗精神病薬，麻薬性鎮痛薬がその原因となる．また，コカインやアンフェタミンなどの古典的精神刺激薬やカフェインあるいはニコチンの離脱症状によっても過眠症状が生じる可能性がある．

過眠症の治療

睡眠不足による過眠症状であれば，睡眠時間を連日，十分に延長することで改善する．しかし，過眠症状がナルコレプシーやその他特定の身体疾患，特発性過眠症に

よるものである場合には，薬物を用いての治療が選択されるのが通例である．残念ながらそれらの疾患には根本的な治療法はないが，覚醒維持薬であるモダフィニル（モディオダール：第1選択薬となる）や，古典的な精神刺激薬であるアンフェタミンやその誘導体（モダフィニルが無効であった場合の選択肢）を使用することで，過眠症状の制御を行うことができる．後述するナルコレプシーの治療では，レム睡眠を抑制する薬物（抗うつ薬など）を情動脱力発作（cataplexy）の治療のために用いる．このアプローチは，これらの薬物のもつ抗コリン作用によるレム睡眠抑制作用を利用したものである．情動脱力発作は，覚醒時にレム睡眠が不適切に出現した状態であると考えられていることから，その使用は理にかなっていると言えるであろう．イミプラミン（トフラニール）とプロトリプチリン（Vivactil）も，情動脱力発作に対しての有効性が数多く報告されている．選択的セロトニン再取り込み阻害薬（SSRI）は，三環系抗うつ薬に比べて副作用が少ないことから，しばしば用いられるようになった．さらに近年，情動脱力発作に対して，ソディウムオキシベート（Xyrem）が，難治例にも非常に有効であることが示された．加えて，ソディウムオキシベートは睡眠の改善に寄与すること，ナルコレプシーによる眠気の一部にも有効であることが示唆されている．治療にあたっては薬物療法が選択されることが多いが，計画的な午睡，生活習慣の調整，心理カウンセリング，耐性形成を避けるための休薬指導および依存形成への注意（覚醒維持薬が使用されている場合），全身状態の管理，循環器系のモニタリング等を同時に考慮すべきである．

ナルコレプシー

ナルコレプシー（narcolepsy）は，非常に強い眠気がその特徴であるが，同時に副症状として，レム睡眠と関連した症状が覚醒中ないし睡眠時に出現する（表16.2-7）．ナルコレプシーの睡眠発作では，耐え難い眠気が生じ，その結果患者は10～20分間寝てしまうが，この短時間の午睡の後，少なくともしばらくの間はスッキリとした覚醒状態が維持できる．睡眠発作は不適切なタイミング（例えば，食事中，会話中，運転中，性行為の最中など）にも起こることがある．レム関連症状には，入眠時幻覚および出眠時幻覚（hypnagogic, hypnopompic hallucination），情動脱力発作（cataplexy），睡眠麻痺（金縛り）（sleep paralysis）がある．入眠後10分以内（訳注：ICSD-2では入眠後15分以内と設定されている）のレム睡眠の出現（sleep-onset REM period）は，ナルコレプシーを裏付けるものであるとされている．ナルコレプシーは自動車事故，産業事故の原因となる危険な病態である．

ナルコレプシーはかつて考えられていたほど稀な疾患ではない．成人の0.02～0.16％に起こると考えられており，家族性に発症することもある．ナルコレプシーはてんかんの亜型ではないし，心因性障害でもない．睡眠機構，特にレム睡眠の抑制機構の異常に基づく病態であり，このことはイヌ，ヒツジ，ヒトでの研究により確認されている．ナルコレプシーはどの年代でも発症しうるが，そのほとんどは青年期もしくは成人期早期発症で，一般的には30歳未満で発症することが多い．また，生涯にわたって一定の症状が持続する人が多い．

最も一般的な症状は，睡眠発作である．ナルコレプシー患者では，眠気に耐えられないため容易に眠りに落ちる．また，しばしば併存する（長期罹病例の50％近くに認められる）問題として情動脱力発作があり，下顎が開く（呂律が回りにくくなる），頭部が垂れる，膝の力が抜ける，全身の骨格筋の脱力で倒れてしまうといった，突然の筋緊張の消失が起こる．短時間の脱力発作の間，患者はしばしば覚醒している．脱力が長時間に及ぶ場合には通常睡眠に移行するが，この際には脳波上レム睡眠を示す．

他の症状として，入眠時幻覚または出眠時幻覚がある．これは，入眠時もしくは覚醒時に生じる，鮮明な知覚体験である．聴覚体験と視覚体験のどちらも起こりうる．患者はしばしば恐怖感を覚えるが，1～2分後には平常心を取り戻し，実際には何も起こっていないことに気づく．

もう1つ，あまり知られていない症状に，睡眠麻痺（金縛り）がある．これは朝の目覚めの際に最も起こりやすい．その間，患者は明らかに目が覚めていて，意識もあるが，体を動かすことができない．ナルコレプシー患者の多くでは，睡眠麻痺が長く続く（数10秒以上）ため，強い不快感が生じる（なお，短い睡眠麻痺は，ナルコレプシーでない健常者にも起こることがある）．また，ナルコレプシー患者は，夜間すぐに入眠するが，頻回な中途覚醒を訴えることが多い．

睡眠ポリグラフ検査では，ナルコレプシー特有の，入眠直後のレム睡眠の出現（sleep-onset REM period）が観察される（図16.2-1）．反復睡眠潜時テスト（multiple sleep latency test：MSLT）（日中，2時間おきに計4～5回，入眠を促す検査）では，速やかな入眠と，2回以上の入眠直後のレム睡眠の出現が観察される．ヒト白血球型抗原（HLA）に関しては，HLA-DR2（HLA-DRB1*0602）がナルコレプシー患者の90～100％で陽性になるが，その健常者での陽性率は10～35％にとどまる．近年の研究では，ナルコレプシー患者では，食欲や覚醒保持に関係する神経伝達物質であるオレキシン（訳注：ヒポクレチンとも呼ばれる）の分泌欠損がみられることが示されている．また，ナルコレプシー患者では，オレキシン神経細胞が非ナルコレプシー患者に比べて85～95％脱落していることも報告されている．

ナルコレプシーは，睡眠を制御する中枢神経系の機能障害による眠気を呈する典型的な疾患である．その病態は，遺伝要素を背景に出現したオレキシンの機能低下および欠損に由来する．ナルコレプシーに対してのオレキシン系の重要な役割は，近年，より明らかになってきている．遺伝性ナルコレプシーのイヌでは，オレキシン2受容体の突然変異が，機能異常の原因として同定された．

表 16.2-7　DSM-5のナルコレプシーの診断基準

A. 抑えがたい睡眠欲求，睡眠に陥るまたはうたた寝する時間の反復が，同じ1日の間に起こる．これらは，過去3か月以上にわたって，少なくとも週に3回起こっていなければならない．
B. 少なくとも以下のうち1つが存在する：
　(1) (a)または(b)で定義される情動脱力発作のエピソードが，少なくとも月に数回起こる．
　　　(a) 長期に罹患している人では意識は維持されるが，突然の両側性の筋緊張消失の短い（数秒〜数分）エピソードが，笑いや冗談によって引き起こされる．
　　　(b) 子どもや発症6か月以内の人では明確な感情の引き金がなくても，不随意的にしかめ面をする，または顎を開けるエピソードがあり，舌の突出，または全身の筋緊張低下を伴う．
　(2) 脳脊髄液(CSF)のヒポクレチン-1の免疫活性値によって測定されるヒポクレチンの欠乏(同じ分析を用いて測定された，健常者で得られる値の1/3以下，または110 pg/ml以下)．脳脊髄液のヒポクレチン-1低値は，急性脳外傷，炎症，感染の状況下のものであってはならない．
　(3) 夜間のポリソムノグラフィでは，レム睡眠潜時が15分以下であり，睡眠潜時反復検査では，平均睡眠潜時が8分以下，および入眠時レム睡眠期が2回以上認められる．

▶いずれかを特定せよ
347.00(G47.419)情動脱力発作を伴わないがオレキシン(ヒポクレチン)欠乏を伴うナルコレプシー：脳脊髄液のヒポクレチン-1低値と，ポリソムノグラフィ/睡眠潜時反復検査の所見が陽性という，基準Bの要件は満たすが，情動脱力発作が存在しない(基準B1を満たさない)．
347.01(G47.411)情動脱力発作を伴うがオレキシン(ヒポクレチン)欠乏を伴わないナルコレプシー：このまれな下位分類は(ナルコレプシー症例の5%未満)，情動脱力発作とポリソムノグラフィ/睡眠潜時反復検査の所見が陽性という，基準Bの要件は満たすが，脳脊髄液のヒポクレチン-1の値は正常である(基準B2を満たさない)．
347.00(G47.419)聾とナルコレプシーを伴う常染色体優性小脳失調：この下位分類は，エクソン21のDNA(シトシン-5)-メチル基転移酵素-1の突然変異で引き起こされ，晩発性(30〜40代)のナルコレプシー(脳脊髄液のヒポクレチン-1値は低いか中等度)，聾，小脳失調，最終的には認知症により，特徴づけられる．
347.00(G47.419)肥満と2型糖尿病を伴う常染色体優性ナルコレプシー：ナルコレプシー，肥満，2型糖尿病および脳脊髄液のヒポクレチン-1低値がまれな症例でみられ，ミエリンのオリゴデンドロサイトにある糖蛋白遺伝子の突然変異と関連する．
347.10(G47.429)他の医学的疾患に続発するナルコレプシー：この下位分類は，ヒポクレチンニューロンの感染性(例：ウィップル病，サルコイドーシス)，外傷性，または腫瘍性の破壊を引き起こす医学的疾患に続発して生じるナルコレプシーである．
コードするときの注(ICD-9-CMでは347.10のみ)：最初に原因となっている医学的疾患をコードせよ(例：040.2 ウィップル病；347.10 ウィップル病に伴う続発性のナルコレプシー)

▶現在の重症度を特定せよ
軽度：情動脱力発作は低頻度で(週に1回よりも少ない)，うたた寝の必要性は日に1，2回で，夜間睡眠の障害は少ない．
中等度：情動脱力発作は毎日または数日に1回で，夜間睡眠が障害され，日に複数回のうたた寝が必要になる．
重度：薬剤抵抗性の情動脱力発作が日に複数回起き，ほとんどいつも眠気があり，夜間睡眠は障害されている(すなわち，体動，不眠，鮮明な夢を見る)．

Diagnostic and Statistical Manual of Mental Disorders, Fifth Edition (Copyright ⓒ2013). American Psychiatric Association. All Rights Reservedから許可を得て転載．

　また，HLA-DRB1*0602が陽性のナルコレプシー患者では，髄液中のオレキシンの著しい濃度低下がみられる．ナルコレプシーと特定のHLAとの関連は，自己免疫機序による中枢神経系のオレキシン神経細胞の破壊を示唆するものである．
　古典的ナルコレプシー(情動脱力発作を伴うナルコレプシー)には，①日中の過度の眠気，②情動脱力発作，③睡眠麻痺，④入眠時幻覚の4つの主症状がある．また，ナルコレプシー患者の多くに，睡眠構築の異常がみられ，夜間睡眠と午睡の双方に入眠直後のレム睡眠が出現する(図16.2-2)．これらの所見から，ナルコレプシーは，レム睡眠の出現を抑制する機構の障害により，レム睡眠が不適切なタイミングに出現したものであると推測される．4つの主症状も，レム睡眠の特徴に合致する．睡眠麻痺はレム睡眠中の筋トーヌスの低下と同一のものである．入眠時幻覚は，覚醒中あるいは半覚醒中の患者に発生する鮮やかな"夢"である．ただし，患者の誰もがこれらの症状をすべて満たすわけではないことには留意されたい．ナルコレプシーは1万人あたり10〜60人ほどが罹患していると推定されている．その症状は通常10歳代に顕在化する．強い情動刺激(感情の高ぶり)が脱力発作のトリガーとなるが，特に大笑いや強い怒りがきっかけになることが多い．脱力発作は一時的に膝がガクガクとする程度から，全身が麻痺してしまう(本人の意識は保たれている)状態までさまざまである．脱力発作は数秒から数分間続く．その間しばしば患者は話すことがで

きず，時には床に倒れてしまうこともある．夜間睡眠はしばしば分断化しており，かなりの苦痛となりうる．ナルコレプシーに関連し，患者は抑うつ気分を呈することがあり，それは特に無治療の場合に顕著である．社会的な孤立，学業や就労面での困難，運転への恐怖などが，ナルコレプシー患者の感じる喪失感に影響を与えている．

ナルコレプシーの治療

ナルコレプシーの根本的な治療法は存在しないが，症状の制御は可能である．日中の決まった時間に強制的に午睡をとるという方法は時に有効であり，薬物を用いず，生活指導のみでほとんど治癒する症例もある．薬物療法が必要な場合は通常，覚醒維持薬が用いられる．

ドパミン受容体再取り込作用とともに$α_1$受容体作動薬であるモダフィニル（モディオダール）は，ナルコレプシー患者の睡眠発作の頻度を抑制し，精神運動機能を改善することから，FDAの承認を得ている．このことは，ナルコレプシーの病態へのノルアドレナリン系の関与を示唆するものである．モダフィニルには，従来の精神刺激薬のような有害作用は少ない．しかし，臨床医はその服用状況を確認し，耐性形成に注意する必要がある．

睡眠専門医は，情動脱力発作の抑止のため，三環系抗うつ薬やSSRIを使用することが多い．この方法は，これら薬物のレム睡眠抑制効果に基づくものである．情動脱力発作は，覚醒時にレム睡眠関連症状が出現したものと考えられており，この方法は合理的といえる．イミプラミン（トフラニール），モダフィニル，フルオキセチン（Prozac）が情動脱力発作の抑制に有効であることが多数報告されている．治療にあたっては薬物療法が選択されることが多いが，計画的な午睡，生活習慣の調整，心

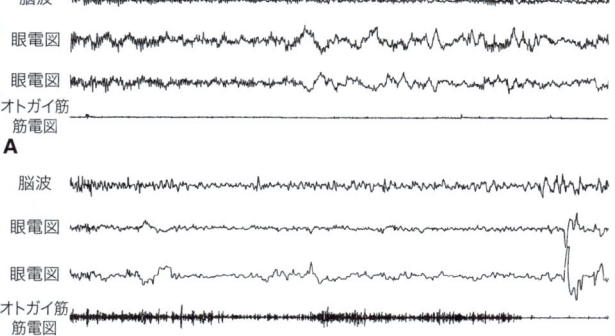

図 16.2-1 健常者の睡眠とナルコレプシー患者の睡眠を比較した．それぞれのパネルはリラックスした覚醒状態から入眠に至った際の最初の約30秒間をそれぞれポリソムノグラフィーで記録したものである．A：正常な入眠．脳波（EEG）ではα波が抑制され，緩徐眼球運動（slow-rolling eye movement：SEM）が出現している．B：脳波では通常通り，θ波の増加とα波の抑制，緩徐眼球運動がみられる．しかし，25秒以内に（右端を参照），急速眼球運動（rapid eye movement：REM）を伴う筋トーヌスの低下が出現している．この入眠時のレム睡眠の出現（sleep-onset REM sleep）がナルコレプシーの特徴的な所見であり，その診断基準の一部ともなっている．(Constance A. Moore, M. D., Robert W. Williams, M. D., and Max Hirshkowitz, Ph. D. のご好意による)

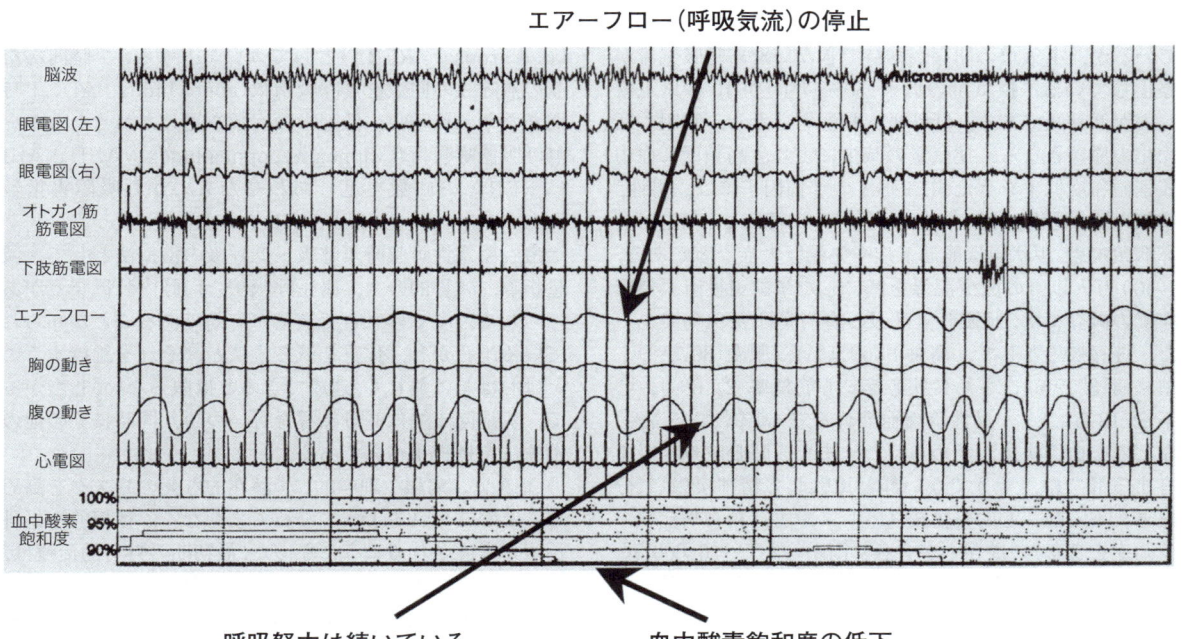

図 16.2-2 睡眠ポリグラフ検査で観察した，閉塞性睡眠時無呼吸の一例．

理カウンセリング，耐性形成を避けるための休薬指導と依存形成への注意，全身状態の管理，循環器系のモニタリング等を同時に考慮すべきである．

呼吸関連睡眠障害

睡眠呼吸障害(sleep-disordered breathing)は，軽症の上気道抵抗症候群から重症の閉塞性睡眠時無呼吸まで幅広く含むものである．無呼吸(apnea；呼吸気流の停止)や低呼吸(hypopnea；呼吸による換気が通常の50％以下となった状態)のような睡眠に関連した呼吸障害は，気道の物理的閉塞によって引き起こされることが多いが，時に呼吸中枢(脳幹)の障害や，代謝性因子，心不全などがその原因となることもある．睡眠呼吸障害イベントはそれぞれ，中枢性，閉塞性，混合性のどれかに分類される．中枢性無呼吸は，呼吸努力の減少・消失を伴うものを指す．DSM-5では，閉塞性睡眠時無呼吸・低呼吸，中枢性睡眠時無呼吸，睡眠関連低換気の3つが，呼吸関連睡眠障害のカテゴリーに含まれている．

閉塞性睡眠時無呼吸・低呼吸

閉塞性睡眠時無呼吸・低呼吸は，閉塞性睡眠時無呼吸(obstructive sleep apnea：OSA)とも呼ばれ，睡眠中に繰り返す上気道の部分的もしくは完全な閉塞を特徴とする．一般に，入眠すると気道抵抗が増大するが，一部の人ではこれが気道の閉塞と呼吸努力亢進の原因となる．このような上気道の物理的な閉塞により血中酸素濃度が低下し，一過性の覚醒が出現する(覚醒後，少なくとも一時的には正常な呼吸に戻る)．睡眠時無呼吸は，鼻腔や口腔での呼吸気流の停止が10秒以上続くもの，と定義されている．閉塞性無呼吸の出現時にも，呼吸努力は続いているが，上気道の開存が維持できないため呼吸気流が停止している．換気量の低下(50％以下)が10秒以上続くのが低呼吸である．低呼吸も覚醒をきたし，睡眠の断片化の原因となる．換気量の減少により，高頻度に血中酸素飽和度低下をきたす．OSAの準備因子には，男性，中年以降，肥満であることのほかに，小顎症，下顎後退，鼻咽頭疾患，甲状腺機能低下症や先端巨大症などがある．

400万人以上の医療記録を基にした米国退役軍人健康庁での調査では，睡眠時無呼吸の有病率は2.91％であった．併存疾患として，高血圧(60.1％)，肥満(30.5％)，糖尿病(32.9％)，さらに狭心症・心筋梗塞(27.6％)，心不全(13.5％)，一過性脳虚血発作を含む脳卒中(5.7％)などの心血管疾患が認められた．また，睡眠時無呼吸を有する群では，そうでない群と比較して精神疾患(気分障害，不安症，心的外傷後ストレス障害，精神病症状，認知症を含む)の併存率が有意に高かった(P＜0.0001)．睡眠時無呼吸(および，それによる睡眠の分断，低酸素状態)の結果として，これらの精神疾患が出現した可能性がある．逆に，それらの精神疾患自体が睡眠時無呼吸のような睡眠障害の原因の1つとなっている可能性もある．

診断 閉塞性睡眠時無呼吸・低呼吸に関連する臨床症状には，日中の眠気，いびき，肥満，熟眠感の欠如，窒息感による夜間中途覚醒，起床時の口渇感，起床時頭痛，盗汗(ひどい寝汗)などがある．また，閉塞性睡眠時無呼吸または低呼吸の結果として，高血圧，勃起障害(男性)，うつ病，心不全，夜間頻尿，多血症，記憶障害などを呈することがある．閉塞性睡眠時無呼吸または低呼吸はどの睡眠段階にも起こりうるが，レム睡眠と，ノンレム睡眠段階1および2で起こるのが一般的である．

睡眠ポリグラフ検査では，胸腹部のバンド型のセンサーにより，横隔膜や呼吸筋群が呼吸努力を続けているのが確認されるにもかかわらず，少なくとも10秒以上続く，鼻腔・口腔のエアーフロー(呼吸気流)の完全な消失(無呼吸)や，部分的な消失(低呼吸)が繰り返しみられるのが，成人のOSAの特徴である(図16.2-2)．動脈血酸素飽和度が低下し，しばしば徐脈(時に心室性期外収縮のような不整脈を伴う)がみられる．さらに覚醒反応が出現するが，これは脳波上の覚醒と運動によるアーチファクト(人工産物)として観察される．このとき患者はベッド上で落ち着きのない動きをすることがあるが，これはときに「ブレイクスルー」と呼ばれる．

米国睡眠医学会(American Academy of Sleep Medicine：AASM)スコアリングマニュアルでは，睡眠ポリグラフ検査記録の際，以下のルールに従って呼吸障害イベントを評価する．10秒以上の完全な呼吸停止をもたらす気道閉塞を無呼吸としてカウントする．血中酸素飽和度の低下をともなう部分的な閉塞を低呼吸とし(米国の公的医療保険制度であるメディケアの規定では，血中酸素飽和度の4％以上の低下が必要とされる)，また血中酸素飽和度の低下がなくても，気道の部分閉塞により覚醒が生じた場合，呼吸努力関連覚醒(respiratory effort-related arousal：RERA)としてカウントする．1時間あたりの無呼吸の回数を無呼吸指数(apnea index：AI)，1時間あたりの無呼吸・低呼吸の回数を足しあわせたものを無呼吸低呼吸指数(apnea hypopnea index：AHI)，AHIにRERAの回数を足しあわせたものが呼吸障害指数(respiratory disturbance index：RDI)である．

治療 閉塞性睡眠時無呼吸・低呼吸の治療法として，減量指導，外科的介入，陽圧呼吸法，口腔内装置などがあげられる．多くの患者で減量が有効であることが知られている．しかし，体重を減らすこと，それを維持することはしばしば難しく，達成できるとは限らない．したがって，実地臨床では減量指導を行いつつ，同時にその他の治療法を選択すべきである．

OSAが，病態生理学的に，潜在的な死のリスクを高めることが知られるようになってまもなく，積極的な外科治療が考慮されるようになった．最初期の外科的治療は，気道の開存を得るためのものであった．1970年代後半には重症の無呼吸患者に気管切開が施行されていた．気管切開が気道確保に有効であるのは疑う余地もないであろう．今日では好ましい治療法であるとは言えないであろ

うが，より新しい，洗練された治療法の適用が難しい場合には選択肢になりうる．第2世代の外科的治療は気道の物理的閉塞・形成異常を矯正しようとするものである．口蓋垂軟口蓋咽頭形成術（uvulopalatopharyngoplasty：UPPP）に関する初期の研究では，軟口蓋周囲の切除により，睡眠時無呼吸症状のほとんどが改善すると報告された．しかし，フォローアップ研究の結果はあまり芳しくなく，睡眠時無呼吸に対しUPPPが長期に有効であったのは，患者の約30〜50％のみであった．UPPPの有効例では中咽頭閉塞を有することが多い．したがって，良好な治療成績のためには選考基準に十分注意することが重要であろう．舌後方気道スペース（posterior airway space：PAS）の閉塞があるようであれば，上下顎骨の手術適応となりうる．下顎後退の目立つ患者や，舌後方気道スペースの狭窄がセファロメトリー（cephalometry：頭部測定）で示された患者では，上下顎骨を前方移動することで，夜間呼吸の著明な改善が期待できる．

睡眠呼吸障害治療においては，陽圧呼吸法（positive airway pressure：PAP）が最も一般的である（図 16.2-3）．PAP装置は，本体であるファン駆動の送風機，鼻マスク（もしくは鼻口マスク），これらをつなぐエアチューブから構成される．マスクを通して送り込まれた空気が陽圧を形成し，吸気時の胸部陰圧による口腔咽頭の閉塞を打ち消すように作用する．このようにして，空気圧が添え木の役割を果たし，気道の開存を維持するのである．圧が適切に設定されると，最重症の睡眠時無呼吸でさえも症状の軽減が期待でき，劇的に奏功する．PAP装置にはいくつかの種類がある．最も一般的なのは，持続的陽圧呼吸法（continuous positive airway pressure：CPAP）システムである．持続的な陽圧により，呼気時に息を吐き出すのがつらい場合には，バイレベル（2層構造）陽圧呼吸法（bilevel positive airway pressure：BPAP）の適応となることがある．BPAP装置では吸気・呼気のそれぞれに対応した異なる圧が設定される．さらに近年，患者の気道抵抗を感知し，自動的に陽圧を調整するシステム（automatic positive airway pressure：APAP）がよく用いられるようになった．このAPAPシステムでは，睡眠不足，投薬治療，体重の変化，睡眠段階，疾患への罹患，加齢などによる必要圧の変化に対し，適応可能となるよう設計されている．さらに，呼吸に同期してバイレベルのサーボ（自動制御）換気を行うシステムが発達してきたが，これは非侵襲的陽圧換気（noninvasive positive pressure ventilation：NIPPV）システムの中に含まれるであろう．これらは他の肺疾患，神経筋疾患での呼吸障害が主な適応対象となる．PAP治療はすばらしい有効性と安全性をもちあわせており，睡眠時に機器の装着に耐えられる患者での，標準的な治療法となっている．PAP治療における大きな課題となるのが使用率の問題である．そのため患者教育と，体系的なフォローアップが必要不可欠である．マスク，圧，鼻づまりなど，毎晩の継続使用を妨げる問題点があった場合には，治療順守向上のた

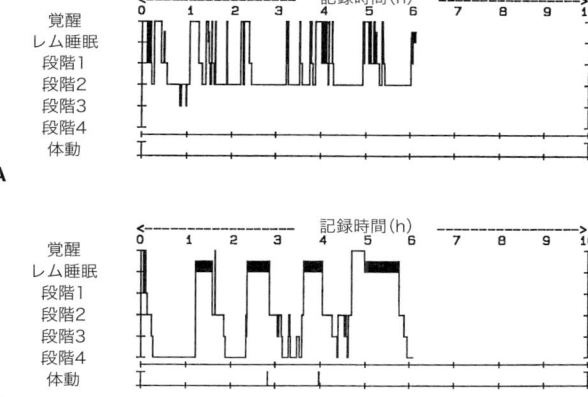

図 16.2-3　睡眠段階判定を行うと，閉塞性睡眠時無呼吸患者の睡眠構築が，CPAP療法によって急速かつ著明に改善しているのが確認できる．A：計200回以上の閉塞性睡眠時無呼吸を有する患者の睡眠パターン．レム睡眠中の頻回の覚醒による睡眠妨害が明らかで，徐波睡眠（段階3・4）はほとんど消失している．B：同患者で翌日CPAP治療下に確認した所見．レム反跳・徐波睡眠の増加がみられ，睡眠の連続性が明らかに改善している．(Constance A. Moore, M. D., Robert L. Williams, M. D., and Max Hirshkowitz, Ph. D. のご好意による)

め，それらはすみやかに是正しなければならない．適切な導入による極めて良好な治療成績から，PAP治療は外科的介入に替わり，OSA治療における第1選択となった．PAPがうまく使用できない時，導入を拒否する時，使用率が向上しない時，2次的な選択肢として外科的介入が考慮されている．

口腔内装置（oral appliance）も有効な治療オプションの1つである．いびきの治療のため，さまざまな口腔内装置が開発されてきた．口腔内装置は軽症から中等症のOSAに有効なようである．下顎を前方に動かす，口蓋を持ち上げる，舌を保持するなどが，その一般的なアプローチである（訳注：マウスピース型のものがよく使用されている）．ランダム化試験では，いくつかの口腔内装置が，睡眠時無呼吸の患者において，十分な気道開存をもたらしたことが示されている．しかし，重症のOSAでは十分な改善が得られるとは限らないので，フォローアップ後の再評価が必要となる．

一部の患者では，睡眠呼吸障害が仰臥位でのみ起こっていることがある．その場合，患者に仰向けで寝ることをやめるよう指導することで，症状の軽減が得られることがある．テニスボールを背中に縫いつけたり背中のポケットに入れたりする方法や，傾斜のあるマット（foam wedge）を使用するのが良いかもしれない．このような介入は臨床上有用であるかもしれないが，大規模な体系的臨床試験でその効果が確かめられているわけではない．

最後に，OSAに対しての薬物療法の試みが功を奏さなかったことを併記しておく．メドロキシプロゲステロ

ン（プロベラ：経口黄体ホルモン）が以前より有効であると考えられていたが，現在ではほとんど使用されていない．同様に三環系抗うつ薬は，レム睡眠（しばしば閉塞性無呼吸の増加がみられる睡眠段階である）を抑制することにより，無呼吸の重症度を改善することがある．テオフィリンは無呼吸を減少させると報告されているが，さらなる研究が必要である．ミルタザピン（レメロン）と，それに類似したシナプス前部のセロトニンに作用する化合物が呼吸を改善したという動物での研究があるが，ヒトでの研究では否定的であった．OSA患者の治療において使用が承認されている薬物は覚醒維持薬であるモダフィニルのみである．ただし，モダフィニルは気道閉塞の病態の改善に寄与するわけではない．PAP療法により十分な加療を受けているにもかかわらず，約8〜12%の患者において持続する残遺眠気に対しての補助的な治療手段として用いられる．

中枢性睡眠時無呼吸

　高齢者での発症が主体となる中枢性睡眠時無呼吸（central sleep apnea：CSA）は，呼吸を促進する中枢神経機構の断続的な機能障害に起因する．CSAは，呼吸努力の欠落による呼吸の停止と定義される．換気制御に障害をきたした状態であり，呼吸努力の変動に合わせて，睡眠中に無呼吸・低呼吸エピソードが周期的・断続的に起こる．従来，OSAは日中の眠気の原因となる一方，CSAは不眠として顕在化する，と言われてきた．しかし，その後の知見により，日中の眠気と不眠の双方が，中枢性・閉塞性のいずれにも出現しうることが強調されている．CSAの睡眠ポリグラフ検査上の特徴は，OSAと類似した点が多いが，無呼吸の出現時に，胸腹部のバンド型センサーにて呼吸努力の消失が観察される点が異なる．DSM-5ではCSAを，特発性中枢性無呼吸，チェーンストークス呼吸，オピオイド使用に併存する中枢性睡眠時無呼吸，の3つのカテゴリーに分けている．しかし，これら3つのカテゴリーに限らず，呼吸努力の減少を生じうる因子にはさまざまなものがある．標高が高い地域にいることでも起こるし，脳幹病変，特定の身体疾患，特定の薬物・物質使用，先天性異常などもその原因としてあげられる．

特発性中枢性睡眠時無呼吸　CSAには特発性（idiopathic：特定の原因が見当たらないのに発症する）のものがある．患者は通常，覚醒中の動脈血炭酸ガス分圧（$PaCO_2$）が正常下限レベルであり，CO_2負荷に対する換気応答が亢進している．日中の眠気を呈するほか，不眠や呼吸苦による覚醒が起こることがある．睡眠中の呼吸停止は換気努力に先行して起こる．睡眠ポリグラフ検査では1時間あたり5回以上の中枢性無呼吸がみられる．

チェーンストークス呼吸　チェーンストークス呼吸（Cheyne-Stokes breathing）は，連続する呼吸の亢進からなるがその呼吸パターンは独特で，1回換気量が徐々に増えた後，徐々に減るという漸増漸減（crescendo-decrescendo）パターンを呈する．呼吸の亢進と，呼吸努力の低下による無呼吸・低呼吸状態が交互に現れる．チェーンストークス呼吸は，高齢のうっ血性心不全・脳卒中患者によくみられる．特発性のCSAと同様に，日中の眠気，不眠や呼吸苦による覚醒を呈する．睡眠ポリグラフ検査では，1時間あたり5回以上の中枢性無呼吸エピソードが確認される．

オピオイド使用に併存する中枢性睡眠時無呼吸　これはDSM-5におけるCSAの3つ目のカテゴリーであり，オピオイド使用障害（opioid use disorder）が認められたときに特定される．慢性的な長時間作用型オピオイド使用により，呼吸に関わる神経筋制御の障害（CSAの原因となる）が起こるとされている．

高地での中枢性睡眠時無呼吸　睡眠開始時の中枢性無呼吸が標高7600 m以上の高地で起こることが広く知られているが，これは標高5000 m（特に，急に高地に到達した場合）でも起こりうる現象である．このカテゴリーはDSM-5には含まれていないが，臨床上意義深いものであろう．12〜34秒ごとに中枢性無呼吸と呼吸亢進とが交互に出現する（訳注：高地周期性呼吸とも呼ばれる）．これは延髄のpH受容体の呼吸閾値上昇（すなわち呼吸を維持する上でより低いpHを必要とする）に由来すると考えて良いだろう．高地では，過換気の結果，低炭酸ガス血症によるアルカローシス（訳注：すなわちpHが高い状態）に傾くため，これが睡眠中の換気が抑制される原因となる．睡眠構築に関しては，段階1および2が増加し，徐波睡眠が減少するという変化がみられることがある．なお，レム睡眠にはあまり影響がないようである．高地でのCSAはアセタゾラミド（ダイアモックス）により治療されるが，これはアセタゾラミドが血清pHを下げ，呼吸ドライブを上昇させるためである．アセタゾラミドには代謝性アシドーシス，電解質異常，アナフィラキシー，スティーブンス・ジョンソン症候群，中毒性表皮壊死症などの重篤な副作用がある．なお，高地での一般的な身体反応としては，倦怠感，食欲不振，味覚異常，多尿，下痢，下血，耳鳴り，光過敏症などがある．

チェーンストークス呼吸以外の身体疾患による中枢性睡眠時無呼吸　身体疾患によるCSAは，脳幹病変（さまざまな病態と関連する）が原因となっていることが多い．心血管疾患や腎疾患もCSAの原因になることがある．診断基準を満たすには，睡眠ポリグラフ検査で，覚醒や断片化した睡眠を伴う漸増・漸減する呼吸パターンと，1時間あたり5回以上の中枢性無呼吸・低呼吸が確認されなければならない．

薬物または物質による中枢性睡眠時無呼吸　中枢性無呼吸はさまざまな薬物の使用または併用で起こりうるが，特に長時間作用型オピオイドで顕著である．しかし，その他の物質または薬物の使用も，神経筋制御の変容によるCSAの原因となりうる．1時間あたりの中枢性無呼吸が5回以上であることと，対象となる薬物を少なくとも2か月以上使用していることが，その診断基準となっ

ている.

乳幼児期の原発性睡眠時無呼吸　乳幼児期のCSAは，低酸素血症，徐脈，もしくはその双方とともに，遷延する無呼吸・低呼吸を伴うものである．これは未熟児を苦しめる病態であり，脳幹が未成熟であるために生じると考えられる．児の生理機能および発達を損なう，他の医学的問題によって増悪している可能性もある．

睡眠関連低換気

特発性低換気　特発性低換気(idiopathic hypoventilation)の患者は，正常な肺を持つにもかかわらず，肺胞換気量の低下(おそらく延髄の中枢化学受容野の機能低下による)を来しており，とりわけ睡眠時に血中酸素飽和度の低下をきたす．肺疾患，肥満，脊椎後側湾症，その他の骨格異常など，低換気を起こしうる疾患の併存を認めない．睡眠ポリグラフ検査では，血中酸素飽和度の低下を伴う10秒以上の浅呼吸エピソードと，睡眠に関連した呼吸障害・徐脈頻脈による頻回の覚醒が確認される．患者はしばしば日中の眠気や，頻回の中途覚醒を含む不眠症状を訴える．

先天性中枢性肺胞低換気　先天性中枢性肺胞低換気(congenital central alveolar hypoventilation)は，オンディーヌの呪い(Ondine's curse)とも呼ばれる．原発性肺疾患や呼吸筋障害では，このような睡眠に随伴する病態は説明できない．呼吸中枢の自動調節機能不全が睡眠中の肺胞低換気の原因となっている．先天性中枢性肺胞低換症候群は，出生直後から出現するにもかかわらず，病初期には気づかれにくい．重症例では，継続的な換気補助療法が必要となる．

併存性睡眠関連低換気　肺実質・血管病変，下気道閉塞，神経筋もしくは胸壁疾患といった身体疾患によって低換気が起こる場合，併存性睡眠関連低換気(comorbid sleep-related hypoventilation)と呼ぶ．

肺実質および血管病変による睡眠関連低換気　肺実質病変または血管病変は低酸素血症の主な原因である．間質性肺疾患，原発性および2次性の肺高血圧症，嚢胞性線維症(肺実質および下気道に影響を与える)，鎌状赤血球貧血のような異常ヘモグロビン症などがこれらの疾患に含まれる．夜間低酸素血症は肺動脈高血圧症，肺性心，認知機能障害の原因となりうる．睡眠研究では，無呼吸・低呼吸エピソードが目立たない一方で，血中酸素飽和度の睡眠中の持続的低下が明らかにされている．

下気道閉塞による睡眠関連低換気　肺機能検査(pulmonary function test：PFT)で，1秒量(forced expiratory volume in 1 second：FEV_1)と，努力肺活量(forced vital capacity：FVC)の比(訳注：これを1秒率＝FEV_1%と呼ぶ)が70%未満であるとき診断される．肺気腫，慢性気管支炎，$α_1$アンチトリプシン欠損症，気管支拡張症，嚢胞性線維症を含む，慢性閉塞性肺疾患(chronic obstructive pulmonary disease：COPD)が睡眠妨害事象の原因となる．夜間低酸素血症は，肺高血圧症，肺性心の

原因となりうる．また低酸素血症が遷延すると脳障害の原因ともなる．睡眠検査所見においては，無呼吸・低呼吸エピソードが目立たないものの，酸化ヘモグロビン飽和度の低下が睡眠時に持続することが明らかにされている．

神経筋疾患と胸壁疾患による睡眠関連低換気　重症筋無力症(myasthenia gravis)と筋萎縮性側索硬化症(amyotrophic lateral sclerosis：ALS)では，これらの神経筋疾患および胸壁疾患による(訳注：すなわち呼吸筋の収縮力低下や胸壁構造の解剖学的歪みによる)低換気は，OSAの合併によって低酸素血症がさらに増悪する．

概日リズム睡眠障害

概日リズム睡眠障害(circadian rhythm sleep disorder)は，望ましい睡眠スケジュールと現実のそれとの食い違い，およびそれに基づく種々の問題である．その背景に存在する基本的な病態は共通している．すなわち，個々の内因性体内時計と，望ましい睡眠覚醒リズム(ないしは元来の睡眠覚醒リズム)との間の脱同調である．概日リズム(概日＝"circadian"は，ラテン語で「だいたい1日」の意)のペースメーカーとなっているのは，視交叉上核(suprachiasmatic nucleus：SCN)である．視交叉上核ニューロン群の発火は，ほぼ正弦波パターン(sinusoidal pattern)様の24時間周期を示し，その出力は深部体温の変動と相関している．視交叉上核の発火パターンは上位離断脳標本(中脳が離断された動物)でも保たれている．体内時計と望ましい睡眠スケジュールとの不一致は，両者の不適切な位相関係，時差地域への旅行，患者自身に内在する基本的な生体リズムの乱れなどから生じる．

通常の生活環境であれば，内因性の概日リズム周期は，太陽光，社会生活，その他の環境因性の刺激や活動により，日々リセットされていく．これらの因子による概日リズムの再同調がうまく行かないと，概日リズム睡眠障害が起こる．DSM-5では概日リズム睡眠障害として，睡眠相後退型，睡眠相前進型，不規則睡眠-覚醒型，非24時間睡眠-覚醒型，交代勤務型，特定不能型，の計6種類があげられている．DSM-5では時差症候群(時差ぼけ)と「他の身体疾患によるもの」について言及されていないが，それらは他の診断分類体系(ICSD-2など)には含まれている．

睡眠相後退型

睡眠相後退型(delayed sleep phase type)の概日リズム睡眠障害では，体内時計の周期が24時間以上になっており，これにより患者の睡眠覚醒スケジュールは望ましいスケジュールよりも後退しており，夜間の眠気・日中の覚醒機能にも位相後退が起こる．睡眠位相が後退すると，夕方～深夜にかけての覚醒が著明となり，夜更かしがちとなり，午前中の疲労感が強くなる．このような

人はよく，極端な夜型人間(night owl)と言われる．

睡眠相前進型

睡眠相前進型(advanced sleep phase type)では，概日リズムの周期が前方にシフトしており，眠気の出現時刻が早まることとなる．睡眠相が前進すると夕方ころから眠気が出現し，早い時刻に床に就こうとする．翌日は早い時間に目覚め，早朝時に最もはっきりと覚醒している．このような人は極端な早起きの人(early bird, lark)と呼ばれる．

不規則睡眠-覚醒型

不規則睡眠-覚醒(irregular sleep-wake)パターンでは，睡眠覚醒リズムの消失または病的な減少がみられる．睡眠-覚醒パターンは極端に不規則で，眠りに入るタイミング，起床するタイミングは予想不可能である．24時間を総合すると，量的には正常な睡眠時間がとれているが，それらは3～4回以上のエピソードに細分化し，不規則に出現する．夜には入眠困難が顕著となり，日中は過度の眠気が出現する．特別な状況を除けば，日中の活動は強く障害されている．その発現には，周囲からの隔絶・孤立が関連している可能性があるが，それは外部刺激への曝露機会の減少が本病態に寄与しうるためである．不規則睡眠-覚醒型はアルツハイマー型認知症や，小児の神経発達障害といった神経変性疾患で観察されることが多い．

非24時間睡眠-覚醒型(フリーラン型)

睡眠-覚醒のサイクルを司るペースメーカーが，24時間より長い周期，もしくは短い周期となっていて，それが毎朝リセットされない時(例えば，全盲者，視覚障害のある人など)，これを非24時間睡眠-覚醒型(non-24-hour sleep-wake type)の概日リズム睡眠障害と呼ぶ．通常であれば，昼夜の明暗サイクル変化により，概日リズムが再同調されるはずである．内因性の概日リズムと，周囲の生活リズムとのずれが大きくなるにつれて，ますます多くの問題が起こることになる．体内時計と周囲環境の時間とのずれが12時間に達すると，睡眠の問題はピークを迎え，その後睡眠相のずれは徐々に改善していく．時には体内時計が周囲環境の時間と一致して，数日間睡眠-覚醒サイクルが正常となるが，その後，不眠と日中の眠気がぶり返す．非24時間睡眠-覚醒型では，周期的に不眠と日中の眠気が出現することになる．外傷性脳損傷(traumatic brain injury)は非24時間睡眠-覚醒型の発現要因となりうる．また，視覚障害はよく知られた危険因子である．全盲者，視覚障害のない人のいずれにおいても，メラトニンのような生体リズム位相マーカーを連続測定することが，診断に有用である．治療には，高照度光療法とメラトニン使用のいずれかが試みられる．

交代勤務型

多くのサービス業(例えば，輸送業界，医療業界)では，しばしば24時間の就労を要する．同様に，西欧文化がより資本集約的となるにつれ，鉱業や製造業も昼夜問わず稼働する業務形態となってきた．シフトワーク(交代勤務)に従事する人は，この数10年の間に着実に増加してきている．シフトワーカーは，不眠と日中の眠気，もしくはその両方に悩まされる．一部の就労者はシフトの交代にわずかな時間で適応できるが，それに対して大きな困難をもつ者もいる．頻回のシフトの交代がますます睡眠の問題を深刻化させる．また，社会的要求に合わせるため，シフトワーカーは週末や休日に，シフトと異なる睡眠覚醒スケジュールで過ごしていることが多い．その結果，ひどい不眠で寝付くことができず，逆に起きていたい時間帯に強い眠気が襲うことになる．このように内因性の概日リズムが社会生活上の睡眠覚醒スケジュールと合わないと，深刻な睡眠不足に悩むこととなる．通常の睡眠-覚醒リズムにおいては，最も強い眠気が襲うのが午前3時～5時である．興味深いことに，眠気を原因とする運送事故や産業事故が最も起こりやすいのはちょうどこの時間帯である．明言はされていないものの，DSM-5では，時差ぼけ(jet lag)を有する人々もこのカテゴリーに含まれているようである．病因は異なるが，数多くの時差地域を頻繁に行き来する人では，これら交代勤務型(shit work type)と同様の症状を呈することがある．

時差型

DSM-5では除外されているものの，時差障害(jet lag)はICSD-2において，概日リズム睡眠障害の1つとして認識されている．飛行機による高速移動が，概日リズムと環境時間の食い違いを生じる原因になり，時差障害という概念が用いられるようになった．異なるタイムゾーンへ移動すると，その方向により，位相の前進・後退のいずれも出現しうる．通常，1～2時間のタイムゾーンの変化では大きな問題は生じないが，タイムゾーンの大きく異なる遠方への移動の場合には，現地時間への順応の難しさは顕著になる．海外出張を繰り返すビジネスマンでは，このような障害の頻度は高い．夜型の人はリズム位相の前進が求められる東方への移動に困難を感じることが多いし，逆に朝方の人はリズム位相の後退が求められる西方への移動に困難を感じることが多い．横断するタイムゾーンの数が，重要な因子となる．通常，8時間の時差に適応するのに，4日以上必要とする．

身体疾患によるもの

入院中，寝たきりを余儀なくされる疾患や，認知症の一部では，概日リズムの不整化とこれによる睡眠-覚醒パターンの不規則化が生じる．この睡眠-覚醒サイクルの崩壊は，鎮静作用をもつ薬物投与により増悪すること

がある．また，集中治療室（intensive care unit：ICU）に入院している患者は，音や光により，あるいは治療処置やモニタリングにより，睡眠が妨害されている．このような睡眠-覚醒リズムの乱れは，明らかな睡眠障害の発現要因になる．また，危険ドラッグ，例えばメタンフェタミン（ヒロポン）や3,4-メチレンジオキシメタンフェタミン（MDMA：エクスタシーとしても知られている）の乱用も原因になることがある．

概日リズム睡眠障害の治療

時間療法（chronotherapy）は体内時計をリセットするために用いられる手法の1つである．概日リズムの振幅が，望ましい睡眠-覚醒スケジュールとなるまで，徐々にリズム位相を後退させていくものである．外部からの刺激を排除し，好きなタイミングに眠るように指導すると，典型的なヒトの「1日」は25～26時間周期となり，若年～中年の成人ではリズム位相が後退しやすいことが示されている．したがって，日ごとに2～3時間のリズム位相を後退させる手法は，ヒトの生まれもった傾向に準拠しており，リズム位相の前進を図るよりも容易であると考えられる．時間療法では適切な時点で位相の後退を停止させるが，望ましいタイミングでの同調を維持することが困難になることがある．このため，高照度光療法がここ数年，時間療法に代わるものとして用いられるようになった．

高照度光療法 高照度光（1万ルクス以上）の曝露により，内因性の生体リズムを変動させられることが，睡眠障害研究により示されている．正確なタイミングに高照度光に曝露することにより，体内時計の変動停止・リセットが期待できる．これは光曝露が体内時計のセットポイントを修正するためである．深部体温を生理学的マーカーとして用いたとき，深部体温が最低となる時間よりも前に高照度光を浴びることにより，リズム位相を後退させることができる．逆に，深部体温が最低となる時間よりも後に高照度光に曝露することで，リズム位相の前進が起こる．したがって，睡眠相後退症候群患者のリズム位相前進のため，早朝の高照度光療法が用いられる．同様に睡眠相が前進している患者には，夜の高照度光曝露が有用であろう．さらに近年，位相の固定・変動には，光スペクトルの青色成分が特に重要であることが明らかとなった．光療法はシフトワーカーや宇宙飛行士，また時差ぼけを経験する人達に対して，概日リズムをリセットするために適用されている．

メラトニン 全盲者の概日リズム睡眠障害，すなわち非24時間睡眠-覚醒障害（上記を参照のこと）に対し，メラトニン（melatonin）での治療を行った実験的研究で，その有効性が示されている．研究者たちは，メラトニン分泌が，内因性の概日リズム発現の背景になっていると考えている．通常であれば，メラトニンレベルは夕暮れ時に上昇し，夜明けまで高い状態が続く．高照度光にはメラトニン放出を抑制する作用がある．メラトニンはある意味，脳内の暗闇のシグナルであると言える．メラトニンは，視力障害のない人達においても，睡眠-覚醒サイクルの乱れを矯正するために用いられる．メラトニンは薬局で入手できるが，ヨーロッパでは医師により処方される（訳注：メラトニンは，米国ではサプリメントとして薬局で購入できる．本邦では薬事法により，製造・輸入・販売が認可されていない）．また合成メラトニン作動薬であるラメルテオン（ロゼレム）も使用可能である．ラメルテオンは入眠困難型の不眠症に対する治療薬としてFDAに認可されたが，適応外処方として，概日リズム睡眠障害に対して広く用いられている．興味深いことに，交代勤務型睡眠障害へ認可された薬物は，覚醒維持薬であるモダフィニルのみである．モダフィニルは夜間のシフトワーク時に出現する眠気の治療において，その使用が承認されている（訳注：本邦では未承認）．

睡眠時随伴症

睡眠時随伴症（parasomnia）は，時に半覚醒状態をきたす障害として記述されることがある．一般に睡眠時随伴症とは，睡眠中に出現，もしくは睡眠により増強される生理学的・行動学的現象を特徴とする，多種多様な睡眠障害をひとまとめにしたものである．一説によれば，睡眠時随伴症の多くは，特定のベースとなる睡眠-覚醒状態に，異なる睡眠-覚醒状態が重複・侵入したものである．この基本的な睡眠-覚醒状態には，覚醒，ノンレム睡眠，レム睡眠の3つがあり，それらは神経学的機構が異なっている．覚醒中は身体と脳が共に活性化しており，ノンレム睡眠中は身体と脳のいずれも活性が低下している．一方でレム睡眠では，身体が脱力しているにもかかわらず，脳が活発に活動している（そのため複雑な，ファンタジーあふれる夢を見る）．局所脳血流測定や磁気共鳴画像（magnetic resonance imaging：MRI），そしてその他の画像研究により，レム睡眠中の脳活動の亢進が示されている．睡眠時随伴症の一部には，確かにこのような基本的な睡眠-覚醒状態のオーバーラップがあるようである．例えば，睡眠時遊行症と睡眠時驚愕症では，ノンレム睡眠（特に，徐波睡眠）中に突然，瞬間的・部分的な覚醒時の行動が出現する．同様に，孤発性睡眠麻痺（金縛り）は，覚醒に移行する際にレム睡眠の筋緊張低下が持続的に発現する状態である．他方，レム睡眠行動障害は，睡眠メカニズムが障害され，レム睡眠での筋緊張の低下（atonia）が正常に出現しない結果，夢内容がそのまま行動化されて現れる．

睡眠時随伴症の出現頻度はばらつきが大きい．しかし，夜間の異常事象の出現頻度よりも，それによる身体的影響や苦痛の度合いの方が，はるかに臨床的意義が大きい．例えば，レム睡眠行動障害による2年に1回程度の夢内容に一致した異常行動により患者が重症を負ったとすれば，それは毎週の歯ぎしりよりも治療上の緊急度は高いと言える．同様に，1か月に1回の反復する悪夢による

寝付くことへの恐怖心から生じた重篤な不眠症があれば，同じ頻度で出現する睡眠時驚愕症よりも患者の苦痛はより大きいであろう．ほとんどの睡眠時随伴症は不規則に出現するため，それを1泊入院の検査で検知するのは難しい．しかし，診断を確定するため，また原疾患となりうる他の疾患（てんかん，睡眠呼吸障害，その他の睡眠障害）を除外するため，睡眠検査がしばしば施行される．

ノンレム睡眠覚醒障害

睡眠時遊行症 ノンレム睡眠覚醒障害（NREM sleep arousal disorder）の診断基準については表16.2-8を参照してほしい．古典的な睡眠時遊行症（sleepwalking）とは，その名の通り，十分に覚醒していない状態でベッドから起き上がり，歩きまわる状態を指す．これは夢遊病（somnambulism）とも呼ばれ，患者は無意識の状態で，さまざまな複雑な行動を取ることがある．睡眠時遊行症は「錯乱性覚醒」（confused arousal）や「睡眠時驚愕症」（sleep terror）のような睡眠時随伴症と連続性をもち，通常，徐波睡眠中に起こる．睡眠時遊行は初回もしくは2回目の徐波睡眠エピソードの終わりごろに出現するのが特徴である．睡眠時遊行症患者では，睡眠不足や徐波睡眠の中断が，症状の出現と増悪の要因になるようである．睡眠時遊行エピソードでは，起き上がり歩こうとする単純な行動から，半ば目的指向性をもっているような活動まで観察されうる．睡眠時遊行者は，しばしば周囲の環境に対し適切な反応をする（例えば，ものにつまずかないよう避ける）．しかし，適切に対応できない時もあり，その結果受傷することがある（例えば，上階から窓の外に落ちたり，車道に飛び出したりする）．また，睡眠時遊行中に暴力行為に至ることもある．睡眠時遊行者を覚醒させるのは困難であり，無理に覚醒させると，しばしば錯乱状態をきたす．したがって，睡眠時遊行をきたしている人に対しては，掴んだり揺さぶったり，あるいは大声を出したりして起こそうとするのではなく，ベッドに戻るよう穏やかに促すのが望ましい．錯乱した状況では，攻撃されていると認識し，自身を守るために暴力的な行動に出る可能性があるためである．成人では，睡眠時遊行症は稀である．成人例では家族内発症がみられるほか，原発性のものと，他の睡眠障害（睡眠時無呼吸など）による2次性のものがある．対照的に，睡眠時遊行症は小児で有病率が高い（4～8歳がピーク）．青年期以降に，通常自然消失する．毎晩，毎週のように睡眠時遊行があり，本人が受傷したり家族等に危害が及んだりする状態であれば，重症で治療が必要と考えられる．睡眠時遊行症には，睡眠関連食行動（sleep-related eating）や睡眠時性的行動症（sexsomnia）のような特殊な病態も存在する．

睡眠関連食行動 睡眠中の食物摂取は，睡眠関連食行動と呼ばれる．摂食に関する記憶の程度はさまざまである．ものを食べた記憶がないにもかかわらず，翌朝，そ

表16.2-8 DSM-5のノンレム睡眠からの覚醒障害の診断基準

A. 睡眠から不完全に覚醒するエピソードが反復し，通常は主要睡眠時間帯の最初の1/3の間に起こり，以下のいずれかの症状を伴う．
  (1) 睡眠時遊行症型：睡眠中にベッドから起き上がり歩き回るエピソードの反復．睡眠時遊行の間，その人はうつろな表情で視線を動かさず，他の人が話しかけようとしてもあまり反応せず，覚醒させるのがきわめて困難である．
  (2) 睡眠時驚愕症型：睡眠から突然驚愕覚醒するというエピソードの反復で，通常は恐怖の叫び声で始まる．各エピソード中に，強い恐怖と，瞳孔散大，頻拍，呼吸促迫，発汗など自律神経系緊張の徴候がある．エピソード中，他の人達が落ち着かせようとしても反応がかなり悪い．
B. 夢の映像はまったく，または少ししか想起されない（例：たった1つの情景しか）．
C. エピソードについての健忘がある．
D. そのエピソードは，臨床的に意味のある苦痛，または社会的，職業的，または他の重要な領域における機能の障害を引き起こしている．
E. その障害は，物質（例：乱用薬物，医薬品）による生理学的作用によるものではない．
F. 併存する精神疾患または医学的疾患では，睡眠時遊行症または睡眠時驚愕症のエピソードを説明できない．

コードするときの注：ICD-9-CMでは，すべての下位分類に307.46とコードする．ICD-10-CMでは，コードは下位分類に基づいている．
▶いずれかを特定せよ
307.46(F51.3)睡眠時遊行症型
　▶該当すれば特定せよ
　睡眠関連食行動を伴う
　睡眠関連性行動を伴う
307.46(F51.4)睡眠時驚愕症型

Diagnostic and Statistical Manual of Mental Disorders, Fifth Edition（Copyright ©2013）．American Psychiatric Association. All Rights Reservedから許可を得て転載．

れらの残骸を証拠として認めることがある．

睡眠関連性行動 睡眠関連性行動（セクソムニアとも呼ばれる）では，無意識下での睡眠中の性的行動（自慰行為やペッティング［愛撫］，性交を含む）がみられる．

睡眠時驚愕症 睡眠時驚愕症（sleep terror）は，夜間睡眠の前半3分の1で，段階3または4の深いノンレム睡眠からの覚醒時に生じる．強い恐怖により，突然覚醒するのが特徴である．通常，引き裂くような金切り声や叫び声で始まり，パニックともとれる強い不安の身体化を伴う．また，恐怖に関連した行動や自律神経症状がしばしば認められる．睡眠時驚愕症の典型例では，臨床所見および脳波所見において，側頭葉てんかんやその他のてんかん発作の徴候は認められない（図16.2-4）．睡眠時驚愕症では，通常ベッドの中で体を起こすが，刺激に対しては反応せず，覚醒したとしても混乱し，錯乱した状態で

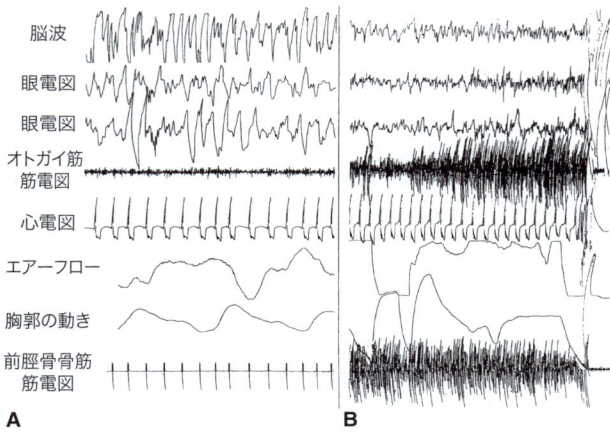

図16.2-4 睡眠時驚愕症の睡眠ポリグラフ検査.A:睡眠時驚愕症の出現する直前の,約14秒間の記録.脳波上,顕著な徐波活動,その他の睡眠段階4の特性がみられる.B:頻脈と体動を伴う覚醒.脳波は不明瞭で,また激しく動いたために,電極が外れてしまっている(右端で確認できる).患者は大声で叫び,動揺した様子をみせたが,その間の夢見の報告はなかった.また夜間に起こったことを,翌朝ほとんど想起できなかった.(Constance A. Moore, M. D., Robert L. Williams, M. D., and Max Hirshkowitz, Ph. D. のご好意による)

ある.発声がみられることもあるが,しばしばその内容は支離滅裂である.このような激しい症状にもかかわらず,エピソードの記憶は脱失していることが多い.睡眠時遊行症と同様,これらのエピソードは徐波睡眠から起こる.発熱や,抗うつ薬の離脱により症状が増強される.複雑な夢が眼前に展開する悪夢障害とは異なり,睡眠時驚愕症では視覚刺激が欠けているか,あったとしても短く断片的なイメージ(非常に鮮明だが静的なもの)のみである.睡眠時驚愕症は夜驚症とも呼ばれ,家族内発症の報告がある.他の徐波睡眠と関連する睡眠随伴症と同様,睡眠不足により睡眠時驚愕症が惹起されたり増悪する可能性がある.小児の睡眠時驚愕症では,精神病理学的な背景をもたないことが多いが,成人の睡眠時驚愕症では,心的外傷体験や明らかな精神医学的問題を併せ持つ場合が多い.1か月に1回未満の頻度のものから,ほとんど毎晩出現する(さらに本人や家族等が受傷する)ものまで,その重症度はさまざまである.

通常レム睡眠に伴って起こる睡眠時随伴症

レム睡眠行動障害(睡眠時随伴症重複障害と解離重積状態を含む) レム睡眠行動障害(REM behavior disorder:RBD)では,レム睡眠中の筋緊張の低下(atonia)が正常に起こらない.その結果,夢の内容がそのまま行動として表出される.通常の状況下では,レム睡眠に関連したαおよびγ運動ニューロンの脱分極により,夢を見ている最中には動くことができない.この麻痺状態がないとき,もしくは筋緊張の低下が断続的にしか起こらないとき,殴る,蹴る,跳ね起きる,ベッドから飛び出すなどの行動が,夢と同時に出現する.この行動内容は夢で見たイメージと一致している.さらに睡眠時遊行と異なり,実際の周囲環境ではなく,夢の中での感覚に従って行動するようである.すなわち,睡眠時遊行症では,寝室の窓まで行き,それを開け,そこから踏み外すとしても,一連の動作が穏やかに行われる.対照的に,RBDでは,夢の中で見た湖に飛び込むため,窓から空中に身を躍らせる,という形を取る傾向がある.患者やベッドパートナーは頻繁に受傷することになり,それは時に深刻化する(裂傷,骨折など).さまざまな薬物,併存する疾患ないし状況的要因が,RBDの発現促進,増悪の原因となる.動物において,両側の青斑核周囲病変により,RBD様の症状が惹起される.ヒトでは,びまん性の半球病変,両側視床の機能障害,脳幹病変がRBDの原因として推測されている.クロナゼパム(リボトリール)がRBDの治療に有効である.

反復性孤発性睡眠麻痺 睡眠麻痺(sleep paralysis)はその名の通り,夜間睡眠中に自発行動ができなくなる状態を指す.入眠期や出眠期に起こり,半覚醒状態で周囲をぼんやりと認識できる時に生じる.この自発的に動けない状態は,侵入者が部屋の中に入ってくる感覚がある時や,入眠時幻覚がある時に,特に苦痛が大きくなる.なお,睡眠麻痺はナルコレプシーの主要な4症状の1つであるが,反復性孤発性睡眠麻痺では日中の過度の眠気(excessive daytime sleepiness)や情動脱力発作(cataplexy)はみられない(視覚性または聴覚性幻覚は併存しうる).時に恐怖の対象となるが,睡眠麻痺とは,覚醒状態に正常なレム睡眠の特徴がわずかに侵入したものである.睡眠麻痺は1〜数分ほど続くことがある.視覚性あるいは聴覚性幻覚を伴う睡眠麻痺が,「化け物」と対峙する,襲われるといった,さまざまな体験として説明されるのは興味深い点である.患者の多くは,何者かに密着されたように感じ,自分は動けず,その間,「化け物」が話しかけてきたり,襲いかかってきたり,あるいは胸の上にのしかかってきたりする,その後消滅する,という経過を述べる.夢魔(incubus),鬼婆(old hag),ヴァンパイア,幽霊のたたり(日本ではこれが金縛りとして一般的),魔女の乗馬,エイリアンの襲撃などとさまざまな呼ばれ方をするが,いずれも睡眠麻痺によくある要素を含むものである.不規則な睡眠スケジュール,睡眠不足,精神的ストレス,交代勤務が睡眠麻痺出現の原因となる.一過性の睡眠麻痺は,若年成人の7〜8%で観察されるほか,25〜50%の人が,一生のうちに少なくとも1回の睡眠麻痺を経験すると推定されている.治療としてはまず,睡眠衛生の是正と,十分な睡眠時間の確保を行う.なお,自発的に急速眼球運動をするか,あるいは誰かに触れられることで,エピソードが終了することがある.

悪夢障害 悪夢(nightmare)とは,恐ろしい,ぞっとするような内容の夢を指す.夢による不安発作(dream anxiety attack)と呼ばれることがあるように,悪夢は交

感神経の亢進をもたらし，さらには中途覚醒の原因となることもある．悪夢はレム睡眠で起こるが，通常長く複雑な夢を伴い，次第に恐怖心が増していく．悪夢によって目覚めてしまった人は，しばしば夢の内容を覚えている（睡眠時驚愕症とは対照的）．悪夢は反復することがあり，特に心的外傷後ストレス障害(posttraumatic stress disorder：PTSD)と関連して出現するときには，実際の出来事の回想であることがある．悪夢は，3～6歳の小児では一般的であるが（有病率は10～50%と推定されている），成人では稀である(1%以下)．つらい悪夢が頻回になると，眠ることへの恐怖から不眠症の原因となることがある．フロイトによれば悪夢とは，夢のプロセス，すなわち夢が本来含有する負の感情を，象徴的な何かに変換することで解決し，それにより睡眠が維持される，という機構の失敗の一例である．悪夢に悩まされているほとんどの患者は精神医学的問題とは無関係である．しかし，よく悪夢を見る人々には，統合失調型，境界性およびシゾイドパーソナリティ障害，そして統合失調症の患者が含まれる．境界の希薄さ(thin boundary)が存在するとより悪夢を見やすくなり，さらには統合失調症のリスクがあるといえるかもしれない．心的外傷となる出来事は悪夢の原因となることが知られていて，直後に出現することもあれば，後日出現することもある．悪夢が数年もの間続くこともある．Lドパやβブロッカーなど，悪夢を惹起する可能性のある薬物がいくつか知られており，レム抑制効果をもつ薬物からの離脱の際に出現することもある．さらに，薬物やアルコール乱用も悪夢と関連する．

頻繁に出現する悪夢は，「眠ることへの恐怖」をもたらし，しばしば不眠の原因となる．他方，不眠により，睡眠不足の状態になると，悪夢がますますひどくなる．このように，悪夢と不眠により，負のサイクルが形成される．行動療法の技法が治療に有用である．睡眠衛生指導，刺激制御法，明晰夢療法，認知療法により，睡眠が改善し，悪夢を減らせることが報告されている．PTSDに関連した悪夢のある患者ではネファゾドン(非定型抗うつ薬)が治療に有用であったと報告されている．ベンゾジアゼピン系薬物も有用な可能性があるが，系統的な対照比較試験での検討はなされていない．

PTSDに関連した悪夢に対して，中枢神経系のα1受容体拮抗薬であるプラゾシン（ミニプレス）の治療効果の証拠が示されてきている．プラゾシンは総睡眠時間，レム睡眠時間を有意に延長させる．また，心的外傷に関連した悪夢と，不快感を伴う中途覚醒を有意に減少させる．

その他の睡眠時随伴症

睡眠時遺尿症 睡眠時遺尿症(sleep enuresis)は，ベッドでの睡眠中に排尿する疾患を指す．いわゆる「おねしょ」を指し，原発性のものと続発性のものがある．小児において原発性睡眠時遺尿症とは，夜尿が乳幼児期から連続するものである．続発性睡眠時遺尿症とは，トイレットトレーニングが完了し，一定の期間，夜尿をしない時期があった後に再度出現するものを指す．通常であれば，トイレットトレーニングの後，夜尿は6歳までに自然に改善する．有病率は4歳で30%，6歳で10%，10歳で5%，12歳で3%といった具合に，徐々に減少していく．

親に原発性睡眠時遺尿症がある場合，その子どもも睡眠時遺尿症を呈する場合が多く，単一の劣性遺伝子の存在が疑われている．小児の続発性睡眠時遺尿症は弟や妹の誕生とともに出現することがあり，これは両親の注目を引くためである可能性がある．続発性睡眠時遺尿症は，てんかん発作，睡眠不足，泌尿器科疾患とも関連することがある．また成人においては，睡眠時遺尿症が睡眠呼吸障害を有する患者にみられることがある．多くの場合，恥ずかしさ，罪悪感が最も重要な問題点である．しかし，睡眠時遺尿症を隠すことは，心理社会的なダメージを残す可能性がある．治療においてはイミプラミンや塩酸オキシブチニン，合成バソプレシンなど，さまざまな薬物が用いられる．また，適切に施行された行動療法(夜尿アラームを用いた膀胱トレーニング，水分摂取制限を含む)の奏効率が高いことが報告されている．その他の治療介入として心理療法，動機づけ戦略，催眠療法がある．

睡眠関連唸り（カタスレニア） 睡眠関連唸り(catathrenia)は，慢性的に睡眠中出現する，頻回の大きな唸り(groaning)を特徴とする．唸りは，どの睡眠段階にも起こりうる．小児期より唸りが出現することがあるが，成長しルームシェアをするようになるまで気づかれないことが多い（訳注：欧米では通常，幼少時より両親と子どもの寝室は別である）．治療法は確立されておらず，CPAP治療も報告によれば有効とは言い切れない．呼吸音をモニタリングし，睡眠ポリグラフ検査を施行すると，呼気時および呼吸リズム不整時の唸り声を確認することができる．

睡眠関連幻覚 睡眠関連幻覚(sleep-related hallucination)は，一般に，寝入る時，眠りから覚める時に出現する視覚的イメージを指す(それぞれ入眠時幻覚，出眠時幻覚と言う)．時に夢との鑑別が困難であるが，ナルコレプシー患者に多い．複雑な幻覚は稀で，通常，突然の目覚めとともに，夢見の記憶なしに起こる．視覚的イメージは鮮やかな静止画であることが多く，数分間続く（周囲が明るくなると消失する）．これにより恐怖を感じることがある．

睡眠関連食行動障害 睡眠関連食行動障害(sleep-related eating disorder：SRED)では，中途覚醒した後，何か食べるか飲むかしないと再入眠できない．飲食後の睡眠は正常である．夜間摂食症候群(nocturnal eating syndrome：NES)は主に乳幼児および小児にみられるが，成人での例も報告されている．これらの問題は授乳に関連していると考えられている．乳児は中途覚醒時，その都度4～8オンス(120～240 ml)以上のミルクを飲む．したがって，夜尿も多い．6か月を過ぎた乳児では本来，夜間の授乳なしに寝られるはずであるが，NESの乳児では

これが起こらない．そのため，子育中の母親の睡眠不足の原因となる．成人では夜間摂食は覚醒と関連して出現することがある．摂食は強迫的であることがあり，また夜間の経過の中で小分けに摂食することがある．摂食の記憶がないことも多い．体重増加が問題になることがある（訳注：SRED が睡眠時随伴症に分類される一方，NES は「不眠［中途覚醒］の併存する摂食障害」と考えられている．NES では SRED と異なり，強迫的な摂食症状の発現の間，患者が完全に覚醒しているのが特徴であるが，近似している部分も多く，共通の病態生理が存在する可能性が示唆されている．本文中では NES について，SRED に属するものとして紹介しているようである）．

薬物または物質による睡眠時随伴症と身体疾患による睡眠時随伴症 睡眠構造に変化を及ぼす可能性のある多くの薬物または物質が，睡眠時随伴症のトリガーとなるが，中でもアルコールは睡眠時遊行の原因として有名である（睡眠薬服用中の患者でも，アルコールによって睡眠時遊行が惹起される）．ビペリデン（アキネトン），三環系抗うつ薬，モノアミンオキシダーゼ阻害薬（MAOI），カフェイン，ベンラファキシン（イフェクサー），セレギリン（エフピー），およびセロトニン作動薬によって RBD が惹起されることがある．RBD はアルコールやメプロバメート（Meprospan），ペンタゾシン（ソセゴン），ニトラゼパム（ベンザリン），などの離脱症状としても出現しうる．L ドパや β ブロッカーなどの薬物は悪夢の原因として知られている．悪夢は薬物による反跳性のレム睡眠の増加（すなわち，メタンフェタミンのような REM 抑制作用をもつ薬物からの離脱）や，アルコールの乱用，離脱でも生じうる．

てんかんは睡眠時随伴症の鑑別において，常に念頭に置くべき疾患である．実際，睡眠ポリグラフ検査の適応に関する米国睡眠医学会（American Academy of Sleep Medicine：AASM）の診療指針では，睡眠驚愕症，睡眠時遊行症，RBD，悪夢，その他の睡眠時随伴症の診断の際には，てんかんの除外のため睡眠の検査をすべきである，と記載されている．また，睡眠関連呼吸障害も，睡眠時遊行症，睡眠時遺尿症，睡眠時驚愕症，錯乱性覚醒，悪夢を誘発しうることが知られている．RBD はパーキンソン病，レビー小体型認知症，進行性核上性麻痺，シャイ・ドレーガー（Shy-Drager）症候群（自律神経症状を伴う運動失調症），ナルコレプシー，その他を含む，さまざまな神経変性疾患と関連している．

R さんは 20 歳の白人女性で，睡眠中にしゃべったり，何かつぶやいたり，叫んだりするために当院を紹介された．少なくとも週 2 回，睡眠中に叫ぶことがあった．また，彼女は日中の眠気，時に会話中など不適切な場面で眠りこんでしまうために困っていた．何もない日には，8 時間以上寝ても疲労感と眠気が強かった．しかし，何か理由があるときには十分な活力があり，忙しい毎日を送っていた．あるときアパートの外で目覚めたが，鍵をかけ自分自身を閉めだしてしまっていたので，ルームメイトに開けてもらったことがあった．睡眠時遊行や夜間の徘徊の記憶はなかったが，時に自分の叫び声に気づくことはあった．病歴からは，叫ぶのは浅い睡眠のときに起こっているようであったが，その時の思考や夢は全く覚えていなかった．しかし，過去に悪夢や歯ぎしりがあり，歯の保護のため，マウスピースを使用していた．夜間に脚を蹴りだす行動と，呼吸苦を伴わない軽いいびきがあったが，特に睡眠中に脚を蹴りだすことには苦痛を感じていた．睡眠スケジュールは不規則で，睡眠時間は平均で 5〜7 時間ほどであった．ときに起床時に頭痛を認めることがあった．

既往歴として，乳児期の熱性けいれん，小児期の斜視に対する眼科手術，20 歳前の扁桃腺摘出術などがあったが，その他特記すべきものはなかった．喫煙・飲酒の習慣もなかった．

病歴からみて，R さんは 2 種類以上の睡眠時随伴症に罹患しているようである．寝言のみであれば精査の必要はないが，本例では夜間の徘徊があったため，未診断のてんかんや，その他の睡眠時遊行の原因となる器質性要因の鑑別のため，脳波検査とともに睡眠ポリグラフ検査を施行した．睡眠時遊行症は小児期にしばしばみられ，必ずしも病的であるとは言えないが，成人では珍しく，十分な精査を必要とする．R さんの日中の過度の眠気は，睡眠不足（平均 5〜7 時間の夜間睡眠）と，睡眠時随伴症による睡眠の中断が原因であると考えられた．興味深いことに，多くの睡眠時遊行症は，夜間のてんかん発作と同様，睡眠不足によって症状が増悪する．

睡眠ポリグラフ検査施行にあたっては，技師の監視の下，検査室で総合的な睡眠の記録が行われた．睡眠検査に先立って脳波検査が施行された．日中の脳波検査では，ベースライン（安静・閉眼・覚醒時），光刺激，過呼吸負荷のいずれにおいても異常な脳波活動を認めなかった．脳波の誘導部位は夜間睡眠の検査にそのまま引き継がれたが，この検査でも睡眠の質は正常範囲内であった．睡眠効率は 96％，入眠潜時は 1 分であった．レム睡眠の割合は亢進しており（31％），レム潜時（入眠後のレム睡眠出現までの時間）は短縮していた（57 分）．徐波睡眠の割合は正常だったが，脳波上のデルタ活動は非常に高振幅となっていた．これらの睡眠構築の特徴は，背景にある睡眠不足を示唆するものであった．

一方，睡眠脳波の詳細をみると，さまざまな異常所見が確認できた．発作性の高振幅バーストがあったほか，睡眠紡錘波（spindle）の遷延や，律動的な K 複合体（K complex）が観察された（図 16.2-5）．徐波睡眠からの覚醒が 1 回あり，律動的な脳波の放電が鋭波（sharp wave）と交互に出現していた．鋭波と棘波（spike）が数回出現していたが，局在ははっきりしなかった（おそらく右側頭葉であると考えられた）．頻繁な体動とジャーキング（body jerk：睡眠中に身体がビクッとなること）があり，それらのほとんどがノンレム睡眠の最中に起こっていた．徐波睡眠でのうめき声と，睡眠段階 2 での笑うエピソードがみられたが，いずれも高振幅の θ バーストに引き続いて起こっていた．レム睡眠中には頻繁な体動と覚醒があったが，レム睡眠に関連した棘波や鋭波はみられなかった．てんかんを疑わせる脳波活動は一晩を通じて，主に徐波睡眠中に認められた．なお，睡眠時遊行はみられなかった．鋭波・棘波活動は夜間記録の終了 45 分前から多発していた．

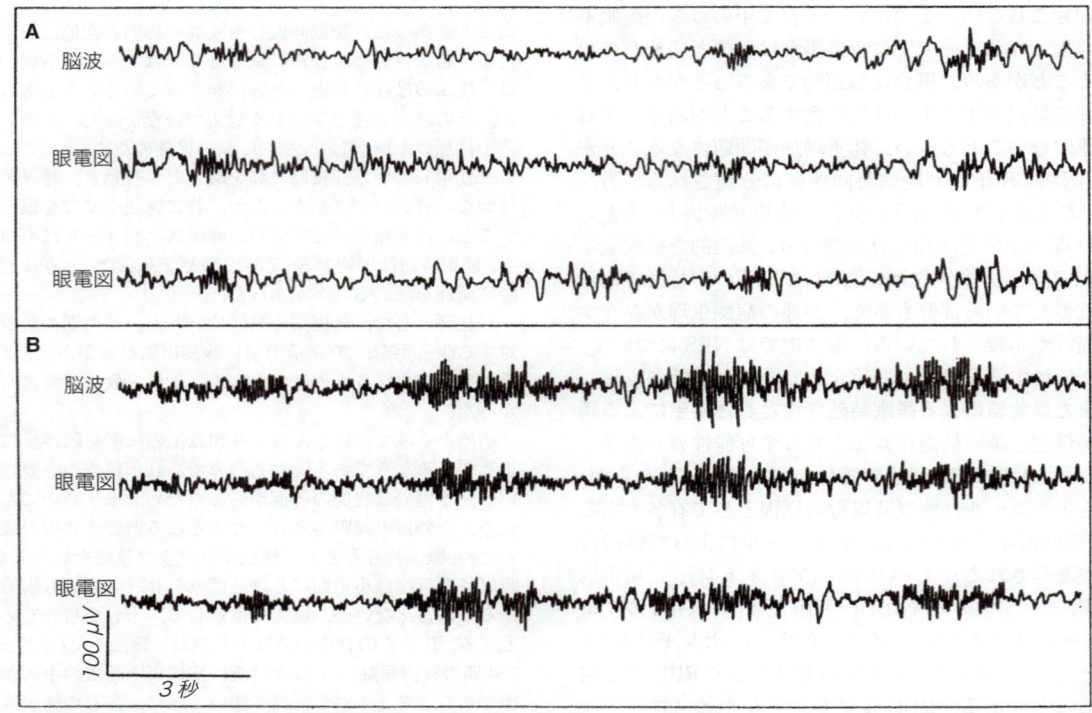

図 16.2-5 睡眠段階 2 で観察される睡眠紡錘波（spindle）を比較し，追跡したもの．A は正常睡眠，B はベンゾジアゼピン系薬物の長期使用者．この患者は，10 年以上にもわたりベンゾジアゼピン系薬物で治療を受けていて，睡眠障害センターを受診した際には非常に高用量となっていた．睡眠構築の異常は明らかであった．最も際立った変化は，睡眠紡錘波の周波数，振幅，持続時間の増加であろう（パネル B 参照）．また，徐波睡眠が見られず，睡眠段階 2 は著しく増加し，睡眠紡錘波はレム睡眠に侵入していた．注：この記録は本文症例に登場する患者のものではない．（Max Hirshkowitz, Ph. D., Rhoda G. Seplowitz-Hafkin, M. D., and Amir Sharafkhaneh, M. D., Ph. D. のご好意による）

本症例では睡眠呼吸障害は認めず，また血中酸素飽和度の最低値は 90% であった．周期性四肢運動はなく，レストレスレッグス症候群と関連した特徴もみられなかった．（Max Hirshkowitz, Ph. D., Rhoda G. Seplowitz-Hafkin, M. D., and Amir Sharafkhaneh, M. D., Ph. D. のご好意による）

睡眠関連運動障害

レストレスレッグス症候群

レストレスレッグス症候群（restless legs syndrome：RLS）（むずむず脚症候群，海外では Ekbom syndrome とも呼ばれる）は，四肢（多くは下肢）の「むずむずとした」不快感を自覚する疾患である．じっとしているときや寝付こうとするときに，耐え難い，下肢を動かしたい衝動が生じる．患者はしばしば，アリが皮膚の上・脚の中を這いまわっているような感覚を訴える．しばしば夜間に症状が増悪し，動かしたり歩いたりすることで不快感は軽減する（図 16.2-6）．患者はベッドに横たわってリラックスしているときにこの不快感で悩まされるので，下肢を動かし，その後ふたたび寝に入ろうとする．このサイクルが数時間に及び，深刻な不眠症の原因になることがある．RLS の診断基準は米国立衛生研究所（National Institutes of Health）により提唱された．尿毒症，神経障害，鉄および葉酸欠乏により貧血とともに 2 次性の RLS が出現することがある．また RLS は線維筋痛症，関節リウマチ，糖尿病，甲状腺疾患，COPD との関連が報告されている．RLS の診断においては，詳細な病歴の聴取と，身体診察が特に重要である．また，RLS を疑う症状のある患者では，血中フェリチン値を必ず確認すべきである．薬理学的には，ドパミン作動薬であるプラミペキソール（ビ・シフロール），ロピニロール（レキップ）が FDA によって認可されており，治療における代表的な選択肢となる．RLS 治療に用いられる他の薬物には，ドパミン前駆物質（例えば，L ドパ），ベンゾジアゼピン系薬物，オピオイド，抗てんかん薬（例えば，ガバペンチン）などがある．非薬物療法としては，就寝前のアルコール摂取をひかえること，下肢のマッサージを行うこと，不快な部位を温めたり冷やしたりすること，軽運動を取り入れることなどがあげられる．

周期性四肢運動障害

周期性四肢運動障害（periodic limb movement disorder：PLMD）は，以前は夜間ミオクローヌスと呼ばれて

16.2 睡眠-覚醒障害

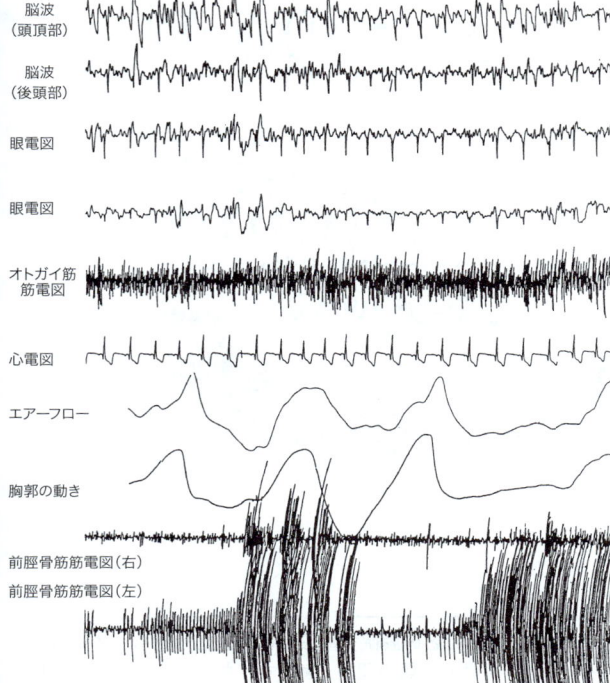

図 16.2-6　レストレスレッグス症候群（RLS）。この患者は入眠時に，下肢の不快なむずむずとした感覚を訴えていた．この不快感から，RLS 患者は通常，下肢を動かしたい衝動を認める．この図では，両側の筋電図（EMG）活動がみられるが，放電は左の前脛骨筋（EMG-AT-L）で右の前脛骨筋（EMG-AT-R）よりも顕著である．このパターンは患者が寝付くまで，1 時間以上にわたり認められた．注：脳波（EEG）（頭頂部および後頭部）と眼電図（EOG）でみられる鋭波は，心電図（EKG）によるアーチファクトであり，脳波異常ではない．（Constance A. Moore, M. D., Robert L. Williams, M. D., and Max Hirshkowitz, Ph. D. のご好意による）

睡眠関連下肢こむらがえり

夜間の下肢こむらがえり（leg cramp）は，覚醒中に起こる下肢こむらがえりと同一のものである．痛みを伴う筋肉の収縮を指し，ふくらはぎに起こることが多い．痛さのため目覚めるので，睡眠の妨害になる．代謝性疾患，ミネラル欠乏，電解質異常，糖尿病，妊娠などが危険因子として知られている．一部の人では，夜間に下肢こむらがえりを繰り返すにもかかわらず，日中には起こらないことがあるが，その理由はいまだ不明である．

睡眠関連歯ぎしり

寝ている間に，歯をギシギシと擦り合わせる（grinding），歯を食いしばる（clenching）がある時，これを睡眠関連歯ぎしり（sleep-related bruxism）と呼ぶ．かつては睡眠時随伴症に分類されていた．睡眠中の歯ぎしりは，歯の異常な摩耗，歯牙損傷，歯や顎の痛みの原因となるほか，不快な音でベッドパートナーの眠りを妨げることとなる．また歯ぎしりにより，非定型的な顔面の痛みや頭痛が生じることがある．85％以上の人が生涯に一度以上歯ぎしりをするが，臨床的に問題となるのは 5％程度である．歯ぎしりはどの睡眠段階にも起こりうるが，入眠時，睡眠段階 2，レム睡眠に多いようである．中でも歯の摩耗および損傷には，レム睡眠中の歯ぎしりの影響が最も大きいことが示唆されている．不正咬合（噛み合わせが悪いこと）は睡眠中の歯ぎしりの増悪要因とはならないが，心的ストレスにより増悪する．多くの患者において，検査の際には実際よりも歯ぎしりの頻度が減ることが示されており，歯ぎしりの精査には，複数回の検査を要することがある．その一方で，他の目的で施行された睡眠ポリグラフ検査において歯ぎしりが観察されることがよくある（図 16.2-7）．睡眠中の歯ぎしりは睡眠関連呼吸障害，精神刺激薬（アンフェタミン，コカインなど）使用，アルコール摂取，SSRI による治療などにより，二次的に出現することもある．鑑別診断として，てんかんを除外する必要がある．睡眠中の歯ぎしりは稀であったり（1 か月に 1 回），定期的だったり（1 週間に 1 回），頻繁であったり（毎晩）する．歯ぎしりによる睡眠の分断や，2 次的に生じる疼痛，歯牙の損傷により重症度が判断される．通常の治療では歯の保護のため，夜間のマウスピース装着を促す．マウスピースには大きく分けて 2 種類ある．ソフトタイプは通常，短期間の使用を想定したものである．アクリル製のハードタイプは長期の使用を想定しており，定期的な受診を要する．リラクゼーション法，バイオフィードバック，催眠療法，理学療法，ストレス管理なども治療に有用である．ベンゾジアゼピン系薬物，筋弛緩薬，ドパミン作動薬，プロプラノロール（インデラル）など，さまざまな薬物療法が試みられているが，データは未だ不十分である．

いた疾患である．PLMD では，短く常同的な，繰り返す非てんかん性の四肢運動が，下肢を中心にみられる．ぴくつきは主にノンレム睡眠中に出現し，足の親指の反り返りを伴う．足首，膝，股関節の部分的な屈曲が生じることもある．これらの動作は 0.5〜5 秒間続き，20〜40 秒ごとに出現する．下肢の運動はしばしば睡眠中の短い覚醒を促し，その結果，睡眠構築が傷害されることがある（ただし，必ずしもそうなるわけではない）．PLMD の有病率は加齢とともに増加するほか，葉酸欠乏，腎疾患，貧血，抗うつ薬使用と関連して発症することがある．RLS と周期性四肢運動が併存する場合の薬物治療は RLS 治療に準ずる．それ以外の PLMD に対する薬物治療については臨床データが乏しいが，ベンゾジアゼピン系薬物（特に，クロナゼパム）やオピオイドが PLMD 患者の睡眠を改善させる．

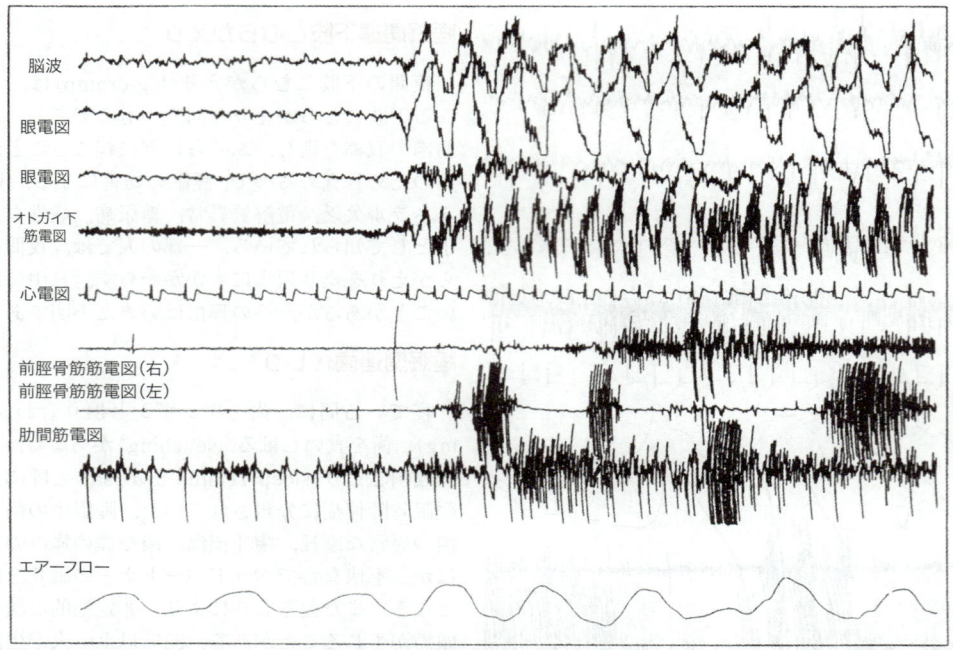

図16.2-7　睡眠関連歯ぎしり．歯ぎしり中の患者の約25秒間の記録．歯ぎしりはどの睡眠覚醒段階にも起こりうる．典型的な脳波（EEG），眼電図（EOG），筋電図（EMG）への干渉パターンがみられるが，律動的な顎の運動，歯をすりあわせる動きを反映したものである．この患者は歯ぎしりを繰り返し，そのうち何回かは覚醒に至っていた．明らかな歯牙の損傷と，顎の疼痛が認められた．（Sadock BJ, Sadock VA, Ruiz P, eds. *Kaplan & Sadock's Comprehensive Textbook of Psychiatry*. 9th ed. Philadelphia：Lippincott Williams & Wilkins；2009から転載）

睡眠関連律動性運動異常症

　この睡眠障害は，繰り返す律動的な（リズミカルな）頭や首の動きを特徴とする．多くは入眠期に出現するが，この動作が浅い睡眠の間，継続することがある．睡眠関連律動性運動障害（sleep-related rhythmic movement disorder）は，かつては睡眠時随伴症に分類されており，ヘッドバンギング（頭を打ちつけること），ヘッドローリング（頭を回すこと），ボディ・ロック（体を揺さぶること）とも呼ばれてきた．乳幼児の多くにボディ・ロックがみられる（一部の臨床医より，前庭刺激による心地よい感覚から生じるとの指摘がある）．この律動性運動がもう少し高い年齢まで遷延し，ヘッドバンギングがみられるようになれば，受傷のリスクが増す．男女比は4対1である．1週間に1回も出現しないものから，毎晩出現し受傷するものまで，重症度はさまざまである．

薬物または物質による睡眠関連運動障害と身体疾患による睡眠関連運動障害

　さまざまな種類の薬物や物質，併存疾患により，睡眠関連運動障害の出現または増悪がみられることがある．精神刺激薬は律動性運動障害や歯ぎしりの原因となりうる．また，抗うつ薬（ほとんどの三環系抗うつ薬とSSRIを含む），制吐薬，リチウム（リーマス），カルシウムチャネル遮断薬，抗ヒスタミン薬，抗精神病薬は，RLSおよびPLMDの原因になることがある．日中の運動障害をきたす神経疾患は，睡眠関連運動障害とも関連することがある．ストレスや不安，睡眠不足は歯ぎしりの増悪因子となる．

孤発性の諸症状，正常範囲と思われる異型症状，未解決の諸問題

長時間睡眠者

　夜間睡眠時間が十分（普通の人にとって）であるにも関わらず眠気が生じるが，10〜12時間の睡眠時間が取れれば眠気がスッキリする人がいる．このような場合，長時間睡眠者（long sleeper）に分類される．平均よりも多くの睡眠を要するパターンは通常，幼少期より存在する．睡眠ポリグラフ検査が特発性過眠症と長時間睡眠者を鑑別するのに有用であることがある．特発性過眠症の患者では，自律神経症状や，睡眠ポリグラフ検査で確認される徐波睡眠の割合の増加がみられることがある．

短時間睡眠者

　24時間のうち5時間未満の睡眠時間であっても，正常な日中機能を維持でき，気分変調も生じないとき，短時間睡眠者（short sleeper）に分類される．家族性に発症するようであるが，特定の遺伝子型はみつかっていない．

いびき

無呼吸や低呼吸のエピソードなしに，大きないびき(snoring)がある時，原発性いびき(primary snoring)と呼ぶ．いびきの音はベッドパートナーだけでなく，離れた部屋で寝る人の眠りをも妨害することがある．日中の眠気で悩んでいる場合には原発性いびきとは分類されない．仰臥位(仰向け)で，あるいはレム睡眠で，いびきの音が大きくなることがある．いびきの改善のため，さまざまな口腔内装置が用いられる(「呼吸関連睡眠障害」の「治療」の項を参照のこと)．

寝言

その名の通り，寝言(sleep talking)は睡眠中の無意識な会話を指す．ベッドパートナーを悩ませるものでない限り，自覚されることはほとんどない．発熱，ストレスにより誘発されるほか，寝ている間に話しかけられると出現することもある．寝言は，睡眠時驚愕症，睡眠時遊行症，錯乱性覚醒，OSA，レム睡眠行動障害に随伴することがある．

スリープスターツ（入眠時単収縮）

スリープスターツ(sleep start)は，60〜70％の成人で覚醒から入眠に移行する際に出現する，突然の筋収縮のことである．多くは下肢に出現するが，上肢や頭部に出現することもある．「入眠時単収縮」(hypnic jerk)とも呼ばれ，これは通常，良性である．しかし，寝付きを妨げることや，落下するような感覚，眩しい光や大きなクラック音などの幻覚を伴うことがある．重症例ではスリープスターツにより，顕著な入眠困難を伴う不眠症が生じることがある．

乳児期の良性睡眠時ミオクローヌス

以前は良性新生児睡眠時ミオクローヌス(benign neonatal sleep myoclonus)と呼ばれていた．新生児が静かに寝ている間に起こる，四肢・体幹の非同調性のぴくつき(jerking)を特徴とする．良性の，おそらく稀な睡眠時随伴症である．通常，出生後1週間以内に出現し，数日もしくは数カ月続くことがある．特別な治療は必要ないとされている．

入眠時足部振戦および睡眠時交替性下肢筋賦活

入眠時足部振戦(hypnagogic foot tremor)は入眠時と睡眠段階1および2で出現する．数秒から数分続く，律動的なつま先の運動からなる．交替性下肢筋賦活(alternating leg muscle activation)は前脛骨筋の短い興奮が，左右の下肢で交互に出現するものである．

入眠時固有脊髄ミオクローヌス

これは脊髄を介した運動障害であり，脊髄病変と関連していることがある．覚醒しリラックスしているときに出現するため，寝付きを妨げることがある．腹部や体幹の筋肉から始まり，頸部や四肢近位筋に広がっていく．クロナゼパムや，抗てんかん薬が有効であることがある．

過度断片的ミオクローヌス

指，つま先，口角に出現する，小さな動きや線維束性筋収縮(fasciculation)を指すが，これらは不随意運動であり，覚醒中，睡眠中のいずれも起こりうる．目に見える動きがなくても，患者は筋の単収縮(twitching)を自覚していることが多い．無呼吸患者では血中酸素飽和度の低下に伴い，この筋の単収縮が増悪することがある．

その他の睡眠障害

その他の生理的(器質的)睡眠障害

ICSD-2における分類の，いずれにも当てはまらない睡眠障害のためのカテゴリーである．何らかの医学的・生理学的病因の存在が疑われる(診断時には不明であってもかまわない)疾患がここに分類される．

薬物または物質によるもの，身体疾患によるものではない，その他の睡眠障害

ICSD-2における分類のいずれにも当てはまらず，かつ精神医学的，行動学的要因に起因すると考えられる睡眠障害のためのカテゴリーである．

環境因性睡眠障害

環境因から，2次的に不眠や日中の眠気(睡眠の質の低下による)が出現するものを指す．騒音，寒暖，光，ベッドパートナーの立てる音や行動，危険の知覚により環境因性の睡眠障害が生じうる．安眠を妨げる環境因子は不眠・過眠の直接の原因となる．毎晩，大音量で音楽を聴く隣人がよい例である．睡眠の問題の発症・経過・消失は，特定の因子(複数のこともある)の出現・存在・除去と一致する．したがって，障害となっている環境因を発見し，取り除くことがその治療となる．

睡眠医療における診断技法

臨床面接

詳細にわたり徹底的に行う臨床面接は，睡眠障害の精査において最も情報価値の高いものの1つである．平日および週末の習慣的な就床，離床時間，午睡の頻度や長さ，午睡ですっきりするか否か，日中の眠気のレベルなどを把握することから始めるのがよいであろう．入眠困難や睡眠維持障害に影響する特定の問題(堂々巡りの思考や，眠れないことへの恐怖，入眠時の過剰な不安など)は重要な所見である．また，下肢の運動障害や異常感覚，こむらがえり，歯ぎしり，夢内容に一致した行動(および受傷の有無)，その他の運動障害の有無を確認するとよい．さらに，起床時頭痛，口渇，夜間の胃酸逆流(胸焼け)，

多汗，夜間頻尿，遺尿症，夜間の舌嚙み，悪夢，睡眠時驚愕症，その他の睡眠時の問題についても聴取すべきである．ペットの有無や，患者が寝室で（あるいはベッドで）寝られているかどうかが，大きな意味をもつ例もある．

睡眠ポリグラフ検査

睡眠ポリグラフ検査（polysomnography）は，技師の監視下に，睡眠中に起こる生理学的変化を，総合的に記録するものである．データは30秒を「1エポック」（epoch）として記録される．睡眠ポリグラフ検査では，夜間に6〜8時間の記録を行うのが一般的である．睡眠中の，脳波，眼球運動，オトガイ筋筋電図，鼻口腔のエアーフロー（呼吸気流），呼吸努力，血中酸素飽和度，心拍数，下肢運動が測定される．通常，体位が記載されるほか，いびきの音が記録されることもある．脳波，眼球運動，オトガイ筋筋電図は，睡眠段階の判定に重要な役割を果たす．下肢の筋緊張や体動は深い眠りとともに目立たなくなるが，周期性四肢運動障害やレストレスレッグス症候群（restless legs syndrome：RLS）の診断に役立つことがある．鼻のエアーフロー，呼吸努力，血中酸素飽和度は，睡眠時無呼吸を始めとした睡眠関連呼吸障害の診断の際に有用である．

睡眠ポリグラフ検査は，①睡眠呼吸障害の診断，②陽圧呼吸（positive airway pressure：PAP）の至適圧の設定（タイトレーション）や，治療効果の判定，③自身およびそのベッドパートナーに危害の及ぶ可能性のある，睡眠に関連した暴力的な異常行動の評価なども適応となる．また，睡眠ポリグラフ検査は，非定型的な睡眠時随伴症や，神経筋疾患による睡眠の問題，周期性四肢運動障害，てんかんによる中途覚醒の診断にも用いられることがある．さらに日中の過度の眠気のある患者や，夜間の呼吸苦で中途覚醒する患者も，睡眠ポリグラフ検査の施行が考慮されるべきであろう．なお，RLSの診断の際には，睡眠の精査は必ずしも必要ではない．

6か月以上，もしくは週5回以上の不眠がある場合も睡眠ポリグラフ検査で精査するのが望ましい．不眠症では，服薬治療や行動療法に反応しない時，睡眠導入剤が禁忌のとき，原因となる身体的・精神的な要因が認められないときも，睡眠ポリグラフ検査の施行を考慮すべきである．基礎となる身体疾患や，併存する精神疾患の治療後も，不眠が改善しない場合，これも同様に精査すべきである．

ナルコレプシーの診断のため施行される，反復睡眠潜時検査（multiple sleep latency test：MSLT）の前日に，睡眠ポリグラフ検査を施行し，夜間の睡眠効率および総睡眠時間の評価を行うことも推奨されている．

反復睡眠潜時検査

反復睡眠潜時検査（multiple sleep latency test：MSLT）はナルコレプシーの診断に用いられる．起床より2時間後，患者は20分間，午睡の検査を行う．その際，患者には眠気に抗わず入眠するよう指導する．睡眠段階の判定のため，脳波と眼電図，オトガイ筋筋電図を記録する．睡眠潜時（入眠するまでの時間）が眠気の評価に用いられる．複数回の測定のうちレム睡眠が2回以上出現すると，特に典型的な症状（情動脱力発作，睡眠麻痺，入眠時幻覚，過度の眠気）が存在する場合，ナルコレプシーの確定診断となる．患者が20分以内に入眠した場合には，入眠開始から15分間，検査を継続する．患者が入眠しなかった場合には20分でセッションが終了する．各セッションは，日中2時間おきに，計5回行われる．

覚醒維持検査

覚醒維持検査（maintenance of wakefulness test：MWT）では，日中2時間おきに，40分間の検査セッションを行う．手順はMSLTに類似しているが，MWTでは，患者に我慢して起きているよう指導する．この検査技法は治療効果の評価のために用いられるほか，就労が可能かどうかの判定に必要とされることがある．患者は暗い部屋で，ゆったりとした椅子，もしくは円筒形の枕をおいたベッドに腰掛け，検査を受ける．睡眠段階2・3・4かレム睡眠が1エポック（回）でも出現した場合，もしくは睡眠段階1が3エポック続いた場合にこれを入眠時間と定義する．MWTでの入眠時間は，眠気のレベルの強弱を示す．健常ボランティアの59%が4回のセッションのすべてで40分間の覚醒を維持していた（入眠の判定には上記の基準を使用）．睡眠潜時が8分以内のセッションが1回でもあればそれは異常所見である．睡眠潜時が8〜40分の間だった場合の評価は定まっていない．平均入眠潜時は30.4±11.2分であり，95%信頼区間の上限値は40分である．

アクチグラフ

アクチグラフ（actigraph）は体動を測定・記録する装置で，通常，腕時計のように手首に装着する．おおまかな睡眠-覚醒サイクルを確認するのに用いられ，目的や設定にもよるが，数日から数週間続けて記録することが可能である．不眠症，概日リズム睡眠障害，睡眠関連運動障害，その他の疾患の評価に用いられることがある．

簡易睡眠検査

近年，米国の高齢者医療保険制度であるメディケア（公的老人医療保険制度）によって認可された自宅での簡易睡眠検査（home sleep testing）は，睡眠関連呼吸障害に関して，限られた数の循環および呼吸パラメータの記録を行うものである．通常の睡眠ポリグラフ検査と比較し非常に安価である．エアーフロー（呼吸気流），呼吸努力，心拍数，いびき音，血中酸素飽和度を記録するのが一般的である．中等症から重症の睡眠時無呼吸患者を検出できる，いくつかの商業用装置が使用されている．簡易睡眠検査は，通常の睡眠ポリグラフ検査と比較して感度が低いという，否定的な研究報告がある点が問題である．

したがって，明らかな症状や合併症が認められるにもかかわらず，簡易検査で結果が陰性であった患者では，入院での睡眠ポリグラフ検査施行を考慮すべきである．また，簡易検査は睡眠障害を総合的に評価するものではないため，睡眠呼吸障害の診断の後も残存する症状については慎重なフォローアップが必要である．

参考文献

Bianchi MT, Thomas RJ. Technical advances in the characterization of the complexity of sleep and sleep disorders. *Prog Neuropsychopharmacol Biol Psychiatry.* 2013;45:277–286.

Iber C, Ancoli-Israel S, Chesson A, Quan SF for the American Academy of Sleep Medicine. *The AASM Manual for the Scoring of Sleep and Associated Events: Rules, Terminology and Technical Specifications.* Westchester, IL: American Academy of Sleep Medicine; 2007.

The International Classification of Sleep Disorders. 2nd ed. Rochester, MN: American Sleep Disorders Association, 2005.

Kryger MH, Roth T, Dement WC, eds. *Principles and Practice of Sleep Medicine.* 4th ed. Philadelphia: Saunders; 2005.

Manfredini D, Winocur E, Guarda-Nardini L, Lobbezoo F. Epidemiology of bruxism in adults: A systematic review of the literature. *J Orofac Pain.* 2013;27:99–110.

Ohayon MM, Mahowald MW, Dauvilliers Y, Krystal AD, Léger D. Prevalence and comorbidity of nocturnal wandering in the US adult general population. *Neurology.* 2012;78(20):1583–1589.

Ohayon MM, Reynolds CF III, Dauvilliers Y. Excessive sleep duration and quality of life. *Ann Neurol.* 2013;73(6):785–794.

Pressman MR, Orr WC, eds. *Understanding Sleep: The Evaluation and Treatment of Sleep Disorders.* Washington, DC: American Psychological Association; 1997.

Qaseem A, Holty JE, Owens DK, Dallas P, Starkey M, Shekelle P, for the Clinical Guidelines Committee of the American College of Physicians. Management of obstructive sleep apnea in adults: A clinical practice guideline from the American College of Physicians. *Ann Intern Med.* 2013;159(7):471–483.

Saper CB, Scammell, TE. Emerging therapeutics in sleep. *Annals of neurology.* 2013;74(3):435–440.

Younes, MK, Ostrowski M, Hanly P, Raneri J. Agreement between manual and automatic scoring of polysomnograms in a broad spectrum of sleep disorders. *Am J Respir Crit Care Med.* 2014;189:A3593.

（訳　井上雄一，松井健太郎）

17 | 人間の性および性機能不全群

17.1 正常な性

性（Sexuality）は常に医学界の関心領域であった．古典時代にはヒポクラテス（Hippocrates）が陰核を女性の性的興奮の部位であると述べており，その評価を行った最初の医師として歴史に記録されている．中世にはイスラムの医師が避妊法として膣外射精を推奨している．ルネサンス末期と宗教改革初期にはリネン製の鞘がコンドームとして考案されたが，避妊目的ではなく，梅毒に対する予防法としてであった．ビクトリア期には，エリス（Havelock Ellis；図17.1-1）やクラフト-エビング（Richard von Kraft-Ebing；図17.1-2）などの性科学者が性行動に関する多岐にわたる視点を提供した．その同じ時代に，フロイト（Sigmund Freud）がリビドー（libido），小児期の性，および性的衝動の人間の行動への影響について，革新的な理論を発展させた．近代では，キンゼイ（Alfred Kinsey）の調査，マスターズ（William Masters）とジョンソン（Virginia Johnson）の研究，そして妊娠を防止し，勃起を助け，閉経や加齢に伴って減少するホルモンを補充する薬物の開発は，性的自由の時代の発展に寄与した．性はまた人類一般において絶えざる興味と関心の的ともなっている．性行動の描写は前史における洞窟壁画からレオナルド・ダ・ヴィンチ（Leonardo da Vinci）の性交の解剖学的図説を経て，現代のインターネットのポルノサイトに至るまで存在し続けている．

性は解剖学，生理学，人が暮らしている文化，他者との関係，およびライフサイクルの全体にわたる発達的経験によって決定されている．性は男性あるいは女性であ

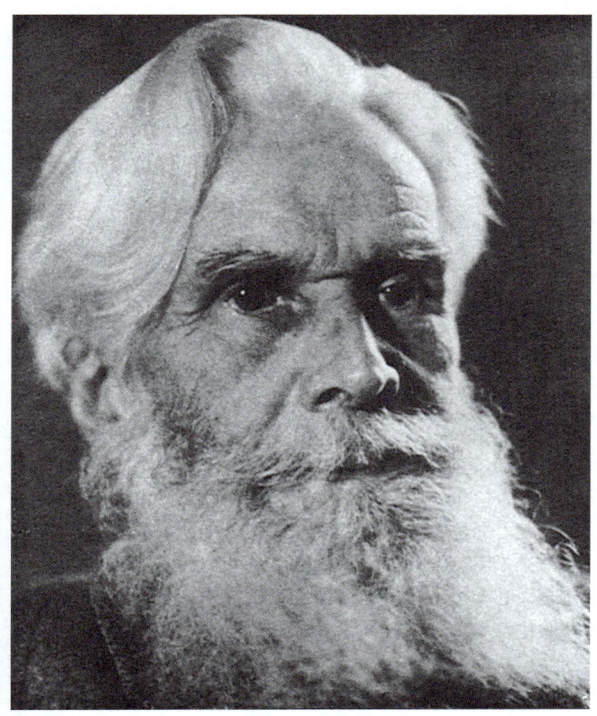

図17.1-1 ハヴロック・エリス．（NYU School of Medicineのご好意による）

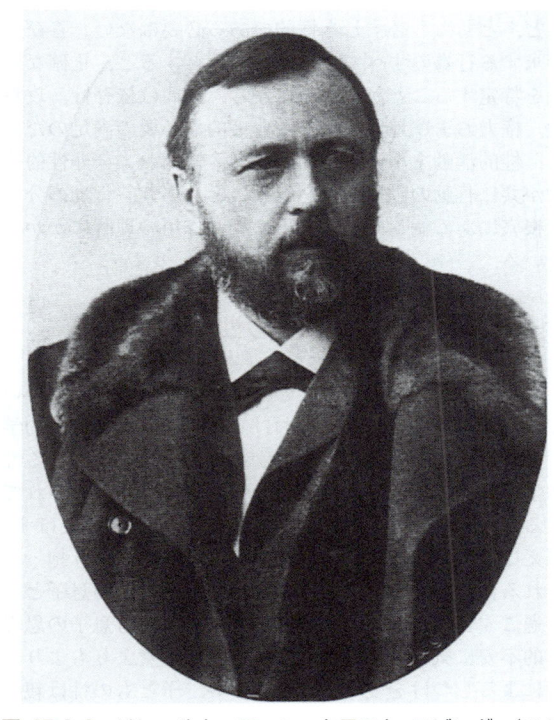

図17.1-2 リヒャルト・フォン・クラフト-エビング．（NYU School of Medicineのご好意による）

るという認識や行動はもちろんのこと，私的な考えや幻想をも含んでいる．平均的な人にとっては他者への性的な魅力およびそれに伴う情熱と愛は，親密な幸福の感情と深く関係している．

正常な性行動は自分自身とパートナーに喜びをもたらし，性交を含む主要な性器の刺激を含み，罪や不安といった不適切な感情をもたず，そして強制的なものではない．正常な性行動の定義に関する社会的合意は変わりやすいものであり，時代から時代へ変遷し，その時代の文化的規範を反映している．

用　語

性はパーソナリティ全体と複雑に絡み合っているため，性を別のものとして論じることは事実上不可能である．そのため，**性心理的**（psychosexual；精神・性的ともいう）という用語が性に影響されたパーソナリティ発達と機能を記述するため用いられている．性心理という用語は性的感情や行為以上のものに当てはまり，広義のフロイト派の意味での**リビドー**（libido；性本能のエネルギー）と同義語ではない．

すべての喜ばしい欲求や活動はもともと性的であるというフロイトの概念は，一般の人の性的概念にいくらか歪んだ見方を与え，精神科医には動機について混乱した叙述を与えている．例えば，口は，あるときは食物を得るために用いられ，他のときには性的満足を得るために用いられている．どちらも喜びを探求する活動であり，同じ器官を用いているが，フロイトが強く主張しているほど，どちらも必ずしも性的である必要はない．喜びを探求する行為のすべてを性的であるとすると，正確な動機を特定することが不可能になる．人間は依存性，攻撃性，権力および地位のような非性的な必要の満足のために，性的活動を用いることがある．性的および非性的衝動が共に行動の動機づけを行うこともあり，行動の分析は根底にある個々の動機とその相互作用の理解にかかっている．

小児期の性

フロイトが成人の人格への小児期の経験の影響について記述する前には，小児における性的活動および性的学習の普遍性は認識されていなかった．小児期における性的学習経験のほとんどは両親の知識を介さずになされているが，子どもの性への認識は親の態度に影響を及ぼす．例えば，男児は，より活発に扱われ，女児はより抱っこされる傾向がある．父親は娘と過ごすより幼い息子と多く過ごすようになり，父親はまた，娘よりも息子の思春期的不安に気づく傾向がある．少年は少女よりもより体罰によるしつけを受けることが多い．子どもの性は親の攻撃性への忍耐度に影響し，行動および知的・審美的・運動的興味の強化もしくは減衰に影響する．

子どもを観察すると，幼児の性器遊びは正常な発達の一部であることが明らかになる．ハーロウ（Harry Harlow）によれば，母親や仲間との相互交流が猿の性行動の効果的成熟のために必要であり，これは子どもの正常な社会化と関連した知見であるという．発達上の臨界期において小児はある種の刺激に特に影響されやすい．それらの刺激に免疫ができるのは，後のことである．臨界期と性心理的発達との詳細な関係はまだ証明されていないが，フロイトが示した性心理的発達段階——口唇期，肛門期，男根期，潜在期，性器期——が大まかな枠組みを提供しているであろう．

性心理的要因

性は4つの相互に関連した性心理的要因（psychosexual factor）に依拠している．すなわち，生物学的性同一性（sexual identity），性同一性（gender identity），性的指向性（sexual orientation），および性行動（sexual behavior）である．これらの要因はパーソナリティ，成長，発達，機能に影響する．性は，性交的であるか否かにかかわらず身体的性行為以上のものであるが，喜びを得るためのすべての行動に及ぶものではない．

生物学的性同一性と性同一性

生物学的性同一性（sexual identity）とは人の生物学的性的特徴の様式のことであり，すなわち染色体，外生殖器，内生殖器，ホルモン組成物，性腺および二次性徴を指す．正常発達においては，これらの特徴がまとまった様式を形成し，それが人を自らの性について疑いの余地をなくさせている．性同一性（gender identity）とは，人の男性らしさまたは女性らしさの感覚のことである．生物学的性同一性と性同一性は相互に影響しあう．遺伝的影響やホルモンは行動に影響を及ぼし，環境はホルモン産生や遺伝子の発現に影響を及ぼす（表17.1-1）．

生物学的性同一性　現代の発生学的研究によれば，すべての哺乳類の胚は，遺伝的に男性（XY遺伝子型）であろうと女性（XX遺伝子型）であろうと胎生期の初期の間は解剖学的には女性である．女性から男性への分化は胎児アンドロゲンの働きに起因しており，胎生6週ごろに始まり3か月の終わりまでには完成する（図17.1-3）．最近の研究は胎児の性発達における鍵遺伝子がもつと考えられる役割に焦点をあてている．精巣はSRY，SOX9遺伝子の働きによって発達し，卵巣はそれらの働きが欠如することで発達する．DAX1は両性の胎児の発達において役割を演じ，WNT4の働きは女性胎児のミュラー管の発達に必要である．他の研究では，脳の男性化あるいは女性化に対する胎児期ホルモンの影響について明らかにされている．動物では，脳への胎児期ホルモンの刺激は男女の生殖および交尾行動のために必要である．胎児はまた，その期間に外部から投与されたアンドロゲンからも傷害を受けやすい．例えば，妊婦が十分な外来性アン

表 17.1-1 間性障害(intersexual disorder)の分類[a]

症候群	定義
男性化副腎過形成(副腎性器症候群)	遺伝子型が XX の胎児で過剰なアンドロゲンが原因で生じる．最も多い女性半陰陽障害であり，陰核の肥大，陰唇の融合を伴い，成人期には男性型多毛症を伴う．
ターナー症候群	女性性染色体の 2 番目の欠損(XO)が原因で生じる．翼状頸，小人症，外反肘を伴い，性ホルモンは産生されず，不妊である．
クラインフェルター症候群	遺伝子型は XXY で，男性の体型を呈し，アンドロゲンの生成が少ないために小さな陰茎と未発達な精巣を伴い，性欲は弱い．通常男性に指定される．
アンドロゲン非感受性症候群(精巣性女性化症候群)	先天性伴性劣性障害で，アンドロゲンに反応できない組織を生じている．外性器は女性様で，潜在睾丸を呈し，極端な型の患者は乳房，正常な外陰部，短く閉じた腟を持ち，陰毛や腋毛を欠いている．
XY 遺伝子型酵素欠損(5α還元酵素欠損，17 水酸化ステロイド欠損)	テストステロン産生の先天性不能があり，どちらの性にもとれる性器，女性的体格を生じる．
半陰陽	真性半陰陽は稀であり，同じ人に精巣も卵巣もあるのが特徴である(おそらく 46XX または 46XY)．
偽性半陰陽	通常は内分泌的もしくは酵素的欠損の結果(例えば，副腎過形成)，正常な染色体をもつ人にみられる．女性の偽性半陰陽は男性様の性器をもつが XX であり，男性の偽性半陰陽は未発達の精巣や外性器をもつが XY である．

[a]間性障害は反対の性の解剖学的，生理学的様相を著明に呈するさまざまな症候群を含む．

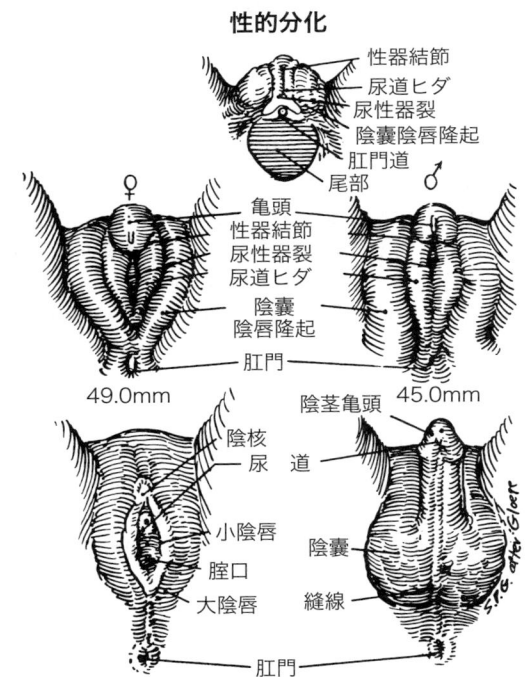

図 17.1-3 非分化原器からの男女の外生殖器の分化 胎生の最初の 12 週中にアンドロゲンの刺激を受けたときにのみ，男性の分化が生ずる．(van Wyk and Grumbach, 1968 からの再描画．Brobeck JR, ed. *Best & Taylor's Physiological Basis of Medical Practice*. 9th ed. Baltimore: Williams & Wilkins; 1973 から許可を得て転載)

ドロゲンを摂取すると，卵巣をもつ女性胎児に男性性器に似た外見の外生殖器が発現する可能性がある(図 17.1-4)．

かつてはどちらの性にもとれる外性器をもつ新生児は，誕生時に性別を指定されていた．この措置の背景には，そうした方が両親と子どもがあまり混乱を生じないであろう，そして指定された性を子どもが受け入れ，より容易に男子あるいは女子であるという安定した感覚が発達するであろう，という仮説があった．このことはある子ども達にはうまくいったが，他の子ども達は，指定された性と不一致の性同一性を発現させた．例えば，誕生時に女児と指定された幼児は子ども時代を通じて自身を男児であると感じることがあり，思春期にはよりはっきりとそうなる．いくつかの例では，この不一致でうつ病になり，自殺にさえ至った．現在の診療では通常，子どもをどちらの性ともとれるままで発育させ，子どもが成長するに従い性同一性の感覚が発達することを可能にする．その結果，子どもの男児もしくは女児であるという情緒的感覚と性同一性がより一致するものとなる．子どもの家族は小児科医，内分泌医，精神科医から構成される医療チームから発達過程を通じて援助を受けることが理想的である．

性同一性 性同一性があいまいではない幼児においては，2〜3 歳までに，ほとんどすべてが「僕は男の子」，「私は女の子」という強い確信をもつようになる．たとえ男性性および女性性が正常に発達していても，人間は男らしさ，女らしさの感覚を深めていく必要がある．

ストラー(Robert Stoller)によれば，性同一性は，男らしさ，女らしさと関連した行動の心理学的側面を含意している．ストラーはジェンダー(gender)を社会的，セ

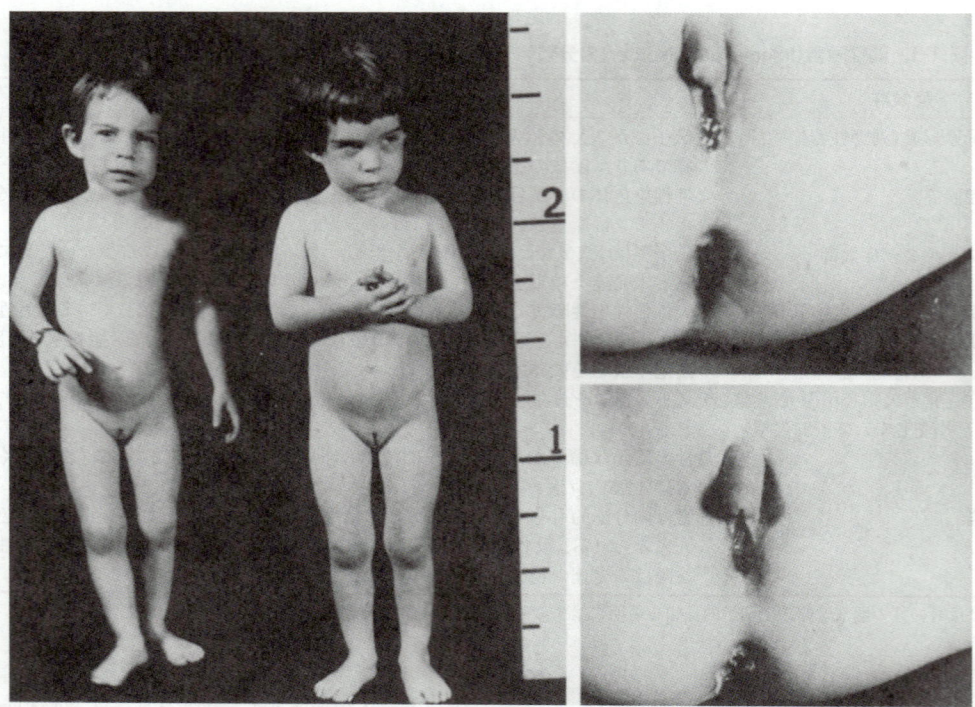

図 17.1-4　妊娠中にテストステロンを摂取した母親に産まれた双子　それぞれの子の肥大した陰核に注目してほしい．(Robert B. Greenblatt, M. D. および Virginia McNamarra, M. D. のご好意による)

クス (sex) を生物学的性とみなし，「男は男性らしく，女は女性らしいというように，ほとんどの場合この2つは比較的一致している」と述べている．しかし，セックスとジェンダーは矛盾した，あるいは反対の方向に発達することがある．性同一性は，家族，教師，友人，職場の同僚および文化的現象にまつわる経験に由来するほとんど無数の機会に起因している．体格，体型，体の大きさといった生物学的性に由来する肉体的特徴と，報酬と罰，男らしさ女らしさについての親の考えなどの複雑な刺激系とが相互に関係しながら性同一性を成立させている．

このように，親の態度や文化的風潮，胎児の外性器，胎生6週までに生理的に活性化する遺伝的影響によって，性同一性が構成される．家族，文化および生物学的影響が男らしさや女らしさの感覚の確立への道筋を複雑にしているとはいえ，通常は比較的安全に，生物学的性の同一性の感覚——安定した性同一性——が成立する．

性的役割　性同一性は性的役割 (gender role) 行動に関連し，部分的にはそれに由来している．マネー (John Money) とエアハルト (Anke Ehrhardt) は，性的役割行動を，人がそれぞれ自分自身を少年や男性である，あるいは少女や女性であると明示するためのすべての言動のことである，と記述した．性的役割は生まれながらに確立しているのではなく，(1)偶然の意図されない学習を通して遭遇し，解決した経験を，(2)はっきりした指導や教えを，(3)そして自発的に見聞きしたことを考え合わせて推測していくというようなことを通して，積み重ねながら築き上げられるものである．

通常の成果は性同一性と性的役割の調和である．生物学的属性によるところはかなり大きいとはいえ，性にふさわしい役割を達成する上での主な要因は学習である．小児の行動における性差の研究は心理学的相違よりもむしろ類似について明らかにしている．しかし，女児は18か月以上になると男児よりもかんしゃくを起こしにくくなり，男児は2歳以降，女児より肉体的にも言語的にもより活動的であるという．小さな女児も男児も同じように活発であるが，男児は集団の中で起こる突発的な活動により影響されやすい．攻撃性は学習された行動であるが，男性ホルモンが男児の神経器官を鋭敏にして，それらの学習を女児よりも容易にしている可能性も指摘されている．

性的役割は性同一性と反対にみえることがありうる．自分の性に同一化した上で，異性の服装や，髪型や他の特徴を選択することがあり，あるいは，反対の性に同一化した上で，自分の性的な多くの特性を便宜的に選択することもある．ジェンダーに関しては，第18章でさらに論じる．

性的指向

性的指向 (sexual orientation) とは性的衝動の対象をいう．すなわち，異性愛(異性)，同性愛(同性)，あるいは両性愛(両方の性)である．自らを"無性愛"と定義している一群があり，これを肯定的な自己認識だと主張して

いる．何の対象に対しても惹かれることがないことを，性欲障害(desire disorder)の症状と考えている研究者もいる．また，自分の性的志向を明らかにされたいと全く思っておらず，レッテルを貼られることを避けている人々もいる．それ以外に自らを多性愛あるいは全性愛と表現する者たちもいる．

性行動(Sexual Behavior)

中枢神経系と性行動
脳
　大脳皮質　大脳皮質は性的衝動を統制することと性的活動へとつながりうる性的刺激を作り出すことの双方に関与している．若い男性を対象とした研究では性的刺激を受けている間，脳のある領域が他の領域に比してより活動的であることが見出されている．その領域とは，情動に関与する眼窩前頭皮質，ホルモン統制と性的興奮に関与する左前帯状皮質，そして性的興奮に性行動が伴うかどうかを決める要因となっている右尾状核である．
　辺縁系　すべての哺乳類において，辺縁系は性機能の要素に直接関与している．脳中核と視索前野隣接領域の下部，海馬采，乳頭体および視床前核の化学的または電気的な刺激はいずれも陰茎の勃起を誘発する．
　女性の脳の研究で，恐怖や不安などの情動によって賦活される領域は，女性がオルガズムを体験する時にはほとんど活動していないことが明らかにされている．
　脳幹　脳幹は脊髄の性的反射神経に対して，抑制および興奮の統制を行っている．巨細胞性網様体傍核は骨盤の腰仙髄遠心性ニューロンに直接投射し，オルガズムを抑制するとされるセロトニンを分泌させているようである．腰仙髄は脳幹にある他のセロトニン作動性神経核からの投射も受けている．
　脳神経伝達物質　ドパミン，エピネフリン，ノルエピネフリンおよびセロトニンなどの多くの神経伝達物質が脳で産生され，性機能に影響を及ぼす．例えば，ドパミンの増加は性欲を亢進させると推定されている．橋上部と中脳で産生されるセロトニンは性機能に抑制的な影響を及ぼしている．オキシトシンはオルガズムで放出され，快感活動を強化すると考えられている．
脊髄
　性的興奮とその頂点は最終的に脊髄レベルで司られている．性機能と関連した感覚刺激は外陰部，骨盤部および下腹神経の求心性線維を通じて伝達される．いくつかの別個の実験から，性的反射は腰仙髄節の中心灰白領域の脊髄ニューロンによって調節されていることが示唆されている．
生理学的反応　性反応はまさに精神生理学的体験である．心理学的，生理学的刺激のいずれも性的興奮のきっかけとなり，緊張の度合は生理学的にも情動的にも体験され，オルガズムには幸福感とともに，通常，生理的な反応と解放が最高に達したとの主観的認知が生ずる．性心理的発達，性への心理的態度，性的パートナーへの態度は，性反応の生理学的側面と直接に影響を及ぼし合っている．

　通常，男女は，性的な刺激への一連の生理学的反応を体験する．マスターズとジョンソンはこれらの反応について初めて詳細な記述を行い，生理学的過程は，静脈うっ血や筋強直の増大(腫脹)と，それに引き続くオルガズムの結果として，静脈活動と筋緊張の解放(腫脹減退)を伴うことについて記述している．表17.1-2と表17.1-3に男女の生理学的性反応周期について記載した．反応の系列は重複したり動揺したりすることもあることを念頭に置くことが重要である．性交したいという性的幻想あるいは欲望はしばしば，特に男性において，興奮，オルガズム，および消退といった生理学的反応に先行する．さらに，人の主観的体験は客観的な生理学的反応と同じくらい，性的満足には重要である．図17.1-5および図17.1-6は，男性の性的反応，女性の性的反応それぞれの各相において起こりうるいくつかのパターンについて描写している．

ホルモンと性行動

　一般に，脳内ドパミン濃度を上げる物質は欲求を増加させ，セロトニン濃度を上げる物質は欲求を減少させる．テストステロンは男女共に性欲を増加させ，エストロゲンは女性の性的興奮に関連する腟の潤滑化における大きな要因であり，女性において刺激への感受性を高める．最近の研究はエストロゲンもまた男性における性反応の要因であることを示しており，中年男性のエストロゲンの減少は，女性と同様，より多くの脂肪蓄積をもたらす．プロゲステロンは過剰なプロラクチンやコルチゾルがそうであると同様に，男女においてやや欲求を減少させる．オキシトシンは性交の間の楽しい感覚と関与しており，オルガズム後，男女共に高い濃度にあることが知られている．

欲求と性愛刺激における性差

　男女には性的衝動と性的欲求が存在する．性的欲求を自発的な性的思考の頻度，性的行為に関与することへの関心，性的合図への敏感さで測る場合，一般に男性の方が女性より欲求の基底水準が高く，これは生物学的に決定されているようである．性欲以外の，性交したいという動機は男女双方に存在しているが，女性においてより変化に富み一般的であるようである．女性にとってそれは男女の絆を強めたいという願い，親密感の要求，男性が浮気することを防ぐ方法であり，あるいはパートナーを喜ばせたいという欲求であることもある．

　あからさまな性的空想は男女ともに一般的であるが，空想のための外的刺激は男女でしばしば異なっている．多くの男性は裸かそれに近い状態の女性の視覚的刺激に性的に反応する．女性は，その情熱で終生をヒロインに

表 17.1-2　男性の性反応周期[a]

器官	興奮相	オルガズム相	消散相
皮膚	数分から数時間続き，オルガズムの前には30秒〜3分間興奮が高まる．オルガズムの直前には性的な潮紅が一定せずに現れる．腹部に粗大な丘疹用の発赤で始まり，前胸部，顔面，頸部に広がる．肩や前腕に広がることもある．	3〜15秒.広範囲の潮紅	10〜15分．オルガズムに達しなければ半日から1日に及ぶ．潮紅は出現と逆の順序に消退する．踵や手掌に，にじむ程度の汗が一定せずにみられる．
陰茎	陰茎海綿勃起体の静脈うっ血によって10〜30秒で勃起が引き起こされる．非性的な刺激や騒音の挿入で勃起が中断することもある．興奮が高まるにつれて，亀頭の大きさや陰茎の直径がより大きくなる．	射精：放出期は3〜4回，0.8秒間の，血管・精嚢・前立腺の収縮が特徴である．射精そのものは0.8秒間の尿道の収縮と精子の噴出が特徴であり，18歳では12〜20インチに及ぶが，年とともに減じ，70歳では漏れ出るのみとなる．	勃起：部分的退縮は5〜10秒で起こり，不応期がさまざまにみられる．5〜30分の間にはすっかり退縮する．
陰嚢と精巣	陰嚢が引き締まり，引き上げられ，精巣も挙上される．興奮が高まるにつれて，刺激されないときに比して精巣の大きさが50％増大し，射精が迫ってくると会陰にへばりつく．	不変．	静脈うっ血の消失により元の大きさに減じていく．オルガズム後5〜30分で精巣と陰嚢が降下するが，オルガズムの解放が起こらない場合には数時間を要することもある．
カウパー腺	興奮が高まる間に生存可能な精子を含んだ2〜3滴の粘液性の液体が分泌される．	不変．	不変．
その他	乳房：オルガズム前の興奮の高まりに伴って乳首が一定せずに勃起する．筋緊張：顔面筋，腹筋，肋間筋が半ばけいれん性に収縮する．頻脈：175拍/分にも達する．血圧：収縮期で20〜80 mm，拡張期で10〜40上昇する．呼吸数：増加する．	随意筋の制御の喪失．直腸：括約筋の律動的な収縮．心拍数：毎分180拍/分にも達する．血圧：収縮期で40〜100 mm，拡張期で20〜50 mm上昇する．呼吸数：40回/分にも達する．	5〜10分で元に戻る．オルガズムの後に不応期が続く．その間に男性は再度性的に興奮し勃起することができず，刺激に反応しない．不応期の長さは年齢や状況に依存する．

[a]性的空想と性交したいという欲求からなる欲求相が興奮相に先行する．
表は Virginia Sadock, M. D. による．

捧げる情感豊かなヒーローのロマンチック物語に，性的に反応するとされる．複雑なのは，女性の性的興奮の主観的感覚は常に肉体の性的興奮状態と一致しているとは限らないということである．具体的には，肉体的な腟の潤滑化よりも感情的な興奮の方が性的興奮の用意ができていることを反映しているようである．反対に，肉体的には腟の潤滑化を含む性的興奮の徴候が現れていても，それに全く気づいていないということもありうる．このような事態は男性ではほとんど生じることはない．

自慰行為

　自慰行為は通常，対象と関係した性行動の正常な先行現象である．自慰行為ほどしばしば論じられ，厳しく非難され，そして普遍的に行われている行為は他にない．キンゼイによる，自慰行為が行われている実態についての調査によれば，ほとんどすべての男性と4分の3の女性が一生の間のある時点で自慰を行っているという．

　長期的な発達研究によれば，性的に自己を刺激する行為は幼児期および小児期には一般的であるという．幼児は指や口の働きを探求するのと同じように性器を探求する．およそ月齢15〜19か月に両性とも自己性器への刺激を始める．性器領域へのどんな穏やかな接触も快感を生じる．それらの感覚は元来有する身体探求への欲求と結びつき，その時点での自慰的快感への正常な興味を生じる．小児は他者の性器——両親，子どもたち，動物の性器に対してさえもますます興味を膨らませていく．遊び相手ができる時期には，自分自身や他の人の性器についての好奇心が性器露出や性器いじりをしてしまうことにつながる．そのような経験は，やましい恐れに苛まれなければ，性的刺激からの継続的な快感に導くものとなる．

　思春期のおとずれ，性ホルモンの急増および二次性徴

表 17.1-3　女性の性反応周期[a]

器官	興奮相	オルガズム相	消散相
皮膚	数分から数時間続き，オルガズムの前には 30 秒～3 分間興奮が高まる．オルガズムの直前には性的な潮紅が一定せずに現れる．腹部に粗大な丘疹用の発赤で始まり，前胸部，顔面，頸部に広がる．肩や前腕に広がることもある．	3～15 秒広範囲の潮紅	10～15 分．オルガズムに達しなければ半日から 1 日に及ぶ．潮紅は出現と逆の順序で消退する．踵や手掌に，にじむ程度の汗が一定せずにみられる．
乳房	乳頭の勃起が 3 分の 2 の女性で生ずる．静脈うっ血，乳輪の拡大もみられ，正常より 4 分の 1 ほど大きくなる．	乳房は細かく震えることがある．	約半時間で元に戻る．
陰核	亀頭部と体部の直径が増大する．オルガズムの直前には体部は包皮内に引っ込む．	不変	体部は 5～10 秒で元の位置に戻り，5～30 分で退縮するが，オルガズムに達しなければ数時間を要する．
大陰唇	未産婦：挙上し会陰部にへばりつく．経産婦：充血・浮腫が生じる．	不変	未産婦：1～2 分で元の大きさに減ずる．経産婦：10～15 分で元のサイズに減ずる．
小陰唇	大きさは正常の 2～3 倍になり，オルガズム前にはピンク，赤，濃い赤色になる．	近位部の小陰唇は収縮する．	5 分以内に元に戻る．
腟	色は濃い紫色になる．興奮の始まりから 10～30 秒後に漏出液が現れる．長さとふくらみが増す．オルガズム前には腟の下部 3 分の 1 が収縮する．	腟の下部 3 分の 1 が 0.8 秒の間隔で 3～15 回収縮する．	射精で腟の上部 3 分の 2 に精液溜まりができる．うっ血は秒単位で消失するが，オルガズムを伴わなければ 20～30 分かかる．
子宮	仮骨盤内に挙上する．オルガズムの直前には興奮の高まりにつれ出産時のような収縮がみられる．	オルガズムを通じて収縮している．	収縮は止まり，子宮は正常の位置へ下がる．
その他	筋緊張興奮が高まる間，バルトリン腺から数滴の粘液分泌がみられる．子宮頸部は少し腫脹し，子宮に従って挙上する．	随意筋の制御の喪失．直腸：括約筋の律動的な収縮過呼吸と頻脈	元の状態に数秒から数分で戻る．子宮頸部の色と大きさも元に戻り，子宮頸部は精液溜まりの中に下がる．

[a] 性的空想と性交したいという欲求からなる欲求相が興奮相に先行あるいは重複しうる．
（表は Virginia Sadock, M. D. による）

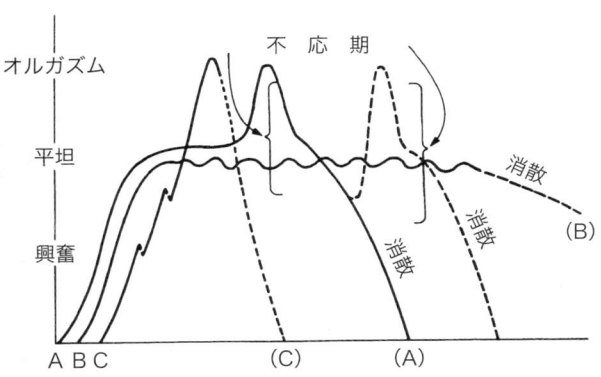

図 17.1-5　男性の性反応　個々の男性は，特定の性的経験においてこれらの 3 つのいずれの型をもとりうる(A, B, または C).　(Walker JI, ed. *Essentials of Clinical Psychiatry*. Philadelphia：JB Lippincott；1985：276 から許可を得て転載)

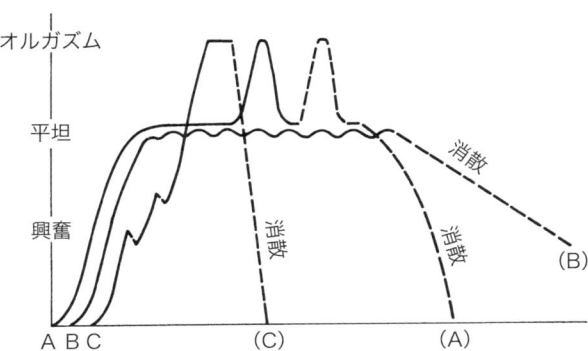

図 17.1-6　女性の性反応　個々の女性は，特定の性的経験においてこれらの 3 つのいずれの型をもとりうる(A, B, または C).　(Walker JI, ed. *Essentials of Clinical Psychiatry*. Philadelphia：JB Lippincott；1985：276 から許可を得て転載)

の発達とともに，性的好奇心は活発となり，自慰は増加する．青年たちは肉体的には性交もオルガズムも可能であるが，通常は社会的束縛によって妨げられている．性的同一性を確立することと，性的衝動の制御という，しばしば対立する二重の圧力は，しばしば十代の若者に強い肉体的，性的緊張をもたらすために，解放が必要となるが，自慰は，そういった性的緊張を減ずる正常な方法である．一般に，男性は女性よりも自慰でオルガズムに達することをより早く習得し，より頻繁に自慰を行う．思春期の若者とより若い子どもとの間の重要な情動的相違は，思春期の若者では自慰の間に性交の空想がみられることである．これらの空想は性同一性の発達にとって重要な補助であり，空想の比較的安全な中で，思春期の若者は成人の性役割を果たすことを学ぶ．この自体愛的（autoerotic）な活動はふつう成人に至るまで維持され，通常は性交にとって変わられる．

性的関係にある男女が自慰行為を全くやめてしまうわけではない．性交が不満足であるか，配偶者の病気や不在のために性交できないようなときには，しばしば自己刺激行為は官能的喜びと緊張の解放の組み合わせとして適応という目的にかなっている．

キンゼイによれば，ほとんどの女性は自慰の際に陰核の刺激を好むという．マスターズとジョンソンによれば，陰核亀頭部は強い刺激には過敏なので，女性は陰核体部への刺激をより好むという．ほとんどの男性は陰茎体部と亀頭部を激しくしごいて自慰を行う．

いくつかの研究によれば，男性において，自慰によるオルガズムは血清前立腺特異抗原（prostate-specific antigen：PSA）を有意に上昇させたという．PSA 検査を予定されている男性患者には，検査前の少なくとも 7 日間は自慰（もしくは性交）をしないように注意すべきである．

自慰行為に対する道徳的禁忌が，自慰は精神疾患の原因になるとか性的能力を減退させるなど，いくつかの俗説を生み出している．そのような主張を支持する科学的証拠はない．自慰行為が精神病理的な現象であるといえるのは，人の意図的制御を超えて強迫的に行われるときのみである．その際それが情緒障害の症状であるのは，性的だからでなく強迫的であるからである．自慰行為はおそらく性心理的発達における普遍的な側面であり，ほとんどの例では適応的なものである．

性　交

最初の性交は男女双方にとって通過儀礼である．米国では圧倒的多数の人が成人期早期，20 歳代前半までには性交を経験している．18〜59 歳の調査では，最近の性的交流として性交を行ったという人が 95％を越えていた．

最初に性交を体験しようとしている若者は誇りや自尊心が傷つきやすい．あるかないかの刺激でも勃起すべきであり，たとえ行為を経験したことがなくても，その状況をたやすくやりこなすべきであるという，文化的俗説がいまだに根強く残っている．女性の最初の性交への文化的圧力は，性的に自由な現代にもかかわらず，処女喪失への文化的葛藤が残存していることを反映している．このことは，最初の性交で避妊をする若い女性が 50％しかいないという統計に示されており，しかも避妊した 50％がその後も一貫して避妊するのはさらに少ない．自慰の前歴がある若い女性はより肯定的な期待と自信をもって性交に臨むようである．

最近の 10 年で，性交は老年成人の性的レパートリーの一部ともなってきており，それは男性の勃起を促すシルデナフィル（バイアグラ）のような薬物，閉経後の女性の腟萎縮を軽減するホルモン強化クリームや経口ホルモン剤の開発を背景としている．これらの薬物の開発以前には多くの老年成人は性交以外のことで満足を得る性行為を楽しんでいた．

同性愛

同性愛は，1973 年に米国精神医学会によって診断カテゴリーから除外された．そして 1980 年に精神疾患の診断・統計マニュアル（Diagnostic and Statistical Manual of Mental Disorders：DSM）から除かれた．国際疾病分類第 10 版（10th revision of the International Statistical Classification of Disease and Related Health Problems：ICD-10）には，「性的指向単独では障害とはみなされない」と記載されている．この変化は同性愛に対する理解の変化を反映しており，今では同性愛は人間の性の 1 つの種類としてある秩序をもって生じるものであって，病理学的障害ではないとみなされている．ホーキンス（David Hawkins）が記しているように「同性愛の存在は自分で選択できることではないと思われるが，その表現は自分で選択できることである」．

定　義

多くの場合，**同性愛**という用語は人の顕在化した行動，性的指向，および個人的感覚や社会的同一性について記述している．同性愛という言葉は医学用語としての起源に基づいた病理と病因を意味しているように聞こえることがあるので，同性愛というよりも**レズビアン**（lesbians）とか**ゲイ**（gay）のような言葉を使って性的指向を特定したがる人が多く，また性行動を同性間の（same sex），男女間の（male-female）といった用語で表したがる人が多い．ホーキンスによれば，ゲイやレズビアンは自己認識された同一性と社会的同一性とを合わせたものに関する用語であり，同様に呼ばれている社会的集団への帰属感を反映しているという．**同性愛恐怖**（homophobia）とは，同性愛もしくは同性愛者に対する否定的態度あるいは恐怖である．**異性愛主義**（heterosexism）は異性愛関係が他のすべての関係よりも勝っているという信念であり，他の形の性を営む人達への差別を意味する．

人口に占める割合

最近の研究では，同性愛の割合は人口の2～4%であるとされている．1994年の米国国勢調査局による調査は，男性の同性愛の割合は人口の2～3%であると推定している．1989年のシカゴ大学の調査では，両性において1%未満の者のみが同性愛であった．1993年のグートマッヒャー（Alan Guttmacher）基金の調査は，男性で1%のみが過去1年に同性愛行動をしており，2%が過去の生涯で同性愛体験があったとしている．

レズビアンやゲイのうちのあるもの，特に後者では，青年期前に同性のロマンチックな魅力を意識していたと述べる．キンゼイの報告によれば，青年期前の少年のおよそ半数が男性の相手と性器に関するある種の経験をしているという．これらの経験は多くは探索的なものであり，特に，成人とではなく，仲間と共有された場合にそうであって，通常強い感情的要素を欠いている．ゲイ男性のほとんどが，同性にロマンチックで性愛的な魅力を初めて感じたのは青年期の始め頃であると思い起こす．女性にとっても，同性へのロマンチックな感情の始まりは前青年期である場合もあるが，通常同性への好意にはっきりと気づくのは，中期から後期青年期もしくは成人早期のことである．ゲイ男性よりもより多くのレズビアンが異性愛の体験を経ているようである．ある調査では56%のレズビアンが最初の性器的同性愛体験以前に異性との性交の経験をしており，それに比べて，調査の対象となったゲイ男性で異性との性交を最初に経験したのは19%であった．調査前の1年間には，40%弱のレズビアンが異性と性交していた．

理論的問題

心理学的要因　同性愛的行為の決定因ははっきりしていない．フロイトは同性愛を性心理的発達の停止とみなし，去勢恐怖と，性心理的発達の前エディプス期における母親に飲み込まれることへの恐れについて言及している．精神力動論によれば，男性の同性愛行動という結果を来しうる発達早期の状況として，母親への強い固着（fixation），有効な父親機能の欠如，両親による男性的な発達の禁止，発達の自己愛期への固着もしくは退行，そして同胞との競争における喪失があげられている．フロイトの見解によれば，女性の同性愛の原因として，未解決のエディプス葛藤と関連するペニス羨望の解決が得られないことがあげられる．

フロイトは同性愛を精神病とはみなさなかった．「性理論三編」（Three Essays on the Theory of Sexuality）の中でフロイトは，同性愛は，「他に正常からの重大な偏りがなく，能力が障害されておらず，特に高い知的発達と倫理性において真に際立っている人びとに認められる」と記し，「ある米国の母への手紙」の中では，「同性愛に全く利点がないことは確かであるが，それは恥じることではなく，悪徳でも劣ったものでもなく，疾病として分類もできない．我々はそれを，性的発達のある種の停止によって生じた性機能の変異の1つであるとみなしている」と記した．

精神分析的要因の新概念　古典的精神分析理論と対照をなす新しい精神力動的理論体系を発展させた精神分析家たちがいる．イサイ（Richard Isay）によれば，ゲイ男性は3～5歳時に生じた同性への空想について述べるが，その同じ年齢のころに異性愛者達も男女にまつわる空想をもっているという．同性にまつわる性的な空想は父親もしくは父親の代理に集中しているとイサイは記している．

これらの性愛感情を子どもが認知し，またそれに曝露されることは，他の少年より隠し立てが多いこと，自ら孤立することおよび過度に感情的であるといった子どもの「非定型な」行動の原因となる場合がある．ある種の「女性的な」特徴もまた，母親もしくは母親の代理との同一化によって生じている可能性がある．このような特徴は通常父親の愛情と注目を得る手段として，異性愛の少年が母親の注目を得るために父親を手本とするのと似た道すじで発達する．

女性における同性愛の精神力動も同様のようである．少女は母親への愛の対象としての最初の固着をあきらめずに，それを成人になっても探し求め続ける．

生物学的要因　最近の研究は遺伝的および生物学的要因が性的指向に寄与していることを示唆している．ゲイ男性は異性愛男性よりも血中アンドロゲンが低値であると報告されている．出生前のホルモンは中枢神経系の組織化において役割を果たしていると考えられ，出生前にアンドロゲンが十分量存在することは女性への性的指向に寄与し，出生前のアンドロゲンの欠乏（またはアンドロゲン不感受性組織）は男性への性的指向へ導きうる．出生前に多量のアンドロゲンに曝露された思春期直前の少女は女性らしくなく活動的であり，子宮内で過剰な女性ホルモンに曝露された少年はあまり活発ではなく，積極的でなく他の少年よりも攻撃的ではない．副腎皮質過形成の女性はレズビアンや両性愛の割合が，一般人口よりも高い．

二卵性双生児よりも一卵性双生児の方が同性愛の一致率が高いことが遺伝研究で示されており，これらの結果は遺伝的素因を示唆しているが，染色体研究では異性愛と同性愛を区別することはできていない．ゲイ男性は家族的分布を呈し，ゲイ男性は異性愛の男性よりもゲイの兄弟が多い．ある研究では40組中33組のゲイの兄弟がX染色体の下半分に遺伝標識を共有していることが見出されている．他の研究では視床下部の細胞群が異性愛男性と比べて女性とゲイ男性では小さいことが見出されている．これらの研究のどちらも追試されていない．

性行動の様式　ゲイ男性とレズビアン女性の行動特徴は，異性愛者と同様に多様である．ゲイ男性とレズビアンは解剖学的に負わされた明らかな差異をもって，異性愛者と同じ性行動を営む．

ゲイ男性とレズビアンの中で多くの継続した関係様式が生じている．同性と共に同じ家に住み，1対1もしくは主要な関係を数十年にわたって続けているものもあるが，他のゲイ男性やレズビアンはたいてい束の間の性的接触しかもたない．多くのゲイ男性は安定した人間関係を築くが，男性同士の関係は女性同士の関係よりもより不安定で束の間であるようである．同棲しているゲイ男性は市民としても社会的にも差別にさらされており，いくらか折り合いの悪い異性愛の夫婦を結びつける結婚の法的社会的援助システムを利用できず，あるいは出産の生物学的能力も有していない．レズビアンたちは社会的偏見を経験することがより少ないようであり，1対1の関係もしくは主要な関係をより長く保っているようである．しかし，世論調査によれば，同性愛に対する米国人の態度に変化がみられ，以前よりは同性愛を容認するようになってきている．この容認の姿勢はいくつかの州の法律に反映され，病院の面会権や子どもを養子にする権利など，異性愛の配偶者に通常与えられている市民権を同性愛のパートナーに拡大している．2014年現在，18州が同性愛間の結婚を合法化している．より多くの州では，パートナーの居住地で同性婚が合法でなくとも，それら18州で行われた結婚を合法と認めている．

精神病理 苦痛を感じているレズビアンやゲイ男性にみられる精神病理の領域は異性愛者にみられるものと同様であるが，自殺率が高いという研究もいくつかある．ゲイ男性やレズビアンが社会の価値体系との間で悩むことから生ずる苦痛は障害とは分類できない．もし苦痛が診断に見合うほど重度であれば，適応障害もしくは抑うつ障害を考慮すべきである．うつ病のゲイ男性とレズビアンは彼らの性的指向に向けられた罪悪感と自己嫌悪を体験するかもしれないが，その際の性的指向を変えたいという欲求は抑うつ障害としての症状にすぎない．

カミングアウト（同性愛者であることを公にすること）
クリンガー（Rochelle Klinger）とカバジ（Robert Cabaj）によれば，カミングアウト（coming out）とは，「個人が社会の偏見と直面して自らの性的指向を認識し，その成功の結果，自らを受け入れる過程」であるという．彼らは次のように述べている．

「カミングアウトの成功は，自らの性的指向を受け入れ，あらゆる方面（例えば，社会的，職業的，家族的）においてそれを統合することを伴う．個々人やカップルがついには直面しなければならないもう1つの節目は，性的指向について外の世界に開示する度合いである．カミングアウトの成功には，ある程度の開示がおそらく必要であろう」．

カミングアウトと開示を成功させることの困難さは，人間関係の困難さそのものにつながる．各人にとって，カミングアウト過程を解決しなくてはならないという課題が，内面化された同性愛恐怖によって低下している自己評価をさらに弱め，対人関係能力に悪い影響を及ぼす．パートナーが開示の程度について同意していない場合には，パートナーとの関係において葛藤をも生じうる．

愛と親密さ

フロイトは，精神的健康は人が仕事と愛情という2つの方面でよく機能する能力によって決まりうると仮定した．怖れや葛藤を最小限にし他人を愛する，または愛されることのできる人は，他人と正真正銘に親しい関係を発展させる能力をもっている．愛する対象と親密であり続けたいという願望が愛のうちにあることの本質である．成熟した愛は2人の関係の特別な属性である親密さによって特徴づけられる．親密な関係に関与したとき，人は愛する人の成長や幸福のために積極的に取り組む．性はしばしば関係が親密になるきっかけとなり，関係の維持をも促す．成熟した性的関係における親密さの特質はメイ（Rollo May）がいうところの「能動的受容（active receiving）」であるが，それは，人が誰かを愛する傍ら，自分自身が愛されることを容認することである．メイは性愛の価値は自意識の拡張，優しさの体験，自己肯定と自尊心の増大，そして時折のオルガズムの瞬間の一体感にあると述べている．その状況では，性と愛は相互に強化し合い，健全に融合している．

優しさと情熱的な衝動の融合を妨げる葛藤に苛まれる人もある．それは関係における性の表出を禁じ，他者との親密さの感情を妨げ，人の程よい感覚と自尊心を減ずる可能性がある．これらの問題が重度であるとき，親密な関係の構築または親密な関係への傾倒を妨げることになりかねない．

性と法律

医学と法律は共に個人と社会における性の影響を評価し，何が健康であるかあるいは合法であるかを決定する．しかし，性行動の妥当性あるいは合法性は双方の専門分野において常に同じようにみなされているわけではない．性科学と法律の接点にある問題はしばしば感情的に扱われ，容認できる性的規範の文化的不一致を反映する．それは例えば，妊娠中絶，ポルノグラフィー，売春，性教育，性犯罪者の治療，性的個人情報に関する権利などがそうである．これらの問題に関する法律（例えば，双方合意の成人による口腔性交や肛門性交を取り締まる法律，あるいは妊娠中絶を求める未成年に関する親の許可の必要性）は，州ごとに異なっている．

性履歴の聴取

性の履歴は，性障害の存在の有無，あるいはそれが患者の主訴であるかどうかにかかわらず，患者についての重要な情報をもたらす．情報は自由形式の質問を通じて徐々に得られる．表17.1-4に，聞いておくべき項目についての指針，および時間が制約されているときに用いる

表 17.1-4　性履歴の聴取

I．個人情報
   A．年齢
   B．性別
   C．職業
   D．恋愛関係状況——独身か既婚か，これまでの，婚姻，別離，離婚，同棲，本格的な交際，くだけた交際，の回数について（関係の構築・維持に対する困難については，面接の全体にわたって評価すべきである）
   E．性的指向——異性愛，同性愛，あるいは両性愛（これは，後に面接でも確認すべきである）
II．現在の機能
   A．不満足から非常に満足（の間で評価する）
   B．もし不満足であれば，なぜか？
   C．パートナーの満足度についての感情
   D．機能不全か？　例えば，欲求の欠如，勃起障害，女性の性的興味・興奮の抑制，無オルガズム症，早漏，射精遅延，性交に伴う痛み（機能不全は以下に論じられる）
      1．始まり——生来のものであるか，後天的なものか？
         a．後天的であれば，いつから始まったか？
         b．始まりは薬物使用（医薬品または非合法の気晴らしのための薬物），生活上のストレス（例えば，失業，挙児），人間関係の困難と時期が重なっていないか？
      2．全般性——どんな状況でもたいてい起こり，大部分の相手との間で起こる．
      3．状況依存性
         a．現在のパートナーとのみ
         b．熱心に付き合っている相手との関係において
         c．自慰のときのみ
         d．社会的に禁止された状況（例えば，不倫）において
         e．限定的な状況（例えば，深夜，両親の家で，パートナーから誘われたとき）において
   E．頻度——パートナーとの性行為（性交を伴う性行為および性交を伴わない性行為）
   F．欲望/性欲——どのくらいの頻度で性的な感情や考え，空想，夢を体験するか（1日あたり，1週あたり，他）
   G．典型的な性的交流の描写
      1．開始または誘いの方法（例えば，言葉か，身体か？　同じ人がいつも始めるか？）
      2．前戯の存在，様式，程度（例えば，キスすること，愛撫すること，手や口での性器刺激）
      3．性交は？　用いられる体位は？
      4．性行為の間，言葉の使用は？　もしあれば，どのような？
      5．後戯は？（性行為が完結したか，機能不全で中断されたかにかかわらず）典型的な行為は（例えば，抱擁，会話，日常活動に戻る，睡眠）
      6．性行為の後の感情：くつろいだ，緊張した，怒った，愛情に満ちた
   H．性的強迫性？——対人関係や仕事が妨げられるほどの性的考えの侵入または性行為への参加，偽装が必要となり，患者を危険にさらす．
III．過去の性履歴
   A．小児期の性
      1．性に関する両親の態度——慎みの開放の度合い（異常な潔癖さあるいは性的魅力について評価する）
      2．裸体やしとやかさについての両親の態度
      3．性についての学習
         a．両親から？（子どもの質問で始まったか，親の自発的な情報か？　どちらの親か？　子どもは何歳だったか？）扱われた主題（例えば，妊娠，出産，性交，月経，夢精，自慰）
         b．本や雑誌，あるいは学校の友人や宗教的集団から？
         c．著しく誤った情報
         d．情報についての感情
      4．原光景を見たり聞いたりすること——反応は？
      5．両親以外の人の性行為あるいは性交をみること
      6．ペットや他の動物の性行為をみること
   B．小児期の性的活動
      1．青年期前の性器の自己刺激，年齢は？　見つけられたときの反応は？
      2．自分は少年や少女であるとの自覚，便所に関するわいせつな言動？（尿や便，臭いや浣腸）
      3．性的な遊びや他の子どもとの探索（お医者さんごっこ）——活動の種類（例えば，見ること，手で触ること，性器を触ること），もしみつかった場合の反応あるいは結果（誰に？）

（つづく）

表 17.1-4　性履歴の聴取（つづき）

Ⅳ．青年期
　A．青年期の始まりの年齢——第2次性徴の発達，少女は初潮，少年は性夢または最初の射精（そのための準備およびそのことへの反応）
　B．自分が女性らしいあるいは男性らしいという感覚——身体像，仲間からの受け入れ（異性および同性），性的魅力の感覚，性交の空想の始まり
　C．性的活動
　　1．自慰——始まった年齢，罰せられたり禁じられたりしたことがあるか？　用いられる方法，伴う空想，頻度（自慰および空想に関する問いは患者にとって答えるのに最も過敏になる問いの1つである）
　　2．同性愛的活動——現在継続中か稀なことか，実験的な出来事か，相手から持ちかけられたか？　もし同性愛であれば，それまで異性愛の試みはあったか？
　　3．デート——たまたまかあるいは特定の相手か，初めて好きになった状況はどうであったか？　熱を上げるまたは初恋の状況はどうであったか？
　　4．キスの経験，首を抱いての愛撫や身体への愛撫（「いちゃつく」もしくは「バカ騒ぎ」）の経験，始まった年齢，頻度，パートナーの人数，状況，活動の種類
　　5．オルガズム——最初に経験したのはいつか？（青年期の間には経験されないかもしれない），自慰でか，睡眠中か，あるいはパートナーとであったか？　性交において，あるいは他の性行為においてか？　頻度は？
　　6．最初の性交——年齢，状況，相手，反応（青年期の間には経験されないかもしれない），用いられた避妊や感染予防の手段
Ⅴ．成人の性的活動（青年期で経験した人がいるかもしれない）
　A．婚前交渉
　　1．性行為経験の種類——性的交流の頻度，種類および相手の人数
　　2．用いられた避妊や感染予防の手段
　　3．最初の性交（青年期の間に経験されていなければ）年齢，状況，相手
　　4．同棲——始めた年齢，期間，どんな相手であったか，性的貞節，性行為の種類，頻度，満足感，同棲関係をもった人数，別離した理由
　　5．婚約——婚約した年齢，婚約期間の性的活動，婚約者と，婚約者以外と，婚約期間の長さ
　B．結婚（もし複数の婚姻歴があるならば，それぞれの結婚について性的活動，結婚した理由，離婚した理由を詳しく聞くこと）
　　1．性的交流の種類と頻度——典型的な性的交流（上記参照）について記載する，性生活に満足していたか？　パートナーの感情についてどう思っているか？
　　2．配偶者との最初の性的体験は——いつか？　どういう状況であったか？　満足するものであったか？　失望的であったか？
　　3．新婚旅行——設定，期間，楽しかったかつまらなかったか，性的に活発であったか？　頻度は？　問題は？　相性は？
　　4．妊娠や子どもの夫婦間の性への影響
　　5．婚外交渉——何回あったか，相手は，婚外パートナーへの情緒的愛着は？　婚外交渉についての感情は？
　　6．結婚後の自慰——頻度？　夫婦間の性への影響は？
　　7．パートナーの婚外交渉——被面接者への影響は？
　　8．夫婦とそのどちらかの愛人との同居，あるいは複数での性行為（スワッピング）
　　9．結婚における葛藤の領域（例えば，育児，家計，責任の分担，優先事項）
Ⅵ．やもめ暮らし，別離，離婚後の性——禁欲，睡眠中のオルガズム，自慰，性交を伴わない性行為，性交（相手の人数および相手との関係），その他
Ⅶ．特別な事柄
　A．強姦，近親相姦，性的もしくは身体的虐待の既往
　B．配偶者による虐待（現在）
　C．慢性疾患（身体的もしくは精神的）
　D．既往もしくは現在の性感染症
　E．不妊問題
　F．人工中絶，流産，もしくは望まれないもしくは非嫡出の妊娠
　G．性同一性葛藤——（例えば，性転換症，異性装）
　H．パラフィリア——（例えば，フェティシズム，窃視障害，サディズムとマゾヒズム）

ことのできる構成について示した．

参考文献

Arnold P, Agate RJ, Carruth LL. Hormonal and nonhormonal mechanisms of sexual differentiation of the brain. In: Legato M, ed. *Principles of Gender Specific Medicine*. San Diego: Elsevier Science; 2004:84.
Bancroft J. Alfred C. Kinsey and the politics of sex research. *Ann Rev Sex Res*. 2004;15:1–39.
Drescher J, Stein TS, Byne WM. Homosexuality, gay and lesbian identities and homosexual behavior. In: Sadock BJ, Sadock VA, eds. *Kaplan & Sadock's Comprehensive Textbook of Psychiatry*. 9th ed. Vol. 1. Philadelphia: Lippincott Williams & Wilkins; 2009:2060.
Federman DD. Current concepts: The biology of human sex differences. *N Engl J Med*. 2006;354(14):1507.
Freud S. Letter to an American mother. *Am J Psychiatry*. 1951;102:786.
Freud S. General theory of the neuroses. In: *Standard Edition of the Complete Psychological Works of Sigmund Freud*. Vol. 16. London: Hogarth Press; 1966:241.
Gutmann P. About confusions of the mind due to abnormal conditions to the sexual organs. *Hist Psychiatry*. 2006;17:107–111.
Hines M. *Brain Gender*. New York: Oxford University Press; 2004.
Humphreys TP. Cognitive frameworks of virginity and first intercourse. *J Sex Res*. 2013;50:664–675.
Kristen PN, Kristen NJ. The mediating role of sexual and nonsexual communication between relationship and sexual satisfaction in a sample of college age heterosexual couples. *J Sex Marital Ther*. 2013;39:410–427
Lowenstein L, Mustafa S, Burke Y. Pregnancy and normal sexual function. Are they compatible? *J Sex Med*. 2013;10(3):621–622.
Melby T. Asexuality: Is it a sexual orientation? *Contemporary Sexuality*. 2005;39(11):1.
Patrick K, Heywood W, Simpson JM, Pitts MK, Richters J, Shelley JM, Smith AM. Demographic predictors of consistency and change in heterosexuals' attitudes toward homosexual behavior over a two-year period. *J Sex Res*. 2013;50:611–619.
Person E. As the wheel turns: A centennial reflection on Freud's three essays on the theory of sexuality. *J Am Psychoanal Assoc*. 2005;53:1257–1282.
Puppo, V. Comment on 'New findings and concepts about the G-spot in normal and absent vagina: Precautions possibly needed for preservation of the G-spot and sexuality during surgery'. *J Obstet Gynaecol Res*. 2014; 40(2):639–640.
Sadock VA. Normal human sexuality and sexual dysfunctions. In: Sadock BJ, Sadock VA, eds. *Kaplan & Sadock's Comprehensive Textbook of Psychiatry*. 9th ed. Vol. 1. Philadelphia: Lippincott Williams & Wilkins; 2009:2027.
van Lankveld J. Does "normal" sexual functioning exist? INTRODUCTION. *J Sex Res*. 2013;50(3–4):205–206.

17.2 性機能不全群

　性機能不全群の主要な特徴は，性的な刺激に反応できないこと，または性的な行為において痛みを感じることである．機能不全は，通常性行為と関連した主観的な喜びまたは欲求の障害によって，または，客観的な遂行能力によって定義することができる．ICD-10によると，性機能不全とは「自分から望んで性的関係をもつこと」ができないことをいう．

　DSM-5において，性機能不全群に含まれるのは，男性の性的欲求低下障害，女性の性的関心・興奮障害，勃起障害，女性のオルガズム障害，射精遅延，早漏，性器-骨盤痛/挿入障害，物質・医薬品誘発性性機能不全，他の特定される性機能不全と特定不能の性機能不全である．それらが臨床像の主要な部分である場合に限り，性機能不全と診断される．複数の機能不全が存在するならば，それらのすべてについて診断すべきである．性機能不全群は，生来型または獲得型，全般型または状況型に分類でき，心理的要因，生理的要因，複合要因，さらには抑制的な文化慣習や健康，パートナーの問題や対人葛藤を含む多数のストレス因子から生じうる．機能不全が完全に医学的な病状，物質使用または薬物の副作用に起因しているならば，医学的な病状による性機能不全ないし物質誘発性性機能不全と診断される．DSM-5では，機能不全の重症度の特定は，患者の苦悩が軽度，中等度，重度のいずれかを記述することによって示される．

　性機能不全群は，他の精神疾患(例えば，うつ病，不安症，パーソナリティ障害，統合失調症)をしばしば伴う．多くの場合，性機能不全はもう1つの精神疾患とともに診断される可能性がある．機能不全が主として基礎にある精神疾患に起因しているならば，基礎疾患だけが診断されなければならない．性機能不全は自ずと持続する．というのも，患者は徐々に進行する遂行不安と快感を経験できない状況に屈服するからである．関係性という観点では，性的に機能しているパートナーはしばしば，剝奪の感情または自分が十分に魅力的ないし適切な性的パートナーではないという感覚により，苦悩や怒りで反応する．そのような場合臨床医は，性的な問題が先立っているのか，それともそれが関係の問題から生じたのかを考慮し，関係性に関連する性機能不全の診断がより適切かどうかを検討しなければならない．

欲求，興味，興奮の障害

男性の性欲低下障害

　この機能不全は，少なくとも約6か月間の，性的な空想と性行動に対する欲求の不足または欠如によって特徴づけられる(**表17.2-1**)．これが生来の状態である男性は，官能的・性的な考えをこれまで自発的に抱いたことがほとんどない．性的な体験に先立つ最小限の自発的な性的考えや最小限の性行為に対する欲求があれば，とりわけ欲求が性的な接触の間に触発されるのであれば，女性においては診断可能な障害とみなされない．報告された性欲低下の有病率は若者と超高齢者で最も多く，16～44歳の男性のわずか2%がこの障害を被る．報告に拠れば18～24歳の男性の6%と，66～74歳の男性の40%が，性欲の問題を抱えている．一部の男性は，欲求の減少と活動の減少を混同することがある．彼らの官能的な考えと空想は減少しないが，彼らは健康問題，パートナーとの出会いのないこと，または勃起障害のような別の性機能不全のために，それらに従って行動しなくなる．

　性欲の低下には，さまざまな要因が関係している．性欲の問題を抱えた人のなかには，性行為に対する無意識の恐怖から身を守るために，性欲を抑制する人もいる．フロイトは，性欲の低下を，精神・性的発達上の男根期における制止と未解決のエディプス葛藤の結果として概念化している．男性のなかには男根期に留まり，腟を恐れ，それに近づくと去勢されるかもしれないと信じている者もいる．フロイトはそれを「歯をもった腟(vagina dentata)」と呼んだ．そのような男性は無意識の中で腟は歯をもっていると信じ，女性性器に接触することを避

表 17.2-1 DSM-5 の男性の性欲低下障害の診断基準

A. 性的・官能的な思考または空想，および性的活動への欲求が，持続的または反復的に不十分である（または欠如している）．不十分かどうかの判断は臨床医によってなされ，年齢やその人の人生の全般的および社会文化的背景など，性的活動に影響を与える要因を考慮に入れる．
B. 基準 A の症状は，少なくとも約 6 か月間は持続している．
C. 基準 A の症状は，その人に臨床的に意味のある苦痛を引き起こしている．
D. その性機能不全は，性関連以外の精神疾患，または重篤な対人関係上の苦痛，または他の意味のあるストレス因の影響ではうまく説明されないし，物質・医薬品または他の医学的疾患の作用によるものではない．

▶いずれかを特定せよ
　生来型：その障害は，その人が性的に活動を始めて以来存在している．
　獲得型：その障害は，比較的正常な性機能の期間の後に発症した．

▶いずれかを特定せよ
　全般型：ある特定の刺激，状況，または相手に限られない．
　状況型：ある特定の刺激，状況，または相手に限って起こる．

▶現在の重症度を特定せよ
　軽度：基準 A の症状について軽度の苦痛の証拠がある．
　中等度：基準 A の症状について中等度の苦痛の証拠がある．
　重度：基準 A の症状について重度または極度の苦痛の証拠がある．

Diagnostic and Statistical Manual of Mental Disorders, Fifth Edition（Copyright ⓒ2013）. American Psychiatric Association. All Rights Reserved から許可を得て転載．

けるのだとフロイトは考えた．欲望の欠如はまた，慢性的なストレスや不安あるいは抑うつの結果としても生じうる．

　長期間禁欲することは性衝動の抑圧につながることもある．また，欲求の欠如は，相手への敵意の現れであったり，相手との関係の悪化の徴候であったりすることもある．欲求の存在というのは，生物学的な欲動，十分な自尊心，自分自身を性的な人物として受け止める能力，適切なパートナーと出会えること，性的な領域以外での相手との良好な関係など，いくつもの要因によるものである．これらの要因のいくつかが損なわれたり，欠如していたりすると，性的欲求の低下につながりうる．

　診断をするにあたって，臨床医は患者の年齢や，健康状態，生活上のストレスを評価し，障害が始まる前の性的興味の基準を確立することを試みなければならない．性的な接触や満足の必要性は，人によっても異なり，また特定の人でも時期によってさまざまである．欲求の欠如がその患者にとって苦痛となっていない限り，この診断はなされるべきではない．

女性の性的関心・興奮障害

　性的関心（ないし欲求）と興奮が組になって 1 つの機能不全カテゴリーに組み込まれるのは，女性が必ずしも欲求から興奮へ漸次移行するというわけではなく，興奮の感情と同期して，あるいは興奮の感情の始まりに引き続いて，欲求を体験することが多いという認識を反映している．長期的な関係をもつ女性においては特にそうである．当然ながら，性機能不全を体験している女性は，関心または興奮を感じることができないことと，オルガズムに達する困難ないし痛みを体験することのどちらか，ないし両方を経験するであろう．人によっては，性的な反応・喜びのすべての範囲にわたって，機能不全を経験することもある．この機能不全カテゴリーにおける訴えは，官能的な感情，考えまたは空想の減少または不足などさまざまに表現される．それは，性行為を始めようという衝動の減少，パートナーからの申し出に対する感受性の減少または欠如，またはパートナーからの刺激に反応できないこと，などである（表 17.2-2）．

　この診断を複雑にする要素は，興奮の主観的な感覚が，正常および機能不全の女性の両方で，性器の湿潤としばしば十分に相関していないということである．したがって，腟の潤滑と充血が存在するときでも，快感の不足に対する訴えはこの診断に十分である．興奮の欠如を訴える女性は，腟を潤わせているかもしれないが，それでも興奮の主観的な感覚を体験していないこともある．機能的磁気共鳴画像（fMRI）を用いたいくつかの研究は，生殖反応を制御している領域における脳の活性化と主観的な興奮の同時評価の間には低い相関関係しかないことを明らかにした．性機能不全についての生理学的研究において，興奮反応の機能不全をもつ女性に，ホルモンの様式が関与している可能性が指摘されている．マスターズ（William Masters）とジョンソン（Virginia Johnson）は，月経前に性交渉を欲する女性もいると指摘した．また，月経直後や排卵時に性的興奮を強く感じる女性もいると報告されている．また，テストステロン，エストロゲン，プロラクチン，チロキシンなどの変化が，女性の性的興奮の障害に関係している．加えて，抗ヒスタミン薬や抗コリン薬の投与は，腟の潤滑液の減少の原因となりうる．

　生活上のストレス，老化，閉経，十分な性的な刺激，健康状態，そして医薬品といった要因は，この診断をする前に評価されなければならない．関係性の問題は，後天的な関心・興奮障害に特に関連する．性的な相互関係が著しく減少したカップルを対象にしたある研究において，最も一般的な要因は夫婦の不和であった．

男性の勃起障害

　男性の勃起障害は歴史的にインポテンスと呼ばれてきた．この用語はより医学的な呼称に取って代わられたが，それはこの問題を抱える男性に対し軽蔑的で否定的な含

表 17.2-2　DSM-5 の女性の性的関心・興奮障害の診断基準

A．以下のうち3つ以上で明らかになる性的関心・興奮の欠如，または意味のある低下：
　(1) 性行為への関心の欠如・低下
　(2) 性的・官能的な思考または空想の欠如・低下
　(3) 性行為を開始することがない，または低下しており，典型的には相手の求めに受容的でない．
　(4) ほとんどすべて，またはすべて（約75〜100％）の性的出会い（そのような状況的環境，または全般型ではあらゆる状況）における，性行為中の性的興奮や快楽の欠如・低下
　(5) 内的または外的な性的，官能的な手がかり（例：記述，言葉，映像）に反応した性的関心・興奮の欠如・低下
　(6) ほとんどすべて，またはすべて（約75〜100％）の性的出会い（そのような状況的環境，または全般型ではあらゆる状況）における，性行為中の性器または性器以外の感覚の欠如・低下

B．基準Aの症状は，少なくとも約6か月間は持続している．

C．基準Aの症状は，その人に臨床的に意味のある苦痛を引き起こしている．

D．その性機能不全は，性関連以外の精神疾患，または重篤な対人関係上の苦痛（例：パートナーによる暴力），または他の意味のあるストレス因の影響ではうまく説明されないし，物質・医薬品または他の医学的疾患の作用によるものではない．

▶いずれかを特定せよ
　生来型：その障害は，その人の性的活動を始めたときから存在していた．
　獲得型：その障害は，比較的正常な性機能の期間の後に発症した．

▶いずれかを特定せよ
　全般型：ある特定の刺激，状況，または相手に限られない．
　状況型：ある特定の刺激，状況，または相手の場合にのみ起こる．

▶現在の重症度を特定せよ
　軽度：基準Aの症状について軽度の苦痛の証拠がある．
　中等度：基準Aの症状について中等度の苦痛の証拠がある．
　重度：基準Aの症状について重度または極度の苦痛の証拠がある．

Diagnostic and Statistical Manual of Mental Disorders, Fifth Edition (Copyright ⓒ2013). American Psychiatric Association. All Rights Reserved から許可を得て転載．

表 17.2-3　DSM-5 の勃起障害の診断基準

A．次の3つの症状のうち少なくとも1つが，性行為において（特定の状況，または全般型ではあらゆる状況での），ほとんどいつも，または常に（約75〜100％）経験されなければならない．
　(1) 性行為中に勃起することがきわめて困難である．
　(2) 性行為を完了するまで勃起を維持することがきわめて困難である．
　(3) 勃起時の硬さの著しい減少

B．基準Aの症状は，少なくとも約6か月間は持続している．

C．基準Aの症状は，その人に臨床的に意味のある苦痛を引き起こしている．

D．その性機能不全は，性関連以外の精神疾患，または重篤な対人関係上の苦痛，または他の意味のあるストレス因の影響ではうまく説明されないし，物質・医薬品または他の医学的疾患の作用によるものではない．

▶いずれかを特定せよ
　生来型：その障害は，その人が性的活動を始めたときから存在していた．
　獲得型：その障害は，比較的正常な性機能の期間の後に発症した．

▶いずれかを特定せよ
　全般型：ある特定の刺激，状況，または相手に限られない．
　状況型：ある特定の刺激，状況，または相手の場合にのみ起こる．

▶現在の重症度を特定せよ
　軽度：基準Aの症状について軽度の苦痛の証拠がある．
　中等度：基準Aの症状について中等度の苦痛の証拠がある．
　重度：基準Aの症状について重度または極度の苦痛の証拠がある．

Diagnostic and Statistical Manual of Mental Disorders, Fifth Edition (Copyright ⓒ2013). American Psychiatric Association. All Rights Reserved から許可を得て転載．

意があると見なされたためでもある．とはいえ，この言葉は機能不全を抱えた男性が被る力の喪失，頼りなさ，その結果としての低い自己評価といった感情的側面を正確に表現している（表17.2-3）．生来的な勃起障害を抱えた男性は挿入に必要な勃起を得たことがない．獲得型勃起障害の男性の場合，性生活の中で時には挿入することができていたが，後になってできなくなっている．状況型勃起障害の男性は，ある種の状況では性交が可能であるが他の状況ではできない．例えば，そういう男性は売春婦相手にはうまく機能するが，パートナーとの間では勃起しなかったりする．

　男性の獲得型勃起障害は，全男性の10〜20％と報告されている．フロイトは自分の患者の中では普通のことであると述べていた．勃起障害は，性的障害で治療を受ける男性の50％以上において主訴となっている．生涯にわたる男子の勃起障害は稀であり，35歳以下の男性ではおよそ1％である．勃起障害の発生率は年齢とともに増加する．若い成人男性における発生率は報告により2〜8％と幅がある．キンゼイ（Alfred Kinsey）は，80歳男性の75％がインポテンスであると報告した．60〜70歳の男性における有病率は40〜50％という報告がある．40歳以上のすべての男性がインポテンスの恐怖を抱いているとマスターズとジョンソンは主張している．彼らによれば

それは，年齢が進むにつれて生殖能力が失われることへの男性的な恐怖である．しかし，男性の勃起障害は高齢の男性に普遍的なものとは限らない．性的パートナーがいることは能力の持続と関係している．同様に性的能力が持続していることと血管系・神経系・内分泌系の疾患の既往がないことも関係する．20%の男性が初めての性交に先立って勃起機能不全の恐れを抱く．実際に初回の性交の際に勃起機能不全を生じるのは8%と報告されている．レヴァイン（Stephen Levine）が述べたように，最初の性的な接触は「興奮と恐怖の間での闘い」なのである．

　男性の勃起障害の原因は器質的，精神的もしくはその両方でもありうるが，青年や中年男性においては精神的な原因によることが多い．適切な病歴の聴取は，その機能不全の原因を決定するのに何より重要である．挿入しようと試みる時以外で自然に勃起することがある，起床時の勃起がある，自慰行為やいつもとは別の相手との性交時に十分な勃起が得られる，といったことなら勃起障害の器質的原因は否定でき，費用のかさむ診断手順は避けられる．

　フロイトは，ある種のインポテンスは，女性への愛情と欲望とを一致させることができないことによると述べている．そのような矛盾する感情をもった男性は，堕落しているとみなした女性とのみ機能を果たすことができる（マドンナ-プタナ コンプレックス）．インポテンスを引き起こす他の要因としては，懲罰的な超自我，不信感，パートナーとして不適切で望まれていないという感情などがある．男性は恐怖や不安，怒りや道徳的な禁忌感から性衝動を表現することができない場合がある．男女の関係が進行中で，特に男性が，要求や怒りを直接的で建設的な方法で伝えることができなかったとき，この障害は2人の間の困難を反映しているかもしれない．加えて，勃起障害のエピソードは強化子となり，男性は性的接触を前に毎回ますます不安になっていく．

> Y氏は妻が彼らの性的関係の欠如について不満を述べたことから治療を求めてきた．患者は頻回の勃起不全と彼の「失敗」の後で感じる痛ましい劣等感から性行為を避けていた．彼は表現が豊かで物腰は柔らかく自己非難的であった．彼は妻に誠実だったが頻繁に自慰行為をしていた．彼の空想には女性を吊して叩くことを含む紛れもないサディスティックな要素が伴っていた．怒りに満ちた攻撃的な彼の空想と妻への愛に溢れて思慮深い振る舞いが，彼の性的特質と男性性に関する葛藤と女性に対する複雑な感情を象徴していた．彼は状況型勃起障害と診断された．

オルガズム障害

女性オルガズム障害

女性オルガズム障害は，しばしば女性オルガズム抑制，もしくは無オルガズム症（anorgasmia）とも呼ばれ，焦点，強さ，持続において臨床医が十分であると判断する

 表17.2-4　DSM-5の女性オルガズム障害の診断基準

A. 以下の症状のいずれかが存在し，性行為において（特定の状況または全般型ではあらゆる状況で），ほとんどいつも，または常に（約75〜100%）経験される．
　(1) オルガズムの著しい遅延，著しい低頻度，または欠如
　(2) オルガズムの感覚の著しい強度低下
B. 基準Aの症状は，少なくとも約6カ月間は持続している．
C. 基準Aの症状は，その人に臨床的に意味のある苦痛を引き起こしている．
D. その性機能不全は，性関連以外の精神疾患，または重篤な対人関係上の苦痛（例：パートナーからの暴力），または他の意味のあるストレス因の影響ではうまく説明されないし，物質・医薬品または他の医学的疾患の作用によるものではない．

▶いずれかを特定せよ
生来型：その障害は，その人が性的活動を始めたときから存在している．
獲得型：その障害は，比較的正常な性機能の期間の後に発症した．

▶いずれかを特定せよ
全般型：ある特定の刺激，状況，または相手に限られない．
状況型：ある特定の刺激，状況，または相手の場合にのみ起こる．

▶該当すれば特定せよ
いかなる状況においてもオルガズムを経験したことがない．

▶現在の重症度を特定せよ
軽度：基準Aの症状について軽度の苦痛の証拠がある．
中等度：基準Aの症状について中等度の苦痛の証拠がある．
重度：基準Aの症状について重度または極度の苦痛の証拠がある．

Diagnostic and Statistical Manual of Mental Disorders, Fifth Edition (Copyright ©2013). American Psychiatric Association. All Rights Reserved から許可を得て転載．

正常な性的興奮相に続くオルガズムの遅延または欠如が反復的または持続的に存在することであり，簡潔に言えば自慰行為や性交によってオルガズムに達することができないことである（表17.2-4）．これらの方法のいずれかでオルガズムに達することができる女性は，仮にいくつかの性的な抑制があったとしても，必ずしもオルガズム障害に分類されない．訴えは女性自身のものである．しかし，無オルガズム症の女性の中には絶頂の欠如や性行為から派生する喜びが欠けていても苦痛を感じない者もいる．後者の例では，彼女のパートナーが彼女にオルガズムがないことに悩んでいると訴えて外来を訪れることもある．

　女性の性的反応の生理学的研究では，クリトリス（陰核）の刺激によって生じるオルガズムと，腟の刺激によっ

て生じるオルガズムは同じものであると示されている．女性は性的な成熟に達するためには，腟の敏感さのためにクリトリスの敏感さを引き換えにしなければならないというフロイトの説は，今日では誤りであると考えられている．しかし女性のなかには，性交に誘発されたオルガズムによって特別な満足感を得たと報告するものもいる．このような満足は性行為によって得た親近感によって生じるというものもいるが，また一方で性交によるオルガズムは生理学的に異なる体験であると述べるものもいる．多くの女性は，性交の最中にクリトリスの刺激と陰茎による腟の刺激との両方でオルガズムに達する．

生来型女性オルガズム障害をもつ女性は，いかなる刺激によっても，オルガズムを経験したことがない．獲得型オルガズム障害の女性は，状況や刺激の方法によっては，もしくは自慰行為や睡眠中に少なくとも1回はオルガズムを経験している．キンゼイによると，35歳以上の既婚女性において，いかなる手段においてもオルガズムを得ることができなかったものはわずか5%であるという．オルガズムの出現率は年齢と共に上昇する．キンゼイによれば，約50%の女性は自慰行為や性的パートナーと生殖器の愛撫をすることによって思春期に初めてオルガズムを得る．その他の多くの者は，年をとるにつれてオルガズムを経験する．生来型の女性オルガズム障害は，既婚女性よりも未婚女性に多く認められる．35歳以上の女性においてオルガズムの能力が増大することは，心理的抑制が少なくなること，性的な経験が増大すること，もしくはその両方によるためと説明される．

臨床的には獲得型女性オルガズム障害の方が，多くみられる愁訴である．ある臨床施設は，性行為の最中にオルガズムを得られない女性は，他の性機能障害の女性の約4倍存在すると報告した．また，女性の46%が，オルガズムに達することが困難であると不満を述べているという報告もある．性的興奮の維持の問題を抱えている人がどの程度存在するか正確にはわからないが，興奮の抑制とオルガズムの問題はしばしば同時に起こりうる．いろいろな原因をあわせてみると，女性のオルガズムの障害の有病率は，30%に昇ると推定される．最近の双生児の研究では，一部の女性のオルガズム障害には遺伝的基盤があり，単に心理学的相違では説明できないものであると報告されている．その研究では性交によってオルガズムに達することが困難なものの推定遺伝率は34%であり，自慰によって絶頂に達することのできない女性の推定遺伝率は45%であると示されている．

女性オルガズム障害には多くの心理的要因が関係する．それらは，妊娠や性的パートナーから拒絶されることへの恐怖，腟への損傷，男性に対する敵意，性的衝動への罪の意識などである．一部の女性は，オルガズムを抑制の欠如，あるいは攻撃的，破壊的，暴力的な衝動と同一視する．これらの衝動への恐怖は，興奮またはオルガズムを抑制することを通して表現されている可能性がある．女性に対する文化的な期待と社会規範も関係する．

多くの女性は，性的な喜びはいわゆる上品な女性がもつべきものではないと考えるように育てられている．不感症の女性は，それ以外には何ら症状がない場合もあり，もしくはさまざまな欲求不満をもっていることもある．そのような女性は，緊張，過敏性，疲労感の増強の他に，下腹部痛，瘙痒感，帯下などの骨盤腔内の愁訴をもっていることがある．

射精遅延

男性射精遅延は，時に射精遅滞と呼ばれるが，性交中に射精に至ることが非常に難しい（表17.2-5）．この問題は自慰行為では稀で，パートナーとの性行為において現れる．生来型射精遅延の男性は，パートナーとの性行為中に射精できた経験がない．問題は通常，性行為中に明らかになる．以前は正常に機能していたのに途中から障害が発現した場合は，獲得型と診断される．一部の研究者は，オルガズムと射精は区別されなければならないと考えている．特に，射精はするがオルガズム中の主観的な快楽の減少または欠如があると不満が述べられる場合などである（オルガズムの快感喪失）．

男性オルガズム障害の発生率は，早漏またはインポテンスの発生率よりはるかに低い．マスターズとジョンソンは，性機能不全の447人の男性のうち，男性オルガズム障害はわずか3.8%であったと報告した．一般の有病率は5%と報告されている．しかし，この10年で，セックス療法プログラムでこの障害の受診者が増加した．これは抗うつ薬の使用の増加に起因しており，インターネット・ポルノサイトの高頻度の利用と同じく射精遅延の副作用がある．ポルノサイトは，非常に多様な人々と行為を含む刺激を与えるので，パートナーとの間のより日常的な行為による刺激に男性を興奮しにくくさせてしまう．実際の性行為に及ぶ前からそのようなサイトを頻繁に使っている青年男性に対する最近の研究では，10代の男性は，通常のパートナーとの行為において十分な快楽で反応し絶頂に達することを可能にするような神経シナプスが発達していないと報告している．

生来型射精遅延は重症の精神病理を示している．そのような男性は，厳格で禁欲的な生い立ちをもっている可能性があり，性行為を罪深いものとして，また生殖器を汚れたものとして感じていることがある．このような男性は意識的もしくは無意識的に近親相姦願望と罪の意識をもっている可能性がある．そのような人は，性的な関係を越えた領域で他人と親しくなることが難しい．少数の例では，状態が注意欠如・多動症によって悪化する場合もある．注意の転導性は，絶頂を迎えるための十分な興奮を妨げる．

進行中の関係においては，獲得型射精遅延は，しばしば対人関係上の問題を反映している．この障害は，妊娠の計画に対して男性が両価的感情をもつ場合や性的パートナーに対しての性的な魅力が減少した場合，性行為による表現においてより大きな関与を相手から要求された

表 17.2-5　DSM-5 の射精遅延の診断基準

A. 以下の症状のいずれかが，パートナーとの性行為において（特定の状況，または全般型ではあらゆる状況での），ほとんどいつも，または常に（約 75～100％）経験されなければならない．かつ，本人が遅延を望んでいない．
　(1) 射精の著明な遅延
　(2) 射精がきわめてまれ，または欠如している．
B. 基準 A の症状は，少なくとも約 6 か月間は持続している．
C. 基準 A の症状は，その人に臨床的に意味のある苦痛を引き起こしている．
D. その性機能不全は，性関連以外の精神疾患，または重篤な対人関係上の苦痛，または他の意味のあるストレス因の影響ではうまく説明されないし，物質・医薬品または他の医学的疾患の作用によるものではない．

▶いずれかを特定せよ
　生来型：その障害は，その人が性的活動を始めたときから存在していた．
　獲得型：その障害は，比較的正常な性機能の期間の後に発症した．

▶いずれかを特定せよ
　全般型：ある特定の刺激，状況，または相手に限られない．
　状況型：ある特定の刺激，状況，または相手の場合にのみ起こる．

▶現在の重症度を特定せよ
　軽度：基準 A の症状について軽度の苦痛の証拠がある．
　中等度：基準 A の症状について中等度の苦痛の証拠がある．
　重度：基準 A の症状について重度または極度の苦痛の証拠がある．

Diagnostic and Statistical Manual of Mental Disorders, Fifth Edition（Copyright ©2013）．American Psychiatric Association. All Rights Reserved から許可を得て転載．

場合などの，現実のもしくは空想上の変化に対処する方法である場合がある．一部の男性において，射精ができないことは，女性への表現されていない敵意を反映している．強迫症の男性はそうでない男性よりもこの問題を抱えることが多い．

　あるカップルが，男性に問題があるということで受診した．彼は，性交で射精することができなかった．稀な状況を除いて，彼は常に絶頂に達するのが困難だった．彼が射精したのは，一度はコカインを使用していたときで，一度は同時に 2 人の女性といたときであった．彼は，現在少量のアルコールを除いて，どんな物質も使用していなかった．この患者は結婚していたが，婚外の性的体験もあった．彼はどちらの状況における性交でも射精しなかったが，オーラル・セックス（口唇性交）で絶頂に到達することはできた．彼は，性行為そのものより「征服」に興味をもっていると述べた．彼自身めったに自慰をせず，自慰で絶頂に達することができたが，ほとんど自慰行為はせず，マッサージ・パーラー（売春宿）に行っていた．彼は女性に対する怒りの問題を抱えていて，妻が極端に批判的であると考えていた．
　彼は，妻を満足させるために求められているあらゆる行為をするのが困難だった．彼の問題は，彼が相互の満足を楽しむことを難しくした．刺激を一方的に受取る方がより容易だった．この患者の衝動性，ナルシシズム（自己陶酔）と依存に関する問題に対して，内省的な精神療法を行動的練習法を合わせて行うことが必要だった．
　この患者の診断は生来型射精遅延である．

早　漏

　早漏の場合，常にないししばしば，男性は自分が望む前にオルガズムに達し射精する．男性が挿入後概ね 1 分以内に射精するのが常である場合に，診断が下される．この障害は同性愛や腟への挿入をしない男性においても生じうるが，DSM-5 ではその診断基準は「腟への挿入」の場合に限っている．DSM-5 ではその障害を射精が腟への挿入後概ね 30 秒～1 分で生じる場合を軽度，概ね 15～30 秒で生じる場合を中等度，性的行為の始まりか腟への挿入後 15 秒以内に生じる場合を重度と定義している．これを特定する難しさは時間認識の不正確さにあり，患者は挿入から絶頂までの時間を過大にも過小にも認識しうる．臨床医は性的反応における興奮期の長さに影響を与える年齢，パートナーの新奇性，性交の頻度といった要因を考慮する必要がある（表 17.2-6）．他の性機能不全と同様，この障害が器質的な要因や他の精神症候群の症状である場合は，早漏とは診断されない．
　早漏は一般に低学歴の男性より大学教育を受けた男性に多く認められる．訴えは性的パートナーの満足度に対する不安に関係があると思われるが，発現頻度が増加している原因は明らかではない．性機能障害の治療を受ける男性の約 35～40％ が早漏を訴えている．DSM-5 では時間のパラメータが新たに定義されたことで，男性のわずか 1～3％ がこの障害と正しく診断されるであろうと著者たちは述べている．一部の研究者は，早漏を経験する男性を，神経潜時が短いためにすぐ絶頂に達してしまう生理学的素因をもつ場合と，心因性，あるいは行動的に条件づけられた原因をもつ場合の 2 群に分けた．射精の制御における障害は，性行為に関する不安や，腟に対しての無意識の恐怖や，性行為に関する否定的な文化的状況に関係することがある．初期の性的経験が性急な性交渉を要求する売春婦とのものであった男性や，みつかるときまりが悪い（例えば，車の後部座席や親の家など）状況で，性的接触を行った男性は，オルガズムに急速に達することを条件づけられることがある．若く経験の少ない男性においては，この問題がいっそう起こりやすいが，時間が経つにつれ解決する可能性がある．進行中の関係では，性的パートナーは早漏の男性に対して大きな影響をもち，ストレスの多い結婚は障害を悪化させる．早漏とインポテンスにおいて，発育上の背景と精神力動

表 17.2-6　DSM-5の早漏の診断基準

A. パートナーとの性行為の間に腟挿入から約1分以内で，その人が望む以前に射精が起こる，持続的または反復的な様式
注：腟以外の性行為を行う人に早漏の診断が適用されるかもしれないが，このような行為には特定の時間基準は定まっていない．
B. 基準Aの症状は，少なくとも約6か月間は持続しており，性行為において（特定の状況場面，または全般型の場合はすべての場面で），ほとんどいつも，または常に（約75～100％）経験されなければならない．
C. 基準Aの症状は，その人に臨床的に意味のある苦痛を引き起こしている．
D. その性機能不全は，性関連以外の精神疾患，または重篤な対人関係上の苦痛，または他の意味のあるストレス因の影響ではうまく説明されないし，物質・医薬品または他の医学的疾患の作用によるものではない．

▶いずれかを特定せよ
生来型：その障害は，その人が性的活動を始めて以来存在している．
獲得型：その障害は，比較的正常な性機能の期間の後に発症した．

▶いずれかを特定せよ
全般型：ある特定の刺激，状況，または相手に限られない．
状況型：ある特定の刺激，状況，または相手に限って起こる．

▶現在の重症度を特定せよ
軽度：腟挿入から約30秒～1分以内に射精が起こる．
中等度：腟挿入から約15～30秒以内に射精が起こる．
重度：性行為前，性行為開始時，または腟挿入から約15秒以内に射精が起こる．

Diagnostic and Statistical Manual of Mental Disorders, Fifth Edition (Copyright ©2013). American Psychiatric Association. All Rights Reserved から許可を得て転載．

は類似している．

性的疼痛障害

性器-骨盤痛・挿入障害

DSM-5では，この障害は以下にあげる1つないし複数の訴えを指す．すなわち性交をすることの困難，性器-骨盤痛，疼痛または挿入の恐怖，骨盤底筋群の緊張で，2つ以上が同時に生じることもある．以前は，これらの疼痛障害は**性交疼痛症**（dyspareunia）ないし**腟けいれん**（vaginismus）と診断されていた．これら以前の診断は共存する場合や1つがもう一方を導く可能性があり，当然ながら性交恐怖に通じうるものであった．それゆえ，これらの診断を1つの診断カテゴリーにまとめることが合理的である．しかし，臨床上の議論の目的のためには，性交疼痛症と腟けいれんを分けて考えることは，依然として臨床的な有用性を残している．

性交疼痛症　性交疼痛症は，性交前もしくは最中もしくは後に男性にも女性にも起こりうる，反復的，もしくは持続的に生じる生殖器の疼痛である．男性より女性に多く，腟けいれんと関連し，もしくは同時に起こる．反復的な腟けいれんは性交疼痛症を引き起こし，その逆も起こるが，いずれにせよ，身体的原因を除外しなければならない．疼痛の器質的な原因があるとき，あるいは潤滑液の不足のみによって生じる場合，性交疼痛症と診断すべきではない．DSM-5は北米地域の15％の女性が性交の最中に疼痛を繰り返すことを報告していると指摘している．

ほとんどの場合，力動的要素が原因になると考えられる．慢性的な骨盤痛は，強姦や小児期性的虐待の既往歴をもつ女性に多い訴えである．痛みを伴う性交は，緊張と不安から生じる可能性があり，それは不本意に腟の筋肉を収縮させる．疼痛は事実で，挿入を不快で耐えられないものにする．さらなる疼痛の予期は，女性に性交を完全に避けさせる可能性がある．男性が女性の準備状態に関係なく性交を続行すれば，状況は悪化する．性交疼痛症の報告は閉経後に増加するが，それはホルモン的に誘導された腟内の変化による．しかし，性交を行うことに関する特定の問題は，閉経前の女性により多く生じる．出産直後の人々でも性交疼痛症はいくぶん増加するが，通常は一時的なものである．性交疼痛症はDSM-5の性器-骨盤痛・挿入障害の中で記載された4つのディメンション（訳注：原語は the four complaints under genito-pelvic pain/penetration disorder．ここでは，DSM-5日本語版の訳語を採用した）のいずれにも現れうるものであり，性器-骨盤痛・挿入障害と診断すべきである．

腟けいれん　骨盤底筋肉の不随意な引き締まりまたはけいれんによる腟の外側3分の1の収縮と定義される腟けいれんは，陰茎の挿入と性交のじゃまをする．この反応が婦人科診察の間に起こる場合があり，それは不随意の腟の収縮が腟に検鏡を入れるのを妨げる．機能不全が器質性要因のみに起因する場合，あるいはそれが別の精神疾患の症状である場合，この診断はなされない．

腟けいれんが完全なものになると，陰茎，指，婦人科診察の際の検鏡，あるいは，たとえ女性が最も小さなサイズのタンポンを使おうとしても，腟への挿入は不可能である．性的な活動をするときこの病気に気づく女性の多くは，以前にタンポンの使用を避けていた．腟けいれんのより重症でない型において，痛みまたは痛みの恐れに起因する骨盤底の筋肉のこわばりは，挿入を不可能ではないが困難にする．挿入は，最も小さなサイズの検鏡または小さな指で達成できることもある．軽症の場合，挿入の最初の困難の後で筋肉は弛緩し，女性は性的プレイを続けることができ，時には性交さえも可能である．

B嬢は，性交をすることができないため治療に現れた27歳の独身女性であった．彼女は，最近のボーイフレンドとのエピソードを説明した．彼は腟への挿入を試したが，入

れることができなかった．ボーイフレンドに勃起障害はなかった．B嬢は欲望を感じ，手または口の刺激を通してオルガズムに達することができた．ほぼ1年の間，彼女とボーイフレンドは，挿入なしで性的なプレイをした．しかし，彼は，以前の女性との間で楽しんでいた性交がないことに欲求不満であることを徐々に口にするようになった．B嬢は月経の際にタンポンを使うことができたが，挿入の意識的な恐れがあって，婦人科を受診することをひどく怖がっていた．彼女は，性器骨盤痛・挿入障害（生来型）と診断された．

腟けいれんは，女性のオルガズム障害ほどは多くない．高学歴の女性や，高い社会経済を有する人で最もよく起こる．腟けいれんの女性は，意識的には性交したいと望んでいるが，無意識的には陰茎が体内に入らないように望んでいる可能性がある．強姦のような性的な心的外傷が腟けいれんを引き起こすこともある．初めての性交を経験する際の疼痛を予期することは腟けいれんの原因になりうる．性行為が罪と関係するという厳格な宗教的教育を受けている頻度がこれらの患者においては高いということに，臨床医は注目していた．二者関係の中で問題を抱えている女性もおり，もし女性が男性から情緒的に虐待されていると感じているなら，この非言語的な方法で抗議している可能性がある．外科ないし歯科治療のために幼児期に強い痛みを体験した一部の女性は，体の完全性を侵すあらゆるものからの保護として腟けいれんを現す．腟けいれんはDSM-5の性器-骨盤痛・挿入障害の4つのデメンションのいずれにも現れうるもので，性器骨盤痛・挿入障害と診断されなければならない．

一般身体疾患による性機能不全

一般身体疾患による男性の勃起障害

器質的な原因に対して，精神的な原因による男性の勃起障害の発生率の方が多くの研究の焦点であった．生理的な病因は50歳以上の男性ではより一般的であり，60歳以上では最も多い．勃起障害をもつ男性の20〜50%には器質的原因があることが示されている．男性の勃起障害の器質的原因を，表17.2-7に示した．薬物の有害作用は，さまざまな機序で男性の性的機能を損なう可能性がある（表17.2-8）．去勢（精巣の除去）は必ずしも性機能障害にはつながらず，勃起がまだ起こる可能性がある．内股が刺激されたときに生じる反射弓は，仙髄勃起性中枢を通ってこの現象を起こす．

簡単なもしくは侵襲的なさまざまな検査が，原発性の勃起障害と身体疾患による勃起障害を区別するのに役立つ．その中に，夜間陰茎膨脹検査がある．睡眠中に生じる勃起は，通常は急速眼球運動に伴うものである．勃起は計測器によって測定され，陰茎の血圧は陰茎プレチスモグラフ（体積変動記録器）または超音波（ドップラー）流量器によって測定される．どちらも内陰茎動脈の血流を測定し，陰部神経の潜時を測定する．器質的疾患による勃起障害を診断するための他の検査としては，ブドウ糖負荷試験，血漿ホルモン測定，肝臓と甲状腺機能試験，プロラクチンと卵胞刺激ホルモン（follicle-stimulating hormone：FHS）測定，および膀胱測定検査を含む．侵襲的な診断検査としては，陰茎動脈造影，注入式空洞音波検査（cavernosonography）と放射性キセノン陰茎撮影がある．侵襲的な手技は，専門家による検査結果の解釈を必要とし，また脈管再建的な治療手技の可能性がある患者に対してのみ行われる．

一般身体疾患による性交疼痛症

生殖器領域の外科的手技を受けた女性の約30%は，一時的な性交疼痛症を起こす．さらに，セックス療法の診療所を受診する女性の30〜40%はなんらかの骨盤内疾患をもつ．性交疼痛症や腟けいれんに結びつく器質的異常には，処女膜の残骸の炎症もしくは感染，会陰側切開術後の瘢痕，バルトリン腺の感染，さまざまな腟炎や子宮頸管炎，そして子宮内膜症などがある．性交後の疼痛は，子宮筋腫や子宮内膜症をもつ女性で報告され，オルガズム時の子宮収縮によると考えられる．閉経後の女性は腟粘膜が薄くなり潤滑液が減少する結果，性交疼痛症を生じる可能性がある．

性交疼痛症を生じうる身体所見の上で必ずしも明瞭でない2つの状況として，外陰部前庭炎と介在性の膀胱炎がある．前者は慢性的な外陰部疼痛を呈する可能性があり，後者はオルガズム後に最も強い疼痛を生じる可能性がある．性交疼痛症は男性に生じる可能性もあるがそれは稀であり，大概の場合，陰茎湾曲を引き起こす陰茎の硬化斑からなるペーロニ（Peyronie）病といった器質的疾患に伴うものである．

一般身体疾患による男性の性的欲求低下障害と女性の性的関心・興奮障害

重篤な病気や手術，特に身体像に影響を及ぼす乳房切除術や，回腸瘻造設術，子宮摘出術や前立腺切除術の後には，性的欲求は一般に低下する．人のエネルギーを消耗させる疾患や，慢性的に身体的・精神的な適応を要求する状態や，人を落胆させる可能性がある重い疾患は，男女両方において性的欲求を著明に低下させる可能性がある．

時に，生化学的関連物質が，性的欲求低下障害に関係する（表17.2-9）．最近の研究で，性的欲求の低下を訴えている男性は，睡眠実験状況下において健常対照者よりも血清テストステロンの値が有意に低いことが判明した．中枢神経系を抑制する薬物やテストステロン産生を減少させる薬物は，性的欲求を減少させる可能性がある．

一般身体疾患による男性の他の性機能不全

射精の遅延には生理的原因がある可能性があり，尿生殖器の手術（例えば，前立腺切除術）の後に起こることが

表 17.2-7　男性の勃起障害を起こす疾患と他の身体状態

感染症と寄生虫
　象皮病
　ムンプス（耳下腺炎）
心血管疾患[a]
　動脈硬化性疾患
　大動脈瘤
　ルリーシュ症候群
　心不全
腎・泌尿器疾患
　ペーロニ病
　慢性腎不全
　水瘤と精索静脈瘤
肝疾患
　肝硬変（通常，アルコール依存による）
肺疾患
　呼吸不全
遺伝
　クラインフェルター症候群
　先天性陰茎血管構造障害
栄養障害
　栄養失調
　ビタミン欠乏
　肥満
内分泌疾患[a]
　糖尿病
　下垂体-副腎-精巣系の機能不全
　先端巨大症
　アジソン病
　色素嫌性腺腫
　副腎新生物
　粘液水腫
　甲状腺機能亢進症

神経疾患
　多発性硬化症
　横断脊髄炎
　パーキンソン病
　側頭葉てんかん
　外傷性および新生物による脊髄疾患[a]
　中枢神経系腫瘍
　筋萎縮性側索硬化症
　末梢性ニューロパシー
　全身麻痺
　脊髄ろう
薬理学的要因
　アルコールおよびその他の依存性物質（ヘロイン，メタドン，モルヒネ，コカイン，アンフェタミン，およびバルビツレート）
　処方薬（向精神薬，降圧薬，エストロゲン，抗男性ホルモン）
中毒
　鉛（鉛中毒）
　除草剤
外科的処置[a]
　経会陰前立腺切除術
　腹部-会陰部結腸切除
　交感神経切除（しばしば射精を障害する）
　腸骨大動脈の手術
　根治的膀胱切除術
　後腹膜リンパ節切除
その他
　放射線治療
　骨盤骨折
　あらゆる全身性の重篤な疾患あるいは衰弱状態

[a] 米国では推定 200 万人が糖尿病によるインポテンス，さらに 30 万人が他の内分泌疾患によるインポテンスである．150 万人が血管障害，18 万人が多発性硬化症，40 万人が骨盤骨折や脊髄損傷に至る外傷または骨折によるインポテンス，そして 65 万人が前立腺切除，人工肛門形成術，膀胱切除などの根治的外科手術の結果としてインポテンスになっている．

ある．また，パーキンソン病や脊髄の（腰椎もしくは仙椎部分を含む）他の神経疾患に関係している可能性がある．降圧薬の塩酸グアネジン（イスメリン），メチルドパ（アルドメット），フェノチアジン，三環系抗うつ薬，選択的セロトニン再取り込み阻害薬（selective serotonin reuptake inhibitor：SSRI）は射精遅延に関係する．射精遅延はまた，射精は生じるが膀胱へ逆流してしまうという逆行性射精と区別しなければならない．逆行性射精症には必ず器質的原因がある．それは泌尿生殖器系の外科手術後に生じる可能性があり，フェノチアジンのような抗コリン作用をもつ薬物とも関連する．

一般身体疾患による女性の他の性機能不全

いくつかの内科疾患，特に甲状腺機能低下症，糖尿病，原発性高プロラクチン血症などの内分泌疾患は，女性のオルガズムに影響することがある．薬物の中にも女性のオルガズム機能に影響するものがある（表 17.2-10）．例えば，降圧薬，中枢神経系刺激薬，三環系薬物，SSRI，そしてしばしばモノアミン酸化酵素阻害薬（monoamine oxidase inhibitor：MAOI）は女性のオルガズム能力を妨害する．しかし，MAOI を服用している女性に関するある報告では，薬物療法開始後 16～18 週で MAOI の有害作用は消退し，薬用量を減らすことなく服用を続け，女性は再びオルガズムを経験できるようになったという．

物質・医薬品誘発性性機能不全

物質中毒または離脱の証拠が既往歴，身体所見または臨床検査値から明らかな場合，物質・医薬品誘発性性機能不全の診断がなされる．性機能の妨害が臨床像において優勢でなければならない．苦痛な性機能不全が，重篤な薬物中毒または離脱のすぐ後，または医薬品への曝露ないし使用する医薬品の変更後に生じる．性機能不全を

表 17.2-8　男性の性機能不全を起こす薬物

薬　物	勃起障害	射精障害
精神科薬		
環状薬物[a]		
イミプラミン（トフラニール）	＋	＋
プロトリプチリン（Vivactil）	＋	＋
デシプラミン（Pertofrane）	＋	＋
クロミプラミン（アナフラニール）	＋	＋
アミトリプチリン（トリプタノール）	＋	＋
トラゾドン（デジレル）[b]	－	－
モノアミン酸化酵素阻害薬（MAOI）		
トラニルシプロミン（Parnate）	＋	
フェネルジン（Nardil）	＋	＋
パルギリン（Eutonyl）		＋
イソカルボキサジド（Marplan）		＋
その他の気分活性薬		
リチウム（リーマス）	＋	
アンフェタミン	＋	＋
フルオキセチン［Prozac］[e]	－	＋
抗精神病薬[c]		
フルフェナジン（フルメジン）	－	＋
チオリダジン（メレリル）	＋	＋
クロルプロチキセン	－	＋
メゾリダジン（Serentil）	－	＋
ペルフェナジン（PZC）	－	＋
トリフロペラジン（トリフロペラジン）	－	＋
レセルピン（Serpasil）	＋	＋
ハロペリドール（セレネース）	＋	＋
抗不安薬[d]		
クロルジアゼポキシド（Librium）	－	＋
降圧薬		
クロニジン（カタプレス）	＋	－
メチルドパ（アルドメット）	＋	＋
スピロノラクトン（アルダクトン）	＋	－
ヒドロクロロチアジド（ダイクロトライド）	＋	＋
グアネチジン（Ismelin）	＋	＋
乱用物質		
アルコール	＋	＋
バルビツレート	＋	＋
カンナビス（大麻）	＋	＋
コカイン	＋	＋
ヘロイン	＋	＋
メサドン	＋	
モルヒネ	＋	＋
その他の薬物		
抗パーキンソン薬	＋	＋
クロフィブラート（ヒポセロール）	＋	－
ジゴキシン（ジゴシン）	＋	
グルテチミド（Doriden）	＋	
インドメタシン（Indocin）	＋	＋
フェントラミン（レギチーン）	－	＋
プロプラノロール（インデラル）	＋	

[a] 三環系薬物の使用による男性の勃起障害の発生率は低い．
[b] トラゾドンは持続勃起症の原因になることがある．
[c] 性機能障害は，抗精神病薬の使用による合併症としては多くない．持続勃起症は抗精神病薬によって起こることがある．
[d] ベンゾジアゼピンはリビドーを減退させると報告されているが，その抗不安効果によって性機能が増強する患者もいる．
[e] すべての SSRI は性機能不全を起こす可能性があり，その頻度は男性でより高い．

生じると特定された物質には，アルコール，アンフェタミンとその類似物質，コカイン，麻薬，鎮静薬，催眠薬，抗不安薬，およびその他ないし未知の物質がある．

乱用物質は，さまざまな機序で性機能に影響を及ぼす．多くの物質は少量では制止や不安を減少させることによって，または一時的な多幸感を生じることによって，性的能力を高める．しかし，使用を継続すると，勃起に向けて充血しオルガズムに達して射精する能力は損なわれる．鎮静薬，抗不安薬，催眠薬，とりわけアヘンやオピオイドの乱用は必ず性的欲求を減退させる．アルコールは制止を除去することによって性的活動の開始を促進する可能性があるが，その能力を損なう．コカインとアンフェタミンは，以下のような類似した作用を引き起こす．性的衝動が高まるという直接の証拠は示されないが，服用者はまず最初に精力が増強する感覚をもち，性的に活動的に感じる可能性がある．最終的には機能障害が生じる．男性は，通常 2 つの段階を経験する．まず，長時間射精せずに勃起可能となり，それから徐々に勃起の能力が減退する．

物質依存から立ち直った患者は，依存のない状態への心理的再適応のために，性機能を回復するための治療を必要とする場合がある．多くの物質乱用者は，常に性的関係の問題を抱えている．発育上の重要な年月を薬物の影響を受けて過ごした人々は，社会技能や性的技能を学ぶ経験を逸してきている．

性機能不全に関係する薬理作用を有する物質

ほぼすべての薬理作用を有する物質，とりわけ精神医学において使用される薬物は，性的能力への作用をもっている．男性においては，これらの作用には性衝動の減少や勃起不全，射精量の減少，射精遅延や逆行性射精がある．女性においては，性衝動の減少や腟潤滑液の減少，オルガズムの阻害や遅延，そして腟収縮の減少や欠如が起こる可能性がある．薬物はまた，性的な反応を強化し性衝動を増加させる可能性もある．しかし，これは他の有害な影響ほど多くない．精神活性薬物の影響はこの節の後半で詳しく述べる．

抗精神病薬　ほとんどの抗精神病薬はドパミン受容体拮抗薬であり，同時にアドレナリン性とコリン性の受容体も阻害する．そのことがこれらの薬物が性機能を障害することの説明となる（表 17.2-11）．クロルプロマジン（コントミン），トリフロペラジンは抗コリン作用が強く，勃起と射精を阻害する．射精障害は精液が陰茎尿道から放出されるのではなく膀胱内に逆流する形をとる．患者は快感を感じるが，オルガズムに射精は伴わない．オルガズムの後に排尿する際，尿は精液を含むために白濁している．その状況は驚かれるが無害である．逆説的であるが，稀な例として抗精神病薬で持続性勃起症を生じることが報告されている．

抗うつ薬　三環系および四環系抗うつ薬は抗コリン作用を有し，それゆえ勃起を妨げ射精を遅延させる．抗コリ

表 17.2-9 性機能不全の神経生理学

	DA	5-HT	NE	ACh	臨床的関連
勃起	↑	○	α, β ↓↑	M	抗精神病薬は勃起不全を起こすことがある（DA 阻害），DA 作動薬は勃起とリビドーを増強することがある，持続勃起症がトラゾドン（α₁阻害）で起こりうる，βブロッカーはインポテンスを起こしうる．
射精とオルガズム	○	± ↓	α₁ ↑	M	α₁ブロッカー（三環系薬物，MAOI，チオリダジン）は射精を障害することがある，5-HT 薬物はオルガズムを阻害することがある．

↑：促進，↓：阻害または低下，±：いくらか，ACh：アセチルコリン，DA：ドパミン，5-HT：セロトニン，M：調整，NE：ノルエピネフリン，○：最小

表 17.2-10 女性のオルガズム障害に関連する抗精神病薬[a]

三環系抗うつ薬
　イミプラミン（トフラニール）
　クロミプラミン（アナフラニール）
　ノルトリプチリン（ノリトレン）

モノアミン酸化酵素阻害薬
　トラニルシプロミン（Parnate）
　フェネルジン（Nardil）
　イソカルボキサジド（Marplan）

ドパミン受容体拮抗薬
　チオリダジン（メレリル）
　トリフロペラジン（トリフロペラジン）

選択的セロトニン受容体拮抗薬
　フルオキセチン（Prozac）
　パロキセチン（パキシル）
　セルトラリン（ジョイゾロフト）
　フルボキサミン（ルボックス）
　シタロプラム（Celexa）

[a] 薬物と女性の性機能不全の関係は男性の場合ほど研究されていない．経口避妊薬はリビドーを減ずることがあると報告されており，抗コリン性の作用をもつ薬物は興奮とオルガズムを障害することがある．長期間に及ぶ経口避妊薬の使用は心理的には閉経様の変化を生じさせ，性器-骨盤痛・疼痛障害を引き起こす可能性もある．ベンゾジアゼピンはリビドーを減ずると報告されているが，患者によっては不安の減少が性機能の増強につながる．精神活性物質ではリビドーの増強・減退いずれもが起こりうる．このような作用は基底にある疾患や疾患の改善による効果と別に分けて評価することが難しい．薬物使用に関連する性機能不全は薬物を中止すると消失する．

表 17.2-11 性と抗精神病薬に関する診断事項

薬物誘発性性機能 不全の鑑別診断	薬物療法開始後の問題の発生または薬物過剰投与
	問題が状況あるいは性交渉の相手の特異性によるものではない
	生来性の，あるいは以前から繰り返されているものではない
	非薬理学的促進因子が認識されない
	薬物の中止で解消する
抗精神病薬と射精 障害	ペルフェナジン
	クロルプロマジン
	トリフロペラジン
	ハロペリドール
	メソリダジン
	クロルプロチキセン
抗精神病薬と持続 勃起症	ペルフェナジン
	メソリダジン
	クロルプロマジン
	フルフェナジン
	モリンドン
	リスペリドン
	クロザピン

R. T. Seagraves, M. D. による．

ン作用は抗うつ薬によって差が大きく，抗コリン作用が最も少ない抗うつ薬（例えば，デシプラミン）では性機能への悪影響はごくわずかである．女性においては三環系および四環系抗うつ薬の性機能に対する作用について十分な報告はない．しかし，ほとんどの女性には支障を来さないようである．

男性の中には，亀頭部の敏感さを，快感を伴い勃起を妨げないが射精を遅延させるものとして報告するものがいる．しかし，三環系抗うつ薬は時に射精時の疼痛を引き起こす．それはおそらく尿道，前立腺，導管，精巣上体という順に平滑筋の収縮が起こり，精液の放出が阻害されることによって生じる．クロミプラミン（アナフラニール）は一部の患者で性欲を亢進させたことが報告されている．選択的 MAO_B 阻害薬であるセレギリン（エフピー）とブプロピオン（Wellbutrin）も，性欲を亢進させることが報告されているが，これはおそらくドパミン活性と，ノルエピネフリン産生亢進によるものであろう．

ベンラファキシン（イフェクサー SR）と SSRI はセロトニン濃度を上昇させるために性機能に対する有害作用をもたらすことが最も多い．性欲低下とオルガズムに達することの困難さは男女ともに生じる．これらの悪影響は，抗セロトニン作用を有する抗ヒスタミン薬であるシプロヘプタジン（ペリアクチン）や，アドレナリン作動性を有するメチルフェニデート（リタリン）を用いることで打ち消すことができる．トラゾドン（デジレル）は，稀に持続勃起症（性的刺激のない状態で勃起が遷延する症状）

を引き起こす．この症状はトラゾドンが$α_2$アドレナリン拮抗作用を有していることに由来する．

MAO阻害薬は生体アミンに対し広範な影響を及ぼす．それによって，勃起不全や射精遅延，逆行性射精，腟の乾燥，オルガズム阻害などが引き起こされる．トラニルシプロミンは，奇妙なことにある人々には性的刺激作用を有するが，それはおそらくそのアンフェタミン様の特性によるのであろう．

> W氏はオルガズムに達することができないと訴え，外来を訪れた．彼がフルオキセチン(Prozac)を処方された18か月前から問題は始まった．それ以前には，彼は自慰を通して，そして妻との性交を通して，オルガズムに達することができていた．
> W氏はベンラファキシンだけでなく他のいくつかのSSRIを試したが，射精遅延の副作用は持続した．SSRIによって誘発された無オルガズム症に対する通常の治療薬にはどれも効果がなく，患者は他の種類の抗うつ薬を試された．W氏は，ブプロピオンとクロナゼパムに反応した．この組合せは彼の抑うつと不安を治療し，彼の射精遅延は解消した．
> W氏は，薬物誘発性の射精遅延と診断された．

一般的な作用 うつ病はリビドーの減少を伴うために，さまざまな程度で性機能障害と快楽喪失(anhedonia)が疾病過程の一部として生じる．患者の一部は抗うつ薬の投与の結果，うつ状態が改善するにつれて性機能も回復すると報告する．この現象は抗うつ薬の性的副作用の評価を困難にする．また，副作用は時間と共に消失することもあるが，それはおそらく生体アミンのホメオスターシスの機制が作動し始めるためであろう．

リチウム リチウム(リーマス)は気分を調整し躁状態においては過剰な性欲を減じさせるが，これはおそらくドパミン拮抗作用による．勃起不全を訴える患者も報告されている．

交感神経作用薬 精神刺激薬は時にうつ病治療に用いられる．アンフェタミン，メチルフェニデート，ペモリン(ベタナミン)は血漿中のノルエピネフリンとドパミンの濃度を上昇させる．そのためリビドーは増大する．しかし，長期の使用によって男性は性欲と勃起の喪失を体験するようになるであろう．

αアドレナリンおよびβアドレナリン受容体拮抗薬 αアドレナリンおよびβアドレナリン受容体拮抗薬は高血圧，狭心症，ある種の不整脈の治療に用いられる．これらの薬物は，脳幹の血管運動中枢からの緊張性の交感神経刺激を減少させる．その結果，勃起不全，射精量の減少，逆行性射精を引き起こす．リビドーの変化は男女共に報告されている．

薬物の副作用を治療的に活用することが提案されている．射精を遅延ないし妨害する薬物(フルオキセチンなど)が早漏症の治療に用いられることがある．

抗コリン薬 抗コリン薬はコリン受容体を阻害する．アマンタジン(シンメトレル)やベンズトロピン(Cogentin)などがこれに含まれる．それらは粘膜(腟も含む)の乾燥と勃起障害を引き起こす．しかし，アマンタジンはそのドパミン作用によって，SSRIによるオルガズム障害を回復させることがある．

抗ヒスタミン薬 ジフェンヒドラミン(レスタミン)などの薬物は抗コリン活性をもち，穏やかな催眠作用もある．そのため結果的に性機能を阻害することがある．シプロヘプタジンは抗ヒスタミン薬であるが，セロトニン拮抗薬としての隠れた作用がある．それはSSRIによってもたらされるオルガズム遅延のようなセロトニン性の性的有害作用を防ぐために用いられる．

抗不安薬 抗不安薬の主要な種類はベンゾジアゼピン(例えば，ジアゼパム[セルシン]など)である．それらはγアミノブチル酸(γ-aminobutyric acid：GABA)受容体に作用し，認知，記憶，運動制御に関係すると考えられる．抗不安薬は血漿エピネフリン濃度を低下させるために，不安を減少させ，その結果不安によって妨げられていた性機能を改善させる．

アルコール アルコールは中枢神経系の活動全般を抑制し，その結果男性の勃起障害を引き起こしうる．アルコールは男性において性腺に直接作用し，テストステロン濃度を減少させるという影響もある．一方奇妙なことに，女性においてはテストステロン濃度をわずかに上昇させる．後者の知見は，女性が少量のアルコール摂取の後に性欲が亢進すると報告することの説明になるかもしれない．長期間のアルコール摂取は肝臓におけるエストロゲン代謝能を減少させる．それは男性においては，女性化徴候(精巣の萎縮の結果としての女性化乳房など)を引き起こす．

麻薬 ヘロインなどの麻薬は勃起不全や性欲減退などの性的有害作用を有する．意識の変容は機会的使用者の体験を増強することもある．

幻覚発現薬 幻覚発現薬にはLSD(lysergic acid diethylamide)やフェンシクリジン(phencyclidine：PCP)，シロシビン(ある種のマッシュルームから抽出)，そしてメスカリン(ウバタマサボテンから抽出)などがある．幻覚を誘導することに加え，これらの薬物は現実への接触を減少させ，意識の拡大と高揚をもたらす．使用者の中には性的体験が一様に強調されると述べるものもいるが，不安，幻覚，精神病状態を体験するものもあり，それらは明らかに性機能を阻害する．

大麻 大麻が作り出す変性意識状態によって，性的快感が増大する人もいる．その習慣的使用はテストステロン濃度を減少させる．

バルビツール酸および類似の作用をもつ薬物 バルビツール酸および類似の作用をもつ鎮静-睡眠薬は，不安のために性的無反応をきたしている人の性的反応を増大させることがある．これらの薬物は性器への直接的な効果はないが，人によっては快と感じられる意識の変化を生じさせる．そのような人は薬物を乱用しがちで，アルコールや他の中枢神経抑制薬と併用した際には死に至る

17.2 性機能不全群

こともある.
　メタカロン(Quaalude)は性機能を高めるという評判を得ていたが,実際には生物学的効果はない.米国では現在発売されていない.

治療

　1970年以前,性機能不全に対する最も一般的な治療は個人精神療法であった.伝統的な精神力動的理論では,性の不適切さは早期の発達上の葛藤に根ざすものであり,性障害は広範な情緒的障害の一部として治療するとされている.治療は無意識の葛藤,動機,空想,そしてさまざまな対人間の困難さの表出に焦点を当てる.治療の仮定の1つは,葛藤の除去により性的衝動は自我に構造的に受け入れられるようになり,それによって患者は環境内で満たされる適切な手段を見出すようになるというものである.残念ながら,たとえ患者の精神病理から生じた他の問題が解決された後でも,性機能不全の症状はしばしば2次的自律性を獲得して存在し続ける.性の問題を治癒するためにはしばしば行動療法の技法を付加することが必要となる.

複式セックス療法

　複式セックス療法(dual-sex therapy)の理論的基礎は,夫婦ないし2人を治療の対象とする構想である.この方法は,20世紀における性障害の診断と治療上の主要な進歩を表している.その方法論はマスターズとジョンソンが始め,発展させた.複式セックス療法においては,機能不全の人がパートナーと共にいるときは2人共に治療されねばならないという概念が基本にある.2人が共に性的に苦しい状態に置かれているのであるから,2人そろって治療計画に参加するというわけである.性の問題は多くの場合結婚における他の領域の不調和や誤解と関係しており,性機能を夫婦関係の一部として強調しながら,夫婦関係全般が治療されることになる.
　治療の要となるのは丸テーブルでの面接であり,そこでは男性と女性の1組の治療者が2人の問題を明確化し,話し合いを操作する.4人による面接では患者側の積極的な関与が求められる.治療者と患者は性機能の心理的あるいは身体的な側面について話し合い,治療者は教育的な態度をとる.治療者は特定の性的活動を提案し,夫婦はそれを自宅で実践する.治療の目的は夫婦間の関係を確立ないし再確立することにある.性行為は適切な家庭的雰囲気に生じる自然な機能として強調され,改善した夫婦関係はその目的に向かうよう奨励される.この治療の変法として効果があると示されているのは,1人の治療者が夫婦を治療するものである.治療は短期で,行動療法的な指向をもつ.治療者は,深層にある力動を解釈するよりも,見えるままの状況を反映しようと試みる.治療者によって提示されたありのままの関係は,パートナーがそれぞれもっている近視眼的で視野の狭い見方をしばしば修正する.新たな見方は2人の関係の悪循環に介入し,改善してより効果的な疎通性を促進する.特定の問題を扱うため,特殊な実践法が2人に処方される.性交の不適切さには,しばしば知識の欠如,間違った知識,実行に伴う恐怖などが伴う.それゆえ,夫婦は治療者が処方したこと以外のあらゆる性的な行為を特に禁止される.実践を始める際には,触れ,見,聞き,嗅ぐことの感覚的な気づきを高めることに焦点が当てられる.最初は性交は禁止され,2人は演技や挿入を強要されることなしに身体的な快感を与え受け取ることを学ぶ.同時に,彼らは言語によらずに相互に満足するやり方で伝え合う方法を学び,性的な前戯が性交やオルガズムと同等の楽しむべきものであることを知る.
　感覚に焦点を当てた実践をしながら,2人は不安を減少するため多くの介入を受ける.彼らは自分をよくみせることについての強迫的な関心から目をそらすために空想を用いることを強く勧められる.機能不全のパートナーもそうでないパートナーもその必要性が考慮される.片方のパートナーが実践によって性的に興奮したら,もう一方は相手を手または口を用いてオルガズムに導くよう奨励される.性的パートナー間の開かれたやり取りが求められ,相互に必要性を表出することが推奨される.疲労の訴えや実践を完遂する時間が足りないという不満などの抵抗は普通のことであり,治療者によって対処されねばならない.性器の刺激が後から全身の刺激に加えられる.夫婦は,行為を完成させる必要はないが段階的にさまざまな体位をとることを指導され,挿入に進む前にさまざまな刺激法を用いることを教えられる.
　心理療法の面接がそれぞれの新たな実践期間の後に設けられ,2人の生活における性的なことと他の領域のことのいずれについても,問題点と満足のいったことが話し合われる.個々のパートナーの進歩に合わせた特定の教示と新たな実践の導入がそれぞれの面接ごとに吟味される.徐々に,夫婦は相互の信頼を獲得し,言語的にも性的にもよい関係になることを学ぶ.両性治療は性機能不全が他の精神病理から独立して存在しているときに最も効果的である.

特殊な技法と実践

　多様な機能不全を治療するためにさまざまな技法が用いられる.腟けいれんの場合は,女性は腟の開口部を指ないし段階的な拡張機で広げることを指導される.時には治療は特別に訓練された理学療法士と共同で行われる.理学療法士は患者が会陰筋を弛緩させることを援助するよう患者と共に取り組む.
　早漏の場合は,陰茎の興奮閾値を高めるために,圧迫法として知られる訓練法が用いられる.この方法は,男性ないし女性が,勃起した陰茎を射精が起こりそうな最初期の感覚が生じるまで刺激する.そこで,女性は亀頭の辺縁部を強く圧迫すると,勃起は衰え,射精は抑制される.訓練プログラムは射精が避けられない感覚の閾値

を段階的に高め，男性は不安に感じることなく性的な興奮を知覚し，自分の性的な振る舞いに対する自信をもつようになる．訓練の変法としてセマンス（James H. Semans）が開発したストップ-スタート法がある．それは男性が最初に射精の差し迫る感覚を感じた際に，女性が陰茎に対するあらゆる刺激を停止するもので，圧迫法は用いられない．割礼の有無は男性の射精制御に関係しないことは研究で示されている．亀頭はどちらの状態でも同じく敏感である．早漏の治療においてセックス療法は最も効果的であった．

性欲障害や勃起障害の男性は，完全な勃起や射精が可能であることを証明するために自慰を行うよう告げられることがある．男性のオルガズム障害は最初に腟外で射精し，その後段階的に射精の近くまで刺激された後で腟に挿入するよう指導される．最も重要なことは，訓練の初期には，絶頂に達するというプレッシャーを取り除くために射精を禁止し，男性が性的快感に没頭できるようにする，ということである．

女性の長期にわたるオルガズム障害に対しては自慰をすることを指示され，時にはバイブレーターが用いられる．陰核茎は多くの女性に好まれる自慰の場所であり，オルガズムは適切な陰核の刺激に依っている．腟前壁領域は女性によってはGスポットとして知られている性的興奮の場として認識されている．しかし，Gスポット刺激に続いて生じるオルガズムの際の射出現象は，報告では十分に実証されていない．

催眠療法

催眠療法家はもっぱら不安が産み出す症状，つまり特定の性機能不全に焦点を当てる．患者は，催眠の有効な利用によって，自己評価を低め心理学的平衡を破壊していた症状を制御できるようになる．治療者との非催眠面接が続く間に，患者の協力がまず獲得され強化される．それらの話し合いによって，安全な医師-患者関係と，患者の側の身体的かつ心理的な心地よさが発展し，相互に望んでいる治療目標が確立される．この期間に治療者は患者のトランス（催眠）体験の能力を評価する．非催眠面接では，臨床医は催眠面接を始める前に，精神医学的病歴を聴取し，精神的現症の診察をすることができる．治療の焦点は症状の除去と態度の変更に当てられる．患者は不安を惹起する状況である性的な場面を扱う新たな方法を開発するよう教示を受ける．

加えて，患者はリラクゼーションを性的関係の前に自分で用いることを教えられる．不安を緩和するこれらの方法によって，性的刺激に対する生理的反応は容易に心地よい興奮と放散につながる．腟の湿潤，勃起，オルガズムなどを心理的に妨げるものは取り除かれ，正常な性機能が確かなものになる．催眠は基本的な個人精神療法過程に精神療法的介入の効果を増強するために付加されることもある．

行動療法

行動的アプローチは最初は恐怖症の治療のために企画されたが，今やその他の問題の治療にも用いられる．行動療法家は，性機能不全は獲得された不適応的行動であり，それが患者の性的相互作用を恐れさせる原因になっていると仮定する．治療者は伝統的な技法を用いて，最小の刺激（例えば，キスすることを考えること）から最大の刺激（陰茎の挿入を考えること）までの幅をもった不安を惹起する状況の階層化を行う．行動療法家は系統的脱感作法の標準的な治療プログラムを通して患者が不安に打ち克つことができるようにする．患者は最初は最も軽い不安を惹起する想像上の状況に取り組み，段階的に最大の不安を惹起する状況に進んでいく．時には投薬，催眠，深部筋肉の弛緩のための特殊な訓練が，最初に不安を克服するのを助けるために用いられる．

自己主張の訓練は，患者が性的要求を隠さず恐れることなしに表現するのを教えるのに有効である．自己主張の経験は患者がセックス療法に参加する中で与えられる．患者は性的な要求をすることと，無理だと感じられる要求に従うのを拒絶することを励行される．性交の実践を家で行うよう処方され，不安の階層化が確立していれば，過去に最も心地よくて成功したことがわかっている行為から始めることになる．

治療変法の1つとして，患者の性的パートナーが脱感作プログラムに参加するものがある．その場合，治療者より性的パートナーの方が，患者にとって刺激の強さが増大していく項目を提示すやすい．協力的な性的パートナーは必然的に，患者が性行動に関し治療的面接の中で得たものを家にもち帰るのを助ける．

マインドフルネス

マインドフルネス（mindfullness）は，性機能不全の治療において有用な認知的技法である．患者は，その瞬間のことに意識を向け，視覚，触覚，聴覚，嗅覚といった，その人がその瞬間に体験している感覚への気づきを維持するように指示される．その狙いは，見る（自分を客観視する）ことから患者の気をそらし，興奮やオルガズムにつながる感覚の中心におくことにある．うまくいけば，この変化は，患者が体験の楽しみに没頭し，自己批判と遂行機能への不安から離れることを可能にする．

集団療法

集団療法は性的障害をもつ患者における心的内界の問題も対人関係上の問題も吟味できるものとして行われている．治療集団は，特定の性的問題についての恥や不安や罪悪感を抱いている患者にとって強力な支援体制を提供する．治療集団は，性の神話に対抗し，誤った概念を正し，性の解剖学や生理学や行動の変異についての正確な情報を提供するのに有効な集まりである．

性的障害の治療のための集団を組織するのにはいくつ

かの方法が考えられる．参加者が皆，早漏といった同じ問題を共有することもある．異なった性的問題を抱えた同性の集まりということもある．集団が男性と女性からなり異なった性的問題を体験していることもある．集団療法が他の治療形態に付加されることもあれば，治療の主要な様式であることもある．ある特定の機能不全を治療するために組織された集団は，通常行動療法的方式をとる．

性機能不全に悩む夫婦からなる集団も有効である．集団は正確な情報を共有する機会を備え，個人の嗜好について合意的な確認を提供し，自己評価と自己承認を強化する．ロールプレイやサイコドラマのような技法も治療に用いられることがある．このような集団は性的パートナーの片方が協力的でない場合や，患者が重篤なうつ病や精神病である場合，患者が性にまつわる視聴覚的な素材に対する嫌悪を感じている場合，ないし患者が集団を恐れたり嫌っている場合には適用されない．

分析指向的セックス療法

最も効果的な治療様式の1つは，精神力動的および精神分析的に指向された心理療法を統合したセックス療法を用いることである．セックス療法は通常の治療より長期にわたって行われ，患者は日々の現実生活の中で性的な満足を学ぶか学び直すことができるようになる．性機能不全の治療に用いられる行動療法に精神力動的な概念を付加することにより，他の精神病理を伴った性機能不全を有する患者の治療が可能となる．

分析指向的なセックス療法の最中に患者に現れる素材と力動は，精神分析治療の中で現れる夢，罰の恐れ，攻撃的感情，相手を信頼することの困難さ，親密さへの恐れ，エディプス感情，性器損傷の恐れなどと同じ意味をもつ．分析指向的セックス療法の複合的取り組みは一般精神科医によって行われるが，治療者は，セックス療法の最適な時宜と患者が彼らの性的な困難さに焦点を当てた直接的な取り組みに耐える能力があるか否か，注意深く判断しなければならない．

生物学的治療

薬物療法，手術，器具の使用などを含む生物学的治療は性障害の特殊な例を治療するために行われる．最近の進歩の大部分は男性の性機能不全に適応される．今日の研究は女性の性機能障害の生物学的治療を試すまでには至っていない．

薬物療法 性機能不全の治療における新しい主要な薬物は，シルデナフィル（バイアグラ）とその同種薬である（表17.2-12）．経口フェントラミン，アルプロスタジル，注射剤としてパパヴェリン，プロスタグランジンE1，フェントラミン，ないしそれらの合剤，経尿道的アルプロスタジルなどは，いずれも勃起障害の治療に用いられる．

シルデナフィルは窒素酸化物増強薬であり，勃起に必要な陰茎への血液流入を促進する．この薬は摂取後約1

 表 17.2-12　PDE-5 阻害薬の薬物動態

	シルデナフィル 100 mg	ヴァルデナフィル 20 mg	タダラフィル 20 mg
最大濃度	450 ng/ml	20.9 ng/ml	378 ng/ml
最大濃度到達時間	1.0時間	0.7時間	2.0時間
半減期	4時間	3.9時間	17.5時間

Arnold LM. Vardenafil & Tadalafil：Options for erectile dysfunction. Curr Psychiatr. 2004；3(2)：46 から転載．

時間で効力を発揮し，その効果は4時間まで持続する．シルデナフィルは性的刺激が欠如している場合は効果を発揮しない．使用した際の最も一般的な有害作用は頭痛，潮紅，消化不良である．有機窒素酸化物を服用している患者にはシルデナフィルは禁忌である．この2剤を併用して生じる作用は広範かつ突然で，時には致死的な全身の血圧低下に及ぶことがある．シルデナフィルはすべての勃起機能不全に有効なわけではない．根治的前立腺治療術を受けた患者の約50%や長期に続くインスリン依存型糖尿病の患者においては，挿入に必要な勃起の硬度が得られない．ある種の神経損傷の例でも効果がない．

少数の患者は，シルデナフィルの使用のすぐ後，非動脈硬化性虚血性視覚神経障害(nonarteritic ischemic optic neuropathy：NAION)を生じた．6人の患者で，この薬物の使用後24時間以内に視力喪失があった．1人の患者は両眼に影響を受けた．影響を受けた人はいずれも，以前から高血圧，糖尿病，高コレステロールまたは高脂血症に罹患していた．非常に珍しいが，シルデナフィルは動脈硬化症危険因子を有する人にNAIONを引き起こすことがある．

シルデナフィルを女性に使用すると腟の湿潤が得られるが，性欲は増大しない．しかし，シルデナフィルによって強い興奮を覚えた女性の非公式な報告もある．

経口フェントラミンとアポモルフィンは現在FDAによって認可されていないが，ごく軽度の勃起機能不全の男性において勃起能を増強する効果があることが証明されている．フェントラミンは交感神経の緊張を低下させ，平滑筋を弛緩させる．有害作用には低血圧，頻脈，動揺性のめまいがある．アポモルフィンは自律神経系を介して効果を発揮し，陰茎への血液流入を促進する血管拡張をもたらす．有害作用は吐き気と発汗である．

経口の投薬とは異なり，注射および経尿道的なアルプロスタジルの投与は作用が陰茎に限局し，性的な刺激がなくても勃起を生じさせる．アルプロスタジルは，血管拡張因子であるプロスタグランジンEの天然生成物を含む．アルプロスタジルは陰茎の空洞体に直接注入するか，または尿道内に小丸薬を挿入することで投与されることがある．薬の投与後2, 3分以内に生じる硬い勃起は1時間ほど持続することが多い．注入法の稀で可逆的な

有害作用は陰茎の出血と肝機能検査値に影響することである．しかし，危機的な結果が起こる可能性もあり，それは持続勃起症と陰茎の小静脈の硬化症である．経尿道的アルプロスタジルの使用者は，時に陰茎が焼けたような感覚がすると訴える．

2つの小規模試験によって異なった局部作用性の物質が勃起機能不全の改善に効果のあることが見出された．1つはクリームで皮膚から吸収されることが知られている血管作用性の3つの物質，アミノフィリン，イソソルビドジニトレート (isosorbide dinitrate)，そして麦角アルカロイドの合剤であるコデルゴクリンメシレート (co-dergocrine mesylate) からなる．もう1つは，アルプロスタジルと，皮膚外層の透過性を一時的に高める添加物を含むゲルである．

また，アルプロスタジルを含んだクリームは女性の性的興奮障害を治療するためにすでに開発されている．最初の結果は将来有望である．また腟に適用されるα受容体拮抗薬であるフェントラミンメシレートは，閉経後の女性ですでにホルモン治療を受けている場合の興奮障害に対する試験において，うっ血と主観的な興奮の感覚を有意に増大させた．女性において欲望を増大させるフリバンセリンは，FDAに承認を求め再提出されている．以前には承認されなかった薬である．

上記の薬理学的治療はさまざまな原因，つまり神経因性，動脈灌流不全，静脈の漏出，心因性，といった場合の興奮機能不全に有効である．洞察指向的治療や行動療法的セックス療法と組み合わせた場合，薬物の使用は心理療法単独の治療に抵抗性であった心因性の興奮障害を改善することができる．その最終的な目標は薬理学的な助けなしに性機能が発揮されることにある．

薬理作用を有するその他の物質 薬理作用を有するその他の物質も多数さまざまな性的障害を治療するために用いられている．メトヘキシタールナトリウム (Brevital) の静脈内投与は脱感作療法に用いられている．抗不安性物質は，それらの薬物が性的反応を妨害する可能性もあるが，緊張の強い患者には何らかの適応があると思われる．抗うつ薬，とりわけSSRIと三環系抗うつ薬の副作用は，早漏の患者の性的反応を遅延させる目的で用いられている．この手段は，行動療法的な治療で難治性で生理学的に規定される早漏の区分に当てはまると考えられる患者にとりわけ有効である．三環系抗うつ薬の使用は，性恐怖症の患者や強姦後の心的外傷後ストレス障害の患者へ治療が提唱されている．局所麻酔クリームも，早漏の場合腟内の射精潜時 (intravaginal ejaculation latency time: IELT) を減少させるのに有効なことが報告されている．トラゾドンは夜間の勃起症を改善する抗うつ薬である．そのような投薬におけるリスクは予測される効果に対し慎重に評定されなければならない．ブロモクリプチン (パーロデル) は高プロラクチン血症の治療に用いられるが，高プロラクチン血症にはしばしば性腺機能低下を伴う．そのような患者はまず下垂体腫瘍を除外するための検索をしなければならない．ドパミン作動薬であるブロモクリプチンは高プロラクチン血症による性機能不全を改善するであろう．時にその病態には男性ホルモン療法が必要となる．

多くの物質が催淫薬として普及している．例えば，朝鮮人参の根やヨヒンビンである．しかし，研究ではいかなる催淫特性も確定されていない．α受容体拮抗薬であるヨヒンビンは陰茎の動脈拡張を引き起こすと考えられる．しかし，米国泌尿器科学会では器質的な勃起機能不全に対してヨヒンビンを用いることを推奨していない．コカイン，アンフェタミン，アルコール，大麻を含む多くの気晴らし薬は性的な行動を増強すると考えられている．これらの薬物はその精神安定や脱抑制や気分高揚などの作用によって最初は使用者に利益をもたらすが，いずれも常用ないし長期間の使用によって性的機能が損なわれる．

ドパミン作動性物質は性欲を亢進させ性機能を改善すると報告されている．それには，ドパミン前駆体であるLドパやドパミン作動薬であるブロモクリプチンが含まれる．抗うつ薬であるブプロピオンはドパミン作動効果を有し，性欲を亢進させる場合がある．MAO阻害薬であるセレギリンは選択的MAO_B阻害薬でドパミン作動性も有し，高齢者の性機能を改善する．

ホルモン治療 男性ホルモンは女性およびテストステロン濃度が低い男性の性欲を亢進させる．女性の場合男性化を生じる可能性があり，時にそれは不可逆的である（例えば，声が低くなる）．男性では，男性ホルモンの長期間の使用は高血圧と前立腺肥大を引き起こす．テストステロンは非経口的に投与されると最も効果的である．しかし，効果的な経口および経皮的製剤も使用可能である．

エストロゲンを代償療法や避妊に用いる女性は性欲が減少したと述べることがある．そのような場合，エストロゲンとテストステロンの合剤を用いると効果的である．エストロゲン自体は腟の粘膜が薄くなるのを防ぎ，湿潤を促進する．エストロゲンの新たな形として腟リングと腟錠の2つがあり，それらは性的興奮の問題や性器萎縮のある女性の治療に代替投与経路を与えることになる．錠剤やリングは血液中のエストロゲン濃度を上昇させないので，性的興奮に問題がある乳癌患者の治療に検討されるであろう．

抗アンドロゲンと抗エストロゲン エストロゲンとプロゲステロンは抗アンドロゲン作用を有し，強迫的性行動の男性，通常は性犯罪者の治療に用いられてきた．クロミフェン（クロミッド）とタモキシフェン（ノルバデックス）は抗エストロゲン薬で，いずれもゴナドトロピン放出ホルモン (gonadotropin-releasing hormone: GnRH) 分泌を刺激しテストステロン濃度を上昇させ，それによって性欲を亢進させる．タモキシフェンで治療されている女性の乳癌患者は性欲の亢進を報告する．しかし，タモキシフェンは子宮癌の原因となりうる．

機械的治療法 動脈硬化症(特に，レリッシュ症候群として知られる遠位大動脈の硬化)の男性では，挿入中に勃起が失われることがある．腸骨動脈や内腸骨動脈で灌流されている臀筋や他の部位への供血を増加させる必要から外陰動脈の血流が減少し(盗血現象)，陰茎への血液流入が妨害されるからである．挿入運動を減少させることが助けになるであろうし，その場合女性上位の体位をとることもよい．

真空ポンプ 真空ポンプは血管疾患のない患者が勃起を達成するために用いることのできる機械装置である．真空を作り出すことで陰茎内に流入した血液は，陰茎の基部に装着されたリングによって維持される．この装置には有害作用はないが，扱いにくいため性的パートナーの同意を得なければ使えない．女性によっては，普通の状況で勃起した場合に比べると赤くて冷たいと不満を述べ，この過程と結果は支障があると感じる．

似たような装置でEROSと呼ばれるものは女性の陰核の勃起を作り出すために開発された．EROSは陰核領域を覆う小さな吸引カップで陰核への血液流入を促す．これを用いて女性の性的興奮の障害を治療し成功したことを報告している研究がある．バイブレーターは陰核領域を刺激するのに用いられ，無オルガズム症の女性の治療において成功している．

外科的治療 男性補填物 外科的治療はめったに勧められないが，男性の陰茎補填装置は，適切な勃起反応をせず他の治療法に抵抗する場合や医学的に生じた陰茎欠損の場合に使用できる．補填には主要な2つの種類がある．半固形の棒状の補填物は恒常的な勃起を作り出し，体の近くに位置させて隠すことができる．もう1つは膨張式の型で，膨張と収縮のためのリザーバー(貯蔵器)とポンプ(揚水器)といっしょに埋め込まれる．後者は正常の生理学的機能に似せて設計されている．

血管手術 動脈硬化その他の閉塞機転による血管不全がある場合，陰茎動脈のバイパス手術が選択された患者に試みられ成功を収めている．

転　帰

外来患者に対する伝統的な精神療法の効果を論証することは，治療が性的問題を指向する場合，一般に難しい．長期間の問題と関連する精神病理がより重篤であるほど，転帰はより悪化する傾向にある．1970年代にマスターズとジョンソンが彼らの治療的取り組みについて良好な結果を最初に報告して以来，各種の治療法についての結果報告はさまざまである．マスターズとジョンソンは患者の失敗率を研究した(失敗は存在した機能不全の基本的な徴候の最初の状態への逆戻りとして定義された)．彼らは，同じ夫婦について最初の失敗率と5年間の追跡後の結果を比較した．彼らが予測した成功の割合の定義を批判する人もいたが，他の研究が彼らの取り組みの有効性を確認した．

重篤な婚姻上の不和がある夫婦も，より治療が困難な例に含まれる．欲望の障害はとりわけ治療が困難である．その場合は他の障害よりも長期で密度の濃い治療が必要とされ，転帰はきわめて多様である．

行動療法的手法が用いられる際，転帰を予測する実証的な基準はより容易に分別される．例えば，それらの基準を用いると，与えられた実践課題を定期的に実行する夫婦は，抵抗を示す夫婦や相互関係にサドマゾ的または抑うつ的な面や非難と投影の機制を含む夫婦に比べて，はるかに治療が成功しやすい．態度の柔軟性も良好な予後を示す因子である．概して，若い夫婦の方がより高齢の夫婦よりもセックス療法を最後まで行う傾向がある．相互関係の中心に抑制，欲求不満，行為の失敗に対する恐れなどの性的な問題がある男女も，治療によく反応する傾向がある．

ほとんどの治療者が性的機能不全に対し夫婦での治療を好むが，個人の治療も同様に効果があった．一般的に，単独または組み合わせて効果的であるとされる治療には，行動療法的な性的技法の訓練，系統的脱感作法，指示的夫婦カウンセリング，伝統的精神力動的手法，集団療法，薬物療法などがある．

その他の特定の性機能障害

性嗜好障害にも性機能障害にも分類できない性障害も多く存在する．分類できない性障害は稀であったり，記録が乏しかったり，分類するのが簡単ではなかったりして，DSM-5では特に言及されていない．ICD-10ではこれらの区分を性的発達や方向づけに関する問題として取り扱っている．

性交後不快気分

性交後不快気分(postcoital dysphoria)は，性行為の消散相で，ふつうなら満足感を得，肉体的にも心理的にも弛緩している段階で起こる．性交後の不快感を経験する人の中には，その不快感を除けば満足できる性行為の後で，抑うつ，緊張，不安，易刺激性，焦燥を呈することがある．彼らはしばしば性的パートナーとの離別を望み，ののしったり，肉体的に虐待を加えるようになることもある．この障害の発生率はよくわかっていないが，女性より男性に生じることが多い．いくつかの原因は，性全般もしくは特定の相手に対する態度に関連するものである．この障害は，姦通や売春婦との接触で起こることがある．後天性免疫不全症候群(acquired immune deficiency syndrome：AIDS)への恐怖から性交後不快気分に陥ることもある．治療には洞察指向的精神療法が必要であり，患者は治療によってそのような行動や態度の原因となる無意識を理解するようになる．

カップルの問題

時折，個々の機能不全というよりはむしろ，配偶者間や恋人同士の間で問題が生じることがある．例えば，片

方は朝の性行為を好むが，もう一方は夜の性行為を望んでいる場合，欲望の頻度が両者の間で異なる場合などである．

未完成婚

未完成婚(unconsummated marriage)とは，結婚しているにもかかわらず一度も性交渉をもったことがないもので，典型的なものでは性に対して十分な情報をもっておらず，抑制が強い．彼らの罪悪感や羞恥心，無能感はその問題自体によって増幅され，助けを求める気持ちと問題を隠しておきたい気持ちの間で葛藤するようになる．夫婦は結婚後数か月，もしくは数年してから助けを求めるようになる．マスターズとジョンソンは，17年にわたる未完成婚を報告している．

しばしば夫婦は直接的な形での相談を避ける．女性は表面的には漠然とした腟の症状や他の身体症状を訴えることで，婦人科医に問題を明らかにする．検査の過程で完全な処女膜がみつかる．処女膜切開術が施行される場合もあるが，通常，根本的な問題を無視しての外科的処置は状況を悪化させる．外科的手法は新たなストレスとなり，夫婦の無力感を増大させる結果となる．妻はだまされ，裏切られ，傷つけられたと感じ，夫の男らしさについての懸念は増大する．性の問題を取り扱うことに慣れている医師による問診は，夫婦の苦悩を率直に話し合う第一歩となる．医療機関を訪れる口実は，しばしば避妊の相談であったり，もっと皮肉なことには不妊症の精査目的であったりする．いったんその問題が明らかになれば，しばしば治療は成功する．問題を抱えてきた期間は，予後や治療成果にそれほど影響しない．

性教育の欠落，性的パートナーや社会から強制される過剰な性の抑圧，エディプス期の問題，夫婦双方の未熟性，原家族への依存過剰，性的同一化にまつわる問題など，未完成婚の成因はさまざまである．性的なあるいは社会的な発達を厳しく制御する宗教上の正統派的信仰や，性欲を罪や穢れとみなすことも，有力な原因として位置づけられる．未完成婚の妻の多くは，自分の腟に対してゆがんだ概念を抱いている．彼女たちは自分の腟が小さすぎる，あるいは柔らかすぎることを恐れたり，直腸と腟を混同して不潔だと感じたりする．男性も腟に関するその概念を共有し，彼らにとって危険なものだと感じてしまう．同様に夫婦双方が陰茎に対する歪んだ概念をもっており，陰茎を武器とか，大きすぎるとか，小さすぎるとか感じてしまうこともある．多くの患者は，性器の解剖や生理に関する教育を受け，自分の体を触ってみることを勧められ，医師から正しい情報を得ることでよくなることができる．未完成婚の治療は，夫婦の両方に行うことが最良の方法である．男女の共同治療者からなる複式セックス療法は際立って有効である．他の型の連合治療，結婚カウンセリング，1対1で行う従来の精神療法，婦人科や泌尿器科の家庭医によって行われるカウンセリングもまた有効である．

身体像の問題

自分の体に羞恥心をもち，自分で定めた男らしさ，女らしさの基準に合わないと感じる人がいる．彼らは絶対に完全な闇の中でしか性交を行わず，体のある部分を触れられたり見られたりすることを拒絶する．彼らが不適切だと思っている部分に不適切な外科的処置を求めることもある．醜形恐怖症(body dysmorphic disorder)は除外されねばならない．

性嗜癖と強迫

性嗜癖(sex addiction)はここ20年くらいの間に発展してきた概念で，強迫的に性体験を追い求め，その性衝動を満たすことができないと行動が障害されるようになる人のことを言う．性嗜癖の概念はヘロインのような薬物嗜癖や，ギャンブル依存のような行動依存を原型としている．嗜癖には身体的依存，精神的依存，物質が手に入らなくなったとき(例えば，薬物)，あるいは行動が妨害されたとき(例えば，ギャンブル)に生じる離脱症状が含まれる．

DSM-5では，性嗜癖という言葉は使われておらず，世界的にも認知されていない．しかし，すべての生活が性行為の希求と性行動を中心として回っており，過剰な時間がそのような行動に費やされ，何度もそれをやめようとして失敗する，そういう人が存在することを臨床医はよく知っている．このような人たちは繰り返し，またより頻繁に性体験をしようと試み，それが奪われると苦悩の症状を引き起こす．性嗜癖の概念は，臨床医に対し，行動の裏に潜む理由を探求するための注意を喚起し，その発見を助けるためにも有用な概念である．公的な診断基準がつくられることは重要なことであり，筆者はそれを支持する．

診断 性嗜癖者とは，性的な幻想や行動といったすべての範囲を含む性衝動が制御できないものをいう．最終的に，性行動に対する欲求は増大し，彼らの行動を動機づけるのは性行為に対する絶え間ない欲望だけとなる．通常，そういった行動を止めようとしても失敗に終わる，ということを長年にわたって繰り返している．性行為の後には罪悪感を抱いたり自責の念に駆られたりするが，そうした感情は行為の再燃を止めるのには十分ではない．ストレスの多い期間，または怒りや抑うつ，不安，他の不愉快な感情を抱いているときには，性行動に対する欲求が最も強烈になるという患者もいる．ほとんどの場合，その性行為はオルガズムに達する．やがて，これらの性行動は患者の社会生活，職業，結婚生活を悪化させるような影響を与える．性嗜癖の徴候を表17.2-13に示した．

行動の類型 性倒錯は性嗜癖者で最も多くみられる行動様式である．性倒錯は，反復する強烈な性的衝動または行動をその本質的な特徴とし，露出症，フェティシズム，窃触症，サドマゾヒズム，服装倒錯，窃視症，小児性愛

を含む．性倒錯は，臨床的に重大な苦悩があり，常に対人関係が障害され，しばしば法的な問題を引き起こす．しかし，性倒錯の他にも，性嗜癖では性交や自慰行為など，それが無分別で制御不能であることを除けば正常と考えられる行為が含まれる．

19世紀に，クラフト-エビング（Krafft-Ebing）は異常に性欲が亢進したいくつかの症例を報告している．1例は7人の子どもの父親である36歳の既婚の教師で，教壇で座っているときに繰り返し自慰を行い，その後「後悔し，恥ずかしさでいっぱいになる」という．彼は自慰行為を繰り返す他に，日に3〜4度の性交に耽っていた．別の症例では，若い女性がほぼ絶え間なく自慰を行い，衝動を制御できなかったという．彼女は多くの男性と頻回に性交渉をもったが，性行為でも自慰行為でも満足することができず，最終的には施設に入れられた．エビングはこの状態を「性的唯美主義」（sexual hyperaesthesia）と称し，正常な人にも生じうるものと考えていた．この場合，臨床医は性嗜癖と持続性性器興奮障害（persistent genital arousal disorder：PGAD）の診断を区別しなければならない．これはDSM-5の診断カテゴリーにはなく，セックス・セラピストによって注目されているものである．PGADをもつ女性の訴えによれば，オルガズムまたは複数回のオルガズムによっても興奮の感覚の満足には至らないという．絶えざる興奮の感覚は，苦悩を与えて，強烈に不快で，自殺に繋がった事例の報告がある．性嗜癖者と対照的に，PGADをもつ女性は，一時的にも，オルガズムによる身体的または情緒的な満足が得られない．一部の理論家は，神経学的病因を疑っている．

多くの場合，性嗜癖は他のさまざまな障害の最終共通路である．性嗜癖はしばしば提示されるパラフィリア（性的倒錯）の他に，重症精神疾患や統合失調症に関連する．反社会性パーソナリティ障害や境界性パーソナリティ障害の関連もよくみられる．

ドンファニズム（don juanism） 多くの性的な出会いや征服に対する欲求を示し，過剰に性的にみえる男性がいるが，彼らは性行為によって強い劣等感を紛らわせているのである．中には無意識で同性愛的な衝動をもち，それを否認するために強迫的に女性と接触をもつ者もいる．性行為の後，ほとんどのドンファンはもはやその女性に興味を示さない．これらは時に，男子色情症（satyriasis），ないし性嗜癖とも呼ばれる．

ニンフォマニア ニンフォマニア（nymphomania）は女性の過剰な，あるいは病的な性欲を表す言葉である．ニンフォマニアに関する科学的研究はほとんどないが，研究対象となった症例は，しばしば女性オルガズム障害を含む1つ以上の性障害をもっていた．その女性はしばしば愛情喪失に対する激しい恐怖を抱いており，性行為を通じて性的欲求ではなく依存欲求を満たそうとするのである．この障害は性嗜癖の1つの型である．

併存疾患 ここでは他の精神疾患を合併する嗜癖について言及する．例をあげると，物質依存のうちほぼ50%の

 表17.2-13 性嗜癖の徴候

1. 行動が制御できないこと
2. 性的行動による重篤な悪しき結果（医学的，法的，対人関係上）
3. 自己破壊的ないしハイリスクな性的行動を一貫して追い求めること
4. 性的行動を制限ないし止めようと繰り返し企図すること
5. 1次的なコーピング機制としての性的な強迫ないし空想
6. 性的活動の量を増大させたいという欲求
7. 性的活動に関連する重篤な気分変動（例えば，抑うつ，多幸症）
8. 性行為を獲得すること，性的であること，ないし性的体験から復帰することに並外れた時間が費やされること
9. 社会的，職業的，ないし余暇の活動が性的行動によって妨害されること

Carnes P. *Don't Call It Love*. New York：Bantam Books；1991 のデータによる．

患者は，同時に他の精神疾患を有している．同様に嗜癖の患者の多くは他の精神疾患と関連している．二重診断とは精神病と嗜癖が別々の障害であることを意味しており，一方が他方を引き起こすのではない．合併の診断はしばしば難しい．なぜなら，すべての嗜癖行動は，その治療過程において，感情や情動の障害を生じるからである．嗜癖中よりも禁断症状がぬけた後に精神疾患の症状があれば，合併する障害は容易に認識され，診断にいたる．結局のところ性嗜癖と物質使用障害の間には高い相関があり（80%以上とする研究もある），その診断だけでなく治療も複雑なものになる．

治　療 アルコール症者匿名会（alcoholic anonymous：AA）で使われている12の誓いを基にした自助組織が，性嗜癖者の治療に効果をあげている．セックス中毒者匿名会（Sexaholic Anonymous：SA），性と愛への依存者匿名会（Sex and Love Addicts Anonymous：SLAA），性依存者匿名会（Sex Addicts Anonymous：SAA）のような組織がこれに含まれる．女性対象，男性対象，夫婦対象といった点で分類されるが，すべての組織で嗜癖行為だけでなく一般の性行為も断つように提唱される．物質使用障害も存在するときには，AAや，麻薬中毒者匿名会（Narcotics Anonymous：NA）が必要とされる．外来治療で行動を制御するための動機が不十分である場合や，自傷他害のリスクがあるときには，入院治療が必要であろう．その他に重大な身体的，あるいは精神的な障害がある場合にも，病院での慎重な観察と治療を要する．

42歳，2人の子どもをもつ男性実業家．教会やいくつかの慈善団体の委員会で積極的に活動し，地域社会では美徳のお手本と考えられていた．しかし，妻には委員会の会合

に出席すると嘘をついて，実際は風俗店に通う秘密の顔ももっていた．やがて彼は日に4〜5回，風俗店に出入りするようになり，何度もやめようと思ったがやめられないでいた．その行為が彼の世評や家庭生活を自分で崩壊させるものであることは自覚していた．

この患者は精神科救急外来に現れ，こんな行動を続けるくらいなら死んだ方がましだと言った．彼はうつ病の診断で入院し，1日20mgのフルオキセチンが開始された．それに加えてメドロキシプロゲステロン100mgの筋注を1日1回施行された．彼の自慰に対する欲求は明らかに減少し，入院3日目には完全に消失した．性行為に対する精神的な没頭も同様であった．入院6日目には退院となり，メドロキシプロゲステロンの投与も中止された．彼はフルオキセチンの内服を続けながら，地域のSAに参加し，単独で，あるいは夫婦での精神療法を受けている．最終的に彼の依存行動はなくなり，妻と満足できる性的な関係が結べるようになり，もはや自殺念慮や抑うつが生じることはなくなった．

精神療法 洞察指向的精神療法は，患者が行動の力動を理解するのに役立つ．支持的精神療法は人間関係や社会，職業で生じている損失の修復に寄与する．認知行動療法では，行動化を促進してしまう不愉快な場面を認識するようになる．夫婦療法では治療開始以前に傷つけられた自己評価の向上に役立つ．それはまた，病気を理解し状況に対する彼ら自身の複雑な反応に対処することへの支援を必要とするパートナーの助けにもなる．最終的には精神療法は関連するすべての精神疾患に有効である．

薬物療法 一般的な依存症治療の専門医の多くは，特に治療の早期段階における向精神薬の投与を避ける．物質依存の人は，これらの薬物，特に乱用の可能性が高いベンゾジアゼピンのような薬物に対して，依存傾向を示すからである．薬物療法はうつ病や統合失調症のような，関連した精神疾患の治療に有用である．

しかし，特に性的衝動を減少させるために，ある種の薬物が性嗜癖の治療に有効なこともある．選択的セロトニン再取り込み阻害薬（serotonin-specific reuptake inhibitor：SSRI）が性欲を減少させることがあり，この副作用が治療的に使用される．強迫的な自慰行為は，こういった行動様式に対する有効例としてあげられる．メドロキシプロゲステロン（medroxyprogesterone acetate）は男性の性欲を減退させ，性的な依存行動を制御しやすくする．

女性に対する抗アンドロゲン製剤の使用は十分に試されていないが，女性の性衝動に寄与することから，治療的な効果はあると考えられる．抗アンドロゲン製剤（シプロテロン[cyproterone acetate]）は米国では入手できないが，ヨーロッパではさまざまな成功をおさめている．抗アンドロゲン製剤の使用は論争を呼んでおり，それを薬物による去勢とみなし不適切な治療方法と信じる臨床家からは反対されている．

性指向に対する絶え間なく著しい苦悩

性指向（sexual orientation）に関する悩みは，性的興奮の行動様式に満足できないことが特徴である．そして通常，同性愛的な興奮傾向や，異性愛的興奮の増加を渇望すること，同性愛者であることに強い陰性感情を抱いている場合に適用される．時に「もし同性愛者でなければ人生はもっと楽なのに」と語ることは，この区分に入らない．

自我違和的な性指向に対する治療は物議をかもしている．最低350時間の精神分析療法を行った100人のうちの3分の1の両性愛者と同性愛者の男性が，5年間の追跡調査で異性愛に対する再方向づけを獲得したと言う報告がある．しかし，この研究はいまだに続けられている．行動療法と状況回避の手法も行われているが，これらは研究室の中で行動を変えても，研究室の外では無効である．予後の要素として重要なのは，異性愛に対する賛同，35歳以下，異性愛で興奮を得た経験，再方向づけに対する強い動機である．

他の，そしてまたより一般に行われている介入方法は，羞恥心や罪悪感，不安や抑うつなしに，同性愛者として快適に生きるよう指示することである．ゲイカウンセリングセンターは，そのような治療計画を施行している．現在のところ，そういった機関からの詳細な成果の報告はなされていない．

性指向に苦悩をもつ女性に対する治療記録はほとんどなく，主として1例報告からさまざまな結果を導き出している．

持続性性器興奮障害

持続性性器興奮障害（persistent genital arousal disorder：PGAD）は，以前は持続性性器興奮症候群と呼ばれていた．女性が性的な興奮の継続的な感覚について，不快で，解放を必要とし，生活の楽しみと活動の邪魔をすると訴える場合にPGADは診断されてきた．絶頂が解放を提供するので，これらの女性は頻回に，時には絶え間なく自慰をする．しかし，解放は一時的であって，興奮の感覚は素早く戻り持続する．興奮の感覚はこれらの場合楽しくもなく，刺激的でもない．そのような女性は自分の症状を軽減すること以外に性的な体験に興味をもっていない．一部の女性は，器官を刺激する興奮を軽減するためにきわめて頻回に自慰をすると報告した．この症候群を有し自殺企図をした1例が報告された．彼女は自分はもはやこの感覚に耐えられないと，また頻回に自慰をして外陰部がただれてしまったと述べた．

クラフト-エビング（Krafft-Ebing）はほとんど絶え間なく自慰をし自分の衝動を制御できない若い女性の例を報告した．彼女は多くの男性と頻回に性交渉をもったが，性行為でも自慰行為でも満足することができず，最終的には施設に入れられてしまった．クラフト-エビングはこの状態を「性的唯美主義」と称し，正常な人にも生じう

るものと考えていた．

この事例は，以前に論じた性嗜癖とは区別されねばならない．鑑別点は，女性がオルガズムそのものを渇望し性交を待ち望んでいるか，それとも彼女が絶え間ないそして耐えがたい刺激からの解放を望んでいるのか，ということであろう．この障害は神経損傷ないし奇形によるものと推測されるが，病因は不明である．

女性の早期オルガズム

女性の早期オルガズムについてのデータはない．多発する自然発生的なオルガズムを生じる女性の1例報告があるが，その原因は側頭葉にてんかん焦点があるためであった．抗うつ薬（例えば，フルオキセチンやクロミプラミン）を服用している女性が，あくびをした際に自然発生的なオルガズムを体験した例が報告されている．

性交後頭痛

性交後直ちに生じることに特徴がある性交後頭痛は，数時間続くこともある．通常それは「ズキズキ」と表現され，後頭部ないし前頭部に限局する．原因は不明である．血管性，筋収縮性（緊張性），心因性などの原因があるであろう．性交は片頭痛や群発頭痛を生じやすい人の発作を早めることもある．

オルガズムにおける快感喪失

オルガズムにおける快感喪失は，たとえオルガズムの際の生理的要素（例えば，射精）は正常でも，オルガズムを体感しない状態をいう．身体的原因，例えば仙骨部や頭部の病変で性器領域から大脳皮質に向かう求心性の伝導路が障害されているような場合を除外しなければならない．心因は通常性的快楽を体験することにまつわる過剰な罪悪感に関連している．こうした感情は，オルガズムを体験する際に情緒的要素を意識から孤立させる解離反応を引き起こす．

自慰による痛み

自慰の際に痛みを体験する人もいる．器質的要因はいつの場合も除外されねばならない．腟の裂け目が小さいことや早期のペーロニ病は痛みの感覚を生じさせることがある．この病態は強迫的な自慰とは区別されねばならない．自慰行為の結果，身体的損傷が性器に生じ，ついにはさらなる自慰行為の際に痛みを体験するに至ってしまう人もいる．そのような例は独立した性障害に分類されるべきである．

ある種の自慰行為は自体愛的窒息(autoerotic asphyxiation)と呼ばれるものに行き着く．それは，軽い低酸素状態を介して官能感とオルガズムの強度を高めるために首を締めながら自慰を行うことを意味する．彼らはオルガズムが得られたら首縄を解放するつもりでいるが，推定で毎年500〜1000人が事故によって死んでしまう．この行為を行うのは大部分が男性である．この習慣はしばしば服装倒錯を伴い，死亡例の多くは青少年である．このようなマゾヒズム的行為は通常は統合失調症や重症の気分障害のような重篤な精神疾患を伴っている．

参考文献

Basson R. Sexual desire and arousal disorders in women. *N Engl J Med.* 2006;354(15):1497.

Brotto LA. "Efficacy of psychological interventions for sexual dysfunction: A systematic review and meta-analysis": Comment. *J Sex Med.* 2013;10:1904–1906.

Fisher WA, Rosen RC, Mollen M, Brock G, Karlin G, Pommerville P, Goldstein I, Bangerter K, Bandel TJ, Derogatis LR, Sand M. Improving the sexual quality of life of couples affected by erectile dysfunction: A double-blind, randomized, placebo-controlled trial of vardenafil. *J Sex Med.* 2005;2(5):699.

Frohman EM. Sexual dysfunction in neurological disease. *Clin Neuropharmacol.* 2002;25:126.

Fugl-Meyer KS, Oberg K, Lundberg PO, Lewin B, Fugl-Meyer A. On orgasm, sexual techniques, and erotic perceptions in 18- to 74-year-old Swedish women. *J Sex Med.* 2006;3:56–68.

Gopalakrishnan R, Jacob KS, Kuruvilla A, Vasantharaj B, John JK. Sildenafil in the treatment of antipsychotic-induced erectile dysfunction: A randomized, double-blind, placebo-controlled, flexible-dose, two-way crossover trial. *Am J Psychiatry.* 2006;163:494–499.

Gross G, Blundo R. Viagra: Medical technology constructing aging masculinity. *Journal of Sociology & Social Welfare.* 2005;32:85–97.

Oliviera C. and Nobre PJ. The role of trait-affect, depression, and anxiety in women with sexual dysfunction: A pilot study. *J Sex Marital Ther.* 2013;39:436–452

Pauls RN, Kleeman SD, Karram MM. Female sexual dysfunction: Principles of diagnosis and therapy. *Obstet Gynecol Surv.* 2005;60(3):196–205.

Reichenpfader U, Gartlehner G, Morgan LC, Greenblatt A, Nussbaumer B, Hansen RA, Van Noord N, Lux L, Gaynes BN. Sexual dysfunction associated with second-generation antidepressants in patients with major depressive disorder: results from a systematic review with network meta-analysis. *Drug Saf.* 2014;37(1):19–31.

Rhoden EL, Morgentaler A. Risks of testosterone-replacement therapy and recommendations concerning its use. *N Engl J Med.* 2004;350:482.

Rosen R, Shabsigh R, Berber M, Assalian P, Menza M, Rodriguez-Vela L, Porto R, Bangerter K, Seger M, Montorsi F, The Vardenafil Study Site Investigators. Efficacy and tolerability of vardenafil in men with mild depression and erectile dysfunction: The depression-related improvement with vardenafil for erectile response study. *Am J Psychiatry.* 2006;163:79–87.

Sadock VA. Normal human sexuality and sexual dysfunction. In: Sadock BJ, Sadock VA, eds. *Kaplan & Sadock's Comprehensive Textbook of Psychiatry.* 9th ed. Vol. 1. Philadelphia: Lippincott Williams & Wilkins; 2009:1902.

Sadock VA. Group psychotherapy of psychosexual dysfunctions. In: Kaplan HI, Sadock BJ, eds. *Comprehensive Group Psychotherapy.* Baltimore: Williams & Wilkins;1983:286.

Serretti A, Chiesa A. Sexual dysfunction and antidepressants: Identification, epidemiology, and treatment. *Directions in Psychiatry.* 2013;33:1–11

Woodward TL, Nowak NT, Balon R, Tancer M, Diamond MP. Brain activation patterns in women with acquired hypoactive desire disorder and women with normal function: A cross-sectional pilot study. *Fertil Steril.* 2013;100:1068–1076.

17.3 パラフィリア障害群

パラフィリアすなわち性倒錯とは，正常な性的振る舞いからは逸脱しているが，興奮とオルガズムを体験するためには欠かせない性的刺激ないし活動である．DSM-5によると，パラフィリア障害という用語は，性的に変異した空想ないし衝動が行動面で表出される症例のためにある．パラフィリア的興味をもつ個人は性的快感を体験することができるが，正常なら官能的と思われる刺激に反応することを制止されている．パラフィリアの人の性的特性は，特定の偏った刺激ないし活動に主として限定されている．時折り倒錯的な振る舞い（例えば，たまに拘衣や特殊な衣装をまとうこと）をするが，よりふつうの官能刺激に反応することができるのであれば，パラフィリア障害には当てはまらない．

パラフィリア障害群には，ほとんど通常の振る舞いもあれば破壊的なものもある．その振る舞いの破壊性は，その人自身に限局される場合もあれば，その人自身とパートナーに及ぶこともあり，究極的にはコミュニティを広範に破壊するか脅かすこともある．DSM-5 は明確な診断基準で小児性愛障害，窃触障害（訳注：同意していない人に触ったり体をこすりつけたりすること），窃視障害，露出障害，性的サディズム障害，性的マゾヒズム障害，フェティシズム障害，異性装障害をあげているが，それは他者に対してそれらが脅威的であり，それらが比較的よくみられるパラフィリアだからである．診断される可能性のあるパラフィリアはその他にも多数ある．人がパラフィリアの空想に従って行動したならば，あるいはパラフィリアの空想が際だった苦悩，対人関係の問題，ないし仕事関連の困難を引き起こすならば，パラフィリアは臨床的に重要である．しかし，空想が行動化されなかったとき，パラフィリア障害の用語は適用されてはならない．上にあげられたパラフィリアにおいては，小児性愛を例外として，特定用語として「管理された環境下で」（施設収容されているなど，空想が容易には行動に移されない状況にある）と「完全寛解にある」（患者は 5 年間空想を行動に移すことなく，5 年間管理されていない環境下で対人関係上ないし職業上の機能障害が認められない場合）が付記されている．

意識的，無意識的な構成からなる特別な空想はパラフィリアの病的な要素であり，性的興奮やオルガズムはその空想や衝動をさらに強化する構造をもつ．このような空想や行動は，しばしば性の規範を超え，人々の生活に浸透していく．

人間の性行動の大きな役割は，結びつきを強め，性的伴侶と協力することで相互の喜びを作り出し，互いの愛情を表現し，強め，生み出すことにある．パラフィリア障害は，これらの行動に攻撃性，虐待を含み，極端に一方的であるという点で通常の性行動とは大きく異なる．そうした行為は他人を排斥し，もしくは傷つけ，そして人と人とが結びつく可能性を損なうものである．さらに，倒錯的な性的脚本はしばしば他人の活気ある心的機能に貢献する．それは不安を低減し，攻撃性を固定し，同一性を安定化させることがある．

疫　学

パラフィリアの人は人口のごく少数であるが，その行為がしばしばみられるのは，パラフィリアが執拗で，反復する性質を有するためである．したがって，かなりの人口がパラフィリア障害の犠牲になっているといえる．性倒錯的なポルノグラフィーや逸脱的行動に使用される用具の大きな市場があることから，パラフィリアの患者数は一般の臨床施設で診断される人数よりかなり多いと推定されている．その種の用具の消費者のうちどれ程の人が倒錯的な空想を行動に移すか，ないし典型的な官能的刺激に反応できないのか，ということはわかっていない．

司法的に同定されたパラフィリア障害群の中では，小児性愛が最も多い．すべての小児のうち 10〜20% が 18歳までにその被害に遭っている．小児が対象であるために，その行為は他のパラフィリア障害よりもさらに深刻に受け止められ，犯人逮捕にはいっそう大きな努力が費やされる．公共の場で幼い子どもに対し性器を露出する露出症の人もまた，一般的に逮捕の対象となる．窃視障害も逮捕されるが，リスクはそれほど大きくない．成人女性の 20% は窃視症や露出症の標的になったことがある．性的マゾヒズムと性的サディズムは，広く行われている統計でも十分に把握されていない．性的サディズムは通常，強姦，残忍な行為，快楽殺人などといった世間を驚かせるような事例でのみ注目を集める．排泄性パラフィリア障害の報告はほとんどない．これらは通常合意の上で，もしくは売春婦と客の間で行われるものである．フェティシズムが法に触れることはほとんどない．服装倒錯的フェティシズムでは，明らかに男性が女性の服装をしている場合，時に平和を乱すということで，または軽犯罪で逮捕の対象となるであろう．しかし，性同一性障害の人が逮捕されることの方がより多い．真のパラフィリア障害としての動物性愛は稀である（表 17.3-1）．

通常言われているように，パラフィリアは主に男性にみられる．フェティシズムはほとんど常に男性であり，すべてのパラフィリアのうちの 50% 以上が 18 歳より前に発症している．パラフィリアの患者は人生の同時期，あるいは異なった時期に 3〜5 つの性倒錯を併せもつ．パラフィリアの合併が起こる場合には特に，露出症，フェティシズム，性的マゾヒズム，サディズム，服装倒錯的フェティシズム，窃視障害，および動物性愛においてみられる（表 17.3-1）．倒錯的な行動が最も多く起こる時期は 15〜25 歳の間で，その後は徐々に減少する．DSM-5 はパラフィリアの呼称を 18 歳以上の患者に限っているが，それは青年期における正常な性的好奇心と時折生じる実験的な行動を病理的に解釈しないためである．50 歳以上の男性での犯罪的倒錯行為は稀である．それは 1 人でまたは協力的な性的伴侶と共に行われるようになる．

病　因

心理社会的要因

従来の精神分析学的考えでは，パラフィリアの患者は異性愛への適応に対する正常な発達段階の獲得に失敗したものであるとされていたが，新しい精神分析学的アプローチではこの説は修正されている．あるパラフィリアは，父親からの去勢の脅威と母親からの分離に対する不安に対処しようとするときに，通常は男性がいかなる方法を選択するかによって他のパラフィリアから区別される．その発現様式がいかに奇怪なものであろうとも，その結果として生じる行動は，そうでなければ適切な性行

表 17.3-1 外来治療を求めるパラフィリア患者にみられるパラフィリア行動の頻度

診断区分	治療を求めるパラフィリア外来患者(%)	患者にみられるパラフィリア行動[a]
小児性愛	45	5
露出障害	25	50
窃視障害	12	17
窃触障害	6	30
性的マゾヒズム障害	3	36
異性装障害	3	25
性的サディズム障害	3	3
フェティシズム障害	2	3
動物性愛	1	2

[a]中央値.
Gene G. Abel, M.D. のご意による.

動へ向かったであろう性的欲動と攻撃性のはけ口となるのである.

　攻撃者としての父(男児の場合)あるいは攻撃者としての母(女児の場合)との同一化によるエディプス的危機の解決に失敗すると,異性の親との不適切な同一化もしくはリビドー備給の対象の不適切な選択という結果となる.伝統的な精神分析理論では,性転換症(transsexualism),服装倒錯的フェティシズムは,同性の親との同一化の代わりに異性の親との同一化をはかった結果生じる障害であるとされている.例えば,女性の服装をする男性は母親と同一化した結果である.露出症と窃視症は去勢不安を鎮めようとするもの,フェティシズムはリビドー衝動を不適当な対象に向けることで不安から逃れようとするものであると言われている.靴は男根,すなわち女性の失われた陰茎を象徴するものであり,靴に対する病的な執着は,男根的な対象にリビドーを向けることによって,女性が去勢によって陰茎を失ったということを無意識のうちに否認するものである.小児性愛および性的サディズムの人は,エディプスコンプレックスにまつわる自己の無力感を埋め合わせるために,その犠牲者に対し優位かつ支配的であることを要するのである.性愛の対象として小児を選ぶことは,自己愛的行動であるという学者もいる.性的マゾヒズムの人は危機に際して自分が動じないことを示すことによって,傷つくことへの恐怖や無力感を打ち消す.また,マゾヒストは本来すべてのパラフィリアに内包される自分自身に対する攻撃性を示すものだ,とする考え方もある.最近発展しつつある精神分析はエディプス期の外傷よりも防衛機制の治療をより強調しているが,パラフィリアの治療にはフロイト理論に忠実な精神分析療法も今なお行われている.

　他の説では,パラフィリアへの発展はパラフィリア的行為をするような状況,あるいはそういう子どもと交流をもつといった幼少期の体験にその成因があるとしている.その観点からは,初めて他者と共有した性体験は重要であると言える.小児期に性的虐待を受けると,成人後も引き続き虐待を受けやすくなり,逆に,他を虐待するようにもなりやすいのである.性的なものに限らず,尻たたきの体罰や浣腸,言葉による屈辱などの虐待を早期に経験すると,それらの行為は子どもにとって性的なものとなり,パラフィリアの素地を作りうることになる.これらの経験は性的な子ども(eroticized child)を作り出す結果となる.

> 34歳の男性が勃起障害を主訴として治療を求めてきた.彼はしばしば妻との性交に十分な勃起を得ることができなかった.彼女が彼の束縛空想を実行に移し彼をロープで縛ろうとするときはいつでも,問題は解消した.それは彼が強烈に希望したシナリオであった.自分が縛られていると,精力的になるが女性を傷つけることができないので,性的になるのを遠慮する必要がない,と彼は説明した.そのうえ彼は,子どもの頃にベビーシッターに「面白半分に」縛られ彼が止めるよう頼むまでくすぐられた,という過去を語った.

　パラフィリアはその行為を行う人を手本とした結果,発生することもある.メディアで報じられた性行動を真似たり,自分が過去に受けた性的虐待を感情的に思い出したりすることもその発症の原因となる.この学説によれば,若年で倒錯的な興味を夢想すること,あるいは,個別の幻想や思考が他人(こういった思考を防ぎ,思いとどまらせてくれる存在)と分かち合われないことが原因となって,倒錯的幻想や衝動の使用,誤用が人生の後期まで抑制されぬまま続いていく,ということになる.そのときになって,やっと患者はこれらの興味や衝動が社会規範に合致しないということを認識する.しかし,その時までに空想は繰り返されることによって根深くなっており,性的な思考や行為は倒錯的空想に関連した,あるいは条件づけられたものとしてなされるようになっている.

生物学的要因

　いくつかの研究において,パラフィリアの人たちにおいて器質的な異常所見が特定されている.無作為抽出症例での研究はないが,広範囲の大規模医療センターに問い合わせし,パラフィリアの患者研究を行ったものがある.器質的な所見を有する群では,74%の患者にホルモン異常,27%に何らかの神経学的所見,24%に染色体異常,9%にてんかん,9%に失読症,4%に脳波異常,4%に重症の精神疾患,4%に知的障害を認めた.これらの異常が倒錯的興味の原因となるのか,あるいはパラフィリアの発生に関連がなく生じた偶発性の所見なのかどうか,判断はできない.

　心理生理学的検査としては,倒錯的な刺激とそうでない刺激に反応したときの陰茎の容積を量る方法が開発された.その手順は診断や治療に使えるであろうが,診断の正確さには疑問が残る.なぜなら勃起を抑制すること

診断と臨床像

DSM-5におけるパラフィリア障害群の基準は、患者が少なくとも6か月の間彼らの常軌を逸した空想によって強くて繰り返す興奮を体験し、パラフィリアの衝動に基づいて行動していることとしている。しかし、たとえ行動化がなかったとしても、パラフィリア空想の存在は依然として患者を苦しめるかもしれない。パラフィリアの診断基準には、病理的空想とその空想を行動化する強烈な衝動についての詳細な表現が含まれている。患者を苦しめるその空想は、比較的固定化された普通でない性的要素も含むもので、ごくわずかな変異を示すにすぎない。空想から生じる行動上の遊びではないにせよ、興奮とオルガズムは精神的加工に基づく。性行為は儀式化、固定化されて、価値の低い、弱い、人間性が失われた対象を用いるようになるのである。

露出障害

露出障害（exhibitionistic disorder）では、性器を見知らぬ人や、警戒していない人に露出したいという衝動が繰り返し生じる。露出することを想像することによって性的興奮が惹起され、行為の後、もしくは最中の自慰行為によってオルガズムがもたらされる。男性が女性に性器を露出する例がほぼ100％である。露出症の男性は、性器を露出し、被害者の恐怖、驚愕、嫌悪などの反応を見ることで、男らしさの確認をするのである。このような状態では、男性は無意識に去勢や性的不能を感じているのである。露出障害の男性の妻はしばしば、幼少期に過剰な愛情を抱いていた男性の母の代理となる。他の関連するパラフィリアにおいても、主眼は見ることや見せることから誘導されるものと関係している。

> 物質を乱用している専門職の人が、33歳でようやく断薬することができた。この成果に基づいて彼は女性に出会って結婚し、着実に働き始め、新妻を妊娠させることができた。彼が好んだ性行動は、半公共的な場所での自慰であった。患者は、彼の母親は常に彼が不十分であるとみなし、彼との時間が好きでなく、絶えず彼と彼の弟（すなわち、男の子すべて）とを否定的に比較していた、という強い感覚があった。彼は、父が母の反感を説明しようとして、「息子よ、それは仕方ないことなんだ、おまえの母親は、おまえを好いてはいないようだ」と言ったことを何度か思い出した。物質乱用に戻ることなく、彼は露出症をやめることができた。しかし、彼は早々に妻への性的な能力欠如に陥り、テレフォン・セックスに「嗜癖」することになった。（Stephen B. Levine, M.D.のご好意による）

DSM-5は露出障害に特定用語を加え、性器を露出する対象を思春期前の子ども、身体的に成熟した人、ないしその両方、を区別する。

フェティシズム障害

フェティシズム障害（fetishistic disorder）における性愛の対象は、例えば靴、手袋、パンティーストッキング、そしてストッキングなど、人間の体、あるいは性器以外の体の部分に深く関連する「もの」である。後者は時に部分性愛（partialism）と呼ばれ、後に述べる。DSM-5はフェティシズム障害を部分性愛にも適用し、身体の部位、生命のない対象物、その他、の特定用語を加えた。フェティシズムの対象として用いられる特定の物は、幼少期に患者と近しい関わりのあった人、すなわち愛され、必要とされ、外傷を与える人にさえ関連しているという。フェティシズム障害は幼少期に確立されることもあるが、通常この障害は思春期までには始まる。ひとたび確立されると、慢性となる傾向をもつ。

その性行動は、フェティッシュ（fetish；フェティシズム障害において性愛の対象物となるもの）そのものに行われるか（例えば、靴で、あるいは靴の中に行う自慰行為）、もしくは性交渉そのものの中に取り入れられる（例えば、ハイヒールを履いて性交渉を行うことを要求する）。フェティシズム障害はほとんど例外なく男性にみられるものである。フロイトによれば、フェティッシュは無意識に去勢不安をもつ人にとって男根の象徴としての役割をもつ。研究者は、フェティッシュは幼少期の性的刺激に関連するものであるとしている。

> 50歳の男性が、主に彼の妻との間で生じる勃起障害を主訴として、治療を始めた。彼は、婚姻の問題とビジネス問題に関連する中等度のうつ病を患っていた。彼は、バーで見つけたりバーで会うよう手配した女性との間では勃起の問題を生じなかった。彼がバーという場所を選んだのは、1つには喫煙が彼の都市の他の公共の場で禁止されたことと、女性がタバコを吸う行為が彼の性的な興奮に必要だったからである。彼の家族歴には、アルコール中毒の母親とチェーンスモーカーで感情的に虐待する父親がいた。家族の自動車旅行の折には、父親は車の窓をすべて閉じたまま煙草を吸った。患者が吐き気を催すと不満を述べると、父親は「黙れ」と言ったのだった。彼が6歳のとき、喫煙する日曜学校の先生に非常に魅きつけられたことを、彼は思い出した。13歳の時に初めて、彼は家の後ろに隠れてこそこそと、煙草を吸った。彼の最初の煙草は、母親のナイトテーブル上の箱から盗んだものであった。

窃触障害

窃触障害（frotteuristic disorder）とは、陰茎を洋服の上から女性の臀部や他の身体部分にこすりつけることによってオルガズムに達するものである。警戒していない被害者に対してこすりつけるのに手を使うこともある。この行為は通常、混雑した場所、特に地下鉄やバスの中で行われる。窃触障害の人は極端に受動的で、孤立しており、しばしばその行為のみが性的な満足をもたらすものとなる。このパラフィリアにおける攻撃性の表出はき

わめてはっきりしている.

小児性愛障害

　小児性愛障害(pedophilic disorder)とは，少なくとも6カ月間にわたり，13歳もしくはそれ以下の小児に対して，繰り返し強烈な性的衝動を抱くことと定義される．小児性愛障害の人は16歳以上で，被害にあう小児より少なくとも5歳は年長である．加害者が青年期後期の人で，12～13歳の小児と性的関係をもつ場合は，これに含まない．

　小児への性的ないたずらの主なものは，性器の愛撫とオーラルセックス(口唇性交)である．近親相姦の場合を除き，腟内または肛門内への挿入は稀である．一般に注目を集める犠牲者は女児であるが，この所見は聞き取り調査の結果作られたものである．犯罪者の報告によれば，彼らが小児に触れる場合，犠牲者の多く(60%)が男児である．きわめて対照的に，覗きや露出障害など，接触のない犯罪の犠牲となるのは99%女児であるという特徴がある．DSM-5は小児性愛障害に以下の特定用語を付加している．すなわち，男性に魅惑されるもの，女性に魅惑されるもの，および両性ともに魅惑されるものである．小児性愛障害の人のうち，95%は異性愛者であり，50%が大量飲酒下で起こる．さらに，このうちかなりの人数は現在あるいは過去に，露出，窃視や強姦に関わっている．

　近親相姦は，しばしば小児を性愛の対象として選択し，微妙なあるいは明白な威圧，時には大人と子どもの関係の優位性という特質から，小児性愛に関わる．

> 　62歳の既婚の管理人は，過去に26年間，第4学年の教師として働き，その後学区を移り，結局数年後に不可解な状況でその第2の仕事を失っていた．彼が4歳と6歳の孫娘の性器を繰り返し触っているのを家族が発見し，彼は治療のために紹介されてきた．5人の父親である彼は，妻の喫煙に強く反対し，以来30年の間妻と性行為をしなかった．彼は子どもと孫には気前がよく，有能で，協調的であった．知的に活発ではなく，漫画を好み，「彼自身が子どものように」幼児と楽しく遊ぶことができた．彼が見積もったところ，彼は少なくとも300人の女生徒の臀部と性器に触っていた．彼は優しかったし，彼女たちは何があったかについて理解するにはあまりに幼なかったので，彼はどうすれば彼女たちが自分に起きていることを知らないですむかだけ考えていた．彼は，この行動を予想し興奮するのを好んだ．親が校長に訴えて，彼の教育経歴は終わった．校長はこの教員が他の学区から新しく来たことと，このことで彼は長年の教職中に解雇されなかったことを知った．患者は自分の12歳の娘に触ろうとし，娘は怒って彼に離れているよう警告した．しかし，彼は思春期に近づいている彼女の友人や彼の親友の娘にどうにかして触ろうとした．(Stephen B. Levine, M.D. のご好意による)

性的マゾヒズム障害

　性的マゾヒズム障害(sexual masochism disorder)は，19世紀のオーストリアの作家で，女性からの支配と虐待によって性的喜びを感じていたマゾッホ(Leopold von Sacher-Masoch)の名に由来する．DSM-5によれば，性的マゾヒズム障害の人は，辱められ，打たれ，縛られ，もしくは他の痛めつけられる行為に関して性的な衝動と空想を抱き，繰り返しそれに没頭する．この障害の診断には以下の特定用語が付記されている．窒息性愛(asphyxiophilia)を伴うもの，これは自体愛的窒息性愛とも呼ばれ，呼吸の制限により性的興奮を獲得ないし高めるための行為である．性的マゾヒズムの行為は，女性よりも男性の間で一般的である．マゾヒズムとは，破壊的な空想が転じて自己に向いたものであるとフロイトは言う．罰を受けたときにのみ，その後の性的快感を体験する自分自身を許せる，という例もある．マゾヒズムの人は幼少期に，痛みは性的快感に欠かすことができないものだという確信にいたる経験をしていると推測される．マゾヒズムの人のうち30%は，サディスティックな空想も抱いている．道徳的なマゾヒズムにおいては苦痛の必要性はあっても，性的な空想は伴わない．

> 　27歳の女性が，彼女が応募し採用されることを熱望していたコースの責任者との面接に現れた．彼女は面接に男性を伴って現れ，責任者に紹介し，「この人は私の恋人です」と言った．面接中に，この変わったふるまいについて尋ねられると，この応募者は彼女の友人が彼女に彼を連れてきて紹介をするよう命令したと述べた．さらに彼女は，自分は性的プレイにおいてサドマゾヒズムの技術を利用するグループの一員であると説明した．

性的サディズム障害

　DSM-5は性的サディズム(sexual sadism)を，他者の身体または心理的苦痛から得られる反復性の強烈な性的興奮と定義する．性的サディズム障害の診断を満たすには，少なくとも6か月間にわたりこのような感情を体験しており，サディスティックな空想に基づいて行動していることが必要とされる．自分のパラフィリア空想を行動化していることを否定する人，そしてパラフィリアによって自分が苦痛を感じていない，あるいは対人的または社会的問題で困ることはないと言う人は，性的サディズム的な関心があるものと確定される．

　障害の発症は通常18歳以前であり，性的サディズムをもつ大部分の人は男性である．精神分析理論によると，サディズムは去勢の恐れに対する防衛である．性的サディズムをもつ人は，自分に起こるのを恐れていることを他人に対して行い，攻撃本能を表すことから喜びを得るのである．「サディズム」という名称は，18世紀のフランスの作家で将校でもあるサド侯爵(Marquis de Sade)に由来する．彼は女性に対する暴力的な性行為を行い，

繰り返し投獄された．サディズムは強姦とも関連する．強姦の方が力の誇示により合致すると考えられる．サディストの強姦犯人の中には，しばしば性行為の後にその犠牲者を殺す者がいる（強姦殺人[lust murder]と呼ばれる）．多くの場合，その犯人は基盤に統合失調症がある．マネー（John Money）は強姦殺人犯には解離性同一症があり，おそらく既往に頭部外傷があると考えている．彼は，遺伝負因，ホルモン異常，病的対人関係（pathological relationship），性的虐待の既往，他の精神疾患の存在，以上の5つをサディズムの原因としてあげている．

窃視障害

窃視障害（voyeuristic disorder）はスコポフィリア（scopophilia）とも言われ，裸の人や性行為中の人を観察する空想や行動に繰り返し没頭するものをいう．通常人をのぞき見る行為によって，あるいはその行為の後の自慰行為によってオルガズムを得る．最初の窃視行動は幼少期に起こることが多く，主に男性にみられる．窃視症の人が逮捕されても，さほど激しく非難されることはない．

異性装障害

異性装障害（transvestic disorder）は，かつては服装倒錯的フェティシズム（transvestic fetishism）と呼ばれ，性的興奮の手段または自慰行為や性行為の付加物として異性の服を身に纏いたいという空想や性的衝動について用いられる．診断は，服装倒錯の空想が少なくとも6か月の間行動化される場合になされる．DSM-5では，異性装障害の診断には特定用語を必要とする．患者が布地，材料または衣類によって性的興奮を覚えるならば，フェティシズムが加えられる．患者が女性としての自分を考えたり心に描いたりすることによって性的興奮を覚えるならば，自己女性化愛好症（autogynephilia）が加えられる．

異性装障害の典型的なものは幼少期，または思春期の早いうちに始まる．年月を経て，永遠に女性の服装をし，女性として生きたいと望むようになる異性装障害の男性もいる．稀ではあるが，女性に起こる場合もある．これらの場合，DSM-5では異性装障害と自己の性に対する違和感（gender dysphoria），という区分に分類される．通常は1つ以上異性のものを身につけ，しばしばすべての衣装がそれに関わってくる．異性装障害の男性が異性装をしているとき，見かけの女性らしさが非常に印象的であるが，通常，性転換症ではみられるほどではない．女性の服装をしていないときには，見かけも職業も，極度に男性的である．異性装においては，孤独感，抑うつ，罪悪感を伴うものから，副次文化としての服装倒錯に自我親和性をもつもの，仲間意識をもつものに分けられる．

明白な異性装障害の臨床症状は早くから始まるが，思春期から青年期にかけては，より多くみられる．あからさまに異性の服を着ることは，両親から比較的独立し，動き回れるようになるまで，通常始まらない．

他の特定のパラフィリア障害

この分類は，個人の苦悩を引き起こし，前記の類型のいずれの基準も満たさない，少くとも6か月の間行動化されるさまざまなパラフィリアを含む．同様の定義は，特定不能のパラフィリア障害に適用される．その違いは，臨床医が情報不足などの理由で特定のパラフィリア障害を指定することを望まないことにある．

電話わいせつ，コンピュータわいせつ 電話わいせつ（telephone scatologia）は，卑猥な電話を無防備な人にかけるのが特徴である．電話をかけることを予想したときから緊張や興奮が始まる．その電話は通常男性がかけるもので，彼の妄念を曝露するか，彼女の性的行動を話すよう促すものである．会話は自慰を行いながら進められ，しばしば電話を切られた後に射精に至る．

また，コンピュータネットワークを利用して，時に強迫的に，卑猥な書信を電子メールで送ったり，露骨な性的通信や画像を送ること（コンピュータわいせつ[computer scatologia]）もある．そこでは別名を使うため匿名性があり，異性になりきってのオンライン（直結方式）またはコンピュータを利用した性的刺戟（サイバーセックス）が可能となる（「性別不明化行為」[genderbending]）．これは，服装倒錯や性転換症の幻想を代替する方法を意味する．サイバーセックスの危険性は，小児性愛者が児童や青少年に接触し，会うように誘いかけ，いたずらをすることである．インターネット上での関わりは，しばしばオフライン（ネットワークではなく直接話すこと）での関わりに発展する．オフラインでの関わりは有意義なものになると言う人もあるが，多くの場合こういった出会いは失望と幻滅に満ちている．夢想家の人は無意識のうちに完璧なものを期待するが，それが失敗に終わるからである．大人同士が会う場合でも，強姦や殺人の生じる可能性がある．

死体愛 死体愛（necrophilia）とは，死体から性的満足を得るという考えに取りつかれることである．この障害の人は自分の性的衝動を満足させるために，たいていモルグ（身元不明の死体公示所）で死体をみつけるが，墓から盗んだり，殺人を犯したりする者もいる．検討された症例は多くはないが，死体愛の人は彼らの死んだ犠牲者に対して，考えられるありとあらゆる陵辱を最大限に加えると言われている．クラフト-エビング（Richard von Krafft-Ebing）によれば，いかなる状況においても，これを精神病と診断するのが正当であるという．

部分性愛 部分性愛（partialism）とは，性行動が体の一部分に集中し，他のすべての部位が除外されるものをいう．口-性器の接触，例えばクンニリングス（女性の外性器に口で接触すること），フェラチオ（陰茎に口で接触すること），アニリングス（肛門に口で接触すること），は正常な前戯の範疇に入る．フロイトは人体の粘膜表面は性愛の根源であり，喜びの感覚を生み出すことが可能で

あると認識していた．しかし，一度このような行為が性的満足を得るための唯一の要素であり，性交ができない，もしくは拒絶するとなると，それはパラフィリアである．これは口唇愛(oralism)としても知られている．

動物性愛　動物性愛(zoophilia)においては，性交，自慰行為，口腔と陰器の接触を含む性行動や性的な幻想に，動物(大体訓練されている)が優先して組み込まれているものである．体系化された獣愛は稀である．動物と重要な関係性をもっている人は多く，さまざまな種類のペットが官能的，あるいは性的に使用されていることは，驚くに値しない．

特に断固として婚前の性が認められない慣習の地域であったり，孤独を強制されたりする場面では，動物との性的関係は時に利便性から派生する．こういった場面では自慰行為もできるにもかかわらず，機会的な動物性愛者は動物との接触を偏愛するのであろう．

糞便愛と浣腸愛　糞便愛(coprophilia)は相手の上に排便する，あるいは自分の上に排便される，または食糞(coprophagia)欲望に関連する性的な喜びのことである．汚い言葉を衝動的に言ってしまうのも，これと同じ類である(汚言症[coprolalia])．これらは精神発達の中の肛門期固着に関連がある．性的刺激の一部として浣腸を用いる浣腸愛(klismaphilia)も肛門期固着に関連する．

嗜尿症　嗜尿症(urophilia)は尿道性愛の1つの形であるが，尿をかけたりかけられたりすることに関連した欲望に関連する性的な喜びのことである．男女共に，この障害は性的刺激のために尿道に異物を挿入する自慰行為に関連する．

自慰行為　自慰行為(masturbation)は，幼少から老年，人生のすべての時期に共通の正常な性行動であるが，それがいつの時代も受け入れられてきたわけではない．フロイトは，神経衰弱は自慰行為をしすぎることによって起こると考えていた．また，1900年代初期の米国では，自慰行為による精神病(masturbatory insanity)という用語が，触法精神病に対する一般的な診断名として使われていた．自慰行為は，彼自身，あるいは彼女自身によって，通常オルガズムに達する性的喜びを得ること，と定義される(自体愛[autoeroticism])．キンゼイ(Alfred Kinsey)は，女性よりも男性に多くみられるとしたが，そういった性差はもはや存在せず，思春期では週に3～4回，成人では1～2回の頻度でみられる．既婚者においても一般的である．キンゼイによれば，結婚している夫婦の自慰行為の頻度は平均して月に1回である．

自慰行為の手法は，両性とも個人によってさまざまである．陰核や陰茎を直接手指で刺激する手法が最も一般的である．枕にこすりつけたり，ものに抱きついたりして，間接的に刺激する方法もとられることがある．キンゼイは，2%の女性は想像するだけでオルガズムに達すると言う．尿道に物を挿入することでオルガズムに達する人がいることも知られている．バイブレーターはいまや自慰行為の道具として男性にも女性にも使われてい

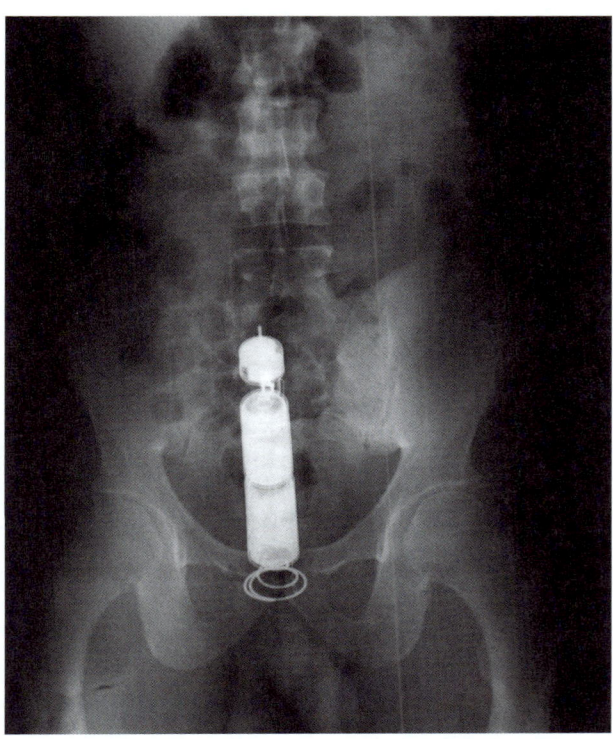

図17.3-1　大型の電動バイブレーターの上部を肛門に挿入することによって強迫的に自慰をした男性は，それが肛門管にあまりに深く挿入されたため，取り出すことができなくなった．(Stephen Baker, M.D.のご好意による)

る．

自慰行為は，もしそれが成人の唯一の性行動であったり，強迫であったり性機能不全を示唆したりするのであれば，または伴侶との性行為よりも優先される場合には異常である(図17.3-1)．

低酸素嗜好症　低酸素嗜好症(hypoxyphilia)は，オルガズムの間，低酸素による意識の変容に達することを欲望する．低酸素になるために薬物も使用される(例えば，揮発性の亜硝酸塩や亜酸化窒素)．自体愛的窒息(autoerotic asphyxiation)も低酸素状態に関連するが，これは性的マゾヒズムの区分に分類されるべきである．

鑑別診断

性嗜好異常は，反復しない，衝動を伴わない，珍しさのために行われた実験的な行為とは鑑別すべきである．倒錯的な行為は主に思春期の間に起こりやすい．ある種のパラフィリア(特に，奇異な型のもの)の中には，統合失調症のような精神疾患と関連するものがある．脳の疾患でも，倒錯的衝動が生じることがある．

経過と予後

パラフィリア障害を制御ないし治療することの困難さは，人が性的快感への新しい道筋が保証されるという確信なしに今ある性的な喜びをあきらめることが難しいという事実にある．若年発症，頻度の多さ，行為に対する罪悪感や羞恥心のないこと，薬物乱用が関連するものは予後が悪い．倒錯行為の他に性交の体験があり，法的な力で曝露されるのではなく自分でその行為に言及できる場合には，経過や予後が良い．

治療

パラフィリアの治療には，外力による制御，性衝動の制御，合併する精神症状の治療（例えば，うつ病，不安），認知行動療法，力動的精神療法の5つの精神医学的な介入方法がある．

刑務所は性犯罪に対する表面的な抑制になるが，通常治療的な要素をもたない．家庭内や職場で犯罪が起こると，上司や同僚，他の家族がその問題を知るようになり，加害者がその衝動を行動化する機会を防ぐための助言をしてくれるようになる．

抗精神病薬，抗うつ薬を含む薬物療法は，統合失調症やうつ病がこれらの疾患と関連しているときに必要とされる．ヨーロッパにおけるシプロテロン（cyproterone）や米国におけるメドロキシプロゲステロン（Depo-Provera）に代表される抗男性ホルモン製剤は，血清アンドロゲン濃度を正常以下に減少させることによって，性的欲動を制御する．フルオキセチン（Prozac）のようなセロトニン作動性の薬物が使われた患者もいるが，効果は限られていた．

認知行動療法は，学習された倒錯的傾向を壊し，社会的に受け入れられる形に変化させることがその目的である．社会技能訓練（social skills training：SST），性教育，認知の再構成（直面化と再犯に対する合理化の破壊），被害者への共感を発達させる，などの方法がある．想像上の脱感作，リラクセーション（弛緩）法，倒錯的な衝動を惹起するものを学習することでその刺激を避けること，なども教育される．嫌悪療法の変法では，加害者はマネキンを相手に倒錯的行為を行っているところをビデオに録画される．パラフィリアの患者は，治療者と他の犯罪者集団から自分の感情，思考，行為にいたる動機を尋ねられることによって，繰り返し認知の歪みを正し，また被害者への共感の欠如を指摘されることによって問題に直面化するのである．

洞察指向的精神療法は，長年にわたる治療となる．患者は自分の力動や，発達途中でパラフィリアの原因となった出来事を理解する機会を得る．特に，自分を性的な衝動行為に駆り立てる日々の出来事（例えば，実際のあるいは想像上の拒絶）を知るようになるのである．治療を受けることで，より上手く日常のストレスに対処できるようになり，人生の伴侶と関係を築くための能力を伸ばすことができる．精神療法によって患者は自己評価を向上させることができ，正常な方法で伴侶と性的な関係をもてるようになる．セックス療法は，患者に特別な性機能障害があり，常軌を逸しない性行動をしようとしている者に対しては，補助的手段として適切である．

予後良好なパラフィリア障害の指標は，パラフィリアが1つに限定されており，正常な知能をもち，物質依存がなく，性に関係のない反社会的パーソナリティ特性がなく，成人の愛着形成を獲得していることである．しかし，これらの条件下にあっても，パラフィリア障害の治療には多くの課題が残されている．

参考文献

Carnes PJ, Murray R, Charpantier L. Addiction interaction disorder. In: Combs RH, ed. *Handbook of Addictive Disorders: A Practical Guide to Diagnosis and Treatment*. Hoboken, NJ: John Wiley & Sons; 2004:31.

Ceccarelli P. Perversion on the other side of the couch. *International Forum of Psychoanalysis*. 2005;14:176–182.

Charnigo R, Noar SM, Garnett C, Crosby R, Palmgreen P, Zimmerman RS. Sensation seeking and impulsivity. *J Sex Res*.2013;50:480–488.

Chirban JT. Integrative strategies for treating internet sexuality: A case study of paraphilias. *Clinical Case Studies*. 2006;5:126–141.

Dimen M. Perversion is us? Eight notes. In: *Sexuality, Intimacy, Power*. Hillsdale, NJ: The Analytic Press; 2003:257–291.

Egan V, Parmar R. Dirty habits? Online pornography use, personality, obsessionality, and compulsivity. *J Sex Marital Ther*. 2013;39:394–409.

Jacobson L. On the use of "sexual addiction": The case for "perversion." *Contemp Psychoanal*. 2003;39:107–113.

Kafka MP. The monoamine hypothesis for the pathophysiology of paraphilic disorders: An update. *Ann N Y Acad Sci*. 2003;989:86.

Kafka MP, Hennen J. Hypersexual desire in males: Are males with paraphilias different from males with paraphilia-related disorders? *Sex Abuse*. 2003;15:307.

Nestler EJ, Malenka RC. The addicted brain. *Sci Am*. 2004;290:78.

Person ES. Paraphilias. In: Sadock BJ, Sadock VA, eds. *Kaplan & Sadock's Comprehensive Textbook of Psychiatry*. 9th ed. Vol. 1. Philadelphia: Lippincott Williams & Wilkins; 2009:1965.

Raymond NC, Coleman E, Miner MH. Psychiatric comorbidity and compulsive/impulsive traits in compulsive sexual behavior. *Compr Psychiatry*. 2003;44:370.

Richards AK. A fresh look at perversion. *J Am Psychoanal Assoc*. 2003;51:1199–1218.

Sadock VA. *Sexual Addiction in Substance Abuse, A Comprehensive Textbook*. Ruiz P, Strain E, eds. Lippincott William & Wilkins; 2011:393.

Simkovic M, Stulhofer A, Bozic J. Revisiting the association between pornography use and risky sexual behaviors: The role of early exposure to pornography and sexual sensation seeking. *J Sex Res*. 2013;50:633–641.

Yakeley J, Wood H. Paraphilias and paraphilic disorders: diagnosis, assessment and management. *Adv Psychiatr Treat*. 2014;20(3):202–213.

（訳　17.1 村山賢一　17.2-17.3 山科　満）

18 性別違和(性同一性障害)

性別違和(gender dysphoria)という用語は,精神科疾患の診断・統計マニュアル第5版(Diagnostic and Statistical Manual of Mental Disorders, 5th edition：DSM-5)において初めて診断名として採用され,その人が経験または表出するジェンダーと,出生時に振り分けられたジェンダーとの間に著しい不一致を起こしている人々を指す.以前のDSMにおいては性同一性障害として知られていた.

性自認(gender identity)とは,その人が男性または女性であるという認識であり,ほとんどの場合にその人の解剖学的性別と一致する.性別違和をもつ人は,別の性別の体をもちたいという欲求,または別の性別の人間であると社会的に認められたい欲求をもつため,割り振られた性別に対して不満を表す.

トランスジェンダー(transgender)とは,持って生まれたジェンダー(時に,「割り振られたジェンダー」と呼ぶ)と,自認するジェンダーが異なる人々をさす総括的な用語である.トランスジェンダーの人々は多様である.別の性別の体を望む人々(性転換者),2つのジェンダーの中間にあると認識,または両方のジェンダーを有すると認識,もしくはどちらのジェンダーでもないと認識する人々(genderqueer),または,伝統的な価値観からすると別のジェンダーのものである服装を身につけながらも,ジェンダーの認識は生まれながらに振り分けられたもののままな人々(crossdresser)もいる.また,世間一般に信じられているのとは反対に,ほとんどのトランスジェンダーは性器の手術を受けてはいない.ある人はそういった手術を望まず,また別の人は金銭的な理由のため受けられないのである.そして,トランスジェンダーの人々はどのような性的指向でもありうる.例えば,(生まれた時に女性とされた)トランスジェンダーの男性は,同性愛者(男性に惹かれる)でもありうるし,異性愛者(女性に惹かれる),または両性愛者(男性と女性,両方に惹かれる)でもありうる.

DSM-5において,性別違和という診断用語は年齢とは無関係に定められている.しかし,診断基準は子どもの場合と青年の場合でやや異なる.子どもの場合,性別違和は別の性になりたいという意思表示や,別の性別の子どもがみせるさまざまな行動として現される.性自認はほとんどの場合,2～3歳の時期に形成される.性別違和が性分化の障害と関連していれば,該当するなら「性分化疾患を伴う」と特定する.

疫 学

子ども

性別違和をもつ子どもが臨床評価を受けるため専門機関に紹介されるのは,低学年の頃がほとんどである.しかし,大抵の場合,持って生まれたジェンダーと反対の行動がみられるのは3歳になる以前からであった,と親は報告している.ある臨床評価のため紹介された12歳未満の少年たちのうち,反対のジェンダーになりたいという欲求を示したのは10%であった.同様に紹介された12歳未満の少女のたちのサンプルでは,反対のジェンダーになりたいという欲求を示したのは5%であった.性別違和で紹介された子どもの性比は4～5人の少年に対し1人の少女という比率であり,これは1つには女性的な少年に対する社会的な不寛容によるものと仮定される.性別違和で紹介された青年における性比は1対1である.研究者の観察によれば,ジェンダーと適合しない行動を取っていると思われた子どもたちの多くがトランスジェンダーの大人に成長してはいない.また逆に,多くのトランスジェンダーであると告白した大人たちが,子どものころにはジェンダーの不適合を見出されずにいた.

成 人

成人の性別違和の推定値はヨーロッパのホルモン/外科手術クリニックからまとめられており,その有病率は男性であった人々では1万1000人に1人,女性であった人々では3万人に1人であるとされている.DSM-5は,男性であった人々の0.005～0.014%,女性であった人々の0.002～0.003%という発生率を報告している.ほとんどのクリニックでは,患者の性比を3～5人の男性に対し1人の女性と報告している.性別違和をもつ成人のほとんどが,幼いうちから自分が他の同性の子どもとは違うと感じていたものの,その違和感の元が何であったかはわからなかったと報告している.多くの者がジェンダーの不一致をごく幼い時期から強烈に感じており,その不一致は青年期から若年成人期にかけより強くなっ

たと報告している．総じて，男性が女性性へ性別違和をもつ率は，女性が男性性へ性別違和をもつ率より高い．診察において重要な点は，生まれた際に男性とされた人が少女のように振る舞い・着飾る（いわゆる，女々しい）ことよりも，生まれた際に女性とされた人が少年のように振る舞い・着飾る（いわゆる，おてんば娘）ことは社会的に許容されやすいということである．一部の研究者は，臨床的データでなく一般人口データから，500人に1人の成人が多かれ少なかれトランスジェンダー・スペクトラムのどこかに位置づけられるだろうと推察している．

病因

生物学的要因

哺乳類にとって，組織の初期状態は雌であり，胎児が発育するにつれ，（Y染色体が引き金となり，精巣が発達し）アンドロゲンが導入されることで雄の体が作られる．精巣とアンドロゲンがない場合，雌の外性器が形成される．このように，男性性と男性らしさは胎児期と周産期のアンドロゲンによる．下等動物の性行動は性ステロイドによって支配されるが，その効果は進化系統図をたどる程に弱くなる．性ステロイドは成熟した雄と雌の性行動に影響を与える．つまり，テストステロンは女性の性欲と攻撃性を亢進させうるし，エストロゲンは男性の性欲と攻撃性を低下させうる．とはいえ，男性らしさ，女性らしさ，そして性自認は，出生前のホルモンの構成よりも出生後の人生の出来事に左右される場合もある．

脳組織学では子宮内での脳の男性化・女性化に言及している．テストステロンは脳神経に作用し，視床下部などの領域で脳の男性化に貢献する．しかし，テストステロンがいわゆる男性的な，または女性的な行動パターンに寄与しているかどうかは議論のあるところである．

性別違和の遺伝的原因は研究中の分野であるが，候補となる遺伝子は同定されておらず，染色体変異はトランスジェンダーの集団ではめったにみられていない．一卵性双生児の事例報告によれば，ある組はトランスジェンダーの問題で一致しており，また他の組はあまり影響しあっていない．

他にもさまざまな手法が性別違和の理解のため用いられている．例を挙げると，性別違和患者における白質路，脳血流，脳の活性パターンの変化を示した画像研究があるが，これらの研究は再現されていない．偶発的な所見として，トランスジェンダーの人は左利きでありがちだといわれるが，その有意性は不明である．

心理社会的要因

子どもは通常，割り振られた性別と一致させたまま，自分の性自認を発達させる．性自認の形成は，子どもの気質や両親の資質，態度の相互作用に影響される．おのずと文化的に受け入れられるジェンダーの役割というものが存在する．男の子たちは女々しくなるようには期待されず，女の子たちは男らしくなるようには期待されない．男の子の遊びがあり（例えば，泥棒と警官），女の子のおもちゃがある（例えば，人形と人形の家）．これらの性役割は学習されるものだが，ある調査によれば，一部の男の子たちは気質上繊細で傷つきやすく，また一部の女の子たちは攻撃的で活発——つまり，今日の既成概念に沿って言えば「女性的」「男性的」な特徴をそれぞれがもっているということになる．しかし，ここ数十年で，軽度の性別を越えた活動に対して，社会はより寛容になってきている．

フロイト（Sigmund Freud）の考えによれば，性自認の問題はエディプス期の三角関係にある子どもが経験する葛藤によるという．彼の考えでは，実際の家族内の出来事と子どもの空想の両方によって，これらの葛藤は煽られている．逆の性別の親を愛することを阻んだり，同性の親を自身と同一視することを阻むものはどのようなものであれ，正常な性自認の発達を妨げてしまう．

フロイト以来，精神分析は人生の最初の5年間における母子関係の質が性別認識の構築にとって最も重要であると主張してきた．この時期，母親は子どもに自身のジェンダーに気づかせ，誇れるよう手助けする．つまり，子どもたちは男の子や女の子としての価値を認められるわけである．逆に貶められ，敵対的な育児がジェンダーの問題につながると，分析者たちは論じている．一方同じ時期に，分離個別化（separation-individuation）の過程も進行する．ジェンダーの問題が分離個別化の問題と結びついたとき，「極端に幼児的な接近」と「敵対的で劣悪な距離のとりかた」の間を揺れ動く状況の中で，他者との関係性を保つために性別の問題が利用される可能性がある．

一部の子どもは，反対の性を受け入れることでより評価されるだろう，と受け取ってしまう．拒絶されたり虐待された子どもはそのような信念のもとで行動することがある．性自認の問題はまた，母親の死，長期に渡る不在，抑うつ気分などにより引き起こされる場合もあり，幼い少年は自身を母親と完全に同一視する．つまり，母親になり変わることもある．

父親の役割もまた幼い時期には重要であり，父親の存在は普通は分離個別化の過程を助ける．父親の不在の元では，母親と子は過剰に親密なままでいる場合がある．少女の場合は普通，父親は将来の恋愛対象の原型となる．少年の場合，父親は男性としての自己認識のためのモデルとなる．

学習理論が主張するところでは，子どもはジェンダーを表す行動によって親や教師に報酬，または処罰を与えられるため，そのような賞罰は子どもが表現する性自認に影響を与える．子どもはまた，ジェンダーに基づいてどのように他人を分類するか覚え，いずれは，ジェンダーが服や髪型などの表面的な見た目で決まるものではないことを学ぶ．

診断と臨床的特徴

子ども

　DSM-5は子どもにおける性別違和を，その人が経験または表出するジェンダーと，出生において振り分けられたジェンダーとの間の不一致と定義する．そして，別のジェンダーになりたいという欲求，または違うジェンダーであるという主張を，最も重要な診断基準とする（表18-1）．子どもの自覚を強調することにより，大人がジェンダーと不一致を起こしているとみなす子どもたちでなく，はっきりと別の性になりたいと願う子どもに適用範囲を限定するよう，診断基準の作成者は試みている．とはいえ，子どもの振る舞いがこの診断を下させる場合もある．

　性別違和をもつ子どもの多くは，別のジェンダーの典型的な服装，別の性の遊び相手，別の性に結びついた類の遊びやおもちゃ，遊びの中で別の性に割り振られる役割などを好む．診断を下すためには，これらの社会的な特徴が，より社会的に影響されにくい特質，例えば別のジェンダーになりたいという強い欲求，自身の性徴への嫌悪，または望まれるジェンダーがもつ第一次・第二次性徴への欲求などとともに表れる必要がある．子どもは異なった性器をもちたいという欲求を表したり，自身の性器が変わるだろうと表明したり，別のジェンダーに典型的な姿勢で排尿（立ちながら，もしくは座りながら）する場合がある．子どもを性別違和と診断するのに必要な特徴は，臨床的に有意な苦悩や損害が子どもにとってのものであり，ジェンダー不一致に同調できないという世話をする大人にとってのものではない，といった点は特筆に値する．

子どもの鑑別診断

　性別違和をもった子どもたちは，成人した際にトランスジェンダーだと認識する傾向にあり，解剖学的な変化への欲求の表明や継続的な診断によって，他の性別不適合の子どもたちとは区別される．性別違和の持続する子どもたちは繰り返し，別のジェンダーになる欲求や別のジェンダーであるという信念を表明する．対して，他の性別不適合の子どもたちは短期間，単発的にそういったことを表明したり，そもそもそういった表明をしない場合もあり，別のジェンダーの服装や振る舞いを好みながらも振り分けられたジェンダーに満足している場合がある．

　性別違和の診断はもはや半陰陽（intersex）の人々を除外せず，代わりに半陰陽の人が振り分けられたジェンダーに対して違和をもっている場合を識別できるようにしている．病歴は半陰陽の子どもたちと，そうでない子どもたちを識別する際に重要である．半陰陽の子どもを世話する際の基準は，半陰陽の成人と支援する医療・精神医療関係者たちにより，過去の数十年のうちに大きく変えられた．歴史的に言って，半陰陽の乳幼児は，より一般的な男性/女性的な外見を作るための手術を受けさせられがちであった．そのような医療行為は，オルガズムを得られないといった性的不全や，恒久的な不妊を引き起こす可能性をもっている．近年では，これらの習慣は相当に変化しており，後に自身の体を自分で決める機会に恵まれた半陰陽の人々は増えてきている．

青年と成人

　青年および成人が性別違和と診断されるためには，顕されたジェンダーと振り分けられたものの不一致がみられなければならない．さらに，6つ基準のうち少なくとも2つが満たされていなければならず，そのうちの半分が現在の（または，青年期の場合，将来の）第二次性徴，または望んだ第二次性徴に関わっている．その他の基準は，別のジェンダーになりたいという強い欲求，別のジェンダーとして扱われたいという欲求，または別のジェンダーに典型的な感情や反応をもつという信念があげられる（表18-1）．

　実際のところ，ジェンダーの問題に関係したとされる精神医療者を受診する成人のほとんどはトランスジェンダーを自認している．彼らはジェンダーの問題を扱う療法に興味があったり，ホルモン治療や手術のために紹介状を書いてもらう目的で医師に連絡を取る場合がある．「間違った体に囚われる」という表現は，必ずしもトランスジェンダーと自認するすべての人々に当てはまるわけではなく，むしろほとんどの場合当てはまらないため，臨床医は患者の言葉の端から手がかりを得つつ，開放的かつ積極的な手法によって患者にアプローチするよう意識すべきである．

　DSM-5の基準は，「一部の人々は伝統的なジェンダーの二元性に当てはまらず，代替的な性をもちたい」といった考えにも寛容なものとなっている．子どもの診断のように青年や成人の診断も，診断された本人が自身の感情として苦しんだり傷つけられていることが要求されるのであり，患者の振る舞いや同一性が周囲の人間のみから病的なものとみなされている場合はそれにあてはまらない．青年と成人のための基準は，「該当すれば特定せよ[性別移行後]」となる．これは勝ち取ったジェンダーの元に生活する人に適用される，この特定用語を適用するためには，少なくとも1つの内科または外科を受診することが要求される．

青年と成人の鑑別診断

　性別違和の診断に合致する人々は，臨床的な苦痛や障害を経験しているはずである．トランスジェンダーやジェンダーの違和を覚えている人々のうち，性自認のため臨床的に苦しんでいない人々はこの診断から外されることになる．トランスジェンダーの自認が妄想的な思考の一部となるような精神疾患，例えば統合失調症などが存在する．しかし，そのような場合は非常に稀であり，

表 18-1　DSM-5 の性別違和の診断基準

子どもの性別違和
A．その人が体験し，または表出するジェンダーと，指定されたジェンダーとの間の著しい不一致が，少なくとも 6 か月，以下のうちの 6 つ以上によって示される（その中の 1 つは基準 A1 でなければならない）．
　(1) 反対のジェンダーになりたいという強い欲求，または自分は違うジェンダー（または指定されたジェンダーとは異なる別のジェンダー）であるという主張
　(2) （指定されたジェンダーが）男の子の場合，女の子の服を身につけること，または女装をまねることを強く好む．また，（指定されたジェンダーが）女の子の場合，定型的な男性の衣服のみを身につけることを強く好み，定型的な女の子の衣服を着ることへの強い抵抗を示す．
　(3) ごっこ遊びや空想遊びにおいては，反対のジェンダーの役割を強く好む．
　(4) 反対のジェンダーに定型的に使用されたりまたは行われたりする玩具やゲームまたは活動を強く好む．
　(5) 反対のジェンダーの遊び友達を強く好む．
　(6) （指定されたジェンダーが）男の子の場合，男の子に定型的な玩具やゲーム，活動を強く拒み，乱暴で荒々しい遊びを強く避ける．また，（指定されたジェンダーが）女の子の場合，女の子に定型的な玩具やゲーム，活動を強く拒む．
　(7) 自分の性器の構造を強く嫌悪する．
　(8) 自分の体験するジェンダーに合う第一次および第二次性徴を強く望む．
B．その状態は，臨床的に意味のある苦痛，または社会，学校，または他の重要な領域における機能の障害と関連している．
▶該当すれば特定せよ
　性分化疾患を伴う（例：255.2[E25.0]先天性副腎過形成，または 259.50[E34.50]男性ホルモン不応症候群などの先天性副腎性器障害）
　コードするときの注：性別違和とともにその性分化疾患をコードせよ．

青年および成人の性別違和
A．その人が体験し，または表出するジェンダーと，指定されたジェンダーとの間の著しい不一致が，少なくとも 6 か月，以下のうちの 2 つ以上によって示される．
　(1) その人が体験し，または表出するジェンダーと，第一次および/または第二次性徴（または若年青年においては予想される第二次性徴）との間の著しい不一致
　(2) その人が体験し，または表出するジェンダーとの著しい不一致のために，第一次および/または第二次性徴から解放されたい（または若年青年においては，予想される第二次性徴の発現をくい止めたい）という強い欲求
　(3) 反対のジェンダーの第一次および/または第二次性徴を強く望む．
　(4) 反対のジェンダー（または指定されたジェンダーとは異なる別のジェンダー）になりたいという強い欲求
　(5) 反対のジェンダー（または指定されたジェンダーとは異なる別のジェンダー）として扱われたいという強い欲求
　(6) 反対のジェンダー（または指定されたジェンダーとは異なる別のジェンダー）に定型的な感情や反応をもっているという強い確信
B．その状態は，臨床的に意味のある苦痛，または社会，学校，または他の重要な領域における機能の障害と関連している．
▶該当すれば特定せよ
　性分化疾患を伴う（例：255.2[E25.0]先天性副腎過形成，または 259.50[E34.50]男性ホルモン不応症候群などの先天性副腎性器障害）
　コードするときの注：性別違和とともにその性分化疾患をコードせよ．
▶該当すれば特定せよ
　性別移行後：その人は自分の望むジェンダーとしての恒常的生活へ移行しており（法律上の性別変更の有無を問わない），少なくとも 1 つの医学的性転換処置，または治療計画，すなわち自分の望むジェンダーを確立させるための定期的な性転換ホルモン治療，または性別適合手術（例：出生時が男性の場合の陰茎切除や腟形成，出生時が女性の場合の乳房切除あるいは陰茎形成）を行った（または，準備している）．

Diagnostic and Statistical Manual of Mental Disorders, Fifth Edition（Copyright ©2013）. American Psychiatric Association. All Rights Reserved から許可を得て転載．

精神病の有効な治療とともに減少するトランスジェンダーとしての自覚に対し，精神病が回復した上でも残る自覚をもって，トランスジェンダーの自認や性別違和を診断することができる．醜形恐怖症は，ジェンダーの属性を表す体の一部を変えたい欲求をもつ一部の患者に対する鑑別診断である．とはいえ，一般に醜形恐怖症をもつ患者がある体の一部に執着する理由は，振り分けたジェンダーを変えたいためではなく，その部位が正常ではないという信念のためである．異性の衣類を身につけることで得る繰り返しかつ強力な，しかし臨床的に有意な苦痛と障害を伴う，性的興奮によって定義される異性装障害（transvestic disorder）が，DSM-5 における性嗜好異常（paraphilic disorder）の章に記載されている．この診断は，患者の性自認が振り分けられた性と一致しており，異性の衣類を身につけることと結びついた性的興奮がその人の生活に支障をきたしているという点で，性

別違和とは区別される．

経過と予後

子ども

　典型的な場合，子どもは3歳ごろ自身のジェンダーの自覚を発達させる．この時点では，性差を表した振る舞いや興味を発達させたり，一部は別のジェンダーになりたいという欲求を表明する場合がある．子どもたちが始めて臨床医を訪れるのは学校に通い始める年代であり，それは子どもたちが同級生と交わるようになり，保護者以外の人々からも注目を浴び始める時期に符合する．成人した後にトランスジェンダーであると自認することになる子どもたちのうち，すべてがこの年代で別のジェンダーと一致する振る舞いをみせるわけではない．割り振られたジェンダーの型どおりにみえるよう苦労したと語る者もいれば，性別認識の問題を思い起こせないとする者もいる．青年期に近づくにつれ，性別違和と診断される子どもの多くが，予期される体の変化についての不安レベルの上昇を示す．

　性別違和と診断された子どもは，必ずしもトランスジェンダーの大人に成長するわけではない．DSM-Ⅳに基づき性同一性障害と診断された者の半数以上が，成人した後に，出生時に振り分けられたジェンダーを自認したと，多くの研究が実証した．成人した後にトランスジェンダーと自認した者は，子どものときにより強烈な性別違和を経験したということが示されてきた．子どものときに性別違和を経験した人たちは，同性愛や両性愛になる率が高いと，多くの研究が示している．

子どもにおける共存症

　性別違和をもつ子どもは他の子どもに比べ，より高率に抑うつ障害，不安症，衝動制御の障害（DSM-Ⅳ）をもっている．この傾向には，性差を表した振る舞いや同一性に関して，これらの子どもたちが直面する社会的反感が関係しているようである．性別違和をもつ子どもは他の子どもに比べ，自閉症スペクトラムの領域に当てはまることが多いという報告がある．それは子宮内でのホルモンへの曝露と関係している可能性があると，一部の研究者は推測している．

成　人

　性別違和と診断された成人の一部は，子ども時代から，トランスジェンダーの自覚の継続的な発達を認識する場合がある．そのような場合，ある人々は自身の性別認識を隠す期間があり，多くは性別違和をもたない他人を納得させるために型どおりの活動や仕事に従事する．また，そのような性別認識の問題を子ども時代に経験した覚えがない別の人々もいる．レズビアンやゲイのコミュニティーは多くの場合に性別違和をもつ人々の安息地となり，一部の人はトランスジェンダーであると明らかにする以前からゲイ，レズビアン，または両性愛者であると自認する場合がある．

成人における共存症

　性別違和と診断された成人は他の成人に比べ，より高率に抑うつ障害，不安症，自殺傾向，自傷行為，物質乱用を起こす．トランスジェンダーの人々の自殺念慮の生涯率はおよそ40％である．汚名を着せられたり，差別されたり，嫌がらせを受けたり，虐待された集団での精神病の増加がマイノリティーストレスモデルで予見されている．後期発症の性別違和患者は，苦悩のより大きな変動と，性別適合手術後のより大きな迷いやより小さい満足を経験する場合があると，DSM-5は報告している．

治　療

子ども

　性別違和をもつ子どもの治療は，一般に子どもたちがジェンダーに関する興味や同一性を探る手伝いをするために，個人療法，家族療法，そして集団療法で構成される．一部の臨床医は，その人の性自認や性的指向を変えようとするような修復療法や転換療法を実践する．この種の療法は米国精神医学会（American Psychiatric Association：APA）の立場表明や米国児童青年精神医学会（American Academy of Child and Adolescent Psychiatry：AACAP）の実務指針に反するものである．

青　年

　ジェンダーの適合しない子どもが青年期にさしかかるにつれ，一部は予期する，または経験し始める肉体の変化に強い恐怖や偏見を抱く場合がある．一部の臨床医は心理療法に加えて，これらの青年期の反応を，性的成熟を阻止する薬物の投与を勘案すべきか決めるための指針とする．性的成熟を阻止する薬物は，第二次性徴を引き起こすホルモンの放出を一時的に妨害するゴナドトロピン放出ホルモン（GnRH）作動薬であり，その青年と家族にこれから向かうべき最適な手段を模索する時間を与える．GnRH作動薬は，また別の集団（例えば，性的早熟の子どもたち）に対して長年使用されてきており，安全であると考えられている．とはいえ，そのような処置は慎重に検証されるべきである．

成　人

　トランスジェンダーと自認する成人の治療には，ジェンダー問題を扱う心理治療，ホルモン療法，そして外科治療などがある．ホルモンや外科的な介入は抑うつを改善し，生活の質を向上させる場合がある．

心理療法

　長年に渡る精神医療従事者によるトランスジェンダーの人々への粗末な治療や処遇は，トランスジェンダー自

覚者たちの一部にメンタルヘルスケアへの興味を失わせる結果となった．トランスジェンダー関連のホルモン療法を行う多くの外科医あるいは一部の内科医が精神医療従事者からの紹介状を必要とするため，多くのトランスジェンダーの人々は精神医療をゲートキーパー（受診したい医療機関への調節者）と捉えている．今では，多くの地域診療所がインフォームドコンセント（説明と同意）のモデルをホルモン療法に適用し，精神医療従事者がゲートキーパーの役割を担う必要が減るようにしている．世界トランスジェンダー・ヘルス専門家協会（World Professional Association for Transgender Health：WPATH）によるトランスセクシャル，トランスジェンダー，ジェンダー不和の人々のための「治療基準」（Standards of Care：SOC）は，近頃より柔軟に，そしてインフォームドコンセントをより受け入れるようなってきた．一部の精神医療従事者はトランスジェンダーの人々を扱うことを専門としており，これがトランスジェンダーの人々が精神療法に取り組む率を上昇させている．

ホルモン療法

トランスジェンダーの男性へのホルモン療法は主としてテストステロンによって行われ，一般には毎週または隔週で投与される．テストステロン療法の初期変化はニキビ，筋肉量，性衝動の増加や，一般には最初の数か月に起こる月経の停止などがある．続いて起こるより永続的な変化は，声の低音化，体毛の増加，クリトリスの肥大などがある．諸々の測定にはヘモグロビン／ヘマトクリット値が含まれるべきである，というのも，テストステロンは稀に赤血球の増加を引き起こし血栓症を起こすことがあるためである．すべてのステロイドホルモンと同様に，テストステロンは肝臓で処理されるため，定期的な肝機能検査を実施する．テストステロン治療が脂質異常や糖尿病の可能性を増加させる場合があるため，臨床医はコレステロールを測定し，糖尿病の検査も行う．テストステロンにより受胎能力が影響を受ける場合があるため，これらのホルモン療法の開始時には受胎能力に関して重ねて忠告しておくべきである．

トランスジェンダーの女性は，エストロゲン，テストステロン阻害薬，プロゲステロンのいずれか，もしくは多くの場合これらを組み合わせて用いる．これらのホルモンは皮膚の軟化や脂肪の再分配，乳房の成長を引き起こす．乳房の成長具合は人によってまちまちであるが，一般にカップBのブラジャーのサイズを上回ることはない．ホルモン療法で胸の発育が最終的な大きさになるまでには18～24か月かかるので，豊胸手術はその後に行うことが一般には推奨される．性的欲求は減る場合があり，勃起や射精も同様である．体毛はいくらか減るかもしれないが，多くの場合望まれる程ではなく，多くの女性はレーザー治療を必要とする．テストステロンが恒久的に声帯を変えてしまっているため，声の変化はなく，多くの女性がボイスコーチング（発声の特別指導）を求め

ることになる．エストロゲンと喫煙の組み合わせが血栓のリスクを高めるため，エストロゲンを摂取している者は喫煙を控えるべきである．肝機能とコレステロールの検査，および血圧測定を行う．さらに，臨床医は定期的にプロラクチンを測定すべきである．というのも，このホルモンはエストロゲン治療の際に増加する場合があり，トランスジェンダーの女性は稀にプロラクチノーマを発症することがあるためである．エストロゲン治療の結果，恒久的に不妊になるのはほぼ確実なため，生殖能力に関するカウンセリングは非常に重要である．

手術療法

ジェンダー関連の外科手術を受ける人はホルモン治療を受ける人よりも非常に少ない．一部の人はジェンダー関連の外科手術を望まない一方で，別の人は手術のための金銭的余裕がなかったり，現在取りうる結果に満足できると確信できずにいる．

トランスジェンダーの男性と女性にとって最も一般的な手術は胸部の手術，すなわち「トップ手術」と呼ばれるものである．トランスジェンダーの女性は男性的な輪郭の胸部を成形し，トランスジェンダーの男性は豊胸を行う．

「ボトム手術」（bottom surgery；訳注：いわゆる性器の手術，これに対し乳房などはtop surgeryという）はあまり一般的ではない．トランスジェンダーの女性が陰茎形成術（metoidioplasty）を行う場合，クリトリスは靱帯から引き離され，シャフトと結びつけて組織を加えることで長さと胴回りを増加させる．精巣の埋め込みである陰嚢形成術は男性的な見た目の性器を作るまた別の方法である．陰茎を作り出す陰茎形成術（phalloplasty）は，より高価で，複雑な手順であり，別の部位からドナー皮膚を必要とし，また限られた機能しかもたないため，より一般的ではない．男性のためのボトム手術は通常，腟形成術であり，一般には性別適合手術（Sex Reassignment Surgery：SRS）として知られる．この手術では，精巣は取り除かれ，陰茎はクリトリスとして再成形され，腟が作り出される．腟形成術の技術は非常に進歩してきているものの，いまだに高価である．このため，資金の少ない男性の一部は精巣のみが取り除かれる精巣摘出術のみを受ける．これらは，局部麻酔を用いた（手術室でなく）診療所内で行える治療であり，テストステロンといったアンドロゲンの体内生産を著しく減らすのに効果的である．広くは議論されてはいないが女性にとって重要な手術に，頰，額，鼻，そして唇をより女性的な顔の形状にするものがある．顔は他人のジェンダーを把握するためによく用いられ，自認するジェンダーの顔をもつことは社会的な交流を促し，いやがらせや暴力からの安全を得ることができる．一般にテストステロンは男性的な顔のつくりを引き起こすため，トランスジェンダーの男性はごく稀にしか顔面手術を施さない．

手術は多くの人にとって手の届かないもののため，自

身で手術を行ったり，安全でない環境で手術を施すような場合が稀にある．女性は体の曲線を作り出すため工業規格のシリコンを注入することがある．医療専門家の指導なしに行われるシリコン注入は体の切断や感染，シリコン血栓まで起こし，塞栓症や死に繋がることがある．

他の特定される性別違和

他の特定される性別違和(other specified gender dysphoria)のカテゴリーは，対象が臨床的に有意な苦痛や障害を引き起こしているものの，性別違和としての診断基準を完全には満たさない場合に用いられる．この診断が使用される場合，臨床医は診断基準を完全に満たさない特定の理由を記録することとなる．

特定不能の性別違和

特定不能の性別違和(unspecified gender dysphoria)のカテゴリーは，診断基準を完全に満たさないながらも，臨床医が特定の理由を記録しない場合に用いられる．

ICD-10/11

現在の疾患と関係する健康問題の国際統計分類(International Statistical Classification of Diseases and Related Health Problems：ICD-10)では，性自認の問題は成人のパーソナリティおよび行動の障害(F64)のカテゴリーにおける性同一性障害(Gender Identity Disorders)に記載され，以下の5つのカテゴリーを含む．すなわち性転換症(F64.0)，両性役割服装倒錯症(F64.1)，小児期の性同一性障害(F64.2)，他の性同一性障害(F64.8)，特定不能の性同一性障害(F64.9)である．

ICDにおける「性的障害と健康の分類についての作業部」は，ICD-11において性同一性の問題を心理学的な章から取り除き，医学的な障害として独自の章に，または性の健康と障害についての新たな章の一部として記載することを選択肢としてあげている．

出生時に女性とされたある27歳の人は，幼いときに他人とは何か違うと感じながらも，その理由がわからずにすごしており，ジェンダークリニックに紹介されてきた．少女時代，女の子や男の子とスポーツに興じることを楽しみとしていたものの，男の子の遊び友達と一緒にいることをより好んだ．ユニセックスの，または男児用の服装を好み，スカートやドレスを着るのに抵抗を覚えていた．皆，彼女を「おてんば娘」と呼んだ．ゆったりとした上着を着て前かがみになり，胸の成長を隠そうとした．月経が恥ずかしく，それは，徐々に違和感を感じ始めた自分の女性性を痛烈に思い起こさせた．性的興味が育ってくると，それは女性に対してのみ働いた．十代の後半には，一度だけ男性と性交渉をもったが，不快な経験であった．レズビアンの仲間と付き合うようなったが，そこも心地は良くなく，自身はレズビアンであるというよりは男性であるのだと考えた．彼女は性交渉の相手として，異性愛の女性を望み，その相手からは自分を男性と認識して欲しかった．性別違和の感覚が膨れ上がるにつれ，彼女はインターネット上のトランスセックス関連のサイトを閲覧するようになり，「女性から男性」のトランスセックスの支援仲間たちと連絡を取った．そして彼女は医師の紹介状を得るための行動に移った．彼女は男性として生きるようになり，名前を変え，アンドロゲン注射を行うようになった．この患者の声は低音化し，顔や体に体毛が育ち，月経は止まり，クリトリスの肥大と共に性欲は増加した．2年後，両側乳房切除術を受け，陰茎形成術と子宮-卵巣摘出手術の順番待ちをしている．男性としての就業はつづき，ある女性との関係もすでに3年となっている．その相手は以前の結婚での子どもを連れている．(Richard Green, M.D. から改変)

半陰陽

半陰陽(intersex)は，ある人が典型的な男性，または女性の体とは合致しない生体構造とともに産まれるさまざまな症候群を含む．

先天性副腎過形成　先天的副腎過形成(congenital adrenal hyperplasia)は，副腎コルチゾール生産における酵素欠損が出生前に始まり，副腎アンドロゲンの過剰生産を，また染色体がXXの場合，女性胎児の男性化を引き起こす疾患である．出生後は，ステロイド投与によって副腎アンドロゲンの過剰を制御することができる．

男性化はクリトリスの軽度の拡大から，通常の陰嚢・精巣・陰茎のように見える外性器に及ぶものまであるが，そのような外性器の後ろには腟と子宮が存在する．他の体の部位は，女性のまま残る(つまり，青年期には胸の発育が起こる)．先天性副腎過形成をもつほとんどの人は，極端な男性化の場合を除いて，女性として育てられる．両親が子どもの性別について確信をもてない場合，ときに半陰陽の性同定が起こりうる．自己の性認識は普通は育児方法を反映するが，ホルモンが振る舞いを決める手助けをする場合もある．研究が示すところでは，女の子として育てられた性障害をもつ子どものグループは，対照群と比べより激しい「おてんば」気質をもつことが示されている．それらの少女達の多くは異性愛的な指向をもっているが，両性愛や同性愛的な振る舞いがより高率にみられると報告された．女性として育てられた者のうち約5％が重篤な性別違和を示し，それに対して男性として育てられた者のうち約12％が性別違和を示した．

アンドロゲン不応症　アンドロゲン不応症(androgen insensitivity syndrome)は，以前は精巣性女性化症候群と呼ばれた．完全なアンドロゲン不感受性をもちXY核型の人において，組織細胞はテストステロンやほかのアンドロゲンを使うことができない．そのため，その人は産まれた時に通常の女性のように見え，少女として育てられる．細胞や組織が反応できないものの，テストステロンを生産している停留睾丸や，最小の体内生殖器の有無を後になって知ることになる．青年期における第二次性徴は，テストステロンがエストラジオールに変換され，少量ながら十分な量のエストロゲンがあるため，女性のものとなる．このような患者は普通，自身を女性だと認

識し女性的である．しかし，一部の者はジェンダーの不一致と苦悩を経験する．不全型のアンドロゲン不感受性の場合，さまざまな解剖学的構造と性認識をもつ場合がある．

ターナー症候群 ターナー症候群（Turner's syndrome）においては，性染色体の1つが欠損しており，性核型が単にXである．ターナー症候群の人は，女性の外性器をもち，背が低く，時に盾型の胸部や翼状頸などの奇形をもっている．機能不全を起こした卵巣のため，女性としての第二次性徴を起こすためには外部からのエストロゲンを必要とする．自認するジェンダーは典型的には女性となる（図18-1）．

クラインフェルター症候群 クラインフェルター症候群（Klinefelter's syndrome）の人には余分なX染色体があり，核型がXXYとなる．出生時，クラインフェルター症候群をもつ人は一般的に男性に見える．過剰な女性化乳房が青年期に起こる場合がある．睾丸は小さく，普通は精子の製造能をもたない．背が高く，体型は類宦官症的である．高比率に性別違和をもつとの報告がある．

5-α-還元酵素欠損症 5-α-還元酵素欠損症（5-α-reductase deficiency）においては，出生前における性器の男性化に必要なテストステロンからジヒドロテストステロンへの変換が酵素の欠損によって阻害される．出生時，影響を受けた人は女性のように見えるものの，いくらかの相違がみられる．子ども時代にこの障害の同定ができなかった古い世代では，このような人々は少女として育てられ，青年期に男性化が進み，普通は性別認識を男性へと変化させた．後の世代は，男性化が予期されたため，あやふやなジェンダーのまま育てられる場合があった．5-α-還元酵素欠損症をもつ人々のうち，成人において半数以上が自身を男性であると認識している．また，数少ない患者が，早い段階で睾丸を取り除き少女として社会化し，結果として自身を女性と認識したという報告がある．

治療 半陰陽は出生時において存在する状態のため，治療は適時的に実施されるべきである．さまざまな状況における性器の見た目は大抵あいまいであるが，性別の割り振り（少年か少女か）とどのように育てられるかの決断は下されねばならない．

半陰陽はなるべく早いうちに検討し，家族全体が子どもを常にくつろいだ形でみられるようにすべきである．複雑な生物学的影響と，実際の性別に関する家庭内の混乱のため，半陰陽の患者は性自認の問題をもつ場合があり，その種の取り組みは特に重要である．半陰陽が発見された場合，臨床的な検査，泌尿器学的な検診，口腔標本，染色体分析，両親の希望評価を元に性別を定めるため，小児科，泌尿器科，そして精神科の専門家の一団が家族とともに取り組むこととなる．

両親の教育と彼らに与えられた選択肢を提示することは不可欠である．というのも，両親は幼児の性認識を促進させるような形で，性器に対して反応するためである．

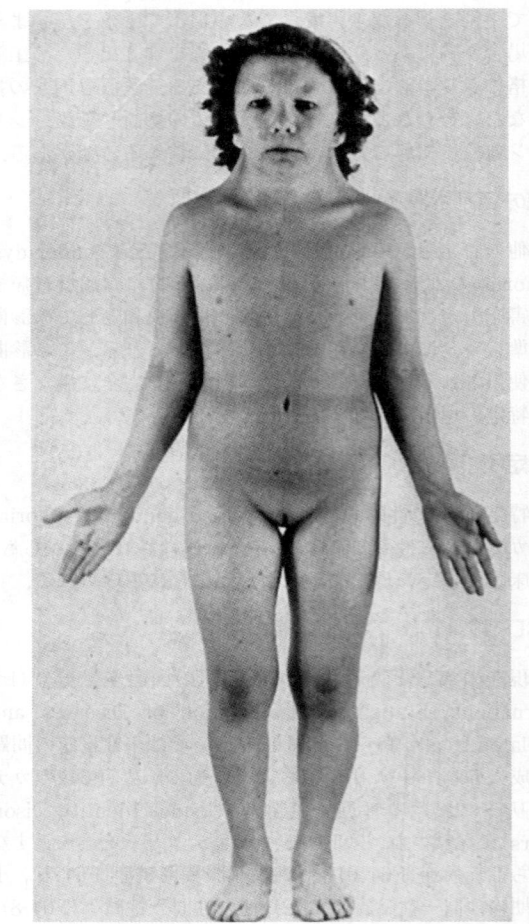

図18-1 ターナー症候群 23歳 翼状頸，外反射，乳房発育不全，恥毛の欠損．（Douthwaite AH, ed. *French's Index of Differential Diagnosis*. 7th ed. Baltimore：Williams & Wilkins；234 から）

少年か少女かという分類は染色体や泌尿器科の検査によって割り振られるものの，子どもが別の性別として振る舞う際には，両親はそれに適応する余裕をもちながらも，振り分けられた性の役割に沿って反応を与えることができる．出生時に女性とされながらも成人するまでに男性となるよう選んだ人の数と，男性とされながらも女性となることを選んだ人の数は同じであったと，いくつかの研究が報告している．一般に，育児中の性別が後のジェンダー自認を最もよく予見する．

過去には，性器の見た目を標準化するため，多くの半陰陽の幼児が若年齢で外科手術を受けた．男性から女性への手術の方が，女性から男性への手術よりもはるかに進歩していたため，子どもを女性とする方が男性とするよりも簡単であった．とはいえ，それは染色体で男性である者を女性とするには不十分な理由である．

半陰陽の人々と支援者たちのため，半陰陽の幼児に対する「治療基準」は大きく変わり，すぐさま外科手術を施すことは勧められなくなった．代わりに，家族は性の選

択に柔軟になることを，また半陰陽の本人が手術を受けるかどうか後で決めることが奨励される．後の生殖能力や性器能を阻害する場合があるため，一般に早い段階での手術は避けられる．

異性装障害

異性装障害（transvestic disorder）はDSM-5のパラフィリア（性嗜好異常）障害群の章に掲載されている．そして，異性の衣類を身につけることで，臨床的に有意な苦痛と障害をもちながらも，繰り返し起こる強い性的興奮が少なくとも6か月間続くものと定義される．異性装障害の人々はさまざまであり，多くは苦痛を伴わない楽しみとして異性の衣類を身につける．その場合，この診断の条件にはあてはまらない．異性装障害は性別違和を意味せず，異性の衣類を身につける人々の多くが，自身の性自認を保ちつつ，そのような行為を行う．異性装障害は，自身の第一次性徴や第二次性徴を取り除いたり，また別の性の特徴を得るというような執着を必ずしももつわけではない．しかし，性別違和と異性装障害の両方を診断される人々も存在する．

異性装障害の有病率は不明である．おそらく女性が男性的な服装をすることに対し社会が寛容であるため，異性装障害は男性においてより多く，女性には稀である．異性装障害と診断された人の多くは，子どもの時に女性の服装に魅了された時期を記憶している．ストレスによる異性装が性的興奮を催しながらも，緊張や不安を和らげる時期もあるであろう．着る物を大量に買い，性的興奮のためそれらを着用しながらも，そういった行動に苦痛を感じて服を捨ててしまう，そのような時期もあるかもしれない．異性装障害は他の性的倒錯とともに起こることがあり，最も一般的なのは性的マゾヒズム障害とフェティシズム障害である．

治療 多くの場合，精神療法と薬物療法の複合手段が異性装障害の治療に有効である．行動を引き起こすストレス因子が治療で同定される．目標は患者がストレス因子に適切に対応できるよう手助けすることであり，可能であれば，それらを取り除くことである．男と女に対する受けとめ方に関して，精神力動が精査され，無意識下での葛藤が同定される．抗不安薬や抗うつ薬などの薬物が症状の治療に使われる．異性装は衝動的に起こるため，フルオキセチン（Prozac）のような衝動の制御を助ける薬物が有用である．行動療法や催眠は，限られた患者に使用できる代替法である．

去勢への執着

去勢への執着はDSM-5には記載されていないものの，去勢が医師の指示によらず行われた場合，事態は深刻となり，命に関わる場合がある．そのような執着は，別の性の特徴を得ようという欲求をもたないものの，振り分けられた性に満足せず，別の性になったばあいの妄想によって駆り立てられた人々にも起こる場合がある．このような人々は性的活動に興味がなく，男と女のどちらにも性的関心をもたない場合がある．

参考文献

Adelson SL; American Academy of Child and Adolescent Psychiatry (AACAP) Committee on Quality Issues (CQI). Practice parameter on gay, lesbian, or bisexual sexual orientation, gender nonconformity, and gender discordance in children and adolescents. *J Am Acad Child Adolesc Psychiatry.* 2011;51(9):957–974.

Carmel T, Hopwood R, Dickey L. Mental health concerns. In: Erickson-Schroth L, ed. *Trans Bodies, Trans Selves.* New York: Oxford University Press; 2014.

Devor AH. Witnessing and mirroring: A fourteen stage model of transsexual identity formation. *Journal of Gay and Lesbian Psychotherapy.* 2004;8(1/2): 41–67.

Drescher J. Queer diagnoses: Parallels and contrasts in the history of homosexuality, gender variance, and the Diagnostic and Statistical Manual. *Arch Sex Behav.* 2009;39:427–460.

Drescher J, Cohen-Kettenis P, Winter S. Minding the body: Situating gender identity diagnoses in the ICD-11. *Int Rev Psychiatry,* 2012;24(6): 568–577.

Erickson-Schroth L. Update on the biology of transgender identity. *Journal of Gay & Lesbian Mental Health.* 2013;17(2):150–174.

Erickson-Schroth L, Gilbert MA, Smith TE. Sex and gender development. In: Erickson-Schroth L, ed. *Trans Bodies, Trans Selves.* New York: Oxford University Press.

Grant JM, Mottet LA, Tanis J, Harrison J, Herman JL, Keisling M. Injustice at every turn: A report of the national transgender discrimination survey, Washington, DC: National Center for Transgender Equality and National Gay and Lesbian Task Force; 2011. Retrieved from http://www.thetaskforce.org/reports_and_research/ntds

Green R. Gender identity disorders. In: Sadock BJ, Sadock VA, Ruiz P, eds. *Kaplan & Sadock's Comprehensive Textbook of Psychiatry.* 9th ed. Philadelphia: Lippincott Williams & Wilkins; 2009.

Lev AI. *Transgender emergence: Therapeutic guidelines for working with gender variant people and their families.* Binghamton, NY: The Haworth Press; 2004.

Meier SC, Labuski CM. The demographics of the transgender population. In: Baumle AK, ed. *International Handbook on the Demography of Sexuality.* New York: Springer; 2013.

Spack NP, Edwards-Leeper L, Feldman HA, Leibowitz S, Mandel F, Diamond DA, Vance SR. Children and adolescents with gender identity disorder referred to a pediatric medical center. *Pediatrics.* 2012;129(3):418–425.

Wallien MSC, Cohen-Kettenis P. Psychosexual outcome of gender dysphoric children. *J Am Acad Child Adolesc Psychiatry.* 2008;47(12):1413–1423.

Wylie K, Barrett J, Besser M, Bouman WP, Bridgman M, Clayton A, Green R, et al. Good practice guidelines for the assessment and treatment of adults with gender dysphoria. *Sexual and Relationship Therapy.* 2014;29(2):154–214.

（訳　阿部輝夫）

19 秩序破壊的・衝動制御・素行症群

　秩序破壊的・衝動制御・素行症群には5つの分類がある．そのうち2つは児童期に関わるものである．(1)反抗挑発症と(2)素行症は児童精神医学の章の32.12dと32.12eで取り上げられている．残りの3つの障害は間欠爆発症，窃盗症，放火症である．どの障害も自分か他者，もしくは両方にとって明らかに害となる特定の行為を行いたいという強い衝動，動因，誘惑にあらがうことができないのが特徴である．行為の前にその人は高まる緊張と興奮を体験する．時にはこうした感情に意識的な予期的快楽が加わることもある．行為を完了すると，すぐに満足と緊張感からの解放が体験される．その後しばらくすると，その人は後悔，罪悪感，自己嫌悪，不安の混ざった感情を体験する．こうした感情は無意識の葛藤に由来することもあるし，また自分の行為が他者にもたらした被害(窃盗症のような症候群における重い法的罰則の可能性を含む)を認識した結果であることもある．反復的な衝動的行為に関する羞恥心のために自分の問題を隠す傾向は，その人の生活全体に影響し，治療をひどく遅らせることになる場合が多い．

病因

　衝動制御症群(impulse-control disorders)には，精神力動的，心理社会的，生物学的要因が関与しているが，最も重要な原因が何かはわかっていない．衝動制御症群の中には共通する神経生物学的機能の問題がある場合がある．疲労，絶え間ない刺激，精神的外傷体験は衝動を統制する能力を低下させることがある．

精神力動的要因

　衝動とは高まった緊張を減らそうと行動化する傾向である．この緊張は本能的な欲動が蓄積したり，欲動に対抗する防衛機制が弱まったりすることで高まる．衝動の障害に共通するのは，ある状況下での行動化を通じて，気力を奪う症状や苦痛な感情を経験することを回避しようという試みである．アイヒホーン(August Aichhorn)は，非行少年について研究し，彼らの衝動的な行動は弱い超自我と自我構造によるとしており，この超自我と自我の弱さは，幼少時の愛情不足に由来する心理的外傷によると述べている．

　フェニケル(Otto Fenichel)は，衝動行為とは，行動によって不安や罪の意識，抑うつ，他の苦痛な感情を抑えようとする企てであると述べた．フェニケルによれば，こうした行動は患者を内的な危機状態から守り，また歪んだ攻撃性または性的な満足を作り出す．第三者には，衝動行為は不合理な，また欲望に動機づけられたもののようにみえるが，実は苦痛から解放されるための努力かもしれないのである．

　コフート(Heinz Kohut)は，賭博や窃盗症，性倒錯の行動を含む衝動制御の問題の多くは，自己の不完全感からの解放と関連すると考えた．彼の観察によると，患者は自分にとって重要な人物から認められ肯定されることを求めているが，その反応が得られないと自己がばらばらに壊れてしまう．他人には自己破壊的に見えるかもしれないが，衝動的行為は自己の分裂に対処し，自己の全体性あるいはまとまりの感覚を取り返すためのものかもしれない．コフートの衝動についての理解は，子どもの衝動的なまたは逸脱した行動は，根源的な母子関係を獲得しなおそうとする試みであるというウィニコット(Donald Winnicott)の見解と類似している．ウィニコットは子どもが衝動行為を示すのはむしろ希望の持てる徴候であると考えた．というのも母親からの愛情を諦めるのではなく，逆に衝動行為を通じて母親の肯定や愛情を得ようとしているとみることができるからである．

　患者は，不安や罪の意識，抑うつ，他の苦痛となる感情を，行動によって押さえ込もうと試みるが，その行動によって一時的にでも苦痛から解放されることはほとんどない．

心理社会的因子

　衝動制御症群に因果関係のある心理社会的因子は，人生早期の出来事と関係している．例えば，衝動を統制できない親のように不適切な同一化のモデルしか成長期の子どもがもたない場合である．この障害と関連する他の心理社会的因子としては，家庭内暴力，アルコール乱用，性的なだらしなさ，反社会的行為にさらされることなどがあげられる．

生物学的因子

　多くの研究者は，衝動制御症をもつ患者の中でも明ら

かな暴力行為のある者の器質的因子に焦点を当てて研究してきた．実験によって，衝動的で暴力的な行動は脳の辺縁系のようなある特定部位に関連しており，暴力的な行動の抑制については脳の他の部位と関連のあることが明らかになってきた．衝動的攻撃性は脳脊髄液中の5-ヒドロキシインドール酢酸(5-hydroxyindoleacetic acid：5-HIAA)の低下と関係があることがわかってきた．いくつかのホルモン，特にテストステロンも，暴力的で攻撃的な行為との関連が見出されている．側頭葉てんかんとある種の衝動的暴力行動が関連するという報告や，頭部外傷によって救急外来を受信した回数が多く，他にも潜在的な器質的因子がある患者にみられる攻撃的行動についての報告もある．暴力的な人では大脳半球優位性の混在が高率にみられる可能性がある．

セロトニン神経伝達系が衝動制御症群の症状に介在していることには明らかな証拠がある．自殺者では，脳幹部と脳脊髄液の5-HIAAは低下し，セロトニン結合部位が増加している．ドパミン系とノルアドレナリン系も衝動性に関連するといわれている．

小児の注意欠如・多動症と診断された人の中には，成年期になっても衝動制御症の症状が続く者がいると考えられる．生来の，もしくは後天的な知的障害，てんかん，そして可逆的な脳器質症候群でさえも，衝動制御の減退に関わっているとされてきている．

間欠爆発症

間欠爆発症(intermittent explosive disorder)は，攻撃的な衝動の統制を失った個別のエピソードとして現れる．最終的に深刻な暴力行為または所有物の破壊にまで至る場合もある．そこでみられる攻撃性は，その誘因になったであろうストレスに不釣り合いの激しいものである．患者が発作または突然の発症と述べる症状は，数分または数時間のうちに現れ，持続時間に関係なく自然にまたは速やかに鎮静する．おのおののエピソードの後に患者はたいてい心から後悔したり，自己嫌悪に陥っている様子をみせる．エピソードとエピソードの間では，一般的な衝動性や攻撃性の徴候は消失する．統合失調症，反社会性または境界性パーソナリティ障害，注意欠如・多動症，素行障害，物質中毒による制御不能と説明されるのであれば，間欠爆発症の診断は下すべきではない．

類てんかん性格(epileptoid personality)という用語は，患者の普段の行動にはみられない，てんかん発作様の独特の感情爆発を表現するために使われてきた．さらにこの用語は中枢神経系の障害などの器質的疾患の過程である疑いも示そうとしている．前兆の存在，部分的あるいはまだらな健忘を含む発作後の感覚変化，そして光や聴覚の刺激に対する過敏性など，てんかんに関連する特色があることが，てんかんの可能性を示している．

疫　学

間欠爆発症に関する報告は少ない．この障害は女性よりも男性に多くみられる．男性患者は矯正施設に，女性患者は精神科病院に入れられることが多い．ある研究では，大学病院の精神科に入院している患者の約2％が間欠爆発症と診断されており，そのうちの80％が男性であると報告している．

一般集団に比べ，間欠爆発症をもつ人の生物学的第1度近親者に，同じ障害をもつ人が多い．単純な1つの遺伝的要因だけでなく，多くの因子が関連しているようである．

併存疾患

間欠爆発症患者の中には放火者が高率に存在すると報告されている．他の衝動制御の障害や物質乱用，気分障害，不安症，摂食障害もまた間欠爆発症と関連している．

病　因

精神力動的因子　精神分析家たちは，感情の爆発的な表出は自己愛が傷つけられる出来事に対する防衛として起こると考えてきた．怒りを爆発させることで対人関係に距離ができ，それ以上に自己愛が傷つくことから守られる．

心理社会的因子　典型的な患者は体格が大きいが依存的な男性で，彼らの男性同一性は弱いと描写されている．無能で無力であるという感覚，あるいは状況を変えられないという感覚がしばしば身体的暴力に先行し，そのエピソード後は通常，不安や罪の意識，抑うつが続く．

彼らの多くが幼少期，アルコール依存，暴力，生命への脅威に満ちた，子どもには好ましくない環境に育った．この障害を好発する乳児期および小児期の要因として，周産期の外傷，乳幼児期の発作，頭部外傷，脳炎，微細脳機能障害，多動があげられる．爆発を起こす精神的原因を探ってきた研究者たちは，暴力の象徴として，暴力をふるう親への同一化をを重要視してきた．人生初期の欲求不満や抑圧，敵意は，病気を好発する要因といわれている．人生初期の喪失体験を直接にまたは象徴的に思い出させる事態(例えば，直接的または間接的に欲求を満たされなかった親の心象を思い出させるような人間)は，破壊的な敵意の対象になる．

生物学的因子　挿間的な暴力のほとんどの例に，脳の障害，特に大脳辺縁系の障害が関連しているという研究者もいる．セロトニンニューロンが，行動の抑圧に関連しているということには，説得力のある証拠がある．セロトニン合成阻害や拮抗によってセロトニン伝達を減少させると，罰が暴力行動を抑止する力を低下させる．Lトリプトファンのようなセロトニン前駆物質やセロトニン濃度を増加させる薬物を投与することでセロトニン活性を回復することは，罰を恐れる効果を回復させる．シナプスのセロトニン濃度を増加させるLトリプトファン

や薬物により回復したセロトニン系の活動は挿間性の暴力傾向の制御を回復する．脳脊髄液で 5-HIAA が低濃度であることは衝動的攻撃性と関連する．脳脊髄液における高濃度テストステロンは，男性にみられる攻撃性と対人関係における暴力とに関連する．抗アンドロゲン薬は，攻撃性の低下をもたらすことが示されている．

家族および遺伝因子　間欠爆発症患者の生物学的第 1 度近親者には，衝動制御の障害，気分障害，そして物質使用障害が高頻度にみられる．この障害をもつ患者と血縁のある近親者は，一般集団に比べかんしゃくや爆発性の既往をもつ者が多い．

診断と臨床像

　間欠爆発症は，患者の生育歴を聴取し，攻撃性の爆発という制御を喪失したいくつかのエピソード (表 19-1) があることが明らかとなったときにのみ，診断されるべきである．1 回だけのエピソードで診断するのは妥当でない．彼らの多くが，アルコール依存や暴力があり，情緒的に不安定な環境で幼児期を過ごしている．彼らの職歴は貧弱で，職を失ったり，結婚に障害が起こったり，法律を破ったりしたことがあると述べる．多くの患者は過去に精神科的援助を求めたことがあるが，助けをえられていない．不安や罪悪感，抑うつが爆発の後に続くことが多いとされるが，そうでない例もある．神経学的検査所見は，しばしば左右の区別があいまいであったり逆転するなどの微細徴候を表す．脳波所見は，正常または非特異的変化を示す．

　36 歳の不動産の仲介人が，自分の怒りの扱いにくさに対する援助を求めていた．彼の仕事ぶりは非常に有能であったが，しばしば客の優柔不断な態度に激怒し，そのために客を失っていた．客を口汚くののしってしまい，その結果客は家の売買を取りやめることが何回もあった．突然の怒りは，女友達の品位を貶めるような非難も含んでおり，衝動的な攻撃性により，親しい関係は長続きしなかった．葛藤がなくても怒り狂うことがあった．彼はいろいろな場面で自分を制御できず怒り狂い，部屋の中で本や，机や，冷蔵庫の中のものを投げつけた．そうしたエピソードが終われば，彼は親切で好人物であり，多くの友人がいた．また，週末に酒を楽しみ，飲酒運転による 2 回の逮捕歴があった．そのうち 1 回は，警察官と口論になった．彼は大学時代，コカインとマリファナの薬物使用歴があった．

　精神医学的の診察では，全般的に協力的であった．しかし，怒りについて質問されると非常に防衛的になり，過去の行動ついて面接者から非難されたり，責められたりしているように感じやすかった．特記すべき既往歴や神経学的徴候はなかった．彼は今回の評価以前に精神科的治療を受けたことはなかった．薬物治療は受けていなかった．彼は，気分障害または他の反社会的行動の症状は否定した．

　治療のためにカルバマゼピン (テグレトール) が処方され，また支持的療法と認知行動療法を組み合わせた心理療法が行われた．患者の怒りの表出は，制御を失いかける初期の徴候に自分で気づくようになるに従って改善した．彼はこれらの警告の徴候に直面したときに，衝突しない方法

表 19-1　DSM-5 の間欠爆発症/間欠性爆発性障害の診断基準

A. 以下のいずれかに現れる攻撃的衝動の制御不能に示される，反復性の行動爆発
　(1) 言語面での攻撃性 (例：かんしゃく発作，激しい非難，言葉での口論や喧嘩)，または所有物，動物，他者に対する身体的攻撃性が 3 か月間で平均して週 2 回起こる．身体的攻撃性は所有物の損傷または破壊にはつながらず，動物または他者を負傷させることはない．
　(2) 所有物の損傷または破壊，および/または動物または他者を負傷させることに関連した身体的攻撃と関連する行動の爆発が 12 か月間で 3 回起きている．

B. 反復する爆発中に表出される攻撃性の強さは，挑発の原因またはきっかけとなった心理社会的ストレス因とはひどく釣り合わない．

C. その反復する攻撃性の爆発は，前もって計画されたものではなく (すなわち，それらは衝動的で，および/または怒りに基づく)，なんらかの現実目的 (例：金銭，権力，威嚇) を手に入れるため行われたものではない．

D. その反復する攻撃性の爆発は，その人に明らかな苦痛を生じるか，職業または対人関係機能の障害を生じ，または経済的または司法的な結果と関連する．

E. 暦年齢は少なくとも 6 歳である (またはそれに相当する発達水準)．

F. その反復する攻撃性の爆発は，他の精神疾患 (例：うつ病，双極性障害，重篤気分調節症，精神病性障害，反社会性パーソナリティ障害，境界性パーソナリティ障害) でうまく説明されず，他の医学的疾患 (例：頭部外傷，アルツハイマー病) によるものではなく，または物質の生理学的作用 (例：乱用薬物，医薬品) によるものでもない．6～18 歳の子どもでは，適応障害の一部である攻撃的行動には，この診断を考慮するべきでない．

注：この診断は，反復する衝動的・攻撃的爆発が，以下の障害において通常みられる程度を超えており，臨床的関与が必要である場合は，注意欠如・多動症，素行症，反抗挑発症，自閉スペクトラム症に追加することができる．

Diagnostic and Statistical Manual of Mental Disorders, Fifth Edition (Copyright © 2013). American Psychiatric Association. All Rights Reserved から許可を得て転載．

を学んだ．(Vivien K. Burt, M. D., Ph. D., and Jeffrey William Katzman, M. D. のご好意による)

身体的，生化学的所見

　障害のある人は，高率に神経学的微徴候 (例えば，反射の左右差) や，非特異的脳波所見，神経心理学的検査の異常 (例えば，文字の反転の困難) を示し，事故多発者である．血液検査 (肝機能や甲状腺機能検査，空腹時血糖，電解質) や，尿検査 (薬物の毒性検査を含む)，梅毒血清検査が，攻撃性のその他の原因を鑑別する一助になる．磁気

共鳴画像(magnetic resonance imaging：MRI)により大脳皮質前頭前野の変化が示されることがあるが，その部位は衝動制御の喪失と関連するといわれている．

鑑別診断

間欠爆発症は，時に攻撃性の衝動制御を失わせる他の障害を鑑別した後に，初めて診断される．他の障害とは，精神病，一般身体疾患によるパーソナリティ変化，反社会性または境界性パーソナリティ障害，物質中毒(例えば，アルコール，バルビツレート，幻覚薬，アンフェタミン)，てんかん，脳腫瘍，変性疾患，内分泌疾患などである．

素行障害では問題行動のパターンが強固かつ反復的であるが，間欠爆発症のパターンは一時的なものである．間欠爆発症は，反社会性パーソナリティ障害や境界性パーソナリティ障害とも異なる．パーソナリティ障害では，攻撃性や衝動性はその患者の性格の一部であり，爆発的なエピソードが終わったあとでも存在している．妄想型や緊張型の統合失調症患者では，幻覚や妄想に反応して暴力行為を起こすことがあるが，現実検討が大きく障害されている．躁病で敵意をもった患者は衝動的な攻撃性を示すこともあるが，根底にある障害は通常，精神的現症の診察や臨床所見で明らかになる．

アモク(Amok)は，急性で抑制のきかない暴力行為のエピソードであるが，当人はそれを覚えていないと言う．アモクは伝統的には東南アジアの国々でみられるが，北米でも報告されている．アモクは間欠爆発症とは異なり，エピソードは1回だけで，明らかな解離性病像といえる．

経過と予後

間欠爆発症は人生のどの時期でも発症しうるが，青年期後期と成人期初期の間で生じることが多い．発症は突然であることも潜行性であることもあり，経過は一時的であることも慢性的であることもある．多くの場合，中年になるとその激しさは減じていくが，器質的な障害が増強すると激しいエピソードが頻回に起こることもある．

治療

薬物療法と精神療法を併わせた取り組みが，治療としては最も成功しやすい．しかし，間欠爆発症患者に対する精神療法は，彼らの怒りの爆発性ゆえに難しい．治療者は逆転移と，限界設定の問題を抱えるであろう．集団心理療法は助けになることがある．また特に思春期や青年期の間欠爆発症患者には家族療法が有効である．治療の目標は，衝動がどのようにして爆発に至るかその思考や感情を認識させ，行動を起こす代わりに言語で表現させることである．

間欠爆発症患者の治療に，抗てんかん薬が長く使われてきたが結果は一定しない．リチウム(リーマス)は，一般に攻撃的行動を低下させるのに有効である．またカルバマゼピン(テグレトール)，バルプロ酸(デパケン)またはジバルプレックス(Depakote)，フェニトイン(アレビアチン)も有効と報告されている．他の抗てんかん薬(例えば，ガバペンチン[ガバペン])を使用している臨床医もいる．ベンゾジアゼピン系は時に使用されるが，制御不能の奇異反応を生じることがある．

抗精神病薬(例えば，フェノチアジンやセロトニン–ドパミン拮抗薬)や三環系抗うつ薬が有効な場合もあるが，このようなとき，臨床医は統合失調症や気分障害が主診断ではないかと疑ってみるべきである．皮質下性の発作様行動である可能性があるときは，発作の閾値を下げる薬物は，逆に状態を悪化させる可能性がある．選択的セロトニン再取り込み阻害薬(selective serotonin reuptake inhibitor：SSRI)やトラゾドン(デジレル)，ブスピロン(BuSpar)は，衝動性や攻撃性を低下させるのに有効である．

プロプラノロール(インデラル)や他のβアドレナリン受容体拮抗薬，カルシウムチャネル阻害薬も，時に有効である．神経外科医が，手に負えない暴力や攻撃性に対して手術を施行することがある．しかし，その治療法が効果的であるという証拠は示されていない．

窃盗症

窃盗症(kleptomania)の基本的特徴は，個人的に用いるためでもなく，またその金銭的価値のためでもないのに，物を盗みたいという衝動に抵抗するのに繰り返し失敗することである．盗んだ物はしばしば人にあげてしまったり，また密かに返したり，貯め込んで隠したりする．窃盗症の人は通常，衝動的に盗んだ物を購入するのに十分な金銭をもっている．

他の衝動制御の障害と同様，窃盗症の人は，窃盗に及ぶ前に緊張が高まり，行為に及ぶと満足を感じ緊張がほぐれていく．そして行為の後に罪の意識や自責の念，抑うつを伴うことも伴わないこともある．盗みは計画されたものではなく，単独で行われる．すぐに逮捕される可能性があるときには窃盗はしないが，窃盗症の人は逮捕の可能性を十分に考慮しているわけではなく，繰り返し逮捕されると苦痛や恥を感じる．窃盗の後に自責の念や不安をおぼえることはあるが，怒りや恨みを感じる訳ではない．盗品が目当てのものである場合は窃盗症の診断には該当しない．窃盗症の人にとっては物を盗む行為そのものが目的なのである．

疫学

窃盗症の有病率は知られていないが，約0.6％と推定される．万引きで捕まった者の中で窃盗症の者は3.8〜24％の範囲にある．いくつかの研究では見つかった万引者の5％以下であると報告されている．臨床的には，男性と女性の比率は1：3である．

併存疾患

窃盗症のある患者は気分障害（必ずではないが，通常は抑うつ性）とさまざまな不安症の生涯罹患率が高いといわれている．併存する病態は他にもあり，病的賭博，強迫的購買，摂食障害，物質使用障害，アルコール症が特に多い．

病因

心理社会的因子　窃盗症の症状は，厳しいストレス下（例えば，喪失体験，分離，重要な関係性の終焉など）で生じやすい．窃盗症における攻撃的衝動の表出を強調している精神分析家がいる．また，リビドーの面を強調する者もいる．象徴性に焦点を当てる者は，行動それ自体や盗品，そして窃盗の犠牲者の中に意味を見出す．

精神分析家たちは子どもや青年の盗み行為に焦点を当てた．アンナ・フロイト（Anna Freud）は，母親の財布から初めて盗むことは，すべての盗みが母子の一体性に基づいていることを示すと述べている．アブラハム（Karl Abraham）は無視されている，傷ついている，または望まれてない，といった中心にある感情について述べている．ある理論家は，慢性的に行動化する子どもたちの盗み行為を7つに分類した．

1. 母子関係の喪失の修復の意味として
2. 攻撃的な行動として
3. 損傷を受けることへの恐れに対する防衛として（おそらく女の子による陰茎の探索や，男の子がもつ去勢不安に対する防衛）
4. 罰を探し求める意味として
5. 自尊心の修復または自尊心を増す意味として
6. 家族の秘密との関係で，または家族の秘密に対する反応として
7. 興奮（快楽不安）や性的行為の代用として

これらの分類のうち1つかそれ以上が，成人の窃盗症者にも適用できる．

生物学的因子　脳疾患と精神遅滞は，他の衝動制御の障害と同様に，窃盗症とも関連する．神経学的局在徴候や大脳皮質の萎縮，側脳室の拡大がみられる者がいる．モノアミン代謝における障害，特にセロトニンの障害が仮定されている．

家族的・遺伝的因子　ある研究では，第1度近親者の7%が強迫症であった．また，その家族の中に気分障害が高率にみられると報告されている．

診断と臨床像

窃盗症の基本的特徴は，必要としていない物を盗みたいという，反復的，侵入的，そして抵抗しがたい衝動または欲求である．窃盗症の患者は，逮捕される可能性や実際に逮捕されるという現実に苦しんだり，抑うつや不安の徴候を示すことがある．彼らは罪の意識を感じ，行動を恥じる．対人関係において重要な問題をもつことが多く，またパーソナリティ障害の徴候を示すことが多い．ある研究では，盗みの頻度は1か月に1回もない場合から120回に及ぶ範囲までみられた．多くの窃盗症者は小売店から盗んでいるが，自分の家族から盗むこともある．

> 42歳のジェーンは，有能な独身の重役で，裕福な家の出身である．自分のことを「買い倒れタイプ」と呼ぶほど買い物好きで，好みの高価なブランドものの服をいつでも買うことができた．大学生のときから，「ちゃんとした」買い物をしながら，安売りストアから安いパンティやブラジャーを「くすねて」いたが，彼女は盗んだものを身につけることはなかった．彼女にとっては「安っぽい」ものであったからである．しかし，そうした下着を捨てることもできず，いくつもの箱に入れて倉庫に預けていた．
>
> ジェーンは30代になるまで万引きを見つけられても，うまく言い逃れたりお金で解決したりして逮捕を免れてきた．しかし，Kマート（訳注：アメリカの安売りストアチェーン）でパンティストッキングを盗んだのが見つかり，それが同じ店で3か月の間に3回目の盗みであったため逮捕された．執行猶予の条件の1つとして精神科医にかかるよう命じられた．しかし，診察に来るのはとぎれとぎれで，その後2年の間に数度の盗みをした．彼女はかなりひどいうつを体験したが，それを大量の飲酒で紛らわそうとしていた．
>
> ジェーンがようやく自分の問題に真剣に向き合うようになったのは，再び逮捕され，それが原因で自殺を企てた後であった．精神科医との診察に定期的に通うようになり，シタロプラムとナルトレキソンを服用することに同意した．高いプレッシャーの中で仕事をする重役のためのアルコール症者匿名会（Alcoholics Anonymous：AA）への参加は，盗みを統制するのに薬物療法と同じくらい，もしくはそれ以上に効果的だと感じている．（Harvey Roy Greenberg, M.D. のご好意による）

鑑別診断

急性躁病，精神病性の特徴を伴ううつ病，統合失調症などの精神病状態のときに，盗みのエピソードが起こることが時折ある．精神病性の盗みは明らかに，気分の病的高揚，もしくは落ち込み，また指示的幻覚や妄想によるものである．反社会性パーソナリティ障害者の盗みは，私益のために意図を持って企てられ，ある程度計画的で，しばしば他者と共に実行される．反社会的な盗みには，特に逃れようとするときに，他者に危害を加えるという脅しや実際の暴力がつきものである．罪悪感と後悔の念は明らかに欠けているか，たとえそうした気持ちを表現しても誠意に欠ける．万引きは米国では大きな問題になっているが，真の窃盗症はわずかである．ほとんどはティーンエイジャーか若年成人で，2人組か数人のグループでスリルを味わい商品を自分のものとするために「くすねる」．彼らには深刻な精神疾患はない．薬物やアルコールの急性中毒で盗みをしてしまう人の中には，他に何らかの精神疾患があるものもいるし，また問題とな

るほどの精神病理はないものもいる．アルツハイマー病の患者や，その他の器質性疾患による認知障害の患者は，手癖の悪さのせいでなく忘れっぽさのせいで，品物の支払いをせずに店を出てしまうことがある．反社会的なタイプもしくは，反社会的ではない若い万引き者が，逮捕時に窃盗症のふりをすることもある．ある程度知的な万引き者の場合，本当に窃盗症があるのか，嘘をついているのかを見極めるのは難しい．

経過と予後

窃盗症は小児期に始まることもあるが，盗みをはたらく子どもや若者の多くは，窃盗症のある成人にはならない．障害の発症は通常，青年期後期である．女性は男性よりも精神医学的評価や治療のために受診することが多い．男性は，刑務所に送られることが多い．男性では 50 歳ごろに，女性では 35 歳ごろに症状を示すことが多い．窃盗がしばらく止んでいた場合も，喪失体験や失望をきっかけに，新たに症状がぼっ発することがある．

症状は現れたり消えたりするが，慢性に経過する傾向がある．彼らは数週間から数か月も盗みをはたらかない期間をすごした後，時おり盗みの衝動に抵抗できない時期がくる．自然寛解率についてはわかっていない．

深刻な障害や合併症状は，通常つかまること，特に逮捕されることで二次的に生じる．患者の多くは，行為の重大性に直面する可能性があると意識して考えることは決してないようである．これが窃盗症の患者に関して記載されている特徴である（時おり，彼らは不当に扱われたので盗む権利があると考える）．この障害にもかかわらず，社会的，職業的な機能を少しも失わないことが多い．

治療による予後はよいが，患者自らが助けを求めてくることは少ない．

治 療

真性の窃盗症の患者は減多にいないため，治療に関する報告は 1 例報告や，いくつかの事例の短報であることが多い．洞察指向的精神療法や精神分析は有効であるが，これには患者の自発性が必要である．罪や恥の意識のある患者は，行動を変えたいという動機が強いため，洞察指向的精神療法が有効かもしれない．

系統的脱感作療法，嫌悪条件付け，また嫌悪条件付けと社会的随伴性の変容の組み合わせを含む行動療法は，治療への動機付けがなくても成功する，と報告されている．これらの報告は最長 2 年間の追跡研究を含む．フルオキセチン（Prozac）やフルボキサミン（ルボックス）といった SSRI が窃盗癖の患者に有効なことがある．他にも三環系抗うつ薬，トラゾドン，リチウム，バルプロ酸，ナルトレキソン，そして電気けいれん療法が有効であると報告されている．

放火症

放火症（pyromania）とは，計画的で意図的な放火を繰り返すことである．放火の直前に緊張感，または感情的興奮を体験する．火災と消火に伴う活動の消火機材に魅了され，興味や好奇心をもち，または引きつけられる．そして放火時か，放火後の惨事を見物したり，参加したりすることで，喜びや満足，解放感を感じる．彼らは放火する前に相当な準備をしていることがある．放火症は，いわゆる放火とは異なる．後者は，金銭的利益や復讐や他の理由により前もって計画される．

疫 学

放火症の有病率についての情報はないが，放火する成人の中で放火症に分類される者は少ない．放火症は女性よりも男性がはるかに多く，その割合は約 8 対 1 である．逮捕された放火症のうち 40％以上が 18 歳以下である．

併存疾患

放火症は，物質使用障害（特に，アルコール症），うつ病性または双極性感情障害，女性の放火者にみられる窃盗症のようなその他の衝動制御障害，社会的不適性や境界性パーソナリティ障害のようなさまざまなパーソナリティ障害と有意に関連している．注意欠如・多動症や学習症は明らかに児童期の放火症に関連するようであり，そしてこの傾向は成人しても続く．放火者は一般人口よりも軽度の知的能力障害群に多くみられる．放火者にはアルコール乱用が多いという報告もある．放火者はまた，ずる休みや家出，非行といった反社会的な行動の既往をもつ傾向がある．放火歴をもつ者に，夜尿症が共通してみられると考えられていたが，対照研究ではこれは確認されていない．しかし，研究によると動物への虐待と放火の関連性が示唆されている．小児期と青年期の放火はしばしば，注意欠如・多動症や適応障害と関連している．

病 因

心理社会的因子 フロイト（Sigmund Freud）は火を性の象徴としてみた．彼は，火の放出する温かさは，性的興奮状態に伴う感覚と同様の感覚を喚起し，炎の形や動きは，活動している男根を示唆していると考えた．他の精神分析医は，放火症は権力や名声を異常に欲しがる者と関連があるとしている．放火症の患者の中には消防士を志願する者がいる．彼らが消火するのは，自分の勇敢さを示すためであったり，他の消防士を消火に駆り立てるためであったり，火災を消すことで自分の力を証明するためであったりする．放火という行為は，社会的，肉体的，そして性的劣等感によって引き起こされ，貯め込まれた激しい欲求不満にはけ口を与える方法となる．いくつかの研究では，放火症の患者の父親は家に不在であったと報告している．それゆえ放火は，不在の父親が救助

者として家に戻ってきて火を消し，そして自分（子ども）を困難な状況から救って欲しいという願望の表れである，という説もある．

女性の放火症は，男性よりはるかに少なく，また男性のように消防士を行動に駆り立てるために放火することはない．女性の放火者では，快楽を伴わない性的乱交や，窃盗症に似たちょっとした盗み行為を含む非行の傾向がよくみられる．

生物学的因子 放火者では，脳脊髄液中の 5-HIAA と，3-メトキシ-4-ヒドロキシフェニルグリコール（3-methoxy-4-hydroxyphenylglycol：MHPG）の濃度が著しく低く，セロトニンあるいはアドレナリンが関与している可能性を示唆している．耐糖能試験における血糖値に基づく反応性低血糖の存在が，放火症の原因として注目されている．しかし，これについてはさらに研究が必要である．

診断と臨床像

放火症者はしばしば几帳面に近所の火事を見に行き，頻繁に火災もないのに警報機を鳴らし，火事という厄介な騒ぎの中に楽しみを見出す．彼らの好奇心は明白であるが，良心の呵責はなく，人命や財産に対してもたらす結果には無関心である．放火者は放火の残した破壊的被害をみて満足を得るのかもしれない．しばしば，彼らは明らかな手がかりを残す．一般に，放火症はアルコール中毒，性機能不全，平均以下の知能指数，慢性的な個人的欲求不満，そして権威的象徴への憤りと関連する．放火者の中には，火によって性的に刺激される者がいる．

鑑別診断

マッチやライターに魅せられて幼い子どもが火をいじる行為，および発達過程における正常な実験の一部として火を扱うことと放火症を区別するのは難しくない．放火症についてはまた反体制の政治的過激論者や，法的には「雇われ放火者（paid torcher）」と呼ばれる放火犯による妨害行為としての放火とは区別しなければならない．

素行症や反社会性パーソナリティ障害によって放火が行われるとき，それは計画的な行動であり，衝動に抵抗できなかったのではない．利益や妨害，報復のために放火する場合もある．統合失調症や躁病の患者は，幻覚や妄想に反応して放火することがある．脳機能障害（例えば，認知症）や精神遅滞，また物質中毒の患者は，その行動がもたらす結果を想像することができず放火することがある．

経過と予後 放火はしばしば小児期に始まるが，放火症の典型的な発症年齢はわかっていない．青年期や成人期に発症した場合，放火は意図的，破壊的な傾向がある．放火症の放火は間欠的で，頻度が増えたり減ったりする．治療を受けた子どもの予後はよく，完全寛解に至る．成人の予後はよくない．なぜなら，彼らはしばしば自分の行動を否認し，責任をとることを拒絶し，アルコールに依存し，洞察を欠くからである．

治療

放火症の治療について書かれたものはほとんどなく，放火症の治療は彼らに動機づけがないために困難である．効果が証明された治療法は1つもないので，行動療法を含む多くの方法論を試してみるべきであろう．放火症の場合，放火は繰り返されるので，それを防ぐため，治療計画には患者を監視することを含めるべきである．投獄が，繰り返しを防ぐ唯一の方法である場合もある．行動療法は，投獄されてからその施設内で行われる．

児童の放火には，真剣に取り組まなければならない．可能ならば，集中的介入が望ましいが，懲罰的にではなく，治療的かつ防止的に行うべきである．児童と思春期の子どもの放火症や放火の治療には家族療法も含めるべきである．

他の特定されるまたは特定不能の障害

DSM-5 におけるこの診断カテゴリーは，今までに述べた特定の衝動制御障害の診断基準を満たさない障害のためのカテゴリーである．下記にあげられる障害のいくつかは，衝動症と強迫症の境界に位置する．その違いは微妙ではあるが，これら2つの用語を区別することは重要である．衝動（impulse）は行動を伴わずに存在しうる緊張状態であるが，強迫（compulsion）は常に行動的要素を伴う緊張状態である．患者が病的行為を行うことを，"強いられている"と感じ，その行動への衝動にあらがうことができない場合は，強迫として分類される．衝動は，喜びを得られるという期待のもとに行動に移されるが，強迫行為は常に自我異質性（ego-dystonic）である．つまり患者は，その行為を強要されると感じるが，その行為をしたくはないのである．衝動は喜びを伴うという法則があるが，例外なのは行動に続いて罪の意識が生じ，喜びの感覚をそこなう場合である．同様に，すべての強迫行為が自我異質性というわけではない．例えば，テレビゲームを強迫的に行うことは楽しみの感覚を伴う．衝動行為も強迫行為も，繰り返すという性質をもつ．しかし，衝動行為の繰り返しは心理社会的障害を生じる一方，強迫行為はそのようなリスクは必ずしも伴わない．この障害群の行動の多くが，繰り返しと喜びを伴うという性質をもつことから，しばしば嗜癖と呼ばれる．

インターネット強迫

インターネット強迫（internet compulsion）はインターネット嗜癖（internet addiction）とも呼ばれ，患者は起きている間中，ほとんどの時間をコンピュータ端末の操作に費やす．反復的・持続的にコンピュータを操作し，「ネットサーフィン」をしたいという強い欲求に抵抗することができない．インターネット嗜癖者は，特定の欲求を満

たすサイト（例えば，ショッピング，セックス，対戦式のゲーム）に自然に引き寄せられる．DSM-5では「インターネットゲーム障害」という症状についてさらなる研究が必要であると提案している．これは社会的関係や仕事に支障が出るほどインターネット上でゲームを続けて行う人をさす．しかし，前述したようにこの障害はゲームだけに限られるわけでなく，他の活動も含む場合もある．

インターネット使用と乱用　ウェブサイトは同じような興味を持つ人たちが知り合い，新しい関係を作る機会を提供する．何百万人もの登録者のいるデートサービスは，インターネット上で仲人役を担うようになっている．人々はインターネット上で出会い，恋愛し，結婚にまでにいたる．この経過の中で自分についての情報をごまかすことはよくある．もう1つの人生や類似の並行世界ゲーム（alternate universe game）では，自己を創造的にいつわることを想定している．こうした使い方には問題もあり，さまざまな形で「乱用」という用語が使われる．

被害者　いつわりが悪意をもって使われ，性的犯罪者が虚偽のアイデンティティで被害者をだまし，会って相手を搾取し傷つける例もある．こうした出会いは規制がなく，使用されたコンピュータを監視しチェックしない限り見破ることが難しい．週に何人もの未成年者が，性犯罪者にかどわかされ，時には命を落とす状況に陥っている．またお互いの性別といった重要なことを，結婚して初めて知ったという夫婦についての報告も時に存在する．

インターネットをほとんど使わない人でも被害者となり治療に訪れることがある．あるティーンエイジャーは，友達の母親によって悪意をもって書かれた自分についての虚偽の記述を読んだ後に自殺した（ネットいじめ[cyberbullying]）．これはネットいじめを犯罪として取り締まる法を作るきっかけとなった．インターネット上で個人情報盗難もまん延している．医療上の個人情報盗難は，実情に比して報告が少ないが，増加している問題である．これを見破り修正するには，念入りに記録を集める必要がある場合が多い．

その無名性（anonymity），利便性（convenience），逃避（escape）の組み合わせ（ACEモデル）により，インターネットは精神病理が現れやすい場となり注目されている．インターネット依存という言葉は38万5000ものウェブサイトで使用されており，これは4年間で180倍にも増加している．少なくとも過去にうつ病，双極性障害，不安，低い自己評価，物質への依存があった人が，インターネット依存になりやすい．オンラインによる調査によると，インターネットを使っている人の4～10％が下記の徴候のうち少なくとも5つを示し，「インターネット依存」の基準を満たす．1)インターネットに没頭する，2)インターネットに費やす時間が長くなっていく，3)インターネットをしないと落ち着かなくなり時間を減らすことができない，4)不機嫌さや抑うつ，5)意図したより多くの時間をインターネットに費やす，6)仕事や親しい関係，その他の機会を失うリスクを冒してもインターネットを使ってしまう，7)インターネット使用の程度を隠すために嘘をついたり，否定的な感情から逃げるためにインターネットを使ったりする．インターネット依存は一般集団の調査では0.3～0.7％の有病率であるが，家族成員について尋ねるとその率は高くなる．一般の人は週に平均4.9時間コンピューターに向かっているが，依存者では平均は38.5時間となる．依存者の40％はインターネットの使用のために4時間以下しか眠っていない．離婚，職業上の問題，法的問題，ストレスなどを抱える率が高まり，損害は明らかである．インターネット使用における下位グループは以下の通りである．1)サイバーセックス依存（ポルノ画像の閲覧），2)サイバー関係の依存（オンライン上での関係が実際の世界の関係よりも重要になる），オンラインゲーム（賭博，株売買），強迫的で借金を増やすような購買，その他，3)情報過多，4)オンライン上の強迫性，5)（インターネット関連ではない）コンピュータ依存（例えば，コンピュータゲーム）．こうした依存者のうち30％は，否定的な感情を避けるために，またインターネットは安価でいつでも使えるために，インターネットを使用すると報告している．誰にも知られることなく常に賭博をし続けて，インターネット上で実際の金銭を失うこともある．インターネット上のセックス関連の売上げは，その他のどんなものの売り上げよりも大きい．サイバーセックスとカジノの組み合わせは多く，87万3000ものウェブサイトがこれらの2つの言葉に言及している．

インターネット依存の治療　一部のウェブサイトはインターネット使用が病的なものかを判断する機会，および教育とオンラインカウンセリングを提供している．その中にはインターネットから離れるために対面のカウンセリングを強く勧めるものもある．オンライン上の援助がどのくらいの割合であるかの大まかな概念として，「サイバーセックス」に言及しているウェブサイトが400万近くあるのに対して，「サイバーセックス依存」に言及しているのは2万程度である．多くが「インターネット依存センター」や類似の名前を名乗っているが，ほとんどは1人の臨床家に数人の補助的なスタッフがいるところにすぎない．

携帯電話強迫

友人や知人，職場の同僚に対して強迫的に携帯電話をかける者がいる．彼らはもっともらしい理由をつけて，電話することを正当化する．しかし，こうした行動を通じて，例えば孤独への恐れ，無意識の依存欲求を満足させる必要性，または愛する人への敵意を取り消すなどの根底にある問題を表現しているのである（例えば，「あなたが元気にしているか確かめたかったの」）．

反復的自傷行為

　自分を繰り返し切ったり，身体を傷つける人の中には，強迫的にその行為をする人がいる．反復的自傷行為と診断されるすべての症例で，別の障害も見出されるであろう．境界性パーソナリティ障害では，狂言自殺行為が通常みられる．強迫的に身体にピアスをしたり入れ墨をすることは，性倒錯やうつ病の代替症状である場合がある．

　DSM-5では自殺を目的としない自傷(non-suicidal self injury)というカテゴリーが提案されている．これは本当に自殺する意図をもって自分を傷つける人とは違い，繰り返し身体を傷つけるが，死への願望を持たない人を指す．この自傷行為には，他者からの関心を引く，助けを呼ぶ，不快感からの解放といった2次的利得がある．皮膚を切ったり，身体的な苦痛を加えるとエンドルフィンが放出されたり，脳内のドパミン濃度が上昇すると考えられている．どちらも正常，もしくは高揚した気分を作り出すため，自傷行為はその人の抑うつ気分を和らげるのかもしれない．

性行為強迫

　ある人たちは性的な満足をしばしば歪んだ形(例えば，露出狂)で繰り返し求める．彼らは行動を制御することができず，行動化したあと罪の意識を感じることもないようである．性依存(sexual addiction)とも呼ばれるが，これに関しては17.2節で詳しく論じた．

参考文献

Dannon PN. Topiramate for the treatment of kleptomania: A case series and review of the literature. *Clin Neuropharmacol.* 2003;26:1.

Grant JE, Kim SW, Potenza MN. Advances in the pharmacological treatment of pathological gambling. *J Gambl Stud.* 2003;19:85.

Grant JE, Potenza MN. Impulse control disorders: Clinical characteristics and pharmacological management. *Ann Clin Psychiatry.* 2004;16:27–34.

Greenberg HR. Impulse-control disorders not elsewhere classified. In: Sadock BJ, Sadock VA, eds. *Kaplan & Sadock's Comprehensive Textbook of Psychiatry.* 8th ed. Vol. 1. Philadelphia: Lippincott Williams & Wilkins; 2005:2035.

Hollander E, Baker BR, Kahn J, Stein DJ. Conceptualizing and assessing impulse-control disorders. In: Hollander E, Stein DJ, eds. *Clinical Manual of Impulse-Control Disorders.* Washington, DC: American Psychiatric Publishing; 2006:1–18.

Kuzma JM, Black DW. Disorders characterized by poor impulse control. *Ann Clin Psychiatry.* 2005;17:219–226.

Lyke J. A psychiatric perspective on the variety of impulsive behaviors. *PsychCRITIQUES.* 2006:51.

Mandy W, Skuse D, Steer C, St Pourcain B, Oliver BR. Oppositionality and socioemotional competence: Interacting risk factors in the development of childhood conduct disorder symptoms. *J Am Acad Child Adolesc Psychiatry.* 2013;52(7):718–727.

Moeller FG. Impulse-control disorders not elsewhere classified. In: Sadock BJ, Sadock VA, Ruiz P, eds. *Kaplan & Sadock's Comprehensive Textbook of Psychiatry.* 9th ed. Vol. 1. Philadelphia: Lippincott Williams & Wilkins; 2009:2178.

Olson SL, Sameroff AJ, Lansford JE, Sexton H, Davis-Kean P, Bates JE, Pettit GS, Dodge KA. Deconstructing the externalizing spectrum: Growth patterns of overt aggression, covert aggression, oppositional behavior, impulsivity/inattention, and emotion dysregulation between school entry and early adolescence. *Dev Psychopathol.* 2013;25(3):817–842.

Reimherr FW, Marchant BK, Olsen JL, Wender PH, Robison RJ. Oppositional defiant disorder in adults with ADHD. *J Attent Dis.* 2013;17(2):102–113.

Reist C, Nakamura K, Sagart E, Sokolski KN, Fujimoto KA. Impulsive aggressive behavior: Open-label treatment with citalopram. *J Clin Psychiatry.* 2003;64:81.

Stein DJ, Harvey B, Seedat S, Hollander E. Treatment of impulse-control disorders. In: Hollander E, Stein DJ, eds. *Clinical Manual of Impulse-Control Disorders.* Washington, DC: American Psychiatric Publishing; 2006:309–325.

Tavares H, Zilberman ML, el-Guebaly N. Are there cognitive and behavioural approaches specific to the treatment of pathological gambling? *Can J Psychiatry.* 2003;48:22.

Voon V, Rizos A, Chakravartty R, Mulholland N, Robinson S, Howell NA, Harrison N, Vivian G, Chaudhuri KR. Impulse control disorders in Parkinson's disease: decreased striatal dopamine transporter levels. *J Neurol Neurosurg Psychiatry.* 2014;85(2):148–152.

（訳　藤崎亜矢子）

20 物質使用および嗜癖障害

20.1 序文と概説

最も一般的に使用されている薬物は何千年もの間，人類の存在の一部であった．例えば，アヘンは少なくとも3500年前から医療行為の目的で使用されており，大麻（マリファナ）は古代からの漢方薬では医薬品であったことが発見されており，聖書の中では，たびたびワインについて触れられており，西側半球の先住民族はタバコを吸いコカの葉を噛んでいた．新規の薬物が発見され，新規の投与法が開発され，それらの使用に関連した新規の問題が出現してきた．物質使用障害は複雑な精神科関連疾患であり，他の精神疾患と同様に生物学的要因と環境要因が重要な病因になっている．

この章では，11種類の薬理作用物質，すなわちアルコール，アンフェタミンもしくはその類縁の作用物質，カフェイン，カンナビノイド，コカイン，幻覚剤，吸入薬，ニコチン，オピオイド，フェンシクリジン（PCP）とその類似物質，そして鎮静薬・睡眠薬・抗不安薬を含む群の物質に関連した臨床症状を述べ，それらの依存と乱用について紹介する．最後の12番目のカテゴリーには，アナボリック（蛋白同化）ステロイドや亜酸化窒素といった11種の中に分類されなかったさまざまな物質が含まれている．

専門用語

薬物乱用について言及するための多くの用語が，長年にわたり使用されてきた．例えば，依存（dependence）と言う用語があり，物質使用障害を議論する際に2つのうちの1つの意味で使用されている．すなわち，行動的依存では，薬物探索行動や病的な使用パターンに関連した証拠が重視されており，一方，身体的依存は複数回の物質使用による身体的（生理学的）効果に注目している．習慣性とも言われる心理的依存は，精神不安を回避するための持続的もしくは断続的な渇望（すなわち，強烈な欲求）が特徴である．行動的，身体的および心理的依存は物質使用障害の特徴である．

依存に関連する用語として，嗜癖（addiction）と常用者（addict）がある．常用者という用語は，医学的な障害としての物質乱用の概念を無視し，偏見に満ちた暗示的意味で使われている．嗜癖も，テレビへの嗜癖，金銭への嗜癖などのように一般的に平凡な言葉として用いられているが，この用語はいまだ有用性がある．物質嗜癖であろうと賭博，性行動，窃盗，または食事への嗜癖であろうと，すべての嗜癖には，共通した神経化学的および神経解剖学的基盤が存在している．これらのさまざまな嗜癖は，腹側被蓋野，青斑核，側坐核などの脳の特異的な報酬領域（reward area）の活動に同じ影響を与えている可能性がある．

他の用語

共依存　共嗜癖（coaddiction），より一般的には共依存症（codependency）あるいは共依存（codependence）という用語は，家族の物質使用や嗜癖に多大な影響を受けている他の家族員の行動パターンを表すために使用される．この用語はさまざまな状況で使用されており，共依存の明確な診断基準は確立されていない．

イネイブリング　イネイブリング（許容[enabling]；訳注：結果として依存者を支えてしまう，共依存者の行動様式）は，大方の見解が一致している共依存あるいは共嗜癖の第1の特徴である．時に，家族員はイネイブリングという行動をほとんどもしくは全く制御できないと感じている．そのような家族を保護し支援することへの社会的圧力や病的な相互依存もしくは両者によって，イネイブリングの行動の修正には，しばしば抵抗が起こる．病気としての嗜癖の概念を受け入れようとしないことも，共依存の特徴である．家族は，物質使用が病気ではなく本人の意思で故意に（実際，悪意はないとしても）行われているという考えのもとに行動し続け，使用者は家族のことよりもアルコールや薬物に常に注意を向けている．このことによって怒り，拒絶，失敗の感情が家族にもたらされる．これらの感情に加えて，薬物について制御不能であることを否定し薬物使用と無関係なことへ焦点をそらそうとする嗜癖者自身が，自分の薬物使用の責任を他の家族員に取らせようとし，その家族員がそれをいとわないため，家族が罪悪感をもったり，抑うつ的になることがある．

否認　物質使用者の家族は，本人と同様に，明らかにさ

表 20.1-1　物質関連障害で使用される用語

依存（dependence）　身体依存を伴うもしくは伴わない，薬物や化学物質の反復的使用．身体依存とは，反復的に投与された薬物によって引き起こされた変化した生理状態で，物質使用を中断すると特殊な症候群を起こす．

乱用（abuse）　通常は自己投与による，社会的もしくは医学的に適切な使用から逸脱した方法による薬物使用．

不正使用（misuse）　不適切な使用のために医師から処方された薬物を使用することで，乱用と類似．

嗜癖（addiction）　物質使用を繰り返し，使用量が増加し，使用できない状態になると重篤な症状を呈し使用に対する抑えがたい衝動が高まり，身体的・精神的悪化に至ること．

中毒（intoxication）　精神状態（記憶，見当識，情動，判断，および行動・社会的もしくは職業的機能）に1つ以上の影響を与える特殊な物質（例えばアルコール）によって引き起こされた可逆的な症候群．

離脱（withdrawal）　長期間定期的に使用した薬物もしくは物質の使用中断もしくは使用量の減少で発生する物質特異的な症候群．思考，感情，および行動に障害をきたすような心理的変化に加え，生理的な徴候や症状を呈する症候群．離脱症候群（abstinence syndrome）もしくは中断症候群（discontinuation syndrome）とも呼ばれる．

耐性（tolerance）　反復使用するうちに薬物の効果が減弱する現象や，その結果以前と同等の効果を得るために使用量が増える現象．行動的耐性は薬物の効果に関らず個人の遂行能力を反映する．

交叉耐性（cross-tolerance）　同じような生理的および心理的効果を生み出す薬物ともう1つの代替の薬物の効果をいう（例えばジアゼパムとバルビツール）．交叉依存としても知られている．

神経適応（neuroadaptation）　薬物の反復投与の結果起こる体内の神経化学的もしくは神経生理学的な変化．神経適応は耐性という現象として説明される．薬物動態学的適応は，体内の代謝機構の適応を示し，細胞性もしくは薬物動態的適応は，使用物質の高い血中濃度にもかかわらず機能する神経系の能力を指す．

共依存（codependence）　薬物乱用者の行動に影響を与える，または与えられる家族員を意味する用語．（例えば，薬物を直接提供する，もしくは購入する現金を提供するような）乱用者の嗜癖行動を助長するような人を表すイネイブラー（enabler）という用語にも関連する．また，家族が嗜癖を身体的・精神医学的疾患として受容することの回避することや，物質を乱用していることを否認することもイネイブリングに含まれる．

まざまな問題の原因になっている物質使用が，あたかも本質的な問題ではないかのようにふるまうことがよくある．つまり彼らは懸命に否認している．明確な事実を受け入れない理由はさまざまである．本人に薬物やアルコールの問題があるとすればその責任は家族にあると家族自身が感じるため，時に否認は家族の自己防衛となる．

嗜癖者自身と同様，共依存の家族も外部からの介入が必要であるという考えを受け入れようとせず，そして失敗を繰り返しているにもかかわらず，薬物使用の制御に対してより強い意思の力とより多大な努力があれば平穏な生活が取り戻せると信じ続けている．さらなる努力をしても薬物使用の制御ができなかった場合，その失敗は嗜癖者や病気の進行が原因なのではなく，家族自身が原因であるとみなしてしまいがちであり，失敗とともに，怒り，低い自己評価，抑うつの感情をもつようになる．物質使用障害に関連する重要な用語を**表20.1-1**に示した．

疫　学

米国国立薬物乱用研究所（National Institute of Drug Abuse：NIDA）や薬物使用と保健に関する全米調査（National Survey of Drug Use and Health：NSDUH）などの他の機関は，米国内における違法薬物使用について定期的な調査を実施している．2012年の時点で，12歳以上の2200万人（全米人口の約10％）が何らかの物質関連障害に罹患していると概算されている．このうち，約1500万人がアルコール依存，もしくは乱用と分類される（図20.1-1）．

図20.1-2に，さまざまな薬物を使用したと報告した回答者の調査データを示した．2012年には，66万9000人にヘロイン依存もしくは乱用があり，1.7％（430万人）に大麻の乱用，0.4％（100万人）にコカインの乱用があり，200万人が鎮痛薬依存もしくは乱用の状態にあった．

使用開始年齢に関しては，より若い年齢（14歳以下）で物質使用を開始した者はそれ以上の年齢で開始した者よりも依存しやすい傾向があった．これはすべての物質乱用に当てはまるが，特にアルコールで顕著だった．14歳以下で飲酒を始めた21歳以上の成人では，15％がアルコール依存症に分類された一方で，21歳以上で始めた者ではわずか3％だった．

乱用の割合も年齢によって異なる（**表20.1-2**）．2012年には，12～17歳の若年者（6％）や26歳以上の成人（7％）と比較して，18～25歳の若年成人が最も依存もしくは乱用の割合が高かった（19％）．21歳以降では，一般的に年齢に応じて低下する．65歳になると，約1％の人しか過去一年間に違法薬物を使用しておらず，年齢が嗜癖を"燃え尽きさせる"という臨床的観察から得られた知見を支持している．

表20.1-3は違法薬物の使用者の人口統計学的特性のデータを要約している．薬物使用は女性よりも男性の方が多く，米国先住民もしくはアラスカ先住民で生涯有病率が最も高く，黒人もしくはアフリカ系米国人より白人の方が有病率が高く，大学へ行かなかった人々よりも大学以上の学歴の人々で物質使用が多く，パートタイムま

図20.1-1 2002年から2012年における12歳以上の過去1年間における物質依存もしくは乱用．(Substance Abuse and Mental Health Services Administration, *Results from the 2012 National Survey on Drug Use and Health*：*Summary of National Findings*, NSDUH Series H-46, HHS Publication No. (SMA) 13-4795. Rockville, MD：Substance Abuse and Mental Health Services Administration；2013から転載)

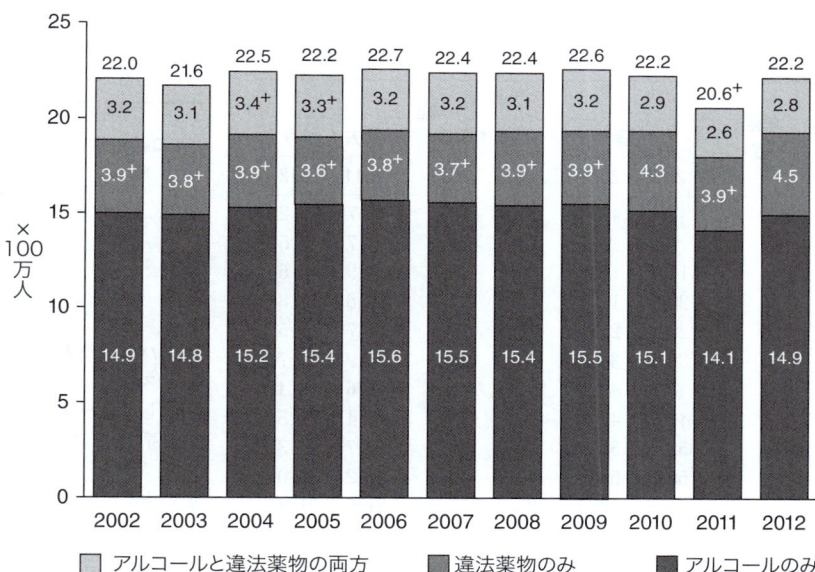

⁺この推定値と2012年値の差は5％水準で統計学的に有意である．注意：四捨五入のため積み重ねグラフの総数は全体の総数を加えたものにならない．

図20.1-2 12歳以上人口における過去1年間の特定の違法薬物の依存と乱用：2010年．(Substance Abuse and Mental Health Services Administration, *Results from the 2012 National Survey on Drug Use and Health*：*Summary of National Findings*, NSDUH Series H-46, HHS Publication No. (SMA) 13-4795. Rockville, MD：Substance Abuse and Mental Health Services Administration；2013から転載)

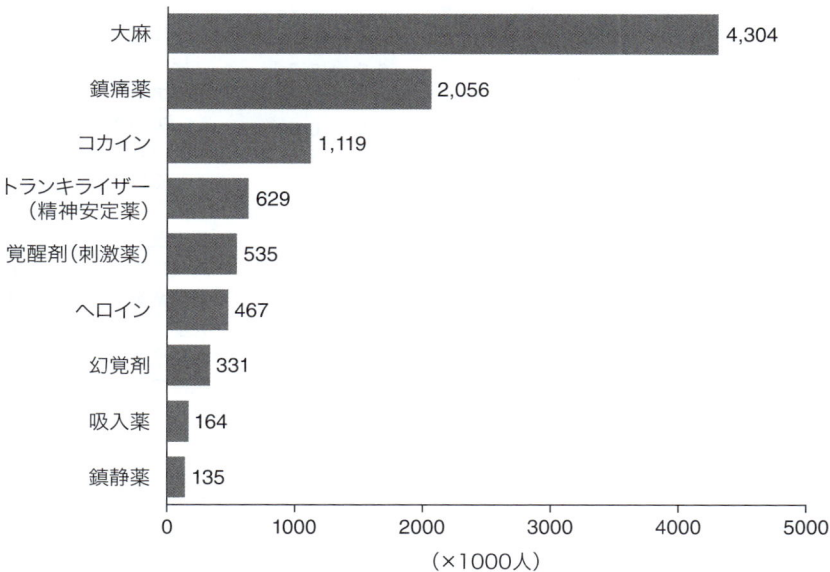

たはフルタイムの仕事をしている人より失業者の方が使用率が高い．

米国内での地域によっても物質依存もしくは乱用の割合は異なる．2010年に，北東部(8％)や南部(8％)と比較して，西部(9％)と中西部(9％)はやや割合が高い．小都市圏と大都市圏は同程度の割合(両方とも9％)で，完全な農村部では最も低かった(7％)．刑務所から仮釈放もしくは保護観察下の人々も割合が高い(34％と9％)．薬物もしくはアルコールの影響下で運転を行う人の数は減少している．アルコールの影響下での運転は2002年の14％から2010年には11％に減少しており，同期間の薬物の影響下での運転は5％から4％に減少している．米国における薬物使用とその動向の包括的調査はwww.samhsa.govから入手可能である．

病因

物質使用障害のモデルは，複数の相互作用因子が薬物使用行動に影響を与え，判断能力の喪失に至った結果，ある薬物の使用に至るというものである．薬物の作用はその過程において非常に大きいが，ある薬物に依存するようになるすべての人がその薬物の効果を同じように経

表 20.1-2 2011 年と 2012 年における生涯，過去 1 年，過去 1 か月における違法薬物使用の年齢別一覧

年齢カテゴリー	生涯 2011	生涯 2012	過去 1 年間 2011	過去 1 年間 2012	過去 1 か月 2011	過去 1 か月 2012
合計	47.0	48.0	14.9[b]	16.0	8.7	9.2
12	9.2	8.1	5.3	5.0	2.7	2.5
13	14.0	12.9	8.7	8.8	3.9	4.6
14	20.1	19.1	14.5	13.3	6.8	6.8
15	29.4	27.1	22.9[b]	19.3	11.7[a]	9.5
16	36.3	34.8	28.3	27.5	15.9	14.7
17	41.8	42.1	32.1	32.4	18.6	18.4
18	47.2	49.3	36.7	38.4	22.4	22.5
19	52.1	52.2	39.0	38.2	23.7	24.3
20	58.3	58.3	40.6	42.4	25.2	25.0
21	56.6	58.8	35.0	37.7	21.5	21.4
22	60.3	60.9	36.4	37.6	21.2	22.6
23	60.5	61.0	33.6	32.2	20.8	18.1
24	60.2	61.3	30.1	32.8	17.7	19.2
25	62.0	61.2	28.8	30.2	18.2	17.1
26〜29	59.0	61.7	23.5	26.4	14.9	14.6
30〜34	60.0	60.0	19.6	21.5	11.1[a]	13.2
35〜39	54.5	55.5	14.6	15.7	8.2	8.8
40〜44	55.4	54.5	11.7	13.8	6.4	7.3
45〜49	57.3	59.0	11.2[a]	13.4	6.7	7.7
50〜54	61.9	60.7	10.9	12.1	6.7	7.2
55〜59	56.0	56.8	9.5	10.8	6.0	6.6
60〜64	41.9[a]	47.6	5.9	6.0	2.7	3.6
65 歳以上	16.5[a]	19.3	1.6	2.3	1.0	1.3

注意：違法薬物には大麻（マリファナ/ハシシ），コカイン（クラックを含む），ヘロイン，幻覚剤，吸入剤，もしくは処方された向精神薬の医療用以外の使用を含んでいる．向精神薬のデータにはメタンフェタミンの質問が含まれているが，2005 年と 2006 年に新しく追加されたメタンフェタミンの項目は含まれていない．
[a]2012 年の推定値と比較して 5% 水準で統計学的に有意差がある．
[b]2012 年の推定値と比較して 1% 水準で統計学的に有意差がある．
SAMHSA, Center for Behavioral Health Statistics and Quality, National Survey on Drug Use and Health, 2011 and 2012 から転載．

表 20.1-3 2011 年と 2012 年における生涯，過去 1 年，過去 1 か月における 18 歳以上の違法薬物使用者の人口統計学的特徴

人口統計学的特徴	生涯 2011	生涯 2012	過去 1 年間 2011	過去 1 年間 2012	過去 1 か月 2011	過去 1 か月 2012
合計	56.9	57.8	35.2	36.3	21.4	21.3
性別						
男性	60.4	61.1	40.0	40.5	25.6	25.4
女性	53.5	54.4	30.4	32.1	17.2	17.3
ヒスパニック系や人種						
非ヒスパニックもしくはラテン系	58.5	59.1	36.3[a]	37.9	22.1	22.5
白人	61.4	61.7	37.9	38.8	23.0	22.6
黒人もしくはアフリカ系米国人	53.6	55.4	34.9	38.0	22.1	24.9
米国先住民もしくはアラスカ先住民	72.6	70.2	44.0	*	22.2	18.0
ハワイ先住民もしくは他の太平洋諸島の民族	*	*	*	*	*	*
アジア系	37.9	36.5	22.5	22.0	12.7	11.1
2 つ以上の人種	61.5	67.0	37.2[a]	46.1	22.0[a]	31.0
ヒスパニックもしくはラテン系	50.8	52.7	30.9	30.3	18.9	17.0
教育歴						
高校以下	56.0	57.8	36.4	38.9	23.5	25.0
高校卒業	56.4	55.8	35.1	35.2	22.2	22.1
大学	58.4	59.7	37.5	37.9	22.4	21.6
大学卒業	55.9	57.6	28.2[a]	32.1	14.7	15.0
現在の仕事						
フルタイム	60.0	60.6	33.0	34.5	19.6	20.4
パートタイム	58.1	58.8	38.1	39.1	23.1	22.9
失業	60.5	62.9	42.8	45.1	28.3	28.6
その他[1]	48.8	48.7	30.8	31.3	18.4	17.2

*正確さが乏しい；報告された推定値がない．
注意：違法薬物には大麻（マリファナ/ハシシ），コカイン（クラックを含む），ヘロイン，幻覚剤，吸入剤，もしくは処方された向精神薬の医療用以外の使用を含んでいる．向精神薬のデータにはメタンフェタミンの質問が含まれているが，2005 年と 2006 年に新しく追加されたメタンフェタミンの項目は含まれていない．
[a]2012 年の推定値と比較して 5% 水準で統計学的に有意差がある．
[b]2012 年の推定値と比較して 1% 水準で統計学的に有意差がある．
[1]他の雇用形態には退職者，能力障害者，主婦，学生，その他，労働人口に含まれない人が含まれている．
SAMHSA, Office of Applied Studies, National Survey on Drug Use and Health, 2011 and 2012 から許可を得て転載．

験したり，同じような要因により動機づけされているわけではない．さらに，また別の要因が過程の異なる段階で多かれ少なかれ重要になりうると仮定されている．したがって，薬物の入手しやすさ，社会的受容性，そして仲間からの圧力が薬物の初回使用の主要な要因となるが，おそらくその個人の性格傾向や生物学的特徴のような他の要因も薬物の効果をどのように知覚し，繰り返し使用することによって中枢神経系（CNS）がどのように変化するのかという点で重要である．さらに，薬物による特定の作用を含めた他の要因も薬物使用が薬物依存に進展していくかどうかの主要な決定因子であるが，その薬物が(1)有害作用を引き起こしたり，あるいは(2)依存

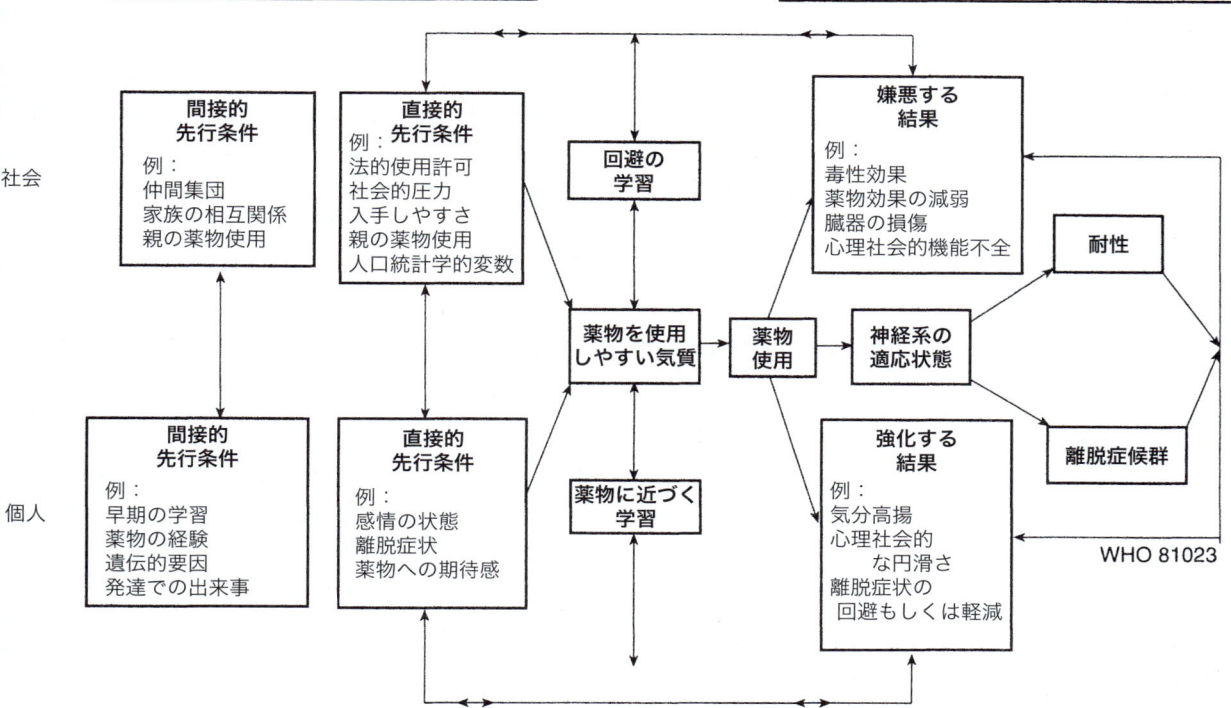

図 20.1-3 世界保健機関（WHO）による薬物使用と依存の図式モデル．(Edwards G, Arif A, Hodgson R. Nomenclature and classification of drug-and alcohol-related problems. A WHO memorandum. *Bull WHO*. 1981；59：225 から許可を得て転載)

から回復しやすさに重要な影響を与えうるさらに別の要因もある．

　自発的な薬物使用が強迫的な使用に変化していくことは，薬物使用者の脳の構造や神経化学における変化のプロセスであるために，嗜癖は「脳の病気」であると考えられてきた．今ではそのような変化が脳の関連領域で実際に生じていることを示す根拠が十分に示されている．ただ，まだ不確かではっきりしない疑問は，これらの変化が薬物使用行動を説明するのに必要かつ十分であるかどうかということである．多くの者はこの質問にイエスとは答えないであろう．つまり，正の強化子や嫌悪事態に反応して薬物使用行動を調節する個人の能力によるところがあるなど，嗜癖の性質はより複雑であり，複数の要因の相互作用を理解する必要があるのである．

　図 20.1-3 はいかに多くの要因が薬物依存への進展に関与しているかを表している．中心的な要素は，薬物使用行動そのものである．薬物を使用する決定は，その時の社会的・心理的な状況によってだけでなく，遠い過去の生活史によっても影響される．薬物使用はその結果が報酬となるか嫌悪となるかという一連の結果をもたらし，その後学習の過程を通して，薬物使用行動が繰り返されるかどうかが多かれ少なかれ決まってくる．いくつかの薬物では，耐性，身体依存，そして感作（図では示されていないが）と関連する生物学的な変化も進展していく．その後，徐々に耐性がつき，薬物の副作用がいくら

か軽減し，より多い量を使用するようになり，身体依存の形成が加速していくのである．一定の閾値を超えると，離脱症状が出現することをおそれるようになり，薬物を繰り返して使用する動機が形成されていく．また，動機づけシステムの感作は薬物関連刺激の顕在性を高める可能性がある．

精神力動的要因

　物質乱用に関する精神力動理論の領域は，過去 100 年間のさまざまな理論の影響を受けている．古典的理論では，物質乱用は自慰行為と同等のものであり（例えば，初回使用時の体験を長く続く性的オルガズムに似ていると言うヘロイン使用者がいる），不安衝動に対する防衛や口唇期への退行の表現（すなわち，依存）と考えられていた．最近の精神力動的な系統的記述は，物質使用は自我機能の障害（例えば，現実を適切に処理することができない）が影響しているとしている．また，自己治療的な形として，アルコールはパニックを制御する，ヘロインは怒りを鎮める，そして，アンフェタミンは抑うつ気分をもち上げるために使用されることがある．常用者は時に失感情症（alexithymia）と呼ばれる内的な情動状態を認識することが非常に困難な状態になる（すなわち，自分の感情を述べるための言葉をみつけることができない）．

学習と条件付け　機会的であろうが，強迫的であろうが，薬物使用はその使用に伴う結果により維持される行動で

あるとみなされる．薬物は痛み，不安，そして抑うつなどの有害または嫌悪すべき状態を解消することにより，そのような状態における使用を強化しうる．ある種の社会的状況では，その薬理作用とは別に，薬物使用により特別な信望や友人からの承認を得ることで，薬物使用は強化される．また，薬物使用はラッシュ（薬物に誘発された多幸感）の結果としても，混乱した感情の軽減としても，離脱症状の緩和としても，またはこれらの効果の任意の組み合わせによっても，急速な正の強化を呼び起こす．さらに，薬物によっては神経系を感作して，強化効果を得ることがある．その結果，物質使用に関連する道具（針，ボトル，タバコの箱）や行動は，その物質が使用できる状況であると伝える合図とともに 2 次的な強化因子になる．つまり，それらが存在する状況においては，渇望やその効果を得たいという欲望は増強する．

薬物使用者は，扁桃体と前部帯状回を含む大脳辺縁系の活動性を増加させる薬物関連刺激に反応する．薬物に関連する大脳辺縁系の活性化はコカインやオピオイド，そして，たばこ（ニコチン）などを含むさまざまな物質で証明されている．興味深いことに，コカイン使用者がコカイン関連刺激で活性化される脳領域は，健常者やコカイン使用者が性的刺激によって活性化される部位と同じなのである．

薬物使用のオペラント強化や薬物探索行動に加えて，他の学習メカニズムも間違いなく依存や再発に影響を及ぼしているであろう．オピオイドやアルコールでみられる離脱症状は，環境的または内部感覚受容的な刺激によって（パブロフまたは古典的な意味で）条件付けできる．常用者は，オピオイド，ニコチン，そしてアルコールなどからの離脱後，長期的に物質使用またはその離脱に以前関連していた環境的な刺激にさらされると，条件付けられた離脱や条件付けられた渇望，またはその両方を経験する可能性がある．ただし，渇望感の増強は必ずしも離脱症状を伴わない．最も強烈な渇望は，他の誰かがヘロインを使用していたり，タバコに火をつけようとしていたり，友人に薬物を分けてもらっている状況を目撃することなどのように，物質が使用できる状況によって誘発される．これらの学習や条件付けという現象は，以前から存在するあらゆる精神病理に重畳しうるが，既存の障害は非常に強化された薬物探索行動の進展にとって必要とされるわけではない．

遺伝要因

双生児，養子，そして，同胞研究から，アルコール乱用の原因は遺伝要因と関連するという強力な証拠が示されている．他の物質乱用もしくは物質依存の発症に遺伝要因が関係しているという報告がいくつかあるがそれほど決定的なものではない．近年の研究者は，物質乱用または物質依存の研究に制限酵素断片長多型（restriction fragment length polymorphism：RFLP）を利用し，ドパミン産生に影響を与える遺伝子との関連を推定している．

神経化学的要因

受容体と受容体系　多くの研究者により，アルコールを除くほとんどの物質乱用に関与する特定の神経伝達物質またはその受容体が確認されている．研究者によってはそのような仮説にもとづいて研究を進めている．例えば，オピオイドはオピオイド受容体に作用する．したがって，内因性オピオイド活性が非常に低い（例えば，エンドルフィン濃度が低い）人や，内因性オピオイド拮抗物質の活性が非常に高い人は，オピオイド依存を引き起こすリスクが高い．正常な脳内受容体機能や神経伝達物質濃度を有する人においてさえ，特定の物質の長期乱用は結果的にいつか脳の受容体を変化させ，脳はその恒常性を維持するために外因性の物質を必要とするようになってしまう．このような脳の受容体変化の過程が中枢神経系における耐性を形成する機構である可能性がある．しかし，神経伝達物質の遊離の調節や神経伝達物質と結合する受容体の機能を証明することは困難であることが判明している．そのため，最近の研究ではセカンドメッセンジャー系や遺伝子調節における物質の作用に焦点があてられている．

神経伝達物質とその経路

物質乱用と物質依存の進展に関与していると考えられている代表的な神経伝達物質は，オピオイド，カテコールアミン（特に，ドパミン），そしてγアミノ酪酸（γ-aminobutyric acid：GABA）作動系である．殊に重要なのは，大脳皮質や辺縁系領域，特に側坐核へ投射している腹側被蓋野におけるドパミン作動性ニューロンである．この経路は報酬系に関わっており，アンフェタミンやコカインなどの物質における作用の主要な調節因子と考えられている．アドレナリン作動性ニューロン群の中枢である青斑核は，オピエイトやオピオイドの作用の調節に関連するとされている．これらの経路は総称して脳-報酬系と呼ばれている．

併存疾患

併存疾患（comorbidity）とは，1 人の患者に同時に 2 あるいはそれ以上の精神疾患が診断されることを指す．アルコール，コカイン，そして，オピオイドの依存に対する治療を求める人々には，精神疾患の併存が高い頻度で認められ，ある研究では約半数の者で精神疾患が併存していたと報告されている．ただし，精神疾患が併存するオピオイド，コカイン，そしてアルコール乱用者は治療を求める傾向が強いが，治療を求めない人が必ずしも精神疾患の併存がないとはいえないので注意が必要である．そのような人には，物質使用が生活にもたらしている問題について否認するように強いる社会的背景がある可能性がある．2 つの大規模な疫学調査によると，人口

の代表的サンプルの中においてでさえ，たばこを除くアルコール・薬物の乱用と依存の診断基準を満たす人は，他の精神疾患の診断基準も満たす可能性がはるかに高いと報告されている．

さまざまな研究により，物質乱用あるいは物質依存患者の35〜60％が反社会性パーソナリティ障害の診断基準を満たすことが示されている．若年で発症するという条件を除き，反社会性パーソナリティ障害のすべての診断基準を満たす者を含めれば，その割合はさらに高くなるであろう．すなわち，反社会性パーソナリティ障害の症状出現が物質使用以前であっても，物質使用中に発症した場合であっても，いずれにしても物質乱用あるいは物質依存と診断をされた患者は，高い割合で反社会的な行動様式をとることが多い．反社会性パーソナリティ障害のみの患者よりも，反社会性パーソナリティ障害を併存している物質乱用あるいは物質依存患者の方が，より違法物質を使用し，より重い精神病理があり，自分の生活への満足感がなく，より衝動的になったり，孤立したり，抑うつ的になったりする．

うつ病と自殺　物質乱用あるいは物質依存の患者における抑うつ症状の出現は珍しいことではない．オピオイドの乱用もしくは依存をもつ者の約3分の1から2分の1，またはアルコール乱用もしくは依存をもつ者の約40％が，人生のある時期においてうつ病の診断基準を満たす．物質使用は，突発的な自殺を引き起こす大きな要因でもある．物質乱用者は一般人口より約20倍も自殺死亡率が高く，アルコール乱用あるいは依存者の約15％に自殺企図が認められるとの報告もある．アルコール使用障害に伴う自殺の頻度はうつ病の患者の自殺に次いで高い．

診断分類

精神障害の診断・統計マニュアル第5版（Diagnostic and Statistical Manual of Mental Disorders, 5th edition：DSM-5）の中には(1)物質使用障害，(2)物質中毒，(3)物質離脱，そして(4)物質誘発性障害の4つの診断カテゴリーがある．

物質使用障害

物質使用障害は物質を長期的に使用した結果引き起こされる特定の物質乱用（例えば，アルコール使用障害，オピオイド使用障害）に適用される診断用語である．以下の点がこの診断にあたって必要とされる．これらの診断基準はすべての乱用物質に共通して適用される．

A．物質の不適応的な使用様式が，臨床的に重大な障害や苦痛を引き起こしており，以下のうち2つ（またはそれ以上）が，12か月以内に起こる．
1. 物質の反復的な使用の結果，職場，学校，または家庭における重要な役割の責任を果たすことができなくなる（例えば，物質使用により，欠勤を繰り返したり，仕事の遂行能力が低下することや，学校を休んだり，遅刻したり，早退したりすること，そして，育児あるいは家事を放棄する）．
2. 身体的に危険な状況においても物質使用を繰り返す（例えば，物質使用による影響がある状態で自動車の運転や機械の操作を行う）．
3. 物質の作用により，持続的，または反復的に社会的，対人的問題が起こり，悪化しているにもかかわらず，その使用を続ける（例えば，中毒症状の結果について配偶者と口論になる）．
4. 耐性，以下のいずれかによって定義される．
   (a) 中毒または期待する効果に達するために，著しく増大した量の物質が必要となる．
   (b) 同じ量の物質の持続的な使用により，効果が著しく減弱している．
5. 離脱，以下のいずれかによって明らかとなるもの．
   (a) その物質に特徴的な離脱症状がある．
   (b) 離脱症状を軽減，または回避するために，同じ物質（または密接に関連した物質）を使用する．
6. 物質を意図していたよりもしばしば多量に，あるいは長期間にわたって使用する．
7. 物質の使用を減量または，制限することに対する，持続的な欲求または努力の不成功がある．
8. 物質を入手するための活動，その使用，またはその作用から回復するのに多くの時間が費やされる．
9. 物質使用のために，重要な社会的，職業的，または娯楽的活動を放棄，または縮小している．
10. 物質使用により，身体的または精神的な問題が持続的，または反復的に起こり，悪化しているらしいと知っているにもかかわらず，物質使用を続ける．
11. 物質使用への渇望，強い欲求，または衝動が認められる．

物質中毒

物質中毒は最近の物質の注射または曝露の結果起こる特異的な徴候と症状を特徴とする症候群（例えば，アルコール中毒なのか単なる酩酊なのか）を記載するための診断用語である．物質中毒の一般的な説明には以下の点が含まれる．

▶ 最近物質を注射（またはそれに曝露）したことによる，可逆的な物質特異的な症候群の出現．
　注意：異る物質が類似した，または同様な症候群を呈することもある．
▶ 中枢神経系に対する使用物質の作用に起因し，物質の使用中，あるいは使用後まもなく出現する臨床的に重大な不適応的行動あるいは心理学的変化（例えば，好争性，気分の不安定性，認知機能や判断能力の低下，社会的あるいは職業的機能の低下）．
▶ これらの症状は他の医学的疾患に起因しておらず，他

の精神疾患ではうまく説明されない．

物質離脱

物質離脱は，例えばオピオイド離脱のように，ある物質を一定期間多量に摂取し続けた後に，突然その使用を中断した結果起こる特異的な症候群を記載する診断用語である．物質離脱を診断するにあたり，以下の診断基準を満たす必要がある．

- 多量の長期にわたる物質使用の中断（あるいは減量）に起因する物質特異的な症候群の出現．
- 物質特異的な症候群は，臨床的に重大な苦痛，あるいは社会的，職業的，または他の重要な領域における機能の損傷を引き起こす．
- これらの症状は他の医学的疾患によるものではなく，また他の精神疾患ではうまく説明されない．

この後の節で述べられる各物質についての議論は，DSM-5から引用した上記の一覧を参照してほしい．臨床医は前述の診断基準に用いている「物質」という単語の代わりに，使用した，または中毒や離脱を引き起こした物質名を当てはめてほしい．

治療とリハビリテーション

物質関連問題をもつようになった人の中には，正式な治療を行わなくても，特に加齢によって，回復する例もある．ニコチン嗜癖のような，それほど重篤でない障害をもつ人には，短期的介入が，より集中的な治療と同程度の効果を示すことが多い．なぜならば，このような短期的介入は環境を変えたり薬物によって生じた脳の変化を改善したり，新しい技術を提供するわけではなく，薬物使用行動に最も強い影響を与えていると考えられる患者自身の動機（認知）に変化をもたらすような働きかけを行うからである．この介入法に反応がないか，依存がより重症である患者のための他のさまざまな有効な介入法について，以下に説明する．

特別な手法や技術（例えば，個人精神療法，家族療法，集団療法，再発予防，薬物療法など）および治療計画のもっている特徴を理解しておくことは有益である．ほとんどの治療プログラムにおいては，さまざまな特別な手法を用いるとともに，専門教育を受けた者だけではなく，特別や技術をもっている者や自身の物質関連問題から回復した経験をもつ者など専門職ではない人たちも深く関与している．最高の治療プログラムとは，個々の患者に対して慎重な評価を十分に行い，その必要性に合った特別な手法と訓練を組み合わせたものである．

治療に使われる特別な手法にも，さまざまな手法を併用する治療プログラムにも，一般的に受け入れられている分類システムはない．アルコール，たばこ，コカインのような単一物質の治療のように範囲が限定されている場合でさえ，治療の手法と治療プログラムに標準化された用語がないことは問題である．注意深く覧視する調査研究を除いて，特定の治療手法（例えば，個人精神療法，集団療法，メサドン維持療法）の定義であっても非常にあいまいなため，それがどのような方法であるのかを理解することは通常難しい．そのような現状があるにもかかわらず，記述的な目的のために，1つかそれ以上の際だった特徴に基づいて治療プログラムを大まかに分類することはよく行われている．それは治療プログラムの目的を単に急性期における離脱症状の治療や最近使用した薬物の影響に対する治療（解毒）に置くのか，もしくは長期的な行動修正に焦点を合わせるのかということである．長期的な治療としては，広範な薬物療法，個人精神療法やアルコール症者匿名会（Alcoholics Anonymous：AA）などの12段階に基づく治療，そして，治療共同体への参加をどの程度まで治療プログラムに取り入れるのかについて分類される．例えば，最近の政府機関は(1)メサドン維持療法（主に外来患者に対して），(2)外来断薬治療プログラム，(3)治療共同体，そして，(4)短期入院治療プログラムなどの薬物依存の治療に対して公的な資金援助を行うようになってきている．

治療の選択

すべての介入法がすべての物質使用や依存に適用できるわけではない．違法薬物に対して行われる強制的な介入は，たばこのように合法的に使用できる物質に対しては適用されないこともある．嗜癖行動は突然修正されるものではなく，一連の段階を経て変化していく．この過程を説明するにあたり，5つの変化の段階モデルを以下に紹介する．この段階的な課程は，前熟考期（precontemplation［嗜癖行動について考える以前の段階］），熟考期（contemplation），準備・決心の段階（preparation），実行する段階（action），そして，修正された行動を維持する段階（maintenance）の5段階から構成される．このモデルを参考にすることにより，嗜癖行動を変化させる患者の準備段階を見極めて，その必要性に応じて治療に取り組むことで，患者の治療に対する協力の度合いが増すことが知られている．また，特定の薬物がある特定の物質使用障害に対する介入の重要な手段として使用されることがある．例えば，アルコール依存に対してのジスルフィラム（ノックビン），ナルトレキソン（ReVia），アカンプロサート（レグテクト），ヘロイン嗜癖に対してのメサドン（Dolophine），酢酸レボメタディル（OR-LAAM），ブプレノルフィン（レペタン），そして，たばこ依存に対するニコチンパッチやガム，ブプロピオン（Zyban）などである．必ずしもすべての介入法が健康管理の専門家にとって役立つものではないであろう．例えば，薬物使用や依存の経歴をもつ多くの若い犯罪者が，特別な施設（ブートキャンプ）に現在再留置されている．次に，犯罪者に対する（時に，従業員に対する）治療プログラムは頻回な尿検査の抑止効果にほぼ全面的に依存している状況である．そして，3つ目の群として，特定の宗教で改

宗や再教育を受けている場合もある．喫煙や問題を伴う飲酒に対する短期的介入の有用性を示す研究が多く認められているのに対して，違法薬物の依存を治療するための短期的介入についての研究はほとんどない．

一般に，違法なオピオイドの重篤な依存患者に対する短期的介入（入院の有無にかかわらず2～3週間の解毒も含む）の2～3か月後の効果は限定的である．コカインやヘロインの依存患者において，違法薬物使用，反社会的行動，そして，精神医学的困難が大幅に減じるようにするには，少なくとも3か月間の継続した支持的な治療が望ましい．そのような治療の時間的効果は，居住用の治療共同体から一時的なメサドン維持療法の間で大きく異なった様相を示す．数日から数週間の治療で結果の出る患者もいるが，違法薬物を使用する者においてかなりの比率にあたる者が十分な結果が出る前に治療から脱落してしまう．

治療予後が異なる要因としては，治療導入時の患者の特徴，偶然の出来事，治療を受ける状況などの差異が考えられる．しかし，同じような論理的な治療原則に基づいていても，似たような治療技法を用いたプログラムであっても，治療効果が大きく異なることがある．この違いは，提供される治療の範囲と内容の密度を反映していると考えられる．より重篤な精神医学的困難をもつ患者に対して，より包括的な治療サービスを提供することのできる，専門的に訓練された職員のいる計画プログラムにおいては，患者を治療に結びつけ，肯定的な変化をもたらす可能性が高い．すなわち，各カウンセラーと専門家の技能の違いが治療予後を大きく左右するのである．

違法薬物を使用する者への治療プログラムに関するこのような一般化は，違法薬物の過度な使用によって複雑化していないアルコール，たばこ，大麻に関する問題をもつ者のための治療プログラムに適用することはできないであろう．このような場合には，比較的短期の個人精神療法あるいは集団精神療法が，長期にわたる薬物使用の減少をもたらす可能性がある．違法薬物を扱う治療プログラムにおいて治療効果を考える場合，薬物使用行動の減少と同様に，社会的機能，雇用，犯罪行為に対する対策も通常含まれている．

併存疾患の治療

統合失調症や統合失調感情障害のような重篤な精神疾患が基本にあって，同時に薬物依存を併存している患者の治療は臨床医に問題を投げかけ続けている．抗精神病薬による治療と治療共同体における考え方の両方の特徴を併せもつ特別な施設がいくつか設置されたが，多くの場合，専門化された依存症治療機関では，これらの患者の治療に困難さを抱いている．一般的に，統合的治療（同じスタッフが精神疾患と嗜癖の両方を扱うことができるもの）は，精神疾患と特定の嗜癖に対する計画を同時平行して行う治療や，嗜癖か精神疾患のどちらかをまず治療してからもう一方の治療を行うような段階的な治療よりも，より効果的であるとされている．

治療とその結果

管理型医療システム（訳注：米国における医療サービスの提供を保険者側がコントロールすることにより，効率的に医療サービスを供給するシステム）が公的機関にまで広まったことにより，病院に入院して解毒治療を行うことはかなり減少し，アルコール依存に対する入所リハビリテーションプログラムも事実上なくなった．しかも不幸なことに，管理医療組織は民間でのアルコール依存をもつ患者に有効な短期の外来精神療法を，違法薬物に依存していて，最小限度の社会的支援しか受けられない患者に対しても同様に効果的だと考えている傾向がある．この傾向は，短期間に最低限の費用で行う介入をとりあえず提供しているのみであり，よりよい医療が長期間にわたる良好な結果をもたらすというこれまでの研究結果は無視されている．

治療は社会的支出に値する価値がある場合が多い．例えば，反社会的な違法薬物使用者の治療は反社会的行為を減少させ，ヒト免疫不全ウィルス（HIV）セロコンバージョン（血清交換）率を低下させるといった，治療にかかる費用を埋め合わせるに十分なものである．同様に，刑務所内での治療は出所後の薬物使用や再逮捕にかかる費用を減少させることができる．このような根拠にもかかわらず，公的機関でも民間施設でも，物質依存の治療に対する公的支援をどのように維持するのかについて問題が生じている．このような支援不足は，少くとも一部には物質依存は医学的障害というよりも，道徳的欠点とみなされ続けていることを示唆している．

参考文献

Bonder BR. Substance-related disorders. In: Bonder BR. *Psychopathology and Function*. 4th ed. Thorofare, NJ: SLACK Inc.; 2010:103.

Clark R, Samnaliev M, McGovern MP. Impact of substance disorders on medical expenditures for Medicaid beneficiaries with behavioral health disorders. *Psychiatr Serv*. 2009;60:35.

Ersche KD, Jones PS, Williams GB, Turton AJ, Robbins TW, Bullmore ET: Abnormal brain structure implicated in stimulant drug addiction. *Science*. 2012; 335:601.

Fazel S, Långström N, Hjern A, Grann M, Lichtenstein P. Schizophrenia, substance abuse, and violent crime. *JAMA*. 2009;301(19):2016.

Frances RJ, Miller SI, Mack AH, eds. *Clinical Textbook of Addictive Disorders*. 3rd ed. New York: The Guildford Press; 2011.

Harper AD. Substance-related disorders. In: Thornhill J. 6th ed. Baltimore: Lippincott Williams & Wilkins; 2011:109.

Hasin DS, O'Brien CP, Auriacombe M: DSM-5 criteria for substance use disorders: Recommendations and rationale. *Am J Psychiatry*. 2013;170:834.

Hoblyn JC, Balt SL, Woodard SA, Brooks JO. Substance use disorders as risk factors for psychiatric hospitalization in bipolar disorder. *Psychiatr Serv*. 2009; 60:55.

Karoly HC, Harlaar N, Hutchison KE. Substance use disorders: A theory-driven approach to the integration of genetics and neuroimaging. *Annals N Y Acad Sci*. 2013;1282:71.

Krenek M, Maisto SA. Life events and treatment outcomes among individuals with substance use disorders: A narrative review. *Clin Psych Rev*. 2013;33:470.

Luoma JB, Kohlenberg BS, Hayes SC, Fletcher L. Slow and steady wins the race: A randomized clinical trial of acceptance and commitment therapy targeting shame in substance use disorders. *J Consult Clin Psychol*. 2012;80:43.

Mojtabai R, Chen LY, Kaufmann CN, Crum RM. Comparing barriers to mental health treatment and substance use disorder treatment among individuals with comorbid major depression and substance use disorders. *J Subst Abuse Treat*. 2014;46(2):268–273.

Strain EC, Anthony JC. Substance-related disorders: Introduction and overview.

In: Sadock BJ, Sadock VA, Ruiz P, eds. *Kaplan & Sadock's Comprehensive Textbook of Psychiatry*. 9th ed. Philadelphia: Lippincott Williams & Wilkins; 2009:1237.

Unger JB. The most critical unresolved issues associated with race, ethnicity, culture, and substance use. *Subst Use Misuse*, 2012;47:390.

20.2 アルコール関連障害

アルコール症は西欧世界において最もありふれた精神疾患の1つである．米国におけるアルコール関連障害は毎年8万8000人の死者を含む200万の障害の原因となっている．近年アルコール乱用や依存の臨床関連の研究が開花し，特定の遺伝子の影響や，アルコール症の臨床的経過に関する情報，そして新しい有効な治療法が発展してきていいる．

アルコールはほとんどすべて神経化学系に急性および慢性の変化を及ぼしうる薬物である．このためアルコール乱用は抑うつや不安，精神病などの一過性ながら深刻な心理的症状を引き起こしうるのである．長期的にアルコール摂取量が増えてゆくと，耐性が生じるだけでなく，アルコールへの強い身体的適応が起こり，使用中止により不眠や自律神経系の過活動や不安感などを特徴とする離脱症状に陥る．このため，患者の生活上の諸問題や精神症状を適切に評価するには，アルコールがその臨床状態にどの程度影響しているかを考慮しなければならない．

疫　学

精神科医はアルコール症に常に関心を払わなければならない．なぜなら急性中毒や離脱は，大精神病によく似た症状を示すことが常であり，いわゆる定型的な「汚らしいノックダウン・ドリンカー」(nasty knock-down drinker)とは全く違う普通の人のアルコール症もよくあるからである．

飲酒の普及

米国国民のおよそ90％が，生涯のうち少なくとも一度はアルコール含有飲料を飲んだことがあり，そのほとんどの人達が10代半ばの初期にアルコール摂取を始めている（表20.2-1）．高校の最後までに80％の生徒がアルコールを消費し，60％以上が酩酊状態を経験している．常に3人の男性のうち2人は酒のみであり，持続的に摂取している割合は女性1に対して男性は約1.3であり，男性の10代後半から20代中盤が飲酒の普及率の最高値を示している．

男性も女性も高学歴で高収入の人が摂取率が高く，宗教的宗派の中では，ユダヤ教の人の人口が高く，その一方で依存の割合は最も低い傾向がある．他の民族ではア

表 20.2-1　アルコール疫学

状態	人口（%）
飲酒したことがある	90
現在の飲酒習慣	60～70
一時的問題	40＋
乱用[a]	男性：10＋
	女性：5＋
依存[a]	男性：10
	女性：3～5

[a]精神科患者の20～30%．

イルランド系が深刻な問題の割合が最も高く，一方で禁酒率も有意に多かった．いくつかの推定では米国先住民とイヌイットの男性と女性の60％がアルコール依存であった経験があるという．米国では平均的成人は年間2.2ガロン（約8.3リットル）の無水アルコールを消費し，1981年の1人当たり年間2.7ガロン（約10.2リットル）より減少している．

アルコール含有飲料を摂取することは米国では一般に許容しうる，ありふれた習慣と考えられている．米国国民のおよそ90％が，生涯のうち少なくとも一度はアルコール含有飲料を飲んだことがあり，米国のすべての成人のうちおよそ51％が，現在アルコールの飲用者である．心疾患と癌に次いで，アルコール関連障害は，今日米国で3番目に大きな健康問題になっている．アルコール消費全体の約2分の1がビール，約3分の1が蒸留酒，約6分の1がワインである．米国のすべての成人の約30～45％が，少なくとも一度はアルコール誘発性健忘（例えば，ブラックアウト［訳注：一過性の視力あるいは意識障害をきたすこと］）などの一過性のアルコール関連障害や，酒酔い運転，飲みすぎにより学校や仕事に支障をきたした経験をもっている．生涯のうちに女性の10％と男性の20％が，アルコール乱用の診断基準を満たす状態になったことがあり，女性の3～5％と男性の10％が，さらに深刻なアルコール依存の診断基準を満たす状態になっている．毎年アルコール乱用と直接関連した約8万8000人の死亡例が発生している．アルコール関連障害をもつ人の一般的な死因は，自殺，癌，心疾患，肝疾患である．すべての自動車事故による死亡者が常にアルコール関連障害の診断基準を満たすわけではないが，自動車事故死亡者の約半数は，酒酔い運転であり，深夜に起こる事故のみを考慮すれば，その割合は75％に上ると考えられている．アルコール使用とアルコール関連障害は，すべての殺人犯の約50％，すべての自殺者の約25％にも関連している．アルコール乱用は平均余命を約10年縮める．物質関連による死亡に関して，アルコールは他のすべての物質のなかで群を抜いている．表20.2-2にアルコール使用に関する疫学データを示した．

表 20.2-2　アルコール関連障害の疫学的データ

人種と民族	▶ 白人のアルコール使用率は最も高い ▶ 飲み騒ぎ（binge）使用率はヒスパニックと黒人ではほぼ同様だが，黒人は白人よりその率は低い．
性　別	▶ 男性は女性よりも飲み騒ぎ使用率が高く，重度の使用者となりやすい
地域と都市性	▶ アルコール使用率は西部の州が最も高く，南部の州が最も低い． ▶ 北中央部と北東部はほぼ同等． ▶ 過去1か月間のアルコール使用率は 　大都市地域では56％， 　小都市地域で52％， 　非都市地域で46％であった． ▶ 飲み騒ぎ使用率や重度の使用率は人口密度によってほとんど変化がなかった．
教　育	▶ 大学卒の約70％の成人が現在アルコール使用者であるのに対し，高校卒業者のそれは40％以下である． ▶ 飲み騒ぎ使用率は異なる教育レベル間で同様だった．
社会経済的階層	▶ アルコール関連障害はあらゆる社会経済的階層の人々に存在する． ▶ よく連想されるどや街の飲酒者（定型的なスキッド・ロウ skid-row：スキッド・ロウはロサンゼルス市ダウンタウンの中心部にある地区名．路上生活者や薬物中毒者が多く，貧困層やマフィアによる殺人・強盗・強姦・薬物売買などの犯罪多発地区である．）は，米国におけるアルコール関連障害者の5％にも満たない．

併存疾患

アルコール関連障害と最も関連の高い精神科的診断は，他の物質関連障害，反社会性パーソナリティ障害，気分障害，不安症である．いくぶん議論の余地はあるが，多くのデータから，アルコール関連障害をもつ人では一般の人より自殺が著しく多いことが示唆されている．

反社会性パーソナリティ障害

反社会性パーソナリティ障害とアルコール関連障害の関係が，しばしば報告されている．いくつかの研究から，反社会性パーソナリティ障害は，アルコール関連障害とともに男性に多く，アルコール関連障害が進展する以前から存在している可能性があることが示唆されている．しかし，反社会性パーソナリティ障害とアルコール関連障害には因果関係がなく，全く別の障害であると示唆している研究もある．

気分障害

アルコール関連障害の人の30～40％が，一生の間にうつ病の診断基準を満たす．うつ病は一般にアルコール症の男性よりも女性に多い．日常的にアルコールを大量に消費したりアルコール乱用の家族歴をもつようなアルコール関連障害患者にうつ病が起こりやすいと報告した研究がいくつかある．アルコール関連障害とうつ病が併存する患者では，自殺企図のリスクが非常に高く，他の物質関連障害の診断を受けていることも多い．禁酒後に2～3週残る抑うつ症状を抗うつ薬で治療することを推奨する臨床医もいる．双極Ⅰ型障害患者は，躁病相を自ら治そうとしてアルコールを使用することがあるので，アルコール関連障害が進展してしまうリスクがある．アルコール関連障害と抑うつ障害の両者が併存していると診断された人では，髄液中のドパミン代謝物（ホモバニリン酸）やγアミノ酪酸（γ-aminobutyric acid：GABA）の濃縮が認められるとする研究がある．

不安症

アルコールは不安を軽減するのに効果的であり，多くの人はその理由からアルコールを使用する．アルコール関連障害と気分障害の併存はかなり広く認識されているが，アルコール関連障害患者全体のおそらく25～50％が不安症の診断基準をも満たすということはあまり知られていない．恐怖症とパニック症は，アルコール関連障害の患者において，特に頻繁に合併する診断である．広場恐怖あるいは社交恐怖の自己治療にアルコールが使用される可能性があることを示唆するデータがある．しかし，アルコール関連障害は，パニック症あるいは全般不安症が進展する前から存在している可能性が高い．

自　殺

アルコール使用自体は自殺者に広汎にみられるものと思われるが，アルコール関連障害患者の自殺率は，およそ10～15％と見積もられている．しかし，見積もられている数字ほど自殺率は高くないのではないかという疑問を呈する研究者もいる．アルコール関連障害患者の自殺に関連する要因としては，うつ病の存在，貧弱な心理社会的支援，併存する重篤な身体疾患，失業や単身生活などがある．

病　因

飲酒を始めること，10代や20代のアルコールに関連した一時的な揉め事の発展，さらにアルコール依存への発展などへの決定には複数の要素が影響している．遺伝的性格もまた寄与しているであろうが，アルコール摂取への導入のあり方はおそらく社会的，宗教的，心理的要因に広く依存している．しかし，飲み始めや一時的な問題の寄与する要素と，深刻な繰り返すアルコール依存の

リスクを増加させる要素はおそらく異なるであろう．

多くの身体的，精神医学的疾患に対して遺伝的要因と環境的要因の間の同様の相互作用が原因となっているため，アルコール症のこれらの諸要因を調べることは複合的遺伝的障害全体に関する情報を提供してくれる．遺伝的に優性か劣性かは，重要ではあるが比較的稀な状態の説明にしかならない．ほとんどの障害はいくつかのレベルの遺伝的傾向をもち，それは一連の異なる遺伝的影響による特性に通常関係しており，そのそれぞれの特性により障害のリスクは増強したり減弱したりするのである．

一連の遺伝的影響を，アルコール症のリスクが人口の約60％であることの説明と，不一致例として（発症せずに）残った割合の環境的要因とを結びつけることはもっともなことであろう．

この節の中のこの区分は，以上のことから，事実の説明というより自発研究をうながすようなものとなろう．なぜなら，一連の心理的，社会文化的，生物学的，そしてその他の要素の組み合わせが，人生の問題として繰り返して生じる深刻なタイプのアルコール関連障害の発展の原因となっているからである．

心理学的理論

多くの理論がアルコールによる緊張の緩和と力の感覚の増強，心理的な痛みの軽減と関連したものである．おそらく最大の関心は次のようなことに向けられていると思われる．つまり，アルコールに関わる問題のある人たちにとってアルコールは彼らの神経質な部分を和らげ，日々の生活のストレスから彼らを助けてくれるとしばしば報告されることである．心理学的理論の一部は以下のような観察に一部拠っている．困難な日々の後や，もしくはその社会的緊張の中では，アルコール症ではない人々にとって，その低用量の摂取が，幸福感の強調や相互作用の改善と関連しているということができるということである．しかし，高用量，特に血中濃度が急激に降下している状態では多くは筋緊張は高くなり神経質な傾向や心理的緊張は増強される．このことから，この薬物の緊張緩和の効果は軽度から中程度の飲酒者に最も効果的であり，あるいは離脱症状の緩和に寄与するのみであり，アルコール症の原因には小さな役割しか果たしてないことになる．このため力の感覚の増強や性的能力の増強，心理的な痛みの減弱へのアルコールの潜在力に焦点づけた理論の決定的な評価は困難と言える．

精神力動的理論

ある人たちが超自我の厳しい自己懲罰的傾向や無意識のストレスレベルを軽減するためにこの酒という薬物を使用するという仮説は，おそらく低用量のアルコールの脱抑制効果や不安軽減作用などと関連していると考えられる．また，古典的精神分析的理論は少なくとも一部のアルコール症の人たちは口唇期に固着しており，口を通して物質を摂取することにより彼らの欲求不満を解放することにアルコールを用いていると仮定している．精神性的発達の段階の停止に関する仮説は，ヒューリスティックな意味では有用だが，通常の治療的アプローチにおいてはほとんど効果をもたらしてこなかったし，現在進行している広範囲の研究の焦点とはなっていない．同様に，ほとんどの研究は多くのアルコール症やさまざまな物質や食物のコントロールを欠いた摂取をする傾向と関連した「嗜癖的パーソナリティ」の内容を記述できないでいる．パーソナリティ検査上の病理的なスコアはしばしば中毒の間や離脱もしくは回復期初期の段階では認められるもののこれらの特徴の多くはアルコール症になる前の期間にはなく，禁酒とともに消失するのである．同様に，彼ら自身には併存する障害がないアルコール症者の子どもの前向き研究では，ほとんどアルコール症へのハイリスクが示されている．この文献で後述されているが，部分的な例外として反社会性パーソナリティ障害を伴うアルコール症の15～20％に極端なレベルの衝動性が認められ，彼らは犯罪や暴力，多種の物質依存に陥るリスクが高かった．

行動理論

アルコールの最初の体験後，また再び飲酒し，さらにそれを問題を起こすことなく摂取し続けるかどうかは，飲酒の報酬的効果への期待やアルコール摂取後の振る舞いや引き続いて起こる強化などに対しての責任の認知的態度などに拠っている．またそれらの問題は一般向けの飲酒行動の修正への努力や，アルコール・リハビリテーションの重要の側面として貢献する．

社会文化理論

社会文化理論はしばしばアルコール症の高率なもしくは低率な社会的グループからの推定をその基礎としている．理論家は次のように仮定する．例えば，ユダヤ人のような民族グループでは，家庭における雰囲気は飲酒のレベルとしては中程度のものであり，飲酒を慎む傾向を子どもに伝えるので，アルコール症は低率である．他のいくつかのグループ，例えばアイルランドや米国先住民は飲酒の節制の傾向が強いが，飲酒するものの中では酩酊するまで飲む伝統がありこれがアルコール症を高率に生んでいると考えられている．しかし，これらの理論はしばしば定型例に頼っている面があり，このような法則への顕著な期待をもちやすく，誤りを犯す傾向がある．例えば，アイルランドやフランス人のグループの観察に基づく理論がイタリア人のアルコール症を誤まって高率に予測したことがある．

それでも，文化的要素を含む環境的な要素は，40％程度のアルコール症のリスクを占めていると考えられる．したがって，これらの研究は困難ではあるが，飲酒や酩酊，結果に対する個人的責任などへの文化的態度がその社会におけるアルコール関連問題の発生率に大きく寄与

していることがわかってきている．最終的な分析で，社会的，心理学的理論は非常に適切である．なぜなら，それらが概説した要素は飲酒の始まりから現代のアルコール関連の生活困難やアルコール症までに寄与しているからである．問題は理論を支持したり論破する比較的正確なデータをいかに集めるかである．

小児期の病歴

後にアルコール関連障害と診断される人の小児期の病歴や，親の片方あるいは両親がアルコール症であるためにアルコール関連障害を発症するリスクが高い子どもについて，いくつかの要因が確認されている．アルコール関連障害を発症するリスクの高い子どもには，平均的に神経学的認知検査における欠陥の存在，誘発電位検査におけるP300の振幅の減少や，種々の脳波異常が認められることが，いくつかの実験的研究において見出されている．リスクが高い子孫の20代における研究においても，アルコール関連障害と診断されていない両親をもつ人に比べて，アルコールによる効果が全体的に鈍いことも示されている．これらの知見から，遺伝性の生物学的脳機能によって，アルコール関連障害に罹患しやすくなる素因が形成されている可能性が示唆される．注意欠如・多動症，素行症，あるいはその両者が併存する小児期の病歴をもつ子どもは，成人になってアルコール関連障害になる可能性が高い．前記のようにパーソナリティ障害，特に反社会性パーソナリティ障害もアルコール関連障害に罹患しやすい素因である．

遺伝子理論

遺伝子の影響の重要性　4つの証拠がアルコール症は遺伝子の影響を受けるという結論を支持している．まず第1は近親者にアルコール依存傾向をもつ人がいる場合，重度のアルコール関連問題をもつリスクが3～4倍に高まるという結果が示されている．アルコールにまつわる問題の発生率はアルコール依存傾向をもつ近親者の数やその重症度，遺伝的近さとともに増加する．家族研究では，遺伝要因と環境要因を分離しその重要性を比較するという点では大きな進歩はなかった．しかし，双生児研究からは，もう一段階進んだデータが得られている．重症のアルコール関連障害における類似度や一致率は，一卵性双生児における場合のほうが，二卵性双生児に比べほとんどの研究で有意に高かった．この研究からは60％の分散を遺伝子で説明でき，残りは共有不可能な，おそらく成人後の環境の影響と考えられる．第3に養子研究ではすべての研究でアルコール症の両親の子孫であることの際立ったリスクの高さが示されており，それは出産直後に生みの親から離され，実の両親がもつアルコールの問題に関して何も知識をもっていない場合でも高かった．逆にアルコール依存傾向をもつ養父母に育てられても，アルコール関連障害に対するリスクがさらに増すことはなかった．最後に動物における研究ではアルコールの使用を自由に選べる段階とこれに引き続く中毒のレベル，そしていくつかの帰結などにおいて，いまだ特定されてない遺伝子の多様性が重要な役割を演じていることが支持された．

アルコールの作用

アルコールという語は，飽和炭素原子に結合した水酸基（-OH）をもつ有機分子の大きな一群を意味している．エチルアルコールはエタノールとも呼ばれ，アルコールの最も一般的な形式である．時にアルコール含有飲料と呼ばれるように，エチルアルコールは飲酒用に使用される．エタノールの化学式は，CH_3-CH_2-OH である．

諸種のアルコール含有飲料の味や香りの特徴は，その生成法や最終産物におけるさまざまな同族体によるものである．同族体には，メタノール，ブタノール，アルデヒド，フェノール，タンニンやさまざまな微量金属が含まれる．それらの同族体は，さまざまなアルコール含有飲料でいくらか異なった精神活性作用を示す可能性があるが，その作用の差は，エタノール自身の作用と比べると非常に小さいものである．1ドリンク（A single drink）には，通常約12gのエタノールが含まれると考えられ，それは12オンス（訳注：29.6 ml）のビール（米国では7.2度，3.6％のエタノールを含む），アルコール添加により強化されていない4オンスのグラス1杯のワインや，80度（40％のエタノール：訳注：度＝プルーフ[proof]とはアルコール水溶液の標準強度を意味し，80度は，40％濃度のエタノールに相当する）の酒（例えば，ウイスキーまたはジン）の1から1.5オンスにあたる．しかし，臨床医が患者のエチルアルコールの摂取量を計算する際に，ビールはアルコールの含有量がさまざまであり大きな缶や小さな缶あるいはジョッキがあること，ワイングラスには2～6オンス（約60～180 mL）までさまざまな大きさのものがあること，また居酒屋や大部分の家庭で飲まれる混合飲料には2～3オンス（約60～90 mL）の酒が含有されている場合が多いことなどを知っておくべきである．さらに，通常量のアルコール飲料を使用したときに，1ドリンクでは，150ポンド（約68 kg）の体重の男性のアルコールの血中濃度を15～20 mg/dlに増加させると見積もることができる．15～20 mg/dlというアルコールの血中濃度は，平均的な人が1時間に代謝することができるおおよそのアルコール濃度である．

特にアルコールの生産者や販売者によって，アルコール摂取の利点がさかんに報じられている．その内容の大部分は，毎日グラス1，2杯の赤ワインを飲むことが心臓血管疾患の発生率を低下させるといういくつかの疫学データに基づいたものであるが，そのようなデータに対しては，かなりの異論が存在する．

吸　収

摂取されたアルコールの約10％が胃から吸収され，残

りは小腸から吸収される．アルコール吸収が高まる空腹時に摂取されたか，あるいは吸収が遅れる食事時に摂取されたかによるが，アルコールの血中濃度は30〜90分以内，通常は45〜60分で最高に達する．血中濃度が最高に達する時間は，アルコールの摂取に要した時間にもよる．つまり短時間に摂取されれば，濃度が最高に達するまでの時間は短くなり，長時間かけて摂取されれば，濃度が最高に達するまでの時間は長くなる．吸収は，15〜30％（30〜60度）のアルコール含有飲料で最も速い．炭酸（例えば，シャンパンやセルツァ炭酸水の混合飲料：訳注：セルツァ[seltzer]炭酸水とは，ドイツの村の鉱泉水のこと）がアルコールの吸収を高めるか否かについては議論の余地がある．

身体は，アルコール濃度の高まりに対する保護機構をもっている．例えば，アルコール濃度が胃において非常に高くなると，粘液が分泌され，幽門弁が閉じる．その作用は，吸収速度を遅らせ，吸収に対する抑制機構が存在しない小腸へアルコールが通過するのを防いでいる．したがって，大量のアルコールは，何時間もの間，胃で消化されないままになる可能性がある．さらに，幽門けいれんが，しばしば悪心や嘔吐の原因となる．

いったん血流中に吸収されると，アルコールは身体のすべての組織に運ばれる．アルコールは，身体の中の水分に一様に溶解されるので，水分を高い割合で含む組織では，アルコール濃度が高くなる．中毒作用は，アルコールの血中濃度が下降していく時よりも，濃度が上昇していくときに大きい（メランビー作用［Mellanby effect］）．そのため吸収率は，中毒反応に直接的な関係がある．

代　謝

吸収されたアルコールの約90％が，肝臓での酸化作用を通じて代謝される．残りの10％が腎臓と肺によって不変のまま排出される．肝臓による酸化作用率は一定であり，身体のエネルギー要求とは独立したものである．身体の代謝能力は，毎時約15 mg/dlであり，1時間に10〜34 mg/dlの範囲である．別の表現をすれば，平均的な人は1時間に1オンス（約29.6 ml）の40％（80度）アルコールのうち4分の3を酸化できることになる．アルコール摂取をしたことがある人では，必要酵素のアップレギュレーションがあるので，アルコール代謝が速くなる．

アルコールは，アルコール脱水素酵素（alcohol dehydrogenase：ADH）とアルデヒド脱水素酵素（aldehyde dehydrogenase）の2つの酵素によって代謝される．ADHは，アルコールを有毒な化合物であるアセトアルデヒドへ（酸化）変換する．アルデヒド脱水素酵素は，アセトアルデヒドを酢酸へ変換する．アルデヒド脱水素酵素は，アルコール関連障害の治療にしばしば使用されるジスルフィラム（ノックビン）によって阻害される．いくつかの研究によって女性は男性よりADH量が少ないことが示されており，これによって同量のアルコールを飲んだ後では，女性は男性に比べて中毒になりやすいことが説明できるであろう．アジア人にアルコール代謝酵素の機能の減弱した者がいることもまた，容易に中毒状態に陥り，中毒症状を引き起こしやすいことの説明になる．

脳における作用

生化学　例えば，Nメチル-D-アスパラギン酸（N-methyl-D-aspartate：NMDA）受容体を標的とするフェンシクリジンのような，特異的な受容体を標的とする他の多くの乱用物質に比べて，アルコールの作用に介在する単独の標的分子は全く確認されていない．アルコールの生化学的作用に関する長年の理論では，神経膜にその作用があるとされている．アルコール自体に，膜に侵入する作用があり，短期間の使用で膜の流動率を増加させる原因になるという仮説を支持するデータがある．しかし，長期間の使用とともに，理論的には膜が固定し，堅固になるという仮説がある．膜の流動率は，受容体の正常機能，イオンチャネルや膜結合能をもつ他の蛋白質にとって重要である．最近の研究では，アルコールに作用する特異的な標的分子の確認が試みられている．関心の大部分が，イオンチャネルでのアルコールの作用に向けられている．特に，いくつかの研究によって，ニコチン様アセチルコリン受容体，セロトニン3型受容体5-HTやGABA A型受容体（GABA$_A$）に関連したアルコールイオンチャネル活性が，アルコールによって増強されるのに対して，グルタミン酸受容体に関連したイオンチャネル活性や電位依存性カルシウムチャネルは抑制されるということが解明されてきている．

行動に与える影響　アルコール分子活性がもたらす結果は抑制作用であり，バルビツール酸やベンゾジアゼピンに非常に類似しており，それらといくらかの交叉耐性や交叉依存が存在する．時に，0.05％のアルコール血中濃度で，思考，判断や抑制が緩み，破綻をきたすこともある．0.1％のアルコール血中濃度では，通常，随意運動機能は目立って低下する．米国のほとんどの州では，法律的に中毒とは，アルコール血中濃度が0.1〜0.15％の範囲であるとしている．0.2％のアルコール血中濃度では，脳の運動野の機能が全般的にかなり抑制され，情動行動を制御する脳の部分も影響を受ける．0.3％では錯乱状態あるいは昏迷状態になる可能性がある．0.4〜0.5％では昏睡状態に陥る．さらにアルコール血中濃度が高くなると，呼吸や心拍数を制御している脳の原始中枢が影響を受け死亡する．死亡は，直接的な呼吸抑制あるいは嘔吐による誤嚥のための呼吸抑制によって起こる．しかし，長期的なアルコール乱用歴のある人では，アルコールを飲まない人に比べて，高濃度のアルコールに対して耐性が生じている可能性があり，その耐性のために実際の状態よりも中毒状態が軽度であるかのように見誤られる可能性がある．

睡眠に与える影響　夜のアルコールの摂取は，通常入眠を容易にする（すなわち，入眠潜時を短縮する）が，アル

コールには睡眠構造に対する有害効果もある．特に，アルコール使用はレム(rapid eye movement：REM)睡眠(夢睡眠ともいう)の減少，深睡眠(第4段階)の減少，途切れがちな睡眠とその際の覚醒時間の増加や延長と関連する．それゆえ，アルコールの摂取が，深い眠りを誘うというのは一種の神話である．

他の生理的作用

肝臓　アルコール使用に関連した主要な有害作用には，肝障害がある．アルコールの使用において，たとえ大量飲酒が短期間(数週間)であっても，中性脂肪や蛋白質が蓄積して脂肪肝となり，しばしば身体的な検査で肝腫大が認められる．肝臓の脂肪浸潤と重大な肝臓障害との関連性は，いまだ明確ではない．しかし，アルコールの使用はアルコール性肝炎や肝硬変の進行に関連する．

胃腸系　長期間の大量飲酒は，食道炎，胃炎，無塩酸症や胃潰瘍の進行に関係する．食道静脈瘤の進行は，特に重篤なアルコール乱用に併発する可能性があり，静脈瘤の破裂は，しばしば大量出血のために死の転帰をとるような臨床的緊急事態である．時に小腸の障害も生じることがある．膵炎，膵機能不全や膵癌も大量のアルコール使用に関係する．大量のアルコール摂取は，食物の消化と吸収の正常な過程を阻害する可能性がある．その結果，摂取された食物が消化不良となる．アルコール乱用はまた，ビタミンやアミノ酸を含むさまざまな栄養素の吸収を行う腸管機能を阻害すると考えられている．その作用は，アルコール関連障害をもつ人にしばしばみられる粗末な食生活と重なって，重篤なビタミン欠乏症，特にビタミンB欠乏症になる可能性がある．

他の身体系　アルコール摂取は，血圧上昇，リポ蛋白や中性脂肪の調節障害と関連し，心筋梗塞や脳血管障害のリスクを増大させる．アルコールは，睡眠時の心拍出量，心拍数や心筋の酸素消費量を増加させ，アルコール症でない人の心臓にさえ影響を及ぼすことが示されている．アルコール摂取により，逆に造血器系に悪影響を及ぼしたり，癌のなかでも，特に頭部，頸部，食道，胃，肝臓，結腸や肺の癌の発生率を増加させるという証拠が示されている．急性アルコール中毒はまた，低血糖症と関連する可能性があり，そのことに気づかれないと，中毒者の突然死の原因になりうる．筋力低下は，アルコール症の有害作用の1つである．最近の研究結果はアルコールの摂取が女性のエストラジオール(estradiol)の血中濃度を上昇させることを示している．そのエストラジオールの上昇はアルコールの血中濃度に相関している．

臨床検査　アルコールの有害作用は，一般の臨床検査に反映され，それがアルコール関連障害患者を確認する際に有用で，診断の助けとなる．γグルタミルトランスペプチダーゼ(γ-GTP)値は，すべてのアルコール関連障害患者の約80％で上昇しており，平均血球容積(mean corpuscular volume：MCV)は，約60％の患者で上昇し，男性より女性で上昇する．他の臨床検査の結果でアルコール乱用に関連して上昇する可能性があるのは，尿酸，中性脂肪，アスパラギン酸アミノトランスフェラーゼ(aspartate aminotransferase：AST)，アラニンアミノトランスフェラーゼ(alanine aminotransferase：ALT)である．

薬物相互作用　アルコールと他の物質間の相互作用はリスクがあり，致命的になる場合がある．アルコールやフェノバルビタール(フェノバール)のようなある種の物質は肝代謝され，長期使用されると代謝の促進を引き起こす可能性がある．アルコール症者がアルコールを飲んでいないときには，その促進した物質代謝のために鎮静薬や睡眠薬のような多くの薬物に対して通常ではないような耐性がみられることがある．しかし，アルコール症者が酩酊しているときには，それらの薬物が同じ解毒機構に対してアルコールと拮抗するため，摂取されたすべての物質の中毒濃度が増大する可能性がある．

　アルコールと他の中枢神経系抑制薬の作用は，一般的に相乗的である．鎮静薬，催眠薬や疼痛，運動疾患，感冒やアレルギー症状を緩和させる薬物は，アルコール関連障害のある者には注意して使用しなければならない．麻酔薬は，大脳皮質の知覚野を抑制する結果，疼痛を緩和させ，鎮静，無関心，眠気，睡眠を引き起こす．多量の服用は，呼吸不全や死の転帰をとる可能性がある．抱水クロラール(エスクレ)やベンゾジアゼピンのような鎮静催眠薬の用量の増加は，特にそれらがアルコールと重なったときに鎮静作用から運動障害や知的損傷，そして昏迷や昏睡状態また死に至るまでさまざまな転帰をとりうる．鎮静薬と他の抗精神病薬は，アルコールの作用を増強する可能性があるので，患者は，特に車を運転するときや機械を操作しているときの中枢神経系抑制薬とアルコールの組み合わせが危険であることについて指導されるべきである．

障　害

アルコール使用障害

診断と臨床的特徴　精神疾患の診断・統計マニュアル第5版(DSM-5)では，すべての物質使用障害に対して依存と乱用に対する同じ一般的診断基準を用いている(20.1節を参照)．適切な機能を発揮するために日常的に大量のアルコールの使用を要すること，週末に限って定期的に大量飲酒すること，長期間の禁酒が数週間から数か月間にわたり大量飲酒をして騒ぐことによって中断されるときなどは，アルコール依存あるいはアルコール乱用が強く示唆される．使用様式は，しばしば以下のような行動と関連している．(1)飲酒量を減らしたり，あるいは禁酒することができない，(2)「給水荷馬車に乗る」(going on the water wagon)と言われるような禁酒(一時的な離脱期間)，あるいは飲酒を1日の数時間に制限することによって過度な飲酒をコントロールもしくは制限するような努力を繰り返す．(3)二日酔い(少なくとも2日にわ

たってずっと酔いが残ること), (4)時に, 蒸溜酒を(ボトルの)5分の1(またはそれと等価のワインあるいはビール)の量を摂取する, (5)中毒状態の間に起きた出来事についての健忘の期間がある(ブラックアウト), (6)アルコールによって悪化すると本人が知っている重篤な身体疾患があるにもかかわらず飲酒を続ける, (7)飲料用以外のアルコール燃料やアルコール含有製品を摂取する. さらに, アルコール依存者やアルコール乱用者は, 社会的あるいは職業上の機能が劣っている. なぜなら, アルコールの使用によって, 中毒状態の間の暴力, 欠勤, 失業, 法的問題(例えば, 中毒による行動や飲酒運転中の事故), 過度のアルコール使用が原因の家族や友人との口論やさまざまな問題を抱えているからである.

> マークは45歳の離婚した男性で, ここ3日間混乱し身の回りのこともできない状態のため, 病院の救急治療室で診察を受けた. 病院に彼を連れてきた兄弟は次のように報告している. 毎日大量のビールとワインを5年間飲み続けている. 家庭や仕事は彼が離婚する5年前までは適度に安定していた. 兄弟が伝えたマークの飲酒パターンは離婚後から1日でおおむねビール5本とワイン1/4本ということだった. マークは飲酒してはブラックアウトを起こし, しばしば次の日の仕事をすっぽかした. 結果過去5年間でいくつかの仕事を転々としてる.
>
> 通常軽い仕事を少しだけするが, 3日以内には金と酒はなくなり, 食べ物を買う現金の物乞いを道端でするとことになるという. マークは栄養失調の状態で1日に1食摂れればよい方で, 栄養のほとんどをビールに頼っている状態だった.
>
> 診察では, マークは不安と多弁, 表面的な思いやりを示した. 彼は軽妙で調子に乗った感じで, とりとめなく, まとまりなくしゃべり続けた. 医師に関しての彼の認知は変動し, ある時には医師と認知できるが, しばらくすると混乱し他の州に住んでいる他の兄弟と認識したりしていた. 2回ほど彼は医師を兄弟の名で呼び, いつ来たのかと尋ね, それまでの面接の流れを明らかに見失ってしまっていた. 手に粗大な安静時振顫があり時間の見当識は障害されていた. 彼は病院ではなく駐車場にいると思い込んでいた. 注意は非常に速く転動するので, 記憶力や計算のテストでは失敗していた.

アルコール依存の亜型　さまざまな研究者によって, 主に現象学的な特徴に基づき, アルコール依存をいくつかの亜型に分類する試みがなされている. 最近のある分類では, A型アルコール依存者は, 遅発性で, 小児期に危険因子がほとんどなく, 比較的軽度の依存で, アルコールに関連した問題もほとんどなく, 精神病理学的にもほとんど問題がない. B型アルコール依存者は, 小児期の危険因子を多くもっており, 重篤な依存で, アルコールに関連した問題が早期に出現し, 精神病理学的にも問題が多い. また, アルコール乱用の家族歴が必ずあり, 複数の物質依存の頻度が高く, 長期にわたるアルコールに関する治療歴があり, 非常に多くの深刻な生活上のストレスを抱えている. 何人かの研究者によって, A型アルコール依存者は, 精神療法家と相互に作用し合う精神療法に反応する可能性があり, 一方B型アルコール依存者は, コーピング(対処技能)の訓練に最もよく反応する可能性があることが見出されている.

いくつかの他のアルコール依存の亜型分類が, 文献的にはかなり広く認められている. ある調査では, 以下のような3つの亜型が提案されている. すなわち, (1)初期段階の問題をもつ飲酒者で, まだ完全なアルコール依存症候群ではない人, (2)社交的環境において中等量の日常飲酒をする傾向がある人で, 親和性のある飲酒者, (3)シゾイド(schizoid)の孤立的な飲酒者で, 重篤な依存があり, しばしば独りで大量に飲む傾向がある人, である.

別の研究者の提唱するγ(ガンマ)型アルコール依存は, 米国では最も多く, アルコール症者匿名会(Alcoholics Anonymous : AA)で活動的な人にみられるアルコール依存の典型的なものであり, 飲酒の制御の問題に関心を抱いている. そのような人たちは, ひとたび飲酒を始めると, 飲むのをやめることができなくなる. しかし, 飲酒が健康を害したりあるいは金銭の欠乏によって飲酒がやむと, ある期間飲酒を控えることができる. δ(デルタ)型アルコール依存は, おそらく米国よりもヨーロッパで一般的であるが, この型の依存者は, 毎日一定量を飲酒せずにはいられず, 制御ができないことを認識していない. アルコール使用障害は, 何らかの理由で飲酒をやめなければならなくなって離脱症状を自覚するまで発見されない可能性がある.

また他の研究者は, アルコール依存の男性に限られた亜型であるⅠ型を提唱した. それは, 遅発性で身体依存よりも心理的依存が強く, アルコール使用に関する罪責感を特徴とする. 男性に限られるアルコール依存のⅡ型は, 若年発症で, アルコールを希求し, 中毒状態での一連の社会的破壊行動を特徴とする.

さらに他の研究者は, アルコール症の4つの亜型を仮定した. 第1の亜型である反社会的アルコール症は, 男性に多く, 予後不良で, アルコールに関連した問題が早期に出現し, 反社会性パーソナリティ障害との関連が深いことを特徴とする. 第2の亜型である段階的に進展するアルコール症は, 文化的に予想される飲酒機会の増加も加わって, 時とともに悪化するアルコール乱用の素因をもっている. 第3の亜型である陰性感情をもつアルコール症は, 男性よりも女性に多く, 仮説によれば, そのような女性は気分を制御したり社交的な人間関係の手助けのためにアルコールを使用する可能性がある. 第4の亜型である進展に制限のあるアルコール症は, 一時的に大量のアルコールを消費する期間が頻繁にあることを特徴とする. その一時的な大量飲酒期間は, その人の年齢とともに, またその人の仕事に関する社会のまたは家族の期待の増加に反応して減少していく.

アルコール中毒

DSM-5のアルコール中毒(いわゆる単なる「酔っ払

表 20.2-3　アルコール中毒の徴候

1. 不明瞭言語
2. めまい
3. 協調運動障害
4. 不安定歩行
5. 眼振
6. 注意または記憶の障害
7. 昏迷もしくは昏睡
8. 複視

表 20.2-4　各アルコール血中濃度で認められやすい障害

レベル	見られやすい障害
20〜30 mg/dL	運動機能の遅延と思考能力の減退
30〜80 mg/dL	運動と認知機能の問題の増加
80〜200 mg/dL	協調運動障害と判断ミスの増加 情動不安 認知機能の低下
200〜300 mg/dL	眼振，顕著な不明瞭言語，アルコール性ブラック・アウト
>300 mg/dL	バイタル・サインの障害と死の可能性

い」とも言う）の診断基準は，まず最近のエタノール摂取の明らかな証拠と，（社会的に）不適応な態度，そして少なくとも1つ以上の中毒による生理的関連症状（表20.2-3）が認められることに基づく．血液中の濃度の測定はいわば伝統的な方法であるが，運転能力の判定に最も有効であろう．米国の法的な中毒の定義は80〜100 mg/dlで，0.08〜0.10 g/dlと同等である．表20.2-4は多くの人におけるさまざまな血中のアルコール濃度でみられる障害を大まかなアウトラインで示したものである．行動の変化の証拠や運動行為の緩慢化，明晰な思考能力の減少は最低で20〜30 mg/dlで起きはじめる．100〜200 mg/dlの血中濃度では協調運動や判断の障害が増え始め，協調運動の深刻な障害（失調）に向かい気分の不安定性が増大し，認知機能の低下が大きく進展する．おおよそ150 mg/dlの血中濃度で運動や精神活動に重大な障害を示さない人はおそらく有意な薬物力学的耐性をもっている人といえる．この範囲では有意な耐性をもたない多くの人は悪心や嘔吐を経験する．血中濃度が200〜300 mg/dlの範囲では呂律のまわらなさはより明らかになり，記憶障害（前向性健忘[anterograde amnesia]もしくはアルコール・ブラックアウト[alcoholic blackout]）はよりはっきりしてくる．さらにアルコール血中濃度が増加すると麻酔の初期レベルに達し，耐性のない人が400 mg/dl以上になった場合，呼吸不全や昏睡や死のリスクがある．

アルコール離脱

アルコール離脱は，せん妄を伴わなくても重篤なことがあり，発作や自発的な多動を伴うことがある．離脱症状を発現したり，あるいは悪化させる可能性がある状態には，疲労，栄養不良，身体疾患やうつ病がある．アルコール離脱に関するDSM-5の診断では，特徴的な身体症状あるいは精神神経症状の存在はもちろん，大量かつ長期間にわたっていたアルコール使用を中止あるいは減量することが必要とされる．さらにその診断には，「知覚障害を伴うもの」という特定用語も用意されている．アルコール依存をもつものの身体的には健康である人が，アルコール離脱を生じた際の血流量について，ポジトロン放出断層撮影（positron emission tomography：PET）を用いて測定した最近の研究では，広範な代謝活性率の低下を認めた．著者らはその結果をさらに詳細に調査し，特に左側頭葉と右前頭葉領域においてその活性が減少しているとの結論を得た．

アルコール離脱の症状は，精神病症状，知覚症状（例えば，妄想や幻覚），けいれん発作，DSM-5でアルコール離脱せん妄と呼ばれている振戦せん妄（delirium tremens：DT）を含めると広い範囲にわたるが，典型的な徴候は手指振戦である．振戦（一般的には，震えあるいは神経過敏と呼ばれるようなもの）は，断酒後6〜8時間で出現し，8〜12時間で精神病症状や知覚症状，12〜24時間で発作，また72時間以内にDTが出現する．しかし，治療者は離脱の最初の1週間はDTの発現に注意すべきである．離脱症候群は，時に通常の発現の仕方を飛び越えて，例えば，直接DTへ移行することがある．

アルコール離脱の振戦は，8Hz以上の速さの振幅の大きい持続的な振戦からなる生理的振戦か，あるいは8Hzより緩徐な振戦が群発するような家族性振戦のどちらかに類似していることがある．他の離脱症状としては，全身的な易刺激性，胃腸症状（例えば，悪心や嘔吐），また不安，過覚醒，発汗，顔面潮紅，瞳孔散大，頻脈，軽度高血圧など自律神経系交感神経の過活動がある．アルコール離脱時の患者は，一般的に覚醒しているが，容易に驚愕反応を起こすことがある．

29歳のF氏は8年間の大量飲酒者である．ある晩，仕事の後に友人と飲酒し始め夜通し飲み続けた．早朝に眠くなり覚醒するとすぐに飲酒への強い欲求を感じ仕事を休むことを決めてしまった．食べ物への欲求がなく，何杯かのブラディ・マリーを食事代わりにしていた．午後には地域のバーに行き大量のビールを飲む．そして，そこで何人かの友人と会い飲み続けた．

この飲酒パターンが翌週まで続き，翌週の初めにはコーヒーを飲もうとするが震えで口に持っていけないことに気づいた．ついには自分でワインをグラスに注ぎ，それを飲むのもやっとという状態になった．震えはむしろ少なくなり，吐き気を感じ空嘔吐をするようになった．何度も酒を飲もうとしても，それをすぐに戻す状態になった．その具合に悪さに不安になり，内科主治医の診察を受け，彼を通じて総合病院に紹介された．

診察の結果F氏は重大な警告を受けた．安静時と企図時

表 20.2-5　アルコール中毒と離脱の薬物療法

臨床症状	薬物	ルート	用量	注釈
震えと軽度から中等度の興奮	クロルジアゼポキシド	経口	25〜100 mg/4〜6 時間ごと	初期量を静穏化するまで2時間毎に反復投与可能：その後の用量は症例ごとに滴定する
	ジアゼパム	経口	5〜20 mg/4〜6 時間ごと	
幻覚	ロラゼパム	経口	2〜10 mg/4〜6 時間ごと	
極度の興奮	クロルジアゼポキシド	静注	0.5 mg/kg を 12.5 mg/min ずつ	静穏化するまで投与：その後の用量は症例ごとに滴定する
離脱発作	ジアゼパム	静注	0.15 mg/kg を 2.5 mg/min ずつ	
振戦せん妄	ロラゼパム	静注	0.1 mg/kg を 2.0 mg/min ずつ	

Koch-Weser J, Sellers EM, Kalant J. Alcohol intoxication and withdrawal. *N Engl J Med*. 1976；294：757 から改変．

の振顫が顕著で，舌や眼球も震えていた．見当識は問題なく記銘力の障害も認められなかった．飲酒について訊ねられたとき，F氏は8年間毎日何杯か飲酒していたと認めたが，仕事への影響や友人や仲間との関係に何ら問題や影響はないと主張していた．また飲酒後の状態に関して軽い二日酔い以上のものはないと主張した．さらに今回のような飲み騒ぎが以前にあったことは否認し，適正に機能するためには毎日飲まずにいられないということも否認した．しかし，節酒も断酒もしようともしてこなかったことは認めた．

離脱による発作　アルコール離脱に関連した発作は，定型的な全般性の強直間代けいれんを特徴とする．患者は，しばしば最初の発作後3〜6時間以内に数回の発作を起こす．発作重積は，アルコール離脱患者には比較的稀であり，患者全体の3％以内にしか起こらない．抗けいれん薬の投与は，アルコール離脱によるけいれん発作の管理には必要ないが，救急外来での初診の際に発作の原因を特定することは困難である．したがって，離脱による発作を起こした患者の多くは，抗けいれん薬が投与されるが，いったん発作の原因が特定されれば中止し，さらに，アルコール乱用歴が明らかである患者の発作の原因について，頭部外傷，中枢神経系の感染，中枢神経系の新生物や脳血管障害などの疾患を考慮すべきである．例えば，長期間にわたる重篤なアルコール乱用は，低血糖症，低ナトリウム血症，低マグネシウム血症を引き起こし，それらはすべて発作に関連する可能性がある．

治療　アルコール離脱の治療の第1選択薬は，ベンゾジアゼピンである（表20.2-5）．ベンゾジアゼピンは，アルコール離脱に伴う発作，せん妄，不安，頻脈，高血圧，発汗や振戦を抑制する効果があることが，多くの研究によって認められている．ベンゾジアゼピンは，経口あるいは非経口的投与の両方が可能であるが，ジアゼパム（セルシン）やクロルジアゼポキシド（コントール）は，筋肉内注射をすべきではない．というのは，筋肉内注射では，これらの薬物の吸収は不規則だからである．臨床医は，ベンゾジアゼピンを高用量から開始し，患者の回復にともなって薬用量を下げるような用量調節をしなければならない．患者を穏和で鎮静させた状態に保つために十分なベンゾジアゼピンを用いるべきであるが，神経学的検査を含めた適切な処置をするときになっても患者が目を覚まさないほど強く鎮静してしまわないように注意する必要がある．

ベンゾジアゼピン投与は，アルコール離脱の標準的な治療法であるが，多くの研究によって，カルバマゼピン（テグレトール）を1日800 mg投与するとベンゾジアゼピンと同程度の効果があり，さらに乱用の可能性が少ないという利点があることが示されている．欧米では，カルバマゼピンの使用が徐々に一般的になりつつある．βアドレナリン受容体拮抗薬やクロニジン（カタプレス）も，交感神経系過活動による症状を遮断するために用いられている．しかし，これらは発作やせん妄の治療には効果がない．

せん妄

診断と臨床像　アルコール離脱症状を示している患者は，その中で最も深刻な形態である，いわゆる振戦せん妄（DT：delirium tremens：以下DTと記載）へと進展することを予防する目的で注意深く観察する必要がある．アルコール離脱せん妄は結果として重度の病態や死に至る可能性もある医学的な緊急事態である．せん妄患者は彼ら自身や他の人にとって危険である．というのは彼らの言動は予測不能であり，攻撃的，自己破壊的でありあたかも正真正銘の危険人物であるかのように幻覚や妄想的思考に基づいて行動することがあるからである．未治療のDTの致死率は，通常肺炎や腎疾患，肝不全や心不全などのような内科的合併症の結果として，20％になる．アルコール離脱せん妄の進展に先立って離脱けいれん発作が通常認められるが，そのような警告がないままにせん妄が出現する場合もある．この症候の本質的特徴はアルコール摂取の中止か節減の後1週間以内に起こるせん妄であるということである．せん妄症状に加えて，アルコール中毒性せん妄の特徴は，動悸や発汗，発熱，不安，不眠，高血圧などの自律神経過活動症状と知覚変容，幻視や触覚を主とする幻覚，過剰興奮から昏迷に及ぶさまざまなレベルに変動する精神運動活動である．

入院したアルコール関連障害の約5％がDTに至る．第3病日に通常症候が現れるため，直接関連のない状態で入院したアルコール関連障害と診断されていない患者の最初の徴候が予期せぬせん妄のエピソードということもありうる．DTのエピソードは通常飲み騒ぎタイプの典型例で，5～15年の多量飲酒のあと30代もしくは40代の患者に始まる．肝不全や膵炎などの身体疾患はこの症候群の素因になる．このため身体的に健康な人は離脱状態においてもDTになりにくいといえる．

R氏は40歳の男性で階段から落ちて足を骨折し，総合病院の整形外科に入院した．第3病日，徐々に神経質になり震えだした．夜は眠れず支離滅裂にしゃべり明らかに不安そうだった．R氏は聞かれたときには飲酒は機会性でグラス1杯程度であり，アルコールの問題は否定していた．

彼の妻に直接聞いたところでは，R氏は大量のワインを4年間飲み続けていると認めた．ここ数年間は仕事から帰ると飲み始め眠りに落ちるまで飲み続けていた．入院した夜は，全く何も飲んでない状態で転落が起きた．

入院の数週間R氏はほとんど食事を摂らなかった．R夫人は何度かR氏が以前の重要な出来事さえ想起できないことに気づいた．彼は3年前に車の事故を起こしており，大怪我はなく，他に大きな健康上の問題もなかった．飲酒が始まって夫人との関係は大変困難なものになり，夫人は離婚を深刻に考えていた．4人の子ども達とも緊張関係にありしばしば彼らと言い合いになっていた．最近では子ども達はR氏を可能な限り避けるようになっていた．

診察で呂律は回らずまとまらない状態であった．まだ仕事をしていると思い込んであり，仕事を終えなければならないと思っているようだった．時には医師や看護師は彼の同僚であった．また時には，彼のベッド上にみつけたと思うバッグを手に取ろうとしたりした．時間の見当識は失われており，部屋の外の音に容易に動揺した．大量に汗をかいており，中身をこぼさずにグラスをもつことができない状態であった．

治療 DTの最善の治療は，その予防である．アルコールを断っていて離脱症状を示すような患者には，危険から脱するまでは2～4時間おきに25～50 mgのクロルジアゼポキシド（コントール）のようなベンゾジアゼピンを投与すべきである．しかし，いったんせん妄が出現すれば，4時間ごとに50～100 mgのクロルジアゼポキシドを経口投与するか，あるいは経口投与が不可能であれば，ロラゼパム（ワイパックス；訳注：本邦では，経口薬のみ）の静脈投与を行う（表20.2-5）．発作閾値が下がる可能性がある抗精神病薬の投与は避けるべきである．多種のビタミン剤を補給した高カロリー・高炭水化物食も重要である．

身体抑制をしているDTの患者にはリスクがある．というのはそのような状態の患者は抑制に抵抗するため，危険な消耗状態に至る可能性があるからである．患者が騒々しく，制御できない時には，隔離室を使用することもある．発汗や発熱によってしばしば引き起こされる脱水は，経口流動食あるいは静脈投与による補液によって補正することもある．離脱の間には食欲不振，嘔吐や下痢が起こりやすい．神経学的な巣症状，片側性のけいれん発作，頭蓋内圧亢進，頭蓋骨骨折の所見のあるもの，あるいは他の中枢神経系の病理を示唆する症状が現れた場合は，合併する神経疾患を速やかに調べなければならない．ベンゾジアゼピンは一般的に効果的であるが，非ベンゾジアゼピン抗けいれん薬は，アルコール離脱による発作の治療あるいは予防には有用ではない．

DTの治療中には，暖かい支持的な精神療法が重要かつ不可欠である．患者は，自分自身の振戦の症状のために，しばしば脅え，当惑し，不安が強いために，熟練した言語的サポートが必須である．

アルコール誘発性持続性認知症

アルコール誘発性持続性認知症の研究は不十分であるが，アルコール症から発展したとみることが可能で，長期的かつ，それぞれ異なる要素からなる認知障害である．知的機能や認知能力，記憶力の全体的な低下を認めるが，近時記憶の障害は全体的な認知機能の障害と一致し，この所見がアルコール誘発持続性健忘症と鑑別するポイントとなる．脳の機能は断酒とともに改善傾向を示す．しかし，おそらくこの状態にある患者の半分は長期間さらには永続的に記憶や思考の障害を残す．これらの患者のおおむね50～70％に脳室系の拡大と大脳皮質の萎縮があることが証明されているが，完全な断酒の最初の1年の間にこれらの変化は部分的もしくは完全に可逆的である．

アルコール誘発持続性健忘症

診断と臨床像 アルコール誘発性持続性健忘症の本質的特徴は，長期間のアルコールの大量使用を原因とする短期記憶障害である．この障害は通常，長年にわたって大量飲酒した人に発現するため，35歳以下の人に起こることは稀である．

ウェルニッケ-コルサコフ症候群 アルコール誘発性持続性健忘症の伝統的な診断名は，ウェルニッケ（Wernicke）脳症（一群の急性症状）とコルサコフ（Korsakoff）症候群（慢性状態）である．ウェルニッケ脳症は，治療により完全に可逆的であるのに対して，コルサコフ症候群の患者は，約20％しか回復しない．これら2つの症候群の病態生理学的な関連としては，チアミン（ビタミンB_1）の欠乏があり，習慣的な栄養不良あるいは吸収不良の問題いずれによっても引き起こされる．チアミンは，いくつかの重要な酵素の補助因子であり，軸索に沿って伝導する軸索電位やシナプス伝達に関係している可能性がある．神経病理学的な病変部位は，左右対称で脳室周囲に存在し，乳頭体，視床下部，視床，中脳，橋，延髄，脳弓や小脳などである．

ウェルニッケ脳症は，アルコール性脳症とも呼ばれるが，失調（主として歩行に影響を及ぼす），前庭機能不全，錯乱，さらに水平性眼振，外直筋麻痺，注視麻痺などの

種々の眼球運動障害を特徴とする急性の神経学的障害である．眼の徴候は，必ずしも対称的である必要はないが，通常は左右対称である．眼の徴候として，他に，対光反射が遅鈍であったり，瞳孔左右不同がある．ウェルニッケ脳症は，数日あるいは数週間以内に自然に消失したり，あるいはコルサコフ症候群に進展する可能性がある．

治療　初期段階では，ウェルニッケ脳症は大量のチアミンの非経口的投与に速やかに反応し，この処置はコルサコフ症候群への進行を予防すると考えられている．チアミンの用量は，通常1日2〜3回の経口投与で100 mgから開始し，1〜2週間続ける．ブドウ糖溶液が静脈内投与されているアルコール関連障害患者には，ブドウ糖溶液1 Lに対してチアミン100 mgを混注するのが適切な方法である．

コルサコフ症候群は，ウェルニッケ脳症に続発する慢性健忘性症候群であり，2つの症候群は，病態生理学的に関連していると考えられている．コルサコフ症候群の主要な特徴は，意識清明で反応性のある患者にみられる精神症状群(特に，近時記憶の障害)と前向性健忘である．患者には作話の症状があることもないこともある．コルサコフ症候群の治療も，毎日100 mgのチアミンを2〜3回に分けて経口投与することであり，その治療は3〜12か月間継続しなければならない．コルサコフ症候群に進行した患者では，チアミンの投与や栄養補給によって認知機能がいくぶん改善する人もいるが，完全に回復する患者はほとんどいない．

ブラックアウト　ブラックアウト(意識喪失)は，アルコール中毒に関連して生じる分離性の前向性健忘という点で一過性全健忘に類似している．アルコール中毒の間に知らずに誰かを傷つけたり軽率な行動をしてしまったと心配する場合があるので，その健忘期間が特に悩みの種になる可能性がある．ブラックアウトの間には，比較的良好な遠隔記憶が保たれるが，患者は5〜10分前に起きた出来事を思い出せないという特徴的な短期記憶の欠損を経験する．他の知的能力はよく保たれているので，複雑な課題を遂行することができ，その場の観察者には正常のようにみえる．アルコール性ブラックアウトの神経生物学的機構は，現在，分子レベルで解明されており，ブラックアウトを示す患者では，アルコールが，海馬とそれに関連する側頭葉の組織によって行われると考えられている古い記憶に新しい記憶を整理統合する過程を遮断する．

アルコール誘発性精神病性障害

診断と臨床像　おおむねアルコール依存患者の3%が聴覚性の幻覚もしくは被害妄想を大量飲酒や離脱の中で経験する．最も多いのは聴覚性の幻覚で，通常は声であるが，それは組織立っていないことが多い．その声は，心地よい非破壊的なものであると報告する患者もいるが，普通は悪意のある，非難するような，あるいは脅迫的なものである．その期間中，現実検討が障害されていることが多いが，幻覚は通常は1週間以上持続しない．幻覚症状の後では，ほとんどの患者は，幻覚症状であったことを認識できる．

アルコール離脱後の幻覚は稀な症状であると考えられており，そのような症候群は，アルコール離脱せん妄の症状とは区別されている．その幻覚は，どの年齢でも起こりうるが，通常は長期間アルコールを乱用していた人に起こる．幻覚は通常1週間以内に消失するが，より長く持続することもありうる．そのような症例では臨床医は，別の診断基準における他の精神疾患を考慮してみなければならない．アルコール離脱に関連する幻覚は，アルコール離脱と時間的に関連すること，過去に統合失調症の病歴がないこと，そして通常は短期間しか続かないことによって統合失調症の幻覚とは区別される．アルコール離脱に関連する幻覚は，意識が障害されていないことによってDTとは区別される．

> G氏は40歳の無職の男性でワンルームマンションに1人で住んでいるが，警察によって病院に連れてこられた．彼の部屋の窓の下の道で彼を殺すと言って脅す男たちの声がするという訴えで警察に助けを求めてきたのである．窓の外を見ると毎回男たちは消えている主張していた．
> G氏は15年間に渡るほぼ毎日の飲酒歴をもっていた．毎日酩酊状態になり，目が覚めるときにはしばしば悪寒を感じていた．入院の前日には，通常4杯は飲むビールが胃腸の問題から1杯しか飲めない状態であった．彼は完全に覚醒しており，見当識は保たれていた．

治療　アルコール離脱に関連する幻覚の治療は，ベンゾジアゼピンの投与や適切な栄養と水分補給を行うようなDTの治療とほぼ同様である．もしその方法で効果がなく，長期間続く症例では，抗精神病薬が使用されることもある．

アルコール誘発性気分障害

数日間の大量飲酒はうつ病にみられる症状の多くをもたらすが，数日から1か月の断酒で激烈な悲哀が顕著に改善する．アルコール症の事例の80%の人たちが激しい抑うつの病歴を報告しており，そのうち30〜40%はある時期に2週間からそれ以上抑うつ状態だったという．しかし，大量に飲酒していない時期には，わずか10〜15%のアルコール症の人しかうつ病の診断基準を満たすうつ病を経験していない．

重度の物質誘発性うつ病でさえ，その物質を絶つことで速やかに概ね改善することが多い．これらの物質誘発状態への合理的アプローチは，患者に今このときの悲哀感をどのように眺め扱うかということを，教育や認知行動療法を通じて教えることである．そして，少なくとも2〜4週間の間は抗うつ薬を開始せずに様子をみつつ待つことである．

> アルコール依存で5日間の断酒にもかかわらず重度の抑

うつ症状が続いているという訴えで，42歳の女性が受診した．面接の初期のころに彼女は常にうつ状態でありこのうつ症状に対処するために飲んでいたように思うと述べた．現在の彼女の訴えは，数週間続く強い悲哀感と集中困難，入眠困難と睡眠持続の困難，絶望と罪責感である．アルコール誘発性気分障害と独立した抑うつエピソードを鑑別するために時系列的な病歴を聴取した．アルコール依存の始まった年齢，依存が始まって以後，断酒は数か月間経ったかそれ以上か，そして，1回に数週間からそれ以上続く明らかな抑うつエピソードが始まった年齢に注目した．患者自身のもとの訴えにもかかわらず，次のことが明確になった．アルコール依存症の始まる20代中頃までは明確なうつ状態はなく，息子の妊娠とその新生児期に関連した1年間の断酒期間には，彼女の気分ははっきりと改善していたのである．暫定診断としてアルコール誘発性気分障害と診断された．教育と動機づけ認知療法がうつ症状に対処するために行われ，抗うつ薬は処方されなかった．数日間，同様のうつ症状は残っていたが，その後改善し始めた．約3週間の断酒後，うつ病の診断基準の症状は消失したが，その後の数週間，気分変調症と似たような気分の揺れが残った．この症例はアルコール依存患者のアルコール誘発性気分障害の典型である．（Marc A. Shuckit, M.D. のご好意による）

アルコール誘発性不安症

アルコール誘発性不安症の診断基準を満たす不安症状は急性および遷延性のアルコール離脱の中では通常みられるものである．1回の離脱エピソードでアルコール症の約80％の人がパニック発作を報告している．彼らの訴えは強烈で，パニック症の診断を十分考慮させるものである．同様に断酒開始後4週ぐらいの重度のアルコール問題の患者は不安感に圧倒されることを恐れて，社会的状況を回避する（いわば，彼らは社交恐怖に似た症状をもつ）．彼らの問題はその時点では広場恐怖に十分匹敵するほどである．しかし，不安の心理的もしくは心理社会的症状は大量飲酒や断酒の最初の数週から数か月でみられ，その後にそれらは時間の経過によって減衰し最終的には消失する．

48歳の女性が，最近発症したパニック発作の評価と治療を目的に紹介されてきた．その症状は6か月前から週に2〜3回起きていて，通常10〜20分続いた．パニック症状は生活のストレスレベルとは関係なく起きており，最近の服薬や身体状態では説明できなかった．彼女の検査結果の評価をまとめると，糖欠損トランスフェリン（carbohydrate-deficient transferrin：CDT：アルコール依存症マーカー）のレベルは28 U/L，尿酸値は7.1 mg，γグルタミルトランスフェラーゼ（γ-glutamyltransferase）は47，他の血液検査はすべて正常範囲内であった．血液検査の結果とパニック発作の発症年齢としては非典型的であることから，臨床医は，アルコール関連の生活問題のパターンをみるために，患者と彼女の配偶者の両方から別々に調査することにした．この段階で35歳頃からアルコール依存が始まっており，それ以前にはパニック発作があった形跡がないことがわかった．さらに，最近の禁酒を頻繁に行っている3〜4か月の期間の中で，完全に断酒している2週間に繰り返しパニック発作が起きていた．実用診断としてパニック発作を特徴とするアルコール誘発性不安症を伴うアルコール依存という診断がなされ，禁酒を援助され，ありうる離脱症状への適切な手当てがなされることになった．離脱症状に対してベンゾジアゼピンが使用され漸減中止後3週間経って，パニック発作の強さは減衰し，最終的には消失した．（Marc A. Schuckit, M.D. のご好意による）

アルコール誘発性性機能不全

アルコール中毒と関連した性機能不全の公式の診断は，アルコール誘発性性機能不全（alcohol-induced sexual dysfunction）である（17.2節参照）．

アルコール誘発性睡眠障害

アルコール中毒あるいはアルコール離脱中のいずれにおいても発症するアルコール誘発性睡眠障害（alcohol-induced sleep disorder）の診断基準は，睡眠障害の節に示されている（16.2節を参照）．

特定不能のアルコール関連障害

特定不能のアルコール関連障害という診断が，他のいずれの診断基準にも合わないアルコール関連障害のために用いられる．

特異体質性アルコール中毒

特異体質性アルコール中毒（idiosyncratic alcohol intoxication）の診断の実体が本当に存在するかどうかという重要な論争がある．そのような障害を有すると推定される人についての対照研究では，その妥当性については疑問視されている．そのような状態は，病的，複雑，非定型，妄想性アルコール中毒などとさまざまに呼ばれている．すなわち，これらすべての用語は，ほとんどの人ではわずかな行動変化しか起きない少量のアルコールで重度の行動症候群が急速に発現することを意味している．その診断の重要性は，法廷の分野にある．アルコール中毒は，一般にその人の活動が責任能力のない状態にあったことの根拠としては認められていない．しかし，もし被告人が最少量のアルコールに対して予期しない，特異体質性の，また病的な反応を示すことを弁護人が首尾よく主張することができれば，特異体質性アルコール中毒は，その人の弁護の際に用いることができる．

特異体質性アルコール中毒の人に関する非公式な報告には，錯乱，失見当識，錯覚，一時的な妄想や幻視について記載されている．そのような人は，精神運動活動も非常に増大しており，衝動的で攻撃的な態度をとる可能性があり，他人にとっては危険な場合がある．また，自殺念慮を示し，自殺企図の可能性もある．そのような障

表 20.2-6　アルコール使用の神経学的内科的合併症

アルコール中毒	循環器疾患
急性中毒	潜在的心臓性塞栓と脳血管疾患を伴う心筋症
病的酩酊(非定型，複雑，異常な)	脳血管疾患へと繋がる不整脈と異常な血圧
ブラックアウト(意識喪失)	血液疾患
アルコール離脱症候群	貧血，白血球減少症，血小板減少(可能性として出血性脳血管疾患に至る)
振戦(震えとイライラ)	
アルコール性幻覚(恐怖)	感染症，特に髄膜炎(特に肺炎球菌性もしくは髄膜炎菌)
離脱発作(rum fits)	低体温と高熱
振戦せん妄(震え)	低血圧と高血圧
過度の飲酒による二次的な神経系の栄養障害	呼吸抑制と関連する低酸素
ウェルニッケ-コルサコフ症候群	中毒性脳症，アルコールと他の物質による
小脳変性	電解質異常とこれに連なり起こる急性錯乱状態とまれに起こりうる局所的神経学的徴候と症状
末梢神経障害	
視神経障害(タバコ-アルコール弱視)	低血糖
ペラグラ	高血糖
病因不確定のアルコール疾患	低ナトリウム血症
橋中心髄鞘崩解	低カルシウム血症
マルキアファーバ-ビニャーミ病	低マグネシウム血症
胎児アルコール症候群	低リン酸血症
ミオパチー(筋障害)	外傷の発生率の増加
アルコール性認知症	硬膜下，硬膜外，脳内出血
アルコール性脳萎縮	脊髄損傷
アルコールによる二次性神経学的合併症を伴う全身疾患	外傷後発作性障害
肝障害	圧縮神経障害と腕神経叢損傷(土曜の夜の麻痺〔Saturday night palsies〕)
肝性脳症	
後天性(非ウイルソン性)慢性肝脳変性症	外傷後症状性水頭症(正常圧水頭症)
胃腸障害	筋挫滅症候群とコンパートメント症候群
吸収不全障害	
胃切除後症候群	
可能性としてあり得る膵性脳症	

Rubino FA. Neurologic complications of alcoholism. *Psychiatr Clin North Am.* 1992；15：361 から許可を得て転載．

害は，通常数時間持続し，長時間睡眠をとって終結する．この障害をもつ人は，覚醒した時にその出来事を思い出すことができない．その状態の原因は解明されていないが，強い不安を有する人において最も多く報告されている．1つの仮説は，アルコールが強い混乱を引き起こし，攻撃的衝動性の制御を失うというものである．他には，脳の損傷，特に脳炎あるいは外傷性損傷が，人によってはアルコールに対して不耐性にし，少量のアルコールを摂取した後に異常行動を引き起こす可能性があるということが示唆されている．他の発症誘因としては，加齢，鎮静-催眠薬の摂取や疲労がある．中毒の間の患者の行動は，アルコールの影響下にないときのその人の行動とは異なり，例えば，もの静かで内気な人が，少量の飲酒で好戦的で攻撃的になったりする．

特異体質性アルコール中毒の治療は，自傷他害から患者を守ることである．身体的抑制が必要である場合があるが，その状態が突発的に出現するために難しい．いったん患者が抑制されれば，ハロペリドール(セレネース)のような抗精神病薬の注射が，攻撃性を制御するのに有効である．この状態は，複雑部分てんかんのように突発的な行動変化をきたす他の原因と鑑別しなければならない．特異体質性アルコール中毒患者の中には，少量のアルコールを摂取後に脳波上，側頭部棘波を示す者がいると報告されている．

他のアルコール関連神経障害

前項では，アルコール使用に関連する最も主要な精神神経症候群のみを取り上げた．神経学的な症候群の完全な一覧を表 20.2-6 に示した．アルコール性ペラグラ脳症(alcoholic pellagra encephalopathy)は，ウェルニッケ-コルサコフ症候群のようにみえるが，チアミン投与による治療に反応しない患者を提示された精神科医が，興味をもつ可能性のある診断の1つである．アルコール性ペラグラ脳症の症状は，錯乱，意識混濁，ミオクローヌス，相反する緊張亢進，疲労感，無関心，易刺激性，食思不振，不眠や挿間的に出現するせん妄などである．患者は，ナイアシン(ニコチン酸)の欠乏状態にあり，その特異的な治療としては，毎日4回に分けてナイアシン 50 mg を

経口投与するか，あるいは毎日2～3回に分けてナイアシン25 mgを非経口的に投与する．

胎児アルコール症候群　妊娠中あるいは授乳中の女性は，アルコールを飲むべきではないということを示す明らかなデータがある．胎児アルコール症候群は，母親がアルコールを飲んだ時に子宮内の胎児がアルコールによる影響を受けた結果，引き起こされる疾患である．胎児アルコール症候群は，米国において精神発達遅滞の主な原因になっている．アルコールが，子宮内での発育と生後の発達を抑制してしまう．アルコールの影響を受けた児では，小頭症，頭蓋顔面の形成不全，四肢や心臓の一部の欠損は珍しいことではない．成人の低身長や不適応行動なども胎児アルコール症候群と関連している．

アルコール症の女性が，欠陥のある子どもをもつリスクは，35％と高率である．胎児に対して障害を与える機構は正確には解明されていないが，子宮内でエタノールあるいはその代謝物によって影響を受けた結果であると考えられる．アルコールはまた，異常を起こすリスクを高めるホルモンの不均衡を引き起こす可能性がある．

予　後

アルコール症の人の10～40％が経過中にいずれかの正式な治療計画に入る．良好な予後を予期できるいくつかの予測因子がある．まず第1に反社会性パーソナリティ障害や他の物質依存が存在しないこと．第2に仕事や家族との親密な接触など生活全般の安定性を示す証拠があり，深刻な法的問題がないことも患者にとってはよい徴候である．第3に最初のリハビリテーション計画（2～4週程度）をやり遂げられること．それによって，断酒を継続させられる可能性はかなり高くなる．これらの3つの要素があれば，1年もしくはそれ以上の断酒が行える可能性は少なくとも60％程度と見積もられる．長期経過についての研究は少ないが，1年の断酒はより長期間の断酒の可能性とかなり高い確率で関連している点は研究者の間で意見の一致をみている．一方，深刻な薬物依存（特に，静脈注射の薬物の使用者やコカイン，アンフェタミン依存）やホームレスであるアルコール症者の場合，おそらく10～15％程度しか1年間の断酒を達成できる可能性がない．

ある特定の個人が断酒を達成したり，継続できるか否かを精密に予測することは不可能であるが，上記の予後予測因子はどの程度断酒が達成できる見込みがあるかという可能性と関連している．しかし，生活の安定性を反映している因子は，おそらくアルコール関連障害の経過のせいぜい20％以下の部分を捉えているに過ぎない．計測困難な他の影響因子が多く存在し，臨床経過に重大な影響を与えている．例えば，動機づけの段階や社会的支持の質といった把握しにくい要素がこれに含まれる．

一般に，先行する別個の精神疾患，例えば，反社会性パーソナリティ障害，統合失調症，双極I型障害などをもつアルコール症者の場合，経過はその精神疾患の経過に沿ったものになりやすい．そのため臨床医は，例えば双極I型障害をもつアルコール症者にはリチウム（リーマス）と適切な精神療法を，反社会性パーソナリティ障害をもつ患者には適切な心理的かつ行動療法的な技法を，統合失調症の患者には長期にわたる適切な抗精神病薬の処方を提供しなければならない．精神疾患の症状を可能な限り最小限に抑えることで，生活の安定性を増大させ，これがひいては患者のアルコール症の予後に良い影響を与えるようにすることを目標とする．

治療とリハビリテーション

この障害の診断が下された後に，一般に次のような3つの段階で治療が行われる．まず介入，解毒そしてリハビリテーション（社会復帰活動）である．これらのアプローチの中では，まず医学的な治療が最大限機能するよう努力が払われ，精神医学的緊急性に的を絞ることができるように方向づけされている．例えば，自殺企図の可能性がある抑うつ症状をもったアルコール症患者であれば，希死念慮が消失するまで少なくとも数日間の入院治療が要請される．同様に，心筋症や肝障害や胃腸出血がある患者では，十分な身体医学的緊急治療がまず必要とされる．

次にアルコール乱用やアルコール依存の患者の場合，まずこの障害の現実に直面させる必要がある（介入）．そして必要ならば解毒がなされ，リハビリテーションが始まる．この3つの段階による取り組みは，独立した他の精神医学的症候群をもつ患者の場合も，そのような症候をもたないアルコール症を主とした人に対するそれと本質的には同様である．しかし，前者の場合は可能な限り精神疾患が安定化された後に，治療が適用される．

介　入

この段階での目標は，直面化（confrontation）とも言い，否定したい気持ちを突破し，この障害が治療されない場合に起こりやすい有害な帰結を患者が認識することを助けることである．介入は治療や断酒の継続への動機づけを最大限に増幅させることを狙った過程である．

この段階では患者にアルコールがいかに重大な障害を生活に与えているかを思い起こさせることで彼らの行為の責任が彼らにあることを納得させることを含んでいる．精神科医は不眠や性行為の障害や生活上のストレスに対処することの困難や抑うつ症状や不安や精神病症状などの主訴を利用することが有効である場合が多いと考えている．次にこのような問題がいかにしてアルコールによって作り出されたり，一因となっているかを説明し，最小限の苦痛で断酒が達成できることを患者に保証するのである．

> JP（47歳の医師）は，妻と21歳の娘によって彼のアルコール関連の言動に直面化させられた．最近何度か娘が家に電話した際に呂律が回っていなかったことや，毎週たくさんのワインボトルがゴミ箱に捨ててあることなどについて問いただされた．JPの妻は，彼女がベットに行った後に，彼が眠らないまま1人で書斎で過ごし，酒臭い息をして遅くに床に就くことなどの不満を語った．さらに最近のパーティーで，およそ10～12杯くらい飲んでは，他の客から孤立する傾向について，懸念していることにも触れた．また，アルコールが容易に手に入らない場所に旅行に行って，蒸留酒のパックが必要になったことや，前夜に酔っぱらった後の朝の手の震えなどについて思い起こさせた．アルコール中毒の症状が活発でない時に，家族は直接彼らの懸念をJPと共有した．そしてアルコールによる障害が起こったときの，特徴的な期間や出来事を強調した．この介入が成功したら次のステップに進めるように，彼らはアルコールと薬物治療プログラムの臨床医と会う予約した．（Marc A. Schuckit, M. D. から改変）

患者に介入する医師は，毎回，アルコールに関連した障害がはっきりした時点で，批判的でない辛抱強いアプローチを始める．それはすぐに結果を出そうとするような，例外的な対人関係技術ではなく，持続的なものであり，1回の介入で十分なことはほとんどない．ほとんどのアルコール症の人は，道のりの長い選択肢である断酒を深刻に考え始めるまでには，いかにアルコールが個々の危機を発展させる要因になっているかを連続して何度も想起させられる必要がある．

家　族

家族は介入において重大な助けとなる．家族は患者をアルコールに起因する問題から保護する行動をとらないようにすることを学ばなければならない．さもなければ，患者は断酒に必要なエネルギーや動機を得られないであろう．介入の段階では，家族は患者にアルコール症からAA（Alcoholics Anonymous；アルコール症者匿名会）などで回復した人と会うように促すこともできるし，AL-Anon（訳注：アラノン．AAの自助グループの1つ．アルコール症者の家族や縁者の会）のように家族にも手を差し伸べる集まりであれば，家族が回復した人たちと会うこともできる．これらの家族援助集団は，週に何回も面談に応じて，家族や友人が恐怖感や不安や罪悪感を感じていることに関して，そう感じているのは彼らのみではないということを教えてくれる．仲間は対処戦略を教えあったり，地域の資源をみつけるために助け合ったりする．アルコール症者が助けを求めること拒んだとしても，家族の生活を立て直すことにこれらの組織が大いに役立つであろう．

解　毒

アルコール依存の人でも，断酒の結果として出現する症状は比較的軽い場合がほとんどである．もし患者が，比較的健康で，適切な栄養をとっており，良好な社会的支持を得ていれば，軽い感冒様の離脱症状ですむであろう．症状が重かったとしても，この分野の初期の教科書に記載されているような激しい症状はめったに起こらない．

解毒（detoxification）における重要な第1の段階は，徹底的な身体的検査である．深刻な内科疾患や薬物乱用の合併がないということは，深刻なアルコール離脱においてはめったにない．第2段階は，静養と特にチアミンを含む総合ビタミンと適切な栄養摂取とを提供することである．

軽症もしくは中程度の離脱症状　離脱症状が進展する理由は，脳が身体的に中枢神経抑制物質の存在に慣れてしまっており，その物質が欠如すると適切に機能できないことにある．初日に十分な量の中枢神経抑制物質を与え症状を消失させ，次の5日間で物質を徐々に減らしていくことが多くの患者にとって最適であり，深刻な離脱の進展の可能性を最小限にとどめることができる．アルコール，バルビツレート，もしくはベンゾジアゼピンのように，どのような抑制性物質でも有効であるが，ほとんどの臨床医がその相対的安全性からベンゾジアゼピンを選ぶ．短時間作用型（例えば，ロラゼパム）でも長時間作用型（例えば，クロルジアゼポキシドやジアゼパム）でも適切な治療が行える．

実際の治療の1例として，1日目に25 mgのクロルジアゼポキシドを1日3～4回経口投与する．もし傾眠傾向があったり眠気を訴える時は投与を1回分とばすことを念頭におく．最初の24時間の間に患者がイライラしたり，振戦や自律神経失調症状が増悪しそうならば，25 mgを1～2錠追加投与する．初日にどのような量のベンゾジアゼピンが必要とされたとしても，後には1日に20％ずつ減量が可能であり，その結果4～5日目には服薬を中止できる．クロルジアゼポキシドのような長時間作用型の薬物を投与した場合，臨床医は過剰投与による眠気を生じさせることを避けなければならない．もし患者が眠気を訴えたならば，次の投与予定を休む．ロラゼパム（ワイパックス）のような短時間作用型薬物を投与した場合，ベンゾジアゼピンの血中濃度の急激な変動が深刻な離脱を引き起こすことがあるので，服薬を1回でも忘れないようにしなければならない．

解毒の社会的治療計画では社会的援助によって薬物療法を回避することにより経費を節減することができる．これにより安価な治療計画は軽症から中程度の離脱症候群には助けになりうる．臨床医の中にはβアドレナリン受容体拮抗薬（プロプラノロール［インデラル］）かαアドレナリン受容体作動薬（クロニジン）を勧める者もいるが，ベンゾジアゼピンを上回るようにはみえない．中枢神経抑制薬とは異なり，これらの薬物はけいれんやせん妄のリスクを減少させることはほとんどない．

重度の離脱症状　おおよそ1％のアルコール症患者が極度の自律神経症状と焦燥や錯乱を呈し，いわゆるア

コール離脱せん妄，振戦せん妄といわれる状態になるが，適切な治療法はいまだに発見されていない．まず最初の段階として，なぜこのように重篤で比較的通常起きないような離脱症状が起きているのか考える必要がある．答えは，すぐに治療すべき他の重症な医学的問題の併存にあることが多い．次に離脱症状はベンゾジアゼピン（このような症例では，時に高用量が必要となる場合がある）か，あるいはハロペリドールのような抗精神病薬の使用によって最小限にすることができる．この場合もまた，初日とあるいは2日目に状態を制御できる量を投与し，5日目にかけて減量し，患者を薬物から離脱させることができるであろう．

これ以外に1％の患者は単発の大発作を起こす可能性がある．また，稀に複数の大発作を起こす患者もいるが，これは離脱の2日目に最も多い．このような患者は神経学的な評価診断が必要となるが，けいれん発作を起こすような障害の存在を認めないかぎり，抗けいれん薬を投与する利点はない．

遷延性離脱症状　不安や不眠，軽度の自律神経過活動症状などが離脱の急性期症状が消褪した後も2〜6か月程度続くことがある．この症候群に対する適切な薬物療法はないが，リハビリテーション期間に使用されるいくつかの薬物療法は可能である．特に，アカンプロサートカルシウム（レグテクト）がこれらの症状の消失に有用な場合がある．臨床医にとって重要なのは，患者にさまざまな程度の睡眠障害や緊張感のような症状が離脱症状の急性期後も残存する可能性があることや，より快適に過ごすための認知行動療法的なアプローチについて話し合っておくことである．このような遷延した離脱症状は再発のリスクを高める可能性がある．

リハビリテーション

多くの患者においてリハビリテーションは次の3つの構成要素に分けられる．それは，(1)断酒への強い動機を維持し増強する努力，(2)患者がアルコールから離れた生活様式に再適応するのを助ける，(3)再発の防止，である．これらの段階は急性もしくは慢性化した離脱症状や人生の危機状況の文脈の中で行われるものなので，治療には患者に同様の材料を繰り返し提示して，断酒がいかに重要かを思い起こさせ，患者に日々の援助体制や対処戦略の発展を支持することが必要とされる．

特定の生活上の出来事や外傷的な期間，もしくは特定の精神疾患がアルコール症の主に原因になるわけではない．さらにアルコール症のあらゆる原因がアルコールの脳に及ぼす効果や，年余にわたるアルコールによって変化した生活様式によって薄められてしまい，アルコール症自体が人生そのものへと発展する．多くのアルコール症患者がアルコール症の原因はうつ病や不安あるいは生活上のストレスや疼痛症候にあると信じていても，なおこのことは真実である．調査や記録データ，そして情報提供者が示すのは，アルコールが気分障害や事故や生活上のストレスの基になっているのであって，その逆ではないということである．

入院においても外来においても同様の全般的な治療的アプローチが行われる．より高価で集中的な入院治療を選択する基準は，他に深刻な内科疾患もしくは精神疾患を合併していること，適度な近さに外来患者の治療集団や施設がないこと，外来治療での失敗の病歴があることなどによる．治療過程には双方とも介入と身体的，心理的機能の調整，動機の増強や家族への支援が含まれ，治療の最初の2〜4週間は集中的援助の期間として使われる．これらの努力は，外来では回数はより少なくなるが，最低3〜6か月は継続しなければならない．外来治療では個人カウンセリングと集団カウンセリングを複合的に用い，独立した精神疾患がなければ向精神薬の使用はできるだけ避け，AAのような自助集団を利用する．

カウンセリング　最初の数か月のカウンセリングでは，断酒を継続する動機の高まりを保つこと，社会的役割を果たすことを目的とし，主に日々の生活の問題に焦点を置く．回復からの初期の数か月間においては，深い自己洞察を要求したり不安を駆り立てるような心理療法的技術の利点は認められておらず，少くとも理論的には，断酒を継続する努力を損なう可能性すらある．したがって，ここでの議論は最初の3〜6か月間の治療に特徴的とみなされる取り組みに焦点づける．

カウンセリングやセラピーは個人でも集団でもいずれの設定の中でもなされうる．どちらが勝るというようなデータはほとんどない．使われる技法は大げさなものではなく，つまるところ単純な日々のカウンセリングか，ほぼ通常の行動療法的アプローチか，今現在の時点を重視することに焦点づけた精神療法的アプローチである．動機を最大限に利用するために，治療の場面では飲酒による結末や，アルコールにまつわる生活上の問題のありがちな将来の成り行きや，断酒によって期待される目覚しい改善などについての探求を行う．設定は入院でも外来でも，最初の2〜4か月間は，個人もしくは集団カウンセリングを最低週3回は行う．その後はそれほど集中的でなく，ほぼ週1回程度の面接を3〜6か月続ける．

カウンセリングの時間の多くは，どのようにしてアルコールなしの生活様式を確立するかということに費やされる．議論は断酒自助集団の必要性や，飲酒なしの社交的な気晴らしの行事の計画，家族や友人との関係の再確立への取り組みなどにわたる．

第3の大きな構成要素は，再発の防止であり，まずは再発のリスクが高い状況を確認する．カウンセラーは，アルコールへの渇望の増強，あるいは飲酒を再開させるようなあらゆる出来事やあらゆる感情的状態に対して患者が使うべき対処様式を発展させられるように手助けしなければならない．再発防止の重要な部分は，スリップ（slip：訳注：突発的な飲酒再開のこと）に対しての適切な態度を常に思い起こさせることである．アルコールの短期間の再使用を口実とする常用への回帰を決して許し

てはならない．アルコールなしの生活様式を達成し継続する努力は，最初のスリップですべての利益が失われるようなゲームなどではない．むしろ回復は試行錯誤の過程であり，スリップが発生した状況をリスクの高い状況として認識し，より適切な対処技術の発展に利用すべきである．

ほとんどの治療的取り組みにおいて，患者の重要他者へのアルコール症の影響が認識されており，回復の重要な側面は家族構成員や友人がアルコール症を理解し，リハビリテーションが6〜12か月以上にわたり進行し続ける過程であることを認識する手助けをすることである．配属者や家族のカウンセリングや親戚や友人を支持する集団はそこに含まれている人々の関係性を再構築することを手助けし，飲酒をすることでどのような結果になるかを患者に認識させるため，その結果から患者を守ろうとすることを避け，アルコール症患者の回復計画にできる限り支持的であることを学ばせるのである．

薬物療法 解毒が完了し，患者がアルコール症の中に10〜15％含まれると言われている独立した気分障害や統合失調症や不安症をもつ人でないのであれば，アルコール症の治療に関して向精神薬を処方する根拠はない．生活上のストレスや断酒に対する長引く反応の一部としての不安や不眠が続く場合は，行動療法的修正の手法や再保証によって治療すべきである．これらの症状に対する（ベンゾジアゼピンを含む）薬物療法は不眠の消失より先に薬物の効果が失われやすく，その結果患者は薬用量を増やし，後に問題を残すことになる．同様に悲哀感や，気分の動揺が数か月間軽症状態で長引くことがありうる．しかし，対照をおいた臨床試験による結果からは，独立したもしくは長期的な精神疾患をもっていない通常のアルコール症の人を治療する上では，抗うつ薬やリチウムの処方は何ら利益を示さなかった．その気分障害は薬物が効果を表わす前に消失するうえ，薬物療法を受けている患者が飲酒を再開した場合重大な潜在的リスクに直面することになる．薬物療法が効果的であるという根拠はほとんどないか全くない一方，定期的な服薬によるいかなる潜在的な利益よりもリスクのほうがはっきりと勝っている．

薬物を使用しないという方針に対する1つの例外は，抗酒剤としてのジスルフィラムである．ジスルフィラムは，外来リハビリテーションの第1段階の集中的な時期が終了してから，また入院治療から退院する前に1日250 mgを処方される．その目的は飲酒によって悪心や嘔吐，顔や胃の焼けるような感覚などの不快な身体反応を引き起こす状態に患者を置くことである．ジスルフィラムがプラセボよりも効果があることを示したデータは少ないが，それはおそらく飲酒を再開する時にはほとんどの人がジスルフィラムを止めているからであろう．多くの臨床医はジスルフィラムを定期的に処方することは止めており，その一部はこの薬自体に関連するリスクの認識による．それは，気分の動揺や，稀な例では精神病症状や，末梢神経障害の増悪の可能性や，他の重大な神経障害や致死的になりうる肝炎の比較的稀な発症による．さらには以前から心臓病をもつ患者の場合や，脳血栓や糖尿病や他のさまざまな条件が，アルコールに対する反応をジスルフィラムが致命的にするため，その処方を許さないからである．

2つの有望な薬理学的な介入法が，最近研究されている．まず第1はオピオイド作動薬であるナルトレキソン（ReVia）で，これは少なくとも理論的にはアルコールへの渇望を減少させ，飲酒による快い効果を鈍らせる．いずれにしても2つの比較的小規模（約90名の患者の服用による調査）で短い（3か月間の治療期間）調査ではこの薬を1日50 mg使用することで有望な結果が期待されている．しかし，この薬物の全体像を評価するためにはより大規模で種々の患者を対象にした長期的な調査が求められるであろう．

注目されている第2の薬物は，アカンプロサート（レグテクト）である．ヨーロッパでは，5000人を超えるアルコール依存症患者に試みられた．この薬物は米国ではまだ入手できない．1日約2000 mgの量が使用され，アルコール症に対する通常の心理的，行動療法的治療計画の状況の中で使われ，プラセボより約10〜20％高い望ましい結果が得られるとされている．アカンプロサートの作用機序は知られていないが，おそらく直接的もしくは間接的にNMDAのGABA受容体に作用し，アルコールに対する身体的依存や耐性の発展を変化させ効果を得ると考えられる．アルコール依存に用いられる薬物の概要を表20.2-7に示した．

アルコール症の治療に有望な可能性をもつ他の薬物として，非ベンゾジアゼピン系の抗不安薬であるブスピロン（BuSpar）があるが，この薬物の効果は調査によって一貫性がない．また，選択的セロトニン再取り込み阻害薬（selective serotonin reuptake inhibitor：SSRI）のような抗うつ薬やリチウムや抗精神病薬が，アルコール症の治療において，明らかに効果的であるとする根拠は存在しない．

アルコール症者匿名会 臨床医は，アルコール症者匿名会（Alcoholics Anonymous：AA）のような自助グループのもつ重要性を認識する必要がある．AAの仲間は，1日24時間患者を助け，断酒の仲間達と繋げ，飲酒せずに社会的役割へ参加できることを学ばせ，グループ内の他の仲間の断酒をみることで回復の範例を与えてくれる．通常入院か外来のリハビリテーション中にAAは始まる．臨床医は，各グループが異なる特徴を有することを患者に教えることで重要な役割りを果たす．同性のみで構成されているグループも男女混合のグループもある．労働者層の男性や女性からなるグループ，専門職の人々が集まるグループもある．宗教に非常に強調点を置くグループもある一方，折衷主義のグループもある．精神医学的合併症をもつ患者にはAAについていくつかの付加的な教育が必要である．臨床医はAAの仲間の中に彼

表 20.2-7　アルコール依存の薬物療法

	ジスルフィラム(ノックビン)	ナルトレキソン(Re Via)	アカンプロサート(レグテクト)
作用	アルコール代謝の中間を阻害，患者がアルコールを飲んだ時にアセトアルデヒドの蓄積とフラッシング(顔面紅潮)，発汗，嘔気と心拍急速の反応を引き起こすことによる．	オピオイド受容体拮抗薬(結果として，渇望と飲酒による報酬の減少)	グルタミン酸塩とGABA神経伝達物質系に作用，しかし，そのアルコール関連の作用は不明
禁忌	アルコールまたはアルコールを含有する調合剤またはメトロニダゾール(抗原虫薬)の使用，冠状動脈疾患，重篤な心筋疾患	現在オピオイド使用，もしくは急激なオピオイド離脱 オピオイド鎮痛薬が予想される必要性 急性肝炎または肝不全	重篤な腎障害($CrCl^* \leq 30$ mL/分)
慎重	服薬中にアルコールを飲みそうな高い衝動性，精神病(現在もしくは既往)，糖尿病，てんかん，肝機能障害，甲状腺機能低下，腎障害，ゴム接触皮膚炎	他の肝障害，腎臓障害，自殺未遂の既往．オピオイド無痛覚が必要な場合は，より多くの用量が必要となることがある．また，呼吸抑制はより深い場合や長引く場合がある	中程度の腎臓障害($CrCl^*$ 30～50 mL/分の間の服用調整) 抑うつ，自殺念慮
重篤な有害反応	肝炎，視神経炎，末梢性神経障害，精神病性反応，妊娠カテゴリーC	患者がオピオイドに依存しているならば，高度の禁断を引き起こす；肝毒性(常用量で稀に)． 妊娠カテゴリーC	不安，抑うつ．希少な事象として，以下を含む：自殺企図，急性腎不全，心臓麻痺，腸間膜動脈の閉塞，心筋症，深部血栓静脈炎とショック． 妊娠カテゴリーC
一般の副作用	金属的な後味；皮膚炎	嘔気，腹痛，便秘，めまい，頭痛，不安，疲労	下痢，鼓腸，嘔気，腹痛，頭痛，背部痛，感染症，感冒症候群，寒け，眠気，性欲減退，記憶喪失，混乱
薬物相互作用の例	アミトリプチリン，ワルファリンのような抗凝固剤，ジアゼパム，イソニアジド，メトロニダゾール，フェニトイン，テオフィリン，ワルファリン，アルコールを含有しているあらゆる非処方薬	オピオイド鎮痛薬(阻害作用)；ヨヒンビン(ナルトレキソンとの併用で薬物の望ましくない効果の増強)	明らかな臨床上の相互作用は認知されていない
通常の成人投与量	経口投与：1日250 mg(125～500 mgの範囲) 処方前に次のことを警告： (1) 飲酒後12時間は服用しないこと．ジスルフィラム・アルコール反応は服用後，最長で2週間後に起こることがある (2) 食品(例えば，ソースと酢)や薬物や化粧品類に含まれるアルコールについて警告する．定期的に肝機能をモニターする	経口投与：1日50 mg 処方前に：現在のあり得るオピオイド使用を評価するために，合成オピオイドを含むオピオイドの尿毒物学スクリーニングを考慮する．肝機能検査フォローアップ：定期的に肝機能をモニターする	経口投与：666 mg(333 mgを2錠)を1日3回，または中程度の腎臓障害($CrCl^*$ 30～50 mL/分)患者では333 mg(1錠)を1日3回 処方前に：禁酒を確立すること．

*CrCl，クレアチニン・クリアランス(creatinine clearanc)；GAGB，γ-アミノ酪酸(γ-aminobutyric acid)

らの薬物に対する特殊な必要性を理解していない者がいるかもしれないことを教え，グループの仲間が不適切な形で薬物を中止するよう指示してきたときのために，いくつかの対処法を教えておかなければならない．二重盲検を使用した評価は困難であるが，ほとんどの研究でAAへの参加は改善と関連しており，治療プログラムに組み込むことは金銭の節約になることが示されている．

参考文献

Baillie AJ, Sannibale C, Stapinski LA, Teesson M, Rapee RM, Haber PS. An investigator-blinded randomized study to compare the efficacy of combined CBT for alcohol use disorders and social anxiety disorder versus CBT focused

on alcohol alone in adults with comorbid disorders: The Combined Alcohol Social Phobia (CASP) trial protocol. *BMC Psych*. 2013;13:199.
Choo ED, McGregor AJ, Mello MJ, Baird J. Gender, violence and brief interventions for alcohol in the emergency department. *Drug Alcohol Depend*. 2013;127:115.
Incerti M, Vink J, Roberson R, Benassou I, Abebe D, Spong CY. Prevention of the alcohol-induced changes in brain-derived neurotrophic factor expression using neuroprotective peptides in a model of fetal alcohol syndrome. *Am J Obstet Gynecol*. 2010;202(5):457.
Jackson KM, Bucholz KK, Wood PK, Steinley D, Grant JD, Sher KJ. Towards the characterization and validation of alcohol use disorder subtypes: integrating consumption and symptom data. *Psychol Med*. 2014;44(01):143–159.
Johnson BA. Medication treatment of different types of alcoholism. *Am J Psychiatry*. 2010; 167:630.
Johnson BA, Marzani-Nissen G. Alcohol. Clinical Aspects. In: Johnson BA, ed. *Addiction Medicine: Science and Practice*. New York: Springer; 2011:381.
MacKillop J, Miranda R, Jr., Monti PM, Ray LA, Murphy JG, Rohsenow DJ, McGeary JE, Swift RM, Tidey JW, Gwaltney CJ. Alcohol demand, delayed reward discounting, and craving in relation to drinking and alcohol use disorders. *J Abnorm Psychol*. 2010;11:106.
Moberg CA, Curtin JJ. Alcohol selectively reduces anxiety but not fear: startle response during unpredictable versus predictable threat. *J Abnorm Psychol*. 2009;118(2):335.
Morgan T, White H, Mun E. Changes in drinking before a mandated brief intervention with college students. *J Stud Alcohol Drugs*. 2008;69:286.
Nilsen P. Brief alcohol intervention—where to from here? Challenges remain for research and practice. *Addiction*. 2010;105(6):954.
Oreskovich MR, Kaups KL, Balch CM, Hanks JB, Satele D, Sloan J, Meredith C, Buhl A, Dyrbye LN, Shanafelt TD. Prevalence of alcohol use disorders among American surgeons. *JAMA Arch Surg*. 2012;147(2):168.
Rasmussen C, Bisnaz J. Executive functioning in children with Fetal Alcohol Spectrum Disorders: Profiles and age-related differences. *Child Neuropsych*. 2009;15(3):201.
Schuckit MA. Alcohol-related disorders. In: Sadock BJ, Sadock VA, Ruiz P, eds. *Kaplan & Sadock's Comprehensive Textbook of Psychiatry*. 9th ed. Philadelphia: Lippincott Williams & Wilkins; 2009:1268.
Vergés A, Jackson KM, Bucholz KK, Grant JD, Trull TJ, Wood PK, Sher KJ. Deconstructing the age-prevalence curve of alcohol dependence: Why "maturing out" is only a small piece of the puzzle. *J Abnormal Psychol*. 2012;121:511.

20.3 カフェイン関連障害

カフェインは世界中で最も広く消費されている精神活性物質である．カフェインは60種類以上もの植物に含まれているメチルキサンチン類に属するアルカロイドで，テオブロミン（チョコレートに含まれる）やテオフィリン（喘息の治療としてよく使用される）もメチルキサンチン類に属している．米国では子どもと成人の87％がカフェインを含む食物や飲料を摂取している．カフェインはさまざまな神経生物学的，生理学的システムに影響を与え，重大な心理学的効果を生み出す．カフェインは，生命を脅かすような疾患とは関連しないが，精神症状や精神疾患をもたらすことがある．カフェインが習慣的に使用されており，日々の習慣として広く受け入れられているため，日常生活で果たしているカフェインの役割が過小評価されることがある．またカフェイン関連障害を見分けることが特に難しくなる場合もある．そのため，臨床家にとって重要なことは，カフェインとその効果，そしてカフェインの使用によって起こりうる問題について熟知していることである．

カフェインの使用によりカフェイン使用障害，カフェイン中毒，カフェイン離脱，カフェイン誘発性不安症，そしてカフェイン誘発性睡眠障害という5つの疾患が起こることがある．

 表20.3-1 主なカフェイン含有物とカフェイン非含有物

カフェイン源	1単位あたりのカフェイン(mg)
飲食物（142～170 g）	
フレッシュドリップコーヒー，ドリップコーヒー	90～140
インスタントコーヒー	66～100
茶（ルーズリーフ，ティーバッグ）	30～100
ココア	5～50
カフェインレスコーヒー	2～4
チョコレートバー，1オンスのベーキングチョコレート	25～35
ソフトドリンク（237～355 mL）	
ペプシ，コカ・コーラ，タブ，ロイヤルクラウンコーラ，ドクターペッパー，マウンテンデュー	25～50
カナダドライ ジンジャーエール，カフィンレスコーラ，カフェインレスペプシ，7アップ，スプライト，スクアート，カフェインレスタブ	0
処方薬（1錠または1カプセル）	
カフェルゴット，Migralam	100
Anoquan，Aspir-code，BAC，Darvon，Fiorinal	32～50
市販の鎮痛薬，感冒薬（1錠または1カプセル）	
Excedrin	60
アスピリン製剤，Anacin，B-C powder，Capron，Cope，Dolor，Midol，Nilain，Norgesic，PAC，Trigesic，Vanquish	～30
Advil，アスピリン，Empirin，Midol 200，Nuprin，Pamprin	0
市販の刺激薬，食欲抑制薬（1錠または1カプセル）	
Caffin-TD，Caffedrine	250
Vivarin，Ver	200
Quick-Pep	140～150
Amostant，Anorexin，Appedrine，Nodoz，Wakoz	100

Jerome H. Jaffe, M. D. による表を改変．

疫　学

カフェインは飲み物，食べ物，処方薬，市販薬に含まれている（表20.3-1）．米国では成人の1日のカフェイン平均摂取量は約200 mgであるが，全成人の20～30％は1日500 mg以上のカフェインを消費している．米国の成人1人当たりのコーヒー消費量は年10.2ポンド（訳注：4.6 kg）である．一般に1杯のコーヒーには100～150 mgのカフェインが含まれており，紅茶にはその3分の

1しか含まれていない．多くの市販薬にはコーヒー1杯の約3分の1から2分の1のカフェインが含まれており，片頭痛薬や市販の刺激薬の中にはコーヒー1杯よりも多くのカフェインが含まれているものもある．ココア，チョコレート，ソフトドリンクには相当な量のカフェインが含まれており，もし小さな子どもが棒状のキャンディーを舐め，12オンス（340 g）のコーラを飲めば，カフェイン中毒の症状が出現しうる．

カフェイン消費量は年齢によっても異なる．米国では全ての年齢層でのカフェイン消費者を対象とすると，カフェインの1日平均消費量は2.79 mg/kgである．若年者であってもかなりのカフェインを消費している（例えば，1～5歳の子どもでは1 mg/kg以上である）．世界的にも，1人当たりのカフェイン1日平均消費量は約70 mgと推定されている．どの年でも，カフェインを消費する成人は85％に及ぶ．

併存疾患

カフェイン関連障害のある人は，それがない人と比べて，他の物質関連障害を併存しやすい．毎日大量のカフェインを消費する人の約3分の2は鎮静薬や睡眠薬も使用する．

病因

カフェインを摂取した後，続けてカフェインを摂取するかどうかはさまざまな要因によって影響を受けるであろう．その要因にはカフェインの薬理学的効果，カフェインの強化効果，カフェイン使用に対する遺伝素因，消費者の個人特性などがある．

神経薬理学

メチルキサンチンであるカフェインは，同様によく使用されているメチルキサンチンであるテオフィリン（テオドール）よりも高力価である．体内でのカフェインの半減期は3～10時間で，血中濃度が最大になるのは30～60分である．カフェインは容易に血液脳関門を通過する．カフェインは主にアデノシン受容体の拮抗薬として作用する．アデノシン受容体は抑制性G蛋白（Gi）を活性化し，セカンドメッセンジャーであるサイクリックAMP（cyclic adenosine monophosphate：cAMP）の合成を阻害する．そのため，カフェインの摂取により，アデノシン受容体が存在する神経細胞内のcAMP濃度が上昇する．コーヒーを3杯飲めば，脳内のアデノシン受容体の約50％がカフェインで占拠されると推定されている．カフェインはいくつかの実験で，特に高用量または高濃度では，ドパミンやノルアドレナリン神経にも影響を及ぼすことが示されている．特に，カフェインによりドパミン活性は増強されると考えられる．この仮説によれば，カフェインの摂取は統合失調症患者の精神症状の悪化と関連するという臨床的な報告を説明できる．ノルアドレナリン作動性神経の活性化は，カフェインの離脱症状の発現を仲介しているのではないかと想定されている．

主観的効果と強化

低～中等量のカフェイン（20～200 mg）を一度摂取すれば，カフェインがヒトに引き起こすたいていは楽しいという主観的な効果が生じる．例えば，複数の研究では，この量のカフェインを摂取することにより，幸福感，気力，集中力のような評価尺度の得点が上がり，仕事への動機づけが高まることが示されている．さらに，この量のカフェインは眠気や疲労の得点を減少させる．300～800 mgの量のカフェイン（一度に数杯のドリップコーヒーを飲むのと同等）を摂取すると，不安や神経過敏のような，たいてい不快だとみなされる効果を引き起こす．通常動物実験では，強化刺激としてのカフェインの機能を証明することは難しい．しかし，ヒトでの適切な対照をおいた比較研究では，管理された実験的状況下で自由に選択させると，ヒトはプラセボよりもカフェインを選択することが証明された．習慣的な使用者では，カフェインの強化効果は増強する可能性がある．それは1晩止めたのちに出現する軽度の離脱症状をカフェインが軽減する可能性があるからである．このように，カフェインの主観的効果と，強化因子としての作用は，カフェイン常用の一因となっている．

遺伝とカフェイン使用

コーヒーを初めて飲んだ後，コーヒーを飲み続けるかどうかについては，遺伝素因が関与していると考えられる．一卵性と二卵性双生児におけるコーヒーまたはカフェインの使用を比較した調査では，カフェインの総消費量，大量使用，カフェインへの耐性，カフェインの離脱症状，そしてカフェイン中毒について，一卵性双生児の方が一致率は高く，遺伝率は35～77％であった．カフェイン使用，喫煙，飲酒の多変量構造方程式モデリングは，多剤使用についての共通の遺伝因子が，これら3つの物質使用の根底にあることを示唆している．

年齢，性別，人種

長期的，慢性的なカフェイン使用と，年齢，性別，人種などの人口統計学的な特性との関係については十分研究されていない．青年期にカフェインを使用することは珍しくはないが，中年の人々の方がカフェイン使用量が多いという証拠がある．カフェイン使用に性差があるという証拠はない．またカフェインの使用について人種間の差を示したデータもない．米国の子どもも大人も，白人は黒人と比べてカフェインをより多く消費するという証拠はある．

特殊な集団

　喫煙者は非喫煙者よりもカフェインの消費量が多い．この結果はカフェイン使用と喫煙に共通の遺伝的脆弱性が存在していることを反映している可能性がある．また喫煙者ではカフェイン排泄率が増加していることとも関係しているのかもしれない．前臨床または臨床研究ではカフェインの常用によりニコチンの強化効果が増強する可能性が示されている．

　アルコールの大量使用と臨床的依存は，カフェインの大量使用と臨床的依存にも関連する．不安症の患者はカフェインの使用量が少ない傾向があるとされるが，1つの研究ではカフェイン大量消費者のほとんどはベンゾジアゼピンを使用していることを示している．また精神科入院患者では，1日のカフェイン使用量が多いという研究もある．例えば，これらの患者は平均して毎日5杯以上のドリップコーヒーを飲んでいたという研究もある．最後に，受刑者も1日のコーヒーの消費量が多いと言われている．

パーソナリティ

　カフェインを好んで使用することと，特定のパーソナリティーの型の関係性を調べた研究が行われたが，カフェイン使用と特に関連のある特定のパーソナリティーは示されなかった．

脳血流への影響

　ほとんどの研究では，カフェインは全般性に脳血管の収縮を引き起こし，結果的に脳血流（cerebral blood flow：CBF）を減少させると報告されているが，65歳以上の人にはこの効果が起こらないことがある．このような血管収縮作用は耐性へと進展せず，カフェイン離脱後にCBFが反跳性に増加することが最近の研究で見出された．カフェインの使用により，冠動脈も同様に収縮し，動脈硬化がないのに狭心症が起こる恐れがあると考える臨床医もいる．

診　断

　カフェイン中毒やカフェイン関連障害の診断は，主に患者のカフェイン含有製品の摂取歴を包括的に聴取することによってなされる．摂取歴では，カフェインの消費が中断もしくは極端に減少したときに，カフェインの離脱症状を認めたかどうかを確認した方が良い．カフェイン関連障害の鑑別診断として考慮すべき精神科診断には，全般不安症，広場恐怖を伴うあるいは伴わないパニック症，双極 II 型障害，注意欠如・多動症（attention-deficit/hyperactivity disorder：ADHD），睡眠障害などがある．カフェインを含有している市販薬，蛋白同化ステロイド，アンフェタミンやコカインなどの精神刺激薬の乱用も鑑別診断にあげたほうがよい．これらの物質のスクリーニングに尿検査を必要とすることがある．鑑別診断には甲状腺機能亢進症や褐色細胞腫も含める．

カフェイン中毒

　DSM-5 によるカフェイン中毒の診断基準には，最近のカフェイン消費量がたいてい 250 mg 以上であることが含まれている．カフェイン中毒の年間発生率は 10% と見積もられているが，臨床医や研究者の中には実際の発生率はより高いと考えている者もいる．カフェイン中毒に共通して認められる症状には不安，精神運動興奮，不穏，易刺激性，そして筋れん縮，顔面紅潮，悪心，利尿，胃腸障害，多汗，指先やつま先の刺痛，不眠などの精神生理学的愁訴がある．1g 以上のカフェイン摂取により，まとまりのない会話，混乱した思考，不整脈，疲れを感じないこと，著しい興奮，耳鳴り，軽度の幻視（閃光）などが生じる．10g 以上のカフェインを摂取すれば，全般性強直間代発作，呼吸不全，そして死に至るおそれがある．

> B嬢は30歳で「不安発作」のために受診した．発作は午後の中頃から夕方にかけて起こる．その時B嬢は落ち着きがなくなり，いらいらし，容易に興奮し，時には紅潮し，発汗していることもあった．同僚によると「のべつ幕なしに話す」という．質問への返答で，B嬢はたいてい発作が起こる日にはその前にいつも6～7杯のコーヒーを飲んでいると認めた．

カフェイン離脱

　離脱症状の発現は，カフェインを継続的に使用することによって生じる耐性と身体依存を反映したものである．いくつかの疫学的な研究による報告では，研究の対象となったすべてのカフェイン使用者の50～75%にカフェイン離脱の症状が認められた．最も多い症状は頭痛と倦怠感である．それ以外の症状には不安，易刺激性，軽度の抑うつ，精神運動遂行機能の障害，悪心，嘔吐，カフェインへの渇望，筋肉の痛みと硬直などがある．離脱症状の数と重症度は摂取したカフェインの量と，急な中止であったかどうかに相関している．カフェインの離脱症状は最終使用から12～24時間で始まり，24～48時間が最も強く，1週間以内に消失する．

　カフェイン離脱は医原性に誘発されるおそれがある．内視鏡検査，大腸内視鏡検査，心臓カテーテル検査のような医療的手技の前に，医師はカフェインを中止するように患者に要求することが多い．さらに，不安症状，不整脈，食道炎，食道裂孔ヘルニア，乳腺線維嚢胞症，不眠の患者に医師はカフェインをやめるように勧めることが多い．カフェイン含有製品をやめることが自分にとって良いことだと単純に考える人もいる．どのような場合でも，カフェイン使用者は，カフェイン含有製品を突然やめるのではなく，7～14日かけて減量した方が良い．

> F氏は43歳の弁護士で，妻につれられて，精神科を受診

した．F 氏は倦怠感と意欲低下，眠気，頭痛，悪心，集中困難を訴えていた．彼の症状はたいてい週末にかけて出現した．その症状のために，週末は何もできなかったが，平日は元気にみえたため，F 氏の妻は心配になった．F 氏は健康であり，最近は何の病気にもかかっていない．

F 氏は弁護士業務で非常に忙しく，週に60時間働くこともよくあり，平日はほとんど家族と会うことはなかった．仕事では，しばしば不安で落ち着かず，絶えず忙しかった．仕事のことが非常に気がかりで，平日の夜はあまり眠れなかった．週末にかけて何もしようとしないこと以外に，夫婦や家族の問題はないと言った．

仕事では，F 氏は毎日およそ4～5杯のコーヒーを飲む．週末はコーヒーをのまなかったが，それはコーヒーが不安や不眠の原因となっているかもしれないと感じていたからである．

カフェイン誘発性不安障害

カフェイン使用に関連した不安は，全般不安症の不安症状に似ている．この障害の患者は「興奮した」(wired)感じで，多弁であり，易刺激的にみえることがある．また十分に眠れず，エネルギーがみなぎっていると訴えることもある．カフェインはパニック症の患者のパニック発作を誘発し，悪化させることがある．カフェインがパニック症の病因となっているかどうかはまだ証明されていないが，パニック症の患者はカフェインを避けるべきである．

B 氏は28歳，独身のアフリカ系米国人男性で，精神科の受診歴や治療歴のない健康な大学院生である．服用薬物はなく，喫煙や飲酒もせず，これまでに違法薬物の使用歴はない．

主訴は卒業研究を行っている研究室で作業しているときに「不安」がつのっていくのを感じることだった．彼の研究は順調で，指導教官との関係は良好で協力的であり，職員や同僚との間に彼の不安を説明しうる何の問題もみあたらなかった．長時間作業していたが，研究はおもしろく，最近論文が初めて雑誌に受理されたところであった．

これらの成功にもかかわらず，日中時間がたつにつれ「徐々に高まっていく不安感」を訴えた．午後になるまでに動悸，心拍亢進，手指振戦が現れ，すべてが「危機に瀕している」と感じるという．また午後にはいらいらが強くなるとも言った．このようなことは毎日起こり，研究室にいるときに限られているようであった（毎日欠かさず研究室にいると認めたが）．

B 氏のカフェイン摂取についてよく調べてみると，コーヒーを飲み過ぎていることがわかった．職員が毎朝大型ポットにカフェイン入りのコーヒーを作り，B 氏は大きなマグカップでコーヒーを飲んで1日を始めるのがおきまりだった．午前中にマグカップ3～4杯のコーヒー（6オンスカップのコーヒー約6～8杯分に相当する）を飲み，午後も同じ量を飲み続けた．彼はしばしばカフェイン入りのソフトドリンク缶も飲んだが，それ以外の形式でカフェインを定期的に摂取することはなかった．B 氏は1日にマグカップで合計6～8杯以上のコーヒーを飲んでいると見積もっていた（少なくとも1日1200 mg のカフェインを摂取していたことになる）．指摘されたときに，彼は現在のカフェイン摂取量は，これまでの人生の中でも飛び抜けて多いということに気づいた．彼はコーヒーの風味が好きで，朝にコーヒーを飲んだときに力がわいてくるのを感じ，1日を始める助けとなっていることも認めた．

B 氏と主治医はカフェイン使用を徐々に減らす計画を立てた．B 氏はカフェインの減量に成功し，毎日のカフェイン使用が著しく減った後には不安症状は消失した．(Laura M. Juliano, Ph. D., and Roland R. Griffiths, Ph. D. のご好意による)

カフェイン誘発性睡眠障害

カフェインは入眠困難，中途覚醒，早朝覚醒を起こす．

カフェイン使用障害

カフェイン使用障害の診断はカフェイン消費に問題がある人々になされるものである．DSM-5 の第Ⅲ部(Section Ⅲ)に含まれており，さらなる研究を要する状態であるとされている．カフェイン使用障害の診断を受けた患者の経過や予後について調査した研究はない．カフェイン使用障害者は，カフェイン使用をやめようと繰り返し努力しているにもかかわらず，カフェイン使用を続けてしまうと訴える．

G 夫人は35歳，既婚の白人の主婦であり，8歳，6歳，2歳の3人の子どもがいる．処方薬の服用はしていないが，総合ビタミン剤とビタミンCとEを毎日飲んでいる．喫煙はせず，精神医学的既往歴はない．週末には中等量のアルコールを飲み，大学時代にはマリファナを吸っていたが，それ以降は使用していない．それ以外の違法薬物の使用歴はない．

彼女は大学時代にカフェイン含有飲料を飲み始め，最近はカフェイン入りのダイエットコーラを飲んでいる．G 夫人は最初のソフトドリンクを早朝，ベッドから出てすぐに飲む．彼女は冗談交じりに「朝の一発」(morning hit)と呼んだ．彼女は1日中飲み終わったソフトドリンクの瓶を並べていき，夕食まで続ける．いつもはカフェイン入りのダイエットコーラを20オンスの瓶で毎日4～5本は飲んでいる．

これまでカフェイン入りのソフトドリンクのことで夫婦げんかをしてきた．夫は彼女が妊娠中はカフェイン入りのソフトドリンクを飲むべきではないと信じていたが，妊娠中も飲み続けた．カフェインの入ったソフトドリンクを飲むのをやめようと願っているにもかかわらず，やめられなかった．彼女はカフェイン入りのソフトドリンクを飲みたいという強い欲求があると述べた．そしてこの欲求に抵抗しようとすると，他のことが何も考えられなくなった．彼女はマニュアル車を運転中もカフェインの入ったソフトドリンクを飲み，不器用にギアを変えたりソフトドリンクをもったりして，車中に飲み物をこぼしてしまうと述べた．また彼女の歯は黄色くなっており，これは飲み込む前にソフトドリンクで口の中をシューシューと音を出してゆすぐ癖のせいではないかと疑っていた．ソフトドリンクを飲ま

なかったときのことを尋ねたところ，子どもの誕生日パーティーをやった日に，家のソフトドリンクを飲み尽くしてしまったが，それを買うために外出する時間がなかったと話した．その日の午後の早い時間，パーティーが始まる予定の数時間前に，非常に強い眠気と，ひどい頭痛，いらいら，ソフトドリンクへの渇望を感じた．夫を呼び，パーティーを中止するつもりだと言った．そして，食料雑貨店へ行きソフトドリンクを買って，2瓶飲んだ後，気分が良くなりパーティーを始める気になった．

最初はカフェインの入ったソフトドリンクの使用を減らしたりやめたりすることに興味を示していたが，初診の後，G夫人は次の外来に来なかった．ようやく自宅で会った時には，最初は夫の願いに応じて，助けを求めただけだったが，カフェイン使用を減らす努力をしようと自分で決めたと話した．（Eric Stain M.D.のご好意による）

特定不能のカフェイン関連障害

この区分はカフェイン関連障害ではあるが，カフェイン使用障害，カフェイン中毒，カフェイン離脱，カフェイン誘発性不安症，カフェイン誘発性睡眠障害などの診断基準を満たさないときに使用する．

臨床的特徴

徴候と症状

50～100 mgのカフェインを摂取した後に認められる共通の症状には，覚醒度の上昇，軽度の幸福感，言語や運動能力が改善した感覚などがある．カフェイン摂取はまた，利尿，心筋刺激，腸管蠕動の亢進，胃酸分泌の増加，通常は軽度であるが血圧上昇を引き起こす．

カフェイン使用と非精神医学的疾患

カフェイン使用と身体疾患との関係を調査した研究は非常に多いが，カフェイン使用が原因となって生じる非可逆性の病気の結果，癌，心疾患，生殖に関する疾患などの重大な健康リスクが生じるかどうかは結論が出ていない．それにもかかわらず，カフェイン使用は全般不安症，パニック症，原発性不眠症，胃食道逆流，妊娠などのさまざまな状態では禁忌であると考えられていることが多い．さらに，カフェインにはわずかではあるが血圧上昇作用があり，濾過されていないコーヒーにはコレステロールを上昇させると証明された物質が入っている．そのため，カフェインやコーヒーの使用と心血管疾患との関連が論争されている．最後に，女性が習慣的にカフェインを多量に使用することと，妊娠遅滞や軽度の出生時低体重との間には，若干関係があるかもしれない．しかし，これらの関係を見出した研究はなく，影響はあったとしてもたいてい非常に高用量のカフェインを使用した場合である（例えば，ドリップコーヒーを1日5杯程度）．妊娠を考えている女性で，特に妊娠するのが難しい場合，カフェインの使用をやめるための相談をすることが役に立つことがある．同様に，妊娠している女性で中等量から高用量のカフェインを摂取している場合，毎日のカフェイン使用を減らすことについて検討することは正当であろう．

治　療

アスピリンのような鎮痛薬によって，カフェイン離脱に伴う頭痛や筋肉痛はほとんどの場合抑えられる．離脱症状を緩和するためにベンゾジアゼピンを必要とする患者はほとんどいない．離脱症状の緩和目的でベンゾジアゼピンを使用するなら，小用量を短期間だけ使用した方が良く，長くても7～10日間のみである．

カフェインの減量や中止の第1段階は，患者の1日のカフェイン消費量を確定することである．患者に摂取した食品について，日記をつけ続けてもらうのが最も良い方法であろう．患者は飲み物や薬などカフェインの形態を含めて，どのような食品にカフェインが含まれているのかをすべて認識しなければならない．そして消費量も正確に記録しなければならない．数日間この日記をつけてもらった後，臨床医は患者に会い，日記を見直して，1日のカフェイン平均使用量をmg単位で確定する．

次に，患者と臨床医はカフェインの消費量を漸減するスケジュールを決定する．このスケジュールでは，数日ごとに10％減量をしていく．カフェインは典型的には飲料として摂取されるので，患者はカフェインの入っている飲料をカフェインの入っていない飲料に徐々に置き換えていくという置換法を使用することもできる．患者の進歩をモニターするために，この時期には日記を付け続けた方が良い．漸減する方法は個々の患者ごとに決定すべきである．それはカフェイン消費量を漸減する割合によって離脱症状を最小限にとどめるためである．すべてのカフェイン使用を急激に中止すると離脱症状が起こりやすくなるため，突然すべてのカフェイン使用を中止することは避けるべきである．

参考文献

Bhorkar AA, Dandekar MP, Nakhate KT, Subhedar NK, Kokare DM. Involvement of the central melanocortin system in the effects of caffeine on anxiety-like behavior in mice. *Life Sci*. 2014;95(2):72–80.

Butt MS, Sultan MT. Coffee and its consumption: Benefits and risks. *Crit Rev Food Sci Nutr*. 2011;51:363.

Jonjev ZS, Bala G. High-energy drinks may provoke aortic dissection. *Coll Antropol*. 2013;37:227.

Juliano LM, Griffiths RR. Caffeine-related disorders. In: Sadock BJ, Sadock VA, Ruiz P, eds. *Kaplan & Sadock's Comprehensive Textbook of Psychiatry*. 9th ed. Philadelphia: Lippincott Williams & Wilkins; 2009:1296.

Kennedy DO, Haskell CF. Cerebral blood flow and behavioural effects of caffeine in habitual and non-habitual consumers of caffeine: A near infrared spectroscopy study. *Biol Psychol*. 2011;86:298.

Lieberman JA III, Sylvester L, Paik S. Excessive sleepiness and self-reported shift work disorder: an Internet survey of shift workers. *Postgrad Med*. 2013;125:162.

Ludden AB, Wolfson AR. Understanding adolescent caffeine use: Connecting use patterns with expectancies, reasons, and sleep. *Health Educ Behav*. 2010;37:330.

Mahoney CR, Brunyé TT, Giles GE. Caffeine effects on aggression and risky decision making. In: Kanarek RB, Lieberman HR, eds. *Diet, Brain, Behavior: Practical Implications*. Boca Raton: Taylor & Frances Group, LLC; 2012:293.

Reissig CJ, Strain EC, Griffiths RR. Caffeinated energy drinks—A growing prob-

lem. *Drug Alcohol Depend.* 2009;99:1.
Sepkowitz KA. Energy drinks and caffeine-related adverse effects. *JAMA.* 2013;309:243.
Stafford LD, Wright C, Yeomans MR. The drink remains the same: Implicit positive associations in high but not moderate or non-caffeine users. *Psychology Addict Behav.* 2010;24:274.
Yang A, Palmer AA, de Wit H. Genetics of caffeine consumption and responses to caffeine. *Psychopharmacology.* 2010;211:245.

20.4 大麻（カンナビス）関連障害

大麻は世界中で最も広く使用されている非合法ドラッグで，2012年には1900万人が使用していると推定されている．近年30年間にわたり大麻は先進国の若者文化に浸透し，10代半ばから後半の若者が最初に使用する薬物となった．大麻は米国の成人においてもカフェイン，アルコール，ニコチンに次いで4番目に使用頻度の高い精神活性薬物でもある．

大麻製剤

大麻製剤はインド大麻（Cannabis sativa；図20.4-1）という植物から得られ，中国，インド，中東ではおよそ8000年前から使用され，主に繊維として，次いで医療用成分として用いられた．大麻植物はおしべとめしべからなっている．めしべ植物は60以上の高濃度のカンナビノイド（インド大麻などに含まれる有機物質の総称でカンナビノール，カンナビジオールなどが属する）を含有している．Δ9-テトラヒドロカンナビノール（Δ9-THC）は精神活性効果をもたらす主要なカンナビノイドである．大麻の最も強力な形態は，植物の花が咲いている最上部，または葉の黒褐色樹脂滲出液を乾燥したものであり，これはハシッシュあるいはハシシと呼ばれる．大麻は通常，切断，乾燥，細断され，巻きたばこに封入されて吸われる（一般にjoint［マリファナタバコ］と呼ばれる）．大麻の一般呼称はマリファナ（marijuana），グラス（grass），ポット（pot），ウィード（weed），ティー（tea），メリージェーン（Mary Jane）などである．効果の強弱による名称として，hemp, chasra, bhang, ganja, dagga, sinsemillaなどがある．大麻製剤の力価は近年増強している．農業技術の改良によりTHCが15～20％まで上昇している．

疫　学

有病率と最近の傾向

2012年の薬物使用と健康に関する全米調査（National Surveys on Drug Use and Health：NSDUH）では，12歳以上の7％に相当する1900万人が過去1か月間に大麻を使用していたと推定している．この年齢群の240万人が過去1年間で初めて使用し，57％が18歳未満の初回

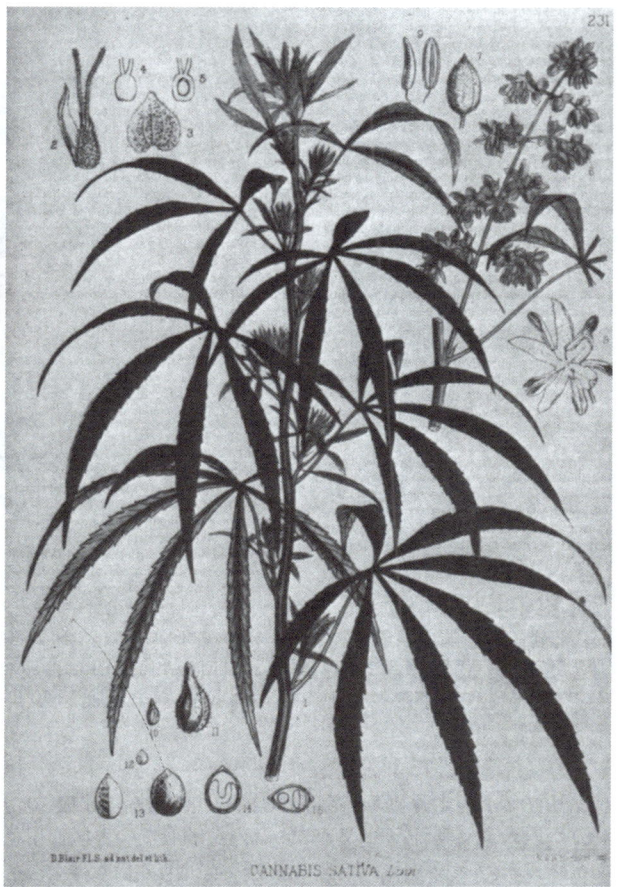

図20.4-1　マリファナ（*Cannabis sativa*）．

使用であるとされている．

学生を対象とした若年世代動向調査（Monitoring the Future）では，8～10年生におけるマリファナの生涯，過去1年間，30日以内，毎日の各指標における使用が最近増加し，この傾向は1990年代初頭から続いていることが示されている．1996年には8年生の約23％，10年生の約40％がこれまでにマリファナを使用したことがあると報告され，1998年および1999年の調査では，マリファナの初回使用の4分の1以上が14歳以下であるとされている．マリファナの初回使用の平均年齢は17歳である．2012年には8年生の約1％，10年生の約4％，12年生の約7％が毎日マリファナを使用していると報告された．

人口統計学的相関

過去1年の使用率および現在のマリファナ使用率は，26歳以上では男性が女性のおよそ2倍であった．この差は若年者では少なく，12～17歳では性において統計的有意差は認められない．

人種と民族もマリファナ使用に関連するが，年齢層が異なると関連に違いがみられた．12～17歳の年齢層での

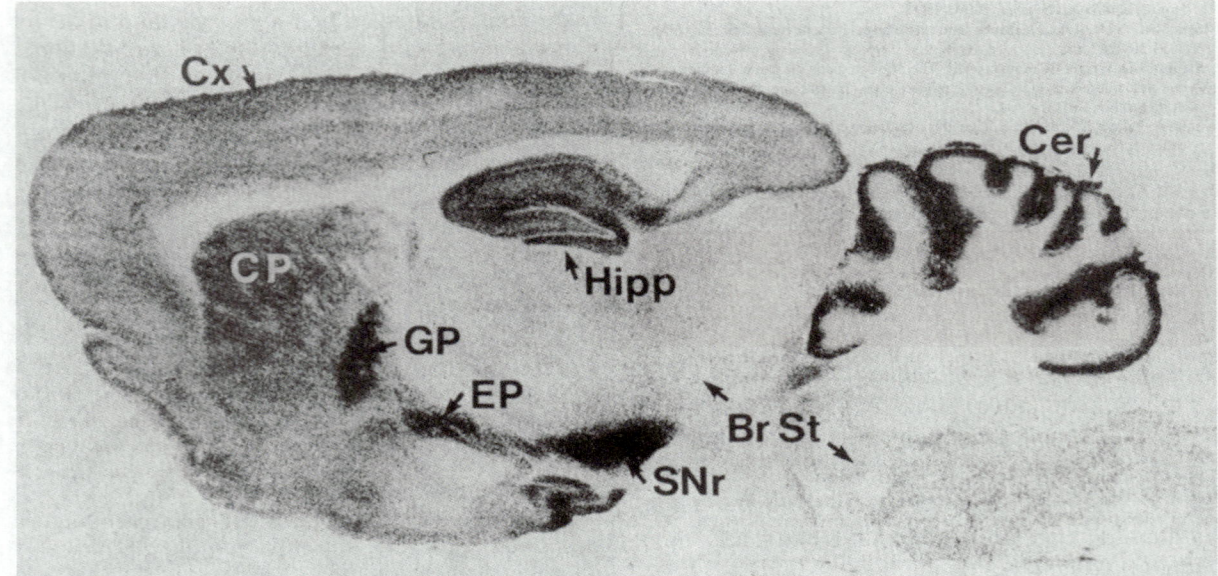

図20.4-2 ラット脳の矢状断面の大麻受容体分布のオートラジオグラフィー トリチウム標識リガンドの結合は，海馬(Hipp)，淡蒼球(GP)，脚内核(EP)，黒質網様層(SNr)，小脳(Cer)に密集している．大脳皮質(Cx)，尾状核，被殻(CP)，脳幹(Br St)，脊髄では中等度の結合を示している．(Howlett AC, Bidaut-Russell M, Devane WA, Melvin LS, Johnson MR, Herkenham M. The cannabinoid receptor：biochemical anatomical, and behavioral characterization. *Trends Neurosci*. 1990；13：422から許可を得て転載)

マリファナの生涯使用率および過去1年使用率は白人の方が黒人より高かった．17～34歳の年齢層での生涯使用率は白人の方が黒人やヒスパニック系住民よりも高かった．しかし，35歳以上の年齢層では白人と黒人の間で使用率に差がないと報告されている．黒人の生涯使用率はヒスパニック系住民よりも有意に高かった．

神経薬理学

先に述べたように，大麻の主要成分はΔ9-THCであるが，大麻植物は少なくとも400の化学物質を含み，そのうちのおよそ60は化学的にΔ9-THCと関連している．ヒトではΔ9-THCは急速に11-hydroxy-Δ9-THCに変換され，その代謝産物が中枢神経系(CNS)で活性を示す．

カンナビノールの特異的受容体は確認され，クローニングされ，特徴が解明されている．カンナビノイド受容体はG蛋白結合受容体の1種であり，抑制性にアデニリルシクラーゼに結合する抑制性G蛋白(inhibitory G protein：Gi)と結合する．カンナビノイド受容体は，基底核，海馬，小脳において高濃度に認められ，大脳皮質においては低濃度である(図20.4-2)．また，脳幹には認められず，このことは大麻が心肺機能にはほとんど影響しないという事実と合致する．動物実験において，大麻はモノアミンニューロンやγアミノ酪酸(γ-aminobutyric acid：GABA)作動性ニューロンに影響を及ぼすことがわかっている．

ほとんどの研究において，他の乱用物質の場合とは異なり，動物が大麻の自己摂取をしないことが示されている．さらに，カンナビノイドが腹側被蓋野のドパミン作動性ニューロンのような，いわゆる脳の報酬系を刺激しているかどうかが論議されている．生理的依存を示す証拠はあまり強くないが，大麻への耐性が間違いなく形成され，精神的依存が起こることは知られている．ヒトにおける離脱症状は，軽度の易刺激性，不穏，不眠，無食欲，悪心に限られており，これらの症状はすべて高用量の大麻の摂取を急激に中断したときにのみ認められる．

大麻を吸うと，数分のうちに多幸感が現れ，約30分で最高潮に達し，2～4時間持続する．一部の運動機能および認知機能への作用は，5～12時間持続する．大麻はチョコレートクッキーやケーキに混ぜて経口的にも摂取される．煙の吸入によって得られる大麻と同程度の効力を得るためには，約2～3倍の量の大麻を経口的に摂取しなければならない．使われた大麻の力価，摂取経路，喫煙技術，カンナビノイドの熱分解の影響，用量，使用環境，使用経験，使用者の期待感，カンナビノイドへの生物学的脆弱性などの多くの要因が，大麻の精神賦活特性に影響を及ぼす．

診断と臨床的特徴

大麻の最も一般的な身体的作用は，結膜血管の拡張(赤目[red eye])と軽度の頻脈である．高用量では起立性低血圧が起こることがある．しばしば"munchies"(マリ

ファナ吸引後の食欲)という言葉で表される食欲増加と口腔内乾燥も，大麻中毒においてよくみられる．明らかに大麻中毒のみによって生じた死亡報告例はないが，このことは大麻には呼吸数に対する影響がないことを反映している．大麻使用において生じうる最も重大な副作用は，タバコと同じく発癌性炭化水素の吸入によるものであり，多量の大麻使用者は慢性呼吸器疾患と肺癌のリスクが高いことを示唆するデータがいくつかある．いわゆる「吸いさし」(roach)といわれる，いちばん端まで吸う大麻含有タバコの喫煙法は，さらにタール(粒子状)の摂取を増やす．多くの報告から，長期の大麻使用は，脳萎縮，発作感受性の亢進，染色体損傷，先天性異常，免疫反応の障害，テストステロン濃度の変化，および月経周期の変調を引き起こすことが示唆されているが，それらの報告は確実なものではなく，これらの所見と大麻使用との関連は不明瞭である．

大麻使用障害

DSM-5には大麻使用障害(cannabis use disorder)の診断が記載されている．1週間から1か月以上かけて毎日大麻を使用している人は，依存を形成する可能性が最も高い．依存形成のリスクは大麻を使用した人の10分の1程度である．初回使用の年齢が低いほど，頻回に使用するほど，長期に渡り使用するほど，依存形成のリスクは高くなる．

大麻中毒

大麻中毒は，一般に使用者の外部刺激に対する感受性を高める．例えば，細かい部分が見えやすく，色がより明るく鮮明に，現象がゆっくりと感じられるようになる．高用量では，離人症と現実感喪失を経験することもある．運動は大麻の使用によって障害され，多幸感が消失した後も残る．大麻使用後8〜12時間は，自動車運転や重機の操作に障害を及ぼす．さらに，大麻はアルコールとの相乗効果があり，通常，アルコールと併用されることが多い．

M氏は失業中の20歳の男性で，両親と同居している．彼は友人達によって，不安と興奮の状態で病院に運ばれた．数人の友人と夕食に出かけ，何杯かビールを飲んだ後に大麻を服用した．過去に大麻を吸引したことはあったが，今回は友人に止められたにもかかわらず大麻の塊を食した．30分後に緊張と不安の状態になり，すべてが変わったと訴えた．友人の顔が通常の3倍に見え，部屋が歪んで見え，比率や色が変化し続けるとも言った．レストランの他の客が自分や友人を威嚇しているように感じ，恐怖のあまりレストランの外に飛び出した．興奮状態は高まり，路上へ走り出し，車両の間をうろうろし出した．最終的には友人達に確保されたが，彼の不安を取り除くことができず，何とか説得して病院へと運ばれた．

検査でM氏は緊張しておどおどしたように見え，不安気に部屋を見回したが，知覚症状を否定して迫害の対象となったと信じていた．自分の置かれている立場を理解していたが，注意は敏速であり質問に対して必ずしも答えるということはなかった．記憶の著しい障害はなく，完全に順応した．

身体検査では，結膜感染と毎分120拍の頻脈が認められたものの，それ以外の異常はなかった．神経学的な検査でも異常はなかった．M氏は数時間が経過して静穏化した．回復したと感じて友人達と病院を去った．

大麻中毒せん妄

大麻中毒に関連するせん妄は，認知・行動機能が著しく障害されることを特徴とする．少量の大麻でさえ，記憶，反応時間，知覚，協調運動，注意などに障害をもたらす．高用量では，使用者の意識水準も障害し認知機能を著しく損なう．

大麻離脱

日常的な大麻使用者が中止をすると，1〜2週間以内に離脱症状が出現するという研究結果がある．離脱症状には，攻撃性，大麻渇望，神経過敏，不安，不眠，情動障害もしくは生々しい夢，頭痛，悪寒，胃痛，発汗，振戦がある．

大麻誘発性精神病性障害

大麻誘発性精神病性障害(cannabis-induced psychotic disorder)は，大麻によって誘発された精神病症状が存在する場合に診断される．大麻誘発性精神病性障害は稀であり，一過性の妄想性思考の方がより多い．

派手な症状を示す精神病は，高用量の大麻が長期間手に入りやすい国で比較的多くみられるようである．精神病状態は，時に大麻精神病(hemp insanity)と呼ばれる．幻覚薬中毒にしばしば伴う不快体験(bad-trip)は，大麻使用ではめったにみられない．大麻誘発性精神病性障害が起こるとすれば，それは既存のパーソナリティ障害と関連している可能性がある．

大麻誘発性不安症

大麻誘発性不安症(cannabis-induced anxiety disorder)は急性大麻中毒でよくみられ，妄想的思考に基づく短期間の不安状態を誘発することが多い．そのような状況においては，不明確で体系立っていない恐怖によって，パニック発作が誘発されることがある．不安症状は薬用量に相関して起こり，中等度の大麻吸引で最もよく認められる有害作用である．経験の浅い使用者は，経験豊富な使用者に比べて不安症状をより経験しやすい．

大麻未経験である35歳の白人既婚男性が，2本のジョイント(大麻)を友人から譲り受けた．最初の1本は，約3〜5分かけて普段の喫煙通りの方法で吸引した．主だった作用はなく，直ぐに2本目を吸い始めた．30分以内に，動悸，口渇，募る不安，喉が閉じて自分は死ぬのだという妄想的

確信が出現した．その確信はさらにパニックを引き起こし，救急で搬送された．彼は死にはしないというは効果がなかった．ジアゼパムで鎮静され，不安は少し軽くなった．結局，入眠し，約5時間後に目が覚めた時は症状は消失しており，起こったことを完全に思い出すことができた．

特定不能の大麻関連障害

DSM-5では，大麻使用障害，大麻中毒，大麻中毒せん妄，大麻離脱，大麻誘発性精神病障害あるいは大麻誘発性不安症に分類できない大麻障害を，特定不能の大麻関連障害として分類する．長期間の大麻使用により抑うつ症状へとつながることもあるが，軽躁状態は大麻障害の一般的な症状である．

フラッシュバック　大麻の短時間作用が消失した後に，大麻中毒と関連したときに重篤な知覚異常を体験した症例報告がある．フラッシュバック(flashback；再燃)が単に大麻使用のみと関連しているのか，幻覚薬の併用，あるいはフェンシクリジン(phencyclidine：PCP)の混入した大麻の使用と関連しているのかは，いまだ明らかになっていない．

認知機能障害　臨床的あるいは実験的な証拠では，大麻の長期使用が記憶，注意および統合の高次認知機能と，複雑な情報の統合における軽度の認知障害を引き起こすことが示されている．この結果によれば，より長期間，多量の大麻を使用するほど，著しい認知機能障害が起こることが示唆される．しかし，遂行機能の障害がわずかであるので，日常機能にどの程度影響を及ぼすかを調べる必要がある．さらに，長期間の大麻使用中止後，そのような障害が回復しうるのかどうかも検討しなければならない．

無動機症候群　他に論議をよんでいる大麻関連症候群として，無動機症候群(amotivational syndrome)がある．この症候群が大麻使用と関連しているのか，あるいは大麻の使用とは無関係な性格特徴を反映しているのかが議論されている．元来，無動機症候群は，大麻の長期的かつ多量の使用と関連し，課題(学校，職場，あるいは長期的な注意や粘りが要求されるすべての状況)におけるやる気のなさを特徴とする．このような患者は無感情，無反応と記述され，通常は体重が増加し，怠惰になる．

治療とリハビリテーション

大麻使用の治療は，他の物質乱用の治療と同じ原理に基づいており，離脱と支持がその基本である．大麻からの離脱は，入院，あるいは外来尿中薬物検査(使用の4週間後まで確認可能)による慎重な監視などの直接的介入によって達成できる．支持は，個人療法，家族療法，集団療法などの精神療法を通して行われる．離脱と支持計画の両者において，患者教育が鍵である．物質乱用問題に取り組む理由を理解できない患者は，使用をやめる動機づけに乏しくなる．離脱症状の短期的な軽減に抗不安薬が役立つ患者もいる．大麻使用と関係するうつ病を基礎疾患としてもつ患者は，抗うつ薬治療に反応する可能性がある．

医療用マリファナ

マリファナは薬草として何世紀もの間使用されてきており，大麻は19世紀末まで不安，抑うつ，胃腸障害の治療薬として米国薬局方に記載されていた．最近，大麻は麻薬取締局(Drug Enforcement Agency：DEA)によって，乱用の可能性が高く医学的有用性が乏しいとして，規制薬物に認定された．しかし，化学療法による悪心，多発性硬化症，慢性疼痛，後天性免疫不全症候群(aquired immunodeficiency syndrome：AIDS)，てんかん，緑内障などのさまざまな障害の治療に使用されている．1996年にカリフォルニア州の住民は，これらの障害のためのマリファナの栽培と使用を州民に認めるカリフォルニア州補償使用条令(California Compensation Use Act)を承認した．しかし，2001年には米国連邦最高裁判所が，いかなる状況でもマリファナの製造，配給は違法であると8対0で裁定した．さらに，医療目的でのマリファナ使用者を起訴することができると最高裁判所は認めた．しかし，2013年に，20の州(アラスカ，アリゾナ，カリフォルニア，コロラド，コネチカット，デラウェア，ハワイ，イリノイ，マイン，マサチューセッツ，ミシガン，モンタナ，ネバダ，ニューハンプシャー，ニュージャージー，ニューメキシコ，オレゴン，ロードアイランド，ベルモット，ワシントン)とコロンビア特別区は，医師の監視のもとで大麻を使用した患者を刑事罰から免除する法律を可決している．

最高裁判所の裁定に加えて，連邦政府は，医療用麻薬を処方する医師を定期的に起訴しようとしていて，医師は免許を失ったり拘置される脅威に怯えている．New England Journal of Medicine誌は，「連邦政府当局は重篤な患者へのマリファナの医学的使用の禁止を撤回すべきであり，マリファナをどの患者に使用するかは臨床医の判断に任せるべきである」，と強い調子で主張した．この論説は，医師の役割について次の言葉で締めくくられている．病者へのマリファナ処方の継続的禁止に挑戦する勇気をもつ臨床医が必ずいる．最終的には，彼らの行動により，裁判所は，死の淵に瀕している病者の権利と，同情ではなく社会的動向と事なかれ主義で判断する官僚の絶対的権力との間で判決を迫られることになるであろう．

合成THCの1種であるドロナビノール(dronabinol)がFDAに認可されている．効果を信じる研究者もいるが，この薬物は経口摂取されるため，マリファナタバコほどの効果はないと考えられている．2006年に，米国当局はサティベックス(Sativex；天然大麻エキスからなる経口スプレー)の癌疼痛治療に対する有効性を評価する全米初の臨床試験を承認した．サティベックスは，現在，

カナダと，スペインおよび英国の一部で，神経性疼痛，多発性硬化症などに処方されている．米国では，特定の患者に使用するために FDA から特別に承認されている．2013 年には，カンナビジオール含有の Epidiolex という製品が，難治小児てんかんのためのオーファンドラッグとして承認された．

参考文献

Agrawal A, Wetherill L, Dick DM, Xuei X, Hinrichs A, Hesselbrock V, Kramer J, Nurnberger Jr. JI, Schuckit M, Bierut LJ, Edenberg HJ, Foroud T. Evidence for association between polymorphisms in the cannabinoid receptor 1 (CNR1) gene and cannabis dependence. *Am J Med Genet.* 2009;150B:736.

Buckner JD, Silgado J, Schmidt NB. Marijuana craving during a public speaking challenge: Understanding marijuana use vulnerability among women and those with social anxiety disorder. *J Behav Ther Exp Psychiatry.* 2011;42:104.

Carter GT, Flanagan AM, Earleywine M, Abrams DI, Aggarwal SK, Grinspoon L. Cannabis in palliative medicine: Improving care and reducing opioid-related morbidity. *Am J Hosp Palliat Care.* 2011;28:297.

Cohen AS, Buckner JD, Najolia GM, Stewart DW. Cannabis and psychometrically-defined schizotypy: Use, problems and treatment considerations. *J Psychiatr Res.* 2011;45:548.

Crean RD, Crane NA, Mason BJ. An evidence-based review of acute and long-term effects of cannabis use on executive cognitive functions. *J Addict Med.* 2011;5:1.

Crean RD, Tapert SF, Minassian A, MacDonald K, Crane NA, Mason BJ. Effects of chronic, heavy cannabis use on executive functions. *J Addict Med.* 2011;5:9.

Ehlers CL, Gizer IR, Vieten C, Wilhelmsen KC. Linkage analyses of cannabis dependence, craving, and withdrawal in the San Francisco family study. *Am J Med Genet.* 2010;153B:802.

Fridberg DJ, Skosnik PD, Hetrick WP, O'Donnell BF. Neural correlates of performance monitoring in chronic cannabis users and cannabis-naïve controls. *J Psychopharm.* 2013;27:515.

Griffin O, Fritsch AL, Woodward VH, Mohn RS. Sifting through the hyperbole: One hundred year of marijuana coverage in *The New York Times. Deviant Behav.* 2013;34:767.

Hall WD, Degenhardt L. Cannabis-related disorders. In: Sadock BJ, Sadock VA, Ruiz P, eds. *Kaplan & Sadock's Comprehensive Textbook of Psychiatry.* 9th ed. Philadelphia: Lippincott Williams & Wilkins; 2009:1309.

Hurd YL, Michaelides M, Miller ML, Jutras-Aswad D. Trajectory of adolescent cannabis use on addiction vulnerability. *Neuropharmacology.* 2014;76:416–424.

Nickerson LD, Ravichandran C, Lundahl LH, Rodolico J, Dunlap S, Trksak GH, Lukas SE. Cue reactivity in cannabis-dependent adolescents. *Psychol Addict Behav.* 2011;25:168.

Pacek LR, Martins SS, Crum RM. The bidirectional relationships between alcohol, cannabis, co-occurring alcohol and cannabis use disorders with major depressive disorder: results from a national sample. *J Affect Disord.* 2013;148:188.

Svrakic DM, Lustman PJ, Mallya A, Lynn TA, Finney R, Svrakic NM. Legalization, decriminalization & medicinal use of cannabis: A scientific and public health perspective. *Mo Med.* 2012;109:90.

Vallée M, Vitiello S, Bellocchio L, Hébert-Chatelain E, Monlezun S, Martin-Garcia E, Kasanetz F, Baillie GL, Panin F, Cathala A, Roullot-Lacarrière V, Fabre S, Hurst DP, Lynch DL, Shore DM, Deroche-Gamonet V, Spampinato U, Revest JM, Maldonado R, Reggio PH, Ross RA, Marsicano G, Piazza PV. Pregnenolone can protect the brain from cannabis intoxication. *Science.* 2014;343(6166):94–8.

Van der Pol P, Liebregts N, d Graaf R. Mental health differences between frequent cannabis users with and without dependence and the general population. *Addiction.* 2013;108:1459.

Witton J, Reed KD. Cannabis and mental health. *Int J Clin Rev.* 2010;11:7.

20.5　幻覚薬関連障害

幻覚薬は定義によれば中毒性物質である．幻覚薬の使用は，パニック発作，幻覚薬持続知覚障害（フラッシュバック），精神病，せん妄，気分障害および不安症を起こす．幻覚薬は数千年使用されていて，薬物誘発性幻覚状態は社会的，宗教的な儀式の一部となっている．1943 年にリゼルグ酸ジエチルアミド（lysergic acid diethylamide：LSD）が発見された．この合成幻覚薬は容易に作られて分布され，安価で，作用が天然由来よりも強力なため，使用や誤用が増加した．これにより，合成幻覚薬の乱用や，現在の精神科医療でみられる多数の精神科関連障害の発症につながった．

製　剤

幻覚薬は天然物質あるいは合成物質であり，幻覚以外にも現実との接触の喪失，意識の拡大と高揚をもたらすため，幻覚発動薬（psychedelics）あるいは精神異常発現薬（psychotomimetics）などのさまざまな名称で呼ばれている．幻覚薬は，スケジュールⅠの規制薬物に分類されており，米国食品医薬品局（Food and Drug Administration：FDA）は乱用の可能性が高いため，医学的に使用しないよう命じている．

古典的な天然幻覚薬には，シロシビン（psilocybin；ある種のキノコ由来）とメスカリン（mescaline；ペヨーテサボテン由来）がある．自然界に存在する他の幻覚薬には，ハルミン（harmine），ハルマリン（harmaline），イボガイン（ibogaine），ジメチルトリプタミン（dimethyltryptamine：DMT）がある．古典的な合成幻覚薬にはLSD があり，1938 年にホフマン（Albert Hoffman）によって合成された．彼はのちに誤ってこの薬物を摂取し，LSD 誘発性の幻覚状態を最初に体験した人でもある．3,4-methylenedioxyamphetamine（MDMA）のような置換アンフェタミン（いわゆるデザイナーアンフェタミン）を幻覚薬に分類する研究者もいる．しかし，これらの薬物は構造上アンフェタミンに関連しており，本書ではアンフェタミン様物質と分類しているので，20.9 節で解説した．表 20.5-1 に代表的な幻覚薬を示した．

エンジェルダスト（angel dust）という名称でも知られるフェンシクリジン（1-1［phenylcyclohexyl］piperidine：PCP）は，新規の麻酔薬として 1950 年代後半に最初に開発された．使用者は覚醒しているが周りに反応しない，あるいは解離した状態となることから，PCP と関連化合物のケタミンは解離性麻酔薬と呼ばれる．PCP とケタミンは，興奮性神経伝達物質のグルタミン酸を N メチル-D-アスパラギン酸（N-methyl-D-aspartate：NMDA）型受容体から遮断することにより，独自の効果を発揮する．それらの中毒は，不安から精神病までさまざまな症状を呈する．PCP はスケジュールⅡに，ケタミンはスケジュールⅢにそれぞれ分類される．薬理学および臨床効果において異なるものの幻覚作用があるため，DSM-5 では PCP とケタミンは幻覚薬に含まれる．

疫　学

幻覚薬使用頻度は，注目すべき 2 つの期間で増加している．第 1 期は 1965 年から 1969 年の間で，この間幻覚薬使用は 10 倍増加した．この増加は，主に LSD 使用に

表 20.5-1 代表的な幻覚薬の概要

薬　剤	生育地	化学的分類	生物学的原型	一般的な摂取経路	通常の用量	効果持続時間	有害作用
リゼルグ酸ジエチルアミド（LSD）	全世界に広く分布，半合成	インドールアルキルアミン	ライ麦のリゼルグ酸に含まれる菌	経口	100 µg	6〜12時間	広範囲に渡る（1965〜75年に流行）
メスカリン	米国南西部	フェネチルアミン	ペヨーテカクタス（サボテン：学名 L. williamsii）	経口	200〜400 mgまたは芽を4〜6個	10〜12時間	ほとんど確認されていない
メチレンジオキシアンフェタミン（MDA）	米国，合成	フェネチルアミン	合成	経口	80〜160 mg	8〜12時間	実証済み
メチレンジオキシメタンフェタミン（MDMA）	米国，合成	フェネチルアミン	合成	経口	80〜150 mg	4〜6時間	実証済み
シロシビン	米国南部，メキシコ，南アメリカ	ホスホリレートハイドロキシレートジメチルトリプタミン	シロシビンマッシュルーム	経口	4〜6 mg，乾燥キノコ 5〜10 g	4〜6時間	精神病
イボガイン	アフリカ中西部	インドールアルキルアミン	イボガ（Tabernantheiboga）	粉末の摂取	200〜400 mg	8〜48時間	中枢神経の興奮，死？
アヤフアスカ（ayahuasca）	南アメリカ熱帯地方	ハルミン，他のβカルボリン	アヤワスカ（Banisteriopsis caapi）の樹皮，葉	茶	300〜400 mg	4〜8時間	報告なし
ジメチルトリプタミン	南アメリカ，合成	置換トリプタミン	ビロラカロフィラ（Virola calophylla）の葉	経鼻的，経静脈的	0.2 mg/kg 静注	30分	報告なし
ソライロアサガオ（morning glory）	熱帯アメリカ，暖帯地方	Dリゼルグ酸アルカロイド	I. violacea の種，T. corymbosa の種	滲出物の経口	7〜13粒の種	3時間	中毒せん妄
ナツメグとメース	暖帯ヨーロッパ，アフリカ，アジア	ミリスチシン，芳香族エーテル	M. fragrans の実（商用種）	経口，経鼻的	茶さじ1杯，5〜15 g	不明	アトロピン中毒に類似，けいれんを伴う，死
ヨポ/コホバ（yopo/cohoba）	南アメリカ北部，アルゼンチン	βカルボリンとトリプタミン	Anadenanthera-peregrina の豆	喫煙，経鼻的	不明	不明	運動失調，幻覚，けいれん？
ブホテニン	南アメリカ北部，アルゼンチン	ジメチルトリプタミン	ヒキガエルの皮膚腺，A. peregrina の種	経鼻的，経静脈的	不明	15分	報告なし
フェンシクリジン（PCP）	米国，合成	1-フェニルシクロヘキシルピペリジン	合成	経口，喫煙，経鼻的，経静脈的	5〜10 mg	4〜6時間	精神病
ケタミン	米国，合成	（+/−）-2-(2-クロロフェニル)-2-(メチルアミノ)-シクロヘキサノン	合成	経口，経鼻的，経静脈的		1〜2時間	精神病

Henry David Abraham, M. D. のご好意による．

よるものである．幻覚薬初回使用の2期目は1992年から2000年の間に起こった．これは主にエクスタシー（例えば，MDMA）の使用増加によるものである．LSDとエクスタシーの使用開始は，その後2013年までの間で明らかに減少した．これは，幻覚薬全体の使用が160万人から110万人に減少していることと一致する．

薬物使用と健康に関する全米調査（National Survey on Drug Use and Health；NSDUH）では，12歳以上の幻覚薬生涯使用率が約10%であることが明らかになった．このグループは，LSDの生涯使用率9%，エクスタシーの生涯使用率6%，PCPの生涯使用率3%と報告している．現在の使用率が最も高いのが18〜25歳（2%），次いで12〜17歳（0.9%），25歳以上（0.2%）だった．男性（9%）は女性（11%）よりも幻覚薬を使用する可能性が高い．12歳以上の約33万1000人が過去に幻覚薬の依存もしくは乱用をしている．

幻覚薬の使用は，15〜35歳の若年層の白人男性で最も多い．幻覚薬を使用したことのある白人と黒人の比は2対1であり，白人とヒスパニック系住民との比は1.5対1である．かつて幻覚薬を使用したことのある人の62%は男性で，過去1か月間に幻覚薬を使用した人の75%が男性である．26〜34歳の年齢層は幻覚薬の使用率が最も高く，16%が少なくとも1度は幻覚薬を使用したことがあった．18〜25歳の年齢層は幻覚薬の最近の使用率が最も高い．

文化的要素は，幻覚薬の使用に影響を与える．西部における幻覚薬の使用は，南部よりはるかに高い．幻覚薬の使用は，他の物質に比べ罹病率や死亡率との関係が低い．例えば，ある研究では，コカイン関連の問題による物質関連救急外来受診が40%であるのに対して，幻覚薬関連はわずか1%にすぎないと報告されている．幻覚薬関連の問題で救急外来を受診した者のうち，50%以上が20歳以下であった．幻覚薬の人気復活が報告されている．

フェンシクリジン

フェンシクリジン（phencyclidine：PCP）といくつかの関連物質は非合法の密造所で容易に合成され，街中で安く買える．しかし，密造所の製造技術の差により，効力と純度に幅がある．PCPの使用は，地域ごとに著しく様相を異にする．PCP使用者のほとんどは，他の物質，特にアルコール，アヘン類，マリファナ，アンフェタミン，コカインも使用している．PCPはしばしばマリファナといっしょに用いられ，使用者に厄介な症状をもたらす．PCP依存とPCP乱用の実際の有病率は不明であるが，PCPは物質乱用死の約3%，および物質関連救急外来の32%に関連している．

米国では，12歳以上の2.5%がPCPの使用経験を認めている．生涯使用率が最も高いのは26〜34歳（4%）であるのに対して，現在の使用率が最も高いのは12〜17歳（0.7%）だった．

ある都市のある地域では，他の地域より10倍もPCPの使用量が多い．米国で最も多くPCPが使用されているのはワシントンD.C.においてであり，PCPによる死亡が物質関連死全体の18%を占めており，年間の救急搬送が1000件を超える．ロスアンゼルスとシカゴとボルチモアでは，その数値は6%である．全体的に，使用者の多くは18〜25歳であり，全体の50%を占める．患者は女性より男性が多く，特に救急搬送者ではそうである．白人の使用者は黒人の使用者より2倍多いが，PCP関連障害で病院へ来るのは黒人が多い．特に，都市部ではPCPの使用者は50%も増加している．

神経薬理学

ほとんどの幻覚誘発物質はそれぞれ薬理学的作用が異なるが，LSDは幻覚薬の原型と考えることができる．LSDの薬理作用は，一般にセロトニン系に作用すると言われているが，拮抗薬として作用するのか作動薬として作用するのかについては議論されている．現時点では，LSDはセロトニン受容体シナプス後部での部分的作動薬として作用することが示唆されている．

吸入や喫煙や静脈注射によって摂取されることもあるが，ほとんどの幻覚薬は経口摂取され，その後十分に吸収される．LSDや他の幻覚薬の耐性は急速に形成され，3〜4日の連続使用で完全に形成される．耐性は可逆的であり，通常4〜7日で回復する．幻覚薬には身体の依存も，いかなる離脱症状も存在しない．しかし，幻覚薬使用の洞察誘発体験（insight-inducing experiences）で精神的依存が形成されることがある．

フェンシクリジン

フェンシクリジンとその関連物質は，結晶性粉末，ペースト，液体，薬物浸透紙（blotter）などのさまざまな形で売られている．PCPは，一般には，大麻やパセリ含有タバコへの添加物として使われている．経験豊富な使用者による報告では，2〜3 mgのPCPを喫煙すると約5分で効果が出現し，30分で平衡状態に達するという．PCPの生体内利用率は静脈内投与では約75%，喫煙したときには約30%である．ヒトでのPCPの半減期は約20時間で，ケタミンの半減期は約2時間である．

PCPとケタミンの主要な薬力学的作用は，グルタミン酸受容体のサブタイプであるNMDA受容体への拮抗作用である．PCPはNMDA-関連カルシウムチャネルに結合し，カルシウムイオンの流入を抑制する．PCPはまた，腹側被蓋野のドパミン系ニューロンを賦活し，その刺激が大脳皮質と辺縁系へ至る．それらのニューロンの賦活は通常，PCPの強化効果と関係している．

ヒトではPCPへの耐性は生じるが，一般には身体依存は生じない．しかし，ヒトより体重あたり大量のPCPを長時間投与された動物では，嗜眠，抑うつ，渇望などの著しい離脱症状を伴う身体依存を引き起こす．ヒトで

は離脱の身体症状は稀で，おそらく使用量と使用期間に比例すると考えられる．身体依存はヒトでは稀であるが，ケタミンと同様に心理的依存はよく起こり，PCP誘発性の心理状態に，心理的に依存するようになる使用者もいる．

非合法の密造所で製造されることが，PCPの最終生成物中に不純物が増加する原因となっている．そのような不純物の1つに 1-piperidenocyclohexane carbonitrite があり，摂取されると微量のシアン化水素を放出する．別の不純物として，魚のような強い臭気をもつピペリジンがある．

診　断

幻覚薬使用障害

長期間の幻覚薬使用は通常行われない．PCPの長期使用者は「やられた」(crystallized)と呼ばれ，思考鈍麻，反射神経の減少，記憶喪失，衝動制御，抑うつ，無気力，集中力欠如などの症状が出現する．LSD体験は毎日異なり，多幸症が起こるとは限らないので，精神的依存は起こりうるが稀である．

> Bは両親が離婚している16歳の少年で，地元の精神科病院に入院した．彼はナイフで左の手首を切りつけ，神経と腱を切断して，夜の間意識がもうろうとしていた．朝になって近所の友人の母親に連絡して，すぐに病院まで運んでもらった．
>
> Bは中学時代の上級生との付き合いで13歳から非行歴があった．友人らと万引き，盗み，マリファナの吸引，LSDの服用をした．Bの成績は落ち，他の生徒とのけんかに2回ほど巻き込まれた．
>
> 入院時に，Bが自分の手首を切りつけたのは，自殺しようとしたわけではなかったと述べた．いくつかの質問後に，数人の友人と「LSDをやっていた」ことを明らかにし，彼らが去った後，パトカーが家に近づいてきてサイレンが聞こえたと思った．逮捕されたくなかったため，自分の手首を切りつけて意識を失った．抑うつ気分はなかったが，生きようが死のうがどうでもよく，自分の人生は無意味だと主張した．

幻覚薬中毒

幻覚薬による中毒は，不適切な行動，知覚変容，ある種の生理的徴候（表 20.5-2）などを特徴とする．幻覚薬中毒 (hallucinogen intoxication) の鑑別診断としては，抗コリン薬やアンフェタミン中毒あるいはアルコール離脱などがある．幻覚薬中毒に対する好ましい治療は，患者と話して落ち着かせることである．その過程において，症状は薬物に誘発されたものであり，狂気には至らず，症状は短期間に消失する，と保証する．最も重篤な例では，例えばハロペリドールのようなドパミン拮抗薬，あるいはジアゼパム（セルシン）のようなベンゾジアゼピンが短期間使われる．幻覚薬中毒は通常，離脱症状を伴わない．

 表 20.5-2　幻覚薬による生理的変化

1. 瞳孔散大
2. 頻脈
3. 発汗
4. 動悸
5. 視力障害
6. 振戦
7. 協調運動障害

> 短期的なPCP中毒は，重篤な合併症を起こすリスクがあり，精神科救急を考慮しなければならないことが多い．PCP摂取後の数時間以内に精神科医のもとに連れてこられる疾患もあるが，多くの場合，精神科医が診療する前に2～3日経過している．意識がある人よりも，ない人の方が早く連れてこられる．多くの患者は，1日か2日で完全に回復するが，2週間以上，精神症状が残ることもある．最初昏睡状態で連れてこられる患者には，見当識障害，幻覚，錯乱，意識回復中のコミュニケーションの困難さがあることが多い．これらの症状は，非昏睡状態の患者にもみられるが，昏睡状態の患者と比較して症状は軽い．行動障害は時として重症であり，公共の場でのマスターベーション，脱衣，暴力，尿失禁，号泣，不適切な笑いがある．精神病状態の全期間に関する安全な記憶喪失が多い．路上で混乱しているところを発見されて，17歳の男性患者が警察によって救急搬送された．警官が質問をしようとしたところ，患者はさらに興奮した．警官が拘束しようとすると，攻撃的になった．救急病棟で質問あるいは診察をしようとするとさらに攻撃性が増した．最初，バイタルサインを取ることも採血もできなかった．水平，垂直および回転体眼振の観察に基づき，PCP中毒と考えられた．暗くした診察室に数分置かれると，興奮は明らかに落ち着いた．血圧は170/100で，他のバイタルサインは正常だった．毒物学的検査のため採血された．納得してジアゼパム20 mgを経口服用した．30分後，興奮は抑まり面接することができたが，断片的にしか答えられず，軽度構音障害があった．彼は，数年にわたって週に1度か2度服用していたダスト(dust)を誤って通常量より多く服用してしまったに違いないと述べた．彼は他の物質の使用や精神疾患の既往を否定した．彼は時間と場所の見当識が障害されていた．定性的な毒物スクリーニングでは，PCPだけで他の薬物は認められなかった．神経学的検査の結果は正常だったが，深部腱反射の亢進が認められた．搬送後90分程経過して，体温は最初正常だったが38℃まで上昇し，血圧も182/110まで上昇し，刺激に対する反応が鈍くなった．彼は内科病棟に入院した．血圧と意識レベルは18時間にわたって変動し続けた．血液学的および生化学的血液分析，ならびに尿検査の結果は，正常範囲内だった．家族から彼の病歴を聞いたところ，過去数年の間にPCP使用の合併症によって何度も救急搬送されたことがわかった．30日間の入院治療プログラムを終了，いくつかの外来プログラムにも参加していたが，いつも再発していた．バイタルサインと意識レベルが8時間正常範囲内になったところで退院した．退院時，眼振と構音障害はもはやなかった．外来治療プログラムが紹介された． (Daniel C. Javitt, M. D., Ph. D. and Stephen R. Zukin, M. D.

幻覚薬持続性知覚障害

幻覚薬摂取後，長期にわたり幻覚薬症状のフラッシュバックを体験することがある．その症状は，DSM-5では幻覚薬持続性知覚障害（hallucinogen persisting perception disorder）と診断される．種々の研究では幻覚薬使用者の15～80％がフラッシュバックを経験していると報告されている．フラッシュバックの鑑別診断として，片頭痛，けいれん発作，視覚系障害，心的外傷後ストレス障害があげられる．フラッシュバック体験は，情動的ストレス，感覚遮断（例えば，単調な運転），あるいは他の精神活性物質の使用（例えば，アルコールやマリファナ）によって誘発されやすい．

フラッシュバックは，物質誘発性体験の特発性，一過性の再発である．ほとんどのフラッシュバックは，視覚の歪み，幾何学的幻視，音と声の幻聴，末梢性の運動性偽知覚，色性閃光，動体の痕跡，はっきりした残像や光暈，大視症，小視症，時間拡張感，身体症状，激しい情動の再体験などを伴う．このような体験の持続時間はたいてい数秒から数分間であるが，時にそれよりも長く続くことがある．多くの場合，明らかな知覚障害が存在する場合でさえ，患者は障害の病理的性格に対する洞察力をもっている．自殺行為，うつ病，パニック症を併発する可能性がある．

> 20歳の大学生が空気が見えるという主訴で受診した．視覚障害は，中心部および周辺視野で数多くの白いピンポイント斑点が認識されたものだった．その斑点は常に存在し，視野を動く際に残像として認識されていた．時に数秒間，氷の白色に対してプレイヤーの明るい着衣が筋として残るため，アイスホッケーの試合に出場することは難しかった．安定した物体が常に周辺視野で動いているという誤った知覚も述べた．他の症状として，この1年間，軽度のうつ病，日常的な両側頭部痛，集中力低下があった．
> 視覚症状は，3回の別々の機会に，幻覚薬であるLCD-25を使用した実験後3か月の間に徐々に出現した．薬物実験によって何らかの脳損傷が続いているのではないかと恐れていた．アンフェタミン，フェンシクリジン，麻薬，アルコールなどの他の薬物の過剰な使用を否定した．17歳のとき，7か月間にわたり週に2回マリファナを吸っていた．
> 患者は2人の眼科医に相談していた．2名とも白いピンポイント斑点が硝子体浮遊物でないことを確認している（硝子体液中の浮遊物質は，斑点（specks）という知覚を引き起こす可能性がある）．神経科医による診察も問題なかった．抗けいれん薬による治療によって，視覚症状の50％が改善し，うつ病は寛解した．

幻覚薬中毒せん妄

幻覚薬中毒せん妄（hallucinogen intoxication delirium）は，純粋な幻覚薬を摂取した人の中毒状態で起こる比較的稀な障害である．全PCP関連の救急搬送患者の推定25％は，幻覚薬中毒せん妄の基準を満たしている．幻覚薬は，しかし，他の物質と混ぜて使われることが多く，他の成分が，あるいは幻覚薬との相互作用が，臨床的なせん妄を引き起こすことがある．

幻覚薬誘発性精神病性障害

現実検討が失われた状態で精神病性の症状が存在するならば，幻覚薬誘発性精神病性障害（hallucinogen-induced psychotic disorder）の診断が妥当と考えられる．LSDとその関連物質に最も共通した有害作用は，バッドトリップ（bad trip）である．バッドトリップは，大麻による急性パニック反応に似ているが，より重篤であり，時に真性の精神病症状を引き起こす．一般にはバッドトリップは幻覚薬の速効作用が消失したときに終了するが，その経過は多様である．時に，遷延性の精神病状態と非器質性精神障害との鑑別が困難となる．薬物摂取後の慢性精神病が薬物摂取の結果であるか，薬物摂取と無関係であるか，薬物摂取と素因の両方の相互作用であるか否かは，すぐには答えられない問題である．

この精神病性障害は時に遷延するが，遷延性反応は，シゾイド（パーソナリティ）障害や前精神病性パーソナリティ，不安定自我，強い不安をもつ者に起こりやすいと考えられている．そのような人は，幻覚薬によって引き起こされた知覚変容，身体像の歪曲，象徴的な無意識的素材に対処することができない．LSD反応のために入院した人は，精神的不安定性の既往の頻度が高い．LSDが人生における感情の危機脱出のための自己療法薬として推奨された1960年代後半には，さまざまな有害作用がみられた．今日ではそのような自己治療が実践されることが少なくなったので，遷延性の有害作用はほとんどみられなくなった．

> 22歳の写真学校の女子学生が不適切な感情と奇異な思考のために病院を受診した．彼女には精神病の既往歴はなかった．入院の9日前にシロシビン含有キノコ（psilocybin mushroom）を1～2個摂取し，その直後から彼女はくすくすと笑いはじめた．彼女は幻聴や，自分の考えをメディアで放送できるという確信にまで至った多幸感を述べた．2日後彼女は再びキノコを摂取し，入院する日まで精神症状が持続した．検査時には，彼女は大統領にだってなれるかもしれないよと話しかけられ，子羊の鳴き声が聞こえると報告した．彼女は不適切にくすくすと笑い続け，儀式のように頭を奇妙に振り続けた．多幸感が持続していると述べたが，思考途絶の状況において間欠的な絶望感が伴った．彼女の言によると，「ラッキーな感じ」ということであった．彼女はハロペリドール10mgを1日2回，ベンズトロピン（Cogentin）1mgを1日3回，炭酸リチウム（リーマス）300mgを1日2回投与された．この処方により，彼女の精神病症状は5日で改善した．

幻覚薬誘発性気分障害

ある程度は予測可能であるコカイン誘発性気分障害やアンフェタミン誘発性気分障害とは異なり，幻覚薬乱用に伴う気分症状は多様である．乱用者は，誇大妄想を伴う躁病様症状，うつ病様感情および思考，あるいはそれらの混合状態を体験することがある．幻覚薬誘発性精神病性障害の症状と同様に，いったん薬物が患者の体から排泄されれば，幻覚薬誘発性気分障害の症状は通常消失する．

幻覚薬誘発性不安症

幻覚薬誘発性不安症（hallucinogen-induced anxiety disorder）もまた症状は多様であるが，症状から得られる情報はほとんどない．幻覚薬関連障害で救急外来を受診した患者を治療した医師は，しばしば広場恐怖を伴うパニック症の併発を報告している．不安は，PCP中毒で救急搬送された患者が起こす最も一般的な症状である．

特定不能の幻覚薬関連障害

幻覚薬関連障害の患者がどの幻覚薬関連障害の診断基準をも満たさないとき，患者は特定不能の幻覚薬関連障害（unspecified hallucinogen-related disorder）と分類されうる．DSM-5には幻覚薬離脱という診断区分はない．しかし，頻繁な幻覚薬使用の中止後に生ずる抑うつと不安を伴う症候群を報告している臨床医もいる．そのような症候群が，特定不能の幻覚薬関連障害の診断に最もよく合致するかもしれない．

臨床的特徴

リゼルグ酸ジエチルアミド（LSD）

構造-活性関係が十分研究され幻覚誘発性化合物の大きな分類は，リゼルグ酸ジエチルアミド（lysergic acid diethylamide：LSD）の原型によって代表される．LSDは麦角アルカロイド由来のリゼルグ酸核をベースに合成される．この化合物はライ麦菌で発見され，中世の聖アントニウスの火の原因となった．この化合物は朝顔の種にも低濃度で存在する．LSDは多くの同族体および類似体が研究されている．それらの中で，LSDの効力を上回るものはない．

LSDによる生理的な症状は，一般にほとんどなく，比較的軽度である．瞳孔散大，深部腱運動反射亢進と筋緊張，軽度の協調運動障害，運動失調はよく認められる．心拍数，呼吸数，血圧の上昇は中等度で多様であり，悪心，食欲減退，唾液分泌過多も同様である．

一般的な順序として身体的徴候が最初に現れ，次に気分と知覚の変化がみられ，最後に心理学的変化が認められる．しかし，それらは重複して認められ，特定の幻覚薬によって異なり，発現時間と終了時間は多様である．LSDは耐性のない使用者では一般的に用量に比例した強さで作用し，およそ25μgが閾値となる．

LSDによって生じる症状はメスカリン（mescaline），シロシビン（psilocybin），ある種のアンフェタミン類似体と同様である．LSD，メスカリン，シロシビン，ある種のアンフェタミン（覚醒剤）類似体とのあいだの大きな違いは力価である．1.5μg/kgのLSDはおよそ225μg/kgのシロシビン，5μg/kgのメスカリンと等力価である．メスカリンは症状発現が緩徐で悪心と嘔吐がより出現しやすいが，一般的には知覚への影響は類似していることが多い．

特に，感覚と他の心理学的効果に対する耐性はLSDを連続使用して2，3日すると現れる．顕著な耐性の消失には4～6日間のLSDの休薬が必要である．耐性は幻覚薬の頻回な使用と関連している．メスカリン，シロシビンとLSDは交叉耐性があるが，アンフェタミンとメスカリンの化学構造式が類似しているにもかかわらず，アンフェタミンとLSDの間には交叉耐性は起こらない．

LSDは以前は錠剤，液剤，散剤，ゼリー状で流通していたが，近年では一般的に吸取紙LSD（blotter acid）として流通している．LSDをたっぷり浸した紙のシートを乾燥させ小さい四角に打ち抜く．よくあるデザインは紙に刻印したものである．各シートは数百の四角を含んでいる．1つの四角は30～75μgLSDを含有し1噛みの用量である．計画的な大量摂取はほとんどないが，事故で起こりうる．

LSDの作用は1時間以内に発生し，2～4時間以内にピークに達し，8～12時間持続する．LSDの交換神経様作用には振戦，頻脈，高血圧，高体温，発汗，かすみ目，散瞳が含まれる．幻覚薬の使用によって高血圧や高体温と関連した心臓，脳血管系障害による死がもたらされることがある．LSDと関連した悪性症候群と類似した徴候もこれまでに報告されている．死はLSD使用による運転あるいは自分が飛べるという判断力の障害による身体損傷によってももたらされる可能性がある．心理的効果は通常耐えられるものであるが，体験を想起することができなかったり，体験が物質誘発性のものであると認めることができない場合は，狂気の始まりではないかと恐れることがある．

幻覚薬使用によって五感は常になく鋭敏に，そして強烈になる．色彩も質感も過去に比べて豊かで，輪郭はくっきりとし，音楽はいっそう感情的に深まり，嗅覚と味覚は鋭くなる．共感覚（synesthesia）はよく起こり，色彩は音響を伴い，音響は色彩を伴う．身体像の変容と，時間知覚および空間知覚の変容も生じる．幻覚はたいてい視覚性で，しばしば幾何学的な形態をとるが，幻聴，幻触も時に経験される．情動は異常に激しく，そして急激に変化することがあり，一見相容れない2つの感情を同時に経験する．被暗示性は亢進し，他者への敏感さや無関心が生じることもある．通常認められる他の特徴は，みせかけの臓器感覚，失われた記憶の回復，象徴的様式による無意識の解放，出生を含めた過去の出来事の再体験

などである．内省や宗教的，哲学的洞察感はよくみられる．自己感覚は大きく変容し，時に離人，外界への融合，身体からの自己の分離，神秘的恍惚感における自我の解体へと至ることがある．

LSDの中等量の長期使用では，素因がなければ大きなパーソナリティ変化や慢性精神病が引き起こされるという明らかな証拠はない．しかし，幻覚薬の重度の使用者の中には慢性的な不安や抑うつを経験する者がおり，根底にある問題への心理学的，薬理学的治療が有用であることがある．

多くの人々が1度のみのLSDの体験では，創造力の亢進，新たな心理学的洞察，神経症症状や心身症症状の軽減，パーソナリティの望ましい変化などをもたらすと主張している．1950～60年代に，精神科医はLSDとその関連物質に対して，機能性精神病および精神疾患治療薬としての可能性という観点から大きな関心を示した．これらの化合物の神経科学の基礎研究者による有用性は，多大な科学的進歩をもたらしてきている．

フェネチルアミン

フェネチルアミン（phenethylamine）はドパミンとノルエピネフリン神経伝達を刺激する化学構造をもつ成分からなる．メスカリン（mescaline；3,4,5-trimethoxyphenethylamine）は古典的な幻覚薬で，メキシコや米国西南部に生育するペヨーテサボテンから分離された最初の幻覚薬である．メスカリンのヒトへの薬理学は1886年に記述され，その構造式は23年後の合成により確認された．多くの精神活性植物が確認されたが，メスカリンはLSDが1943年に記載されるまで唯一構造的に同定された幻覚薬であった．

メスカリン

メスカリン（mescaline）は通常小さな青緑サボテンであるロフォフォラ属から採取されるペヨーテ新芽として採取される．新芽は乾燥した丸い柔らかいサボテンの先端である．メスカリンは新芽にある活性効果のある幻覚誘発性アルカロイドである．ペヨーテの使用は米国のいくつかの州では米国先住民協会会員にとっては合法である．ペヨーテの有害作用は構造化された宗教的使用においてはほとんど起こらない．ペヨーテは苦味としばしば強烈な悪心，嘔吐が幻覚効果に先行して発現するため普通には使用されることはない．

メスカリンの構造学的変異体は研究され，構造－活性関係は十分記載されている．1つの類似体である2,5-dimethoxy-4-methylamphetamine（DOM）はSTPとしても知られ，幻覚特性をもつ非常に強力なアンフェタミンであるが，1960年代に比較的短期間，不法使用者の間で悪名がかかったが，不法な市場から消えていった．

幻覚特性をもったフェネチルアミン類似化合物の他の系列にはアンフェタミン関連の3,4-methylenedioxyamphetamine（MDA）がある．この系統の薬物で，最近最も人気があり世間一般に広まり最も問題のある薬物はMDMA（エクスタシーと呼ばれる）であり，他の幻覚薬と比較すると相対的に穏やかな刺激薬である．MDMA化合物は感覚の変化を伴った意識状態の変容をもたらし，特定の使用者にとって最も重要なことは，対人関係を増強する感情である．

多くの植物はN,N-dimethyltryptamine（DMT）を含有し，それはヒトの体液にも正常に微量ながら認められる．DMTが非経口的，経鼻的に摂取されると強烈な幻覚体験がもたらされる．フェネチルアミン属であるメスカリンにおいて，DMTは最も古いものであり最も記録されているが，トリプタミン幻覚薬としては最も力価の弱いものである．DMTの合成同族体はヒトにおいて研究されており，構造－活性関係が十分解明されている．

シロシビン類似化合物

トリプタミンの異常な収程は真菌の世界に由来する．自然界での原型はシロシビンそれ自体である．シロシビンとその同族体（psilocybin analog）は100種類ものキノコに認められるが，主要なものはハラタケ科のキノコ属（Psilocybe）である．

シロシビンは通常キノコとして摂取される．シロシビンを含有するキノコの多くの種が世界中に広く存在する．米国では大きなPsilocybe cubensis（gold cap）がフロリダとテキサスで生育し，薬物関連雑誌の広告で興味本位に容易に培養キットで育てることができる．Psilocybe semilanceata（liberty cap）は芝生で生育し，太平洋北西部で自生している．シロシビンはキノコが，乾燥されたりオムレツや他の食材に混ぜて料理されても活性が残っている．

シロシビンキノコはメキシコ先住民の宗教活動に用いられている．それらは合成化学物質よりキノコを好む西部地方の使用者によって評価されている．もちろん，野生のキノコを食べることの危険の1つはキノコを間違えることと毒キノコを食べてしまうことである．米国の大学生においてLSDの使用が17%であるに対して，24%が幻覚キノコまたはメスカリンを使用していたと報告している．シロシビンは錠剤として，あるいはフェンシクリジン（PCP）またはやLSDを代わりに入れたカプセルとして売られている．

ニューヨーク大学を含む米国のいくつかの医療センターでシロシビンを終末期患者に使用する研究が進行中である．

予備的報告ではシロシビンは死と死にゆくことへの強い不安を和らげるのに有用であることが報告されている．シロシビンは将来，緩和ケア医療において重要な役割を担う可能性がある．

フェンシクリジン

フェンシクリジン（phencyclidine：PCP）の量は，PCPを含んだタバコごとに非常に異なる．1gのPCPが少な

いときは4本，多いときは数ダースのタバコを作るのに使用される．5 mg以下のPCPは低用量，また10 mgを越えると高用量とみなされる．喫煙によるPCPの使用は，使用者にとって用量を滴定できる最も容易で信頼できる方法であるが，用量のバラつきが効果の予測を困難にしている．

　PCPを摂取したばかりの人とはしばしば意思疎通が困難で，何も気に留めないようにみえ，活発な幻想が次々にわいてくると述べる．彼らは，スピード感，多幸感，体のほてり，ピリピリ感，心地よい浮遊感，そして時に，離人感，孤立感，疎隔感を経験する．時には幻聴と幻視を体験することもある．またしばしば，身体像の著しい変容，空間・時間認知の歪み，そして妄想をもつ．依存感情の増大，錯乱，思考の解体を経験することもある．使用者は，ある時には共感的，社交的，多弁であるが，時には敵対的，否定的になる．また時に不安が報告される．これらは，有害作用の期間中に最も顕著に出現する症状である．眼振，高血圧，高熱は，PCPの作用としてよくみられる．頭部回転運動，愛撫的態度，しかめっ面，刺激に対する筋強直，反復的な嘔吐，歌唱様言語の反復なども観察されることがある．

　短期効果は3～6時間持続し，時に軽症の抑うつ状態に至り，使用者は易刺激的，いくらか妄想的，時に好戦的，不合理な攻撃性を示し，自傷他害傾向を呈する．この作用は数日間続くことがある．完全に回復するには，1～2日かかる場合がある．臨床検査では，PCPが患者の血中や尿中に1週間以上残存しうる．

ケタミン

　ケタミン（ketamine）は解離性麻酔薬で，もともとはPCPから抽出され，ヒトおよび獣医学において使用されている．ケタミンは盗品として供給され，依存性薬物になっている．それらは粉末，液体として経鼻的または経口的に吸入され，稀には経静脈的に利用される．ケタミンの機能はNMDA受容体に作用することにより，PCPと同様に幻覚を引き起こし，患者の身体感覚と現実見当識を変化させ，周囲の環境への無関心を引き起こすことによって意識の解離状態を引き起こす．

　ケタミンは心臓血管系を刺激するが，呼吸抑制は引き起こさない．身体的診察では血圧上昇，頻脈，唾液分泌過多，双方向性や回転性眼振がみられることがある．経静脈的に使用すると数秒で効果が現れ，痛覚消失は40分持続し，解離性効果は数時間持続すると記述されている．心臓血管系の状態はモニタリングしながら管理する．ジストニア反応やフラッシュバックが報告されているが，より一般的な合併症は周囲の状況と自己の安全性への関心の欠如と関連している．

　ケタミンはPCPより作用時間が短い．ケタミン濃度は筋肉内注射後約20分でピークに達する．経鼻的投与後，効果は1時間持続する．ケタミンは肝臓ミクロソームのチトクロームP450（CYP），特にCYP3Aによって脱メチル化され，ノルケタミンに代謝される．ケタミン，ノルケタミン，デヒドロノルケタミンは尿中で特定することができ，半減期はそれぞれ3，4，7時間である．尿中ケタミン，ノルケタミン濃度は個人ごとに大きく異なり，中毒後の患者では10～7000 ng/mLである．そのために，に血中ケタミン濃度と臨床症状の関連ははっきりとはわかっていない．ケタミンは他の乱用薬物，特にコカインと併用されることが多い．ケタミンはコカイン代謝に干渉せず増強する可能性がある．ケタミンはうつ病の治療に研究されている．

その他の幻覚薬

カンチノン

　カンチノン（canthinone）はアンフェタミン類似のアルカロイドで，自然界ではチャット植物として存在し，そして合成され「バスソルト」（bath salt）として知られている．カンチノンは，中枢神経系を刺激し大量のドパミン放出を引き起こし，1回摂取で効果が8時間持続する．重篤な中毒効果をもたらし，けいれん発作，脳卒中，そして死に至らしめる．幻覚と妄想はよく認められる．多幸的な効果を求めて，飲み込んだり，注射したりあるいは経鼻的に摂取される．

イボガイン

　イボガイン（ibogaine）は複合アルカロイドで，キョウチクトウ科の植物，特にイボガ（Tabernanthe iboga：アフリカ西部産の多年生小灌木）の根皮に多く含まれる．イボガインは400 mg程度の量で幻覚薬として作用する．アフリカに育つ植物は洗礼の通過儀礼に使わされてきた．幻覚作用を起こす量を摂取すると，不快な身体効果が出現するため一般的な幻覚薬ではないが，イボガインに曝露された患者が精神科医に治療を求めてくることがあるかもしれない．

アヤワスカ

　アヤワスカ（ayahuasca）はインターネットの幻覚薬ウェブサイトで話題になっているが，元々は南アメリカの植物から煎剤されたものである．物質はアルカロイドであるハルマリンとハルミンを含んでいる．これらのβ-カルボリンアルカロイドはいずれも幻覚薬特性をもつが，視覚の変化に至るには強い悪心が伴う．アマゾンの原住民部族は，十分量のDMT（ジメチルトリプタミン）を含む植物の葉を加えることで，アヤワスカの視覚的，宗教的インパクトが増強されることを発見した．このように，アヤワスカ植物の成分は単独ではなく組み合わせることによって非常に強い幻覚効果をもたらす．

　近年，アヤワスカという用語は2つのものを組み合わせることによって幻覚作用を得るという，非特異的な使われ方をするようになった．例えば，ハルミンとハルマリンは純度の高い化合物として入手でき，DMTを含む

植物と一緒に摂取すると最初は強烈であるが，短時間で消失する幻覚特性をもたらす．

サルビア・ディヴィノルム

メキシコのオアハカ州の先住民はサルビア・ディヴィノルム（Salvia divinorum）を医療用として，また宗教的儀式に使用してきたが，現在はインターネット上で広く話題になり，宣伝され，売買されている．この植物を噛んだ，乾燥して喫煙すると，幻覚効果をもたらす．この植物の活性成分であるサルビノリン-Aは非経口的で力価があり，喫煙では250 μgで活性を示し，オピオイドκ受容体に結合するため，医療的関心がもたれている．

治　療

幻覚薬中毒

治療の基本原理は，安心と支持療法を提供することである．猛烈で不快な幻覚薬中毒の患者は，静かな環境，口頭での安心感，時間の経過によって助けられる．強い不安をより迅速に救済するには，ジアゼパム20 mgの経口投与，もしくは経口投与に問題がある場合は，それと等価のベンゾジアゼピンの非経口投与後に行う．不安やその他の症状は，心理的および環境支持のみでは数時間はかかるのに対し，薬物投与によって20分以内に減少するが，知覚症状は持続することがある．自分自身や他者への危険がある場合は穏やかな拘束が必要であるが，拘束はできれば避けるべきである．抗精神病薬は，特に過量投与の場合，症状を悪化させることがあるので，診断が不明で，行動が他の方法で管理できない場合を除いて，避ける方が良い．市場での売買が低用量LSDに移行したことと，薬物使用者自身によるより洗練された自己治療の普及によって，かつてはよくみられたこの障害を精神科治療施設で診察することは少なくなっている．

幻覚薬持続性障害

幻覚薬持続性知覚障害の治療は，緩和的なものである．第1段階は病気を正確に診断することである．診断が下される前に患者が何人もの専門医の診察を受けることは稀ではない．薬理学的治療にはクロナゼパム（リボトリール）などの長時間作用型ベンゾジアゼピンや，より少なくはあるがバルプロ酸（デパケン）やカルバマゼピン（テグレトール）などの抗てんかん薬が用いられる．現時点では，完全に症状を消失させる薬物はない．抗精神病薬は逆説的効果により症状を悪化させる可能性があるので，幻覚薬誘発性精神病の治療においてのみ使用すべきである．治療の第2段階は行動に対してである．市販薬，カフェイン，アルコール，回避可能な身体的・感情的ストレス因子などによる不必要な刺激は避けるように，患者を指導しなければならない．マリファナ喫煙は特に強力な増悪因子であり，受動喫煙でさえも悪影響がある．最後に，併存するパニック症，うつ病，アルコール依存症が幻覚薬持続性知覚障害に関連する．これらの疾患はすべて初期予防と早期の介入を必要とする．

幻覚薬誘発性精神病

幻覚薬誘発性精神病の治療は他の精神病の治療と同様である．抗精神病薬による治療に加え，炭酸リチウム，カルバマゼピン，電気けいれん療法などの多くの治療が有効であると報告されている．同様に，抗うつ薬，ベンゾジアゼピン，抗けいれん薬も効果を示すことがある．陰性症状と対人関係の乏しさが一般的に認められる統合失調症の患者とは異なり，幻覚や妄想などの陽性症状は示すが精神科医との関係能力が保持されていることが，幻覚薬誘発性精神病の患者の特徴の1つである．薬物療法は，支持療法，患者教育，家族療法の中で行うのが最もよい．治療目標は，症状の制御，最小限の病院利用，日々の仕事，社会的関係の発展と維持，アルコール依存症などの併存疾患の管理である．

フェンシクリジン

PCP中毒の治療目的は，全身のPCP濃度を低下させ，重篤な身体的，行動的，精神的問題に取り組むことである．毒性とPCP誘発性精神病性障害に対して，現在の症状や徴候を改善することは重要であるが，長期的治療目標はPCP使用の再発予防である．PCP濃度は，特に経口摂取後は数時間にわたって，あるいは数日にさえわたって動揺する．そのため，長期間の臨床的観察が，深刻な生命を脅かす合併症を起こらないと結論できるまで必要とされる．

胃内のイオン化PCPのトラッピングは，PCP中毒の治療法として連続経鼻胃吸引の有用性を示唆している．しかし，この方法は，不必要に侵襲的で電解質の不均衡を誘発することがある．活性炭の投与は安全であり，PCPと結合して，動物では毒性効果を減少させる．

尿中のイオン化PCPのトラッピングは，薬物を消失させる補助として，尿酸性化の示唆を導いた．しかし，この方法は，効果が弱く危険な可能性がある．ごく一部のPCPが尿中に排泄されただけでも，代謝性アシドーシスの重大なリスクを引き起こし，酸性尿が横紋筋融解症に続発する腎不全のリスクを高める．非常に大量のPCPが分布しているため，血液透析や血液灌流は薬物クリアランスを促進できない．

直接的にPCPの拮抗薬として機能する薬物は知られていない．NMDA受容体のイオンチャネル内に存在しているどの化合物もPCP受容体と結合する．PCP受容体と結合した化合物は，PCP自体がそうであるようにNMDA受容体を介したイオン流入をブロックする．NMDA受容体のメカニズムは，NMDA受容体の活性化を促進する薬理学的戦略（例えば，グリシン部位作用薬の投与）は，その結合部位からPCPの急速な解離を促進するのではないかと予測させる．PCPもしくはケタミンのヒトでの中毒に対するNMDA作動薬の臨床試験はこ

れまでに行われていない．そのため，治療は支持的なものであり，毒性の特定の症状や徴候に対して行われる．発作，低体温症，高血圧クリーゼなどの身体的危機に，古典的な対策をすべきである．

PCP は感覚入力を遮断するため，環境刺激が，予測不能な，異常に強い，歪んだ，あるいは暴力的な反応を引き起こすことがある．したがって，治療の基本は，PCP 中毒患者への感覚入力の最小化である．できるだけ静かで離れた環境下で評価や治療を行うべきである．予防的身体拘束を推奨する者もいるが，拘束に対して暴れることによる横紋筋融解症のリスクと暴力的あるいは破壊的行動を秤りにかけなければならない．薬理学的鎮静は，抗精神病薬やベンゾジアゼピンを経口投与または筋肉内注射(IM)をすることによって行えるが，どの薬物が臨床的に優れているかを示す確証はない．高用量の PCP は抗コリン作用があるため，強い抗コリン作用をもつ神経遮断薬は避けるべきである．

参考文献

Bokor G, Anderson PD. Ketamine: An Update on Its Abuse. *J Pharm Pract*. 2014 Mar. [Epub ahead of print]
Catts VS, Catts SV. Psychotomimetic effects of PCP, LSD, and ecstasy: Pharmacological models of schizophrenia? In: Sachdev PS, Keshavan MS, eds. *Secondary Schizophrenia*. New York: Cambridge University Press; 2010:141.
Crane CA, Easton CJ, Devine S. The association between phencyclidine use and partner violence: An initial examination. *J Addictive Disord*. 2013;32:150.
Fantegrossi WE, Murnane KS, Reissig CJ. The behavioral pharmacology of hallucinogens. *Biochem Pharmacol*. 2008;75:17.
Fontanilla D, Johannessen D, Hajipour AR, Cozzi NV, Jackson MB, Ruoho AE. The hallucinogen N,N-dimethyltryptamine (DMT) is an endogenous sigma-1 receptor regulator. *Science*. 2009;323:934.
Geraci MJ, Peele J, McCoy SL, Elias B. Phencyclidine false positive induced by lamotrigine (Lamictal) on a rapid urine toxicology screen. *Int J Emerg Med*. 2010;3(4):327.
Javitt DC, Zukin SR. Phencyclidine (or phencyclidine-like)-related disorders. In: Sadock BJ, Sadock VA, Ruiz P, eds. *Kaplan & Sadock's Comprehensive Textbook of Psychiatry*. 9th ed. Philadelphia: Lippincott Williams & Wilkins; 2009:1387.
Jones RT. Hallucinogen-related disorders. In: Sadock BJ, Sadock VA, Ruiz P, eds. *Kaplan & Sadock's Comprehensive Textbook of Psychiatry*. 9th ed. Philadelphia: Lippincott Williams & Wilkins; 2009:1331.
MacLean KA, Johnson MW, Griffiths RR. Mystical experiences occasioned by the hallucinogen Psilocybin lead to increases in the personality domain of openness. *J Psychopharmacol*. 2011;25:1453.
Maisto SA, Galizo M, Conner GJ. Hallucinogens. In: *Drug Use and Abuse*. 6th ed. Belmont, CA: Wadsworth; 2011:283.
Saland SK, Rodefer JS. Environmental enrichment ameliorates phencyclidine-induced cognitive deficits. *Pharmacol Biochem Behav*. 2011;98(3):455.
Schatzberg AF, Cole JO, DeBattista C. Phencyclidine. In: *Manual of Clinical Psychopharmacology*. 7th ed. Arlington, VA: American Psychiatric Publishing; 2010:588.
Testa A, Giannuzzi R, Sollazzo F, Petrongolo L, Bernardini L, Dain S. Psychiatric emergencies (part II): psychiatric disorders coexisting with organic diseases. *Euro Rev Med Pharm Sci*. 2013;17:65.
Weaver MF, Schnoll SH. Ketamine and phencyclidine. In: Johnson BA, ed. *Addiction Medicine: Science and Practice*. Vol. 1. New York: Springer, LLC; 2011:603.
Wood KE. Exposure to bath salts and synthetic tetrahydrocannabinol from 2009 to 2012 in the United States. *J Pediatrics*. 2013;163:213.
Wu LT, Woody GE, Yang C, Li JH, Blazer DG. Recent national trends in *Salvia divinorum* use and substance-use disorders among recent and former *Salvia divinorum* users compared with nonusers. *Sub Abuse Rehab*. 2011;2:53.

20.6 吸入薬関連障害

吸入薬(inhalant drugs．揮発性物質/溶媒 [volatile substance/solvent] とも呼ばれる)は，室温で煙に気化し，鼻や口から吸入され肺循環を介して血流に入る揮発性の炭化水素である．これらの化合物は，一般に多くの家庭用品に含まれており，商業的に4種類に分類される．すなわち，(1)接着剤や粘着剤用の溶剤，(2)噴霧剤(例えば，塗料スプレー，ヘアスプレー，シェービングクリーム)，(3)シンナー(例えば，塗料製品や修正液)，(4)燃料(例えば，ガソリン，プロパン)である．これらの薬剤は，化学的な相違があるにもかかわらず，いくつかの類似した薬理学的特性を共有すると考えられている．

人，特に青年は，中毒効果を得るためにこれらの製品を吸引することを好むことがある．吸入薬は，素行症，気分障害，自殺願望，および身体的，性的虐待やネグレクトなど，多くの問題に関係している．場合によっては，初期の吸入薬の期間限定使用が，外在化された行動や危険を好む傾向などの生涯に渡る問題の引き金になることもある．慢性的に吸入薬を使用し，薬物毒性による行動や身体の病理を含むさまざまな後遺症に至る小集団もある．

精神疾患の診断・統計マニュアル第5版(Diagnostic and Statistical Manual of Mental Disorders, 5th edition：DSM-5)では，麻酔ガス(例えば，亜酸化窒素 [笑気] やエーテル)，短時間作用型血管拡張薬(例えば，亜硝酸アミル)が吸入薬関連障害から除外されている．これらは DSM-5 では，他の(または不明の)物質関連障害に分類されている(20.12節参照)．

疫　学

吸入物質は容易に入手でき，合法的で安価である．この3要素が貧困層と若者層における吸入薬の高い使用率に関係している．米国の人口の約6％が少なくとも1度は吸入薬を使用したことがあり，約1％が現在も使用している．18～25歳の若年成人層では11％が少なくとも1度は吸入薬を使用したことがあり，2％は現在も使用している．12～17歳の青年層では7％が少なくとも1度は吸入薬を使用したことがあり，1.1％は現在も使用している．高校生における研究では18％が少なくとも1度は吸入薬を使用したことがあると報告し，2.7％が過去1か月以内に吸入薬を使用したと報告している．白人の吸入薬の使用は，黒人あるいはヒスパニック系住民より多い．ほとんどの使用者は男性である(80％以上)．米国における吸入薬使用は，郊外地区のほうが都市地区より多い可能性を示唆する資料がある．

吸入薬使用による死は物質関連の死全体のうち1％であり，物質関連による救急外来受診者全体の0.5％以下

である．吸入薬使用による救急外来受診のおよそ20%が18歳未満である．青年期の吸入薬使用者には，非合法的物質を使用する両親や年長の同胞がいる場合が多い．また青年期の吸入薬使用は，素行症や反社会性パーソナリティ障害の傾向と関連している．

神経薬理学

米国の青年が最も多く使用する吸入薬は，多いものから順に，ガソリン，接着剤(通常はトルエンを含む)，スプレー塗料，溶剤，洗浄液および各種エアゾルである．吸入薬を鼻から吸って口から勢いよく吐き出す(深呼吸をするように)ことで，経肺吸収を介して非常に急速に脳へ到達する．溶剤を浸した布を通して呼吸したり，接着材含有袋から香気を吸い込んだり，吸入薬が噴霧されたプラスチック袋の中に息を吐いたり，あるいはガソリン缶から蒸気を吸い込んだりするのが一般的である．1%のガソリン蒸気を約15〜20回吸入することで，数時間の中毒状態になる．接着剤含有袋からの吸入でトルエン濃度は1万ppmに達し，接着剤の複数のチューブからの吸入は毎日吸入される．これとの比較では，6時間の曝露によるわずか100 ppmのトルエンで，10%の一過性の神経心理学的機能の低下を示したという研究がある．

吸入薬は一般的に中枢神経系に対し抑制的に作用する．離脱症状は通常軽度であるが，耐性は形成されやすい．吸入薬は肺を通して急速に吸収され，急速に脳に達する．作用は5分以内に出現し，吸入物質の種類と量によって30分から数時間持続する．多くの吸入物質の血中濃度は，おそらく肝酵素の競合のため，アルコールの併用によって上昇する．吸入薬の約5分の1は肺からそのまま排出されるが，残りは肝臓で代謝される．吸入物質は使用後4〜10時間までは血液中で同定可能なので，もし救急外来で吸入薬使用が疑われたならば，血液採取を行うべきである．

アルコールの場合と同様に，吸入薬には特異的な薬力学的作用があるが，それはあまり解明されていない．吸入薬の作用は他のCNS抑制薬(例えば，エタノール，バルビツレート，ベンゾジアゼピン)にほぼ類似し，かつ付加的に作用するため，吸入薬はγアミノ酪酸(γ-aminobutyric acid：GABA)系の増強作用を有するのではないかと考える研究者もいる．他の研究者は，吸入薬がエタノールの薬力学的作用であるとも仮定されている膜流動性を介して作用しているのではないかと示唆している．

診　断

吸入薬使用障害

ほとんどの人は吸入薬を短時間しか使用せず，依存や乱用になるほど長期間使用することはない．それでもなお，吸入薬の依存と乱用は起こり，DSM-5に基づき診断される(20.1節の「物質使用障害」の項[p.697]を参照)．

吸入薬中毒

吸入薬中毒(inhalant intoxication)の診断基準では，不適応的行動的変化と，少なくとも2つの身体症状の存在が必要である．中毒状態は無気力，社会的・職業的機能の低下，判断力障害，衝動的・攻撃的行動などの特徴をもち，悪心，無食欲，眼振，反射低下，複視を伴う．高用量，長期間曝露によって使用者の神経学的状態像は昏迷と意識消失にまで進展することがあり，中毒状態での出来事を思い出せないことがある．臨床医はしばしば患者の鼻と口のまわりの皮膚発疹，異常な呼吸臭気，患者の顔，手，衣服の上の吸入物質残渣，患者の目，喉，肺，鼻の易刺激性によって，吸入薬の最近の使用を特定することができる．この障害は次に示す症例のように慢性化することがある

> 16歳，独身のヒスパニック系女性が，診断のために大学の物質使用治療プログラム外来に紹介されてきた．患者は凶器で脅迫し自動車強盗をしたために有罪判決を受けており，家族では制御不能であった．15歳になるまでに彼女は定期的に吸入薬を使用し，多量のアルコールを飲むようになっていた．タイプライター消去液，漂白剤，タイルクリーナー，ヘアスプレー，マニキュア，接着剤，ガソリンを試したが，彼女はスプレー塗料を好んで使用した．15歳の時に，約6か月間，毎日何回も塗料を吸入し，最大で1日に8缶もの塗料を使用した．彼女は「何も憶えていない」と語った．彼女は時々意識を失い，塗料のせいで記憶を損なって，「ばか」になったと思った．(Thomas J. Crowley, M. D. のご好意による)

吸入薬中毒せん妄

せん妄は，吸入薬自体の作用，他の物質との薬力学的相互作用，吸入薬あるいはその吸入方法に関連した低酸素症などによって誘発される．せん妄が著しい行動障害をもたらす場合は，短期間のドパミン受容体拮抗薬，例えばハロペリドール(セレネース)による治療が必要となることがある．ベンゾジアゼピンは患者の呼吸抑制を増悪させる可能性があるので，避けるべきである．

吸入薬誘発性持続性痴呆

吸入薬誘発性持続性認知症(inhalant-induced persisting dementia)は，せん妄の場合と同様，吸入薬自体の神経毒性作用，および通常吸入薬に用いられている金属の神経毒性作用(例えば，鉛)，頻繁で長期間の低酸素症の影響などのために起こることがある．吸入薬によって起こる認知症は，軽症例を除いてすべて不可逆性である場合が多い．

吸入薬誘発性精神病性障害

臨床医は幻覚や妄想が主な症状であると，特定するこ

とができる．妄想状態は，おそらく吸入薬中毒中に起こる最も一般的な精神病症候群である．

吸入薬誘発性気分障害と吸入薬誘発性不安症

吸入薬誘発性気分障害(inhalant-induced mood disorder)と吸入薬誘発性不安症(inhalant-induced anxiety disorder)は，顕著な気分症状と不安症状によって特徴づけられる吸入薬関連障害に分類される．抑うつ障害は吸入薬使用に関連した最も一般的な気分障害であり，パニック症と全般不安症は吸入薬使用に関連した最も一般的な不安症である．

その他の吸入薬誘発性障害

その他の吸入薬誘発性障害は，先に述べた診断区分に合致しない吸入薬関連障害として DSM-5 で推奨されている診断である．

臨床的特徴

吸入薬は少量の初・投与でも，心地よい浮遊感と同様に脱抑制，多幸感，興奮をもたらす．おそらくそのような作用のために吸入薬は使用される．高用量の吸入薬では，恐怖感，錯覚，幻聴，幻視，身体感覚の歪みなどを引き起こす．神経学的症状には，不明瞭な会話，会話速度の遅滞，運動失調などがある．長期間の使用は，易刺激性，情動不安定，記憶障害と関連する．

吸入薬にも耐性が生じる．吸入薬使用の中止に伴って離脱症状が生ずることがある．離脱症状は頻回には生じないが，生ずるときは，睡眠障害，易刺激性，いらいら感，発汗，悪心，嘔吐，頻脈，そして(時に)妄想と幻覚などの症状により特徴づけられる．

臓器病変および神経学的作用

吸入薬は，多くの重大な有害作用と関連している．最も重篤な有害作用は死であり，呼吸抑制，不整脈，窒息，吐物誤嚥，事故あるいは外傷(例えば，吸入薬中毒状態での運転)により，死に至ることがある．吸入薬を浸した布を入れたビニール袋に頭を入れることは吸入薬の一般的な使用方法であるが，昏睡や窒息を起こす．

慢性的吸入薬使用は，非常に多くの神経学的な問題がある．コンピュータ断層撮影(CT)および磁気共鳴画像(MRI)によって，白質疾患や白質脳症により広範な大脳，小脳，および脳幹の萎縮が明らかになる．先述の溶剤を乱用する青年の単一光子放射断層撮影(SPECT)は，異なる脳領域での血流の増加と減少の両方を認めた．溶剤に長期間曝露されたペンキ職人や工場労働者に関するいくつかの研究では，CT スキャンでの脳萎縮と脳血流量低下が示されている．

神経学的および行動的徴候や症状は，難聴，末梢神経障害，頭痛，知覚異常，小脳症状，持続した運動障害，パーキンソン症状，無気力，集中力の低下，記憶障害，視空間機能障害，言語情報処理過程の障害および鉛脳症がある．白質の変化や MRI での橋萎縮は，知能指数(IQ)テストの低下と関連している．有機溶媒と高濃度の銅，亜鉛，重金属との併用は，脳萎縮，側頭葉てんかん，IQ の低下，さまざまな脳波(electroencephalogram：EEG)変化と関連する．

長期の吸入薬使用と関連する他の重大な有害作用としては，不可逆性肝疾患，腎障害(尿細管性アシドーシス)，横紋筋融解症と関連した永続的筋障害などがある．その他の有害作用としては，消化管症状(例えば，疼痛，悪心，嘔吐，吐血)と同様に心血管症状，呼吸器症状(例えば，胸痛，気管支けいれん)がある．胎児性アルコール症候群と同じように，トルエン胎芽病の臨床報告がいくつかある．これらは，低出生体重，小頭症，短縮眼瞼裂，小顔，低位耳介およびその他の奇型である．トルエン胎芽病の乳児は，成長が遅く，多動を示し，小脳機能障害を有する．しかし，トルエン(最もよく研究された吸入薬)が体細胞の遺伝的損傷を生じるという確信的な報告はない．

治 療

アルコール中毒と同様に，吸入薬中毒は通常は医学的な対応を必要とせず，自然に回復する．しかし，中毒によってもたらされる昏睡，気管支けいれん，喉頭けいれん，不整脈，外傷，熱傷のような症状は治療を必要とする．それ以外の場合の主な治療は，再保証，穏やかな支持，バイタルサインと意識水準の確認である．ベンゾジアゼピンのような鎮静薬は，吸入薬中毒を悪化させるので禁忌である．

吸入剤誘発性持続性認知症による認知障害と記憶障害への確立された治療法はない．重度に悪化した吸入薬依存症の路上生活者に対しては，路上アウトリーチや幅広い社会サービスによるサポートが提供されている．患者たちには家族内でのきめ細やかなサポートや，里親や住居の提供による幅広いサポートが必要となるであろう．

吸入薬誘発性精神病性障害の経過と治療は，吸入薬中毒の場合と類似している．この障害の持続は短期間であり，中毒状態の後数時間から，最長でも数週間で治まる．適切なのは，中毒の保存的治療と同時に，呼吸停止，心停止などのような生命を脅かす合併症の治療も行うことである．患者の安全のために，錯乱，パニック発作，精神病には特別な注意を払わなければならない．重度の焦燥はハロペリドールによる注意深い管理を必要とする(体重 70 kg で 5 mg の筋肉内注射)．鎮静薬は精神病を悪化させる可能性があるので避けるべきである．吸入誘発性の不安症および気分障害は自殺念慮を自帳することがあるので，患者が自殺する可能性について注意深く評価しなければならない．抗不安薬と抗うつ薬は急性期には有効ではないが，不安症あるいはうつ病が併存している場合は有効なことがある．

日々の治療と在宅プログラム

日々の治療と在宅プログラムは，物質依存と他の精神障害を併せもつ青年乱用者に特によく行われている．治療は，多くの場合は素因症の併存状態に対して，あるいは，注意欠如・多動症（ADHD），うつ病，気分変調性障害および心的外傷後ストレス障害（PTSD）に対して取り組まれる．これらの患者では非常に一般的である虐待やネグレクトの経験に対しても，注意が向けられるべきである．集団と個別の治療の両方が，客観的に定義された治療的ゴールを目指した直接の報酬や，過去の行動の逸脱への罰に対して，行動的に方向付けさせるために使われる．患者は，その場で特別な教育的教師のいる学校へ出席し，教師と一緒に計画されたレクレーション活動と，産児制限相談が備わったプログラムを与えられる．患者の家族はしばしば混乱しており，構造化された修正家族療法か多系統療法に参加する事を約束させられる．それらはどちらの治療も良好な経験上の裏づけをもっている．12段階のプログラムへの参加が要求される．治療的介入は，集団のソーシャルワーカーと保護観察官の介入により細かく調整される．進捗状況はアルコールと他の薬物の治療中の摂取量と頻度を尿，呼吸サンプルの分析によってモニタリングされる．

治療は通常 3～12 か月続く．もし，断薬が計画通り実行され，反社会的行動がほとんどなくなれば，治療成功の転機は，必要とされる精神科的治療（例えば，共存するうつ病の治療）の継続が計画され，支持的かつ薬物のない状況で生活し，より生産的な方法で家族との関係をもち，就労や就学，薬物のない非犯罪者の仲間との関係が保たれれば治療成功したとみなされ治療終結となる．

参考文献

Balster RL, Cruz SL, Howard MO, Dell CA, Cottler LB. Classification of abused inhalants. *Addiction*. 2009;104:878.
Baltazar A, Hopkins G, McBride D, Vanderwaal C, Pepper S, Mackey S. Parental influence on inhalant use. *J Child Adolesc Substance Abuse*. 2013; 22(1):25–37.
Bender E. Troubling trends found in teen inhalant use. *Psychiatric News*. 2009;44:6.
Cairney S, O'Connor N, Dingwall KM. A prospective study of neurocognitive changes 15 years after chronic inhalant abuse. *Addiction*. Jun 2013;108(6):1107–1114.
Clark CT, Richards EM, Antoine DG II, Chisolm MS. Perinatal toluene use: Associated risks and considerations. *Addict Disord Treat*. 2011;10:1.
Garland EL, Howard MO. Adverse consequences of acute inhalant intoxication. *Exp Clin Psychopharmacol*. 2011;19:134.
Garland EL, Howard MO. Phenomenology of adolescent inhalant intoxication. *Exp Clin Psychopharmacol*. 2010;18:498.
Hall MT, Edwards JD, Howard MO. Accidental deaths due to inhalant misuse in North Carolina: 2000–2008. *Subst Use Misuse*. 2010;45:1330.
Howard MO, Bowen SE, Garland EL, Perron BE, Vaughn MG. Inhalant use and inhalant use disorders in the United States. *Addict Sci Clin Pract*. 2011;6:18.
Perron BE, Glass JE, Ahmedani BK, Vaughn MG, Roberts DE, Wu LT. The prevalence and clinical significance of inhalant withdrawal symptoms among a national sample. *Subst Abuse Rehabil*. 2011;2:69.
Perron BE, Howard MO, Maitra S, Vaughn MG. Prevalence, timing, and predictors of transitions from inhalant use to inhalant use disorders. *Drug Alcohol Depend*. 2009;100:277.
Perron BE, Mowbray O, Bier S, Vaughn MG, Krentzman A, Howard MO. Service use and treatment barriers among inhalant users. *J Psychoactive Drugs*. 2011;43:69.
Sakai JT, Crowley TJ. Inhalant-related disorder. In: Sadock BJ, Sadock, VA, Ruiz P, eds. *Kaplan & Sadock's Comprehensive Textbook of Psychiatry*. 9th ed. Philadelphia: Lippincott Williams & Wilkins; 2009:1341.
Sanchez ZM, Ribeiro LA, Moura YG, Noto AR, Martins SS. Inhalants as intermediate drugs between legal and illegal drugs among middle and high school students. *J Add Dis*. 2013;32(2):217–226.
Scott KD, Scott AA. Adolescent inhalant use and executive cognitive functioning. *Child Care Health Dev*. 2014;40(1):20–8.
Vilar-Lopez R, Takagi M, Lubman DI. The effects of inhalant misuse on attentional networks. *Develop Neuropsychol*. Feb 2013;38(2):126–136.

20.7 オピオイド（アヘン類）関連障害

オピオイド（opioid；アヘン類）は，数千年の間，鎮痛と他の医療目的のために使用されてきたが，その精神活性効果のために誤用の長い歴史も有する．継続的なオピオイドの誤用が乱用や依存の症候群を引き起こし，他の精神疾患に類似した気分，行動および認知の障害を引き起こす可能性がある．先進国では，乱用や依存と最も関係が深いオピオイドはヘロイン（heroin）である．しかし，入手しやすく，乱用に陥るリスクが高く，目的のためにますます使われるようになる．オピオイドの処方については，公衆衛生上の懸念が高まりつつある．オピオイド依存は，老人にも若者にも，富裕層にも貧困層にも，就労者にも失業者にも影響を与える．過去数10年の間にオピオイド依存の治療と理解は大きく進歩した．オピオイド依存は，慢性的で再発性の障害であり，医学的治療と介入によって扱うことができることが受け入れられつつある．表 20.7-1 に米国で治療目的に使用されるさまざまなオピオイド（ヘロインを除く）を示した．

表 20.7-1 オピオイド

一般名	商品名
モルヒネ	
ヘロイン（diacetylmorphine）	
ヒドロモルフォン（dihydromorphone）	Dilaudid
オキシモルフォン（dihydroxymorphone）	Numorphan
レボルファノール	Levo-Dromoran
メタドン	Dolophine
メペリジン（pethidine）	Demerol，Pethadol
フェンタニール	フェンタネスト
コデイン	リン酸コデイン
ヒドロコドン（dihydrocodeinone）	Hycodan など
ドロコデ（dihydrocadeine）	Synalgos-DC，Compal
オキシコドン（dihydrohydroxy-codeine）	Roxicodone，OxyContin，Percodan，Percocet
プロポクシフェン	Darvon など
ブプレノルフィン	レペタン
ペンタゾシン	ソセゴン，ペンタジン
ナルブフィン	Nubain
ブトルファノール	スタドール

オピオイド依存は，精神的・行動的・認知的症状の一群であり，これらが一緒になって使用に関連した重大な問題があるにもかかわらず，オピオイドの反復的かつ持続的な使用を引き起こす．薬物依存は世界保健機構（World Health Organization：WHO）によって，かつてはその人にとってより価値の高かった行動に比べ，薬物摂取行動がはるかに優先される症候群であると定義されている．この短い定義においては，薬物使用行動そのもの，その不適応的性質，そしてそのような行動を選択することが，時とともに薬物との相互作用の結果として変化し束縛されたものになるという中心的な特徴が強調されている．

オピオイド乱用（opioid abuse）は，オピオイドの不適切な使用により臨床的に重大な障害と苦痛がもたらされ，それが12か月以内に起こるが，その乱用がオピオイド依存の基準に合致しない場合に使用される用語である．

オピオイド誘発性障害には，オピオイド使用障害，オピオイド中毒，オピオイド離脱，オピオイド誘発性睡眠障害，オピオイド誘発性性機能不全などのよくみられる疾患が含まれる．オピオイド中毒せん妄が時に入院患者にみられる．それと対照的に，オピオイド誘発性精神病性障害，オピオイド誘発性気分障害，オピオイド誘発性不安症は，アヘン類μ受容体作動薬でみられることはきわめて稀であるが，他の受容体に作用する一部の作動-拮抗混合作用型オピオイドではみられる．他のどのオピオイド関連障害の診断基準にも合致しない状態のために，特定不能のオピオイド関連障害という診断が使用される．

オピオイド関連障害そのものの罹病率と死亡率に加え，経静脈的なオピオイドおよびオピエート（opiate；アヘン剤）の使用によるヒト免疫不全ウイルス（human immunodeficiency virus：HIV）の感染は，現在では主要な国家的保健問題と認識されている．オピエートとオピオイドという言葉は，オピウム（opium；アヘン）という言葉から派生した．オピウムとはケシ（opium poppy，学名 *Papaver somniferum*）の滲出液であり，これはモルヒネを含めておよそ20種類のアヘンアルカロイドから成っている．

メペリジン（Demerol），メサドン（Dolophine），ペンタゾシン（ペンタジン），プロポクシフェン（Darvon）を含めて，多くの合成アヘン類が製造されている．メサドンは現在，オピオイド依存治療の主流となっている．オピオイド過量摂取とオピオイド依存を治療するためにオピオイド拮抗薬が合成されている．それらには，ナロキソン（ナロキソン），ナルトレキソン（ReVia），ナロルフィン，レバロルファン，アポモルフィンがある．モルヒネ受容体に対する作動作用，拮抗作用を併せもった化合物も合成されている．それには，ペンタゾシン，ブトルファノール（スタドール），ブプレノルフィン（レペタン）がある．多くの研究で，ブプレノルフィンがオピオイド依存の効果的治療薬であると報告されている．

疫　学

全米調査による使用率と依存率は，現在と過去のオピオイド依存を正確に反映しているものではない．違法ヘロインの純度が高まったり，あるいは価格が低下した際，誘惑に負けやすい人々による使用が増え，その後に有害事象（救急搬送）と治療要請が増加する傾向がある．米国での現在のヘロイン使用者数は，約60万〜80万人と推定される．ヘロインを常時使用していると推定される生涯使用者は，約300万人である．

2010年では，過去1年間に初めてのヘロイン使用者数は，約14万人だった．最初に使用した平均年齢は21.3歳だった．米国でのオピオイド使用は，1990年代に復活を経験した．ヘロイン乱用に関連した救急搬送は，1990〜1995年の間で2倍になった．ヘロイン使用の増加は，純度の向上と，路上価格の低下に関係していた．1990年代後半，18〜25歳のヘロイン使用は増加し，オキシコドン（オキシコンチン）の使用が急増した．喫煙や吸飲といった注射以外の摂取方法の人気が高まった．2010年に，オキシコドンを精神医学的使用以外の目的で新たに使用した人数は59万8000人で，平均年齢は22.8歳だった．昨年のオキシコドン初回使用年齢に関する比較可能なデータは入手できないが，暦年の推定値は1995年から着実に増加を示し，2003年を通して最初に使われる薬となった．ヘロイン依存の男女比は約3対1である．オピオイド使用者はふつう10代から20代前半で使用し始める．現在，オピオイド依存者の年齢は，ほとんどが30〜40代である．依存は40歳以降に収束する傾向があり，これは「成熟」（maturing out）と呼ばれている．しかし，オピオイドに50年以上も依存したままの人も多くいる．米国では10代前半または10歳前後の若い時期に最初のオピオイドを体験するという傾向がある．そのような若年での薬物文化の経験は，物質乱用が流行している地区で，かつ親が物質依存者である家系で起こりやすい．ヘロイン嗜癖は，1日に何百ドルもの金銭を要する．そのため，オピオイド依存者は，犯罪活動や売春によって金銭を得る必要がある．オピオイド依存者の売春は，HIVの広がりの大きな原因となっている．ヘロインの生涯使用率は1％で，昨年1年間の使用率は0.2％だった．

神経薬理学

オピオイドの主要効果の発現は，1970年代前半（1973年に報告）に発見されたオピオイド受容体に媒介される．μオピオイド受容体が，鎮痛，呼吸抑制，便秘，依存の調節と媒介に関係し，κオピオイド受容体が，鎮痛，下痢，鎮静に関係し，Δオピオイド受容体がおそらく鎮痛と関係している．

1975年に，オピオイド様反応を示す2種類の内因性ペンタペプチドであるエンケファリンが確認された．その

発見によりエンドルフィン，ダイノルフィン，エンケファリンの，3種類の脳内内因性オピオイドが確認された．ニューヨーク医科大学の精神科教授であるオピオイド受容体の発見者の1人であるサイモン（Eric Simon）が，脳内で発見されたモルヒネ様活性を有するすべての分子の総称として機能するように，エンドルフィン（endorphin ['endogenous' と 'morphine' から合成]）という単語を提唱した．エンドルフィンは神経伝達に関わり，疼痛を抑制する．これらは外傷を受けた時や強いストレスを受けたときに自然に放出され，急性損傷時の疼痛欠如の役割を果たす．

内因性オピオイドはドパミン系やノルアドレナリン系の神経伝達においても重要な作用を有する．オピオイドのもつ中毒性の報酬特性は，大脳皮質や辺縁系に投射する腹側被蓋野のドパミン系ニューロンの活性化によって媒介されると示唆する報告がある（図20.7-1）．

ヘロインは最も一般的な乱用オピオイドであり，モルヒネより力価が高く，脂溶性である．そのため，ヘロインは急速に血液脳関門を通過し，モルヒネより効果発現が速い．ヘロインは最初モルヒネ嗜癖の治療のために導入されたが，実際にはモルヒネよりいっそう依存性がある．自生するケシに存在するアヘン物質アルカロイドのうち約0.5％を占めるコデインは，胃腸管を通して容易に吸収され，その後，体内でモルヒネに変化する．ポジトロン放出断層撮影法（positron emission tomography：PET）を用いた少なくとも1つの研究で，オピオイドの効果の1つとして，オピオイド依存者で選択的脳部位の脳血流量が減少していることが示唆されている．アルコール中毒，コカイン中毒，および大麻中毒のような他の中毒とエンドルフィンとが関与していることを示す興味深い報告がある．オピオイド拮抗薬であるナルトレキソンは，アルコール中毒を軽減することが示されている．

この新しいエンドルフィン神経調節システムの発見は，内因性の大麻系の発見をもたらし，疼痛管理，予防，麻酔薬依存治療へ向かわせる多くの重要な実験研究を刺激した．

耐性と依存

耐性はすべてのオピオイド薬物において一様に形成されるわけではない．ある種のオピオイドでは非常に高度の耐性が形成されるため，当初の効果を得るためには100倍の量が必要になるほどである，例えば，60 mgの用量はオピオイドを投与されたことのない人にとって致死量であるが，末期の癌患者は1日に200〜300 mgのモルヒネを必要とすることがある．オピオイド離脱は，長期間のオピオイド使用や，オピオイド拮抗薬が投与された場合のような突然の中断がなければ起こらない．オピオイドの長期使用によりオピオイド受容体の数と感受性が変化し，これが耐性や離脱効果をもたらす一因になっていると考えられている．オピオイドの長期使用はドパミン系，コリン系，セロトニン系ニューロンの感受性の

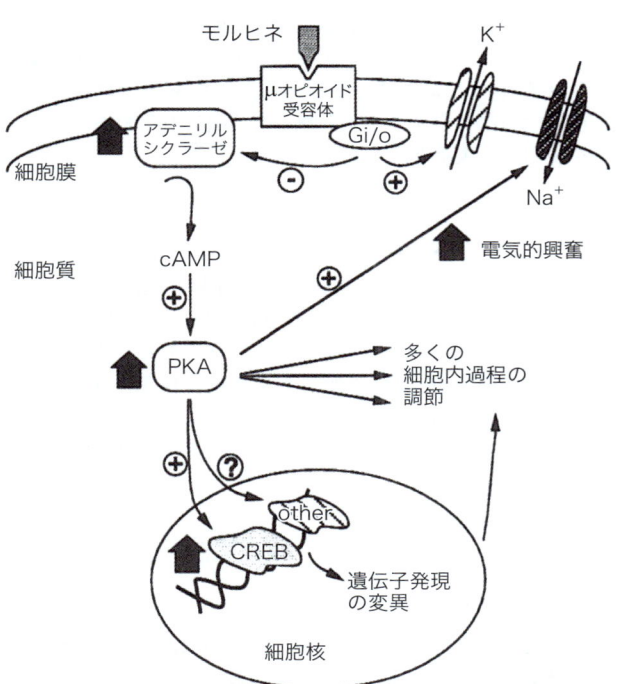

図20.7-1　青斑核におけるオピオイドの作用　オピオイドは，急速に青斑核ニューロンを抑制する．その機序は，GiあるいはGo蛋白との共役を通じてのK⁺チャネルコンダクタンスの増加（右上の斜線部），また，Gi/oとの共役を通じてのNa⁺チャネルを介する内向き電流の減少（右上の白抜き斜線部）とその結果として生じるアデニリルシクラーゼ活性の抑制による．cAMP濃度の低下により，PKA（プロテインキナーゼA）とイオンチャネルやイオンポンプのリン酸化が減少する．cAMP経路が抑制されると，他の多くの蛋白のリン酸化もまた減少し，それによりニューロンにおける付加的過程に影響する．例えば，CREB（cAMP responsive element-binding protein：cAMP応答要素結合蛋白）のリン酸化が抑制され，その結果としてより長期の青斑核の変化が引き起こされる可能性がある．上向きの太矢印は，モルヒネの反復投与の青斑核への影響を示したものである．モルヒネの反復投与は，アデニリルシクラーゼ，PKA，そしてCREBを含むいくつかのリン蛋白レベルを上昇させる．これらの変化は，薬物常用状態における表現型の変異に寄与する．例えば，青斑核ニューロンの内因性の興奮（intrinsic excitability）はcAMP経路とNa⁺チャネルを介する内向き電流の増加によって亢進するが，青斑核ニューロンが関与する耐性，依存，離脱などの状態は，このことに影響される．表現型のこの変異状態は，部分的にはCREBのアップレギュレーション（受容体増加作用）によって維持されていると思われる．（Nestler EJ. Molecular mechanisms underlying opiate addiction：implications for medications development. Semin Neurosci. 1997；9：84から許可を得て転載）

増加と関連するが，ノルアドレナリンへの効果がおそらくオピオイド離脱の主要な介在因子であろう．短期間のオピオイドの使用は青斑核のノルアドレナリン活性を減少させ，長期間の使用はニューロン内の代償恒常性機能

を活性化し，オピオイド離脱は反跳的な機能亢進をもたらす．この仮説はまた，ノルエピネフリンの放出を減少させる α_2 アドレナリン受容体作動薬であるクロニジン（カタプレス）がオピオイド離脱の治療に有用であることを説明する根拠ともなっている．

併存疾患

オピオイド依存者の約90%が併存精神疾患をもっている．最も一般的なのは，うつ病，アルコール使用障害，反社会性パーソナリティ障害，不安症である．オピオイド依存者の約15%は，少なくとも1度は自殺を試みている．他の精神科診断（表20.7-2）の有病率が高いことから，関連精神疾患も包めた幅広い治療計画が必要であることが示唆される．

病因

心理社会的要因

オピオイド依存は低い社会経済層のみに限られているわけではないが，高い社会経済的地位よりも低い社会経済的地位においてより発生率が高い．おそらく都市の貧困と関連したさまざまな社会的要因がオピオイド依存に関与している．都市部のヘロイン使用者のおよそ50％が片親か離婚した両親の子どもであるか，少なくとも家族の1人が物質関連障害をもっている家庭の出身の子どもである．そのような状況の子どもに，特に学校で行動的問題やその他の素行症が認められるならば，オピオイド依存のリスクが高い．

オピオイド依存の一貫した行動様式のいくつかは，特に青年期に明らかになるようである．それらの行動様式はヘロイン行動症候群（heroin behavior syndrome）と呼ばれており，以下のものからなる．すなわち，しばしば焦燥型で，不安症状を頻繁に伴う潜在性のうつ病；受動-攻撃性と表現される衝動行為；失敗への恐怖；自尊心の低さと絶望感と攻撃性を隠すため，抗不安薬とみなしてヘロインを使用すること；即時的満足の要求を伴った限界のある対処戦略と低い欲求不満耐性；薬物に付随する症状に対する感受性と快感と薬物摂取行動の関連に対する鋭い自覚；物質を用いて一時的に制御される行動的無力感；物質体験によって維持されている仲間との社会的と対人的関係の障害，などである．

生物学的要因および遺伝要因

今日，薬物依存を起こす可能性を高める薬物特異的な遺伝的に規定された脆弱性が存在するとされている．何らかの物質の乱用者は，他の物質も乱用しやすい．一卵性双生児は二卵生双生児よりもオピオイド依存の一致率が高い．多変量解析では，この群ではヘロイン乱用に関する遺伝的関与が高いだけではなく，遺伝要因による変数の割合の高さは一般的脆弱因子とは共有されない──

 表20.7-2 オピオイド使用者における物質関連障害以外の診断

診断[*]	生涯有病率%（有病率%）		
	男性 ($N=378$)	女性 ($N=338$)	合計
気分障害	11.4(2.1)	27.5(5.3)	19.0(3.6)
うつ病	8.7(1.3)	23.7(5.3)	15.8(3.2)
気分変調性障害	2.4(2.4)	4.4(4.4)	3.4(3.4)
双極I型障害	0.8(0.8)	0.0(0.0)	0.4(0.4)
不安症	6.1(3.4)	10.7(6.8)	8.2(5.0)
限定恐怖症	1.9(1.9)	5.3(3.6)	3.5(2.7)
社交恐怖	1.9(0.8)	3.6(2.7)	2.7(1.7)
パニック症	2.1(0.3)	1.8(0.9)	2.0(0.6)
広場恐怖	0.0(0.0)	0.6(0.0)	0.3(0.1)
強迫症	0.0(0.0)	0.6(0.3)	0.3(0.1)
	0.5(0.5)	0.0(0.0)	0.3(0.3)
全般不安症	0.8(0.8)	0.0(0.0)	0.1(0.1)
摂食障害	0.0(0.0)	1.5(0.0)	0.7(0.0)
神経性過食症	0.0(0.0)	0.9(0.0)	0.4(0.0)
神経性やせ症	0.0(0.0)	0.6(0.0)	0.3(0.0)
統合失調症	0.0(0.0)	0.3(0.3)	0.1(0.1)

[*] 診断の重複あり．

Brooner RK, King VL, Kidorf M, Schmidt CW, Bigelow GE. Psychiatric and substance use comorbidity among treatment-seeking opioid abusers. *Arch Gen Psychiatry*. 1997；54：71 から改変して転載．

すなわち，オピオイドに特異的であることが示されている．

オピオイド関連障害の人は，遺伝的に規定されたアヘン系の機能低下がある可能性がある．そのような機能低下が，感受性が非常に低いオピオイド受容体，内因性オピオイドの放出の低下，または仮説的な内因性オピオイド拮抗薬濃度の上昇などによって引き起こされている可能性が追究されている．オピオイド関連障害の生物学的素因はまた，ドパミン系とノルアドレナリン系の神経伝達系の機能異常に関連している可能性がある．

精神力動的理論

精神分析学の文献では，麻薬嗜癖性行動は精神・性的発達（psychosexual developement）の前生殖期，口唇期，またはより初期の段階への退行を伴ったリビドー的固着という用語で記述されている．薬物乱用，防衛機制，衝動の統制，情動障害，適応機制の関係を説明する必要性により，精神・性的理論から自我心理学を強調した理論への転換がもたらされた．重篤な自我病理はしばしば物質乱用と関係していると考えられ，著しい発達上の障害を示唆すると考えられている．自我と情動の関係が，困難の生じる主要な領域である．

診　断

オピオイド使用障害

オピオイド使用障害はオピオイドの不適切な使用により生じ，臨床的に重篤な障害や苦痛が，12か月以内に起こる．

> 42歳の広報会社幹部は，コデイン含有鎮咳薬を大量に盗み出そうとしているところを外科医により発見され，精神科医の診療を受けるよう勧められた．患者は20年間のヘビースモーカーで，慢性的な空咳があった．ヘルニアの治療で病院へ通院していて，咳をする度に切開部は耐えられないほど痛かった．
> 5年前の当時，切開の痛みを和らげるためにコデインが処方された．しかし，この5年間，コデイン含有の錠剤を服用し続け，用量が60～90 mgに増量していた．'ほんの一握りだけでいいので下さい，気分がよくないのです，わかって下さい' とよく話した．新しい薬を手に入れるために，少なくても週に3回は医師や薬剤師との面会することにかなりの時間と労力を費やしたと話した．何度もコデインの使用を止めようとしたが，失敗した．この期間中，仕事のだらしなさと11年連れ添った妻との離婚のため，職を2度失った．

オピオイド中毒

オピオイド中毒は，オピオイド使用による不適応的行動変化と特異的身体症状によって定義される．一般に，最近のオピオイド使用に伴う気分の変化，精神運動抑制，傾眠，不明瞭な会話，そして記憶と注意の障害は，強くオピオイド中毒の診断を示唆する．

オピオイド離脱

精神疾患の診断・統計マニュアル第5版（DSM-5）のオピオイド離脱の診断基準を，表20.7-3に示した．離脱症状の発現と持続に関する一般原則は，作用時間の短い物質は短期間で強烈な離脱症状を引き起こし，作用時間の長い物質は持続的で軽度の離脱症状を引き起こすということである．原則の例外として，長時間作用型オピオイドへの依存後に麻薬拮抗薬によって突然引き起こされた離脱症状は重篤になりうる．

オピオイド拮抗薬の投与によって禁断症候群が突然引き起こされることがある．症状はオピオイド拮抗薬の静脈内注射後，数秒以内に始まり，約1時間で頂点に達する．オピオイドへの渇望は，身体的な障害や手術の疼痛への鎮痛薬投与という状況ではめったに起こらない．オピオイドへの強烈な渇望を含めた完全な離脱症状は，通常オピオイド依存のある人の突然の使用中止によってのみ生じる．

モルヒネとヘロイン　モルヒネとヘロインの離脱症状は最後の使用後6～8時間で始まり，通常は1～2週間の連続使用または麻薬拮抗薬の投与後に生じる．離脱症状の

表20.7-3　DSM-5のオピオイド離脱の診断基準

A. 以下のいずれかが存在：
　(1) 多量かつ長期間にわたっていた（すなわち，数週間またはそれ以上）オピオイド使用の中止（または減量）
　(2) オピオイド使用の期間後のオピオイド拮抗薬の投与
B. 以下のうち3つ（またはそれ以上）が，基準Aの後，数分～数日の間に発現する．
　(1) 不快気分
　(2) 嘔気または嘔吐
　(3) 筋肉痛
　(4) 流涙または鼻漏
　(5) 瞳孔散大，起毛，または発汗
　(6) 下痢
　(7) あくび
　(8) 発熱
　(9) 不眠
C. 基準Bの徴候または症状は，臨床的に意味のある苦痛，または社会的，職業的，または他の重要な領域における機能の障害を引き起こしている．
D. その徴候または症状は，他の医学的疾患によるものではなく，他の物質中毒または離脱を含む他の精神疾患ではうまく説明されない．

コードするときの注：ICD-9-CM コードは292.0．オピオイド離脱の ICD-10-CM コードは F11.23．ICD-10-CM コードでは，オピオイド離脱は中等度または重度のオピオイド使用障害の存在下でのみ発生しうるという事実を反映し，中等度または重度のオピオイド使用障害の併存を必要とすることに注意せよ．オピオイド離脱を併存する軽度のオピオイド使用障害をコードすることは許されない．

Diagnostic and Statistical Manual of Mental Disorders, Fifth Edition（Copyright ⓒ 2013）. American Psychiatric Association. All Rights Reserved から許可を得て転載．

激しい症状は2,3日間持続し，その後7～10日間で消失する．しかし，いくつかの症状は6か月以上持続することがある．

メペリジン　メペリジンからの離脱は即座に始まり，8～12時間で頂点に達し，4～5日で終結する．

メサドン　メサドンからの離脱は通常最終服用後1～3日で始まり，10～14日で終結する．

症　状　オピオイド離脱は，重篤な筋けいれん，骨痛，多量の下痢，腹痛，鼻漏，流涙，立毛あるいは鳥肌（このことから，禁断症状を意味する "cold turkey" という言葉が使われる），あくび，発熱，散瞳，高血圧，頻脈，低体温と高熱を含めた体温調節障害などの症状からなる．アヘン類依存者は，心疾患のような重篤な身体疾患をもっていない限り，オピオイド離脱で死ぬことはめったにない．不眠，徐脈，体温調節障害，オピオイド渇望のような残遺症状は離脱後数か月持続することがある．オピオイド離脱に関連した症状としては落ち着きのなさ，易刺激性，抑うつ，振戦，筋力低下，悪心，嘔吐がある．

離脱症候群の期間中はいつでも，わずかに1度のモルヒネやヘロインの注射により，すべての症状を消し去ることができる．

オピオイド中毒せん妄

オピオイド中毒せん妄はオピオイドの高用量の使用，他の精神賦活物質との併用，潜在性脳障害や中枢神経系障害（例えば，てんかん）のある人の使用により，最も生じやすい．

オピオイド誘発性精神病性障害

オピオイド中毒の経過中に，オピオイド誘発性精神病性障害が生じうる．幻覚や妄想が優位な場合には，「幻覚を伴うもの」あるいは「妄想を伴うもの」という特定用語を用いることができる．

オピオイド誘発性気分障害

オピオイド中毒の経過中に，オピオイド誘発性気分障害が生じうる．オピオイド誘発性気分障害の症状は，その人のオピオイドへの反応によって，躁状態，うつ状態，あるいは混合状態として現れる．精神医学的に注意をひくオピオイド誘発性気分障害の多くは，易刺激性，誇大症，抑うつを合併した混合状態である．

オピオイド誘発性睡眠障害とオピオイド誘発性性機能不全

オピオイドは，一般に不眠症より過眠症を起こしやすい．最も一般的な性機能不全はインポテンスである．

特定不能のアヘン類関連障害

DSM-5には，せん妄，気分障害，精神病，睡眠障害，性機能不全の症状をもつオピオイド関連障害の診断が含まれている．それらの区分に合致しない臨床的状態は，DSM-5においては，特定不能のアヘン類関連障害の診断基準に該当する．

臨床的特徴

オピオイドは，経口的，経鼻的，静脈内注射，皮下注射により摂取される（図20.7-2）．オピオイドは，特に静脈内注射により摂取した使用者においては多幸感（rush）を生じさせるため，本質的な習慣性がある．関連症状には，暖かな感覚，四肢の重さ，口渇，顔面のかゆみ（特に，鼻），顔面潮紅などがある．最初の多幸症は"nodding off"（うとうとする）という俗語で知られる鎮静期に引き続いて生じる．オピオイドを使用したことのない人にとって，オピオイドの使用は不快気分と悪心と嘔吐を誘発する．

オピオイドの身体的作用には，呼吸抑制，瞳孔収縮，平滑筋れん縮（尿管と胆管を含む），便秘，血圧と脈拍数と体温の変化がある．呼吸抑制は脳幹を介して起こる．

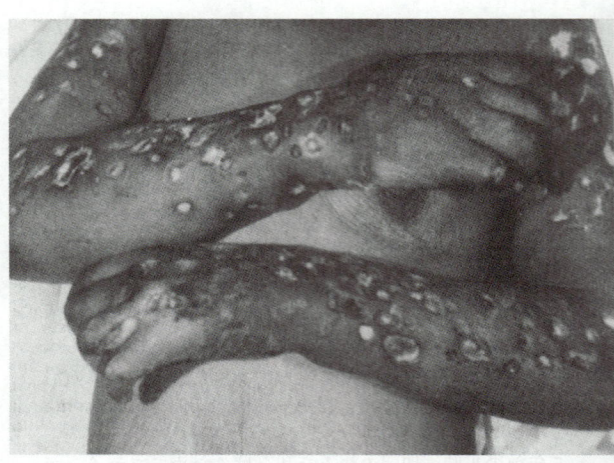

図20.7-2　スキンポッパー　しばしば直下に膿瘍を伴う，円形に陥没した瘢痕．（Michael Baden, M. D. のご好意による）

有害作用

オピオイド関連障害と関連する最も一般的で重大な有害作用は，汚染された注射針を複数の人が使用することによる肝炎とHIVの感染のリスクである．また，アヘン類の特異体質的アレルギー反応を起こし，早急に適切な治療を施さないとアナフィラキシーショックと肺水腫を呈し，死に至る人もいる．もう1つの重大な有害作用は，メペリジンとMAO阻害薬（monoamine oxidase inhibitor：MAOI）の特異的な薬物相互作用であり，著しい自律神経系の不安定性，重篤な行動的興奮，昏睡，発作，死をもたらすことがある．

オピオイド過剰摂取

オピオイドの過剰摂取による死亡は，薬物の呼吸抑制作用による呼吸停止によるものがほとんどである．過剰摂取による症状は，著しい無反応，昏睡，呼吸遅延，低体温，低血圧，徐脈などである．昏睡，針先瞳孔，呼吸抑制の臨床的3徴候が存在するときはまず第1にオピオイド過量の診断を考慮し，患者の腕，足，かかと，鼠径部，陰茎の背側静脈などに注射針の痕がないか調べてみるべきである．

MPTP誘発性パーキンソン症候群

1976年に，methylphenyltetrahydropyridine（MPTP）で汚染されたオピオイドの摂取後に，多くの人が不可逆性のパーキンソン症候群を起こした．その神経毒性作用の機序は次に述べる通りである．MPTPはモノアミン酸化酵素によって1-methyl-4-phenylpyridinium（MPP+）に変換され，ドパミン系ニューロンに取り込まれる．MPP+が黒質ニューロンのメラニンと結合するため，MPP+はそれらのニューロンに集中し，結局その細胞を死にいたらしめる．MPTPを摂取したが無症状である人のPET研究では，中脳黒質でのドパミン結合部位数の

減少が示されている．これは，その部位におけるドパミン系ニューロン数の減少を反映したものである．

治療と社会復帰

過剰摂取の治療

過剰摂取の治療は，まず初めに気道の確保を確実に行う．気管咽頭の分泌物を吸引しなければならない．また，場合によっては挿管する．特異的オピオイド拮抗薬であるナロキソン（塩酸ナロキソン）が投与されるまでは，人工呼吸器で換気を続ける．ナロキソンは初めに，体重70 kgあたり約0.8 mgをゆっくり静注する（訳注：日本では1回0.2 mg静注し，効果不十分の場合，さらに2〜3分間隔で同量を1〜2回追加投与）．回復の徴候（呼吸回数の増加，瞳孔の散大）は直ちに生じる．オピオイド依存患者では，ナロキソンの投与量が多すぎると離脱症状を引き起こすことがある．最初の投与で反応がない場合，ナロキソン投与は数分間隔で繰り返して行う．以前は4〜5 mg投与後も反応が認められなかった場合，中枢神経抑制はおそらくオピオイドだけでは引き起こされないと考えられていた．ナロキソンの作用時間はメサドンやレボメタジールアセテートなどの他のオピオイドと比べて短く，オピオイド中毒の再発予防には反復的投与が必要となることがある．

離脱と解毒の医学的監視

オピオイド離脱の治療のためのオピオイド

メサドン　メサドンはヘロインの代りとなる合成麻薬（オピオイド）であり，経口的に摂取される．メサドンは通常の乱用物質の代りに常用者に与えられ，そして離脱症状を抑制する．メサドンは1日に最高120 mgまで使えるが，患者を安定させるのには20〜80 mgで十分である．また，24時間を超える作用時間があるので，1日に1度の服用でよい．メサドン維持療法はそれ自身が引き起こす依存から患者が離脱できるまで継続する．メサドン離脱でも禁断症候群が起こるが，患者はヘロインより容易にメサドンから解毒される．通常クロニジン（カタプレス：0.1〜0.3 mgを1日3〜4回）が解毒期間中に投与される．

メサドン維持療法は，いくつかの利点をもっている．第1に，アヘン類依存のある人を注射可能薬物であるヘロインから解放し，汚染された注射針の使用を通じたHIV伝播の機会を減少させる．第2にメサドンは最小限の多幸症を起こすが，長期摂取による傾眠やうつ病をめったに引き起こさない．第3にメサドンは患者が犯罪を犯す代わりに，収入のある仕事につくことを可能にする．メサドン使用の最も不利な点は，患者が結局麻薬に依存したままであることである．

他のオピオイド代用品　レボメタジール　レボメタジール（LAAM）はオピオイド離脱の抑制に用いるオピオイド作動薬である．しかし，一部の患者で潜在的に致死性の不整脈に関連したQT間隔の延長があったため（トルサード・ド・ポアンツ），現在は使用されていない．

ブプレノルフィン　メサドンやLAAMと同様に，ブプレノルフィン（レベタン）もオピオイド作動薬であり，アヘン類依存に対して2002年に承認された．外来で処方ができるが，処方医は使用に関する特別な訓練を受けていることを証明しなければならない．毎日8〜10 mgのブプレノルフィンでヘロイン使用が減少する．ブプレノルフィンもオピオイド受容体からの離脱が緩徐であるため，週3回の使用で有効である．反復投与後，ヘロインやモルヒネのような非経口投与アヘン類の主な効果を減少あるいは抑制する．慢性的な投与後，急に中止すると軽度のオピオイド離脱症候群が起きる．

オピオイド拮抗薬　オピオイド拮抗薬はオピオイドの作用を遮断し，それと拮抗する．メサドンとは異なり，自身は麻薬作用をもたず，依存を引き起こさない．オピオイド拮抗薬には，麻薬作用と反対の作用を及ぼしオピオイド過量の治療に用いられるナロキソンと，長期作用型（72時間）拮抗薬であるナルトレキソンがある．オピオイド関連障害への拮抗薬使用の背景にある理論は，オピオイド作動効果（特に，多幸症）の遮断がオピオイド依存者の物質探索行動を思いとどまらせるということである．拮抗薬治療の大きな弱点は，人に拮抗薬を摂取し続けるよう強要する機序がないことである．

オピオイド依存の妊娠女性

新生児の中毒は重要な問題である．中毒の母親から生まれた児の約4分の3が離脱症状を示す．

新生児の離脱　オピオイド離脱は健康成人ではめったに致命的となることはないが，胎児ではリスクが高く，流産や胎内死亡をもたらす．オピオイド依存のある女性の妊娠を維持するには，その後の経過において低用量のメサドン（1日10〜40 mg）が最もリスクが少ない．その用量では新生児の離脱は軽度で，低用量のアヘン安息香チンキで管理することができる．もし高用量のメサドンを摂取しているときに妊娠が始まれば，薬用量をゆっくり減量（例えば，3日ごとに1 mg）し，胎動を監視しなければならない．離脱が必要な場合，妊娠3〜6か月の間が最もリスクが少ない．

胎児のAIDS伝染　オピオイド依存女性の胎児にとってもう1つの大きなリスクは，後天性免疫不全症候群（acquired immunodeficiency syndrome：AIDS）である．妊娠した女性では，胎盤循環を通して胎児がAIDSの原因となるHIVに感染しうる．HIVに感染した母体から，母乳栄養を通しても乳児にHIVが伝播しうる．ジドブジン（レトロビル）単剤，あるいは他の抗HIV治療薬との併用が新生児のHIV感染のリスクを低下させる．

精神療法

オピオイド関連障害の治療には，あらゆる精神療法的手法が適用される．個人精神療法，行動療法，認知行動

療法，家族療法，支持集団（例えば，麻薬中毒者匿名会），生活技能訓練は，すべて患者に対して効果的であると立証されている．生活技能訓練は，特に生活技能をほとんどもっていない患者において強調されるべきである．家族療法を行うには，通常は患者が家族といっしょに住んでいる必要がある．

治療共同体

治療共同体とは，同じ物質乱用の問題をもっている患者から成る住居をさす．薬物中止が原則であり，この共同体に加わるためには，高い動機づけを示さなければならない．目標は，物質の中止，個人的な誠実さと責任感と有用な生活技能の獲得，反社会的態度や犯罪行為の放棄を含め，生活様式を完全に変化させることである．

治療共同体の職員は以前の薬物依存者であり，この職員がしばしば共同体への参加候補者に動機づけを試す厳しい選別を課す．直面化を利用した自助，外界および薬物生活に関連のある友人からの分離が強調される．物質依存者の原型共同体はフェニックスハウス（Phoenix House）であり，治療を受けながら長期間（通常12〜18か月）にわたり居住する．居住者は治療共同体の中で責任を全うする能力が示されたときのみ，元の環境へ戻ることが許されている．治療共同体は効果的であるが，多くの職員と大規模な設備を必要とする．さらに脱落者も多く，入居したうち75％の人は1か月もたたないうちに去ってしまう．

教育と注射針の交換
オピオイド使用障害の本質的治療は離脱の奨励であるが，HIVの感染伝播についての教育も同様に優先的に行わなれなければならない．経静脈的，皮下的経路を利用しているオピオイド依存者は，安全な性行為について教育されなければならない．無料の注射針交換計画は政治的，社会的な圧力を強く受けやすいが，許される所では，オピオイド依存者に利用できるようにすべきである．清潔な注射針を十分手に入れるのがむずかしい場合は危険な注射針の使いまわしがよく行われ，特に法律の問題，重篤な物質乱用問題，精神症状のある人ではそれが多いといくつかの研究によって報告されている．それらの人々は，まさにHIVの感染伝播に関係してる可能性が最も高い．

麻薬中毒者匿名会

麻薬中毒者匿名会（Narcotics Anonymous：NA）は薬物禁断のための自助グループで，アルコール症者匿名会（Alcoholics Anonymous：AA）の12の原理に準拠している．現在，そのようなグループはほとんどの大都市に存在し，有用な集団支持を提供できる．12段階の手順で治療された患者の予後はたいてい良好である．しかし，12段階に一貫した匿名性のために，オピオイド依存治療におけるNAの有効性の評価は困難である．

参考文献

Barry DT, Beitel M, Cutter CJ, Joshi D, Falcioni J, Schottenfeld RS. Conventional and nonconventional pain treatment utilization among opioid dependent individuals with pain seeking methadone maintenance treatment: A needs assessment study. *J Addict Med*. 2010;4:81.

Bohnert ASB, Valenstein M, Bair MJ, Ganoczy D, McCarthy JF, Ilgen MA, Blow FC. Association between opioid prescribing patterns and opioid overdose-related deaths. *JAMA*. 2011;305:1315.

Comer SD, Sullivan MA, Whittington RA, Vosburg SK, Kowalczyk WJ. Abuse liability of prescription opioids compared to heroin in morphine-maintained heroin abusers. *Neuropsychopharmacology*. 2008;33(5):1179.

Gros DF, Milanak ME, Brady KT, Back SE. Frequency and severity of comorbid mood and anxiety disorders in prescription opioid dependence. *Am J Addict*. 2013;22(3):261–265.

Haller DL, Acosta MC. Characteristics of pain patients with opioid-use disorder. *Psychosomatics*. 2010;51:257.

Howe CQ, Sullivan MD. The missing 'P' in pain management: how the current opioid epidemic highlights the need for psychiatric services in chronic pain care. *Gen Hosp Psychiatry*. 2014;36(1):99–104.

Jones HE. Treating opioid use disorders during pregnancy: Historical, current, and future directions. *Substance Abuse*. 2013;34(2):89–91.

Ling W, Casadonte P, Bigelow G, Kampman KM, Patkar A, Bailey GL, Rosenthal RN, Beebe KL. Buprenorphine implants for treatment of opioid dependence. *JAMA*. 2010;304:1576.

Marino EN, Rosen KD, Gutierrez A, Eckmann M, Ramamurthy S, Potter JS. Impulsivity but not sensation seeking is associated with opioid analgesic misuse risk in patients with chronic pain. *Addict Beh*. 2013;38(5):2154–2157.

Martins SS, Keyes KM, Storr CL, Zhu H, Chilcoat HD. Pathways between nonmedical opioid use/dependence and psychiatric disorders: Results from the National Epidemiologic Survey on Alcohol and Related Conditions. *Drug Alcohol Depend*. 2009;103:16.

Oviedo-Joekes E, Brissette S, Marsh DC, Lauzon P, Guh D, Anis A, Schechter MT. Diacetylmorphine versus methadone for the treatment of opioid addiction. *N Engl J Med*. 2009;361:777.

Renner JA, Suzuki J. Opiates and prescription drugs. In: Johnson BA, ed. *Addiction Medicine: Science and Practice*. Vol. 1. New York: Springer, LLC; 2011:463.

Rich BA, Webster LR. A review of forensic implications of opioid prescribing with examples from malpractice cases involving opioid-related overdose. *Pain Med*. 2011;12:S59.

Smith HS, Kirsh KL, Passik SD. Chronic opioid therapy issues associated with opioid abuse potential. *J Opioid Manag*. 2009;5:287.

Strain EC, Lofwall MR, Jaffe JH. Opioid-related disorders. In: Sadock BJ, Sadock VA, Ruiz P, eds. *Kaplan & Sadock's Comprehensive Textbook of Psychiatry*. 9th ed. Philadelphia: Lippincott Williams & Wilkins; 2009:1360.

Unger A, Jung E, Winklbaur B, Fischer G. Gender issues in the pharmacotherapy of opioid-addicted women: Buprenorphine. *J Addict Dis*. 2010;29:217.

Webster LR, Dasgupta N. Obtaining adequate data to determine causes of opioid-related overdose deaths. *Pain Med*. 2011;12:S86.

Wu LT, Ringwalt CL, Yang C, Reeve BB, Pan JJ, Blazer DG. Construct and differential item functioning in the assessment of prescription opioid use disorders among American adolescents. *J Am Acad Child Adolesc Psychiatry*. 2009;48:563.

20.8 鎮静薬関連障害，催眠薬関連障害，または抗不安薬関連障害

本節で議論される薬物は，抗不安薬，あるいは鎮静・催眠薬と呼ばれるものである．鎮静作用，すなわち心を穏やかにする作用は，睡眠作用あるいは睡眠導入作用と連続体上にある．これらの薬物には，精神医学的な適応に加えて，抗てんかん薬，筋弛緩薬，麻酔，麻酔補助薬としても使われる．アルコールとこの区分に含まれるすべての薬物は交差耐性があり，その作用は付加的である．また，これらすべての薬物が身体的依存と精神的依存を形成し，離脱症状を伴う．

精神医学および嗜癖医学の臨床治療において，この区分に含まれる臨床的に最も重要な薬物はベンゾジアゼピン系薬物である．

物質関連障害に関連してこの区分に含まれる3種類の

主要薬物としては，ベンゾジアゼピン系薬物，バルビツレート，バルビタール類似物質がある．それぞれの薬物については，次節で議論する．

ベンゾジアゼピン系薬物

米国で入手可能なベンゾジアゼピン系薬物は多種多様であり，主としてそれらの半減期によって分類されている．ベンゾジアゼピン系薬物の例としては，ジアゼパム（セルシン），フルラゼパム（ベノジール），オキサゼパム（Serax），クロルジアゼポキシド（コントール）などがある．ベンゾジアゼピン系薬物は，主に抗不安薬，催眠薬，抗けいれん薬，麻酔薬として用いられ，アルコール離脱症状に対しても使われている．米国には1960年代に紹介され，その後は急速に最も多く処方される薬物となった．米国人口の約15%がベンゾジアゼピン系薬物を医師に処方されたことがある．しかし，ベンゾジアゼピン系薬物依存のリスクを自覚する人が増え，取締りが強化されたため，ベンゾジアゼピン系薬物の処方は減少してきている．ベンゾジアゼピン系薬物はすべて米国麻薬取締局（Drug Enforcement Agency：DEA）によりスケジュールⅣ（訳注：軽度だが依存性あり）に指定される管理物質として分類されている．

米国では入手できないが，メキシコ，南アメリカ，ヨーロッパでは使用されているベンゾジアゼピン系薬物のフルニトラゼパム（ロヒプノール）は，乱用薬物の1つになっている．アルコールとの併用で乱交行為やレイプとの関連が指摘されている．

米国内にフルニトラゼパムをもち込むことは法律違反である．米国では悪用されたが，フルニトラゼパムは数多くの国々で標準的な抗不安薬として用いられている．ゾルピデム（マイスリー），ザレプロン（Sonata），エスゾピクロン（ルネスタ）などの「Zドラッグ」と呼ばれる非ベンゾジアゼピン系鎮静薬は，ベンゾジアゼピン系薬物に類似した臨床効果を現し，同様に不正使用と薬物乱用にさらされやすい．

バルビツレート

ベンゾジアゼピン系薬物が紹介される以前には，バルビツレートが頻繁に処方されていた．しかし，バルビツレートは乱用される可能性が高いため，今日では使用されることはほとんどない．セコバルビタール（アイオナール；"reds"，"red devils"，"seggies"，"downers" として有名），ペントバルビタール（ラボナ；"yellow jackets"，"yellows"，"nembies" として知られている），そしてセコバルビタール・アモバルビタール配合剤（"reds and blues"，"rainbows"，"double-trouble"，"tooies" として知られている）は，路上で薬物の売人から容易に入手できる．現在，ペントバルビタール，セコバルビタール，アモバルビタール（イソミタール）は，連邦政府の法律によってモルヒネと同じ扱いで規制されている．

最初のバルビツレートであるバルビタール（バルビタール）は1903年に米国で導入された．バルビタールと，その後まもなく導入されたフェノバルビタール（フェノバール）は半減期が12〜24時間の長時間作用型薬物である．アモバルビタールは半減期が6〜12時間の中間作用型バルビツレートである．ペントバルビタール，セコバルビタールは半減期が3〜6時間の短時間作用型バルビツレートである．なお，バルビツレートは有用で効果のある鎮静薬であるが，致死性が高く，常用量の10倍程度で昏睡や死亡を引き起こす．

バルビツレート類似物質

乱用機会の最も多いバルビツレート類似物質であるメタカロンは，もはや米国では製造されていない．メタカロンは，性的快感を高めると信じている若年者によって用いられることが多い．メタカロンの乱用者は，希望する効果を得るために通常は錠剤1〜2錠を服用する（300 mg錠が多い）．メタカロンの通称は，まんだらげ（イギリスで製造されたMandraxに由来）やソーパー（商標名Soporに由来）などである．ルーディングアウト（メタカロンの商標名Quaaludeに由来）とはメタカロンを高用量で服用することを意味し，アルコールの過剰摂取を伴う場合が多い．

その他のバルビツレート類似物質としては，以下のものがある．カルバメート誘導体のメプロバメート（Equanil）は抗不安薬と同程度の弱い効果を示すが，筋弛緩作用があるため筋弛緩を目的として使用される．催眠薬の抱水クロラール（エスクレ）は，アルコールと併用すると消化管系に対する毒性が強く，"mickey finn" として知られている．急速作用型の鎮静薬であるエトクロルビノールは，抗けいれん作用と筋弛緩作用を示す．これらすべての物質で薬物乱用が起こりやすい．

疫　学

約6%の人々が鎮静薬あるいは精神安定薬を不法に使用し，0.3%の人々が過去1年に鎮静薬を不法に使用し，0.1%の人々が過去1か月に鎮静薬を不法に使用したと推定されている．鎮静薬と精神安定薬の生涯使用率は26〜34歳で最も高く，鎮静薬は3%，精神安定薬は6%であるが，過去1年でみると18〜25歳の年齢層での生涯使用率が最も高かった．

物質関連救急外来を受診した全患者の4分の1から3分の1は，この種の物質に関わっている．患者の男女比は1対3であり，白人・黒人比は2対1である．一部の人達ではベンゾジアゼピン系薬物が単独で乱用されるが，コカイン乱用者ではしばしば離脱症状を減少させるために，また，アヘン類乱用者では多幸作用を増強させるためにベンゾジアゼピン系薬物を併用することがあ

る．ベンゾジアゼピン系薬物は入手が容易なので，刺激薬，幻覚薬，フェンシクリジン(PCP)によって起こりうる不安作用を軽減するために，それらの物質の乱用者によっても使用される．

バルビツレートの乱用は，それらの物質の乱用歴の長い年配の成人の間で行われることが多い．一方，ベンゾジアゼピン系薬物は，通常は40歳以下の若年層によって乱用される．40歳以下の若年層では，ベンゾジアゼピン系薬物の乱用者群は男性がわずかに多く，白人・黒人比は約2対1である．ベンゾジアゼピン系薬物は，他の物質と比べて多幸感という意味で「高揚状態」(high)になる目的で乱用されることはおそらくあまりない．むしろ，くつろいだ午後を体験したい時に，ベンゾジアゼピン系薬物が使用される．

神経薬理学

ベンゾジアゼピン系薬物，バルビツレート，バルビツレート類似物質はすべて，γアミノ酪酸(γ-aminobutyric acid：GABA)受容体サブタイプA複合体($GABA_A$)に主に作用する．$GABA_A$は，塩素イオンチャネル，GABA結合部位，そしてベンゾジアゼピン系薬物に特異的な結合部位をもっている．バルビツレートおよびバルビツール類似物質も$GABA_A$複合体のどこかに結合すると考えられている．ベンゾジアゼピン系薬物，バルビツレート，バルビツール類似物質が$GABA_A$複合体に結合すると，内因性神経伝達物質であるGABAの受容体への親和性が増強され，イオンチャネルを介して塩素イオンの神経細胞への流入が増加する．陰イオンである塩素イオンが神経細胞へ流入すると抑制的に働き，細胞外間隙と関連して神経細胞を過分極させる．

この種の物質はすべて耐性と身体的依存を形成するが，それらの作用の背後にある機序についてはベンゾジアゼピン系薬物が最もよく理解されている．ベンゾジアゼピン系薬物の長期使用により，受容体数の減少がみられる．具体的には，$GABA_A$受容体を介したGABA刺激作用によって起こる塩素イオンの流入量が，ベンゾジアゼピン系薬物の投与前よりも長期投与後で減少するのである．このようなダウンレギュレーション(受容体反応の減少作用[down regulation])は，GABAに対する受容体数の減少または受容体親和性の減少によるものではない．基本的にダウンレギュレーションは，GABA結合部位と塩素イオンチャネルの活性化との組み合わせでみられるようである．組み合わせで生じるこのような受容体反応の低下は，$GABA_A$複合体自身または他のニューロンの機能によって調節されると考えられる．

診　断

鎮静薬，催眠薬，または抗不安薬使用障害

鎮静薬，催眠薬，または抗不安薬の使用による障害は，精神疾患の診断・統計マニュアル第5版(Diagnostic and Statistical Manual of Mental Disorders, 5th edition：DSM-5)に記載されている物質使用障害のための一般的診断基準に従って診断される(20.1節の物質使用障害の項[p.697]を参照)．

鎮静薬，催眠薬，または抗不安薬による中毒

これらすべての薬物によって誘発される中毒症状は類似していて，協調運動不能，構音障害，眼振，記憶障害，歩行障害などが含まれ，重症化した症例では昏迷，昏睡，あるいは死に至ることもある．これらの種類の物質中毒の診断確定は，物質スクリーニングのための血液標本を得ることにより行われる．

ベンゾジアゼピン系薬物　ベンゾジアゼピン系薬物中毒は，行動的脱抑制を起こすことがあり，敵対的あるいは攻撃的な行動をもたらす可能性がある．その効果は，ベンゾジアゼピン系薬物をアルコールと併用したときに出現することが多い．ベンゾジアゼピン系薬物中毒は，この種の他の薬物による中毒に比べて多幸症を伴うことは少ない．バルビツレートに比べて，ベンゾジアゼピン系薬物は乱用や依存の可能性の低いことが基本的な特徴である．

バルビツレートおよびバルビツレート類似物質　バルビツレートとバルビツレート類似物質の摂取が比較的低用量の場合は，それらによる中毒の臨床症状は，アルコール中毒に伴う症状と区別できない．その症状には，緩慢，協調運動障害，思考障害，記憶力低下，会話と了解の緩慢，誤った判断，性的脱抑制と攻撃的衝動，注意の幅の狭窄，情動不安定，本来のパーソナリティ特性の強調などがある．通常，緩慢さは数時間後に消退する．しかし，判断力障害，歪曲した感情，運動技能の障害は主として乱用した物質の血中半減期に依存し，12～24時間持続することもある．他に起こりうる症状としては，敵意，理屈っぽさ，不機嫌，そしてしばしば妄想的な思考や自殺念慮がみられる．神経学的な徴候には眼振，複視，斜視，失調歩行，ロンベルグ徴候陽性，表在反射の低下などがある．

鎮静薬，催眠薬，または抗不安薬離脱

ベンゾジアゼピン系薬物　ベンゾジアゼピン系薬物に伴う離脱症状の重症度は，平均投与量と投与期間によってかなり異なる．しかし，軽度の離脱症状は，ベンゾジアゼピン系薬物を比較的低用量で短期使用した後にも起こりうる．例えば，ジアゼパムを1日量10～20mgで1か月間服用しても薬物の中断により離脱症状は起こりうるが，重篤な離脱症状が起こりやすい用量は1日量40mg以上である．ジアゼパムのような長時間作用型では発症までの潜伏期間は5～6日であるが，離脱症状は通常，服用中止後2～3日で生じる．症状は，不安，不快気分，明るい光や騒音への不耐性，悪心，発汗，筋れん縮であり，しばしばけいれん発作(一般的にはジアゼパムの用量が

表 20.8-1　ベンゾジアゼピン系薬物の離脱症状で生じる徴候・症状

ベンゾジアゼピン系薬物の投与中止により生じうる徴候・症状を以下に示す．このことは，以前からもっていた不安症状の再燃（再発）や悪化（リバウンド），あるいは新たな症状の出現（真の離脱症状）を反映している．

- ▶ 気分障害および認知障害
  不安，危惧，不快気分，悲観，易刺激性，強迫的反芻，妄想的思考
- ▶ 睡眠障害
  不眠，睡眠・覚醒サイクルの変化，日中の眠気
- ▶ 身体的な徴候・症状
  頻脈，血圧上昇，反射亢進，筋緊張，興奮/運動性不穏状態，振せん，ミオクローヌス，筋肉痛・関節痛，悪心，鼻かぜ，発汗，運動失調，耳鳴り，大発作
- ▶ 知覚障害
  聴覚過敏，離人感，霧視（かすみ眼），錯覚，幻覚

1日量50 mg以上のとき）が起こる．なお，表20.8-1にベンゾジアゼピン系薬物の離脱症状で生じる徴候・症状の一覧を示した．

バルビツレートおよびバルビツレート類似物質　バルビツレートとバルビツレート類似物質の離脱症状は軽症（例えば，不安，脱力，発汗，不眠）から重症（例えば，けいれん発作，せん妄，心血管虚脱，死亡）にまで多岐に及ぶ．1日量400 mgの範囲内でペントバルビタールを乱用していた人は軽度の離脱症状を経験し，1日量800 mgの範囲内で乱用していた人は起立性低血圧，脱力，振せん，激しい不安を経験することがある．このような人々の約75％には離脱に関連したけいれん発作が生じる．1日量800 mg以上の高用量を使用する人は，食欲不振，せん妄，幻覚，反復性けいれん発作を起こすことがある．

　症状のほとんどが中止後から最初の3日間に出現し，最も重症化するときにはけいれん発作が通常は中止後から2日目，3日目にみられることが多い．けいれん発作が起こるとすれば，必ずせん妄が先行する．物質中止後から1週間以上たってそのような症状が起こることは稀である．精神病性障害が出現するとすれば，中止後から3～8日目に始まる．一般にさまざまな症状が中止後から2～3日の範囲内で出現するが，2週間程度続くこともある．このような症状が最初に現れるのは，通常は極度の物質乱用を5～15年間にわたって行った後である．

鎮静薬，催眠薬，または抗不安薬によるその他の誘発性障害

せん妄　アルコール離脱症状に起因する振戦せん妄と鑑別できないせん妄は，一般的にはベンゾジアゼピン系薬物の離脱症状よりも，バルビツレートの離脱症状において認められることが多い．高用量で投与されたならば，中毒関連性のせん妄はバルビツレート，ベンゾジアゼピン系薬物のいずれでもみられる．

持続性認知症　持続性認知症の存在については意見の分かれるところであるが，その理由は持続性認知症が物質使用そのものに起因するのか，あるいは物質使用に特徴的な随伴症状であるのか明確ではないことによる．

持続性健忘性障害　鎮静薬や催眠薬に関連した健忘性障害は過少に診断されている可能性がある．1つの例外は，血中半減期の短いベンゾジアゼピン系薬物（例えば，トリアゾラム［ハルシオン］）の短期的使用に起因する健忘性障害の報告症例数が増加していることである．

精神病性障害　バルビツレート離脱から生じる精神症状と，アルコール誘発性の振戦せん妄から生じる精神症状とを鑑別することはできない．通常は，焦燥感や妄想，幻視がみられるが，時に幻触あるいは幻聴が中断後から約1週間経過して出現することもある．中毒あるいは離脱に関連した精神症状は，ベンゾジアゼピン系薬物よりもバルビツレートの方が多い．その精神症状は，現実検討能力が損なわれていない（すなわち，患者自身が精神症状の原因は薬物であることを認識している）ときには，DSM-5において知覚障害を伴う鎮静薬離脱，催眠薬離脱，または抗不安薬離脱と診断される．一方，現実検討能力が損なわれている（すなわち，患者自身が幻覚は本当のことであると信じている）場合には，物質・医薬品誘発性精神病性障害と診断する方が妥当であろう．臨床医は，妄想あるいは幻覚が，優勢症状であるかどうか，そしてその症状の型式（聴覚型，視覚型，あるいは触覚型）がどれにあたるかを含めてさらに特定することができる．

その他の障害　鎮静薬や催眠薬の使用により，気分障害，不安症，睡眠障害，性機能不全も引き起こされる．

特定不能の鎮静薬関連障害，催眠薬関連障害，または抗不安薬関連障害　鎮静薬，催眠薬，または抗不安薬の関連障害のある患者が，これまでに議論した診断区分のどれにも当てはまらず，そしていかなる一般的な物質関連障害の診断基準にも合致しないときには，適切な診断名は特定不能の鎮静薬関連障害，催眠薬関連障害，あるいは抗不安薬関連障害である．

臨床像

乱用様式

経口的使用　鎮静薬および催眠薬はすべて経口的に摂取することができ，時には時間限定的に特別な効果を得るために，そして多くは定常状態（普通は中等度の中毒状態）を得るために用いられる．機会的使用は若年者に多く，特別な効果（夕方の気晴し，性的活動の増大，短期間での軽度の多幸感）を得るために摂取する．使用者のパーソナリティ，効果への期待，摂取状況も体験に影響を及ぼす．常習者は中年層の中産階級に多く，たいていは不眠や不安に対する処方薬として家庭医から薬物を得ている．この種の乱用者は複数の医師から処方箋を発行されていることがあり，乱用あるいは依存の症状が明らかになり，その人の家族や同僚，医師などが気づくまで，乱用様式が特定されないこともある．

表 20.8-2 各種ベンゾジアゼピン系薬物の臨床治療での等価用量（概算値）

一般名	日本での商品名 (米国での商品名)	等価用量 (mg)
アルプラゾラム	コンスタン(Xanax)	1
クロルジアゼポキシド	コントール(Librium)	25
クロナゼパム	リボトリール(Klonopin)	0.5〜1
クロラゼプ酸	メンドン(Tranxene)	15
ジアゼパム	セルシン・ホリゾン(Valium)	10
エスタゾラム	ユーロジン(ProSom)	1
フルラゼパム	ベノジール(Dalmane)	30
ロラゼパム	ワイパックス(Ativan)	2
オキサゼパム	(Serax)	30
テマゼパム	(Restoril)	20
トリアゾラム	ハルシオン(Halcion)	0.25
クアゼパム	ドラール(Doral)	15
ゾルピデム	マイスリー(Ambiem)	10
ザレプロン	(Sonata)	10

経静脈的使用 重度の乱用では経静脈的に，前述の薬物が使われる．使用者は主に非合法物質と深く関係している若年成人層である．バルビツレートは，経静脈的に使用すると心地よく，温かく，まどろんだような感じになる．オピオイドに比べて安価なためにバルビツレートを使用するのであろう．注射による身体的危険には，ヒト免疫不全ウイルス（human immunodeficiency virus：HIV）の伝播，蜂巣織炎，誤って動脈に注射することによる血管系の合併症，感染症，汚染物質に対するアレルギー反応などがある．経静脈的使用により急速に著しい耐性と依存が形成され，重篤な離脱症候群が生じうる．

過剰摂取

ベンゾジアゼピン系薬物 バルビツレートおよびバルビツレート類似物質に比べ，ベンゾジアゼピン系薬物は過剰に摂取した場合の安全性が高い．この特徴がベンゾジアゼピン系薬物の承認を早めた．呼吸抑制が軽度であるため，致死量-有効量比は，ベンゾジアゼピン系薬物ではおよそ200対1ないしそれ以上である．ベンゾジアゼピン系薬物の等価換算表を表20.8-2に示した．自殺目的で著しい過剰量（2g以上）を摂取したときでさえ，傾眠，嗜眠，失調，軽度の混乱，企図者のバイタルサインの軽度抑制などといった症状程度しか出現しない．ただし，ベンゾジアゼピン系薬物をアルコールのような他の鎮静催眠物質と併用して過剰に摂取した場合には，非常に重大な状況となる．そのような場合には，少量のベンゾジアゼピン系薬物で死に至る可能性がある．ベンゾジアゼピン系薬物に対する拮抗薬であるフルマゼニル（アネキセート）の薬効がベンゾジアゼピン系薬物による死亡率を減少させた．ベンゾジアゼピン系薬物の薬理作用を逆転させる目的で，フルマゼニルは救急外来で用いられる．

バルビツレート バルビツレートを過剰摂取すると致死的となるが，その理由は呼吸抑制を引き起こすからである．意図的な自殺企図に加えて，偶発的あるいは非意図的な過剰摂取でも同様である．家庭用医薬品棚にバルビツレートが収められていると，小児での致死的な薬物過剰摂取の原因になりやすい．ベンゾジアゼピン系薬物と同様に，バルビツレートは，アルコールとベンゾジアゼピン系薬物を含む他の鎮静薬または催眠薬との併用により致死率が上昇する．バルビツレートの過剰摂取で特徴的なことは，昏睡の誘発，呼吸停止，心血管機能不全，死亡である．

致死量は，摂取物質の投与経路と，長期間使用した後の耐性の程度によって異なる．最も一般的に乱用されるバルビツレートでは，致死量―有効量比は3対1から30対1である．依存者は，短時間作用型バルビツレートを1日平均1.5g摂取することがある．1日量2.5gを何か月にもわたって摂取しているという報告さえある．

致死量は，新規使用者に比べて長期使用者においてそれほど多いわけではない．耐性は急速に形成され，過剰摂取による偶発的な死亡を防ぐために病院での離脱が必要となる．

バルビツレート類似物質 バルビツレート類似物質の致死率は多種多様であるが，相対的に安全なベンゾジアゼピン系薬物と致死率の高いバルビツレート系薬物との中間に位置する．例えば，メタカロンを過剰摂取すると，不穏，せん妄，筋緊張亢進，筋れん縮，けいれん，そして非常に高用量では死に至ることがある．バルビツレートと異なり，メタカロンが重篤な心血管系，呼吸器系の抑制を引き起こすことは稀であり，メタカロンをアルコールと併用したときに最も致死的となる．

治療とリハビリテーション

離脱

ベンゾジアゼピン系薬物 ベンゾジアゼピン系薬物の中には，身体から緩やかに排泄されるものがあり，その場合には離脱症状の形成に数週間を要する．けいれん発作や他の離脱症状を防止するためには，臨床医は薬用量を漸減すべきである．カルバマゼピン（テグレトール）がベンゾジアゼピン系薬物の離脱の治療に有効であると示唆した報告もある．表20.8-3にベンゾジアゼピン系薬物に対する離脱の治療指針を示した．

バルビツレート バルビツレートからの離脱中の突然死を避けるために，臨床医は生命維持的な臨床指針に従うべきである．昏睡状態あるいは極度の中毒状態の患者に対して，バルビツレート系薬物を唐突に中止してはならない．臨床医は，その患者の通常の1日薬用量を決定するように試み，その際に離脱症状が消失する薬用量を臨床的に確かめなければならない．例えば，中毒症状が軽度であっても，離脱症状が消失するまで1時間ごとにペントバルビタール200mgを試験的に投与する（表20.8-

表 20.8-3 ベンゾジアゼピン系薬物に対する離脱の治療指針

1. 身体的・精神医学的な合併症状を評価して治療する．
2. 薬物歴を把握し，薬物・アルコール検査用に尿検体および血液検体を採取する．
3. 患者を安定化させるベンゾジアゼピン系薬物およびバルビツレートの必要量を決めるが，これには過去の薬物歴や臨床所見，薬物・アルコール検査などを考慮し，一部の症例においては必要量からの探索的用量も検討する．
4. 治療量を超えた薬用量からの離脱
    a．次のような場合には入院加療とする．身体的/精神医学的な適応があるとき，社会的支援に乏しいとき，多数の物質に依存しているとき，あるいは患者が信頼できないとき．
    b．一部の臨床医は，離脱症状に対しては長時間作用型ベンゾジアゼピン系薬物(例えば，ジアゼパム，クロナゼパム)への切り替えを推奨している．しかし，他の臨床医は，患者への処方薬をそのまま使って安定化を図るか，あるいはフェノバルビタールの投与を推奨している．
    c．患者の状態が安定した後は，投与開始2日目または3日目に投与量を30％減量して状態を評価する．なお，消失半減期の長いベンゾジアゼピン系薬物(例えば，ジアゼパム)を減量投与するときと比べて，消失半減期の短いベンゾジアゼピン系薬物(例えば，ロラゼパム)を減量投与するときの方が症状は早く発現することを覚えておく．
    d．忍容性が良好な場合は，数日間ごとに10～20％の割合でさらに漸減を進めていく
    e．必要に応じて補助薬を使用する．このような補助薬としては，カルマバゼピン，β-アドレナリン作動性受容体拮抗薬，バルプロ酸，クロニジン，鎮静作用のある抗うつ薬などが使われている．しかし，これらの薬物のベンゾジアゼピン系薬物からの離脱症状に対する治療効果については確立されていない．
5. 治療量での薬用量からの離脱
    a．10～25％の減量投与から開始して反応性を評価する．
    b．使用された薬物の投与量，治療期間，不安感の重症度を考慮しながら漸減投与を進めていくが，補助薬が必要なこともある．
    c．治療量を服用している患者の離脱症状は複雑ではない．
6. 心理学的介入は，患者がベンゾジアゼピン系薬物から離脱するとき，そして不安の長期的な治療管理の助けになることがある．

Domenic A. Ciraulo, M. D., and Ofra Sarid-Segal, M. D. のご好意による．

表 20.8-4 バルビタール系薬物からの離脱を図るためのペントバルビタール試験量

ペントバルビタールの試験量200 mgを経口投与後の発現症状	24時間換算のペントバルビタール服用量(mg)	24時間換算のフェノバルビタール服用量(mg)
第1段階：眠気を催すが覚醒できる．離脱症状の可能性は低い．	0	0
第2段階：軽度の鎮静作用がみられる．患者に不明瞭言語，運動失調，眼震がみられることもある．	500～600	150～200
第3段階：患者は快適である．明らかな鎮静作用はみられない．眼振がみられることもある．	800	250
第4段階：薬効が認められない．	1000～1200	300～600

4)，その後，1日の総投与量を約10％ずつ漸減しながら投与する．正しい薬用量が決定したら，解毒期間に長時間作用型バルビツレートを用いるが，その経過中に患者が離脱症状を呈し始めることがある．そのような症例では減らす薬用量を半減しなければならない．

　離脱治療において，フェノバルビタールは，乱用頻度の高い短時間作用型バルビツレートに対する代替薬物となりうる．フェノバルビタールは作用時間が長く，バルビツレート血中濃度の変動が少ないので，顕在化した中毒症状や重篤な過剰摂取はみられない．短時間作用型バルビツレート100 mgにつき，フェノバルビタールの適切な薬用量は30 mgである．バルビツレート使用者では，薬用量をさらに減量する前に，少なくとも2日間はその薬用量を維持すべきである．処方計画は，ヘロインからメサドン(メサペイン)に置換する治療法(メサドン置換療法)と類似している．

　離脱が完了した後に，患者は，当該物質を再び摂取し始めたいという欲望を克服しなければならない．バルビツレートを非バルビツール系の鎮静薬または催眠薬に置き換える予防的治療手段も提案されているが，それを行うと，結果的には1つの依存性物質を別の依存性物質に置き換えるだけになることが多い．バルビツレートから離脱した使用者を薬物から遠ざけておくためには，通常は精神科的援助と地域支援を交えたフォローアップ治療が不可欠である．そうしなければ，バルビツレート，あるいはそれと同様のリスクをもつ類似物質の使用を患者が再開することはほとんど確実である．

過剰摂取

　この種の依存性物質の過剰摂取に対する治療では，胃洗浄，活性炭の投与，バイタルサインおよび中枢神経系(central nervous system：CNS)活動の慎重なモニタリングなどが行われる．覚醒状態で医療機関を訪れた過剰摂取患者に対しては，意識障害へ陥らせないようにすべきである．嘔吐を誘発し，胃からの吸収を遅らせるため

に活性炭を投与する．患者が昏睡状態である場合は，血管の確保，バイタルサインのモニタリング，気道開存を確保するための気管内挿管を行い，必要に応じてレスピレータを装着する．通常，そのような過剰摂取から回復に至る初期段階では，昏睡状態の患者を集中治療室（intensive care unit：ICU）で入院加療する必要がある．

専門家の意見

「ベンゾジアゼピン系薬物およびその他の精神科治療薬の治療用途に関する専門家の判断の国際研究」（International Study of Expert Judgment on Therapeutic Use of Benzodiazepines and Other Psychotherapeutic Medications）とは，ベンゾジアゼピン系薬物の有益性とリスク（benefits and risks）および不安に対する代替療法に関して主導的な立場の臨床医から意見を集めて体系的データを集約するために設立されたものである．この研究調査では，ベンゾジアゼピン系薬物と他の薬物を比較して相対リスクを算出し，ベンゾジアゼピン系薬物の範疇で比べてリスクを検討したものである．専門調査会は，薬物のもつ潜在的作用，すなわち，耐性，反跳症状，離脱症状，使用中止のしやすさといった内容に基づいてそのリスクを評価する．

専門調査会の3分の2において，不安症の治療のためにベンゾジアゼピン系薬物を長期使用しても依存や乱用のリスクが高くなる懸念は生じないということを報告している．処方薬の薬理学的特性が離脱症状の発現に寄与している最も重要なものであろうという共通認識は得られているが，血中半減期が短時間型の薬物でも長時間型の薬物でも同じ様に依存をもたらすかどうかについては合意に至っていない．明らかに合意されている内容は，ベンゾジアゼピン系薬物の漸減投与によって生じる離脱症状の違いは臨床的にはほとんど問題にならないということである．なお，専門調査会に参加している大多数の医師は，ベンゾジアゼピン系薬物に処方制限を加えることに反対している．その理由は，さまざまなベンゾジアゼピン系薬物で引き起こされる乱用傾向の違いがヒトでは明らかにされていないこと，そしてベンゾジアゼピン系薬物による治療上の有益性が明らかに危険性を上回っているからである．

早くからベンゾジアゼピン系薬物に処方制限を加えることに反対であるという専門家の見解が出ているにもかかわらず，州当局・連邦政府当局は処方医に特別な報告書類の提出を要求することでベンゾジアゼピン系薬物の流通を制限しようと画策している．例えば，ニューヨーク州においては，新しく制定されたI-STOPと呼ばれる処方箋モニタリングプログラム（prescription monitoring program：PMP）が2013年8月27日から施行された．これに準拠して，医師は，ベンゾジアゼピン系薬物や他の規制薬物の処方歴がある全患者の氏名が網羅されているデータベースを最初にコンピュータ検索してからでないとベンゾジアゼピン系薬物を処方できなくなった．すなわち，政府当局はこのような方法や他の似たような手段を採用して，乱用の風潮を食い止めようと試みているのである．しかし，乱用の大部分，特にコカイン中毒や麻薬中毒は，非合法な製造者や販売網，規制品の横流しに端を発していて，医師の処方箋あるいは合法的な製薬会社に由来するものではない．こういった規制プログラムにより，治療上有益な処方薬の合法的使用が阻害され，そして診療の実施と医師−患者間の信頼関係が損なわれることになる．

参考文献

Auta J, Kadriu B, Giusti P, Costa E, Guidotti A. Anticonvulsant, anxiolytic, and non-sedating actions of imidazenil and other imidazo-benzodiazepine carboxamide derivatives. *Pharmacol Biochem Behav.* 2010;95(4):383.

Barceloux DG. Barbiturates (Amobarbital, Butalbital, Pentobarbital, Secobarbital). In: *Medical Toxicology of Drugs Abuse: Synthesized Chemicals and Psychoactive Plants.* Hoboken, NJ: John Wiley & Sons, Inc.; 2012:467.

Barnett SR, Riddle MA. Anxiolytics and sedative/hypnotics: Benzodiazepines, buspirone, and other. In: Martin A, Scahill L, Kratochvil C, eds. *Pediatric Psychopharmacology: Principles and Practice.* New York: Oxford University Press, Inc.; 2011:338.

Ciraulo DA, Sarid-Segal O. Sedative-, hypnotic-, or anxiolytic-related disorders. In: Sadock BJ, Sadock VA, Ruiz P, eds. *Kaplan & Sadock's Comprehensive Textbook of Psychiatry.* 9th ed. Philadelphia: Lippincott Williams & Wilkins; 2009:1397.

Hall MT, Howard MO, McCabe SE. Subtypes of adolescent sedative/anxiolytic misusers: A latent profile analysis. *Addict Behav.* 2010;35(10):882.

Hoque R, Chesson Jr. AL. Zolpidem-induced sleepwalking, sleep related eating disorder, and sleep-driving: Fluorine-18-flourodeoxyglucose positron emission tomography analysis, and a literature review of other unexpected clinical effects of zolpidem. *J Clin Sleep Med.* 2009;5(5):471.

Houston CM, McGee TP, MacKenzie G, Troyano-Cuturi K, Rodriguez PM, Kutsarova E, Diamanti E, Hosie AM, Frank NP, Brickley SG. Are extrasynaptic $GABA_A$ receptors important targets for sedative/hypnotic drugs? *J Neurosci.* 2012;32:3887.

Jann M, Kennedy WK, Lopez G. Benzodiazepines: a major component in unintentional prescription drug overdoses with opioid analgesics. *J Pharm Pract.* 2014;27(1):5–16.

Kohmura K, Iwamoto K, Aleksic B, Sasada K, Kawano N, Katayama H, Noda Y, Noda A, Iidaka T, Ozaki N. Effects of sedative antidepressants on prefrontal cortex activity during verbal fluency task in healthy subjects: A near-infrared spectroscopy study. *Psychopharmacology.* 2013;226(1):75–81.

López-Muñoz F, Álamo C, García-García P. The discovery of chlordiazepoxide and the clinical introduction of benzodiazepines: Half a century of anxiolytic drugs. *J Anxiety Disord.* 2011;25(4):554.

Spiegel D. Trance formations: Hypnosis in brain and body. *Depress Anxiety.* 2013;30(4):342–352.

Vinkers CH, Klanker M, Groenink L, Korte SM, Cook JM, Van Linn ML, Hopkins SC, Olivier B. Dissociating anxiolytic and sedative effects of GABAAergic drugs using temperature and locomotor responses to acute stress. *Psychopharmacology.* 2009;204(2):299.

Vogel M, Knopfli B, Schmid O, Prica M, Strasser J, Prieto L, Wiesbeck GA, Dursteler-Macfarland KM. Treatment or "high": Benzodiazepine use in patients on injectable heroin or oral opioids. *Addict Behav.* 2013;38(10):2477.

20.9　精神刺激薬関連障害

アンフェタミン

アンフェタミン（amphetamine）とアンフェタミン様物質は，米国，アジア，イギリス，オーストラリア，そしていくつかの西欧諸国では，大麻に次いで最も広く使

用されている違法薬物である．近年ではアンフェタミンと同種であるメタンフェタミンが主流になってきている．

ラセミ体の硫酸アンフェタミン（Benzedrine）は1887年に初めて合成され，1932年には鼻閉や喘息の市販吸入薬として臨床に導入された．1937年，硫酸アンフェタミンの錠剤がナルコレプシー，脳炎後のパーキンソン症候群，うつ病，嗜眠の治療に導入された．1970年代にはさまざまな社会的要因や規制により，広範囲にわたっていたアンフェタミンの使用が制限され始めた．現在米国食品医薬品局（Food and Drug Administration：FDA）はアンフェタミンの適応を注意欠如・多動症（attention-deficit/hyperactivity disorder：ADHD）とナルコレプシーに限定している．しかし，アンフェタミンは，肥満，うつ病，気分変調症，慢性疲労症候群，後天性免疫不全症候群（acquired immune deficiency syndrome：AIDS），認知症，多発性硬化症，線維筋痛症，神経衰弱の治療にも使用されている．

製剤

現在米国において入手可能で，使用されている主なアンフェタミンは，デキストロアンフェタミン（Dexedrine），メタンフェタミン（ヒロポン），デキストロアンフェタミン-アンフェタミン混合物（Adderall），アンフェタミン様合成物であるメチルフェニデート（リタリン）である．これらの薬物は，アイス（ice），クリスタル（crystal），クリスタルメス（crystal meth），スピード（speed）などの俗称で呼ばれている．一般に，アンフェタミンは興奮薬，交感神経興奮薬，刺激薬，精神刺激薬に分類されている．典型的なアンフェタミンは能力を向上させ，多幸感を引き起こすために使用される．例えば，試験勉強中の学生，長距離トラックの運転手，重要な締め切りが近づいているビジネスマン，試合に出る運動選手，戦時の兵士が使用する．コカインほどではないが，アンフェタミンも依存性薬物である．

他のアンフェタミン様物質としては，エフェドリン，プソイドエフェドリン，フェニルプロパノールアミン（phenylpropanolamine：PPA）がある．これらの薬物，特にPPAは危険なレベルにまで高血圧を悪化させたり，中毒性精神病を急性発症させたり，腸管梗塞を起こしたり，死に至らせる恐れもある．PPAの安全域は特に狭く，常用量の3～4倍の量で命を脅かすほどの高血圧を引き起こす恐れがある．2005年PPAを含有する薬物はFDAの命令により回収された．2006年にはFDAはエフェドリンを含んだ市販薬の販売を禁止し，メタンフェタミンを作るために違法に使用されていたプソイドエフェドリンを含んでいる市販薬の販売も規制した．

乱用される可能性のあるアンフェタミン型の薬物にはフェンジメトラジン（Preludin）があり，規制物質法（Controlled Substance Act：CSA）のスケジュールⅡに分類されている．その他には，ジエチルプロピオン（Tenuate），ベンズフェタミン（Didrex），フェンテルミン（Ionamin）があり，CSAのスケジュールⅢまたはⅣに分類されている．これらの薬物は，一覧に記載されているすべてのアンフェタミン誘発性障害を引き起こす恐れがあると考えられている．モダフィニル（モディオダール）はナルコレプシーの治療に使用されるが，ヒトでは興奮や多幸感を引き起こす効果もある．しかし，その毒性や，アンフェタミン誘発性障害を引き起こす恐れがあるのかどうかはまだわかっていない．

メタンフェタミンはアンフェタミンよりも効果が強く，乱用者は吸引，吸煙，静脈内投与を行う．その心理的効果は数時間持続し，特に強力であると言われている．輸入しなければ手に入らないコカインと違って（この節の後半を参照），メタンフェタミンは合成薬物なので，国内の違法薬品工場で製造することができる．

代替またはデザイナーアンフェタミンと呼ばれるその他の薬物は，この節の後半で別に述べる．

疫学

アンフェタミン型の精神刺激薬の乱用は，米国や諸外国で，公衆衛生と法執行に関する大きな問題になっている．主に問題となっているのは，メタンフェタミンの消費についてである．社会疫学作業部会（Community Epidemiology Work Group）によると，メタンフェタミン乱用はハワイ，西海岸，南部諸州では流行のレベルにあり，東方へ広がり続けている．全国的に，メタンフェタミン依存症治療のための入院率は，1995～2012年の間に2倍以上に増え，米国西部での入院率は，コカインやヘロインよりも高くなっている．全米郡協会（National Association of Counties）によると，米国の500ある郡の法執行機関のうち，主な薬物問題としてメタンフェタミンをあげたのは，ほぼ半数（48％）に及ぶ．これはコカイン（22％），大麻（22％），ヘロイン（2％）をあわせた数よりも多い．同様に州や地方の法執行機関のうち約40％が薬物ではメタンフェタミンを最も大きな驚異であると認識しており，コカインに次いで多く，他の薬物より高い割合になっている．

国際連合薬物犯罪事務所（United Nations Office on Drugs and Crime）の報告によると，メタンフェタミンを含めたアンフェタミン型の刺激薬の使用は，世界的に主要な懸念事項になっており，大麻に次いで最も広く使用されている薬物である．2010年の薬物使用と健康に関する全米調査（National Survey on Drug Use and Health：NSDUH）によると，最近メタンフェタミンを使用した人は，12歳以上の35万3000人（0.1％）に及ぶ．

神経薬理学

すべてのアンフェタミンは経口で急速に吸収され，直ちに作用が発現する．経口摂取の場合はたいてい1時間以内である．典型的なアンフェタミンは経静脈的にも摂取することができ，ほとんど即時に作用が発現する．処

方によらないアンフェタミンとデザイナーアンフェタミンは経鼻摂取(snorting)もされる．耐性は典型的アンフェタミンでもデザイナーアンフェタミンでも生じる．しかし，アンフェタミン使用者は耐性があっても，大量の薬物を摂取することによって効果を得ることが多い．アンフェタミンにコカインほどの習慣性がないことは，ラットによる実験で低用量のアンフェタミンを自発的に自己投与しないラットもいるということから立証されている．

典型的なアンフェタミン(デキストロアンフェタミン，メタンフェタミン，メチルフェニデート)は，特にドパミンなどのカテコールアミンをシナプス前終末から放出させることにより，主要な効果を現す．この効果は腹側被蓋野から大脳皮質や辺縁系へ投射するドパミン系ニューロンに特に影響を及ぼす．この経路は「報酬経路」(reward circuit pathway)と呼ばれ，おそらくその活性化がアンフェタミン依存の主な機序である．デザイナーアンフェタミンはカテコールアミン類(ドパミンやノルエピネフリン)とセロトニンを放出させる．セロトニンは幻覚薬の主な神経化学的経路と関連している．それゆえ，デザイナーアンフェタミンの臨床的効果は典型的なアンフェタミンとこれら幻覚剤の作用を併せもっている．

コカイン

コカイン(cocaine)は1500年以上前から，原料のままで使用されてきた．米国では100年以上にわたって，精神刺激薬の誤用が拡がり，それに関連した問題が発生するということが繰り返されてきた．流行が国中に広がった1980年代から，コカインとコカイン使用障害は重大な公衆衛生の問題となっている．教育と介入により，コカインの使用は減少してきている．しかし，コカイン使用に関連した法的，精神医学的，内科的，社会的な問題の割合は高く，コカイン関連障害は依然として重要な公衆衛生の問題となっている．

コカインはエリスロキシロンコカ(Erythroxylum coca)の灌木からとれるアルカロイドである．この灌木は南米で自生しており，土着の住民はその葉を咀嚼して刺激作用を得る(図20.9-1)．コカインアルカロイドは1855年に初めて分離され，1880年に局所麻酔薬として最初に使用された．現在でも，特に眼，鼻，咽頭手術の際に局所麻酔薬と使用されているが，これは血管収縮と鎮痛作用が役に立つからである．1884年フロイト(Sigmund Freud)は，コカインの薬理学的効果の研究を行った．伝記作家によると，その間彼はコカイン嗜癖に陥っていたとされている．1880年代，1890年代に，コカインは多くの疾患の治療薬として広く推奨され1899年のメルクマニュアルにも記載された．1903年まではコカコーラの有効成分であった．しかし，1914年にその習慣性と有害作用が認識されてから，コカインはモルヒネやヘロインに加えて，麻薬に分類された．

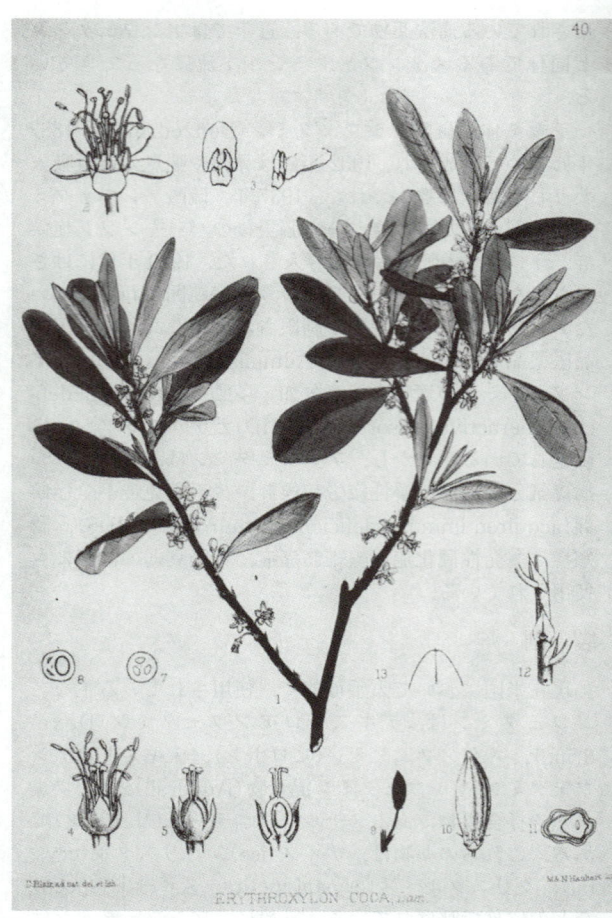

図20.9-1　コカインはコカの葉から抽出されるアルカロイドである．

疫　学

コカイン使用　2012年，12歳以上の150万人(0.6%)が過去1か月の間にコカインを使用した．18～25歳(1.5%)では，26歳以上(0.5%)そして12～17歳(0.9%)と比べて，過去1か月間のコカイン使用率が高い．過去1年間にコカインを使用した割合は，男性(0.8%)は女性(0.4%)の2倍である．過去1年間にコカインを使用した割合は，他の人種や民族集団と比べてアジア人が最も低かった(0.5%)．

コカイン乱用と依存　2012年には，12歳以上の100万人(0.4%)以上が，過去1年間にコカイン乱用もしくは依存の基準を満たした．過去1年間のコカイン乱用もしくは依存の割合が最も高かったのは18～25歳(0.9%)で，26歳以上(0.4%)，12～17歳の若年者(0.2%)がそれに続く．コカイン乱用もしくは依存の基準を満たす者は，男性(0.9%)は女性(0.4%)の2倍以上であった．黒人(1.1%)とヒスパニック(0.9%)は白人(0.5%)と比べて，コカイン乱用もしくは依存の割合が高く，アジア系(0.1%)は黒人，ヒスパニック，白人，米国先住民または

クラスカ先住民(1.2%)，2つ以上の人種が含まれる非ヒスパニック系(0.9%)よりも割合が低かった．

クラックコカイン 12歳以上の110万人(0.4%)が過去1年にクラックコカインを使用したと見積もられており，49万2000人(0.2%)が過去1か月の間にクラックコカインを使用した．過去1年間にクラックを使用した割合が最も高かったのは18～25歳(0.5%)で，26歳以上(0.4%)，12～17歳の若年者(0.1%)がそれに続く．過去1年間にクラックコカインを使用した者は，男性(0.5%)は女性(0.3%)の2倍であった．過去1年間のクラックコカイン使用率は，他の人種や民族と比べてアジア人(0.1%)が最も低かった．黒人(0.9%)，白人(0.4%)，ヒスパニックまたはラテン系(0.3%)，2つ以上の人種が含まれる非ヒスパニック系(0.9%)は，米国先住民またはアラスカ先住民(0.2%)，ハワイ先住民または他の太平洋諸島の住民(0.1%)と比べて，過去1年間のクラックコカインの使用率が高かった．

最近のコカイン使用は減少しているが，それはコカインとその効果についての包括的な公のキャンペーンに加えて，主としてコカインのリスクへの認識が広まったためである．しかし，コカイン使用が減少したことによる社会的効果は，近年クラックが頻回に使用されているために，いくらか相殺されている．

併存疾患

他の物質関連障害と同様に，コカイン関連障害は他の精神疾患を併発することが多い．気分障害やアルコール関連障害はたいていコカイン関連障害に引き続いて起こり，一方で不安症，反社会性パーソナリティ障害，注意欠如・多動症は，コカイン関連障害に先行して発症していると考えられている．コカイン関連障害患者の併存疾患に関する多くの研究では，最も関連の強い精神科診断は，うつ病，双極Ⅱ型障害，気分循環症，不安症，反社会性パーソナリティ障害であることが示されている．コカイン使用者の併存疾患の割合を表20.9-1に示した．

病因

遺伝要因 今日までのコカイン依存の遺伝的影響に関する研究で最も信頼できる根拠は，双生児研究によるものである．一卵性双生児は二卵性双生児よりも刺激薬依存(コカイン，アンフェタミン，アンフェタミン様物質)の一致率が高かった．解析からは，遺伝的要因とそれぞれの環境要因が，刺激薬依存の形成に等しく寄与していることが示唆された．

社会文化的要因 社会的，文化的，経済的要因は初回使用，継続使用，再発の決定要因として非常に重要である．コカインが簡単に手に入るような国では，過度の使用が起こる可能性がはるかに高い．ビジネスチャンスの有無は，ある集団が違法薬物の販売に携わるかどうかに影響を与えることがある．また販売は，逮捕のリスクが高い地域よりは，なじみのある地域で行われることが多い．

表20.9-1 治療を求めてきたコカイン使用者に認められる精神科診断(New Heaven Cocaine Diagnostic Studyの結果，%)

精神科診断	現在の罹患率	生涯経験率
うつ病	4.7	30.5
循環気質/感情高揚性気質	19.9	19.9
躁病	0	3.7
軽躁病	2	7.4
パニック症	0.3	1.7
全般不安症	3.7	7
恐怖症	11.7	13.4
統合失調症	0	0.3
統合失調感情障害	0.3	1
アルコール症	28.9	61.7
反社会性パーソナリティ障害	32.9	32.9
注意欠如障害		34.9

Rounsaville BJ, Anton SI, Carroll K et. Al. Psychiatric diagnoses of treatment-seeking cocaine abusers. *Arch Gen Psychiatry*. 1991；48：43 から改変．

学習と条件付け 学習と条件付けも，コカインの持続的使用に重要な役割を果たしていると考えられる．コカインの吸入も注射も，「快感」(rush)や多幸感を生みだし，薬物摂取に先立つ行動を強化する．さらに物質使用に関連した環境的きっかけは多幸状態に関連づけられ，そのため長期間コカインを中止した後でも，これらのきっかけ(例えば，白い粉や道具)にさらされると，多幸状態の記憶が想起され，コカインへの渇望が再び起こってくる．

コカイン乱用者では，健常対照群とは異なり，コカイン関連刺激が挿話記憶や作業記憶を促進する脳の部位を活性化し，脳波の覚醒度の上昇(脱同期化)を引き起こす．扁桃体，海馬傍回，前頭前野のような辺縁系関連領域の代謝活性の増加はコカインへの渇望と相関するが，脳波覚醒度は相関しないと報告されている．

薬理学的要因 中枢神経系への作用の結果，コカインは覚醒，多幸感，幸福感をもたらす．食欲が減少し，睡眠があまり必要ではなくなることがある．疲れによる能力低下もたいてい改善する．コカインによって性的能力が高まると信じている使用者もいる．

神経薬理学

行動への効果に関連したコカインの主要な薬力学的作用はドパミントランスポーターによるドパミンの再取り込みを競合的に阻害することである．ドパミンの再取り込みを阻害することにより，シナプス間隙のドパミン濃度が増加し，ドパミン1型受容体(D_1)とドパミン2型受容体(D_2)の活性がともに増加する．D_3, D_4, D_5受容体を介した活性にコカインが与える影響はまだよくわかっていないが，少なくとも1つの前臨床研究ではD_3受容体が関連していると報告されている．行動への効果は主にドパミン再取り込み阻害によるものであるが，コカインはノルエピネフリンとセロトニンの再取り込みも阻害す

る．これらの活性に関連した行動への効果は，科学論文では注目を集めている．コカインが脳血流や脳のブドウ糖使用に与える効果も研究されている．ほとんどの研究結果から示されたことは，コカインは脳血流を減少させ，ブドウ糖利用が減少している部位を増加させる可能性があるということである．

　コカインの行動への効果はほとんど即時に感じられ，比較的短時間（30〜60分）しか持続しない．そのため効果を持続させるためには反復投与を必要とする．行動への効果は短時間であるがコカインの代謝産物は血液と尿中に10日間存在することもある．

　コカインには強力な習慣性がある．行動への陽性強化因子としての効果により，コカインを一度使用しただけで，精神依存が形成されることがある．反復投与により，コカインのさまざまな効果に対する耐性が形成されることも，感受性が高まることもある．しかし，耐性の形成や感受性の増大には，明らかに多くの要因が関与しており，それを予測することは難しい．コカインの身体依存は起こるが，アヘン類やオピオイドと比べるとコカインの離脱症状は軽度である．

　最近のPET研究では，コカイン嗜癖で治療中の患者の脳では，コカインへの強い渇望が生じている時には，中脳辺縁系のドパミン系活性が上昇していると報告された．過去に薬物への渇望を引き起こしたきっかけに患者を曝露しコカインを激しく渇望している間に行われたPETでは，扁桃体と前帯状回から両側側頭葉極にかけて活性化が認められた．ニコチン嗜癖の患者でも中脳辺縁ドパミン系活性は上昇していると主張する研究者もいる．また同じドパミン系は，ヘロイン，モルヒネ，アンフェタミン，マリファナ，アルコールへの渇望にも関係していた．

　中脳辺縁ドパミン系のD₂受容体は，渇望期の活性上昇の責任部位である．コカイン嗜癖から回復中の患者のPETではドパミン受容能力の低下と一致した神経活性の低下が示されている．この能力の低下は，時間とともに改善するが，断薬後1年半もの間認められる．脳活性の低下は，渇望の経過を反映する．断薬から3〜4週間は活性が最も低下し，患者の再発リスクは最大となる．ドパミン細胞が完全に正常な状態に戻るかどうかは議論の余地があるものの，約1年後には嗜癖によって起こった脳の変化はほとんど正常に戻る．

使用法

　薬物の売人はコカインの粉末を砂糖やプロカインで薄めることが多いので，町で売られているコカインの純度は大きく異なる．時に，コカインをアンフェタミンで薄めていることもある．最も一般的なコカインの使用方法は，細かく粉砕した粉を鼻から吸入する方法であり，「吸引」(snorting)または「吸入」(tooting)と呼ばれる．コカインを摂取する他の方法には皮下注射，静脈内注射，吸煙（フリーベーシング；訳注：高純度のコカインであるフリーベースを吸煙すること）がある．フリーベーシングは，効果を高めるために，街で売られているコカインに，化学的に抽出された純粋なコカインアルカロイドであるフリーベースを混ぜることを含んでいる．吸煙はクラックの摂取方法でもある．吸入はコカインの使用法の中で最もリスクが少なく，静脈内注射と吸煙は最も危険である．最も直接的な摂取方法をとれば，脳血管障害や心臓異常がたびたび起こり，死に至ることもある．コカインは経口摂取も可能であるが，最も効果が乏しいために，めったに行われない．

クラック　クラックはフリーベースの形態のコカインで，非常に効果が強い．クラックは少量で，すぐに吸える量で売られており，しばしばロック(rock)と呼ばれる．クラックは習慣性が強く，1〜2回体験しただけでさらなる使用への強い渇望を引き起こす恐れがある．使用者はクラックを手に入れるための金銭を得るために極端な行動に出ることが知られている．都市の救急外来からの報告でも，クラック乱用と激しい暴力には関係があることが示されている．

診断と臨床像

精神刺激薬使用障害

　DSM-5の刺激薬使用障害の診断基準は他の物質使用障害で使用されている基準と類似している（p.697参照）．

　アンフェタミン依存により，仕事や家族に関する義務やストレスへの対処能力は急速かつ大幅に低下する．アンフェタミン乱用者は通常の高揚感を得るために，ますます高用量のアンフェタミンが必要となり，乱用を続ければアンフェタミン乱用に伴う身体徴候（例えば，体重減少や妄想観念）も常に出現してくる．

　H氏は35歳の既婚男性で，精神病院に入院した．それは，ギャング達が彼を迫害し，殺そうと躍起になっていると感じていたからである．彼はなぜギャング達が彼を殺そうとしているのか説明できなかった．しかし，薬物の売人組織だと彼が疑っている人々の声が聞こえてきて，彼らは彼を殺すべきだと話し合っていた．彼はメタンフェタミンを数年間使用していた．そのため以前は薬物の売人とのつきあいがあった．彼は27歳の時に友達に試すように説得されて使い始めた．20 mgを注射した後，幸福で力がみなぎるのを感じた．そして眠気と疲れが消えた．数回試した後，H氏はそれを止められないとわかった．絶えずどのようにして薬物を手に入れるかを考えるようになり，使用量は増え始めた．メタンフェタミンを手に入れられない時は，無気力で眠かった．そして怒りっぽく，不快だった．H氏の妻は彼の薬物使用について知り，やめるように説得しようとした．彼は入院の2か月前に仕事を失った．それは同僚が彼を虐待しようとしていると感じていたため，同僚に対して繰り返し暴言を吐いたからである．収入がなくなったため，H氏はメタンフェタミンの使用を減らさなければならなくなり，時々しか使用できなくなった．妻が離婚す

ると脅したため，彼はついにやめることを決意した．いったん使用をやめたものの，強い疲れを感じ，憂うつになり，お気に入りのいすに座り，何もせずに過ごすことが多かった．数週間後彼は妻に家を出たくないと言った．それは通りにいる売人が彼について話している声が聞こえるからだという．すべてのドアと窓の鍵をしめてほしいと言い，食べ物に毒が入っていることを恐れて何も食べようとしなかった．

診察では，H氏は内気に見え，質問に短い返答をするだけであった．意識は清明で，見当識障害はなく，明らかな認知機能障害は認めなかった．身体的，神経学的な診察では，腕にはメタンフェタミンを注射した部位に注射痕があったが，それ以外に異常は認められなかった．脳波は正常であった．

臨床的にまた実際的に，コカイン使用障害が疑われるのは，患者に説明のつかない明らかなパーソナリティの変化が認められる時である．コカイン使用に関連した共通の変化には，易刺激性，集中力障害，強迫行為，重度の不眠，体重減少がある．その人の仕事や家庭生活で期待されている仕事を遂行する能力が全般的にみるみる低下していくことに，職場の同僚や家族が気づくことがある．コカインを買うために多額の金銭が必要になるため，借金が増えたり，期日までに支払いができない状態に陥ったりしていることが新たにわかることがある．コカイン乱用者は，コカインを吸入するために，1人になれる場所をみつけようと30〜60分ごとに仕事や社会生活の場から抜け出すことが多くなる．コカインの血管収縮作用により，ほとんどの使用者が鼻閉になり，鼻閉用のスプレーを使って自己治療しようとする．

D氏は45歳の既婚男性で，コカインの問題の可能性があるため，セラピストからその評価と治療のために，民間の外来物質乱用治療プログラムを紹介された．セラピストによると，D氏の妻は，薬物を使っているのではないかと思うことが何度もあったので，心配だと言った．数日前に，D氏はセラピストと妻に昨年「時折」コカインを使ったことを認めた．妻は，彼が薬物問題についての治療を受けるべきであり，そうしなければ離婚申請をすると迫った．D氏は渋々治療を受け入れたが，コカインの使用は問題ではなく，治療プログラムを受けることなしにやめられると思うと主張した．

初診時の面接では，D氏は現在，経鼻的に週3〜5回コカインを使用しており，その使用パターンは1年半続いていると報告した．平均して週に計1〜2gのコカインを消費している．コカインを使うのはたいてい仕事中で，事務所かトイレで使用する．朝仕事に行く車の中でコカインのことを考えはじめ，いったん仕事中に考え始めると，机の引き出しの中にあるコカインのことを考えずにいられなくなる．気を紛らわそうとしたり，使用を後回しにしようとしたりするが，たいてい会社に着いて1時間以内には最初の一回を使用してしまう．その日のうちにさらに2回，3回と使用する日もあったが，欲求不満が募っていたりストレスがたまっていたりする日には朝から夕方まで1時間に1〜2回ほどコカインを使用し続けることもある．家で

 表 20.9-2　刺激薬中毒の徴候と症状

- 瞳孔散大
- 精神運動興奮と制止
- 頻脈または徐脈
- 発汗または悪寒
- 不整脈または胸痛
- 血圧上昇または低下
- ジスキネジア
- ジストニア
- 体重減少
- 悪心または嘔吐
- 筋力低下
- 呼吸抑制
- 混乱，けいれん，昏睡

はコカインを使用することは滅多になく，妻や3人の娘の前で使用したことは一度もない．週日の午後または週末に自宅に誰もいなくなった時には，時折自宅でもコカインを1〜2回使用することがあった．アルコールや他の違法薬物は現在使用していないと言った．アルコールや薬物乱用の既往，また気分や結婚の問題はないと言った．

精神刺激薬中毒

精神刺激薬中毒の診断基準では，精神刺激薬使用に伴う行動や身体的徴候，症状に重きが置かれている（表20.9-2）．刺激薬は高揚感，多幸感を得るため，また自尊心を高め，精神的作業や肉体作業の遂行能力を自覚的にも改善するために使用される．高用量で認められる中毒の症状には，興奮，易刺激性，判断力の障害，衝動的で潜在的に危険な性行動，攻撃性，全般的な精神運動活動の増加などがあり，躁症状を呈する可能性もある．中毒に関連した主な身体症状には，頻脈，高血圧，瞳孔散大がある．

T夫人は45歳，既婚の女性実業家である．3か月前から徐々に他人を信用できなくなり，同僚に対しても疑い深くなったために，精神科に入院した．文脈を無視して他人の言葉を受け止めたり，曲解したり，不適切に敵対し非難めいた批評をするようになっていた．あるときには，T夫人はバーで同僚に身体的な暴力に及び，その同僚がT夫人の夫と性的関係をもっており，他の同僚とT夫人を殺そうと企んでいると訴えた．

1年前に，T夫人はナルコレプシーという診断を受けメチルフェニデートが処方された．それは毎日抵抗できないような睡眠発作（sleep attack）が起こり，感情的に激した時に急に筋緊張が消失することがあったためであった．内服をするようになってからは症状がなくなり，効率的に仕事をし，家族や友人と活動的な社会生活を送れるようになった．

入院の5か月前から，夜遅くまで起きているために，徐々に多くの量のメチルフェニデートを使用するようになっ

た．それは仕事の量が増えてしまい日中では処理しきれなくなったためであった．この間しばしば心臓が高鳴り，じっと座っているのが困難だったと話した．

　P 氏は 18 歳の男性で，真夜中に救急車で救命センターに搬送された．彼には友人が付き添っていた．その友人は P 氏が死んでしまうかもしれないと感じて，救急車を呼ぼうと決断した．P 氏は興奮し，けんか腰だった．呼吸は不規則で早く，脈拍も早かった．瞳孔は散大していた．友人はついに夕方に彼らが多量のコカインを使用したことを認めた．
　彼の母親が病院に着いた時，P 氏の状態はいくらか改善していたものの，彼が大声で歌っていたため，救急室は騒々しかった．母親が言うには，P 氏は規則を守れないということだった．不従順で怒りっぽく，激しく議論をふっかけてきた．万引きをしたり，酩酊して運転をしたりしていたために何度か逮捕されたことがある．母親は P 氏がそのような行動をとったこと，そして友達と薬物について話しているのを聴いたことから薬物を使ったのではないかと疑っていた．しかし，彼が薬物を使ったという直接の証拠を母親がつかんでいたわけではなかった．
　24 時間以内に，P 氏は回復し，進んで話をした．自慢げに話すことには，彼は 13 歳からアルコールとさまざまな薬物を定期的に使っていたという．最初はアルコールとマリファナだった．高校に入ってからは，年上の若者とつきあうようになって，スピードやコカインのような他の薬物も経験するようになった．16 歳になるまでに，アルコール，スピード，マリファナ，コカインを併用するようになった．薬物を併用するようになって 1 年たった頃に，コカインだけを使うと決めた．
　P 氏は頻繁に学校をサボり，学校に行っていた時もたいてい薬物を使っていた．この習慣を続けるために，さまざまな悪巧みをして金銭を手に入れた．例えば，返す気もないのに友達から借りたり，カーラジオを盗んだり，母親から盗んだりした．
　薬物を使ったために，大騒ぎになって入院したというのに，P 氏は問題があるとは認めなかった．薬物の使用をコントロールできるのかと聞いても，「もちろんできるよ．わけないさ．だがやめなきゃいけない理由なんて，これっぽっちもねえけどな」とむきになって答えた．

精神刺激薬離脱

　精神刺激薬中毒の後，「虚脱感」(crash) が起こり，不安，おののき，不快気分，嗜眠，倦怠感，悪夢（反跳性のレム睡眠を伴う），頭痛，多量の発汗，こむらがえり，胃けいれん，そして耐え難い空腹感を認める．離脱症状はたいてい 2〜4 日が最も強く，1 週間で消失する．最も重篤な離脱症状は抑うつで，精神刺激薬を継続的に高用量使用した後に特に重篤になり，自殺念慮や自殺行動を引き起こす恐れもある．離脱状態では強力かつ強烈なコカインへの渇望を経験することがある．それは特にコカインを摂取すれば，不快な離脱症状を解消できるためである．コカイン離脱を経験している人は，アルコール，鎮静薬，睡眠薬，ジアゼパム（セルシン）のような抗不安薬を使用して，自己治療をしようとすることが多い．

精神刺激薬中毒せん妄

　精神刺激薬使用に関連したせん妄はたいてい高用量の使用，継続的な使用の結果起こる．また断眠が臨床症状に影響を及ぼす．精神刺激薬を他の物質と併用したり，元々脳に障害をもっている人が精神刺激薬を使用したりした場合も，せん妄を起こす恐れがある．試験のために一夜漬けの勉強をしようとしてアンフェタミンを使用した大学生が，このタイプのせん妄を起こすことは珍しくない．

精神刺激薬誘発性精神病性障害

　精神刺激薬誘発性精神病性障害の顕著な特徴は妄想と幻覚が認められることであり，精神刺激薬使用者の 50％ に起こる．幻聴もよく認められるが，幻視と幻触は妄想と比べると少ない．虫が皮膚の下を這っている感覚（蟻走感）は，コカインの使用と関連すると報告されている．これらの症状の発現は，用量，使用期間，物質への使用者の感受性によって決まる．コカイン誘発性精神病性障害は経静脈的使用やクラックの使用者で最も多く，精神病症状は女性よりも男性で起こりやすい．アンフェタミン誘発性精神病性障害の最適な治療は，ハロペリドール（セレネース）のような抗精神病薬を短期間使用することである．

　H 氏は 20 歳の大学生である．学期末試験の週までは調子はよかったが，その試験の準備が間にあわないと感じて大量のコカインを摂取し始めた．彼を密かに探るようにとの両親の要請があり，警察や探偵に追われているという妄想をもち始めた．またルームメイトも勉強の習慣や社会生活について探偵に報告していると信じた．彼はルームメイトに，報告を続けるならば危害を加えるぞと脅したため，救急室に搬送された．
　診察では H 氏は不眠と，ルームメイトが彼に対して陰謀を企てているという幻聴があると報告した．彼はひどく興奮し，歩き続けた．病院に入院した後，H 氏は抗精神病薬と睡眠薬を処方され，3 日間で回復した．

精神刺激薬誘発性気分障害

　DSM-5 では精神刺激薬誘発性双極性障害，精神刺激薬誘発性抑うつ障害の診断があり，中毒や離脱の期間に発症する恐れがある．一般に，中毒には躁状態や混合状態を伴うことがあり，一方，離脱では抑うつ気分を認めることがある．

精神刺激薬誘発性不安症

　DSM-5 では精神刺激薬誘発性不安症の診断が可能である．精神刺激薬誘発性不安症は中毒や離脱の期間に発症する恐れがある．精神刺激薬は特にパニック症や恐怖症に似た症状を引き起こすことがある．

精神刺激薬誘発性強迫症

　DSM-5では精神刺激薬誘発性強迫症の診断が可能である．中毒や離脱の期間に発症する恐れがある．高用量の精神刺激薬を使用した後，常同行動や儀式（例えば，衣類をほどく，目的もなく物を並べたり並べ直したりする）が一定期間出現することがある．この症状は強迫症でみられるタイプの強迫行為と共通した特徴がある．

精神刺激薬誘発性性機能不全

　DSM-5では精神刺激薬誘発性性機能不全の診断が可能である．アンフェタミンはフルオキセチン（Prozac）などのセロトニン作動薬による性機能の副作用に対する治療薬として処方されることがある．しかし，精神刺激薬は性的効果を高めるために誤用されることが多い．高用量かつ長期の使用により，勃起障害や他の性機能不全が起こることがある．

精神刺激薬誘発性睡眠障害

　精神刺激薬誘発性睡眠障害は，中毒と離脱の両方の期間で起こりうる．障害される睡眠の機能は発症機序によって異なる．精神刺激薬中毒は不眠と断眠を引き起こし，精神刺激薬離脱では過眠と悪夢が生じうる．

有害作用

アンフェタミン

身体的有害作用　アンフェタミン乱用は有害作用を引き起こす恐れがある．最も重篤な有害作用には脳血管，心臓，そして胃腸への影響がある．特に生命を脅かす状態には，心筋梗塞，重症高血圧，脳血管障害，虚血性大腸炎がある．れん縮，テタニー，けいれん発作，昏睡，死に至る一連の神経学的症状は，アンフェタミンが高用量になるにつれて起こってくる．経静脈的にアンフェタミンを使用すれば，ヒト免疫不全ウイルス（HIV）や肝炎に感染する恐れがあり，さらには肺膿瘍，心内膜炎，壊死性血管炎へと進展していくこともある．いくつかの研究では，アンフェタミンの乱用者は安全な性行為やコンドームの使用についてほとんど知らない，もしくは気にかけないということが示されている．命を脅かすほどではないが，その他のアンフェタミン乱用の有害作用には，紅潮，蒼白，チアノーゼ，発熱，頭痛，頻脈，動悸，悪心，嘔吐，歯ぎしり，息切れ，振戦，運動失調などがある．妊娠している女性がアンフェタミンを使用すると，児に出生時低体重，低頭囲，早産，発育遅延がみられることが多い．

精神的有害作用　アンフェタミン使用による精神的な有害作用には，不穏状態，不快気分，不眠，易刺激性，敵意，錯乱などがある．アンフェタミン使用により，関係念慮，妄想，幻覚，そしてまた全般不安症やパニック症のような不安症の症状を認めることがある．

コカイン

　コカインの使用により，よく認められる有害作用は鼻閉である．鼻粘膜に重篤な炎症，腫脹，出血，潰瘍が起こることがある．コカインを長期間使用していると鼻中隔に穿孔を起こす恐れもある．フリーベーシングやクラックの吸煙により，気管支と肺が損傷する恐れがある．経静脈的にコカインを使用すると感染，塞栓，HIV感染を起こす恐れがある．コカイン使用に伴う軽度の神経学的合併症には急性ジストニア，チック，片頭痛様頭痛などがある．コカイン使用に伴う重篤な合併症は，脳血管系，てんかん，心臓系の合併症である．これらの急性中毒症状の約3分の2は中毒の1時間以内に起こる．約5分の1は1～3時間以内に起こり，残りは数日以内に起こる．

脳血管系への作用　コカイン使用よって起こる脳血管障害では，非出血性梗塞が最も多い．出血性梗塞が起こるときは，くも膜下出血，実質内出血，脳室内出血も併発している恐れがある．一過性脳虚血発作もコカイン使用によって起こる恐れがある．これらの血管障害は多くは脳に起こるが，脊髄出血も報告されている．これらの血管障害の病態生理学的機序は明らかに血管収縮であるが，他の病態生理学的機序も提唱されている．

けいれん発作　けいれん発作はコカイン関連で救急室に来院した患者の3～8％にみられると報告されている．コカインは乱用される薬物の中では最もけいれん発作を起こしやすく，次はアンフェタミンである．コカイン誘発性のけいれん発作は多くは単発性であるが，発作を繰り返したり，けいれん発作重積を起こす恐れもある．稀ではあるが，誤診されやすいコカイン使用の合併症は，複雑部分発作重積であり，著しく経過が変動するコカイン誘発性精神病性障害と思われる患者では，この診断を考慮すべきである．コカイン誘発性けいれん発作を起こすリスクが最も高いのは，てんかんの既往があり，クラックや高用量のコカインを使用している患者である．

心臓への影響　コカイン誘発性の心臓系の異常で，おそらく最も多いのは心筋梗塞と不整脈である．心筋症はコカインを長期間使用すると発症する恐れがあり，心原性脳塞栓症はコカイン誘発性心筋機能不全から生じる恐れのあるさらなる合併症である．

死　高用量のコカインを使用すれば，けいれん発作，呼吸抑制，脳血管障害，心筋梗塞が起こりうる．これらはすべて，コカイン使用者を死に至らしめる恐れがある．使用者は失神や胸痛のような警告徴候を経験することがあるが，もっとコカインを摂取したいという抑制しがたい欲望からそれらの徴候を無視することがある．オピオイドとコカインの合剤である「スピードボール」（speedball）を摂取した際の死亡例も報告されている．

その他の薬物

アンフェタミンの代用品　MDMA（3,4-methylene-dioxymethamphetamine)は，MDEA，MDA(3,4-methylene-dioxyamphetamine)，DOB(2,5-dimethoxy-4-bromoamphetamine)，PMA(paramethoxyamphetamine)などの一連のアンフェタミン代用品の1つである．これらの薬物はアンフェタミンやLSD(lysergic acid diethylamide)と類似した主観的効果をもたらす．この意味では，MDMAや同様の類似物質は薬物の1つのカテゴリーとして明確に分類されるものかもしれない．

1980年代に使用されるようになったメタンフェタミン誘導体であるMDMAは，その当時は技術的な意味で，法規制の対象にはなっていなかった．「デザイナードラッグ」と呼ばれ，法規制を逃れるために故意に合成していると考えられていたが，実際には1914年に合成され特許を得ている．精神療法の補助として使用した精神科医もおり，価値があると結論を出した．一時期，合法であると宣伝され，主観的効果のために，精神療法に使用された．しかし，FDAで承認されたことはない．MDMAは安全性と合法性についての疑義が生じたが，それは同類のアンフェタミン誘導体であるMDA，DOB，PMAでは過量摂取による死亡例が多発し，MDAは中枢神経系のセロトニン神経終末を広範に破壊することが知られていたからである．緊急取締権(emergency scheduling authority)を使って，麻薬取締局は規制物質法に則りLSD，ヘロイン，マリファナに加えて，MDMAをスケジュールI(訳注：規制物質法のもとで，最も厳しい規制を受ける)の薬物に指定した．違法とされているにもかかわらず，MDMAは米国，ヨーロッパ，オーストラリアで製造され，流通し，使用され続けている．オーストラリアや英国では，青年や若者の間で人気のある夜通しのダンスパーティー(rave)ではよく使われている．

作用機序 この薬物には変わった特性があり，光学異性体によって違った作用をもつ．R(−)異性体はLSD様の効果をもたらし，S(+)異性体ではアンフェタミン様の特性をもつ．LSD様の作用は，セロトニン放出能と関係していると考えられる．誘導体はそれぞれ主観的な効果や毒性に関して大きな相違を示すことがある．動物実験では薬物の自己投与をすることから，アンフェタミン様効果が顕著であることが示唆される．

主観的効果 常用量(100〜150 mg)のMDMAを摂取すると，気分が高揚する．また自信の増加や知覚過敏，他者への洞察，共感，親密感を伴う平穏な感情，食欲低下を経験すると報告されている．集中困難と集中力向上がともに報告されている．不快反応，精神異常発現効果，精神病も報告されている．高用量では精神異常発現効果が起こりやすいようである．頻脈，動悸，血圧上昇，発汗，歯ぎしりなどの交感神経興奮作用がよくみられる．約4〜8時間は主観的な効果が顕著であると報告されているが，用量や投与経路によってはそれほど長く続かないこともあれば，もっと長く続くこともある．通常経口で摂取されるが，吸引，注射でも摂取される．速成耐性(tachyphylaxis)や，耐性を起こすこともあると使用者からは報告されている．

毒性 MDAほど毒性は強くないが，MDMAにもさまざまな身体的毒性があり，致死的な過量摂取に限られたものではない．動物の脳に注入しても神経毒性は出現しないが，動物でも人間でも代謝されてMDAになる．動物ではMDMAはセロトニン神経終末に選択的かつ長期にわたる損傷をもたらす．ヒトの場合，常用量のMDMAを摂取した後，持続的な損傷をもたらすほどのレベルにMDA代謝産物の濃度が上昇するのかどうかは，明らかではない．セロトニン神経プローブでの神経内分泌反応はMDMAの使用者ごとに異なる．またMDMAの使用歴のある人でのPET研究では，セロトニントランスポーターの結合が全般的または局所的に減少していることが示された．(図20.9-2)

法規制以前は精神療法の補助としてMDMAが有効であるという報告がいくつかあったが，現在ではMDMAの臨床的使用法で確立されたものはない．

チャット 東アフリカに自生している低木である，カタエドリス(Catha edulis)の青葉であるチャット(khat)は，中東，アフリカ，アラビア半島では少なくとも1000年以上前から刺激薬として使用されてきた．チャットはエチオピア，ケニヤ，ソマリア，イエメンでは現在でも広く使用されている．チャットにアンフェタミン様効果があることは昔から知られており，有効成分を分離する試みは19世紀から始められていたが，1970年代に入ってようやくカチノン(S[−]α-aminopropiophenoneまたはS[−]2-amino-1-phenyl-1-propanone)が原因物質として同定された．カチノンは前駆物質成分であって，常態では植物内で活性の少ないノルエフェドリン(norephedrine)とカチン(cathine；norpseudoephedrine)に酵素的に変換されてしまう．そのため，刺激作用をもっている青葉だけに価値があるのである．カチノンはアンフェタミンのもつ中枢神経系や末梢神経系への作用の大部分を有し，同様の作用機序をもっているようである．ヒトでは気分の高揚，空腹感の低下，倦怠感の緩和をもたらす．また高用量ではアンフェタミン様の精神病を起こす恐れがある．葉をかんだ後，主に口腔内で吸収され，アルカロイドが比較的急速に代謝されるため，中毒血中濃度まで達することは滅多にない．チャット使用に関する懸念は，急性中毒ではなく依存を生ずる特性にある．多くのアフリカおよびアラブ諸国では使用が禁止されているにもかかわらず，毎日500万回分が消費されていると見積もられている．

1990年代，複数の秘密工場がメトカチノンの合成を開始した．この薬物の作用はカチノンに類似している．多くの俗称(バスソルト，CAT，goob，crank)で知られているが，その人気の理由は，特別に規制がかけられるまでは利用可能であったエフェドリンやプソイドエフェドリンから容易に合成できるためであった．メトカチノンは規制物質法のスケジュールIに指定された．使用方法，有害作用，合併症はアンフェタミンで報告されているも

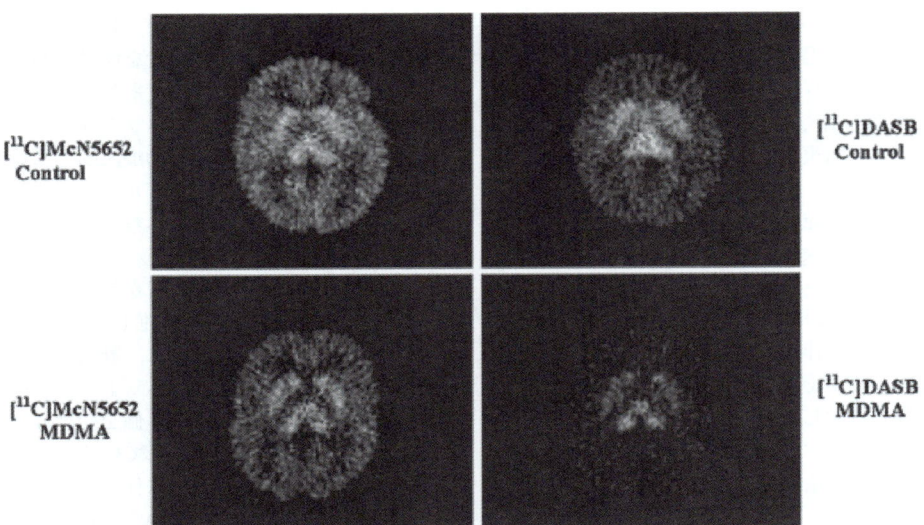

図 20.9-2 [¹¹C] McN5652 と [¹¹C] DASB を投与したあと 75〜90 分後にとられた対照群の被験者と 3,4-methylene-dioxymethamphetamine (MDMA) の被験者の陽電子放射断層撮影 (positron emission tomography : PET) 画像である．どちらの放射性リガンドでも，MDMA の被験者ではセロトニントランスポーター (SERT) の結合が減少していることが示された．PET 画像では正常の最大まで標準化している．(McCann UD, Szabo Z, Seckin E, Rosenblatt P, Mathews WB. Quantitative PET studies of the serotonin transporter in MDMA users and controls using [¹¹C] McN5652 and [¹¹C] DASB. *Neuropsychopharmacology*. 2005；30 [9]：1741 から許可を得て転載)

のに酷似している．

クラブドラッグ 一般的にクラブドラッグと呼ばれている物質群は，ダンスクラブ，バー，夜通しのダンスパーティー (rave) でよく使われる．この群には LSD, γヒドリキシ酪酸 (GHB), ケタミン，メタンフェタミン，MDMA (ecstasy), フルニトラゼパムまたは roofies (flunitrazepam) などがある．これらの物質はすべて同じ薬物の分類に属しているわけではなく，身体的または主観的な効果も同じではない．GHB，ケタミン，フルニトラゼパムは「デイト・レイプ・ドラッグ」(date rape drug) と呼ばれている．これらの薬物は見当識障害を起こしたりや鎮静効果があるため，使用した者は薬物の影響下にある間に起こった出来事のすべてまたは一部を想起することができないからである．そのため，これらの薬物はこっそりと飲み物の中に入れられることもあれば，自分で納得して飲んでいることもあるが，内服後は何が起こったかははっきりと思い出せないと言われている．

救急部では GHB，ケタミン，フルニトラゼパムが問題となることは比較的少ない．入院が必要となる場合，原因となる物質はクラブドラッグの中ではアンフェタミンが大部分を占める．

治療とリハビリテーション

アンフェタミン

アンフェタミン (またはアンフェタミン様) 関連障害の治療とコカイン関連障害の治療には，患者が断薬を維持するための援助が難しいという共通点がある．それは強力に渇望を強化し誘発するためである．多くの場合，入院とさまざまな治療法 (個人精神療法，家族精神療法，集団精神療法) が，断薬を維持するために必要になる．特定のアンフェタミン誘発性障害 (例えば，アンフェタミン誘発性精神病性障害やアンフェタミン誘発性不安症) の治療には特定の薬物 (例えば，抗精神病薬や抗不安薬) が短期間必要になることがある．抗精神病薬は最初の数日間使用されることがある．精神病症状がなければ，ジアゼパム (セルシン) が患者の興奮や過活動を治療するためには有益である．

医師は患者と治療同盟を結び，潜在しているうつ病やパーソナリティ障害，またはその両方を治療する必要がある．しかし，多くの患者が薬物に強く依存しているために，精神療法は特に難しいことがある．

うつ病のような併発疾患がある場合には，抗うつ薬が効くことがある．ブプロピオン (Wellbutrin) はアンフェタミンから断薬した後に有益なことがある．断薬に伴う不快気分に患者が対処する際に，幸福感を生み出す効果をもっている．

コカイン

解毒 コカインの離脱症状はオピオイド，アルコール，催眠鎮静薬からの離脱症状とは異なる．生理的障害のために入院や離脱用の住居を必要としないからである．それ故，一般には外来通院で離脱治療を試みることは可能である．その上で，コカインに接触できないように援助しなくてはコカインをやめられない患者に対して，より徹底的で管理された環境が必要かどうかを判断すれば良

い．コカインをやめ始めたときには，たいてい倦怠感，不快気分，睡眠障害，渇望が認められ，抑うつがみられることもある．離脱の程度を確実に和らげる薬物はないが，1〜2週間で落ち着くことが多い．しかし，睡眠，気分，認知機能が十分回復するにはより時間がかかることもある．

コカイン使用者が自発的に治療にくることはほとんどない．薬物を使った経験があまりに良いものであり，有害な効果はあまりに小さく感じられるため，治療を求める理由がないのである．治療を求めない者は，多剤を使用し，コカイン使用に伴う有害効果がほとんどなく，仕事や家族に関する義務をほとんど負っていないことが多い．また法規制に抵触したり違法な行動が増えたりすることが多い．

コカイン関連障害の治療では強烈な渇望という困難に打ち勝たなければならない．動物実験ではコカインは自己投与の強力な誘導物質であることが示されている．しかし，同時にこれらの研究ではコカイン摂取に対して陰性に強化された場合，動物はコカインの使用を制限することも示されている．ヒトでは，陰性の強化因子はコカイン使用によってもたらされた仕事や家族関係の問題という形をとることもある．そのため，臨床医は包括的な治療法を考え，社会的，心理学的，あるいは生物学的な戦略をも治療プログラムに取り入れなければならない．

コカインを断薬するためには，コカインを入手し，使用していたいつもの社会環境から患者を遠ざけるために，完全または部分的に入院を要することもある．患者の断薬継続を監視するためには頻回で不定期な尿検査が必要であることが多く，特に治療の最初の週や月ではそうである．リラプスプリベンション治療(relapse prevention treatment：RPT)は認知行動療法に基づくもので，断薬という目標を達成するために入院や外来治療に加えられるものである．

心理社会的治療 心理的な介入はたいてい個人療法，集団療法，家族療法の形式をとる．個人療法では，コカイン使用に至った過程，自覚しているコカインの陽性効果，これらの効果を得るための他の方法に焦点を当てるべきである．集団療法やナルコレプシー匿名会のような支持グループでは，コカインを使用している他の人たちとの話し合いと，経験や効果的な対処技能について分かち合うことに焦点が置かれる．家族療法は治療戦略上，欠くことのできない要素となることが多い．家族療法でよく話し合われるテーマは，患者が過去にとった行動がいかに家族を傷つけてきたか，そしてそのような行動に家族がどのように反応していたか，ということである．しかし，治療は未来と，家族がどのように行動を変えるかということにも焦点を当てた方が良い．家族が行動を変えれば，患者が薬物から遠ざかり，力を他の方向に向けることの助けになることもある．このアプローチは外来治療で使われることがある．

ネットワーク療法 ネットワーク療法は，個人療法と集団療法を組み合わせるという特殊な方式の治療として開発された．それは嗜癖患者を開業医が治療する際に，高い成功率を確保するためである．ネットワーク療法は，患者がグループのサポートネットワークにつながるまでの間，精神力動的，認知行動療法的アプローチの両方を個人療法として使用する．グループは，患者の家族と仲間(peer)で構成され，次の診察までの間，患者と治療者を結びつけるための治療ネットワークとして使用される．このアプローチは，患者が治療につながるための媒体として，集団の凝集性を促進していく．このネットワークは治療者によって管理され，凝集性と援助を提供し，治療順守を促進していく．ネットワーク療法は系統的な対照群をもった研究による評価を受けていないが，精神科の実践にしばしば利用されている．それは診療所で個人の開業医が使用するために作られた数少ないマニュアル化されたアプローチの1つだからである．

補助薬 ヘロインの使用者ではメサドン，酢酸レボメタジル(levomethadyl acetate：ORLAAM；通常 L-a-acetylmethadol[LAAM]と呼ばれている)，ブプレノルフィン(Bupurenex)による治療によりオピオイドの使用が減少する．しかし，これに匹敵するほどにコカインの使用を減少させるような薬物療法は現在存在しない．コカイン依存と再発の治療のためにさまざまな薬物の臨床試験がこれまでに行われ，現在も行われている．それらの薬物のほとんどが，他の治療のために承認されたものである．

元々 ADHD や気分障害があると推定されるコカイン使用者の治療には，それぞれメチルフェニデート(リタリン)とリチウム(リーマス)が使用されてきた．これらの薬物は，それらの障害がない患者にはほとんど効果がない．そのため臨床家はこれらの薬物をコカイン依存の治療に使用する際には，診断基準を完全に，厳密に適用すべきである．ADHD の患者では，メチルフェニデートの徐放剤の方がコカインの渇望を引き起こしにくいかも知れない．しかし，コカイン使用に関するこれらの薬物治療の効果はまだ立証されていない．

慢性のコカイン使用者では複数の神経伝達系，特に快感度を制御しているドパミン作動性，セロトニン作動性神経伝達の機能が変化しており，またコカインが相対的なドパミン欠乏を誘発しているという前提の元に，多くの薬物が検討されている．ドパミン系の機能変化についての証拠は蓄積されてきているが，理論的にドパミン機能を変化させるような薬物が治療経過をも変えられることを証明することはまだ難しい．

三環系抗うつ薬は軽度の薬物依存の患者で早期に使用された時には，効果があったという結果が出ている．しかし，中等度から重症の症例では，断薬に対してほとんど効果がなかった．

ブプロピオン，MAO阻害薬(MAOI)，選択的セロトニン再取り込み阻害薬(SSRI)のような抗うつ薬，抗精神病薬，リチウム，数種類のカルシウム拮抗薬，抗てんか

ん薬は，対照研究によって試験されたが効果が確認されなかった．再現実験が必要であるが，1日300 mgのフェニトイン（アレビアチン）により，コカインの使用が減少したという研究が1つある．

ヒトでは試されていないが，いくつかの薬物が開発されてきている．これらの薬物にはドパミン受容体のサブタイプを選択的に遮断もしくは刺激する薬物（例えば，選択的D_1作動薬）や，コカインがドパミントランスポーターに接近するのを選択的に遮断する一方でトランスポーターがシナプスからコカインを除去する余地を残しておく薬物などがある．他には，血中でコカインに結合する抗体（いわゆる「コカインワクチン」）を用いてコカインが脳に到達するのを防ぐというアプローチもある．このようなコカインに結合する抗体は動物モデルでは，コカインの強化効果を減少させた．また，コカインの加水分解を促進する触媒抗体や，コカインを選択的に加水分解する作用をもっているらしく，また生体内に通常存在しているブチリルコリンエステラーゼ（偽コリンエステラーゼ）が研究中である．

ビガバトリン（vigabatrin）は難治性小児てんかんの治療に使われているが，脳のGABA濃度を著しく上昇させることによって効果を生み出していると考えられる．動物ではビガバトリンは，コカイン，ニコチン，ヘロイン，アルコール，メタンフェタミンによって誘発された側坐核の細胞外ドパミンの増加を和らげ，これらの生化学的な変化に伴う薬物探索行動も同様に和らげると言われている．予備的な臨床研究では，コカインとメタンフェタミン依存の治療への効果が示唆された．しかし，コカインやメタンフェタミン依存の治療の適応にするには大規模な臨床試験が必要である．

参考文献

Barceloux DG. Amphetamines and phenethylamine derivatives. In: *Medical Toxicology of Drug Abuse: Synthesized Chemicals and Psychoactive Plants*. Hoboken: John Wiley & Sons; 2012:3.

Bhargava S, Arora RR. Cocaine and cardiovascular complications. *Am J Ther*. 2011;18(4):e95.

Callaghan RC, Cunningham JK, Sajeev G, Kish SJ. Incidence of Parkinson's disease among hospital patients with methamphetamine-use disorders. *Mov Disord*. 2010;25(14):2333.

Gunderson EW, Kirkpatrick MG, Willing LM, Holstege CP. Substituted cathinone products: A new trend in "bath salts" and other designer stimulant drug use. *J Addict Med*. 2013;7(3):153–162.

Haney M. Neurobiology of stimulants. In: Galantar M, Kleber HD, eds. *Textbook of Substance Abuse Treatment*. 3rd ed. Washington, DC: American Psychiatric Publishing; 2008:143.

Kosten TR, Newton TF, De La Garza II R, Haile CN, eds. *Cocaine and Methamphetamine Dependence: Advances in Treatment*. Arlington: American Psychiatric Association; 2012.

Lee NK, Pohlman S, Baker A, Ferris J, Kay-Lambkin F. It's the thought that counts: Craving metacognitions and their role in abstinence from methamphetamine use. *J Subst Abuse Treat*. 2010;38(3):245.

Liu S, Lane SD, Schmitz JM, Waters AJ, Cunningham KA, Moeller FG. Relationship between attentional bias to cocaine-related stimuli and impulsivity in cocaine-dependent subjects. *Am J Drug Alcohol Abuse*. 2011;37(2):117.

Mahler SV, Hensley-Simon M, Tahsili-Fahadan P, LaLumiere RT, Thomas C, Fallon RV, Kalivas PW, Aston-Jones G. Modafinil attenuates reinstatement of cocaine seeking: role for cystine-glutamate exchange and metabotropic glutamate receptors. *Addiction Biology*, 2014;19(1):49–60.

Magdum SS. An overview of Khat. *Addict Disord Treat*. 2011;10(2):72.

Mahoney III JJ, Hawkins RY, De La Garza II R, Kalechstein AD, Newton TF. Relationship between gender and psychotic symptoms in cocaine-dependent and methamphetamine-dependent participants. *Gender Med*. 2010;7(5):414.

McCann UD. Amphetamine, methylphenidate, and excessive sleepiness. In: Thropy MJ, Billiard M, eds. *Sleepiness: Causes, Consequences, and Treatment*. New York: Cambridge University Press; 2011:401.

McCann UD, Ricaurte GA. Amphetamine (or Amphetamine-like)-related disorders. In: Sadock BJS, Sadock VA, Ruiz P, eds. *Kaplan & Sadock's Comprehensive Textbook of Psychiatry*. 9th ed. Philadelphia: Lippincott Williams & Wilkins; 2009:1288.

Moore EA. *The Amphetamine Debate: The Use of Adderall, Ritalin, and Related Drugs for Behavior Modification, Neuroenhancement, and Anti-Aging Purposes*. Jefferson, NC: McFarland & Co, Inc.; 2011.

Saleh T, Badshah A, Afzal K. Spontaneous acute subdural hematoma secondary to cocaine abuse. *South Med J*. 2010;103(7):714.

Todd G, Noyes C, Flavel SC, Della Vedova CB, Spyropoulos P, Chatterton B, Berg D, White JM. Illicit stimulant use is associated with abnormal substantia nigra morphology in humans. *PLoS One*. 2013;8(2):e56438.

Weiss RD, Iannucci RA: Cocaine-related disorders. In: Sadock BJ, Sadock VA, Ruiz P, eds. *Kaplan & Sadock's Comprehensive Textbook of Psychiatry*. 9th ed. Philadelphia: Lippincott Williams & Wilkins; 2009:1318.

Winhusen T, Lewis D, Adinoff B, Brigham G, Kropp F, Donovan DM, Seamans CL, Hodgkins CC, Dicenzo JC, Botero CL, Jones DR, Somoza E. Impulsivity is associated with treatment non-completion in cocaine- and methamphetamine-dependent patients but differs in nature as a function of stimulant-dependence diagnosis. *J Subst Abuse Treat*. 2013;44(5):541–547.

20.10　タバコ関連障害

タバコ使用障害は，物質依存の中でも，最も広く行き渡っていて致命的かつ浪費的なものである．またタバコ使用障害は，特に精神科医が真っ先に無視していた障害の1つでもあるが，その理由は，タバコ依存と他の物質使用依存とのあいだには共通項が存在するという近年の研究成果にもかかわらず，タバコ依存が他の物質使用依存とは異なった独特な経過が存在するということによる．タバコが行動上の問題の原因となることはない．したがって，少数のタバコ依存者が精神医学的治療の希望者あるいは対象者となる．タバコは合法的薬物であり，タバコ使用をやめようと考える大多数の人々は治療を行わずに禁煙している．それゆえに，一般的ではあるが間違っている見方としては，アルコールや他の不法薬物とは違って，大多数の喫煙者には治療が必要ないということである．

タバコ依存の治療を行う上で，精神科医の果たす不本意な役割を好転させる可能性をもついくつかの出来事が，近年になって起きている．すなわち，(1)精神疾患をもつほとんどの患者が喫煙していて，その多くがタバコ依存で死亡するという認識が広まりつつあること，(2)喫煙を続けているとさらに多くの精神医学的問題を抱えるおそれがあり，多くの喫煙者に対してもっと集中して治療する必要があると考えられること，(3)喫煙者への禁煙補助薬として複数の薬理作用をもつ薬物が開発されたこと，などがあげられる．

疫　学

2004年におけるモニタリング・ザ・フューチャー調査（Monitoring the Future Survey；訳注：米国の中高大生13〜18歳を対象にしてミシガン大学が1975年から毎年行っている薬物使用の実態と意識を調査した研究）によ

ると，紙巻たばこ喫煙に関連した健康へのリスクが示されているにもかかわらず，米国若年層は喫煙を続けているという結論を導いている．しかし，中高生での30日間喫煙率は低下傾向を示している．ピーク時の1996年には中学8年生（訳注：13～14歳．日本の中学1～2年に相当）の21.0%，高校10年生（訳注：15～16歳．日本の中学3年～高校1年に相当）の30.4%，1997年には高校12年生（訳注：17～18歳．日本の高校2～3年に相当）の36.5%であった．一方，モニタリング・ザ・フューチャー調査によると，2011年には30日間喫煙率が最低値を記録し，中学8年生の6.1%，高校10年生の11.8%，高校12年生の30.4%となっていて，特に高校10年生で最も顕著な低下を示した．なお，高校12年生においては，モニタリング・ザ・フューチャー調査への回答月に加えて，1か月前倒しで行った前月の30日間喫煙率は19.0%であったと報告されている．

　ここ数年，米国の10代若年層で劇的に喫煙率が低下していることは，彼らが，紙巻たばこ喫煙は「著しく」健康へのリスクを伴うものと考えて，1日に1箱以上の紙巻たばこを喫煙することに否定的であったと考えられる．喫煙に対して学生達がもつ個人的な否定観はここ数年間で増幅し，2011年には中学8年生で88%，高校10年生で85.8%，高校12年生で83%の学生達が，1日に1箱以上の紙巻たばこを吸う喫煙者に対して「非難する」あるいは「強く非難する」としている．さらに，高校10年生および12年生では，1日に1箱以上の紙巻たばこを喫煙すると目に見える有害性が著しく増悪されると考えていることも報告されている．

　世界保健機構（World Health Organization：WHO）によると，世界中には10億人の喫煙者が存在し，年間6兆本の紙巻きタバコが消費されていると概算している．またWHOは，年間300万人以上がタバコにより死亡していると見積もっている．米国での喫煙者数は減少しているが，発展途上国での喫煙者数は増加している．タバコをやめた人の割合は高学歴の白人男性で最も高くなっているが，女性や黒人，10代，低学歴の白人男性では低い．

　タバコが喫煙される最も一般的な形態は紙巻きタバコであるが，それに続いて葉巻き，嗅ぎタバコ，嚙みタバコ，パイプの順番で低くなっていく．現在，米国全体で約3%の人々が嗅ぎタバコまたは嚙みタバコを使用しているが，18～25歳の若年成人層では約6%と高い．

　今日では，米国人での喫煙率は約19.3%である．喫煙開始の平均年齢は16歳であり，20歳以降に開始する人は少ない．タバコ依存は急速に形成されると考えられている．禁煙教室やその他の禁煙プログラムによる喫煙開始防止の効果はわずかであるが，増税により喫煙開始が効果的に抑制されていた．

　喫煙者の75%以上が禁煙に取り組んだことがあり，約40%が禁煙を毎年試みている．こうした試みにもかかわらず，たった2日間の禁煙でさえ30%が成功しているに過ぎない．恒久的な禁煙成功率にいたってはわずかに5～10%程度である．しかし，ほとんどの喫煙者が禁煙を5～10回は試み，「喫煙歴ありの人」での最終的な禁煙成功率は50%に達している．かつては，禁煙成功例の90%以上は治療とは無関係であった．1998年以降，ニコチン置換療法のための一般用医薬品（訳注：ニコチンガムなど）の出現により，禁煙取り組みの約3分の1が治療と関係するようになった．

　タバコ使用障害それ自体の診断という観点からは，人口の約20%がいずれかの時点でニコチン依存となっているので，ニコチン依存は有病率が最も高い精神疾患であるともいえる．今日では，日常的喫煙者でのニコチン依存率は約85%であるとされている．また，禁煙を試みる喫煙者でのニコチン離脱率は約50%に達するとされている．

　米国疫病管理予防センター（Centers of Disease Control and Prevention：CDC）によれば，米国全域でみると喫煙の地域差が認められている．現時点で喫煙率が高い13州として，ケンタッキー州，ウエストバージニア州，オクラホマ州，ミシシッピー州，インディアナ州，ミズーリ州，アラバマ州，ルイジアナ州，ネバダ州，テネシー州，アラスカ州，ノースカロライナ州，オハイオ州があげられている．一方，喫煙率が低い州として，ユタ州，カルフォルニア州，ワシントン州，マサチューセッツ州，ロードアイランド州，コロンビア特別区，ハワイ州，メリーランド州，コネチカット州，ニューハンプシャー州，ニュージャージー州，アリゾナ州があげられている．なお，ユタ州では男性（10.6%），女性（7.9%）ともに喫煙率が最低であった．

教　育

　教育水準とタバコ使用には相関性が認められる．高校を卒業していない成人での喫煙率が37%であったのに対して，大学卒での喫煙率は17%であった．

精神疾患患者

　精神疾患患者は高い割合でタバコを吸うため，精神科医は特にタバコ依存について関心と知識をもたなければならない．すべての精神科外来患者のおよそ50%，双極I型障害の外来患者の70%，統合失調症外来患者の90%，物質使用障害の70%が喫煙している．さらに報告データから，抑うつ障害や不安症の患者は他の患者ほど禁煙の試みに成功していないと示唆されている．前述の障害をもつ人たちには，原発性精神疾患の治療に加えて，タバコ嗜癖をやめさせるための支援を含めた包括的な健康管理が必要である．統合失調症患者の喫煙率の高さは，タバコによって過剰な外的感覚刺激が軽減し，集中力が増すためであると考えられている．そういう意味では，統合失調症患者は苦痛を緩和させるために自己モニタリングしているのである．

死　亡

　喫煙の重大な有害作用は死亡である．米国において毎年約40万人の早期死亡はタバコ使用と関連しており，これは全死亡の25％を占めている．死亡の原因には，慢性気管支炎と肺気腫（5万1000人死亡），気管原性癌腫（10万6000人死亡），致死的心筋梗塞のうちの35％（11万5000人死亡），心血管疾患，ほとんどすべての慢性閉塞性肺疾患（COPD），そして肺癌が含まれる．嚙みタバコと嗅ぎタバコ（無煙タバコ）の使用が増加していることは，中咽頭癌の発症と関連している．また，葉巻きの使用が増加傾向に転じていることも，中咽頭癌の増加をもたらすと考えられている．

　研究者により，紙巻きタバコの喫煙に起因する米国での癌死亡は癌死全体の30％を占め，最大の発癌性物質であることが見出されている．喫煙（ほとんどが紙巻きタバコの喫煙）は肺癌，上気道癌，食道癌，膀胱癌，膵臓癌を引き起こし，おそらくは胃癌，肝臓癌，腎臓癌とも関わっている．喫煙者は非喫煙者に比べ肺癌発生率が8倍高く，肺癌は乳癌を追いぬいて女性の癌関連死因の1位となっている．米国では，受動喫煙により年単位で数千人もの癌死が引き起こされており，これはラドン曝露による癌死とほぼ同数である．これらの統計的数字は驚異的であるが，喫煙者は単に禁煙するだけで喫煙関連癌への罹患を劇的に減少させることができる．

神経薬理学

　タバコの精神活性成分はニコチンであり，ニコチン性アセチルコリン受容体サブタイプにアゴニスト（作動薬）として中枢神経系（CNS）に効果をあらわす．喫煙時に吸入されたニコチン量の約25％が血中に入り，血中ニコチンは15秒以内に脳に到達する．ニコチンの半減期は約2時間である．ニコチンは，腹側被蓋野から大脳皮質および辺縁系へ至るドパミン系経路を賦活することによって，陽性強化と嗜癖性をもたらすと考えられている．ニコチンはドパミン系の賦活に加え，ノルエピネフリンおよびエピネフリン濃度の増加，そしてバソプレシン，βエンドルフィン，副腎皮質刺激ホルモン（adrenocorticotropic hormone：ACTH），コルチゾル放出の増加を引き起こす．それらのホルモンは，中枢神経系へのニコチンの基本的刺激作用に関与すると考えられている．

診　断

タバコ使用障害

　DSM-5には，喫煙の欲求や再開，忍容性，禁煙時の離脱症状を扱ったタバコ使用障害（tobacco use disorder）という診断が含まれている．タバコ依存は急速に発現するが，これはおそらくニコチンが腹側被蓋野のドパミン系賦活のためであろうが，コカインやアンフェタミンも同じドパミン系に影響を及ぼす．タバコ依存の形成には，場合によっては強力に喫煙を促進させる社会的要因，そしてタバコ会社のたくみな広告効果によって増強される．自分の両親や兄弟が喫煙してそのお手本になっていると自分も喫煙しやすくなる．近年に報告された一部の研究からも，遺伝的要因がタバコ依存を形成しやすいと示唆されている．喫煙者のほとんどが禁煙を望んでいて，何回も禁煙の努力を試みているが，その努力は失敗に終わっている．

タバコ離脱

　DSM-5には，タバコ中毒（tobacco intoxication）という診断区分は存在しないが，ニコチン離脱という診断区分は存在する．離脱症状は最後の喫煙の2時間以内に生じ，一般的に最初の24～48時間で最大となり，数週間から数か月間持続することがある．一般的な症状としては，タバコの渇望，緊張，易刺激性，集中困難，傾眠や逆説的睡眠障害，心拍数減少と血圧低下，食欲増加と体重増加，運動減少，筋緊張の増加などがある．喫煙者が通常の紙巻きタバコからニコチン量の低い紙巻きタバコへ切り替えるとき，軽度のニコチン離脱が現れることもある．

臨床像

　ニコチンの刺激作用は，行動学的にみて注意力，学習，反応時間，問題解決能力の改善をもたらす．タバコの使用者も，喫煙により気分が高揚し，緊張が減り，抑うつ感情が減少すると報告している．ニコチンの脳内血流量への作用が研究されているが，その結果，短期のニコチン曝露は脳酸素代謝を変えることなく脳内血流量を増加させるが，長期のニコチン曝露は脳内血流量の減少をもたらすことが示唆されている．中枢神経系への刺激作用に対して，末梢部位ではニコチンは骨格筋弛緩作用を現す．

有害作用

　ニコチンは毒性の高いアルカロイドである．成人での薬用量60 mgは致命的であり，2次性の呼吸麻痺を引き起こす．平均的なタバコの喫煙では，0.5 mgのニコチンが摂取される．低用量でのニコチン中毒の徴候・症状としては，悪心，嘔吐，流涎，蒼白（末梢血管収縮によって引き起こされる），筋力低下，腹部疼痛（蠕動亢進によって引き起こされる），下痢，眩暈，頭痛，血圧上昇，頻脈，振戦，冷感などがある．ニコチン毒性には，集中困難，混乱，知覚の障害もある．さらにニコチンは，摂取者のレム睡眠量の減少も起こす．なお，妊娠中のタバコ使用は，低体重児出産や肺高血圧を合併した新生児の増加を惹起する．

禁煙による健康上の恩恵

　禁煙はあらゆる年代の喫煙者に対して直ちに大きな健

表 20.10-1 小児・青年でのタバコ使用を防止するための戦略

対象者	通学年齢の小児，青年
推奨される指針	タバコ使用を防止するための方法論を提供する
リスク評価	小児と青年が喫煙を開始する最大要因は，親の喫煙およびニコチン依存である．その他の要因としては，親の監督不行き届き，紙巻きタバコの容易な入手，喫煙への知覚的興味，タバコの宣伝効果などがある
行動学的カウンセリング戦略（介入法）	行動学的カウンセリング戦略とは，例えば医療従事者，印刷媒体，コンピュータのアプリケーションを活用して対面応対または電話連絡することで，通学年齢の小児および青年の喫煙開始のリスクを抑制することができるというものである．効果的に行動介入する方式や程度については，実際のところは多種多様である
便益と危害のバランス	通学年齢の小児および青年でのタバコ使用を防止するための1次戦略を提供することである程度の便益がもたらされる
他の関連事項としての USPSTF 指針推奨	米国予防医療専門委員会（U.S. Preventive Services Task Force：USPSTF）では，成人および妊婦のタバコ使用およびタバコ関連性疾患を防止するカウンセリング法や介入法をまとめた推奨指針を作成している．これらの推奨指針については以下のURLから得られる http://www.uspreventiveservicestaskforce.org/

上記の推奨指針の作成にあたっては，米国予防医療専門委員会（USPSTF）が完成した推奨指針の記載内容や関係書類を体系的に評価してその根拠をまとめたものである．詳細はUSPSTFのホームページ（www.uspreventiveservicestaskforce.org.）を参照のこと．（*Primary Care Interventions to Prevent Tobacco Use in Children and Adolescents*, Topic Page, 2013. U. S. Preventive Services Task Force. http://www.uspreventiveservicestaskforce.org/uspstf/uspstbac.htm）

表 20.10-2 一般的治療による禁煙成功率

治療法	禁煙成功率（%）
自己努力で禁煙	5
自分で書籍などを利用して禁煙	10
医師の助言により禁煙	10
市販のニコチン貼付剤またはニコチンガムを使用して禁煙	15
薬物療法および医師の助言により禁煙	20
行動療法だけで禁煙	20
薬物療法および集団療法を併用して禁煙	30

治療

子どもや青年のタバコ使用を防止する介入法を**表20.10-1**に示した．すでに喫煙している人に対して，精神科医は禁煙を指導すべきである．禁煙を準備中の患者には，「禁煙の日付け」を設定することが最も良い方法である．ほとんどの臨床医と喫煙者は急激な禁煙の方を好むが，急激な禁煙が段階的禁煙より優れていることを示唆する質の高いデータは存在しないので，段階的禁煙を希望する患者の意見は尊重されなければならない．治療または集団療法の必要性，体重増加の問題，リスクが高いという状況認識，タバコを入手できなくすることに焦点を当てた助言をしなければならない．喫煙再開はしばしば急激に起こるので，経過観察のための電話連絡や外来受診は禁煙開始日から2～3日後に行わなければならない．これらの方法による禁煙の成功率は，自発的禁煙による成功率の2倍にのぼることが示されている（**表20.10-2**）．

康上の恩恵をもたらし，喫煙関連障害の有無にかかわらず有益である．喫煙をやめた人は，喫煙を継続する人よりも長生きする．禁煙は，肺癌と他の癌腫，心筋梗塞，脳血管障害，慢性肺疾患のリスクを減少させる．妊娠前または妊娠初期3～4か月の間に喫煙をやめた女性は，喫煙したことのない女性と同程度までに低体重児出産のリスクを減少させることができる．禁煙の健康上の恩恵は，平均5ポンド（約2.3 kg）の体重増加によってもたらされるリスク，あるいは禁煙後にみられるどのような精神的有害作用よりも実質的に優っている．

Hさんは45歳の統合失調症患者で，1日に35本のタバコを吸う．彼女は，初発精神病の前駆期であった20歳ごろからタバコを吸い始めた．治療開始から20年のあいだは，Hさんに喫煙をやめるように指導する精神科医や内科医はいなかった．

彼女が43歳になった時に，主治医が禁煙を勧めた．彼女は自分自身で禁煙を試みたが，同居者や友人が喫煙していることもあって48時間しか続かなかった．定期的な服薬確認の受診の際に精神科主治医から禁煙を勧められたので，彼女は以前の禁煙の試みについて語った．精神科医とHさんは喫煙者を避ける方法を話し合った結果，Hさんが自分の禁煙の意志を伝え，友人達に自分の周囲で喫煙せずに禁煙の試みを励ましてくれるよう頼んだ．また精神科医は，Hさんがイライラして，少し落ち込み，落ち着きがなく，しかも前回の禁煙試行時には不眠に苦しんでいたことに気づいていたので，治療薬の使用を勧めた．彼女は，ニコチン貼付剤の使用，そして必要に応じてニコチンガムの使用を選択した．

精神科医は禁煙開始から2日後にHさんから電話連絡してもらった．この時点で，彼女はニコチン貼付剤とニコ

チンガムは助けになっていると話していた．1週間後，彼女は再び喫煙に逆戻りしたが，精神科医は4日間喫煙しなかったことをほめた．精神科医はもし再び禁煙しようと思ったらまた来なさいと彼女に指示した．7か月後，服薬確認の受診の際に，精神科医は禁煙する意志があるかを再びHさんに尋ねたが，彼女は気乗りがしなかった．

2か月後，Hさんは再び禁煙に挑戦したいと連絡してきた．今回，精神科医とHさんは，喫煙する友人達の近くで過ごさないようにできることをリスト表にしてまとめたうえで，禁煙の支援を依頼するため彼女のボーイフレンドに電話し，励ましの電話をかけてくれることを病棟看護師に依頼して，さらに4週間のあいだ禁煙支援グループに入会することを決めた．そして今回，精神科医は非ニコチン性医薬品のバレニクリン（チャンピックス錠）を処方した．Hさんは最初の3週間は週1回15分間の受診，それ以降は週2回の電話連絡でフォローアップされた．彼女は2回だけ喫煙してしまったが，喫煙習慣に後戻りすることもなく前喫煙者のままでいた．（John R. Hughes, M. D. から改変）

心理社会的治療

行動療法は最も広く受け入れられており，喫煙に対する心理社会的治療として有用であることが示されている．技能訓練と再発予防では，危険な状況を確認し，喫煙に至るこれらの状況への対処のために行動技法あるいは認知技法を計画して実行する．刺激制御では，喫煙のきっかけとなる環境の除去をめざす．嫌悪療法とは，喫煙が快感よりむしろ不快感を伴うものであると関連づけるために，吐き気を感じるまで患者に繰り返し喫煙させるものである．この治療法は有効なようであるが，良好な治療上の信頼関係と患者の忍耐力が必要である．

催眠療法 一部の患者では，催眠療法を連続して行うことでうまくいくこともある．喫煙しないことの恩恵を助言して，結果的に喫煙しないことを患者の認知構造の中に取り込んでいく．催眠療法の後には，タバコはまずいもの，あるいは喫煙時に吐き気を催すものだとも助言していく．

薬理学的治療

ニコチン置換療法 すべてのニコチン置換療法（nicotine replacement therapy）で禁煙率は2倍に上昇するが，これはおそらくニコチン離脱症状が軽減されるためであろう．ニコチン置換療法は，禁煙病棟において患者の離脱症状を軽減させるためにも用いられる．ニコチン置換療法では，6～12週間の短い維持期を設定し，しばしばその後さらに6～12週間の段階的減量期が続く．

ニコチンポラクリレックスガム（ニコレット）は市販薬であり，咀嚼することでニコチンが放出され，口腔内吸収される．1日のタバコ消費量が25本以下の喫煙者には2mgガム製剤が，また，1日のタバコ消費量が26本以上の喫煙者には4mgガム製剤が用いられる．喫煙者は禁煙後，1時間につき1～2個のガム製剤を使用し，1日24個までを限度とする．ガム製剤を噛むことで得られる血中ニコチン濃度は，タバコの一服と一服の間の血中ニコチン濃度の3分の1から2分の1程度となる．酸性の飲料（コーヒー，お茶，ソーダ，ジュース）はニコチン吸収量を低下させるので，ガム製剤の使用前・使用中・使用後のいずれでも飲用すべきではない．ガム製剤の使い方を遵守することがしばしば問題となる．有害作用は少なく，味の悪さと顎痛程度である．禁煙成功者のうち約20％がガム製剤を長期間にわたって使用していたが，1年以上もガム製剤を使用したのは2％だけであった．長期使用は有害ではないようである．禁煙の危険性の高い状況を回避できることが，ニコチンガムの最大の利点である．

ニコチン口内錠（コミット）からもニコチンが得られ，2mg製剤と4mg製剤が製品化されている．ニコチン口内錠は，とりわけ起床後すぐに喫煙する患者に対して有用である．一般的には，使用開始から6週間の間は9～20個のニコチン口内錠を使用し，その後は使用量を減らしていく．ニコチン口内錠は，すべてのニコチン置換療法の中で最もニコチン量が多い．使用者は，ニコチン口内錠が溶けるまで口の中に含み，飲み込んではいけない．副作用としては，不眠，悪心，胸焼け，頭痛，吃逆などがある．

ニコチン貼付剤も米国では市販薬として販売されており，16時間持続性・非漸減型製剤（Nicotrol）と24時間持続性あるいは16時間持続性・漸減型製剤（Nicoderm CQ）がある．毎朝1回パッチを貼付すると，喫煙時の約1/2量の血中ニコチン濃度が維持される．使い方の順守率は高く，主な副作用は発疹くらいであるが，24時間持続性の製剤使用時では不眠を伴うことがある．禁煙のリスクの高い状況でニコチンガムとニコチン貼付剤を併用すれば，禁煙率をさらに5～10％高めることができる．なお，16時間持続性製剤と24時間持続性製剤，そして漸減型製剤と非漸減型製剤の有効性を比較した研究は行われていない．ニコチン貼付剤は長期使用を前提としていないので，使用開始から6～12週間後には貼付を中止する．

ニコチン経鼻スプレー（Nicotrol）は処方用医薬品であり，紙巻きタバコの喫煙時に近い血中ニコチン濃度をもたらす．特に，重症のニコチン依存喫煙者で有用であろうと考えられている．しかし，ニコチン経鼻スプレーは70％以上の患者で鼻炎，流涙，咳嗽を引き起こす．初期段階の研究データからは乱用の可能性も示唆されていたが，その後に行われた治験では確認されなかった．

処方用医薬品であるニコチン吸入器は，ニコチンを肺に到達させるために考案されたが，実際にはニコチンが上部咽頭で急速に吸収される．吸入用カートリッジ1本当たりニコチン4mgを含有するが，その割には血中ニコチン濃度が低くなる．ニコチン吸入器の最大の利点は，喫煙の代替行動となりうることである．吸入器の使用により禁煙率が2倍に上昇する．吸入器を使ってニコチン

4 mgを吸い込むには，頻回に吸入して20分程度を必要とするが，ほとんど副作用は認められない．

非ニコチン療法　非ニコチン療法（non-nicotine medication）は，ニコチン置換療法の考え方に同意できない患者や，それに失敗した喫煙者に対して助けになることがある．ブプロピオン bupropion（Wellbutrin）は，ドパミン系とアドレナリン系に作用する抗うつ薬である．ブプロピオンは，初期量として1回150 mg，1日1回で3日間の投与から開始し，その後は増量して1回150 mg，1日2回で6～12週間の投与を行う．1日量300 mgにより，うつ病の既往の有無にかかわらず禁煙率が2倍に上昇する．1つの研究報告から，ブプロピオンおよびニコチン貼付剤を併用した場合の方が，どちらかを単独使用した場合よりも禁煙率は高かったと報告されている．副作用としては不眠や悪心などがあげられるものの，これらが重症化することは稀である．なお，禁煙関連の臨床試験において，けいれん発作が発現したことはない．

興味深いことに，ノルトリプチリン（ノリトレン）が禁煙補助に効果を発揮するようであり，2次選択薬として推奨されている．

また，クロニジン（カタプレス）は青斑核由来の交感神経活動を抑制し，離脱症状を軽減させると考えられている．経皮的・経口的の経路を問わず，1日量0.2～0.4 mgのクロニジンにより禁煙率が倍増するようである．しかし，有効性を示す科学的データベースからクロニジンとニコチン置換療法を比較すると，データ量的にも信頼性の面でもクロニジンの方が劣っている．また，クロニジンは傾眠と低血圧を引き起こす．一部の患者では，禁煙初期の2～3週間において，ベンゾジアゼピン療法（10～30 mg/日）が有効なこともある．

なお，脳内でニコチン特異抗体を合成するニコチンワクチンが，米国の国立薬物乱用研究所（National Institute on Drug Abuse：NIDA）で研究されている．

心理社会的治療と薬理学的治療の併用

いくつかの研究報告から，ニコチン置換療法と行動療法を併用すると，どちらかの療法を単独で行った場合よりも禁煙率を上昇させることが示唆されている．

無煙環境（smoke-free environment）

非喫煙成人における肺癌死と冠動脈疾患死には，副流煙（secondhand smoke）が関与しているといえよう．間接喫煙による非喫煙成人の年間死亡者数が，肺癌死で約3000例，冠動脈疾患死で約6万2000例に達すると推計されている．小児においては，間接喫煙が乳児突然死症候群，低出生体重児，慢性中耳炎，呼吸器疾患（喘息，気管支炎，肺炎など）に関わっている．米国では2010年までの国家的健康目標として以下の2つ，すなわち，成人での喫煙率を12％まで減少させること，間接喫煙者の割合を45％に減らすことがあげられている．

意に反する副流煙への曝露は依然として国民健康への大きな危険因子であるが，適切に規制すれば予防可能である．公共の場における喫煙の禁止により，副流煙への曝露を抑制することや喫煙者の喫煙本数を減らすことができる．学校やデイケアセンターにおける禁煙についてはほぼ全面的な支持が得られており，職場の建物内やレストラン内での禁煙についても強く支持されている．室内の空気を清潔にするという政策は，喫煙に関する社会的規範を変える1つの方法であり，タバコの消費量を減少させる．

また，公園などの公共的屋外での喫煙禁止も広がっている．2006年からカリフォルニア州内のある地方自治体では，自宅内と自家用車内で窓を閉め切った状態での喫煙を除き，市内全域での喫煙を禁止したところもある．現在，ニューヨーク市を含めて600を超える地方自治体ですべての公園内を禁煙とした法律が施行されており，これには2011年から有名なセントラルパークも含まれている．

参考文献

Arehart-Treichel J. Smoking high on list of suicide-risk factors. *Psychiatr News.* 2011;46:16.

Benowitz NL. Neurobiology of nicotine addiction: Implications for smoking cessation treatment. *Am J Med.* 2008;121:S3.

Blazer DG, Wu LT. Patterns of tobacco use and tobacco-related psychiatric morbidity and substance use among middle-aged and older adults in the United States. *Aging Men Health.* 2012;16:296.

Dome P, Lazary J, Kalapos MP, Rihmer Z. Smoking, nicotine and neuropsychiatric disorders. *Neurosci Biobehav Rev.* 2010;34:295.

Fiore M, Jean C, Baker T, Bailey W, Benowitz N: *Treating Tobacco Use and Dependence: Clinical Practice Guideline.* Washington, DC: US Public Health Service; 2008.

Hatsukami DK, Benowitz NL, Donny E, Henningfield J, Zeller M. Nicotine reduction: Strategic research plan. *Nicotine Tob Res.* 2013;15(6):1003–1013.

Hughes J. Nicotine-related disorders. In: Sadock BJ, Sadock VA, Ruiz P, eds. *Kaplan & Sadock's Comprehensive Textbook of Psychiatry.* 9th ed. Philadelphia: Lippincott Williams & Wilkins; 2009:1353.

Husten CG, Deyton LR. Understanding the Tobacco Control Act: Efforts by the US Food and Drug Administration to make tobacco-related morbidity and mortality part of the USA's past, not its future. *Lancet.* 2013;381(9877):1570–1580.

Lakhan SE, Kirchgessner A. Anti-inflammatory effects of nicotine in obesity and ulcerative colitis. *J Translation Med.* 2011;9:129.

Margerison-Zilko C, Cubbin C. Socioeconomic disparities in tobacco-related health outcomes across racial/ethnic groups in the United States: National Health Interview Survey 2010. *Nicotine Tob Res.* 2013;15(6):1161–1165.

Mushtaq N, Beebe LA, Vesely SK, Neas BR. A multiple motive/multi-dimensional approach to measure smokeless tobacco dependence. *Addictive Behaviors,* 2014; 39(3): 622–629.

Roman J. Nicotine-induced fibronectin expression might represent a common mechanism by which tobacco promotes lung cancer progression and obstructive airway disease. *Proc Am Thorac Soc.* 2012;9:85.

Warbrick T, Mobascher A, Brinkmeyer J, Musso F, Stoecker T, Shah NJ, Vossel S, Winterer G. Direction and magnitude of nicotine effects on the fMRI BOLD response are related to nicotine effects on behavioral performance. *Psychopharmacology.* 2011;215:333.

Weinberger AH, Desai RA, McKee SA. Nicotine withdrawal in U.S. smokers with current mood, anxiety, alcohol use, and substance use disorders. *Drug Alcohol Depend.* 2010;108:7.

Weinberger AH, Sofuoglu M. The impact of cigarette smoking on stimulant addiction. *Am J Drug Abuse.* 2009;35:12.

20.11　蛋白同化アンドロゲン性ステロイド乱用

蛋白同化アンドロゲン性ステロイド（anabolic-andro-

表 20.11-1　一般に使用される蛋白同化（アナボリック）ステロイドの例

通常は経口投与される化合物
- フルオキシメステロン（Halotestin, Android-F, Ultandren）
- メタンディエノン（製品名：Dianabol）
- メチルテストステロン（エナルモン）
- ミボレロン（Cheque Drops*）
- オキサンドロロン（Anavar）
- オキシメトロン（Anadrol, Hemogenin）
- メステロロン（Mestoranum, Proviron）
- スタノゾロール（Winstrol）

通常は筋肉内投与される化合物
- デカン酸ナンドロロン（Deca-Durabolin）
- フェニルプロピオン酸ナンドロロン（Durabolin）
- エナント酸メテノロン（プリモボラン・デポ）
- ウンデシレン酸ボルデノン（Equipoisea*）
- スタノゾロール（Winstrol-V*）
- テストステロンエステル混和物（Sustanon, Sten）
- シピオン酸テストステロン
- エナント酸テストステロン（エナルモンデポ，テスチノンデポ）
- プロピオン酸テストステロン（エナルモン，ボセルモンデポ）
- ウンデカン酸テストステロン（Andriol, Restandol）
- 酢酸トレンボロン（Finajet, Finaplix*）
- ヘキサヒドロベンシル炭酸トレンボロン（Parabolan）

＊：獣医学用薬品.
注意：表内に掲載された製品名の多くは米国以外のものであるが，米国内で不正使用が広まっているため，それらも含めた．

genic steroid：AAS）は，体内に備わっている男性ホルモンであるテストステロン，そして過去 70 年間のあいだに創り出された数多くの合成テストステロン誘導体を含む薬物群である（表 20.11-1）．これらの薬物は，程度に差はあるがさまざまな蛋白同化作用（筋肉増強）とアンドロゲン作用（男性化）の薬効をあらわす．しかし，これらの薬物のいずれでも，アンドロゲン作用が働いていない状態では蛋白同化作用も全く現れない．ここでは，AAS（テストステロン様ホルモン）とコルチコステロイド（コルチゾール様ホルモン．例えば，ヒドロコルチゾン，プレドニゾンなど）を混同しないことが重要である．コルチコステロイドは，精巣からではなく，副腎から分泌されるホルモンで，筋肉増強作用を示さないため乱用の可能性はほとんどない．しかし，コルチコステロイドは植物（ツタウルシ）かぶれ，喘息などの多種多様な炎症性疾患の治療に汎用処方されている．対照的に，AAS の合法的な医学的適応は限られていて，例えば性腺機能不全（性腺機能低下/性機能低下）男性の治療，HIV 感染に伴う消耗症候群の治療，ファンコニー貧血（Fanconi's anemia）や遺伝性血管浮腫（hereditary angioedema：HAE）など数種類の特定疾患の治療に用いられるだけである．しか

し，AAS は広く不正使用されていて，特に少年や若年男性では，運動遂行能力の向上あるいは単純に容姿の改善を目的として筋量・筋力（筋容積）を増強させるために用いられている．

AAS は，それ自体が DSM-5 中の診断区分に掲載されているわけではなく，障害に関わる他の物質または未知の物質の 1 つとしてコード分類されている．

疫　学

AAS の使用は米国内の男性間で広まっているが，女性での使用頻度は男性と比較して非常に低い．約 89 万人の米国人男性，約 19 万 0000 人の米国人女性が，人生のどこかで AAS の使用経験があると報告している．また，ステロイドの年間使用者は，米国人男性で約 28 万 6000 人，米国人女性で約 2 万 6000 人に達すると推計され，このうち 12〜17 歳の男子が 3 分の 1 強（約 9 万 8000 人）を占めている．

米国の高校生を対象としたさまざまな研究報告では，青年期男子のあいだで蛋白同化ステロイドの使用率がより高い割合を占めていた．高校生を対象とした包括的調査報告では，米国男性の 3〜12％，米国女性の 0.5〜2.0％が生涯のどこかで AAS の使用経験があることになる．

現在，若者のあいだでステロイド使用率が高いということは，疫学的にみてステロイド使用の重要な移行が起きていることを意味している．1970 年代では，主としてボディービル競技者やウエイトトレーニングを行う選抜選手，その他のスポーツ競技の選抜選手などがこれらのステロイド性化合物を限定的に使用していた．しかし，それ以降は若い男性達のあいだでステロイド使用が飛躍的に増加し，若い女性達のあいだでも増加しつつある．これらの若い男女は，運動機能の向上目的というより，むしろ単純に個人的容姿を改善するためにこれらのステロイド性化合物を使用しているようである．

薬理学

AAS やエストロゲン，コルチコステロイドなどを含むすべてのステロイド性化合物は，生体内でコレステロールから合成され，化学構造式がコレステロールに類似している．テストステロンは化学的に四環構造式をもち，19 個の炭素原子からなる（図 20.11-1）．

男性の血中テストステロン濃度の正常範囲は 300〜1000 ng/dL である．性腺機能不全男性に対しては，通常は 2 週間ごとにシピオン酸テストステロン 200 mg を投与し，血中テストステロン濃度を生理的合成量に戻すようにする．なお，性腺機能正常の男性では，テストステロンが生理的合成量に到達すると血中テストステロン濃度が維持されてそれ以上は増加しないが，これは生体外から AAS が投与されると，視床下部-下垂体-性腺軸での抑制的フィードバックが働いてテストステロンの体内

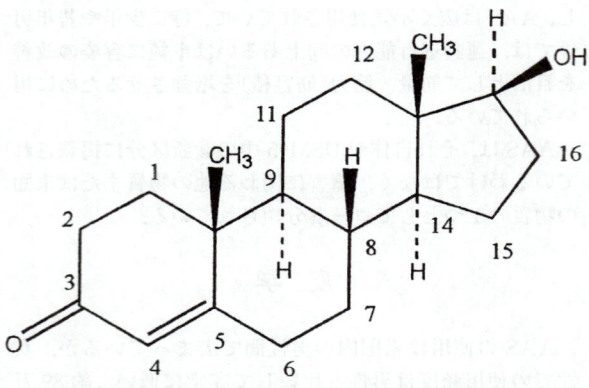

図 20.11-1　テストステロンの化学構造式.

合成が完全に止まるからである．結果的に不正使用者は超生理的な効果を得るために治療量よりも高用量のテストステロンを使用することになる．蛋白同化効果に対応する用量反応曲線は対数関数のような曲線を描くと考えられ，そのことから不正使用者がなぜ一般的治療量の10〜100倍のテストステロン量を摂取するのかが説明されるであろう．正常範囲内の血中テストステロン濃度にするには，経口AASと注射用AASを併用することで最も簡単に達成できるが，この併用投与はAASの不正使用者がしばしば行う方法である．テストステロン貼付剤はテストステロン置換療法のための処方薬として入手できるが，この製剤が使われることもある．

治療適応

当初，AASは主にテストステロン欠乏症（男性の性腺機能不全症），遺伝性血管浮腫（先天性皮膚障害），骨髄機能不全または腎不全に起因した一部の稀な貧血性疾患などに対して用いられていた．女性患者に対しては，1次選択薬ではないものの，転移性乳癌や骨粗鬆症，子宮内膜症の治療薬として，また更年期症状の補助的治療薬としてAASが使用されている．男性患者に対しては，研究段階ではあるがAASが男性用避妊薬として用いられている．また，性腺機能正常の男性患者に対して，うつ病および性機能障害の治療に用いられている．さらに近年，後天性免疫不全症候群（acquired immunodeficiency syndrome：AIDS）に伴う消耗症候群の治療にも用いられるようになった．なお，比較対照試験からも，うつ病を伴うHIV感染患者の中には，テストステロン投与で抗うつ効果があらわれる症例も存在したことが示唆されている．また，体内テストステロン濃度が低下した抑うつ状態の男性患者で，標準的な抗うつ薬治療では難治性の症例の中には，テストステロンで補助的治療（抗うつ効果増強療法）を行えることがあると示唆されている．

有害作用

AASによる身体的な有害作用のうちで発現頻度が最も高いものには心血管系，肝臓系，生殖器系，皮膚系の障害が含まれる．AASはコレステロール代謝（コレステロール組成）に悪影響を及ぼし，LDL（低比重リポ蛋白）コレステロールを上昇させ，HDL（高比重リポ蛋白）コレステロールを低下させる．また，AASの大量使用により止血機構が活性化され，血圧が上昇する．AAS使用者の間では，死亡を伴う心筋梗塞，心筋症，左室肥大，脳卒中などの症例報告が散見されている．

男性では，AAS誘発性の内分泌作用の中で睾丸萎縮と男性不妊があるが，いずれの症状も通常はAAS使用中止後に消失して元に戻る．また，女性化乳房が発現し，これが持続するため外科的切除が必要なこともある．女性では，乳房組織の萎縮，月経不順（経血量減少，無月経），男性化（陰核肥大，多毛，声の低音化）などが起こる．女性における男性化作用は元に戻らないこともある．妊娠中にアンドロゲンを使用すると，雌性胎児に男性化を引き起こすことがある．皮膚系の副作用には痤瘡，男性型脱毛症などが含まれる．小児でAASを乱用すると，AASに誘発されて骨端線（骨基質）が早期に閉鎖してしまい，身長が伸びないという懸念が生じる．その他の稀な有害作用としては，体液貯留に起因する四肢の浮腫，チック症の増悪，睡眠時無呼吸，赤血球増多症などがある．

病因

AASを不正使用する主な理由は，運動機能の向上，肉体的容姿の改善のどちらかである．

AASの使用により使用者が欲するような運動機能や容姿上の改善効果が現れ，特に適切な食事内容とトレーニングを組み合わせるとさらに効果的であるため使用が強化される．そして，競技で勝利すること，肉体的容姿が社会的賞賛を受けることに結びつくと，さらに増強される．またAAS使用者は，より長時間にわたってより集中的に練習トレーニングできるし，そして疲れも少なく，練習の合間の回復時間も短くて済むと考えている．

AASによる筋容積増強の劇的効果を図20.11-2に示した．ここでは，蛋白同化ステロイドの使用経験が全くない「自然な」ボディビルダー（左図）と，AASを大量使用したボディビルダー（右図）を比較しているが，両者の身長と体脂肪率は全く同じである．

AASのもつ蛋白同化作用，すなわち筋容積増強作用は，運動機能の向上，容姿の改善を求めている人達にとって明らかに重要なことではあるが，AASを持続的・依存的に使用する上で，AASのもつ精神賦活作用も重要であろう．逸話的ではあるが，一部のAAS使用者は体力充実感，積極性，幸福感に満ちあふれていると報告されており，そのことはAAS使用に呼応し，またその使用をしている．

一般的に，男性は女性よりも，また運動選手はそうでない人達よりもAASを使用する傾向がある．重量挙げ選手の男女の中には，筋異形症（muscle dysmorphia），

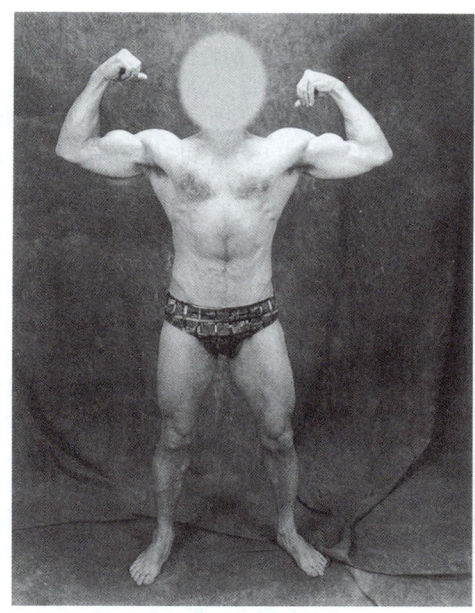 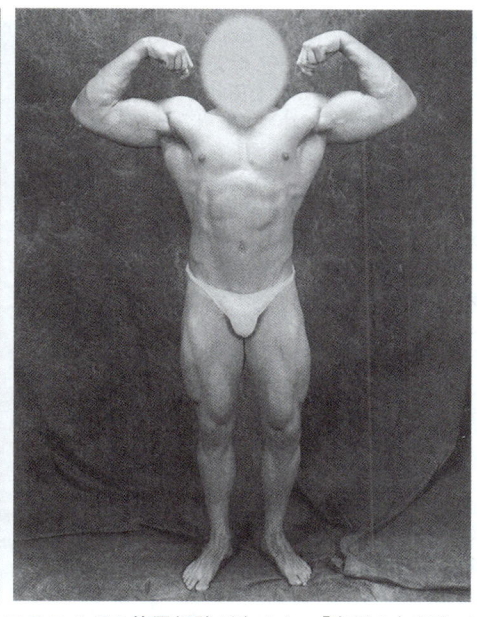

図 20.11-2 蛋白同化ステロイド使用の肉体的効果．蛋白同化ステロイドの使用経験が全くない「自然な」ボディビルダー（左）と，蛋白同化ステロイドを大量使用したボディビルダー（右）を比較した写真である．男性 2 人は，ともに身長 170.2 cm（67 インチ），体脂肪率 7％ である．左の男性は体重 77.2 kg（170 ポンド）で，おそらくは薬物を使用しないで得られる最大限の筋容積（muscularity）をあらわす典型例であろう．この男性の除脂肪量指数 fat-free mass index（Elana Kouri らが考案した換算式による）は 5.4 kg/m² である．一方，右の男性は体重 96.6 kg（213 ポンド），除脂肪量指数は 31.7 kg/m² である．ステロイド使用による筋肥大（muscle hypertrophy）が，特に上半身の胸筋，三角筋，僧帽筋，二頭筋で顕著にあらわれることに注意してほしい．左の男性よりも著しく筋容積が高い男性は，その誰もがほとんど確実に蛋白同化ステロイド使用を乱用していると考えて差し支えない．（H. G. Pope, M. D. のご好意による）

すなわち，自分の体型が十分に筋肉質で痩身でないと感じてしまう身体異形障害（body dysmorphic disorder）に陥る選手達も存在する．

診断と臨床像

ステロイド薬は，最初，多幸感や活動性の亢進を誘発であろうが，その後間もなく，怒り，過覚醒，易刺激性，敵意，不安，身体化，抑うつなどの症状を引き起こす可能性がある（特に，ステロイド薬を中止している期間中）．多くの研究において，蛋白同化ステロイド乱用者の 2～15％ が軽躁状態あるいは躁状態を経験し，より頻度は低いが明瞭な精神病症状を呈する乱用者もいると報告されている．また，問題視されているのは，ステロイド薬の乱用と暴力（使用者の用語では「ロイドの怒り」[roid rage]と呼ばれている）との関連である．反社会的行動や暴力行為の既往が全くないステロイド乱用者において，殺人や暴力的犯罪が報告されている．

ステロイド薬は嗜癖を伴う物質である．乱用者がステロイド薬の摂取をやめると，抑うつや不安が増加し，自分の身体状態に懸念をもつようになる．筋肉についての競技者の見解と神経性やせ症患者の身体についての見解との間にいくつかの類似点があることが注目されている．両群ともに，身体の現実的評価に歪みがあると考えられる．

医原性の嗜癖は，性欲増強や若返りの目的で臨床医からテストステロンを投与されている老人患者が増加しているという見地から検討すべき問題である．

A 氏は 26 歳の独身白人男性で，身長は 175 cm（69 インチ），現時点の体重は 92.5 kg（204 ポンド），体脂肪率は 11％ である．A 氏の報告によると，ウェイトリフティングを始めた 17 歳の時には体重が 70 kg（155 ポンド）であったという．ウェイトリフティングを始めてから約 2 年後に，ジムで友人経由で入手した ASS を使用し始めた．彼はまず，AAS の初回コースを 9 週間と定め，メタンジエノン（Methanabol）を 30 mg/日で 9 週間の内服，そしてシピオン酸テストステロンを 600 mg/週（週 1 回 600 mg）で 9 週間の筋肉内投与を行い，この初回コースのあいだに約 9 kg（20 ポンド）の筋肉量が得られた．彼はこの結果にとても満足したので，ASS の使用をさらに 5 コース追加し，6 年間かけて継続した．最も熱心な時期だった約 1 年前では，A 氏はシピオン酸テストステロンを 600 mg/週，デカン酸ナンドロロンを 400 mg/週，スタノゾロール（Winstrol）を 12 mg/日，オキサンドロロン（Anavar）を 10 mg/日にてそれぞれ使用していた．

いずれのコースにおいても，A 氏は多幸感，易刺激性，誇大感を感じていた．これらの症状は直近のコースでますます顕著になり，A 氏は自分が「無敵」であるように感じていた．この直近コースのあいだ，A 氏は自分に睡眠欲求の

低下，競争思考，乱費などの傾向があることにも気づいた．例えば，現実的には500ドル以下しか支払い能力がないのに，2700ドルするステレオ一式を衝動的に購入した．また，A氏はガールフレンドに対しても異常に怒りっぽくなった．ある時，口論の最中に彼女所有の自動車のドア窓を拳で叩き壊してしまった．この行動は，A氏が普段は温厚な性格であることから考えると不可解なものだった．ASS使用の直近コースが終わった後，A氏は約2か月の間，軽度のうつ状態に陥った．

A氏は，ボディービルのコンテストの準備で体重を落とすために，エフェドリン，アンフェタミン，トリヨードサイロニン（チロナミン），チロキシン（チラージン）などを使用していた．また最近，A氏はウェイトリフティングによる筋肉痛を治療するために，オピオイド拮抗性鎮痛薬であるナルブフィン（nalbuphine）を静脈内投与で使用し始めた．またA氏は，少なくとも週に1回は徐放製剤のオキシコドン（OxyContin）などの経口用オピオイド製剤も内服していた．彼は，時には筋肉痛の治療のために経口用オピオイド製剤を使ったが，多くの場合は単に良い気分になるためであった．A氏の報告によると，仲間内のAAS使用者の間でナルブフィンと他のオピオイド製剤の使用が広まっているとのことであった．

A氏は，特徴的な筋異形症の症状を呈している．1日に何10回となく鏡で自分の容姿を確認し，店のショーウィンドウやスプーンに写った自分の姿さえ眺めている．また，ジムでのトレーニングを1日でも欠かすと不安になる．ウェイトリフティングに没頭しているために，社会的・就業的な環境が犠牲になっていると認めている．A氏は胸囲が122 cm（48インチ），二頭筋が48 cm（19インチ）であったが，水着を着ていると細くみられるのではないかと恐れて，海やプールへの誘いをしばしば断った．AAS使用のコースが終わって以来，体重が減ったことを気にしており，近い将来，AAS使用のコースを再開することを熱望している．（Harrison G. Pope, Jr., M.D., and Kirk J. Brower, M.D. から改変）

治療

AASを絶つことが，AASの乱用または依存が顕著な患者に対する治療目標の選択肢となる．他の嗜癖性物質（アルコールなど）を乱用するAAS使用者であるときは，物質関連障害に対する古典的な治療法を使うこともできる．それにもかかわらず，AAS使用者は他の乱用患者とは異なり，いくつかの点で治療に影響を及ぼすものがある．まず最初に，AASのもつ多幸感を惹起・強化する効果は，集中的に運動しながら数週間〜数か月間にわたってAASを使用してからようやく顕著に現れるという点である．コカインやヘロイン，アルコールなどの迅速かつ受動的に多幸感を強化する薬物と比較すれば，AASはもっと遅れて満足感を伴うこともある．またAAS使用者は，他の不法薬物の使用者よりも運動能力や成功，目標設定意識といった文化的裏付けのある価値観への思い入れが高いようである．さらにAA使用者は，しばしば自分の身体的特性にとらわれ，自己評価を行う際にはその身体的特性に過剰に依存することもある．したがって治療は，AASを使用することにした患者の価値観と動機について，十分に偏りなく理解することを基本にした治療上の信頼関係を構築できるか否かに依存している．

AAS離脱

支持的療法と患者モニタリングがAAS離脱の治療には必要不可欠であるが，その理由は自殺に至るうつ病が起こりうるからである．自殺念慮が重度のときは入院加療が必要なこともある．患者にはAAS離脱の過程で何が起こりうるかについて教示し，また症状発現が時間限定的で対応可能であることを保証しておく必要がある．AASの使用中止後にうつ病症状が数週間にわたって持続し，うつ病の診断基準に適合するような患者に対しては，抗うつ薬が最良の選択となる．選択的セロトニン再取り込み阻害薬（selective serotonin reuptake inhibitor：SSRI）が好まれる抗うつ薬であるが，その理由は，うつ病を伴うAAS使用者の治療の一連の症例報告ではSSRIの有害作用は忍容性があり，そして有効であると示されているからである．なお，身体的離脱症状は生命を脅かすものではなく，通常は薬物治療を必要としない．また，筋骨格痛や頭痛の治療には非ステロイド性抗炎症薬（nonsteroidal antiinflammatory drug：NSAID）が有効な場合もある．

蛋白同化ステロイド誘発性の気分障害

蛋白同化ステロイドの使用に関連して発現する易刺激性や攻撃性，軽躁，そしてはっきりした躁病は，おそらく蛋白同化ステロイドが関与する最も重要な公衆衛生上の問題の1つである．AAS（蛋白同化ステロイド）を使用している運動選手は，以前から怒りや易刺激性などの症状群にはAASが関与している可能性を認識していたにもかかわらず，1980年代後半から1990年代になるまでこれらの症状群は，科学的文献ではほとんど認識されていなかった．それ以後，一連の運動選手を観察した現場調査から，AAS使用者での中には，その使用中に明らかな軽躁，あるいは躁病さえも起こす者がいることが示唆された．

AAS誘発性の気分障害のもたらす深刻な結果として，暴力あるいは殺人行為さえ起こることがある．いくつかの報告文献では，明らかな精神疾患の既往歴がなく，犯罪歴の記録もなく，暴力行為の記録もない人物が，AASの影響下で暴力的犯罪を行い，それには殺人も含まれる事例が報告されている．

また数多くの例で，犯罪裁判においてこのような犯罪を行った被告を弁護するときに，AAS使用下であったために情状酌量の余地があると主張されている．このような刑事案件において因果関係を立証すること

は困難であるにもかかわらず、法廷の場ではAAS使用が犯罪行為での減刑理由になりうると主張されることが多い。

AAS誘発性の抑うつ症候群が起こると自殺のリスクがある。AAS離脱の際に短期間で自己限定性の抑うつ症候群が起こるが、おそらくは体外からのAAS摂取後の視床下部-下垂体-性腺軸の抑制による結果であろう。

蛋白同化ステロイド誘発性の精神病性障害

蛋白同化ホルモン使用が関連する精神病症状は稀であるが、少数の報告例があり、主にテストステロン相当量で週1000 mg以上を摂取していた使用者である。一般にこのような症状は誇大妄想あるいは偏執性妄想から成り、通常は躁病エピソードの一環として起こるが、はっきりした躁病症状が存在しないこともある。

ほとんどの報告症例では、精神病症状は当該AASの使用中止後すみやかに（数週間以内）消失するが、時には一次的に抗精神病薬を用いた治療が必要なこともある。

その他の蛋白同化ステロイド関連障害

パニック症や社交恐怖などの不安症の症状が、AAS使用中に発現することがある。AASの使用は、オピオイド作動薬またはナルブフィンなどのオピオイド拮抗薬、あるいはヘロインのようなオピオイド製剤そのものを使用する入り口になることがある。マサチューセッツ州で行われた物質依存のために入院治療となった男性患者群の研究から、同様の結果が得られている。

デヒドロエピアンドロステロンおよびアンドロステンジオン

デヒドロエピアンドロステロン（dehydroepiandrosterone：DHEA）およびアンドロステンジオン（androstenedione）は、エストロゲンとアンドロゲンの両方に関わるホルモン前駆体であるが、ドラッグストアで入手可能なOTC医薬品である。近年、高齢者における認識機能や抑うつ、性機能、そして一般的安寧に関して、DHEAにそれらの改善効果があるとして関心が高まっている。一部の研究報告から、40〜70歳の女性群において1日量50〜100 mgのDHEAを摂取すると身体的・社会的健康感が向上したと示唆されている。また、不可逆的な多毛症、脱毛症、声変わり、その他の好ましくない後遺症などのアンドロゲン作用が発現したとも報告されている。さらにDHEAには、前立腺癌、卵巣癌、乳癌などの潜伏性・ホルモン感受性悪性腫瘍をもつ患者において、少なくとも理論上は癌増殖をもたらす可能性がある。かなり評判にはなっているものの、DHEAの有効性または安全性を評価した比較試験データはわずかしかない。

参考文献

Achar S, Rostamian A, Narayan SM. Cardiac and metabolic effects of anabolic-androgenic steroid abuse on lipids, blood pressure, left ventricular dimensions, and rhythm. *Am J Cardiol*. 2010;106(6):893.

Baggish AL, Weiner RB, Kanayama G, Hudson JI, Picard MH, Hutter AM Jr., Pope HJ Jr.. Long-term anabolic-androgenic steroid use is associated with left ventricular dysfunction. *Circulation Heart Fail*. 2010;3:472.

Basile JR, Binmadi NO, Zhou H, Yang Y-H, Paoli A, Proia P. Supraphysiological doses of performance enhancing anabolic-androgenic steroids exert direct toxic effects on neuron-like cells. *Front Cell Neurosci*. 2013;7:69.

Caraci F, Pistarà V, Corsaro A, Tomasello F, Giuffrida ML, Sortino MA, Nicoletti F, Copani A. Neurotoxic properties of the anabolic androgenic steroids nandrolone and methandrostenolone in primary neuronal cultures. *J Neurosci Res*. 2011;89(4):592.

Driscoll MD, Arora A, Brennan ML. Intramuscular anabolic steroid injection leading to life-threatening clostridial myonecrosis: A case report. *J Bone Joint Surg*. 2001;93:1.

Herlitz LC, Markowitz GS, Farris AB, Schwimmer JA, Stokes MB, Kunis C, Colvin RB, D'Agati VD. Development of focal segmental glomerulosclerosis after anabolic steroid abuse. *J Am Soc Nephrol*. 2010;21:163.

Kanayama G, Brower KJ, Wood RI, Hudson JI, Pope HG Jr.: Issues for DSM-V: Clarifying the diagnostic criteria for anabolic–androgenic steroid dependence. *Am J Psychiatry*. 2009;166:642.

Kanayama G, Hudson JI, Pope HG. Demographic and psychiatric features of men with anabolic–androgenic steroid dependence: a comparative study. *Drug Alcohol Depend*. 2009;102:130.

Kanayama G, Hudson JI, Pope HG Jr.. Illicit anabolic–androgenic steroid use. *Horm Behav*. 2010;58:111.

Kanayama G, Hudson JI, Pope HG Jr.. Long-term psychiatric and medical consequences of anabolic–androgenic steroid abuse: a looming public health concern? *Drug Alcohol Depend*. 2008;98:1.

Kanayama G, Kean J, Hudson JI, Pope HG, Jr. Cognitive deficits in long-term anabolic-androgenic steroid users. *Drug Alcohol Depend*. 2013;130(1–3):208–214.

Larance B, Degenhardt L, Copeland J, Dillon P. Injecting risk behaviour and related harm among men who use performance- and image-enhancing drugs. *Drug Alcohol Rev*. 2008;27:679.

Pope HG Jr, Brower KJ. Anabolic-androgenic steroid abuse. In: Sadock BJ, Sadock VA, Ruiz P, eds. *Kaplan & Sadock's Comprehensive Textbook of Psychiatry*. 9th ed. Vol. 1. Philadelphia: Lippincott Williams & Wilkins; 2009:1419.

Pope HG, Brower KJ. Treatment of anabolic–androgenic steroid-related disorders. In: Galanter M, Kleber H, eds. *The American Psychiatric Publishing Textbook of Substance Abuse Treatment*. 4th ed. Washington, DC: American Psychiatric Publishing; 2008:237.

Pope HG Jr, Kanayama G, Hudson JI. Risk Factors for illicit anabolic-androgenic steroid use in male weightlifters: A cross-sectional cohort study. *Biol Psychiatry*. 2012;71:254.

Rodrigues R, Ramos S, Almeida N. Anabolic androgenic steroids in psychiatric practice. *Eur Neuropsychopharmacol*. 2012;22:S403.

Sagoe D, Molde H, Andreassen CS, Torsheim T, Pallesen S. The global epidemiology of anabolic-androgenic steroid use: A meta-analysis and meta-regression analysis. *Annals of Epidemiology*. 2014;24(5):383–398.

Santamarina RD, Besocke AG, Romano LM, Ioli PL, Gonorazky SE. Ischemic stroke related to anabolic abuse. *Clin Neuropharmacol*. 2008;31(2):80.

20.12 その他の物質使用および嗜癖性障害

本節では、その他の物質として簡単には分類・グループ化できず、前節までの枠組みに適用できなかったさまざまな薬物を扱う。精神疾患の診断・統計マニュアル第5版（Diagnostic and Statistical Manual of Mental Disorders, 5th edition：DSM-5）では、これらの薬物の診断区分をその他のまたは不明の物質関連障害に含めている。これらの物質のいくつかについて以下で論じる。

ガンマ・ヒドロキシ酪酸

ガンマ・ヒドロキシ酪酸（γ-hydroxybutyrate：GHB）は、脳内に存在して睡眠制御に関係する神経伝達物質である。GHBは脳内のドパミン量を増加させる。一般に

GHBは，内因性オピオイド系を介して中枢神経系central nervous system(CNS)を抑制して効果を現す．GHBは麻酔や長期間の鎮静のために使用されるが，作用時間が予測不可能なためその使用が制限されている．最近，GHBはアルコールやオピオイドの離脱，ナルコレプシーの治療のために研究評価されている．

1990年まで，米国ではGHBが健康食品店として売られていて，ボディービルダーはステロイドの代替物として使用していた．しかし，研究によるとGHBは酩酊作用と意識変容特性をもつために乱用されていると報告されている．"GHB"や「液体エクスタシー」などのいろいろな名前で呼ばれ，さまざまな形態(粉末や液体)で違法に売られている．なお，類似の化学物質には，体内でGHBに変換されるγブチロラクトン(γ-butyrolactone：GBL)と1,4-ブタンジオールがある．有害作用には悪心，嘔吐，呼吸障害，けいれん，昏睡，そして死がある．一部の研究発表によれば，GHB乱用によってウェルニッケ-コルサコフ様症候群(Wernicke-Korsakoff syndrome)が発現すると報告されている．

亜硝酸塩吸入薬

亜硝酸塩吸入薬(nitrite inhalant)には，亜硝酸アミル，亜硝酸ブチル，および亜硝酸イソブチルが含まれ，すべてを総称して，一般的には「ポッパーズ」(poppers)という俗語で呼ばれている．亜硝酸塩吸入薬でみられる中毒症状は，通常の吸入薬用物質(例えば，揮発性の液体，飛行機の接着剤など)にみられる中毒症状とは著しく異なっている．亜硝酸塩吸入薬は，軽度の多幸感，時間感覚の変化，脳の充実感，そして時には性的感情の高まりを求める人達によって使用されている．亜硝酸塩化合物は同性愛の男性やオルガズム中の性的刺激を高揚させたい物質使用者に用いられ，場合によっては陰茎を挿入する際に肛門括約筋を弛緩させるために用いられることもある．そのような状況下では，人によっては数時間のうちに数回～数10回も亜硝酸塩化合物を吸入している可能性がある．

有害作用としては，悪心，嘔吐，頭痛，低血圧，傾眠，気道刺激などを特徴とする中毒症候群がある．また，亜硝酸塩吸入薬が免疫機能に影響を及ぼす可能性があるといういくつかの証拠が示されている．なお，シルデナフィル(バイアグラ)が亜硝酸塩化合物と併用されると致命的となるので，そのリスクのある人には決して併用しないように警告しなければならない．

亜酸化窒素

亜酸化窒素(nitrous oxide)は，一般には「笑気ガス」(laughing gas)として知られ，広く利用されている麻酔薬である．亜酸化窒素の使用により，意識が朦朧とする感覚(頭が軽くなる感覚)，浮遊感，また時には快楽的体験(特に，性的快楽)が得られるので，乱用されやすい物質である．亜酸化窒素の長期的乱用により，せん妄と妄想症(paranoia)が起こることがある．なお，高濃度の亜酸化窒素に曝露されている女性の歯科助手では，受胎能力が低下しているという報告がある．

> 亜酸化窒素以外に物質乱用の既往歴のない35歳の男性歯科医が，10年にもおよぶ亜酸化窒素の乱用問題を訴えた．彼は亜酸化窒素が害のない物質と考えていたので，実験的に用い始めたのであった．しかし，亜酸化窒素の使用割合はここ数年間で増加し，最終的には数か月間にわたってほとんど毎日使用するようになった．彼は使用する前には渇望を感じていた．診察室にて1人で笑気ガスを使用しているとすぐにしびれ，体温と心拍数の変化，抑うつ気分の軽減を感じた．彼は「物事が私の心を通り過ぎて，時間が消し去られる」と語っている．時々，彼は眠りこんでしまった．このようにして数分間～8時間が過ぎるのだった．亜酸化窒素の使用は渇望や多幸感が消失するまで続けられた．彼は，しばしば亜酸化窒素からの離脱または減量を試み，この乱用問題について折に触れて専門家に相談している．

他の物質

ナツメグ

ナツメグは，さまざまな食品形態で摂取することができる．大量のナツメグが摂取された場合は，離人感や現実感喪失，四肢の重苦しい感覚が誘発される可能性がある．なお，アサガオの種子を大量摂取すると，リゼルグ酸ジエチルアミド(lysergic acid diethylamide：LSD)の摂取時と同様の症状がみられ，知覚の変容感や軽度の幻視が主な症状である．

イヌハッカ

イヌハッカは，少量摂取でマリファナ類似の中毒症状，大量摂取でLSD類似の中毒症状を引き起こす可能性がある．

ビンロウジュの実

ビンロウジュの実(キンマ)は，咀嚼していると軽度の多幸感と空間浮遊感を引き起こすことがある．

カヴァ(キャバ)

南太平洋で自生し，コショウ属の植物を原産とする「カヴァ(キャバ)」の根は，鎮静作用，協調運動障害を引き起こす可能性があり，肝炎，肺の奇形や体重減少に関与する．

市販薬

一部の人は，市販薬(OTC医薬品)の乱用，処方せん医薬品(コルチゾール，抗パーキンソン病薬，抗ヒスタミン薬など)の乱用を行うことがある．

エフェドラ

ハーブティーに含まれている天然成分のエフェドラは，エフェドリン様の作用を示し，乱用により不整脈や死をもたらす．

チョコレート

議論の余地がある乱用物質として，コカの豆から抽出されたチョコレートがある．チョコレートの成分であるアナンダミドは，マリファナと同じ受容体を刺激する．チョコレートに含まれるその他の成分には，セロトニン前駆体であるトリプトファン，そしてアンフェタミン様物質のフェニルアラニンがあり，両者とも気分を改善する．いわゆるチョコレート中毒者は，抑うつ体質を自己治療しているとも考えられる．

多物質関連障害

物質使用者は，しばしば2種類以上の物質を乱用する．多物質依存と診断することが妥当な症例とは，少なくとも12か月間にわたって，当時者が少なくとも3つの区分にまたがって物質（ニコチンとカフェインは除外）を繰り返し使用した場合であり，物質関連障害の診断基準がその期間中に使用したどの単一物質に対しても適合していなかったとしても，物質依存の診断は，多物質を一群としてなされる．

治療とリハビリテーション

この項目に含まれる物質の治療的取り組みは，物質の種類，乱用様式，心理社会的支持組織，患者個人の特徴によって異なる．物質乱用では，おおまかに2つの治療的目標が設定されている．第1には物質の離脱であり，第2には患者の身体的・精神的・社会的健康である．長期間の物質乱用中に患者の支援組織にはしばしば大きな障害がもたらされる．患者にとって物質乱用の離脱に成功するためには，適切な社会的支援，そして行動の変化が困難な養育環境に置き換わらなければならない．

珍しい事例ではあるが，初期治療で入院が必要となる場合もある．入院治療よりも外来治療の方が望ましいものの，外来患者には繰り返し物質が手に入るという誘惑があり，初期治療を著しく困難にすることがある．入院治療が必要となるのは，重篤な内科的・精神科的症状をもつ症例，外来治療で失敗したことのある患者，社会的支援を欠く場合，特に重篤で長期間の物質乱用の既往がある場合などである．患者には初期の解毒期間後に，リハビリテーションの期間が必要となる．治療期間を通して個人，家族，集団療法が有効である．物質乱用についての教育と患者の努力に対する支援は治療の基本である．

参考文献

Bonano JS, Glennon RA, De Felice LJ, Banks ML, Negus SS. Abuse-related and abuse-limiting effects of methcathinone and the synthetic "bath salts" cathinone analogs methylenedioxypyrovalerone (MDPV), methylone and mephedrone on intracranial self-stimulation in rats. I. 2014;231(1):199–207.

Bryson EO, Hamza H. The drug seeking anesthesia care provider. *Int Anesthesiol Clin*. 2011;49:157.

Frances RJ, Miller SI, Mack AH, eds. *Clinical Textbook of Addictive Disorders*. 3rd ed. New York: The Guildford Press; 2011.

Sewell RA, Petrakis IL. Does gamma-hydroxybutyrate (GHB) have a role in the treatment of alcoholism? *Alcohol Alcohol*. 2011;46:1.

Sinha R. The clinical neurobiology of drug craving. *Curr Opin Neurobiol*. 2013;23(4):649–654.

Stein LAR, Lebeau R, Clair M, Martin R, Bryant M, Storti S, Monti P. A web-based study of gamma hydroxybutyrate (GHB): Patterns, experiences, and functions of use. *Am J Addict*. 2011;20:30.

Strain EC, Anthony JC. Substance-related disorders: Introduction and overview. In: Sadock BJ, Sadock VA, Ruiz P, eds. *Kaplan & Sadock's Comprehensive Textbook of Psychiatry*. 9th ed. Vol. 1. Philadelphia: Lippincott Williams & Wilkins; 2009:1237.

Szerman N, Martinez-Raga J, Peris. Rethinking dual disorders/pathology. *Addictive Disorders & Their Treatment*. 2013;12(1):1–4.

20.13 ギャンブル障害

ギャンブル障害（gambling disorder）は，個人的行動，社会的行動，あるいは職業的行動で生じる経済的問題や重大障害を引き起こす継続的に繰り返される不適応的なギャンブル行為を特徴とする．そのような不適応的なギャンブル行為には以下のようなことが含まれる．すなわち，(1)ギャンブルに没頭すること，(2)自分の望んだ興奮感を得るためにギャンブル投資額を増やそうとする必要性があること，(3)ギャンブルを管理する，控える，やめようと何度も努力するが失敗を繰り返していること，(4)ギャンブルが問題から逃避する手段であること，(5)ギャンブルの負けをギャンブルで取り戻そうとすること，(6)ギャンブルにのめり込んでいる行動を隠そうと嘘を言うこと，(7)ギャンブル資金を非合法に賄う手段をもつこと，(8)ギャンブルが理由で個人的・職業的関係が脅かされるか，または失うこと，(9)借金返済の金銭を他人に頼ること，である．

前版の精神疾患の診断・統計マニュアル第4版（Diagnostic and Statistical Manual of Mental Disorders, 4th edition：DSM-Ⅳ）では，ギャンブル障害は衝動制御障害の項目内で病的賭博（pathological gambling）として紹介されていたが，その理由は患者がのめり込んでギャンブルをする，あるいは衝動的にギャンブルをするからである．しかし，この病的賭博に対する診断基準は，衝動制御障害というよりもむしろ物質関連障害または嗜癖障害に近い構成になっており，ギャンブルの抑制または中止を試みると易刺激性や焦燥感が起こり（離脱），欲する興奮感を得るために投資額を増やすギャンブルに走ってしまう（耐性）．物質使用は，ギャンブルに伴うよくある併存疾患としてよく知られている．このようにして，精神疾患の診断・統計マニュアル第5版（DSM-5）の中では，ギャンブル障害は物質関連障害または嗜癖障害の項目に

含まれていて，非物質関連障害(non-substance-related disorder)として診断される．

疫　学

世界規模で広範囲に行われた統計解析はまだないが，卓越した地域限定的研究からは，そのすべてにおいて一般人口におけるギャンブル依存者の割合が3～5%，またギャンブル障害に必要な診断基準を満たしている患者の割合が約1%に達すると指摘されている．ギャンブル障害は，女性よりも男性，高齢者よりも若年者で多くみられる．しかし，貧困層のあいだではギャンブルへの依存が徐々に拡大していて，特に貧困層の中でも少数派に属する青年層，高齢退職者，女性のあいだで顕著である．この3者のうち，現在は女性が病的ギャンブル依存者の一翼を担っている．すなわち，女性は，職場での存在感が増大して収入も増加していることから，ギャンブルの機会も増えてきたことが示唆されている．これらのグループに対する研究と治療については十分に行われていない．なお，物質使用障害をもつ人ではギャンブル障害の発現割合が比較的高く，さまざまな調査から物質使用障害患者でのギャンブル依存者の割合は10～18%に達すると示されている．

過去20～30年間の間に，どのような種類のギャンブルでも容易に行えるようになってきたので，正常な，そして病的ギャンブルをする人が飛躍的に増加し，特に地方での公営ギャンブルで顕著である．最も人気のあるギャンブル種目としては，ナンバーズ/ロト(62.2%)，スロットマシン/ビンゴゲーム(48.9%)，カジノでのギャンブル(44.7%)，職場でのビリヤード賭博(44.3%)などがある(表20.13-1)．一方，最も人気のないギャンブル種目としては，ブックメーカー(ノミ屋)または連番カード(訳注：日本の「転がし馬券」に相当)を利用したスポーツ賭博，インターネット賭博，ハイリスク投資での思惑買いなどがある．

病的ギャンブル依存者の家族歴があると，物質乱用(特に，アルコール依存)や抑うつ障害の発生率が上昇する．患者の両親または影響力のある親族は，しばしば問題を抱えていたり，あるいは病的ギャンブル依存者だったりする．身内の輪というものは，競合的・実利的に方向づけようとする存在であり，金銭に対する思惑が強く働いて成功へと導く姿(シンボル)を明らかにしてくれる．このような観点から，強迫性ギャンブルはアメリカンドリームの負の側面(dark side)と呼ばれている．

併存疾患

ギャンブル障害は，気分障害(特に，うつ病，双極性障害)，その他の物質使用，嗜癖性障害(特に，アルコール・精神刺激薬の乱用，カフェイン・タバコ依存症で顕著)との間で密接な併存疾患の関係がある．また，注意欠

表 20.13-1　ギャンブルの種類別の生涯有病率

ギャンブルの種類	有病率(%)
A．スポーツ賭博	
職場でのビリヤード賭博(プール賭博)	44.3
ブックメーカー(ノミ屋)または連番カード	5.8
だるま返しカードを用いたスポーツ賭博(競馬/ドッグレース/闘犬または闘鶏)	25.0
カジノでのスポーツ賭博	44.7
B．ある種の精神的・肉体的な技能が関わるその他のギャンブル	
精神的な技能が必要なゲーム(例えば，カード)	35.8
肉体的な技能が必要なゲーム(例えば，ビリヤード)	22.7
ハイリスク投資での思惑買い	8.4
インターネット賭博	1.0
C．運が大きく関わるギャンブル	
ロト/ナンバーズ	62.2
機械を使ったギャンブル(例えば，ビデオポーカー)	26.1
スロットマシン/ビンゴゲーム/プルタブ(訳注：くじ引きに似たゲーム)	48.9

Kessler RC, Hwang I, LaBrie R, Petuhova M, Sampson NA, Winters KC, Shaffer HJ. DSM-IV pathological gambling in the National Comorbidity Survey Replication. *Psychological Med.* 2008；38：1355 から許可を得て改変．

如・多動症(attention-deficit/hyperactivity disorder：ADHD)，さまざまなパーソナリティ障害(自己愛性パーソナリティ障害，反社会性パーソナリティ障害，境界性パーソナリティ障害で顕著)，秩序破壊的・衝動制御・素行症群との間でも併存疾患の関係がある．病的ギャンブル依存者の多くは強迫性パーソナリティ障害の特性をもっているが，このような依存者群で強迫症の明確な発症がみられることは稀である．

病　因

心理社会的要因

人々がギャンブル障害に陥りやすくなるいくつかの要因があげられており，それらには両親との死別，両親の別居，両親の離婚，あるいは両親が15歳前の子どもを遺棄するなどがある．また，両親の不適切な養育法(家を留守にする，矛盾した行動，不快な言動など)，青年にとってギャンブル行為に接したり，行いやすい環境，物質的・経済的な象徴としての家族的な位置づけ，節約・計画性・予算の家族的な位置づけの欠如などがある．

精神分析理論では，核となる多くの性格上の困難に焦点を当てている．フロイトによると，強迫的ギャンブラーは負けることを無意識のうちに望んでおり，無意識の罪悪の感情を取り除くためにギャンブルを行うと示唆

されている．別の考え方として，ギャンブラーはナルシスト（自己陶酔者）でもあり，自己の雄壮かつ絶大な空想力を働かせて，自分が出目（当たり番号）を調節して結果さえも予想できると信じ込んでいると示唆されている．なお，学習理論学者は，制御不能なギャンブル行為が，自分は衝動を制御しているという誤った認識を抱く結果として生ずるという見解を示している．

生物学的要因

　一部の研究報告によると，ギャンブラーのリスクを冒す行為には，その基盤となる神経生物学的な要因があることが示唆されている．これらの研究では，セロトニン作動性受容体系とノルアドレナリン作動性受容体系の両方が理論の中心になっている．すなわち，男性の病的ギャンブラーでは，3-メトキシ-4-ヒドロキシフェニル-エチレングリコール（3-methoxy-4-hydroxyphenyl glycol：MHPG）濃度が，血漿中で正常値より低く，脳脊髄液（cerebrospinal fluid：CSF）中で高く，尿中ノルエピネフリン濃度も高い．また病的ギャンブラーでは，セロトニン作動性受容体での調節作用が機能不全に陥っているという科学的根拠が示されている．また，慢性的ギャンブラーでは，セロトニン活性のマーカーである，血小板中のモノアミン酸化酵素（monoamine oxidase：MAO）活性が低下しており，ギャンブルを抑制することの難しさと関係している．これらの発見を確かなものとするため，さらに研究を進めていく必要がある．

診断と臨床像

　これまでに記述した内容に加え，病的ギャンブラーは，しばしば自信過剰であり，どことなくイライラし，活力に満ちていて，金遣いが荒いようである．彼らは，しばしば個人的ストレスや不安，抑うつの明らかな徴候を示す．また一般的に彼らは，金銭が自分達のもつすべての問題に対する原因と解決策の両方になっているという高慢な考え方をもっている．彼らのギャンブル行為が増長するにつれて，彼らは通常，金銭を得，自分がギャンブルにいかにのめりこんでいるかを隠しながらギャンブルを続けるために嘘をつかざるを得なくなる．彼らは，ギャンブルに費やす金銭の予算額を決めたり，節約しようなどと真剣に考えようとはしない．貸し手から金銭を借りられない状態になると，彼らはギャンブル資金を得るために反社会的な行動を起こすようになる．彼らの犯罪行為は一般的に非暴力的であり，例えば文書偽造や横領，あるいは詐欺などを犯すが，彼らは意識的に借りた金銭を返済または払い戻そうとする．ここでの複雑な問題としては，家族や知人からの金銭的譲渡，人生達成感の喪失，自殺企図，いかがわしい組織や非合法組織との繋がりなどがある．非暴力的行為で逮捕されても収監されることがある．

　ゲリー氏は35歳になる自動車販売代理店の元経営者であった．彼の叔父の2人が強迫的ギャンブラーであり，父方の祖父はうつ病で入院中であった．彼はポーカーをするのが好きで，15歳のときから競馬場の常連でもあった．彼は大学に入学してから数か月後には退学し，自動車の販売員になった．彼は，その後すぐに自動車ショールームのマネージャーに昇進し，自分の販売代理店をもつまでに至った．彼は，32歳までには系列販売代理店の中でも大富豪に仲間入りし，幸せに結婚して2人の子を設けた．
　一方，彼は継続してギャンブルを頻繁に行っていた．週末のスポーツ賭博では勝ちを収め，週1回のジン・ラミーやポーカーでも安定して勝ち続け，時にはラスベガス，アトランティックシティまで遠出していた．
　彼の妻が死産したことを契機に，彼は以前よりも頻繁にカジノに出入りするようになり，ブラックジャックやクラップスを行う際の掛け金が次第に大きくなっていった．また，スポーツ賭博での掛け金も徐々に大きくなっていった．そして，自宅でのゲーム遊びには次第に退屈するようになり，「無きに等しい」と感じていた．彼は非合法組織の運営するポーカー場へ頻繁に出入りし始めるようになり，一か八かの大勝負をするようになった．
　その数年後，ゲリー氏は典型的なギャンブル地獄に墜ちていった．彼は累計で数百万ドルの借金を抱え，自分の居場所についても家族や知人に嘘をついていた．彼は，ビジネス事業を切り売りし，子どもらの大学用学資貯蓄を含めて銀行の個人口座を切り崩した．クレジットカードの上限額まで借り入れを行い，法外な利息でヤミ金融からも借りまくった．彼は深刻な抑うつ状態に陥り，「自分の死後に自動車保険が家族を養ってくれる」ように自動車事故を装った自殺を真剣に考えるようになった．
　ある日曜日の朝，彼のポルシェが支払い不能となって回収されたときに，彼の悲惨な状況が公のものとなった．当初，彼の妻は離婚すると言って彼を脅したが，裕福な親類縁者が援助して彼を窮地から救い出した．彼は2度とギャンブルをしないと誓い，賭博常習者匿名会（Gamblers Anonymous）に加入したが，2か月も経過しないうちに再びギャンブルにのめり込んだ．
　ここ数10年のあいだに，彼は4回以上もギャンブルからの復帰と再発を繰り返した．彼は妻から離婚され，自動車販売代理権も失って自己破産を申請するしかなかった．彼は，最終的に試験的・重複診断的・回復支援プログラムに登録し，そこで非定型双極性障害と診断された．彼の治療には，賭博常習者匿名会の主催する講習会への参加，彼自身および家族へのカウンセリング，ブプロピオン（Wellbutrin）およびラモトリギン（ラミクタール）による薬物治療などが含まれた．
　彼は，元妻および家族と和解した．彼は，自動車販売に再び従事し，身分相応の生活を始め，継続的・定期的に賭博常習者匿名会の主催する講習会に参加していた．しかし，彼が強く主張していたことは，「堕落したギャンブラー」に再び陥ってもおかしくない状態であることを自分自身で認識しているということであった．（Harvey Roy Greenberg, M. D. のご好意による）

心理検査と臨床検査

ギャンブル障害の男性患者では，血小板 MAO 活性の異常が示されている．ギャンブル障害の患者では，神経心理学的検査で衝動性スコアがしばしば高値を示す．ドイツでの研究報告から，ギャンブル中のギャンブラーは唾液中のコルチゾール濃度が上昇していて，それによりギャンブル中の多幸感が生じギャンブル嗜癖の可能性が引き起こされていると示唆されている．

鑑別診断

社会的ギャンブルとギャンブル障害は区別されるが，それは前者が友人間で発生し，特別な日に行われ，事前設定されて許容範囲内の受け入れられる損失に収まっているということによる．躁病エピソードの症状から生じるギャンブル行為は，著しく気分が変化し，ギャンブル開始前の判断力が低下するという既往歴によって通常はギャンブル障害とは区別される．ギャンブル障害では，躁病様の気分の変化がよくみられる．しかし，そのような気分の変化は，ギャンブルで勝った後にいつも起こり，通常は勝ちの後にすぐ負けが起きるので抑うつエピソードに引き継がれる．反社会性パーソナリティ障害の患者ではギャンブル問題が生じることがある．反社会性パーソナリティ障害とギャンブル障害の両方が存在するときは，両者とも診断すべきである．

臨床経過と予後

ギャンブル障害は，一般に男性では青年期，女性では人生後半に始まる．ギャンブル障害は一進一退を繰り返して慢性化する傾向があり，以下に示すような4段階の経過をたどる．
- 第1段階　勝利期．年収に等しい額の大勝ちで終わり，患者をギャンブルにつなぎ止める．通常，女性は大勝ちしないが，問題からの逃避行動としてギャンブルを行う．
- 第2段階　進行型の損失期．ここでは，患者はギャンブルを中心として自分の人生を構築し，優れたギャンブラーから，大きなリスクを背負い，有価証券を現金化し，金銭を借り，仕事を無断欠勤し，そして失職するような愚かなギャンブラーに移行する．
- 第3段階　自暴自棄の時期．患者は気も狂わんばかりに大金をかけてギャンブルを行い，借金を返済せず，ヤミ金融に手を出すようになり，不渡り小切手を書き，使い込みを行うことさえある．
- 第4段階　失望期．負けが決して戻ってこないことを受け入れるが，ギャンブルによって刺激あるいは興奮が得られるのでギャンブルは続ける．ギャンブル障害が最終段階に到達するまで最大で15年程度を

 表 20.13-2　賭博常習者匿名会（Gamblers Anonymous）で定められた12か条

1. 自分はギャンブルに対して非力であり，思い通りに生きていけなくなったことを認める．
2. 自分を超えた大きな力が，自分に普通の考え方や生活を戻してくれると信じる．
3. 自分の意志と生き方を，自分なりに理解したこの力の配慮に委ねることを決心する．
4. 恐れずに道義心をもって，自分自身の経済的現状を調べる．
5. 自分自身に対し，そして他の人物に対して，自分の過ちの本質をありのままに認める．
6. こうした性格上のすべての欠点を取り除いてもらう準備がすべて整っている．
7. 自分の短所を取り除いてくださいと，（自分なりに理解している）神に謙虚に求める．
8. 自分が傷つけたすべての人達のリスト表を作り，その人達全員に進んで償いをしようと思う．
9. その人達や他の人達を傷つけない限り，機会のあるたびに，その人達に直接の償いをする．
10. 自分自身の現状を調べ続け，間違っているときは直ちにそれを認める．
11. 祈りと黙想を通して，自分なりに理解している神との意識的な触れ合いを深め，自分に対する神の意志を知ることと，それを実践する力を求めるためだけに祈る．
12. 自分のすべての業の中でこれらの教義を実践しようと努力し，この教えを他の強迫的ギャンブラー（強迫性賭博者）に伝えようと努力する．

Gamblers Anonymous（http://www.gamblersanonymous.org/ga/content/recovery-program）による．

要するであろうが，この段階に入ると1〜2年以内に患者は完全に堕落してしまう．

治療

ギャンブラーは，めったに自分から進んで治療に訪れることはない．法的問題，家族からの圧力，あるいは他の精神医学的愁訴などによってギャンブラーは治療に訪れる．賭博常習者匿名会（Gamblers Anonymous：GA）は，アルコール症者匿名会（Alcoholics Anonymous：AA）を手本にして1957年にロサンゼルスで設立された（表12.13-2）．少なくとも大都市圏ではGAに連絡を取りやすく，一部のギャンブル患者に対しては有効な治療法である．GAでは感化的集団療法を治療法に取り入れ，皆の前での告白，仲間からの圧力，改心した元ギャンブラー（AA支援者と同様の立場）との対話などを通して，GA会員がギャンブルへの衝動を抑えられるよう支援している．しかし，GAからの脱退率も高い．一部の症例では，患者を入院させてギャンブル環境から遠ざけることが助けになることもある．また，患者がギャンブルから遠ざかって3か月間経過するまでは内省志向的心理療法（insight-oriented psychotherapy）を行うべきではない．3

か月経てば，ギャンブル障害の患者は，この型の心理療法の良い治療対象になる．家族療法もしばしば役に立つ．認知行動療法（例えば，ギャンブル忌避を視覚化してリラクゼーション療法と組み合わせるなど）で治療が成功した症例もある．

精神薬理学的治療は，以前は成功しないことも多かったが，今日では病的ギャンブラーの治療管理に重要な役割を果たしている．有効な薬物としては，抗うつ薬，特に選択的セロトニン再取り込み阻害薬（selective serotonin reuptake inhibitor：SSRI）とブプロピオン（Wellbutrin）がある．また，リチウム徐放製剤（Eskalith）などの気分安定薬，トピラマート（トピナ）などの抗てんかん薬，非定型抗精神病薬，ナルトレキソン（ReVia）などのオピオイド製剤も使われる．なお，多くの症例では，抗うつ薬または気分安定薬が，ギャンブル渇望を直接的に緩和させているのか，あるいは特に抑うつ障害または双極性障害などの共存症状に対する治療を介して緩和させているのかを判定することは困難である．

参考文献

Ashley LL, Boehlke KK. Pathological gambling: A general overview. *J Psychoactive Drugs*. 2012;44:27.

Bosco D, Plastino M, Colica C, Bosco F, Arianna S, Vecchio A, Galati F, Cristiano D, Consoli A, Consoli D. Opioid antagonist naltrexone for the treatment of pathological gambling in parkinson disease. *Clin Neuropharm*. 2012;35:118.

Cunningham-Williams RM, Gattis MN, Dore PM, Shi P, Spitznagel EL. Towards DSM-V: Considering other withdrawal-like symptoms of pathological gambling disorder. *Int J Methods Psychiatr Res*. 2009;18:13.

Greenberg HR. Pathological gambling. In: Sadock BJ, Sadock VA, Ruiz P, eds. *Kaplan & Sadock's Comprehensive Textbook of Psychiatry*. 9th ed. Philadelphia: Lippincott Williams & Wilkins; 2009:2661.

Hodgins DC. Reliability and validity of the Sheehan Disability Scale modified for pathological gambling. *BMC Psychiatry*. 2013;13:177.

Hodgins DC, Fick GH, Murray R, Cunningham JA. Internet-based interventions for disordered gamblers: Study protocol for a randomized controlled trial of online self-directed cognitive-behavioural motivational therapy. *BMC Public Health*. 2013;13:10.

Kessler RC, Hwang I, LaBrie R, Petuhova M, Sampson NA, Winters KC, Shaffer HJ. DSM-IV pathological gambling in the National Comorbidity Survey Replication. *Psychological Med*. 2008;38:1351.

Leeman RF, Potenza MN. Similarities and differences between pathological gambling and substance use disorders: a focus on impulsivity and compulsivity. *Psychopharmacology*. 2012;219:469.

Odlaug BL, Marsh PJ, Kim SW, Grant JE. Strategic vs nonstrategic gambling: Characteristics of pathological gamblers based on gambling preference. *Ann Clin Psychiatry*. 2011;3:105.

Oleski J, Cox BJ, Clara I, Hills A. Pathological gambling and the structure of common mental disorders. *J Nerv Ment Dis*. 2011;199:956.

Petry NM. Discounting of probabilistic rewards is associated with gambling abstinence in treatment-seeking pathological gamblers. *J Abnorm Psychol*. 2012;121:151.

Shaffer HJ, Martin R. Disordered gambling: Etiology, trajectory, and clinical considerations. *Annu Rev Clin Psychol*. 2011;7:483.

Toneatto T, Brands B, Selby P. A randomized, double-blind, placebo-controlled trial of naltrexone in the treatment of concurrent alcohol use disorder and pathological gambling. *Am J Addict*. 2009;18:219.

Wilson D, da Silva Lobo DS, Tavares H, Gentil V, Vallada H. Family-based association analysis of serotonin genes in pathological gambling disorder: Evidence of vulnerability risk in the 5HT-2A receptor gene. *J Mol Neurosci MN*. 2013;49(3):550–553.

Wynn J, Hudyma A, Hauptman E, Houston TN, Faragher JM. Treatment of problem gambling: development, status, and future. *Drugs and Alcohol Today*. 2014;14(1):6.

（訳　20.1 長徹二，田中増郎，成瀬暢也　20.2 高橋恵介　20.3, 20.9 合川勇三　20.4-20.7 長岡重之　20.8, 20.10-20.13 木村行男）

21 神経認知障害群

21.1 序論と概説

　分子生物学的診断技術と薬物治療の進歩によって，認知障害に対する認識と治療は格段に向上した．認知には記憶，言語，見当識，判断，対人関係における振る舞い，遂行行動（実行），そして問題解決などが含まれる．認知障害では，これらの領域の1つか，それ以上が崩壊し，かつ行動症状によってより複雑になる．認知障害は，神経内科，内科，そして精神科の絡み合った領域を例証している．すなわち内科あるいは神経内科でみられる神経症状はしばしば認知障害を引き起こすが，それに続いて行動症状が出現するのである．認知障害は，あらゆる精神疾患の中で生物学的損傷がいかに行動症候を引き起こすかということを最も端的に示しているといえる．臨床医は診断と治療方針を決める前に，認知障害の存在を考慮に入れて病歴と前後の文脈に注意して患者を評価しなければならない．

　器質性障害と機能性障害という100年来の区別は，もはや時代遅れとなり，用語体系から削除された．すべての精神障害には器質的（すなわち，生物学的あるいは化学的）要素がある．このような再評価の下，機能性疾患という概念は誤解のもとになるので，「機能性」という用語とその歴史的対語である「器質性」という用語は，現在の精神疾患の診断・統計マニュアル（Diagnostic and Statistical Manual of Mental Disorders：DSM）では使われていない．この二分法がもはや妥当とはいえないということは，神経精神医学（neuropsychiatry）という用語の復活にも表れている．この用語は精神作用と感情が身体的基盤をもっていることを強調しており，例えば発作性障害でみられるような脳機能障害の精神病理学的付随症状がそれに当たる．神経精神医学は神経疾患の精神医学的側面と，精神疾患における脳機能障害の役割に焦点を当てるものである．

　認知障害はオッカムの剃刀（科学的単純性の原則：無用な複雑さを避け，最も簡潔な理論をとるべきであるとする原則）を無視する傾向があり，臨床医や神経内科医に対して，その症状の多様性，併存疾患および範囲の不明瞭さによって挑戦してくる．このような事態は，認知障害のリスクが一番高い人口統計学的集団である高齢者で最も起こりやすい．そういう意味で高齢者の認知症は特に多くの問題を孕んでいる．しばしば見落とされているが，認知症はせん妄を引き起こす大きな危険因子である．さらに，レビー小体を伴う認知症やアルツハイマー病の晩期などの認知症は，時間的に緩徐な発症と特定しうる急性の病因がないことを除けば，せん妄と事実上区別できないような慢性的臨床症状を示す．また，進行性の認知症患者のほとんどすべてがその経過中に不安，うつ病，睡眠の問題，精神病症状，攻撃性などの行動症状の1つまたはそれ以上を起こすことで，事態は複雑になる．これらの症状は，もともとの認知障害と同程度に悲惨であり，その人の能力を奪うことになりかねない．このような行動症状の中のあるもの──例えば精神病は，それ自体が別個の生物学的基盤の上に生じ，原発性の神経変性疾患に加わることもある．

　認知症の各型間の境界も，認知症と正常加齢の境界も同様に不明瞭である．患者群と一般集団いずれの標本の神経病理学的研究からも驚くべき事実が明らかになっている．認知症にみられる最も一般的な神経病理学的所見はアルツハイマー病，血管性認知症，そしてレビー小体病変の混在したものである．認知症はこのように併存する病理のうちの1つに起因すると診断されることが多いが，純粋に単一の症候群はかなり少い．診療の中で多彩な病理をいかに理解し統合していくかという戦略が必要であるが，それはこれからの課題である．

定　義

せん妄

　せん妄は短期間の錯乱と認知の変化を特徴とする．原因によってせん妄には4つの下位分類がある．(1)全身性疾患（例えば，感染症）によるもの，(2)物質誘発性（例えば，コカイン，オピオイド，フェンシクリジン［PCP］），(3)複数の原因によるもの（例えば，頭部外傷と腎疾患），(4)その他の病因（例えば，睡眠剥奪，医薬品）．せん妄については，21.2節で述べる．

認知症（神経認知障害）

　認知症はDSM-5では神経認知障害（major cognitive

disorder)とも記されており，記憶，判断力，見当識，そして認知の著しい障害を特徴とする．下位分類としては，(1)アルツハイマー型認知症；一般的には65歳以上の人に起こり，進行性の知的失見当識および認知の障害，妄想，あるいはうつ病が出現する，(2)血管性認知症；血管の塞栓あるいは出血によって起こる，(3)ヒト免疫不全ウイルス(human immunodeficiency virus：HIV)疾患，(4)頭部外傷，(5)ピック病または前頭側頭葉変性，(6)クロイツフェルト-ヤコブ病などのプリオン病；スローウイルスの伝播によって起こる，(7)物質誘発性；毒物あるいは医薬品によって起こる(例えば，ガソリン揮発毒，アトロピン)，(8)複数の病因によるもの，(9)特定不能(原因不明)のもの，がある．

DSM-5では，軽度認知障害(mild neurocognitive disorder)と呼ばれるそれほど重篤でない認知症があげられている．認知症については21.3節で述べる．

健忘性障害

健忘性障害は，DSM-5では「他の医学的疾患による認知症」(major neurocognitive disorders caused by other medical condition)に分類されている．健忘性障害は，他の認知症状に加え記憶の障害が最も目立つことを特徴とする．原因としては，(1)身体疾患(低酸素)，(2)毒物あるいは医薬品(例えば，マリファナ，ジアゼパム)，そして(3)原因不明のものがある．健忘性障害については21.4節で述べる．

臨床的評価

病歴を聴くときは，病気の進展の様子を明らかにするように努める．わずかな認知の障害や変動する症状，そして病気の進行過程を十分に追跡する．患者の日常行動，例えば自分の身の周りのことができているか，職務が果たせているか，仕事の習慣は保てているか，食事の仕度，買物などの生活の維持，友人関係，趣味やスポーツ，読書，信仰，社会的活動や娯楽活動，そして金銭の管理ができているかなどの要素を通して，どのように変化が起こってきたかを詳しく把握する．患者の過去の生活の様子を知ることは，注意と集中，知的能力，性格，運動能力，そして感情や知覚などの機能の変化に関連する本来の基準を知る上で役に立つ．検査者は患者が自分の生活様式にとって最も重要，あるいは中心的と考えている事は何かを探り，そしてそれが臨床症状の出現によってどのような悪影響を受けているのかを見極めるようにする．このような方法によって，病気の影響とこれから始める治療をモニターするためのその患者固有の基準が評価できるであろう．

精神的現症の検査

十分に病歴を聴いた後，臨床医がまず行うことは患者の精神的現症の検査である．身体の検査と同様に精神的現症の検査は各患者の強い部分と弱い部分を診断するための機能と能力の探索法である．この検査は反復して行える構造化された症状と徴候の評価法で，臨床医が相互に情報を交換するのに有益である．また，将来起こりうる症状と比較するための基準となり，治療効果をみるために必要であり，そして他の患者との比較を可能にすることによって所見をある患者から別の患者へと一般化することができる．表21.1-1に包括的な神経精神医学的な精神的現症の検査項目をあげる．

認　知

認知能力を検査するには，記憶，視空間および構成能力，読解，筆記そして計算能力を評価する．抽象能力の評価も大事である．しかし，ことわざの解釈のような課題の遂行は患者によっては有用な投影検査ではあるが，患者の解釈がさまざまな1次性あるいは2次性精神病理学的障害だけでなく，低学歴，低知能あるいは単にことわざの概念がわからないことなど，他の多くの要因の影響を受けることを忘れてはならない．

病理と臨床検査

あらゆる医学的検査と同様，精神的現症検査のような精神医学的評価は，十分な臨床および検査結果の全体の文脈の中で解釈されなければならない．精神科ならびに神経精神科患者は，特に病因的に関連する身体疾患あるいは合併する身体疾患がある場合には，慎重な身体的診察を要する．内科医や他の専門医に意見を求める際は，鑑別診断に焦点を当てた明確な質問によって，コンサルテーションをなるべく有効に活用すべきである．精神病理学的障害を呈するほとんどの全身性疾患や原発性脳疾患は，多彩な末梢性あるいは中枢性の異常も呈する．

まず最初にスクリーニング臨床検査を行い，続いてさまざまな補助的検査を行って診断的特異性を高める．表21.1-2にこのような検査の手順を示し，そのうちのいくつかについては下記に述べる．

脳　波

脳波(electroencephalography：EEG)は，脳機能障害に対して手軽に施行できる非侵襲的な検査で，多くの疾患に対して感度が高いが，疾患特異性はどちらかといえば低い．よく知られているてんかんの検査として以外にも，脳波は軽度のせん妄や占拠性病変，そして複雑部分発作重積(患者は意識が保たれているようにみえるが，行動は障害されている)に伴う脳の電気活動の変化を知る上で非常に役立つ．脳波は代謝性あるいは中毒性疾患にも鋭敏であり，脳活動の全般性の徐波化を示す．脳波については，1.8節で述べた．

表 21.1-1　神経精神医学的な精神的現症の検査

A．全体像
  1．全体的外見，着衣，眼鏡・補聴器などの補助具
  2．意識および覚醒水準
  3．周囲への注意力
  4．姿勢（立位と座位）
  5．歩行
  6．四肢・体幹・顔面の動き（自発的，静止時，指示後）
  7．全体的な態度（内的刺激に対する反応を含む）
  8．検者への反応（アイコンタクト，協調，面接時の集中力）
  9．母国語あるいは第一言語

B．言語と発話
  1．理解（単語，文章，単純な命令と複雑な命令，概念）
  2．発話（自発性，速度，流暢さ，抑揚あるいは韻律，音量，一貫性，語彙，錯語的な誤り，用法の複雑さ）
  3．復唱
  4．その他
    a．物品の名称
    b．色彩の名称
    c．身体部位の識別
    d．命令に従った特殊な運動の実施

C．思考
  1．様式（一貫性と結合性）
  2．内容
    a．観念（頭を占めている問題，重大に考えすぎていること，妄想）
    b．知覚（幻覚）

D．気分と感情
  1．内的気分の状態（自然の，そして誘発的な；ユーモアの感覚）
  2．未来への展望
  3．自殺念慮と計画
  4．表現されている感情状態（気分との一致）

E．洞察力と判断力
  1．洞察力
    a．自己評価と自尊心
    b．現状の理解
    c．自己の心理的・身体的状態の描写能力
  2．判断力
    a．重要な社会的関係の評価
    b．自己の役割や責任の理解

F．認知
  1．記憶
    a．自発的（面接中に明らかに分かるような）
    b．検査による（付随的，即時の繰り返し，時間をおいた想起，手がかりによる想起，認識；言語性と非言語性；明白と含蓄）
  2．視空間技能
  3．構成能力
  4．計算
  5．読解
  6．筆記
  7．微細感覚能力（立体認知，皮膚描画認知，二点識別）
  8．手指認識
  9．左右見当識
  10．"執行能力"
  11．抽象概念

Eric D. Caine, M. D. と Jeffrey M Lyness, M. D. のご好意による．

コンピュータ断層撮影と磁気共鳴画像

　コンピュータ断層撮影（computed tomography：CT）と磁気共鳴画像（magnetic resonance imaging：MRI）は，神経精神医学領域における強力な検索手段であることが証明されている．近年のMRIの進歩は視床，大脳基底核，海馬，扁桃核，そして側頭葉とその先端部，あるいは後頭蓋窩などの構造の直接的測定を可能にした．MRIは神経精神医学において最も有用で費用対効果の高い診断法としてほとんどCTと置き換わった．急性の脳出血や血腫の患者はやはりCTによって評価しなければならないが，精神科領域ではそのような患者にはほとんど出会わない．MRIは灰白質と白質の境界をより明瞭に識別し，脳室周囲や皮質下領域のさまざまな白質病変を検索するのに有用である．しかし，そのような所見の病態生理学的意味づけにはなお検討を要する．白質の異常は若年者では多発性硬化症やヒト免疫不全ウイルス（HIV）感染者に，また高齢者では高血圧，血管性認知症，アルツハイマー型認知症に認められる．ただし，このような異常は明らかな疾病のない健常高齢者でもみられることがある．CTの場合と同様に認知症患者の評価におけるMRIの最大の有用性は，何を描出できるかより，何（腫瘍，血管性病変）を除外できるかにある．

脳生検

　脳の針生検は，アルツハイマー病，自己免疫性脳症，腫瘍などさまざまな疾患に対して行われる．生検はMRIあるいは腰椎穿刺などの他の侵襲的技法では診断が十分にできない場合に定位的に行われる．この処置は危険がないわけではなく，生検部位に瘢痕組織ができると発作が起こることがある．

神経心理学的検査

　神経心理学的検査は，患者の認知能力について標準化された定量的で再現性のある評価を提供する．このよう

表 21.1-2　スクリーニング臨床検査

一般検査
- 全血球算定
- 赤血球沈降速度
- 電解質
- ブドウ糖
- 血中尿素窒素と血清クレアチニン
- 肝機能検査
- 血清カルシウムとリン
- 甲状腺機能検査
- 血清蛋白
- すべての薬物の濃度
- 検尿
- 妊娠可能な年齢の女性の妊娠検査
- 心電図

補助的臨床検査
- 血液
  - 血液培養
  - 血漿レアギン迅速試験
  - ヒト免疫不全ウイルス（HIV）検査（酵素結合免疫吸着検定法［ELISA］およびウエスタンブロット）
  - 血清重金属
  - 血清銅
  - セルロプラスミン
  - 血清 B_{12}，赤血球葉酸濃度
- 尿
  - 培養
  - 毒物検査
  - 重金属スクリーニング
- 電位記録
  - 脳波
  - 誘発電位
  - 睡眠ポリグラフ
  - 夜間陰茎勃起検査
- 脳脊髄液
  - ブドウ糖，蛋白
  - 細胞数算定
  - 培養（バクテリア，ウイルス，真菌）
  - クリプトコッカス抗原
  - 性病検索臨床検査
- 画像検査
  - CT（コンピュータ断層撮影）
  - MRI（磁気共鳴画像）
  - PET（ポジトロン放出断層撮影）
  - SPECT（単光子放出コンピュータ断層撮影）

Eric D. Caine, M. D. と Jeffrey M Lynss, M. D. のご好意による．

な手段は初回の評価や定期的な査定に有用である．検査は広範囲の認知領域の能力評価に有用であり，基準集団との比較や基準集団に基づく得点調整ができるようになっているものが多い．神経心理学的コンサルテーションを依頼する場合には，得られた結果を十分に生かすために選択する検査の利点と弱点についてよく理解しておくべきである．

参考文献

Balzer D. Neurocognitive disorders in DSM-5. *Am J Psych*. 2013;170:585.
Blanc-Lapierre A, Bouvier G, Gruber A, Leffondré K, Lebailly P, Fabrigoule C, Baldi I. Cognitive disorders and occupational exposure to organophosphates: Results from the PHYTONER Study. *Am J Epidemiol*. 2013;177:1086.
Bugnicourt J-M, Godefroy O, Chillon J-M, Choukroun G, Massy ZA. Cognitive disorders and dementia in CKD: The neglected kidney-brain axis. *J Am Soc Nephrol*. 2013;24:353.
Bugnicourt J-M, Guegan-Massardier E, Roussel M, Martinaud O, Canaple S, Triquenot-Bagan A, Wallon D, Lamy C, Leclercq C, Hannequin D, Godefroy O. Cognitive impairment after cerebral venous thrombosis: A two-center study. *J Neurol*. 2013;260:1324.
Fields J, Dumaop W, Langford TD, Rockenstein E, Masliah E. Role of neurotrophic factor alterations in the neurodegenerative process in HIV associated neurocognitive disorders. *J Neuroimmune Pharmacol*. 2014;9(2):102–116.
Jack CR Jr, Lowe VJ, Senjem ML, Weigand SD, Kemp BJ. ^{11}C PiB and structural MRI provide complementary information in imaging of Alzheimer's disease and amnestic mild cognitive impairment. *Brain*. 2008;131:665.
Launer LJ. Epidemiologic insight into blood pressure and cognitive disorders. In: Yaffe K, ed. *Chronic Medical Disease and Cognitive Aging: Toward a Healthy Body and Brain*. New York: Oxford University Press; 2013:1.
Mayeux R, Reitz C, Brickman AM, Haan MN, Manly JJ, Glymour MM, Weiss CC, Yaffe K, Middleton L, Hendrie HC, Warren LH, Hayden KM, Welsh-Bohmer KA, Breitner JCS, Morris JC. Operationalizing diagnostic criteria for Alzheimer's disease and other age-related cognitive impairment—Part 1. *Alzheimer's Demen*. 2011;7:15.
Schneider JA, Arvanitakis Z, Bang W, Bennett DA. Mixed brain pathologies account for most dementia cases in community-dwelling older persons. *Neurology*. 2007;69:2197.
Sonnen JA, Larson EB, Crane PK, Haneuse S, Li G. Pathological correlates of dementia in a longitudinal, population-based sample of aging. *Ann Neurol*. 2007;62:406.
Sweet RA. Cognitive disorders: Introduction. In: Sadock BJ, Sadock VA, Ruiz P, eds. *Kaplan & Sadock's Comprehensive Textbook of Psychiatry*. 9th ed. Philadelphia Lippincott Williams & Wilkins; 2009:1152.
Verdelho A, Madureira S, Moleiro C, Ferro JM, Santos CO, Erkinjuntti T, Pantoni L, Fazekas F, Visser M, Waldemar G, Wallin A, Hennerici M, Inzitari D. White matter changes and diabetes predict cognitive decline in the elderly: The LADIS study. *Neurology*. 2010;75(2):160.
Weiner MF. Cognitive disorders as psychobiological processes. In: Weiner MF, Lipton AM. *The American Psychiatric Publishing Textbook of Alzheimer Disease and Other Dementias*. Arlington, VA: American Psychiatric Publishing; 2009:137.
Zarit SH, Zarit JM. Disorders of aging: Delirium, dementia and other cognitive problems. In: Zarit SH, Zarit JM. *Mental Disorders in Older Adults: Fundamentals of Assessment and Treatment*. 2nd ed. New York: Guilford Press; 2007:40.

21.2　せん妄

　せん妄は意識水準と認知機能の急性の悪化を特徴とし，特に注意の障害が目立つ．せん妄は生命を脅かすものの回復可能な中枢神経系（central nervous system：CNS）の障害で，しばしば知覚障害，精神運動活動の異常，睡眠周期の異常を示す．せん妄は保健従事者から見落とされがちである．問題の一部は，せん妄が他のさまざまな呼称をもっていることにもよる（表21.2-1）．

　せん妄の特徴的症状は意識の障害であり，通常，認知機能の包括的障害を伴う．気分，知覚，行動の異常はよくある精神症状であり，振戦，羽ばたき振戦，眼振，運動失調，尿失禁はよく認められる神経症状である．典型的経過としては，せん妄は突然に発症し（何時間，何日という単位），短期間に変動する経過を示し，そして原因となる要因が特定されて除去されれば急速に改善するが，個々の特徴的要素の回復速度は患者によってさまざまである．医師はせん妄を認識し，基底にある原因を特定して治療し，患者の意識の曇りから生じる偶発的事故のよ

表 21.2-1　せん妄の他の呼称

集中治療室(ICU)精神病
急性錯乱状態
急性脳不全
脳炎
脳症
毒性代謝状態
中枢神経系毒性
腫瘍随伴性辺縁系脳炎
夕暮れ症候群
脳機能不全
器質性脳症候群

表 21.2-2　さまざまな状況におけるせん妄の発生率と有病率

母集団	有病率(%)	発生率(%)
一般内科入院患者	10〜30	3〜16
内科および外科入院患者	5〜15	10〜55
一般外科入院患者	N/A	9〜15(術後)
集中治療室患者	16	16〜83
心臓外科入院患者	16〜34	7〜34
整形外科手術患者	33	18〜50
救急部門	7〜10	N/A
終末期患者	23〜28	83
施設入居高齢者	44	33

N/A：データ入手不能

うな合併症を防がなければならない．

疫　学

　せん妄はよくある障害であるが，その発生率と有病率はほとんどが高齢者で報告されている．地域調査では 55歳以上の年長者の 1％にせん妄がある（85歳以上では13％）．高齢の救急外来受診患者の 5〜10％にせん妄が認められると報告されている．内科病棟に入院した時点で高齢者の 15〜21％がせん妄の診断基準に合致した．入院時にはせん妄がなかった患者のうち，5〜30％が入院中にせん妄を発症した．せん妄は，一般外科患者の 10〜15％，心臓切開手術患者の 30％，そして股関節の骨折で治療を受けている患者の 50％以上に起こると報告されている．また，せん妄は集中治療室の患者の 70〜87％に，緩和ケアを受けている患者の 83％に起こる．介護施設入居者あるいは慢性期病棟入院患者の 60％にせん妄が認められる．重症熱傷患者の約 21％，後天性免疫不全症候群(AIDS)患者の 30〜40％が入院中にせん妄を起こす．せん妄は終末期患者の 80％に認められる．術後せん妄の原因としては手術によるストレス，術後の疼痛，不眠，鎮痛薬，電解質不均衡，感染，発熱，失血があげられる．さまざまな状況におけるせん妄の発生率と有病率を，表21.2-2 に示した．

　せん妄発症のリスクは素因的危険因子と促進因子の 2つに分けて考えられる（表 21.2-3，表 21.2-4）．現在のせん妄へのアプローチは主に促進因子に焦点を当てており，素因的要因はほとんど取り組まれていない．せん妄の素因的要因に対処することは将来のせん妄の発症とそれに伴う病態と死亡率を減少させる上で必須の課題になるであろう．

　加齢はせん妄発症の主要危険因子である．65歳以上の入院患者の 30〜40％にせん妄のエピソードがみられ，それとは別に高齢者の 10〜15％は入院中にせん妄を起こす．75歳以上の介護施設入居者は，60％がせん妄のエピソードを反復する．男性であることもせん妄発症の独立的危険因子である．

表 21.2-3　せん妄の素因

人口統計学的特徴
　年齢 65歳以上
　男性
認知機能の状態
　認知症
　認知機能の低下
　せん妄の既往歴
　うつ病
生活機能の状態
　生活機能の依存状態
　運動不能
　転倒の既往
　活動の低水準
感覚機能の低下
　聴覚
　視覚
経口摂取量の減少
　脱水
　栄養失調
薬物
　精神活性薬による治療
　抗コリン作用をもつ薬物による治療
　アルコール乱用
合併する身体疾患
　重篤な身体疾患
　慢性的な腎または肝疾患
　脳卒中
　神経学的疾患
　代謝障害
　ヒト免疫不全ウイルスによる感染
　骨折または外傷
　終末期疾患

Inouye SK：Delirium in older persons. *N Engl J Med*, 2016；354(11)：1157 から改変.

表 21.2-4 せん妄の促進因子

- 薬物
  - 鎮静-睡眠薬
  - 麻酔薬
  - 抗コリン薬
  - 多剤による治療
  - アルコールまたは薬物離脱
- 一次性神経疾患
  - 非優位半球の脳卒中
  - 頭蓋内出血
  - 髄膜炎または脳炎
- 併発疾患
  - 感染症
  - 医原性合併症
  - 重篤な急性疾患
  - 低酸素症
  - ショック
  - 貧血
  - 発熱または低体温
  - 脱水
  - 低栄養状態
  - 低い血清アルブミン値
  - 代謝異常
- 外科手術
  - 整形外科手術
  - 心臓の手術
  - 長時間の心肺バイパス
  - 心臓以外の手術
- 環境要因
  - 集中治療室への入院
  - 身体拘束の使用
  - 膀胱カテーテルの使用
  - 多種類の処置
  - 疼痛
  - 情動的ストレス
  - 長期間の睡眠障害

Inouye SK：Delirium in older persons. *N Engl J Med*, 2016；354(11)：1157 から改変.

表 21.2-5 せん妄の一般的原因

中枢神経系の障害	発作(発作後，非けいれん性重積，重積)
	片頭痛
	頭部外傷，脳腫瘍，クモ膜下出血，硬膜下または硬膜外血腫，膿瘍，脳内出血，小脳出血，非出血性卒中，一過性虚血
代謝障害	電解質異常
	糖尿病，低血糖症，高血糖，あるいはインスリン抵抗性
全身疾患	感染症(例えば，敗血症，マラリア，丹毒，ウイルス性，ペスト，ライム病，梅毒，あるいは膿瘍)
	外傷
	体液量の変化(脱水あるいは容量過剰)
	栄養失調
	火傷
	コントロールできない疼痛
	熱射病
	高い標高(通常＞5000 m)
薬物	鎮痛薬(例えば，手術後のメペリジン[Demerol]，モルヒネ[モルヒネ塩酸塩])
	抗生物質，抗ウイルス薬，抗真菌薬
	ステロイド
	麻酔薬
	心臓の薬物
	降圧薬
	抗腫瘍薬
	抗コリン薬
	神経遮断薬による悪性症候群
セロトニン症候群	
市販品	ハーブ，茶，栄養サプリメント
植物性製品	チョウセンアサガオ，セイヨウキョウチクトウ，キツネノテブクロ，ドクニンジン，ディフェンバキア，タマゴテングタケ
心臓	心不全，不整脈，心筋梗塞，心臓補助装置，心臓外科手術
肺	慢性閉塞性肺疾患，低酸素，SIADH，酸-塩基平衡障害
内分泌	副腎クリーゼまたは副腎機能不全，甲状腺異常，副甲状腺異常
血液	貧血，白血病，血液疾患，幹細胞移植
腎臓	腎不全，尿毒症，SIADH
肝臓	肝炎，肝硬変，肝不全
悪性新生物	腫瘍(原発性脳腫瘍，転移，腫瘍随伴症候群)
乱用薬物	中毒と離脱
毒物	中毒と離脱
	重金属とアルミニウム

SIADH：抗利尿ホルモン分泌異常症候群

せん妄は予後不良の徴候である．入院中にせん妄を起こした 65 歳以上の患者が施設に入る率は一般より 3 倍高い．せん妄を起こした患者の 3 か月死亡率は 23〜33％，1 年死亡率は 50％である．また，入院中にせん妄を起こした高齢患者のその入院中における死亡率は 21〜75％である．退院後も，せん妄のあった患者の 15％が 1 か月以内に死亡し，25％が 6 か月以内に死亡する．

病因

せん妄の主要な原因は中枢神経系(CNS)疾患(例えば，てんかん)，全身疾患(例えば，心不全)，そして薬理学的または中毒性物質による中毒あるいは離脱である(表 21.2-5)．せん妄患者の評価にあたっては，その患者

が服用したどのような薬物でも，せん妄の原因として関係しうることを忘れてはならない．

診断と臨床像

せん妄のDSM-5診断基準を，表21.2-6に示した．せん妄の症候群はほとんど必ず1つ以上の全身性または脳の障害が脳機能を侵すことに起因する．

> 70歳のK婦人が警察によって救急外来に連れてこられた．警察はK婦人が近隣を徘徊し，自分の身の周りのことができていないようだという近隣からの通報に応えて出動した．警察がK婦人のアパートを訪ねると，彼女は汚れて悪臭がし，ブラジャー以外，何も身につけていなかった．アパートも生ゴミと腐敗した食物がいたるところに散らばった不潔な状態だった．
> 面接をすると，K婦人は面接者を見ようとせず，混乱しており，ほとんどの質問に答えなかった．自分の名前と住所はわかったが，日付はわからなかった．受診する原因になった出来事についても説明できなかった．
> 翌日，精神科指導医がK婦人の面接を試みた．K婦人の表情にはやはり反応はなく，今が何月かも自分がいる病院の名もわからなかった．彼女は近所の人が警察を呼んだのは，自分が"具合が悪い"からであり，自分は実際具合が悪く病弱で肩が痛いのだと言った．また，3日間何も食べていない，と述べた．彼女は過去に精神病院に入院したことも声が聴こえたこともないが，不眠のために一時，精神科医を受診したことがあると述べた．その医師は薬を処方したが，彼女はその薬の名前は覚えていなかった．

せん妄の中核症状は意識の変容（意識水準の低下，注意を集中・保持・転導する能力の低下）と認知の障害（特に，時間と空間に関する失見当識，記憶の障害）であり，比較的急性に発症（時間，日単位）し，持続は短く（日，週単位），1日のうちに顕著で予測しがたい重症度および他の臨床症状の動揺があり（時に夜間に悪化する［夕暮れ症候群］），その動揺は意識清明の段階から重い認知障害あるいは解体状態にまで至る．

合併する臨床症状がみられることが多く，それは時に重篤である．症状としては思考過程の解体（軽度の逸脱から全くの滅裂まで），錯覚や幻覚などの知覚障害，精神運動の亢進または低下，睡眠-覚醒周期の崩壊（夜間の睡眠の断片化，日中の傾眠を伴う場合と伴わない場合がある），気分の変調（軽度の焦燥感から明らかな不快気分，不安，あるいは多幸感），そして神経機能の変調（例えば，自律神経過活動または不安定，筋収縮や構音障害）がある．脳波は一般に基礎律動の全般性徐波化を示すが，アルコールあるいは鎮静-催眠薬離脱によるせん妄では低振幅速波が認められる．

せん妄に関与すると推定されている主な神経伝達物質はアセチルコリンであり，主な神経解剖学的部位は網様体である．脳幹網様体は注意と覚醒を統御する主領域であり，せん妄に関わる主要経路は背側被蓋路で，これは中脳網様体から被蓋と視床へ至る．せん妄を引き起こすさまざまな要素は，結果として脳内のアセチルコリン活性を低下させるといわれている．最も多いせん妄の原因の1つは，抗コリン作用をもつ薬物の大量投与による毒性である．アセチルコリン以外のせん妄に関わる病態生理機序も示唆されている．特にアルコール離脱せん妄は青斑核とノルアドレナリン作動ニューロンの過活動を示す．その他の神経伝達物質でせん妄に関連するのはセロトニンとグルタミン酸塩である．

身体的検査と臨床検査

せん妄は通常病室で診断され，症状の突然の発症を特徴とする．簡易精神機能検査（Mini-Mental State Examination：MMSE）や神経徴候の検査などのベッドサイドでの精神的現症の診察は，認知障害を記録し，患者の臨床経過を測るための基準になる．身体診察によってせん妄の原因の手掛かりが明らかになることがよくある（表21.2-7）．既知の身体疾患や頭部外傷の病歴あるいはアルコールまたは物質依存があると，せん妄の可能性が高くなる．

せん妄患者の臨床検査は，標準検査に加え，臨床状態によって追加検査も行う（表21.2-8）．せん妄では，脳波は全般性徐波活動を示すのが特徴で，うつ病あるいは精神病との鑑別に有用である．せん妄患者の脳波は時に局在的な過活動を示すことがある．稀ではあるが，てんかんに伴うせん妄と他の原因によるせん妄を鑑別するのが難しいことがある．

鑑別診断

せん妄と認知症

多くの臨床症状がせん妄と認知症の鑑別に役立つ（表21.2-9）．認知症とせん妄の大きな相違点は，発症の時間的経過と，認知症では注意力が比較的一定しているのに比してせん妄では変動することである．発症はせん妄では通常短期間のうちに起こるが，認知症では卒中による血管性認知症を除けばゆっくりと潜行性である．どちらも認知の障害があるが，認知症ではその状態は経過中変化が少なく，1日のうちに変動するということはほとんどない．認知症患者は通常意識清明であるが，せん妄患者には意識が低下する時期がある．時にせん妄が認知症患者に起こることもあり「曇った認知症」（beclouded dementia）として知られている．以前から認知症があることがはっきりしているときは，せん妄の重複診断を下すことができる．

せん妄と統合失調症，うつ病

せん妄は統合失調症やうつ病とも鑑別しなければならない．統合失調症や躁病エピソードなどの精神病患者の中には，せん妄との区別が難しいような極度に解体した

表 21.2-6 DSM-5 のせん妄の診断基準

A. 注意の障害（すなわち，注意の方向づけ，集中，維持，転換する能力の低下）および意識の障害（環境に対する見当識の低下）
B. その障害は短期間のうちに出現し（通常数時間～数日），もととなる注意および意識水準からの変化を示し，さらに1日の経過中で重症度が変動する傾向がある．
C. さらに認知の障害を伴う（例：記憶欠損，失見当識，言語，視空間認知，知覚）．
D. 基準AおよびCに示す障害は，他の既存の，確定した，または進行中の神経認知障害ではうまく説明されないし，昏睡のような覚醒水準の著しい低下という状況下で起こるものではない．
E. 病歴，身体診察，臨床検査所見から，その障害が他の医学的疾患，物質中毒または離脱（すなわち，乱用薬物や医療品によるもの），または毒物への曝露，または複数の病因による直接的な生理学的結果により引き起こされたという証拠がある．

▶いずれかを特定せよ
　物質中毒せん妄：この診断は，基準AおよびCの症状が臨床像で優勢であり，臨床的関与に値するほど症状が重篤である場合にのみ，物質中毒の診断に代わって下されるべきである．
　　コードするときの注：［特定の物質］中毒せん妄のためのICD-9-CMとICD-10-CMコードは，下記の表に示されている．ICD-10-CMコードは，同じ分類の物質について併存する物質使用障害の有無によることに注意せよ．軽度の物質使用障害が物質中毒せん妄に併存している場合は，4番目の数字は「1」であり，臨床家は，物質中毒せん妄の前に，「軽度［物質］使用障害」と記録すべきである（例：「軽度コカイン使用障害，コカイン中毒せん妄を伴う」）．中等度または重度の物質使用障害が物質中毒せん妄に併存している場合は，4番目の数字は「2」であり，併存する物質使用障害の重症度に応じて，臨床家は「中等度［物質］使用障害」または「重度［物質］使用障害」と記録すべきである．物質使用障害が併存していない場合（例：物質の大量使用を1回した後），4番目の数字は「9」であり，臨床家は物質中毒せん妄のみを記録すべきである．

		ICD-10-CM		
	ICD-9-CM	軽度の使用障害を伴う	中等度または重度の使用障害を伴う	使用障害を伴わない
アルコール	291.0	F10.121	F10.221	F10.921
大麻	292.81	F12.121	F12.221	F12.921
フェンシクリジン	292.81	F16.121	F16.221	F16.921
他の幻覚薬	292.81	F16.121	F16.221	F16.921
吸入剤	292.81	F18.121	F18.221	F18.921
オピオイド	292.81	F11.121	F11.221	F11.921
鎮静薬，睡眠薬，または抗不安薬	292.81	F13.121	F13.221	F13.921
アンフェタミン（または他の精神刺激薬）	292.81	F15.121	F15.221	F15.921
コカイン	292.81	F14.121	F14.221	F14.921
他の（または不明の）物質	292.81	F19.121	F19.221	F19.921

　物質離脱せん妄：この診断は，基準AおよびCの症状が臨床像で優勢であり，臨床的関与に値するほど症状が重篤である場合にのみ，物質離脱に代わって下されるべきである．
　　［特定物質］離脱性せん妄をコードせよ：「291.0（F10.231）アルコール」，「292.0（F11.23）オピオイド」，「292.0（F13.231）鎮静薬，睡眠薬，または抗不安薬」，「292.0（F19.231）他の（または不明の）物質・薬品」
　医薬品誘発性せん妄：この診断は，以下に記載されているように，基準AおよびCの症状が医薬品の副作用から起こる際に適用される．
　　コードするときの注：「［特定の医薬品］誘発性せん妄」のICD-9-CMのコードは292.81である．ICD-10-CMは医薬品の種類によってコードが異なる．医薬品が処方どおりにオピオイドであるなら，コードはF11.921である．もし医薬品が処方どおりに鎮静薬，睡眠薬，または抗不安薬であるなら，F13.921である．もし医薬品が処方どおりにアンフェタミン類や他の精神刺激薬なら，F15.921である．どの分類にも属さない医薬品（例：デキサメタゾン），その物質が病因と判断されるが物質の特定の分類が不明の場合，コードはF19.921となる．
　293.0（F05）他の医学的疾患によるせん妄：病歴，身体診察，臨床検査所見から，その障害が他の医学的疾患の生理学的結果により引き起こされたという証拠がある．
　　コードするときの注：せん妄の名称に他の医学的疾患の名称を含めること（例：「293.0［F05］肝性脳症によるせん妄」）．他の医学的疾患はコードをつけられ，「他の医学的疾患によるせん妄」の直前に独立してあげておくべきである（例：「572.2［K72.90］肝性脳症，293.0［F05］肝性脳症によるせん妄」）．
　293.0（F05）複数の病因によるせん妄：病歴，身体診察，臨床検査所見から，そのせん妄には2つ以上の病因があるという証拠がある（例：病因となる2つ以上の医学的疾患；他の医学的疾患と物質中毒または医薬品の副作用）．
　　コードするときの注：せん妄の特定の病因を反映する複数のコードを別々に使用すること（例：「572.2［K72.90］肝性脳症，293.0［F05］肝不全によるせん妄；291.0［F10.231］アルコール離脱せん妄」）．病因となる医学的疾患は，「せん妄」のコードに先行して独立したコードがつけられ，「他の医学的疾患によるせん妄」というカテゴリーに代入されることに注意せよ．

▶該当すれば特定せよ
　急性：数時間または数日続く．
　持続性：数週または数か月続く．

▶該当すれば特定せよ
　過活動型：その人の精神運動活動の水準は過活動であり，気分の不安定性，焦燥，および/または医療に対する協力の拒否を伴うかもしれない．
　低活動型：その人の精神運動活動の水準は低活動であり，昏迷に近いような不活発や嗜眠を伴うかもしれない．
　活動水準混合型：その人の注意および意識は障害されているが，精神運動活動の水準は正常である．また，活動水準が急速に変動する例も含む．

Diagnostic and Satistical Manual of Mental Disorders, Fifth Edition (Copyright ©2013). American Psychiatric Association. All Rights Reserved から許可を得て転載．

表 21.2-7 せん妄患者の身体的診察

パラメータ(指標)	所見	臨床的意味
1. 脈拍	徐脈	甲状腺機能低下
		アダムス-ストークス症候群
		頭蓋内圧上昇
	頻脈	甲状腺機能亢進
		感染症
		心不全
2. 体温	発熱	敗血症
		甲状腺クリーゼ
		脈管炎
3. 血圧	低血圧	ショック
		甲状腺機能低下
		アジソン病
	高血圧	脳症
		頭蓋内占拠病変
4. 呼吸	頻呼吸	糖尿病
		肺炎
		心不全
		発熱
		アシドーシス(代謝性)
	浅い呼吸	アルコールまたは他の物質中毒
5. 頸動脈	雑音または脈の減弱	一過性脳虚血
6. 頭皮と顔面	外傷の存在	
7. 頸部	頸部硬直	髄膜炎
		クモ膜下出血
8. 眼球	乳頭浮腫	腫瘍
		高血圧性脳症
	瞳孔散大	不安
		自律神経過活動(例えば、振戦せん妄)
9. 口	舌または頬の裂傷	全般性強直間代発作
10. 甲状腺	腫大	甲状腺機能亢進症
11. 心臓	不整脈	不十分な心拍出、塞栓の可能性
	心肥大	心不全
		高血圧性疾患
12. 肺	うっ血	原発性肺不全
		肺浮腫
		肺炎
13. 口臭	アルコール臭	
	ケトン臭	糖尿病
14. 肝臓	腫大	肝硬変
		肝不全
15. 神経系		
a. 反射-筋緊張	バビンスキ徴候を伴う左右差	占拠性病変
		脳血管病変
		先在する認知症
	とがり口	前頭葉腫瘍
		両側後大脳動脈閉塞
b. 外転神経(CN6)	他方凝視困難	頭蓋内圧亢進
c. 四肢の筋力	非対称	占拠性病変
		脳血管性病変
d. 自律神経系	過活動	不安
		せん妄

Strub RL, Black FW. *Neurobehavioral Disorders: A Clinical Approach*. Philadelphia: FA Davis; 1981: 121 から許可を得て転載。

表 21.2-8 せん妄患者の臨床検査

標準検査
- 血液検査（電解質，腎・肝機能，血糖など）
- 全血球算定（白血球分画を含む）
- 甲状腺機能検査
- 梅毒血清検査
- ヒト免疫不全ウイルス（HIV）抗体検査
- 尿検査
- 心電図
- 脳波
- 胸部レントゲン
- 血液と尿の薬物スクリーニング検査

必要に応じて行う補助検査
- 血液，尿，脳脊髄液の培養検査
- ビタミンB_{12}，葉酸の濃度
- CT または MRI による脳画像診断
- 腰椎穿刺と脳脊髄液（CSF）検査

表 21.2-9 認知症と比較したせん妄の臨床的特徴

特徴	認知症	せん妄
発症	緩徐	急速
持続	月〜年単位	時間〜週単位
注意	保持	動揺
記憶	遠隔記憶の障害	近時および即時記憶の障害
会話	発語困難	支離滅裂（遅い場合も速い場合もある）
睡眠覚醒サイクル	断片的な睡眠	崩壊することが多い（例えば，昼夜逆転）
思考	貧困化	混乱
意識性	変化なし	減損
覚醒度	通常は正常	過覚醒または覚醒度の低下

Lipowski ZJ. *Delirium : Acute Confusional States.* Oxford : Oxford University Press ; 1990. から改変して転載．

行動をとる時期を示す者がいる．しかし，一般に統合失調症の幻覚や妄想はせん妄のものより一定しており，系統立っている．統合失調症では，通常意識水準や見当識の変化は起こらない．せん妄で活動性の低下している患者は，重篤なうつ病といくらか似ているが，脳波を記録すれば両者は鑑別できる．他にせん妄との鑑別で考慮に入れなければならない精神疾患としては，短期精神病性障害，統合失調症様障害，解離症がある．作為症の患者がせん妄の症状を装うことがあるが，通常は精神的現症検査によってせん妄との症状の不一致が明らかになり，また脳波検査を行えば両者の違いは容易にわかる．

経過と予後

せん妄は通常，突然発症するが，顕症期に先立って何日か前から前駆症状（例えば，不穏や恐怖感）が起こることがある．せん妄の症状は原因となる関連要因が続く間は持続するが，一般的には1週間以内におさまる．原因となる要因を特定し除去すれば，せん妄は3〜7日で消退するが，症状のいくつかは完全に消失するまでに2週間前後かかることもある．患者が高齢であるほど，またせん妄状態の持続期間が長いほど，せん妄は遷延する．せん妄中に起きたことは，いったんせん妄が消退すると断片的にしか思い出せないのが特徴であり，患者はその間のことをぼんやりとしか憶えていない不快な夢，あるいは悪夢をみているようだったと言う．疫学の項でも述べたように，せん妄を発症すると続く1年以内の死亡率が高くなるが，それはせん妄に関連する身体疾患の重篤性に理由がある．

せん妄が認知症に進行するか否かについては，多くの臨床医がそのような例を経験していると信じているが，対照研究では論証されていない．しかし，いくつかの研究によって確認された臨床的観察では，時にせん妄に引き続いてうつ病や心的外傷後ストレス障害が起こるという．

治療

せん妄の治療における，主目標は基礎疾患を治療することである．基礎疾患が抗コリン薬による毒性の場合は，15〜30分ごとにフィゾスチグミンサリチル酸塩（Antilirium）の1〜2 mg静注もしくは筋注を繰り返す．治療のもう1つの大事な目標は，身体面，感覚面，そして環境面での介護である．身体面の介護はせん妄患者が事故に遭うことがないようにするために必要である．せん妄患者を環境的に感覚遮断してはならず，過度に刺激してもならない．患者は通常，病室に友人や家族がいることで，もしくは決まった付き添い人がいることで落ち着く．慣れ親しんだ絵や装飾，時計やカレンダーがあること，そして，人，場所，時間への規則的な方向づけがせん妄患者に安心感を与える．せん妄は時に白内障手術後，眼帯をしている患者に起こる（ブラック・パッチ［black-patch］せん妄）．このような患者には多少の刺激が入るように眼帯に小さな穴をあけるか，あるいは回復期に時々片方の眼帯をはずすようにするとよい．

薬物療法

薬理学的治療を必要とするせん妄の2大症状は，精神病症状と不眠である．精神病症状に対してよく使われるのは，ブチロフェノン系抗精神病薬のハロペリドール（セレネース）である．患者の年齢，体重および身体状態によって開始量は2〜6 mg筋肉内投与とし，患者の興奮が抑まらない場合は1時間後に再度投与する．患者が落ち着き次第，液剤または錠剤の経口投与とする．1日2回の経口投与で十分であり，そのうち2/3の量は就寝前に与える．同等の治療効果を得るためには，経口投与では

表 21.2-10　薬物治療

薬物	用量	副作用	注解
定型抗精神病薬			
ハロペリドール(セレネース)	0.5〜1 mg 経口，1日2回（必要ならば4〜6時間ごとに投与してもよい）	錐体外路症状(EPS) QTc 延長	最もよく使われる 筋肉内注射もできる
非定型抗精神病薬		どれも QTc 延長が起こりうる	
リスペリドン(リスパダール)	0.5〜1 mg/日	EPS が関連する	せん妄に関するデータは少い
オランザピン(ジプレキサ)	5〜10 mg/日	代謝障害(メタボリックシンドローム)	認知症患者では死亡率がより高い
クエチアピン(セロクエル)	25〜150 mg/日	より鎮静効果が強い	
ベンゾジアゼピン			
ロラゼパム(ワイパックス)	0.5〜3 mg/日，必要ならば4時間ごとに投与	呼吸抑制，逆説的焦燥	

非経口投与の約1.5倍の薬用量を要する．ほとんどのせん妄患者におけるハロペリドールの有効1日用量は5〜40 mg の範囲である．ハロペリドールには QT 間隔延長の副作用がある．医師はハロペリドール投与前の基準となる心電図を記録し，投与中，繰り返し検査するか心臓モニターを行うべきである．ドロペリドール(ドロレプタン)はブチロフェノン系薬物で，ハロペリドールに替えて静脈内投与(IV)できる剤型があるが，その治療中には細心の心電図モニターを行う必要がある．米国食品医薬品局(U.S. Food and Drug Administration：FDA)はドロペリドールを投与された患者で QT 延長やトルサード・ド・ポワン(torsade de points)の報告例があるため，黒枠警告を発している．深刻な不整脈を引き起こし死をもたらすリスクがあるので，ドロペリドールの使用は他の治療に反応しない患者にのみ限るべきである．フェノチアジン系薬物は抗コリン作用が強いのでせん妄への使用は避ける．

第2世代の抗精神病薬であるリスペリドン(リスパダール)，クロザピン，オランザピン(ジプレキサ)，クエチアピン(セロクエル)，ジプラシドン(Geodon)，そしてアリピプラゾール(エビリファイ)もせん妄の治療に考慮してよいが，これらの薬物のせん妄に対する臨床的使用経験はまだ十分積まれていない．ジプラシドンには賦活作用があるので，せん妄の治療には適さないであろう．オランザピンには筋肉内投与(IM)の剤型と口腔内で急速に崩壊吸収される剤型がある．このような投与法は，服薬に非協力的だったり，鎮静が強く誤嚥のリスクがあるせん妄患者には適している．

不眠には短時間型が中間型の半減期をもつベンゾジアゼピン系薬物(例えば，ロラゼパム[ワイパックス])を就寝前1〜2 mg)が良い．半減期の長いベンゾジアゼピンやバルビツレートは，基礎疾患(例えば，アルコール離脱)のための治療の一部として使うのでない限り，避けるべきである．アルコール離脱せん妄以外のせん妄に対してベンゾジアゼピン系薬物を使用することを支持する確かな根拠は存在しない．治療困難な疾病に起因するせん妄状態に電気けいれん療法(electroconvulsive therapy：ECT)を行って改善または寛解したとの症例報告があるが，せん妄への ECT は一般的選択としては薦められない．せん妄が強い疼痛または呼吸困難によるものなら，疼痛除去と鎮静のためにオピオイドを使うことをためらうべきではない(表 21.2-10)．

最近は集中治療室で強制換気下にあるせん妄患者の興奮状態にハロペリドールよりデクスメデトミジン(プレセデックス)の方が臨床的に好んで使われている．

特殊な患者群の治療

パーキンソン病　パーキンソン病では，抗パーキンソン病薬がしばしばせん妄をひき起こす．パーキンソン病で認知症を伴う場合には，認知症のない患者より抗パーキンソン病薬によるせん妄の発生率は2倍になる．抗パーキンソン病薬の減量は，パーキンソン病の運動症状の悪化を考慮しながら行わなければならない．抗パーキンソン病薬をそれ以上減量できない場合，あるいは減量してもせん妄が改善しない場合はクロザピンの使用が薦められる．患者がクロザピンに不耐であったり血液モニタリングが必要になる場合は，他の抗精神病薬の使用を考える．クエチアピンはクロザピンほど厳密に研究されてはおらず，時にパーキンソン症状の副作用が出現することがあるが，パーキンソン病の精神病症状の治療に使われることが多い．

終末期患者　終末期疾患でせん妄が起こると，進歩的治療の実施か健康維持かという問題がより重要になってくる．このような状況では，患者自身が人生の終わりの時期にどこまで侵襲的な診断検査を望むかということについて意志表示ができる間に，健康維持のための進歩的治

療を早期に進めることの重要性が強調される．焦点はせん妄の病因を積極的に調べることから痛みの緩和，安らぎ，そして死にいく人の心の補助へと移行していくべきであろう．

参考文献

Caraceni A, Grassi L. *Delirium: Acute Confusional States in Palliative Medicine.* 2nd ed. New York: Oxford University Press; 2111.

Franco JG, Trzepacz PT, Meagher DJ, Kean J, Lee Y, Kim J-L, Kishi Y, Furlanetto LM, Negreiros D, Huang M-C, Chen C-H, Leonard M, de Pablo J. Three core domains of delirium validated using exploratory and confirmatory factor analyses. *Psychosomatics.* 2113;54:227.

Hosie A, Davidson PM, Agar M, Sanderson CR, Philips J. Delirium prevalence, incidence, and implications for screening in specialist palliative care inpatient settings: A systematic review. *Palliative Med.* 2113;27:486.

Juliebö V, Björo K, Krogseth M, Skovlund E, Ranhoff AH, Wyller TB. Risk factors for preoperative and postoperative delirium in elderly patients with hip fracture. *J Am Geriatr Soc.* 2109;57:1354.

Kiely DK, Marcantonio ER, Inouye SK, Shaffer ML, Bergmann MA, Yang FM, Fearing MA, Jones RN. Persistent delirium predicts greater mortality. *J Am Geriatr Soc.* 2109;57:55.

Maldonado JR, Wysong A, van der Starre PJA, Block T, Miller C, Reitz BA. Dexmedetomidine and the reduction of postoperative delirium after cardiac surgery. *Psychosomatics.* 2109;50:216.

Morandi A, McCurley J, Vasilevskis EE. Tools to detect delirium superimposed on dementia: A systematic review: Erratum. *J Am Ger Soc.* 2113;61:174.

O'Mahony R, Murthy L, Akunne A, Young J. Synopsis of the National Institute for Health and Clinical Excellence guideline for prevention of delirium. *Ann Intern Med.* 2111;154(11):746.

Pisani MA, Kong SYJ, Kasl SV, Murphy TE, Araujo KLB, Van Ness PH. Days of delirium are associated with 1-year mortality in an older intensive care unit population. *Am J Respir Crit Care.* 2109;180:1092.

Popeo DM. Delirium in older adults. *MT Sinai J Med.* 2111;78(4):571.

Singh Joy SD. Delirium directly related to cognitive impairment. *Am J Nurs.* 2111;111:65.

Solai LKK. Delirium. In: Sadock BJ, Sadock VA, Ruiz P, eds. *Kaplan & Sadock's Comprehensive Textbook of Psychiatry.* 9th ed. Philadelphia: Lippincott Williams & Wilkins; 2109:1153.

Thomas E, Smith JE, Forrester DA, Heider G, Jadotte YT, Holly C. The effectiveness of non-pharmacological multi-component interventions for the prevention of delirium in non-intensive care unit older adult hospitalized patients: a systematic review. *The JBI Database of Systematic Reviews and Implementation Reports.* 2014;12(4):180–232.

Witlox J, Eurelings LSM, de Jonghe JFM, Kalisvaart KJ, Eikelenboom P, van Gool WA. Delirium in elderly patients and the risk of postdischarge mortality, institutionalization, and dementia. *JAMA.* 2110;304(4):443.

Yang FM, Marcantonio ER, Inouye SK, Kiely DK, Rudolph JL, Fearing MA, Jones RN. Phenomenological subtypes of delirium in older persons: Patterns, prevalence, and prognosis. *Psychosomatics.* 2109;50:248.

21.3 認知症

認知症（dementia［major neurocognitive disorder］）は清明な意識状態における進行性の認知障害を特徴とする疾患過程である．認知症は，生来的で一定した状態にある知的障害や精神遅滞ではなく，病前の機能水準からの低下として現れる認知の障害である．認知症は多岐にわたる認知領域を障害し，著しい社会的・職業的機能障害を起こす．認知症は病因により次のような型に分類される．すなわちアルツハイマー病，レビー小体型認知症，血管性認知症，前頭側頭型認知症，頭部外傷（traumatic brain injury：TBI）による認知症，HIV，プリオン病，パーキンソン病，ハンチントン病である．認知症は他の内科的あるいは神経学的疾患によっても起こり，またさまざまな物質によっても起こる（21.4節の健忘性障害参照）．

認知症の臨床における主眼は，この症候群の特定と原因の臨床的な精密検査である．認知症は進行性であったり定常状態であったり，または可逆的であったり非可逆的であったりする．基底にある原因は推定できるが，特異的な原因を決定することができない症例も稀にある．認知症が可逆的になりうる可能性は基底にある病理学的状態と，それに対する有効な治療法があるのか，そして適用できるのかにかかっている．非可逆的損傷が起こる前に治療が始められれば，認知症の約15％は可逆的である．

疫　学

高齢化とともに認知症は増加している．さまざまな人口集団における中等度から重度の認知症の有病率は，65歳以上の一般人口の約5％，85歳以上の一般人口の20〜40％，一般内科外来患者の15〜20％，そして慢性的介護施設入居者の50％である．

すべての認知症患者の50〜60％は，認知症の最も一般的な型であるアルツハイマー型認知症（アルツハイマー病［Alzheimer's disease］）である．アルツハイマー型認知症の有病率は年齢とともに増加する．65歳の人では男性は0.6％，女性は0.8％である．90歳ではその率は21％になる．これらの数値のいずれにおいても40〜60％の症例は中等度から重度である．有病率（男対女）は85歳では11％対14％，90歳では21％対25％，そして95歳では36％対41％である．アルツハイマー型認知症患者は介護施設の50％以上の病床を占める．200万人以上の認知症患者が施設で介護されている．現在の予測では2050年までに，アルツハイマー病の米国人は1400万人になり，そのために認知症患者は1800万人にのぼるであろう．

2番目に多いのは血管性認知症であり，これは脳血管疾患に関連して起こる．高血圧はこの疾患の素因を作る．血管性認知症は全認知症患者の15〜30％を占めると考えられている．血管性認知症は60〜70歳の間で最も多く，そして女性よりも男性に多い．約10〜15％の患者で血管性認知症とアルツハイマー型認知症が併存している．

その他の認知症の原因はおのおの1〜5％であり，頭部外傷，アルコール関連認知症，そしてハンチントン病やパーキンソン病のようなさまざまな運動障害関連性認知症がある．認知症はかなり全身性の症候群であり，多くの原因をもつので，臨床医は認知症患者の原因を特定するために慎重に精密検査を行わなければならない．

病　因

65歳以上の認知症で最も多いのは（1）アルツハイマー病，（2）血管性認知症，そして（3）血管性とアルツハイ

表 21.3-1　認知症の病因になりうるもの

変性認知症
　　アルツハイマー病
　　前頭側頭型認知症（例えば，ピック病）
　　パーキンソン病
　　レビー小体型認知症
　　特発性大脳基底核石灰化（Fahr 病）
　　進行性核上性麻痺
その他
　　ハンチントン病
　　ウイルソン病
　　異染性白質ジストロフィー
　　神経有棘赤血球症
精神医学的
　　うつ病の仮性認知症
　　統合失調症後期の認知機能低下
生理学的
　　正常圧水頭症
代謝性
　　ビタミン欠乏（例えば，ビタミン B_{12}，葉酸）
　　内分泌病変（例えば，甲状腺機能低下症）
　　慢性代謝障害（例えば，尿毒症）
腫瘍
　　原発性または転移性（例えば，髄膜腫または転移性乳癌あるいは肺癌）
外傷性
　　ボクサー脳症，外傷後認知症
　　硬膜下血腫
感染症
　　プリオン病（例えば，クロイツフェルト-ヤコブ病，牛海綿状脳症，ゲルストマン-ストロイスラー症候群）
　　後天性免疫不全症候群（AIDS）
　　梅毒
心臓，血管性，そして無酸素症
　　梗塞（単一または多発性または認知症の発症に重要な領域のラクナ梗塞）
　　ビンスワンガー病（皮質下動脈硬化性脳症）
　　血行力学的機能不全（例えば，低灌流または低酸素）
脱髄疾患
　　多発性硬化症
薬物および毒素
　　アルコール
　　重金属
　　放射線照射
　　薬物による偽認知症（例えば，抗コリン薬）
　　一酸化炭素

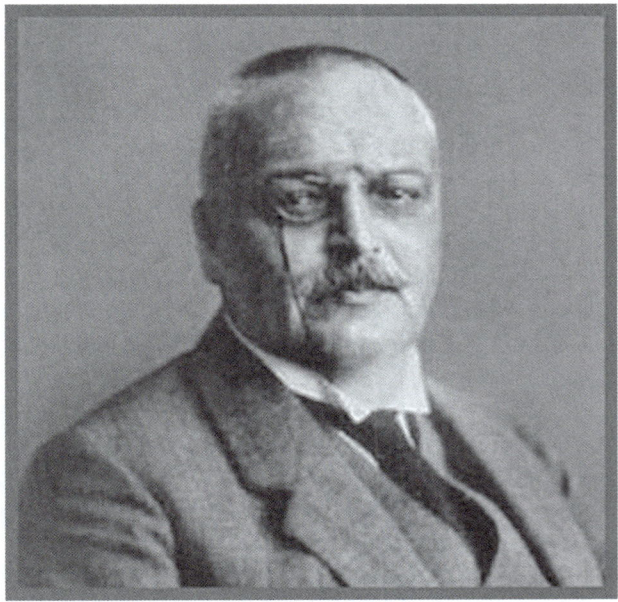

図 21.3-1　アロイス・アルツハイマー（Alois Alzheimer, 1864～1915）．ドイツの精神医学者で，彼の名を冠することになった老年期認知症の一型について記載した．

マー型が混合した認知症である．その他の病因は約 10% であり，レビー小体型認知症，ピック病，前頭側頭型認知症，正常圧水頭症（normal pressure hydrocephalus：NPH），アルコール認知症，HIV や梅毒のような感染症による認知症，そしてパーキンソン病である．正確に臨床的評価がなされればさまざまな型の認知症が，例えば代謝異常（甲状腺機能低下症など），栄養失調（ビタミン B_{12} または葉酸欠乏など），またはうつ病による認知症症候群のような可逆的な要因によって起こっていることがわかる．認知症の病因については表 21.3-1 を参照してほしい．

アルツハイマー型認知症

　1907 年，アルツハイマー（Alois Alzheimer；図 21.3-1）は，のちに彼の名を冠することになる疾患について初めて記載した．彼が記述したのは，51 歳の女性の進行性の認知症の 4 年半の経過である．最終的なアルツハイマー病の診断には脳の神経病理学的検査が必要であるが，臨床場面では他の認知症の原因が除外されるとアルツハイマー型認知症の診断がなされる．

遺伝要因　アルツハイマー型認知症の原因はいまだ不明ではあるが，この疾患の神経病理学的な特徴であるアミロイド沈着物の分子生物学的な研究が進んでいる．アルツハイマー型認知症では 40% の患者に同病の家族歴があるということを示す研究もある．このように少なくともいくらかの症例では，遺伝要因がこの疾患の発病に関与していると推測されている．さらに遺伝的影響を支持しているのは一卵性双生児の一致率が二卵性双生児より高い（43% 対 8%）ということである．いくつかの詳細に研究された症例では，この疾患が家系内を常染色体優勢遺伝によって伝わることが示されているが，このような伝達は稀である．アルツハイマー型認知症は 1, 14, 21 番染色体との関連が示されている．

　アミロイド前駆体蛋白　アミロイド前駆体蛋白の遺伝子は 21 番染色体の長腕上にある．異なる接合過程によっ

てアミロイド前駆体蛋白には4つの型が存在する．β/A4蛋白は老人斑の主要な構成要素であるがアミロイド前駆体蛋白の分解産物で，42のアミノ酸よりなるペプチドである．ダウン症候群(21トリソミー)においてはアミロイド前駆体蛋白の遺伝子の3つの転写が生じ，中でもアミロイド前駆体蛋白遺伝子のコドン717に変異がある場合は病的な過程によりβ/A4蛋白の過剰な沈着が生じる．アミロイド前駆体蛋白の異常な分解過程がアルツハイマー病の根本的な原因としての意義をもつのかという疑問はいまだに未解決のままであるが，現在多くの研究班がこの答えを求めてアミロイド前駆体蛋白の正常な代謝過程とアルツハイマー型認知症患者における代謝過程の研究を行っている．

E4遺伝子　アルツハイマー病の原因としてE4遺伝子の関与を示唆した研究がある．E4遺伝子のコピーを1つもつ人ではもたない人の3倍アルツハイマー病の頻度が高く，E4遺伝子を2つもつ場合は，もたない人の8倍も頻度が高かった．認知症のない人にもこの遺伝子が認められ，認知症の全例において認められるわけではないため，この遺伝子の診断検査は現在では推奨されていない．

神経病理　古典的な肉眼的神経解剖学的観察では，アルツハイマー病患者の脳は脳溝の平坦化と脳室の拡大を伴うびまん性の委縮を示す．古典的かつ疾病特徴的な顕微鏡所見は老人斑，神経原線維のもつれ，ニューロン脱落(特に，皮質と海馬)，シナプスの減少(皮質においてはおそらく50％程度)，そしてニューロンの顆粒空胞変性である．神経原線維のもつれ(図21.3-2)は数種の細胞骨格蛋白から構成され，基本的にリン酸化されたタウ蛋白である細胞骨格要素からなるが，他の細胞骨格蛋白も存在する．神経原線維のもつれはアルツハイマー病に特異的なものではなく，ダウン症候群，ボクサー認知症(パンチドランク症候群)，グアムのパーキンソン認知症複合，ハーラーホルデンスパッツ(Hallervorden-Spatz)病，そして正常加齢脳にもみられる．神経原線維のもつれは一般的に皮質，海馬，黒質，青斑核においてみられる．

老人斑はアミロイド斑とも呼ばれ，アルツハイマー病をより強く示唆するものであるが，ダウン症候群や正常加齢脳でもある程度みられる．老人斑は特殊な蛋白であるβ/A4，星状膠細胞，変性神経突起，ミクログリアなどからなる．死後脳にみられる老人斑の数と密度はその人に影響を及ぼした病気の重症度と相関すると考えられている．

神経伝達物質　アルツハイマー病の病態生理に最も関連するといわれる神経伝達物質はアセチルコリンとノルエピネフリンであり，これらはアルツハイマー病においては低活性であると仮定されている．アルツハイマー病患者においてマイネルト基底核にコリン作動性ニューロンの特異的な変性が起こるといういくつかの研究はこの仮説と一致するものである．アルツハイマー病におけるコリン系の障害を支持する他のデータとしては，脳におけるアセチルコリンの減少とコリンアセチルトランスフェラーゼ濃度の低下がある．コリンアセチルトランスフェラーゼはアセチルコリン産生の鍵となる酵素であり，その濃度の低下は存在しているコリン系ニューロンの数の減少を示唆している．コリン系の障害を支持するもう1つの仮説はスコポラミン，アトロピンのようなコリン系の拮抗物質によって認知機能が障害され，逆にフィゾスチグミンやアレコリンなどのコリン系作動物質が認知機能を増強することである．アルツハイマー病におけるノルエピネフリン活性の低下はアルツハイマー病患者脳の神経病理学的検索で青斑核のノルエピネフリン含有ニューロンが減少していることが発見されたことによって示唆された．アルツハイマー病の病態生理と関連する他の2つの神経伝達物質は，神経活性ペプチドであるソマトスタチンとノイコルチコトロピンであり，アルツハイマー病患者ではその両方の濃度が低下することが報告されている．

その他の原因　アルツハイマー病の発症を説明する他の理論としては，膜のリン脂質代謝の制御異常が結果として膜の流動性を正常より低下させ，硬化させるというものがある．アルツハイマー型認知症の患者に対して分子共鳴分光画像(molecular resonance spectroscopic imaging)を用いて直接仮説を評価しようとしている研究者がいる．アルツハイマー型認知症患者で脳内に高濃度のアルミニウムが見られることがあり，アルミニウム毒性が原因要素として仮説づけられていたが，これは今では有用な病因とは考えられていない．ニューロンに損傷を起こしうるグルタミン酸塩伝達物質による過剰な刺激というのはまたもう1つの病因理論である．

初老期認知症の家族性多系統性タウ異常蓄積症　最近発見された認知症の類型である家族性多系統性タウ異常蓄積症は，アルツハイマー病に認められる脳の異常をいくつか伴っている．この疾患の原因遺伝子は17番染色体上にあると考えられている．症状は短期記憶の障害と平衡の維持および歩行の障害である．この疾患は40〜50歳台で起こり，平均生存年数は発病後約11年である．

アルツハイマー病患者と同様に，家族性多系統性タウ異常蓄積症でもタウ蛋白がニューロンとグリア細胞の中に生成され，ついにはこの蛋白が脳細胞を破壊していく．この疾患ではアルツハイマー病にみられる老人斑は伴わない．

J氏は70歳の退職した会社員であるが，家庭医によって精神科に紹介された．妻によるとJ氏は非常に忘れっぽくなっており，妻はたとえ自宅であっても彼を1人にしておけないという．J氏は62歳で退職したが，その5年前から仕事の達成能力が低下していた．彼は段々趣味(写真，読書，ゴルフ)に関心を示さなくなり，不活発になっていった．しかし，もの忘れの進行は家では気付かれなかった．ある日，よく知っている地域を散歩中，彼は帰り途がわからなくなった．その時から彼の健忘は悪化した．約束を忘れ，物を間違った場所におき，40年間住んだ近隣の人もわからな

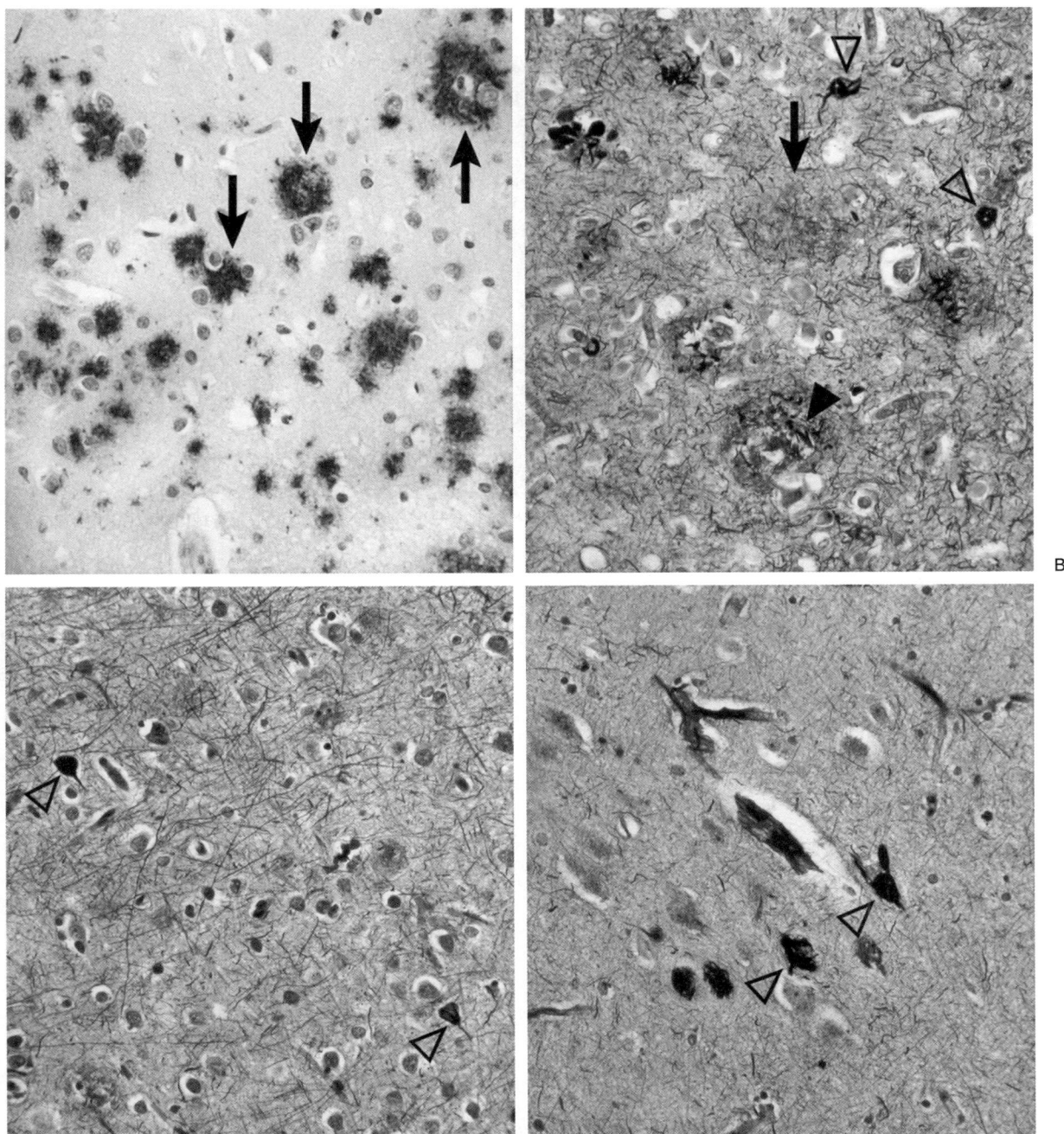

図 21.3-2 アルツハイマー病の神経病理の顕微鏡写真　(A)不溶性の fibrillar Aβ のプラーク(斑)への集積が新皮質において始まる．Aβ に対する抗体を用いてラベルされており，赤褐色の沈着物として見える(矢印)．(B)アルツハイマー病の進行状態(Braak ステージⅥ)で死亡した患者の新皮質の Bielchowsky 染色．この標本では Aβ プラークは暗い茶色に染まり(矢印)，不溶性の微小管結合蛋白タウ τ(MAPT)の集合が黒い沈積物となっている変性した神経突起(矢じり印)と結合しているのが見られる．この神経原線維の変性は神経線維網のいたるところに現れ，神経原線維のもつれもところどころに見られる(三角)．(C)それほど進行していないアルツハイマー病(Braak ステージⅣ)で死亡した患者の新皮質の Bielchowsky 染色．やはり神経原線維のもつれは多少みられるが(三角)，神経線維網の神経原線維の変性の程度は，はるかに少ない．(D)正常加齢者の嗅内皮質における孤立性の神経細線維のもつれ(三角)(Bielchowsky 染色)．Aβ プラークがないこと，神経線維網の変化が少ないことがわかる．(すべての画像は 200 倍率である．Dr Ronald L. Hamilton, Department of Pathology, Division of Neuropathology, University of Pittsburgh School of Medicine のご好意により転載)

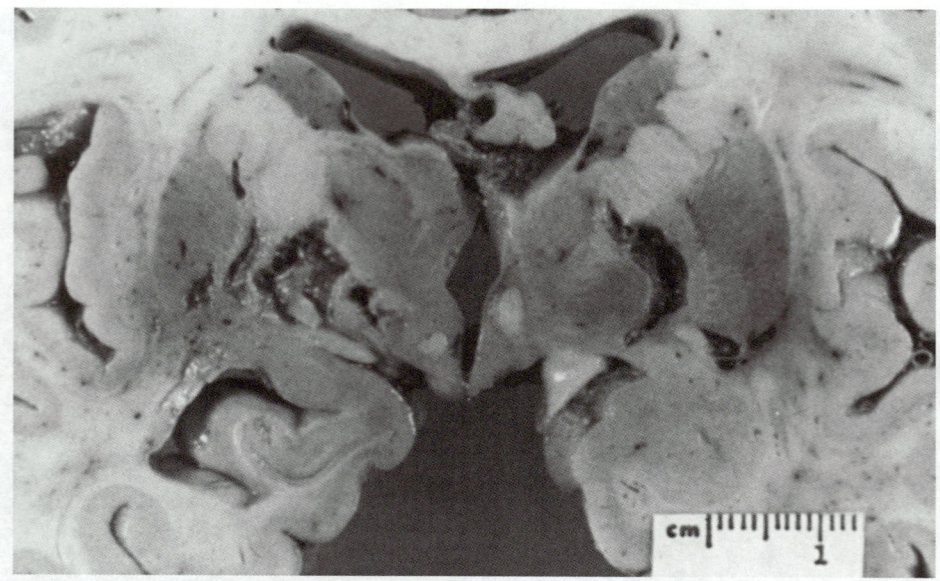

図 21.3-3　血管性認知症患者の大脳皮質の冠状断の概観．多発性両側性ラクナ梗塞が視床，内包，淡蒼球に認められる．（Daniel P. Perl, M. D. のご好意による）

くなった．年来の知人も認識できなくなった．自分ではどうしていいかわからなくなったため，妻が風呂にいれたり，着替えをさせたりしていた．

診察時，J氏は，時間と場所の見当識が障害されており，自分の名前と生年月日が言えるだけであった．彼は問診中困惑し，質問に対して時折肩をすくめて反応するだけであった．物品名称を聞いたり数や言葉を想起する質問をしたとき，J氏は緊張し困惑した．また，指示に従うことが困難で，衣服の着脱もできなかった．彼の一般的身体状態は良好であった．検査では脳波とCTスキャンに異常を認めた．

血管性認知症

血管性認知症の第一の原因は，以前は多発-梗塞性認知症と言われていたように，多領域に及ぶ脳血管疾患であり，結果として認知症の症候パターンを示す．血管性認知症は，男性に多く，特に高血圧や他の心血管系の危険因子をもっているものに多い．障害はまず小〜中程度の大きさの血管に起こり，それが梗塞や脳の広範囲の多発性実質性病変へと進展する（図 21.3-3）．梗塞の原因は動脈硬化性プラークや遠隔臓器（例えば，心弁膜）からの血栓，塞栓である．診察によって頸動脈の雑音，眼底検査での異常，または心室の拡大などが認められることがある（図 21.3-4）．

ビンスワンガー病　ビンスワンガー病（Binswanger's disease）（図 21.3-5）は，皮質下動脈硬化性脳としても知られており，皮質領域には及ばない白質の多数の小梗塞の存在を特徴とする（図 21.3-6）．ビンスワンガー病はかつては稀な病態と考えられていたが，MRIのような精巧で強力な画像診断技術の出現により，以前考えられてい

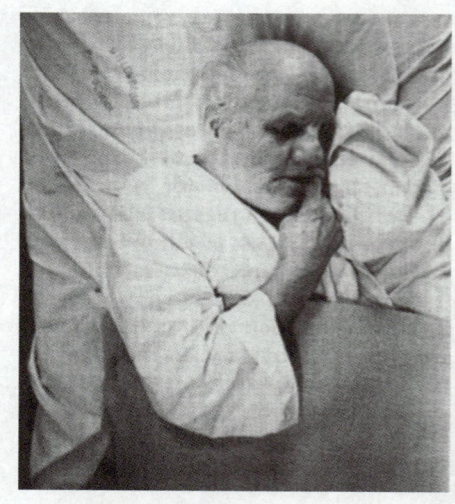

図 21.3-4　慢性認知症患者は，その悪化していく年余の過程中，保護的介護を必要とする．（Bill Stanton for Magnum Photos, Inc. のご好意による）

たよりも多い病態であることが判明した．

前頭側頭型認知症（ピック病）

アルツハイマー病の病理所見が頭頂-側頭葉に分布するのに対して，ピック病（Pick's disease）では前頭側頭領域の障害が優位である（図 21.3-7）．障害領域ではニューロンの減少，グリオーシス（神経膠症），細胞骨格要素の固まりであるニューロンのピック球が出現する．ピック球は剖検脳で認められることがあるが，その存在は診断上必ずしも必要ではない．ピック病の原因は不明であるが，非可逆的な認知症全体の約5％を占める．男性に多

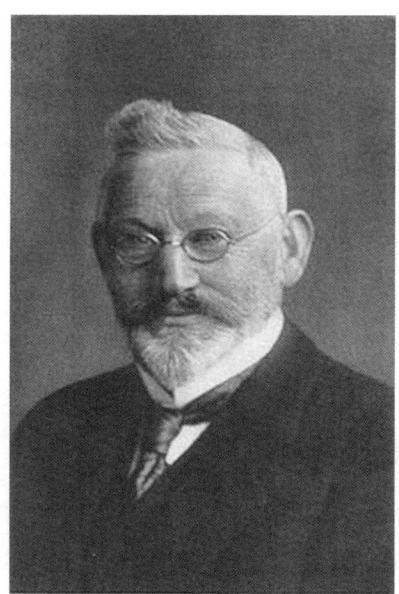

図 21.3-5　オットー・ビンスワンガー（Otto Binswanger；1852〜1929），スイスの精神医学者で，彼が呼ぶところの「慢性進行性皮質下脳炎」の病像を記載した．この病像は現在，ビンスワンガー病として知られている．

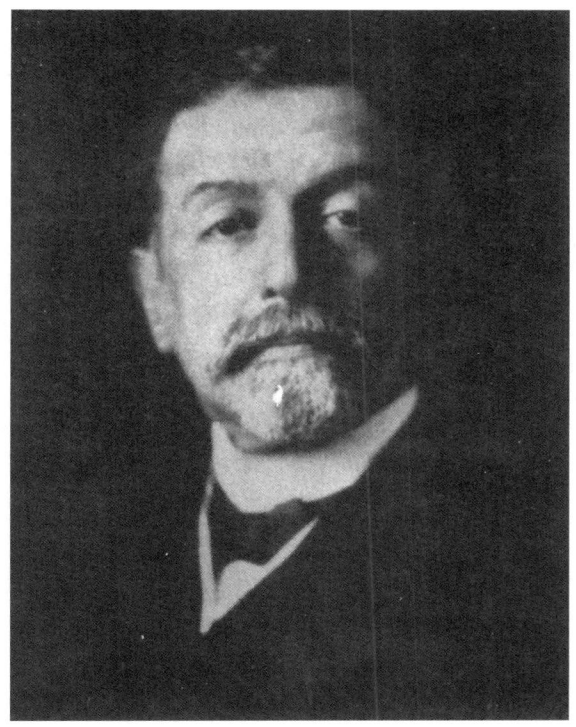

図 21.3-7　アーノルド・ピック（Arnold Pick；1851〜1924），チェコスロバキアの神経内科および精神医学者で，前頭側頭型認知症とそれに特徴的なピック球について記載した．

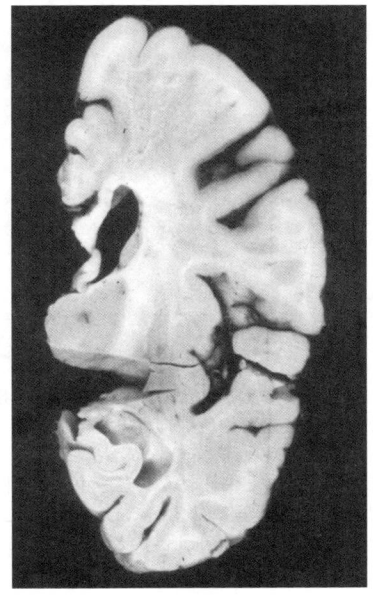

図 21.3-6　ビンスワンガー病．冠状断が著しい皮質下白質の梗塞とそれに伴う灰白質の減少を示している．（Dushyant Purohit, M. D., Neuropathology Division, Mount Sinai School of Medicine, New York, NY のご好意による）

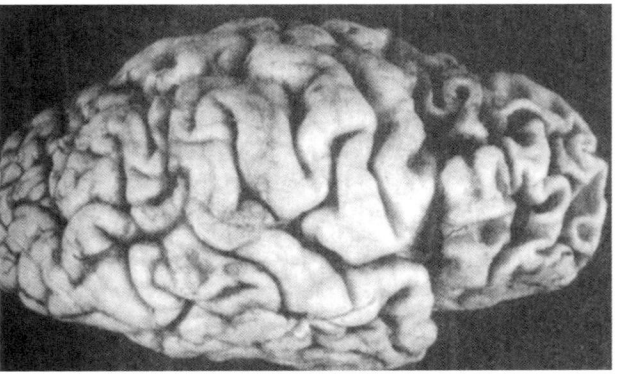

図 21.3-8　ピック病患者の脳の概観．ピック病などの前頭側頭型認知症に特有の前頭葉と側頭葉の著しい萎縮が示されている．（Dushyant Purohit, M. D., Neuropathology Division, Mount Sinai School of Medicine, New York, NY のご好意による）

く，特に第1度近親者にピック病がある人に起こりやすい．ピック病とアルツハイマー型認知症の鑑別は難しいが，ピック病の初期はパーソナリティと行動の変化が特徴的で，認知機能は比較的保たれており，典型的には75歳以前に発症する．家族性のピック病は発症がより早いが，ピック病の約半数は家族性であるとする複数の報告がある（図 21.3-8）．クリューバー・ビュシー（Klüver-

表 21.3-2 レビー小体病（DLB）を伴う認知症の臨床的特徴

患者には社会的または職業的機能を損うような認知機能の低下が認められなくてはならない．病初期の特徴として，記憶障害は注意，前頭皮質下に関る技能および視空間技能ほど顕著ではない．確実な DLB には 2 つ以上の中核的症状が診断上要求されるが，疑いのある DLB は 1 つの中核的症状のみでよい．

中核的特徴
注意および覚醒度が変動する
繰り返し出現する幻視
パーキンソン病の特徴（歯車様固縮，運動緩徐，静止時振せん）

示唆的な特徴
頻回な転倒
意識消失
神経遮断薬に対する過敏性
系統立った妄想
他の様式の幻覚（例えば，聴覚や触覚）

Mckeith LG, Galasko D, Kosaka K. Consensus guidelines for the clinical and pathologic diagnosis of dementia with Lewy bodies (DLB)：Report of the consortium on DLB international workshop. *Neurology*. 1996；47：1113-1124 から許可を得て改変．

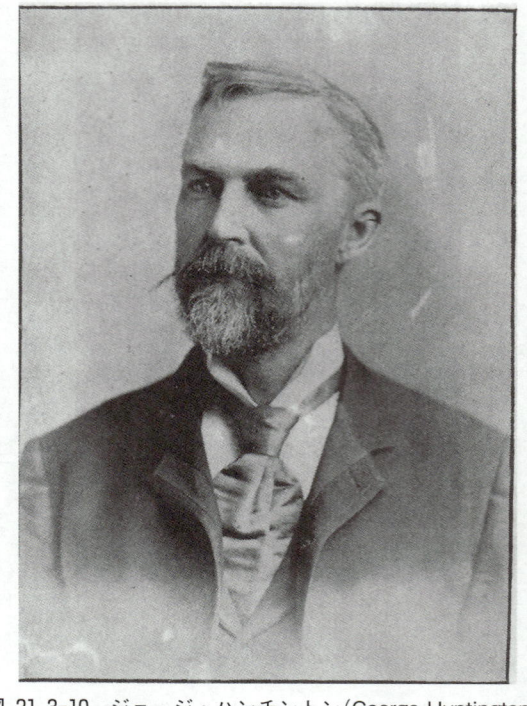

図 21.3-10　ジョージ・ハンチントン（George Huntington；1850～1916）．米国の医師で，彼の名を冠したハンチントン病と呼ばれる疾患を初めて記載した．

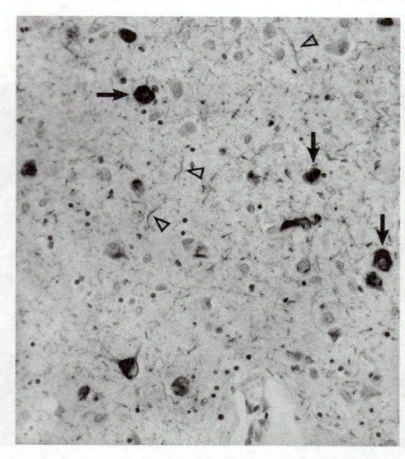 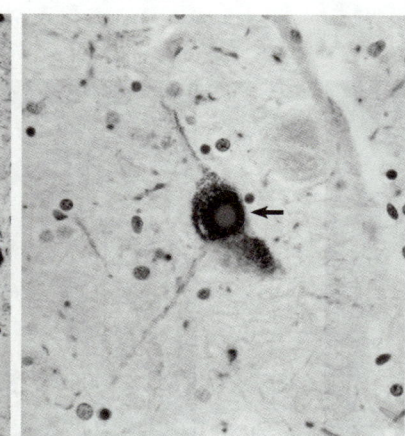 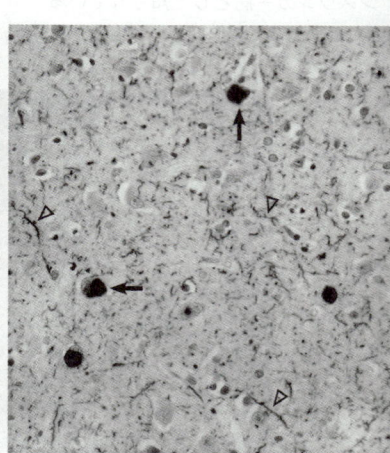

A，B

図 21.3-9　レビー小体病理の顕微鏡写真．（A）認知症患者の扁桃体における α-シヌクレイン集合の異常な集積が免疫細胞学によって示されている．レビー小体は，濃い細胞内封入体（矢印）として見えるが，神経突起の染色は神経網全体にわたって認められる（矢じり）．アルツハイマー病と同時にレビー小体病の起こった患者では，扁桃体のみが病巣であることが多い．（B）黒質の染色された大きなニューロンにおけるレビー体の典型例（矢印）．（C）新皮質にみられるレビー小体．レビー小体（矢印）と神経網内の神経突起の明瞭な染色が示されている．（〔A〕と〔B〕は倍率 200×，〔C〕は 400×．上記写真はすべて Dr. Ronald L. Hamilton, Department of Pathology, Division of Neuropathology, University of Pittsburgh School of Medicine のご好意による）

Bucy）症候群（例えば，性欲動の亢進，精神盲のような行動様式，強い口唇傾向）は，アルツハイマー病よりピック病ではるかに多くみられる．

レビー小体病

レビー小体病（Lewy body disease）は臨床的にはアルツハイマー病に類似した認知症であるが，幻覚やパーキンソン症状，錐体外路症状が多いことを特徴とする（表

表 21.3-3　皮質下性と皮質性認知症の鑑別的特徴

特徴	皮質下性認知症	皮質性認知症	推奨される検査
言語	失語なし（重篤な場合，名称失語）	初期から失語	FASテスト BOSTON名称テスト WAIS-R語彙検査
記憶	想起（再生）障害＞認知（記銘）障害	想起と認知の障害	ウェクスラー記憶尺度：対になった記号と数字の記憶
注意と即時想起	障害	障害	WAIS-R数唱（暗唱と逆唱）
視空間技能	障害	障害	絵画配列，組み合せ，積木模様；WAIS下位検査
計算	晩期まで保持	早期に障害	ミニメンタルステート検査（MMSE）
前頭葉系統の能力（遂行機能）	不相応に障害	他の症状に相応した障害	ウィスコンシンカード分類検査；グループから1つ選び出すテスト；絵の不合理性を指摘するテスト
認知過程の速度	初期から遅延	晩期まで正常	トレイルメイキングテスト（TMT）A，B；定速聴覚連続付加検査（PASAT）
パーソナリティ	感情鈍麻，不活発	無関心	MMPI
気分	抑うつ的	気分正常	ベックおよびハミルトンうつ病尺度
発語	構音障害	晩期まで明瞭	言語流暢性課題（VFT）（Rosen, 1980）
姿勢	かがむまたは伸展	直立	
協調運動	障害	晩期まで正常	
運動速度と調節	遅くなる	正常	フィンガータップ検査；溝つきペグボード
偶発運動	舞踏病，振せんチック，ジストニー	なし（アルツハイマー型認知症——ときにミオクローヌス）	
抽象概念	障害	障害	カテゴリー検査（Halstead Battery）

Pajeau AK, Román GC. HIV encephalopathy and dementia. In：J Biller, RG Kathol, eds. The Psychiatric Clinics of North America：The Interface of Psychiatry and Neurology. Vol. 15. Philadelphia：WB Saunders；1992：457. から許可を得て改変.

21.3-2）．大脳皮質にレビー封入体が認められる（図 21.3-9）．正確な発生率は不明である．レビー小体病患者は臨床症状の1つとしてカプグラ症候群（重複記憶錯誤）を呈することがよくある．

ハンチントン病

ハンチントン病（Huntington's disease：図 21.3-10）は，一般に認知症症状を伴う．ハンチントン病に起こる認知症は皮質下性の型で，皮質性のものより運動障害が目立ち言語障害が少ない（表 21.3-3）．ハンチントン病の認知症は，精神運動遅延と複雑な課題遂行の困難を示すが，病初期から中期にかけては，記憶，言語，洞察は比較的正常に保たれている．しかし，病状が進むと認知症は顕著になり，アルツハイマー型認知症との鑑別は典型的な舞踏病様運動に加え，抑うつと精神病症状が高率に出現するという点に負うようになる．

パーキンソン病

ハンチントン病と同様にパーキンソン症候群も大脳基底核の疾患であり，一般に認知症と抑うつを伴う．パーキンソン病（Parkinson's disease）の約20〜30％に認知症があり，その上さらに30〜40％に明確な認知機能の障害が認められる．パーキンソン病患者の緩徐な動作が緩徐な思考速度と並行することがあり，このような特徴は精神緩慢（bradyphrenia）とも呼ばれる．

77歳のM氏が記憶力の低下と集中困難のため仕事に支障を来たしていることに気づいて，神経学的検査を希望して受診した．M氏は思考の流れが遅く，かつその脈絡を見失いがちだと述べた．妻はM氏がひきこもりがちになり，以前は楽しんでいた活動に参加するのも億劫がるようになったと話した．M氏は自分が無能になったことで少し落ち込んではいたが，うつ病の症状は否定した．2年前から断続的な右手の静止時振戦とすり足歩行が起こっていた．精神科医はパーキンソン病を考えたが，神経内科医による確定診断は得られず，治療は行わなかった．

神経内科医による初診時，M氏の自発発語は滞りがちで不明瞭だった（構音障害様）．脳神経は正常，筋緊張は頸部と四肢でやや亢進，手の拮抗反復運動は緩徐，静止時に右腕に断続的な軽度の振戦が認められた．腱反射は左右対称であった．3週後に行われた神経精神医学的検査で記憶，名称，および構成能力の障害が示された．

HIV関連認知症

HIV感染による脳症は認知症と関連し，後天性免疫不全症候群（aquired immune deficiency syndrome［AIDS］）認知症複合，またはHIV認知症と呼ばれる．HIV感染者は，年間約14％が認知症を発症する．AIDS患者の約75％に剖検時，中枢神経系の異常が認められる．HIV感

表 21.3-4　HIV 1 型による認知症複合の臨床的診断基準

- ウエスタンブロット，ポリメラーゼチェイン反応，または培養によって確証された全身性ヒト免疫不全ウイルス（HIV）1 型感染の臨床検査結果．
- 少くとも 2 つの認知能力の後天的異常が，最低 1 か月間認められる：ここでいう認知能力には注意と集中，情報処理速度，抽象と推論，視空間技能，記憶と学習，そして会話と言語が含まれる．機能低下は信頼に足る病歴の聴取と精神機能検査によって証明されなければならない．病歴は情報提供者から得るべきであり，また，検査は神経心理学的検査によって補足されるべきである．
- 認知機能低下は社会的または職業的遂行機能を損傷する．この損傷は重篤な全身性疾患のみによって起こるものではない．
- 少くとも下記のうちの 1 つ：
  - 臨床的診察によって証明される運動機能の後天的異常（例えば，急速運動の緩徐化，歩行異常，協調運動不能，腱反射亢進，筋緊張亢進，あるいは衰弱），神経心理学的検査（例えば，微細運動速度，手先の器用さ，あるいは知覚運動技能），あるいは両者．
  - 動機づけまたは情動制御能力の低下あるいは社会的振る舞いにおける変化．これらは無関心，不活発，易刺激性，情動不安定，あるいは判断力の障害や脱抑制の新たな発症などのパーソナリティ変化によって特徴づけられる．
- これは決してせん妄との関係で起こるものではない．
- 他の病因，例えば活動的な中枢神経系日和見感染，悪性腫瘍，精神疾患（例えば，うつ病），あるいは物質乱用は，たとえあったとしても，上記の症状や徴候の原因ではない．

Working Group of the American Academy of Neurology AIDS Task Force : Nomenclature and research case definitions for neurologic manifestations of human immunodeficiency virus-type 1（HIV-1）infection. *Neurdogy*. 1991；41：778-785 から許可を得て改変．

染患者の認知症の発症は，MRI 上の脳実質障害の出現と並行することが多い．その他の感染性認知症としては，クリプトコッカスあるいは梅毒トレポネーマによるものがある．

AIDS 認知症複合は，HIV 感染の確証と認知障害を説明しうる他の病理が除外されることで診断される．米国神経学会 AIDS 特別専門委員会は，成人と青年の中枢神経系障害の臨床診断のための診断基準を作製した（表 21.3-4）．AIDS 認知症複合に対する AIDS 特別専門委員会基準は，全身性の HIV 感染の臨床検査の証拠，少くとも 2 つの認知機能不全，そして運動系の異常またはパーソナリティ変化があることを必要事項としている．パーソナリティ変化は無関心，情動不安定，あるいは行動的脱抑制として顕れる．AIDS 特別専門委員会は，意識の曇りあるいは認知障害を引き起こし得る他の病因がないことも要求している．認知，運動，行動の変化は神経精神医学的検査に加えて，身体的，神経学的，そして精神医学的診察によって診断される．

頭部外傷関連認知症

頭部外傷の結果として認知症が起こることがある．いわゆるパンチドランカー症候群（ボクサー認知症）は，ボクシングにおいて何年にも渡って繰り返し頭部を打たれることで起こる．特徴としては情動不安定，構音障害，衝動性がある．この種の認知症は，何年もの間に脳振盪を繰り返したプロのフットボール選手にもみられる．

75 歳の S 夫人が，混乱し見当識を失った状態で近隣を徘徊しているところを発見され，救急外来に連れてこられた．彼女は数か月前に夫が小手術のため 10 日間入院するまでは健康だった．夫が退院して約 1 か月後，夫と，彼らとは別に住んでいる 2 人の成人した子ども達が S 夫人の精神状態が明らかに変化したと述べた．彼女は過活動になりエネルギーをもて余している様子で興奮し焦燥感が強く，夜眠れなくなっていた．

診察時，S 夫人は時間と場所に関する失見当識が認められ，興奮し，混乱していた．面接時，夫は S 夫人が長年に渡ってめまいと立ちくらみに悩んでおり，時々失神することもあるが，それによって大怪我をしたことはないと述べた．夫人の錯乱症状が始まる何日か前にも夜間に失神が起こったようで，その翌朝，夫は S 夫人が混乱した状態でベッドの隣に横になっているのをみつけた．昔から失神は何度もあったので，S 夫妻のどちらもそのことについては重大には考えなかった．CT スキャンによって硬膜下血腫があることがわかり，吸引除去された．その後 S 夫人の錯乱と失見当識は一掃され，元の正常な機能状態に回復した．

診断と臨床像

DSM-5 の診断基準を，表 21.3-5 と表 21.3-6 に示した．DSM-5 では機能水準によって，認知症（major neurocognitive disorder）と軽度認知障害（minor neurocognitive disorder）を分けているが，基底にある病因は同じである．

認知症の診断は精神現症検査を含めた臨床的診察と，患者の家族，友人，雇用者などからの情報に基づいて行う．40 歳以上の患者でパーソナリティ変化が問題になっている場合は，認知症を考慮にいれた慎重な診断を要する．

医師は患者の知的衰えや物忘れのしやすさの訴えと同様，認知能力の欠損を隠そうとする言い訳，否定，正当化にも注意しなければならない．度の過ぎた整頓や社会的引きこもり，些事にこだわる傾向も特徴的であり，突然怒りが爆発したり嫌みを言うようになることもある．患者の外見や行動も観察する．感情の不安定，だらしない身なり，抑制のきかない口出し，くだらない冗談，あるいは無感情でどんよりした空虚な表情や態度は，特に記憶障害とともに出現すると，認知症が示唆される．

記憶障害は，特にアルツハイマー型認知症のように皮質が侵される認知症では，一般的に早期から前景に出現

表 21.3-5　DSM-5 の認知症(DSM-5)の診断基準

A. 1つ以上の認知領域(複雑性注意，実行機能，学習および記憶，言語，知覚-運動，社会的認知)において，以前の行為水準から有意な認知の低下があるという証拠が以下に基づいている：
　(1) 本人，本人をよく知る情報提供者，または臨床家による，有意な認知機能の低下があったという懸念，および
　(2) 可能であれば標準化された神経心理学的検査によって，それがなければ他の定量化された臨床的評価によって記録された，実質的な認知行為の障害
B. 毎日の活動において，認知欠損が自立を阻害する(すなわち，最低限，請求書を支払う，内服薬を管理するなどの，複雑な手段的日常生活動作に援助を必要とする)．
C. その認知欠損は，せん妄の状況でのみ起こるものではない．
D. その認知欠損は，他の精神疾患によってうまく説明されない(例：うつ病，統合失調症)．

▶以下によるものか特定せよ
　アルツハイマー病
　前頭側頭葉変性症
　レビー小体病
　血管性疾患
　外傷性脳損傷
　物質・医薬品の使用
　HIV 感染
　プリオン病
　パーキンソン病
　ハンチントン病
　他の医学的疾患
　複数の病因
　特定不能

コードするときの注：医学的疾患または物質的病因に基づいてコードすること．いくつかの症例では，病因となる医学的疾患に追加のコードが必要になる．そしてそれは認知症の診断コードのすぐ前になければならない．

▶特定せよ
　行動障害を伴わない：認知の障害が臨床上意味のある行動障害を伴っていない場合
　行動障害を伴う(障害を特定せよ)：認知の障害が臨床上意味のある行動障害を伴っている場合(例：精神病症状，気分の障害，焦燥，アパシー，または他の行動症状)

▶現在の重症度を特定せよ
　軽度：手段的日常生活動作の困難(例：家事，金銭管理)
　中等度：基本的な日常生活動作の困難(例：食事，更衣)
　重度：完全依存

Diagnostic and Satistical Manual of Mental Disorders, Fifth Edition (Copyright ©2013). American Psychiatric Association. All Rights Reserved から許可を得て転載．

する症状である．認知症の早期には，記憶障害は軽度で，電話番号や最近の会話，その日にあった出来事など近時記憶の障害が目立つ．認知症の進行とともに記憶障害は重篤になり，最も初期の記憶(例えば，その人が生まれた場所)しか保てなくなる．

記憶は見当識にとっても重要なため，認知症が進むにつれて人物，場所，時間に対する見当識も失われていく．例えば，認知症患者は洗面所へ行くと自分の部屋への戻り方がわからなくなってしまうことがある．しかし，失見当識がいくら重篤であっても，患者の意識水準は障害されない．

アルツハイマー型や血管性認知症のように皮質を侵す認知症の進行過程では，言語能力も障害されることがある．

精神症状と神経症状

パーソナリティ　認知症患者のパーソナリティの変化は，患者の家族にとって特に心乱される問題である．病前のパーソナリティ傾向は認知症の進行とともに尖鋭化する．認知症患者は内向的になり，自分の行動が他者に及ぼす影響に無関心になる．妄想がある場合は，一般的に家族や介護者に対して敵意をもつ．前頭葉と側頭葉を侵されていると，特に顕著なパーソナリティ変化を示し，焦燥や爆発性がみられることがある．

幻覚と妄想　認知症患者(特に，アルツハイマー型認知症の患者)の約20～30％が幻覚を示し，30～40％が妄想を示す．妄想は偏執的あるいは迫害的で非系統的なものが多いが，複雑で持続的な系統立った妄想も起こることが報告されている．精神病症状をもつ認知症患者では身体的攻撃性や他の型の暴力がよくみられる．

表 21.3-6　DSM-5のアルツハイマー病による認知症（DSM-5）またはアルツハイマー病による軽度認知障害（DSM-5）の診断基準

A．認知症または軽度認知障害の基準を満たす．
B．1つまたはそれ以上の認知領域で，障害は潜行性に発症し緩徐に進行する（認知症では，少なくとも2つの領域が障害されなければならない）．
C．以下の確実なまたは疑いのあるアルツハイマー病の基準を満たす：

<u>認知症について</u>：
確実なアルツハイマー病は，以下のどちらかを満たしたときに診断されるべきである．そうでなければ**疑いのあるアルツハイマー病**と診断されるべきである．
　(1) 家族歴または遺伝子検査から，アルツハイマー病の原因となる遺伝子変異の証拠がある．
　(2) 以下の3つすべてが存在している：
　　(a) 記憶，学習，および少なくとも1つの他の認知領域の低下の証拠が明らかである（詳細な病歴または連続的な神経心理学的検査に基づいた）．
　　(b) 着実に進行性で緩徐な認知機能低下があって，安定状態が続くことはない．
　　(c) 混合性の病因の証拠がない（すなわち，他の神経変性または脳血管疾患がない，または認知の低下をもたらす可能性のある他の神経疾患，精神疾患，または全身性疾患がない）．

<u>軽度認知障害について</u>：
確実なアルツハイマー病は，遺伝子検査または家族歴のいずれかで，アルツハイマー病の原因となる遺伝子変異の証拠があれば診断される．
疑いのあるアルツハイマー病は，遺伝子検査または家族歴のいずれにもアルツハイマー病の原因となる遺伝子変異の証拠がなく，以下の3つすべてが存在している場合に診断される．
　(1) 記憶および学習が低下している明らかな証拠がある．
　(2) 着実に進行性で緩徐な認知機能低下があって，安定状態が続くことはない．
　(3) 混合性の病因の証拠がない（すなわち，他の神経変性または脳血管疾患がない，または認知の低下をもたらす可能性のある別の神経疾患，全身性疾患または病態がない）．

D．障害は脳血管疾患，他の神経変性疾患，物質の影響，その他の精神疾患，神経疾患，または全身性疾患ではうまく説明されない．

コードするときの注：「確実なアルツハイマー病による認知症，行動障害を伴う」には，最初に「331.0（G30.9）アルツハイマー病」とコードをつけ，続いて294.11（F02.81）とする．「確実なアルツハイマー病による認知症，行動障害を伴わない」には，最初に「331.0（G30.9）アルツハイマー病」とコードをつけ，続いて294.10（F02.80）とする．
「疑いのあるアルツハイマー病による認知症，行動障害を伴う」には，最初に「331.0（G30.9）アルツハイマー病」とコードをつけ，続いて294.11（F02.81）とする．「疑いのあるアルツハイマー病による認知症，行動障害を伴わない」には，最初に「331.0（G30.9）アルツハイマー病」とコードをつけ，続いて294.10（F02.80）とする．
「アルツハイマー病による軽度認知障害」には，331.83（G31.84）とコードをつける．（注：アルツハイマー病に対する付加的なコードは使用しないこと．行動障害はコードがつけられないが，記述で示すべきである．）

<small>*Diagnostic and Satistical Manual of Mental Disorders*, Fifth Edition（Copyright ©2013）. American Psychiatric Association. All Rights Reservedから許可を得て転載．</small>

気分　精神病症状とパーソナリティ変化に加え，抑うつと不安は認知症患者の40〜50％に認められる主要症状である．ただし，完全なうつ病性障害の症候を示すものは10〜20％にとどまる．認知症患者は，これといったきっかけもなしに病的笑いあるいは号泣を呈する，というような情動の両極を示すこともある．

認知機能の変化　認知症では失語症に加え，失行と失認がよくみられる．認知症との関連で起こりうるその他の神経徴候は発作で，アルツハイマー型認知症の10％，血管性認知症の20％に起こる．また，劣位半球頭頂葉症候群のような非定型的神経症候群がみられることもある．神経学的診察を行うと，把握反射，口とがらし反射，吸引反射，緊張性足底反射，手掌頤反射などの原始反射が認められ，筋痙縮も5〜10％の患者でみられる．

血管性認知症の患者では，頭痛，めまい，失神，筋力低下，局在性の神経徴候，睡眠障害などの神経症状も出現することがあるが，これらは恐らく脳血管障害の部位に関連して起こる．血管性認知症では，他の認知症と比べて，仮性球麻痺や構音障害，嚥下障害もより多い．

破局反応　認知症患者では，ゴルトシュタイン（Goldstein, Kurt）が「抽象観」（abstract attitude［詳細よりも一般性に基づいた見方］）と呼ぶ応用能力が低下している．つまり，患者は1つの事象を一般化すること，概念を形成すること，概念間の類似点や相違点を把握することができなくなる．さらに，問題解決能力，論理的理由づけ，正しい判断力も危うくなる．ゴルトシュタインはまた，ストレスのかかった状況下で自分の知的能力の不足を自覚したときに生じる焦燥感を特徴とする破局反応（catastrophic reaction）について記載している．患者は知的作業ができないことを埋め合わせようとして，話題を変えたり，冗談を言ったり，あるいは質問者の気をはぐらかそうとすることがよくある．認知症では，判断力の欠如

と衝動制御の低下が特に起こりやすい．その例としては，下品な言葉づかいや不適切な冗談，自分のみだしなみや衛生に無頓着になること，社会的な行動規範を全般的に無視することなどがあげられる．

夕暮れ症候群 夕暮れ症候群（sundowner syndrome）は傾眠，混乱，失調，転倒事故などを特徴とする．これは過度に鎮静化された高齢者や少量の精神活性薬によってさえ有害反応が出現する認知症患者に起こる．また，光や対人的見当づけなどの外部刺激が減少した認知症患者にも起こる．

血管性認知症

血管性認知症の一般的症状はアルツハイマー型認知症のそれと同様であるが，血管性認知症の診断には認知症の原因が血管性であることを裏づける臨床所見か検査所見が必要である．血管性認知症はアルツハイマー病より減衰的，段階的な悪化を示すことが多い．

物質誘発性持続性認知症

医師による鑑別診断を容易にするために，物質誘発性持続性認知症は認知症の項と物質関連障害の項の2か所に記載されている．相互参照を要する物質は，アルコール，吸入剤，鎮静薬，催眠薬，抗不安薬，その他，そして不明の物質である．

アルコール誘発性持続性認知症 アルコール誘発性持続性認知症の診断をするには，認知症の診断基準を満たさなければならない．健忘はコルサコフ精神病においても起こるので，認知障害（すなわち，認知症）に伴う記憶の障害とチアミン欠乏によって起こる健忘を区別することが重要である．しかし，複雑なことに注意と集中のような他の認知機能はウェルニッケ・コルサコフ症候群でも障害される．さらに，アルコール乱用は気分の変化，集中力の低下，そしてその他の認知機能の症状を伴うことが多いが，このような症状はうつ病の経過中にも認められることが多く，その除外診断も必要である．有病率は対象とした母集団により，また用いられた診断基準によりかなり異なるが，認知症の約4％と見積られている．

病理，身体所見，臨床検査

認知症患者の評価にあたっては，包括的な臨床検査を行わなければならない．その目的は可逆的な認知症の原因を発見することと，患者とその家族に確定診断を伝えることにある．どの検査を選択するかは，その患者の認知症の原因としてどのような可能性が考えられるかによって決まる．その評価は，病歴，身体的および精神的現症の診察結果に基づいた疑診に沿って行う．MRIを始めとする脳画像診断の技術は日に日に進歩しており，以前より容易にアルツハイマー型認知症と血管性認知症の鑑別ができるようになった．特に活発な研究が行われている領域は，いろいろな型の認知症の脳代謝様式を検出しようとする単一光子放出コンピュータ断層撮影（single-photon emission computed tomography：SPECT）であり，近い将来SPECTを認知症疾患の臨床的鑑別診断に役立てられるようになるであろう．

認知症の検査の一環として，必ず全体的な身体的診察を行う．それによって，例えば肝腫大と肝性脳症のような脳機能不全を引き起こす身体疾患が明らかになったり，特定のCNS障害に関連する全身性疾患が見つかることがある．例えばカポジ肉腫が見つかったら，医師はAIDSの存在とそれに関連するAIDS認知症複合の可能性を考えるであろう．非対称性の反射亢進や筋力低下などの局在的神経所見は，変性疾患より血管障害に多い．前頭葉徴候と原始反射はさまざまな疾患で認められるが，疾患が進行性である可能性が高い．

鑑別診断

アルツハイマー型認知症と血管性認知症

従来，血管性認知症は脳血管障害に伴うと考えられる減衰的な悪化を示す点でアルツハイマー型認知症と区別されてきた．血管性認知症がすべて不連続で段階的な悪化を示すわけではないが，局在的神経学的症状はアルツハイマー型より血管性認知症に多く，また脳血管障害の存在の標準的危険因子でもある．

血管性認知症と一過性脳虚血発作

一過性脳虚血発作（transient ischemic attack：TIA）は，24時間以内（通常は5〜15分）の短時間だけ持続する局所的な神経学的機能不全である．TIAはさまざまな機序によって起こりうるが，近位の頭蓋内動脈の病変からの微小塞栓によって生じた一過性の脳虚血の結果であることが多く，通常は脳実質に重大な病理学的変化を引き起こすことなく終わる．未治療TIA患者の約3分の1が後に脳梗塞を起こすので，TIAの認識は，脳梗塞を予防する上で重要な臨床的戦略といえる．

臨床医は，椎骨脳底動脈系が関与する場合と頸動脈系が関与する場合とを区別しなければならない．一般に，椎骨脳底動脈系が関与する症状は脳幹あるいは後頭葉の一過性の機能障害であり，頸動脈系の関与する症状は片側性の網膜または大脳半球の異常である．TIA患者が梗塞を起こすリスクを低下させるためには，抗凝固療法，アスピリンなどの抗血小板凝集薬，そして頭蓋外および頭蓋内の血管再建術などが有効である．

せん妄

一般に，せん妄は急性の発症，短い持続期間，認知障害の程度の日内変動，夜間の症状増悪，睡眠-覚醒周期の著しい障害，そして注意力と知覚の顕著な障害があることで区別される．

表 21.3-7 仮性認知症と認知症を鑑別する主な臨床的特徴

仮性認知症	認知症
臨床経過と病歴	
家族は必ず機能障害とその重症度に気づく	家族はしばしば機能障害とその重症度に気づかない
発症時期はかなり正確に特定できる	発症時期はおよその範囲でしか特定できない
発症から短期間のうちに受診する	発症後,長期間たってから受診することが多い
発症後の症状の進行は速い	経過を通しての症状の進行は遅い
精神的機能不全の既往があることが多い	精神的機能不全の既往はないことが多い
愁訴と臨床的行動	
患者は通常,認知機能の低下を強く訴える	患者は通常,認知機能の低下をほとんど訴えない
認知機能障害に関する患者の訴えは詳細	認知機能に関する患者の訴えはふつう漠然としている
患者は無能力を強調する	患者は無能力を隠す
患者は失敗を誇張する	患者は些細なことでも成功を喜ぶ
患者は簡単な課題であっても遂行する努力をほとんどしない	患者は課題を遂行しようと必死に努力する
	患者は覚書やカレンダーなどを頼りに能力を保とうとする
患者は通常,強い苦悩を訴える	患者は通常,自分の状態を気にしていないようにみえる
情動の変化は一貫していることが多い	情動は不安定で浅薄である
社会的技能の喪失は早期,かつ顕著である	社会的技能は保持されることが多い
行動は認知機能障害の重症度と一致しないことが多い	行動は認知機能障害の重症度と一致するのがふつうである
夜間の増悪はふつう,ない.	夜間の増悪がふつう,認められる
記憶,認知,知的機能障害に関連する臨床像	
注意と集中はよく保たれていることが多い	注意と集中は,通常損なわれている
「わかりません」という返答が典型的	正答に近い誤答が多い
見当識検査において,患者はよく「わからない」と答える	見当識検査において,患者はよく誤答を正当だと思っている
近時記憶の欠損も遠隔記憶の欠損も重症であることが多い	近時記憶の欠損は,ふつう遠隔記憶の欠損より重篤である
特定の期間あるいは出来事の記憶違いがあることが多い	特定の期間の記憶欠損はふつうない[a]
難易度が同じ課題の遂行にばらつきがある	難易度が同じ課題の遂行は一貫してよくない

[a] せん妄,外傷,発作などによるものは除く.
Wells CE. Pseudodementia. *Am J Psychiatry*. 1979;136:898. から許可を得て転載.

うつ病

うつ病患者の一部は認知症の症状と区別し難いような認知機能の低下を示すことがある.この臨床像は,時に仮性認知症(pseudodementia)と呼ばれるが,うつ病関連認知機能障害(depression-related cognitive dysfunction)と呼ぶ方が望ましく,より記述的である(表 21.3-7).うつ病関連認知機能障害を示す患者は,一般に顕著な抑うつ症状を示し,認知症患者より病識があり,そして過去にうつ病エピソードがあることが多い.

作為症

作為症のように記憶喪失の振りをしようとする人は,奇矯で矛盾した症状を示す.真の認知症では,時間と場所に関する記憶が人に関する記憶より先に失われ,近時記憶が遠隔記憶より先に失われる.

統合失調症

統合失調症は後天性の知的障害を合併する場合があるが,その症状は認知症に関連する精神病症状や思考障害に比べればはるかに軽度である.

正常加齢

加齢は必ずしも認知機能の重大な低下に関連するわけではないが,正常な加齢の一環として軽度の記憶の問題が生じることはある.このような現象は良性の老人の物忘れ,加齢に関連した記憶障害,あるいは正常な良性の加齢による衰えなどと呼ばれる.これらは症状が軽度であり,患者の社会的または職業上の行動の大きな妨げにならない点で認知症と区別される.

その他の障害

記憶障害を伴わない知的障害は小児期に発症する.健忘性障害は記憶が失われる範囲が限られており,荒廃には至らないという特徴がある.詐病と下垂体疾患は除外診断の必要はあるが,可能性は低い.

経過と予後

認知症の典型的な経過は 50 歳代または 60 歳代に発症し,5〜10 年にわたって徐々に進行し,ついには死に至るというものである.発症年齢と進行の速度は認知症の型によって異なり,個々の診断区分の中でも差がある.

例えば，アルツハイマー型認知症の平均生存期待年数は約8年であるが，1～20年の幅がある．資料によれば早期発症あるいは認知症の家族歴のある者では，疾患の進行が速い．821人のアルツハイマー病患者に関する近年の研究では，平均生存年数は3.5年であった．認知症と診断された患者には徹底的な内科的・神経学的精査を行わなければならない．認知症患者の10～15％は，脳に永続的な損傷が生じる前に治療が開始されれば可逆的となりうる疾患をもっているからである．

　認知症の最もふつうの経過は，患者自身や患者のごく身近にいる人でさえ最初は無視してしまうような，いくつかの些細な徴候から始まる．緩徐な発症はふつうアルツハイマー型認知症，血管性認知症，内分泌疾患，脳腫瘍，代謝疾患と関連する．頭部外傷，脳の低酸素状態を伴う心停止あるいは脳炎後に起こる認知症は突然発症する．初期の認知症の症状は些細でとらえにくいが，認知症が進行するとともに症状は明らかになって，家族が患者を医師のもとへ連れてくる．認知症患者はベンゾジアゼピン系薬物やアルコールに対する感受性が高く，これらによって興奮，攻撃性，精神病症状が現れることがある．認知症の末期には患者は抜け殻のようになり，失見当識や錯乱，健忘が著しく，尿便失禁が起こる．

　心理社会的療法や薬物療法，そして恐らく脳自体の自己治癒力によって，認知症の進行がしばらくの間緩徐になったり，多少回復することさえある．可逆的な認知症（甲状腺機能低下症，正常圧水頭症，脳腫瘍などによって起きた認知症）では，治療開始後に症状が軽快する可能性が確実にある．認知症の経過は，一定した進行を示すもの（アルツハイマー型認知症でよくみられる），段階的に悪化するもの（血管性認知症でよくみられる），安定した認知症（頭部外傷に関連した認知症でみられることがある）などさまざまである．

心理社会的要因

　認知症の重篤度と経過は心理社会的要因の影響を受ける．その人の病前の知的能力や教育水準が高いほど，知的能力の低下を補う能力が優れている．また，ゆっくりと発症してきた人の方が急激に発症した人より防御法を身につけられる．不安と抑うつは症状を増強し，悪化させる可能性がある．記憶障害を訴える抑うつ状態の人に仮性認知症がみられるが，その実体はうつ病であり，うつ病が治癒すると認知障害も消失する．

治　療

　認知症の治療の第1歩は診断を確実にすることである．適切な治療によって認知症の進行を止めたり軽快させることができる場合があるので，正確な診断は絶対に必要である．血管性認知症では特に予防が重要であり，食生活の変更，運動，糖尿病や高血圧の管理などを行う．薬理学的治療には降圧薬，抗凝固薬，抗血小板凝集薬な

ども含まれる．血管性認知症の患者では，血圧を正常範囲の上限にコントロールすることで認知機能が改善することが証明されている．血圧が正常範囲より低いと，患者の認知機能が更に悪化する．βアドレナリン受容体拮抗薬は認知障害を増悪させるので，降圧薬の選択は重要な問題である．アンジオテンシン変換酵素（angiotensin-converting enzyme：ACE）阻害薬や利尿薬は認知機能を増悪させることなく，また認知機能と相関すると推測される脳血流に影響せずに血圧を下げると考えられている．頸動脈硬化斑（プラーク）の外科的除去は，対象患者を慎重に選べば，その後の塞栓を予防できる可能性がある．認知症患者への一般的な治療的アプローチは身体的介護，患者とその家族に対する心の支え，そして破壊的行動などの特異的症状への薬理学的治療を提供することである．

心理社会的治療

　精神的機能の悪化は認知症患者にとって重大な心理学的意味をもっている．時間の連続性の感覚は記憶に依存している．ほとんどの認知症患者では近時記憶が遠隔記憶より先に失われ，多くの患者は何の支障もなく活動していた昔の鮮明な記憶を保ちつつ，明らかに悪化している現在の自分の状態を目の当たりにすることで非常に苦しむことになる．最も根元的なところで自己は脳機能の産物である．患者の自己同一性は認知症の進行とともに薄れていき，過去を思い出すことがどんどんできなくなっていく．自己の感覚が消えていくという実感によって，抑うつ，強い不安，破滅的恐怖などの情動反応が生じる．

　支持的で教育的な精神療法の中で病気の性質と経過について明確に説明することは，患者のためになる場合が多い．自分の能力低下に悲嘆したりそれを受容するのを支え，患者の自尊心に配慮することも有益である．患者が支障なく機能できる領域をみつけることで，保たれている機能を最大限に生かせるようにする．自我機能の欠損や認知機能の限界を精神力動的に査定するのも有用である．患者が自らの自我機能の欠損に対処できるように，見当識の問題にはカレンダーの利用を，日常活動を組み立てるにはスケジュール帳を，記憶の問題に対してはメモをとるようにさせる．

　認知症患者の家族への精神力動的介入は大きな援助になる場合がある．認知症患者を介護している人は，自分の家族の一員が荒廃していく様子を目の当たりにしながら，罪責感，悲しみ，怒り，消耗などの感情と闘っているからである．介護者に共通して生じる問題の1つに，介護のための自己犠牲がある．このような自己犠牲から生じてくる憤懣は徐々に大きくなっていくが，それが引き起こす罪悪感のためにしばしば抑圧されている．臨床医は愛する人が荒廃していく様子をみていることで生じる複雑な入り混じった感情を介護者自身が理解し，そのような感情を表出することに理解と許しを与えることで介

護者を援助することができる．臨床医はまた，介護者が患者の病気に関して自分自身や他者を責める傾向に気づき，認知症患者が家族の生活の中で果たしている役割を正しく評価しなければならない．

薬理学的治療

医師は不眠や不安にはベンゾジアゼピン系薬物を，抑うつには抗うつ薬を，妄想や幻覚には抗精神病薬を処方するであろうが，これらの薬物が高齢者では特異的薬理効果（例えば，逆説的興奮，錯乱，過鎮静）を起こしうることに留意しなければならない．一般に，強い抗コリン作用をもつ薬物は避けるべきである．

ドネペジル（アリセプト），リバスチグミン（イクセロン），ガランタミン（レミニール），そしてタクリン（Cognec）は，アルツハイマー病による軽度から中等度の認知障害の治療に用いられるコリンエステラーゼ阻害薬である．これらは神経伝達物質であるアセチルコリンの不活性化を抑制することによってコリン作動性神経伝達を高め，それによって記憶と目的指向的思考をやや改善する．これらの薬物は，コリン作動性神経伝達の増強によって利益を受けられるだけのコリン作動性神経細胞が前脳基底部に残存している，軽度から中等度の記憶障害がある患者に最も有効である．

ドネペジルは耐容性が良く，広く使用されている．タクリンには肝毒性のリスクがあるため，ほとんど使われない．リバスチグミンとガランタミンに関する臨床データは少ないが，ドネペジルに比べて胃腸系や神経精神医学的有害作用が起こりやすいようである．これらの薬物はいずれも認知症における進行性の神経変性を阻止することはできない．コリンエステラーゼ阻害薬の処方に関する情報は，29.14 節を参照のこと．

メマンチン（メマリー）は，過剰なグルタミン酸の神経毒性から神経細胞を保護する作用がある．メマンチンは時にドネペジルと併用して使われ，認知症を改善することが知られている．

その他の治療アプローチ 認知増強作用について研究されているその他の薬物には脳代謝改善薬，カルシウムチャネル阻害薬，セロトニン作動薬がある．選択的モノアミン酸化酵素 B（MAO_B）阻害薬であるセレギリン（エフピー）が認知症の進行を遅らせる可能性があるという報告がある．5-HT_3受容体拮抗薬であるオンダンセトロン（ゾフラン）についても調査中である．

エストロゲン補充療法は閉経後の女性における認知障害発症のリスクを低下させる可能性があるが，その効果を確認するにはさらなる研究が必要である．補完代替医療の分野ではイチョウその他の植物薬の認知改善効果が研究されている．非ステロイド性抗炎症薬を使用している患者ではアルツハイマー病発症のリスクが低いという複数の報告がある．ビタミンEが認知症の予防に効果があるということは示されていない．

参考文献

Bondi MW, Salmon DP, Kaszniak AW. The neuropsychology of dementia. In: Grant I, Adams KM, eds. *Neuropsychological Assessment of Neuropsychiatric and Neuromedical Disorders.* 3rd ed. New York: Oxford University Press; 2009:159.

Brand BL, Stadnik R. What contributes to predicting change in the treatment of dissociation: Initial levels of dissociation, PTSD, or overall distress? *J Trauma Dissociation.* 2013;14:328.

Clare L, Whitaker CJ, Nelis SM, et al. Self-concept in early stage dementia: Profile, course, correlates, predictors and implications for quality of life. *Int J Geriatr Psychiatry.* 2013;28(5):494–503.

Craft S. The role of metabolic disorders in Alzheimer disease and vascular dementia. *Arch Neurol.* 2009;66(3):300.

Elvish R, Lever S-J, Johnstone J, Cawley R, Keady J. Psychological interventions for carers of people with dementia: A systematic review of quantitative and qualitative evidence. *Counsel Psychother Res.* 2013;13(2):106–125.

Goldman J, Stebbins G, Merkitch D, Dinh V, Bernard B, DeToledo-Morrell J, Goetz C. Hallucinations and dementia in Parkinson's disease: clinically related but structurally distinct (P5. 257). *Neurology.* 2014;82(10 Supplement):P5-257.

Graff-Radford NR, Woodruff BK. Frontotemporal dementia. *Semin Neurol.* 2007; 27:48.

Hansen KF, Karenlina K, Sakamoto K, Wayman GA, Impey S, Obrietan K. miRNA-132: A dynamic regulator of cognitive capacity. *Brain Structure Function.* 2013;218:817.

Insausti R, Annese J, Amaral DG, Squire LR. Human amnesia and the medial temporal lobe illuminated by neuropsychological and neurohistological findings for patient E.P. *Proc Natl Acad Sci U S A.* 2013;110:E1953.

Kemp PM, Holmes C. Imaging in dementia with Lewy bodies: A review. *Nucl Med Commun.* 2007;28:511.

McLaren AN, LaMantia MA, Callahan CM. Systematic review of non-pharmacologic interventions to delay functional decline in community-dwelling patients with dementia. *Aging & Ment Health.* 2013;17(6):655–666.

Mitchell SL, Teno JM, Kiely DK, Shaffer ML, Jones RN, Prigerson HG, Volicer L, Given JL, Hamel MB. The clinical course of advanced dementia. *N Engl J Med.* 2009;361:1529.

Nervi A, Reitz C, Tang MX, Santana V, Piriz A, Reyes D, Lantigua R, Medrano M, Jiménez-Velázquez IZ, Lee, JH, Mayeux M. Familial aggregation of dementia with Lewy bodies. *Arch Neurol.* 2011;68(1):90.

Nguyen TP, Soukup VM, Gelman BB. Persistent hijacking of brain proteasomes in HIV-associated dementia. *Am J Pathol.* 2010;176:893.

Panza F, Frisardi V, Capurso C, D'Introno A, Colacicco AM, Imbimbo BP, Santamato A, Vendemiale G, Seripa D, Pilotto A, Capurso A, Solfrizzi V. Late-life depression, mild cognitive impairment, and dementia: Possible continuum? *Am J Geriatr Psychiatry.* 2010;18(2):98.

Richards SS, Sweet RA. Dementia. In: Sadock BJ, Sadock VA, Ruiz P, eds. *Kaplan & Sadock's Comprehensive Textbook of Psychiatry.* 9th edition. Philadelphia: Lippincott Williams & Wilkins; 2009: 1167.

Watson PD, Voss JL, Warren DE, Tranel D, Cohen NJ. Spatial reconstruction by patients with hippocampal damage is dominated by relational memory errors. *Hippocampus.* 2013;23:570.

21.4 他の医学的疾患による認知症または軽度認知障害（健忘性障害）

健忘性障害（amnestic disorder）は DSM-5 では「他の医学的疾患による認知症（DSM-5）または他の医学的疾患による軽度認知障害（DSM-5）」と記されている．これらの疾患はすべて，主な徴候および症状として記憶障害を引き起こすが，他の認知機能低下の徴候も同時に存在することがある．本書の著者らは健忘性障害は臨床的に役立つ記述的な疾患カテゴリーと考えているが，DSM-5 では特定の身体疾患の結果として起こる他の医学的疾患による神経認知障害に分類されている．

健忘性障害は健忘を主症状とするさまざまな疾患や障害からなる広いカテゴリーである．この症候群は主として新しい記憶を構築する能力の障害として定義される．3つの異なる病因がある．すなわち，一般身体疾患（例えば，頭部外傷）による健忘性障害，物質誘発性持続性健忘性障害（例えば，一酸化炭素中毒あるいは慢性的アルコー

ル摂取によるもの），そして原因の明らかでない特定不能の健忘性障害である．

疫　学

健忘性障害の発生率や有病率に関する十分な研究報告はいまだにない．健忘はアルコール使用障害と頭部外傷において最もよく認められる．一般診療所や病院では，慢性アルコール乱用に関連する健忘の頻度が減少し，頭部外傷に関連する健忘の頻度が増加している．

病　因

記憶と健忘性障害の発症に関与する主な神経解剖学的構造は，特定の間脳構造（視床の背内側核および正中核など）と内側側頭葉構造（海馬，乳頭体，扁桃体など）である．健忘は通常はこれらの構造への両側性の損傷の結果として起こるが，一側性の障害で健忘性障害を生じる症例もあり，記憶障害の発症においては左半球が右半球より重要であるという指摘もある．動物の記憶と健忘に関する多くの研究から，他の領域も健忘に伴う症状に関与している可能性が示唆されている．例えば，前頭葉の障害は，健忘性障害患者でみられるような作話や無関心などの症状を引き起こす場合がある．

健忘性障害には，多くの潜在的原因がある（表21.4-1）．チアミン欠乏症，低血糖症，低酸素症（一酸化炭素中毒を含む），単純ヘルペス脳炎などはどれも側頭葉，特に海馬に損傷を与えやすい疾患であるため，健忘性障害と関連することがある．同様に，腫瘍，脳血管性疾患，外科的処置，多発性硬化症の病巣が間脳または側頭葉に影響を及ぼす場合にも，健忘性障害が起こることがある．てんかん発作，電気けいれん療法（electroconvulsive therapy：ECT），頭部外傷などによる脳への全般性の損傷も，記憶障害を引き起こす場合がある．一過性全健忘（transient global amnesia）は，椎骨脳底動脈における一過性の血行障害を含む脳血管障害であると推定されている．

多くの薬物が健忘の発症と関連するので，医師は健忘患者の診断を行う際には，非処方薬を含めて，あらゆる薬物歴を精査すべきである．ベンゾジアゼピンは，健忘を引き起こしうる薬物の中で最も一般的に使用されている処方薬である．すべてのベンゾジアゼピンが健忘と関連する可能性があるが，特にアルコールと併用された場合はなおさらである．トリアゾラム（ハルシオン）の投与量が0.25 mg以下（その他のベンゾジアゼピンの標準投与量とほぼ等力価）である場合，トリアゾラムによる健忘が他のベンゾジアゼピンより高頻度であるということはない．しかし，アルコールとの併用やより高用量では前向性健忘（anterograde amnesia）が報告されている．

表 21.4-1　健忘性障害の主な原因

チアミン欠乏症（コルサコフ症候群）
低血糖症
原発性脳疾患
　てんかん発作
　頭部外傷（閉鎖性または貫通性）
　脳腫瘍（特に，視床と側頭葉）
　脳血管疾患（特に，視床と側頭葉）
　脳の外科手術
　単純ヘルペスによる脳炎
　低酸素症（縊首による自殺企図や一酸化炭素中毒）
　一過性全健忘
　電気けいれん療法
　多発性硬化症
物質関連の原因
　アルコール使用障害
　神経毒
　ベンゾジアゼピン（および他の鎮静―催眠薬）
　多くの市販薬

診　断

健忘性障害は，新しい情報を学習する能力または以前に学習した情報を想起する能力が障害され，その結果社会的または職業的機能の著しい障害がみられ，それが一般身体疾患（身体的外傷を含む）によって引き起こされているときに診断される．健忘性障害は一過性で，数時間あるいは数日持続する場合と，慢性的で数週間あるいは数か月持続する場合がある．物質誘発性持続性健忘性障害の診断は物質の使用が症状に対して原因的に関連している証拠があるときになされる．DSM-5は臨床家に物質関連障害の中で特定の物質を診断するように求めている．すなわち，アルコール誘発性障害，鎮静薬，睡眠薬，または抗不安薬誘発性障害，そしてその他の（または不明の）物質・医薬品誘発性障害である．

臨床像と亜型

健忘性障害の中核症状は，新しい情報を学習する能力の障害（前向性健忘［anterograde amnesia］）と以前に学習した知識を想起する能力の障害（逆行性健忘［retrograde amnesia］）を特徴とする記憶障害である．その症状は，患者の社会的，職業的機能遂行に深刻な問題をきたすようなものでなければならない．患者の健忘の期間は外傷の時点から始まることもあり，外傷前の一定期間を含むこともある．身体的な傷害を受けているとき（脳血管性発作の間など）の記憶も失われることがある．

短期記憶と近似記憶は多くの場合障害される．患者は朝食や昼食の内容，病院の名前，あるいは担当医の名前を思い出すことができない．重度の健忘患者では場所や

時間に関する見当識が障害されることがあるが，健忘性障害では人に関する見当識が失われることはほとんどない．繰り返し学習された情報や小児期の体験のような遠い過去の出来事の記憶は良好であるが，比較的新しい出来事（過去10年程度）の記憶は障害される．即時記憶（例えば，患者に6つの数字を繰り返してもらうことなどによって検査することができる）は障害されずに残る．改善とともに記憶が失われている期間が徐々に短くなっていく患者もいるが，なかには全期間の記憶が少しずつ改善してくる患者もいる．

症状は外傷や脳血管傷害や神経毒性化学物質の侵襲による場合のように突然発症することもあり，栄養欠乏症や脳腫瘍による場合のように徐々に発症することもある．健忘には短期間のものもある．

他のさまざまな症状が健忘性障害に随伴しうる．しかし，他の認知障害がみられる患者は認知症またはせん妄の診断の方が健忘性障害の診断よりも適切である．健忘性障害における記憶障害の症状にはパーソナリティの微妙なあるいは著しい変化が伴うことがある．患者には，無関心，率先力の欠如，特に誘因のない焦燥感，過度のなれなれしさや愛想の良さなどが認められる．当惑や混乱がみられることもあり，自身の混乱を隠すために質問に対して作話的な解答をすることもある．健忘性障害の特徴として，患者は自身の神経精神医学的状態に対して十分な洞察をもっていない．

> ホロコーストの生存者である73歳の女性が地元の介護施設から精神科病院に入院した．彼女はドイツの中産階級の家庭に生まれた．彼女は強制収容所に収容されたため教育を中断しなければならなかった．強制収容所からの解放後，イスラエルに移住し，後にアメリカに渡りそこで結婚し家族をもった．病前，彼女は，物静かで聡明で，数か国語を話すことのできる愛情豊かな女性であった．55歳の時，彼女と夫が寝ている間にガス漏れが起こり，重度の一酸化炭素中毒になった．夫は一酸化炭素中毒で死亡したが，患者は一時昏睡状態になったものの一命を取り留めた．状態が安定した後，彼女は重度の認知および行動上の問題を示した．彼女は，新しい情報を学習し，適切な計画を立てることが困難となった．日常生活を送る能力は保持していたが，知的能力を保持しているようにみえるにもかかわらず，支払いや食品を購入すること，料理や掃除することができなかった．彼女は自宅や親戚の家で何年もの困難な時を過ごした後，介護施設に入所した．施設では，彼女は，生活の仕方を学習することができた．彼女は，スケジュール化されたグループ活動や趣味，読書，テレビにはほとんど関心を示さなかった．彼女は頻繁に行動上の問題を示した．お菓子や軽食を得るために繰り返しスタッフにせがんだり，人種差別的な悪口や体重や洋服に関する中傷的な発言で大声で罵ったりした．ある時，彼女は鍵で何人かのスタッフの車を傷つけた．神経心理学的検査では遅延再生に重度の障害がみられたが言語と一般知識は保持されており，概念形成や認知の柔軟性などの実行機能の範囲における中等度の障害が認められた．彼女はしっかりと制限と報酬を設定されると即座に反応するが，記憶の障害がこれらの境界の長期間の成立を妨げる．治療としては介護施設で実行できる行動計画の作成と易刺激性の改善を目的とした薬物療法の試行が行われた．

脳血管障害

海馬に影響を及ぼす脳血管疾患には後大脳動脈と脳底動脈およびその側枝が含まれる．梗塞が海馬だけに限局することは稀であり，しばしば後頭葉あるいは頭頂葉に及ぶ．したがって，この領域の脳血管障害に随伴する一般的な症状は，視覚または感覚様式に関わる神経学的局在徴候である．両側の視床内側部，特にその前部に影響を与える脳血管障害は，健忘性障害の症状に関連することが多い．前交通動脈の動脈破裂から前脳基底部領域の梗塞が起きた結果，健忘性障害をきたした症例もいくつか報告されている．

多発性硬化症

多発性硬化症（multiple sclerosis）の病態生理学的な経過には，脳実質内における一見無秩序な脱髄斑の形成を伴う．この脱髄斑が側頭葉と間脳領域に出現すると，記憶障害の症状が起こりうる．実際に，多発性硬化症患者が認知機能に関して最も一般的に訴えるのが記憶障害であり，患者の40～60％にみられる．特徴として数唱記憶は正常であるが，情報の即時想起と遅延想起が障害される．記憶障害は，言語性題材と非言語性題材の両方に及びうる．

コルサコフ症候群

コルサコフ症候群（Korsakoff's syndrome）はチアミン欠乏症によって生じる健忘症候群であり，慢性アルコール乱用者の不良な栄養摂取状態との関連が最も多い．その他の原因（飢餓など）による低栄養，胃の悪性腫瘍，血液透析，妊娠悪阻，長期間の高カロリー輸液，胃の縫縮術などもチアミン欠乏症を引き起こすことがある．コルサコフ症候群はウェルニッケ脳症を伴うことが多く，錯乱，運動失調，眼筋麻痺などの症候群を呈する．このようなチアミン欠乏関連症状のある患者における神経病理学的所見は，小血管のときに出血を伴う過形成，星状膠細胞の肥大，神経軸索の微細な変化である．せん妄は1カ月ほどで消失するが，全例のおよそ85％で健忘症候群に，未治療のウェルニッケ脳症が随伴あるいは続発する．

コルサコフ症候群の患者では主体性の欠如や自発性の低下，興味や関心の欠如などのパーソナリティ変化が特徴的である．このような変化は前頭葉性の症状のようであり，前頭葉の損傷もしくは退行変性のある患者に起こるパーソナリティ変化に似ている．実際，このような患者では，前頭機能の損傷に一致した，注意能力，計画の立案，計画の変更，推論を含む神経心理学的課題の遂行機能の欠如が認められることが多い．このことから，コルサコフ症候群は確かに，健忘症候群を説明する臨床的な

典型例ではあるが，単純な記憶障害ではない．

コルサコフ症候群の発症は緩徐である．近時記憶は遠隔記憶より影響を受けやすいが，臨床像は多彩である．作話と無関心と受動性はこの症候群で目立つことの多い症状である．治療の開始から3か月程度は健忘が残ることもあるが，その後1年あまりで徐々に改善する．チアミンの投与は健忘症状のさらなる進行を止めるかもしれないが，一度発症した重篤な健忘症状を，治療で改善させられることはほとんどない．全患者の3分の1から4分の1は完全に回復するが，4分の1の患者は症状の改善が全くみられない．

アルコール性記憶喪失

重篤なアルコール乱用者では，アルコール性記憶喪失（alcoholic blackout）と呼ばれる症状がみられることがある．その特徴は，朝起きた時に前夜の酩酊時の記憶がないことを意識している点にある．記憶喪失に関連して特異な行動（金を秘密の場所に隠す，けんかをするなど）が認められることもある．

電気けいれん療法

電気けいれん療法（electroconvulsive therapy：ECT）は通常，治療前の数分間の逆行性健忘および治療後の前向性健忘と関連する．前向性健忘は通常5時間以内に消失する．ECT治療の後には軽度の記憶欠損が1〜2か月残ることがあるが，これらの症状は治療の6〜9か月後には完全に消失する．

頭部外傷

頭部外傷（閉鎖性でも貫通性でも）は認知症，うつ病，パーソナリティ変化，健忘性障害などの広範な神経精神医学的症状を引き起こしうる．頭部外傷によって生じる健忘性障害は，一般的に，外傷体験そのものの健忘と，そこまでの期間の逆行健忘を伴っている．脳損傷の重症度は，健忘症候群の持続と重症度に多少関連するが，最終的な改善と最もよく関連するのは，患者が意識を回復した後の最初の1週間に健忘が臨床的に改善する度合いである．

一過性全健忘

一過性全健忘（transient global amnesia）は，最近の出来事や新しい情報を想起する能力を突然失うことを特徴とする．この症候群はしばしば軽度の混乱，問題に対する洞察の欠如，明瞭な識覚を特徴とし，時に十分習得している複雑な課題を遂行できなくなることもある．症状は6〜24時間続く．諸研究によると，一過性全健忘は1年間に10万人あたり5〜10症例の頻度で出現し，50歳以上では1年間に10万人あたり30症例になる．その病態生理は不明であるが，側頭葉と間脳領域の虚血が関係していると考えられる．単一光子放出コンピュータ断層撮影（single photon emission computed tomography：SPECT）を用いたいくつかの研究では，特に左半球の側頭葉と頭頂側頭領域において血流の低下が認められた．一過性全健忘患者のほとんどが完全な改善を示すが，ある研究では患者の約20％に症状が再発する可能性があると報告され，別の研究では患者の約7％がてんかんを起こす可能性があると報告されている．一過性全健忘患者には糖尿病，高コレステロール血症，高脂血症が少なく，高血圧や片頭痛の症状が多くみられる点で，一過性脳虚血発作患者と鑑別される．

病理と臨床検査

健忘性障害の診断に役立つ臨床検査所見が，定量的な神経心理学的検査から得られる可能性がある．以前に学習した情報を想起する能力の障害を査定する手段として，周知の歴史的事件や公的人物を想起する能力を評価するために，さまざまな標準化された検査も用いることができる．こうした検査の結果は，患者ごとに異なっている．健忘性障害患者には，その他の認知機能の軽微な欠損も認められることがある．しかし，記憶欠損はそのような患者における精神的現症の診察において最も顕著な症状であり，機能欠損はほとんどこの記憶欠損によって説明しうる．磁気共鳴画像（magnetic resonance imaging：MRI）やコンピュータ断層撮影（computed tomography：CT）などによる画像研究では，健忘性障害に特異的な所見も，診断的特徴も見出せないが，中側頭葉構造の損傷はよく認められ，第3脳室や側頭角の拡大または構造的萎縮としてMRIによって検出される．

鑑別診断

表21.4-1に健忘性障害の主な原因を示した．診断にあたって，臨床医は患者の病歴を聴取し，身体診察を徹底的に行い，必要な臨床検査をすべて指示する必要がある．それでも，他の疾患が健忘性障害と間違えられることがある．

認知症とせん妄

健忘性障害はせん妄とは区別される．なぜならば，健忘性障害では意識の混乱はみられず，他の認知領域が比較的保持されているからである．

表21.4-2に，アルツハイマー型認知症と健忘性障害を区別する主な特徴を示す．いずれの疾患も慢性的なアルコール摂取者のコルサコフ症候群のように潜在的に発症しゆっくり進行することもある．しかし，健忘性障害はウェルニッケ脳症や一過性全健忘や低酸素脳症のように急激に発症することもある．アルツハイマー型認知症は着実に進行するが，健忘性障害は障害の原因が取り除かれれば，そのまま固定するかまたは改善することさえある．実際の記憶欠損の期間も健忘性障害とアルツハイマー型認知症では異なる．アルツハイマー型認知症では

表 21.4-2 アルツハイマー型認知症と健忘性障害の特徴の比較

特徴	アルツハイマー型認知症	健忘性障害
発症	潜在的	突然発症することがある
経過	進行性に悪化	変化なし,または改善
前向性健忘	障害される	障害される
逆行性健忘	障害される	一時的な変化
エピソード記憶	障害される	障害される
意味記憶	障害される	影響なし
言語	障害される	影響なし
実行または機能	障害される	影響なし

記憶のコード化や統合に加えて修正に問題が起こる.アルツハイマー型認知症で障害されるのは記憶から全体的な知識(意味記憶),言語,応用,全体的な機能にまで及ぶ.これらは健忘性障害ではみられない.パーキンソン病,AIDSや他の皮質下疾患に関連した認知症では記憶修正の不均衡な損傷がみられるが,コード化や統合能力は比較的損傷されず,その点で健忘性障害と区別される.皮質下疾患では健忘性障害ではみられない運動失調や舞踏病,振戦のような運動機能の症状も示す.

正常加齢

正常加齢でも軽微な記憶の減損が起こる場合がある.しかし,記憶障害が社会的または職業的な機能遂行において著しい障害を引き起こすことが要件とされているため,正常加齢は診断から除外されることになる.

解離症

解離症は,健忘性障害と鑑別し難いことがある.しかし,解離症患者は健忘性障害患者に比べて自己の見当識を失っていることが多く,記憶欠損はより選択的であることが多い.例えば,解離症患者は自分の名前や自宅の住所を忘れていても,新しい情報を学習したり,過去の記憶を選択的に思い出したりすることはできる.解離症は金銭,法律関係,厄介な血縁関係などの情緒的なストレスになる生活上の出来事に関連していることが多い.

作為症

健忘性障害をまねている作為症患者では,記憶検査でしばしば矛盾した結果が得られ,特定できる原因がない.これらの所見が,患者の1次的または2次的利得が存在する証拠と結びつくとき,作為症が示唆される.

経過と予後

健忘性障害患者の経過は,その原因と治療,特に急性期の治療によって決まる.一般に健忘性障害は固定的な経過をたどる.時間が経ってもほとんど改善がみられないが,しかし障害の進展もない.例外は一過性全健忘のような急性健忘で,数時間あるいは数日のうちに完全に回復する.また頭部外傷による健忘症候群は,外傷後数か月かけて着実に回復する.外傷や腫瘍,感染などの脳組織を破壊する疾患によって起こる2次的な健忘性障害は,急性の感染や虚血が抑止されても,非可逆的で固定化される.

治療

健忘性障害の初期治療は,その根底にある原因を治療することである.患者が健忘状態にあっても,日時や今いる場所についての支持的な刺激が役に立つことがあり,患者の不安を減じることができる.健忘症状が消失した後の患者には,何らかの(認知,精神力動的,支持的)精神療法が,自身の人生に健忘性体験を総合する上で助けになることがある.

精神療法

脳傷害によって健忘性障害を発症した患者には,精神力動的介入が重要な意味をもつ場合がある.このような患者の回復の経過を臨床医が理解することは,中枢神経系への損傷に特有の自己愛的傷害(narcissistic injury)を感知する上で役立つ.

回復の最初の過程にある患者は,自我の防衛が圧倒された状態にあるため,何が起きたのかを整理することができない.そのため,臨床医が支持的な補助自我となって,何が起きているのかを説明したり,欠けている自我機能を提供したりする必要がある.回復の第2段階にある患者は傷害を認識しはじめ,怒りを感じたり,自分を運命に翻弄される犠牲者のように感じたりするようになる.臨床医も含めた他者を邪悪で有害な存在とみなすようになることもあるが,臨床医はこれらの投影を受け止めるようにし,懲罰的になったり報復的になったりしてはならない.臨床医は,何が起きたのかをゆっくりと明確に説明し,患者の内的体験に対する説明を提示することによって,患者との間に治療同盟を築くことができる.回復の第3段階は統合的段階である.患者は起きたことを受容するようになり,臨床医は,患者が自己の過去の体験と現在の体験とをつなぎ合わせて新しい同一性を形成する過程を補助することができる.失った機能を嘆き悲しむことは,第3段階の重要な特徴でもある.

脳傷害による健忘性障害患者のほとんどに否認がみられる.臨床医は,現実に起きたことを否定したいという患者の欲求に配慮し,共感しなければならない.無神経で無遠慮な対決は築かれつつある治療同盟を破壊し,患者が臨床医から非難されたと感じる原因になることがある.微妙な取り組み方としては,患者に自身の認知機能の限界を少しずつ体験させて,その受容を補助していく.自らに起きたことを患者が十分に受け入れたときには今

後の人生に向けて自分自身や関係者を許すための援助が必要になるであろう．医師はまた，患者の症状のすべてが脳への傷害と直接関連していると思い込まないように注意しなければならない．全体的評定には，傷害の前から存在していたパーソナリティ障害の評価，例えば境界性，反社会性，自己愛性パーソナリティ障害なども組み入れなければならない．というのは，パーソナリティ障害患者の多くは傷害を受けやすい状況に自らを置くからである．このようなパーソナリティの特徴が，精神力動的精神療法の最も重要な部分になる場合がある．

近年，脳傷害，特に外傷性脳傷害からの回復の促進を目的とする，リハビリテーション指向の治療環境を備えた認知リハビリテーション施設が設立されている．これらの現場では長期にわたる入院とデイサービスを提供するが，長期的ケアに要する高額な費用にもかかわらず，記憶保持などの訓練を受けるさまざまな患者集団における治療効果を示す報告はまだ得られていない．

参考文献

Andreescu C, Aizenstein HJ. Amnestic disorders and mild cognitive impairment. In: Sadock BJ, Sadock VA, Ruiz P, eds. *Kaplan & Sadock's Comprehensive Textbook of Psychiatry.* 9th ed. Philadelphia: Lippincott Williams & Wilkins; 2009:1198.
Auyeunga M, Tsoi TH, Cheung CM, Fong DYT, Li R, Chan JKW, Lau KY. Association of diffusion weighted imaging abnormalities and recurrence in transient global amnesia. *J Clin Neurosci.* 2011;18:531.
Gerridzen IJ, Goossensen MA. Patients with Korsakoff syndrome in nursing homes: characteristics, comorbidity, and use of psychotropic drugs. *Int Psychogeriatr.* 2014;26(1):115–121.
Kearney H, Mallon P, Kavanagh E, Lawler L, Kelly P, O'Rourke K. Amnestic syndrome due to meningovascular neurosyphilis. *J Neurol.* 2010;257:669.
McLaren AN, LaMantia MA, Callahan CM. Systematic review of non-pharmacologic interventions to delay functional decline in community-dwelling patients with dementia. *Aging Mental Health.* 2013;17:655.
Purohit V, Rapaka R, Frankenheim J, Avila A, Sorensen R, Rutter J. National Institute on Drug Abuse symposium report: Drug of abuse, dopamine, and HIV-associated neurocognitive disorders/HIV-associated dementia. *J Neurovirol.* 2013;19:119.
Race E, Verfaellie M. Remote memory function and dysfunction in Korsakoff's syndrome. *Neuropsychol Rev.* 2012;22:105.
Rogalski EJ, Rademaker A, Harrison TM, Helenowski I, Johnson N, Bigio E, Mishra M, Weintraub S, Mesulam MM. ApoE E4 is a susceptibility factor in amnestic but not aphasic dementias. *Alzheimer Dis Assoc Disord.* 2011;25:159.
Tannenbaum C, Paquette A, Hilmer S, Holroyd-Leduc J, Carnahan R. A systematic review of amnestic and non-amnestic mild cognitive impairment induced by anticholinergic, antihistamine, GABAergic and opioid drugs. *Drug Aging.* 2012;29:639.
van Geldorp B, Bergmann HC, Robertson J, Wester AJ, Kessels RPC. The interaction of working memory performance and episodic memory formation in patients with Korsakoff's amnesia. *Brain Res.* 2012;1433:98.

21.5 一般身体疾患による認知機能障害と他の障害

精神疾患に関する科学的観点から，ますます認められるようになってきていることがある．すなわち，特定できる脳の異常（例えば，脳腫瘍）によるものであろうと，原因不明の神経伝達物質の障害（例えば，統合失調症）によるものであろうと，あるいは混乱した躾や環境の結果（例えば，パーソナリティ障害）であろうと，すべての精神疾患は最終的には1つの共通の根底的テーマ，すなわち脳機能の異常を有している．これらの疾患の治療は，心理学的なものも生物学的なものも正常な脳化学を復元する試みである．

患者の精神症候群の鑑別診断にあたっては常に以下のことを考慮しなければならない．すなわち，(1)患者のあらゆる一般身体疾患，(2)患者が服用している処方薬，非処方薬，あるいは違法物質，である．いくつかの特定の身体疾患が精神症候群に関連していることは以前から知られているが，より多くの身体疾患が精神症候群に関連することが症例報告や小規模研究で報告されている．

一般身体疾患に起因する精神疾患は，診断カテゴリーのすべての範囲にわたる．そのため，認知障害，気分障害，睡眠障害，不安症，そして精神病性障害であることもあるが，その中の何例かは身体疾患によって引き起こされた，あるいは悪化したものである．この節では，てんかん，自己免疫疾患，AIDSなどの一般身体疾患よる神経認知障害について記述するが，精神科医はこれらに常に注意していなければならない．

特定の疾患

てんかん

てんかんは，一般人口において最もよくみられる慢性神経疾患であり，米国の人口のおよそ1%に発症する．精神科医は主に，精神科患者に対するてんかんの診断の考慮，患者にてんかんの診断を下すことの心理社会的結果，一般に用いられている抗てんかん薬が心理や認知に及ぼす影響などの点で，てんかんに関わることになる．第1の点については，すべてのてんかん患者の30～50%が，この疾患の経過中のある時期に精神医学的問題を生じるとされている．てんかんにおいて最もよくみられる行動症状はパーソナリティの変化であり，精神病症状や暴力の頻度は以前考えられていたよりはるかに低い．

定　義　発作（seizure）は，ニューロンの自発的な過剰放電によって引き起こされる一過性，突発性の大脳機能の病態生理学的障害である．反復性の発作を特徴とする慢性的な状態を示す場合にてんかんと診断される．ictus（発作）またはictal event（発作現象）という言葉は，seizureと同義である．発作を起こしていない時期は，発作前，発作後，発作間欠期に分類される．発作中の症状は，基本的には発作が発生した脳内部位と，発作活動が脳内に波及する様式によって決定される．発作間欠期の症状は，発作現象と，その他の神経精神医学的因子および心理社会的因子（例えば，併存する精神医学的または神経学的障害，心理社会的ストレスの存在，発病前のパーソナリティ特性など）によって影響される．

分　類　発作には，部分発作と全般発作という2つの大きな区分がある．部分発作は脳の局所的領域におけるてんかん性活動であり，全般発作は脳全体におけるてんかん性活動である（図21.5-1）．表21.5-1に，発作の分類体系の概要を示した．

全般発作（generalized seizure）　全般性強直間代発作

表 21.5-1 てんかん発作の国際分類

Ⅰ．部分発作(局所性に起始する発作)
　A．要素性の症状をもつ部分発作(普通は意識障害を伴わない)
　　1．運動症状を伴うもの
　　2．感覚症状を伴うもの
　　3．自律神経症状を伴うもの
　　4．複合型
　B．複雑な症状をもつ部分発作(普通は意識障害を伴う；側頭葉または精神運動発作)
　　1．意識障害のみ伴うもの
　　2．認知障害を伴うもの
　　3．感情障害を伴うもの
　　4．精神感覚症状を伴うもの
　　5．精神感覚症状を伴うもの(自動症)
　　6．複合型
　C．2次性全般化部分発作
Ⅱ．全般発作(両側対称性で局所性に始まらないもの)
　A．欠神発作
　B．ミオクローヌス
　C．乳(幼)児スパズム(点頭発作)
　D．間代発作
　E．強直発作
　F．強直・間代発作
　G．脱力発作
　H．無動発作
Ⅲ．一側性発作
Ⅳ．分類不能の発作(データが不完全なため)

Gastaut H. Clinical and electroencephalographical classification of epileptic seizures. *Epilepsia*. 1970；11：102 から許可を得て改変．

は，意識消失，四肢の全般性強直間代運動，咬舌，失禁などを典型的な症状とする．発作現象に基づいて診断を下すことは比較的容易であるが，意識と認知の緩徐な回復を特徴とする発作後の状態は，救急室で診断にあたる精神科医を悩ませることがある．全般性強直間代発作からの回復の期間は数分〜数時間に及び，臨床像は，徐々に清明になってくるいわゆるせん妄である．全般発作に関連する最も一般的な精神医学的問題は，患者がこの神経学的慢性障害に順応できるように援助することと，抗てんかん薬が認知または行動に及ぼす影響を評価することである．

欠神発作(小発作)(absence seizure[petit mal])　精神科医にとって診断が困難な種類の全般発作は欠神発作または小発作である．小発作では，てんかんに特有な運動症状や感覚症状の発現がないか，医師にてんかんの可能性を考えさせないほど軽微であるため，てんかんが見過ごされてしまうことがある．小発作は通常，5〜7歳の間の小児期に始まって青年期に終わる．その特徴は，患者が突然周囲との接触を失う短時間の意識欠損にあるが，完全な意識喪失やけいれん運動は起こらない．脳波(electroencephalogram：EEG)には，3 Hz 棘徐波複合からなる特有の波形がみられる(図21.5-2)．稀に，成人になってから小発作てんかんが発症することがある．成人発症の小発作てんかんは，突然現れて消失する反復性の精神病症状やせん妄を特徴とし，転倒や失神を伴う場合がある．

部分発作(partial seizure)　部分発作は，意識の変容を伴わない単純部分発作(simple partial seizure)と意識の変容を伴う複雑部分発作(complex partial seizure)に分類される．部分発作の患者の半数以上が複雑部分発作を起こす．複雑部分発作は，側頭葉てんかん，精神運動発作，辺縁系てんかんなどと呼ばれることもあるが，これらの用語は臨床的な状況を正確に記述するものではない．複雑部分発作は成人てんかんの中で最も一般的なものであり，有病率は1000人中3人程度である．複雑部分発作患者の30％以上にうつ病などの重大な精神疾患がみられる．

症　状

発作前症状　複雑部分発作の発作前症状(前兆[aura])には，自律神経症状(胃の膨満感，紅潮，呼吸の変化など)，認知症状(既視感，未視感，強制思考，夢幻様状態など)，感情症状(恐怖，パニック，抑うつ，高揚など)に加えて，典型的には自動症(automatism；舌うち，舌なめずり，咀嚼運動など)がある．

発作時症状　発作現象は，混乱して抑制を欠く短時間の行動を特徴とする．一部の弁護士の主張とは異なり，てんかん発作中に統制のとれた直接的な暴力行動を示す患者はめったにいない．認知症状には，発作中および発作後のせん妄が消失してくる時期の健忘がある．複雑部分発作てんかん患者の25〜50％では，脳波に発作焦点がみられる(図21.5-3)．蝶形骨誘導脳波または前側頭誘導脳波と断眠脳波とを用いることにより，脳波異常を発見できる可能性が増す．複雑部分発作てんかん患者では，何度も正常脳波が記録されることがあるため，正常脳波は複雑部分発作てんかんの診断を除外する指標にはならない．長時間脳波記録(通常24〜72時間)を行うことにより発作焦点を発見できる患者もいる．ほとんどの研究が，鼻咽頭電極誘導は患者の不快を増大させるだけで，脳波の感度を上昇させるものではないことを示唆している．

発作間欠期の症状　**パーソナリティの問題**(personality disturbance)　てんかん患者で報告される頻度が最も高い精神医学的異常はパーソナリティの問題であり，これらは特に側頭葉起源のてんかん患者に多い．最も一般的な特徴は，狂信，亢進した情動体験(これは通常，粘着性と呼ばれている)，そして性行動の変化である．しかし，側頭葉起源の複雑部分発作でも，こうした症候群が完全な形で存在することは比較的稀である．パーソナリティの問題を示さない患者は多く，典型的な症候群とは大きく異なるさまざまな障害を示す患者もいる．

著しい狂信は，宗教活動への熱狂的な関与だけでなく，

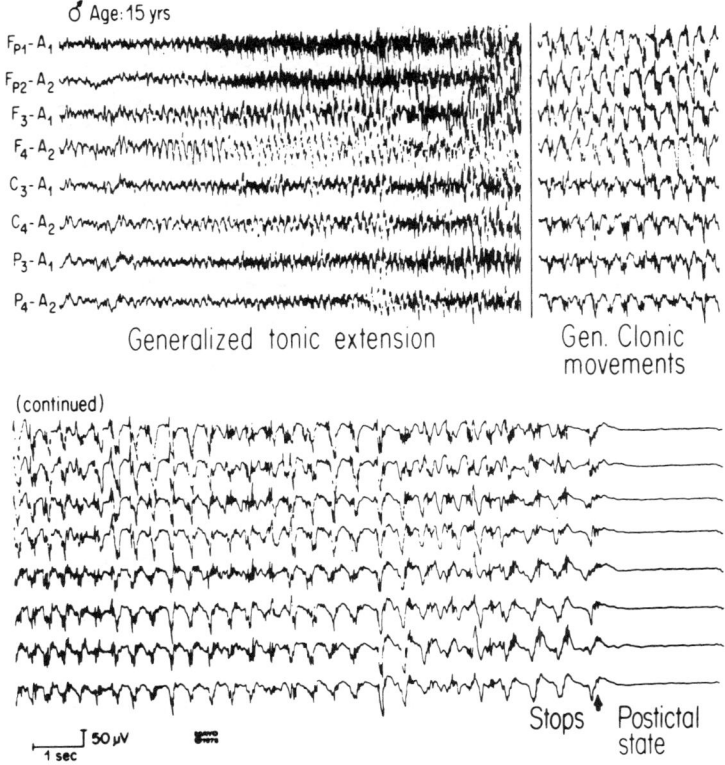

図 21.5-1 全般性強直-間代性発作時の脳波記録 遅い律動的な鋭波と筋電図のアーチファクトが強直期に出現，棘徐波放電が間代期に出現，発作後は活動は減衰する．（Barbara F. Westmoreland, M. D. のご好意による）

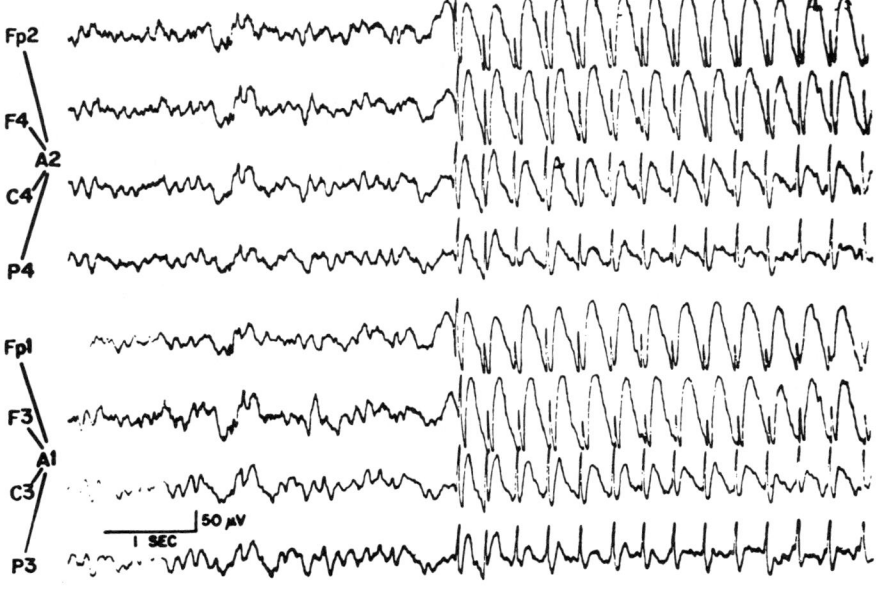

図 21.5-2 両側性同期性の 3 Hz 棘徐波複合を特徴とする小発作てんかん．

道徳的・倫理的問題への異常な興味，正誤へのこだわり，世界的・哲学的な問題への関心の高まりなどとして現れる場合がある．過度な宗教性は，時として統合失調症の前駆症状のようにもみえ，青年や若い成人の診断の際に問題になることがある．

粘着性は，患者の会話の中で気づかれることが多い．

それは緩徐，深刻，冗長，衒学的で，枝葉末節にこだわり，そしてしばしば迂遠である．話を聴いている方はうんざりするが，礼儀正しく話を切り上げる方法がみつからない．会話におけるこのような傾向は，しばしば患者の文章にも反映される．過書（hypergraphia）として知られるこの症状を複雑部分発作てんかんの事実上の症候学

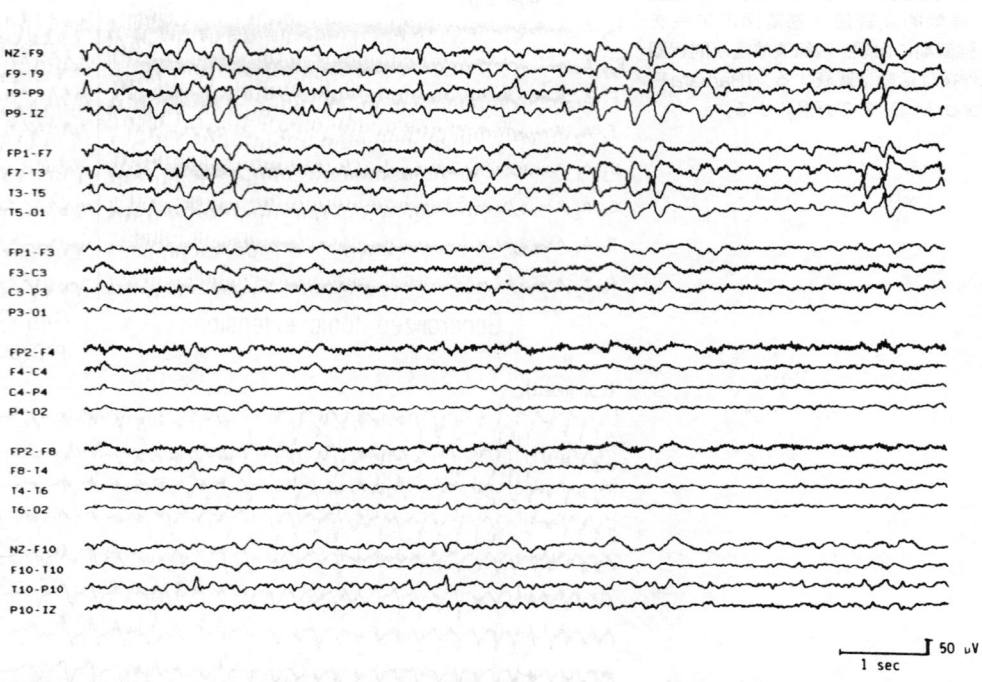

図 21.5-3　複雑部分発作患者の発作間欠期の脳波　左側頭葉に棘放電が頻発し，稀に右側頭葉にそれとは独立した鋭波活動が認められる．(Cascino GD. Complex partial seizures : clinical features and differential diagnosis. *Psychiatr Clin North Am*. 1992 ; 15 : 377 から許可を得て転載)

的特徴と考える医師もいる．

　　性行動の変化は，性欲亢進，性的関心の変化（フェティシズムや服装倒錯など），および最も一般的には性欲低下として現れる．性欲低下は，性的事柄への関心の欠如と性的興奮の減衰を特徴とする．青年期前に複雑部分発作を発症した患者では，青年期後の性的関心が正常な水準に到達しない場合もあるが，これは患者自身の悩みにはならないことがある．青年期以降に複雑部分発作を発症した患者では，性的関心の変化は厄介で気がかりなものになりうる．

　　精神病症状　発作間欠期の精神病状態は，発作時の精神病症状より多い．てんかん患者，特に側頭葉起源のてんかん患者には，発作間欠期に統合失調症様症状がみられることがある．複雑部分発作患者の約10％に精神病症状がみられると推定されている．症状の危険因子は，女性，左利き，青年期での発作の発症，左脳の損傷である．

　　てんかんの精神病症状の発症には多様性がある．典型的には，精神病症状は長期間てんかんを患っている患者にみられ，精神病症状の発症に先立って，てんかん性の脳活動と関連するパーソナリティの変化が起こる．最も特徴的な精神病症状は，幻覚とパラノイア様の妄想（paranoid delusion）である．統合失調症患者では一般的に情動の異常がみられるのに対して，てんかん患者は通常は温厚で適切な情動を保っている．精神病症状を伴うてんかん患者の思考障害は，統合失調症において典型的な途絶と弛緩ではなく，概念化と迂遠である．

　　暴力行動　一時的な暴力行動が問題になるてんかん患者もおり，特に側頭葉や前頭葉起源のてんかん患者に多い．患者の暴力行動が発作の発現であるのか，発作間欠期の精神病理によるのかは明確ではない．ほとんどの証拠は，発作現象としての暴力がきわめて稀であることを示唆している．てんかん患者の暴力行動が発作の発現であると考えられる症例はごくわずかである．

　　気分障害の症状　てんかん患者ではうつや躁などの気分障害の症状は，統合失調症様症状より少ない．実際に気分障害が生じる場合には，症状は一時的で，てんかん焦点は劣位半球の側頭葉にあることが多い．てんかん患者の気分障害の重要性は，患者の自殺企図の発生率の高さがその証拠になる．

　　診　断　てんかんの発作時や発作間欠期に重篤な精神症状が発現し，意識と認知機能に大きな変化がみられない場合には，てんかんと正確に診断することはきわめて困難である．それゆえ，精神科医が新しい患者を評価する際には強い疑いをもち続けていなければならず，典型的な徴候や症状がない場合にも，てんかん性障害の可能性を考慮しなければならない．考慮すべきその他の鑑別診断としては，患者が多少意識的に発作の症状をまねる偽発作がある（表 21.5-2）．

　　過去にてんかんの診断を受けたことのある患者に新しい精神症状が出現した場合には，これらがてんかん症

の進展を意味している可能性を考慮すべきである．精神病症状，気分障害症状，パーソナリティの変化，不安症状（パニック発作など）が認められるなら，臨床医は患者のてんかん治療の状態をみきわめ，独立した精神疾患か否かを判断しなければならない．このような状況においては，医師は患者の抗てんかん薬服用の順守を調べ，また，精神症状が抗てんかん薬自体の有害作用でないかを考慮すべきである．過去にてんかんの診断を受けたことのある患者や，その疑いのある患者に精神症状が出現した場合には，医師は1回以上は脳波検査を行うべきである．

てんかんの診断を受けたことのない患者に以下の4つの特徴が認められる場合には，てんかんの可能性を疑うべきである．すなわち，(1)それまで精神的に健康であった人における突然の精神病の発症，(2)原因不明の突然のせん妄の発症，(3)突然に発症して自然に回復する類似の症状の既往，(4)説明のつかない転倒または軽い失神発作の既往である．

治　療　全般性強直間代発作の第1選択薬はバルプロ酸とフェニトイン（アレビアチン）である．部分発作の第1選択薬には，カルバマゼピン，オクスカルバゼピン（Trileptal），フェニトインなどがある（訳注：副作用像の観点から，現在レベチラセタム，ラモトリギンなどの新規抗てんかん薬が第1選択薬になりつつある）．エトスクシミド（ザロンチン）とバルプロ酸は欠神発作（小発作）の第1選択薬である．さまざまな型の発作に用いられる薬物を表21.5-3に示した．カルバマゼピンとバルプロ酸は，典型的な抗精神病薬と同様，易刺激性や攻撃性の暴発などの症状の制御に役立つことがある．精神療法，家族への助言，集団療法は，てんかんに関連した心理社会的問題への取り組みに役立つであろう．医師はさらに，多くの抗てんかん薬が軽度から中等度の認知障害を引き起こすことに留意すべきであり，特定の患者で認知障害の症状が問題となる場合には，薬用量の調整や薬物の変更を考慮すべきである．

脳腫瘍

脳腫瘍と脳血管障害は，事実上あらゆる精神症状や症候群を引き起こしうるが，脳血管障害の発症および症状の様式が精神疾患と誤診されることは稀である．一般に，一定の体積の脳組織が腫瘍に侵された場合に起こる精神病理学的な徴候および症状の数は，同じ体積の脳組織が脳血管障害に侵された場合に起こるそれに比べて少ない．これらの状態を診断するための2つの基本的なアプ

表 21.5-2　偽発作とてんかん発作の鑑別

臨床的特徴	てんかん発作	偽発作
臨床像		
夜間の発作	よくある	普通はない
定型的な前兆	通常ある	ない
発作中の皮膚の蒼白化	よくある	ない
外傷	よくある	稀
失禁	よくある	稀
発作後の混乱	出現	ない
体性運動	強直性または間代性，または両者	定型的でなく同期的でもない
暗示による影響	ない	ある
脳波所見		
棘－徐波	出現	なし
発作後徐波化	出現	なし
発作間欠時異常	多様	多様

Stevenson JM, King JH. Neuropsychiatric aspects of epilepsy and epileptic seizures. In：Hales RE, Yodofsky SC, eds. *American Psychiatric Press Textbook of Neuropsychiatry*. Washington, DC：American Psychiatric Press；1987：220 から許可を得て転載．

表 21.5-3　一般的に使用される抗てんかん薬

薬物	用途	維持量(mg/日)
カルバマゼピン(テグレトール)	全般性強直間代発作，部分発作	600〜1200
クロナゼパム(リボトリール)	欠神発作，非定型ミオクローヌス発作	2〜12
エトスクシミド(ザロンチン)	欠神発作	1000〜2000
ガバペンチン(ガバペン)	複雑部分発作(治療増強)	900〜3600
ラモトリギン(ラミクタール)	複雑部分発作，全般発作(治療増強)	300〜500
オクスカルバゼピン(オクノベル)	部分発作	600〜2400
フェノバルビタール(フェノバール)	全般性強直間代発作	100〜200
フェニトイン(アレビアチン)	全般性強直間代発作，部分発作，発作重積状態	300〜500
プリミドン(マイソリン)	部分発作	750〜1000
チアガビン(Gabitril)	全般性発作	32〜56
トピラマート(トピナ)	複雑部分発作(治療増強)	200〜400
バルプロ酸(デパケン)	欠神発作，ミオクロニー発作，全般性強直間代発作，無動発作，部分発作	750〜1000
ゾニサミド(エクセグラン)	全般性発作	400〜600

ローチは，包括的な臨床的病歴と徹底的な神経学的検査である．適切な脳画像診断は，通常は診断手順の最後に行われるものであり，画像によって臨床診断を確認すべきである．

臨床像，経過，予後　脳腫瘍患者の50％あまりは，疾患の経過中のある時期に精神症状を経験する．精神症状を示す脳腫瘍患者の80％以上は，頭頂葉や後頭葉ではなく，前頭葉や辺縁系に腫瘍がある．神経膠腫がびまん性症状を生じやすいのに対して，髄膜腫は皮質の限定された領域を圧迫することにより局所的症状を生じやすい．せん妄は急速に成長する腫瘍，巨大腫瘍，転移性腫瘍において認められることが多い．患者の病歴と身体診察から尿便失禁が明らかになった場合には，前頭葉腫瘍が疑われる．病歴と検査から記憶および発語の異常が明らかになった場合には，側頭葉腫瘍が疑われる．

認知　脳腫瘍は，その型や存在部位にかかわらず，しばしば知的機能の障害を伴う．

言語能力　言語機能の障害は重篤になることがあり，腫瘍の成長が急速である場合には特にそうである．言語機能の障害は，しばしば他のすべての精神症状を隠してしまう．

記憶　記憶欠損は，脳腫瘍にしばしばみられる症状である．脳腫瘍患者にはコルサコフ症候群が認められ，疾患が始まってからの出来事の記憶を保持することができない．近い過去の出来事は，辛いものであっても失われてしまう．しかし，古い記憶は保たれており，患者は自らの近時記憶が失われていることに気づかない．

知覚　顕著な知覚障害は，行動障害と関連しやすい．これは主として，患者が正常に機能するためには触覚，聴覚，視覚を統合する必要があるためである．

意識　意識の変化は，脳腫瘍が引き起こす頭蓋内圧亢進の一般的な遅発症状である．脳幹上部に生じた腫瘍は，無動性無言症 (akinetic mutism) または覚醒昏睡 (vigilant coma) と呼ばれる独特な症状を引き起こすことがある．患者は無言で無動であるが，覚醒している．

コロイド嚢胞　コロイド嚢胞は脳腫瘍ではないが，第3脳室に生じると間脳内の構造を物理的に圧迫して，抑うつ，情動不安定，精神病症状，パーソナリティの変化などの精神症状を引き起こすことがある．典型的な随伴神経症状は，姿勢依存性の間欠性頭痛である．

頭部外傷

頭部外傷は一連の精神症状を引き起こすことがあり，頭部外傷による認知症または一般身体疾患による特定不能の精神疾患（脳震盪後障害など）の診断に至る．脳震盪後症候群は，軽症にみえる頭部外傷に続いて起こる広範囲の（かなり重篤なものも含めた）精神症状に焦点をあてているため，まだ議論のあるところである．

病態生理　頭部外傷はよくある臨床状態であり，頭部外傷例は年間200万件にのぼると推定される．頭部外傷は15～25歳の患者に最も多く起こり，男女比はほぼ3：1

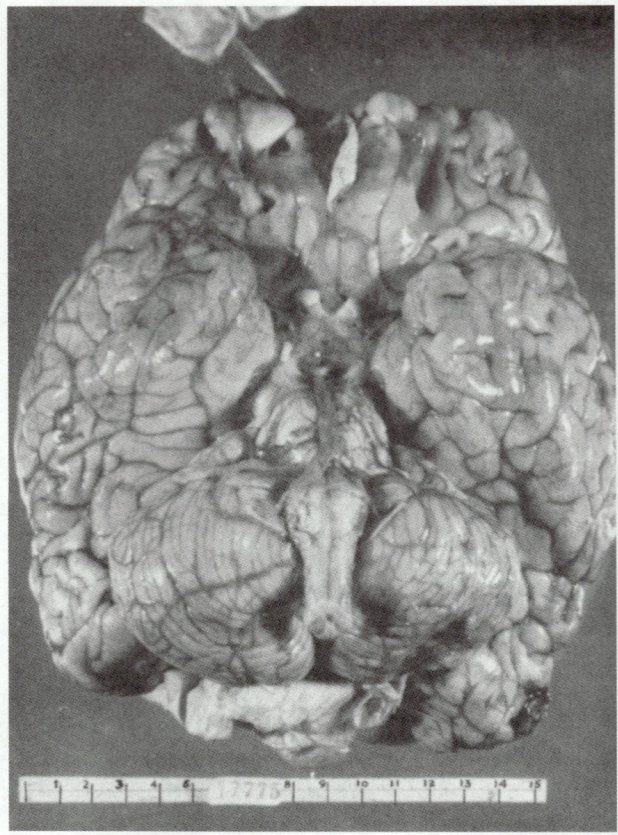

図 21.5-4　前頭極の重度の挫傷により，萎縮と歪曲が起こっている．（Dr. H. M. Zimmerman のご好意による）

である．重症度別の大まかな見積もりからは，重症の頭部外傷患者のほとんどすべてと，中等度の頭部外傷患者の半数以上と，軽度の頭部外傷患者の10％あまりで，頭部外傷による神経精神医学的続発症の発症がみられることが示唆されている．頭部外傷は，銃弾などによる貫通性頭部外傷と，頭蓋骨の物理的貫通がない鈍性 (blunt) 外傷とに大別できる．鈍性外傷は貫通性頭部外傷に比べてはるかに多い．鈍性中枢神経系外傷の半数以上が交通事故によるものであり，その他の症例のほとんどは転落，暴力，スポーツ関連の頭部外傷によるものである（図21.5-4）．

穿通創による脳傷害が通常は弾丸などの影響を直接受けた領域に限局しているのに対して，鈍性外傷による脳傷害はいくつかの機序からなる．頭部外傷の発生時には，通常，頭部が前後に激しく動く．その際，脳の急激な加速と減速が頭蓋骨のそれと一致しないために，脳は頭蓋骨に何度も衝突することになる．この衝突が局所的な挫傷を引き起こし，脳実質の伸展がびまん性軸索損傷を引き起こす．遅発性に生じる浮腫や出血などの過程が，脳にさらなる損傷を引き起こす場合もある．

症　状　頭部外傷に関連する2つの主な症状は，認知障害と行動に関する続発症である．一定の期間に及ぶ外傷

後健忘の後，通常は 6〜12 か月の回復期があり，それ以降まで残る症状は永続性になりやすい．認知に関して最も一般的にみられる問題は，情報処理速度の低下，注意の低下，転導性の亢進，問題解決能力および努力維持能力の欠損，記憶および新しい情報の学習に関する問題である．さまざまな型の言語能力の低下が生じることもある．

行動に関する主な症状には，抑うつ，衝動性の亢進，攻撃性の亢進，パーソナリティの変化がある．これらの症状はアルコールの使用によって増悪することがあるが，アルコールの使用はしばしば頭部外傷自体の原因となる．受傷前の性格やパーソナリティ特性が頭部外傷後の行動症状の発生にどのような影響を及ぼすかという問題については議論がある．この問題に最終的に答えるために必要とされる決定的な研究はまだ行われていないが，頭部外傷と行動に関する続発症との生物学的および神経解剖学的な関連が肯定されるようになってきている．

治　療　頭部外傷患者における認知障害と行動障害の治療は，このような症状を示すその他の患者に用いられる治療的手順と基本的に同様である．ただし，頭部外傷患者は向精神薬に関連する有害作用への感受性が特に高い場合があるため，これらの薬物による治療は，通常より低用量から開始して，通常よりゆっくり増量しなければならないという点で異なる．抑うつの治療には標準的な抗うつ薬を用いることができ，攻撃性や衝動性の治療には抗けいれん薬か抗精神病薬を用いることができる．その他の治療法としては，リチウム，カルシウムチャネル遮断薬，βアドレナリン受容体拮抗薬などがある．

医師は，個人精神療法や集団精神療法を通して患者を支援し，夫婦療法や家族療法を通して主な介護者を支援しなければならない．軽度および中等度の頭部外傷患者は，家族のもとに戻って仕事を再開することになることが多いため，関係者のすべてが患者のパーソナリティの変化や精神能力の変化に適応するための手助けを必要とすることになる．

脱髄疾患

多発性硬化症（multiple sclerosis）は，主要な脱髄疾患である．その他の脱髄疾患としては，筋萎縮性側索硬化症，異染性白質ジストロフィ，副腎白質ジストロフィ，ガングリオシド蓄積症，亜急性硬化性全脳炎，クフス（Kufs）病などがある．これらの疾患は，いずれも神経症状，認知症状，行動症状を伴う．

多発性硬化症　多発性硬化症は多彩な病像を特徴とし，病態生理学的には中枢神経系の白質における多巣性の病変に関連する（図 21.5-5）．原因はいまだに不明であるが，これまでの研究により，スローウイルス感染と免疫異常に関心が向けられている．西半球の多発性硬化症の有病率は 10 万人あたり 50 人と推定されている．この疾患は，熱帯や亜熱帯よりも，寒冷地から温帯にかけて多くみられる．男性よりも女性に多く，若い成人に好発す

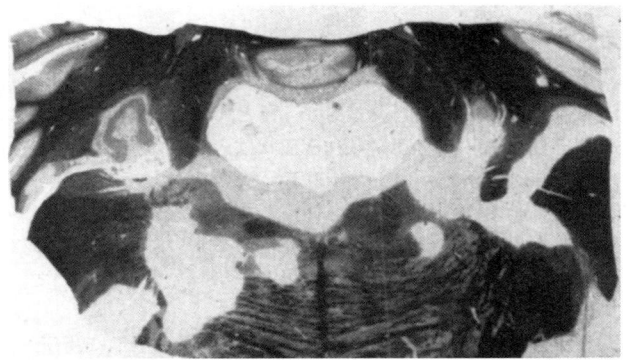

図 21.5-5　多発性硬化症　第四脳室の高さでのこの切片には，不規則に穴のあいたような脱髄領域が見える．ミエリン染色．2.6×．（Dr. H. M. Zimmerman のご好意による）

る．ほとんどの患者は 20〜40 歳の間に発症する．

多発性硬化症の神経精神症状は，認知型と行動型に分類することができる．研究報告からは，多発性硬化症患者の 30〜50％が中等度の認知障害を示し，20〜30％が重篤な認知障害を示すことが明らかになっている．多発性硬化症患者の全般的な知的能力の低下を示唆する証拠があるものの，通常，最も一般的に障害される認知機能は記憶である．記憶障害の重症度は，神経学的症状の重症度や罹病期間とは相関しないようである．

多発性硬化症患者に伴う行動症状は多様であり，多幸症，抑うつ，パーソナリティの変化などがある．精神病は多発性硬化症では稀な合併症である．多発性硬化症患者の約 25％が多幸気分を示す．それは軽躁状態というほどではないが，患者が置かれた状況から考えていくぶん機嫌が良すぎ，また，多発性硬化症の発病前の性格からも考えにくい．多発性硬化症患者のわずか 10％が持続的な高揚気分を示すが，真の軽躁状態ではない．一方，多発性硬化症患者の抑うつは多く，25〜50％に認められ，一般人口よりも高い自殺率の原因となっている．多発性硬化症患者における自殺の危険因子は，男性，30 歳前の発症，診断を受けてから比較的日が浅いことなどである．多発性硬化症患者のパーソナリティの変化も多く，20〜40％に認められ，しばしば易刺激性や無関心の増強を特徴とする．

筋萎縮性側索硬化症

筋萎縮性側索硬化症（amyotrophic lateral sclerosis：ALS）は，非対称性の筋萎縮が進行性に起こる非遺伝性疾患である．ALS は成人期に発症し，数か月から数年の間に進行して，心筋と眼筋を除くすべての横紋筋が侵される．患者は，筋萎縮に加えて錐体路障害の徴候も示す．この疾患は稀であり，発症は年間 10 万人あたり 1.6 人程度である．少数の患者には認知症が伴う．疾患の進行は速く，患者は一般に発症から 4 年以内に死亡する．

感染性疾患

単純ヘルペス脳炎 単純ヘルペス脳炎は最も一般的にみられる型の局所性脳炎であり，ほとんどが前頭葉と側頭葉を侵す．しばしばみられる症状は，無嗅覚症，嗅覚および味覚の幻覚，パーソナリティの変化などであり，奇妙な行動や精神病様行動を伴うこともある．単純ヘルペス脳炎患者は複雑部分発作も発症しやすい．感染による死亡率は減少したが，多くの患者がパーソナリティの変化，記憶欠損症状，精神病症状を示す．

狂犬病脳炎 狂犬病の潜伏期間は10日から1年に及び，その後，落ち着きのなさ，過活動，興奮などの症状が生じる．水を飲むことに対する激しい恐怖を特徴とする恐水症を示す狂犬病患者は，全体の50％にのぼる．恐怖は，患者が水を飲もうとする時に発生する喉頭および横隔膜の重篤なけいれんに由来する．狂犬病脳炎が発症した場合には，数日から数週間以内に致死的となる．

神経梅毒 神経梅毒（進行麻痺としても知られる）は，最初のトレポネーマ感染から10～15年後に発症する．ペニシリンの登場により稀な疾患となったものの，都市部の医療現場ではAIDSと関連して再びみられるようになっている．神経梅毒は一般的には前頭葉を侵し，パーソナリティの変化，判断力の低下，易刺激性，自己管理の低下などを引き起こす．患者の10～20％には誇大妄想が出現する．疾患の進行とともに認知症と振戦がみられるようになり，最終的には麻痺が起こる．神経症状は，アーガイル-ロバートソン（Argyll-Robertson）瞳孔（小さく不規則で不揃いであり，対光反射が消失しているが，輻輳反射は正常な瞳孔），振戦，構音障害，反射亢進を含む．脳脊髄液検査の結果はリンパ球増多と蛋白増加を示し，性病研究所梅毒血清試験（Venereal Disease Research Laboratory［VDRL］test［訳注：ガラス板法と同義］）の結果は陽性になる．

慢性髄膜炎 慢性髄膜炎は，AIDS患者の免疫不全状態のために，最近では以前に比べてより高頻度にみられるようになっている．一般的な病原体は結核菌，クリプトコッカス，コクシジオイデスである．通常の症状は，頭痛，記憶障害，錯乱，発熱である．

亜急性硬化性汎脳炎 亜急性硬化性汎脳炎は幼児期と青年期早期の疾患であり，男女比は3：1である．発症は通常，麻疹感染または麻疹の予防接種に続いて起こる．初期の症状は行動の変化，不機嫌，眠気，幻覚であるが，最終的にはミオクローヌス，運動失調，発作，知的能力の低下などの典型的な症状が出現する．疾患は容赦なく進行し，1～2年で昏睡および死に至る．

ライム病 ライム病は，Borrelia burgdorferiというスピロヘータへの感染によって引き起こされる疾患であり，スピロヘータは，保菌動物であるシカやネズミに寄生するシカダニ（Ixodes scapularis）がヒトを吸血することによって伝播する．米国では年間1万6000あまりの症例が報告されている．

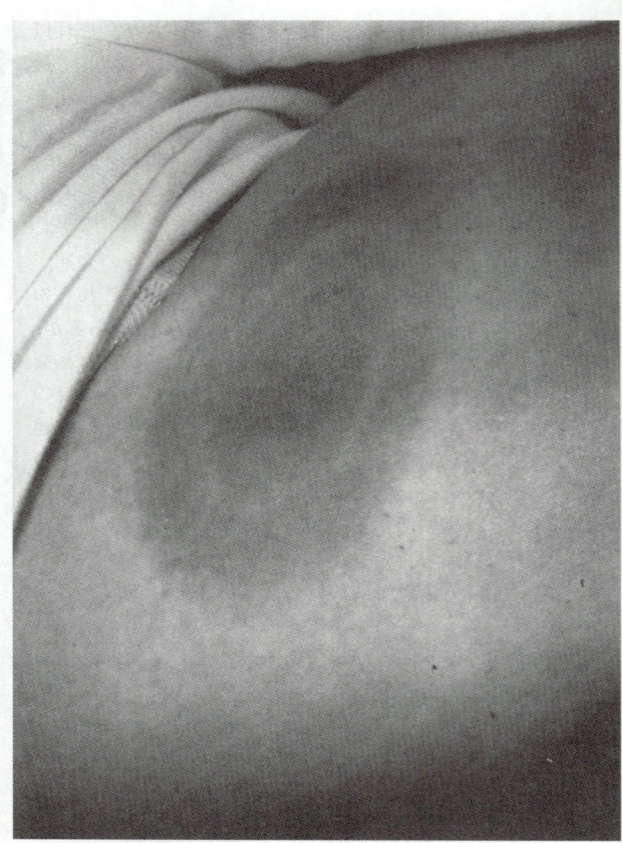

図21.5-6　大腿部の遊走性紅斑（環状紅斑）．(Barbour R. Lyme disease. In：Hoeprich PD, Jordan MC, Ronald AR, eds. *Infectious Diseases：A Treatise of Infectious Processes*. Philadelphia：JB Lippincott；1994：1329から許可を得て転載)

ダニに咬まれた部位には特徴的な環状紅斑（図21.5-6）がみられ，間もなく，感冒様症状が現れる．この疾患には認知機能障害と気分障害が併発することがあり，患者は記憶欠損，集中力低下，易刺激性，抑うつなどを訴えることがある．

明確な診断検査はない．患者の約50％はB. burgdorferiに対して血清反応陽性となる．予防ワクチンは常に有効であるわけではなく，議論がある．治療はドキシサイクリン（ビブラマイシン）の14～21日間の投与であり，治癒率は90％である．精神徴候または精神症状の治療には，特定の向精神薬（例えば，不安にはジアゼパム［セルシン］）を使用することができる．治療を行わずに放置した人の約60％に慢性状態が生じる．このような患者は，身体疾患の2次的なうつ病ではなく，原発性うつ病と誤診されることがある．慢性ライム病患者の支援団体は重要な役割を果たしている．団体員が精神的に支え合うことは，生活の質の向上につながる．

プリオン病 プリオン病は，プリオンとして知られる伝達性・感染性の蛋白によって引き起こされる一群の関連疾患であり，クロイツフェルト-ヤコブ病（Creutzfeldt-

Jakob disease：CJD），ゲルストマン-シュトロイスラー症候群（Gerstmann-Sträussler syndrome），致死性家族性不眠症（fatal familial insomnia），クールー（Kuru）などがある．「狂牛病」とも呼ばれる異型CJD（variant CJD：vCJD）は，1995年にイギリスで出現し，ウシからヒトへのウシ海綿状症（bovine spongiform encephalopathy：BSE）の伝達がその原因であると考えられている．これらの疾患には，大脳皮質における(1)海綿状の空胞形成，(2)神経細胞の脱落，(3)星状膠細胞の増殖という共通の神経病理学的変化がみられるため，合わせて亜急性海綿状脳症とも呼ばれている．アミロイド斑は，存在することもしないこともある．

病因 プリオンは伝染性病原体であるが，核酸をもたない点でウイルスとは異なっている．プリオンは，20番染色体の短腕に位置するヒトプリオン蛋白（prion protein：PrP）遺伝子の変異によって生じる蛋白である．アルツハイマー病の原因遺伝子は21番染色体にあり，プリオン病との直接的な関係はない．

PrPは変異によって疾患関連型アイソフォーム PrP-Super-C（PrP^{Sc}）となり，自己を複製し，感染能力を獲得する．プリオン病における神経病理学的変化は，PrP^{Sc}の直接的な神経毒作用によるものと考えられている．

どのプリオン病が発生するかは，PrPにどのような変異が起こるかによって決まる．PrPの178N/129Vでの変異はクロイツフェルト-ヤコブ病を，178N/129Mでの変異は致死性家族性不眠症を，102L/129Mでの変異はゲルストマン-シュトロイスラー症候群とクールーを引き起こす．PrPのその他の変異も記載されており，ゲノム中の位置を同定するための重要な研究が現在進行中である．一部の変異は完全に浸透性かつ常染色体優性であり，遺伝型プリオン病の説明となる．例えば，ゲルストマン-シュトロイスラー症候群も致死性家族性不眠症も遺伝性疾患であり，クロイツフェルト-ヤコブ病の症例の約10％も遺伝性である．異常なPrP遺伝子の出生前検査を行うことはできるが，このような検査を日常的に行うべきかどうかについては，現時点では議論の余地がある．

クロイツフェルト-ヤコブ病 1920年に最初に記載されたこの疾患は，急速に進行し，例外なく患者を死に至らしめる疾患であり，主として中年または高齢の成人に発生する．最初に発現する症状は疲労感，感冒様症状，認知障害であり，疾患の進行とともに失語や失行などの局所的神経学的所見が認められるようになる．精神病症状は多様であり，情動不安定，不安，多幸感，抑うつ，妄想，幻覚，顕著なパーソナリティの変化などがみられる．疾患は数か月間のうちに進行し，認知症，無動性無言，昏睡を経て死に至る．

クロイツフェルト-ヤコブ病の全世界での発生率は，年間に100万人あたり1〜2症例である．感染性病原体は自己を複製し，感染組織の接種や，時には汚染食物の摂取によってもヒトへと伝達される．医原性伝達としては，汚染された角膜や硬膜の移植を介した伝達と，感染者に由来する汚染されたヒト成長ホルモンの投与を介した小児への伝達が報告されている．神経外科的伝達も報告されている．直接的な接種がない限り，家庭内の接触によって発生するリスクは，一般人口での発生率に比べて高いとは言えない．

診断には，大脳皮質の病理検査によって海綿状の空胞，神経細胞の脱落，星状膠細胞の増殖という主要三徴候が明らかになることが必要である．最も大きな影響を受けるのは皮質と大脳基底核である．脳脊髄液におけるクロイツフェルト-ヤコブ病の免疫学的検定は診断の補助として有望な手法であるが，より広範な吟味を必要とする．クロイツフェルト-ヤコブ病に特異的なものではないが，ほとんどすべての患者の脳波には，遅く不規則な背景律動と周期的な複合放電からなる異常が認められる．疾患の経過の後期には，コンピュータ断層撮影（computed tomography：CT）およびMRI検査によって皮質の萎縮が明らかになることもある．単一光子放射型コンピュータ断層撮影（single photon emission computed tomography：SPECT）およびポジトロン放出断層撮影（positron emission tomography：PET）では，皮質全体で不均一な取込みの低下がみられる．

クロイツフェルト-ヤコブ病の治療法は知られていない．通常，診断から6か月以内に死に至る．

異型クロイツフェルト-ヤコブ病 1995年にイギリスで異型クロイツフェルト-ヤコブ病（variant CJD）が出現した．感染した患者は全員死亡したが，いずれも若く（40歳以下），クロイツフェルト-ヤコブ病の危険因子をもっていなかった．剖検によりプリオン病が発見され，その原因は，1980年代にイギリス国内で発生したウシ同士およびウシからヒトへのBSEの伝達にあるとされた．BSEの起源は，ウシの飼料がヒツジのスクレイピー（scrapie）に汚染されていたことにあると考えられている．スクレイピーはヒツジやヤギに見られる海綿状脳症であり，これがヒト疾患を引き起こすことは確認されていないが，その他の動物種には伝達されうる．

2006年末までに報告されている150あまりの症例における平均発症年齢は29歳である．臨床医は，失調またはミオクローヌスなどの小脳徴候と関連した若年者の行動異常や精神医学的異常の診断には注意しなければならない．異型クロイツフェルト-ヤコブ病の精神病徴候は特異的ではない．ほとんどの患者が抑うつ，引きこもり，不安，睡眠障害を訴える．パラノイア様の妄想もみられる．神経病理学的変化はクロイツフェルト-ヤコブ病のそれに類似しているが，アミロイド斑が多い．

疫学データはまだ収集中である．異型クロイツフェルト-ヤコブ病の潜伏期間は知られておらず，感染を引き起こすのに要する感染肉製品の摂取量も知られていない．ある患者は，疾患が診断される5年前から菜食主義者になっていたと報告されている．扁桃腺のウェスタンブロット免疫染色検査を行い，類リンパ組織のPrP^{Sc}を

検出することによって，死亡前に異型クロイツフェルト-ヤコブ病の診断をすることができる．汚染された肉または脳を摂取してきたヒトに進行性神経変性の特徴が生じることは診断のよりどころになる．治療法はなく，患者は通常，診断から2〜3年で死に至る．予防策は牛の感染を注意深く監視し，肉の代わりに穀類のエサを与えることである．

クールー クールー（Kuru）はニューギニアで発見された伝染性のプリオン病であり，葬儀としての共食の際に死者の脳を食することによって引き起こされる．クールーは男性よりも女性に多く，その理由は，女性のほうが儀式に参加する範囲が広いためではないかと推測されている．通常，症状が出現してから2年以内に死に至る．神経精神医学的な徴候および症状は，失調，舞踏運動，斜視，せん妄，認知症である．病理変化は神経細胞の脱落，海綿状病変，星状膠細胞の増殖であり，その他のプリオン病と同様である．小脳が最も侵される．死体の硬膜や角膜が正常な臓器レシピエント（移植臓器を受け取る側の者）に移植されたことによる医原性伝達が起きている．この疾患の発生率は，ニューギニアでカニバリズム（共食）が廃止されてから激減している．

ゲルストマン-シュトロイスラー病 1928年に最初に記載されたこの疾患は，失調，舞踏運動，認知症に至る認知障害を特徴とする神経変性症候群である．これはPrP遺伝子の変異によって引き起こされ，完全に浸透性であり常染色体優性である．ゆえに，この疾患は遺伝性であり，数世代にわたる家系が確認されている．遺伝子検査により，発症前に異常な遺伝子の存在を確認することができる．海綿状病変，神経細胞の脱落，星状膠細胞の増殖というプリオン病に特徴的な病理変化を呈する．小脳にはアミロイド斑が認められる．発症年齢は30〜40歳であり，発症から5年以内に死に至る．

致死性家族性不眠症 致死性家族性不眠症は遺伝性のプリオン病であり，主として視床を侵す．患者は不眠症候群および発熱，発汗，血圧動揺，心悸亢進などの自律神経系機能不全によって衰弱する．中年の成人に発症し，通常，1年以内に死に至る．治療法はない．

将来の目標 プリオン遺伝子が変異によって疾患表現型を生じさせる仕組みを解明し，プリオン蛋白が異種の哺乳動物間で伝達される方法を解明することが，主要な研究分野となっている．動物疾患のヒトへの伝達を予防するための公衆衛生措置が進められているが，これらの疾患が例外なく発症から数年で死をもたらすことを考えれば，こうした措置は厳格なものでなければならない．正常なプリオン遺伝子への損傷を予防したり，遺伝子の損傷を修復するための遺伝学的介入手段の開発は，プリオン病の治療法として最も期待されている．精神科医は，本物のプリオン病患者や，自分はプリオン病なのではないかという心気症的な不安をもつ患者の治療に直面する．このような不安は，一部の患者では妄想の域にまで達することがある．治療は対症的で，症状に応じて抗不安薬，抗うつ薬，精神刺激薬などを投与する．この疾患の初期段階にある患者やその家族が疾患に対処するのを援助するためには，支持的精神療法が有効であるかもしれない．

プリオン病の広がりを抑えるための最善の方法は，ヒトからヒトへ，または動物からヒトへの意図せぬプリオン伝達を防ぐことにある．それでもなお，クロイツフェルト-ヤコブ病の孤発例は出現するであろう．なぜなら，自然に起こる稀な変異によって，正常なプリオン蛋白から異常なプリオン蛋白が生じることがあるからである．現時点でプリオン病患者に対してできることは，支持的療法と精神的支援以外にはほとんどない．

免疫疾患

現代社会における主な免疫疾患はAIDSであるが，エリテマトーデスや脳の神経伝達物質に影響を与える自己免疫疾患などのその他の免疫疾患も，精神保健に携わる医師による診断および治療の対象になる．

HIV感染とAIDS

HIVは，ヒトT細胞白血病ウイルス（human T-cell leukemia virus：HTLV）とヒト以外の霊長類を含む，動物感染性レトロウイルスに関連するウイルスである．少なくとも，2種類のHIVが確認されている．すなわちHIV-1およびHIV-2である．HIV-1は，大部分のHIV関連疾患の原因物質である．しかし，アフリカでは，HIV-2が，ますます感染増加を引き起こしているようである．HIVの他の亜型（現在はHIV-Oと分類されている）が存在する可能性がある．HIVは，血液，精液，子宮頸部と腟分泌物中に存在し，また，濃度は低いが，唾液，涙，母乳や，感染者の脳脊髄液にも存在する．HIVは，性交，あるいは，人から人へ汚染血液に接触することによって最も感染しやすい．健康管理者は，安全な性行為の指針を示し，安全な性交を行うよう患者に勧告すべきである（表21.5-4）．疾病予防管理センター（CDC）によるHIV感染者から非感染者への感染予防指針を，表21.5-5に示した．

HIV感染後，エイズは，8〜11年で発症すると推定されているが，この期間は，早期治療によって徐々に長くなっている．いったん，人がHIVに感染すると，そのウイルスは，T4（ヘルパー）リンパ球を最初の標的にする．このリンパ球はまた，ウイルス表面の糖蛋白質（glycoprotein：gp120）が，T4リンパ細胞上のCD4レセプターに高い親和性があり付着するため，CD4$^+$リンパ球とも呼ばれる．付着後，ウイルスは感染したリンパ球にそのRNAを注入する．そこで，RNAは逆転写酵素の作用によりデオキシリボ核酸（deoxyribonucleic acid：DNA）に転写される．生成したDNAは宿主細胞の遺伝情報に組み込まれ，いったん，そのリンパ球が分裂するように刺激されれば翻訳され，結局は転写される．ウイルス性の蛋白質がリンパ球によって造られた末に，ウイルスのさ

表 21.5-4 エイズにならない安全な性行動の目安

忘れてはならないこと：口，肛門，腟，血流，切り傷またはびらんを通じ，ある人間から他の人間に体液の交換が起こりうる場合には，いかなる行為であれ，安全とはいえない．

安全な性行為
　マッサージ，抱擁，体と体を擦り合うこと
　社交上の口づけ
　自慰
　性的空想の行動化（安全でない性行為は含まない）
　バイブレーターまたは他の道具の使用（共用されないことがはっきりしているもの）

危険性の低い性行為
以下の行為は完全に安全とは考えられない
　フレンチキス（口腔に傷がないこと）
　相互自慰
　コンドーム使用の腟および肛門性交
　コンドーム使用の口腔性交，男性（フェラチオ）
　防護を用いる口腔性交，女性（クンニリングス）
　精液や尿の外的接触，皮膚に傷がない場合

安全でない性行為
　コンドームなしの腟または肛門性交
　精液，尿，あるいは糞便を，口腔または腟に入れること
　防護なしの口腔性交（フェラチオあるいはクンニリングス）
　あらゆる種類の血液接触
　性具や注射針を共用すること

Moffatt B, Spiegel J, Parrish S, Helquist M. *AIDS：A Self-Care Manual*. Santa Monica, CA：IBS Press；1987：125 から許可を得て転載．

 表 21.5-5 疾病予防管理センター（CDC）による，HIV 感染者から非感染者への感染予防指針

感染者は HIV のさらなる感染を防止するため，以下の事項について助言を受ける必要がある．
1．将来性的パートナーになる見込みのある相手に，HIV 感染を知らせ，それによって彼らは適切な予防手段を講じることができる．他人との性的活動の禁止は 1 つの選択肢であり，それは性を介する HIV 感染のあらゆるリスクを取り除く．
2．感染者の血液，精液，尿，糞便，唾液，子宮頸部分泌物，または腟分泌物が接触することを防ぐため，いかなる性行動においても適切な予防手段を講じ，相手を守ること．コンドーム使用の HIV 感染防止効果についてはなお研究途上であるが，コンドームを常時使用すれば精液と感染リンパ球への曝露を防止することにより，HIV の感染が減少するはずである．
3．以前の性交渉の相手および注射針を共用した人すべてに，彼らが HIV に曝露した可能性があることを知らせ，助言と検査を求めるよう促す．
4．静注薬物嗜癖者については，静注物質嗜癖を取り除くための治療計画に参加またはそれを継続すること．注射針，その他の器具，そして薬物は絶対に共用してはならない．
5．歯ブラシ，剃刀，その他血液汚染を起こしうる道具を決して共用しないこと．
6．血液，血漿，臓器その他の身体組織，精液の提供を控えること．
7．母体から胎児または新生児に HIV が感染する危険性についてさらに知見が得られるまでは，妊娠を回避すること．
8．従前の勧告に従い，血液や他の体液がこぼれたところはきれいにし，消毒すること．
9．医師，歯科医師，その他の保健専門家に医療的関与を求めるとき，抗体の状態を知らせること．それによって患者は適切な評価を受けることが可能となる．

Centers for Disease Control（CDC）. Additional recommendations to reduce sexual and drug abuse-related transmission of human T-lymphotropic virus type Ⅲ/lymphadenopathy-associated virus. *MMWR Morb Mortal Wkly Rep*. 1986；35：152. から転載．

まざまな成分が集まり，宿主細胞から新しい成熟したウイルスが生まれる．

診　断
血清検査　現在ヒトの抗 HIV 抗体の存在を検出する診断技術が広く普及している．従来の検査では，血液を使用したが（結果が出るまでに 3〜10 日間），迅速な検査では口腔ぬぐい液を使用している（結果が出るまでに 20 分）．いずれの検査も 99.9％ の感度と特異度をもっている．医療従事者とその患者は HIV 抗体の存在は感染症への免疫ではなく，感染を示しているということを理解しなければならない．検査で陽性であった者はウイルスに曝露された者であり，体内にウイルスを有しており，他人にウイルスを感染させる可能性がある．そしてほぼ確実に最終的にエイズを発症するということである．検査で陰性であった者は HIV ウイルスに曝露されず感染していないか，または HIV ウイルスに曝露されたが，まだ抗体が産生されていない者である．曝露が検査の 1 年以内であればその可能性はある．セロコンバージョン（血清反応反転）は稀に 6〜12 か月かかることがあるが，最も一般的には感染後 6〜12 週目に起こる．

カウンセリング　特定の集団に属する人は HIV に感染する危険性が高く，検査を受けるべきであり，検査を望むのであれば，誰でも受けさせるべきである．精神療法的な介入を必要とする言葉にして発せられない懸念や動機づけを探索することによって，検査を要求する理由について確認する．

HIV 感染のリスクにさらされた可能性のある過去の行為について被験者に振り返らせ，また，安全な性行為について論議すべきである．検査後カウンセリングの間，カウンセラーは，陰性の検査結果が意味すること，すなわち HIV 感染がない状態を維持するためには，安全な性行動および皮下注射用針の共有回避が推奨されることを説明する．陽性の結果をもつ人々は，安全な行動，および可能性のある治療選択肢についてカウンセリングを受けなければならない．もし感染を知った後で，不安や抑うつ性の疾患が発症したならば，付加的な精神療法的介入が必要になる．人によっては，陽性の HIV 検査結果

に，心的外傷後ストレス障害と似た症候群で反応することがある．不安と抑うつ気分を伴った適応障害は，陽性のHIV検査結果を告知された人の，少なくとも25％に生じる可能性がある．

守秘義務 だれも，事前に知らされ承諾した後でなければ，HIV検査を行われるべきでない．とはいえ，軍隊のようなさまざまな統制下や組織では，今やすべての構成員に対してHIV検査が必要とされる．HIV検査の結果は，医療班の人たちと共有される．しかしその情報は，以下で論じる特別の事情を除き，他の誰にも提供してはならない．患者には，雇用者，友人，家族に軽率にHIVの検査結果を明らかにしないように忠告する．なぜなら，その情報は，雇用，居住，および，保険における差別を生じさせる可能性があるからである．

守秘義務における主な例外は，過去の，性的もしくは経静脈的物質乱用の仲間に通告する必要性がある場合である．もし医師が他人を感染の危険にさらしているHIV感染患者を知れば，その医師は心ならずも（他者に対する脅威を防ぐために）感染した人を入院させるか，もしくは潜在的な犠牲者に通告するかのどちらかを試みる場合がある．臨床医は，そのような問題についての法律が州ごとに異なることを知っておくべきである．同じくこれらの指針は，HIV感染患者が他の患者に対して性的に問題ありと考えられるときは，精神科病棟の入院患者にも適用される．

臨床像

非神経学的要因 HIV感染者の約30％は，感染して3～6週間後に感冒様の症候群を経験する．しかし，ほとんどの人は，すぐに感染後徴候とは気づかない．徴候としての感冒様症候群には，発熱，筋肉痛，頭痛，疲労，胃腸症状，また時に発疹がみられる．脾腫およびリンパ節腫脹を伴うこともある．

エイズを発症したHIV感染者にみられる最も一般的な感染症は，ニューモシスチス-カリニ肺炎（*Pneumocystis carinii* pneumonia）である．これは喀痰を伴わない慢性的な咳と時に低酸素血症を起こすほどの重度の呼吸困難が特徴であり，その重篤度は認知機能に影響するほどのものである．精神科医にとって，これら非神経的，非精神医学的合併症の重要性は，患者の脳機能に及ぼす生物学的な影響（例えば，ニューモシスチス-カリニ肺炎の低酸素血症）と，それが患者の気分や不安状態に及ぼす心理的効果にある．

神経学的要因 一連の広範な疾患経過は，HIV感染患者の脳に影響を及ぼす（表21.5-6）．精神保健従事者が知っておくべき最も重要な疾患は，HIVの軽度神経認知障害，およびHIVに関連した認知症である．

精神医学的症候群 HIVに関連した認知症では他の皮質下認知症にみられる典型的な3徴候，つまり，記憶障害と精神運動遅延，抑うつ症状，および運動障害が認められる．患者は当初は，読書，理解力，記憶，および数学的技能にやや問題が生じていることに気づくことも

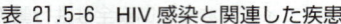

表 21.5-6　HIV感染と関連した疾患

細菌性感染，多発性，または再発性[a]
気管支，気管，または肺のカンジダ症
食道のカンジダ症
浸潤性子宮頸がん[b]
播種性または肺外性コクシジオイデス
肺外性クリプトコッカス症
慢性腸クリプトスポリジオーシス（cryptosporidiosis）（1か月を超えて続く）
サイトメガロウイルス疾患（肝臓，脾臓，または節以外）
サイトメガロウイルス網膜炎（失明を伴う）
HIV関連脳症
単純ヘルペス，慢性潰瘍（1か月を超えて続く）；気管支炎，肺炎，または食道炎
播種性または肺外性ヒストプラスモーシス
慢性腸イソスポーラ症（1か月を超えて続く）
カポジ肉腫
リンパ性間質性肺炎，肺リンパ液の過形成[a]
バーキットリンパ腫（または，同等の名称）
免疫破壊的なリンパ腫（または，同等の名称）
原発性脳リンパ腫
播種性または肺外性のマイコバクテリウム-アビウム複合症，またはマイコバクテリウム-カンサシイ症
結核，あらゆる部位（肺の[b]または肺外性の）
マイコバクテリア，他種または未確認の種，播種性または肺外性
ニューモシスチス カリニ肺炎
再発性肺炎[b]
進行性多発性白質脳症
再発性サルモネラ菌敗血症
脳のトキソプラズマ症
HIVによる消耗症候群

[a]13歳未満の小児．
[b]青年および成人用エイズ監視症例定義（AIDS surveillance case definition for adolescents and adults）の1993年増補版で追加．1993 revised classification system for HIV infection and expanded surveillance, case definition for AIDS among adolescents and adults. *MMWR Recomm Rep.* 1992：41から改変．

あるが，これらの症状はわずかなものであり，見過ごされたり，疲労や病気のせいとして放っておかれることがある．改訂版HIV認知症スケールはベッドサイドでの使用に便利であり，連続して記録することで疾患の進行程度を把握することができる．HIV感染患者における認知症の発症は，一般に予後不良の徴候であり，認知症合併患者の50～75％は，6か月以内に死亡する．

HIVに随伴する神経認知異常（HIV脳症としても知られている）は認知機能の障害と，精神活動の低下を特徴とし，仕事，家事，そして社会的機能を妨げる．HIV脳症に特異的な臨床検査所見はなく，抑うつや不安とは無関係に発症する．HIV関連認知症への進行が通常起こってくるが，早期治療によって防止しうる．

せん妄は，HIV感染患者において認知症を引き起こすものと同様の原因で起こる．臨床医はせん妄を活動性が

亢進するものと低下するものに分類している．HIV感染患者におけるせん妄は，おそらくかなり見逃されているが，せん妄の存在はHIV感染患者に新たな中枢神経関連の病変が始まったかどうかを決定するための，医学的精密検査を促すものである．

HIV感染患者は，あらゆる不安症をもつ可能性があるが，全般不安症，心的外傷後ストレス障害，そして強迫症が特によくみられる．

不安や，抑うつ気分を伴う適応障害は，HIV感染患者の5～20％に起こると報告されている．HIV感染者における適応障害の発生率は，軍の新兵や刑務所収容者などのやや特殊な集団においては通常よりも高い．

うつ病はHIVやAIDSにおける重要な問題である．HIV感染患者の約4～40％が，抑うつ障害の診断基準を満たすと報告されている．うつ病はその行動への影響や薬物乱用の強化，自己破壊的行動の悪化，そして人間関係における好ましくないパートナーの選択などによってHIV感染の危険因子となる．HIV感染の危険にさらされているいくつかの集団で，HIV感染前の抑うつ障害の有病率は，一般よりも高い．うつ病は感染患者への効果的な治療の阻害となる．うつ病の患者では疾患の進行と死亡のリスクが上昇する．HIVは脳の皮質下領域への直接的な傷害や慢性的なストレス，悪化する社会的孤立，そして強い意気沮喪などのさまざまな機序を通じてうつ病発症のリスクを高める．うつ病は，男性より女性に多くみられる．

躁病はもともと双極性障害があった人ではHIV感染のいずれの段階でも発症しうる．AIDSの躁病は一般的にはHIV感染の後期に起こり，認知機能障害を伴う．AIDSの躁病は双極性障害の躁状態とは臨床像が多少異なる．患者は認知機能低下または認知症を示す傾向があり，易刺激性が多幸感より特徴的である．AIDSの躁病は通常は非常に重篤で，経過も悪性である．間欠的というより慢性的であり，自然寛解は少なく，治療の中断によって再発する．臨床的に重大な症状として誰かがHIVの治療法を見出し，または治ったという妄想的確信をもつことがあり，それがリスクの高い行動やHIV感染の拡大をもたらす可能性がある．

薬物乱用は，HIVの拡大の主要な原因である．この影響は，静脈注射薬を使うものとその性的パートナーだけでなく，中毒によって脱抑制となったり認知機能が損なわれて嗜癖によって衝動的な行動に駆りたてられたり危険な性行為を行う者にも及ぶ．薬物乱用の継続は，HIV感染患者にとって医学的に墓場を意味する．慢性的な薬物乱用による身体的影響が積み重なることで免疫低下が加速され，HIV感染自体の進行を促進する．薬物による直接的な身体的影響に加え，物質使用は治療順守の悪化や抗ウイルス薬の導入困難を招く．HIV感染者やAIDS患者では自殺念慮，および自殺企図が多いと考えられる．HIV感染者の自殺危険因子として，AIDSで死んだ友人がいること，最近のHIV血清陽転，再発，同性愛に関する難しい社会問題，不十分な社会経済的支持，そして認知症あるいはせん妄の存在があげられる．

精神病症状は，通常HIV感染の後期合併症である．患者は，すみやかな内科学的・神経学的評価と抗精神病薬治療による管理を必要とする場合が多い．

杞憂の人とは，高リスク集団の中にいる人で，血清が陰性で，全く病気がないにもかかわらず，ウイルス感染を懸念している人である．陰性の血清検査の結果が繰り返されることで納得する人もいるが，納得しない人もいる．このような杞憂の人は，全般不安症，パニック発作，強迫症，そして心気症（DSM-Ⅳ）に発展する可能性がある．

治　療　予防が，HIV感染への主要な課題である．第1次予防は，罹患から人を防護することであり，第2次予防は，疾病経過の修正である．HIV感染の危険をもつすべての人を，安全な性行動の実践について，また，汚染した皮下注射用針の共有使用を回避する必要性について，教育すべきである．HIV感染患者の評価には，性的症歴および薬物乱用の完全な病歴，精神医学的病歴，そして利用可能な支援組織の評価を含める．

薬物療法　ウイルス複製の異なる部分に作用する薬物が次々に登場したことで，HIVが永久に抑制される，もしくは実際に根絶されるかもしれないという希望が高まった．これらの薬物は，大きく5つに分類される．逆転写酵素阻害薬（RTI）は逆転写反応として知られるHIVのライフサイクルの重要な段階を阻害する．RTIは2つの型に分類される．すなわち，DNA構築を不完全にするヌクレオシド逆転写酵素阻害薬（NRTI）と，逆転写の際にHIVのRNAからHIVのDNAに変換される能力を阻害する非ヌクレオシド逆転写酵素阻害薬（NNRTI）である．プロテアーゼ阻害薬は，HIVが感染性ウイルス粒子を生成するために使用するプロテアーゼ酵素を阻害する．融合あるいは侵入阻害薬は，細胞膜と融合するウイルスの能力を阻害し，それによって宿主細胞への侵入を防げる．インテグラーゼ阻害薬は，HIV酵素がウイルスの遺伝物質をその標的宿主細胞へ注入するために使用するインテグラーゼを阻害する．多剤配合製品は異なる分類に属する複数の薬物を1つの製品に結合させたものである．最も一般的なものは，高活性抗レトロウイルス療法（HAART）である．表21.5-7に，それぞれのカテゴリーでの使用可能な薬物を示した．

抗レトロウイルス薬には，多くの有害作用がある．精神科医にとって重要なのは，プロテアーゼ阻害薬がある種の向精神薬の濃度を上昇させる可能性があることである．これらには，ブプロピオン（Wellbutrin），メペリジン（Demerol），さまざまなベンゾジアゼピン，および選択的セロトニン再取り込み阻害薬（SSRI）がある．プロテアーゼ阻害薬の服用者に向精神薬を処方するには注意が必要である．

精神療法　HIV感染患者のための主要な精神力動的主題には，自己非難，自己評価，および，死に関する問題が含まれる．すべての範囲の精神療法が，HIV関連の患者に役立つ可能性がある．個人療法も集団療法も有効

表 21.5-7 抗レトロウイルス薬

薬物名	商品名	常用略称
逆転写酵素阻害薬		
ヌクレオシド/ヌクレオチド逆転写酵素阻害薬		
ラミブジン，ジドブジン	Combivir	
エムトリシタビン	Emtriva	FTC
ラミブジン	Epivir	3TC
アバカビル，ラミブジン	Epzicom	
ジドブジン，アジドチミジン	Retrovir	ZDV または AZT
アバカビル，ジドブジン，ラミブジン	Trizivir	
フマル酸テノホビルジソプロキシル，エムトリシタビン	Truvada	
ジダノシン，ジデオキシノシン	Videx	ddI
腸溶性ジダノシン	Videx EC	ddI EC
フマル酸テノホビルジソプロキシル	Viread	TDF
スタブジン	Zerit	d4t
アバカビル	Ziagen	ABC
非ヌクレオシド系逆転写酵素阻害薬		
リルピビリン	Edurant	
エトラビリン	Intelence	
デラビルジン	Rescriptor	DLV
エファビレンツ	Sustiva	EFV
ネビラピン	Viramune	NVP
プロテアーゼ阻害薬		
アンプレナビル	Agenerase	APV
チプラナビル	Aptivus	TPV
インジナビル	Crixivan	IDV
メシル酸サキナビル	Invirase	SQV
ロピナビル，リトナビル	Kaletra	LPV/RTV
ホスアンプレナビルカルシウム	Lexiva	FOS-APV
リトナビル	Novir	RTV
ダルナビル	Prezista	
硫酸アタザナビル	Reyataz	ATV
デルフィナビルメシレート	Viracept	NFV
融合/侵入阻害薬		
エンフュヴァタイド	Fuzeon	T-20
マラビロック	Selzentry	
マルチクラス配合製品		
エファビレンツ，エムトリシタビン，テノホビルジソプロキシルフマル酸塩	Atripla	
エムトリシタビン，リルピビリン，テノホビルジソプロキシルフマル酸塩	Complera	

である．個人療法は，短期または長期のいずれであってもよく，支持的療法，認知療法，行動療法，あるいは精神力動的精神療法もよい．集団療法における技法も，精神力動的精神療法から完全な支持的精神療法まである．

HIV感染者への物質使用とその健康への有害作用に関する直接的なカウンセリングが必要である．特定の物質関連障害の特別な治療は，患者の全体的な健康にとって必要であれば開始すべきである．

全身性エリテマトーデス 全身性エリテマトーデス(systemic lupus erythematosus：SLE)は，多臓器に炎症を生じさせる自己免疫性疾患である．公式に認められたSLEの診断においては，米国リウマチ協会(American Rheumatism Association)が定義する11の診断基準のうちの4つを患者が満たしていることが要求される．SLE患者の5〜50%は初発時から精神症状を示し，患者の約50%が最終的には神経精神症状を発現する．主な症状は，抑うつ，不眠，情動不安定，神経過敏，錯乱である．ステロイド治療は，一般的に，躁病や精神病などのさらなる精神科合併症を誘発する．

脳神経伝達物質に影響する自己免疫疾患

統合失調症の症状に似た脳炎を生じる自己免疫性受容体抗体疾患の一群が確認された．その中に，解離症状，健忘と鮮明な幻覚が生じる抗NMDA(N-メチルD-アスパラギン酸塩)受容体脳炎がある．この疾患はほとんど女性のみに起こり，"Brain on Fire"という題の研究論文に発表された．免疫グロブリンの静脈内投与は有用ではあるが治療法はない．回復はするが，一部の患者は長期的な集中治療を必要とする．

内分泌疾患

甲状腺障害 甲状腺機能亢進症は錯乱，不安，激越性抑うつ症候群を特徴とする．患者は，易疲労感や全身衰弱感を訴えることもある．不眠，食欲亢進にもかかわらず起こる体重減少，振戦，動悸，発汗増多もよくみられる症状である．重大な精神医学的症状としては記憶障害，見当識障害，判断力障害，躁病性興奮，妄想，幻覚などがある．

甲状腺機能低下症は，1949年にアシャー(Irvin Asher)によって「粘液水腫狂気」(myxedema madness)と命名された．最も重篤な型の甲状腺機能低下症は，パラノイア(妄想症)，抑うつ，軽躁，そして幻覚を特徴とする．思考の遅延化やせん妄もみられることがある．身体症状としては，体重増加，低い声，細く乾いた頭髪，側方眉毛の消失，顔面浮腫，耐寒性の低下，聴力低下などがある．全患者の約10%で，ホルモン補充療法の後にも神経精神症状が残遺する．

副甲状腺障害 副甲状腺の機能不全はカルシウム代謝の調節異常を引き起こす．副甲状腺ホルモンの過剰分泌は高カルシウム血症を生じ，患者の50〜60%にせん妄，パーソナリティ変化，そして無関心を，約25%に認知障害を引き起こす．適切なカルシウムイオン濃度に依存する神経筋の興奮性が減少し，筋力低下が出現する場合がある．

副甲状腺機能低下症は低カルシウム血症を生じること

があり，せん妄とパーソナリティの変化からなる神経精神症状を引き起こすことがある．カルシウム濃度が徐々に低下する場合，低カルシウム血症に特徴的なテタニーを伴わずに精神症状だけが認められる場合もある．低カルシウム血症のその他の症状は，白内障形成，発作，錐体外路症状，そして頭蓋内圧亢進である．

副腎障害 副腎障害は副腎皮質からの正常なホルモン分泌を乱し，重大な神経学的，心理的変化を起こす．慢性副腎皮質不全（アジソン病）は結核性または真菌性の感染によって起こる副腎皮質の萎縮または肉芽性浸潤の結果であることが最も多いが，これによって無関心，易疲労性，易刺激性，抑うつなどの軽度の精神症状を呈する．ときおり錯乱や精神病反応が出現する．このような異常の治療には，コルチゾンまたはその合成誘導体が有効である．

副腎皮質の腫瘍や過形成（クッシング症候群）によって過剰に産生された内因性のコルチゾールは，2次性気分障害，激越性抑うつ症候群，そしてしばしば自殺を引き起こす．集中力低下や記憶欠損を呈することもある．少数の患者には，統合失調症様症状を伴う精神病反応がみられる．外因性のコルチコステロイドの大量投与は，典型的には躁病と同様の2次性気分障害を引き起こす．ステロイド療法の終了後に重症うつ病が起こることがある．

下垂体障害 汎下垂体不全患者は精神症状を呈することがあり，特に下垂体に出血を起こした分娩後の女性は，シーハン症候群（Sheehan's syndrome）として知られる状態を呈することがある．患者は特に甲状腺障害と副腎障害の症状を複合しており，ほとんどいかなる精神症状をも呈しうる．

代謝性障害

器質性脳機能不全の一般的な原因となる代謝性脳症は，心的過程，行動，神経学的機能の変化を出じさせることがある．最近になって行動，思考，意識が急激に変化してきた場合には，常にこの診断を考慮すべきである．最も初期の徴候は，記憶障害（特に，近時記憶）と見当識障害であることが多い．興奮，不安，過活動を呈する患者もおり，無口になり，引きこもり，不活発となる患者もいる．代謝性脳症の進行とともに錯乱やせん妄が消失し，反応性の減少と昏迷を経て，最終的には死に至る．

肝性脳症 重篤な肝不全は羽ばたき振戦，過呼吸，脳波異常，意識変化を特徴とする肝性脳症を引き起こすことがある．意識の変化は，無関心から傾眠，昏睡にまで及ぶ．関連する精神症状としては，記憶，全体的な知的技能，そしてパーソナリティの変化がある．

尿毒症性脳症 腎不全は記憶，見当識，そして意識の変化と関連する．落ち着きのなさ，四肢の蟻走感，筋れん縮，持続性のしゃっくりなどの症状もある．若年で尿毒症の病期が短い患者の神経精神症状は可逆性であることが多いが，高齢で尿毒症の病期が長い患者の神経精神症状は不可逆性になることがある．

低血糖症性脳症 低血糖症性脳症は，内因性のインスリンの過剰産生によっても，外因性のインスリンの過剰投与によっても引き起こされる．前駆症状としては悪心，発汗，頻脈，空腹感，不安，落ち着きのなさなどがあるが，すべての患者に出現するわけではない．疾患の進行とともに失見当識，錯乱，幻覚がその他の神経症状や身体症状とともに出現する．昏迷や昏睡が出現することもあり，時に残遺性で持続性の認知症が疾患の重大な神経精神医学的続発症となることもある．

糖尿病性ケトアシドーシス 糖尿病性ケトアシドーシスは衰弱感，易疲労性，無関心から始まり，多飲や多尿が亢進する．頭痛の他に悪心や嘔吐が出現することもある．糖尿病患者は，全身性の動脈硬化に伴う慢性的な認知症が発生する可能性が高い．

急性間欠性ポルフィリン症 ポルフィリン症はヘム生合成の障害であり，ポルフィリンの過剰な蓄積を引き起こす．主要な3徴候は(1)急性疝痛性腹痛，(2)運動性多発性神経障害，(3)精神病症状である．急性間欠性ポルフィリン症は常染色体優性遺伝性疾患で，男性より女性に多く，発症年齢は20〜50歳である．精神症状としては，不安，不眠，気分不安定，抑うつ，精神病症状などがある．一部の研究では，慢性精神病患者の0.2〜0.5%が診断されていないポルフィリン症患者である可能性が指摘されている．バルビツレートは急性ポルフィリン症の発作を誘発したり増悪させるため，急性間欠性ポルフィリン症患者とその親族に対するバルビツレートの使用は，いかなる理由があっても絶対禁忌である．

栄養障害

ナイアシン欠乏症 ナイアシン（ニコチン酸）とその前駆物質であるトリプトファンの経口摂取の不足はペラグラに関連する．ペラグラは世界的に発生する栄養欠乏性疾患であり，アルコール乱用，菜食，極度の貧困，飢餓に伴ってみられる．神経精神症状としては無関心，易刺激性，不眠，抑うつ，せん妄があり，身体症状としては皮膚炎，末梢神経炎，下痢などがある．ペラグラの経過は伝統的に皮膚炎(dermatitis)，下痢(diarrhea)，せん妄(delirium)，認知症(dementia)，死亡(death)という「5つのD」と記述されている．ニコチン酸による治療には速やかに反応するが，長期化した疾患による認知症の回復は緩徐で不完全である可能性がある．

チアミン欠乏症 チアミン（ビタミンB_1）欠乏症は，心血管系と神経系の変化を主な特徴とする脚気と，慢性アルコール乱用と主に関連するウェルニッケ-コルサコフ症候群を引き起こす．脚気は主にアジアでみられ，飢餓地帯や貧困地帯で発生する．精神症状としては無関心，抑うつ，易刺激性，神経過敏，集中力低下がある．長期にわたる欠乏症は，重篤な記憶障害を引き起こす．

コバラミン欠乏症 コバラミン（ビタミンB_{12}）を回腸から正常に吸収するためには胃の粘膜細胞から分泌される

内因子という物質が必要であり，内因子の分泌不全はコバラミン欠乏症を引き起こす．欠乏状態は，慢性巨赤芽球性貧血（悪性貧血）と，末梢神経，脊髄，そして脳の変性による神経症状を特徴とする．全患者のおよそ80％に神経学的変化が認められる．これらの変化は一般的には巨赤芽球性貧血に関連するが，時に血液学的異常に先立って出現することがある．

精神症状としては，無関心，抑うつ，易刺激性，そして不機嫌がよくみられる．少数の患者では，脳症とそれに関連するせん妄，妄想，幻覚，認知症，および時にパラノイア（妄想症状）が目立ち，巨赤芽球性狂気と呼ばれることもある．ビタミン B_{12} 欠乏症の神経症状の発現は，早期からの継続的な非経口的ビタミン療法によって迅速にかつ完全に阻止することができる．

中　毒

環境をめぐる有害因子は，現代社会における身体および精神の衛生に対してますます重大な脅威になっている．

水　銀　水銀中毒は無機水銀によっても有機水銀によっても起こる．無機水銀中毒は，抑うつ，易刺激性，精神病症状を伴う"気違い帽子屋（Mad Hatter）"症候群（かつて帽子製造の過程で水銀処理したフェルトを口にふくんでやわらかくしていた職人に頻発したことに由来する）を引き起こす．関連する神経症状は頭痛，振戦，衰弱感である．有機水銀中毒は汚染された魚や穀物が原因となり，抑うつ，易刺激性，認知障害を引き起こす．症状は感覚神経炎，小脳性失調，構音障害，知覚異常，視野欠損である．妊娠中の女性における水銀中毒は胎児の発達異常を引き起こす．特異的な治療法はないが，急性中毒に対してはジメルカプロールによるキレート療法が用いられる．

鉛　鉛中毒は鉛の摂取量が体の排出能力を超えたときに起こる．中毒症状が出現するまでには数カ月かかる．

鉛中毒の徴候および症状は血中の鉛濃度に依存する．鉛濃度が 200 mg/L を越えると，めまい，不器用，失調，易刺激性，不穏，頭痛，不眠を伴う重篤な鉛脳症の症状が出現する．やがて嘔吐と視覚障害を伴う興奮性のせん妄が起こり，さらに進行してけいれん，嗜眠，昏睡に至る．

鉛脳症の死亡率は高いため，検査によって診断が確認されていなくても，できるだけ速やかに治療を開始すべきである．鉛の排出を促進するための治療法としては，エデト酸ナトリウム（calcium disodium edetate）の 5 日間の静脈投与が選択されることが多い．

マンガン　初期のマンガン中毒（マンガン性狂気と呼ばれることもある）は頭痛，易刺激性，関節痛，眠気などの症状を引き起こす．やがて情動不安定，病的な笑い，悪夢，幻覚，そして錯乱期と攻撃期を伴う強迫的で衝動的な行動が出現する．大脳基底核や錐体路を侵す病変によって足取りの乱れ，硬直，単調またはささやくような話し声，四肢や舌の振戦，仮面様顔貌（マンガン顔貌），小字症，ジストニー，平衡感覚の喪失などが起こる．患者がマンガンに曝露した場所から離れれば，精神症状は3～4か月で消滅することが多いが，神経症状は変化しなかったり進行したりすることが多い．マンガン源から離れること以外にマンガン中毒の特異的な治療法はない．この疾患はマンガン鉱石の精錬に携わる人々，れんが職人，鋼管製造に関わる人々などにみられる．

ヒ　素　慢性ヒ素中毒の最も一般的な原因は，ヒ素を含む除草剤への長期にわたる曝露や，ヒ素に汚染された水の飲用である．ヒ素はシリコン系コンピュータチップの製造にも利用されている．中毒の初期徴候は皮膚の色素沈着，胃腸疾患，腎臓および肝臓の機能障害，脱毛，呼気の特徴的なニンニク臭である．最終的には脳症を生じ，全身的な感覚麻痺と運動麻痺が起こる．ヒ素中毒の治療にはジメルカプロールによるキレート療法が有効である．

参考文献

Boyd AD, Riba M. Depression and pancreatic cancer. *J Natl Compr Canc Netw*. 2007;5:113.

Carrico AW, Riley ED, Johnson MO, Charlebois ED, Neilands TB, Remien RH, Lightfoot MA, Steward WT, Weinhardt LS, Kelly JA, Rotheram-Borus MJ, Morin SF, Chesney MA. Psychiatric risk factors for HIV disease progression: The role of inconsistent patterns of antiretroviral therapy utilization. *J Acquir Immune Defic Syndr*. 2011;56:146.

Cahalan, S. *Brain on Fire*. Simon & Schuster, New York, 2013.

Clare L, Whitaker CJ, Nelis SM. Self-concept in early stage dementia: Profile, course, correlates, predictors and implications for quality of life. *Intern J Geriatric Psych*. 2013;28:494.

Cohen MA, Goforth HW, Lux JZ, Batista SM, Khalife S, Cozza KL, Soffer J, eds. *Handbook of AIDS Psychiatry*. New York: Oxford University Press; 2010.

Dalmau J, Clinical experience and laboratory investigations in paitents with anti-NDMAR encephalitis. *Lancet Neurology*. 2011;10:63–74.

Elvish R, Lever S-J, Johnstone J, Cawley R, Keady J. Psychological interventions for carers of people with dementia: A systematic review of quantitative and qualitative evidence. *Counseling Psychother Res*. 2013;13:106.

Goldstein BI, Fagiolini A, Houck P, Kupfer DJ. Cardiovascular disease and hypertension among adults with bipolar I disorder in the United States. *Bipolar Disord*. 2009;11(6):657.

Grossman CI, Gordon CM. Mental health considerations in secondary HIV prevention. *AIDS Behav*. 2010;14:263.

Gur RE, Yi JJ, McDonald-McGinn DM, Tang SX, Calkins ME, Whinna D, Souders MC, Savitt A, Zackai EH, Moberg PJ, Emanuel BS, Gur RC. Neurocognitive development in 22q11.2 deletion syndrome: comparison with youth having developmental delay and medical comorbidities. *Mol Psychiatry*. 2014;21. doi: 10.1038/mp.2013.189. [Epub ahead of print]

Iudicello JE, Woods SP, Cattie JE, Doyle K, Grant I. Risky decision-making in HIV-associated neurocognitive disorder (HAND). *Clin Neuropsychologist*. 2013;27:256.

Kennedy CA, Hill JM, Schleifer SJ. HIV/AIDS and substance use disorders. In: Frances RJ, Miller SI, Mack AH, eds. *Clinical Textbook of Addictive Disorders*. 3rd ed. New York: The Guildford Press; 2011:411.

Lavery LL, Whyte EM. Other cognitive and mental disorders due to a general medical condition. In: Sadock BJ, Sadock VA, Ruiz P, eds. *Kaplan & Sadock's Comprehensive Textbook of Psychiatry*. 9th ed. Philadelphia: Lippincott Williams & Wilkins; 2009:1207.

Martins IP, Lauterbach M, Luis H. Neurological subtle signs and cognitive development: A study in late childhood and adolescence. *Child Neuropsychol*. 2013;19:466.

Pressler SJ, Subramanian U, Kareken D, Perkins SM, Gradus-Pizlo I, Sauve MJ, Ding Y, Kim JS, Sloan R, Jaynes H, Shaw RM. Cognitive deficits in chronic heart failure. *Nurs Res*. 2010;59:127.

Price CC, Tanner JJ, Monk TG. Postoperative cognitive disorders. In: Mashour GA, Lydic R, eds. *Neuroscientific Foundations of Anesthesiology*. New York: Oxford University Press; 2011:255.

Rao V, Bertrand M, Rosenberg P, Makley M, Schretlen DJ, Brandt J, Mielke MM. Predictors of new-onset depression after mild traumatic brain injury. *J Neuropsychiatry Clin Neurosci*. 2010;22:100.

Simioni S, Cavassini M, Annoni JM, Rimbault-Abraham A, Bourquin I, Schiffer V, Calmy A, Chave JP, Giacobini E, Hirschel B, Du Pasquier R. Cognitive dysfunction in HIV patients despite long-standing suppression of viremia. *AIDS*. 2010;24:1243.

21.6 軽度認知障害

過去10年の間に新しい概念(軽度認知障害[mild cognitive impairment : MCI])が出現した．MCIは基本的な日常生活の活動は維持され，認知症の診断には当てはまらない軽度の認知機能の低下と定義される．

DSM-5では，MCIは複数の病因による軽度認知障害(mild neurocognitive disorder due to multiple etiologies)，または特定不能の神経認知障害(unspecified neurocognitive disorder)に分類される．この概念は，DSMの今後の改訂において，より多くの注目を集めることになるであろう．

定　義

軽度認知障害(MCI)という用語は25年以上の間使われてきたが，加齢に伴う認知の変化と認知症を示唆するような認知機能の低下との間のギャップを埋めるための診断カテゴリーとして提案された．メイヨークリニック・アルツハイマー病研究センター(Mayo Clinic Alzheimer's Disease Research Center : MCADRC)によって提案された基準は，(1)記憶障害の訴え，できれば情報提供者に確認する，(2)年齢と教育を考慮した上での客観的な記憶力の損傷，(3)全体的な認知機能は保たれている，(4)日常生活の活動が保持されている，(5)認知症ではない(表21.6-1)．しかし，現時点でMCIの国際的な診断基準はない．

歴史的展望

通常の老化に関連した認知機能の低下と認知症による認知障害の間の不明確な境界については，数十年の間議論されてきた．1962年，クラール(Kral)は「良性老年期健忘」(あまり重要ではない事の物忘れとそれに気づいている)と「悪性老年期健忘」(最近の出来事の記憶障害とそれに対する自覚の欠損)という用語を導入した．1986年，米国国立精神衛生研究所(National Institutes of Mental Health : NIMH)は，加齢による正常範囲の記憶力の変化に対し「年齢関連性記憶障害」(age associated memory impairment)という用語を推奨した．1994年，国際老年精神医学会は，「加齢関連の認知機能低下」という概念を発表した．それは認知症あるいは他の認知に影響を与えるような疾患がない場合の，記憶障害のみに限らない認知機能の低下をいう．1997年，健康と加齢に関するカナダの研究が，根底にある疾患(神経学的，精神医学的，内科的)に関係なく，認知症ではない認知障害の存在を述べるために非認知症性認知障害(cognitive impairment no dementia)という用語を提唱した．いくつかの他の分類，例えば年齢相応性記憶障害や高齢者の物忘れは，さまざまな認知検査の成績を基に定められる．

精神医学的疾病分類におけるMCIの位置づけは興味深い問題である．現在のMCIの定義に基づくと，機能的障害はMCIの除外基準であるが，同じ「機能的障害」は精神障害を定義するための標準的な基準の1つである．MCIの生物学的マーカーの発見におけるよりいっそうの発展は，より強固な概念化と，望むらくは，前駆期の認知症患者の治療に貢献するであろう(表21.6-2)．

表 21.6-1　軽度認知障害の基準

1. 記憶障害の訴え，できれば情報提供者に確認する
2. 年齢と教育を考慮した上での客観的な記憶の損傷
3. 全体的な認識機能は保たれている
4. 日常生活の活動が保持されている
5. 認知症ではない

表 21.6-2　軽度認知障害に関連する用語

用語	著者	年	基準	所見
悪性老年期健忘	VA Kral	1962	近時記憶の欠損 記憶障害に関する認識の欠如	2年間の追跡調査ではMSFの患者は認知症へより速い進行を示した
年齢関連性記憶障害	NIMH (Crook, Bartus, and Ferris)	1986	(1)主観的な懸念と(2)機能的な問題につながる年齢に関連した記憶障害 根底に神経学的疾患がない	記憶検査は若い人々で確認され，高齢者では高率のAAMIを認めた
加齢関連の認知機能低下	国際老年精神医学会，世界保健機関(Levy)	1994	認知症の基準を満たさない記憶欠損	認知症への進行に関する予後を含まない いくつかの認知低下を含む(記憶欠損のみではない)
非認知症性認知障害	健康と加齢に関するカナダの研究	1997	65歳以上	安定状態にある脳症を含める

図 21.6-1 推定的病因に基づく軽度認知障害(MCI)の臨床表現型の転帰．AD：アルツハイマー病；Depr：うつ病；DLB：レビー小体型認知症；FTD：前頭側頭型認知症；VaD：脳血管性認知症．(Petersen, RC ed. *Mild Cognitive Impairment: Aging to Alzheimer's Disease.* New York : Oxford University Press ; 2003. から許可を得て改変)

臨床的分類		MCI 亜型 病因 変性	血管性	精神医学的	疾患
健忘性MCI	単一領域	AD		Depr	
健忘性MCI	複数領域	AD	VaD	Depr	
非健忘性MCI	単一領域	FTD			
非健忘性MCI	複数領域	DLB	VaD		

MCI の疫学と病因

アルツハイマー病の病理が臨床症状が出現するずっと前から脳内に存在している可能性があるという認識によって，アルツハイマー病へ進展するリスクを示唆する初期症状の特性を明らかにしようと，前駆期が注目されるようになった．

MCI の臨床症状は，いくつかの危険因子といくつかの防御因子の相互作用の結果として見ることができる．最も重大な危険因子は，認知症で確認されるいくつかの異なる型の神経変性である．これらは，MCI の異なる亜型として臨床的に現れ，中でも特に健忘のあるものである．他の危険因子は，APOE4 対立遺伝子と脳血管発作あるいはラクナ梗塞の形をとる脳血管性病変である．高濃度のコルチゾールへの慢性的な曝露は，高齢者のうつ病と同様に，海馬容積の縮小によって，認知障害のリスクを上昇させると考えられる．「脳備蓄」という概念はたとえ神経変性があっても，脳の容積とニューロン密度の効果が認知症を予防することを示唆している(より多数のニューロンとより大きい脳容積は神経変性の存在があってもアルツハイマー病の臨床的発現を防ぐ)(図 21.6-1)．

臨床症状

MCI の臨床像は，定義に用いられているクライテリアの機能状態である．記憶障害は診断する上の必要事項であるが，定量化が難しい．ある方法は，客観的な記憶の障害，または他の認知領域が同程度の年齢と教育水準の人々の平均と比べ基準偏差が 1.5 以上低いことを用いている．記憶障害の主観的訴えをマーカーとして使用すべきであるという人々もいるが，これは多くの偽陽性診断の危険性を冒す．

評価

神経心理学的評価　ほとんどの専門家は，初期の障害はエピソード記憶(意味記憶に対して)に示されるという点で意見が一致している．しかし，どの記憶検査を使用しどのカットオフを使うべきかについては一致していない．基準がなく，検査成績の正規分布はなく．そして，検査結果はさまざまな人口統計学的特徴によって影響されるアルツハイマー病の記録を確立するための共同研究(Consortium to Establish a Registry for Alzheimer's Disease：CERAD)による，遅延再生課題のような尺度が，最初期のアルツハイマー病の発見に有用であろうと提唱している専門家がいる．簡潔な精神状態の測定(例えば，ミニメンタルステート検査[MMSE])は，MCI の記憶の問題の探知には比較的感度が低い．

バイオマーカー　MCI からアルツハイマー病へ進行することを示すいくつかのマーカーが，過去 10 年の間研究されてきた．これらの中で，アポリポ蛋白質 E4(ApoE4)対立遺伝子キャリア状態は，最も目立つ変数の 1 つである．健忘性の MCI では，ApoE4 はアルツハイマー病へのより急速な進行の危険因子であることが示されている．いくつかの CSF マーカーも，アルツハイマー病への進行の予測因子として特定されている．すなわち，異常に低濃度の Ab42(42 個のアミノ酸からなる β-アミロイド)，そして異常に高濃度の総タウ(t-タウ)とリン酸化タウ(p-タウ)によって初期アルツハイマー病と正常の老化と区別できる可能性がある．アルツハイマー病の病原経路に関係する蛋白質表現における変化部位を突きとめる方法(プロテオーム解析)は，アルツハイマー病の早期発見に用いられるもう 1 つの方法である．いくつかの蛋白質(シスタチン C，β-2 ミクログロブリン，BEGF ポリペプチド)が新しい技術によって探知された．そして現在では，CSF と血液にアルツハイマー病の病理に関与する多数の蛋白質が存在することがわかっている．

遺伝　MCI はいくつかの障害(アルツハイマー病，前頭側頭型認知症，脳血管性認知症)の前駆期と考えられるため，おそらく異なる遺伝子が MCI に関与しているであろう．4 つの遺伝子がアルツハイマー病と関連することが示されている．すなわち，アミロイド前駆体蛋白質(APP)遺伝子，プレセニリン-1(PSEN1)，プレセニリン-2(PSEN2)，およびアポリポ蛋白質 E(APOE)遺伝子である．最初の 3 つの遺伝子はアルツハイマー病における稀

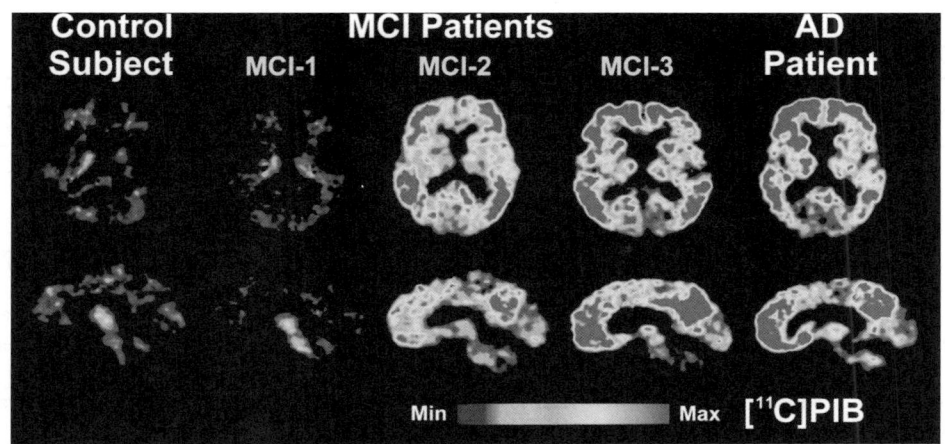

図21.6-2 陽電子放出断層撮影画像(PET)では，軽度認知障害(MCI；中央の画像)と軽度のアルツハイマー病(AD)患者(右端)において，アミロイド造影剤ピッツバーグ化合物B([炭素-11]-PIB)が正常に集積した．MCI患者では正常レベルのアミロイド集積もあり，アルツハイマー病のようなレベルのアミロイド集積もあり，そしてて中間レベルの場合もあった．(William E. Klunk, M. D., University of Pittsburgh, Department of Psychiatry, Pittsburgh, PA. All rights retained のご好意による)

な常染色体優性型に関係しているので，これらの突然変異のおのおのの検査は一般人口におけるMCIの診断には非常に限られた価値しかもたない．APOE遺伝子(若年性ならびに遅発性アルツハイマー病の共通の遺伝的危険因子)はMCIとの関係でより十分に研究されているが，その結果は一貫していない．MCIの病因はさまざまであるので，非常に多くの異なる遺伝子がMCIの病理の根底にある可能性が高い．これらの遺伝子のほとんどが，まだ発見されていない．

神経画像研究(neuroimaging) 神経画像研究の進歩は，MCIと健康加齢の区別と，そしてMCI患者の中でアルツハイマー病に進行する例と，時間が経っても安定したままでいる例の区別を可能にする方法を開発しようとしている．

MCIの容積測定による構造研究では，内側側頭葉におけるニューロンの萎縮，シナプスの密度の減少，そして全体的なニューロンの減少などの構造の初期変化が示された．海馬容積と嗅内皮質の萎縮がMCIで認められた．海馬組織の萎縮も，MCIからアルツハイマー病へ進行する率を予測する因子であることが報告されている．3次元モデリングでは，海馬内での局所的な形状変化と特定部位の萎縮が示された．テンソルベース(tensor-base)の形態測定のような他の方法では，詳細に脳の変化を追い，脳全体の組織の成長または萎縮を定量化し，組織の失われている局所的割合を示すことができる．神経画像における他の技術革新としては，MR緩和時間計測，鉄沈着の画像化，拡散テンソル画像，そして高磁場MRIがある．

おそらく，最も有望な発展は，アミロイドプラークと神経原線維変化を可視化するPETトレーサー化合物の出現である．これらの新規化合物——ピッツバーグ化合物B(C11-PIB)とフッ素-18-FDDNP——は，アルツハイ

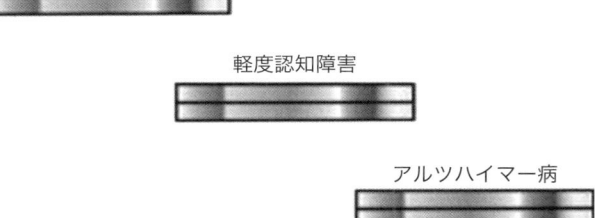

図21.6-3 正常加齢と軽度認知障害とアルツハイマー病との間の境界線で重なる部分を示している認知の連続体．(Petersen RC, ed. *Mild Cognitive Impairment : Aging to Alzheimer's Disease*. New York：Oxford University Press, 2003. から許可を得て転載)

マー病の臨床前段階における病理学的変化を追跡する．これらの特定のトレーサーは，病理学的過程を可視化することができ，また，MCIからアルツハイマー病への進行をモニターするためにも用いられる．しかし，β-アミロイドプラークの集積は必ずしも臨床状態とは相関せず，MCI患者で健常対照者と同様のごくわずかのアミロイドの集積しか示さない者もいれば，アミロイドの集積がアルツハイマー病患者と同等の者もいる．単一のバイオマーカーでは，初期のアルツハイマー病を特定するにはおそらく不十分であろう．したがって，いくつかのマーカーを組合せることはさらに予測の精度を上げ，最近の研究で示されているように，おそらく基準的方法となるであろう(頭頂葉の局所脳血流の減少とAβ42，t-タウやp-タウのような脳脊髄液のバイオマーカーの組合せ) (図21.6-2)．

表 21.6-3　軽度認知障害の治験

研究	患者数(n)	期間	初期結果	結果	経過	スポンサー
ドネペジル＋ビタミン E (Thall et al., 1999)	769	3年	ADへの進行	部分的に有効(最初の12か月間の治療群におけるADへの進行のリスクを減少させた)	健忘性MCIの状態とAPOE4対立遺伝子の存在—ADへの進行率の予測	ADCS
ドネペジル (Salloway et al., 2004)	269	24週間	ADAS-Cog total スコア；NYU PTIR	無効	2次的転帰測定(ADAS-Cog13)で有効の結果	Pfizer (The Donepezil "401" Study Group)
リバスチグミン (Feldman et al., 2007)	1018	48か月	ADへの進行	無効		Novartis
ガランタミン (Johnson and Johnson, 2004)	2048	2年	CDRスコアの進行(0.5点から1点へ)	無効	DSSTによって評価した注意力は両方の研究でガランタミンを支持した	Johnson & Johnson
ロフェコキシブ (Thall et al., 2005)	1457	3〜4年	ADへの進行	無効	1次結果ではプラセボを支持したが，2次結果(ADS-cog, CDR)ではロフェコキシブとプラセボ間での差異はなかった	Merck
ピラセタム	675	12か月	複合スコアを8つの検査から抽出	無効		UCB Pharma

AD：Alzheimer's disease(アルツハイマー病)
ADAS-Cog：アルツハイマー病評価尺度
ADCS：Alzheimer Disease Cooperative Study(アルツハイマー病共同研究)
ADS-Cog：抗コリン薬尺度
CDR：Clinical Dementia Rating(臨床認知症評価)
DSST：Digit Symbol Substitution test(数字符号置換検査)
MCI：mild cognitive impairment(軽度認知障害)
NYU PTIR：New York University Paragraph Test Immediate Recall(ニューヨーク大学即時想起パラグラフ試験)

鑑別診断

認知の連続体　認知の連続体は，加齢による認知機能の低下からMCI，さらに認知症までの微妙な経路をいう．このモデルでは，MCIの両端に重なる部分があり，そこでは移行点を示すのが非常に困難である(図21.6-3)．実際，MCIと加齢による認知低下とを区別するには主に神経心理学的検査を用いて，年齢と低学歴を考慮してもより深刻な認知低下を確認することによる．MCIとアルツハイマー病の主な鑑別点は，MCIでは機能障害がみられないことである．

経過と予後

MCI患者がアルツハイマー病へ進む一般的な確率は1年間で10〜15%であり，進行的な機能の喪失を伴う．しかし，いくつかの研究では，診断が両方向で安定しているわけではないことが示されており，患者はアルツハイマー病に進行することもあり，正常に戻ることもある．経過がこの様に多様であることは，研究で用いられた対象が異種であること(臨床対地域社会)と研究ごとに定義基準が異なることによる．健忘性MCIは，健常対照と比較して罹病率の上昇を示した．

治療

現時点では，FDAによって承認されたMCIの治療法はない．MCIの治療には適切なスクリーニングと診断が含まれる．理想的には，MCIの治療は，記憶障害の改善と認知低下がさらに進んで認知症へ至ることを予防することである．認知訓練プログラムは，MCIにおける記憶障害を補うのにわずかに有効であると報告された．血管危険因子(高血圧，高コレステロール血症，糖尿病)の管理は，血管病態が根底にあるMCIの症例では有効な予防法である．現在のところ，一般集団におけるMCIのスクリーニングに感度の高い診断法(画像技術あるいはバ

イオマーカー)は，まだ利用できない．

プライマリーケアの設定では，臨床医は主観的な認知の問題に関する訴えには強い疑いをもつ必要があり，できれば常に周囲からの情報によって事実の確証を得るべきである．また，認知障害の可逆的な原因(甲状腺機能低下症，ビタミンB_{12}欠乏症，薬物誘発性認知障害，うつ病)を特定することは，認知症の前駆状態であるMCIに有用な場合がある．

現在のところ，MCIを回復させる，薬物療法の長期有効性の証拠はない．疫学的研究の中には，降圧薬，コレステロール低下薬，酸化防止剤と抗炎症薬の使用およびエストロゲン治療を受けている人では，認知症のリスクが低下することを報告しているものがあるが，無作為対照試験ではこれらは確証されていない．抗認知症薬に関しては，2007年の時点で，健忘性MCIを対象とした臨床試験が7件あるが曖昧な結果である(表21.6-3)．これらの研究のほとんどがいくつかの問題に直面している．すなわち，(1)均質なサンプルを得ることと治療によって利益を受ける可能性がある者の特定，(2)より広い集団を扱うことで，無効という結果の割合が大きくなり問題のある副作用が現れる，(3)複数の文化と言語集団でMCIの概念を正しく伝えること，そして，各国での診断が異なる可能性を考慮するとアルツハイマー病の診断を重要な転帰として用いること，である．

MCI発見の進歩は，アルツハイマー病患者の早期発見と治療のために最重要であり，専門家は，アルツハイマー病の疾患修正的治療はアルツハイマー病のリスクが高い認知障害のまだない人に集中的に行うべきであるという点で意見が一致している．高感度で特異的なバイオマーカー(生物学的および神経画像のマーカー)を特定する分野は，おそらく今後数年間で急速に発展するであろう．

参考文献

Aggarwal NT, Wilson RS, Beck TL, Bienias JL, Berry-Kravis E. The apolipoprotein E epsilon4 allele and incident Alzheimer's disease in persons with mild cognitive impairment. *Neurocase.* 2005;11:3.

Andreescu C, Aizenstein HJ. Amnestic disorders and mild cognitive impairment. In: Sadock BJ, Sadock VA, Ruiz P, eds. *Kaplan & Sadock's Comprehensive Textbook of Psychiatry.* 9th ed. Philadelphia: Lippincott Williams & Wilkins; 2009:1198.

Birks J, Flicker L. Donepezil for mild cognitive impairment. *Cochrane Database Syst Rev.* 2006;3:CD006104.

Breitner JC. Mild cognitive impairment and progression to dementia New findings. *Neurology.* 2014;82(4):e34–e35.

Doody RS, Ferris SH, Salloway S, Meuser TM, Murthy AK, Li C, Goldman R: Identifying amnestic mild cognitive impairment in primary care. *Clin Drug Invest.* 2011;31:483.

Edwards ER, Spira AP, Barnes DE, Yaffe K. Neuropsychiatric symptoms in mild cognitive impairment: Differences by subtype and progression to dementia. *Int J Geriatr Psychiatry.* 2009;24:716.

Gallagher D, Coen R, Kilroy D, Belinski K, Bruce I, Coakley D, Walsh B, Cunningham C, Lawlor BA. Anxiety and behavioural disturbance as markers of prodromal Alzheimer's disease in patients with mild cognitive impairment. *Int J Geriatr Psychiatry.* 2011;26:166.

Goldberg TE, Koppel J, Keehlisen L, Christen E, Dreses-Werringloer U, Conejero-Goldberg C, Gordon ML, Davies P. Performance-based measures of everyday function in mild cognitive impairment. *Am J Psychiatry.* 2010;167:845.

Hendrix SB, Welsh-Bohmer KA. Separation of cognitive domains to improve prediction of progression from mild cognitive impairment to Alzheimer's disease. *Alzheimer's Res Ther.* 2013;5:22.

Mecocci P, Polidori MC, Praticó D. Antioxidant clinical trials in mild cognitive impairment and Alzheimer's disease. In: Praticó D, Mecocci P, eds. *Studies on Alzheimer's disease.* New York: Springer Science+Business Media; 2013:223.

Pedersen KF, Larsen JP, Tysnes O-B, Alves G. Prognosis of mild cognitive impairment in early Parkinson disease: The Norwegian ParkWest Study. *JAMA Neurol.* 2013;70:580.

Roberts JS, Karlawish JH, Uhlmann WR, Petersen RC, Green RC. Mild cognitive impairment in clinical care. *Neurology.* 2010;75:425.

Rog LA, Fink JW. Mild cognitive impairment and normal aging. In: Ravdin LD, Katzen HL, eds. *Handbook on the Neuropsychology of Aging and Dementia.* New York: Springer Science+Business Media; 2013:239.

Smith CN, Squire LR. Severe retrograde amnesia in amnestic mild cognitive impairment is related to damage in lateral temporal cortex. *J Cogn Neurosci.* 2013;January:171.

Wang L, Goldstein FC, Veledar E, Levey AI, Lah JJ, Meltzer CC, Holder CA, Mao H. Alterations in cortical thickness and white matter integrity in mild cognitive impairment measured by whole-brain cortical thickness mapping and diffusion tensor imaging. *AJNR Am J Neuroradiol.* 2009;30:893.

Zola SM, Manzanares CM, Clopton P, Lah JJ, Levey AI. A behavioral task predicts conversion to mild cognitive impairment and Alzheimer's disease. *Am J Alzheimers Dis Other Demen.* 2013;28:179.

(訳　21.1-21.3 四宮雅博　21.4-21.6 松本倫子)

22 パーソナリティ障害

パーソナリティとその障害の理解は，精神医学とすべての他分野の医学とを根本的に区別するものである．クロニンガー(C. Robert Cloninger)が言ったように，人間は「自己認識を欠いた機械のようなもの」ではなく，自己を意識している存在である．パーソナリティは，絶えず変わる内外の環境に，独特な方法で適応していく特性すべてに関係している．

パーソナリティ障害(personality disorder)は一般的かつ慢性的な障害であり，一般人口の10〜20%に見出される．障害の出現期間は数10年におよぶ．すべての精神疾患患者のおよそ50%にはパーソナリティ障害があり，それは他の臨床症候群としばしば合併する．パーソナリティ障害は，他の精神疾患(例えば，物質乱用，自殺，情動障害，衝動調節障害，摂食障害や不安症)の素因ともなり，多くの臨床症候群の治療結果に悪影響を及ぼし，患者個人の能力障害，罹病率や死亡率を上昇させる．

パーソナリティ障害のある人は，不安症，抑うつ障害，あるいは強迫症の人よりも精神医学的な援助を拒絶し，彼らの問題を否定することがはるかに多い．一般に，パーソナリティ障害の症状は，自我親和的(自我違和的と対照的に，自我が容認可能)かつ環境変容的(alloplastic；自分自身が変わるよりも外環境を変えようとする)である．パーソナリティ障害の人は，自らの不適応なふるまいについて不安を感じない．他者が症状と認識するものに彼らは通常苦痛を覚えないため，しばしば治療に無関心だったり障害からの回復を望むこともない．

分 類

精神疾患の診断統計マニュアル第5版(Diagnostic and Statistical Manual of Mental Disorders, 5th edition：DSM-5)は，パーソナリティ障害を以下のように定義している．すなわち，個人の属する文化的基準から著しく逸脱した，行動および内的経験の持続的様式である．それは永続的に堅固に固定し，青年期または成人期早期に始まり，生涯を通じて一定しており，患者を不幸と損傷へと導き，以下の4つの領域の少なくとも2つに現れる．すなわち，認知，感情性，対人関係機能または衝動の制御である．パーソナリティ特性に柔軟性がなく不適応的で，機能的な障害または主観的な苦悩をもたらしているとき，パーソナリティ障害と診断されうる．

DSM-5で分類されるパーソナリティ障害の亜型には，統合失調型，シゾイド，猜疑性(A群)，自己愛性，境界性，反社会性，演技性(B群)，そして，強迫性，依存性，回避性(C群)がある．3つの群は，記述的類似性に基づく．A群は，奇妙さ，よそよそしさを特徴とする3つのパーソナリティ障害を含む(猜疑性，シゾイド，統合失調型)．B群は，大袈裟で，衝動的で，不安定さを特徴とする4つのパーソナリティ障害を含む(境界性，反社会性，自己愛性，演技性)．C群は，不安と恐怖を特徴とする3つのパーソナリティ障害を含む(回避性，依存性，強迫性)．個人はしばしば，1つのパーソナリティ障害に限定されない特徴を示す．患者が複数のパーソナリティ障害の基準を満たすとき，臨床医はそのおのおのを診断すべきである．

病 因

遺伝要因

遺伝要因がパーソナリティ障害の一因となるという最良の証拠は，米国における1万5000組以上の双生児研究に由来する．一卵性双生児間のパーソナリティ障害の一致は，二卵性双生児間のそれの数倍に及んだ．さらに，1つの研究によれば，別々にに育てられた一卵性双生児は，一緒に育てられた一卵性双生児とほとんど似通っている．類似点には，パーソナリティと気質，職業と余暇への興味，社会的態度といった複数の指標が含まれる．

A群パーソナリティ障害は，対照群よりも統合失調症を有する生物学的近親者が多い．統合失調型パーソナリティ障害は，対照群よりも，統合失調症のある家族歴により関連する．猜疑性またはシゾイドパーソナリティ障害と，統合失調症間の相関関係はより少ない．

B群パーソナリティ障害には明らかに遺伝的基盤がある．反社会性パーソナリティ障害は，アルコール使用障害と関連している．うつ病は，境界性パーソナリティ障害患者の家族的背景に多い．これらの患者には対照群より気分障害の近親者がより多く，そして，境界性パーソナリティ障害の人にも同様に気分障害がよく認められる．演技性パーソナリティ障害と身体症状症(ブリケー症候群[Briquet's syndrome])の間に強い関連性がみら

れ，おのおのの障害患者は共通の症状を示す．

　C群パーソナリティ障害にも，遺伝的基盤がある可能性がある．回避性パーソナリティ障害患者は，しばしば不安水準が高い．強迫の特徴は二卵性双生児よりも一卵性双生児でより共通している，そして，強迫性パーソナリティ障害の患者は抑うつと関連した徴候，例えば，急速眼球運動（rapid eye movement：REM）潜時の短縮やデキサメタゾン抑制試験（dexamethasone suppression test：DST）の異常所見を示す．

生物学的要因

ホルモン　衝動的な特性を示す人は，しばしばテストステロン，17-エストラジオールとエストロンの高値を示す．ヒト以外の霊長類において，アンドロゲンは攻撃性と性行動の可能性を増やすが，テストステロンが人間の攻撃性に果たしている役割ははっきりしていない．また，抑うつ症状がある境界性パーソナリティ障害患者の一部で，DST 結果は異常である．

血小板モノアミンオキシダーゼ　血小板モノアミンオキシダーゼ（platelet monoamine oxidase：MAO）の低値は，サルの活動性と社交性に関連している．血小板 MAO 濃度の低い大学生は，血小板 MAO 濃度の高い学生より多くの時間を社会的活動に費やすと報告されている．低い血小板 MAO 濃度は，一部の統合失調型パーソナリティ障害患者にもみられる．

滑動性追跡性眼球運動　滑動性追跡性眼球運動（smooth pursuit eye movement）は内向的な人ではぎくしゃくしている（すなわち，跳躍的である）．そのような人は自己評価が低く引きこもる傾向があったり，統合失調型パーソナリティ障害であったりする．これらの所見に臨床的応用性はないが，それらは遺伝が果たしている役割を示している．

神経伝達物質　エンドルフィンは，外因性モルヒネ様効果をもつ（例えば，痛覚消失や覚醒の抑制）．高い内因性エンドルフィン値は，冷静な人にみられる可能性がある．パーソナリティ特性とドパミンおよびセロトニン作動系の研究は，これら神経伝達物質の覚醒賦活機能を示す．自殺を試みる人や衝動的で攻撃的な患者で，5-ヒドロキシインドール酢酸（5-HIAA）（セロトニンの代謝産物）の濃度は，低い．

　フルオキセチン（Prozac）のようなセロトニン作動性薬物でセロトニン濃度を上げることで，パーソナリティのいくつかの特性に劇的な変化をもたらすことができる．セロトニンは多くの人で落ち込み，衝動性と反芻を減少させ，全般的な幸福感をもたらす．ある種の精神刺激薬（例えば，アンフェタミン）による中枢神経系のドパミン濃度の上昇は，多幸状態をもたらす．神経伝達物質がパーソナリティ特性に及ぼす影響は，パーソナリティ特性が先天的であるか後天的であるかをめぐる多くの関心と論争を引き起こした．

電気生理学　脳波（electroencephalography：EEG）上の電気コンダクタンスの変化は，一部のパーソナリティ障害（多くは，反社会性と境界性）患者にみられ，徐波活動の増加として現れる．

精神分析的要因

　フロイト（Sigmund Freud）は，パーソナリティ特性が性心理発達段階の 1 つへの固着と関連していることを示唆した．例えば，口唇性格者は受動的で依存的であるが，その理由は彼らには口唇期への固着があり，この時期は食物に関する他者への依存が著しいからである．肛門性格者は頑固で，ケチで，非常に誠実であるが，それらは，肛門期を通じての排便訓練にまつわる苦闘に由来する．

　その後ライヒ（Wilhelm Reich）は，内的衝動や，重要な人間関係の中で生じる不安から身を守る特徴的な防衛様式を記述するために，性格の鎧（character armor）という術語を記載した．ライヒの理論は，当時のパーソナリティとパーソナリティ障害の概念に広範な影響を及ぼした．例えば，おのおのの人間のパーソナリティ特有の型は，その人の特徴的防衛機構によってほとんど決定される．各パーソナリティ障害には，精神力動的精神科医が人格病理の存在を認めるのに役立つ一群の防衛機制がある．例えば，猜疑性パーソナリティ障害の人は投影を用いるのに対し，シゾイドパーソナリティ障害は引きこもりと関連する．

　防衛機制が効果的に機能するとき，パーソナリティ障害の人は不安感，落ち込み，怒り，恥，罪の意識その他の情動を支配できる．彼らのふるまいは，自我親和的であり，たとえそれが他者に悪影響を与えるとしても，彼らが苦痛を感じることはない．彼らは，治療過程に係わるのを嫌う場合もある．その理由は，防衛機制が不快な情動をおさえる際に重要であるので，彼らはそれらを放棄したくないからである．

　パーソナリティ障害の特徴的防衛に加えて，もう 1 つの主要な特徴は，内的対象関係である．発達の途上，他者との関係における自己の特定のパターンが内在化される．取り込みを通して，子どもたちは親あるいは他の重要な人物を内在化するが，それは自身よりむしろ対象として感じる内的存在であり続ける．同定を通して，外部対象の特性が自身に取り込まれるそのような方法で，子どもたちは両親や他人を内在化し，その特性を「所有」（own）する．これら内部の自己表象と対象表象がパーソナリティの形成上決定的に重要で，外在化と投影性同一化を通して，個人の内的生活において，他者が役割を演じることを強いられる人間関係の脚本が繰りひろげられることになる．それゆえに，これらの内部の対象関係から生じる対人相関性の特殊な様式によっても，パーソナリティ障害と特定される．

防衛機制　パーソナリティ障害の人を治療するため，精神科医は患者の意識下にある防衛機制（自我が内的生活における 4 つの指導原理間での葛藤を解決している無意識の精神的過程）を，評価しなければならない．4 つの指

導原理とは，本能（願望または欲求），現実，重要他者，そして良心である．防衛機制が最も効果的なとき，特にパーソナリティ障害の人では，意識的な水準で不安や抑うつを消滅させることができる．防御を放棄することは不安や抑うつへの気づきを増大させることになり，これがパーソナリティ障害の人が自分の行動を変えるのを嫌う主な理由である．

パーソナリティ障害患者は，その最も優性なあるいは柔軟性のない機構を特徴としているとはいえ，おのおのいくつかの防衛機制を用いる．したがって，パーソナリティ障害患者によって使われる防衛機制のここでの取扱いは，障害の特定の面からでなく一般的な側面から議論される．精神分析的用語でここで提示される定式化の多くは，認知行動療法的アプローチにおける原理に翻訳することができる．

幻想（fantasy） シゾイドと呼ばれる人の多く——風変わりであるか，孤独であるか，おびえている人々——は，想像上の人生（特に，想像上の友人）をつくることに慰めと満足を求める．幻想に強く依存しているため，これらの人はしばしば著しくよそよそしくみえる．治療者は患者の無愛想が親密さへの恐れに基づくことを理解しなければならない．彼らを非難したり拒絶的であると感じるのではなく，治療者は相互反応にこだわることなく静かで，心強く，優しい関心を維持しなければならない．親密さへの患者の恐れを知り，彼らの風変わりな振る舞いに敬意を示すことは，治療的でありまた有益である．

解離 解離（dissociation）または否認は，不快な情動をポリアンナのように（Pollyanna-like；底抜けに楽天的な［訳注：小説の主人公の名に由来する］）心地よいものに置き換えることである．解離する人は，芝居がかっていて感情的に浅薄とみなされることが多く，演技性パーソナリティとされる．彼らは，不安を消そうとして，逆に刺激的な危険に不注意に身をさらす不安な若者のようにふるまう．そのような患者を，元気一杯で魅力的であるとみると彼らの不安を見落とすことになるが，彼らを自らの脆弱さや欠陥に直面させることはさらにいっそう彼らを防衛的にする．これらの患者は自分の勇気と魅力に対する評価を求めるので，治療者は過度に抑制的にふるまってはならない．穏やかで安定した態度を保持しつつも，臨床医はこれらの患者がしばしば不注意なそそっかしであると知っていなければならない．しかし，彼らは時に不安を表出することで楽になって，その過程で「忘れていたこと」の中から何かを「思い出す」ことがある．治療者は置き換えを用いることで解離と否定にうまく対処できることが多い．こうして，臨床医には，脅威的でない状況で否認の問題について患者と語り合える可能性が出てくる．患者を事実に直面化させることなく否認された情動に共感することは，患者が自らの根源の問題を取り上げやすくさせるであろう．

隔離 しばしば強迫的なパーソナリティとラベルされる，制御された，規則正しい人に，隔離（isolation）は特有である．演技性パーソナリティとは異なり，強迫性パーソナリティの人は，感情抜きに事実の細部までを覚えている．危機に際して，患者は強化された克己，あまりに形式張った社会的行動や頑固さを示すことがある．患者の，制御することへの追究は，臨床医を悩ませうんざりさせることがある．そのような患者は正確で，組織的で，合理的な説明によく反応し，臨床医の感情の反応と同じくらいに，効率，清潔と時間厳守を評価することが多い．治療者はそのような患者には自身の心配はできるだけまかせておき，意志の闘争に関与してはならない．

投影 投影（projection）では，患者は彼ら自身が認めていない感情を他人のものであると考える．

患者の過度のあら探しと批評に対する過敏さは，治療者には偏見に満ちた，極端に油断のならない不善の寄せ集めのようにみえるかもしれないが，防衛や論争によって対処してはならない．逆に，臨床医は彼らの側に立ち，小さな間違いや，将来の困難の可能性を率直に検討しなければならない．厳格な正直さ，患者の権利に対する関心，そして，空想を防衛機制に用いる患者に対するような，変わらず礼儀正しく不即不離の距離を維持すること，それらのすべてが有用である．対決は，長きにわたる敵対化や面接の早期終結をもたらす．治療者は患者のあげつらいに同意する必要はないが，見解の相違を認めることができるかどうか尋ねなければならない．

逆投影（counterprojection）の技術は，特に役に立つ．臨床医は妄想的な患者の感情や知覚が存在することを十分に認める．患者の訴えについて反対することも補強することもせず，患者によって描き出された世界が想像しうるということだけに同意する．たとえ患者が他者のせいにしていたとしても面接者はその真の動機と感情について話すことができるようになり，患者との治療同盟を固め始めることができる．

分裂 スプリッティング（splitting）では，患者の感情が向けられた人は相反する感情を同時にもたれ，善悪両極端に峻別される．例えば，入院患者の場合は，患者は一部の職員を理想化し，同時に他の人を一律に価値下げする．この防衛行動は病棟で非常に破壊的であり，最終的に職員達を刺激して患者に背を向けさせることが起こりうる．職員がその過程を予想し，スタッフ・ミーティングでそれを検討して，誰もすべてが良いまたはすべてが悪いわけではないという事実を穏やかに患者に直接告げることで，スプリッティング現象に効果的に対処することができる．

受動攻撃性 受動攻撃的防衛（passive-aggressive defense）を行う人は，怒りを自らに対して向ける．精神分析用語では，この現象はマゾヒズムと呼ばれ，不履行，遅延，愚かなまたは挑発的なふるまい，自己卑下的なおどけ，あからさまな自己破壊的行為を含む．そのようなふるまいの敵意は，完全に隠されるということは決してない．実際，リストカットのような方法では，他者は，自分自身が攻撃されたように強い怒りを感じ，患者をサ

ディスト（マゾヒストでない）としてみる．治療者は，患者が自らの怒りを表出するのを助けることによって，受動的な攻撃性に最もうまく対処することができる．

行動化　行動化（acting out）において，患者は，無意識の考えまたは情動が意識化されることを避けるために，行動を通じて願望または葛藤を直接表現する．癇癪，明らかな動機のない非難，小児虐待や喜びのない乱交は，よくある例である．ふるまいが熟慮された認識の外で起こるので，観察者にはしばしば行動化は罪の意識を伴っていないようにみえるが，行動化が不可能であるとき，防衛機制の背後にある葛藤に近づくことができる場合がある．面接場面で行動化（攻撃的であれ性的であれ）に直面する臨床医は，患者が自分を制しきれなくなっていること，面接者が語るどんなことでも多分聞き違えられるだろうこと，そして，患者の注意を得ることが最も重要であると認識しなければならない．状況に従い，臨床医は「叫び続けていてはどうやってあなたを助けたら良いかわかりません」，あるいは，患者の制御喪失が増悪しているようならば，「叫び続けるなら，私はここから出ていきます」と言うべきである．患者が真に怖いと感じられる場合は，直ちにその場を離れ，必要に応じ病棟係員または警察の援助を求める．

投影性同一化（projective identification）　投影性同一化の防衛機制は，主に境界性パーソナリティ障害に現れ，3 段階からなる．第 1 に，自己の見方が他の誰かに投影される．次いで，その投影者は投影されたものを他者に強制的に同一化しようとする．最後に，投影を受け入れた者と投影した者は一体感または強固な結びつきを感じるようになる．

猜疑性（妄想性）パーソナリティ障害

猜疑性パーソナリティ障害（paranoid personality disorder）の人は，長期にわたる人間全般への邪推と不信を特徴とする．彼らは自らの感情に対する責任を拒否し，それを他者のせいにする．彼らはしばしば敵対的で，いらいらし，怒りを抱いている．偏屈者，あら捜しの激しい人，病的に嫉妬深い配偶者や，好訴的な変人は，猜疑性パーソナリティ障害であることが多い．

疫　学

猜疑性パーソナリティ障害の有病率は一般人口の 2～4％である．患者が治療を求めることはめったにない．配偶者または雇用主によって治療に連れてこられるが，彼らはしばしば彼ら自身を立て直すことができ，苦しんでいるようにはみえない．統合失調症患者の家族は，対照群より猜疑性パーソナリティ障害の発生率が高い．妄想性障害（被害型）とのより特異的な家族性を暗示するいくつかの証拠がある．障害は，一般に女性よりも男性でより多く診断される．かつて考えられていたのとは異なり，同性愛者の有病率は通常と変わらない．しかし，少数民族，移民，難聴者では一般人口よりも高いと考えられる．

診　断

精神科の診察場面で，猜疑性パーソナリティ障害の患者は，礼儀正しいやり方で，精神医学的な援助を求めなければならないことについて当惑するふりをする場合がある．しかし，患者は筋肉が緊張しリラックスすることができず，何かの手掛かりを求めて周囲の様子を調べようとし，ユーモアを解さず深刻である．論議の前提が間違っているにもかかわらず，患者の話すことは目標指向的かつ論理的である．彼らの思考内容は，投影，偏見そして時に関係念慮の徴候を示す．DSM-5 の診断基準を，表 22-1 に示した．

臨床像

猜疑性パーソナリティ障害の特質は，過度の疑い深さと他者の行為を故意に卑しめるか，悪意があるか，脅すようであるか，利用するか，だますものと解釈する全体的な傾向として表現される他者への不信である．この傾向は成人期早期から始まって，いろいろな場面に現れる．この障害の人は，ほとんど常に，何らかの方法で他によって利用されるか，傷つけられると思っている．彼らは，正当性が欠如しても，友人または同僚の忠誠または信頼性にしばしば異議を唱える．猜疑性パーソナリティの人はしばしば病的に嫉妬深くて，理由もなく彼らの配偶者または性的パートナーの貞節を疑う．この障害の人は，自らの情動を外在化して，投影の防衛機制を使う．すなわち，自分自身では受け入れがたい衝動と思考を，他者のものであると考える．関係念慮と論理的に防御された錯覚がよくみられる．

猜疑性パーソナリティ障害の人は，感情的に抑制され，情緒的でないようにみえる．彼らは合理的で客観的であることを誇るが，実はそうではない．彼らは暖かみに欠け，権力や階級に心酔し，細心の敬意をそれに払う一方，弱者や，病人，障害者，何らかの欠陥があるとみなす者には軽蔑を示す．社会的状況では，猜疑性パーソナリティ障害の人は事務的で効率的にみえることがある．しかし，彼らは他者に恐怖や葛藤を抱いていることが多い．

鑑別診断

猜疑性パーソナリティ障害は通常，固定した妄想の欠如によって，妄想性障害と区別される．妄想型統合失調症の人とは異なり，パーソナリティ障害の人には，幻覚や明らかな思考障害がない．猜疑性パーソナリティ障害の患者は，ほとんど他者との間に過度に込み入り混乱した関係を結べないので，境界性パーソナリティ障害と区別できる．妄想性の患者には，反社会性性格にみられる反社会的行動の長い病歴がない．シゾイドパーソナリティ障害の人は，引きこもり，よそよそしく，妄想的観念はもっていない．

表 22-1 DSM-5の猜疑性パーソナリティ障害／妄想性パーソナリティ障害の診断基準

A. 他人の動機を悪意あるものと解釈するといった，広範な不信と疑い深さが成人期早期までに始まり，種々の状況で明らかになる．以下のうち4つ（またはそれ以上）によって示される．
 (1) 十分な根拠もないのに，他人が自分を利用する，危害を与える，またはだますという疑いをもつ．
 (2) 友人または仲間の誠実さや信頼を不当に疑い，それに心を奪われている．
 (3) 情報が自分に不利に用いられるという根拠のない恐れのために，他人に秘密を打ち明けたがらない．
 (4) 悪意のない言葉や出来事の中に，自分をけなす，または脅す意味が隠されていると読む．
 (5) 恨みをいだき続ける（つまり，侮辱されたこと，傷つけられたこと，または軽蔑されたことを許さない）．
 (6) 自分の性格または評判に対して他人にはわからないような攻撃を感じ取り，すぐに怒って反応する，または逆襲する．
 (7) 配偶者または性的伴侶の貞節に対して，繰り返し道理に合わない疑念をもつ．
B. 統合失調症，「双極性障害または抑うつ障害，精神病性の特徴を伴う」，または他の精神病性障害の経過中にのみ起こるものではなく，他の医学的疾患の生理学的作用によるものでもない．

注：統合失調症の発症前に基準が満たされている場合には，「病前」とつけ加える．すなわち，「猜疑性パーソナリティ障害（病前）」．

Diagnostic and Statistical Manual of Mental Disorders, Fifth Edition (Copyright ©2013). American Psychiatric Association. All Rights Reserved から許可を得て転載．

経過と予後

猜疑性パーソナリティ障害の十分な，長期的系統的研究は行われていない．妄想性パーソナリティ障害は終生のものであったり，他方で，統合失調症の先駆けであることもある．また，成熟やストレスが減少することで，妄想的特性が反動形成，道徳に対する適切な配慮と利他的な関心に道を譲ることもある．しかし，一般に猜疑性パーソナリティ障害の人は，終生にわたる問題を他者との仕事や生活で抱えている．職業上あるいは結婚生活上の問題は多い．

治療

精神療法 精神療法が，猜疑性パーソナリティ障害に選択すべき治療である．

治療者は，このような患者とのすべての関わりにおいて率直でなければならない．治療者が矛盾または誤り（例えば，約束に遅れる）で非難されたならば，正直さと謝罪は防衛的な説明より好ましい．親しい交わりでの信頼と許容が，このような患者における問題領域であることを治療者は忘れてはならない．そのため，個人精神療法は治療者が職業的で過度に暖かすぎない様式をとることを必要とする．解釈——特に依存，性的な関心と親しい仲に対する願望の深い感情についての解釈——を臨床医があまりに熱心に行うと，患者の不信が著しく増大する．通常，妄想的な患者は集団精神療法ではうまくいかない．社会的技能を改善し，ロールプレイ（役割演技）を通して疑い深さを減らすには役立つことがありうるが，多くの患者は，行動療法（これも，社会技能訓練のために使われる）の侵襲性に耐えることができない．

時に，猜疑性パーソナリティ障害の患者は，治療者が彼らの行動を制御し，限界を設定しなければならないほど険悪なものになる．妄想の糾弾は，現実的に，しかし，穏やかに，そして，患者に恥をかかせないように，対処されなければならない．妄想的な患者は彼らを助けようとしている人が弱くて無力であるのを感じると，非常におびえる．したがって，患者が望み患者にその能力がない限り，治療者は決して制御を申し出てはならない．

薬物療法 薬物療法は，動揺と不安に対処する上で役立つ．ほとんどの場合，ジアゼパム（セルシン）のような抗不安薬で十分である．しかし，高度の興奮または妄想様思考を管理するために，ハロペリドール（セレネース）のような抗精神病薬を，少量で短期間使うことが必要な場合がある．抗精神病薬のピモジド（オーラップ）は，一部の患者で妄想観念形成を弱めることができる．

シゾイドパーソナリティ障害

シゾイドパーソナリティ障害（schizoid personality disorder）は，終生にわたる引きこもりのパターンを特徴とする．シゾイドパーソナリティ障害の人は，他者からはしばしば変人で孤立し孤独であるとみられる．人間関係で彼らが感じるつらさ，内向性，そして，穏やかで抑制された感情は，注目に値する．

疫学

シゾイドパーソナリティ障害の有病率は明確にされていないが，この障害は一般人口の5％に及ぶ可能性がある．障害の男女比は知られていないが，いくつかの調査は，男女比が2対1であると報告している．患者は，他人とほとんど接触せずに1人で行う仕事に引きつけられる傾向がある．彼らの多くは日中の作業より夜間の仕事を好むが，それは多くの人との接触が不要なためである．

診断

初回の精神科診療で，シゾイドパーソナリティ障害患者は，落ち着きがなくみえることがある．彼らは視線を合わせることにほとんど耐えられず，面接者は，患者が一刻も早く面接が終わるのを熱望していると感じるであろう．彼らの感情は抑制されているか，よそよそしいか，不適切に深刻だったりする．しかし，敏感な臨床医はよ

そよそよしさの下に潜む恐れに気づく．このような患者は，くつろぐことが難しく，ユーモアへの努力は，稚拙で的外れにみえる．会話は要を得ているが，質問には短く答え，自発的な会話を避ける．彼らは時おり変わった比喩的表現(例えば，奇妙な暗喩)を使うことがあり，無生物または形而上学的構成概念に魅了されている．彼らの心的内容はよく知らない，あるいは長いこと会っていない人との間の親密さという不可思議な感覚を明らかにすることがある．識覚には問題がなく，記憶はよく機能し，ことわざの解釈は抽象的である．DSM-5の診断基準を，表22-2に示した．

臨床像

シゾイドパーソナリティ障害の人は，冷たくてよそよそしくみえる．彼らは距離をとった慎みを示して，日常的な事柄への愛着や他人への関心をみせない．また，静かで，よそよそしく，引きこもりがちで，非社交的にみえる．彼らは感情的な絆への要求またはあこがれをほとんどもたずに自分の人生をたどる．そして，世間の流行の変化に気づかない．

そのような人の生活史は，他の人が耐え難いと思うような競争とは無縁の孤独な仕事における独自の興味や成功を映し出している．性生活は想像の中にだけ存在し，成熟した性的関心を無期限に延期することがある．彼らは親しい仲になることができないので，男性は結婚しないことがあるが，女性は，結婚を望む攻撃的男性と結婚することに受動的に同意することがある．シゾイドパーソナリティ障害の人は，通常，直接怒りを表明することが生涯にわたってできない．彼らは桁外れの感情エネルギーを人間的要素が介入しない分野(例えば，数学や天文学)に注ぎ込むことができ，そして，動物と非常に近しい関係を作れる．健康食，思想的運動と社会改善計画(特に，個人的関与を必要としないもの)に，彼らはしばしば夢中になる．

シゾイドパーソナリティ障害の人は自己に埋没し，白昼夢にふけっているかのようにみえるが，見当識は正常である．攻撃的動をとることがめったになく，大部分の脅威(現実であれ想像上であれ)は空想上の全能感または断念によって対処される．彼らはしばしよそよそしくみられるが，それでも，そのような人は時に思索を深め，発展させ，真に独創的で創造的な考えを世界にもたらすことができる．

鑑別診断

シゾイドパーソナリティ障害は，精神病の陽性症状(例えば，妄想や幻覚)の持続期間に基づき，統合失調症，妄想性障害，精神病症状を伴った感情障害と区別される．猜疑性パーソナリティ障害患者はシゾイドパーソナリティ障害患者と多くの特性を共有するが，前者はより社会的な関わり，攻撃的言動の病歴を示し，彼らの感情を他に反映させようとする傾向が強い．感情的に抑制され

 表22-2 DSM-5のシゾイドパーソナリティ障害/スキゾイドパーソナリティ障害の診断基準

A. 社会的関係からの離脱，対人関係場面での情動表現の範囲の限定などの広範な様式で，成人期早期までに始まり，種々の状況で明らかになる．以下のうち4つ(またはそれ以上)によって示される．
  (1) 家族の一員であることを含めて，親密な関係をもちたいと思わない，またはそれを楽しいと感じない．
  (2) ほとんどいつも孤立した行動を選択する．
  (3) 他人と性体験をもつことに対する興味が，もしあったとしても，少ししかない．
  (4) 喜びを感じられるような活動が，もしあったとしても，少ししかない．
  (5) 第一度親族以外には，親しい友人または信頼できる友人がいない．
  (6) 他人の賞賛や批判に対して無関心に見える．
  (7) 情動的冷淡さ，離脱，または平板な感情状態を示す．
B. 統合失調症，「双極性障害または抑うつ障害，精神病性の特徴を伴う」，他の精神病性障害，または自閉スペクトラム症の経過中にのみ起こるものではなく，他の医学的疾患の生理学的作用によるものでもない．

注：統合失調症の発症前に基準が満たされている場合には，「病前」とつけ加える．すなわち，「シゾイドパーソナリティ障害(病前)」．

Diagnostic and Statistical Manual of Mental Disorders, Fifth Edition (Copyright ©2013). American Psychiatric Association. All Rights Reserved から許可を得て転載．

ていても，強迫性パーソナリティ障害や回避性パーソナリティ障害の患者は孤独を不快なものとして経験し，過去の対象関係はより豊かであり，それほど自閉的な夢想にふけらない．理論的には，統合失調型パーソナリティ障害患者とシゾイドパーソナリティ障害の主な鑑別点は，統合失調型患者のほうが認知，思考，行動，意思疎通における奇矯さの点で統合失調症患者により類似していることである．回避性パーソナリティ障害の患者は孤立していても，活動への参加を強く望んでいる．この特徴がシゾイドパーソナリティ障害では欠如している．シゾイドパーソナリティ障害は，より重篤に障害された社会的相互作用と型にはまった習性や関心の点で，自閉症およびアスペルガー症候群と鑑別される．

経過と予後

シゾイドパーソナリティ障害の始まりは，通常幼児期または青年期である．すべてのパーソナリティ障害と同様に，シゾイドパーソナリティ障害は長期間続くが，必ずしも生涯にわたるというわけではない．統合失調症に至る患者の割合は，知られていない．

治療

精神療法 シゾイドパーソナリティ障害の患者の治療

は，猜疑性パーソナリティ障害のそれと類似している．シゾイドの患者は，内省的傾向がある．しかし，この傾向は精神療法医の期待と一致しているため，そのような患者は，疎隔感はあっても，忠実な患者になることがある．信頼が深まるにつれ，患者は治療者と共にいるときでも，大きなおののきをもって，過剰な空想や想像上の友人や耐えがたい依存への恐怖を表明するようになる場合がある．

集団療法の場では，シゾイドパーソナリティ障害の患者は，長時間沈黙を守っているが，それにもかかわらず，彼らは巻き込まれる．彼らの沈黙しがちな性向が，集団の構成員から攻撃されないよう守られるべきである．時間が経つにつれ，集団の構成員が患者にとって重要になり，別の方法では孤立しがちな患者に，唯一の社会的交流の機会をもたらす可能性がある．

薬物療法 抗精神病薬，抗うつ薬，精神刺激薬の少量投与による薬物療法は，一部の患者に有益である．セロトニン系薬物により，拒絶に対する患者の感受性が減弱することがある．ベンゾジアゼピン系薬物は，対人関係の不安を減少させる可能性がある．

統合失調型パーソナリティ障害

統合失調型パーソナリティ障害（schizotypal personality disorder）の人は，精神医学の専門家でない一般人の目にとってさえ著しく風変わりで奇妙である．呪術的思考，風変わりな信念，関係念慮，錯覚と現実感喪失は，統合失調型パーソナリティ障害の人の日常の一部を成す．

疫 学

統合失調型パーソナリティ障害は，人口のおよそ3％に認められる．性比は知られていない．しかし，この障害は脆弱X症候群の女性でしばしば診断される．DSM-5は，障害は男性にわずかにより多くにみられると示唆している．対照群に比べ，統合失調症患者群との生物学的血縁関係が高く，二卵性双生児よりも一卵性双生児で発生率が高い（ある研究では，4％対33％）．

病 因

養子，家族，双生児研究は統合失調症患者の家族で統合失調型の特徴の有病率が高いことを示している．特に，統合失調型の特徴が感情症状と併存していない場合に高い．

診 断

統合失調型パーソナリティ障害は，患者の奇異な思考，行動と外観上の特色に基づいて診断される．病歴の聴取は，患者の意思疎通の仕方が変わっていて，難しい場合がある．統合失調型パーソナリティ障害のDSM-5の診断基準を表22-3に示した．

表22-3　DSM-5の統合失調型パーソナリティ障害の診断基準

A．親密な関係では急に気楽でいられなくなること，そうした関係を形成する能力が足りないこと，および認知的または知覚的歪曲と風変わりな行動で特徴づけられる，社会的および対人関係的な欠陥の広範な様式で，成人期早期までに始まり，種々の状況で明らかになる．以下のうち5つ（またはそれ以上）によって示される．
(1) 関係念慮（関係妄想は含まない）
(2) 行動に影響し，下位文化の規範に合わない奇異な信念，または魔術的思考（例：迷信深いこと，千里眼，テレパシー，または「第六感」を信じること；子どもおよび青年では，奇異な空想または思い込み）
(3) 普通でない知覚体験，身体的錯覚も含む．
(4) 奇異な考え方と話し方（例：あいまい，まわりくどい，抽象的，細部にこだわりすぎ，紋切り型）
(5) 疑い深さ，または妄想様観念
(6) 不適切な，または収縮した感情
(7) 奇妙な，風変わりな，または特異な行動または外見
(8) 第一度親族以外には，親しい友人または信頼できる人がいない．
(9) 過剰な社交不安があり，それは慣れによって軽減せず，また自己卑下的な判断よりも妄想的恐怖を伴う傾向がある．

B．統合失調症，「双極性障害または抑うつ障害，精神病性の特徴を伴う」，他の精神病性障害，または自閉スペクトラム症の経過中にのみ起こるものではない．

注：統合失調症の発症前に基準が満たされている場合には，「病前」とつけ加える．すなわち，「統合失調型パーソナリティ障害（病前）」．

Diagnostic and Statistical Manual of Mental Disorders, Fifth Edition (Copyright ©2013). American Psychiatric Association. All Rights Reserved から許可を得て転載．

臨床像

統合失調型パーソナリティ障害の患者は，思考と意思疎通が障害されている．あからさまな思考障害はないものの，彼らの話し言葉は独特で一風変わっていて，彼らにだけ意味をもつような，しばしば解釈を要するものであったりする．統合失調症患者同様に，統合失調型パーソナリティ障害患者は自分自身の感情には無頓着だが，他者の感情は非常に敏感に察知し，特に怒りのような陰性感情に敏感である．迷信的であったり千里眼の力を主張したり，思考や洞察力の特殊な能力を具えていると信じていたりする．彼らの内的世界は想像上の生き生きとした関係や，子どもじみた恐怖感や空想で満たされている．彼らは錯覚あるいは大視症（macropsia）があることを認め，他の人が木か何かでできているように思えると告白したりする．

統合失調型パーソナリティ障害の人の対人関係は乏しく，しかも場違いな行動をとったりするため孤立し，友

達がいるとしてもごくわずかである．患者は境界性パーソナリティ障害の特徴を示すこともあり，実際に両方の診断が下されることがある．ストレス下で，統合失調型パーソナリティ障害患者はそれを代償できず精神病症状を呈することもあるが，それは通常短期間である．重症例では，快感消失（anhedonia）や重篤な抑うつがみられる．

鑑別診断

理論的には，統合失調型パーソナリティ障害の人は，彼らの行動，思考，認知と意思疎通における奇妙さ，そしておそらく統合失調症のはっきりした家族歴によって，シゾイドや回避性パーソナリティ障害と区別される．統合失調型パーソナリティ障害患者は，精神病症状の欠如によって統合失調症患者と区別される．精神病症状が現れたとしても，それらは短期間で断片的である．一部の患者は，統合失調型パーソナリティ障害と境界性パーソナリティ障害の両方の基準を満たす．猜疑性パーソナリティ障害患者は猜疑心の強さを特徴とするが，統合失調型パーソナリティ障害の患者にみられる奇妙な行動はない．

経過と予後

現在の臨床的考えによると，統合失調型パーソナリティは，統合失調症患者の病前性格である．しかし，奇妙さにもかかわらず，生活，結婚，仕事を通じて，なお安定した統合失調型パーソナリティを保ち続ける患者もいる．最終的に，統合失調型パーソナリティ障害をもつ人々の10％が自殺したと，マックグラシャン（Thomas McGlashan）の長期研究は報告している．

治 療

精神療法 統合失調型パーソナリティ障害の治療原則はシゾイドパーソナリティ障害のそれと異ならないが，臨床医は前者を慎重に扱わなければならない．統合失調型の患者は風変わりな思考様式をもち，カルトや奇妙な宗教的実践，オカルトに熱中している者がいる．治療者は，そのような活動を嘲笑したり，これらの信条または活動について裁断的であってはならない．

薬物療法 抗精神病薬はこの障害の関係念慮，錯覚，その他の症状に有効で，精神療法と共に用いることができる．性格に抑うつ的要素が存在するときには，抗うつ薬を用いる．

反社会性パーソナリティ障害

反社会性パーソナリティ障害（antisocial persunality disorder）は，青年期と成人期を通じて存在する社会的規範に従う能力の欠如をさす．継続的な反社会的行動や犯罪行為を特徴とするが，障害は犯罪性と同義ではない．

疫 学

反社会性パーソナリティ障害の12か月有病率は，DSM-5によれば0.2～3％である．この障害は貧しい都市地域やその地域の移民に多い．反社会性パーソナリティ障害は最も重い男性アルコール使用障害群の間で70％以上，刑務所収容者では75％以上におよぶ高い有病率で見出される．この障害は女性よりも，男性ではるかに多い．障害をもつ男性は，障害のある女性より大家族出身である．障害の発症は，15歳以前である．少女は，通常青年期前に症状を顕し，少年はさらに早い．家族的発生があり，障害をもつ男性の第1度近親者では有病率が対照群より5倍高い．

診 断

反社会性パーソナリティ障害患者は，最も経験豊かな臨床医さえ欺くことがある．面接場面で，患者は冷静で信用できるようにみえることがある．しかし，うわべの飾り（もしくは，クレックリー［Hervey Cleckley；訳注：米国の精神科医．精神病質研究の先駆者］の用語を借りれば，健全さの仮面）の下に，緊張，敵意，焦燥と怒りが潜んでいる．病理を明らかにするためには，患者の履歴における矛盾を指摘し，直面化させるストレス面接が必要となるであろう．

診断的診察には，徹底的な神経学的検査を含まなければならない．というのは，幼児期の微細な脳損傷（minimal brain damage）を示唆する脳波異常や微細な神経学的徴候（soft neurological sign）がしばしばみられるためであり，これらの所見は臨床的印象を確認するのに役立つ．DSM-5の診断基準を，表22-4に示した．

臨床像

反社会性パーソナリティ障害の患者は，しばしば正常にみえ，魅力的で愛想のよい外見を示すことさえある．しかし，彼らの病歴には，多くの生活領域における機能の障害が表れている．虚偽，ずる休み，家出，盗み，けんか，物質乱用，不法行為は，子どものころから始まったと患者が報告する典型的な体験である．これらの患者は異性の臨床医に彼らのパーソナリティの華麗で，魅惑的な面をしばしば認識させる．しかし，同性の臨床医は彼らを操作的で自分本位であるとみなすであろう．自殺の恐れと身体へのとらわれはよくあるにもかかわらず，反社会性パーソナリティ障害の患者は，不安あるいは抑うつ状態の欠如を示し，彼らの状況とは非常に不釣り合いにみえる．彼らの反社会的行動の彼ら自身の説明は考えなしのようにみえる．それにもかかわらず患者の心的内容は，妄想や他の不合理な思考の徴候を全く欠いている．実際彼らは，現実検討において高い感受性を示し，しばしば高い言語知能をもっているように，観察者に印象づける．

反社会性パーソナリティ障害の患者は，いわゆる詐欺

表 22-4　DSM-5 の反社会性パーソナリティ障害の診断基準

A. 他人の権利を無視し侵害する広範な様式で，15 歳以降起こっており，以下のうち 3 つ（またはそれ以上）によって示される．
　(1) 法にかなった行動という点で社会的規範に適合しないこと．これは逮捕の原因になる行為を繰り返し行うことで示される．
　(2) 虚偽性．これは繰り返し嘘をつくこと，偽名を使うこと，または自分の利益や快楽のために人をだますことによって示される．
　(3) 衝動性，または将来の計画を立てられないこと
　(4) いらだたしさおよび攻撃性．これは身体的な喧嘩または暴力を繰り返すことによって示される．
　(5) 自分または他人の安全を考えない無謀さ
　(6) 一貫して無責任であること，これは仕事を安定して続けられない，または経済的な義務を果たさない，ということを繰り返すことによって示される．
　(7) 良心の呵責の欠如．これは他人を傷つけたり，いじめたり，または他人のものを盗んだりしたことに無関心であったり，それを正当化したりすることによって示される．
B. その人は少なくとも 18 歳以上である．
C. 15 歳以前に発症した素行症の証拠がある．
D. 反社会的な行為が起こるのは，統合失調症や双極性障害の経過中のみではない．

Diagnostic and Statistical Manual of Mental Disorders, Fifth Edition (Copyright ⓒ2013). American Psychiatric Association. All Rights Reserved から許可を得て転載．

師によって代表される．彼らは非常に巧みに人をあやつり，しばしば金銭を得るための，また名声あるいは悪評を得るための陰謀を言葉巧みに他者に語る．これらの計画は結局，不用心な者を金銭的な破滅や社会的困難またはその両方に導く．患者は，真実を語らず，どのような仕事の遂行も信任できず，いかなる従来の道徳の基準をも遵守しない．乱雑さ，配偶者虐待，児童虐待と飲酒運転は，彼らの人生ではよくある出来事である．顕著な所見は，これらの行動に対する自責の念がないことであり，彼らは良心が欠如しているようにみえる．

鑑別診断

反社会性パーソナリティ障害は，この障害が患者の人生の多くの領域を巻き込んでいるという点で，単なる違法行為とは鑑別されうる．反社会的な行動が唯一の症状である場合は，DSM-5 においては，臨床的関与の対象となりうる状態のうちの成人の反社会的行動という区分に分類される．

ルーイス（Dorothy Lewis）は，これらの患者の多くは，今まで見落とされたり診断されなかった神経学的もしくは精神医学的障害をもっていることを発見した．物質乱用と反社会性パーソナリティ障害の区別はより難しい．物質乱用と反社会的行動が幼児期に始まり，成人期まで続くとき，両方の障害が診断されなければならない．しかし，反社会的行動が明らかにアルコール中毒または他の物質乱用に続発して起こっている場合は，反社会性パーソナリティ障害の診断は正当化されない．

反社会性パーソナリティ障害を診断する際に，臨床医は社会経済的状況，文化的背景，そして性の関与がその発現に与えるゆがんだ影響を調整しなくてはならない．さらにまた，知的障害，統合失調症または躁病によって症状を説明することができるとき，反社会性パーソナリティ障害の診断はなされない．

経過と予後

ひとたび反社会性パーソナリティ障害が進展すると，通常青年期後期に起こる反社会的行動の頂点へと持続的に進む．予後はさまざまである．患者が成長するにつれ，症状が軽減するという報告もある．多くの患者は，身体症状症や多数の身体的愁訴を伴っている．抑うつ障害，アルコール使用障害と他の物質乱用は多い．

治　療

精神療法　反社会性パーソナリティ障害の患者が移動不能の状況におかれれば（例えば，病院に入院させられる），彼らはしばしば精神療法を受けるようになる．患者が仲間の中にいると感じると，彼らの変わろうとする動機づけの欠如は消失する．おそらくこの理由で，自助グループは障害を軽減する上で刑務所よりも役に立っている．

治療が始まる前に，確固とした制限が不可欠である．治療者は，患者の自己破壊的な行動に対処する方法をみつけなければならない．そして，親密になることへの患者の恐れを克服するために，治療者は人間との正直な出会いから逃げ出したいという患者の願望を阻まなければならない．その中で，治療者は懲罰から制御を，また，社会的隔離と審判から救助と直面化を切り離すという難問に，まっこうから立ち向かう．

薬物療法　薬物療法は症状（例えば，不安，怒りや抑うつ）の軽減に対処するために用いられる．しかし，患者は薬物乱用者であることが多いので，薬物は慎重に使われなければならない．患者が注意欠如・多動症の症状を示すならば，メチルフェニデート（リタリン）のような精神刺激薬は役に立つ場合がある．薬物によりカテコールアミン代謝を変えたり，特に脳波に異常がみられる場合は，カルバマゼピン（テグレトール）やバルプロ酸（デパケン）のような抗てんかん薬によって衝動行為を制御することが試みられている．βアドレナリン受容体拮抗薬は攻撃性を減らすのに用いられている．

境界性パーソナリティ障害

神経症と精神病の境界に位置する境界性パーソナリティ障害の患者の特徴は，極度に不安定な感情，気分，行動，対象関係と自己像にある．この障害は，外来統合失

調症（ambulatory schizophrenia），かのような人格（as-if personality：ドイチュ[Helene Deutsch]による用語），偽神経症性統合失調症（pseudoneurotic schizophrenia：ホック[Paul Hoch]とポラチン[Phillip Polatin]による記述），そして精神病的性格（psychotic character：フロッシュ[John Frosch]による記述）とも呼ばれていた．ICD-10では，情緒不安定性パーソナリティ障害（emotionally unstable personality disorder）と記述されている．

疫　学

決定的な有病率研究はないが，境界性パーソナリティ障害は人口のおよそ1～2％にみられ，女性が男性の2倍多いと考えられている．うつ病，アルコール使用障害と物質乱用の有病率が，境界性パーソナリティ障害の第1度近親者では高い．

診　断

DSM-5では，患者が表22-5に示した診断基準の少なくとも5つを成人期早期までに示すとき，境界性パーソナリティ障害の診断を下すことができる．生物学的研究は，診断の助けになる．すなわち，一部の境界性パーソナリティ障害患者は，急速眼球運動（REM）潜時の短縮を示し，また，睡眠持続障害，デキサメタゾン抑制試験（DST）結果の異常，甲状腺刺激ホルモン放出ホルモン試験結果の異常を示す．しかし，それらの変化は，一部の抑うつ障害患者にも認められる．

臨床像

境界性パーソナリティ障害の人は，ほとんどいつも危機のせとぎわにいるようにみえる．気分変動は多い．患者はある瞬間には論争好きで，その次には落ち込み，別な時には何も感じないと訴える．患者は本格的な精神病状態より，むしろ短期間の精神病（いわゆる小精神病的状態）を示すが，これら患者の精神病症状はほとんど常に限定的で，つかの間で，あるいは疑わしい．境界性パーソナリティ障害の患者の行動は非常に予測が難しく，そして，めったに自分の能力に見合うことを成し遂げない．彼らの人生の痛ましい本質は，反復性の自己破壊的行為にある．このような患者は，他者の助けを引き出すため，怒りを表現するため，あるいは抵抗できない感情から自分自身を麻痺させるために，手首を切ったり，他の自傷行為を演じたりする．

依存心と敵意の両方を感じているため，この障害の人の対人関係は混乱したものになる．彼らは親密な人に依存するが，失望したときは親しい友人にも桁外れに大きな怒りを表現する．しかし，境界性パーソナリティ障害の患者は独りでいることに耐えられず，たとえそれが仲間として全く不満足であっても，必死に仲間づきあいを求めることを選ぶ．孤独を和らげるために，たとえ短期間であるにせよ，見知らぬ人を友人として受け入れたり，あるいは乱交関係をもつ．彼らは，慢性的な空虚感や退

表22-5　DSM-5の境界性パーソナリティ障害の診断基準

対人関係，自己像，情動などの不安定性および著しい衝動性の広範な様式で，成人期早期までに始まり，種々の状況で明らかになる．以下のうち5つ（またはそれ以上）によって示される．
(1) 現実に，または想像の中で，見捨てられることを避けようとするなりふりかまわない努力（注：基準5で取り上げられる自殺行為または自傷行為は含めないこと）
(2) 理想化とこき下ろしとの両極端を揺れ動くことによって特徴づけられる，不安定で激しい対人関係の様式
(3) 同一性の混乱：著明で持続的に不安定な自己像または自己意識
(4) 自己を傷つける可能性のある衝動性で，少なくとも2つの領域にわたるもの（例：浪費，性行為，物質乱用，無謀な運転，過食）（注：基準5で取り上げられる自殺行為または自傷行為は含めないこと）
(5) 自殺の行動，そぶり，脅し，または自傷行為の繰り返し
(6) 顕著な気分反応性による感情の不安定性（例：通常は2～3時間持続し，2～3日以上持続することはまれな，エピソード的に起こる強い不快気分，いらだたしさ，または不安）
(7) 慢性的な空虚感
(8) 不適切で激しい怒り，または怒りの制御の困難（例：しばしばかんしゃくを起こす，いつも怒っている，取っ組み合いの喧嘩を繰り返す）
(9) 一過性のストレス関連性の妄想様観念または重篤な解離症状

Diagnostic and Statistical Manual of Mental Disorders, Fifth Edition (Copyright ©2013). American Psychiatric Association. All Rights Reserved から許可を得て転載．

屈感，一貫した価値観の欠如（同一性拡散）をよく訴える．圧迫感を感じると，彼らは他のさまざまな感情をぬきにして，自分がどれほどいつも落ちこんでいるかということを訴える．

カーンバーグ（Otto Kernberg）は，境界性パーソナリティ障害の患者に起こる投影性同一化の防衛機制を解説した．その原始的な防衛機制では，自己の耐えられない観念が別の人に投影される．その人は，投影された役割を演じるよう誘導され，2人の人間は行動をともにする．治療者はこのような患者に対して中立的に行動できるように，この過程に気づいていなければならない．

これらの患者が構造化された検査（例えば，ウェクスラー成人用知能検査）では普通の合理的能力を示し，非構造的投影検査（例えば，ロールシャッハテスト）においてのみを逸脱過程を示すことに関して，大部分の治療者の意見は一致している．

機能上，境界性パーソナリティ障害の患者は，あらゆる人を完全によいか，完全に悪いと考えることで，彼らの人間関係をゆがめている．彼らは人を養育的な愛着対

象として，あるいは必要な安全を彼らから奪い，そして依存したいときいつも見捨てると脅かす憎むべきサディスティックな人としてみている．このスプリッティング（分裂）の結果，良い人は理想化され，悪い人は価値下げされる．ある人物あるいはある集団から他へと傾倒の対象を頻繁に変更する．一部の臨床医は，このような患者の特質を詳細に記述するために，汎恐怖症，汎不安症，汎両価性と混沌とした性衝動の概念を用いる．

鑑別診断

統合失調症との鑑別は，境界性パーソナリティ障害の患者が，持続する精神病状態，思考障害，あるいは他の典型的統合失調症の症状をもっていないことに基づいてなされる．統合失調型パーソナリティ障害の患者は，顕著に奇妙な思考，特異な思考過程，反復性の関係念慮を示す．猜疑性パーソナリティ障害の特徴は，極端な疑い深さである．一般に境界性パーソナリティ障害の人には，慢性的な空虚感と短期間の精神病の病相がみられる．彼らは衝動的に行動し，途方もない関係を要求する．また，自傷行為に走り，操作的な自殺企図を繰り返すこともある．

経過と予後

境界性パーソナリティ障害は，患者が経過の中ではほとんど変化しないという意味で安定している．長期研究では統合失調症への進行を示さないが，高率にうつ病が発症している．診断は，患者が職業，結婚，その他の事柄について選択を試みるとき，またライフサイクルの通常の発達段階に対処することができないとき，通常 40 歳以前になされる．

治　療

精神療法　境界性パーソナリティ障害の患者のための精神療法は，最もよく研究されている領域で，選択すべき療法である．最良の結果のために，薬物療法が治療法に加えられる．

精神療法は患者と同様に治療者にとっても難しい．患者は容易に退行し，彼らの衝動を行動化し，不安定なあるいは固定した陰性または陽性転移を示し，それらは分析し難い．患者が無意識に特定の行動を実行するよう治療者に強制しようとしていることに治療者が気づかなければ，投影性同一化は逆転移の問題を引き起こす場合もある．防衛機制としての分裂は，患者が環境の中で治療者や他の人に愛と憎しみをかわるがわるに抱く原因となる．現実指向的アプローチは，無意識に関する徹底的な解釈をするよりも効果的である．

行動療法は，患者の衝動と怒りの爆発を制御し，批判と拒絶に対する敏感さを抑制するために用いられる．特に，ビデオテープを用いた社会技能訓練は，患者に彼らの行動がどのように他の人に影響を及ぼすかを理解させることを可能にし，それによって彼らの対人関係行動を改善するのに役立つ．

境界性パーソナリティ障害の患者は，彼らが個人および集団で集中的な精神療法を受けることができる病院環境において，しばしば良い経過をたどる．病院ではさまざまな分野の専門的訓練を受けた職員と交流し，作業療法，レクリエーション療法，そして職業訓練療法を提供される．家庭環境が家族内の葛藤または他のストレス（例えば，親の虐待）のため，患者のリハビリテーションに有害であるとき，そのような治療計画は特に役立つ．過度に自己破壊的，衝動的，あるいは自傷的な患者は，病院という保護的環境内で制限を設定され，観察を受けることができる．理想的には，患者は著明な改善をみせるまで病院に滞在し，時に入院は 1 年に及ぶ．退院後，患者はデイホスピタル，ナイトホスピタル，ハーフウェイハウス（中間施設）のような特別な支持的システムに入ることができる．

弁証法的行動治療　弁証法的行動治療（dialectical behavior therapy：DBT）と呼ばれている特異的な精神療法が，特に頻回の切り傷のような狂言自殺行動がみられる境界性パーソナリティ障害のために用いられている．DBT に関するさらなる議論は，第 28 章の 28.5 節を参照のこと．

メンタライジングベースの治療　境界性パーソナリティ障害のためのもう 1 つの型の精神療法は，メンタライジングベースの治療（mentalization-based therapy：MBT）と呼ばれている．メンタライジングは，人が自分や他人の精神状態に気を配るようにさせる社会的構成概念である．それは人の精神的過程の認識と，個人間の相互作用の中で生起する主観的な状態に由来する．MBT は，境界性パーソナリティ症状（例えば，感情や衝動性の制御困難）は，患者のメンタライズする能力が低下した結果であるという理論に基づく．したがって，メンタライズの回復が，患者がよりよく思考と感情を管理することを学び，対人関係技術を構築するのに役立つと考えられている．MBT は，いくつかのランダム化対照研究で境界性パーソナリティ障害のために効果的であることが明らかになった．

転移に焦点化した精神療法　転移に焦点化した精神療法（transference-focused psychotherapy：TFP）は，境界性パーソナリティ障害の治療に用いられる精神力動的精神療法の修正された形で，カーンバーグ（Otto Kernberg）の対象関係理論に基づく．治療者は，患者の内部で働いている 2 つの大きな過程に頼る．第 1 は，説明である．治療者に対する歪曲に患者が速やかに気づくように，転移について伝統的な精神療法よりも直接的に分析する．第 2 は，直面化である．これらの転移による歪曲がどのように他者（対象）との対人関係に干渉するかについて，治療者は指摘する．境界性患者によって使われるスプリッティング（分裂）の機構は，彼らが良い物と悪いものに分裂した対象をもつことで特徴づけられ，不安に対する防衛として用いられる．治療が成功していれば，

スプリッティングのための要求は減少し，対象関係は改善し，より多くの正常水準の機能が達成される．TFP，DBT，精神力動的精神療法と支持的精神療法との比較研究は，すべてが有用であることを示し，さまざまな程度の成功を示している．まだ，どれが他より優れているかという意見の一致は得られていない．

薬物療法　薬物療法は，患者の全体の機能を阻害する特定のパーソナリティ機能に対処するのに有用である．抗精神病薬は，怒り，敵意と短い精神病のエピソードを制御するのに用いられている．抗うつ薬は，境界性パーソナリティ障害患者によく起こる抑うつ気分を改善する．モノアミン酸化酵素阻害薬（monoamine oxidase inhibitor：MAOI）は，一部の患者で衝動的な行動を調整する上で効果的であった．ベンゾジアゼピン（特に，アルプラゾラム［コンスタン］）は不安と抑うつをやわらげるが，一部の患者はこの種の薬物で脱抑制を示す．抗けいれん薬（例えば，カルバマゼピン）は，一部の患者の全般的機能を改善する可能性がある．選択的セロトニン再取り込み阻害薬（SSRI）のようなセロトニン作動薬が有用な患者もいる．

演技性パーソナリティ障害

演技性パーソナリティ障害（histironic personality disorder）の人は，激しやすく感情的であり，華麗で，劇的で，外向的にふるまう．しかし，彼らの華々しさの陰には，しばしば長期にわたる深い愛着を維持する能力の欠如が存在している．

疫　学

一般人口の研究からの限られたデータでは，演技性パーソナリティ障害の有病率はおよそ1～3％である．構造的な評価では，精神保健施設の入院および外来患者の約10～15％にその診断が下されている．障害は，男性よりも女性に多い．いくつかの研究では，身体症状症とアルコール使用障害との関連が見出されている．

診　断

面接場面で，演技性パーソナリティ障害の患者は一般に協力的で，詳細な病歴を伝えたがる．会話における身振りと演技的な中断はよくみられる．彼らは非常に饒舌で，言葉も多彩である．感情表出は一般に豊かであるが，特定の感情（例えば，怒り，悲しみ，性的な願望）を認めるよう迫られると，彼らは驚き，憤慨または否定的に反応する．算数または集中課題に関する忍耐不足があるとはいえ，認知機能検査の結果は通常正常であるが，感情が負荷された題材に対する記銘力の悪さは驚くほどである．DSM-5の診断基準を，表22-6に示した．

臨床像

演技性パーソナリティ障害の人は，はなはだしい注意

表 22-6　DSM-5の演技性パーソナリティ障害の診断基準

過度な情動性と人の注意を引こうとする広範な様式で，成人期早期までに始まり，種々の状況で明らかになる．以下のうち5つ（またはそれ以上）によって示される．
(1) 自分が注目の的になっていない状況では楽しくない．
(2) 他者との交流は，しばしば不適切なほど性的に誘惑的な，または挑発的な行動によって特徴づけられる．
(3) 浅薄ですばやく変化する情動表出を示す．
(4) 自分への関心を引くために身体的外見を一貫して用いる．
(5) 過度に印象的だが内容がない話し方をする．
(6) 自己演劇化，芝居がかった態度，誇張した情動表現を示す．
(7) 被暗示的（すなわち，他人または環境の影響を受けやすい）．
(8) 対人関係を実際以上に親密なものと思っている．

Diagnostic and Statistical Manual of Mental Disorders, Fifth Edition（Copyright ©2013）．American Psychiatric Association. All Rights Reservedから許可を得て転載．

要求行動を示す．彼らはすべてのものを実際以上に重要に感じ，考えや感情を誇張する傾向がある．注目の的にならなかったり，あるいは賞賛や承認を受けないとかんしゃくを起こし，涙し，非難する．

誘惑的行動は，男女両方で共通にみられる．患者が関係している人にまつわる性的な幻想はよくみられるが，患者はこれらの幻想を表現することについては矛盾していて，性的に積極的であるよりはむしろ内気であったり遊戯的であったりする．事実，演技的な患者は心理的性機能障害（psychosexual dysfunction）をもっている可能性があり，女性は不感症で，男性はインポテンス（勃起不全）であることがある．彼らの安心への要求には終わりがない．異性に対して魅力的であると自分自身を安心させるため，性衝動に従って行動しているのであろう．対人関係は表面的な傾向があり，うぬぼれが強く，自分に把れ，気まぐれである．強い依存要求により彼らは人を過度に信頼してしまい，騙されやすい．

演技性パーソナリティ障害の患者の主な防衛機制は，抑圧と解離である．それゆえ，患者は彼らの本当の感情に気づかず，動機を説明することができない．ストレス状況下では，現実検討力が容易に損なわれる．

鑑別診断

演技性パーソナリティ障害と境界性パーソナリティ障害を区別することは難しい．しかし，境界性パーソナリティ障害の方が，自殺企図，自我同一性拡散と短い精神病のエピソードが，より多い．両方の障害が同じ患者で診断される場合もあるが，臨床医は2つを分けるべきである．身体症状症（ブリケー症候群）が，演技性パーソナリティ障害とともに起こる場合がある．短期精神病性障害と解離症のある患者は，演技性パーソナリティ障害が

併存していると診断してもよい．

経過と予後

　年齢と共に，演技性パーソナリティ障害の人の症状は減ずる傾向があるが，若いときと同じ活力はないため，その違いは実際より明確にみえる．患者は人騒がせであり，法律上の問題を起こしたり，物質を乱用したり，そして気まぐれに行動をしたりすることがある．

治　療

精神療法　演技性パーソナリティ障害の患者は，自分の本当の感情に気づいていないことが多い．それゆえ，彼らの内的感情の解明は重要な治療過程となる．集団であれ個人であれ，精神分析的に方向づけられた精神療法は，演技性パーソナリティ障害のために選択すべき治療であろう．

薬物療法　薬物療法は症状がしぼられたときは補助的に用いられる（抑うつや身体愁訴には抗うつ薬，不安には抗不安薬，現実感消失や幻覚には抗精神病薬）．

自己愛性パーソナリティ障害

　自己愛性パーソナリティ障害（narcissistic personality disorder）の患者は，自己の重要性への増大した感覚，共感の欠如，自分が独自であることへの誇大的な感覚を特徴とする．しかし，その裏で彼らの自尊心はもろく，些細な批判にさえ弱い．

疫　学

　DSM-5 によると，自己愛性パーソナリティ障害の有病率は，地域サンプルで 1～6％以下と見積もられている．患者は全能感，偉大さ，美しさと才能に関して自分の子どもに非現実的な感覚を与える．したがって，この障害をもつ親の子どもには通常よりこの障害の発症のリスクが高い．

診　断

　表 22-7 は，DSM-5 の自己愛性パーソナリティ障害の診断基準である．

臨床像

　自己愛性パーソナリティ障害の人には，壮大な自惚れの感覚がある．彼らは自分を特別であると思って，特別な待遇を期待する．彼らの権威づけへの感覚には，驚くべきものがある．批判にはほとんど取りあわず，誰かがあえて非難しようとすると怒り出すか，あるいは非難に全く無関心のようにみえる．この障害の人は，自分自身の道を望み，富や名声を獲得することをしばしば熱望している．彼らの対人関係は壊れやすく，慣習的な行動原則に従うことを拒絶することで，他の人を怒らせる．対人関係で利己的に人を利用するのは当り前である．彼ら

表 22-7　DSM-5 の自己愛性パーソナリティ障害の診断基準

誇大性（空想または行動における），賛美されたい欲求，共感の欠如の広範な様式で，成人期早期までに始まり，種々の状況で明らかになる．以下のうち5つ（またはそれ以上）によって示される．
(1) 自分が重要であるという誇大な感覚（例：業績や才能を誇張する，十分な業績がないにもかかわらず優れていると認められることを期待する）
(2) 限りない成功，権力，才気，美しさ，あるいは理想的な愛の空想にとらわれている．
(3) 自分が「特別」であり，独特であり，他の特別なまたは地位の高い人達（または団体）だけが理解しうる，または関係があるべきだ，と信じている．
(4) 過剰な賛美を求める．
(5) 特権意識（つまり，特別有利な取り計らい，または自分が期待すれば相手が自動的に従うことを理由もなく期待する）
(6) 対人関係で相手を不当に利用する（すなわち，自分自身の目的を達成するために他人を利用する）．
(7) 共感の欠如：他人の気持ちおよび欲求を認識しようとしない，またはそれに気づこうとしない．
(8) しばしば他人に嫉妬する，または他人が自分に嫉妬していると思い込む．
(9) 尊大で傲慢な行動，または態度

Diagnostic and Statistical Manual of Mental Disorders, Fifth Edition (Copyright ⓒ2013). American Psychiatric Association. All Rights Reserved から許可を得て転載．

は感情移入ができず，自身の利己的な結果を達成するためだけに同情を装う．脆弱な自尊心のため，彼らは抑うつに陥りやすい．対人関係の困難，職業的な問題，拒絶と損失は，自己愛者が彼らの行動によって生み出すストレスであるが，彼らが最も扱い難いストレスである．

鑑別診断

　境界性，演技性，反社会性のパーソナリティ障害は，自己愛性パーソナリティ障害を伴うことが多いので，鑑別診断は難しい．自己愛性パーソナリティ障害の患者は，境界性パーソナリティ障害より不安が少ない．生活が混沌とすることも少なく，自殺企図もより少ない．反社会性パーソナリティ障害の患者には衝動的な行動（しばしばアルコールまたは他の物質乱用と関連している）の病歴があり，それは彼らにしばしば法律がらみのトラブルをもたらす．演技性パーソナリティ障害の患者は，自己愛性パーソナリティ障害の患者に類似した自己顕示癖と操作的対人関係の特徴を示す．

経過と予後

　自己愛性パーソナリティ障害は慢性化し治療が難しい．この障害の患者は，自身の行動，または人生経験に由来する彼らの自己愛に対する打撃に，絶えず対処しなければならない．患者は，美しさ，強さと若々しい特質

を不当に高く評価し，それに執着するがゆえに，老化にはほとんどうまく対処できない．したがって，彼らは他の人々よりも中年の危機に弱い可能性がある．

治療

精神療法 患者が前進するためには彼らの自己愛を捨てなければならないので，自己愛性パーソナリティ障害の治療は難しい．カーンバーグ（Kernberg）とコフート（Heinz Kohut）のような精神科医は精神分析的アプローチによって変化をもたらしうると唱道した．しかし，診断を確認し最良の治療を決定するにはこれからの多くの研究が必要である．理想的な環境において分かち合いを学ぶ集団療法により，他者への共感的反応を促すことができると論ずる臨床医もいる．

薬物療法 リチウム（リーマス）が，臨床像の一部に気分変動を含む患者に使われている．自己愛性パーソナリティ障害の患者は拒絶にはほとんど耐性がなく，抑うつ的になりやすいので，抗うつ薬（特に，セロトニン作動薬）が有用な場合もある．

回避性パーソナリティ障害

回避性パーソナリティ障害（avoidant personality disorder）の人は，拒絶に対して極度の感受性を示し，それがために社会的に引きこもる．彼らは非社交的であるのではなく，人と交際することを強く望むが，恥ずかしがり屋であり，無批判に受容されるという強い保証を異常なほど必要とする．そのような人は，一般に劣等感をもっているようにみられる．

疫 学

DSM-5 によれば，この障害の有病率は一般人口のおよそ 2～3％である．性比または家族性についての有用な情報はない．臆病な気質をもつと分類される幼児は，活動-接近（activity-approach）尺度で高得点を示した子どもより，この障害になりやすい．

診 断

臨床面接における最も著しい所見は，面接者と話すことについての患者の不安である．患者の神経質で緊張した態度は，面接者が彼らに好意をもっているかどうかで程度が変化するようにみえる．彼らは面接者の意見や提案に動揺しやすく，説明や解釈を批判とみなしてしまう．DSM-5 の回避性パーソナリティ障害の診断基準を，**表22-8**に示した．

臨床像

他からの拒絶に対する過敏性は回避性パーソナリティ障害の中心臨床像であり，患者の主要なパーソナリティ特性は臆病である．これらの人は人との交際の中で暖かさと安全を求めるが，拒絶の恐れを主張することで交際

表 22-8　DSM-5 の回避性パーソナリティ障害の診断基準

社会的抑制，不全感，および否定的評価に対する過敏性の広範な様式で，成人期早期までに始まり，種々の状況で明らかになる．以下のうち4つ（またはそれ以上）によって示される．
(1) 批判，非難，または拒絶に対する恐怖のために，重要な対人接触のある職業的活動を避ける．
(2) 好かれていると確信できなければ，人と関係をもちたがらない．
(3) 恥をかかされる，または嘲笑されることを恐れるために，親密な関係の中でも遠慮を示す．
(4) 社会的な状況では，批判される，または拒絶されることに心がとらわれている．
(5) 不全感のために，新しい対人関係状況で抑制が起こる．
(6) 自分は社会的に不適切である，人間として長所がない，または他の人より劣っていると思っている．
(7) 恥ずかしいことになるかもしれないという理由で，個人的な危険をおかすこと，または何か新しい活動にとりかかることに，異常なほど引っ込み思案である．

Diagnostic and Statistical Manual of Mental Disorders, Fifth Edition（Copyright ©2013）．American Psychiatric Association. All Rights Reserved から許可を得て転載．

の回避を正当化する．誰かと話すとき，彼らは不安と自信のなさを示して，控え目な素振りで話すであろう．拒絶に対して過度に用心深いため，大衆の面前で話すことや，他者から何かを要求されることを恐れている．彼らは，他人の注釈を軽蔑あるいは嘲笑的なものと誤解しやすい．どのような要請であれ，それが拒絶されると彼らは引きこもり，傷つけられたと感じる．

職業生活において，回避性パーソナリティ障害の患者は，しばしば脇にまわるような仕事を引き受ける．彼らは十分な昇進を達成したり権力を行使することはめったになく，職場では単に内気で，しきりに人に気に入られようとする．無批判に受け入れられると強く保証されない限り，これらの人は通常新しい人間関係をもちたがらない．結果的に，彼らには親友あるいは信頼のおける友人がいないことが多い．

鑑別診断

孤独を好むシゾイドパーソナリティ障害と比較すると，回避性パーソナリティ障害の患者は，社会的関係を求める．回避性パーソナリティ障害の患者は，境界性や演技性パーソナリティ障害の患者のように要求的，易刺激的あるいは予測不可能ではない．回避性パーソナリティ障害と依存性パーソナリティ障害は，同類である．依存性パーソナリティ障害の患者には回避性パーソナリティ障害の患者よりいっそう見捨てられること，嫌われることへの強い恐怖感があると推定されるが，臨床像は区別がつかない場合がある．

経過と予後

回避性パーソナリティ障害をもつ多くの人は，保護的環境に置かれれば機能することができる．結婚し，子どもをもち，家族だけによって囲まれた人生を送る人もいる．しかし，支持体系が崩壊すると抑うつ，不安そして易怒的になりやすい．恐怖の回避はよくみられ，患者には社交恐怖の病歴があったり，経過中に社交恐怖になることもある．

治療

精神療法 精神療法の成否は，患者との治療同盟を築くことができるかどうかにかかっている．信頼関係が発展してきたら，治療者は，患者の恐怖，特に拒絶に対する恐怖を受けとめる態度を示す．治療者は最終的に，患者にとって何が屈辱や拒絶，失敗のリスクが大きいと感じられるのかをわからせるために，世の中に出て行動するように励ます．しかし，新しい社会技能を訓練するために課題を与えるとき，治療者は注意深くあるべきで，失敗は，患者のすでに低い自尊心をさらに傷つけ可能性がある．集団療法は，患者の拒絶への敏感さが彼ら自身と他者に対してもつ影響を理解させる助けになる．自己主張訓練（assertiveness training）は，患者に率直に要求を表現させ，自己評価を改善させることを教える行動療法である．

薬物療法 不安と抑うつが障害に随伴しているとき，それらに対処するために薬物療法が用いられている．患者は自律神経機能が亢進しやすい傾向にあるが，特に恐怖と感じられる状況に近づくとき刺激される自律神経系機能の亢進に対し，アテノロール（テノーミン）のようなβ阻害薬が有効である患者もいる．セロトニン作動薬は，拒絶への感受性をやわらげるのに役立つ可能性がある．理論的には，ドパミン作動薬は，患者に新規性追求行動を生む可能性がある．しかし，もたらされうるその新規な経験を心理的に受け入れる用意が患者にできていなければならない．

依存性パーソナリティ障害

依存性パーソナリティ障害（dependent personality disorder）の人は，自分の要求を他者の要求より軽視し，生活における重要な領域の責任を他者に預け，自信に欠け，長い時間独りでいると激しい不快を感じることがある．この障害は，受動依存性パーソナリティ（passive-dependent personality）と呼ばれていた．フロイトは，依存，悲観，性への恐怖，自己不信，受動性，被暗示性と忍耐のなさを特徴とする，パーソナリティにおける口唇依存の次元を記述した．彼の説明は，依存性パーソナリティ障害のDSM-5分類と類似している．

疫学

依存性パーソナリティ障害は，男性よりも女性に多い．DSM-5は，0.6％の推定有病率を報告している．ある研究は，すべてのパーソナリティ障害のうち2.5％がこのカテゴリーに分類されると診断した．年少児が年長児より多い．幼児期に慢性の身体疾患のあった人は，この障害になりやすい．

診断

面接場面で，患者は素直にみえる．彼らは協力的で，特殊な質問も歓迎し，そして指示に従おうとする．DSM-5の依存性パーソナリティ障害の診断基準を，表22-9に示した．

臨床像

依存性パーソナリティ障害は，依存的で従順なさまざまな行動パターンを特徴とする．この障害のある人は，他者からの過剰な忠告と元気づけなしでは決断できない．彼らは責任のある立場を避け，リーダーシップを引き受けるように頼まれると不安になる．彼らは従順であるのを好む．この障害の患者は自分の裁量で行う仕事に耐えることは困難であるが，他者のためにそれらの仕事を行うことは簡単であると感じる．

この障害のある人は，独りで居ることを好まず，依存できる人を探し出す．したがって，その対人関係は他者に密着する必要性ということに関しては歪められている．二人組精神病（folie à deux：共有精神病性障害）において，1人は通常，依存性パーソナリティ障害をもつ．より攻撃的で断定的なパートナーの妄想体系を，その従順なパートナーは引き受ける．

悲観論，自信喪失，受動性，そして性的あるいは攻撃的な感情表現に対する恐怖は，依存性パーソナリティ障害の患者の行動の特徴である．虐待的で，不誠実な，あるいはアルコール依存の配偶者をもつ患者が，密着（感）を失うまいと長期間我慢していることがある．

鑑別診断

依存の特性は多くの精神疾患で見出されるので，鑑別診断は難しい．依存は演技性と境界性のパーソナリティ障害の患者における目立った要因である．しかし，依存性パーソナリティ障害の人は次々といろいろな人に依存するというより，むしろ1人の人と長期の関係をもち，彼らには明らかに操作的な傾向はない．シゾイドと統合失調型のパーソナリティ障害患者は，回避性パーソナリティ障害を伴っていると，区別がつかない場合がある．依存的行動は広場恐怖の患者に起こることもあるが，広場恐怖の患者は顕著な不安またはパニックを示す傾向がある．

表 22-9　DSM-5 の依存性パーソナリティ障害の診断基準

面倒をみてもらいたいという広範で過剰な欲求があり、そのために従属的でしがみつく行動をとり、分離に対する不安を感じる。成人期早期までに始まり、種々の状況で明らかになる。以下のうち5つ（またはそれ以上）によって示される。
(1) 日常のことを決めるにも、他の人達からのありあまるほどの助言と保証がなければできない。
(2) 自分の生活のほとんどの主要な領域で、他人に責任をとってもらうことを必要とする。
(3) 支持または是認を失うことを恐れるために、他人の意見に反対を表明することが困難である（注：懲罰に対する現実的な恐怖は含めないこと）。
(4) 自分自身の考えで計画を始めたり、または物事を行うことが困難である（動機または気力が欠如しているというより、むしろ判断または能力に自身がないためである）。
(5) 他人からの世話および支えを得るために、不快なことまで自分から進んでするほどやりすぎてしまう。
(6) 自分自身の面倒をみることができないという誇張された恐怖のために、1人になると不安、または無力感を感じる。
(7) 1つの親密な関係が終わったときに、自分を世話し支えてくれるもとになる別の関係を必死で求める。
(8) 1人残されて自分で自分の面倒をみることになるという恐怖に、非現実的なまでにとらわれている。

Diagnostic and Statistical Manual of Mental Disorders, Fifth Edition (Copyright ©2013). American Psychiatric Association. All Rights Reserved から許可を得て転載。

経過と予後

　依存性パーソナリティ障害の経過についてはほとんど知られていない。親密な指導者なしで独立して行動することができないため、患者の職業機能は障害される傾向がある。社会的関係は彼らが依存することができる人間に限られ、自己主張することができないために、多くは身体的もしくは精神的な虐待を受ける。依存する人を失うと、彼らはうつ病になるリスクがある。しかし、治療による予後は期待できる。

治療

精神療法　依存性パーソナリティ障害の治療は、しばしば成功している。洞察指向的治療法で患者は自分の行動の根拠を理解することができる、そして、治療者の支持により、患者はより非依存的、自己主張的、自己信頼的になることができる。行動療法、自己主張訓練、家族療法と集団療法なども用いられており、多くの症例で成功をおさめている。

　治療者が患者に病的対人関係の力動を変えるように励ますと（例えば、身体的虐待を受けた妻に警察に助けを求めることを奨励する）、治療上の落とし穴が出現することがある。その時点で、患者は不安になり、治療に非協力的になる。そして治療者に従うことと病的な外的関係を失うことの葛藤で悲しみを生じる。治療者は、その感情がどれほど異常にみえても、依存性パーソナリティ障害患者の愛着に対しては十分な考慮を払わなければならない。

薬物療法　薬物療法は依存性パーソナリティ障害によくみられる特定の症状（例えば、不安と抑うつ）に対処するのに用いられる。パニック発作を経験する、あるいは、分離不安の高い患者には、イミプラミン（トフラニール）が有効である可能性がある。ベンゾジアゼピンとセロトニン作動薬も有用である。患者のうつ病または引きこもり症状が精神刺激薬に反応する場合は、それらが使われることもある。

強迫性パーソナリティ障害

　強迫性パーソナリティ障害（obsessive-compulsive personality disorder）は、情動の萎縮、秩序性、忍耐、頑固と優柔不断を特徴とする。障害の重要な特徴は、さまざまな形の完全主義と柔軟性のなさである。

疫学

　DSM-5 による推定有病率は、2～8％である。女性より男性に多く、同胞中の最年長者で診断されることが多い。一般人口よりも、この障害のある人の第1度近親者に起こりやすい。患者はしばしば、厳しい規律を特徴とする背景をもつ。フロイトは、この障害は一般に2歳前後の精神・性的発達段階の肛門期に障害があるという仮説をたてた。しかし、種々の研究で、その理論は立証されなかった。

診断

　面接において、強迫性パーソナリティ障害の患者は、堅苦しくて、形式張った、柔軟性のない態度を呈するであろう。彼らの感情は鈍かったり平板であることはないが、萎縮していると記述される。彼らは自然さを欠いている。そして、気分は通常とぎすまされている。そのような患者は、面接が型通りに行われないと不安を感じる。質問に対する答えは、詳細を極めている。彼らが使う防衛機制は、合理化、隔離、知性化、反動形成と打ち消しである。DSM-5 の強迫性パーソナリティ障害の診断基準を、**表 22-10** に示した。

臨床像

　強迫性パーソナリティ障害の人は、規則、習慣性、秩序性、きちんとしていること、細部、そして完全性の成就に心を奪われている。それらの特性は、パーソナリティ全体の萎縮を説明する。彼らは規則に厳密に従うことを主張し、不完全であると思われることを容認することができない。それゆえ、彼らには柔軟性が不足し偏狭であ

表 22-10　DSM-5 の強迫性パーソナリティ障害の診断基準

秩序，完璧主義，精神および対人関係の統制にとらわれ，柔軟性，開放性，効率性が犠牲にされる広範な様式で，成人期早期までに始まり，種々の状況で明らかになる．以下のうち 4 つ（またはそれ以上）によって示される．
(1) 活動の主要点が見失われるまでに，細目，規則，一覧表，順序，構成，または予定表にとらわれる．
(2) 課題の達成を妨げるような完璧主義を示す（例：自分自身の過度に厳密な基準が満たされないという理由で，1 つの計画を完成させることができない）．
(3) 娯楽や友人関係を犠牲にしてまで仕事と生産性に過剰にのめり込む（明白な経済的必要性では説明されない）．
(4) 道徳，倫理，または価値観についての事柄に，過度に誠実で良心的かつ融通がきかない（文化的または宗教的立場では説明されない）．
(5) 感傷的な意味をもたなくなってでも，使い古した，または価値のない物を捨てることができない．
(6) 自分のやるやり方どおりに従わなければ，他人に仕事を任せることができない，または一緒に仕事をすることができない．
(7) 自分のためにも他人のためにもけちなお金の使い方をする．お金は将来の破局に備えて貯めこんでおくべきものと思っている．
(8) 堅苦しさと頑固さを示す．

Diagnostic and Statistical Manual of Mental Disorders, Fifth Edition (Copyright ©2013). American Psychiatric Association. All Rights Reserved から許可を得て転載．

る．仕事が定形化されていて，適応できないような変化を要求されないなら，彼らは長期的な仕事ができる．

強迫性パーソナリティ障害の人の対人関係技能は限定されている．彼らは形式ばっていて真剣で，まじめで，ユーモアの感覚が欠如していることが多い．また，人を疎外し，妥協することができず，しかも他者が彼らの要求に従うことを主張する．しかし，彼らは自分より力強くみえる人を喜ばせ，それらの人の要望を権威主義的方法で達成することを熱望している．失敗への恐れから，彼らは優柔不断であり，決断するに際してあれこれと思いを巡らす．安定した結婚と職業的な適合性がなされていても，強迫性パーソナリティ障害の人にはほとんど友人がいない．生活の規則や定められた安定性を乱す脅威となるものはすべて，患者を大きな不安に落しいれる．不安は通常，彼らが自分の生活に課したり，他の人に負わせようとする儀式によって抑止されている．

鑑別診断

反復する強迫観念または強迫行為が存在するとき，強迫症を考慮すべきである．おそらく最も難しいのは，いくらか強迫特性がある人と強迫性パーソナリティ障害の患者との鑑別であろう．職業もしくは社会生活が著しく障害されている人は，パーソナリティ障害と診断すべきである．症例によっては，妄想性障害がパーソナリティ障害と併存するので，注意を要する．

経過と予後

強迫性パーソナリティ障害の経過はさまざまであり，予測できない．時折，強迫観念または強迫行為がこのパーソナリティ障害の経過中に発症することがある．青年期に強迫性パーソナリティ障害だった人が，開放的で暖かい愛情のある大人へと成長することもある．他方で，この障害は統合失調症の前兆であったり，あるいは数十年後に加齢により悪化しうつ病に至ることもある．

強迫性パーソナリティ障害の患者は，丹念な込み入った仕事が要求される立場ではうまくいくかもしれないが，予想外の変化に弱く，個人的生活は不毛のままである．抑うつ障害（特に，晩発性のもの）は多い．

治療

精神療法　他のパーソナリティ障害の患者と異なり，強迫性パーソナリティ障害の患者は自らの苦しみに気づいており，自分自身で治療を求める．過度に訓練され社会化されたこれらの患者に，自由連想と非指示的療法は実に有効である．しかし，治療はしばしば長く複雑で，逆転移の問題がよくみられる．

集団療法と行動治療は，時に顕著な効果をあげる．この 2 つの療法下では，彼らの不適応的相互作用あるいは説明を途中でやめさせることが容易である．習慣的行動の完了を妨げることは患者に不安を引き起こし，彼らに新しい対処方法を学ぶようにしむける．患者は集団療法で変化という直接的な報酬も得ることができる．個人精神療法ではそれは難しい．

薬物療法　クロナゼパム（リボトリール）は抗てんかん作用をもつベンゾジアゼピンで，重篤な強迫症の症状を軽減する．それがパーソナリティ障害で役立つかどうかは知られていない．強迫性の徴候と症状が出現するならば，クロミプラミン（アナフラニール）やフルオキセチン（Prozac）のようなセロトニン作動性薬が，通常 1 日につき 60〜80 mg の用量で，役に立つ場合がある．ネファゾドン（Serzone）も，一部の患者に有効な場合がある．

他の特定のパーソナリティ障害

DSM-5 のこの診断区分は，前記のパーソナリティ障害のいずれにも適合しない障害のためのものである．受動-攻撃性パーソナリティと抑うつパーソナリティは，その例である．狭い範囲の行動様式や特性――例えば反抗，サディズムまたはマゾヒズム――もこのカテゴリーに分類される．2 つ以上のパーソナリティ障害の特徴をもつが，どの障害の診断基準も十分に満たすことのない患者もここに分類される．

受動-攻撃性パーソナリティ

もはや公式の診断ではないが，このパーソナリティをもつ人は稀でない．受動-攻撃性パーソナリティ（passive-agressive personality）をもつ人の特徴は表立たない妨害，引き延ばし，強情さと非効率性である．そのような行動は，受動的に表された潜在的な攻撃性の発現である．

疫学 疫学面で利用できるデータはなく，性比，家族背景と有病率は，十分に研究されていない．

臨床像 受動-攻撃性パーソナリティの人は性格的にぐずぐずしており，十分な遂行を求める要求に抵抗し，遅れの言い訳をみつけ，彼らが依存している人のあら探しをするが，それでも彼らは依存関係から脱することを拒絶する．彼らはいつも自己主張を欠き，自分自身の要求と願望について率直でない．自分に何が期待されているかについて必要な質問をすることができず，成功を強いられたとき，あるいは自分自身に対する怒りをそらす通常の防衛が取り去られたとき，不安を生じる．

対人関係では，受動-攻撃性パーソナリティの人は自分自身を依存的立場に置くよう試みる．しかし，彼らの受動的で自分に不利益な行動はしばしば，他者には懲罰的で操作的であるように受けとられる．このパーソナリティの人は，他の人が彼らの使い走りをして，彼らのいつもの責任を遂行しなくてはならないと思っている．友人や臨床医は，不適切な治療だという患者の苦情をなだめようとすることになるかもしれない．しかし，受動-攻撃性パーソナリティの人の身近な人間関係は，平穏でも満足のいくものでもない．患者は自分が満足することよりも恨みがましく思う気持ちにより強くとらわれているため，楽しむために何が望みなのか主張することすら決してしない．受動-攻撃性パーソナリティの人は自信がなく，将来に対して悲観的である．

鑑別診断 受動-攻撃性パーソナリティは，演技性および境界性のパーソナリティ障害と鑑別する必要がある．しかし，受動-攻撃性の患者は，演技性および境界性パーソナリティ障害の患者ほど派手であったり，演技的，感情的であったり，公然と攻撃的であったりすることはない．

経過と予後 100例の受動-攻撃性パーソナリティの入院患者の平均11年の経過研究で，スモール（Ivor Small）はそのうち54例の最初の診断が受動-攻撃性パーソナリティ障害であり，うち18例はアルコール乱用者でもあり，また30例は臨床的にうつ病と診断されていたことを見出した．前述の患者の73例のうち，58例（79％）は持続的な精神医学的問題をもっており，9例（12％）は症状なしとみなされた．大多数は焦燥感と不安にとらわれ抑うつ的であった．身体的愁訴も非常に多かった．わずか32例（44％）のみが，常勤の勤労者または主婦として働いていた．責任放棄と自殺企図は多かったが，その間自殺したのは1例だけであった．28人（38％）は病院に再入院したが，統合失調症と診断されたのは3例のみであった．

治療 支持的精神療法を受ける受動-攻撃性パーソナリティの患者は予後が良い．しかし，これらの患者のための精神療法には多くの落し穴がある．彼らの要求を満たすことはしばしば彼らの病理を支持することになるが，彼らの要求を拒絶することは彼らを拒否することである．このように，治療は，患者が依存したいと望んでいる治療者に対して恨みの感情を表現する格闘の場となりうる．受動-攻撃性パーソナリティの患者については，自殺の素振りに対して，うつ病の対象喪失を治療するようにではなく，隠された怒りの表現を扱うように対処しなければならない．治療者は，受動-攻撃的行動の結果起こりうる帰結を，その行動がとられた時点で指摘しなければならない．そのような直面化は，患者の行動を変える上で正確な解釈よりいっそう有効である．

抑うつの臨床的徴候と自殺の可能性が存在するときにのみ抗うつ薬を処方する．それ以外の場合，薬物治療は適応とはならない．

抑うつ性パーソナリティ

抑うつ性パーソナリティ（depressive personality）をもつ人は生涯にわたる抑うつの範囲に入る特性を示す．彼らは悲観的，快楽消失的，義務拘束的，自責的であり，そして慢性的に不幸である．メランコリー性格は，クレッチマー（Ernst Kretschmer）のような20世紀早期のヨーロッパの精神科医によって記述されている．

疫学 抑うつ性パーソナリティの疫学的特徴はまだ得られていない．しかし，抑うつ性パーソナリティはかなり多く，男性と女性に等しく起こり，抑うつ障害がみられる家族に起こるようである．

病因 抑うつ性パーソナリティの原因は知られていないが，持続性抑うつ障害，そしてうつ病に関連する因子が作用している可能性がある．心理学的には，早期の喪失体験，親の不在，懲罰的超自我，そして過度の罪悪感である．生物学的には，視床下部-下垂体-副腎-甲状腺軸に関連し，ノルアドレナリン作動性とセロトニン作動性アミン系を含む．気質についてのチェス（Stella Chess）の研究によって示されているように，遺伝要因も一役を演じている．

臨床像 抑うつ性パーソナリティの患者は，生活における通常の喜びをほとんど感じず，孤独で厳粛な傾向があり，陰気で，従順で，悲観的で，自虐的である．後悔と不全感と絶望感を表明する傾向がある．しばしば小心で，完全主義的で，過度に良心的で，仕事に気をとられ，責任を強く感じ，新しい状況下で勇気を失いやすい．彼らは反対を恐れ，密かに苦しむ傾向があり，通常他者の面前においてではないが，おそらく容易に泣くであろう．躊躇と優柔不断と用心深い傾向は，生来の不安定な感情を表す．

ごく最近，アキスカル（Hagop Akiskal）は抑うつ性特

性の7群を記述した．(1)もの静かで，内向的で，受動的で，優柔不断，(2)暗くて，悲観的で，深刻で，楽しめない，(3)自己批判的で，自責，自己軽蔑的，(4)他者に懐疑的で，批判的，喜ばせるのが難しい，(5)良心的，責任感があり，自己規律的，(6)思い悩み，心配を抱え込む，(7)失敗を気にし，不全感をもち，短所を気にする．

　抑うつ性パーソナリティの患者は，不幸であるという慢性的感覚を訴える．彼らは自尊心が低いことを認め，人生において楽しんだり，希望をもったり，あるいは楽天的になれる何かをみつけることが困難であると感じている．彼らは自己批判的で，軽蔑的で，仕事，自分自身，そして他者との関係を低く評価する傾向がある．彼らの相貌学的特徴は，しばしば彼らの気分を反映し，気力に乏しい態度，抑うつ的な表情，かすれた声，そして精神運動性活動は緩徐である．

鑑別診断　持続性抑うつ障害は，抑うつ性パーソナリティで起こるより大きな気分の変動を特徴とする気分障害である．持続性抑うつ障害は挿話性で，いつでも起こり，通常原因となるストレス因子がある．抑うつ性パーソナリティは，持続性抑うつ障害とうつ病がより重篤な異型であるという一連の感情状態の一部を成すものとして概念化されうる．回避性パーソナリティ障害の患者は内向的で依存性である，しかし，彼らは抑うつ性パーソナリティの人と比較し，抑うつよりも不安の方が強い傾向がある．

経過と予後　抑うつ性パーソナリティの人は，持続性抑うつ障害とうつ病に至るリスクが高いと考えられる．クライン(Donald Klein)とミルズ(Gregory Mills)による最近の研究では，抑うつ性パーソナリティの人は対照群より現在の気分障害，生涯の気分障害，うつ病そして持続性抑うつ障害の比率が有意に高かった．

治療　精神療法は，抑うつ性パーソナリティのために選択すべき治療である．患者は洞察指向的精神療法に反応する．彼らは現実検討がよいため，疾患の精神力動への洞察を得ることができ，そして対人関係におけるその効果を認めることができる．治療は，長期にわたる傾向がある．認知療法は，患者が彼らの低い自尊心と悲観論の認知的現れを理解するのに役立つ．集団精神療法と個人精神療法も役に立つ．自己援助療法(self-help measure)に反応する人もいる．

　精神薬理学的治療としては抗うつ薬，特にセルトラリン(ジェイゾロフト)1日50 mgのようなセロトニン作動薬の使用があげられる．アンフェタミン1日5〜15 mgのような，少量の精神刺激薬の投与に反応する患者もいる．すべての症例で，精神薬理学的作用薬は，最大の効果を得るために，精神療法と共に用いられるべきである．

サドマゾヒズム性パーソナリティ

　サディズム(加虐性愛)，マゾヒズム(被虐性愛)，あるいは両者の混合した要素を特徴とするパーソナリティ類型がある．精神医学において大きな臨床的，歴史的関心の対象であることから，サドマゾヒズム性パーソナリティ(sadomasochistic personality)をここで取り上げる．これはDSM-5の公式診断カテゴリーではないが，特定不能のパーソナリティ障害として診断できる．

　サディズムは，一般に性的虐待，肉体的，あるいは心理的に虐待することによって，他者に苦痛を与えたいという欲求である．それは，18世紀に他者に痛みを与えるとき性的喜びを経験する人について記載したサド[Marquis de Sade]の名に由来する．フロイトは，サディストは去勢不安を避けており，彼らは自分自身にされるだろうと恐れていることを他者にすることができるときのみ性的喜びを遂げることができると考えた．

　マゾヒズム(19世紀オーストリアの小説家であるマゾッホ[Leopold von Sacher-Masoch]の名に由来)とは，自分に疼痛を与えることによる性的満足の達成をいう．いわゆる道徳的なマゾヒストは，身体的な痛みよりもむしろ屈辱と失敗を一般に望む．フロイトは，マゾヒストがオルガズムを達成する能力は，性交についての不安や罪意識によって妨げられており，それらは彼ら自身の苦痛と罰によって軽減されると考えた．

　臨床的観察では，サディズムとマゾヒズムの行為の両方の要素が通常同一人物に存在する．精神分析を含む洞察指向的精神療法の治療が効果的であった症例もある．治療の結果，患者は過大な無意識的罪悪感から2次的に生じる自罰要求に気づくようになり，また小児期早期に起源をもつ抑圧された攻撃衝動を認めるようになる．

サディズム性パーソナリティ

　サディズム性パーソナリティ(sadistic personality)はDSM-5には記載されていない．しかし，いまだに文献には登場し，記述的に使用されている．サディズム性パーソナリティの人の行動は成人期早期に始まり，残酷で，下品で，攻撃的であり，それは直接他者に向けられる．身体的な残酷性もしくは暴力は，他者に苦痛を与えるために用いられ，そこには盗みを働くために誰かを襲うといった他の目的はない．サディズム性パーソナリティの人は，他者の前で人に恥をかかせたり傷つけたりすることを好み，通常，特に子どもを，異常に厳しく扱ったり折檻したりする傾向がある．一般に，サディズム性パーソナリティの人は，暴力，武器，傷害または拷問に魅了される．この障害と診断される場合，そのような人は自分自身の行動から性的興奮を得るという欲求のみによって動機づけられるのではない．もし彼らが単に性的興奮を得ることのみによって動機づけられているならば，性的サディズムによるパラフィリア(性的倒錯)と診断すべきである．

一般身体疾患によるパーソナリティの変化

　一般身体疾患によるパーソナリティの変化は，重要な事象である．ICD-10は脳疾患，脳損傷，脳機能不全によ

るパーソナリティと行動の障害の診断をあげており，それには器質性パーソナリティ障害，脳炎後症候群と脳振盪後症候群が含まれる．一般身体疾患によるパーソナリティの変化は，パーソナリティ様式と特性の，以前の機能からの著しい変化を特徴とする．パーソナリティの変化に先行する原因となった器質性因子の証拠がなければならない．

病因

脳の構造上の損傷は，通常パーソナリティの変化の原因となる．頭部外傷はおそらく最も一般的な原因であろう．脳の悪性新生物や血管性障害，特に側頭葉と前頭葉に生じたものもまたよくみられる原因である．パーソナリティの変化に関連することの多い疾患を，表22-11に示した．

診断と臨床像

以前の行動様式からかけ離れたパーソナリティの変化，あるいは以前のパーソナリティ特性の先鋭化が著明である．感情と衝動の表現の制御障害が基本的な特徴である．多幸症もしくは無関心が目立っていても，感情は不安定で浅薄である．多幸症は，軽躁状態に似ているが，真の高揚感はなく，患者は真に幸福な感覚は認めないであろう．特に，前頭葉が障害されている場合，患者の興奮と表面的なおどけには空虚で馬鹿げた調子がある．また，前頭葉の損傷と関連した，いわゆる前頭葉症候群は，今ここの環境における出来事への関心の欠如を特徴とし，顕著な無関心と無感動がみられる．少しあるいは全く誘因がなくても生じる怒りの爆発は，特にアルコール摂取後に生じ，暴力行為に至る可能性がある．衝動の表現は，不適切な冗談，荒っぽい作法，みだらな性欲亢進，他者への攻撃，性的非行や万引きのような結果的に違法である反社会的行為にみられる．その行動がもたらす社会的もしくは法的な結果を予測する深慮や能力は著しく減少している．側頭葉てんかん患者は，ユーモアのなさ，過書，狂信的信仰と発作間の顕著な攻撃性を特徴的に示す．

一般身体疾患によるパーソナリティの変化の患者は知覚には問題がない．しばしば認知機能の軽度の障害が同時に存在するが，知的荒廃に至るわけではない．患者は注意力減弱の傾向があり，それが近時記憶に障害があることの説明になる可能性がある．しかし，些細な刺激で，彼らが忘れてしまったと主張することを思い出す傾向がある．感情的不安定さや衝動制御の障害を含む行動，あるいはパーソナリティに目立った変化を示した患者，精神疾患の病歴の全くない患者，そしてそのパーソナリティの変化が急激にもしくは比較的短期間に出現している患者ではこの診断を疑うべきである．

蛋白同化ステロイド 高校や大学の運動選手とボディービルダーの多くが短期間に肉体的発達を最大にするため蛋白同化ステロイドをますます使用するようになっている．蛋白同化ステロイドには，オキシメトロン（Anadrol），

 表22-11 パーソナリティの変化と関連する身体疾患

頭部外傷
脳血管障害
脳腫瘍
てんかん（特に，複雑部分発作）
ハンチントン舞踏病
多発性硬化症
内分泌障害
重金属中毒（マンガン，水銀）
神経梅毒
後天性免疫不全症候群（エイズ）

ソマトロフィン（Humatrope），スタノゾロール（Winstrol）とテストステロンがある．

ステロイド乱用によるパーソナリティの変化を，一般身体疾患によるパーソナリティの変化として診断するのか，あるいはその他の（不明な）物質の使用による障害として診断したほうがよいのかは不明である．蛋白同化ステロイドはパーソナリティや行動の持続的変化の原因となりうるため，ここで論じる．蛋白同化ステロイド乱用については，第20章の20.11節で論じた．

鑑別診断

認知症は知的機能や行動能力の全般的悪化を示し，パーソナリティの変化はその一部を占めるにすぎない．パーソナリティの変化は，結局認知症に進展する認知障害を予告している場合がある．それらの症例では，荒廃が重要な記憶と認知の欠損を包含し始めるにつれ，診断は一般身体疾患によるパーソナリティの変化から認知症へと変わる．統合失調症，妄想性障害，気分障害や衝動制御障害のようなパーソナリティの変化が生じる可能性のある他の障害から特殊な症候群を鑑別するには，医師は，パーソナリティの変化における特定の器質的因子という最も重要な要因の存在を考慮しなくてはならない．

経過と予後

一般身体疾患によるパーソナリティの変化の経過と予後は，その原因に依存する．もしその障害が脳の構造上の損傷の結果ならば，障害は持続する傾向がある．そのような障害は頭部外傷あるいは血管性障害による昏睡やせん妄後に続いて生じ，永続する可能性がある．パーソナリティの変化は，脳腫瘍，多発性硬化症，ハンチントン舞踏病では認知症に発展することがある．慢性中毒や内科疾患，パーキンソン病に用いるレボドパのような薬物療法の結果引き起こされたパーソナリティの変化は，根本的原因が治療されれば回復するであろう．患者の基本的要求を満たし，繰り返される法的争いを避け，患者とその家族を他者の敵意，そして衝動性と病的行動がもたらす貧困から守るために，保護的看護，または少なくとも周到な管理が必要となる場合もある．

治　療

　パーソナリティの変化の管理は，背景にある器質疾患の治療が可能であれば，その器質疾患自体の治療となる．特異的な症状に対する精神薬理学的治療として，症例によってはうつ病に用いられるイミプラミンやフルオキセチンのような薬物が必要であろう．

　重篤な認知障害あるいは行動制御の減弱のある患者は，職業上の困難を避けるため，あるいは社会的機能の障害を防ぐためのカウンセリングを必要とする．概して，患者の家族は，感情的な支持と患者の好ましくない行いを最小にするのを助ける方法についての具体的なアドバイスを必要としている．アルコールは避けるべきである．患者が粗暴な攻撃的態度で行動する傾向があるならば，社会的用務は削減されるべきである．

精神生物学的治療モデル

　精神生物学的治療モデルとは精神療法と薬物療法の組み合わせであり，気質と性格に関する確立された構造的・臨床的特性および仮説的な神経化学的特性を基礎としている．薬物療法と精神療法はパーソナリティ特性や性格発達段階に合わせて系統的に組み合わせることが可能であり，このことが他の治療法に優る利点である．

　薬物によるパーソナリティ障害の治療は，最も新しい治療法である．標的症状を特定し，効果が明らかになっている薬物をさまざまなパーソナリティ特性（例えば，傷害回避）に対して処方する．パーソナリティ障害のさまざまな標的症状に用いられる薬物の概要を，表22-12に示した．

　「プロザックに聞け」(Listening to Prozac)という著書において，クレーマー(Peter Kramer)は，フルオキセチンによってセロトニン濃度が上昇したときの劇的なパーソナリティの変化について記述した．その変化とは，拒絶への感受性の低下，自己主張の増加，自尊心の改善，ストレス耐性の向上などである．このようなパーソナリティ特性の変化は，広範な精神症状を呈している人々ばかりではなく，診断可能な精神疾患をもたない人々にも起こってくる．特定のパーソナリティ特性以外は正常な（すなわち，どのパーソナリティ障害の診断基準も満たさない）人に薬物を処方することは，論争の余地がある．それは，批判者からは「美容精神薬理学」(cosmetic psychopharmacology)と呼ばれている．

気　質

　気質(temperament)とは，規範的な身体刺激への条件つき行動反応調整における，身体側の偏倚を指している．行動の条件付け（すなわち，手続き的な学習）は，意識的な認知，記述的な観察，反射または推理から独立していて，基本感情（例えば，恐れまたは怒り）を引き出す前意味論的な感覚を伴っている．トーマスとチェス(A. Thomas と S. Chess)による開拓的な研究は，動機づけ（「なぜ」）と行動の内容（「何」）とが区別されるように，気質を，行動という文体の構成要素（「どんなふうに」）として概念化した．しかし，現代の気質概念は，その感情的で，刺激的で，適応可能な側面を強調する．具体的には，4つの主要な気質特性が同定され，広範な神経生物学的，社会心理的，臨床的研究の対象となった．すなわち，傷害回避(harm avoidance)，新奇性追求(novelty seeking)，報酬依存(reward dependence)，そして忍耐(persistence)である．気質のこの4大要因モデルが，振り返ってみれば，古来からの4つの気質の現代的解釈とみなしうることは注目に値する．どの程度メランコリック（傷害回避）で，胆汁質（新奇性追求）で，多血質（報酬依存）で，粘液質（忍耐的）であるかは，個々人ごとに異なっている．しかし，4つの気質は現在，互いに相容れないカテゴリーではなく，同じ個人の内ですべての可能な組合せから起こる遺伝的に独立した特質であると理解されている．

生物学的性格特性　4つの性格特性(character trait)が，特定の神経化学物質と神経生理学的基盤により，おのおの記述されている．それらは，環境や過去の経験による変更に関係なく，強く，不変な共変動の一般的原型を共有する．表22-13は気質の4つの特質の上で極端な得点を識別する，対照的な行動セットをまとめたものである．高からず低からずの得点がより良い適応を本質的に意味するように，これら側面のおのおのの極端には，適応面における特定の利点と不利がある点に注目してほしい．4つの気質側面のおのおのは，特定のDNAマーカーによる遺伝子関連の研究だけでなく，家族と双生児の研究によって一意的な遺伝的決定因をもっている．一部の研究者は，若干の特性（例えば，新奇性追求遺伝子）のために，特定の遺伝子を仮定している．

傷害回避　傷害回避は，懲罰と非報酬の信号に反応して行動を抑制する遺伝的偏倚である．不確実性への恐れ，社会的抑制，人見知り，易疲労性，他の人が悩まない状況にさえ生じる取り越し苦労において傷害回避は観察される．傷害回避の低い人は，のんきで，勇敢で，精力的で，外向的で，大部分の人を悩ませる状況においてさえ，楽観的である．

　傷害回避の精神生物学は複雑である．ベンゾジアゼピンは，背側縫線核から始まるセロトニン作動性ニューロンのγアミノ酪酸(GABA)抑制により，回避の抑制を解除する．

　米国立精神衛生研究所(NIMH)のポジトロン放出断層撮影(PET)は，[^{18}F]-デオキシグルコース(FDG)による31人の健常成人ボランティアの単純連続課題研究で，傷害回避が，前帯状傍回回路，特に右扁桃体と島回，右の眼窩前頭皮質と左の内側前頭葉前部皮質における活動増加と関連していることを示した．

　血漿中の高いGABA濃度は，低い傷害回避と関連している．血漿GABA濃度は不安感受性の他の測定値とも関連し，脳内GABA濃度とも高度に関連する．最後に，

表 22-12 さまざまな標的症状に対して用いられるパーソナリティ障害治療薬

標的症状	選択薬物	禁忌[a]
I. 行動制御障害		
攻撃性または衝動性		
情動的攻撃性（かんしゃく［脳波は正常］）	リチウム[a]	?ベンゾジアゼピン
	セロトニン作動薬[a]	精神刺激薬
	抗けいれん薬[a]	
	低用量の抗精神病薬	
略奪的攻撃性（敵意または虐待）	抗精神病薬[a]	ベンゾジアゼピン
	リチウム	精神刺激薬
	β アドレナリン作用受容体拮抗薬	
器質性関連の攻撃性	イミプラミン[a]	
	コリン作動薬（ドネペジル）	
発作性の攻撃性（異常脳波）	カルバマゼピン[a]	抗精神病薬
	ジフェニルヒダントイン[a]	精神刺激薬
	ベンゾジアゼピン	
II. 感情調節障害		
情動不安定	リチウム[a]	?三環系薬物
	抗精神病薬	
抑うつ症状		
非定型抑うつ，不機嫌	MAOI[a]	
	セロトニン作動薬[a]	
	抗精神病薬	
感情的遊離	セロトニン-ドパミン拮抗薬[a]	?三環系薬物
	非定型抗精神病薬	
III. 不安		
慢性認知不安	セロトニン作動薬[a]	精神刺激薬
	MAOI[a]	
	ベンゾジアゼピン	
慢性的心身不安	MAOI[a]	
	β-アドレナリン受容体拮抗薬	
重度の不安	低用量の抗精神病薬	
	MAOI	
IV. 精神病症状		
急性精神病症状および精神病	抗精神病薬[a]	精神刺激薬
慢性精神病および軽度の精神病様症状	低用量抗精神病薬	

[a]選択薬と主な禁忌．
MAOI：モノミン・オキシダーゼ阻害薬．

セロトニン担体の発現を調節している染色体 17q12 上の遺伝子は，傷害回避における全分散の 4～9％を説明しうる．これらの研究結果は GABA と背側縫線核からのセロトニン投射路がともに，傷害回避で測定される行動抑制における個体差の基礎をなしていることを支持する．セロトニン作動薬を投与された人では傷害回避行動は減少する．

新奇性追求 新奇性追求は，目新しさに反応した摂食行動の起動または活性化，報酬信号への接近，条件つき懲罰信号の活発な回避，無条件の懲罰からの逃避（遺伝性の学習システムの一部として共変動すると仮定されるすべて），において遺伝的偏倚を反映する．

新奇性追求は，目新しさに応じての探査活動，衝動性，報酬信号への接近の無節制，欲求不満の活発な回避として観察される．新奇性追求性向の高い人は，かんしゃくを起こしやすく，好奇心に富み，退屈しやすく，衝動的で，贅沢で，無秩序である．新奇性追求性向の弱い人は，かんしゃくを起こしにくく，詮索好きではなく，自制的で，思慮深く，質素で，堅苦しく，単調さに寛容で，整然としている．

ドパミン投射路が新奇性追求において決定的に重要な役割を演じている．新規性追求は前シナプス終末におけるドパミン再取り込みの増加に関連している．それゆえに，後シナプスドパミン刺激を最適状態に保つための頻回の刺激が必要となる．新規性追求は，さまざまな快楽追求行動につながり，その 1 つに喫煙がある．喫煙は血

表 22-13 4つの気質特性における高低の記述因子

気質側面	両極端な変動因子の記述	
	高い	低い
傷害回避	悲観的	楽観的
	小心	大胆
	内気な	外向的
	疲れやすい	精力的
新奇性追求	探究的	遠慮がち
	衝動的	慎重な
	贅沢な	倹約的
	易刺激的	自制的
報酬依存	感傷的	超然
	開放的	よそよそしい
	暖かい	冷たい
	愛情豊かな	自律的
忍耐	勤勉	怠惰
	意志強固	わがまま
	熱狂的	目標未達成
	完璧主義	実利的

小板においてMAO_B活性低値がしばしば観察されることの説明となる可能性がある。なぜなら，喫煙は血小板と脳におけるMAO_B活性を抑制するからである。

ドパミン神経伝達に関する遺伝子研究によると，ドパミン担体遺伝子(DAT1)と4型ドパミン受容体遺伝子(DAT4)が新規性追求あるいは冒険的行動と関連しているという証拠がある。

報酬依存 報酬依存は社会的報酬刺激に反応した行動をとりつづけることを反映する。報酬依存性が高い人は，優しく，敏感で，社会に依存的で，社交的である。報酬依存性の低い人は，実践的で，現実的であり，冷静で，社会から影響を受けず，優柔不断で，独りでいることに無頓着である。

青斑核からのノルアドレナリン投射路と正中縫線核からのセロトニン投射路が，報酬依存の条件づけに影響していると考えられている。高い報酬依存は，視床活動の亢進と関連している。報酬依存が高い人では，3-メトキシ-4-ヒドロキシフェニルグリコール(MHPG)濃度が低い。

忍耐 忍耐は，葛藤，疲労にもかかわらず行動を維持し，これを断続的に強化している。忍耐の高い人は，勤勉で，粘り強く，野心的で，予想以上のことを達成する。そして，期待される報酬に応じてさらなる努力をし，欲求不満と疲労を解決すべき挑戦と捉える。忍耐性の低い人は，怠け者で，不活発，不安定で，気まぐれである。彼らは欲求不満に直面すると容易にあきらめ，より高度な達成をめざして奮闘することはなく，間欠的に報酬を得られたとしてもほとんど忍耐を示すことがない。

ネズミを用いた最近の研究では，部分的な反応強化の消去の保全が海馬への連絡とグルタミン代謝と関連することがわかった。忍耐性は精神刺激薬によって強化されることがある。

気質の精神生物学 傷害回避，新奇性追求，報酬依存と忍耐の気質特性はそれぞれ，傷害，目新しさ，社会的な承認と断続的な報酬に対する自動反応の基礎をなす遺伝的相違と定義される。4つの気質特質のおのおののための構成要素特性(「側面」)には，異なった学習特徴があり，気質の他の構成要素と互いに強く相関している。人間の気質構造に組織的に関連がある動物の学習で最も包括的な神経生物学的モデルを，表22-14にまとめた。このモデルは，行動抑制(傷害回避)，行動の起動(新奇性追求)，社会的な取付け(報酬依存)と部分的な強化(忍耐)のために4つの分離できる脳システムを特徴づけている。

気質と基本感情の個体差は，感覚の情報処理を修正し，初期の学習特徴(特に，無意識な行動反応の連想的な条件付け)を形づくる。情動ベースの自動行動特性と習慣取得の基礎をなしている情動性と学習において，気質は遺伝性の偏倚という術語で概念化される。そして，自動行動特性と習慣は若い頃から観察され，個人の一生の間比較的安定している。

4つの主要な特質のおのおのは正規分布した量的特性であり，かなり遺伝的で，小児期初期から観察可能で，比較的安定しており，かなり青年期と成人期の行動を予言する。4つの特質は，米国，オーストラリアと日本の大規模な，独立した双生児研究において，遺伝的に均一であることが示された。個性の強い違い(それは最初，あまり安定していない)は，人生の2～3年めの間に安定する傾向がある。したがって，スウェーデンの子どもたちにおいて大規模になされた，10～11歳の子の4つの気質特性の評価は，15, 18, 27歳時の，パーソナリティ特性をかなり予言するものとなった。

4つの特質は，人の住むあらゆる大陸での異文化，人種集団と政治制度全体を通じ，普遍的であることが繰り返し示された。要約すると，それらは遺伝性であるので，パーソナリティのこれらの側面は気質と呼ばれ，若い頃に現れ，発生的に安定で，異文化間でも一貫している。加齢によって急速な変化を示さないという点で，気質特性は結晶性知能と類似している。

参考文献

Bateman A, Fonagy P. 8-year follow-up of patients treated for borderline personality disorder: Mentalization-based treatment versus treatment as usual. *Focus.* 2013;11(2), 261–268.

Cloninger CR. *Feeling Good: The Science of Well Being.* New York: Oxford University Press; 2004.

Crawford TN, Cohen P, Johnson JG, Sneed Joel R, Brook JS. The course and psychosocial correlates of personality disorder symptoms in adolescence: Erikson's developmental theory revisited. *J Youth Adolesc.* 2004;33:373–387.

Forster C, Berthollier N, Rawlinson D. A Systematic Review of Potential Mechanisms of Change in Psychotherapeutic Interventions for Personality Disorder. *J Psychol Psychother.* 2014;4(133):2161–0487.

Helgeland MI, Kjelsberg E, Torgersen S. Continuities between emotional and disruptive behavior disorders in adolescence and personality disorders in adulthood. *Am J Psychiatry.* 2005;162:1941–1947.

Johnson JG, First MB, Cohen P, Skodol AE, Kasen S, Brook JS. Adverse outcomes associated with personality disorder not otherwise specified in a community sample. *Am J Psychiatry.* 2005;162:1926–1932.

表 22-14 気質の基礎をなしている刺激-反応パターンに影響する4つの分離可能な脳システム

脳組織(関連した気質的側面)	主要な神経調節物質	関連刺激	行動反応
行動の抑制(傷害回避)	GABA セロトニン(背側縫線核)	嫌悪条件付け(条件刺激と無条件刺激の組合せ) 懲罰と欲求不満的な無報酬の条件つき信号	嫌悪する条件刺激の形成 受動的な回避 絶滅
行動の起動(新奇性追求)	ドパミン	目新しさ 報酬の条件刺激 単調さまたは懲罰を解除する条件つきまたは無条件刺激	調査追跡 食欲行動 積極的回避 脱出
社会的つながり(報酬依存)	ノルエピネフリン セロトニン(正中縫線核)	報酬条件付け(CSとUCSの組合せ)	食欲のCSの形成
部分的な強化(忍耐)	グルタミン酸塩 セロトニン(背側縫線核)	断続的な(部分的な)強化	死滅に対する抵抗

CS：条件つきの刺激；GABA：γアミノ酪酸；UCS：無条件刺激.
Cloninger CR. A systematic method for clinical description and classification of personality variables. *Arch Gen Psychiatry*. 1987；44：573 から改変.

Linehan MM, Comtois KA, Murray AM, Brown MZ, Gallop RJ, Heard HL, Korslund KE, Tutek DA, Reynolds SK, Lindenboim N. Two-year randomized controlled trial and follow-up of dialectical behavior therapy vs therapy by experts for suicidal behaviors and borderline personality disorder. *Arch Gen Psychiatry*. 2006;63(7):757–766.

Nickel MK, Muehlbacher M, Nickel C, Kettler C, Pedrosa Gil F, Bachler E, Buschmann W, Rother N, Fartacek R, Egger M, Anvar J, Rother WK, Loew TH, Kaplan P. Aripiprazole in the treatment of patients with borderline personality disorder: A double-blind, placebo-controlled study. *Am J Psychiatry*. 2006;163(5):833–838.

Ozkan M, Altindag A. Comorbid personality disorders in subjects with panic disorder: Do personality disorders increase clinical severity? *Compr Psychiatry*. 2005;46:20–26.

Pagan JL, Oltmanns TF, Whitmore MJ, Turkheimer E. Personality disorder not otherwise specified: Searching for an empirically based diagnostic threshold. *J Pers Disord*. 2005;19:674–689.

Papaioannou D, Brazier J, Parry G. How to measure quality of life for cost effectiveness analyses of personality disorders: A systematic review. *J Pers Disord*. 2013;27(3):383–401.

Schwarze C, Mobascher A, Pallasch B, et al. Prenatal adversity: A risk factor in borderline personality disorder? *Psychol Med*. 2013;43(6):1279–1291.

Sussman N. Borderline personality and bipolar disorders: Is there a connection? *Primary Psychiatry*. 2004;11:13.

Svrakic DM, Cloninger CR. Personality disorders. In: Sadock BJ, Sadock VA, eds. *Kaplan & Sadock's Comprehensive Textbook of Psychiatry*. 8th edition. Vol. 2. Philadelphia: Lippincott Williams & Wilkins; 2005:2063.

Witkiewitz K, King K, McMahon RJ, et al. Evidence for a multi-dimensional latent structural model of externalizing disorders. *J Abnorm Child Psychol*. 2013;41(2):223–237.

Zimmerman M, Rothschild L, Chelminski I. The prevalence of DSM-IV personality disorders in psychiatric outpatients. *Am J Psychiatry*. 2005;162:1911–1918.

(訳　上田雅道)

23 救急精神医学

23.1 自殺

　英語の自殺(suicide)という言葉は,「自己の殺人(self-murder)」を意味するラテン語からきている.自殺は死への願望を実現する,死を決する行為である.しかし,自殺を考えることと実行することとの間には距離がある.事前の計画なしに,一見,衝動的に自らの命を絶つ人がいる一方で,実行の前に数日,数週,あるいは数年にもわたって計画する人もいる.自殺の定義から見過ごされてしまうものに,死亡原因を意図的に自殺と分類しなかったもの,不明確な原因による事故,そしていわゆる慢性的自殺(chronic suicide；例えば,アルコールやその他の物質乱用による死や,依存症,肥満,高血圧に対する医学的養生の意識的な軽視による死)がある.自殺に関する文献の他の用語については,表23.1-1に示した.

　精神医学において自殺は,第1位の緊急事態であり,殺人や他の症状を呈しているため基底にある致死的疾患を見落とすことは,精神医学的な緊急事態としてそれほど多くはない.精神科医にとっての自殺は,内科医にとっての癌と同様であり——精神科医が最適な医療を行ったとしても,それでも患者は自殺によって死んでしまうことがある.そのように,自殺を予測することは不可能であるが,沢山の手がかりをみつけることができる場合もある.もし患者が死亡し訴訟になったとしても,自殺のリスク低減を促進し訴訟の成功の可能性を減少させる一般的に認められた医療の基準がある.自殺は愛する人の自殺によって残された人に与える破壊的な遺産,治療をしていた医師に与える衝撃,そして死者のことを気づかっていた臨床家たちに残す問題という面からも考える必要がある.おそらく自殺に関する最も重要な概念は,自殺はほとんど常に精神疾患,中でも通常はうつ病の結果であり,心理的および薬理的な治療が可能であるということである.

疫　学

　米国では自殺による死は1年当たり約3万5000人(1

 表 23.1-1　自殺念慮と行動の構成用語

頓挫した自殺企図：死のうとしたが身体的損傷が生じる前にその企図を中止した,明示的または暗黙的証拠のある自傷性のある行為

故意の自傷：死を意図せずに,痛みの伴う破壊的な有害行為を故意に自ら行うこと.

自殺行動の致死性：生命の客観的な危険は自殺の方法や行動に関連する.致死性は医学的に危険なことにおける個人の期待と区別され,そして常に一致するわけではない.

自殺念慮：自身の死の行為者としての考え.深刻さは自殺計画の特異性と自殺意図の程度に依存して変わることがある.

自殺意図：死に至る自己破壊的な行為の欲求と客観的な予測.

自殺企図：致命的結果に至らなかった自傷行為で,人が死を意図した明示的または暗黙的な証拠を伴う.

自殺：死を意図する明示的または暗黙的な証拠を伴う,自身に与えた死.

日当たり約100人)である.これは殺人による死が1年当たり約2万人であることと対照的である.自殺未遂と自殺既遂は25対1の比率であると概算される.過去100年の間に特定の部母集団における自殺率の有意な変化はみられるが(例えば,青年期では増加し,高齢者の割合は減少している),20世紀を通してそして21世紀の最初の10年において,平均およそ10万人当たり12人と自殺率はほとんど一定のままである.近年,米国において自殺は心疾患,癌,慢性下部呼吸器疾患,脳血管疾患,事故,アルツハイマー病,糖尿病,インフルエンザと肺炎,腎疾患に次いで,すべての死因の第10位に位置する.

　米国における自殺率は先進国の自殺率の中間にある.国際的に,自殺率はリトアニア,韓国,スリランカ,ロシア,ベラルーシ,ガイアナなどの10万人当たり25人以上の高い範囲から,ポルトガル,オランダ,オーストラリア,スペイン,南アフリカ,イタリア,エジプトなどの10万人当たり10人以下の低い範囲に及ぶ.

　過去10年間における州ごとの自殺の分析では,ニュージャージー州は男女ともに最も低い自殺率を示し,モンタナ州は最も高い自殺率を示すことが明らかになった.モンタナ州とワイオミング州は男性において最も高い自

殺率を，アラスカ州とアイダホ州は女性において最も高い自殺率を示す．世界中で最も多い自殺の場所はサンフラシスコのゴールデンゲートブリッジであり，橋が開通した 1937 年から 1600 人が自殺している．

危険因子

性　差　女性は男性の 3 倍，自殺を試みる，もしくは自殺願望をもつという事実とは逆に，米国では年齢や人種にかかわらず男性は女性の 4 倍以上多く自殺している．この相違の理由は不明であるが，これは使用する手段に関連している可能性がある．男性は女性よりも銃器の利用，首吊り，または高い場所から飛び降りることによって自殺する可能性が高い．一方，女性は一般的に精神活性物質または毒物を過剰摂取する．しかし，女性のあいだで銃器の使用は増加している．銃規制法の施行されている州では，銃器による自殺は減少している．世界的に最も一般的な自殺の方法は首吊りである．

年　齢　すべての集団において青年期以前の自殺は稀である．自殺率は年齢と共に上昇し，中年の危機の重要性が強調される．男性では自殺のピークは 45 歳以後である．一方，女性では自殺既遂が最も多くなるのは 55 歳以後である．65 歳もしくはそれ以上の男性は，10 万人あたり 29 人の割合で自殺をする．高齢者が自殺を試みるのは若者より少ないが，若者よりも成功しやすい．高齢者は全人口の 13％しか占めていないが，高齢者は自殺者の 16％を占める．

しかし，自殺率は若者のあいだで上昇している．15〜24 歳の若者において，自殺は事故と他殺に継ぐ 3 番目に多い死因である．この年代群の自殺未遂は，毎年 100 万〜200 万人の間である．現在，ほとんどの自殺は 35〜64 歳の間の年代で起こっている．

人　種　生涯を通して白人の男性と女性における自殺率は，アフリカ系米国人の男性と女性の約 2〜3 倍である．都心に住む若者と米国先住民とアラスカ先住民では，自殺率は国の平均を大きく超える．移民の自殺率は原地生まれの人より高い．

宗　教　歴史的に，米国のプロテスタントとユダヤ教徒はカトリックよりも高い自殺率を示す．イスラム教徒の自殺率は非常に低い．宗教的正統性と統合性の程度は，単にどの宗教に加入しているかということよりも，自殺に関する正確なリスクの測定尺度であるかもしれない．

配偶者の有無　結婚は自殺のリスクをかなり減少させ，特に家庭に子どもがいる場合はそうである．独身で結婚したことのない人は，結婚している人の 2 倍近く自殺している．離婚により自殺のリスクは上がり，離婚した男性は女性と比較して 3 倍自殺しやすい．未亡人と寡夫も自殺率が高い．社会から孤立し自殺の家族歴がある（未遂もしくは既遂）人は，通常よりも自殺しやすい．いわゆる記念日自殺（anniversary suicide）をする人は，家族が自殺した日に自身も自殺する．同性愛者の男女は異性愛者よりも自殺率が高いようである．

職　業　社会的地位が高いほど自殺のリスクは高くなるが，社会的地位からの転落もまたリスクを増加させる．一般に仕事は自殺から守る．職業の順位の中で，特に医師は従来から最大のリスクがあると考えられている．他のハイリスクの職業には法執行者，歯科医，芸術家，修理工，弁護士，そして保険代理業者がある．自殺は雇用者よりも非雇用者に起きやすい．景気後退と不景気の期間に自殺率は増加し，高雇用の期間と戦時中に自殺率は低下する．

医師の自殺　現時点でのデータは，米国の男女の医師の自殺率が上昇しているという結論を支持している．米国では毎年約 400 人の医師が自殺すると概算される．英国とスカンジナビアのデータは，男性医師の自殺率は同年代の一般男性の 2〜3 倍であることを示した．女性医師も他の女性よりも自殺のリスクが高い．米国では，25 歳以上のすべての白人女性で 10 万人当たり 12 人であるのに対して，女性医師の年間自殺率は 10 万人あたりおよそ 41 人である．自殺をした医師は精神疾患，特にうつ病，物質依存もしくはその両方を患っていたということが調査によって示された．男性医師と女性医師の両方とも一般人よりも，薬物の過剰摂取により自殺することが多く，銃器により自殺することは少ない．薬物有効性と毒物の知識は，医師の自殺において重要な因子である．医師の中では，精神科医は一番リスクが高く，次いで眼科医と麻酔科医であると考えられているが，すべての専門医に自殺するリスクがある．

天　候　自殺について，季節との有意な相関は見出されていない．自殺は春と秋にわずかに増えるが，一般的な考えとは異なり 12 月と休暇の時期には増えない．

身体的健康　身体的健康および病気と自殺の関係は重要である．自殺前に内科医を受診していることは，自殺のリスクの指標になるようである．自殺する人の約 3 分の 1 は，死の前 6 か月以内に医療上の処置を受けており，そして身体疾患は，自殺の約半数において，重要な寄与因子であると推定されている．

自殺と自殺企図の両方に関連する病気による要因として，身体的機能障害（特に，職業や娯楽で身体的な活動が重要である場合），美貌の喪失（特に，女性の場合），慢性的で難治性の苦痛があげられる．血液透析の患者はハイリスクである．病気の直接的な影響に加えて，人間関係の崩壊や職業的地位の喪失のような 2 次的影響も自殺の前兆となる要因である．

うつ病を引き起こす薬物があり，場合によっては自殺に至る可能性がある．そのような薬物としては，レセルピン（アポプロン），コルチコステロイド，降圧薬，いくつかの抗癌薬がある．肝硬変のようなアルコールが関与する病気は自殺率が高い．

精神疾患　自殺あるいは自殺企図をする人のほぼ 95％には，診断された精神疾患がある．この数字のうち，80％は抑うつ障害によるものであり，統合失調症が 10％，認知症あるいはせん妄が 5％である．すべての精神疾患患

者の25％はアルコール依存でもあり，二重の診断をもっている．妄想性うつ病の人は自殺のリスクが最も高い．過去に衝動的な行動または暴力的な行動をした経歴は，何らかの理由で以前に精神科に入院していたことと同様に，自殺のリスクを増大させる．自殺する成人のなかで，若者と年配の人では精神科診断と事前のストレスとの両者で大きな違いがある．薬物乱用と反社会性パーソナリティ障害の診断は，30歳未満の自殺者において最も多く，気分障害と認知障害の診断は30歳以上の自殺者において最も多い．自殺につながるストレスは，30歳未満では離別，絶交，失業，法律上の争いであったが，30歳以上の自殺者では病気によるストレスが最も多かった．

精神科患者　精神科患者の自殺のリスクは，そうでない人の3～12倍である．リスクの程度は，年齢，性別，診断，入院か外来かによって異なる．かつて入院したことがある精神科患者の男性・女性は，一般人口と比べてそれぞれ5倍と10倍，自殺のリスクが高い．入院したことのない精神科外来患者の男性・女性の自殺のリスクは，一般人口と比べてそれぞれ3倍と4倍高かった．入院経験のある精神科患者がより高い自殺のリスクを示すのは，深刻な精神疾患のある患者（例えば，電気けいれん療法［electroconvulsive therapy：ECT］）を必要とするような抑うつ障害の患者）が入院する傾向があるからである．精神科診断で自殺のリスクが最も高いのは，男女とも気分障害である．

一般人口では，自殺者は中年ないしそれ以上の年齢が多い傾向があるが，精神科患者では自殺者は相対的に若いという研究報告が増えている．ある研究では，男性の自殺者の平均年齢は29.5歳，女性は38.4歳であった．このような自殺例の相対的な年齢の低さは，若年発症の2つの慢性的精神疾患——統合失調症と反復性抑うつ障害——が，自殺に部分的に寄与していることからある程度説明され，このことは精神科患者の自殺の研究の多くにみられる年齢と診断のパターンを反映しているといえる．

少数ではあるが無視できない割合の精神科患者が，入院中に自殺する．彼らの多くは精神科病棟内では自殺しないが，病院の敷地内で，外出許可時や週末の外出時に，あるいは無許可で所在不明となって自殺する．男女とも，精神科に入院した最初の週に最も自殺のリスクが高い．3～5週間後には，入院患者の自殺のリスクは一般人口と同程度になる．医療従事者の交替時，特に精神科研修医の交替時は，入院患者の自殺が起こりやすい時期である．入院患者の自殺は，病棟内での診療方針の変化，医療従事者の組織の混乱や志気喪失の時期にみられがちである．

精神科の外来患者では，退院後の時期が自殺のリスクが高い時期である．アイオワ精神科病院（Iowa Psychiatric Hospital）から退院した患者5000人を追跡調査したところ，退院後の最初の3か月で，女性患者の自殺率がアイオワ州の全女性の率の275倍にのぼることがわかった．男性患者の自殺率は，アイオワ州の全男性の率の70倍であった．自殺をしたうつ病患者の3分の1もしくはそれ以上は，退院した6か月以内に自殺をしているということが調査によりわかった．おそらく彼らはうつ病を再発したと考えられる．

主要な危険群は，抑うつ障害，統合失調症，物質乱用の患者群と，救急治療室に繰り返し訪れるような患者群である．頻繁に救急治療室を訪れるパニック症の患者も自殺のリスクが高い．このため，救急治療の場で働く精神保健の専門家は，自殺のリスクを評価し，適切な対処をする訓練を十分に受けておかなければならない．また，退院後に受診しなかった自殺のリスクのある患者と接触をとることの必要性を頭に入れておかなければならない．

抑うつ障害　気分障害は自殺に最も密接に関連する疾患である．自殺者のおよそ60～70％が，死の時点で重篤なうつ病にかかっている．双極性障害患者の自殺の生涯リスクはおよそ15～20％であり，自殺は躁状態よりもうつ状態のときにより起こりやすい．

抑うつ障害の患者の多くは，病気の後期ではなく初期に自殺する．女性のうつ病患者より男性のうつ病患者の自殺が多く，うつ状態の人の自殺のリスクは，独身，別居，離婚，配偶者との死別，近親者との最近の死別の場合に高くなる．地域社会における抑うつ障害患者の自殺は，中年またはより年配で起こる傾向がある．

社会的孤立がうつ病患者の自殺傾向を高める．この知見は，自殺する人は社会への結びつきが少ないという疫学的研究のデータと一致している．うつ病患者の自殺は，抑うつエピソードの最初あるいは最後に起こりがちである．他の精神科患者と同様に，病院から退院して1か月がリスクの高い時期である．

外来治療まで考慮すると，自殺するほとんどのうつ病患者は，治療を受けた既往がある．しかし，自殺する時点では，半分以下しか精神科治療を受けていなかった．詳細な検討によれば，治療を受けていた人々でも，治療が十分行われたとはいえなかった．例えば，抗うつ薬を処方されていた患者の多くは，治療的効果の不十分な服用量しか処方されていなかった．

統合失調症　統合失調症の患者の自殺のリスクは高い．自殺による死が10％に及ぶ．米国では，毎年推定で4000人の統合失調症患者が自殺している．統合失調症の発症は，典型的には青年期や成人初期である．そして，自殺するこれらの患者の多くは，病気の最初の数年間に自殺する．そのため，自殺する統合失調症の患者は若い．

このように，統合失調症患者の自殺のリスクの要因は，若年，男性，独身，過去の自殺企図，抑うつ症状に対するぜい弱性，そして最近の退院である．20代において，3，4回入院することは，自殺の可能性のある統合失調症患者の社会的，職業的，性的適応をおそらく徐々に害するであろう．結果として，自殺の可能性は，男性，未婚，失業，社会的孤立，1人暮し——おそらく1人用の部屋

で——で高くなる．最後の入院からもどった後，患者は新たな逆境を経験したり，あるいは以前から進行中の困難に引き戻されることがある．その結果，彼らは気持ちをくじかれ，救いも希望もないという絶望の感情を経験し，うつ状態に陥り，自殺の考えを抱き，最終的には実行してしまうことになる．ごくわずかの割合の人が，幻覚や被害妄想から逃れるために自殺をする．統合失調症患者の自殺の最大50％が，退院後の初めの数週間もしくは数か月の間に起こる．入院中に自殺をするのは少数のみである．

アルコール依存 アルコール依存者のうち15％に及ぶ人が自殺している．アルコール症の人の自殺率は毎年10万人あたり約270人と推定されている．米国では，毎年7000〜1万3000人のアルコール依存者が自殺している．

アルコール依存の自殺者のうちおよそ80％は男性である．この割合は，主としてアルコール依存の性別比を反映している．アルコール依存の自殺者は，白人，中年，未婚，友人不在，社会的孤立，その時点で飲酒を続けていたという傾向がある．40％に及ぶ人がかつて自殺企図をしていた．アルコール依存者による自殺の40％は，その患者の最後の入院から1年以内に起こっている．年配のアルコール依存者は，退院後の時期に特にリスクが高い．

最終的に自殺してしまうアルコール依存者の多くは，入院期間中にうつ状態とみなされ，3分の2は自殺した時に気分障害の症状があったという研究がある．アルコール依存の自殺者のうち50％もの人に，前年に親密で愛情のある人間関係を失った経験があった．このような人間関係の喪失や，その他の望ましくない人生の出来事が，おそらくアルコール依存を引き起こしたのであろうし，自殺の数週間，数か月前にしばしばみられる気分障害の症状を増悪するのに寄与したのであろう．

男性アルコール依存者に占める最大の群は，反社会性パーソナリティ障害である．詳細な検討によれば，このような患者は特に，自殺企図を起こしたり，他の物質を乱用したり，衝動的・攻撃的・犯罪的行動を示しがちで，アルコール依存の自殺者の中に多い．

その他の物質依存 さまざまな国における研究で，物質乱用者の高い自殺リスクが見出されている．ヘロイン依存者の自殺率は，一般人口のおよそ20倍である．静脈注射の物質を使う青年期の少女も高い自殺率を示している．致死量の物質が手に入ること，静脈注射の使用，併存する反社会性パーソナリティ障害，無秩序な生活，そして衝動性は，特に不快気分，うつ状態，酩酊時に，物質依存者を自殺行動に走らせる要因になっている．

パーソナリティ障害 自殺者の多くが，付随するさまざまなパーソナリティ上の困難や障害をもっている．パーソナリティ障害は，以下のようなさまざまな形で自殺行動の決定要素となりうる．それは，抑うつ障害やアルコール依存のような主要な精神疾患の素因となるこ

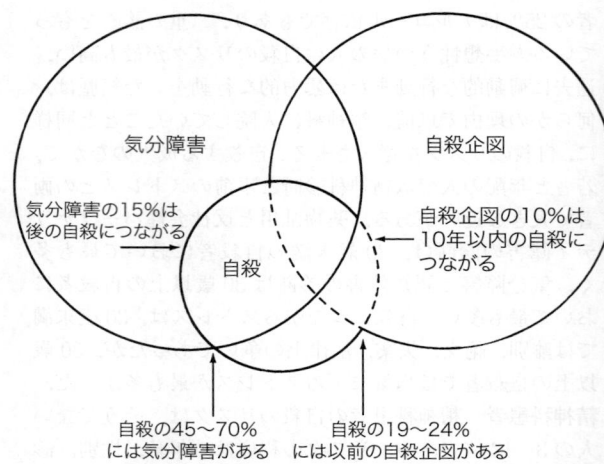

図23.1-1 自殺のデータとその気分障害および自殺企図との関連をまとめたベン(Venn)図形．(Alec Roy, M. D. のご好意による)

と，人間関係と社会適応の困難に導くこと，望ましくない人生上の出来事に陥らせること，精神的・身体的な障害に対処する能力を損なわせること，家族や医師や病院関係者などを含めた周囲の人との紛争を招くことである．

反社会性パーソナリティ障害の患者の5％が自殺すると推定されている．囚人の間では一般の人口よりも自殺が3倍多い．自殺した囚人の3分の1以上は，かつて精神科治療を受けたことがあり，半分は以前，それもしばしば6か月以内に，自殺騒ぎあるいは自殺企図を起こしていた．

不安症 パニック症と社交恐怖の患者では，ほぼ20％が自殺未遂を経験している．これらにうつ病を伴っている場合は，自殺の完遂のリスクが増す．

過去の自殺行動 過去の自殺企図はおそらく，患者が高い自殺のリスクに直面しているかどうかを示す最も精度のある指標であろう．研究によれば，自殺するうつ病患者のおよそ40％は過去に企図があるという．2度目の自殺企図のリスクは，最初の企図から3か月以内が最も高い．気分障害，完遂された自殺，自殺の企図との間の関係を，図23.1-1に示した．

うつ病は，完遂された自殺と深刻な自殺企図の両方に関連する．死への意志の深刻度と最もよく関連する臨床上の特徴は，抑うつ障害の診断の存在である．このことは，企図あるいは死への意志の深刻度を医学的に示すさまざまな尺度とともに，自殺する患者の臨床上の特徴を調べた研究において示されている．また，自殺意志スコア(intent-to-die score)は，自殺危険度，抑うつ症状の回数や重篤度のいずれとも有意に相関している．高い自殺意図をもつ患者は，男性，年長者，独身ないし離婚経験者，1人暮しであることがより多い．別の言い方をすれば，深刻な自殺企図をするうつ病患者は，自殺企図者の

特徴よりも自殺者の特徴に似ているといえる．

病　因

社会学的要因

デュルケムの理論　自殺に対する社会や文化の影響についての研究の最初の大きな貢献は，19世紀の終わりにフランスの社会学者デュルケム（Emile Durkheim）によってなされた．統計学的に説明する試みのなかで，デュルケムは自殺を，社会的要因から利己的（egoistic）自殺，利他的（altruistic）自殺，アノミー的（anomic；社会規範喪失）自殺の3つに分類した．利己的自殺は，どの社会集団にも強く統合されていない人に当てはまる．家族の統合の欠如は，なぜ結婚していない人が結婚している人よりも自殺しやすいか，また，なぜ子どもをもつ夫婦が自殺から最もよく守られた人たちであるかを説明する．田舎は都会よりも社会的統合が強く，そのため自殺が少ない．プロテスタントはローマ・カトリックほど結合力のある宗派ではなく，そのためプロテスタントはカトリックよりも自殺率が高い．

利他的自殺は，集団への過剰統合から自殺する敏感な人，統合の副産物としての自殺をする人に当てはまる．戦闘中に自らの身を捨てる日本の兵士が例である．アノミー的自殺は，社会への統合が妨げられ，そのため慣習的規範に従った行動ができなくなっている人に当てはまる．アノミーは，経済状況の劇的な変化により運命が変化した人が，なぜ以前より自殺しやすくなるのかを説明する．デュルケムの理論では，アノミーは社会的不安定や，社会的価値・基準の一般的な崩壊にも関連する．

心理学的要因

フロイトの理論　フロイト（Sigmund Freud）は，自殺に対する最初の重要な心理学的洞察を行った．彼は自殺企図をした唯1人の患者について記述しているのみであるが，多くのうつ病の患者をみていた．論文「悲哀とメランコリー」（"Mourning and Melancholia"）のなかでフロイトは，自殺は，自己の内部に取り入れられた，両価的に心的エネルギーが備給された愛の対象に対する，内に向けられた攻撃を表現するものである，と述べている．フロイトは，他人を殺したいという抑圧された欲望を以前にもったことのない自殺者はいないと考えている．

メニンガーの理論　フロイトの考えを基礎にして，メニンガー（Karl Menninger）は，「自己に対立する人間」（Man against Himself）のなかで，自殺を，患者の他者に対する怒りを原因とする，逆転した殺人ととらえている．この逆転した殺人が内に向けられ，刑罰への弁解としても使われたりする．彼はまた，自己に向けられた死の本能（フロイトの概念ではタナトス［Thanatos］）や，自殺における敵意の3つの構成要素も記述している．それは，殺す願望，殺される願望，死ぬ願望である．

最近の理論　現代の自殺学者は，特定の精神力動あるいはパーソナリティの構造が自殺と結びついているとは考えていない．自殺した場合何が起こりどういう結果になるのかについての自殺する患者の幻想（fantasy）から，自殺学者は彼らの精神力動について多くのことを学べると考えている．そのような幻想には，しばしば，復讐・力・管理・懲罰への願望，償い・犠牲・賠償，逃避・休止，救済・再生・死による再会，新しい命などがある．自殺の幻想を行動化する可能性が最も高い者は，愛する対象を失ったり自己愛的な傷を受けた人，激怒や罪の意識のような圧倒的な情緒を経験している人，自殺者に共感をもつ人である．マサダ（訳注：イスラエル死海南西岸のユダヤ人過激派の地），ジョーンズタウン（訳注：ガイアナ北部ベネズエラ国境の近くにあった新興宗教），そして天国の門（Heaven's Gate cult）によってなされたような集団自殺の根底には，集団の力動がある．

うつ病の人は，うつ病から回復しつつあるようにみえるまさにその時に自殺企図をすることがある．自殺企図は，特にそれが患者の懲罰の要求を満たす場合に，長期的なうつ病を消失させることになる．同様の関連で，自殺する多くの患者は，耐えがたいうつ病や絶望感から逃れる手段として，自殺だけを考えるようになることがある．ベック（Aaron Beck）の研究では，希望の喪失は，長期的な自殺のリスクの最も正確な指標の1つであることが示されている．

生物学的要因　中枢神経系のセロトニンの減少は，自殺行動に影響を与える．スウェーデンのカロリンスカ研究所（Karolinska Institute）の研究者らは，脳脊髄液（cerebrospinal fluid：CSF）におけるセロトニン代謝物である5-ヒドロキシインドール酢酸（5-hydroxyindoleacetic acid：5-HIAA）の低濃度が自殺行動と関連していることに初めて注目した．この発見は，さまざまな診断グループによって繰り返し確認されている．死後の神経化学研究では，自殺者の脳幹あるいは前頭皮質における，セロトニンそのもの，あるいは5-HIAAの軽度の減少が報告されている．死後の受容体研究では，自殺者のシナプス前部とシナプス後部のセロトニン結合部位の有意な変化が報告されている．総合すると，これらのCSF，神経化学，受容体の研究からは，中枢神経系のセロトニンの減少が自殺と関連しているとする仮説が支持されている．最近の研究でも，自殺者のノルアドレナリン作動系のいくつかの変化が報告されている．

CSFにおける5-HIAAの低濃度により，将来の自殺行動を予測しうる．例えば，カロリンスカの研究者らは，自殺企図をしたことのある92人のうつ病患者の自殺完遂について調査した．彼らは，1年以内に自殺した11人の患者のうち8人は，CSFにおける5-HIAAの濃度が中央値以下の群に属することを見出した．CSFにおける5-HIAAの濃度が中央値以上の群の自殺リスクが7％であったのと比べて，低濃度群の自殺リスクは17％にのぼった（図23.1-2）．また，自殺企図後1年以内の患者の累積生存月数は，5-HIAA低濃度群において有意に少な

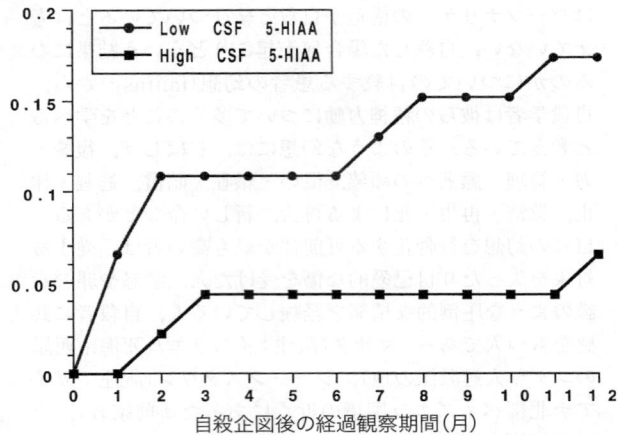

図 23.1-2 脳脊髄液(cerebrospinal fluid：CSF)における 5-ヒドロキシインドール酢酸(5-hydroxyindoleatic acid：5-HIAA)濃度が低値の患者と高値の患者における自殺企図後 1 年間の累積自殺リスク．黒丸：●はサンプル中央値以下の脳脊髄液の 5-HIAA 濃度を示し，黒四角：■はサンプル中央値(87 nM)以上の濃度を示す．(Nördstorm P, Samuelsson M, Samuelsson M, Asberg M, Träskman-Bendz L, Aberg-Wistedt A, Nordin C, Bertilsson L. CSF concentrations 5-HIAA predicts suicide risk after attempted suicide. Suicide Life Threat Behav, 1994；24-1 から許可を得て転載)

い．カロリンスカの研究者らは，CSF における 5-HIAA 低濃度は，自殺企図の既往のあるうつ病患者という高リスク群の短期の自殺のリスクを予測するものであると結論づけた．自殺する青年においても，CSF における 5-HIAA 低濃度が実証されている．

遺伝要因　他の精神疾患と同様に，自殺行動は家族内で続発する傾向がある．ほとんどの診断の精神科患者において，家族の自殺歴は自殺企図および自殺完遂のリスクを大きくする．医学において，遺伝要因の関与についての最も強力な証拠は，双生児と養子の研究および分子遺伝学から得られる．自殺に関するこれらの研究を以下に概説する．

双生児研究　1991 年に，どちらかが自殺した 176 組の双生児を調査する画期的研究が行われた．これらの双生児のうち 9 組は，双生児の両方が自殺していた．ともに自殺した 9 組のうち 7 組は一卵性の 62 組の双生児のなかに含まれ，残る 2 組は二卵性の 114 組の双生児のなかの者であった．ともに自殺した双生児の，この一卵性・二卵性の差(11.3% と 1.8%)は統計学的に有意である($P<0.01$)．

別の研究では，どちらかが自殺した 35 組の双生児を集め，生存者に面接した．二卵性双生児の場合は生存側 9 人のうち自殺企図は 0 人であったが，一卵性双生児の場合は生存側 26 人のうち 10 人に自殺企図がみられた($P<0.04$)．一卵性双生児も二卵性双生児も発達において異なった経験をしてきたはずであるが，この結果が示しているのは，一卵性双生児が自殺でも自殺企図でも有

意に高い一致をみせるということである．このことは，自殺行動に遺伝要因が関与することを示唆している．

デンマークと米国の養子研究　自殺に遺伝要因が存在することを示唆する最も強力な証拠は，デンマークで行われた養子の研究にみられる．死因の記録を調査したところ，コペンハーゲンで 5483 人の養子のうち 57 人が自殺していた．彼らは，養子の対照群と比較された．死因の検索から，これら 57 人の自殺者の血縁者 269 人のうち，12 人が自殺していたことがわかった．一方，養子 57 人の対照群のうちの血縁者では，269 人のうち 2 人のみが自殺していた．これは 2 つの血縁群の間の自殺としては，非常に明確な相違である．自殺者についても，対照群についても，養子先の近親者の自殺は 1 人もいなかった．

気分障害のある 71 人の養子についての研究では，危機情況か衝動的自殺企図，あるいは特にその両方があった養子の自殺者について，対照群よりも血縁者に自殺した人が多いことがわかった．このことから，自殺行動の閾値を下げるような遺伝要因は，衝動的行動の抑制不能につながるものであるという示唆が得られる．精神疾患あるいは環境のストレスは，「衝動的行動を育て，引き金を引き，自殺という結果へ向かわせる強化機構」として作用する可能性がある．

分子遺伝学研究　トリプトファン水酸化酵素(tryptophan hydroxylase：TPH)は，セロトニンの生合成に関わる酵素である．人間の TPH 遺伝子には多形性が確認されており，U と L という 2 つの対立遺伝子が認められている．CSF における 5-HIAA の低濃度が自殺行動と結びついていることから，このような人は，セロトニンの合成や代謝を制御する遺伝子に変化があるのではないかという仮説が立てられる．CSF 5-HIAA が低濃度の衝動的なアルコール症患者が，より多く LL と UL の遺伝子型をもつことが見出された．さらに，暴力的なアルコール症患者において，自殺企図の既往は TPH 遺伝子型と有意に関連していた．自殺を企図した 36 人の暴力的な調査対象者のうち 34 人が，UL か LL の遺伝子型をもっていた．こうして，L 対立遺伝子の存在が自殺企図のリスクの増大と結びついていると結論づけられた．

また，複数の自殺企図歴が LL 遺伝子型の対象者において最も多く見出された．程度は下がるが，複数回の自殺企図は UL 遺伝子型でも多く見出された(図 23.1-3)．このことから，L 対立遺伝子が反復性の自殺行動と関連していることが示唆される．TPH*L 対立遺伝子の存在は，セロトニン合成中にトリプトファンを 5-ヒドロキシトリプトファンに水酸化する能力の減退を示すものであり，中枢神経系におけるセロトニン回転を低下させて，CSF の 5-HIAA の低濃度を生み出すものと考えられる．

狂言自殺　狂言自殺(parasuicide)という言葉は，自傷するが(例えば，肌を傷つけて)，通常は死を望んではいない患者を表すために用いられる．研究によれば，精神科病院の患者のおよそ 4% は自分を切ったことがあり，その女性-男性の比率は約 3 対 1 であった．精神科患者の

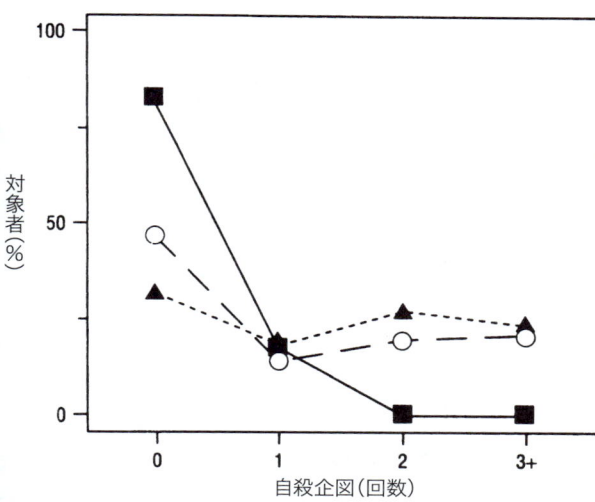

図 23.1-3　トリプトファンヒドロキシラーゼ（tryptophan hydroxylase：TPH）遺伝子型と，生涯における複数の自殺企図歴の関係．遺伝子型ごとに分けて対象が各遺伝子型をもつ分数を，生涯に行った自殺企図回数の割合と比較して示している（UU：四角■，UL：丸○，LL：三角▲）．（Nielsen D, Goldman D, Virkkunen M, Tokola R, Rawlings R, Linnoila M. Suicidality and 5-hydroxyindoleacetic acid concentration associated with a tryptophan hydroxylase polymorphism. *Arch Gen Psychiatry*. 1994；51：34 から許可を得て転載）

自傷事件は，一般の人に比べて 50 倍を超えると推定されている．精神科医は，いわゆる切る人（cutter）が数年にもわたり自らを切ることに注目している．自傷は，経口物質乱用者のおよそ 30％，物質治療施設に入院している静脈注射利用者の 10％にみられる．

これらの患者は通常 20 代で，独身のものも既婚者もいる．ほとんどの人は粗雑でなく繊細な切り方をし，通常は私的な場で，カミソリの刃，ナイフ，割れたガラスや鏡によって行う．手首，腕，もも，脚が最もよく切られる部位であり，顔，胸，腹はあまり切られない．自らを切る人のほとんどは，痛みがないと主張し，自分や他人への怒り，緊張状態の緩和，死への願望といった理由づけをする．多くはパーソナリティ障害に分類され，対照と比べて有意に内向的，神経症的，敵対的である．アルコール乱用や他の物質乱用が多く，ほとんどの「切る人」は自殺企図をしたことがある．自己を切る行為は自己破壊の一種とみなされており，自分自身や自己に取り入れられた対象を罰したいという無意識の願望によって引き起こされる攻撃的衝動を抑えきれないことから生じるとされている．

予　測

臨床医は，個々の患者の自殺のリスクを，臨床的診察に基づいて評価しなければならない．自殺のリスクと関連する予測のための項目を表 23.1-2 に示した．自殺は

表 23.1-2　自殺への脆弱性を有する人においてリスクを高める因子

青年期および晩年
両性あるいは同性愛的性同一性
犯罪行動
自殺に対する文化的許容
妄想
個人的財産の処分
離婚・別居・独身といった婚姻の状態
両親との早期の死別あるいは離別
家族の自殺歴
幻覚
殺人
絶望
心気症
衝動性
興奮の増大
ストレスの増大
不眠症
将来計画の欠如
睡眠不足
過去の企図の致死度
1 人暮し
低い自己評価
男性
身体的な病気あるいは損傷
死ぬ可能性のあった過去の企図
プロテスタントあるいは無宗教の状態
最近の子どもの誕生
最近の死別
防衛としての抑圧
2 次的な利得
深刻な家族の病理
深刻な精神病
性的虐待
死の意志の合図
自殺の流行
失業
白人

Slaby AE. Outpatient management of suicidal patients in the era of managed care. *Prim Psychiatry*. 1995；Apr：43 から許可を得て転載．

高リスク群の関連要因と低リスク群の関連要因とに群別化することができる（表 23.1-3）．高リスク群の特徴には，45 歳以上，男性，アルコール依存（アルコール依存の人の自殺率は，そうでない人の 50 倍にのぼる），暴力行動，過去の自殺行動，過去の精神科入院がある．

自殺の感情や行動について，しばしば直接質問することは非常に大切である．うつ病患者に自分自身を殺したいと思ったことはあるかどうか尋ねることは，自殺の種を植えたことにならない．それとは反対に，これはいつからか患者の中に存在していた自殺の考えについて話せる初めての機会になるかもしれない．

表 23.1-3 自殺のリスクの評価

項目	高リスク群	低リスク群
人工統計的・社会的側面		
年齢	45歳以上	45歳以下
性別	男性	女性
婚姻の状態	離婚あるいは配偶者と死別	結婚
雇用	失業	就業
人間関係	衝突	安定
家族背景	混乱あるいは衝突	安定
健康状態		
身体的	慢性疾患	健康
	心気症	健康と感じる
	過剰な物質摂取	少量の物質使用
精神的	重度のうつ病	軽度のうつ病
	精神病	神経症
	重度のパーソナリティ障害	正常なパーソナリティ
	物質乱用	社会交的な飲酒
	絶望	楽観
自殺行動		
自殺念慮	しばしば，強く，長期に	稀に，弱く，一時的に
自殺企図	複数の企図	初めての企図
	計画的	衝動的
	救命の見込みは低い	必ず救済される
	明確な死への願望	素朴な変化への願望
	内向きの伝達（自己非難）	外向きの伝達（怒り）
	実行可能な致死的方法	致死度が低いか，容易には実行できない方法
個人的・社会的資源		
個人的	貧弱な業績	立派な業績
	貧弱な洞察力	洞察力に富む
	弱く抑制されない感情	情緒に富み，適切に抑制されている
社会的	貧弱な疎通性	よい疎通性
	社会的孤立	社会的統合
	感受性の鈍い家族	気づかいある家族

Adam K. Attempted suicide. *Psychiatr Clin North Am.* 1985；8：183 から許可を得て転載.

米国精神医学会（American Psychiatric Association：APA）は，自殺行動を伴う患者の取り扱いについての診療ガイドラインを作成した．表 23.1-4 は臨床医が自殺リスクを評価するときに役立つ多数の質問である．

治療

不十分な評価や治療がしばしば自殺につながるという証拠が示されているため，精神科患者のほとんどの自殺は防止可能である．非常に深く苦悩し，あるいは慢性化し治療を受け入れず，最終的に自殺しても必然的であったとみなされる患者もいる．しかし，そのような患者はあまり多くはない（下記の回避不可能な自殺に関する議論を参照）．他の患者は，重いパーソナリティ障害であったり，非常に衝動的であったり，不快気分や中毒状態の時に，あるいはその両方の時にしばしば何となく自殺してしまう．

自殺の可能性の評価には，完全な精神科病歴，患者の精神状態像の徹底的な診察，抑うつ症状や自殺の考え・意図・計画・企図についての問診が求められる．将来計画の欠如，個人的財産の処分，遺言の作成，最近の死別経験は自殺のリスクの増大を示唆する．患者を入院させるかどうかの決定は，診断，うつ病や自殺念慮の深刻さ，患者や家族の対応能力，患者の生活状況，社会的支援の利用の可能性，自殺の危険因子の有無にかかっている．

入院および外来治療

自殺念慮をもつ患者を入院させるかどうかは，臨床判断のなかで最も重要なものである．そのような患者のすべてに入院が必要なわけではなく，外来で治療できる者もいる．しかし，強力な社会的支援組織の欠如，衝動的行動の既往，自殺行動の計画がある場合は，入院の適応となる．外来治療が可能かどうか決定するためには，臨床医は率直な臨床的取り組みをとるべきである．すなわち，自殺の可能性のある患者に，自らの自殺衝動を抑制

表 23.1-4 自殺感情と行為についての質問

生活についての患者の感情を訪ねる質問から始める.
- 今までに人生は生きる価値がないと感じたことがあるか?
- 今までに眠りにつき,もう目覚めたくないと願ったことはあるか?

死,自傷または自殺に考えについて尋ねる特別な質問に続く.
- 最近,死についてなにか考えたか?
- 自身を傷つけるという考えに至ったことはあるか?

自傷または自殺について考えている個々人へ
- いつそのような考えに初めて気づいたのか?
- なぜそのような考えに至ったのか?(例えば,現実または想像上の喪失を含む対人的・心理社会的な要因.情緒の変化,快感消失,絶望,不安,苛立ち,精神病のような特定の症状などがあげられる)
- 頻度,脅迫性,制御を含めてどのくらいの頻度でその考えは生じるのか?
- どのくらいすぐにそれらの考えを実行するようになるか?
- 将来的に自傷または自殺をする可能性はどのくらいあると思うか?
- 今までに自身を傷つけよう(または殺そう)としたが行動する前にやめたことはあるか?(例えば,ナイフまたは銃を自身の身体に突き付けたが行動する前にやめることや,橋の端に行くが飛び降りないことなど)
- もし本当に自殺するならば,どのような事を心に描くか?(例えば,逃亡,重要な他者との再会,再生,他人の反応など)
- 自身を傷つけるまたは殺す特定の計画を立てたことがあるか?(もしそうならば,その計画はどのようなことか)
- 自身が使える銃や他の武器を持っているか?
- 何か特定の準備をしているか?(例えば,特定の物品の購入,文書や遺書の作成,財政的な取り決め,発見を避けるための処置,計画のリハーサルなど)
- 誰かに自分の計画を話したか?
- 未来はどのようにみえるか?
- 未来をより期待できる(できない)ものだと感じさせるものは何か?(例えば,治療,関係の和解,ストレス因子の解決など)
- 何が自殺しようと思わせる(思わせない)のか?
- 人生の中で,何が生から逃げ出したいまたは死にたいと思わせるのか?
- 人生の中で,生き続けたいと思わせるものは何か?
- もしも自傷または自殺したいと再び考え始めたら,何をするのか?

自殺企図をした,もしくは自身を傷つける行動をした個々人に対して,前の段落と同目的の質問がより重要な試みとして扱われる.追加の質問は一般的な用語で尋ねることができ,以下のように,使用される特定の方法に言及できる.
- 何が起こったのか描写することはできるか?(例えば,環境,要因,将来の展望,アルコールまたは他の物質の使用,方法,意図,けがの重大さなど)
- 企図に至る前にどのような考えをもっていたか?
- 何が起こると思っていたか?(例えば,眠りにつく,傷害を受ける,死ぬ,あるいは特定の人からの反応を得る)
- 他の人はそのときその場にいたか?
- あなた自身はその後に助けを求めたか,または誰かがあなたを助けたか?
- 発見されるように図ったか,または偶然にみつけられたのか?
- その後どのように感じたか?(例えば,生きていることに安堵または後悔)
- その後治療を受けたか?(例えば,内科,精神科,または救急,入院,外来)
- 企図以来,物の見方は変化したか,またはあなたにとって何か変わったか?
- 過去に自身を傷つけよう(または殺そう)としたことはあるか?

繰り返し自殺の考えをもつ,または試みる個々人に対して
- およそどのくらいの頻度で自身を傷つけよう(または殺そう)とするのか?
- 最近,自殺について考えたまたは試みたのはいつか?
- 自殺について最も真剣に考えているときの考えを描写することはできるか?
- 自傷または自殺企図を最も真剣に考えたのはいつか?
- 何が自殺に導くのか,そしてその後何が起こったのか?

精神病の個々人に対して,幻覚と妄想について具体的に尋ねる.
- その声を表現できるか?(例えば,1人または多数,男性または女性,内のまたは外の,認識できるまたは認識できない)
- その声は何と言っているのか?(例えば,前向きな発言または後ろ向きな発言または脅迫)(もしもその発言が命令なら,例を尋ねることによって,それらが無害または有害な行為なのかどうか判断する)
- その声に対してどのように対処する(または反応する)のか?
- 今までにその声が指示するように行動したことはあるか?(何があなたをその声に従わせるのか? もしもその声に抵抗しようとしたとしたら,何が難しいのか?)
- 自身を傷つけるまたは殺すようにその声があなたに言ったことはあるか?(どのくらいの頻度? 何が起こった?)
- 重い病気にかかっているまたは,自身の体が腐敗していると心配しているか?
- 他人が何も心配いらないと言っている時でさえ,財務状況を心配しているか?
- 罪を感じているまたは自身を責めるようなことはあるか?

自身に加えて他人を傷つける可能性を評価検討する
- あなたが経験していることに対して責任があると思う他者はいるか?(例えば,迫害の概念,受動体験)
- 彼らを傷つける考えをもっているか?
- あなたが自分と一緒に死にたいと思う他者はいるか?
- 自分なしでは生きていけないとあなたが考える他者はいるか?

自殺評価においては,自殺に関する直接的かつ具体的な質問が不可欠である.精神科医は,自殺念慮,計画,行動について尋ねるべきである.最初に行う自殺念慮についての質問に対する否定的な回答を受け入れることは,実際の自殺リスクを決定するうえで十分ではないであろう.患者の訴えや現在のうつ症状と矛盾する自殺念慮の否定は,追加の質問や2次的な情報源の必要性を示すことができる.患者の自殺念慮,計画,行動の特定の側面について尋ねた時,これらの質問が役に立つことがある.

Practice Guidelines for Assessment and Treatment of the Suicidal patient, 2nd ed. *American Psychiatric Association Practice Guidelines for the Treatment of Psychiatric Disorders Compendium* (© 2004) から許可を得て転載.

する能力に不安をもったとき連絡してくれるかどうか尋ねる．このような同意を人間関係をもとにして医師と交わすことができる患者については，自殺衝動を抑制し，いざという時に助けを求めることができるだけの強さをもっていると再確認してよいであろう．

患者の誓約（commitment）の見返りとして，臨床医は1日24時間，患者にとって頼れる存在となるべきである．もし深刻な自殺のリスクがある患者が誓約できないのであれば，即座に緊急の入院が必要であり，患者にも家族にもそのことを告げるべきである．患者が外来で治療されることになった場合は，治療者は緊急照会のために患者の家と仕事場の電話番号を書きとめておくべきである．時々，患者は深夜に電話をかけて突然切ったり，留守番電話に名前だけを残したりする．患者が入院を拒否した場合は，家族が1日24時間，患者とともにいる責任を負わなければならない．

シュニードマン（Edwin S. Shneidman）によれば，臨床医には自殺を企図する人を処置するにあたって，いくつかの実際的な防止手段がある．ストレスの多い患者の環境を変えることにより精神的苦痛を減らしたり，配偶者や雇用者，友人の手助けを得たり，患者が正当な不平をもっていると理解して現実的な支援を行ったり，自殺に変わる選択肢を示したりすることである．

多くの精神科医は，自殺企図をした患者は，その致死度のいかんにかかわらず，入院させるべきであると考えている．これらの患者の多くは自発的に入院するが，非自発的入院が行われているすべての州で現在考えられているように，自己への危害というのは入院の判断にあたって不明確な指標の1つである．患者は病院で必要に応じて，抗うつ薬や抗精神病薬による薬物治療を受け，個人療法，集団療法，家族療法があり，病院から社会的支援を受け，安心感が得られる．その他の治療手段を使うかどうかは，診断に基づくことになる．例えば，アルコール依存が関連していれば，その状態を緩和するための治療を行わなければならない．

自殺について急性と分類される患者は予後良好であることが多いが，慢性的な患者は治療が難しく，世話する人を消耗させがちである．患者が自殺を堅く決意している時には，専門的な看護師による不断の観察も，隔離も，抑制も，自殺を防ぐことはできない．複数の治療法が必要とされるような重傷のうつ病患者には，電気けいれん療法が必要なこともある．

うつ病で自殺のリスクがある入院患者の治療の有用な手段として，患者が病棟に入院した時に自殺に使える物があるか患者自身や所持品の検査をし，自殺念慮が悪化する度に検査を繰り返すことがあげられる．理想的には，自殺のリスクがあるうつ病の入院患者は，鍵がかかりこなごなに割れない窓がついた病棟で治療すべきであり，患者の部屋は看護師による観察を最大限にするために看護室の近くにする．治療者は，患者をどの程度抑制するのか，また通常の診察を行うのか継続的な直接観察を行うのかについて，評価しなければならない．

抗うつ薬や抗精神病薬による積極的な薬物療法は，基底に存在する障害に応じて始めるべきである．いくつかの薬物療法（例えば，リスペリドン［リスパダール］）は，抗精神病と抗うつの両面の効果があり，患者が精神病とうつ病の両方の徴候や症状を呈するときに有用である．

精神科医による支持的精神療法は，患者の強い苦しみに関心を寄せ，それを緩和するものである．自分は正体がわかっている病気で苦しんでいるのであり，おそらく完全に回復するだろうという考えを受け入れられる患者もいる．患者が自殺を考えるようなうつ状態にある間は，しばしば病的な決定をしがちであり，それを後に変えることは難しいため，この期間に重要な人生上の決定をすることは思いとどまらせるべきである．そのような悪い決定の結果として，患者が回復した時にさらなる苦悩や苦痛が引き起こされることがある．

自殺を考えるようなうつ病から回復しつつある患者には特別なリスクがある．うつ病が改善するにつれ，患者は力をとりもどし，自殺計画を実行に移すことができるようになる（逆説的自殺［paradoxical suicide］）．さらなる複雑化は，フルオキセチン（Prozac）のようなセロトニン性薬物の賦活作用である．これらの薬物は，特に自殺を考えるほどのうつ病患者に対する有効な抗うつ薬である．セロトニン性薬物は精神運動制止を改善するため，エネルギーが回復したことで，以前からあった自殺衝動を行動化させてしまう．時には，うつ病患者が――治療を受けている受けていないにかかわらず――，自殺をするという決断にたどりついたことで，突然心が安らいだようにみえることがある．このような劇的な臨床上の変化は自殺企図の前兆となるものであり，臨床医は特に疑いをもつべきである．稀にではあるが，自らの自殺意志について精神科医にうそをつき，最も注意深い臨床評価をもくつがえしてしまう患者もいる．

入院中ですら，患者は自殺することがある．ある調査によれば，自殺のおよそ1％は，一般の内科・外科病棟あるいは精神科病棟で治療を受けている患者によってなされたものである．しかし，精神科病院における毎年の自殺率はわずか0.003％である．

表23.1-5は自殺患者の治療の設定を選択するためのガイドラインである．

法的・倫理的要因

精神科病院における自殺によって発生する責任問題には，しばしば，患者の悪化の程度はどうであったのか，リスクを示す臨床症状が入院中にあったのか，そのような臨床症状に精神科医や医療従事者が気づき対応したのか，といった問題が伴う．

患者が精神病棟にいる間に起こった自殺のおよそ半分の例で，訴訟が起きている．裁判所は自殺が起こりうることを予測しており，自殺率ゼロを要求してはいないが，患者の自殺リスクの定期的な評価，安全度の高い治療計

表 23.1-5　自殺または自殺行動のリスクがある患者の治療設定を選択するためのガイドライン

入院を一般的に必要とする：自殺のハイリスク

自殺企図，または中止された自殺企図のあと：
- 患者は精神病である
- 試みが暴力的，致死的に近い，計画的であった
- 救助や発見を避けるために予防策が取られた
- 永続的な計画，意図が存在する
- 苦痛が増大するまたは患者が生き延びたことを後悔する
- 患者は男性で，45歳以上で，特に精神疾患や自殺念慮の新たな発症がある
- 患者の家族，あるいは社会的なサポートが限られている．安定した生活状況の欠如を含む
- 最近の衝動的な行動，ひどい興奮，乏しい判断または救助の拒否が明らかである
- 代謝，毒物，感染または他の病院によって精神状態が変化しており，構造化された環境でのさらなる精密検査を必要とする

自殺願望の存在下で：
- 致死性の高い特別の計画
- 高い自殺の意志

入院が必要かもしれない：自殺の中等度のリスク

自殺願望の存在下で入院が一般的に指示された状況を除く，自殺企図または中止された自殺企図のあと：
- 精神病
- 主要な精神疾患
- 特に医学的に深刻であれば，過去の企図
- おそらく健康状態に影響する（例えば，急性の神経性疾患，癌，感染）
- 病院または外来治療に協力することに対する無反応または無力
- 薬物療法または電気けいれん療法の監視下での設定の必要性
- 構造化された設定を必要とする熟練した観察，臨床試験，診断評価の必要性
- 患者の家族，あるいは社会的なサポートが限られている．安定した生活状況の欠如を含む
- 現在進行中の医師-患者関係の欠如または外来通院のフォローアップの定期的な利用の欠如
- 自殺企図または報告された自殺念慮，計画，意図がなくても，精神医学的検査の結果と高い自殺リスクと最近のリスクの急増を示唆する他人からの病歴がある場合

フォローアップをする約束で救急部から退院することが可能かもしれない：より低リスク

自殺企図のあと，または自殺念慮，計画がある状況で：
- 特にもし患者の観点が救急部に来てから変わったとしたら，自殺念慮は突然起こった出来事（例えば，試験の失敗，関係の難しさ）に対する反応である
- 計画，方法，意図は致死性が低い
- 患者は安定した支えとなる生活状況をもつ
- もし患者が現在治療を受けていれば，可能ならば治療者に接触する．そうすれば，患者はフォローアップの勧めに協力することができる

外来通院の方が入院より有益かもしれない：自殺のリスクがより少ない

- 患者は慢性的な自殺念慮か自傷をもっていて，医学的に深刻な試みがなく，安全で支えとなる生活状況が有効であるなら，外来精神科治療を継続する

自殺はハイリスクの集団においても頻回には起きない．この統計学的な珍しさは，危険因子，単体または組み合わせの双方に基づいた自殺の予測を不可能にする．しかし，精神科医は適切な治療処置と個人の治療計画を決定する手助けとなる自殺の危険因子の知識を用いることができる．自殺のリスク評価の目標は，リスクと保護要因の存在，不在を分類し，患者個人の自殺のリスクを概算することである．この評価の最初のそして継続的な目標は，患者の自殺のリスクを減少させることである．

Practice Guidelines for Assessment and Treatment of the Suicidal Patient, 2nd ed. the American Psychiatric Association Practice Guidelines for the Treatment of Psychiatric Disorders Compendium（Copyright 2004）から許可を得て転載．

画の作成，治療計画に従っての医療従事者の配置については要求している．

現在，自殺と自殺企図は，それぞれ重罪と軽罪というようにみられている．いくつかの州では，これらの行為は犯罪とはみなされないが，慣習法と制定法によって不法とみなされている．自殺を手伝ったりけしかけたりすることは，法的難問に別の次元の問題を投げかける．いくつかの裁判所の判決では，自殺も自殺企図も罰することはできないが，自殺・自殺企図に力を貸した人は罰せられるとしている．

自殺防止のための米国の国家戦略

2001年，公衆衛生局長官サッチャー（David Satcher）は，米国国立衛生研究所（National Institutes of Health：NIH）の賛助のもと，自殺防止のための国家戦略（National Strategy for Suicide Prevention）を策定した．NIHの自殺防止のための国家戦略では，自殺を減らすための明確な目標と目的が設定された（表 23.1-6）．

自殺防止のための国家戦略は，国家にとっての自殺防止のための枠組みを創り出した．それは自殺防止のために共働する集団や個人を励まし，力づけるように設計されている．自殺防止のための支援や共同が進んでいくほど，この公衆衛生の提唱の成功の可能性は大きくなる．一般の人々が，(1)自殺がどれほど大きな問題であり，(2)それはどのようにして防止することができ，(3)防止の努力のなかで個人やグループがどのような役割を果たすことができるのかについてより深い理解を深めていくことで，自殺と自殺行動は減らすことができるであろう．

表 23.1-6　自殺を減らすための目標

1. 自殺は防止可能な公衆衛生上の問題であるとの認識を促進する.
2. 自殺防止のための広範囲の支援を発展させる.
3. 精神保健, 物質乱用, 自殺防止のための窓口を利用していることから起こる不名誉を減ずるための戦略を発展させ, 実行する.
4. 自殺防止計画を発展させ, 実行する.
5. 致死的な意味をもつものや自傷手段となるものに近づくのを減らす努力を促進する.
6. リスクのある行動を認識し, 効果的な治療を行うための訓練を実行する.
7. 効果的な臨床対応および専門的対応を発展させ, 促進する.
8. 精神保健や物質乱用対応窓口の利用, 地域社会との連係を改善する.
9. 娯楽やニュース媒体における, 自殺行動, 精神疾患, 物質乱用の報道や描写を改良する.
10. 自殺と自殺防止に関する研究を促進し, 支援する.
11. 監視制度を改良し, 拡張する.

他人を巻き添えにする自殺

被害者によって引き起こされる殺人

　自分自身を殺すために他人, たいていは警察を利用する現象は法執行機関の職員にはよく知られている. ヴォルフガング(Marvin Wolfgang)によって描写されるように, 古典的な状況はガソリンスタンドや終夜営業の店を襲い, 銃を振り回し, 警察が来たら警官を撃つと脅す. そして, これは自己防衛なのだと考えて警官を撃つ. これが死ぬことのできる唯一の方法であると信じているらしいということを除いて, このような被害者の心理は明らかではない.

　3歳の双子の男の子の父親である25歳の離婚した白人男性は妻を脅しており, その結果として妻は夫を制するよう令状をとった. それにもかかわらず, ある晩, 妻に恐怖を与えるために彼は本物のように見えるおもちゃのピストルをポケットに入れて妻の家に行った. 妻は夫を家に入れることを拒み, そして警察を呼んだ. 3人の警官が到着したとき, 夫は立ち去ることを拒み, 彼らにおもちゃのピストルを向けて撃ってなじった. 警官たちは拳銃を構え, 彼の「武器」を下におろすように命じて彼を拘束した. 警官は彼を地元の救急部に連れて行き, そこで看護師は受診時診療記録に「離婚して怒った男性が他人をおもちゃのピストルで脅した」と記載した. 待機していた精神科医が彼を簡単に診察し, そして彼が自殺や殺人の意図を否定したので, (状況問題—夫婦問題として)彼を解放しても安全であると結論づけた. 翌日, 彼は一酸化炭素を用いて自殺をした. これは「完結した」被害者によって引き起こされる殺人(victim-precipitated homicide)の事例ではないが, 病院スタッフは, これが「企てられた」被害者によって引き起こさ

 表 23.1-7　テロリストの爆破自殺と典型的な自殺の違い

	テロリストの爆破	典型的な自殺
目標	恐怖を創り出すこと	死または逃げること
期待	天国へ行く	死
動機	復讐と大量殺人	悲しみまたは逃げること
心理的/精神医学的障害	ほとんどない	ほとんどの例において存在する

れる殺人を表しており, ハイリスクな行動であったということに気づかなかった. 彼が「おもちゃのピストルで他人を脅した」という記載は, 本物の銃のように見えるものを武装した警官に向けて撃つということの重大さを些細なものとした. 実際には, 警官にとって生命を脅かす状況において彼は制御を諦め, 警官の自制のみによってその晩に彼は殺されることを免れたのだった.

殺人自殺

　殺人自殺は(murder-suicide), 劇的で悲劇的であるため不相応な注意を集める. これが本当に2人の同意した成人の間の約束である場合を除いては, このような出来事は, うつ病に加えて多々の自殺に備わっている多大な攻撃性を証明するものである. さらに, 約束のようにみえるものはしばしば実際には, 対等の関係での本当の約束ではなく強制的(またはあからさまな殺人)である. このような約束は女性や老夫婦の間でより交わされる傾向がある.

　テロ自殺　テロ爆破自殺は, 殺人自殺の特別なカテゴリーを表す. この場合, 被害者側の意志は無視され, ある種の総称的な集団(例えば, ユダヤ人, 西洋人)であることを除いて, 被害者は加害者にとって知らない人である. これらは多くの領域において典型的な自殺とは異なるため, 自殺専門家はこれらを「本当の」自殺に分類しない(表23.1-7).

　多くのテロリストは貧しい, そして教育水準の低い階級から募られるが, 非常に多くの自爆テロが, 中流階級で教育のある, そしておそらくそれほど原理主義的でない人々によるものであることは驚くべきことである. しかし, 自殺は自分の命を奪うことを意味するので, このようなテロリストの死を自殺という分類から除外するのは難しい.

避けられない自殺

　すべての自殺が防げるわけではなく, 避けられないものもあるであろう. 実際に, 既遂自殺の3分の1以上が精神疾患の治療を受けている人に起こり, 最も多いのはうつ病, 双極性障害または統合失調症である. そのよう

な患者の中には最善の治療を受けていたと考えられるにもかかわらず，それでも自殺を防ぐことができなかった者がいる．

臨床医によっては，ある種の自殺を避けられないものと考えることは治療虚無主義につながると考えており，他の臨床医は，自殺は臨床医と患者から希望を奪うものであると感じている．しかし，避けられない自殺は事後にのみそうとわかり，結局のところ特定の自殺について明らかになった事実が分析されて合成される．そして，もし自殺が予測できないものであるとしても，治療虚無主義になったり，または治療努力に負の影響を受けると考える必要はない．いくつかの自殺はおそらく避けられないものであると考えることは，臨床医が自殺が起きることの不可避を防ぐまたは遅らせる治療的熱意を増大させるのに拍車をかけるであろう．

ある特定の自殺が避けられないものであったとみなされるためには，一定の基準を満たしていなければならない．最も重要なのは，精神疾患の重い遺伝的負荷と，1人またはそれ以上の家族の自殺の強い遺伝歴である．自殺の強い遺伝的素因は自殺既遂に関係するがそれだけでは不十分であり，他の危険因子も関与して多大なそして深い病理の行きつく先でなければならない．上述したように，多くの危険因子のなかには小児期の身体的，情動的，または性的虐待，離婚，失業，男性であること，最近の精神科病院からの退院，以前の自殺企図，アルコール中毒またはその他の物質乱用，パニック発作の病歴，そして内科的疾患の存在が含まれる．持続的な自殺の考えは，特に自殺の計画を伴うと非常に危険である．上に述べたように，不可避性はこれらの危険因子が数多く，重篤で，重い程度に存在していることによって生じると推測される．

最終的に，自殺が不可避であったと考えるには，患者は最高基準の治療を受けていたが，その治療が失敗に終わったのでなければならない．不可避性は，多くの他の要因の中で，できることはすべて行われ——そして正しく行われ——しかし，患者は死んだと仮定する．

アーネスト・ヘミングウェイ(Ernest Hemingway)の事例は避けられない自殺の1例かもしれない．アーネストを含んでヘミングウェイの家族では5人が自殺した．彼の父，兄，妹，そして孫娘は皆，自殺をした．さらに，息子の1人はうつ病で，一生の間に一連のECTを受けた．

彼の人生の終わりに向かって，ヘミングウェイは自殺企図を伴ううつ病のために何回か入院した．彼の最後の入院は1961年のメイヨークリニックであり，何度目かの自殺企図のあとも続く重度のうつ状態であった．彼は妄想的（人々が執念深く彼を尾けていると考えていた）で，創造的に書くことを妨げる認知の問題をもっており，心血管疾患のために身体を病んでおり，そして深酒していた．彼は7週間入院し，その間に抗うつ薬，ECT，および精神療法による治療を受けた．1961年6月26日，彼は退院した．ヘミングウェイは病院を去るとき，最後の会話の中で，「あなたも私も，いつの日か私が自分にしようとしていることを知っている」と言ったと書かれている．

退院から6日後の1961年7月2日，朝の7時半にヘミングウェイはショットガンを自身の頭に向けて引き金を引いた．

ヘミングウェイは避けられない自殺への生物心理社会的な決定要因のすべてをもっていた．自殺の重い遺伝的負因，被害妄想を特徴とする重度の精神疾患，物質乱用，そして強い自殺念慮と以前の自殺企図などの他の危険因子があった．さらに，ヘミングウェイは小児期の重度の心的外傷体験の犠牲者であり，そのことが自殺に対する彼の脆弱性を促進した．

依然として，特定の自殺の不可避性を予測するための十分なデータはない．しかし，不可避性の理論的枠組みは，この現象につながる根本原因の分析を促進するための刺激として機能するかもしれない．医学の歴史は容赦なく死へとつながる障害で充満しているが，それらは今では治療可能であり，いつの日か自殺もその1つになっているかもしれない．

自殺で残された者

自殺の生存者(suicide survivor)になるということは，自殺企図をしたが生き延びた者ではなく，愛する人を自殺で失った人ということを意味している．自殺の生存者の犠牲は主に罪を感じる機会が多いという理由で，他の死による犠牲よりも大きい．生存者は，愛する人は意図的にそして故意に自身の命を奪い，そしてもし生存者が何かを違うようにさえしていたら故人がまだここにいたかもしれないと感じる．故人は彼らにそうではないと伝えることができないため，生存者はしばしば無慈悲な良心のなすがままにされている．

一般により正しいことは，故人は完全に意図的だったのではなく，自分自身の遺伝または人生経験に由来するうつ病と自殺の素因の犠牲者であったということである．特に子どもにとっては，自殺によって親を失うことは，子どもが自身を責めるような恥ずべき捨てられた体験として感じられる．自殺をした子どもの親にとって，その悲しみは複雑で，それは自分自身の一部を失ったことによるだけではなく，自身の子どものすべての気持ちへの自分の責任に過失をおかしたと感じることによる．相互の支えを提供するために，自殺の生存者のグループは米国中に広がっており，それは一般に素人の生存者自身によって率いられている．自殺により患者を失った治療者は，他の生存者グループを構成する——自身の大きな苦しみと潜在的な訴訟の不安による罪と悲しみの意識にもかかわらず，あまりにも無視されることが多くサポートもされない人が，耐えるためにそのグループへ参加する．

参考文献

Allen MH, Abar BW, McCormick M, Barnes DH, Haukoos J, Garmel GM, Boudreaux ED. Screening for suicidal ideation and attempts among emergency department medical patients: Instrument and results from the Psychiatric Emergency Research Collaboration. *Suicide Life Threat Behav.* 2013;43:313.

Betz ME, Miller M, Barber C, Miller I, Sullivan AF, Camargo CA, Boudreaux ED. Lethal means restriction for suicide prevention: beliefs and behaviors of emergency department providers. *Depress Anxiety.* 2013;30:1013.

Betz ME, Sullivan AF, Manton AP, Espinola JA, Miller I, Camargo CA, Boudreaux ED. Knowledge, attitudes, and practices of emergency department providers in the care of suicidal patients. *Depress Anxiety.* 2013;30:1005.

Cha CB, Najmi S, Park JM, Finn CT, Nock MK. Attentional bias toward suicide-related stimuli predicts suicidal behavior. *J Abnorm Psychol.* 2010;119:616.

Figueroa S, Dalack GW. Exploring the impact of suicide on clinicians: A multidisciplinary retreat model. *J Psychiatr Pract.* 2013;19:72.

Kohli MA, Salyakina D, Pfenning A, Lucae S, Horstmann S, Menke A, Kloiber S, Hennings J, Bradley BB, Ressler KJ, Uhr M, Müller-Myhsok B, Holsboer F, Binder EB. Association of genetic variants in the neurotrophic receptor–encoding gene NTRK2 and a lifetime history of suicide attempts in depressed patients. *Arch Gen Psychiatry.* 2010;67(4):348.

Nordentoft M, Mortensen PB, Pedersen CB. Absolute risk of suicide after first hospital contact in mental disorder. *Arch Gen Psychiatry.* 2011;68(10):1058.

Patorno E, Bohn RL, Wahl PM, Avorn J, Patrick AR, Liu J, Schneeweiss S. Anticonvulsant medications and the risk of suicide, attempted suicide, or violent death. *JAMA.* 2010;303:1401.

Sadock BJ. Inevitable suicide: A new paradigm in psychiatry. *J Psychiatr Pract.* 2012;18:221.

Shirey KG. Suicide and HIV. In: Loue S, ed. *Mental Health Practitioner's Guide to HIV/AIDS.* New York: Springer Science+Business Media; 2013:405.

Simon RI, Hales RE, eds. *The American Psychiatric Publishing Textbook of Suicide Assessment and Management.* 2nd ed. Washington, DC: American Psychiatric Publishing; 2012.

Sudak HS. Suicide. In: Sadock BJ, Sadock VA, Ruiz P, eds. *Kaplan & Sadock's Comprehensive Textbook of Psychiatry.* 9th ed. Philadelphia: Lippincott Williams & Wilkins; 2009:2717.

Tidemalm D, Runeson B, Waern M, Frisell T, Carlström E, Lichtenstein P, Långström N. Familial clustering of suicide risk: A total population study of 11.4 million individuals. *Psychol Med.* 2011;41:2527.

Vaz JS, Kac G, Nardi AE, Hibbeln JR. Omega-6 fatty acids and greater likelihood of suicide risk and major depression in early pregnancy. *J Affect Disord.* 2014;152–154:76–82.

Vieta E. Suicide risk. In: *Managing Bipolar Disorder in Clinical Practice.* 3rd ed. New York: Springer Healthcare; 2013:63.

23.2　成人における精神科救急

　精神科救急は即座の治療介入が必要な思考，感情または行動の障害である．さまざまな理由により——暴力の発生率の増加，精神状態の変化する身体疾患の役割の理解の向上，アルコール中毒や他の物質使用障害の流行のような——救急患者の数は増加している．救急精神医学の範囲の広さは，物質乱用，子どもや配偶者の虐待，自殺・殺人・強姦という形の暴力，そしてホームレス，老化，資産，後天性免疫不全症候群（acquired immune deficiency syndrome：AIDS）のような社会的問題などの専門的な問題を含み，一般的な精神科診療を超えている．救急精神科医は医学-司法的問題と管理医療において最新の知識をもっていなければならない．この節では全般的な概論と，特に成人における精神科救急の概要を説明する．23.3節では小児における精神科救急について説明する．

治療の設定

　精神科救急の評価の多くは，一般的な救急外来という環境において非精神科医によって行われるが，専門的な精神科サービスがますます望まれるようになっている．設定の型に関わらず，安全性と保障性の雰囲気が勝らなければならない．十分な人数のスタッフ——精神科医，看護師，助手，ソーシャルワーカーを含む——が常にいなければならない．混んでいる時に手助けするための追加の職員も有効である．拘束のような特異的な責任は，救急チーム全体によって明確に定義され，施行されるべきである．専門家との明瞭なコミュニケーションとラインは必要不可欠である．職員を多くの専門チームへ組織化することが望ましい．

　小児と青年期の患者は小児科（23.3節参照）で治療されるのが最善である．行動の問題や助言に反する離院のリスクがない限り，彼らは成人の精神科救急サービスに送られる必要はない．

　身体的症状の3分の1は精神症状を示すため，救急医療室と適切な診断サービスへの即時のアクセスが必要である．精神科医が精神薬理学的なすべての範囲の選択肢を使えるようになっていなければならない．

　救急医療での暴力は容認されない．患者が救急室に着いた時から，スタッフや患者の期待される行動規範は明示され理解されなければいけない．安全性は警備職員によってではなく，臨床的な問題として臨床スタッフによって管理されるのが望ましい．興奮して周囲を脅かすような患者は，興奮していない患者からできるかぎり隔離するべきである．隔離し拘束する部屋は，絶えず監視するためにナースステーションの近くに位置させる．

　身体的，情動的な苦痛をもつ患者はもろく，しばしば非現実的な期待や幻想が治療に対する反応に影響を与えるということを，すべての職員は理解していなければならない．例えば，意思に反して警官に連れてこられた現実検討に障害のある男性は，臨床医が自分を助けようとしていることを理解しないことがある．以前に不満足な治療を受けた経験のある患者は，敵意を示すであろう．患者の中のかなりの割合の者が，精神科医は心を読むことができるとか，患者を入院させて閉じ込めることにしか興味がないと信じている．そのような患者は，心を開いて問題点について話し合うことなど意味がないと思っている．多くの人は患者としての自身の権利について正しく理解できていない．すべての臨床的介入は，誤解やその結果として生じる問題の可能性を最小限にするために，そのような患者のもっている予測と態度を考慮に入れなければならない．

疫　学

　精神科救急治療室を利用する人には，男女差はなく，既婚者より未婚者が多い．患者の約20％は自殺に，約10％は暴力に関係する．最も頻度の高い診断は，気分障害（抑うつ障害と躁病エピソードを含む），統合失調症，およびアルコール依存である．精神科救急治療室で診察

される全患者の約40%は，入院を必要とする．ほとんどの受診は夜間に起こる．しかし，曜日や月による差はない．一般の想像とは違って，精神科救急外来の利用が満月またはクリスマスの時期に増加するという報告はない．

評　価

　緊急的な精神科評価の第1の目的は，危機状態にある患者の迅速な評価である．そのためには，医師は最初の診断をして，増悪因子と即時の必要性を識別し，そして治療を始めるか，または患者に最も適した治療設定を示さなければならない．多くの患者が身体的にも感情的にも問題を呈する緊急治療室での診察の予測不可能な性質と限られた空間と補助設備の性質を考慮すると，患者への現実的な接し方が必要である．時には，患者を緊急治療室から最も適した診断または治療ができる場所へ移動させることが最善である．身体的な緊急事態は，一般には救急組織内の他の部門で管理した方がよい．1か所にいる救急患者の数を最小限に留めることは，患者の興奮や暴力を減少させる．

　標準的な精神科の診療――病歴，精神的現象症の診察，そして，適切であり救急救命室の規律にかなっている場合は，完全な身体検査と補助的な検査から成る――は緊急治療室での評価の基本である．しかし，救急救命室の精神科医は必要に応じて診察法の調整をする．例えば，緊急精神科医はとりとめのない躁病患者の問診を構造化したり，興奮している患者を薬物治療または抑制したり，または，青年の自殺のリスクを評価する上で守秘義務の通常の規律をあきらめなければならないこともある．一般に，患者を評価するという目的を達成するために救急救命室で導入される方法は，その戦略の論理的根拠が診療録に記載されている限り，望ましい臨床診療と矛盾しないと考えられる．

　精神科救急を構成するものは非常に主観的である．救急救命室はますます，入院施設，個室，解毒センター，そして個人的診療所となってきている．頭部外傷，急性中毒，離脱状態，そしてAIDS脳症のような身体疾患の患者が，急性精神症状のために受診することがある．救急精神科医は，迅速に評価し，真の精神科救急患者とそれほど緊急性のない患者，そして精神疾患以外の原因による救急患者を鑑別しなければならない．精神科医，看護師，そして精神科のソーシャルワーカーが使うトリアージシステム（傷病者の優先順位づけ）は緊急事態，緊迫している，緊急ではない患者を見分け，医療を最優先して受ける患者を決める効率的で効果的な方法である（図23.2-1）．

　1つの方法として，救急救命室に運ばれたすべての患者は，主訴，臨床症状，そしてバイタルサインを確かめるためにトリアージ看護師により到着時に評価する．そして，精神科医は，3つの範疇――緊急事態，緊迫してい

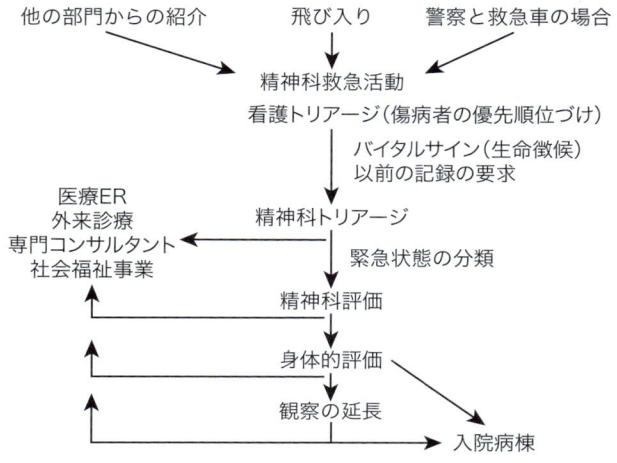

図23.2-1　精神科救急の評価と治療

る，緊急ではない――の中の1つに患者を割りふるため，または身体的救急室へ行くように患者に指示するために，患者と患者に関与している他の重要な人々――家族，緊急医療サービスの技術者，警察――に短時間面接する．年長の臨床医がその任務を遂行することは，最も緊迫した厄介な症例，措置の適切な割り当て，救急救命室で最も頻繁に聞かれる「私はいつ医師に診てもらえるのか？」という質問に対する答えへの迅速な対応を確実にする．

　次に，精神科医は各患者への適切な人員による臨床的責任を割り当てる．評価はしばしば1つ以上の分野に広がるので，責任を移し，そして情報に沿って注意深く手続きを通していくには，視覚的，口頭，そして文書によるコミュニケーションによって体制の中に組み込まれなければならない．緊急治療室に来たすべての患者の以前の記録は自動的に要請されるようになっているべきである．それぞれの緊急性はそれ自体の問題として判断されるべきであるが，以前の記録やその分野で働く人々や家族からの情報は，患者，特に精神病的であったり，脅えていたり，あるいは適切な病歴をとることに協力できないまたはしようとしない患者を評価するうえで，決定的に重要である．

　多言語を話せる職員そして病院の外国語を話せる職員のリスト，あるいは他の翻訳サービスを，精神科医がすぐ利用できるようにしておくべきである．患者の友人や家族を通訳として用いることは，無意識もしくは意図的に患者との関わりから生じる臨床像を拒否あるいは歪める可能性があるため，望ましくない．

　患者にとって生物心理社会的に必要なものを最初に評価できれば最適であるが，患者の緊急状態や診察を待っている他の患者，救急救命室の設定の制約のもとでは，しばしばこのような完全な評価は非現実的である．緊急状態での評価は，処置を決める前に最低以下の5つの点を明確にするべきである．すなわち，(1)救急救命室にいることは患者にとって安全なのか？　(2)問題は器質的

表 23.2-1　患者評価の一般的な戦略

I．自衛
　A．面接の前に患者に関してできるだけ多くの情報を入手する．
　B．身体的抑制の手順は訓練を受けた人々に任せる．
　C．差し迫った暴力のリスクを警戒する．
　D．物理的な環境の安全性（例えば，脱出経路，部屋の備品）に注意する．
　E．もし必要なら，評価中に他者を同席させる．
　F．近辺に他の人を待機させる．
　G．患者との治療同盟を確立することに専念する（例えば，妄想精神病の患者と対決しない，また脅威を与えない）．

II．危害の予防
　A．自傷と自殺を予防する．診察中，患者の自傷を防ぐために必要ならいかなる方法も使用する．
　B．他者へ向かう暴力を予防する．診察中，患者の暴力のリスクを簡潔に評価する．リスクが大きいと考えられる場合，以下の選択を考慮する．
　　1．暴力が受け入れられないことを患者に伝える．
　　2．脅威を与えない方法で患者に接する．
　　3．患者を安心させ，落ち着かせ，また現実検討を促す．
　　4．薬物療法を提示する．
　　5．必要に応じて抑制あるいは隔離が使用されることを患者に伝える．
　　6．医療チームに患者を抑制する準備をさせる．
　　7．患者を抑制するときは，常に注意深く観察し，頻回にバイタルサイン（生命徴候）を観察する．興奮させる周囲の刺激から，抑制患者を隔離する．直ちに，薬物療法，保証，医学的評価などの，さらなる治療的接近を試みる．

III．器質的な精神疾患を除外する．
IV．差し迫った精神病を除外する．

か，機能的か，あるいは両者が混合しているのか？　(3)患者には精神病か？　(4)患者には自殺または殺人のリスクがあるのか？　(5)どの程度まで患者は自分のことをできるか？　表23.2-1に患者を評価する上での一般的な方法を示した．

患者の安全性

どの患者を評価する場合にも，医師は患者の安全性の問題を考慮すべきである．救急救命室のレイアウト，人員配置の様式とコミュニケーション，そして患者集団の問題を扱わなければならない．そして精神科医は以下のことを評価しなければいけない．患者は評価を行えるような心的枠組みをもっているか？　その患者の問題は逆転移反応を引き起こすか？　自己評価は診察中，全体にわたってなされるべきである．患者の身体的，情緒的安全はその他の何よりも優先される．言語的介入がうまくいかないか，あるいは禁忌ならば，薬物治療や身体拘束

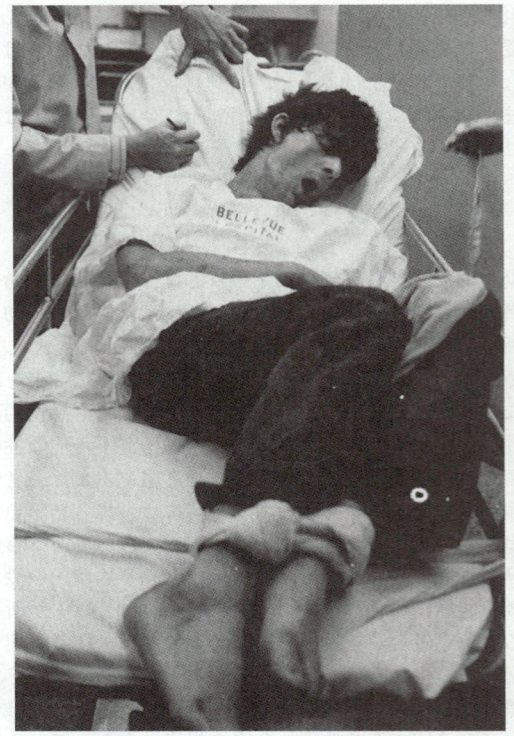

図 23.2-2　ベルビュー病院（Bellevue Hospital）の救急病棟：大量服薬後に運び込まれた薬物中毒患者．（Leonard Freed for Magnum Photos, Inc. のご好意による）

を行うことを考慮し，必要ならば命じられなければいけない．許容限度を超えた興奮や混乱を起こす行動の勃発の可能性に注意していることは，そのような厄介な出来事が起きないようにする最善の保証になることが多い．

身体的問題か？　それとも精神科的問題か？

救急精神科医にとって最も重要な疑問は，その問題が身体的なものか精神科的なものか，またはその両方なのかということである．身体疾患――糖尿病，甲状腺疾患，急性中毒，離脱状態，AIDS，そして頭部外傷のような――は通常の精神疾患のような顕著な精神状態像の変化を伴うことがある（図23.2-2）．速やかに治療しなければ，このような状態は生命を脅かすこともありうる．一般に，身体疾患の治療はより決定的で，機能的な精神疾患より予後は良好である．精神科医はあらゆる可能性について考えなければいけない．

いったん患者が精神病であると診断されると，患者の訴えは精神科以外の医療専門家には深刻に取られないことがある．しかし，特にもし患者が主要なI軸（DSM-IV）障害患者である場合は，そのために患者の症状が悪化する場合がある．脱施設化，ホームレス，そして慢性アルコール中毒のような要因は，精神疾患患者の結核，ビタミン欠乏症，その他の簡単に見逃しうるが容易に治療できる症状をもっているリスクが高い．パラノイア，自己

表 23.2-2　精神疾患の身体的原因を示す特徴

急性発症（数時間または数分以内，優勢症状を伴う）
初発症状
高齢者
現在の病気または外傷
著明な物質乱用
非聴覚性の認知障害
神経学的徴候——意識喪失，発作，頭部外傷，頭痛パターンの変化，視覚の変化
伝統的な精神状態像の徴候——覚醒度の低下，失見当識，記憶障害，注意集中の障害，計算力障害，硬さ
他の精神状態像の徴候——発話，動作，歩行障害
構成失行——時計，立方体，交差している五角形，ベンダー–ゲシュタルト検査の図を描くことが困難

表 23.2-3　自殺のリスクを示唆する病歴，徴候そして症状

1．以前の自殺企図や心象的自殺
2．不安，うつ病，疲労
3．自殺手段があること
4．自殺による家族への影響に関心があること
5．言語化された自殺念慮
6．自殺の準備と激越性うつ病後の諦念
7．悲嘆反応や切迫した手術のようなさし迫った生命危機
8．自殺の家族歴
9．浸透的な悲観または絶望感

没入，そして急性精神病のような症状は，通常の身体的診断を非常に難しくする．各患者について，器質的な疾患が基底にある精神疾患と結びついている可能性を評価しなければならない．アルコール中毒または離脱で月に2～3回救急救命室に運ばれてくる若い男性が，ある日転倒して硬膜下血腫で搬送されてくるかもしれないのである．表 23.2-2 に精神疾患の身体的原因を示唆する特徴を示した．

特定の診察状況

精神病

患者が精神病かどうかということより，患者の症状の重症度と生命的危機の程度の診断の方が重要である．すなわち，患者の客観的現実からの引き込もりの程度，感情的になりやすさ，知能機能，そして退行の程度や他の重要な尺度である．これらの領域のいずれが障害されても評価をする上での困難につながる．興奮して攻撃的な行動や治療の勧めに従うことができないことも，結果として生じるであろう．妄想的で過覚醒の患者は，職員の助けの申し出を攻撃として誤って認識し，自己防衛から激しい刺激状態になることがある．指示的な幻聴は患者に症状を否定させ，救急救命室を出た後すぐに処方箋をゴミ箱に捨てさせる可能性がある．精神科医は現実検討に障害のある患者に生じる複雑さに対して警戒すべきであり，そしてそれに応じて取り組み方を修正すべきである．

患者とのコミュニケーションはすべて率直でなければならない．すべての臨床的介入は患者が理解できる言語で簡潔に説明する．精神科医は，患者が医師を信頼または信用し，あるいは助けを必要としているなどと推測してはならない．臨床医は，興奮と退行の可能性を限定するように診察を組み立て，終わらせるようにしなければならない．

うつ病と自殺の危険のある患者

あらゆる精神症状の診察において，特にうつ病では，臨床医は必ず自殺念慮について尋ねるべきである．患者は夜中に目が覚めることや身体症状が出現していることが抑うつ障害に関与しているということに気づいていないかもしれない．患者には直接的に，「今または今までに，自殺しようとしたことがあるか？」「死にたいと考えているか？」「とてもつらくて，自分を傷つけたいと感じるか？」と聞く．最終的に自殺をする人の10人中8人は，自分なりの警告を発している．もし患者が自殺行動の計画を認めたら，それは特に危険な信号である．もし自殺が差し迫っているようであった患者が以前よりも穏やかでまたは興奮しなくなったなら，それは不吉な徴候である．臨床医は表 23.2-3 に記載されている因子を特に懸念しなければならない．

遺書，自殺の家族歴または患者の過去の自殺行動は自殺のリスクを増加させる．衝動性や将来についての心に浸透した悲観も，患者を危険な立場に置く．もし医師が自殺行動の差し迫った危険な状態に患者があると判断したら，その患者は入院または他の方法で保護されなければならない．自殺のリスクがすぐそこに差し迫っているようにはみえないが，患者がうつ病である限り自殺の可能性は存在するという難しい状況がある．もし精神科医が患者をすぐには入院させないと決めた場合は，自殺したいという気持ちが強くなったらいつでも助けを求めるようにと患者に約束させる．

暴力的な患者

患者はさまざまな理由で暴力的になる．暴力的な患者と面接するときは，その行動の根底にある原因を明らかにしようとしなければならない．というのは，その原因が以後の介入法を決定するからである．暴力的行動の鑑別診断としては，精神活性物質誘発性の器質性精神障害，反社会性パーソナリティ障害，緊張型統合失調症，身体感染，脳腫瘍，代償不全の強迫性パーソナリティ障害，解離症，衝動制御障害，性障害，アルコール特異体質性中毒，妄想障害，猜疑性パーソナリティ障害，統合失調症，側頭葉てんかん，双極性障害，そして対人ストレ

表 23.2-4 暴力的行動の評価と予測

1. 差し迫った暴力の徴候
   a. 所有物に対する暴力を含む最近の暴力行為
   b. 言葉または身体的な脅し（脅迫的な）
   c. 武器または武器として使用される可能性のある他の物（例えば，フォーク，灰皿）を携帯する
   d. 進行性の精神運動興奮
   e. アルコールまたは薬物の中毒
   f. 精神病患者の妄想症状
   g. 命令する暴力的な幻聴――すべてではないが一部の患者ではリスクが高い
   h. 器質性精神疾患，全体的または前頭葉の所見，通常側頭葉の所見は少ない（ただし，論争の的になっている）
   i. 緊張病性興奮の患者
   j. 特定の躁病患者
   k. 特定の激越性うつ病患者
   l. 激怒，暴力，または衝動の制御不能を起こしやすいパーソナリティ障害患者

2. 暴力のリスクを評価する
   a. 暴力的な観念，願望，意図，計画，手段の有効性，計画の実施，支援に対する願望を考慮する
   b. 人口統計的に考慮する――性（男性），年齢（15～24），社会経済的地位（低い），社会の支援（少ない）
   c. 患者の過去の病歴を考慮する：暴力，非暴力的反社会的行為，衝動の制御不能（例えば，賭博，物質乱用，自殺または自傷，精神病）
   d. 明らかなストレス因子を考慮する（例えば，夫婦間の葛藤，実際のまたは象徴的な喪失）

スに続発する制御不能な暴力がある．精神医学的面接には，暴力的行動の原因を鑑別するための質問と，これからの暴力の予測に向けられた質問を含める．

暴力的行動を最も予測させる因子は，（1）過剰なアルコール摂取，（2）逮捕や犯罪行為を含む暴力的行動の経歴，（3）児童虐待の過去である．表23.2-4に暴力を評価して予測する上で最も重要な要因をいくつか示した．

強姦と性的虐待

強姦は，性行為を望まない被害者への強制行為である．通常，性交であるが，肛門性交とフェラチオ（男性の性器を口で愛撫すること）も強姦の行為としてありうる．他の暴力行為と同様に，強姦は即時の適切な介入を必要とする精神医学的救急である．強姦被害者は，生涯持続する後遺症に苦しむ可能性がある．強姦は，生命に関わる経験であり，被害者にはほとんど常に身体の危害を受けている恐れがあり，しばしば凶器により脅される．強姦に加えて，性的虐待の他の形式には，異物を使って性器をいたぶり，疼痛を与え，性的欲動を充足することなどがある．

強姦者の圧倒的大多数は男性であり，被害者の大部分は女性である．しかし，男性が拘留される施設（例えば，刑務所）では，男性が強姦されることがしばしば起こる．16～24歳までの女性が最もリスクのある年齢層であるが，15か月の幼い子どもや，82歳の高齢女性も強姦の被害者になっている．すべての強姦の3分の1以上は，被害者の顔見知りの犯人によるもので，7％は親しい親戚による．すべての強姦の5分の1は複数の強姦者（輪姦）による．

強姦および性的虐待の被害者の典型的反応は，恥，屈辱，苦悶，混乱，憤慨である．多くの被害者は，自分にも一部責任があるのではないか，そのために暴行をまねいたのではないかと考える．実際は，被害者の行動は，殺人や強盗を誘発する行動と比べて，強姦を誘発する際にあまり重要ではない．強姦や性的虐待の被害者は，暴行を受けた後しばしば混乱する．臨床医は安心させ，支持的態度で接し，偏った判断を避けるべきである．患者に医学的，法的な支援の有効性や，多くの専門的な援助を提供する強姦救援センターの存在を教えるべきである．

被害者は，男性よりも女性に対してのほうが話しやすいかもしれないので，できれば女性の臨床医が患者を診察する．診察は，内密に行う．強姦または性的虐待がはっきりとは認められていない時には，多くの被害者が暴行に関して話すことを躊躇するために，通常この話題を避ける．性行動の経歴を質問した時に，患者が心配そうにみえて，その議論を避けるならば，聞き手は患者の回避を認めることが重要である．強姦被害者が予期しない，致命的なストレスを受けたと認めるべきである．暴行に関する詳細で完全な病歴を取ることは，法的にも治療的にも重要である．

患者の書面による同意のもとに，強姦者を識別するのに用いられる可能性がある精液および陰毛のような証拠を集める．可能ならば証拠の写真を撮る．医療記録が，刑事訴訟手続で証拠として使われる可能性がある．したがって，評価のすべての面に関する念入りで客観的な証拠書類は不可欠である．

救急治療

精神療法

救急精神医学の介入では，すべての試みは患者の自尊心を支援するために行われる．精神医学的救急においては，癒しのための感情移入は不可欠である．生物的，状況的，発達的，実存的な力が，病歴のある一点にどのように収束し精神医学的救急に至るかについての習得された知識は，救急精神医学の技術の成熟と等しく重要である．すべての年齢層において，適応障害は，かんしゃくに似た怒りの爆発を引き起こす可能性がある．これらの爆発は特に夫婦喧嘩において一般的であり，激しい論争の声に悩まされた隣人が警察に通報することが多い．このような家族喧嘩には，慎重に取り組まなければならない．なぜなら彼らは飲酒しているか危険な武器を持ち，

面倒なことになっている可能性があるからである．争っている夫婦は彼らの怒りを結集させ，警戒していない部外者に向けることがしばしばある．傷ついた自尊心は重大な問題である．臨床医は恩着せがましい態度や軽蔑的な態度を避けなければならず，敬意の態度と本気で和解させようとする姿勢を伝えるべきである．

　家庭内暴力において，精神科医は，選ばれた親しい親族が特に暴力を受けやすいことに注意しなければならない．妻または夫は，配偶者に対する奇妙でマゾヒスティック（被虐性愛的）な愛着をもっている可能性があり，ののしるか，さもなければ相手の自尊心を密かに傷つけることにより暴力を引き起こす．そのような関係は，しばしば挑発的な側が殺され，時にもう一方の当事者も自殺するという結果に終わる．この場合，ほとんど心中に近いと言える．多くの自殺企図患者のように，暴力的な患者の多くは入院を必要とし，通常入院治療が必要であるという勧告を安堵感とともに受け入れる．

　救急治療においては，複数の精神療法医が関わるか，または複数の精神療法がしばしば適用される．例えば，ある28歳の男性が，難治性大腸炎になり人工肛門形成術を行った後，うつ病になり自殺企図をした．妻は彼の短気と絶え間ない口論のため，彼のもとを去ると脅していた．この場合，支持的精神療法と抗うつ薬による薬物療法のために精神科医を，夫婦関係を改善するために妻には夫婦療法士を，夫には人工肛門への対処法を学ぶために人工肛門支援団体を援助に差し向けることができる．救急精神医学の臨床医は，実践的で，危機解決のためや，有効性の探究や成長を促進するために役立つなら，治療的介入に関して必要な方法すべてを利用し，通常の精神科医療におけるほどは治療的関係を弱めることに懸念をもたない．救急治療は，回復を促進するために，いかにさまざまな精神医学的方策が協同的に作用するかに重点を置く．

　同じような状況にあるすべての人に適切な唯一の方法というものは存在しない．自殺企図または統合失調症の急性増悪のような精神科救急を経験する患者や家族に，医師は何と言うべきか？　ある人にとっては，遺伝学の理論が助けになる．ある疾病が強い生物学的な要素をもつという情報は，一部の人々にとって救いになる．しかし，それ以外の人にとってはこの対応は自己統制ができないことを明白に示し，抑うつや不安を高める．再発の可能性を最小限にするために家族も患者も行動を変えることができないので，すべての人が無力感を抱く．若干の人々が，家族あるいは個人の力動についての説明を聞いて利益を得る場合がある．他の人々は，誰かに自分の話を聴いてもらいたいと望むだけである．そのうちに，彼らは自己洞察に達する．

　他のすべての精神医学的状況と同様に救急局面においても，臨床医が何と言ってよいかわからない場合，最良の方法は聴くことである．危機状況にある人は，支援や否定や感情表出の必要性，そして危機の意味を概念化し，解決への道を見出しうる言葉の必要性をさまざまな形で顕わにする．

薬物療法

　救急治療室における向精神薬治療の主な適応は，暴力または攻撃的行動，重度の不安またはパニック，抗精神病薬の有害作用としてのジストニア（緊張異常）やアカシジア（静座不能）のような錐体外路症状などである．喉頭けいれんはジストニアの稀な形であり，精神科医は必要に応じて挿管する用意ができていなければならない．

　妄想状態または緊張病性興奮状態の患者は，鎮静を必要とする．一時的な暴力の爆発には，ハロペリドール（セレネース），βアドレナリン受容体拮抗薬（β遮断薬），カルバマゼピン（テグレトール），リチウム（リーマス）が効果を現す．既往歴からけいれん発作が示唆される場合，原因を確認するための評価と診断を確定するために臨床検査を行う．異常所見がみられた場合，抗てんかん薬治療を開始するか，または適切な外科手術を行う（例えば，脳腫瘍の場合）．薬物乱用による中毒に対しては，保存的対応で十分であろう．時には，患者が安定するまで，ハロペリドール（30分～1時間ごとに，5～10 mg）のような薬物が必要になる．抗精神病薬の代わりまたはそれに加えて（抗精神病薬の投与量を減らすために），ベンゾジアゼピン系薬物が使われることもある．快楽のための麻薬（recreational drug）に強い抗コリン作用がある場合は，ベンゾジアゼピン系薬物は抗精神病薬より適切である．抗精神病薬とベンゾジアゼピン系薬物に，アレルギー反応または特異な反応を示す患者には，アモバルビタール（イソミタール130 mgを経口または筋注で），パラアルデヒドまたはジフェンヒドラミン（トラベルミン50～100 mgを経口または筋注で）治療する．

　暴力的で，闘争的な患者は，適切な鎮静薬または抗精神病薬で最も効果的に鎮静される．ジアゼパム（セルシン5～10 mg），またはロラゼパム（ワイパックス［訳注：本邦では経口薬のみ］2～4 mg）を，2分以上かけてゆっくりと静注する．臨床医は，呼吸停止を避けるために極力注意して静注しなければならない．筋注を必要とする患者は，ハロペリドール（5～10 mg）の筋注で鎮静されうる．もし興奮がアルコールまたはけいれん発作後の精神運動興奮によるものなら，比較的少量の静注によって睡眠が何時間も持続する．覚醒した時，患者はしばしば完全に清明で理性的で，概して暴力的行動についての完全な健忘を呈する．

　興奮が進行中の精神病性過程の一症状であり，静注の効果がなくなるとすぐに症状が再燃する場合は，持続的な投薬が行われることもある．最初に大用量を使用して，結局過剰投与になるより，患者が安定するまで，30分～1時間の間隔で少量の筋注または経口量（例えば，ハロペリドール2～5 mg，またはジアゼパム20 mg）を投与するほうがよいであろう．障害された行動が安定するにつれて，服薬はより少量で回数もより少なくする．前処置

表 23.2-5 抑制の使用

できれば5人，最低4人は，患者の抑制に必要である．革の拘束は，最も安全で最も確実な方法である．
拘束する理由を患者に説明する．
職員は，抑制されている患者の視野に常に収まるようにして，患者を安心させなければならない．保証は，患者の無力感，無能感，制御不能からの恐怖を緩和するのを助ける．
患者の足が大の字になるように抑制し，一方の腕を片側に，他方の腕を頭をはさんで反対側に抑制する．
抑制帯は静脈内注射が必要に応じて与えられるように装着しなければならない．
患者の頭部は，無防備な感覚を軽減し，吸引の可能性を減らすためにわずかに上げる．
抑制は，安全性と快適さを周期的に確認されなければならない．
患者が拘束された後，臨床医は言語的介入を用いて治療を開始する．
抑制においてさえ，大部分の患者は，集中的に抗精神病薬の投与を受ける．
患者が安定した後は，2つの抑制のみになるまで，1つの拘束ごとに5分間隔で解除していく．1つの抑制だけで患者を保つことは勧められないので，残っている抑制の両方とも同時に，解除する．
抑制中は，抑制の理由，治療経過，治療に対する患者の反応を常に綿密に記録しておく．

Dubin WR, Weiss KJ. Emergency psychiatry. In：Michaels R, Cooper A, Guze SB, et al., eds. *Psychiatry* Vol 2. Philadelphia：JB Lippincott：1991 のデータによる．

の間，患者の血圧と他のバイタルサインを監視する．

抑　制

　患者が彼ら自身や他者にとって，他のどのような方法でも制御できない激しい脅威となるほど危険な時には抑制が行われる．患者は投薬を受けるために一時的に，もしくは投薬を受けられない場合に長時間抑制されることがある．通常，抑制された患者はしばらくして鎮静する．精神力動的には，そのような患者は，抑制によって与えられる衝動の制御を歓迎しさえする可能性がある．表23.2-5 に拘束使用の概要を示した．

処　置

　患者を入院させるか帰宅させるかという通常の選択は，場合によっては最適とはいえなくなる．例えば，中毒精神病の疑いがある場合や，パーソナリティ障害の患者の短期の代償不全や，心的外傷への適応反応は，経過観察時間を延長することが最良の治療となる可能性がある．安全な環境で患者が過ごす時間を延長することは，十分な改善や問題の解明をもたらし，入院治療を不要なものにすることができる．それは，精神科に入院するという心的外傷と不名誉を患者に与えないですみ，より入院を必要とする患者のために病床を開けることができる．強姦や他の心的外傷の被害者に対する危機介入にあたっても，経過観察の延長を選択することができる．

　入院の決定の際には，患者の自由意志に基づくことが望ましい．その選択を患者に許すことは，自らの生活を制御しており，治療決定に参加しているという感覚を彼らに与える．患者自身や他者に対するリスクのために，措置入院の基準を明らかに満たす患者は，さらなる評価が行われなければ退院することができないし，正当な理由があれば，いつでも入院させることができる．

　しばしば最初の評価は決定的でないため，入院病棟や外来部門においてより詳細な評価がなされるまで，決定的な治療は延期することが最良である．しかし，診断が明らかで，以前の治療に対する患者の反応がわかっている時は，延長による利益はない．例えば，抗精神病薬の服用中断後に病勢が悪化している慢性統合失調症の患者には，治療の迅速な再開が最も有効である．

　たとえ患者が必要と思った時に救急治療室に来室し快適であると感じるとしても，救急精神科医は常に他の最も適切な治療環境を指示し，または指示し直さなければならない．薬物精神療法を診療所で受けている患者が，定期的な予約診療を受けられなかった場合は，診療所で診察を受けられるまでの間の維持をするのに十分な投薬のみを行う．患者の主治医への情報提供は，当然のことである．

　救急治療室は，しばしば精神科または総合病院へ至る道である．最初の印象は多大な重要性をもつ．救急治療室に到着した時に患者に向けられる注意と関心は，患者が職員や治療勧告にどのように反応するかに対し，また彼らが救急室を出て相当な時間がたってからの治療順守に対してさえも強い影響を与える．

記　録

　よい治療，患者の権利への敬意，経費節減，医事法の問題などのために，記録は救急医にとって非常に大切である．医療記録は患者の簡潔な臨床像を伝え，関連するすべての陽性所見，陰性所見を強調するものでなければならない．情報の相違とその理由を記載する．利害関係者の氏名と電話番号を書き留める．暫定診断または鑑別診断を行う．最初の治療計画または勧告は，患者の病歴，精神的現症の診察と他の診断的検査，および内科的評価の所見から明確に導かれるべきである．記載は読みやすくなければならない．救急医は，適切な初期の評価を行うために法律の下に異例の自由裁量権をもつ．しかし，すべての介入と決定は，熟考し，議論し，患者の記録として文書化しなければならない．

特定の精神科救急

　表 23.2-6 に，通常の精神科救急を概説した．読者は，おのおのの障害についての十分な議論のために，本書の特定の章や索引を参照してほしい．

表 23.2-6　よくみられる精神科救急(50音順)

症候群	緊急の徴候	治療的問題
アカシジア	焦燥，落ち着きのなさ，筋不快感，身体違和感	抗精神病薬投与量の減量；プロプラノロール(30〜120 mg/日)；ベンゾジアゼピン系薬物；ジフェンヒドラミン(トラベルミン)の経口または静注；ベンズトロピン(Cogentin)の筋注
亜酸化窒素毒性	多幸感と頭部ふらふら感	症状は，使用後数時間以内に治療なしで軽減するアルコール関連救急
アルコールせん妄	錯乱，失見当識，意識や知覚の変動，自律神経系の活動性亢進；致命的となりうる	クロルジアゼポキシド(コントール)；必要に応じて精神病症状に対してハロペリドール(セレネース)を加える．
アルコール中毒	脱抑制的行為，過量での鎮静	時間をかけ保護的環境で治療を行えば，症状は軽減する．
アルコール誘発性持続性健忘性障害	錯乱，個人のすべての身元確認情報についても記憶を喪失している	入院；催眠療法；アモバルビタール(イソミタール)面接；器質的原因を除外する．
アルコール誘発性持続性認知症	錯乱，焦燥，衝動性	認知症を示す他の原因を除外する；効果的な治療はない；必要に応じて入院
アルコール誘発性精神病性障害，幻覚を伴うもの	内容に相応しい感情(しばしば怖がる)を伴う明白な幻聴(時に幻視)；意識は清明	精神病症状に対してハロペリドール
アルコール誘発性けいれん	大発作；稀にてんかん重積状態	ジアゼパム(セルシン)，フェニトイン(アレビアチン)；解毒中はクロルジアゼポキシド(コントール)を使って予防する．
アルコール離脱	易刺激性，悪心，嘔吐，不眠，不快，自律神経系の活動性亢進，ぐらつき	水分と電解質を維持する；ベンゾジアゼピン薬物による鎮静；抑制；バイタルサインの監視；チアミン100 mgの筋注
特異体質性アルコール中毒	著しく攻撃的または暴力的な行為	一般的に，保護的環境以外に必要な治療法はない
ウェルニッケ脳症	眼球運動障害，小脳失調；精神錯乱	ブドウ糖負荷の前に，硫酸マグネシウムとともにチアミン100 mgの静注または筋注
コルサコフ症候群	アルコール徴候(stigmata)，健忘，作話	効果的な治療法はない；施設への収容がしばしば必要となる
アンフェタミン(または関連物質)中毒	錯覚，パラノイア；暴力；(離脱からの)うつ病；不安，せん妄	抗精神病薬；抑制；必要に応じての入院；徐々の離脱は必要ない；必要に応じての抗うつ薬
黄疸	低力価フェノチアジン(例えば，クロルプロマジン)使用の稀な合併症	薬物を異なる種類の低力価，低用量に変える．
オピオイド中毒と離脱	中毒は昏睡と死に至りうる；離脱は致命的ではない	麻薬拮抗薬であるナロキソンの静注；尿と血清の検査；精神医学的・内科的疾患(例えば，エイズ)は臨床像を複雑にする可能性がある．
過呼吸	不安，恐怖，意識混濁；めまい，失神；かすみ目	患者に紙袋の中で呼吸させることによって，アルカローシスを改善する；患者教育；抗不安薬
カフェイン中毒	極度の不安，パニック症に類似；躁病；せん妄，激越性うつ病；睡眠障害	カフェインを含有する物質の中止；ベンゾジアゼピン系薬物
間欠爆発症	暴力の短い爆発；周期的な自殺企図	短期間のベンゾジアゼピン系薬物または抗精神病薬；コンピュータ断層撮影(computed tomography：CT)，睡眠剥奪脳波(sleep deprived electroencephalogram)，耐糖能曲線による長期にわたる評価
揮発性硝酸塩	気分や行動の交替；頭部ふらふら感；拍動性頭痛	使用の中止で症状は軽減する．
境界性パーソナリティ障害	自殺念慮と自殺のそぶり；殺人念慮と殺人のそぶり；物質乱用；ごくわずかな精神病相；熱傷，身体の切傷の痕	自殺や殺人の評価(もしリスクが大であるなら入院)；少量の抗精神病薬；明確な追跡調査の計画
恐怖症	パニック，不安；恐怖	パニック症と同様に治療する
緊張型統合失調症	顕著な精神運動性障害(興奮または昏迷のどちらか)；消耗；致命的となりうる	抗精神病薬による急速な鎮静；バイタルサインの監視；アモバルビタールは患者の緊張病性無言または昏迷を改善させる可能性があるが，暴力行為を誘発することがある

(つづく)

表 23.2-6　よくみられる精神科救急(50音順)(つづき)

症候群	緊急の徴候	治療的問題
口周囲(ウサギ様)の振戦	通常，抗精神病薬の長期にわたる治療の後に出現する口周囲の振戦(ウサギのような顔のしかめ面)	服薬量の減量または別の種類の薬物への変更
クロニジン離脱	易刺激性；精神病；暴力；発作	症状は時間とともに軽減するが，抗精神病薬が必要となることがある；次第に用量を減量する
幻覚薬誘発性精神病性障害，幻覚を伴うもの	症状像は，物質の型，服用量，作用時間，患者の病前パーソナリティ，環境の相互作用の結果である；パニック；焦燥；アトロピン精神病	血清検査と尿検査；内科的または精神的基礎疾患を除外する；ベンゾジアゼピン系薬物(2〜20 mg)の経口投与；安心と見当識；急速な鎮静化；しばしば自然寛解する
強姦	すべての性的暴行が報告されるとは限らない；強姦への静かな反応は，食欲不振，睡眠障害，不安，時に広場恐怖により特徴づけられる；性的な既往歴が聴取される面接の間に，長い無言，増大する不安，どもり，途絶，身体症状がみられる；暴力と死への恐怖，性感染症への感染または妊娠への恐怖	強姦は，主要な精神科救急である；被害者は持続的な性機能障害をもつかもしれない；危機介入的治療，社会支援，換気，健康な特質の強化，できるだけ早く以前の機能水準に戻れるよう励ます；法廷弁護人；暴行者を識別(例えば，精液中の血液抗原を識別するために櫛を用いて陰毛の標本と，腟スメアを採取)する徹底的な医学的診察や検査；女性の場合，妊娠を防ぐためにメトキシプロゲステロンまたはジエチルスチルベストロールを5日間経口的に投与する；エストロゲンの中止1週以内に月経が始まらない場合，中絶を含む妊娠に代わるすべての選択肢が提示されるべきである；被害者が性病になった場合，抗生物質を投与する；署名を施した書面による同意書では，臨床医が，検査，写真撮影，標本収集，当局への情報開示を行うことが要求されている；同意を得て，患者自身の言葉で病歴を聴取し，必要な検査を行い，検査の結果を記録し，衣類をすべて保存し，診断を延期し，疾病，心的外傷，妊娠から保護する；強姦に対する反応は感情的には男性も女性も同様であると報告されているが，男性の場合，同意のうえであったと思われることを恐れて，同性愛者間の暴行について話すことを，よりためらう傾向にある
交感神経性離脱	パラノイア；錯乱状態；うつ病	ほとんどの症状が治療なしで軽減する；抗精神病薬；必要に応じて抗うつ薬
高血圧性危機(hypertensive crisis)	生命を脅かすほどの高血圧反応は，モノアミン酸化酵素阻害薬(monoamine oxidase inhibitor：MAOI)とともにチラミンを含む食物を摂取することにより起こる；頭痛，頸の硬直，発汗，悪心，嘔吐	αアドレナリン遮断薬(例えば，フェントラミン[レギチーン])；ニフェジピン(アダラート)10 mg経口投与；クロルプロマジン(コントミン)；低血圧(MAOI単独の副作用)に続いて起こる症状ではないことを確かめる
抗コリン性中毒	精神病症状，乾燥した皮膚と口，異常高熱，散瞳，頻脈，落ち着きのなさ，幻視	服薬の中止，過度の興奮や熱発に対して，フィゾスチグミン0.5〜2 mgの静注，ベンゾジアゼピン系薬物；抗精神病薬は禁忌
甲状腺中毒症	頻脈；胃腸の機能障害；異常高熱；パニック，不安，焦燥，躁病；認知症；精神病	甲状腺機能検査(T_3，T_4，甲状腺刺激ホルモン[thyroid-stimulating hormone：TSH])；内科的コンサルテーション
抗精神病薬治療に関連した突然死	発作；窒息；心血管系の原因；起立性低血圧；喉頭咽頭のジストニア；催吐反射の抑制	特定の内科的治療
高体温症	極度の興奮または緊張病性昏迷またはその両方；非常な高体温；暴力的な極度の焦燥	補液と冷却；薬物反応の可能性があるので，すべての薬を中止する；感染の除外
抗てんかん薬中毒	精神病；せん妄	抗てんかん薬を減量
後天性免疫不全症候群	器質的原因に続く行動の変化；恐怖や不安に続く行動の変化；自殺行為	神経学的疾患の管理；心理学的付随事象の管理；社会的支援の強化
コカイン中毒と離脱	パラノイアと暴力；高度の不安；躁状態；せん妄；統合失調症様精神病；頻脈，高血圧，心筋梗塞，脳血管障害；うつ病と自殺念慮	抗精神病薬とベンゾジアゼピン系薬物；離脱うつ病が継続するならば，抗うつ薬または電気けいれん療法 electroconvulsive therapy (ECT)；入院

(つづく)

表 23.2-6 よくみられる精神科救急(50音順)(つづき)

症候群	緊急の徴候	治療的問題
子どもに対する近親相姦や性的虐待	自殺行動；思春期危機；物質乱用	嫌疑の確証；被害者の保護；社会的支援との接触；内科的そして精神医学的評価；危機介入
殺人や攻撃的行為	言葉で脅すような著しい焦燥	隔離，抑制，薬物治療
産褥期精神病	出産は，統合失調症，うつ病，反応性精神病，躁病を誘発しうる；感情症状は最も頻度が高い；自殺のリスクは妊娠中は減少するが分娩後の時期には増加する	自己や(幼児を含む)他者に対するリスクが評価され，適切な予防措置がとられるべきである；行動の異常を呈する内科的疾患は鑑別診断に含まれ，探索および治療がなされるべきである；父親，幼児，祖父母および他の子どもへの影響に注意が払われなければならない.
色素性網膜症	チオリダジン(メレリル)800 mg/日またはそれ以上の用量が報告されている.	チオリダジン 800 mg/日以下を維持する
自殺	自殺念慮；絶望	入院；抗うつ薬
思春期危機	自殺企図と自殺念慮；物質乱用，無断欠席，法律的な心労，妊娠，逃走，摂食障害；精神病	自殺のリスク，物質乱用の程度，家族力動の評価；危機介入的家族療法および個人療法；必要に応じた入院；適切な家族外の権威とのコンサルテーション
ジストニア，急性	頸，舌，顔，顎，眼，体幹の筋肉の激しい不随意のけいれん	抗精神病薬の用量の減量；ベンズトロピンまたはジフェンヒドラミンの筋注
持続勃起症(トラゾドン[デジレル]誘発性)	激しい痛みを伴う持続的な陰茎の勃起	体内のエピネフリン；機械的または外科的ドレナージ(排液)
死別	罪の意識，易刺激性；不眠；身体的訴え	うつ病と鑑別しなければならない；抗うつ薬は適応とならない；睡眠のためのベンゾジアゼピン系薬物；換気の促進
シメチジン精神病性障害	せん妄；錯覚	用量の減量または服薬の中止
臭素中毒	せん妄；躁病；うつ病；精神病	血中濃度(>50 mg/日)が得られる；臭化物摂取の中止；大量の塩化ナトリウムの静注または経口摂取；興奮している場合，パラアルデヒドまたは抗精神病薬が使用される.
集団ヒステリー	悲嘆または他の破壊的な行動という両極端の状態が集団で起こる	集団は他の保健医療従事者らの支援を得て分散される；換気，危機介入的療法；必要に応じて少量のベンゾジアゼピン系薬物
小児または成人への虐待	身体的外傷のようす	身体的問題の管理；精神医学的評価；当局への報告書
心因性の原因による突然死	突然の精神的ストレス後の心筋梗塞；ブードゥー教(voodoo)と魔術；特に深刻な身体疾患に関連した絶望	特定の内科的治療；民間療法士
神経遮断薬悪性症候群	高体温；筋硬直；自律神経系の不安定さ；パーキンソン症状；緊張病性混迷；神経学的徴候；10～30%の致死率；クレアチンホスホキナーゼの上昇	抗精神病薬の中止；ダントロレン(ダントリウム)の静注；ブロモクリプチン(パーロデル)経口投与；補液と冷却；クレアチンホスホキナーゼ(creatine phosphokinase：CPK)レベルの監視
神経性やせ症	性と年齢から求めた標準体重からの 25%の体重減少	入院；心電図(electrocardiogram：ECG)，水分と電解質；神経内分泌系の評価
心的外傷後ストレス障害	パニック，恐怖；自殺念慮；フラッシュバック(再燃現象)	安心；責任を遂行することへの復帰の奨励；可能ならば慢性的な病弱状態にならないよう入院を避ける；自殺念慮の監視
せん妄	意識の動揺；自殺と殺人のリスク；認知の混濁；幻視，幻触，幻聴；パラノイア	寄与している可能性のあるすべての要因を評価し，個々の要因に応じて治療する；安心，構造化，見当識の手掛かりを与える；ベンゾジアゼピン系薬物と低用量の高力価抗精神病薬は，逆説的に作用し焦燥を増強する可能性があるために，かなり慎重に使用されなければならない
躁病相	暴力的，衝動的な行動；無差別な性行動または浪費行動；精神病；物質乱用	入院；必要に応じて抑制；抗精神病薬を用いた急速な鎮静；リチウム濃度の回復

(つづく)

表 23.2-6　よくみられる精神科救急（50音順）（つづき）

症候群	緊急の徴候	治療的問題
僧帽弁逸脱症	パニック症との関連；呼吸困難と動悸；恐れと不安	心エコー図；アルプラゾラムまたはプロプラノロール
大麻中毒	錯覚；パニック；身体違和感；認知障害	必要に応じてベンゾジアゼピン系薬物と抗精神病薬；自殺または殺人のリスクの評価；症状は通常，時間の経過と安心させることで軽減する．
短期精神病性障害	感情的混乱，激しい不安定さ；明らかな心理社会的なストレス後の急性に損なわれる現実検討力	しばしば必要に応じて入院；低用量の抗精神病薬は必要である可能性があるが，しばしば自然寛解する
遅発性ジスキネジア	口，舌，顔，頸部と体幹のジスキネジア（運動異常）；四肢の舞踏病様運動；常にではないが通常，長期にわたる抗精神病薬治療の後に起こる，特に用量の減量の後に起こる；高齢者および脳に損傷を受けた人に最も高い発生率；症状は抗パーキンソン薬により強められ，抗精神病薬の増量により隠されるが治癒しない．	有効な治療の報告はない；臨床的に可能な限り短い期間で最小量の薬物を処方し，服薬を継続する必要のある患者に服薬なしの日を設けることにより予防できる場合がある；運動障害の最初の徴候がみられたら薬物を減量または中止する
鎮静薬，催眠薬，または抗不安薬の中毒や離脱	気分，行動，思考の変化――せん妄；現実感消失と離人症；未治療でいると致命的でありうる；発作	オピオイド中毒鑑別のためのナロキソン（ナロキソン）；フェノバルビタール（フェノバール）またはチオペンタールナトリウム（ラボナール）またはベンゾジアゼピン系薬物を用いた緩徐な離脱；入院
低体温症	錯乱；嗜眠；好戦性；低体温と震え；逆説的温感	点滴と再加温；心臓の状態は慎重に監視されなければならない；アルコールの回避
統合失調感情障害	重症のうつ病；躁病症状；パラノイア	自己や他者に対するリスクの評価；必要に応じて急速な鎮静化；うつ病の治療（抗うつ薬単独は統合失調症の症状を増強しうる）；抗躁薬の使用
統合失調症	過度の自棄；重症のパラノイア；自殺念慮または攻撃性；激しい精神病症状	自殺や殺人のリスクの評価；統合失調症以外のすべての疾病の鑑別；急速な鎮静
統合失調症の増悪	離脱症状；興奮；自殺や殺人のリスク	自殺と殺人の評価；内科的疾患について調べる；必要に応じての抑制と急速な鎮静；必要に応じての入院；薬物服用の再評価
同性愛者のパニック	自身の性的指向に満足している男性または女性にはみられない；どんな同性愛の衝動をももつことを強く否定する人に起こる；衝動は，会話，身体的な予備交渉，またはレスリングや一緒に眠ること，シャワーや湯船の中で互いに触れ合うというような同性友人間の遊びによって刺激される；パニックになった人は，他者が自分に対して性的に興味があると考えてしまい，防御的になる．	感情の表出，環境の構造化，そして若干の例で，急性パニックに対しての薬物療法（例えば，アルプラゾラム0.25～2mg）または抗精神病薬が必要となる可能性がある；可能ならばいつでも，異性の臨床医が患者を評価しなければならない，そして，一般検査を別にすれば患者を触診すべきではない；腹部を診察していた，または直腸診をしていた医師を患者が攻撃したことがある（例えば，統合されていない同性愛的衝動が見え隠れする男性によって）
トルエン乱用	不安；錯乱；認知障害	トルエン使用が初期に中止される場合，神経学的な損傷は非進行的で可逆的である．
ナツメグ中毒	焦燥；幻覚；重度の頭痛；四肢麻痺	症状は，使用後数時間以内に治療なしで軽減する
認知症	自己の世話ができない；暴力の爆発；精神病；うつ病と自殺念慮；錯乱	少量の高力価抗精神病薬；見当識の手掛かりを与える；薬物使用を含む器質的評価；家族介入
パーキンソニズム	硬直，振戦，運動緩慢，平坦な感情，引きずり歩行，流涎，抗精神病薬治療に続いて起こる	4週間～3か月にわたる抗パーキンソン薬の経口投与；抗精神病薬の用量の減量
パニック症	パニック，恐怖；急性発症	内科的にも精神医学的にも，不安を引き起こす他の障害から鑑別しなければならない；僧帽弁逸脱を除外するためのECG；プロプラノロール（10～30mg）；アルプラゾラム（0.25～2.0mg）；長期にわたる管理には抗うつ薬治療が含まれることもある
光過敏性	抗精神病薬の服用に続いて起こる日焼けしやすさ	患者は強い日光を避けなければならず，効果の高い日焼け止めを使うべきである

（つづく）

表 23.2-6　よくみられる精神科救急(50音順)(つづき)

症候群	緊急の徴候	治療的問題
ビタミン B_{12} 欠乏症	錯乱；気分と行動の変化；運動失調	ビタミン B_{12} で治療する
広場恐怖	パニック；うつ病	アルプラゾラム(ソラナックス)0.25〜2 mg；プロプラノロール(インデラル)；抗うつ薬の投与
夫婦間の危機	促進因子は，婚外交渉の発覚，重病の発症，離婚の意志の通告，または子どもや仕事の問題である可能性がある；夫婦の1人または両方が，治療中であるかまたは精神医学的な病気である可能性がある；配偶者の1人はもう1人の入院を求めているかもしれない	おのおのが以下に関して単独で質問されるべきである——婚外交渉，離婚に関する弁護士との協議，問題を解決するために危機介入的な治療かまたは長期にわたる治療を受けるかの意志；両者からの，性的既往，財政的既往，精神医学的治療の既往，現症時の精神医学的評価；未治療の気分障害や身体疾患による感情症状の発症，または潜行性の認知症の発症が促進因子となりうる；病気の治療と管理のために専門医へ紹介することは，当面のストレスを減らし，配偶者のより健康な対処能力を増強する；子どもはその属する社会の中で親しい関係をもつ者にのみわかる洞察を与えることがある
フェニルプロパノールアミン(phenylpropanolamine)毒性	精神病；パラノイア；不眠症；落ち着きのなさ；神経質；頭痛	症状は用量の減量または服薬中止により軽減する(市販のダイエット促進剤や，口・鼻の充血除去薬に見出される)
フェネルジン(phenelzine)誘発性精神病性障害	素因のある人の精神病や躁病	用量の減量または服薬中止
フェンシクリジン(phencyclidine)(またはフェンシクリジン様)中毒	妄想精神病；致命的になりうる；自己や他者への重大な危害	血清および尿分析；ベンゾジアゼピン系薬物は，排出を妨げる可能性がある；抗コリン性の副作用のため，抗精神病薬は症状を悪化させる可能性がある；重症の中毒については内科的監視や入院が必要である
物質離脱	腹痛；不眠症，傾眠；せん妄；発作；遅発性ジスキネジアの症状の出現可能性；躁病または統合失調症の症状の突発	向精神薬離脱の症状は時間とともに消失するか，物質を再び始めることで消失する；抗うつ薬離脱の症状は，アトロピンのような抗コリン薬を用いた治療で成功しうる；2〜4週にわたる向精神物質の緩徐な離脱は，一般に症状の発展を防ぐ
不眠症	うつ病と易刺激性；早朝焦燥；恐い夢；疲労	短期間だけの催眠薬；例えば，就寝時のトリアゾラム(ハルシオン)0.25〜0.5 mg；すべての基礎にある精神疾患を治療する；睡眠衛生の規則
プロプラノロール毒性	深い抑うつ；錯乱状態	用量の減量または服薬中止；自殺傾向の監視
片頭痛	脈を打つ片側性の頭痛	スマトリプタン(イミグラン)6 mg の筋注
ベンゾジアゼピン系薬物中毒	鎮静，傾眠，失調	支持的療法；フルマゼニル(アネキセート)7.5〜45 mg/日は必要に応じて滴定し，有用な蘇生設備のもとで熟練した人によってのみ投与されなければならない
発作障害	錯乱；不安；現実感消失と離人症；切迫した破滅感の感情；幻味または幻嗅；とん走様状態	即時の脳波検査；入院・睡眠剥奪脳波と24時間脳波；偽発作の除外；抗てんかん薬
無顆粒球症(クロザピン[クロザリル]誘発性)	高熱，咽頭炎，口内および肛門周囲潰瘍	即時の投薬の中止；顆粒球コロニー刺激因子の投与
無顆粒球症と白血球減少症	抗精神病薬治療の最初の2か月以内の副作用	患者はすぐに咽頭炎，熱発などをまねくに違いなく，即時の血球算定を得なければならない；薬物の中止；必要に応じての入院
妄想型統合失調症	命令する幻覚；患者自身や他者への脅し	急速な鎮静化；入院；長期間効果があるデポ剤の薬物療法；脅しを受けている人は通告され保護されなければならない
妄想性障害	多くは強制的に救急治療室に搬入される；他人に対する脅迫	患者が応じるなら抗精神病薬(必要に応じて筋注)；集中的家族介入；必要に応じて入院

(つづく)

表 23.2-6　よくみられる精神科救急(50音順)(つづき)

症候群	緊急の徴候	治療的問題
抑うつエピソード，精神病性の特徴を伴うもの	妄想を伴う抑うつエピソード；焦燥，重度の罪責感；関係念慮；自殺や殺人のリスク	抗うつ薬に加えて抗精神病薬の使用；自殺や殺人のリスクの評価；必要に応じて入院や電気けいれん療法(ECT)
抑うつ障害	自殺念慮と自殺企図；自棄；物質乱用	自己に対するリスクの評価；必要に応じて入院；うつ病の非精神医学的原因が評価されなければならない
リチウム(リーマス)中毒	嘔吐；腹痛；大量の下痢；高度の振戦，運動失調；昏睡；発作；錯乱；構音障害；局所性神経学的徴候	広い口径のチューブで洗浄する；浸透圧利尿；内科的コンサルテーション；ICU (intensive care unit)治療を必要とする可能性がある．
レセルピン中毒	うつ病相；自殺念慮；恐怖感	自殺念慮の評価；用量の減量または薬物の変更；抗うつ薬またはECTが適応となることがある．
Lドパ中毒	躁病；うつ病；統合失調症様障害；双極Ⅰ型障害の患者に急速交代型を引き起こすことがある	服薬の減量または中止

参考文献

Agar L. Recognizing neuroleptic malignant syndrome in the emergency department: A case study. *Perspect Psychiatr Care.* 2010;46:143.
Baron DA, Dubin WR, Ning A. Other psychiatric emergencies. In: Sadock BJ, Sadock VA, eds. *Kaplan & Sadock's Comprehensive Textbook of Psychiatry.* 9th ed. Vol. 2. Philadelphia: Lippincott Williams & Wilkins; 2009:2732.
Bienvenu OJ, Neufeld KJ, Needham DM. Treatment of four psychiatric emergencies in the intensive care unit. *Crit Care Med.* 2012;40:2662.
Bruckner TA, Yonsu K, Chakravarthy B, Brown TT. Voluntary psychiatric emergencies in Los Angeles County after funding of California's Mental Health Services Act. *Psychiatr Serv.* 2012;63(8):808.
D'Onofrio G, Jauch E, Jagoda A, Allen MH, Anglin D, Barsan WG, Berger RP, Bobrow BJ, Boudreaux ED, Bushnell C, Chan YF, Currier G, Eggly S, Ichord R, Larkin GL, Laskowitz D, Neumar RW, Newman-Toker DE, Quinn J, Shear K, Todd KH, Zatzick D. NIH roundtable on opportunities to advance research on neurologic and psychiatric emergencies. *Ann Emerg Med.* 2010;56(5):551.
Douglass AM, Luo J, Baraff LJ. Emergency medicine and psychiatry agreement on diagnosis and disposition of emergency department patients with behavioral emergencies. *Acad Emerg Med.* 2011;18:368.
Georgieva I, Mulder CL, Wierdsma A. Patients' preference and experiences of forced medication and seclusion. *Psychiatr Q.* 2012;83:1.
Lin M-T, Burgess JF Jr, Carey K. The association between serious psychological distress and emergency department utilization among young adults in the USA. *Soc Psychiatry Psychiatr Epidemiol.* 2012;47:939.
Polevoi SK, Shim JJ, McCulloch CE, Grimes B, Govindarajan P. Marked reduction in length of stay for patients with psychiatric emergencies after implementation of a comanagement model. *Acad Emerg Med.* 2013;20:338.
Rodnitzky RL. Movement disorder emergencies. In: Roos KL, ed. *Neurology Emergencies.* New York: Springer Science+Business Media; 2012:259.
Sevransky JE, Bienvenu OJ, Neufeld KJ, Needham DM. Treatment of four psychiatric emergencies in the intensive care unit. *Crit Care Med.* 2012;40(9):2662.
Simpson SA, Joesch JM, West II, Pasic J. Risk for physical restraint or seclusion in the psychiatric emergency service (PES). *Gen Hosp Psychiatry.* 2014;36(1):113–118.
Weiss AP, Chang G, Rauch SL, Smallwood JA, Schechter M, Kosowsky J, Hazen E, Haimovici F, Gitlin DF, Finn CT, Orav EJ. Patient- and practice-related determinants of emergency department length of stay for patients with psychiatric illness. *Ann Emerg Med.* 2012;60:162.
Zun LS, ed. *Behavioral Emergencies for the Emergency Physician.* New York: Cambridge University Press; 2013.

23.3　小児における精神科救急

　危機の時でさえも，自分自身で精神科にかかろうとする青少年はほとんどいない．したがって，その救急の評価のほとんどは両親，親族，教師，セラピスト，医師，児童保護行政で働く人によって最初に決められる．依頼のいくつかは自殺的な行為や身体的虐待そして暴力または殺人的な行為といった，子どもやそれ以外の人にとって生命に脅威を与えるような状況の評価のためのものである．また，差し迫っているが，生命に脅威を与えない依頼には，躁病，うつ病，赤面症，学校の問題といった明確な精神疾患の悪化を抱えた青少年の依頼もある．明確な精神疾患や生命を脅かす行為がないにもかかわらず，青少年がさまざまな破壊的で異常な行動の既往を示し，そして子どもの行動を緊急とみなす，威圧的で，不安な，取り乱した成人に囲まれている時は，診断的にすぐには明らかになりにくい．そのような症例においては寄与している要因の範囲はその場では明白にならず，精神科救急医は家族全体や子どもを取り巻く環境を評価しなければならない．家族のストレス，親の不仲は子どもにとっての危機の発展に寄与しうる．例えば，早い評価は，両親との確執の激しいやり取りの中にいる，あるいは子どもの必要性の観点から相容れないようにみえる親と学校，セラピスト，保護行政の間の争いの中にいる子どもにとって，時に合理的である(表23.3-1)．

　緊急な状況はしばしば慢性的な問題行動が最初に評価される場になる．例えば，ある特定の問題(幼少期の深刻な心の外傷，暴力，破壊的行動など)は数か月，さらには数年にわたって存在していた可能性がある．そして，緊急処置室や診療所で初めて精神治療を受けることは青少年にとって，身体的または性的虐待といった背後にあるストレスに気づく最初の機会になるかもしれない．

　幼少期の行動障害にとって不可欠な，家族の重度の機能障害の関係の観点から，差し迫った評価をする間に，精神科救急医は家族の不仲と家族の精神疾患を評価しなければならない．評価方法には，子どもと個々の家族に単独で，そして皆での両方の面接を行い，可能な限り家族の外部のあらゆるところから情報を得る方法がある．保護的でない親，セラピスト，教師は子どもの日常生活について価値のある情報をくれることがある．多くの家族，とりわけ精神病と過酷な機能障害をもつ家族は差し

表 23.3-1　家族性の危険因子

身体的そして性的な虐待
最近の家族の危機：両親を失う，離婚，失業，引っ越し
親の精神疾患を含む，深刻な家族の機能障害

迫っていないことに基づいて精神医学の助けを求めようとはほとんど，あるいは全く思わない．そのため，緊急の評価が彼らを広範囲の精神医学治療プログラムに携わらせる唯一の方法となるのである．

生命を脅かす緊急事態

自殺行動

評　価　自殺行動は青年期の緊急評価の最も多い理由である．12歳以下の子どもという自殺完遂のリスクが最小の群においても，子どもの精神状態と家族や指導者の適切な監視能力に特に注意を払って，すべての年齢の子どもの自殺念慮と行動は注意深く評価されなければならない．その評価によって自殺念慮や行動の状況，致死性，自殺の意思への固執を決定しなければならない．家族の感受性，支持，能力の評価は，子どもの自殺の可能性を監視する力を評価するために行う．最終的に，緊急評価の過程で精神科医は，安全な環境のために子どもを家に帰して外来のフォローアップ診療を受けさせるか，入院が必要かを決めなければならない．精神医学的な病歴，精神的現症の診察，そして家族の機能評価は，一般的なリスクのレベルを評価する手助けをする．

管　理　青年期の子は，自傷行為をしたとき，怪我の治療のために，または毒物摂取後の身体的後遺症の観察のために，小児病棟での入院が必要になることが多い．もし青年期の子が身体的に問題がなかったのならば，精神科医はその子どもが精神科への入院を必要とするかどうかを決めなければならない．もし患者が自殺念慮に固執して，精神病，重症うつ病（絶望を含む），自殺についての著しい両価性の徴候を示すならば，精神医学的な入院が指示される．薬物またはアルコールを摂取している青年期の子は，この患者は中毒状態でないという評価がなされるまで退院させるべきではない．リスクの高い人物像を示す患者——後期青年期の男性，特に薬物乱用や攻撃的な行動障害の人，重度のうつ病を患っている人，特に致死性の高い武器で自殺を試みた人のような——は入院を必要とする．もし家族がフォローアップの治療をしそうにないほど混沌としていて，機能不全で，無能だとしたら，たとえ致死性が低かったとしても，自殺企図をしたことのある若年の子どもには精神科への入院が必要である．

暴力的な行動とかんしゃく

評　価　暴力的な青少年の緊急評価における最初の課題は，誰も傷つけられないように，子どもと職員の両方が身体的に保護されていることを確かめることである．もし子どもが救急室で落ち着いたようにみえたら，臨床医は子どもに，何が起こったのかを振り返ることが役立つということを示し，そして子どもがそのようなことを話しても落ち着いていられるか尋ねてみる．もし子どもが同意し，臨床医が良好な状態にあると判断した場合，臨床医は適切な支持と親密さをもって子どもに接する．そうでない場合は，臨床医は状況を見直す前に，落ち着かせるために子どもに数分間与えてもよいし，若者に対しては，薬物治療によりリラックスできるということを示唆してもよい．

もし若者が明らかに闘争的であったら，何かが試みられる前に身体的な拘束が必要になる場合がある．抗しがたい家族によって救急救命室に運ばれた，激怒している青少年は，身体的または薬物的な拘束がなくても自身の制御を再び取り戻すことができる．脅迫的ではない方法で青少年に穏やかに接すれば，さらに，批判的ではない大人に彼ら側の話を話す機会を与えることで，最も落ち着きやすい．この時，精神科医は，攻撃性の原因となる精神疾患がないかを探すべきである．その出来事が起きた流れと子どもが制御不能になった程度を理解するために，精神科医は家族や出来事を目撃した他の人々と話さなければいけない．

管　理　主要な精神疾患のない青年期前の子は，もし自身または他人を傷つけようとし始めたとしても，小さくて身体を拘束しやすいので，安全を維持するために薬物治療を必要とすることはめったにない．普段は怒っているが検査しているときは穏やかな状態である青少年は，薬物治療の導入をすぐには必要としない．攻撃的，極端に興奮している，またはあからさまに自傷している，身体を抑えるのが難しい青年期以上の若者は，診断をする前に薬物治療を必要とすることがある．

繰り返し，自己限定的にひどいかんしゃくを起こす子どもは，もし検査中に落ち着くことができたら，入院を必要としないであろう．しかし，子どもや家族のための外来治療を継続しなければ間違いなくこのかんしゃくは再び起こるだろう．検査中に自身または他人に危険を負わせつづけている若者は，入院が必要である．

放　火

評　価　放火した子の親は緊急とパニックの感覚に襲われることが多い．親と教師は，偶然に火をつけてしまった幼少児のためにさえ緊急評価を要求することもしばしばある．正常に発達している多くの子ども達は火に興味をもつが，多くの場合において学齢期の子どもたちはマッチで遊んでいる時に偶然に火をつけてしまい，火を消す方法を探すのである．子どもがマッチで遊ぶことに強い関心をもっている時，家族による監視のレベルは偶然の失火が起こらないように高められていなくてはならない．医師は偶然に，衝動的に1回だけ火をつけた子ど

もと，計画をもって常習的に火をつけ，その後消そうとする試みを一切することなく火を放置する子どもとを見極めなければならない．放火が繰り返された場合は，そのリスクはたった1回だけの放火よりも明らかに高く，精神科医は潜在的な精神病理が子どもにあるのか家族にあるのかを決定しなくてはならない．また，精神科医は家族の相互作用も評価しなければならない．というのも，効率的な監視とコミュニケーションの障害となるどのような要素（例えば，重度の夫婦の不和や不快な罰則の教育様式など）も適切な干渉を妨げるからである．

放火は3徴候——夜尿症，動物虐待，放火——のうちの1つである．それらは数年前は素行症の子どもに典型的であると考えられていた．しかし，この3つの徴候が本当に関連があるという証拠は何もないのである．もっとも，素行症は病的な放火を起こすもっともよくある精神医学的障害ではある．

管　理　放火の管理と治療の臨床的な構成成分は，潜在的な精神病理を治療している間に，さらなる事故を防止することである．一般に，患者が他の放火をするという継続した直接の恐れがない限り，放火のみでは入院の適用とならない．放火癖をもつ子どもの親には，子どもを家に1人にしてはならず，直接の大人の監視なしに妹や弟の世話をするために残してはならないということを，きっぱりと助言しなければならない．攻撃的な行動や破壊的な行動様式を同時に示す子どもは，芳しくない結果になりやすい．繰り返し放火をする子どもには外来治療を手配すべきである．子どもと家族の両方に関与する行動療法は，代替行動に正の強化を与えることで，さらなる放火のリスクを減らすのに役立つ．

児童虐待：身体的，そして性的

評　価　身体的，性的虐待は男女のすべての年齢において，すべての民族において，そしてすべての社会経済的レベルにおいて起こる．重症度と期間に関しては幅広く異なるが，継続する虐待は子どもにとって緊急状態である．1つの精神科的な症候群が身体的または性的な虐待の必須条件になるのではなく，恐怖，罪，不安，うつ病，そして曝露に関与する両価性が，一般的に，虐待を受けている子どもの周りを取り囲む．

性的虐待を受けている少年は，早熟した性的行動を仲間に示し，被害を反映する自身の発達段階を超えた詳細な性的知識を示すことがある．性的または身体的虐待を受けた子どもは，しばしば彼ら自身がサディスティック（加虐的）で攻撃的な行動を示す．どのような形であれ虐待を受けている子どもは，加害者によって，誰かに状況を明らかにするとひどく恐ろしい結果になると脅されている．家族から虐待を受けている子どもはしばしば，継続する虐待に静かに耐えるか，経験を開示することで虐待者に逆らい家族を壊して家族からの信用を失うか，または見捨てられる危険に対して責任をもつか，という相容れない位置に立つことになる．

虐待が疑われる事例では，子どもとその家族にそれぞれ内密に話す機会を与えて，個々に話を聞かなければならない．できれば，自発性，暖かさ，恐怖，不安やその他の関係性の顕著な特徴の感覚を得るために，医師は子どもとそれぞれの親を個々に観察すべきである．一般には1回の観察では家族関係について最終的な判断を下すには十分ではないが，虐待された子どもはほとんど常に，虐待的な両親に対して入り交じった感情をもっている．

子どもにおける性的虐待の身体的な指標は性感染症（例えば淋病），痛み，刺激，性器と尿路の痒み，そして座っている間と歩いている間の不快感などである．しかし，性的虐待が疑われる多くの例において身体的な証拠はない．そのため，病歴を詳細に聴くことが必要不可欠である．すでに怖がっている子どもは，検査者が聞きたいと思っていることを裏づける方向へと容易に影響されやすいことがあるので，医師は特定の方向に子どもを誘導することなく，直接的にその問題について話すべきである．さらに，虐待を受けている子どもはしばしば，診察の過程で，開示されてきたことのすべてまたは一部を隠す．

性的虐待の評価に解剖学的に正しい人形を使うことは，子どもに体の部分について認識させて何が起こったのかを示す手助けとなりうるが，虐待を検証する手段として，人形との性行為を支持する決定的な証拠はない．

ネグレクト（無視）：成長障害

評　価　子どものネグレクト（neglect）において，子どもの身体的，精神的，感情的な状態は，親または世話役が適切な食事や住居，教育または監視を提供しないことが理由で障害されている．虐待と類似して，継続したネグレクトは子どもにとって緊急な状況である．自身の子どもをネグレクトしている親は多種多様であり，非常に若く子どもの感情的で具体的な欲求を無視する親，うつ病で明らかに受動的な親，薬物を乱用している親，そして身体の自由を奪うさまざまな精神疾患を患う親を含む．

極端な場合，ネグレクトは成長障害に関与する．すなわち，1歳以下の幼児はたいてい器質的な原因がない状態で栄養失調になる（図23.3-1と図23.3-2）．成長障害は典型的には適切な栄養が与えられていない環境下で起こるが，世話役と子どもの間の関係の障害によって，子どもが成長し発達するのに十分な量を食べないということもある．子どもが食事を拒み，母親が拒絶されたように感じて最終的に食事を与えなくなるという母親と子どもの間の負のパターンも存在することがある．そして，幼児が食事を必要とする度に母親は食事を与えることを避けるのである．母と子を一緒に観察することは非自発的で切迫した相互作用を明らかにすることがあり，双方の撤退により，一見，母親が無関心であるような結果になる．母と子の双方が抑うつ的であるようにみえる場合もある．

少なくとも5，6歳以上で，必ずしも栄養失調でない子

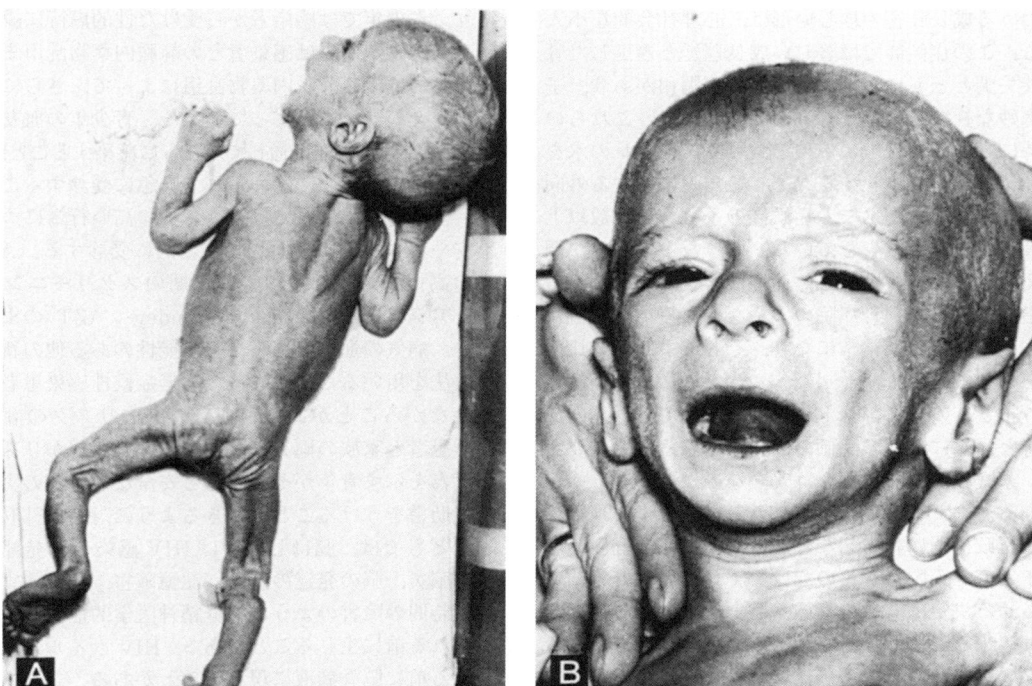

図 23.3-1 カロリー不足の結果, 成長障害がみられる生後3か月の男児. 体重は生下時から1オンス(28.35 g)しか増加していない. (Barbon Schimitt, M. D., Children's Hospital, Denver, CO. のご好意による)

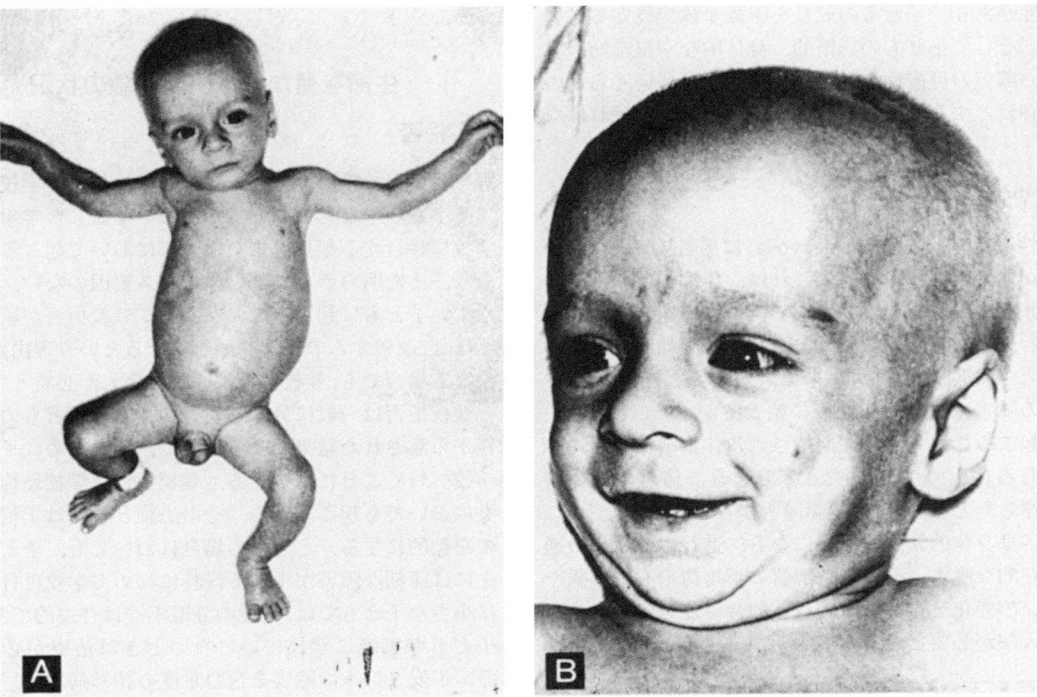

図 23.3-2 入院3週間後の図 23.3-1 と同じ幼児. (Barbon Schimitt, M. D., Children's Hospital, Denver, CO. のご好意による)

どもにおける成長障害の珍しい形は，心理社会的な小人症である．この症候群では著しい成長遅延と遅延した骨端の栄養失調とともに親子間の関係の不調和があり，子どもの奇妙な社会行動と食行動も認められる．これらの行動は時に，ごみ箱の中のものを食べる，トイレの水を飲む，一気に飲んで嘔吐する，そして痛みに対する外向きの反応の減少を含む．この症候群の子どもの半数以上で，成長ホルモンが減少している．いったん子どもが問題を抱えた環境から抜け出し，適切な監督と食に関する適切な指導がある精神科病院のような異なる環境に置かれると，内分泌異常が正常になり，そしてより早い比率で成長を始める．

管　理　子どものネグレクトの事例において，身体的，性的虐待と同様に最初の評価の間になされる最も重要な決定は，家庭環境下で子どもは安全なのかどうかということである．ネグレクトが疑われるときは必ず，地元の児童保護行政機関に報告しなければならない．軽度の場合に，子どもを入院させるのではなく，家族に外来治療を受けさせる決定は，その家族が協力的で進んで学び治療を受けに来ること，そして子どもが危険にさらされることはないという臨床医の確信に依存する．ネグレクトをされた子どもが救急救命室から出る前に，フォローアップの予約を取らなければならない．

家族の教育は評価から始めなければならない．家族には，威嚇的ではない方法で，成長障害は生命を脅かしうる可能性があり，子どもの成長を家族全体で見守る必要があり，そして子どもの感情的，身体的な幸福を妨害する多くの障害の可能性を克服するためには，いくらかの助けを必要とするであろうということを伝えなければならない．

神経性やせ症

神経性やせ症（anorexia nervosa）は男性の約10倍の頻度で女性に起こりやすい．これは，体重維持の拒否により，期待される体重よりも少なくとも15％低い体重であること，歪んだ身体像，太ることへの固執的な恐れ，少なくとも3回月経周期が来ていないことを特徴とする．この障害は通常青年期後に始まるが，9〜10歳の子どもに起こることもあり，期待される体重増加が起こらず，むしろ体重の15％を失ってしまう．体重の減少が30％に達したとき，または代謝障害がひどくなったとき，この障害は身体的緊急の問題になる．進行中の飢餓の過程，潜在的な脱水，そして電解質の不均衡や心不整脈やホルモンの変化を含む飢餓の身体的合併症を管理するために，入院が必要となる．

後天性免疫不全症候群（AIDS）

評　価　ヒト免疫不全ウイルス（human immunodeficiency virus：HIV）によって生じる後天性免疫不全症候群（acquired immune deficiency syndrome：AIDS）は，感染した母親からの周産期伝播を介する新生児において起こり，青少年では感染者から受けた性的虐待に続発して起こり，青年期では感染者との静脈内薬物乱用または感染した針による静脈内薬物乱用によって，さらに感染した相手との性行為によって起こる．青少年の血友病患者は，汚染された輸血を通してAIDSに感染することがある．

青少年は，家族に勧められて緊急に受診することもあり，また症例によっては，リスクの高い行為についての不安やパニックに直面して自発的に受診する．AIDS感染の高いリスクをもつ人の早期のスクリーニング検査は，アジドチミジン（azidothymidine：AZT）のような薬物や，病気の進行を遅らせる可能性のある他の新しい薬物療法を用いることによって，無症候性感染患者の治療につながることがある．HIV感染のリスクの評価の間に，患者と家族の両方に，感染していないがリスクの高い行為を示す青年がその行為と安全な性行為の実践について助言をうけることができるように，教育を開始する．

子どもでは，脳はしばしばHIV感染の原発部位になり，脳炎，脳の発達の遅れ，記憶障害，集中障害，注意持続時間の障害のような神経精神医学的症状が，診断がなされる前に生じることがある．HIVウイルスは血流に現れる前に脳脊髄液に現れることがある．認知機能の変化，前頭葉脱抑制，社会的引きこもり，情報処理の緩徐化，無関心のような変化は，AIDS認知症の一般的な症状である．器質性気分障害，器質性パーソナリティ障害，そして明らかな精神病もHIV感染患者において起こりうる．

生命を脅かさないが緊急の状況

登校拒否

評　価　登校拒否（school refusal）は，初めて学校に入学する小さい子どもにおいて，あるいは新しい学年または学校に移行する年長児または青年において起こることがあり，また明らかな外部のストレス要因のない，傷つきやすい子どもに起こることがある．登校拒否が続けば続くほど，改善するのがより難しくなるという理由から，いかなる場合でも，登校拒否は即時の介入が必要とされる．

登校拒否は一般に分離不安と関連し，子どもの苦痛は親から離された結果によるもので，そのために子どもは学校へ行くことに抵抗する．登校拒否は学校恐怖の子どもにおいても起こりうる．その恐怖と苦痛は学校そのものを標的にする．どちらの場合においても，子どもの人生には深刻な障害が生じる．特に初めて学校に行く非常に小さな子どもでは，軽度の分離不安は普遍的であるが，子どもが実際に学校にいけないときは治療が必要になる．不安と抑うつ障害を含む重度の精神病理は，思春期に初めて登校拒否になった例でしばしば存在する．分離不安をもつ子どもは典型的に，分離の結果として，致命的な出来事が母親や愛するもの，または自分自身に降りかかることを極度に心配する．分離不安の子どもは，頭痛や胃痛，悪心のような身体的な訴えを含む多くの恐怖

や抑うつ症状を示すことがある．離れている間に親に危害が及ぶのではないだろうかという懸念が頻繁に言語化されるときに，ひどいかんしゃくと必死の嘆願が起こることがある．青年では，登校拒否の建前はしばしば身体的な訴えである．

　緊急の評価の一部として，精神科医は患者の登校拒否の期間を確かめ，子どもが学校に戻ることを確実にするための，親の指導目標を含む治療計画に参加する親の能力を評価しなければならない．分離不安症の子どもの親はしばしば，過度の分離不安や他の不安症を示し，それによって子どもの問題はいっそうひどくなる．両親が家での治療計画に参加できないときには，入院を考慮するべきである．

管　理　分離不安によって生じる登校拒否が緊急評価の間に診断されたなら，根本的な障害を家族に説明し，すぐに介入を始める．しかし，重症例では，多面的で長期的な家族向けの治療計画が必要である．可能ならばいつでも，分離不安の子どもは苦痛にかかわらず，次の登校日には学校へ戻し，学校内の担当者(カウンセラー，生徒指導員または教師)と連絡をとり，学校の状況に耐えられることで子どもを褒めると同時に，学校での子どもの生活を手助けするのに関与させる．

　登校拒否が数か月または数年続いたとき，または家族が協力できなくなったとき，病院から学校へ子どもを戻す治療計画を考慮しなければならない．行動療法的な方法のみで子どもの不安が消えないとき，イミプラミン(トフラニール)のような三環系抗うつ薬が役立つ．薬物療法は一般に，最初の評価ではなく行動介入を試みた後に行う．

代理によるミュンヒハウゼン症候群

評　価　代理によるミュンヒハウゼン症候群(Munchausen syndrome)は本質的に，親，多くの場合は母親または世話役が繰り返す，実際に怪我や病気を負わせる児童虐待の形である．子どもには，医療介入が求められしばしば緊急状態となる．これは珍しい例ではあるが，怪我を負わせる母親はしばしば，複雑な症状へとつながるいくらかの医学の予備知識をもっている．そのような母親は時々，子どもの治療に関与する医療スタッフに不適切な仲間意識をもつ．注意深く観察することによって，母親が，子どもの身体症状の詳細を聞く際の苦痛の適切な徴候を示さないということが明らかになることがある．原型的に，そのような母親は誇張または露骨に虚偽的な方法で，自身を完成度の高い専門家として描写する傾向がある．

　子どもの病気はあらゆる器官系に現れうるが，ある種の症状がよくみられる．すなわち，消化管，泌尿生殖器系，呼吸器系を含む1か所または複数か所からの出血，てんかん，または中枢神経系(central nervous system：CNS)抑制などである．時に，そのような病気は実際に手を加えられものというより，実際の病気に似ていることがある．

他の小児期の障害

心的外傷後ストレス障害(posttraumatic stress disorder)

　ひどく壊滅的または衝撃的な出来事にさらされた子どもは，その外傷体験が再び起こるという極度の恐怖や，よく知っている場所，人々，または以前には不安を引き起こされなかった状況に対する突然の不安のために，迅速な評価を求めて受診することがある．衝撃的な出来事の一週間以内に，遊びの中で，話の中で，恐ろしい状況を直に再現する夢の中で，子どもはその出来事を再表現することがある．幻覚そしてフラッシュバック(再燃)体験，その出来事の侵入的記憶が出没するなどの追体験の感覚が起こることがある．心に傷を負った多くの子どもたちは，時間とともに，それらの行動が自身の心的外傷体験を反映しているということに気づくことなく，他者に対する自身の虐待行動を通して，その出来事を部分的に再生し続ける．

解離症(dissociative disorder)

　解離状態——極端な形では解離性同一症を含む——はひどく，そして繰り返し，身体的，性的，感情的虐待を受けていた子どもに最も起こりやすいと考えられている．家族や先生が，その子どもが時々，ぼうっとする，または取り乱して異なる人間のように振る舞うように見えることに気付くことによって，解離症状をもつ子どもが診察に連れてこられることがある．解離状態は，暴力的で攻撃的な行動の診察中に，本当に自身の行動について全く覚えていない患者において診断されることがある．

　解離状態の子どもが暴力的もしくは自己破壊的，または他人を危機にさらす場合は，入院が必要である．遊戯療法や，時に催眠を含むさまざまな精神療法が，解離症の子どもの治療に用いられている．

参考文献

Ballard ED, Stanley IH, Horowitz LM, Cannon EA, Pao M, Bridge JA. Asking youth questions about suicide risk in the pediatric emergency department: Results from a qualitative analysis of patient opinions. *Clin Pediatr Emerg Med*. 2013;14:20.

Cashman M, Pasic J. Pediatric psychiatric disorders in the emergency department. In: Zun LS, ed. *Behavioral Emergencies for the Emergency Physician*. New York: Cambridge University Press; 2013:211.

Ceballos-Osorio J, Hong-McAtee I. Failure to thrive in a neonate: A life-threatening diagnosis to consider. *J Pediatr Heath Care*. 2013;27:56.

Dolan MA, Fein JA. Pediatric and adolescent mental health emergencies in the emergency medical services system. *Pediatrics*. 2011;127(5):e1356.

Flaherty LT. Models of psychiatric consultation to schools. In: Weist MD, Lever NA, Bradshaw CP, Owens JS, eds. *Handbook of School Mental Health: Issues in Clinical Child Psychology*. 2nd ed. New York: Springer Science+Business Media; 2014:283.

Frosch E, Kelly P. Issues in pediatric psychiatric emergency care. *Emerg Psychiatry*. 2013:193.

Gilbert SB. Beyond acting out: managing pediatric psychiatric emergencies in the emergency department. *Adv Emerg Nurs J*. 2012;34:147.

Ginnis KB, White EM, Ross AM, Wharff EA. Family-based crisis intervention in the emergency department: A new model of care. *J Child Fam Stud*. 2013;10.1007/s10826-013-9823-1.

Grupp-Phelan J, Delgado SV. Management of the suicidal pediatric patient: An emergency medicine problem. *Clin Pediatr Emerg Med.* 2013;14:12.

Hamm MP, Osmond M, Curran J, Scott S, Ali S, Hartling L, Gokiert R, Cappelli M, Hnatko G, Newton AS. A systematic review of crisis interventions used in the emergency department: recommendations for pediatric care and research. *Pediatr Emerg Care.* 2010;26:952.

Jaffee SR. Family violence and parent psychopathology: Implications for children's socioemotional development and resilience. In: Goldstein S, Brooks RB, eds. *Handbook of Resilience in Children.* 2nd ed. New York: Springer Science+Business Media; 2013:127.

Kalb LG, Stuart EA, Freedman B, Zablotsky B, Vasa R. Psychiatric-related emergency department visits among children with an autism spectrum disorder. *Pediatr Emerg Care.* 2012;28:1269.

Magallón-Neri EM, Canalda G, De la Fuente JE, Forns M, García R, González E, Castro-Fornieles J. The influence of personality disorders on the use of mental health services in adolescents with psychiatric disorders. *Compr Psychiatry.* 2012;53(5):509.

Maunder RG, Halpern J, Schwartz B, Gurevich M. Symptoms and responses to critical incidents in paramedics who have experienced childhood abuse and neglect. *Emerg Med J.* 2012;29:222.

Miller AB, Esposito-Smythers C, Weismoore JT, Renshaw KD. The relation between child maltreatment and adolescent suicidal behavior: A systematic review and critical examination of the literature. *Clin Child Fam Psychol Rev.* 2013;16:146.

Ougrin D, Tranah T, Leigh E, Taylor L, Asarnow JR. Practitioner review: Self-harm in adolescents. *J Child Psychol Psychiatry.* 2012;53:337.

Reading R. Weight faltering and failure to thrive in infancy and early childhood. *Child Care Health Devel.* 2013;39:151.

Tenenbein M. Urine Drug Screens in Pediatric Psychiatric Patients. *Pediatr Emerg Care.* 2014;30(2):136–137.

（訳：森　大輔）

24 精神科における補完代替医療

　「癒やし」の科学と技術は，「病気」の概念と同様，それらが発達してきた文化的背景の影響を大いに受けている．多くの西洋医学の専門家が「健康管理」として思い浮かべるものは，過去何世紀にもわたって世界中で発展した病気の治癒や改善のための実践と比べると，幼稚なものである．過去1世紀にわたる生物医学的研究と科学的方法の大きな進歩が，とりわけ感染症の治療を通じて，数え切れない命を救う革命的な医療行為の発見をもたらした．しかし，多くの専門家と患者は，西洋医学の多くを導いてきた疾患と治療の生物学的・還元主義的概念が，健康状態や健やかな生活における心理社会的要因の役割を，しばしば最小限にすることにも気づいている．疾患の心理社会的原因に対する取り組みにおいて医療分野の勝者とされている精神医学自体も，その焦点をよりいっそう生物学に合わせている．このアプローチが精神疾患をもつ人々に利益をもたらすことは疑いようがなく，脳は心臓や腎臓と同じ臓器であるという人々の認識を高めるが（精神疾患患者のせいではないのに病気への脆弱性がある），精神医学における「傾聴することによる治療」がますます過小評価されるようになっていることを懸念する専門家もいる．結局のところ，健康の心理社会的側面に対する取り組みは，生物学的介入よりも常に時間がかかる．そして，健康上の転帰の近視眼的な見方の中では，しばしば非効率的で不経済なものとみなされる．

　補完代替医療（complementary and alternative medicine：CAM）という用語は，その方法と効果が伝統的または従来型の生物学的治療とは異なる，さまざまな病気の治療法や予防法を指している．これらの治療的アプローチを指す他の用語には，統合医療（integrative medicine）と全人的医療（holistic medicine）がある．これらは精神科では新しい概念ではない．患者を全体として捉えることを強調する概念や，健康や病気における心理社会的，環境的，生活様式に基づく要因を評価する必要性は，心身相関医学（mind-body medicine）または心身医学（psychosomatic medicine）の項目に含まれている．

　欧米で行われている伝統医療は，実験によって仮説を証明したり理論の正しさを確かめるという科学的方法に基づいている．伝統医療では，身体は生物学的・生理学的な体系であり，その障害には薬物や外科的処置や複雑な科学技術的方法で治療できる原因があると考えられている．このため伝統医療は生物医療（biomedicine），または技術医療（technomedicine）とも呼ばれる．

　伝統医療はまた，アロパシー（逆症療法）医学（allopathic medicine）としても知られている．アロパシー（allopathy）という言葉は，「他」を意味するギリシャ語の *allos* に由来しており，例えば，発熱に対する解熱剤のように，病気の徴候や症状を和らげるために外的物質や薬物を使用することをいう．アロパシーは米国の医科大学で教えられている医療の形態である．ドイツの医師ハーネマン（Samuel Hahnemann, 1755～1843）が，ホメオパシー（homeopathy［同種療法］；ギリシャ語で「同じ」を意味する *homos* に由来）と区別するためにこの用語を記載した．ホメオパシーではアロパシーと異なり，独特の処方による薬物を利用した治療（remedy）が用いられる．アロパシーは，西洋で最も広く行われている医療形態である（ホメオパシーについては，本章の後半で詳しく論じる）．

米国国立補完代替医療センター

　補完代替医療の幅広い普及により，米国政府は米国国立衛生研究所（National Institutes of Health：NIH）内に米国国立補完代替医療センター（National Center for Complementary Medicine and Alternative Medicine：NCCAM）を設立した．NCCAMの役割は，関連のない非主流の広範囲にわたる治療法の有用性と安全性を評価し，それらに見込まれる有効性に対して科学的な説明をすること，補完代替医療研究者の教育，一般への情報提供である．NCCAMは国立補完統合衛生研究センター（National Center for Research on Complementary and Integrative Health Care：NCRCI）への名称変更を計画している．

　2011年のNCCAMの研究によると，米国人の40％近くが，12か月の間に何らかの補完代替医療を用いていた．祈祷も含めると，その割合は60％以上にのぼった．自分自身のための祈祷が最も多く，他者による祈祷，天然産物，深呼吸運動，集団祈祷，瞑想，カイロプラクティック，ヨガ，マッサージ，食事療法がそれに続いた．エキナセア（キワ科植物），朝鮮人参，イチョウの葉，にんにくサプリメント，グルコサミン，セントジョーンズワー

表 24-1 補完代替医療の分類

独自の理論体系をもつ医療	生物学的療法	手技療法と身体技法
アントロポゾフィー医学	細胞治療	指圧・鍼
アーユルヴェーダ	キレート療法	アレクサンダー・テクニック
環境医学	食事療法	アロマテラピー
ホメオパシー	アトキンスダイエット	バイオフィールド療法
漢方医学	マクロビオティック	カイロプラクティック
米国先住民の治療法	オーニッシュ・ダイエット	フェルデンクライス法
ナチュロパシー(自然療法)	プリティキン・ダイエット	マッサージ
チベット医学	菜食	オステオパシー
心身の制御	ゾーン・ダイエット	リフレクソロジー
芸術療法	健康補助食品	ロルフィング
バイオフィードバック	ゲルソン療法	セラピューティックタッチ
ダンスセラピー	ハーブ療法	トレガー法
誘導イメージ法	エキナセア	**エネルギー療法**
ユーモア療法	セントジョーンズワート	青色光療法と人工光療法
瞑想	イチョウ葉エキス	電気鍼
メンタルヒーリング	朝鮮人参	電磁場療法
前世療法	ニンニク・サプリメント	電気刺激と神経磁気刺激
祈りとカウンセリング	ペパーミント	磁気共鳴療法
心理療法	代謝療法	気功
音響・音楽療法	ビタミン大量療法	レイキ(霊気)
ヨーガ	栄養補助食品	セラピューティックタッチ
伝統的中国医学	酸化剤(オゾン，過酸化水素)	ゾーンセラピー

トなどが最もよく使われる天然産物であった．そして，背中，頭，首の痛みが，最も一般的な治療の対象であった．補完代替医療は，教育水準の高い人々，女性，元喫煙者，最近入院していた人々に受け入れられる可能性が高い．また，補完代替医療を最も用いている人々は，伝統的治療と組み合わせることで，優れた有益性が得られると信じている．

NCCAM は NIH と学術研究機関において，病気や障害に対するさまざまな補完代替医療の効果を調べる臨床試験を実施する．その範囲は，精神疾患から癌，骨粗鬆症，多発性硬化症，その他の疾患にわたる．いくつかの研究で，次のことが確認された．すなわち，鍼治療は変形性膝関節症による機能障害と疼痛の治療に有効である；低用量のエキナセアアングスティフォリア(*Echinacea angustifolia*)に風邪の予防効果はない；グルコサミンとコンドロイチン硫酸塩の組み合わせは，多くの場合，骨関節痛を有意に軽減させることはないが，より重度の疼痛を伴う一部の群には効果がある；セントジョーンズワート(*Hypericum perforatum*)は，中等度のうつ病の治療においてプラセボと同程度の効果しかない．セントジョーンズワートについては，心的外傷後ストレス障害(posttraumatic stress disorder：PTSD)，不安，軽度のうつ病の治療法としてさらなる研究が進められている(以下のハーブ療法の項参照)．

NCCAM は，研究を支援するために代替医療の分類をまとめた(表 24-1)．分類に含まれている治療法の有効性は保証されていない．実際，多くの補完代替的な治療法は科学的原理に基づいておらず，いかさま療法とみなされている．

この章で論じる治療体系の多くは数世紀続いてきたものであり，それらを価値のないものとして退けることは，伝統的な生物医学の実践者として僭越な行為であろう．それでも，厳密な科学的根拠がない限り，医師はこれらの治療法の多くに疑いをもちながら取り組まなければならない．精神が身体に及ぼす影響と，健康や病気における心理的要因の効果は，医師，とりわけ精神科医にはよく知られている．暗示は強力な治療薬である．そして，確立したプラセボ効果，つまり不活性物質が病気の治療に有効であるということは，健康と病気において，精神と身体の相互作用が重要であることの裏づけになる．

今日，米国の医学部の半数以上が，何らかの形の補完代替医療教育を行っている．中には先進的な代替医療センターをもち，主として内科学や精神医学のような伝統的な専門分野から集められた，心身医学または統合医学の教授がいる医学部もある．現在ある多数の代替医療体系のうちで，どれが科学的な価値をもっているかを究明することを目標として，この傾向は続くであろう．代替医療が厳しい臨床試験に耐えることができたら，そのときには，それらの技術が伝統医学に統合されるであろう．

以下にアルファベット順にあげたのは，(広義の)精神疾患の治療に用いられてきた，最も普及している補完代替的治療法の一部である．治療に関する考察は最終的な

ものと考えるべきではない．それは新しい治療が生まれ続けているからである．米国で受けられる代替医療の数は明かでないが，おそらく数百以上あり，その治療者は何万人にものぼる．そしてそのような治療者の資格について，国が定めた基準はない．

指圧と鍼療法

指圧（acupressure）と鍼療法（acupuncture）は，紀元前5000年頃の中国の古代医学書に記されている治療技法であり，東洋医学における重要な治療的介入であり続けている．中国医学の基本的教義は，生命エネルギー（気）は約350の重要な点（経穴）をもつ特有の道（経絡）を流れており，そこに手技を施すことで，エネルギーの流れの障害を刺激し，または取り除き，均衡の崩れを正すというものである．もう1つの基本概念として，2つの対立するエネルギー（陰と陽）の考え方があり，健康を維持するために，それらの均衡をはからなければならない．指圧では，経穴に指で圧力を加える．鍼では，滅菌された金か銀の針（直径が人間の毛髪ほどのものもある）を皮膚にさまざまな深さ（0.5 mm～1.5 cm）で刺し込み，気の均衡を正すためにさまざまな時間そこで回転させたり，留めておいたりする．

西洋では，指圧や鍼は，神経刺激によって神経伝達物質やエンドルフィンやエンケファリンを放出し，病気を治すのを助けると説明されている．鍼療法の利点はさまざまな状態に適応があることである．特に疼痛管理，術後の悪心と嘔吐，変形性膝関節症，線維筋痛症，頭痛などがそれにあたり，他に喘息，月経困難症，頸部痛，不眠，不安，抑うつ，喫煙を含む物質乱用（後述の「灸療法」参照）がある．英国の多くのペイン・クリニックで，鍼療法が行われている．鍼療法の変法として，治療効果を増強させるために弱い電流を流す方法もあり（電気鍼），鎮痛や外科手術の際によく用いられている．耳に鍼を刺す（耳鍼）方法も一般的である．

アレキサンダー・テクニック

アレキサンダー・テクニック（Alexander technique）は，アレキサンダー（F. M. Alexander, 1869～1955）によって開始された．彼はタスマニアで生まれ，後に有名な俳優になった．失声を発症してから，姿勢を変えるなどの方法を自分で試みるうちに，ついに声を取り戻した．アレキサンダーは，身体と精神の病気を和らげるのに役立つ筋肉の適切な使い方の理論を開発した．その技法は，知覚認識を改善し，不適切な体の癖を意識することで，日常生活で習慣となった不要な筋緊張（例えば，コンピュータ作業の際，無意識に首をひずませる）を矯正するものである（図24-1）．この治療により，気分と同様，心血管系，呼吸器系，消化管の機能が改善される．少数だが熱心なアレキサンダー・テクニックの治療者たちが，

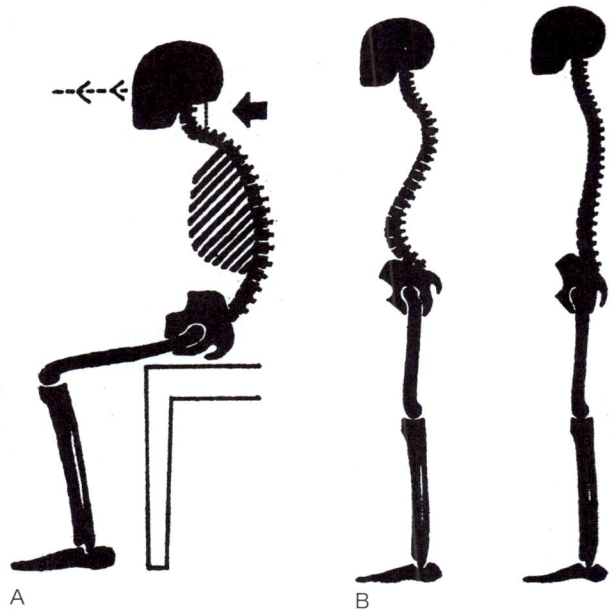

図24-1 A．前屈姿勢での骨盤，背部，頸部，頭部の位置 B．背部の曲がった姿勢の立位（左）と，均整のとれた姿勢の立位（右）．（Barlow W. *The Alexander Principle*. London：Gollancz；1973 から許可を得て転載）

米国や世界中にいる．アレキサンダー・テクニックが慢性背部痛の治療に有効であることが，最近の複数の調査で示されており，疼痛管理法として期待されている．

アントロポゾフィー医学

アントロポゾフィー医学（anthroposophically extended medicine）の治療形態は，オーストリアの哲学者シュタイナー（Rudolf Steiner, 1861～1925）によって始められた．治療の過程には，シュタイナーが人智学（anthroposophy），すなわち「人生の智」（wisdom of life）と呼ぶ，意識の理解を使うことが含まれる．人智学では，健康の維持を確実にするため，心身の均衡を見出すことを可能にする精神面の訓練に焦点をあてる．シュタイナーは米国にルドルフ-シュタイナー学校（Rudolf Steiner School）を創設した．この学校では子どもたちに，通常の教育計画のほかに，現代社会に応用できるような人智学の概念を教えている．

アロマテラピー

アロマテラピー（aromatherapy）は植物油を使用する治療法である．1928年，フランスの化学者ガットフォセ（Maurice René-Maurice Gattefossé）により命名された．アロマテラピーは，米国やヨーロッパで最も急速に成長した代替医療の1つである．植物の精油は，ベンゼン誘

表 24-2　よく用いられるアロマテラピー

化合物	効能	精神科的使用法	精神科以外での使用法	香り
アンゼリカ（Angelica）	鎮静，筋弛緩，抗菌，抗真菌	食欲不振，不安，不眠	胃腸のけいれん，潰瘍，喘息，痛風，気管支炎	ウッディー，ペッパー，スウィート
バジル（Basil）	抗けいれん，交感神経系の活性化，麻酔作用，抗ウイルス，虫よけ，催淫作用，抗炎症，副腎皮質刺激，消化器と泌尿生殖器の刺激，大脳/記憶刺激，肝機能増進	疲労，記憶障害，うつ病，不安，せん妄，アルコール依存症	前立腺炎，脱毛症，喘息，冠状動脈攣縮，てんかん	ウォーム，スパイシー，スウィート，ウッディ
ベルガモット（Bergamot）	抗うつ，鎮静，敗血症，抗炎症	うつ病，過活動，不安，不眠	痤瘡，口唇ヘルペス，湿疹，乾癬	シトラス，フローラル
フランキンセンス/オリバナム油（Frankincense/oil of olibanum）	抗腫瘍，抗うつ，去痰作用，免疫刺激作用，抗炎症	うつ病	喘息，気管支炎，痛みの軽減	ウッディー，フルーティー
ゼラニウム（Geranium/Pelargonium）	膵機能刺激作用，抗炎症，抗菌，弛緩作用，止血作用	不安，興奮，疲労	月経前症候群（PMS），閉経	フローラル，ドライ
ジャスミン（Jasmine）	抗うつ，刺激作用，鎮痛作用	うつ病，ストレス，疲労	月経に関する問題，頭痛	フローラル，ムスキー（ムスクのような）
ラベンダー（Lavender）	鎮静，筋弛緩，抗炎症	うつ病，時差ぼけ，不眠，不穏	痤瘡，火傷，しゃっくり，潰瘍	パウダー，フローラル
マンダリン（Mandarin）	抗けいれん，鎮静，催眠作用	過活動，不安，不眠	心血管攣縮，疼痛，呼吸困難	スウィート，フルーティ
マジョラム（Marjoram）	利尿作用，鎮痛，鎮痙，副交感神経刺激	不安，過度の性的欲求，精神病，不眠	甲状腺機能亢進，心血管疾患，めまい，てんかん	ナッティ，ウッディ，ウォーム
メリッサ（レモンバーム）（Melissa）	鎮静，抗炎症，抗けいれん	怒り，興奮，不眠	ヘルペス，高血圧，喘息	シトラス，ハーブ
ミルラ（myrrh）	抗炎症，鎮痛，抗真菌	過度の性的興奮	赤痢，痔	フルーティ，クリーン
ネロリ（Neroli）	抗うつ，刺激作用	うつ病，疲労，不眠，不安，産後うつ病	痔，結核	フローラル，パウダー，スパイシー
カンショウ（スパイクナード）（Spikenard）	鎮静，抗真菌，抗敗血症，虫よけ	不眠，うつ病，不安	乾癬，てんかん	アーシー（大地のような），ウッディー
チュベローズ（月下光）（Tuberose）	抗不安，鎮静，鎮痛作用	興奮	疼痛	アーシー，トロピカル

Marissa Kaminsky, M. D.による．
参考資料：Herbweb. Natural Resources Industries, Pure and Natural Essential Oils from Nepal. http://www.msinp.com/herbs/index.html；Ontario Ministry of Agriculture, Food and Rural Affairs. http://www.omafra.gov.on.ca/english/index.html；Rose, Jeanne. 375 Essential Oils and Hydrosols. Berkeley, CA：Frog, Ltd. North Atlantic Books, 1999；Schnaubelt Kurt. MedicalAromatherapy. Berkeley, CA；Frog, Ltd. North Atlantic Books, 1999．

導体の有機化合物である．アロマ物質は，古代文明において薬品と香水の両方に用いられた．今日では，植物油は噴霧器を使って吸入されるか，マッサージによって皮膚から吸収される（アロマテラピーマッサージ）．植物油には，鎮痛，心理的，抗菌など多くの治療効果があり，そのうちいくつかは科学的に証明されている．例えば，NCCAM の研究の１つにラベンダーの香りは眠りを促進させるという発見がある．アロマテラピーはストレスや不安を軽減し，胃腸障害や筋骨格系の障害を緩和するのに用いられる．精神科では，嗅覚刺激は精神療法の際に情調，記憶，そして感情を引き出すのに用いられる．アロマテラピーは，皮膚のかぶれやアレルギー反応を引き起こすことがある．表 24-2 に精油とその効果を示した．

フェロモン（pheromone）は人体から分泌される匂いのある化学物質である．人間の生理的反応や行動に影響を及ぼし，通常は性行為に関連している．男性の腋窩の発汗で生じるアンドロステノール（androstenol）の匂い

を嗅いだ女性は，男性との社会的交換が増え，性的興奮が高まり気分が良くなる．アンドロステノールはまた性腺刺激ホルモン放出ホルモン（gonadotrophic hormone-releasing hormone：GnRH）および黄体形成ホルモン（luteinizing hormone：LH）の濃度と分泌を変化させることで，月経周期の期間やタイミングにも影響を与える．女性ホルモンはコピュリン（copulin）として知られ，女性の腋窩の汗と膣分泌物に含まれている．女性の排卵周期の中で，その匂いが最も揮発するときに，男性はコピュリンの匂いをこの上なく心地よいものとして感じる．一緒に生活する女性たちの月経周期が同期すること（十分に裏づけされた現象）にも，コピュリンが関係している．嗅覚による性的な情報伝達は広く研究されており，治療に使える可能性を示せるかどうかが今後の課題である．

アーユルヴェーダ

アーユルヴェーダ（Ayurveda）は「生命に関する知識」を意味する．その治療法はおよそ紀元前3000年ごろのインドに発し，世界で最も古く，最も広範囲にわたる医療体系の1つと考えられている．アーユルヴェーダは，身体にはエネルギーの点があるとする点，また，生命力（prana）は健康を維持するために均衡がとれていなければならないとする点で中国医学に似ている．アーユルヴェーダの治療者は，脈，尿，体の熱や冷えを診ることで病気を診断する．治療は食事療法，薬，浄化療法，浣腸，瀉血による（後出の「チベット医学」も参照）．

ベイツ法

ベイツ法（Bates method）は，視力の問題を治療するためにベイツ（William H. Bates）が考案した．これは，眼筋を自然に強化することを目的にしたもので，次に示すような基礎的な訓練を行う．(1) 閉じた目に温かい湯をパシャパシャと20回当て，その後冷たい水で同様に20回行う．(2) 近くの対象と遠くの対象に交互に焦点を合わせる．(3) 体をゆっくり揺らしながら1つの対象に焦点を合わせる．(4) 実際にある対象を認識しやすくするため，心の眼で対象を覚える．(5) そして目を閉じ，両手のひらをカップのようにして目を覆い（目には触らないようにして），心地よい考えに注意を向ける．ベイツ法の治療者は，屈折を矯正する眼鏡を必要とする者でも，この方法に忠実に従えば，眼鏡がいらなくなるであろうと主張している．

バイオエナジェティックス

バイオエナジェティックス（bioenergetics；生体エネルギー療法）は，せき止められたエネルギーが不適切な行動様式をもたらすという考えに基づき，オーストリアの精神分析医で，フロイト（Sigmund Freud）とともに研究していたライヒ（Wilhelm Reich, 1897〜1957）の業績から発展した．ライヒは，エネルギーの場はエルグス（ergs）と呼ばれる性的衝動によって駆り立てられており，満足のいくオルガズムは健康的な身体機能の指標であると考えた．近年の治療者は，抑圧された記憶や感情に関連していると考えられる，身体の筋緊張の部位を探す．治療者は，マッサージを含むさまざまなリラクゼーション法を通じて，この抑圧を意識化させようとする．

キレート療法

キレート療法（chelation）は，鉛やヒ素，水銀などの重金属による偶発的な中毒の治療に用いられる伝統的な医療である．血流内にキレート物質（エチレンジアミン4酢酸［ethylenediaminetetraacetic acid：EDTA］）を注入すると金属と結合し，体外へ排泄される．代替治療法の1つであるキレート療法は，鉛，カドミウム，およびアルミニウムを体から取り除くための予防医療の一形態として用いられる．これらの物質は，早老，記銘力障害，アルツハイマー病の症状と関連すると考える者もいる．キレート療法はまた，粥状硬化症や冠状動脈疾患の治療に使用される．NCCAMの研究において，キレート療法は，糖尿病患者の心臓発作などの心血管不全や死亡を減らすことが示されている．しかし，キレート療法はその治療法として，米国食品医薬品局（U. S. Food and Drug Administration：FDA）の承認をまだ受けていない．

カイロプラクティック

カイロプラクティック（chiropractic）は，筋骨格系の疾患，特に脊柱の疾患の診断と治療に用いられる．1895年に米国に移住した，カナダ人のパーマー（Daniel David Palmer, 1845〜1913；図24-2）が始めた．パーマーは，疾患は脊柱のずれに起因するものであり，このずれが神経伝達の異常を導くと考えた．

カイロプラクターは，臨床検査とX線で病気を診断する．治療は，生体力学的機能の回復のために骨や関節，筋肉組織の徒手矯正を行うことによる．カイロプラクティックは西洋で最も大規模な，独立した代替医療の専門領域である．米国には5万人以上ものカイロプラクターがいる．彼らは政府や保険代理店に認められており，米国では毎年2000万人以上の人が治療を受けている．

腸洗浄

腸洗浄は古くから知られている技法で，時にミネラルや他の物質（コーヒーなど）を加えた大量の水で大腸を洗うものである．自家中毒を解消するために用いられる方法で，フランスのパスツール研究所で1908年に生まれた考えに由来する．それは，糞便と未消化の食物の発酵したものを腸内に留めておくと，毒素が生じて病気の原

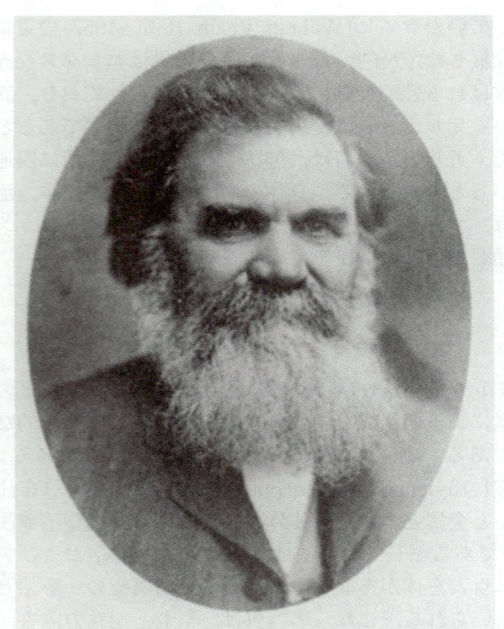

図 24-2　カイロプラクティックの創始者，パーマー（1845〜1913）．(Shealy CN, ed. *The Complete Family Guide to Alternative Medicine*: *An Illustrated Encyclopedia of Natural Healing*. New York: Barnes & Noble Books；1966：39 から許可を得て転載)

因になるというものである．それを洗浄するために，特殊な腸内洗浄機械で直腸を通して水を流し，毒素を排出させる．強力な下剤と浣腸を使う腸洗浄は，その代用である．このような方法の結果として，全身状態が良くなったという事例報告はよく知られているが，電解質の不均衡や腸穿孔のリスクがある．いくつかの州で，治療者と機材を監視する試みがあるが，この治療法はあまり規制されていない．

色彩療法

色彩療法（color therapy）では，さまざまな色が気分に影響を与えると考えられ，個々の健康問題を扱うのに用いられてきた．例えば，青色には鎮静作用があり，赤色には興奮作用があるとされている．スイスの心理学者ルッシェル（Max Lüscher）が色彩テストを考案した．このテストではさまざまな色を見せることによって，ある時点での被験者の気分が判定される．ルッシェルはまた，色の自律神経系に対する効果について研究し，真紅は交感神経刺激作用を示し，血圧，脈拍，および呼吸数を増加させることを発見した．青色は副交感神経刺激作用を示し，赤色と反対の効果を生じた．

ダンスセラピー

ダンスセラピー（dance therapy；舞踏療法）は，1942年にワシントン D.C. の聖エリザベス病院において，ダンスセラピストの先駆者であるチェイス（Marian Chace, 1896〜1970）が治療を開始したときに，正式に認められた．ダンス（dance）と動き（movement）という用語は同じ意味で用いられるが，実際はそれぞれがある視点を表している．動きは身体的な動きの世界を包含する．一方，ダンスはその世界の中での特異的な創造行為である．米国ダンスセラピー協会（American Dance Therapy Association）は，ダンスセラピーを「個人の感情と身体の統合を促進する，動きの精神療法的使用」と定義している．ダンスセラピーは，次の4つの基本的な目標を目指している．すなわち，(1)身体の意識の発達，(2)感情の表現，(3)相互作用とコミュニケーションの育成，(4)自己への自信と満足が増す感覚をもたらすような身体的，感情的，社会的な経験の統合，である．

食事療法と栄養学

病気を予防し治療するための栄養学は，現代医学において重要な位置を占め，その効果は科学的根拠をもって証明されている．連邦政府は，米国の標準的な人の栄養必要量を満たす1日の推奨栄養所要量（recommended daily allowance：RDA）を設定した．表 24-3 は，デスクワークをしている40歳の男性に推奨される食事内容を示している．全粒穀物，赤身の肉，青野菜の摂取と，未加工の砂糖製品を摂り過ぎないことが勧められている．評論家らは，連邦政府のガイドラインが食肉・酪農業に過度に影響されていると批判しており，栄養学の専門家と食事療法士が，これに代わるものを，特に子ども，青年期，糖尿病患者，妊婦向けに開発している．

多数の代替食品が存在し，特定のビタミンやミネラルの栄養補助食品の摂り方が，特定の疾患や体内で起こる組織の作用に対して開発されている．低脂肪食は，心血管疾患や糖尿病の治療に推奨されている．プリティキン（Nathan Pritikin）により開発されたプリティキン・ダイエットは，きわめて低脂肪（1日のカロリーの10%以下）で，複合炭水化物の割合は高く，繊維質も多い．内科医のオーニッシュ（Dean Ornish）が開発したオーニッシュ・ダイエットは菜食であり，獣肉や家禽の肉を摂ってはいけないが魚はよく，カロリーの10%分だけを脂肪から摂取する．アトキンス（Robert Atkins, M.D., 1930〜2003）が開発した低炭水化物，高蛋白質の食事は，短期間で体重を減らすのに有効である．おそらくそれは順守度が高いためである．ケトアシドーシスのリスクと，健康に関する長期的な研究がないことに注意しなければならない．この食事療法は，難治性の小児てんかんの治療にも用いられる．これらの食事療法はすべて運動療法を含む．運動療法は心機能を向上させる要素である．研究では，減量だけでもコレステロール値や血圧を下げ，成人発症の新たに診断された糖尿病の症例で，薬物療法を不要にする効果があることが示されている．

表 24-3　米国農務省による 40 歳の軽労作の男性向けの食品選択ガイドライン

穀物	野菜類	果実類	ミルク	肉類と豆類
8 オンス（約 227 g）半分を全粒穀物にする	3 カップ いろいろな野菜を摂る	2 カップ 果物を中心にする	3 カップ カルシウムの豊富な食品を摂る	6.5 オンス（約 184 g）タンパク質豊富な赤身肉を摂る
全粒穀物を 1 日あたり少なくとも 4 オンス（約 113 g）を目指す	以下の量を**毎週**摂る： 緑色野菜＝3 カップ オレンジ色の野菜＝2 カップ 乾豆＝3 カップ でんぷん質の多い野菜＝6 カップ 他の野菜＝7 カップ	さまざまな果物を食べる 果物ジュースは控えめにする	牛乳，ヨーグルト，チーズを選ぶときは低脂肪または無脂肪のものを選ぶ	低脂肪または赤身の肉を選ぶ 毎日さまざまな蛋白質を摂る．つまり，もっと魚，豆，ナッツ，種子を選択する
食事と身体活動の自分のバランスをみつける			脂質，糖分，塩分の限度を知る 油分の許容量は 1 日あたりティースプーン 7 杯であり，上乗せ（固形脂肪と糖分）は 1 日あたり 360 kcal までにする	
ほぼ毎日少なくとも 30 分間体を動かす				
この結果は，2400 kcal のパターンに基づいている				

USDA のウェブサイト（http://www.mypyramid.gov.）による．

　他の文化圏の食事の中には健康に有益なものがある．アジアの食事は低脂肪で，心疾患の発生率が低い．地中海沿岸の国々の食事は，オリーブ油，ガーリック，穀物が多く使われ，このことが大腸癌や心疾患の発生率の低さに関連している．食物アレルギーは種々の病気，とりわけ関節炎，喘息，過活動，潰瘍性大腸炎などと関係するとみなされている．

サプリメント

　ハーブ（後述）に加え，さまざまなサプリメント（dietary supplement；栄養補助食品）が，健康増進のために用いられている．サプリメントとは，ビタミン，ミネラル，またはアミノ酸を含む製品である．多くの場合，サプリメントは実際に抽出物，代謝物，またはその両者を組み合わせたものである．それらはあたかも健康な食事を補っている（supplement）かのように思われるが，食事療法でも食事でもない．サプリメントは種々のビタミン剤の形で米国人に以前から馴染みがあったが，今では食料雑貨店，薬局，健康食品店やインターネット上でありとあらゆる化合物が購入できる．米国におけるサプリメントの 1 年間の販売額は，200 億ドルを超える．現在では，米国人の 75 ％が何らかの形でサプリメントを定期的に使用している．特にビタミンなどのサプリメントの中には，医学的な有効性について十分に立証されたものがある一方で，安全性や効能については大きく開きのあるものもある．一般に，妊娠中や授乳中の女性はサプリメントを摂取すべきではない．精神科では，サプリメントは認知機能障害，気分障害，精神病性障害，睡眠障害，素行症といった，広範な障害の治療に使用される．表 24-4 に，精神疾患の治療によく用いられるサプリメントを示した．

　精神保健において，栄養状態は長期に渡り重要視されてきた．例えば，ビタミン欠乏は精神症状を生じさせることがある．また，重度のナイアシン欠乏はペラグラを生じる．その 3 徴として，皮膚損傷，消化器障害，精神症状がある．精神症状には易刺激性と情動不安定が含まれ，重度の抑うつ，見当識障害，記憶障害，幻覚，妄想に進展していく．ビタミン B_{12} 欠乏が認知機能障害やうつ病，他の情動性の症状に関連する一方で，葉酸欠乏はうつ病と認知症に関連する．重度の栄養障害は，無感情や情動不安定につながりうる．

　1968 年，著名な化学者でノーベル賞受賞者でもあるポーリング（Linus Pauling）が，精神と栄養のつながりについて述べるために，オーソモレキュラー（分子矯正療法）精神医学（orthomolecular psychiatry）という用語を提唱した．彼の著書「オーソモレキュラー精神医学」には，推奨される最少量のビタミンを 1 日何回も摂ることが統合失調症やその他の精神疾患の治療に有用である，という考えを支持する研究論文が集められた．前述のとおり，重度のビタミン欠乏は，精神症状を伴う症候群を招くことがある．しかし，実験によるデータと米国精神医学会（American Psychiatric Association：APA）の専門調査委員会は，統合失調症や他の障害がビタミン療法に反応するという意見を支持する証拠を見出すことはできなかった．

チアミン，ビタミン B_{12}，葉酸

　産業化社会において，重度のビタミン欠乏症は特定の地域を除けば稀である．高齢者，アルコール依存者，慢

表 24-4 精神科領域で用いられる栄養補助食品

名称	成分	適応	有害作用	相互作用	用量	備考
ドコサヘキサエン酸（DHA）	オメガ-3 多価不飽和脂肪酸	注意欠如症，読字困難症，認知機能障害，認知症，胎児の脳の発達，躁状態，認知機能障害，運発性ジスキネジア，癌	抗凝固特性，軽度胃胃腸機能障害	ワルファリン	1 回服用量 300〜1200 mg，>3 g で魚臭い体臭を伴う	外科的処置の前には使用を中止する
コリン		成長ホルモンの分泌増加，認知機能障害	原発性遺伝性トリメチルアミン尿症の患者には制限あり，発汗，低血圧，うつ病	メトトレキサート，B_6・B_{12}および葉酸とともにホモシステインの代謝に作用する	500 mg〜1 g/日	あらゆる細胞の構造や機能に必要
L-α グリセリルホスホリルコリン（α-GPC）	大豆のレシチン由来		不明	不明		まだほとんどわかっていない
ホスファチジルコリン	細胞膜の一部であるリン脂質	躁状態，アルツハイマー病と認知機能障害，遅発性ジスキネジア	下痢，吸収不全を伴う脂肪便，抗リン脂質抗体症候群を避ける	不明	3〜9 g/日を分割投与	大豆，ひまわり，セイヨウアブラナが主原料
ホスファチジルセリン	大豆や卵黄から分離したリン脂質	アルツハイマー病を含む認知機能障害，記憶の問題を改善する可能性	抗リン脂質抗体症候群を避ける，胃腸の副作用	不明	大豆由来のさまざまな食品から，100 mg を1 日 3 回	牛の脳由来のものは，牛海綿状脳症のリスクがある
亜鉛	金属元素	免疫機能，傷の治癒，認知機能障害，神経管奇形の予防	胃腸機能障害，高用量での銅の欠乏を引き起こす，免疫抑制	ビスホスホネート，キノロン，テトラサイクリン，ペニシラミン，銅，食物に含まれるシステイン，カフェイン，鉄	通常用量は 15 mg/日，>30 mg で有害作用	亜鉛が風邪を予防する・治すという主張があるが，支持する研究もあるが，支持しないものもあり，さらなる研究を要するまま
アセチル-L-カルニチン	L カルニチンのアセチルエステル	神経保護，アルツハイマー病，ダウン症，脳卒中，老年期のうつ病予防	軽度の胃腸機能障害，発作，アルツハイマー病における興奮の増加	スクワレナド類似物，バルプロ酸とバルバル酸合有抗生物質	500 mg〜2 g/日を分割投与	牛乳や肉の中に少量含まれている
フペルジン A	中国産トウゲシバ（ヒカゲノカズラ科）に由来する植物アルカロイド	アルツハイマー病の記憶障害，炎症性疾患	発作，不整脈，喘息，過敏性腸疾患	アセチルコリンエステラーゼ阻害薬とコリン作動薬	60〜200 μg/日	中国の民間医療で発熱と炎症の治療にトウゲンバ（*Huperzia serrata*）が用いられてきた
ニコチンアミドアデニンジヌクレオチド（NADH）	ミトコンドリアと細胞の細胞液に存在するジヌクレオチド	パーキンソン病，アルツハイマー病，慢性疲労，心血管疾患	胃腸機能障害	不明	5 mg/日または 5 mg を 1 日 2 回	NADH の前駆体はニコチン酸
S アデノシル-L-メチオニン（SAMe）	必須アミノ酸である L-メチオニンの代謝物	気分の高揚，骨関節炎	軽躁，筋運動の過活動，癌患者には注意	不明	200〜1600 mg/日を分割投与	いくつかの試験では，うつ病の治療にある程度の有効性を示しているヨーロッパではカルビドパを併用した 5-HTP がうつ病の治療に使われる
5-ヒドロキシトリプトファン（5-HTP）	セロトニンの直前の前駆体	うつ病，肥満，不眠，線維筋痛症，頭痛	カルチノイド腫瘍をもつ者またはMAOI を服用する者では，セロトニン症候群を生じるリスクがある	SSRI，MAOI，メチルドパ，セントジョーンズワート，フェニルキシンザン，5-HT 拮抗薬，5-HT 受容体作動薬	100 mg〜2 g/日，カルビドパとの併用でより安全	ヨーロッパではカルビドパを併用した 5-HTP がうつ病の治療に使われる

（つづく）

表 24-4 精神科領域で用いられる栄養補助食品（つづき）

名称	成分	適応	有害作用	相互作用	用量	備考
フェニルアラニン	必須アミノ酸	うつ病、痛覚消失、白斑	フェニルケトン尿症の患者には禁忌、遅発性ジスキネジアや高血圧を悪化させる可能性	MAOIと神経遮断薬	2つの型があり、DL-フェニルアラニンでは500 mg〜1.5 g/日、DL-フェニルアラニンでは375 mg〜2.25 g/日	野菜、ジュース、ヨーグルト、味噌の中に含まれている
ミオイノシトール	イノシトールの栄養的に活性のある主な型	うつ病、パニック発作、強迫症	双極性障害の患者に注意、胃腸機能障害	SSRIと5-HT受容体作動薬（スマトリプタン）と併用で付加的な効果の可能性	うつ病とパニック発作には12 gを分割投与	研究では、アルツハイマー病、自閉症、統合失調症の治療における効果は示されていない
ビンポセチン	ビンカミン（植物派生物）の半合成誘導体	脳虚血発作、認知症	胃腸機能障害、めまい、不眠、口内乾燥症、頻脈、低血圧、のぼせ	ワルファリン	食事とともに5〜10 mg/日、20 mg/日を超えてはならない	ヨーロッパ、メキシコにおいて、脳機能障害や認知機能障害の治療薬として用いられる
ビタミンE群	必須脂溶性ビタミン、トコフェロールとトコトリエノールで作られた群	免疫増強、抗酸化作用、一部のがん、心血管疾患の予防、神経疾患、糖尿病、月経前症候群	出血傾向のある人の出血を増加させる、出血性梗塞、栓性静脈炎のリスクを高めることがある	ワルファリン、抗血小板薬、ネオマイシン、スタチンとの併用で相乗効果を示しうる	型態による。トコトリエノールは食事とともに200〜300 mg/日、トコフェロールは200 mg/日	外科的処置の1か月前にはビタミンE群の服用は中止する
グリシン	アミノ酸	統合失調症、けいれん発作を軽減する	無尿の者や肝不全のある者では避けること	抗けいれん薬との併用で相乗効果を示しうる	サプリメントとして1 g/日を分割投与、統合失調症には40〜90 g/日	
メラトニン	松果体のホルモン	不眠、睡眠障害、時差ぼけ、癌	1 gの服用量で排卵が妨げられる可能性がある、発作、酒に酔いやすい、うつ病、頭痛、健忘	アスピリン、NSAID、β遮断薬、インフリキシマブ、コルチコステロイド、苦草、カヴァカヴァ、5-HTP、アルコール	就寝前に0.3〜3 mgを短期間に服用	メラトニンはサーカディアンリズムのタイミングを整え、季節性の反応を調節する
魚油	魚に含まれる脂質	双極性障害、中性脂肪を下げる、高血圧・血液凝固の軽減	血友病者に注意、軽度の胃腸機能障害、「魚臭の呼気」	クマリン、アスピリン、NSAID、ニンニク、イチョウ	形状や適応症によりさまざまだが、通常3〜5 g/日	外科的処置の前には使用を中止する

MAOI：モノアミン酸化酵素阻害薬（monoamine oxidase inhibitor），SSRI：選択的セロトニン再取り込み阻害薬（selective serotonin reuptake inhibitor），NSAID：非ステロイド性抗炎症薬（nonsteroidal anti-inflammatory drug），INH：イソニアジド（isoniazid），5-HTP：5-ヒドロキシトリプトファン（5-hydroxytryptophan）．
Mercedes Blackstone, M.D. による．

性疾患，ある種の消化管手術後の人は，そのリスクが最も高い．ビタミン欠乏症の中で，救急救命室で最もよく遭遇するのはアルコール依存症による急性のチアミン（ビタミンB_1）欠乏である．脚気につながるような慢性のチアミン欠乏は，西欧では稀である．その一方で，すでに不足しているチアミンが突然枯渇すれば，ウェルニッケ脳症やコルサコフ症候群が生じる．

ウェルニッケ脳症では，古典的な3徴として，運動失調，眼筋麻痺，精神錯乱が出現するとされているが，おそらく錯乱と失調性歩行が最も一般的な症状である．ウェルニッケ脳症は急性の経過をたどるが，コルサコフ症候群はこの脳症の後遺症として永久に残ることがある．コルサコフ症候群の患者は，視床下部の乳頭体の破壊に基づく逆行性および前向性健忘を示す．また，精神病症状も報告されている．ウェルニッケ脳症は医学的な緊急事態で，チアミン50 mgの経静脈的投与の短期治療と，それに続くチアミン250 mgの筋肉注射を通常の食事が摂れるようになるまで連日行う治療に反応する．単純な急性のチアミン欠乏症の治療では，通常100 mgのチアミンの経口投与を1日に1回から3回行う．

ビタミンB_{12}欠乏症や悪性貧血は，高齢者，胃の手術後，栄養不良のうつ病患者にしばしばみられる．最も典型的な精神症状は，無感情，倦怠感，抑うつ気分，精神錯乱，記憶障害である．血清中のビタミンB_{12}の濃度が150 pg/mLで，これらの症状が出現することがある．ビタミンB_{12}欠乏症は，可逆性の認知症に多くみられる原因であり，通常認知症の診断の際に測定される．悪性貧血の治療では，1000 μgのビタミンB_{12}の筋肉注射を約1週間連日行い，続いて維持量として1～2か月に1回1000 μgを投与する．

葉酸欠乏症は，うつ病，パラノイア（妄想症），精神病，興奮，認知症を起こしうる．葉酸欠乏症は，うつ病患者の拒食によって起こることがある．また，ノルエピネフリンとセロトニンの合成を妨げることによって，うつ病の一因にもなりうる．葉酸欠乏は，フェニトイン（アレビアチン），プリミドン（プリミドン），フェノバルビタール（フェノバール）などの抗けいれん薬，経口避妊薬やエストロゲン補充薬を含む性ステロイドの影響で起こることがある．葉酸欠乏症の最も多い原因は，アルコール依存症に伴う栄養不良である．多くの葉酸欠乏症は，1 mg/日の葉酸の経口投与に反応する．しかし，より重症の場合は，投与量を5 mgに上げ，1日3回にする必要がある．妊娠中の葉酸欠乏症は，児の神経管欠損（二分脊椎，無脳症など）を生じる．

S氏は20代初めに，精神科で気分変調性障害と診断され，セルトラリン（ジェイゾロフト）の投与を受けた．4週間後，S氏の気分は劇的に改善したが，寝汗と食欲の減退が出現した．その後何年もの間に，彼はパロキセチン（パキシル），シタロプラム（Celexa），フルオキセチン（Prozac）を試した．彼の気分は改善したが，性欲は低下したままだった．S氏は伝統医学，ハーブ療法，鍼，レイキ（霊気）を取り入れている統合的精神保健クリニックがあることを知り，中国医学も勉強している西洋医学の医師の面接を受けた．中国医学の脈診によると肝臓の気の鬱滞があり，これは中等度の抑うつ気分という西洋医学の診断に一致していた．医師は甲状腺，赤血球中の葉酸値，ビタミンB_{12}の値を調べ，葉酸，ビタミンB_{12}，オメガ3脂肪酸，S-アデノシル-L-メチオニン（S-Adenosyl-L-methionine：SAMe）の補充，定期的な運動，鍼からなる統合的治療の計画を立てた．最初の治療計画は，毎日の運動，SAMe（1日2回，400 mgまで漸増），葉酸5 mg，ビタミンB_{12} 800 μg，オメガ3脂肪酸（エイコサペンタエン酸［EPA］1日2 g）の内服から成っていた．3週間後，進展がなく，抑うつ状態が続いていることにS氏は失望した．S氏は運動を始めていなかったのである．彼の赤血球中の葉酸値は低く，他は正常範囲内にあった．S氏は安価なジェネリックブランドのSAMeを摂っており，量も1日200 mgのままだったのである．彼は本来の治療計画に従うよう奨励された．2週間後，S氏は明るくなってきた．彼は毎日運動し，ビタミンB群と優良ブランドのSAMe 400 mgを摂取し，目立った副作用はなかった．
（James H. Lake, M. D. から改変）

環境医学

環境医学（environmental medicine）という分野の始まりは，ノースウェスタン医科大学（Northwestern University School of Medicine）のアレルギー学および免疫学の教授である内科医ランドルフ（Theron Randolf）らが，さまざまな食物に対するアレルギー反応の研究を始めた1950年代に遡る．別の研究者が水や空気中の汚染物質の身体への影響を研究し，ついに人間が生活するすべての環境にまで範囲が広がった．その結果，現在の環境医学は，食品添加物，送電線の電磁場，食物の生産過程で使用される化学肥料やホルモン，電子レンジ，テレビ，携帯電話などの電気製品からのマイクロ波，核放射物といったさまざまな問題に関わっている．環境医学者は，多くの人が病気の原因となる環境汚染物に対して，非常に神経質になっていると考えている．いくつかの問題が，盛んに議論されている．例えば，相反する主張があるにもかかわらず電磁場に曝露した人々の癌の発生率が高いかどうかを証明できていない．しかし，製油所や化学プラントのそばに住むことと，癌の発生率の高さは相関している．環境医学は，環境危険物質への個々の意識を高め，それらの規制や除去に焦点をあてる予防医学の一形態である（後述の「ナチュロパシー」［自然療法］も参照）．

運動

運動は，身体機能の向上，有病率の減少，メンタルヘルスの改善を通して，生活の質を高める．免疫機能に対する運動の効果は十分証明されている．同様の効果が，認知機能や感情の領域にも広がり，このことはヨガ，太

極拳，気功といった多くの身体的実践を行う補完代替医療において中心となる精神と身体の繋がりを証明している．運動がうつ病や不安，PTSDを改善し，認知機能と自己評価を高め，統合失調症患者における精神病症状を軽減することがわかっている．これらの効果は神経化学的に説明できる．運動がセロトニン，アドレナリン，内因性オピオイドといった神経伝達物質の分泌を促すからである．また，体重減少と社会的交流の増加，ストレス解消，娯楽，課題の克服になることも研究で示されている．

運動は深刻な精神疾患を抱える人々に多くの利益をもたらす．なぜならば，彼らは肥満，糖尿病，高血圧などの深刻な病気に苦しみ，座りがちな生活を送り，煙草を吸うことが多いからである．成人の統合失調症患者を対象とした研究で，中等度の運動プログラムがBMIを下げ，有酸素運動を増やし，自尊心を高め，結果的に精神症状を軽減することが示されている．また，抗精神病薬による体重増加の改善と治療順守の向上に，運動が有効であることがわかっている．

これまで十分活かされてこなかったが，精神保健管理において，運動には治療的介入としての重要で潜在的な効果がある．1セッション45分，週3回からなる構造化された有酸素運動プログラムが，心血管系の状態，自尊心，生活の質，気分と抑うつを改善する上で，大きな利益をもたらすことがわかった．また，構造化されていないプログラムは，運動による治療計画に固執する人にとっては有益であった．中等度の運動に問題点はなく，健康上の有益性は意義深い．

フェルデンクライス法

フェルデンクライス法（Feldenkrais method）は，ロシア生まれの自然科学者フェルデンクライス（Moshé Feldenkrais, 1904～1984）によって始められた．彼は，フロイトの研究から導き出した理論を発展させ，体は心と同じ程度に重点を置かれるべきであり，自己受容性感覚（筋肉や他の器官から伝わった身体感覚）が行動に影響を与えると考えた．彼はまた，姿勢や体位は葛藤を反映すると考えた．したがって，体を訓練し直すことが彼の治療プログラムの重要な要素であった．フェルデンクライス法の治療者は世界中で活動している．フェルデンクライス法を学ぶ者は，その作業が何よりもまず教育的な過程であるという考えを強化するため，患者ではなく生徒と呼ばれる．レッスンは一般に30～60分間で，考え，感じ，動き，想像することを伴う構造化された動作から成る．この方法は，多発性硬化症，脳性麻痺，脳卒中といった中枢神経系の障害に対して使われている．この方法を用いる高齢者は，体を痛めることも具合を悪くすることもなく，体を動かす能力を保ったり取戻したりすると主張している．

ハーブ療法

ハーブ療法（herbal medicine；薬草療法）は，病気を治し健康を維持するために，植物の力を利用するものである．ハーブ療法はおそらく最も古くから知られた医療体系で，紀元前4000年頃に中国で始まった．中国医学の古い教本は現代でも用いられ，近代中国医学は，体の均衡の崩れを治すため，鍼，マッサージ，食事療法，運動といった方法に加えて，ハーブ（薬草）にも頼っている．ディオスコリデス（Pedanius Dioscorides）によるギリシャ・ローマの医学書である*De Materia Medica*には，病気を治すための500以上の植物やハーブの使用法についての記載がある．

20世紀後期におけるハーブ療法の衰退は，合成医薬品の使用へとつながる科学技術の発展に関係していた．それにもかかわらず，推計によると現在の医薬品の少なくとも25％は，植物の活性成分に由来するものである．その例は多数あり，キツネノテブクロからはジギタリス，マオウからはエフェドリン，ケシからはモルヒネ，イチイの木からはパクリタキセル（Taxol），キナノキの樹皮からはキニーネなどである．

ハーブ療法はますます広まっている．米国ではハーブ療法に年間約40億ドルが費やされ，それらは栄養補助食品に分類されている．西洋のハーブ療法家は，呼吸器・胃腸・心血管・神経系に関連するさまざまな疾患を治療するために植物を用いる．たいていの処方薬と同様に，これらの植物には生理学的効果をもつ活性化合物が含まれている．そのため，毒性の影響を防ぐには，適用量を守らなければならない．これらはFDAの認可を受けていない．したがって，ハーブの調合薬には品質管理や効能についての一律の基準がない．実際，調合薬の中には，活性成分が含まれていないものや，混ぜ物がされているものがある．ハーブ栄養補助食品の生産者は，販売するにはラベルに安全性と本物の証明のみ記載する必要があり，効能は必要ではない．ハーブ業界は，米国栄養評議会（Counsil for Responsible Nutrition）や米国ハーブ協会（American Herbal Association）などの組織を通じて，自ら管理しようとしている．しかし，米国貿易委員会（Federal Trade Commission）によると，詐欺行為や虚偽の広告がまだ存在する．2003年，心血管系に重大な障害を生じる可能性があるとして，FDAはマオウをもとに作られたダイエット食品を禁止した．現在，ハーブ製品と栄養補助食品について書かれた医師用の参考書がある．

西洋精神医学の注目を集めているハーブが，うつ病の治療に使われるセイヨウオトギリソウ（St. John's wort；*Hypericum*）である（図24-3）．セントジョーンズワートは，民間療法で長年使われてきた．ヨーロッパでは今でも一般的に用いられている．ドイツでは毎年数百万におよぶ*Hypericum*の医薬品が処方され，うつ病，不安，睡

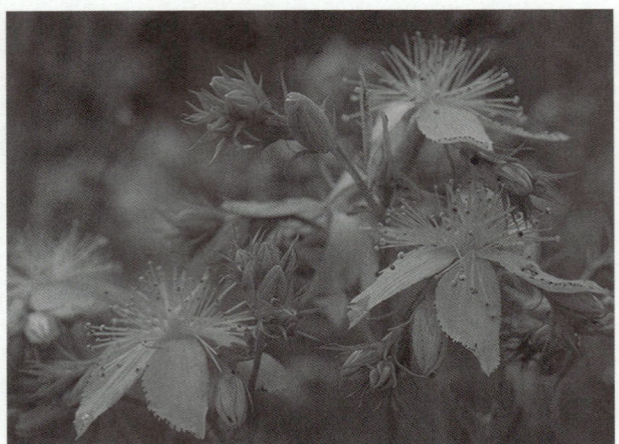

図 24-3　セイヨウオトギリソウ．（セントジョーンズワート；*Hypericum perforatum*）

眠の問題の治療に使われるものには保険が適応される．セントジョーンズワートとプラセボ，三環系抗うつ薬，選択的セロトニン再取り込み阻害薬(selective serotonin reuptake inhibitor：SSRI)を比較した研究では，軽度から中等度のうつ病の治療において，*Hypericum* の抽出物がプラセボより有効であった．これらの研究の多くは，うつ病の診断基準，症例数，有効性の評価が厳密さを欠いていた．米国国立補完代替医療センター(NCCAM)が研究資金を援助し，他の研究者が分光器や他の科学的分析を用いて，この植物や他の生物由来の栄養補助食品に関連する活性成分，有効量，毒性を明らかにしようとしている．

引退教師である 68 歳の J 婦人は健康だったが，配偶者が他界してから快楽消失(anhedonia)になっていた．そのため，精神科医から処方された低用量の SSRI を服用し始め，数週間後，症状は改善し始めた．ある朝彼女は，地元の健康食品店で，気分を改善する自然食品があるか尋ねた．店長は「SSRI のような効果がある」セントジョーンズワートについて教えた．患者は推奨量である 1 日 3 カプセルを摂り始めた．1 カプセルには，0.3％の *Hypericum* が 300 mg 含まれていた．その晩，彼女は不安を感じ始め眠れなくなった．数時間後，時間をつぶすために針仕事をしていたが，大量の汗をかき始めた．脈が速くなるのを感じ，彼女は自分の体の状態が気になり出した．自分で車を運転して，地元の病院の救急処置室に向かった．診察では，極度の不安と過活動，頻脈，軽度の高血圧が認められ，短時間作用型で即効性のあるベンゾジアゼピン系薬物を投与された．4 時間後，彼女は落ち着き，バイタルサインは通常の値に戻った．彼女はセントジョーンズワートの 1 日量だけしか飲んでいなかったが，おそらくそれと SSRI の相互作用による副作用が起きたのだと医師は説明した．すでに知られている相互作用として，躁転とセロトニン症候群がある．彼女はセントジョーンズワートの中止に同意した．退院し，治療の選択肢について話し合うため，担当の精神科医の予約をとった．

精神活性ハーブ

多くの植物医薬品(phytomedicinal；*phyto* はギリシャ語で「植物」を意味する)は，精神活性物質を含み，さまざまな精神疾患の治療に使用されてきた．有害作用も起きうるし，どの植物医薬品でも，他の薬物との間で毒性相互作用を引き起こすことがある．臨床医が精神医学的評価をするときは，常にハーブの使用歴を聴取すべきである．粗悪品が出回っており，ほとんどのハーブについて，一貫した標準的な調合品は入手できない．また，安全性や有害作用の情報が欠けている．すべてはでないかもしれないが，ハーブの多くは母乳中に分泌されるため，授乳期間中は禁忌であり，妊娠中も避けるべきである．

霊的なあるいは個人的な洞察を得るために，数千年にわたって多くの文化で幻覚剤が用いられてきた．その中には，メスカリン，シロシビン，麦角が含まれる．1930 年代に合成されたリゼルグ酸ジエチルアミド(lysergic acid diethylamide：LSD)は，1940 年代後半に，精神病を理解し精神療法を容易にするための道具として，デリシド(Delysid)という商標名で精神科医やその他の臨床家に売られていた．報告によれば，LSD の使用は，抑圧した記憶を患者が捉え，不安に対処するのを助けた．また，幻覚剤によって引き起こされた一次過程の分析を通して，患者に洞察を得させたという．1950 年代から 1960 年代初頭にかけて，精神療法を行いやすくするために，精神科医が一部の患者に 150〜250 mg を時折経口投与していた．1960 年代に，レアリー(Timothy Leary)が幻覚剤の使用拡大を主張したが，1965 年にクラス I 規制物質として使用が禁止された．

米国ではもはや治療目的では使われることはないが，LSD は精神病について探索するという初期の期待の一部を満たしている．LSD と，そのセロトニン(5-hydroxytryptamine[5-HT])2 型(5-HT2)受容体親和性に関する薬理学的近年の理解は，5-HT2 受容体遮断作用をもつセロトニン-ドパミン拮抗薬(非定型抗精神病薬)の開発への関心を支持してきた．患者が薬物の影響下にあるとき，それが感情移入の促進により対人関係に積極的に作用することで精神療法が容易になるかどうかを明らかにするためのメチレンジオキシメタンフェタミン(methylenedioxymethamphetamine：MDMA，エクスタシー)を用いた研究が，最近 NIH に承認された．

植物医薬品を用いている患者に接する際には，患者を批判すべきでない．多くの者が，さまざまな理由で用いている．例えば，(1)彼らの文化的伝統の一部として，(2)医師を信用していないか，伝統医療に満足していないため，(3)症状の軽減を経験しているため，などである．向精神薬を処方するなら，臨床医は薬物間の相互作用の結果として有害作用が生じる可能性に特に注意を払うべきである．多くの植物医薬品は身体に生理学的変化をもたらす成分を含んでいるからである．現在 200 以上のハーブ薬品が使用されている．その中で精神活性作用をもつ

ものだけを表24-5に示した.

ホメオパシー

ホメオパシー（homeopathy；同種療法）は1800年代初頭に，ドイツの医師ハーネマン（Samuel Hahnemann；図24-4）によって始められた．この治療法は，自然治癒は人間の生命の基本的な特性であり，特殊な薬物治療がこの本来備わっている作用を助けるという概念に基づいている．ホメオパシーの調剤書は，以下の点で独特である．まず第1に，2000以上もの薬物が含まれ，トリカブト，麦角や，レボルスなどの植物，銀，銅，金，ヨードなどの鉱物，ヘビやクラゲの毒液や組織抽出物などの動物由来のものがある．第2に，剤形はチンキ（つまり95％の穀類アルコールが混ざっている）や乳糖を混ぜた丸薬が用いられる．最後に，薬物は1：1020000というようにきわめて微量になるまで希釈され，通常の化学的方法では薬物を検出できない．ホメオパシー医は，治療効果は「分子医学」に基づいていると主張する．

ハーネマンは次の仮説に基づいて薬物療法を行った．薬物は，健康な人々から基準となる一連の徴候や症状を引き出す．治したい病気に最も近い作用を健常者に与える薬物が，最も治療的な反応を起こすことができる．したがって，希釈はされるが，悪心を生じる薬物が悪心の治療に使用される．この同種の法則——*Similia similibus curantur*（「同種のもので治療せよ」）——が，ホメオパシー（homeopathy；「同種の経験」）という言葉を作り出すもとになった．伝統医療においては，このように高度に希釈した物質では効果がないと考えられている．また，その効果を証明する薬理学的研究はない．

ホメオパシー医学校は米国にはもう存在しない（最後に残っていたのはハーネマン医学校[Hahnemann University Medical School]であったが，1994年に閉校した）．にもかかわらず，ホメオパシーによる治療は米国でも世界中でも増え，ヨーロッパでは驚くほど普及している．ホメオパシー薬品は米国中で市販されているが，それらは，米国ホメオパシー薬局方（Homeopathic Pharmacopoeia of the U.S.：HPUS）の専門書による基準を満たす必要がある．HPUSは米国食品医薬品化粧品法（Food, Drug and Cosmetic Act）において，米国薬局方（United States Pharmacopoeia：USP）と同等の権威を有すると認められている．ホメオパシー療法に関するNCCAMの研究は今のところない．

光療法およびメラトニン療法

光療法（light therapy）は，生理的作用にある決まった影響を与えるサーカディアンリズム（circadian rhythm，概日リズム：ラテン語の*circa*[およそ]と*dies*[日]に由来する）に，人間は支配されているという概念に基づいている．そこには24時間の休息と活動の周期があり，こ

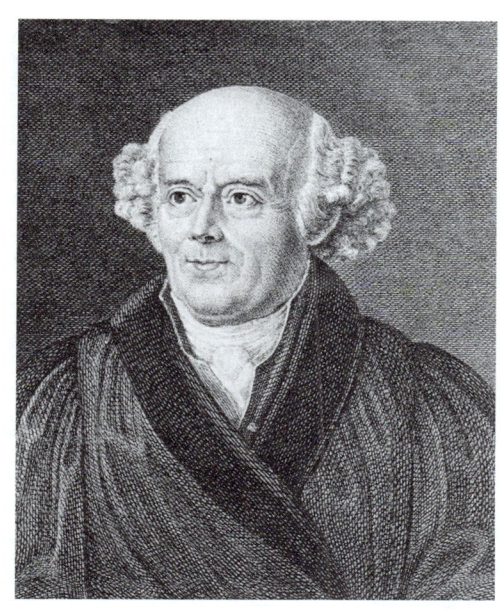

図24-4　ハーネマン（Samuel Hahnemann, 1755〜1843）．（New York Academy of Medicine, New York, NYから許可を得て転載）

れにはコルチコステロイドの値の変化，電解質の排出といったさまざまな生理的変化が含まれる．例えば，血圧は夜より日中のほうが高くなる．また，光の浴び方を変えることで，サーカディアンリズムは変化する．松果体で作られるメラトニンホルモンの血中濃度は夜間が最も高く，日中は低いか全く認められない．メラトニンは睡眠を調節すると考えられ，健常者は外から摂取するメラトニン（処方せんなしで入手できる）で傾眠を生じる．人工的な明るい光（2500ルクス以上）を用いた光療法は，日照時間が減る冬季にみられる季節性うつ病の確立された治療法である．

マクロビオティック

マクロビオティック（macrobiotics；ギリシャ語の*makros*[長い]と*bios*[生命]に由来する）は，主としてバランスのとれた食事療法を通じて，自然と調和して生きることに焦点をあてた健康法である．マクロビオティックは，120年ないしそれ以上生きたといわれる聖書のイスラエル民族の祖，中国の賢人，アフリカのエチオピア人に後押しされている．1797年に，ドイツ人の内科医で哲学者であったフーフェラント（Christoph W. Hufeland）が，食事療法と健康について大きな影響力をもつ「マクロビオティックあるいは長寿の方法」（Macrobiotics or the Art of Prolonging Life）を著した．

マクロビオティック食は，陰（冷たく湿っている）と陽（温かく乾いている）に分類され，そのバランスを保つことを目標とする．この食事療法は50％が穀類，25％が調理されたまたは生の野菜，10％が蛋白質，10％が野菜か

表 24-5 植物医薬品の精神活性効果

名称	成分	作用	有害作用[a]	相互作用	服用量	備考
ビンロウジュ (Areca catechu)	アレコリン, グバコリン	意識変容に対して苦痛を軽減したり, 気分を高揚させたりする	副交感神経刺激作用の過剰：唾液の増加, 振戦, 徐脈, けいれん, 胃腸障害, 口腔内潰瘍	副交感神経作動薬との併用は避ける；アトロピン様化合物は効果を下げる	不明：8〜10 g がヒトの中毒量	木の実を噛んで用いる：かっては歯肉の疾患に対する噛む鎮痛薬や駆虫薬；長期使用で口腔内に悪性腫瘍を生じる可能性
ベラドンナ (Atoropa belladonna)	アトロピン, スコポラミン, フラボノイド[b]	抗不安作用	頻脈, 不整脈, 口内乾燥症, 散瞳, 排尿困難および便秘症	抗コリン薬との併用で相乗作用；三環系抗うつ薬, アマンタジン, キニジンとの併用は避ける	0.05〜0.10 mg/日：1回最大量は 0.20 mg	強い匂いがある, 味は鋭くて苦い, 有毒
ダイダイ (Citrus aurantium)	フラボノイド, リモネン	鎮静・抗不安・催眠作用	光過敏症	不明	チンキは 2〜3 g/日, 薬は 4〜6 g/日, 抽出物は 1〜2 g/日	矛盾する証拠であるが, 胃を刺激するという者もいる
ブラックコホシュ (Cimicifuga racemosa)	トリテルペン, インフラボノイド, ラ草酸	月経前症候群, 更年期症状, 月経困難症に対して	体重増加, 胃腸障害	男性または女性ホルモンへの有害な相互作用が起こる	1〜2 g/日：5 g/日以上では嘔吐, 頭痛, めまい, 心血管虚脱を引き起こす可能性がある	エストロゲン様作用は疑わしい (根はエストロゲン受容体遮断薬としても作用する可能性)
アメリカカンボク (Viburnum prunifolium)	スコポレチン, フラボノイド, カフェー酸, トリテルペン	鎮痙作用, 子宮の鎮痙作用：月経困難に対して	不明	抗凝固薬増強効果	1〜3 g/日	
ハナビシソウ (Eschscholtzia californica)	インキノリンアルカロイド, シアンダリコシド	鎮静・催眠・抗不安作用：うつ病に対して	眠気	ハナビシソウ, カノコソウ, セイヨウオトギリソウ, トケイソウとの組み合わせで, 興奮が生じる可能性がある	2 g/日	効果の臨床的または実験的資料は得られていない
イヌハッカ (Catnip, L. Nepeta cataria)	吉草酸	鎮静・抗けいれん作用：片頭痛に対して	頭痛, 倦怠感, 吐き気, 幻覚作用	不明	不明	小児においてせん妄が生じた
カモミール (Matricaria chamomilla)	フラボノイド	鎮静・抗不安作用	アレルギー反応	不明	2〜4 g/日	GABA 性の可能性がある
エンゴサク (Corydalis cava)	インキノリンアルカロイド	鎮静・抗うつ作用：軽度のうつ病に対して	幻覚, 眠気	不明	不明	過量で同代性けいれんまたは筋振戦
シクラメン (Cyclamen europaneum)	トリテルペン	抗不安作用：月経不調に伴ううつ病に対して	低用量 (例えば, 300 mg) で悪心, 嘔吐, 下痢になることがある	不明	不明	高用量で呼吸虚脱になることがある

表 24-5 植物医薬品の精神活性効果（つづき）

名称	成分	作用	有害作用[a]	相互作用	服用量	備考
エキネシア (Echinacea purpurea)	フラボノイド、ポリサッカリド、カフェー酸誘導体、アルカミド	免疫系の機能促進：眠気、倦怠感、気道や下部尿道管の感染症に対して	アレルギー反応、発熱、悪心、嘔吐	不明	1〜3 g/日	HIVやエイズ患者への使用については議論中：NCCAMの研究によると長期使用で免疫抑制の可能性
マオウ (Ephedra sinica)	エフェドリン、偽性エフェドリン	刺激作用：眠気、倦怠感、気道の疾患に対して	副交感神経作用の過剰：不整脈、血圧上昇、頭痛、神経過敏、悪心、嘔吐	副交感神経用薬、セロトニン性物質との併用で相乗効果：MAOIとの併用は避ける	1〜2 g/日	タキフィラキシーや依存が生じる可能性があるので、投与は短期間とする：心筋虚血や脳卒中の可能性、米国のダイエットサプリメントとしては使用禁止
イチョウ (Ginkgo biloba)	フラボノイド、ギンキョリドA・B	せん妄や認知症の症状の軽減、集中力や記憶の減退の改善：SSRIによる性的機能不全を予防する可能性がある	アレルギー性皮膚反応、胃腸機能障害、筋けいれん、頭痛	抗凝固薬：PAFに対する阻害作用があるため注意して使用：出血量増加の可能性	120〜240 mg/日	研究ではアルツハイマー病患者が4〜5週内服することで認知機能が改善したことが示されているが、これは血流の増加によるものと考えられる
オタネニンジン、朝鮮人参 (Panax ginseng)	トリテルペン、ギンセノシド	刺激作用：疲労、気分高揚、免疫系に対して	不眠、筋緊張の亢進、浮腫（人参乱用症候群）	鎮静薬、催眠薬、MAOI、抗糖尿病薬、ステロイドとの併用はしない（外科的処置の前7日間は使用中止）	1〜2 g/日	何種類かある（最も高価）：韓国産、中国産、日本産、アメリカ人参 (Panax quinquefolius)
ギョリュウモドキ (Calluna vulgaris)	フラボノイド、カテキン、トリテルペン、βシトステロール	抗不安・催眠作用	不明	不明	不明	主張されている使用に対する効果の証拠資料がない
ホップ (Humulus lupulus)	フムロン、ルプロン、フラボノイド	鎮静・抗不安・催眠作用：気分障害、不穏に対して	エストロゲン依存性腫瘍（乳癌、子宮癌、子宮頸癌）の患者には禁忌	フェノチアジン系抗精神病薬や中枢神経抑制薬との併用で高熱	0.5 g/日	CPY450系により代謝された薬物の血漿濃度を下げることがある
ニガハッカ (Ballota nigira)	ジテルペン、タンニン	鎮静作用	不整脈、下痢、低血糖、自然流産の可能性	セロトニン作動薬の効果を増強させることがある。薬の血糖降下作用を増強することがある	1〜4 g/日	流産を起こすことがある
ジャンボラン (Syzygium cumini)	オレイン酸、ミリスチン酸、パルミチン酸、リノレン酸、タンニン	抗不安・抗うつ作用	不明	不明	1〜2 g/日	民間療法では、1回服用量は種子30粒(1.9 g)分の粉

（つづく）

表 24-5 植物医薬品の精神活性効果（つづき）

名称	成分	作用	有害作用[a]	相互作用	服用量	備考
カワカワ (Piperis methysticum)	カワラクトン、カワピロン	鎮静・催眠・抗けいれん作用	眠気、認知機能障害、未報告の用法での長期使用で皮膚炎	抗不安薬やアルコールとの併用で相乗効果；レボドパやドパミン作動薬との併用は避ける	600〜800 mg/日	GABA性の可能性がある。内因性うつ病の患者には禁忌；自殺のリスクが増すことがある
ラベンダー (Lavendula angustifolia)	水酸化クマリン、タンニン、カフェー酸	鎮静・催眠作用	頭痛、悪心、錯乱	他の鎮静薬との併用で相乗効果	3〜5 g/日	過量で死に至ることがある
レモンバーム (Melissa officinalis)	フラボノイド、カフェー酸、トリテルペン	催眠・抗不安・鎮静作用	不明	中枢神経抑制薬の効力を高める；甲状腺ホルモンとの併用で有害反応	8〜10 g/日	
ヤドリギ (Viscum album)	フラボノイド、トリテルペン、レクチン、ポリペプチド	抗不安作用：精神的または身体的疲労に対して	果実は嘔吐や便通を促進する作用があるといわれている	慢性炎症性疾患（結核など）の患者には禁忌	10 g/日	果実により小児が死亡したことがある
ヨモギ (Artemisia vulgaris)	セスキテルペンラクトン、フラボノイド	鎮痛・抗うつ・抗不安作用	アナフィラキシー、接触性皮膚炎	抗凝固薬の効果を高める	5〜15 g/日	子宮の収縮を刺激することがある
マチン (Strychnos nux vomica)	インドールアルカロイド：ストリキニーネとブルシン、ポリサッカリド	抗うつ作用：片頭痛、更年期症状	けいれん、肝障害、死亡；ストリキニーネによる重篤な中毒	不明	0.02〜0.05 g/日	実1粒摂取後に中毒症状が生じることがある；致死量は1〜2 g
オート麦 (Avena sativa)	フラボノイド、オリゴ糖類とポリサッカリド	抗不安・催眠作用：ストレス、不眠、アへンやタバコの離脱症状に対して	腸閉塞または他の腸運動性障害、鼓腸	不明	3 g/日	オート麦はいくつかの癌と関連したカドミ毒の1つであるアフラトキシンで汚染されていることがある
トケイソウ (Passiflora incarnata)	フラボノイド、シアンゲリコシド	抗不安・鎮静・催眠作用	認知機能障害	不明	4〜8 g/日	過量によりうつ病が生じる
セイヨウオトギリソウ、セントジョーンズワート (Hypericum perforatum)	ヒペリシン、フラボノイド、キサントン	抗うつ・鎮静・抗不安作用	頭痛、光過敏症（重篤になる可能性）、便秘	セルトラリン（ジェイゾロフト）との併用で躁状態の報告あり；セロトニン症候群の可能性があるためSSRIやMAOIとの併用はしない；アルコールやオピオイドと併用しない；外科的処置前の5日間は使用中止	100〜950 mg/日	米国国立保健研究所 (NIH) が研究中である；MAOIやSSRIのように作用することがある；軽い抑うつ気分に対し4〜6週間試し、もし明らかな改善がなければ他の治療法が試されるべきである

（つづく）

表 24-5 植物医薬品の精神活性効果（つづき）

名称	成分	作用	有害作用[a]	相互作用	服用量	備考
ベニハコベ (Anagallis arvensis)	フラボノイド[b], トリテルペン, ククルビタシン, カフェー酸	抗うつ作用	過量投与または長期投与により胃腸炎や腎炎になることがある	不明	1.8 g の粉を1日4回に分けて投与	花は有毒である
タツナミソウ (Scutellaria lateriflora)	フラボノイド, モノテルペン	抗不安・鎮静・催眠作用	認知機能障害, 肝毒性	アルコールとの併用で, ジスルフィラム様の作用が生じることがある	1～2 g/日	このハーブの使用を支持する情報はほとんどない
ストロベリーリーフ (Fragaria vesca)	フラボノイド, タンニン	抗不安作用	ストロベリーのアレルギーのある者には禁忌	不明	1 g/日	このハーブの使用を支持する情報はほとんどない
カワラヨモギ (Artemisia dracunculus)	フラボノイド, 水酸化クマリン	催眠作用, 食欲刺激作用	不明	不明	不明	このハーブの使用を支持する情報はほとんどない
セイヨウカノコソウ (Valeriana officinalis)	バレポトリエート, バレレニン酸, カフェー酸	鎮静・筋弛緩・催眠作用	認知・運動障害, 胃腸機能障害, 肝毒性；長期使用：接触アレルギー, 頭痛, 不穏, 不眠, 散瞳, 心不全	アルコールや中枢神経抑制薬との併用は避ける	1～2 g/日	化学的に不安定であろう

[a] 多くの植物医薬品の服用量や有害作用に関しての, 信頼できる, 一貫した, 確実な資料はない.
[b] フラボノイドは多くのハーブによくみられる植物の副次的生成物であり, 酸化防止剤として働く（すなわち, DNAなどの成分が酸化を経て変性するのを防ぐ作用物質）.
AIDS：後天性免疫不全症候群 (acquired immunodeficiency syndrome), GABA：γアミノ酪酸 (γ-aminobutyric acid), HIV：ヒト免疫不全ウイルス (human immunodeficiency virus), MAOI：モノアミン酸化酵素阻害薬 (monoamine oxidase inhibitor), NIH：米国国立衛生研究所 (National Institutes of Health), PAF：血小板活性化因子 (platelet-activating factor), SSRI：選択的セロトニン再取り込み阻害薬 (selective serotonin reuptake inhibitor), NCCAM：米国国立補完代替医療センター (National Center for Complementary Medicine and Alternative Medicine).

魚のスープ，5％がお茶や果物で構成される．この食事療法を長く続けると，ビタミンやミネラルが不足する可能性がある．

マッサージ

マッサージ(massage)は，体の軟部組織や表面に手技を施す治療である．5000年以上昔に，中国の医師が病気の治療法として行った．また，ヒポクラテスはこれを健康維持法ととらえていた．

マッサージは，血液の循環を良くし，リンパの流れや筋骨格系の状態を改善し，心を落ち着かせるといった影響を体に与える．その技法はさまざまで，打つ，揉む，つまむ，擦る，指の関節で圧す，軽く叩く，摩擦を与えるなどである．マッサージのほとんどが手や指で行われるが，機械の振動や電気刺激も用いられる．長年にわたって発展してきたさまざまなマッサージの方法があるが，それらの間には相違点より類似点の方が多い．スウェーデン式，東洋式，指圧，そしてエレン式マッサージなどがある．マッサージを体験すると，多くの人は身体的にも精神的にも元気になったと感じる．NCCAMの研究によると，マッサージは疼痛，とりわけ関節痛の治療に有効である．

瞑　想

瞑想(meditation)とは，言葉や音(マントラ)，物体(例えば，ロウソクの火)，または動き(例えば，振れる円盤)に意識を集中することで，トランス(催眠)状態に導く技法である．トランス状態の間，人は穏やかな状態を体験する．瞑想によるトランス状態には生理学的な効果があり，心拍や呼吸数の低下，血圧の低下，脳のアルファ波の増加がみられるが，これらはみな不安の軽減と関係がある．

インドの神秘主義者ヨーギー(Maharishi Mahesh Yogi)が始めた超越瞑想(transcendental meditation：TM)は，1950年代に米国に紹介された．TMは個人の特徴に合わせたマントラを用いてトランス状態に導く．1960年代には，内科医のベンソン(Herbert Benson)が，ストレスやストレス関連障害に対する治療法として，マントラと呼吸法を用いたリラクゼーション反応を開発した．

気づきの瞑想

気づきの瞑想(mindfulness meditation)は仏教の瞑想の修行から派生したもので，現在に注意を向け，すべての感覚器官を用いてそれを認識することを述べている．瞑想中に心に浮かぶ考えは偏りのないものとなり，我々の本質を反映したあるがままのものとして受け入れられる．それは自己分析と自問の作業である．NCCAMの研究で，瞑想中に脳に変化が起こることがわかっている．特に脳の左前方が活性化し，不安やパニックを主観的にも客観的にも有意に改善させる．過敏性腸症候群の女性の症状が改善したという報告もある．

マインドフルネスセラピー

マインドフルネスセラピー(mindfulness therapy)の概念は，セラピストと患者が過去の出来事ではなく，今，ここに焦点を当てる心理療法の一種である．患者はその瞬間に何を感じ何を考えているかに気づくよう促される．最近経験した出来事や葛藤にまつわる感情を吟味していくうちに，洞察が行動や態度に変化を生じさせる．

灸

灸(moxibustion)は，特定の経穴に熱を加えて刺激することで，エネルギーの均衡が整うという東洋医学の理論に基づいている．乾燥させたヨモギの葉(*Artemisia vulgaris*：もぐさ)を燃やして起こした熱を，直接的または間接的に経穴に当てる．直接灸は，乾いたもぐさを小さな円錐形に丸めて皮膚の上に置く．その円錐の頂点に火をつけるが，熱を感じてじきに火は消える．間接灸は，経穴の皮膚の近くに火のついた葉巻様のもぐさを当てる．

灸は，筋骨格系障害，関節炎，喘息，湿疹に用いられる．しかし，多くの他の代替療法と同様，科学的な臨床試験ではその有効性が示されていない．

ナチュロパシー

ナチュロパシー(naturopathy：自然療法)は，健康的な食事，汚染されていない空気と水，定期的な運動によって，健全な心と体を確保しようという健康法である．この治療は，体には自己治癒力があるという考えに基づいており，患者が健康維持プログラムに積極的に参加することが必要である．

ナチュロパシーは，19世紀後半のドイツでルスト(Benedict Lust)の指導によって始まった．彼は自然治療の一形態として水療法(温水と冷水を交互に用いる)を考案した．ルストは米国に移り，オステオパシー医となり，1902年にナチュロパシーアメリカ校(American School of Naturopathy)を創設した．その後，ナチュロパシー医学は健康管理の主要な形態へと成長し，水療法に加えて折衷的な方法が用いられた．例えば，特殊な食事療法，ホメオパシー，イオン化した空気の吸入，湿布(熱または冷湿布の外用薬)，大腸洗浄法や浣腸，汚染されていない水を飲む，有機肥料を用いて作った農作物を摂る，マッサージ療法，ハーブ療法睡眠療法などである．ナチュロパシー医はいくつかの州(アラスカ州，コネチカット州，ニューハンプシャー州など)で免許が与えられている．しかし，その分野での標準的な規制がないので，最小限の教育しか受けていない人や，全く教育を受けていない

人でも，ナチュロパシー医を自称することがある．

東洋医学

東洋医学は，中国，韓国，日本，ベトナム，チベットその他のアジア諸国の伝統医学を包括した，幅広い用語である．一般に，東洋医学の技法はまず中国で広まり，鍼，灸，薬草研究，マッサージ，吸角療法，かっさ（刮痧；gwa sha；毒素をこすり取る），呼吸法，気功（下記参照），運動（太極拳）などがある．中国医学は，古文書に基づく一貫した独自の思想と実践の体系である．それは，批判的に考え，幅広く臨床的に観察し，吟味するという過程を絶え間なく続けてきた結果であり，尊敬を集める臨床家や理論家による徹底した解説に表されている．それは，哲学，論理，感性，そして西洋文明とは異質な文明の習慣を基盤にしている．それゆえ西洋の医師には理解しにくい．基本となるのは，気という生体エネルギーが，我々の体の中を調和と均衡を保ちながら流れているという理論である．そしてこの調和と均衡が，健康として現れる．生体エネルギーの流れが悪くなると調和と均衡が失われ，結果として病気になる．

オステオパシー医学

オステオパシー医学（osteopathic medicme）の領域はアロパシー医学に似ているが，それは次の事実が最もよく示している．オステオパシー医はどの州でも認可されており，医師（MD）と同じ基準に則って，内科，外科，精神科および，軍隊で受け入れられる．そして臨床医学のあらゆる分野における治療の資格を与えられ，MDと同じ資格試験を受ける．つまり，オステオパシー医の医学教育は，筋骨格系の障害に関するさらなる訓練を受ける点を除けば，MDと全く同じである．それゆえオステオパシー医は，自分たちはMDよりも知識が豊富であると考えている．

2012年現在，米国には29のオステオパシー医学校がある．およそ8万2000人のオステオパシー医が，年間3000万人の患者を治療している．オステオパシーは，スティル（Andrew Taylor Still, 1828〜1917）が始めた．彼は1892年に，ミズーリ州カークスビルにオステオパシー米国校（American School of Osteopathy，現在のカークスヴィル・オステオパシー医科大学[Kirksville College of Osteopathic Medicine]）を創設した．病気の捉え方はアロパシー医学と同様である．しかし，健康維持の必須条件として，筋骨格系の歪みがないことに特に重点がおかれている．オステオパシー医は，治療の1つとして，体の一部，特に頭蓋仙骨脊柱軸への手技を拠り所としている．オステオパシー療法は補完的なもので，伝統的な内科的・外科的・薬理学的治療法に代わるものではないと考えられている．

オゾン療法

オゾンは抗酸化作用と殺菌力をもち，従来から水の浄化，悪臭防止，空気清浄に用いられてきた．オゾン療法（ozone therapy）は，病気の多くがウイルスまたは細菌感染によって起きるという仮定に基づいている．オゾンはインフルエンザから癌，エイズに至るまで，幅広い内科疾患の治療に用いられる．最初のオゾン発生器は，1857年にドイツ人のシーメンス（Werner von Siemens）が作った．オゾンは短時間で治療的に血液を浄化するのに使われ，以降ドイツや他のヨーロッパ諸国で使用された．

オゾン療法では，さまざまな方法で体にオゾンを取り入れる．それらの方法には，オゾン化された水を飲む，オゾン四肢バッグという腕や脚を覆う密閉した袋にポンプでオゾンを注入する，オリーブ油を通って気泡化したオゾンを吸う，あるいは局所にオゾン化されたオリーブ油を塗る，カテーテルを通じてオゾンを直腸や膣にゆっくり流し込む，自分の血液をオゾン化したものを再び体に注入する自己血液療法などがある．

前世療法

前世療法（past life medicine）では，病気を治し健康を保つ力をもつという霊的な存在に接触することが，治癒を助けるとされている．霊的な存在に接するには，意識の変容した状態，いわゆるチャネリング（霊界と交信すること）や高次の気づきの状態，霊的に進化した存在からのメッセージを利用する．催眠を用いて前世に戻ることで，人は前世の出来事を（想像を通して）体験することができる．

> ある40歳の男性は健康であったが，死に対する強迫的な恐怖に悩まされていた．死への囚われに取り組むため，彼は統合的な治療を行う精神科医を紹介された．患者は催眠下でトランス状態におかれた．前世について思い起こし語るよう求められ，自分は16世紀のフランスを生きた絹の行商人だと述べた．彼は結婚して8人の子どもをもうけ，人生に満足していた．彼は自身の死について語り始めた．彼は90歳で家族に囲まれて死んだ．彼は死にゆくことを知り，その過程を「幸せのうちに消えていく」と表現した．そのセッションの後，死に対する彼の恐怖は消えた．死について不安になったとき，彼は前世の物語を思い出し，気持ちを和らげることができた．

祈　り

信仰による癒しに寄せられる関心，テレビで流れる病気を治した福音伝道者の逸話，救いを求めて聖地を訪れる希望に満ちた数百万の人々の存在は，癒しにおける祈

りや霊性の力に対する興味が尽きることがなく，広く行きわたっていることを物語っている．いくつかの宗教団体は標準的な精神科治療に反対する立場をとっており，自分たちの方法を，精神と霊性の健康にとって唯一確かな，精神科治療に代わる治療法であると主張している．別の宗教団体は，祈りをタルグ(Elizabeth Targ)が定義したような遠隔治療の一形態，すなわちある人が別の人の心身の健康のために行う純粋な精神的尽力(執り成しの祈り)と考えている．

分かち合う祈り，黙祷，空間的に離れた，すなわち「執り成しの」祈り(特定の目的で誰かのために捧げられる祈り)を支持する声がある．しかし，祈りが医学的転帰に与えた影響について，これまでの研究では結論が出ていない．調査結果によると，都市部のホームレス女性の92％が，1つまたは複数の霊的・宗教的な行為をしていた．そして約48％において，アルコールとドラッグのいずれかまたは両方の使用の減少と不安や抑うつの軽減に，祈りが有意に関連していた．最近の疫学調査では，宗教的な信念と行いは物質乱用と負の相関が，健康状態とは正の相関があることが示されている．嗜癖行動の治療に祈りと霊性を取り入れて成功している12ステップのプログラムも，長い歴史をもっている．宗教的信条と礼拝への積極的な参加は，うつ病と高血圧の発症の中程度の減少と相関している．

気 功

中国の気功(*qi gong*)は2000年以上実践されている．直訳すると *qi gong* はエネルギー(*qi*)を高める技術または作業(*gong*)という意味である．気功は生体エネルギー(上述の東洋医学を参照)を集め導くための中国の運動法で，実践する者が健康になり，病気を予防し，生命力を増すことができるようにする．「制止した」気功(静功)は呼吸と意念(意識的考え)を重視した動きのない瞑想として行われる．「動く」気功(動功)は気の流れを意識して体を動かす．脳波の研究では，気功を行う人の脳波に違いが認められている．主張されている有益性には免疫細胞の生成の増加，高血圧の改善，高齢者の転倒の減少がある．

リフレクソロジー

リフレクソロジー(reflexology)は，体がもつ自然治癒力を刺激するための，足，手，耳の優しいマッサージである．体のエネルギーの自然な流れを妨げる老廃物を取り除くことで，緊張を和らげるのに用いられる．リフレクソロジストは，足の裏と両側に体のすべての部位の地図が描けると考えている．例えば，第2趾の先は眼に対応している．足の特定の部位に圧力を加えることで，対応する体の部位に関連する病気を軽くすることができる．NCCAMの行った研究では，過敏性腸症候群の患者

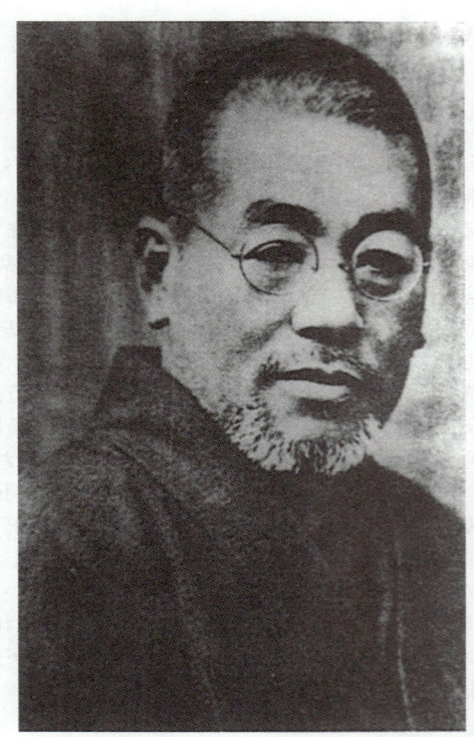

図 24-5 臼井甕男(うすいみかお；1865〜1926)．レイキ(霊気)療法の創始者である日本の哲学者．

にリフレクソロジーが有効であることが示された．

レイキ(霊気)

レイキ(Reiki；霊気)は一般に「癒やし」を意味する日本語である(霊は「万物の」または「精神の」[spiritual]の意．気は「生命力エネルギー」の意)．臼井霊気治療は臼井甕男(図24-5)によって1922年に開発された(訳注：その後，本邦では第2次大戦後にほとんど行われなくなり，ハワイの弟子により，簡略化された形で世界に広まった)．レイキ治療には2つの段階がある．第1段階では，頭や胴に術者が操るというのではなく，軽く触れることで，レイキと呼ばれる癒しのエネルギーの流れが引き起こされる．それが術者を通して受け手の求めに応じてその体の中に流れる．第2段階では，体に触れることができない場合に，離れたところから術者が癒しを施すために，このエネルギーを使えるようにする．一般にレイキ治療は即座に体を弛緩させ，そのことが，長期にわたるストレスのもたらす生化学的な影響を減らすことができる．第1段階のレイキは容易に学ぶことができ，患者が不安や不眠，疼痛を減らす方法の1つである．レイキはまた，ホスピスにおける疼痛管理に用いられ，安らかな最期を迎える助けとなる．そして，家族にとっても精神的な支えになる．心血管疾患に対しても，血圧を下げ不整脈を改善する手段として有効である．レイキの作用の仕組みは明らかになっていないが，自律神経系，特に副

交感神経への刺激が関係している．

ロルフィング

ロルフィング（rolfing）は，米国の生化学者ロルフ（Ida Rolf, 1896～1979）が始めたマッサージの一種で，筋肉や結合組織，筋膜の緊張を改善する．ロルフはこれらの緊張が，関節炎や線維筋痛症といった筋骨格系疾患を引き起こす原因であると考えていた．この治療では，体中の筋群の間に柔らかい面をつくるために，深く，時に痛みを伴うマッサージが行われる．ロルフは，体の筋膜系のマッサージによって，姿勢や体の構造が大きく変化することに気づいた．そして，さまざまな部位にマッサージを施すと，過去の記憶や感情がたびたび解放された．この意味で，ロルフィングは精神生理学的な体験であるといえる．ロルフィングに関してNCCAMが行った研究はない．

シャーマニズム

シャーマン（shaman；図24-6）とは，病人を癒し，霊的世界と交信する力をもつと信じられている存在である．この称号をもつ人々は，米国の先住民（米国先住民やアラスカ先住民）を初めとして，世界中の多くの地域でみられる．まじない師の資格は，その資格をもつ有力な長老から一連の手ほどきと教えを受け，「認定」されることで与えられる．シャーマンの術には，断食して汗を流しながら行う浄化の儀式，幻覚を伴ういわゆる予見（vision quest）がある．儀式は時に，リズムにのった音やダンス，肉体的な苦痛や欠乏状態，そして「霊的な力をもつハーブ」を用いて進められる．この過程を通じて，シャーマンは死者の魂を死後の世界へ導く．シャーマンの術はまた，個人的または社会的な問題の解決法を見出すためにも用いられる．

スヌーズレン

スヌーズレン（snoezelen）は，多感覚刺激（例えば，照明効果，表面の触覚，瞑想的な音楽，精油の香り）のシステムを表す言葉で，多くの場合，特別な部屋で1セッション30～60分行われる．スヌーズレンはオランダ発祥で，子どもの学習症と自閉症の分野から生まれたが，認知症に対しても用いられている．スヌーズレンはまた，無感情のような行動障害，気分，落ち着きのない振る舞いや反復行動を改善する．ある研究では，認知症の激しい興奮に対して，スヌーズレンは回想法（懐かしさを誘う品物である新聞を使って，過去の記憶について語らせる）に匹敵する効果があることが示された．簡単に受けられないことと，続けていくには費用がかかることが，適応を狭めている．

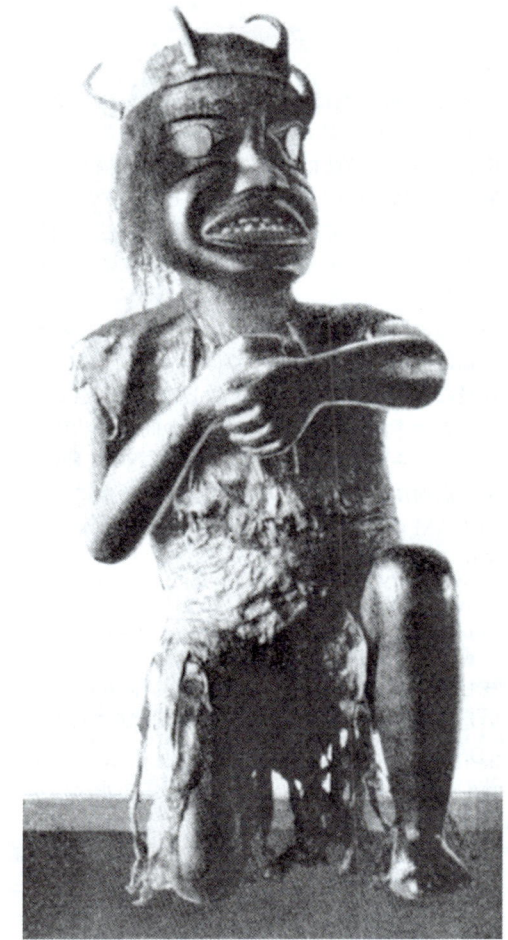

図 24-6　シャーマンの木像．北太平洋沿岸．

音響・音楽療法

音響療法（sound therapy）は古くから行われている技法で，音（例えば，歌，ベルを鳴らす，太鼓を叩く）は体内に振動を生み出し，癒しの力をもつと考えられてきた．音響療法の治療者は，リラクゼーションの感覚も得られると主張している．また，アーユルヴェーダでは健康増進のために用いられ，サーマヴェーダ（ヒンドゥー教の歌詠のための聖典の1つ）として知られるある音響は，腫瘍の成長を抑制するとされている．音楽療法（music therapy）は，フルートなどの楽器の音を用いて，同様の結果を生む．聖書には，ダビデがハープの演奏によって，サウル王のうつ病を治そうとしたと記されている．精神生理学的作用に，音響・音楽療法が及ぼす効果について，さまざまな学術機関で調査が行われている．

太極拳

太極拳(tai chi または tai chi chuan)は，西洋で行われている最も有名なアジアの体技の1つである．この古くから伝わる中国の技法は，ゆっくりと円を描く一連の動きを通じて，体内の生命力を増加させるものである．これは瞑想の動的な形であり，他の中国の技法と同様に，陰と陽のエネルギーの完全な均衡を追求することを基盤としている．

太極拳の実践者は，5～30分続く一連の動きを行う．1回の活動は2～3時間続き，多くは早朝に行われる．実践者は呼吸に集中し，呼吸を動きに正確に同調させるようにする．太極拳は主にストレス関連の問題や状態の改善を促すと考えられており，そのため主に不安，うつ病，筋緊張，高血圧，その他の心血管疾患の治療に用いられる．NCCAMの研究では，心血管患者の運動耐容能が，太極拳によって改善することが示されている．

セラピューティックタッチ

セラピューティックタッチ(therapeutic touch)は，手を用いた治療技法である．これは，看護師であるクリーガー(Dolores Krieger)によって1970年代に開発された．体のある部位に手をかざすことでエネルギーが伝わり，治癒が促されると考えられている．セラピューティックタッチは，一部の内科医にとってと同じくらい看護職にも人気がある．NCCAMの研究によると，セラピューティックタッチは慢性的な頸部痛の患者から評価されている．

チベット医学

チベットの健康体系の始まりは，7世紀頃に遡る．チベット王のガンポ(Songsten Gampo)が，古代に起源をもつさまざまなものを統合して作ったとされている．これは，アラビア，インド，中国の健康体系の各要素を併せもち，チベットでは宗教や魔術と密接に関連している．病気は，生命ある有機体の，次の3つの要素または体液の不均衡の結果であると考えられている．すなわち，風(呼吸と動作全般)，胆汁(消化や気質に関連)，粘液(睡眠や関節可動性，皮膚の弾力に関連)である．その不均衡は，健康の仕組みに対する無知，環境の脅威，あるいは不適切な食事によって生じる．この治療では，ハーブ療法や補助的な治療法，例えばマッサージ，灸，鍼，適切な食事，宗教的儀式，浄化技法などによって，異なる体液間の均衡を整える．

トレガー法

トレガー法(Trager method)は，ポリオや他の神経筋疾患の患者のための体の動きを少なくする技法で，シカゴの内科医トレガー(Milton Trager)が始めた．患者は通常60～90分のセッションの間，すべての随意筋を弛緩させ，自然でより制限の少ない動きを無意識にとるのに身を任せるよう教えられる．この方法は，特に背部痛や非常に動きが制限された人に適している．

ヨーガ

ヨーガ(yoga；サンスクリット語で「結合」または「融和」の意)は，個人と神との合体を目標とする包括的な哲学体系である．初期のヨーガの技法は，体，心，パーソナリティのすべてに調和をもたらすことを目指している．初期のヨーガは5000年前のインドに始まり，それ以降，宗教と健康の体系として実践されてきた．西洋ではハタヨーガ(Hatha Yoga)がよく知られており，さまざまな体位を重視している．呼吸や瞑想を重視するヨーガもあり，その他の形も選ばれている．

慢性的な腰痛の患者に関する近年の研究で，ヨーガの体位が疼痛の軽減と機能の改善を助けることがわかっている．脈拍と血圧の低下，不安やうつの軽減といった他の効果も報告されている．

2007年の国民健康聞き取り調査(National Health Interview Survey：NHIS)によると，ヨーガは成人が6番目によく用いる補完的な健康法である．1300万人以上の成人がヨーガを行っており，ヨーガ教師の訓練プログラムが全国に多数ある．これらのプログラムは，数日間のものから2年以上にわたるものまである．教師の訓練の基準はさまざまで，その認定はヨーガの形式によって異なる．

統合精神医学

統合精神医学(integrative psychiatry)と呼ばれる新しい種類の精神医学は，補完代替医療の要素を選択的に取り入れている．診断よりも治療を重要視し，患者を全体論的に捉え，心身の問題やその相互作用だけでなく，霊的な価値も考慮する．統合精神医学は，食事や運動といった生活要素に患者の注意を向けさせることで，病気の予防にも関わっている．また，ヨーガ，瞑想，他のリラクゼーション運動によってストレスを軽減させる．仕事や対人関係に関連したストレス因子に関心が向けられている．

変遷

一時期，催眠療法とバイオフィードバックは，伝統的な精神科治療の主流から外れた代替療法であると考えられていた．これらの方法は，今では標準的な精神科治療に組み込まれている．例えば，催眠療法は精神科医がさまざまな障害に対して用いており，力動指向的な精神科医は，患者が抑圧された感情や記憶を回復できるように，

精神分析がそれだけでは有効でない場合に催眠を用いている．20世紀半ばに，シルダー（Paul Schilder）がその著作「人間身体像とその現象」（The Image and Appearance of the Human Body）で述べたように，他の研究者たちも，各発達段階における心理的な経験が生理機能や人相に及ぼす影響について述べている．より最近では，ワイス（Brian Weiss）をはじめとする主流の精神科医たちが，前世への退行を治療手段の1つであると述べてる．

方法

本章に記載されているどの補完療法も，役立つ程度は異なるにしても，標準的な精神療法に統合できる．例えば，霊気治療の際，患者はリラックスする傾向があり，通常は語られないような感情，心象，考えが浮かぶことがある．統合療法においては，それらの精神的・身体的な現象が言語化され，分析や解釈の対象になる．同様に，前世への退行を経験した患者は，前世について詳しく語り，統合精神科医はそれを現在の人生と関連づけて，注意深く検証する．ほとんどの統合精神科医は，前世についての陳述を，患者の無意識の願望や恐れの力動的な表現として捉えている．中には，実際に生きていた前世の表出と捉える者もいる．いずれの場合も，患者がより深い洞察を得て，現世における自己の理解を助けるのに用いられる．

体に対する手技を行う補完代替療法（例えば，頭部仙骨手技，マッサージ，アレキサンダー・テクニック）は，統合精神医療の助けになる．前述のように，人間が自分の体に対して抱くイメージと姿勢（例えば，猫背）は，遺伝的な要因だけでなく，人生経験も非常に大きく影響する．抑うつ的な表情，フェラグスの皺（Veraguth's fold），そして気分と関連するその他の体の特徴は，精神医学の文献に古くから記載されている．統合精神科医は，これらの身体的な特徴を，これまで明らかでなかった神経症的葛藤を理解するために用いている．醜形恐怖のような身体化障害の患者は，身体像が大きく歪んだ摂食障害の患者と同様に，そのようなアプローチにしばしば助けられている．

体への手技を行う技法は，いずれも経験と繋がる表象や考え，感情を引き出す可能性がある．背中のマッサージを受けている患者は，治療の場で診察されている経験から，無数の連想を抱くことがある．患者の中には触れられることに耐えられない者がいるが，ほとんど常に何らかの過去の心的外傷体験が関係しているという特徴がみられる．体の手技は異常を矯すことに焦点があてられる．アレキサンダー・テクニックでは，姿勢や体軸に注意が払われる．矯正の過程が進むにつれ，患者はまず第1に，効果のない不完全な姿勢についての理解や洞察を得ていく．

最終的に，ユダヤ・キリスト教，米国先住民，東洋の宗教的思想に由来する霊的な考えは，伝統的な精神療法に統合されうる．50年以上も前に，ワッツ（Alan Watts）をはじめとする研究者たちは，禅や仏教を西洋の精神療法に組み入れた．精神科医らは，特に死や死ぬことに関する患者の不安を軽減するのを助けるために，米国先住民の治療家との協力を試みている．

他の問題点

統合医療を行う精神科医が，自身の用いる補完的治療法について教育を受けるのが理想的である．精神科医がある技法の教育を受けていない場合に，補完療法家が精神科医と協力して治療をすることがある．時には，患者がある分野（例えば，ヨーガ）に熟達しており，自らの経験について敷衍するために，統合精神医療を求めることがある．統合精神科医は，精神活性作用をもつハーブとホメオパシー薬品のみを用いる場合と，これらと伝統的な精神薬理学的物質を有害な相互作用に注意しながら併用する場合がある．

倫理的問題

伝統的な精神科治療や精神療法と同じ基準が，統合精神医療にも適用される．いくつかの治療法では，体に手を置いたり，伝統的な治療法よりも患者を治療者に依存する弱い状態にするため，患者との境界の問題を注意深く評価しなければならない．現在，この治療法には，患者を決して傷つけないということを含め，医師たちがずっと守ってきたこと以上の基準はない．補完代替医療全般において言えることであるが，この新しい混合治療がその価値を証明するには，転帰に関する詳細な研究が必要とされる．

参考文献

Barry DT, Beitel M, Cutter CJ, Joshi D, Falcioni J, Schottenfeld RS. Conventional and nonconventional pain treatment utilization among opioid dependent individuals with pain seeking methadone maintenance treatment: A needs assessment study. *J Addict Med.* 2010;4:81.

Bystritsky A, Hovav S, Sherbourne C, Stein MB, Rose RD, Campbell-Sills L, Golinelli D, Sullivan G, Craske MG, Roy-Byrne PP. Use of complementary and alternative medicine in a large sample of anxiety patients. *Psychosomatics.* 2012;53:266.

Davidson JR, Crawford C, Ives JA, Jonas WB. Homeopathic treatments in psychiatry: A systematic review of randomized placebo-controlled studies. *J Clin Psychiatry.* 2011;72(6):795.

Davies RD. Wading through the flood of nontraditional therapies. *J Nerv Ment Dis.* 2013;201(7):636–637.

Freeman MP, Fava M, Lake JH, Trivedi MH, Wisner KL, Mischoulon D. Complementary and alternative medicine in major depressive disorder: The American Psychiatric Association task force report. *J Clin Psychiatry.* 2010;71:669.

Freeman MP, Mischoulon D, Tedeschini E, Goodness T, Cohen LS, Fava M, Papakostas GI. Complementary and alternative medicine for major depressive disorder: A meta-analysis of patient characteristics, placebo-response rates, and treatment outcomes relative to standard antidepressants. *J Clin Psychiatry.* 2010;71:682.

Lake JH. Nonconventional approaches in mental health care. In: Sadock BJ, Sadock VA, Ruiz P eds. *Kaplan & Sadock's Comprehensive Textbook of Psychiatry.* 9th ed. Vol. 2. Philadelphia: Lippincott Williams & Wilkins; 2009:2592.

Libby DJ, Pilver CE, Desai R. Complementary and alternative medicine in VA specialized PTSD treatment programs. *Psychiatr Serv.* 2012;63:1134.

Little P, Stuart B, Stokes M, Nicholls C, Roberts L, Preece S, Sharp D. Alexander Technique and Supervised Physiotherapy Exercises in Back Pain (ASPEN) Feasibility Trial. *J Altern Complement Med.* 2014;20(5):A60–A60.

Sarris J, Lake J, Hoenders R. Bipolar disorder and complementary medicine: Current evidence, safety issues, and clinical considerations. *J Altern Complement Med.* 2011;17:881.

Serby MJ, Burns SJ, Roane DM. Treatment of memory loss with herbal remedies. *Curr Treat Options Neurol.* 2011;13(5):520.

Upchurch DM, Rainisch BK. A sociobehavioral model of use of complementary and alternative medicine providers, products, and practices: Findings from the 2007 National Health Interview Survey. *J Evidence Based Complement Altern Med.* 2013;18(2):100–107.

Vandergrift A. Use of complementary therapies in hospice and palliative care. *Omega J Death Dying.* 2013;67(1–2):227–232.

（訳　小松﨑［平山］智恵）

25 臨床的関与の対象となることのある他の状態

精神疾患の診断・統計マニュアル第5版(Diagnostic and Statistical Manual of Mental Disorders, 5th edition：DSM-5)における「臨床的関与の対象となることのある他の状態」の項でとりあげられている状態は真の精神疾患と考えられるものではないが，個人が精神保健の管理下におかれるようになる諸問題である．ここで臨床的関与の対象となる状態(例えば，離婚)にある人に対して神経精神医学的評価が十分に行われることにより，精神疾患が明らかになることも，ならないこともある．他の状況では，診断評価によって精神疾患は認められなくても，精神保健システムと接触をとることが必要であるという主要な理由がみられることがある(例えば，ホームレス)．

ある場合には，精神疾患は徐々に現れるが，臨床的関与や治療の対象となる状態は精神疾患によって引き起こされたものではないことがある．例えば不安症のある患者が，不安症とは全く無関係の結婚問題に関する治療を受けることである．

表25-1は，DSM-5に含まれる精神疾患の診断，治療に影響を与える臨床的関与の対象となることのある他の多くの状態の一覧である．この状態の一覧は，小児期，青年期，成人期，老年期におけるすべてのライフサイクルに含まれるカテゴリーから構成される．この状態の一覧は考えられるほとんどすべての人生環境，離婚から兵役までを含んでいる．ある意味では，シェークスピアのハムレットの言う「荒れ狂う運命の矢玉」のような，人生における紆余曲折をあらわす．それぞれの状態や環境は，特定の精神疾患や一般的な人間の経験と深く照らし合わせることができる．

この章で論じた状態には以下が含まれている．(1)詐病，(2)死別反応，(3)職業の問題，(4)成人の反社会的行動，(5)宗教的または霊的問題，(6)文化への順応の困難，(7)人生の段階に関する問題，(8)精神疾患に対する治療順守不良，そして(9)対人関係の問題である．子どもの冷遇と虐待に関する問題は31.19c節で，成人の身体的性的虐待に関する問題は第26章で論じる．

詐病

詐病(malingering)とは，2次的利益，例えば兵役をまぬがれる，仕事を避ける，経済的補償を受ける，刑事訴追を逃れる，または薬物を得ることなどを目的とした虚偽のまたは非常に誇張した身体あるいは精神症状の意図的産出および表示である．ある環境下で，例えば，戦争中に敵の捕虜になった時に病気を作り出すなどというように，詐病は適応的な行動でもありうる．

以下のことが複数認められる場合は，詐病が強く疑われる．(1)法医学的状況における受診(例えば，その人が検査のために弁護士から臨床医に紹介される)．(2)その人が主張するストレスまたは能力障害と客観的所見の間の著しい相違．(3)診断評価の際の協力欠如，処方された治療処置への順守の欠如．(4)反社会性パーソナリティ障害の存在．

疫学

市中の臨床現場における精神科関連の患者において1%に詐病が認められると推定されており，軍隊ではそれが5%にのぼる．訴訟内容では，犯罪被告の証言中には詐病の頻度はより高く，10〜20%である．素行症を示す子どもの50%には，深刻な嘘と関連する問題があるとされている．

家族歴や遺伝歴は報告されておらず，発症の年齢や性差も記述されていないが，ある種の軍隊，刑務所，訴訟，そして西欧社会では若年から中年の男性において高頻度にみられる．随伴する障害は，小児期の素行症や不安症，成人の反社会性，境界性，自己愛性パーソナリティ障害などである．

病因

詐病を引き起こす生物学的要因は明らかにはなっていないが，反社会性パーソナリティ障害に頻回に併存することから，過覚醒状態が基底に存在する代謝的要因である可能性がある．しかし，遺伝的素因，神経生理学的，神経化学的，あるいは神経内分泌学的要因はいまだ不明である．

診断と臨床像

兵役，裁判，そして処罰の回避 犯罪者は裁判を避けるために無能力であるかのようにふるまう．すなわち，犯行時には狂気であった振りをし，厳しい処罰を軽減するために詐病を使い，あるいは執行されるにはあまりに無

表 25-1　臨床的関与の対象となることのある他の状態

Ⅰ）対人関係の問題
　1）家庭の養育に関連する問題
　　（ⅰ）親子関係の問題
　　（ⅱ）同胞関係の問題
　　（ⅲ）親から離れた養育
　　（ⅳ）両親の不和に影響されている児童
　2）大切な支援者に関連する他の問題
　　（ⅰ）配偶者または親密なパートナーとの関係による苦痛
　　（ⅱ）離別または離婚による家族の崩壊
　　（ⅲ）家族内での高い情動表出
　　（ⅳ）単純な死別
Ⅱ）虐待とネグレクト
　1）児童への冷遇虐待とネグレクトの問題
　　（ⅰ）児童への身体的虐待
　　（ⅱ）児童への性的虐待
　　（ⅲ）児童へのネグレクト
　　（ⅳ）児童への心理的虐待
　2）成人への冷遇虐待とネグレクトの問題
　　（ⅰ）配偶者またはパートナーへの暴力，身体的なもの
　　（ⅱ）配偶者またはパートナーへの暴力，性的なもの
　　（ⅲ）配偶者またはパートナーへのネグレクト
　　（ⅳ）配偶者またはパートナーへの虐待，心理的なもの
　　（ⅴ）配偶者またはパートナー以外による成人への虐待（例えば，身体的，性的，心理的なもの）
Ⅲ）教育と職業の問題
　1）教育の問題
　2）職業の問題
　　（ⅰ）現在の軍の配属に関連する問題
　　（ⅱ）その他（例えば，転職，失職，ストレスなど）
Ⅳ）住居と経済の問題
　1）住居の問題
　　（ⅰ）ホームレス
　　（ⅱ）不適切な住居（例えば，暖房や電気の欠如，昆虫や齧歯類の侵入）
　　（ⅲ）近隣者，間借り人，または家主との不和
　　（ⅳ）入所施設での生活に関連する問題（居住環境の変化に対する心理的反応は含まない；適応障害を参照）
　2）経済的問題
　　（ⅰ）適切な食糧または安全な飲料水の欠如
　　（ⅱ）極度の貧困
　　（ⅲ）低い収入
Ⅴ）社会的環境に関連する他の問題
　1）人生の段階に関する問題
　2）文化への順応の困難
　3）社会的疎外または拒絶
　4）（自覚された）悪質な差別または迫害の標的
Ⅵ）犯罪または法制度との関係に関連する問題（例えば，犯罪の被害者，拘置，牢獄からの釈放）
Ⅶ）相談や医学的助言など他の保健サービスの対応（例えば，性相談）
Ⅷ）他の心理社会的，個人的，環境的状況に関連する問題
　1）宗教的または霊的問題
　2）テロまたは拷問の被害者
　3）災害，戦争，または他の戦闘への曝露
Ⅸ）個人歴における他の状況
　1）成人の反社会的行動
　2）児童または青年の反社会的行動
　3）医学的および他の保健手段の取得に関連する問題
　4）医学的治療へのアドヒアランス欠如（例えば，体重過多または肥満，詐病，精神疾患に関連する徘徊）
　5）境界線の知的機能

Diagnostic and Statistical Manual of Mental Disorders, 5th Edition, American Psychiatric Association, 2013 から改変．

能力であるように演じようとする．

兵役，または特に危険な義務の回避　人によっては軍隊への徴兵を避けるために詐病を使い，徴兵された後も特に厄介で危険な義務から逃れるために病気を装う．

経済的利益　現代の詐病者たちは，不当な傷害保険，古兵給付，雇用保険によって経済的な利益を得ようとし，心理的外傷によって不当に被害を受けたと主張する．

職業的社会的責任，社会的帰結の回避　人によっては不快な職業や社会環境から逃げ，職業的または社会的不正に対する訴訟関連の結果を避けようとする．

　かつて写真機器製造業で成功したオーナーが，政府の措置は違法であるとして破産申告した．それに対して政府は彼が行ったさまざまな詐欺によって被告を起訴した．被告の弁護士は，被告が抑うつが強くて彼と協力できる状態にないと主張し，そのうつ病のために彼は記憶を失い何が起こったか理解できず，そのために意味のある弁護ができないと主張した．政府の精神鑑定医は，被告のうつ病が認知の問題を引き起こしうるか否かを確証するために評価を行った．

　最初の評価で誕生日を訪ねると「それが何の関係があるんだ？　40代だろうが50代だろうが」と反応した．同様にどこで生まれたのかと尋ねられた時，「ハンガリーのどこか」と答えた．より詳しく答えるよう促されても詳しく述べることを拒否した．しかし，その後の多くの質問において，取り引きあるいは彼が起訴されたこととは関連のない情報については完全かつ詳細に反応した．評価者の印象は，被告は，著しく，かつ一貫性のない流儀で詐病をつかっており，うつ病にみられる認知機能の低下とは一致しないというものであった．（Mark J. Mills, J.D., M.D., and Mark S.

Lipian, M.D., Ph.D. から改変)

刑務所から病院への移行の促進　脱走または"より楽な時間"を過ごすことを期待して，囚人は精神科病院への移送を目的として詐病を装うことがある（悪く偽る）．しかし，刑務所という背景では，囚人が良く偽るということも起こる．これは本当に精神医学的症状のある囚人が，精神科病棟でのいつ終わるともわからない日々を予期して必死で自分の症状を隠そうとするのである．

病院への入院　施設に入れず，ホームレスになるしかないこの時代において，人は精神科病院への入院を獲得するために詐病を用いる．精神科病院は無料の部屋と食事を提供し，警察からの安全な避難所，または対立する暴力団や，路上生活を通常より耐え難く危険なものとする不機嫌な薬物仲間からの避難所となる．

　元気なきちんとした服装の男性が早朝の時間帯に精神科救急部部門にあらわれた．彼は「声」がひどくなり，精神科病院に再入院したいと主張した．精神科医が，彼は昨日の午後に退院したばかりであり，いつも朝に病院を去り，夜に再入院を要求し，何度も入院しているが，彼の言う幻聴はだんだん疑わしくなっていると告げると，けんか腰になった．精神科医がそれでも彼の入院を拒否したところ，彼は精神科医の服につかみかかり，脅したが，危害を加えることはなかった．精神科医は病院の警備員に彼をその場から連れ出すように依頼した．患者はその日はいつもの病棟へ再入院をしてもよいと告げられた．患者の病棟でのその後の接触から，診断は，物質乱用とホームレスであることが明らかになった．彼の見かけの統合失調症は，治療の中では，事実上の論争とはならなかった．(Mark J. Mills, J. D., M. D., and Mark S. Lipian, M. D., Ph. D. のご好意による)

薬物探索　詐病者は，自分が使うかどうかは別として，欲しい薬物を手に入れるために病気を装う．また，刑務所の中では，タバコとの物々交換のため，保護のため，または他の受刑者への贈物のために薬物を求める．

　原告は20代後半の女性でクラブで踊っている間に受傷した．彼女の訴えは，最初は真実のようにみえたが，調査が進むにつれて，彼女が訴える受傷の仕方に疑惑が生じてきた．すなわち，カーペットの下の電気コードのおき間違えによって滑ったというのである．彼女はひっかからなくても怪我をしかねない激しい踊り方をしていたが，それでも，これは真実であると主張した．
　彼女は続いて負傷した膝の破砕した軟骨の内科的および外科的治療を求めた．最初の外科的治療は成功したが，彼女はさまざまに「滑って」膝に何度も受傷した．結果として彼女は麻薬性鎮痛剤を要求した．医学的記録を注意深く顧みると，彼女は複数の臨床医からこのような処方を受けており，少なくとも1枚の処方箋を捏造していた．
　法的に拘束する前にこの症例を概観すると，整形外科医と精神科医の見解は，最初の受傷と疼痛の訴えは真実であったが，原告は，自身が望む麻薬性鎮痛剤を得るために意識的に巧妙に傷を作り出していた．(Mark J. Mills, J. D., M. D., and Mark S. Lipian, M. D., Ph. D. のご好意による)

　表25-2　詐病と変換症を鑑別するのに役立つ要因

1．詐病者はより猜疑的で非協力的，よそよそしくて親しみがない；変換症の患者はより親しみやすく，協力的で，懇願的で，依存的であり，粘着的である．
2．詐病者は医学的診断を受けることを避けようとし，提唱された治療を拒否する；変換症の患者は，"解決を探し求めて"評価と治療を歓迎する．
3．詐病者は，彼らの障害を回避するために計画された就労の機会を拒否する；変換症の患者はそのような機会を受け入れる．
4．詐病者は，彼らの「疾患」を起こした事象についてより詳細で厳密な説明を提供したがる；変換症の患者は病歴に間違いがあったり，不正確だったり，あいまいだったりする．

子どもの親権　子どもの親権を得るための困難を最小限としあるいは親権を得る上で適格であるとみせるために，一方の親が他方を，心理的状態のために親として適格ではないと激しく非難することがありうる．非難された方は症状を最小限にし，不適格として親権を失う機会を減ずるために，自分の肯定的な面を表出することを強いられる．

鑑別診断

　詐病は，虚偽性の身体疾患または精神疾患と鑑別する必要がある．さらに，存在する症状が誇張された部分的な詐病である可能性も考慮する必要がある．さらに，真の症候（例えば，うつ病）が非意図的に，力動的に不適切な環境要因（例えば，自己愛的な受傷ではなく性的ハラスメント）のせいだとされることもある．
　真の精神疾患と詐病とは相互に排他的ではないことも覚えておく必要がある．
　作為症は動機（疾病役割 対 何かを得るための痛み）によって詐病と鑑別されるが，身体症状症には目的のある意図は含まれない．変換症においては，詐病と同様に，主観的症状は客観的徴候によって説明がつかず，その2つの疾患を鑑別することは困難になる．表25-2に，これらの2つの疾患を鑑別するのに役立ついくつかの要因を示した．

経過と予後

　詐病者が求める利益が得られるまで詐病は続く．詐病の診断がなされないと，利益を獲得したあとに，偽りの症状は消失する．軍隊や刑務所というような構造化された状況では，特に病気を訴えても求められることを遂行し続けなければならないことがわかると，偽りの行動は無視されることによって消失することがある．子どもでは，詐病は不安症や素行症において最も併発しやすく，その発症に適切に注意をむけることによって，子どもの詐病への偏向を予防できるであろう．

治療

　精神科医の適切な態度は臨床的に中立の立場をとることである．詐病が疑われたとしても注意深く鑑別検査を行うべきである．診断的評価の結果，詐病の可能性が最も高かったとしても，患者は，巧みにしかし確固として明らかな帰結に直面化させられるべきである．策略的な要求の理由は排除され，望まれる帰結を求めて他の方法を探索することが必要となる．併存する精神疾患は完全に評価すべきである．患者が詐病以外の形で医師と関わることを完全に拒否する場合のみ，治療的（または評価的）相互関係を破棄する．

死別反応

　正常の死別反応（bereavement）は愛する者を喪失した直後または数カ月以内に出現する．典型的な徴候と症状は悲しみ，故人の想い出でいっぱいになること，落涙，易刺激性，不眠，そして集中力と日常の活動を続けていくことの困難である．文化集団ごとに死別反応の期間はさまざまであり通常6か月と制限されるが，もう少し長い場合もある．しかし，通常の死別反応であっても治療を必要とする完全な抑うつ障害になることがある．嘆き悲しむ人々の中には抑うつエピソード（DSM-5）の特徴である抑うつ気分，不眠，食思不振，そして体重減少などを示す者がいる．悲嘆と死別反応の期間は，異なる文化集団，あるいは同じ文化集団の中でもさまざまに異なる．喪失より2か月以上症状が持続しない限り抑うつ障害の診断は下されない．しかし，ある種の「正常な」悲嘆反応による徴候は死別反応とうつ病を鑑別するのに役立つことがある．これらには，(1)死をまぬがれた者がとるべきまたはとるべきではなかった行動に対する罪悪感，(2)生存者が亡くなった者と一緒に死んだ方がよかったまたは死ぬべきであったという考え，(3)無価値感に病的に支配されること，(4)顕著な精神運動制止，(5)持続する顕著な機能的障害，そして(6)亡くなった人が一過性に見える，または声が聞こえるという幻覚体験が含まれる．

職業の問題

　職業の問題はしばしば仕事上のストレスとなる変化によって生じる．主として，新規に職場に雇用された時，または同じ組織内で，仕事が良くできるためより高い職位に昇進したり，または企業の要求で同じ職位であるが職種の変更が生じた時である．このような変化が望んだものではない場合，そして準備訓練が実施されていない場合は，一時的解雇や退職と同様，苦痛が生じる．特に解雇は，それが強制的で予期せぬものである場合には，その苦痛は強い．仕事が苦痛になるのは，初めの約束と違って過剰な労働を強いられたり仕事による満足感を得る張り合いや機会がない場合，または相容れない期待に応えられないと感じたり，見合った力がないため任務を果たせる状況にないと感じたとき，あるいは，厳しい理不尽な上司に従う階層制の組織の中で仕事をしていると感じるときである．

職の選択と変化

　役割モデルがなく家族，教師，または地域の人々から何も教えれていない若者は，商売を学んだり，大学へ行ったり博士課程を獲得する自分の人生の潜在的な能力を過小評価しがちである．さらに，女性や少数民族の人はしばしば仕事の挑戦を受け入れるのに自分は準備不足と感じ，拒絶を恐れ，自分が適していると思えない仕事には応募しない．一方，男性は評価されない職場においてもしばしば確実に，早く（エレベータ式に）昇進が進む場合が多い．職業上の問題を評価する最初の面接では，これまで気づかずにいて認めていない才能，仕事に関して表現したことのない患者の夢や目標，仕事や学校での成功体験，満足を見出しているもののリスクを知ろうとする動機づけを考えるように患者を勇気づけることが必要である．

　少数民族の人や低所得，低技術職者は安全性に欠ける職場で働かなくてはならないことがよくある．会社の組織的再編成は規模を縮小し，工場を閉鎖し，多くの労働者に未来の雇用や福祉に希望や救いがないと感じさせ，怒りと絶望を与える．

　会社やビジネスの突然または進行的な規模の縮小は，人々を予期しない失職や，金銭面のことが問題にならない場合でも早すぎる退職という葛藤に陥れる．さらに，特に男性では仕事上の役割で自分自身が規定されるため，このような変化によってより苦痛を経験する．女性はより早く退職に適応するが，男性に比べて金銭的保証が少ない（白人女性は1ドルに対して約80セント，アフリカ系米国人やヒスパニック系は相応の仕事でもそれ以下）．女性は通常低い職位にあり，男性より未亡人になる確率は高く，子ども，孫や高齢者の世話をして介護をしなければならない．女性はしばしば単身で働く親であり，働いても貧しいグループとなる．

ストレスと職場

　30％以上の労働者が仕事のストレス下にあると感じる．職場の苦痛は職業上の機能障害の少なくとも15％に関係しているとされる．予想される苦痛は，それとわかる制御できない仕事の変化に続いて起こる．すなわち，降格，会社の吸収合併や買収，過労，そして職場の騒音・温度・肉体的傷害・コンピュータ関連の仕事の重い負担などの慢性的な身体的緊張である．ある研究によると1998年の最もストレスの多い仕事の上位10業種とは(1)米国大統領，(2)消防士，(3)上席執行役員，(4)カーレーサー，(5)タクシー運転手，(6)外科医，(7)宇宙飛行士，(8)警察官，(9)サッカー選手，(10)航空管制官，と

なっている．バスの運転手のように時間に追われて働く人々は高血圧になりやすい．

仕事の不満は労働者個人の無意識の（そして，それゆえ未解決の）精神力動的問題からも起こる．例えば，上司との関係は適切であり，子どもにとっての親のような関係を上司とはもっていないような場合である．他の発達上の問題には，競合，自己主張，ねたみ，成功への恐怖や建設的に口頭でのコミュニケーションがとれないことなどがある．

> 2001年9月11日の世界貿易センターの悲劇後，その日は妻と子どもと休暇で出かけていた32歳．既婚の消防士の男性が，家庭や職場で行動に変化をきたすようになった．自宅では2人の子どもの話に耳をかさなくなり，テレビのスポーツ番組に注意をむけるようになった．職場では残った仲間や新しい主任と言葉で交流をするよりも，仲間に同じ料理を作り，テレビをみることに興味をむけるようになった．数か月の間に牧師が署を何回か訪れ，消防士に生存者の罪悪感と9/11の悲劇について語った．すると消防士は少しずつもとの健康的な行動を取り戻し始めた．（Leah J. Dickstein, M.D. のご好意による）．

しばしば仕事の葛藤は，その労働者の人生の似たような葛藤を反映するので，病識がなくても治療への紹介が望ましい．ある研究では，定期的にマッサージ療法，瞑想，ヨガなどを仕事の合間に行うことは，規則的に行った場合，ストレスをやわらげると報告している．認知療法を用いたアプローチも人々の仕事の重圧を軽減する助けになる．

自殺の危険

ある種の職業――医療従事者，金融サービス従事者，警察官などは簡単に法的規制のある薬物や武器を入手することができるため，そしてこれらは自殺のリスクが高い人を惹きつけ，慢性的な苦痛の増加と関係することから，1番目か2番目により高い自殺率に導きやすい職業である．

女性のキャリアと職業問題

多くの女性は，自分自身や扶養家族（子どもであれ成人であれ）を支えるためやむを得ず，または共働きの片方として家庭外で働く．離婚率は30％であるが，多くの女性は結婚していたときよりも離婚した後の方が経済的に貧しいことに気づき，その反対に離婚した男性の経済状態は改善する．この40年以上の間に，職場での女性の地位に関する知識や関心が高まってきたにもかかわらず，特有の性別問題，偏見，彼女らのあるライフステージにおける特有の必要性（例えば，妊娠，産褥期，子どもの健康や病気の子どもに対する重大な責任）への便宜の欠如が続く．しかし，女性は1990年代に新しい小さなビジネスを立ち上げた最も大きなグループである．多くは，女性であるがゆえに彼女たちの努力が認められない大きな会社を去った．彼女たちは男性の分野でたった1人の女性であるときに問題を経験する．女性との関係において家庭や家族の責任を引き受ける必要性の認識は男性においても高まっているが，平等に行っている男性は25％以下である．

出産・子育ての世代の女性は，仕事に期待されるものや機会，個人の責任において葛藤が続く．質の高い近所の長時間の育児保育が受けられる施設は稀でしばしば費用が高すぎる．あるライフステージにおける女性特有の大きな解決できない仕事の問題には，フレックスタイムや育児休暇賃金を受けとるか否かが含まれる．育児の問題以上に，職場の女性は，違法でメディアの注目を引くにもかかわらず，慢性的に繰り返される性的ハラスメントの苦痛を経験している．より多くの女性が責任を負うようになり，長時間労働をし，日中の労働時間帯を超えて働き，そして，個人的な職場内暴力を経験する．

共働きの家族やパートナーの中では，男性が仕事の関係で引っ越す場合，女性も引っ越す場合の方が，逆の場合より多い．結果として女性のキャリアはしばしば中断される．通常，別の部門で働くにもかかわらず，家族である2人が同じ組織で働くことは，以前より少ないとはいえ，不本意である．仕事の苦痛は誤解が続くことからも生じ，特にその誤解は性別に基づいている．

働く10代

失業率が増加するに伴い，多くの10代が高校に通いながらパートタイムで働いている．結果として親子の相互関係が減少し，親が制御すべき問題，すなわち，10代の子が稼いだお金の使い途，外出している時間の過ごし方，その結果として生じる自宅内外での行動に対してストレスが生じる．両親2人ともまたは1人親が10代の子と同様に家庭外で，異なった時間に働く場合，親子間の言語的コミュニュケーションは積極的で，はっきりとしていて，前向きでなければならない．

家庭内での仕事

子どもがどの年齢であれ，子どもをもつ女性のほとんどは自宅外で働かなければならないが，時には常時自宅にいたり，パートタイムで働いたり，在宅の仕事をしている女性もいる．夫またはパートナーが自宅外でフルタイムで働いている場合，それぞれの相手に対する期待から問題が起こる．専業主婦で家事や育児に専念する女性は，夫より経済的に依存し，下位であるだけではなく，夫ほど有能ではなく夫のストレスや要求を理解していないと相手から思われている．相手を尊重して傾聴することや言語的コミュニュケーションの継続が行われるべきである．

組織で働く人々は，組織の期待が増すにつれ，自宅へ持ち帰る仕事が増えていく．この自宅での仕事は個人の生活や満足度を妨げ，そしてそれは仕事にさらなる影響を与えることになる．

慢性疾患

慢性疾患に対する内科的，または他の医学的，または精神医学的治療が向上するにつれ，ヒト免疫不全症候群（AIDS），糖尿病や他の疾患をもつ患者の受け入れについて，雇用者の関心が高まってきている．AIDS や物質乱用（アルコールや他の非合法薬物）の検査が必須かどうかは，今でも関心の的である．内科的，精神科的健康についての教育を提供する従業員支援プログラムが，適切で経費効率がよいと判明している．

家庭内暴力

家庭内で起こっていることであるが，仕事を妨げる徴候や症状が，家庭内暴力の識別の引き金となることがある．熟練した専門家は仕事の苦痛を感じているすべての従業員に家庭内暴力について質問すべきであり，それが示されたら，職場での安全を含む助けを図るべきである．

失　職

たとえどんな理由にせよ，失職することによって多くの人々は一時的であっても苦痛を経験し，それには正常な悲しみ，尊厳の喪失，怒り，反応性抑うつ不安状態の症状が含まれ，同時に身体症状や，物質乱用または家庭内暴力の始まりまたは増加の可能性につながる．適切な教育，支援プログラム，そして職業的指導を行い，適応があれば治療に結びつけるべきである．

職業リハビリテーション

職場におけるストレスで心的外傷を受け，内科的または精神医学的理由のために欠勤せざるをえない人，または解雇された人には，しばしばリハビリテーション（社会復帰訓練）が必要となる．個人または集団カウンセリングは，対人関係を改善させ，自尊心を高め，新しい職業技能の獲得を可能にする．統合失調症の患者は彼らの機能水準に合った仕事ができる保護的な作業所で働くと有益であろう．統合失調症や自閉スペクトラム症の患者の中には，反復や細部への執着的な取り組みが要求される仕事を上手にこなすことができる人がいる．

成人の反社会的行動

反社会的行動は，非合法的，不道徳，あるいは両者の行動を特徴とし，通常小児期に始まり，しばしば生涯を通して続く．反社会的行動(antisocial behavior)という用語は，精神疾患に基づかない行動と，精神疾患が存在するか否かを決定する神経精神医学的検査を1度も受けたことのない人の行動の両方にいくらか混同して適用されている．ルイス(Dorothy Lewis)が言うように，この用語は「不誠実な生き方をしようと努力する」正常な人による行動に適用するとよいであろう．

疫　学

診断基準とサンプリングによれば，成人の反社会的行動は一般人口の5〜15%にみられると見積られている．囚人では，20〜80%の頻度が報告されている．男性は女性より成人の反社会的行動のある人のより多くを占める．

病　因

成人の反社会的行動は，明らかな精神病理のみられない人から，重度に障害された人や精神疾患，認知障害，知的障害の人まで，広い範囲のさまざまな人々に特徴的である．反社会的な成人に対する包括的な神経精神医学的評価法が示されており，これによって見落とされやすい治療可能な精神医学的，神経学的障害がはっきりすることがある．精神疾患のない場合のみ，患者は成人の反社会的行動を示すと分類される．成人の反社会的行動は遺伝的・社会的要因の影響を受ける場合がある．

遺伝要因　反社会的行動の遺伝性を支持するデータは，一卵性双生児では60%，二卵性双生児では約30%の一致率を示す研究に基づいている．養子研究では，反社会的行動が確認された養子の生物学的縁者に高率に反社会的行動をとる者がおり，反社会的行動のある人から出された養子にも高率に反社会的行動が認められた．反社会的行動を示す人々の胎児期および周産期は，低体重出生，精神遅滞，胎児期のアルコールや他の乱用薬物に曝露されることとしばしば関わっている．

社会的要因　少なくとも青年期や成人期早期では，社会経済状態(socioeconomic status：SES)の低い家庭が主に占める地域の技能のない労働者の息子は，中流階級で技能のある労働者の息子より犯罪にかかわりやすく，またより重い犯罪にかかわりやすいことが複数の研究で示されている．この傾向は女性ではそれほど明らかではないが，多くの国々でおおむね同様の結果が得られている．社会経済状態の低い集団では家庭のしつけ方が異なる．中流の社会経済状態の両親は，愛情重視型のしつけをする．彼らは社会経済状態の低い集団のように身体的懲罰を与えるのではなく愛情を控える．攻撃的行動に対する両親の否定的態度，攻撃的行動を抑制しようとする試み，そして両親の価値観を伝える能力は，低社会経済状態より，中流から上流の社会経済状態の集団に特徴的である．成人の反社会的行動はアルコールや他の物質使用や乱用および拳銃を容易に入手できることと関連する．

診断と臨床像　成人の反社会的行動は除外診断である．このような行動をとる人の物質依存は，主に物質依存に関連する反社会的行動と，物質を使用する前あるいは物質依存とは無関係の時期に起こった反社会的行動との鑑別をしばしば困難にする．

双極Ⅰ型障害の躁病エピソードでは，放浪癖，性的乱交，経済的困難といった行動の側面が，成人の反社会的行動と似ていることがある．統合失調症の患者が成人の

反社会的行動を示すこともありうるが，臨床像は通常，特に思考障害・妄想・幻覚に関しては，精神機能検査で明らかになる．

成人の反社会的行動に神経学的状態が関連することがあり，脳波(electroencephalogram：EEG)，コンピュータ断層撮影(computed tomography：CT)，磁気共鳴画像(magnetic resonance imaging：MRI)や，すべての神経学的検査が必要とされる．鑑別診断として側頭葉てんかんを考慮すべきである．側頭葉てんかんあるいは脳炎の明らかな診断を下すことができると，その症状が成人の反社会的行動に寄与していると考えられる．暴力的な行動をとる人には脳波異常が多く，ある推定では攻撃的な犯罪者の約50％に脳波異常が認められるとされる．

反社会的行動を示す成人は，仕事や結婚が困難であり，金銭の問題やさまざまな権威との衝突を起こしやすい．成人の反社会的行動の症状を表25-3にまとめた．（反社会性パーソナリティ障害については第22章で論じた．）

治　療

一般に治療者は成人の反社会的行動の治療に対しては悲観的である．その人のほぼ一生を通じて存在していた行動様式を変えることにほとんど希望はもてない．精神療法は効果がなく，薬物療法を含めた生物学的治療によっても大きな変化を得ることができない．

治療者は治療共同体や他の集団療法を用いることに，より熱意を示すが，データからは楽観できないことが示されている．施設的環境に収容された多くの成人犯罪者は集団療法的アプローチにある程度反応する．暴力や犯罪，そして反社会的行動の歴史をみるとそのような行動は40歳を過ぎると減少するように思われる．常習的犯罪は，ある研究では犯罪の90％に達するとされるが，やはり中年期以降減少する．

予　防　反社会的行動は小児期に始まることが多いので，非行の予防に大いに関心を向けるべきである．社会経済的に恵まれていない子どもやその家族の身体的・精神的健康を改善させる方法はいずれも非行や暴力的犯罪を減らすと考えられる．しばしば，暴力を繰り返す人は出生前と小児期・青年期を通じて中枢神経系(central nervous system：CNS)にさまざまな損傷を受けている．したがって，成長中の胎児の脳に影響を与える精神刺激薬の作用を含め，子どもの誤った扱いによる中枢神経系損傷のリスクについて両親を教育するプログラムの開発が必要である．アルコールが暴力的行動を解放する働き（殺人に関する寄与は言うまでもなく）についての一般大衆への教育もまた，犯罪を減少させるであろう．

公衆衛生局の，暴力と公衆衛生に関する報告によると，暴行と殺人の予防委員会では，自宅での体罰をやめること，学校での体罰の禁止や，国による死刑の廃止の重要性を強調している．それらはどれも暴力の原型となり是認になると述べた．しかしそれ以後も，死刑が行われていなかった州，例えばニューヨーク州などでも死刑が制

表 25-3　成人の反社会的行動の症状

生活の領域	この領域における著しい問題のある反社会的患者(%)
職業上の問題	85
結婚生活での問題	81
経済的依存	79
逮捕	75
アルコール乱用	72
学校での問題	71
衝動性	67
性行動	64
荒れた青年期	62
放浪	60
闘争性	58
社会的孤立	56
軍隊の記録(従軍中の)	53
罪の意識の欠除	40
身体的愁訴	31
偽名の使用	29
病的虚言	16
薬物乱用	15
自殺企図	11

Robins L. *Deviant Children Crown Up：A Sociological and Psychiatric Study of Sociopathic Personality.* Baltimore：Williams & Wilkins；1966 のデータによる．

定されるようになっている．死刑のある州では犯罪が減るという証拠はない．死刑反対論者は，死刑を処罰とは見なさず「報復」と見なす．

報道の中の暴力が暴力的犯罪に寄与するかどうかについては意見の一致はみないが，報道のもつ宣伝の力は広く認められている．報道，例えばテレビが，どの程度望ましい社会的効果をもたらすために使えるかについてはまだよくわかっていない．テレビ産業によって出された番組中の性と暴力の量に関する指針は，この問題に対処しようとする1つの試みである．しかし，伝統的な社会の価値を支持するような内容の番組は利益があるであろう．

医学の分野で最も効果がある予防法は，地域の公衆衛生の事業(例えば，喫煙反対の運動)や検診事業(例えば，血圧の測定)である．成人の反社会的行動に関する研究は，広範な文化的要因や各個人の生物社会心理学的弱点の関与を明らかにする．両方の要因を認識し，予防施策に取り組まなければならない．

宗教的または霊的問題

いくつかの状況によって人は宗教的または霊的問題で精神科医を訪れる．例えば自分の信仰に疑問をもち始めたとき，そしてその問題を聖職者と議論することを選択しなかった場合である．または配偶者が別の信仰をもっ

ており，結婚するため，または結婚生活に調和をもたらすために新しい信仰への転換を希望する場合である．

精神科医は宗教的な考えや経験を精神病理から区別できるように患者を助けなければいけない．そしてもしそれが問題であれば，自分自身でまたは援助を得てその問題を処理するように患者に奨励する．神によって危険な，または壮大な行動を起こすように命じられたと信じていると明言するような宗教的な信条は，精神疾患においても認められることがある．

> 次の症例で示すように宗教的な経験は人の人生に思わぬ影響を与える．キャリア半ばの，とても成功している男性の外科医が，開業や大学の責務に長いこと全力を傾けていたが，しばしばほったらかしにしていた妻に，9歳の時に，彼は宗教的指導者から肉体的に接近され，最終的に数年間にわたって性的行動に従事させられたことを漏らした．これは自分の過失であると彼は信じて誰にも話さず，子どももたないことを決心していた．この経験を妻に話したのち，告白が結婚生活に生じさせたストレスを完全に処理できるよう，彼らは家族療法に参加した．

カルト（宗教的集団）

親との成熟した関係を構築しようと苦悩し，自我の探究に助けを求める純真な青年期後期の人や若い成人にとって，近年カルトはあまり一般的ではなく，魅力が少なくなっているように思える．カルトはカリスマ的指導者によって先導され，しばしば自分達でも制御できず，不適切で非倫理的な価値観をもつ悩める信者の受け入れと指導を提供すると主張する．カルトのメンバーは，家族や他者への忠誠を解消し，カルトの指導者の指令や個人的要求に従うよう強力に制御されている．このような若いメンバーはしばしば教育水準の高い家庭から来ており，親は子どもをカルトから脱退させ，カルトのメンバーになる前の心理的安定を再建するため，再構築（deprogramming）療法に参加するよう，子どもを説得するための専門的な援助を探す．再構築と，家族や社会の中，そして自立的な生活へ戻るための再適応には，集中的な時間と，認識と治療が必要な心的外傷後ストレス障害（posttraumatic stress disorder：PTSD）を伴う長い期間を必要とする．

文化への順応の困難

文化受容（acculturation）とは，ある文化圏の人が，周囲の人の様式，慣習，服装の変化を受けることにより，異なる文化に適応しようとする過程である．人は通常，葛藤や両価性なしに新しい文化と一体感を抱き，同化する．しかし，極度の文化的変容は深刻な苦痛状態を引き起こすことがあり，カルチャーショック（culture shock）と呼ばれる．これは人が突然異文化の中に投げこまれ，完全によそ者だと感じた時に起こる．彼らはどの生活様式を維持し，変化させ，取り入れるべきか葛藤するであろう．子どもや青少年の移民は，中年や高齢の移民より容易に同化できることが多い．より若い移民はしばしば新しい言語をより簡単に学び，新しい文化の中で成熟し続けるが，年長になるほど，以前の文化への安定性と変えられない慣例をもち，適応するのにより多くの努力を要する．移民のカルチャーショックは，精神疾患の患者の病気による副次的な落ち着かなさや多動性とは明らかに異なる．

カルチャーショックは軍隊に入った時，学校のバス通学の経験，遠方への転居，全く異なる近隣の中への転居，田舎から都会への転居など，地理的な条件や学校，仕事の変化に伴い，自国内でも起こる．不安，抑うつ，孤立感，恐怖，適応するうえでの同一性の喪失感などを含む反応的症状は，理解できるものである．その人物がこのような変化の中にいる家族または集団の一員であり，その移動が前向きで計画的であればストレスは低くなるであろう．さらに，選択された文化的慣習が個人が新しい文化を吸収する際に安全に維持されているのであれば，ストレスは最小限となる．

仕事の機会や必要性による地理的移動は，米国の大多数の労働者に関連する．新しいコミュニティや活動に参加することや，近隣者や一緒に働く人たちと出会うようにすることによって，カルチャーショックを少なくすることができる．

> 18歳の大学1年の女性は，彼女の興味のある専攻科目のある小さな南部の大学から学資奨学金を提供されていた．冬休みに州中西部の実家に戻った彼女は，寮の仲間に自分がなじんでいないと感じていることがわかった．彼らは友好的ではあったが，授業の後は通常，距離をとっていた．実家で彼女は自分の経験を高校の友達と話し合い，彼らは中西部の大学の仲間から文化的相違について聞いたことがあると答えた．この学生は，これは彼女の失敗や想像ではなかったとわかって大学に戻り，少しずつ仲間に対して積極的に接し始め，仲間は彼女の背景にある典型的な信条を知るようになり，彼女も同様にできるようになった．

洗　脳　洗脳（brainwashing）は朝鮮戦争の期間中に，米国兵捕虜に対して中国共産党によって初めて実施された．洗脳はカルチャーショックを意図的に作り出すものである．精神と対処能力を破壊するため個々の捕虜は孤立させられ，威圧され，異質で場違いだと感じるようしむけられる．精神的に弱り，絶望的になったとき，攻撃者は彼らが通常の状態では決して受け入れられなかったような新しい考えを押しつける．カルト宗教が関係している場合と同様に，洗脳され，心的外傷後ストレス障害（PTSD）を生じている個人が解放され家に戻ったとき，再構築の治療が必要となる．この治療には個人と集団での再教育と前向きな支持的精神療法が含まれる．健全な自尊心と対処能力を回復させるためには，治療は通常長期間必要となる．

戦争の捕虜と拷問の犠牲者　戦争あるいは拷問を生き残れる捕虜は，彼らの幼ない頃からの情緒的な強さと思いやりにみちた家族によって形成された個人の内的強さによって生き残る．問題のある家庭で育った人は監禁や拷問の間に自殺する危険性が高い．捕虜は常に持続する不安，恐怖，自分が知っている人生からの孤立，そして自分の生命に対する制御の完全な消失に対処しなければならない．最良の対処ができる人は，自分が生き残らなければならないという理由をもっている（例えば，自分の経験を他の人に伝える，あるいは愛する人のもとへ帰還するなど）．最善の対処ができる捕虜は，同時に2つの面で生きている．すなわちこの状況を生き残るために今，ここで対処し，一方では自分の過去の価値感や経験や大切な人々と常に精神的なつながりを維持しているのである．

　生き残った捕虜の個人的な困難（心的外傷後ストレス障害を含む）の背景には，彼らが生き残るための行動を取り続けることによって，警察や見知らぬ人に対する過度の恐れ，失った他の大切な人々の代償として子どもに対して過保護になったり過剰な負荷を負わせること，過去を共有できないこと，現在の社会から孤立し続けること，あるいは不適切に表現される怒りなどによって家族に悪い影響を及ぼすことがある．そのため次の世代（例えば，生き残った人の子ども）がパーソナリティの発達や心理的機能に関して悪影響を受け，精神医学的な評価や治療が必要になることがある．（第11章「心的外傷およびストレス因関連障害群」も参照のこと．これらの論題に関してさらに議論されている．）

> ポーランドワルシャワのパヴィアク刑務所の生き残りである75歳のカトリックの女性は，第2次世界大戦中に地下組織の一員として逮捕され強制収容所へ送られた．彼女は，自分が画家になりたかったと述べた．強制収容所では自分の歯ブラシに聖母子像を彫り，実家の母に送った．彼女は同じバラックにいる何人かの女性にも家族に送るための秘密の彫刻を作り，それはみんなを喜ばせた．終戦後彼女はヨーロッパ中で展示会をひらく有名な彫刻家となった．彼女の芸術作品は人々に苦悩と，異なる信仰や文化をもつ他者への尊敬を教示するものである．

人生の段階に関する問題

　人生の段階に関する問題は，ライフサイクルのどの時点でも起こりうる．すなわち子どもにとっての学校の初日，青年期における親の離婚，青年期の大学生活のスタート，結婚，子どもをもつこと，病気，高齢の両親の介護など，他にも多くある．しかし，ある程度，成人は人生の針路における人生計画に予期せぬ複数の大きな負の出来事が，特にそれらが慢性的で回復し建設的に機能する個人の能力を圧倒する場合，邪魔をすることがあると認識している．よくある人生の段階に関する問題には関係性の変化，例えば重要な個人的関係の変化や喪失，仕事の危機や親子関係がある．

　社会的な性的役割と文化的期待の結果として，男性はこれらの人生の局面の問題に外面的にはより対処しやすく思えるのに対し，女性，より低い社会経済状態の人々，少数派の人々は，負の経験に対して脆弱であり，これはおそらく心理的に与えられた権限が少ないと感じるためであろう．人生上の大きな変化は，不安や抑うつ症状という形での苦痛，反応的な情動を直接表現できないこと，そしてしばしば，変化した，またはしつつある人生の責任に対処することの困難を引き起こす．

　前向きで，強固な家族や個人との関係，成熟した防衛機制と対処様式をもつ人が，人生の局面において最もよく対処できると思われ，その能力には自己および他者に対する基本的な信念，良好な言語コミュニケーション技能，創造的で楽観的な思考能力，柔軟性，信頼できること，そして活力に満ちていることが含まれる．さらに，昇華の能力，適切な経済的・職業的位置，確かな価値観，そして健康であること，実現可能な目標が，人々を，予測した，またはしていなかった人生の問題と変化に対峙し，それを受け入れ，現実的に対処することができるようにさせる．

治療順守不良

　順守（compliance）とは，患者が医師の勧告を実行する度合いである．医師-患者関係が良好であれば順守は促進されるが，そのような状況であっても，患者は医師の忠告に従うことに気が進まないことがある．精神医学では，とりわけ薬物療法における順守不良（noncompliance）が大きな関心であり，不快な副作用や費用，個人的評価による判断，疾病の否認からそれが起こる．このカテゴリーは，独立した臨床上の注意を必要とするほど問題が十分に深刻であるときにのみ用いられるべきである．

対人関係の問題

　成人の心理的健康や幸福の感覚は，かなりの割合でその人の重要な対人関係に依存する．対人関係はパートナーと子ども，両親と同胞，友人と同僚との相互作用の様式である．このような重要な人々との間の相互作用における問題は，臨床症状を引き起こし，その対人関係の単位の中で1人かそれ以上のメンバーの間で機能的な障害を引き起こしうる．臨床的関与の対象となりうる対人関係の問題は，(1)対人関係の単位が困難な状態にあり，機能不全または解散の脅威にある場合，そして(2)対人関係の問題が，他の精神疾患または身体疾患に先行するか，併存するか，引き続いて起きる場合である．実際に，他の身体的または精神医学的症状が，患者の対人関係の状況に影響される場合がある．逆に，対人関係の単位の

機能は，メンバーの一般身体疾患，その他の身体疾患または精神疾患に影響される．対人関係の障害は他の障害に比べて，異なる臨床的アプローチを必要とする．最初に，症状，徴候，個人の心の働きとの間の関連に焦点をあてるかわりに，臨床家は，個人が関係している人との間の相互関係や，これらの相互関係が内科的・精神医学的症状とどのように関連しているかについても，意味のあるやり方で焦点を当てるべきである．

定　義

対人関係の問題は，著しく機能が障害されている 1 人がそれ以上のメンバーが交わる対人関係の単位の，メンバー間での相互作用の様式である．したがって，ある人は親子関係の問題，同胞関係の問題，または他の 2 つまたは 3 つの要素の障害をもつかもしれない．時に家族そのものというような単位すべてが機能不全を起こすことがある．

疫　学

対人関係の問題の発生率についての正確な情報はない．これらは偏在すると考えられるが，ほとんどの対人関係の問題は専門職の介入なしに解決する．本質，頻度，関連する人々への影響は，対人関係の問題を診断する前に考慮しなければいけない要素である．例えば，離婚は，結婚の 50％に発生するが，離婚という法的救済を通して解決されるパートナー間の問題であり，対人関係の問題として診断される必要はない．もし当事者が論争を解決できず，サドマゾヒズム，または虐待で病的に抑圧された不幸な関係の中で一緒に生活しつづけているなら，そう診断されるべきである．友人，家族，聖職者によって解決することができない対人関係の問題については，精神科医，臨床心理士，ソーシャルワーカー，他の精神保健の専門家による専門的な介入が必要となる．

精神疾患または一般身体疾患と関連する対人関係の問題

家族の 1 人に身体的または精神医学的疾患があると，家族集団全体に影響が出る．いくつかの研究によると，満足できる人間関係には健康を守る効果があり，一方，苦痛な関係は，疾病の発生率を上昇させる傾向がある．対人関係の構築の健康への影響は，精神生理学的メカニズムから説明されており，ヒトの愛着行動から生じる強い情動は，血管反応性や免疫作用と関連する．それゆえ，ストレスに関連した心理学的あるいは身体的症状は家族の機能不全の現れでもある．

成人はしばしば子育ての最中に高齢の両親の介護をしなければならないという責任を負い，この二重の義務がストレスを作り出す．成人が自分の両親の介護をするとき，双方がもともとの役割の逆転に適応しなければならず，介護者は両親の潜在的な損失だけではなく，自分自身が死すべき運命にあることにも向き合わなければならない．

介護者の中には年老いた親を虐待する者がおり，これは今や注意すべき問題になっている．介護する子が物質関連障害の問題を抱えていたり，経済的ストレス下にあったり，介護の義務に対する援助がなかったり，両親が寝たきりであったり，あるいは常に看護の注意が必要な慢性の疾患であるときに，最も虐待が起こりやすくなる．男性より女性の方が，また，75 歳以上の人が最も虐待を受けやすい．

家族の一員に慢性疾患が発症すると，家族構造にストレスがかかり，病人と他の家族成員双方の適応が必要になる．病気になった家族成員はしばしば自律性の喪失や，ますます脆弱になる感覚，そして負担になる医学的養生に直面しなければならない．他の家族成員は，病気になる前の人物を失い，例えば，アルツハイマー型の認知症，AIDS や癌などの衰弱性の神経疾患に対して，介護すべき義務を通常担うこととなる．このような例では，家族全員が現在の疾患だけではなく予測される死に対処しなければならない．家族によってはこのような状況で生み出される怒りに対して支援体制を構築しようとし，疾病に対する公の関心を高め，病者の周りに集結する．しかし，慢性の病気はしばしば家族成員の中にうつ病を引き起こし，互いに引きこもったり，または攻撃しあう．介護の負担は家族の中の女性（母，娘，あるいは義理の娘）に不釣り合いにのしかかってくる．

慢性の情動的な疾患も家族の大部分の順応を必要とする．例えば，家族の一員が統合失調症による精神病症状を示すと，他の家族は混乱または恐怖によって反応する．統合失調症患者の退行，悪化した情動，頻回の入院，そして経済的,社会的依存は家族構成にストレスを及ぼす．家族は，病気の人間に敵意をもって反応し（情動表現と言われる），それが病者の予後を悪化させる．同様に，双極 I 型障害の人は，特に躁病エピソードの時に家族を崩壊させることがある．

家族の荒廃は病気が以下のような場合に起こる．すなわち，(1) 突然，健康だった人に起こった場合，(2) ライフサイクルの中で予期されるより早く起こった場合（多くの高齢者は健康であるが，身体的損傷のいくつかは高齢期に予期される），(3) 家族の経済的安定に影響する場合，(4) 病気の家族に対して改善させたり楽にさせる方法がほとんどない場合，である．

親子関係の問題

子どもの要求を感じとる両親の能力は非常にさまざまである．ある人々は子どもの気分や要求にすぐ気づくが，他の人々は反応が遅い．親の反応性は子どもの気質と相互に作用し，親子間の愛着の質に影響する．親子関係の問題の診断は，臨床的に重要な個人または家族の機能の障害，または臨床的に重要な症状を伴う場合，そして親と子の相互関係のパターンが臨床的関与の対象になる場合に適用される．例えば，コミュニケーションの障害，

過保護，不適切なしつけなどである．

養育技能に関する研究では，別々の2つの次元が考えられている．すなわち，(1)寛容対限定的の次元，(2)温かで受容的対冷淡で敵対的の次元である．親をこれらの次元で類別する類型論では，(1)権威主義(authoritarian；厳格で冷たい)，(2)寛容(permissive；最小限の厳格さと受容性)，(3)権威的(authoritative；必要に応じて厳格であるが，温かく受容的でもある)の3つがある．権威主義の両親の子どもは，引っ込み思案か葛藤的になり，寛容な親の子どもはより攻撃的，衝動的で，達成能力が低い．権威的な親の子どもは，社会的，認知的に最も高い水準で機能するようにみえる．しかし，権威主義から寛容への変更は，陰性の強化パターンを作り出してしまうことがある．

多くの状況での困難は通常の親子相互関係にストレスを与える．夫婦間の不和によって子どものうつ病や引きこもり，素行症や，学校での成績低下などの問題が引き起こされることを示す多くの証拠がある．この負の影響は，両親と子どもの3者の相互関係に一部影響されており，そこでは葛藤的な両親が，子どもの共感や支持を勝ち取ろうとし，子どもは片方の親によってもう片方の親との争いにおける同盟者に仕立てられる．離婚や再婚は親子関係にストレスを与え，苦痛を伴う忠誠心の葛藤を引き起こす．継親はしばしば親の役割を引き受けることに困難を感じ，新しい婚姻の相手と相手の過去の結婚による子どもとの間にある特別な関係に怒りを感じる．この継子に対して抱く継親の怒りと自分たち2人の子がよいという気持ちは，新しい家族の最初の適応相におけるありふれた反応である．第2子が生まれる時，家族のストレスと幸福の両方が生じるが，幸福のほうが多くの家族で優勢な感情である．不妊と信じて養子を迎えた親に子どもができたときには，子どもの誕生には，さまざまな問題がつきまとう．片親の家族は，通常，母と子からなるが，彼らの関係は経済的，感情的問題にしばしば影響される．

親子関係の問題を生じる他の状況は，親あるいは子に致死的な，または機能を障害する，あるいは慢性の疾患(例えば，白血病，てんかん，鎌状赤血球性貧血，脊髄損傷)が起こった場合である．脳性まひ，盲，聾などの先天的欠損をもった子どもの誕生も親子関係の問題を引き起こす．このような状況は稀ではなく，影響を受ける人の情動的資質が試される．親と子は現在の，そして起こりうる喪失に直面し，身体的，経済的，また情動的に日々の生活に適応しなければならない．このような状況は最も健康な家族をもゆがめ，病人だけではなく健康な家族同志も含む親子関係の問題を生じる．重い病気の子どもをもつ家族では，病気の子に多くの時間と注意が必要とされるため，親は他の子ども達に怒りを感じたり，より好んだり，無視したりすることがある．

情動障害をもつ子の両親は子どもの病気の種類によって，特別な問題に直面する．統合失調症の子どもの家族には，家族療法が有益であり，患者の社会適応を改善する．同様に子どもに気分障害がある場合も家族療法は有益である．物質乱用の子どもまたは青年のいる家族では，薬物探索行動を制御し，必ず存在する葛藤や怒りの感情を言語化することに家族が関与する必要があるため，家庭の協力が絶対的に必要である．

正常発達における危機も親子関係の問題と関連しうる．例えば，青年期は青年が規則や増強する自治性の必要性に対してしばしば葛藤をもつ時期であり，同時に未熟で危険な行動をとることにより，保護的な支配を誘い出そうとする時期でもある．

> 18歳，15歳，11歳の息子のいる両親が，真ん中の子どもの行動に悩んで受診した．この相談の6か月前までは家族全員の間で満足できる関係があり家族はまとまっていた．その頃，15歳の息子が，あまり育ちの良くない女の子と会うようになった．両親と息子の間で，学校のある日の夜に外出，門限，宿題の無視などについて，頻回に議論がなされた．息子のけんか腰の態度と学業成績の低下は，両親を非常にうろたえさせた．両親はこのような葛藤を長男では経験したことがなかった．しかし，この青年は，彼の兄弟や友人と良好な関係を維持し，学校でも行動上の問題はなく，学校のバスケットボールチームを続け，物質を使用することもなかった．

保育所 人生の最初の3年間の養育の質が，神経心理学的発達に非常に重要である．国立小児の健康と発達研究所(National Institute of Child Health and Human Development)では，特に養育者や保育所の教師が一定した共感的で養育的なケアをする限り，保育所が小児にとって有害とはみなされないとしている．しかし，すべての保育所がその水準を満たすわけではなく，特に貧しい農村地域ではそうである．最適なケアを受けられない子どもは，知的・言語的技能が低く，神経認知機能の発達の遅れを示唆する．彼らはまた，易刺激的で不安あるいは抑うつ的であり，それが親子関係を結ぶ経験にも干渉し，非積極的で，5歳になるまで効果的に十分な排泄訓練ができない．

最近では女性の55%以上が労働人口であり，多くの女性が子どもを保育所に預けるしか選択肢がない．医学部の学生の50%近くが女性であるが，学生や職員のために適切な保育所をもっている大学はほとんどない．同様に法人は雇用者のために子どもに対する質の高いケアを提供するよう協力体制をしくべきである．このようなアプローチは子どもにとっての利益になるばかりではなく，常習的欠勤を減じ，生産性を向上し，働く母の幸福感によって企業の経済的利益の向上にもつながる．このような計画は，結婚のストレスを減ずることにも効果がある．

配偶者関係の問題

配偶者関係の問題は，陰性のコミュニケーション(例えば，批判)，歪んだコミュニケーション(例えば，非

現実的な期待), コミュニケーションの不在(例えば, 引きこもり)が特徴的で, 個別または家族機能に臨床的に重要な障害があるか, 片方または双方の配偶者に症状がある.

配偶者関係の問題がある場合, 精神科医は患者の苦痛が, その関係性にあるのか精神疾患に由来するのかを評価する必要がある. 単身生活者(結婚歴がない, 配偶者が死亡した, または別居, 離婚した者)は, 既婚者より精神疾患が多い. 臨床家は, 診断のために, 発達歴, 性的, 職業的, そして対人関係の生活史を評価するべきである. (カップルの治療については第28章, 28.4節で議論されている.)

結婚は配偶者双方に持続的な適応努力を要求する. うまくいっていない結婚では, 配偶者たちが, 相互のコミュニケーションの拡大, 争いを解決する方法, 子どもを産むことや養育への受け止め方, 親族との関係, 社会的生活に対する考え方, 経済問題の取り扱い, そして性的関係などの領域を探索するように治療者は勇気づける. 子どもの誕生, 流産または死産, 経済的ストレス, 新居への転居, 疾病のエピソード, 職業の大きな変化, その他, 結婚上の役割に重要な変化をきたすことは何であれ, 2人の関係性にストレスを与える. 子どもの病気は結婚生活に最も大きなひずみを生じさせ, 病気または事故による子どもの死は, しばしば離婚ではすまない大きな衝撃を与える. 結婚した配偶者による長期的な無オルガスムまたはインポテンスは, 通常, 精神内界の問題を示すが, 性的不満足は結婚生活がうまくいかない多くの例にみられる.

夫婦がそれぞれ異なる背景をもち, 異なる価値観をもって育ってきた場合, 夫婦の役割に適応することは問題になりうる. 例えば, 社会経済状態の低い群の人は妻が家族内でほとんどの決定権をもつものと考え, しつけのための体罰を認める. 中流階級では, 家族の決定権は分担され, 夫がしばしば最終決定者であり, 言葉でしつけることを好む. 価値観の葛藤, 新しい役割への適応, コミュニケーション不足による問題は, 治療者と夫婦が夫婦療法を試みることでカップルの関係性を検討することができる.

疫学的な調査では, 不幸な結婚はうつ病の大きな危険因子であることが示されている. 婚姻の不調和は, 身体的健康にも影響を及ぼす. 例えば, 30～65歳の冠状動脈疾患のある女性の研究では, 婚姻のストレスによって冠状動脈の発作を繰り返す率が2.9倍高くなった. 結婚生活上の葛藤をもつ血液透析を受けている女性の死亡率は46%も高くなり, 男女ともに血中のエピネフリン, ノルエピネフリン, コルチコトロピンの濃度が上昇する. ある研究では, 強い敵意のある結婚は傷の回復を遅らせ, 炎症誘発性のサイトカインの産生を低下させ, 末梢血でのサイトカインの産生を高める. 概して, 女性は男性より, 葛藤に対してより大きな心理学的, 生理学的反応を示す.

医師の婚姻

医師は他の職種に比べて離婚率が高い. 医師の離婚率は25～30%である. 専門性の選択が離婚に影響する. 最も高い離婚率は精神科医の50%であり, 次いで外科医(33%), 内科医, 小児科医, そして病理学者(31%)であるが, それぞれの初婚の平均年齢は26歳である.

なぜ医師の離婚率が高いのかは, いまだに明確ではない. 死にゆく患者や生と死の決定, 長時間労働, 医療過誤の訴訟に巻き込まれることが要因として考えられる. このようなストレスは医師にさまざまな情動的な疾患を引き起こし, 最も多いのはうつ病とアルコール症を含む物質乱用である. このような人は, 長期の良好な関係性を維持するために要求される複雑な相互関係に対処することができず, そして結婚はすべての中でも最も対人関係技能を必要とするものである.

同胞の関係性の問題

同胞の関係性には, 競争, 比較そして協力を特徴とする傾向がある. 激しい同胞間の競争が弟妹の誕生とともに起こり, 成長するまで続き, 両親の賞賛を得ることを争い, 互いの遂行量を測ろうとする. 同胞間の連携も, 同様に普通のことである. 同胞は両親の支配や攻撃から互いに自分たちを守ろうとする. 3人の子どもがいる家庭では, 2人が仲良くなってペアとなり, 残りの1人を仲間外れにすることがある.

関係性の問題は同胞が公平に扱われないときに起こる. 例えば, 1人の子が偶像化され, 他方は家族の中で罪を負う者の役割をさせられる. 性的役割の相違と親が示す期待感の相違が同胞の競争の根底にある. 親子関係もまたパーソナリティの相互関係に依存する. 親の姿に向けられる子どもの怒り, あるいは子ども自身の否認された暗い感情が同胞に投影され, 激しく憎み合う関係をかきたてる.

子どもの一般身体疾患, その他の身体疾患または精神疾患は, 常に同胞の関係性にストレスを与える. 病気の子に対する親の関心や注意は同胞の嫉妬を引き起こす. さらに慢性の機能障害は病気の子に無価値観を与え, 同胞による拒絶をもたらす. 後者は同胞に優越感を与え, 病気の同胞がいることを恥ずかしいと思うようになることがある. 双子の関係性は研究が盛んになりつつある領域である. 予備的なデータではあるが, 双子は競争的になるより協力的であることが示されている. 異なる同一性を確立するために, 一卵性双生児に幼児期に異なる洋服を着せるべきかどうか, 就学後に教室を分けるべきかどうかについてはまだわかっていない.

その他の人間関係の問題

人はライフサイクルを通じて, 地域社会の中のリーダーや他の人々との人間関係の問題に巻き込まれる. このような人間関係の中では, 葛藤はよくあることであり, ストレス関連の症状を引き起こす. 子どもの対人関係の

問題は学校で起こり，仲間との関係が含まれる．友達との人間関係の悪化は，注意欠如障害または素行症，そして小児期，青年期，成人期のうつ病や他の精神疾患の主訴になることがある．

人種的，民族的，宗教的偏見や無視は，対人関係の問題を引き起こす．職場や地域社会の中では，性的ハラスメント(嫌がらせ)が不適切な性的関係，不適切な権力や優位性の乱用および性的蔑視に伴って起こり，主に女性や男性の同性愛者に向けられるが，男女を問わず子どもや青年にも向けられる．

参考文献

Barzilai-Pesach V, Sheiner EK, Sheiner E, Potashnik G, Shoham-Vardi I. The effect of women's occupational psychologic stress on outcome of fertility treatments. *J Occup Environ Med*. 2006;48(1):56–62.
Bhugra D. Migration and depression. *Acta Psychiatr Scand Suppl*. 2003;418:67–72.
Bogduk N. Diagnostic blocks: A truth serum for malingering. *Clin J Pain*. 2004;20(6):409–414.
Bosco SM, Harvey D. Effects of terror attacks on employment plans and anxiety levels of college students. *College Student J*. 2003;37:438–446.
Campagna AF. Sexual abuse of males: The SAM model of theory and practice. *J Am Acad Child Adolesc Psychiatry*. 2005;44(10):1064–1065.
Costigan CL, Cox MJ, Cauce AM. Work–parenting linkage among dual earner couples at the transition to parenthood. *J Fam Psychol*. 2003;17:397–408.
Dagan E, Gil S. BRCA1/2 mutation carriers: Psychological distress and ways of coping. *J Psychol Oncol*. 2004;22(3):93–106.
Guriel J, Fremouw W. Assessing malingered posttraumatic disorder: A critical review. *Clin Psychol Rev*. 2003;23(7):881–904.
Johnston D. What makes a difference to patients? *Int Rev Psychiatry*. 2013;25(3):319–328.
Langan J, Mercer SW, Smith DJ. Multimorbidity and mental health: Can psychiatry rise to the challenge? *Br J Psychiatry*. 2013;202(6):391–393.
Larrabee GJ. Detection of malingering using atypical performance patterns on standard neuropsychological tests. *Clin Neuropsychol*. 2003;17(3):410–425.
Mason AM, Cardell R, Armstrong M. Malingering psychosis: guidelines for assessment and management. *Perspect Psychiatr Care*. 2014;50(1):51–57.
Mills MJ, Lipian MS. Malingering. In: Sadock BJ, Sadock VA, eds. *Kaplan & Sadock's Comprehensive Textbook of Psychiatry*. 8th ed. Vol. 2. Philadelphia: Lippincott Williams & Wilkins. 2005:2247.
Ninivaggi FJ. Malingering. In: Sadock BJ, Sadock VA, eds. *Kaplan & Sadock's Comprehensive Textbook of Psychiatry*. 9th ed. Vol. 2. Baltimore: Lippincott Williams & Wilkins; 2009:2479.
O'Bryant SE, Hilsabeck RC, Fisher JM, McCaffrey RJ. Utility of the trail making test in the assessment of malingering in a sample of mild traumatic brain injury litigants. *Clin Neuropsychol*. 2003;17(1):69–74.
Stansfeld S, Pike C, McManus S, et al. Occupations, work characteristics and common mental disorder. *Psychol Med*. 2013;43(5):961–973.
Zierold KM, Anderson H. The relationship between work permits, injury, and safety training among working teenagers. *Am J Ind Med*. 2006;49(5):360–366.

(訳　浦上裕子)

26 成人の身体的および性的虐待

　暴力は，米国における重要な公衆衛生上の有事である．大多数の米国人が，生涯の間に暴力犯罪の犠牲になる可能性がある．死亡率の他に，暴力は医療費や身体的な障害，精神医学的後遺症などにおいて大きな損害を生み出す．

　暴行は2つの側面から捉えることができる．1つは暴行を受けた人で，もう1つは暴行が起きた場所である．これらのパラメータを用いて，暴行をいくつかに分類することができる．それは，単純・加重暴行や強盗など最も一般的な暴力犯罪，強姦，家庭内暴力，職場内暴力，そして拷問などである．異なった種類の暴行の有病率は，2つの異なる情報収集システムによって最も頻繁に報告されている．すなわち，(1)各地の法執行機関からの犯罪情報を収集して報告する米国連邦捜査局の統一犯罪統計報告(Uniform Crime Report：UCR)と，(2)異なった種類の暴行から犠牲者になる可能性を推定し算出する司法省統計局の全米犯罪被害調査(National Crime Victimization Survey：NCVS)である．

暴力犯罪

　殺人，過失ではない傷害致死，力ずくの強姦，強盗，そして悪質な暴行(aggravated assault)は，暴力犯罪と定義される．これらの分類には，単純暴行は含まない．単純暴行とは，武器を使用しない暴行と定義されており，それにより被害者は深刻な傷害を受けない．ストーカー行為，脅迫，強要，いじめも単純暴行と定義される．

有病率

　UCRは，2011年に120万以上の暴力犯罪が米国内で発生したと報告した．悪質な暴行がこの合計のうち，およそ75万件を占め，強盗がおよそ35万件を占めた．暴力犯罪は，2002年以降の10年間で16%減少傾向にある．暴力犯罪の内訳は，悪質な暴行が最も多く62%，次いで強盗が29%，力づくの強姦が7%，殺人が1%であった．また，2011年では悪質な暴行の21%および強盗の41%に銃器が使用されたと報告された．

危険因子

　性別と年齢が，すべてのタイプの暴行の危険率に重要な役割を果たしている．15～34歳の間の男性は，女性よりも暴行を受けやすく，また，知人からよりも他人から受ける暴行の割合は11倍である．研究によると，人種も重要な要素であり，アフリカ系米国人はより大きな暴力の危険に曝されており，悪質な暴行間での比較では，死亡率は同年代の白人より4～5倍高い．NCVSの報告によると，年収1万5000ドル未満の世帯の男女は，強奪される可能性が2倍高く，また，身体的暴行を受ける可能性も1.5倍高い．ホームレスもまた，身体的暴行増加の要因として報告されている．最後に，物質乱用は犯罪犠牲者となるリスクを高めることが，複数の研究において示されている．

強　姦

　強姦は，性行為を望まない被害者への強制行為である．通常，性交であるが，肛門性交やフェラチオも強姦の行為としてありうる．強姦の法的定義は州によって異なる．厳密に強姦を定義する州がある一方で，性的違法行為あるいは性的暴行のような，さまざまな程度のあらゆる性犯罪を強姦とする州もある．強姦は結婚している配偶者や，同性間でも起こりうる．フェラチオや肛門性交の強要はしばしば強姦と共に行われるが，法律的には異常性行動とみなされる．

　いくつかの州においては，強姦の定義が女性から人という単語に置き換えられてきている．ほとんどの州では，男性による男性に対する強姦は法律上，男色(sodomy)と定義されている．他の暴力犯罪と同様に，性的暴行は減少している．しかし，米国では2分ごとに，誰かが性的な暴行を受けている．国民の大半が，固定観念のように犯罪者は面識のない人であると信じているが，研究によれば，面識のない人によって犯された人は，全強姦中およそ26%にすぎない．

有病率

　残念ながら，過少申告や否認のために，正確な統計を得ることは困難である．全国強姦・虐待・近親相姦ネットワーク(Rape, Abuse, and Incest National Network：RAINN)の推定によると，強姦の半数以上は申告されていない．米国では，1993年以降強姦の件数は減少してい

るが，現在のところ，1年に平均20万7754件の強姦と性的暴行がある．RAINNによる推計では，米国人女性の6人に1人と，米国人男性の33人に1人が性的暴行の被害者である．

過少申告に加えて，被害者が申告しない強姦も沢山ある．被害者は，事実は法的な強姦の定義を満たすにもかかわらず，その暴行を誤解のような，より穏やかな言い方で述べることがよくある．性的暴行の50％以上が申告されないことによって報告されていない可能性がある，という割合の妥当性を示す研究が報告された．さらに，性的暴行を受けたと認める人の見方とは対照的に，強姦されたことを認められない被害者は，強姦とは2人の他人同士の間でより大きな力が行使された場合をさすと通常思っていることが明らかにされた．

統計によると，強姦を犯す男性の多くは25〜44歳の間で，51％が白人で，白人を強姦する傾向があり，47％が黒人で，黒人を強姦する傾向を示し，残りの2％は他の人種である．強姦の34％は，アルコールに関連している．同性愛者の強姦は，女性同士に比べ男性同士の方がはるかに多い．また，刑務所や重警備の病院のような閉鎖的な施設において，頻繁に起こる．

危険因子

強姦や性的暴行の被害者はほとんどが女性であるが，被害者の10％以上は男性と推定されている．さらに多くの専門家は，女性よりも男性の方が過少申告すると考えている．とは言うものの，若い女性が性的暴行の被害者となるリスクは，他のどのグループと比較しても4倍高い．どんな年齢でも強姦される可能性がある．被害者は，15か月から82歳まで報告されている．しかし，強姦被害者の80％は30歳以下であり，司法省統計局の報告では，米国では16〜24歳までの女性が強姦のリスクが最も高い．幼少時の虐待や以前暴行を受けた被害者は，すべての種類の新たな暴行の可能性を高める．強姦のほとんどが計画的である．約半分が他人，そして親しさの程度はさまざまであるが，半分が知人によって行われる．女性に対する暴力防止法（Violence Against Women Act）は，強姦やその他の暴力を減らす上で重要な役割を果たしている（表26-1）．

加害者

一般に強姦は，性欲の犯罪ではなく，力と攻撃性の犯罪と考えられている．男性の強姦犯はいくつかの群に分類される．被害者の苦痛により興奮する加虐性愛者（sadist），衝動を満たさせる対象として被害者を利用する略奪者（predator），女性は誰も自分と性的関係をもってくれないと考えて性に対する空想に心を奪われている未熟な男性，また強姦を怒りと激情の形を変えた表現であると捉えている男性などである．全体の7％が近親者によるものであり，10％は複数の犯人が関与している．

強姦は他の犯罪と共に行われることが多い．強姦犯は常に被害者をこぶし，ナイフ，銃などで脅し，性的でないやり方でも危害を加える場合が多い．被害者は，殴られたり，負傷したり，殺されたりする．

男性や同性愛者への強姦の場合，その力動は異性間と同様である．強姦犯はその犯罪によって攻撃性を吐き出すことができ，さらに誇大感を抱くことができる．被害者は通常犯人より小さく，また，常に無抵抗で男性的でない（弱々しい）と加害者には思われており，物として扱われる．強姦犯が選ぶ男性は，異性愛，両性愛，または同性愛のいずれかである．最も一般的な行為は，被害者の肛門への挿入で，次にフェラチオが続く．

性的強制

性的強制（sexual coercion）は，ある人が他の人を力で支配し，性行為を強要することに対して用いられる用語である．

ストーカー行為

ストーカー行為（stalking）は相手に害を及ぼすという，脅しと結びついたいやがらせ，あるいは脅迫行為の一型と定義される．1990年，カリフォルニア州で，最初のストーカー法が通過した．今ではほとんどの州でストーカー行為は禁止されているが，実際に暴力行為が発生するまで介入しない州もある．ストーカー法のある州では，ストーカーは迷惑行為に基づいて逮捕される．また，軽犯罪であれ重罪であれ，告訴される．数年にわたりストーカー行為を続けている者もいれば，数か月の者もいる．裁判所は，ストーカーにカウンセリングを受けるよう命じる．最もよい抑止法は，司法当局にストーカーをすべて届け出ることである．ストーカーのほとんどは男性であるが，ストーキングをする女性は，男性と同様に被害者を暴力的に襲う可能性がある．

性的嫌がらせ

性的嫌がらせ（sexual harassment）は，性的な誘い，性交の同意の要求，性的意味をもつ言葉や身体的行為など，すべて被害者に嫌がられることをさす．95％以上の件数で，加害者は男性，被害者は女性である．もし男性が嫌がらせを受けるとしたら，ほとんど別の男性によるものである．男性に対して性的な嫌がらせをする女性は，きわめて稀である．嫌がらせの被害者は，さまざまな反応をする．自分を責めて落ち込む人もいれば，悩んだり怒ったりする人もいる．一般的に嫌がらせはほとんどの場合職場で発生し，多くの組織が問題に対処する手続きを整えている．しかし，ほとんどの場合被害者は，報復，屈辱を与えられること，うそをついていると告発されること，最終的には仕事を解雇されることなどを恐れ，名乗り出て苦情を申し立てることをしたがらない．

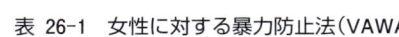

表 26-1　女性に対する暴力防止法（VAWA）

VAWA は，以下によって女性に対する暴力への犯罪司法制度の対応を改善した．
- 性犯罪を繰り返す者に対する連邦政府の罰則を強化することにより，一貫して犯罪に対する責任をもたせること．犯罪者が強姦裁判中に，被害者に対する過去の性的行為を被害者の利益に反して用いるのを防ぐことを目的とする"暴行被害者保護法"を制定すること．
- 被害者の所得水準にかかわらず，強姦にかかわる診察，あるいは保護命令サービスのための費用を負担する義務を負わないとの権限を与えること．
- 被害者保護命令が，米国内のすべての州，民族，管轄区域において認識され，施行されることを命ずることによって，被害者の安全を保つこと．
- 地域社会が，専門の法執行機関，起訴部門，家庭内暴力訴訟事件一覧表を作製することを援助することによって，起訴，有罪判決，犯罪の量刑の決定速度を早めること．
- 警察は緊急事態の呼び出しに確実に応答すること．裁判官は，家庭内暴力，性的暴力の現実を，警官，検察官，弁護士，裁判官を訓練することによって確実に理解すること．VAWA 基金により，毎年 50 万人以上の警官，検察官，裁判官，その他の職員が訓練を受けている．
- 連邦政府の常習犯罪を新設することによって，先住民の女性を保護するための追加手段を規定すること．家庭内暴力事件に対応する時，推定される原因の存在を判断する連邦警察官に対して，令状なしの逮捕権限を許可すること．

VAWA は，被害者とその家族が，安全を確保し，自分たちの生活を再建するために必要なサービスを利用する権利を，以下によって保障している．
- 国立家庭内暴力ホットラインを確立することにより，助けを求める緊急電話に応答すること．そのホットラインは 300 万件以上の電話応答の実績を持ち，毎月 2 万 2000 件以上の電話を受けている．電話をかけてくる人の 92％が，初めての助けを求める電話であるという．
- 女性に対する暴力を予防し，対応するために，共に働く多様な関係者をまとめるという，協調した地域社会の行動を発展させることによって，安全性を向上させ，再犯を減らすこと．
- サービスが不十分な地域社会の要求に着目すること．それは，虐待された移民に対する法的な救済措置を創設することも含む．その結果，虐待者は，被害者が警察を呼ぶか安全を求めるのを妨げるために，被害者の入国資格を使用することができなくなる．米国先住民やアラスカ先住民の女性を守るための権限を構築する際に，各民族の自治組織を支援すること．

VAWA は明確な変化をもたらした．VAWA が可決して以来，
- 家庭内暴力を経験する人が減少した．
  - 1993〜2010 年の間で，親密な相手との暴力の割合は 67％減少した．
  - 1993〜2007 年の間で，女性の親密な相手に対する殺人の割合は 35％減少し，男性の親密な相手に対する殺人の割合は 46％減少した．
- より多くの被害者が家庭内暴力や性的暴力を警察に通報し，その結果，より多くの逮捕につながった．
- 州は，女性に対する暴力をより真剣に取り扱うために，州法を改正した．
  - すべての州は，以前は他人による強姦より重要でない犯罪として取り扱ってきた，デート強姦や配偶者強姦に関する法律を改正した．
  - すべての州は，ストーカー行為を犯罪とする法律を可決した．
  - すべての州は，対応する警官が推定される原因の存在を判断する，軽犯罪である家庭内暴力事件において，令状なしの逮捕権限を許可した．
  - すべての州は，市民の保護命令違反に対する刑事罰を規定している．
  - 多くの州は，強姦被害者に対して嘘発見器の使用を禁止する法律を可決している．
  - 35 以上の州と，コロンビア特別区，米国領ヴァージン諸島は，家庭内暴力や性的暴力，職場でのストーカー行為を扱う法律を採択した．これらの法律は多岐に及び，被害者が生活の中で暴力を扱うために，また被害者を暴力に関連した雇用差別から保護するために，仕事を休むことを提案することがある．さらに，虐待のために仕事を辞めなければならなかった人に失業保険を提供する．

U. S. Government Fact Sheet, washington, D. C. から転載．

性的嫌がらせを構成する行動の種類は広範囲に及び，悪態，性交の同意の要求，性的冗談，見つめる，色目を使う，マッサージをするなどがある．

嫌がらせを減らすために，各組織では教育的資料を配布している．また雇用者は，雇用均等委員会（Equal Employment Opportunity Commission）にたびたび申し入れられている苦情をすべて，調査する義務がある．しかるべき機関の対応は，文書による戒告から，違反者の解雇まで多岐にわたる．

家庭内暴力

家庭内暴力（domestic violence；配偶者暴力としても知られている）は，家庭内で配偶者がもう一方の相手に

対し繰り返し加える身体的暴行と定義される．米国では4家庭に1件の割合で家庭内暴力が起こっていると推定されている．家庭内暴力は2つに分類される．"重度暴行"は，武器を用いた怪我や脅迫，火傷，窒息，殴る蹴るの暴行のことであり，骨折や頭部あるいは内臓の損傷を伴う．"軽度暴行"は損傷を伴わない，叩く，殴る蹴るの暴行のことであり，打撲，切傷，捻挫はここに含まれる．

不運にも，家庭内暴力は女性が妊娠しても終わるものではない．事実，公衆衛生局では，妊娠は虐待のリスクが高い期間とされており，妊婦の15～25％は妊娠中に身体的虐待を受け，多くの場合新生児の先天的異常を来している．さらに，妊娠初期の妊婦は殺害で死ぬことの方が，その他の原因による死よりも高い．

妻が夫を暴行する報告もある．夫らは問題が明らかになり，あざ笑われることに対する恐怖を訴える．彼らは反撃すると告発されるのではないかと恐れ，さらに，しばしば経済的理由でその状況から逃れることができないと感じている．夫に対する虐待は，虚弱で高齢の男性が，自分よりかなり若い女性と結婚した場合にも報告されている．

有病率

米国における家庭内暴力の有病率の推定値は大きく異なり，多くの研究には心理的または精神的虐待が含まれている．世界の推定値によると，すべての女性の3人に1人が，配偶者または同棲相手から，何らかの身体的あるいは性的虐待を受けた経験がある．内科医によるいくつかの合同研究では，受診前1年間で家庭内暴力を経験した女性は約6％であった．また，現在虐待を受けている女性の中では，49％が重度虐待，51％が軽度虐待であった．

危険因子

家庭内暴力は，あらゆる人種，宗教的背景，社会経済的階層の家族で起こる．親密な関係にある人は誰でもリスクに曝される可能性がある．最も頻繁にみられるのは，物質乱用，特にアルコール乱用とコカイン乱用の問題のある家族である．他の危険因子は，幼少期の虐待の既往である．虐待されている妻の約50％が暴力的な家庭で育ち，最もよくみられる特徴は依存である．虐待を行う男性は，暴力的な家庭で母親が殴られるのを見たり，自分自身も虐待を受けて育った可能性が高い．

女性は，虐待する夫のもとを去るとき，リスクに直面する．それは，女性が家にとどまるよりも，虐待者に殺されるリスクが75％も高いことで明らかである．ニューヨーク州は，医師に対し，家庭内暴力について注意を払い，指導するための医師参照カードを作成した（表26-2）．

加害者

家庭内暴力の加害者は，あらゆる人種や社会経済的階層から生じるが，虐待の被害者であったり家庭で虐待を目撃することによって，虐待者になるリスクは増す．アルコール乱用は，通常多くの犯罪に影響を与える．虐待行為はそれ自体に強化作用がある．つまり，一度男性が妻を殴ると，それが繰り返されることが多い．多くの虐待者は，人前では愛想が良いが，親しい人には冷酷であると言われている．

虐待を行う夫は，未熟で人に依存し，優柔不断で，欠点に深く悩んでいる傾向がある．夫の攻撃は，妻の自尊心を傷つけて自分自身の低い自尊心を高めることを目的としたいじめの行動である．短気で衝動的な虐待を行う夫は，他人に挑発された攻撃性を，妻に対する身体的攻撃に置き換える．虐待は，男性が家庭や職場または同僚におびえたり，欲求不満を感じるときに最も起こりやすい．攻撃する人（父親，上司）と同一であることの確認，試すための行動（自分が彼女をどう扱おうと，彼女は自分といてくれるか？），男らしさを表現する歪んだ欲求，女性の人間性抹殺などが，虐待の力動に含まれる．強姦においては，女性が所有物と考えられ，攻撃が許されると判断される．

虐待された妻が夫のもとを去ろうとすると，夫は妻を留まらせるために，二重に威圧したり，脅迫したりするようになる．女性に小さな子どもがいる場合，事態は悪化する．虐待を行う夫は，妻を孤立させ，価値のない人間だと思わせるために意識的に行動する．

男性の中には，暴力行為の後，後悔し罪の意識を感じて特に愛情深くなるものもいる．これにより妻が希望をもつと，当然のように繰り返される次の暴力まで家に留まることになる．

職場内暴力

職場での暴力行為には，単純暴行，悪質な暴行，強盗，強姦や性的虐待，そして殺人がある．

有病率

職場内暴力は，米国内の全暴力犯罪の約15％を占める．NCVSによると，2009年に職場で行われた暴力行為は約57万2000件に上った．同じ期間に起こった職場関連殺人は500件以上であった．職場内暴力の約78％は武器を使用していなかったが，職場内殺人の80％は銃器を使用していた．変化としては，職場での暴力犯罪は2002年以降約35％減少している．

危険因子

性別と人種は，職場内暴力の重要な危険因子である．女性の職場内暴力の割合は，2002年以降約43％減少したが，男性での減少率は約30％であった．強姦や性的暴行を除いたすべての職場内暴力の約3分の2は，男性に対して行われている．職場内犯罪率は，白人が他の人種より高い．

表 26-2　医師参照カード(Physician Reference Card)

米国医師会(American Medical Association)の家庭内暴力の診断と治療の指針に基づく，家庭内暴力の被害者の確認と治療

　開業医，病院にかかわらず，女性を診療する場においてはほとんど間違いなく，家庭内暴力の被害者である一部の患者を治療することになると考えられる．

　以下の決定樹(decision tree)は，患者の家庭内暴力の可能性を判断し，必要とされる的確な援助を与える目的のために作成されたものである．

家庭内暴力の被害者を発見する

　虐待の被害女性の多くは情報を自発的に語ることはないが，秘密保持のできる環境において非審判的に，簡潔で直接的な質問をすれば，虐待について語るであろう．患者は夫とは別の場所で，個別に面接すべきである．

　「女性に対する暴力行為が大変横行しているので，決まってこの質問から始めることになっているのですが」のような言い方で始め，次に以下のような直接的な質問をする．「いつも，あなたの夫はあなたを殴ったり，けったり，傷つけたり，脅かしたりしますか？」

もし患者の答えが「はい」なら，次の方法が望ましい：

1．虐待について話すように働きかける．
　「何が起こったかについて，話してくださいませんか？」
　「それについてどう思いますか？」
　「これについてあなたはどうしたいですか？」

2．非審判的に傾聴する．
　このことは，女性患者の治癒過程の開始と，患者の紹介先の検討に寄与する．

3．確認する．
　家庭内暴力の被害者は，被害を信じてもらえないことや，恐怖が軽視されることが多い．医師は，次のようなわかりやすい発言を通し，支援を表明することができる．
- あなたは1人ではない．
- あなたはこんな風に扱われるべきではない．
- あなたは責められなくてよい．
- あなたは気が変ではない．
- あなたに起こったことは，犯罪である．
- あなたを助けることができる．

4．記録書類
- 観察と診断の結果，および患者の訴えと症状(訴えは可能な限り，患者自身の言葉で記述すること)．
- 患者の身体既往歴と心的外傷既往歴，また関連する社会的事実．
- 種類，数，大きさ，位置，分析，考えられる原因，患者の説明を含む，損傷の詳細な記述．
- 損傷が患者の説明と矛盾していないかどうかの見解．
- 適切な検査と鑑別診断の結果．
- 適切な場合は，カラー写真撮影と画像検査．
- 警察が呼ばれた場合，取調べの警察官の氏名と行動(警察は患者が要求するか，報告すべき傷害があるときにのみ呼ばれる)．
- 児童虐待とネグレクト(neglect；無視)は報告すべき犯罪である．患者の家庭の子どもが虐待されている疑いがある場合，社会福祉局(Department of Social Services)に通報する義務がある．

5．患者のリスクを評価する．
　病院の施設を出る前に，患者の安全性を評価すること．リスクを決定する最も重要な要素は，女性が抱く恐怖心の程度と，現在，将来の安全性に対する見通しである．以下の項目について患者と話し合い，リスクが増しているかどうかを判断する．
- 暴行の頻度と激しさの増加．
- 夫による殺人あるいは自殺の新たな脅威の増加または出現．
- 子どもに対する脅迫．
- 銃器の存在あるいは入手しやすさ．

6．適切な治療の紹介と支援を提供する．
- 患者が示した怪我の治療をすること．薬物の処方にあたって，彼女の生命を危険にさらす暴力的な夫から身を守り，逃れる能力を損なわない薬物を選ぶように留意する．
- 患者のリスクが差し迫っている場合，彼女が滞在できる友人宅や家族宅があるかどうか判断する．ない場合は，虐待された女性のための保護施設へ直ちに入所することを望むかどうかを尋ねる．いずれもできない場合は，病院に入院できるであろうか．

表 26-2　医師参照カード（Physician Reference Card）（つづき）

- ▶ 施設への入所が必要ない場合，施設や他の地域資源に関する情報を書面にして提供する．それを所持することが危険であることを彼女に注意する．気が進まないようであれば，無理には勧めない．

患者に，地域の家庭内暴力ホットラインか，フリーダイヤルの家庭内暴力ホットラインの番号を渡すこと．処方箋の余白か，予約カードに番号を書いておくのが安全であろう．職場の個人用電話から，機会があれば彼女に電話するとよい．

もし患者の答えが「いいえ」，またはその話題について語らない場合：
1. 虐待を示す臨床的所見に留意する．
   - ▶ 頭部，首，胴体，胸部，腹部，性器に対する外傷．
   - ▶ 両側または複数の外傷．
   - ▶ 外傷の発生から治療までの遅れ．
   - ▶ 外傷の種類と矛盾する患者の説明．
   - ▶ 妊娠期間におけるあらゆる外傷（特に，腹部や胸部に対するもの）．
   - ▶ 以前の心的外傷歴．
   - ▶ 病因が明らかでない慢性的な痛みの症状．
   - ▶ 抑うつ，自殺念慮，不安，または睡眠障害などの精神的苦痛．
   - ▶ 患者を過剰に保護し，女性の側を離れない夫．
2. もし，上記のいずれかの臨床徴候がみられる場合，さらに具体的な質問をすることが適切である．患者の夫がそばにいないことを確認する．患者の状況についての情報を引き出すための質問の例をあげる．
   - ▶「まるで誰かに傷つけられたように見えますが，どうしたのか教えて下さいますか？」
   - ▶「ときどき，あなたのような症状で医療（健康管理；health care）に来る人がいますが，家庭で問題があることがわかります．誰かがあなたを傷つけたり虐待しているのではないかと，心配しているのです．そうではありませんか？」
   - ▶「ときどき，今のあなたと同じように感じている人がいますが，それは家庭で傷つけられたり，虐待されたりしたからなのです．そういうことは起こっていませんか？」
3. もし患者の答えが「はい」なら：
   このカードの裏にある，評定と治療に対する提案を見る．
   もし，患者の答えが「いいえ」なら：
   患者は虐待を否定したが，虐待の疑いが強いと思われる場合，彼女が将来，選択する場合のために，医院が地域事業を紹介することができることを知らせても良い．
   - ▶ 家庭内暴力ホットラインの番号を処方箋の余白や予約カードに書いてもよい．

患者の行動によって介入が成功したかどうかを判断しないこと．女性が虐待する夫のもとを離れようとするとき，深刻な外傷や殺人さえ起こるリスクが最も高くなる．最終的に成し得るまでには長い時間がかかる可能性がある．患者がその状況に留まることは，医師にとっては苛立たしいかもしれない．しかし，虐待を認識し，状況を確認し，適切な紹介の情報を提供したのであれば，彼女を助けるためにできることはしたと考えること．

Office for Prevention of Domestic Violence, Medical Society of the State of New York, New York State Department of Health から許可を得て転載．

職場内暴力の重要な構成要素は，暴力のリスクと業種との相関である．NCVSの報告では，警官が被害者になる率は高く（1000人あたり78人），全職場内暴力の9%を占める．リスクの高い他の職業は，警備員（1000人あたり65人），矯正施設職員（1000人あたり33人），バーテンダー（1000人あたり80人），工科/工業大学講師（1000人あたり55人），精神保健保護監督官（1000人あたり38人），ガソリンスタンド従業員（1000人あたり30人），精神医療専門職（1000人あたり17人）などである．

加害者

犯罪者にはいくつかの異なった特徴があるが，その中で最も顕著なのが性別である．被害者の報告によれば，被害者の性別に関係なく，すべての職場内暴力犯罪の5分の4は男性によって行われている．犯罪者の人種で最も多いのは白人で，次いで黒人である．また，暴力行為が最も多くみられるのは，異なった人種間である．家庭内暴力と異なり，職場内暴力は，親密な間柄よりも他人やちょっとした知り合いによって行われることが多い．精神保健と教職の分野においてのみ，暴力行為が他人より知人の手によって起こる．

暴力と暴行の後遺症

暴力の被害者の反応はさまざまであるが，他の種類の心的外傷に曝された人と同様の反応を示す．さらに，後遺症の重症度は個々に異なる．しかし，多くの研究が示すように，暴力を受けた人の多くが心身の健康を損ない，その結果，医療サービスを利用する割合がより高くなる．

女性の性的暴行後に最もよく報告される後遺症は，心的外傷後ストレス障害（posttraumatic stress disorder：PTSD），気分障害，物質乱用，摂食障害，および性的障

害である．PTSDを改善する最も保護的な因子の1つは，社会支援である．さらに言えば，社会支援の欠如や異なった治療観は，PTSD症状の悪化の原因となり，極めて不利益になり得る．

家庭内暴力は，うつ，不安，低い自己評価，物質乱用，性機能障害，機能性胃腸障害，頭痛，慢性疼痛，および多数の身体症状を起こす．現在の虐待と関連する身体症状には，食欲不振，頻繁なあるいは深刻な打撲，悪夢，帯下，むちゃ喰いや自己誘発性嘔吐，下痢，骨折，捻挫や深刻な切創，骨盤や陰部の痛み，失神，腹痛，乳房痛，頻繁な重い頭痛，排尿困難，胸痛，睡眠障害，息切れ，便秘などがある．多くの研究によって，家庭内暴力の被害者は，暴力を受けていない人より自殺企図の頻度が高いことが知られている．

物質乱用は，被害者と加害者のいずれにとっても重要な要素であると考えられ，虐待の危険因子と虐待の結果の両方でみられる．

幼少期の虐待と成人の虐待との関係は複雑である．幼少期の虐待は，成人の虐待の危険因子であり，さらに，成人の虐待における身体的および精神的後遺症を増悪させる因子でもある．性的暴力や家庭内暴力の被害者で，事件がより成長した時に起こり，かつ幼少期の虐待の既往がない者はほとんど症状が出現しない．

治療の問題

初期評価

暴行の被害者の多くは，まず初めに怪我の治療のために医師を訪れる．救急部門では，多くの場合，暴行に対する認識や対処がされることなく，怪我の治療が行われている可能性がある．したがって，どんな怪我に関しても，暴行の徴候である可能性を考慮することが重要である．患者は，暴行に関連しているように見える怪我の原因について尋ねられると，最初は答えを避けようとすることがある．このことは，最近の暴行について述べ，追体験することを患者に求める特定の業務（すなわち，強姦キット，証拠写真データ作成，法律関連の報告）を完了する必要性によってさらに複雑になる可能性がある．丁寧に診察を行っている間に，患者との信頼関係を構築することは非常に重要である．この過程を促進するためには，出来事を話すことに対する被害者のストレスや不安を軽減するように工夫する．初期評価の過程は，開始する前に患者に説明すべきである．面接において患者の話しぶりや内容を尊重することは，その過程を通して自分が制御できないと患者が感じるより望ましい．犯罪は，患者が制御できなかった時間を意味していることがあり，初期の面接における同様の感覚は，心的外傷への反応や不安反応の誘発につながる可能性がある．最後に，医師は患者の不快を示す非言語的な反応に心を合わせ，それに沿って面接を行っていくべきである．さらに，患者が家庭内暴力を明らかにしたときは，それを今後の経過や将来の法的証拠資料として用いる可能性のため，カルテに詳細に記載しなければならない．

安全性

暴行後，被害者に対して必ず安全性の評価を行わなければならない．最近の暴行に関連した患者の自殺念慮や殺人念慮を評価する必要がある．加害者が，愛する人や良く知っている知人の場合は，患者をさらなる暴行から守るため，安全にも十分に配慮する必要がある．最後に，患者の自己管理を困難にする深刻な精神症状の有無を精査する必要がある．これには，気分の急性増悪や情動の不安定性，自己破壊的な行動，解離症状，精神病などが含まれる．これらの状態のいずれかによって，患者の安全を十分に確保することができないとの評価が示された場合には，対策を考える必要がある．この対策は，患者の身体的安全のために準備すべきであり，患者に睡眠を取り，静養し，食事をとる場所を与えるものでなければならない．

入院

患者の安全を保証できない場合には，暴行の被害者は入院が必要になることがある．入院の一般的な適応は，(1)深刻な医療上の傷害，(2)自殺念慮あるいは殺人念慮，(3)解離性あるいは精神病性症状，(4)気分不安定あるいは感情調節不全，(5)自己破壊的な行動，(6)患者の生命あるいは健康で安寧な生活に対する継続的で深刻な脅威などである．被害者が病院に入院する場合には，その人に合うように個別に，異なった分野の医療専門家チームが協力して治療計画を作成すべきである．安全性，環境療法，気分安定化，および薬物療法の評価は，病院で提供される主要な治療の項目であり，多くの精神科施設の短期入院の本質である．暴行被害者は，おそらく病院で行われるものよりも長い治療期間を必要とするため，精神医学的，内科的，および社会福祉的問題点はすべて退院前に取り扱った上で，入院から外来への移行を調整することが重要である．

法律的問題

暴行被害者を診察した医師は，開業している州に対する報告義務要件を遵守する必要がある．児童虐待や発達障害の子どもへの虐待，高齢者虐待に対する報告義務は，50州すべてに存在する．家庭内暴力に起因する暴行の場合には，通常，州に対する報告義務はない．しかし，多くの州は，犯罪的な暴力行為のために生じた深刻な傷害を報告するよう医師に求めている．このように，家庭内暴力に起因する傷害の状況によっては，事実上報告義務があると考えられる．

精神療法

患者の安全が確保され，初期評価が完了した後に，さまざまな心理学的介入を開始することができるようにな

る．認知行動療法（cognitive-behavioral therapy：CBT）的な働きかけは，有効性が実証されている最もよく研究された技法である．CBT の変法である曝露療法は，事件の記憶やきっかけに対する恐怖を軽減することによって，被害者が感情的に，暴行に対する処理を進めやすくなることが示されている．早期の段階での短期間の CBT が，急性の PTSD を呈している被害者の回復過程を促進する可能性を示す文献がある．眼球運動による脱感作と再処理法（eye movement desensitization and reprocessing：EMDR）は，苦痛な記憶を処理するもう1つの治療法である．これらの個人精神療法は，患者にとって有益なようであるならば，集団精神療法，芸術療法，ダンスおよび運動療法，身体志向の技法を併用して行うことによって増強してもよい．

精神薬理学的治療

薬物療法は，すべての暴行被害者の急性期治療として推奨されるわけではないが，ある特定の状況において有益なことがある．臨床医は，生活に支障が生じる不安や，自分自身や他者への過剰な攻撃性，暴行直後の解離や精神病状態の患者に対して薬物療法を行うことができる．患者自身と患者の周囲の人の安全は，薬理学的介入の必要性を決断しやすくする．薬物療法の大半は，暴行後かなり時間が経ち，患者が PTSD や，うつ病，不安，強迫症，または精神病症状を呈した時に開始される．薬物療法は，症状の制御においては有効な可能性があるが，心的外傷症状を解決することを目的とした精神療法の替わりとして捉えるべきではない．

参考文献

Arnetz JE, Aranyos D, Ager J, Upfal MJ. Development and application of a population-based system for workplace violence surveillance in hospitals. *Am J Ind Med*. 2011;54:925.

Baltrushes N, Karnik NS. Victims of military sexual trauma—you see them, too. *J Fam Pract*. 2013;62(3):120–125.

Cannell MB, Manini T, Spence-Almaguer E, Maldonado-Molina M, Andresen EM. U.S. Population Estimates and Correlates of Sexual Abuse of Community-Dwelling Older Adults. *J Elder Abuse Negl*. 2014. [Epub ahead of print]

Chesney-Lind M, Pasko L. *The Female Offender: Girls, Women, and Crime*. 3rd ed. Thousand Oak, CA: Sage; 2013.

Chiu GR, Lutfey KE, Litman HJ, Link CL, Hall SA, McKinlay JB. Prevalence and overlap of childhood and adult physical, sexual, and emotional abuse: A descriptive analysis of results from the Boston Area Community Health (BACH) survey. *Violence Vict*. 2013;28(3):381–402.

Cramer RJ, McNiel DE, Holley SR, Shumway M, Boccellari A. Mental health in violent crime victims: Does sexual orientation matter? *Law Hum Behav*. 2012;36(2):87.

Dutton DG, Karakanta C. Depression as a risk marker for aggression: A critical review. *Aggress Violent Behav*. 2013;18(2):310–319.

Harrell, Erika. *Workplace Violence, 1993–2009: National Crime Victimization Survey and the Census of Fatal Occupational Injuries*. Washington, DC: Bureau of Justice Statistics; 2011.

Kashdan TB, DeWall C, Pond RS Jr, Silvia PJ, Lambert NM, Fincham FD, Savostyanova AA, Keller PS. Curiosity protects against interpersonal aggression: Cross-sectional, daily process, and behavioral evidence. *J Pers*. 2013;81(1):87–102.

Miller S. *After the Crime: The Power of Restorative Justice Dialogues between Victims and Violent Offenders*. New York: New York University Press; 2011.

Mueller S, Tschan F. Consequences of client-initiated workplace violence: The role of fear and perceived prevention. *J Occup Health Psychol*. 2011;16:217.

Parish B, Stromberg S. Physical and sexual abuse of adults. In: Sadock BJ, Sadock VA, Ruiz P, eds. *Kaplan & Sadock's Comprehensive Textbook of Psychiatry*. 9th ed. Baltimore: Lippincott Williams & Wilkins; 2009:2579.

Reagu S, Jones R, Kumari V, Taylor PJ. Angry affect and violence in the context of a psychotic illness: A systematic review and meta-analysis of the literature. *Schizophr Res*. 2013;146(1–3):46–52.

Reidy DE, Wilson LF, Sloan CA, Cohn AM, Smart LM, Zeichner A. Psychopathic traits and men's anger response to interpersonal conflict: A pilot study. *Pers Ind Diff*. 2013;55(8):957–961.

Shipley SL, Arrigo BA. Sexual offenses against adults. In: Sturmey P, McMurran M, eds. *Forensic Case Formulation*. Hoboken, NJ: Wiley; 2011:195.

Shorey RC, Brasfield H, Febres J, Stuart GL. The association between impulsivity, trait anger, and the perpetration of intimate partner and general violence among women arrested for domestic violence. *J Interpers Violence*. 2011;25:2681.

Walker S, Spohn C, Delone M. *The Color of Justice: Race, Ethnicity, and Crime in America*. 5th ed. Belmont, CA: Wadsworth; 2012.

（訳　鈴木聡彦）

27 精神医学と生殖医療

生殖の事象と過程には生理学的，心理学的付随事項がある．同様に，心理学的状態は生殖生理学（reproductive physiology）に影響を与え，生殖の事象を制御する．この章では，古典的な生殖の事象，初潮，妊娠，出産，分娩そして閉経と関連する基本的概念を紹介することを目的として，このような双方向性の関係を検証する．精神医学と生殖医療の領域は，精神と身体が相互に関係し合って女性の産婦人科学的・心理学的健康を決定する多様な機序を明らかにしようとしてきた．例えば，月経前不快気分障害——月経周期に伴って起こる機能損傷的症状と，重篤な気分，認知そして行動上の変化——は身体に起こる生物学的変化が心理的状態の変化のきっかけになるという身体精神医学的の障害の例となる．対照的に，機能的な下垂体性無排卵は脳に由来し，身体機能を変化させる心身医学的疾患を表す．

生殖生理学

初潮，月経周期，妊娠，分娩，そして閉経に伴う生理学的過程は，女性の生理的，対人的生活の文脈の中で起こり，青年期，成人期早期，中年期，晩年を通して心理社会的な機能に干渉する．精神医学と生殖医療の分野は，ようやく女性の産婦人科学的・心理学的機能を決定する精神と身体の相互作用における多様な機序について詳細に論議し始めたところである．本章では，生殖過程がどのように心理社会的事象と相互関連するかについて述べ，最終的には産科学的・精神医学的治療両者の改善をはかることを目的としている．

月経周期

月経周期は，卵巣周期の直接的結果である．各卵巣周期は1卵胞群の生育とともに始まり，その中の1つが優勢となる．卵胞は顆粒細胞に囲まれた卵母細胞から構成され，それは次々と莢膜細胞にとりかこまれるようになる．

図 27-1 の上段に示されているように，卵胞の発達は脳下垂体から90分ごとに1回の頻度で放出されるゴナドトロピン分泌ホルモン（GnRH）によって始まる．GnRH は下垂体ゴナドトロピン，黄体ホルモン（LH）そして卵胞刺激ホルモン（FSH）の放出を刺激する．次に

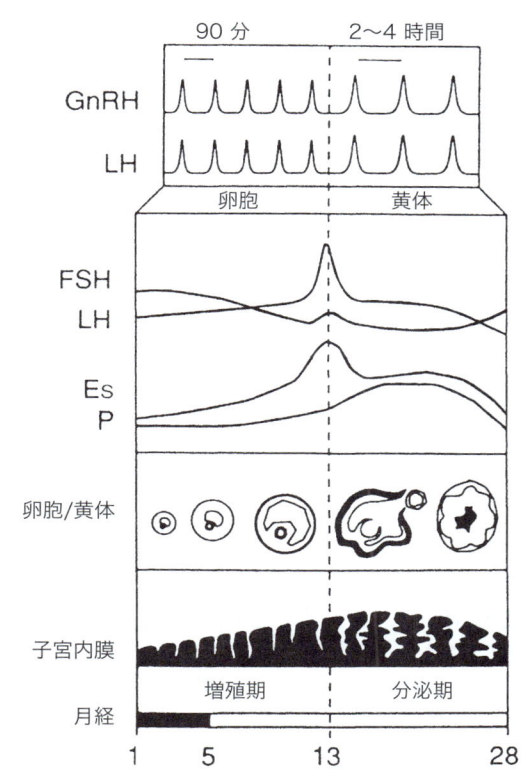

図 27-1 ヒトの月経周期の図式　ES：エストラジオール；FSH：卵胞刺激ホルモン；GnRH：ゴナドトロピン放出ホルモン；LH：黄体ホルモン；P：プロゲステロン．

LH は卵巣莢膜細胞の合成と，アンドロゲンの分泌を促し，FSH は顆粒細胞の発達を誘導し，莢膜で生産されたアンドロゲンをエストロゲンに変換するアロマターゼ酵素も誘導する．GnRH が 90 分ごとに 1 回定期的に放出されていると，濾胞細胞期の LH と FSH の分泌は，主に下垂体レベルのエストラジオール・フィードバックによって調節される．エストラジオール濃度の上昇は FSH を抑制し，それによって排卵されるまで成熟する卵母細胞になる卵胞の数を制限する．

図 27-1 の中段にあるように，エストラジオールの濃度が指数関数的に臨界閾値を超え，少なくとも 36 時間は高濃度を持続すると，これが 1 つの完全に成熟した卵

胞の生産パターンであり，LHの急激な変化が誘発され排卵（卵子が卵胞嚢から放出される）が約36時間後に起こる．その後，顆粒細胞はプロゲステロン分泌黄体細胞に変換され，排卵した卵胞はプロゲステロンを分泌する黄体となる．

図27-1は，月経周期中のLH，FSH，エストラジオール，そしてプロゲステロンの濃度とそれに対応する卵胞の状態を表している．卵巣ステロイドの標的組織は子宮内膜であり，その発達の状況は図の下段に描かれている．視床下部のGnRH拍出は，その頻度が右上部に描かれているが，月経周期の排卵後または黄体期に分泌されるエストロゲンとプロゲステロンによって劇的に遅くなる．このGnRHの抑制はLHとFSHの分泌の減少を起こし，黄体が退行するまで新しい卵胞の発達は阻害される．プロゲステロン濃度が低下するにつれて，GnRHの拍出は増加し，そしてゴナドトロピン，特にFSHの分泌が増加する．月経周期は，卵巣の事象によって卵胞期と黄体期と呼ばれるか，子宮内膜の事象によって増殖期と分泌期と呼ばれる．

妊　娠

妊娠の生物学

妊娠の最初の推定徴候は，1週間の月経の遅れである．他の推定徴候は乳房の充溢と圧痛，大きさと形の変化，嘔吐を伴ったり伴わなかったりする吐き気（つわり），頻尿そして易疲労感である．受精10〜15日後に，胎盤で生成されるヒト絨毛性ゴナドトロピン（human chorionic gonadotropin：hCG）の検出によって診断がなされる．確定診断には，hCG値が2倍になることと，胎児心音の存在が必要である．経腟超音波検査では受精後4週間という早期に，胎嚢を見ることにより妊娠子宮を明らかにすることができる．

妊娠の段階

妊娠は通常，最後の月経周期の第1日から始めて，子どもが生まれるまでの間を3期に分ける．第1三半期では女性は疲労感や嘔気，嘔吐，乳房の圧痛と気分の不安定などの自分の身体の変化に適応しなければならない．第2三半期は女性にとってしばしば最も報いられる時期である．活気が戻り，吐き気や嘔吐が消失して気分がよくなり，妊娠しているように見え始めることに興奮を覚える．第3三半期は多くの女性にとって身体的苦痛と関連する．全身——心血管，腎，肺，消化器，そして内分泌系——に大きな変化が起こり，それによって心雑音，体重増加，労作性息切れ，そして胸やけが起こることがある．人によっては，これらの変化が病気によるものではなく，出産後短期間に——一般には4〜6週間で正常に戻るという保証を必要とする．

妊娠の心理学

妊婦は著しい心理的変化を経験する．女性の妊娠に対する態度は妊娠が計画されたものか，望まれた子かどうかということも含め生殖のすべての側面についての強い信念を反映する．子どもの父親との関係，自分自身の年齢，自己認識の感覚も，将来の母親としての反応に影響を及ぼす．父親になるべき人も同じように心理的挑戦に直面する．

心理学的に健康な女性はしばしば妊娠を自己実現の方法としてとらえる．多くの女性は妊娠したことを基本的要求を満足させる創造的活動であると述べる．女性によっては妊娠は女性らしさに対する自己疑惑を減少させるために用いられたり，最も基本的な意味で女性として機能していることで自分自身を安心させる．さらに女性によっては妊娠を否定的にとらえ，子どもの誕生を恐れたり，母親にはなれないと感じたりする．

自分自身の発達の初期段階において，女性は自分が母親から分離することと独立した自己認識の確立を経験しなければならず，この経験が，後に自分自身の母性の確立の成功に影響する．女性の母親が悪役を演じていたなら，女性の母性能力の感覚は障害されることがあり，子どもの誕生前後に自信を失うことがある．女性の妊娠初期における無意識の恐怖や幻想は，しばしば自分自身の母親と自分を融合することで起こる．

胎児との心理的接触は子宮の中で始まり，第2三半期が始まるまでに多くの女性は子どもに対する心象をもつ．出生前でさえ，胎児は別個の存在とみなされ，出生前の人格が与えられる．多くの母親はまだ生まれぬ子どもに話しかける．最近では胎児との情緒的な会話は初期の母子間の結合と関連するだけではなく，例えば，禁煙したりコーヒーをやめるような健康的な妊娠期間を過ごすための母親の努力とも関連することが示されている．精神分析家によると子どものあるべき姿は，母親が自分の希望と恐れとを投影する白紙のスクリーンである．稀な例ではあるが，このような投影は分娩後の病的状態，例えば，母親が子どもの中に自分自身の憎むべき部分を見出し，自分の子どもに危害を加えるというような行動を説明する．しかし，子どもが生まれるということは女性にとって人生の創造性と養育性の必要性を満たす正常な出来事である．

父親もまた妊娠によって大きく影響される．さし迫った親子関係には，性的役割や同一性などの発達的問題や，自分の父親からの分離独立，性的能力，そしてエリクソン（Erik Erikson）が提唱したような生殖性といったものの統合が必要とされる．妊娠は男性に幻想をもたせ，男の子をほしがることは自分の母親に対する初期の認知と同時に，母親は力強く創造的であってほしいという知覚を反映している．ある種の男性にとっては，女性を妊娠させるということは，自分の能力の証明であり，青年の父性の大きな部分を占める力動となる．

結婚と妊娠

　将来の母-妻と，父-夫は，配偶者として個人としてそれぞれの役割を再評価しなければならない．彼らは友人や親戚との関係に再適応することに直面し，そして新しく生まれてきた子どもの保育者として，また相互に対しての新しい責任を負うことに対処しなければならない．両親ともに親としての適性に不安を経験することがあり，片方または両方の配偶者が意識的または無意識的に子どもが家族に加わることと2人の力動関係に及ぼす影響について両価的感情を抱くことがある．夫は妊娠中や分娩の時に自分の妻が感じる苦痛に対して罪悪感を抱くことがあり，また男性によっては妊娠経験に対して嫉妬や羨望を経験する．相互の依存要求を満たすことに慣れていたところに，両者は生まれたばかりの子どもや成長していく子どもの絶えざる要求に注意を向けなければならない．多くの両親はこのような要求に肯定的に反応するが，そうではない両親もいくらかいる．親になることや子どもをもつことの決意が相方によって合意されている場合が理想的であるが，時には親になることは葛藤の多い結婚における親密性の獲得の方法として，または他の生活上の問題に対処することを避けるために合理化されることがある．

妊娠女性に対する態度　一般に妊婦に対する他者の態度は，知性，気質，文化的側面，その人が生まれた社会の風習や地域の文化のようなさまざまな因子を反映する．結婚している男性の妊娠に対する反応は一般に肯定的である．しかし，ある種の男性にとっては，自分に女性を妊娠させる能力があるという誇りを感じることから，責任の増大に対する恐怖とそれに続く関係の破綻まで，反応はさまざまであることがある．女性が夫や恋人に虐待されるリスクが妊娠の特に初期に増加する．ある調査では，妊婦の6％が虐待されていることが示された．家庭内虐待は妊娠中の健康管理を明らかに損ない，虐待された女性は虐待されていない女性より流産，中絶そして新生児死亡が起こりやすい．虐待の理由はさまざまである．無視されることを恐れる男性もいれば，過度の依存欲求が満たされなくなったと感じたり，また胎児を競争相手と見なす男性もいる．多くの場合，女性が妊娠する前からの虐待の既往がある．

同性愛者の結婚，妊娠

　レズビアン（女性の同性愛者）では，片方の人が人工授精を通じて妊娠すべきであると決める場合がある．社会の反応はこのような姿勢に対して圧力を与えることもあるが，2人の女性の間に強い関係があるのであれば，彼らは家族構成単位として相互に強く結合する傾向がある．長期的研究によれば，レズビアンの母親の子どもは，異性愛の母親の子どもと比べて情緒的健康や対人関係において何ら相違はなく，その子自身がゲイ（男性の同性愛者）やレズビアンになりやすいということはない．ゲイの関係にある男性は，代理妻の人工授精を通じて子どもの父親になる．ゲイの男性に育てられた子どもへの長期的な影響はわかっていないが，レズビアンの家庭で育てられた子どもと同様であるという予備的知見がある．

　結婚しない女性の中には結婚は望まないが妊娠を望み，人工授精または自然受精によって妊娠する者がいる．そのような女性の中にはごくわずかではあるが母親になることが女性としての自己認識を充足させるものであり，それなしでは自分の人生が不完全で，ときには無意味であるとさえみなす者がいる．このような女性の多くは，片親である結果について考えた上で，挑戦することが可能であると感じている．

性行動

　妊娠の性行動に対する影響はさまざまである．女性の中には骨盤のうっ血がより性的反応状態を引き起こすため性的要求が増強する者がいる．また，もはや妊娠の恐れがないため，妊娠前より反応的になる人もいる．しかし，人によっては性的活動に対する欲求あるいは興味がすべて減少する．リビドーの低下はエストロゲン濃度の上昇による場合や自分が魅力的でないという感情による場合がある．また，性行動を避けることは身体的不快に由来する場合や性を越えた母性との関連による場合もある．マドンナコンプレックス（聖母信仰）は妊婦を神聖なものとみなし，性行動によって犯してはならないものとする．男性または女性のどちらかが性行為は胎児の発達に害を及ぼす可能性があり，避けるべき行動であるという誤った考えをもっていることがある．妻が妊娠している間に不倫をする男性は通常妊娠第3三半期の間に行う．

性　交　多くの産科医は妊娠中の性交を禁止してはいない．産科医によっては分娩前の4～5週間は性交を中止するように提案している．妊娠初期に出血が起こった場合は，産科医は治療的観点から一時的に性交を禁止することがある．妊娠初期の20日間で，20～25％の女性に出血が起こり，約半数が自然流産を経験する．クンニリングス（外陰舐喫）中に，膣から空気が強制的に入ることに起因した母親の死亡が報告されている．その死は，胎盤-母体循環の空気塞栓に起因すると推定される．

分　娩

　出産時の痛みや身体を害することへの恐れは万国共通で，ある程度の根拠がある．子どもの出産の準備をすることは，親密さの感覚を与え不安を軽減し，出産を楽に進行させる．分娩時にたえず情緒的に支えることで，分娩中の帝王切開や鉗子分娩の率や，麻酔の必要性，オキシトシン（アトニン-O）の使用や分娩時間が減少できる．しかし，技術的に困難であったり痛みを伴う出産でも，第2子を出産することに対する決断に影響を与えることはない．

　男性の妊娠と分娩に対する反応は十分研究されてはい

ないが，最近の傾向では父親も出産過程に関わり，それによって，不安が軽減され，出産に参加するという十分な感覚が生じる．父親は母親と同じ方法で親にはなれないが，新しい母親はしばしばこの相違を理解し，またそれを肯定的にみるように励まされる必要がある．

ラマーズ法 自然分娩として知られるラマーズ法(Lamaze method)はフランスの産科医ラマーズ(Fernand Lamaze)によって開発されたものである．この方法では女性は分娩・出産の間，十分に意識があり鎮痛薬や麻酔は使われない．母親と父親になろうとしている2人は特別な授業に参加し，リラクゼーション(弛緩)と出産過程を容易にするように考案された呼吸法を教わる．このような訓練を受けた女性はしばしば分娩・出産時の疼痛がきわめて軽かったと報告する．出産過程に参加することは，恐怖や両価的感情をもつ父親と新生児を結びつけることに役立つであろう．

出生前スクリーニング

可能性としての，あるいは実際の胎児奇形に対する出生前検査はほとんどの妊婦に実施される．超音波検査は非侵襲的で胎児の構造上の奇形を発見できる．妊娠中のαフェトプロテイン(α-fetoprotein：AFP)値は15〜20週の間に測定される．この蛋白の濃度の上昇は脊髄欠損，減少はダウン症候群を示唆していることがある．ダウン症候群検査の精度は，3種類の検査(AFP，hCG，ホーリン)を併用することにより上昇する．羊水穿刺は35歳以上で，同胞や親に染色体異常があることが判明していて，AFP異常や他の重篤な遺伝子病のリスクが高い女性に適応となる．羊水穿刺は通常16〜18週で実施され，手技後，300例中1例に流産のリスクがある．妊娠第1三半期に絨毛採取(chorionic villus sampling：CVS)が可能であり，これは染色体の状態，酵素量，DNAについて羊水穿刺と同様の情報をもたらす．絨毛採取後，100例に1例で自然流産のリスクがある．

妊娠第1三半期の検査は，女性に早期の中絶の選択を与え，これは女性にとって身体的にも情動的にもより楽であろう．奇形があることがわかっている胎児を中絶するかどうかには深い倫理的問題が関わる．女性によっては中絶を選択せず，通常親より先に死亡する子どもとの生涯続く強い愛情の結合を報告する．

授　乳

乳汁分泌は，出産後におけるエストロゲンとプロゲステロンの急激な減少に起因する複雑な神経内分泌的連動によって引き起こされる．乳汁分泌は乳児が乳を吸うことによる神経刺激の伝達により確立される．乳汁の組織や量は乳児の成長に従って変化する．通常は計画的ではなく，むしろ乳児が必要とする量を与えるべきである．子どもが望む限りの間授乳が行われる生活文化では(La Leche Leagueという授乳擁護団体に支持されている実践法であるが)，ほとんどの乳児はより早期に母親によって促されなくても自ら3〜5歳で離乳する．もし母乳を与えたくなかったり両価的な感情があるのなら，女性は母乳を与えるべきだという圧力を感じたり強制されるべきではない．長期的には，大人になった時に人工乳で育てられた子どもと母乳で育てられた子どもとの間とに識別できる違いはない．

授乳について偶然発見されたことであるが，授乳中に性的感覚を経験し，稀ではあるが，オルガズムに達する女性もいる．1990年代初頭に，このような感覚について助けを求めたある女性は監獄に入れられ，彼女の子どもは性的虐待の主張のもとに引き離された．幸いなことに良識が最終的に優勢となり，彼女は子どもと再会した．

周産期死亡

周産期死亡は在胎20週から出生後1か月までのどの時点かで起こる死と定義され，自然流産，胎児死亡，死産，新生児死亡を含む．以前は，胎児あるいは新生児と親になろうとしている，または親になった者との間の親密な絆は過少評価されていたが，現在では周産期死亡は両親にとっては深刻な心的外傷であると認識されるようになった．このような喪失を経験した親は，愛する人を亡くした時の経験に近い悲嘆の期間を過ごす．

妊娠中に起こる子宮内胎児死亡は妊娠のいずれの時期にも起こりうるが，情緒的見地からすると外傷体験である．妊娠初期には，女性は通常自分では胎児死亡に気づかず，主治医によってそれを知らされる．妊娠後期において，胎動・心音を経験した後には，女性は自分で胎児死亡を知ることがある．胎児死亡の診断がなされると，多くの女性は死亡した胎児を排除することを望み，妊娠の段階により分娩が誘導されたり，または子宮内容物の自然排泄を待たねばならないこともある．多くの夫婦は，この待っている時期に性交渉を行うことは望ましくないだけではなく心理的に受け入れ難いことであると考える．

喪失の感覚は，死産や出生前診断によって胎児奇形が発見された場合の誘発流産にも伴う．上述したように，出生前のまだ生まれぬ子との結びつきと，そして子を失った後の悲嘆と喪失はどの時期でも起こる．しかし，妊娠第3三半期における喪失による悲嘆のほうが，第1三半期における喪失の悲しみより通常大きい．親によっては死産児を見ることを望まず，その意志は尊重されるべきである．また，親によっては死産児を抱くことを望み，このような行動は悲嘆過程を助けることがある．次の妊娠は明らかな悲しみの感情を緩和するが，悲嘆を取り除くものではない．いわゆる生まれかわりの子は，過保護や将来の情動問題のリスクがある．

妊　娠

不　妊

不妊とは避妊なしの性交1年後にも夫婦が懐妊できな

表 27-1　不妊の検査のための病歴

医学的既往	女性のパートナー	男性のパートナー
医学的既往と器管系の評価	現在の医学的問題と投薬，アレルギー，多毛症，甲状腺機能障害，体重増加，糖尿病	現在の医学的問題と投薬，アレルギー，勃起機能，高温への曝露
外科的既往	卵管手術，子宮外妊娠，虫垂炎術後，骨盤腔内手術	ヘルニア修復，精巣または精索静脈瘤手術
性的既往	性交渉の頻度，排卵期と性交渉のタイミング，性交疼痛	避妊使用歴，潤滑剤の過剰使用
不妊の病歴	過去の妊娠，不妊の治療歴，不妊の期間	過去の妊娠または不妊
社会歴	タバコ，カフェイン，テトラカンナビノール（THC），気晴らしのための麻薬の使用，化学療法または放射線治療への曝露，心理社会的ストレス	タバコ，カフェイン，THC，気晴らしのための麻薬の使用，化学療法または放射線治療への曝露
発達歴	初潮，乳房の発達，月経困難症，性感染症，過去の避妊具の使用，ジエチルスチルベストロール（DES；訳注：合性女性ホルモンの一種）への曝露，異常なパパニコロースメア塗抹試験歴とその治療	男性化の程度，精巣の感染，性器外傷，停留精巣，思春期の発達，性感染症の既往歴

Frey KA, Patel KS. Initial evaluation and management of infertility. *Mayo Clin Proc*. 2004；79(11)：1439-1443 から許可を得て改変．

表 27-2　不妊の原因を調べるための一連の検査

可能性のある原因	検査	解説
無排卵	基礎体温表	毎朝測定する
	子宮内膜の生検	黄体後期に行う
	血清プロゲステロン	1 回または複数回の血液検査
	尿中排卵探索キット	性交の時期を知るために月経中期に自宅で使う
	超音波	卵巣の卵胞と破裂を視覚化する
解剖学的障害	卵管造影	増殖期に X 線検査を行う，造影剤を頸管から子宮に導入し，子宮内輪郭と卵管通過性を確定する
	子宮超音波検査	子宮内に生理食塩水を入れ経腟超音波検査によって輪郭を確定する
	診断的腹腔鏡検査	内的構造の外的表面を診る
	子宮鏡	子宮内膜腔を直接視覚化する
異常な精子形成	精液解析	正常値 20 万/mL 以上，2 mL，運動性 60%
	性交後の検査	月経中期に精子-頸管粘膜相互作用をみる
免疫学的な障害	抗精子抗体	男性の精子検査
無精子症	精巣の生検	細胞質内精子注入の適合性を調べる
	果糖に対する精子の分析	輪精管が開存しているかどうか調べる

Beckmann CRB, Ling FW, Barzansky BM, Bates G, Herbert W：*Obstetrics and Gynecology for Medical Students*. Baltimore：Williams & Wilkins；1992 から改変．

いことである．米国では 15% の夫婦が子どもをもつことができない．最近までは，夫婦間に子どもができない時には女性が責められ，子どもができないことで罪悪感，抑うつ，不適切感が生じることがよくあった．今日では，不妊の 40% の例は女性側の障害，40% は男性側の障害，そして 20% が両者の障害であるとされている．それぞれのパートナーの既往歴（表 27-1），不妊精密検査（表 27-2）によって通常原因が特定されるが，10～20% のカップルでは明確な原因を特定できない．

子どもができないということは，結婚した夫婦双方または一方に大きな心理的ストレスをもたらすことがある．自責の念は心理的問題の起こる可能性を増大させる．夫婦が年をとってまだ自分たちの子どもがいない場合は，男性ではなく女性に心理的苦悩のリスクが増す．一方または双方が不妊治療を利用することに気がすすまない時，結婚は危うくなる．夫婦の精神的評価が必要になる場合がある．夫婦の不和あるいは親密性や性的関係，生殖的役割に関する情動的葛藤は，内分泌機能と勃起，射精，そして排卵などの生理的過程に直接的に影響する．しかし，ストレスと不妊の間に単純な因果関係があるという証拠はない．

事前に存在する葛藤によって自己認識，自己評価そして罪悪感などの問題が惹起されるとその障害は重度になることがあり，退行，医師や友人，親への過度の依存，怒りっぽさ，衝動的行動あるいは抑うつとなって表れる．不妊の治療にホルモン療法が行われていると問題はより

表 27-3　受胎補助技術

方法	解説
排卵誘発または促進法 （さまざまな薬物，特に組換えまたは純度の高いゴナドトロピン）	多胚葉性の発達と排卵の刺激；多児出産の可能性がある；無排卵や黄体機能不全，原因不明の不妊や受胎補助に使われる．
精子形成誘導	特発性視床下部性腺機能低下（機能的または器質的）の男性に使われる．
人工授精	ドナーの精子を子宮腔内または卵管に挿入する；健康ならば夫の精子が使われる．
配偶子卵管内移植	卵母細胞と採取した精子を卵管に移植する；接合子も移植する；子宮内膜症による不妊や原因不明の不妊に使われる．
体外受精と胚移植	腹腔鏡または経腟超音波誘導により，体外培養された精子と卵母細胞の発達胎芽を子宮内移植する；卵管閉塞や重度の精子機能不全に使われる；移植前に遺伝的診断が許可される．
細胞質内精子注入	試験管内で精子の頭部または精子の DNA の注入によって受精，胚胞を産出，子宮内膜に移植する；精子にほとんど活動性がない場合でも使われる；男性側の不妊の遺伝的原因が子どもに伝わることがある．
配偶子ドナー	精子または卵子を他の夫婦に提供する．卵子のみを提供することも含まれており，生殖受容能力のある卵母細胞の細胞質のみが老化した卵子の生殖能力を補うために提供されたり，精子のみが提供されたりなどさまざまである．
代理母	代理母が提供された胚胞を受け取り，その夫婦の子どもを子宮内で育てる；不明確な法的問題のからむ非常に問題を含む技術である．

データの一部は Susman V. *Pregnancy in Behavioral Sciences for Medical Students*. Baltimore：Williams & Wilkins；1993 による．表は S. L. Berga, M. D., B. L. Parry, M. D., and E. L. Moses-Kolko, M. D. による．

複雑になる．というのは治療は患者によっては一時的に抑うつを増強することがあるからである．気分と認知は排卵不全や卵巣刺激の治療に使われる薬物によって変化することがある．

妊娠が困難な人は，ショック，不信そして全般的な絶望感を経験し，その後納得できるようにその問題に対して没頭し始める．不妊の精密検査をうけたり，不妊についての専門知識を身につけることは不適切感やときに精密検査そのものの痛ましい側面である屈辱感に対する建設的な防衛となる．魅力や性的な好ましさに対する懸念はよくみられる．自分を醜い，あるいは性的能力がないと感じ，性機能不全や欲望が減少する時期があることが報告されている．このような問題は，夫婦が基礎体温表や排卵周期に従って性的関係をもっている場合に，より悪化する．不妊の治療（表 27-3）は高価で，多大な時間とエネルギーを要する．男性も女性もその複雑さ，金額，侵襲性，そして医学的介入に伴う不確実性に圧倒されてしまう．プライバシーや親密性の喪失は，特に配偶者たちがその挑戦に違ったふうに反応していると，結婚生活そのものを脅かすことがある．

自分が不妊症であることを知っている独身者は，自分の"欠陥"が知られることで拒絶されることを恐れて関係をもつことをしりごみすることがある．不妊の人は自分の配偶者との大人としての関係に対して特別な困難を感じることがある．親としての経験を分かちあうことから得られる一体感や平等性は，内的な豊かさや人生の他の生産的側面におきかえなければならない．

不妊の夫婦には，彼らの失われた生物学的機能や子どもをもてないことに対する悲嘆の過程を通じ，彼らの感情に新鮮な風を吹き込むための専門的な介入が必要になることがある．不妊が続く夫婦は，実際の喪失感に対処しなければならない．親になることをあきらめた夫婦は，新しい愛の感覚や奉仕，夫婦としての認識を発展させる場合がある．人によっては，夫やドナー（提供者）による授精，体外受精，養子などの他の選択肢を探すことへの援助を必要とする場合がある．

家族計画と避妊

家族計画とは，いつ子どもを生むか生まないかという選択の過程である．家族計画の 1 つの形が避妊で，受精あるいは受胎を妨げる．避妊法（表 27-4）の選択は女性と配偶者にかかわる複雑な決定である．この決定に影響する因子には，女性の年齢や身体状態，医療へのアクセス，夫婦の宗教，そして自発的性交への欲求などが含まれる．

女性と配偶者は，さまざまな避妊法の利益とリスクを秤にかけて，自分たちの現在の生活様式や他の因子に基づいて決定する．避妊技術の成功は，職業をもつ夫婦が，子どもをもつことを 30 代，40 代まで遅らせることを可能にした．しかし，このような遅延は不妊の問題を増す．結果的に職業をもつ多くの女性は自分の生物学的時代の限界を感じて，子どもをもてないリスクを避けるために，30 歳代前半に子どもをもとうと計画する．

外科的不妊法

外科的不妊法とは，男性または女性が子孫を残さない

表 27-4 現代の避妊法

型	効果[a]	長所	短所	起こりうる合併症[b]
殺精子薬	中等度	容易に入手でき使用は簡単	不快；自然さを損う；配慮が必要	アレルギー反応
隔膜，（子宮頸部の）キャップ	中等度	安価；月経周期と干渉しない	使用に慣れていることが必要；処方箋とフィッティング（寸法あわせ）が必要；喜びを妨害しうる；配慮が必要	隔壁による反復する尿路感染；ラッテクス（合成ゴム）または殺精子剤へのアレルギー反応
男性のコンドーム	中等度	容易に入手でき使用は簡単；性感染症の防御	自然さを妨害しうる；配慮が必要	ラッテクスまたは殺精子薬へのアレルギー反応
女性のコンドーム	中等度	使用が不便；性感染症の防御	自然さを妨害しうる；配慮が必要	ラッテクスまたは殺精子薬へのアレルギー反応
ホルモン療法（排卵抑制または子宮内膜の発達の障害）				
経口避妊薬，避妊パッチ，腟内リング	高い	子宮卵巣がんの防御，ある種の性感染症	薬物副作用；毎日または毎週使用する必要あり；専門医による処方と診察が必要	うつ病，乳房の圧痛，吐き気，頭痛 ある医学的状況下では禁忌であろう より強い卵巣からの排卵抑制，無月経，医学的状況の治療を得るために継続して，使用する必要あり
性交後のステロイド	高い	性交後に使用；安価	72時間以内に開始すべきである；医学的監督が必要	副作用，特に吐き気と頭痛；普遍的に入手できるわけではない
避妊インプラント（ロッド）	高い	避妊のために1年間，1か所に植え込む；配慮は不要	内膜効果や卵巣機能の抑制のために不正出血や点状出血；植え込みや除去には外科的治療が必要	骨喪失，うつ病，不明瞭なホルモンの変化による他の医学的後遺症
ステロイド注入	高い	排卵防止そして卵巣機能を抑制するプロゲスチンまたはエストロゲン・プロゲステロン合剤の注入；合間に筋肉注射，産物にもよる	最終量から卵巣機能の戻りが遅い；除去することができない	より強いエストロゲン機能低下を目的としてプロゲステロン単独挿入がされた時は骨喪失，うつ病は重度である．他のエストロゲン機能低下の結果は不明
アンチプロゲスチン（RU-486）	高い	使用が簡単；黄体期に投与されれば月経周期を乱さない；性交後に使う	現在米国では入手できない；予測可能な周期が必要	避妊の予防より移植を損なう
外科的不妊法				
男性の外科的不妊法（精管切除）	高い	失敗の可能性は低い；20分の外来で実施できる	1～2%の患者に感染や血栓が起こる	80%の症例しか元に戻ることはない；神経症性インポテンス反応は稀；10.4%の男性が行っている
女性の外科的不妊法	高い	ほぼ100%避妊できる；性機能や快感の障害はない	精管結紮術より複雑；復元は複雑で困難である．	手術による疾病；13.6%の女性が行っている
その他				
子宮内器具	高い	一度挿入すればよい，配慮は不要；内膜の感受性を障害する	非バクテリア性内膜症，重い生理を起こす可能性あり；専門家による挿入が必要	骨盤感染の増大，卵管損傷による不妊が起こりうる；子宮穿孔，自然排出
リズム	低い	費用はかからない	性交時期に行う	なし
自然家族計画	中等度	常にできる	頸管粘液と体温を綿密にモニターする必要がある；性交時に行う	なし
腟外射精；性交渉の中断	低い	常にできる	実現が難しい	なし

[a] 効果の見積もりは，理論的に導き出されたものではなく経験に基づくものである．高い；最初の1年の利用で5%未満で避妊の失敗；中等度20%未満；低い20%以上．
[b] 失敗（妊娠）以外．
S. L. Berga, M. D., B. L. Parry, M. D., and E. L. Moses-Kolko, M. D. による．

ようにする手法である．女性にとっての手法は通常卵管結紮であり，卵管を縛ることは罹患や致死率は低い手法である．男性は通常精管切除で断種する．これは輸精管の一部を切除する手法で，卵管切除より容易で，外来で実施することができる．自主的な外科的不妊法，特に精管切除は結婚して10年以上経過した夫婦にとって最も一般的な方法になっている．

外科的不妊法を選択した少数の患者は，心気症，疼痛，リビドーの喪失，性的無反応，うつ病，など神経症的な断種後症候群に悩み，男らしさ，女らしさを憂慮する．外科的不妊法を後悔する女性たちの研究では，関係の乏しい，しばしば虐待的なパートナーとの関係でその手法を選択する．その女性が新しい関係を築き，新しいパートナーとの間に子どもがほしいと願った時に後悔は最も顕著なものになる．精神医学的コンサルテーションでは，不合理または精神病的理由で外科的不妊法を求める人々と，時間をおいて熟考した結果，外科的不妊法を求める人々とを区別する必要がある．

外科的不妊法，すなわち精管切除と卵管結紮は，避妊法の進歩と，人口流産が比較的容易になったことから以前より重要性が薄れている．それでも，外科的不妊法の方法は，さまざまな理由で生殖能力を永遠に終わらせたいと望む男女双方から選択されている．

誘発流産（妊娠中絶）

誘発流産は計画的に妊娠を終了させることである．毎年130万件の中絶が米国で実施されており，1000出生児に対して，246の中絶がある．誘発流産のさまざまな方法を表27-5に示した．最近10年間で中絶は約15%減少した．家族計画の専門家は性教育や避妊具がより入手しやすくなることで，中絶数は下がりつづけると考えている．西欧社会では中絶する女性の多くが，若く未婚で初産婦であるのに対して，後進国では既婚で2人もしくはそれ以上の子どもをもつ女性である．

中絶は約60%が妊娠8週前，88%が13週以前，4.1%が16～20週，1.4%が21週以降に行われる．表27-6に最も一般的な中絶方法をまとめ，表27-7に内科的，外科的中絶手法の比較を示した．

米国では中絶は政治的，哲学的問題になっている．この国では中絶賛成派と反対派にはっきりと分かれている．最近では，中絶反対派は中絶を行うクリニックを監視したり，患者に対して怒りを向けたりする．道徳的非難や威嚇の雰囲気は，妊娠中絶の決定を困難にしているようである．

中絶に対する心理的反応 最近の研究では望まぬ妊娠に対して妊娠中絶（誘発流産）を受けた女性のほとんどは，自分の決定に満足しており，心理的後遺症はほとんど起こさないことが示されている．流産を経験した女性（例えば，自然流産）は高い不快反応を示す．その差異は，多くの女性は子どもをほしくなかったがゆえに中絶を行ったという事実から，一部分説明できる．自然流産をした女性はおそらく子どもを望んでいた．しかし，長期的にみると，中絶をした女性の10%はその処置を後悔している．

妊娠第2三半期での中絶は妊娠第1三半期での中絶と比べ心理的な外傷はより大きい．妊娠後期の中絶の最も多い理由は（羊水穿刺や超音波による）異常核型や胎児奇形の発見である．そのため妊娠後期の中絶は，一般に母親がすでに絆を作り上げた望まれた子どもへの喪失を含んでいる．

1973年に米国で中絶が合法化される前に，多くの女性に非合法の中絶が，しばしば訓練を受けていない術者により非衛生的な状況下で実施された．かなりの罹病率や死亡率がこのような中絶と関連し，そして中絶を拒否された女性は望まない妊娠を継続するよりも自殺を選択した．女性が妊娠を続け出産するよう強要されると，嬰児殺し，遺棄，そして望まない新生児の放置のリスクが増加する．

中絶は男性にとっても重大な経験である．男性が女性と親密な関係にあれば，中絶をする病院につきそって行き，感情的に支持することで積極的な役割を演じることを望むであろう．父親も，望んでいた妊娠の中絶には大きな悲しみを経験する．

生殖能力の老化

男性も女性も年をとり，年相応の生殖能力の減退を経験するが，女性のみが完全な生殖能力の終わりを経験する．生殖能力を失うことはそれを受け入れられない人に精神的困難をもたらすことがある．しかし，生殖能力がなくてもドナーの卵母細胞と精子が入手できることは，子どもがほしいと思う正常の子宮をもつ閉経後の女性でも妊娠することが可能であるということを意味する．研究では高齢の男性は精子の遺伝子突然変異が起こり，自閉的または統合失調症的な子孫をもつ確率が高くなることが示されている．

閉 経

閉経とは排卵の終わりであり，一般に47～53歳の間で起こる．閉経につづく低エストロゲン症が，潮紅，不眠，腟萎縮と乾燥，認知・感情障害などをもたらすことがある．閉経後の女性は骨粗鬆症，認知症，心血管性病変などのリスクが高い．閉経によるうつ病は空の巣症候群によると考えられてきた．しかし，多くの女性は，幸福感と子どもを育てるために今まで延ばしていた目標を追求できる機会を楽しむことができると報告している．

妊娠の精神医学的側面

産後うつ病

多くの女性が産褥期，出産から4～6週間後に何らかの情動障害を経験する．そのような女性のほとんどはいわゆる「ベビーブルー」（baby blue），すなわち一過性の

表 27-5　流産のタイプ

自然	妊娠から生存能力を獲得する前の自然排出（500 g または最終月経から約 24 週）
習慣性	3 回以上の自然流産
稽留	異常発達または子宮内妊娠；通常成熟した卵子の存在と胎児の発達の欠損からなる
切迫	子宮出血または筋けいれんと妊娠反応陽性；異所性妊娠（通常卵管）とは区別されるべきである
不全	妊娠産物の自然通過と胎盤断片の停滞の結果による出血
人工妊娠	胎児の発育前に医学的または外科的技術によって誘発される；拡張，排出，掻爬；吸引掻爬術；羊膜囊への生理食塩水またはプロスタグランジンの挿入，子宮切開；アンチプロゲステロン（RU-486）を伴うプロスタグランジンまたはメソトレキセート；胎児異常探索のための超音波や羊水穿刺の医学的適応

S. L. Berga, M. D., B. L. Parry, M. D., and E. L. Moses-Kolko, M. D. による．

表 27-7　内科的・外科的（人工的）妊娠中絶の比較

中絶	内科的	外科的（人工的）
時期	妊娠 9 週間まで	子宮内妊娠が確定すると同時に，5 週間から
麻酔	なし	必要
副作用	疼痛，出血が予想される	通常最小限の副作用
効果	92～98％効果的	98～99％効果的
プライバシー	中絶は自宅で起こる可能性がある	外科的施設またはクリニックでの処置

Brigham and Women's Hospital. *Contraception and Family Planning : A Guide to Counseling and Management.* Boston, MA : Brigham and Women's Hospital；2005：15 から改変．

表 27-6　人工流産（中絶）技術

種類	利点	リスク
頸管拡張と子宮内容物の掻爬または吸引による除去 月経吸引（小流産）	妊娠を終了させるのに最も通常行われる手技である；妊娠 24 週までに行う 1～3 週で実施できる	子宮穿孔，頸管無力症，癒着，出血，感染症，胎児や胎盤の不完全な除去 植えられた接合子は取り除くことはできない．子宮穿孔（稀），異所性妊娠の見落とし
医学的誘発（ラミナリア杆につづいて高用量のオキシトシン静注による頸管拡張）	妊娠第 2 三半期の流産に使われる	水中毒．子宮，頸管，峡部の破裂
羊水内高張溶液注入（塩析）	妊娠第 2 三半期の流産に使われる	高浸透圧危機，心不全，腹膜炎，出血，水中毒，子宮粘膜壊死，流産の 2％にのみ行われる
プロスタグランジン（経腟内，経頸管的，あるいは羊水内に）	非侵襲的方法，アンチプロゲスチン（RU-486）またはメソトレキセートと接続して使うことができる	生命のある胎児の排除：異所性を逃す，出血，不全流産
アンチプロゲスチン（RU-486）；プロスタグランジンと混合して使用することもできる	非外科的；妊娠第 1 三半期のみ	不全流産，出血
メソトレキセート；プロスタグランジンと混合して使用することもできる	非外科的；妊娠第 1 三半期のみ	白血球減少症，出血，不全の結果

S. L. Berga, M. D., B. L. Parry, M. D., and E. L. Moses-Kolko, M. D. による．

悲嘆，不快気分，客観的な混乱，涙もろさなどを経験する．これらの感情は数日間続くことがあり，女性のホルモン値の急激な変化，出産のストレス，母親になることで増える責任の自覚などが原因であるとされている．新しく母親になることへの支援と教育以外には専門的な治療はない．もし症状が 2 週間以上続くのであれば，産後うつ病が示唆される．

産後うつ病は精神疾患の診断・統計マニュアル第 5 版（Diagnostic and Statistical Manual of Mental Disorders, 5th edition：DSM-5）では，うつ病の亜型と分類されており，抑うつ気分，過度の不安，不眠，体重の変化を特徴とする．通常出産後 12 週間以内に起こる．「ベビーブルー」が抑うつエピソードへ進展するかどうかの確定的な予測となる根拠はない．いくつかの研究では，産後うつ病のエピソードは，将来的にうつ病を繰り返すリスクが高くなることを示している．産後うつ病の治療は，授

表27-8 「ベビーブルー」(産後のうつ状態)と産後うつ病との鑑別

特徴	「ベビーブルー」	産後うつ病
頻度	産後女性の30〜75%	産後女性の10〜15%
発症時期	産後3〜5日	産後3〜6か月以内
持続	数日から数週間	治療されなければ数か月から数年
関連するストレス要因	なし	あり；特に，精神的な支えの欠如
社会文化的影響	なし；すべての文化社会経済的階級に存在する	強い関連あり
気分障害の既往	関連なし	強い関連あり
気分障害の家族歴	関連なし	ある程度の関連あり
涙もろさ	あり	あり
気分不安定	あり	しばしば存在，しかし時に気分は一様に抑うつ的
快楽消失(anhedonia)	なし	多い
睡眠障害	時々	ほとんど常に
自殺念慮	なし	時々
子どもを傷つける考え	稀	しばしば
罪悪感，不適合感	なし，または軽度	しばしば存在し，強い

Miller LJ. How "baby blues" and postpartum depression differ. *Women's Psychiatric Health*. 1995：13 から許可を得て転載. Copyright 1995, The KSF Group.

乳期に新生児に抗うつ薬が移行するリスクがあるため，十分には研究されていない．表27-8に「ベビーブルー」と産後うつ病を鑑別するための表を示した．

父親について記載される病状は，自分の妻の妊娠や子どもが生まれた後の気分の変化によって特徴づけられる．このような父親はいくつかの要因に影響される．すなわち責任の増大，性的はけ口の減少，妻から向けられる配慮の減少，不満足な結婚における子はかすがいという信念などである．

産後精神病

産後精神病(postpartum psychosis；時に，産褥期精神病[puerperal psychosis]とよばれる)は，嬰児を出産したばかりの女性に起こる精神病性障害の例である．この症候群はしばしば母親のうつ病，幻覚，そして自分や嬰児を傷つけたいという考えを特徴とする．このような自殺，嬰児殺しの考えは注意深く管理される必要があり，稀ではあるが，何人かの母親はこのような考えにとらわれて行動化する．最も信頼できるデータでは，産後精神病と気分障害，特に双極性障害とうつ病は，密接な関係があると推測されている．これはDSM-5では，双極性障害の亜型として分類されている．

産後精神病の発生頻度は1000分娩に1，2例である．この障害の起こる女性の50〜60％は第1子を授かったばかりであり，50％の女性が非精神医学的周産期合併症をもつ出産を体験している．この障害の女性の50％には気分障害の家族歴がある．最も確かなデータでは産後精神病のエピソードは，本質的には気分障害，通常は双極性障害であり，抑うつ障害のエピソードである可能性が高いことが示されている．産後精神病の親族には，気分障害の親族における気分障害の発生率と類似した気分障害の発生がある．患者の3分の2において，子どもの出生後1年の間に基底にある感情障害の第2のエピソードが発症する．出産の過程は，おそらく大きなホルモン機構を通した気分障害のエピソードを進展させる非特異的ストレスとみることができる．

産後精神病の症状は出産後数日以内に始まることもあるが，発症平均は2〜3週間以内であり，ほとんどが8週間以内に発症する．特徴的には，患者は疲労，不眠そして落ち着かなさを訴えはじめ，涙もろく情動不安定な状態を示す．続いて，猜疑心，混乱，支離滅裂，不合理な言及，そして嬰児の健康と幸福に関する強迫的懸念が現われることがある．幻覚の内容には，嬰児が死んだ，または欠陥があるという考えが含まれることがある．患者は出産を否定したり，未婚，処女，迫害された，影響された，または期待と違ったという考えをもつこともある．患者に自殺または嬰児殺しを指示するような内容の幻聴が起こることがある．動けない，立ち上がれない，あるいは歩けないという訴えもよく起こる．

明らかな精神病症状は，通常，不眠，落ち着かなさ，焦燥感，気分不安定，そして軽度の認知の障害などの前駆症状に引き続いて起こる．いったん精神病が起こると，妄想体系の内容と焦燥感の程度によっては，患者自身または嬰児にとって患者は危険な存在になる．ある研究では，患者の5％が自殺，4％が嬰児殺しに至ったと報告されている．発病前の適応が良好で，家族の支持を受けられることが，良好な転帰と関連する．次の妊娠は，再び精神病の起こるリスクが，時に50％に至るほど高くなる．

他のあらゆる精神病性障害の場合と同様に，臨床医は一般身体疾患による精神病性障害かあるいは物質関連障害によって引き起こされた精神病性障害のいずれかの可

能性を考慮すべきである．可能性のある一般身体疾患としては，甲状腺機能低下症やクッシング症候群がある．物質関連障害によって引き起こされる精神病性障害は，疼痛治療に使われる薬物，例えばペンタゾシン（ソセゴン）または妊娠中の降圧薬によって起こりうる．可能性のある他の身体的原因は感染症，妊娠中毒症あるいは新生物などである．

産後精神病は精神科救急である．抗精神病薬やリチウム（リーマス）に，しばしば抗うつ薬を組み合わせた治療が選択される．授乳期の女性には薬物は処方すべきではない．自殺しようとする患者は，自殺行為を予防するために精神科病棟への入院が必要になる．

母親となった女性は彼女が望めば通常子どもと触れ合うことで救われるが，特に母親が嬰児を傷つけようとする考えに支配されている場合，その接触には密接な監視が必要である．急性精神病の後に精神療法を行うべきであり，精神療法は，患者が母親の役割を受け入れ安心感をもつことを援助する方向で行う．夫やその他の人から援助を多く受けられるよう環境要因の変化も考慮すべきであろう．ほとんどの研究は，急性精神病から高率に回復することを報告している．

> Z夫人は，ナイジェリアのラゴスに住む30歳の高校教師である．結婚して5人の子どもがいる．最後の子には出血と敗血症があり，Z夫人は出産13日後も産科病棟に入院しており，産科医から精神科医にコンサルテーションがあった．彼女は，興奮し，困惑しているようにみえた．「私は罪人である，死ななければならない，わたしの時代は過ぎた，よきクリスチャンにはなれない，生まれ変わる必要がある，イエス・キリストが私を救済すべきである，彼は私を助けてはくれない」と精神科医に訴えた．産後精神病と診断された．抗精神病薬のクロルプロマジン（コントミン）が処方され，Z夫人はすぐ回復し，退院した．3週間後，彼女は，「精神の観点がある」「精神と格闘している」と訴え，今度は精神科病棟に再入院となった．彼女は自宅では断食し，徹夜し眠っていなかったと家族が語った．彼女は，自宅に魔女がいると近隣の人に訴えていた．魔女は彼女の母親に姿を変えた．Z夫人の夫は，ヨーロッパで工学を勉強していたが，急いで帰国し世帯を引き継ぎ，彼の義母を送り返し，彼自身が妻の治療を引き受けた．彼女は抗うつ薬の治療ですみやかに軽快し2週間で退院した．しかし，改善は短期間に過ぎなかった．彼女は治療を放棄し，あたりかまわず集団に参加し，司祭に聖書に関する質問をするようになった．1週間で再入院となった．病棟では彼女は，精神科医が権威の篝火を自分に突きつけ写真を撮り，胸をはだけ，モルモットのように扱い，食物に毒を入れ，生き埋めにしようとしていると非難した．彼女は火星と木星からメッセージを受け取ったと主張し，街で暴動があったとアナウンスした．また，聖書を自分の胸にかかえ，すべての医師を「偶像崇拝者」と非難し，すべての者に神の怒りが下るようにと祈った．かなりの抵抗ののちに，Z夫人は，電気けいれん療法を受けることを納得し，6回の治療後に症状は消失した．この時点で，彼女は自分の病気を困難な出産，夫の不在，そして彼女の理不尽な母親のせいだとした．
> 彼女は医師の役割をそれ以上は見出せず，司祭を求め，歴史上の聖者の経験と同じような信仰経験として自分の病気のことを話した．しかし，彼女の症状は再発することなく，6か月の入院期間後に退院した．（Bushra Naz, M. D., Laura J. Fochtmann, M. D., and Evelyn J. Bromet, Ph. D. のご好意による）

妊娠中の向精神薬による治療

妊娠中，授乳中における最も安全な向精神薬は何かという問いに対する明確な答えはない．妊娠中に精神疾患が悪化する患者に対しては，通常の向精神薬による治療の前に外来精神療法や入院治療，環境療法などを試みるべきである．向精神薬による治療のリスクと有益性や，母体の精神疾患は個々に注意深く評価する．患者と精神科医と産科医が妊娠中も精神科薬物療法を継続することを決定した場合は，薬用量は各妊娠時期による生理的変化に応じて計算する．子宮内胎児死亡や大きな出生時欠陥と関連する抗うつ薬の報告はないが，選択的セロトニン再取り込み阻害薬（SSRI）と三環系抗うつ薬（TCA）は一過性周産期症候群と関連する．フルオキセチン（Prozac）は羊水中に検出されるという報告がある．気分安定薬は心臓奇形や神経管欠損などのより重度の先天奇形のリスクが高いが，双極性障害の女性は，薬物療法を継続しないと再発のリスクが有意に高まる．リチウムはエブスタイン奇形，すなわち三尖弁の右室内への先天性下方偏位のリスクを高める．

米国食品医薬品局（Food and Drug Administration：FDA）では，妊娠中に使用した場合の安全性によって使用できる薬物を5つの区分に分類している（表27-9）．一般に，妊娠中には絶対的に必要ではない薬物はすべて避けるべきである．

催奇形性物質

催奇形性物質は胎児発達異常を引き起こす薬物または他の物質である．水痘，トキソプラズマ，単純ヘルペスなどの感染は，感染症の中でも特に正常発達を阻害する．喫煙する妊婦は未熟産のリスクがあり，先天異常は非喫煙者に比べて喫煙者でより高率に起こる．アルコール乱用は胎児アルコール症候群と関連する（20.2節を参照）．コカインやヘロインのような他の薬物乱用は新生児の薬物依存を引き起こす．一般に，妊婦は処方薬，市販薬や薬草を用いるべきではない．妊娠第3三半期に用いられる薬物にはほとんど催奇形性がない．レチノイド（にきびの治療に用いられる）は，妊娠第1三半期に用いられるとしばしば胎児奇形を引き起こす．

月経前不快気分障害

月経前不快気分障害（premenstrual dysphoric disorder：PMDD）とは，排卵月経周期に付随して起こる性ステロイド値の変化を引き金にした身体精神疾患である．

表 27-9 FDA による妊娠中の薬物の安全性によるランクづけ

分類	定 義	薬 物
A	ヒトにおける対照治験で催奇形性なし	鉄
B	動物実験では催奇形性はないが，ヒトにおける対照治験がないもの，または動物による催奇形性のリスクがあるがヒトにおける十分な対照治験ではリスクなし	アセトアミノフェン
C	動物では胎児に有害作用があり，ヒトに関するデータはない	アスピリン，ハロペリドール，クロルプロマジン
D	ヒトにおける胎児へのリスクが認められている（生命に危険のある状況では使われることもある）	リチウム，テトラサイクリン，エタノール
X	ヒトで胎児へのリスクが証明されている（使用禁忌で生命に危険な状況でも使われるべきではない）	バルプロ酸，サリドマイド

　これは，易刺激性，情動不安定，頭痛，不安，抑うつなどを特徴とし，月経開始1週間前に起こる．身体症状は，浮腫，体重増加，乳房痛，失神，知覚異常などである．DSM-5 による月経前不快気分障害の診断基準を表 27-10 に示した．女性の約5％がこの障害をもつ．治療は対症療法的であり，痛みに対する鎮痛薬や不安・不眠に対する鎮静薬を用いる．患者によっては短期間の SSRI に反応する．体液貯留には利尿薬が用いられる．

　一般に認められる症候群には気分症状（例えば，不安定，刺激性），行動症状（例えば，食生活の変化，不眠），そして身体症状（例えば，乳房の張り，浮腫，頭痛）がある．この症状は月経周期の特定の時期に起こり，月経周期のある期間は消失する．月経周期の間に起こるホルモン変化が症状の出現と関連するが，正確な病因は不明である．

　一般的に合意されている診断基準が欠如するため，月経前不快気分障害の疫学は正確にはわかっていない．80％の女性が，月経前の期間に気分，睡眠または身体症状に何らかの変化を経験し，そのうち40％の女性が少なくとも軽度から中等度の，医学的助言を必要とする月経前症状をもつ．PMDD の診断基準をすべて満たすのは3～7％の女性に過ぎない．

　ほとんどの女性が月経前の期間に気分や身体症状の変化を経験するが，機能的には重篤な障害がないことを考慮すると，このような女性と PMDD と診断される女性を区別することは重要である．月経前症候群（premenstrual syndrome：PMS）は，症状の数と重症度，そして機能が障害されている程度によっても PMDD と区別される．表 27-11 に PMS の診断基準を示した．PMS は3回の月経周期中，月経前5日前に1つでも感情または身体的な症状があれば診断される．

　PMDD の経過と予後について正しい結論が得られるほど十分な研究は進められていない．個々の事例では，効果的な治療がはじめられない限り，症状は慢性的に続

表 27-10 DSM-5 の月経前不快気分障害の診断基準

A. ほとんどの月経周期において，月経開始前最終週に少なくとも5つの症状が認められ，月経開始数日以内に**軽快し始め**，月経終了後の週には**最小限**になるか消失する．
B. 以下の症状のうち，1つまたはそれ以上が存在する．
　(1) 著しい感情の不安定性（例：気分変動；突然悲しくなる，または涙もろくなる，または拒絶に対する敏感さの亢進）
　(2) 著しいいらだたしさ，怒り，または対人関係の摩擦の増加
　(3) 著しい抑うつ気分，絶望感，または自己批判的思考
　(4) 著しい不安，緊張，および/または"高ぶっている"とか「いらだっている」という感覚
C. さらに，以下の症状のうち1つ（またはそれ以上）が存在し，上記基準 B の症状と合わせると，症状は5つ以上になる．
　(1) 通常の活動（例：仕事，学校，友人，趣味）における興味の減退
　(2) 集中困難の自覚
　(3) 倦怠感，易疲労性，または気力の著しい欠如
　(4) 食欲の著しい変化，過食，または特定の食物への渇望
　(5) 過眠または不眠
　(6) 圧倒される，または制御不能という感じ
　(7) 他の身体症状，例えば，乳房の圧痛または腫脹，関節痛または筋肉痛，「膨らんでいる」感覚，体重増加

注：基準 A〜C の症状は，先行する1年間のほとんどの月経周期で満たされていなければならない．

D. 症状は，臨床的に意味のある苦痛をもたらしたり，仕事，学校，通常の社会活動または他者との関係を妨げたりする（例：社会活動の回避；仕事，学校，または家庭における生産性や能率の低下）．
E. この障害は，他の障害，例えばうつ病，パニック症，持続性抑うつ障害（気分変調症），またはパーソナリティ障害の単なる症状の増悪ではない（これらの障害はいずれも併存する可能性はあるが）．
F. 基準 A は，2回以上の症状周期にわたり，前方視的に行われる毎日の評価により確認される（注：診断は，この確認に先立ち，暫定的に下されてもよい）．
G. 症状は，物質（例：乱用薬物，医薬品，その他の治療）や，他の医学的疾患（例：甲状腺機能亢進症）の生理学的作用によるものではない．

Diagnostic and Statistical Manual of Mental Disorders, Fifth Edition (Copyright ©2013). American Psychiatric Association. All Rights Reserved から許可を得て転載．

く傾向がある．PMDD の治療は，患者に症状の存在とそれを認識することをサポートすることも含まれる．SSRI（例えば，フルオキセチン）とアルプラゾラム（ソラナックス）が有効であることが報告されているが，どの治療も多数の十分な対照試験において有効性が結論付けられてはいない．もし症状が月経周期の間中，症状が軽減することなく存在するのであれば，臨床医は月経周期とは関連しない気分障害や不安症の 1 つを考慮すべきである．また，特に重篤な症状が存在する場合は，たとえ周期的であっても，直ちに他の気分障害や不安症を考慮すべきである．症状の原因になる内科的または外科的疾患（例えば，子宮内膜症）を鑑別するための十分な身体的検索が必要である．

表 27-11　月経前症候群の診断基準

感情症状	身体症状
抑うつ	乳房の張り
易刺激性	腹部鼓腸
不安	頭痛
混乱	四肢の腫脹
社会的引きこもり	

American College of Obstetricians and Gynecologists [ACOG] *Practice Bulletin #15*, April 2000 から許可を得て改変．

その他の事項

性感染症

性感染症（sexually transmitted disease：STD）は，性交によって感染する伝染病である．STD は常に存在してきたものであるが，1950〜70 年代までは，感染は生命を脅かすことはなく，治療可能なものと考えられていた．それは，後天性免疫不全症候群（acquired immune deficiency syndrome：AIDS［エイズ］）が，ヒト免疫不全ウイルス（human immunodeficiency virus：HIV）によって引き起こされる感染症で，治療不可能で，生命を脅かすものとなり，母から胎児へと移行すると認識される以前のことである．最初は同性愛の男性や薬物常習者にのみ感染するものとされていたが，現在では HIV には限界がないことが判明している．

淋病やクラミジアのような STD の続発症として骨盤内炎症性疾患（pelvic inflammatory disease：PID）が起こることがある．PID が適切に治療されないと，両側性の卵管卵巣膿瘍を起こし，子宮摘出術や両側卵管卵巣切除術が必要となる．抗生物質による早期治療が，膿瘍の進行を阻止し，不妊や慢性骨盤痛や卵管損傷による子宮外妊娠のリスクを減じる．これらの感染はまた輸精管の閉塞や慢性前立腺炎を起こし，結果的に男性不妊を引き起こす．

他の STD で重篤な結果をきたしうるのは，鼠径部リンパ節炎と，ヒトパピローマウイルス（human papillomavirus：HPV）である．HPV の亜型による性感染は，陰茎，外陰部，腟，子宮頸部において前癌状態の変化を引き起こし，また子宮頸癌を引き起こすと考えられる．鼠径部リンパ節炎は化学的，外科的に除去することが可能であるが，完治は困難である．HPV に接触した女性には通常の婦人科検査の他に，前癌病変の発見のために，パパニコロー染色細胞診が推奨される．HPV のワクチンがあり，11〜12 歳のすべての女児にある種の HPV ウイルス感染率の減少のために推奨されている．このワクチンは性器疣贅と頸管がんの発生率を減少させる．

性的一夫一婦制や禁欲でほとんどの STD の感染を防ぐことができ，これは社会的健康指標として支持されている．しかし，性的衝動が自制力や制御を困難にする．それゆえ，代わりに社会的健康指標としてコンドーム使用が強く推奨されている．特に青年は，性的活動の結果起こる STD や妊娠について知っておく必要性がある．10 代で貞操を守るよう注意することは，完全に効果的なことではなく，反抗されることがある．愛情や逃避への欲求の前に，性交のリスクは忘れられたり過少評価されることがある．自尊心が低い人やストレスの多い人は，性行動を自己像を強化しストレスから逃避する手段とみなすことがある．性行動を強化するような特性は，STD の問題を引き起こしやすい．ヨーロッパの研究では，学校などにおいて容易にコンドームが入手できれば，STD と不必要な妊娠を減らすことができると報告されている．

骨盤痛

骨盤痛には子宮内膜症，骨盤癒着，卵巣・付属器腫瘍，ヘルニアそして大腸や直腸の疾患など多くの原因がある．骨盤痛は，罪悪感や妊娠，不妊の恐怖，そして現在のまたは過去における近親相姦や性虐待に関連する情動的障害のような心理的原因に続発して起こる場合がある．骨盤痛は，器質的要因を完全に除外しないかぎり心理的原因に帰すべきではない．ほとんどの例で，評価には診断的腹腔鏡も含むべきである．同様に，性交不快症や性交疼痛も，すべての解剖学的原因が除外されるまでは心理的原因によるものとみなすべきではない．

想像妊娠

想像妊娠（pseudocyesis：偽妊娠）は，妊娠していない女性における無月経，悪心，乳房の腫大と色素沈着，腹部膨張（図 27-2）や労作時疼痛などの典型的妊娠症状の発現である．想像妊娠は，おそらく中枢性入力を介して視床下部に働きかけるという，精神が身体を支配する力を示している．想像妊娠を起こさせる心理的経過には妊娠に対する病的な願望，そして恐怖，女性であること，性能力や出産に関する両価性または葛藤，また，流産，卵管結紮，子宮全摘に続く喪失反応などがある．患者は現実検討のない真の身体的妄想をもつこともあるが，多

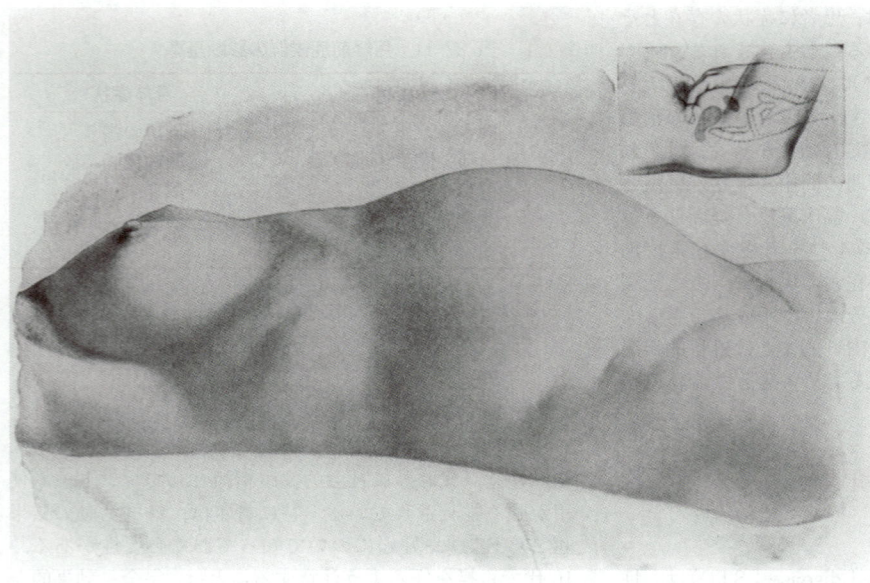

図27-2 36週の患者 双合手診により子宮の位置と大きさが正常であると確認された．

くは妊娠検査陰性の結果や骨盤超音波検査によって解決する．想像妊娠が出現している間または後に，内在する心理学的機能不全を評価，治療するために精神療法が必要とされる．関連のある事項として擬娩(couvade)といって一部の民族の習慣の中で妻が出産するとき夫も出産をまねることがある．そのような社会では，擬娩は正常な現象である．

> 16歳のSさんは避妊なしの初めての性交を経験し，妊娠したと思い込んだ．妊娠の徴候と症状について読んだすぐ後に彼女の月経は止まった．乳房がちくちくする感じがし，乳房が大きくなったような気がした．彼女は早朝に吐き気と嘔吐があると言い，彼女の母親もそれを観察した．診療では子宮は大きく，乳房は乳輪が黒く乳汁を含んでいて，色素線条が臍から恥骨まで認められた．腹部は大きくはなっていなかったが，彼女は胎動を感じると信じていた．妊娠反応は陰性で，患者にはそのように伝えられた．しかし，彼女は自分が妊娠しているという信念を覆すことができなかった．精神療法が行われ，2か月で月経が戻り，彼女は自分が妊娠していないという事実を受け入れた．

妊娠悪阻

妊娠悪阻は，嘔吐が慢性的，持続的で，頻回に起こり，ケトーシス，アシドーシス，体重減少，脱水を起こすことで，つわりとは区別される．早急に治療すれば母親や胎児への予後は良好である．多くの女性は，食事を少量とし，鉄補給を中止し，ある種の食事を避けることで外来患者として治療できる．重症例では入院が必要になる場合がある．原因不明であるが，心理的要因がある可能性がある．既往に神経性やせ症または神経性過食症を有する女性には発症のリスクがある．

異食症

異食症とは，泥・粘土・のり・砂・便のような非栄養物を繰り返し摂食することである．このような摂食障害は幼年期に最もよくみられるが，ある種の下位文化圏の妊婦にも起こり，最も多いのは南部の田舎に住むアフリカ系米国人女性で，泥やのり（例えば，コーンスターチ）を食べることがある．異食症の原因は不明であるが，母体の栄養不良と関連していることがある．

参考文献

Berga SL, Marcus MD, Loucks TL, Hlastala S, Ringham R, Krohn MA. Recovery of ovarian activity in women with functional hypothalamic amenorrhea who were treated with cognitive behavior therapy. *Fertil Steril.* 2003;80:976–981.

Berga SL, Parry PL, Cyranowski JM. Psychiatry and reproductive medicine. In: Sadock BJ, Sadock VA, eds. *Kaplan & Sadock's Comprehensive Textbook of Psychiatry.* 8th ed. Vol. 2. Philadelphia: Lippincott Williams & Wilkins; 2005:2293.

Bloch M, Rotenberg N, Koren D, Klein E. Risk factors for early postpartum depressive symptoms. *Gen Hosp Psychiatry.* 2006;28(1):3–8.

Dell DL. Premenstrual syndrome, premenstrual dysphoric disorder, and the premenstrual exacerbation of another disorder. *Clin Obstet Gynec.* 2004;47:571.

El Kissi Y, Romdhane AB, Hidar S, Bannour S, Ayoubi Idrissi K, Khairi H, Ben Hadj Ali B. General psychopathology, anxiety, depression and self-esteem in couples undergoing infertility treatment: a comparative study between men and women. *Eur J Obst Gynecol Reprod Biol.* 2013;167(2):185–189.

Goriely A, McGrath JJ, Hultman CM, Wilkie AO, Malaspina D. "Selfish spermatogonial selection": A novel mechanism for the association between advanced paternal age and neurodevelopmental disorders. *Am J Psychiatry.* 2013;170(6):599–608.

Grigoriadis S, VonderPorten EH, Mamisashvili L, Roerecke M, Rehm J, Dennis CL, Koren G, Steiner M, Mousmanis P, Cheung A, Ross LE. Antidepressant exposure during pregnancy and congenital malformations: Is there an association? A systematic review and meta-analysis of the best evidence. *J Clin Psychiatry.* 2013;74(4):e293–e308.

Kroll R, Rapkin AJ. Treatment of premenstrual disorders. *J Reprod Med.* 2006;51(4 Suppl):359–370.

Lamberg L. Risks and benefits key to psychotropic use during pregnancy and postpartum period. *JAMA.* 2005;294:1604–1608.

Nelson HD, Humphrey LL, Nygen P. Postmenopausal hormone replacement therapy: Scientific review. *JAMA.* 2002;288:882.

Rosenberg R, Greening D, Windell J. *Conquering Postpartum Depression: A Proven Plan for Recovery.* Cambridge, MA: Perseus; 2003.

Rupp HA, James TW, Ketterson ED, Sengelaub DR, Ditzen B, Heiman JR. Amygdala response to negative images in postpartum vs nulliparous women and intranasal oxytocin. *Soc Cogn Affect Neurosci.* 2014;9(1):48–54.

Seyfried LS, Marcus SM. Postpartum mood disorders. *Int Rev Psychiatry.* 2003; 15:231–242.

Yonkers KA, Wisner KL, Stowe Z, Leibenluft E, Cohen L, Miller L, Manber R, Viguera A, Suppes T, Altshuler L. Management of bipolar disorder during pregnancy and the postpartum period. *Am J Psychiatry.* 2004;161:608–620.

（訳　浦上裕子）

28 精神療法

28.1 精神分析と精神分析的精神療法

　今日幅広く実践されていることからわかるように，精神分析的治療は，さまざまな度合や割合で使われる「覆いを取る治療戦略」(uncovering strategy)を幅広く包含している．現実的には明確に境界を引くことはできないが，古典的な精神分析および主要な様式である精神分析的精神療法(表出的および支持的)の原形となる治療法について，ここでは分けて記載する(表28.1-1)．分析的技法の複雑さは，どの部分にもある．個別的な技法を強調する理由は，治療者が患者のニーズや能力に応じて，その都度治療を微調整するからである．

　精神分析はその創始者として名高いフロイト(Sigmund Freud)とほぼ同義である(フロイトとその理論については4.1節参照)．フロイト理論は精神分析的精神療法(後に述べる)などの近年の変法と区別するために「古典的」あるいは「伝統的」精神分析などと称されている．

　精神分析は性的な抑圧理論を基本としており，個人の無意識の記憶に残っている満たされなかった幼児的でリビドー的な願望を遡る．それは，行動の意味や動機，特に思考や感情を形作る無意識的な要素を発見する方法としては，現在も比類なき存在である．

精神分析

精神分析過程

　精神分析過程は，言語化された素材と，防衛的な忘却と過去の反復を通して根底にある葛藤を切り離そうとする無意識のやり方の隠された意味を，患者に慎重に解き明かすことによって，抑圧された記憶や感情を表層に浮上させようとするものである．

　分析の全体的過程は1つのものであり，無意識の神経症的葛藤が記憶から蘇り，言葉で表現され，転移の中で再体験される．そして，分析家により再構成され最終的に理解を通して解決される．フロイトはこれらの過程を想起(recollection)，反復(repetition)，ワークスルー(working through；かつては「徹底操作」の訳語が充てられていた)と呼び，それは回想，追体験，洞察の獲得をまとめたものである．想起には，神経症の中核が形成された幼児期の出来事まで記憶を遡ることが必要である．これらの出来事の再構成は，追想(reminiscence)，連想，および発達上の出来事を自伝的に関連づけることを通して行われる．反復は単に思い出すというだけではなく，患者は生活史上の重要な人々との交流を情緒的に再体験する．この再体験は，投影された親としての分析家と対峙するという特定の文脈の中で生じる．患者の過去に由来する空想化された対象と共にいると，幼児期の忘れられていた未解決の感情や体験が意図せずとも再び現れる．最後に，ワークスルーとは，以前は抑圧されていた記憶が意識に持ち込まれ，感情的・認知的に統合される過程，およびそれを通して患者が徐々に解放される(神経症の改善)過程の両方を含む．分析過程は大きく3つの段階に分類できる(表28.1-2)．

適応と禁忌

　通常，いわゆる精神神経症と呼ばれる疾患はすべて精神分析の適応となる．精神神経症に含まれるのは不安症，強迫的思考，衝動行為，変換症(転換性障害)，性的機能不全，抑うつ状態，そして例えばパーソナリティ障害のような多くの非精神病的状態である．時間的・金銭的犠牲を要する精神分析に患者が動機づけられるような強い苦悩がなければならない．精神分析を始める患者は症状の除去に躍起になるのではなく，自分を理解したいという純粋な気持ちをもっていなければならない．患者は分析中に現れる欲求不満，不安，そして他の強い感情を自己破壊的な方法で放散ないし行動化することなく，もちこたえなければならない．また分析家に対して正直でいられるような合理的で成熟した超自我をもっていなくてはならない．知性も少なくとも平均程度には達している必要がある．中でも，行動の無意識的な意味について抽象的・象徴的に考えることが可能という意味で，心理学的に開かれた心をもっている必要がある．

　精神分析における多くの禁忌は適応の裏返しである．苦痛を感じないこと，不十分な衝動統制，欲求不満や不安に耐えられないこと，理解への動機づけが低いことは，すべて禁忌に当たる．極端な不正直や反社会的パーソナリティも分析治療には禁忌である．具象的思考ないしサイコロジカルマインド(訳注：心理学的関心を自己にむ

表 28.1-1　精神分析的実践の範囲：臨床的連続体[a]

特徴	精神分析	精神分析的精神療法	
		表現的様式	支持的様式
頻度	規則的に週に4〜5回；50分	規則的に週に1〜3回；30分〜1時間	週に1度かより少なくか，あるいは必要に応じてか柔軟に決める：30分〜1時間
期間	長期：普通は3〜5年	短期ないしは長期；数回のセッションから数か月ないし数年	短期ないし間欠的に長期間；1回の面接から生涯続くものまで
設定	患者は分析家を見ない位置でおおむね寝椅子に横になる	患者と治療者は対面する；時に寝椅子を用いる	患者と治療者は対面する；寝椅子は禁忌
施行様式	すべての陽性および陰性転移と抵抗の系統的分析；分析家と面接中の出来事への主な焦点づけ；転移神経症を促進する；退行を促す	力動と防衛の部分的分析；現在の対人的出来事と面接外の人々への転移への焦点づけ；陰性転移の分析；進歩を妨げない限り陽性転移の解釈はしない；制限つきの退行を促す	治療同盟と真の対象関係の形成；転移の解釈は稀な例外を除いて禁忌；意識された外的な出来事に焦点を当てる；退行は促さない
分析治療者の役割	絶対的中立性；患者の欲求不満；反射鏡の役割	限定された中立性；患者の潜在的満足とより高い活動性	中立性は保留；限定的で明らかな満足，指示および表面化
突然の変化を起こすもの	欲求が制限された状況で洞察が優勢になる	より共感的環境における洞察；善意の対象との同一化	一時的代理としての補助的あるいは代わりとなる自我；保護的環境；可能な範囲での洞察
対象患者	神経症；軽度の人格的精神病理	神経症；軽度から中等度の人格的精神病理，特に自己愛性と境界性パーソナリティ障害	重症のパーソナリティ障害；潜在性または顕在化した精神病；急性の危機；身体疾患
患者の必要条件	高い動機づけ；心理学的関心；以前のよい対象関係；転移神経症を維持する能力；欲求不満耐性が高いこと	高度から中等度の動機づけと心理学的関心；治療同盟を形成する能力；ある程度の欲求不満耐性	ある程度の動機づけと治療同盟を形成する能力
基本的目標	パーソナリティの構造的再構成；無意識の葛藤の解消；精神内界の出来事に対する洞察；間接的結果としての症状からの解放	パーソナリティと防衛の部分的再組織化；葛藤の前意識的および意識的派生物の解消；最近の対人的出来事に関する洞察；対象関係の改善；症状からの解放は目標であるかあるいはさらなる探究の始まりである	自己と対処能力の再統合；安定化または以前存在した平衡状態への復旧；防衛の強化；よりよい適応あるいは病理の受容；本来の目標としての症状からの解放と環境再構築
主な技法	自由連想法が主；成因の再構築に重点を置いた完全に力動的な解釈（直面化，明確化，徹底操作を含む）	限定された自由連想；直面化，明確化，部分的解釈が主で，「今ここで」の解釈を強調し，成因の解釈は制限する	自由連想法は禁忌；提案（アドバイス）が主；解除反応が有用；直面化，明確化，「今ここで」における解釈は第二義的で，成因の解釈は禁忌
付加治療	本来的には避ける；もし適用するなら，あらゆる否定的，肯定的意味と含意が徹底的に分析される	必要なことがある（例えば，一時的な向精神薬の使用）；もし適用されたなら，その否定的な含意を探索し，散らす	しばしば必要（例えば，向精神薬，家族療法，リハビリテーション的治療，入院など）；もし適用されたなら，その肯定的含意を強調する

[a] この区分は絶対的なものではない；すべての実践は臨床的連続体の範囲にある．

ける姿勢）の欠如も禁忌である．元々サイコロジカルマインドをもつ患者の中にも分析に不向きな者がいる．失業や離婚などの大きな変化や人生の危機の渦中にある者である．重度の身体疾患も長期的な治療に対して投資することを困難にする．概して知的に低い患者は分析手順を理解できないか，分析過程において協調することができない．かつて40歳以上は分析には禁忌と考えられていたが，現代の分析家は60〜70代の人も柔軟性があり，分析可能と考えるようになっている．最後にあげる禁忌事項は，分析家と親しい関係にあることである．友人や親類，治療場面以外で関わりのある人物の分析は避けるべきである．

患者の必要条件

分析を受ける患者に求められる重要事項については表28.1-3に示した．

表 28.1-2 精神分析の各段階

第1段階：患者は精神分析のやり方や決まりごと，必要とされることに馴染み，そして患者と分析家の間の現実的な治療同盟が築かれる．また基本規則が形成される．患者は自身の問題を語り，生活歴についても触れる．患者は病の原因を深く探る前に，カタルシス（浄化）と安全の感覚を通してまずは安心感を得る．患者は良くなりたいという願望によってまずは動機づけられている．

第2段階：実際の神経症に代わって，転移神経症が出現する．そこでは健康になることへの願望は，分析家から情緒的満足を得るという願望と真っ向から対立する．無意識的な葛藤は徐々に表面化し，分析家への不合理な愛着が増し，関係には退行的・依存的なものが付随してくる．幼児的関係への退行（母親と幼児の関係と比較されることもある），および幼児期のパターンの反復，未解決なリビドー的願望が分析家へ向かい外傷的な記憶が再生される，などである．

第3段階：終結期は分析的な結びつきの解消を特徴とする段階であり，患者は出立の準備をする．転移神経症の範囲内における分析家への不合理な愛着がすでに軽減済みであるのは，それがワークスルーされ，精神（psyche）の合理的な側面が中心となって優れた統制力と患者の問題に対する成熟した適応力を供給したからである．終結は厳密な区切りではなく，患者は分析家がいなくても治療場面外のあらゆる問題をワークスルーし続ける必要がある．あるいは分析が技法上は終了した後でも断続的な援助が必要なこともある．

T. Byram Karasu, M. D. のご好意による．

表 28.1-3 精神分析において患者に求められること

1. **高い動機づけ** 集中的で長期に渡る治療に耐えるためには患者の高い動機づけが必要である．健全な状態と自己理解への希求が，不幸でありたいという神経症的ニーズを抑制しなくてはならない．患者は時間と費用の問題を厭わず，将来の治癒を目指して即時的な苦痛の除去を犠牲にすること，そして2次的疾病利得を手放す苦痛と欲求不満に耐えなければならない．

2. **関係を築く力** 信頼できる対象関係を結び，維持し，そして分離できる能力は不可欠である．患者は代償不全を起こしたり，過剰な愛着に囚われすぎることなく，満たされることのない退行的な転移関係にもちこたえなければならない．生活史上，損なわれた，あるいは長続きしない対人関係しかもてなかった患者は，他者と実りのある交流をもてないため，精神分析の対象にはなりにくい．

3. **サイコロジカルマインドと洞察の力** 内省の過程で精神分析が必要とするのは，自身への関心と自己吟味の能力である．自身の内的な思いと情緒をはっきり表明できず理解できない者は，基本的な分析用語とその意味することを用いてやり取りすることができない．自分の動機と振る舞いを吟味できない者は，分析的方法から得られる利益が制限されてしまう．

4. **自我の強さ** 自我の強さは統合的な能力であり，2つの相反する自我機能の間を適切に行き来できる力である．一方では，患者はある一定期間回想し，空想のために現実から離れ，依存的・受身的にならなければいけない．他方，患者は分析規則を受け入れ，解釈を統合し，そして重要な決定を先延ばしにして，自分の心的内部の過程の観察者として視点を移動させなくてはならないし，進行する対人関係上では理性的な大人として機能しなくてはならない．

T. Byram Karasu, M. D. のご好意による．

Mさんは29歳の独身女性で，雑誌社で誰にでもできるような簡単な仕事をしていた．彼女が同性愛的関係をもったと知ったときの両親の反応に対する強い悲しみと心痛を主訴として彼女は現れた．彼女は自分の能力よりもはるかに低い仕事ばかりしてきたとも感じていた．これまで何らかの治療を求めたことはなかった．彼女が知的で繊細，内省的で洞察的であるのは明らかだった．彼女に精神分析の可能性が呈示されたとき，それは自分が考えているよりももっと「病的」という意味なのではないか，と心配になった．しかし，Mさんはフロイトを読み始め，実は分析が機能の高い者に勧められていると知り，興味をもった．彼女は1回50分，週に4回のセッションに通うことに同意した．

彼女は同胞3人中の長子であり，その中でただ1人の女子だった．Mさんの父親は成功した職業人であったが，非常に要求がましく侵入的な人であり，何事にも満足しない人物として語られた．彼は常時子どもたちの日常のやるべきことに対して「決められたこと以上の結果」を期待した．一方，Mさんは父の業績を非常に誇らしく思っていた．彼女は母親についても同様に葛藤的な言葉を用いて語った．彼女は主婦であり，か弱く，そして時には権力者である父親に対して盲従的であった．しかし，本来は地域のボランティアによく溶けこみ，人前ではっきりと話のできる人でもあった．

分析が始まる直前，Mさんは財布を盗まれた．最初の分析セッションのとき，彼女はIDカードをすべて失くしたことを話し，彼女にとってはまるで「まるっきり新しいアイディンティティ」で分析を始める感覚だと述べた．はじめのうち，彼女は寝椅子の使用に少々とまどっていた．なぜなら，彼女は分析家の反応を見ていたかったからである．しかし，すぐに彼女は分析家を見ない方がずっと楽に連想できると納得した．

夢と自由連想を通して分析が進むに従い，Mさんは分析家に強い関心を向けるようになった．彼女は分析家の生活を非常に知りたがった．机の上にある分析家の予約ノートを目にした後の連想は，自分が「予約簿に嵌め込まれた」というものであった．Mさんが他の患者を見たときはいつでも，オフィスが「流れ作業」になっているように感じていた．彼女の連想は，両親が活動から活動へと走り回っている間に彼らに嵌め込まれたという気持ちにつながった．Mさんの抵抗は，しばしば15分以上セッションに遅れてくるという形で顕在化していた．彼女の連想は分析家に「熱心過ぎる」と思われたくないという告白につながった．また，圧倒されるような陽性転移・性愛的転移に対する防衛として，

自分にとっての分析家の価値と重要性を貶める必要があったのだ，と理解することもできた．

　例えば，Mさんは自分の容姿を良くしたいと思っていたが，それは彼女が「ロールモデル」と呼んでいる治療者にもっと魅力的だと思って欲しかったからである．しかし，彼女の陰性転移は決して表層から離れていたわけではなく，治療者のことを患者の支払いを自分の衣裳に注ぎ込む衣紋かけにすぎないのだと彼女を非難した．

　彼女の性的志向についての葛藤は，分析過程における話題の中心事項であった．なぜなら父親が同性愛恐怖であったからである．分析が始まってすぐの頃，Mさんがレズビアンバーに行ったとき，ぎこちなさと不快感を感じた．また彼女が「レズビアンディスカウント」を受ける資格があるかどうか尋ねられた時には，「ない」と答えたのだった．あるとき，彼女は何人かの男性と会い始め，その中には男性の心理学者も含まれていた．分析家は，この男性とのデートはまるで分析家とのデートのようであり，彼と寝ることは分析家と寝ることと同じような意味をもつのではないかと転移解釈を行い，Mさんはそれを受け入れた．男性心理学者をデート相手として一時的に選択することは，防衛的妥協であると認識できた．彼女の同性愛的な対象選択には複数の理由があったが，分析作業を通して，少なくとも彼女の同性愛志向における葛藤の一部は，父親との関係に根ざしていると気づくようになった．それは父親の関心をつなぎ止めると同時に，彼を激しく怒らせる手段でもあったのである．

　4年の治療を経て，Mさんは目に見えて良い仕事をするようになり，能力に応じた昇進を果たした．また性的志向性に関しても両親，特に父親に対してうまく付き合うことができるようになった．彼女は自身の「新しいアイデンティティ」に非常に満足するようになり，知的専門職の女性とも関係をもつようになった．治療の終わりに，Mさんとこの女性は互いに正式なパートナーとなり，養子を迎えることを検討した．(T. Byram Karasu, M. D. and S. R. Karasu, M. D. のご好意による)

治療目標

　発達的な用語で述べるとしたら，精神分析は早期幼児期に根ざしている健忘が少しずつ除去されることを目指している．これは，記憶の中のすべての隙間が埋まると，患者は過去を反復したり固着し続ける必要がなくなるので，病的状態は消失するであろう，という仮説に基づいている．患者は今までの退行的な行動様式をやめ，新しくてより適応的な行動様式を手に入れることが可能になるはずである．それは患者が自分たちの行動の理由を学ぶからである．これに関連する精神分析の治療目標とは，患者がある程度の自己理解や洞察を成し遂げることである．

　精神分析的な目標は非常に難しいと考えられていることが多いが(例えば，パーソナリティー全体の変化など)，それは幼少時の情緒に基づいた古い発達的な行動様式，そして情緒に対する強固な防衛が，徹底的に再構成されると考えられているからである．目標は捉えどころがないこともあれば，精神内界の特殊な用語(例えば，自我の強化)や概念的に曖昧な用語(例えば，転移神経症の解消)で規定されていることもある．精神分析の成功基準はきわめて漠然としており主観的である．よく言えばそれらの基準は治療の概念上の終結点であるが，より現実的で実用的な用語に置き換えられねばならない．

　実際，神経症の症状が多彩であることと同様に，患者にとっての精神分析の治療目標は当然多彩である．神経症が形成する症状は，性的または対象関係が満たされないこと，人生を謳歌できないこと，目標を達成できないこと，仕事や学業面での成功恐怖，過剰な不安や恐怖，または抑うつ的な考えなどであるが，これらが治療の焦点や全体的な方向性や，特定の目標を決定する．これらの目標は治療期間のいつでも変化するものである．特に数年に渡る治療での目標変化は度々生じる．

主要なアプローチと技法

　構造的なことに関しては，精神分析は個人療法(二者関係)であり，高頻度で(週4〜5回)長期(数年)に及ぶ場合が多い．これらの3つの特徴はフロイト自身の経験から得られたものである．

　この二者関係の設定は，神経症を精神内界の事象として捉えるフロイト派の神経症理論を直接的に反映したものである．神経症が個人内に生じるのは，本能衝動が継続的に解放されることを求めているからである．パーソナリティが再構成されるためには力動的な葛藤が内的に解消されなければならず，抑圧された過去の記憶や知覚が枢要となる．

　フロイトは初期において，1回60分週6回患者と会っていたが，現在の標準的な設定では週4〜5回に減り，1回のセッションも古典的に50分とする．こうすることで，分析家は次の患者と会う前に記録をつける時間をとることができ，考えを整理することができる．葛藤が外されかけた勢いが失われず，直面中の防衛が再強化されないようにするために，セッションの間隔が空くことは敬遠される．

　精神の根本的な変化は緩やかに生じるため，精神分析が奏功するには長い時間を要する，というフロイトの信念は今もなお重んじられている．分析のプロセスは時間が流れる感覚にたとえられるが，これは我々の無意識過程の特徴である．さらに，精神分析は現在と過去の出来事の細部にわたる再現を意味するため，時間に関しての妥協はすべて，患者の精神生活のペースについていけなくなるリスクとなる．

精神分析的設定　他の精神療法と同様に，精神分析も専門的な設定の内で行われる．そこは日常生活の現実からは離れており，患者は一時的な避難所(保護的な場所)を提供される．そこでは精神的苦痛は柔らげられ，心の奥底にあるものを受容的な専門家に明かすことができる．精神分析的な環境はリラクゼーションと退行を促進させるねらいでデザインされている．通常この設定は厳格に

定められ，感覚的には中立的であり，外的な刺激は最小限に抑えられている．

寝椅子の利用　寝椅子には臨床的にいくつかの利点があり，それは現実面と象徴面のそれぞれに及んでいる．(1) 寝る姿勢はリラックスできる．これは睡眠中の姿勢であり，患者の思考の意識的制御を弱めるからである．(2) 分析家による侵入的影響を最小限にできることから，不必要な合図を与えずにすむ．(3) 分析家は気兼ねなく患者を観察できる．(4) 両者にとって象徴的な利点がある．寝椅子はフロイトの遺産を具体的に思い出させるものであり，分析家の専門性への同一化，忠実さ，専門技術に対する信頼性を増幅させることができる．しかし，分析家のそばに患者が横になるということは，脅威や不快感も生み出すことがある．なぜならこの関係は物理的に類似している幼児期の親子の布置に由来する不安を喚起するからである．そしてまた，個人的な意味もある．ある者たちにとっては危険な衝動や権威への服従の前兆のように感じられ，ある者にとっては分析家による直面化からの解放とも感じられる（例えば，寝椅子利用への恐怖，および横たわることへ過剰な気負いがある場合は抵抗を表している可能性もあるので，分析の必要がある）．寝椅子利用は分析の技法にとって欠かせないものではあるが，自動的に適用されるわけではない．それは段階的に導入されるものであり，深い退行が不要な場合や反治療的な場合は保留にしてもよい．

基本規則　自由連想の基本規則として患者に求められることは，頭に浮かぶことすべてを，たとえそれが受け入れられない，重要でない，または意味がないと思うようなことであっても，分析家に話し，いろいろなこと（「キャベツから王様まで」）に繋がる会話の中で流れに任せることである．これは明らかに一般的な会話とは異なっている．合理的な筋のある個人的な話を続けていくのではなく，話すと嫌になるような不愉快な考えや出来事こそを話すように求められる．

この指示は理想を表現している．なぜなら自由連想は自由には生じない．さまざまな意識的・無意識的力により方向づけられ，妨害されるからである．分析家は物理的な設定を整え，患者の言語化された内容に対して個人的な判断を避ける態度をとり自由連想を奨励するだけでなく，連想の流れが滞ったり，途絶えたりした際の様子を吟味しなければならない．それは連想の内容を扱うことと同様に，分析的には重要である．分析家はまたそれぞれの患者が原則をどのように守ったり，あるいは悪用したりするかに注意を払わねばならない．

奥深く隠蔽された幼児期の記憶を引き出すという第1の目的は別にして，基本的規則が分析的に優先事項としているのは言語化である．言語化することは患者の考えを言葉に置き換えるので，身体的または行動的には変換されない．言語表現を優先するための行動抑止の原則に直接付随するものとしては，生活上の重要な変化，例えば結婚や転職などは治療の文脈内で検討・分析されるまで延期することが患者に期待される．

平等に漂う注意についての原則　自身に生じたことは批判や取捨選択せずにすべて伝えるという患者側の規則があるが，それに必然的に対応するものとして，平等に漂う注意に関する原則が分析者に対して要求していることは，判断を保留し，あらゆる細部まで平等な注意を向けることである．この方法は特定の何かに集中しようとせず，語られるすべてに対して中立で静かに傾聴することのみによって成り立っている．

鏡としての分析家　第2の原則は，患者にとって分析者は窺い知ることのできない存在であれというすすめである．そして，鏡のような存在として患者が呈示したものだけを映し出すようにする．分析者は中立的で無色のスクリーンとなり，個人的なパーソナリティを治療に持ち込まないことが求められる．以上が意味することは，分析者が自身の個人的な価値観や態度を話し合いの中に持ち込まない，あるいは個人的な反応や患者と共通する葛藤を分かち合わないということである．それにもかかわらず，分析者は時にそうしたい気分になる．現実や外的な影響を持ち込むことは，患者の無意識的な投影を妨害，または偏らせてしまうこともある．分析者が中立的であることによってまた，禁じられたり，あるいは反対すべき反応を非難せずに受け入れることに役立つ．

禁欲原則　禁欲原則とは，肉体的・性的な禁欲を意味しているわけではない．それは患者が分析家に対して抱いたり，転移の一部として抱く情緒的なニーズと願望が満たされない不満に関することである．禁欲原則は，患者の渇望を持続させ，分析作業の原動力と変化への動機づけを供給する．フロイトは，分析家は欲求を制限した状態で分析治療を行うべきであり，愛情に飢えている患者に満足を与えるべきではない，という注意を残している．

限界　現在，患者およびトレーニング中の治療者の両者にとって主な治療の制約となっているものは，時間的犠牲や費用に関する経済的な問題である．さらに臨床的対象となる患者の条件としてサイコロジカルマインドがあり，言語的・認知的能力，そして日常生活が安定していることなどが必須とされているため，精神分析は診断的にも社会経済的にも知的にも恵まれている患者群に著しく限定されてしまう．その他に問題となるのは厳格な規則の適用と誤用である．技法を過度に重んじるないし強調しすぎることで，患者と分析家の自然で人間的な出会いが妨げられてしまうことがある．また他の問題としては，分析が果てしなく続くことの長期的リスクがあげられる．長引く治療が人生にとって代わってしまうこともある．古典的な精神分析の伝統である人間と人間の関係を具象化して考えることは，患者のニーズの変化に応じて，教義をオープンに，そして柔軟に適用することを妨げてしまう．さらに患者の治療に対する包括的な視点も妨げる．つまり他の治療方法もよく理解して併用したり，精神分析の代わりに用いることを難しくしてしまう．

Aさんは25歳，言語化能力の高い内省的な医学生である．標準以上の知的能力と成績であったが，軽い慢性的な不安，身体的な違和感，そして不適応感を主訴とし，分析を開始した．彼女はまたボーイフレンドとの関係を長期間にわたり維持できないと訴えていた．

　分析開始時Aさんは，非常に熱心に自己開示し，夢と空想を頻繁に報告した．そして分析者を過度に理想化した．彼女は分析者に迎合し良い患者であることで分析家を喜ばせようとしたが，それはまるで，医学部教授である父親の良い娘であるために医学部へ行ったことと同じだった．

　次の数か月，Aさんは分析者に対して徐々に強い愛着を強め，過度に夢中になった．しかし同時に，彼女は年配の精神科医ともデートをするようになり，分析者の冷淡さと反応の乏しさについて不満を述べるようになった．また彼女の希望に応じなかったという理由で，分析を止めることさえ検討した．

　分析中，夢や連想を通して，Aさんは幼少時父親の関心を巡って母親と張り合ったことを思い出した．そして彼の愛情を独占できなかったため，彼女は父親のようになろうとしていたと気づいたのだった．彼女はまた自分が精神科医になろうと思ったことは（彼女の元々の希望は小児科医になることであった），ここ最近のデート相手の選択と同様，分析者に向けられた気持ちの反復であるとも理解することができた．この反復的なパターンが理解されると，分析者との性愛的・依存的結びつきは断念し始めた．そして，分析家をより現実的に眺め，彼の落ち着いたたたずまいが母親を思い起こさせたのだ，というこれまでの過程を認識し始めた．彼女は母親との類似点にほとんど気持ちを乱されなくなった．また父親とも適度に距離を置くことができるようになった．5年間の精神分析を経て，彼女は同級生と結婚し，妊娠した．そして小児科のチーフレジデントとなった．その時点で彼女の不安は軽減し，ある状況に特化したものとなった（彼女は母親になること，そして分析の終結について懸念していた）．（T. Byram Karasu, M. D. のご好意による）

精神分析的精神療法

　精神分析的精神療法は，精神分析に由来する基本的な力動的考え方および技法を基礎としており，適応範囲を広げるようにデザインされている．最も狭義の精神分析的精神療法は，洞察志向的技法だけを使用する．今日では幅広い臨床スペクトラムへ適用されているため，探索的および抑制的な方法を組み合わせたものを精神分析的精神療法としている．

　精神分析的精神療法の今日における戦略は，表出的（洞察志向的，探索的，喚起的そして解釈的）技法から，支持的（関係性指向的，示唆的，支持的，または抑制的）技法にまで及んでいる．これら2つの治療法は時に対照的であるものの，両者の正確な定義および区別はけっして絶対的なものではない．

　精神分析的精神療法の期間は，精神分析よりも一般に短く変則的である．治療は最初に契約・決定するなどして短くなることもあれば，明確な月数や年数を定めずに始め長期になることもある．短期的な治療は主に選択された問題，またはある特定の葛藤のために利用される．一方長期的な治療は慢性的な状態，または断続的なエピソードがあり，根深い葛藤，あるいは繰り返す代償不全を扱わなければならない症例に適用される．精神分析とは異なり精神分析的精神療法ではめったに寝椅子は使うことはない．その代わりに患者と治療者は対面して座る．この態勢は退行を防ぐ．なぜなら，たとえ転移や空想が持続していたとしても，治療者は，直接的な示唆を与えてくれる現実的な人間として捉える態勢にあるからである．自由連想法の使用は稀であるため，寝椅子は必ずしも必要とされていない．ただし治療者がある特定の問題を明らかにするため，空想内容や夢に接近したい場合は例外である．

表出的精神療法

適応と禁忌　表出的治療法である精神分析的精神療法は，診断的には軽度〜中等度の自我の脆弱性を伴う病理の治療に適している．そこには神経症的な葛藤や症状群，反応性の病態，そして非精神病的な障害すべてが含まれる．これには自己の障害も含まれるが，それはより変化しやすく疾患の重症度という観点からはそれほど深刻でないもので，例えば自己愛性行動障害，自己愛性パーソナリティ障害などである．この治療法は境界性パーソナリティ障害の患者にも推奨される方法である．しかし，そのような激しいパーソナリティ特性，原始的な防衛機制，退行的になりやすい傾向，および分析者への不合理な愛着などを扱う場合は，特別な技法の修正が必要である．

　Bさんは知的で口が達者な34歳の離婚歴をもつ女性である．彼女は仕事で認められないことを主訴に来談した．常に腹を立てイライラしており，辞職して街を去ることさえ考えていた．彼女の社会生活もまた恵まれていなかった．彼女はあまりにもとげとげしくしがみつきが激しいため，恋人は彼女から離れると脅していた（9年前，わずか16か月の結婚生活の後，彼女の元夫も同じ理由を述べて去って行った）．

　過去の彼女の性生活は乱れており，さまざまなドラッグを試みた．当時から週末には深酒をし，機会があればマリファナを吸った．多くの仕事に就いたことがあり，いくつもの街に住んだことがあった．彼女は中流家庭における同胞3名の長子であり，不幸せで不安定な家庭の出身であった．彼女の弟は精神病院への入退院を繰り返し，妹は16歳のときに妊娠し結婚を強制されて家を出た．そして，過剰に支配的な両親は子どもたちを心理的に（そして，時に身体的に）虐待してきた．彼らは激しい口論と情熱的な和解を交互に繰り返していた．

　分析開始当初，Bさんは治療場面では激しい怒りを抑えようとしていたが，怒りは頻回に表に現れたり，子どものように無力になってしまった．彼女は資格に関して精神科医を執拗に問い詰め，精神力動的な考え方を馬鹿にし，常に挑戦的な物言いをするのだった．また実用的なアドバイ

スを求めたものの，それを無視するか，与えられた助言には従わなかった．精神科医は彼女の攻撃に挑発されないようにし，彼を負の関係に引き込もうとする彼女のニードについて探っていった．それに対して彼女が示したのは，彼が引き続き関心を向けてくれるかどうかを疑い，試すという反応だった．

　恋人が彼女のもとを去ったとき，彼女は自殺を試み（手首のごく表面を傷つけ），短期間入院した．そして退院した際には，軽度だが遷延する抑うつに対して選択的セロトニン再取り込み阻害薬を6か月間分処方された．精神科医は彼女の執拗な要求にもかかわらずセッションの頻度は通常のままにした．彼の関心が一定していることに彼女は戸惑いながらも，徐々に傷つきやすさを表現できるほど安全な感覚をもてるようになった．彼女が仕事，友達，治療などにしっかり関わることができないという問題を探求するに従って，幼少期に両親からの虐待的な関係にあったこと，そしてそれを現在の人間関係に持ち込む傾向が自分の怒りと関係すると理解し始めた．また精神科医の後押しにより，仕事を探し始め，他人との関係をもとうと小さな一歩を踏み出した．治療開始2年目の終わりまでには，彼女は街に残ること，勤務先も変えず，治療も続けることを決断した．彼女はどこかしら脆弱な新しい自己を経験し試す必要があり，その自己とは他者とのごく親密な関係，仕事の熟練，そしてよりまとまりのある自己感覚などを含むものであった．（T. Byram Karasu, M.D. のご好意による）

　表出的精神療法（expressive psychotherapy）に最も適した人々というのは，よく統合された自我をもち，依存と信頼の結びつきを維持したり，そこから離れたりする能力をもった人である．彼らはある程度サイコロジカルマインドをもち，自発的な動機もある．さらに通常，少なくとも短い時間は代償不全を起こさずにある程度の欲求不満に耐えることが可能である．彼らはまた治療時間外にも襲って来る苦痛に対し時間外の対応がなくても自己管理する力をもっていなければならない．患者は内省でき，衝動を制御できる能力をもっていなくてはならないし，空想と現実を認知的に区別できなくてはならない．

目　標　表出的精神療法の最終的な目標は，自己への気づきを深め，対象関係を良いものにすることである．それは現在の対人関係での出来事や知覚の探求を通して達成される．精神分析と比較して，自我機能と防衛機制の主要な構造的変化は患者の限界に応じて修正されている．その目的は，本人の問題に対して限定的，選択的，そして絞り込んだ理解を遂げることにある．奥深く隠蔽された過去の動機を明らかにし，幼児期の源泉をたどっていくのではなく，前意識的または意識的な葛藤の派生物が現在の人間関係の中に顕れているときに扱うことが，大きな推進力となる．洞察は求められているが，それほど広範囲には渡らない．発生的な水準まで探求する代わりに重視されているのは，最近の力動的パターンおよび現在の不適応的行動の明確化である．

主なアプローチと技法　中心となる方法は，治療同盟の樹立，および陰性転移を早期に察知し解釈することである．限局的で制御された退行のみが促進され，陽性転移の顕在化も，それが治療の前進を邪魔しない限り，通常は探索せずにおくが，その場合でさえ，強調すべきは現在の力動的パターンおよび防衛を明確化することである．

限　界　表出的精神療法の通常の限界としては，精神分析と同様，認知的気づきを情緒的に統合する問題がある．しかし，診断スペクトラムのより重症な極にいる患者にとってのリスクは，神経症患者に時折認められる過剰な知性化ではない．むしろ，深いあるいは頻回の解釈を代償できない恐れや，行動化する恐れがあげられる．これらの患者はその解釈を適切に統合できない．

　治療者の中には修正を加えた洞察志向的アプローチの限界を受け入れられずに，精神分析の技法と治療目標を調節して不適切に適用する者もいる．夢や空想を過度に強調する，寝椅子の利用に固執する，やたらと深い解釈をするなどは，患者のニーズとはほとんど関係なく，柔軟になる気もないか，なることができない治療者のニーズに起因するのである．

　Sさんが相談に訪れたとき，彼女は30歳の魅力的な独身女性で，秘書をしていた．当時彼女の主訴は，「怒りと緊張しか」感じないことと，声楽の勉強に打ち込むことができないことであった．「どれが自分にとって一番重要なの？」と彼女は述べた．

　生活史から治療者が理解したことは，Sさんが何も最後までやり遂げたことがないということだった．彼女は大学を中退し，音楽の学位を取り損ねていた．仕事，そして住む街さえも次々に変えた．当初彼女は多彩な関心（リサーチアシスタント，フリーランスのコピー編集者，パートタイムのラジオアナウンサー，ソフトウェア会社のデータ入力マネージャー，直近では秘書）をもっている女性にみえたが，それは実際には彼女の混沌としたライフスタイルや誰とも何とも深く関わることができないという事実の反映であった．明らかに知的であるにもかかわらず，Sさんはコンサルテーションに対して非現実的な期待を表現した．例えば，最初のコンサルテーションの後Sさんはこう言った．セッションの後気分は良くなったが，何も新しい発見はなかった，と．Sさんが何事にも深く関わることが不可能なことと，無秩序な生活を理由に，治療者は継続的な精神療法を勧め，精神分析のようなより密度が濃いものよりは，1週間に2回から始めるのはどうか，と提案した．さらにコンサルテーションを通し治療者が理解したことは，彼女が混乱なく自由連想するのは難しいだろう，ということだった．またSさんが治療者と視覚的接触をもてない寝椅子を使った場合，非生産的な退行を示すだろうと考えた．

　Sさんは同胞4人の第2子として生まれた．同胞は他に2人の兄弟および妹が1人いた．妹はあきらかに母親のお気に入りであり，妹といると彼女は非常に競合的になった．彼女は母親について，成功した教授で，要求がましくて批判的であり，しかめっ面で，彼女に不満なときは「吊り上がった眉」をもっているかのような人だと述べた．例えば，母親を非常に残念がらせたことは，Sさんがある時「あらゆる物が載っているサンドイッチ」を欲しがったことである．Sさんが落ち込んだのは，クリスマスの贈物にクリス

マスギフト全部ではなく，たった1個の包みを与えられたときだった．彼女は4人いる兄妹の1人であるために，自分がセットの一部に過ぎないと感じたのではないか，という治療者の解釈を受け入れることができた．Sさんは当初，父親のことは家族教会で盛んに活動している，と理想化していた．しかし，最終的にはつまらなくて拒否的な人だとこき下ろした．

Sさんの理想とする治療者とは「柔軟」であり，彼女の言うところによると，あるセッションでは催眠を施し，次は精神療法を，そしてあるときは分析をするという治療者であった．実際，治療開始の最初の週のうちにSさんは催眠のセラピストにも会いに行った．彼女はそれを数週間経ったころ「首の痛みと緊張のために（催眠へ）行った」とさりげなく報告した．彼女は催眠療法を継続しなかったものの，カイロプラクティックを治療中に続けたことについても治療開始後何か月も経ってから話した．彼女は「行儀よく」したい，「規則には従いたい」と口にしていたものの，彼女の甚だしい権利意識は歴然としていた．何事についても割引を期待し，要求はヘアカット代や車の修理代から医師の診察代にまで及んだ．彼女の最初の治療費用は大幅に割引されていたにもかかわらず，彼女はそれを遅れたうえ渋々支払った．

Sさんの面接は週2日だけだったが，彼女は治療者に対する熱烈な感情を強めて行った．治療者が担当する他の患者の存在を感じると激しい怒りを体験した．例えば，吹雪の後の待合室に誰かの足跡があったり，コートのハンガーが裏返しになっていたりといったときである．彼女は治療者の化粧室にヘアクリップやヘアスプレーといった自分の物を置かせてもらいたいという願望を表現した．彼女は2つの気持ちの間を揺れ動いた．1つは（治療者に）近づきたい感情で，もう1つは治療者など存在しないという感情である．例えば，飛行機に搭乗する前，自分に何かあったら誰がそれを治療者に伝えるのだろうかと心配した．彼女は誰にも治療者の名前を教えていなかったし，スケジュール帳にも治療者の名前はなかった．治療者は以下のように解釈した．彼女は治療者を価値下げしたい願望と同時に，他の誰とも治療者を共有したくない願望もあるのだ，と．一連のバロックパール（いびつな真珠）のイメージを伴う夢の連想は，以下につながった．これらの不規則で不完全，そして欠点がありいびつでもある真珠は，どんなふうに彼女が自分をみているかを表しているというものであった．

その後の2, 3年，Sさんは定期的に治療に訪れることができた．しかし，その経過は多少波乱を含んでおり，何度も中断の危機に瀕し，情報をもらさないことも多々あった．あるときは，治療者の悪口を言うために他の治療者に会いに行き，治療者を怒らせようとさえした．それはまるで妹のことを告げ口するかのようなものだった．治療者は挑発されることなく，Sさんが治療者および治療に対するアンビバレンス（ambivalence）を探索できるよう安全な場を提供し続けた．治療者はまたSさんの退行的な傾向を受けとめ，特に分離の際には治療者の電話番号を教えることで対応した．

彼女は実のところ世界的に有名な歌手になり，母の承認と賞賛を得るという無意識的な願望を抱いて治療を開始した．彼女には十分な才能がないという事実を何度つきつけられても，彼女のナルシズムと権利意識がこの空想を手放すことを難しくしていた．しかし，最終的には妥協点をみつけることができた．彼女は本を執筆する母親のリサーチアシスタントとしてコツコツと，そしてきちんと働き始めた．やがて彼女は仕事に集中し落ち着くにつれて，教会についての本を書こうとさえ考えるようになった．（T. Byram Karasu, M. D., and S. R. Karasu, M. D. のご好意による）

支持的精神療法

支持的精神療法（supportive psychotherapy）は，障害のある患者にとっての一時的な支えや橋渡しとしての治療関係構築を目的としている．支持的療法はほぼすべての治療法の根幹となっており，情緒的サポートおよび安定して思いやりのある雰囲気は，患者を治療していくにあたり良い効果を与える．支持的精神療法は精神疾患に対する非特異的な態度として科学的な精神医学に先行し，18世紀の道徳療法を基礎としており，その頃の患者たちは初めて人道的で物理的な拘束から解放され，対人関係的環境の中で理解と優しさを伴う治療を受けるようになったのである．

支持的精神療法は一般的な医学治療やリハビリテーションの実践において使用される主な方法であり，精神療法以外の手段，例えば症状抑制のための薬物処方，過剰な刺激から患者を引き離すための休養，構造的な治療環境や患者の保護と管理を提供するための入院などの治療効果を上げるために頻回に使用される．支持的精神療法は一次的または補助的な治療としても適応されうる．支持的精神療法の国際的な考え方（これは折衷的な治療アプローチの一部でもあることも多い）は，主な病因を精神内界ではなく，外的出来事，とりわけ自己のひどい傷つきに対するストレスに満ちた環境的な影響および対人関係の影響を強調することが多い．

適応と禁忌 支持的精神療法は通常，古典的な精神分析や洞察志向的精神療法が典型的に禁忌とされる患者を適応とする．具体的には，自我が弱く，代償不全を生じやすい患者である．支持的精神療法の対象となる患者は主に以下に分類される．(1)急性状態，または一時的に混乱し対処不能な状態にあり（そのような状態以外ではよく機能する者も含む），耐え難い生活環境が極度の不安や突然の混乱を生み出した者（例えば，悲嘆反応，病気，離婚，失業の渦中にある者や，犯罪，虐待，自然災害，事故の被害者）．(2)慢性の病理があり，自我機能が脆弱，または障害されている患者（例えば，潜在的精神病，衝動性の障害，重度の性格障害）．(3)認知的障害をもつ患者や，身体症状により特に脆弱になっているために洞察志向的アプローチには不向きな者（例えば，ある種の心身症または身体疾患をもつ者など），(4)心理学的なモチベーションに乏しいが，深いアプローチに対して必ずしも性格病理的な抵抗が働くわけではない者（例として，家族や代理人に促されて治療に来た患者，および直ちに楽になることだけを求めて来た患者，または社会適応に

関するある特定の問題について援助を必要とする者など．特定の問題への援助は探索的アプローチへの前段階にもなりうる）．

　Cさんは50歳，2人の息子をもつ既婚男性で，小さな建設会社のオーナーである．彼は心臓のバイパス手術の後，頻回で原因不明の身体的訴えのために，担当する内科医から紹介された．彼はマイナートランキライザー（抗不安薬）を内服していたが，徐々に量が増えており，不摂生な生活をしていた．また妻との性的関係は避け，術後の集団療法は1度参加しただけで行くのを止めてしまった．

　彼は前の予約を2回「忘れてしまった」後，初回面接に20分遅れてやって来た．彼は極端な不安を感じており，思考の連続性が頻繁に切れてしまった．また妻と息子たちが自分を精神病院に入れたがっているのではないか，と少々妄想的になっていた．彼は手短に生活歴を語ったが，そこで語られたのは，勤勉で厳格ではあるが温かい中流家庭出身で，わずか11歳のときに母親が亡くなったことだった．彼は父親のビジネスに加わっており（父親の死の2年前に引き継いだ），同僚として2人の息子も一緒だった．自身については仕事と結婚はうまくいっていると述べ，「今まで失敗したテストはストレステストだけだ」と主張した．

　Cさんが説明するには，食事制限を遵守できない原因は意志欠如で，内科医と定期的に連絡をとるのはいまだ診断されていない身体的問題があるからだということだった．彼は自分が抗不安薬依存であるという可能性は拒絶し，いつでも薬は止めることができると主張した．彼には空想生活がなく，夢を1つも思い出せず，彼が単に内科医に勧められたから治療を開始したことは明白で，各セッションは「何も話すことがありません」と述べるところから始まった．

　精神科医は，Cさんがセッションに来ているのは単に「正気かどうかを確認するテスト」にパスするためであろうこと，そしてまた彼が監禁される理由は何もないと伝えた．その後，不安の本当の原因を理解する作業に参加してみるよう彼に勧めた．最初のセッションは患者の身体状態を話し合うことと心臓とバイパス手術に関する実際的な情報提供に充てられた．治療者は，患者の状態を古い家に新しく鉛管工事を施したような状態になぞらえた．また死が差し迫っているという彼の非現実的な恐怖を緩和するよう努めた．Cさんの不安が軽減していくに従い，彼の防衛も緩和され，より心理的な接触が可能になった．援助を受けることの難しさについて治療者が掘り下げ始めたときCさんは弱さの問題を認めることの難しさを語ることができた．患者が自分の弱さを自認する強さを治療者がしっかり理解したことにより，自分についてのさらなる発見へと患者を推し進めた．すなわち父親の死をいかに歓迎したか，そして自分の病はそれに対する処罰であろうという確信などである．精神科医は患者の非現実的な罪悪感を話すよう励ますと同時に以下の理解を促した．息子たちを疑うのは，父親に関係した自分自身の願望の反映であるという理解，そしてまた医学的な生活指導をしっかり守れないことは，罪を償って死んでしまいたいという願望を表しているという理解である．治療者による一定の後押しにより，Cさんは仕事に復帰した．彼は毎月精神科医に会うこと，および抗不安薬の使用を漸減することに同意した．また将来「深い分析」のために精神科医に会うことにまで同意した．なぜなら彼の強迫的な食事制限，妥協のないエクササイズ，そしてスケジュール通りに性行為をもつことについて，妻が冗談交じりに文句を言うからであった．（T. Byram Karasu, M. D. のご好意による）

　支持というものは，すべての治療法における暗黙の部分を担っているため，それ自体に禁忌はほとんどない．しかし，典型的な態度は，比較的高機能の患者については相応しくないとみなされている．それは，支持的アプローチによって彼らが傷つくからではなく，支持的療法では十分な利益が得られないからである．患者の成長と変化の可能性を最大限にするには，支持的療法では制約があり，表層的になりやすいと考えられている．したがって，患者が深層的なアプローチに適応があり，その能力がある場合は，支持的療法は治療の選択肢としては推奨されない．

目　標　支持的療法の一般的な目的は，症状の改善や軽減である．それらは行動的・環境的な再構成を通して行われ，現存する精神的構造は変えない．これは患者が問題に適応するための援助，および彼らが精神病理をもちながら快適に暮らすための援助といえる．ひどく混乱していて，脆弱で，または代償不全の患者を相対的に安定した状態まで回復させるために，中心的な治療目標となるのは全体的な症状を抑制，または制御すること，および保護的で保証的，そして暖かな雰囲気の中で患者を安定させることである．これらは圧倒されるような外的・内的プレッシャーを防ぐことができる．最終的な治療目標は統合力，あるいは適応能力を最大にすることである．そうすることで患者は対処能力を高めつつ，長所を増強し，防衛を強化することによって脆弱性を減少させる．

主要なアプローチと技法　支持的療法は複数の方法を単一または組み合わせて用いる．それは，温かく友好的で強いリーダーシップ，依存欲求を部分的に満たすこと，適度な独立心の発達を支持すること，楽しみを奨励すること（例えば，趣味），適度な休養と気晴らし，可能であれば過剰な負担の除去，必要であるならば入院，症状緩和のための薬物療法，そして目下の問題解決への指導と助言などである．この療法では患者が，守られ，受容され，保護され，励まされ，安全で，不安はないと感じられるように技法を使用する．

限　界　多くの支持的療法が実務的で，日常的な現実に費やされ，そして患者の外的環境の取り扱いに利用されている限り，深層に触れるアプローチよりは退屈で表層的なものとみなされるかもしれない．そのような患者が治療に現れるのは断続的で，頻繁ではないため，しっかり関わりをもつことは患者または治療者としてそれほど重視されていない．非常に重症な疾患（および精神病の可能性がある場合）を扱う場合は，この治療法には型通りでなく多くのことが求められ，不満を伴うものとなる．治療が他の家族や世話役，代理のもの（補助療法，入院施設）を扱う場合は，より複雑な作業をしなければならな

い．なぜなら治療者はオンブズマン（苦情処理係）として患者の外の世界や他の専門家と交渉することになるからである．最後に，支持的精神療法家は個人の限界を受け入れるとともに，患者の心理学的資源の制限を受け入れなければならない．そして，小さな報酬を得るまで報われない努力に日々耐える力がなければならない．

> Wさんは42歳の男やもめのビジネスマンであり，2か月前に妻が脳出血のために突然死したため内科医から紹介されてきた．Wさんには2人の子どもがおり，男の子は10歳，女の子は8歳であった．
> Wさんはそれまで精神科医に会ったことはなく，彼は訪れた際に精神科医が彼に何をしてくれるのかはっきり知らなかったことを認めた．彼はただ妻の死を乗り越える必要があった．彼は何について話すことが本当に助けになるのかわからなかった．結婚して15年目であった．彼はよく眠れず，特に将来に対するひどい不安に襲われて夜中に目が覚めるのだった．彼の親戚の1人が不安に対して自分がもっているクロナゼパムをいくつか分けてくれた．これは非常に効いたが，彼は薬に依存することを恐れた．彼はまた自分が上限と考える以上に酒を飲んでいた．最も心配だったのは，1人で子どもたちを育てることであり，責任感に少々圧倒されていた．彼は妻がどんなに素晴らしい母親であったかを認識し始めたところだったが，それと同時に，妻が子どもたちに時間を取り過ぎることに対して自分がいかに批判的だったかを告白した．「子育ては，大変な努力が要ることですよ」と彼は言った．
> Wさんは罪悪感を抱いていると認めた．第1に，今ならやり直せるという思いを告白した．また妻が亡くなる少し前，結婚生活は少々落ち着かないものだった．そして実際に結婚生活の早期には短期間の不実を働いたこともあった．また，妻の出血があった夜に自分が起きていたら彼女を救えたかもしれない，という罪悪感もあった．実際には彼にできたことはなかったはずなのだが．
> Wさんは2, 3回来て妻のことを話すことに同意した．このとき彼女の死からわずか2か月しか経っておらず，単純な喪失反応を呈しているようであった．彼はセッションでは楽に語ってはいたが，明らかに「セッションに来過ぎなのではないか」と気にしてもいた．治療者は彼の依存性をめぐる葛藤の解釈は敢えてしなかった．Wさんの対処能力は高く，ユーモアを高次の防衛として用いた．例えば，教会の人気者であった妻に対する賛辞を述べる際，教会のサービスに参加している大勢の人々を見まわして「今までこんなにたくさんの人たちが教会に参加しているのを見たことがありません．あ，すみません，牧師さん」と言った．
> 4回ほどのセッションの後，彼は気分が良くなってきたこと，そしてこれ以上セッションの必要はないと思うと言った．彼はよく眠れており，必要以上に飲酒することもすでになくなっていた．治療者は彼に，あなたの人生は奥様がいなくても進んで行っているが，もう少し罪悪感と人生について話した方が良いのではないかと示唆した．治療者はまたWさんが妻を救うためにできたことは何もないと思う，という保証も与えていた．治療者は心の準備ができたらデートを始めてもいいのではないか，と勧めたが，それに対してWさんの義理の家族が明らかに消極的であった．しかし，Wさんは今のところ治療の継続に関心はなかった．彼は治療者に感謝し，妻の死のことを語ったのは役に立ったと述べた．治療者は，継続はしないという彼の希望を受け入れたが，連絡を取り合って状況を知らせることを勧めた．（T. Byram Karasu, M. D. and S. R. Karasu, M. D. のご好意による）

修正感情体験 治療者と患者の関係は，患者の親のような破壊的，または非生産的な行動とは違う行動を示す機会を与える．時折，このような経験は，親の間違いの影響を中和し，あるいは覆すようである．もし患者の両親が過剰に権威的であったとしたら，治療者の友好的で柔軟で，批判的でなく非権威的，しかし時には堅固な限界設定をするという態度は，患者が新しい親対象に適応し，導かれ，そして同一化する機会となる．アレクサンダー（Franz Alexander）はこの過程を修正感情体験と呼んでいる．これは精神分析と精神分析的精神療法の両者の要素を生かしている．

参考文献

Buckley P. Revolution and evolution: A brief intellectual history of American psychoanalysis during the past two decades. *Am J Psychother.* 2003;57:1–17.
Canestri J. Some reflections on the use and meaning of conflict in contemporary psychoanalysis. *Psychoanal Q.* 2005;74(1):295–326.
Dodds J. Minding the ecological body: Neuropsychoanalysis and ecopsychoanalysis. *Front Psychol.* 2013;4:125.
Joannidis C. Psychoanalysis and psychoanalytic psychotherapy. *Psychoanal Psychother.* 2006;20(1):30–39.
Kandel ER. *Psychiatry, Psychoanalysis, and the New Biology of Mind.* Washington, DC: American Psychiatric Publishing; 2005.
Karasu TB. *The Art of Serenity.* New York: Simon and Schuster; 2003.
Karasu TB, Karasu SR. Psychoanalysis and psychoanalytic psychotherapy. In: Sadock BJ, Sadock VA, Ruiz P, eds. *Kaplan & Sadock's Comprehensive Textbook of Psychiatry.* 9th ed. Vol. 2. Philadelphia: Lippincott Williams & Wilkins; 2009:2746.
McWilliams N. *Psychoanalytic Psychotherapy: A Practitioner's Guide.* New York: Guilford; 2004.
Person ES, Cooper AM, Gabbard GO, eds. *The American Psychiatric Publishing Textbook of Psychoanalysis.* Washington, DC: American Psychiatric Publishing; 2005.
Roseneil S. Beyond 'the relationship between the individual and society': Broadening and deepening relational thinking in group analysis. *Group Anal.* 2013;46(2):196–210.
Shulman DG. The analyst's equilibrium, countertransferential management, and the action of psychoanalysis. *Psychoanal Rev.* 2005;92(3):469–478.
Siegel E. Psychoanalysis as a traditional form of knowledge: An inquiry into the methods of psychoanalysis. *Int J Appl Psychoanal Stud.* 2006;2(2):146–163.
Strenger C. *The Designed Self: Psychoanalysis and Contemporary Identities.* Hillsdale, NJ: Analytic Press; 2005.
Tummala-Narra P. Psychoanalytic applications in a diverse society. *Psychoanal Psychol.* 2013;30(3):471–487.
Unit P. Mentalization-based treatment for psychosis: Linking an attachment-based model to the psychotherapy for impaired mental state understanding in people with psychotic disorders. *Isr J Psychiatry Relat Sci.* 2014;51(1).
Varvin S. Which patients should avoid psychoanalysis, and which professionals should avoid psychoanalytic training? A critical evaluation. *Scand Psychoanal Rev.* 2003;26:109–122.

28.2 短期力動的精神療法

全般的にいえば精神療法の，そしてとりわけ精神分析的枠組みから派生した力動的精神療法の発展は精神医学の歴史における画期的な功績を象徴する．短期力動的精神療法が広範囲に普及したのは，1つには治療コストを削減せよという医療の専門家に対する強大な圧力のため

である．治療効果を評価するという点においても，長期の精神療法の結果を判断することよりも，精神疾患に対する短期治療を受けた群を対照群と比較することの方が，より容易である．短期療法については多くの研究がなされてきたが，特に転帰評価に関するものが多く，それによってその効果が認められてきたのである．他の短期的技法としては，対人関係療法（28.10節参照）と認知行動療法（28.7節，28.8節参照）がある．

短期力動的精神療法は，精神分析と精神力動的理論に基づく回数制限のある治療（10～12回のセッション）である．これは特に，うつ病，不安と心的外傷後ストレス障害の人を援助するのに用いられる．短期療法にはいくつかの方法があり，おのおのに独自の治療技法と患者選定の特定の基準がある．しかし，相違点より共通点の方が多い．

1946年に，アレクサンダー（Franz Alexander）とフレンチ（Thomas French）は短期精神力動的精神療法の基本的性格を特定した．彼らは患者を気楽にさせ，転移を操作し，柔軟に試行的解釈を行う治療経験を記述した．強調されたのは過去の外傷的出来事を修復できるような修正情動体験を発展させることや，患者に新しいものの考え方，感じ方，行為が可能であることに気づかせることであった．同時期に，リンデマン（Eric Lindemann）はボストンのマサチューセッツ総合病院で危機的状況にある患者へのコンサルテーション業務を確立した．新しい治療法がこれらの状況を扱うために発達し，やがてその技法は実際に危機にあるわけではないがさまざまな原因で感情の苦悩に陥っている人に応用された．それ以降，この分野はイギリスのマラン（David Malan），米国のシフネオス（Peter Sifneos），カナダのダバンルー（Habib Davanloo）など多くの学者の影響を受けてきた．

種　類

短期焦点づけ精神療法（マラン）

短期焦点づけ精神療法は初め1950年代にロンドンのタビストッククリニックのバリント（Michael Balint）らのチームによって発展した．マランはその一員であり，治療の結果を報告した．マランの選択基準は，絶対的禁忌を除外すること，ある種の危機が避けられない患者は受け付けないこと，患者の精神病理を明快に評価すること，感情を表現する言葉で問題を考える患者の能力，心を悩ます材料に直面化する能力，解釈に反応する能力，治療のストレスに耐える能力を決定すること，などである．マランは動機が強ければ必ず良い結果がもたらされることを見出した．治療の禁忌は深刻な自殺企図，物質依存，慢性のアルコール乱用，難治性の慢性強迫症状や恐怖症状，はなはだしく破壊的なあるいは自己破壊的な行動化である．

必要条件と技法　マランは以下のような方法を述べた．転移を早期に確認し，解釈する．同様に陰性の転移についても解釈する．転移を患者と親との関係へと結びつける．患者，治療者は共に深く関与し，緊張に耐えなければならない．限定された焦点が明確に示され，治療終結の日があらかじめ定められる．患者は終結に際しての悲嘆と怒りを解決しなければならない．約20回の面接が経験豊かな治療者の平均的な治療期間として提唱されており，訓練中の治療者の場合は約30回の面接とされる．マランは40回を越えて面接したことはなかった．

時間制限精神療法（マン）

特定の中心的問題に焦点を当てた12回の面接からなる精神療法のモデルが，ボストン大学のマン（James Mann）とその同僚によって1970年代初めに作られた．マランが明瞭な選択，除外基準を設けたのとは対照的に，マンはどのような患者が時間制限精神療法のよい適応者になるかについては明確にしなかった．マンが主として重視したのは，中心葛藤を合理的に正しく決定し，多くの心理的・身体的愁訴を伴う若者の成熟危機を探究することである．マンはまた，いくつかの例外について触れており，それはマランの除外基準と同様である．その例外とは治療の同意に支障のあるうつ病，急性精神病状態，対象関係を求めているが耐えることができない自暴自棄の患者である．

必要条件と技法　以下に示すのはマンの技法的必要条件である．すなわち厳密に12回の面接に限ること，早期に陽性転移を起こさせること，転移を含む中心的問題を特定し厳密に関連づけること，陽性の同一化，患者にとって成熟につながる出来事を分離すること，依存形成を避けるため治療終結の絶対的な見通しをもつこと，現在と過去の経験と抵抗の明確化，患者を支持し励ます積極的な治療者，直接情報を与え再教育し操作することによる患者の教育である．生じやすい葛藤は独立対依存，能動性対受動性，未解決なあるいは長引いた悲嘆，適切な自己評価対不適切な自己評価などである．

短期力動精神療法（ダバンルー）

マッギル大学でダバンルー（Habib Davanloo）が行ったように，短期力動精神療法はあらゆる種類の短期精神療法や危機介入を含む．ダバンルーの扱う患者は心理学的葛藤が際だってエディプス的であるもの，そうでないもの，葛藤が1つ以上の焦点をもつものに分類される．それに加えて，ダバンルーは深刻な長期間にわたる神経症的問題に苦しんでいる患者，特に難治性の強迫症と恐怖症の患者に対して，特殊な精神療法の技法を工夫した．

ダバンルーの選択基準は，精神療法の作業にとって第一義的な重要性をもつさまざまな自我機能の評価を強調している．それらは精神療法の焦点の確立，患者の心理学的問題の精神力動的見立て，評価者と感情的に相互作用できる能力，患者の生活における重要人物と意見交換のできる関係の生活史，不安・罪悪感・抑うつを体験しそれに耐えられる能力，変化したいという動機，患者が

サイコロジカルマインドをもっていること，そして解釈に反応し評価者を現在ないし過去の人物とに結びつける能力である．マランもダバンルーも解釈に対する患者の反応を強調し，それは重要な選択基準および予後判定の基準であると考えている．

必要条件と技法 ダバンルーの精神療法的アプローチで最重要点は柔軟性(治療者は技法を患者の要求に適応させなければならない)，患者の退行傾向の制御，治療者に過度に依存するようになるのを避けるための積極的介入，転移における患者による知的洞察と感情的経験である．これらの感情的経験は解釈の結果として修正的に働く．

　アナは離婚した60歳の女性で，数か月続いている重度の抑うつエピソードのため，精神医学的な援助を求めた．このエピソードは彼女の人生においてしばしば生じるものの1つであったが，今回は悲しみの強さと希死念慮のみでなくエネルギー，興味，意欲の喪失において，特に厳しかった．彼女の深い宗教的な信念だけが，彼女を死の願望に従って行動することから守っていた．アナは体重減少が著しく，睡眠困難があり，多くの悪夢を見て，集中力も低下していた．彼女は母に対する全面的な憎悪感に苦しんでいた．母親は非常に高齢で，病気で，アナに依存していた．そして，アナは5，6歳の頃に母親が自分を孤児院に預けたことを許すことができなかった．

　広範囲な評価の後でのアナの問題の力動的定式化は以下のとおりであった．

1. 人生における問題：罪悪感と後悔によって苦しむ再発性抑うつエピソード；いつも冷たい，よそよそしい，さもなければ頼りにならないパートナーを選ぶことを含む，男性に関する問題；彼女の子どもたち，友人，その他の親密な関係からの不本意で痛みを伴う感情的な遠さ；かなりの知的な才能にもかかわらず非生産的で報われない職業生活．
2. 力動：母親とのアンビバレントな関係(人生の悲劇のほとんどは彼女のせいと非難する)；罪悪感と母親に対する容赦ない憎悪に関連する懲罰欲求；彼女が孤児院に預けられる前にもっていたと考えている理想化された最適な母親との関係を喪失したことへの病的悲嘆反応．この点から，人間関係の回避不能な失敗が生じるという抑うつ的な確信が生まれている．
3. 病因の焦点：彼女が孤児院に預けられことによって母親の喪失を嘆くことができないこととそれに付随する怒りと罪悪感；父親を失ったことへの彼女の病的悲嘆(その人は重度のアルコール依存症で真っ先に家族を捨てたために，母親は働くことができるように子どもたちを孤児院に預けざるを得なかった．そして，最終的に子どもたちを再び世話できるようになることを目指した)．無意識に，彼女は家族の崩壊に関して母親を非難していた．そして，彼女の深く愛着していた父親を理想化する見方を「保護」した．

　アナにとって，治療の最初の段階は母親への彼女の破壊的な衝動の明確化とそれを体験することに集中した．それは，ワークスルーされるにつれて，母親が孤児院にアナと彼女の姉妹を預けた頃の母親の痛みを伴う生活状況へのさやかな感情移入の現れを可能にした．次に，治療はアナの父親に関することに集中した．しばしば転移の中で置き換えられた感情を通して，そして，かなりの抵抗を克服した後に，理想化，失望，怒り，悲嘆といった深い感情は，明快さと強さを増して体験された．治療の最後の段階になり，母親に対する現実的な共感と感謝の気持ちが大きくなり，今では怒りを覚えたり感情的に回避すること無しに，アナは喜びと希望および職業上の野心を自覚できるようになった．(M. Trujillo, M. D. のご好意による)

短期不安誘発精神療法(シフオネス)

　短期不安誘発精神療法は1950年代にボストンのマサチューセッツ総合病院においてシフネオスが開発した．以下の選択基準が用いられる．すなわち，特定しうる主訴(患者が治療の中で解決したい最優先の問題を多くの問題の中から1つを選んであげることができる能力)，幼少時期に有意義なあるいは意見交換のできる対人関係をもったこと，評価者と柔軟に相互交流し感情を適切に表現する能力，平均以上に心理学的に洗練されていること(平均以上の知能があるだけではなく，解釈に反応する能力も意味している)，特定の精神力動的公式(通常患者の困難の基にあり，かつまたエディプス葛藤に集約される一連の心理学的葛藤)，特定の焦点に関して期待される最低限の成果を設定した上で取り組むことについての治療者と患者の契約，症状から解放されることだけではなく自分が変化することへの高い動機づけがあること，などである．

　クリスは31歳の独身男性で，ガールフレンドとの関係を失ったことによって生じた中程度の抑うつエピソードのために，援助を求めてきた．およそ1年間の交際後，彼女はクリスの不安定な仕事観と感情的な不安定さに疲れ，また彼が2人の関係の将来に真剣に関わるのを恐れているのに落胆し，関係を絶った．夢中になり，やがて関わりが深まるのを恐れ，関係を失うというこのサイクルは，クリスの対人関係生活のパターンになっていた．彼の職業生活も，同様の問題で困難になっていた．彼の仕事は，上司とのひどい衝突と険悪な対立のため，しばしば失われた．仕事や家で衝突が起きた際，クリスはいつも増大する不安と一時的なパニック発作に襲われた．関係を失うごとに，クリスはきまって時に自殺念慮を伴う中程度の抑うつ感情に直面した．

　評価の後，クリスの力動的見立ては以下のとおりであった．

1. 人生における問題：再発する不安と抑うつのエピソード；仕事の問題；不安定な対人関係；権威的な人物との闘争；彼の父・兄弟・男性の友人との対立と感情的な距離；同性愛的な親密さと深く関わることに対する恐れ．
2. 力動的な作用：男性，権威的存在，成功した人々に対して沸き起こる敵意と羨望，所有欲をもって女性の愛情を強迫的に求めるが，相手の自立にまつわる欲求を考慮し，満たし，あるいは忍容することができないこ

3. 病因発生的な焦点：クリスが2歳のとき，弟が生まれたことにより無意識的には母親対象を喪失したこと；愛情対象を幼児的に所有したいという抑えがたい欲求を伴う，その喪失体験に対する制御不能な悲しみ；ライバルと認められる他者に対する抑えがたい敵意．

治療者の積極的な質問によって，母親に対する抑圧された性的な感情と，母の愛情を巡るすべてのライバルに対する敵対的な感情の存在について，さらなる確証を与えた．将に身体感覚そのものである記憶が，治療者の積極的な探索の結果この時期に出現した．この記憶の中で，クリスは自分が暗い部屋で母親の腕に抱かれているのを見た．彼は，母親の暖かい皮膚に触れたことと彼女の服の肌触りと香水のにおいによる強い快感を，鮮やかに思い出した．治療者にこの記憶を述べている間，クリスはその体験に没頭し，顔面がはっきりと紅潮するほどだった．彼はまた，この幸せな瞬間が痛ましくも終わる瞬間を語った．父親が突然荒々しくドアを開け，差し込んだ光のまぶしさによって彼の喜びへの没頭は断ち切られたのだった．この一連の話は，弟の出生による彼の母との強く排他的な結びつきの喪失という悲しみの体験と，怒りと無力と孤独の感覚の再体験に取って代わられたのだった．これらの感情は，彼の現在の人生においてロマンチックな愛着が脅かされるか失われようかというとき，あまりにも馴染み深いものになっていた．この幼児体験とクリスの親密さにまつわる現在の問題との感情的な結びつきは，彼にとってきわめて明快になった．そして，この関連を認めることで，彼の病理の本質的な要素をワークスルーする彼の能力は強化された．母親の所有にまつわる最初の空想という強く防護されたプライバシーに探索的な治療者が「侵入」してきたことで患者は憤慨し，これと平行する葛藤（訳注：父親に対するエディプス的な感情）が転移の中に現れた．（M. Trujillo, M.D. のご好意による）

必要条件と技法　治療は4つの主な相に分けられる．それは患者-治療者の出会い，初期治療，治療の極期，変化の証拠と終結である．治療者は4つの相の中で以下の技法を用いる．

患者-治療者の出会い　治療者はこの時期に生じる治療者に対する迅速なラポールと陽性感情を利用し作業同盟を確立する．自由回答形式の開かれた（open-ended）質問と強制選択式（forced-choice）の質問を巧みに使い分けることにより，治療者は治療的な焦点を描き出し，それに集中することができる．治療者は治療によって達成される最小限の期待を特定する．

初期の治療　転移においては，治療者に対する陽性感情が現れるや否やそれを明確にすることが，真の治療同盟を確立するように導く．

治療の極期　この相では以下のことを強調する．治療の焦点として選ばれたエディプス葛藤に積極的に集中すること．不安誘発性の質問を繰り返し行い直面化すること．前性器期の性格形成上の問題は取り上げないこと．なぜなら治療者の不安誘発性の技法を防衛的に避けるのに患者が用いるからである．転移神経症を極力回避すること．患者の神経症的生き方や不適応行動を繰り返し示すこと．たとえ防衛機制が明らかとなる前でも不安な素材に集中させること．患者から与えられた素材に時宜を測りつつ解釈を与えることによって繰り返し両親と転移の結びつきを示すこと．修正情動体験の確立．葛藤を理解しようと苦心し不安になっている患者を勇気づけ支持すること．新しい学習と問題解決の手本を示すこと．エディプス葛藤を扱う際に用いられる防衛機制が理解されるまで繰り返し患者の精神力動を示し要約すること，などである．

変化の証拠と精神療法の終結　この最終相は治療の場以外における患者の行動が変化したことが明確に示されること．適応的行動様式が用いられているという証拠，治療終結についての話を始めることを強調する．

概観と結語

以上述べたすべての短期精神療法に共通する技法は，それらの相違よりもはるかに多い．それは治療者と患者の治療同盟や力動的相互作用，転移の利用，治療の焦点や中心的問題に対する積極的な解釈，両親と転移の問題を繰り返し結びつけること，早期の治療終結などである．

これらの短期療法の転帰は広範囲にわたって調査されている．精神療法における治療要因は非特異的であるという一般的にいわれている考え方とは反対に，対照研究や他の評価法（例えば，公平な評価者による問診や患者の自己評価）では，治療において用いられた特定の技法が重要であったことが指摘されている．患者によっては真の回復力は考えられていたよりずっと大きい．短期精神療法を受けるある種の患者は，転移における不明瞭な葛藤を実際的にワークスルーすることにより大きな治療効果を得る．そのような患者は責任感と動機づけがしっかりしており，混乱した感情に直面することや，焦点を限定することができるので，力動的相互作用の過程を経ることによって進歩していると認識することが可能である．転移や解釈の深さ，子ども時代との関係づけが徹底すればするほど，治療効果も徹底したものになる．一部の障害の重い患者にとっては，慎重に選ばれた部分的な焦点を用いることが治療的に有効であろう．

参考文献

Beutel ME, Höflich A, Kurth RA, Reimer CH. Who benefits from inpatient short-term psychotherapy in the long run? Patients' evaluations, outpatient after-care and determinants of outcome. *Psychol Psychother.* 2005;78(2):219–234.

Bianchi-DeMicheli F, Zutter AM. Intensive short-term dynamic sex therapy: A proposal. *J Sex Marital Ther.* 2005;31(1):57–72.

Book HE. *How to Practice Brief Psychodynamic Psychotherapy.* Washington, DC: American Psychological Association; 2003.

Davanloo H. *Basic Principles and Technique of Short Term Dynamic Psychotherapy.* New York: Spectrum; 1978.

Davanloo H. Intensive short-term dynamic psychotherapy. In: Sadock BJ, Sadock VA, eds. *Kaplan & Sadock's Comprehensive Textbook of Psychiatry.* 8th ed. Vol. 2. Philadelphia: Lippincott Williams & Wilkins; 2005:2628.

Fonagy P, Roth A, Higgitt A. Psychodynamic psychotherapies: Evidence-based practice and clinical wisdom. *Bull Menninger Clin.* 2005;69(1):1–58.

Heidari S, Lewis AJ, Allahyari A, Azadfallah P, Bertino MD. A pilot study of brief psychodynamic psychotherapy for depression and anxiety in young Iranian adults: The effect of attachment style on outcomes. *Psychoanal Psychol.* 2013;30(3):381–393.

Hersoug AG. Assessment of therapists' and patients' personality: Relationship to therapeutic technique and outcome in brief dynamic psychotherapy. *J Pers Assess.* 2004;83(3):191–200.

Keefe, J. R., McCarthy, K. S., Dinger, U., Zilcha-Mano, S., & Barber, J. P. A meta-analytic review of psychodynamic therapies for anxiety disorders. *Clin Psychol Rev.* 2014;34(4):309–323.

Leichsenring F, Rabung S, Leibing E. The efficacy of short-term psychodynamic psychotherapy in specific psychiatric disorders: A meta-analysis. *Arch Gen Psychiatry.* 2004;61(12):1208–1216.

McCullough L, Osborn KA. Short term dynamic psychotherapy goes to Hollywood: The treatment of performance anxiety in cinema. *J Clin Psychol.* 2004;60(8):841–852.

Peretz J. Treating affect phobia: A manual for short-term dynamic psychotherapy. *Psychother Res.* 2004;14(2):261–263.

Powers TA, Alonso A. Dynamic psychotherapy and the problem of time. *J Contemp Psychother.* 2004;34(2):125–139.

Price JL, Hilsenroth MJ, Callahan KL, Petretic-Jackson PA, Bonge D. A pilot study of psychodynamic psychotherapy for adult survivors of childhood sexual abuse. *Clin Psychol Psychother.* 2004;11(6):378–391.

Scheidt CE, Waller E, Endorf K, Schmidt S, König R, Zeeck A, Joos A, Lacour M. Is brief psychodynamic psychotherapy in primary fibromyalgia syndrome with concurrent depression an effective treatment? A randomized controlled trial. *Gen Hosp Psychiatry.* 2013;35(2):160–167.

Svartberg M, Stiles TC, Seltzer MH. Randomized, controlled trial of the effectiveness of short-term dynamic psychotherapy and cognitive therapy for cluster C personality disorders. *Am J Psychiatry.* 2004;161:810–817.

Trujillo SR. Intensive short-term dynamic psychotherapy. In: Sadock BJ, Sadock VA, Ruiz P, eds. *Kaplan & Sadock's Comprehensive Textbook of Psychiatry.* 9th ed. Vol. 2. Philadelphia: Lippincott Williams & Wilkins; 2009:2893.

28.3 集団精神療法，個人および集団精神療法の併用療法，そして心理劇

集団精神療法（group psychotherapy）とは，専門的に訓練を受けたリーダーが，メンバーを選び主催し，そして参加者たちがグループ内の各個人およびグループそれ自体の目標を最大限に達成するために協力し合えるよう導くものである．集団精神療法には，例えば相互支援などいくつかの特性があり，それらは精神科的な援助を求める多くの人が経験してきたであろう疎外感をお互いに受け止め，心理的苦痛から救い出す役割を担っている．同様に，均一な参加者で構成された小グループは，メンバー達に共通する状況についての正確な情報を共有する上で理想的な枠組みでもある．内科的疾患，薬物乱用，そして統合失調症や大感情障害などを含む慢性の重い精神病の場合などがその最適な例である．

集団精神療法は，すでに広く受け入れられている精神科治療法であり，集団内の治療する力やメンバー間の建設的な相互作用や訓練されたリーダーの介入などによって，行き詰ってしまった患者達の不適応行動，思考や感情を改善するために役立つ．財政的制約がますます厳しい今日，個人心理療法を勧めることが少なくなり精神薬理学的取り組みが拡大されているために，多くの患者は言語的治療法の他の形態よりも集団精神療法で治療を受けるようになってきている．集団精神療法は，入院患者や外来患者の枠組み，施設における取組み，デイケアなどの部分的入院（partial hospitalization unit），社会復帰施設（half-way house），地域における取組み，および開業心理療法（private practice）においても実践可能である．集団精神療法は，精神保健の専門家ではない人々によって身体的疾病の補助療法としても広く利用されている．集団精神療法の理論は，訓練（training），感受性訓練（sensitivity），およびロールプレイング（role-playing）などの形式をとって，ビジネスや教育の分野でも用いられ成功を収めてきた．

集団精神療法は，感情的な病をもった人々が慎重に選ばれたグループに集められ，訓練を受けた治療者に導かれて互いに助け合いパーソナリティに変化をもたらす治療法である．さまざまな技術的方策や理論構成を用い，リーダーはメンバーの相互作用から多くの変化が生み出されるようにグループを導く．

分類

現在，集団精神療法にはさまざまな取り組み方がみられる．医師の中には精神分析的枠組みで取り組んでいる者もいる．他には，バーン（Eric Berne）が考案しグループメンバー間の「今ここにおける相互作用」（here-and-now interaction）に重点を置いた交流分析的集団精神療法（transactional group therapy），学習理論に基づいた条件付け（conditioning technique）による行動療法的集団精神療法（behavioral group therapy），患者たちの情動を開放し自己の十分な表現を可能にする，パールズ（Frederick Perls）の理論に基づいたゲシュタルト集団精神療法（Gestalt group therapy），ロジャース（Carl Rogers）によって開発され，グループのメンバー間の批判的でない感情の表出に基づいたクライエント中心集団精神療法（client-centered group psychotherapy）などがある．表28.3-1で，主な集団精神療法の取り組み方を概説した．

患者の選択

治療者は，選考面接で得られる多くの情報をもとに集団精神療法に関して患者の適合性を判断する．精神科医は，精神医学的病歴をとるとともに現症の検査を行い，力動的，行動学的，および診断学的に信頼できる情報を得る．

権威者に対する不安

権威者との関係に主な問題を抱えている患者や，権威者の前で極端に不安を感じる患者には，集団精神療法が向いているかもしれない．なぜなら彼らは，1対1よりも集団の中にいる方がより居心地が良く，適応する可能性が高いからである．1対1の状況において，権威者に対する不安の強い患者は治療者からの非難や自分が受け入れてもらえないことを恐れるがゆえに，防御が強くなり，また不安や抵抗を示し，自分の考えや感情を言語化したがらないことが多い．このような理由で，彼らは1対1の状況で向き合うことを避けるために集団精神療法

表 28.3-1 集団精神療法のさまざまな技法の比較

比較項目	支持的集団精神療法	分析指向的集団精神療法	集団での精神分析	交流分析的集団精神療法	行動療法的集団精神療法
頻度	週に1回	週1〜3回	週1〜5回	週1〜3回	週1〜3回
期間	最大6か月	1〜3年以上	1〜3年以上	1〜3年	最大6か月
主な適応	精神病と不安症	不安症,境界状態,パーソナリティ障害	不安症,パーソナリティ障害	不安症と精神病	恐怖症,受動性,性的問題
事前の個人面接	通常行う	必ず行う	必ず行う	通常行う	通常行う
話題	主に環境要因	現在と過去の生活状況,グループ内外の人間関係	主に過去の人生経験,グループ内の人間関係	主にグループ内の人間関係;過去はほとんど扱わず,「今ここで」を強調	原因を問わず,特定の症状について
転移	機能改善を促進させるため,陽性転移は奨励される	陽性および陰性転移を誘発し,分析される	転移神経症が誘発され,分析される	陽性の関係は奨励され,陰性感情は分析される	陽性の関係は奨励され,転移は吟味されない
夢	分析されない	しばしば分析される	必ず分析され,分析が奨励される	めったに分析されない	扱われない
依存	グループ内の依存は奨励される;メンバーは指導者に全幅の信頼を置く	グループ内の依存は奨励される;リーダーへの依存はさまざま	グループ内の依存は奨励されない;リーダーへの依存はさまざま	グループ内の依存は奨励される;リーダーへの依存は奨励されない	グループ内の依存は奨励されない;リーダーへの信頼は高い
治療者の姿勢	現在の防衛を強化する,積極的,助言を与える	防衛を変化させる 積極的 助言や個人的反応を与える	防衛を変化させる 消極的 助言や個人的反応を与えない	防衛を変化させる 積極的 助言よりむしろ個人的反応を与える	新しい防衛を作り出す 積極的で指示的
解釈	無意識の葛藤は解釈しない	無意識の葛藤を解釈する	無意識の葛藤の解釈に力点を置く	「今ここで」の行動パターンの解釈	用いない
グループの主な過程	普遍化,現実検討	凝集 転移 現実検討	転移 自己表出 カタルシス 現実検討	解除反応 現実検討	凝集 強化 条件付け
グループ外の交際	奨励される	通常止められる	止められる	さまざま	止められる
目標	環境への適応の改善	人格的力動の適度の再構築	人格的力動の高度の再構築	意識的な制御機構を通じての行動変化	特定の精神症状の改善

の提案を歓迎するであろう.逆に,もし患者が集団精神療法への参加を渋ったり,はっきりとそれに抵抗する場合は,治療者はその患者が仲間に対する不安(peer anxiety)を強く抱いている可能性があることを考慮すべきである.

仲間(ピア)に対する不安

仲間集団(ピアグループ[peer group])との関係が破滅的であったり,あるいは仲間集団の交流から著しく疎外されたりしている境界性パーソナリティ障害(borderline personality disorder)やシゾイドパーソナリティ障害(schizoid personality disorder)の患者は,グループの中に入ると拒否的で不安げな態度を示すことが多い.しかし,このような患者でも不安を乗り越えることができた場合には,集団精神療法が有益になりうる.

ロバートは,自身がこれまで親密なあるいは持続的な人間関係を保つことができなかった理由をみつけるために治療を受け始めた.彼は成功したハンサムなビジネスマンで,若い頃に,自己中心的で機能不全の両親との痛みを伴う思い切った決別をしていた.仕事において彼は初めのうち良い印象をもたれるように振る舞っていても,上司たちが徐々に彼に対する興味を失い同僚たちが彼を避け始めるに従い,いつも困惑し失望を感じてきた.1対1の治療では,彼は魅力的で面白い人であるが,自己愛に加えられる侮辱(narcissistic slight)によって容易に傷つき,怒り,攻撃的になりやすかった.彼の転移感情が激しく持続し,治療が行き詰まったようにみえたときに集団精神療法が提案された.グループに参加した当初,ロバートは皆に魅力を振りまき自分が注目されるように振る舞った.ところが,グループリーダーが他のメンバーに多く注意を向けていると感じると,ロバートは目に見えていらつき,さらにグループ内

の年長者に向けて特に批判的で敵対的な態度を示すようになり，他のメンバーに対しての共感はほとんど示さなかった．彼の敵対的な振る舞いに対してグループからの強い直面化を繰り返し受けたあと，愛情を表さない両親の注意を必死に求め続けて，そして彼らから見放されたときに暴力的な憤怒に至ったという彼の子ども時代のパターンを繰り返していたことに彼は徐々に気づいていった．（Normund Wong, M. D. のご好意による）

表 28.3-2　集団精神療法における治療者の役割

1．グループの大きさ
2．セッションの頻度
3．患者の構成
4．守秘
5．目標
6．患者に対する準備
7．グループプロセスの決定

診　断

　患者の病気の診断は，最善の治療的な取り組みを決定する上で，また，変化を受け入れる力や治療に対する動機づけやパーソナリティ構造の長所と短所を評価する上で重要である．集団精神療法には禁忌はほとんどない．反社会的患者は，グループの規範を守ることができないため，参加者が均質でないグループには一般にうまく適応できない．しかし，グループが反社会的患者たちで構成されている場合，彼らは権威的な存在よりも仲間たちの方にうまく応答するようである．うつ病患者は，治療者との信頼関係が確立されると集団精神療法が有益になる．自殺願望の強い患者あるいは重度のうつ病患者は，集団精神療法だけで治療すべきではない．躁的な患者はグループの流れを乱すが，薬物療法で安定すれば集団精神療法によく適応する．妄想的でグループをその妄想に取り込んでしまうような患者は除外すべきであり，同様に制御不能なほど攻撃的になり他のメンバーに対して身体的な脅威を及ぼす恐れが強い患者も除外すべきである．

事前準備

　治療者によってグループ体験について準備された患者は，そうでなかった患者よりも治療が長続きし，初期の不安を訴えることも少なかった．事前準備というのは，最初のセッションより前に治療者ができる限り詳細に手順を説明し，質問に答えることである．

グループの編成

　表28.3-2は，グループを編成する際，グループセラピストが直面しなければならない重要な仕事のいくつかをまとめたものである．

グループの大きさ

　集団精神療法は参加者がわずか3人でも大規模で15人になってもうまくいくが，ほとんどの治療者は8〜10人が最適な人数と考えている．よほど多弁な人たちでなければ少人数のメンバーでは相互作用は起きにくく，参加者が11人以上であると相互作用は参加者にとっても治療者にとっても扱いきれないほど多くなる．

セッションの頻度と長さ

　多くの集団精神療法家は週に1度セッションを開く．セッションの継続性を維持することが重要である．セッションを週2回とし，1回は治療者と，もう1回は治療者抜きで集まるという方法もある．一般にセッションの長さは1〜2時間であるが，時間設定は一定でなければならない．

　マラソングループ（marathon group therapy；長時間集団精神療法）は1970年代に最も盛んであったが，今日ではあまり行われない．マラソングループ療法は，12〜72時間連続してセッションを続ける方法である．非常に長時間のセッションにおいては，強制された相互作用的交流や断眠によって自我の防衛がある程度崩れ，情動過程が解放され，理論的には親密な関係が促進される．しかし，長時間のセッションは統合失調症や境界性パーソナリティ障害などの自我構造の弱い患者には危険なこともある．

同質的なグループと異質的なグループ

　多くの治療者は，最大の相互作用を引き出すためにグループはできるだけ異質なメンバーで構成されるべきであると考えている．異なった診断区分や異なった行動類型，あらゆる人種，社会階層や教育的背景，さまざまな年齢層や性別，などの異質なメンバーで構成されるべきである．20〜65歳の患者は同じグループに参加させても効果を上げることができる．さまざまな年代のメンバーが参加することによって，親子モデル，兄弟モデルを成長させることに役立ち，患者はそれまでは克服できないと思っていた対人関係上の困難を体験し直して修正する機会を与えられる．

　児童と思春期では，ほぼ同年代の患者のみで構成されるグループが最もうまく治療が進む．思春期の患者の一部は内容の如何を問わず大人のグループの題材を理解することができるが，彼らは同年代のグループ以外からは得られないような仲間との建設的な体験の機会をもつべきである．

オープングループとクローズドグループ

　クローズドグループでは，参加者の数と構成が定められている．もし参加者が減っても新しい参加者が受け入

られることはない．オープングループではメンバーが流動的であり，古い参加者が去った際にはいつでも新しいメンバーが入れる．

機　序

グループの形成

　患者たちのグループに対する参加の仕方はそれぞれに異なり，その意味においてグループは社会の縮図である．グループの中で患者は各々その人なりの順応力や防衛機制や付き合い方を用いるが，このような個々の対処法はグループの力によって本人に気づかされ，彼らは自身のパーソナリティ特性について内省するようになる．グループ特有の過程の1つは，患者がそれまでの自分のふるまい方を一時保留することである．グループに参加する際，メンバーはこれまで身に着けた自我機能――現実検討能力，環境への適応の仕方や身の処し方，そしてものの見方――を，リーダーを含むメンバー全体からの評価にある程度ゆだねることになる．

治療的因子

　表28.3-3に，集団精神療法の変遷を考慮した20の重要な治療的因子をまとめた．

治療者の役割

　治療者がどの程度まで積極的あるいは受動的であるべきかについてはさまざまな意見があるが，治療者の役割は主として治療を促進することであるという点では一致している．理想的には，グループメンバー達自身が治癒と変化の主な源泉である．治療者の人柄によって生まれるグループ内の雰囲気は，変化に強い影響力をもつ．治療者は単に各種の技法を施す専門家であるだけではない．彼あるいは彼女は，共感や暖かみや敬意などを示すことによって人間的な影響力を発揮するのである．

入院患者の集団精神療法

　集団精神療法は入院患者にとって重要な治療経験の1つとなる．グループは病棟内でさまざまな形で構成される．コミュニティ・ミーティング（community meeting）においては，病棟単位ですべての入院患者とすべての職員（例えば，精神科医，臨床心理士，看護師）が集まる．チーム・ミーティング（team meeting）では15〜20人の患者と職員たちが集まる．8〜10人で構成され定期的に開かれる小グループは伝統的な集団精神療法と同様に1〜2人の治療者の下で行われる．それぞれの形式のグループの目標はさまざまであるが，すべて共通の目的をもっている．その目的とは，患者自身の行動に対してフィードバックを与えてくれる他のメンバーたちとの相互作用によって，患者が自分についての気づきを高めること，患者により良い対人関係と社会性を習得させること，仲間が入院環境に順応するのを助けること，患者と職員の意思疎通を改善すること，などである．また，病院職員のみによるグループも行われるが，これは職員間の意思疎通を改善し，日々の患者への関わりの中で支え合い励まし合うことを促進する．コミュニティ・ミーティングとチーム・ミーティングは患者の治療上の種々の問題を扱うことにおいて，小グループ療法の領域である洞察指向的な技法よりも有用である．

集団の構成

　入院患者のグループの鍵となる2つの因子は，あらゆる短期の療法にも共通することであるが，メンバーたちの異質性と患者の入れ替わりが激しいことである．病院の外では，治療者は集団精神療法の対象として選択できる多くの症例を診ている．病棟ではそのような選択をする上で患者数は限られており，小グループ体験に自ら参加を希望する患者やそれが適切だと思われる患者はさらに限られている．ある種の環境においては，グループへの参加が強制的なこともある（例えば，薬物依存やアルコール依存の治療病棟）が，一般の精神科病棟では通常，参加が強制されることはない．多くのグループにおいて，参加することを患者自身が選択した場合に，より成果を上げていることは事実である．

　セッション回数は多い方が望ましい．患者の入院中にグループは毎日開かれ，相互作用の継続性が維持され，セッションのテーマは次のセッションに持ち越される．グループの新しいメンバーは，治療者が行う導入ミーティング（orientation meeting）や他のメンバーの助けによってグループの流れに追いつく．新入院患者は，初めてグループに参加する前に他の患者から小グループのことについて詳しく教えてもらえることが多い．グループセッションの頻度が少ないほど，治療者がグループをうまく構成しグループに積極的に関わる必要性が生じてくる．

入院グループと外来グループ

　入院患者の小グループにおいて変化を生み出す治療的因子は，外来患者の小グループにおけるそれと似てはいるが，そこには質的な違いがある．例えば，入院患者のグループではメンバーの入れ替わりが比較的速いため，グループが凝集していく過程が複雑になる面がある．しかし，すべてのグループのメンバーが病院内にいるという事実が，グループの過程を育もうとする治療者の努力とあいまって凝集性を高める働きをする．情報の共有や普遍化（universalization）や浄化（カタルシス［catharsis］）が入院患者のグループにおける主な治療的因子となる．洞察は，通常治療期間の長い外来患者のグループでより得られやすいが，たった1度のセッションによっても自らの心理学的特性について新しい理解を得る患者もいる．入院患者のグループの独特な性質は，メンバーが同

表 28.3-3 集団精神療法における 20 の治療的因子

因子	定義
解除反応	抑圧された事柄，特に痛みを伴う経験や葛藤が再び意識化される過程．その過程で，患者はその事柄を想起するだけでなくそれにふさわしい情緒的反応を伴って追体験する．洞察は通常そのような体験から生まれる．
受容	グループの他のメンバーに受け入れられている感覚．意見の相違が許容され，非難もされない．
愛他性	あるメンバーが他のメンバーを助ける行為．自分より他者の望みを大切にし，他者に与えることに価値があることを学習する．この用語は，コント（Auguste Comte, 1798-1857）によって発案され，フロイト（Sigmund Freud）は，グループの凝集性と共同体感覚を確立する上で主要な因子であると考えていた．
浄化（カタルシス）	理念や思考や抑制されてきた体験の表出であり，それは患者の心に安堵感を生み出す．
凝集性	グループは共通の目標に向かって共同作業をしているのだという感覚．われわれ性（we-ness）とも呼ばれる．それは生産的な治療効果もたらす最も重要な因子であると考えられている．
共通感覚の確認	自分のものの見方を他のグループのメンバーと比較することによって現実を見極めること．それによって対人関係の歪みが補正される．この用語は，サリバン（Harry Stack Sullivan）によって導入された．バロウ（Trigant Burrow）は同じ現象に「共通感覚の観察」（consensual observation）という言葉を用いている．
伝播	1人のメンバーの感情表出が，別のメンバーに同様な感情の気づきを刺激するという過程．
修正家族体験	グループの中であるメンバーの家族を再現し，グループの相互作用を介してそのメンバーが根源的な葛藤（例えば，同胞間の競い合い，両親への怒りなど）を心理学的に乗り越えることができるようにすること．
共感	他のグループメンバーの心理学的枠組みの中に自分自身を置いて，それによってその人の思考や感情や行動を理解する力．
同一視	他人や他の物の特徴や性質を自我の体系に編入する無意識の防衛機制．
模倣	ある人が別の人の行動を意識的に見習ったり真似をしたりすること（役割模倣［role modeling］とも呼ばれる）．ある患者が他の患者から学ぶので，傍観者療法（spectator therapy）としても知られている．
洞察	自身の精神力学と不適応行動の症状について，意識的に気づき理解すること．多くの治療者は次の2タイプを区別している． （1）知的洞察――不適応行動の変化を伴わない知的理解と気づき． （2）情緒的洞察――パーソナリティや行動に肯定的な変化をもたらす気づきと理解．
励ます力	グループメンバーに楽観的な感覚を与える過程．誰もが問題に打ち克つ力をもっていると思わせる力．また，希望の付与（instillation of hope）としても知られている．
相互作用	グループのメンバー間で理念や感情を自由に開放し交流させること．効果的な相互作用は感情によって強まるものである．
解釈	グループのリーダーが患者の防衛，抵抗，象徴などの意味や意義を見立てる過程．それにより患者は自らの行動を理解するための枠組みを得る．
学習	患者は社会的技能や性的行動などの新しい領域に関する知識を得る．彼らはアドバイスや指導を得ると同時にグループメンバー同士でも影響を与え合う．
現実検討	自分の周囲の世界を客観的に評価する能力．自分自身と他のメンバーを正確に理解する能力もそれに含まれる．また「共通感覚の確認」の項も参照のこと．
転移	患者が感情，思考，願いを治療者に投影することを表し，治療者は患者の過去の経験の中の対象を象徴するようになる．そのような振る舞いは，患者の以前の生活状況においては適切であったかもしれないが，現時点で治療者に対してそれを示すことは不適切で場違いである．同様に，グループの中の患者たちが互いにそのような感情を向けあうことがあるが，それは多重転移（multiple transference）と呼ばれる過程である．
普遍化	患者が，問題を抱えているのは自分1人ではないと気づくこと．学んでいく中で他の人たちも同様の愁訴や困難を共有していることに気づく．その患者だけ特別なわけではないと気づく．
通利（ventilation）	抑制された感情や考えや出来事などを他のグループメンバーに表出すること．個人的な秘密を共有することにより，罪や自責の念から解放される（自己開示とも言われる）．

じ病棟で共に生活しているためにグループ外の交流が自然に広がることである．治療セッションの中で，それら病棟での付き合いについて考えたことや感じたことを言語化していくことによって，対人関係の学習は促進される．また，患者間あるいは患者と職員間の葛藤を予め読み取って解決することができるようになる．

毎月薬物療法のために通ってくる12人の元精神科入院患者は，精神科医との個別の診察の前に，最近の生活状況や薬物療法について振り返りを行うために精神科医が行っている1時間のグループに参加することにしていた．この患者たちは全員同じ病棟医師の治療を受けていて，入院中にお互いに知り合っていた．その精神科医は薬物療法の検

討も行い，グループのリーダーも務めていた．彼はその患者たちをよく知っている1人のスタッフによる支援を定期的に受けていた．そのグループではコーヒーが出され，患者たちはしばしば自宅から焼き菓子などを持参した．患者たちはその時間を使って交流し，就職活動に関して役立つアイデアやヒントをいつも交換していた．自家用車をもっていない者は，他のメンバーと乗り合わせてきていた．そのグループは自由な雰囲気で出席率も良かった．多くの患者は独身で，精神病である期間も長かった．ほとんどのメンバーたちにとって，このグループが他人と交わり仲間に囲まれていると感じられる唯一の機会だった．1人のメンバーが再入院したと聞くと，多くのグループメンバーが病棟にその仲間を訪ねて行くことがしばしばみられた．
（Normund Wong, M. D. のご好意による）

自助グループ

自助グループ（self-help group）は，特殊な問題や生活上の危機に自ら対処しようとしている人々から構成され，特定の課題を担っている．自助グループは，個々の精神力動の深層までは探索せず性格の機能を大きく変えるわけでもないが，多くの人々に情緒的健康と幸福をもたらしてきた．

自助グループの際立った特徴はその同質性にある．メンバーは同じ障害をもち，良いこと，悪いこと，上手くいったこと，いかなかったことなどの体験を分かち合う．そのため彼らはお互いに教育し合い，支え合い，この種のグループに入った人がそれまで感じてきた疎外感を癒し合う．

自助グループは凝集性を強調し，その結束はきわめて強い．グループのメンバーたちが同種の問題や症状を抱えているので，彼らの感情的結びつきは強まる．それぞれのグループが独自の特色をもち，メンバーたちは魔術的な治癒力をその特色のお蔭だと考えることもある．自助グループの例には，アルコール症者匿名会（Alcoholics Anonymous：AA），賭博者匿名会（Gamblers Anonymous：GA），過食者匿名会（Overeaters Anonymous：OA）などがある．

自助グループの運動は発展しつつある．互いに受容して支え合い，これまでの精神保健ないし精神医療専門家によってうまく解決できなかった不適応的行動や感情状態の克服に向けて助け合うことによって，それらのグループはメンバーたちの希求に応えている．自助グループと治療グループは合流し始めている．自助グループは望ましくない行動パターンをメンバーが止められるように助ける．治療グループはメンバーになぜそのようになったか，あるいはそのようであるのかということを理解できるように援助する．

個人精神療法と集団精神療法の併用

個人精神療法と集団精神療法を併用する場合，患者は個人的な面接も受け，グループにも参加する．集団精神療法と個人面接の治療者は通常同一人物である．グループの人数は3〜15人までの幅があるが，最も望ましいのは8〜10人である．患者はセッションに毎回参加しなければならない．個人面接を受けることも重要であり，グループと個人面接のいずれかに参加できないということがあれば，そのこと自体が治療過程の一部として検討されるべきである．

併用療法は特別な治療形式であって，それは時々集団精神療法を行うことによって個人精神療法を強化する方法ではないし，集団精神療法への参加者が治療者と単独で時々会うというものでもない．むしろ，グループでの経験が個人面接と有意義に影響しあい，交互に起きるフィードバックを生み出すような同時進行的な計画であり，それによって統合された治療的経験が得られる．一部の患者においては1対1の医師-患者関係が転移反応の深い吟味を可能にするが，治療的変化に必要な修正感情体験がもたらされない患者もいると考えられる．集団精神療法は，患者に転移反応の対象となりうるさまざまな人々を提供してくれる．グループという社会の縮図の中において，患者は家族あるいはその他の重要な影響を受けた人を再体験し，上手に克服することができるのである．

技　法

さまざまな治療的枠組みに基づいたそれぞれ異なった技法が併用療法の中で用いられている．医師の中には転移神経症の出現を促進させるために個人精神療法の頻度を増やしている者もいる．行動療法的なモデルにおいては，個人面接は定期的に行われるが，他の取り組み方に比べて面接の頻度は少ない傾向がある．患者が個人療法の時に寝椅子を使うか普通の椅子を使うかは治療者の学派による．治療者ぬきのグループと振り返り（アフターセッション［after-session］）を交互に行う技法が用いられることもある．構造化された相互作用集団精神療法（structured interactional group psychotherapy）と呼ばれる併用療法的モデルでは，週ごとに別のメンバーに焦点が当てられ，セッションの中で他のメンバーたちによって徹底的に話し合われる．

成　果

併用療法は，個人精神療法と集団精神療法のいずれの特質も犠牲にすることなく両方の利点を兼ね備えていると，この領域で働いている多くの治療者は信じている．一般的に，併用療法における脱落率は集団精神療法のみの場合より少ない．多くの症例において，併用療法はそれぞれ単独の技法で治療する場合と比べてより迅速に問

題を明らかにし解決できるようである．

心理劇（サイコドラマ）

心理劇（psychodrama）はウィーン出身の精神科医であるモレノ（Jacob Moreno）によって始められたもので，パーソナリティ構造，対人関係，葛藤，情緒的問題が特殊な演劇的な技法を用いて探究される集団精神療法の1つの技法である．情緒的問題の治療的な演劇化は，主役すなわち患者，補助自我たちの助けを借りて患者が抱えている問題を演じる人，患者のさまざまな側面を演じる人々，そして演者たちを指導し劇の中で洞察を得させるように導く監督（サイコドラマティストまたは治療者）などから成り立っている．

種々の役割

監督 監督はリーダーすなわち治療者であり，積極的な関与が要求される．監督はグループのメンバーが自発的になるように促すことにより触媒機能を果たす．監督はまた，自分の価値観を押しつけず，グループの要望に応じなければならない．あらゆる集団精神療法の中で，心理劇は治療者に最も関与が求められるものである．

主役 主役は葛藤を抱えている患者である．患者は劇中で演じる場面を選ぶが，患者が望めば治療者が選ぶ場合もある．

補助自我 補助自我（auxiliary ego）は別のメンバーの1人が受けもち，主役の経験の中のある事柄あるいはある人物を演じる．補助自我による助けは，心理劇がもたらす治療効果を広範囲にわたり担っている．

グループ 心理劇に参加する者たちと観衆とでグループが構成される．何人かが劇に参加し他の者たちは観客となるが，そこで起きている出来事に共鳴できる程度に応じて全員が何かを獲得する．心理劇における「自発性」という概念は，グループのすべてのメンバー，とりわけ主役が，そのとき考え感じたことを受けとめてできるかぎり忠実にその感動を表現できる能力を表している．

技 法

心理劇は，あらゆる特定の場面（夢，家族，地域社会），象徴的な役割，無意識な振る舞い，想像上の将来像などに焦点を当てる．妄想や幻覚のような症状もまたグループの中で演じられる．治療過程を進め生産性や創造性を高める技法としては，独白（soliloquy：明白なあるいは隠された考えや感情を独り語りすること），ロール・リバース（役割交換［role reversal］：患者の役を患者にとって意味深い人物の役に交換すること），ダブル（二重自我法［double］：補助自我が患者としての役を演じること），複合ダブル（複合二重自我法［multiple double］：患者がさまざまな機会に行動したように何人かの補助自我たちが演ずること），ミラー（鏡映法［mirror technique］：ある補助自我が患者と同じことをして患者を代弁すること）などがある．他の技法としては，演じる行為をさまざまに変容させるために，催眠や精神活性薬を使用することもある．

倫理的，法的問題

守秘義務

グループセラピスト（集団療法士）は，開示が法律で義務づけられた場合を除き，法的にも倫理的にも適正に患者の同意を得た上でのみグループメンバーに関する情報を部外者に提供することができる．患者が自分自身や他の人に危険をもたらすようにみえた時，治療者は患者に対してと同様に，社会への責任を果たすために適切な措置をとる義務を負っている．米国の集団精神療法学会が定めている倫理指針で明確にされているのは，患者が併用療法を受けている場合，集団精神療法家は患者を紹介した治療者または個人療法の治療者と相談をする際に特別な許可を得なければならないということである．

治療者だけでなくグループのメンバーも，他のメンバーの個人情報を保護し秘密を守るべきであるが，メンバーはそうするよう法的に規制されているわけではない．グループ参加のための準備期間中に，治療者はグループの中で話し合われたことの機密性を確保するよう参加予定者に必ず説明しておくべきである．法廷においてグループ内のあるメンバーが別のメンバーの不利になるような証言を求められることも理屈の上ではありうるが，そのような状況はいまだ発生していない．

もしグループへの参加を検討している患者にとって秘密を守ることの負担が大きすぎると思われる時や，参加を予定している患者がグループのメンバーとしてふさわしくない重大な秘密や悪い評判を隠しているときには，その患者の参加に関して治療者は臨床的に判断し警告すべきである．

暴力と攻撃性

暴力や攻撃の報告は稀であるが，グループのメンバーが他の患者や治療者に身体的暴力をふるう可能性はある．暴力行為は，グループ内でもグループ外でも起こりうる．このような事件が起きる可能性は，グループメンバーを注意深く選ぶことによって小さくすることができる．暴力の前歴が明らかな患者や暴力をふるう可能性が感じとれる精神病患者は，グループに入れるべきではない．集団精神療法が日常的に行われている施設内では，他者への暴力行為を思いとどまらせるために十分な安全対策がとられなければならない．例えば，警備員や看護助手が立会うことなどである．

性的行動

治療者にとって，患者や元患者との性交渉は道義に反している．多くの州で，そのような行為は犯罪とみなされる．しかし，メンバー同士が性的関係に至る可能性は

あり，集団精神療法においてこの問題は複雑化する．メンバー間の妊娠，強姦，後天性免疫不全症候群（AIDS）の感染などの課題は検討を要する．ある患者がグループのメンバーによる性的行動の結果として傷ついた場合，治療者はそのような行動を予防できなかった法的責任を負わされることもある．治療者はグループに参加予定の患者に対して，メンバー間のどのような性的接触でも報告する責任を皆が負っていると伝えるべきである．治療者は，グループ内の性的接触のすべてを予測することも性的関係の進展を止めることもできるわけではないが，許容される行動の指針を患者たちに示さなければならない．治療者は，グループへの患者の選択と事前準備の段階で，性的なあるいは被害を受けがちな患者や加害者になりそうな患者を特定する必要がある．他の患者に性的な被害を及ぼしそうな反社会的患者には，そのような行動はグループ内で絶対に許されないことや行動化する前に言語化されるべきであることを伝えねばならない．グループは，治療者が性的行為を奨励も黙認もしないという方針で導かれなければならない．後天性免疫不全症候群（AIDS）の患者は，ウイルスを保有していることを明らかにするよう勧められる．メンバーを保護するために，性的関係が起こりうるような場合は病状の開示に同意しない限り AIDS 患者をグループに参加させない治療者もいる．そのような状況では，治療者はその患者と患者が参加するグループと共に，AIDS に関する事柄を話し合う．

参考文献

Billow RM. Bonding in group: The therapist's contribution. *Int J Group Psychother*. 2003;53:83.
Burlingame GM, Fuhriman A, Mosier J. The differential effectiveness of group psychotherapy: A meta-analytic perspective. *Group Dynamics*. 2003;7:3.
Friedman R. Individual or group therapy? Indications for optimal therapy. *Group Anal*. 2013;46(2):164–170.
Higaki Y, Ueda S, Hatton H, Arikawa J, Kawamoto K, Kamo T, Kawasima M. The effects of group psychotherapy in the quality of life of adult patients with atopic dermatitis. *J Psychosom Res*. 2003;55:162.
Ogrodniczuk JS, Piper WE, Joyce AS. Treatment compliance in different types of group psychotherapy: Exploring the effect of age. *J Nerv Ment Dis*. 2006;194(4):287–293.
Paparella LR. Group psychotherapy and Parkinson's disease: When members and therapist share the diagnosis. *Int J Group Psychother*. 2004;54(3):401–409.
Scheidlinger S. Group psychotherapy and related helping groups today: An overview. *Am J Psychother*. 2004;58(3):265–280.
Segalla R. Selfish and unselfish behavior: Scene stealing and scene sharing in group psychotherapy. *Int J Group Psychother*. 2006;56(1):33–46.
Spitz H. Group psychotherapy. In: Sadock BJ, Sadock VA, Ruiz P, eds. *Kaplan & Sadock's Comprehensive Textbook of Psychiatry*. 9th ed. Vol. 2. Philadelphia: Lippincott Williams & Wilkins; 2009:2832.
Tyminski R. Long-term group psychotherapy for children with pervasive developmental disorders: Evidence for group development. *Int J Group Psychother*. 2005;55(2):189–210.
van der Spek N, Vos J, van Uden-Kraan CF, Breitbart W, Cuijpers P, Knipscheer-Kuipers K, Willemsen V, Tollenaar RA, van Asperen CJ, Verdonck-de Leeuw IM. Effectiveness and cost-effectiveness of meaning-centered group psychotherapy in cancer survivors: protocol of a randomized controlled trial. *BMC Psychiatry*. 2014;14:22.
Zoger S, Suedland J, Holgers K. Benefits from group psychotherapy in treatment of severe refractory tinnitus. *J Psychosom Res*. 2003;55:134.

28.4 家族療法とカップル療法

家族療法

大多数の社会は家族という基盤の上に構成されている．異なる文化における家族の研究は，社会学，集団力動，人類学，民族，種族，進化生物学，精神保健分野と多様な観点からみると，魅力的で科学的に興味深い課題である．さまざまな家族研究から集められた情報を背景として，今日の家族療法の実践が発展してきた．

家族療法は他の精神療法的な試みと同様に，家族成員間の相互作用を変化させることに焦点を当て，個々のメンバーが個人として，またはサブシステムとして，家族機能を改善させる試みであると定義されている．家族療法とカップル療法はいずれも関係の機能性に変化をもたらすことを目的とする．多くの場合，家族内におけるあるメンバーの機能の変化も目指す．両親と成人した子の間にある不和を取り除くことを意図した家族療法は，関係性の終結を中心とする家族療法の一例である．家族と統合失調症者のつきあい方を向上させ，感情表出の程度を減少させることが，個人に目標をおく例であり（この場合，統合失調症者の機能の向上），家族の変化をも目指す家族療法の一例である．家族療法の初期の段階では，家族システムを変化させることにより個人に十分な変化をもたらすとみられていた．より最近の治療では，家族システムの変化と同様に個々人の変化を目的としており，特定の戦略を用いて対人関係と個々のふるまいに焦点を当てて介入する傾向がみられる．

適　応

関係性に問題が存在することは，家族療法やカップル療法の明らかな適応である．カップル療法や家族療法は結婚における不適応というような問題に効果をもたらす唯一の療法であり，個人治療など他の方法はこのような状況において害となりうることがわかっている．カップル療法や家族療法は多くの特定の精神疾患治療において，しばしば複数の治療の中の1つの要素として，明確で重要な役割を担ってきた．

もちろんどのような治療法もそうであるように，家族療法やカップル療法の適応は広く，それぞれの症例により異なる．家族療法は，家族と個人の確立と変化，精神病理学，人生における問題，そして関係性における倫理の土台となる概念を寄せ集めた治療法である．家族療法は「システムに対して敏感な療法（systemically sensitive therapy）」と呼ぶほうが適切かもしれない．そしてその意味で，臨床治療方法論と同等な基本的世界観を反映している．したがって，治療者はすべての臨床問題には顕著な人間関係の要素が関連していると考える傾向があ

り，個人の抱える問題が中心的な場合の治療においてすら，家族（または機能上重要な役割を担う他者）の関与が常に求められる．

小児，青年，成人の障害を含む一般的な障害や問題に対して家族・カップル療法が効果的であるとする研究結果がある．一部の障害では夫婦や家族への介入が治療の選択肢となり，他の障害では，家族への介入は治療に必要不可欠であるという研究報告がある．

技　法

最初の相談　家族療法は高度の葛藤を抱えた家族がこの方法を要請するほど，一般によく知られている．最初の訴えが家族の一員に関するものであるなら，治療に先立つ作業が必要となる．家族療法的アプローチに対する抵抗は，(1)子どもの困難に対して親が非難されるのではないか，(2)家族全体が病気と宣告されるかもしれない，(3)配偶者が反対する，(4)1人の子どもの非行をオープンに話し合うことが兄弟たちに悪い影響を与えるのではないか，などということを怖れるからである．青年や若い成人が家族療法を受けることを拒むのは，片方のあるいは両親の恐れにひそかに結託しているためであることが多い．

面接技法　家族面接の特質として2つの重要な要因がある．家族は動かし難い歴史と家族力動を抱えて治療にやってくる．家族療法家にとっては，患者個人の症状よりもその家族で固定してしまった家族集団のあり方が臨床上問題となる．家族は多くの場合共に生活しており，あるいは身体的，感情的安定に関して互いに依存している．治療場面の中でみえてくるあらゆることは家族内では周知のことである．技法の中心的原則はこれらの事実に由来する．例えば，ある家族成員の他の家族成員に対する怒りのカタルシス（浄化）は治療者によってうまく方向づけられなければならない．怒りの対象となっている家族成員が，攻撃に対して反応してそれが暴力にまで発展し，関係が破壊され，治療から撤退する家族成員が出てくることもありうる．例えば，自由連想は1人の人物が治療場面を支配するのを奨励することもあるので，家族療法には不適切である．これらの理由で，治療者は常に家族面接を監督し方向づけていかねばならない．

表28.4-1に，家族の歴史がどのようにして現在の家族の関わり方に影響を与えているかを理解するために家族の歴史を検証する原則を要約した．

治療の頻度と期間　緊急事態が生じない限り，面接は普通週に1回以上は行わない．しかし，1回の面接に2時間を要することがある．面接時間が長くなる場合に治療者が題材をまとめ，どう反応するかを計画する時間をとるために中断があってもよい．地理的，個人的環境のために家族が集まれないときは，柔軟な予定を組まなければならない．治療期間は問題の性質だけではなく，治療の方法にもよっている．問題解決を中心に置く治療者は数回の面接で目標を達成することがある．一方，成長指向モデルを用いる治療者は期間も長くなり，セッションの間もかなり空くことがある．表28.4-2に，治療終結の1つのモデルを示した．

介入の方式

いろいろな家族療法があるが，どれも他のものより優れているというものではない．どの技法を用いるかは治療者が受けた訓練，治療を始めた情況，そして治療者の性格によって変わる．

精神力動的−経験的方式　精神力動的−経験的方式（psychodynamic-experiential model）は家族体制の中での個人の成熟を強調し，過去に根ざした不安や投影の無意識の様式は問わない．治療者はおのおのの家族との親密な絆を築くことを目指し，治療者と各家族成員とのやりとりと家族同士のやりとりの間を行きつ戻りつする．コミュニケーションが明瞭であることと感情を正直に認めることが優先される．このこと達成させるために，家族は各自の座席を変え，お互いにふれ合い，直接視線を合わせるよう勧められる場合もある．隠喩の用い方，身体言語，失錯行為は家族関係の無意識の様式を明らかにするのに役立つ．治療者は家族造形法（family sculpture）を用いてもよい．それは各家族成員が個々の目から見た過去あるいは現在の関係をおのおのがお互いを形にして描き，お互いの関係の個人的な見方を表現するものである．治療者はその像を解釈するとともに新しい関係を提唱する形で修正する．それに加えて，治療者の家族に対する主観的反応は家族にとって重要である．適切な時期にその反応を家族に表明することによって，自己観察と変化の新たなフィードバック（情報の反映）の環が形成される．

ボウエンの方式　ボウエン（Murray Bowen）は彼の方式を「家族システム」と呼んだが，この分野では創始者の名前が付されている．特徴は原家族から自分を弁別し，愛や社会的地位を失うと脅かすような家族のあるいはその他の圧力を弁別することにある．問題をもっている家族は2つの水準で評価される．すなわち，問題のからみ合っている程度とそれを認識する能力の程度，それに援助を求めている問題に関する感情の三角形（emotional triangle）の分析である．

感情の三角形というのは家族の2人が距離が近いために3人目が排除される傾向があるというように配置された三派のシステム（three-party system：これらの多くは家族内で起こりうる）と定義される．距離の近さは愛と表現されたり，反復する葛藤と表現されたりする．いずれの場合も排除された3人目が他の派に合流しようと試みたり，排除した側の派が排除された派に合流しようと試みたり，排除した側の派が排除された派の側に寄っていくような場合，感情的に対抗する流れ（cross-current）に相反する傾向が賦活される．治療者の役割は，まず熱い三角関係を安定させるかあるいは現在の症状化している人の移動を行い，次に最も心理学的に反応しうる家族成員と必要ならば個人療法を用い，熱い三角関係が

表 28.4-1　家族生活年表の原理

家族療法家は家族についてほとんど知らずに面接に入る．
　治療者は患者が誰であるかを知っており，さらにどのような症状を呈しているか知っているかもしれないが，たいていそれがすべてである．したがって，治療者は症状の意味についての手がかりを手に入れなければならない．
　治療者は夫婦関係に痛みがあることを知るかもしれないが，その痛みがどのように現れているかについて手がかりを得る必要がある．
　治療者は配偶者がどのように自分たちの問題に対処してきたかについて知る必要がある．
　治療者は配偶者がいずれもそれぞれの両親の原型に従って行動していることを知っているかもしれないが，その原型が配偶者としてあるいは親としてどうすべきかということについてのそれぞれの考えにどのように影響しているかを見出す必要がある．
家族療法家は実際家族が歴史をもっていることを知って面接に望むが，たいていそれだけである．
　おのおのの家族は，集団として多くの出来事を共に経験してきている．ある種の出来事(例えば，死，子どもの誕生，病気，引っ越し，転職など)はほとんどすべての家族で生じる．
　ある種の出来事は最初は夫婦にのみ影響し，子どもらには間接的な影響しかない(おそらく子どもらはまだ生まれていなかったり，あるいはまだ幼すぎてそれがどの様に両親に影響を与えたかを十分理解できていない．子どもらは両親の仲が良くないこと，悩み，不安，あるいは不気嫌に気づいたのみかもしれない)．
　治療者にとって尋ねられたすべての質問に対する答えが役に立つ．
家族成員は大きな恐怖をもって治療に入る．
　治療者の構造化によってその恐怖はやわらぐ．治療者は次のように言う．「私はここで起こることに責任をもちます．何も破局的なことはここでは起こらないようにします」．
　何ごともうまくいかなかったように思われるという事実に対して家族全員が内心自分を責めている(表面上は患者と指名されている人[identified patient：I. P.]や配偶者を非難するかもしれないが)．
　特に両親は，親として最善を尽くしたと感じる必要がある．彼らは治療者に「これが私がしたことの理由です．これが私に起こったことです」と告げる必要がある．
　名前，日付け，関係の明示，移動などの事実を取り上げる家族生活年表は家族に訴えるものがあるようである．家族が答えられる質問をするのでどちらかといえば脅威を与えない．家族生活年表は家族が理解しているものについて話し合われる．
家族はかなりの絶望をもって治療に入る．
治療者は援助を構造化することによって希望を刺激するのに役立つ．
　家族成員に関する限り，過去の出来事は彼らの一部である．彼らは今では「私は存在した」と治療者に告げることができる．家族はまた，「私は単なる大きな病理の塊ではない．私は多くの困難を克服するのに成功した」と言うこともできる．
　もし家族がどのような質問が必要かを知っていたなら，家族はもはや治療にとどまる必要はない．それらを治療者は「何が言いたいかを言いなさい」とは言わない．家族は自分たちで何年にもわたって語ってきたことを治療者に話すだけであろう．治療者の質問は「私は何を聞けばよいかわかっている．私はあなたを理解する責任を引き受ける．われわれはどこかへ旅立とうとしている」というものである．
家族療法家は夫婦間の痛みを和らげるために，その家族が指名されて患者に焦点づけしているところがある程度あることも知っている．さらに治療者は，家族がその焦点を変える努力に抵抗することをも知っている．家族生活年表は「病んだ」あるいは「悪い」家族成員の強調することから夫婦関係を強調することへと変化させるのに効果的で，脅威の少ない方法である．
家族生活年表は，再教育過程が生じるような枠組みを提供するといった他の治療目的にも役立つ．治療者は情報を照合するモデルとして，あるいはコミュニケーション技術を修正し，質問を設け，答を引き出すモデルとして役立つ．加えて，治療者は変化をもたらす重要な概念を比較的脅威の少ないやり方で導入することができる．

Satir V. *Conjoint Family Therapy*. Palo Alto, CA：Science and Behavior, 1967：57 から許可を得て転載．

再発しないように十分な個人的分化を達成することである．三角関係の中で中立でいるためには，治療者は各家族成員との感情的接触を最小限にとどめる．
　ボウエンはまた，世代関係図(genogram)というものを創始したが，これは家族を幾世代かに遡って調査する理論的な方法である．

構造的モデル　構造的モデル(structural model)の中では家族は以下の線に添って評価される1つの相互関連体制とみなされる．すなわち，(1)家族成員間の重要な同盟と分裂，(2)権力の階層(すなわち，子どもを親が管理する)，(3)世代間の境界の明瞭性と堅固性，(4)家族成員相互間の耐性，の4つである．構造的モデルでは，個人療法と家族療法を併用する．

一般システムの方式　一般システム理論に従えば，一般システム方式(general system model)では家族を1つのシステムとみなし，家族成員のあらゆる行為は他の家族成員に反応をもたらすと考える．家族の各成員は1つの役割を果たすと考えられ(例えば，代弁する人，迫害者，

表 28.4-2　治療終結の基準

以下のときに治療は終結する
　どの家族成員同士も交流を行い，照合し，質問することが可能になったとき
　家族が敵意を解釈することができたとき
　他の家族成員が自分をどうみているかを理解できたとき
　家族が自分たち自身をどうみているかを理解できたとき
　家族の1人が他の家族成員に自分たちが他人に対してどう映っているか語ることができたとき
　家族の1人が他の家族成員に何が望まれ，恐れられ，期待されているかを語ることができたとき
　家族が不同意を表明することができたとき
　家族が選択をすることができたとき
　家族が実践を通して学ぶことができたとき
　家族が過去のモデルの有害な影響から自分たちを解放できたとき
　家族が感じることと伝達されることとの違いが最小になるように，さらに隠されたメッセージが最小になるように明瞭なメッセージを伝えることができたとき

Satir V. *Conjoint Family Therapy*. Palo Alto, CA：Science and Behavior；1967：133 から許可を得て改変．

犠牲者，救援者，症状所有者，養育者），これは比較的安定したものである．しかし，それぞれの役割に相当する成員は変化することがある．ある家族は，家族の問題で他の成員を非難することにより，その人物を身代りにしようとする（これが患者である）．もし，患者が改善すると，他の成員が犠牲となるかもしれない．家族は外的境界と内的規則をもつと定義される．一般システムの方式は前にあげた他のいくつかの方式，特にボウエンの方式と構造的モデルと重複するところがある．

技法のいろいろ

家族集団療法　家族集団療法（family group therapy）は複数の家族を1つの集団として結合させる．お互いの問題が共有され，それぞれの家族は自分たちの相互作用を集団内の他の家族のものと比較する．さまざまな家族からなる集団療法が統合失調症の治療に効果的に用いられてきた．問題のある子どもたちの両親は自分たちの状況を分かち合うために集められることがある．

社会ネットワーク（連係）療法　社会ネットワーク療法（social network therapy）は患者の属する社会的連係をもつ人々を集めて，患者とのグループに参加してもらうものである．連係をもつ人々とは患者が日常生活で接触する人をさし，家族だけではなく，親戚，友人，店員，教師，同僚などを含む．

逆説的療法　逆説的療法（paradoxical therapy）はベイトソン（Gregory Bateson）の業績から発展したものであるが，患者が恐怖の対象を避けたり強迫的儀式を行うといった望ましくない行為にわざと専念することを提案するものである（これは逆説的指令と呼ばれている）．逆説

的療法や逆説的指令を用いることは比較的新しい方法であるが，この治療によって一部の患者に新しい洞察を得させることができる場合がある．この療法は家族療法にも，個人療法にも用いられる．

再構成　再構成（reframing）は肯定的含意（positive connotation）としても知られているが，すべての否定的感情や行為に肯定的なラベルをつけかえることである．治療者は家族が行為を新しい枠組みで捉え直すように促す．例えば，「この子はどうしようもない子だ」という思いを「この子はこの子が不幸と感じているあなた方の結婚からあなたの気をそらし，あなたを守ろうと死にものぐるいになっている」というふうに捉え直すのである．再構成法は家族が新たな方法で見直すことにより変化を生み出すことを可能にする重要な過程である．

目　標

家族療法にはいくつかの目標がある．治療の目標は(1)対人関係の基盤の中にある病因的な葛藤や不安を解決または減少させること，(2)家族がお互いに相手の感情的要求を感知し，充足させる能力を高めること，(3)異性間や世代間の適切な役割関係を促進すること，(4)各個人と全体としての家族の能力を強化し，家族内と外からの破壊的な力に対処できるようにすること，(5)家族の同一性や価値に影響を与え，家族が健康と成長に向かうようにすること，などである．最終的な目標は家族を社会の大きなシステム（体制）に統合することであり，その社会とは拡大家族（extended family）だけでなく，学校，医療機関，社交機関，娯楽機関，福祉機関などを含み，そうすることで家族を孤立させないようにする．

カップル（夫婦）療法

カップル療法あるいは夫婦療法（couples or marital therapy）は互いに1つあるいは何種類かのことがら（社会的，感情的，性的，経済的など）でいさかいを起こしている2人の相互作用を心理学的に修正するように意図された精神療法の形式である．カップル療法では訓練を受けた人物が患者であるカップルと治療契約を結び，ある一定のコミュニケーションの方法で混乱を静め，行動の不適応様式を逆転ないし変化させ，パーソナリティの成長や発達を促進する．

結婚カウンセリングはカップル療法よりも扱う範囲が狭く限定的であると考えられる．結婚カウンセリングは特定の1つの家庭内葛藤のみを検討する課題指向的なものであり，例えば育児といった特定の問題を解決する．結婚療法（marriage therapy）は結婚カウンセリングと異なりカップルの相互作用を再構築することを強調しており，時には各パートナーの精神力動を探索する．結婚療法も結婚カウンセリングも夫婦が効果的に自分たちの問題に対処できるよう援助することを強調している．最も重要なのは適切で現実的な目標を設定することであり，

これには関係の再構築や問題解決的取り組み方，あるいはその両方が含まれる．

治療の種類

個人療法 個人療法では各パートナーがそれぞれ異なった治療者によって治療を受け，治療者間では必ずしも情報交換が行われない，実際お互いを知らないことさえある．治療の目標は各パートナーの適応力を強化することである．時には片方のパートナーのみが治療に参加する．そのような場合，治療に参加していないパートナーが治療者のもとを訪れることは役に立つ．というのはそのパートナーに会わなければ見逃してしまうような情報を与えてくれるからである．また，患者が変化したことによるパートナーの明らかな，あるいは隠れた不安が確認され，対処される．さらに治療上の出来事に対する非合理的な考えが訂正されるし，患者の治療を妨害するようなパートナーによる意識的あるいは無意識的試みも検討することができる．

個人カップル療法 個人カップル療法(individual couples therapy)では各パートナーはそれぞれ治療を受ける．同じ治療者が両者を担当する場合を同時治療(concurrent therapy)といい，治療者が異なる場合を共同療法(collaborative therapy)という．

合同療法 合同療法(conjoint therapy)は1人ないし2人の治療者によって行われる合同面接でのカップル療法である．これは夫婦療法で最も頻繁に用いられる方法である．男性と女性の治療者による共同療法は，特定の患者が反対の性の2人組に向かい合うときとは異なり，よってたかって攻撃されたという感じを抱かせない．

四方向の面接 四方向の面接(four-way session)ではそれぞれのパートナーは別の治療者にみてもらうことになり，規則的に開かれる合同面接で4人が顔を合わせる．四方向の面接の一法としてテーブルを囲んでの面接があり，それは性的に機能不全に陥っているカップルのための短期的治療としてマスターズ(William Masters)とジョンソン(Virginia Johnson)が発展させたものである．2人の患者と2人の異性の治療者が規則的に面接する．

集団精神療法 集団で行われるカップルの治療においてはさまざまな集団力動が影響を及ぼす．集団は普通3～4組のカップルと1人か2人の治療者からなる．カップルは互いに知り合い，他のカップルも同様な問題を抱えていることを認識する．それぞれのカップルは他の同性または異性の参加者から支持と共感を得る．彼らは性に対する態度を探究し，同性間で新しい情報を得る．そして，おのおのが自らの行為に対して否定的または肯定的な特定のフィードバック(評価的情報)を受けるが，それはパートナーや治療者からのものより中立的な非配偶者からのもののほうが有意義で実になるものであるかもしれない．

4組のカップルからなる集団精神療法の中期に子どもをもつか否かというテーマがあがった．あるカップルは最近婦人科を訪れ，妻の年齢が高いのでもう時間が限られていると言われた．そのカップルの妻の方は子どもは欲しくないと思っていたが，夫はそうではなかった．夫が抱える結婚生活の不満は，妻から愛情の表現が感じられないということだった．夫は妻が壁をつくり，距離を取り，性的にも消極的だと感じていた．

子どものいるカップルの多くが，子どもをもつことはすでに大きなストレスである結婚生活にさらなるストレスが加わるようなものだと言った．しかし，あるカップルはそうではなく，いかに子どもが彼らの生活を豊かにするかを語った．

妊娠について話が進むと，グループリーダーは子どもをもつかどうかで意見が対立していたカップルの非言語的コミュニケーションに気がついた．全体としてのグループの意見が子どもをもつべきだという流れになる度に，そのカップルの妻の方が手を伸ばして優しく夫の手を握っていた．夫は妻に愛情表現をして欲しいと常々願っているので，妻の優しい手を離したくないがために，子どもをもつことについて積極的に話すことはなかった．言葉を一言も交わすことなくこのようなことが起きたのである．一度これが明らかになると，この反復的な非言語コミュニケーションはグループ内で話し合うテーマとなり，他のメンバーたちは有益な意見を提供し，グループのリーダーはその夫婦が率直に，直接的，オープンに話し合うことを奨励し，最終的にそのカップルは子どもをもつ方向に進むことを決めた．(H.I. Spitz, M.D., and S. Spitz, ACSW. のご好意による)

併用療法 併用療法とは先に述べた技法のすべてあるいは一部を同時にまたは組み合わせて用いるものである．したがって，特定の患者カップルが個人精神療法で1人または2人そろって治療を始め，パートナーと合同療法を続けることもあり，パートナーの集団の中での治療の過程を経て治療を終結することもある．併用療法の根本的な考え方は1つの取り組み方だけがパートナーの問題に対して他の方法より優れているということはないというものである．さまざまな取り組み方になじんでおくことが，カップルの悩みに答えるための柔軟性を治療者に与えることになる．

適　応

用いられるのがどのような治療技法であれ，カップル療法の適応は以下のように考えられる．(1)個人精神療法でうまくいかなかったとき，(2)パートナーの一方に悩みが生じ，それが明らかにパートナー間の問題と関係しているとき，(3)カップル療法を希望する申し出があったときである．パートナー間のコミュニケーションの問題はカップル療法の第1の適応である．そのような例ではパートナーの片方が他方に脅されているかもしれず，考えや気持を伝えようとすると不安になるのかもしれず，あるいは無意識の期待を投影するのかもしれない．治療では各パートナーが他方を現実的にみることができ

パートナーの性生活といった，1つあるいは複数の領域にわたる葛藤も治療の適応となる．同様に満足な社会的，経済的地位，親としてのあるいは情緒的役割を確立することが困難な場合も適応となる．臨床家は単に1つの問題を治療しようと試みる前に，その問題が根の深いカップル間の障害の1症状である可能性を考慮し，カップル関係のあらゆる面を評価しなければならない．

禁　忌

　カップル療法の禁忌は重症の精神病患者，特に妄想的要素をもつ患者，結婚という恒常的機構が精神病への防衛として機能している場合，パートナーの片方ないし両方が離婚を望んでいる場合，片方が不安や恐れのために参加を拒んでいる場合などである．

目　標

　アッカーマン（Nathan Ackerman）はカップル療法の目標を以下のように定義した．すなわち，パートナー間の問題の治療の目標は感情的な悩みと機能不全を取り除き，カップル双方の幸福度と，それぞれの個人としての幸福も促進することであるという．理想的に言えば，治療者は共通の問題解決の手段を強化し，病因となっているパートナーに対する適切な制御や防衛を奨励することによって，さらに感情的に乱れてしまうことの破壊的な影響に対して免疫を強めることやパートナー関係の相補性をともに高め，さらにパートナー関係とおのおのの成長を促進することによって，目標に到達しようとする．

　治療課題の一部に，各パートナーにはパーソナリティの精神力動的構造を理解する責任があることを説明するということがある．患者自身の人生，パートナーの人生，そのほかの周囲の人々の人生に対してとった行為の結果についての説明義務が強調されるが，これはしばしばカップルの不和をもたらした問題を深く理解することに役立つ．

　カップル療法は必ずしも結婚生活またはいかなる関係の維持を保証するものではない，ある場合にはカップル関係が解消されるべきであるという結論に達することもある．そのような場合，カップルは離婚に至る困難な過程を経るために治療者のもとへ通い続ける．これは，離婚療法（divorce therapy）と呼ばれている．

参考文献

Dattilio FM, Piercy FP, Davis SD. The divide between "evidenced-based" approaches and practitioners of traditional theories of family therapy. *J Marital Fam Ther.* 2014;40(1):5–16.
Goldenberg I, Goldenberg H. *Family Therapy: An Overview.* 6th ed. Pacific Grove, CA: Brooks/Cole; 2004.
Gurman AS. Brief integrative marital therapy. In: Gurman AS, Jacobson NS, eds. *Clinical Handbook of Couple Therapy.* 3rd ed. New York: Guilford; 2003:180.
Gurman AS, Jacobson NS, eds. *Clinical Handbook of Couple Therapy.* 3rd ed. New York: Guilford; 2003.
Johnson SM, Greenman PS. The path to a secure bond: Emotionally focused couple therapy. *J Clin Psychol.* 2006;62(5):597–609.
Johnson SM, Whiffen VE, eds. *Attachment Processes in Couple and Family Therapy.* New York: Guilford; 2003.
McGoldrick M, Giordano J, Garcia-Preto N, eds. *Ethnicity and Family Therapy.* 3rd ed. New York: Guilford; 2005.
Nichols MP, Schwartz RC. *Family Therapy: Concepts and Methods.* 6th ed. Boston: Allyn & Bacon; 2004.
Nichols M, Tafuri S. Techniques of structural family assessment: A qualitative analysis of how experts promote a systemic perspective. *Fam Process.* 2013;52(2):207–215.
Snyder DK, Whisman MA, eds. *Treating Difficult Couples.* New York: Guilford; 2003.
Spitz HI, Spitz S. Family and couple therapy. In: Sadock BJ, Sadock VA, Ruiz P, eds. *Kaplan & Sadock's Comprehensive Textbook of Psychiatry.* 9th ed. Vol. 2. Philadelphia: Lippincott Williams & Wilkins; 2009:2845.
Walker MD. When clients want your help to "pray away the gay": Implications for couple and family therapists. *J Fem Fam Ther.* 2013;25(2):112–134.

28.5　弁証法的行動療法

　弁証法的行動療法（dialectical behavior therapy：DBT）は，境界性パーソナリティ障害の患者への治療効果が最も実証的に支持されている心理社会的アプローチである．DBTの最も重要な目標を簡潔に説明すると，人生のさまざまな領域で慢性的，かつ広範囲にわたる問題に悩み苦しんでいる患者のために，価値ある人生を築くのを手助けすることにある．DBTはもともと慢性的に自傷行為を繰り返す境界性パーソナリティ障害患者と狂言自殺を行う患者の治療のために考案された．近年では他の精神疾患にも応用されている．その方法論は折衷的で，支持療法，認知療法，行動療法の考えを取り入れている．DBTはセラピーとは修正情動体験であるというアレクサンダー（Franz Alexander）の治療的視点や，禅を含む東洋哲学の影響を受けている．

　治療は毎週行われ，助言，隠喩，ストーリーテリング，直面化（対決）などの技法で対人関係の技能を改善させ，自己破壊的な行動を減らすことを目的としている．境界性パーソナリティ障害の患者は治療を通じて，特にこの障害に特徴的な両価的感情を処理することを学んでいく．リネハン（Marsha Linehan）は境界性パーソナリティ障害の患者は情動体験を自覚できず，欲求不満や拒絶に耐えられないという理論に基づいて治療法を発展させた．DBTは他の行動療法的アプローチと同様に，思考と感情を含むすべての行動は学習されたと仮定している．そして，境界性パーソナリティ障害の患者は自分の行動を——それがいかに不適応的であろうと——強化したりそれに報酬を与えたりするように行動すると考える．

弁証法的行動療法の機能

　創始者が述べているように，DBTの治療には以下の5つの本質的「機能」がある．(1)患者の良好な行動様式を向上させ，そのレパートリー（能力の範囲）を増やしていくこと．(2)不適切な認知や感情を含む不適応的な行動の強化を減らすことによって患者が変わろうとする動機を高めること．(3)治療的環境で獲得された新しい行動

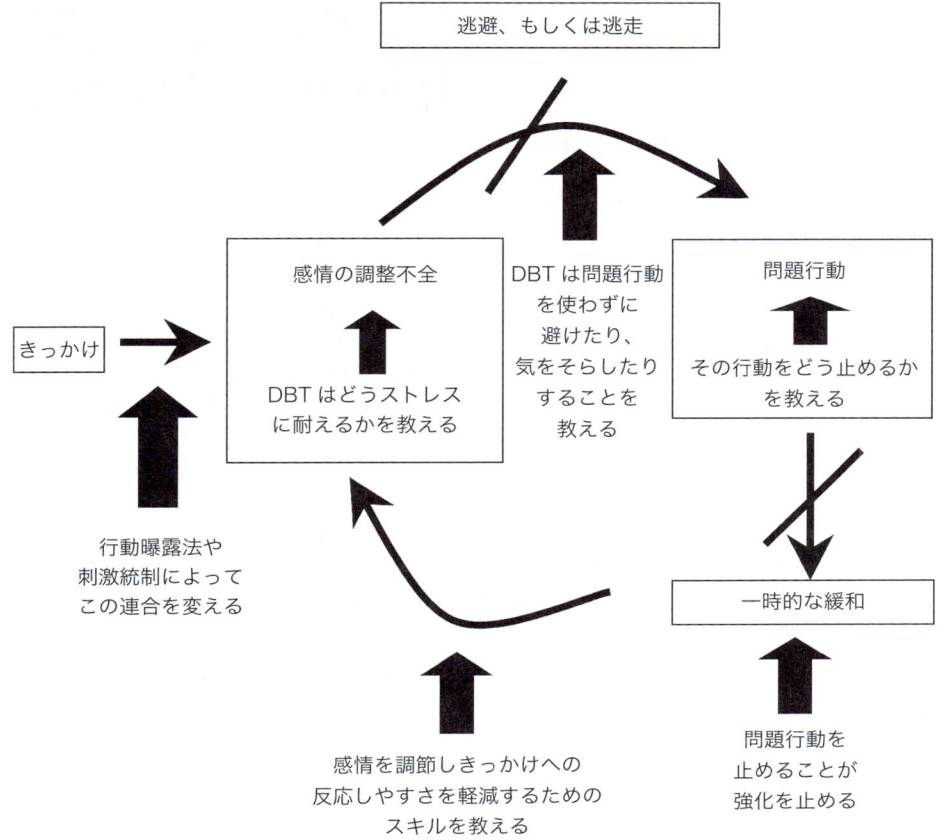

図 28.5-1　弁証法的行動療法（DBT）の流れ

様式が日常の環境でも使えるようにすること．(4) 機能不全的行動より効果的な行動が強化されるように環境を構造化していくこと．(5) 治療者の動機と能力を高めることで，効果的な治療がなされるようにすること．図 28.5-1 は DBT が感情的なストレスを避けるために使われてきた問題行動の連鎖をいかに断つかを示している．

DBT における治療では，(1) グループスキルトレーニング（集団技能訓練），(2) 個人精神療法，(3) 電話での相談，(4) 助言・相談に応じるコンサルテーションチームの 4 つの方法が使われる．それぞれの方法については下記で説明する．必要に応じて投薬治療や入院が補助的に使われる．

グループスキルトレーニング

患者はグループの中で行動的，感情的，認知的，そして対人関係の特定のスキルを学ぶ．他の伝統的な集団療法（グループセラピー）とは違い，グループの他のメンバーを観察することは推奨されない．反対にスキルトレーニング（技能訓練）のマニュアルにある練習法に沿った教育的様式で行われる．練習法の多くは感情の調整不全と衝動的な行動を制御することを目的としたものである．

個人精神療法

DBT の個人精神療法（individual therapy）は毎週行われる．1 回のセッションは 50～60 分で，グループトレーニングで学んだ技能について復習し，その週にあった出来事について振り返る．セッションの中では，特にその週に学んだ技能を使っていれば改善されたであろう病的な行動パターンを示すエピソードに注目していく．また自分の考えや感情，行動を日記に記録することが推奨され，精神療法のセッションの中ではその記録も分析される．

電話相談

治療者の誰かとは，24 時間いつでも電話相談（telephone consultation）することができる．自分や他者を傷つける行動に至るような危機状況に陥りかけていると感じるときには，電話をかけるよう奨励される．電話相談は短時間で終わるよう意図されており，通常 10 分程度で終わる．

コンサルテーションチーム

治療者は患者との治療を振り返るため，週に 1 度ミー

表 28.5-1 弁証法的行動療法におけるコンサルテーションチームの同意事項

毎週1，2時間のミーティングに参加する．
治療の階層に沿って症例を話し合う（つまり，自傷的で命に関わる行動，治療や人生の質に悪影響のある行動）．
教示的な根本原理を受け入れる．
患者とは他の治療者とどう関わるかについて話し合うが，他の治療者に対して患者とどう関わるべきかを指示しない．
たとえ同じ患者に対してでも，治療者たちが一貫した対応をしなくてよい．
治療者はみな，チームの他のメンバーからの批判を恐れることなく，自分の限界を知る．
患者の行動を見下すことなく，共感的に解釈する．
治療者はみな間違いを犯しうる．

ティングを行い，お互いを支え合い仕事へのモチベーション（動機づけ）を維持する．ミーティングで治療者たちは自分たちが用いている技法を比較し，どの技法が最も効果的であるかを確認していく（表 28.5-1）．

成　果

境界性パーソナリティ障害の患者への DBT の効果を検証したいくつかの研究が，DBT には効果があることを示している．患者が治療を中断する率は低く，狂言自殺行為は減り，患者自身による怒りの感情の報告が減り，社会適応と仕事の成績が向上した．DBT は現在，物質依存，摂食障害，統合失調症，心的外傷後ストレス障害（PTSD）を含む他の障害にも応用されている．

参考文献

Bedics JD, Korslund KE, Sayrs JH, McFarr LM. The observation of essential clinical strategies during an individual session of dialectical behavior therapy. *Psychotherapy*. 2013;50(3):454–457.
Brown MZ, Comtois KA, Linehan MM. Reasons for suicide attempts and nonsuicidal self-injury in women with borderline personality disorder. *J Abnorm Psychol*. 2002;111:198.
Hadjiosif M. From strategy to process: Validation in dialectical behaviour therapy. *Counsel Psychol Rev*. 2013;28(1):72–80.
Harned MS, Korslund KE, Linehan MM. A pilot randomized controlled trial of Dialectical Behavior Therapy with and without the Dialectical Behavior Therapy Prolonged Exposure protocol for suicidal and self-injuring women with borderline personality disorder and PTSD. *Behav Res Ther*. 2014;55:7–17.
Krause ED, Mendelson T, Lynch TR. Childhood emotion invalidation and adult psychological distress: The mediating role of inhibition. *Child Abuse Negl*. 2003;27:199–213.
Lynch TL, Morse JQ, Mendelson T, Robins CJ. Dialectical behavior therapy for depressed older adults: A randomized pilot study. *Am J Geriatr Psychiatry*. 2003;11:33–45.
Rizvi SL, Steffel LM, Carson-Wong A. An overview of dialectical behavior therapy for professional psychologists. *Prof Psychol*. 2013;44(2):73–80.
Rosenthal MZ, Lynch TR. Dialectical behavior therapy. In: Sadock BJ, Sadock VA, Ruiz P, eds. *Kaplan & Sadock's Comprehensive Textbook of Psychiatry*. 9th ed. Vol. 2. Philadelphia: Lippincott Williams & Wilkins; 2009:2884.

28.6 バイオフィードバック

バイオフィードバック（biofeedback）では，フィードバックのパラメータ（媒介変数）となる生理的水準の微細な変化を測定し表示していく．表示されるものは大きな計量器や光の線条のように視覚的なものもあれば，聴覚的なものある．患者には，指標となる表示からのフィードバックを使ってパラメータの水準を変化させるよう指示する．バイオフィードバックは自律神経系がオペラント条件付けによって随意的に制御できるようになるという考え方に基づいている．バイオフィードバックだけを使うこともあれば，リラクゼーションと組み合わせて使われることもある．例えば，失禁のある患者は，バイオフィードバックのみを使って骨盤内の筋肉組織を再び制御できるようにする．バイオフィードバックはまた，神経学的疾患のリハビリテーションに用いられることもある．この場合は，患者が訓練によってリラックスできるようになることで，バイオフィードバックの効果が高められることもある．

理　論

ミラー（Neal Miller）は通常は不随意な自律神経系が適切なフィードバックによって操作的に条件づけられることを示して，バイオフィードバックの医学的な潜在力を示唆した．機器を通じて，皮膚温，電気的伝導性，筋緊張，血圧，心拍，脳波活動などの不随意な生物学的機能状態についての情報が患者に伝えられる．患者は症状に影響する1つまたは2つの生物学的状態を制御するように教示される．例えば，片頭痛や動悸，狭心症などを和らげるために，手の温度を上昇させることを学ぶ．交感神経系の活動性の低下をもたらすことで，動脈の平滑筋による血管収縮傾向を随意的に自己調節できると考えられている．

方　法

機　器

用いられるフィードバック機器の種類は患者とその問題によって異なる．最も効果的な機器は，筋線維の電位を測定する筋電図，安静状態で生じるアルファ波を測定する脳波，弛緩した状態で皮膚の電気的伝導性が低下することを示す通電皮膚反応計，緊張下で末梢血管の収縮のために低下する皮膚温を測定する温度計などである．患者に付けられた測定機器が患者の生理学的機能を測定し，その測定値を患者が認識しやすい視覚的，もしくは聴覚的な信号に変換する．例えば，歯ぎしりの治療では咬筋に筋電図計が付けられる．筋電図計は筋肉が収縮すると高音調を発し，休息状態では低音調を発する．それ

表 28.6-1　バイオフィードバックの適用

症状	効果
喘息	前額部筋電図と気道抵抗のバイオフィードバックは共に喘息に由来するパニックからの弛緩をもたらし，気道の空気の流れを改善すると報告されている．
不整脈	心電図の特殊なバイオフィードバックが心室性期外収縮の頻度を減らす．
便失禁と遺尿症	内外の肛門括約筋の締まるタイミングが測定され，3つのルーメンをもつ直腸カテーテルを用いて比較的少ない面接で正常な腸管の習慣を再確立する．バイオフィードバックの先駆けとなったのは，1938年に夜尿する子どもに対し濡れてきた最初のきざしを捉えてブザーを聞かせるというものであった．
てんかん大発作	抗てんかん薬に反応しない患者に対して，発作が起こることを予防的に抑えるよう脳波を使った多くのバイオフィードバックが実験的に行われてきた．その過程で脳波が即時にパワースペクトルで示されるので，患者は感覚運動性の脳波律動を高めたり，脳の活動性を正常化させたりすることができるようになる．
多動	注意欠如・多動症の子どもに対して，脳波のバイオフィードバックが運動性の落ち着きのなさを減らす訓練として用いられる．
本態性高血圧と起立性低血圧	多くの特異的（直接的）あるいは非特異的なバイオフィードバックが患者に血圧を高めたり，下げたりすることを教えるために用いられてきた．例としては血圧のフィードバック，電気的皮膚反応，弛緩法と結合した手足の温度によるフィードバックなどがある．追跡調査によると，その変化は何年も続き，しばしば降圧薬を減量したり，中止したりすることができる．
片頭痛	古典的な血管性頭痛に対する最も一般的なバイオフィードバックの方法は，手が温かくなり額が涼しくなるといった自己暗示による温度のバイオフィードバックである．その機序は閃輝暗点などの虚血性の前駆症状をしばしば伴い，その反動で血管壁の痛覚受容体を伸展させるような脳血管の収縮を抑えることであると考えられている．
顔面筋と側頭下顎関節痛	歯を食いしばったり歯ぎしりをする患者に対しては，バイオフィードバックを用いて，両側頭下顎関節と関連した強力な筋肉の筋電図の高度の活動性を減少させることができる．
神経筋性のリハビリテーション	機器や筋電図を通じて筋肉の活動を患者に見せることで，伝統的な治療の効果が増す．比較的長い病歴の末梢神経-筋の損傷，痙性斜頸，遅発性ジスキネジアの特殊例，脳性麻痺，上位運動神経麻痺などで効果があると報告されている．
レイノー症候群	手足の冷えは不安に付随することが多いが，レイノー症候群でも起こる．これは動脈の平滑筋のれん縮によるものである．手の温度のバイオフィードバックは交感神経節切除術に比べると安価で侵襲性がないが，レイノー症候群の約70％で有効であることを多くの研究が報告している．
緊張性頭痛	筋緊張性頭痛に対して最もよく行われる治療は，2つの大きな活性電極を前額部につけ，視覚的，もしくは聴覚的に筋緊張の程度を知らせる方法である．前頭部の電極の配置は前頭筋と後頭筋の筋電図活動を感受し，患者はこれらの筋肉を弛緩させるように学習する．

によって患者は弛緩を示す音の調子に変えることを学習することができる．患者は咬筋についてのフィードバックを受け，音が学習を強化し，状態が改善する．これら一連の体験は相乗効果をもつ．

さほど特異的ではない多くの臨床応用（例えば，不眠や月経不順，言語の問題の治療；運動競技の成績の向上；意志の障害の治療；意識水準を変化させること；ストレス管理；身体症状およびそれに関連する障害に伴う不安への精神療法の補助）には，前頭筋電図バイオフィードバックを体温バイオフィードバックと漸進的弛緩法における言語的教示と組み合わせたモデルが用いられる．表28.6-1にバイオフィードバックの重要な臨床的適用の概要を示した．表にみられるように，バイオフィードバックの多様な施行法がさまざまな病状の治療に用いられている．

弛緩（リラクゼーション）療法

筋肉の弛緩（リラクゼーション）は治療プログラム（例えば，系統的脱感作）の一部として，もしくはそれ自体が治療（例えば，弛緩療法）として利用される．弛緩とは以下の側面をもつ．(1) 身体の静止，(2) 注意をどこに向けるかの統制，(3) 筋肉の弛緩状態，(4) 瞑想的，非批判的，超然とした，もしくは注意深いと描写されるような心のあり方を育てていくこと．

漸進的弛緩法（progressive relaxation）はヤコブソン（Edmund Jacobson）が1929年に始めた．彼は人が一般的な意味で「リラックス」して横たわっているときにも，緊張状態が残存していることに気づいた．以下が緊張状態を示す臨床的徴候である．呼吸は頻度，強さともにやや不規則であり，心拍数は正常なことが多いが，後の検

表 28.6-2　すべての筋群における漸進的弛緩法の初回セッションの概要

筋　群	声かけ
利き手と前腕	拳を握りしめてください
利き手の二頭筋と三頭筋	筋肉を拮抗させて上腕を硬くしてください
非利き手と前腕	拳を握りしめてください
非利き手の二頭筋	筋肉を拮抗させて上腕を硬くしてください
前額部	眉毛を上げてください
眼と鼻の筋肉	眼を細めて鼻にしわを寄せてください
頰の下部と顎	歯をくいしばり口角を後ろに引っ張ってください
首とのど	顎を引こうとしながら，それに前と後ろの筋肉を拮抗させ抵抗してください
胸，肩，上背部	深呼吸し，息を止めて，（座っている場合は）肩甲骨を上にあげてください．（仰向けの場合は）肩甲骨を後ろに引いてください．
腹部か胃の領域	自分を叩くようなつもりで胃を硬くしてください
利き足の大腿	伸筋と屈筋を拮抗させてください
利き足の下腿	足を背屈させてください
利き足先	つま先を上にそらせてください（足の痙攣をさけるためにつま先を下に向けない）
非利き足の大腿	伸筋と屈筋を拮抗させてください
非利き足のふくらはぎ	足を背屈させてください
非利き足の足先	つま先を上にそらせてください（足の痙攣をさけるためにつま先を下に向けない）

Bernstein DA, Borkovec TD. *Progressive Relaxation Training*：*A Manual for the Helping Professions*. Champaign, IL：Research Press；1973 から許可を得て改変．

査結果と比較すると亢進しているとわかることもある．また随意的な活動あるいは局所的な反射的活動は，額のしわ寄せやしかめ面，眼球運動，頻繁もしくは速い瞬目，頭部や四肢，指の落ち着きのなさなどの小さな徴候によって明らかになる．そして最後に，思考は止まらず，心配や重苦しい感情を感じ始めるとそれが持続する．些細な緊張がこれらすべてをもたらすのは驚くべきことである．

したがって，弛緩を学習するには筋肉の感覚を培わなければならない．筋肉の感覚をさらに発達させるためには，患者は一度に特定の筋肉あるいは筋群を個別に収縮させるように教示される．例えば，二頭筋が緊張することに気づけるよう，患者が前腕を曲げようとするとき治療者が抵抗を加える（ヤコブソンは「緊張状態」[tenseness]という言葉を緊張[tension]という言葉よりもよく使ったが，それは患者自身が筋肉を緊張させているということを強調するためであった）．いったん患者がこの緊張感覚を感じたと報告すると，ヤコブソンは「それはあなたが作り出しているのですよ！　我々が望むのはこの反対，つまり緊張を作り出さないということです」というのが常であった．患者は繰り返し弛緩は努力なしにやってくることを思い出すように促される．実際「努力することは緊張することであり，したがって弛緩ではない」．訓練が進むにつれ，体の各部が完全に弛緩したと思われても，患者はさらに弛緩するよう指示される．

患者はこのようにして異なった筋群で練習するが，そのために 50 回以上のセッションを受けることが多い．例えば，あるセッションでは二頭筋を弛緩させることに焦点が当てられる．ヤコブソンの方法に特徴的なのは，教示が簡潔なことである．これは治療者の働きかけが患者の筋肉感覚に干渉しないためである．現在用いられる暗示（例えば，「あなたの腕は重くなってくる」など）は避けられた．患者はよく独りにされ，その間治療者は他の患者にかかわっていた．

精神医学において弛緩療法は，多面的で広範囲にわたる治療プログラムの一環として使用されることが多い．弛緩療法が脱感作にどのように使われるかは先に述べた通りである．弛緩をもたらす呼吸の練習は，特に過呼吸を起こすパニック発作の患者に有効であることが多い．不安症のある患者には，弛緩を機会設定（つまり他の介入を安心して行うための安全な場づくり）としても利用できる．

漸進的筋弛緩法のその後の適用

ウォルピ（Joseph Wolpe）は，系統的脱感作（systematic desensitization）を作り上げるときに，不安と両立しない反応として漸進的弛緩法を用いた（後述）．ヤコブソンの方法はこの目的のためには手間がかかりすぎたため，ウォルピはプログラムの最初の 6 回のセッションを 20 分に短縮した．後に原則的な筋群での訓練を 1 回のセッションで終わらせるよう修正した．この漸進的弛緩法で扱われる特定の筋群と声掛けの方法を 表 28.6-2 に示した．いったん患者がこの弛緩法を修得すると（ふつうは 3 セッションで達成される），これらの筋群はより大きな筋群へと結合される．最終的には患者は筋肉を緊張させることなく，弛緩状態を思い出すことで弛緩できるように訓練される．

表 28.6-3　自律訓練の言葉の例

主題	自分に対する声かけの例
重さ	「私の左腕は重い」
温かさ	「私の左腕は温かい」
心臓の律動	「私の心拍は穏やかで規則的だ」
呼吸の調整	「楽に息ができている」
みぞおち	「私のみぞおちは温かだ」
額	「私の額はすずしい」

自律訓練法

自律訓練法 (autogenic training) はドイツで始まった自己暗示法である．患者は体の特定の部分に注意を向け，弛緩した状態を反映する言葉かけを思い浮かべる．ドイツの原法では患者は多くのセッションにわたって6つの主題に取り組む．代表的な自律訓練の言葉かけとともに6つの領域を表 28.6-3 に示した．自律弛緩法は米国で作られた自律訓練の修正技法であり，6つの領域すべてを1回のセッションで扱う．

応用緊張法

応用緊張法 (applied tension) は弛緩法と反対の技法で，失神反応の治療に用いることができる．治療は4回のセッションにわたって行われる．初回セッションでは患者は腕，足，軀幹の筋肉を10〜15秒間，ボディビルダーがするように緊張させることを学ぶ．緊張は顔が温かくなるまで維持される．患者はそれから緊張を解くが，弛緩はしない．このやり方を30秒間隔で5回繰り返す．筋肉を緊張させている間の血圧を伝えることによって，効果をさらに高めることができる．血圧の上昇は，適度な筋緊張の達成を示すからである．患者はこの技法を日に5回実践し続ける．患者の中には逆効果が出て頭痛を体験するものもいる．この場合は，筋収縮の強度と治療の頻度を減らす．

血液と外傷への恐怖症のある患者は，恐怖を引き起こす刺激にさらされたとき，独特の2段階の反応をする．第1段階では心拍数と血圧が上がる．第2段階では反対に，血圧が急に下がり患者は気を失う．治療では患者は挑発的な一連のスライド（例えば，切断された死体）を見せられる．患者は悪心や冷や汗，めまいのような失神の初期の徴候に気づき，その徴候に合わせて素早く筋緊張反応を適用するよう指導される．患者はまた献血をしたりや手術を見ているときに応用緊張法を行うこともできる．調度良い緊張は血液を上げるので失神を防ぐことができる．

応用弛緩法

応用弛緩法とはストレスのかかる状況で弛緩反応を引き出そうとするものである．先に述べたように，弛緩に

表 28.6-4　応用弛緩法の7段階

技法	教示
漸進的弛緩法	初回セッション：手，腕，顔，首，肩の弛緩 第2セッション：背中，胸，腹部，呼吸，腰，足の弛緩
解放のみの弛緩法	漸進的弛緩法を用いるが緊張する段階は除かれる．解放のみの弛緩法ができるようになると，患者は5〜7分の間に弛緩できるようになる．
手がかり刺激による弛緩法	息を吐く直前にリラックスという言葉が刺激として示される．患者はすでに弛緩した状態で呼吸に注意を向ける．患者が息を吸う直前に治療者は「息を吸って」と，そして息を吐く直前に「リラックスして」と声をかける．約5回繰り返した後に，患者は自分でこの言葉を言ってみる（「息を吸って」という声かけはなくてもよい）．
区別化した弛緩	患者は動きに関係ない筋肉を区別し弛緩状態に保ったまま動くことで，弛緩していても動けるようになる．弛緩状態に至ったら，患者は腕や足を上げたり，部屋を見回したりする．このとき動きに関係ない身体部位の動きや緊張を最低限に保つ．患者はまた他の状況で（例えば，いろいろな椅子に座る，机で書きものをする，電話で話す，歩く）区別化された弛緩を行う．
急速弛緩	患者はゆっくりと息を吐くことで1〜3回の呼吸で弛緩する．このとき息を吐く前に「リラックス」という言葉を頭の中で唱え，体を観察して緊張している場所を探す．この方法によって20〜30秒の短時間で弛緩状態に至る．患者はこの方法で1日に15〜20回，弛緩するように指導される．それは患者の日常の環境において前もって決められた状況で行われる（例えば，腕時計を見るときや電話をかけるとき．この弛緩方法を思い出してもらう合図として，時計や電話に色のついたテープを貼ることもある．しばらくするとこのテープの色を変えて，患者がこの合図に気付きやすくする）．
応用訓練	患者は問題となる状況の直前に弛緩する．患者はコーピング（訳注：さまざまなストレスに対処する課程）技法として学んだ弛緩のスキルを用いて，その状況に10〜15分程度留まる．初めは治療者が患者に付き添うこともある．もしくは患者の問題がパニック発作や全般性不安の場合，恐怖を引き起こすイメージや運動が使われる．こうしたイメージや運動は応用訓練に使われる．

は否定的な効果もありうるのですぐにこの方法を使うことは勧められない．したがって，患者はまずストレスのかからない状況で弛緩を試みるべきである．スウェーデンのオスト (Lars-Göran Öst) とその同僚によって編み

出された方法はパニック症と全般不安症に有効であることが証明された．日常的な環境の中で弛緩状態を作り出すには7つの段階があり，それぞれは1, 2回のセッションを要する．この7つの段階とは，漸進的弛緩法，緊張解放のみの弛緩法，手がかり刺激による弛緩法，区別化した弛緩，急速弛緩，応用訓練である．詳細は表28.6-4に示した．

効　果

バイオフィードバック，漸進的弛緩法，応用緊張法は広範囲の障害に有効であることが示されてきた．これらの方法は，患者が疾患に寄与する行動を変える（もしくは変えることを学ぶ）ことを行う行動医学の基礎となっている．また弛緩が重要な要素となる補完的あるいは代替的医療（ヨガやレイキなど）が有効である根拠となる．弛緩はまた催眠のようなより主流の治療にも資する．

参考文献

Enger T, Gruzelier JH. EEG biofeedback of low beta band components: Frequency-specific effects on variables of attention and event-related brain potentials. *Clin Neurophysiol.* 2004;115:131–139.

Enriquez-Geppert S, Huster RJ, Herrmann CS. Boosting brain functions: Improving executive functions with behavioral training, neurostimulation, and neurofeedback. *Int J Psychophysiol.* 2013;88(1):1–16.

Jacob RG, Pelham WE. Behavior therapy. In: Sadock BJ, Sadock VA, eds. *Kaplan & Sadock's Comprehensive Textbook of Psychiatry.* 8th ed. Philadelphia: Lippincott Williams & Wilkins; 2005:2498.

Manko G, Olszewski H, Krawczynski M, Tlokinski W. Evaluation of differentiated neurotherapy programs for patients recovering from severe TBI and long term coma. *Acta Neuropsychol.* 2013;11(1):9–18.

Mitani S, Fujita M, Sakamoto S, Shirakawa T. Effect of autogenic training on cardiac autonomic nervous activity in high-risk fire service workers for posttraumatic stress disorder. *J Psychosom Res.* 2006;60(5):439–444.

Nanke A, Rief W. Biofeedback in somatoform disorders and related syndromes. *Curr Opin Psychiatry.* 2004;17(2):133–138.

Othmer S, Pollock V, Miller N. The subjective response to neurofeedback. In: Earleywine M, ed. *Mind-Altering Drugs: The Science of Subjective Experience.* New York: Oxford University Press; 2005:345.

Purohit MP, Wells RE, Zafonte R, Davis RB, Yeh GY, Phillips RS. Neuropsychiatry symptoms and the use of mind-body therapies. *J Clin Psychiatry.* 2013; 74(6):e520–e526.

Ritz T, Dahme B, Roth WT. Behavioral interventions in asthma: Biofeedback techniques. *J Psychosom Res.* 2004;56(6):711–720.

Schoenberg PL, David AS. Biofeedback for psychiatric disorders: A systematic review. *Appl Psychophysiol Biofeedback.* 2014;39(2):109–135.

Schwartz MS, Andrasik F, eds. *Biofeedback: A Practitioner's Guide.* 3rd ed. New York: Guilford; 2003.

Scott WC, Kaiser D, Othmer S, Sideroff SI. Effects of an EEG biofeedback protocol on a mixed substance abusing population. *Am J Drug Alcohol Abuse.* 2005;31(3):455–469.

Seo JT, Choe JH, Lee WS, Kim KH. Efficacy of functional electrical stimulation-biofeedback with sexual cognitive-behavioral therapy as treatment of vaginismus. *Urology.* 2005;66(1):77–81.

Thornton KE, Carmody DP. Electroencephalogram biofeedback for reading disability and traumatic brain injury. *Child Adolesc Psychiatric Clin North Am.* 2005;14:137–162.

Yucha C, Gilbert C. *Evidence-Based Practice in Biofeedback and Neurofeedback.* Wheat Ridge, CO: Association for Applied Psychophysiology and Biofeedback; 2004.

28.7　認知療法

感情障害の認知理論の中核は，人が自分自身，自分の個人的な世界（周囲の人間を含む），自分の未来という「認知の3徴」に対して抱く精神的な意味づけに重点を置く．人が過剰で不適応的な情動的苦痛を体験する場合，それは問題のある固定観念的先入観に基づく自己，世界，そして未来という認知の3徴に関連する．例えばうつ病の患者は，自己を不能でふがいない，他者は自分を非難し，あるいは批判的であり，未来は暗くて報われることはないと考える傾向がある．同様に不安症の患者は自己を非常に傷つきやすいものとみなし，他者は自分より有能で，未来にはどうしようもない不幸が待っているだろうと考えがちである．

患者の物事の捉え方には欠陥があり機能障害的であるが，このような思考はそれを保持する認知的プロセスによって永続する傾向がある．認知療法は治療目標を達成するために患者と治療者が積極的な共同作業を行う短期の構造化された療法であり，現存する問題とその解決に方向づけられる．認知療法はうつ病，パニック症，強迫症，パーソナリティ障害，そして身体症状症の治療に用いられる．集団療法が有効な場合もあるが，治療はたいてい個人単位で行われる．治療者が治療と並行して薬物を処方することもある．

うつ病の治療は認知療法的アプローチの典型といえる．認知療法は，知覚と経験は，一般に，探索的でもあり内省的でもあるデータを含む活動的過程であると仮定する．患者の認知は内界と外界からの刺激を合わせたものである．人が状況をどのように判断するかは，一般に認知（思考と視覚イメージ）において明確となる．そのような認知が意識の流れあるいは現象の場を構成し，それが患者の自己の輪郭や，世界，過去と未来を反映する．

基礎にある認知構造の内容が変化すると感情状態と行動様式は変化する．心理学的治療によって，患者は自らの認知の歪みに気づくことができる．そして，誤った非機能的な構造を修正することによって臨床的改善をもたらすことができる．

うつ病の認知理論

うつ病の認知理論によれば，認知機能の障害がうつ病の中核であり，感情的，身体的変化，そしてその他のうつ病関連の症状は認知機能の障害の結果である．例えば，無感情（apathy）やエネルギーの低下はすべての領域における個人が失敗するのではないかという思いこみの結果であるとみなされる．同様に，意志の無力化は悲観と絶望の感情に由来する．認知的観点ではうつ病は認知の3徴によって説明可能であり，その否定的思考は自己，世界，未来についてのものである．

治療の目標は，否定的な認知を確認・検証し，代わりとなるより柔軟なスキーマを構築し，新しい認知と行動反応を練習することで抑うつを緩和し，その再発を予防することである．人の考え方を変えることは，精神疾患を緩和することになる．

表 28.7-1 認知療法

目標	症状を持続させている認知の歪みを見きわめ，変えること
選択基準	もともとは気分変調症に対して用いられた 非内因性抑うつ障害 症状が病的家族によって持続させられていないこと
期間	普通15～25週間，週に1度に限定される
技法	共同の経験主義 構造的かつ指示的 参考書を課題として与える 宿題と行動的技法 非合理的信念と自動思考の確認 否定的先入観に基づく態度と臆測の確認

Ursano RJ, Silberman EK. Individual psychotherapies. In : Talbott JA, Hales RE, Yudofsky SC, eds. *The American Psychiatric Press Textbook of Psychiatry*. Washington, DC : American Psychiatric Press ; 1988 : 872 から許可を得て転載．

表 28.7-2 精神疾患の認知的側面

障害	特殊な認知内容
抑うつ障害	自己，経験，将来についての否定的見方
軽躁エピソード	自己，経験，将来についての高揚した見方
不安症	生理的あるいは心理的危険に対する恐れ
パニック症	身体的，心理的経験に対する破局的な誤った解釈
恐怖症	特定の，回避しうる状況における脅威
猜疑性パーソナリティ障害	他者による否定的偏見，干渉など
変換症	運動または感覚的異常性の概念
強迫症	安全についての反復的警戒あるいは疑い，脅威を排除するための反復的行為
自殺行為	絶望と問題解決法の欠如
神経性やせ症	太ったり望ましい体形でないことに対する恐怖
心気症	重篤な身体的障害に帰因すると考える

Aaron Beck, M. D., and A. John Rush, M. D. のご好意による．

方策と技法

治療期間は比較的短く，約25週間である．その間に患者が改善しなければ，診断を再評価しなければならない．維持療法は年余にわたって続けられてもよい．他の精神療法と同様に，治療を成功させるためには治療者の特性が重要である．治療者は暖かさに満ち，患者の人生経験を理解できなければならない．そして，自分自身や患者に対して，真に誠実で，正直でなければならない．治療者は熟練し，患者と相互関係を築くことができなければならない．認知療法家は各セッションを始める前に扱うべきテーマを整え，セッションとセッションの間になされるべき宿題を与え，新たな技能を教える．治療者と患者は活発に共同作業をする（表28.7-1）．認知療法は3つの要素からなる．すなわち，教示的側面，認知技法，行動技法である．

教示的側面

教示的側面は，患者に認知の3徴，スキーマ，そして誤った論理を説明することである．治療者は患者に，共に仮説を立て治療経過の中でそれらを検証するように告げる．認知療法ではこの治療のすべての面における原理と同様，抑うつと思考，感情，そして行動との関連を十分説明することが要求される．その点で精神分析的治療が説明をほとんど必要としないのと対照的である．

認知技法

認知技法には以下の4つの過程がある．すなわち，(1)自動思考（automatic thought）を引き出すこと，(2)自動思考の検査，(3)基礎にある不適応的想定の確認，(4)不適応的想定の妥当性の検査，である．

自動思考を引き出すこと 自動思考は認知の歪みとも呼ばれ，外的な出来事と，それに対する個人の情動的反応の間にある認知をいう．例えば，「私がボーリングでへたくそに投げるのを見て，皆は笑うだろう」というのは，ボーリングに誘われて拒否的な反応をする人の自動思考である．他の例としては，誰かがロビーで自分に「今日は」と挨拶せずに通り過ぎたときに「彼女は自分が嫌いなのだ」とする思考があげられる．どの精神病理学的疾患も，それぞれに特異的な歪んだ思考の認知プロフィールをもっており，もしそれがわかれば，特異的な認知的介入の枠組みが得られる（表28.7-2）．

自動思考の検査 治療者は教師として患者に自動思考の妥当性を検査する手助けをする．目標は患者が慎重に吟味した後に，不正確な，あるいは誇張された自動思考を受け入れないように励ますことである．患者はそもそも自分で制御できないことについて，それがうまくいかなかったといって自分を責めることがある．治療者は患者とともに全体の状況を振り返り，不快な出来事についての非難をどこに帰すべきか，あるいはその原因は何であったかを追究するように援助する．出来事に対して別の説明を考えることは，不正確で歪んだ自動思考を突き崩すもう1つの方法である．

不適応的想定の確認 患者と治療者が自動思考を確認していくうちに，思考のパターンが明らかになってくる．そのパターンは患者の生活を導いているルールや不適応的な全体的想定を示している．そのようなルールの例としては，「幸福になるためには私は完全でなくてはならない」とか「もし誰かが私を好きでないのなら，私は愛されない人間なのだ」がある．そのようなルールは必然的

自動思考の記録

使用法：自分の気分が悪い方向に向いていると感じたら，「今どんなことが自分の心の中をよぎっているだろうか？」と自問し，できるだけ早く思考や心の中のイメージを自動思考の欄に書きとめなさい．

日付/時間	状況	自動思考	感情	代わりとなる反応	結果
	1. どのような出来事，白昼夢，または記憶が不快な感情に繋がったか？ 2.（もしあれば）どのような身体的苦痛を感じたか？	1. どのような考えと/またはイメージが頭に浮かんだか？ 2. その時，その考えをどの程度真実であると感じたか？	1. どのような感情（悲しみ，不安，怒りなど）をその時感じたか？ 2. その感情はどの程度強かったか（0〜100％）？	1.（随意）どのような認知の歪みをしたか？（例：すべてか無かの的な思考，人の心を読む，破局化する） 2. 下記の質問事項を使い，自動思考への反応を構成する． 3. それぞれの回答をどの程度真実であると感じるか？	1. 自動思考がどの程度真実であると感じるか？ 2. 今どのような感情があるか？そしてそれはどの程度の強さか（0〜100％）？ 3. 今後何を，または何をする/したか？
金曜日 午後 7：30	以前話していたとおり，サリーと出かけようと思って電話をした．留守番電話に繋がった．沈むような感覚があった．	1）彼らは皆私のことを忘れて出かけてしまった．私は彼らにとって大切ではないからだ．（90％確実） 2）また仲間外れにされた．（90％確実） 3）また金曜の夜を1人で過ごすのだ．（100％確実） 4）この世界に私の居場所などない．（70％確実）	1）怒り（強度60％） 2）孤独感（強度95％） 3）落ち込み（強度95％）	私は自ら憶測し，過度に一般化し，個人化し，破局化している． 1）すべては純粋な勘違いかもしれない．（40％確実） 2）サリーや他の人と多くの時間を共に過ごしてきた．彼らは自分を好きなはずである．（60％確実） 3）家で1人で過ごすことはこの世の終わりではない．（50％確実）	1）30％ 2）10％ 3）50％ 4）0％ 怒り（5％） 孤独感（40％） 落ち込み（20％） 平穏（70％） サリーからこのまま連絡が無ければ1時間後に電話をかけ直す．

代わりとなる反応を構成するのに役立つ質問は以下のとおりである：(1) その自動思考が真実である証拠は？　(2) それ以外の解釈はあるか？　(3) 起こりうる最悪のこととは？　それを乗り越えることができるか？　起こりうる最高のことは？　最も現実的な結果とは？　(4) 自分が自動思考を信じることの結果は？　自分の思考を変えたらどうなるか？　(5) これについてどうしたらよいか？　(6) もし（友人名）がこのような状況にいて，このようなことを考えていたら，その友人に自分は何と言うか？

©J. S. Beck, Ph. D., 1996

図 28.7-1　自動思考の記録の例．

に落胆と失敗をもたらし，最終的にはうつ病に至る（図28.7-1）．

不適応的想定の妥当性の検査　不適応的想定の正確さを検査することは，自動思考の妥当性の検査と同様である．特に効果的な検査方法の1つとして，治療者が患者に想定の妥当性を弁護するよう求めることがある．例えば，もし患者がいつも能力の限界まで働かなければならないと述べるなら，治療者は「なぜそのことはあなたにとってそれほど重要なのですか？」と尋ねる．表28.7-3に抑うつやその他の苦痛な感情へ導く認知の歪みを引き出し，確認し，検査し，修正するための介入法の例をあげた．

ある女性が怒りを制御できないと訴えて治療にきた．彼女はたくさんの敵意あるボイスメールやEメールを同僚に送り，近隣住民に対して騒音の苦情を言うことで疎外され，他のチームのメンバーに対する2件の暴行事件の後にボーリングリーグから除名された．この患者のこれらの状況下における思考と信念を注意深く考察すると，不信感と権利意識という共通する要素が明らかになった．どの状況においても，彼女は彼女の怒りの対象となる人々から故意にひどい扱いを受けたと信じていた．さらに「誰にも私をこのように扱う権利はないはずだ」「彼らのような人や彼らの馬鹿らしさには付き合っていられない」「私をこずき回すことはできないと彼らに教えなければ」というような認知内容から彼女の肥大した自尊心がみてとれる．他者の不作法から自分を守ろうとしたということで，彼女は自分の怒りの感情を正当化していた．しかし，第3者からみれば彼女は易怒的で，非常識で，弁解の余地のない「何をしでかすかわからない制御不能な人」であった．治療開始当初，患者は上記のような自己の怒りを問題として捉えようとはしなかった．しかし，不信感と権利意識というスキーマを理解し始めると，彼女は自らの考え方と行動を改めることに前

表 28.7-3 仮説から引き出される認知の誤り

認知のあやまり	想定	介入
過度の一般化	1つの例で真なら，少ししか似ていなくてもほかのどのような例についても同じことが言える	誤った論理をはっきりさせる．どの例でどの程度似ているのかという基準を確立する
選択的抽出	重要といえることは誤りと喪失などである．自己は誤りと弱さで評価すべきである	記録を用いて患者が忘れている成功を確認する
過度の責任性（自分のせいだと思いこむ）	私はあらゆる悪いことや失敗に対して責任がある	起因を奪う技法
時間的な因果関係の推測（十分な証拠なしに予測する）	過去に真実であったことはこれからもずっと真実である	過った論理を暴く．過去の出来事以外に結果に影響する要因を特定する
自己関連づけ	私はすべての人の注目の的であり，特に私のうまくいかない時がそうである．私は不幸の原因になっている	患者がいつ注目の的になるかという基準と悪い経験の原因となる可能性のある事実を決定する基準を確立する
破局形成	いつも最悪の事態を考える．そしてそれは私に起こる確率が最も高い	現実に起こる確率を計算させる．最悪の事態が起こらなかった証拠に焦点づける
二分思考	すべてのことは1つの極端かその対極である（黒か白，善か悪）	物事は連続的に評価されるということを示す

Beck AT, Rush AJ, Shaw BF, Emery G. *Cognitive Therapy of Depression*. New York：Guilford Press；1979：48 から許可を得て転載.

向きになった．彼女が自身の家族から乱暴に扱われ，虐待されてきたことによって，決して誰も信じてはならない，2度と不当な扱いを受けるべきではない，と考えるようになった，という話に治療者が共感的に対応したことで，肯定的な変化が促進された．（C.F. Newman, Ph.D., and A. T. Beck, M. D. のご好意による）

行動療法的技法

行動療法的技法（behavioral technique）は認知技法と併用される．行動療法的技法は不適応的で正しくない認知を検証し，変化させるのに用いられる．そのような技法の全体の目標は，患者が自分の認知的不正確さを理解するのを助け，問題に対処する新しい方策を学習することである．

治療で用いられる行動療法的技法の中には計画活動，達成と喜び，段階的課題作成，認知的リハーサル，自己信頼訓練，ロールプレイ，転換技法（diversion technique）などがある．治療でまずなされることは，時間単位の計画活動である．行動の記録をとり，治療者とともに再評価する．計画活動に加えて，患者は自分の活動がもたらす達成と喜びの量を測るように求められる．患者はそれによってそれまで思っていたよりずっと達成と喜びを得られることにしばしば驚かされる．

状況を単純化し，小さな達成を可能にするために，治療者は課題を下位分類し，患者に成功できるのだということを示す．認知的リハーサルは患者に対し，挑戦に出会い，それを克服するさまざまな段階を想像させ，そのさまざまな側面を試演させるものである．

患者，特に入院患者は，他人を頼りにせず，自分のベッドを整えたり，自分の買い物をしたり，自分の食事を準備したりといった単純なことをすることによって自分に対する信頼を取り戻すようになる．これは自己信頼訓練として知られている．ロールプレイは自動思考を減らし，新しい行動を学習するのに特に強力で有用な技法である．転換技法は患者が特別困難な経験をやり通すのを助けるのに有用であり，身体的活動，社会的接触，仕事，遊び，視覚的想像などを含む．

イメージ操作と思考の停止により，衝動的あるいは強迫的行為を治療することができる．例えば，患者は警察官が側に立っている停止信号を想像したり，あるいは自我異和的な衝動や強迫を認識するのと同時にそれを制御するようなイメージを思い浮かべる．同様に，肥満は自分がすらっとして，闘士型で，筋肉質であるように視覚化し，食べたいと思うときにはいつもそのイメージを誘発するように訓練することで治療できる．そのような観念は催眠や自律訓練によって増強することができる．誘導イメージ法と呼ばれる技法では，患者は空想をもつ様にすすめられるが，これは願望の充足や混乱した感情や衝動を克服する試みと解釈できる．

有効性

認知療法は軽度から中等度の抑うつ障害では単独で，うつ病では抗うつ薬と組み合わせて用いられる．認知療法は効果があり，薬物のみの治療と比べて勝るとも劣らないことが研究によって明らかとなった．本法は現在抑うつ障害に対して最も有効な精神療法的介入の1つであり，他の疾患でも有効性を期待できる．

認知療法は双極Ⅰ型障害における炭酸リチウムに対す

表 28.7-4　認知療法の適応

認知療法のみを施行することを正当化する基準：
- 2種類の抗うつ薬を十分に試みても反応しない．
- 十分量の抗うつ薬に部分的にしか反応しない．
- 他の精神療法に反応しないか部分的にしか反応しない．
- 気分変調症の診断．
- 環境的出来事に反応するさまざまな気分．
- 否定的な認知と関連したさまざまな気分．
- 軽度の身体表現性障害（睡眠，食欲，体重，リビドー）．
- 適切な現実検討（すなわち，幻覚や妄想がないこと），集中力が持続すること，記憶機能の保たれていること．
- 薬物の作用に耐えられないか，薬物療法によるリスクが大きいという証拠があること．

認知療法単独の適応にはならない特徴：
- 統合失調症，認知症，物質関連障害，精神発達遅滞が併存している証拠がある．
- 患者は身体疾患にかかっているか，うつ病の原因となる薬物を摂取している．
- 明らかな記憶障害や現実検討の困難（幻覚，妄想）．
- 躁病相の既往（双極Ⅰ型障害）．
- 抗うつ薬に反応した家族歴．
- 双極Ⅰ型障害の家族歴．
- 蓄積した，あるいは悪化しつつあるような環境的ストレスの欠如．
- 認知障害の証拠がほとんどないこと．
- 重症の身体表現性障害が存在すること（例えば，疼痛性障害）．

併用療法の適応（薬物療法と認知療法）：
- 認知療法のみでは部分的な反応しかしないか，全く反応しない．
- 十分な薬物療法だけでは部分的で不完全な反応しかしない．
- 薬物療法に対して服薬順守度が低い．
- 間欠期におけるうつ病症候群を伴う慢性の適応不全の既往．
- 重症の身体表現性障害と顕著な認知の歪みの存在（例えば，失望）．
- 記憶と集中力の障害と顕著な精神運動性の困難．
- 自殺の危険のあるうつ病．
- 抗うつ薬に反応した第1度近親者の家族の既往．
- 近親者か患者の躁病エピソードの既往．

Beck AT, Rush AJ, Shaw BF, Emery G. *Cognitive Therapy of Depression*. New York：Guilford Press；1979：42 から改変．

る服薬順守を高めることに関して，またヘロインからの離脱治療への補助としても研究されている．表 28.7-4 には，認知療法が適応かどうかを決めるベックの基準の概略を示した．

参考文献

Beck AT, Freeman A, Davis DD. *Cognitive Therapy of Personality Disorders*. 2nd ed. New York: Guilford; 2003.
Coelho HF, Canter PH, Ernst E. Mindfulness-based cognitive therapy: Evaluating current evidence and informing future research. *Psychol Conscious Theory Res Pract*. 2013;1(Suppl):97–107
Dobson KS. The science of CBT: Toward a metacognitive model of change? *Behav Ther*. 2013;44(2):224–227.
Ehde DM, Dillworth TM, Turner JA. Cognitive-behavioral therapy for individuals with chronic pain: Efficacy, innovations, and directions for research. *Am Psychol*. 2014;69(2):153.
Hollon SD. Does cognitive therapy have an enduring effect? *Cognit Ther Res*. 2003;27:71–75.
Lam DH, Watkins ER, Hayward P, Bright J, Wright K, Kerr N, Parr-Davis G, Pak S. A randomized controlled study of cognitive therapy for relapse prevention for bipolar affective disorder: Outcome of the first year. *Arch Gen Psychiatry*. 2003;60:145–152.
Leahy RL, ed. *Contemporary Cognitive Therapy: Theory, Research, and Practice*. New York: Guilford; 2004.
Mulder R, Chanen AM. Effectiveness of cognitive analytic therapy for personality disorders. *Br J Psychiatry*. 2013;202(2):89–90.
Newman CF, Beck AT. Cognitive therapy. In: Sadock BJ, Sadock VA, Ruiz P, eds. *Kaplan & Sadock's Comprehensive Textbook of Psychiatry*. 9th ed. Vol. 2. Philadelphia: Lippincott Williams & Wilkins; 2009:2857.
Rector NA, Seeman MV, Segal ZV. Cognitive therapy for schizophrenia: A preliminary randomized controlled trial. *Schiz Res*. 2003;63:1–11.
Reinecke MA, Clark DA. *Cognitive Therapy Across the Lifespan: Evidence and Practice*. Cambridge, UK: Cambridge University Press; 2003.
Sturmey P. On some recent claims for the efficacy of cognitive therapy for people with intellectual disabilities. *J Appl Res Intellect Disabil*. 2006;19:109–117.

28.8　行動療法

　行動療法（behavior therapy）における行動（behavior）という用語は観察可能な人の活動と反応を指して言う．行動療法は機能不全を整復し生活の質を改善するために，患者の行動を変えるものである．行動療法は行動分析と呼ばれる行動の戦略的選択を変える方法論と，先例や結果を修正したり教示を与えるような，行動変化をもたらす技術からなる．行動療法は精神健康医療に影響を与えるだけではなく，行動医療の規定のもと，他の医学的専門分野にも進出している．

　行動療法は学習理論において発展した原則を臨床的に応用したものである．行動心理学，あるいは行動主義は一時心理学で優勢であった内省法への反動として20世紀初頭に現れた．ワトソン（John B. Watson）は行動主義の父であるが，最初は動物心理学を研究していた．この背景が心理学は公に観察可能な現象（すなわち，顕性行動：overt behavior）のみに関心を向けるべきであるという概念的飛躍をもたらした．行動主義的思考によると，心的内容は観察できる情報ではないので，厳密な科学的探究の対象とはならない．結果として，行動主義者は顕性行動とその環境的影響に焦点を当てるようになった．

　今日，行動療法のさまざまな学派は，証明できる行動に焦点を当てるという点では一致している．行動的観点は，認知的観点とは心的事象よりも生理的事象のほうが行動を制御するという点で異なっている．行動主義によると，心的現象やそれについての推測はほとんど科学的重要性がない．

歴　史

　1920年代にはすでに行動障害の治療における学習理

論の応用についての報告が散見されるが，それらの報告は精神医学や臨床心理学の主な潮流にはならなかった．行動療法が精神医学的（行動学的）障害に対する体系的かつ包括的アプローチとして現れたのは1960年代になってからであり，その時に3つの大陸で独立的な発展がみられた．南アフリカのヨハネスブルクにおいてウォルピ（Joseph Wolpe）とその同僚はパブロフの技術を応用して，猫に実験的な神経症を作り出し，そして消失させた．この研究からウォルピは系統的脱感作を発展させたが，これは特定可能な環境刺激によってもたらされる不適応的不安の治療に対する多くの行動療法の手順の原型になっている．ほとんど同じ頃にロンドン大学の精神医学研究所で，アイゼンク（Hans Jurgen Eysenk）とシャピロ（M. B. Shapiro）は制御された単一症例の実験的パラダイムと近代的学習理論を用いて患者の理解と治療に際しての経験的，実験的手法の重要性を強調した．行動療法の第3の源流はハーバード大学の心理学者であるスキナー（B. F. Skinner）の研究によって促進された仕事である．スキナーの弟子たちは動物を条件付けする実験室で発展した彼のオペラント条件付けの技法を臨床場面で応用するようになった．

系統的脱感作

ウォルピによって発展された系統的脱感作（systematic desensitization）は，逆条件付けの行動原理に基づいている．これによると，人は恐怖を喚起する状況に徐々に接近し，不安を制止する精神生理学的状態になることにより，状況や対象によって誘発された不適応的不安を克服することができるというのである．系統的脱感作において，患者は完全な弛緩の状態を獲得し，それから不安反応を誘発する刺激にさらされる．不安という否定的反応は弛緩した状態によって抑制されるが，この過程を逆制止（reciprocal inhibition）という．恐怖を誘発する実際の状況や対象を用いるのではなく，患者と治療者は患者の恐怖と関連した不安を惹起する情景の段階的な一覧表や序列を用意する．学習された弛緩状態と不安を惹起す情景は治療の中で系統的に組み合わされる．したがって，系統的脱感作は3つの段階からなる．すなわち弛緩訓練，序列の構築，刺激の脱感作である．

弛緩訓練

弛緩（relaxation）は不安の生理学的効果と反対の効果をもたらす．つまり，心拍数の減少，末梢循環の増大，神経筋肉系の安定性である．多くの弛緩法が開発されているが，ヨガや禅は何世紀も前から知られている．漸進的弛緩法と呼ばれているほとんどの方法は精神科医ヤコブソン（Edmund Jacobson）により開発された．患者は主な筋群を一定の順序で弛緩させ，足の小さな筋群から始めて頭の筋群に至ることもあれば，逆のこともある．臨床医によっては弛緩を促進するために催眠を用いたり，患者に自分で弛緩させるためにテープに録音した手技を用いたりする．心象形成も弛緩の方法であり，患者は楽しくくつろいだ記憶と関連した場所にいるところを思い描くように命じられる．そのような心象により，患者は弛緩した状態や体験，あるいはベンソン（H. Benson）が名づけた弛緩反応に入ることができる．

弛緩が行われている間の生理学的変化は多くの情動に付随するアドレナリン作動性のストレス反応によって引き起こされるものとは逆である．筋緊張，呼吸数，心拍数，血圧，皮膚のコンダクタンス（伝導性）は低下する．通常，指の温度は上昇し血流は増加する．弛緩は副交感神経系の緊張の指標である呼吸による心拍数の変動性を増す．

序列の構築

序列を構築するにあたって，臨床医は不安を誘発するすべての状態を明確にし，不安が増す順序に従って10～12の情景の一覧表ないし序列を作らせる．例えば，高所恐怖の序列についていえば，2階の窓のそばに立っているところを想像することに始まり，20階建てのビルの屋上に立って手すりにもたれかかり，下を見降ろしているところで終わるというようにである．表28.8-1に水と高所に対する恐怖への序列構築の例をあげた．

刺激の脱感作

脱感作は患者に深い弛緩状態で最も不安の少ない情景から最も不安を惹起する情景へと一覧表の項目を思い描かせることにより系統的に行われる．患者が一覧表の項目を進める速度は刺激に対する反応によって決められる．患者が最も不安を惹起する情景を平静に鮮明に思い描くことができれば，それは対応する実際の生活状況でもほとんど不安を感じないということを示している．

薬物の補助的使用　さまざまな薬物が脱感作を促進するために用いられているが，その使用には注意を要し，有害作用の可能性について経験を積み訓練された臨床医によってのみ用いられるべきである．最も広範に用いられるのは，超速効性のバルビツール酸であるメトヘキシタール（Brevital）かジアゼパム（セルシン）であり，麻酔におけるより少量を経静脈的に投与する．手順の細かいところまでが慎重に行われるなら，ほとんどすべての患者は心地よく感じ，不快な副作用はほとんど感じない．薬物的脱感作の利点は弛緩の訓練が短縮できること，ほとんどすべての患者が十分な弛緩状態に至ることができること，そして，治療自体が薬物を使わない場合に比べて速く進むようにみえることである．

適　応　系統的脱感作は，明らかに確認しうる不安惹起刺激がある場合に最も有効である．恐怖症，強迫症，一部の性障害はこの技法で治療することに成功している．

表 28.8-1　序列構築の例（最も不安が少の方から最も不安が強の方へ）：水と高所に対する恐怖

1. 家で風呂に入る．
2. 家でシャワーを浴びる．
3. スイミングプールの浅いところに入る．
4. スイミングプールの浅いところで平泳ぎだけで泳ぐ．
5. スイミングプールの浅いところでクロールで泳ぐ．
6. スイミングプールの浅いところで飛び込みをする．
7. プールに飛び込み，クロールで泳ぐ．
8. スイミングプールの浅いところで最初は平泳ぎで，次にクロールで泳ぐ．
9. 捕まり棒から離れ，水しぶきを上げる．
10. プールの中ほどの 161 cm（5 フィート 3 インチ）の深さのところで泳ぐ．
11. プールの浅いところで泳ぎ，次に深いところ（312 cm〔10 フィート 3 インチ〕）で泳ぐ．
12. スイミングプールの深いところに入る．
13. 飛び込み板から飛び込む人を見る．
14. プールの深いところの端に立ち，小さくプールの中にジャンプする．
15. プールの浅いところで背泳ぎをする．
16. プールの浅いところで腹打ち飛び込みをする．
17. プールの深いところで腹打ち飛び込みをする．
18. プールの浅いところで全力で飛び込む．
19. プールの深いところで全力で飛び込む．
20. 止まらずにプールの深いところを端から端まで 3 回平泳ぎ，クロール，背泳ぎで泳ぐ．
21. 以下の深さのところから立ち飛び込みをする．
    (a) 161 cm　(b) 183 cm　(c) 213 cm
22. 183 cm と 213 cm のところから交互に立ち飛び込みをし，213 cm の板にとどまる．
23. 一番低い飛び込み板の上に乗り，立ち飛び込みをする．
24. 一番低い飛び込み板から立ち飛び込みをし，それから飛び込みをする．
25. 一番低い飛び込み板から飛び込みをする．
26. 一番低い飛び込み板から立ち飛び込みをし，2 番目に低い飛び込み板から立ち飛び込みをしてから，一番低い飛び込み板から飛び込みをする．
27. 一番低い飛び込み板から立ち飛び込みをし，2 番目に低い飛び込み板から立ち飛び込みをしてから，さらに 3 番目に低い飛び込み板から立ち飛び込みをし，一番低い飛び込み板から飛び込みをする．
28. 一番低い飛び込み板から立ち飛び込みをし，2 番目に低い飛び込み板から立ち飛び込みをしてから，さらに 3 番目に低い飛び込み板から立ち飛び込みをし，一番低い飛び込み板から，次に 2 番目に低い飛び込み板から飛び込みをする．
29. 4 番目に低い飛び込み板から立ち飛び込みをし，2 番目に低い飛び込み板から飛び込みをする．
30. 5 番目に低い飛び込み板から立ち飛び込みをし，3 番目に低い飛び込み板から飛び込みをする．
31. 5 番目に低い飛び込み板から立ち飛び込みをし，4 番目に低い飛び込み板から飛び込みをする．
32. 一番高い飛び込み板から立ち飛び込みをし，4 番目に低い飛び込み板から飛び込みをする．
33. 一番高い飛び込み板から立ち飛び込みをし，5 番目に低い飛び込み板から飛び込みをする．
34. 一番高い飛び込み板から飛び込みをする．
35. ランダムに刺激を与える．
36. 3 番目に低い飛び込み板から立ち飛び込みをする前に周囲を見渡す．
37. 4 番目に低い飛び込み板から立ち飛び込みをする前に周囲を見渡す．
38. 5 番目に低い飛び込み板から立ち飛び込みをする前に周囲を見渡す．
39. 直前に周囲を見渡してから 5 番目に低い飛び込み板から飛び込みをする．
40. 直前に周囲を見渡してから一番高い飛び込み板から飛び込みをする．

Kraft T. The use of behavior therapy in a psychotherapeutic context. In：Lazarus AA, ed. *Clinical Behavior Therapy*. New York：Brunner/Mazel；1972：222 から許可を得て転載．

治療的段階的曝露

治療的段階的曝露（therapeutic graded exposure）は系統的脱感作と似ているが，弛緩訓練を含まないことと治療が現実生活の中で行われる点で異なっている．つまり，個人は警報的刺激に接し（すなわち，さらされ）て危険な結果が生じないことを直接学ばなければならない．曝露は序列に従って段階づけられる．例えば，猫を恐れている患者は猫の絵を見ることから猫を抱くところへと進む．

フラッディング法

フラッディング（flooding）法（時に，内破［implosion］と呼ばれる）は実際に患者が恐れているものに曝露するという点で段階的曝露法に似ている．しかし，序列はない．フラッディング法は，不安を惹起する経験から逃げることは条件付けによって不安を強化する，という前提に基づいている．したがって，臨床医は不安を消し，状況から逃げさせないことによって条件付けされた回避行動を防ぐ．この作業は患者に恐怖の状況に直接対峙するように促すものであり，系統的脱感作や段階的曝露のような段階的なものではない．系統的脱感作のような弛緩訓練は行われない．患者は恐怖を経験するが，時間がたつにつれてそれはしだいに減少する．治療過程の成功は彼らが恐怖を生み出す状況下で穏やかに感じ克服したという感情をもつまで続けられるかどうかにかかっている．状況から引き上げるのが時期尚早だと，逃避と同等となり，条件付けられた不安と回避行動は強化される．

フラッディング法の変形に想像的曝露（imaginal flooding）と呼ばれるものがあるが，恐怖の対象や状況は想像の中でのみ直面化させられ，実際の生活の中ではない．多くの患者は心理的不快のためフラッディング法を拒否する．強い不安によって危険な状態に陥る患者（例えば，心疾患があったり心理的適応が脆弱な患者）ではこの治療法は禁忌である．この技法は特定の恐怖症に有効である．以下にフラッディング法の例を示す．

患者は33歳の女性で，公けの場所で食事ができないという社交恐怖をもっていた．特に，彼女は晩餐会などで咬んだり飲み込んだりするときに他人に観察されるのを恐れていた．工夫された状況が作られ，患者は用意された食事と飲み物をもってその会に参加した．彼女は盛装した5人の人たちがすでにテーブルについている会場に入った．彼女はその人たちの前で食事をするように指示された．咬んでいる間，彼女はしばしば彼らを見，彼らは目を合わせることを避けるように指示されていた．彼女は不安症状から自分の注意をそらさないように指示された．また，食事はゆっくりと，観察者の行為と自分の不安症状（例えば，口内乾燥や嚥下困難）に注意を払いながら食べるように指示された．会話も禁止された．観察者は時に手帳に評言を書いて，彼女の咬んだり飲み込んだりする行為を見ようとした．しばしば観察者はお互いにささやいたり，手帳を交換したり，目配せしたり微笑んで伝達しあった．

患者と治療者の間では1つだけ意思の疎通がとられ，それは彼女の苦痛の程度の主観的段階を伝えることに限られていた．会は90分続いた．注意：この状況は非常に心的外傷的に見えるかもしれない．しかし，この曝露のセッションは彼女の恐怖が減少するまで長く持続的に行われるため，患者は脱感作される．（Rolf G. Jacob, M. D., and William H. Pelham, M. D. のご好意による）

参加者モデリング（観察学習）

参加者モデリング（participant modeling）においては患者は模倣によって学習する．患者はまず観察によって新しい行動を学習し，用意が整ったと感じるまではその行動を実践する必要はない．非合理的な恐れが学習によって獲得されるのと同様に，その恐れは恐怖のない模範が恐怖の対象に直面するのを観察することにより脱学習することができる．この技法は恐怖の対象や状況に接近する同年齢，同性の子どもたちといっしょにいる恐怖症の子どもに有効であった．大人の場合は，治療者は患者が認識できるように，恐れられている行動を穏やかに描写したり，あるいは恐れられている行動を克服する過程を患者とともに実践することがある．時に行動の序列（ヒエラルキー）が作られ，最も不安を惹起することが少ない行動が最初に扱われる．参加者モデリング法は，広場恐怖の患者に対して治療者が恐怖の状況に患者と同伴して行くことにより効果を上げてきた．この手順の変形として行動リハーサル（試演）と呼ばれるものがあり，実生活の問題が治療者の観察や指導のもとに実演される．

以下の自己報告は感染したり汚染したりすることを恐れるために物に触れない汚染恐怖の患者によるものである．

治療者（女性）は非常にゆっくりとあらゆる物にさわり始めた．私はそれに従って，彼女がさわったすべてのものにさわるように言われた．それは汚染を広げるようなものであった．彼女はドアノブ，電気のスイッチ，壁，絵，木工品にさわった．また，寝室の引き出しを開け，中のものにふれた．それからクローゼットを開け，かかっている衣類にふれた．その後，リネン類のクローゼットにあるタオルやシーツにふれた．彼女は子ども部屋を通って行き，人形やぬいぐるみ，模型，スターウォーズのフィギュア，トランスフォーマー（変身ロボット），そして本にふれた．

彼女はその間私に静かに穏やかに話し続けた．始めたときは私は不安だったが，続けるにつれて，私の不安は軽くなっていった．最も悪いことが過ぎ去ったと考え始めたとき，彼女は屋根裏部屋を指さし，中に入っていこうと言った．私は，「いえ，そこにはネズミがいました」と言った．彼女は私が限界を感じる場所がないようにしたいと思っていると告げた．私は賛成したが，非常に不安だった．中に入っていくのがとてもつらかった．私は箱にもふれ始めたが，気が動転した．そのとき，彼女は床に彼女の手を置き，私に同じようにするように言った．私は，「できません．とてもできません」と言った．ジュリーは「いえ，あなたはできます」と言った．

彼女はその日私と数時間過ごした．帰る前に，彼女は私がすることの目録を作った．私は彼女が私といっしょにやったのと同じように，1日に2回家の中のすべてのものにさわることになった．私はペット連れの友人を招いたり，ペット連れの子どもの友達のところを訪れることになっていた．（Rolf G. Jacobs, M. D., and William H. Pelham, M. D. のご好意による）

仮想現実に現れる刺激への曝露

コンピュータ技術の進歩によって，曝露療法に仮想現実（virtual reality）の形で環境的手がかりを示すことが可能になった．高所恐怖，飛行恐怖，クモ恐怖，閉所恐怖の患者に対して，仮想現実を用いた曝露が効果があったという報告がある．この領域ではかなりの実験的研究がなされている．広場恐怖を克服する方法として，患者の像が仮想の群集（治療者の1人も含む）で混みあったスーパーマーケットを歩くというものがある．

自己主張訓練

自己主張（assertiveness）は自分自身が最もしたいように行為し，過度の不安なしに自分の足で立ち，正直な感覚を心地よく表現し，他者の権利を否定することなく自己の権利を行使できるようにする自己主張的行為と定義される．

以下の2つのタイプの状況がしばしば自己主張的行為を必要とする．(1)厚かましい友人や親類に限界設定をする．(2)しつこい売り込み文句に対抗したり，欠陥商品

を返品する時に粘ったりするような商業的状況である．初期の自己主張訓練プログラムは自己主張的か非自己主張的かで特定の行為を説明しがちであった．例えば，個人は誰かがスーパーマーケットの会計の列に割り込んだら自己主張するように励まされた．現在では注意は状況に向けられるようになってきている．つまり，この状況で何が自己主張的行為かということは状況によるということである．

社会技能訓練

統合失調症患者の陰性症状には，自己主張が非常に困難になるという行動的欠陥がある．このような患者は表現行為が不適切であり，社会的行動において場にそぐわない刺激制御を行う（つまり，彼らは社会的手がかりを拾い出すことができない）．同様に，うつ病患者は社会技能の欠如のために社会的支援を得ることができないので，社会技能訓練（social skills training）はうつ病に有効であることが知られている．社会恐怖の患者も青年期の社会技能を獲得していないことが多い．実際，彼らの社会的防衛的行為（例えば，視線を合わせようとしなかったり，寡黙であったり，なるべく自分をみせないようにすること）は，逆に彼らが恐れている相手からの拒絶を引き起こしやすくする．

統合失調症患者の社会技能訓練は以下の領域を含む．すなわち会話，葛藤処理，自己主張，地域共同体での生活，友情とつき合い，労働と業務，そして薬の管理である．これらの技能はおのおののいくつかの要素からなる．例えば，自己主張の技能は何かを要求したり，要求を断ったり，不満を言ったり，不満に対応したり，不快感を表現したり，情報を求めたり，謝罪したり，恐れを表現したり，アルコールや違法薬物を拒否したりすることである．各要素は特定の段階を経る．例えば，葛藤処理は交渉，妥協，上手な不賛成，不当な非難への対応，そして明らかなストレス状況から離れることなどからなる．葛藤処理技能が用いられる状況としては，患者が友人と映画に行くことにしたが，それぞれの見たい映画が異なるときに用いられうる．

交渉と妥協は，例えば次のような段階を含む．
1．自分の見解を簡潔に説明する．
2．相手の見解を聞く．
3．相手の見解を繰り返して言う．
4．妥協案を提案する．

最初の予約診察で，フィリップは非常に重症な強迫症（OCD）の症状を述べた．彼は23歳で，仕事にも学校にも行けないために自宅で生活していた．彼は毎日を確認行為，反復，ためこみで費やしていた．フィリップは何も捨てられなかった．例えば，不要になった郵便物，使用済みのティッシュやナプキン，古紙と雑誌，そしてあらゆる種類の領収書を，何か重要な物をなくすかもしれないという恐れから捨てられなかった．フィリップはゴミ箱，車，自宅を何時間もかけて確認し，重要な物を何も捨てていないことを確かめた．彼はまた，書いた物すべて（例えば，伝票，学校の試験用紙，手紙，電子メール）を間違いがないかどうか確認し，本，雑誌，記事に書かれた内容を適切に理解しているかどうか確認するために読んだ．フィリップは常に，自分が何か間違ったことをしでかして，両親を落胆させているのではないかと心配していた．彼はまた，日常生活をうまくやれないので落ち込んでおり，重い社交不安もかかえており，何年もそれで悩み，友人を作ったり友人関係を続けたりすることが難しかった．

フィリップの2回目のセッションが終わるまでには，治療者は彼の症状の全般的性質と，重症度，そしてそれらを維持している要因についてよく理解できるようになった．しかし，治療をもっと深めるように計画し，彼の日常で症状がどのように生じているかをより良く知るために，治療者はフィリップのために用意した書式を使って，次の週まで日記をつけるように言った．その書式には朝，昼，夕に儀式に費やす時間と，少なくとも毎日1つの儀式について詳しく書く欄が設けてあった（例えば，儀式の前，間，後に何が起こっていたかなど．表28.8-2参照）．

治療者はフィリップが強迫，儀式，抑うつ，社交恐怖で悩むのは否定的評価に対する心の奥底にある恐れの反映だと判断した．フィリップは明らかに過失を犯すこと，不完全であること，人を落胆させることを気にしていた．子どもの頃も，フィリップは物事を十分うまくやれないことを気にしており，人に好かれないことを恐れて友人を作ることができなかった．彼の両親は非常に心配したが，フィリップが十分うまくできたときには賞賛し（例えば，自転車に乗れたことや，学校の成績が良かったことなど），彼の行動や成績が不完全であったときにはそれらを改善する方法を十分時間をかけて教えた．フィリップは学校やアルバイトで責任が重くなると，物事を正しくなすことをより気にした．彼は引き返して仕事を確認することで不安が減ることを覚えた．また，将来再確認するための書類を保存することで再度安心できることを覚えた．なぜなら，気づかなかった過失を後で確認できるからである．両親は彼が自分の仕事に自信をもてなかったとき，うまくやっていると再確認することで彼の不安を減らす手助けをした．フィリップが小学校，中学校，高校と進むにつれ，彼の勉強量と不安は徐々に増したが，ほどほどの確認と保存しておくことでことなきを得ていた．しかし，大学に進むと，勉強量は極端に増え，失敗を恐れる気持ちを制御するためにはより多くの確認とため込みをしていることが自分でわかった．フィリップはこのような行為が制御不能と感じるようになり始めたが，止めることができなかった．彼は間違いを犯していないかどうか確かめるために，確認し，さらに再確認する必要があった．不安，習慣的儀式，不安の軽減サイクルは非常に強化され，彼は止めることができなかった．彼はこのサイクルを打ち消し，否定的な評価に対する持続的な恐怖に取り組むために援助が必要であった．

フィリップの治療者は彼の強迫と儀式を制御するために曝露反応妨害法（exposure and response prevention：ERP）で治療を始め，間違えることと否定的に評価されることへの核となる恐怖に取り組むことができるようにしようと決めた．フィリップのうつ病が強迫症と関連した能力喪失から来ているという前提で，治療者は曝露反応妨害法が成功

表 28.8-2　儀式の日々のモニタリング

毎日，朝，昼，夕に儀式に費やした時間を記録する

	火曜	水曜	木曜	金曜	土曜	日曜	月曜
朝	2 時間	1.5 時間					
昼	3 時間	2 時間					
夕	1.5 時間	3 時間					

1日に1度，儀式のエピソードについて以下の詳細を記録する

日	時間	状況	感情	思考（強迫）	儀式の種類	儀式の後の気分
土曜	午前8時	朝食を終えた	恐れ 恐怖 心配	ナプキンを投げ捨てるべきではなかった 何かを皿の下に忘れたかも知れない もし何か大事なものをなくしたらどうなる	ゴミ箱をチェックする 皿の下を見る 私が何かなくしたかをよく見る	改善 今のところ，何もなくしていない
日曜	午後2時	店で；小切手にサインした	心配 不安	自分お名前を正確に書いたか 正しい数だけ書いたか もし間違った小切手を渡していたらどうなる	小切手をよく見る 自分が書いた行をたどる その場に立ちすくむ	確認し終えることができなかったので不安

M. A. Stanley, Ph. D., and D. C. Beidel, Ph. D. のご好意による．

すれば，彼のうつ症状を軽減できると期待した．フィリップへの曝露反応妨害法は家庭訪問で始められ，治療者はRP（反応妨害）計画を忠実に守りながら日常の活動を行うことを助けた．RP計画は以下のような事柄からなる．
▶確認しないこと：食事の後，皿やその周り（テーブルの下や椅子を含む）に何か忘れていないかと見ようとせずにすぐにテーブルを離れること．トイレを使用したら，便器，ゴミ箱，流しに何か忘れ物がないかと確認せずに，すぐに出ること．車を離れるときは，座席，フロア，窓を確認しないこと．何を書くときにも（文書，伝票など）一度で済ませ，綴りや単語が間違っていないかどうか確認しないこと．
▶繰り返さないこと：本を2度読みしないこと．何もなくなっていないかどうか確認するために物を繰り返し見つめないこと．
▶溜めないこと：ティッシュを使ったらすぐに捨てること．くずやいらない郵便はすぐに捨てること．ゴミ箱をなくした物がないかとのぞき込まないこと．

フィリップの両親も，彼を安心させたり彼のために儀式的なことをするのを止めるように求められた．これはフィリップとその家族にとって非常に難しいセッションだったが，彼らは曝露反応妨害法の論理を理解し，協力的であった．

続く3週間，フィリップと治療者は週に3回会い，実際に曝露するセッションを行うことで彼が核となる恐怖に直面化するのを助けた．多くのセッションで，フィリップはため込まれたものを家から持ち出し，不必要な物を捨てるように求められた．最初このことは相当な不安をかき立てたが，時がたつにつれ，フィリップは何か大事な物を失ってしまうのではないかという恐怖をあまり感じずに捨てられるようになった．彼はまた，自分で家の中で曝露を行う能力を獲得した．他の曝露セッションでは手紙を書いたり郵送する際に確認せず，雑誌や本の一節を1度だけ読んで済ませ，もういらない手紙を分類して，保存するものと捨てるものを素早く決めるようにした．フィリップは自宅での曝露に耐えることができたので，セッションの頻度は週に2回，そしてさらに1回へと減った．治療を初めて3か月後にはフィリップのYBOCS（Yale-Brown Obsessive-Compulsive Scale）とBDI（Beck Depression Inventory）は20と19にそれぞれ減ったが，これは強迫症状とうつ病が有意に改善したことを示すものである．ただし，彼のSPAI（Social Phobia and Anxiety Inventory）スコアはあまり変化しておらず，これは彼がなおかなりの社交不安を感じていると言うことを示唆している．

次に，フィリップがERPに従って得たものを維持している間に，彼と治療者は彼の社会生活技能を評価するロールプレイを行った．フィリップは会話を初めて維持することが著しく困難であった．彼は社会的交流の中でアイコンタクトをもつことが非常に乏しかった．そこで，治療者は新しい技術を教え，実践する計画を工夫したが，それは旧友とのつきあいを再開し，新しい人々と出会うような活動をみつけることで，フィリップを核となる恐怖にさらに曝露するものであった．彼はまず治療者とのセッションで新しい行動を練習し，彼がそれを実践できる怖い社会的場面の序列を作った．これらの実践はフィリップが社会的接触をもつように求められそれが否定的評価への恐怖を生み出すという意味で曝露の形式が含まれていた．続く3か月の治療では社会技能訓練（および関連する曝露）に焦点が当てられ，フィリップのYBOCSとBDIはさらに減少し（YBOCS＝15；BDI＝13），SPAIスコアは100まで減少した．フィリップは復学して，1つの講義を受け，旧友と短時間過ごし，教会で毎週数時間ボランティアをするようになった．（M. A. Stanley, Ph. D., and D. C. Beidel, Ph. D. のご好意による）

嫌悪療法

有害刺激(懲罰)が特定の行為の後にすぐ与えられると，理論的にはその行為は実際に抑制され，消滅する．これには多くの種類の有害刺激が用いられる．例えば，電気ショック，催吐薬，身体的罰，社会的非難などである．陰性刺激はそれによって抑圧される行為に対して与えられる．そのようなことを繰り返すと好ましくない行為はたいてい消失する．嫌悪療法(aversion therapy)は，アルコール乱用，性的倒錯，その他衝動的，強迫的性質をもつ行為に用いられてきた．嫌悪療法については多くの理由で議論がある．例えば，懲罰は必ずしも期待されたような反応の減少をもたらさず，時には強化してしまうこともあるのである．嫌悪療法は麻薬嗜癖の治療に対して，ある文化圏においては効果的に活用されている(図28.8-1)．

眼球運動脱感作と再加工(EMDR)

眼球運動脱感作と再加工(eye movement desensitization and processing：EMDR)は視線の一方から他方の側へ前後に動く物体を追視するときに生じる急速な眼振である．不安を惹起するようなことがらを想像したり考えたりしているときに眼振を生じることによって肯定的思考やイメージをもたらし，結果的に不安を減らすことができるということを示した研究がいくつかある．EMDRは心的外傷後ストレス障害や恐怖症の治療に用いられている．

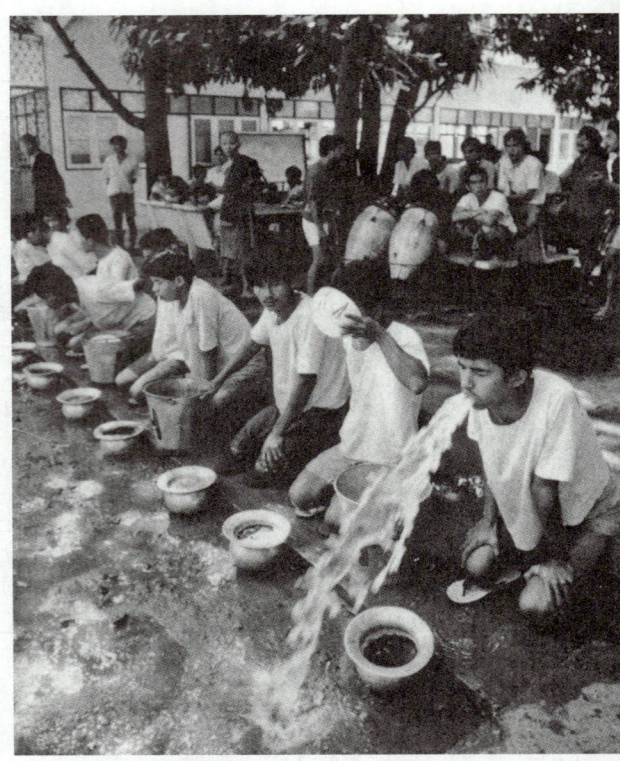

図 28.8-1 タイのサム・クラボック僧院(Tham Krabok Monastery)における嗜癖の治療は記録によると70%が成功する．10日間の自主的治療は，麻薬を2度と使わないという仏陀に対する誓いから始まる．次に，患者はすぐに吐いてしまうような漢方薬を与えられる．(White PT, Raymer S. The poppy —— for good and evil. *National Geographic*. 1985；167：187 から許可を得て転載)

陽性強化

もし行為反応の後に，食物，痛みの回避，あるいは賞賛などの報酬的な事柄が与えられると，それは強化され，以前にまして頻繁に生じるようになる．この原理がさまざまな状況で応用される．入院病棟では精神疾患患者にぜいたく品の購入やある種の得点を受けることができる代用貨幣を与えることにより，好ましい行為を行うことに対する報酬が与えられてきた．その過程は行為を変化させるのに有効であり，代用貨幣報酬(token economy)として知られている．表28.8-3に行動療法の臨床的適応の概要をまとめた．

チャールズは70歳の会社重役を退職した人物である．彼は人生を通して，仕事に没頭した．結婚し，家族をもったが，彼は何より仕事を優先した．朝早くに出勤し，帰宅は遅かった．彼は自分のしていることを楽しんでいた．刺激的で自分が重要で役に立つと感じさせてくれたからである．しかし，年を取るにつれ彼の能力は以前ほどではなくなり，退職することに決めた．仕事を辞めてから彼の気分はかなり下がった．彼は教会の活動を増やしたり，他に趣味をみつけたりするエネルギーがなかったため，1日中座して過ごし，社会的な接触を失った．彼の妻や親友は誰かと話しに行くよう働きかけた．治療者は彼らに行動的活性化を提案した．チャールズはそれがあまりにも単純なのでいくらか懐疑的であったが，何かをする必要があった．治療者はチャールズと彼が心地よく感じていた活動の種類や，彼が楽しんでいた事柄について話をし，彼ができそうなことのリストを作った．たとえ彼があまりそれが好きでなかったとしても，ただ何が起こるかみるためである．そのリストには彼の仕事の技術を使えるボランティアの仕事を探すこと，妻と一緒にかつて楽しんだ活動にさらに時間を割くこと(例えば，映画を観る，散歩するなど)，そして大学時代からの古い趣味，つまり釣りを復活させることなどであった．チャールズは最初にいくつかの易しい活動，つまり週に1度映画を1本観に行くこと，週に一度の散歩，可能なボランティア活動について教会活動のリーダーと連絡を取ることなどに同意した．彼はこのような「子どもだまし」が気分を良くすることに気づいて驚いた．彼は他の人々と話す機会をもち，隠居生活の中にも役に立ち，楽しいことをみつけることができることを知り始めた．(M. A. Stanley, Ph. D. and D. C. Beidel, Ph. D. のご好意による)

表 28.8-3　一般的な行動療法の臨床的適応

障害	注釈
広場恐怖	段階的曝露（graded exposure）とフラッディング法（flooding）によって人ごみの中にいる恐怖を減らすことができる．患者の約60%がこの治療で改善する．症例によっては配偶者が恐怖の状況に同伴することが役立つ．しかし，患者は配偶者をそばに居続けさせ，症状を呈し続けることで2次性利得を得ることはできない
アルコール依存	アルコール依存患者が酒を飲むたびに吐くようにさせる嫌悪療法はアルコール依存の治療に有効である．ジスルフィラムはアルコール依存の患者がアルコールを飲んでいないときに与える．患者はアルコールを飲むことによって悪心，嘔吐，低血圧，虚脱といった重度の生理的変化が生じることを警告される
神経性やせ症	食行動を観察する；随伴する事柄の管理；体重の記録
神経性過食症	過食のエピソードを書き留める；気分を記録する
過呼吸	過呼吸試験；呼吸の制御；直接の観察
他の恐怖症	系統的脱感作が高所恐怖，動物恐怖，飛行恐怖などの恐怖症に有効である．社会的技能訓練は赤面症や対人恐怖に用いられる
パラフィリア（性倒錯）	電気ショックやその他の侵襲的刺激が倒錯的な衝動に際して時に用いられ，ついにはその衝動は減少する．ショックは治療者か患者のいずれかによって与えられる．成果は満足なものであるが，定期的な間隔をおいて強化されなければならない
統合失調症	代用報酬，つまり，好ましい行動に対して代用貨幣を与え，それで褒美を買うことができるといった手法は統合失調症の入院患者の治療に有用である．社会的技能訓練は社会的に受け入れられる様式で対人関係を築く方法を患者に教え，負のフィードバックを除去する．また，統合失調症患者の攻撃的行動はこれらの方法によって減少させられる
性機能不全	マスターズ（William Masters）とジョンソン（Virginia Johnson）によって考案された夫婦に対する治療法はさまざまな性機能不全の治療に用いられる．その例としては，勃起不全，オルガズム障害，早漏などがある．この方法では弛緩，脱感作，段階的曝露を一次的な技法として用いる
対人恐怖性膀胱	公衆便所で排尿できないもの；弛緩訓練
タイプA行動	生理的評価；筋弛緩，バイオフィードバック（筋電図で）

結　果

　行動療法はさまざまな障害（表28.8-3）に対して成功をおさめており，それを教えるのも容易である（表28.8-4）．本法は他の治療に比べて時間を取らず，指導者に対して払う費用も少ない．この方法の限界は，広範囲な機能不全（例えば，神経症的葛藤，パーソナリティ障害など）よりはむしろ，ある限定された行為的症状にのみ有効であるということである．昔も今も行動療法家と精神分析家の間には議論が続いているが，アイゼンクの反論に行動療法の1つの解釈が要約されている．すなわち，「学習理論は神経症の症状は単に学習された習慣とみなす．症状の基礎にはなんら神経症などはなく，単に症状自体があるのみである．症状を取り除けば，神経症も取り除いたことになるのである」というものである．分析指向的治療者は単なる症状の除去は他の症状への置き換えをもたらすのみだとして行動療法を批判してきた．換言すれば，症状は内的葛藤から派生するものであり，症状の核となる原因が変えられない限り，新しい症状を生み出す結果になるということである．しかし，そうであるかどうかはまだ謎である．

行動医療

　行動医療は上述した概念と方法を用いて，さまざまな身体的疾患を治療する．ストレスの役割とその身体への影響，特に内分泌系への影響に重きがおかれる．ストレスから解放する試みがなされ，それによって病気の状態が軽減するか，患者の病気に耐える力が強くなることが期待される．

　ある研究で後天性免疫不全症候群（AIDS）への行動医療プログラムの効果が測定された．治療群はバイオフィードバック，心象誘導，催眠の訓練を受けた．その結果，明かに発熱，疲労感，疼痛，頭痛，悪心，不眠が減少し，活力と耐久力が増した．

　悪性黒色腫の患者においても，ストレス軽減プログラムの免疫学的かつ心理学的成果についての研究がなされた．その結果明らかに大顆粒リンパ球（Leu-7を伴うCD57）とナチュラルキラー（NK）細胞（Leu-Ⅱを伴うCD16とNKHIを伴うCD56）が増加しており，それとともに，NK細胞毒性活動の増強の徴候もみられた．また，その群に入らなかった患者と比べて心理的苦痛が明らかに少なく，より高いレベルの積極的対処方法を有していることが見出された．

　行動療法は他にもさまざまに応用されて医療に用いら

表 28.8-4　社会的技能における治療者-訓練者の点検目録

1. 患者が特定の対人関係的目標を設定し，引き出すのを積極的に助ける．
2. 役割練習の前に好ましい期待，治療的方向づけ，動機づけを促進する．
3. 「どのような感情やコミュニケーションか？」「対人関係上の標的はだれか？」「どこでいつ？」ということに関してありうる場面を患者が想定するのを援助する．
4. 場面を設定し，患者と代理人に役割をあてがうことによって役割練習を構成する．
5. 行動の試演に患者を専心させ，他人と役割練習をさせる．
6. 患者にとって適切な観察学習を見出すために，自分や他の仲間を利用する．
7. 役割練習の間患者を鼓舞し，きっかけを与える．
8. 患者への指導，予示，席を立ちそして患者を十分モニターし支持することを通して，積極的な訓練を行う．
9. 特定の言語的，非言語的行動技法に対し患者に正のフィードバックを与える．
10. 患者の特定の言語的，非言語的行動の欠陥や過剰を見極めて，建設的な代替案を提供する．
11. 不適切で干渉的な行為は無視したり，止めたりする．
12. 小さな目標を達成することにより漸進的に行動改善を進める．
13. 行動試演や役割訓練の中で用いることのできる，問題状況に対する代替行為を患者から引き出したり，提案したりする．
14. 社会的知覚と問題解決における欠陥を評価し，矯正する．
15. 達成できる機能的な宿題を割り当てる．

Robert Paul Liberman, M. D., and Jeffrey Bedell, Ph. D. のご好意による．

れている．一般に，ほとんどの患者はそのような介入が役に立っていると感じており，それは特に慢性疾患に対処する能力において顕著である．

参考文献

Fjorback LO, Arendt M, Ornbol E, Walach H, Rehfeld E, Schröder A, Fink P. Mindfulness therapy for somatization disorder and functional somatic syndromes—randomized trial with one-year follow-up. *J Psychosom Res.* 2013;74(1):31–40.
Fjorback LO, Carstensen T, Arendt M, Ornbøl E, Walach H, Rehfeld E, Fink P. Mindfulness therapy for somatization disorder and functional somatic syndromes: Analysis of economic consequences alongside a randomized trial. *J Psychosom Res.* 2013;74(1):41–48.
Gilbert C. Clinical applications of breathing regulation—beyond anxiety management. *Behav Modif.* 2003;27:692.
Hanley GP, Iwata BA, McCord BE. Functional analysis of problem behavior, a review. *J Appl Behav Anal.* 2003;36:147.
Hans E, Hiller W. Effectiveness of and dropout from outpatient cognitive behavioral therapy for adult unipolar depression: A meta-analysis of nonrandomized effectiveness studies. *J Consult Clin Psychol.* 2013;81(1):75–88.
Harmon-Jones E. Anger and the behavioral approach system. *Pers Indiv Differ.* 2003;35:995.
Harvey AG, Bélanger L, Talbot L, Eidelman P, Beaulieu-Bonneau S, Fortier-Brochu E, Ivers H, Lamy M, Hein K, Soehner AM, Mérette C, Morin CM. Comparative efficacy of behavior therapy, cognitive therapy, and cognitive behavior therapy for chronic insomnia: A randomized controlled trial. *J Consult Clin Psychol.* 2014. [Epub ahead of print]
Harvey AG, Bryant RA, Tarrier N. Cognitive behaviour therapy for posttraumatic stress disorder. *Clin Psychol Rev.* 2003;23:501.
Haug TT, Blomhoff S, Hellstrom K, Holme I, Humble M, Madsbu HP, Wold JE. Exposure therapy and sertraline in social phobia: 1-year follow-up of a randomised controlled trial. *Br J Psychiatry.* 2003;182:312.
Havermans RC, Jansen ATM. Increasing the efficacy of cue exposure treatment in preventing relapse of addictive behavior. *Addict Behav.* 2003;28:989.
Hayes SC, Strosahl KD, Wilson KG. *Acceptance and Commitment Therapy: An Experiential Approach to Behavior Change.* New York: Guilford; 2003.
Moulds ML, Nixon RD. In vivo flooding for anxiety disorders: Proposing its utility in the treatment of posttraumatic stress disorder. *J Anxiety Disord.* 2006;20(4):498–509.
Stanley MA, Beidel DC. Behavior therapy. In: Sadock BJ, Sadock VA, Ruiz P, eds. *Kaplan & Sadock's Comprehensive Textbook of Psychiatry.* 9th ed. Vol. 2. Philadelphia: Lippincott Williams & Wilkins; 2009:2781.
van der Valk R, van de Waerdt S, Meijer CJ, van den Hout I, de Haan L. Feasibility of mindfulness-based therapy in patients recovering from a first psychotic episode: A pilot study. *Early Intervent Psychiatry.* 2013;7(1):64–70.

28.9　催　眠

催眠の概念は臨床家にも非専門家にもさまざまな知覚を呼び起こす．ギリシャ語の"hypnos"（「睡眠」の意味）に語源をもつ「催眠」という用語自体誤解を招きかねない．実際には催眠は睡眠とは異なる．むしろ催眠は焦点づけされた集中と暗示に対する受容性が高まった複雑な過程と定義される．催眠は本来人に備わる想像力，イメージ，注意力を導き出す強力な技法である．臨床医がトランス（催眠）状態を患者につくりだす，または臨床医が患者を操る力をもつ，という神話を信じる人も多い．しかし，実際には，患者が催眠能力をもち，臨床医の役割は患者がこの力を最大限に引き出す能力を評価し，患者がそれを発見し効果的に使うことができるよう手助けすることである．患者のモチベーション（動機づけ），パーソナリティ様式，生物学的な素因がこの才能の表現を左右する．

トランス状態になると，焦点的集中と想像力が高まり，同時に周囲への意識が減少する．このトランスは催眠法を行う治療者によって正式な手技で誘発されることもあるが，自然に起こることもある．催眠にかかる潜在能力と，自発的なトランスの発生には個人差があるが，その能力は個人の生涯を通じて比較的一定している．

歴　史

トランス状態，恍惚状態，自発的解離状態の描写は東洋と西洋の宗教，文献，そして哲学的伝統の中に大量に存在する．メスメル（Friedrich Anton Mesmer, 1734～1815）が18世紀に初めて正式に催眠を治療手段として活用し，催眠は健康を取り戻すために，治療者が患者に磁気力または見えない液体を送ることで生じるものと考えていた．英国の外科医ブレイド（James Braid, 1795～1860）はトランス状態を誘発させるために注視と閉瞼を用いた．後に，シャルコー（Jean-Martin Charcot, 1825～1893）は催眠は精神疾患の徴候を示す神経生理学的現象であると理論立てた．同時代にベルンハイム（Hippolyte-Marie Bernheim, 1840～1919）は催眠とは正常な脳

の機能であると考えていた.

フロイト (Sigmund Freud, 1856～1939) は初期に患者が抑圧された記憶を呼び戻す助けとして催眠を用い, トランス状態にある患者が外傷的出来事を軽減するという過程に気づき, これを「解除反応」(abreaction) と呼んだ. トランス状態に伴い起きる転移を最小限にするために, 後に彼は催眠から自由連想法へと移行した. この移行が精神分析中の自発的なトランス状態の発生を妨げることがなかったということは重要である.

第1次世界大戦は, 多くの精神神経症の軍人を生み出し, ドイツの精神分析医であるジンメル (Ernst Simmel, 1882～1947) は「催眠分析」と呼ばれる抑圧された物事を呼び起こす技法を発展させた. 第2次世界大戦中, 催眠は痛みや戦争神経症, 神経症の治療において傑出した役割を担った. しかし, 催眠が1つの治療法として正式に認識されたのは1950年代に入ってからのことである. 英国医師会は1955年に医学部で催眠を講義することを推奨し, 1958年に米国医師会と米国精神医学会は催眠の安全性と効果を正式に言明した.

定 義

現在では, 催眠は, 意識がより集中し, 批判的判断力が部分的に一時停止し, 周囲への意識が消滅する状態を通じた正常な心における正常な活動であると理解されている. 催眠対象者の心の機能であるトランス状態は, 外部の人間が強制的に引き起こすことはできない. しかし, 催眠をかけるものは, この状態を生み出し, その批判的でない強烈な集中を用いることを促進し, それによって新たな思考と感情の受容を促進させるための治療的変化を強めることができる. 催眠は催眠対象者にとっては無意識感と動作が自動化される感覚が特徴的である.

被暗示性の特徴

個人の被暗示性の程度は生涯を通じて比較的一定しており, 計測可能である. 催眠の手順は被暗示性特徴を掴み, それを催眠状態へと変換する. 催眠的集中状態を体験するには没頭, 解離, 被暗示性という3つの必須要素の収斂が必要である.

「没頭」とは1つの事により強く集中して周囲への意識を減少させることを言う. これは時間・空間的認識すら含む他のことすべてに対する注意を排除するほどに, ある思考や感情への注意をより強化する心理的ズームレンズと比喩的に言われる.

「解離」とは催眠体験が深まるに従い, 患者の自己同一性, 知覚, 記憶, 運動反応が意識から離れることを指す. この結果, 自己意識, 時間, 知覚, 身体活動が患者が意識することなしに起き, これは無意識の成すことと捉えられうる.

「被暗示性」とは催眠状態の患者が, 信号や情報を正常

 表 28.9-1　トランス状態発展の指標

自動的観念化
平衡緊張 (カタレプシー)
声質の変化
安心感と弛緩
無駄な動きがなくなる
目の変化/閉眼
表情がなくなる
うっとりとした感じ
トランス後の良い気分
体動の欠如
驚愕反応の欠如
文字通りに解すること
客観的かつ非個人的な思考
瞳孔変化
反応の注意深さ
反射の遅延：嚥下と瞬目
知覚, 筋肉, 身体の変化
脈拍の低下
瞬目反射の遅延と欠如
呼吸数の低下
自発的催眠現象：健忘　無感覚症　カタレプシー　退行
時間の歪み
運動と概念的行動との時間的ずれ

Erickson M, Rossi EL, Rossi SI. *Hypnotic Realities：The Induction of Clinical Hypnosis and Forms of Indirect Suggestion*. New York：Irvington；1976：98 から許可を得て転載.

な批判的判断を相対的一時的に停止した状態で受け入れることを指す. これには批判的判断が完全に抑制されているのか否かをめぐる議論がある. 被暗示性は, ほぼすぐに反応を示す催眠に非常にかかりやすい人から, 自動性の感覚のみ感じる催眠にかかりにくい人まで, 反応にはばらつきがある. 表28.9-1にトランス誘導の指標をまとめた.

被暗示性の定量化

患者の被暗示性の程度によって治療としての催眠の効能を予測することができるため, それを定量化することは臨床の場において有益である. また, 定量化することによって, 患者がどのように自己と社会的環境へ関わるかについての有益な情報が得られる. 催眠にかかりやすい患者には自発的トランス様状態の発生率が高いが, これは患者自身の十分に自己吟味が成されていない概念や感情に過度に影響されている可能性がある.

催眠の神経生理学的関連

催眠状態にある個人と被暗示性の高い個人の神経学的検証でいくつかの興味深い発見がなされた. しかし, トランス状態と被暗示性の特徴に関して明確な相違は見出

されてはいない．

　脳波研究によって，催眠状態にある人は睡眠状態にあるのではなく，完全に覚醒し注意を払っている状態の人と同様の脳波波形を示すことが明らかになった．高度に催眠にかかりやすい人の方が催眠にかかりにくい人よりも左前頭部においてアルファ波とシータ波が増加していたとの報告がある．この違いは，トランス状態とそうでない時において同様にみられる．

　催眠状態にある人とそうでない人の脳内の局所的血流を比較した陽電子放射断層撮影（PET）の研究で，催眠が脳機能の下位レベルに対してある種の影響を及ぼすのではないかという仮説に対する証拠が明らかになった．視覚イメージに「色を追加せよ」いう催眠下での示唆が，色彩の認識を司る脳内部分である舌状回と紡錘状回の血流を高めた．「色を除去せよ」という示唆に対しては，逆の現象が起きた．同様に催眠によって痛みの強さや有害度は，脳の別の領域が作用していると認識された．というのは，催眠によって痛みの強さや不快さを最小にすると，別の領域における血流低下が認められたからである．

　脳脊髄液中のホモバリニン酸の濃度と催眠の深さが正の相関にあることより，催眠における前頭部，殊に前頭葉の役割が生理学的に明らかになった．前頭皮質と大脳基底核には多くのドパミン作動性ニューロンがあり，ホモバニリン酸はその代謝物質である．このことがアンフェタミンのようなドパミン作用物質によって催眠へのかかりやすさが薬理学的に強化されることが説明されるかもしれない．前頭皮質と大脳基底核の活性増加は，催眠状態での運動行為の自動性亢進に関連する可能性がある．

催眠能力の臨床的評価

　催眠能力を臨床的に評価するために，スタンフォード催眠感受性基準（Stanford Hypnotic Susceptibility Scale）と催眠誘導プロファイル（Hypnotic Induction Profile：HIP）という2つの手順がある（表28.9-2）．スタンフォード催眠感受性基準は臨床的評価のために改訂された研究室で行われる長い検査であり，実施するのに約20分程度を要する．これは行動的追従と被暗示性を主に測定する．HIPはそれよりも短い検査で目の動きの徴候を生物学的指標として用い，認知の動きを測定する．これによって内在する催眠能力をもつ精神的に正常な対象者と，精神疾患により催眠能力が全くない対象者を識別する（図28.9-1）．

誘　導

　さまざまな誘導手順は同じ原則と規則性に則っているが，異なる程度の被暗示性をもつ1人ひとりに合わせたほうがより良いであろう．

　表28.9-2　催眠誘導の手順──派生自己催眠法

- まず，眉毛を見て下さい．そしてできる限り上を見上げて，次にゆっくりと瞼を閉じて下さい．そして深呼吸して．3つ数えて息を吐いて．目をリラックスさせて，身体を浮かせてください．
- 身体が浮くのを感じながら，片方の手を浮かんでいる風船のように感じて下さい．そしてそれを上へと浮かせていって…そして肘を曲げて前腕は上へ向けて漂います．あなたが瞑想の状態に入り，新しい思考や感情への感受性が高まった状態になります．
- 瞑想状態に入ったら，浮いている感覚にイメージを集中してください．そして同時に重要なポイントに集中してください．（例えば，次のディスカッションで禁煙における3つの重要点に触れる）
- それら重要点の暗示を熟考してから，3，準備して，2，瞼は閉じたまま眼球を回して（今すぐ），1，ゆっくりと目を開けて…この通りに数を数えてこの自己催眠と呼ばれる集中状態から自らを解放してください．目の焦点が戻ったら上に伸ばしているほうの手をゆっくり握ってください．そしてゆっくり開いて．あなたに手の感覚と制御が戻ります．手をおろしてぶらりとさせてください．これでこの訓練は終わりです．しかしその後も全体的に浮いているような感覚が残るでしょう．
- この訓練を1日に10回間隔を開けて行うことでこの浮遊的休息状態に漂うことができるでしょう．重要点を再度深く刻み込むために特別な感覚を使うため，1日に10回，20秒の時間をあなたに与えてください．それを熟考し，本来の自分の覚醒状態に戻ってきてから通常の生活に戻ってください．

Herbert Spiegel, M.D., Marcia Greenleaf, Ph.D., and David Spiegel, M.D. のご好意による．

医師：深呼吸してください．吸って，はいて．さあ，目を閉じてリラックスしてください．目の中と周りの筋肉に注意を向けてください．そしてそれらが動かないくらいにゆるめてください．そうしようとしていますか．いいですね．もしあなたが実際ゆるませることができたなら，今まさにこの瞬間，どんなに努力しても，もう目は開こうとしません．試してみてください．努力すればするほど，瞼はまるでかわでつけられたように強くくっつきます．そうです！

　さあ，あなたは目を開けることができます．そうです．私がもう1度目を開けたり閉じたりするように言うと，今度目を閉じたとき，あなたは今より10倍寛いでいます．続けて目を開けたり閉じたりしてください．そして頭の先からつま先まで，全身の力が抜けてくるのを感じてください．よくできました．

　さあ，もう1度目を開けて閉じてください．そして今度は目を閉じたとき，今より倍寛いでいます．そう，すばらしい．

　もしあなたが私の言うことに従ってきたなら，今この瞬間，私があなたの手を持ち上げ，それをあなたの膝に落としたとき，それは濡れた布きれのように重く，ぐったりと落ちます．そう，非常にいいですね．

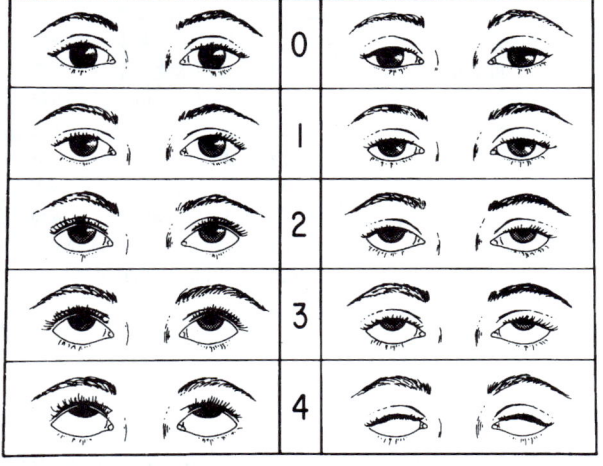

図 28.9-1 催眠誘導のプロフィルを導入することは最初の受診と評価の際に常になされてよい．検査は眼球回転徴候から始まり，これは解離を体験する生物学的な能力の仮定的な測定となる．眼球回転の検査の過程で，患者に「頭を動かさずにまっすぐ前を見てください．頭をそのままにして，上を見てください．眉毛までです．さあ，頭のてっぺんまで見てみましょう（上方凝視）．上を見ているままで，瞼をゆっくりと閉じてください（回転する）．」と指示する．上を凝視し，眼球を回転させることは下眼瞼と角膜の下端の間に見える強膜の量がどのくらい観察できるかによって 0〜4 まで点数化される．もし内的な斜視が生じたら，点数は 1〜3 で評価される．斜視の点数は回転の点数に加算される．この過程は約 5 秒かかる．眼球回転は催眠誘導の一部であり，催眠体験への潜在力の最初の指標としても点数化される．(Herbert Spiegel, M. D., Marcia Greenleaf, Ph. D., and David Spiegel, M. D. のご好意による)

　今やあなたはとてもよく寛いでいますが，医学的な弛緩には2つの相があります．今あなたがそうであるような身体的なものと，これからお教えするような心理的な弛緩です．
　私があなたに指示を与えたら，100から順に逆に数えてみてください．数えられますね．これでおしまいではありません．ただあなたに心理的に寛いでもらいたいのです．あなたが数を数えるときに，頭の先からつま先まで弛緩の波が全身をおおうのを感じるまで，少しずつ間をおいてください．弛緩の波を感じたなら次の数に進んでください．そして数を数えるごとに，その前に数を数えたときの倍だけ弛緩します．もしあなたがこの通りにすると，おもしろいことが起こります．つまり，数を数えて弛緩すると，次の数は消え始め，心の中から消滅します．これらの数字を消し去るように心に命じてください．そして声を出してゆっくりと100から順に唱えてください．
　患者：100
　医師：いいですよ．
　患者：99
　医師：それらを消し始めてください．
　患者：98
　医師：さあ，数字は薄れていきます．そして次の数の後にはすべて消え去るでしょう．消して下さい．数え続けてください．
　患者：97
　医師：さあすべてが消え去ります．そうなりましたか．はい，いいですね．もしまだ心にいくつか数がひそんでいるようなら，私があなたの手を持ち上げ，降ろしたとき，それらはすべて消えるでしょう．
　（William Holt, M. D. のご好意による）

適 応

　患者の被暗示性の程度と催眠技法は，いずれも診断と治療をする上で臨床的に有用である．
　日常生活において自然発生的に生じるトランス様状態と，その状態で感情と情報を批判せずに受け入れる個々人の潜在能力は，各人の催眠傾向の程度に応じて現実世界を認知し処理する仕方の要因の1つとなる．例えば，被暗示性スペクトルにおいて，猜疑性パーソナリティ障害の患者はそれが低く，演技性パーソナリティ障害の患者はそれが高い．解離性同一症の患者は非常に催眠にかかりやすいが，摂食障害の患者を催眠にかけることは困難である．

　32歳の男性が救急処置室に強い頭痛を訴えてきた．彼は慢性的な頭痛に悩まされていたが，この時はプロプラノロール（インデラル）を服用しても痛みを抑えることができなかった．救急担当医は彼が高い催眠能力を備えていることに気がついたので，氷枕を頭にのせているイメージを思い浮かべるよう彼に提案した．最初は実際に氷を彼の前頭にのせてそれを助長した．この患者はイメージを思い浮かべるだけで痛みを抑えることに成功した．彼は以前来院した時に必要とした麻酔薬を一切必要としなかった．数週間後の再診で，患者は突発的な片頭痛発作をこの技法を用いて制御し予防したと報告し，痛みを緩和するために頻繁に救急処置室を訪れることもなくなった．(A. D. Axelrad, M. D., D. Brown, Ph. D., and H. J. Wain, Ph. D のご好意による)

　22歳の男性患者が両眼が見えないと訴え救急処置室にきた．眼科医の診察の後，目が見えないのは心因性であると診断された．精神科医の初診後に治療同盟ができ，患者を催眠によって安全な場所へ連れて行き見えなくなる直前にいた場所に戻した．2回のセッション後，患者は彼の妻の浮気を目撃したことについて語った．その時彼は妻と浮気相手を傷つけたいと声に出した．その直後彼は記憶を失い，目が見えなくなった．これが催眠中に明らかになったので，目がさめたら「あなたは覚えていたいことだけを覚えている」という暗示が与えられた．覚醒した後，彼は何も覚えておらず，何回かの催眠的介入後，彼の怒りは再構成された．患者が落ち着くと，彼は妻にこのことを直面化させた．彼は記憶喪失が彼に行動化を起こさせるのを制御する働きをしたのだと理解するようになった．精神力動的，

認知的リフレーミング（再構成）を催眠療法の環境に取り入れることで，この患者は彼の症状の制御と理解を手に入れた．この患者と彼の妻は結婚カウンセリングへ紹介された．(A. D. Axelrad, M. D., D. Brown, Ph. D., and H. J. Wain, Ph. D. のご好意による）

治療的にみると，催眠の効果は新たな思考や感情を受容することを促進する．そしてそれは常習的な治療や症状管理に対して有用である．喫煙，過食，恐怖症，不安，転換症状や慢性疼痛はすべて催眠の適応である．それらは多くの場合，自己催眠法を学ぶための1度のセッションで治療が完了する．催眠は精神療法，特に心的外傷後ストレス障害の治療に有効で，記憶回復にも用いられている．

29歳の女性が一般的な治療法には反応しない進行中の顔面痛の評価と治療のために紹介されてきた．神経学的観察では客観的な身体的問題は何も認められなかった．彼女のHIP結果が高中域であったことが，痛みの心理的構造の可能性をさらに示唆した．最初痛みは催眠的介入によって制御されたが，24時間後には元に戻ってしまった．彼女の自己催眠技法も有効性が認められなかった．そこでより完全に痛みの原因を追求することになった．催眠中に年齢退行が用いられ，患者を痛み以前の時代へ戻した．彼女は弟が道を走っていて，車と衝突し怪我を負った話をした．患者はそのとき弟の子守を任されており，怒った父親から手をあげられたという．最近彼女の友人の愛犬が逃げてしまい，彼女はそれに責任を感じていた．起きたことに対しての罪の意識から成る自己を罰する欲求を自分の中に認識し始めると，彼女は自らの感情を理解し，思考をより生産的な方向に再構成できるようになった．患者が罪悪感を感じ，それについて罰を受けた過去の時間へと戻す「感情の橋」という技法も用いられた．そこで彼女はアルコール中毒で暴力的な父親から手をあげられた時の感情を表現することができた．彼女は過去についての洞察を続けそれを克服し，痛みを取り除くことができた(A. D. Axelrad, M. D., D. Brown, Ph. D, and H. J. Wain, Ph. D. のご好意による）

42歳の3児の母である既婚女性が誘拐され，大きな荷台トランクの中に監禁された．彼女が自らの身を自由にして逃げ出すと，誘拐犯は数回彼女を刺し，拘束し，トランクに再度押し込み，崖から彼女の身体を投げ落とした．その後彼女はなんとか拘束を解き，這って助けを求めた．そして，最終的に通りがかりの人に助けられたが，他にも道を通った人が彼女が道に寝そべっているのを目撃したものの，彼女に近寄ることを恐れたようだったと彼女は語った．救急車が呼ばれ，病院へと搬送された．容体が安定した後に彼女は退院したが，その後悪夢にうなされ，再体験の回避，過覚醒症状が出現した．内科医から治療を紹介され，最初はセルトラリン（ジェイゾロフト）25mgの服薬から始め，それが4日後に50mgへと増加した．HIPを受け，中・高域の催眠の対象であることが明らかになった．彼女は安全な場所で行う分割スクリーン技法を学んだ．彼女の悪夢，再体験，監禁されている間に味わった多大な不安と恐れ，そして道路に横になっていた時，人から見捨てられたという感情を描写するように言われた．車のトランクから逃げ出した時の工夫によって，彼女は強くなっていた．誘拐犯を責める気持ちは催眠状態にあるときに再構成された．彼女は自分自身を落ち着かせる方法と無力感に関する否定的感情の再構築法を学んだ．彼女が自らの体験を克服し，それを悪い映画を見たかのように押し下げるために催眠的年齢退行が用いられた．最初は驚愕反応が彼女を快適な域に戻す徴候として利用された．彼女の未来へのリハーサルを助長するために年齢進行を用いた．この治療には催眠治療と合わせて，直面，認知的リフレーミング（再構成），精神動力的アプローチ，薬理学的治療を用いた．(A. D. Axelrad, M. D., D. Brown, Ph. D, and H. J. Wain, Ph. D. のご好意による）

禁　忌

催眠手順に本質的な危険はない．しかし，催眠をかけられた患者は治療者に対して強い依存状態になり，その関係について不適切な感情を表出することがある．強い転移が形成され強い愛着が起きることもある．その場合，その転移は尊重して解釈される必要がある．他の例では，脆弱性をもつ患者や，現実検討の困難を伴う患者では，陰性感情が噴出することがある．陰性転移が起こらないようにするために妄想患者のように，基本的信頼感に問題のある場合や，自己をうまく制御できないなどの問題をもつ患者の選択に当たっては注意深くあらねばならない．催眠療法においては患者は（特に，深いトランスにおいて）極度に暗示にかかりやすく柔軟になるため，催眠をかける人は強い倫理的な価値観が必要である．患者がトランス状態において，そうでないときには嫌悪を感じる行為や倫理観に反することを行うことがあるかどうかについては，議論がある．

参考文献

Altshuler KZ, Brenner AM. Other methods of psychotherapy. In: Sadock BJ, Sadock VA, Ruiz P, eds. *Kaplan & Sadock's Comprehensive Textbook of Psychiatry*. 9th ed. Vol. 2. Philadelphia: Lippincott Williams & Wilkins; 2009:2911.

Axelrad, DA, Brown, D, Wain, HJ. Hypnosis. In: Sadock BJ, Sadock VA, Ruiz P, eds. *Kaplan & Sadock's Comprehensive Textbook of Psychiatry*. 9th ed. Vol. 2. Philadelphia: Lippincott Williams & Wilkins; 2009:2804.

Faymonville ME, Roediger L, Del Fiore G, Delgueldre C, Phillips C, Lamy M, Luxen A, Maquet P, Laureys S. Increased cerebral functional connectivity underlying the antinociceptive effects of hypnosis. *Brain Res Cogn Brain Res*. 2003;17:255.

Finkelstein S. Rapid hypnotic inductions and therapeutic strategies in the dental setting. *Int J Clin Exp Hypn*. 2003;51:77.

Ginandes C, Brooks P, Sando W, Jones C, Aker J. Can medical hypnosis accelerate post-surgical wound healing? Results of a clinical trial. *Am J Clin Hypn*. 2003;45:333.

Gullickson T. Hypnosis and hypnotherapy with children. *PsycCRITIQUES*. 2004.

Liossi C, Hatira P. Clinical hypnosis in the alleviation of procedure-related pain in pediatric oncology patients. *Int J Clin Exp Hypn*. 2003;51:4.

Montgomery GH, David D, Kangas M, Green S, Sucala M, Bovbjerg DH, Hallquist MN, Schnur JB. Randomized controlled trial of a cognitive-behavioral therapy plus hypnosis intervention to control fatigue in patients undergoing radiotherapy for breast cancer. *J Clin Oncol*. 2014;32(6):557–563.

Patterson DR, Jensen MP. Hypnosis and clinical pain. *Psychol Bull*. 2003;129:495.

Ploghaus A, Becerra L, Borras C, Borsook D. Neural circuitry underlying pain modulation: Expectation, hypnosis, placebo. *Trend Cogn Sci*. 2003;7:197.

Raz A, Landzberg KS, Schweizer HR, Zephrani ZR, Shapiro T, Fan J, Posner MI. Posthypnotic suggestion and the modulation of Stroop interference under cycloplegia. *Conscious Cogn*. 2003;12:332.

Santarcangelo EL, Busse K, Carli G. Frequency of occurrence of the F wave in distal flexor muscles as a function of hypnotic susceptibility and hypnosis. *Brain Res Cogn Brain Res.* 2003;16:99.

Spiegel D. Negative and positive visual hypnotic hallucinations: Attending inside and out. *Int J Clin Exp Hypn.* 2003;51:130.

Spiegel H, Spiegel D. *Trance and Treatment: Clinical Uses of Hypnosis.* 2nd ed. Washington, DC: American Psychiatric Press; 2004.

28.10 対人関係療法

　対人関係心理療法（interpersonal psychotherapy：ITP）は，1970年代に開発されたうつ病に対する短期療法であり，クラーマン（Gerald L. Klerman）とワイスマン（Myrna Weissman）によって作られ，ランダム化比較試験で検証された．ITPは当初，うつ病の精神療法における今日の実践の試みとして定式化された．ITPの見解では，精神疾患の発症と持続は社会的・対人関係的文脈の中で起き，発症，治療への反応，結果は患者と重要な他者間の対人関係に影響される．ITPの全体としての目標は，患者の現在の対人関係と社会的機能の質を改善することによって精神症状を軽減するまたは除去することである．

　ITPは典型的には12～20回のセッションを4～5か月間の間に行う．ITPには3つの段階がある．(1)初期段階は主に治療の対象となる問題領域の特定を中心とする．(2)中期は対象となる問題領域解決を中心とする．(3)終結段階は治療期間に得たものを統合し，患者が治療終了後に自身で問題に取り組むための準備を中心とする（表28.10-1）．

技　法

個人対人関係療法

初期段階　ITPの初期段階とは一般にセッションの1回目から5回目を指す．患者の現存する精神症状を評価し，その症状の経緯を確認した後，治療者は患者に正式な診断を下す．治療者と患者はその診断名と今後の治療について話し合う．この段階において病人の役割を与えることは，患者に回復する許可と回復する権利を与えるという2重の機能をもつ．治療者はITPの論理的根拠を説明し，治療では精神医学的症状に関連している機能不全の対人関係パターンを特定し変化させることを重視することを強調する．治療の正確な焦点を決定するため，治療者は患者と対人関係一覧をつくり，それを元に対人関係のこれまでのあり方を系統立てる．対人関係系統において，治療者は患者の精神医学的症状を4つの対人関係問題領域――悲哀，対人関係の欠如，対人関係の役割間の不和，役割の変化――のうちの1つとつなげる．治療者が特定する問題領域に患者が同意し，その領域の解決に取り組むと同意することが，中期治療段階へ移るための必須事項である．

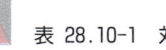
表 28.10-1　対人関係療法の段階

初期段階：セッション1～5
　症候群に名前をつける．その障害の有病率と特性についての情報を提供する
　対人関係療法の論理的根拠とその特性を説明する
　精神症状の発症または継続に関連する，現在の対人関係問題領域を特定するために対人関係の一覧をつくる
　過去，現在の重要な人間関係を考察する
　精神症状のエピソードの対人関係の中で惹起因子を特定する
　患者と共に対人関係療法問題領域と治療計画をえらび，合意する
中期：セッション6～15
　明らかとなった問題領域に特化した戦略を実施する
　問題領域に特化した目的への取り組みを奨励し評価する
　その週の症状と対人関係の関連性を解明する
　患者の対人関係問題領域に関連する否定的または辛い感情を特定し対処するために，患者と協力する
　精神症状についての問題と対人関係領域を関連付ける
終結時期：セッション16～20
　終結について明確に話し合う
　治療終了が悲嘆時期となる可能性を患者に説明する．悲嘆感に関連する感情を特定するよう，患者を奨励する
　達成感と自信を培うために進展を評価する
　今後するべきことの目標を説明する．今後困難となるであろう領域と前兆を特定する
　治療終結後にするべきことについて具体的な計画を定式化する

中期段階　中期段階――ふつうセッション6～15回目にかけて――は治療を「する」（work）ことから成る．中期段階を通じた必須事項は，患者が自身の対人関係の中で起こす変化と自身の精神症状の変化を，患者の中でより強く関連づけることである．中期段階において，治療者は表28.10-2で特定されるように，特定された問題領域に特化した治療戦略を行う．

終結時期　終結時期（一般にセッション16～20回目にかけて）になると，治療者は明確に治療の終結を患者と話し合い，治療の完了が悲嘆時期となる可能性を患者が理解できるよう手助けする．この時期，患者は彼らの精神症状の中で目立って変化があった点，特に特定された問題領域における改善に関連する点を説明するよう奨励される．患者は治療から得たことを評価・統合し，特定された対人関係問題領域における改善を維持するために詳細な計画を作成し，患者自身の今後の課題を定式化するが，この手助けも治療者が行う．患者は症状再発の初期徴候と行動計画も特定するように奨励される．

　過食性障害を訴える51歳女性のGさんが治療にきた．彼女は大卒で，自身の仕事をもち，20代前半の息子をもつ離婚歴ある母親である．治療前の彼女の肥満度（BMI）は42で，1か月のうち約10～15日過食をするという生活を8年

表 28.10-2　対人関係的問題領域

問題領域	説明	目標	戦略
悲哀と喪失	愛する人の死後のうつ病	患者が悲嘆過程を乗り越えられるよう手助けする 新たな人間関係への興味を回復させる	亡くなった人と患者の関係性を探る 喪失に関連する否定的・肯定的な感情を探る
役割の変化	青年期，出産，加齢等人生の段階の変化 または結婚，キャリアの転向，医学的疾患等社会的／経済的変化	古い役割の喪失と向き合う 新たな役割の肯定的・否定的側面を確認する 自尊心を発展させ克服する	古い役割と新しい役割についてすべての側面を考察する 失ったものに対する感情を考察する 社会的支援制度を調べ，新たなスキルを身につける
対人関係の役割期待の不和	患者と第三者間の葛藤	期待と間違ったコミュニケーションを特定し修正する	役割期待がどのように葛藤と関連するかを検討する その関係に変化をもたらす方法を模索する
対人関係の欠如	不十分．または維持不可能だった対人関係の歴史	現存する人間関係の質を向上させる 新たな人間関係構築を推奨する	治療者に対する否定的・肯定的感情について話し合うする 患者の人生における同様の対人関係を考察する

Treasure J, Schmidt U, van Furth E. *Handbook of Eating Disorders*. 2nd ed. Hoboken, NJ：John Wiley & Sons；2003：258 から改変.

間続けてきた．過食性障害という直近の診断の他にもGさんは反復性うつ病にも苦しんでいた．

　初期段階で，Gさんと治療者は過食と関係する経緯と対人関係の出来事を再考した．Gさんは14歳から過食し始め，体重が増え始めたという．18歳の時，彼女は両親と共に外国へ移り住んだ．外国へ移住するとすぐに，父親は彼女と母親を残して米国に帰国した．Gさんは父親に置いていかれたことで彼をひどく憎んでおり，今でもそのことを話すと涙を流し怒りを表す．彼女は大学に通い始めたばかりで，母親は職に就いていたので，2人はそのまま外国に滞在することにした．2人とも新しい環境で社会的繋がりを築き，快適に暮らした．その当時Gさんの体重は増え続けていたので，ダイエットを始めた．大学を卒業してすぐにGさんは外国籍男性と結婚し，28歳の時に彼らのたった1人の息子を出産した．その2年後，彼女と彼女の夫は悲惨な離婚を経験することとなる．Gさんはこの時を人生で最悪の時期であったと語るが，周囲の友人や母親との親しい関係は続いていた．この時期，ダイエットを始めた彼女は大人になってから最も軽い体重に達した．35歳の時に母親が心疾患で亡くなると，Gさんの最初のうつ病エピソードが始まったが，これは抗うつ薬と短期間の精神療法によって改善した．過去に体重の増減があったものの，その時点では摂食障害を示唆する徴候はみられなかった．彼女は周囲の人々と親しい関係を維持し続け，息子との間柄も良好であった．Gさんが40代初めの時に移住先の国の経済が悪化したため，米国に帰国せざるを得なくなった．貯蓄をすべて失った彼女は，次の仕事に就くまで経済的に辛い時期を経験することとなった．この辛い時期に彼女の過食が始まり，体重が増加し始めた．帰国して1年のうちにGさんの息子は父親（とても裕福な）と暮らすことになった．Gさんは怒り，裏切られたと感じた．しかし，息子が訪ねてくると彼女は息子の愛を失いたくないために，彼の言うことは何でも聞いた．逆に息子は彼女に対する要

求が多くなり批判的になった．治療に来る前まで，孤立感と孤独感の高まりが彼女の過食，うつ，体重増加につながった．

　初期段階のセッション3回目までに，治療者はどの問題領域がこの治療における焦点になるか思慮し始めた．Gさんは大切な人々を失い，それに伴う悲哀を味わってきた──父，夫，母親，そして最近では息子を失った．しかし，どの喪失も過食問題の始まりとは関連していない（夫との離婚後の彼女の怒りの感情とダイエットが明確に関連しており，母親の死がうつと密接に関連してはいるものの）．Gさんの敵である元夫の元へ戻った息子への怒りが役割の不和であることは明確ではあるものの，彼女の過食は息子が去る2年前から始まっていた（もちろんその程度は息子が去ってから悪化したが）．いずれの問題領域も摂食障害発症と直接関連していないため，Gさんの治療者はうまく役割変化できるよう手助けすることを治療の焦点にすることに決めた．米国への帰国，そしてそれに伴う彼女の築いてきた良好な友人関係の喪失は，過食の発症と継続に明らかに関連していた．初期段階のセッション4回目で，治療者は問題の定式化をGさんと共有した．「お話を聞いている限り，あなたの過食は米国に戻ってきた後から真の意味で始まったようですね．この変化の後，あなたは最も孤立し孤独であると感じていた．あなたにとって，過食はこの変化と孤立感と孤独感を乗り越えるための方法だったようですね．そしてこの変化は息子さんとの関係に否定的な影響をも与えた．あなたはとても社交的で周囲の人と関わることを楽しむ人であるにもかかわらず，以前住んでいた場所で築いたような親しい人間関係をまだ米国で築いていませんね．あなたは人生でいくつかの問題に苦しんできましたが──お父様との別離，離婚の痛み，お母様との死別──，あなたの友人や周囲の人々があなたを助けてくれた．米国でも支えてくれる親しい友人関係を私と一緒に探して成長させることができれば，あなたはきっと食べ物に支えや快

表 28.10-3 対人関係療法(ITP)における集団発達段階

ITP 段階	集団段階	集団過程	集団技法
初期：セッション1〜5 対人関係問題領域の特定	導入： セッション1〜2	メンバーは不安と向き合い，問題を共有する リーダーシップの出現が求められる	セラピストは自己開示と経験の共有を奨励する
	相対化： セッション3〜5	グループ内の対人関係の差異が明らかになる，メンバーは否定的感情と向き合うことになる	グループ外の対人関係の文脈で，メンバーは互いの感情を共有する
中期：セッション6〜15 目標に向けての取り組み	作業： セッション6〜15	メンバーは共通の目標に向かって取り組み，違いについて対処する	共通経験を共有することで，メンバー間のつながりが強まる セラピストは新たに会得した対人関係スキルを実践するよう奨励する
終期：セッション16〜20 治療の統合	終結： セッション16〜20	メンバーはグループが解散されることに伴う喪失と別離と向き合う	グループを離れた後の目標を立てる 喪失感・悲哀感と向き合う

Wilfley DE, MacKenzie KR, Welch RR, et al. *Interpersonal Psychotherapy for Group*. New York：Basic Books；2000：20 から改変．

適さを求めて過食することが減るはずです」．
　Gさんはこの定式化に賛同し，治療者と共に問題領域の解決を手助けする治療目標を確立した．第1に，彼女は過食している時の自身の感情（特に，孤立感と孤独感）と，過食がいかにそのような感情をやりすごすための方法になっているかに意識的になることを勧められた．第2の目標は社会的接触の機会を増やし，より多くの交友関係を築くこと．2次的問題領域とされる第3の目標は，Gさんの息子との役割期待の不和を解決する手助けである．具体的には，治療者とGさんは，息子に対するGさんの明確な親としての役割を確立するための目標を掲げた．
　中期になると，治療者はGさんが彼女の過去の役割とかつてもっていた親しい人間関係の喪失を真に悲しみ嘆くよう手助けした．Gさんと治療者は，Gさんが気づいていなかったいくつかの人間関係の基盤を特定した．その後すぐにGさんは他者との人間関係を築き始め，確立することに関する著しい進展を報告した．この変化が彼女に新たな役割に関する自信を与えたようである．事実，彼女は社会的な集まりへの誘いをいくつか受けるようになっていた．彼女は特に孤独感を感じたり，他者と充分な時間を共有していないと感じたりしたときに，いかに自身が食べ物に頼るかということを以前よりも気に留めるようになった．中期段階では，親しい人間関係の欠如と過食の関係性が彼女にとってより明確となった．そしてこの段階で，治療者はGさんが息子との関係に適切な節度を設け，それに対する彼の大人としての反応を認められるよう助長した．終結段階に入るまでにGさんは孤独感や孤立感を感じなくなり，ほぼ過食もしなくなったと報告した．そして，息子との関係も劇的に変わったと言っている．息子はより彼女を支え，尊重するようになり，彼女を訪問する回数も増え，長い時間滞在するようになった．最後のセッションで彼女は過去は水に流し，今ある人生を生きねばならないと語り，新たな役割を完全に受け入れた．彼女は治療者と密に協力し合い治療から得たことを維持するための計画を立て，最後のセッションでは自身が達成したことの重要性を振り返った．（D. E. Wilfley, Ph. D., and R. W. Guynn, M. D. のご好意による）

集団形式で行われる対人関係療法

　発達過程にあるITPにおける近年のアプローチは集団形式での使用である．個人治療と比べ，集団形式で行われるITPには役立つ多大な可能性がある．例えば，診断の類似性によってメンバーを集めた集団形式（例えば，うつ病，社交恐怖，摂食障害）では，孤立し，引きこもりがちで他者との関わりをもたない患者に社会的な環境を提供しながら，同じ障害を抱える人など他には存在しないのではないか，という患者の不安を軽減する．集団形式における数々の多様な対人的関わりにより，1対1形式で提言される対人関係スキルよりも，集団内で培われた対人関係スキルのほうがより容易に患者の外部での社会的生活に適用される．また，集団様式には個人療法にはない療法的特徴がある（例えば，対人関係の学習）．対人関係形式はまた多くの患者に共通する問題の明確化を促進し，個人療法に変わる費用効率が良い方法でもある．表28.10-3はITPの段階と集団発達の段階を関連づける．

時系列と治療の構造　典型的な集団ITPは5か月間中に20セッション行われる．資源や訓練の必要性に応じて，各グループは6〜9人のメンバーで，1人または2人のグループリーダーを設けることが推奨される．ITPの3段階の重要な時点に相応する3回の個人面談（グループに入る前，中間，後）は，その他の技法と共に，特定された戦略的な各患者の対人関係問題領域——ITPの特質——への焦点を保持することを目的としている．

グループ前面談　治療前面談は，集団ITPの初期段階における患者の個人の治療を促進するために，非常に重要である．2時間の治療前面談の焦点は，対人関係問題領域の特定，問題領域に対する明確な治療計画の確立，そして患者の集団治療への準備である．患者の対人関係問題を特定した後（対人関係の欠如，対人関係の役割期

待の不和，役割の変化，または悲哀），治療者は社会的関係と関係様式を改善するために患者がとる特定の段階に加え，患者と協力し変化するための具体的な処方を確立する．これらの治療目標はできる限り明確で患者にとって個人的な意味をもつような言語で表現される．グループが始まる前に，グループの各メンバーは自身の目標の概要を書面で渡され，その目標がグループでの作業を助けると告げられる．

グループ前面談のもう1つの重要な要素は，集団療法に対し患者が適切に準備することである．つまり，患者は，グループを，困難な対人関係的状況に対処するための新たなアプローチを試すことができる「対人関係実験室」と捉えるように奨励される．この点で，患者はグループに参加するうちに学ぶ重要な対人関係スキル（例えば，対人関係のつきあい，正直なコミュニケーション感情の表現）について説明を受け，変化が起きていることを目のあたりにしながら他者から学ぶように奨励される．治療者は患者に対してグループの中で現在の対人関係状況の変化あるいは現在ある重要な関係に焦点を当てて作案し，グループを社会的なつながりの代替物としないことの重要性を強調する．

初期段階 集団療法の最初の5回のセッションが集団ITPの初期段階である．この時期治療者はメンバーの症状の類似性とそれがいかに集団的文脈において取り上げられるかを強調しながら，肯定的な集団基準と集団団結を育てる．そしてこの時期にメンバーはグループと共に自身の目標を見直し，おのおのの対人関係問題領域に最初の変化を起こし始めることを奨励される．メンバーが自身が立てた変化の目標に沿って実験し始めると，治療者は中期段階開始前に対象領域を洗練し変更を加えるように各メンバーと共同作業をする．

中期段階 集団ITP中期（セッション6〜15回目）の「作業」段階において，メンバーがお互いの目標を共有するのと並行し，治療者はメンバー間のつながりを育てる．他の相互作用的集団アプローチと比べ，集団対人関係療法の治療者は，メンバーの中に対人関係問題領域を解決する上でそれを特に必要とする人がいない限り（例えば，対人関係の欠如），グループ内の過程とその関係にあまり焦点を当てない．しかし，治療者はグループのメンバーが新たに会得した対人関係スキルをグループ内，そしてそれよりも重要なグループ外で試してみることを，常に継続的に奨励する．個人ITPがそうであるように，中期段階で必要不可欠な作業は，彼ら自身の対人関係における困難と精神的葛藤を患者の中でより強く関連づけることである．

治療中期面談 治療中期面談は中期の中途で行われる（通常セッション10回目と11回目の間）．この面談は各メンバーが個人の問題についての進展を詳細に振り返り，対人関係目標を洗練する機会となる．治療者はこの面談中にグループ内外での残った作業の大筋をまとめ，それを強調するために，治療完了前にグループのメンバーと再確認をする．

終結時期 終結時期に入ると（セッション16〜20回目）治療者はグループのメンバーと明確に終結について話し合い，治療の終了が悲嘆と喪失の時期となる可能性を彼らが認識するよう援助し始める．治療者は各メンバーが自身の進展と同時に他メンバーの進展も認識させる．この時期，グループのメンバーは彼らの精神症状に特別変化があったことと，特に自身が問題を抱えていた領域や対人関係における改善を関連づけて話すように奨励される．メンバーがグループ終了後も外で頻繁に会い続けようとすることがよくあるが，この時期には他メンバーと治療者との正式なさようならを互いに言い，また治療者にも言うことが奨励される．治療者はメンバーが各自の抱える対人関係問題領域において改善したことを今後も維持するための計画を詳細に練るよう，これからまだ続けなければならない残りの課題の概要を確認することを奨励するための時期として用いる．

治療後面談 治療後面談は最後の集団セッション後1週間以内に行われる．治療者数はこの最後の個人面談を，グループメンバー各自が今後も取り組む必要がある個人的対人関係目標についての計画を発展させることに用いる．治療者はグループでの経験，また患者が対人関係問題領域や大切な人間関係において起こした変化を振り返る．

参考文献

Binder JL, Betan EJ. Essential activities in a session of brief dynamic/interpersonal psychotherapy. *Psychotherapy*. 2013;50(3):428–432.

Bolton P, Bass J, Neugebauer R, Verdeli H, Clougherty KF, Wickramaratne P, Speelman L, Ndogoni L, Weissman M. Group interpersonal psychotherapy for depression in rural Uganda: A randomized controlled trial. *JAMA*. 2003;289:3117.

Gilbert SE, Gordon KC. Interpersonal psychotherapy informed treatment for avoidant personality disorder with subsequent depression. *Clin Case Stud*. 2013;12(2):111–127.

Huibers MJ, van Breukelen G, Roelofs J, Hollon SD, Markowitz JC, van Os J, Arntz A, Peeters F. Predicting response to cognitive therapy and interpersonal therapy, with or without antidepressant medication, for major depression: a pragmatic trial in routine practice. *J Affect Disord*. 2014;152–154:146–154.

Markowitz JC. Interpersonal psychotherapy for chronic depression. *J Clin Psychol*. 2003;59:847.

Miller MD, Frank E, Cornes C, Houck PR, Reynolds CF 3rd. The value of maintenance interpersonal psychotherapy (IPT) in older adults with different IPT foci. *Am J Geriatr Psychiatry*. 2003;11:97.

Spinelli MG, Endicott J. Controlled clinical trial of interpersonal psychotherapy versus parenting education program for depressed pregnant women. *Am J Psychiatry*. 2003;160:555.

Swartz HA, Frank E, Shear MK, Thase ME, Fleming MA, Scott J. A pilot study of brief interpersonal psychotherapy for depression among women. *Psychiatr Serv*. 2004;55:448.

Wilfley DE. Interpersonal psychotherapy. In: Sadock BJ, Sadock VA, eds. *Kaplan & Sadock's Comprehensive Textbook of Psychiatry*. 8th ed. Vol. 2. Philadelphia: Lippincott Williams & Wilkins; 2005:2610.

28.11 ナラティブ（物語）精神療法

精神科医は他の何よりもストーリーを聞くことに時間を割く．それなしの臨床場面を想像することもできないほど，ストーリーは臨床の場に満ちあふれている．精神

科医と患者の最初の面談において，精神科医は自由回答形式の質問をして話をすることを勧める．「ここへはどうしてこられましたか？」または「何が問題なのでしょうか？」と．それに対して患者は，精神科医に自分の生活，問題，いつ問題が始まったか，その原因は何であると思うか，どのようにして困難な状況に陥ったのか，どのような問題解決法を過去に試してきたかを話す．このようなストーリーは初歩的であったり，一部解決していたり，または当惑，混乱していたりするかもしれない．患者は「なぜここに来たのかわかりません」または「何がおかしいのかわからないのですが，家族に行くように言われてきました」と答えるほど困惑しているかもしれない．いずれにせよ，精神科医の最初の質問に対する患者の反応には常にストーリーが伴う．

ナラティブ精神療法（narrative psychotherapy）はこの臨床的ストーリーへの関心が増したことから発生した．ナラティブ精神療法を生んだ2つの主な流れは，ナラティブ医療とナラティブ精神療法という，精神医学の2つの異なる側からきている．ナラティブ精神科医とはこの2つを合わせて取り入れたアプローチをする精神科医を指す．ナラティブ医療の先例に従い，ナラティブ精神科医は精神疾患患者は身体疾患患者と同様に，強烈なストーリーを携えて診察にくると考える．現代のナラティブ医療は，患者のストーリーを深く理解することを通じて臨床の世界に人間性を与えることに打ち込んだ生命倫理と医学人文科学の30年の功績によって発達した．「ナラティブ医療」という用語は，内科医で文学者のシャロン（Rita Charon）が疾患を科学的に理解することを補い，ナラティブ的に考える方法を使った医療へのアプローチを説明するために用いたことに由来する．ナラティブ医療は，エンジェル（George Engel）の生物心理社会モデル，キャッセル（Eric Cassel）の人中心モデルのような人間中心医療モデルの洞察と，現象学，人文学，そして解釈的社会科学の研究と識見を統合したものである．

ナラティブ医療は疾病体験をより深く理解するため，そのような識見を「疾病のストーリーを認識，吸収，解釈し，そのストーリーによって心を動かされるため」に用いた．シャロンが議論している通り，臨床医にナラティブ能力があれば，臨床現場に「注意深く傾聴し…，異なる見解を認める，ほかのストーリーのナラティブ的文脈についていく，他人の動機と体験に興味をもつ，不確かな物語でも許容する」ということへの細かな差異をとらえる力をもって入ることができる．さらにシャロンは，医師には自身のため（臨床の仕事におけるストレスや心的外傷の解決に役立てるため）のみならず，「彼らの診察行為」のためにもナラティブ読解と著述に関して「厳しい学問的訓練が必要」であると議論する．そのようなナラティブ能力なしでは，臨床医は患者の疾病体験を深く理解することができない．シャロンを始めナラティブ医療に従事する人々にとって，ナラティブ・スタディは単に医師の医学訓練に加えられるお飾りではなく，臨床にとって会得されるべき必要不可欠で基本的な科学なのである．

ナラティブ医療，それゆえナラティブ精神療法において最も重要なことは良き聞き手となり，患者の物語に共感的に寄り添うことである．ナラティブ精神科医はナラティブ医師同様，何よりもまず患者を理解しようと努める．この理解によって患者と臨床医は患者の世界の体験を共有する．このナラティブ理解は患者が抱える問題AまたはBの因果関係の解釈を超えるものである．個人の状況を要約し，よく知られた抽象的な枠組や問題をカテゴリーに分類しラベルを貼るようなことはしない．そうではなく，ナラティブ理解は個人の特有さと個人の体験や困難の非再現性に着目する．簡潔に言えば，ナラティブ理解とはその人のすべてについて深く価値を認める——特定の文脈で，特定の問題を抱えるこの人の身になる——ことである．

ナラティブ医療の先例に倣うことに加え，ナラティブ精神科医は現代のナラティブ精神療法家の後も追う．ナラティブ精神療法の歴史は，精神分析を始めた頃のフロイトの初期の仕事にまで遡る．当時フロイトは彼の患者の診療録の記載が確固とした科学というよりもナラティブ創作物語のようにみえると嘆いていた．

現代のナラティブ精神療法がナラティブの役割へと回帰しようとする動機の一部は，人文学，心理学，社会科学などのより広い分野における方向転換から，また一部はフロイト以降の精神療法の歴史から来ている．精神療法の過去1世紀の歴史は，1つまた1つと精神分析から学派が分裂していく対立の1世紀であった．精神分析に代わる主要な精神療法には，行動療法，人文主義的療法，家族療法，認知療法，フェミニスト運動，対人関係療法などがあげられる．このようなすべての分裂は，分裂した先でのさらなる分裂を特徴とし，その分裂は400以上の精神療法的アプローチを生み出すまで断片化された．さらなる断片化を避け精神療法を再統合しようという重要な流れの一部として，ナラティブ・アプローチは出現した．ナラティブ・アプローチは精神療法を理解，実践しようとするメタ理論志向であるため，心理療法統合にとって有益である．

メタファ（隠喩）

メタファ（metaphor；隠喩）はわれわれがある物事を何か他のものとして理解，体験することを可能にする．メタファは，2つの体系の概念を選び出し，際立たせ，背景とすることによって，類似していると考えられるようにする．「オオカミがメタファとして用いられると，人はよりオオカミに似ているように見受けられる．そしてオオカミはより人間に近いように感じられる」．

メタファをこのように理解することは大陸の言語哲学のより広い研究につながり，その研究は全体として真実と客観性の基準的概念を考える．メタファによって，相対論（制限なし）と現実主義（たった1つの正解または真

実が世界のあり方を表現する）間における通常の2元論的罠から離れることができる．言語の役割が我々の概念と世界の橋渡しとなると理解すると，近代主義的な二元論的観点で思考することが意味をなさなくなる．真か偽かという厳格な2元論的区別を用いるのではなく，記号論的現実主義と複数次元的結論というポストモダン的言語で思考することが可能となった．

プロット（筋立て）

プロットはメタファのように機能するが，体験を整理し，ナラティブのための様式も提供する．プロット，またはプロットをする過程はメタファに2つの重要な側面を追加する．（1）プロットはそうでなければ別で異質な要素となるものを統合し，（2）理解と体験，時間，時空知覚と呼ばれるものを整理する．

ナラティブにおけるプロットの重要な機能は，複数の独立した出来事間のナラティブを統合し，それらを1つの物語にまとめることである．それらの間に明瞭な関係性をもたせる．際立つのは，プロットは，出来事と驚くほど不調和または異質な要素——とてもかみ合うように見受けられない出来事——を統合することができる点である．

また，プロットはこれらの複数要素を時系列に構成する．この時系列には2種類ある．まず，各プロットは独立した出来事，理論的には無限の「今」の連続から成る．第2に，各プロットはそれら無限の今，次々に続く一連の出来事を人間的に理解可能な体験へと整理する．

キャラクター（登場人物）

ナラティブ理論において，キャラクターの概念は自我同一性の基本的概念に関する現代の論争と直接関連するとも言われる．自我同一性（アイデンティティ）に関する論争は，本質主義的（essentialist）アプローチとそうでないアプローチの間の緊張であるとも理解できる．本質主義の自我同一性の概念では，各個人は固定化されたパーソナリティをもっており，それはおそらく生物学的に定められたものであり，真正にその人に属するものであり，その人の中核にあるものであるとする．この「真の自己」または「根源的自己」は歪められ隠されることもあるが，それでも，それは人が辛抱強くそれを追求したときにその存在が発見される．しかし，非本質主義的批判はこの自我同一性の理想と総体的，根源的，統合的自己という概念を脱構築する．自我同一性の考え方をめぐる本質主義と非本質主義の間における緊張を回避するための最も生産的方法の1つは，自我同一性（人生における）とキャラクター（作り話内の）を比較することである．自我同一性をキャラクターにおける基本的概念と捉える線形論理を導入するのではなく，このアプローチでは人はキャラクターを理解するのと同じように自己を理解するのだと

議論するために循環理論を用いる．

ナラティブ・アイデンティティとは自己の安定性に実体的または本質的中核を示唆することなく，時間と共にあるその連続性，自己の相対的安定性があるとするため，自我同一性に対するナラティブ的アプローチでは，自我同一性の概念をめぐる本質主義と非本質主義間の緊張を回避することができる．人々の自己の解釈は，自らを囲む文化的物語を用い，無作為な変化と絶対的自我同一性という2極から逃れた自己のストーリーを語る．この意味で，ナラティブ・アイデンティティは文化的同一化とも言える．個人の同一化は原型のようにみえるが，その人は歴史，言語，文化という資源から自身のストーリーを語る．

ナラティブ精神療法

このナラティブ医療，ナラティブ精神療法，ナラティブ理論への簡単な導入によって，精神医学にとってのナラティブのさらなる意味を引き出すことが可能であろう．

幸運なことに，精神医学にとって最も役立つナラティブ理論の側面の1つは，多くの精神療法がいかに作用するかを理解するための包括的，またはメタ理論的な根拠を提供することである．ナラティブの視点では，すべての療法は物語を語り，それを再度語る過程を含む．どの様式の精神療法を用いるとしても，治療過程には最初に患者が解決することができない問題の提示が含まれる．患者と治療者は共にその問題にさらなる見解を加え，患者がその問題について新たな見方ができるようにする．追加されるこの新たな見解は，どの精神療法の様式を用いるかによって非常に異なる．言い換えれば，その治療が精神力動的か，認知療法的か，人文的か，フェミニスト的か，スピリチュアル的か，または表現的療法なのかが大きく影響する．しかし，ナラティブ理論の優位な点から言えば，このような異なるアプローチに共通するのは，それらすべてが患者の当初の物語を新たな物語へと改訂する，または「書き換える」ことである．この新たな物語は過去を理解するための新たな柔軟性の程度を決め，未来へと進むための新たな戦略を与える．

今後の方向性

ナラティブ医療，ナラティブ精神療法，そしてナラティブ理論の近年の研究は，ナラティブ精神医学発展の扉を開いた．この発展は科学と科学的方法に取りつかれた状態からの脱却を助長し現代精神医学の実践にとって，重要な是正措置となった．この是正措置は精神分析に回帰することでも科学的精神医学の進歩を粉砕することでもない．精神科医がナラティブに目を向けるからといって，彼らが他のスキルや知識を手放す訳ではない．ナラティブへの変化は，何はともあれ態度の変化であり，さらな

る情報へと扉を開いたということである．臨床的出会いは人間的出会いであることを前面に出すことから始まり，この人間的出会をさらに理解するために人文学，解釈的社会科学，そして芸術に携わる人も受け入れる．

　何よりも，ナラティブ精神療法は臨床的出会いをよりクライエントに焦点を当てたものにし，協力的なものにするために，他の現代の精神医学の取り組み——例えば，回復運動——に参加する．ナラティブ精神療法は根底において人が自分の人生を物語る方法はいくつもあるということを認める．それらの異なる選択肢の中からどれを選ぶかが，人が自身の自我同一性を築く方法の鍵となる．その選択肢は常に個人的で倫理的選択であるから，専門家の，または科学的選択だけに留まってはならない．結局，それはどのような人生を生きたいかという個人の選択である．

　さらに，臨床医は伝記，自叙伝，そして文学がナラティブの枠組みと選択肢の範囲を拡げることの価値を理解しなければならない．最終的には精神医学におけるナラティブ能力とは，精神的苦痛や相違について考えられる限りの多くの物語に非常に精通しているということを意味する．より多くの物語を臨床医が知れば知るほど，個々に適したナラティブの枠組みを患者が探し出せるよう手助けできるようになるであろう．

　患者と今後このサービスを利用するかもしれない人にとって，ナラティブ理解とは今後かかる可能性のある治療者と役立つかもしれない治療的解決に複数の種類があることを意味する．ある人にとって適切なアプローチが，他の人には適切でないかもしれない．ある患者とそのアプローチの相性が合わねばならず，人は自らの直観と感情を真摯に受け止め，それを信じるべきである．援助を受けている人がその相性を感じない場合には，その人がおそらく正しい．その人の傾向により合致する他のアプローチがあるはずである．しかし，あらゆることがそうであるように，判断が重要である．すべての治療体験は欲求不満にさせ，遅く，不確かともなりうる．例えば，あるアプローチは患者が必要としていることに対応していないとどのようにしてわかるのか，そして時間，忍耐，根気を必要とするアプローチが確かに有益であるといつわかるのであろうか．ナラティブ精神療法の見解によると，そこには明確な判断基準も簡単な答えもない．判断力，見識，そして試行錯誤によってのみそれは決定されるのである．

参考文献

Adler JM, Harmeling LH, Walder-Biesanz I. Narrative meaning making is associated with sudden gains in psychotherapy clients' mental health under routine clinical conditions. *J Consult Clin Psychol.* 2013;81(5):839.

Alves D, Fernández-Navarro P, Baptista J, Ribeiro E, Sousa I, Gonçalves MM. Innovative moments in grief therapy: the meaning reconstruction approach and the processes of self-narrative transformation. *Psychother Res.* 2014;24(1):25–41.

Boudreau JD, Liben S, Fuks A. A faculty development workshop in narrative-based reflective writing. *Perspect Med Educ.* 2013;1(3):143–154.

Cassel E. The nature of suffering and the goals of medicine. *N Engl J Med.* 1982;306(11):639.

Charon R. Narrative and medicine. *N Engl J Med.* 2004;350(9):862.

Charon R. Narrative medicine: Attention, representation, affiliation. *Narrative.* 2005;13(3):261.

Charon R. *Narrative Medicine: Honoring the Stories of Illness.* Oxford: Oxford University Press; 2006.

Frank AW. Narrative psychiatry: How stories can shape clinical practice (review). *Lit Med.* 2012;30(1):193–197.

Gaines A, Schillace B. Meaning and medicine in a new key: Trauma, disability, and embodied discourse through cross-cultural narrative modes. *Cult Med Psychiatry.* 2013;37(4):580–586.

Hansen J. From hinge narrative to habit: Self-oriented narrative psychotherapy meets feminist phenomenological theories of embodiment. *Philos Psychiatry Psychol.* 2013;20(1):69–73.

Hazelton L. Improving clinical care through the stories we tell. *CMAJ.* 2012;184(10):1178.

Launer J. Narrative diagnosis. *Postgrad Med J.* 2012;88(1036):115–116.

Lewis B. *Moving beyond Prozac, DSM, and the New Psychiatry: The Birth of Postpsychiatry.* Ann Arbor: University of Michigan Press; 2006.

Lewis BL. Narrative psychiatry. In: Sadock BJ, Sadock VA, Ruiz P, eds. *Kaplan & Sadock's Comprehensive Textbook of Psychiatry.* 9th ed. Vol. 2. Philadelphia: Lippincott Williams & Wilkins; 2009:2932.

Teichman Y. Echoes of the trauma: Relational themes and emotions in children of Holocaust survivors. *Psychother Res.* 2013;23(1):117–119.

28.12　精神科リハビリテーション（社会復帰）

　精神科リハビリテーションとは，精神疾患を抱える人のスキル（技能）と彼らの選ぶ環境内で一般成人として役割を全うするための支援を得られるよう手助けすることであり，彼らの機能と生活の質を改善するための広域な介入を指す．一般的な成人の役割は独立して生活し，学校へ行き，競争社会で職に就き，家族と関わり合い，友人をもち，親密な人間関係を築くことである．精神科リハビリテーションは，専門家に頼るのではなく自立することを，障害をもつ人の隔離環境での孤立ではなくコミュニティへの統合を，専門的目標ではなく患者の選択を強調する．

職業リハビリテーション（職業訓練）

　職業上の役割能力における障害は，統合失調症に関連する合併症として多くみられる．米国全土を対象に行われた研究で，統合失調症を初めとする重い精神疾患を患う患者で職を得ている者は15％未満であることが明らかになった．それにもかかわらず，高水準の職を得ることが50〜75％の統合失調症患者の第1の目標となっていると研究が示している．患者の関心と歴史的要因により，職業リハビリテーションは常に精神科リハビリテーションの中心であった．

　アントニオは45歳の男性で，過去10年以上メンタルヘルス機関の患者である．彼はリハビリ的デイケアプログラムに参加していたが，それは雇用支援プログラムに転換された．彼のケースマネージャーはパートタイム勤務を検討してみるように彼に言った．アントニオはケースマネージャーに対し，統合失調症のせいで働くことはできない，毎日午後3時までに自宅に戻り，学校から帰宅する2人の子どもの面倒をみなければならないから働くことは無理で

あると言っていた．ケースマネージャーはアントニオに，仕事とは必ずしもフルタイムで週40時間働くことを意味しない，その機関の雇用支援プログラムにより多くの人がパートタイムで仕事をしている，週に数時間だけの仕事すらあると説明した．

アントニオは雇用専門家に会って仕事に就く可能性について話をすることに合意した．その後2週間の間に雇用専門家は数回アントニオに会い，彼の診療簿を読み，ケースマネージャーや精神科医と話し合った．雇用専門家は，アントニオが車の運転が好きなことを知り，さらに専門家はアントニオが職場で尊重されていないと感じたことから，職場で遅刻・欠勤気味となった過去があるという情報も得た．そしてこの専門家は，アントニオは社交的で感じのいい人であるという印象を抱いた．

アントニオはこの雇用専門家にどんな仕事でも引き受けるつもりだと言った．彼の頭には特別これがやりたいと思う仕事は浮かばなかった．複数の選択肢をアントニオや彼のチームと協議した後，雇用専門家は彼にミールズ・オン・ホイールズでのランチのデリバリーの仕事を勧めた．アントニオは採用され，すぐにその仕事が気に入った．大好きな車の運転を楽しみ，ランチの到着を心待ちにしている人がいることがわかっていた彼は，欠勤とは無縁であった．子どもたちが学校から帰宅する前に自宅に戻ることができる完璧な勤務時間であった（午前10時から午後2時まで）．さらに彼は職場の同僚たちとも良好な関係を築く．また家計を助けることができるようになって素晴らしい気分だと，彼はケースマネージャーに報告した．最高なのは自分の子どもたちが他の父親と同じように仕事へ向かう自分の姿を見ることができることだと彼は言った．(Robert E. Drake, M. D., Ph. D., and Alan S. Bellack, Ph. D. のご好意による)

社会技能訓練（生活技能訓練）

社会的機能障害は統合失調症患者の顕著な特徴である．彼らは働き手，配偶者，友人といったような社会的役割をこなすことが困難であり，社会的関わりが必要とされると自らの必要性に応じることが困難となる（例えば，商店でのやりとり，問題解決するために助けを求めること）．社会的機能障害は症状から独立しているかにみえるが，疾病の過程と転帰に重要な役割を担う．表28.12-1にある通り，社会的能力は(1)社会的知覚，または受容能力，(2)社会的認知，または処理能力，(3)行動的反応，または表現能力という3つのスキルの要素が基盤となる．社会的知覚は社会的インプットを正確に読むまたは解読する能力を指す．これは表情，声のニュアンス，ジェスチャー，姿勢および言語的内容と文脈的情報といった情緒的合図の正確な察知を意味する．社会的認知とは社会的刺激の有効な分析，現存する情報の生活史的情報との統合，そして有効な反応の計画である．この領域は「社会的問題解決」とも呼ばれる．

表 28.12-1　社会技能（social skill）の要素

表現的行動
　発話内容
　周辺言語的特徴
　声の大きさ
　発話速度
　音程
　抑揚
非言語的行動
　視線を合わせる（注視）
　姿勢
　表情
　距離感
　動作
受容能力（社会的知覚）
　関連する合図への注意と解釈
　感情認識
処理能力
　状況の要求の分析
　関連する文脈的情報の取り込み
　社会的問題解決
相互作用的行動
　反応するタイミング
　社会的強化因子の行使
　発話順序の交替
状況的要因
　社会的「知能」（社会的道徳観と特定の状況下の要求に関する知識）

方　法

社会技能訓練（social skills training）の主な様相は，会話のシミュレーションによるロールプレイ（役割訓練）である．訓練者はまずその技能をどう使うか説明してから，それがどのように実行されるか実演するために行動を具体化する．そのスキルを用いる可能性のある社会的状況を特定した後，患者は訓練者とロールプレイに入る．次に訓練者はフィードバックと肯定的な強化因子を与え，その後どのように反応を改善できるかを提案する．ロールプレイ後にフィードバックと強化因子を与えるという過程は，患者が適切に反応できるようになるまで繰り返される．訓練は一般に小集団で行われ(6〜8人の患者)，各患者は3〜4回ロールプレイを繰り返し，お互いにフィードバックと強化因子を与え合う．訓練は各個人によって調整される．例えば，重度の障害を抱えるグループのメンバーは簡単な質問に対してただ「いいえ」と答える練習をし，認知障害の程度が軽いメンバーは交渉や妥協の仕方を学ぶ．

リチャードは未婚の白人男性で，初めて統合失調症と診断されたのは22歳のときで，当時彼は大学1年生であった．彼は短期入院し，その後学校に戻ることができず両親

の元に戻った．その後 6 年の間デイケアプログラムに断続的に参加した後に，雇用と男女交際のための支援を受けることになった．

リチャードは成人発達の重要な期間を体験せず，男女交際に必要な技能や，仕事を得て働き続けるための社会的技能も学んでこなかった．彼は適切に身だしなみを整い，障害を抱える患者のようにはみえなかったが，社会的交流の場では非常に居心地が悪そうにみえた．彼はほとんど人と目を合わせず，床をじっと見つめながら話し，会話を自ら始めることはなく，質問されることに対して簡潔に答えるだけであった．

リチャードは他の 6 名と共に 3 か月間社会技能訓練グループに参加することになる．グループの焦点は雇用スキルを身につけることであった．患者たちは，面接の受け方，仕事のやり方を理解したり仕事に関連する問題への助言を求めたりするときの上司へのアプローチ，例えば渋滞で仕事に遅れたり，医者の予約があるので早退したりするときなどに，いつどのようにその伺いを立てそれを説明するか，同僚との付き合い方など，職を得て働き続けるために重要な技能を学ぶ．それと同時にリチャードは雇用支援プログラムにも籍を置き，コンピュータ・サポートの仕事をみつけるためにケースマネージャーの助けを借りた．彼は小さな会社で週 24 時間労働の仕事をみつけ，同僚との気さくなやりとりの仕方や不条理な要求への対処法などの職場での対人関係問題については引き続きグループに参加して取り組んだ．

職業訓練スキルに特化したグループが終了すると，彼は男女交際スキルを身につけたいと願う他の男女 7 名の患者と共に男女交際スキルグループに参加する．このグループの焦点は交際相手をみつける，デートのマナーを知る，相手をデートに誘う（または誘われる），デートにふさわしい会話，性的な関わり合い方と安全な性行為と性交渉であった．ロールプレイとディスカッションに加え，グループは相手との出会い方やデートで何をするかについてお互いの考えを共有した．

リチャードは治療に非常に良く反応した．男女交際スキルグループ終了 6 か月後の再診時にも同じコンピュータの仕事を続けていた．教会のグループで出会った彼女ができたことも彼のケースマネージャーから報告があった．さらに彼は夜間大学の申し込みへの関心も示した．彼はまだ両親と同居していたが，ここに来て初めて真剣に実家を出る方法を模索していた．（Robert E. Drake, M. D., Ph. D., and Alan S. Bellack, Ph. D. のご好意による）

目 標

社会技能訓練には治療状況の中で，4 つの主な目標がある．すなわち，(1) 特定の状況での社会技能の改善，(2) 獲得した技能を似たような状況へある程度一般化すること，(3) 生活と会話の技能を獲得あるいは再学習すること，(4) 社会不安を減らすこと，である．しかし，患者の陽性症状が顕著で，注意散漫がひどすぎたりすると，学習することに集中できなくなったり，ほとんど参加していないような状態になったりする．

いくつかの所見によって社会技能訓練の適応が限定される．短く，断片的な言語的，非言語的反応を社会的状況ですることよりも，複雑な会話の技能を教えることのほうが難しい．共同体の中で社会的支援を得るためには複雑な行動がより重要となるので，学習能力と伝統的技能の保持力を改善するために，さまざまな方法が開発された．これらの訓練法について，社会技能訓練と情報処理技能に焦点を当てて，以下で検討する．

社会知覚技能訓練

最近，患者が感情や社会的な手がかりを認知できるような方策が努力して作られている．統合失調症のような慢性疾患をもつ患者はコミュニケーションで重要な要素である微妙な感情的，認知的手がかりを知覚したり解釈したりすることがしばしば困難である．社会知覚能力は有効な対人関係の問題解決への第 1 歩であると考えられている．つまり，この領域での困難があると，社会的行動の欠陥の連鎖につながりやすい．社会知覚技能訓練はこれらの欠陥に着目し，より具体的な社会的能力や対処能力を発達させる基礎の構築に役立つ．

いくつかの社交的集まりに参加したにもかかわらず，マットは集団の中で疎外感を感じていた．彼はこれらのことがらは，「さまざまな物音で混乱している」ように思えると報告した．彼の治療者は，マットが社会的知覚に問題を抱えていることを認識したうえで，彼が出合った社会的刺激を整理し，それらに意味をもたせられるようにするためにいくつかの質問をした．例えば，マットがある人との会話の中で，彼は「この人の短期目標は何だろうか」「どの程度自分をみせるべきだろうか」「今話すべきか，聞くべきか」と頭の中で考えてしまい混乱した．ある特定の社会的関わりにおける規則と目標を明確にすることで，マットがより多様な社会的手がかりを認識し，それに反応するための枠組みとなり，彼の行動レパートリーが増えた．（Robert Paul Liberman, M. D., Alex Kopelowicz, M. D., and Thomas E. Smith, M. D. のご好意による）

情報処理型の訓練　認知的考え方に伴う訓練の手法は，さまざまな状況に適応できる生成的方法を患者に教える．例えば，患者の対人関係的ジレンマ克服を手助けするための概要として 6 段階の問題解決戦略を開発した．その戦略とは，(1) 問題解決的態度を身につける，(2) 問題を明確にする，(3) 代替解決案をブレインストーミング（訳注：創造性を開発するための集団的思考の技法．会議の構成員が自由に意見や考えを出し合ってすぐれた発想を引き出す方法）する，(4) 解決策を評価し，実行するものを 1 つ選ぶ，(5) 実行計画を立て，遂行する，(6) 努力の効果を評価し，効果がない場合には他の選択肢を選ぶ．この段階的で構造化された問題解決の一元的課程は，普通の人には意識的な自覚なしに直観的に起こるが，認知的に障害を抱える患者がその社会的・個人的必要性を満たすために必要な情報に対処するのを助ける支えとなる．

環境療法

環境の中心は生活，学習，そして仕事の環境である．この療法の顕著な特徴は，患者がその環境で過ごす時間を治療チームが提供することにある．環境療法（milieu therapy）の近年の適応には患者が頻繁に訪れるコミュニティ内の場所における24時間プログラムがあり，そこではコミュニティ内部でのサポート，ケース・マネジメント，そして生活能力の訓練が行われる．

多くの環境療法プログラムはグループと社会的交流を強調する．そこでの規則と期待は，仲間内の適応の正常化への圧力により調節される．患者が責任感ある人間であると認識されると，患者役割はゆるくなる．環境療法は患者が目標をもち，自由に行動し，スタッフと公式的でない関係をもつ権利があることを重視する．さらにさまざまな領域の参加，目標志向，明確なコミュニケーションも強調する．

トークン・エコノミー法（代用貨幣法）

トークン（引換券），ポイント，クレジットを2次的あるいは一般的に強化するものとして使うことは，手段的必要性を満たすための社会での金銭の使用を模倣するプログラムによって，精神科病院やデイホスピタルの環境を正常化するともいえる．トークン・エコノミーは病院の入院患者病棟または入院プログラムの一部のルールと文化を確立し，重症患者の治療進展のために切磋琢磨するさまざまな領域の提携チームに統合性と一貫性をもたせる．しかし，このようなプログラムを確立することは困難である上に，組織的必須条件や，真の意味で肯定的な環境強化のために資源や報酬を追加する必要があることから，それが広く普及することも難しい．表28.12-2はトークンが強化する行動の一覧である．

認知的リハビリテーション

過去10年において認知機能障害の有病率と重要性に対する認識が広まると，改善戦略への関心が増加した．この分野における多くの研究は，精神薬理学的アプローチ，特に新世代抗精神病薬に集中してきた．認知機能検査において新世代薬は有効らしいという結果が得られたが，すべての薬の効果量は低度から中等度であり，コミュニティ（共同体）における神経認知的機能に臨床的に意味ある影響を与えているという確証はほとんどない．その結果，「リハビリテーション，または認知リハビリテーション」（cognitive remediation）のもつ可能性への関心が並行して高まっている．この療法体系は認知行動療法や認知療法とは異なり，精神症状の緩和を目指す．

米国国立衛生研究所（National Institutes of Health：NIH）の研究では，実行機能を測るために広く用いられるテストであるウィスコンシンカード分類課題（Wisconsin Card Sorting Test：WCST）において，統合失調症患者に明確な指示を与えてもその実行にあまり意味を成さないことが明らかになった．この研究はWCSTに反応している患者の背外側前頭前野皮質における前頭前部の血流が減少することを示すデータと関連し，つまり統合失調症は背外側前頭前野皮質の改善不能な異常を特徴とすることを示唆する．NIHの研究は，WCSTの達成機能が低いことが多くみられるとしてもそれは統合失調症に特有でも不変でもないということを示唆する検査室における一連の研究成果につながった．例えば，ある研究はWCSTの達成機能は金銭的強化因子と特定の指示によって向上することを明らかにした．それ以来，他の

表28.12-2 Camarillo-UCLA臨床研究病棟（Camarillo-UCLA Clinical Research Unit）で用いられている代用貨幣法（トークンエコノミー法）における強化事項[a]

代用貨幣を稼ぐ	
朝ベッドから出て，時間までに着替える	3
日常生活における朝の活動を十分に行う	3
社会技能訓練グループまたはリクリエーション療法活動にきちんと参加する	10
個人行動療法にきちんと参加する	10
娯楽時間の活動にきちんと参加する（1つの活動につき）	5
日中の服装・身だしなみのチェックリストを満たす（チェックごと）	3
きちんと入浴する（シャワーを浴びる）	3
病棟内で割り当てられた仕事あるいは課題を達成する（1つの仕事または作業につき）	4
病棟外での職業訓練または成人教育活動に参加する（半日につき）	10
代用貨幣の罰金	
喫煙の規則を破る	5
床に寝そべる	5
盗む	10
代用貨幣（トークン・クレジット）を偽造する	10
暴行，または器物破損	20
門限に遅れること	20
代用貨幣と引き換えられる報奨	
たばこ	4
飲料（コーヒー，お茶，炭酸飲料，ココア）	10
スナック（ポテトチップ，プレッツェル，アイスクリーム，キャンディ）	10
外出許可（30分ごと）	4
音楽を聴く（30分ごと）	4
私室で過ごす（30分ごと）	4
TVゲーム，ウォークマン，1人でTVを観る（30分ごと）	4

[a]代用貨幣はかせぎと購入を記録するための穴が開けられるカードを使用する．代用貨幣には即時性と報奨ならびに特典のタイプによって異なる3つのレベルがある．最高のレベルでは，患者は「クレジットカード」をもち，あらゆる病棟の特典や報酬を貨幣で支払わずに利用できる．（Robert Paul Liberman, M. D. のご好意による）

研究所も類似する訓練戦略と拡張した実践を用いて，比較可能で永続的な効果を生んでいる．

倫理的問題

　リハビリテーション戦略の施行についての倫理の大部分は他の精神療法施行と同様である．しかし，通常幼児化の回避と守秘義務の維持という2つの問題が出てくる．前者はリハビリテーションに参加するか否か，どこに住むか，仕事をするか否か，ドラッグやアルコール使用をするか否かといった決定を判断力のある成人として下すことができない者として患者を認識するリスクを指す．倫理的基準というよりも価値観に近いのかもしれないが，精神科リハビリテーションは，専門家と患者が人生の質の回復と改善を促進するためのパートナーシップ関係にあるという前提を基盤とする．協力体制，共に下す意思決定，専門家に権力をもたせたり保護者的存在にもち上げないというのが基本モデルである．患者が誤りであると思われる選択をした時，専門家は患者の選択の権利およびその選択は危険なのか，それとも単に専門家だったら選ばない選択であるのかを検討する必要がある．もしその選択が実際危害に繋がる可能性がある場合には，威圧的・説諭的アプローチよりも協力的過程を踏んで他の選択肢を共に検討してみるほうが，良い選択に繋がりやすい．

　患者をパートナーと認識しないことは守秘義務違反にも繋がる．専門家は患者の両親，他の臨床士，そして他の機関に対し，患者の情報をどこまで開示するか，自らが決定権をもつと思い込んでいることがある．実際のところ，多くの場合は患者や他者の身に危険が及ぶことはないので，どんな情報を誰に開示するかを決めるのは患者自身である．例えば，雇用支援プログラムにおいて，雇用主に自らの疾病に関する情報を開示するか否かを決定するのは常に患者である．

参考文献

Becker DR, Drake RE. *A Working Life for People with Severe Mental Illness.* New York: Oxford University Press; 2003.

Blau G, Surges Tatum D, Goldberg CW, Viswanathan K, Karnik S, Aaronson W. Psychiatric rehabilitation practitioner perceptions of frequency and importance of performance domain scales. *Psychiatr Rehabil J.* 2014;37(1):24–30.

Drake RE, Bellack AS. Psychiatric rehabilitation. In: Sadock BJ, Sadock VA, eds. *Kaplan & Sadock's Comprehensive Textbook of Psychiatry.* 8th ed. Vol. 1. Philadelphia: Lippincott Williams & Wilkins; 2005:1476.

Ganju V. Implementation of evidence-based practices in state mental health systems: Implications for research and effectiveness studies. *Schizophr Bull.* 2003;29:125–131.

Moran GS, Nemec PB. Walking on the sunny side: What positive psychology can contribute to psychiatric rehabilitation concepts and practice. *Psychiatric Rehab J.* 2013;36(3):202–208.

Mueser KT, Noordsy DL, Drake RE, Fox L. *Integrated Treatment for Dual Disorders: Effective Intervention for Severe Mental Illness and Substance Abuse.* New York: Guilford; 2003.

Rudnick A, Eastwood D. Psychiatric rehabilitation education for physicians. *Psychiatric Rehab J.* 2013;36(2):126–127.

Twamley EW, Jeste DV, Bellack AS. A review of cognitive training in schizophrenia. *Schizophr Bull.* 2003;29(2):359–382.

Zisman-Ilani Y, Roe D, Flanagan EH, Rudnick A, Davidson L. Psychiatric diagnosis: What the recovery movement can offer the DSM-5 revision process. *Psychosis.* 2013;5(2):144–153.

28.13 精神療法と薬物療法の併用

　精神療法と並行した向精神薬の使用が広く行われるようになっている．実際それは精神科にかかる多くの患者にとって一般的となっている．この治療的なアプローチによって，精神療法が薬理学的手段の使用によって補強される．薬物の効果をみるため，または改善や副作用を評定尺度によって評価するため，治療者は患者と面談を行うが，その頻度が少なくなったり，または不規則になるようなシステムではなく，むしろ治療法が統合され，相乗作用効果を見込むことができるシステムであるべきである．多くの症例において併用療法は単一の療法だけを施行するよりも効果があることが示されている．併用療法をある臨床従事者たちは「薬物療法指向心理療法」（pharmacotherapy-oriented psychotherapy）という用語で表現する．適用される精神療法の手法は非常に多様であるが，必要があればいずれも薬物療法と併用することが可能である．

併用療法の適応

　重症の精神疾患である統合失調症や双極性障害を抱える患者への精神療法を行う場合，向精神薬が不安と敵意の緩和させるので，主な適応となる．このことにより患者は精神療法過程においてコミュニケーションや，治療に参加する能力を改善する．もう1つの併用療法の適応は，患者の障害の徴候と症状が精神療法のみの場合よりもさらに早い改善を必要とするほどに非常に顕著な苦痛を緩和するためである．さらに，片方の技法がもう一方の技法を促進する可能性がある．精神療法は必要とされる薬理学的治療を患者が受け入れやすくなるようにすることができ，向精神薬は精神療法を始めるまたは続けることへの抵抗を患者が克服するのに役立つことがある（表28.13-1）．

　症状の緩和，特に不安の緩和が精神分析あるいはその他の洞察指向的精神療法に対する患者のモチベーション（動機づけ）を下げることはない．実際のところ，薬物による症状の緩和はコミュニケーションとモチベーション

表 28.13-1　併用療法の利点

服薬順守の改善
臨床状況のより良い観察
入院回数と期間の減少
再発リスクの減少
社会的・職業的機能の改善

を改善する．すべての療法には認知的基盤があり，一般に不安は疾病に対する認知的理解を得るための患者の能力を妨げる．不安を緩和する薬物は認知的理解力を向上させる．そのような薬物は不安症の患者の注意力，集中力，記憶，そして学習能力を改善する．

治療に携わる臨床医の数

　1人の精神障害者の治療に臨床医は何人関わっていてもよい．「1人の治療」では，精神科医が個人精神療法と薬物治療を施す．複数による治療では1人の治療者(精神科医，心理士，またはソーシャルワーカー)が精神療法を行い，他の治療者(常に精神科医)が薬物を処方する治療様式である．他の治療者たちが結婚・家族・集団療法を担当することもある．複数人による治療は「共同療法」(cotherapy)または「三角セラピー」(triangular therapy)としても知られている．

治療者間のコミュニケーション

　2人以上の臨床家が治療に関わる際は，常に定期的な情報交換が必要である．患者によっては1人の治療者を寛大で面倒見がよい，もう1人は堅苦しくて打ち解けない人だというように2人の治療者に対する転移を分裂させる．同様に，患者がある治療者に対して抱く理想化または価値下げされたイメージにもう1人の治療者が同一化するといった逆転移の問題も治療の妨げとなる．治療プログラムが成功するためにはこのような問題は解決されるべきであり，治療者たちは協調的で互いの志向を尊重し合わなければならない．

　治療者が向精神薬の質を懸念したり，その薬物療法の計画を見直すべきであると考えることもある．例えば，薬物があまり患者に効果的でない，はっきりとした副作用がある，または十分な改善がみられないことがある．さまざまな薬物を服用している患者もいる．患者が薬物療法や処方医の能力を疑っていると思われるとき，患者とそのような懸念を共有する前に，処方する医師と話し合うべきである．

　誠実にその手法と治療の方向性を理解しようと努めた後でも，治療者あるいは処方医にまだ懸念を抱く場合は，患者にセカンドオピニオンを求めるよう提案する．そしてこれを患者に話すときは過度に警戒心を抱かせてはならない．担当臨床医たちは必要に応じた頻度でコミュニケーションをとる．それがどの程度の頻度かという基準はない．

担当臨床医の方針

　担当精神科医や他の臨床医の方針が合同治療中の治療過程に影響を与えることもある．臨床医は常に理論的先入観を治療の現場に持ち込む．例えば，好みや受けた訓

 表 28.13-2　1人の精神科医が薬物療法と精神療法を行うことが有益な臨床状況

処方された薬物を指示通りに服用しない統合失調症患者や他の精神疾患患者
自身の疾病を否定し，治療計画に従おうとしない双極I型障害患者
重度または不安定な身体疾患のある患者
重度の境界性パーソナリティ障害の患者
入院を必要する可能性のある衝動的で自殺のリスクが高い患者
複雑な管理的問題がある摂食障害の患者
薬物の必要性が不明確で継続的な観察評価が必要な患者

練によって，臨床医が精神分析，認知行動療法，または集団療法といったある特定の精神療法を行う方針をもつことがある．そのような臨床医にとって精神療法が治療法の核となり，薬理学的手段は補足として用いられる．逆に，精神薬理学指向の精神科医にとっては，精神療法は薬物の使用を補強するものとしてみられる．どちらのアプローチが臨床反応における最も活発な要素であるかについては意見が分かれるところであろうが，両療法の最適活用が双方を補い合う．

　1つまたはそれ以上の精神分析または精神療法的技法の訓練を受けていることに加えて，薬物療法指向の精神療法を実践する精神科医は，精神薬理学の包括的な知識をもっている必要がある．その知識には各薬物使用の適応，禁忌，薬物動態と薬理学，薬物相互作用(向精神薬に限らずすべての薬物について)，そして薬物の有害作用についての十分な理解が含まれる．精神科医は有害作用を特定し，それを治療できなければならない．

　精神科医ではない内科医には，必須条件である精神薬理学の知識，訓練と経験がないため，彼らの向精神薬使用は不適切なことがある(少量/多量過ぎる，短すぎる/長すぎる期間投薬する)．精神科医ではなく一般内科医と共に治療にあたる治療者は，そのような医療従事者には知識に限界があり，患者が薬物に反応しないまたは拒絶する場合には精神科医に相談する必要があることを理解すべきである．ある状況においては精神療法と薬物療法を同じ臨床医が担当することが好ましい．しかし，それは，治療者の数，時間的制限，経済的な縛りなどのさまざまな理由で不可能なことが多い(表28.13-2)．

治療者の態度

　主に精神療法家として訓練された精神科医は，生物学的精神医学指向の医師に比べると薬物の処方に消極的であろう．逆に多くの精神疾患にとって薬物療法が第1であるという見解をもつ精神科医は，患者に精神療法を紹介することに対して消極的であろう．精神療法の価値に悲観的であったり，患者の動機を誤って判断した治療者は，自身の信念から薬物を処方することがある．一方，精神療法に重きを置きすぎたり，薬物療法の価値を低く

見積もる精神科医は薬物の使用を控えることがある．患者の治療を担当するのが薬物を処方する臨床医以外であるとき，治療の先入観を認識し，患者を巻き込んだ縄張り争いを回避することが重要である．

連鎖現象

患者がある時点で，治療でみられた改善を意識的または無意識的に，薬物療法と精神療法の併用の結果として認識することがある．実際多くの患者が薬物療法後も自身を安心させるために薬物を携帯する．この意味で，薬物が患者と治療者の間での移行対象の役割を担う．例えば，不安症を抱える患者の中には，不安発作が起こりそうだと思ったときに服用するベンゾジアゼピンを一錠携帯する人がいる．さらに血液中にその薬物が浸透する前に不安発作が治まったという人もいる．他の例では，その錠剤が手元にあるという事実で安心感を得て，携帯する錠剤を服用することが1度もなかったということもある．患者が治療者に対して肯定的な転移を抱かなければ，連鎖現象は起こりえない．実際治療者は必要なときに服用できるよう薬の携帯を提案することで，この現象を治療に生かしている．この行動はゆくゆく分析する必要があるが，多くの場合患者がこの魔法のような特性は治療者にあり，それが薬物へと移されたことに起因すると考えていることがわかっている．この効果は条件付けの結果であると考える臨床医もいる．常に薬物があることに馴れると，薬が目に見えるところにあるという事実が不安を抑圧することもある．肯定的な転移は，薬物を処方した医師が期待している効能に対し，患者が無意識に応えようと試みることで気分が良くなるという「転移治癒」または「健康への逃避」を引き起こすことにもなる．ある薬物がその治療効果を発揮する前に，患者から症状の著しい改善報告がある場合，治療者はこの現象を考慮すべきである．

レイチェルは抑うつ症状と腹痛を訴えてきた25歳の白人女性である．さまざまな精神医学的・内科的診察の結果，彼女は中等度のうつ病と過敏性腸症候群と診断された．否定的にものを考える彼女の傾向と自尊心の低さの改善を標的とした認知療法を始め，リラックスする方法と痛みを紛らわす技法を学んだ．治療開始12週間後，症状が稀に戻るだけになり，抗うつ薬シタロプラム（Celexa）を1日20 mg服用し始めた．彼女の抑うつ症状は1か月以内に軽減し，職場ではよく働くことができるようになったが，同僚との交流にはいまだ抵抗があった．彼女の腹痛は続き，歪んだ食生活になり始め，「痛み」があるので1日の摂取を500キロカロリーに厳しく制限するようになった．数か月のうちに彼女の体重は15ポンド（約6.8 kg）落ちた．食生活改善のための集中的行動計画が開始され，食事，痛み，体重がすぐに戻り「太る」ことに対して生まれた新たな懸念に関連する彼女の否定的認知が引き続き探られた．自身の身体像に対する彼女の認知の歪みは極端ではあったものの，彼女の体重減少は神経性やせ症と診断するほどではなかった．この新たな懸念が希死念慮を含む抑うつ症状の再発につながり，シタロプラムの服用量は1日に40 mgとなった．彼女はこの服用量増加が原因で重度のアカシジアになったと訴え，その他抗うつ薬を含めこれ以上の投薬治療を受けることを拒否した．レイチェルは治療を週2回に増やすことに合意し，これによって彼女は再燃を招いた彼女の葛藤，感情，思考を探った．この治療では精神療法と催眠が併用された．治療は6か月続いた．レイチェルは子どもの頃に性的虐待を受けており，これによって彼女が自分には生き，食べる「資格」がない，痛みは悪い自分への「罰」であると考えるようになったことが明らかになった．彼女は自分の症状は改善されるに値しないものであると考えたため，薬物治療に「心理的に」抵抗したことも認めた．彼女の新たな洞察と治療で発達させた対応能力が抑うつ症状の軽減に繋がり，彼女の体重を正常化することで食生活にも改善がみられ，腹痛も軽減した．翌年彼女の日常機能は正常化し，職場でも出世した．ボーイフレンドとの親密な関係を受け入れることもできるようになり，改善した状況を維持し続けている．（E. M. Szigethy, M.D., Ph.D, and E. S. Friedman, M. D. のご好意による）

コンプライアンスと患者教育

コンプライアンス（治療順守）

コンプライアンスとは患者が治療担当医の指導に従う度合いを指す．医師と患者の関係が良好であるとコンプライアンスは促進され，患者の薬物服用拒否は否定的な転移状況に関する洞察をもたらすことがある．患者は医師に対して否定的な感情をもっていることに気がつかないか，またはそれを口にすることもなく，従わないことで医師に敵意を表明することもある．薬物服用に従わないことは，従順で協力的なようにみえる患者の中に否定的な転移が起きている最初の徴候であることもある．

教　育

患者はその薬がどのような徴候と症状に効果を発揮するのか，どの程度の期間その薬を服用するのか，予期されるまたは予期しない有害作用，そしてその薬が効果を発揮しない場合の治療計画を理解すべきである．精神疾患にはそのような情報を理解するための患者の能力を妨げるものもあるが，精神科医は可能な限り患者と情報を共有すべきである．明確にされたそれらの情報は，薬物治療に対して膨らんだ患者の勝手な想像よりは恐ろしくないはずである．精神科医は患者に対し，いつごろ薬の効果が現れ始めるかを説明する必要がある．この情報は，3～4週間治療効果がみられない気分障害を抱える患者にとって最も重要な情報である．

患者が抱く薬物に対しての両価的な態度は，精神医学分野に存在する薬物治療に関する混乱を反映している．多くの患者は，向精神薬を服用するということは，自身の人生を制御することができない，あるいは一度その服用を始めたら依存してしまい，永遠にその薬を服用し続

けることになると信じている．精神科医は正常な脳機能に影響を与え中毒を招く薬物と感情障害を治療する薬の違いを説明する必要がある．例えば，ヘロインには中毒性があるが，抗精神病薬，抗うつ薬，抗躁薬にはそのようなことがないことを患者に指摘する．薬物の維持投薬が治療計画にあるのであれば，その薬物の服用期間を精神科医が明確かつ正直に説明すると，患者は維持療法という考え方を受け入れやすくなる．治療が進行するに従い，患者が自分で服薬量を調整できるように精神科医が適切に指導することもある．こうすることで患者は薬物に制御されていると感じることが少なくなり，治療者とのよい協力関係の構築にも繋がる．

起因理論

起因理論（attribution theory）とは，人が行動の原因をどう知覚するかについての理論である．起因理論によると，人は自己の行動の変化を外的要因に起因するものと捉えやすく，他者の行動は個人の性格のような内的気質に起因すると考えやすいという．起因理論家による薬物効果に関する研究によると，患者は，薬物を服用し自身の行動が変わると，それは自身の中で起きた変化に起因するのではなく薬物効果であると認識する．つまり，薬物が期待された効果を発揮する場合，患者はそれが自身の症状が改善した唯一の起因であると信じるであろうし，効果がなければ患者は自身の症状は治療不可能なのだと推測するであろうから，薬物は非常に強力で有効であると表現するのは賢明ではない．薬物の使用と精神療法は補完的，補助的関係にあり，症状を改善するためにはどちらか1つだけではなく，両方必要なのであると治療者が説明することが最善である．

精神疾患

抑うつ障害

薬物が抑うつ症状を覆い隠し精神療法が妨げられることを恐れる患者や臨床医がいる．そうではなく，薬物は医師・患者間のコミュニケーションを妨害する可能性のある活力欠乏を克服する促進剤とみなされるべきである．精神科医は抑うつがさまざまな形で対人関係活動を妨げると患者に説明すべきである．例えば，うつによって引きこもりがちで短気になり，うつの精神力動の多くを構成する強い依存欲求を満足させてくれるはずの大切な人々を遠ざけることになる．

薬物治療を中止する場合，精神科医は抑うつエピソード再発の症状と徴候に注意すべきである．再発すればまた薬物治療を始める必要があるであろう．しかし，その前にうつ病再発の引き金となったストレス，特に拒絶について注意深く評価する．うつの新たなエピソードが起きている可能性がある場合は，患者が否定的な転移の段階にあるので，精神科医は否定的な感情をできるだけ引き出す必要がある．多くの場合，治療者に対し怒りの感情を表出しても治療者から怒りの反応がないという経験は修正感情体験として機能する．つまり，薬物を必要とするような抑うつエピソードの発生を未然に防ぐかもしれない．うつ病の患者は臨床的改善後ふつう6か月以上薬物の服用を続ける．それ以前に薬物治療を中断すると再発につながりやすい．

うつ病の治療において，併用治療はいずれか1つの治療よりも有効性があることがわかっている．いずれか1つのみの治療による場合と比べて，社会的・職業的機能が向上し，人生の質が改善される．

双極Ⅰ型障害

リチウムやその他の薬物療法を受けている双極Ⅰ型障害の患者は，躁またはうつのエピソードを予防するためにふつうは無期限で薬物を服用する．ほとんどの精神療法家が，双極Ⅰ型障害の患者は洞察指向療法に入る前に薬物療法を受けるべきであると提言する．こうした前投薬なしには多くの双極Ⅰ型障害の患者は必要な治療同意を結ぶことができない．患者がうつ状態にあるとき，意志欲動の喪失のために思考の流れに深刻な崩壊が起こり，セッションは非生産的なものとなる．躁状態にあるときは，思考の連合が速くなり，発語は促進され，治療者は患者からの多大な情報に溺れてしまい，その適切な解釈をすることができない，またはそれらの情報を患者の崩壊した認知的枠組みに組み込むことができない．

双極性障害の米国精神医学会（American Psychiatric Association：APA）の実践指針は併用治療が最善のアプローチであると推奨する．それはコンプライアンスを向上させ，再発を軽減し，入院の必要性を減少させる．

薬物乱用

アルコールまたは薬物乱用者は併用療法の中で最も困難なケースである．多くの場合彼らは衝動的で，薬物を乱用しないと約束するにもかかわらずそれを止めることができない．さらに彼らは薬物を乱用したエピソードについての情報を隠す．こうした理由でこのような患者には，特にベンゾジアゼピン，バルビツール酸塩，アンフェタミンといった乱用される可能性のある薬物は一切処方しない精神科医もいる．アミトリプチリン（トリプタノール）やフルオキセチン（Prozac）といった乱用される可能性がない薬物が，薬物関連障害とほぼ常に並行して発症する不安症やうつ病の治療において重要な役割を担う．このような患者に精神療法を施行する精神科医は，無作為の尿検査を行うために患者を検査室に送ることを遠慮すべきでない．

不安症群

不安症群には，強迫症，心的外傷後ストレス障害，全般不安症，広場恐怖を有するまたは有しないパニック症が含まれる．多くの薬物が苦痛を伴う徴候や症状管理に

有効である．症状が薬によって制御されると患者は安心し，障害があることによって不能にはならないと自信をもつことができる．その効果は発作への予期不安を伴うパニック症に特に顕著である．うつも不安症患者の症状を複雑にするため，薬物療法と精神療法によって対処されるべきである．症状再発の可能性は精神療法を受けている不安症の患者のほうが薬物治療のみを受けている患者に比べて低いことが研究で明らかになっている．

統合失調症とその他の精神病性障害

統合失調症とその他の精神病性障害の群に含まれるのは，統合失調症，妄想性障害，統合失調感情障害，統合失調症様障害，そして短期精神病性障害である．これらの障害に関しては薬物治療が常に適応であり，さらに診断を確定する目的，薬物の安定を計ること，患者自身または他者への危険の回避，個人精神療法を含む心理社会的治療プログラムの確立などを目的とした入院が多くの場合に必要とされる．個人精神療法を行うために治療者は治療的関係，治療同盟を患者と築く必要がある．統合失調症の患者は親しみや信頼に対して防御的になり，多くの場合精神療法において懐疑的，不安になり，敵意を表し，退行する．向精神薬の登場以前は，このような患者の治療にあたる際に多くの精神科医が自身の身の安全に不安を感じていた．実際，暴行を受けるケースもあった．

統合失調症患者の個人精神療法は多大な苦労を要し，費用もかかるため，多くの場合避けられてきた．精神療法と薬物療法の併用がそれらが単独で用いられる場合よりも治療成功率を上げるという認識が，そのような状況を変えるかもしれない．この種の併用療法を行う精神科医は特に共感的で，その疾病の異様な徴候に耐えることができなければならない．統合失調症患者は拒絶にきわめて敏感であり，治療者が完全にその過程に献身することを約束できない限り，個人心理療法は始めるべきではない．

その他の問題

神経系の物理的変化が治療によって誘発されるという根拠が示唆されている．環境刺激が生物のシナプス構造に永続的変化をもたらすことを明らかにしたノーベル賞受賞者であるカンデル（Eric Kandel）が，素晴らしい証拠を残している．画像診断により，精神療法で臨床的改善がみられた患者は，薬物治療が成功した患者と同様に脳の代謝が変化することが明らかになり始めた．

それでもいずれかの治療のみで効果を得る患者もいる．同じ障害の診断を受けていたとしても，ある治療内容にすべての患者が反応する訳ではない．治療の成功は臨床医の知識と質と同じ程度に特定の薬物の潜在的有効性にも依存するのであろう．

併用療法の真のジレンマは2つの治療の追加費用である．治療の成功は社会に対するコストを下げるにもかかわらず，治療費用は辛くも患者の自己負担であり，保険とマネージドケア会社が医師または病院への支払を行う．しかし，精神医療専門家の診察費用と診察頻度に関するマネージドケア会社による制限が精神療法よりも薬物治療の奨励に繋がっている．

参考文献

Anton RF, O'Malley SS, Ciraulo DA, Cisler RA, Couper D, Donovan DM, Gastfriend DR, Hosking JD, Johnson BA, LoCastro JS, Longabaugh R, Mason BJ, Mattson ME, Miller WR, Pettinati HM, Randall CL, Swift R, Weiss RD, Williams LD, Zweben A. Combined pharmacotherapies and behavioral interventions for alcohol dependence: The COMBINE study: A randomized controlled trial. *JAMA*. 2006;295:2003.

Arean PA, Cook BL. Psychotherapy and combined psychotherapy/pharmacotherapy for late life depression. *Biol Psychiatry*. 2002;52:293–303.

Beitman BD, Blinder BJ, Thase ME, Riba M, Safer DL. *Integrating Psychotherapy and Pharmacotherapy: Dissolving the Mind-Brain Barrier*. New York: Norton; 2003.

Blais MA, Malone JC, Stein MB, Slavin-Mulford J, O'Keefe SM, Renna M, Sinclair SJ. Treatment as usual (TAU) for depression: a comparison of psychotherapy, pharmacotherapy, and combined treatment at a large academic medical center. *Psychotherapy (Chic)*. 2013;50(1):110–118.

Brent DA, Birmhaher B. Adolescent depression. *N Engl J Med*. 2002;347:667–671.

Burnand Y, Andreoli A, Kolatte E, Venturini A, Rosset N. Psychodynamic psychotherapy and clomipramine in the treatment of major depression. *Psychiatr Serv*. 2002;53:585–590.

Friedman MA, Detweiler-Bedell JB, Leventhal HE, Horne R, Keitner GI, Miller IW. Combination psychotherapy and pharmacotherapy for the treatment of major depressive disorder. *Clin Psychol*. 2004;11:47–68.

Karon BP. *Effective Psychoanalytic Therapy of Schizophrenia and Other Severe Disorders*. Washington, DC: American Psychological Association; 2002.

Otto MW, Smits JAJ, Reese HE. Combination psychotherapy and pharmacotherapy for mood and anxiety disorders in adults: Review and analysis. *Clin Psychol*. 2005;12:72–86.

Overholser JC. Where has all the psyche gone? Searching for treatments that focus on psychological issues. *J Contemp Psychother*. 2003;33:49–61.

Peeters F, Huibers M, Roelofs J, van Breukelen G, Hollon SD, Markowitz JC, van Os J, Arntz A. The clinical effectiveness of evidence-based interventions for depression: A pragmatic trial in routine practice. *J Affect Disord*. 2013;145(3):349–355.

Preskorn SH. Psychopharmacology and psychotherapy: What's the connection? *J Psychiatr Pract*. 2006;12(1):41.

Ray WA, Daugherty JR, Meador KG. Effect of a mental health "carve-out" program on the continuity of antipsychotic therapy. *N Engl J Med*. 2003;348:1885–1894.

Schmidt NB. Combining psychotherapy and pharmacological service provision for anxiety pathology. *J Cogn Psychother*. 2005;19(4):307.

Szigethy, EM, Friedman, ES. Combined psychotherapy and pharmacology. In: Sadock BJ, Sadock VA, Ruiz P, eds. *Kaplan & Sadock's Comprehensive Textbook of Psychiatry*. 9th ed. Vol. 2. Philadelphia: Lippincott Williams & Wilkins; 2009:2923.

Szuhany KL, Kredlow MA, Otto MW. Combination Psychological and Pharmacological Treatments for Panic Disorder. *Int J Cogn Ther*. 2014;7(2):122–135.

Ver Eecke W. In understanding and treating schizophrenia: A rejoinder to the PORT report's condemnation of psychoanalysis. *J Am Acad Psychanal*. 2003;31:11–29.

28.14 遺伝カウンセリング

遺伝カウンセリングは従来，援助を必要とする患者に対して，医学遺伝学者と訓練を受け資格のある遺伝カウンセラーが提供してきた．しかし，精神科医の多くが患者の問題と家族歴を知り，継続的な治療関係を結んでいる場合が多いため，遺伝教育とカウンセリングを任されてきた．精神医学的な遺伝カウンセリングを提供するには，遺伝の専門家と精神医療の専門家によるチームで取り組むのが理想的である．精神医学的問題や家族関係の

表 28.14-1　遺伝の専門用語

用語	定義
絶対リスク	ある特定の期間内に障害が発現する個人のリスク（例えば，実証的研究によると，特発性の自閉症をもつ人の同胞が自閉症を持つリスクは6〜8%である．関連用語：相対リスク）
対立遺伝子（アレル）	染色体上の特定の坐，あるいは坐位を占める異なった遺伝子のうちの1つ
同類交配	ある個体と似た特性を持つ個体を優先的に交配する作為的交配
来談者	遺伝カウンセリングを受けに来た人
複合（もしくは多因子）	遺伝要因と環境要因の相互作用に起因する特性，疾患，障害
家族性	遺伝子型と環境の組み合わせに起因すると考えられる家族の中で反復的に出現する障害
第1度近親者	遺伝子構造の50%を共有する血のつながった近親者（例えば，親，同胞，子供）
主働遺伝子	真正の優性遺伝もしくは劣性遺伝による障害に見られるように，環境や他の遺伝子の影響がほとんどなしに，それだけで表現型をもたらすことのできる遺伝子
ゲノム	細胞あるいは有機体内のすべてのDNA（デオキシリボ核酸）．核およびミトコンドリア．
遺伝子型	遺伝子の構造．特定の遺伝子座における対立遺伝子の影響を指すことが多い．
遺伝率	遺伝子の変異によって引き起こされる表現型の変異の割合
罹患リスク，もしくは生涯リスク	被験者がある年齢まで生きた場合にある特定の病気になる確率．調査時にその病に罹るリスクをもつ人がまだ発病していない可能性や，発病前に他の原因で死亡する可能性を考慮している．
表現型	障害の臨床像
多遺伝子性	複数の遺伝子の相互作用の結果，引き起こされる特性
発症前	ある障害が発現する可能性が非常に高い変異を持っているがその障害が表れていない人
発端者	ある障害のため，その家族に医療者の関心が向かうきっかけとなった人
再発リスク	ある障害が他の家族成員にも出る確率
相対リスク	準拠集団に比較して障害が発現するリスク（例えば，特発性の自閉症をもつ人の同胞が自閉症をもつリスクは6〜8%である一方，一般集団における同リスクが0.1%の場合，相対的リスクは70となる．関連用語：絶対リスク）
第2度近親者	遺伝子構造の25%を共有する血のつながった近親者（例えば，祖父母，孫，甥，姪）
易罹患性（遺伝的感受性）	一般集団に比べて有害対立遺伝子のためにある疾患や障害を発症するリスクが高いこと．
スペクトラム障害	表現型発現が多岐にわたる疾患や障害（例えば，自閉スペクトラム障害）

問題を抱える患者の治療をする際，遺伝の専門家が精神科医の協力を求めることが多い．また精神医学上の障害をもつ患者のために遺伝の専門家が，精神科医に対して協力や治療を求めることもある．こうした患者の中には，遺伝に関わる障害の診断を受け入れられない人，家族の死に直面している人，出生前診断や遺伝子検査に関わる決定をなかなかできない人などがいる．反対に遺伝の専門家は，リスク査定，複雑な医学上の家族歴の収集と解釈，また遺伝子や染色体検査の可能性と限界について，精神医療の専門家に対してコンサルテーションをすることができる．

定　義

遺伝カウンセリングとは，患者が疾患に遺伝が寄与することへの医学的，心理的影響，また家族への影響を理解し，適応することを助ける過程である．遺伝カウンセリング協会（National Society of Genetic Counseling）によると，遺伝カウンセリングは以下の3つの要因を統合するものである．すなわち，(1)疾患の発症や再発の確率を査定するために家族歴や病歴を解釈する，(2)遺伝，検査，管理，予防，サポートとなる情報や機関，研究などについての教育，(3)適切な知識に基づいた選択やリスクや病状への適応を助けるためのカウンセリングである．カウンセリングの目的は患者のストレスを最小限にし，適応を促進し，自己統制感を高め，十分な知識に基づいた決定や人生設計をできるよう援助することである．

遺伝カウンセリングは疾患への遺伝的影響についてだけにはとどまらない．遺伝的要因に合わせて環境上の要因についても扱う．表28.14-1は遺伝カウンセリングの領域で使われる専門用語のリストである．図28.14-1は複雑な家族の病歴を家系図で表した例である．

遺伝と精神保健

ある障害が家族内で多発するには多くの理由がある．例としては遺伝の作用（例えば，単一遺伝子か多遺伝子か）（表28.14-2），同じ環境の影響を受けること，遺伝と環境の組み合わせ（多要因），文化の継承などがあげられる．単一遺伝子障害は1つの特定の遺伝子の欠陥によるもので，単純で予測可能な遺伝のパターンをもつことが多い．一方，精神医学的障害のほとんどは，多数の遺伝子および環境上の多数の要因によって引き起こされるため，予測することが難しい．

遺伝カウンセリングをさらに複雑にするのは遺伝子の浸透度と発現度という現象である．浸透度とは特定の遺伝子型をもつ個人の中で，その遺伝子型が表現型のレベルで現れる割合をさす．優性遺伝子をもつ人全員がその

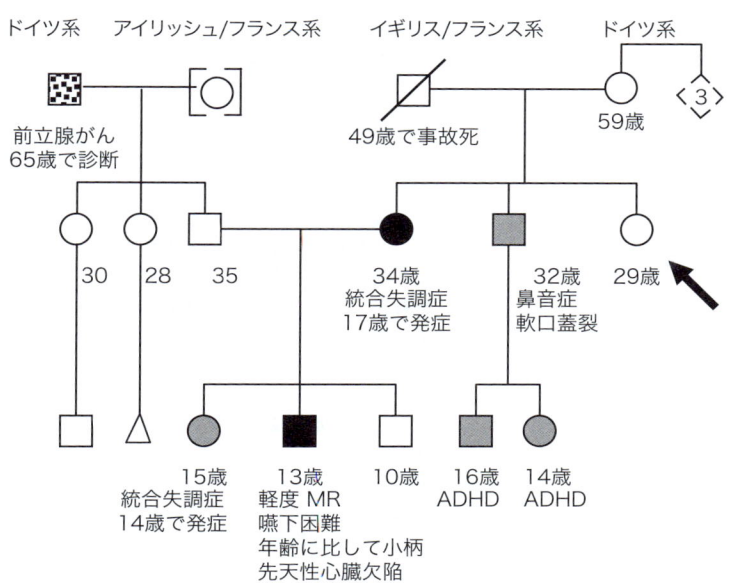

図 28.14-1 口蓋心臓顔面症候群の患者のいる家族の家系図. ADHD とは注意欠如・多動症,MR は精神遅滞の略である. (Sadock BJ, Sadock VA, Ruiz P, eds. *Kaplan & Sadock's comprehensive Textbook of Psychiatry*. 9th ed. Philadelphia: Lippincott Williams & Wilkins, 2009 から許可を得て転載)

サラ・スミス(Sarah Smith)の家族の病歴
2002年11月2日に収集.
情報提供者:サラ・スミス
Jane Doeによって収集された

記号
◆ = 22q11 欠失と記録された
◆ = 口蓋心臓顔面症候群の臨床的特徴をもつ
▦ = 前立腺がん

 表 28.14-2 病因に遺伝子が関与していると認識されている精神医学的障害の例

精神病性障害:統合失調症,統合失調感情障害
気分障害:双極性障害,反復性単極性うつ病
パーソナリティ障害:反社会性パーソナリティ障害,統合失調型パーソナリティ障害
不安症:全般不安症,強迫症,パニック症,恐怖症
物質関連障害:物質依存および乱用
摂食障害:神経性やせ症,過食症
児童期の障害:注意欠如・多動症,自閉症,トゥレット症を含む慢性チック障害
記憶障害:アルツハイマー病

遺伝子の何らかの表現型を示す場合,その遺伝子は完全浸透しているといわれる.現在,精神疾患に関わるとわかっている遺伝子の中で,単一遺伝子で完全浸透を示す例は珍しい.そうした1つの例は,第21染色体長腕にあるアミロイド前駆体蛋白(APP)の変異による早発性家族性アルツハイマー病である.反対に発現度とは,遺伝子型が表現される程度をいう.可変発現の場合,その特徴の発現は軽いものもあれば深刻なものもあるが,その遺伝子をもっている限り,全く発現しないということはない.精神疾患をもたらす遺伝子のほとんどは発現の可変性を示し(スペクトル障害),広範囲の特徴を規定すると考えられている.

遺伝カウンセリングの過程

遺伝カウンセリングの要請は,家族内にある障害について,患者本人やその家族あるいは近親者が質問することから始まることが多い.精神疾患の場合,治療にあたっている精神科医に質問がなされることが多い.こうした質問は患者と専門家が互いに情報をやりとりして次のステップを決めていくような,相互的なプロセスの中で回答されるのが最も効果的である.遺伝カウンセリングの基本的な要素を表28.14-3に示した.

契約

契約は精神医学的遺伝カウンセリングでは重要な要素である.遺伝カウンセリングの目標はクライエントの生育歴,病歴や悩みによって変わってくる.カウンセラーはカウンセリングの最初の段階で,何を目標とするかについて合意を取らなければならない.

表 28.14-3 遺伝カウンセリングのステップと過程

- クライエントがどのような疑問をもち，何を目標にしているかを聞き出し明確化する
- 本人と家族の病歴を収集し概観する
- どのようなサポートシステムがあるかを確認する
- 可能であれば発端者と罹患している家族成員の診断を確認する
- 遺伝カウンセリングを通じて確認された問題や懸念について話し合う
- どのような教育とカウンセリングを提供するか決定する前にクライエントの感情的，知的能力を査定する
- クライエントの認知能力に合わせた情報提供をする
- 感情的な反応にどう対処していくかは情報の提供と密接にかかわっていることに注意する
- 情報が個人にとってどういう意味をもつか，そしてクライエントがさまざまなリスクと負担に進んで対応していく気持ちがあるかについて査定する
- 必要であれば，どのような選択肢があり，それぞれの選択肢にはどのような長所と限界があるかについて話し合うことでクライエントが選択することを援助する
- 家族内にあるリスクにクライエントが適応できるよう援助する
- クライエントにとって実行可能なプランを立てる
- 経過追跡のカウンセリングとサポートを提供する．クライエントとその家族が遺伝に関する情報を正しく理解しているか，またその情報やリスク，選んだ選択肢がどのように影響しているかについて持続的に査定する

表 28.14-4 家族の病歴に含まれるトピック

A．幼児期，成人，産後，老年期のあらゆる時期において受けたすべての精神医学的診断名
  1．発症時の年齢と診断名
  2．疾患の重さと治療への反応についての主観的な判断
  3．潜在的に重要な環境的な要因（例えば，出産時外傷，大麻の使用，頭部外傷）
B．診断を受けていない人の徴候的症状
  1．精神医学的診断を提案する
C．精神科の薬を処方されている診断を受けていない人
D．発達史（例えば，1人で暮らす，就職するなど年齢にふさわしい重要な段階を経ているか）
E．社会歴
F．物質乱用
G．自殺
H．出産時欠損，精神遅滞もしくは学習障害，普通でない医学的状態
I．リスクのある家族成員の年齢と性別（リスク査定に必要な場合がある）

表 28.14-5 正確な精神医学的家族歴の聴取の障害となる問題

- 社会的な烙印や恥のため，クライエントが家族内の病気について進んで話さないかもしれない
- 社会的な烙印や恥のため，家族の他の成員がクライエントに十分家族の病歴を打ち明けていないかもしれない
- 罹患しているのに診断を受けていない人が多い
- 患者の病が進行したり，診断のカテゴリーが変わったり，専門家間の診断が違っていたりの理由で，長い歴史の中で診断が変わる
- 症状の重い人は包括的，かつ正確な家族歴を提供できないかもしれない

家族の病歴の診断，収集，査定の記録

家族の病歴（family medical history：FMH）を収集し，少なくとも3世代にわたる家系図を作る．FMHの収集は情報を求めて来た人から始まる．クライエントがこの情報を求める人である．発端者とは家族の中の罹患者で，その家族に医療者の関心が向かうきっかけとなった人を指す．家族の病歴は包括的であるべきで，以下の情報は必須である．それぞれの家族成員の年齢（もしくは生年月日），問題となっている障害と診断された年齢，流産（もしわかれば妊娠期間と流産の原因），亡くなった家族成員の認識されている死亡原因と年齢，民族的背景（表28.14-4）である．

診断を確定もしくは明確にすることは，そのセッションの中で有用な情報を提供する上で欠かせない．近親者の中で罹患の疑いがある人の診断を確定もしくは明確にするため，通常医療記録を取り寄せることが必要となる．状況によっては，単一遺伝子による障害であればリスクのある成員の遺伝検査が可能な場合もある．しかし，デオキシリボ核酸（deoxyribonucleic acid：DNA）検査が可能な精神疾患はほとんどないので，実際にはリスクの査定は家系分析からのみ行われる．

家族の病歴を収集し概観することで，患者の中に悲しみ，罪の意識，不安，怒りといった強い感情が引き起こされたり，思い出されたりすることがある．さらに視覚的に表示された家族病歴をみることで，自分の負っているリスクをはっきりと悟るかもしれない．したがって，病歴を収集し概観する過程を通して，患者の感情に気を配ることは重要である．正確な精神医学的家族歴を聴取することを妨げたり，クライエントが家族歴に対する強い感情をもつ要因となりやすい問題を，表28.14-5にあげた．

リスクと決断についてのコミュニケーション

リスクの理解は個人によって異なる．したがって，リスクについての情報は，なるべく患者に合わせた形で，かつ正確であるようにバランスを取りながら提供するのが望ましい．罹患の確率を数字ではなく，「しばしば」，「ほとんど」，「多分」のようにあいまいに示したくなるものだが，こうした表現は非常に主観的なため，患者が歪曲して理解する可能性がある．

理想的には，クライエントとの関わりからヒントを得ながら，クライエントに合わせいくつかの形で示すべきである．クライエントのリスクの理解を助けるためのアプローチとして，数的なリスクをパーセンテージ（25％）や割合（4人に1人の割合）で示してもよいであろう．例えば，「合併症がある確率は1％ですが，そうでない確率は99％です」というように，リスクを否定的な側面と肯定的な側面，両方から伝えることが重要である．

精神医学的障害はその他の障害を併発する割合が高く，またさまざまな表現型があるため，遺伝カウンセリングに来るきっかけとなったもの以外の障害に罹患する可能性についても患者に伝える必要がある．良い例は双極性障害と診断された人の第1度近親者の抱えるリスクである．この場合，第1度近親者のリスクは双極性障害だけでなく，単極性障害，統合失調感情障害，循環気質でも高まる．

リスクは個人をみて判断しているのではなく，集団で見出される確率から決められているので，推定値でしかないことをしっかりと伝えるべきである．**表28.14-6**は資料としてあげた参考文献をもとに再発のリスクをまとめたものである．

心理社会的カウンセリングとサポート

遺伝カウンセリングで心理的，情緒的問題も扱っていく準備は早い段階で進めることが可能である．カウンセリングの初めに事実情報の伝達だけでなく，その情報に対するクライエントの反応についても話し合うことを意図していることを伝えると良い．クライエントになぜ遺伝カウンセリングを受けに来たかについて尋ねることで，クライエントが障害をどう理解し，経験しているか，またクライエントの価値観，信念，家族力動がどういうものであるかの洞察を得ることができる．こうした個人的な情報を引き出すことで，カウンセラーは懸念や感情的問題を評価するための文脈を理解することができる．家族の病歴を収集することで，クライエントと家族が障害をどう体験しているかの背景をつかむことができる．家族の病歴を収集しているときどのように情報が交わされるかを観察することで，潜在的なリスクや認知，障害についての家族の信念や神話，家族内のサポートシステムを見極めることができる．

10年間不妊であった30代半ばの夫婦は，何年も養子を迎えようと試みてきた．最近彼らが関わってきた養子縁組機関から，ある乳児が養子縁組に出されたと連絡があった．その児の母親は双極性障害があり，乳児を育てる自信がなかったのである．この児の家族の病歴が収集されたが，家族の中に精神疾患のある者は見出されなかった．したがって，この児が双極性障害に罹患する確率は5〜20％と推定された．加えて他の精神疾患をもつリスクもある．この推定リスクに対して，夫婦はそれぞれ異なる反応を示した．どのような要因がリスクに対する感情に影響しているかを明らかにしようと試みたところ，夫は子どもの頃の体験を打ち明けた．近所の子どもが「何らかの精神疾患」をもっており，そのために家族が「苦悩と辛酸」を経験したことを彼はこと細かに話した．妻はそれに反論し，自分の同僚は双極性障害を患っているが，服薬のお陰で仕事は「ちゃんと」やっており，精神疾患のリスクは問題にならないと感じていると言った．精神科医は遺伝教育とカウンセリングの文脈で，罹患のリスクに加えて精神疾患のスペクトルと意味について夫婦が話し合うのを助けた．ミーティングでは，この児を養子として迎えるかについての合意には至らなかったが，夫婦はさまざまな情報を得たことと精神疾患についての自身の体験と視点を話すことができたのは有益であったと感じた．この児を養子に迎えるか決めるために，問題を話し合いに1週間後に再来することに合意した．(Holly L. Peay, M. S., and Donald W. Hadley, M. S. のご好意による)

発症前の罹患性遺伝検査における難しさ

精神科医は精神障害をもつ患者とその家族との関係を築いているため，遺伝カウンセリングや検査を受けたいという要望を受ける機会が多い．たいていの場合，罹患のリスクはわかっても予防法が発見されておらず，その恩恵を被ることはできない．予防法がないのにリスクがわかるので，リスクを知ることが個人にどのような影響を与えるかという問題が出てくる．その影響は，その人の気分，不安，ストレス，自己像，生殖に関する決定，キャリアに関する決定，家族との関係，保険への加入の可否，就職，その他の領域にわたる．

ハンチントン病の発症前遺伝検査のために作られたプロトコールは，その他の発症前遺伝検査を提供する1つのモデルとなる（遺伝病財団のウェブサイト，www.hdfoundation.orgを参照）．このモデルでは教育，カウンセリング，評価のためのセッションをある程度の期間（3, 4か月ほど）にわたって行うことを推奨している．この期間に障害についての情報提供があり，クライエントの質問が取り上げられ，カウンセリングが始められるため，クライエントは情報に基づいた意思決定を最善の形で行うことができる．この過程はその他のストレスとなる出来事（例えば，家族の死，他の家族成員がその障害と診断を受けること，失業，離婚）がないときに進められるのが望ましい．

研究によると，自分の家族がある障害に罹患するリスクが高いと知ることで，ほとんどの人は不安，うつ，ストレスを体験し，短期間では（結果を聞いて1か月）自身の健康状態が普段よりも悪いと経験するが，長期間（結果を聞いて1年）では検査前と変わらなくなる．配偶者への影響も考慮しなければならない．先の研究ではクライエントより配偶者の方が，発症前診断に関して高いレベルのうつを体験することが報告されている．さらに障害に関連する遺伝子があると判断された人は，検査前に

表 28.14-6 主要な精神障害の実証的リスク

罹患した本人	統合失調症	双極性障害	単極性うつ病 男性	単極性うつ病 女性	統合失調感情障害	強迫症	パニック症	全般不安症	アルコール依存 男性	アルコール依存 女性	恐怖症	神経性やせ症	ADHD
一般集団	1%[a]	0.8%~1.6%[b,c,d,e]	1%~15%[b,c]	2%~23%[a]	0.5%~<1%[b,c,d]	1.5%~3%[a,b]	1.5%~3.5%[a,m]	3.5%	14%[a]	3%[a]	4%[a]	0.1%[a]	3%~5%[a]
第1度(各データを合わせたもの)	9%[a]	5%~20%[b,c,e]	9%[a]	18%[a]	1%~10%[b,c,d]	17%~25%[a,b]	15%~25%[a,m]	20%	27%[a]	5%[a]	12%[a]	5%[a]	15%~60%[a]
兄弟姉妹	9%~16%[d,i,k]	5%~20%[b,c,e,h,i]	5%~30%[b,c,e,h,i]	5%~30%[b,c,e,h,i]	—	25%~35%[l]	25%[a,m]	—	—	—	31%[a]	10%[a]	17%~25%[g]
片親	5%~13%[g,i,j,k,o]	15%[c,d,e,h,m]	7%~19%[h,i]	7%~19%[h,i]	—	25%~35%[l]	—	—	—	—	—	—	—
両親	45%[h,i]	感情障害のリスクは50%~75%[b,d,d,i]	—	—	—	—	—	—	—	—	—	—	—
第2度(各データを合わせたもの)	2%~6%[h,i]	5%[h]	—	—	—	—	—	—	—	—	—	—	3%~9%[a]
叔父、叔母	1%~4%[i,j]	—	—	—	—	—	—	—	—	—	—	—	—
甥、姪	2%~4%[i,j,o]	—	—	—	—	—	—	—	—	—	—	—	—
祖父母	2%~8%[i,j]	—	—	—	—	—	—	—	—	—	—	—	—
片方の親が違う兄弟姉妹	4%[i,j]	—	—	—	—	—	—	—	—	—	—	—	—
第3度 いとこ	2%~6%[i,j]	—	—	—	—	—	—	—	—	—	—	—	—
さらに罹患する精神疾患に罹患するリスク	スペクトラム障害(統合失調感情障害、統合失調型障害、パーソナリティ障害、猜疑性パーソナリティ障害)、単極性うつ病	単極性障害、物質乱用、統合失調感情障害、気分変調症、不安障害、FDRの感情障害のRRは20%~30%	不安症、アルコール依存、気分変調症、ADHD		統合失調症、その他の精神病、双極性障害、単極性うつ病:FDRでの気分障害もしくは精神病のRRは~30%	トゥレット症、慢性チック、単極性うつ病		単極性うつ病					単極性うつ病、双極性障害、反抗挑発症、素行症、不安症

(つづく)

表 28.14-6 主要な精神障害の実証的リスク（つづき）

	統合失調症	双極性障害	単極性うつ病 男性	単極性うつ病 女性	統合失調感情障害	強迫症	パニック症	全般不安症	アルコール依存 男性	アルコール依存 女性	恐怖症	神経性やせ症	ADHD
追記	早期発症、および重度の表現型ではRRが高まる可能性あり	早期発症ではRRが高まる可能性あり。女性の近親者は感情障害のリスクが最も高い	早期発症、および再発型ではRRが高まる可能性あり	早期発症ではRRが高まる可能性あり。第1度近親者における男女の比は1:2〜3	—	早期発症ではRRが高まる可能性あり	早期発症ではRRが高まる可能性あり	—	男性の方が遺伝的危険因子の影響が高い可能性あり		—	—	RRは女性よりも男性の近親者で高い。成人しても症状が続く場合はRRが高まる可能性あり

ADHD：注意欠如・多動症，FDR：第1度近親者，RR：罹患リスク

[a] Moldin SO. Psychiatric genetic counseling. In : Guze SB, ed. *Washington University Adult Psychiatry*. Mosby-Year Book : 1997.
[b] Duffy A, Grof P. The implications of genetic studies of major mood disorders for clinical practice. *J Clin Psychiatry*. 2000 ; 61 : 630.
[c] Gershon ES. A family study of schizoaffective, bipolar I, bipolar II, unipolar and normal control probands. *Arch Gen Psychiatry*. 1982 ; 39 : 1157.
[d] Gershon ES. A controlled family study of chronic psychosis. *Arch Gen Psychiatry*. 1988 ; 45 : 328.
[e] Potash JB. Searching high and low : A review of the genetics of bipolar disorder. *Bipolar Disord*. 2000 ; 2 : 8.
[f] Barkley RA. Attention deficit hyperactivity disorder. *Sci Am*. 1998 ; 9 : 66.
[g] Biederman J. *Arch Gen Psychiatry*. 1992 ; 49 : 728.
[h] Harper PS. *Practical Genetic Counseling*. 4th ed. Oxford : Butterworth-Heinemann : 1994 : 348.
[i] Nurnberger J Jr, Berrettini W. *Psychiatric Genetics*. 1st ed. London : Chapman Hall : 1998 : 164.
[j] Hodgkinson KA. Genetic counseling for schizophrenia in the era of molecular genetics. *Can J Psychiatry*. 2001 ; 46 : 123.
[k] Kendler KS, McGuire M. An epidemiologic, clinical and family study of simple schizophrenia in County Roscommon, Ireland. *Am J Psychiatry*. 1994 ; 151 : 27.
[l] Rasmussen SA, Tsuang MT. The epidemiology of obsessive-compulsive disorder. *J Clin Psychiatry*. 1984 ; 45 : 450-457.
[m] Goodwin FK, Jamison KR. *Manic Depressive Illness*. New York : Oxford University Press : 1990 : 938.
[n] Crowe RR, Noyes R, Pauls DL. A family study of panic disorder. *Arch Gen Psychiatry*. 1983 ; 40 : 1065.
[o] Gottesman II, Shields J. *Schizophrenia : The Epigenetic Puzzle*. New York : Cambridge University Press : 1982.
[p] Swedo SE, Rapoport IL, Leonard H. Obsessive-compulsive disorder children and adolescence. *Arch Gen Psychiatry*. 1989 ; 46 : 335.
[q] National Society of Genetic Counselors Psychiatric Special Interest Group. At a glance empiric risk data. Available at : www.nsgc.org/members_only/sig/sig_psyc_empiric.cfm.
[r] Asarnow RF. Schizophrenia and schizophrenia spectrum personality disorders in the first-degree relatives of children with schizophrenia : The UCLA family study. *Arch Gen Psychiatry*. 2001 ; 58 : 581.
[s] Kendler KS, Gardner CO. The risk for psychiatric disorders in relatives of schizophrenic and control probands : A comparison of three independent studies. *Psychol Med* 1997 ; 27 : 411.
[t] Kendler KS, Walsh D. Schizophreniform disorder, delusional disorder and psychotic disorder not otherwise specified : Clinical features, outcome and familial psychopathology. *Acta Psychiatry Scand*. 1995 ; 91 : 370.
[u] McGuffin P. The heritability of bipolar affective disorder and the genetic relationship to unipolar depression. *Arch Gen Psychiatry*. 2003 ; 60 : 497.
National Institutes of Mental Health. Genetics and mental disorders. 1999. Available at : www.nimh.nih.gov/research/genetics.htm.

比べて侵入的思考，逃避，絶望感が短期間，もしくは長期にわたって高まる可能性がある．

倫理的，法的，社会的問題

　患者や家族の中には，遺伝的障害があることで社会的にひどい烙印を押されてしまうものもいる．これは精神疾患のある人やその家族はよく体験することである．その疾患に遺伝要因があることがわかることにより，偏見が強まることがある．反対に精神疾患には生物学的基盤があると確認することにより，精神疾患は道徳，精神性，態度の観点からは本人，もしくは家族の失敗の現れであるという一般の認識を変える可能性もある．

　遺伝情報のプライバシーに関してはさまざまな疑問が呈されている．例えば，雇用主や保険会社はこうした情報を手に入れられるか，遺伝子情報をその人の不利益になる形で使う可能性はないかなどである．後者の例としては保険に入ることを拒絶する，保険料を不当に高くする，雇用を拒否するなど数多くの考慮すべき問題がある．現在，こうした悪用から米国国民を守る努力がなされているが，彼らを十分に守る包括的な連邦法はない．現行，および提案された州法と連邦法は，国立ヒトゲノム研究所(National Human Genome Research Institute)のウェブサイト(www.genome.gov)から入手できる．

参考文献

Aatre RD, Day SM. Psychological issues in genetic testing for inherited cardiocvascular diseases. *Circ Cardiovasc Genet*. 2011;4(1):81.
Alcalay RN, Caccappolo E, Mejia-Santana H, Tang MX, Rosado L, Ross BM, Verbitsky M, Kisselev S, Louis ED, Comella C, Colcher A, Jennings D, Nance MA, Bressman SB, Scott WK, Tanner C, Mickel S, Andrews H, Waters C, Fahn S, Cote L, Frucht S, Ford B, Rezak M, Novak K, Friedman JH, Pfeiffer R, Marsh L, Hiner B, Siderowf A, Ottman R, Marder K, Clark LN. Frequency of known mutations in early-onset Parkinson disease: implication for genetic counseling: The consortium on risk for early onset Parkinson disease study. *Arch Neurol*. 2010;67:1116.
Beattie MS, Copeland K, Fehniger J, Cheung E, Joseph G, Lee R, Luce J. Genetic counseling, cancer screening, breast cancer characteristics, and general health among a diverse population of BRCA genetic testers. *J Health Care Poor Underserved*. 2013;24(3):1150–1166.
Costain G, Esplen MJ, Toner B, Hodgkinson KA, Bassett AS. Evaluating genetic counseling for family members of individuals with schizophrenia in the molecular age. *Schizophr Bull*. 2014;40(1):88–99.
Finucane B. Genetic counseling for women with intellectual disabilities. In: LeRoy BS, Veach PM, Bartels DM, eds. *Genetic Counseling Practice: Advanced Concepts and Skills*. Hoboken, NJ: Wiley; 2010;281.
Goldman JS, Hahn SE, Catania JW, Larusse-Eckert S, Butson MB, Rumbaugh M, Strecker MN, Roberts JS, Burke W, Mayeux R, Bird T. Genetic counseling and testing for Alzheimer disease: Joint practice guidelines of the American College of Medical Genetics and the National Society of Genetic Counselors. *Genet Med*. 2011;13:597.
Hodgson J, Gaff C. Enhancing family communication about genetics: Ethical and professional dilemmas. *J Genet Couns*. 2013;22(1):16–21.
Klitzman R, Chung W, Marder K, Shanmugham A, Chin LJ, Stark M, Leu CS, Appelbaum PS. Attitudes and practices among internists concerning genetic testing. *J Genet Couns*. 2013;22:90.
Lawrence RE, Appelbaum PS. Genetic testing in psychiatry: A review of attitudes and beliefs. *Psychiatry*. 2011;74:315.
Mitchell PB, Meiser B, Wilde A, Fullerton J, Donald J, Wilhelm K, Schofield PR. Predictive and diagnostic genetic testing in psychiatry. *Psych Clin North Am*. 2010;33:225.
Monaco LC, Conway L, Valverde K, Austin JC. Exploring genetic counselors' perceptions of and attitudes towards schizophrenia. *Public Health Genomics*. 2010;13(1):21–26.
Moseley KL, Nasr SZ, Schuette JL, Campbell AD. Who counsels parents of newborns who are carriers of sickle cell anemia or cystic fibrosis? *J Genet Couns*. 2013;22(2):218–225.
Peay HL, Hadley DW. Genetic counseling for psychiatric disorders. In: Sadock BJ, Sadock VA, Ruiz P, eds. *Kaplan & Sadock's Comprehensive Textbook of Psychiatry*. 9th ed. Philadelphia: Lippincott Williams & Wilkins; 2009:2562.
Potokar DN, Stein CH, Darrah OA, Taylor BC, Sponheim SR. Knowledge and attitudes about personalized mental health genomics: Narratives from individuals coping with serious mental illness. *Comm Ment Health J*. 2012;48:584.

28.15 メンタライゼーションに基づく療法とマインドフルネス

　メンタライゼーション(mentalization)とは比較的新しい用語で，自身と他者についての考えや感情の過程と定義される．マインドフルネス(mindfullness)も似た意味をもつが，自身についてのみ適用される．どちらの方法も思考，感情，情動，気分，身体的感覚に気づきを保とうとするが，メンタライゼーションでは対象が他の人にまで広げられる．それは対人関係の交流である．メンタライゼーションに基づく療法(mentalization-based therapy：MBT)は，心理学者であるアレン(John Allen)とフォナジー(Peter Fonagy)，精神科医であるベートメン(Anthony Batemen)によって始められた．彼らはその著書，Mentalizing in Clinical Practice で MBT の過程について述べているが，この項は主にこの本を参考にした．

　理論的には MBT は折衷的で，精神分析派と非精神分析派のさまざまな理論を組み合わせている．主な理論として，フロイト(Sigmund Frued)の精神分析，ボールビー(John Bowlby)の愛着理論，ベック(Aaron Beck)の認知療法，ロジャーズ(Carl Rogers)のクライエント中心療法，クラーマン(Gerald Klerman)の対人関係療法がある．

　マインドフルネスは元来仏教哲学に由来し，この用語は19世紀に，ある瞑想法を指すために使われた．その瞑想法では今の瞬間にとどまり，自分の最も深いところにある感情と精神状態に焦点を当てようとする．マインドフルネスもメンタライゼーションも，その人が「今，ここ」(here and now)にいることに焦点を当てる．MBTとマインドフルネスの違いについて，ある人はMBTでは「マインドフルネスにマインドフル」であろうとすると述べている．

　マインドフルネスにおける今の瞬間と意識の中立的な気づき——そのときの自分の考えや感情に気づき，それを批判したり変えたりしようとすることなく受け入れること——に焦点を当てることが他の療法にはない特徴である．マインドフルネスは患者が考えや感情，行動に注意を向け，気づきを高めるセルフモニタリング(self-monitoring)の変形と言える．しかし，マインドフルネスでは，気づきが高まっても，自身の考えや感情，行動をどう修正するのが一番良いのかを決めるために，それらを分析することはない．その代わり患者は自分の考えや感情を，パレードで行進している人たちがもっている数々のプラカードに書かれているようなもの，もしくは

ベルトコンベアーに乗ったいくつものスーツケースのようなものとして想像するように言われるであろう．患者は内的な現象に反応することなく，それを観察するように要求されるのである．

精神療法的アプローチ

フロイトはすべての行動に先行して（意識，もしくは無意識の）考えがあると信じた．メンタライゼーションでは考えを「捉える」ことで，行動をより深く理解しようとする．ボールビーは乳児の母親か主要な養育者への愛着は，後に人生における安心感の基礎となると考えた．メンタライゼーションではセラピストは患者との安全な愛着を拠りどころとして，患者が自身の内的世界と外的世界を探索することを可能にしようとする．内的な世界には感情があり，外的世界には行動があり，どちらも不安を喚起する．ベックは自分についての認知の歪み（例えば，「彼女は私のことが嫌いだ」）は肯定的な認知（例えば，「彼女が私のことを嫌いかどうかはわからないが，多くの人は私のことが好きだ」）によって修正できると考えた．メンタライゼーションの治療者は解釈を通じて歪みを正し，否定的な考えが妥当なものかを患者がテストすることを助ける．患者は共感の働きを使って他者の立場に立って，その人が考えたり感じたりしていることを体験するように奨励される．これは自己中心性のアンチテーゼとなる．クラーマンは，フロイトの概念である転移による歪みは重要であり，対人関係の妨害となると考えた．メンタライゼーションの治療者は，患者が相手の「考えを読んだり」，何を考えているか想像するのをやめることで，他者をありのままにみる能力を高めようとする．ロジャーズは患者の自主性を強調した．治療者は全知全能の存在ではなく，患者は治療者と対等であると考えた．メンタライゼーションの治療者はある程度自己開示をすることで，この見方を強化しようとする．この意味では，治療者は日々の生活の不安や，人生の移ろいやすさに対応することのロールモデルとなる．治療者の仕事は判断することでもなく，助言することでもない．治療者は「メンタライズ的姿勢」(mentalizing stance) を保つ．これは中立的な姿勢で，それによって患者が元来もっているが気づかないでいた資質を使って葛藤を解決することを可能にする．MBTを通じて，患者はまた，これから起こることとそれに対する自分の反応を予想することで，未来をメンタライズすることもできる．MBTでは感情は統制され，調整された形で体験される．これは恐れのために情動が制限されている人にとっては，貴重な治療的体験となりうる．フォナジーはメンタライズ的姿勢を「他者の心や自分の心に何が起こっているかに開かれ，関心と好奇心をもっている態度」と述べた．その意味では共感性を使い発達させることは，MBTの過程の核になると言える．

マインドフルネスとはある特定のやり方で，つまり意識的に，この瞬間にとどまり，判断することなく注意を向けることの実践である．マインドフルネスのスキルに含まれるのは，自分の行動を中立的，マインドフルに，かつ効果的に観察し，描写し，それに十分参加することである．マインドフルネスに基づいたアプローチの一部は，体験の回避 (experiential avoidance) と呼ばれる現象——否定的な感情，思考，感覚を体験しようとしないこと——を減らすことを中心としている．マインドフルネスのスキルをもち，実践してきた人は，自身の自動的な思考を割り引いて聞くことができるようになる．ある人が対人関係で失望することが続いて憤慨しているとき，「2度と人のことなんて構うものか」と思うかもしれない．しかし，この考えを吟味してみると，すぐにこの考えは現実的でも，建設的でもないとわかる．代わりにそのときの感情的な痛みが偏った考えにつながっており，否定的な出来事から気持ちを切り替えるためには困難な状況から学び，先に進むことが欠かせないことを悟るであろう．

マインドフルネスのアプローチは患者の感情を調整する能力を高めることを目標としており，その後にストレスへの耐性を高めることが考慮される．このときは曝露法的な練習が使われる．患者の内的な感覚への中立的な気づきを高めるという技法は，認知療法に典型的である思考を変える目的には相容れないと考える人もいるであろう．しかし，マインドフルネスの技法は，不安やストレスを喚起する思考やイメージに何度も曝露することでその不安やストレスを減らそうとする曝露に基づいた治療に相当する側面があるかもしれない．認知行動療法とマインドフルネスに基づいたアプローチの共通点は熱く議論され続けるであろう．

適 応

メンタライゼーションはさまざまな障害に適応されてきた．その1つが自閉症である．自閉症をもつ者は他者の情緒的な合図をうまく理解できないので，成人も子どもも社会的に機能するのが困難である．共感することが難しいために，社会的な相互関係がぎこちなく堅苦しいものとなる．メンタライゼーションは共感を教えること，他者との関わりを上達させることに焦点を当てる．

反社会性パーソナリティ障害をもつ患者に対してもMBTは効果があるかもしれない．こうした患者は操作的で，自分の行動がどういう結果をもたらすかに思いを馳せることがなく，忠誠心を築く能力がなく，他者に共感する気がないか，する能力がない．MBTでは彼らの心理的病理の核に焦点を当てる．患者と治療者の間に安全な愛着が築かれれば，反社会的な人に欠けている基本的信頼を初めて育むことができるかもしれない．MBTは境界性パーソナリティ障害をもつ患者にも使われてきた．

マインドフルネスに基づいた治療は，境界性パーソナ

リティ障害，不安，慢性疼痛，うつ病，ストレスなどを含む広範囲の心理的問題に効果的であることが実証されてきた．このアプローチはまた，身体疾患（例えば，癌，多発性硬化症）を患う患者の機能不全を改善し，全般的な幸福感を高めるのに使われてきた．患者はまた不安や抑うつ感情への耐性を高め，こうした感情は一時的なものであることを理解する．それによって葛藤に自信をもって臨むことが可能になる可能性がある．

参考文献

Allen JG, Fonagy P, Bateman AW. *Mentalizing in Clinical Practice.* Arlington: American Psychiatric Pub; 2008.

Asen E, Fonagy P. Mentalization-based therapeutic interventions for families. *J Fam Ther.* 2012;34(4):347–370.

Bateman AW, Fonagy P. 8-Year follow-up of patients treated for borderline personality disorder: mentalization-based treatment versus treatment as usual. *FOCUS.* 2013;11(2):261–268.

Bateman AW, Fonagy P. Mentalization-based treatment of BPD. *J Person Disord.* 2004;18(1):36–51.

Brüne M, Dimaggio G, Edel MA. Mentalization-based group therapy for inpatients with borderline personality disorder: Preliminary findings. *Clin Neuropsychiatry.* 2013;10:196–201.

Davis TS. A literature review exploring the potential of mindfulness as a tool to develop skills and qualities for effective consultation. *Mindfulness.* 2013;1–13.

Hoffman CJ, Ersser SJ, Hopkinson JB Nicholls PJ, Harrington JE, Thomas PW. Effectiveness of mindfulness-based stress reduction in mood, breast-and endocrine-related quality of life, and well-being in stage 0 to III breast cancer: A randomized, controlled trial. *J Clin Oncol.* 2012;30(12):1335–1342.

Kabat-Zinn J. Mindfulness-based interventions in context: Past, present, and future. *Clin Psychol.* 2013;10(2):144–156.

Luyten P, Van Houdenhove B, Lemma A, Target M, Fonagy P. A mentalization-based approach to the understanding and treatment of functional somatic disorders. *Psychoanal Psychother.* 2012;26(2):121–140.

Miller JJ, Fletcher K, Kabat-Zinn J. Three-year follow-up and clinical implications of a mindfulness meditation-based stress reduction intervention in the treatment of anxiety disorders. *Gen Hospital Psychiatry.*1995;17(3):192–200.

Newman CF, Beck AT. Cognitive therapy. In: Sadock BJ, Sadock VA, Ruiz P, eds. *Kaplan & Sadock's Comprehensive Textbook of Psychiatry.* 9th ed. Vol. 2. Philadelphia: Lippincott Williams & Wilkins; 2009:2857.

Paulson S, Davidson R, Jha A, Kabat-Zinn J. Becoming conscious: the science of mindfulness. *Ann N Y Acad Sci.* 2013;1303(1):87–104.

Shaheen L. Mindfulness-based therapies in the treatment of somatization disorders: A meta-analysis (P7. 305). *Neurology.* 2014;82(10 Supplement):P7–305.

Slater P. Minding the child: Mentalization-based interventions with children, young people and their families. *J Child Psychother.* 2013;39(1):126–129.

（訳　28.1-28.2 山科満　28.3 太田勝也　28.4，28.7，28.9-28.13 長根亜紀子　28.5-28.6，28.14-28.15 藤崎亜矢子　28.8 大澤良郎）

29 精神薬理学的治療

29.1 精神薬理学の一般原則

　精神薬理学の発展は，精神科の治療に関わる因子を劇的に増加させ続けている．脳の機能をより深く理解することは，より効果的で害が少なく，忍容性の優れた特異的な治療薬につながっていく．しかし，治療が高度になり選択肢が増え続ける中で，臨床医は常に有害作用の可能性や薬物相互作用（そして，薬物と食品や薬物とサプリメント），さらにそれらへの対処についての知識をもっていなければならない．新しい薬物は，当初考えられなかった副作用を後になってもたらす可能性がある．最新の研究結果を知っていることは，これらの知見を深めるために重要である．薬物誘発性の副作用への対応を十分に理解すること（他剤を併用したり，他剤に置換したりするなど）が必要である．

分　類

　精神疾患の治療に用いられる薬物は向精神薬と呼ばれている．これらの薬物は通常，主な臨床適応によって命名される．例えば，抗うつ薬(antidepressant)，抗精神病薬(antipsychotic)，気分安定薬(mood stabilizer)，抗不安薬(anxiolytic)，睡眠薬(hypnotic)，認知機能改善薬(cognitive enhancer)，そして精神刺激薬(stimulant)である．この分類の問題点は，多くの場合，薬物は複数の適応をもっているということである．例えば，選択的セロトニン再取り込み阻害薬(selective serotonin reuptake inhibitor：SSRI)は，抗うつ薬でもあり抗不安薬でもある．また，セロトニン-ドパミン拮抗薬(serotonin-dopamine antagonist：SDA)は抗精神病薬でもあり，気分安定薬でもある．
　向精神薬はまた，構造（三環系など）や，作用機序（モノアミン酸化酵素阻害薬[monoamine oxidase inhibitor：MAOI]など），歴史（第1世代や従来型など），特性（非定型など），適応（抗うつ薬など）によってまとめられている．さらに問題となるのは，身体疾患，特に神経疾患を治療する多くの薬物が，日常的に精神疾患を治療するために使用されることである．

　また，向精神薬の用語は混乱しやすい．統合失調症を治療する最初の薬物は安定剤と呼ばれた．次に不安に対する治療薬が新しく登場すると，安定剤はメジャーとマイナーに分けられた．抗うつ薬は初めは，三環系抗うつ薬(tricyclic antidepressant：TCA)とMAOIであった．新しい抗うつ薬が1970年代と1980年代に登場すると，それらは第2，第3世代と呼ばれた．さらに最近では，精神病の治療に使用されてきた従来の薬物は，定型，従来型，あるいは伝統的な神経遮断薬(neuroleptic)として知られている．そして新しい精神病の治療薬は，非定型薬となった．このような混乱を避けるために，この章では，共通の作用機序や構造の類似性，参照のしやすさ，包括性によって薬物を記載する．

薬理学的作用

　遺伝的および環境的因子は，その人の向精神薬への反応性や忍容性に影響を与える．したがって，ある薬物がある疾患に対して多くの患者で有効性を示さなくても，別の患者では劇的に症状を改善する場合もある．そのような場合，何がそうさせたのかを特定することは重要であるが，なかなか捉えにくい．
　同種の薬物でも，分子構造や，神経伝達系との相互作用のタイプ，薬物動態，活性代謝物の有無，蛋白結合などの微妙な差異によって違った特徴をもつ．そのような差異は，患者の側の要因と共に，有効性や忍容性，安全性と個人のリスク対効果比などの要因となっている．これらの複数の変数は，薬物の効果を確実に予測することを困難にしている．それでも個々の特性を知っていれば，治療が成功する可能性は高くなる．薬物の臨床効果は，身体が薬物に及ぼす影響を説明する薬物動態学(pharmacokinetics)と，薬物が身体に及ぼす影響を説明する薬力学(pharmacodynamics)から最もよく理解される．
　薬物動態学および薬力学では，薬物の効果が臨床的にどのように現れるかということに関する患者間のばらつきが存在するものとしてみる必要がある．患者ごとに，ある薬物の治療反応性と副作用の発現は異なっている．このような差異には，強い遺伝的な根拠があることが明らかになってきている．薬理遺伝学の研究は，薬物反応における遺伝的な役割を解明するものである．

薬物の選択

米国食品医薬品局（Food and Drug Administration：FDA）で承認されているすべての向精神薬は，適応となっている疾患に対する有効性は同等であるが，薬理学的にも，また個々の患者における有効性と有害反応にもかなり違いがある．薬物が有効であるかどうかは，部分的にしか予測できず，個体差という未知の部分によっている．ある薬物は，全体の有効性では優越性を示していなくても，ある患者群には役に立ちうる．普遍的に有効な薬物は存在しない．また，主な精神疾患に対する治療薬で，ある1つのものが明らかに優れているという証拠も存在しない．唯一の例外は，治療抵抗性統合失調症の治療薬としてFDAで認められているクロザピン（クロザリル）である．

薬物の選択と使用についての決定は，医師による個別の判断により，症例ごとに行われる．薬物選択に関するその他の因子は，薬物の特徴や患者の病気の特性である．これらの要因は，治療成功の可能性に影響する．

薬物の因子

薬力学

薬物の効果の時間経過と強さを研究する領域は，薬力学と呼ばれる．薬力学が主に扱うのは，受容体の機能，用量-反応曲線（dose-response curve），治療指数（therapeutic index），耐性や依存の形成，離脱現象などである．薬物の作用機序は，薬力学に含まれる．有害反応を含む薬物の臨床的な反応性は，薬物とそれに対する患者の感受性との相互作用によって決まる．薬理遺伝学的研究は，治療反応性と副作用に対する過敏性の個体差に関連する遺伝多型を見出してきている．

作用機序

ほとんどの向精神薬は，治療効果をもたらす機序について，まだよく解明されていない．通常，薬物がドパミン，セロトニン，ノルエピネフリン，ヒスタミン，γアミノ酪酸（γ-aminobutyric acid：GABA），またはアセチルコリンのシナプス濃度を変化させるメカニズムに焦点があてられる．これらの変化は，受容体拮抗薬か作動薬，神経伝達物質の再取り込み，神経伝達物質放出の増強，または代謝酵素の阻害に起因するとされる．特定の薬物は，これらの作用機序の順番や組合せと関連する．例えば，ある薬物はある受容体の作動薬として働いて受容体の生物学的活性を刺激し，あるいは拮抗薬として働けば生物学的活性を阻害する．いくつかの薬物は部分作動薬であり，ある受容体を完全に活性化する能力をもたない．いくつかの向精神薬はまた，受容体相互作用以外の機序により，臨床効果を生み出す．例えば，リチウムは，直接イノシトール-1-ホスファターゼ酵素を阻害することによって作用する．いくつかの薬物の効果は，特定のシナプスへの作用と密接に関係している．例えば，精神病の治療薬のほとんどは，ドパミン2型（D_2）受容体を遮断する機能を有している．同様に，ベンゾジアゼピン拮抗薬は，ベンゾジアゼピンとGABA受容体の複合体に結合する．

また，モノアミン神経伝達を直接標的にしない向精神薬が，いくつかの精神疾患を治療するのに非常に有効であるが，その作用機序は部分的にしかわかっていない．例えば，グルタミン酸を標的とする麻酔薬であるケタミン（ケタラール）は，ゆっくりと注入すると，迅速かつ劇的にうつ病の症状を軽減する．別の例では，抗生物質のミノサイクリンが，抗うつ作用を有することが示されている．他の知見とも合わせると，このことは，免疫系と炎症反応が，ある種の気分障害の背景にあることを示唆している．

作用機序については，全体像を見失ってはならない．向精神薬が実際に働く機序をシナプスに限定することは，一連の複雑な事象を単純化しすぎてしまう．単に神経伝達の増加や減少が薬物の臨床的な効果であるとすれば，このような変化をきたすすべての薬物が，同様の効果を生み出すことになるが，実際にはそうではない．神経細胞の受容体で生じる段階的な複数の未知の作用は，おそらく向精神薬の治療効果に関わっている．これらの下流で生じる要素が，薬物が臨床的に症状を改善する理由であると想定されている．受容体-薬物相互作用に関連した用語を**表29.1-1**に示した．

副作用

副作用は，薬物療法において避けられないリスクである．すべての起こりうる有害作用の知識を身につけることは不可能であるが，処方する臨床医は，最も頻度が高いものと重大な結果をまねく有害作用に精通している必要がある．治療中に生じる可能性のある副作用の完全なリストは，製品情報を含めて存在しない．

副作用で検討すべき事項は，その発生率，患者のQOLに与える影響，時間経過および原因である．すべての患者に有効な1つの薬物が存在しないのと同様に，どんなに出現率の高いものでも，すべての患者に出現する副作用は存在しない．併存する身体疾患や，同様の有害反応の既往がある場合には，副作用出現のリスクが高まることから，そのような有害反応があまり出現しない薬物を選択すべきである．

副作用は，その薬物の治療効果と同じ薬理学的作用から生じたり，全く別の無関係な性質から生じたりする．後者の例として，三環系抗うつ薬のよくみられる有害作用の一部が，ムスカリン性アセチルコリン受容体やヒスタミン2受容体の遮断により生じることがあげられる．患者がこれらの作用に敏感な場合は，そのような性質のない薬物を処方すべきである．副作用がその薬物の作用

表 29.1-1 受容体-薬物相互作用の用語集

受容体相互作用	定義	例と注釈
作動薬 (完全作動薬)	特定の受容体に結合し，その受容体に作用する神経伝達物質と同一の効果をもたらす薬物または医薬品．薬物は，神経伝達物質が消失または減少するさまざまな疾患を治療するために，受容体作動薬として作られる	完全作動薬は，モルヒネ，メサドン，オキシコドン，ハイドロコドン，ヘロイン，コデイン，メペリジン，プロポキシフェン，フェンタニルなどのオピオイドを含む．ベンゾジアゼピン系薬物はGABA受容体複合体で作動薬として働く
拮抗薬	受容体における別の物質(作動薬)の作用を阻害または減弱する，その受容体に結合する化合物 受容体の作動薬と競合する拮抗薬を競合的拮抗薬という．他の機序で拮抗するものは非競合的拮抗薬という	フルマゼニルは競合的ベンゾジアゼピン受容体拮抗薬である．GABA/ベンゾジアゼピン受容体複合体のベンゾジアゼピン部位で競合的に作用を阻害する 統合失調症の治療で使われる薬物は，ドパミン2受容体を阻害する オピオイド拮抗薬の例として，ナルトレキソンとナロキソンがある
部分作動薬 (混合作動薬)	受容体に対する親和性を有しているが，(完全に受容体を占有していても)その受容体における部分的な薬理学的応答を引き起こす化合物．部分作動薬は，しばしば作動薬の分子の構造的類似物である．神経伝達物質の濃度が低い場合，部分作動薬は作動薬として働く．このような機序から，混合作動薬と呼ばれることもある	ブプレノルフィンは，多幸や呼吸抑制など典型的なオピオイド作動薬の効果と副作用を惹き起こす部分作動薬であるが，最大の効果でもヘロインやメタドンのような完全作動薬の効果より小さい 低用量のブプレノルフィンは，オピオイド中毒の人がわずかな離脱症状で薬を中止することが可能になる作動薬効果を生む
逆作動薬	逆作動薬は，受容体の作動薬として結合するが，薬理学的には作動薬とは逆の作用を引き起こすものである	近年いくつかの逆作動薬が，臨床応用されてきている．例として，R015-4513はベンゾジアゼピン系薬物の逆作動薬である．R015-4513とベンゾジアゼピンは，神経細胞の同じGABA結合部位を使うが，R015-4513は反対の効果をもち，ベンゾジアゼピンのもつ鎮静や抗不安効果ではなく強い不安を惹起する カンナビノイドの逆作動薬は，食欲を低下させ，大麻の渇望を惹き起こす作用とは逆である

GABA：γ-aminobutyric acid(γアミノ酪酸).
Norman Sussman, M. D. による．

機序から生じる場合には，それは避けがたいものとなる．したがって，SSRIによるセロトニン再取り込みの阻害は，悪心と性機能障害をきたす可能性がある．精神病治療薬のD_2遮断は，錐体外路系の副作用を引き起こす可能性がある．ベンゾジアゼピン受容体の作動薬作用は，運動失調や日中の眠気を引き起こす可能性がある．これらの場合，その薬物を十分に使用できるようにするために，別の薬物を追加することがしばしばある．

時間経過

有害作用は，発症および持続時間の点でそれぞれ異なる．いくつかの副作用は，治療の開始時に出現し，その後速やかに軽減する．SSRIまたはベンラファキシン(イフェクサー)で生じる悪心や，ミルタザピン(レメロン)で現われる鎮静は，初期の期間限定的な副作用の典型である．早期に発症するが，長期に持続するものとして口渇などの副作用が，ノルアドレナリン再取り込み阻害薬または抗ムスカリン活性をもつ薬物に認められる．いくつかの副作用は，治療の後半で現われ(late-appearing side effect)，時として，治療早期に認められるものとは正反対の特徴をもつ．例えば，SSRIの治療初期には，一般には患者は体重が減少するが，時間がたつと逆に体重が増加する．同様に，早期の賦活化や焦燥に続いて，持続的な疲労や無気力が続くことがある．新薬についてのほとんどのデータは，通常は8週間の短期の研究から記載されているので，早発性の副作用は，製品情報や新たに販売される薬物情報では過剰に表示されてしまう．薬物の副作用像の理解を最新のものにするため，臨床医は，医学雑誌の投書欄やその他の情報源をチェックし続けることが必要である．

有害作用は，服薬順守に影響し，悪影響を及ぼす可能性がある．副作用に対する患者の耐性とQOLに与える影響によって，服薬を中止するか否かが決まる．重篤な副作用の例としては，無顆粒球症(クロザピン[クロザリル])，スティーブンス-ジョンソン症候群(ラモトリギン[ラミクタール])，肝不全(ネファゾドン[Serzone])，脳卒中(フェネルジン[Nardil])，および心ブロック(チオリダジン[Mellaril])があげられる．全体として向精神薬

は，生命を脅かす副作用のリスクは低い．重篤なリスクを生じる薬物については，より注意深く監視する必要があり，処方する医師は，臨床的有用性がリスクを上回るかを考慮すべきである．FDA のブラックボックス警告（処方薬に対する最も重大な警告）に反映されるような，深刻なリスクを有する薬物は，一般的にあまり使用されない．

ハロペリドール（セレネース）および他のドパミン受容体拮抗薬では，例えば遅発性ジスキネジアなどの長期の合併症についてはよく記載されている．ドパミン拮抗薬の使用はまた，乳がんのリスクをわずかに増加させること，そしてそれは累積使用量の多さと関係することが示されている．薬物に関連した重大なリスクについては，薬物療法に対する注意深い医学的なモニターが必要である．SSRI やセロトニン-ドパミン拮抗薬のような，最もよく使用されている向精神薬は，せいぜい 1980 年代や 1990 年代から使用されてきたにすぎないため，長期の影響についてはあまり確かではなく，副作用が単に治療初期に生じたものの延長ではないということを示す証拠はない．また，慢性疾患の治療薬のほとんどは，予期できない有害作用について安全性を保障するにはまだ十分な期間使用されていないことに留意すべきである．

自殺念慮と抗うつ薬治療

抗うつ薬に関連する自殺の問題が，新聞の紙面を飾っており，9 つの新規抗うつ薬のプラセボ対照試験の短期（4～16 週）結果では，子どもと 24 歳までの青年における抗うつ薬の使用と自殺念慮の関連が示唆されている．4400 人以上の患者を含む臨床試験では，それらの抗うつ薬治療の最初の数か月で，自殺念慮や自殺企図が起こるリスクの平均は 4％であり，プラセボ群の 2％の 2 倍という結果であった．これらの試験で既遂者はいなかった．また，この試験では，25～65 歳の群では自殺のリスクは増加しなかった．そして，抗うつ薬は 65 歳以上では自殺を減少させた．

この件についての公聴会のあと，FDA は 2004 年 10 月に，新旧のすべての抗うつ薬に対してブラックボックス警告を追加した．これにより，患者の親と医師の間では警戒が高まり，医療過誤の弁護士の広告が氾濫する事態となった．最も重要な変化は，その後数年で抗うつ薬の処方は成人に対しては変わらなかったが，青年期の患者に対しては減少したことである．

2006 年 1 月号の米国精神医学会の雑誌（American Journal of Psychiatry）に掲載された大規模研究は，抗うつ薬と自殺の関連と，FDA が追加した警告について，重大な疑問を提起した．この研究は，1992～2003 年の間に抗うつ薬を処方された約 50 万人が利用している太平洋岸北西部の非営利保険会社がもつ 6 万 5103 人の医療記録で，自殺と自殺企図のための入院を検討したものである．それによれば，(1) 新規の抗うつ薬は，従来のものよりも自殺のリスクを速く大きく減少させた，(2) 患者は，抗うつ薬開始後の 6 か月に比べ，開始前の 6 か月の方が自殺を企図し，既遂する率が有意に高かった．

抗うつ薬の使用と自殺のリスクの増加の関連を否定した，信頼できる証拠が示されたのは今回が初めてではない．ブラックボックス警告につながった公聴会で，コロンビア大学の John Mann は，フルオキセチン（Prozac）が SSRI として最初に発売された前年の 1987 年から比べると，米国の自殺率は低下しており，最も SSRI が処方された地域において，自殺率の低下が最も大きいことを示した．処方率が 10％上がるごとに，米国の自殺率は 3％ずつ低下した．

別の研究では，10～19 歳の 588 例について検討し，抗うつ薬の使用が 1％増加すると，年間 10 万人の青年あたり 0.23 人の自殺の減少と関連することが明らかになった．

より重要な問題は，FDA の軽率な決定の結果，たとえそのリスクがごくわずかであったとしても，うつ病患者が命を救う可能性のある治療を受けられないことになっていないかということである．米国を含むいくつかの国からの疫学的知見は，うつ状態にある小児や青年期の患者に対する抗うつ薬の処方の減少が，これらの集団における自殺率の増加をもたらしていることを示唆している．

新規の薬物による副作用

すべての薬物は，副作用を伴う．臨床医はそれを認識しておく必要があり，これを診断し，治療するための適切な措置を取るべきである．

傾眠　鎮静は，多くの向精神薬の効果そのものであり，特に不眠や不安，あるいは焦燥を治療するために使用される場合にみられる．しかし，日中の眠気や傾眠は，不必要な有害事象でもある．臨床医は，鎮静の可能性を患者によく説明し，自動車や機械などを操作する際に注意を払わせることが重要である．傾眠は，睡眠薬として夜間に使用する薬物の持ち越し効果によって生ずることもある．SSRI のように患者を賦活する薬物であっても，傾眠が問題になることがある．睡眠の質の障害に起因する場合もある．SSRI の慢性的な使用は，一部の患者では，睡眠が適切にとれていても自覚的な疲労や消耗，あくびを引き起こす．不快な傾眠への対処は，薬物の量や服用時間の調整，他の薬物への変更，精神刺激薬を少量追加する，モダフィニル（モディオダール）の追加などである．

胃腸障害　従来の抗うつ薬および抗精神病薬の主な消化管への副作用は，抗（ムスカリン性）コリン作用による便秘および口渇である．新規の薬物では抗コリン作用はわずかであるが，セロトニン神経系に影響する．人体のセロトニンのほとんどは消化管に存在するため，セロトニン作動薬は多くの場合，さまざまな程度の胃の痛み，悪心，鼓腸，下痢を引き起こす．ほとんどの場合，これらの副作用は一時的であるが，一部の人は治まらずに別の種類の薬物に切り替える必要がある．最初に低用量また

は徐放剤を使用することは，消化器系の副作用を最小限にするために有効である．

運動障害 セロトニン-ドパミン拮抗薬の導入は薬物誘発性運動障害の発生率を大幅に低下させたが，なお用量依存性にさまざまな程度でパーキンソン症状やアカシジア，ジストニアなどが生じる．リスペリドン（リスパダール）がこれらの副作用の面で最も従来の薬物に似ている．オランザピン（ジプレキサ）は，臨床試験で示されているよりも錐体外路症状を引き起こす．アリピプラゾール（エビリファイ）では重度のアカシジアが生じる．稀ながら，SSRI誘発性運動障害も，アカシジアから遅発性ジスキネジアまで報告されている．

性機能障害 向精神薬の使用は，性欲減退，勃起や射精の障害，女性のオルガズム抑制などの性機能障害と関連する．SSRIの臨床試験では，患者による自発的な報告に基づいていたため，性的な副作用の程度は過小評価された．例えば，フルオキセチンの製品情報で性機能障害の割合は，5%未満であった．その後の研究で，性的な副作用に特化した質問では，SSRIに関連した性機能障害の割合は35〜75%であることがわかった．臨床の現場では，患者は自発的に性機能障害を医師に報告したがらないので，この副作用について質問することが重要である．また，性機能障害のなかには，もとの精神疾患に関連して生じるものがある．しかし，薬物療法の開始後に性機能障害が生じ，治療に対する反応性が良い場合，性機能障害の症状に対して治療する価値はあるであろう．これらの副作用に対しての治療法は増えてきているが，常に有効であるものはほとんどなく，治療薬の使用を支持する証拠も症例報告以上のものはほとんどない．医師と患者は，薬物を選択する際に性機能障害の副作用の可能性を考慮し，それが患者にとって受け入れがたい有害作用である場合，性機能障害がより少ないか，全くない薬物に変更すべきである．

体重増加 体重増加は，水分の貯留や，カロリー摂取量の増加，運動の減少，代謝の変化の結果として多くの向精神薬の使用に伴って起こる．体重増加はまた，過食症や非定型うつ病のように，病気の症状として生じたり，病気からの回復の徴候としても現れる．治療による体重増加は，服薬順守の低下の主な理由である．体重増加を引き起こす特別な機序は明らかになっていないが，うつ病や精神病を治療する多くの薬物に伴う体重の変化は，ヒスタミン系やセロトニン系を介すると考えられる．セロトニン-ドパミン再取り込み阻害薬およびバルプロ酸（デパケン）の使用で体重が増加した患者で，メトホルミン（メトグルコ）は体重の減少を促進することが報告されている．オランザピンと同様にバルプロ酸もインスリン抵抗性の形成と関係し，食欲亢進を惹起し，体重を増加させる．体重増加は，クロザピン（クロザリル）およびオランザピンの注意すべき副作用である．体重を調節する遺伝的要因には，糖尿病に関連する問題だけでなく，5-HT$_{2C}$受容体が関与していると考えられる．この受容体の転写促進部位に遺伝的多型が存在し，ある多型の遺伝子座を有する患者では，それがない患者より体重増加が有意に少ない．強力な5-HT$_{2C}$親和性を有する薬物は，この受容体の転写促進部位の多型を有する患者の体重に，より大きな影響を与えると考えられる．

体重減少 SSRI治療に関連して生じる初期の体重減少は，通常は一過性で，ほとんどは最初の数か月で回復する．ブプロピオン（Wellbutrin）は，持続する中等度の体重減少を引き起こす．食事や生活習慣の変更と組み合わせると，ブプロピオンはより確実な体重減少をもたらす．トピラマート（トピナ）とゾニサミド（エクセグラン）は，てんかんの治療薬として販売されているが，時にかなり持続する体重減少を引き起こす．

糖代謝異常 糖尿病などの糖代謝異常のリスク増加は，向精神薬療法中の体重増加と関連する．クロザピンとオランザピンは，セロトニン-ドパミン拮抗薬よりも，空腹時血糖値の異常ならびに高浸透圧性糖尿病とケトアシドーシスのリスクが高い．血糖値の恒常性の調節不全は，薬物によって誘導され，グルカゴンを増加させる．

低ナトリウム血症 低ナトリウム血症は，オクスカルバゼピン（Trileptal）とSSRIの治療に関連しており，特に高齢者で多い．錯乱，激越，傾眠は頻度が高い症状である．

認知障害 認知障害は，思考能力の障害を意味する．ベンゾジアゼピン作動薬のようなある種の薬物は，認知障害の原因になると考えられている．しかし，他にもSSRIやラモトリギン（ラミクタール），ガバペンチン（ガバペン），リチウム，三環系抗うつ薬，ブプロピオンなどは，さまざまな程度に記憶障害や語流暢性の困難と関連する．ベンゾジアゼピン誘発性の前向性健忘とは対照的に，これらの薬物はより軽いぼんやりした感じを引き起こす．抗コリン作用のある薬物は，記憶の機能を悪化させる可能性がある．

発　汗 周囲の気温に関係のない著しい発汗は，三環系抗うつ薬やSSRI，ベンラファキシンと関連している．この副作用により，しばしば社会生活が障害される．テラゾシン（バソメット；本邦適応外）やオキシブチニン（ポラキス；本邦適応外）などにより，この副作用を治療することが試みられる．

心血管系障害 新規の薬物は，心臓への影響を直接もつものは少ない．三環系抗うつ薬やフェノチアジン系薬物のような多くの従来の薬物は，血圧や心伝導に影響する．何十年も使用されてきたチオリダジン（Mellaril）は，用量依存性にQTc間隔を延長させ，心室再分極の遅延と，トルサード・ド・ポアンツ（torsades de pointes）を惹起することにより突然死のリスクを高める．新規の薬物は現在，定期的に心臓への影響について詳しく調べられている．FDAがブラックボックス警告を要請したため，精神病治療薬として期待されていたセルチンドール（Serlect）は，市販されなかった．ジプラシドン（Geodon）はQTc間隔にわずかに影響することがわかり，販売開

始が遅れた．クロザピンは，臨床医が注意すべき稀な心筋炎を引き起こす可能性がある．

皮疹 あらゆる薬物は，薬疹の原因となる可能性がある．カルバマゼピン（テグレトール）およびラモトリギンなどのいくつかの向精神薬は，重篤な剝離性皮膚炎のリスク増加に関連する．スティーブンス・ジョンソン症候群は，全身性の免疫系の反応で，致死的あるいは永続的な瘢痕化や失明につながることがある．頭頸部を中心に粘膜にも及ぶ広範囲に，発熱やリンパ節の腫脹を伴う重篤な病変が起こる可能性を，すべての患者に説明しておくべきである．患者には，もしそのような症状が発現した場合，すぐに救急外来を受診するように処方する時に指示をしておく必要がある．

特異体質および逆説的薬物反応

特異体質による反応は，服薬している患者でごく稀に生じる．この反応は既知の薬理学的特性とは関係なく，体質的な，薬物に対する異常な過敏性である可能性が高い．逆説的反応（paradoxical response）は，期待される臨床効果とは反対のものが現れることを言う．2007年3月，FDAは，ある催眠・鎮静薬で解離様状態が起こることを報告した．これは，夢中遊行，過食，攻撃性，患者が意識せずに夜間運転をすることなどの行動である．表29.1-2にこれらの反応を生じる可能性のある，警告されている薬物の一覧を示した．

治療指数

治療指数（therapeutic index）とは，薬物の毒性と安全性の相対的な尺度であり，半数有効量に対する半数中毒量の比として定義される．半数中毒量とは，50％の患者が毒性の作用を受ける投与量であり，半数有効量とは，50％の患者が治療効果を示す投与量である．ハロペリドールのように治療指数が高い場合は，幅広い量を処方することができることを意味している．反対に，リチウムのように治療指数がきわめて低い場合は，患者のリチウム血中濃度を慎重にモニターしながら処方する必要がある．

過量服薬

薬物を選択する際には常に，過量服薬されたときの安全性を考慮すべきである．ただ，ほとんどの新規の薬物は，過量服薬の際に安全域が広い．それに対して，三環系抗うつ薬は，1か月分の処方でも致死的になりうる．治療歴のあるうつ病患者は，自殺企図のリスクが最も高い群である．最も安全な薬物でさえ，特に他の薬物との併用では重篤な合併症を生じることがあるため，医師は処方の際に自殺に用いられる可能性を念頭におくべきである．処方は少量とし，リフィル（refillable）処方（患者が医師の診察を受けることなく，処方せん1枚で繰り返し薬局で薬を受け取ることができる）にしないことが賢明であるが，患者の負担は大きくなる．実際，多くの薬物

表 29.1-2 米国食品医薬品局（FDA）によって承認されている鎮静催眠薬

薬物	製薬会社
ゾルピデム（マイスリー）	サノフィ アベンティス
ブタルビタール（Butisol Sodium）	メドポイント ファーマシューティカルズ
ペントバルビタールとカルブロマール（Carbrital）	パークデービス
フルラゼパム（ダルメート）	バレント ファーマシューティカルズ
クアゼパム（ドラール）	クエストコー ファーマシューティカルズ
トリアゾラム（ハルシオン）	ファイザー
エスゾピクロン（ルネスタ）	セプラコール
エトクロルビノール（Placidyl）	アボット
エスタゾラム（ユーロジン）	アボット
テマゼパム（Restoril）	タイコ ヘルスケア
ラメルテオン（ロゼレム）	武田薬品
セコバルビタール（アイオナール・ナトリウム）	リリー
ザレプロン（Sonata）	キング ファーマシューティカルズ

給付管理プログラムでは，薬物の3か月処方を推奨している．

自殺のリスクが高い症例では，過量服薬のために薬物がため込まれていないか確認すべきである．抜き打ちで残薬の数を確認したり，家族に1日分ずつわけてもらうことは有効である．患者は，回復しかけた時に自殺に向うことがある．治療指数が低く，投与量が多い場合には，慎重に処方すべきである．処方する錠数を制限する他の理由としては，家庭で子どもが誤って過量に服薬する可能性である．精神科治療薬は，安全な場所に保管するように忠告する．

救命救急室に勤務する医師は，どの薬物が血液透析できるかを知っておく必要がある．この問題は複雑で，薬物のどれか1つの化学的特性に基づいてはいない．例えば，蛋白質への結合しにくさは，透析にふさわしいと一般に考えられている．しかし，ベンラファキシンは27％しか蛋白質に結合しないが，透析するには分子量が大きすぎる．血液透析は，バルプロ酸の過量服薬には有効である．

薬物動態学

薬物動態学的相互作用（pharmacokinetic drug intersction）は，血中濃度に対する薬物の作用に関係し，薬力学的相互作用は，生物学的活性に対する薬物の作用に関係する．薬物動態学は，血中や脂肪組織，中枢神経など人体の異なる部位における薬物濃度の時間経過を表わし，予測するものである．臨床的観点から薬物動態学的方法は，薬物の活性の発現や持続，またその代謝や排泄を変化させる薬物相互作用を説明し，予測するのに役立つ．

薬理遺伝学的研究は，薬物動態学や薬力学を変化させる変異対立遺伝子の発見に焦点を当てている．中枢神経の薬理作用に直接関わる蛋白質と，酵素が向精神薬をどのように代謝するかの遺伝的差異を特定することが試みられている．患者の遺伝子型の同定は，異なるタイプの薬物に対する臨床的効果を予測しやすくする．

ほとんどの臨床医は，薬物相互作用が生じる可能性について，文献やコンピュータソフトから検索する必要があり，また臨床的にどのように関連するかも調べなければならない．できる限り薬物相互作用が少ない薬物を選択することが望ましい．また，処方する者は，最もよく処方される薬物の相互作用について知っていなければならない．

薬物動態学的な相互作用の例は，ある薬物が，同時に投与されている他の薬物の血中濃度を上昇させたり低下させたりする場合である．このような相互作用のタイプでは，代謝産物の濃度も変化させることにつながる．一部は，薬物の活性代謝産物への変換を阻害することがある．患者の薬物動態学のパラメータについては，薬物の吸収と代謝のような，膨大な多様性がある．その他の相互作用では，腎臓に関係するものがある．アンジオテンシン変換酵素阻害薬（ACE）や，非ステロイド性抗炎症薬（NSAID），サイアザイドなどのよく用いられる薬物は，リチウムの腎クリアランスを低下させ，リチウム血中濃度の大きな上昇をもたすリスクがある．薬物相互作用は，薬物動態学的にも薬力学的にも生じうる．

薬理遺伝学は，なぜ患者ごとに薬物代謝が異なるのかを研究する．代謝が極端に早い患者では，薬物血中濃度は通常より低くなる．

患者に関連した要因

薬物への反応性や副作用への感受性は患者に関連した要因によって影響される．これが薬物療法には誰にでも合う方法がない理由である．患者に関連した変数には，診断や，遺伝的要因，生活様式，全身状態，併存疾患，今までの薬物への反応性などがある．また，ある副作用に対しての嫌悪や特定の薬物への好みなど，患者の薬物療法への姿勢も考慮すべきである．

診断

正確に診断できないと，最適な薬物を選択できない．誤診は，治療の機会を逸するだけでなく，症状を悪化させてしまう．双極性障害の患者の抑うつエピソードを，単極性のうつ病と不注意に診断してしまうと，躁状態や急速交代を招いてしまう．治療の失敗や症状の悪化がみられた時は，診断を再考すべきである．

過去の治療反応

薬物の選択は，患者の過去の治療歴（服薬順守，治療反応性，有害作用）や，薬物反応の家族歴，その薬物の有害作用の性質，臨床医が使い慣れているかどうかなどによってなされるべきである．もしある薬物がその患者や家族にかつて有効であれば，同じ薬物を使用すべきである．しかし，理由は不明であるが，かつて有効であった薬物を再度試みてもうまくいかない患者もいる．ある特定の薬物に対して重篤な有害作用の既往がある場合，その患者はその特定の薬物には適していないことになる．

患者が以下のような過去の治療歴の詳細を思い出せれば非常に役に立つ．すなわち，処方された薬物とその量，処方された期間，併用薬である．しかし，精神疾患であるため，多くの患者ではそのような情報は十分に得られない．可能であれば，彼らからの情報を確認するために，診療情報を入手すべきである．家族も情報を補うのに役に立つ．

家族の治療反応性

家族の中では治療反応性は共有されるものである．したがって，ある薬物がその患者の親族で効果があれば，その患者にもその薬物が有効である可能性がある．薬物の選択について決定的な証拠はないが，家族の治療歴で，ある薬物の良好な反応性は，その患者の治療の選択において考慮すべきであることが，今までの研究で確認されている．

合併する身体疾患や精神疾患

最初の評価の際に，合併する身体疾患について明らかにすべきである．症例によっては，身体疾患が精神症状の原因かもしれない．十分に治療されていない甲状腺疾患の患者は抑うつ状態を呈することがある．睡眠時無呼吸はうつ病や認知機能障害を引き起こす．稀ではあるが，クライネ-レヴィン（Kleine-Levin）症候群は双極性障害に類似した状態を呈する．もともと合併している身体疾患をなるべく悪化させない治療薬を選択すべきである．

快楽を得るための麻薬の使用やアルコールの過剰摂取，カフェインを含む飲料の頻回な摂取は，向精神薬の作用を複雑にしたり減弱させたりもする．これらの物質は，それ自身顕著な精神作用特性を有しており，場合によっては患者の精神症状の原因ともなる．向精神薬の効果がはっきりするまでは，これらの物質の摂取を控えるように患者に伝えるべきである．アルコールや紅茶，コーヒーは徐々に控えめにしてもらう．それによって不快なことや症状の悪化がないかどうか，患者自身が観察できる．

インフォームドコンセント（説明と同意）と患者教育

信頼関係の構築と内服への動機づけは，治療成功のために必要不可欠である．患者は治療の選択肢や可能性のある副作用，それぞれの治療の利点を提示されるべきである．有効性や忍容性，代替の薬物の安全性などでやむ

を得ない理由がない限りは患者の希望を尊重する．特に推奨される薬物があれば，その根拠を説明する．患者は，その薬物が処方され続ける理由を完全に理解していれば，服用を継続しやすくなる．

医師と患者の強力な治療同盟は常に有用である．予期しない薬物の反応や，頻回に生じる副作用，薬物に対する潜在的な両価性と服薬への恐れなどを考えたとき，良好な信頼関係は，服薬順守を改善し，試行錯誤の末に有効な反応にたどり着くことを可能にする．医師の知識や判断に対する患者の信頼が，試験的な投薬や多剤処方などのより複雑な投与方法を可能にする．

薬物選択に関する話し合いは記録に残す必要があるが，署名されたインフォームドコンセントは必要ではない．意外なことに，可能性のある有害作用を知らされている患者は，副作用を報告する率が高くなるが，途中で服薬を中断する率は高くない．

患者と家族が治療計画にいかに参画するかが治療の成否を決定する．患者と家族に対する薬物療法の精神力動的意味や環境の影響，心理社会的ストレス，およびサポートが研究されるべきである．ある患者は，薬物療法を万能とみなし，他の患者は悪いものとみなすことがある．患者の同意を得る際に，家族や臨床医は，薬物治療の理由だけでなく，期待される利益と潜在的リスクについて説明すべきである．

投与法，投与期間，モニター

投与法

臨床的に有効な治療用量は，遺伝的感受性や薬物の代謝能力，併存症，併用薬，および過去の薬物使用歴といった，薬物および患者要因の特性によって決まる．

多くの向精神薬の血中濃度は10倍まで変化しうる．したがって，ある人の最適な用量は，その薬物で通常用いられる用量範囲の経験から，調整しながら最終的に決定される．場合によっては，患者の肝酵素についての遺伝子多型について調べることが役立つかもしれない．ある薬物を非常に高速で代謝する患者では，通常よりも高用量が必要であろう．代謝に時間がかかる患者では，非常に低用量でも副作用が出たり，中毒になる場合もある．

ある薬物では，用量の増加と臨床効果に明確な相関が認められる．この用量-反応曲線は，薬物の効果に対する薬物濃度をグラフにしたものである．

薬物の力価とは，その効力ではなく，ある効果を得るために必要な相対的な用量を意味する．例えばハロペリドールは，クロルプロマジンより強力であるが，それは100 mgのクロルプロマジンの効果を得るのに，約5 mgのハロペリドールで十分であるからである．しかし，これらの薬物の臨床効果，すなわちつまり薬物の投与で得られる最大の臨床効果は同等である．

薬物は，有効な用量で十分な期間用いる必要がある．薬物の忍容性と安全性は常に考慮しなければならないが，治療用量以下や不十分な治療期間は避けるべきである．不十分な用量の使用は，治療上有益なことはなく，患者をいたずらに副作用のリスクに曝すだけである．最近の処方薬の安全性の広さを考えると，推奨される用量を超えることよりも，過少に処方する方がリスクが高い．

投薬の時間は，通常，薬物の血中半減期とその副作用像に基づく．鎮静薬はすべて夜に投与するか，1日量のうちの多くを夜に投与する．刺激薬ではその逆となる．投与の頻度はそれほど明確ではない．例えば1日1回投与か分割投与かのように，向精神薬のほとんどの投与方法は，脳内の受容体占有率よりも，血中濃度によって決められている．脳と血中の薬物動態には大きな乖離があることが示されている．血中の薬物動態に基づいて投与計画を立てることは，必要な計画を誤らせることになる．

原則として，向精神薬は継続して使用する必要がある．例外は，不眠や急性の興奮，重篤な不安に用いる薬物である．よくある間違いは，アルプラゾラム（ソラナックス）やクロナゼパム（リボトリール）のような高力価のベンゾジアゼピンの使用法で，発作が生じ始めた時にのみ服用されることが多い．これらの薬物は発作を予防するために定期的に内服する薬物の一部として用いる．

SSRIを投与されていて性機能障害を呈する患者の中には，休薬日を設け，性的な機能を促進するために，時々内服を中止する者がいる．

SSRIの間歇的な使用は，月経前緊張症の治療に有効とされている．月経周期の黄体期に2週間，毎日服用する．

治療期間

患者からよくある質問に，「私はいつまでこの薬を飲まなければならないのでしょうか？」というものがある．その答えは，病気の種類や，症状の持続，家族歴，患者の忍容性や薬物による効果の程度など複数の要因によって異なる．その見通しについて患者にもっともらしい説明ができるかもしれないが，まず薬物が患者に有効であり，副作用が受け入れられるものかどうかをみるのが最善であると話すとよいであろう．効果の程度がはっきりしたら，治療期間について話し合うことができる．向精神薬の使用に反対する信条をもつ患者であっても，改善の度合いが大きければ，使い続けることを選択するであろう．大部分の精神疾患は，慢性化と再発の率が高い．したがって，再発を予防するために，長期の治療が必要となることが多い．しかし，実際には向精神薬は，それらが扱う疾患を治すのではなく，症状を制御するのを助けるにすぎない．

治療は，概念的には3つの段階に分けられる．初期治療期，継続期，維持期である．大部分の向精神薬は，治療効果が現れるのが遅いため，初期の治療は少なくとも数週間は続く．患者が，症状の速やかな改善という現実的でない期待を抱かないように，ある薬物の「治療の試み」に必要な期間は，治療の開始時に話し合うべきであ

る．患者は，薬物療法の初期には，病気が軽くなるよりも副作用を経験することが多い．場合によっては，薬物で一部の症状が悪化することもある．治療初期に反応が不良であっても，それが治療の最終的な結果を示す訳ではないと患者に説明する．例えば，パニック症の多くの患者は，三環系抗うつ薬やSSRIによる治療開始後に，焦燥やパニック発作が増える．ベンゾジアゼピン作動薬は，向精神薬の臨床効果の発現は遅いという原則の例外である．ほとんどの場合，催眠効果や抗不安効果はすぐに現れる．

薬物の継続的な使用も，必ず再発を防げるというわけではない．しかし，維持療法は，臨床的にも統計的にも再発を有意に予防している．継続および維持療法の最適な期間はさまざまであり，患者の病歴にもよる．例えば，若年発症の慢性のうつ病では，高齢発症の慢性のうつ病よりも重篤な経過で，併存症も多くなる．若年発症に加えて，複数回の過去の再発のエピソードと最近のエピソードの重症度や長さは，必要な治療期間を延ばすことになる．

通院間隔

治療に対する明らかな反応がみられるまでは，患者は，なるべく頻回に受診すべきである．経過の観察やモニタリングのための通院頻度は臨床的な判断で決められる．重篤な患者では，週に数回の受診になることもある．維持療法期の患者では，たとえ安定していてもモニタリングは必要であるが，その頻度については一致した見解がない．3か月おきの受診は妥当であろうし，長年の治療であれば6か月ごとでもよいかもしれない．

臨床検査と血液モニタリング

臨床検査と治療薬の血液モニタリングは，臨床的な状況と，使用されている薬物に基づいて行われる．通常用いられる大部分の向精神薬では，決められた検査はない．現時点では，精神疾患の診断を確認できる臨床検査はない．

治療前の状態の評価と，精神症状を引き起こしたり，治療を複雑にするような身体疾患を除外するためにも，治療前検査は日常的に行われる．最近行われた検査結果は入手すべきである．心伝導の変化を惹起する薬物では，治療開始前に心電図検査を行う．リチウムとクロザピンは，甲状腺，腎臓，肝臓，そして血液に重大な影響が出る可能性があるため，治療前と経過中の適切な臨床検査が必要である．

症例報告と研究結果の両方から，SDAの治療中に，重篤な糖代謝異常が生じうるため，FDAは非定型抗精神病薬で治療中の患者には，糖尿病の発現をモニターするように提言している．

患者の状態を把握するためには，血中濃度を用いることが必要かつ有用である．これには，リチウムのような治療指数の範囲が狭い薬物や，治療効果が出る最適な用量の治療域を有する薬物，相互作用により薬物やその代謝産物の血中濃度が上昇し，通常の治療用量であっても毒性を引き起こすような場合，また服薬が不規則で治療反応が得られない場合などがある．臨床医は，薬物乱用者への麻薬の尿検査の要求を無条件に行うことができる．

治療の結果

向精神薬治療の目標は，病気のすべての症状をなくすことであり，患者がもとの機能を回復し，病気になる前のように人生を楽しめることである．症候的に閾値以下に改善した段階で，寛解(remission)と定義される．

反応と寛解

寛解は治療の好ましい結果である．それは，精神的な機能や状態に与える直接的な影響だけではなく，寛解した患者では再燃や再発が少ないとされているからでもある．

症状が，完全に消失はしないが改善している患者は反応者(responder)と考えられる．彼らは，有意な改善を示すが，症状は残っている．うつ病の研究において「反応」とは通常，ハミルトンうつ病測定尺度(HAM-D)やモンゴメリーうつ病測定尺度(MADRS)などの標準的な評価尺度のベースラインから50%またはそれ以上の点数の低下と定義される．寛解とは，HAM-Dで7点以下，MADRSで10点以下と定義される．改善される可能性の程度は，特定の疾患の薬物療法への反応性によっている．例えば，強迫症(obsessive-compulsive disorder：OCD)や統合失調症は，うつ病やパニック症に比べると残遺状態を伴いやすい．OCDが2年間のSSRIのみによる治療で完全寛解に至る可能性は12%以下であり，部分寛解の可能性は47%である．

治療の失敗

最初の治療計画においては，その薬物が無効である可能性も予測しておく．治療を始めるときに，次の治療についても考慮すべきである．薬物療法の失敗が繰り返される場合，患者の再評価を行う．第1に，最初の診断は正しかっただろうか？ この問に答えるために臨床医は，診断されていない身体疾患の合併や，精神症状を惹起するような麻薬の使用の可能性を検討する必要がある．

第2に，現れている症状は，元の病気に関連したものなのか，実は薬物療法の有害作用ではないのか？ 例えば，抗精神病薬はアキネジアを惹起するが，これは精神病後の疲弊状態に類似しており，またアカシジアと抗精神病薬による悪性症候群は，精神病性の焦燥に類似している．SSRIの長期使用は，感情の鈍麻を惹起するが，これはうつ病に似ている．

副作用に耐えられないことが，治療失敗の最も多い理由である．第3に薬物は，適切な量を十分な期間投与されたであろうか？　薬物の吸収と代謝は患者によって大きく異なるため，臨床医は薬物が十分な量であるかを確かめるために，薬物の血中濃度を測定するべきである．

第4に，患者が服用している他の薬物との薬物動態学的，薬力学的な相互作用が，新しく処方された薬物の効果を減弱させていたのではないか？

第5に，患者は薬物を指示通りに服用したか？　服用の不順守は，複雑な投与法（複数の薬物を，1日複数回使用するなど）や有害作用（特に，臨床医に見逃されている場合），その薬物の治療法についての患者教育の不足などから生じる，臨床的によくみられる問題である．

治療抵抗性

薬物をいろいろと試みても反応しない患者もいる．単一の要因ではそのようなさまざまな治療法の無効については説明できない．このような場合の対策として，薬物の組合せ，大量投与，適応外処方などがある．しかし，これらの方法の有効性についての証拠は限られている．

耐　性

耐性は，臨床効果を維持するために投与量を，必要に迫られて徐々に増加させることによって形成される．薬物への反応性の低下は，反復投与後に生じる．耐性はまた，悪心のように有害作用への感受性の低下であるとも言える．この現象は，ある薬物を高用量で使用するために，最初は治療用量以下で開始する根拠にもなっている．臨床的な耐性は，受容体の形態や密度の変化といった，中枢神経系の変化として現れている．薬理作用が類似した薬物同士では，しばしば交叉耐性を生じる．

感　作

臨床的に耐性の逆の状態である感作（sensitization）とは，ある薬物の効果に対する感受性が徐々に増加することをいう．そのような場合，同じ用量でも治療が進むにつれてより顕著な効果を示すようになる．

離　脱

多くの向精神薬で，薬物に対する生理的な適応が進むと離脱症状のリスクが生じる．専門的には離脱は副作用と考えるべきである．このような反応の可能性や重症なものは，ほとんどの薬物ではあまりないが，一部の薬物でよく生じる．一般的には，薬物を急激に中止するほど，また消失半減期が短いほど，臨床的に問題となる離脱が起こりやすい．いくつかの短期作用薬を使用する場合は，飲み忘れや1日の中でも服薬と服薬の間で離脱が生じる．長期間使用している場合は，可能な限り緩徐に漸減することが推奨される．いわゆる鎮静催眠薬やアヘン剤は，精神的にも肉体的にも重篤な中止後反応を最も生じやすい薬物である．バルビツール酸の使用では，離脱は致命的なものになりうる．

同じ系統の薬物であっても，離脱症状の可能性と重症度は大きく異なる．例えば，ベンゾジアゼピン系薬物の中でも，アルプラゾラムとトリアゾラム（ハルシオン）は，他の薬物に比べて離脱が早く重篤である．SSRIの中では，パロキセチン（パキシル）にはより頻度が高く重篤な離脱症候群が生じることがよく知られている．しかし，どのSSRIでも生じる可能性はある．フルオキセチンですら離脱症候群を生じる可能性があるが，活性代謝産物の半減期が長いため，症状はより遅れて発現し，程度も軽微であろう．その場合の症状はかなり軽微で，最後の投与から数週間遅れて発現する．ベンラファキシンは，重度のSSRI様の離脱症候群を生じる．

半減期に加えて，多くの要因が離脱症状の可能性と程度に影響を与える．例えば，薬物代謝の速度の変化が影響する．パロキセチンは，主にチトクロームP450（CYP）2D6アイソザイムによって代謝されるが，CYP2D6の強力な阻害薬でもある．これは，用量依存性に自らの代謝を阻害し，結果としてパロキセチンの血中濃度の上昇をもたらす．もしパロキセチンの投与量が減らされたり投与が中止されると，血中濃度の急激な低下が生じ，離脱症状が引き起こされる．薬物が減量されていないのに離脱が生じることが稀にあり，それは代謝を抑制していた薬物が中止された場合である．例えば，アルプラゾラムは，CYP3A3/4酵素系を介して代謝され，ネファゾドンは，その酵素を阻害する．もし両方の薬物を内服していた患者がネファゾドンを中止すると，アルプラゾラムの代謝速度が急激に上昇し，結果として血中濃度が低下することになる．

アルプラゾラム，パロキセチン，およびベンラファキシンなどの薬物の徐放剤は，離脱症状を軽減するわけではない．これらの薬物の半減期の延長は，排出相の延長というよりも，吸収相の遅延からきている．薬物の投与回数は減るが，血中濃度の低下を緩徐にするわけではない．

臨床効果が予想外に得られずに離脱症状が生じた場合，ジェネリック薬品の生体内利用率の低さが考えられる．再調剤後すぐにこのようなことが生じた場合，新しい治療薬を試みるべきである．処方した薬物と投与量がともに正しいかどうかを確認する必要がある．ジェネリック薬品が本当に同等の効果をもっているのか確認することは困難なため，悪化した背景には違いがあるという可能性を考える．

離脱症状は常に，減量や中止後数時間から数日で生じる．症状は数週間以内に収まるため，持続する場合は離脱かどうかが議論となる．中断試験では症状の速やかな再発が惹起されるが，精神病症状や気分症状は，長期の治療後では突然再発することは通常はない．

表 29.1-3　精神科領域で用いられる配合剤

成分	製剤	内容量	推奨用量	適応
ペルフェナジンとアミトリプチリン	—	錠剤：2：25, 4：25, 4：50, 2：10, 4：10	初回投与：2：25 または 4：25 錠 1日4回 維持療法：2：25 または 4：25 錠 1日2回または4回	うつ病とそれに伴う不安
デキストロアンフェタミンとアンフェタミン	Adderall	錠剤：5, 7.5, 10.0, 12.5, 15.0, 20.0, 30.0 mg	3～5歳：2.5 mg/日，6歳以上：5 mg/日	注意欠如・多動症
	Adderall XR	カプセル：5, 10, 15, 20, 25, 30 mg	—	—
クロルジアゼポキシドと臭化クリジニウム	—	カプセル：5：25	1または2カプセルを1日3回または4回 食前と眠前	消化性潰瘍，胃炎，十二指腸炎，過敏性腸症候群，けいれん性大腸炎，軽度の潰瘍性大腸炎
クロルジアゼポキシドとアミトリプチリン	—	錠剤：5.0：12.5, 10：25	初回量として，5：12.5 錠を1日3回または4回，10：25 錠を1日3回または4回，必要に応じて1日6錠まで増量できる	うつ病とそれに伴う不安
オランザピンとフルオキセチン	Symbyax	カプセル：6：25, 6：50, 12：25, 12：50	1日1回夕にオランザピン6～12 mg，フルオキセチン25～50 mgの範囲	双極I型に伴う抑うつエピソード

薬物の併用

　米国精神医学会による精神疾患治療実践指針によれば，精神疾患の治療において，「複数の薬物の併用は可能な限り避けるべきである」とされている．単剤での治療が理想的であるが，複数の向精神薬を同時に使用する多剤併用は，1950年代初頭にクロルプロマジンとレセルピン（アポプロン）を併用して以来，よく行われている．薬物併用の方法やさまざまな増強（augmentation）療法や併用（combination）療法の利点については，論文でも学会でも常に議論されている．この数10年で同時に併用される処方薬の平均数は増加してきている．精神科の入院患者で，処方されている向精神薬の平均数は3つである．かつては複数の活性成分を含む合剤が販売され成功していたが，新しい組合せも研究されている．双極性障害の治療に，フルオキセチンとオランザピンの組合せが認可された．そのような薬物の使用は，処方を単純化するため患者の服薬順守を改善するかもしれない．しかし，配合薬の問題点は，どちらかの薬物の量の調整を柔軟にできないということである．治療効果のために1つの薬物を続けることが必要な場合でも，2つの薬物が処方されてしまうことになる（表29.1-3）．

　増強療法と併用療法は区別される場合もある．同じ適応薬である2つの向精神薬を同時に使用することを併用療法という．他の適応の薬物を追加することを増強療法という．増強療法では，向精神薬と考えられていない薬物を使用することがよくある．例えば，うつ病の治療で，承認されている抗うつ薬に甲状腺ホルモンを追加することである．

　ほとんどの双極性障害の患者は，複数の向精神薬を使用している．うつ病の治療薬と，ドパミン拮抗薬もしくはセロトニン-ドパミン拮抗薬の併用は，今まで精神病性うつ病の治療に良いとされてきた．同様に，SSRIは強迫症の患者に部分的な改善しかもたらさないが，セロトニン-ドパミン拮抗薬の追加は有用であろう．

　薬物の併用は副作用を減らすときや，特定の症状を治療するとき，あるいは別の薬物に変える際に一時的に行われる．最初に使用した薬物が部分的には効果を発揮しているようなときには，前薬を中止せずに新しい薬物をそれに追加することはよくある．これは十分な効果が得られていない薬物から変更する際の治療計画の1つとしても，併用療法を維持するためにも行われている．

　薬物を組み合わせることの利点は，既存の効果を組み合わせてそれなりの結果が得られることや，単剤では造りだせない新しい作用を生む可能性である．限界の1つは，服薬順守の不良と有害作用の増加であり，治療の成功やある有害作用が現れた場合に，それが加えた薬物の単独作用なのか，併用の結果なのか判断ができないことである．薬物の併用は広範な効果をもたらし，代謝産物の比率も変化させる．

薬物療法と精神療法の併用

　多くの精神科医は，薬物療法と精神療法を組み合わせて治療することが最良であると考えている．両者の併用

が，どちらか1つの治療よりも優れていることが研究で示されている．薬物療法と精神療法を併用する場合，それらが協調し，統合され，相乗効果が生まれるようにすべきである．もしこれらが別々の医師によって行われる場合は，両者は互いにしっかりとコミュニケーションをとらなければならない．

特殊な集団

どの患者も，臨床的に個別の背景と臨床的多様性をもっているが，特定の集団には，特別な配慮が必要である．病気をもつ若年者や高齢者，挙児を希望している女性や，妊娠中，あるいは授乳中の女性の治療の場合，薬物治療に伴うリスクの認識は重要である．臨床試験のデータは，さまざまな場面に応用するには限界がある．というのは，これらの研究における集団は健康な若い成人から構成され，最近まで，出産適齢期の多くの女性を除外していたからである．小児と青年期についての研究は一般的になってきており，この年代の治療効果の理解は進んでいる．

小児

小児の治療に用いられるほとんどの向精神薬の有効性と安全性の理解は，大規模臨床試験による根拠よりも，臨床経験に基づいている方が多い．注意欠如・多動症（ADHD）や強迫症以外では，よく使用されるほとんどの向精神薬は，小児では適応外であるため，成人の研究の結果から推定している．しかし，薬物動態学および薬力学的な発達の違いから，これは必ずしも適切ではない．小児に薬物を使用する際に，用量の設定は気をつけなければならない．小児では薬物の分布容積が小さいため，成人より低用量を使用すべきであるが，代謝速度は成人より速いため，体重(kg)あたりの投与量(mg)は多くなる．実際には，低用量から開始して，臨床効果が得られるまで増量するのがよい．しかし，その用量が有効でかつ副作用が少なければ，小児に成人の投与量を使用することもできるであろう．

研究データが少ないのは，企業が責任の懸念や市場が小さいことからこの集団での収益が限定されているので，小児の治験を避けていたという長年の負の遺産のためである．これを是正するために，1997年にFDA近代化法（FDA Modernization Act：FDAMA）が，小児に薬物を使用するための研究を奨励し報償金を提供した．

妊娠中および授乳中の女性

妊娠中および授乳中の使用で全くリスクのない薬物は存在しない．先天異常や早産，新生児の合併症のリスクが知られている薬物は，他の代替の方法があれば避けるべきであるが，妊娠中に絶対禁忌となる向精神薬はない．

妊娠中や授乳中の女性は，臨床治験から除外されていた．ようやく最近になって，出産可能年齢の女性が，治験に参加できるようになった．その結果，発達中の胎児と新生児に対する向精神薬の効果についての知見に大きな違いがある．知られているものの大半は，事例報告や登録してあるデータからのものである．原則として，妊娠中（特に，第1三半期）や授乳中の女性に対しては，母親の精神疾患が重篤でない限り，また薬物治療の有用性が，胎児や新生児への理論的な有害作用を上回ることが決定的である時以外は，いかなる薬物の投与も避ける．苦痛で不快な症状の再発を望まない女性は内服の継続を選ぶことがある．

新規の抗うつ薬のなかで，パロキセチンは心奇形のリスクが高いため，唯一FDAから警告が出されている．先天異常のリスクが最もよく知られているのは，リチウム，カルバマゼピン，バルプロ酸である．妊娠中のリチウムへの曝露は，最近の証拠では以前考えられていたほどリスクは高くないが，重篤な心臓発達の異常であるエプスタイン奇形を生じる．カルバマゼピンとバルプロ酸は神経管欠損を伴い，妊娠中の葉酸の摂取によりこれを防ぐことができる．ラモトリギンは第1三半期に使用すると口蓋裂が起こることがある．向精神薬を使用中の出産可能年齢の女性にはすべて，葉酸のサプリメントを服用することを勧める専門家もいる．

分娩時や分娩間近に向精神薬を投与すると，新生児の鎮静，場合によっては人工呼吸管理が必要となるような呼吸抑制，解毒と離脱症候群の治療が必要となるような身体依存を生じることがある．妊娠第3三半期にSSRIを服用した場合に，新生児離脱症候群が報告されている．SSRIはまた，新生児の肺高血圧症を引き起こす．

すべての向精神薬は，授乳中の母親の母乳に分泌される．したがって，これらの薬物の服用中には母乳を与えないように忠告すべきである．

高齢者

高齢者に精神科治療薬を投与する際には2つのことに注意しなければならない．高齢者は有害作用（特に，循環器系）に敏感であることと，薬物の代謝や排泄が遅いことである．そのため高齢者には低用量を用いなければならない．実際の診療においては，通常量の半分程度の少量から開始すべきである．増量する場合も，臨床的に効果が発現するまで，もしくは耐えられない有害作用が出現するまで，若い人より少量ずつゆっくりと行うべきである．多くの高齢者は低用量しか必要としないが，通常量を必要とする場合もある．

高齢患者への処方はすべての処方の約1/3を占めており，市販薬でもかなりの割合を占めている．さらに重要なのは，多剤併用の割合である．最近の調査では，地域での高齢患者は3〜5剤を処方されており，入院の高齢患者では，平均10剤を処方されている．介護老人施設の約半数の患者には，1つかそれ以上の向精神薬が処方されている．これらをふまえて，臨床医は薬物を選択する際に薬物の種類と相互作用について考慮する必要があ

る．

　向精神薬は，高齢者の転倒の原因であることが示されている．向精神薬の中止は約 40% 転倒のリスクを低下させるという．新規の薬物が広く使用されると，向精神薬と転倒および股関節の骨折との関連は低下する．通常新規の薬物は，鎮静，めまい，パーキンソニズム，および起立性低血圧などの望ましくない症状を生じることが少ない．

　腎臓クリアランスと肝臓での代謝の加齢変化のため，用量の調整と同様，開始用量についてもより慎重になることが重要である．低血圧，心臓の伝導系の異常，抗コリン作用，呼吸抑制などの重篤な影響を及ぼす向精神薬は選択すべきではない．ベンゾジアゼピン系薬物や抗コリン薬などのように認知機能障害を生じる薬物は，認知症に類似の症状を惹起し，あるいはそれを悪化させうる．同様にドパミン受容体拮抗薬は，パーキンソン病や年齢に関連した疾患を悪化させたりその症状を惹起させる．SSRI による SIADH やオクスカルバゼピンによる低ナトリウム血症などの副作用は，高齢者ではより生じやすい．

　身体疾患や認知症の患者に共通の倫理的なジレンマは，向精神薬療法や電気けいれん療法（ECT）の開始前のインフォームドコンセントでの同意能力があるか否かである．

身体疾患のある患者

　身体疾患のある患者に向精神薬を投与する場合，診断的にも治療的にも特別に考慮すべきことがある．精神症状の原因となる身体疾患は除外診断すべきである．例えば，神経疾患や内分泌疾患，ヒト免疫不全ウイルス（HIV）のような感染症の患者では，気分や認知の障害がよく起きる．ステロイドやLドパのようなよく用いられる薬物は，躁状態を惹起することがある．

　糖尿病患者は体重増加や耐糖能異常のリスクのない薬物で治療するのがよい．このような患者にはブプロピオンやトピラマート，ゾニサミドなどの体重減少を起こすような精神疾患治療薬を投与する．閉塞性肺疾患の患者には，覚醒の閾値をあげ，呼吸を抑制する鎮静薬は投与すべきではない．身体疾患を有する患者では他の薬物を投与されているため，それらが薬物動態と薬力学に影響する．複数の CYP 酵素を誘導する薬物とそれらの基質となる薬物の併用療法では，治療域下の血中濃度となり，症状を十分にコントロールできなくなる．結核の治療薬のリファンピシン（リファンピシンカプセル）とカルバマゼピンはこの例である．パロキセチンやフルオキセチンなどの CYP2D6 阻害薬はヒドロコドン（Robidone）および他のオピエートの活性代謝物への変換を防止する．NSAID も知覚障害や精神症状を稀に惹起する．

　その他の問題としては，薬物の代謝と排泄の亢進や低下，他の薬物との相互作用による有害作用に対する感受性の亢進がある．狭い治療域の薬物が使用されている場合，薬物相互作用は重要である．代謝産物の生成と排泄に関係する代謝や阻害の変化は，その薬物の活性に影響を与える．同様に，薬物代謝を阻害する相互作用は，副作用および毒性を増加させる．

　小児や高齢患者と同様に，臨床的に最もよいのは少量から開始し，漸増し，臨床効果と有害作用を見極めることである．そのような患者では，血中濃度の測定が有用であるが，大部分の向精神薬にとって血中濃度は必要ではなく，日常的に測定することができない．

物質乱用

　精神疾患の治療を必要とする多くの患者は，違法薬物の慢性的な使用や，過剰なアルコール摂取をしている．マリファナは，ほとんどの州において米国で最もよく使用されている違法薬物である．

　慢性の薬物やアルコール使用を中止すると，渇望だけではなく，臨床的に重大な離脱症状が生じる．多くの患者にとって精神疾患の治療の成功は，マリファナ，コカイン，およびアルコール使用下では不可能であろう．もしいくつかの治療薬が失敗した場合は，解毒のための入院が必要となる．コカインやマリファナ，その他の麻薬の常習者の患者にどのように向精神薬を使用するかについての研究や一致した見解はほとんどない．

規制問題

　FDA は臨床使用する薬物を承認し，添付文書の信憑性と，そこに安全かつ効果的な使用に関するすべての適切な情報が含まれていることを保証する権限を有している．

　FDA が承認し市販された薬物の製品情報は，可能性のある副作用の一覧，薬物相互作用，特別なモニタリングの必要性，および使用するための制限を添付文書として表示している．いくつかの薬物は，副作用や安全上の問題のために，ブラックボックスラベルと呼ばれる特別な警告を与えられている．FDA は通常は製薬会社と最終的なラベル（添付文書）の交渉をするが，ある会社が FDA の要求を拒否した場合，代理店はその薬物を臨床使用から除くための手続きを開始することができる．近年では，セロトニン-ドパミン拮抗薬や SSRI のような抗うつ薬を含む向精神薬全体に警告のラベルが適用されている．

　製品情報には禁忌の見出しがつく場合もある．ここには，使用することで明らかにリスクを伴うため，その薬物を使うべきではない場合が記載されている．もし禁忌がない場合，この部分は「知られていない」と表現される．

　注意事項の項目では，薬物を服用するほとんどの人や，妊婦や授乳中の女性，子どもなどの特定のグループに対しても注意すべきことが含まれる．そこには，その薬物を安全で効果的に使用するために患者に向けた推奨事項がある．例えば，その薬物を服用した時，またその他の

薬物や食品，アルコールなど併用すると有害なものを使用した時の運転についての注意が書かれる場合もある．使用上の注意の項では，治療反応性をみるために，また薬物の有害反応や，他の薬物，食品，成分との相互作用について知るために必要な臨床検査についての情報を提供している．

すべての製品の添付文書の有害反応の項には，薬物の使用に関連する望ましくない作用の頻度が示されている．有害反応の原因には，過量投与や他の薬物や食品との相互作用などの投薬の誤りが含まれている．

未承認の投与量および使用

非精神疾患に認められた治療薬を，精神疾患に使用することは今や一般的である．例として，社交不安やリチウムの振戦の治療にプロプラノロール（インデラル），躁病やMAOI誘発性の高血圧クリーゼの治療にベラパミル（ワソラン），抗うつ薬の増強療法としてレボチロキシン（チラージン），ADHDと心的外傷後ストレス障害（PTSD）に対してクロニジン（カタプレス）とグアンファシン（Tenex），抗うつ薬の増強療法として，デキストロアンフェタミン（Dexedrine），自傷行為にリルゾール（リルテック）があげられる．薬物の適応外使用は法律違反ではなく，医療行為からの逸脱でもない．FDAは，承認された薬物を医師が使用する方法を制限してはいない．薬物は，どのような理由であれ患者の福祉のためであれば処方できる．薬物がいったん商業的に承認されると，医師は医療活動の一環として，合法的に患者のために異なる投与量を処方することができ，FDAに通知したり承認を得たりすることなく，添付文書の使用条件を変えることができる．

薬物の添付情報に従わなくとも，医師はそれ自体で法的責任は問われず，また患者の治療において必要な臨床判断は認められるべきである．医師は薬物を公式の医薬品表示に含まれていない適応で使用しても，FDAの規則に違反したことにならない．しかし，これは治療によって有害な結果が生じた際に医師の責任を免除するものではない．患者は，FDAが承認した医薬品表示に従わないのは標準的ではないという理由で，医療過誤の可能性を訴えることができる．

薬物を未承認の適応や，通常の用量の範囲を超えて使用する場合は，患者に説明し，承認されていない薬物を使用する理由を診療録に記載することが推奨される．適応外の使用が想定される場合には，同僚にも意見を求めるべきである．

いくつかの薬物は，適応について限定的な承認を得ている．例えば，ジバルプレックス（Depakote）やクエチアピン（セロクエル），リスペリドンは，FDAによって，躁病の急性期治療に，長期間ではなく認められている．しかし，これらの薬物は，躁病や双極性障害の再発予防に，日常的に長期間使用されている．ラモトリギンは，FDAが適応の承認を許可するはるか以前から，双極性障害の治療の第1選択薬とされていた．

プラセボ

薬理学的な活性をもたない物質も，時として有意な臨床効果をもたらすことが長年知られている．患者がその薬は効くと信じていると，それが薬理学的活性をもつか否かに関わらず，服用することで著明な効果を得ることがある．軽度から中等度のうつ病や不安症を含む多くの精神疾患で，30％を超える患者がプラセボで症状の改善や寛解が得られている．統合失調症や躁病エピソード，精神病性うつ病などの他の疾患では，プラセボの反応性は非常に低い．プラセボ効果の重要性は疑いもないが，プラセボは生物学的な効果をもちうる．例えば，プラセボによって得られた鎮痛は，時としてナロキソンによって阻害されるが，これはプラセボによる鎮痛にエンドルフィンが介在していることを示唆している．プラセボが内因性の抗不安因子や抗うつ因子を刺激し，うつ病や不安症の患者の改善につながっていると考えることもできる．

プラセボは有効性をもつと同様に，有害作用もある．多くの研究で，プラセボは活性をもつ薬物よりも有害作用の出現が多いことも示されている．一部の患者では，プラセボがおそらく活性がないにもかかわらず，使用に耐えられず，有害作用を示す（ノセボ現象[nocebo phenomenon]と呼ばれる）．そのような患者を被暗示性が高いと除外することは簡単である．しかし，もし内因性の有益な因子がプラセボで刺激されるなら，おそらく同様に内因性の有害な因子も産生されるであろう．

臨床においてプラセボを使用することを考慮する場合，慎重さが必要となる．患者を同意なしにプラセボで治療する場合，もしそれがわかってしまったとき，医師との信頼関係を大きく損なうことになる．

参考文献

Balk EM, Bonis PA, Moskowitz H, Schmid CH, Ioannidis JP. Correlation of quality measures with estimates of treatment effect in meta-analyses of randomized controlled trials. *JAMA.* 2002;287:2973.

Chuang DM. The antiapoptotic actions of mood stabilizers: Molecular mechanisms and therapeutic potentials. *Ann N Y Acad Sci.* 2005;1053:195–204.

DeVeaugh-Geiss J, March J, Shapiro M, Andreason PJ, Emslie G, Ford LM, Greenhill L, Murphy D, Prentice E, Roberts R, Silva S, Swanson JM, van Zwieten-Boot B, Vitiello B, Wagner KD, Mangum B. Child and adolescent psychopharmacology in the new millennium: A workshop for academia, industry, and government. *J Am Acad Child Adolesc Psychiatry.* 2006;45(3):261–270.

Fava GA, Tomba E, Tossani E. Innovative trends in the design of therapeutic trials in psychopharmacology and psychotherapy. *Prog Neuropsychopharmacol Biol Psychiatry.* 2013;40:306–311.

Kosky N. A possible association between high normal and high dose olanzapine and prolongation of the PR interval. *J Psychopharmacol.* 2002;16:181.

Lam RW, Wan DDC, Cohen NL, Kennedy SH. Combining antidepressants for treatment-resistant depression: A review. *J Clin Psychiatry.* 2002;63:685.

Lieberman JA, Stroup TS, McEvoy JP, Swartz MS, Rosenheck RA. Clinical Antipsychotic Trials of Intervention Effectiveness (CATIE) investigators. *N Engl J Med.* 2005;353:1209.

Liguori A. Psychopharmacology of attention: The impact of drugs in an age of increased distractions. *Exp Clin Psychopharmacol.* 2013;21(5):343–344.

Malizia AL. The role of emission tomography in pharmacokinetic and pharmacodynamic studies in clinical psychopharmacology. *J Psychopharmacol.* 2006;

McGrath PJ, Stewart JW, Quitkin FM, Chen Y, Alpert JE. Predictors of relapse in a prospective study of fluoxetine treatment of major depression. *Am J Psychiatry.* 2006;163(9):1542.
Meyer JH, Ginovart N, Boovariwala A, Sagrati S, Hussey D. Elevated monoamine oxidase a levels in the brain: An explanation for the monoamine imbalance of major depression. *Arch Gen Psychiatry.* 2006;63:1209.
Moncrieff J. Magic bullets for mental disorders: The emergence of the concept of an "antipsychotic" drug. *J Hist Neurosci.* 2013;22(1):30–46.
Preskorn SH. Pharmacogenomics, informatics, and individual drug therapy in psychiatry: Past, present and future. *J Psychopharmacol.* 2006;20(Suppl 4):85–94.
Sussman N. General principles of psychopharmacology. In: Sadock BJ, Sadock VA, Ruiz P, eds. *Kaplan & Sadock's Comprehensive Textbook of Psychiatry.* 9th ed. Vol. 2. Philadelphia: Lippincott Williams & Wilkins; 2009:2965.
Wadsworth EJK, Moss SC, Simpson SA, Smith AP. Psychotropic medication use and accidents, injuries, and cognitive failures. *Hum Psychopharmacol.* 2005;20(6):391–400.
Zajecka J, Goldstein C. Combining and augmenting: Choosing the right therapies for treatment-resistant depression. *Psychiatr Ann.* 2005;35(12):994–1000.

29.2 薬物誘発性の運動障害

薬物誘発性の運動障害は，向精神薬の使用でよくみられる．最も多く認められるのは，ドパミン D_2 受容体阻害薬であるが，異常運動はその他の向精神薬でもみられる．時として，異常運動が有害事象であるのか，原疾患による症状であるのか鑑別が難しいことがある．例えば，不安はアカシジアに似ているし，アルコールやベンゾジアゼピン系薬物の離脱では振戦を伴う．米国精神医学会は，精神病を治療する薬物——ドパミン受容体拮抗薬（DRA）と第2世代抗精神病薬（SGA）の副作用を議論する際には，神経遮断薬（neuroleptic）という用語を残すことにした．この用語を使い続けるのは，もともとこの薬物が異常運動を引き起こす傾向をもつことを表す言葉であったからである．

神経遮断薬に関連する異常運動で最も一般的なのは，パーキンソン症候群，急性ジストニア，急性アカシジアである．神経遮断薬悪性症候群は生命を脅かし，しばしば誤診されることが多い．神経遮断薬誘発性の遅発性ジスキネジアは，神経遮断薬による遅発性の有害作用で，非可逆的でありうるが，最近の知見では，重篤で障害となる可能性はあるものの，DRAを服用中の患者において以前考えられていたほど悪性なものではないことが示唆されている．新しい抗精神病薬であるセロトニン–ド

表 29.2-1　運動障害に関連する薬物：各神経受容体への影響

分類（亜類型）	薬物名（商品名）	D_2阻害	5-HT_2阻害	mACh阻害
抗精神病薬				
フェノチアジン（脂肪族）	クロルプロマジン（コントミン）	弱	強	強
フェノチアジン（ピペリジン）	チオリダジン（Mellaril）	弱	中	強
	メソリダジン（Serentil）	弱	中	強
フェノチアジン（ピペラジン）	トリフロペラジン（トリフロペラジン）	中	中	中
	フルフェナジン（フルメジン）	強	弱	弱
	ペルフェナジン（PZC）	強	中	弱
チオキサンチン	チオチキセン（Navane）	強	中	弱
	クロルプロチキセン（Taractan）	中	強	中
ジベンゾキサゼピン	ロキサピン（Loxitane）	中	強	弱
ブチロフェノン	ハロペリドール（セレネース）	強	弱	弱
	ドロペリドール（ドロレプタン）	強	中	—
ジフェニルブチルピペリジン	ピモジド（オーラップ）	強	中	弱
ジヒドロインドロン	モリンドン（Moban）	中	弱	弱
ジベンゾジアゼピン	クロザピン（クロザリル）	弱	強	強
ベンジソキサゾール	リスペリドン（リスパダール）	強	強	弱
チエノベンゾジアゼピン	オランザピン（ジプレキサ）	弱	強	強
ジベンゾチアゼピン	クエチアピン（セロクエル）	弱/中	弱/中	弱
ベンジソチアゾルビルス	ジプラシドン（Geodon）	中	強	弱
キノロン	アリピプラゾール（エビリファイ）	強（部分作動薬）	強	弱
非抗精神病薬向精神薬	リチウム（リーマス）	なし	なし	なし
抗てんかん薬		弱	弱	弱
抗うつ薬		弱（アモキサンを除く）	さまざま	さまざま
非向精神薬	プロクロルペラジン（ノバミン）	強	中	弱
	メトクロプラミド（プリンペラン）	強	強	—

D_2, dopamine type 2（ドパミン2型）；5-HT_2, 5-hydroxytryptomine type 2（5-ヒドロキシトリプトミン2型）；mACh, muscarinic acetylcholine（ムスカリン性アセチルコリン）；N/A：適用できない．
Jantcak PG, David JM, Preshorn SH, et al. *Principles and Practice of Psychopharmacotherapy.* 3rd ed. Philadelphia：Lippincott Williams & Wilkins；2001 から許可を得て改変．

表 29.2-2 錐体外路症状の薬物療法

一般名	商品名	1日投与量	適応
抗コリン薬			
ベンズトロピン	コゲンチン	経口 0.5〜2 mg 1日3回；im または iv 1〜2 mg	急性ジストニア，パーキンソニズム，アキネジア，アカシジア
ビペリデン	アキネトン	経口 2〜6 mg 1日3回；im または iv 2 mg	
プロシクリジン	Kemadrin	経口 2.5〜5 mg 1日2〜4回	
トリヘキシフェニジル	アーテン	経口 2〜5 mg 1日3回	
オルフェナドリン	Norflex	経口 50〜100 mg 1日2〜4回；iv 60 mg	ラビット症候群
抗ヒスタミン薬			
ジフェンヒドラミン	レスタミンコーワ	経口 25 mg 1日4回；iv 25 mg	急性ジストニア，パーキンソニズム，アキネジア，ラビット症候群
アマンタジン	シンメトレル	経口 100〜200 mg 1日2回	パーキンソニズム，アキネジア，ラビット症候群
βアドレナリン拮抗薬			
プロプラノロール	インデラル	経口 20〜40 mg 1日3回	アカシジア，振戦
αアドレナリン拮抗薬			
クロニジン	カタプレス	経口 0.1 mg 1日3回	アカシジア
ベンゾジアゼピン系			
クロナゼパム	リボトリール	経口 1 mg 1日2回	アカシジア，急性ジストニア
ロラゼパム	ワイパックス	経口 1 mg 1日3回	
ブスピロン	BuSpar	経口 20〜40 mg 1日4回	遅発性ジスキネジア
ビタミンE	—	経口 1200〜1600 IU/日	遅発性ジスキネジア

im：筋肉注射；iv：静脈注射．

パミン拮抗薬（SDA）は，ドパミン受容体の遮断の程度が少なく，そのような運動障害を引き起こすことは少ない．しかし，このリスクは依然として残っているため，これらの薬物を処方する際は，注意が必要である．
表 29.2-1 に，運動障害を引き起こす薬物の一覧と，関連する受容体への影響を示した．

神経遮断薬誘発性パーキンソニズムと他の薬物誘発性パーキンソニズム

診断，徴候，症状

神経遮断薬誘発性パーキンソニズムとその他の薬物誘発性パーキンソニズムの症状は，筋固縮（鉛管様筋固縮），歯車様筋固縮，引きずり歩行，前傾姿勢，流涎である．本態性パーキンソン病の丸薬丸め様振戦（pill-rolling tremor）は稀であるが，本態性振戦に類似した律動的で粗大な振戦は認められる．いわゆるラビット症候群は，口唇や末梢の筋肉に生じる抗精神病薬でみられる別の型のパーキンソン症状であるが，口周囲の振戦は，他の部位の振戦に比べると治療の経過中に遅れて現われる．

疫学

薬物性のパーキンソニズムは，典型的には治療開始5〜90日以内に起こる．すべての年代に生じうるが，高齢者と女性は神経遮断薬誘発性パーキンソニズムのリスクが最も高い．

病因

神経遮断薬誘発性パーキンソニズムは，黒質線条体系のドパミン神経終末である尾状核の D_2 受容体が遮断されることで生じる．すべての抗精神病薬はパーキンソン症状を惹起しうるが，特に高力価で抗コリン作用の少ないものが起こしやすく，ハロペリドールが最も顕著である．

鑑別診断

鑑別診断には，本態性のパーキンソン病や，その他の疾患によるパーキンソニズム，うつ病があげられる．精神運動の活動性低下と表情の乏しさは，うつ病と本態性パーキンソン病の症状である．

治療

パーキンソニズムは，抗コリン薬，ベンズトロピン（Cogentin），アマンタジン（シンメトレル），ジフェンヒドラミン（トラベルミン）で治療する（表 29.2-2）．抗コリン薬は，パーキンソン症状に対する耐性が形成されたかどうかを評価するために，4〜6週で中止すべきである．ただ，神経遮断薬誘発性パーキンソニズムの患者の約半

表 29.2-3 神経遮断薬悪性症候群の治療

治療薬	投与方法	有効性
アマンタジン	200〜400 mg/日，経口，分割投与	単剤療法または併用療法に有用；死亡率を低下させる
ブロモクリプチン	2.5 mg，経口，1日2〜3回，45 mg/日まで増量可	単剤または併用で死亡率を減少
レボドパ/カルビドパ	レボドパ 50〜100 mg/日，iv 持続注入	劇的な改善の症例報告あり
電気けいれん療法	両側性刺激，一側性刺激ともに良好な結果との報告；3回の施行で反応がみられるものが少数いる	薬物療法で改善がない場合に有効；元の精神疾患の治療にも有効
ダントロレン	1 mg/kg/日を8日間投与し，その後さらに7日間経口投与を続ける	単剤または併用で，数分から数時間で効果が発現
ベンゾジアゼピン系薬物	1〜2 mg を im で試用し，効果があれば経口に切り替える；カタトニア症状があれば使用を考慮する	他の治療薬が無効な場合，有効との報告
生命維持療法	点滴による補液，冷却毛布アイスパック，氷冷水で浣腸，酸素投与，解熱剤	発症早期の対応が有効

im：筋肉注射；iv：静脈注射．
Davis JM, Caroif SN, Mann SC. Treatment of neuroleptic malignant syndrome. *Psychiatr Ann*. 2000；30：325-331 から許可を得て改変．

数は，継続的な治療が必要である．抗精神病薬を中止後でもパーキンソン症状は2週間までみられ，高齢者においては3か月まで継続することがある．そのような患者では，抗精神病薬を中止後も，抗コリン薬をパーキンソン症状が完全に消失するまで使用する．

神経遮断薬悪性症候群

診断，徴候，症状

神経遮断薬悪性症候群（neuroleptic malignant syndrome）は抗精神病薬治療の経過中，どの時点でも起こりうる生命にかかわる合併症である．運動および行動の症状は，筋固縮，ジストニア，アキネジア，無言，鈍化，興奮などがある．自律神経症状としては高熱，発汗，心拍数・血圧の上昇などがある．検査所見では，白血球の増加，クレアチニンホスホキナーゼ（CPK），肝酵素，血中ミオグロビンの上昇，ミオグロビン尿と時として腎不全を伴う．

疫学

抗精神病薬で治療された患者の約 0.01〜0.02% が神経遮断薬悪性症候群を起こす．男性は女性よりもかかりやすく，若年者が高齢者よりもかかりやすい．死亡率は 10〜20% であり，デポ剤が使用されている時はさらに高くなる．

経過と予後

症状は通常24〜72時間かけて進展し，未治療では症状が10〜14日続く．初期ではしばしば診断が誤られ，離脱や興奮は精神病の悪化と間違えられる．

治療

生命維持的な治療に加え，最もよく使用されるのは，ダントロレン（ダントリウム）とブロモクリプチン（パーロデル）であり，アマンタジン（シンメトレル）も時に用いられる（表 29.2-3）．ブロモクリプチンとアマンタジンは直接的なドパミン受容体作動効果をもち，抗精神病薬誘発性のドパミン受容体遮断を緩和する．神経遮断薬悪性症候群を防ぐために抗精神病薬の用量は必要最少限にすべきである．ハロペリドールのような高力価の薬物は，リスクが高い．抗コリン作用をもつ抗精神病薬は神経遮断薬悪性症候群を引き起こす可能性が低いようである．電気けいれん療法（ECT）も治療に用いられる．

薬物誘発性急性ジストニア

診断，徴候，症状

ジストニア（dystonia）は短時間もしくは長時間に及ぶ筋のれん縮で，眼球上転発作，舌の突出，開口障害，斜頸，喉頭-咽頭ジストニア，体幹や四肢のジストニア様の姿勢異常など，姿勢や運動の明確な異常として現れる．その他のジストニアは，眼瞼けいれんや舌咽頭ジストニアがある．後者では，構音障害，嚥下障害，呼吸困難となってチアノーゼを引き起こすことすらある．小児では特に，後弓反張，脊柱側彎症，脊柱前彎症，身もだえするような動きになりやすい．ジストニアは痛みと恐怖を伴い，しばしば後の服薬順守不良につながる．

疫学

ジストニア症状は神経遮断薬による治療経過においては早期に現れるのが特徴である．急性ジストニアは，男性，30歳以下の若年，高力価，高用量の投与で高頻度に認められる．

病因

ジストニアは，高力価の抗精神病薬を筋肉内投与した

際に最もよく生じるが，どのような抗精神病薬でも起こる可能性がある．作用機序は，服薬の間で中枢神経系における抗精神病薬の濃度が低下し始めるときに，基底核でドパミン神経系の過活動が生じるためと考えられている．

鑑別診断

けいれんと遅発性ジスキネジアが鑑別診断としてあげられる．

経過と予後

ジストニアは自然に変動し，保証を与えると軽減することもあるため，臨床医はヒステリー性あるいは完全に意識的に制御しているという間違った印象をもってしまう．

治療

抗コリン薬と関連する薬物（表 29.2-2）で通常はジストニアを予防できるが，予防投与のリスクもある．抗コリン薬の筋肉内投与またはジフェンヒドラミン（50 mg）の静脈内投与か筋肉内投与でほとんどの場合症状は軽減される．ジアゼパム（セルシン；10 mg を静脈内），アモバルビタール（イソミタール），安息香酸ナトリウムカフェイン，および催眠も有効であることが報告されている．副作用に対する患者の忍容度は通常増していくが，患者が再発を特に心配する場合は，抗精神病薬を変更する方が賢明である．

薬物誘発性急性アカシジア

診断，徴候，症状

アカシジア（akathisia；静座不能）は主観的な落ち着きのなさ，客観的に観察される落ち着きのなさ，またはその両方の存在が特徴である．例えば，不安感，安息感が得られない，神経過敏，歩き回る，座っている最中も身体を揺らす，立ったり座ったりを短時間で繰り返すなどである．アカシジアは抗精神病薬，抗うつ薬，交感神経作用薬などさまざまな種類の精神科薬を併用した場合に起こりやすい．アカシジアと認識され，診断できる場合は，抗精神病薬を有効な最少用量まで減量すべきである．アカシジアは，治療の失敗につながりやすい．

疫学

中年の女性ではアカシジアのリスクが高い．経過は神経遮断薬誘発性パーキンソニズムと同様である．

治療

アカシジアの治療は基本的な3段階に分けられる．まず，神経遮断薬を減量し，次に適切な治療薬を投与し，さらに神経遮断薬の変更を検討する．アカシジアの最も有効な治療薬は β アドレナリン受容体拮抗薬であるが，抗コリン薬，ベンゾジアゼピン系薬物，シプロヘプタジン（ペリアクチン）が有効な場合もある．特に治療を加えなくても改善する例もある．

遅発性ジスキネジア

診断，徴候，症状

遅発性ジスキネジア（tardive dyskinesia）は，抗精神病薬の遅発性の副作用である．治療開始後6か月まではほとんど生じることはない．これは，頭部，四肢，体幹の筋肉の異常で不随意な不規則な舞踏病様不随意運動からなる．その運動の重症度は，患者や家族も気づかないほど小さなものから，自由がきかない程大きなものまである．口周囲の動きが最も多く，突発的な動きやねじれる動き，舌を突出させる動きがある．また，噛むような動きや顎を横にする動き，唇をすぼめたり，顔をしかめる動きがある．指の動きや腕をつかむ動きもよくある．斜頸，後屈，体幹のねじれ，骨盤を突き出す動きは重症の場合にみられる．最も重症の場合は呼吸や嚥下が不規則となり，空気嚥下症，おくび，のど鳴りなどを生じる．呼吸性のジスキネジアも報告されている．ジスキネジアはストレスで悪化し，睡眠時には消失する．

疫学

遅発性ジスキネジアは，1年以上治療を受けた患者の10〜20％に出現する．長期の入院患者の20〜40％で遅発性ジスキネジアが認められる．女性は男性よりも起こりやすい．小児や，50歳以上の患者，脳損傷や気分障害を伴う患者もリスクが高い．

経過と予後

遅発性ジスキネジアの全症例の5〜40％が最終的に軽快し，軽症例の50〜90％は軽快する．しかし，若年者に比べて高齢者の方が軽快しにくい．

治療

遅発性ジスキネジアに対する基本的な3つのアプローチは，予防と診断と治療である．抗精神病薬の使用では，有効な最少の用量を用いることで予防することができる．非定型抗精神病薬は，従来型のものよりも遅発性ジスキネジアは起こりにくい．クロザピン（クロザリル）は遅発性ジスキネジアのリスクが最小である唯一の抗精神病薬であり，既存の遅発性ジスキネジアの症状を改善することもできる．これは D_2 受容体に対する親和性の低さと，セロトニン（5-HT）受容体の拮抗作用による．抗精神病薬で治療されている患者は，できれば標準化された評価尺度（表 29.2-4）を使用して，定期的に異常運動の出現を調べるべきである．遅発性ジスキネジアの患者においてドパミン受容体拮抗薬を中止すると，症状の増悪を認める場合が多いが，SDA への置換によってジスキネジアを増悪させることなく異常運動を軽減することが

表 29.2-4　異常不随意運動評価尺度（abnormal involuntary movement scale：AIMS）の検査手順

患者氏名＿＿＿＿＿＿＿＿＿＿＿＿　　　日時＿＿＿＿＿＿＿＿＿＿＿＿
検査者＿＿＿＿＿＿＿＿＿＿＿＿

検査を施行する前または後に，安静にしている患者をそれとなく観察する（例えば，待合室で）．
この検査には，肘かけのない堅いしっかりした椅子を用いる．
患者の観察後，症状の重症度によって以下の尺度で評価する：0（なし），1（軽微），2（軽度），3（中等度），4（重度）．
患者に口の中に何か入っているかどうか尋ね（ガム，キャンディーなど），あれば取り出してもらう．
患者に最近の歯の状態を質問する．義歯を入れているかどうか，歯や義歯に不具合がないかどうかを尋ねる．
口，顔，手，足の運動で気になることがあるかを尋ねる．もしあれば，それを説明してもらい，現在それらがどの程度まで気になり，行動の妨げになっているかを尋ねる．

0　1　2　3　4　手を膝の上にのせて足をわずかに開き，足の裏を完全に床につけた状態で椅子に座らせる．（この姿勢で全身の動きを観察）
0　1　2　3　4　腕を支えない状態で座らせる．男性は両足の間に，女性でドレスを着ている場合は膝の前に手をぶらんとさせる．（手と他の身体の部位を観察する）
0　1　2　3　4　口を開けるように指示する（舌の状態を観察する）．これを2回行う．
0　1　2　3　4　舌を出すように指示する（舌の動きに異常がないかを観察する）．これを2回行う．
0　1　2　3　4　親指と他の指を1本ずつ，10〜15秒間できるだけ速く軽くたたき合わせるように指示する．右手で行い，次に左手で同様にする．（顔と下肢の動きを観察する）
0　1　2　3　4　患者の左右の腕を曲げて伸ばす（片方ずつ）．
0　1　2　3　4　患者を立たせる（側面から観察し，さらに腰を含め体の全部位を観察する）．
0　1　2　3　4　手掌を下に向け，両腕をまっすぐ伸ばすように指示する（体幹，下肢，口を観察する）．*
0　1　2　3　4　患者に2〜3歩あるいて，向きを変えてまた椅子まで戻ってくるように指示する（手と歩行の様子を観察する）．これを2回行う．*

*誘発された運動．

できる．
　遅発性ジスキネジアを認めた場合，臨床医は，抗精神病薬の減量か，完全に薬物を中止することを検討すべきである．あるいはその代り，クロザピンや新しいSDAのいずれかに切り替える．抗精神病薬の服用が継続できない場合，リチウム，カルバマゼピン（テグレトール），ベンゾジアゼピン系薬物が運動障害と精神病の両方の症状を軽減させる可能性がある．

遅発性ジストニアと遅発性アカシジア

　時にジストニアとアカシジアが治療過程の後期に現れることがある．これらの症状は，薬物中止または用量の減少にもかかわらず，数か月または数年持続することがある．

薬物誘発性姿勢振戦

診断，徴候，症状

　振戦とは律動的な運動変化であり，通常は1秒間に1回よりも速い．細かい振戦（8〜12 Hz）が最もよくみられる．

疫　学

　典型的には振戦はくつろいでいるときや睡眠中には減少し，ストレスや不安によって増強する．

病　因

　上記のすべての診断は，神経遮断薬との関連があるが，精神科で用いる他の治療薬でも振戦は生じる．最も顕著なのは，リチウム，刺激薬，抗うつ薬，カフェイン，およびバルプロ酸（デパケン）である．

治　療

　治療には4つの原則がある．
1．精神科薬はできるだけ低用量を投与する．
2．患者はカフェインの摂取を最小限にする．
3．日中の振戦を少なくするために精神科薬は就寝前に服用する．
4．βアドレナリン受容体拮抗薬（プロプラノロール［インデラル］）を薬物誘発性振戦の治療薬として投与する．

その他の薬物誘発性の運動障害

夜間ミオクローヌス

　夜間ミオクローヌス（nocturnal myoclonus）は，睡眠中に生じる，毎回同じ特定の足の筋肉の急激な収縮である．患者は足のけいれんについて主観的な自覚はない．65歳以上の人の約40％にみられる．原因は不明であるが，SSRIの稀な副作用としてみられる．
　つま先が大きく伸び，足首，膝，臀部が屈曲する反復

表 29.2-5 薬物誘発性中枢性高熱症候群[a]

状態（および機序）	一般的な原因薬物	頻発症状	考えられる治療[b]	臨床経過
高熱 （↓熱消費性） （↑熱生産性）	アトロピン，リドカイン，メペリジン NSAID中毒，褐色細胞腫，甲状腺中毒症	高熱，多量の発汗，倦怠感	アセトアミノフェン注腸投与（4時間ごとに325 mg），熱性けいれんに対してジアゼパムの経口または注腸投与．	良性，小児では熱性けいれん
悪性高熱 （↑熱生産性）	NMJブロッカー（サクシニルコリン），ハロセン	高熱，筋固縮，不整脈，虚血[c]，低血圧，横紋筋融解症，播種性血管内凝固症候群（DIC）	ダントロレンナトリウム（1～2 mg/kg/分，静注）[d]	家族性，未治療では10％の致死率
三環系の過量服薬 （↑熱生産性）	三環系抗うつ薬，コカイン	高熱，錯乱，幻視，激越，反射亢進，筋弛緩，抗コリン作用（皮膚乾燥，瞳孔散大），不整脈	不整脈を認める時は重炭酸ナトリウム（1 mEq/kg，静注），心臓モニター下でのフィゾスチグミン（1～3 mg，静注）	未治療では死亡することもある
自律神経反射亢進 （↑熱生産性）	中枢神経刺激薬（アンフェタミン）	高熱興奮，反射亢進	トリメタファン（0.3～7 mg/分，静注）	回復可能
致死性緊張病 （↓熱消費性）	鉛中毒	高熱，強度の不安，破壊的行動，精神病症状	ロラゼパム（1～2 mgを4時間ごとに静注），抗精神病薬は禁忌	未治療では致死性高い
神経遮断薬悪性症候群 （混合性；視床下部性，↓熱消費性，↑熱生産性）	抗精神病薬（神経遮断薬），メチルドパ，レセルピン	高熱，筋固縮，多量の発汗（60％），白血球増多，せん妄，横紋筋融解，CPK上昇，自律神経攪乱，錐体外路症状	ブロモクリプチン（2～10 mgを8時間ごとに経口または経鼻チューブで投与），リスリライド（0.02～0.1 mg/時で静注），カルビドパ・レボドパ（25/100，経口で8時間ごと），ダントロレンナトリウム（0.3～1 mg/kg，6時間ごとに静注）	急激な発症，未治療で20％の致死率

NSAID：nonsteroidal anti-inflammatory drug（非ステロイド性抗炎症薬）；NMJ：neuromuscular junction（神経筋接合部）；CPK：creatine phosphokinase（クレアチニンホスホキナーゼ）；PO：経口；IV：静注
[a]ゴシック体の文字は他の症候群との鑑別に用いられる症状．[b]胃洗浄，クーリングなどの保存的治療はほとんどの例で必要．
[c]酸素消費は体温が1°F（約0.6℃）上昇するたびに7％上昇する．[d]突発性肝細胞障害を伴うことがある，重篤な低血圧の報告も1例あり．
Theoharides TC, Harris RS, Weckstein D. Neuroleptic malignant-like syndrome due to cyclobenzaprine?[letter]. *J Clin Psychopharmacol* 1995；15：80 から許可を得て転載．

的な下肢の動きが，20～60秒に1回起こる．頻繁な覚醒で熟睡できず，日中の眠気が主な症状である．夜間ミオクローヌスに有効な治療法は知られていない．可能性のある治療は，ベンゾジアゼピン系薬物，レボドパ，キニーネ，稀にオピオイドがある．

レストレスレッグ症候群

レストレスレッグ症候群（restless leg syndrome；むずむず脚症候群）では，座っている時や横になっている時はいつもふくらはぎの内にむずむずする深部の感覚を感じる．この異常感覚は，痛みはめったに伴わないが，苦痛をともなうほど執拗で，足を動かすことへのほとんど抵抗できない衝動を引き起こす．したがって，この症候群は，睡眠と入眠を妨げる．中年に最も多く，人口の5％にみられる．原因は不明であるが，SSRIの稀な副作用でみられる．

症状は動くことと足のマッサージで軽減する．ドパミン受容体作動薬のロピニロール（レキップ）およびプラミペキソール（ビ・シフロール）がこの症候群の治療に有効である．他の治療法には，ベンゾジアゼピン系薬物，レボドパ，キニーネ，オピオイド，プロプラノロール，バルプロ酸，およびカルバマゼピンがある．

高熱症候群

すべての薬物誘発性運動障害は，高熱症を伴いうる．表29.2-5に高熱症を伴うさまざまな状態の一覧を示した．

参考文献

Ananth J, Parameswaran S, Gunatilake S, Burgoyne K, Sidhom T. Neuroleptic malignant syndrome and atypical antipsychotic drugs. *J Clin Psychiatry*. 2004; 65(4):464.
Bai YM, Yu SC, Chen JY, Lin CY, Chou P. Risperidone for pre-existing severe tardive dyskinesia: A 48-week prospective follow-up study. *Int Clin Psycho-*

pharmacol. 2005;20:79.
Bratti IM, Kane JM, Marder SR. Chronic restlessness with antipsychotics. *Am J Psychiatry.* 2007;164(11):1648.
Caroff SN, Mann SC, Campbell EC, Sullivan KA. Movement disorders associated with atypical antipsychotic drugs. *J Clin Psychiatry.* 2002;63(Suppl 4):12.
Damier P, Thobois S, Witjas T, Cuny E, Derost P. Bilateral deep brain stimulation of the globus pallidus to treat tardive dyskinesia. *Arch Gen Psychiatry.* 2007; 64:170.
Dayalu P, Chou KL. Antipsychotic-induced extrapyramidal symptoms and their management. *Expert Opin Pharmacother.* 2008;9:1451.
Factor SA, Lang AE, Weiner WJ, eds. *Drug Induced Movement Disorders.* 2nd ed. Malden, MA: Blackwell Futura; 2005.
Gunes A, Dahl ML, Spina E, Scordo MG. Further evidence for the association between 5-HT2C receptor gene polymorphisms and extrapyramidal side effects in male schizophrenic patients. *Eur J Clin Pharmacol.* 2008;64:477.
Gunes A, Scordo MG, Jaanson P, Dahl ML. Serotonin and dopamine receptor gene polymorphisms and the risk of extrapyramidal side effects in perphenazine-treated schizophrenic patients. *Psychopharmacology.* 2007;190:479.
Guzey C, Scordo MG, Spina E, Landsem VM, Spigset O. Antipsychotic-induced extrapyramidal symptoms in patients with schizophrenia: Associations with dopamine and serotonin receptor and transporter polymorphisms. *Eur J Clin Pharmacol.* 2007; 63:233.
Janicak PG, Beedle D. Medication-induced movement disorders. In: Sadock BJ, Sadock VA, Ruiz P, eds. *Kaplan & Sadock's Comprehensive Textbook of Psychiatry.* 9th ed. Vol. 2. Philadelphia: Lippincott Williams & Wilkins; 2009:2996.
Janno S, Holi M, Tuisku K, Wahlbeck K. Prevalence of neuroleptic-induced movement disorders in chronic schizophrenic inpatients. *Am J Psychiatry.* 2004; 161:160.
Koning JP, Tenback DE, van os J, Aleman A, Kahn RS, van Harten PN. Dyskinesia and parkinsonism in antipsychotic-naive patients with schizophrenia, first-degree relatives and healthy controls: A meta-analysis. *Schizophr Bull.* 2010:36(4):723–731.
Lee PE, Sykora K, Gill SS, Mamdani M, Marras C, Anderson G, Shulman KI, Stukel T, Normand SL, Rochon PA. Antipsychotic medications and drug-induced movement disorders other than parkinsonism: A population-based cohort study in older adults. *J Am Geriatr Soc.* 2005;53(8):1374–1379.
Lencer R, Eismann G, Kasten M, Kabakci K, Geithe V. Family history of movement disorders as a predictor for neuroleptic-induced extrapyramidal symptoms. *Br J Psychiatry.* 2004;185:465.
Lyons KE, Pahwa R. Efficacy and tolerability of levetiracetam in Parkinson disease patients with levodopa-induced dyskinesia. *Clin Neuropharmacol.* 2006; 29(3):148–153.
Meco G, Fabrizio E, Epifanio A, Morgante F, Valente M. Levetiracetam in tardive dyskinesia. *Clin Neuropharmacol.* 2006;29:265.
Miller del D, Caroff SN, Davis SM, Rosenheck RA, McEvoy JP. Clinical Antipsychotic Trials of Intervention Effectiveness (CATIE) investigators: Extrapyramidal side-effects of antipsychotics in a randomised trial. *Br J Psychiatry.* 2008;193:279.
Pappa S, Dazzan P. Spontaneous movement disorders in antipsychotic-naive patients with first-episode psychoses: A systematic review. *Psychol Med.* 2009; 39:1065–1076.
Poyurovsky M, Pashinian A, Weizman R, Fuchs C, Weizman A. Low-dose mirtazapine: A new option in the treatment of antipsychotic-induced akathisia. A randomized, double-blind, placebo- and propranolol-controlled trial. *Biol Psychiatry.* 2006;59:1071.
Soares-Weiser K, Fernandez HH. Tardive dyskinesia. *Semin Neurol.* 2007;27:159.
Strous RD, Stryjer R, Maayan R, Gal G, Viglin D. Analysis of clinical symptomatology, extrapyramidal symptoms and neurocognitive dysfunction following dehydroepiandrosterone (DHEA) administration in olanzapine treated schizophrenia patients: A randomized, double-blind placebo controlled trial. *Psychoneuroendocrinology.* 2007;32:96.
Zarrouf FA, Bhanot V. Neuroleptic malignant syndrome: Don't let your guard down yet. *Curr Psychiatry.* 2007;6(8):89.

29.3 α_2アドレナリン受容体作動薬，α_1アドレナリン受容体拮抗薬：クロニジン，グアンファシン，プラゾシン，ヨヒンビン

クロニジン（カタプレス）は，そのノルアドレナリン作動作用により，当初は降圧薬として開発された．クロニジンは，シナプス前α_2アドレナリン受容体作動薬であり，ノルアドレナリンの血中濃度を低下させる．注意欠如・多動症（ADHD），チック症，オピエートおよびアルコールの離脱症状，心的外傷後ストレス障害（PTSD）など多くの神経疾患や精神疾患に対して研究されてきた．クロニジンの使用は，よくみられる鎮静と低血圧のため制限され，小児の場合は，心機能への影響のため制限される．もう1つのα_2アドレナリン受容体作動薬であるグアンファシン（Tenex）は，α_2アドレナリン受容体の特定のサブタイプに対する親和性が異なり，鎮静や低血圧が起こりにくいため，好んで使用されている（訳注：本邦では2005年販売中止）．しかし，グアンファシンについての臨床研究は，クロニジンについてのものよりも少ない．

プラゾシン（ミニプレス）はシナプス後α_1アドレナリン受容体拮抗薬であり，血管拡張により血圧を低下させる．プラゾシンはPTSDに伴う睡眠障害の治療に有効であることが示されている．

クロニジン，グアンファシン

薬理学的作用

グアンファシンはシナプス前α_2受容体の作動薬であり，交感神経系の出力を抑制して，血管拡張を惹き起こす．グアンファシンは，降圧薬として販売されている．もう1つの広く使われているα_2受容体作動薬のクロニジンと比較して，グアンファシンはより選択性が高く，効果は弱い．クロニジンとグアンファシンは，胃腸管からよく吸収され，経口摂取後1～3時間で最高血中濃度に達する．半減期はクロニジンが6～20時間，グアンファシンが10～30時間である．

クロニジンとグアンファシンは，脳内交感神経核のシナプス前α_2受容体に作用し，シナプス前神経終末から放出されるノルアドレナリン量を減少させる．この作用は一般に，体内の交感神経活動を低いレベルに戻し，覚醒度を下げる．

治療適応

臨床精神医学の領域では，クロニジンの方がグアンファシンより，かなり多くの使用経験がある．グアンファシンは半減期がより長く，鎮静作用が比較的弱いため，近年クロニジンに反応する適応症に対してグアンファシンを使用することに関心が高まっている．

オピオイド，アルコール，ベンゾジアゼピン系薬物，ニコチンの離脱症状 クロニジンとグアンファシンは，オピオイドからの急性離脱症状である自律神経症状（例えば，高血圧，頻脈，瞳孔散大，発汗，流涙，鼻汁）の軽減に有効であるが，離脱に関連した不快な感覚には無効である．クロニジンの投与（0.1～0.2 mgを1日2～4回）は，離脱が始まる前に開始し，1～2週間以上かけて減量していく（表29.3-1）．

クロニジンとグアンファシンは，不安や下痢，頻脈などを含むアルコールとベンゾジアゼピン系薬物からの離脱症状を軽減する．両者はまた，ニコチン離脱による渇望，不安，易刺激性なども軽減する．解毒を目的とする場合，クロニジンの錠剤よりも経皮パッチ製剤を使用することで，より長期の治療順守が得られる．

トゥレット症 クロニジンとグアンファシンは，トゥ

表 29.3-1　オピオイド離脱のためのクロニジン経口投与の基準

クロニジン 0.1〜0.2 mg を 1 日 4 回経口投与；収縮期血圧 90 mmHg 以下か徐脈があれば中止；2〜3 日間維持し，その後 5〜10 日で漸減
または
クロニジン 0.1〜0.2 mg を 4〜6 時間ごとに離脱の症状か徴候に応じて経口投与；2〜3 日間維持し，その後 5〜10 日で漸減
または
クロニジン 0.1〜0.2 mg を試験投与量として経口または舌下投与（体重 90 kg 以上の患者）；1 時間後に血圧を測定し，拡張期血圧が 70 mmHg 以上で低血圧の徴候がなければ，以下の治療を開始

体重	クロニジンパッチ数
50 kg 以下	1 枚
50〜72.5 kg	2 枚
72.5〜90 kg	2 枚
90 kg 以上	2 枚

または
クロニジン 0.1 mg を試験投与量として経口投与；1 時間後の血圧を測定（収縮期血圧が 90 mmhg 以下ならパッチを使用してはならない）
クロニジンパッチを 2 枚（患者が 68 kg 以上なら 3 枚）を上半身の体毛のない部位に貼付
その後
はじめの 23 時間はクロニジン 0.2 mg を 6 時間ごとに経口投与
次の 24 時間はクロニジン 0.1 mg を 6 時間ごとに投与
1 週間ごとにパッチを交換
パッチ 2 枚を 2 週間継続後，パッチ 1 枚に切り替える（68 kg 以上の患者では 3 枚）
パッチ 1 枚を 1 週間連続，パッチを終了する

American Society of Addiction Medicine. Detoxification: Principle and protocols. In: *The Principles Update Series: Topics in Addiction Medicine*, section 11. American Society of Addiction, 1997 から許可を得て転載．

レット症（Tourette's disorder）の治療に効果がある．ほとんどの臨床医は，トゥレット症の治療にまず標準的なドパミン受容体拮抗薬であるハロペリドールやピモジド，セロトニン-ドパミン拮抗薬であるリスペリドンやオランザピンから開始する．しかし，これらの薬物の副作用が気になるなら，クロニジンやグアンファシンから開始してもよい．クロニジンの小児への投与開始量は，1 日 0.05 mg であり，分割投与で 1 日 0.3 mg まで増量できる．トゥレット症でクロニジンの効果が認められるまでには，3 か月は必要である．その反応率は最大 70% と報告されている．

その他のチック症　クロニジンとグアンファシンは，ADHD の合併の有無にかかわらず，チック症患者においてチックの頻度と重症度を軽減する．

小児の多動と攻撃性　クロニジンとグアンファシンは，ADHD の治療に有用である．交感神経作動薬や抗うつ薬はときに，知的障害や攻撃性，自閉スペクトラム症の特徴のある小児で逆説的に多動を悪化させることがあるため，クロニジンとグアンファシンはこれらの代わりに用いられている．クロニジンとグアンファシンは気分を改善し，活動レベルを下げ，社会適応度を改善させる．クロニジンが有効な例もあれば，単に鎮静されるだけの例もある．投与開始量は 1 日 0.05 mg であり，分割投与で 1 日 0.3 mg まで増量できる．クロニジンとグアンファシンの多動や攻撃性の制御に対する効果は，数か月継続使用するうちに低下してくることが多い．

クロニジンとグアンファシンはそれぞれ，多動や不注意の治療の際に，メチルフェニデートやデキストロアンフェタミンと併用することができる．クロニジンとメチルフェニデートを同時に使用した小児で突然死が少数報告されている．しかし，投薬と死亡との因果関係は明らかではない．治療の際に，家族に対してこの組み合わせの効果と安全性が対照比較試験で調査されていないことを説明する必要がある．これらを併用する際には，バイタルサインや心電図を含む定期的な心血管系の評価を行う．

心的外傷後ストレス障害（PTSD）　PTSD の急激な悪化は，過覚醒，過剰な驚愕反応，不眠，鮮明な悪夢，頻脈，激越，高血圧，発汗などのアドレナリン過剰による症状を伴うことが多い．予備的な報告では，これらの症状は，クロニジンに反応する可能性があり，一晩中続く効果を得るためには，グアンファシンが有効であろう．しかし，最近の研究ではグアンファシンが PTSD の症状を改善する効果は確認されなかった．

その他の障害　クロニジンの適応は，その他の不安症（パニック症，恐怖症，強迫症，全般不安症）および躁病であり，リチウムやカルバマゼピンと相乗的に働く可能性がある．クロニジンが統合失調症や遅発性ジスキネジアに効果があるという症例報告もある．クロニジンの経皮パッチはクロザピンによる流涎や嚥下困難を軽減しうる．低用量で幻覚剤による持続性の知覚異常に有効であったと報告されている．

注意点と有害反応

最も頻度が高いクロニジンの有害作用は，口渇，目の乾燥，疲労感，鎮静，めまい，悪心，低血圧，便秘であり，これらのために服用した人の約 10% が治療を中断している．また，性機能障害になる人もいる．これらの副作用は，使い続けていると耐性が生じることもある．グアンファシンでも 1 日 3 mg 以上投与すると，同様の有害作用がみられるが，軽度なものである．クロニジンとグアンファシンは血圧が 90/60 mmHg 以下の成人や，不整脈，特に徐脈のある成人には用いるべきではない．徐脈がみられるようになった場合は徐々に減量し，中止する必要がある．特にクロニジンは鎮静を起こしやすく，鎮静に対する耐性は生じにくい．あまり一般的でないクロニジンの中枢神経系の有害作用には，不眠，不安，抑

うつ症状があり，稀なものには鮮明な夢，悪夢，幻覚がある．クロニジンによる水分貯留は利尿薬で改善する．

クロニジン経皮パッチは，皮膚の局所刺激を起こすことがあるが，貼る位置を変えていくことで最小限にすることができる．

過量服用 クロニジンを過量服用した患者には，昏睡や縮瞳などオピオイドを過量摂取した場合と同様の症状が出現することがある．過量服用のその他の症状として，血圧や脈拍，呼吸数の減少がみられる．グアンファシンを過量服用した場合は，これらの症状の軽いものがみられる．クロニジンとグアンファシンは，妊娠中や授乳中の女性への投与を避けるべきである．高齢者では，若年者より薬物への感受性が高い．小児は成人よりも有害作用が強く現われる．

離脱症状 クロニジンの突然の中断は，不安，落ち着きのなさ，発汗，振戦，腹痛，動悸，頭痛，血圧の大幅な上昇を引き起こす．これらの症状は，クロニジンを最後に服用してから約20時間後にみられるので，1，2回服用を忘れると，離脱症状が出現してしまう．グアンファシンの中断では，2～4日後に同様の症状が起こることがあるが，通常はその後2～4日かけて次第に元の血圧に戻っていく．このような中止後症候群が起こりうるため，クロニジンとグアンファシンはゆっくりと減量する必要がある．

薬物相互作用

クロニジンとグアンファシンは，特に投与の早期に鎮静を生じることがある．バルビツール酸，アルコール，ベンゾジアゼピン系薬物など，他の中枢神経抑制薬と併用する場合には，鎮静作用が増強される可能性を念頭におく．βブロッカーやカルシウムチャンネル阻害薬，ジギタリスのような，房室結節や洞結節の伝導に影響しうる薬剤を服用している患者には，投与量を減らす必要があろう．これらの薬物との併用は，房室ブロックと徐脈のリスクを上昇させる．三環系抗うつ薬はクロニジンの降圧作用を阻害するため，クロニジンと併用すべきではない．

検査値への影響

クロニジンとグアンファシンが検査値に影響を及ぼすかどうかはわかっていない．

投与量と臨床指針

クロニジンには0.1，0.2，0.3 mg錠がある（訳注：本邦では75, 150 μg錠があるが，精神疾患への適応はない）．通常は，0.1 mgを経口で1日2回投与から開始する．投与量は1日0.1 mgずつ適量まで増量できる（1日1.2 mgまで）．クロニジンを中止する場合は，反跳性の高血圧を予防するために，必ず漸減する必要がある．これは，クロニジンの最終投与から約20時間後にも起こりうる．クロニジンの1週間持続型の経皮製剤には，1日量で0.1，0.2，0.3 mgのものがある（訳注：本邦未発売）．通常1日0.1 mgのパッチから開始し，これを成人では毎週，小児では5日に1回取り替える．投与量は必要に応じ，1～2週間ごとに増量できる．経口製剤から経皮製剤への切り替えは，3～4日の重複期間を取りながら徐々に行うべきである．

グアンファシンには1，2 mg製剤がある（訳注：本邦では販売中止）．通常，就寝前1 mgから開始し，必要であれば3～4週間後に就寝前2 mgまで増量できる．クロニジンやグアンファシンの適応症か否かにかかわらず，患者が低血圧（90/60 mmHg以下）になった場合は，使用を控える．

また，グアンファシンの徐放製剤も使用できる（訳注：本邦未発売）．徐放製剤は1日1回投与する．この製剤は，グアンファシンの放出速度が上がってしまうため，内服する際につぶしたり，噛んだり，割ったりしないようにする．また，成分が溶出しやすくなるため，高脂肪食と同時に摂取すべきではない．徐放製剤と速放製剤は薬物動態学的特性が異なっているので，単純にmgで換算することはできない．速放製剤から切り替える場合には，それを中止して以下の推奨されているスケジュールに基づいて徐放製剤の投与量を調整する．

1. 単剤投与の際も精神刺激薬への付加療法の際も，1日1 mgから開始し，週に1 mgを超えない速度で増量しながら調整する．
2. 単剤投与の際も精神刺激薬への付加療法の際も，治療反応性と忍容性に基づいて1日1回1～4 mgの範囲で投与量を維持する．臨床試験では，最適された投与量の1, 2, 3, 4 mgの群に無作為に割り付けられ，徐放製剤のグアンファシンを単剤療法では毎朝1回，付加療法では毎朝または毎晩1回投与されている．
3. 単剤療法の臨床試験では，臨床的に有意な改善は，1日1回0.05～0.08 mg/kgの範囲で開始された時に認められた．有効性は体重調整用量（mg/kg）に比例して増大した．忍容性に問題なければ，1日1回0.12 mg/kgまで増量してもさらなる効果が期待できる．1日4 mg以上の投与量については，比較臨床試験で系統的に研究されていない．
4. 付加療法の臨床試験では，対象者の大半は，1日0.05～0.12 mg/kgの範囲で至適投与量に達した．

臨床試験では，投与量に関連して，また成分の溶出に関連して，臨床的に重要な有害反応（例えば，低血圧，徐脈，鎮静）がみられた．したがって，グアンファシンの徐放製剤を体重あたりで調整する場合，成分溶出に関連する治療の有用性とリスクのバランスをよく考える必要がある．

ヨヒンビン

ヨヒンビンは，α_2アドレナリン受容体拮抗薬で，特発性または薬物誘発性の勃起障害の治療に用いられる．現在ではシルデナフィル（バイアグラ）や同種の薬物，アルプロスタジルがヨヒンビンより有効と考えられている．ヨヒンビンは，アカネ科とその関連種の草木，およびインドジャボクから発見されたアルカロイドから誘導される．

薬理学的作用

ヨヒンビンは，経口摂取後不規則に吸収されるため，生体利用率は7〜87％の範囲を変動する．肝臓の初回通過でほとんどが代謝される．ヨヒンビンは血中ノルアドレナリン濃度を上昇させることによって，自律神経系の交感神経に作用する．その半減期は0.5〜2時間である．臨床的にヨヒンビンは，副交感（コリン作動性）神経優位の状態をつくる．

治療適応

ヨヒンビンは，勃起障害の治療に用いられてきた．陰茎勃起は，コリン性の活動とα_2アドレナリン受容体拮抗作用に関係しており，理論的には陰茎への血液流入量の増加や，陰茎からの血液流出量の減少，あるいはその双方による．ヨヒンビンは，セロトニン作動性の抗うつ薬（SSRIなど）による性欲の消失やオルガズム障害の治療に有用であるという報告がある．ただし，これらの適応のある女性への有用性は認められていない．

注意点

ヨヒンビンの副作用には，不安，血圧上昇，頻脈，精神運動興奮，易刺激性，振戦，頭痛，発疹，めまい，頻尿，悪心，嘔吐，発汗などがある．パニック症の患者ではヨヒンビンに対する感受性が亢進しており，不安の増強，血圧上昇，血中3-メトキシ-4-ヒドロキシフェニルグリコール（MHPG）の上昇がみられる．

ヨヒンビンは女性患者には慎重に用い，腎疾患，心疾患，緑内障，胃または十二指腸潰瘍のある患者には用いるべきではない．

薬物相互作用

ヨヒンビンはクロニジンやグアンファシン，他のα_2アドレナリン受容体作動薬の作用に拮抗する．

検査値への影響

ヨヒンビンの検査値への影響の有無は，わかっていない．

投与量と臨床指針

ヨヒンビンは5.4 mg錠がある（訳注：本邦未発売）．勃起障害の治療におけるヨヒンビンの投与量は1日約18 mgであり，1回2.7〜5.4 mgを1日3回投与する．重篤な有害作用が出現した際には，投与量をいったん減量し，再び徐々に増量する．ヨヒンビンは患者の精神状態に好ましくない作用を及ぼすため，精神疾患のある患者には慎重に用いる．勃起障害に対する効果は一定していないので，使用についてはなお議論がある．ホスホジエステラーゼ-5（PDE-5）阻害薬はこの障害に対してより適している．

プラゾシン

プラゾシン（ミニプレス）は，キナゾリン誘導体で，新しいクラスの降圧薬の1つである．プラゾシンはα_1アドレナリン受容体拮抗薬であり，上述のα_2受容体拮抗薬とは逆の作用を示す．

薬理学的作用

プラゾシンの降圧作用の正確な機序はわかっていない．特に，悪夢を抑制する効果の理由は不明である．プラゾシンは，総末梢血管抵抗を低下させるが，その作用はα_1受容体拮抗薬としての作用によると考えられている．血圧は，仰臥位でも立位でもプラゾシンの投与により低下する．この効果は特に拡張期血圧で顕著である．ヒトでは経口投与後3時間で最高血中濃度に達し，半減期は2〜3時間である．薬物は血漿蛋白質と高率に結合する．長期間の投与でも耐性はみられていない．

治療適応

プラゾシンは，精神科領域では特にPTSDに関連した悪夢を抑制するために用いられる．

注意点と有害反応

臨床試験および市販後調査において，最も高頻度に認められた副作用は，めまい（10.3％），頭痛（7.8％），眠気（7.6％），活力低下（6.9％），脱力（6.5％），動悸（5.3％），悪心（4.9％）であった．ほとんどの場合，副作用は治療の継続と共に消失するか，あるいは投与量を減量しなくても耐えられる程度であった．プラゾシンは授乳中や妊娠中の女性は服用すべきではない．

薬物相互作用

有害な薬物相互作用は報告されていない．

検査値への影響

検査値への影響の有無は，わかっていない．

投与量と臨床指針

プラゾシンには1，2，5 mgのカプセルと経鼻吸入スプレーがある（訳注：本邦では0.5，1 mg錠があるが，精神科領域への適応はない）．最もよく用いられている治

表 29.3-2　精神科領域で用いられる α_2 アドレナリン受容体作動薬*

薬物(商品名)	製剤	小児の投与開始量	小児の使用範囲	成人の投与開始量	成人の使用量
クロニジン錠剤（カタプレス）	0.1, 0.2, 0.3 mg	1日0.05 mg	分割投与で1日0.3 mgまで	0.1～0.2 mgを1日2～4回(1日0.2～0.8 mg)	1日0.3～1.2 mgを1日2～3回(最大投与量は1日1.2 mg)
クロニジン経皮パッチ（Catapres-TTS）	1日0.1, 0.2, 0.3 mg	1日0.05 mg	1日0.3 mgまで、5日に1回取り替え(最大投与量は1日0.5 mgまで、5日に1回取り替え)	1日0.1 mgを1週間に1回取り替え	1日0.1 mgを1週間に1回取り替え(最大投与量は1日0.6 mgまで、1週間に1回取り替え)
グアンファシン（Tenex）	1, 2 mg錠	1日1 mgを就寝前	1日1～2 mgを就寝前（最大投与量は1日3 mg）	1日1 mgを就寝前	1日1～2 mgを就寝前（最大投与量は1日3 mg）

*高血圧など身体疾患への適応量とは異なる．

療用量は6～15 mgの分割投与である．投与量を20 mg以上に増やしてもそれ以上効果は得られない．利尿薬または他の降圧薬を追加する際には，1または2 mg 1日3回まで減量したうえで，再度用量の調整を行う．PDE-5阻害薬との併用により，相加的な降圧効果および症候性低血圧が生じうる．そのため，プラゾシンを服用中の患者にPDE-5阻害薬を投与する際には，最小投与量から開始するべきである．

表29.3-2に精神科領域で用いられる α_2 アドレナリン受容体作動薬をまとめた．

参考文献

Arnsten AFT, Li B. Neurobiology of executive functions: Catecholamine influences on prefrontal cortical functions. *Biol Psychiatry*. 2005;57:1377.

Biederman J, Melmed RD, Patel A, McBurnett K, Konow J, Lyne A, Scherer N. A randomized, double blind, placebo-controlled study of guanfacine extended release in children and adolescents with attention-deficit/hyperactivity disorder. *Pediatrics*. 2008;121(1):e73-e84.

Boehlein JK, Kinzie JD. Pharmacologic reduction of CNS noradrenergic activity in PTSD: The case for clonidine and prazosin. *J Psychiatr Pract*. 2007;13:72.

Hollander E, Petras JN. α_2-Adrenergic receptor agonists: Clonidine and guanfacine. In: Sadock BJ, Sadock VA, Ruiz P, eds. *Kaplan & Sadock's Comprehensive Textbook of Psychiatry*. 9th ed. Vol. 2. Philadelphia: Lippincott Williams & Wilkins; 2009:3004.

Karachalios GN, Charalabopoulos A, Papalimneou V, Kiortsis D, Dimicco P. Withdrawal syndrome following cessation of antihypertensive drug therapy. *Int J Clin Pract*. 2005;5:562.

Kornfield R, Watson S, Higashi AS, Conti RM, Dusetzina SB, Garfield CF, Dorsey ER, Huskamp HA, Alexander GC. Effects of FDA advisories on the pharmacologic treatment of ADHD, 2004-2008. *Psychiatr Serv*. 2013;64(4):339-346.

Marsch LA, Bickel WK, Badger GJ, Stothart ME, Quesnel KJ. Comparison on pharmacological treatments for opioid-dependent adolescents: A randomized controlled trial. *Arch Gen Psychiatry*. 2005;62:1157.

Ming X, Gordon E, Kang N, Wagner GC. Use of clonidine in children with autism spectrum disorders. *Brain Dev*. 2008;30(7):454.

Myers SM. The status of pharmacotherapy for autism spectrum disorders. *Expert Opin Pharmacother*. 2007;8(11):1579.

Sallee F, Connor DF, Newcorn JH. A review of the rationale and clinical utilization of 2-adrenoceptor agonists for the treatment of attention-deficit/hyperactivity and related disorders. *J Child Adolesc Psychopharmacol*. 2013;23(5):308-319.

29.4　β アドレナリン受容体拮抗薬

ほとんどではないにしても，多くの末梢器官や血管系は自律神経の交感神経系による支配を受けており，2種類の主要なアドレナリン受容体，すなわち α 受容体（29.3節）と β 受容体によって，ある程度機能的にコントロールされている．これらの受容体はさらに，作用と作用部位によって細分される．受容体は，末梢と中枢神経系の双方に存在する．心疾患に使用されてから間もなく，プロプロノロール（インデラル）が興奮に有用であると報告され，精神科領域での使用が急激に拡大した．精神科領域で最も使用頻度が高い5つの β 受容体拮抗薬は，プロプラノロール，ナドロール（ナディック），メトプロロール（ロプレソール），ピンドロール（カルビスケン），アテノロール（テノーミン）である（表29.4-1）．

薬理学的作用

β 受容体拮抗薬は，脂溶性，代謝経路，β 受容体選択性，そして半減期がそれぞれ異なる．β 受容体拮抗薬の胃腸管からの吸収は薬物により異なる．脂質によく溶ける（脂溶性）薬物は血液脳関門を通過して脳に移行しやすい．一方脂質に溶けにくい薬物は脳へ移行しにくい．したがって，中枢神経系への作用を期待する場合，脂溶性薬物の方が適している．末梢神経系への作用のみを期待する場合には，脂溶性の低い薬物が適応となる．

プロプラノロール，ナドロール，ピンドロール，ラベタロール（トランデート）は，β_1 受容体と β_2 受容体に同等の力価があり，メトプロロール，アテノロールは β_2 受容体より β_1 受容体に高い親和性がある．β_1 受容体に比較的親和性がある薬物は，肺や血管への作用は少ないが，それでも弱い β_2 活性はあるので，喘息患者への使用には注

表 29.4-1　精神科領域で使用されるβアドレナリン受容体拮抗薬

一般名 (商品名)	胎児 危険度 分類	蛋白 結合能 (%)	脂溶性	内因性交感神経 刺激作用 (ISA)	代謝	受容体 選択性	半減期 (時間)	通常投与開始量	通常最大 投与量 (mg)
アテノロール (テノーミン)	D	6～16	なし		腎臓	$\beta_1 > \beta_2$	6～9	50 mg, 1日1回	50～100 mg, 1日1回
メトプロロール (ロプレソール)	C	5～10	あり		肝臓	$\beta_1 > \beta_2$	3～4	50 mg, 1日2回	75～150 mg, 1日2回
ナドロール (ナディック)	C	30	なし		腎臓	$\beta_1 = \beta_2$	14～24	40 mg, 1日1回	80～240 mg, 1日1回
プロプラノロール (インデラル)	C	>90	あり		肝臓	$\beta_1 = \beta_2$	3～6	10～20 mg, 1日 2～3回	80～140 mg, 1日3回
ピンドロール (カルビスケン)	B	40	あり	最小	肝臓	$\beta_1 = \beta_2$	3～4	5 mg, 1日3～4 回	60 mg, 1日 2～3回

意すべきである．

　ピンドロールはβ拮抗作用に加えて，交感神経様作用があり，抗うつ薬の増強に用いられる．ピンドロール，プロプラノロール，ナドロールには弱いセロトニン5-HT$_{1A}$受容体拮抗作用がある．

治療適応

不安症

　プロプラノロールは，社交恐怖の治療，特にパフォーマンス型（例えば，音楽演奏の前に失敗を恐れる）の治療に有用である（訳注：本邦適応外）．パニック症，心的外傷後ストレス障害，全般不安症の治療にも有効である．社交恐怖では，不安を誘発する状況になる20～30分前に，10～40 mgのプロプラノロールを服用するのが一般的な治療法である．パニック症の治療に対しては，β受容体拮抗薬は，ベンゾジアゼピン系薬物や選択的セロトニン再取り込み阻害薬（SSRI）ほど効果はない．

リチウム誘発性体位性振戦

　β受容体拮抗薬は，リチウム誘発性体位性振戦や，三環系抗うつ薬やバルプロ酸などによる薬物誘発性体位性振戦に有効である（訳注：本邦適応外）．この運動障害には，まずリチウムの減量，カフェインのような増悪因子の除去，リチウムの就寝前投与を試みる．これらが無効な場合に，1日20～160 mgのプロプラノロールを分2～3で投与すると大体は効果が得られる．

神経遮断薬誘発性急性アカシジア

　β受容体拮抗薬は，神経遮断薬誘発性急性アカシジアの治療にも有効であることが，多くの研究で示されている．アカシジアの治療では，一般に抗コリン薬やベンゾジアゼピン系薬物よりもβ受容体拮抗薬の方が有効である（訳注：本邦適応外）．β受容体拮抗薬は，急性ジストニアや，パーキンソニズムのような他の神経遮断薬誘発性の運動障害には無効である．

攻撃性と暴力

　β受容体拮抗薬は，衝動制御障害や統合失調症患者の攻撃性および暴力を減少させる効果があり，頭部外傷，脳腫瘍，低酸素障害，脳炎，アルコール依存，ハンチントン病などの変性疾患に関連した攻撃性にも有効である．

アルコール離脱

　プロプラノロールは，アルコール離脱の治療においては，単剤ではなくベンゾジアゼピン系薬物に付加投与すると有用であると報告されている．以下のような投与スケジュールが用いられる（訳注：本邦適応外）．すなわち，心拍数50/分以下ではプロプラノロールを投与しない，心拍数50～79/分ではプロプラノロール50 mg，心拍数80/分以上では100 mg投与，である．

抗うつ薬増強療法

　ピンドロールは，SSRI，三環系抗うつ薬，電気けいれん療法の抗うつ作用の増強および促進のために用いられる（訳注：本邦適応外）．小規模試験ではあるが，ピンドロールを抗うつ薬と同時に投与すると，通常2～4週間かかる抗うつ薬の反応潜時が数日程度へと短縮されることが示されている．β受容体拮抗薬は，一部の患者にうつ病を誘発することもあるため，本剤による増強療法については比較試験による検討が必要である．

その他の障害

　多くの症例報告や比較試験により，β受容体拮抗薬は統合失調症や躁症状のある患者にわずかに有効との結果が示されている．吃音にも用いられる（表29.4-2）．

表 29.4-2　βアドレナリン受容体拮抗薬の精神科領域における使用

確実に有効
　パフォーマンス不安
　リチウム誘発性振戦
　神経遮断薬誘発性アカシジア
おそらく有効
　アルコール離脱および他の物質関連障害への付加投与
　攻撃性または暴力への付加投与
有効の可能性あり
　抗精神病薬の増強療法
　抗うつ薬の増強療法

 表 29.4-3　βアドレナリン受容体拮抗薬の有害作用と毒性

心血管系
　低血圧
　徐脈
　うっ血性心不全（心機能が低下した患者）
呼吸器系
　喘息（β₁選択性薬物によりリスク低下）
代謝系
　インスリンまたは経口薬投与中の糖尿病患者で低血糖を増悪
胃腸管系
　悪心
　下痢
　腹痛
性機能
　インポテンス
精神神経系
　倦怠感
　疲労感
　不快気分
　不眠
　鮮明な悪夢
　うつ病（稀）
　精神病（稀）
その他（稀）
　レイノー症状
　ペイロニー病
離脱症候群
　βアドレナリン受容体拮抗薬の中止に，既存の狭心症が反跳性に増悪

注意点と有害反応

　β受容体拮抗薬は，喘息，インスリン依存性糖尿病，うっ血性心不全，重度の血管性疾患，持続性狭心症，甲状腺機能亢進症の患者には禁忌である．糖尿病患者に禁忌とされるのは，本剤が低血糖に対する正常な生理的反応に拮抗するためである．また，β受容体拮抗薬は，房室伝導障害を悪化させ，完全房室ブロック，ひいては突然死を引き起こすことがある．臨床医が，リスクと有益性を考慮したうえでなお，これらの身体状態を有する患者にβ受容体拮抗薬を投与する場合，注意深い観察のもとに，β₁選択性薬物が第1選択薬となる．現在用いられているβ受容体拮抗薬はすべて母乳中に分泌されるため，授乳中の女性への投与は慎重に行うべきである．

　β受容体拮抗薬の最も一般的な副作用は，低血圧と徐脈である．この副作用のリスクのある患者には，1日20 mgのプロプラノロールを試験的に投与し，薬物に対する反応性を評価するべきである．稀ではあるが，プロプラノロールのような脂溶性β受容体拮抗薬によりうつ病が誘発されることがある．悪心，嘔吐，下痢，便秘も本剤の治療中に起こりうる．β受容体拮抗薬は一部の患者の認知機能を悪化させる．重篤な中枢神経系有害作用（不穏，錯乱，幻覚など）は稀である．表 29.4-3 にβ受容体拮抗薬によって起こり得る有害作用をまとめた．

薬物相互作用

　プロプラノロールを併用すると，抗精神病薬，抗てんかん薬，テオフィリン，レボチロキシンの血中濃度が上昇する．おそらく他のβ受容体拮抗薬にも同様の作用がある．腎排泄されるβ受容体拮抗薬は，腎排泄される他の薬物の血中濃度も上昇させる．バルビツール酸，フェニトイン，喫煙は，肝臓で代謝されるβ受容体拮抗薬の排泄を促進する．β受容体拮抗薬とモノアミン酸化酵素阻害薬を併用すると，高血圧クリーゼや，徐脈が生じるとの報告がある．また，β受容体拮抗薬とカルシウムチャンネル拮抗薬の併用によって，心筋収縮性や房室結節伝導性が抑制されることがある．

検査値への影響

　β受容体拮抗薬は，標準的な臨床検査値に影響を及ぼさない．

投与量と臨床指針

　プロプラノロールには，10，20，40，60，80，90 mg 錠と，4，8，80 mg/mL の注射剤，60，80，120，160 mg の持続放出型カプセルがある．ナドロールには，20，40，80，120，160 mg 製剤がある．ピンドロールには 5，10 mg 製剤がある．メトプロロールには，50，100 mg 錠と 50，100，200 mg の持続放出錠がある．アテノロールには 25，50，100 mg 錠がある．アセブトロール（アセタノール）には 200，400 mg のカプセルがある（訳注：本邦にある製剤は以下のとおり．プロプラノロール：10 mg 錠，2 mg/2 mL の注射剤，ナドロール：30，60 mg 錠，ピンドロール：5 mg 錠，5，15 mg の持続放出型カプセル，メトプロロール：20，40 mg 錠，120 mg の持続放出錠，アテ

ノロール：25，50 mg 錠，10%ドライシロップ，アセプトロール：100，200 mg のカプセル）．

慢性疾患の治療に，プロプラノロールは通常，10 mg 1日3回または20 mg 1日2回の経口投与で開始する．治療効果が得られるまで，1日20〜30 mgずつ増量する．治療中はその障害の至適治療量を維持する．攻撃的行動の治療には時に1日80 mgもの投与が必要となり，最大投与量を4〜8週間維持しなければ治療効果が得られないことがある．社交恐怖の治療で，特にパフォーマンス型には，始まる20〜30分前に10〜40 mgのプロプラノロールを服用させる．

心拍数と血圧は定期的に測定し，心拍数が50/分以下になるか，収縮期血圧が90 mmHgを下回る時には投与中止する．重度のめまい，運動失調，喘鳴が起これば，投与は一時的に中止する．β受容体拮抗薬による治療は急に中止してはならない．プロプラノロールは1日量が60 mgになるまで1日60 mgずつ減量し，その後，1日10〜20 mgずつ3〜4日ごとに減量する．

本章に掲載されたその他の薬物の臨床指針は，投与量の違いを除けばプロプラノロールと同様である．例えば，プロプラノロールであれば，利用可能な最小投与量（10 mg）から投与を開始するが，メトプロロールでは最小投与量は50 mgからとなる．

参考文献

Antonelli-Incalzi R, Pedone C. Respiratory effects of beta-adrenergic receptor blockers. *Curr Med Chem.* 2007;14(10):1121.

Baker JG. The selectivity of beta-adrenoceptor antagonists at the human beta1, beta2 and beta3 adrenoceptors. *Br J Pharmacol.* 2005;144(3):317.

Ballesteros J, Callado LF. Effectiveness of pindolol plus serotonin uptake inhibitors in depression: A meta-analysis of early and late outcomes from randomised controlled trials. *J Affect Disord.* 2004;79(1–3):137.

Compendium of Pharmaceuticals and Specialties. Ottawa: Canadian Pharmacist Association; 2007.

Das RK, Freeman TP, Kamboj SK. The effects of N-methyl D-aspartate and B-adrenergic receptor antagonists on the reconsolidation of reward memory: A meta-analysis. *Neurosci Biobehav Rev.* 2013;37(3):240–255.

de Quervain DJ, Aerni A, Roozendaal B. Preventive effect of beta-adrenoceptor blockade on glucocorticoid-induced memory retrieval deficits. *Am J Psychiatry.* 2007;164(6):967.

McAinsh J, Cruickshank JM. Beta-blockers and central nervous system side effects. *Pharmacol Ther.* 1990;46(2):163.

McIntyre RS. β-Adrenergic receptor antagonists. In: Sadock BJ, Sadock VA, Ruiz P, eds. *Kaplan & Sadock's Comprehensive Textbook of Psychiatry.* 9th ed. Vol. 2. Philadelphia: Lippincott Williams & Wilkins; 2009:3009.

Peskind ER, Tsuang DW, Bonner LT, Pascualy M, Riekse RG. Propranolol for disruptive behaviors in nursing home residents with probable or possible Alzheimer disease: A placebo-controlled study. *Alzheimer Dis Assoc Disord.* 2005;19(1):23.

29.5 抗コリン薬

抗コリン薬はアトロピンの作用を阻害する．精神科領域では抗コリン薬は主に薬物誘発性運動障害，特に抗精神病薬によるパーキンソニズム，ジストニア，薬物誘発性の姿勢時振戦の治療に用いられる．

抗コリン薬

薬理学的作用

抗コリン薬はすべて経口摂取後腸管から良好に吸収され，脂溶性のため中枢神経系へよく移行する．トリヘキシフェニジル（アーテン）とベンズトロピン（Cogentin）は服用後2〜3時間で最高血中濃度に達し，作用は1〜12時間持続する．注射剤のベンズトロピンは筋肉注射，静脈注射のいずれも同様に速やかに吸収されるが，筋注の方が有害作用のリスクが低い．

本項でとりあげた6種の抗コリン薬（表29.5-1）はいずれもムスカリン性アセチルコリン受容体を阻害するが，ベンズトロピンには抗ヒスタミン作用もある．いずれの抗コリン薬もニコチン性アセチルコリン受容体に対する作用をもたない．6種のうち，トリヘキシフェニジルがおそらくドパミン神経系を介することにより最も強い賦活作用を有する一方，ベンズトロピンが最も賦活作用が弱く，そのため乱用の対象になりにくい．

治療適応

精神科領域での主な適応は，振戦，筋強剛，歯車様固縮，寡動，流涎，前屈，突進歩行などを特徴とする抗精神病薬誘発性パーキンソニズムの治療である．どの抗コリン薬もパーキンソニズムの治療において同程度に有効である．抗精神病薬誘発性パーキンソニズムは高齢者で多く，ハロペリドールなどの高力価ドパミン受容体阻害薬（dopamine receptor antagonist：DRA）の投与時に認められる．これらの症状は通常投与開始後2〜3週間程度で出現する．抗精神病薬誘発性パーキンソニズムは，セロトニン・ドパミン拮抗薬に分類される新規抗精神病薬では発症しにくい．

他の適応は，抗精神病薬誘発性急性ジストニアであり，これは若年の男性で多くみられる．この症候群は治療初期に認められやすく，頸部，舌，顔面，背部の筋に影響及ぼし，ハロペリドールなどの高容量DRAの使用に伴うことが多い．抗コリン薬はジストニアの急性期の治療と予防のいずれにも有効である．

アカシジアは自覚的，他覚的に認められる落ち着きのなさ，不安，焦燥などが特徴である．抗精神病薬誘発性アカシジアに対し，抗コリン薬は有効であるが，一般にはβアドレナリン受容体拮抗薬やベンゾジアゼピン系薬物，クロニジン（カタプレス）ほどの効果はないと考えられている．

注意点と有害反応

抗コリン薬の有害作用は，ムスカリン性アセチルコリン受容体拮抗作用によって引き起こされる．前立腺肥大症，尿閉，狭隅角性緑内障のある患者に用いる際には十分な注意が必要である．抗コリン薬，特にトリヘキシフェニジルには軽度の気分高揚作用があるため，時に乱用の

表 29.5-1 抗コリン薬

一般名	商品名	錠剤規格	注射薬	経口投与量	筋注・静注量
ベンズトロピン	Cogentin	0.5, 1, 2 mg	1 mg/ml	1〜4 mg 1日1〜3回	1〜2 mg
ビペリデン	アキネトン	2 mg	5 mg/ml	2 mg 1日1〜3回	2 mg
エトプロパジン	Parsidol	10, 50 mg	なし	50〜100 mg 1日1〜3回	なし
オルフェナドリン	Norflex, Disipal	100 mg	30 mg/ml	50〜100 mg 1日3回	5分以上かけて60 mgを静注
プロシクリジン	Kemadrin	5 mg	なし	2.5〜5 mg 1日3回	なし
トリヘキシフェニジル	アーテン	2, 5 mg エリキシル剤 2mg/5 ml	なし	2〜5 mg 1日2〜4回	なし

対象になることがある．

最も重大な有害作用は抗コリン薬中毒で，せん妄，昏睡，けいれん発作，興奮，幻覚，重度の低血圧，上室性頻拍，末梢症状（発赤，散瞳，皮膚乾燥，高体温，腸音減弱）などが特徴である．このような場合，直ちに抗コリン薬を中止し治療を開始しなければならない．抗コリン薬中毒は，コリンエステラーゼ阻害薬であるフィゾスチグミン（Antilirium）1〜2 mgの静注（1 mgにつき2分かける）または筋注（30〜60分ごと）によって診断的治療ができる．フィゾスチグミンは重症の低血圧と気管支収縮を起こすリスクがあるので，循環モニターと蘇生措置の準備が整っている施設で，重症中毒に対してのみ，用いられるべきである（訳注：本邦ではリバスチグミン，ネオスチグミンなどが用いられている）．

薬物相互作用

抗コリン薬の相互作用は，DRA，三環系・四環系抗うつ薬，モノアミンオキシダーゼ阻害薬（monoamine oxidase inhibitor：MAOI）のような抗コリン作用の強い薬物と併用する際に出現しやすい．他の処方薬や市販の感冒薬などにも抗コリン作用を有する薬物があるので注意を要する．これらの薬物と併用すると，時に生命に関わるような抗コリン中毒を起こすことがある．また，抗コリン薬は胃から十二指腸への食物の移動を遅らせ，胃で分解して十二指腸で吸収される薬物（レボドパ［ドパストン］，DRAなど）の吸収が減ることがある．

検査値への影響

抗コリン薬による検査値への影響は知られていない．

投与量と臨床指針

本章で取り上げた6種類の抗コリン薬にはいろいろな製剤がある（表29.5-1）．

抗精神病薬誘発性パーキンソニズム 抗精神病薬誘発性パーキンソニズムの治療には，ベンズトロピン換算で1〜3 mgを1日1〜2回投与する．抗コリン薬投与は4〜8週間続け，いったん服用を中止して効果を判定する．減量は1〜2週間かけて行う．

抗コリン薬の予防投与は通常行わない．というのは，抗精神病薬誘発性パーキンソニズムは，通常は発症時はごく軽症で進行も遅いので，明らかに適用があると判断したときに治療を始めればよいからである．ただし，若年者，特に高力価のDRAを投与されている場合には，予防投与を行うこともある．その場合でも投与開始後4〜6週間で抗コリン薬の投与をいったん中止し，投与継続が必要であるか評価する．

抗精神病薬誘発性急性ジストニア 抗精神病薬誘発性急性ジストニアの急性期治療と予防には，ベンズトロピン1〜2 mgまたはそれと等価量の他の薬物を，筋注で投与する．必要なら20〜30分以内に同量を追加する．さらに20〜30分経っても軽快しない場合，ベンゾジアゼピン系薬物（ロラゼパム1 mgの筋注ないし静注［訳注：本邦にはロラゼパムの注射製剤はない］）を投与する．喉頭ジストニアの場合は緊急を要し，ベンズトロピンを10分以内に4 mgまで投与し，さらにロラゼパム1〜2 mgを経静脈的に投与する必要がある．

急性ジストニアの既往がある患者や，そのリスクが高い患者（高力価DRAを服用している若年男性など）では，抗コリン薬の予防投与を行うことがある．投与は4〜8週間行い，1〜2週間かけて減量して継続投与の必要性を評価する．パーキンソニズムが起こりにくいSDAが使用されるようになって以来，抗精神病薬服用患者に対する抗コリン薬の予防投与については賛否が分かれている．

アカシジア すでに述べたように抗コリン薬はアカシジアには用いられない．βアドレナリン受容体拮抗薬がまず投与され，ベンゾジアゼピン系薬物とクロニジンが使われることもある．

参考文献

Ahmad S. Anticholinergics and amantadine. In: Sadock BJ, Sadock VA, Ruiz P, eds. *Kaplan & Sadock's Comprehensive Textbook of Psychiatry*. 9th ed. Vol. 2. Philadelphia: Lippincott Williams & Wilkins; 2009:3009.
Buhrich N, Weller A, Kevans P. Misuse of anticholinergic drugs by people with serious mental illness. *Psychiatr Serv*. 2000;51:928.
Caligiuri MR, Jeste DV, Lacro JP. Antipsychotic-induced movement disorders in the elderly: Epidemiology and treatment recommendations. *Drugs Aging*. 2000;17:363.

Dose M, Tempel HD: Abuse potential of anticholinergics. *Pharmacopsychiatry.* 2000;33:43.
Drimer T, Shahal B, Barak Y. Effects of discontinuation of long-term anticholinergic treatment in elderly schizophrenia patients. *Int Clin Pharmacol.* 2004;19(1):27.
Miller CH, Fleischhacker WW. Managing antipsychotic-induced acute and chronic akathisia. *Drug Saf.* 2000;22:73.
Naicker P, Anoopkumar-Dukie S, Grant GD, Kavanagh JJ. The effects of antihistamines with varying anticholinergic properties on voluntary and involuntary movement. *Clin Neurophysiol.* 2013;124(9):1840–1845.

29.6　抗けいれん薬

　本節で扱う新規抗けいれん薬は，てんかんの治療のために開発されたものであるが，精神疾患にも有用であることが明らかになっている．また，これらの薬物は骨格筋の弛緩作用や疼痛治療にも用いられている．これらの薬物はγアミノブチリル酸（γ-aminobutyric acid：GABA）系の作用を賦活したり，グルタミン酸系の作用を抑制するなどさまざまな作用機序を有している．本章では6種の新規抗けいれん薬，すなわちガバペンチン（ガバペン），レベチラセタム（イーケプラ），プレガバリン（リリカ），チアガビン（Gabitril），トピラマート（トピナ），ゾニサミド（エクセグラン），および以前より用いられてきた抗けいれん薬であるフェニトイン（ヒダントール）について述べる．カルバマゼピン（テグレトール），バルプロ酸（デパケン），ラモトリギン（ラミクタール），オキシカルバゼピン（Trileptal）については他の節で論じる．
　2008年，米国食品医療品局（Food and Drug Administration：FDA）はこれらの薬物がプラセボと比較して希死念慮や自殺企図のリスクを高めると警告した．しかし，本来てんかんの患者は他の精神疾患患者に比べて自殺の相対リスクが高い．また抗けいれん薬と自殺のリスクについて，FDAの警告とは相反するデータの報告も存在する．これらの報告では，抗けいれん薬は双極性障害において自殺を予防する効果を示唆している．双極性障害の患者は希死念慮をもちやすいことを考慮し，これらの警告に配慮する必要がある．

ガバペンチン

　ガバペンチン（ガバペン）は，当初抗てんかん薬として導入されたが，鎮静的な作用を有することから他の精神疾患，特に不眠症に有用であることが見出された．さらに帯状疱疹後神経痛などの神経障害性疼痛にも有効であることが明らかとなった．不安症にも用いられ，主剤としてではないものの躁病や治療抵抗性気分障害にも使用される．

薬理学的作用

　ガバペンチンは大部分が非結合体のまま血流を循環し，ヒトではほぼ代謝を受けることはない．未変化体のまま腎から排泄されるが，血液透析で除去することもできる．吸収率や吸収量は食事によってわずかに影響を受ける．高齢者ではクリアランスが低下するので用量の調整を要する．ガバペンチンは脳内のGABAを増加させると考えられるが，グルタミン酸合成を抑制している可能性もある．また，ガバペンチンはヒト全血中のセロトニン濃度を増加させ，カルシウムチャネルを調整することによりモノアミンの放出を低下させる．抗けいれん作用，抗れん縮作用とともに，疼痛における抗侵害受容的作用も有する．

治療適応

　神経科領域においてガバペンチンは全般発作，部分発作の両方に用いられている．また帯状疱疹後神経痛の緩和に有効である，その他にも糖尿病性ニューロパシー，神経障害性がん性疼痛，線維筋痛症，知覚異常性大腿神経痛，肢切断術後，頭痛などの疼痛に対しても有効である．慢性瘙痒症の一部にも有効性が見出されている．
　精神科領域においてガバペンチンは，鎮静作用のため睡眠薬として用いられている．抗不安作用も有することから社交不安やパニック症にも有効である．アルコールへの渇望感を減退させ気分を改善させる可能性があり，抑うつ的な患者に有効である可能性がある．双極性障害ではガバペンチンを気分安定薬の補助療法として用いることによって効果が得られることがある．

注意点と有害反応

　有害作用は軽度であり，最も多いのは日中の眠気，運動失調，易疲労感などであり，用量に比例して出現する．過量服用（45g以上）により複視，不明瞭言語，嗜眠，下痢などが出現したが，すべての患者が回復したと報告されている．ガバペンチンは胎児危険度分類ではCに分類され，母乳に分泌されるため，妊娠中や授乳中の女性への使用は避けることが望ましい．

薬物相互作用

　制酸薬と併用するとガバペンチンの生体利用率は最大20％まで減少する可能性がある．一般的には薬物相互作用はない．長期間服用していてもリチウム投与に影響を及ぼさない．

検査値への影響

　ガバペンチンはどのような検査結果にも影響を及ぼさないが，アンフェタミン，バルビツレート，ベンゾジアゼピン，マリファナの薬物検査で偽陽性または陽性反応が出たという報告がある．

投与量と臨床指針

　ガバペンチンは忍容性にすぐれ，数日間以内に維持用量まで増量することができる．投与初日には300mg，2日目には600mg，3日目に900mgまで増量し，症状にあわせて必要ならば1日1800mgまで分割投与できる．

最終的な1日投与量は，1200〜2400 mg程度であるが，特に高齢者は200〜300 mgという低用量で効果が得られることがある．投与量上限は鎮静効果によって左右されることが多い．1日4800 mgを服用する例もある．

ガバペンチンには，100 mg，300 mg，400 mgのカプセルと，600 mg，800 mgの錠剤，250 mg/5 mlの内用液がある（訳注：本邦では200 mg，300 mg，400 mg錠と5％シロップがある）．服用を急に中断しても離脱症状は生じないが，ガバペンチンを含め抗けいれん薬の減量は緩徐に行う必要がある．

トピラマート

トピラマート（トピナ）は抗てんかん薬として開発されたが，片頭痛予防，肥満，過食症，過食（binge eating），アルコール依存症など精神科，神経科領域のさまざまな病状に対して有効性が見出された．

薬理学的作用

トピラマートはGABA作動性作用があり，ヒト脳内のGABAを増加させる．経口投与での生体利用率は80％で，食物摂取の影響を受けない．15％が蛋白と結合し，およそ70％が腎から排泄される．腎機能障害の患者では，トピラマートのクリアランスは約50％減少するため，投与量を減らす必要がある．半減期は約24時間である．

治療適応

トピラマートは主に抗てんかん薬として用いられ，発作性疾患の患者では単剤でプラセボより優れた効果が認められている．また片頭痛の予防や，禁煙，腰痛などの疼痛，心的外傷後ストレス障害，本態性振戦にも用いられている．トピラマートは体重減少との間に関連が見出されているため，多くの向精神薬に伴う体重増加を防止するために用いられている．通常の肥満や過食症，過食性障害の治療にも使われる．境界性パーソナリティ障害の自傷行為が減少する可能性もある．精神病性障害ではほとんど効果がみられない．ブプロピオンとの併用によって双極性うつ病にある程度有効であったという報告があるが，トピラマート単剤による二重盲検プラセボ対照試験では，成人の急性躁病への効果は認められなかった．

注意点と有害反応

トピラマートに最もよくみられる有害作用は，知覚異常，体重減少，傾眠，食思不振，めまい，記憶障害である．味覚に異常が出現することもある．多くの場合有害作用は軽度から中程度で，減薬によって緩和することができる．過量服薬による死亡例の報告はない．トピラマートは酸塩基平衡（血清重炭酸イオン低下）に影響を及ぼすため，不整脈や，服用患者の約1.5％に腎結石が認められる．本剤を服用している患者は，十分な水分の摂取が必要である．胎盤の通過性や母乳への移行は明らかではないため，妊娠中や授乳中の女性への投与は避けるべきである．

薬物相互作用

トピラマートは他の抗けいれん薬とわずかに相互作用を有する．トピラマートはフェニトイン濃度を25％，バルプロ酸の濃度を11％上昇させることがあるが，カルバマゼピン，フェノバルビタール（フェノバール），プリミドンの濃度には影響を及ぼさない．カルバマゼピンやフェニトインと併用することにより，トピラマートの濃度は40〜48％まで低下する．腎結石や発熱に関連した問題（乏汗症や高体温症）のリスクが上がるため，トピラマートとアセタゾラミド（ダイアモックス）やジクロフェナミド（Daranide）などの炭酸脱水酵素阻害薬とは併用しない．

検査値への影響

トピラマートは検査値に影響を及ぼさない．

投与量と臨床指針

トピラマートには割線のない25 mg，100 mg，200 mg錠がある（訳注：本邦では25 mg，50 mg，100 mg錠と10％細粒がある）．認知機能障害や過鎮静のリスクを軽減するためにトピラマートは8週間以上かけて1日最大用量である200 mg，1日2回まで漸増する．付加療法などの適応外使用の場合には，就寝前25 mgから開始し，必要性と認容性に応じて週に25 mgずつ増量する．体重減少の効果をもたらす用量は，多くの場合就寝前75〜150 mgである．400 mg以上を投与しても効果は増大しない．どの用量も就寝前に服用でき，鎮静効果を生かすことができる．腎機能障害のある患者では，半量まで減量する．

チアガビン

チアガビンは1997年にてんかんの治療薬として導入され，急性躁病などの精神疾患への効果が見出された．しかし，後述するような安全性の問題や，対照試験の欠如のためてんかん以外の疾患への使用は限られている．

薬理学的作用

チアガビンの吸収は良好で生体利用率は約90％であり，そのほとんど（96％）が血漿蛋白と結合している．チアガビンはチトクローム P450（CYP）3Aの基質で，ほぼすべてが非活性体である5-オキソチアガビンとグルクロン酸抱合代謝産物に変換され，約2％が未変化のまま尿中に排泄される．残りの65％は糞便に，25％は尿中に代謝産物として排泄される．チアガビンは抑制性アミノ酸神経伝達物質であるGABAの神経細胞やグリアへの

再取り込みを阻害し，GABA$_A$, GABA$_B$受容体両者のGABAによる抑制作用を増強することによって抗けいれん作用と抗侵害作用を発揮すると推定されている．また，チアガビンはヒスタミン1(H$_1$)，セロトニン1B(5-HT$_{1B}$)，ベンゾジアゼピン，クロライドチャネル受容体に対して弱い阻害作用を有している．

治療適応

チアガビンは全般不安症と不眠症以外の精神疾患に用いられることはほとんどない．主な適応症は全般性てんかんである．

注意点と有害反応

チアガビンは離脱けいれん，認知機能障害や精神神経的障害（集中困難，発語障害，眠気，易疲労感），けいれん重積，てんかん発作中の予期せぬ突然死などの原因となりうる．チアガビンを過量服用した場合，けいれん，けいれん重積，昏睡，運動失調，混乱，傾眠，もうろう状態，言語障害，焦燥，嗜眠，ミオクローヌス，昏迷，振戦，見当識障害，嘔吐，敵意，一過性の麻痺，呼吸抑制などが起こりうる．チアガビンを含む多剤の過量服用による死亡が報告されている．スティーブン・ジョンソン症候群を含む重症の皮疹も起こる．

チアガビンは実験動物で流産と催奇形性が確認されており，胎児リスク分類でカテゴリーCに分類されている．チアガビンが母乳中に分泌されるか否かは不明である．妊娠中や授乳中の女性への投与は避けるべきである．

検査値への影響

チアガビンは検査値に影響を及ぼさない．

投与量と臨床指針

チアガビンには重症な有害作用のリスクがあるため，急速な増量や開始をしてはならない．成人と12歳以上の青年で，酵素誘導作用を有する薬物を服用しているてんかん患者では1日4 mgから開始する．最初の1か月は1週ごとに1日4 mgずつ増量し，5週目と6週目からは1日4〜8 mg増量する．6週までに1日24〜32 mgを分2〜4で投与する．青年を除く成人では週に1度1日4〜8 mgづつ増量し，1日56 mgまで投与できる．てんかん患者の血中濃度は通常20〜100 ng/mlであるが，濃度と抗けいれん作用との間に明確な相関関係がないため，血中濃度を定期的に測定することはない．

レベチラセタム

レベチラセタム（イーケプラ）は向知性（記憶増強）薬として開発されたが，その後抗けいれん薬としての効力が認められ，部分発作の治療薬として発売された．急性躁病や不安の治療，抗うつ薬の補強などに用いられている．

薬理学的作用

中枢神経系への作用機序はまだよくわかっていないが，GABAによる抑制作用を増強していると考えられる．レベチラセタムの吸収は急速かつ完全で，1時間以内に最高血中濃度に達する．食物は吸収を遅らせ，吸収量を減少させる．レベチラセタムは血漿蛋白とは結合せず肝CYP系での代謝を受けない．代謝にはアセトアミド基に対する加水分解が含まれる．血中濃度と治療効果は相関しない．

治療適応

主な適応は部分発作，ミオクローヌス発作，1次性全般性てんかんなどのけいれん性疾患である．精神科領域では適応外であるが，急性躁病の治療や抗うつ薬の補強薬，抗不安薬として用いられている．

注意点と有害反応

レベチラセタムの最もよくみられる副作用は，眠気，めまい，運動失調，複視，記憶障害，無気力，知覚異常などである．治療中に行動障害を起こす患者もおり，幻覚が起こることもある．希死念慮を有する患者の焦燥感が増悪することもある．妊娠中，授乳中の女性では投与を避けるべきである．

薬物相互作用

抗けいれん薬を含む他の薬物との相互作用は，あるとしてもごくわずかである．リチウムとの相互作用もない．

検査値への影響

検査値への影響は報告されていない．

投与量と臨床指針

レベチラセタムには250 mg，500 mg，750 mg，1000 mgの錠剤，500 mgの徐放剤，100 mg/mlの内用液，100 mg/mlの注射剤がある（訳注：本邦では250 mg，500 mgの錠剤と50％シロップ，500 mg/5 mlの静注用製剤がある）．てんかんでの1日量は通常1000 mgである．

腎でのクリアランスを考慮し，腎機能障害がある患者では投与量を減量する必要がある．

ゾニサミド

従来けいれん性疾患に対する抗けいれん薬として使用されているゾニサミド（エクセグラン）は，双極性障害，肥満，過食性障害にも有効であることが見出された．

薬理学的作用

ゾニサミドはナトリウムチャネルを阻害することによって，ドパミンとセロトニンの活性を軽度高めると考えられる．また，炭酸脱水素酵素の阻害作用もある．カ

ルシウムチャンネル阻害を示唆する報告もある．ゾニサミドは肝 CYP3A で代謝されるため，カルバマゼピンやアルコール，フェノバルビタールなどの酵素誘導作用を有する物質と併用するとクリアランスが増え，生体利用率が低下する．ゾニサミドは他の薬物の代謝に影響を与えない．60 時間という長い半減期を有するため，1 日 1 回の投与が可能で，就寝前に好んで投与される．

治療適応

主な適応は，全般性発作と治療抵抗性の部分発作である．精神科領域では，比較対象試験で肥満と過食性障害への有効性が認められている．比較対照試験ではないが，双極性障害，特に躁状態への有用性を示唆する報告もある．しかし，さらなる研究が必要である．

注意点と有害反応

ゾニサミドはスルホンアミドであり，ごく稀ではあるが致死的な発疹や血液疾患を引き起こすことがある．約 4％の患者に腎結石が発生する．最も多い副作用は，眠気，認知機能障害，不眠，運動失調，眼振，知覚異常，言語障害，便秘，下痢，悪心，口渇などである．体重減少もよくみられる副作用で，向精神薬治療に伴う体重増加や，前述のような食事摂取の制御が困難な患者に対する治療法として検討されている．妊娠中，授乳中の女性では投与を避けるべきである．

薬物相互作用

ゾニサミドは CYP 同位酸素群を阻害することも，その作用を増強することもない．炭酸脱水素酵素阻害薬とゾニサミドの併用は，血中の尿素濃度を上昇させ腎石症のリスクが上昇するので避けなければならない．

検査値への影響

ゾニサミドにより肝アルカリフォスファターゼ，血中尿素窒素，クレアチニンが上昇することがある．

投与量と臨床指針

ゾニサミドは 100 mg と 200 mg のカプセルがある（訳注：本邦では 100 mg 錠と 20％散がある．なお，パーキンソン病への適応を有するゾニサミド製剤としてトレリーフ 25 mg 錠およびトレリーフ 25 mg 口腔内崩壊錠がある）．てんかんでは 1 日 100〜400 mg が使用されるが，1 日投与量が 300 mg を越えると副作用が出現しやすくなる．半減期が長いため，ゾニサミドは 1 日 1 回投与が可能である．

プレガバリン

プレガバリン（リリカ）は薬理学的にはガバペンチンと類似の薬物である．興奮性の神経伝達物質の過剰な放出を抑制することによって効果を発揮すると考えられる．プレガバリンはニューロンの GABA 濃度を上昇させる．結合親和性はガバペンチンの 6 倍であり，半減期もより長い．

薬理学的作用

プレガバリンは線形の薬物動態を示す．投与量に比例して素早く吸収される．最大血漿濃度に達するのは投与後約 1 時間であり，24〜48 時間以内に定常状態に達する．プレガバリンは高い生体利用率を示し，血中半減期は約 6.5 時間である．食物は吸収に影響を与えない．プレガバリンは血漿蛋白には結合せず，実質的な変化をほぼ受けないまま（代謝産物は 2％以下）腎より排泄される．肝代謝系の基質とはならず，CYP450 系などの肝酵素を誘導も阻害もしない．クレアチニンクレアランス（CLcr）が 60 ml/分以下の患者では投与量を減量する必要がある場合がある．CLcr が 50％低下するごとに，1 日投与量を約 50％ずつ減量しなければならない．プレガバリンは血液透析によってほとんどが除去されてしまうので，慢性の透析患者では透析後に追加投与を要することがある．

治療適応

プレガバリンは糖尿病性末梢性ニューロパシーや帯状疱疹後神経痛の治療薬および部分発作治療の補強薬として適応承認を得ている．全般不安症の患者の一部にも効果があることが見出されている．研究では明らかな用量反応性は見出されてはいないが，1 日用量 300 mg の投与は 150 mg または 450 mg 投与よりも有効性が高かった．パニック症や社交不安症でプレガバリンが奏効する場合があるが，これらの障害に通常的に使用するほどの根拠はまだない．線維筋痛症への適応が最近承認された．

注意点と有害反応

最も多い有害作用は，めまい，眠気，かすみ目，末梢性浮腫，健忘または記憶障害，振戦などである．プレガバリンはアルコール，抗ヒスタミン薬，ベンゾジアゼピンなど中枢抑制作用のある薬物の鎮静効果を増強する．プレガバリンがベンゾジアゼピン系様の離脱症状を示すかどうかはまだ明らかではない．妊娠中や授乳中の女性に関するデータは乏しいため，これらの患者では使用を避けることが望ましい．

薬物相互作用

プレガバリンは肝での代謝を受けないため，他の薬物との相互作用はない．

検査値への影響

検査値へ及ぼす影響はない．

投与量と臨床指針

帯状疱疹後神経痛に対しては，50〜100 mg を 1 日 3

回投与，糖尿病性末梢神経疼痛に対しては100〜200 mgを1日3回投与することが推奨されている．線維筋痛症の患者では1日用量450〜600 mgの分割投与が必要となる．プレガバリンは25 mg，50 mg，75 mg，100 mg，150 mg，200 mg，225 mg，300 mgのカプセル（訳注：本邦では25 mg，75 mg，150 mgのカプセル）がある．

フェニトイン

フェニトインナトリウム（アレビアチン）は抗てんかん薬で，科学構造上はバルビツレートと関連している．全般性強直間代発作（大発作），複雑部分発作（精神運動発作，側頭葉てんかん）のコントロールや，脳神経外科手術中，術後の発作予防・治療の適応がある．双極性障害の治療において他の抗けいれん薬に比肩しうる効果を有するが，臨床医は歯肉増殖，白血球減少，貧血，非線形の薬物動態による中毒のリスクを考慮する必要がある．

薬理学的作用

他の抗けいれん薬同様，フェニトインは電位依存性ナトリウムチャネルを遮断し，抗躁作用を発揮する．経口摂取後の半減期は，7〜42時間で，平均22時間である．至適容量が定常状態に達するのは，推奨用量である1日300 mg投与開始後7〜10日（5〜7半減期）である．血中濃度は投与開始後5〜7半減期後に測定する．フェニトインは胆汁中に排泄され，消化管で再吸収されてから尿中に排泄される．フェニトインの尿排泄は一部は糸球体で濾過されるが大部分は尿細管分泌によって行われる．フェニトインは投与量をわずかに増量することにより，半減期が延長し血中濃度を過剰に上昇させることがある．フェニトインを服用している患者は処方量を厳守し，血中濃度を定期的に測定する必要がある．

治療適応

全般性強直間代発作（大発作），複雑部分発作（精神運動発作，側頭葉てんかん）の他，双極性障害の急性躁病に用いられている．

注意点と有害反応

最も多い有害作用は眼振，運動失調，不明瞭言語，協調運動障害，混乱などであり，通常は用量依存的に発生する．その他の有害作用にはめまい，不眠，一過性の神経過敏，筋れん縮，頭痛などがある．稀ではあるが，フェノチアジンや他の抗精神病薬によるものに類似したジスキネジアがフェニトインで引き起こされたという報告がある．より重篤な有害作用は，血小板減少症，白血球減少症，無顆粒球症などがある．汎血球減少症もあり，骨髄抑制を伴う場合と伴わない場合がある．

良性リンパ節過形成，偽性リンパ腫，リンパ腫，ホジキン病などの局所性または全身性のリンパ節障害の発症を示唆する多くの報告がある．胎児期にフェニトインに曝露することにより，先天奇形のリスクが増加する．また，子宮内での曝露により，ビタミンK依存性凝集因子の低下による出血傾向が新生児に生じることがあり，時に致命的である．高血糖の報告があり，糖尿病患者では血糖値が上昇することがある．

薬物相互作用

急性のアルコール摂取，アミオダロン，クロルジアゼポキシド，シメチジン，ジアゼパム，ジスルフィラム，エストロゲン，フルオキセチン，H_2受容体拮抗薬，イソニアジド，メチルフェニデート，フェノチアジン系薬物，サリチル酸，トラゾドンとの併用でフェニトインの血中濃度が上がることがある．カルバマゼピン，慢性アルコール乱用，レセルピンを併用するとフェニトインの血中濃度が下がることがある．

検査値への影響

フェニトインはサイロキシンの濃度を低下させることがある．血糖，アルカリフォスファターゼ，γGTPを上昇させることがある．

投与量と臨床指針

100 mgの徐放性経口カプセルを1日3回の服用から始め，患者の必要性にあわせて投与量を調整する（訳注：本邦には徐放性剤はない）．その後より1日1回投与に切り替えることもできる．その際は徐放性のカプセルが適している．定期的な血中濃度モニタリングを行うことが望ましく，10〜20 μg/mlが至適濃度である．

参考文献

Bray GA, Hollander P, Klein S, Kushner R, Levy B. A 6-month randomized, placebo-controlled, dose-ranging trial of topiramate for weight loss in obesity. *Obes Res*. 2003;11(6):722.

Crofford LJ, Rowbotham MC, Mease PJ, Russell IJ, Dworkin RH. Pregabalin for the treatment of fibromyalgia syndrome: Results of a randomized, double-blind, placebo-controlled trial. *Arthritis Rheum*. 2005;52(4):1264.

Freeman R, Durso-Decruz E, Emir B. Efficacy, safety, and tolerability of pregabalin treatment for painful diabetic peripheral neuropathy: Findings from seven randomized, controlled trials across a range of doses. *Diabetes Care*. 2008;31:1448.

Frye MA, Ketter TA, Kimbrell TA, Dunn RT, Speer AM. A placebo-controlled study of lamotrigine and gabapentin monotherapy in refractory mood disorders. *J Clin Psychopharmacol*. 2000;20(6):607.

Gadde KM, Franciscy DM, Wagner HR 2nd, Krishnan KR. Zonisamide for weight loss in obese adults: A randomized controlled trial. *JAMA*. 2003;289(14):1820.

Grunze H, Erfurth A, Marcuse A, Amann B, Normann C. Tiagabine appears not to be efficacious in the treatment of acute mania. *J Clin Psychiatry*. 1999;60(11):759.

Hoopes SP, Reimherr FW, Hedges DW, Rosenthal NR, Kamin M. Treatment of bulimia nervosa with topiramate in a randomized, double-blind, placebo-controlled trial, part 1: Improvement in binge and purge measures. *J Clin Psychiatry*. 2003;64(11):1335.

Johnson BA, Rosenthal N, Capece JA. Improvement of physical health and quality of life of alcohol-dependent individuals with topiramate treatment: US multisite randomized controlled trial. *Arch Intern Med*. 2008;168:1188.

Johnson BA, Rosenthal N, Capece JA, Wiegand F, Mao L. Topiramate for treating alcohol dependence: A randomized controlled trial. *JAMA*. 2007;298(14):1641.

Ketter TA, Wang PW. Anticonvulsants: Gabapentin, levetiracetam, pregabalin, tiagabine, topiramate, zonisamide. In: Sadock BJ, Sadock VA, Ruiz P, eds. *Kaplan & Sadock's Comprehensive Textbook of Psychiatry*. 9th ed. Vol. 2. Philadelphia: Lippincott Williams & Wilkins; 2009:3021.

Klitgaard H. Epilepsy therapy: Anticonvulsants, lessons learned and unmet medical needs. *Expert Rev Neurother*. 2013;13(1):13–14.

Kushner SF, Khan A, Lane R, Olson WH. Topiramate monotherapy in the management of acute mania: Results of four double-blind placebo-controlled trials. *Bipolar Disord*. 2006;8(1):15.

McElroy SL, Hudson JI, Capece JA, Beyers K, Fisher AC. Topiramate for the treatment of binge eating disorder associated with obesity: A placebo-controlled study. *Biol Psychiatry*. 2007;61(9):1039.

McElroy SL, Kotwal R, Guerdjikova AI, Welge JA, Nelson EB. Zonisamide in the treatment of binge eating disorder with obesity: A randomized controlled trial. *J Clin Psychiatry*. 2006;67(12):1897.

Mease PJ, Russell IJ, Arnold LM. A randomized, double-blind, placebo-controlled, phase III trial of pregabalin in the treatment of patients with fibromyalgia. *J Rheumatol*. 2008;35:502.

Perucca P, Mula M. Antiepileptic drug effects on mood and behavior: Molecular targets. *Epilepsy Behav*. 2013;26(3):440–449.

29.7 抗ヒスタミン薬

抗ヒスタミン薬は，鎮静作用と抗コリン作用を併せもつため，さまざまな精神疾患に用いられている．抗ヒスタミン薬の一部（ヒスタミンH_1受容体阻害薬）は抗精神病薬誘発性パーキンソニズムと抗精神病薬誘発性急性ジストニアの治療薬として用いられるほか，睡眠薬や抗不安薬としても使用される．ジフェンヒドラミン（レスタミン）は抗精神病薬誘発性パーキンソニズム，抗精神病薬誘発性急性ジストニアの治療のほか，睡眠薬として用いられる．ヒドロキシジン塩酸塩（hydroxyzine hydrochloride）とヒドロキシジンパモ酸塩（アタラックス-P）は，抗不安薬として用いられる．プロメタジン（ヒベルナ）は鎮静作用と抗不安作用がある．シプロヘプタジン（ペリアクチン）は，神経性やせ症やセロトニン作動薬に伴う男女両性のオルガズム障害に用いられる．精神科領域でよく使用される抗ヒスタミン薬を表29.7-1に示した．フェキソフェナジン（アレグラ），ロラタジン（クラリチン），セチリジン（ジルテック）などの第2世代非鎮静型H_1受容体阻害薬は，精神科臨床ではほとんど使用されない．新規のH_2受容体阻害薬であるシメチジンなどは，主に胃粘膜に作用し，胃酸の分泌を抑制する．

表29.7-2に精神科では用いられないが，精神科的な有害作用や薬物相互作用を有する抗ヒスタミン薬を示した．

薬理学的作用

精神科領域で使用されるH_1阻害薬は腸管からよく吸収される．ジフェンヒドラミンを筋注すると，抗パーキンソン作用は15～30分で現れ，鎮静作用は1～3時間以内にピークに達する．ヒドロキシジンとプロメタジンの鎮静作用は投与後20～60分で現れ，4～6時間持続する．これら3種の薬物は肝臓で代謝されるため，肝硬変など肝疾患を有する患者では長期投与すると血中濃度が上昇することがある．シプロヘプタジンは経口投与で良好に吸収され，代謝産物は尿中に排泄される．

H_1受容体の活性化は覚醒度の上昇を促すため，H_1受容体阻害薬は鎮静効果を有する．上述の4種類の薬物はい

表29.7-1 精神科でよく用いられる抗ヒスタミン薬

一般名	商品名	作用時間（時間）
ジフェンヒドラミン	レスタミン	4～6
ヒドロキシジン	アタラックス	6～24
プロメタジン	ピレチア	4～6
シプロヘプタジン	ペリアクチン	4～6

表29.7-2 よく処方されるその他の抗ヒスタミン薬

分類	一般名	商品名
第2世代ヒスタミン1受容体拮抗薬	セチリジン	ジルテック
	ロラタジン	クラリチン
	フェキソフェナジン	アレグラ
ヒスタミン2受容体拮抗薬	ニザチジン	アシノン
	ファモチジン	ガスター
	ラニチジン	ザンタック
	シメチジン	タガメット

ずれも若干の抗ムスカリン性アセチルコリン作用がある．この中でシプロヘプタジンのみが強力な抗ヒスタミン作用に加え，セロトニン5-HT_2受容体拮抗作用を有する．

治療適応

抗ヒスタミン薬は抗精神病薬誘発性のパーキンソニズム，急性ジストニア，アカシジアの治療に有用である．これらの治療のため，抗ヒスタミン薬は抗コリン薬やアマンタジンの代わりに使うことができる．抗ヒスタミン薬は比較的安全な睡眠薬ではあるが，ベンゾジアゼピン系薬物に比べると，安全性と有効性の研究成果の蓄積という点で優れているとは言えない．また抗ヒスタミン薬は，不安に対する長期的な治療効果についての有効性は明らかとなっていないので，長期治療を行う場合はベンゾジアゼピン系薬物，ブスピロン（BuSpar），セロトニン再取り込み阻害薬（selective serotonin reuptake inhibitor：SSRI）などを使用する．シプロヘプタジンは，オルガズム障害，特にSSRI使用時のオルガズム遅延の治療に用いられることがある．

シプロヘプタジンは体重を増加させるため，神経性やせ症のような摂食障害に用いることがある．また心的外傷後に繰り返す悪夢を減らす効果を発揮することがある．シプロヘプタジンは抗セロトニン作用が強いので，SSRIやモノアミン酸化酵素阻害薬などのセロトニン刺激作用薬の多剤併用によるセロトニン症候群に用いることもある．

表 29.7-3 一般的な抗ヒスタミン薬の投与量と投与法

薬剤	投与経路	製剤	通常投与量
ジフェンヒドラミン（レスタミン）	経口	カプセルと錠剤：25 mg, 50 mg 液剤：12.5 mg/5 ml	成人：25～50 mg　1日3～4回 小児：5 mg/kg　1日3～4回 1日 300 mg 以内
ヒドロキシジン塩酸塩（Atarax）	深部への筋注，静注	注射液：10, 50 mg/ml	経口投与と同量
	経口	錠剤：10, 25, 50, 100 mg シロップ：10 mg/5 ml	成人：50～100 mg　1日3～4回 6歳未満の小児：1日 2 mg/kg　分活投与 6歳以上の小児：1日 12.5～25 mg　1日3～4回
ヒドロキシジンパモ酸塩（アタラックス-P）	筋注 経口	注射液 25, 50 mg/ml 懸濁液：25 mg/ml カプセル：25, 50, 100 mg	経口投与と同量 ヒドロキシジン塩酸塩と同量
プロメタジン（ヒベルナ）	経口 経腸 筋注	錠剤：12.5, 25, 50 mg シロップ：3.25 mg/5 ml 座薬：12.5, 25, 50 mg 注射液：25 mg, 50 mg/ml	成人：鎮静用として 50～100 mg　1日3～4回 小児：鎮静用として 12.5～25 mg　眠前
シプロヘプタジン（ペリアクチン）	経口	錠剤：4 mg シロップ：2 mg/ml	成人：4～20 mg 2～7歳の小児：2 mg　1日3回，1日 12 mg まで 7～14歳の小児：4 mg　1日2～3回，1日 16 mg まで

注意点と有害反応

抗ヒスタミン薬は鎮静，めまい，低血圧を起こしやすく，特に高齢者ではこれらが重篤になりやすいだけではなく，薬物が併せもつ抗コリン作用の影響も受ける．頻度は高くないが，逆説的な興奮や焦燥感なども起きる．協調運動障害によって事故を起こすことがあるので，運転や危険な機械の操作については警告をする必要がある．その他よくみられる有害作用は，胃部不快感，悪心，嘔吐，下痢，便秘などである．若干の抗コリン作用があるため，口渇，尿閉，かすみ目，便秘などが起こることがある．またこのため狭隅角性緑内障，閉塞性腸疾患，前立腺や膀胱の障害を合併する患者にやむを得ず抗ヒスタミン薬を使用する場合，ごく少ない用量にする必要がある．シプロヘプタジンとジフェンヒドラミンによって精神病症状を伴う中枢性抗コリン症候群が起きる可能性がある．シプロヘプタジンは体重増加を起こすことがあるが，この作用がこれまで報告された神経性やせ症への有効性の背景にあるものと思われる．

これらの有害作用に加え，抗ヒスタミン薬には乱用されるリスクがある．抗ヒスタミン薬とオピオイドを併用すると，依存症患者の多幸感が増加する．抗ヒスタミン薬の過量服用は生命に関わる．抗ヒスタミン薬は母乳に分泌されるので，授乳中は服用させない．また催奇形性もあるため妊娠中の投与は避ける．

薬物相互作用

抗ヒスタミン薬の鎮静作用は，アルコール，他の鎮静・睡眠薬，三環系抗うつ薬やドパミン受容体阻害薬などの向精神薬と相加的な効果を示す．抗コリン作用も同様で，他の抗コリン薬との併用で重症の抗コリン性中毒を起こすことがある．

検査値への影響

H_1 拮抗薬は膨疹と硬結の形成を阻害するので，皮膚のアレルギー検査に影響を及ぼす．プロメタジンは妊娠検査に影響し，血糖値を上昇させることがある．ジフェンヒドラミンは尿検査でフェンシクリジン偽陽性を起こすことがある．ヒドロキシジンの使用により，尿中 17-ヒドロキシコルチコステロイドが偽性に上昇することがある．

投与量と臨床指針

抗ヒスタミン薬にはさまざまな製剤がある（表 29.7-3）．筋注するときは注射針を深く刺さないと局所に刺激症状が出現することがある．

抗精神病薬誘発性急性ジストニアに対しジフェンヒドラミン 25～50 mg の静注は有効で，症状を速やかに消失させることができる．抗精神病薬誘発性パーキンソニズ

ム，アキネジア（akinesia），口の不随意運動に対しては，ジフェンヒドラミン 25 mg を 1 日 3 回から必要に応じて 50 mg を 1 日 4 回投与する．ジフェンヒドラミンは 50 mg を睡眠薬として，軽い一過性の不眠に対して使用できる．この際 100 mg を使用しても 50 mg より効果があるわけではなく，むしろ抗コリン性の副作用が強く出現する．

ヒドロキシジンは短期の不安に対してよく使用される．血管への刺激が強いので，静注で用いてはならない．長期の治療には 1 日 4 回 50～100 mg の経口投与が，短期の治療には 4～6 時間ごとに 50～100 mg の筋注が有効である．

SSRI 誘発性無オルガズム症では，性交の 1～2 時間前に，シプロヘプタジン 1 日 4～16 mg を経口服用すると有効なことがある．シプロヘプタジンが神経性やせ症などの摂食障害に有効であるとの多くの症例報と少数の研究報告がある．シプロヘプタジンには 4 mg の錠剤と 2 mg/5 ml の内用液がある．小児や高齢者は，若年成人よりも抗ヒスタミン薬の効果に敏感である．

参考文献

Armstrong SC, Cozza KL. Antihistamines. *Psychosomatics*. 2003;44(5):430.
Brown RE, Stevens DR, Haas HL. The physiology of brain histamine. *Prog Neurobiol*. 2001;63(6):637.
Camelo-Nunes IC. New antihistamines: A critical view. *J Pediatr (Rio J)*. 2006;82[5 Suppl]:S173.
Davies AJ, Harindra V, McEwan A. Cardiotoxic effect with convulsions in terfenadine overdose. *BMJ*. 1989;298(6669):325.
Haas H, Panula P. The role of histamine and the tuberomammillary nucleus in the nervous system. *Nat Rev Neurosci*. 2003;4(2):121.
Linnet K, Ejsing TB. A review on the impact of P-glycoprotein on the penetration of drugs into the brain. Focus on psychotropic drugs. *Eur Neuropsychopharmacol*. 2008;18(3):157.
McIntyre RS. Antihistamines. In: Sadock BJ, Sadock VA, Ruiz P, eds. *Kaplan & Sadock's Comprehensive Textbook of Psychiatry*. 9th ed. Vol. 2. Philadelphia: Lippincott Williams & Wilkins; 2009:3033.
Montoro J, Sastre J, Bartra J, del Cuvillo A, Davila I. Effect of H_1 antihistamines upon the central nervous system. *J Investig Allergol Clin Immunol*. 2006;16[Suppl 1]:24.
Shapiro BJ, Lynch KL, Toochinda T, Lutnick A, Cheng HY, Kral AH. Promethazine misuse among methadone maintenance patients and community-based injection drug users. *J Addict Med*. 2013;7(2):96–101.
Simons FE. Advances in H_1-antihistamines. *N Engl J Med*. 2004;351(21):2203.
Theunissen EL, Vermeeren A, Vuurman EF, Ramaekers JG. Stimulating effects of H_1-antagonists. *Curr Pharm Des*. 2006;12(20):2501.
Welch MJ, Meltzer EO, Simons FE. H_1-antihistamines and the central nervous system. *Clin Allergy Immunol*. 2002;17:337.
Yanai K, Tashiro M. The physiological and pathophysiological roles of neuronal histamine: An insight from human positron emission tomography studies. *Pharmacol Ther*. 2007;113(1):1.

29.8 バルビツール酸系薬物と類似薬

最初に薬物として用いられたバルビツール酸はバルビタール（バルビタール）で，1903 年に使用が始まった．その後フェノバルビタール（フェノバール），アモバルビタール（イソミタール），ペントバルビタール（ラボナ），セコバルビタール（アイオナール），チオペンタール（ラボナール）が相次いで使用されるようになった．その他にも多くの薬物が合成されたが，このうち臨床応用されたのはわずかであった（表 29.8-1）．バルビツール系薬物には，乱用や依存に陥るリスクが高いこと，臨床的治療量と致死量との比が小さい（治療係数が低い）こと，好ましからざる副作用があることなど問題が多い．そのためバルビツール酸系薬物やメプロバメート（Miltown）のような類似薬は，より乱用や依存のリスクが低く治療係数が高い，ベンゾジアゼピン系薬物やゾルピデム（マイスリー），エスゾピクロン（ルネスタ），ザレプロン（Sonata）などの睡眠薬に取って代わられるようになった．しかし，現在でもある種の精神疾患やけいれん性疾患に対し，バルビツール酸系薬物は重要な役割を果たしている．

薬理学的作用

バルビツール酸系薬物は経口投与により良好に吸収される．血漿蛋白との結合率は高いが，脂溶性の程度は薬物によりさまざまである．肝臓で代謝を受け腎臓から排出される．半減期は 1～120 時間に及ぶ．バルビツール酸系薬物は肝酵素（チトクローム P450，CYP）の誘導を行うことがあり，バルビツール酸系薬物自身と，肝臓で代謝を受ける併用薬の血中濃度を低下させる．バルビツール酸系薬物は γ アミノ酪酸（γ-aminobutyric acid：GABA）受容体・ベンゾジアゼピン受容体・クロライドイオンチャンネル複合体を介して作用を発揮する．

治療適応

電気けいれん療法

電気けいれん療法（electroconvulsive therapy：ECT）の麻酔薬として，一般にメトヘキシタール（Brevital）が用いられている．メトヘキシタールは，他のバルビツール酸系麻酔薬よりも心臓へのリスクが少ない．メトヘキシタールは静注することによって速やかに意識を消失させることができ，急速な再分布により作用時間が 5～7 分と短い．ECT で用いる一般的な投与量は 0.7～1.2 mg/kg である．また，メトヘキシタールは ECT でけいれん発作が遷延する場合にそれを止めたり，施術後の興奮状態を鎮めるためにも用いられる．

発作

発作に対して最もよく用いられているバルビツール酸系薬物はフェノバルビタール（フェノバール）で，全般性強直間代性発作や，単純部分発作に適応がある．発作の原因を問わず，緊急時にはバルビツール酸系薬物の非経口投与を行う．てんかん重積状態には，フェノバルビタール 10～20 mg/kg をゆっくり静注する．

麻酔面接

アモバルビタール（イソミタール）は，古くから転換症状，カタトニア，ヒステリー性昏迷，原因不明の緘黙症

表 29.8-1　バルビツール系薬物の投与量(成人)

一般名	商品名	製剤	用量	
			睡眠薬として	抗てんかん薬として
アモバルビタール	イソミタール	錠　200 mg	50～300 mg	65～500 mg 静注
アプロバルビタール (aprobarbital)	Alurate	エリキシル　40 mg/5 ml	40～120 mg	確立されていない
ブタバルビタール (butabaribtal)	Butisol	錠　15, 30, 50 mg エリキシル　30 mg/5 ml	45～120 mg	確立されていない
メホバルビタール (mephobarbital)	Mebaral	錠　32, 50, 100 mg	100～200 mg	200～600 mg
メトヘキシタール (methohexital)	Brevital	500 mg/ml	1 mg/kg(電気けいれん療法用)	確立されていない
ペントバルビタール	ラボナ	カプセル　50, 100 mg 注射液・エリキシル　50 mg/ml 座薬　30, 60, 120, 200 mg	100～200 mg	静注1分間で100 mg 最大500 mg まで
フェノバルビタール	フェノバール	錠　15～100 mg エリキシル　20 mg/5 ml 注射液　30～130 mg/ml	30～150 mg	静注100～300 mg 最大600 mg まで
セコバルビタール	アイオナール	カプセル 100 mg 注射液　50 mg/ml	100 mg	静注 5.5 mg/kg

など多くの精神科的病状の診断や，昏迷状態の鑑別(抑うつ性，統合失調症性，脳器質性)に用いられてきた．

イソミタール面接は，横たわらせた患者にアモバルビタールを1分間に50 mg 静注することによって行われる．側方性の眼振が持続的に出現するか，傾眠状態となるまで，通常は75～150 mg 程度まで静注を続ける．その後5分ごとに25～50 mg を追加投与して麻酔状態を維持することもある．面接後，歩く前に15～30分患者を休憩させる．

アモバルビタールの静注には，喉頭けいれんのリスクが伴うため，ジアゼパムが麻酔面接に用いられるようになった．

睡　眠

バルビツール酸系薬物は睡眠潜時と中途覚醒の頻度を減少させるが，2週間以内に耐性が出現し，これらの効果は減弱する．バルビツール酸系薬物を中断すると，睡眠脳波測定で反動がみられ，不眠が悪化する．

鎮静・睡眠薬からの離脱

バルビツール酸系薬物や他の睡眠薬の解毒を行う際，耐性の程度を把握するためにバルビツレート系薬物を使用することがある．いったん中毒状態を脱した後，患者にペントバルビタール(200 mg)を経口投与する．1時間後患者の状態を診療する．耐性と必要投与量は，薬物が患者に与える影響の度合いで評価する．200 mg の投与で患者が鎮静状態に陥らなかった場合は，追加のペントバルビタール100 mg を2時間ごとに，最大3回まで(最大投与量500 mg，6時間以上かけて)投与する．患者が軽度の中毒状態を呈した用量が，ほぼ1日に使用するバルビツール酸系薬物量に相当する．フェノバルビタール(30 mg)はその後それぞれ100 mg のペントバルビタールに置き換えうる．この1日量を分割して投与し，その後離脱症状に注意しながら1日あたり10%減量していく．

注意点と有害反応

バルビツール酸系薬物の有害作用の中には，逆説的不快感，過活動，認知機能障害などベンゾジアゼピン系薬物のそれと類似したものがある．稀な有害作用として，スティーブン-ジョンソン症候群，巨赤芽球性貧血，好中球減少症がある．

ベンゾジアゼピン系薬物が登場する以前，バルビツール酸系薬物は睡眠薬や抗不安薬として広く使用されており，急性ポルフィリン症の主な原因となっていた．バルビツール酸系薬物がほとんど使用されなくなったことと，ポルフィリン症への使用が禁忌になったことで，重篤なポルフィリン症の出現は激減した．

バルビツール酸系薬物がベンゾジアゼピン系薬物と最も異なる点は，その治療係数の低さである．バルビツール酸系薬物の大量服用は致命的となりやすい．さらに，バルビツール酸系薬物は乱用に陥るリスクがきわめて高く，耐性や依存も形成しやすい．その中毒症状は錯乱，眠気，易刺激性，反射低下や消失，運動失調，眼振などである．バルビツール酸系薬物の離脱症状はベンゾジアゼピン系薬物のそれと似ているが，はるかに重症である．

1日用量の10倍または1gのバルビツール酸系薬物

を摂取すると重篤な中毒に陥り，2～10 g の摂取は致命的である．中毒を起こすと，せん妄，錯乱，興奮，頭痛などが出現し，中枢神経と呼吸の抑制のため，傾眠傾向から昏睡状態に至る．その他にもチェーン・ストークス呼吸，ショック，縮瞳，乏尿，頻脈，低血圧，低体温，易刺激性，反射低下や消失，運動失調，眼振などの有害作用が起こる．大量服用に対しては，催吐や胃洗浄，活性炭，塩類下剤などがあり，必要に応じて気道確保と呼吸管理，ショックへの対応，バイタルサインと体液バランスの維持，腎機能が正常ならば尿のアルカリ化による強制利尿を，重症例には血液透析を行う．

バルビツール酸系薬物には催奇形性の証拠があり，妊娠中と授乳中の女性には使用しない．物質乱用歴のある患者や，うつ病，糖尿病，肝機能障害，腎疾患，重症の貧血，甲状腺機能亢進症，副腎機能低下症を合併するす患者には慎重な投与が必要である．急性間欠性ポルフィリン症，呼吸機能不全や呼吸抑制の患者にはバルビツール酸系薬物は禁忌である．

薬物相互作用

薬物相互作用で最も懸念しなければならないのは，呼吸抑制の増悪である．バルビツール酸系薬物を他の中枢神経系作用薬（抗精神病薬や抗うつ薬など）や物質（アルコールなど）と併用する際には，細心の注意を払わなければならない．さらに肝臓で代謝される薬物，特に心臓病薬，抗けいれん薬を服用している患者に対しても，バルビツール酸系薬物の使用は注意が必要である．バルビツール酸系薬物による酵素誘導は，個人差が大きいため同時に服用している薬物の代謝がどの程度影響されるかは全く予想がつかない．バルビツール酸系薬物により代謝が促進される薬物には，オピオイド，抗不整脈薬，抗生物質，抗凝固薬，抗けいれん薬，抗うつ薬，βアドレナリン受容体阻害薬，ドパミン受容体阻害薬，避妊薬，免疫抑制薬などがある．

検査値への影響

バルビツール酸系薬物による検査値への影響は知られていない．

投与量と臨床指針

バルビツール酸系薬物と後述する類似作用薬は，投与後 1～2 時間で効果を現す．投与量はさまざまであるが，低用量から開始して効果に応じて増量する．小児と高齢者では若年成人よりも効果が出現しやすい．最もよく使用されているバルビツール酸系薬物にはさまざまな剤形がある．長時間作用型の薬物は身体に蓄積しやすいので，15～40 時間の半減期を有するバルビツール酸系薬物を選択するのが望ましい．バルビツール酸系薬物を処方する際には，その有害作用と依存性について明確な指導を行わなければならない．

精神科領域でバルビツール酸系薬物の血中濃度を調べる必要はほとんどないが，抗けいれん薬としてフェノバルビタールを使用する際には血中濃度のモニタリングを行う．この場合，治療域の血中濃度は 15～40 mg/dl であるが，この濃度では有害作用が強く出現する患者もいる．

バルビツール酸系薬物は，多くの頻用薬の中に成分として含まれている．

その他の類似作用薬物

バルビツール酸系薬物と同様の作用を有する多くの薬物が，不安症と不眠症の治療のために使用されている．そのうちの 3 種，パラアルデヒド（Paral），メプロバメート，抱水クロラール（エスクレ）は乱用のリスクと毒性のためほとんど使用されていない．

パラアルデヒド

パラアルデヒドは睡眠薬として 1882 年に使用が開始された環状エーテルである．てんかん，アルコール離脱，せん妄の治療にも使用されてきた．治療係数が低いため，現在ではベンゾジアゼピン系薬物や他の抗けいれん薬に取って代わられている

薬理学的作用　パラアルデヒドの吸収は腸管からも，筋注によっても速やかである．主に肝臓で代謝されるが，未変化体は呼気に放出される．半減期は 3.4～9.8 時間と報告されている．効果は 15～30 分で発現する．

治療適応　パラアルデヒドは抗不安薬や睡眠薬としての適応はなく，現在の精神科薬物治療での役割もほとんどない．

注意点と有害反応　パラアルデヒドは未変化体が呼気に放出されるため，口臭の原因となることが多い．肺の毛細血管に炎症を起こし咳嗽の原因となる．静注により血栓性静脈炎を引き起こすことがある．経口投与により悪心，嘔吐が出現することがある．大量服用すると代謝性アシドーシスとなり，腎排泄能が低下する．乱用のリスクもある．

薬物相互作用　ジスルフィラム（ノックビン）はアセトアルデヒド脱水素酵素を阻害するため，パラアルデヒドの代謝を抑制し，その血中濃度を上昇させ中毒を起こすことがある．また，パラアルデヒドは，アルコールやベンゾジアゼピン系薬物など中枢神経抑制作用を有する物質の鎮静効果を増強させる．

検査値への影響　パラアルデヒドはメチラポン，フェントラミン，尿中 17-ヒドロキシコルチコステロイド（17-OHCS）検査値に影響を与えることがある．

投与量と臨床指針　パラアルデヒドには，30 ml のバイアル（水薬瓶）があり経口，静注，経腸投与ができる．成人の発作に対しては，胃管から 10% 水溶液を用い 4 時間

ごとに 12 ml まで使用する．小児では経口用量は 0.3 mg/kg である．

メプロバメート

カルバメートの一種であるメプロバメートは，ベンゾジアゼピン系薬物が登場する直前に導入され，主に抗不安薬として用いられた．筋弛緩薬として使用されることもある．

薬理学的作用 メプロバメートの吸収は，腸管からも，筋注によっても速やかである．主に肝臓で代謝されるが，未変化体は尿中に排泄される．半減期は約 10 時間である．

治療適応 メプロバメートは不安症に対する急性治療の適応がある．また，睡眠薬，筋弛緩薬としても用いられる．

注意点と有害反応 メプロバメートは中枢神経抑制作用があり，大量服用によって死に至ることがある．薬物依存症や，アルコール依存症の患者が乱用するリスクもある．長期投与後，突然中断すると，発作や幻覚などの離脱症状が出現することがある．急性間欠性ポルフィリン症を悪化させる．稀な有害作用には，過敏性反応，喘鳴，蕁麻疹，逆説的興奮，白血球減少症がある．肝機能が低下している患者には使用できない．

薬物相互作用 メプロバメートをアルコールやバルビツール酸系薬物，ベンゾジアゼピン系薬物などの中枢抑制作用を有する物質と併用すると，鎮静作用が相加的に増強する．

検査値への影響 メプロバメートはメチラポン，フェントラミン，尿中 17-OHCS 検査値に影響を与えることがある．

投与量と臨床指針 メプロバメートは 200 mg，400 mg，600 mg 錠と，200 mg，400 mg の徐放性カプセルがある．また，アスピリン 325 mg とメプロバメート 200 mg を主成分とする Equagesic など，メプロバメートを含有する合剤が数多く存在する．成人への通常用量は 400～800 g 1 日 2 回である．高齢者と 6～12 歳までの小児では，成人の半量を投与する（訳注：本邦では発売終了となった）．

抱水クロラール

抱水クロラールは睡眠薬であるが，ベンゾジアゼピン系薬物など多くのより安全な薬物があるため，今や精神科ではほとんど使用されない．

薬理学的作用 抱水クロラールは腸管から良好に吸収される．数分以内に肝臓で代謝を受け，活性代謝物であり，半減期 8～11 時間のトリクロロエタノールに変化する．投与後 30～60 分で入眠し，効果は 4～8 時間持続する．抱水クロラールは GABA 系神経伝達を増強することによって神経細胞の興奮を抑制していると考えられる．

治療適応 抱水クロラールの主な適応は，睡眠導入である．連用すると有害作用が増え，重症化するので，数日以内の使用に留める．2 週間の使用で睡眠作用の耐性が形成される．精神科領域では，ベンゾジアゼピン系薬物がすべての面で抱水クロラールより優れている．

注意点と有害反応 抱水クロラールは中枢神経系，消化器系，皮膚に有害作用を有する．4 g 以上の高用量を摂取すると，昏迷，混乱，運動失調，転倒，昏睡が起こる．消化器系では，非特異的な過敏症，悪心，嘔吐，鼓腸，味覚異常などが起こる．長期間連用したり，大量服用すると胃炎や胃潰瘍が出現する．抱水クロラールは耐性に加え依存も形成され，アルコール依存同様の症状が出現する．致死量は 5000～10000 mg であるため，自殺が懸念される患者へは絶対に投与しない．

薬物相互作用 抱水クロラールとアルコールを混ぜたものは「Mickey Finn」と呼ばれ悪名が高いが，抱水クロラールには代謝阻害作用があるため，このようなアルコールとの併用は絶対に行ってはならない．抱水クロラールはワルファリンと血漿蛋白結合部位で置換すると考えられ，その結果抗凝固作用が増強するためワルファリンとの併用も避ける．

検査値への影響 抱水クロラールを投与すると，硫酸銅を用いた尿糖検査（Clinitest など）で偽陽性を示すことがあるが，グルコースオキシダーゼを用いた検査（Clinistix や Tes-Tape など）では偽陽性とはならない．抱水クロラールは 17-OHCS における尿中カテコールアミンの結果に影響を及ぼすことがある．

投与量と臨床指針 抱水クロラールには 500 mg のカプセル，500 mg/5 ml の内用液，324 mg，500 mg，648 mg の坐薬がある．標準使用量は就眠前 500～2000 mg である．腸管に対する刺激性があるので，多量の水や牛乳などの液体か，制酸薬とともに服用する（訳注：本邦では 250 mg と 500 mg の坐剤と 500 mg の注腸用製剤がある）．

プロポフォール

プロポフォール（ディプリバン）は $GABA_A$ 作動薬であり麻酔に用いられる．プロポフォールはシナプス前の GABA とドパミン放出を促進（ドパミン放出は $GABA_B$ 受容体を介している可能性がある）するとともに，ドパミン D_2 受容体，N-メチル-d-アスパラギン酸（N-methyl-d-aspartate：NMDA）受容体に対し部分作動薬として働く．脂溶性が高いため容易に血液脳関門を通過し，投与 1 分以内に麻酔効果を発現する．中枢神経系からの再分布も速いので，投与を中止すれば 3～8 分で麻酔効果は消失する．意識下鎮静法で使用される場合の安全性は高いが，呼吸抑制や無呼吸，徐脈性不整脈などの有害作用が出現する可能性は念頭に置かなければならない．プロポフォールの投与が長時間に及ぶとアシドーシスや，ミトコンドリアの機能阻害による筋障害が出現することがある．注入のために使用されている担体は大豆懸濁液であり，多くの細菌などが繁殖するリスクがある．また，この担体はマクロファージの機能を障害し，血液

学的異常，脂質異常，アナフィラキシー反応を起こすことがある．

エトミデート

エトミデート(etomidate)はカルボン酸イミダゾールで，$GABA_A$受容体の$β_2$および$β_3$サブユニットに対して作用する．作用発現は迅速(1分)で，作用時間も短い(5分以内)．溶媒であるプロピレングリコールは高浸透圧性代謝性アシドーシスの原因となりうる．エトミデートには，けいれん誘発作用と抗けいれん作用の両者がある．また，長期間投与するとコルチゾールの放出を阻害し，それによる有害作用が出現することがある．

参考文献

Dubovsky SL. Barbiturates and similarly acting substances. In: Sadock BJ, Sadock VA, Ruiz P, eds. Kaplan & Sadock's Comprehensive Textbook of Psychiatry. 9th ed. Vol. 2. Philadelphia: Lippincott Williams & Wilkins; 2009:3038.

Bigal ME, Lipton RB. Excessive acute migraine medication use and migraine progression. Neurology. 2008;71:1821.

Chen HI, Malhotra NR, Oddo M, Heuer GG, Levine JM, Le Roux PD. Barbiturate infusion for intractable intracranial hypertension and its effect on brain oxygenation. Neurosurgery. 2008;63:880.

Flomenbaum NE, Goldfrank LR, Hoffman RS, Howland MA, Lewin NA. Goldfrank's Toxicologic Emergencies. 8th ed. New York: McGraw-Hill; 2006.

Hutto B, Fairchild A, Bright R. γ-Hydroxybutyrate withdrawal and chloral hydrate. Am J Psychiatry. 2000;157:1706.

Koerner IK, Brambrink AM. Brain protection by anesthetic agents. Curr Opin Anaesthesiol. 2006;19:481.

McCarron MM, Schulze BW, Walberg CB, Thompson GA, Ansari A. Short acting barbiturate overdosage: Correlation of intoxication score with serum barbiturate concentration. JAMA. 1982;248:55.

Rosa MA, Rosa MO, Marcolin MA, Fregni F. Cardiovascular effects of anesthesia in ECT: A randomized, double-blind comparison of etomidate, propofol and thiopental. J ECT. 2007;23:6.

Silberstein SD, McCrory DC. Butalbital in the treatment of headache: History, pharmacology, and efficacy. Headache. 2001;41:953.

Smith MC, Riskin BJ. The clinical use of barbiturates in neurological disorders. Drugs. 1991;42:365.

Wheeler DS, Jensen RA, Poss WB. A randomized, blinded comparison of chloral hydrate and midazolam sedation in children undergoing echocardiography. Clin Pediatr. 2001;40:381.

29.9 ベンゾジアゼピン系薬物とGABA受容体作動薬

1959年，最初のベンゾジアゼピン系薬物であるクロルジアゼポキシド(コントール)が導入され，1963年にはジアゼパム(セルシン)が登場した．その後30年以上にわたり，ベンゾジアゼピン系薬物はその安全性と忍容性のため，それまで抗不安薬や睡眠薬として用いられていたバルビツール酸系薬物やメプロバメートなどに取って代わった．世界中で数多くのベンゾジアゼピン系薬物とベンゾジアゼピン受容体に作用する薬物が合成され，販売されてきた．米国国内では使用されていない薬物も多く，使用されずに製造が中止されたものもある．表29.9-1に米国内で現在使用できる薬物を示した．

ベンゾジアゼピン系薬物は，その分子構造に基づいて命名された．どの薬物もγアミノ酪酸(γ-aminobutyric acid：GABA)活性を調整する機能をもつベンゾジアゼピン受容体と名づけられた受容体に対し，共通した作用をもっている．非ベンゾジアゼピン系の受容体作動薬であるゾルピデム(マイスリー)，ザレプロン(Sonata)，エスゾピクロン(ルネスタ)などのいわゆる「Zドラッグ」と呼ばれる薬物も，ベンゾジアゼピン受容体に隣接した部位に結合することによって臨床効果を発現する．そのためこれらの薬物についても本節で扱う．また，ベンゾジアゼピン受容体拮抗薬で，救急の現場などでベンゾジアゼピン受容体拮抗薬誘発性の鎮静やベンゾジアゼピン過剰摂取を治療する際に用いられるフルマゼニルについても本節で触れる．

ベンゾジアゼピン系薬物は抗不安・鎮静作用を速やかに発揮するため，不眠，不安，焦燥，精神疾患に関連した不安などに対して，最もよく使われている．さらにベンゾジアゼピン系薬物は麻酔薬，抗けいれん薬，筋弛緩薬として使用され，カタトニア(緊張病)の治療薬としても頻用される．長期投与により身体依存，精神依存が生じるリスクがあるので，臨床上の必要性については継続的に評価をしなければならない．多くの患者にとって，その障害の性質を考慮すれば，精神療法を併用する場合や，他の薬物が無効か忍容性に乏しい場合にはベンゾジアゼピン系薬物が最も適切な選択となる．さまざまな病態を示す慢性的な不安症に対して，選択的セロトニン再取り込み阻害薬(selective serotonin reuptake inhibitor：SSRI)や，セロトニン・ノルアドレナリン再取り込み阻害薬(serotonin-norepinephrine reuptake inhibitor：SNRI)などの抗うつ薬が第1選択薬であり，ベンゾジアゼピン系薬物は補助薬として用いられる．ベンゾジアゼピン系薬物の乱用は稀で，多くは処方薬の多剤乱用や，英気回復薬(recreational drug)の乱用の1つとしてみられる．

薬理学的作用

クロラゼプ酸(メンドン)以外のベンゾジアゼピン系薬物はすべて経口服用後完全に吸収され，30分から2時間の間に最高血中濃度に達する．クロラゼプ酸は胃で代謝されデスメチルジアゼパムに変化し，その後完全に吸収される．

吸収，最高血中濃度到達，作用の発現は，ジアゼパム(セルシン)，ロラゼパム(ワイパックス)，アルプラゾラム(ソラナックス)，トリアゾラム(ハルシオン)，エスタゾラム(ユーロジン)で最も早い．効果の発現が早いことは，不安発作や，速やかな睡眠導入のために，ベンゾジアゼピン系薬物を単回服用する患者にとって重要なことである．静注によって奏効するベンゾジアゼピン系薬物は多いが，ロラゼパムとミダゾラム(ドルミカム)は筋注によって迅速で安定した吸収が得られる(訳注：本邦ではロラゼパムの注射製剤はない)．

ジアゼパム，クロルジアゼポキシド，クロナゼパム(リボトリール)，クロラゼプ酸，フルラゼパム(ダルメート)，

表 29.9-1 米国で使用されているベンゾジアゼピン系薬物の製剤と投与量

一般名	商品名	等価量(mg)	成人投与量(mg)	規格
ジアゼパム	セルシン	5	2.5〜40	錠 2, 5, 10 mg 徐放錠 15 mg
クロナゼパム	リボトリール	0.25	0.5〜4	錠 0.5, 1, 2 mg
アルプラゾラム	ソラナックス	0.5	0.5〜6	錠 0.25, 0.5, 1, 2 mg 持続放出錠 1.5 mg
ロラゼパム	ワイパックス	1	0.5〜6	錠 0.5, 1, 2 mg 注射剤 4 mg/ml
オキサゼパム	Serax	15	15〜120	カプセル 7.5, 10, 15, 30 mg 錠 15 mg
クロルジアゼポキシド	コントール	25	10〜100	錠, カプセル 5, 10, 25 mg
クロラゼプ酸	メンドン	7.5	15〜60	錠 3.75, 7.5, 15 mg 徐放錠 11.25, 22.5 mg
ミダゾラム	ドルミカム	0.25	1〜50	注射剤(5 mg/ml) 注射剤(0.1 mg/ml) 1, 2, 5, 10 ml
フルラゼパム	ダルメート	15	15〜30	カプセル 15, 30 mg
テマゼパム	Restoril	15	7.5〜30	カプセル 7.5, 15, 30 mg
トリアゾラム	ハルシオン	0.125	0.125〜0.25	錠 0.125, 0.25 mg
エスタゾラム	ユーロジン	1	1〜2	錠 1, 2 mg
クアゼパム	ドラール	5	7.5〜15	錠 7.5, 15 mg
ゾルピデム	マイスリー	10	5〜10	錠 5, 10 mg
	Ambien CR	5	6.25〜12.5	錠 6.25, 12.5 mg
ザレプロン (zalepron)	Sonata	10	5〜20	カプセル 5, 10 mg
エスゾピクロン	ルネスタ	1	1〜3	錠 1, 2, 3 mg
フルマゼニル	アネキセート	0.05	毎分0.2〜0.5	注射剤(0.1 mg/ml) 5, 10 ml

クアゼパム(ドラール)の血中半減期は30〜100時間に及び，長時間作用型ベンゾジアゼピンと呼ばれる．これらの薬物では，遺伝的に代謝が遅延している人の場合，血中半減期は200時間に及ぶこともある．また，これらの薬物では血中濃度が定常状態に達するまでに2週間近くかかるため，治療用量で治療を開始して7〜10日たってはじめて中毒症状や徴候が出現することがある．

ほとんどのベンゾジアゼピン系薬物では，血中半減期だけが治療効果の持続作用を左右するものではない．程度の差はあれ，ベンゾジアゼピン系薬物はすべて脂溶性であるため，薬物とその活性代謝産物は血漿蛋白に結合する．結合の程度は，脂溶性のそれに比例し，70〜99%の間に分布する．ベンゾジアゼピン系薬物を単回投与した後の分布，効果の発現と消失は，血中半減期ではなくその脂溶性の程度によりほとんどが決定づけられる．脂溶性が高いジアゼパムやアルプラゾラムなどは，腸管からの吸収，濃度勾配に沿った受動拡散による脳への分布および効果の発現のいずれも速やかである．しかし，脳内の薬物濃度が上昇し，血中のそれが低下することにより濃度勾配が逆転すると，薬物はすみやかに脳から分離してしまい，効果の消失も早い．血中半減期の長いジアゼパムなどでも，脳における薬物濃度の低下が速いため，血中濃度が保たれている時間より薬物がベンゾジアゼピン受容体で実際に作用している時間はかなり短い．それに対し，ロラゼパムはジアゼパムよりも半減期は短いが，脂溶性がジアゼパムよりも低く脳への移行が遅い．そのため単回投与した時の効果発現は，ジアゼパムよりも遅い．しかし，ロラゼパムは脳からの分離も遅いため，有効濃度以下まで低下するのに時間がかかり，作用の持続が長い．長期投与では，血中濃度が高濃度の一定レベルで維持されており，脳における薬物濃度もこれと平衡して定常状態にあるため，上述した効果の現れ方の違いは目立たない．しかし，このような状態でも，追加投与の際には，やはりジアゼパムの方がロラゼパムよりも速やかに効果を発揮し，持続時間は短い．ベンゾジアゼピン系薬物は体内の脂肪組織に広く分布する．そのため服用を中止しても，半減期から予想されるのより長時間薬物が体内に残存することがある．同じ理由で動的半減期(受容体に対する作用の持続時間)も，血中半減期よりも長い．

半減期が長い薬物には，短い薬物に比べ，投与回数が少なくてすみ，血中濃度のばらつきや重篤な離脱症状も起こりにくいという利点がある．一方欠点として，薬物が蓄積しやすく，日中の精神運動障害や鎮静が起こりやすいことがある．

ロラゼパム，オキサゼパム(Serax)，テマゼパム(Restoril），エスタゾラムの血中半減期は8～30時間である．アルプラゾラムは10～15時間で，トリアゾラムの半減期は経口服用されるベンゾジアゼピン系薬物で最も短く，2～3時間である．半減期の短い薬物では長い薬物に比べ，反跳性不眠，前行性健忘の問題が起こりやすいと考えられる．

　服用間隔が半減期よりも短いと，体内に薬物の蓄積が起こる．そのためジアゼパムやフルラゼパムなどでは，連日服用することによって薬物蓄積が起こり，日中の過鎮静が起こる．

　ベンゾジアゼピン系薬物の一部（オキサゼパムなど）は，他の代謝経路を経ず直接グルクロン酸抱合を受けて排泄される．残りのほとんどのベンゾジアゼピン系薬物は，まずCYP3A4とCYP2C19によって酸化されるが，この際活性代謝産物に変化することが多い．さらに代謝産物は水酸化を受け，別の活性代謝産物に変化することもある．例えば，ジアゼパムは酸化によってデスメチルジアゼパムに変化し，次いで水酸化を受けオキサゼパムとなる．これらはグルクロン酸に抱合され活性を失う．多くのベンゾジアゼピン系薬物（ジアゼパム，クロルジアゼポキシドなど）が，半減期120時間以上の同一の活性代謝産物（デスメチルジアゼパム）に変化する．フルラゼパムは，脂溶性のベンゾジアゼピン系薬物で睡眠薬として用いられており，その半減期自体は短いが，活性代謝産物（デスアルキルフルラゼパム）の半減期は100時間を越す．このことが，ベンゾジアゼピン系薬物の作用時間が親化合物の半減期と一致しない理由の1つとなっている．

　ザレプロン，ゾルピデム，エスゾピクロンは構造的に別種であり，結合するGABA受容体サブユニットも異なる．ベンゾジアゼピン系薬物が，GABA$_A$受容体に3種ある特異的GABA-ベンゾジアゼピン（GABA-BZ）結合部位すべてを活性化し，その結果クロライドチャンネルを開放して神経細胞と筋細胞の発火頻度を抑制する．それに対し，ゾルピデム，ザレプロン，エスゾピクロンはGABA受容体の特定の部位に選択性を有している．このためこれらの薬物は選択的に鎮静作用があり，筋弛緩作用と抗けいれん作用は乏しいと考えられる．

　ゾルピデム，ザレプロン，エスゾピクロンは経口投与により速やかかつ良好に吸収されるが，食事をすると1時間程度吸収が遅延することがある．ゾルピデムは1.6時間で最高血中濃度に達し，半減期は2.6時間である．ザレプロンは1時間で最高血中濃度に達し，半減期は1時間である．エスゾピクロンを脂質の多い食事や大量の食事をした直後に服用すると，最高血中濃度に達するのが1時間程度遅れ，入眠作用も減弱する．エスゾピクロンの終末期半減期は健康成人で約6時間である．エスゾピクロンの血漿蛋白との結合は弱い（52～59％）．

　これら3つの薬物は代謝が早く，活性をもつ代謝産物が無いため，長期間使用してもベンゾジアゼピン系薬物のように血中濃度が蓄積されることがない．

治療適応

不　眠

　不眠は身体疾患でも精神疾患でも出現しうる症状であるので，原因を精査することなく7～10日以上連続して睡眠薬を投与してはならない．しかし，多くの患者に長期間にわたる睡眠障害があり，睡眠薬を長期に服用することの多大な恩恵をこうむっている．テマゼパム，フルラゼパム，トリアゾラムは，不眠のみが適応症となっているベンゾジアゼピン系薬物である．ゾルピデム，ザレプロン，エスゾピクロンも不眠のみが適応症である．これらの「Zドラッグ」が短期間の使用であるならば，服用を中止しても通常は反跳性不眠が起こることはないが，数日程度睡眠障害が増悪する場合もある．これら3剤を1か月以上服用しても，遅延性の有害作用は出現しない．エスゾピクロンの臨床試験では，6か月以上経ってもいかなる睡眠パラメータについても耐性が出現することはなかった．

　フルラゼパム，テマゼパム，クアゼパム，エスゾピクロン，トリアゾラムは睡眠薬として使用される．ベンゾジアゼピン系の睡眠薬は，主に半減期の違いで分類され，フルラゼパムの半減期が最も長く，トリアゾラムが最も短い．フルラゼパムには服用翌日の軽度の認知機能障害を伴うことがあり，トリアゾラムには軽度の反跳性不安や逆行性健忘が起こることがある．クアゼパムを長期に連用すると，日中の障害が出現することがある．多くの成人にはテマゼパムかエスゾピクロンの使用が適当であろう．エスタゾラムは入眠が速やかで，6～8時間睡眠効果が持続する．

　γヒドロキシ酪酸（γ-hydroxybutyrate：GHB）は，ナルコレプシーへの適応があり，徐波睡眠を改善する作用がある．GHBもGABA$_A$受容体作動薬で，特異的GHB受容体に結合する．GHBは被蓋ドパミン系に対する複雑な作用があり，薬物への渇望を減少させる効果がある反面，依存，乱用，欠神発作などを引き起こす効果もある（訳注：本邦ではGHBは麻薬として規制されている）．

不安症

全般不安症　ベンゾジアゼピン系薬物は全般不安症（generalized anxiety disorder：GAD）の不安の軽減に，高い効果を有する．ベンゾジアゼピン系薬物による治療は，あらかじめ設定した特定の，なるべく短期間に限定して行わなければならない．しかし，GADは再発率の高い慢性疾患であるため，ベンゾジアゼピン系薬物による治療が長期に渡らざるを得ない患者も存在する．

パニック症　広場恐怖の有意に関わらず，パニック症では高力価ベンゾジアゼピン系薬物であるアルプラゾラムとクロナゼパムが最も頻繁に用いられている．SSRIもパニック症の適応があるが，ベンゾジアゼピン系薬物には即効性があること，SSRIでみられるような顕著な性

機能障害と体重増加がない点で優れている．しかし，SSRIはパニック症と合併することが多い抑うつや強迫症に対しても効果を有するため，現在でも多く用いられている．急性のパニック症状に対し，ベンゾジアゼピン系薬物とSSRIは併用して治療を開始することができる．SSRIの治療効果が認められた後，3～4週かけてベンゾジアゼピン系薬物を漸減，中止する．

社交恐怖　クロナゼパムは社交恐怖に対し有効である．その他のベンゾジアゼピン系薬物（ジアゼパムなど）も，補助薬として用いられる．

他の不安症　ベンゾジアゼピン系薬物は不安を伴う適応障害，生活上の出来事（事故後など）に伴う病的な不安，強迫症，心的外傷後ストレス障害などの治療にも付加的に用いられる．

うつ病に伴う不安　うつ病の患者は，しばしば激しい不安に襲われるが，抗うつ薬はこの不安を増悪することがある．そのためベンゾジアゼピン系薬物はうつ病に伴う不安の治療の適応を有する．

双極Ⅰ型，Ⅱ型障害

クロナゼパム，ロラゼパム，アルプラゾラムは，急性の躁病エピソードに対して有効であり，維持治療の補助薬をしても抗精神病薬の代わりに用いられる．クロナゼパムはリチウム（リーマス）やラモトリギン（ラミクタール）の補助薬として，病間期を延長し，抑うつエピソードの回数を減少させる．また，ベンゾジアゼピン系薬物は双極性障害の患者の睡眠を改善させることも可能である．

カタトニア

少量（1日5mg以下）またはきわめて大量（1日12mg以上）のロラゼパムが，急性カタトニア（多くは統合失調症よりも双極性障害に伴うカタトニア）の治療に用いられることがある．他のベンゾジアゼピン系薬物もカタトニアに有効であると言われているが，妥当性のある対照比較試験は存在しない．ベンゾジアゼピン系薬物は慢性のカタトニアには無効である．カタトニアに対する最も確実な治療法は電気けいれん療法である．

アカシジア

アカシジア（静座不能）に対する最も一般的な第1選択薬はβアドレナリン受容体拮抗薬であるが，ベンゾジアゼピン系薬物もアカシジアに有効なことがある．

パーキンソン病

特発性パーキンソン病患者のごく一部に対し，ゾルピデムの長期投与が寡動と筋固縮の症状軽減に有効である．10mgのゾルピデムを1日4回投与は，鎮静を伴わず年余にわたって忍容されることがある．

その他の精神科的適応

クロルジアゼポキシドとクロラゼブ酸は，アルコール離脱症状の治療に用いられる．救急部門でベンゾジアゼピン系薬物，特にロラゼパム筋注薬は，物質誘発性や精神病性の興奮を治療する際に用いられている．また，ベンゾジアゼピン系薬物は，麻酔面接においてアモバルビタールに代わって用いられている．

ベンゾジアゼピン過量服薬におけるフルマゼニル

フルマゼニル（アネキセート）は，ベンゾジアゼピン系薬物やゾルピデム，ザレプロンを含むベンゾジアゼピン受容体作動薬による有害な精神運動効果，健忘，過鎮静を改善するために用いられる．フルマゼニルは経静脈的に投与され，その半減期は7～15分である．よくみられるフルマゼニルの有害作用は悪心，嘔吐，めまい，興奮，情動不安定，皮膚血管拡張，注射部痛，視覚障害，頭痛である．最も重篤で，しばしば認められる有害作用はけいれん発作で，特に既存のけいれん性疾患がある患者や，ベンゾジアゼピン系薬物の身体依存が形成されている患者，大量のベンゾジアゼピン系薬物を服用してしまった患者などで出現しやすい．フルマゼニルのみを用いた場合，記憶想起を障害することがある．

多剤の過量服薬の場合，フルマゼニルを投与してベンゾジアゼピン系薬物の作用が拮抗されることにより，他の薬（三環系抗うつ薬など）の毒性（けいれん，不整脈）が出現することがある．例えば，三環系抗うつ薬の過量服用によるけいれんが，同時に過量服用したベンゾジアゼピン系薬物によってある程度抑えられているような場合である．フルマゼニルを投与することによって三環系抗うつ薬によるけいれんや不整脈が出現し，生命に関わることもある．また，フルマゼニルはエタノール，バルビツール酸系薬物，オピオイドの作用には拮抗しない．

ベンゾジアゼピン系薬物の過量服薬が明らかであるかそれが疑われる場合，フルマゼニルの推奨される初期用量は，0.2mg（2ml）で，30秒以上かけて経静脈的に投与する．30秒経っても意識状態が回復しない場合は，0.3mg（3ml）の追加投与を，30秒以上かけて行う．その後は1分間の間隔で0.5mg（5ml）を30秒以上かけて投与し，合計用量が3mgに達するまで追加する．投与を急いではならず，投与前に気道と血管を確保しておかなければならない．患者をゆっくりと覚醒させることが大切である．

ベンゾジアゼピン系薬物の過量服薬をした患者のほとんどは，合計1～3mgのフルマゼニルに反応する．3mg以上投与してもそれ以上の効果は望めない．合計5mgのフルマゼニルを投与され，5分経っても反応がない場合，鎮静の主な原因はベンゾジアゼピン受容体作動薬ではなく，フルマゼニルをそれ以上投与しても効果は得られないものと考えられる．

フルマゼニルで治療された患者の1～3%が再鎮静に

注意点と有害反応

最もよく認められるベンゾジアゼピン系薬物の有害作用は眠気で，約10％の患者でみられる．そのため，ベンゾジアゼピン系薬物を服用中の患者は自動車の運転や危険な機械の操作に注意を喚起する必要がある．眠気は前日の不眠に対してベンゾジアゼピン系薬物を服用した翌日の日中まで残ることがあり「日中の眠気の持ち越し」と呼ばれる．運動失調を起こす患者（2％弱）や，めまい（1％未満）を起こす患者もいる．これらの症状が原因で転倒や骨盤骨折を起こす患者がおり，特に高齢者に多い．ベンゾジアゼピン系薬物の最も重篤な有害作用は，患者がアルコールなどの鎮静性の物質を併用した際に起こりうる．このような併用により，強い眠気，脱抑制だけでなく，呼吸抑制まで出現する．頻度は高くないが，ベンゾジアゼピン受容体作動薬は，軽度の認知機能障害を引き起こし，仕事に差しつかえることがある．また，自動車の運転や危険な機械の操作をする際には，ふだん以上に注意を払うことが求められる．

高力価ベンゾジアゼピン系薬物，特にトリアゾラムは，前行性の健忘を起こすことがある．脳損傷の既往がある患者では，逆説的興奮の増大があることが報告されている．アレルギー反応は稀であるが，紅斑丘疹と全身瘙痒感の報告がわずかながらある．ベンゾジアゼピン系薬物中毒の症状は，錯乱，不明瞭言語，運動失調，眠気，呼吸困難，反射低下などがある．

トリアゾラムは，攻撃的な行動を引き起こすとの報道により，マスメディアの注目を引いた．そのため製薬会社は，不眠症患者への投与は10日以内とし，医師は患者に異常な思考や行動変化が出現していないかを慎重に評価するように求めている．英国ではトリアゾラムは1991年に使用できなくなった．

ゾルピデムも，服用した患者が意図しない行動をしてしまったり，服用後に健忘を残すことがある．

肝臓病のある患者や高齢者は，ベンゾジアゼピン系薬物による有害作用や中毒症状が起こりやすく，とりわけ連続投与時や高用量服用時には肝性昏睡が出現するリスクが高まる．また慢性閉塞性肺疾患や睡眠時無呼吸症候群のある患者では，呼吸障害が顕著に現れることがある．アルプラゾラムは直接的な食欲刺激作用があり，体重が増えることがある．ベンゾジアゼピン系薬物は，物質乱用歴，認知機能障害，腎疾患，肝疾患，ポルフィリア，中枢抑制，重症筋無力症のある患者には，慎重に投与する．

ベンゾジアゼピン系薬物の催奇形性を指摘する報告があり，妊娠中の使用は推奨されない．さらに，妊娠第3三半期にベンゾジアゼピン系薬物を使用すると，新生児に離脱症状が出現することがある．また，ベンゾジアゼピン系薬物は母乳中にも高濃度で分泌されるため，乳児に呼吸障害，徐脈，眠気などの影響が出ることがある．

ゾルピデムとザレプロンは通常は忍容性が良好である．1日10 mgのゾルピデムや1日10 mg強のザレプロンを服用は，時にめまい，眠気，呼吸困難，下痢を起こすことがある．ゾルピデムとザレプロンは乳汁中に分泌されるので，授乳中の女性には禁忌である．高齢者と肝機能障害のある患者では，投与量を減らす．

稀ではあるが，ゾルピデムによって幻覚や行動異常が起きることがある．そのような患者では，SSRIを併用すると幻覚の持続時間が遷延する．

エスゾピクロンは，高齢者では用量依存的に疼痛，口渇，味覚異常の副作用が認められる．

耐性・依存・離脱

ベンゾジアゼピン系薬物の使用が短期間（1〜2週間）で，中等用量の使用にとどまっていれば，明らかな耐性や依存，離脱は通常は認められない．ただし，短時間作用型のベンゾジアゼピン系薬物（トリアゾラムなど）は例外で，1回服用した翌日服用をしなかっただけで不安の増強を経験する患者もいる．また，ベンゾジアゼピン系薬物の抗不安効果について耐性が出現し，症状を抑えるために必要な用量を増やさざるを得なかったとの報告もある．

中止後症候群とも呼ばれるベンゾジアゼピン系薬物の離脱症候群の臨床症状は，服用した期間の長さ，服用量，減量の割合，そして服用していた薬物の血中半減期によって決まる．離脱症候群の症状には，不安，緊張，発汗，落ち着きのなさ，易刺激性，易疲労感，くらくら感，振戦，不眠，脱力感などがある（表29.9-2）．薬物の突然の中止，特に半減期の短いものを中止した場合は，離脱症状は重篤で，抑うつ，妄想，せん妄，けいれんなどが出現することがある．これらの重篤な症状はベンゾジアゼピン受容体作動薬の作用に拮抗するためにフルマゼニルを投与すると，さらに出現しやすくなる．一部の症状に限れば，離脱症候群の頻度はベンゾジアゼピン系薬物による治療を受けている患者の90％にも及ぶ．しかし，重篤な離脱症候群に陥るのは，高用量を長期間服用している患者のみである．半減期の長い薬物を服用していた

表 29.9-2　ベンゾジアゼピン系薬物離脱の徴候と症状

不安	振戦
易刺激性	離人感
不眠	知覚過敏
聴覚過敏	ミオクローヌス
悪心	せん妄
集中困難	けいれん

患者では，中止後1〜2週間遅れて離脱症候群が出現することがある．特に，アルプラゾラムは離脱症状が急激で重篤になりやすいので，その減量は徐々に行う．

薬物を中止する時には，ゆっくりと減量（週に25％）する．さもないと病状の再燃や，反跳症状が出現を招きやすい．ベンゾジアゼピン系薬物の中止を成功させるには，可能ならば標準化された評価尺度を用いて離脱症状のモニタリングを行いつつ，心理的支持を行うのが望ましい．ベンゾジアゼピン系薬物の減量中にカルバマゼピンを投与すると，投与しない患者よりも短い期間に，離脱症状がより少なく中止することができたとの報告がある．離脱を促進する際に用いられるカルバマゼピンの投与量は，1日400〜500 mgである．アルプラゾラムの減量・中止は困難が伴い，高用量を長期間服用していた患者では特に難しいと報告されている．アルプラゾラムからクロナゼパムへの置換を行い，その後クロナゼパムを漸減して中止を成功させたとの報告がある．

ゾルピデムとザレプロンは高用量の治療量を長期間使用した後に中止しても，軽度の離脱症候群が1日続く程度である．しかし，稀にゾルピデムを自分で30〜40 mgまで増やして服用している患者がおり，このような患者が突然服用を中止すると，4日以上続く離脱症状が出現することがある．ゾルピデムとザレプロンの鎮静作用には耐性は形成されない．

薬物相互作用

ベンゾジアゼピン受容体作動薬と他の薬物との相互作用で，最も頻繁にみられ，重篤になり得るものは，過鎮静と呼吸抑制であり，ベンゾジアゼピン系薬物，ゾルピデム，ザレプロンをアルコール，バルビツール酸系薬物，三環系・四環系抗うつ薬，ドパミン受容体拮抗薬，オピオイド，抗ヒスタミン薬などの中枢抑制作用をもつ薬物と併用したときに起きる．リチウムや抗精神病薬，クロナゼパムとの併用により，運動失調や構音障害が起きやすい．ベンゾジアゼピン系薬物とクロザピン（クロザリル）の併用はせん妄を起こすとの報告があるため行わない．シメチジン（タガメット），ジスルフィラム（ノックビン），イソニアジド（イスコチン），エストロゲン（プレマリン），経口避妊薬は，ジアゼパム，クロルジアゼポキシド，クロラゼプ酸，フルラゼパムの血中濃度を上昇させる．一方，制酸薬はベンゾジアゼピン系薬物の腸管での吸収を減らす．トリアゾラムとアルプラゾラムの血中濃度は，ネファゾドン（Serzone）とフルボキサミン（ルボックス）の併用で中毒域まで上昇することがある．ネファゾドンの製薬会社は，併用する際にはトリアゾラムは75％まで，アルプラゾラムは50％まで減量することを推奨している．「天然の精神安定剤」と宣伝され薬局で市販されているカヴァ（訳注：コショウ根の樹脂）を主成分とするサプリメントは，GABA受容体の活性を高めることにより，ベンゾジアゼピン受容体作動薬の作用を増強す

ることがある．カルバマゼピンは，アルプラゾラムの血中濃度を低下させる．制酸薬や食物はベンゾジアゼピン系薬物の血中濃度を低下させることがあり，喫煙はベンゾジアゼピン系薬物の代謝を促進することがある．リファンピシン（リファジン），フェニトイン（アレビアチン），カルバマゼピン（テグレトール），フェノバルビタール（フェノバール）はザレプロンの代謝を有意に促進する．ベンゾジアゼピン系薬物はフェニトインとジゴキシン（ジゴシン）の血中濃度を上昇させることがある．SSRIはゾルピデム誘発性の幻覚を長引かせ，悪化させることがある．ロラゼパムとオランザピン注射製剤の併用による死亡例が報告されている．

エスゾピクロンの代謝にはCYP3A4とCYP2E1酵素が関与している．エスゾピクロンは，ヒト凍結保存肝細胞におけるCYP450の1A2，2A6，2C9，2C19，2D6，2E1，3A4に対して阻害作用を一切有していなかった．CYP3A4の強力な阻害薬であるケトコナゾール（訳注：本邦ではニゾラールクリームのみで，経口薬はない）400 mgを服用中の患者に対し3 mgのエスゾピクロンを投与したところ，同剤の曝露量が通常の2.2倍に増加した．

検査値への影響

ベンゾジアゼピン系薬物，ゾルピデム，ザレプロンの使用による検査値への影響は報告されていない．

投与量と臨床指針

不安に対してベンゾジアゼピン系薬物を投与する際には慎重な検討が必要である．内科的な原因による不安（甲状腺機能障害，カフェイン中毒，薬剤性によるもの）を除外診断する．ベンゾジアゼピン系薬物は低用量から開始し，患者には鎮静作用と乱用形成のリスクについて説明する．投与開始前にベンゾジアゼピン系薬物を使用する期間を見積もり，投与開始後は長期投与に陥らないよう最低月に1回は再評価を行う．それでもなおベンゾジアゼピン系薬物の長期投与以外に治療法がない不安症の患者が存在するのも事実である．

ベンゾジアゼピン系薬物には数多くの剤形がある．クロナゼパムは丸薬が飲みこみにくい患者のために，ウエハース状の製剤がある（訳注：本邦にはない）．アルプラゾラムには，頻回の服用をしないで済む徐放剤がある（訳注：本邦にはない）．ベンゾジアゼピン系薬物には，同等の効果を少用量で発揮する高力価のものがある．例えばクロナゼパムの0.25 mgは，ジアゼパムの5 mgと同等の効果を発揮する．それゆえクロナゼパムは高力価ベンゾジアゼピン系薬物と言うことができる．反対にオキサゼパムで同じ効果を得るには，およそ15 mgが必要であるため，低力価ベンゾジアゼピン系薬物とされる．

ザレプロンには5 mgと10 mgのカプセルがある．10 mgカプセルは成人用である．忍容性があれば最大用量

は20 mgである．ザレプロンを1回服用することにより4時間の睡眠効果を発揮し，薬物の持ち越しによる副作用は最小限である．65歳以上の高齢者や，肝機能障害のある患者では，初期投与量は5 mgである．

エスゾピクロンには，1 mg，2 mg，3 mg錠がある．初期投与量は，重症な肝機能障害がある患者や，強力なCYP3A4阻害薬を服用している患者では1 mg以下とする．睡眠導入や維持に適切な用量は，成人（18歳以上64歳以下）では2 mgか3 mgで，高齢者（65歳以上）では2 mgである．入眠困難が主訴である高齢者の睡眠導入には1 mgを使用する．

表29.9-1にこの章で取りあげた薬物と投与量を示した．

参考文献

Bahmad FM Jr, Venosa AR, Oliveira CA. Benzodiazepines and GABAergics in treating severe disabling tinnitus of predominantly cochlear origin. *Int Tinnitus J.* 2006; 12:140.

Bannan N, Rooney S, O'Connor J. Zopiclone misuse: An update from Dublin. *Drug Alcohol Rev.* 2007;26:83.

Brands B, Blake J, Marsh DC, Sproule B, Jeypalan R, Li S. The impact of benzodiazepine use on methadone maintenance treatment outcomes. *J Addictive Disease.* 2008; 27:37.

Dubovsky SL. Benzodiazepine receptor agonists and antagonists. In: Sadock BJ, Sadock VA, Ruiz P, eds. *Kaplan & Sadock's Comprehensive Textbook of Psychiatry.* 9th edition. Vol. 2. Philadelphia: Lippincott Williams & Wilkins: 2009:3044.

Dell'osso B, Lader M. Do benzodiazepines still deserve a major role in the treatment of psychiatric disorders? A critical reappraisal. *Eur Psychiatry.* 2013; 28(1):7–20.

Kaplan GB, Greenblatt DJ, Ehrenberg BL, Goddard JE, Harmatz JS. Differences in pharmacodynamics but not pharmacokinetics between subjects with panic disorder and healthy subjects after treatment with a single dose of alprazolam. *J Clin Psychopharmacol.* 2000;20:338.

Katsura M. Functional involvement of cerebral diazepam binding inhibitor (DBI) in the establishment of drug dependence. *Nippon Yakurigaku Zasshi.* 2001; 117:159.

Korpi ER, Matilla MJ, Wisden W, Luddens H. GABA(A)-receptor subtypes: Clinical efficacy and selectivity of benzodiazepine site ligands. *Ann Med.* 1997; 29:275.

Lemmer B. The sleep–wake cycle and sleeping pills. *Physiol Behav.* 2009;90:285.

Najib J. Eszopiclone, a nonbenzodiazepine sedative-hypnotic agent for the treatment of transient and chronic insomnia. *Clin Ther.* 2006;28:490.

29.10 ブプロピオン

ブプロピオン（Wellbutrin）は，ノルアドレナリンおよび，おそらくドパミンの再取り込を阻害する抗うつ薬である．最も重要なことは，ブプロピオンにはSSRI抗うつ薬のようにセロトニン系へ作用がないことである．そのため，急性の，そして長期投与において，性機能障害や鎮静のリスクが低く，軽度の体重減少を示すという特徴をもつ副作用像を示す．ブプロピオンを中断しても離脱症候群は起こらない．第1選択薬としての単剤使用は増えているが，ブプロピオン使用のかなりの割合が他の抗うつ薬，通常SSRIとの併用である．ブプロピオンは禁煙の治療薬としてZybanという市販名でも販売されている（訳注：本邦では不採用）．

薬理学的作用

ブプロピオンには3種類の形態，すなわち即時放出（1日3回服薬），持続放出（1日2回服薬），延長放出（1日1回服薬）がある．薬物の形態が異なっても同じ成分が含まれているが，薬物動態と投与量が異なる．ブプロピオンのさまざまな製薬会社とジェネリック（後発医薬品）では生物学的等価性において異なる報告がある．服薬下で良好な状態にあった患者に忍容性あるいは臨床的効果に変化がみられたら，必ずすぐに薬物を別の形状に変えたことによる差異について調べるべきである．

即時放出のブプロピオンは胃腸管からよく吸収される．ブプロピオンの最高血中濃度は，通常経口摂取後2時間以内であり，持続放出型は3時間後である．平均半減期は12時間で，8〜40時間の間にある．延長放出型の最高血中濃度に達する時間は摂取後5時間である．そのため最高血中濃度（t_{max}）に達するのにより時間がかかるが，血中濃度が比較的一定する．1日1回300 mgの延長放出型を投与した後の24時間後の血中濃度は1日2回150 mgの持続放出型を投与した場合と同等である．そのため，臨床的には朝1日1回の服薬でよい．血中濃度は夕方には下がってくるので，治療による不眠が起こりにくくなる．

ブプロピオンの抗うつ効果の作用機序はドパミンとノルアドレナリンの再取り込阻害であると推定される．ブプロピオンは脳のドパミントランスポーターに結合する．禁煙におけるブプロピオンの効果はドパミン報酬回路への効果あるいはニコチン系アセチルコリン受容体の阻害に関係している可能性がある．

治療適応

うつ病

うつ病の治療の第1選択薬としてのSSRIと比べて低く評価されているが，うつ病におけるブプロピオンの治療効果は外来患者でも入院患者でもよく確立されている．観察される反応率と寛解率は，SSRIと同程度である．ブプロピオンは季節性気分障害の患者の季節性の抑うつエピソードを予防することが認められている．

禁 煙

Zybanとして知られているブプロピオンは，禁煙のための行動修正プログラムで併用されることが勧められている．禁煙動機の高い患者や，いくつかの構造化された行動学的支持を受けている患者で使用されることが勧められている．ブプロピオンはニコチン物質（Nico-Derm，Nicotrol）と一緒に使用されると最も効果的である．

双極性障害

ブプロピオンは，三環系抗うつ薬より双極I型障害の

躁転を起こしにくく，双極Ⅱ型障害で急速交代を誘発したり増悪させたりすることが，他の抗うつ薬より少ない．しかし，双極性障害の患者をブプロピオンで治療をした実績はまだ少ない．

注意欠如・多動症

ブプロピオンは，注意欠如・多動症(attention-deficit/hyperactivity disorder：ADHD)治療において交感神経刺激薬に次ぐ第2選択薬として使用される．効果は子どもと成人のADHD治療薬であるメチルフェニデート（リタリン）やアトモキセチン（ストラテラ）のような確立されたADHD治療薬とはまだ比較されていない．ブプロピオンはADHDにうつ病を合併した人や素行症や薬物乱用を合併した人に対する選択肢である．また精神刺激薬で治療しているときにチックを起こす患者でブプロピオンを使用することが考慮されうる．

コカイン解毒

ブプロピオンは多幸感と関連する可能性があるので，物質乱用歴のある人には使うべきではないかもしれない．しかし，ドパミン作用により，ブプロピオンは薬物離脱中の人でコカインの渇望を減少させる治療薬として使用されている．まだ結論は出ていないが，薬物渇望を減らす効果を示す人もいれば，渇望が増加する人もいる．

性的欲求低下障害

ブプロピオンはしばしばSSRIのような性機能に副作用を示す薬物に加えて使用され，そして，性的欲求低下障害(DSM-IV)のあるうつ病でない人たちの治療薬として役立つ可能性がある．ブプロピオンは性欲喚起，性的快感の達成，性行為の満足度を改善すると考えられる．

注意点と有害反応

頭痛，不眠，口渇，振戦，悪心などが最もよくある副作用である．落ち着きのなさ，焦燥感，易刺激性が起こることもある．重度の不安やパニック症のある患者はブプロピオンで治療を開始すべきではない．ブプロピオンはドパミン性神経伝達を増強する効果があるために，幻覚，妄想，緊張病，そしてせん妄を起こすことがある．ブプロピオンにおいて最も注目すべきは，薬物因性の起立性低血圧，体重増加，日中の眠気，抗コリン作用を起こさないことである．しかし，一部の患者では，口渇，便秘，体重減少を起こすことがある．高血圧は一部の患者で起こりうるが，他の心血管系あるいは臨床検査に有意な変化はブプロピオンでは起きない．ブプロピオンは交感神経系活動を間接的に活性化し，人の心筋の収縮作用を強めるが，これはカテコールアミン放出によるかもしれない．患者の中には認知障害，特に単語想起困難を起こすものがいる．

けいれん発症に関する懸念が，一部の臨床医にブプロピオンの処方を躊躇させている．けいれんのリスクは服薬量に依存する．研究では，1日300 mg以下のブプロピオンでは，けいれんの合併率は0.05%であり，ほかの抗うつ薬と比較して高いわけではないことが示されている．けいれんのリスクは1日400 mg投与では0.1%に上昇する．

脳波(electroencephalography：EEG)波形の変化がブプロピオン使用に関連して報告されている．ブプロピオン服用者の20%で，棘波，鋭波，局在性徐波が認められる．鋭波を認める女性は，男性より多い．けいれん閾値を下げることが知られている薬を服用している人に認められるこれらの波形が存在することは，発作を起こす危険因子である可能性がある．発作の他の危険因子には，発作の既往，アルコール使用，最近のベンゾジアゼピン離脱，器質性脳疾患，頭部外傷，あるいは治療開始前からEEGにてんかん波を認めていることなどである．

妊娠中の女性にブプロピオンを使用しても，催奇形性を上昇させる特別な要因にはならない．ブプロピオンは母乳に分泌されるので，授乳中の女性へのブプロピオンの使用は，患者の臨床状態と医師の判断に基づいて行われるべきである．

ブプロピオンの過量服薬による死亡はほとんど報告されていない．予後の悪さは，極度の過量服薬および他剤を併用して過量服薬することと関連している．過量服薬した3分の1でけいれんを併発するが，用量依存性で，より多い服薬量でけいれんが起こる．死亡は，制御できないけいれん，洞性除脈，心停止で起こる．しばしば起こる中毒症状は，けいれん，洞性頻脈，高血圧，胃腸症状，幻覚，焦燥感である．すべてのけいれん発作は，通常短時間で自己完結的であり，一般にブプロピオンはおそらくSSRIを除く他の抗うつ薬より過量服薬しても安全である．

薬物相互作用

ブプロピオンはよくSSRIやベンラファキシン（イフェクサー）と併用されるが，起こりうる薬物相互作用は重要である．ブプロピオンはベンラファキシンの薬物動態に影響することがわかっている．ある研究では，持続放出型のブプロピオンで治療中にはベンラファキシン濃度が明らかに上昇し，主な代謝物であるO-デスメチルベンラファキシンが減少する．ブプロピオンの水酸化は，ベンラファキシンにより若干阻害される．パロキセチンやフルオキセチン（Prozac）などのSSRIの血中濃度は変化しないと報告されている．しかし，ブプロピオンとフルオキセチンの併用はパニックやせん妄，けいれんを引き起こすという報告が少数ある．リチウム（リーマス）とのブプロピオンの併用は稀にけいれん発作を含む中枢神経中毒を引き起す．

高血圧を起こすリスクがあるため，ブプロピオンはモノアミン酸化酵素阻害剤(monoamine oxidase inhibitor：MAOI）と併用すべきではない．少なくとも 14 日間 MAOI を中止してからブプロピオンを開始すべきである．ドパミン製剤の量を減らすために抗パーキンソン病薬を服薬中の患者に，ブプロピオンが使用されることがある．しかし，せん妄，精神病症状，およびジスキネジー運動がブプロピオンとレボドパ（ドパストン），ペルゴリド（ペルマックス），ロピニロール（レキップ），プラミペキソール（ミラペックス），アマンタジン（シンメトリル），ブロモクリプチン（パーロデル）などのドパミン製剤の併用によって起こる可能性がある．洞性除脈はブプロピオンとメトプロロールを併用した際に起こることがある．

カルバマゼピン（テグレトール）はブプロピオンの血中濃度を下げる可能性がある．そして，ブプロピオンはバルプロ酸（デパケン）の血中濃度を上げる可能性がある．

試験管内におけるブプロピオンの生体内変化の研究では，主な活性代謝産物であるヒドロキシブプロピオンの生成は CYP2B6 により調節されている．ブプロピオンは明らかに CYP2D6 を阻害する効果をもつ．

検査値への影響

ブプロピオンは，尿中のアンフェタミンスクリーニングで偽陽性を出しうることが報告されている．他の検査では，ブプロピオンの服薬に明らかに関連した検査値への影響の報告はない．臨床的には心電図上の微細な変化（期外収縮，非特異的 ST-T 変化），そして白血球数が約 10％減少することが小規模研究で報告されている．

用量と臨床指針

即時放出型ブプロピオンは 75, 100, 150 mg 錠が使用できる．持続放出型ブプロピオンは，100, 150, 200, 300 mg 錠がある．延長放出型ブプロピオンは，150, 300 mg 錠がある．

ブデプリオン（Budeprion）XL 300 mg という延長放出型ジェネリック製剤の 1 つには問題があり，ウェルブトリン（Wellbutrin）XL 300 mg と治療上同等ではないことが判明し，市場から撤去された（訳注：いずれも日本では非採用）．

即時放出型ブプロピオンは平均的な成人では初期容量が 75 mg 1 日 2 回である．治療開始 4 日目に，100 mg 1 日 3 回に増量する．300 mg は推奨用量であるので，さらに増量する前に数週間この量を維持するべきである．最大容量は 1 日 450 mg で，150 mg 1 日 3 回投与する．けいれんのリスクのために，3 日で 100 mg 以上増量してはならない．また即時放出型の 1 回投与量は 150 mg を超えるべきではなく，1 日最大用量は 450 mg を超えるべきではない．持続放出型の最大用量である 400 mg は 1 日 2 回 200 mg ずつ投与するか，朝 300 mg，夕方 100 mg で投与する．持続放出型の開始用量は 1 日 100 mg で 4 日後には 100 mg 1 日 2 回に増量することができる．その後，150 mg 1 日 2 回を使用しうる．持続放出型の 1 回投与量は 300 mg を超えてはならない．最大用量は即時放出型あるいは延長放出型ブプロピオンでは 200 mg 1 日 2 回である．延長放出型の利点は，適正用量が決まった後，朝 1 回で 1 日分の総量である 450 mg を服薬できる点である．

禁煙に対しては，患者は 1 日 150 mg の持続放出型ブプロピオンを禁煙する 10〜14 日前から服用しておく．4 日目には 150 mg 1 日 2 回に増量する．治療は通常 7〜12 週間行う．

参考文献

Clayton AH, Montejo AL. Major depressive disorder, antidepressants, and sexual dysfunction. *J Clin Psychiatry*. 2006;67(Suppl 6):33.

DeBattista C. Augmentation and combination strategies for depression. *J Psychopharmacol*. 2006;20(3 Suppl):11.

DeBattista C, Schatzberg AF. Bupropion. In: Sadock BJ, Sadock VA, Ruiz P, eds. *Kaplan & Sadock's Comprehensive Textbook of Psychiatry*. 9th edition. Vol. 2. Philadelphia: Lippincott Williams & Wilkins; 2009:3056.

DeBattista C, Solvason B, Poirier J, Kendrick E, Loraas E. A placebo-controlled, randomized, double-blind study of adjunctive bupropion sustained release in the treatment of SSRI-induced sexual dysfunction. *J Clin Psychiatry*. 2005; 66(7):844.

DeBattista C, Solvason HB, Poirier J, Kendrick E, Schatzberg AF. A prospective trial of bupropion SR augmentation of partial and non-responders to serotonergic antidepressants. *J Clin Psychopharmacol*. 2003;23(1):27.

DellaGioia N, Devine L, Pittman B, Hannestad J. Bupropion pre-treatment of endotoxin-induced depressive symptoms. *Brain Behav Immun*. 2013;31:197–204.

Fava M, Rush AJ, Wisniewski SR, Nierenberg AA, Alpert JE. A comparison of mirtazapine and nortriptyline following two consecutive failed medication treatments for depressed outpatients: A STAR*D report. *Am J Psychiatry*. 2006;163(7): 1161.

Foley KF, DeSanty KP, Kast RE. Bupropion: Pharmacology and therapeutic applications. *Expert Rev Neurother*. 2006;6(9):1249.

Perkins KA, Karelitz JL, Jao NC, Stratton E. Possible reinforcement enhancing effects of bupropion during initial smoking abstinence. *Nicotine Tob Res*. 2013; 15(6):1141–1145.

Reeves RR, Ladner ME. Additional evidence of the abuse potential of bupropion. *J Clin Pharmacol*. 2013;33(4):584–585.

Wilens TE, Spencer TJ, Biederman J, Girard K, Doyle R. A controlled clinical trial of bupropion for attention deficit hyperactivity disorder in adults. *Am J Psychiatry*. 2001;158(2):282.

Zisook S, Rush AJ, Haight BR, Clines DC, Rockett CB. Use of bupropion in combination with serotonin reuptake inhibitors. *Biol Psychiatry*. 2006;59(3):203.

29.11　ブスピロン

塩酸ブスピロン（BuSpar）はアザピロン系薬物の 1 つとして分類され，他の向精神薬と化学的に異なっている．ブスピロンはセロトニンとドパミンの 2 つのタイプの受容体に作用する．ブスピロンは作動薬あるいは部分作動薬としてセロトニン 5-HT$_{1A}$ 受容体に対する高い親和性をもち，ドパミン D$_2$ 受容体に対しては作動薬と遮断薬両方の役割で緩和な親和性をもつ．この向精神薬が認可されている適応は全般不安症の治療である．ブスピロンは当初抗けいれん効果と筋弛緩効果を有しないことから，ベンゾジアゼピン系薬物に代わるより良い選択肢であると考えられていた．抗うつ薬療法にブスピロンを追加することで治療効果が得られるとする報告が続いている．ブスピロンの抗不安薬としての使用よりもこの効果

での使用の方がより一般的となっている．興味深いことに，抗うつ薬のビラゾドン（Viibryd）はセロトニン再取込みを阻害し，5-HT$_{1A}$受容体部分作動薬の役割を果たす．

薬理学的作用

ブスピロンは胃腸管からよく吸収されるが，吸収は食物摂取によって遅延する．経口摂取後40～90分で最高血中濃度に達する．10～40 mgの用量では，単回投与で直線状の薬物動態がみられる．複数回投与後には，非直線状の薬物動態になる．半減期は2～11時間と短いため，1日3回の投与が必要である．ブスピロンの活性代謝産物の1-ピリミジニルピペラジン（1-pyrimidinylpiperazine：1-PP）は，ブスピロンよりも約20％低い力価であるが，脳内では親化合物よりも約30％以上濃縮される．1-PPの消失半減期は6時間である．

ブスピロンは，全般不安症に有効な他の薬物の標的部位である，GABA関連塩素イオン・チャンネルやセロトニン再取り込みトランスポーターには影響を及ぼさない．ブスピロンは，5-HT$_2$とドパミン2（D$_2$）受容体に影響を及ぼすが，臨床的な意義は不明である．D$_2$受容体に対しては，作動薬としても拮抗薬としても作用する．

治療適応

全般不安症

ブスピロンは，全般不安症の治療にのみ効果を示す治療域の狭い抗不安薬である．ブスピロンは，SSRIやベンラファキシンと比較して，パニック症，強迫症，社交不安症には有効ではない．しかし，概して性機能障害や体重増加を起こさないという点において，これらの薬物に対する利点をもつ．

ブスピロンは，ベンゾジアゼピン系薬物と比較して，一般に，怒りや敵意などの症状に対してより効果的であり，不安の精神症状に対しては同等の効果があり，不安の身体症状に対しては効果が劣ることを示唆するいくつかの証拠がある．ブスピロンの完全な効果は，1日30 mg以上の投与量でのみ現れる．ブスピロンは，ベンゾジアゼピン系薬物と比較して作用発現に時間がかかり，多幸的な作用がない．ベンゾジアゼピン系薬物と異なり，ブスピロンには即効性はなく，完全に作用を発現するまで2～4週間かかることを患者に伝えておくべきである．即効性を必要とする場合は，ベンゾジアゼピン系薬物で治療を開始し，その後，ブスピロンの作用が発現したのちにベンゾジアゼピン系薬物から離脱させる．ブスピロンにはないベンゾジアゼピン系薬物の鎮静作用は魅力的な場合もあるが，運動機能障害や認知障害の原因となりうる．

その他の障害

多くの他の疾患に対するブスピロンの使用が報告されているが，ほとんどが対照比較試験によって確認されていない．抑うつ障害に対して，高用量のブスピロン（1日30～90 mg）が効果的であるという証拠もみられる．ブスピロンには弱い抗うつ作用があると考えられるため，標準的な抗うつ薬療法に失敗した患者への増強薬物として用いられるようになった．大規模研究ではSSRIのブスピロン増強療法が他の一般的に用いられる治療戦略と同等の効果を示している．ブスピロンは強迫症を治療する際に，SSRIの増強薬物として用いられることもある．ブスピロンが心的外傷後ストレス障害に関連した過覚醒やフラッシュバックを減少させうるという複数の報告がある．

ブスピロンは，GABA-塩素イオン・チャンネル複合体に直接作用するわけではないので，合併した不安症状を治療する場合を除いて，ベンゾジアゼピン系薬物やアルコール，他の鎮静・催眠薬からの離脱には勧められない．

ブスピロンが，器質性脳疾患や頭部外傷患者おける攻撃性や不安を軽減することを示唆するいくつかの報告がある．また，SSRIによる歯ぎしりや性機能障害，ニコチン欲求のある患者，注意欠如・多動症（ADHD）患者に対しても使用される．

注意点と有害反応

ブスピロンは，体重増加，性機能障害，中断症候群，あるいは重篤な睡眠障害を引き起こすことはない．また，鎮静や認知・精神運動障害も引き起こさない．最も頻度の高い有害作用は，頭痛，悪心，眩暈感であり，稀に不眠もみられる．ブスピロンでは鎮静作用はみられない．軽い落ち着きのなさがみられることがあるが，不安症の治療が不完全である可能性もある．過量投与による死亡例はないが，半数致死用量（LD50）は，推奨1日投与量の160～550倍とされる．ブスピロンは，肝機能障害や腎機能障害のある患者，あるいは妊婦，授乳中の女性には慎重に用いるべきである．高齢者に対しては安全である．

薬物相互作用

ブスピロンとハロペリドール（セレネース）の併用は，ハロペリドールの血中濃度を上昇させる．ブスピロンは，高血圧を避けるためにモノアミン酸化酵素（monoamine oxidase：MAO）阻害薬と併用すべきでなく，MAO阻害薬の投与中止とブスピロンの治療開始の間，2週間の断薬期間をおくべきである．エリスロマイシン（エリスロマイシン），イトラコナゾール（イトリゾール），ネファゾドン（Serzone），グレープフルーツジュースなどの肝チトクロムP450（CYP450）3A4を阻害する薬物や食品により，ブスピロンの血中濃度が上昇する．

検査値への影響

ブスピロンの単回投与により，成長ホルモン，プロラクチン，コルチゾールの血中濃度は一過性に上昇するが，その作用は臨床的には重要ではない．

投与量と臨床指針

ブスピロンには，5mg錠，10mg錠と，3つの刻み目がある（3分割可能）の15mg錠，30mg錠があり，通常は5mgを1日3回，経口，または7.5mgを1日2回，経口で開始する．2～4日ごとに5mgずつ増量し，1日15～60mgまで増量できる．

ブスピロンは過去にブスピロンに対する過敏症をもっている患者で，糖尿病関連性の代謝性アシドーシスの症例，あるいは重度の肝障害ないしは腎障害患者に対しては使用すべきではない．

ベンゾジアゼピン系薬物からブスピロンへの切り替え

ブスピロンは，ベンゾジアゼピン系薬物，バルビツレート，アルコールとの交差耐性をもたない．そのため，頻度の高い臨床的問題は，現在ベンゾジアゼピン系薬物を服用している患者に対して，ブスピロンによる治療をどのように開始するかということである．2つの選択肢がある．第1は，ベンゾジアゼピン系薬物中止の時期に徐々にブスピロンを開始する方法，第2は，ベンゾジアゼピンの服用中にブスピロンを開始し，2～3週間で至適治療量に増量したのち，ベンゾジアゼピン系薬物を徐々に減量する方法である．過去，特に最近の数か月間にベンゾジアゼピン系薬物が投与されていた患者では，ブスピロンは，不安の治療において，ベンゾジアゼピン系薬物ほど効果的ではない可能性がある．その理由は，ベンゾジアゼピン系薬物のような即効性の軽度の多幸作用と鎮静作用をもたないためであろうと説明されている．ベンゾジアゼピン系薬物とブスピロンの併用は，単独ではどちらの薬物も無効であった不安の治療に効果がある可能性がある．

参考文献

Appelberg BG, Syvalahti EK, Koskinen TE, Mehtonen OP, Muhonen TT, Naukkarinen HH. Patients with severe depression may benefit from buspirone augmentation of selective serotonin reuptake inhibitors: Results from a placebo-controlled, randomized, double-blind, placebo wash-in study. *J Clin Psychiatry.* 2001;62:448.

Benyamina A, Lecacheux M, Blecha L, Reynaud M, Lukasiewcz M. Pharmacotherapy and psychotherapy in cannabis withdrawal and dependence. *Expert Rev Neurother.* 2008;8:479.

Faber J, Sansone RA. Buspirone: A possible cause of alopecia. *Innov Clin Neurosci.* 2013;10(1):12–13.

Le Foll B, Boileau I. Repurposing buspirone for drug addiction treatment. *Int J Neuropsychopharmacol.* 2013;16(2):251–253.

Levitt AJ, Schaffer A, Lanctôt KL. Buspirone. In: Sadock BJ, Sadock VA, Ruiz P, eds. *Kaplan & Sadock's Comprehensive Textbook of Psychiatry.* 9th edition. Vol. 2. Philadelphia: Lippincott Williams & Wilkins: 2009:3060.

Myers RA, Plym MJ, Signor LJ, Lodge NJ. 1-(2-pyrimidinyl)-piperazine, a buspirone metabolite, modulates bladder function in the anesthetized rat. *Neurourol Urodyn.* 2004;23(7):709.

Navines R, Martin-Santos R, Gomez-Gil E, Martinez De Osaba MJ, Gasto C. Interaction between serotonin 5-Htla receptors and beta-endorphins modulates antidepressant response. *Prog Neuropsychopharmacol Biol Psychiatry.* 2008;32:1804.

Sempere T, Urbina M, Lima L. 5-HT1A and beta-adrenergic receptors regulate proliferation of rat blood lymphocytes. *Neuroimmunomodulation.* 2004;11(5):307.

Syvalahti E, Penttila J, Majasuo H, Palvimaki EP, Laakso A. Combined treatment with citalopram and buspirone: Effects on serotonin 5-HT$_{2A}$ and 5-HT$_{2C}$ receptors in the rat brain. *Pharmacopsychiatry.* 2006;39(1):1.

Van Oudenhove L, Kindt S, Vos R, Coulie B, Tack J. Influence of buspirone on gastric sensorimotor function in man. *Aliment Pharmacol Ther.* 2008;28:1326.

Wong H, Dockens RC, Pajor L, Yeola S, Grace JE Jr. 6-Hydroxybuspirone is a major active metabolite of buspirone: Assessment of pharmacokinetics and 5-hydroxytryptamine 1A receptor occupancy in rats. *Drug Metab Dispos.* 2007;35(8):1387.

29.12 カルシウムチャネル阻害薬

細胞内カルシウムイオンはセロトニンやドパミンのような多数の神経伝達物質の活動を調節する，そしてその作用は気分障害における治療機序を説明しうるかもしれない．カルシウムチャネル阻害薬は，精神科領域において第1選択の気分安定薬，すなわち炭酸リチウム（リーマス），カルバマゼピン（テグレトール），ジバルプレックス（Depakote）に反応しないか耐容性のない患者に対する抗躁薬として用いられる．カルシウムチャネル阻害薬には，ニフェジピン（アダラート），ニモジピン（Nimotop），イスラジピン（DynaCirc），アムロジピン（アムロジン），ニカルジピン（ペルジピン），ニソルジピン（バイミカード），ニトレンジピン（バイロテンシン），ベラパミル（ワソラン）などがある．これらの薬物は，躁病や気分周期が24時間以内の超急速交替型の双極性障害に対して用いられる．

大規模な遺伝子研究の成果はカルシウム拮抗薬の臨床応用の可能性に対しての興味を再燃させた．全ゲノムにわたる2つの研究報告によると，Lタイプの電位依存型カルシウムチャネルサブユニットをコードしている遺伝子群は双極性障害，統合失調症，うつ病，注意欠如・多動症，自閉症の罹患に関する遺伝子と関連しているという．

薬理学的作用

カルシウムチャネル阻害薬は，経口後にほとんど吸収され，初回通過でかなり肝代謝される．単回投与後の血中濃度には，かなりの個人内変動および個人間変動が認められる．これらの薬物のほとんどが，30分以内に最高血中濃度に達する．アムロジピンは約6時間でも最高血中濃度に達しない．ベラパミルの投与開始後の半減期は2～8時間であるが，数日経つと5～12時間になる．他のカルシウムチャネル阻害薬の半減期は，ニモジピンとイスラジピンでは1～2時間，アムロジピンでは30～50時間と幅がある（表29.12-1）．

表 29.12-1　精神疾患に用いられる選択的カルシウムチャネル阻害薬の半減期，投与量，臨床効果

	ベラパミル (ワソラン)	ニモジピン (Nimotop)	イスラジピン (DynaCirc)	アムロジピン (アムロジン)
半減期	短い（5～12 時間）	短い（1～2 時間）	短い（1～2 時間）	長い（30～50 時間）
投与開始量	30 mg，1 日 3 回	30 mg，1 日 3 回	2.5 mg，1 日 2 回	5 mg，1 日 1 回就寝前
1 日最大投与量	480 mg	240～450 mg	20 mg	10～15 mg
抗躁作用	++	++	++	*
抗うつ作用	±	+	+	*
急速交替型への効果†	±	++	(++)	*

*系統的な研究結果はない，症例報告のみ．
†急速交替型の双極性障害への効果．
Robert M. Post, M. D. から改変．

双極性障害におけるカルシウムチャネル阻害薬の主な作用機序はわかっていない．この章で論じるカルシウムチャネル阻害薬は，L 型（長時間作用型）電位依存性カルシウムチャネルを通して，神経細胞内にカルシウムが流入するのを阻害する．

治療適応

双極性障害

ニモジピンとベラパミルは，双極性障害の維持治療として有効であることが証明されてきた．リチウムに反応する患者はまた，ベラパミルによる治療にも反応するようである．ニモジピンは，超急速交替型や反復性短期うつ病に対して有用である可能性がある．少量のニモジピンやイスラジピンなどの短時間作用薬で治療を開始し，臨床効果か有害作用が現れるまで，4～5 日ごとに増量すべきである．症状が制御できたのち，維持治療として，アムロジピンなどの長時間作用薬に切り替えることができる．ベラパミルに反応しないからといって，他の薬物に反応しないというわけではない．ベラパミルは，抗うつ薬誘発性の躁病を予防することが知られている．カルシウムチャネル阻害薬は，カルバマゼピンなどの他の薬物単独では部分的にしか反応しなかった患者に対して，併用が可能である．

うつ病

うつ病の治療に有効なカルシウムチャネル阻害薬はない．また，実際，抗うつ薬への反応を妨げる可能性がある．

その他の精神科的適応

ニフェジピンは，モノアミン酸化酵素阻害薬による高血圧性クリーゼの治療に併用される．イスラジピンはメタンフェタミンへの自覚的な反応を減じうる可能性がある．カルシウムチャネル阻害薬は，トゥレット症，ハンチントン舞踏病，パニック症，間欠爆発症，遅発性ジスキネジアに対して有効である可能性がある．

その他の医学的使用

カルシウムチャネル阻害薬は狭心症，高血圧，片頭痛，レイノー現象，食道けいれん，早産および頭痛などの身体状態を治療するために使われてきた．ベラパミルは抗不整脈効果をもっており，上室性不整脈を治療するために使用されている．

注意点と有害反応

カルシウムチャネル阻害薬の有害作用のなかで最も頻度が高いのが，血管拡張作用による眩暈感，頭痛，頻脈，悪心，異常感覚，末梢性浮腫である．ベラパミルとジルチアゼム（ヘルベッサー）は，特に低血圧，徐脈，房室ブロックを引き起こすことがあるので，頻回のモニタリングや，時として薬物の中止を必要とする．心疾患のあるすべての患者では，慎重に用いるべきである．他にも便秘，疲労感，発疹，咳，喘鳴などが有害作用として頻度が高い．稀に起こる有害作用として，ジルチアゼムでは多動やアカシジア，パーキンソニズムが，ベラパミルではせん妄や高プロラクチン血症，乳汁漏出が，ニモジピンでは胸内苦悶感や発疹が，ニフェジピンではうつ病が報告されている．これらの薬物の妊婦に対する安全性は確立していないので，避けたほうがよい．また，これらの薬物は母乳中にも分泌されるため，授乳中の女性にも使用は控えるべきである．

薬物相互作用

すべてのカルシウムチャネル阻害薬は薬物相互作用の可能性を有する．カルシウムチャネル阻害薬の型とこれらの相互作用のリスクは化合物によって異なる．ベラパミルは，カルバマゼピン（テグレトール），ジゴキシン（ジゴシン），その他の CYP3A4 の基質薬物の血中濃度を上昇させる．ニフェジピンにはみられないがベラパミルとジルチアゼムは，カルバマゼピン誘発性の神経毒性を引き起こすと報告されている．カルシウムチャネル阻害薬

は，βアドレナリン受容体拮抗薬や降圧薬（例えば，利尿薬，血管拡張薬，アンジオテンシン変換酵素阻害薬），抗不整脈薬（例えば，キニジンやジコキシン）と併用する際は，内科や循環器科の主治医に相談せずに処方すべきではない．シメチジン（タガメット）は，ニフェジピンとジルチアゼムの血中濃度を上昇させるという報告がある．リチウムとカルシウムチャネル阻害薬を併用している一部の患者では，神経毒性による症状や徴候を起こすリスクが増加する（死に至ることもある）．

検査値への影響

カルシウムチャネル阻害薬が検査結果に影響を及ぼすかどうかはわかっていない．

投与量と臨床指針

ベラパミルには，40 mg錠，80 mg錠，120 mg錠と，120 mg，180 mg，240 mgの持続放出錠，100 mg，120 mg，180 mg，200 mg，240 mg，300 mg，360 mgの持続放出型カプセルがある．1回40 mgを1日3回経口投与から開始し，4〜5日ごとに徐々に増量し，1回80〜120 mgを1日3回まで増量する．患者の血圧，脈拍，心電図（40歳以上，または心疾患既往の患者）の測定は，定期的に行うべきである．

ニフェジピンには，10 mg，20 mgのカプセルと30 mg，60 mg，90 mgの延長放出錠がある．10 mgを1日3〜4回の経口投与から始め，最大で1日120 mgまで増量できる．

ニモジピンには，30 mgカプセルがある．超急速交替型の双極性障害に対しては，1回60 mgの経口投与を4時間ごとに，場合によっては一時的に1日630 mgまで用いる．

イスラジピンには，2.5 mg，5 mgのカプセルがあり，1日20 mgまで使用できる．イスラジピンの延長放出錠は製造中止された．

アムロジピンには，2.5 mg錠，5 mg錠，10 mg錠がある．5 mgを就寝前1回から開始して，最大で1日10〜15 mgまで増量できる．

ジルチアゼムには，30 mg錠，60 mg錠，90 mg錠，120 mg錠と，60 mg，90 mg，120 mg，180 mg，240 mg，300 mg，360 mgの緩徐放出型カプセルと，60 mg，90 mg，120 mg，180 mg，240 mg，300 mg，360 mg延長放出錠がある．30 mgを1日4回の経口投与から始め，最大で1日360 mgまで増量できる．

高齢者は若年者よりもカルシウムチャネル阻害薬に敏感である．小児に対しての使用経験については情報がない．

参考文献

Bachmann RF, Schloesser RJ, Gould TD, Manji HK. Mood stabilizers target cellular plasticity and resilience cascades. *Mol Neurobiol.* 2005;32:173.
Dubovsky SL. Calcium channel inhibitors. In: Sadock BJ, Sadock VA, Ruiz P, eds. *Kaplan & Sadock's Comprehensive Textbook of Psychiatry.* 9th edition. Vol. 2. Philadelphia: Lippincott Williams & Wilkins: 2009;3065.
Dubovsky SL, Buzan RD, Thomas M, Kassner C, Cullum CM. Nicardipine improves the antidepressant action of ECT but does not improve cognition. *J ECT.* 2001;17:3.
Hasan M, Pulman J, Marson AG. Calcium antagonists as an add-on therapy for drug-resistant epilepsy. *Cochrane Database Syst Rev.* 2013;3:CD002750.
Ikeda A, Kato T. Biological predictors of lithium response in bipolar disorder. *Psychiatry Clin Neurosci.* 2003;57:243.
Kato T, Ishiwata M, Mori K, Washizuka S, Tajima O. Mechanisms of altered Ca^{2+} signaling in transformed lymphoblastoid cells from patients with bipolar disorder. *Int J Neuropsychopharmacol.* 2003;6:379.
Nahorski SR. Pharmacology of intracellular signaling pathways. *Br J Pharmacol.* 2006;147:S38.
Suzuki K, Kusumi I, Sasaki A, Koyama T. Serotonin-induced platelet intracellular calcium mobilization in various psychiatric disorders: Is it specific to bipolar disorder? *J Affect Disord.* 2001;64:291.
Triggle DJ. Calcium channel antagonists: Clinical uses—past, present and future. *Biochem Pharmacol.* 2007;74:1.
Wang HY, Friedman E. Increased association of brain protein kinase C with the receptor for activated C kinase-1 (RACK1) in bipolar affective disorder. *Biol Psychiatry.* 2001;50:364.
Wisner KL, Peindl KS, Perel JM, Hanusa BH, Piontek CM. Verapamil treatment for women with bipolar disorder. *Biol Psychiatry.* 2002;51:745.
Yingling DR, Utter G, Vengalil S, Mason B. Calcium channel blocker, nimodipine, for the treatment of bipolar disorder during pregnancy. *Am J Obstet Gynecol.* 2002;187:1711.

29.13　カルバマゼピンとオクスカルバゼピン

カルバマゼピン（テグレトール）は三環系抗うつ薬イミプラミン（トフラニール）と，いくつかの構造的な類似性を有する．カルバマゼピンは1968年に三叉神経痛に対して，そして1974年には側頭葉てんかん（複雑部分発作）に対する治療薬として米国での使用を認められた．興味深いことに，カルバマゼピンは最初，抗うつ薬の可能性をもつ化合物として合成されたが，多くの動物モデルにおけるその非定型的特徴のために，まず痛みと発作性障害に使用されるようになった．カルバマゼピンは現在多くの治療指針で双極性障害の両方の病相の治療と予防に有用な2番目に選択すべき気分安定薬として認識されている．長時間作用型の徐放性製剤（Equetro）が2002年に急性躁病の治療のために米国の食品医薬品局（Food and Drug Administration：FDA）によって承認された．

カルバマゼピンの類似薬であるオクスカルバゼピン（オクノベル）は，1990年以来，ヨーロッパで小児てんかんの治療薬として用いられ，2000年に米国で市販された．カルバマゼピンとのその類似性のために，多くの臨床医が双極性障害患者に対する治療として使い始めた．オクスカルバゼピンが気分安定効果をもっているといういくつかの報告にもかかわらず，今までに大規模なプラセボ対照試験でその効果は確認されていない．

カルバマゼピン

薬理学的作用

カルバマゼピンの吸収は，緩徐で変動しやすい．食物

は吸収を促進する．単回投与時には，投与後2〜8時間で最高血中濃度に達し，一定量を投与し続けると，2〜4日で定常状態に達する．70〜80%が蛋白質に結合する．カルバマゼピンの半減期は18〜54時間で，平均26時間である．しかし，長期投与では，半減期は平均12時間に短縮する．これは，カルバマゼピンによる肝チトクロム(CYP)の酵素誘導と，特にカルバマゼピンの代謝の自己誘導によるものである．肝臓の酵素誘導は，治療開始後約3〜5週で最大レベルに達する．

カルバマゼピンの2つの長時間作用型製剤では，薬物動態が異なっており，それぞれ，若干異なった技術が使用されている．その1つであるTegretol XRは，胃腸管通過時間を正常に保つには食物を必要とする．もう1つのCarbatrolは，中間型(intermediate)，延長放出型(extended-release)，緩徐放出型(slow-release)の混合で，就寝前投与に適している．

カルバマゼピンは肝臓で代謝され，10, 11-エポキシド代謝産物は，抗けいれん作用を有する．これが双極性障害の治療に有効かどうかについてはわかっていない．カルバマゼピンの長期使用は親分子に対するエポキシドの割合の増加に関連している．

カルバマゼピンの抗けいれん作用は，主に，不活性状態で電位依存性ナトリウムチャンネルに結合し，不活性状態が延長することによって介されると考えられている．これが2次的に電位依存性カルシウムチャンネルの活性化を減少させ，その結果，シナプス伝達を減少させる．付加的な作用として，N-メチル-D-アスパラギン酸(N-methyl-D-aspartate：NMDA)グルタミン酸受容体チャンネルを通した流入を減少させ，アデノシンα1受容体を競合的に拮抗し，中枢神経系のカテコールアミン神経伝達を増強することがあげられる．これらの作用機序のいくつか，またはすべてが，気分の安定化に作用するかどうかはわかっていない．

治療適応

双極性障害　急性躁状態　カルバマゼピンの急性抗躁作用は通常，治療開始後数日以内に明らかになる．患者の約50〜70%が治療開始後2〜3週以内に反応する．不快気分を伴う躁状態や急速交替型，気分障害の家族歴がない患者など，リチウムに反応しない患者に特に効果があることを示唆する研究がある．カルバマゼピンの抗躁作用は，リチウム，バルプロ酸，甲状腺ホルモン，ドパミン受容体拮抗薬，セロトニン・ドパミン拮抗薬などの追加投与によって増強されうる．リチウムやバルプロ酸などには反応しないが，カルバマゼピンには反応する患者がいる場合もあり，その逆もありうる．

予防　カルバマゼピンは特に双極II型障害，統合失調感情障害，不快気分を伴う躁状態の患者の再発予防に有効である．

急性うつ状態　急性うつ状態の治療抵抗性の患者は，カルバマゼピンによく反応することがある．より重症な病相でそれほど慢性的な経過でない患者は，より反応するようである．それでも，カルバマゼピンは，電気けいれん療法(electroconvulsive therapy：ECT)を含む従来の治療に反応しなかったうつ病患者に対する，代替薬にとどまっている．

その他　ベンゾジアゼピン系薬物がより効果的ではあるが，カルバマゼピンは，急性のアルコール離脱に関係した症状の制御に役立つ．カルバマゼピンは，心的外傷後ストレス障害における頻発する発作的な症状の治療薬として推奨されている．また，非対照比較試験で，小児から高齢者まで，すべての年代の非精神病者の衝動的，攻撃的行動の制御に有効であることが示唆されている．統合失調症や統合失調感情障害における，非急性の激越，攻撃的の行動の制御にも効果がある．著しい陽性症状(例えば，幻覚)のある患者は，衝動的，攻撃的感情の爆発を示す患者と同様に反応する可能性がある．

注意点と有害反応

カルバマゼピンは比較的忍容性がよい．有害作用で最も頻度が高いのは，軽度の消化器症状(悪心，嘔吐，胃部不快感，便秘，下痢，食欲不振)と中枢神経系症状(運動失調，眠気)である．これらの有害作用の重症度は，カルバマゼピンの量を漸増し，必要最低限の血中濃度を維持することで軽減する．リチウム，バルプロ酸，その他の双極性障害の治療薬と比べて，カルバマゼピンは体重増加を引き起こさないようである．カルバマゼピンの自己誘導によって，結果として血中濃度が低下し，有害作用の耐容性は時間とともに改善される．有害作用の大半は，9 μg/mLを超える血中濃度と関連する．稀ではあるが深刻な有害作用として，血液疾患，肝炎，重症の皮膚反応がある(表29.13-1)．

血液疾患　カルバマゼピンの血液学的作用は用量依存的ではない．深刻な血液疾患(再生不良性貧血，無顆粒球症)は，カルバマゼピンで治療を受けている患者の12万5000人に約1人の割合で出現する．患者の1〜2%にみられる良性の白血球抑制(白血球減少)の程度と，生命を脅かす血液疾患の出現との間に関連は認められないようである．患者には，発熱，咽頭痛，発疹，点状出血，紫斑，出血傾向などの症状が出現している場合は，深刻な血液疾患の可能性があること，さらに迅速な医学的評価を求めるべきであることを告知すべきである．カルバマゼピンで治療中の患者は，3, 6, 9, 12か月目に，定期的血液学的モニタリングを行うことが推奨される．その時点までに骨髄抑制の明らかな証拠がなければ，モニタリングの回数を減らす専門家が多い．しかし，たとえモニタリングが行き届いていたとしても，症状が出現するまで深刻な血液疾患を発見できない可能性がある．

肝炎　カルバマゼピン治療開始後2〜3週間以内に，肝酵素，特にトランスアミナーゼ値の上昇を伴った肝炎と，ビリルビン値，アルカリホスファターゼ値の上昇を伴った胆汁うっ滞が生じることがある．トランスアミナーゼ

表 29.13-1　カルバマゼピンの有害作用

用量依存性の有害作用	特異的有害作用
複視または視調節障害	無顆粒球症
めまい	スティーブンス-ジョンソン症候群
消化器系症状	再生不良性貧血
課題遂行機能障害	肝不全
血液学的作用	発疹
	膵炎

値の軽度の上昇は経過観察だけでよいが，正常上限の3倍以上の上昇が持続した場合は，投与を中止する必要がある．再投与すれば肝炎が再発し，死亡する可能性もある．

皮膚への作用　カルバマゼピン治療中の患者の約10〜15％に，治療開始後3週間以内に良性の斑丘状の発疹が出現する．投与を中止すれば，通常発疹は消失する．剝離性皮膚炎，多形性紅斑，スティーブンス-ジョンソン症候群や中毒性表皮壊死融解などの，生命を脅かす皮膚科的症候群を経験する患者もいる．これらの深刻な皮膚科的問題が出現する可能性があるため，発疹が出現した患者に対しては，カルバマゼピン使用を中止する臨床医が多い．投与最初の2か月間は，バルプロ酸とカルバマゼピンの薬疹のリスクはほぼ等しいが，その後はカルバマゼピンのリスクはより高くなる．カルバマゼピン治療中に良性の発疹が出現した患者で，カルバマゼピンが唯一効果的な薬物であれば，カルバマゼピンを再投与することもできる．多くの患者は，発疹が再び出現することはないであろう．ステロイドの前投与を行っても，アレルギー反応（例えば，発熱，間質性肺炎）など他の症状が起こることがあるが，プレドニソン（Deltasone，1日40 mg）の前投与は発疹を抑制しうる．

腎臓への作用　カルバマゼピンは時に，リチウムとは関連しない尿崩症の治療に用いられる．この作用は，バソプレシン受容体を直接的，または間接的に活性化するためである．特に高齢者や高用量投与されている場合には，低ナトリウム血症や水中毒に至る患者もいる．

他の有害作用　カルバマゼピンは，（三環系抗うつ薬の作用ほどではないが）心臓の刺激伝導を減少させるので，既存の心疾患を悪化させる可能性がある．カルバマゼピンは，緑内障，前立腺肥大症，糖尿病，またはアルコール乱用のある患者には，注意深く用いるべきである．カルバマゼピンは，時にバソプレシン受容体機能を活性化し，その結果，低ナトリウム血症，稀に水中毒が特徴である抗利尿ホルモン不適切分泌症候群（syndrome of inappropriate secretion of antidiuretic hormone：SIADH）と似た状態を生じさせる．これは，リチウムの腎臓への作用（例えば，腎性尿崩症）とは反対の状態である．しかし，リチウムにカルバマゼピンを加えても，リチウムの作用を打ち消すことはできない．カルバマゼピンを服用している患者に，錯乱や著しい脱力，頭痛が出現したら，血液電解質をすぐに測定すべきである．

カルバマゼピンの使用は，ごく稀に発熱，発疹，好酸球増加症，致死的になりうる心筋症からなる免疫過敏反応を引き起こす．

口蓋裂，指爪の低形成，小頭症，二分脊椎は，妊娠中に母体がカルバマゼピンを使用したことと関連する可能性がある．絶対に必要でない限り，妊婦にカルバマゼピンを使用すべきでない．妊娠可能な女性はすべて，たとえ妊娠しようとしていなくても，1日1〜4 mgの葉酸を摂取すべきである．カルバマゼピンは母乳中に分泌される．

薬物相互作用

カルバマゼピンは，肝CYP3A4を顕著に誘導するために，多くの薬物の血中濃度を低下させる（表29.13-2）．臨床効果の低下に対するモニタリングが必要になることがある．カルバマゼピンは経口避妊薬の血中濃度を低下させるため，破綻出血が生じ，避妊が不確実になりうる．カルバマゼピンは，モノアミン酸化酵素（monoamine oxidase：MAO）阻害薬と一緒に投与すべきではなく，また，カルバマゼピン治療開始の少なくとも2週間前にはMAO阻害薬を中止すべきである．グレープフルーツジュースはカルバマゼピンの肝代謝を阻害する．カルバマゼピンとバルプロ酸ナトリウムを併用する場合は，バルプロ酸がカルバマゼピンの蛋白結合に置き換わるので，カルバマゼピンの投与量を減らすべきであり，バルプロ酸ナトリウムの投与量を増やす必要があるであろう．

検査値への影響

甲状腺ホルモン（サイロキシン[T_4]とトリヨードサイロニン[T_3]）の循環レベルは，甲状腺刺激ホルモン（TSH）低下やカルバマゼピン治療と関係している可能性がある．カルバマゼピンは，主に高比重リポ蛋白（HDL）の上昇による血中総コレステロール値の上昇とも関係している．甲状腺ホルモンやコレステロールへの効果は臨床的に重要ではない．カルバマゼピンは，デキサメタゾン抑制試験に影響を及ぼし，また妊娠検査結果では偽陽性を生じさせることがある．

投与量と臨床指針

抗躁作用に対する目標投与量はかなり多岐にわたるが，1日1200 mgである．即時放出型のカルバマゼピンは1日3，4回服用する必要があり，これは服薬順守の低下につながる．延長放出型は1日1，2回の服用でよいために好まれる．延長放出型カルバマゼピンの1つであるCarbatrolには，100 mg，200 mg，300 mgのカプセルがある．もう1つのEquetroにもCarbatrolと同様のカプセルがあり，双極性障害の治療薬として販売されている．これらのカプセルは，3つの異なった型でコーティング

表 29.13-2 カルバマゼピンと他の薬物との相互作用

カルバマゼピンが併用薬物の血中濃度に及ぼす影響	カルバマゼピンの血中濃度に影響を及ぼす可能性のある薬物
血中濃度が低下する可能性がある薬物	**血中濃度を上昇させる可能性のある薬物**
アセトアミノフェン	アロプリノール
アルプラゾラム	シメチジン
アミトリプチリン	クラリスロマイシン
ブプロピオン	ダナゾール
クロミプラミン	ジルチアゼム
クロナゼパム	エリスロマイシン
クロザピン	フルオキセチン
シクロスポリン	フルボキサミン
デシプラミン	ゲムフィブロジル
ジクマロール	イトラコナゾール
ドキセピン	ケトコナゾール
ドキシサイクリン	イソニアジド[a]
エトスクシミド	ラモトリギン
フェルバマート	ロラタジン
フェンタニル	マクロライド系薬剤
フルフェナジン	ネファゾドン
ハロペリドール	ニコチン酸アミド
ホルモン系避妊薬	プロポキシフェン
イミプラミン	テルフェナジン
ラモトリギン	トロレアンドロマイシン
メサドン	バルプロ酸[a]
メトスクシミド	ベラパミル
メチルプレドニゾロン	ビロキサジン
ニモジピン	**血中濃度を低下させる可能性のある薬物**
パンクロニウム	
フェンスクシミド	カルバマゼピン（自己誘導）
フェニトイン	シスプラチン
プリミドン	塩酸ドキソルビシン
テオフィリン	フェルバマート
バルプロ酸	フェノバルビタール
ワルファリン	フェニトイン
血中濃度が上昇する可能性のある薬物	プリミドン
	リファンピシン[b]
クロミプラミン	テオフィリン
フェニトイン	バルプロ酸
プリミドン	

[a]活性 10,11-エポキシドの血中濃度を上昇させる．
[b]カルマバゼピンの血中濃度を低下させ，活性 10,11-エポキシドの血中濃度を上昇させる．
Carlos A. Zarate, Jr., M. D., and Mauricio Tohen, M. D. による．

された小さい粒を含んでおり，それぞれ溶解時間が異なる．カプセルは砕いたり嚙んだりしてはならない．しかし，カプセルの中身を取り出して食物に混ぜて摂取させても，延長放出型の性質は変わらない．カプセルは食事と一緒に服用してもよいし，一緒でなくともよい．就寝前に 1 日量のすべてを服用してもよい．高脂肪食と一緒に服用すると吸収は速くなる．カルバマゼピンのもう 1 つの延長放出型である Tegretol XR では，Carbatrol とは異なった薬物送達技術が使用されており，100 mg 錠，100 mg 錠，300 mg 錠がある．

既存の血液・肝・心疾患はすべて，カルバマゼピン治療の相対的禁忌となる可能性がある．肝疾患を有する患者は，通常投与量の 3 分の 1〜2 分の 1 のみでよい．そのような患者の投与量を増量する際には，注意深くゆっくり行うべきである．検査には，血小板数を含む全血球算定，肝機能検査，血中電解質，40 歳以上あるいは心疾患の既往者には心電図を含める．治療前に脳波検査は必要ないが，臨床症状の改善に関する客観的変化の記録として有用な症例もある．表 29.13-3 に双極性障害におけるカルバマゼピンの簡略な使用指針を示した．

定期的臨床検査とモニタリング

抗躁効果の血中濃度は確立されていない．カルバマゼピンの抗けいれん薬としての血中濃度の治療域は 4〜12 μg/mL であり，気分障害の治療に効果がないと判断する前に，この範囲に上げてみるべきである．カルバマゼピン治療中にはよく，臨床的には有意ではない程度の白血球数の減少が起こる．この良性の減少は，コロニー刺激因子を増強するリチウムを加えることによって元に戻りうる．汎血球減少，無顆粒球症，再生不良性貧血のような，カルバマゼピンの深刻な血液学的影響は，患者の約 12 万 5000 人に約 1 人に起こる．完璧な血液の臨床検査は，治療開始後 2 か月間に 2 週ごと，それ以降年 4 回行ったほうがよいが，FDA は，カルバマゼピンの添付文書を医師の判断により，血液モニタリングを行うべきであると改定した．患者には，発熱，咽頭痛，発疹，点状出血，紫斑，異常な出血は，血液学的問題を示唆していることを説明し，早急に医師の診察を受けるように促す．この方法は，長期的な治療において，頻繁な血液モニタリングよりも効果的である．肝機能および腎機能の検査も年 4 回行うように言われているが，この頻度で検査を行うことの利益については疑問がある．しかし，定期的検査を行う時に，肝機能，腎機能もあわせて血液学的状態を評価するのは理にかなっている．表 29.13-4 にモニタリング施行の原案を示した．

次のような検査値になった場合は，カルバマゼピン治療を中止し，血液内科医に相談したほうがよい．すなわち，白血球数 3000/mm^3 以下，赤血球数 $4.0×10^6$/mm^3 以下，好中球数 1500/mm^3 以下，ヘマトクリット 32% 以下，ヘモグロビン 11 g/dl 以下，血小板数 10 万/mm^3 以下，網状赤血球 0.3% 以下，血中鉄濃度 150 mg/dl 以下である．

オクスカルバゼピン

構造的にはカルバマゼピンと関連しているが，躁病の治療薬としてのオクスカルバゼピンの有効性は，対照比較試験においては確立されていない．

表 29.13-3 双極性障害におけるカルバマゼピンの簡略な使用指針

1. うつ状態あるいは気分正常状態では，就寝時に少量（200 mg）；躁病の入院患者では分割での服用で高用量（600～800 mg/日）から開始する．
2. カルバマゼピン延長放出型薬では，すべて就寝時服用が合理的である．
3. 個々の反応や副作用の許容量に対応しゆっくりと用量を設定する．
4. 肝酵素 CYP450（3A4）の誘導と自己誘導が 2～3 週間で起こるため，その時期に少し多い用量が必要とされるであろう．
5. 内服中の患者の 5～10％で発生する良性の発疹に関して注意する．稀に重度な発疹への進展があり予測不可能である．発疹が出現したなら薬は中止すべきである．
6. 定常的に良性の白血球数減少が起こる（通常重要ではない）．
7. 稀に，顆粒球減少症と再生不良性貧血が起きることがある（新規服用者百万人に数人）．発熱，咽頭痛，点状出血，歯茎出血の出現に注意する．早急に血液検査を受けるために内科医の診察を受けること．
8. カルバマゼピンはエストロゲン濃度を下げるため，高用量のエストロゲン製剤などの適切な避妊法を使用する．
9. 二分脊椎が 0.5％で発生し，他の重篤な有害事象が約 8％で発生しうるので，妊娠中はカルバマゼピンを避ける．
10. 気分安定薬のリチウムや抗けいれん薬のバルプロ酸ナトリウムには反応しないが，カルバマゼピンには反応する患者がいる．
11. 寛解を維持し，薬物耐性による効果の喪失を避けるために，しばしば併用治療が必要になる．
12. CYP450（3A4）酵素抑制によるカルバマゼピン濃度や潜在的毒性の増加に関係する重大な薬物相互作用には，カルシウム拮抗薬（イスラジピンとベラパミル），エリスロマイシンと関連したマクロライド抗生物質，そしてバルプロ酸の薬剤が含まれる．

表 29.13-4 成人の精神疾患に対するカルバマゼピン投与時の検査モニタリング

	開始時	安定するまで毎週	6 か月まで毎月	6～12 か月
全血球算定（CBC）	+	+	+	+
ビリルビン	+	+	+	+
アラニンアミノトランスフェラーゼ（ALT）	+	+	+	+
アスパラギン酸アミノトランスフェラーゼ（AST）	+		+	+
アルカリホスファターゼ（ALT）	+		+	+
カルバマゼピン血中濃度		+		+

薬物動態学

吸収は速く，食物の影響を受けない．約 45 分後に最高血中濃度に達する．親化合物の消失半減期は 2 時間であり，長期治療を通して同じに保たれる．モノヒドロキシドの半減期は 9 時間である．抗けいれん作用のほとんどは，このモノヒドロキシ誘導体によるものと推測される．

有害作用

最も頻度が高い有害作用は，鎮静と悪心である．頻度が低い有害作用としては，認知障害，運動失調，複視，眼振，眩暈感，振戦がある．カルバマゼピンとは対照的に，オクスカルバゼピンは重篤な血液疾患のリスクがないため，血液学的モニタリングも必ずしも必要ない．良性の発疹の頻度はカルバマゼピンよりも低く，重篤な発疹はきわめて稀である．しかし，カルバマゼピンでアレルギー性の発疹が出現した患者の約 25～30％に，オクスカルバゼピンでも発疹が出現する．オクスカルバゼピンは，カルバマゼピンよりも低ナトリウム血症が起こしやすい．オクスカルバゼピンを服用した患者の約 3～5％で，この有害作用が出現している．低ナトリウム血症は臨床的には目立たないため，治療中早期に血中ナトリウム値を調べておくことが賢明である．重症の場合，錯乱とけいれんが生じることがある．

投与量と投与法

双極性障害に対するオクスカルバゼピンの投与量は確立されていない．オクスカルバゼピンには，150 mg 錠，300 mg 錠，600 mg 錠がある．1 日投与量は 150～2400 mg までと幅広く，2 回に分けて投与される．躁病に対する臨床試験において，典型的な使用量は，夜 150～300 mg，1 日 1 回で開始し，1 日 900～1200 mg であった．

薬物相互作用

CYP3A4 を誘導するフェノバルビタールやアルコールのような薬物は，オクスカルバゼピンの排泄を高め，血中濃度を低下させる．そして，オクスカルバゼピンは CYP3A4/5 を誘導し，CYP2C19 を阻害するため，その経路を利用する薬物の代謝に影響を及ぼす．オクスカルバゼピンは経口避妊薬の血中濃度を低下させ，その作用を減弱させるため，それを服用している女性は産婦人科医に相談すべきである．

参考文献

Alvarez G, Marsh W, Camacho IA, Gracia SL. Effectiveness and tolerability of carbamazepine vs. oxcarbazepine as mood stabilizers. *Clin Res Reg Affairs*. 2003;20:365.

Benedetti A, Lattanzi L, Pini S, Musetti L, Dell'Osso L. Oxcarbazepine as add-on treatment in patients with bipolar manic, mixed, or depressive episode. *J Affect Disord*. 2004;79:273.

Ghaemi NS, Ko JY, Katzow JJ. Oxcarbazepine treatment of refractory bipolar disorder: A retrospective chart review. *Bipolar Disord*. 2002;4(1):70.

Hartong EG, Moleman P, Hoogduin CA, Broekman TG, Nolen WA. Prophylactic efficacy of lithium versus carbamazepine in treatment-naive bipolar patients. J Clin Psychiatry. 2003;64:144.

Isojarvi JI, Huuskonen UE, Pakarinen AJ, Vuolteenaho O, Myllyla VV. The regulation of serum sodium after replacing carbamazepine with oxcarbazepine. Epilepsia. 2001;42(6):741.

Ketter TA, Wang PW, Becker OV, Nowakowska C, Yang YS. The diverse roles of anticonvulsants in bipolar disorders. Ann Clin Psychiatry. 2003;15:95.

Post RM, Frye MA. Carbamazepine. In: Sadock BJ, Sadock VA, Ruiz P, eds. Kaplan & Sadock's Comprehensive Textbook of Psychiatry. 9th ed. Vol. 2. Philadelphia: Lippincott Williams & Wilkins; 2009:3073.

Wagner KD, Kowatch RA, Emslie GJ, Findling RL, Wilens TE, McCague K. A double-blind, randomized, placebo-controlled trial of oxcarbazepine in the treatment of bipolar disorder in children and adolescents. Am J Psychiatry. 2006;163(7):1179.

Weisler RH, Kalai AK, Ketter TA. A multicenter, randomized, placebo-controlled trial of extended-release carbamazepine capsules as monotherapy for bipolar disorder patients with manic or mixed episodes. J Clin Psychiatry. 2004;65(4):478.

Zhang ZJ, Kang WH, Tan QR, Li Q, Gao CG, Zhang FG. Adjunctive herbal medicine with carbamazepine for bipolar disorders: A double-blind, randomized, placebo-controlled study. J Psychiatr Res. 2007;41(3–4):360.

29.14 コリンエステラーゼ阻害薬とメマンチン

ドネペジル（アリセプト），リバスチグミン（リバスタッチ），ガランタミン（レミニール）は，アルツハイマー型認知症における軽度から中等度の認知障害に対して用いられるコリンエステラーゼ阻害薬である．これらは，神経伝達物質のアセチルコリンの不活性化作用を減弱させることにより，コリン性の神経伝達を活性化し，それによって，記憶力と目的指向性の考えにわずかながらよい効果がもたらされる．メマンチン（メマリー）は，コリンエステラーゼ阻害薬ではなく，N-メチル-D-アスパラギン酸（N-methyl-D-aspartate：NMDA）受容体を遮断することによって効果を発揮する．軽度から中等度のアルツハイマー型認知症が適応となるコリンエステラーゼ阻害薬とは異なり，メマンチンは中等度から重度のアルツハイマー型認知症に適応となる．最初に導入されたコリンエステラーゼ阻害薬のタクリン（Cognex）は，1日複数回の服用となること，肝毒性の可能性，頻回に検査結果をモニタリングする必要性から，もはや使用されていない．日常診療ではしばしばコリンエステラーゼ阻害薬をメマンチンと併用する．最近の研究ではこの併用療法がコリンエステラーゼ阻害薬単独療法と比較して有益な治療効果をもたらしうることが示された．

薬理学的作用

ドネペジルは胃腸管で完全に吸収される．経口服用後3〜4時間で最高血中濃度に達する．ドネペジルの血中半減期は，高齢者において約70時間で1日1回投与でよい．約2週間以内に定常濃度に達する．アルコール性肝硬変がある場合，ドネペジルのクリアランスは約20％減少する．リバスチグミンは，胃腸管ですみやかに完全吸収され，1時間で最高血中濃度に達する．しかし，これは食物と一緒に摂取した場合，90分まで遅延する．血中半減期は1時間であるが，コリンエステラーゼと結合し続けるので，1回の投与で治療的効果は10時間持続する．そのため1日2回の投与となる．ガランタミンは，コデインに似たアルカロイドであり，スノードロップ（Galanthus nivalis）から抽出される．ガランタミンは徐々に吸収され，30分〜2時間後に最高血中濃度に達する．食物は最高血中濃度を25％低下させる．ガランタミンの消失半減期は約6時間である．

タクリンは，胃腸管ですみやかに吸収される．経口摂取後約90分で最高血中濃度に達する．半減期は2〜4時間であるため，1日4回投与が必要である．

コリンエステラーゼ阻害薬の主要な作用機序は可逆的で，中枢神経系のアセチルコリンを分解するアセチルコリンエステラーゼとブチリルコリンエステラーゼのアシル化によらない阻害である．この酵素阻害は，特に大脳皮質と海馬において，シナプス間隙のアセチルコリン濃度を上昇させる．すべての形態のアセチルコリンエステラーゼに非選択的なタクリンと異なり，ドネペジルは中枢神経系において選択的に作用し，末梢神経系ではほとんど作用しないようである．ドネペジルが副作用の点で好まれているのは，胃腸管系でのコリンエステラーゼ阻害が少ないことと関連しているであろう．リバスチグミンは，ドネペジルよりも末梢神経系での活性がいくらかあるため，ドネペジルよりも胃腸管系有害作用を起こしやすいと考えられる．

治療適応

コリンエステラーゼ阻害薬は，軽度から中等度のアルツハイマー型認知症における認知障害の治療に有効である．長期の使用により，記憶力低下の進行を遅らせ，無気力，抑うつ，幻覚，不安，多幸感，無目的な運動行為を減らすことができる．機能自立性（functional autonomy）はそれよりも保たれにくい．記憶力，気分，精神病症状，対人関係の技能がすみやかに改善したという報告もある．初期の効果はほとんどないが，何か月もの間，認知と適応能力を比較的安定したレベルに維持することができるという報告もある．コリンエステラーゼ阻害薬の使用による実際的な利点としては，養護老人施設に入所する必要を遅らせたり，減らすことである．

ドネペジルとリバスチグミンは，パーキンソン病やレビー小体病の患者や，頭部外傷による認知障害の治療に有効である可能性がある．ドネペジルは，アルツハイマー型認知症による認知障害よりも軽度の認知障害の治療についても治験中である．血管性認知症の患者もアセチルコリンエステラーゼ阻害薬に反応すると考えられる．時に，コリンエステラーゼ阻害薬は，悲哀と激越の徴候を伴う突発的な激しい反応を引き起こすが，中止すると自然に回復する．認知症ではない者に認知機能の改善のためのコリンエステラーゼ阻害薬使用は思いとどまらせるべきである．

表 29.14-1　コリンエステラーゼ阻害薬による主な有害作用の頻度（%）

	投与量(mg/日)	悪心	嘔吐	下痢	めまい	筋けいれん	不眠
ドネペジル	5	4	3	9	15	9	7
ドネペジル	10	17	10	17	13	12	8
リバスチグミン	1〜4	14	7	10	15	NR	NR
リバスチグミン	6〜12	48	27	17	24	NR	NR
ガランタミン	8	5.7	3.6	5	NR	NR	NR
ガランタミン	16	13.3	6.1	12.2	NR	NR	NR
ガランタミン	24	16.5	9.9	5.5	NR	NR	NR

NR：臨床試験で報告がない．発生率は5%未満．

注意点と有害反応

ドネペジル

　ドネペジルは一般に推奨投与量においては耐容性がよい．服用している患者の3%未満で，悪心，下痢，嘔吐がみられる．これらの軽度の症状は，5 mgよりも10 mgの投与量でより多い．症状が出現しても，3週間使い続けることによって自然に消失する傾向がある．ドネペジルは，体重減少を起こす可能性がある．また，特に心疾患のある患者においては，稀に徐脈性不整脈を起こす．失神も少数例で認められる．

リバスチグミン

　リバスチグミンは一般に耐容性がよい．胃腸管系や中枢神経系の有害作用を軽減するために，治療初期において推奨投与量を再検討する必要があるであろう．軽度の症状は，1日6 mg以上の投与量でより起こりやすいが，症状が生じた場合は投与量を減量すると消失するようである．リバスチグミンに関連する有害作用で最も頻度が高いのは，悪心，嘔吐，眩暈感，頭痛，下痢，腹痛，食欲不振，疲労感，傾眠である．体重減少を引き起こすことがあるが，肝臓，腎臓，血液学的な異常，もしくは電解質の異常を起こすことはないようである．

ガランタミン

　ガランタミンの有害作用で最も頻度が高いのは，眩暈感，頭痛，悪心，嘔吐，下痢，食欲不振である．これらの有害作用は軽症で一過性であることが多い．

タクリン

　タクリンはコリンエステラーゼ阻害薬のなかで最も使用されていない薬物であるが，投与量の調節や使用が面倒であり，肝トランスアミナーゼ値を著明に上昇させるリスクがあるため，他の薬物についてよりも慎重に考える必要がある．肝トランスアミナーゼ値の上昇は25〜30%で起こる．トランスアミナーゼ値上昇の他に，タクリン治療による最も頻度が高い特異的な有害作用は，悪心，嘔吐，筋肉痛，食欲不振，紅斑であるが，このうち投与量との関係が明らかになっているのは，悪心，嘔吐，食欲不振だけである．トランスアミナーゼ値の上昇は，治療開始後6〜12週に発現するのが特徴的で，コリン作動性の症状は用量依存性である．

肝毒性　タクリンは，血漿のアラニンアミノトランスフェラーゼ（alanine aminotransferase：ALT）とアスパラギン酸アミノトランスフェラーゼ（aspartate aminotransferase：AST）の活性の増加を起こす．ALTの測定値は，タクリンの肝臓への影響を知るための，より鋭敏な指標となる．血中ALT値の上昇を認めた患者の約95%は治療開始後18週以内に上昇が認められている．タクリン中止後，上昇したALT値が正常値に戻るまでの平均期間は4週間である．

　肝酵素の定期検査として，治療開始後18週間は毎週，その後の4か月は毎月，それ以降は3か月ごとに，AST，ALT活性を測定すべきである．投与量の増量後，少なくとも6週間は，毎週ASTとALTを検査する．ALT値の軽度の上昇がみられた患者では，毎週モニターし，ALT値が正常値に戻るまではタクリンを再び使用すべきではない．ALT値の上昇と黄疸がみられた患者では，タクリンによる治療を中止し，再投与してはならない．

　表29.14-1に各コリンエステラーゼ阻害薬に関連した主な有害作用の頻度をまとめた．

薬物相互作用

　すべてのコリンエステラーゼ阻害薬は，サクシニルコリン（サクシン）やベタネコール（ベサコリン）など，同様にコリン類似の活性を有する薬物と併用するときには注意を要する．コリンエステラーゼ阻害薬とコリン拮抗薬活性をもつ薬物（例えば，三環系薬剤）との併用は，おそらく相反作用があると思われる．パロキセチンは，新規抗うつ薬，抗不安薬のなかでは最も著しい抗コリン作用をもっており，この理由といくつかのコリンエステラーゼ阻害薬の代謝を阻害するということもあって，併用を避けるべきである．

　ドネペジルは，CYP2D6とCYP3A4の両方によって代謝を受ける．ドネペジルの代謝は，フェニトイン（アレ

ビアチン），カルバマゼピン（テグレトール），デキサメタゾン（デカドロン），リファンピシン（リファジン），フェノバルビタール（フェノバール）によって促進される．よく使用されるパロキセチン，ケトコナゾール（ニゾラール），エリスロマイシンなどの薬物は，ドネペジルの血中濃度を著しく上昇させる．ドネペジルの蛋白結合性は強いが，フロセミド（ラシックス）やジゴキシン（ジゴシン），ワルファリン（ワーファリン）など，蛋白結合性のある他の薬物に取って代わることはない．リバスチグミンはほとんど血清蛋白に結合することなく循環し，有意な薬物相互作用は認められていない．

ドネペジルと同様，ガランタミンも CYP2D6 と CYP3A4 の両方によって代謝を受けるため，これらの経路を阻害する薬物とは相互作用をもつと考えられる．パロキセチンやケトコナゾールは，非常に注意深く使用すべきである．

検査値への影響

コリンエステラーゼ阻害薬の検査値への影響はない．

投与量と臨床指針

コリンエステラーゼ阻害薬による治療を開始する前に，治療可能な原因による認知症の可能性を除外し，アルツハイマー型認知症の診断を確定する必要がある．

ドネペジルには，5 mg，10 mg の錠剤がある．治療は就寝前 5 mg から始める．4 週間後に，耐容性がよく，ある程度認識可能な効果があれば，就寝前 10 mg の維持量に増量する．ドネペジルの吸収は食事に影響されない．

リバスチグミンには，1.5 mg，3 mg，4.5 mg，6 mg のカプセルがある．推奨投与開始量として，最低 2 週間，1 回 1.5 mg を 1 日 2 回で投与し，その後，少なくとも 2 週間空けて 1 日量 1.5 mg 増量し，目標投与量 6 mg，2 回等量とする．耐容性がよければ，投与量は最大で 6 mg を 1 日 2 回投与まで増量可能である．食事と一緒に摂取すると，消化器症状を緩和することができる．

ガランタミンには，4 mg，8 mg，16 mg の錠剤がある．推奨投与量は，1 日 16〜32 mg，分 2 である．実際は，より高用量のほうが，低用量よりも忍容性がよい．初期投与量は 1 日 8 mg であり，最低 4 週間後に増量できる．その後の増量は，4 週間空け，忍容性に基づいて行う．

タクリンには，10 mg，20 mg，30 mg，40 mg のカプセルがある．タクリンによる治療を始める前に，特に肝機能検査と血液学的基準値に注意しつつ，一通りの身体診察，血液検査を行わなければならない．治療は 10 mg，1 日 4 回投与から始め，6 週ごとに 10 mg 増量し，1 日 160 mg までとする．おのおのの用量での耐容性に受け入れがたい有害作用や，ALT 活性の増加がないかどうかを判断する．タクリンは 1 日 4 回投与とされており，食後 2 時間以内に服用すると，吸収が約 25％ 減少するため，理想的には食前 1 時間の服用がよい．タクリン使用中は，上記のタクリンによる ALT の指針に沿って観察する．

メマンチン

薬理学的作用

メマンチンは経口投与でよく吸収され，約 3〜7 時間で最高血中濃度に達する．メマンチンの吸収に食物は影響を及ぼさない．メマンチンは至適治療量の範囲で線形の薬物動態を示し，最終消失半減期は約 60〜80 時間である．血漿蛋白結合率は 45％ である．

メマンチンはほとんど代謝を受けず，投与量の大部分（57〜82％）は，未変化体のまま尿中に排泄される．残りは，主に以下の 3 つの極性代謝産物に変換される．すなわち，N-グルダンタン複合体（N-gludantan conjugate），6-ヒドロキシメマンチン（6-hydroxymemantine），1-ニトロソ脱アミノメマンチン（1-nitroso-deaminated-memantine）である．これらの代謝産物は，わずかな NMDA 受容体拮抗作用を有する．メマンチンは弱〜中等度の親和性をもった NMDA 受容体拮抗薬である．神経伝達物質のグルタミン酸は学習と記憶に関連した神経経路において不可欠な役割を果たしていることから，グルタミン酸による NMDA 受容体の過興奮がアルツハイマー型認知症に関与していると考えられている．過剰なグルタミン酸が NMDA 受容体に過度な刺激を与え，神経細胞への過剰なカルシウム流入をまねく．この結果としてアルツハイマー型認知症にみられるような細胞死に至る．メマンチンは，異常なグルタミン酸伝達に関連する NMDA 受容体を部分的に遮断し，一方，正常な細胞機能に関連した生理的伝達は継続することで，過剰なグルタミン酸から細胞を保護する可能性がある．

治療適応

メマンチンは，中等症から重症のアルツハイマー型認知症に対して米国で唯一認可された治療薬である．

注意点と有害反応

メマンチンは安全で忍容性もよい．最も頻度の高い有害作用は，眩暈感，頭痛，便秘，錯乱である．重度の腎機能障害のある患者にメマンチンの使用は推奨されない．報告されている 400 mg の過量服薬患者では，不穏，精神病状態，幻視，傾眠，昏迷，意識消失が認められた．この患者は後遺症を残すことなく回復している．

薬物相互作用

肝チトクロム 450（CYP）酵素（CYP1A2，2A6，2C9，2D6，2E1，3A4）の基質マーカーを用いた試験管内研究では，メマンチンによるこれらの酵素に対する阻害作用はごくわずかであった．これらの酵素によって代謝される薬物との薬物動態学的相互作用はないものと予想される．

メマンチンの一部は尿細管分泌によって排出されるた

め，同じ腎臓陽イオンシステムの薬物（ヒドロクロロチアジド［ニュートライド］，トリアムテレン［トリテレン］，シメチジン［タガメット］，ラニチジン［ザンタック］），キニジン（硫酸キニジン），ニコチンなどとの同時投与は，双方の薬物の血中濃度を変動させる可能性がある。メマンチンとヒドロクロロチアジドとトリアムテレンの合剤との同時投与は，メマンチンとトリアムテレンの生体利用率には影響を及ぼさなかったが，ヒドロクロロチアジドの生体利用率を20％減少させた。

尿pHは，食事や薬物（例えば，炭酸脱水酵素阻害薬，トピラマート［トピナ］），炭酸水素ナトリウム，患者の臨床状態（例えば，尿細管性アシドーシスや重症の尿路感染症など）によって変動する。メマンチンのクリアランスは，pH8のアルカリ尿においては約80％減少する。このため，尿pHがアルカリ性になることによって薬物が蓄積し，有害作用の増加につながる可能性がある。したがって，このような状況では，メマンチンは注意して使用すべきである。

検査結果への影響

メマンチンの使用に関連する検査値への影響はない。

投与量と臨床指針

メマンチンには，5 mg，10 mg錠がある。推奨開始投与量は1日5 mgである。推奨目標薬物量は1日に20 mgである。週毎の5 mgの追加増量は耐容性次第で1日2回別々の用量で投与する。

軽度から中等度の認知症において，メマンチンにコリンエステラーゼ阻害薬を併用された患者では，コリンエステラーゼ阻害薬単独投与の患者と比べ認知や全般的な機能において，有意な効能は認められなかった。

参考文献

Auchus AP, Brasher HR, Salloway S, Korczyn AD, DeDeyn PP. Galantamine treatment of vascular dementia: A randomized trial. *Neurology*. 2007;69:448.

Black SE, Doody R, Li H, McRae T, Jambor KM. Donepezil preserves cognition and global function in patients with severe Alzheimer's disease. *Neurology*. 2007;69:459.

Cummings J, Lefevre G, Small G, Appel-Dingemanse S. Pharmacokinetic rationale for rivastigmine patch. *Neurology*. 2007;69(4 Suppl 1):S10.

Droogsma E, Veeger N, van Walderveen P, Niemarkt S, van Asselt D. Effect of treatment gaps in elderly patients with dementia treated with cholinesterase inhibitors. *Neurology*. 2013;80(17):1622.

Edwards K, Royall D, Hershey L, Lichter D, Ake A. Efficacy and safety of galantamine in patients with dementia with Lewy body: A 24-week open-label study. *Dement Geriatr Cogn Disord*. 2007;23:401.

Jann MW, Small GW. Cholinesterase Inhibitors. In: Sadock BJ, Sadock VA, Ruiz P, eds. *Kaplan & Sadock's Comprehensive Textbook of Psychiatry*. 9th ed. Vol. 2. Philadelphia: Lippincott Williams & Wilkins; 2009:3089.

Porsteinsson AP, Grossberg GT, Mintzer J, Memantine MEM MD 12 Study Group. Memantine treatment in patients with mild to moderate Alzheimer's disease already receiving a cholinesterase inhibitor: A randomized, double-blind, placebo-controlled trial. *Curr Alzheimer Res*. 2008;5:83.

Qassem A, Snow V, Cross JT Jr., Forcicea MA, Hopkins R Jr., Shekelle P, Adelman A, Mehr D, Schellhase K, Campos-Outcalt D, Santagoida P, Owens DK. Current pharmacologic treatment of dementia: A clinical practice guideline from the American College of Physicians and the American Academy of Family Physicians. *Ann Intern Med*. 2008;148:370.

Reisberg B, Doody R, Stoffer A, Schmidt F, Ferris S. A 24-week open label extension study on memantine in moderate to severe Alzheimer's disease. *Arch Neurol*. 2006;63:49.

Ritchie C, Zhinchin G. Low dose, high dose, or no dose: Better prescribing of cholinesterase inhibitors for Alzheimer's disease. *Int Psychogeriatr*. 2013;25(4):511–515.

Seltzer B. Donepezil: An update. *Expert Opin Pharmacother*. 2007;8:1011.

Wagle KC, Rowan PJ, Poon O-YI, Kunik ME, Taffet GE, Braun UK. Initiation of cholinesterase inhibitors in an inpatient setting. *Am J Alzheimer Dis Other Demen*. 2013;28(4):377–383.

29.15 ジスルフィラムとアカンプロサート

ジスルフィラム（ノックビン）とアカンプロサート（レグテクト）は，アルコール依存症の治療に用いられる薬物である。ジスルフィラムは飲酒後に生じる極度に不快な身体反応のために，治療意欲が高く，かつ厳密に監督された飲酒者にのみに適した危険な薬物療法とされている。しかし，経験的には，推奨された用量において，禁酒を維持しようとしている依存症者にとっては受容できる安全な薬であることが示されている。ジスルフィラムの主な治療効果を構成する特性（すなわち，ジスルフィラム‐アルコール反応として知られている飲酒後の不快な症状を引き起こす効果）が危険であるとの感覚をもたらしている。

ジスルフィラムがアルコールと組み合わさると，最も重篤な症例において深刻な臨床状態が起こりうる。ごく稀な症例では，呼吸抑制，心臓血管虚脱，急性心不全，けいれん，意識消失と死に至る。これらの合併症の可能性や代替の抗酒薬の開発は，ジスルフィラムのより広範な使用を制限する要因であった。ジスルフィラムと異なり，この項で論じられるもう1つの薬，アカンプロサートは有害な副作用を引き起こさない。アカンプロサートは現在外来患者においてジスルフィラムより一般的に処方される。しかし，ジスルフィラムが初期の飲酒中断を容易にすることから，ジスルフィラムはばしば入院環境で処方される。

他の薬物，すなわちナルトレキソン（ReVia），ナルメフェン（Revex），トピラマート（トピナ），ガバペンチン（ガバペン）は，アルコール摂取量を減らすのに有益である。これらの薬物については該当の章で述べる。

ジスルフィラム

薬理学的作用

ジスルフィラムは，経口摂取後，胃腸管からほぼ完全に吸収される。血中半減期は60～120時間と推定されている。したがって，最終服用後，体内からジスルフィラムが完全に排出されるまでには1～2週間が必要である。

エタノールの代謝は，アルコール脱水素酵素による酸化作用を介してアセトアルデヒドを形成し，さらにアルデヒド脱水素酵素により代謝されアセチルCoAとなる。ジスルフィラムはアルコール代謝を妨げるアルデヒド脱水素酵素阻害薬であり，アセトアルデヒドの血中濃度を著しく上昇させる。アセトアルデヒドの蓄積（通常のア

ルコール代謝の10倍のレベルにまで達する）は，ジスルフィラム-アルコール反応と呼ばれる，悪心，拍動性頭痛，嘔吐，高血圧，潮紅，発汗，口渇，呼吸困難，頻脈，胸痛，回転性めまい，かすみ目などを特徴とするさまざまな一連の不快反応を引き起こす．反応はアルコールを一口摂取した直後に起こり，30分〜2時間持続する．

治療効果に関連する血液濃度 ジスルフィラムの血中濃度は，特に年齢や肝機能などの要因により個々に変動する．一般に，ジスルフィラム-アルコール反応の強度は摂取されたジスルフィラムとアルコールの量に比例することが知られている．しかし，ジスルフィラム血中濃度は日常診療ではめったに測定されない．神経過敏な人では，100 ml 中に 5〜10 mg の少量の血アルコール濃度の増加が軽度の症状を引き起こすことがある．多彩な症状出現は 100 ml 中に 50 mg のアルコール濃度で起こる．そして 100 ml 中に 125〜150 mg の高濃度で意識消失と昏睡をもたらす．

治療適応

ジスルフィラム使用の主な効能は，アルコール依存症に対する嫌悪条件付けとしての治療である．ジスルフィラム-アルコール反応を起こすことへの恐怖，または，かつてジスルフィラム-アルコール反応を起こしたという記憶から，患者がアルコールを摂取しないようにし向けることができる．通常は，ジスルフィラム-アルコール反応の重篤さ，または不快さを十分に説明すると，患者はアルコールを飲むことを思いとどまる．ジスルフィラム療法は，精神療法，集団療法，アルコール症者匿名会（alcoholics anonymous：AA）のような自助グループへの参加と組み合わせて行うべきである．ジスルフィラム療法は，患者が服用しないことを簡単に決めることができるので，注意深い経過観察が必要である．

注意点と有害反応

アコール摂取時の有害作用 ジスルフィラム-アルコール反応の強さは患者によってさまざまである．極端な症例では，呼吸抑制，心血管虚脱，心筋梗塞，けいれんを生じ死に至る．したがって，ジスルフィラムは重篤な呼吸器系や心血管系の疾患のある患者には禁忌である．さらに，腎炎，脳挫傷，甲状腺機能低下症，糖尿病，肝疾患，けいれん，多剤薬物依存または脳波異常のある患者にも注意して使用する．ほとんどの致死的な反応は，ジスルフィラムを1日 500 mg 以上服用している患者や，アルコールを 88.8 mL（3オンス）より多く摂取している患者で起きている．重篤なジスルフィラム-アルコール反応の治療に際して，まずはショック状態を予防するための保存的治療を行う．酸素，経静脈的なビタミンC，エフェドリン，そして抗ヒスタミン薬の使用は回復を助けると報告されている．

アルコール摂取時以外の有害作用 アルコールを摂取しない場合での有害作用は，疲労感，皮膚炎，インポテンス，視神経炎，さまざまな精神状態の変化，そして肝障害である．ジスルフィラムの代謝産物は，ドパミンをノルアドレナリンやアドレナリンに代謝する酵素であるドパミンβヒドロキシラーゼを阻害する．そのため，精神病性障害の患者の精神病症状を悪化させることもある．緊張病症状も出現しうる．

薬物相互作用

ジスルフィラムは，ジアゼパム（セルシン），パラアルデヒド，フェニトイン（アレビアチン），カフェイン，テトラヒドロカンナビノール（マリファナの薬理活性を有する成分），バルビツレート，抗凝固剤，イソニアジド（イスコチン），三環系抗うつ薬の血中濃度を上昇させる．ジスルフィラムは，パラアルデヒドと併用して投与すべきではない．パラアルデヒドは，肝臓でアセトアルデヒドに代謝されるためである．

検査値への影響

稀ではあるが，ジスルフィラムは，蛋白結合ヨウ素へのヨウ素131の結合に影響を及ぼすことが報告されている．ジスルフィラムはドパミンの主要な代謝産物の尿中ホモバニリン酸濃度を低下させる可能性がある．これはジスルフィラムがドパミン水酸化酵素を阻害するためである．

投与量と臨床指針

ジスルフィラムには，250 mg 錠，500 mg 錠がある（訳注：本邦では原末のみ）．通常の投与開始量は，1日 500 mg の経口投与であり，最初の1〜2週間は同量を継続し，維持量は1日 250 mg である．1日 500 mg 以上投与すべきではない．維持量の範囲は1日 125〜500 mg である．

ジスルフィラムを服用している患者には，ごく少量のアルコール摂取でさえも不快な作用を伴うジスルフィラム-アルコール反応が引き起こされることを伝えておかなければならない．さらに，患者には咳止めやあらゆる種類の強壮薬，アルコールを含む食物やソースの摂取について警告する．アルコールが基剤になったローションや化粧水，オーデコロンや香水を使用したり，アルコールのガスを吸い込んだだけで反応を起こす者もいる．したがって，警告は具体的に行い，その注意には香水のような，アルコールを含み，局所的に用いられるあらゆる製品も含めるべきである．

患者が最低12時間アルコールを控えるまでジスルフィラムは投与すべきではない．患者には，ジスルフィラムを最後に服用後1〜2週間はジスルフィラム-アルコール反応が生じうることを警告する．患者にはジスルフィラム-アルコール反応の説明記述と，連絡先の主治医の名前，電話番号が記入されたIDカードを携帯させる．

アカンプロサート

薬理学的作用

アカンプロサートの作用機序は十分にはわかっていないが，興奮性の神経伝達物質グルタミン酸の作用と関連した神経過活動状態に拮抗すると考えられている．この作用は，部分的には N-メチル-D-アスパラギン酸（N-methyl-D-aspartate：NMDA）の受容体に対する拮抗作用によるものであろう．

適応

アカンプロサートは，飲酒中断後に禁酒を維持継続しようとしているアルコール依存症の患者の治療に使用される．アカンプロサートの禁酒促進効果は，解毒を経験していない患者や，治療開始前に禁酒を果たしていない患者では証明されていない．

注意点と有害反応

アカンプロサートの有害作用の大部分は治療初期にみられるものであり，通常は軽度で，本質的に一時的なものである．最も頻度の高い副作用は，頭痛，下痢，鼓腸，腹痛，知覚異常，さまざまな皮膚反応である．アカンプロサートを突然に中断しても有害作用は生じない．これは，長期投与後の場合であっても同様である．また，アカンプロサートに習慣性の証拠はない．クレアチニンクリアランスが 30 mL/分未満の重度の腎機能障害の患者には，アカンプロサートは投与すべきではない．

薬物相互作用

アルコールとアカンプロサートの併用では，双方の薬物動態に影響を与えない．ジスルフィラムまたはジアゼパムの投与は，アカンプロサートの薬物動態に影響を及ぼさない．ナルトレキソンとアカンプロサートの併用では，アカンプロサートの血中濃度が上昇する．そのような患者において，投与量の調節は推奨されない．ナルトレキソンと主要な代謝産物である 6β-ナルトレキソールの薬物動態は，アカンプロサートとの併用後に影響を受けない．臨床試験では，アカンプロサートと抗うつ薬が併用されていた患者では，それぞれを単独で使用されていた患者と比較して，より高頻度に体重増加と体重減少の双方を認めた．

検査値への影響

アカンプロサートが通常行われる検査結果に及ぼす影響は知られていない．

投与量と臨床指針

アカンプロサートは，アルコールの離脱症状の治療には使用すべきでないことに留意する必要がある．患者が飲酒からの脱却に成功した後にのみ，投与を開始する．患者には禁酒を続けることを約束させ，治療はカウンセリングや自助グループへの参加を含めた包括的治療プログラムの一部とすべきである．

アカンプロサートの錠剤には，333 mg のアカンプロサートカルシウムがあり，これは 300 mg のアカンプロサートと等価である．アカンプロサートの投与量は患者ごとに異なる．推奨投与量は，1 回あたり 333 mg 錠を 2 錠ずつ（1 回あたりの投与量は 666 mg となる）を 1 日に 3 回服用である．食事と関係なく服薬してもよいが，臨床試験では食事の際の服用が行われていた．そして，毎日，規則正しく 3 度の食事を摂る患者では，食事との服用が，服薬順守に役立つことが示唆されている．より少ない投与量で有効な患者もいる．服用を忘れた場合には，可能な限り早急に服用すべきである．しかし，次回の服用時間が近い場合には，その服用はとばし，その後は規則的な服用スケジュールを再開する．服用は 2 回まとめて行ってはならない．クレアチニンクリアランスが 30〜50 mL/分の中等度の腎機能障害の患者では，初回投与量として，1 回あたり 333 mg 錠のアカンプロサートを 1 錠ずつ，1 日 3 回投与することが推奨される．高度腎機能のある患者にはアカンプロサートを投与すべきではない．

参考文献

Ducharme LJ, Knudsen HK, Roman PM. Trends in the adoption of medications for alcohol dependence. *J Clin Psychopharmacol.* 2006;26(Suppl 1):S13.

Fuehrlein BS, Gold MS. Medication-assisted recovery in alcohol and opioid dependence. *Dir Psychiatry.* 2013;33(1):15–27.

Ivanov I. Disulfiram and acamprosate. In: Sadock BJ, Sadock VA, Ruiz P, eds. *Kaplan & Sadock's Comprehensive Textbook of Psychiatry.* 9th ed. Vol. 2. Philadelphia: Lippincott Williams & Wilkins; 2009:3099.

Johnson BA. Update on neuropharmacological treatments for alcoholism: Scientific basis and clinical findings. *Biochem Pharmacol.* 2008;75(1):34.

Laaksonen E, Koski-Jännes A, Salaspuro M, Ahtínen H, Alho H. A randomized, multicentre, open-label, comparative trial of disulfiram, naltrexone and acamprosate in the treatment of alcohol dependence. *Alcohol.* 2008;43(1):53.

Mann K, Kiefer F, Spanagel R, Littleton J. Acamprosate: Recent findings and future research directions. *Alcohol Clin Exp Res.* 2008;32(7):1105.

Niederhofer H, Staffen W. Naltrexone and disulfiram in patients with alcohol dependence and comorbid psychiatric disorders. *Biol Psychiatry.* 2005;57(10):1128.

Ritvo JI, Park C. The psychiatric management of patients with alcohol dependence. *Curr Treat Options Neurol.* 2007;9(5):381.

Vaglini F, Viaggi C, Piro V, Pardini C, Gerace C, Scarselli M. Acetaldehyde and parkinsonism: Role of CYP450 2E1. *Front Behav Neurosci.* 2013;7:71.

Weiss RD, Kueppenbender KD. Combining psychosocial treatment with pharmacotherapy for alcohol dependence. *J Clin Psychopharmacol.* 2006;26(Suppl 1):S37.

Weiss RD, O'malley SS, Hosking JD, Locastro JS, Swift R, COMBINE Study Research Group. Do patients with alcohol dependence respond to placebo? Results from the COMBINE Study. *J Stud Alcohol Drugs.* 2008;69(6):878.

Zarkin GA, Bray JW, Aldridge A, Mitra D, Mills MJ, Couper DJ, Cisler RA, COMBINE Cost-Effectiveness Research Group. Cost and cost-effectiveness of the COMBINE study in alcohol-dependent patients. *Arch Gen Psychiatry.* 2008;65(10):1214.

29.16 ドパミン受容体作動薬と前駆体

ドパミン作動薬は，内因性ドパミンがないところでドパミン受容体を活性化し，特発性パーキンソン病，高プロラクチン血症，ある種の下垂体腫瘍（プロラクチノー

マ)の治療に広く使われている．ドパミンは心臓を刺激し，肝臓，腎臓，さらに他の臓器に対する血流を増加させるので，ドパミン濃度の低下は低血圧と心拍出量の低下を起こす．ドパミン作動薬はまた，ショックやうっ血性心不全を治療するために使用される．

精神科領域における使用はパーキンソニズムや錐体外路症状，無動症，口周囲の振戦，高プロラクチン血症，乳汁分泌，神経遮断薬悪性症候群などの抗精神病薬の副作用の治療に限られている．このクラスの薬物で最もよく使われるのは，ブロモクリプチン(パーロデル)，レボドパ(ドパストン)，カルビドパ-レボドパ(メネシット)，アマンタジン(シンメトリル)である．アマンタジンは神経遮断薬誘発性パーキンソニズムなどの薬物誘発性運動障害の治療に主に使われる．アマンタジンは，A型インフルエンザの予防と治療の抗ウイルス薬としても使われ，自分は死んでいると信じている妄想をもつ稀な精神疾患であるコタール(cotard)症候群にも使われる．また，治療抵抗性うつ病の患者の抗うつ薬の増強療法としてのアマンタジンの数例の報告がある．

新しいドパミン受容体作動薬としてはロピニロール(レキップ)，プラミペキソル(ミラペックス)，アポモルフィン(アポカイン)，ペルゴリド(ペルマックス)がある．これらの薬物のうち，プラミペキソル(ビ・シフロール)は抗うつ薬の増強療法として精神科領域で最も多く処方されている．2007年にペルゴリド(ペルマックス)は患者の心臓弁に深刻な障害を起こすリスクのために市場から撤去された(訳注：本邦では使用可能)．2012年に米国のFDAはプラミペキソルで心不全のリスクが増加する可能性があることを健康管理の専門家に警告したが，限られた研究であるため，さらなる検討が必要である．

薬理学的作用

L-ドパは経口摂取の後すばやく吸収され，30～120分後に最高血中濃度に達する．L-ドパの半減期は90分である．L-ドパ(ドパストン)の吸収は，食事と一緒に摂取することや胃のpH変化で明らかに減少する．ブロモクリプチン(パーロデル)とロピニロール(レキップ)はすばやく吸収されるが，初回通過効果により，生物学的利用率は，投与量の30～55%である．最高血中濃度には，経口摂取から1.5～3時間で達する．ロピニロールの半減期は6時間である．プラミペキソル(ビ・シフロール)はすばやく吸収され，初回通過効果はわずかである．2時間以内に最高血中濃度に達する．半減期は8時間である．アポモルフィン(アポカイン)の経口剤型は，研究されているが米国では不採用である(訳注：本邦でも不採用)．アポモルフィンの皮下注射はすばやく全身に分布し2～8 mgでは，線形の薬物動態を示す．

L-ドパが中枢神経のドパミン作動神経に入った後，それは神経伝達物質であるドパミンに変換される．アポモルフィン，ブロモクリプチン，ロピニロール，プラミペキソルは直接ドパミン受容体に作用する．L-ドパ，プラミペキソル，ロピニロールはドパミン D_2 受容対より D_3 受容対に20倍選択的に結合する．ブロモクリプチンとの比では2倍から1倍以下である．アポモルフィンは選択的に D_1 と D_2 受容体に結合し，D_3 と D_4 受容体には親和性が低い．L-ドパ，プラミペキソル，ロピニロールはドパミン作動性受容体以外には作用しないが，ブロモクリプチンはセロトニン 5-HT_1，5-HT_2 と α_1，α_2，β アドレナリン受容体に結合する．

治療適応

薬物誘発性運動障害

今日の臨床精神医学では，ドパミン受容体作動薬は薬物誘発性パーキンソニズム，錐体外路症状，無動，口周囲の振戦の治療に使われる．しかし，それらの使用は急速に減少している．というのは，薬物誘発性運動障害の頻度が新しい非定型抗精神病薬(セロトニン-ドパミン拮抗薬)の使用に伴って減少しているからである．ドパミン受容体作動薬は，特発性レストレスレッグ症候群の治療に有効であり，薬物の副作用で起こっている場合にも有効である．ロピニロールはレストレスレッグ症候群に対して適応がある(訳注：本邦では保険適応はない．プラミペキソルは適応が認められている)．

薬物誘発性運動障害の治療に対して，有効性と副作用の少なさから，ほとんどの臨床医は抗コリン薬，アマンタジン，抗ヒスタミン薬に頼っている．ブロモクリプチンは悪性症候群の治療に使用することがあるが，その頻度はドパミン受容体遮断薬の使用の減少によって少なくなっている．

ドパミン受容体作動薬はまた，ドパミン受容体遮断薬による無月経や乳汁分泌を起こす高プロラクチン血症を中和するために使用される．

気分障害

ブロモクリプチンは難治性の患者で抗うつ薬の反応を増強するために長く使用されている．ロピニロールは抗うつ薬治療の補充療法や治療抵抗性の双極Ⅱ型障害の治療薬として有効であると報告されている．ロピニロールも抗うつ薬誘発性の性機能障害の治療に有効な可能性がある．プラミペキソルはしばしば治療抵抗性うつ病で抗うつ薬の増強療法として使用される．いくつかの研究では，プラミペキソルはパーキンソン病患者の快楽消失を改善させるだけでなく，パーキンソン病患者のうつ病の治療にセルトラリン(ジェイゾロフト)より有益であると報告している．

性機能障害

ドパミン受容体作動薬は，ある種の患者の勃起障害を改善する．しかし，それらはしばしば治療域でも有害事象を認めるため，めったに使われない．ホスホジエステ

ラーゼ-5阻害薬にはより忍容性があり，効果的である（29.26節参照）．

注意点と有害反応

有害事象がドパミン受容体作動薬ではよく起こるので，これらの薬の使用は限られている．有害事象は用量依存性で，悪心，嘔吐，起立性低血圧，頭痛，めまい，不整脈がある．起立性低血圧を減少させるために，すべてのドパミン受容体作動薬の初期用量はかなり低くすべきであり，少なくとも1週間以上あけて増量する．これらの薬物は，高血圧，心血管系疾患，肝障害のある患者では注意して使用しなければならない．長期間使用した後，特に高齢者では，舞踏病やジストニアなどの運動障害，幻覚，妄想，錯乱，うつ病，躁状態を含む精神症状，その他の行動上の変化を認めることがある．

長期間のブロモクリプチンの使用は後腹膜線維症や肺線維症，胸水，胸膜肥厚を起こすことがある．

一般にロピニロールとプラミペキソルは似ているが，L-ドパやブロモクリプチンに比較すると有害事象は軽度である．プラミペキソルとロピニロールは，自動車事故を起こす原因ともなる抑制できない予兆なしの睡眠発作を起こすことがある．

最も一般的なアポモルフィンの有害作用は，あくび，めまい，悪心，嘔吐，眠気，徐脈，失神，発汗である．幻覚も報告されている．アポモルフィンの鎮静作用はアルコールや他の中枢神経抑制薬の併用で増強する．

ドパミン受容体作動薬は，プロラクチンの分泌を抑制するため妊娠中と授乳中の母親では禁忌となっている．

薬物相互作用

ドパミン受容体遮断薬はドパミン受容体作動薬の効果を打ち消す能力があるが，これは通常臨床では重要なものではない．三環系薬物とドパミン受容体作動薬の併用は，固縮，焦燥，振戦のような神経毒性の症状を引き起こすと報告されている．ドパミン受容体作動薬はまた，利尿薬やその他の降圧薬の作用を増強する可能性がある．ドパミン受容体作動薬はセレギリン（エフピー）を含むモノアミンオキシダーゼ阻害薬（MAOI）と併用すべきではないし，ドパミン受容体作動薬治療開始の少なくとも2週間前にはMAOIを中断しておくべきである．

ベンゾジアゼピン系薬物，フェニトイン（アレビアチン），ピリドキシンは，ドパミン受容体作動薬の治療効果を阻害する可能性がある．麦角アルカロイドとブロモクリプチンは，高血圧や心筋梗塞を起こすことがあるため，同時に使用するべきではない．プロゲスチン，エストロゲン，経口避妊薬はブロモクリプチンの効果に干渉する可能性があり，ロピニロールの血中濃度を上昇させる可能性がある．シプロフロキサチン（Cipro）はロピニロールの血中濃度を上昇させうるし，シメチジン（タガメット）はプラミペキソルの血中濃度を上昇させる．

表 29.16-1 ドパミン受容体作用薬とカルビドパの製剤

一般名	商品名	処方形態
アマンタジン	シンメトリル	100 mg カプセル，50 mg/5 mL シロップ
ブロモクリプチン	パーロデル	2.5 mg，5 mg 錠
カルビドパ	Lodosyn	25 mg[a]
レボドパ（L-ドパ）	Lorodopa（ドパストン）	100，250，500 mg 錠
レボドパ-カルビドパ（コーカレルドパ）	Sinemet（メネシット）	100/10 mg，100/25 mg，250/25 mg 錠；100/25，200/50 mg 徐放錠
プラミペキソール	ミラペックス	0.125，0.375，0.75，1.5，3，4 mg 徐放錠
ロピニロール	レキップ	0.25，0.5，1，2，5 mg 錠

[a]製造業者から直接でしか利用できない薬物．

検査値への影響

L-ドパは血中と尿中の尿酸，尿中グルコースと尿中ケトン，尿中カテコールアミン濃度の結果に影響する．他のドパミン受容体作動薬は検査結果に干渉しない．

投用量と臨床指針

表29.16-1にさまざまなドパミン受容体作動薬とその製剤をまとめてた．抗精神病薬誘発性パーキンソン症候群の治療のためには，臨床医は1日3回，1回レボドパ100 mgから開始し，改善があるまで増量していく．L-ドパの最大用量は，1日2000 mgであるが，ほとんどの人は1日1000 mg以下で改善する．レボドパとカルビドパ構成のカルビドパ成分の用量は1日少なくとも75 mgである．

精神疾患に対するブロモクリプチンの用量ははっきりしないが，低い用量（1.25 mg 1日2回）で慎重に開始し，徐々に用量を上げていく．ブロモクリプチンは食事と一緒に取ることで，悪心の副作用を減らすことができる．

プラミペキソルの開始用量は，0.125 mg 1日3回であり，第2週には，0.25 mg 1日3回まで増量する．そして，治療的に効果が出るまであるいは副作用が出るまで1週間ごとに0.25 mgずつ増量していく．特発性パーキンソン病の患者では，1日用量1.5 mgで効果が出ることが多く，最大1日4.5 mg使用できる．

ロピニロールについては，開始用量は0.25 mg 1日3回であり，1日3 mgまで0.25 mgずつ1週間ごとに増量する．その後，1日9 mgまで1週間ごとに0.5 mgずつ増量する．さらに，治療的効果が得られるか副作用が

出るまで1日24 mgまで，1週間ごとに1 mgずつ増量していく．特発性パーキンソン病の患者では平均的な1日量は16 mgである．

パーキンソン病でのアポモルフィンの推奨用量は，注射ペンで測定し，急性無動症状があるときに0.2～0.6 mL皮下注射である．アポモルフィンは1日3回投与することができ，最大用量は1回0.6 mLを1日5回までである．

アマンタジン

アマンタジンは，インフルエンザの予防と治療に使われる抗ウイルス薬である．抗パーキンソン病効果が発見され，現在は無動症や他の錐体外路症状，口周囲の振戦（ラビット症候群），そしてパーキンソン病の治療薬として使用されている．

薬理学的作用

アマンタジンは経口摂取後胃腸管からよく吸収され，おおよそ2～3時間で最高血中濃度に達し，半減期は12～18時間であり，およそ4～5日後に定常状態に達する．アマンタジンは尿中に代謝されずに排出される．アマンタジンの血中濃度は高齢者では若年者の2倍である．腎障害がある患者では，体内に蓄積する．

アマンタジンはドパミン神経伝達を中枢神経で増強するが，正確な効果の機序は不明である．神経終末の前シナプス小胞からドパミンが放出されるのを増強する，前シナプスにドパミンが再取り込まれるのを阻害する，あるいは後シナプスのドパミン受容体に作動薬として作用するなどが考えられる．

治療適応

精神科におけるアマンタジンの主な適応は，ドパミン受容体遮断薬やSDAの投与により引き起こされるパーキンソニズム，無動症，ラビット症候群（口周囲の舞踏病的な動き）といった錐体外路症状を治療することである．アマンタジンは服薬した全患者の約半分に効果があるとされる抗コリン薬（例えば，ベンズトロピン［Cogentin］）と同程度の効果がある．しかし，アマンタジンは一般的には，急性ジストニアの治療に抗コリン薬ほど有効ではなく，遅発性ジスキネジアやアカシジアの治療には有効ではない．

アマンタジンは，特に低力価のドパミン受容体遮断薬や高齢者で，抗コリン作用に対して過敏な人の錐体外路症状に使いやすい．高齢者は，中枢性には抗コリン性のせん妄，末梢性には尿閉など，抗コリン薬の副作用に過敏である．アマンタジンは，抗コリン薬よりも記憶障害が少ない．

アマンタジンは傾眠，倦怠感，無オルガズム症，射精障害などのセロトニン再取り込阻害剤の副作用の治療に効果があることが示されている．

アマンタジンは特発性パーキンソン病を含む，すべての原因によるパーキンソニズムの治療薬として使われる．

注意点と有害反応

アマンタジンの最も一般的な中枢神経系への作用は，軽度のめまい，不眠，集中力低下（用量依存性）であり，患者の5～10％に起こる．易刺激性，抑うつ，不安，構音障害，運動失調は全患者の1～5％に起こる．けいれんや精神病症状といったより重症な中枢性の有害事象が報告されている．悪心はアマンタジンの末梢性の副作用としては最も多い．頭痛，食欲低下，斑点状発疹が報告されている．

下肢の網状様青色皮斑（毛細血管拡張により起こる皮膚の紫色の変色）は，1か月以上服薬した患者の5％以上に報告されている．これは通常下肢拳上で消失し，服薬を中止するとほぼ全例で改善する．

アマンタジンは腎不全やけいれん疾患の患者には相対的に禁忌である．アマンタジンは浮腫や心血管系障害をもつ患者には注意して使用すべきである．アマンタジンには催奇形性があるといういくつかの証拠があり，妊婦には投与すべきではない．アマンタジンは母乳中に分泌されるので，授乳中の女性は摂取すべきではない．

アマンタジンの過量服薬による自殺企図は，生命を脅かす．症状は中毒性の精神症状（錯乱，幻覚，焦燥）と心肺停止である．緊急的な治療として胃洗浄が行われる．

薬物相互作用

ペネルジン（Nardil）や他のMAO阻害薬とアマンタジンを併用すると明らかに安静時血圧を上昇させる．中枢刺激薬とアマンタジンの併用では，不眠，易刺激性，いらいら，けいれん，不整脈などが起こりうる．アマンタジンは，抗コリン薬と併用すると錯乱，幻覚，悪夢，口渇，カスミ目などの副作用が増悪することがあるため，併用すべきではない．

投与量と臨床指針

アマンタジンには100 mgカプセルと5 mL当たり50 mgのシロップがある（訳注：本邦では50 mg，100 mg錠と10％細粒）．通常アマンタジン開始用量は100 mg 1日2回経口投与である．しかし，必要であれば経口200 mg 1日2回まで増量できる．アマンタジンは腎不全の患者では，腎不全を治療中の医師に相談しなければ投与すべきではない．もしアマンタジンが薬物誘発性錐体外路症状を治療することに成功したら，4～6週間継続し，抗精神病薬の神経学的有害作用に対して忍容性が得られたかどうかをみて中止する．アマンタジンは薬物を中止することになってから1～2週間かけて減量する．アマンタジンを服薬している人はアルコール飲料は摂取すべきではない．

参考文献

Finnema SJ, Bang-Andersen B, Jørgensen M, Christoffersen CT, Gulyás B, Wikström HV, Farde L, Halldin C. The dopamine D₁ receptor agonist (S)-[11C] N-methyl-NNC 01-0259 is not sensitive to changes in dopamine concentration—A positron emission tomography examination in the monkey brain. *Synapse.* 2013;67(9):586–595.

Javitt DC, Zukin SR, Heresco-Levy U, Umbricht D. Has an angel shown the way? Etiological and therapeutic implications of the PCP/NMDA model of schizophrenia. *Schizophr Bull.* 2012;38(5):958–966.

Melis M, Scheggi S, Carta G, Madeddu C, Lecca S, Luchicchi A, Cadeddu F, Frau R, Fattore L, Fadda P, Ennas MG, Castelli MP, Fratta W, Schilstrom B, Banni S, De Montis MG, Pistis M. PPARα regulates cholinergic-driven activity of midbrain dopamine neurons via a novel mechanism involving α7 nicotinic acetylcholine receptors. *J Neurosci.* 2013;33(14):6203–6211.

Monn JA, Valli MJ, Massey SM, Hao J, Reinhard MR, Bures MG, Heinz BA, Wang X, Carter JH, Getman BG, Stephenson GA, Herin M, Catlow JT, Swanson S, Johnson BG, McKinzie DL, Henry SS. Synthesis and pharmacological characterization of 4-substituted-2-aminobicyclo [3.1. 0] hexane-2, 6-dicarboxylates: Identification of new potent and selective metabotropic glutamate 2/3 receptor agonists. *J Med Chem.* 2013;56(11):4442–4555.

Papanastasiou E, Stone JM, Shergill S. When the drugs don't work: the potential of glutamatergic antipsychotics in schizophrenia. *Br J Psychiatry.* 2013;202(2):91–93.

Tejeda HA, Shippenberg TS, Henriksson R. The dynorphin/κ-opioid receptor system and its role in psychiatric disorders. *Cell Mol Life Sci.* 2012;69(6):857–896.

Wright JM, Dobosiewicz MR, Clarke PB. The role of dopaminergic transmission through D1-like and D2-like receptors in amphetamine-induced rat ultrasonic vocalizations. *Psychopharmacology.* 2013;225(4):853–868.

29.17 ドパミン受容体拮抗薬(第1世代,または定型抗精神病薬)

ドパミン受容体拮抗薬(dopamine receptor antagonist:DRA)は統合失調症と他の精神病に対する第1世代治療薬である.これらの中の最初の薬は,フェノチアジン(phenothiazine)系のクロルプロマジン(コントミン)で,1950年代初期に導入された.その他のドパミン受容体拮抗薬には,以下の抗精神病薬のすべてが含まれる.すなわち,フェノチアジン系,ブチロフェノン(butyrophenone)系,チオキサンテン(thioxanthene)系,ジベンゾキサゼピン(dibenzoxazepine)系,ジヒドロインドール(dihydroindole)系,およびジフェニルブチルピペリジン(diphenylbutylpiperidine)系である.これらの薬物は,臨床有効投与量において錐体外路症状(extrapyramidal syndrome:EPS)を起こすため,米国ではより新しい抗精神病薬——セロトニン・ドパミン拮抗薬(serotonin-dopamine antagonist:SDA)——が次第にドパミン受容体拮抗薬に置き換わっている.セロトニン・ドパミン拮抗薬は,錐体外路系副作用の惹起性がより低いことでドパミン受容体拮抗薬と区別される.しかし,これらの新規抗精神病薬は,特に体重増加,脂質上昇,糖尿病を惹起しやすい傾向がある.それゆえ,今でもドパミン受容体拮抗薬の使用を考慮する重要な理由の1つは,この代謝異常を起こすリスクが低いことにある.ペルフェナジン(ピーゼットシー)などの中力価のドパミン受容体拮抗薬は,効果としても有効で,セロトニン・ドパミン拮抗薬と同程度に耐容性もよいことが示されている.体重増加と代謝系の副作用のリスクが最も低いドパミン受容体拮抗薬,モリンドン(Moban)の製造が米国で中止となった.

薬理学的作用

すべてのドパミン受容体拮抗薬は,経口摂取後によく吸収され,液剤は錠剤やカプセル製剤よりも効率的に吸収される.最高血中濃度には通常,経口投与後1〜4時間,非経口投与後30〜60分で到達する.喫煙,コーヒー,制酸薬,食事はこれらの薬の吸収を妨げる.定常状態の濃度には約3〜5日で到達する.ドパミン受容体拮抗薬の半減期は約24時間である.患者が安定した状態にあり,耐容性が確認できれば,すべてのドパミン受容体結抗薬は,1日1回経口投与とすることができる.ほとんどのドパミン受容体結抗薬は,蛋白質ときわめて結合しやすい.ドパミン受容体拮抗薬の非経口製剤は,作用発現がより速くより確実である.非経口投与では生体利用率も経口投与の10倍にも及ぶことがある.ほとんどのドパミン受容体拮抗薬は,肝チトクローム P450(CYP)2D6またはCYP3A アイソザイムによって代謝されるが,薬物間で差がみられる.

米国では,ハロペリドールおよびフルフェナジンの持効性注射剤が利用可能である.これらの持効性注射剤は,投与量や個人差により1〜4週間ごとに1回行う.持効性注射剤は,その血中濃度が定常状態に到達するまで6か月を要することがある.それゆえ,注射剤による治療開始後の最初の1か月は,経口薬による治療を継続すべきである.

抗精神病活性は,ドパミン作動性神経伝達の阻害に由来する.ドパミン受容体拮抗薬は,脳内の D_2 受容体の約72%が占拠されているときに作用を発揮する.ドパミン受容体拮抗薬は,ノルアドレナリン受容体,コリン受容体,ヒスタミン受容体をも遮断し,各薬物はこれらの受容体に対し,さまざまな作用をもつ.

ドパミン受容体拮抗薬は,その薬物の有する力価によってその概要を知ることができる.力価は治療効果を発揮するために必要な薬物の量を示す.クロルプロマジンやチオリダジン(Mellaril)のような低力価抗精神病薬は1日数百mg投与され,ハロペリドール(セレネース)やフルフェナジン(フルメジン)のような,1日10mg以下で投与される高力価抗精神病薬と比べ,概して体重増加や過鎮静が起こりやすい.高力価抗精神病薬は錐体外路系副作用を惹起しやすい.ドパミン受容体拮抗薬の薬理作用に影響を及ぼす因子について,表29.17-1に示した.

治療適応

さまざまな精神疾患や神経疾患に対して,ドパミン受容体結抗薬による治療は有益である.ドパミン受容体拮抗薬の治療適応の一部を表29.17-2に示した.

表 29.17-1 抗精神病薬の薬物動態に影響を与える因子

年齢	高齢患者では薬物クリアランスの低下がみられることがある
身体状態	肝血流の低下は薬物クリアランスの低下を起こすことがある
	肝疾患は薬物クリアランスの低下を起こしうる
酵素誘導	カルバマゼピン，フェニトイン，エタンブトール，バルビツレート
クリアランス阻害	選択的セロトニン再取り込み阻害薬，三環系抗うつ薬，シメチジン，β遮断薬，イソニアジド，メチルフェニデート，エリスロマイシン，トリアゾロベンゾジアゼピン，シプロフロキサシン，ケトコナゾール
蛋白結合の変化	低アルブミン血症は栄養失調あるいは肝不全で生じる

 表 29.17-2 ドパミン受容体拮抗薬の適応

統合失調症，および統合失調感情障害における急性精神病エピソード
統合失調症，および統合失調感情障害における維持療法
躁病
精神病症状を伴ううつ病
妄想性障害
境界性パーソナリティ障害
物質誘発性精神病性障害
せん妄，および認知症
身体疾患による精神疾患
小児期の統合失調症
自閉スペクトラム症
トゥレット症
ハンチントン病

統合失調症，統合失調感情障害

ドパミン受容体拮抗薬は，統合失調症と統合失調感情障害における短期および長期治療の両方に有効である．ドパミン受容体拮抗薬は，急性症状を軽減し，将来の再燃を予防する．ドパミン受容体拮抗薬は，統合失調症の陽性症状(例えば，幻覚，妄想，興奮)の治療に最も劇的な効果を発揮する．陰性症状(例えば，感情的引きこもりや両価性)には明らかな改善はみられず，悪化するようにみえることもある．これは，ドパミン受容体拮抗薬が，顔面の表情のこわばりやアキネジアなどの陰性症状に似た有害作用をもたらすからである．

統合失調症と統合失調感情障害には，寛解と再発という特徴がある．ドパミン受容体拮抗薬は，回復後も服薬を継続している患者において，精神病症状の再燃のリスクを減少させる．精神病の初回エピソードの後には，抗精神病薬治療を1～2年間続けるべきである．また，2回目以降のエピソードの後は，2～5年間は続けるべきである．

躁病

ドパミン受容体拮抗薬は，急性躁病における精神病症状の治療に有効である．リチウムのような抗躁薬は，一般に急性症状の治療において抗精神病薬よりも作用発現が遅いため，初期にはリチウム(リーマス)，ジバルプレックス(Depakote)，ラモトリギン(ラミクタール)，カルバマゼピン(テグレトール)と，ドパミン受容体拮抗薬またはセロトニン・ドパミン受容体拮抗薬のいずれか一方を併用して治療を開始し，そののち抗精神病薬を徐々に離脱するのが標準的な治療である．

精神病症状を伴ううつ病

抗精神病薬と抗うつ薬の併用治療は，精神病症状を伴ううつ病における治療手段の1つである．この他の治療法としては，電気けいれん療法(electroconvulsive therapy：ECT)がある．

妄想性障害

妄想性障害の患者は，抗精神病薬による治療にしばしば良好に反応する．経過中に妄想的な思考を発展しうる一部の境界性パーソナリティ障害患者は抗精神病薬に反応する可能性がある．

重度の興奮および暴力的な行動

重度に興奮した患者や暴力的な患者は，診断にかかわらず，ドパミン受容体拮抗薬によって治療できる可能性がある．極度の易刺激性，衝動制御の欠如，重度の敵意，著しい多動，そして興奮といった症状は，ドパミン受容体拮抗薬による短期治療に反応を示す．精神疾患のある小児，特に重度の精神遅滞や自閉性障害の小児は，それらの疾患と関連する暴力や攻撃性，そして興奮のエピソードを有することが多いが，それらは，抗精神病薬による治療に反応する．しかし，小児における破壊的行動を制御するための抗精神病薬の反復使用に関しては，論争中である．

トゥレット症

ドパミン受容体拮抗薬は，運動性チックと言語性チックを特徴とする神経行動学的疾患であるトゥレット症の治療にも用いられる．ハロペリドールやピモジド(オーラップ)が最もよく用いられるが，他のドパミン受容体拮抗薬も有効である．一部の臨床医は神経学的有害作用のリスクが少ないために，トゥレット症にクロニジン(カタプレス)を使用することをより好む．

境界性パーソナリティ障害

知覚異常や猜疑心，関係念慮，攻撃性などの精神病症状を一過性に示す境界性パーソナリティ障害の患者は，ドパミン受容体拮抗薬による治療が必要になる．この障害は，気分の不安定性とも関連するため，気分安定薬による治療の可能性を考慮すべきである．

認知症とせん妄

さまざまな型の認知症高齢者で，激越症状のある患者の約2/3は，ドパミン受容体拮抗薬により改善する．高力価抗精神病薬の低用量投与（例えば，ハロペリドール1日0.5～1 mg）が，推奨される．ドパミン受容体拮抗薬は，せん妄状態における精神病症状や激越の治療においても用いられる．せん妄の原因は特定する必要がある．というのは，低力価ドパミン受容体拮抗薬は，強い抗ムスカリン作用を有するものが多く，抗コリン薬によって惹起された中毒性せん妄を悪化させる可能性があるからである．高齢患者では，起立性低血圧とパーキンソン症候群，認知機能の悪化が最も問題となるドパミン受容体拮抗薬の有害作用である．

物質誘発性精神病性障害

コカイン，アンフェタミン，アルコール，フェンシクリジン（phencyclidine），または他の薬物の中毒により精神病症状が起こることがある．これらの症状の特徴は限られた時間内である傾向があるため，患者の激越や攻撃性が重症でない限り，ドパミン受容体拮抗薬の使用は避けることが好ましい．通常は，ベンゾジアゼピン系薬物が患者を落ち着かせるために使用される．フェンシクリジン中毒の患者では，ドパミン受容体拮抗薬ではなくベンゾジアゼピン系薬物を使用すべきである．アルコール離脱の結果として幻覚や妄想が出現している患者においては，ドパミン受容体拮抗薬はけいれん発作のリスクを増す可能性がある．

小児期の統合失調症

統合失調症の小児には抗精神病薬による治療が有益であるが，小児期の統合失調症患者を対象とした研究はきわめて少ない．遺伝的に統合失調症発症のリスクの高い小児に対して，最早期の症状出現への薬物治療介入がその後のより明瞭な症状の出現を防止するかという課題については現在検討の段階である．有害作用，特に認知機能や覚醒度について，注意深い検討が必要である．

その他の精神科的，および非精神科的適応

ドパミン受容体拮抗薬は，ハンチントン病の初期段階における舞踏運動を減少させる．ハンチントン病患者は，幻覚，妄想，躁状態または軽躁状態を呈することがある．これらの症状や他の精神症状もドパミン受容体拮抗薬に反応する．高力価抗精神病薬を投与すべきである．しかし，筋硬直型のハンチントン舞踏病患者は急性錐体外路症状を呈することがあるので注意しなければならない．衝動制御障害の治療目的でのドパミン受容体拮抗薬の使用は，他の治療的介入が失敗した患者に行うべきである．自閉スペクトラム症患者は，多動，泣き叫び，暴力を伴う興奮などの症状を呈しうる．これらの症状の一部は高力価ドパミン受容体拮抗薬に反応するが，自閉スペクトラム症患者に対する有用性を支持する証拠はほとんどない．

稀な神経疾患であるバリスムと片側バリスム（体の片側のみが罹患したもの）は，体幹から四肢が突き出すような動きを呈することで特徴づけられるが，これらも抗精神病薬による治療に反応を示す．ドパミン受容体拮抗薬のその他の適応には，悪心，嘔吐，難治性の吃逆，そして瘙痒症などがある．内分泌系疾患と側頭葉てんかんは，抗精神病薬投与に反応する精神病症状を呈することがある．

ドパミン受容体拮抗薬で最も頻度が高い副作用は神経学的なものである．通常，低力価ドパミン受容体拮抗薬の有害作用は神経学的なものではない．一方，高力価ドパミン受容体拮抗薬の有害作用は，ほとんど神経学的なものである．

注意点と有害反応

表29.17-3にドパミン受容体拮抗薬の使用と関連する最も頻度の高い有害作用をまとめた．

抗精神病薬（神経遮断薬）悪性症候群

ドパミン受容体拮抗薬による致死的となりうる有害作用である悪性症候群は，ドパミン受容体拮抗薬による治療中のあらゆる時期に出現する可能性がある．出現しうる症状としては，異常高体温，著しい筋強剛，ジストニア，アキネジア，緘黙，錯乱，激越そして頻脈，血圧上昇などがある．検査所見では，白血球増加，血中クレアチニンホスホキナーゼ値の上昇，肝酵素値の上昇，血中ミオグロビン値の上昇，ミオグロビン尿症がみられ，時には腎不全に至る．通常，これらの症状は，24～72時間にわたって進展する．未治療の悪性症候群は，11～14日間持続する．初期の段階では診断はしばしば見落とされる．引きこもりと興奮は，精神症状の悪化と間違えられることもある．男性は女性よりも発生率が高い．また，若年患者は高齢患者よりも発生率が高い．死亡率は20～30％に達するが，持効性注射剤が投与されている場合にはそれよりも高い．高力価抗精神病薬の高用量投与が行われている場合にも死亡率は増加する．

もし悪性症候群が疑われたら，ドパミン受容体拮抗薬を即座に中止し，以下の処置を行う．すなわち，患者を冷やす身体的維持療法，バイタルサインと電解質，水分バランス，尿量のモニタリング，そして，熱に対する対症療法である．抗パーキンソン薬は，筋強剛を若干軽減

表 29.17-3　ドパミン受容体拮抗薬：力価および有害作用

薬物名	化学構造的分類	経口投与時の力価(mg)(クロルプロマジン 100 mg 等価)	副作用 鎮静	副作用 自律神経系[a]	副作用 錐体外路系[b]
ピモジド(オーラップ)[c]	ジフェニルブチルピペリジン系	1.5	+	+	+++
フルフェナジン(フルメジン)	ピペラジン系フェノチアジン	2	+	+	+++
ハロペリドール(セレネース)	ブチロフェノン系	2	+	+	+++
チオチキセン	チオキサンテン系	4	+	+	+++
トリフロペラジン	ピペラジン系フェノチアジン	5	++	+	+++
ペルフェナジン(ピーゼットシー)	ピペラジン系フェノチアジン	8	++	+	++/+++
モリンドン	ジヒドロインドール系	10	++	+	++
ロキサピン	ジベンゾキサゼピン系	10	++	+/++	++/+++
プロクロルペラジン(ノバミン)[c]	ピペラジン系フェノチアジン	15	++	+	+++
アセトフェナジン	ピペラジン系フェノチアジン	20	++	+	++/+++
トリフルプロマジン	脂肪族系フェノチアジン	25	+++	++/+++	++
メソリダジン	ピペリジン系フェノチアジン	50	+++	++	+
クロルプロマジン(コントミン)	脂肪族系フェノチアジン	100	+++	+++	++
クロルプロチキセン	チオキサンテン系	100	+++	+++	+/++
チオリダジン	ピペリジン系フェノチアジン	100	+++	+++	+

[a] 抗αアドレナリン作用および抗コリン作用．
[b] 遅発性ジスキネジアを除く同等の効果をもたらす薬物量では，すべての抗精神病薬によって遅発性ジスキネジアは同程度，同頻度で生じるようである．
[c] ピモジドは主として，トゥレット症の治療で使用される．プロクロルペラジンは抗精神病薬としてはめったに使用されない．
American Medical Association. *AMA Drug Evaluations*：*Annual 1992*：Chicago：American Medical Association：1992 から改変．

する可能性がある．骨格筋弛緩薬であるダントロレン(タントリウム：0.8～2.5 mg/kg，6時間ごと，最大で1日10 mg/kg)は，悪性症候群治療に有効である可能性がある．経口によるダントロレンの投与が可能なときは，1日100～200 mg を投与できる．ブロモクリプチン(1日量20～30 mg を分4で投与)，またはアマンタジンを付加するとよい場合がある．治療は通常，5～10日間は継続する．抗精神病薬治療を再開する場合には，低力価抗精神病薬かセロトニン・ドパミン拮抗薬への切り替えを考慮する．ただし，クロザピン(クロザリル)を含むこれらの薬物も悪性症候群を惹起する可能性はある．

発作閾値

ドパミン受容体拮抗薬は，発作閾値を下げる可能性がある．クロルプロマジン，チオリダジン，および他の低力価抗精神病薬は，高力価抗精神病薬よりも発作誘発作用が強いと考えられている．すでにてんかん性障害や脳病変がある患者の場合，薬物による発作誘発のリスクを考慮しなければならない．

鎮静作用

ヒスタミン H_1 受容体遮断作用は，ドパミン受容体拮抗薬に関連した鎮静作用の主な原因である．クロルプロマジンは，最も鎮静作用の強い定型抗精神病薬である．ドパミン受容体拮抗薬の相対的な鎮静作用を表29.17-3に示した．抗精神病薬を就寝時一括投与することにより，通常鎮静による問題を回避でき，しばしばこの有害作用に対する耐容性が高まる．

中枢性抗コリン作用

中枢性抗コリン作用の症状としては，重症の興奮，時間・人・場所の失見当識，幻覚，けいれん発作，高熱，瞳孔散大がある．昏迷や昏睡に進展することもある．抗コリン性中毒症状の治療は，原因となる薬物の投与中止，頻回の医学的な観察，フィゾスチグミンの投与(2 mg ずつ緩徐に静注，必要な場合には1時間以内に繰り返す)である．フィゾスチグミンの過量投与は危険である．フィゾスチグミンの中毒症状には，流涎や発汗がある．硫酸アトロピン(0.5 mg)により，フィゾスチグミンの効果を回復させることができる．

心臓への影響

ドパミン受容体拮抗薬は，カテコールアミンの血中濃度を上昇させ，心房と心室の伝導時間と不応期を延長す

ることにより，心筋収縮を減少させ，心臓細胞内の酵素収縮性を障害する．低力価ドパミン受容体拮抗薬，特にフェノチアジン系は，高力価ドパミン受容体拮抗薬よりも心毒性が強い．例外はハロペリドールで，静脈内投与時の，異常な不整脈，心室性不整脈，トルサード・ド・ポアンツ（発作性多形性心室頻拍），突然死の発現と関連する．ピモジド，スルピリドとドロペリドール（ブチロフェノン系薬物の1つ）が同じくQTc間隔を延長して，明らかにトルサード・ド・ポアンツと突然死に関連していた．ある研究で，チオリダジンは抗精神病薬内服中突然死した46人のうち28人（61％）に対する原因薬物であったとする報告がある．クロルプロマジンはQTおよびPR間隔延長，T波変形，STの低下を起こす．これらの薬物は他の抗精神病薬が無効であった場合にのみ，適応とされる．

突然死

ドパミン受容体拮抗薬による治療中の心原性突然死の報告が散見されるが，これは不整脈の結果である可能性がある．突然死の他の原因としては，けいれん発作，窒息，悪性高熱，熱中症，悪性症候群などが考えられる．しかし，抗精神病薬の使用に関連した突然死の発生率の全体的増加はないようである．

起立性（姿勢性）低血圧

起立性（姿勢性）低血圧は，低力価薬物，特にクロルプロマジン，チオリダジン，クロルプロチキセンにおいて最も頻度が高い．低力価ドパミン受容体拮抗薬を筋注する際には，患者の血圧を（臥位と立位で）初回投与の前後と治療開始後の最初の2～3日間，測定すべきである．

起立性低血圧はアドレナリン遮断作用によって生じるものであり，治療開始後の最初の2～3日間に最もよくみられる．この有害作用に対する耐性は生じることが多いので，そのことが投与開始量を通常の至適治療量よりも少量にする理由である．稀にではあるが，失神や転倒によってけがをする可能性もある．患者に対しては，起立性低血圧のリスクを警告し，座るか，上半身だけを起こした後にゆっくり起き上がるように指導する．患者は，カフェインやアルコールをすべて避け，1日に少なくとも2Lの水分を摂取するようにする．そして，低血圧に対する治療が行われていないならば，食事中に多くの塩分を加えるべきである．弾性ストッキングも一部の患者には有用な可能性がある．

低血圧がみられた場合，通常は，頭より足を高くして横たわらせ，それから自転車を漕ぐように足を動かすことによって症状に対処できる．重症例では，補液，またはノルアドレナリンのような血管収縮薬が適応となることもある．低血圧は，αアドレナリン遮断作用により生じるので，アドレナリンのαアドレナリン刺激作用も遮断され，βアドレナリン刺激作用のみが影響を受けることなく残る．この結果，アドレナリン投与は逆説的に低血圧の悪化をもたらす．したがって，抗精神病薬誘発性低血圧においては，アドレナリン投与は禁忌とされる．純粋なαアドレナリン昇圧薬であるメタラミノール（Aramine），ノルアドレナリンがこの状態の治療に選択される薬物である．

血液学的作用

白血球数3500程度の一過性の白血球減少症はよくみられるが，深刻な問題ではない．生命にかかわる血液学的問題である無顆粒球症は，ドパミン受容体拮抗薬で治療中の患者1万人あたり約1人に発現する．ドパミン受容体拮抗薬による治療を受けている患者では，血小板減少性紫斑病や非血小板減少性紫斑病，溶血性貧血，汎血球減少症がまれに起こることがある．定期的な全血球算定は必要ではないが，もし患者が咽頭痛と発熱を訴えたならば，重篤な造血機能障害すなわち無顆粒球症の可能性を調べるため，直ちに全血球算定を実施すべきである．血液の数値が低い場合は，ドパミン受容体拮抗薬の投与を中止し，患者を内科へ移送すべきである．この合併症の死亡率は30％にものぼる．

末梢性抗コリン作用

口渇，鼻の乾燥感，視調節障害，便秘，尿貯留，瞳孔散大などの末梢性抗コリン作用はありふれたものであるが，特に低力価ドパミン受容体拮抗薬，例えばクロルプロマジン，チオリダジン，メソリダジンで生じやすい．悪心，嘔吐の症状の出る患者もいる．

便秘は通常の緩下薬で治療する．しかし，重症の便秘は麻痺性イレウスに進展することもある．このような症例では，ドパミン受容体拮抗薬の減量が必要とされるであろう．一過性の軽減効果しかないが，麻痺性イレウスを治療するため，ピロカルピン（サラジェン；訳注：本邦では口腔内乾燥症状に対する効果のみ適応）を使用してもよいであろう．尿貯留のある患者には，ベタネコール（ベサコリン；1日20～40 mg）が有用なことがある．

体重増加は，死亡率や身体疾患罹患率の増加と関連があり，服薬不順守とも関連する．低力価ドパミン受容体拮抗薬は，著しい体重増加を起こしうるが，オランザピンやクロザピンなどのSDAの投与時にみられるものほど著しいものではないようである．モリンドンとおそらくはロキサピンは，体重増加をほとんど起こさないようである．

内分泌系有害作用

下垂体漏斗隆起路におけるドパミン受容体遮断によりプロラクチンの分泌が増加する．その結果，女性では乳房肥大，乳汁漏出，無月経，オルガズム障害が，また男性ではインポテンスが起こりうる．リスペリドンを除くセロトニン・ドパミン受容体拮抗薬は，プロラクチンの血中濃度の上昇とは特に関係はないので，プロラクチン放出の増加により出現した有害作用で苦しんだ経験のあ

る患者には，これらを選択するとよいかもしれない．

性的有害作用

ドパミン受容体拮抗薬を服用している患者は，男性も女性も無オルガズム症とリビドーの低下を経験する可能性がある．抗精神病薬を服用している男性の約50％は，射精および勃起障害を訴える．シルデナフィル（バイアグラ），バルデナフィル（レビトラ），タダラフィル（シアリス）は，向精神薬誘発性オルガズム障害の治療にしばしば用いられるが，ドパミン受容体拮抗薬と併用での研究はされたことがない．特にチオリダジンは，男性患者においてリビドーの低下，逆行性射精を起こすことが知られている．持続性勃起症と痛みを伴うオルガズムもこれまでに報告されているが，ともに α_1 アドレナリン拮抗作用によってもたらされる可能性がある．

皮膚および眼に対する作用

アレルギー性皮膚炎や光線過敏症は，特に低力価ドパミン受容体拮抗薬によって惹起されうる．じんま疹，斑丘疹，点状出血，浮腫性発疹は治療の初期，一般には治療開始後2〜3週間以内に起こり，自然寛解する．重度の日焼けに類似した光線過敏反応も，クロルプロマジン服用患者の一部にみられる．患者に対しては，これらの有害作用について注意を与え，30〜60分以上光に曝露しないようにし，また日焼け止めを使用するよう指導すべきである．クロルプロマジンの長期投与は，日光にさらされた部位の皮膚の灰青色への変色と関連する．皮膚の変化は，しばしば黄褐色や金褐色から始まり，灰青色，金属光沢のある青色，紫色にまで進行する．このような皮膚の変化は別の薬物に変更することで改善する．

非可逆的な網膜の色素沈着は，1日1000mg以上のチオリダジン投与と関連する．この副作用の初期症状は，時に夜間視力の障害による夜間の混乱である場合がある．この色素沈着は，チオリダジンの投与を中止した後にも進行し，最終的には失明に至る．そのために，チオリダジンの推奨最大投与量は1日800mgとされている．

クロルプロマシンを服用している患者に，比較的良性の眼の色素沈着がみられる可能性がある．この色素沈着は，水晶体前方と角膜後方に集中する白茶色の顆粒状沈着物を特徴とするが，これはスリットレンズ検査によってのみ見ることができる．この沈着物は，不透明な白色や黄茶色の顆粒となり，しばしば星型になる．時に，結膜が茶色に変色することがある．これらの患者では，網膜障害はみられず，視力もほとんど損なわれない．この眼の色素沈着は，クロルプロマジンを中止すると徐々に改善する．

黄疸

ドパミン受容体拮抗薬投与中の肝酵素値の上昇は一過性であり，臨床的に重大にはならない傾向がある．クロルプロマジンが初めて臨床導入された当時，閉塞性または胆汁うっ滞性黄疸の症例報告があった．黄疸は通常，治療開始後1か月以内に出現し，初期症状は，上腹部痛，悪心，嘔吐である．これらの症状の出現後，発熱，発疹，好酸球増加症，ビリルビン尿症，血中ビリルヒン値およびアルカリホスファターゼ値の上昇，肝トランスアミナーゼ値の上昇がみられる．現在では，黄疸が報告されることはきわめて稀であるが，出現した場合には，抗精神病薬投与は中止すべきである．

過量服薬

典型的な過量服薬では，ドパミン受容体拮抗薬による有害作用が悪化する．過量服薬の症状には，中枢神経系抑制，錐体外路症状，瞳孔散大，筋硬直，落ち着きのなさ，深部腱反射の低下，頻脈，低血圧症がある．過量服薬時の重篤な症状としては，せん妄，昏睡，呼吸抑制，けいれん発作などがある．ハロペリドールは，過量服薬に関して最も安全な定型抗精神病薬の1つである．過量服薬後に脳波は全般性に徐波化，低電位化する．極度の過量服薬の場合には，せん妄および昏睡状態に陥り，呼吸抑制と低血圧を伴う場合がある．通常，生命を脅かすほどの過量服薬は，アルコールやベンゾジアゼピン系薬物などの他の中枢神経抑制薬を併用した場合に生じる．

過量服薬後すぐの場合には，活性炭を使用し，可能ならば胃洗浄も行うべきである．催吐薬は適応とならない．なぜなら，ドパミン受容体拮抗薬の制吐作用が催吐薬の薬効を阻害するからである．けいれん発作は，ジアゼパム（セルシン）またはフェニトイン（アレビアチン）の静注で治療できる．低血圧症は，アドレナリンではなく，ノルアドレナリンかドパミンで治療する．

妊娠と授乳

妊娠中の抗精神病薬の服用と，新生児における先天奇形の相関は低い．しかし，有益性がリスクを上回らない限り，抗精神病薬は妊娠期間中，特に妊娠の最初の3か月間（第1三半期）においては使用を避けるべきである．低力価抗精神病薬には，低血圧症の可能性があるので，低力価薬よりも高力価薬のほうが好ましい．

ドパミン受容体拮抗薬は，濃度は低いものの母乳中に分泌される．抗精神病薬を服用している女性に対しては授乳しないよう助言すべきである．

薬物相互作用

ドパミン受容体拮抗薬は，数多くの薬物動態学的，薬力学的薬物相互作用を示す（表29.17-4）．CYP2D6は，ドパミン受容体拮抗薬の薬物動態学的相互作用に関与する最も頻度の高い肝アイソザイムである．他の一般的な薬物相互作用は，ドパミン受容体拮抗薬の吸収に影響を及ぼす．

抗精神病薬投与後2時間以内に，制酸薬，活性炭，コ

表 29.17-4 抗精神病薬による薬物相互作用

併用薬物	発症機序	臨床作用
重大な相互作用を有する薬物		
βアドレナリン受容体拮抗薬	相乗的薬理効果を発揮する：抗精神病薬はプロプラノロールの代謝を阻害し，その血中濃度を上昇させる	重篤な低血圧
抗コリン薬	薬力学的作用 相加的な抗コリン作用	抗精神病作用の減弱 抗コリン中毒
バルビツレート	フェノバルビタールは抗精神病薬の代謝を誘導する	抗精神病薬の血中濃度の低下
カルバマゼピン	抗精神病薬の代謝を誘導する	抗精神病薬の血中濃度が最大50%低下
活性炭	抗精神病薬の胃腸管からの吸収を減少させ腸肝循環に吸収させる	抗精神病薬の過量服用，または消化器症状のあるときに抗精神病作用を減弱するか，毒性を引き起こす可能性
喫煙	ミクロソーム酵素の誘導	抗精神病薬の血中濃度を低下
アドレナリン，ノルアドレナリン	抗精神病薬は昇圧作用を阻害する	血圧低下
エタノール	相加的な中枢神経抑制作用	精神運動機能の障害
フルボキサミン	ハロペリドールおよびクロザピンの代謝を抑制する	ハロペリドールおよびクロザピンの血中濃度の上昇
グアネチジン	抗精神病薬はグアネチジンの再取り込みを阻害する	昇圧作用を阻害
リチウム	不明	神経毒性について稀に報告されている
メピリジン	相加的な中枢神経抑制作用	血圧低下および鎮静
軽微，または中等度の相互作用を有する薬物		
アンフェタミン，食欲抑制薬	アンフェタミンの薬理作用の減弱	体重減少作用を減弱させる．アンフェタミンは精神病を悪化させる可能性がある
アンジオテンシン変換酵素阻害薬	相加的な降圧作用	低血圧，体位性の不耐症
アルミニウムを含有する制酸薬	胃腸管において不溶性の物質を形成	抗精神病作用を減弱させる可能性
抗うつ薬，不特定	競合的阻害により抗うつ薬の代謝を低下	抗うつ薬の血中濃度の上昇
ベンゾジアゼピン系薬物	ベンゾジアゼピン系薬物の薬理効果を増強	呼吸抑制，昏迷，低血圧
ブロモクリプチン	抗精神病薬はドパミン受容体刺激作用に拮抗	プロラクチン濃度が上昇
カフェイン含有飲料	抗精神病薬液剤と沈殿物を形成	抗精神病作用を減弱させる可能性
シメチジン	抗精神病薬の吸収およびクリアランスの低下	抗精神病作用を減弱
クロニジン	抗精神病薬はαアドレナリン作用による降圧作用を増強	血圧低下または上昇
ジスルフィラム	抗精神病薬の代謝を阻害	抗精神病薬の血中濃度が上昇
メチルドパ	不明	血圧が上昇
フェニトイン	抗精神病薬の代謝を誘導，フェニトインの代謝は低下	抗精神病薬の血中濃度の低下，フェニトインの血中濃度の上昇
選択的セロトニン再取り込み阻害薬	校正精神病薬の代謝を阻害，薬力学的な相互作用を有する	錐体外路症状の突然の出現
バルプロ酸	抗精神病薬はバルプロ酸の代謝を阻害	バルプロ酸の半減期の延長，血中濃度の上昇

Ereshosky L, Overman GP, Karp JK, Current psychotropic dosing and monitoring guidelines, *Prim Psychiatry*, 1996, 3：21 から許可を得て転載．

レスチラミン（クエストラン），カオリン，ペクチン，シメチジン（タガメット）を服用すると，抗精神病薬の吸収が減少する．抗コリン薬はドパミン受容体拮抗薬の吸収を減少させる可能性がある．ドパミン受容体拮抗薬，抗コリン薬さらに三環系抗うつ薬の抗コリン作用が加わると，抗コリン性中毒を起こすことがある．ジゴキシン（ジゴシン）とステロイドは，ともに胃の運動を抑制し，その結果ドパミン受容体拮抗薬の吸収を増加させる可能性がある．

フェノチアジン系薬物，特にチオリダジンは，フェニトインの代謝を低下させ，フェニトインの血中濃度が中毒域に入ることがある．バルビツレートは，ドパミン受

容体拮抗薬の代謝を増加させる可能性がある.

三環系抗うつ薬およびCYP2D6を阻害する選択的セロトニン再取り込み阻害薬(selective serotonin reuptake inhibitor：SSRI)であるパロキセチン(パキシル)，フルオキセチン(Prozac)，フルボキサミン(ルボックス)には，ドパミン受容体拮抗薬と相互作用があり，これらの双方の血中濃度を上昇させる．これらの薬物の抗コリン作用，鎮静作用，降圧作用も相加的になる可能性がある．

定型抗精神病薬は，αメチルドパ(アルドメット)の降圧作用を阻害することがある．逆に，定型抗精神病薬は，一部の降圧薬に対して相加的に作用することもある．抗精神病薬は，クロニジンの降圧作用にさまざまな影響を及ぼす．プロプラノロール(インデラル)を抗精神病薬と併用すると，双方の血中濃度が上昇する．

ドパミン受容体拮抗薬は，特に呼吸器障害のある患者において，鎮静薬，抗ヒスタミン薬，オピエート，オピオイド，アルコールの中枢神経抑制作用を増強する．これらの薬物をアルコールと併用すると，熱中症のリスクが増大する可能性がある．

喫煙は，定型抗精神病薬の血中濃度を低下させる．アドレナリンは，定型抗精神病薬を服用している患者において逆説的降圧作用をもたらす．定型抗精神病薬は，ワルファリン(ワーファリン)の血中濃度を低下させる可能性があり，その結果，出血時間が短縮する．フェノチアジン系薬物，チオリダジン，ピモジドは，QT間隔を延長させる他の薬物と併用すべきではない．チオリダジンは，CYP2D6を阻害する薬物を服用している患者，CYP2D6の濃度の低下した患者においては禁忌である．

検査値への影響

クロルプロマジンやペルフェナジン(ピーゼットシー)は，免疫学的な妊娠検査において，偽陽性，偽陰性のいずれをも起こしうる．また，(試薬検査ストリップを用いた)ビリルビン値や(エールリッヒ試験検査における)ウロビリノーゲン値も偽って上昇させうる．また，血糖調節系におけるこれらの薬物の影響を反映しているのかもしれないが，これらは糖負荷試験の結果を異常に変える可能性があることもわかっている．さらに，フェノチアジン系薬物は17-ケトステロイドや17-ヒドロキシコルチコステロイドの測定値に影響を及ぼし，フェニルケトン尿症の検査で偽陽性をもたらすことも報告されている．

投与量と臨床指針

ドパミン受容体拮抗薬の使用に対する禁忌事項としては，以下のようなものがある．すなわち，(1)重篤なアレルギー反応の既往，(2)抗精神病薬と相互作用して中枢神経抑制(例えば，アルコール，オピオイド，バルビツレート，ベンゾジアゼピン系薬物)や抗コリン性のせん妄(例えば，スコポラミン，おそらくはフェンシクリジン[phencyclidine：PCP])を引き起こす物質を摂取する可能性，(3)重篤な心臓の異常の存在，(4)けいれん発作の高いリスク，(5)強い抗コリン作用を有する薬物を使用する場合での狭隅角緑内障や前立腺肥大の存在，そして，(6)遅発性ジスキネジアの存在または既往である．抗精神病薬は，肝疾患のある患者には，注意しながら投与すべきである．というのは，肝代謝が障害されている場合には，血中濃度が上昇する可能性があるからである．一般的な検査では，特に40歳以上の女性，30歳以上の男性の場合，白血球分画を含む全血球算定，肝機能検査，心電図検査を施行すべきである．高齢者と小児は，若年成人に比べて有害作用に対する感受性が高いので，それに応じて薬物の投与量を調節すべきである．

患者によって抗精神病薬に対する反応はさまざまな投与量で起こりうる．したがって，どの抗精神病薬にも決められた量というものは存在しない．副作用を考慮して，低用量で開始し，必要に応じて増量するのが臨床的に理にかなった方法である．どの薬物でも，最大効果は4〜6週間，明らかにならないということを忘れてはならない．利用可能なドパミン受容体拮抗薬の剤形と容量を，表29.17-5に示した．

短期治療

ハロペリドール5〜20 mgと等価量の抗精神病薬が，成人患者の急性期に対する適切な投与量である．高齢患者では，ハロペリドール1 mgで効果が得られることがある．1回の注射でクロルプロマジン25 mg以上を投与すると，重篤な低血圧をまねくことがある．抗精神病薬の最高血中濃度には，筋注では約30分で達するのに対して経口では90分である．筋注における薬物の投与量は，経口投与における用量の約半分である．短期治療の場合では，1回目の薬物の投与後1時間は，経過を観察すべきである．その後，効果的な行動のコントロールを得るために，2回目の抗精神病薬を投与したり，鎮静薬(例えば，ベンゾジアゼピン系薬物)を投与する臨床医が多い．用いられる鎮静薬としては，ロラゼパム(ワイパックス)の2 mg筋注や，アモバルビタールの50〜250 mg筋注がある．

急速神経遮断

急速神経遮断(rapid neuroleptization；psychotolysisともいう)とは，患者に確かな鎮静が得られるまで抗精神病薬を1時間ごとに筋注する方法である．しかし，いくつかの調査によれば，抗精神病薬を1回投与した後に数時間ただ待つだけで，反復投与した場合と同様の臨床効果が得られることが示されている．患者が精神病状態にあるときには，暴力的にならないように注意しなければならない．これは患者自身が行動を制御できるようになるまで，鎮静薬を付加したり，一時的に身体拘束を用

表 29.17-5 ドパミン受容体拮抗薬

薬物一般名（商品名）	錠剤 (mg)	カプセル (mg)	液剤	非経口製剤	座剤 (mg)	成人投与量 (mg/日) 急性期治療	成人投与量 (mg/日) 維持治療
クロルプロマジン（コントミン）	10, 25, 50, 100, 200	30, 75, 150, 200, 300	10 mg/5 ml, 30 mg/ml, 100 mg/ml	25 mg/ml	25, 100	100〜1600（経口） 25〜400（筋注）	50〜400（経口）
プロクロルペラジン（ノバミン）	5, 10, 25	10, 15, 30	5 mg/5 ml	5 mg/ml	2.5, 5, 25	15〜200（経口） 40〜80（筋注）	15〜60（経口）
ペルフェナジン（ピーゼットシー）	2, 4, 8, 16	—	16 mg/5 ml	5 mg/ml	—	12〜64（経口） 15〜30（筋注）	8〜24（経口）
トリフロペラジン（Stelazine）	1, 2, 5, 10	—	10 mg/5 ml	2 mg/ml	—	4〜40（経口） 4〜10（筋注）	5〜20（経口）
フルフェナジン（フルメジン）	1, 2.5, 5, 10	—	2.5 mg/5 ml, 5 mg/5 ml	2.5 mg/ml（筋注のみ）	—	2.5〜40.0（経口） 5〜20（筋注）	1.0〜15.0（経口） 12.5〜50（筋注）（毎週または2週に1回）
デカン酸フルフェナジン エナント酸フルフェナジン（フルデカシン）	—	—	—	25 mg/ml	—	—	—
チオリダジン（Mellaril）	10, 15, 25, 50, 100, 150, 200	—	25 mg/5 ml, 100 mg/5 ml, 30 mg/ml, 100 mg/ml	—	—	200〜800（経口）	100〜300（経口）
メソリダジン（Serentil）	10, 25, 50, 100	—	25 mg/ml	25 mg/ml	—	100〜400（経口） 25〜200（筋注）	100〜150（経口）
ハロペリドール（セレネース）	—	—	2 mg/5 ml	5 mg/ml（筋注のみ）	—	5〜20（経口） 12.5〜25（筋注）	1〜10（経口）
デカン酸ハロペリドール	—	—	—	50 mg/ml, 100 mg/ml（筋注のみ）	—	—	25〜200（筋注）（月に1回）
クロルプロチキセン（Taractan）	10, 25, 50, 100	—	100 mg/5 ml（懸濁液）	12.5 mg/ml	—	75〜600（経口） 75〜200（筋注）	50〜400
チオチキセン（Navan）	—	1, 2, 5, 10, 20	5 mg/ml	5 mg/ml 20 mg/ml（筋注のみ）	—	6〜100（経口） 8〜30（筋注）	6〜30
ロキサピン（Loxitane）	—	5, 10, 25, 50	25 mg/5 ml	50 mg/ml	—	20〜250（経口） 20〜75（筋注）	20〜100
モリンドン（Moban）	5, 10, 25, 50, 100	—	20 mg/ml	—	—	50〜225	5〜150
ピモジド（オーラップ）	2	—	—	—	—	0.5〜20	0.5〜5.0

いることによって防止することができる．

初期治療

　精神病症状の回復程度を評価するためには，6週間は必要である．しかし，抗精神病薬による治療により，激越と興奮は通常すぐに改善する．また，病歴の短い患者の約75％では，精神病症状が顕著に改善する．精神病症状は，陽性症状，陰性症状のいずれも，通常は治療開始後3〜12か月は改善し続ける．

　通常の場合，ハロペリドール約5 mg，あるいはクロルプロマジン 300 mg が1日あたりの有効な投与量である．かつては，それ以上の高用量の抗精神病薬が使用されたが，結果としては，さらなる効果が得られず，有害作用が増強することが示唆されている．1日1回投与の場合，睡眠を助け，有害作用の発生を減らすために，通常は就寝時に投与する．しかし，高齢患者における就寝時投与は，夜間，ベッドから出る際の転倒のリスクを増加させる可能性がある．定型抗精神病薬の抗精神病作用が1〜3日続くのに対して，鎮静作用は2〜3時間しか続かない．

間欠的投薬

　薬物を必要に応じて間欠的に処方すること（pro re nata：PRN）が，臨床現場では普通に行われている．このような投与法は，患者が入院した最初の2〜3日間は理にかなっているであろう．抗精神病薬の投与量を増やすことよりも，むしろ服用期間の合計が治療的改善を生み出すのである．入院病棟の臨床医は，スタッフから臨時処方を出せという圧力を感じることがあるかもしれない．臨時処方の指示書には，どの症状に，どのくらいの頻度投与すべきか，毎日何回投与可能かを明記すべきである．臨時処方としては，少量の抗精神病薬（例えば，ハロペリドール 2 mg）を使用するか，代わりにベンゾジアゼピン系薬物（例えば，ロラゼパム 2 mg，筋注）を使用するとよい．治療開始後1週間経過しても抗精神病薬を臨時処方する必要がある場合には，抗精神病薬の1日投与量の増量を考えたくなるであろう．

維持治療

　通常精神病症状の軽快後の最初の3〜6か月は安定期と考えられる．安定期の後は，最少有効用量が見いだされるまで6か月ごとに，約20％ずつ抗精神病薬を減量できる．通常，初回の精神病エピソードの後1〜2年間は，抗精神病薬による維持治療が行われる．2回目の精神病エピソードの後は，5年間にわたって抗精神病薬が投与されることが多く，3回目の精神病エピソードの後は，6〜12か月ごとに1日投与量の減量が試みられるであろうが，生涯にわたっての維持治療が考慮される．

　抗精神病薬は，精神病症状を制御するのに有効であるが，患者は服用していない方が調子よく感じられるために，薬を中止したいと言う場合がある．患者と推持治療について話し合い，患者の希望，病気の重症度，患者の支援システムの質を考慮しなければならない．抗精神病薬の増量や服薬順守を頻回にモニタリングする必要が生じるような，今後起こりうるストレス因子を予測するために，患者の生活について十分に知るよう努めることが賢明である．

長時間作用型（持効性）デポ抗精神病薬

　持効性剤は，服薬順守の問題を克服するために必要とされることがある．この筋注製剤は通常，1〜4週ごとに1回注射する．

　米国では，フルフェナジンの2つの持効性注射剤（デガン酸とエナント酸）とデカン酸ハロペリドールが使用可能である．これらのデポ剤は，大きな筋肉組織領域に筋注して用いられ，注射部位から血中に緩徐に吸収される．デカン酸製剤は吸収がより遅いので，エナント酸製剤よりも少ない頻度で投与できる．デポ剤与開始前に同じ薬物の経口製剤で症状の安定を得る必要があるわけではないが，重篤な錐体外路症状やアレルギー反応のような有害作用の可能性を評価するために，最低1回経口投与を試すのはよい方法である．

　フルフェナジン製剤ならば 12.5 mg（0.5 mL），デガン酸ハロペリドールならば 25 mg（0.5 mL）で開始するのがよいであろう．次の2〜4週で精神症状が出現した場合は，患者に臨時に経口投与を併用するか，少量の付加的持効性注射剤投与を行うこともできる．3〜4週後には，最初の投与期間に投与された総投与量に相当する量まで持効性注射剤を増量することができる．

　低用量で持効性注射剤治療を開始する理由は，治療開始時は製剤の吸収速度がより速いため，恐ろしい体験であるジストニアのエピソードが出現することがあるからである．ジストニアを経験すると，服薬順守の低下をまねく．一部の臨床家は，開始当初のこれらの問題を避けるため，患者が持効性注射剤治療を開始する前に3〜7日間薬物を中止し，ごく少量の持効性注射剤（フルフェナジンは 3.125 mg，ハロペリドールは 6.25 mg）を数日おきに投与することで始める．

血中濃度

　遺伝学的個人差と他の薬物との薬物動態学的相互作用が，抗精神病薬の代謝に影響を及ぼす．もし，患者に抗精神病薬を4〜6週間投与しても改善がもたらされない場合は，可能ならば，抗精神病薬の血中濃度を測定すべきである．患者が，特定の投与量の抗精神病薬を，その薬の半減期の5倍以上の期間服用した後，すなわち，血中濃度が定常状態に到達した後であれば，血中濃度の測定は役に立つ可能性がある．血中濃度測定のための検体は，最低血中濃度となる時間，すなわち，毎日の服用時の直前に採取するのが標準的である．最後の服用から少なくとも12時間経過してからが普通であるが，20〜24

時間経過後に採取するのが最も一般的である．しかし，実際は，ほとんどの抗精神病薬は明瞭な用量-反応曲線をとらない．最もよく研究されているハロペリドールは，2～15 ng/mL の範囲に有効治療域があるようである．その他の抗精神病薬では，クロルプロマジンが 30～100 ng/mL，ペルフェナジンが 0.8～2.4 ng/mL の範囲に有効治療域があることが示されている．

治療抵抗性の患者

残念なことであるが，統合失調症患者の 10～35% は，抗精神病薬によって十分な治療効果を得ることができない．2つの薬理学的分類から選択した2種類以上の抗精神病薬による治療を十分に行ったにもかかわらず治療に成功しなかった場合のことを，治療抵抗性という．そのような治療抵抗性患者では，血中濃度を測定することが有用である．というのは，その患者が抗精神病薬の代謝能低下者（slow metabolizer）や代謝能亢進者（rapid metabolizer），あるいは薬物を服用していない可能性があるためである．クロザピンは，複数のドパミン受容体拮抗薬に反応しない患者に使用した場合に有効であることが確証されている．

補助的治療

ドパミン受容体拮抗薬と他の向精神薬との併用治療は，有害作用を治療するために，あるいはさらに精神病症状の改善を得るためにごく普通に行われている．最も普通に行われているのは，リチウムや他の気分安定薬，SSRI，ベンゾジアゼピン系薬物との併用である．かつて抗うつ薬は，統合失調症患者の精神病症状を悪化させると考えられていた．おそらく，そのような現象は，統合失調症と誤診されていた双極性障害の患者にみられる現象だったのであろう．実際には，抗うつ薬が統合失調症患者の抑うつ症状を改善することを示唆する証拠が豊富に存在する．一部の症例ではあるが，引きこもりや情意鈍麻が持続している患者に対して，ドパミン受容体拮抗薬にアンフェタミンを付加することもありうる．

薬物の選択

急性期精神病症状治療における明らかな薬効と，また抗パーキンソン病薬の予防投与が急性運動異常を予防し軽減するので，ドパミン受容体拮抗薬は（特に，短期治療において）今なお価値のある薬物と考えられる．新規抗精神病薬の単剤治療と比較して，ドパミン受容体拮抗薬と抗パーキンソン病薬の併用処方は，経費面で相当の優位性がある．ドパミン受容体拮抗薬によって惹起される遅発性ジスキネジアは，ドパミン受容体拮抗薬の長期投与を行ううえでの重大な障害になる．しかし，セロトニン・ドパミン受容体拮抗薬が全く遅発性ジスキネジアのリスクをもたないかという点については，まだ明らかではない．したがって，ドパミン受容体拮抗薬は，今なお精神科治療において重要な役割を果たしている．あるドパミン受容体拮抗薬から他のドパミン受容体拮抗薬に切り替えても問題ないかどうかは予測できない．その理由は説明困難であるが，一部の患者はあるドパミン受容体拮抗薬より別のドパミン受容体拮抗薬のほうに良好に反応することがある．特定のドパミン受容体拮抗薬の選択は，その薬物の既知の有害作用の特徴に基づいて行うべきである．薬物の費用における明らかな優位性を別にすると，現時点で治療薬選択は，セロトニン・ドパミン受容体拮抗薬であろう．ドパミン受容体拮抗薬の方が好ましいようであれば，かなり強い神経学的有害作用を有するとしても，高力価抗精神病薬の方が好まれる．これは主に，低力価抗精神病薬では，心症状，低血圧，てんかん原性，性的問題，アレルギーなどの他の有害作用の発生率が高いからである．鎮静を目的とするならば，低力価抗精神病薬を分割して処方するか，ベンゾジアゼピン系薬物を併用投与することができる．

初めて抗精神病薬を投与した際の不快な反応（落ち着かないような主観的な感覚，過鎮静，急性ジストニア）は，将来の治療反応性不良と服薬順守不良の予測因子となる．抗パーキンソン病薬の予防投与は，このような反応を予防する可能性がある．一般に，臨床医は，どの薬物が使用されているかにかかわらず，重大な副作用および上述の有害事象について十分注意すべきである．

参考文献

Cameron K, Kolanos R, Vekariya R, De Felice L, Glennon RA. "Mephedrone and methylenedioxypyrovalerone (MDPV), major constituents of "bath salts," produce opposite effects at the human dopamine transporter": Erratum. *Psychopharmacology*. 2013;227(3):501.

Dean AC, Groman SM, Morales AM, London ED. An evaluation of the evidence that methamphetamine abuse causes cognitive decline in humans. *Neuropsychopharmacology*. 2013;38(2):259–274.

Jones PB, Barnes TR, Davies L, Dunn G; Lloyd H. Randomized controlled trial of the effect on quality of life of second- vs first-generation antipsychotic drugs in schizophrenia: Cost Utility of the Latest Antipsychotic Drugs in Schizophrenia Study (CUtLASS 1). *Arch Gen Psychiatry*. 2006;63:1079.

Leucht S, Cores C, Arbter D, Engel R, Li C, Davis J. Second-generation versus first-generation antipsychotic drugs for schizophrenia: A meta-analysis. *Lancet*. 2009;373:31.

Leucht S, Pitschel-Walz G, Abraham D, Kissling W. Efficacy and extrapyramidal side-effects of the new antipsychotics olanzapine, quetiapine, risperidone, and sertindole compared to conventional antipsychotics and placebo. A meta-analysis of randomized controlled trials. *Schizophr Res*. 1999;35(1):51.

Lieberman JA, Stroup TS, McEvoy JP, Swartz MS, Rosenheck RA. Clinical Antipsychotic Trials of Intervention Effectiveness (CATIE) investigators. *N Engl J Med*. 2005;353:1209.

Marder SR, Essock SM, Miller AL, Buchanan RW, Davis JM. The Mount Sinai conference on the pharmacotherapy of schizophrenia. *Schizophr Bull*. 2002;28(1):5.

Pacciardi B, Mauri M, Cargioli C, Belli S, Cotugno B, Di Paolo L, Pini S. Issues in the management of acute agitation: how much current guidelines consider safety? *Front Psychiatry*. 2013;4:26.

Smith RC, Segman RH, Golcer-Dubner T, Pavlov V, Lerer B. Allelic variation in ApoC3, ApoA5 and LPL genes and first and second generation antipsychotic effects on serum lipids in patients with schizophrenia. *Pharmacogenomics J*. 2008;8:228.

van Kammen DP, Hurford I, Marder SR. First-generation antipsychotics. In: Sadock BJ, Sadock VA, Ruiz P, eds. *Kaplan & Sadock's Comprehensive Textbook of Psychiatry*. 9th ed. Vol. 2. Philadelphia: Lippincott Williams & Wilkins; 2009:3105.

Wu B-J, Chen H-K, Lee S-M. Do atypical antipsychotics really enhance smoking reduction more than typical ones? The effects of antipsychotics on smoking reduction in patients with schizophrenia. *J Clin Psychopharmacol*. 2013;33(3):319–328.

29.18 ラモトリギン

ラモトリギン（ラミクタール）は、抗けいれん薬として葉酸拮抗薬の探索研究の成果として開発された。ラモトリギンはいくつかのてんかんの動物モデルで効果があるとわかり、抗てんかん薬として開発され、そして1995年に米国で部分発作の補助薬として上市された。初期の市販後の広範な臨床経験からは、発疹のリスクを除けば多様な神経学的、精神的な病態において良好な忍容性が示された。その後、二重盲検プラセボ比較試験において、ラモトリギンは、非盲検試験で有効性が確認された神経学的および精神医学的状態のすべてではないがいくつかにおいて有用であることが明らかとなった。これにより、ラモトリギンは双極性障害の維持療法における効果が明らかとなり、2003年に双極Ⅰ型障害の維持療法薬として認められた。ラモトリギンは同じく急性双極性うつ病で有益な可能性をもつようにみえた、しかし、効果の大きさはプラセボ群と比較して一貫して優れた成績をもたらすほどではなかった。そのためラモトリギンは急性双極性うつ病の治療の承認を得られなかった。同様に、限られたデータからはラモトリギンが急速交替型の双極性障害において有用である可能性が示唆された。また、ラモトリギンは急性躁病については主要な介入法として効率的ではなかった。このようなことから、ラモトリギンは、双極性障害の抑うつエピソードに最大限の効果を与える可能性があるという意味で「下から気分を安定させる」薬物として位置づけられている。

薬理学的作用

ラモトリギンは完全に吸収され、生体利用率は98%であり、定常状態における血漿半減期は25時間である。しかし、その代謝速度は併用薬物により6倍以上の幅で変化する。投与量は、1日2回の維持投与量まで徐々に増量する。食物は吸収には影響を及ぼさず、55%が血中で蛋白質と結合し、ラモトリギンの94%とその不活性代謝産物は尿中に排泄される。ラモトリギンのより明らかになっている生化学的作用の中には、電位依存性ナトリウムチャンネルの遮断があり、その結果としてグルタミン酸やアスパラギン酸の放出を調節し、さらに軽度ながらカルシウムチャンネルへの作用ももつ。ラモトリギンは、おそらくセロトニン再取り込み阻害作用を通して、セロトニンの血中濃度をわずかに上昇させる。また、セロトニン $5-HT_3$ 受容体の弱い阻害作用をもっている。

治療適応

双極性障害

ラモトリギンは双極性障害の治療に使用され、抑うつエピソードと躁病エピソードの間隔を延長させる可能性がある。病相延長の効果は躁病エピソードよりも、抑うつエピソードにより効果的である。また同様に、急速交替型双極性障害の治療薬としても効果的である。

その他の適応

境界性パーソナリティ障害や、さまざまな疼痛症候群（pain syndrome）においても有効であるという報告がある。

注意点と有害反応

ラモトリギンは、非常に耐容性の高い薬物である。鎮静や体重増加、その他の代謝作用がないという特徴は注目に値する。有害作用で最も頻度が高いのは、眩暈感、運動失調、傾眠、頭痛、複視、かすみ目、悪心であるが、概ね穏やかである。認知障害や関節あるいは背部痛の事例報告もよくある。

発疹は頻度が高く、時に非常に重篤になるため、懸念材料となる。ラモトリギンを開始した患者の約8%で、最初の4か月に良性の斑丘疹が出現する。発疹が出現した場合には、投与を中止すべきである。（カラー口絵の図29.18-1参照）。基本的には良性の発疹であるが、症例によっては、スティーブンス−ジョンソン症候群や、中毒性表皮壊死症の初期徴候に相応する可能性がある。発疹の出現か、発熱やリンパ節炎などの過敏性反応の出現に対応してすみやかにラモトリギンを中止したとしても、引き続いて生命を脅かす発疹の出現や、永続的な皮膚の障害を防ぐことができない場合もある。

重篤な発疹の出現率については、データによりさまざまである。ラモトリギン単独で治療を開始した成人の0.08%で重篤な発疹がみられ、補助薬として使用された場合は、成人の0.13%で認められたとする報告もいくつかある。ドイツでの診療データでは、発疹のリスクは5000人に1人程度と推測されている。どのような型の発疹であっても、投与を即座に中止する必要がある。

推奨された投与開始量よりも多いか、増量スピードが上回るかした場合に、発疹の出現が増加する傾向があることがわかっている。バルプロ酸との併用もリスクを上昇させるので、できるなら併用は避けるべきである。バルプロ酸を使用しているなら、より控えめに投与量を設定する。小児や16歳以下の青年では、ラモトリギンによる発疹がより起こりやすい。患者が4日以上連続してラモトリギンを服用しなかった後には、これまで服用していなかったように投与開始量から始め、漸増していく必要がある。

血中濃度

ラモトリギンの血中濃度と、抗けいれん作用および双極性障害への治療効果との間の明確な相関はない。血中

濃度測定は，有害作用の出現を予測するためには有用ではない．

薬物相互作用

ラモトリギンは，他の抗けいれん薬などとの間に，有意で特徴のある薬物相互作用がある．ラモトリギンの薬物相互作用として最も重大なものは，バルプロ酸との併用により，ラモトリギンの血中濃度が2倍にまでなることである．逆に，ラモトリギンは，バルプロ酸の血中濃度を約25％低下させる．セルトラリンもラモトリギンの血中濃度を上昇させるが，バルプロ酸で生じるほどではない．ラモトリギンの血中濃度は，カルバマゼピン，フェニトイン，フェノバルビタールとの併用で40〜50％低下する．他の抗けいれん薬との併用は，ラモトリギンの最高血中濃度に達する時間と血中半減期に複雑な影響を及ぼす．

検査値への影響

ラモトリギンは，どのような検査結果へも影響を及ぼさない．

投与量と投与法

ラモトリギンが双極性障害の治療薬として認可された臨床試験では，1日200 mgを超える量の投与で効果が増強することはなかった．ほとんどの患者は，1日100〜200 mgの間で服用すべきである．てんかんでは1日2回投与されるが，双極性障害では1日1回投与も可能である．その場合の投与時間は，患者が薬物の活性や鎮静作用を感じるかどうかにより，朝でも夕でもよい．

ラモトリギンには，刻み目のない25 mg錠，100 mg錠，150 mg錠，200 mg錠がある．ラモトリギンの投与量を決める最も大きな要因は，発疹のリスクを最小にすることである．ラモトリギンは16歳以下では使用すべきではない．バルプロ酸はラモトリギンの排泄を著しく遅らせるので，これら2つの薬物を併用する際には，十分に時間をかけた増量，調節が必要である（表29.18-1）．腎機能障害のある者に対しては，より少ない維持量を目指すべきである．どのような型の発疹でも，即座にラモトリギンを中止する必要がある．ラモトリギンは，一般には2週間にわたって徐々に中止すべきであるが，発疹が現れた場合は1〜2日で中止する．

ラモトリギン口腔内崩壊錠（Lamictal ODT）は飲み込むことが容易にできない患者のために利用できる．口腔内崩壊する剤形で利用できる唯一の抗てんかん薬である．これは，25 mg，50 mg，100 mg，および200 mgの容量で利用可能で，ラモトリギン錠剤の投与量と一致する．2 mg，5 mg，25 mgの口腔内崩壊錠（噛み砕いて分散性）も利用できる．

 表29.18-1 ラモトリギンの投与量（mg/日）

	1〜2週	3〜4週	4〜5週
ラモトリギン単独	25	50	100〜200（最大500）
ラモトリギン＋カルバマゼピン	50	100	200〜500（最大700）
ラモトリギン＋バルプロ酸	25（1日おき）	25	50〜200（最大200）

参考文献

Calabrese JR, Huffman RF, White RL. Lamotrigine in the acute treatment of bipolar depression: Results of five double-blind, placebo-controlled clinical trials. *Bipolar Disord.* 2008;10:323.

Delvendahl I, Lindemann H, Heidegger T, Normann C, Ziemann U, Mall V. Effects of lamotrigine on human motor cortex plasticity. *Clin Neurophysiol.* 2013;124(1):148–153.

Geddes JR, Calabrese JR, Goodwin GM. Lamotrigine for treatment of bipolar depression: Independent meta-analysis and meta-regression of individual patient data from five randomised trials. *Br J Psychiatry.* 2009;194:4.

Goldberg JF, Bowden CL, Calabrese JR. Six-month prospective life charting of mood symptoms with lamotrigine monotherapy versus placebo in rapid cycling bipolar disorder. *Biol Psychiatry.* 2008;63:125.

Ishioka M, Yasui-Furukori N, Hashimoto K, Sugawara N. Neuroleptic malignant syndrome induced by lamotrigine. *Clin Neuropharmacol.* 2013;36(4):131–132.

Ketter TA, Brooks JO, Hoblyn JC. Effectiveness of lamotrigine in bipolar disorder in a clinical setting. *J Psychiatr Res.* 2008;43:13.

Ketter TA, Greist JH, Graham JA, Roberts JN, Thompson TR. The effect of dermatologic precautions on the incidence of rash with addition of lamotrigine in the treatment of bipolar I disorder: A randomized trial. *J Clin Psychiatry.* 2006;67(3):400.

Ketter TA, Wang PW. Lamotrigine In: Sadock BJ, Sadock VA, Ruiz P, eds. *Kaplan & Sadock's Comprehensive Textbook of Psychiatry.* 9th ed. Vol. 2. Philadelphia: Lippincott Williams & Wilkins; 2009:3127.

Kozaric-Kovacic D, Eterovic M. Lamotrigine abolished aggression in a patient with treatment-resistant posttraumatic stress disorder. *Clin Neuropharmacol.* 2013;36(3):94–95.

Kremer I, Vass A, Gorelik I, Bar G, Blanaru M, Javitt DC. Placebo-controlled trial of lamotrigine added to conventional and atypical antipsychotics in schizophrenia. *Biol Psychiatry.* 2004;56(6):441.

Merideth CH. A single-center, double-blind, placebo-controlled evaluation of lamotrigine in the treatment of obesity in adults. *J Clin Psychiatry.* 2006;67(2):258.

Suppes T, Marangell LB, Bernstein IH A single blind comparison of lithium and lamotrigine for the treatment of bipolar II depression. *J Affect Disord.* 2008;111:334.

Tiihonen J, Hallikainen T, Ryynanen OP, Repo-Tiihonen E, Kotilainen I. Lamotrigine in treatment-resistant schizophrenia: A randomized placebo-controlled crossover trial. *Biol Psychiatry.* 2003;54(11):1241.

Trankner A, Sander C, Schonknecht P. A critical review of the recent literature and selected therapy guidelines since 2006 on the use of lamotrigine in bipolar disorder. *Neuropsychiatr Dis Treat.* 2013;9:101–111.

Tritt K, Nickel C, Lahmann C, Leiberich PK, Rother WK. Lamotrigine treatment of aggression in female borderline-patients: A randomized, double-blind, placebo-controlled study. *J Psychopharmacol.* 2005;19(3):287.

Zoccali R, Muscatello MR, Bruno A, Cambria R, Mico U. The effect of lamotrigine augmentation of clozapine in a sample of treatment-resistant schizophrenic patients: A double-blind, placebo-controlled study. *Schizophr Res.* 2007;93(1–3):109.

29.19 リチウム

リチウムの躁病の治療と躁うつ病の予防に対する効果は，1950年代の初頭にオーストラリアの精神科医であるケイド（John F. J. Cade）の研究によって明らかにされた．米国では当初その有毒性に対する懸念があったためなかなか受入れられず，1960年代に入ってから徐々に使

用されるようになっていった．FDA は 1970 年まで躁状態に対するリチウムの適応を認めていなかった．1974 年 FDA がリチウムに関して認めた適応は，躁病の既往がある患者に対する維持療法のみであった．数10年に渡り，リチウムは急性躁病と躁病の維持療法の両者に適応を有する唯一の薬物であった．リチウムは，うつ病治療の補助薬としても用いられている．

リチウム（Li）は元素周期表で IA 属アルカリ金属に分類される1価のイオンで，同じ属にはナトリウム，カリウム，ルビジウム，セシウム，フランシウムがある．リチウムは自然界には ^6Li（7.42％）と ^7Li（92.58％）の2つの同位体として存在している．後者は磁気共鳴スペクトロスコピーにおいて画像化に用いられる．1597 mg の炭酸リチウムには，約 300 mg のリチウムが含まれている．米国で用いられているリチウムのほとんどはチリとアルゼンチンの乾燥湖で採掘されている．

薬理学的作用

リチウムは経口摂取後直ちに完全に吸収され，通常の製剤では1～1.5 時間，徐放製剤では4～4.5 時間で血中濃度が最大となる．リチウムは血漿蛋白とは結合せず，代謝を受けず，腎から排泄される．血中半減期は，投薬開始直後は 1.3 日であるが，1年以上服薬を続けた患者では約 2.4 日になる．血液脳関門の通過は緩徐であり，そのため過量服薬が単回であれば，必ずしも中毒を起こすとは限らず，一方長期に渡る服用によって出現した中毒症状の回復には時間がかかる．消失半減期は若年成人では 18～24 時間であるが，小児ではより短く，高齢者ではより長い．腎機能障害があると，腎でのクリアランスが低下する．定期的な服用開始後5～7日で血中濃度は定常状態に達する．肥満はリチウムのクリアランスを促進する．妊娠中のリチウム排泄は複雑で，妊娠中は排泄が増加しているが，出産後は低下する．リチウムは乳汁中に分泌されるが，便や汗への分泌はわずかである．甲状腺と腎のリチウム濃度は，血清濃度よりも高い．

リチウムが気分を安定化する機序についてはまだ明らかではない点が多い．イオン輸送の変化による神経伝達物質，神経ペプチドへの影響，シグナル伝達系，セカンドメッセンジャー系への作用などの仮説がある．

治療適応

双極 I 型障害

躁病エピソード リチウムは双極 I 型障害の患者の約 80％で躁病エピソードの改善および再発予防効果がある．それよりもやや割合は落ちるが，躁うつ混合エピソード，急速交代型双極性障害，脳症における気分変動にも改善をもたらす．リチウムの効果発現は比較的遅く，抗躁効果が出現するまで1～3週間を要する．そのため治療開始後数週間は，ベンゾジアゼピン系薬物や，ドパミン受容体阻害薬（dopamine receptor antagonist：DRA），セロトニン・ドパミン阻害薬（serotonin-dopamine antagonist：SDA），バルプロ酸などを併用することが多い．混合性躁病，不機嫌躁病，急速交代型，物質乱用の併存，脳器質障害を伴うもの，などに対しては典型的な躁病よりも反応は悪い．

双極性うつ病 リチウムは双極 I 型障害におけるうつ病に有効であり，重症の抑うつ障害への付加薬としても効果を発揮する．バルプロ酸（デパケン）やカルバマゼピン（テグレトール）によるリチウム療法への増強は，忍容性にすぐれ急激な躁転のリスクが少ない．

リチウムの維持療法を行っている患者で抑うつエピソードが出現した際には，リチウム誘発性甲状腺機能低下症，物質乱用，リチウムの怠薬などを鑑別する．このような場合の対処法としては，リチウム濃度の上昇を図ること（1 mEq/l から 1.2 mEq/l まで），甲状腺機能が正常な患者でもあっても甲状腺ホルモンの追加を行うこと（リオチロニン［チロナミン］1 日 25 μg など），バルプロ酸やカルバマゼピンによる増強を行うこと，抗うつ薬の慎重投与，電気けいれん療法などがある．急性期の抑うつエピソードが改善した場合，臨床上の問題がなければリチウム療法以外の療法は漸減し，単剤療法に戻す．

維持療法 リチウムを用いた維持療法により，躁うつ両エピソード，頻度，重症度，エピソードの持続期間のいずれもが明らかに減少する．リチウムの予防効果は，躁病エピソードに対するものの方が，抑うつエピソードに対するものより若干優れている．そのためうつ病に対しては，継続的ないしは一時的な抗うつ薬による補充戦略が必要になることがある．リチウムの維持療法は，躁であれうつであれ，双極 I 型障害の初回エピソード後ではほぼ常に適応となり，青年期の初回エピソード後および双極 I 型障害の家族歴のある患者でも適応が検討される．他にもリチウムの維持療法が適しているのは，支援態勢が乏しい患者，誘因なく初回エピソードが出現した患者，自殺のリスクが高い患者，突然初回エピソードが出現した患者，初回エピソードが躁病であった患者などである．研究によれば，リチウムにより双極 I 型障害の自殺率は6～7分の1に低下する．リチウムは気分循環症の患者にも有効である．

初回の躁病エピソード後にリチウムの維持療法を導入するのが合理的であることを示唆するさまざまな報告が存在する．第1に，双極性障害では，躁病エピソードが起これば起こるほど，次の躁病エピソードを起こしやすくなる．第2に，リチウムへの反応が良好な患者がリチウムを中止すると，再燃のリスクが 28 倍高まる．第3に，当初はリチウムに良好な反応を示していた患者でも，服用を中止した後に再燃したエピソードに対しては，リチウムの治療効果は以前よりも低下する．リチウムによる維持療法は，多くの場合続けているうちに治療効果が高まっていき，死亡率は低下する．このためリチウムによる治療を開始してはじめのうちに躁やうつのエピソード

が出現したとしても，必ずしもリチウム治療がうまくいっていないと捉える必要はない．その一方，なかには数年にわたって奏効していたリチウム単独による維持療法の効果が減じることもある．そのような場合にはカルバマゼピンかバルプロ酸による補充療法が有効であることが多い．

リチウムの維持量は血中濃度で調整されるが，急性期の必要量よりは低めでよい．リチウムを突然断薬すると，躁またはうつ病エピソード再発リスクが高まるので，投与を中止する場合にはゆっくりと漸減してから中止する．

うつ病

リチウムはうつ病の長期治療に有効であるが，その効果は抗うつ薬には及ばない．うつ病治療におけるリチウムの主な役割は，抗うつ薬のみでの治療が奏効しなかった患者に対する補助療法である．抗うつ薬への反応が乏しい非反応群の患者のうち，50〜60％が，1日3回300 mgのリチウムの追加投与に反応を示す．追加投与後数日で反応がみられる患者もいるが，通常は効果の判定に数週間を要する．リチウム単剤は，実は双極I型障害であるが，躁病エピソードが出現したことのない患者の抑うつ症状に有効である可能性がある．また，周期性が目立つうつ病の患者ではリチウムは有効であると報告されている．

統合失調感情障害と統合失調症

双極性型，うつ病型のいずれであっても，感情障害が目立つ統合失調感情障害の患者では，精神病症状が目立つ患者よりもリチウムの反応がよい．統合失調感情障害ではSDAとDRAが治療に用いられるが，リチウムは増強療法として用いられる．SDAとDRAに付加するリチウムの増強療法は，感情障害が出現していない統合失調感情障害の患者に対しても有効なことがある．何らかの理由で抗精神病薬を服用できない統合失調症の患者で，リチウム単剤療法が奏効することもある．

他の適応

長年に渡り，精神科領域の疾患やその他の領域の疾患に対するリチウムの効果について多くの報告が行われてきた（表29.19-1，表29.19-2）．これらに対するリチウムの有効性と安全性は確立されていない．リチウムには気分への効果とは別に，攻撃性を緩和する効果がある．そのため統合失調症で攻撃的な患者，暴力的な受刑者，素行症や攻撃性のある小児，攻撃性や自傷癖のある精神遅滞（DSM-IV）の患者などに対しリチウムが用いられることがある．

注意点と有害反応

リチウムを服用している患者の8割以上に何らかの副作用がある．血中濃度のモニタリングにより有害作用の発生リスクを最小限にすることや，それが生じた際には適切な薬理学的対処を行うことが重要である．よくみられる有害作用を表29.19-3に示した．副作用の発生率と重症度を減らすにあたっては，患者教育が重要な役割を果たす．身体の水分と電解質の量が変化すると，リチウムの排泄が影響を受け，その結果血中濃度が増減するということを患者はよく理解していなければならない．急激な食習慣の変更などによるナトリウムの過剰摂取は，リチウム濃度を低下させる．一方一時的なダイエットなどで摂取ナトリウムが少なすぎるとリチウム濃度は上昇し，時に中毒域に達することがある．激しい発汗などで身体の水分が減ると，脱水となりリチウム中毒に陥ることがある．多くの薬物がリチウム濃度に影響を与えるので，他の医師から処方を受ける場合はリチウムを服用していることを伝えなければならない．

心臓への影響

リチウムは心電図上全般的な緩徐化，周波数スペクトラムの拡張，背景律動の増強・変調を起こす．特に心血管系障害のある患者に徐脈や不整脈が起こりやすい．稀ではあるが，もともとあったが発症していなかったブルガダ症候群（時に致死的転帰を取ることもある遺伝性心疾患）が，リチウムによって顕在化してしまうことがある．そのため，重篤な異常心拍やその他の症状（重症なめまい，失神，息切れ）が出現したら直ちに精査をしなければならない．また，リチウムを投与する前には，心臓の状態を調べ，原因不明の失神の既往歴，心疾患や45歳以前の突然死の家族歴がないかを確認する．

消化器系への影響

悪心，食思不振，嘔吐，下痢などの消化器系の症状は，リチウムを分割投与することや食事と一緒に服用すること，剤形を変えるなどによって防ぐことができる．最も下痢を起こしにくい剤形は，クエン酸リチウムである．リチウム製剤の中には，乳糖を含有するものもあり，乳糖不耐症の患者が下痢をすることがある．下部消化管での薬物吸収が不良で下痢を起こしている場合は，徐放性剤を用いることで下痢を減らすことができる．リチウムによる下痢には，ロペラミド（ロペミン），次サリチル酸ビスマス（bismuth subsalicylate），アトロピン・ジフェノキシラート合剤（diphenoxylate with atropine）などの止瀉薬が奏効する．

体重増加

リチウムは炭水化物の代謝に詳細不明だが何らかの影響を与えることによって体重増加を起こす．リチウムによる甲状腺機能低下症，浮腫，口渇を癒すための清涼飲料やジュースの過剰摂取などによっても体重増加は起こる．

表 29.19-1 精神科領域でのリチウムの使用

かつて使用された疾患
　痛風性躁病
効果が確立されている疾患（米国食品医薬品局[FDA]が承認）
　躁病エピソード
　維持療法
比較的効果が確立されている疾患
　双極Ⅰ型障害
　抑うつエピソード
　双極Ⅱ型障害
　急速交代型双極Ⅰ型障害
　気分循環性障害
　うつ病
　急性うつ病（補強薬として）
　維持療法
　統合失調感情障害
特定の対象について有効性が証明されている疾患
　統合失調症
　攻撃性（間欠的），爆発的行動，自傷
　小児期，青年期の素行症
　知的障害
　認知障害
　囚人
報告はあるが，有効性は確立していないか有効性に疑問のある疾患
　アルコールおよび他の物質関連障害
　コカイン乱用
　躁病の特徴を伴う物質誘発性気分障害
強迫症
恐怖症
心的外傷後ストレス障害
注意欠如・多動症
摂食障害
　神経性やせ症
　神経性過食症
衝動制御障害
クライネ-レビン症候群
一般身体疾患による精神疾患（躁病の特徴を伴う一般身体疾患による気分障害など）
周期性カタトニア
周期性過眠症
パーソナリティ障害（反社会性，境界性，情緒不安定性，統合失調型など）
月経前不快気分障害
性機能障害
服装倒錯症
露出症
病的過剰性欲

表 29.19-2 精神科領域以外でのリチウムの使用[a]

かつて使用された疾患
　痛風，その他の尿酸性疾患の素因
　けいれん（抗けいれん薬として臭化リチウムが使用された）
神経疾患
　てんかん
　頭痛（慢性群発性，睡眠時，偏頭痛，特に周期性）
　メニエール病（比較対照試験による検討はなされていない）
　運動障害疾患
　ハンチントン病
　レボドパ誘発性多動症
　パーキンソン病での on-off 現象（比較対照試験では無動は減ったが，ジスキネジアの悪化が散見された）
　痙性斜頸
　遅発性ジスキネジア（比較対照試験による検討はなされておらず，偽性パーキンソニズムの報告がある）
　トゥレット症
　疼痛（顔面痛症候群，肩疼痛症候群，線維筋痛症）
　周期性麻痺（高カリウム性ではなく，低カリウム，高マグネシウム性）
血液疾患
　再生不良性貧血
　がんの化学療法，放射線療法による血液障害
　好中球減少症（心血管障害の既往がある患者では突然死のリスクが高まるとの報告がある）
　薬剤性好中球減少症（カルバマゼピン，抗精神病薬，免疫抑制剤，ジドブジンなどによる）
　フェルティ症候群
　白血病
内分泌疾患
　甲状腺がん（放射性ヨウ素に追加して）
　甲状腺中毒症
　抗利尿ホルモン分泌異常症
心血管系障害
　不整脈（動物実験のデータ）
皮膚疾患
　性器ヘルペス（比較対照試験で局所使用および経口投与の効果が確認されている）
　湿疹性皮膚炎
　脂漏性皮膚炎（比較対照試験で効果が確認されている）
消化器疾患
　周期性嘔吐
　胃潰瘍
　膵臓性コレラ
　潰瘍性大腸炎
呼吸器系疾患
　ぜん息（比較対照試験での検討はなされていない）
　嚢胞性線維症
その他
　ウシ痙性麻痺

[a] 上記の使用はいずれも実験的なもので，FDA の承認を得たものではない．これらの使用法についての報告は議論が多く，中には比較対照試験で否定的な所見が出ているものがあり，そして有害作用の可能性を報告したものもある．

表 29.19-3　リチウムの有害作用

神経学的作用
　良性で非中毒性のもの：不機嫌症，自発性の低下，反応時間の遅延，記憶障害
　振戦：姿勢性，時に錐体外路性
　中毒性：粗大振戦，構音障害，運動失調，神経筋易刺激性，けいれん発作，昏睡，死
　その他：末梢神経障害，良性頭蓋内圧亢進，重症筋無力症様症候群，創造性の変化，発作閾値の低下
内分泌系作用
　甲状腺：腺腫，甲状腺機能低下症，眼球突出，甲状腺機能亢進症（稀）
　副甲状腺：副甲状腺機能亢進症，アデノーマ
心血管系作用
　良性の T 波変化，洞結節機能障害
腎臓系作用
　尿濃縮能低下，組織学的変化，多尿（腎性尿崩症），糸球体濾過率の低下，ネフローゼ症候群，尿細管アシドーシス
皮膚科的作用
　座瘡，脱毛，苔癬，紅潮
消化器的作用
　食思不振，悪心，嘔吐，下痢
その他
　炭水化物代謝の変化，体重増加，水分貯留

神経学的影響

振戦　リチウムによる体位性振戦は，8〜12 ヘルツで，手を伸ばしたときの特に指先や，細かい作業をしている際に顕著に認められる．この振戦は，リチウムの分割投与，徐放剤の使用，カフェイン摂取の制限，併用薬物の再検討，合併する不安の治療を行うことなどで改善することができる．β ブロッカーであるプロプラノロール 30〜120 mg の分割投与や，1 日量 50〜250 mg のプリミドン（マイソリン）が振戦に有効であることが多い．低カリウム血症ではカリウムを補充すると振戦が改善する．重篤な振戦が認められた場合は，リチウム中毒を疑い精査する必要がある．

認知機能への影響　リチウムにより不快気分，自発性低下，反応時間の延長，記憶障害などが起きることがある．これらの症状は怠薬の原因となるので，注意が必要である．また，これらの症状が認められた時には，うつ病，甲状腺機能低下症，他の疾患や他の薬物によるものなどとの鑑別診断を行う．患者によっては時間が経つと易疲労感や認知機能障害は軽快するという．

その他の神経学的影響　あまり多くはないが，軽度のパーキンソニズムや，運動失調，構音障害が起こることがあり，そのうち後者 2 つはリチウム中毒の場合もある．リチウムは稀に末梢神経障害や良性頭蓋内圧亢進症（偽性脳腫瘍），重症筋無力症様の症状，けいれん発作リスクの上昇を引き起こす．

腎臓への影響

最も頻繁にみられるリチウムの有害作用は多尿で，そのために多飲も起こる．リチウム服用者の 25〜35％で起こり，1 日尿量は 3 リットルを越すこともある（通常は 1〜2 リットル）．多尿は，リチウムの抗利尿ホルモンへの拮抗作用によるもので，そのために利尿が促進される．多尿が深刻な場合は，腎機能を評価がするとともに 24 時間蓄尿を行い，クレアチニンクリアランスを測定し経過観察する．治療のため補液，最低有効量までのリチウムの減量，1 日 1 回投与への変更などを行う．サイアザイド系利尿薬やカリウム保持性利尿薬，例えばアミロライド（Midamor），スピノロラクトン（アルダクトン A），トリアムテレン（トリテレン），アミロライド・ヒドロクロロチアジド合剤（amiloride-hydrochlorothiazide）などを用いることもある．利尿剤はリチウムを体内に残留させることがあるので，投与前 5 日間リチウム投与量を半減する必要がある．

稀ではあるが腎臓への最も重篤な有害作用は，非特異的な腎間質線維症で，10 年以上リチウムを服用し続けた場合に起きることがある．糸球体濾過率が徐々に減少して血中クレアチニンの増加をもたらし，ごく稀に腎不全にいたる．またリチウムにより，時にネフローゼ症候群や，遠位尿細管性アシドーシスが起きることがある．リチウムによる腎臓の病理変化としては，腎性微小嚢胞の出現がある．長期的なリチウム投与によって 2 次的に発生するこの微小嚢胞は，腎生検をしなくても磁気共鳴画像（magnetic resonance imaging：MRI）によって描出することができる．リチウムを服用している患者は半年ごとに血中クレアチニン，尿検査，24 時間尿量の検査が行われることが望ましい．クレアチニンの上昇が認められた場合，より頻繁な検査を行い，MRI の実施も検討する．

甲状腺への影響

リチウムは循環中の甲状腺ホルモン濃度を低下させる作用をもつが，通常は良性で一過性である．報告によれば，リチウム療法により甲状腺腫（5％），良性で可逆的な眼球突出，甲状腺機能亢進症，甲状腺機能低下症（7〜10％）が起こるとされる．リチウムによる甲状腺機能低下症は男性（4.5％）より女性（14％）に多い．女性では治療を開始して最初の 2 年間に発症リスクが最も高い．リチウムで治療中の双極性障害で，急速交代型に発展した患者では，甲状腺機能低下症の発症頻度が 2 倍になる．長期にわたってリチウム治療を続けている患者の約半数で甲状腺刺激ホルモン放出ホルモン反応の異常，約 30％で甲状腺刺激ホルモン（thyroid-stimulating hormone：TSH）濃度の高値が認められる．甲状腺機能低下症の症状がある場合には，レボチロキシン（チラージン）補充療法の適応となる．明らかな甲状腺機能低下症の症状が認められなくても，TSH 濃度が非常に高い場合はレボチ

ロキシンによる治療を行うこともある．リチウムを服用している患者では，半年から1年に1回はTSH濃度を測定する．リチウム治療中に抑うつエピソードが出現した際には，リチウムによる甲状腺機能低下症を考慮しなければならない．

心臓への影響

リチウムによる心臓への影響は，低カリウム血症における心電図変化と類似している．これは，心筋細胞内のカリウムがリチウムに置換されることによって起きる．心電図変化でよくみられるのは，T波の平坦化または逆転である．この変化は良性で，リチウムが排泄されると消失する．

リチウムは洞結節のペースメーカー作用を抑制するため，洞調律不全や心ブロック，失神を起こすことがある．そのためリチウムは洞不全症候群の患者には禁忌である．稀ではあるが心室性不整脈，うっ血性心不全がみられることがある．リチウムの心毒性は，減塩食を摂取している患者，ある種の利尿薬やアンジオテンシン転換酵素阻害薬（angiotensin converting enzyme inhibitor：ACEI）を服用している患者，電解質異常のある患者，腎不全のある患者では顕著に現れる．

皮膚への影響

リチウムの皮膚への影響は用量依存的である．痊瘡状，小胞状，斑状丘疹状の発疹や，前脛骨部潰瘍，乾癬の悪化などがある．乾癬や痊瘡状発疹の悪化のため，リチウムを中止せざるを得ないこともある．脱毛の報告もある．これらの症状の多くは，リチウムの剤形を変更したり，通常の皮膚科的治療で軽快する．痊瘡の治療のためテトラサイクリン（アクロマイシン）を使用することがあるが，同剤はリチウムの体内貯留を増加することがあるので，血中濃度のモニタリングが必要となる．

リチウム中毒と過量服用

リチウム中毒の初期症状はさまざまであるが，神経学的所見としては，粗大振戦，構音障害，運動失調があり，消化器症状，心血管系の所見，腎機能障害なども起こる．中毒が進行すると意識障害，筋れん縮，ミオクローヌス，けいれん発作，昏睡などが起きる．表29.19-4にリチウム中毒の諸症状を示した．中毒に陥る危険因子としては，過量服用，腎機能障害，減塩食，薬物相互作用，脱水などがある．高齢者は血中リチウム濃度の上昇に敏感に反応しやすい．血中濃度が高いほど，また持続時間が長いほど，リチウム中毒の症状は重篤になる．

リチウム中毒は医学的緊急事態であり，永続的な神経損傷や死に至るリスクがある．中毒に陥った場合（表29.19-5），リチウムは中止し，脱水の治療を行う．未吸収のリチウムは，ポリスチレンスルホン酸ナトリウム（ケイキサレート）か，ポリエチレングリコール溶液（polyethylene glycol solution）を投与することにより腸管から

表 29.19-4 リチウム中毒の徴候と症状

1. 軽度から中等度の中毒（リチウム濃度 1.5～2.0 mEq/l）
   - 消化器系　嘔吐
   　　　　　　腹痛
   　　　　　　口渇
   - 神経系　　運動失調
   　　　　　　めまい
   　　　　　　不明瞭発語
   　　　　　　眼振
   　　　　　　傾眠，または興奮
   　　　　　　筋力低下
2. 中等度から重度の中毒（リチウム濃度 2.0～2.5 mEq/L）
   - 消化器系　食思不振
   　　　　　　持続性の悪心，嘔吐
   - 神経系　　霧視
   　　　　　　線維束性収縮
   　　　　　　間代性筋運動障害
   　　　　　　深部腱反射亢進
   　　　　　　舞踏病様不随意運動
   　　　　　　けいれん
   　　　　　　せん妄
   　　　　　　失神
   　　　　　　脳波変化
   　　　　　　昏迷
   　　　　　　昏睡
   　　　　　　循環不全（血圧低下，心臓不整脈，伝導異常）
3. 重度リチウム中毒（リチウム濃度＞2.5 mEq/L）
   - 全般性けいれん
   - 乏尿，腎不全
   - 死亡

表 29.19-5 リチウム中毒への対応

1. 主治医に連絡を取る，または病院の救急外来を受診
2. リチウム服用は中止する
3. バイタルサイン，そして精神科的症状の精査を含めた神経学的検査
4. 血中リチウム濃度，血清電解質，腎機能，心電図
5. 催吐，胃洗浄，活性炭による吸着
6. リチウム濃度が4.0 mEq/l以上の場合は血液透析

除去することができるが，活性炭は無効である．1回に多量に服用した場合，リチウムは胃腸内で薬塊を形成することがあり，この場合は口径の太い管を用いた胃洗浄で除去できる．強制利尿の効果については定見がない．重症の場合は，血液透析で血中の過剰なリチウムを速やかに除去することができる．透析後，組織から血中へリチウムが再分布して血中濃度が再び上昇することがあり，再透析を要することもある．リチウムは血液脳関門の通過が遅いため，血中からリチウムが排泄されても神経学的所見の改善が数日間遅れることがある．

青年期

　青年期の患者でもリチウムの血中濃度動態は一般成人と同様である．体重増加と痤瘡が問題になることがある．

高齢者

　リチウムは高齢者にとっても安全で効果的な薬物である．ただし高齢者の場合には，合併する他の病気，腎機能の低下，リチウム排泄に影響のある食餌療法などの問題がある上に，一般に加齢に伴ってリチウムへの感受性が亢進するため，注意を要することが多い．高齢者では低用量から投与を開始し，用量の変更頻度は若年者より少なくする．吸収と排泄のバランスがとれて血中濃度が定常状態に達したと判断するまでの時間も長めに取る．

妊婦

　胎児奇形のリスクがあるため，妊娠第1三半期ではリチウム投与は避ける．心血管系の形成不全が最も多く，とりわけ三尖弁の異常であるエブスタイン奇形が多い．リチウムに曝露した胎児がエブスタイン奇形を発症するリスクは1000人に1人の割合で，これは一般胎児の20倍である．胎児心奇形は，超音波検査で評価可能である．リチウムによる奇形発生リスク（4～12％）は，一般人におけるリスク（2～3％）より高いが，バルプロ酸やカルバマゼピンによるリスクよりは低い．妊娠中もリチウムを続ける場合には，用量は最低有効量とする．妊娠期間中リチウム濃度のモニタリングは頻繁に行う必要があるが，出産直後数日間で腎機能が正常に戻ることにより，腎からのリチウム排泄が著しく低下するため，特にこの時期のモニタリングは重要である．十分な水分補給により，出産に伴うリチウム中毒のリスクを下げることができる．リチウムによる病状悪化の予防は，産褥期に入ったすべての双極性障害の女性に対し推奨される．リチウムは母乳中に分泌されるので，授乳中の女性には，予想されるリスクと有益性を十分に検討してから投与を行う．乳児のリチウム中毒の徴候は傾眠，チアノーゼ，反射異常，時に肝腫大がある．

その他の影響

　リチウムは糖尿病の患者には慎重に投与し，糖尿病性ケトアシドーシスに陥らないよう注意深く血糖値をモニタリングする．良性で可逆的な白血球減少がよくみられる．脱水，衰弱，内科疾患のある患者は有害作用や中毒が起こりやすい．

薬物相互作用

　表29.19-6にリチウムの薬物相互作用のまとめを示した．

　リチウムは，DRAとよく併用される．この組み合わせは通常は安全であるが，高用量のDRAとリチウムの組み合わせは，相乗的にリチウムによる神経学的副作用と抗精神病薬による錐体外路症状を増大させる．脳炎を発症した報告もある．

　リチウムとカルバマゼピン，ラモトリギン，バルプロ酸，クロナゼパムの組み合わせは，リチウムの血中濃度を高め，リチウムによる神経学的副作用を悪化させることがある．このような併用を行う場合は，通常よりも少なめの用量で投与を開始し，徐々に増量する．躁病の治療において薬物を変更する場合は，十分な注意を払った上で変更中の併用期間をなるべく短くする．

　利尿薬（サイアザイド系，カリウム保持性利尿薬など）のほとんどがリチウムの濃度を上昇させるので，利尿剤を中止する際にはリチウムの服用量を増やす必要が生じる場合がある．一方浸透圧性利尿薬やループ利尿薬，炭酸脱水素酵素阻害薬，キサンチン類（カフェインなど）は，リチウム濃度を低下させ，有効治療域以下になることもある．ACEIはリチウム濃度を上昇させることがあるが，AT1 アンギオテンシンⅡ受容体阻害薬であるロサルタン（ニューロタン）とイルベサルタン（アバプロ）はリチウム濃度に影響を与えない．非ステロイド性抗炎症薬（nonsteroidal anti-inflammatory drug：NSAID）はリチウムの体内からの排出を減らし，血中濃度を上げる場合がある．そのような可能性があるNSAIDは，インドメタシン（Indocin），フェニルブタゾン（Azolid），ジクロフェナク（ボルタレン），ケトプロフェン（Orudis），オキシフェンブタゾン（Oxalid），イブプロフェン（Motrin），ピロキシカム（Feldene），ナプロキセン（Naprosyn）などである．アスピリンとスリンダク（クリノリル）はリチウム濃度に影響しない．

　リチウムとクエチアピン（セロクエル）を併用すると傾眠が出現することがあるが，それ以外の面では忍容性が高い．リチウムとジプラシドンの併用により振戦の出現頻度がわずかに上昇する．リチウムとカルシウムチャンネルブロッカーを併用すると，致死的な神経毒性が現れることがあるので避ける．

　リチウムを服用している患者に電気けいれん療法を施行する場合は，せん妄を避けるため2日前から服用を中断する．

検査値への影響

　リチウム自体はどの検査値にも影響を与えないが，リチウムが誘発する検査値への影響として，白血球増多，サイロキシン低下，血清カルシウムの上昇などがある．リチウム・ヘパリン抗凝固採血管を用いて採血すると，リチウム濃度が誤って高く測定される．

投与量と臨床指針

治療開始時の検査

　リチウム治療を開始する前に，一般臨床検査と身体診

表 29.19-6　リチウムの薬物相互作用

薬物の種類	作用
抗精神病薬	脳症，錐体外路症状の悪化，悪性症候群発症の報告がある
	赤血球数変動，リチウム濃度・抗精神病薬濃度変動ありとの報告もあるが一貫しない
抗うつ薬	高力価 SSRI との併用でセロトニン症候群様の症状が出たとの報告が散見
抗けいれん薬	カルバマゼピンやバルプロ酸との間に薬理学的な相互作用はないが，カルバマゼピンの併用で神経毒性が現れたとの報告がある
	併用療法は治療抵抗性疾患に効果がある
NSAID（非ステロイド抗炎症薬）	腎リチウムクリアランスが低下し血中濃度が上昇することがある
	中毒の報告がある（アスピリンを除く）
利尿薬	
サイアザイド系利尿薬	腎リチウムクリアランスが低下し血中濃度が上昇が確認されており，中毒例も報告されている
カリウム保持性利尿薬	リチウム血中濃度が上昇するとの報告がある
ループ利尿薬	腎リチウムクリアランスに影響なし（血中濃度上昇の報告はある）
浸透圧利尿薬（マンニトール，尿素）	腎リチウムクリアランスが上昇し，血中濃度が低下する
キサンチン類（アミノフィリン，カフェイン，テオフィリン）	腎リチウムクリアランスが上昇し，血中濃度が低下する
炭酸脱水酵素阻害薬（アセタゾラミド）	腎リチウムクリアランスが上昇
ACEI（アンジオテンシン変換酵素阻害薬）	腎リチウムクリアランスが低下し血中濃度が上昇，中毒となった報告がある
カルシウムチャンネル阻害薬	神経毒性の報告があるが，薬物動態に及ぼす相互作用はない
その他	
サクシニルコリン	神経筋遮断が遷延するとの報告がある
パンクロニウム	
メトロニダゾル	リチウム血中濃度が上昇
メチルドパ	神経毒性の報告がわずかにある
重曹	腎リチウムクリアランスが上昇
ヨウ化物	抗甲状腺作用を増強
プロプラノロール	リチウムによる振戦に対して使用するが，リチウム血中濃度をわずかに上昇させることがある

察を行う．検査は，クレアチン（腎機能障害が疑われる場合には，24 時間蓄尿による尿クレアチニン測定を行う），電解質，甲状腺機能（TSH，T_3，T_4），CBC，ECG などであり，妊娠可能な女性には妊娠検査も行う．

推奨用量

リチウムの剤形は，炭酸リチウムが，即時放出型カプセルの 150 mg，300 mg，600 mg と錠剤の 300 mg，徐放カプセルの 450 mg，クエン酸リチウムのシロップ 8 mEq/5 ml がある（訳注：本邦では 100 mg，200 mg 錠のみ）．

多くの成人の場合，300 mg 錠 1 日 3 回を初期投与量とする．高齢者や腎機能障害のある患者の場合は，300 mg 錠 1 日 1〜2 回とする．定常状態では 1 日 900〜1200 mg の服用で，0.6〜1.0 mEq/l の治療域の血中濃度が得られ，1 日 1200〜1800 mg の服用で 0.8〜1.2 mEq/l の濃度が得られる．維持用量は，1 日 2〜3 回通常の製剤を服用するか，それに相当する用量の徐放性剤を 1 日 1 回服用する．リチウムを分割投与することにより胃部不快感が減り，一度に高濃度に達することを防げる．リチウムを中止する際には，躁病の早期再発リスクを最小限にし，再発の徴候を見逃さないために，徐々に減量することが望ましい．

血中濃度のモニタリング

血中リチウム濃度の定期的な測定は患者ケアの基本であるが，その際には入念な臨床判断を下さなければならない．血中濃度が 0.5〜1.5 mEq/l の治療域に入っているのを確認しただけでは，血中濃度 1.5 mEq/l 以下でも起こりうる中毒の徴候を見過ごしてしまう恐れがある．臨床的なリチウム中毒は，特に高齢者では，いわゆる治療域の血中濃度でも出現することが度々記載されている．

定期的なリチウム血中濃度のモニタリングは必須である．血中濃度は 2〜6 か月に一度は測定するが，中毒の徴候がある場合，用量を調節している場合，服薬が遵守されていないと思われる場合などはこの限りではない．このような場合，血中濃度は毎週測定する．投与前の基準

心電図を測定することも必須で，年に1回は心電図を記録する．

血中濃度の測定は，定常状態に達した後（通常は定期服用開始5日以降）に行い，できれば1日2〜3回の服用で，最後の服用から12時間（±30分）以降に採血する．最終服用12時間後で比べると，徐放性剤を服用している患者では，通常製剤を服用している患者に比べ，血中濃度が約30%高い．現在参照されているデータはリチウムの分割服用に基づいて得られたものであるため，治療当初に至適用量を検討する際には，通常の錠剤の1日2回以上投与で開始する．血中濃度変動の要因としては，ナトリウムの摂取量，気分の状態，活動性，姿勢，採血管選択の誤りなどがある．

リチウム・ヘパリン抗凝固採血管を用いた場合（1 mEq/lほど偽性上昇がみられる）や，リチウム測定用電極が劣化していた場合（0.5 mEq/l程度の誤差が出る）などでは，血中濃度の検査結果が臨床症状と合致しないことがある．いったん1日服用量が決められたら，1日1回投与の徐放剤に変更するのもよい．

躁病に対する有効血中濃度は1.0〜1.5 mEq/lで，1日投与量1800 mgに相当する．維持療法での推奨濃度は0.4〜0.8 mEq/lで，通常1日900〜1200 mgの服用で得られる．リチウム濃度が1.5 mEq/lに達しても治療効果が得られないが，中毒の徴候もない場合がわずかながらある．このような患者に対しては，血中濃度が1.5 mEq/lを上回るような用量を投与することがある．一方，0.4 mEq/lより低い濃度で維持されている患者もいる．そのような場合，患者による個人差を考慮し「数字ではなく患者を診よ」との格言に従うべきである．

米国のリチウム製剤の添付文書には，躁病に対する有効血中濃度は1.0〜1.5 mEq/l（通常1日炭酸リチウム1800 mgで到達する），長期の維持療法では0.6〜1.2 mEq/l（通常1日炭酸リチウム900〜1200 mgで到達する）と記載されている．服用量と血中濃度の関係は，患者によって大きなばらつきがある．1.5 mEq/lより高い濃度では，治療効果よりも中毒のリスクが強く懸念されることが普通であるが，稀には通常より高い血中濃度を必要とし忍容性もある患者もいる．

治療有効血中濃度の下限を定めるにあたって考慮すべきことがらについては議論がある．3年間におよぶ前向き研究の結果から，リチウムの血中濃度が0.4〜0.6 mEq/L（平均0.54）であった患者群では，血中濃度が0.8〜1.0 mEq/L（平均0.83）であった患者群に比べ，病状再燃のリスクが2.6倍に増えていたことが明らかとなった．一方，血中濃度が高いと有害作用の頻度は増え，薬剤への忍容性は低下する．

有害作用が出現しはじめる血中濃度に達して2週間しても治療反応が得られない場合は，1，2週間かけてリチウムを漸減し，他の気分安定薬を使用する．

表29.19-7 リチウム服用者への説明

リチウムはあなたの病気に非常に有効な薬です．しかし，正しく服用し，定期的な検査を受けなければ，効果が薄れたりからだに害が現れたりもします．ですから，以下のことをよく理解することが大切です．

服用量
- リチウムは主治医の指示通りの量を正しく飲んで下さい．処方量より多く飲んだり，少なく飲んだりしてはいけません．
- 主治医に相談せずに飲むのをやめてはいけません．
- もし飲み忘れたのに気づいたら，すぐに飲んで下さい．ただし次の薬の時間まで，4時間以下（徐放剤の場合は6時間以下）しかなかったら，忘れた薬は飲まなくてもいいです．
- 忘れた分の薬をまとめて飲んではいけません．

血液検査
- 血液検査の予定をしっかりと守りましょう．
- 検査は面倒で不快なものですが，リチウムを飲んでいる間は，リチウムの血中濃度，甲状腺機能，腎臓機能の検査が必要です．
- 血中濃度を調べる時には，その12時間前に薬を飲みましょう．

他の薬との飲み合わせ
- 主治医に相談せずに他の処方薬を飲んだり，薬局で買った薬を飲んだりしてはいけません．
- イブプロフェン（イブ）やナプロキセン（ナイキサン）のような薬でも，飲むとリチウムの血中濃度が大きく上昇することがあります．

食べ物と飲み物
- 急に食べ物や飲み物を変えてはいけません．もしダイエットをするのなら，血液検査の回数を増やすことがあります．
- カフェインやアルコールは，尿の量をふやしてリチウムの濃度が下がることがあります．
- リチウムをのんでいる間は，毎日水を2〜3リットル飲み，塩分量はふだん通りにしましょう．
- 減塩食を始めたり止めたりする時は，主治医に伝えて下さい．

起こるかもしれないこと
- 激しい運動や病気で汗を沢山かいたり，吐いたり下痢をしたりすると，リチウムの血中濃度に影響があるかもしれませんので，主治医に報告して下さい．
- 吐き気，便秘，震え，しょっちゅう口が渇く，頻尿，体重増加，手足の腫れがあったら主治医に言って下さい．
- かすみ目，錯乱，食欲不振，下痢，嘔吐，筋肉に力が入らない，眠気，震え呂律がまわらない，めまい，ふらふらする，失禁，けいれんなどは重い中毒症状かもしれませんので，すぐに病院に知らせて下さい．

患者教育

リチウムの治療係数は小さく，さまざま要因で安全で治療上有効な血中濃度と副作用や中毒を起こす血中濃度のバランスが崩れる．そのためリチウムを服用する患者

には，中毒の徴候や症状，血中濃度に影響を与える要因，検査をいつどのように行うか，医師との定期的なコミュニケーションの重要性などについての教育を十分に行わなければならない．リチウムの血中濃度は，高温や運動による発汗，広く処方されているACEI（アンジオテンシン変換酵素阻害薬）やNSAID（非ステロイド抗炎症薬）などのわずかな要因で大きく変動する．患者は，病状が安定していることや，副作用を感じることなどを理由に服薬をやめてしまうことがある．患者には，自己中断や服薬方法の変更をしないよう説得しなければならない．表29.19-7に患者への重要な説明事項を示した．

参考文献

Bauer M, Grof P, Müller-Oerlinghausen B. *Lithium in Neuropsychiatry: The Comprehensive Guide.* Oxon, UK: Informa UK; 2006.

Bearden CE, Thompson PM, Dalwani M, Hayashi KM, Lee AD. Greater cortical gray matter density in lithium-treated patients with bipolar disorder. *Biol Psychiatry.* 2007;62:7.

Cipriani A, Hawton K, Stockton S, Geddes JR. Lithium in the prevention of suicide in mood disorders: updated systematic review and meta-analysis. *BMJ* 2013; 346: f3646.

Cohen LS, Friedman JM, Jefferson JW, Johnson EM, Weiner ML. A reevaluation of risk of in utero exposure to lithium. *JAMA.* 1994;271:146.

Collins J, McFarland B. Divalproex, lithium and suicide among medicaid patients with bipolar disorder. *J Affect Dis.* 2008;107:23.

Cousins DA, Aribisala B, Ferrier I, Blamire AM. Lithium, gray matter, and magnetic resonance imaging signal. *Biol Psychiatry.* 2013;73(7):652–657.

Einat H, Manji HK. Cellular plasticity cascades: Genes-to-behavior pathways in animal models of bipolar disorder. *Biol Psychiatry.* 2006;59:1160.

Geddes JR, Burgess S, Hawton K, Jamison K, Goodwin GM. Long-term lithium therapy for bipolar disorder: Systematic review and meta-analysis of randomized controlled trials. *Am J Psychiatry.* 2004;161:217.

Goodwin FK, Jamison KR. *Manic-Depressive Illness.* 2nd ed. New York: Oxford University Press; 2007.

Goodwin GM, Bowden CL, Calabrese JR, Grunze H, Kasper S. A pooled analysis of 2 placebo-controlled 18-month trials of lamotrigine and lithium maintenance in bipolar I disorder. *J Clin Psychiatry.* 2004;65:432.

Harwood AJ. Lithium and bipolar mood disorder: The inositol-depletion hypothesis revisited. *Mol Psychiatry.* 2005;10:117.

Jefferson JW, Greist JH. Lithium. In: Sadock BJ, Sadock VA, Ruiz P, eds. *Kaplan & Sadock's Comprehensive Textbook of Psychiatry.* 9th ed. Vol. 2. Philadelphia: Lippincott Williams & Wilkins; 2009:3132

Livingston C, Rampes H. Lithium: A review of its metabolic adverse effects. *J Psychopharmacol.* 2006;20:347.

McClellan J, Kowatch R, Findling RL, Work Group on Quality Issues. Practice parameter for the assessment and treatment of children and adolescents with bipolar disorder. *J Am Acad Child Adolesc Psychiatry.* 2007;46:107.

Raedler TJ, Wiedemann K. Lithium-induced nephropathies. *Psychopharmacol Bull.* 2007;40:134.

Rowe MK, Wiest C, Chuang D-M. GSK-3 is a viable potential target for therapeutic intervention in bipolar disorder. *Neurosci Biobehav Rev.* 2007;31:920.

Shaltiel G, Chen G, Manji HK. Neurotrophic signaling cascades in the pathophysiology and treatment of bipolar disorder. *Curr Opin Pharmacol.* 2007;7:22.

Sienaert P, Geeraerts I, Wyckaert S. How to initiate lithium therapy: A systematic review of dose estimation and level prediction methods. *J Affect Dis.* 2013; 146(1):15–33.

Viguera AC, Newport DJ, Ritchie J, Stowe Z, Whitfield T. Lithium in breast milk and nursing infants: Clinical implications. *Am J Psychiatry.* 2007;164:342.

Waring WS. Management of lithium toxicity. *Toxicol Rev.* 2006;25:221.

Yatham LN, Kennedy SH, O'Donovan C, Parikh S, MacQueen G. Canadian network for mood and anxiety treatments (CANMAT) guidelines for the management of patients with bipolar disorder; consensus and controversies. *Bipolar Disord.* 2005;7:5.

29.20 メラトニン作動薬：ラメルテオンとメラトニン

米国では2つのメラトニン受容体作動薬が市販されている．(1)メラトニンは，さまざまな調合の栄養補助食品として健康食品販売店で入手可能であり，米国食品医薬品局（Food and Drug Administration：FDA）による規制の対象外である．そして(2)ラメルテオン（ロゼレム）は，入眠困難を特徴とする不眠症に対する治療薬としてFDAにより承認されている．外来性のメラトニンもラメルテオンも，ともに中枢のメラトニン受容体に作用することによって効果を発揮すると考えられている．

ラメルテオン

ラメルテオン（ロゼレム）は入眠困難を特徴とする不眠症の治療に用いられるメラトニン受容体作動薬である．ベンゾジアゼピンとは異なり，ラメルテオンはγアミノ酪酸（γ-aminobutyric acid：GABA）受容体複合体に対してほとんど結合親和性を示さない．

薬理学的作用

ラメルテオンは，基本的にはメラトニンの睡眠促進特性を模倣し，脳内のメラトニンMT1およびMT2受容体に対する高い親和性を有する．これらの受容体は，身体の睡眠-覚醒サイクルの調節において重要な意味をもつと考えられている．

ラメルテオンは4～64 mgの用量の範囲では，速やかに吸収され，そして排泄される．最大血漿中濃度（C_{max}）には投与後約45分で到達し，消失半減期は，1～2.6時間である．ラメルテオンの全吸収量は少なくとも84％であるが，大部分が初回通過効果によって代謝されるため，生物学的利用能は約2％となる．ラメルテオンは，主としてチトクロームP450（CYP）1A2の経路を介して代謝され，主に尿中に排泄される．この化合物は半減期が短いため，1日1回の投与を繰り返しても，体内に蓄積されることはないと考えられる．

治療適応

ラメルテオンは入眠困難を特徴とする不眠症の治療薬としてFDAにより承認された．適応外使用の可能性としては，主に時差ぼけ（jet lag），睡眠相後退症候群，交代勤務睡眠障害など，概日リズム障害への応用が中心となっている．

臨床試験や動物試験においては，退薬の影響による反跳性不眠の徴候は認められていない．

注意点と有害反応

ラメルテオンの最も一般的な副作用は頭痛である．その他の副作用としては，眠気，倦怠感，めまい，不眠症の悪化，うつ病，悪心，下痢などが起こりうる．重度の肝機能障害のある患者に使用してはならない．重度の睡眠時無呼吸症候群，または重度の慢性閉塞性肺疾患の患者にも推奨されない．女性ではプロラクチン濃度が上昇する可能性がある．もし授乳中の母親や妊婦に使用する

のであれば，注意すべきである．

ラメルテオンは，時に血中コルチゾールやテストステロンを減少させ，プロラクチンを増加させることが知られている．女性患者では，月経停止，乳汁分泌，性欲減退，および不妊の問題について観察が必要である．小児におけるラメルテオンの安全性と有効性は確立されていない．

薬物相互作用

ラメルテオンの肝代謝に関与する主要なアイソザイムはCYP1A2である．したがって，フルボキサミン（ルボックス）や，その他のCYP1A2阻害薬は，ラメルテオンの副作用を増強するおそれがある．

ラメルテオンは，CYP1A2阻害薬，ケトコナゾールなどの強力なCYP3A4阻害薬，およびフルコナゾール（ジフルカン）などの強力なCYP2C阻害薬を服用している患者では慎重に投与すべきである．ラメルテオンは，オメプラゾール，テオフィリン，デキストロメトルファン，ミダゾラム，ジゴキシン，ワルファリンとの同時投与においては，臨床的に意味のある相互作用は認められていない．

投与量と臨床指針

ラメルテオンの通常の用法・用量は，8 mgを就寝前30分以内に服用する．高脂肪の食事と同時に，またその直後には服用すべきでない．

メラトニン

メラトニン（N-アセチル-5-メトキシトリプタミン）は，松果体において，主に夜間に産生されるホルモンである．摂取されたメラトニンは，哺乳動物の脳内のメラトニン結合部位に到達し，結合し，そして高用量で使用した場合には眠気をもたらす．メラトニンは，サプリメントとして入手可能であり，医薬品ではない．不眠症，時差ぼけ，および交代勤務に関連する睡眠障害などの治療におけるメラトニンの有効性に関しては，適切な対照を置いた比較臨床試験はほとんど施行されていない．

薬理学的作用

メラトニンの分泌は，暗さによって刺激され，光によって阻害される．メラトニンは，天然にはアミノ酸であるトリプトファンから合成される．トリプトファンは，まずセロトニンに変換され，そして最終的にメラトニンに変換される．視床下部の視交叉上核（SCN）には，メラトニン受容体が存在する．メラトニンは，おそらくSCNに直接作用して概日リズムに影響を与え，そのことが，時差ぼけや睡眠障害に関連している．メラトニンは，松果体だけでなく，網膜と消化管においても産生されている．

メラトニンの消失半減期は，0.5～6分間と非常に短い．血漿中濃度は，投与量と内因性リズムに相関する．メラトニンの約90%は，初回通過効果によりCYP1A1とCYP1A2の経路を介して代謝され除去される．排泄は主に尿中になされる．

メラトニンは，メラトニン受容体に作用し，ニューロンの発火を抑制して睡眠を促進する．メラトニンの投与量と睡眠効果の間に，用量-反応関係は認められないようである．

治療適応

メラトニンは，FDAによって規制されていない．個々人が，睡眠障害（不眠症，概日リズム障害），癌（乳癌，前立腺癌，結腸直腸癌），けいれん発作，うつ病，不安，季節性気分障害などに対して，メラトニンを使用している．いくつかの研究が，メラトニンには，一定の抗酸化作用と老化防止（アンチエイジング）効果がある可能性を示唆している．

注意点と有害反応

メラトニンによる副作用には，倦怠感，めまい，頭痛，神経過敏，および眠気がある．見当識障害，錯乱，夢遊病，鮮やかな夢と悪夢なども報告され，しばしばメラトニン投与の中止によって回復したとされる．

メラトニンは，男性，女性ともに生殖能力を低下させるおそれがある．男性では，メラトニンが精子の運動能を低下させ，長期投与によって，精巣アロマターゼレベルを阻害することが示唆されている．女性では，メラトニンは卵巣機能を阻害するおそれがあり，そのため，メラトニンの避妊薬としての使用が検討されているが，その効果については結論が出ていない．

薬物相互作用

メラトニンはサプリメントであるため，FDAによる規制がなく，ラメルテオンのような薬物相互作用の研究は行われていない．抗凝固薬（例えば，ワルファリン［ワーファリン］，アスピリン，ヘパリンなど），抗けいれん薬，および降圧薬とメラトニンとの併用において，注意が示唆されている．

検査値への影響

一般的な臨床検査に対するメラトニンの影響については特に知られていない．

投与と臨床指針

店頭販売されるメラトニンは，以下の剤形で入手可能である．すなわち，1 mg，2.5 mg，3 mg，および5 mgのカプセル剤；1 mg/4 mLの液剤；0.5 mgおよび3 mgのトローチ剤；2.5 mgの舌下錠；そして1 mg，2 mg，および3 mgの徐放性錠剤がある．

一般に推奨されている用法は，希望する用量のメラトニンを就寝時に摂取するものであるが，臨床試験から得

られたいくつかの報告によれば，普段就寝する時間から2時間以内に投与すると，入眠開始により大きな改善効果をもたらすとされる．

アゴメラチン

アゴメラチン(Valdoxan)は，構造的にメラトニンと関連しており，ヨーロッパではうつ病の治療薬として使用されている．アゴメラチンはメラトニン(MT1およびMT2)受容体作動薬として作用し，また，セロトニン阻害薬としても作用する．アゴメラチンの臨床試験データを分析したところ，この薬物の有効性と安全性に関して重大な疑問が提起された．そのためこの薬物は，米国では販売されていない．

参考文献

Calvo JR, Gonzalez-Yanes C, Maldonado M. The role of melatonin in the cells of the innate immunity: A review. *J Pineal Res.* 2013;55(2):103–120.
Scharf MB, Lankford A. Melatonin receptor agonists: Ramelteon and melatonin. In: Sadock BJ, Sadock VA, Ruiz P, eds. *Kaplan & Sadock's Comprehensive Textbook of Psychiatry.* 9th ed. Vol. 2. Philadelphia: Lippincott Williams & Wilkins; 2009:3145.
Srinivasan V, Ohta Y, Espino J, A Pariente J, B Rodriguez A, Mohamed M, Zakaria R. Metabolic syndrome, its pathophysiology and the role of melatonin. *Recent Pat Endocr Metab Immune Drug Discov.* 2013;7(1):11–25.
DeMicco M, Wang-Weigand S, Zhang J. Long-term therapeutic effects of ramelteon treatment in adults with chronic insomnia: A 1-year study. *Sleep.* 2006;29[Suppl]:A234 [abstract].
Doghramji K. Melatonin and its receptors: A new class of sleep-promoting agents. *J Clin Sleep Med.* 2007;3[5 Suppl]:S17.
Erman M, Seiden D, Zammit G, Sainati S, Zhang J. An efficacy, safety, and dose-response study of ramelteon in patients with chronic primary insomnia. *Sleep Med.* 2006;7(1):17.
Johnson MW, Suess PE, Griffiths RR. Ramelteon: A novel hypnotic lacking abuse liability and sedative adverse effects. *Arch Gen Psychiatry.* 2006;63(10):1149.
Karim A, Bradford D, Siebert F, Zhao Z. Pharmacokinetic effect of multiple oral doses of donepezil on ramelteon, and vice versa, in healthy adults. *Sleep.* 2007;30[Suppl]:A244 [abstract].
Kato K, Hirai K, Nishiyama K, Uchikawa O, Fukatsu K. Neurochemical properties of ramelteon (TAK-375), a selective MT_1/MT_2 receptor agonist. *Neuropharmacology.* 2005;48(2):301.
Lieberman JA. Update on the safety considerations in the management of insomnia with hypnotics: Incorporating modified-release formulations into primary care. *Prim Care Companion J Clin Psychiatry.* 2007;9(1):25.
Mahajan B, Kaushal S, Chopra SC. Ramelteon: A new melatonin receptor agonist. *J Anaesth Clin Pharmacol.* 2008;24(4):463.
Mundey K, Benloucif S, Harsanyi K, Dubocovich ML, Zee PC. Phase-dependent treatment of delayed sleep phase syndrome with melatonin. *Sleep.* 2005;28(10):1271.
Natural Standard Research Collaboration. Melatonin. Medline Plus—Herbs and supplements 2007. Available from: http://www.nlm.nih.gov/medlineplus/druginfo/natural/patient-melatonin.html.
Norris ER, Karen B, Correll JR, Zemanek KJ, Lerman J, Primelo RA, Kaufmann MW. A double-blind, randomized, placebo-controlled trial of adjunctive ramelteon for the treatment of insomnia and mood stability in patients with euthymic bipolar disorder. *J Affect Disord.* Jan 10 2013;144(1–2):141–147.
Roth T, Seiden D, Sainati S, Wang-Weigand S, Zhang J. Effects of ramelteon on patient-reported sleep latency in older adults with chronic insomnia. *Sleep Med.* 2006;7(4):312.
Roth T, Stubbs C, Walsh JK. Ramelteon (TAK-375), a selective MT_1/MT_2-receptor agonist, reduces latency to persistent sleep in a model of transient insomnia related to a novel sleep environment. *Sleep.* 2005;28(3):303.
Turek FW, Gillette MU. Melatonin, sleep, and circadian rhythms: Rationale for development of specific melatonin agonists. *Sleep Med.* 2004;5(6):523.
Zammit G, Erman M, Wang-Weigand S, Sainati S, Zhang J. Evaluation of the efficacy and safety of ramelteon in subjects with chronic insomnia. *J Clin Sleep Med.* 2007;3(5):495.

29.21 ミルタザピン

ミルタザピン(レメロン)はうつ病の治療に用いられる薬物の中でも独特な作用をもち，再取り込み阻害薬(三環系抗うつ薬，またはSSRIのような)やモノアミン酸化酵素阻害薬(フェネルジン，またはトラニルシプロミンのような)の作用とは異なる機序を介して，ノルエピネフリンとセロトニンを増加させる．ミルタザピンはまた$5-HT_3$受容体へ作用して，悪心や下痢の頻度をむしろ低下させるようである．特有の副作用として，食欲亢進と鎮静がある．

薬理学的作用

ミルタザピンは経口投与で迅速かつ完全に吸収される．半減期はおよそ30時間である．摂取後2時間以内に最高血中濃度に達し，6日で定常状態に達する．血中クリアランスは肝機能障害の患者で30%，腎機能障害の患者で50%，男性高齢者で40%，女性高齢者で10%まで低下することがある．

ミルタザピンの作用機序は，中枢神経系のシナプス前α_2アドレナリン受容体に対する拮抗作用とシナプス後$5-HT_2$と$5-HT_3$受容体の阻害作用がある．シナプス前α_2アドレナリン受容体に対する拮抗作用は，ノルエピネフリンとセロトニン神経細胞の発火を増加させる．$5-HT_2$と$5-HT_3$受容体に対する強力な拮抗作用は不安を軽減させ，不眠を改善し，食欲を刺激する．ミルタザピンはヒスタミンH1受容体の強力な拮抗薬でもあり，α_1アドレナリン受容体やムスカリン性コリン受容体に対しても中等度に強力な拮抗作用を有する．

治療適応

ミルタザピンはうつ病の治療に効果がある．強い鎮静効果をもち，うつ病患者の重度のまたは長期間続く不眠に対する処方は，理に適った選択といえる．治療開始時に日中まで残存するほどに顕著な鎮静作用がみられる患者もいる．しかし，過度な鎮静効果は一般に服用後1週間程度で軽快する．時折激しい食欲亢進が引き起こされることがあり，不眠や体重減少，焦燥などのメランコリーの特徴をもつうつ病患者の治療に非常に適している．高齢のうつ病患者は，特にミルタザピンの良好な適応対象であるが，若年患者はこの副作用に拒絶感をもつ傾向がある．

ミルタザピンの$5-HT_3$受容体阻害作用は，がん化学療法による重篤な胃腸系の副作用に対抗するために用いられる薬物の作用機序と同じであり，同様の役割でミルタザピンも使用されている．この患者群では，鎮静と食欲刺激は好ましくない副作用というより明らかに有益であ

るとみなされている．

　ミルタザピンはSSRIやベンラファキシンとよく併用され，抗うつ効果を増強させたり，とりわけ悪心，焦燥，不眠などのセロトニン性の副作用を軽減させる．ミルタザピンは他の抗うつ薬とは薬物動態学的な相互作用を認めない．

注意点と有害反応

　ミルタザピンの最も頻度の高い有害作用は傾眠であり，50％以上の頻度で起こる（表 29.21-1）．そのためミルタザピンの服用を開始したときは，自動車の運転や危険を伴う機械操作のとき，さらに夜間ベッドから起きだすときでさえ十分注意する必要がある．ミルタザピンをほとんど常に就寝前に服用するのは，このような有害作用があるためである．ミルタザピンは他の中枢神経系抑制薬の鎮静作用を強化するので，鎮静作用のある処方薬や市販薬，アルコールはミルタザピンの使用中は避けるべきである．ミルタザピンはまた7％の患者でめまいを引き起こす．けいれん発作のリスクを増すことはないようである．臨床試験では，他の抗うつ薬と同程度の頻度で躁状態あるいは軽躁状態を引き起こす．

　ミルタザピンはおよそ3分の1の患者で食欲を亢進させる．ミルタザピンはまた15％の患者で血中コレステロール値を正常上限の20％以上に上昇させ，6％の患者で血中中性脂肪値を500 mg/dl以上に上昇させる．ミルタザピン服用者の2％でアラニントランスアミナーゼ値を正常上限の3倍以上まで上昇させるが，プラセボ服用者では0.3％であった．

　発売前の限られた使用経験では，0.3％の患者で使用開始後2か月以内に好中球の絶対数が500/mm^{3}以下に減少し，その中には感染症の徴候を示す者もいた．この血液学的状態はすべての症例で可逆的であり，この状態は好中球減少を起こす他の危険因子があるときに起こりやすい傾向があった．発売後の長期調査では，好中球減少の頻度の上昇は報告されていない．発熱，悪寒，咽頭痛，粘膜の潰瘍などの感染の徴候が認められた患者では，やはり医学的な評価が必須である．白血球数の低下が認められるときにはミルタザピンをすぐに中止し，感染症に対しては十分な経過観察が必要である．

　少数ではあるが，ミルタザピン服用中に起立性低血圧が出現することがある．胎児の発達への影響についてヒトでのデータはないが，ミルタザピンは妊娠中には慎重に使用すべきである．

　妊娠女性に関するミルタザピンの使用に関する研究はまだ行われていない．ミルタザピンは母乳中に分泌されるので，授乳中の母親は服用すべきでない．無顆粒球症のリスクはミルタザピンの服用と関連しているため，感染徴候に対して注意を払うべきである．ミルタザピンには鎮静効果があるので，自動車の運転やその他の危険な活動に従事する前には，服用によりどの程度の鎮静効

 表 29.21-1　ミルタザピンで報告されている有害反応

有害事象	出現率（％）
眠気	54
口渇	25
食欲亢進	17
便秘	13
体重増加	12
めまい	7
筋肉痛	5
不安な夢	4

果が現れるのか確認しておく必要がある．

薬物相互作用

　ミルタザピンはアルコールやベンゾジアゼピン系薬物の鎮静作用を増強させる．モノアミン酸化酵素阻害薬の中止後14日以内は使用すべきではない．

検査値への影響

　ミルタザピンが検査値に影響を及ぼすという報告はまだない．

投与量と臨床指針

　ミルタザピンには15 mg，30 mg，45 mgの割線のある錠剤がある．ミルタザピンはまた15 mg，30 mg，45 mgの口腔内崩壊錠もあり，錠剤が飲み込みにくい患者に用いられる．開始用量である15 mgの就眠前投与で反応が得られない場合，5日ごとに15 mgずつ，最大45 mgの就眠前投与まで増量できる．高齢者や，腎機能または肝機能の障害のある患者ではより低用量とする必要があるであろう．

参考文献

Banerjee S, Hellier J, Romeo R, et al. Study of the use of antidepressants for depression in dementia: the HTA-SADD trial—a multicentre, randomised, double-blind, placebo-controlled trial of the clinical effectiveness and cost-effectiveness of sertraline and mirtazapine. Health Technol Assess. 2013; 17(7):1–166.

Cettomai D, McArthur JC. Mirtazapine use in human immunodeficiency virus-infected patients with progressive multifocal leukoencephalopathy. Arch Neurol. 2009;66(2):255.

Clayton AH, Montejo AL. Major depressive disorder, antidepressants, and sexual dysfunction. J Clin Psychiatry. 2006;67(Suppl 6):33.

Fava M, Rush AJ, Wisniewski SR, Nierenberg AA, Alpert JE. A comparison of mirtazapine and nortriptyline following two consecutive failed medication treatments for depressed outpatients: A STAR*D report. Am J Psychiatry. 2006;163(7):1161.

Kim SW, Shin IS, Kim JM, Park KH, Youn T, Yoon JS. Factors potentiating the risk of mirtazapine-associated restless legs syndrome. Hum Psychopharmocol. 2008;(7):615.

McGrath PJ, Stewart JW, Fava M, Trivedi MH, Wisniewski SR. Tranylcypromine versus venlafaxine plus mirtazapine following three failed antidepressant medication trials for depression: A STAR*D report. Am J Psychiatry. 2006;

Papakostas GI, Homberger CH, Fava M. A meta-analysis of clinical trials comparing mirtazapine with selective serotonin reuptake inhibitors for the treatment of major depressive disorder. *J Psychopharmacol.* 2008;22(8):843.

Papakostas GI, Thase ME, Fava M, Nelson JC, Shelton RC. Are antidepressant drugs that combine serotonergic and noradrenergic mechanisms of action more effective than the selective serotonin reuptake inhibitors in treating major depressive disorder? A meta-analysis of studies of newer agents. *Biol Psychiatry.* 2007;62(11):1217.

Schatzberg AF, Kremer C, Rodrigues HE, Murphy GM Jr. Double-blind, randomized comparison of mirtazapine and paroxetine in elderly depressed patients. *Am J Geriatr Psychiatry.* 2002;10:541.

Schittecatte M, Dumont F, Machowski R, Fontaine E, Cornil C. Mirtazapine, but not fluvoxamine, normalizes the blunted REM sleep response to clonidine in depressed patients: Implications for subsensitivity of alpha(2)-adrenergic receptors in depression. *Psychiatry Res.* 2002;109:1.

Stenberg JH, Terevnikov V, Joffe M, et al. Predictors and mediators of add-on mirtazapine-induced cognitive enhancement in schizophrenia—a path model investigation. *Neuropharmacology.* 2013;64:248–253.

Thase ME. Mirtazapine. In: Sadock BJ, Sadock VA, Ruiz P, eds. *Kaplan & Sadock's Comprehensive Textbook of Psychiatry.* 9th edition. Vol. 2. Philadelphia: Lippincott Williams & Wilkins: 2009:3152.

29.22 モノアミン酸化酵素阻害薬(MAOI)

1950年代後半に導入されたMAOIは、抗うつ薬として初めて承認された薬物である。最初のMAOIであるイソニアジドは結核の治療薬としての使用を目的としていたが、治療を受けた一部の患者が、治療中に気分が良くなる体験をしたことから、偶然、その抗うつ効果が発見された。その有効性にもかかわらず、致死的ともなり得る高血圧症への懸念や、その結果として食事制限が必要とされるため、MAOIを第1選択薬として処方することは常に制限されてきた。MAOIの使用頻度は、SSRIやその他の新しい薬物の導入後、さらに減少した。MAOIは現在、主に治療抵抗性の症例での使用という役割に限定されている。つまり、MAOIが第2選択薬として位置づけられているのは、有効性を考えた結果ではなく、安全性への懸念をより重視したためである。現在使用可能なMAOIとしては、フェネルジン(Nardil)、イソカルボキサジド(Marplan)、トラニルシプロミン(Parnate)、ラサギリン(Azilect)、モクロベミド(Manerix)、およびセレギリン(エフピー)があげられる。

抗うつ薬であるMAOIに関連して、その後2つの進展があった。1つはMAO$_A$受容体の選択的可逆的阻害薬(reversible inhibitor of MAO$_A$:RIMA)であるモクロベミド(Manerix)が、1990年代初期に米国以外のほとんどの国に導入されたことであり、もう1つは、2005年に経皮吸収型のセレギリン(Emsam)が米国で導入され、パーキンソン病の治療のために使用されるようになったことである。RIMA型のその他の薬物として、ブロファロミン(Consonar)とベフロキサトンがあるが、臨床試験で良好な結果が得られたにもかかわらず、いまだに承認のための申請がなされていない。

薬理学的作用

フェネルジン、トラニルシプロミン、およびイソカルボキサジドは、経口投与後は容易に吸収され、2時間以内に血中濃度がピークに達する。これらの薬物の血中消失半減期は2〜3時間であるが、組織中の半減期はそれよりもかなり長い。これらは非可逆的にMAOを不活性化するので、非可逆的MAOIの単回投与による治療効果は2週間も持続しうる。RIMAであるモクロベミドは、速やかに吸収され、消失半減期は0.5〜3.5時間である。モクロベミドは可逆的阻害薬であるため、単回投与による臨床効果は非可逆的MAOIと比べ、より短時間である。

MAO酵素は、ミトコンドリアの外膜上に存在し、細胞質内、および神経細胞外にあるノルエピネフリン、セロトニン、ドパミン、エピネフリン、およびチラミンなど、モノアミン系の神経伝達物質を分解する。MAOIは、中枢神経系、交感神経系、肝臓、および消化管において作用する。MAOには、MAO$_A$とMAO$_B$の2種類がある。MAO$_A$は、主にノルエピネフリン、セロトニン、およびエピネフリンを代謝する。ドパミンとチラミンはMAO$_A$とMAO$_B$の両者によって代謝される。

フェネルジンとトラニルシプロミンの構造は、アンフェタミンの構造とよく似ており、これらが脳内でドパミンとノルエピネフリンの放出を増加させることよって刺激作用を示すという点で、薬理学的効果も類似している。

治療適応

MAOIは、うつ病の治療に用いられる。いくつかの研究によって、気分反応性、対人関係の喪失や拒絶されることへの過敏さ、際立ったエネルギー喪失、過食、過眠を伴うようなうつ病患者——これら一群の症状は非定型うつ病として概念化されている——において、フェネルジンが、三環系抗うつ薬(TCA)よりも有効性が高いことが示されている。MAOIは、双極性障害の抑うつエピソードの治療薬としてTCAより有効性が高いという証拠も示されている。

パニック症や社交恐怖の患者はMAOIによく反応する。MAOIはまた、神経性過食症、心的外傷後ストレス障害(posttraumatic stress disorder:PTSD)、狭心痛、非定型顔面痛、片頭痛、注意欠如・多動症(attention-deficit/hyperactivity disorder:ADHD)、特発性起立性低血圧症、および外傷性脳損傷に伴ううつ病を治療するためにも用いられる。

注意点と有害反応

MAOIで最もよくみられる副作用は起立性低血圧、不眠、体重増加、浮腫、および性機能障害である。起立性低血圧は、めまいや転倒につながることがある。したがって、認容される最大投与量を決定する際には慎重に漸増すべきである。起立性低血圧への対処法としては、カフェ

インを避けること，1日2Lの水分を摂取すること，食塩を摂取すること，または(該当すれば)降圧薬を調整すること，サポートストッキングを着用すること，そして重症例では，ミネラルコルチコイド製剤であるフルドロコルチゾン(フロリネフ)を1日0.1～0.2 mg投与すること，などがあげられる．トラニルシプロミンの使用による起立性低血圧は，通常，1日用量を分割投与することによって緩和される．

不眠については，1日用量を分割投与すること，夕食後の内服を避けること，そしてトラゾドン(デジレル)か，必要ならばベンゾジアゼピン系睡眠導入薬を併用することで対処できる．体重増加，浮腫，および性機能障害については，たいていあらゆる治療に反応せず，別の薬物への切り替えを余儀なくされることが多い．あるMAOIから別のMAOIに切り替えを行う場合，次の薬物を開始する前に，10～14日かけて初めの薬物を漸減，中止する必要がある．

MAOIによる治療中，時に知覚異常(paresthesia)，ミオクローヌス，および筋肉痛がみられる．知覚異常はMAOIによって生じるピリドキシン欠乏が原因となっていることがあり，その場合，ピリドキシンを1日50～150 mg経口投与し補充することが有効である．時に患者は，酒に酔ったような，あるいは困惑したような感覚を訴えることがある．そのような場合は投与量をいったん減量し，その後もう一度徐々に増量してみる必要があるかもしれない．ヒドラジン系MAOIによる肝毒性の報告は，比較的稀である．MAOIは，三環系および四環系抗うつ薬と比較して，心毒性やけいれん誘発作用は少ない．

RIMAであるモクロベミドの最も一般的な副作用は，めまい，悪心，不眠，または睡眠障害である．RIMAはSSRIに比べて消化器系副作用を起こすことが少ない．モクロベミドは抗コリン性または心血管系の副作用がなく，性機能への有害作用も報告されていない．

MAOIは，腎疾患，心血管疾患，甲状腺機能亢進症の患者では慎重に投与すべきである．MAOIは，糖尿病患者において必要な血糖降下薬の用量を変化させてしまうことがある．MAOIは，双極Ⅰ型障害のうつ病相において躁状態を誘発することや，統合失調症患者において，精神病症状発現の引き金となることが特に多い．MAOIの催奇形性に関するデータはごく限られているが，妊娠中の使用は禁忌とされている．MAOIは母乳中に移行するため，授乳中の女性には投与すべきではない．

チラミン誘発性高血圧クリーゼ

MAOIによる最もやっかいな副作用はチラミン誘発性高血圧クリーゼである．アミノ酸であるチラミンは，通常，消化管での代謝によって変換される．しかし，MAOIは食物内のチラミンの消化管での代謝を阻害するため，チラミンが未変化のまま体循環に入ってしまう．このアミノ酸の強力な昇圧効果の結果として高血圧クリーゼが発生する．非可逆的MAOIを最後に投与した後，2週間，適切な濃度のMAO酵素が再合成されるまでは，チラミン含有食品の摂取を避けるべきである．

したがって，非可逆的MAOIを使用中の患者では，チラミンが豊富な食品(表29.22-1)，またはエフェドリン，プソイドエフェドリン(Sudafed)，デキストロメトルファン(メジコン)など，他の交感神経興奮性アミン類の摂取を避けるべきである．患者には，MAOIの治療を中止した後も，酵素が再合成されるまでの間，2週間は食事制限を継続する必要があることを指導しておかねばならない．ハチ刺傷によって高血圧クリーゼを発症することがある．重症の高血圧に加えて，他の症状として，頭痛，肩こり，発汗，悪心・嘔吐がある．これらの症状があれば，直ちに医師による診療を求めるべきである．

MAOI誘発性高血圧クリーゼは，αアドレナリン拮抗阻害薬，例えばフェントラミン[レギチーン]，クロルプロマジン[コントミン]などによって治療すべきである．これらの薬物は，5分以内に血圧を降下させる．体液負荷軽減のためにフロセミド(ラシックス)の静脈注射を用いることがあり，また頻脈はβアドレナリン受容体拮抗阻害薬によって制御することができる．ニフェジピン(アダラート)の10 mgを舌下投与し，それを20分ごとに繰り返すこともある．MAOIは，甲状腺機能亢進症や褐色細胞腫の患者に使用してはならない．

チラミン誘発性高血圧クリーゼのリスクは，モクロベミドやベフロキサトンなどのRIMAを用いている患者では比較的低い．これらの薬物はMAO$_B$阻害作用が比較的少なく，またその作用は可逆的であり，RIMAを最終投与してから16～48時間以内には，既存のMAO$_A$の活性が通常レベルにまで戻るためである．このため，RIMA内服中の食事制限はさほど厳しくなく，最終投与後3日間，チラミンを高濃度含有する食品に限り，摂取を避けることとされている．RIMA内服中の患者への合理的な食事指導としては，RIMA服用前1時間と服用後2時間は，チラミン含有食品の摂取を避けることが推奨される．

自発性の，非チラミン誘発性高血圧クリーゼは稀であり，通常MAOIの初回投与後間もなく発生する．このようなクリーゼを経験した患者においては，すべてのMAOIの投与を避けるべきである．

離脱症状

定期的に投与されていたMAOIを急に中止すると，過覚醒，気分障害，および身体症状などからなる一過性の離脱症候群を引き起こすおそれがある．このような症状を避けるために，MAOIの使用を中止する際には，数週間かけて投与量を漸減する必要がある．

過量摂取

MAOIの過剰摂取後，中毒症状が発現するまでに，しばしば1～6時間の無症候期間がある．MAOIの過剰摂

表 29.22-1 モノアミンオキシダーゼ阻害薬のため食事療法を計画する際には回避すべき，チラミンが豊富な食品のリスト

チラミン高含有食品＊（1 人前あたりのチラミン含有量が 2 mg 以上）

チーズ類：英国のスティルトンチーズ，ブルーチーズ，ホワイトチーズ（3 年もの），エクストラオールドホワイトチーズ，オールドチェダーチーズ，デンマークブルーチーズ，モツァレッラチーズ

魚，塩漬け肉，ソーセージ，パテや内臓類：サラミ，モルタデッラ，乾燥ソーセージ

アルコール飲料[†]：リキュールや食後の濃いアルコール飲料

マーマイト（濃縮酵母エキス）

ザワークラウト（Krakus 社製，訳注：ポーランドの食品メーカー）

チラミン中等度含有食品＊（1 人前あたりのチラミン含有量が 0.5～1.99 mg）

チーズ類：スイスのグリュイエールチーズ，ミュンスターチーズ，フェタチーズ，パルメザンチーズ，ゴルゴンゾーラ，ブルーチーズドレッシング，ブラックダイヤモンドチーズ

魚，塩漬け肉，ソーセージ，パテと内臓類：鶏の肝臓（5 日目）：ボローニャソーセージ，熟成ソーセージ，燻製肉，サーモンのムース

アルコール飲料：ビールとエール類（1 ボトルあたり 12 オンス）——アムステル，エクスポートドラフト，ブルーライト，ギネスエクストラスタウト，カナディアン，オールドウィーン，ミラーライト，エクスポート，ハイネケン：ブルーワイン（1 グラスあたり 4 オンス）——リオハワイン（赤ワイン）

チラミン低含有食品＊（1 人前あたりのチラミン含有量が 0.01～0.49 mg 未満）

チーズ類：ブリーチーズ，カマンベールチーズ，カンボゾーラ（皮つき，または皮なし）

魚，塩漬け肉，ソーセージ，内臓とパテ類：ニシンの酢漬け，魚の燻製，キルバサソーセージ，鶏のレバー，レバーソーセージ（2 日未満）

アルコール飲料：赤ワイン，シェリー酒，スコッチウィスキー[‡]

その他：バナナやアボカド（熟していても，いなくても），バナナの皮

＊どの食品も，放置して古くなったり，いたんだりした場合には，自然発酵によってチラミンを生成しうる．
[†]アルコール類は直接低血圧反応を起こさないが，モノアミンオキシダーゼ阻害剤（MAOI）との相互作用により，重度の起立性低血圧を起こしうる．
[‡]白ワイン，ジン，ウォッカはチラミンを含まない．
Jonathan M. Himmelhoch, MD．による．

取による特徴的な症状は，興奮状態から，高熱，高血圧，呼吸促拍，頻脈，瞳孔の散大，および深部腱反射亢進などを伴って昏睡状態に至ることもある．特に，顔面や顎を中心に不随意運動が生じることもある．尿を酸性化することによって MAOI の排泄を著明に促進することができる．人工透析もいくらか有用であるかもしれない．

高血圧が問題となっている場合には，フェントラミンやクロルプロマジンが有用であろう．モクロベミド単独の過剰摂取の場合，症状は比較的軽く，可逆的である．

薬物相互作用

MAOI に関する主な薬物相互作用を，表 29.22-2 に示した．ほとんどの抗うつ薬とその前駆物質との併用は避けなければならない．患者が他の医師や歯科医師の治療を受ける際には，必ず MAOI を服用中であると知らせるように指導しておく必要がある．MAOI は，アルコールやバルビツール酸などを含む中枢神経抑制薬の作用を増強する可能性がある．併用によってセロトニン症候群を引き起こすおそれがあるため，MAOI を SSRI やクロミプラミン（アナフラニール）などセロトニン作動薬と併用してはならない．非可逆的 MAOI とリチウム，またはトリプトファンとの併用によっても，セロトニン症候群を引き起こす恐れがある．セロトニン症候群の初期症状は振戦，筋緊張，ミオクローヌス，自律神経症状などで，進行すれば幻覚や高熱を生じ，死に至ることもある．MAOI とメペリジン（デメロール）またはフェンタニル（フェンタニル）との併用によって，致死的な副作用発生の例がある．

非可逆的 MAOI から他のタイプの抗うつ薬に切り替える際には，次の薬物の使用を開始する前に，MAOI の最終投与から少なくとも 14 日間待って，体内の MAO 酵素を補充させる必要がある．他の抗うつ薬から非可逆的 MAOI に切り替える際も，MAOI の使用を開始する前に 10～14 日（フルオキセチン [Prozac] の場合は 5 週間）待って，薬物相互作用を回避する必要がある．これとは対照的に，RIMA の場合は最終投与後 24～48 時間で MAO 活性が完全に回復する．

MAOI の肝酵素に対する影響については十分研究されていない．トラニルシプロミンは，CYP2C19 を阻害する．モクロベミドは CYP2D6，CYP2C19，および CYP1A2 を阻害し，CYP2C19 の基質である．

シメチジン（タガメット）とフルオキセチンはモクロベミドの消失速度を大幅に減少させる．少量から中等量であれば，フルオキセチンとモクロベミドを併用しても，薬力学的，および薬物動態学的な相互作用は少なく，充分忍容されるであろう．

検査値への影響

MAOI は，血糖値を低下させることがある．MAOI は，人為的に尿中メタネフリン濃度を上昇させるため，褐色細胞腫や神経芽腫のための検査結果を偽陽性化するおそれがある．MAOI の使用によって，甲状腺機能の検査結果がわずかな上昇を示すことがあると報告されている．

表 29.22-2　モノアミン酸化酵素阻害薬による治療中に併用を回避すべき薬物（リストの一部）

併用禁忌薬
- 抗喘息薬
- 降圧薬（メチルドパ，グアネチジン，レセルピン）
- ブスピロン，レボドパ
- オピオイド（特に，メペリジン，デキストロメトルファン，プロポキシフェン，トラマドール：モルヒネやコデインはリスクが比較的低いかもしれない）
- 感冒薬，抗アレルギー薬，鼻炎薬，デキストロメトルファンや交感神経刺激薬を含む
- SSRI，クロミプラミン，ベンラファキシン，シブトラミン
- 交感神経刺激薬（アンフェタミン，コカイン，メチルフェニデート，ドパミン，エピネフリン，ノルエピネフリン，イソプロテレノール，エフェドリン，プソイドエフェドリン，フェニルプロパノールアミン）
- L-トリプトファン

併用注意薬
- 抗コリン薬
- 抗ヒスタミン薬
- ジスルフィラム
- ブロモクリプチン
- ヒドララジン
- 催眠・鎮静薬
- テルピン水和物とコデインの合剤（鎮咳去痰薬）
- 三環系および四環系抗うつ薬（ただし，クロミプラミンは併用禁忌）

SSRI：選択的セロトニン再取り込み阻害薬．

表 29.22-3　現在利用できるモノアミンオキシダーゼ阻害薬の一般的な剤形と推奨用量

薬物名	常用量（mg/日）	最大用量（mg/日）	経口剤の剤形
イソカルボキサジド（Marplan）	20〜40	60	10 mg 錠剤
フェネルジン（Nardil）	30〜60	90	15 mg 錠剤
トラニルシプロミン（Parnate）	20〜60	60	10 mg 錠剤
ラサギリン（Azilect）	0.5〜1.0	1.0	0.5 mg または 1 mg 錠剤
セレギリン（Eldepryl：本邦ではエフピー錠としてパーキンソン病にのみ適応）	10	30	5 mg 錠剤
モクロベミド（Manerix）	300〜600	600	100 mg または 150 mg 錠剤

投与量と臨床指針

ある非可逆的 MAOI を別の非可逆的 MAOI との比較において選択するための明確な指針はない．表 29.22-3 に，MAOI 製剤の一般的な用量を示した．フェネルジンの使用時は，初日に 15 mg の試験投与量で開始する必要がある．用量は，最初の週に 1 回 15 mg を 1 日 3 回まで増量し，その後は 4 週目の終わりに 1 日あたり 90 mg の分割投与となるまで，1 週ごとに，1 日用量を 15 mg ずつ増量してゆく．トラニルシプロミンとイソカルボキサジドは，1 日 10 mg の試験用量で開始し，最初の週の終わりまでに 1 回 10 mg，1 日 3 回まで増量することができる．多くの臨床家や研究者は，イソカルボキサジドの 1 日用量の上限として 50 mg，トラニルシプロミンの 1 日用量の上限として 40 mg を推奨している．トラニルシプロミンは少量ずつ複数回に分けて投与することによって，血圧低下の副作用を軽減することができる．

MAOI を TCA，SSRI，またはリチウムと併用することは一般的には禁忌とされているが，それにもかかわらず，これらの組み合わせは難治性うつ病患者にとって安全かつ有効な治療方法として用いられている．しかし，このような組み合わせによる治療には細心の注意を払う必要がある．

特に，フェネルジンとイソカルボキサジドには肝毒性があるため，肝トランスアミナーゼの検査を定期的に行う必要がある．高齢者では若年成人よりも MAOI による有害作用を起こしやすいおそれがある．MAO 活性は年齢とともに増加するため，MAOI の高齢者における用量は，若年成人の用量と同じである．小児における MAOI の使用については，ほとんど研究されていない．

セレギリン経皮吸収製剤に抗うつ効果があることが，研究によって示唆されている．セレギリンは低用量では MAO_B の阻害薬であるが，高用量になると選択性が失われる．

参考文献

Adli M, Pilhatsch M, Bauer M, Köberle U, Ricken R, Janssen G, Ulrich S, Bschor T. Safety of high-intensity treatment with the irreversible monoamine oxidase inhibitor tranylcypromine in patients with treatment-resistant depression. *Pharmacopsychiatry*. 2008;41:252.

Amsterdam JD, Bodkin JA. Selegiline transdermal system in the prevention of relapse of major depressive disorder: A 52-week, double-blind, placebo-substitution, parallel-group clinical trial. *J Clin Psychopharmacol*. 2006;26:579.

Balu DT, Hoshaw BA, Malberg JE. Differential regulation of central BDNF protein levels by antidepressant and non-antidepressant drug treatments. *Brain Res*. 2008;1211:37.

Baker GB, Sowa S, Todd KG. Amine oxidases and their inhibitors: What can they tell us about neuroprotection and the development of drugs for neuropsychiatric disorders? *J Psychiatr Neurosci*. 2007;32:313.

Elmer LW, Bertoni JM. The increasing role of monoamine oxidase type B inhibitors in Parkinson's disease therapy. *Expert Opin Pharmacother*. 2008;9:2759.

Frampton JE, Plosker GL, Masand PS. Selegiline transdermal system in the treatment of major depressive disorder. *Drugs*. 2007;67:257.

Goldberg JF, Thase ME. Monoamine oxidase inhibitors revisited: What you should know. *J Clin Psychiatry*. 2013;74(2):189–191.

Holt A, Berry MD, Boulton AA. On the binding of monoamine oxidase inhibitors to some sites distinct from the MAO active site, and effects thereby elicited. *Neurotoxicology*. 2004;25:251.

Kennedy SH, Holt A, Baker GB. Monoamine oxidase inhibitors. In: Sadock BJ, Sadock VA, Ruiz P, eds. *Kaplan & Sadock's Comprehensive Textbook of Psychiatry*. 9th edition. Vol. 2. Philadelphia: Lippincott Williams & Wilkins; 2009:3154.

Maruyama W, Naoi M. "70th birthday professor riederer" induction of glial cell line-derived and brain-derived neurotrophic factors by rasagiline and (-)deprenyl: A way to a disease-modifying therapy? *J Neural Transm.* 2013;120(1):83–89.

McGrath PJ, Stewart JW, Fava M, Trivedi MH, Wisniewski SR. Tranylcypromine versus venlafaxine plus mirtazapine following three failed antidepressant medication trials for depression: A STAR*D report. *Am J Psychiatry.* 2006;163:1531.

Nolen WA, Kupka RW, Hellemann G, Frye MA, Altshuler LL. Tranylcypromine vs. lamotrigine in the treatment of refractory bipolar depression: A failed but clinically useful study. *Acta Psychiatr Scand.* 2007;115:360.

Salsali M, Holt A, Baker GB. Inhibitory effects of the monoamine oxidase inhibitor tranylcypromine on the cytochrome P450 enzymes CYP2C19, CYP2C6, and CYP2D6. *Cell Mol Neurobiol.* 2004;24:63.

Stahl SM, Felker A. Monoamine oxidase inhibitors: a modern guide to an unrequited class of antidepressants. *CNS Spectr.* 2008;13:855.

Tulen JH, Volkers AC, van den Broek WW, Bruijn JA. Sustained effects of phenelzine and tranylcypromine on orthostatic challenge in antidepressant-refractory depression. *J Clin Psychopharmacol.* 2006;26:542.

Verena H, Mergl R, Allgaier AK, Kohnen R, Möller HJ. Treatment of depression with atypical features: A meta-analytic approach. *Psychiatry Res.* 2006;141:89.

Wood PL, Khan MA, Moskal JR, Todd KG, Tanay VAMI. Aldehyde load in ischemia-reperfusion injury: Neuroprotection by neutralization of reactive aldehydes with phenelzine. *Brain Res.* 2006;184.

29.23 ネファゾドンとトラゾドン

ネファゾドン（Serzone）とトラゾドン（デジレル，レスリン）はうつ病の治療薬として認可されているが，両者の作用機序と構造は類似している．ネファゾドンはトラゾドンの類似物質である．ネファゾドンが1995年に紹介されたとき，SSRIと関連した性機能障害や睡眠障害を引き起こさないので，ネファゾドンが広く使われるようになることが期待された．ネファゾドンにはそのような副作用がないものの，問題となる鎮静，悪心，めまい，視覚障害があることが明らかになった．結果として，ネファゾドンは臨床現場で広く使われることはなかった．致死的な肝機能障害の少数報告もあり，これらの事実から製造元製薬会社のネファゾドンは製造中止となった．ジェネリックのネファゾドンは米国では利用することができる．

トラゾドンは1981年にうつ病（major depressive disorder）に対する治療薬としてFDAの許可を受けた．その新しいトリアゾロピリジン化合物は，TCAからは区別され，臨床治験ではTCAと比較して安全性や忍容性が改善していた．うつ病の治療の主要部分を担う薬物として古い薬にとってかわることが期待された．しかし，トラゾドンに関連した，治療域以下でも起こる強い鎮静作用は，臨床的な有用性を限定した．一方，その催眠作用はトラゾドンを標準的な睡眠薬に対する好ましい代替薬として確立した．従来の睡眠薬とは異なり，トラゾドンは規制物質ではない（訳注：本邦でも睡眠薬には含まれない）．

2010年に，成人のMDDの治療として延長放出型の1日1回投与剤型（Oleptro）をFDAは承認した．延長放出型の承認治験の中では，最も多い有害作用は傾眠あるいは鎮静，眩暈，便秘，かすみ目であった．しかし，驚くべきことに，傾眠や鎮静が原因で中断したトラゾドンを服用していた患者は4%だけであった．

ネファゾドン

薬理学的作用

ネファゾドンはすばやくそして完全に吸収されるが，それから大多数が代謝されるので，生物学的に作用するのは経口摂取した20%である．その半減期は2～4時間である．ネファゾドンとその第1活性代謝物であるヒドロキシネファゾドンの定常状態濃度は4～5日以内に達成する．高齢者特に，女性でのネファゾドンの代謝は若年者の半分であるので，高齢者にはより低い用量が推奨されている．ネファゾドンの重要な代謝産物はメタクロロフェニルピペラジン（meta-chlorophenylpiperazine [mCPP]）であり，いくらかのセロトニン作用があり，片頭痛，不安，体重減少を起こすことがある．

ネファゾドンはセロトニン再取り込み阻害と，より弱いノルアドレナリン再取り込み阻害作用をもち，そのセロトニン5-HT$_A$受容体阻害作用が抗不安作用と抗うつ作用を表すと考えられている．ネファゾドンはまた，軽度の$α_1$アドレナリン受容体遮断薬であり，その作用が一部の人に起立性低血圧を起こすが，持続性勃起症を起こすほどの作用はない．

治療適応

ネファゾドンはうつ病の治療に有効である．その通常の治療用量は1日300～600 mgである．SSRIとの直接比較では，ネファゾドンはオルガズムの抑制や性的渇望の減少作用が少ない．ネファゾドンはまたパニック症とうつ病を合併したパニック，抑うつ症状，全般不安症，月経前症候群，慢性疼痛の制御に対して有効である．強迫症（OCD）の治療には有効ではない．ネファゾドンはREM睡眠を増加し睡眠持続時間を増加する．ネファゾドンはPTSDや慢性疲労症候群の患者にも使用される．また，他の抗うつ薬に治療抵抗性の患者に対しても有効であることがある．

注意点と有害反応

ネファゾドンを中断する最も多い理由は，鎮静，悪心，めまい，不眠，脱力，焦燥感である．多くの患者は特別な副作用を報告しないが，ぼんやりした感じがすると述べる．ネファゾドンはまた，患者が動いているものを見ているときや急速に頭を動かしたときに残像をみる現象である，視覚軌跡を起こす．

ネファゾドンの使用における主な安全上の懸念は重篤な肝酵素の上昇といくつかの症例での肝不全である．したがって，ネファゾドン服薬中は定期的な肝機能検査が必要である．肝臓への作用は治療早期に認められることが多く，肝臓で代謝される他の薬物を併用しているときに，より起こりやすい．

ネファゾドンを服用している一部の患者は，体位性低血圧によって血圧の低下を経験することがある．ネファ

ゾドンはそれゆえに，心血管系の状態に問題のある人や卒中，心臓発作，脱水，循環血液量減少の既往のある人，あるいは降圧薬を服用中の人には注意して使用すべきである．ネファゾドンはSSRIの中断症状を防止しないので，SSRIからネファゾドンに切り替える患者では，副作用が増強することがある．代謝産物の1つであるmCPPは実際，これらの中断症状を強める．患者は10g以上のネファゾドンを過量服薬しても生存しているが，アルコールとの併用で死亡例が報告されている．悪心，嘔吐，傾眠は最も多い中毒の徴候である．

ヒトの母親におけるネファゾドンの作用は，その臨床での症例数が少ないためにSSRIと同様によくわかっていない．ネファゾドンはそれゆえに，妊娠中は母親への潜在的利点が3か月以内の胎児への潜在的リスクよりも重要である場合のみに使用すべきである．ネファゾドンがヒトの母乳に分泌されるかどうかは知られていない．それゆえ，授乳中の母親には注意して使用する．ネファゾドンは重篤な肝障害を伴う患者では少ない用量で使用すべきであるが，腎疾患を併発した人ではその必要はない（表29.23-1）．

薬物相互作用と検査値への影響

ネファゾドンはMAOIと一緒に使用すべきではない．また，ネファゾドンはCYP3A4を阻害するためにトリアゾロベンゾジアゼピンであるトリアゾラム（ハルシオン）とアルプラゾラム（コンスタン）との間に特殊な薬物相互作用がある．これらの薬物おのおのの濃度が，ネファゾドン服薬後上昇するが，ネファゾドンの濃度は一般に影響を受けない．ネファゾドンを併用する場合は，トリアゾラムの用量は75％まで下げるべきであり，アルプラゾラムの用量は50％まで下げるべきである．

ネファゾドンはジゴキシンの代謝を遅延する可能性があるので，ジゴキシンの濃度は両方を服薬している人では慎重にモニターすべきである．ネファゾドンはハロペリドール（セレネース）の代謝を遅延するので，ハロペリドールの用量は両方を服薬している人では減らすべきである．ネファゾドンを加えることはまた，炭酸リチウム（リーマス）の副作用を増悪する可能性がある．

ネファゾドンの検査データへの干渉は知られていない．

投与量と臨床指針

ネファゾドンには50, 200, 250 mgの切れ目がない錠剤と100, 150 mgの切れ目のある錠剤がある．ネファゾドンの推奨初期投与量は100 mg 1日2回であるが，特に高齢者では忍容性の面から1日2回50 mg投与の方がよいであろう．副作用の発生を防ぐために，用量はゆっくりとあげるべきであり，100 mgから200 mgへの増量は1週間以上あけて行う．至適用量は1日300～600 mgを2回に分けての投与である．しかし，いくつかの研究ではネファゾドンは特に就寝前1回の投与で効果がある

表 29.23-1　ネファゾトン（1日 300～600 mg）に関連して報告されている有害作用

症状	発生率（％）
頭痛	36
口渇	25
傾眠	25
悪心	22
眩暈	17
便秘	14
不眠	11
脱力	11
もうろう状態	10
視力調節障害	9
消化不良	9
感染症	8
錯乱	7
網膜暗点	7

と報告されている．高齢者では一般的用量の3分の2程度，最高用量は1日 400 mg，にすべきである．他の抗うつ薬と同様に，ネファゾドンの臨床効果は通常2～4週間後に認められる．月経前症候群の患者では，1日平均250 mg程度で治療される．

トラゾドン

薬理学的作用

トラゾドンは迅速に胃腸管から吸収され，1時間程度で最高血中濃度に達する．半減期は5～9時間である．トラゾドンは肝臓で代謝され，代謝物の75％は尿から排出される．

トラゾドンは弱いセロトニン再取り込み阻害を示し，セロトニン 5-HT_{2A}と 5-HT_{2C}受容体の強い遮断薬である．トラゾドンの活性代謝物はmCPPであり，これは5-HT_{2C}受容体の作動薬で，半減期は14時間である．mCPPは片頭痛，不安，体重減少と関連する．トラゾドンの副作用は一部 $α_1$アドレナリン受容体の遮断作用に関係している．

治療適応

抑うつ障害　トラゾドンの主な適応はうつ病である．明らかに用量依存性があり，トラゾドンで治療効果を得るには1日 250～600 mgの用量が必要である．トラゾドンは睡眠時間を増加し，夜間覚醒を減少させ，REM睡眠を減少させる．三環系抗うつ薬と違い，トラゾドンは睡眠第4相（深睡眠）を減少させない．このように，トラゾドンはうつ病による不安と不眠を伴った人に有効である．

不眠　トラゾドンはその明らかな鎮静効果と抗コリン作用を伴わない睡眠体系への好ましい効果から不眠治療の第1選択薬である．トラゾドンはうつ病に伴うあるいは

薬物因性の不眠に効果的である．睡眠薬として使用する場合は，通常の初期用量は就寝前に 25〜100 mg である．

勃起障害　トラゾドンは持続勃起症のリスクを上昇させる．トラゾドンは性的刺激による勃起を増強する．勃起障害の男性で，勃起時間と膨張を延長するために使用される．そのための用量は 1 日 150〜200 mg である．トラゾドン誘発性の持続勃起症（痛みを伴って 3 時間以上勃起が続くこと）は医療的に緊急を要する．勃起障害の男性に治療としてトラゾドンを使用することはホスホジエステラーゼ（phosphodiesterase [PDE]-5 代替品；29.26 節参照）の登場のためにほとんど行われなくなっている．

その他の適応　トラゾドンは子どもの発達障害や高齢者の認知症の重篤な焦燥感を制御するのに少量（1 日 50 mg）で有用な場合がある．1 日 250 mg 以上の用量ではトラゾドンは全般不安症に関連した緊張や憂慮を減らす．また，統合失調症患者の抑うつ症状を治療するために使用される．トラゾドンは PTDS の患者で，不眠と悪夢に効果的な作用を示す．

注意点と有害反応

トラゾドンに関連した最もよくある副作用は，鎮静，起立性低血圧，めまい，頭痛，悪心である．一部の人では口渇や胃部刺激感を認める．トラゾドンは，尿閉，体重増加，便秘といった抗コリン作用による副作用は起こさない．少数の症例報告ではもともと心室性期外収縮や僧帽弁逸脱症のある患者ではトラゾドンが不整脈を起こしやすいと述べられている．好中球減少症は，臨床的には可能性として通常は少ないが，発熱や咽頭腫張などがある場合は副作用として考慮する必要がある．

トラゾドンは，特に降圧剤と同時に服用したり，空腹時に大量に服用したりしたとき，服薬後 4〜6 時間に重篤な起立性低血圧を生じることがある．食物と一緒にトラゾドンを服用することは，吸収を遅くし最高血中濃度を下げるので，起立性低血圧のリスクを低減する．

自殺企図はしばしば睡眠薬の摂取によって行われるので，トラゾドンの過量服薬の症状と治療を知っておくことは重要である．患者は 9 g 以上の過量服薬でも生存している．過量服薬の症状は，嗜眠，嘔吐，傾眠，頭痛，起立困難，めまい，呼吸困難，テタヌス，筋肉痛，頻脈，失禁，悪寒，昏睡である．治療は，催吐や胃洗浄，全身の治療的管理である．強制利尿は除去を強化する可能性がある．低血圧と鎮静の治療を適切に行う．

トラゾドンは，性的刺激なく勃起が持続する持続性勃起症を 1 万人に 1 人の割合で引き起こす．トラゾドン誘発性持続勃起症は，通常治療開始後 4 週間以内に認められるが，治療中 18 か月までは起こりうる．それはどのような用量でも起こりうる．このような場合，トラゾドンは中止し，他の抗うつ薬を使用すべきである．疼痛を伴う勃起や 1 時間以上勃起が続くことがあれば危険徴候であり，薬を中断し医学的評価を行う．緊急的な持続勃起症の介入としては α_1 アドレナリン刺激性の昇圧薬であるメタラミノール（Aramine）あるいはアドレナリンを海綿体へ注射する．報告された症例の 3 分の 1 では外科的な介入が必要であった．一部では，永続的な勃起不全やインポテンスを惹起する．

トラゾドンの使用は妊婦や授乳婦では禁忌とされている．トラゾドンは肝機能障害や腎臓病の患者では注意して使用すべきである．

薬物相互作用

トラゾドンは，他の中枢性に作用する薬物の抗うつ効果やアルコールの作用を増強する．トラゾドンと降圧薬の併用では低血圧を生じることがある．MAO 阻害薬関連の不眠治療のためにトラゾドンが使用されたときに高血圧クリーゼが生じたという報告はない．トラゾドンはジゴキシンとフェニトインの濃度を上昇させる可能性がある．トラゾドンとワルファリンの併用は注意して行うべきである．CYP3A4 を阻害する薬物はトラゾドンの主な代謝産物である mCPP の血中濃度を上昇させ，副作用を増加させることがある．

検査値への影響

トラゾドンの検査値への干渉は知られていない．

投与量と臨床指針

トラゾドンは 50, 100, 150, 300 mg 錠がある．1 日 1 回の投与でも複数回投与と同等の効果を示し，日中の鎮静を軽減する．通常の開始用量は就寝前に 50 mg である．もし過鎮静や起立性低血圧の問題がなければ，3 日ごとに 50 mg ずつ増量することができる．トラゾドンの治療用量の範囲は複数回投与で 1 日量 200〜600 mg である（訳注：本邦では 200 mg まで）．報告によっては最大効果を得るには 400〜600 mg の量が必要であるとしており，別の報告では 1 日 250〜400 mg で十分であると述べている．用量は 300 mg まで適宜増量し，そのあとさらに増量が必要なのか，トラゾドンでは臨床的な改善の徴候が得られないのかを評価するとよい．

1 日 1 回投与のトラゾドンは分割可能な 150 mg 錠と 300 mg 錠である．延長放出型の開始用量は 1 日 1 回 150 mg である．それは 3 日ごとに 1 日 75 mg ずつ増量してもよい．最大用量は 1 日 375 mg である．投与は毎日同じ時間に夕方遅くか就寝前に，空腹時に行う．錠剤は丸ごとか切れ目に沿って半分に割って服用する．

参考文献

Ciraulo DA, Knapp C, Rotrosen J, Sarid-Segal O, Seliger C. Nefazodone treatment of cocaine dependence with comorbid depressive symptoms. *Addiction*. 2005;100(Suppl 1):23.
DeSanty KP, Amabile CM. Antidepressant-induced liver injury. *Ann Pharmacother*. 2007;41(7):1201.
Dykens JA, Jamieson JD, Marroquin LD, Nadanaciva S, Xu JJ, Dunn MC, Smith AR, Will Y. In vitro assessment of mitochondrial dysfunction and cytotoxicity of nefazodone, trazodone, and buspirone. *Toxicol Sci*. 2008;103(2):335.
Goldberg JF. A preliminary open trial of nefazodone added to mood stabilizers for bipolar depression. *J Affect Disord*. 2013;144(1–2):176–178.

Hettema JM, Kornstein SG. Trazodone. In: Sadock BJ, Sadock VA, Ruiz P, eds. *Kaplan & Sadock's Comprehensive Textbook of Psychiatry*. 9th edition. Vol. 2. Philadelphia: Lippincott Williams & Wilkins: 2009:3253.

Khan AA, Kornstein SG. Nefazodone. In: Sadock BJ, Sadock VA, Ruiz P, eds. *Kaplan & Sadock's Comprehensive Textbook of Psychiatry*. 9th edition. Vol. 2. Philadelphia: Lippincott Williams & Wilkins: 2009:3164.

Kocsis JH, Leon AC, Markowitz JC, Manber R, Arnow B, Klein DN, Thase ME. Patient preference as a moderator of outcome for chronic forms of major depressive disorder treated with nefazodone, cognitive behavioral analysis system of psychotherapy, or their combination. *J Clin Psychiatry*. 2009;e1–e8, pii.

Kostrubsky SE, Strom SC, Kalgutkar AS, Kulkarni S, Atherton J. Inhibition of hepatobiliary transport as a predictive method for clinical hepatotoxicity of nefazodone. *Toxicol Sci*. 2006;90(2):451.

Owens MJ, Dole KC, Knight DL, Nemeroff CB. Preclinical evaluation of the putative antidepressant nefazodone. *Depression*. 2008;1(6):315.

Papakostas GI, Fava M. A meta-analysis of clinical trials comparing the serotonin (5HT)-2 receptor antagonists trazodone and nefazodone with selective serotonin reuptake inhibitors for the treatment of major depressive disorder. *Eur Psychiatry*. 2007;22(7):444.

Passos SR, Camacho LA, Lopes CS, dos Santos MA. Nefazodone in out-patient treatment of inhaled cocaine dependence: A randomized double-blind placebo-controlled trial. *Addiction*. 2005;100(4):489.

Sasada K, Iwamoto K, Kawano N, et al. Effects of repeated dosing with mirtazapine, trazodone, or placebo on driving performance and cognitive function in healthy volunteers. *Human Psychopharmacology: Clinical and Experimental*. 2013;28(3):281–286.

Schatzberg AF, Rush AJ, Arnow BA, Banks PL, Blalock JA. Chronic depression: Medication (nefazodone) or psychotherapy (CBASP) is effective when the other is not. *Arch Gen Psychiatry*. 2005;62(5):513.

Schatzberg AF, Prather MR, Keller MB, Rush AJ, Laird LK. Clinical use of nefazodone in major depression: A 6-year perspective. *J Clin Psychiatry*. 2002;63(1):18.

Tanimukai H, Murai T, Okazaki N, et al. An observational study of insomnia and nightmare treated with trazodone in patients with advanced cancer. *Am J Hosp Palliat Care*. 2013;30(4):359–362.

Van Ameringen M, Mancini C, Oakman J. Nefazodone in the treatment of generalized social phobia: A randomized, placebo-controlled trial. *J Clin Psychiatry*. 2007;68(2):288.

Xu JJ, Henstock PV, Dunn MC, Smith AR, Chabot JR, de Graaf D. Cellular imaging predictions of clinical drug-induced liver injury. *Toxicol Sci*. 2008;105(1):97.

29.24 オピオイド受容体作動薬

オピオイド受容体作動薬は，構造的には多様な化合物群であり，疼痛の制御に用いられる．これらの薬物は，麻薬とも呼ばれる．これらは鎮痛薬として非常に効果的であるが，依存性を引き起こしやすく，頻繁に快楽を得るための使用（recreational use）に転用される．一般に疼痛緩和のために使用されているオピオイド作動薬として，モルヒネ，ヒドロモルフォン（Dilaudid），コデイン，メペリジン（Demerol），オキシコドン（オキシコンチン），ブプレノルフィン（ノルスパンテープ），ヒドロコドン（Robidone），トラマドール（トラマール），およびフェンタニル（デュロテップMTパッチ，フェンタニル注射液）があげられる．ヘロインは路上で取引される薬物（street drug）として流通している．メサドンは，疼痛管理の目的の他，麻薬中毒の治療のためにも使用される．この章では，疼痛管理の目的よりも精神疾患の治療目的に使用される可能性が高い，μオピオイド受容体作動薬に焦点を当てる．

最近では，オピオイド系の薬理学が非常に複雑であることがわかってきた．オピオイド受容体には複数のタイプがあり，その内のμおよびκオピオイド受容体は互いに相反する機能を示す内因性システムである（表29.24-1）．前述の化合物は，最も広く使用される麻薬性鎮痛薬

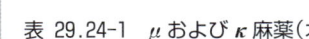

表 29.24-1　μ および κ 麻薬（オピエート）受容体

受容体	作動性の効果	阻害による効果
ミュー（μ）	鎮痛	不安
	多幸感	敵意
	抗うつ作用	
	抗不安作用	
カッパ（κ）	鎮痛	抗うつ作用
	不快気分	
	抑うつ	
	ストレスによる不安	

であるが，それらすべてがμオピオイド受容体の作動薬である．しかし，鎮痛効果はκオピオイド受容体への拮抗阻害作用からも生じる．ブプレノルフィンは，μオピオイド受容体作動薬であるが，同時にκオピオイド受容体の拮抗阻害薬でもあり，複合した受容体への作用を有する．

治療抵抗性うつ病の患者，並びに自傷行為がみられる境界性パーソナリティ障害の患者への代替治療として，オピオイド受容体に作用するいくつかの薬物の使用に関心が高まりつつある．

このような適応外使用の検討は，オピオイドの継続的な使用が依存性と耐性を形成し，不適応的な使用，機能障害，そして離脱症状を引き起こすおそれがあるという周知の事実によって抑制されている．オピオイドの使用，乱用，および依存症の有病率は，特に処方オピオイドにおいて近年増加している．

複数の従来型の治療薬が無効であった患者に対してオピオイド受容体作動薬を使用する前に，薬物乱用の既往の有無について慎重に調査し，適応外使用を行う上での理論的根拠を文書化し，治療上の基本方針を策定し，書面による同意を得，プライマリケア医と相談し，そして注意深く観察を続ける必要がある．処方箋を「なくした」と申告されても，代わりの処方箋を次の処方日より前に出すことは避けるべきである．

薬理学的作用

メサドンとブプレノルフィンは，消化管から速やかに吸収される．肝臓の初回通過効果による代謝は，それぞれの薬物の生物学的利用能に大きな影響を与えるが，その影響のしかたは大きく異なる．メサドンでは，経口投与された場合の生物学的利用能は肝酵素によって約半分に低下するが，これは用量調整によって容易に管理可能である．

ブプレノルフィンでは，消化管と肝臓による初回通過代謝によって経口投与された場合の生物学的利用能はほぼ完全に消失してしまう．オピオイドの解毒目的で使用する場合，ブプレノルフィンは，液剤か錠剤のいずれか

の剤形で舌下投与される．

メサドンを経口投与した場合，最高血中濃度には2～6時間以内に到達する．そして血中消失半減期は，オピオイドを使用していない者では当初4～6時間であるが，どの型でも，オピオイド製剤を継続的に使用している者では24～36時間である．メサドンは，蛋白質に結合しやすく，体内に広く分布して平衡状態となるため，定常状態での血中濃度は薬物投与後にもほとんど変動がない．

舌下投与されたブプレノルフィンの排泄は，2相に分かれている．最初の相の消失半減期は3～5時間であり，後の相の半減期は24時間以上である．ブプレノルフィンは，受容体結合部位からゆっくりと解離するため，1日おきの投与が可能である．

メサドンは，純粋なμオピオイド受容体作動薬であり，κおよびδオピオイド受容体への作動薬および阻害薬としての活性はほとんどない．ブプレノルフィンは，μ受容体の部分作動薬であり，κ受容体に対する強力な拮抗阻害薬である．δ受容体に対しては，作動薬としても阻害薬としても作用はない．

治療適応

メサドン

メサドンは，オピオイド依存症患者の短期の解毒（7～30日），長期的な解毒（最大180日まで），および維持療法（180日を越える治療）のために用いられる．このような目的のために，メサドンは，メサドン維持治療プログラム（methadone maintenance treatment programs；MMTPs）と呼ばれる指定された診療施設と，病院や刑務所内でのみ使用可能となっている．メサドンはスケジュールⅡ薬物（訳注：米国の麻薬取締局による分類．Ⅰ～Ⅴまであり，Ⅰが最も依存性が強くⅤがいちばん弱い）であり，このため特別な連邦法や規制によって投与が厳しく管理されている．

メサドン治療プログラムに登録することによって，死亡リスクを70％減少させ，オピオイドやその他の乱用物質の違法な使用を減少させ，犯罪活動を減少させ，あらゆる感染症のリスク，特に最も重要なHIVやB型，C型肝炎の感染リスクを減少させ，妊婦においては胎児や新生児の罹病率および死亡率のリスクを低減させることができる．メサドンによる維持療法では，しばしば生涯にわたる治療が必要となる．

いくつかのオピオイド依存症治療プログラムでは，段階的な解毒計画を用いる．すなわち，ヘロイン中毒患者は，まず強力なオピオイド作動薬であるメサドンに切り替え，その後，より弱い作動薬であるブプレノルフィンへ，そして最終的に，ナルトレキソン（ReVia）などのオピオイド受容体拮抗阻害薬による維持療法へと切り替えてゆく．この手法によって，オピオイド離脱症状の発生を最小限に抑えることができる．もしオピオイド離脱症状が発生した場合には，クロニジン（カタプレス）によっ

て症状を緩和することができる．しかし，集中的な認知行動療法を用いた場合を除けば，オピオイド受容体拮抗阻害薬による治療は順守されないことが多い．これとは対照的に，メサドンの維持療法を順守しなければ，オピオイド離脱症状を引き起こしてしまうが，そのことによってメサドンの使用が強化され，認知行動療法がさほど必要とされなくなることもある．したがって，よく動機づけられ，社会に適応した元ヘロイン中毒患者では，心理社会的支援プログラムに参加しなくても，長年にわたってメサドン使用を継続できることがある．

多くの研究報告から蓄積されたデータによれば，メサドンは1日60mgを超える用量でより有効性が高いことが示唆されている．より依存性の少ない薬物が無効である場合，メサドンはその鎮痛効果により，時に慢性疼痛への対処にも使用される．

妊婦への使用　ヘロイン中毒の女性の妊娠においては，メサドンによる維持療法，効果的な心理社会的サービス，および定期的な産科診察を組み合わせることにより，妊娠と新生児の転帰が大幅に改善する．ヘロイン中毒の妊産婦をこのような維持療法プログラムに登録することで，栄養失調，感染症，早産，自然流産，子癇前症，子癇，常位胎盤早期剥離，および敗血症性血栓性静脈炎のリスクは軽減される．

妊娠中のメサドン投与量は最小有効用量とすべきであり，退薬や断薬は妊娠中に試みるべきではない．メサドンは妊娠第3三半期には代謝速度が増すため，より高用量が必要になることがある．投与後の血漿中濃度のピーク時に鎮静作用が生じることを避けるため，妊娠第3三半期には1日用量を2回に分割投与してもよい．メサドン治療による催奇形性は知られていない．

新生児のメサドン離脱症状　新生児のメサドン離脱症状としては，振戦，かん高い泣き声，筋緊張や運動の亢進，睡眠障害や食欲不振，斑紋形成，あくび，発汗，表皮剥離などがよくみられる．けいれん発作を起こし，積極的な抗けいれん薬治療を要することもある．新生児期には肝代謝が未成熟なため，離脱症状の発症時期が遅れたり，症状が遷延したりすることがある．乳児をメサドン依存から緩やかに離脱させるために，メサドンを内服している女性に授乳を始めるよう助言することがあるが，メサドンを内服している間は授乳すべきではない．

ブプレノルフィン

より依存性の少ない薬物が無効である場合，ブプレノルフィンの鎮痛作用は，時に慢性疼痛の管理に使用されている．ブプレノルフィンは，μ受容体において完全作動薬ではなく部分作動薬であり，κ受容体の弱い拮抗阻害薬である．このためこの薬物は，一般的に治療に用いられる完全なμ作動薬よりも離脱症状が穏やかで，安全性が高い．ブプレノルフィンは天井効果を有し，用量を増加させても作動性効果はある一定以上には上昇せず，作用の持続時間が延長する．このためブプレノルフィ

ンは，呼吸抑制作用が少なく，したがって過剰摂取されても致死的となるおそれが少なく，臨床的な安全性に優れている．ブプレノルフィンも，過鎮静，悪心・嘔吐，便秘，めまい，頭痛，発汗など，他のオピオイドで生じる一般的な副作用を引き起こすことがある．ブプレノルフィンの使用に際して，薬物動態学的に考慮すべき点は，この薬物が鎮痛剤として作用するためには，肝酵素によって変換（CYP3A4 によって N-脱アルキル化）される必要があるという事実である．このために，一部の患者ではブプレノルフィンによる恩恵を受けられないと考えられている．遺伝学的特性，グレープフルーツジュース，そして多くの薬物（フルオキセチンやフルボキサミンを含む）が，ブプレノルフィンを生物学的活性のある代謝物に変換する能力を低下させる原因となりうる．

ブプレノルフィンがスケジュールIV（訳注：前述の米国麻薬取締局による分類）の経路を介して乱用される可能性を低減するために，ブプレノルフィンの舌下投錠は麻薬拮抗阻害薬であるナロキソンとの合剤化がなされている．ナロキソンは舌下経路からはほとんど吸収されないため，この合剤が舌下投与された場合にはナロキソンがブプレノルフィンの有効性に影響を与えることがない．もしオピオイド依存症患者がこの合剤を注射しようとすると，ナロキソンによって離脱反応を生じるため，この舌下製剤を違法に注射使用する可能性を低減することができる．

患者をブプレノルフィン治療に導入し，安定させることは，メサドン治療に導入し安定させるのに似ているが，ブプレノルフィンは部分作動薬であるため，最近まで，完全作動薬であるオピオイドを使用していた患者では，離脱症状を引き起こす原因となるおそれがある．したがって，患者は短時間作用型オピオイドではブプレノルフィンを開始する 12～24 時間前までに，メサドンのようなより長時間作用型のオピオイドでは 24～48 時間以上前に，その使用を中止しておく必要がある．医師は，ブプレノルフィンを開始する前に臨床的に患者を評価し，患者が客観的に観察可能な離脱徴候を呈する，軽度から中等度のオピオイド離脱状態にあると診断しなければならない．

ほとんどの場合，ブプレノルフィンを比較的低用量（2～4 mg）から投与開始し，その後離脱症状が持続する場合は，1～2 時間後に追加投与する．

最初の 24 時間の目標は離脱徴候や症状を抑制することであり，そのために要する総投与量は 2～16 mg の範囲である．その後は，用量を増量，または減量して，離脱症状が完全に解消するように調整する．メサドン治療の場合と同様に，他のオピオイドへの渇望が生じなくなり，他のオピオイドを使用して補強しなくても充分に我慢できるように，そして完全に他のオピオイドの使用を断つことができるようにしつつ，一方で副作用を最小化してゆく．用量設定研究によれば，1 日あたり 1～4 mg の低用量と比較して，6～16 mg の用量を用いた方が，ブプレノルフィンによる治療転帰がより優れていることが示されている．時に患者は 1 日あたり 16 mg を越える高用量を必要とするようであるが，1 日あたり 32 mg を超える用量に効果があるとする証拠はない．オピオイド依存症の治療においては，ブプレノルフィン舌下錠の 4 mg が，経口メサドンの 1 日 40 mg におおよそ相当する．また，依存症患者のオピオイド離脱症状を抑制するにあたって，連日投与でも，隔日投与でも，または 1 週間に 3 回の投与でも，同等の効果があることが示されている．治療導入，および維持療法を含め，ほとんどの臨床目的のために配合錠が推奨される．ブプレノルフィンの単剤は，妊娠中の患者への使用か，またはナロキソンに対するアナフィラキシー反応の既往がある患者への使用に限定すべきである．

ブプレノルフィンの新たな剤形が検討されており，それらには，経皮吸収型パッチ製剤，治療域の血中濃度を数週間維持できる長期作用型筋肉内注射（デポ）製剤，治療域の血中濃度を 6 か月間維持可能な皮下埋め込み型ブプレノルフィン製剤が含まれる．最後の 2 つの投与法では，服薬不履行となるリスクを実質的に排除しながら，毎日薬を服用する必要性をなくせる可能性がある．

トラマドール

治療抵抗性うつ病におけるトラマドールの抗うつ効果については，単剤療法としても増強薬としても，どちらも複数の報告がある．臨床データからも実験データからも，トラマドールに固有の抗うつ薬様作用があることが示唆されている．トラマドールの薬理学的特性は複雑である．トラマドールは弱い μ オピオイド受容体作動薬であり，5-HT 放出刺激薬であり，DA 放出刺激薬であり，5-HT_{2C}受容体拮抗阻害薬であり，ノルエピネフリン再取り込み阻害薬であり，N-メチル-D-アスパラギン酸（NMDA）受容体拮抗阻害薬であり，ニコチン性アセチルコリン受容体拮抗阻害薬であり，TRPV1 受容体作動薬であり，そして M1 および M3 ムスカリン性アセチルコリン受容体拮抗阻害薬である．実際トラマドールは，抗うつ薬であるベンラファキシンに近い構造類似性をもっており，このことは抗うつ効果を示すという事実と矛盾しない．

ベンラファキシンもトラマドールも，ともにノルエピネフリンとセロトニンの再取り込みを阻害し，レセルピン誘発性の症候群を完全に抑制する．両化合物ともに，また慢性疼痛に対する鎮痛効果を示す．ベンラファキシンには，麻薬様物質としての要素があるかも知れず，ベンラファキシンの抗疼痛効果はナロキソンによって取り消される．オピオイド系以外の活性があることは，その鎮痛効果が μ オピオイド受容体拮抗阻害薬のナロキソンによって完全には拮抗されないという事実によって示されている．これらの薬物の構造的類似性を示す例として，液体クロマトグラフィ検査で尿中トラマドール濃度を検出する際に，ベンラファキシンが原因で偽陽性とな

る可能性がある．

トラマドールに関連したもう1つの特徴は，比較的半減期が長いということで，このため乱用されるおそれが少ないということである．その習慣性作用は，他の麻薬系作動薬よりもはるかに少ないことが判明しているが，それでも乱用，離脱症状，および依存形成のリスクがあることは事実である．トラマドールが鎮痛薬となるためには代謝される必要がある．CYP2D6の「低代謝活性群」（poor metabolizer）や，CYP2D6阻害作用のある薬物を使用している場合には，トラマドールの効果は低下する（同じことがコデインについても言える）．

注意点と有害反応

オピオイド受容体作動薬の最も一般的な有害作用として，立ちくらみ，めまい，眠気，悪心，便秘，嘔吐，発汗，体重増加，性欲減退，オルガスム抑制，不眠や不規則な睡眠があげられる．オピオイド受容体作動薬は，耐性を生じるだけでなく，身体的および精神的依存を形成しうる．中枢神経系の他の有害作用としては，抑うつ，鎮静，多幸感，不快気分，焦燥，およびけいれん発作が含まれる．稀な例として，せん妄も報告されている．時に生じうる中枢神経系以外の有害作用としては，末梢の浮腫，尿閉，発疹，関節痛，口渇，食欲不振，胆道れん縮，徐脈，低血圧，低換気，失神，抗利尿ホルモン様作用，瘙痒，じん麻疹，および視力障害がある．女性では月経不順がよくみられ，特に使用開始当初の6か月間に多い．さまざまな内分泌系指標の異常値がみられることがあるが，臨床的意義はほとんどない．

ほとんどの者は，長期的な維持療法の間にオピオイド作動薬の薬理学的有害作用に対して耐性が生じ，導入時期を過ぎれば，その後に有害作用を経験することは比較的少ない．

過量投与

オピオイド受容体作動薬の過量投与による急性症状としては，鎮静，低血圧，徐脈，低体温，呼吸抑制，縮瞳，そして消化管運動の減少があげられる．症状が重篤であれば，昏睡，心停止，ショック，そして死に至る．過量投与のリスクは治療の導入段階において，そしてもともと肝機能不全があるために薬物代謝が遅延している例において最も大きい．メサドン治療導入時の最初の週に，わずか1日50～60 mgの投与量によっても，死亡例は生じている．

ブプレノルフィンによる過量投与のリスクは，メサドンよりも低いようである．しかし，ブプレノルフィンとベンゾジアゼピンとの同時投与によって死亡例が生じている．

離脱症状

メサドンの使用を突然中止すると，3～4日以内に離脱症状を引き起こし，通常6日目に症状のピークに達する．離脱症状としては，脱力感，不安，食欲不振，不眠，胃部不快感，頭痛，発汗，ほてりやさむけがあげられる．離脱症状は，通常2週間後には回復する．しかし，メサドンの禁断症状として情動不安や不眠が長引く可能性がある．

ブプレノルフィンによる離脱症状はメサドンによるものと同様であるが，それほど重度ではない．特にブプレノルフィンは，その中止に伴う離脱症状が比較的穏やかなため，時にメサドンからオピオイド阻害薬への移行やメタドンの中止を容易にするために使用されている．

薬物相互作用

オピオイド受容体作動薬は，アルコール，バルビツール酸系薬物，ベンゾジアゼピン系薬物，他のオピオイド，低力価ドパミン受容体拮抗阻害薬，三環系および四環系抗うつ薬，およびMAO阻害薬による中枢神経系抑制作用を増強するおそれがある．カルバマゼピン（テグレトール），フェニトイン（アレビアチン），バルビツール酸系薬物，リファンピン（リマクタン），そして長期間の大量飲酒は肝酵素を誘導し，メサドンやブプレノルフィンの血漿中濃度を低下させ，それによって，離脱症状を引き起こすおそれがある．しかし，それとは対照的に，肝酵素誘導は，レボメタジルの活性代謝物の血漿中濃度を増加させ中毒を引き起こすおそれがある．

メサドン維持療法中の患者が，ナルトレキソン，ナルメフェン（Revex），ナロキソン（ナロキソン）など，純粋なオピオイド受容体拮抗阻害薬を摂取した場合，ブプレノルフィンなどの部分作動薬を摂取した場合，または，混合性作動薬/拮抗薬であるペンタゾシン（ソセゴンなど）などを摂取した場合に，急性のオピオイド離脱症状を生じうる．これらの症状は，クロニジン，ベンゾジアゼピン，またはその両方を使用することによって緩和することができる．

短期間の飲酒や，シメチジン（タガメット），エリスロマイシン，ケトコナゾール（ニゾラール），フルオキセチン（Prozac），フルボキサミン（ルボックス），ロラタジン（クラリチン），キニジン（Quinidex），アルプラゾラム（ソラナックス）は，メサドンやブプレノルフィンの代謝を競合的に阻害するため，メタドンやブプレノルフィンの血中濃度を上昇させ，また作用時間を延長させるおそれがある．尿をアルカリ化する薬物はメタドン排泄を減少させるおそれがある．

メサドン維持療法によってデシプラミン（Norpramin）やフルボキサミンの血中濃度が上昇するおそれがある．メタドン使用中は，ジドブジン（レトロビル）濃度が上昇し，標準的な投与量であってもジドブジン中毒のリスクが増すことがある．さらに，試験管内でのヒト肝ミクロソームの研究によって，リトナビル（ノービア），インジナビル（クリキシバン），サキナビル（インビラーゼ）など

を含むいくつかのプロテアーゼ阻害薬が，メサドンの脱メチル化を競合的に阻害することが示されている．この知見の臨床的意義は不明である．

MAO阻害薬と麻薬様物質であるフェンタニル（フェンタニル）とメペリジン（Demerol）の使用に伴って致死的な薬物相互作用が生じるが，メサドン，レボメタジル，ブプレノルフィンの使用においては，そのような相互作用はない．

トラマドールには，セロトニン再取り込み阻害薬との相互作用がある可能性がある．このような組み合わせによって，けいれん発作やセロトニン症候群が引き起こされるおそれがある．このような事象は，トラマドール単独での治療中にも，通常の用量，過剰投与のいずれの場合でも起こりうる．トラマドールは，実質的にすべての種類の抗うつ薬との併用，けいれん閾値を低下させる薬物との併用，特に抗うつ薬のブプロピオンとの併用時に相互作用のリスクが増す．

検査値への影響

メサドンとブプレノルフィンは，尿中の薬物検査において他のオピオイドと区別するために，別々に検査することができる．メサドンやブプレノルフィンの使用に関連した検査値への干渉は知られていない．

投与量と臨床指針

メサドン

メサドンには，5 mg，10 mg，および40 mgの割線入りの水分散用錠剤，40 mgのオブラート製剤，5 mg/5 ml，10 mg/5 mLおよび10 mg/mlの経口液剤，および10 mg/mlの非経口製剤がある．維持療法においては，メサドンは，通常，水またはジュースに溶いて用い，指示どおりの服用を確実にするため，投与時には直接観察する．オピオイド解毒への導入時には，通常メサドンの初期用量である15〜20 mgで，薬物への渇望と離脱症状を抑制することができる．しかし，一部の症例では単回投与または分割投与で1日40 mgまでの用量を要することもある．過量投与による急性中毒のリスクを低減するため，それ以上の高用量は治療導入時には避けるべきである．

数週間以上をかけて，用量は，少なくとも1日70 mgまで増量する必要がある．最大投与量は通常1日120 mgであり，より高用量を用いるには，規制当局の事前承認を必要とする．1日60 mg以上の用量が，60 mg未満の用量に比べ，違法なオピオイド使用のより完全な中止と相関している．

治療期間はあらかじめ設定すべきではなく，治療への反応性と心理社会的要因の評価に基づいて決定すべきである．メサドン維持プログラムに関するすべての研究が，短期（すなわち，1年未満）のプログラムよりも，長期（すなわち，数年間）の治療の方が，オピオイド乱用の再発予防に有効であることを裏づけている．しかし，実際の臨床においては，6か月間の維持治療プログラムでさえも，保険会社の方針としてその提供が承認されるものは少数である．それどころか，一部のプログラムでは導入から6か月以内にメサドン治療を中止することを実際に推奨している．メサドン維持療法を中止した例のうち，80%以上が2年以内に違法薬物の使用を再発してしまうため，これは非常に愚かな考え方である．維持治療と離脱の治療の両方を提供する治療プログラムでは，圧倒的多数の参加者が維持治療に登録する．

ブプレノルフィン

ブプレノルフィンは，0.3 mg/mlの溶液として1 mLのアンプルで供給されている．ブプレノルフィンの舌下錠製剤は，ブプレノルフィンのみ，またはブプレノルフィンとナロキソンとを4：1の比率で配合した合剤として提供され，オピオイド維持療法のために使用されている．ブプレノルフィンは，短期間のオピオイドの解毒のためには使用されない．1回8〜16 mg週3回投与の維持用量で，効果的にヘロイン使用を削減する．医師が個人診療所でこの治療法を実施するためには，訓練を受け，認可されなければならない．米国には，認可された研修プログラムが多数ある．

トラマドール

痛み以外の病態に対して使用する場合の，トラマドールの適切な投与スケジュールを確立するために施行された比較対照研究はない．トラマドールは，多くの剤型で使用可能である．剤型としては，カプセル製剤（通常型および持続放出型）から，錠剤（通常型，持続放出型，舌下投与錠），坐剤，および注射用アンプル製剤までがある．アセトアミノフェンやアスピリンを含む合剤としての錠剤，およびカプセル剤もある．うつ病や強迫症（OCD）の治療に関する症例報告では，その投与量は，短期間の使用を含め，1日50〜200 mgの範囲である．精神疾患の治療におけるトラマドールの長期使用については，まだ研究が行われていない．

参考文献

Center for Substance Abuse Treatment. *Medication-Assisted Treatment for Opioid Addiction in Opioid Treatment Programs.* Treatment Improvement Protocol (TIP) Series 43. DHHS Publication No. (SMA) 05–4048. Rockville, MD: Substance Abuse and Mental Health Services Administration; 2005.

Collins ED, Kleber HD, Whittington RA, Heitler NE. Anesthesia-assisted vs. buprenorphine- or clonidine-assisted heroin detoxification and naltrexone induction: A randomized trial. *JAMA.* 2005;294(8):903.

Ehret GB, Voide C, Gex-Fabry M, Chabert J, Shah D. Drug-induced long QT syndrome in injection drug users receiving methadone: High frequency in hospitalized patients and risk factors. *Arch Intern Med.* 2006;166(12):1280.

Fiellin DA, Moore BA, Sullivan LE, Becker WC, Pantalon MV, Chawarski MC, Barry DT, O'Connor PG, Schottenfeld RS. Long-term treatment with buprenorphine/naloxone in primary care: Results at 2–5 years. *Am J Addict.* 2008;17:116.

Gibson A, Degenhardt L, Mattick RP, Ali R, White J, O'Brien S. Exposure to opioid maintenance treatment reduces long-term mortality. *Addiction.* 2008;103:462.

Gryczynski J, Jaffe JH, Schwartz RP, et al. Patient perspectives on choosing buprenorphine over methadone in an urban, equal-access system. *Am J Addict.*

2013;22(3):285–291.
Heit HA, Gourlay DL. Buprenorphine: New tricks with an old molecule for pain management. *Clin J Pain.* 2008;24:93.
Hser YI, Hoffman V, Grella CE, Anglin MD. A 33-year follow-up of narcotics addicts. *Arch Gen Psychiatry.* 2001;58:503.
Kleber HD. Methadone maintenance 4 decades later: Thousands of lives saved but still controversial. *JAMA.* 2008;300:2303.
Likar R, Kayser H, Sittl R. Long-term management of chronic pain with transdermal buprenorphine: A multicenter, open-label, follow-up study in patients from three short-term clinical trials. *Clin Ther.* 2006;28(6):943.
Mattick RP, Kimber J. Breen C, Davoli M. Buprenorphine maintenance versus placebo or methadone maintenance for opioid dependence. *Cochrane Database Syst Rev.* 2008:CD002207.
Neumann AM, Blondell RD, Jaanimagi U, et al. A preliminary study comparing methadone and buprenorphine in patients with chronic pain and coexistent opioid addiction. *J Addict Dis.* 2013;32(1):68–78.
Oliva EM, Trafton JA, Harris AH, Gordon AJ. Trends in opioid agonist therapy in the Veterans Health Administration: Is supply keeping up with demand? *Am J Drug Alcohol Abuse.* 2013;39(2):103–107.
Saxon AJ, McRae-Clark AL, Brady KT. Opioid receptor agonists: Methadone and buprenorphine. In: Sadock BJ, Sadock VA, Ruiz P, eds. *Kaplan & Sadock's Comprehensive Textbook of Psychiatry.* 9th edition. Vol. 2. Philadelphia: Lippincott Williams & Wilkins; 2009:3171.
Savage SR. Principles of pain treatment in the addicted patient. In: Graham AW, Schultz TK, eds. *Principles of Addiction Medicine.* 2nd edition. Chevy Chase, MD: American Society of Addiction Medicine; 1998:919.
Sigmon SC, Moody DE, Nuwayser ES, Bigelow GE. An injection depot formulation of buprenorphine: Extended bio-delivery and effects. *Addiction.* 2006; 101(3):420.
Strain EC, Moody DE, Stoller KB, Walsh SL, Bigelow GE. Relative bioavailability of different buprenorphine formulations under chronic dosing conditions. *Drug Alcohol Depend.* 2004;74:37.
Substance Abuse and Mental Health Services Administration. *Results from the 2005 National Survey on Drug Use and Health: National Findings* (Office of Applied Studies, NSDUH Series H-30, DHHS Publication No. SMA 06–4194). Rockville, MD: Department of Health and Human Services; 2006.
Tetrault JM, Kozal MJ, Chiarella J, Sullivan LE, Dinh AT, Fiellin DA. Association between risk behaviors and antiretroviral resistance in HIV-infected patients receiving opioid agonist treatment. *J Addict Med.* 2013;7(2):102–107.

29.25 オピオイド受容体拮抗阻害薬：ナルトレキソン，ナルメフェン，およびナロキソン

ナルトレキソン（Revia）およびナロキソン（ナロキソン）は，オピオイド受容体の競合的拮抗阻害薬である．これらはオピオイド受容体に結合するが，その活性化を引き起こさない．これらの薬物は，完全なオピオイド作動薬を使用している人々にオピオイド離脱症状を誘発するので，オピオイド阻害薬に分類される．

これらの薬物のなかで最も広く用いられているのは，ナルトレキソンである．ナルトレキソンは，比較的半減期が長く，経口投与が有効であり，不快気分を伴わず，1日1回投与が可能である．ナロキソンは麻薬物質の過剰摂取を治療するためにナルトレキソンよりも以前から使用されていたが，解毒後の麻薬依存症患者における麻薬使用の再発防止目的には，それほど広く使用されなくなった．導入されて以来，ナルトレキソンはさまざまな精神疾患，なかでも，摂食障害，自閉症，自傷行為，コカイン依存，ギャンブル依存，そしてアルコール依存症などの治療への応用が試みられてきた．ナルトレキソンは，1994年に，アルコール依存症への治療適応が承認された．多数のジェネリック製剤も使用可能である．2006年には，持続放出型，月1回使用の注射用懸濁液製剤（Vivitrol）も承認された．ナルメフェン（Revex）は，既知のオピオイド過剰摂取，またはその疑いの治療に際して，オピオイドの効果を完全に，または部分的に回復させるために用いられる．ナルメフェンの経口製剤は，いくつかの国で使われているが，米国にはない．ナルメフェンはオピオイド受容体拮抗阻害薬であり，時にアルコール依存症への対処に用いられる．

薬理学的作用

経口オピオイド受容体拮抗阻害薬は消化管から速やかに吸収されるが，肝での初回通過代謝のため，投与したナルトレキソンの60％，ナルメフェンでは40～50％のみが未変化体のまま体循環に到達する．ナルトレキソンと，その活性代謝物である，6-β-ナルトレキソールは，摂取後1時間以内に最高血中濃度に到達する．ナルトレキソンの消失半減期は1～3時間，6-β-ナルトレキソールの消失半減期は13時間である．ナルメフェンは投与後約1～2時間で最高血中濃度に達し，消失半減期は8～10時間である．臨床的には，ナルトレキソンの単回投与は72時間にわたってオピオイドの報酬効果を効果的にブロックする．6-β-ナルトレキソールの影響は，単回投与の125時間後まで残ることがある．

ナルトレキソンとナルメフェンは，オピオイド受容体の競合的拮抗阻害薬である．オピオイド受容体の薬理学を理解すると，ナルトレキソンとナルメフェンによる副作用の違いが説明できる．体内のオピオイド受容体は，薬理学的に，μ，κ，およびδに分類される．κおよびδ受容体の活性化は中枢性にオピオイドやアルコールの摂取を強化すると考えられているのに対し，μ受容体の活性化は，より密接に中枢および末梢の制吐効果に関連する．ナルトレキソンは，κおよびδ受容体の比較的弱い拮抗阻害薬であり，強力なμ受容体の拮抗阻害薬であるため，オピオイドとアルコールの摂取を効果的に抑制するナルトレキソンの用量では強力にμ受容体を遮断し，したがって，悪心を引き起こすおそれがある．ナルメフェンは，それと対照的に，3つすべてのオピオイド受容体に対して等しく強力な拮抗阻害薬であり，オピオイドとアルコール摂取を効果的に抑制するナルメフェンの用量で，μ受容体に対する効果が特別に増強されることはない．このためナルメフェンは，臨床的に消化器系の副作用が少ない．

ナロキソンは，μ受容体に対して最も高い親和性を有するが，μ，κ，およびδ受容体の競合的拮抗阻害薬である．

オピオイド使用者に対するオピオイド受容体拮抗阻害薬の効果についてはオピオイド受容体の競合的阻害の観点から容易に理解可能であるが，アルコール依存症におけるオピオイド受容体拮抗阻害薬の効果はそれほど簡単でない．それはおそらく，アルコールへの渇望とアルコール摂取の効果は，オピオイドおよび非オピオイド両方の，複数の神経伝達物質系によって制御されているらしいという事実と関連している．

治療適応

　認知行動療法プログラムに，オピオイド受容体拮抗阻害薬の使用を加えた組み合わせは，認知行動療法プログラムかオピオイド受容体拮抗阻害薬のいずれか単独による治療法にくらべて，より効果的である．ナロキソンは，ナルトレキソン治療の導入前に，患者がオピオイドを使用していないことを確認するためのスクリーニング試験として使用される（表 29.25-1「ナロキソン負荷試験」参照）．

オピオイド依存症

　解毒治療プログラム中の患者は，通常，数日から数週間にわたって，ヘロインのような強力なオピオイド作動薬から引き離されるが，その間に急性のアドレナリン離脱症状が出現すれば，必要に応じてクロニジン（カタプレス）を用いて対処する．強力な作動薬を，徐々により弱い作動薬に，次に混合性作動薬/拮抗薬に，そしてその後，最終的に純粋な拮抗阻害薬へと置換してゆく，連続的な治療プロトコルが時に使用される．例をあげると，強力な作動薬であるヘロインの乱用者では，まずはじめに弱い作動薬であるメサドン（Dolophine）に，その後部分作動薬であるブプレノルフィン（Buprenex）か酢酸レボメタジル（ORLAAM；通称 LAAM）に，そして最終的に，7～10日間の休薬期間を経て，ナルトレキソンやナルメフェンなどの純粋な拮抗阻害薬に切り替える．しかし，たとえ緩やかに解毒したとしても，一部の症例では，ナルトレキソン治療の最初の数週間に，軽度の有害作用やオピオイド離脱症状を経験し続ける．

　オピオイド受容体作動薬の効力が減少するにつれ，薬物中止による悪影響も減少してゆく．このように，純粋なオピオイド受容体拮抗阻害薬の中止に対する薬理学的障壁は存在しないため，社会的環境や頻繁な認知行動療法的介入が，オピオイド中止の継続を支援するための非常に重要な要素となる．認知行動療法プログラムに同時加入していないほとんどの症例は，耐え難い有害作用のため，3か月以内にオピオイド受容体拮抗阻害薬の服用を中止してしまう．オピオイド受容体拮抗阻害薬投薬計画の治療順守も，よく練られた保証プログラムに参加することによって改善することができる．

　服薬順守の問題は，治療の中心的焦点である．オピオイド依存症の既往のある者が，純粋なオピオイド受容体拮抗阻害薬の服用を中止した場合，オピオイド乱用の再発リスクは非常に高い．なぜなら，強力なオピオイド作動薬の再使用によって非常に報酬効果の高い主観的「陶酔状態」（"high"）を生じるためである．これとは対照的に，服薬を順守する者は，たとえ1年以上も継続投与したとしても，ナルトレキソンの治療効果に耐性を生じることはない．個人的には，薬物使用の長期的な中止を達成する前に，何度か再発と寛解を経験するかも知れない．

 表 29.25-1　ナロキソン（Narcan）負荷試験

ナロキソン負荷試験はオピオイド離脱の臨床徴候や症状を示す患者，また尿中に麻薬様物質が検出された患者には施行しない．ナロキソン負荷試験は，静脈内（IV）または皮下のどちらの経路からも投与可能である．

静脈内投与（IV）による負荷テスト：患者を適切にスクリーニングした後，ナロキソン（0.8 mg）を滅菌シリンジに充填する．静脈内投与を選択した場合，まず，ナロキソン（0.2 mg）を注入し，注射針を患者の静脈内に置いたままの状態で，患者に離脱の徴候や症状が現れていないかどうかを，30秒間観察する．もし離脱の徴候が生じていない場合には，残りの0.6 mgのナロキソンを注入し，患者の離脱徴候や症状をさらに20分間観察する．

皮下投与による負荷テスト：皮下投与の経路を選択した場合，0.8 mgを皮下投与し，患者の離脱徴候や症状について20分間観察する．

患者の観察のための必要条件と技術：適切な観察期間の間，患者のバイタルサインをモニターする必要があり，また患者の離脱症状の徴候をモニターする必要がある．患者に対して注意深く質問をすることも重要である．オピオイド離脱の徴候や症状として以下のようなものがあるが，それらがすべてではない．

離脱の徴候：鼻閉，または鼻汁，引き裂き，流涙，あくび，発汗，振戦，嘔吐，または立毛

離脱症状：温度が変化する感覚，関節痛，骨や筋肉の痛み，腹部仙痛，蟻走感（皮膚の下を虫が這うような感覚）

負荷試験の解釈：警告――上に述べたような徴候や症状の誘発は，被験者にリスクが潜む可能性を示しており，ナルトレキソンを投与してはならない．もし離脱の徴候や症状が，観察も，誘発も，報告もされなかった場合に限り，ナルトレキソンの投与が可能である．その患者はオピオイド・フリーの状態ではないかもしれない，あるいは離脱症状が持続しているかもしれない，などの疑念が少しでも観察者にあれば，ナルトレキソンの投与は24時間保留し，再度ナロキソン負荷テストを施行すべきである．

　オピオイド受容体拮抗阻害薬を服用中の者に対しては，十分高用量のオピオイド作動薬を用いれば，ナルトレキソンやナルメフェンの受容体拮抗阻害作用に打ち勝ってしまい，それは危険で予測不可能なレベルの受容体活性化につながるおそれがあることについても警告すべきである（「注意点と有害反応」の項を参照）．

急速解毒法

　一般的にオピオイド受容体拮抗阻害薬の使用前に推奨される7～10日のオピオイド中止期間を避けるため，急速な解毒のための治療計画が開発された．アドレナリン性離脱症状を軽減するために補助薬としてクロニジンを連続投与し，筋けいれんや不眠を軽減するために補助薬としてオキサゼパム（Serax）などのベンゾジアゼピン系薬物を連続投与することによって，オピオイドを中断し

た最初の日から経口オピオイド受容体拮抗阻害薬の投与が可能となる．こうして48〜72時間以内に解毒を完了することができ，その時点からオピオイド受容体拮抗阻害薬による維持療法が開始される．中等度の離脱症状を初日に経験するかもしれないが，その症状はその後速やかに軽減する．

クロニジンによる血圧降下作用のおそれがあるため，急速解毒を施行中の者は最初の8時間は血圧を注意深くモニターしなければならない．したがって，外来患者に対して急速解毒を行う設定では，救急医療に十分対応可能なだけの設備が必要である．

急速解毒法の主な利点は，オピオイドの乱用から維持療法への移行が，わずか2〜3日の間に行われるということである．可能な限り短時間で解毒を完了することによって，患者が解毒治療計画中にオピオイド乱用を再発してしまうリスクを最小限に抑えることができる．

アルコール依存

オピオイド受容体拮抗阻害薬は，アルコール依存治療のための，認知行動療法プログラムへの補助療法としても用いられる．オピオイド受容体拮抗阻害薬は，アルコールへの渇望とアルコール摂取を減少させ，再発の重症度を改善する．効果的な認知行動療法プログラムを単独で施行した場合のアルコール大量摂取再発リスクは，オピオイド受容体拮抗阻害薬の併用によって半減させることができる．

より新しい薬物であるナルメフェンは，アルコール依存の治療のため，その先代であるナルトレキソンを超える多くの薬理学的，臨床的の利点を有している可能性がある．ナルトレキソンは，1日300mgの用量を内服する者では，可逆的な肝トランスアミナーゼの上昇を引き起こすおそれがあるが（この用量は，アルコールおよびオピオイド依存症の治療における推奨用量［1日50mg］の6倍にあたる），ナルメフェンには肝毒性がない．臨床的に有効な用量のナルトレキソンは副作用，最も多くは悪心のために，10〜15％の者で中止されてしまう．これに対して，1日20mgの臨床的有効量のナルメフェンが副作用のために中止されることは稀であり，1日80mgという過剰な投与量でも10％の範囲である．その薬物動態学的特徴のために，ある用量のナルメフェンによるオピオイド受容体阻害効果は，ナルトレキソンのそれよりも持続的である．

オピオイド受容体拮抗阻害薬によってアルコール渇望を減少させる効果は，選択的セロトニン再取り込み阻害薬によって増強される可能性があるが，この相乗効果の可能性をより完全に評価するためには，大規模な臨床試験によるデータが必要である．

注意点と有害反応

オピオイド受容体拮抗阻害薬は，オピオイドの解毒後，薬物を使用しない状態を維持するために使用されるので，オピオイドを最後に摂取してからオピオイド受容体拮抗阻害薬の最初の投与までの間に，ヘロインなど短時間作用型オピオイドで少なくとも5日間，メサドンなどの長時間作用型オピオイドでは少なくとも10日間の，十分な休薬期間を経過するよう細心の注意を払わねばならない．オピオイドを使用していない状態は，自己申告と尿中薬物スクリーニング検査によって決定されなければならない．もし尿中薬物スクリーニング検査の結果が陰性であったとしても，オピオイドが体内にあるかどうかについて疑問が残る場合は，ナロキソン負荷試験を実施すべきである．ナロキソンのオピオイド拮抗阻害作用は持続が1時間未満であるのに対し，ナルトレキソンとナルメフェンの作用は24時間以上持続する可能性があるため，ナロキソンが負荷試験に用いられる．すなわち，ナロキソンによりオピオイド離脱症状が誘発されたとしても，その持続は比較的短期間でおさまると見込まれるからである（「投与量と臨床指針」の項を参照）．急性のオピオイド離脱症状としては，薬物への渇望感，体温が変化する感覚，筋骨格の痛み，胃腸障害などがある．オピオイド離脱症状の徴候には，錯乱，眠気，嘔吐，下痢がある．もしナロキソンの注射投与によってわずかでもオピオイド離脱の徴候が生じた場合には，それが急速解毒治療計画の一部として生じている場合を除けば，ナルトレキソンやナルメフェンを投与してはならない．

離脱症候群の名残のような一連の有害作用が，オピオイド受容体拮抗阻害薬を摂取する者の最大10％程度で生じる傾向がある．ナルトレキソンを投与中の者の最大15％程度に，腹痛，けいれん，悪心，嘔吐を生じるおそれがあるが，これらの症状は，一時的に用量を半分にするか，投与の時間を変えることによって軽減することができる場合がある．ナルトレキソンの中枢神経系有害作用は最大10％程度の者が経験し，頭痛，活力低下，不眠，不安，および神経過敏が含まれる．ナルトレキソン投与中の者の最大10％程度に，関節や筋肉の痛みが生じ，また発疹も同様である．

ナルトレキソンは1日50mgを大きく超える用量では，用量に関連した肝毒性を引き起こすおそれがある．1日300mgのナルトレキソンを内服する者の20％で血清中アミノトランスフェラーゼ濃度が正常上限の3倍〜19倍になることがある．ナルトレキソンによる肝細胞障害は，特異体質による反応というよりも，むしろ用量関連性の毒性による効果と思われる．効果的なオピオイド拮抗阻害作用のために必要な最低限度のナルトレキソンの用量では，通常は肝細胞損傷はみられない．しかし，慢性的なアルコール乱用によって肝硬変を呈している者など肝臓に基礎疾患を有する者では，1日50mgのような低用量のナルトレキソンでも肝毒性を示すおそれがある．ナルトレキソン治療の最初の6か月間は毎月，その後は臨床上の判断に応じて，血中アミノトランスフェラーゼ濃度をモニターする必要がある．肝酵素の濃度は，

通常，ナルトレキソン治療を中止すれば正常化する．

もし投与したオピオイド受容体拮抗阻害薬が薬理学的効力をもつ状況下において鎮痛が必要になった場合は，オピオイド作動薬を避け，ベンゾジアゼピン系薬物や他の非オピオイド系鎮痛薬を選択すべきである．オピオイド受容体拮抗阻害薬を服用中の者には低用量のオピオイドは無効だが，高用量を用いると，受容体遮断作用に打ち勝って，突然鎮静から昏睡や死に至るような重症のオピオイド過剰投与の症状を引き起こすおそれがあることを指導すべきである．オピオイド受容体拮抗阻害薬の使用は，オピオイド作動薬を服用中の者（店頭で販売される制吐薬や鎮咳薬には少量のオピオイド作動薬が含まれる可能性がある），急性肝炎や肝不全の者，およびこの薬物に対して過敏性を有する者では禁忌である．

ナルトレキソンは胎盤を通過するため，オピオイド受容体拮抗阻害薬の妊婦への投与は，やむを得ない必要性が胎児への潜在的なリスクを上回る場合にのみ，行われるべきである．オピオイド受容体拮抗阻害薬が母乳中に分布するかどうかについては，不明である．

オピオイド受容体拮抗阻害薬は比較的安全な薬である．オピオイド受容体拮抗阻害薬を過量摂取した際には，消化管からの吸収を減少させる方策と合わせて対症的な治療を行う．

ブプレノルフィンはオピオイド受容体に対して高い親和性を有し，置き換えられる速度が遅いため，ブプレノルフィンによる呼吸抑制はナルメフェンによっても完全には回復させられないことがある．

薬物相互作用

オピオイド受容体拮抗阻害薬が関与する多くの薬物相互作用は，薬物乱用に関わるオピオイドとの相互作用や，制吐薬や鎮咳薬との相互作用を含め，先に論じられている．ナルトレキソンは肝臓による代謝が大きいため，肝酵素レベルに影響を与える他の薬物に影響与え，またその影響を受ける可能性がある．しかし，これらの相互作用の可能性がもつ臨床的重要性については，よくわかっていない．

時にオピオイド受容体拮抗阻害薬と併用され，肝毒性の可能性を有する薬物の1つにジスルフィラム（ノックビン）がある．これまで有害作用は認められていないが，このような併用療法を行う場合は，頻繁に検査値をモニターする必要がある．オピオイド受容体拮抗阻害薬は，チオリダジン（Mellaril）使用に伴う鎮静作用を増強すると報告されており，この相互作用はおそらくすべての低力価ドパミン受容体拮抗阻害薬に等しく当てはまる．

ナルメフェンの静脈内投与は，ベンゾジアゼピン系薬物，吸入麻酔薬，筋弛緩薬，または一般的な麻酔薬と併用される筋弛緩剤阻害薬の後に施行されても特別な有害作用はない．フルマゼニル（アネキセート）とナルメフェンは，ともに前臨床試験においてけいれん発作を誘発することが示されているため，これらを併用する際には注意が必要である．

検査値への影響

ナルトレキソンとナルメフェンはオキシモルホンの誘導体であるため，競合的酵素免疫測定法（enzyme-multiplied immunoassay technique［EMIT法］）のような特異性の低いスクリーニング検査法を用いた場合には，尿中麻薬様物質検査において偽陽性となる可能性がある．薄層クロマトグラフィ法，ガス-液体クロマトグラフィ法，または高圧液体クロマトグラフィ法などを用いれば，尿中のオピオイドの検出が，ナルトレキソンによって干渉されることはない．

投与量と臨床指針

急性オピオイド離脱症候群を誘発する可能性を回避するため，患者がオピオイドを使用していないことを保証する，何段階かの措置が講じられるべきである．監視下に解毒を行う状況では，オピオイド拮抗阻害薬を開始する前に，ヘロイン，ヒドロモルフォン（ジラウジッド），メペリジン（デメロール），モルヒネなど短時間作用型のオピオイドでは，最終投与から少なくとも5日間，メサドンのような長時間作用型オピオイドでは，最終投与から少なくとも10日間，時間を空けなければならない．急速解毒治療計画では，より短期間でのオピオイド休止法が用いられている．オピオイド解毒が完了したことを確認するには，尿中薬物スクリーニングにおいて，オピオイド代謝産物が存在しないことを実証しなければならない．しかし，尿中オピオイドスクリーニング試験が陰性であっても，依然として身体的にオピオイド依存を形成している場合があり，このためオピオイド拮抗阻害薬による離脱の影響を受けやすいことがある．したがって，尿スクリーニング検査結果が陰性となった後，オピオイドの中止期間が十分であると観察者によって確実に認められない限り，ナロキソン負荷試験を実施することが推奨される（表29.25-1）．

オピオイド依存やアルコール依存の治療のために用いるナルトレキソンの初期用量は1日50 mgであり，これは，ナロキソン負荷試験の結果が陰性であっても，段階的導入により達成されるべきである．さまざまな専門家は，5 mg，10 mg，12.5 mg，または25 mgの用量で開始し，1時間から2週間までの範囲の時間をかけて50 mgまで漸増し，その間は常にオピオイド離脱の徴候を監視する．1日50 mgの用量で十分認容性がある場合には，1週間を平均化し，隔日100 mg，または3日目ごとに150 mgの投与とすることができる．このような投与計画により治療順守が増す可能性がある．これに対応するナルメフェン治療用量は1日20 mgを2回の等用量での分割投与である．ナルメフェンは，この1日用量に段階的

に漸増していくことがおそらく賢明な方法であるが，ナルメフェンの投与手順に関する利用可能な臨床データはまだない．

服薬順守を最大にするために，毎回の服薬を家族が直接観察することが推奨される．オピオイド受容体拮抗阻害薬とその代謝物，ならびにエタノールとオピオイド代謝物の，無作為尿検査による調査も施行すべきである．オピオイド受容体拮抗阻害薬は，その者が，もはや心理学的にオピオイドやアルコール乱用を再発してしまうリスクがあるとは考えられなくなるまで継続すべきである．これには一般的に少なくとも6か月を要するが，特に外的ストレスがある場合には，より時間がかかる．

ナルメフェンは静脈内，筋肉内，および皮下注射投与のための滅菌溶液として，ナルメフェン遊離塩基100 μg/mlと1.0 mg/mlの2種類の濃度で提供されている．100 μg/ml溶液は，ナルメフェン塩酸塩110.8 μgを含有し，1.0 mg/mg溶液は，ナルメフェン塩酸塩1.108 mgを含有する．両濃度の溶液とも，塩化ナトリウム9.0 mg/mlを含有し，塩酸によってpH＝3.9に調整されている．薬物動態学的研究によれば，麻薬活性を完全に逆転させる効果において，ナルメフェンはナロキソンより長い作用持続時間を有することが示されている．

急速解毒法

急速解毒法は，ナルトレキソンを使用した方法が標準化されているが，ナルメフェンはナルトレキソンと同等の有効性を有し，有害作用がより少ないと期待されている．急速解毒治療計画においては，中毒患者は急激にオピオイドの使用を止め，オピオイドを使用していない状態になる初日に1回0.2 mgのクロニジンを2時間ごとに合計9回，最大投与量1.8 mgまで経口摂取する．その間，最初の8時間は30分～60分ごとに血圧をモニターする．クロニジンの最初の投与から1～3時間後に12.5 mgのナルトレキソンを投与する．筋けいれんや，後の不眠を軽減するために，オキサゼパム30～60 mgなど，短時間作用型のベンゾジアゼピン系薬物を最初のクロニジンと同時に投与し，その後も必要に応じて4～6時間ごとに初期用量の半分量を再投与する．オキサゼパムの最大用量は1日180 mgを超えてはならない．急速解毒を施行中の者は，信頼できる付添人が自宅まで同伴する必要がある．2日目には，初日と同様の用量のクロニジンとベンゾジアゼピン系薬物が投与され，同時にナルトレキソン25 mgが朝1回投与される．比較的症状が少ない者では3～4時間後に帰宅することができる．3日目にナルトレキソン1日50 mgの維持用量を開始し，クロニジンとベンゾジアゼピン系薬物の用量は，5～10日間をかけて徐々に漸減し中止する．

参考文献

Anton RF, O'Malley SS, Ciraulo DA, Cisler RA, Couper D. Combined pharmacotherapies and behavioral interventions for alcohol dependence—The COMBINE study: A randomized controlled trial. JAMA. 2006;295(17):2003.
Carroll KM, Ball SA, Nich C, O'Connor PG, Eagan D. Targeting behavioral therapies to enhance naltrexone treatment of opioid dependence: Efficacy of contingency management and significant other involvement. Arch Gen Psychiatry. 2001;58:755.
Grant JE, Kim SW. An open-label study of naltrexone in the treatment of kleptomania. J Clin Psychiatry. 2002;63(4):349.
Grant JE, Kim SW, Potenza MN. Advances in the pharmacological treatment of pathological gambling. J Gamblism Stud. 2003;19:85.
Gueorguieva R, Wu R, Pittman B, O'Malley S, Krystal JH. New insights into the efficacy of naltrexone for alcohol dependence from the trajectory-based analyses. Biol Psychiatry. 2007;61(11):1290.
Helm SI, Trescot AM, Colson J, Sehgal N, Silverman S. Opioid antagonists, partial agonists, and agonists/antagonists: The role of office-based detoxification. Pain Physician 2008;11:225.
Johnson BA, Ait-Daoud N, Prihoda TJ. Combining ondansetron and naltrexone effectively treats biologically predisposed alcoholics: From hypotheses to preliminary clinical evidence. Alcoholism Clin Exp Res. 2000;24(5):737.
King A, De Wit H, Riley RC, Cao D, Niaura R. Efficacy of naltrexone in smoking cessation: A preliminary study and an examination of sex differences. Nicotine Tobacco Res. 2006;8(5):671.
Krishnan-Sarin S, Rounsaville BJ, O'Malley SS. Opioid receptor antagonists: Naltrexone and nalmefene. In: Sadock BJ, Sadock VA, Ruiz P, eds. Kaplan & Sadock's Comprehensive Textbook of Psychiatry. 9th ed. Vol. 2. Philadelphia: Lippincott Williams & Wilkins; 2009:3171.
Krystal JH, Cramer JA, Kroll WF, Kirk GF, Rosenheck RA. Naltrexone in the treatment of alcohol dependence. N Engl J Med. 2001;345(24):1734.
Monterosso JR, Flannery BA, Pettinati HM, Oslin DW, Rukstalis M. Predicting treatment response to naltrexone: The influence of craving and family history. Am J Addict. 2001;10(3):258.
O'Malley SS, Cooney JL, Krishnan-Sarin S, Dubin J, McKee SA. A controlled trial of naltrexone augmentation of nicotine replacement for smoking cessation. Arch Intern Med. 2006;166:667.
Raymond NC, Grant JE, Kim SW, Coleman E. Treatment of compulsive sexual behavior with naltrexone and serotonin reuptake inhibitors: Two case studies. Int Clin Psychopharmacol. 2002;17(4):201.
Schmitz JM, Stotts AL, Rhoades HM, Grabowski J. Naltrexone and relapse prevention treatment for cocaine-dependent patients. Addict Behav. 2001;26(2):167.
Srisurapanont M, Jarusuraisin N. Opioid antagonists for alcohol dependence. Cochrane Database Syst Rev. 2002(2):CD001867.
Swift RM. Naltrexone and nalmefene: Any meaningful difference? Biol Psychiatry. 2013;73(8):700–701.

29.26　ホスホジエステラーゼ-5 阻害薬

1998年に開発されたシルデナフィル（バイアグラ）などのホスホジエステラーゼ（PDE）-5 阻害薬は，男性勃起不全による主要な性的機能障害の治療に革命をもたらした．その後，バルデナフィル（レビトラ）とタダラフィル（ザルティア）という，2つの同属の薬が市販された．そのいずれもが類似の作用機序を有し，人々の性的機能に対する期待値を変えた．男性の勃起不全の治療のみに適応されているが，これらの薬物が女性にも有効であるとの事例証拠がある．またこれらの薬物は，性的能力を高めるための娯楽薬（recreational drug）として誤って用いられることもある．これらの薬物は，世界中で2000万人以上の男性により使用されている．

シルデナフィルの開発は，勃起の生理学に関して重要な情報を提供した．性的刺激は神経伝達物質の一酸化窒素（NO）の放出を引き起こし，それがサイクリックグアノシン一リン酸（cGMP）の合成を増加させる．それにより海綿体の平滑筋の弛緩を引き起こし，そのために陰茎内に血液が流入し，その結果として膨張と勃起がもたらされる．cGMPの濃度は，PDE-5と呼ばれる酵素によって調節されており，これが阻害されるとcGMPが増加

し，勃起機能が強化される．NOの放出を引き起こすためには性的刺激が必要なため，PDE-5阻害薬は，そのような刺激が存在しない状況では効果を示さない．このことは，これらの薬物の使用方法について患者に情報提供する際に，理解を要する重要な点である．同種の薬物であるバルデナフィルとタダラフィルも同様に作用する．すなわち，PDE-5を阻害することによってcGMPを増加させ，NOの血管拡張作用を増強する．このため，これらの薬物は，時にNO増強薬（NOエンハンサー）と呼ばれている．

薬理学的作用

これら3つの薬物はどれもかなり速やかに消化管から吸収され，空腹時には30分～120分（中央値60分）で最高血中濃度に達する．これらは脂溶性であるため，高脂肪食を同時に摂取すると吸収速度が最大60分程度遅れ，最高血中濃度が4分の1ほど低下する．これらの薬物は，主にCYP3A4系により代謝される．このことは，臨床的に重要な薬物相互作用をもたらす可能性があるが，それらすべてが詳細に記述されているわけではない．投与量の80%が便中に排泄され，13%は尿中に排泄される．排泄速度は65歳以上の者では減少し，そのため18～45歳までの者と比べて血中濃度が40%ほど高くなる．重度の腎機能不全や肝機能不全があっても排泄速度は減少する．

シルデナフィルとバルデナフィルの平均消失半減期は3～4時間であり，タダラフィルのそれは約18時間である．タダラフィルは，摂取5日後にも血中で検出可能であり，その長い半減期のために，最大36時間効果が持続する（いわゆる週末錠）として，販売されている．シルデナフィルの効果は，空腹時で摂取後約30分で発現する．タダラフィルとバルデナフィルの効果発現はいくらかより迅速である．

臨床医は，これらの薬物は，それ自体では勃起を引き起こさないという重要な臨床的観察事項を認識しておく必要がある．むしろ，性的刺激によってもたらされた性的に興奮した精神状態が，まず初めに陰茎の神経系の活性につながる必要があり，それが海綿体にNOを放出し，勃起カスケードの引き金を引き，それによってもたらされた勃起がNOエンハンサーによって延長されるのである．したがって，この薬物によって性的興奮刺激を最大限有効に活用できるかもしれないが，薬が前戯や情動興奮の代わりになるわけではない．

治療適応

勃起不全は，従来，器質性，心因性，または混合性と分類されてきた．最近の20年間で，勃起不全の原因に関する通説は，心理的な要因から器質要因へと移行してきている．後者には，糖尿病，高血圧，高コレステロール血症，喫煙，末梢血管疾患，骨盤や脊髄の損傷，骨盤や腹部の手術（特に，前立腺の手術），多発性硬化症，末梢神経障害，そしてパーキンソン病が含まれる．勃起不全は，アルコール，ニコチン，およびその他の乱用物質や処方薬によってしばしば引き起こされる．

これらの薬物は勃起障害の元々の重症度，人種，年齢に関係なく有効である．シルデナフィルに反応を示す患者の例としては，冠動脈疾患，高血圧やその他の心臓疾患，末梢血管疾患，糖尿病，うつ病，冠動脈バイパス移植手術，根治的前立腺切除術，経尿道的前立腺切除術，二分脊椎や脊髄損傷の男性，あるいは，抗うつ薬，抗精神病薬，降圧薬，利尿薬を服用中の者などがあげられる．しかし，反応率はさまざまである．

シルデナフィルは，選択的セロトニン再取り込み阻害薬（SSRI）によって誘発される男性の無オルガズム症を回復させることが報告されている．シルデナフィルが女性の性機能障害に対しても同様に治療効果を示すとする事例報告がある．

注意点と有害反応

これらの薬物の使用に関連して生じうる重大な有害作用として心筋梗塞（MI）がある．米国食品医薬品局（FDA）は，これらの薬物によって直接引き起こされる心筋梗塞のリスクを，高血圧，アテローム動脈硬化性心疾患，糖尿病，その他のアテローム動脈硬化に伴う疾患など，基礎疾患に起因する心筋梗塞とは明確に区別して検討した．そしてFDAは，承認された添付文書に従って使用した場合，これらの薬物がそれ自体で死亡リスクの増加をもたらすことはないと結論づけた．しかし，性交によって心筋における酸素需要とストレスは増加する．したがって，冠動脈の灌流が著しく危険な状態になるおそれがあり，その結果として心不全が生じることがありうる．このような理由から，心筋梗塞，脳卒中，腎不全，高血圧，または糖尿病の既往のあるすべての者，および70歳以上のすべての高齢者は，これらの薬物の使用計画について，内科医や心臓病専門医にあらかじめ相談する必要がある．心機能については，特に運動時の耐容能と硝酸塩製剤の使用に注意して評価すべきである．

どのような形態であっても，有機硝酸塩製剤を服用中の者にはPDE-5阻害薬の使用は禁忌である．また，オルガズムの強度を高めるために男性同性愛者によって広く乱用されているアミルニトレート（poppers）は，いずれの勃起増強薬とも併用してはならない．有機硝酸塩製剤とPDE阻害薬の組み合わせによって，急激な血圧低下を引き起こし，冠動脈の灌流を減少させて，心筋梗塞や死に至るおそれがある．

有害作用は用量依存性に生じ，高用量でより高頻度に発生する．最も一般的な有害作用は頭痛，顔面紅潮，胃痛である．より低頻度の有害作用には，鼻閉，尿路感染，

視覚異常（色味がかった視覚［通常は青味がかる］，羞明，または霧視），下痢，めまい，発疹などがある．市販前臨床試験では，持続勃起症の症例報告はない．過量服薬の例では対症的な管理が必要である．タダラフィルを使用した患者の約 10%で背部痛や筋肉痛がみられる．

最近，シルデナフィルを服用した男性で，非動脈炎性前部虚血性視神経症（non-arteritic anterior ischemic optic neuropathy）と呼ばれる重い症状に関する 50 例の報告があり，14 例で検証がなされた．これは，視神経の血流低下を引き起こすことによって恒久的な視力喪失をもたらしうる眼疾患である．初期症状としてはかすみ目やさまざまな程度の視力喪失があり，シルデナフィルを使用後 24 時間以内に生じる．この症状の発生頻度は 100 万分の 1 と非常に稀である．報告された症例のうち，多くの患者には眼障害の既往があり，そのことがリスク増加要因であった可能性もある．また，多くは心臓疾患や糖尿病の既往があり，このことは，これらの症例が血管内皮の損傷に対して脆弱性を有していたことを示すものである．

視力の問題に加えて，2010 年には聴力障害の可能性についての警告がこれらの薬の導入以来 29 件の事例に基づいて報告された．聴力障害は，通常薬物を使用して数時間～数日以内に発生し，ある例では，症状は片側性であり，かつ一過性であった．

ヒト胎児の成長と発達への影響，および精巣の形態学的または機能的変化に関しては，入手できるデータがない．しかし，これらの薬物は必要不可欠な治療薬とはみなされないため，妊娠中には使用すべきではない．

持続勃起症の治療

フェニレフリン（ネオシネジンコーワ）は，ほぼ純粋な α 作動性効果を有し，β 作動活性がほとんどないため，持続勃起症に対する選択薬であり，第 1 選択の治療法である．短期間（6 時間未満）の持続勃起症，特に薬物誘発性の持続勃起症では，フェニレフリンの海綿体内注射によって，勃起した陰茎の萎縮を引き起こすことができる．フェニレフリン配合剤 1 アンプル（1 mL/1000 mg）に，9 mL の生理食塩水を加えて希釈する必要がある．29 ゲージ針を用いて，0.3～0.5 mL を 10～15 分の間隔をあけて海綿体中に注入する．バイタルサインを監視し，また血腫の形成を防ぐため，注射部位の周辺を圧迫する．

フェニレフリンはまた，経口投与することも可能であり，必要に応じて 4 時間ごとに 10～20 mg を投与する．ただし，この方法は注射投与によるほど効果的ではないかも知れず，また注射ほど迅速な効果は得られないであろう．

薬物相互作用

PDE-5 代謝の主要な経路は CYP3A4 を介するものであり，より重要でないな経路として CYP2C9 を介する代謝もある．したがって，これらの酵素の誘導物質または阻害物質は，シルデナフィルの血中濃度と半減期に影響を与える．例えば，非特異的 CYP 阻害剤であるシメチジン（タガメット）の 800 mg は，シルデナフィルの血中濃度を 56%増加させ，エリスロマイシン（エリスロシン）はシルデナフィルの血中濃度を 182%増加させる．その他のより強力な CYP3A4 阻害薬として，ケトコナゾール（ニゾラール），イトラコナゾール（イトリゾール），およびミベフラジル（Posicor）があげられる．それとは対照的に，CYP3A4 誘導薬であるリファンピシンは，シルデナフィルの血中濃度を低下させる．

検査値への影響

検査所見への干渉に関する記述はない．

投与量と臨床指針

シルデナフィルは 25 mg，50 mg，および 100 mg の錠剤がある．シルデナフィルの推奨用量は，性交の 1 時間前の 50 mg の経口投与である．しかし，シルデナフィルは，30 分以内に効果を発現する場合がある．効果の持続時間は通常 4 時間であるが，健康な若い男性では，効果が 8～12 時間持続することがある．有効性と有害作用とに基づき，投与量は，25 mg～100 mg の間で調整すべきである．シルデナフィルは，1 日 1 回を超えない使用が推奨される．女性に対する用法・用量の指針は，適応外使用ではあるが，男性に対するものと同様である．

65 歳以上の高齢者，肝硬変や重度の腎機能障害を有する者，または CYP3A4 阻害薬を使用中の者ではシルデナフィルの血中濃度が上昇する可能性がある．このような状況では，開始用量を 25 mg とすべきである．

シルデナフィルの治験用鼻腔スプレー製剤が開発され，これは投与後 5～15 分以内に効果を発現する．この製剤は非常に水に溶けやすく，速やかに吸収されて直接血流中に到達する．このような製剤は，より容易な使用を可能にするであろう．

バルデナフィルは 2.5 mg，5 mg，10 mg，および 20 mg の錠剤として販売されている．初期用量は 10 mg で，通常，食事の有無にかかわらず，性交の約 1 時間前に服用する．用量は，有効性と有害作用とに基づき最大 20 mg までの増量，あるいは 5 mg までの減量が可能である．最大使用頻度は，1 日 1 回までである．シルデナフィルの場合と同様に，投与量は，肝機能障害を有する患者や，特定の CYP3A4 阻害薬を使用している患者においては，用量調整する必要がある．バルデナフィル 10 mg の口腔内崩壊錠（Staxyn）が使用可能である．この薬は性交の約 60 分前に舌上に置き，1 日 1 回を越えて使用してはならない．

タダラフィルには，経口投与用の 2.5 mg，5 mg，およ

び20 mgの経口用錠剤がある．タダラフィルの推奨用量は性行為の前に10 mgであり，有効性と副作用とに応じて20 mgまでの増量，または5 mgまでの減量が可能である．2.5 mg錠または5 mg錠の1日1回投与は，ほとんどの患者に忍容性がある．肝機能障害を有する患者とCYP3A4の強力な阻害薬を服用している患者では，先に述べたのと同様の注意が必要である．他のPDE-5阻害薬と同様に，あらゆる形態での硝酸塩製剤との併用は禁忌とされている．

参考文献

Chivers ML, Rosen RC. Phosphodiesterase type 5 inhibitors and female sexual response: faulty protocols or paradigms? *J Sex Med.* 2010;7(2 Pt 2):858–872.

Claes HI, Goldstein I, Althof SE, Berner MM, Cappelleri JC, Bushmakin AG, Symonds T, Schnetzler G. Understanding the effects of sildenafil treatment on erection maintenance and erection hardness. *J Sex Med.* 2010;7(6):2184–2191.

Hatzimouratidis K, Burnett AL, Hatzichristou D, McCullough AR, Montorsi F, Mulhall JP. Phosphodiesterase type 5 inhibitors in postprostatectomy erectile dysfunction: A critical analysis of the basic science rationale and clinical application. *Eur Urol.* 2009;55(2):334–347.

Hosain G, Latini DM, Kauth M, Goltz HH, Helmer DA. Sexual dysfunction among male veterans returning from Iraq and Afghanistan: Prevalence and correlates. *J Sex Med.* 2013;10(2):516–523.

Khan AS, Sheikh Z, Khan S, Dwivedi R, Benjamin E. Viagra deafness—Sensorineural hearing loss and phosphodiesterase-5 inhibitors. *Laryngoscope.* 2011;121(5):1049–1054.

Kotera J, Mochida H, Inoue H, Noto T, Fujishige K, Sasaki T, Kobayashi T, Kojima K, Yee S, Yamada Y, Kikkawa K, Omori K. Avanafil, a potent and highly selective phosphodiesterase-5 inhibitor for erectile dysfunction. *J Urol.* 2012;188(2):668–674.

McCullough AR, Hellstrom WG, Wang R, Lepor H, Wagner KR, Engel JD. Recovery of erectile function after nerve sparing radical prostatectomy and penile rehabilitation with nightly intraurethral alprostadil versus sildenafil citrate. *J Urol.* 2010;183(6):2451–2456.

Reffelmann T, Kloner RA. Phosphodiesterase 5 inhibitors: Are they cardioprotective? *Cardiovasc Res.* 2009;83(2):204–212.

Roustit M, Blaise S, Allanore Y, Carpentier PH, Caglayan E, Cracowski JL. Phosphodiesterase-5 inhibitors for the treatment of secondary Raynaud's phenomenon: Systematic review and meta-analysis of randomised trials. *Ann Rheum Dis.* 2013;72(10):1696–1699.

Schwartz BG, Kloner RA. Drug interactions with phosphodiesterase-5 inhibitors used for the treatment of erectile dysfunction or pulmonary hypertension. *Circulation.* 2010;122(1):88–95.

Roberson DW, Kosko DA. Men living with HIV and experiencing sexual dysfunction: An analysis of treatment options. *J Assoc Nurses AIDS Care.* 2013;24(1 Suppl):S135–S145.

Tuncel A, Nalcacioglu V, Ener K, Aslan Y, Aydin O, Atan A. Sildenafil citrate and tamsulosin combination is not superior to monotherapy in treating lower urinary tract symptoms and erectile dysfunction. *World J Urol.* 2010;28(1):17–22.

29.27 選択的セロトニン-ノルエピネフリン再取り込み阻害薬

現在，米国で承認されているセロトニン-ノルエピネフリン再取り込み阻害薬（serotonin-norepinephrine reuptake inhibitor：SNRI）は4種類ある．すなわち，ベンラファキシン（イフェクサー），デスベンラファキシンコハク酸塩（DVS），デュロキセチン（サインバルタ），レボミルナシプラン（Fetzima）である．5番目のSNRIであるミルナシプラン（トレドミン）は米国以外の国では抗うつ薬として使われているが，米国内では線維筋痛症の治療薬としてFDAの承認を受けている薬物である．SNRIという用語は，その治療効果がセロトニン神経系とノルエピネフリン（5-HT）神経系の再吸収に関与するトランスポーター（輸送体）への阻害作用を介するという考えを反映している．SNRIは，二重再取り込み阻害薬と呼ばれることもあり，クロミプラミン（アナフラニール）や，他にその程度は弱いが，イミプラミン（トフラニール）やアミトリプチリン（トリプタノール）などの三環系抗うつ薬などの機能的により幅広いクラスの薬理作用を有する抗うつ薬を含む．SNRIと三環系抗うつ薬の薬理学的相違は，前者が後者に比べセロトニン系やノルアドレナリン系以外の受容体，特にムスカリン性コリン受容体やヒスタミン受容体，αおよびβアドレナリン受容体に対する親和性が相対的に弱いことである．この相違は，SNRIが従来の二重再取り込み阻害薬と比べ，より優れた忍容性をもっているという点で重要である．

ベンラファキシンとデスベンラファキシン

治療適応

ベンラファキシンは，うつ病，全般不安症，社交不安症，パニック症の4種類の疾患の治療に対して承認されている．デスベンラファキシンは，現在うつ病に対してのみFDAから承認されている．

うつ病 FDAは，いかなる種類の抗うつ薬も他の抗うつ薬に比べてより臨床効果が優っているとは認めていない．このことは薬物間で相違がないことを意味しているわけではなく，優位性を十分に実証した研究が現在までないためでる．セロトニン系やノルエピネフリン系の双方に直接的に調整する方が，それぞれの神経伝達を選択的に強化するより，より強力に抗うつ効果が発揮されるのではないかとの議論が行なわれてきた．このより大きな治療的効果は，シナプス伝達後の適応が加速し，神経シグナルを増強させることによる．すなわち，2つの経路の細胞内シグナル伝達を同時に活性化させたり，脳由来神経栄養因子（brain-derived neurotrophic factor：BDNF）などの関連遺伝子の活性化に付加的な効果をもたらしたり，あるいはより単純に抑うつ症状に関する治療範囲を広げることなどが考えられる．この仮説を支持する臨床的根拠は，まず初めにデンマーク大学抗うつ薬研究グループにより実施された2つの研究で明らかとなった．すなわち，シタロプラム（Celexa）やパロキセチン（パキシル）などのSSRI群に比べて，二重再取り込み阻害薬であるクロミプラミンの優位性が示されたことである．三環系抗うつ薬のデシプラミン（Norpramin）とフルオキセチン（Prozac）の併用療法で治療した患者の前向き研究の結果と，過去に実施されたデシプラミン単独治療の結果を比較したところ，同様に以上の仮説を支持する結果となった．入院患者を対象に三環系抗うつ薬とSSRIの効果を比較した25の研究のメタ解析でも，非常に強力な証拠が示された．特に三環系抗うつ薬の利点は全体としてわずかであるが，SSRIに対する優位性は二重再取り込み阻害薬と考えられている三環系抗うつ薬クロミプラミン，アミトリプチリン，イミプラミンを用い

た研究結果により，ほぼ完全に説明することができる．直接比較研究のメタ解析では，ベンラファキシンはSSRI よりうつ病患者の寛解率を高める可能性をもっていることが示唆されている．ベンラファキシンの優位性の差はおよそ6％である．デスベンラファキシンは，その有効性に関して他のクラスの抗うつ薬と大規模な比較研究はなされていない．

全般不安症　ベンラファキシンの徐放製剤が，全般不安症の治療薬として承認されている．6か月間の臨床試験では，1日75～225 mg の用量で全般不安症における不眠や集中困難，落ち着きのなさ，易刺激性，過剰な筋緊張の治療に効果があった．

社交不安症　ベンラファキシンの徐放製剤が，社交不安症の治療薬として承認されている．その効果は12 週間試験で確立されている．

その他の適応症　症例報告や非対照試験では，ベンラファキシンは強迫症，パニック症，広場恐怖，社交不安症，注意欠如・多動症のほか，うつ病とコカイン依存の併存する患者の治療に有効である可能性が示されている．慢性疼痛症候群にも用いられ有効な結果が示されている．

注意点と有害反応

ベンラファキシンは，より幅広く処方されているSSRI と同様の安全性と忍容性を有している．悪心は，ベンラファキシンとデスベンラファキシン治療に関連して出現する有害反応として最も頻度が高い．より低用量から治療を開始することで悪心の頻度を低下させる可能性がある．非常に問題化するほどの強い悪心の場合には，選択的 $5-HT_3$ 受容体拮抗薬またはミルタザピン（リフレックス）を処方することで制御できる．

ベンラファキシンとデスベンラファキシンには性機能に関する副作用があり，特にリビドーの低下，オルガズムや射精の遅延を惹起する．これらの副作用の出現率は，性機能に関する直接的で詳細な評価を用いると30～40％増加する可能性がある．

その他よくみられる副作用として，頭痛，不眠，傾眠，口渇，めまい，便秘，虚脱，発汗，神経過敏がある．いくつかの副作用には抗コリン作用の関与が示唆されるが，ベンラファキシンとデスベンラファキシン自体にはムスカリン受容体やニコチン受容体に対する親和性はない．したがって，ノルアドレナリン作動作用が悪影響をもたらしているようである．

高用量のベンラファキシン治療は，持続的な高血圧のリスクの上昇に関与している．うつ病患者の研究で速効錠を用いた経験によれば，持続的な血圧上昇は用量依存性で，1日100～300 mg の用量では3～7％増加し，300 mg 以上では13％にリスクが高まる．このデータでは，ベンラファキシン治療はすでに降圧薬を内服している患者では血圧の調整に悪影響を与えることはなく，実際に治療前に血圧上昇のみられた患者の平均血圧は低下していた．持続放出性製剤を用いた対照比較研究では，ベンラファキシン治療群は対照群に比して血圧上昇のリスクはわずか約1％の増加に過ぎなかった．これらの研究で用いたベンラファキシンの上限量は任意に決められていたので，血圧上昇に関する懸念をかなり低下させたことになる．しかし，高用量の持続放出製剤を用いる際には血圧のモニタリングが推奨される．

ベンラファキシンとデスベンラファキシンではしばしば中断症候群（discontinuation syndrome）が起こる．この症候群は，急速な減量や突然の中止により，めまい，口渇，不眠，悪心，神経過敏，発汗，食欲低下，下痢，傾眠，知覚異常などのさまざまな有害事象の一群として出現することが特徴的である．長期に及ぶ治療を中止せざるを得ないときには，可能であれば徐々に減量することが推奨されている．時には低用量のフルオキセチンの持続放出性製剤に置換することも，中止に至るまでのつなぎ役として有効である可能性がある．

ベンラファキシンの市販前の試験では過量投与による死亡例がなかったが，心電図異常（QT 間隔の延長，伝導ブロック，QRS 間隔の延長），頻脈，徐脈，低血圧，高血圧，昏睡，セロトニン症候群，けいれん発作などが報告されている．その後，典型例としてベンラファキシンを他の医薬品やアルコール，またはその両者と一緒に服用することと関連した過量服用による死亡例がこれまでに記載されている．

現時点では，ベンラファキシンとデスベンラファキシンの妊婦や授乳婦への使用に関する情報はない．ベンラファキシンとデスベンラファキシンは母乳に移行する．臨床医は妊婦や授乳婦に対するベンラファキシンとデスベンラファキシンの使用にあたりリスクと有効性の両者を注意深く考慮すべきである．

薬物相互作用

ベンラファキシンは肝臓で主に CYP450 の 2D6 酵素により代謝される．親化合物と主要な代謝産物が基本的に同力価であるため，このイソ酵素を阻害する薬物も通常治療に有害な影響を与えない．ベンラファキシンはそれ自体比較的弱い CYP2D6 阻害作用があり，デシプラミンやリスペリドン（リスパダール）などの基質の体内濃度を上昇させうる．試験管内および生体内の実験では，ベンラファキシンには CYP1A2，CYP2C9，CYP2C19，CYP3A4 に対する阻害作用がほとんどないか，欠如していることが示されている．

ベンラファキシンは，薬力学的な相互作用によりセロトニン症候群などのリスクが生じるため，モノアミン酸化酵素阻害薬（monoamine oxidase inhibitor：MAOI）を服用している患者には禁忌である．MAOI はベンラファキシンを中止した後少なくとも7日間は投与を開始すべきではない．ベンラファキシンと非定型抗精神病薬やベンゾジアゼピン系薬物，リチウム，抗てんかん薬との併用に関するデータはほとんどない．したがって，併用療

法を行うときには，臨床的評価を実施すべきである．

検査値への影響

現在，ベンラファキシンの検査への影響の有無に関するデータはない．

投与量と投与法

ベンラファキシンは 25 mg，37.5 mg，50 mg，75 mg，100 mg の錠剤と，37.5 mg，75 mg，150 mg の徐放製カプセルがある．錠剤と徐放製カプセルの力価は同等であり，一方の使用量で安定している患者は同等の用量の他方に変更できる．速効錠は，悪心を引き起こす傾向があり，また1日に複数回服用する必要があるため使用すること自体稀であり，推奨される用量は，徐放製カプセルを使用することを前提としている．

うつ病患者への使用に関して，ベンラファキシンは用量-反応曲線が示されている．投与初期の用量は1日75 mg，1日1回投与である．しかし，ほとんど患者では悪心などの有害事象を最小限に抑えるため，4〜7日間は用量を 37.5 mg とすることが多い．便利な開始キットがあり，1週間分として 37.5 mg と 75 mg の両方が入っている．迅速に用量を変更したい際には，4日後に 150 mg まで用量を上げることができる．原則としては，用量は4日ごと，あるいはそれ以上の日数ごとに1日用量 75 mg 単位で上げていく．徐放製剤の推奨される最大用量は1日 225 mg であるが，FDA では1日 375 mg まで承認されている．明らかに肝機能や腎機能が低下している患者では，ベンラファキシンの用量を半減するべきである．投与を中止する際には，離脱症候群を回避するために2〜4週かけて漸減する．

うつ病や全般不安症，社交不安症に対する使用については多少の相違がある．例えば，これらの疾患では用量-反応関係がみられない．さらに，平均投与量は概してより低く，大半の患者は1日 75〜150 mg を服用している．

デスベンラファキシンは 50 mg と 100 mg の徐放製錠剤が使用できる．大半の患者で治療用量は1日 50 mg である．より高用量を必要とする患者もいるが，臨床試験では用量を増やしても治療効果が上がるということはなかった．むしろ高用量では有害事象や断薬する頻度が増した．

デュロキセチン

薬理学的作用

デュロキセチンは，薬物による重度の悪心のリスクを減少させるために遅延放出カプセルとして処方されている．容易に吸収されるが，吸収開始前に2時間の遅延がある．最高血中濃度に達するのは内服後6時間であり，食事をすることで最高血中濃度に達する時間を6〜10時間遅らせ，吸収を約10%抑制する．デュロキセチンの代謝半減期はおよそ12時間（範囲：8〜17時間）である．血中濃度は3日後に安定する．排泄は主に CYP2D6 と CYP1A2 イソ酵素により代謝される．デュロキセチンは肝臓で多数の代謝物に代謝され，約70%は代謝物として尿中に，約20%が便中に排泄される．90%が蛋白に結合している．

治療適応

うつ病　ベンラファキシンとは対照的に，デュロキセチンと SSRI を比較した研究は少ない．それらの研究では，効果面において多少の優位性も示唆されているが，パロキセチンやフルオキセチンが用量を低用量で固定され開始されている一方で，デュロキセチンは1日 120 mg の高用量が使用されている研究もあることから，所見の解釈は限られる．デュロキセチンが SSRI に対してうつ病治療上何らかの点で優れているかを評価するには，適切に計画された臨床試験により多くの証拠が得られるのを待つ必要がある．

糖尿病に関連する神経障害性疼痛とストレス性尿失禁　デュロキセチンは，糖尿病に関連する神経性疼痛の治療薬として FDA から初めて承認された薬物である．本剤は，うつ病患者の疼痛を含む身体症状に対する効果について検討されたが，TCA やベンラファキシンのような汎用されている治療薬の効果と比較検討されていない．デュロキセチンは現在ストレス性尿失禁の治療薬としての承認を待っている最中である．本疾患は，膀胱の自発的な排泄機能をコントロールできない障害で，女性の失禁で最も頻度の高いタイプである．本疾患に対するデュロキセチンの機序は仙髄への作用と関連し，それを介して尿道括約筋の活動を高めることである．デュロキセチンはこの適応に関しては Yentreve という商品名で上市されることになる．

用法注意と有害事象　有害反応として最も多いのは，悪心，口渇，めまい，便秘，倦怠感，食欲低下，傾眠，そして発汗である．悪心は，臨床試験では治療の中断を余儀なくされた副作用の中で最も多くみられた．性機能障害の確かな頻度は不明であり，体重への長期的な影響もわかっていない．臨床試験では，デュロキセチンによる治療においてプラセボに比較して収縮期血圧が平均 2 mmHg，拡張期血圧が平均 0.5 mmHg 上昇した．等価の治療用量で，ベンラファキシンとデュロキセチンの血圧に対する影響を検討した研究はない．

糖尿病を併発，またはそのリスクがある患者でデュロキセチンを用いる際には注意深いモニタリングが勧められる．デュロキセチンの長期使用により血糖や HbA1c の上昇が観察されている．

多量のアルコールを飲酒する患者では，肝機能への影響があるため，デュロキセチンを用いるべきではない．肝機能不全や腎疾患末期の患者，あるいは治療が不十分な狭隅角緑内障の患者にも処方すべきではない．

デュロキセチンの突然の中断は，ベンラファキシンと同様に中断症候群が生じる可能性があるため控えるべき

である．中止するときは漸減が推奨される．

臨床医は妊婦や授乳婦に対して，有益性がリスクを上回るという状況ではない場合には使用を避けるべきである．

薬物相互作用

デュロキセチンはCYP450酵素に対する中等度の阻害作用を有する．デュロキセチンに関わるデータは現在のところ研究機関の意向で利用できない．

検査値への影響

デュロキセチンに関して，検査値に影響を与えるか否かは現在わかっていない．

投与量と投与法

デュロキセチンは，20 mg錠，30 mg錠，60 mg錠がある．推奨される治療上の最大用量は1日60 mgである．20 mg錠や30 mg錠は，治療初期に使われるか，副作用を軽減するために1日2回に分けて服用するときに用いられる．臨床試験では，1日120 mgまで検討されたが，60 mg以上の用量では有効性がさらに高まるという一致した見解は得られなかった．したがって，デュロキセチンは用量-効果曲線を示すことがないようである．しかし，60 mg以上の単回投与の場合では，忍容性に問題が生じる．したがって，1日80 mgや120 mgを用いる際には，40 mg錠や60 mg錠を1日2回投与して用いる．デュロキセチンに関する臨床経験は限られているため，1日60 mg以上の用量でどの程度までの用量が必要であるか，そしてその用量を処方する際に薬剤の忍容性を得るために分割投与が必要であるか否かについてはわかっていない．

ミルナシプランとレボミルナシプラン

ミルナシプラン（トレドミン）は線維筋痛症の治療に対してのみFDAの承認を受けた薬物である．いくつかの国では抗うつ薬として一般的な使用が認められているが，その効果は十分には確立されていない．ベンラファキシンと比べ，ミルナシプランはセロトニン再取り込み阻害能に対するノルエピネフリン再取り込み阻害能がおよそ5倍強い．ミルナシプランの半減期はおよそ8時間で，50～250 mgまで間は直線状の薬物動態を示す．肝臓で代謝され，その代謝物に薬理活性はない．ミルナシプランは，主に腎臓から排泄される．

ミルナシプランは12.5 mg，25 mg，50 mg，100 mgの錠剤として用いられている．推奨される標準的な用量は次のとおりである．1日目は12.5 mg錠を1日1錠，2日目，3日目は12.5 mg錠を1日2回，4～7日目までは25 mg錠を1日2回，7日目以降は50 mg錠を1日2回服用する．

レボミルナシプランは，成人のうつ病の治療薬として2013年にFDAから承認された．レボミルナシプランは生物活性を有する光学異性体で，ミルナシプランのラセミ体薬物である．試験管内試験では，セロトニン再取り込み阻害能よりノルエピネフリン再取り込み阻害能がより強力であり，ドパミンやその他の神経伝達物質の取り込みには直接的作用はない．1日1回の徐放製剤として服用される．臨床試験ではプラセボと比較して，40 mg，80 mg，120 mgで症状を改善させた．

プラセボ対照比較試験では，最も頻度の高い有害作用として悪心，便秘，多汗，心拍数増加，勃起不全，頻脈，嘔吐，そして動悸が認められた．有害事象の頻度は40～120 mgの用量でほぼ同様であった．用量依存性の有害事象は，排尿障害と勃起不全のみであった．

参考文献

Amsterdam JD, Wang CH, Shwarz M, Shults J. Venlafaxine versus lithium monotherapy of rapid and non-rapid cycling patients with bipolar II major depressive episode: A randomized, parallel group, open-label trial. *J Affect Disord.* 2009;112(1–3):219.

Andrisano C, Chiesa A, Serretti A. Newer antidepressants and panic disorder: A meta-analysis. *Int Clin Psychopharmacol.* 2013;28(1):33–45.

Frampton JE, Plosker GL. Duloxetine: A review of its use in the treatment of major depressive disorder. *CNS Drugs.* 2007;21:581.

Kasper S, Corruble E, Hale A, Lemoine P, Montgomery SA, Quera-Salva M-A. Antidepressant efficacy of agomelatine versus SSRI/SNRI: Results from a pooled analysis of head-to-head studies without a placebo control. *Int Clin Psychopharmacol.* 2013;28(1):12–19.

Keller MB, Trivedi MH, Thase ME, Shelton RC, Kornstein SG. The Prevention of Recurrent Episodes of Depression with Venlafaxine for Two Years (PREVENT) Study: Outcomes from the 2-year and combined maintenance phases. *J Clin Psychiatry.* 2007;68:1246.

Lam RW, Andersen HF, Wade AG. Escitalopram and duloxetine in the treatment of major depressive disorder: A pooled analysis of two trials. *Int Clin Psychopharmacol.* 2008;23(4):181.

Lieberman DZ, Montgomery SA, Tourian KA, Brisard C, Rosas G. A pooled analysis of two placebo-controlled trials of desvenlafaxine in major depressive disorder. *Int Clin Psychopharmacol.* 2008;23:188.

Liebowitz MR, Manley AL, Padmanabhan SK, Ganguly R, Tummala R. Efficacy, safety, and tolerability of desvenlafaxine 50 mg/day and 100 mg/day in outpatients with major depressive disorder. *Curr Med Res Opin.* 2008;24:1877.

McIntyre RS, Panjwani ZD, Nguyen HT, Woldeyohannes HO, Alsuwaidan M. The hepatic safety profile of duloxetine: A review. *Expert Opin Drug Metab Toxicol.* 2008;4:281.

Montgomery SA, Baldwin DS, Blier P, Fineberg NA, Kasper S. Which antidepressants have demonstrated superior efficacy? A review of the evidence. *Int Clin Psychopharmacol.* 2007;22:323.

Nemeroff CB, Entsuah R, Benattia I, Demitrack M, Sloan DM. Comprehensive analysis of remission (COMPARE) with venlafaxine versus SSRIs. *Biol Psychiatry.* 2008;63:424.

Owens MJ, Krulewicz S, Simon JS, Sheehan DV, Thase ME. Estimates of serotonin and norepinephrine transporter inhibition in depressed patients treated with paroxetine or venlafaxine. *Neuropsychopharmacology.* 2008;33:3201.

Pae CU, Lim HK, Ajwani N, Lee C, Patkar AA. Extended-release formulation of venlafaxine in the treatment of posttraumatic stress disorder. *Expert Rev Neurother.* 2007;7:603.

Papakostas GI, Fava M. A meta-analysis of clinical trials comparing milnacipran, a serotonin–norepinephrine reuptake inhibitor, with a selective serotonin reuptake inhibitor for the treatment of major depressive disorder. *Eur Neuropsychopharmacol.* 2007;17:32.

Papakostas GI, Thase ME, Fava M, Nelson JC, Shelton RC. Are antidepressant drugs that combine serotonergic and noradrenergic mechanisms of action more effective than the selective serotonin reuptake inhibitors in treating major depressive disorder? A meta-analysis of studies of newer agents. *Biol Psychiatry.* 2007;62:1217.

Perahia DG, Pritchett YL, Kajdasz DK, Bauer M, Jain R. A randomized, double-blind comparison of duloxetine and venlafaxine in the treatment of patients with major depressive disorder. *J Psychiatr Res.* 2008;42:22.

Rynn M, Russell J, Erickson J, Detke MJ, Ball S. Efficacy and safety of duloxetine in the treatment of generalized anxiety disorder: A flexible-dose, progressive-titration, placebo-controlled trial. *Depress Anxiety.* 2008;25:182.

Smith T, Nicholson RA. Review of duloxetine in the management of diabetic peripheral neuropathic pain. *Vasc Health Risk Manag.* 2007;3:833.

Thase ME. Selective serotonin-norepinephrine reuptake inhibitors. In: Sadock BJ, Sadock VA, Ruiz P, eds. *Kaplan & Sadock's Comprehensive Textbook of Psychiatry.* 9th ed. Vol. 2. Philadelphia: Lippincott Williams & Wilkins; 2009:3184.

Thase ME, Pritchett YL, Ossanna MJ, Swindle RW, Xu J. Efficacy of duloxetine and selective serotonin reuptake inhibitors: Comparisons as assessed by remission rates in patients with major depressive disorder. *J Clin Psychopharmacol.* 2007;27:672.

Whitmyer VG, Dunner DL, Kornstein SG, Meyers AL, Mallinckrodt CH. A comparison of initial duloxetine dosing strategies in patients with major depressive disorder. *J Clin Psychiatry.* 2007;68:1921.

29.28　選択的セロトニン再取り込み阻害薬

米国で上市された最初の選択的セロトニン再取り込み阻害薬(selective serotonin reuptake inhibitor：SSRI)であるフルオキセチン(Prozac)はうつ病に劇的な治療効果を示すとの報告があり，いち早く臨床医や一般大衆の支持を得るようになった．患者は SSRI 登場以前の抗うつ薬である三環系抗うつ薬やモノアミン酸化阻害薬(MAOI)に関連してよくみられる副作用である口渇，便秘，鎮静，起立性低血圧，頻脈をもはや経験することはなくなった．また，過量服薬の際にも，それまで用いていた抗うつ薬よりも明らかに安全性が増した．フルオキセチンが広く受け入れられるようになったことで，それまで長年続いていたうつ病とその治療に対するスティグマが緩和された．

フルオキセチンに続き，セルトラリン(ジェイゾロフト)，パロキセチン(パキシル)，フルボキサミン(ルボックス)，シタロプラム(Celexa)，エスシタロプラム(レクサプロ)，ビラゾドン(Viibryd)などの SSRI が登場した．これらの薬物はうつ病治療の際にすべて同等に有効であるが，FDA によりいつくかの薬物では，うつ病，強迫症，心的外傷後ストレス障害(PTSD)，月経前不快気分障害(PMDD)，パニック症，社交不安症(社交恐怖)などの複数の適応症が承認されている(表 29.28-1)．フルボキサミンは抗うつ薬として FDA から承認されていないが，これは市場での判断によるものであり，他の国では抗うつ薬として認められている．

すべての SSRI は等しく効果があるが，薬力学，薬物動態，副作用において有意な相違があり，これらの相違は個々の患者間の臨床的な反応に影響を及ぼす．このようなことで，ある患者に対して特定の SSRI が他の SSRI に比べよりいっそうの効果があることの理由を説明できるであろう．副作用については，初期の臨床試験で指摘された副作用に留まらず，その後いっそう問題となる副作用があることが明らかとなった．悪心，性機能障害，体重増加など生活の質に関連した有害作用は，SSRI の治療上の有益性を時に低下させる．SSRI を突然中止する際には苦痛を伴う離脱症候群も存在する．特にパロキセチンでは重篤であるが，その他の短半減期型の SSRI を中止した際にもみられる．

薬理学的作用

薬物動態学

SSRI 間の大きな相違点は，それぞれの血中半減期の差による．フルオキセチンは最も半減期が長く，4～6日である．その活性代謝物も 7～9日の半減期をもつ．セルトラリンの半減期は 26 時間で，さほど活性の高くない代謝物の半減期が 3～5 日である．その他の 3 種の SSRI の代謝物は十分な薬理学的活性を有していない．シタロプラムの半減期は 35 時間，エスシタロプラムの半減期は 27～32 時間，パロキセチンは 21 時間，フルボキサミンは 15 時間である．原則として，SSRI は経口投与後の吸収は良好で，3～8 時間で効果はピークに達する．セルトラリンの吸収は多少食事により増強される可能性がある．

血漿蛋白結合率も SSRI 間で異なっており，セルトラリン，フルオキセチン，パロキセチンの結合率が最も高く，エスシタロプラムが最も低い．

すべての SSRI は肝臓で CYP450 酵素により代謝される．SSRI は非常に治療指数が広いので，他の薬物が SSRI の濃度を上昇させることで問題になることは稀である．SSRI に関する最も重要な薬物相互作用は，SSRI が同時に投与される薬物の代謝を阻害することである．それぞれの SSRI は，多くの薬物の代謝を遅延させたり阻害したりする可能性がある(表 29.28-2)．フルボキサミンはこの点において最も問題となる薬物である．この薬物は数種類の CYP 酵素に多大な影響を与える．臨床的に重大な相互作用として，CYP1A2 阻害を介したフルボキサミンとテオフィリン(テオドール)，CYP1A2 阻害を介したフルボキサミンとクロザピン(クロザリル)，CYP3A4 阻害を介したフルボキサミンとアルプラゾラム(ソラナックス)またはクロナゼパム(リボトリール)である．フルオキセチンとパロキセチンも CYP2D6 酵素に重要な影響を与え，コデインやハイドロコデインなどのオピエイト類似体に対して活性型への変換を阻害することで干渉する可能性がある．そのため，オピエイトにフルオキセチンやパロキセチンを併用するとその鎮痛効果が阻害される．セルトラリン，シタロプラム，そしてエスシタロプラムは相互作用による治療への影響は最も少ないようである．

ビラゾドン(vilazodone；5～80 mg)の薬物動態は用量に比例している．血中濃度の定常状態にはおよそ 3 日で達する．ビラゾドンの排泄は主に肝代謝であり，最終半減期は約 25 時間である．

薬力学

SSRI はセロトニンの再取り込みを阻害することにより効果を発揮すると考えられている．ノルエピネフリンやドパミンの再取り込みに対する作用がほとんどないことから，このことが名前の由来となっている．しばしば

表 29.28-1　米国における成人および小児に対する選択的セロトニン再取り込み阻害薬の現在の治療適応

	シタロプラム (Celexa)	エスシタロプラム (レクサプロ)	フルオキセチン (Prozac)	フルボキサミン (デプロメール, ルボックス)	パロキセチン (パキシル)	セルトラリン (ジェイゾロフト)	ビラゾドン (Viibryd)
うつ病	成人	成人	成人[a]および小児	—	成人[b]	成人	成人
全般不安症	—	成人	—	—	成人	—	—
強迫症	—	—	成人および小児	成人および小児	成人	成人および小児	—
パニック	—	—	成人	—	成人[b]	成人	—
心的外傷後ストレス障害	—	—	—	—	成人	成人	—
社交不安症	—	—	成人	—	成人[b]	成人	—
神経性過食症	—	—	成人	—	—	—	—
月経前不快気分障害	—	—	成人[c]	—	成人[d]	成人	—

[a] 成人では，週1回投与による継続治療や維持治療が承認されている．
[b] パロキセチンと調節放出型パロキセチンに適応がある．
[c] Sarafem として発売されている．
[d] 調節放出型パロキセチンは，月経前不快気分障害に対する適応がある．

表 29.28-2　CYP450 阻害能を有するよく処方される抗うつ薬

相対的程度	CYP1A2	CYP2C	CYP2D6	CYP3A
高い	フルボキサミン	フルオキセチン フルボキサミン	ブプロピオン フルオキセチン パロキセチン	フルボキサミン ネファゾドン 三環系抗うつ薬
中程度	三級アミン三環系抗うつ薬 フルオキセチン	セルトラリン	二級アミン三環系抗うつ薬 シタロプラム エスシタロプラム セルトラリン	フルオキセチン セルトラリン
低い	ブプロピオン ミルタザピン ネファゾドン パロキセチン セルトラリン ベンラファキシン	パロキセチン ベンラファキシン	フルボキサミン ミルタザピン ネファゾドン ベンラファキシン	シタロプラム エスシタロプラム ミルタザピン パロキセチン ベンラファキシン

初期用量で十分な臨床効果を発揮し，セロトニントランスポーターを飽和させることができる．原則として，薬をより高用量としても抗うつ効果が増すわけではなく，むしろ有害事象のリスクを高める可能性がある．

シタロプラムとエスシタロプラムはセロトニン再取り込み阻害の選択性が最も高く，一方ノルエピネフリンやドパミンの再取り込み阻害はかなり弱く，ヒスタミン H_1，γアミノ酪酸（GABA），またはベンゾジアゼピンなどの受容体に対しても親和性は非常に低い．その他のSSRIも類似の特徴をもつ．フルオキセチンは弱いがノルエピネフリン再取り込み阻害作用をもち，$5-HT_{2C}$受容体にも結合し，セルトラリンも弱いノルエピネフリンとドパミンの再取り込み阻害作用をもち，パロキセチンも高用量で明らかな抗コリン作用と一酸化窒素合成酵素（NOS）との結合能を有する．ビラゾドンは $5-HT_{1A}$受容体作動作用がある．$5-HT_{1A}$受容体作動作用に関わる臨床的意味はいまだ明らかではない．

フルオキセチンとオランザピンの合剤の抗うつ効果の背景には薬力学的相互作用があるようである．同時に内服すると，これらの薬物はノルエピネフリンの脳内濃度を上昇させる．SSRIとトリプタン系製剤（スマトリプタン［イミグラン］，ナラトリプタン［アマージ］，リザトリプタン［マクサルト］，ゾルミトリプタン［ゾーミッグ］）との併用では重大な薬力学的相互作用を介してセロトニン症候群を引き起こす可能性がある（「用法注意と有害反応」参照）．しかし，多くの人がSSRIを低用量で服用することで，頭痛の予防としてトリプタン製剤を有害反応なく使用している．同様の反応は，SSRIをトラマドール（トラマール）と併用する際にも出現する可能性がある．

治療適応

うつ病

米国では，フルボキサミンを除くすべての SSRI はうつ病の治療薬として FDA の承認を受けている．例えば，MAO 阻害剤，三環系抗うつ薬（TCA），ベンラファキシン（イフェクサー），ミルタザピン（レメロン）などのセロトニンとノルエピネフリンに作用する抗うつ薬は，SSRI と比較して寛解率がより高いという 1 対 1 の研究報告が散見される．したがって，SSRI が第 1 選択治療薬としての役割を継続的に担っている背景には，その使用の簡便さや安全性，幅広い作用スペクトラムが反映されているといえる．

個々の SSRI の直接比較では，どの薬物が優れているという一致した所見は明らかではない．一方，患者個人の間ではさまざまな SSRI に対する反応はかなり多様である．例えば，ある SSRI に対して反応が不良な患者の 50％以上は，別の SSRI に対して良好な反応を示すであろう．このように最初の SSRI に反応しない患者に対して，SSRI ではない抗うつ薬に変更する前に別の SSRI を試すことは妥当であるといえる．

薬物の特異な有害反応をもとに，ある特徴をもつ患者にそれに合った特定の薬物を試みる臨床医もいる．例えば，フルオキセチンは賦活的で刺激性のある SSRI であると考えた場合，静穏化作用のある SSRI と考えられているパロキセチンより，無為な患者に対してフルオキセチンを選択する方が良いと考える．しかし，このような相違は通常患者間で異なっている．臨床試験データの解析では，うつ病の患者に対する SSRI は軽症のうつ病症状よりさらに重症の症状に有効であることが示されている．

自　殺　FDA は小児や若年の患者において，抗うつ薬と希死念慮，そして自殺行動に関して警鐘を鳴らしている．この警告は臨床試験データの 10 年間の解析結果に基づいている．とりわけ最近の包括的な再解析によれば，抗うつ薬を服用している成人期や老年期の患者の希死念慮や自殺行動は，プラセボと比較して経時的に減少していくことが示された．若年層では両者に有意差は認めなかった．成人では，希死念慮や自殺企図は抑うつ症状の改善とともに減少している．すべての年齢層を通して，うつ病の重症度は薬物療法により改善するとともに，希死念慮や自殺企図にも明らかに関連している．SNRI と同様に，SSRI も薬物治療により抑うつ症状を改善させ，自殺に対する予防的な効果をもっているようである．若年層では，薬物治療による抑うつ症状が改善している一方で，希死念慮や自殺企図に対する治療の効果は明らかではなかった．積極的な薬物治療を受けている若年患者では，自殺のリスクが高まるという証拠もない．すべての抗うつ薬と同様に，SSRI はうつ病エピソードの短縮や予防などといった初期対応の結果を通して，潜在的な自殺を予防していることに留意することが重要である．臨床現場では，SSRI を開始すると特に不安になり落ち着かなくなる患者が少数ではあるがみうけられる．これらの症状の出現によりおそらく希死念慮を惹起したり，さらに悪化させる可能性がある．したがって，すべてのうつ病患者に対し，SSRI を服用する際に自殺のリスクが最大となる服用開始後の数日間から数週間は，注意して経過観察すべきである．

妊娠中と産後のうつ病　うつ病患者の妊娠期間中に抗うつ薬を中止，中止を試みる，あるいは変更する際の再発率はきわめて高い．その率は 68～100％である．したがって，多くの患者では妊娠中および産褥期に内服を継続する必要がある．乳児の成長に対する母親のうつ病の影響は明らかではない．妊娠期間中 SSRI の子宮内曝露により先天性の大奇形のリスクは増加しない．このように，新たに妊娠した母親が内服を中止した際のうつ病の再発のリスクは，胎児が SSRI に曝露されることのリスクの数倍高い．

SSRI を内服している母親から産まれた児は特別なケアのための保育室に入院する頻度が高いという証拠がいくつかある．パロキセチンによる中断症候群の可能性もある．しかし，SSRI を使用することに関連して，臨床的に重大な新生児の合併症はない．

学童期低学年までの児童を観察した研究では，妊娠中のフルオキセチン使用によって周産期合併症，胎児の先天奇形，総合知能指数の低下，または特定な行動異常は認められていない．

産後うつ病（postpartum depression；精神病症状を伴う，伴わない）は少数の母親に起こる．産後の気分のふさぎが数週間以上に及んだ場合，あるいは妊娠中にうつ病に罹患した場合に SSRI の投与を開始する臨床医もいる．患者に産後うつ病のリスクがある場合，妊娠中に SSRI を開始することは，母親が出産後にもちうる他害の気持ちから新生児を守ることにもなる．

妊娠後期に SSRI を内服した母親から生まれる新生児は，新生児肺高血圧症を発症するリスクがわずかであるが存在する．この副作用のリスクに関しては，まだ結論が出ていないが，その頻度は出産 1000 例中 1～2 例と推定されている．パロキセチンは妊娠中避けるべきである．

FDA はパロキセチンについて，胎児危険度を表す分類のカテゴリー D の薬物として分類した．2005 年，FDA はパロキセチンを妊娠初期 3 か月の間に投与すると，先天奇形，特に心奇形のリスクが高まると注意喚起した．パロキセチンは妊娠期間中通常は服用すべきではないが，すでにパロキセチンを服用している患者では，服用を継続することによる有益性の方が新生児への潜在的なリスクより大きい場合もある．パロキセチンを服用している患者が，妊娠している，あるいは妊娠しているかもしれないと考えている，そして妊娠を計画している際には，服用による潜在的なリスクについて患者は主治医と話し合うべきである．

FDAの警告は，妊娠初期3か月間にパロキセチンを服用した女性は，その他の抗うつ薬を服用した女性あるいは一般集団の女性に比して，心奇形をもつ新生児を出産する頻度がおよそ1.5～2倍であったという研究の結果に基づいている．これらの研究によれば，心奇形の大半は，生命を脅かすほどの奇形ではなく，主に心筋の内壁に生じる奇形で，必要であれば修復可能である（心房中隔欠損症と心室中隔欠損症）．時にはこれらの中隔欠損症は，治療することなく自然に閉鎖することもある．これらの研究の1つによると，妊娠初期にパロキセチンを服用した母親の児の心奇形のリスクは，集団全体のリスクの1％と比較して，2％であったという．その他の研究では，パロキセチン以外の抗うつ薬を妊娠初期3か月間に服用した母親の児の心奇形の頻度が1％であった一方で，パロキセチンを服用した母親の児の心奇形が1.5％であったという．この研究ではまた妊娠初期3か月間にパロキセチンを服用した母親から生まれた新生児の何らかの先天奇形の出現率が，他の抗うつ薬を服用した母親の新生児のおよそ2倍であることを示している．

SSRIの母乳への移行はきわめて少量で，母乳で育児されている児への悪影響はない．セルトラリンやエスシタロプラムの母乳中の濃度は特に低い．しかし，血中濃度が平均より高いという症例も報告されている．SSRIの使用に関してリスクはないと断定はできない．したがって，患者と潜在的なリスクについて話し合いを行なったことを記録することが重要である．

高齢者と身体疾患を合併する患者のうつ病 SSRIは高齢者と身体疾患合併患者に対して，安全で忍容性も高い．内容的には，心毒性や抗コリン性，抗ヒスタミン性，αアドレナリンリン性の有害作用はほとんどない．パロキセチンはいくらか抗コリン作用を有し，便秘や認知機能の悪化を招くおそれがある．SSRIはわずかな認知機能の障害や，出血時間の延長，低ナトリウム血症を惹起し，それらは高齢者の健康維持に影響を及ぼす可能性がある．SSRIは卒中後うつ病に有効で，劇的に啼泣症状を改善させる．

小児のうつ病 小児期や青年期の患者へのSSRIの使用には議論がある．SSRIの明確な有効性を示す報告はほとんどなく，自殺や攻撃性の衝動を高める可能性を指摘する報告がある．しかし，抑うつや不安に関してSSRIが劇的に有効であったという小児期や青年期の患者もいる．フルオキセチンは小児期と青年期の双方の患者のうつ病を軽減させるとこれまで最も一貫して示されている．これには臨床試験の質が影響している可能性がある．セルトラリンは，この世代の社交不安症の治療に，特に認知行動療法と併用すると有効であることが示されている．若年層の未治療の抑うつや不安に対する潜在的な負の影響や，どのように若年層に薬物療法が反応するかについて多面的に不確実な問題はあるため，SSRIの使用は患者の包括的な管理の状況の中でのみ行うべきである．

不安症

強迫症 フルボキサミン，パロキセチン，セルトラリン，フルオキセチンは18歳以上の強迫症の患者の治療に適応がある．フルボキサミンとセルトラリンは小児（6～17歳）の強迫症にも承認されている．強迫症の患者の約50％は小児期や青年期に発症し，患者の半数以上は薬物療法への反応が良好である．その反応は劇的である．長期的な観察によるデータからは，遺伝的要因があり生涯にわたる強迫症モデルでは，小児期の発症以降に薬物療法と認知行動療法による治療を長年にわたり継続的に行うのが最もよい治療であるという．

強迫症に対するSSRIの投与量はうつ病に必要とされる用量より多い．開始後最初の数週間で何らかの反応がみられるが，最大の効果が表れるまでには数か月かかることもある．SSRIで治療しても十分な効果が得られない患者では，しばしば低用量のリスペリドン（リスパダール）を追加して効果がみられることがある．併用療法を行なうときには，リスペリドンによる錐体外路症状のほかに，血中プロラクチンの上昇を注意観察するべきである．臨床的には，高プロラクチン血症は女性化乳房や乳汁漏出（男性，女性の双方で），無月経を惹起する可能性がある．

現在，多くの疾患が強迫症スペクトラムの範疇にあると考えられている．これには抜毛癖，眉毛抜き，鼻ほじり，爪嚙み，強迫的な皮膚むしり，リストカットなどの自殺に関連しない自傷行為を特徴とする多くの状態像や症状が含まれる．このような行動をとる患者にはSSRIによる治療が有効である．スペクトラムにはこの他に強迫的賭博，強迫的乱買，心気症，身体醜形障害などが含まれる．

パニック症 パロキセチンやセルトラリンは，広場恐怖の有無にかかわらずパニック症の治療に対して適応がある．これらの薬物はベンゾジアゼピン系のアルプラゾラムやクロナゼパムに比べて即効性はないが，うつ病を併発するパニック症の治療にはベンゾジアゼピン系薬物よりはるかに優れている．シタロプラムやフルボキサミン，フルオキセチンも誘因のない，あるいは誘発的なパニック発作を軽減する可能性がある．フルオキセチンは投与初期に不安症状を高めることがあるので，パニック症の患者には低用量（1日5 mg）で開始し，徐々に増量しなければならない．このような副作用に対処するために，低用量のベンゾジアゼピンを使用することもある．

社交不安症 SSRIは社交恐怖の治療に有効な薬物である．症状と生活機能の障害の両者を軽減させる．反応率は過去の標準的治療薬であったMAO阻害薬のフェネルジン（Nardil）と同等である．SSRIはMAO阻害薬やベンゾジアゼピン系薬物より安全である．

心的外傷後ストレス障害（PTSD） PTSD（posttraumatic stress disorder）の薬物療法は，再体験，回避，過覚醒の3つの特異的な症状群を標的としなければならない．

長期にわたる治療では，SSRI は三環系抗うつ薬や MAO 阻害薬よりも PTSD の特異的な 3 症状群に対してより広範囲の治療効果があるようである．ベンゾジアゼピンによる増強療法は急性の症状に対して有効である．SSRI は侵入症状と回避症状の両者を著明に改善する．

全般不安症　SSRI は特定の恐怖症や全般不安症，分離不安症の治療に有効である可能性がある．まずは綿密に患者個人を評価することであり，薬物療法に従順な姿勢があるか注意深く観察を行う．その上で，よりいっそうの改善に向け，認知行動療法やその他の精神療法を追加する．

神経性過食症およびその他の摂食障害

フルオキセチンは過食症に適応があり，精神療法との関連の中で使用するのが最適である．1 日用量 60 mg は 20 mg と比べ明らかに有効である．いくつかの対照研究では，1 日 60 mg のフルオキセチンはプラセボと比較して，過食や自己誘発性嘔吐を有意に減少させた．治療初期に認知行動療法の単独療法を勧める専門家もいる．3～6 週間で反応がなければ，フルオキセチンを追加する．フルオキセチンと精神療法による治療について，適正な治療期間は定められていない．

フルボキサミンに関して，神経性過食症の入院患者に対する 1 つの二重盲検プラセボ対照比較試験では統計学的な有意な有効性は得られなかった．

神経性やせ症　フルオキセチンは，神経性やせ症の入院患者で併存する気分障害や強迫症を治療するために使われている．しかし，少なくとも 2 つの周到な研究で，1 つは 7 か月間，他方は 24 か月間観察されたが，フルオキセチンが全般的に有意な結果や，体重の管理に影響を与えるという結果は得られなかった．神経性やせ症の有効な治療法として，SSRI に加えて認知行動療法や対人関係療法，精神力動的アプローチ，家族療法があげられる．

肥　満　フルオキセチンは，行動療法との併用で体重減少に対してわずかではあるが有効性が示されている．フルオキセチンを含む SSRI を服用しているすべての患者において，服用初期に体重が減少し，後に体重が増加する患者が有意な割合で多い．しかし，どの SSRI でも初期の体重増加をもたらす可能性はある．

月経前気分不快障害（PMDD）　PMDD（premenstrual dysphoric disorder）は月経前の週に正常な機能に障害を及ぼすほどの気分の変調や行動の変化が生じることが特徴である．セルトラリン，パロキセチン，フルオキセチン，フルボキサミンは，PMDD の症状を軽減することが報告されている．フルオキセチンやセルトラリンを用いた性周期全体，または黄体期（排卵から生理まで）のみの投与による対照比較試験では，双方ともに等しく有効性が示された．

フルオキセチンが性周期の長さを 4 日以上延長したり短縮するという観察研究があるが，その有意性は明瞭ではない．性周期の長さに SSRI が影響を与えることについてはほとんど知られていないが，妊娠可能年齢の女性では注意深いモニタリングが必要であろう．

適応外使用

早漏症　SSRI の抗オルガズム（性的興奮）作用により，SSRI は早漏症の男性の治療に有効である．SSRI は性交を明らかに延長させ，男性が早漏症であるカップルでは性的満足度を改善させると報告されている．フルオキセチンとセルトラリンはこの目的に対する有効性が示されている．

性的倒錯　SSRI は性的倒錯の患者にみられる強迫行動を改善させる可能性がある．SSRI は 1 日の中で異常な性的空想や衝動，行為に費やされる平均時間を減少させる．性的倒錯行動よりも性的強迫に対してより大きい反応が得られるという証拠がある．

自閉症　強迫行為や社会関係性の乏しさ，そして攻撃性は，自閉症の中でも目立った特徴的症状であるが，SSRI やクロミプラミン（アナフラニール）のようなセロトニン作動薬に反応する可能性がある．セルトラリンやフルボキサミンは，対照比較試験やオープン試験で成人の自閉スペクトラム症における攻撃性や自傷行為，反復行動，ある程度の言語発達の遅れ，そして（稀ではあるが）社会的関係性の欠如を軽減させることが示されている．フルオキセチンは小児期，青年期，成人期の自閉症の特長に対する有効性が報告されている．

注意点と有害反応

SSRI の副作用について，その発症と持続期間，重症度を考慮することが必要である．例えば，悪心とイライラ感は初期に出現し，通常中等度で期間限定的な副作用である．SSRI は共通の副作用を有しているが，個別の薬物によるある種の副作用の発現について，患者により頻度や重症度が異なる可能性がある．

性機能障害

すべての SSRI は性機能障害を引き起こし，長期使用に関連する最も頻度の高い有害事象である．その頻度は 50～80％ と推定されている．最も頻度の多い訴えとして，性行為でオルガズムを感じないことや抑制されること，さらに性欲が減退することである．性機能障害は用量依存性であると示唆する報告もあるが，明確には確立されていない．SSRI によるその他の多くの有害事象と異なり，性機能障害は開始後数週間以内で改善することは稀であり，通常 SSRI を服用する限り持続する．時に，時間をかけて改善していくこともある．

SSRI 誘発性の性機能障害に対応する対策法はいろいろとあげられているが，明らかに有効性が示されているものはない．SSRI の減量や，ブプロピオン（Wellbutrin）あるいはアンフェタミンの追加を推奨する報告もある．例えば，勃起障害の治療に用いられるシルデナフィル（バイアグラ）のような薬物を用いて，SSRI 誘発性の性機能

障害の治療に成功したとする報告もある．最終的には，患者に性機能障害を起こさないミルタザピンやブプロピオンのような抗うつ薬に変更する必要がある．

胃腸系の有害事象

　胃腸系に対する副作用は非常に頻度が高く，主にセロトニン5-HT$_3$受容体への作用を介して出現する．最も頻度の高い訴えとして，悪心，下痢，食欲不振，嘔吐，鼓腸，消化不良がある．セルトラリンとフルボキサミンは最も激しい胃腸症状を引き起こす．パロキセチンでは，徐放錠の方が速放錠と比較して最初の1週間胃腸症状は激しくない．しかし，パロキセチンは抗コリン作用のためにしばしば便秘を引き起こす．悪心や軟便は通常用量依存性で一過性であり，一般には数週間以内に消失する．時に鼓腸や下痢は持続することがあり，特にセルトラリンの場合にみられる．治療初期の食欲不振もみられ，フルオキセチンで最も頻度が高い．SSRI誘発性の食欲低下や体重減少は服用後すぐに始まり20週目でピークに達し，その後体重は回復することが多い．SSRIを服用する患者で体重が増加する患者は1/3に上り，時に20ポンド（9 kg）以上にもなる．この効果は，代謝性の機序や食欲の増加，あるいは両者を介して生じる．体重増加は徐々に出現し，通常ダイエットや運動療法の効果は乏しい．パロキセチンは他のSSRIと比べて，体重増加の頻度はさらに高く，急速で，程度も強く，特に若い女性でみられる．

心血管性への影響

　すべてのSSRIは身体的には健常な人でもQT間隔を延長させ，特に過量服用した際には薬物誘発性QT延長症候群が惹起される．QTc間隔の延長のリスクは，次第に一般的になりつつある抗うつ薬と抗精神病薬の併用の際に増大する．シタロプラムはQT間隔に最も大きな影響を与えるSSRIとして際立っている．成人におけるシタロプラム20 mgと60 mgのQT間隔への影響をプラセボと比較したQT研究では，補正QT間隔の延長時間の平均の最大は20 mgで8.5ミリ秒，60 mgでは18.5ミリ秒であった．40 mgでは，補正QT間隔の延長は12.6ミリ秒と推定された．このような結果を基にFDAはシタロプラムの使用について以下のような勧告を発している．

・肝機能障害を合併する患者，60歳以上の患者，CYP2C19による代謝機能の乏しい患者，シメチジン（タガメット）を併用内服している患者では，推奨される最大1日用量は20 mgとする．
・1日用量40 mgを超える処方はしない．
・先天性QT延長症候群の患者には使用しない．
・シタロプラム投与前に，低カリウム血症と低マグネシウム血症を補正する．
・臨床的に必要とされる場合は電解質をモニターする．
・うっ血性心不全や徐脈性不整脈の患者，QT間隔を延長させる薬物を併用している患者では，より頻回に心電図検査を実施する．

　SSRIの有害事象が発生した469例の入院例のまとめにより，シタロプラムは致死的な不整脈を引き起こすリスクがより高いことが確認されている．したがって，患者がシタロプラム服用中に心拍数や不整脈などの異常な徴候や症状を経験した際には，すぐに主治医に相談し助言を得る必要がある．

　ビラゾドン（20，40，60，80 mg）のQTc間隔への影響も検討されたが，その影響は少なかったと観察されている．プラセボを調整しベースラインを補正した最大QTc間隔の90%信頼区間の上限値は，個別的補正方法（QTcI）に基づき10ミリ秒以下であった．この値は臨床的に問題となる閾値以下である．しかし，80 mgが臨床的に高用量といえるほどの十分量であるかは不明である．

　アンドロゲン濃度の低下がQTc間隔を延長させることから，前立腺癌に罹患しSSRIを使用している患者に対して，臨床医はアンドロゲン抑制治療による有益性がSSRIを使用する患者の潜在的なリスクを上回っているかどうかを検討すべきである．

　デキストロメトルファン/キニジン（Nuedexta）は，情動調節障害の治療に用いられている．この疾患はその状況に不相応な笑いや号泣が，不随意に，突然に出現し，頻回に繰り返すと定義されている．QT間隔を延長させるキニジンはCYP2D6の阻害能も有する．QT間隔を延長させたり，CYP2D6により代謝される薬物と併用すべきではない．この薬物は，特に心疾患の患者でQT間隔を延長させたり，CYP3A4を阻害する薬物との併用には注意すべきである．

　SSRIの出産前の使用では，曝露された胎児のQTc間隔の延長を起こすことがある．分娩の直前までSSRIに曝露された新生児52例と対照52例を比較したまとめでは，SSRIに曝露された新生児群が対照群に比較して平均QTc間隔が有意に長かった．SSRIに曝露された新生児5例（10%）は，非曝露のどの新生児と比較しても明らかなQTc間隔の延長（460ミリ秒以上）が観察された．曝露された新生児の中でQTc間隔が最も延長していたのは543ミリ秒であった．薬物に関連した再分極の異常はすべて，その後の心電図記録では正常化した．

頭　痛

　SSRI治験中の頭痛の出現頻度は18〜20%であり，プラセボに比較して1%高いに過ぎなかった．フルオキセチンは頭痛の頻度が最も高かった．一方，すべてのSSRIは多くの患者で偏頭痛と緊張性頭痛の両者に対して予防的な効果がある．

中枢神経系の有害作用

不 安 フルオキセチンは，特に治療開始後の数週間に不安を引き起こすことがある．しかし，それらの初期症状は通常数週間後に完全に解消される．パロキセチンやエスシタロプラムでは不安が増強される頻度がかなり低いので，これらは混合性不安抑うつ障害(DSM-IVの研究用基準案)のような鎮静を必要とされる場合により良い選択となりうる．

不眠と鎮静作用 不眠と鎮静の領域におけるSSRIの主な作用は，うつ病や不安の治療によって，睡眠を改善させることである．しかし，SSRIを服用している患者の25%もが，睡眠障害，傾眠，耐え難い疲労感を自覚する．フルオキセチンは最も不眠を起こす可能性があり，そのため朝に服用することが多い．セルトラリンやフルボキサミンでは，不眠の頻度は傾眠の頻度とほぼ同じであり，シタロプラムと特にパロキセチンは傾眠を引き起こすことが多い．エスシタロプラムは，その異性体であるシタロプラムより睡眠を障害することが多い．SSRIを就寝前に服用することで効果が得られる患者もいれば，朝に服用した方が良い患者もいる．SSRI誘発性の不眠はベンゾジアゼピン系薬物やトラゾドン(デジレル：臨床医は持続勃起症のリスクを説明しなければならない)，あるいはその他の鎮静系薬物で治療できる．SSRI誘発性の傾眠が強い場合には，他のSSRIまたはブプロピオンに変更を要する場合が多い．

その他の睡眠への影響 SSRIを服用している患者の多くが，非常に鮮明な夢や悪夢を覚えていると述べる．彼らは，睡眠が「忙しい」(busy)と表現する．他の睡眠への影響として，歯軋り，レストレスレッグ症候群，夜間ミオクローヌス，発汗がある．

情動鈍麻 情緒鈍麻はかなりの頻度で見過ごされているが，SSRIの長期的使用に関連する頻度の高い副作用である．患者は，情緒的な状況で泣くことができず，無気力あるいは無関心になったり，あるいは情緒的な体験に対して感情が抑制されると述べる．この副作用は，例え薬物が抑うつや不安の治療のために処方されている場合であっても，しばしば治療の中断を余儀なくさせる．

あくび SSRIを服用している患者をよく観察すると，あくびが増えていることがわかる．この副作用は疲労や夜間の睡眠不足を反映しているわけではなく，SSRIの視床下部への影響の結果として生じる．

けいれん発作 けいれん発作は，SSRIを服用している患者の0.1〜0.2%で起こると報告され，その頻度は他の抗うつ薬で報告されている頻度と同等であり，プラセボとも有意な相違はない．けいれん発作はSSRIが最高用量(例えば，フルオキセチン1日100 mg以上)になると，頻度はより高くなる．

錐体外路症状 SSRIによって，アカシジア，ジストニア，振戦，歯車様固縮，斜頸，後弓反張，歩行障害，寡動が出現することは非常に稀である．遅発性ジスキネジアも稀ではあるが症例報告されたことがある．良好な治療経過のパーキンソン病の患者の中には，SSRIを服用して急激にパーキンソン症状が悪化する患者がいる．

抗コリン作用

パロキセチンは用量依存性に口渇，便秘，そして鎮静を惹起する軽度の抗コリン作用を有する．とはいえ，パロキセチンを服用している患者のほとんどはコリン性の有害事象を経験しない．その他のSSRIも口渇との関連があるが，この効果はムスカリン性作用を介したものではない．

血液学的有害作用

SSRIは血小板数の減少ではなく，血小板凝集能に関する機能障害を惹起する．紫斑が生じやすいことや過度の出血，出血時間の延長はこの作用を表している．患者がこのような徴候を示したときには，出血時間の検査を実施すべきである．抗凝固薬やアスピリンをSSRIと併用しているときには，特に注意深い観察が勧められる．SSRIと非ステロイド性抗炎症薬(nonsteroid anti-inflammatory drug：NSAID)の併用では，胃出血のリスクが非常に高まる．この併用が必要な症例では，プロトンポンプ阻害薬の使用を検討すべきである．

電解質と糖代謝障害

SSRIは血糖値を急速に低下させることがあるので糖尿病患者は注意深く観察すべきである．長期間のSSRIの使用は，薬理学的機序によるものかどうかは不明であるが，血糖値を上昇させることがある．抗うつ薬服用患者は，うつ病を治療することの結果として，糖尿病を発症したり，糖尿病や他の身体疾患の診断を受けやすくなるという特徴をもちうる．

高齢患者や利尿薬を使用している患者では，SSRIに関連した低ナトリウム血症や抗利尿ホルモン分泌異常症(SIADH)が観察されることがある．

内分泌とアレルギー反応

SSRIは男女双方でプロラクチン濃度を高め，乳房肥大や乳汁漏出症を惹起しうる．乳房の変化は可逆性で薬物の中止により回復するが，数か月かかることがある．

さまざまな種類の発疹が，全患者の約4%に出現する．それらの一部では，アレルギー反応が全身に及び，呼吸器系に影響を与え，稀ではあるが線維化して呼吸困難をもたらすことがある．薬物に関連した発疹が出現した患者では，SSRIを中止するべきである．

セロトニン症候群

SSRIにMAOIやLトリプトファン，あるいはリチウム(リーマス)を併用すると，血中セロトニン濃度が中毒量まで達するようになり，セロトニン症候群と呼ばれる一連の症状が出現する．この重篤で致死的にもなりうる

セロトニンの過剰刺激による症候群では，状態の悪化とともに以下の順で症状が出現する．(1)下痢，(2)不穏，(3)過度の焦燥，腱反射の亢進，急激なバイタルサインの変動を伴う自律神経系の不安定状態，(4)ミオクローヌス，けいれん発作，高体温，制御できない震え，固縮，そして(5)せん妄，昏睡，けいれん発作重積，心血管系虚脱，そして死に至る．

セロトニン症候群の治療は，原因薬物の中止とニトログリセリン，シプロヘプタジン，メチセルギド(Sansert)，冷却用毛布，クロルプロマジン(コントミン)，ダントロレン(ダントリウム)，ベンゾジアゼピン系薬物，抗てんかん薬，人工呼吸器，そして筋弛緩薬などを用いて迅速に包括的な支持的治療を実施することである．

発　汗

SSRI で治療中に発汗を経験する患者がいる．この発汗は周囲の環境温度とは無関係である．夜間の発汗で，シーツがびしょぬれになり，寝衣の交換を必要とする．1日1～2 mg のテラゾシン(ハイトラシン)は発汗に対して劇的な効果をもたらすことが多い．

過量服用

臨床試験で観察された 200～280 mg のビラゾドンの過量服用に関連した有害反応として，セロトニン症候群，無気力，落ち着きのなさ，幻覚，そして失見当識があった．

SSRI の離脱

SSRI 使用の突然の中止，特にパロキセチンまたはフルボキサミンのような半減期の短い SSRI では，離脱症候群が生じる．症状には眩暈，筋力低下，悪心，頭痛，反跳性抑うつ，不安，不眠，集中力低下，上気道症状，異常知覚，片頭痛様症状などがある．通常，少なくとも治療を6週間続けた後までは出現せず，3週間以内に自然に軽快する．SSRI 服用後最初の1週間以内に一過性の有害作用を経験した患者は，中止による離脱症状を経験しやすいようである．

フルオキセチンはその代謝産物の半減期が1週間以上であり，薬物自体が徐々に減少していくことから，離脱症候群を最も起こしにくい SSRI である．それゆえ，フルオキセチンは他の SSRI の終了によって引き起こされる中断症候群の治療に用いられる場合もある．しかし，遅延性で軽度の離脱症候群はフルオキセチンでも生じる．

薬物相互作用

SSRI は他のほとんどの薬物の作用を阻害しない．セロトニン症候群(**表 29.28-3**)は MAOI，トリプトファン，リチウム，セロトニン再取り込みを阻害する他の抗うつ薬との併用により生じうる．フルオキセチン，セルトラリンおよびパロキセチンは，臨床的に中毒症状を引き起こすほどに三環系抗うつ薬の血中濃度を上昇させることがある．起こりうる多くの薬物動態学的な相互作用が，CYP 酵素の試験管内分析に基づいて示されているが，臨床的に関係のある相互作用は稀である．CYP2D6 酵素を阻害する SSRI はハイドロコドンやオキシコドンの鎮痛作用を阻害する可能性がある．これらの薬物は，タモキシフェン(ノルバデックス)の効果も減ずることがある．SSRI と NSAID の併用は，胃出血のリスクを高める．

SSRI，特にフルボキサミンは，クロザピン濃度を上昇させ，けいれん発作のリスクを高めることから，クロザピンと併用すべきではない．SSRI はゾルピデム(マイスリー)誘発性の幻覚を含む副作用の発現期間と重症度を増加させる可能性がある．

フルオキセチン

フルオキセチンは三環系抗うつ薬と併用できるが，三環系抗うつ薬の用量を少量にすべきである．三環系抗うつ薬は肝臓の CYP 2D6 によって代謝されるので，フルオキセチンはこの酵素活性の乏しい，いわゆる代謝機能低下者(poor metabolizer)と呼ばれる患者の7％において，他の薬物の代謝を阻害する．フルオキセチンはカルバマゼピン(テグレトール)，抗腫瘍薬，ジアゼパム(セルシン)，フェニトイン(アレビアチン)の代謝を抑制する可能性がある．フルオキセチンはベンゾジアゼピン系薬物や抗精神病薬，リチウムの血中濃度に影響を与えることが薬物相互作用の観点から記述されている．フルオキセチンやその他の SSRI は，ワルファリン(ワーファリン)と相互作用があり，出血や紫斑の出現リスクを高める．

セルトラリン

セルトラリンは血漿蛋白からワルファリンを取り除き，プロトロンビン時間を延長させることがある．セルトラリンの薬物相互作用に関するデータによれば，全般的にはフルオキセチンと同様の特徴があり，CYP2D6 酵素と強い相互作用を示すわけではない．

パロキセチン

パロキセチンは CYP2D6 酵素の阻害能力がよりいっそう強いので，フルオキセチンまたはセルトラリンより薬物相互作用のリスクが高い．シメチジンはセルトラリンとパロキセチンの血中濃度を上昇させることがあり，

表 29.28-3　セロトニン症候群の症状

下痢	ミオクローヌス
発汗	腱反射亢進
振戦	見当識障害
運動失調	気分不安定

フェノバルビタール(フェノバール)とフェニトインはパロキセチンの血中濃度を低下させることがある．CYP2D6酵素を阻害する可能性があるため，パロキセチンと他の抗うつ薬，フェノチアジン系薬物や抗不整脈薬との併用には注意を払うべきである．パロキセチンはワルファリンの抗凝固作用を高めることがある．パロキセチンとトラマドールの併用投与は，高齢者でセロトニン症候群を誘発することがある．

フルボキサミン

SSRIの中で，フルボキサミンは薬物相互作用のリスクが最も高い．フルボキサミンは，ケトコナゾール(ニゾラール)によって阻害される可能性があるCYP 3A4酵素により代謝されている．フルボキサミンはアルプラゾラム，トリアゾラム(ハルシオン)，ジアゼパムの半減期を延長することがあり，これらの薬物と併用すべきではない．フルボキサミンはテオフィリン血中濃度を3倍，ワルファリンの血中濃度を2倍に上昇させ，重篤な臨床的結果がもたらされることがある．したがって，後者の薬物(ワルファリン)の血中濃度を厳重に監視し，投与量を適宜調節すべきである．フルボキサミンはクロザピン，カルバマゼピン，メサドン，プロプラノロール(インデラル)やジルチアゼム(ヘルベッサー)の血中濃度を上昇させ，その活性を増加させることがある．フルボキサミンはロラゼパム(ワイパックス)，ジゴキシン(ジゴシン)との間に有意な相互作用はない．

シタロプラム

シタロプラムはいかなるCYP酵素も阻害することはない．シメチジンとの同時投与では，シタロプラムの血中濃度が約40%上昇する．シタロプラムは，ジゴキシン，リチウム，ワルファリン，カルバマゼピンまたはイミプラミン(トフラニール)の代謝に明らかな影響を与えず，またそれらの薬物による代謝への明らかな影響も受けない．シタロプラムは，メトプロロール(ロプレソール)の血中濃度を2倍に上昇させるが，通常血圧や心拍数に影響は与えない．シタロプラムとCYP 3A4またはCYP 2D6に対する強力な阻害薬との併用に関するデータは得られていない．

エスシタロプラム

エスシタロプラムは中等度にCYP2D6酵素を阻害する薬物であり，デシプラミン(Norpramin)とメトプロロールの濃度を有意に上昇させる．

ビラゾドン

ビラゾドンは強力なCYP3A4阻害薬と併用するときには，投与量を20 mgまで減量すべきである．CYP3A4酵素誘導薬との併用では，薬物濃度が不十分となり臨床効果が低下することがある．ビラゾドンの全身性の曝露に対するCYP3A4酵素誘導物質の影響はまだ十分に評価されていない．

検査値への影響

SSRIはいかなる検査にも影響を及ぼさない．

投与量と臨床指針

フルオキセチン

フルオキセチンは10，20 mgのカプセル，割線入りの10 mg錠，週1回投与で用いられる90 mgの腸溶カプセル，20 mg/5 mlの経口濃縮液剤が使用できる．フルオキセチンはPMDD(月経前不快気分障害)に対してサラフェン(Sarafem)という市販名で発売されている．うつ病に対しては，初期投与量として通常経口で10 mgまたは20 mgとし，副作用として不眠をもたらす可能性があるため，毎日朝に服用する．フルオキセチンは悪心を最小限にするため，食事と一緒に服用する．この薬物と代謝産物の半減期は長いため，定常状態の濃度に達するのに4週間かかる．1日20 mgの用量はそれ以上の用量と効果が変わらないことが多い．製薬会社によって推奨される1日の最大投与量は80 mgである．不安や不穏といった初期の有害作用を最小限に抑えるため，割線入りの10 mg錠か液剤を使用して，1日5〜10 mgの初期量を用いる臨床医もいる．さらに，フルオキセチンの半減期は長いので，1日おきの投与計画で始めることもできる．うつ病以外の適応症に用いられるフルオキセチン(そしてその他のSSRI)の用量は，一般にうつ病で用いられる用量と異なる可能性がある．

セルトラリン

セルトラリンには割線入りの25，50，100 mg錠がある．うつ病の治療では，セルトラリンは1日1回50 mgから開始する．胃腸系への影響を抑えるため，1日25 mgで治療を開始し，3週後に50 mgに増量する臨床医もいる．1〜3週間で反応のみられない患者では，1日1回投与で毎週50 mgずつ増量し，最大200 mgまでで効果が得られることがある．セルトラリンは朝でも夕方でも投与可能である．食後の投与は胃腸系への有害作用を減らす可能性がある．セルトラリンの経口濃縮液(1 ml=20 mg)には12%のアルコールが含まれており，使用前に希釈する必要がある．パニック症の治療に用いる場合，パニック発作を引き起こすリスクを減らすために，25 mgから開始しなければならない．

パロキセチン

パロキセチン速放錠は，割線入りの20 mg錠と割線のない10，30，40 mg錠とオレンジ風味の10 mg/5 mlの経口懸濁液がある．うつ病の治療に対するパロキセチン投与は，通常1日10または20 mgで開始する．1〜3週間で十分な反応がみられないときは，増量を考慮する．

その時点で，1週間に10 mgずつ増量し，最大1日50 mgまで増量できる．胃腸系の症状を呈する患者では，薬を食事と一緒に服用するのがよい．パロキセチンは1日量を夕1回投与から開始し，より多い投与量では1日2回に分割することもできる．

パロキセチンの徐放錠であるパロキセチンCRは，12.5, 25, 37.5 mg錠がある．パロキセチンCRの初期用量は，うつ病に対して1日25 mg，パニック症に対して1日12.5 mgである．

内服を突然中止すると血中濃度が急速に低下するので，パロキセチンは中断症候群を最も起こしやすいSSRIである．突然の中止による症状の発現を抑えるため，パロキセチンを2〜3週ごとに減量するなど徐々に減量すべきである．

フルボキサミン

フルボキサミンはFDAで抗うつ薬として承認されていない唯一のSSRIである．社交不安症と強迫症に適応がある．割線のない25 mg錠と割線入りの50, 100 mgの錠剤がある．有効投与量は，1日50〜300 mgである．通常の初期投与量は，最初の1週間は就寝前1日1回50 mgであり，その後副作用や患者の反応に応じて投与量を調整する．1日100 mg以上の投与は，1日2回に分割することもある．治療を開始して2週間以上悪心が続く場合には，一時的に投与量を減らすか，よりゆっくりと増量する必要がある．フルボキサミンは有害作用を最小限に抑えるため，夕方1回投与することもできるが，半減期が短いため投与間に離脱症状が出現する可能性もある．フルボキサミンの持続性放出性製剤としては100 mg, 150 mgがある．これらのすべてのフルボキサミン製剤は錠剤を噛みくだかずに食物と一緒に飲み込むべきである．突然の中止は半減期が短いため中断症候群を引き起こす可能性がある．

シタロプラム

シタロプラムは20, 40 mgの割線入りの錠剤と液剤（10 mg/5 ml）がある．通常は最初の1週間は1日20 mgで，その後1日40 mgに増量する．高齢者または肝障害のある患者では，1日20 mgが推奨されており，1日20 mgで反応しないときのみ1日40 mgに増量する．錠剤は1日1回朝または夕に，食事と一緒か食事なしで服用する．

エスシタロプラム

エスシタロプラムは，10, 20 mgの割線入りの錠剤と5 mg/5 mlの経口液剤がある．エスシタロプラムの推奨用量は1日10 mgである．臨床試験では，20 mgを用いても，さらなる改善は得られなかった．

ビラゾドン

ビラゾドンは，10, 20, 40 mgの錠剤がある．ビラゾドンの治療用量は1日1回40 mgが推奨されている．最初の7日間は1日1回10 mgを投与し，その後の7日間は1日1回20 mg，さらにそれ以降は1日1回40 mgまで増量する．ビラゾドンは食事とともに内服すべきである．もしビラゾドンを食事と別に内服した場合，薬物の血中濃度は不十分に終わり効果も減弱する可能性がある．ビラゾドンは小児には承認されていない．ビラゾドンの小児に対する安全性と有効性は検討されていない．年齢に基づいた用量調整は推奨されていない．軽度または中等度の肝機能障害の患者に関しても，用量調整は推奨されていない．重症の肝機能障害の患者に対する用量検討は研究されていない．軽度，中等度，または重症の腎機能障害の間でも用量調整は推奨されていない．

妊娠と授乳

パロキセチンを除いたSSRIの内服は，妊娠中母体の治療が必要であると判断されるときには安全である．ビラゾドンの妊娠中の使用に関してヒトの対照比較試験のデータはなく，母乳中の薬物濃度に関するデータもない．妊娠中のSSRI内服の母体から生まれた新生児で，一過性のQTc間隔の延長が認められている．

効果の消失

抑うつ症状を反復する患者では，薬物を十分量に服用したままでいるにもかかわらず，SSRIの効果が低下したり，全く効果がみられなくなり抑うつ症状が再発する患者が報告されている．このいわゆる息切れ（poop-out）現象の明確な機序は不明であるが，この現象は実際に存在する．SSRIの反応性の低下に対する対策として，用量を増減したり，用量の漸減後に再度同一処方を行なったり，その他のSSRIあるいはSSRIではない抗うつ薬に変更したり，ブプロピオンあるいはその他の効果増強作用薬を投与したりすると改善の可能性がある．

ボルチオキセチン

ボルチオキセチン（Brintellix）は主にセロトニン再吸収の阻害作用があるが，他のSSRIに比べて薬理学的特徴はより複雑である．本剤は，5-HT$_{1A}$受容体作動薬，5-HT$_{1B}$受容体部分作動薬，さらに5-HT$_3$, 5-HT$_{1D}$, 5-HT$_7$の各受容体の拮抗薬としての作用もある．これらの作用による抗うつ効果に対してこれらの薬理作用がどこまで関わっているかは明らかではないが，このようなさまざまな薬力学的作用を備えた唯一の化合物である．

臨床試験中に副作用として悪心，便秘，嘔吐がみられたが，これらに限られるわけではない．

開始用量として，食事と別に1日1回10 mgの経口投与が推奨されている．その後の用量は，副作用がなければ20 mgまで増量する．高用量に忍容性がない患者に対しては，5 mg/日とすべきである．

CYP2D6酵素による代謝が低いことがわかっている患者では，ボルチオキセチンの最大用量として10 mg/

日が推奨されている．患者がCYP2D6酵素の強力な阻害薬（例えば，ブプロピオン，フルオキセチン，パロキセチン，あるいはキニジン）を併用しているときには，ボルチオキセチンの用量を半分にすることが提案されている．投与量の増加を考えるべきであるCYP誘導薬（例えば，リファンピシン，カルバマゼピン，あるいはフェニトイン）を中止する患者では，ボルチオキセチンを本来の用量まで増量すべきである．このことは，強力なCYP誘導薬を14日間以上併用されている場合には特に重要である．最大用量としては，本来の用量の3倍を超えない用量が推奨されている．CYP誘導薬を中止した際には，ボルチオキセチンの用量は14日以内に本来の用量まで減量すべきである．

　ボルチオキセチンを突然に中止することはできるが，プラセボ対照試験では1日15mgあるいは20mgを急に中止した際に頭痛や筋緊張などの一過性の有害反応を経験した患者がいた．このような有害反応を回避するためには，1日15mgまたは20mgのボルチオキセチンを完全に中止する前に，1週間1日10mgに減量することが推奨されている．

　ボルチオキセチンには5mg，10mg，15mg，20mgの錠剤がある．

参考文献

Ashton AK, Longdon MC. SSNRI-induced, dose dependent, nonmenstrual, vaginal spotting and galactorrhea accompanied by prolactin elevation (Letter). *Am J Psychiatry*. 2007;164:1121.
Baldessarini RJ, Pompili M, Tondo L. Suicidal risk in antidepressant drug trials. *Arch Gen Psychiatry*. 2006;63:246.
Barbui C, Esposito E, Cipriani A. Selective serotonin reuptake inhibitors and risk of suicide: A systematic review of observational studies. *CMAJ*. 2009;180:291.
Chambers CD, Hernandez-Diaz S, Van Marter LJ, Werler MM, Louis C. Selective serotonin-reuptake inhibitors and risk of persistent pulmonary hypertension of the newborn. *N Engl J Med*. 2006;354:579.
Cipriani A, Barbui C, Brambilla P, Furukawa TA, Hotopf M. Are all antidepressants really the same? The case of fluoxetine: A systematic review. *J Clin Psychiatry*. 2006;67:850.
Cipriani A, Furukawa TA, Salanti G, Geddes JR, Higgins JPT. Comparative efficacy and acceptability of 12 new-generation antidepressants: A multiple-treatments meta-analysis. *Lancet*. 2009;373:746.
Clayton AH, Kornstein S, Prakash A, Mallinckrodt C, Wohlreich M. Changes in sexual functioning associated with duloxetine, escitalopram, and placebo in the treatment of patients with major depressive disorder. *J Sex Med*. 2007;4:917.
Cohen LS, Altshuler LL, Harlow BL, Nonacs R, Newport DJ. Relapse of major depression during pregnancy in women who maintain or discontinue antidepressant treatment. *JAMA*. 2006;295:499.
Couturier J, Sy A, Johnson N, Findlay S. Bone mineral density in adolescents with eating disorders exposed to selective serotonin reuptake inhibitors. *Eat Disord*. 2013;21(3):238.
Cowen P, Sherwood AC. The role of serotonin in cognitive function: Evidence from recent studies and implications for understanding depression. *J Psychopharmacol*. 2013;27(7):575.
Diem SJ, Blackwell TL, Stone KL, Yaffe K, Haney EM. Use of antidepressants and rates of hip bone loss in older women: The study of osteoporotic fractures. *Arch Intern Med*. 2007;167:1240.
Glassman AH, O'Connor CM, Califf RM, Swedberg K, Schwartz P. Association of low bone mineral density with selective serotonin reuptake inhibitor use by older men. *Arch Intern Med*. 2007;167(12):1246.
Hu X-Z, Rush AJ, Charney D, Wilson AF, Sorant AJM. Association between a functional serotonin transporter promoter polymorphism and citalopram treatment in adult outpatients with major depression. *Arch Gen Psychiatry*. 2007;64:783.
Looper KL. Potential medical and surgical complications of serotonergic antidepressant medications. *Psychosomatics*. 2007;48:1.
Nurnberg GH, Hensley PL, Heiman JR, Croft HA, Debattista C. Sildenafil treatment of women with antidepressant-associated sexual dysfunction: A randomized controlled trial. *JAMA*. 2008;300:395.
Sussman N. Selective serotonin reuptake inhibitors. In: Sadock BJ, Sadock VA, Ruiz P, eds. *Kaplan & Sadock's Comprehensive Textbook of Psychiatry*. 9th ed. Vol. 2. Philadelphia: Lippincott Williams & Wilkins; 2009:3190.
Thase ME, Haight BR, Richard N, Rockett CB, Mitton M. Remission rates following antidepressant therapy with bupropion or selective reuptake inhibitors: A meta-analysis of original data from 7 randomized controlled trials. *J Clin Psychiatry*. 2005;66:974.
Trivedi MH, Rush AJ, Wisniewski SR, Nierenberg AA, Warden D, STAR*D Study Team. Evaluation of outcomes with citalopram for depression using measurement-based care in STAR*D: Implications for clinical practice. *Am J Psychiatry*. 2006;163:28.
Weissman AM, Levy BT, Hartz, AJ, Bentler S, Donohue M. Pooled analysis of antidepressant levels in lactating mothers, breast milk, and nursing infants. *Am J Psychiatry*. 2004;161:1066.

29.29　セロトニン-ドパミン拮抗薬，および類似の作用を有する薬物（第2世代，または非定型抗精神病薬）

　セロトニン-ドパミン拮抗薬（serotonin-dopamine antagonist：SDA）は第2世代抗精神病薬，または非定型抗精神病薬とも呼ばれ，さまざまな薬理学的特性をもつ1群の薬物であり，より古い世代のドパミン受容体拮抗薬（dopamine receptor antagonist：DRA）に広く取って代わりつつある．「非定型」（atypical）と言う用語が用いられるのは，これらの薬物の副作用像がそれまでの薬物と異なっているためであり，最も特徴的な点は，DRAに比べて錐体外路系副作用（extrapyramidal side effect：EPS）のリスクがより低いことと，その作用スペクトラムがより広いことである．初期の抗精神病薬とは対照的に，SDAはドパミン神経系とセロトニン神経系の両方に強力に作用する．このグループ内のそれぞれの薬物が複数の神経伝達物質への作用を有しているため，これらの薬物の薬理学は複雑である．すべてのSDAは統合失調症の治療に適応を有する．大多数のこれら第2世代抗精神病薬は，単独で，あるいは他の治療薬への補助療法として，双極性障害の治療にも適応が認められている．いくつかの薬物は，うつ病の補助療法として適応が認められている．

　2013年時点で，10種の第2世代抗精神病薬が米国食品医薬品局（Food and Drug Administration：FDA）によって認可されている．これらには以下の薬物が含まれる．すなわち，リスペリドン（リスパダール），リスペリドン持効性注射剤（リスパダール・コンスタ），オランザピン（ジプレキサ），オランザピン長期作用型注射製剤（Zyprexa，Relprevv），クエチアピン（セロクエル），クエチアピンXR（Seroquel XR），ジプラシドン（Geodon），アリピプラゾール（エビリファイ），パリペリドン（インヴェガ），パリペリドン・パルミチン酸エステル持効性注射製剤（ゼプリオン），アセナピン（シクレスト），ルラシドン（Latuda），イロペリドン（Fanapt），およびクロザピン（クロザリル）である．

　SDAがDRAと比べて全体的に忍容性の改善を示しているかどうかについては議論の余地がある．錐体外路症状のリスク減少（皆無ではない）という点に関しては改

善があるとしても，このグループの10種の薬物のほとんどがある程度の体重増加を引き起こし，そのことが糖尿病発症のリスクを増加させる．体重増加および薬物誘発性糖尿病のほとんどの症例では，オランザピンとクロザピンがその原因になっているようである．それ以外の薬物ではこのような副作用のリスクは比較的少ない．しかし，FDAは，すべてのSDAについて，患者が服用する際には注意深い観察が必要である旨の警告を掲載するよう要請している．またFDAは，第2世代抗精神病薬を処方されたすべての患者において，以下の要因を考慮するよう推奨している．

1. 肥満，糖尿病，脂質異常症，高血圧，および心血管系疾患の既往および家族歴
2. 体重と身長（肥満指数 [body mass index：BMI]）を算出できるようにしておくこと）
3. 腹囲（へその高さで）
4. 血圧
5. 空腹時血糖値
6. 空腹時脂質プロフィール

すでに糖尿病を発症している患者では，ヘモグロビンA1c値と，場合によってはインスリン濃度を含む定期的なモニタリングが必要である．これらの薬物の中で，クロザピンは扱いが特別である．クロザピンには（血液学的な）副作用があり，毎週血液検査を行う必要があるため，第1選択の治療薬とはみなされない．躁とうつの両方の治療にも非常に効果的であるにもかかわらず，クロザピンはこうした事情のためFDAにより適応が認可されていない．

作用機序

SDAの抗精神病作用はドパミンD_2受容体の遮断によると推定されている．SDAがより古いタイプの抗精神病薬と異なる点は，セロトニン受容体サブタイプ，特にセロトニン2A受容体とのより高い割合での相互作用や，それ以外の神経伝達物質系との相互作用にある．このような特性がそれぞれのSDAに特徴的な認容的特徴に関連していると仮定されている．すべてのSDAは，その化学構造，受容体親和性，および副作用像を異にしている．各受容体への親和性の組み合わせが同一であるSDAはなく，それぞれの受容体への相互作用が臨床効果にどれほど寄与しているかについては，解明されていない．

治療適応

これらの薬物は，当初，統合失調症と急性躁病の治療薬として承認されたが，その内のいくつかは，治療抵抗性うつ病における補助療法やうつ病の補助療法としての適応も承認されている．これらの薬物は，心的外傷後ストレス障害と不安症においても有用である．臨床医はこれらの薬物を認知症に伴う行動障害に使用する傾向があるが，認知症に関連した精神病症状を呈する高齢者にこれらを用いると，偽薬と比較して死亡のリスクが増加（1.6〜1.7倍）するため，すべてのSDAには，高齢者の認知症関連精神病症状に使用された場合の副作用に関するFDAの枠組み警告（boxed warning）が付されている．クロザピンを除いて，これらの薬物すべてが統合失調症の第1選択薬と考えられている．クロザピンは血液学的な副作用を起こすおそれがあるため，毎週の血液検査が必要となる．

統合失調症と統合失調感情障害

SDAは，成人および青年期の両方で，急性期および慢性期の精神病，すなわち統合失調症や統合失調性感情障害の治療に有効である．SDAは，統合失調症における陽性症状の治療においては，定型抗精神病薬（DRA）と同程度あるいはより優れており，陰性症状の治療においてはDRAよりも優れている．DRAによって治療された患者と比較して，SDAで治療された患者は再発の頻度が少なく，頻繁な入院や，救急外来への受診や，精神科専門スタッフへの電話相談が減少し，デイ・プログラムでの治療も少なくてすむ．

クロザピンは，生命を脅かす副作用のおそれがあるため，他のすべての抗精神病薬に対して治療抵抗性である統合失調症患者にのみ用いるべきである．それ以外のクロザピンの適応としては，重症の遅発性ジスキネジアの症例（一部の患者では，高用量のクロザピンによって重症の遅発性ジスキネジアを回復させられる可能性がある）と，EPS（錐体外路系副作用）を起こしやすい症例の治療が含まれる．クロザピンに対して忍容性のある患者は，長期治療においても良好な経過を示す．クロザピンの有効性は，リスペリドンとの増強療法によってさらに増すことがある．リスペリドンはクロザピンの血中濃度を上昇させ，時に劇的な臨床効果をもたらすことがある．

気分障害

すべてのSDA（クロザピン除く）は，FDAによって急性躁病への治療適応が承認されている．これらの薬物のうちのいくつか（アリピプラゾール，オランザピン，クエチアピン，およびクエチアピンXRを含む）は，単独で，または他の薬物との併用による補助療法として，双極性障害の維持療法への適応も承認されている．SDAは，統合失調症の抑うつ症状を改善する．また臨床経験的にも，臨床試験においても，すべてのSDAはうつ病急性期において抗うつ薬の治療効果を増強することが示されている．現時点で，オランザピンはフルオキセチンとの組み合わせによって治療抵抗性うつ病への適応が承認されており，アリピプラゾールとクエチアピンXRは，うつ病

の抗うつ薬治療における補助療法としての適応が承認されている。クエチアピンとクエチアピンXRは、双極性障害の抑うつエピソードへの適応も承認されている。オランザピンとフルオキセチンの固定された配合薬（Symbyax）は、急性双極うつ病の治療薬として承認されている。

その他の適応

統合失調症患者のおよそ10%は周囲に対して攻撃的、暴力的な行動を示すが、SDAはそのような攻撃性の治療に有効である。その他の公式に認められていない（off-label）適応症としては、後天性免疫不全症候群（AIDS）による認知症、自閉スペクトラム症、トゥレット症、ハンチントン病、およびレッシュ-ナイハン症候群が含まれる。リスペリドンとオランザピンは、小児の攻撃性や自傷行為を抑制するために使用されている。またこれらの薬物は、反抗挑発症や素行症を伴う注意欠如・多動症の子どもたちに対して、メチルフェニデート（リタリン）やデキストロアンフェタミン（デキセドリン）などの交感神経作動薬と併用されている。SDA——特に、オランザピン、クエチアピン、クロザピン——は、重度の遅発性ジスキネジアを有する患者に有用である。SDAはまた、精神病性うつ病に対して、あるいは頭部外傷や、認知症や、薬物による2次性精神病症状に対しても有効である。

SDAによる治療は、統合失調症患者における自殺や水中毒のリスクを減少させる。治療抵抗性の強迫症（OCD）の患者がSDAに反応を示している。しかし、SDAで治療された一部少数の患者では、治療によってOCDの症状が悪化したと報告されている。一部の境界性パーソナリティ障害の患者は、SDAによって改善する可能性がある。

いくつかの研究データによれば、最初の精神病エピソードの間に治療を開始すれば、従来型のDRAには統合失調症の進行を予防する効果があると示唆されている。疾病のごく初期の徴候を示す患者において、SDAの使用が病状の進行を防ぎ、それにより長期転帰を改善することができるのかどうかについて、現在も研究が行われている。

有害作用

SDAは、類似の有害作用スペクトラムを共有するが、その発生頻度や重症度についてはある程度異なっている。個々のSDAにおいてより生じやすい有害作用については、この後の各薬物の項で詳しく解説する。

リスペリドン

適応

リスペリドン（リスパダール）は、成人の統合失調症の急性期治療および維持療法、13〜17歳までの青年期の統合失調症の治療に用いられる。リスペリドンは、成人、および10〜17歳までの小児期〜青年期の双極Ｉ型障害に伴う急性躁病エピソード、または混合性エピソードの短期的治療に用いられる。リチウムまたはバルプロ酸とリスペリドンとの併用は、双極Ｉ型障害に伴う急性躁病または混合性エピソードの短期治療に用いられる。

リスペリドンは、5〜16歳の小児期、および青年期の自閉スペクトラム症に伴う易刺激性の治療（他者に対する攻撃性、意図的な自傷行為、かんしゃく、気分易変性を含む）にも用いられる。

薬理学

リスペリドンはベンゾイソオキサゾール系薬物である。リスペリドンは肝臓での初回通過効果によって、その大部分が9-ヒドロキシリスペリドンへと代謝される。この代謝産物はリスペリドンと同等の抗精神病活性をもつ。親化合物は1時間以内に最高血中濃度となり、代謝産物は3時間以内にピークとなる。リスペリドンの生物活性は70%である。リスペリドンと9-ヒドロキシリスペリドンを合わせた半減期は平均20時間であり、したがって、1日1回の投与で有効である。リスペリドンは、セロトニン5-HT_{2A}受容体、ドパミンD_2受容体、α_1およびα_2アドレナリン受容体、そして、ヒスタミンH_1受容体の拮抗薬である。他方、βアドレナリンおよびムスカリン性アセチルコリン受容体に対する親和性は低い。リスペリドンは、ハロペリドール（セレネース）と同程度に強力なD_2受容体拮抗薬であるが、1日あたり6mg未満の用量であれば、ヒトにおいてEPSを引き起こすおそれはハロペリドールよりもはるかに少ない。

投与量

リスペリドンは最初に臨床導入されたSDAであるため、推奨用量の範囲や1日の服用回数が変化してきている。リスペリドンには、0.25mg、0.5mg、1mg、2mg、3mg、および4mgの錠剤と、1mg/mLの経口液剤がある。初期投与量は通常夜間に1〜2mgであり、その後1日4mgまで増量が可能である。ポジトロン放出断層撮影法（positron emission tomography：PET）研究によって、1日あたり1〜4mgの用量で、治療効果に必要なD_2受容体の遮断がもたらされることが示されている。当初はその短い消失半減期のために、リスペリドンは1日2回に分けて投与する必要があると考えられていたが、1日1回の投薬によっても同等の有効性が得られることが多くの研究によって示されている。投与量が6mg/日を超えると、副作用、特にEPSの発生頻度が高くなる。血中濃度と治療効果の間には相関がない。青年期と小児期のための用量指針は成人のものと異なり、より低い開始用量を求めている。高用量では、より多くの有害反応を引き起こす。

副作用

リスペリドンによる EPS は投与量に大きく依存しており，このため当初の推奨用量よりも，より低い用量が用いられる傾向になってきている．体重増加，不安，悪心・嘔吐，鼻炎，勃起障害，オルガズム障害，および色素沈着の増加が，リスペリドン使用に関連して生じる．薬物に関連したリスペリドン中止理由のうち，最も多いものは，EPS，めまい，運動亢進，眠気，悪心である．プロラクチン値の著しい上昇がみられることがある．リスペリドン使用による体重増加は成人よりも小児においてより生じやすい．

リスペリドンは口腔内崩壊錠（リスパダール M-タブ）が，0.5 mg，1 mg，および 2 mg の規格で利用可能であり，また，2 週ごとに筋肉内注射（IM）するデポ製剤（リスパダール・コンスタ）も利用可能である．その用量は，25 mg，50 mg，または 75 mg である．リスパダール・コンスタの導入に際しては，当初の 3 週間は経口リスペリドンを併用投与し，その後に中止する．

薬物相互作用

パロキセチンやフルオキセチンなどの薬物による CYP2D6 の阻害は，リスペリドンの活性代謝物の合成を遮断しうる．リスペリドンは，CYP2D6 の弱い阻害薬であり，他の薬物にはほとんど影響しないリスペリドンと選択的セロトニン再取り込み阻害薬（SSRI）を併用すると，プロラクチン濃度の顕著な上昇をもたらし，それによる乳汁分泌や女性化乳房を生じうる．

パリペリドン

適応

パリペリドン（インヴェガ）は，統合失調症の急性期および維持期の治療に用いられる．パリペリドンは統合失調性感情障害の急性期治療においても，単剤療法として，または気分安定薬や抗うつ薬への補助療法として用いられる．

薬理学

パリペリドンは，ベンゾイソオキサゾール誘導体であり，リスペリドンの主要な活性代謝物である．パリペリドンは，投与後約 24 時間で最高血中濃度（C_{max}）に達し，4〜5 日以内に定常状態が得られる．肝臓のアイソザイム CYP2D6，CYP3A4 は，パリペリドンの代謝と消失において限定的な役割しか果たしていないので，軽度から中等度の肝機能障害を有する患者においても特に用量調節を必要としない．

投与量

パリペリドンには，3 mg，6 mg，および 9 mg の錠剤がある．推奨用量は，6 mg，1 日 1 回，朝の投与である．パリペリドンは食事の有無にかかわらず服用できる．また，3 mg，6 mg，および 9 mg の徐放製剤も，1 日 1 回投与で利用可能である．1 日あたり 12 mg 以下の用量が推奨されている．パリペリドンの長時間作用型製剤（ゼプリオン）が月 1 回の注射製剤として提供されている．ゼプリオンは，白色またはオフホワイトの筋肉内注射用の無菌水溶性徐放性懸濁液で，パルミチン酸パリペリドンとして 39 mg，78 mg，117 mg，156 mg，および 234 mg の用量規格で使用可能である．この製剤は，加水分解によって活性成分であるパリペリドンとなり，それぞれ 25 mg，50 mg，75 mg，100 mg，および 150 mg のパリペリドン相当となる．

ゼプリオンは，ピストン棒のストッパーと先端キャップの付いたシリンジにあらかじめ充填された状態で提供される．このキットには，2 つの安全針（1.5 インチ 22 ゲージと，1 インチ 23 ゲージの安全針）が付属している．消失半減期は 25〜49 日である．月 1 回，117 mg の注射が推奨され，臨床状況に応じて用量の増減が可能である．臀部への注射と比較して三角筋に注射した場合に血中濃度が 28% 高く，このため，最初の 2 回の注射は三角筋にする必要がある．その後の注射は，臀部と三角筋部とに，交互にすることができる．

副作用

パリペリドンの用量は，腎機能障害の患者では減量する必要がある．パリペリドンは非常な高温または低温など極端な気温に対する感受性を亢進させることがある．パリペリドンは，QT（QTc）間隔の延長を引き起こすおそれがあり，QT 延長を引き起こす他の薬物との併用は避けるべきである．パリペリドンは，起立性低血圧，頻脈，眠気，アカシジア，ジストニア，EPS，およびパーキンソニズムを起こしうる．

オランザピン

適応

オランザピン（ジプレキサ）は，統合失調症の治療に用いられる．オランザピンの経口製剤は，双極 I 型障害による躁病エピソードおよび混合性エピソードの急性期治療と，双極 I 型障害の維持療法のために，単剤療法として用いられる．オランザピン経口製剤は，双極 I 型障害による躁病または混合性エピソードの治療において，リチウムまたはバルプロ酸への補助療法としても用いられる．また，オランザピンはフルオキセチンとの合剤（Symbyax）として，双極 I 型障害に伴ううつ病エピソードの治療にも用いられている．

経口オランザピンとフルオキセチンの合剤（Symbyax）は，治療抵抗性うつ病の治療に用いられている．オランザピン単剤療法の治療抵抗性うつ病への治療適応は認められていない．

薬理学

オランザピンの約85％が消化管から吸収され，投与量の約40％が初回通過効果によって肝臓で不活化される．最高血中濃度に5時間以内に到達し，消失半減期は平均31時間（21～54時間の範囲）である．オランザピンは1日1回投与である．オランザピンは，$5-HT_{2A}$とD_2の拮抗阻害作用に加えて，D_1，D_4，$α_1$，$5-HT_{1A}$，ムスカリンM_1からM_5，およびH_1受容体の拮抗阻害薬である．

投与量

オランザピンには 2.5 mg，5 mg，7.5 mg，10 mg，15 mg，および 20 mg の経口錠剤，およびザイディス錠（口腔内崩壊錠）の剤形がある．精神病症状の治療のための初期投薬量は通常 5 mg か 10 mg，急性躁病の治療のための初期投与量は通常 10 mg か 15 mg，それぞれ1日1回投与である．また，5 mg，10 mg，15 mg，および 20 mg の口腔内崩壊錠もあり，錠剤を嚥下することが困難な患者や，内服薬を「頬」に隠してごまかし，後で吐き出してしまう患者に有用である．

開始用量は1日 5 mg から 10 mg が推奨される．1週間後に投薬量は1日 10 mg に増量が可能である．消失半減期が長いため，それぞれの用量ごとに血中濃度が新たな定常状態に達するには1週間を要する．臨床用量の範囲には個人差があり，最も一般的に使用されるのは1日 5～20 mg であるが，治療抵抗性の患者では1日 30～40 mg が必要とされる．しかし，注意すべきは，用量が高いほど EPS やその他の副作用が増加するという点であり，またオランザピンの承認に関わるきわめて重要な試験においては，1日 20 mg を超える投与量は研究されていないという点である．オランザピン注射剤は，統合失調症および双極性障害に伴う急性興奮状態の治療のために用いられ，筋肉内注射（IM）の用量は 10 mg である．オランザピン注射剤とベンゾジアゼピンとの同時投与は承認されていない．

その他の剤形

オランザピンには，長時間作用型の非定型薬筋注製剤，すなわち徐放性注射用懸濁液（Relprevv）があり，統合失調症の治療に用いられる．これは，臀部深くに注射しなければならず，静脈内や皮下に注射してはならない．また，三角筋への注射も認可されていない．薬液を注入する前に，施行者は数秒間シリンジを引いて血液の逆流がないことを確認する必要がある．注射後せん妄-鎮静症候群（post-injection delirium sedation syndrome：PDSS）に関する枠組み警告が付されている．患者には重度の鎮静（昏睡を含む）のリスクがあるため，各注射の後は，登録された施設内で3時間の観察が必要である．比較対照試験においては，PDSS を起こしたすべての患者は回復しており，死亡例は報告されていない．PDSS は，血管の偶発的な破裂によってオランザピンの血中濃度が増加し，それによって極度の鎮静やせん妄が引き起こされて生じると推定されている．患者は心肺蘇生処置が可能な施設において臨床的に適切に管理されるべきであり，また必要に応じて心肺モニターを装着して観察されるべきである．注射は，用量指針に従って，2週ごとまたは4週ごとに施行する．

薬物相互作用

フルボキサミン（ルボックス）とシメチジン（タガメット）はオランザピンの血中濃度を上昇させ，カルバマゼピンとフェニトインは血中濃度を低下させる．エタノールはオランザピンの吸収を25％以上も増加させるため，鎮静作用が増強される．オランザピン自身は，他の薬物の代謝にほとんど影響を及ぼさない．

副作用

クロザピンを除けば，オランザピンは一貫して他の非定型抗精神病薬よりも，より多く，より高頻度に体重増加を引き起こす．この作用は用量に関連しており，長期的に持続する．臨床試験データによれば，体重増加作用は9か月後にピークを示すが，その後もゆっくりと増加し続ける可能性があることが示唆されている．眠気，口渇，めまい，便秘，消化器症状，食欲増進，アカシジア，振戦はオランザピンによって生じうる．少数（2％）の患者では，トランスアミナーゼの上昇により内服を中止する必要が生じることがある．用量に関連して EPS のリスクがある．製薬会社は，オランザピンによる治療中，血糖値とトランスアミナーゼを「定期的」に評価することを推奨している．SDA によって治療された認知症患者の間で，脳卒中のリスクが増加することに関して，FDA の指示により警告が付されている．しかし，このリスクは小さく，また治療により行動調節が改善するのであれば，その効果の方がリスクよりも重要である．

クエチアピン

適応

クエチアピン（セロクエル）は，単剤療法として，またはリチウムやジバルプレックス（divalproex）への補助療法として，統合失調症および双極Ⅰ型障害における躁病エピソードの急性期治療に用いられる．また，単剤療法として双極性障害に伴ううつ病エピソードの急性期治療に，あるいは双極Ⅰ型障害の維持治療のために，リチウムまたはジバルプレックスへの補助療法として用いられる．

薬理学

クエチアピンは，構造的にはクロザピンと同系統のジベンゾチアゼピン系であるが，生化学的作用は大きく異なっている．クエチアピンは速やかに消化管から吸収され，1～2時間で最高血中濃度に達する．定常状態での消

失半減期は約7時間であり，適切な投与方法は，1日2回から3回である．クエチアピンは D_2 および $5-HT_2$ の拮抗薬であることに加え，$5-HT_6$，D_1，H_1，$α_1$ および $α_2$ 受容体の拮抗薬でもある．ムスカリン受容体やベンゾジアゼピン受容体は遮断しない．クエチアピンの受容体拮抗作用は，他の抗精神病薬に比べれば概して弱く，EPSを起こさない．

投与量

クエチアピンには，25 mg, 50 mg, 100 mg, 200 mg, 300 mg, および 400 mg の錠剤がある．クエチアピンは，1回 25 mg, 1日2回で開始し，その後2～3日ごとに1回投与量を 25～50 mg ずつ増量し，1日あたり 300～400 mg の目標用量まで増量する．研究によればクエチアピンは1日用量が 300～800 mg の間で有効性が示されている．しかし，実際には，より積極的な用量設定においても認容性は高く，またより効果が高い．目標用量にまでもっと急速に到達させることも可能であることや，1日あたり 1200～1600 mg もの高用量が有効な患者も存在することなどが明らかになってきている．ただし高用量を使用する場合には，定期的にECG検査を行う必要がある．消失半減期は短いが，クエチアピンは多くの患者で1日1回投与が可能である．このことは，たとえ血中濃度は著しく低下しても，クエチアピンによる受容体の占拠はまだ残存しているという知見と合致する．クエチアピンは，25 mg～300 mg の夜1回投与で不眠症治療に用いられている．

その他の剤形

クエチアピン XR は，同じ用量のクエチアピンを1日2～3回に分割投与した場合と同等の生物学的利用能を有する．クエチアピン XR は1日1回の投与が行われるが，C_{max} の上昇を防ぐため，できれば就寝の3～4時間前に，食事や軽食をとらずに服用する事が望ましい．通常の開始用量は 300 mg で，400～800 mg まで増量することができる．

クエチアピン XR は，先に述べたクエチアピンのすべての適応症に加えて，抗うつ薬への補助療法としてうつ病への使用が認められている．

薬物相互作用

クエチアピンと他の薬物との間の相互作用の可能性については十分に研究されている．フェニトインは，クエチアピンの消失速度を5倍に増加させる．ただし，主要な薬物動態学的な相互作用は知られていない．QT間隔を延長させる薬物との併用や，QT延長の危険因子を有する患者に対しては，クエチアピンの使用を避けるべきである．FDAは，前述した推奨用量のクエチアピンを特定の薬物と併用した場合，QT間隔が延長する可能性があるとして，処方する者への注意喚起のために新たな警告を追加した．クエチアピンは，QTc間隔を延長させることが知られている他の薬物との併用を避けるべきである．そのような薬物には，クラス1A抗不整脈薬（キニジン，プロカインアミドなど），クラスIII抗不整脈薬（アミオダロン，ソタロールなど），抗精神病薬（ジプラシドン，クロルプロマジン，チオリダジンなど），抗生物質（ガチフロキサシン，モキシフロキサシンなど），その他，QTc間隔を延長させることが知られているすべての薬物（ペンタミジン，酢酸レボメタジル，メサドンなど）が含まれる．クエチアピンは，トルサード・ド・ポアンツ（torsade de pointes）や突然死の発生リスクが増加しているような状況での使用を避けるべきであり，そのような状況には，(1)徐脈などの不整脈の既往，(2)低カリウム血症や低マグネシウム血症，(3) QT間隔を延長させる他の薬物との併用，(4)先天性QT延長症候群の存在，が含まれる．市販後調査においても，クエチアピンの過量服薬患者においてQT延長がみられたとの報告がある．

副作用

クエチアピンで最も多い副作用は，眠気，起立性低血圧，めまいである．これらの副作用は通常一過性で，投与初期に緩徐に増量することで，最も上手く対処できる．クエチアピンは用量に関係なく，最もEPSを引き起こす可能性が低いSDAである．このためクエチアピンは，ドパミン作動薬によって精神病症状を起こしたパーキンソン病患者の治療に特に有用である．プロラクチン上昇を生じることは稀であり，また生じたとしても一過性で，かつ軽度である．クエチアピンは，一部の患者で軽度，かつ一過性の体重増加を伴うが，一部の患者では時にかなりの体重増加を生じることもある．クエチアピンと糖尿病発症との関連は，オランザピンの場合ほど明確に確定されてはいない．心拍数の軽度の増加，便秘，肝酵素の一過性上昇が起こることもある．当初は動物実験に基づいて白内障の発症が懸念されていたが，臨床使用が開始されて以降，立証された例はない．しかし，治療初期とその後も定期的に水晶体異常の検査を行うことは賢明かもしれない．

ジプラシドン

適応

ジプラシドン（Geodon）は，統合失調症の治療に用いられる．ジプラシドンは，双極I型障害による躁病または混合性エピソードの急性期治療に単剤療法として用いられ，またリチウム，あるいはバルプロ酸への補助療法として双極I型障害の維持療法にも用いられる．

薬理学

ジプラシドンは，ベンゾイソチアゾールピペラジンである．ジプラシドンの最高血中濃度には2～6時間でピークに到達する．定常状態の血中濃度には治療開始第1日

目から3日目の間に到達し，5～10時間維持される．定常状態での平均消失半減期が5～10時間の範囲にあるため，1日2回の分割投与が推奨されている．ジプラシドンは食物と一緒に摂取すると生物学的利用能は倍増する．したがって，ジプラシドンは食物と一緒に服用すべきである．

ジプラシドン IM（筋注）製剤の最高血中濃度には約1時間で到達し，消失半減期は2～5時間である．

ジプラシドンは，他の SDA と同様に，5-HT$_{2A}$受容体と D$_2$受容体を遮断する．また，5-HT$_{1D}$，5-HT$_{2C}$，D$_3$，D$_4$，α$_1$，および H$_1$受容体の拮抗薬でもある．D$_1$，M$_1$，およびα$_2$受容体に対する結合親和性は非常に弱い．それに加えてジプラシドンは，セロトニン 5-HT$_{1A}$受容体の作動性作用を有し，また SSRI（セロトニン再取り込み阻害薬）でもあり，ノルアドレナリン再取り込み阻害薬でもある．このことは，ジプラシドンが統合失調症以外の患者において，抗うつ薬様の効果を有するとした臨床報告と合致する．

投与量

ジプラシドンには 20 mg，40 mg，60 mg，および 80 mg のカプセル剤がある．ジプラシドン筋注製剤は，単回使用の 20 mg/mL バイアルである．ジプラシドンの経口薬は1日あたり 40 mg を1日2回の分割で投与を開始する．研究によれば，1日用量は 80 mg から 160 mg の間で，1日2回の分割投与によって有効性が示されている．実際の臨床場面では，1日あたり 240 mg の高用量が用いられている．筋肉内注射の推奨用量は1回 10～20 mg であり，1回 10 mg の場合は2時間ごとに，1回 20 mg では4時間ごとに投与する．ジプラシドン筋注製剤の1日最大総投与量は 40 mg である．

QTc 間隔延長作用のある薬物との相互作用の問題を除けば，ジプラシドンには，臨床的に有意な薬物相互作用のおそれは小さいと思われる．

副作用

眠気，頭痛，めまい，悪心，立ちくらみは，ジプラシドンを服用中の患者に最も多い副作用である．ジプラシドンには，中枢神経系以外の有意な影響はほとんどなく，体重増加をほとんどきたさず，持続的なプロラクチン上昇を引き起こすこともない．QT 延長に関わる懸念から，一部の臨床医はジプラシドンを第1選択薬として使用することを躊躇している．1日用量 40 mg，および 120 mg のジプラシドンで治療された患者において QTc 間隔の増加が示されている．ジプラシドンを，QT 延長作用が知られている他の薬物と併用することは禁忌とされている．そのような薬物には，ドフェチリド，ソタロール，キニジン，その他の，クラス Ia およびクラス III の抗不整脈薬，メソリダジン，チオリダジン，クロルプロマジン，ドロペリドール，ピモジド，スパルフロキサシン，ガチフロキサシン，モキシフロキサシン，ハロファントリン，メフロキン，ペンタミジン，三酸化ヒ素，酢酸レボメタジル，ドラセトロンメシル酸，プロブコール，およびタクロリムスなどが含まれ，そしてこれらですべてではない．ジプラシドンは先天性 QT 延長症候群の患者や不整脈の既往をもつ患者では避けるべきである．

アリピプラゾール

アリピプラゾール（エビリファイ）は，強力な 5-HT$_{2A}$拮抗薬で，統合失調症および急性躁病の治療に用いられる．またうつ病において，抗うつ薬への増強療法としての使用も承認されている．アリピプラゾールは D$_2$拮抗薬であるが，D$_2$部分作動薬としての作用も有している．D$_2$部分作動薬は，D$_2$受容体において内因性ドパミンと競合し，それによってドパミン神経系の活動性を機能的に低下させる．

適応

アリピプラゾールは，統合失調症の治療に用いられる．統合失調症および統合失調感情障害患者において，アリピプラゾールをハロペリドールおよびリスペリドンと比較した4～6週間の短期間の研究で，同等の有効性が示されている．1日投与量 15 mg，20 mg，および 30 mg において有効性が示されている．長期研究では，アリピプラゾールは 15～30 mg の1日用量で維持療法として有効であることが示唆された．

アリピプラゾールは双極 I 型障害に伴う躁病エピソードおよび混合性エピソードの急性期治療，および維持治療にも用いられている．また，双極 I 型障害に伴う躁病エピソードおよび混合性エピソードの急性期治療において，リチウムまたはバルプロ酸への補助療法としても用いられている．

アリピプラゾールは，うつ病の治療における抗うつ薬への補助療法としての使用も認められている．アリピプラゾールはまた，自閉性障害に伴う易刺激性の治療にも適応が認められている．

薬理学

アリピプラゾールは容易に吸収され，3～5時間で最高血中濃度に達する．吸収は，食物の有無に影響されない．アリピプラゾールの平均消失半減期は約 75 時間である．アリピプラゾールには弱い活性をもつ代謝産物があり，その消失半減期は 96 時間である．このように比較的半減期が長いので，アリピプラゾールは1日1回投与に適している．除去速度は高齢者では低下する．アリピプラゾールは線形の薬物動態を示し，主に CYP3A4 と CYP2D6 によって代謝される．アリピプラゾールの 99% は蛋白質に結合している．アリピプラゾールは，授乳中のラットでにおいて母乳中への排出が確認されている．

機構的には，アリピプラゾールは遮断薬ではなく，調整薬として作用し，シナプス後 D$_2$受容体とシナプス前

D_2自己受容体の両者に作用する．理論的にこのメカニズムは，統合失調症において想定されている大脳辺縁系ドパミン神経系の過剰活動（hyperdopaminergic）と，前頭および前頭前野ドパミン神経系の機能低下（hypodopaminergic）の両者に対処可能である．線条体領域においては，D_2受容体を完全には遮断しないので，EPS を最小限にとどめられると期待されている．アリピプラゾールは，α_1アドレナリン受容体拮抗作用を有するため，一部の患者では，起立性低血圧を生じるおそれがある．いわゆる非定型抗精神病薬と同様に，アリピプラゾールは 5-HT_{2A}拮抗薬である．

その他の用法

小児期や青年期の反抗挑発症や素行症における攻撃性に関する研究によれば，被験者の約 60％に好ましい反応が得られたという．この研究では，嘔吐と眠気のために，アリピプラゾールの初期投与量が減量された．

薬物相互作用

カルバマゼピンおよびバルプロ酸はアリピプラゾールの血中濃度を低下させ，他方，ケトコナゾール，フルオキセチン，パロキセチン，およびキニジンはアリピプラゾール血中濃度を増加させる．リチウムおよびバルプロ酸は，双極性障害の治療に際してアリピプラゾールとよく併用されるが，この 2 つの薬物はアリピプラゾールの定常状態濃度には影響を与えない．降圧薬との併用では，低血圧を引き起こすおそれがある．CYP2D6 活性を阻害する薬物は，アリピプラゾールの除去速度を低下させる．

投与量と臨床指針

アリピプラゾールには 5 mg, 10 mg, 15 mg, 20 mg, および 30 mg の錠剤がある（訳注：本邦では 3 mg, 6 mg, 12 mg 錠剤と 3, 6, 12, 24 mg の口腔内崩壊錠が販売されている）．有効な投与量の範囲は，1 日あたり 10〜30 mg である．アリピプラゾールの推奨開始用量は 1 日 10〜15 mg であるが，悪心，不眠，およびアカシジアの問題のために，推奨よりも低い開始量が用いられている．多くの臨床医は，初期用量を 5 mg にすると忍容性が増すと考えている．

副作用

アリピプラゾールで最も多い副作用は，頭痛，眠気，興奮，胃腸症状，不安，悪心である．アリピプラゾールは EPS を起こすことは少ないが，アカシジア様の活動性亢進（アクチベーション）を引き起こすことがある．落ち着きのなさや不穏・興奮などと表現されるが，それはきわめて強い苦痛となりうるため，内服中止の原因となることも多い．不眠は，もう 1 つの良くある訴えである．これまでのデータによれば，アリピプラゾールによって体重増加や糖尿病の発生率が上昇する徴候は示されていない．プロラクチンは，通常上昇しない．アリピプラゾールは，QTc 間隔の有意な変化を引き起こさない．けいれん発作の報告がある．

アセナピン

適応症

アセナピン（シクレスト）は，成人における統合失調症の急性期治療と，成人における精神病性の特徴を伴う，または伴わない双極 I 型障害の躁病エピソードまたは混合性エピソードの，急性期治療への適応が承認されている．

薬理学

アセナピンは，セロトニン（5-HT_{2A} および 5-HT_{2C}），ノルアドレナリン（α_2 および α_1），ドパミン（D_3 および D_4 受容体への親和性が D_2 受容体よりも高い），およびヒスタミン（H_1）を含むいくつかの受容体に対し親和性を有する．ムスカリン-1 アセチルコリン受容体に対する親和性はわずかで，したがって，口渇，かすみ目，便秘，および尿閉の発生率は低い．生物学的利用能としては，舌下からの吸収経路（推奨される）が 35％であり，1 時間で最高血中濃度に達する．アセナピンは，グルクロン酸抱合と CYP1A2 による酸化によって代謝される．したがって，フルボキサミンやその他の CYP1A2 阻害作用をもつ薬物との併用には注意が必要である．

投与量

アセナピンには 5 mg と 10 mg の舌下錠があり，舌下投与しなければならない．なぜならば，アセナピンの生物学的利用能は，飲み込んでしまうと 2％未満になってしまい，舌下からの吸収では 35％となるからである．この舌下錠は，数秒以内に唾液に溶解し，口腔粘膜から吸収される．舌下投与では，初回通過効果による肝代謝を避けることができる．血中濃度を低下させるおそれがあるため，患者にはアセナピン投与後 10 分間は，飲酒や食事を避けるように指示しなければならない．統合失調症治療の推奨開始用量と目標用量は，1 回 5 mg, 1 日 2 回である．双極性障害では，1 回 10 mg, 1 日 2 回で治療を開始することができるが，忍容性の問題から必要があれば，用量は 1 回 5 mg, 1 日 2 回まで下げる．統合失調症の急性期治療においては，1 回 10 mg, 1 日 2 回の用量に有益性があるとの証拠はなく，ある種の副作用は明らかに増加する．双極 I 型障害においても統合失調症においても，最大用量は 1 回 10 mg, 1 日 2 回を超えてはならない．1 回 10 mg, 1 日 2 回を越える高用量での安全性は，臨床試験において評価されていない．

副作用

統合失調症と双極性障害の患者で観察される最も多い副作用は，眠気，めまい，アカシジアを除く EPS, および体重増加である．臨床試験では，投与 52 週後の平均体重増加は 0.9 kg であり，投与 52 週後の脂質代謝データ

と血糖値には臨床的に有意な変化は認めなかった。臨床試験では，アセナピンは，偽薬との比較でQTc間隔を2～5ミリ秒延長させることが示された．アセナピン投与中に，QTc間隔が基準から60ミリ秒以上延長した症例はなく，QTc間隔が500ミリ秒以上となった症例もない．それでもやはりアセナピンは，QTc間隔を延長させることが知られている他の薬物との併用は避けるべきであり，先天性QT延長症候群や不整脈の既往のある患者など，トルサード・ド・ポアンツ（torsades de pointes）の発生を増加させるような状況での使用は避けるべきである．アセナピンは，プロラクチン濃度を上昇させる可能性があり，またこのプロラクチン上昇は，長期投与中は持続しうる．乳汁漏出，無月経，女性化乳房，および勃起不全（インポテンス）が生じうる．

クロザピン

適 応

クロザピン（クロザリル）は，標準的な治療に反応しない患者に対して最も効果の高い治療薬であるだけでなく，重度の遅発性ジスキネジアの患者に有効であることが示されている．クロザピンはジスキネジア症状を抑制するが，クロザピンを中止すれば異常な不随意運動は再発する．ごく稀にではあるが，クロザピンが遅発性ジスキネジアを引き起こすことがあることも事実である．クロザピンが使われることがあるその他の臨床状況としては，他の薬物ではEPSが引き起こされ忍容性がない患者，治療抵抗性の躁病，重度の精神病性うつ病，特発性パーキンソン病，ハンチントン病，そして統合失調症または統合失調感情障害により自殺のリスクがある患者などの精神病症状の治療が含まれる．発達障害，小児期の自閉症，およびOCD（単剤療法，またはSSRIとの併用）があげられる．クロザピンは，その使用自体によって，非常に稀に強迫症状を誘発することがある．

薬理学

クロザピンはジベンゾチアゼピンである．速やかに吸収され，約2時間で最高血中濃度に達する．1日2回投与では，1週間未満で定常状態に達する．消失半減期は約12時間である．クロザピンには，2つの主要な代謝産物があり，その内の1つ，N-ジメチルクロザピンは，多少の薬理学的活性がある可能性がある．クロザピンは，5-HT_{2A}，D_1，D_3，D_4，およびα（特に，α_1）受容体の拮抗薬である．D2受容体拮抗薬としての作用は比較的弱い．PETスキャンを用いた研究データによれば，ハロペリドール10 mgによって，線条体のD_2受容体の80％が占拠されるのに対し，クロザピンの臨床用量では，線条体D_2受容体の40～50％が占拠されるに過ぎない．このD_2受容体占有率の違いが，おそらくクロザピンがEPSを引き起こさない理由である．クロザピンやその他のSDAは，D_2受容体との結合がより緩やかであり，「速い解離」のために，通常のドパミンによる神経伝達が可能となるとの仮説もある．

投与量

クロザピンには25 mgと100 mgの錠剤がある．初期投与量は，通常1回25 mgを1日1回または2回であるが，より控えめに1回12.5 mgを1日2回から開始する方法もある．投与量は，その後漸増し（2～3日ごとに1日あたり25 mgずつ増量），1日300 mg，通常2回～3回の分割投与にまで増量が可能である．用量は最大で1日900 mgである．クロザピン治療に反応しない患者においては，血中濃度の測定が有用なことがある．研究によれば，血中濃度が350 mg/mlを超えることが，良好な反応性に相関すると示されている．

薬物相互作用

クロザピンは，無顆粒球症または骨髄抑制を起こしうる他の薬と併用してはならない．そのような薬物には，カルバマゼピン，フェニトイン，プロピルチオウラシル，サルファ剤，およびカプトプリル（カプトリル）が含まれる．クロザピンとリチウムを併用すると，けいれん発作，錯乱，および運動障害のリスクを増大させるおそれがある．悪性症候群の既往のある患者では，リチウムとクロザピンとを併用してはならない．クロミプラミン（アナフラニール）はけいれん発作の閾値を下げるとともに，クロザピンの血中濃度を上昇させることで，けいれん発作のリスクを増大させるおそれがある．リスペリドン，フルオキセチン，パロキセチン，およびフルボキサミンは，クロザピンの血中濃度を上昇させる．パロキセチンの追加によって，クロザピンによる好中球減少を誘発するおそれがある．

副作用

クロザピンに関連した最も多い副作用は，鎮静，めまい，失神，頻脈，低血圧，心電図変化，悪心，嘔吐である．その他の一般的な副作用は，倦怠感，体重増加，種々の胃腸症状（最も一般的には便秘），抗コリン性副作用，および主観的な筋力低下が含まれる．流涎，または唾液分泌過多症は，治療初期から生じ，特に夜間に問題となる副作用である．患者は「枕が唾液でびしょ濡れになる」などと報告する．クロニジンやアミトリプチリンによって唾液分泌過多を軽減することができるとの報告もあるが，最も実用的な解決方法は，枕の上にタオルを敷くことである．

クロザピンによるけいれん発作のリスクは，1日600 mgを越える用量の患者において約4％である．白血球減少，顆粒球減少，無顆粒球症，および発熱が患者の約1％で発生する．治療開始後1年間の，クロザピンによる無顆粒球症の発生リスクは0.73％である．2年目においては，そのリスクは0.07％である．好中球減少症については，治療開始1年目と2年目のリスクは，おのおの

2.32%，0.69%である．クロザピン使用の唯一の禁忌は，白血球数 3500/mm³ 未満であること，骨髄障害の既往，クロザピン治療中の無顆粒球症の既往，またはカルバマゼピン（テグレトール）などの骨髄抑制作用が知られている他の薬物の使用である．

治療開始後初めの6か月間は，無顆粒球症発作の有無をチェックするために，患者の白血球数を毎週測定するよう義務づけられている．白血球数が常に正常であれば，その後は検査の頻度を2週間ごとに減らすことができる．モニタリングには費用がかかるが，無顆粒球症の徴候を早期にとらえることで，致命的な結果を防ぐことができる．白血球数が 3000/mm³ 未満となるか，顆粒球数が 1500/mm³ 未満となった場合，クロザピンは中止しなければならない．また，血液内科専門医へのコンサルテーションが必要であり，骨髄サンプルの採取も考慮すべきである．無顆粒球症を起こした症例には，クロザピンを再投与してはならない．医師や患者が必要な血液検査スケジュールを順守できなくなるような事態を回避するため，クロザピンは，モニタリングが適切に行われていることの証明がなければ処方できない．

胸痛，呼吸促迫，発熱，または頻呼吸を示す患者では，直ちに心筋炎，心筋症の可能性について評価すべきである．これらは稀ではあるが，死に至ることもある重篤な副作用である．CPK-MB（心筋由来のクレアチンホスホキナーゼ・アイソザイム）とトロポニン濃度の測定，および心電図検査を定期的に行うことが推奨され，心筋炎，心筋症が疑われれば，クロザピンは直ちに中止すべきである．

イロペリドン

適　応

イロペリドン（Fanapt）は，成人の統合失調症の急性期治療に用いられる．小児期および青年期におけるイロペリドンの安全性および有効性は確立されていない．

薬理学

イロペリドンは，他の抗精神病薬の誘導体ではない．イロペリドンはいくつかの神経伝達物質系に対し，複雑な複数の拮抗作用を示す．イロペリドンはドパミン D_3 受容体に対して強力な結合親和性を有し，それに続いて親和性の順に，$α_{2C}$ ノルアドレナリン，$5-HT_{1A}$，D_{2a}，および $5-HT_6$ 受容体に対して拮抗作用を示す．イロペリドンは，ヒスタミン受容体に対する親和性は弱い．他の抗精神病薬においても同様であるが，この受容体への結合親和性の臨床的意義は不明である．

イロペリドンは最高血中濃度に2〜4時間で到達し，消失半減期は肝酵素アイソザイムによる代謝に依存する．イロペリドンは主にCYP2D6とCYP3A4を介して代謝され，これら2つの酵素の強力な阻害薬と併用する場合には，投与量を半分に減量すべきである．消失半減期は，CYP2D6酵素の高活性代謝群（extensive metabolizer）では18〜26時間であり，低活性代謝群（poor metabolizer）では31〜37時間である．注意すべき点は，白人のおよそ7〜10％，アフリカ系米国人の3〜8％はCYP2D6基質の代謝能力を欠如しているということである．用量設定においてはこの警告事項を念頭に置くべきである．イロペリドンは，重度肝障害例への使用に際しては注意が必要である．

副作用

イロペリドンは，QT間隔を延長し，不整脈や突然死を引き起こすおそれがある．イロペリドンは1回 12 mg，1日2回の用量でQTc間隔を9ミリ秒延長させる．QTc間隔を延長させる他の薬物との併用によって，相加的なQTc間隔延長作用を生じるおそれがある．イロペリドンをQTc間隔延長作用のある他の薬物と併用すれば，トルサード・ド・ポアンツ（torsades de pointes）などの致命的となりうる不整脈を引き起こすおそれがある．QTc間隔を延長させることが知られている他の薬物との併用は避けるべきである．心血管疾患，低カリウム血症，低マグネシウム血症，徐脈，先天性QT延長症候群，およびイロペリドンの代謝に関与するCYP3A4またはCYP2D6の阻害作用を有する薬物との同時投与によって，QT延長のリスクを増大させるおそれがある．

報告されている最も多い副作用は，めまい，口渇，倦怠感，鎮静，頻脈，および起立性低血圧（用量と増量速度による）である．強力な D_2 拮抗薬であるにもかかわらず，EPSとアカシジアの発生頻度は，プラセボと比べて差がない．短期試験，および長期試験における体重増加は平均 2.1 kg である．使用経験がまだ比較的少ないため，体重増加や脂質代謝へのイロペリドンの影響は正確には把握されていない．一部の患者は血中プロラクチン濃度の上昇を示す．市販前調査では，3例の持続勃起症が報告されている．

投与量

イロペリドンは，起立性低血圧を避けるために，ゆっくりと用量設定を行う必要がある．容量設定用のパックが販売されており，有効用量（12 mg）に到達するまで，1日2回の投与スケジュールで，約4日間を要する．通常1回 1 mg，1日2回で1日目を開始し，4日目までに1日 12 mg に達するように，1日2回投与スケジュールで毎日増量していく．最大推奨用量は，1回 12 mg，1日2回（1日 24 mg）で，食物に関係なく投与することができる．

ルラシドン

適　応

ルラシドン塩酸塩（Latuda）は，1日1回，経口投与の非定型抗精神病薬で，統合失調症の治療に用いられる．

29.29 セロトニン-ドパミン拮抗薬，および類似の作用を有する薬物（第2世代，または非定型抗精神病薬）

現在のところ，ルラシドンに関する臨床経験は限られている．

副作用

ルラシドンの使用に関連して最も多く観察される副作用は，他の新規抗精神病薬にみられるものと同様である．それらには眠気，アカシジア，悪心，パーキンソン症状，および興奮が含まれるが，それらに限定されるものではない．臨床試験データによれば，ルラシドンは，ごく最近承認された他の2つのSDA，アセナピンとイロペリドンと比較して，体重増加と代謝系の変化に及ぼす影響が少ないようである．これが事実であるかどうかを確定するためには，この薬物に関する幅広い臨床経験が必要である．

薬物相互作用

ジルチアゼムなど，中等度のCYP3A4阻害作用をもつ薬物とルラシドンとの同時投与を検討する際には，1日用量が40 mgを超えてはならない．ルラシドンは強力なCYP3A4阻害薬（例えば，ケトコナゾールなど）と併用してはならない．ルラシドンは強力なCYP3A4誘導薬（例えば，リファンピシン）との併用も避けるべきである．

投与量

ルラシドンには，20 mg，40 mg，80 mg，および120 mgの錠剤がある．初期の用量調整は必要ない．推奨開始用量は1日1回40 mgであり，薬は食物と一緒に服用する．1日用量は40～120 mgの範囲で有効性が示されている．1日120 mgの用量においてさらなる利点があるかどうかは証明されていないが，副作用は用量依存性に増加するおそれがある．それでも一部の患者では，1日160 mgの最大推奨用量によって効果を得られることがある．腎機能障害を有する患者では用量調節が推奨される．中程度から重度の腎機能障害を有するケースでは，1日用量は80 mgを超えてはならない．重度の肝機能障害を有する患者では，1日用量は40 mgを超えてはならない．

SDAのための臨床指針

すべてのSDAは，精神病症状の初発のエピソードの治療に適しているが，クロザピンは，他のすべての抗精神病薬に対して治療抵抗性である人たちのみが対象となる．もし最初のSDAに反応しない場合，別のSDAを試みるべきである．薬物の選択は，患者の臨床状況と過去の薬物療法に対する反応性の既往とに基づいて行うべきである．最近の研究で，SDAが最大効果に到達するには4～6週間を要するとしたこれまでの考え方を検証したところ，SDAの最大臨床効果を得るには8週間を要することがあることが明らかとなった．最新のメタ解析によれば，明らかな効果は2～3週間ですでにみられ，早期応答の善し悪しが，その後の応答の善し悪しの予測因子となることが示唆されている．それでもやはり，SDAによる治療の最初の数週間に高力価のDRAやベンゾジアゼピンを用いて増強療法を行うことは許容される治療技法である．急性期の興奮に対しては必要に応じてロラゼパム（ワイパックス）1～2 mgの経口投与か筋肉内注射を使用することができる．いったん効果が得られれば，投与量は忍容性に応じて減量することができる．SDA治療による臨床症状の改善には，特に治療抵抗性の患者では6か月もかかることがある．

すべてのSDAは低用量で開始し，徐々に治療域の用量へと漸増していく必要がある．用量の漸増が必要な理由は，副作用発現の可能性があるためである．もしその患者が36時間以上SDAを中止していた場合，薬物の再開に際しては初期の用量調整スケジュールに戻る必要がある．オランザピンまたはクロザピンの使用中止を決定した場合，発汗，紅潮，下痢，および多動などのコリン作動性反跳症状を避けるため，常に可能ならば漸減する必要がある．

臨床医は，ある特定の患者にとってSDAの使用が適切であると判断した後，SDA治療によるリスクと有益性について，患者や家族に説明する必要がある．クロザピンの場合は，インフォームドコンセントの手順は，文書としてその患者のカルテに記録する必要がある．患者の病歴として，血液疾患，てんかん，心臓血管疾患，肝および腎疾患，薬物乱用に関する情報が必要である．肝疾患や腎疾患があれば，開始用量を下げる必要がある．身体検査においては，起立性低血圧のスクリーニングのために，仰臥位と立位とで血圧測定を行う必要がある．臨床検査では，心電図検査，白血球数を含めた全血球算定を数回，その平均値，そして肝機能と腎機能の検査を行う必要がある．血糖値，脂質，および体重の定期的な測定が推奨される．

DRAからSDAへの切り替えは急激に行うことも可能かもしれないが，ゆっくりとDRAを漸減しながらSDAを漸増していく方がより賢明である．クロザピンとオランザピンは，どちらも抗コリン作用を有するため，このうちの片方からもう一方への切り替えは，通常コリン作動性反跳症状のリスクがほとんどなく，実行可能である．リスペリドンからオランザピンへの切り替えでは，リスペリドンを3週間かけて漸減，中止し，同時に1日用量10 mgでオランザピンを開始するのが，最も良い方法である．リスペリドン，クエチアピン，およびジプラシドンには，抗コリン作用がないため，DRA，オランザピン，およびクロザピンからこれらの薬物に突然切り替えると，流涎，悪心，嘔吐，下痢などを呈し，コリン作動性反跳症状を引き起こすおそれがある．コリン作動性反跳症状のリスクを軽減するには，リスペリドン，クエチアピン，またはジプラシドンの投与初期に抗コリン薬を併用し，後に抗コリン薬をゆっくり漸減，中止すると

表 29.29-1　主な第2世代抗精神病薬の統合失調症に対する一般的な投与量[a]の比較

抗精神病薬	一般的な開始用量	維持療法時の用量の範囲	用量調節	最大推奨用量
アリピプラゾール（エビリファイ）	10〜15 mg の錠剤を1日1回	10〜30 mg を1日1回	増量には2週間以上をあけること	30 mg/日
アセナピン（シクレスト）	1回5 mg を1日2回	1回10 mg を1日2回	用量調節を必要としない	20 mg/日
クロザピン（クロザリル）	1回12.5 mg の錠剤を1日1回または2回	1日150〜300 mg を分割投与，または200 mg を1日1回夕に投与	用量は，2日目に25〜50 mg まで増量する．さらに1日あたり25〜50 mg ずつ，1日300〜450 mg の目標用量まで増量が可能．それ以降の増量は週に1回〜2回まで，1回あたり100 mg を越えない範囲で行う	900 mg/日
イロペリドン（Fanapt）	1回1 mg を1日2回	1日12〜24 mg を分割投与	1回1 mg，1日2回から開始して，4, 6, 8, 12 mg，1日2回へと増量する．この増量を7日間かけて行う	24 mg/日
ルラシドン（Latuda）	40 mg を1日1回	40〜80 mg を1日1回	用量調節を必要としない	120 mg/日
オランザピン（ジプレキサ）	1回5〜10 mg の錠剤または口腔内崩壊錠を1日1回	10〜20 mg を1日1回	必要に応じて，1日1回5 mg ずつの増量を1週間以上あけて行うことが推奨される	20 mg/日
パリペリドン（インヴェガ）	1回3〜9 mg の徐放性製剤を1日1回	3〜6 mg を1日1回	血漿中濃度は，投与後約24時間でピークに達する	12 mg/日
クエチアピン（セロクエル）	1回25 mg の錠剤を1日2回	寛解状態を維持するために必要な最低限度の用量	1日2回〜3回投与で，1回あたり25〜50 mg ずつの増量を2日目と3日目に行い，認容性があれば4日目までに目標用量の1日500 mg (2〜3回の分割投与)にまで増量する．さらなる容量調整は必要に応じて，1回あたり25〜50 mg ずつを1日2回投与で，2日以上あけて行う	800 mg/日
リスペリドン（リスパダール）	1回1 mg 錠剤または内用液剤を1日1回	2〜6 mg を1日1回	開始用量は1回25 mg，2週ごと	50 mg を2週ごと
リスペリドン持効性注射薬（リスパダール・コンスタ）	1回25〜50 mg を2週ごとに筋肉内注射	開始後3週間は経口リスペリドンと併用する	2日目に1日1回2 mg へ増量，3日目に1日1回4 mg へと増量する．一部の患者ではより緩徐な増量が妥当である．さらなる容量調整が必要な場合，1日あたり1〜2 mg，1週間以上明けて増量することが推奨される	1〜6 mg/日
ジプラシドン（Geodon）	1回20 mg のカプセル剤を1日2回食物と一緒に内服	1回20〜80 mg を1日2回	用量調節は個々の臨床状況に基づき，2日以上の間隔をあけて行う	1回80 mg を1日2回
ジプラシドン（IM）	急性興奮状態に：1回10〜20 mg，必要に応じて最大1日40 mg まで使用	維持療法には適応されない	急性興奮状態に対して：1回10 mg を2時間ごとに，または1回20 mg を4時間ごとに筋注する．ただし，1日最大用量は40 mg である	急性興奮状態に対して：1日あたり40 mg まで，連日の使用が3日間を越えないこと

注：この情報は個々の薬物についての米国の医療専門家向け添付文書による．
[a] 一部の特殊な患者では用量調整が必要である．

よい．いずれの SDA においても，使用開始と終了は緩徐に行わなければならない．

切り替えに際しては，新しく開始する薬物をそれまでの薬物と重複させることが賢明である．興味深いことに，一部の患者では，薬物の切り替え中，2 種類の薬物を同時に服用している間に，より強い臨床反応を示し，その後新しい薬物の単剤療法になると反応が元に戻ってしまうことがある．ある SDA を別の SDA または DRA と組み合わせる治療法の有効性と安全性についてはほとんどわかっていない．

DRA のデポ製剤の定期的な注射を受けている者に SDA 治療への切り替えを試みる場合は，次のデポ剤注射が予定されている日に SDA の初回投与を開始する．

クロザピン服用中に無顆粒球症を発症した者では，オランザピンへの切り替えは安全に行えるが，クロザピンによる無顆粒球症の最中にオランザピンを開始すると，通常 3～4 日ですむ回復期間が，11～12 日程度にまで遷延することがある．したがって，無顆粒球症から回復するまでオランザピンの使用開始を待った方が賢明である．オランザピンによる無顆粒球症の発症や再発は，クロザピン服用中に無顆粒球症を起こした症例を含め，これまで報告されていない．

妊娠中の女性に対する SDA の使用は十分検討されていないが，リスペリドンが時に正常上限値の 3～4 倍までプロラクチン濃度を上昇させることがある点は考慮すべきである．これらの薬物は母乳中に排泄され得るため，授乳中の母親は服用すべきでない．主な SDA の用法，用量を表 29.29-1 に示した．

参考文献

Davidson M, Emsley R, Kramer M, Ford L, Pan G, Lim P, Eerdekens M. Efficacy, safety and early response of paliperidone extended-release tablets (paliperidone ER): Results of a 6-week, randomized, placebo-controlled study. *Schizophr Res.* 2007;93(1–3):117.

Frieling H, Hillemacher T, Ziegenbein M, Neundorfer B, Bleich S. Treating dopamimetic psychosis in Parkinson's disease: structured review and meta-analysis. *Eur Neuropsychopharmacol.* 2007;17(3):165.

Isom AM, Gudelsky GA, Benoit SC, Richtand NM. Antipsychotic medications, glutamate, and cell death: A hidden, but common medication side effect? *Med Hypotheses.* 2013;80(3):252–258.

Kahn RS, Fleischhacker WW, Boter H, Davidson M, Vergouwe Y, Keet IP, Gheorghe MD, Rybakowski JK, Galderisi S, Libiger J, Hummer M, Dollfus S, Lopez-Ibor JJ, Hranov LG, Gaebel W, Peuskens J, Lindefors N, Riecher-Rossler A, Grobbee DE. Effectiveness of antipsychotic drugs in first-episode schizophrenia and schizophreniform disorder: An open randomised clinical trial. *Lancet.* 2008;371(9618):1085.

Kane JM, Meltzer HY, Carson WH Jr, McQuade RD, Marcus RN. Aripiprazole for treatment-resistant schizophrenia: Results of a multicenter, randomized, double-blind, comparison study versus perphenazine. *J Clin Psychiatry.* 2007;68(2):213.

Kane J, Canas F, Kramer M, Ford L, Gassmann-Mayer C, Lim P, Eerdekens M. Treatment of schizophrenia with paliperidone extended-release tablets: A 6-week placebo-controlled trial. *Schizophr Res.* 2007;90(1–3):147.

Keefe RS, Bilder RM, Davis SM. Neurocognitive effects of antipsychotic medications in patients with chronic schizophrenia in the CATIE Trial. *Arch Gen Psychiatry.* 2007;64(6):633.

Kumra S, Kranzler H, Gerbino-Rosen G, Kester HM, De Thomas C, Kafantaris V, Correll CU, Kane JM. Clozapine and "high-dose" olanzapine in refractory early-onset schizophrenia: A 12-week randomized and double-blind comparison. *Biol Psychiatry.* 2008;63(5):524.

Kumra S, Oberstar JV, Sikich L, Findling RL, McClellan JM. Efficacy and tolerability of second-generation antipsychotics in children and adolescents with schizophrenia. *Schizophr Bull.* 2008;34(1):60.

Leucht S, Komossa K, Rummel-Kluge C, Corves C, Hunger H, Schmid F, Lobos CA, Schwartz S, Davis JM. A meta-analysis of head-to-head comparisons of second-generation antipsychotics in the treatment of schizophrenia. *Am J Psychiatry.* 2009;166(2):152.

Mamo D, Graff A, Mizrahi R, Shammi CM, Romeyer F. Differential effects of aripiprazole on D(2), 5-HT(2), and 5-HT(1A) receptor occupancy in patients with schizophrenia: A triple tracer PET study. *Am J Psychiatry.* 2007;164(9):1411.

Marder SR, Hurford IM, van Kammen DP. Second-generation antipsychotics. In: Sadock BJ, Sadock VA, Ruiz P, eds. *Kaplan & Sadock's Comprehensive Textbook of Psychiatry.* 9th ed. Vol. 2. Philadelphia: Lippincott Williams & Wilkins; 2009:3206.

McEvoy JP, Lieberman JA, Perkins DO, Hamer RM, Gu H. Efficacy and tolerability of olanzapine, quetiapine, and risperidone in the treatment of early psychosis: A randomized, double-blind 52-week comparison. *Am J Psychiatry.* 2007;164(7):1050.

McEvoy JP, Lieberman JA, Stroup TS. Effectiveness of clozapine versus olanzapine, quetiapine, and risperidone in patients with chronic schizophrenia who did not respond to prior atypical antipsychotic treatment. *Am J Psychiatry.* 2006;163(4):600.

Novick D, Haro JM, Suarez D, Vieta E, Naber D. Recovery in the outpatient setting: 36-month results from the Schizophrenia Outpatients Health Outcomes (SOHO) study. *Schizophr Res.* 2009;108(1–3):223.

Owen RT. Inhaled loxapine: A new treatment for agitation in schizophrenia or bipolar disorder. *Drugs Today.* 2013;49(3):195–201.

Patil ST, Zhang L, Martenyi F, Lowe SL, Jackson KA. Activation of mGlu2/3 receptors as a new approach to treat schizophrenia: A randomized phase 2 clinical trial. *Nat Med.* 2007;13(9):1102.

Ray WA, Chung CP, Murray KT, Hall K, Stein CM. Atypical antipsychotic drugs and the risk of sudden cardiac death. *N Engl J Med.* 2009;360(3):225.

Sikich L, Frazier JA, McClellan J, Findling RL, Vitiello B, Ritz L, Ambler D, Puglia M, Maloney AE, Michael E, De Jong S, Slifka K, Noyes N, Hlastala S, Pierson L, McNamara NK, Delporto-Bedoya D, Anderson R, Hamer RM, Lieberman JA. Double-blind comparison of first- and second-generation antipsychotics in early-onset schizophrenia and schizo-affective disorder: findings from the treatment of early-onset schizophrenia spectrum disorders (TEOSS) study. *Am J Psychiatry.* 2008;165(11):1420.

Stroup TS, Lieberman JA, McEvoy JP. Results of phase 3 of the CATIE schizophrenia trial. *Schizophr Res.* 2009;107(1):1.

Suzuki H, Gen K, Inoue Y. Comparison of the anti-dopamine D(2) and anti-serotonin 5-HT(2A) activities of chlorpromazine, bromperidol, haloperidol and second-generation antipsychotics parent compounds and metabolites thereof. *J Psychopharmacol.* 2013;27(4):396–400.

Tandon R, Belmaker RH, Gattaz WF, Lopez-Ibor JJ, Jr., Okasha A, Singh B, Stein DJ, Olie JP, Fleischhacker WW, Moeller HJ. World Psychiatric Association Pharmacopsychiatry Section statement on comparative effectiveness of antipsychotics in the treatment of schizophrenia. *Schizophr Res.* 2008;100(1–3):20.

29.30 精神刺激薬とアトモキセチン

精神刺激薬は，動機づけ，気分，行動力，そして覚醒度を高める．また，その効果が神経伝達物質であるエピネフリンの生理学的効果に似ているため，交感神経作用薬とも呼ばれる．いくつかの化学的分類のものがここに含まれる．

現在，これらの薬物は，注意欠如・多動症（attention-deficit/hyperactivity disorder：ADHD）の小児や成人における集中力の欠乏と多動の症状の治療に最もよく用いられる．ADHD の多くの患者は，逆説的に，これらの薬物が気分を落ち着かせる効果をもつことに気づく．交感神経作用薬は，ナルコレプシーにおいて覚醒度を高めるための使用も認められている．

アンフェタミン（Adderall）は初めて合成された精神刺激薬である．19 世紀後半に作り出され，1880 年代中頃にはバイエルンの兵士が戦闘において覚醒度，機敏性，行動力，自信を維持するために使用した．その後のほとんどの戦争で同じように使用されてきた．鼻づまりを軽減するためのベンゼドリン吸入薬として売られるようになった 1930 年代までは，臨床で広くは用いられていな

かった．その精神刺激効果が注目されるようになり，ナルコレプシーによる眠気の治療のために使われるようになった．この薬物の速やかな効果の出現と即時の行動への効果および耐性を発展させる性質は，誘惑に弱い個人を乱用や依存のリスクに導きやすいため，規制薬物に分類されている．その製造，流通，使用は州と連邦政府機関が取り締まっている．2005年には，ペモリンが緊急の治療を要する肝毒性という著しいリスクのために市場から撤去された．

交感神経作用薬は，他に同様の効果をもつ薬物が存在しないため，ADHDとナルコレプシーに広範囲に用いられている．また，ある種の治療抵抗性うつ病における抗うつ薬治療の増強効果，ならびに2次性のうつ病や完全な無感情をもたらす特定の認知障害（例えば，後天性免疫不全症候群［acquired immunodeficiency syndrome：AIDS］，多発性硬化症，脳卒中後のうつ病と認知症，閉鎖性頭部外傷）の治療にも効果を示すことがわかっている．

アトモキセチン（ストラテラ）は精神刺激薬とは考えられていないが，ADHDの治療に使用されるため本節に含める．

薬理学的作用

これらの薬物はすべて，消化管からの吸収が良好である．アンフェタミンおよびデキストロアンフェタミン（Dexedrine）は2～3時間で最高血中濃度に達し，約6時間の半減期をもつため，1日に1回か2回の投薬が必要になる．メチルフェニデートは，即時放出型（リタリン），持続放出型（Ritalin SR），延長放出型（コンサータ）の剤形が利用できる．即時放出型のメチルフェニデートは，1～2時間で最高血中濃度に達し，2～3時間の短い半減期をもつ．そのために1日に複数回の投薬を必要とする．持続放出型では，4～5時間で最高血中濃度に達し，メチルフェニデートの有効半減期は2倍である．延長放出型では，6～8時間で最高血中濃度に達し，1日1回投与で12時間有効であるように設計されている．デクスメチルフェニデート（Focalin）は，約3時間で最高血中濃度に達し，1日2回投与される．

L-リジン-D-アンフェタミン（Vyvanse）としても知られているリスデクスアンフェタミンメシル酸塩（lisdexamfetamine dimesylate）はアンフェタミンのプロドラッグ（訳注：そのままでは薬効は示さないが，体内または投与部位で酵素その他の化学物質などの作用により薬に変わる物質）である．この製剤では，デキストロアンフェタミンはアミノ酸のL-リジンと結合している．リスデクスアンフェタミンは赤血球中の酵素によって分子のリジン部分が分裂することにより活性をもつ．その結果，デキストロアンフェタミンは血流に徐々に放出される．これらの剤形は，長い作用時間をもつことに加え，乱用の可能性を低下させる．これはこの種の唯一のプロドラッグである．リスデクスアンフェタミンは，他の手段（つまり，心理学的，教育的，社会的）を含む治療計画全体の不可欠な部分として，6～12歳の小児と成人のADHDの治療に必要である．3～5歳の患者では，リスデクスアンフェタミンメシル酸塩の安全性と有効性は確立されていない．およそ75％のデキストロアンフェタミンと25％のレボアンフェタミンを含むAdderallとは対照的に，リスデクスアンフェタミンは単一のアンフェタミンの右旋性鏡像異性体分子である．ほとんどの場合，このことは薬物をより許容させるが，一部の患者は異性体を混合した合剤からより大きな恩恵を得る．

メチルフェニデート，デキストロアンフェタミン，アンフェタミンは，主としてシナプス前神経からカテコールアミンを放出させる効果をもち，間接的に交感神経作用活性を示す．ドパミンとノルエピネフリン両方の放出の増加が，臨床的効果に関係している．また，デキストロアンフェタミンとメチルフェニデートは，カテコールアミンの再取り込みの弱い阻害因子であり，またモノアミン酸化酵素の阻害因子としての作用をもつ．

モダフィニルについては，その特定の作用機序はわかっていない．ナルコレプシーの脱力発作は，視床下部のニューロペプチドであるヒポクレチンの欠乏によって起こる．ヒポクレチンを生産するニューロンは，モダフィニル（モディオダール）投与後に活性化する．モダフィニルは，ドパミンの作用機序によって働くわけではないようである．モダフィニルは$α_1$アドレナリン作動特性をもち，それが覚醒効果の原因であると説明できるであろう．というのは，モダフィニルによって引き起こされる覚醒状態は，$α_1$アドレナリン作動性拮抗薬であるプラゾシンにより減弱されるからである．いくつかの証拠は，モダフィニルがノルエピネフリン再取り込み阻害効果をもっていることを示唆している．アルモダフィニル（Nuvigil）はモダフィニルのR鏡像異性体である．この2つの薬物は同様の臨床効果と副作用をもっている．

治療適応

注意欠如・多動症

交感神経刺激薬（sympathomimetic）は，小児の注意欠陥・多動症（attention-deficit/hyperactivity disorder：ADHD）の第1選択薬であり，約75％の患者に効果を示す．メチルフェニデートとデキストロアンフェタミンには同等の効果があり，15～30分以内に作用する．ペモリン（ベタナミン）は十分な効果に到達するのに3～4週間を要するが，その毒性のために，めったに使用されない．交感神経作用薬は過活動を減少させ，注意力を増強し，衝動性を減少させる．また，ADHDに伴う反抗的行動も減少させる．多くの患者が，学校教育とそれ以降を通して，これらの薬物を使用している．反応する患者では，交感神経刺激薬の使用は，学校での成功の重大な決定因となる可能性がある．

交感神経刺激薬は，過活動，衝動性，不注意などのADHDの中核症状を改善し，教師，家族，他の大人，同輩との社会的相互関係の改善を可能にする．小児期から成人期にわたって存在するADHDの多様な症状のほとんどに効果がある交感神経刺激薬による長期治療の成功は，ADHDが一生の薬理学的管理を必要とする遺伝的に決定された神経化学的不均衡の結果であるというモデルを支持している．

メチルフェニデートは，治療開始薬物として最も一般的に使用され，投与量は3～4時間ごとに5～10 mgである．投与量は，最大で20 mgを1日4回，または1 mg/kg/日まで増量できる．6時間効果が持続し，学校での投薬の必要をなくすことができる20 mgの持続放出型の使用が，多くの専門家により支持されているが，即時放出型に比べて効果が弱いと考えている権威者もいる．デキストロアンフェタミンは，mgあたりメチルフェニデートのおよそ2倍の効果をもち，6～8時間効果を示す．1つの交感神経刺激薬に反応しない患者の約70％は，別の薬物により効果を得ることができる．他の種類の薬物に切り替える前に，すべての交感神経刺激薬を試みるべきである．交感神経刺激薬はチックを悪化させるためにADHDとチック症を合併した患者では避けるべきであるという従来の見解には異議が唱えられている．少量の交感神経刺激薬はチックの頻度や重症度を悪化させないようである．ADHDに対して交感神経刺激薬から替えられる薬物としては，ブプロピオン(Wellbutrin)，ベンラファキシン(イフェクサー)，グアンファシン(Tenex)，クロニジン(カタプレス)，三環系薬物などがある．モダフィニルがADHDの症状を改善するかどうかを判断するためにはさらなる研究が必要である．

交感神経刺激薬の短期間の使用は多幸感を誘発するが，多幸感と交感神経興奮作用の双方に耐性が生じやすい．

ナルコレプシーと過眠

ナルコレプシーは，突然の睡眠発作(ナルコレプシー)，突然の姿勢筋緊張の消失(カタプレキシー：脱力発作)，入眠時または出眠時の随意運動の消失(睡眠麻痺)，入眠時・出眠時幻覚からなる．交感神経刺激薬は，ナルコレプシーの睡眠発作を減らし，他の病状による過眠状態の覚醒度も改善する．モダフィニルは，ナルコレプシーの治療，夜勤仕事に適応できない人々，睡眠時無呼吸のためによく眠れない人々のための眠気の治療薬として承認されている．

他の交感神経刺激薬は，パイロットや軍人など睡眠の欠如下で行動することを必要とする人において，覚醒と運動能力の的確さを維持するために使用される．ナルコレプシーの患者は，ADHDの患者とは異なり，交感神経刺激薬の治療効果に耐性を生じる．

アンフェタミン類似薬物との直接的な比較により，モダフィニルは過度の活性化のリスクはより低く，覚醒の維持において同等の効果をもつ．

抑うつ障害

交感神経刺激薬は，通常，標準的抗うつ薬による治療を増強し，治療抵抗性抑うつ障害の治療のために用いられる．単剤治療として交感神経刺激薬を使用しうる適応症としては，標準的抗うつ薬の有害作用のリスクが増す老年期うつ病，身体疾患をもつ患者，特にAIDS患者のうつ病，アヘン類の常習的な使用による鈍麻状態，迅速な対応を必要とするにもかかわらず電気けいれん療法(electroconvulsive therapy：ECT)が禁忌となる臨床状況などがある．無為，無気力(anergia)を伴ううつ病患者にも有効と考えられる．

デキストロアンフェタミンは，認知症とうつ病性仮性認知症の鑑別に有効である．通常，うつ病患者は，5 mgの投与で注意力の増強，認知の改善などの反応を示す．交感神経刺激薬は，ほとんどの患者で薬物の抗うつ効果に急速に耐性を生じるため，うつ病に対して短期間(2～4週間)の効果しか示さないと考えられている．しかし，交感神経刺激薬の長期投与が一部の症例では有効であることを示した臨床医からの報告もある．

脳損傷による脳障害

交感神経刺激薬は，脳卒中，外傷，腫瘍，慢性感染症による神経学的欠損をもつ患者の注意力，認知，動機づけ，運動機能を改善する．交感神経刺激薬による治療は，リハビリテーション計画へのより早期のより強い参加の意志を導く．脳卒中後の傾眠，無活動は，交感神経刺激薬の長期投与に反応する可能性がある．

肥　満

交感神経刺激薬は，その食欲抑制効果により，肥満の治療に用いられている．食欲抑制効果には耐性が生じ，また依存性を生じやすいため，この適応に対する使用は限られている．交感神経刺激薬のなかで，フェンテルミン(Adipex-P)が食欲抑制に最も広く用いられている．フェンテルミンは，販売中止になったフェンフルラミン(fenfluramine)とフェンテルミンの合剤である"fen-phen"の片方で，フェンフルラミンとデクスフェンフルラミン(dexfenfluramine)が心臓の弁閉鎖不全症，原発性肺高血圧症，大脳のセロトニン作動性神経線維の非可逆的減少との関連により市場から撤退するまで，体重減少を促進するために広く使用されてきた．フェンフルラミンの毒性は，神経末端から大量のセロトニンの放出を刺激することによるものであり，フェンテルミンにはこの作用がない．フェンテルミンの単独使用では，フェンフルラミンやデクスフェンフルラミンと同じ有害作用を引き起こすという報告はない．

注意深いカロリー摂取制限と適切な運動は，どのような体重減少計画でも成功の中心となるものである．交感神経刺激薬は，多くても週に1ポンド(454 g)の体重減

少を上乗せする程度である．交感神経刺激薬は，使い始めの数週間のみ食欲抑制に効果があり，その後，食欲減退効果は低下していく．

疲労

多発性硬化症の患者の70〜90％が疲労を経験する．モダフィニル，アルモダフィニル，アンフェタミン，メチルフェニデート，ドパミン受容体作動薬であるアマンタジン（シンメトレル）は，この症状との戦いに時に効果を示す．慢性疲労症候群などの他の疲労の原因でも，多くの場合刺激薬に反応する．

注意点と有害反応

アンフェタミン様薬物の有害作用として多いものは，胃痛，不安，刺激性，不眠，頻脈，不整脈，不快気分である．交感神経刺激薬は食欲の減退をきたすが，通常この効果には耐性が生じる．ADHDの小児における一般的な有害作用の治療は，容易な場合が多い（表29.30-1）．これらの薬物の使用は，心拍数の増加や血圧の上昇も起こしやすく，心悸亢進をきたすこともある．一般的ではない有害作用には，チック，トゥレット症様の症状，ジスキネジアなどの運動障害があるが，7〜10日で自然に収まることが多い．交感神経刺激薬の摂取がこれらの運動障害の1つを進行させる場合には，投与量を調整する前に，薬物の投与量と障害の重症度との相関関係をしっかりと確認する必要がある．重症例では，リスペリドン（リスパダール），クロニジン（カタプレス），グアンファシン（Tenex）などの併用が必要である．メチルフェニデートは，3分の1の患者でチックを悪化させる．これらの患者は2群に分けられる．メチルフェニデート誘発チックが薬物の代謝により速やかに改善する群と，メチルフェニデートが数か月持続するチックの引き金と思われるが最終的には自然寛解する少数群である．

長期的な研究では，交感神経刺激薬が成長抑制を引き起こすことは示されていない．交感神経刺激薬は緑内障，高血圧，心血管障害，甲状腺機能亢進症，不安症，精神病性障害，けいれん発作を増悪させることがある．

交感神経刺激薬の高用量投与により，口渇，瞳孔散大，歯ぎしり，蟻走感，熱狂，不穏，情動不安定，時にけいれん発作をきたすことがある．高用量の長期投与は，妄想型統合失調症に似た妄想性障害を生じる可能性がある．けいれん発作はベンゾジアゼピン，心臓はβアドレナリン受容体拮抗薬，発熱は冷却用毛布，せん妄はドパミン受容体拮抗薬（dopamine receptor antagonist：DRA）により治療できる．交感神経作用薬の過剰摂取は，頻脈，高熱，中毒性精神病，せん妄，異常高熱，けいれん，昏睡，胸痛，不整脈，心臓ブロック，高血圧か低血圧，ショック，悪心などをきたす．アンフェタミンの毒性は30 mgでみられるが，特異的な毒性は2 mgという低用量でも生じる場合がある．反対に，500 mgでも生存

 表 29.30-1 注意欠如・多動症の治療においてよくみられる刺激薬による有害作用への対応

有害作用	対　応
食欲不振，嘔吐，体重減少	・食物といっしょに投与する ・カロリー補助剤を用いる．食事の強制をしない
不眠，悪夢	・投与時間を早める ・短時間作用型に切り替える ・午後や夜間の投与を中止する ・補助的な治療を考慮する（例えば，抗ヒスタミン薬，クロニジン，抗うつ薬）
めまい	・血圧の監視 ・水分摂取を奨励する ・長時間作用型に切り替える
反跳現象	・刺激薬の投与を重複させる ・長時間作用型あるいは長，短時間作用型の併用に切り替える ・補助的あるいは他の治療を考慮する（例えば，クロニジン，抗うつ薬）
刺激性	・現象時点を評価する（最高血中濃度時に起こるのかまたは離脱期に起こるのか） ・共存する症状を評価する ・投与量を減らす ・補助的あるいは他の治療を考慮する（例えば，リチウム，抗うつ薬，抗けいれん薬）
不快気分，不機嫌，興奮	・併存する診断を考慮する（例えば，気分障害） ・投与量を減らすか，長時間作用型に切り替える ・補助的あるいは他の治療を考慮する（例えば，リチウム，抗けいれん薬，抗うつ薬）

Wilens TE, Blederman J. The stimulants. In：Shaffer D, ed. *The Psychiatric Clinics of North America：Pediatric Psychopharmacology.* Philadelphia：Saunders；1992から許可を得て転載．

したという報告がある．

最大の使用制限因子となる交感神経刺激薬の有害作用は，心理的および身体的依存である．ADHDの治療に用いられる投与量では，心理的依存は実際には発生しない．大きな懸念は，乱用や売買のために交感神経刺激薬の供給を横取りするかもしれない青年や成人の同居人の存在である．

交感神経刺激薬の投与は，妊娠中，特に最初の3か月間は避けるべきである．デキストロアンフェタミンとメチルフェニデートは母乳に移行するが，モダフィニルとアルモダフィニルについては知られていない．

表 29.30-2　精神科でよく用いられる交感神経刺激薬

一般名	商品名	剤型	開始1日量	ADHDへの通常1日量[a]	日中の過剰な眠気を伴う障害への通常1日量[*]	最大1日量
アンフェタミン-デキストロアンフェタミン	Adderall	5，10，20，30 mg 錠	5〜10 mg	20〜30 mg	5〜60 mg	小児：40 mg 成人：60 mg
アルモダフィニル	Nuvigil	50，150，250 mg 錠	50〜150 mg	150〜250 mg	250 mg	
アトモキセチン	ストラテラ	10，18，25，40，60 mg 錠（本邦では 5，10，25，40 mg カプセルおよび 0.4%内用液）	20 mg	40〜80 mg	使用しない	小児：80 mg 成人：100 mg
デクスメチルフェニデート	Focalin	2.5，5，10 mg カプセル	5 mg	5〜20 mg	使用しない	20 mg
デキストロアンフェタミン	Dexedrine	5，10，15 mg ER カプセル 5，10 mg 錠	5〜10 mg	20〜30 mg	5〜60 mg	小児：40 mg 成人：60 mg
リスデクスアンフェタミン	Vyvanse	20，30，40，50，60，70 mg カプセル	20〜30 mg			70 mg
メタンフェタミン	Desoxyn	5 mg 錠 5，10，15 mg ER 錠	5〜10 mg	20〜25 mg	一般には使用しない	45 mg
メチルフェニデート塩酸塩	リタリン	5，10，20 mg 錠 10，20 mg SR 錠（本邦では 10 mg 錠）	5〜10 mg	5〜60 mg	20〜30 mg	小児：80 mg 成人：90 mg
	コンサータ	18，36 mg ER 錠（本邦では 18，27，36 mg ER 錠）	18 mg	18〜54 mg	確立していない	54 mg
	Quillivant XR		20 mg			60 mg
モダフィニル	モディオダール	100，200 mg 錠（本邦では 100 mg 錠）	100 mg	使用しない	400 mg	400 mg

[*] 閉塞性睡眠時無呼吸，ナルコレプシー，交代制勤務による障害
[a] 6歳以上の小児に使用
ER：延長放出；SR：持続放出

薬物相互作用

　交感神経刺激薬と三環系，四環系抗うつ薬，ワルファリン（ワーファリン），プリミドン（マイソリン），フェノバルビタール（フェノバール），フェニトイン（アレビアチン），フェニルブタゾン（Butazolidin）との併用は，これらの化合物の代謝を減少させ血中濃度を上昇させる．交感神経刺激薬は，多くの降圧薬，特にグアネチジン（イスメリン）の治療効果を低下させる．交感神経刺激薬をモノアミン酸化酵素阻害薬（monoamine oxidase inhibitor：MAOI）と併用する場合には，細心の注意が必要である．

検査値への影響

　デキストロアンフェタミンは血漿のコルチコステロイド濃度を上昇させ，一部の分析法で尿中のコルチコステロイド値に影響する．

投与量と投与法

　多くの精神科医は，政府の権威者たちがアンフェタミンの使用を過剰に制限していると考えている．アンフェタミン類は米国麻薬取締局（Drug Enforcement Agency：DEA）でスケジュールⅡ（訳注：麻薬取締局による依存性の程度を示したもので，Ⅰ〜Ⅴまである．Ⅰが最も依存性が強く，Ⅴが最も弱い）の薬物に指定されている．一部の州では，アンフェタミン類を受け取る患者を登録している．このような規定は，患者と医師に信頼関係の破綻を懸念させ，医師は処方の実行が公的機関で誤解されることを心配する．結果として，一部の医師は交感神経刺激薬の投与が有効であると予測される患者に対しても，その投与を差し控えることになる．
　交感神経刺激薬の投与量の範囲と使用できる剤型を表29.30-2 に示した．多くの患者が他の刺激薬で治療を受

表 29.30-3 リスデクスアンフェタミン(Vyvanse)の等価換算

Vyvanse と Adderall XR	
Vyvanse	Adderall XR
20 mg	5 mg
30 mg	10 mg
40 mg	15 mg
50 mg	20 mg
60 mg	25 mg
70 mg	30 mg

Vyvanse, Adderall IR, Dexedrine		
Vyvanse	Adderall IR	Dexedrine
70 mg	30 mg	22.5 mg
50 mg	20 mg	15 mg
30 mg	10 mg	7.5 mg

XR：延長放出，IR：即時放出

けた後にこの製剤に切り替えられるので，リスデクスアンフェタミンの投薬は特別である．換算表を表29.30-3に示した．20，30，40，50，60，70 mgのカプセルが利用できる．用量は患者の治療の必要性と反応性により個別に決めるべきである．リスデクスアンフェタミンは最低有効量で投与すべきである．初めて治療をうける患者と別の薬物治療から切り替える患者共に，毎朝30 mgの1回投与が推奨される．投与量は，およそ1週間の間隔で10 mgか20 mgを増量または減量してもよい．午後の投薬は，不眠を引き起こす可能性があるので避けるべきである．薬は食事と共にまたは食事なしで服用できる．

デキストロアンフェタミン，メチルフェニデート，アンフェタミン，ベンズフェタミン，メタンフェタミンはスケジュールⅡ薬物で，一部の州では3通の処方箋を必要とする．フェンジメトラジン(Adipost)およびフェンメトラジン(Prelude)はスケジュールⅢの薬物で，モダフィニル，アルモダニフィル，フェンテルミン，ジエチルプロピオン(Tenuate)，マジンドール(サノレックス)は，スケジュールⅣの薬物である．

投与前の評価としては，心機能の検査，特に高血圧，頻脈性不整脈について注意が必要である．また，交感神経刺激薬の投与によりチックやジスキネジアなどの運動障害が悪化する可能性があるため，臨床医は投与前にその存在の有無も確認する必要がある．チックがある場合，交感神経刺激薬を使用せず，かわりにクロニジンや抗うつ薬を選択する専門家が多い．しかし，最近のデータでは，交感神経刺激薬が運動性チックを若干増加させるだけで，音声チックは実際には抑制されることが示されている．肝機能と腎機能の評価も必要であり，患者の代謝が障害されている場合には，交感神経刺激薬を減量する必要がある．

ADHDの患者は，即時放出型メチルフェニデートを，朝8時，正午12時，夕方4時に服薬する．デキストロアンフェタミン，Adderall，持続放出型メチルフェニデート，18 mgの延長放出型メチルフェニデートは，朝8時の1回服薬でよい．メチルフェニデートの開始量は，標準剤形の2.5 mgから持続放出型の20 mgの範囲である．これで不十分であれば，小児で1日に最大80 mg，成人で90 mgまで投与量を増やすことができる．デキストロアンフェタミンの投与量は，1日2.5〜40 mgで0.5 mg/kgまでである．

Quillivant XRは1日1回投与のメチルフェニデート塩酸塩の延長放出型液剤である．Quillivant XRは経口投与できるように設計された液剤として供給され，1日1回の服用である．6歳以上の患者に推奨される服用量は，食事と共にまたは食事なしに経口で毎朝1回20 mgである．用量は1週間ごとに10〜20 mgの増量で調節する．1日量60 mg以上は研究されておらず推奨されない．1回分を服薬する前に，肝臓に障害がある人は適切な服用量が投与されることを確実にするために，少なくとも10秒間勢いよくQuillivant XRのボトルを振る．薬物の臨床効果は，投薬後45分〜12時間は明らかである．

モダフィニルの開始用量は，内科的に健康な人で朝200 mg，肝臓に障害をもつ人で朝100 mgである．一部の人は2回目として午後に100 mgか200 mgを服用する．1日量で600〜1200 mgは安全に使用されているが，推奨される1日の最大投与量は400 mgである．有害作用は1日当たり400 mgを超える投与量で顕著になる．アンフェタミン類似薬物と比較して，モダフィニルは覚醒を促進するが，注意深さや易刺激性の変化は少ない．日中の過度な眠気のある人では，メチルフェニデートの午後の服薬とモダフィニルの朝の服薬により効果を高めている．アルモダフィニルはモダフィニルと実際的には同等であるが，投与量が異なっており1日50〜250 mgの範囲で投与される．

アトモキセチン

アトモキセチン(ストラテラ)は，小児，青年期，成人のADHDの治療薬として米国食品医薬品局(Food and Drug Administration：FDA)によって承認された最初の非精神刺激薬である．上述した精神刺激薬と適応症を共有しているため，本章に含めた．

薬理学的作用

アトモキセチンは，シナプス前部のノルエピネフリン輸送体の選択的な阻害により治療効果を生むと考えられている．この薬物は，経口投与後によく吸収され，食物の影響はごくわずかである．高脂肪の食事は吸収の範囲ではなく割合を減少させるかもしれない．およそ1〜2時間後に最高血中濃度に達する．治療的血中濃度では，血漿中のアトモキセチンの98％は蛋白，主にアルブミンと結合している．アトモキセチンの半減期はおよそ5時間で，主にチトクロームP450(CYP)2D6経路により代

謝される．この化合物の不全代謝者では正常か過剰な代謝者より5倍の高い濃度曲線下面積および5倍高い最高血中濃度に達する．このことはCYP2D6酵素を阻害する薬物治療を受けている患者で考慮することが重要である．例えば，アトモキセチンの抗うつ薬類似の薬理学的特徴は，選択的セロトニン再取り込み阻害薬（selective serotonin reuptake inhibitor：SSRI）あるいは他の抗うつ薬への付加的使用を導いた．フルオキセチン（Prozac），パロキセチン（パキシル）およびブプロピオン（Wellbutrin）などの薬は，CYP2D6阻害薬でアトモキセチン濃度を上昇させる．

治療適応

アトモキセチンはADHDの治療に用いられる．精神刺激薬によって過剰に活性化されていると感じたり，耐えがたい副作用を経験する患者では，使用が考慮されるべきである．アトモキセチンには乱用の可能性がないため，ADHDと物質乱用の両方をもつ患者，ADHD症状を訴えるが精神刺激薬を求めている疑いがある患者，回復期の患者の治療のための合理的な選択肢である．

統合失調症の患者の治療に使用された場合には，アトモキセチンは認知を増強する．また，標準的な治療に反応しないうつ病患者で，抗うつ薬から変更するか，付加して使用される．

注意事項と有害反応

アトモキセチンでよくみられる副作用には，腹部不快感，体重減少を伴う食欲低下，性機能障害，回転性めまい，浮動性めまい，刺激性，気分変動がある．血圧と心拍数の軽度の増加も観察される．アトモキセチンを使用している少数の患者に重度の肝損傷が生じる場合がある．この薬物は，黄疸（球結膜や皮膚の黄色化，かゆみ）や肝損傷を示す検査値がみられた患者では中止すべきである．アトモキセチンは狭隅角緑内障の患者やMAOIと同時に，または使用後2週間以内に投与すべきではない．

推奨される最大1日投与量の2倍以上の過量投与の影響は人ではわかっていない．アトモキセチンの過量投与の治療について得られる特別な情報はない．

投与量と臨床指針

アトモキセチンは，10，18，25，40，60 mgのカプセルがある．体重70 kg以内の小児と青年では，アトモキセチンは1日量約0.5 mg/kgで開始し，少なくとも3日間あけて増量し，約1.2 mg/kgの1日量を目標にする．1日量は朝1回投与あるいは朝と遅めの午後または夜早めに均等に分けて投与する．体重の少ない小児および青年で，1日量は1.4 mg/kgあるいは100 mgのいずれも超えるべきではない．体重70 kg以上の小児と青年および成人では1日量40 mgから開始し，次に最低3日あけて1日量約80 mgを目標に増加する．服用量は，1日量の朝1回投与あるいは朝と遅めの午後または夜早めに均等に分けて投与できる．2～4週後に，最適な反応に達していない患者では，服用量は最大100 mgに増加する．推奨される1日最大量は，70 kg以上の小児と青年および成人では100 mgである．

参考文献

Adler LA, Sutton VK, Moore RJ, Dietrich AP, Reimherr FW. Quality of life assessment in adult patients with attention-deficit/hyperactivity disorder treated with a tomoxetine. *J Clin Psychopharmacol.* 2006;26(6):648.

Aiken CB. Pramipexole in psychiatry: A systematic review of the literature. *J Clin Psychiatry.* 2007;68(8):1230.

Amiri S, Mohammadi MR, Mohammadi M, Nouroozinejad GH, Kahbazi M. Modafinil as a treatment for attention-deficit/hyperactivity disorder in children and adolescents: A double-blind, randomized clinical trial. *Prog Neuropsychopharmacol Biol Psychiatry.* 2008;32(1):145.

Bangs ME, Emsile GJ, Spencer TJ, Ramsey JL, Carlson C. Efficacy and safety of atomoxetine in adolescents with attention-deficit/hyperactivity disorder and major depression. *J Child Adolesc Psychopharmacol.* 2007;17(4):407.

Barone P, Scazella L, Marconi R, Antonini A, Morgante L. Pramipexole versus sertraline in the treatment of depression in Parkinson's disease: A national multicenter parallel-group randomized study. *J Neuro.* 2006;253(5):601.

Cheng JY, Chen RY, Ko JS, Ng EM. Efficacy and safety of atomoxetine for attention-deficit/hyperactivity disorder in children and adolescents-meta-analysis and meta-regression analysis. *Psychopharmacology (Berl).* 2007;194(2):197.

Eliyahu U, Berlin S, Hadad E, Heled Y, Moran DS. Psychostimulants and military operations. *Mil Med.* 2007;172(4):383.

Fava M, Thase ME, DeBattista C, Doghramji K, Arora S. Modafinil augmentation of selective serotonin reuptake inhibitor therapy in MDD partial responders with persistent fatigue and sleepiness. *Ann Clin Psychiatry.* 2007;19(3):153.

Fawcett J. Sympathomimetics and dopamine receptor agonists. In: Sadock BJ, Sadock VA, Ruiz P, eds. *Kaplan & Sadock's Comprehensive Textbook of Psychiatry.* 9th ed. Vol. 2. Philadelphia: Lippincott Williams & Wilkins; 2009:3241.

Fleckenstein AE, Volz TJ, Riddle EL, Gibb JW, Hanson GR. New insights into the mechanism of action of amphetamines. *Annu Rev Pharmacol Toxicol.* 2007;47:681.

Frye MA, Grunze H, Suppes T, McElroy SL, Keck PE Jr. A placebo-controlled evaluation of adjunctive modafinil in the treatment of bipolar depression. *Am J Psychiatry.* 2007;164(8):1242.

Geller D, Donnelly C, Lopez F, Rubin R, Newcorn J. Atomoxetine treatment for pediatric patients with attention-deficit/hyperactivity disorder with comorbid anxiety disorder. *J Am Acad Child Adolesc Psychiatry.* 2007;46(9):1119.

Hirshkowitz M, Black J. Effect of adjunctive modafinil on wakefulness and quality of life in patients with excessive sleepiness-associated obstructive sleep apnoea/hypopnoea syndrome: A 12-month, open-label extensions study. *CNS Drugs.* 2007;21(5):407.

Makris AP, Rush CR, Frederich RC, Taylor AC, Kelly TH. Behavioral and subjective effects of d-amphetamine and modafinil in healthy adults. *Exp Clin Psychopharmacol.* 2007;15(2):123.

McElroy SL, Guerdjikova A, Kotwal R, Weige JA, Nelson EB. Atomoxetine in the treatment of binge-eating disorder: A randomized placebo-controlled trial. *J Clin Psychiatry.* 2007;68(3):390.

Minzenberg MJ, Carter CS. Modafinil: A review of neurochemical actions and effects on cognition. *Neuropsychopharmacology.* 2008;97(7):1477.

Pivonello R, De Martino MC, Cappabianca P, De Leo M, Faggiano A, Lombardi G, Hofland LJ, Lamberts SWJ, Colao A. The medical treatment of Cushing's disease: Effectiveness of chronic treatment with the dopamine agonist cabergoline in patients unsuccessfully treated by surgery. *J Clin Endocrinology Metabolism.* 2009;94(1):223.

Pizzagalli DA, Evins AE, Schetter EC, Frank MJ, Pajtas PE, Santesso DL, Culhane M. Single dose of a dopamine agonist impairs reinforcement learning in humans: Behavioral evidence from a laboratory-based measure of reward responsiveness. *Psychopharmacology.* 2008;196(2):221.

Quintana H, Cherlin EA, Duesenberg DA, Bangs ME, Ramsey JL. Transition from methylphenidate or amphetamine to atomoxetine in children and adolescents with attention-deficit/hyperactivity disorder: A preliminary tolerability and efficacy study. *Clin Ther.* 2007;29(6):1168.

Rothenhausler HB, Ehrentraut S, von Degenfeld G, Weis M, Tichy M. Treatment of depression with methylphenidate in patients difficult to wean from mechanical ventilation in the intensive care unit. *J Clin Psychiatry.* 2007;61(10):750.

Scott JC, Woods SP, Matt GE, Meyer RA, Heaton RK. Neurocognitive effects of methamphetamine: A critical review with meta-analysis. *Neuropsychol Rev.* 2007;17(3):275.

Weisler RH. Review of long-acting stimulants in the treatment of attention deficit hyperactivity disorder. *Exper Opin Pharmacother.* 2007;8(6):745.

Wernicke JF, Holdridge KC, Jin L, Edison T, Zhang S. Seizure risk in patients with attention-deficit/hyperactivity disorder treated with atomoxetine. *Dev Med Child Neurol.* 2007;49(7):498.

29.31 甲状腺ホルモン

甲状腺ホルモン——レボチロキシン（チラージンS）とリオチロニン（サイロニン）——は，精神科においてそれぞれ単独で，あるいはうつ病や急速交代型双極Ⅰ型障害の患者の治療の増強薬として使用される．これらは，抗うつ薬に反応しない患者を抗うつ薬反応患者に変える可能性がある．甲状腺ホルモンは，リチウム（リーマス）治療により甲状腺機能低下状態を来した患者への補充療法にも用いられる．1970年代の初めに，治療抵抗性患者への介入として甲状腺ホルモンの使用が成功したことが最初に報告された．以後の研究の結果はさまざまである．しかし，多くは，トリヨードサイロニン（T_3）を投与された患者がプラセボ（偽薬）を投与された患者に比べて約2倍抗うつ薬治療に反応することを示している．これらの研究で，T_3の補充が三環系抗うつ薬および選択的セロトニン再取り込み阻害薬（selective serotonin reuptake inhibitor：SSRI）ともに有効であることがわかった．しかし，多くの内分泌学者が骨粗鬆症と不整脈などのリスクをあげて，抗うつ薬の増強薬としての甲状腺ホルモンの使用に反対している．

薬理学的作用

甲状腺ホルモンは経口投与するが，消化管からの吸収は変化しやすい．患者の胃が空の状態で投与されると吸収は増加する．サイロキシン（T_4）は血液脳関門を通過して神経細胞へ拡散し，そこで生理学的な活性型であるT_3に転換される．T_4の半減期は6～7日で，T_3は1～2日である．

抗うつ薬の効力に対する甲状腺ホルモンの作用機序はわかっていない．甲状腺ホルモンは，いくつかの神経伝達物質受容体を含む遺伝子の広範囲にわたる転写の調節を行っている細胞内の受容体に結合する．

治療適応

精神科における甲状腺ホルモンの主要な適応は，抗うつ薬の増強である．甲状腺機能の検査値と抗うつ薬の増強としての甲状腺ホルモンに対する反応性の間には，明らかな相関はない．適量の抗うつ薬を6週間投与しても反応がない患者では，リチウムまたは甲状腺ホルモンによる増強療法が選ばれる．ほとんどの臨床医は，甲状腺ホルモンを試みる前にリチウムによる増強療法を行う．いくつかの対照研究では，リオチロニンの投与により抗うつ薬非反応患者の約50％が反応者に変わったと報告されている．

1日25または50μgのリオチロニンを抗うつ薬治療に加える．リオチロニンは主として三環系抗うつ薬の補助薬として用いられるが，リオチロニンがすべての抗うつ薬の効果を増強することを示唆する証拠がある．

甲状腺ホルモンが小児や高齢患者に特別な問題を引き起こすことは明らかではないが，隠れた心疾患をもっている可能性のある高齢者には，注意して用いるべきである．

注意点と有害反応

増強療法に通常使用される用量25～50 mgで有害作用が生じることは少ない．よくみられる甲状腺ホルモンの有害作用は，一過性の頭痛，体重減少，動悸，神経過敏，下痢，激しい腹痛，発汗，頻脈，血圧上昇，振戦，不眠である．長期投与では骨粗鬆症もきたすが，リオチロニンによる増強に関する研究では確認されていない．甲状腺ホルモンの過剰投与では，心不全や死に至ることがある．

甲状腺ホルモンは心疾患，狭心症，高血圧患者には投与すべきではない．甲状腺中毒，治療不十分な副腎不全，急性心筋梗塞患者には禁忌である．甲状腺の検査指標がモニターされていれば，甲状腺ホルモンは妊婦にも安全に投与できる．甲状腺ホルモンの母乳中への分泌は最小限であり，これまでに授乳されている乳児で問題になったことはない．

薬物相互作用

甲状腺ホルモンには凝固因子の異化促進作用があり，ワルファリン（ワーファリン）や他の抗凝固薬の効果を増強する．また，糖尿病患者のインスリン必要量を増加させ，心臓病患者のジギタリス製剤の必要量を増加させる可能性がある．交感神経刺激薬，ケタミン（ケタラール），マプロチリン（ルジオミール）と甲状腺ホルモンは，心不全のリスクがあるため併用すべきではない．SSRI，三環系・四環系抗うつ薬，リチウム，カルバマゼピン（テグレトール）の投与により，甲状腺機能正常の人や甲状腺ホルモンの補充療法受けている患者で，血清T_4はゆるやかに低下し血清甲状腺刺激ホルモン濃度は上昇する．これらの相互作用は，間隔の短い血清のモニタリングの正当な理由であり，甲状腺ホルモンの増量か補充の開始を必要とする．

検査値への影響

レボチロキシンが甲状腺機能指標以外の検査値へ影響することは報告されていない．しかし，リオチロニンは内因性T_4の分泌を抑制し，T_4測定に基づく甲状腺機能検査は低値となる．

甲状腺機能検査

いくつかの甲状腺機能検査が利用でき，拮抗的な蛋白結合($T_4[D]$)，特異的抗原抗体反応を必要とするラジオイムノアッセイ(T_4 RIA)によるT_4の検査も含まれる．T_4の90％以上は血清蛋白に結合し，甲状腺刺激ホルモン(thyroid-stimulating hormone：TSH)分泌および細胞の代謝の役割をもっている．他の甲状腺測定には，遊離T_4指標(FT_4I)，T_3取り込み，ラジオイムノアッセイによって測定する総血清T_3(T_3 RIA)がある．いくつかの研究では，うつ症状とそれに付随する疲労を訴える患者の10％近くが，初期の甲状腺機能低下症をもつことが示されている．リチウムは甲状腺機能低下症と稀に甲状腺機能亢進症を引き起こすことがある．新生児の甲状腺機能低下症は知的障害の原因となるが，出生時に診断された場合には予防可能である．

サイロトロピン放出ホルモン刺激試験

サイロトロピン放出ホルモン(thyrotropin-releasing hormone：TRH)刺激試験は，甲状腺の検査で，臨床的なうつ病の原因となる潜在的な甲状腺機能低下症が疑われるような境界線上の異常値がみられた患者に必要となる．また，リチウムで引き起こされることがある甲状腺機能低下症の患者に実施される．その手順は，500 mgのプロチレリン(TRH)の静脈注射を行い，血清TSH値の急な増加を15，30，60，90分後に測定する．元の数値から5～25 mIU/mLの血清TSHの増加は正常である．7 mIU/mL未満の増加は，うつ病の診断と関連する鈍い反応と考えられる．うつ病のすべての患者の8％は何らかの甲状腺の疾患をもっている．

投与量と臨床指針

リオチロニンは5，25，50 μg錠(訳注：本邦では，5，25 μg錠)，レボチロキシンは12.5，25，50，75，88，100，112，125，150，175，200，300 μg錠(訳注：本邦では，12.5，25，50，75，100 μg錠，0.01％散)，200，500 μgの注射薬がある．1日25または50 μgのリオチロニンを抗うつ薬治療に加える．リオチロニンはすべての抗うつ薬の増強薬として用いられる．リオチロニン補充の適正な試行には2～3週間の継続が必要である．リオチロニンの補充が成功した場合には，2か月継続投与後3～7日ごとに12.5 μgずつ減量する．

参考文献

Altshuler LL, Bauer M, Frye MA, Gitlin MJ, Mintz J. Does thyroid supplementation accelerate tricyclic antidepressant response? A review in meta-analysis of the literature. *Am J Psychiatry*. 2001;158:1617.

Appelhof BC, Brouwer JP, van Dyck R, Fliers E, Hoogendijk WJ. Triiodothyronine addition to paroxetine in the treatment of major depressive disorder. *J Clin Endocrinol Metab*. 2004;89:6271.

Aronson R, Offman HJ, Joffe RT, Naylor CD. Triiodothyronine augmentation and the treatment of refractory depression: A meta-analysis. *Arch Gen Psychiatry*. 1996;35:842.

Bauer M, Baur H, Bergebifer A, Strohle A, Hellweg R. Effects of supraphysiological thyroxine administration in healthy controls in patients with depressive disorders. *J Affect Dis*. 2002;68:285.

Baungartner A. Thyroxine and the treatment of affective disorders: An overview of the results of basic and clinical research. *Int J Neuropsychopharmacol*. 2000;3:149.

Cooper-Kazaz A, Apter JT, Cohen R, Karapichev L, Mohammed-Moussa S. Combined treatment with sertraline and liothyronine in major depression: A randomized, double-blind, placebo-controlled trial. *Arch Gen Psychiatry*. 2007;64;679.

Joffe RT. Thyroid hormones. In: Sadock BJ, Sadock VA, Ruiz P, eds. *Kaplan & Sadock's Comprehensive Textbook of Psychiatry*. 9th ed. Vol. 2. Philadelphia: Lippincott Williams & Wilkins; 2009:3248.

Joffe RT, Sokolov ST, Levitt AJ. Lithium and triiodothyronine augmentation of antidepressants. *Can J Psychiatry*. 2006;51:791.

Johansson P, Almqvist EG, Johansson J-O, Mattsson N, Hansson O, Wallin A, Blennow K, Zetterberg H, Svensson J. Reduced cerebrospinal fluid level of thyroxine in patients with Alzheimer's disease. *Psychoneuroendocrinology*. 2013;38(7):1058–1066.

Koibuchi N. The role of thyroid hormone on functional organization in the cerebellum. *Cerebellum*. 2013;12(3):304–306.

Lojko D, Rybakowski JK. L-Thyroxine augmentation of serotonergic antidepressants in female patients with refractory depression. *J Affect Disord*. 2007;103(1–3):252.

Nierenberg AA, Fava M, Trivedi MH, Wisniewski SR, Thase ME. A comparison of lithium and T(3) augmentation following two failed medication treatments for depression: A STAR*D report. *Am J Psychiatry*. 2006;163:1519.

Posternak M, Novak S, Stern A, Hennessey J, Joffe A. A pilot effectiveness study: Placebo-controlled trial of adjunctive L-triiodothyronine (T_3) used to accelerate and potentiate the antidepressant response. *Int J Neuropsychopharmacol*. 2008;11(1):15.

Sylven SM, Elenis E, Michelakos T, Larsson A, Olovsson M, Poromaa IS, Skalkidou A. Thyroid function tests at delivery and risk for postpartum depressive symptoms. *Psychoneuroendocrinology*. 2013;38(7):1007–1013.

29.32 三環系ならびに四環系抗うつ薬

イミプラミン(トフラニール)が抗うつ効果をもつという1957年の観察が，新しいクラスの抗うつ化合物である三環系薬物(tricyclic antidepressant：TCA)の開発を導いた．イミプラミンがノルエピネフリンの再取り込みを阻害したという発見が，その後のうつ病におけるカテコールアミンの役割の研究へと導いた．イミプラミンの導入後，基本的な三環構造を共有し，比較的同等の効果をもつ他のいくつかの抗うつ化合物が開発された．その後，構造において多少類似しており，比較的同等の第2の特性をもつ他の複素環式(heterocyclic)化合物も発売された．かつて，アミトリプチリン(トリプタノール)とイミプラミンは，米国で最も多く処方される2つの抗うつ薬であったが，抗コリン性ならびに抗ヒスタミン性副作用のためにそれらの使用は減少し，ノルトリプチリン(ノリトレン)やデシプラミン(Norpramin)の人気が高まった．ノルトリプチリンは最も起立性低血圧を引き起こしにくく，またデシプラミンは最も抗コリン作用が少ない．抗うつ薬として導入されたが，これらの薬物の治療適応は，パニック症，全般不安症(GAD)，心的外傷後ストレス障害(PTSD)，強迫症(OCD)，疼痛症候群にまで及ぶ．神経伝達物質上のより多くの選択的作用，あるいは特異的な作用機序をもった，より新しい抗うつ薬の導入は，TCAと四環系薬物の処方を急激に減少させた．より新しい薬の改善された安全性プロフィール，特に過

表 29.32-1　三環系および四環系薬物の剤形

薬物名	錠剤	カプセル錠	注射薬 (mg/ml)	水剤
イミプラミン(トフラニール)	10, 25, 50 mg (10, 25 mg)	75, 100, 125, 150 mg	12.5	—
デシプラミン(Norpramin)	10, 25, 50, 75, 100, 150 mg	25, 50 mg		
トリミプラミン(スルモンチール)	— (10, 25 mg, 10%散剤)	25, 50, 100 mg		
アミトリプチリン(トリプタノール)	10, 25, 50, 75, 100, 150 mg (10, 25 mg)	—	10	
ノルトリプチリン(ノリトレン)	— (10, 25 mg)	10, 25, 50, 75 mg		10 mg/5 ml
プロトリプチリン(Vivactil)	5, 10 mg			
アモキサピン(アモキサン)	25, 50, 100, 150 mg (10%散剤)	— (10, 25, 50 mg)		
ドキセピン(Sinequan)	—	10, 25, 50, 75, 100, 150 mg		10 mg/ml
マプロチリン(ルジオミール)	25, 50, 75 mg (10, 25 mg)	—		
クロミプラミン(アナフラニール)	— (10, 25 mg)	25, 50, 75 mg	(25)	

訳注：( )内は本邦における剤形

剰服用された際のそれは，より古い薬の使用の減少に貢献した．しかし，TCA と四環系薬物は抗うつ効果の点では依然として卓越している．表 29.32-1 に TCA と四環系薬物，およびそれらの利用可能な製剤を示した．

薬理学的作用

ほとんどの TCA は経口投与で完全に吸収され，初回通過効果によりかなり代謝される．血中濃度は 2〜8 時間で最大となり，TCA の半減期は 10〜70 時間と幅がある．ノルトリプチリン，マプロチリン(ルジオミール)，特にプロトリプチリン(Vivactil)は長い半減期をもつ．これらすべての化合物の長い半減期により 1 日 1 回投与が可能になり，定常血中濃度に至るまで 5〜7 日を要する．パモ酸イミプラミン(Tofranil)は，デポ型の筋注薬物であるが，その適応は限られている．

TCA は CYP450 酵素群によって肝で代謝される．TCA の臨床に関係する薬物相互作用は，CYP2D6 に対する競合によるもので，キニジン，シメチジン(タガメット)，フルオキセチン(Prozac)，セルトラリン(ジェイゾロフト)，パロキセチン(パキシル)，フェノチアジン系，カルバマゼピン(テグレトール)，ⅠC 型抗不整脈薬のプロパフェノン(プロノン)とフレカイニド(タンボコール)との間に生じる．TCA とこれらの阻害薬物との併用により，代謝が遅延し TCA の血中濃度が上昇する．さらに，CYP2D6 活性の遺伝子変異が，TCA の血中濃度の最大で 40 倍の個体差をもたらす原因となる．肝の TCA 代謝率の変化を補正するために，TCA の投与量を調節する必要がある．

TCA は，ノルエピネフリンとセロトニンのトランスポーター部位を阻害し，それにより，これらの神経伝達物質のシナプスでの濃度を増加させる．各薬物はこれらのトランスポーターとの親和性に差異があり，TCA の中でクロミプラミン(アナフラニール)は最もセロトニン選択的であり，デシプラミンは最もノルエピネフリン選択的である．TCA の第 2 の効果は，ムスカリン性アセチルコリン受容体，ヒスタミン H_1 受容体，$\alpha_1 \cdot \alpha_2$ アドレナリン受容体拮抗薬であることである．他の受容体に対するこれらの効果の影響は，主として各薬物の副作用プロフィールを決定する．アモキサピン，ノルトリプチリン，デシプラミン，マプロチリンは抗コリン作用が最も弱く，ドキセピンは抗ヒスタミン作用が最も強い．それらは SSRI よりも便秘，鎮静作用，口渇，ふらつき感を引き起こしやすいが，TCA は SSRI よりも性機能障害，有意な長期的体重増加，睡眠障害を引き起こしにくい．ほとんどの TCA の半減期と血漿クリアランスは非常に類似している．

治療適応

以下の適応症は，臨床実践において広く TCA に取って代わっている SSRI の適応症でもある．しかし，TCA は，SSRI の有害作用に耐えられない患者にとって，合理的な選択肢となる．

うつ病

抑うつエピソードの治療とうつ病の予防は TCA の第 1 の適応である．TCA は双極Ⅰ型障害のうつ病相の治

療にも有効であるが，SSRIやブプロピオンが代表する新しい抗うつ薬よりも，躁病，軽躁病，躁うつの循環を引き起こしやすい．したがって，TCA は，双極Ⅰ・Ⅱ型障害に関連したうつ病相の治療には日常的に使用すべきではない．

メランコリー性の特徴，抑うつエピソードの既往，抑うつ障害の家族歴がある場合は，治療反応性が高い．使用できる TCA はすべて，抑うつ障害の治療に同等に有効である．しかし，個々人の場合には，1つの三環系または四環系薬物が有効でも別の1つは無効なことがある．精神病性の特徴をもつ抑うつエピソードの治療には，ほとんどの場合抗精神病薬と抗うつ薬の併用が必要である．

クロミプラミンは抗うつ薬として世界的に使用されているが，米国では OCD の治療のためだけに承認されている．

広場恐怖を伴うパニック症

イミプラミンは三環系薬物のなかで広場恐怖を伴うパニック症に対する効果について最も研究されているが，他の TCA も通常の抗うつ薬としての投与量で使用される場合には有効である．TCA は初期に不安を誘発することがあるため，少量で開始し，ゆっくりと増量すべきである．低用量のベンゾジアゼピンが，この副作用に対処するために初期に使用されることがある．

全般不安症

米国食品医薬品局（Food and Drug Administration：FDA）により，不安症の治療に関してドキセピンの使用が承認されている．イミプラミンの有効性を示す報告もある．今は稀にしか使用されなくなったが，不安症と抑うつ障害の混合した障害に Limbitrol というクロルジアゼポキシドとアミトリプチリンの合剤が利用できる．

強迫症

強迫症（obsessive-compulsive disorder：OCD）の患者は，SSRI と同様にクロミプラミンに特異的に反応することがわかっている．通常，多少の改善が 2～4 週間でみられるが，症状の軽減は開始後さらに 4～5 か月間続く．この疾患の治療にクロミプラミンと同程度有効な他のTCA はないことがわかっている．クロミプラミンは，著しい強迫観念の特徴をもつうつ病の患者に対して選択される薬物でもある．

疼　痛

TCA は慢性の神経障害性疼痛の治療や片頭痛の予防に広く用いられる．アミトリプチリンはこの役割で最もよく使用される TCA である．疼痛の治療では，投与量はうつ病で使用されるよりも一般に低い．例えば，75 mg のアミトリプチリンが有効である．これらの効果もより速く現れる．

その他の疾患

小児の遺尿症の治療にはしばしばイミプラミンが用いられる．消化性潰瘍は，強い抗ヒスタミン作働性効果をもつドキセピンで治療することができる．三環系，四環系薬物のその他の適応は，ナルコレプシー，悪夢障害，心的外傷後ストレス障害（posttraumatic stress disorder：PTSD）である．時には，小児や青年期の注意欠如・多動症（attention-deficit/hyperactivity disorder：ADHD），睡眠時遊行症，分離不安症，睡眠時驚愕症に対して用いられる．クロミプラミンは，早漏，運動障害，自閉性障害の小児の強迫行動の治療にも用いられる．しかし，TCA は数名の小児や青年期の急死を引き起こしたことが知られているので，小児に使用すべきではない．

注意点と有害反応

TCA には広範囲の問題となる副作用があり，過量摂取により致死的になりうる．

精神医学的作用

TCA は素因のある個人に躁病や軽躁病への転換を誘発する可能性がある．TCA はまた，素因のある患者で，精神病性障害を悪化させることもある．高い血中濃度（300 ng/mL 以上）では，TCA の抗コリン作用は錯乱またはせん妄を引き起こす場合がある．認知症の患者は，特にこのような進展をきたしやすい．

抗コリン作用

抗コリン作用は，しばしば忍容性のある1回の投薬量を低い範囲に制限する．一部の人では継続治療により抗コリン作用に耐性が生じる．抗コリン作用には，口渇，便秘，目のかすみ，せん妄，尿閉などがある．口渇は，無糖のガムやあめ，フッ化物のトローチ剤で緩和される．25～50 mg のベタネコール（ベサコリン）の 1 日 3～4 回投与で排尿障害は軽減される．勃起障害の場合は性交前 30 分の服用が有効である．狭隅角緑内障も抗コリン薬により悪化する可能性があり，緑内障発作は縮瞳薬による緊急治療を必要とする．狭隅角緑内障の患者では TCA は避けるべきであり，代わりに SSRI を使用すべきである．特に TCA をドパミン受容体拮抗薬（dopamine receptor antagonist：DRA）や抗コリン薬と併用した場合などに，重篤な抗コリン作用により錯乱やせん妄を伴う中枢神経系抗コリン症候群をきたす．抗コリン性のせん妄の診断と治療のために，フィゾスチグミン（Antilirium）の静注や筋注が行われる．

心臓に対する作用

通常の治療用量の TCA 投与により，心電図上，頻脈，T 波の平低化，QT 時間の延長，ST 低下をきたすことがある．イミプラミンは治療血中濃度でキニジン様作用を

もち，心室性期外収縮の回数を減少させる．この薬物は伝導時間を延長させるため，伝導障害の既往をもつ患者に対する使用は禁忌である．心疾患の既往のある患者では，TCAはSSRIや他のより新しい抗うつ薬の効果がみられない場合にのみ使用すべきであり，TCAは少量から開始して徐々に増量し，心機能を監視する．すべてのTCAは，頻脈を引き起こす可能性があり，特に若年者では何か月も持続し，服薬中断の最も一般的な理由の1つとなる．過量摂取時のような高い血中濃度は，不整脈の原因となる．

その他の自律神経系作用

起立性低血圧は，最も多い心血管系自律神経の有害作用であり，TCAを中断する最も多い理由である．この症状が患者の転倒や負傷の原因になることもある．ノルトリプチリンはこの問題を最も起こしにくい薬物である．もし患者が高血圧症の治療を受けていなければ，起立性低血圧は，カフェインの回避，1日当たりの少なくとも2Lの水分の摂取，食事への塩分の追加で治療される．降圧薬を使用している患者では，投薬量を減らすことで起立性低血圧のリスクが減少する．他の起こりうる自律神経系作用には，多汗，動悸，血圧上昇などがある．患者は0.02〜0.05 mgのフルドロコルチゾン（フロリネフ）の1日2回投与に反応することもあるが，フルドロコルチゾンのような潜在的に有害な電解質コルチコイドの追加よりも，SSRIへの変更が望ましい．TCAを使用している患者では手術中に高血圧が起こる可能性があるため，手術待機数日前から服薬を中止すべきである．

鎮　静

鎮静はTCAの共通の作用であり，不眠が問題とされている場合には歓迎される．TCAの鎮静作用は抗コリン作用と抗ヒスタミン作用活性によるものである．アミトリプチリン，トリミプラミン，ドキセピンは最も鎮静作用が強く，イミプラミン，アモキサピン，ノルトリプチリン，マプロチリンは比較的鎮静作用が弱く，デシプラミン，プロトリプチリンは最も鎮静作用が弱い．

神経学的作用

細かく速い振戦が生じることがある．ミオクローヌス様単収縮と舌と上肢の振戦はよくみられるものである．言語障害，異常知覚，腓骨神経麻痺，運動失調は稀な有害作用である．

アモキサピンは他のものと異なり，その代謝物の1つがもつドパミン系阻害活性により，パーキンソン症状，アカシジア，さらにジスキネジアを起こすことがある．また，アモキサピンは稀に悪性症候群を起こすことがある．マプロチリンは，急速に増量した場合や高用量でかなり長期間投与した場合に，けいれん発作を引き起こすことがある．クロミプラミンとアモキサピンは，他のTCAよりもけいれん閾値を低下させる．しかし，TCA全体としては，けいれん発作のリスクが高い患者（例えば，てんかん，脳病変をもつ患者）を除いて，けいれん発作を誘発するリスクは比較的低い．そのような患者においてもTCAを用いることは可能であるが，開始量は通常より低用量とし，その後もゆっくりと増量する必要がある．

アレルギー反応と血液学的反応

マプロチリンで治療されている患者の4〜5％に皮疹がみられる．黄疸は稀である．TCAによる無顆粒球症，白血球増加症，白血球減少症，好酸球増多症は稀な合併症である．しかし，TCAによる治療を開始して数か月以内に咽頭痛や発熱が起きた場合には，ただちに全血球数算定を行う必要がある．

肝臓に対する作用

血清アミノ基転移酵素値の緩やかで限定的な増加が起こることがあり，監視されるべきである．さらに，TCAは0.1〜1％の患者に急性劇症肝炎をきたす可能性がある．これは致死的でありうるため，抗うつ薬を中止すべきである．

その他の有害作用

体重増加がよくみられる．アモキサピンはDRA作用を示し，高プロラクチン血症，インポテンス，乳汁漏出，無オルガズム症，射精障害を生じる．他のTCAも，女性化乳房，無月経に関連する．TCAによる抗利尿ホルモン分泌異常症も報告されている．他に悪心，嘔吐，肝炎がみられることもある．

胎児催奇形性および妊娠に関連するリスク　三環系化合物および四環系化合物と催奇形作用との決定的な関連は確立されていないが，形態発生についての単独の報告は示されている．TCAは胎盤を通過し，新生児の退薬症状をきたす可能性ある．この症候群には，頻呼吸，チアノーゼ，被刺激性，吸啜反射の低下が含まれる．できれば，三環系・四環系の薬物治療は出産の1週間前に中止すべきである．最近，胎盤の中でノルエピネフリンとセロトニンのおのおのの輸送体が確認されており，胎児のこれらのアミンのクリアランスに重要な役割を果たしているとみられている．妊娠中のこれらのトランスポーターに対する再取り込み阻害薬の効果について知られていることは限られているが，ある研究は妊娠中にTCAに曝露した80人の子どもの知能および言語発達を他の非催奇形の薬物に曝露した84人の子どもと比較し，TCAの有害な影響を認めなかった．TCAは血漿と同様の濃度で母乳中に排泄される．しかし，実際に移行する量は少なく，したがって，乳児の薬物濃度は通常検出できないか，非常に低い．頻発するうつ病の患者では再発のリスクは重大な懸念であり，これらのリスクは妊娠中あるいは分娩後の時期に高くなるため，治療を継続または中止することによるリスクと利点について患者と話し

注　意

　TCAは新生児に，頻呼吸，チアノーゼ，刺激性，吸啜反射の低下などの退薬症状をきたす可能性がある．TCAは母乳に移行するが，乳児の血中濃度は通常検出できない程度である．肝臓や腎臓疾患をもつ患者には慎重に用いなければならない．TCAは，主としてその心臓に対する重大な有害作用のリスクのため，電気けいれん療法の期間は投与すべきではない．

薬物相互作用

モノアミンオキシダーゼ阻害薬

　TCAはモノアミンオキシダーゼ阻害薬（monoamine oxidase inhibitor：MAOI）の投与後14日以内に使用すべきではない．

降圧薬

　TCAは，降圧薬の治療効果を阻害する．例えば，プロプラノロール（インデラル）やクロニジン（カタプレス）などのβアドレナリン受容体拮抗薬の降圧作用は，TCAにより阻害される．TCAとαメチルドパ（アルドメット）の併用は激越行動を引き起こすことがある．

抗不整脈薬

　TCAの抗不整脈特性はキニジンの作用に付加され，この効果はキニジンのTCAの代謝阻害によりさらに悪化する．

ドパミン受容体拮抗薬

　TCAとDRAの同時投与は，相方の薬物の血中濃度を上昇させる．デシプラミンの血中濃度は，ペルフェナジン（ピーゼットシー）の同時投与により2倍に増加する．DRAは，さらにTCAの抗コリン作用と鎮静作用を増強する．セロトニン-ドパミン拮抗薬（serotonin-dop-amine antagonist：SDA）との併用でもそれらの作用を増加させる．

中枢神経系抑制薬

　オピオイド，アルコール，抗不安薬，睡眠薬，市販の感冒薬は，併用によりTCAの中枢神経系抑制作用を増強する．患者には，TCAを服用した場合に運転や危険な機器の使用を避けるように助言すべきである．

交感神経刺激薬

　三環系薬物を交感神経刺激薬と併用すると，重大な心血管系作用をもたらす可能性がある．

経口避妊薬

　避妊用ピルは，肝酵素の誘導によりTCAの血中濃度を低下させる可能性がある．

その他の相互作用

　ニコチンはTCAの血中濃度を低下させる．アスコルビン酸，塩化アンモニウム，バルビツール系薬物，喫煙，カルバマゼピン，抱水クロラール，リチウム（リーマス），プリミドン（マイソリン）も血中濃度を低下させる．TCAの血中濃度は，アセタゾラミド（ダイアモックス），重炭酸ナトリウム，アセチルサリチル酸，シメチジン，サイアザイド系利尿薬，フルオキセチン，パロキセチン，フルボキサミン（ルボックス）との併用により上昇する．TCAの血中濃度は，フルオキセチン，フルボキサミン，パロキセチンとの併用により3〜4倍上昇する可能性がある．

検査値への影響

　三環系化合物は低濃度で存在し，他の検査分析に影響しないと考えられる．構造的類似性とある種の神経弛緩薬の血中濃度が低いため，従来の神経弛緩薬の血中濃度の決定に影響する可能性がある．

投与量と臨床指針

　TCAの投与を予定している患者には，一般理学所見および臨床検査を施行すべきである．臨床検査は全血球算定，白血球数および分画，肝機能検査，血清電解質を含む．心電図はすべての患者，特に40歳以上の女性と30歳以上の男性には必要である．QTcが450ミリ秒以上の者には，TCAは禁忌である．少量から開始し，徐々に増量する．TCAに代わる効果的な薬物が利用できるため，TCAにより有害な相互作用を起こしうる疾患がある場合には，新しい薬物を用いるべきである．

　高齢者と小児は，若年成人よりもTCAの有害作用により敏感である．小児では，TCA投与中は心電図の定期的な監視が必要である．

　使用できるTCA製剤を表29.32-1に示した．TCAの投与量と治療有効血中濃度は各薬物によって異なっている（表29.32-2）．プロトリプチリンを例外として，TCAはすべて1日当たり25 mgから開始すべきで，許容される範囲まで増量する．初期には分割投与を行うことにより，有害作用を軽減することができるが，アミトリプチリンなどの鎮静効果をもつ薬物を用いる場合には，睡眠に入りやすくするために，ほぼ全量を夜間に投与すべきである．したがって，1日量の全量を眠前に投与することが可能である．よくみられる臨床上の過ちは，最大の治療投与量以下の使用で臨床症状の改善がみられない場合に，患者に薬物への忍容性があるのに増量を止めてしまうことである．臨床医は，投与量を増やしているときは，常に脈拍数，起立性の血圧の変化を評価しなければならない．

表 29.32-2 三環系および四環系薬物の臨床情報

一般名	商品名*	成人の通常投与量 (mg/日)	有効治療血中濃度** (ng/ml)
イミプラミン	トフラニール	150～300	150～300**
デシプラミン	Norpramin, Pertofrane	150～300	150～300**
トリミプラミン	スルモンチール	150～300	?
アミトリプチリン	トリプタノール	150～300	100～250†
ノルトリプチリン	ノリトレン	50～150	50～150**（最大）
プロトリプチリン	Vivacil	15～60	75～250
アモキサピン	アモキサン	150～400	?
ドキセピン	Adapin, Sinequan	150～300	100～250**
マプロチリン	ルジオミール	150～230	150～300**
クロミプラミン	アナフラニール	130～250	?

*アルファベット表記の薬物は本邦では認可されていない．
**正確な範囲は検査室間でばらつきがある．
†元の物質と脱メチル代謝物を含む．

ノルトリプチリンは1日25 mgから開始する．ほとんどの患者は，100 mg/nLの血中濃度に達するのに1日75 mgしか必要としない．しかし，必要な場合，投薬は1日当たり150 mgまで増量できる．アモキサピンは1日150 mgから開始し，1日400 mgまで増量できる．プロトリプチリンは1日15 mgから開始し，1日60 mgまで増量できる．マプロチリンを急速に増量したり，かなり高用量で継続した場合に，けいれん発作の出現頻度が増加する．マプロチリンは1日25 mgから開始し，4週間以上かければ1日225 mgまでの増量は可能である．その用量での投与は6週間までで，その後は1日175～200 mgまで減量する．

慢性疼痛患者は，特にTCAの投与開始時の有害作用に敏感である．したがって，治療は低用量で開始し，少量ずつ増量する．しかし，慢性疼痛患者は，1日10～75 mgのアミトリプチリンやノルトリプチリンなどによる低用量での長期間治療により，症状が改善しうる．

小児では，TCAが最後の手段という場合を除いて，TCAの投与は避けるべきである．小児の臨床指針では，イミプラミンの開始量は1日1.5 mg/kgである．投与量は1日5 mg/kgまで増量できる．遺尿症では，通常1日50～100 mgを眠前に投与する．クロミプラミンは1日50 mgから開始し，1日3 mg/kgまたは1日200 mgまで増量できる．

TCAの治療を中止する場合，まず初めの1か月間で，最大投与量の3/4に減量するのが適当である．その時点で，全く症状がなければ，薬物を4～7日ごとに25 mgずつ（プロトリプチリンは5 mgずつ）減量することができる．このような緩徐な減量方法は，悪心，胃の不調，発汗，頭痛，頸部痛，嘔吐などのコリン性の反跳症状を予防する．そのような症状の出現は，少量の薬物を再投与し，さらにゆっくりと減量することにより改善する．TCAの突然の中止により，反跳性の躁，軽躁が出現したという症例報告もみられる．

血中濃度と治療薬物の監視

臨床的な血中濃度の測定は，投与量の変更の5～7日後，最終投与の8～12時間後に行う．吸収や代謝には個人差があるため，同量のTCAを投与していても血中濃度には30～50倍の開きがみられる．ノルトリプチリンは独特の治療域をもつ．すなわち，血漿濃度が50 ng/ml以下か，150 ng/ml以上ではその効果が減少する．

血中濃度は服薬順守の確認，薬物治療の失敗理由の評価，将来の治療に対する有効な血中濃度の根拠を示すのに役立つ．臨床医は常に患者を治療するのであって，血中濃度を治療するのではない．検査上は血中濃度が治療域より低値であっても，十分な治療効果を示す患者もいるが，治療域を越えた血中濃度でのみ，有害作用を経験することなく治療効果を示す患者もいる．しかし後者では，臨床医は，例えば連続的な心電図記録などで，患者の状態を監視する注意を怠らないことが必要である．

過剰摂取

TCAの過剰摂取は重篤で，しばしば致命的となる．これらの薬物については医師の指示のない再調剤は行うべきではなく，自殺企図のリスクがある患者に対しては1週間以上の処方をすべきではない．アモキサピンは他のTCAに比べて，過剰摂取により死に至る可能性が高い．新しい抗うつ薬は，過剰摂取に対して比較的安全である．

過剰摂取の症状としては，焦燥，せん妄，けいれん，深部腱反射亢進，腸管や膀胱の麻痺，血圧と体温の調節障害，散瞳などがある．その後，患者は昏睡に陥り，呼吸抑制をきたすことになる．不整脈は治療に反応しない場合がある．TCAの半減期は長いため，過剰摂取後の3～4日間は不整脈のリスクがあるため，患者を集中治療室でモニターする必要がある．

参考文献

Anderson I. Selective serotonin reuptake inhibitors versus tricyclics antidepressant: A meta-analysis of efficacy and tolerability. *J Affect Disord*. 2000;58:19.

Anton RF, Burch EA. Amoxapine versus amitriptyline combined with perphenazine in the treatment of psychotic depression. *Am J Psychiatry*. 1990;147:1203.

Bech P, Allerup P, Larsen E, Csillag C, Licht R. Escitalopram versus nortriptyline: How to let the clinical GENDEP data tell us what they contained. *Acta Psychiatr Scand*. 2013;127(4):328–329.

Charney DS, Delgado PL, Price LH, Heninger GR. The receptor sensitivity hypothesis of antidepressant action: A review of antidepressant effects on serotonin function. In: Brown SL, van Praag HM, eds. *The Role of Serotonin in Psychiatric Disorders*. New York: Brunner/Mazel; 1991:29.

Choung RS, Cremonini F, Thapa P, Zinsmeister AR, Talley NJ. The effect of short-term, low-dose tricyclic and tetracyclic antidepressant treatment on satiation, postnutrient load gastrointestinal symptoms and gastric emptying: A double-blind, randomized, placebo-controlled trial. *Neurogastroenterology Motility*. 2008;20:220.

Danish University Antidepressant Group. Paroxetine: A selective serotonin reuptake inhibitor showing better tolerance, but weaker antidepressant effect than

clomipramine in a controlled multicenter study. *J Affect Dis.* 1990;18:289.
Duman RS, Heninger GR, Nestler EJ. A molecular and cellular theory of depression. *Arch Gen Psychiatry.* 1997;54:597.
Elkin I, Shea T, Watkins JT. NIMH treatment of depression collaborative research program: General effectiveness of treatments. *Arch Gen Psychiatry.* 1989;46:971.
Frank E, Kupfer DJ, Perel JM. Three-year outcomes for maintenance therapies in recurrent depression. *Arch Gen Psychiatry.* 1990;47:1093.
Lai MW, Klein-Schwartz W, Rodgers GC, Abrams JY, Haber DA. 2005 Annual report of the American Association of Poison Control Centers' national poisoning and exposure database. *Clin Toxicol.* 2006;44:803.
Lapierre YD. A review of trimipramine: 30 years of clinical use. *Drugs.* 1989;38:17.
Liebowitz MR, Quitkin FM, Stewart JW. Antidepressant specificity in atypical depression. *Arch Gen Psychiatry.* 1988;45:129.
Nelson JC. Tricyclics and tetracyclics. In: Sadock BJ, Sadock VA, Ruiz P, eds. *Kaplan & Sadock's Comprehensive Textbook of Psychiatry.* 9th edition. Vol. 2. Philadelphia: Lippincott Williams & Wilkins: 2009:3259.
Nelson JC, Mazure C, Jatlow PI. Antidepressant activity of 2-hydroxy-desipramine. *Clin Pharmacol Ther.* 1988;44:283.
O'Malley PG, Jackson JL, Santoro J, Tomkins G, Balden E. Antidepressant therapy for unexplained symptoms and symptom syndromes. *J Fam Pract.* 1999;48:980.
Roose S, Laghrissi-Thode F, Kennedy JS, Nelson JC, Bigger JT. A comparison of paroxetine and nortriptyline in depressed patients with ischemic heart disease. *JAMA.* 1998;279:287.
Shenouda R, Desan PH. Abuse of tricyclic antidepressant drugs: A case series. *J Clin Psychopharmcol.* 2013;33(3):440–442.
Tremblay P, Blier P. Catecholaminergic strategies for the treatment of major depression. *Curr Drug Targets.* 2006;7:149.
Yoshimura M, Furue H. Mechanisms for the anti-nociceptive actions of the descending noradrenergic and serotonergic systems in the spinal cord. *J Pharmacol Sci.* 2006;101:107.

29.33　バルプロ酸塩

バルプロ酸塩（デパケン）またはバルプロ酸は，双極Ⅰ型障害に伴う躁病相の治療薬として承認されており，精神科において最も広く処方されている気分安定薬の1つである．この薬物は速やかに効果を発揮し，忍容性が高い．多くの研究が，この薬物が長期間にわたり再発する躁病相の頻度と重さを減少させることを示している．

化学構造

バルプロ酸は単分枝鎖カルボン酸である．胃において速やかに酸の形に変換されるため，バルプロ酸と呼ばれている．さまざまな剤形のバルプロ酸が販売されている．これらには，バルプロ酸，錠剤とふりかけ用の剤形（開封し食物の上にかけることができる）のあるバルプロ酸とバルプロ酸ナトリウムを1:1で混合し腸溶性のコーティングをした遅延放出型のジバルプレックスナトリウム（Depakote），バルプロ酸ナトリウム注射が含まれる．延長放出型製剤もある．生理的pHでは，バルプロ酸はバルプロ酸イオンに分離しているため，これらは治療的に等価である．

薬理学的作用

剤形にかかわらず，バルプロ酸塩は経口摂取後1～2時間で速やかにそして完全に吸収され，経口摂取後4～5時間で最高濃度に達する．バルプロ酸塩の血漿半減期は10～16時間である．バルプロ酸塩は高度に蛋白と結合している．蛋白結合は高用量で飽和状態になり，血中濃度が50～100 μg/ml以上で，治療効果をもつ遊離バルプロ酸塩の濃度が増加する．蛋白非結合のバルプロ酸塩が薬理学的に活性をもつと考えられており，血液脳関門を通過することができる．延長放出型製剤の最高濃度はより低く，最低濃度はより高く，1日1回投与が可能である．バルプロ酸塩は，主に肝臓のグルクロン酸抱合とミトコンドリアのβ酸化によって代謝される．

バルプロ酸塩の治療効果の生化学的基礎は，まだあまりよくわかっていない．仮定されている作用機序には，GABA活性の増強，電位感受性のナトリウムチャンネルの調節，視床下部外の神経ペプチドに対する作用が含まれる．

治療適応

バルプロ酸塩は，複雑部分発作の単独療法と補助療法，単純および複雑欠神発作の単独療法と補助療法，欠神発作を含む多様な発作をもつ患者の補助療法として現在承認されている．ジバルプレックス（バルプロ酸製剤）は，片頭痛予防の適応が追加された．

双極Ⅰ型障害

急性躁病　急性躁病患者の約3分の2が，バルプロ酸塩に反応する．通常，躁病患者の大多数は，バルプロ酸塩の血中濃度が50 μg/mlを超えてから1～4日後に反応する．抗躁反応は，通常50 μg/mLより高い50～150 μg/mLの範囲で得られる．漸増法を用いると，投与開始から1週間以内にこの血中濃度に達するが，急速経口負荷法を用いると，1日で治療血中濃度に到達し，5日以内に躁症状を抑制することができる．バルプロ酸塩の短期の抗躁効果は，リチウム，カルバマゼピン（テグレトール），セロトニン-ドパミン拮抗薬，ドパミン受容体拮抗薬の付加により増強される．多数の研究は，被刺激性の強いサブタイプの患者がリチウムやプラセボよりもジバルプレックスに際立ってよく反応することを示している．認知，皮膚科的，甲状腺，腎臓の有害作用における特性がより好ましいため，小児と高齢者の急性躁病の治療にはリチウムよりもバルプロ酸が選ばれる．

急性双極性うつ病　バルプロ酸塩は，双極Ⅰ型障害のうつ病相の短期治療に多少の効果をもつが，躁病相の治療ほどの効果はない．抑うつ症状のなかで，バルプロ酸塩は不快気分よりも興奮の治療により効果がある．臨床では，バルプロ酸塩は躁病や急速交代型の進展を防ぐために，抗うつ薬への付加治療として最も多く用いられる．

予　防　バルプロ酸は双極Ⅰ型障害の予防に効果があり，躁病相をより少なく，より軽く，より短くする．直接の比較では，バルプロ酸は，少なくともリチウムと同等の効果をもち，耐容性はリチウムよりも高い．リチウムに比べてバルプロ酸は，急速交代型と超急速交代型の

双極性障害，不快気分の強いまたは混合性の躁病，一般身体疾患による躁病の患者，薬物乱用やパニック発作が併存する患者，リチウムによる治療によって完全で順調な反応が得られない患者に特に効果的である．

統合失調症と統合失調感情障害

バルプロ酸塩は，統合失調症と統合失調感情障害の患者の抗精神病薬治療への反応を促進する．バルプロ酸塩単独では，一般に双極I型障害に比べて統合失調感情障害に対する効果は弱い．バルプロ酸塩単独では精神病症状の治療に効果がなく，通常これらの症状をもつ患者では他の薬物と組み合わせて使用される．

その他の精神疾患

バルプロ酸塩は，さまざまな精神疾患において効果の可能性が研究されてきた．これらにはアルコール離脱と再発予防，パニック症，心的外傷後ストレス障害，衝動制御障害，境界性パーソナリティ障害，興奮行動と認知症が含まれる．これらの場合に使用を支持する証拠は弱く，観察される治療効果は合併する双極性障害の治療と関係していると考えられる．

注意点と有害反応

バルプロ酸塩による治療は一般に耐容性が高く安全であるが，かなり多数のブラックボックス警告（訳注：医薬品添付文書で最も注意を喚起するレベルの副作用情報）と他の警告がある（表29.33-1）．バルプロ酸治療による2つの最も重症の有害作用は膵と肝への影響である．致死性の肝毒性となる可能性をもつ危険因子には，低年齢（3歳以下），フェノバルビタールの併用，神経学的疾患，特に先天性代謝異常の存在がある．バルプロ酸のみの治療で致死的な肝毒性が生じる割合は，患者10万人に対し0.85人である．10歳以上の患者では，この致死的肝毒性による死は報告されていない．したがって，成人の精神疾患の患者におけるこの有害作用のリスクは低い．しかし，バルプロ酸で治療している患者に，傾眠，倦怠感，食欲不振，悪心，嘔吐，浮腫，腹痛などの症状が生じた場合には，医師は重症の肝毒性の可能性を考慮しなければならない．しかし，肝機能検査における軽度の上昇は，重症の肝毒性の進行とは関連しない．稀なものとして膵炎が報告されている．これは，治療開始後6か月以内に起こりやすく，場合によっては死に至る．膵機能は，血中アミラーゼ測定により評価，追跡することができる．その他の治療による潜在的に重大な作用には高アンモニア血症による脳症と血小板減少症が含まれる．血小板減少症と血小板機能異常症が高用量時に最もよくみられ，出血時間の延長をきたす．

妊娠中のバルプロ酸塩の使用については，多くの懸念がある．したがって，バルプロ酸塩の治療を必要とする女性が妊娠を希望する場合には，医師に伝えるべきであ

表 29.33-1 バルプロ酸に対するブラックボックス警告およびその他の警告

より重篤な副作用	対処にあたり考慮すべきこと
肝毒性	稀れ，特異体質によるもの
	推定リスク1：11万8000（成人）
	最大リスクのある人（多剤併用，2歳以下，精神遅滞）では1：800
膵炎	稀，肝毒性と同様のパターン
	臨床治験データにおける頻度は2416人に2人（0.0008％）
	販売後の監視でも頻度は増えていない
	再度使用すると再発
	非症候性アミラーゼ値では予測できない
高アンモニア血症	稀，カルバマゼピン（テグレトール）との併用でやや多い．
	粗大振戦を伴い，Lカルニチン投与に反応
尿素回路障害の発症	バルプロ酸と蛋白質摂取を中止
	基底にある尿素回路障害の検査
	尿素回路障害のある患者にはジバルプレックスは禁忌である．
催奇形性	神経管欠損：バルプロ酸服用者の1〜4％
	妊娠可能女性全員に対する妊娠前教育と葉酸-ビタミンB複合の補給
高齢者における傾眠	通常よりゆっくりと用量を設定していく
	水分と栄養摂取を常に監視する
血小板減少症	臨床症状が認められるなら減量（例えば，あざ，歯肉出血）
	血小板減少症はバルプロ酸血中濃度110μg/ml以上（女性），135μg/ml以上（男性）で起こりやすくなる

る．妊娠第1三半期にバルプロ酸を使用した場合，心臓および他の臓器系に影響する奇形の増加だけでなく，3〜5％の神経管欠損のリスクがある．また，多数の報告が子宮内でのバルプロ酸塩への曝露が，妊娠中にバルプロ酸塩を使用した母親から生まれた子どもにおける認知発達に有害な影響を与える可能性を示している．すなわち，他の抗てんかん薬に曝露された子どもと比べて6歳時のIQが低い．胎児のバルプロ酸塩への曝露は，6歳時の一連の検査値で示される認知能力の低下と用量依存的な関連をもつ．バルプロ酸塩への曝露は，さらに自閉スペクトラム症のリスクを増加させる．

バルプロ酸塩は催奇形性にも関係している．最も顕著なのは神経管欠損（例えば，二分脊椎）である．そのリスクは妊娠第1三半期にバルプロ酸塩を使用したすべての女性のおよそ1〜4％である．バルプロ酸塩による神経管欠損のリスクは，毎日葉酸を補給（1日1〜4mg）することにより減らすことができる．この薬物を使用してい

表 29.33-2 バルプロ酸の有害作用

よくみられるもの
- 胃腸炎
- 悪心
- 鎮静
- 振戦
- 体重増加
- 脱毛

少ないもの
- 嘔吐
- 下痢
- 運動失調
- 構音障害
- 肝トランスアミナーゼの持続性の上昇

稀なもの
- 致死性の肝毒性（主に小児の患者）
- 可逆性の血小板減少
- 血小板機能不全
- 凝固系の障害
- 浮腫
- 出血性膵炎
- 無顆粒球症
- 脳症と昏睡
- 呼吸筋力低下と呼吸不全

妊娠の可能性のある女性すべてに，葉酸栄養補助食品を与えるべきである．バルプロ酸塩を服用中の母親から授乳を受けている乳児では，母親の1～10％の血中バルプロ酸濃度を示すが，このことによる乳児へのリスクを示すデータはない．バルプロ酸塩は授乳中の母親に禁忌ではない．臨床医は肝疾患をもつ患者にこの薬物を投与すべきではない．バルプロ酸塩は，特に青年期や若い女性には問題になる可能性がある．バルプロ酸塩を服用中の女性で，多嚢胞性卵巣が報告されている．この症候群の十分な診断基準が満たされない場合でも，多くは生理不順，脱毛および多毛が認められる．これらの結果は，インスリン抵抗性と高インスリン血症による代謝症候群に起因すると考えられている．

バルプロ酸塩によくみられる有害作用は，悪心，嘔吐，消化不良，下痢などの消化器症状である（表29.33-2）．一般に消化器症状は，治療開始後の1か月間に，特に急速に増量した場合に最も出現しやすい．緩衝剤で処理されていないバルプロ酸（デパケン）は，腸溶性に加工された「ふりかけ」(sprinkle)や遅延放出型のジバルプレックスナトリウム製剤よりも，消化器症状を起こしやすいようである．その他に多い有害作用は，神経系に対するものであり，鎮静，運動失調，構音障害，振戦などである．バルプロ酸塩による振戦は，βアドレナリン受容体拮抗薬やガバペンチンによる治療によく反応する．他の神経学的有害作用の治療は，通常バルプロ酸塩の減量を必要とする．

体重増加はよくみられる有害作用で，特に長期間の治療で多く，厳密なカロリー摂取制限による治療が最善である．脱毛は，治療を受けた全患者の5～10％に生じ，稀な症例とし，体毛の完全な喪失も報告されている．バルプロ酸による脱毛の治療として，亜鉛とセレンを含むビタミンの補充を勧める臨床医もいる．5～40％の患者で，肝臓のトランスアミナーゼの正常上限の3倍までの臨床的には重要ではない持続性の上昇がみられることがあるが，通常無症状で薬物の中止により改善する．高用量のバルプロ酸（1日1000 mg以上）は，稀に抗利尿ホルモン分泌異常症候群の要素による可能性が高い軽度から中等度の低ナトリウム血症を引き起こすことがあるが，減薬により改善する．バルプロ酸の過剰摂取は昏睡と死を招く可能性がある．

薬物相互作用

バルプロ酸は，通常他の向精神薬との治療の一部として処方される．リチウムとの唯一の一貫した薬物相互作用として，両者の血中濃度が治療域に維持されている場合に薬物性振戦の悪化があるが，通常はβアドレナリン受容体拮抗薬によって治療される．バルプロ酸塩とドパミン受容体拮抗薬の併用は，中枢神経系抑制薬（例えば，アルコール）とバルプロ酸塩を併用したときと同様に，鎮静作用を増強することがある．また，錐体外路症状を増悪させることがあるが，これは通常，抗パーキンソン病薬の治療に反応する．バルプロ酸塩は，一般にカルバマゼピンやセロトニン-ドパミン拮抗薬と安全に組み合わせることができる．最も心配されるバルプロ酸塩と向精神薬との相互作用は，おそらくラモトリギンの場合である．双極性障害の治療薬としてラモトリギンが承認されて以来，患者が両方の薬物で治療される可能性は増加した．バルプロ酸塩はラモトリギン濃度を2倍以上にし，重篤な発疹（スティーブンス-ジョンソン症候群と中毒性表皮壊死症）のリスクを増加させる．

カルバマゼピン，ジアゼパム（セルシン），アミトリプチリン（トリプタノール），ノルトリプチリン（ノリトレン），フェノバルビタール（フェノバール）の血中濃度は，バルプロ酸塩の併用により上昇する．フェニトイン（アレビアチン）とデシプラミン（Norpramine）の血中濃度は，バルプロ酸塩の併用により減少する．バルプロ酸塩の血中濃度は，カルバマゼピンの併用時には減少し，グアンファシン（Tenex），アミトリプチリン，フルオキセチン（Prozac）の併用時には増加する．バルプロ酸塩は，カルバマゼピン，ジアゼパム，アスピリンにより，血漿蛋白から遊離する．また，アスピリンやワルファリン（ワーファリン）などの抗凝固薬で治療を受けている患者では，バルプロ酸投与が開始された場合に，抗凝固作用の望ましくない増強の進行を評価するための監視が必要である．バルプロ酸と他の薬物との相互作用を，表29.33-3に示した．

表 29.33-3　バルプロ酸と他の薬物の相互作用

薬物	報告されているバルプロ酸との相互作用
リチウム	振戦の増加
抗精神病薬	鎮静の増強；錐体外路症状の増加；せん妄と昏迷（1報告）
クロザピン	鎮静の増強；錯乱（1報告）
カルバマゼピン	急性精神病（1報告）；運動失調，吐き気，嗜眠（1報告）；バルプロ酸の血中濃度を低下させる
抗うつ薬	アミトリプチリンとフルオキセチンはバルプロ酸の血中濃度を上昇させる
ジアゼパム	バルプロ酸により血中濃度が上昇する
クロナゼパム	欠神発作重積（稀，てんかんの既往のある患者でのみ報告されている）
フェニトイン	バルプロ酸により血中濃度が低下する
フェノバルビタール	バルプロ酸により血中濃度が上昇し，鎮静が増強する
他の中枢神経系抑制薬	鎮静の増強
抗凝固薬	効果増強の可能性

表 29.33-4　バルプロ酸投与中に推奨される臨床検査

投与開始前
　肝機能検査に重点を置いた標準的生化学検査
　白血球数および血小板数を含む全血球算定

投与中
　1か月後に肝機能検査，その後，特に異常がなければ6～24か月ごとに検査
　1か月後に血小板数を含む全血球算定，正常であれば6～24か月ごとに検査

肝機能検査値が異常を示したなら
　トランスアミナーゼの軽度上昇（正常値の3倍以下）：1～2週ごとに再検査し，安定していて患者がバルプロ酸の治療効果を示している場合は，1～3か月ごとの再検査とする
　トランスアミナーゼの顕著な上昇（正常値の3倍以上）：バルプロ酸の減量または中止．トランスアミナーゼ値が正常化し，患者がバルプロ酸によって治療効果が得られている場合は，再び増量または投与再開

表 29.33-5　米国におけるバルプロ酸の剤形

一般名	商品名，剤形（米）	最高血中濃度に達する時間
バルプロ酸ナトリウム注射	Depacon，注射液（100 mg/ml）	1時間
バルプロ酸	Depakene，シロップ（250 mg/5 ml）	1～2時間
	Depakene，カプセル（250 mg）	1～2時間
ジバルプレックス・ナトリウム	Depakote，徐放錠（125，250，500 mg）	3～8時間
ジバルプレックス・ナトリウム（コーティング顆粒カプセル）	Depakote，顆粒カプセル（125 mg）	ジバルプレックス錠に比べ，顆粒剤は効果の発現は早く，吸収はゆっくりで，最高血中濃度はやや低い

訳注：本邦では，バルプロ酸ナトリウム100 mg，200 mg錠，100 mg，200 mg徐放錠，20％，40％細粒，40％徐放顆粒，5％シロップがある．

検査値への影響

　バルプロ酸塩は，血清中の遊離脂肪酸の検査値上昇を生じる．バルプロ酸塩の代謝物は，尿中ケトン値の偽性上昇と甲状腺機能検査の偽性異常を生じさせる．

投与量と臨床指針

　バルプロ酸塩治療を開始する際には，基本となる肝臓の一連の検査，全血球算定と血小板数の検査，妊娠検査を指示する必要がある．膵臓の基礎疾患や凝固障害の存在が疑われる場合には，追加検査としてアミラーゼと凝固機能検査を行う．開始時の臨床検査に加えて，肝臓のトランスアミナーゼ値を，治療開始後1か月後とその後の6～24か月ごとに検査する．しかし，頻繁な監視でも重大な臓器毒性が予測できない可能性があるので，各患者に対する検査の指示を検討する際に何らかの異常ないかを迅速に評価するために，不足したものを強化するのが賢明である．正常上限の3倍までのトランスアミナーゼ値の無症状の上昇はよく認められ，投薬量の変更は必要ない．**表 29.33-4** に，バルプロ酸塩治療のために勧められる臨床検査を示した．

　バルプロ酸塩にはさまざまな剤形がある（**表 29.33-5**）．急性躁病の治療には，1日当たり20～30 mg/kgを経口投与で開始する戦略で，症状の抑制を加速することができる．この方法は通常耐容性がよいが，高齢者では過度の鎮静や振戦を引き起こす可能性がある．興奮に伴う行動は，バルプロ酸塩の静脈内投与により急速に安定させることができる．急性躁病ではない場合には，悪心，嘔吐，鎮静などの一般的な有害作用を最小限にするために，薬物治療は徐々に開始するとよい．投与開始日は食後に250 mgを1回投与する．3～6日後には，投与量を250 mg，1日3回に増量することができる．血中濃度は，その日の薬物投与開始前の朝に評価する．けいれん抑制に対する有効血中濃度は50～150 μg/mlであるが，通常

200 μg/ml まで耐容性がよい．精神疾患の治療に対しても同じ範囲を用いるのが適切である．対照研究の多くは 50〜125 μg/ml を用いている．ほとんどの患者で，1日 1200〜1500 mg の分割投与により有効血中濃度が得られる．患者の症状が十分に抑制された後には，1日量全量を眠前1回で投与することができる．

参考文献

Atmaca M, Ozdemir H, Cetinkaya S, Parmaksiz S, Poyraz AK. Cingulate gyrus volumetry in drug free bipolar patients and patients treated with valproate or valproate and quetiapine. *J Psychiatr Res.* 2007;41:821.

Atmaca M, Yildirim H, Ozdemir H, Ogur E, Tezcan E. Hippocampal 1H MRS in patients with bipolar disorder taking valproate versus valproate plus quetiapine. *Psychol Med.* 2007;37:121.

Bialer M. Extended-release formulations for the treatment of epilepsy. *CNS Drugs.* 2007;21:765.

Bowden CL, Swann AC, Calabrese JR, Rubenfaer LM, Wozniak PJ. Depakote ER Mania Study Group. A randomized, placebo-controlled, multicenter study of divalproex sodium extended release in the treatment of acute mania. *J Clin Psychiatry.* 2006;67:1501.

Chen PS, Wang CC, Bortner CD, Peng GS, Wu X, Pang H. Valproic acid and other histone deacetylase inhibitors induce microglial apoptosis and attenuate lipopolysaccharide-induced dopaminergic neurotoxicity. *Neuroscience.* 2007; 149:203.

Chustecka Z. Hydralazine and valproate appear to overcome resistance to chemotherapy. *Ann Oncol.* 2007;18:1529.

Du J, Suzuki K, Wei Y, Wang Y, Blumenthal R. The anticonvulsants lamotrigine, riluzole, and valproate differentially regulate AMPA receptor membrane localization: Relationship to clinical effects in mood disorders. *Neuropsychopharmacology.* 2007;32:793.

Findling RL, Frazier TW, Youngstrom EA, McNamara NK, Stansbrey RJ. Double-blind, placebo-controlled trial of divalproex monotherapy in the treatment of symptomatic youth at high risk for developing bipolar disorder. *J Clin Psychiatry.* 2007;68:781.

Kamalinia G, Brand S, Ghaeli P, et al. Serum levels of sodium valproate in patients suffering from bipolar disorders: Comparing acute and maintenance phases of mania. *Pharmacopsychiatry.* 2013;46(3):83–87.

Post RM, Frye MA. Valproate. In: Sadock BJ, Sadock VA, Ruiz P, eds. *Kaplan & Sadock's Comprehensive Textbook of Psychiatry.* 9th edition. Vol. 2. Philadelphia: Lippincott Williams & Wilkins; 2009:3271.

Rao JS, Bazinet RP, Rapoport SL, Lee HJ. Chronic treatment of rats with sodium valproate downregulates frontal cortex NF-kappaB DNA binding activity and COX-2 mRNA *Bipolar Disord.* 2007;9:513.

Redmond JR, Jamison KL, Bowden CL. Lamotrigine combined with divalproex or lithium for bipolar disorder: A case series. *CNS Spectr.* 2006;11:12.

Rosenberg G. The mechanisms of action of valproate in neuropsychiatric disorders: Can we see the forest for the trees? *Cell Mol Life Sci.* 2007;64:2090.

Simeon D, Baker B, Chaplin W, Braun A, Hollander E. An open-label trial of divalproex extended-release in the treatment of borderline personality disorder. *CNS Spectr.* 2007;12:6.

Thomas SV, Ajaykumar B, Sindhu K, Nair MK, George B, Sarma PS. Motor and mental development of infants exposed to antiepileptic drugs in utero. *Epilepsy Behav.* 2008;13:229.

Trinka E, Marson AG, Paesschen WV, et al. KOMET: An unblinded, randomised, two parallel group, stratified trial comparing the effectiveness of levetiracetam with controlled-release carbamazepine and extended-release sodium valproate as monotherapy in patients with newly diagnosed epilepsy. *J Neurol Neurosurg Psychiatry.* 2013;84(10):1138–1147.

Vrielynck P. Current and emerging treatments for absence seizures in young patients. *Neuropsychiatr Dis Treat.* 2013;9:963–975.

Walz JC, Frey BN, Andreazza AC, Cereser KM, Cacilhas AA. Effects of lithium and valproate on serum and hippocampal neurotrophin-3 levels in an animal model of mania. *J Psychiatr Res.* 2008;42(5):416.

Yatham LN, Vieta E, Young AH, Moller HJ, Paulsson B. A double-blind, randomized, placebo-controlled trial of quetiapine as an add-on therapy to lithium or divalproex for the treatment of bipolar mania. *Int Clin Psychopharmacol.* 2007;22:212.

29.34 サプリメント（栄養補助食品）と医療食

現在，何千ものハーブ（薬草）やサプリメントが市販されている．一部のものは精神に影響を及ぼす特性をもつといわれている．いくつかは特定の精神症状の治療の見込みを示してもいる．一部の要素は有益であるかもしれないが，多くの場合にデータの量と質が，決定的な結論づけをするには不十分である．しかし，一部の患者は，標準的な薬物治療の代わりにあるいはそれと共にこれらの物質を使用することを選ぶ．ハーブ薬品やサプリメントの使用を決める場合には，それらの使用が，効果が明らかな治療的介入を犠牲にすることになるかもしれず，有害作用が起きる可能性もあることを心に留めておく必要がある．より多くの研究が必要であるが，現在までに公表されている情報は，サプリメントを使用している患者の診断と治療について臨床的に重要である．

さらに，ハーブとハーブ以外の補助食品は，処方薬と市販薬の効果を増強したり減弱したりすることがある．したがって，これらの物質に関する最新の研究について常に情報をもっていることは臨床医にとって重要である．臨床試験が少ないため，臨床医は薬物と薬物の相互作用の結果として有害作用が生じる可能性について特に警戒している必要がある．特に向精神薬が処方されている場合は，多くの植物薬（phytomedicinal）が身体に生理学的変化をもたらす成分をもつため，注意が必要である．

サプリメント（栄養補助食品）

米国では栄養補助食品（nutritional supplement）という用語は，ダイエット補助食品（dietary supplement）という用語と交換して使用できる．1994年に定められた栄養補助食品健康と教育法（Dietary Supplement Health and Education Act：DHSEA）は，サプリメントを，食餌を補うはずの「食餌の成分」を含み口から摂る品目と定義した．これらの成分にはビタミン，ミネラル，ハーブ，植物性薬品，アミノ酸と酵素，組織，腺，代謝物質などがある．法律により，そのような製品は補助食品として分類されるべきであり，従来の食品としては市場に出されない．

DSHEA は特別のカテゴリーにサプリメントを置いており，したがって，それらを管理する規則は，処方薬と一般医薬品用のものより緩い．製薬の薬物と異なり，サプリメントは米国食品医薬品局（Food and Drug Administration：FDA）の承認を必要とせず，FDA はそれらの有効性を評価しない．サプリメントは FDA によって規制されないため，店の棚の内容と質は非常にバラつきがある．ハーブやサプリメントの汚染，不正表示，誤認は重要は問題である．表 29.34-1 に，精神科で使用されるサプリメントの一覧を示した．

医療食（メディカルフード）

近年，FDA は，「医療食」（medical food）と呼ばれる新しい栄養補助食品のカテゴリーを導入した．FDA によれば，医療食は，オーファン・ドラッグ法の中で定義さ

表 29.34-1 精神科で使われるサプリメント（栄養補助食品）

名称	成分	適応	有害作用	相互作用	用量	備考
ドコサヘキサエン酸（DHA）	オメガ-3多価不飽和脂肪酸	注意欠如多動症、読字困難症、認知症	抗凝固特性、軽度胃腸機能障害	ワルファリン	酸候によりさまざま	外科的処置の前には使用を中止する
コリン		認知障害、認知症、胎児の脳の発達、躁状態、認知障害、運動障害ジスキネジア、癌	原発性遺伝性トリメチル尿の患者には制限あり、発汗、低血圧、うつ病	メトトレキサート、B_6、B_{12}およびホモシステインの代謝において薬酸とともに作用する	1回服用量 300〜1200 mg、>3 g で魚臭い体臭を伴う	あらゆる細胞の構造や機能に必要
L-α-グリセリル-ホスホリルコリン（α-GPC）	大豆のレシチン由来	成長ホルモンの分泌を増加させる、認知障害	不明	不明	500 mg〜1 g/日	まだほとんどわかっていない
ホスファチジルコリン	細胞膜の一部であるリン脂質	躁状態、アルツハイマー病と認知障害、遅発性ジスキネジア	下痢、吸収不全を伴う脂肪便、抗リン脂質抗体症候群を避ける	不明	3〜9 g/日を分割投与	大豆、ひまわり、セイヨウアブラナが主な原料
ホスファチジルセリン	大豆や卵黄から分離したリン脂質	アルツハイマー病を含む認知障害、記憶の問題を改善する	抗リン脂質抗体症候群を避ける、胃腸の副作用	不明	大豆由来のさまざまな食品 100 mg を1日3回	牛の脳由来のものは、牛海綿状脳症のリスクがある
亜鉛	金属元素	免疫障害、傷の治癒、認知障害、神経管奇形の予防	胃腸機能障害、高用量では銅の欠乏を引き起こす、免疫抑制	ビスホスホネート、キノロン、テトラサイクリン、ペニシラミン、銅、食物に含まれるステイン、カフェイン、鉄	典型的には 15 mg/日、>30 mg で有害作用	亜鉛が風邪から守るまたは治すという主張を支持する研究もあるが、支持しないものもあり、さらなる調査を要する
アセチル-L-カルニチンエステル	L-カルニチンのアセチル	軽度の胃腸機能障害、アルツハイマー病、ダウン症、脳卒中、老化防止、老年期のうつ病	軽度の胃腸機能障害、アルツハイマー病における興奮の増加	スクレオチド類似物、バルプロ酸とピバル酸含有抗生物質	500 mg〜2 g/日を分割投与	牛乳や牛肉の中に少量みられる
ヒューペルジン A	中国産ヒカゲノカズラに由来する植物アルカロイド	アルツハイマー病、老化関連の記憶障害、炎症疾患	発作、不整脈、喘息、過敏性腸疾患	アセチルコリンエステラーゼ阻害薬とコリン作動薬	60〜200 μg/日	中国の民間医療で発熱と炎症の治療に Huperzia serrata が用いられてきた
ニコチンアミドアデニンジヌクレオチド（NADH）	ミトコンドリアに存在するジヌクレオチドと細胞の細胞液	パーキンソン（Parkinson）病、アルツハイマー病、慢性疲労、心血管疾患	胃腸機能障害	不明	5 mg/日または 5 mg を1日2回	NADH の前駆体はニコチン酸
S-アデノシル-L-メチオニン（SAMe）	必須アミノ酸の代謝産物、L-メチオニン	気分の高揚、骨関節炎	軽躁、筋運動の過活動。癌患者には注意	不明	200〜1600 mg/日を分割投与	いくつかの試験では、うつ病の治療にある程度の有効性を示している

（つづく）

表 29.34-1 精神科で使われるサプリメント（栄養補助食品）（つづき）

名称	成分	適応	有害作用	相互作用	用量	備考
5-ヒドロキシトリプトファン（5-HTP）	セロトニンの直前の前駆体	うつ病，肥満，不眠，線維筋痛症，頭痛	カルチノイド腫瘍をもつ者または MAOI を服用する者ではセロトニン症候群を生じるリスクがある	SSRI，MAOI，メチルドパ，セイヨウオトギリソウ，フェノキシベンザミン，5-HT 拮抗薬，5-HT 受容体作動薬	100 mg〜2 g/日．カルビドパとの併用により安全	うつ病の治療にヨーロッパでは 5-HTP とともにカルビドパを併用する
フェニルアラニン	必須アミノ酸	うつ病，痛覚消失，白斑	フェニルケトン尿症患者には禁忌，遅発性ジスキネジアや高血圧を悪化させる可能性	MAOI と神経遮断薬	2 つの型がある．L-フェニルアラニンでは 500 mg〜1.5 g/日，DL-フェニルアラニンでは 375 mg〜2.25 g/日	野菜，ジュース，ヨーグルト，味噌の中に含まれている
ミオイノシトール	イノシトールの主な栄養補給の活性型	うつ病，パニック発作，強迫症	双極性障害の患者に注意，胃腸機能障害	SSRI と 5-HT 受容体作動薬（スマトリプタン）とともに付加的な効果の可能性	うつ病とパニック発作には 12 g を分割投与	研究では，アルツハイマー病，自閉症，統合失調症の治療における効果は示されていない
ビンポセチン	ビンカミンの半合成誘導体（植物誘導体）	脳虚血発作，認知症	胃腸機能障害，めまい，不眠，口内乾燥症，頻脈，低血圧，のぼせ	ワルファリン	食事とともに 5〜10 mg/日．20 mg/日を超えてはならない	ヨーロッパ，メキシコ，日本において，脳血管疾患や認知障害の治療薬として用いられる
ビタミン E 群	必須脂溶性ビタミン，トコフェロールとトコトリエノールで作られた群	免疫増強，抗酸化作用，癌のいくつか，心血管疾患の予防，神経疾患，糖尿病，月経前症候群	出血傾向のある人の出血を増加させる，出血性梗塞，血栓静脈炎のリスクを高めることがある	ワルファリン，抗血小板薬，ネオマイシン，スタチンとの併用で相乗効果を示しうる	形状による．トコトリエノールは食事とともに 200〜300 mg/日，トコフェロールは 200 mg/日	外科的処置の 1 カ月前にはビタミン E 群の服用中止
グリシン	アミノ酸	統合失調症，けいれんや発作を軽減する	無尿の者や肝不全のある者では避けること	鎮痙薬との併用で相乗効果を示しうる	サプリメントとして 1 g を分割投与，統合失調症には 40〜90 g/日	
メラトニン	松果体のホルモン	不眠，睡眠障害，時差ぼけ，癌	1 g の服用量で排卵が妨げられる可能性がある，発作，酒に酔いやすい，うつ病，頭痛，健忘	アスピリン，NSAID，β遮断薬，イソニアジド，鎮静薬，コルチコステロイド，甘草，カフェイン，5-HTP，アルコール	就眠時に 0.3〜3 mg を断続的に服用	メラトニンはサーカディアンリズムのタイミングを調節し，季節性の反応を調節する
魚油	魚に含まれる脂質	双極性障害，中性脂肪を下げる，高血圧・血液凝固作用の軽減	血友病者に注意，軽度の胃腸機能障害，「魚臭」の呼気	クマリン，アスピリン，NSAID，ニンニク，イチョウ	形状や徴候によりさまざまだが，通常 3〜5 g/日	外科的処置の前には使用を中止する

Mercedes Blackstone, M.D. による．
SSRI：選択的セロトニン再取り込み阻害薬（selective serotonin reuptake inhibitor），MAOI：モノアミン酸化酵素阻害薬（monoamine oxidase inhibitor），NSAID：非ステロイド性抗炎症薬（nonsteroidal anti-inflammatory drug）．

表 29.34-2　よく使用される医療食（medical food）

医療食	適応	作用機序
カプリル酸-トリグリセリド（Axona）	アルツハイマー病	脳において代替的エネルギー源としての血漿中ケトン濃度を上昇させる．肝臓で代謝される．
L-メチルフォレート（Deplin）	うつ病	セロトニン，ノルエピネフリン，ドパミン生成を調整する．選択的セロトニン再取り込み阻害薬（SSRI）に付加して用いられる．15 mg/日．
S-アデノシル-L-メチオニン（SAMe）	うつ病	セロトニンおよびノルエピネフリンなどの神経伝達物質とホルモンの合成に関わる分子．
L-トリプトファン	睡眠障害　うつ病	必須アミノ酸，セロトニンの前駆体．睡眠潜時を減少させる．通常用量 4～5 g/日．
ω-3 脂肪酸	うつ病　認知機能	エイコサペンタエン酸（EPA）およびドコサヘキサエン酸（DHA）．脂質代謝に直接作用．抗うつ薬の増強に使われる．
セラミン（Sentra）	睡眠障害　認知機能の増強のため	コリン作動性モジュレータ．アセチルコリンとグルタミン酸を増やす．
N-アセチルシステイン	うつ病　強迫症	グルタミン酸毒性，神経伝達を弱めるアミノ酸．SSRI の増強に用いられる．
L-チロシン	うつ病	生体アミンであるエピネフリンとノルエピネフリンのアミノ酸前駆体．
グリシン	うつ病	N-メチル-D アスパラギン酸（NMDA）受容体を活性化させるアミノ酸．脳内において興奮性伝達を促進する可能性がある．
シチロシン	アルツハイマー病　虚血性脳損傷	脳リン脂質とアセチルコリン合成に関わるコリン供与体．300～1000 mg/日．記憶力を改善する可能性がある．
アセチル L-カルニチン（Alcar）	アルツハイマー病　記憶喪失	脳における酸化損傷を防ぐ抗酸化剤．

れたとおり，「内科医の監督下で腸内で消費されるか処理されるために処方され，承認されている科学原理に基づき，医学的に評価された他と区別された栄養必要量を要する疾患か状態の特定の食餌の管理を意図する食品」である．

医療食とサプリメントの規制区分は明瞭に区別することができる．医療食は，医学的評価により，標的とされる特定疾患の患者の特定の個体群の特有の栄養の必要性と合致していることを示さなければならない．一方，サプリメントは正常で健康な成人を対象とし，効能の証拠を必要としない．医療食は，特定の食餌に使用されるより広範囲のカテゴリーの食品から区別され，また医学的監督下で医療食が使用されるという必要性により，健康を要求する食品から区別される．

医療食は出荷前に FDA の承認を受けておく必要はない．しかし，医療食の会社は良質な製造工程や食品設備の登録などの他の必要条件に応じなければならない．医療食は，病気の治療を意図するため，サプリメントにはないいくつかの追加の規制がある．例えば，法令順守計画はすべての医療食メーカーに毎年の検査を要求している．

要約すると，医療食とみなされるためには，製品は最低でも次の基準を満たさなければならない．(1)製品は経口か経管栄養のための食品でなければならない．(2)製品には，特有の栄養的な必要条件がある特定の医学的障害，病気，疾患の栄養管理のための表示をしなければならない．(3)製品は医学的監督下で使用されるように意図されなければならない．精神状態に作用するとされる最も一般的な医療食を，表 29.34-2 に示した．

植物薬

「植物薬」（phytomedicinal：“plant”を意味するギリシャ語の“phyto”に由来）という用語は，さまざまな病状の治療に現在使用されている，あるいは何世紀ものあいだ使用されてきたハーブと植物の製剤を指す．植物薬は薬物ではなくサプリメントとして分類され，したがって，処方箋と一般医薬品を管理する規則から免除されている．植物薬のメーカーは，製品を市場に出す前に FDA に安全情報を提供することや，FDA に市販後の安全報告書を提出することは要求されない．今日では何千ものハーブ薬が市販されている．精神状態に作用する特性をもつ最も一般的なものを，表 29.34-3 に示した．成分の一覧をわかっている範囲で，適応症，有害事象，投与量，解説，特に精神科で一般的に使用される処方薬との相互作用に分けて示す．例えば，セントジョーンズワート（St. John's wort；“wort”は“root or herb”を意味する古い英単語である）はうつ病の治療に使用され，アミトリプチリン（トリプタノール），アルプラゾラム（ソラナックス），パロキセチン（パキシル），セルトラリン（ジェイゾロフト）などの特定の向精神薬の効果を特に減少させる．カバ（kava kava）は不安状態の治療に使用されるが，肝臓毒性がある．

29.34 サプリメント（栄養補助食品）と医療食

表 29.34-3 精神活性効果をもつ植物医薬品

名 称	成 分	作 用	有害作用[a]	相互作用	服用量[a]	備 考
イワベンケイ、コウケイデン	MAOIとβエンドルフィン	抗不安作用、気分改善、抗うつ作用	試験における副作用の記録はまだない	MAOI類似薬との併用	100 mg を 2 回/日〜200 mg を 3 回/日	MAOI類似薬とともに使用するときは慎重にすること
ビンロウジュ（Areca catechu）	アレコリン、グバコリン	苦痛の軽減や気分の高揚のための意識の変容に対して	副交感神経刺激作用の過剰：唾液の増加、振戦、徐脈、けいれん、胃腸障害、口腔内潰瘍	副交感神経作動薬との併用は避ける：アトロピン様化合物は効果を下げる	不明：8〜10 g がヒトの中毒量	木の実を噛んで用いる：以前は歯肉の疾患に対する噛む鎮痛薬や駆虫薬：長期使用で口腔内に悪性腫瘍を生じる可能性
アシュワガンダ	ウィンターチェリー、インディアンジンセンとも呼ばれ、インド原産である。フラビノイド	抗酸化作用、不安水準を低下させる可能性、男性、女性における性欲の改善 ストレスホルモンであるコルチゾールの濃度を低下させる可能性	傾眠、眠気	なし	食事前に 1 錠ずつ 2 回/日から徐々に増加し、4 錠/日	なし
ベラドンナ（Atoropa belladonna）	アトロピン、スコポラミン、フラボノイド[b]	抗不安作用	頻脈、不整脈、口内乾燥症、散瞳、排尿困難および便秘症	抗コリン薬との併用で相乗作用：三環系抗うつ薬、アマンタジン、キニジンとの併用は避ける	0.05〜0.10 mg/日：1 回最大量は 0.20 mg	強い匂いがある、味は鋭くて苦い、有毒である
コノテガシワ（Platycladus orientalis）	植物派生物	鎮静に使用される、他に、動悸、パニック、寝汗、便秘の治療に使用される。ADHDに有用の可能性	副作用は知られていない	なし	明確に設定された使用量はない	なし
ダイダイ（Citrus aurantium）	フラボノイド、リモネン	鎮静・抗不安・催眠作用	光過敏症	不明	チンキは 2〜3 g/日、薬は 4〜6 g/日、抽出物は 1〜2 g/日	矛盾する証拠：胃の刺激剤としても言及しているものがある
ブラックコホシュ（Cimicifuga racemosa）	トリテルペン、イソフェルラ酸	PMS、更年期症状、月経困難に対して	体重増加、胃腸障害	男性または女性ホルモンへの有意な相互作用が起こりうる	1〜2 g/日：5 g 以上では嘔吐、頭痛、めまい、心血管虚脱を引き起こす可能性がある	エストロゲン様効果に疑わしい（根はエストロゲン受容体作動薬として作用する可能性）
アメリカンカンボク（Viburnum prunifolium）	スコポレチン、フラボノイド、カフェー酸、トリテルペン	鎮静作用、子宮の鎮痙作用：月経困難に対して	不明	抗凝固薬増強効果	1〜3 g/日	データ不十分

（つづく）

表 29.34-3 精神活性効果をもつ植物医薬品（つづき）

名称	成分	作用	有害作用[a]	相互作用	服用量[a]	備考
ハナビシソウ (Eschscholtzia californica)	インキノリンアルカロイド、シアングリコシド	鎮静・催眠・抗不安作用；うつ病に対して	眠気	ハナビシソウ、カノコソウ、セイヨウオトギリソウ、トケイソウの組み合わせで、興奮が生じる可能性がある	2 g/日	効果の臨床的または実験的データは得られていない
カゼイン	カゼインペプチド	抗ストレス薬として使用される 睡眠の改善の可能性	通常は乳製品から摂取される。高血圧薬と相互作用し、血圧を下げることがある。傾眠を起こすことがあり、ゆえにアルコールやベンゾジアゼピン系を服用した時は避けるべきである。	なし	1～2錠を1～2回/日	
イヌハッカ (Nepeta cataria)	吉草酸	鎮静・抗けいれん作用；片頭痛に対して	頭痛、倦怠感、悪心、幻覚作用	不明	不明	小児においてけいれん妄想が生じた
カモミール (Matricaria chamomilla)	フラボノイド	鎮静・抗不安作用	アレルギー反応	不明	2～4 g/日	GABA性の可能性がある
オトメアゼナ (バコパ・モンニエリ)	トリテルペン	抗不安作用、鎮静、てんかん、喘息	軽いGI不快感	興奮の可能性	300～400 mgを4回/日	データ不十分
冬虫夏草	約400の特定された種を含む菌類の属であり、主に中国のチベット高原の高度の場所でみられる 抗酸化物質	抗不安作用、鎮静、虚弱、疲労、高齢者における性的欲求の改善	GI不快感、口渇、悪心	なし	3～6 gの範囲/日	なし
エンゴサク (Corydalis cava)	インキノリンアルカロイド	鎮静・抗うつ作用；軽度うつ病に対して	幻覚、眠気	不明	不明	過量で間代性けいれんまたは筋振戦
シクラメン (Cyclamen europaeum)	トリテルペン	抗不安作用；月経に伴う不調に対して	少用量（例えば、300 mg）で悪心、嘔吐、下痢になることがある	不明	不明	高用量で呼吸虚脱になる可能性がある
エキネシア (Echinacea purpurea)	フラボノイド、ポリサッカリド、コーヒー酸誘導体、アルカミド	免疫系の機能増進；眠気、倦怠感、気道や下部尿管の炎症に対して	アレルギー反応、発熱、悪心、嘔吐	不明	1～3 g/日	HIVやエイズ患者への使用は論議中；鼻感冒には無効の可能性

（つづく）

29.34 サプリメント（栄養補助食品）と医療食

表 29.34-3 精神活性効果をもつ植物医薬品（つづき）

名称	成分	作用	有害作用[a]	相互作用	服用量[a]	備考
マオウ（*Ephedra sinica*）	エフェドリン，偽性エフェドリン	刺激作用：眠気，倦怠感，気道の疾患に対して	副交感神経作用の過剰：不整脈，血圧上昇，頭痛，神経過敏，悪心，嘔吐	副交感神経作用薬，セロトニン性物質との併用で相乗作用：MAOI との併用は避ける	1～2 g／日	タキフィラキシーや依存が生じる可能性がある（市場からは取り除かれている）
イチョウ（*Ginkgo biloba*）	フラボノイド，ギンキョウリドA・B	不安や認知症の症状の軽減：集中力や記憶の減退，気分の改善：SSRI による性機能不全に対する予防の可能性がある	アレルギー性皮膚反応，胃腸機能障害，筋けいれん，頭痛	抗凝固薬：PAF に対して阻害作用があるため注意して使用：出血量増加の可能性	120～240 mg／日	研究ではアルツハイマー病患者に 4～5 週間用いた後に認知の改善を示しているが，これは血流の増加による可能性
オタネニンジン，朝鮮人参（*Panax ginseng*）	トリテルペン，ギンセノシド	刺激作用：疲労，気分の高揚，免疫系に対して	不眠，筋緊張性抗進，浮腫（人参乱用症候群）	鎮静薬，催眠薬，MAOI，抗糖尿病薬，ステロイドとの併用はしない	1～2 g／日	何種類かある：韓国産（最も高価），中国産，日本産，アメリカニンジン（*Panax quinquefolius*）
ギョリュウモドキ，ルーナ（*Calluna vulgaris*）	フラボノイド，トリテルペン	抗不安・催眠作用	不明	不明	不明	主張されている使用や効果の文献はない
ホーリーバジル（*Ocimum tenuiflorum*）製剤	熱帯原産の芳香植物であり，シソ科に属するフラボノイド	抗ストレス薬として使用され，また，風邪，頭痛，胃疾患，炎症，心臓疾患にも使用される	長期的な影響についてのデータはない，凝固時間を遅延させ，手術時の出血のリスクを増加させる可能性，および低血糖の可能性がある	なし	服用量は製剤のタイプによるが，1 日にソフトゲルカプセル 2 カプセルを 230 ml の水とともに服用することが推奨される	なし
ホップ（*Humulus lupulus*）	フムロン，ルプロン，フラボノイド	鎮静・抗不安・催眠作用：気分障害，不穏に対して	エストロゲン依存性腫瘍（乳癌，子宮癌，子宮頸癌）の患者には禁忌	フェノチアジン系抗精神病薬や中枢神経抑制薬との併用で高熱	0.5 g／日	CPY450 系により代謝された薬物の血漿濃度を下げることがある
ニガハッカ（*Ballota nigra*）	ジテルペン，タンニン	鎮静作用	不整脈，下痢，低血糖，自然流産の可能性	セロトニン作動薬の効果を増強させることがある，薬の血糖降下作用を増強することがある	1～4 g／日	流産を起こすことがある
ジャンボラン（*Syzygium cumini*）	オレイン酸，ミリスチン酸，パルミチン酸，リノレン酸，タンニン	抗不安・抗うつ作用	不明	不明	1～2 g／日	民間療法では，1 回服用量は種子 30 粒（1.9 g）分の粉

（つづく）

表 29.34-3 精神活性効果をもつ植物医薬品（つづき）

名称	成分	作用	有害作用	相互作用	服用量[a]	備考
カンナ（Sceletium tortuosum）	アルカロイド、メセンブリン	抗不安作用、気分改善、共感をもたらす（empathogen）、COPDの治療	鎮静作用、鮮明な夢、頭痛	大麻の効果を高める、PDE阻害剤	50～100 mg	データ不十分
カバ（Piperis methysticum）	カバラクトン、カバピロン	鎮静・催眠・抗けいれん作用	眠気、認知障害、長期使用で皮膚炎、肝毒性	抗不安薬やアルコールとの併用で相乗作用；レボドパやドパミン作動薬との併用は避ける	600～800 mg/日	GABA性の可能性：内因性うつ病の患者には禁忌；自殺のリスクが増すことがある
クラトン、ミトラガイナ（Mitragyna speciosa）	アルカロイド	興奮作用と抗うつ作用	持続勃起症、精巣腫脹、離脱症状、抑うつ、疲労、不眠	構造的にヨヒンビンに類似している	不明	嚼む、水に抽出する、ターム製剤
ラベンダー（Lavandula angustifolia）	水酸化クマリン、タンニン、コーヒー酸	鎮静・催眠作用	頭痛、悪心、錯乱	他の鎮静薬との併用で相乗作用	3～5 g/日	過量で死に至ることがある
レモンバーム（Melissa officinalis）	フラボノイド、コーヒー酸、トリテルペン	催眠・抗不安・鎮静作用	不明	中枢神経抑制薬の効力を高める；甲状腺ホルモンとの併用で有害反応	8～10 g/日	データ不十分
L-メチル葉酸	葉酸は一部の食物に含まれるビタミンBで、健康な細胞、特に赤血球を作るのに必要である。L-methylfolateとlevomefolateは活性化した葉酸の名前である	レ-メチル葉酸の付加はうつ病に使用される が、単独では抗うつ薬とはならない。葉酸とメチル葉酸は妊娠における薬欠乏症の治療にも使われ、脊髄の先天異常を予防する	GIの副作用が報告されている	なし	1日15 mgを食物と共に、あるいは単独で経口摂取する	FDAによって、「医療食（medical food）」とみなされるため、処方箋でしか手に入らない。指示通りであれば妊娠中の摂取も安全である
ヤドリギ（Viscum album）	フラボノイド、トリテルペン、レクチン、ポリペプチド	抗不安作用：精神的または身体的疲労に対して は身体的疲労に対していわれている	果実は嘔吐や便通を促進する作用があるといわれている	慢性炎症性疾患（例えば、結核）の患者には禁忌	10 g/日	果実により小児が死に至ったことがある
ヨモギ（Artemisia vulgaris）	セスキテルペンラクトン、フラボノイド	鎮静・抗うつ・抗不安作用	アナフィラキシー、接触性皮膚炎、幻覚を起こすことがある	抗凝固薬の効力を高める	5～15 g/日	子宮の収縮を刺激することがあり、流産を誘発しうる

（つづく）

表 29.34-3 精神活性効果をもつ植物医薬品(つづき)

名称	成分	作用	有害作用[a]	相互作用	服用量[a]	備考
N-アセチルシステイン(NAC)	アミノ酸	アセトアミノフェンの過剰摂取の治療における抜毛症の治療におけるSSRIの増強剤として用いられる	発疹、こむら返り、血管性浮腫が起こりうる	活性炭、アンピシリン、カルバマゼピン、クロキサシリン、ニトログリセリン、ペニシリンG	1200〜2400/日	抗酸化剤、グルタミン酸調節剤として働く。アセトアミノフェンの過剰摂取の解毒剤として使用する場合、OCD試験で使用された量の20〜40倍の量を使用する。統合失調症の治療における有効性は示されていない
マチン(Strychnos nux vomica)	インドールアルカロイド：ストリキニーネとブルシン、ポリサッカリド	抗うつ作用：片頭痛、更年期症状	けいれん、肝障害、死：ストリキニーネによる重篤な中毒	不明	0.02〜0.05 g/日	実1粒の摂取で中毒症状が生じることがある；致死量は1〜2 g
オート麦(Avena sativa)	フラボノイド、オリゴ糖類とポリサッカリド	抗不安・催眠作用：ストレス、不眠、アヘンやタバコの離脱症状に対して	腸閉塞または他の腸運動性症候群、鼓腸	不明	3 g/日	オート麦はいくつかの癌と関連したカビ毒の1つであるアフラトキシンで汚染されていることがある
ω-3脂肪酸	3つの形で摂取される。エイコサペンタエン酸(EPA)、ドコサヘキサエン酸(DHA)、α-リノレン酸である	心疾患、高コレステロール、高血圧の治療におけるサプリメントとして使用される。うつ病、双極性障害、統合失調症、ADHDの治療にも役立つ可能性がある。また、NSAID鎮痛剤と組み合わせて使用することにより、潰瘍のリスクを減少させることがある	ガス、膨満感、げっぷ、下痢が起こりうる	血液希釈剤の効果を高めることがある。インスリンやメトホルミンなどの糖尿病薬と併用すると、空腹時血糖の水準を上昇させることがある	1〜4 g/日の間で調節する	水銀とPCBに汚染されうる
トケイソウ(Passiflora incarnata)	フラボノイド、シアノグリコシド	抗不安・鎮静・催眠作用	認知障害	不明	4〜8 g/日	過量によりうつ病が生じる

(つづく)

表 29.34-3 精神活性効果をもつ植物医薬品(つづき)

名称	成分	作用	有害作用[a]	相互作用	服用量[a]	備考
ホスファチジルセリンとホスファチジルコリン	リン脂質	アルツハイマー病、加齢による精神機能の衰え、若年者の思考能力の向上、ADHD、うつ病、運動誘発性ストレスの予防、運動競技の成績向上に使用される	不眠、胃の不調	なし	100 mg を1日3回に分けて服用	なし
ヒメハギ属	ヒメハギ属は約500の種からなる顕花植物であり、ヒメハギ科に属する。milkwort(ヒメハギ)やsnakeroot(ヒロハセネガ)として一般に知られる	不眠、健忘、発作、精神錯乱、動悸、不安、無気力に対し、使用される	潰瘍や胃炎をもつ患者には禁忌であり、長期間使用するべきではない	なし	乾燥根：1.5～3 g、液体抽出物(流エキス)：1.5～3 g、チンキ剤：2.5～7.5 g、ヒメハギ茶もあり、1日最大3カップ	なし
アカヤジオウ	イリドイドグリコシド	コルチゾールの放出を刺激する。SLE、リウマチ性関節炎(RA)、線維筋痛症、多発性硬化症に使用される。喘息と蕁麻疹を改善させる可能性がある。更年期、脱毛、インポテンスの治療に使用される	軟便、膨満感、悪心、腹部疝痛	なし	適量は不明	なし
ロディオラ・ロゼア、イワベンケイ(Rhodiola rosea)	増強物質、モノテルペンアルコール、フラボノイド	関節炎、線維筋痛症に使用され、うつ病におけるSSRIの増強療法として効果がある可能性	GI症状、不安、悪夢、不眠、パーキンソン症状悪化	SSRI、SNRIと併用するとセロトニン症候群になる可能性。レボドパ、メペリジン、ペンタゾシン、トラマドールと相互作用がある	400～1600 mg/日	自然発生する分子で、アミノ酸であるメチオニンとATPから作られる。ヒトの細胞代謝におけるメチル基のドナーとして役立つ
S-アデノシルメチオニン (SAMe)	S-アデノシルメチオニン					

(つづく)

表 29.34-3 精神活性効果をもつ植物医薬品（つづき）

名称	成分	作用	有害作用[a]	相互作用	服用量[a]	備考
ベニハコベ，アカバナルリハコベ (Anagallis arvensis)	フラボノイド，トリテルペン，ククルビタシン，コーヒー酸	抗うつ作用	過量投与または長期投与により胃腸炎や腎炎になることがある	不明	1.8 g の粉を 1 日 4 回に分けて投与	花は有毒である
タツナミソウ，スカルキャップ (Scutellaria lateriflora)	フラボノイド，モノテルペン	抗不安・鎮静・催眠作用	認知障害，肝毒性	アルコールと併用すれば，ジスルフィラム様の反応が生じることがある	1〜2 g/日	このハーブの使用を支持する情報はほとんどない
セイヨウオトギリソウ，セントジョーンズワート (Hypericum perforatum)	ヒペリシン，フラボノイド，キサントン	抗うつ・鎮静・抗不安作用	頭痛，光過敏症（重篤になる可能性），便秘	セルトラリン（ジェイゾロフト）との併用で躁状態の報告あり；セロトニン症候群の可能性があるためSSRIやMAOIとの併用はしない；セロトニン症候群の可能性：アルコールやオピオイドと併用しない	100〜950 mg/日	NIHによる研究において：MAOIやSSRIのように作用することがある；軽いうつ気分に対し4〜6週間試し，もし明らかな改善がなければ他の治療法が試されるべきである
ストロベリーリーフ (Fragaria vesca)	フラボノイド，タンニン	抗不安作用	オランダイチゴのアレルギーのある者には禁忌	不明	1 g/日	このハーブの使用を支持する情報はほとんどない
カワラヨモギ (Artemisia dracunculus)	フラボノイド，水酸化クマリン	催眠作用，食欲刺激作用	不明	不明	不明	このハーブの使用を支持する情報はほとんどない
セイヨウカノコソウ (Valeriana officinalis)	バレポトリエート，バレレニン酸，コーヒー酸	鎮静・筋弛緩・催眠作用	認知・運動障害，胃腸機能障害，肝毒性；長期使用：接触アレルギー，頭痛，不穏，不眠，散瞳，心不全	アルコールや中枢神経抑制薬と随伴しての使用は避ける	1〜2 g/日	化学的に不安定であろう
ワイルドレタス (Lactuca virosa)	フラボノイド，クマリン，ラクトン	鎮静作用，麻酔性，乳汁分泌促進物質	頻脈，頻呼吸，視力障害，発汗	不明	不明	苦い味．サラダや飲み物に加える．活性化合物はアヘンによく似ている．

（つづく）

有害作用

　有害作用は起こりうる可能性があり，他の薬物との有毒な相互作用が，すべての植物薬，サプリメント，医療食で生じる可能性がある．不純物混和は，特に植物薬で起こりうる可能性がある．ほとんどのハーブに，利用可能な一貫した標準品はほとんど，あるいは全くない．医療食はFDAによって試験されていないが，厳密で自発的な法令順守は必要とされている．しかし，大部分のこれらの物質の安全性プロファイルと有害作用の知識について精密には研究されていない．臨床試験は少数であり，これらの物質はすべて妊娠中には回避すべきである．例えば，いくつかのハーブは堕胎薬として働く可能性がある．ほとんどのこれらの物質あるいはそれらの代謝物質が母乳中に分泌されるため，授乳中は禁忌である．

　臨床医は，常に精神医学的評価の際にハーブの使用，医療食やサプリメントの使用歴を得るようにすべきである．

　これらの物質を使用する患者の対応において中立的な判断をすることは重要である．さまざまな理由から多くの人々がこれらの物質を使用している．理由としては，(1) 文化的伝統の一部として，(2) 彼らが内科医を信用していないか，従来の薬物に不満なため，(3) 彼らがある物質で症状が緩和されるのを経験したため，などがある．患者は調合剤を使用し続けることを許されれば，従来の精神科治療により協力的になるため，精神科医は，広い心を保ち，すべての結果が暗示に起因すると考えないようにすべきである．向精神薬が処方されている場合，これらの合成物の多くには実際に身体の生理学的変化をもたらす成分があるため，臨床医は薬物と薬物の相互作用の結果としての有害作用に特に警戒すべきである．

参考文献

Camp KM, Lloyd-Puryear MA, Huntington KL. Nutritional treatment for inborn errors of metabolism: Indications, regulations, and availability of medical foods and dietary supplements using phenylketonuria as an example. *Mol Gen Metab.* 2012;107(1–2):3–9.

Long SJ, Benton D. Effects of vitamin and mineral supplementation on stress, mild psychiatric symptoms, and mood in nonclinical samples: A meta-analysis. *Psychosom Med.* 2013;75(2):144–153.

Nelson JC. The evolving story of folate in depression and the therapeutic potential of l-methylfolate. *Am J Psychiatry.* 2012;169(12):1223–1225.

Reichenbach S, Jüni P. Medical food and food supplements: Not always as safe as generally assumed. *Ann Intern Med.* 2012;156(12):894–895.

Shah R. The role of nutrition and diet in Alzheimer disease: A systematic review. *J Am Med Dir Assoc.* 2013;14(6):398–402.

Sonuga-Barke EJS, Brandeis D, Cortese S, Daley D, Ferrin M, Holtmann M, Stevenson S, Danckaerts M, van der Oord S, Döpfner M, Dittmann RW, Simonoff E, Zuddas A, Banaschewski T, Buitelaar J, Coghill D, Hollis C, Konofal E, Lecendreux M, Wong IC, Sergeant J, European ADHD Guidelines Group. Non-pharmacological interventions for ADHD: Systematic review and meta-analyses of randomized controlled trials of dietary and psychological treatments. *Am J Psychiatry.* 2013;170(3):275–289.

Thaipisuttikul P, Galvin JE. Use of medical foods and nutritional approaches in the treatment of Alzheimer's disease. *Clin Pract.* 2012;9(2):199–209.

Umhau JC, Garg K, Woodward AM. Dietary supplements and their future in health care: Commentary on draft guidelines proposed by the Food and Drug Administration. *Antioxid Redox Signal.* 2012;16(5):461–462.

表 29.34-3　精神活性効果をもつ植物医薬品（つづき）

名称	成分	作用	有害作用	相互作用	服用量[a]	備考
ウィンターチェリー (Withania somnifera)	アルカロイド、ステロイド	鎮静作用、関節炎の治療、抗腫瘍形成の可能性	甲状腺中毒症、心臓と副腎に好ましくない影響		不明	煙を吸引する

ADHD：注意欠如・多動症 (attention-deficit/hyperactivity disorder), AIDS：後天性免疫不全症候群 (acquired immunodeficiency syndrome), ATP：アデノシン三リン酸 (adenosine triphosphate), BP：血圧 (blood pressure), CNS：中枢神経系 (central nervous system), COPD：慢性閉塞性肺疾患 (chronic obstructive pulmonary disease), FDA：米国食品医薬品局 (U.S. Food and Drug Administration), GABA：アミノ酪酸 (γ-aminobutyric acid), GI：胃腸 (gastrointestinal), MAOI：モノアミン酸化酵素阻害薬 (monoamine oxidase inhibitor), NIH：米国国立衛生研究所 (National Institutes of Health), PAF：血小板活性化因子 (platelet-activating factor), PCB：ポリ塩化ビフェニール (polychlorinated biphenyl), PDE：ホスホジエステラーゼ (phosphodiesterase), PMS：月経前症候群 (premenstrual syndrome), NSAID：非ステロイド性抗炎症薬 (nonsteroidal anti-inflammatory drug), OCD：強迫症 (obsessive-compulsive disorder), SNRI：セロトニン・ノルアドレナリン再取り込み阻害薬 (serotonin and norepinephrine reuptake inhibitor), SSRI：選択的セロトニン再取り込み阻害薬 (selective serotonin reuptake inhibitor), TCA：三環系抗うつ薬 (tricyclic antidepressant), UTI：尿路感染症 (urinary tract infection).

[a] 多くの植物医薬品の服用量や有害作用に関しての，信頼できる，一貫した，確実な資料はない．

[b] フラボノイドは多くのハーブに広くみられる．それは植物の副次的な生成分であり，酸化防止剤として働く（すなわち，DNAなどの成分が酸化を経て変性するのを防ぐ作用物質）．

29.35 減量薬

肥満は精神疾患をもった人に起こりやすく，体重管理は向精神薬治療の重要な要素である．したがって，薬物治療を選択する場合に高血圧症，糖尿病，高脂血症などの病状を考慮に入れる必要がある．わずかの例外を除いて，気分障害，不安症，精神病の治療に使用されるほとんどの向精神薬は，副作用として有意な体重増加のリスクと関連している．薬物が患者の症状を治療するのに有効でも，体重増加が生じる場合，多くの患者が治療を拒否ないし中止する可能性がある．この理由および他の理由で，一般に，薬物誘発性の体重増加および肥満を緩和するための治療戦略についてしっかり情報を得ることは臨床医にとって重要である．

標準的に推奨される減量療法は，一貫した食事の修正と定期的な身体活動を通じて体重を管理する試みから成り立つ．このことは，精神症状と戦う患者にとって，精神疾患によりこの努力のために訓練された彼らの能力が損なわれているため，困難である．また，一部の向精神薬のもつ満腹感の調節と新陳代謝への生理学的作用は，不可能ではないとしても，食事療法と運動だけで克服することが難しい．これらの理由で，体重減少を促進するために処方薬の使用が必要になることがある．

本節では，肥満の治療のために使用される薬物を以下の2つに分類している．それは，(1)やせ薬として米国食品医薬品局（Food and Drug Administration：FDA）によって承認された薬物，(2)主な適応症は体重減少以外のものであり，副作用として体重減少をきたすもの，である．

FDA 承認済みの減量薬

減量のための薬物として FDA に承認されているすべての薬は，開始時の肥満指数（body mass index：BMI）が 30 kg/m² 以上（肥満）または 27 kg/m² 以上（超過体重）で，高血圧，2型糖尿病，脂質異常症などの少なくとも1つの体重と関係した合併症をもった成人の患者で，長期にわたる体重の管理のためのカロリー制限食，身体活動増加への補助であることが明確に指示されている．

フェンテルミン

フェンテルミン塩酸塩（phentermine hydrochloride）は，アンフェタミンに似た薬理学的活性をもつ交感神経作用アミンである．これは，減量療法の短期間の補助薬として指示されるが，実際には多くの患者が長期間この薬を使用している．すべての交感神経刺激薬と同様に，禁忌には進行した動脈硬化症，心臓血管疾患，中等度から重度の高血圧症，甲状腺機能亢進症，一般に知られている交感神経作用アミンへの過敏性や特異体質，興奮状態，緑内障が含まれる．

この薬物は，薬物乱用歴のある患者には注意して処方しなければならない．モノアミンオキシダーゼ阻害薬（monoamine oxidase inhibitor：MAOI）の投与中または投与から14日以内にフェンテルミンを使用すると，高血圧クリーゼ（緊急症）が起こる可能性がある．糖尿病のインスリン必要量はフェンテルミン塩酸塩と食事療法の組み合わせにより変更される可能性がある．フェンテルミン塩酸塩は，グアネチジンの血圧低下効果を減少させる可能性がある．フェンテルミンは妊娠カテゴリー X（pregnancy category X）であり妊娠中は禁忌である．フェンテルミン塩酸塩の発癌性，突然変異誘発，生殖能力を障害する可能性を明らかにする研究は行なわれていない．

フェンテルミンは，朝食前の空腹時に1日1回で服用する．錠剤は半分に分割できるが，粉砕してはならない．この薬物は，正常な睡眠パターンを妨げるのを避けるため，その日の早い内に投与する．1日につき複数回の服薬の場合には，最後の服薬はおよそ就寝前4～6時間にするべきである．フェンテルミンの推奨服用量は患者によって異なる．60歳未満の成人で15～37.5 mg のカプセルを使用している人は，フェンテルミンを1日1回朝食前か朝食後1～2時間に服薬する．15～37.5 mg の錠剤を使用する人は，1日1回朝食前か朝食後1～2時間に服薬する．1日1回の服薬とせずに，一部の患者は分割して 15～37.5 mg を毎食の半時間前に服薬している．経口の樹脂製剤には 15 mg と 30 mg のカプセルがあり，それを1日1回朝食前に服薬する．

フェンテルミン/トピラマート延長放出型

この薬物（Qsymia）はフェンテルミンとトピラマート（トピナ）の合剤である．フェンテルミン/トピラマートの合剤は，2012年に FDA により延長放出型製剤として承認された．この製剤中の活性をもつ両者の薬物は別々の機序により体重減少と関連している．

この薬物の使用に関連した有害事象には，感覚異常，めまい，味覚障害，不眠症，便秘，口渇，腎臓結石，代謝性アシドーシス，2次性の閉塞隅角緑内障などがあるが，これらには限定されない．この薬物の使用は，児の口蓋裂のリスクを5倍に増加させるため，妊娠カテゴリー X として分類されている．その結果，この薬の処方は認定された臨床医によってのみ可能である．

この薬物は錠剤で，食事と共にまたは食事なしで朝1日1回服薬しなければならない．不眠をきたす可能性があるので，夜の投薬は避ける．推奨用量は以下のとおりである．治療開始量は1日 3.75 mg/23 mg（フェンテルミン/トピラマート）で14日間とし，次の14日間は1日1回 7.5 mg/46 mg に増量することが推奨される．12週間 7.5 mg/46 mg で治療した後，体重減少を評価する．元の体重の少なくとも 3%が 7.5 mg/46 mg で減少しない場合には，この薬物を中止するか，あるいは増量する．増

量にあたっては，14日間1日11.25 mg/69 mgまで増やし，その後1日15 mg/92 mgを投与する．この量でさらに12週間治療を継続し，体重減少を評価する．元の体重の少なくとも5%が15 mg/92 mgで減少しない場合には，薬物を徐々に中止する．

フェンジメトラジン

フェンジメトラジン（Bontril PDM Adipost, Pendiet, Statobex）はアンフェタミン類と密接に関連する交感神経作用アミンである．この薬物は，米国麻薬取締局（Drug Enforcement Agency：DEA）によってスケジュールⅢ規制薬物として分類されている．

この薬物の処方は全体的に制限されている．最も一般に使用される剤形は105 mg延長放出型のカプセルで，4時間間隔の3錠の35 mgの即時放出型の投薬による作用と同等である．管理された条件下での試験では，平均半減期は，延長放出型と即時放出型の両者とも約3.7時間である．即時放出型の35 mgのフェンジメトラジン錠のこの薬の吸収の半減期は，延長放出型製剤のこの薬の吸収率よりもかなり迅速である．排出の主な経路は腎臓で，この薬物と代謝物のほとんどが排出される．

フェンジメトラジンの禁忌はフェンテルミンのそれに類似している．それには，心臓血管疾患（例えば，冠動脈疾患，発作，不整脈，うっ血性心不全，難治性の高血圧，肺高血圧症）の病歴，MAOIの投与中または投与後14日以内の使用，甲状腺機能亢進症，緑内障，興奮状態，薬物乱用の病歴，妊娠，授乳中，他の食欲抑制薬や中枢神経刺激薬との併用，既知の交感神経作用薬への過敏性や特異反応が含まれる．系統的研究が不足しているため，フェンジメトラジンは体重減少を促進すると主張する一般市販薬やハーブ製品との組み合わせで使用すべきではない．

酒石酸フェンジメトラジンは妊娠カテゴリーXと考えられており，体重減少が妊婦に対して利益を提供せず，胎児の害に帰する可能性があり，妊娠中は禁忌である．持続放出型の酒石酸フェンジメトラジンは，発がん性，変異原性，生殖能力への影響が十分に研究されていない．

MAOI，アルコール，インスリンおよび経口血糖降下薬との相互作用が生じる可能性がある．フェンジメトラジンは，アドレナリン作動性ニューロン遮断薬の降圧効果を減少させる．小児科患者でのフェンジメトラジンの有効性と安全性は確立していない．17歳未満の患者には推奨されない．

フェンジメトラジンの有害作用には，発汗，紅潮，振戦，不眠，興奮，めまい，頭痛，精神病，霧視が含まれる．血圧上昇，動悸，頻脈はよくみられる．胃腸の副作用には口渇，悪心，胃痛，下痢，便秘がある．尿生殖器系の副作用には頻尿，排尿障害，性欲の変化がある．

酒石酸フェンジメトラジンは，アンフェタミン類と化学的，薬理学的に類似している．アンフェタミン類と関連する刺激薬は，広く乱用されてきており，薬物を一部として含む減量計画の妥当性を評価する場合には，フェンジメトラジンの乱用の可能性を心に留めておく必要がある．

フェンジメトラジンの急性の過剰摂取は，落ち着きのなさ，錯乱，攻撃性，幻覚，パニック状態として現れることがある．通常，疲労とうつが中心となる刺激のあとに続く．心臓血管系の作用には頻脈，不整脈，高血圧か低血圧，循環虚脱がある．胃腸症状には悪心，嘔吐，下痢，腹部疝痛がある．中毒はけいれん，昏睡，死に至る可能性がある．急性の過剰摂取の治療は，ほとんどが対症療法であり，腸・胃などの洗浄とバルビツール酸塩による鎮静を行う．高血圧が顕著な場合には，硝酸塩か即効性のα受容体遮断薬の使用を検討する．

ジエチルプロピオン

ジエチルプロピオン（Tenuate）は，その類似体である抗うつ薬のブプロピオン（Wellbutrin）に先行して使用されていた．ジエチルプロピオンには2つの剤形がある．25 mgの錠剤と75 mgの延長放出型の錠剤である．通常1日3回，食事の1時間前（標準的な錠剤），あるいは1日1回午前半ば（延長放出型の錠剤）の服用である．延長放出型の錠剤はそのままで飲み込む必要があり，砕いたり，かんだり，割断してはいけない．最大の1日量は75 mgである．

副作用には口渇，不快な味覚，落ち着きのなさ，心配，めまい，うつ，振戦，胃部不快，嘔吐，排尿の増加がある．医学的な注意を要する副作用には，頻脈，動悸，霧視，発疹，かゆみ，呼吸困難，胸痛，失神，足首または足の腫脹，発熱，咽頭痛，寒気，排尿痛がある．ジエチルプロピオンは妊娠カテゴリーBに分類されており，低い乱用の可能性がある．この薬物はDEAによってスケジュールⅣ薬物に指定されている．

オルリスタット

オルリスタット（Xenical, Alli）は食物中の脂肪の吸収を妨げ，その結果摂取熱量が減少する．この薬物は，胃と膵臓のリパーゼ（腸でトリグリセリドを分解する）の阻害により作用する．リパーゼ活動が阻害されると，食事からのトリグリセリドは吸収可能な遊離脂肪酸へ加水分解されずに未消化のまま排泄される．微量のオルリスタットのみが全身的に吸収され，そのほとんどすべてが便と共に除去される．

オルリスタットの体重減少を促進する効果は，穏やかではあるが確実である．減量計画の一部として使用された場合，30〜50%の患者で体重の5%以上の減少を期待することができる．約20%の患者が体重の少なくとも10%の減少を達成する．オルリスタットを中止後，最大3分の1の患者で減量した体重が戻っている．

オルリスタット治療の利点には，血圧の低下と2型糖尿病に発展するリスクが少ないことがある．

オルリスタットの最も一般的な主観的な副作用は，胃

腸に関係したもので，脂肪便，鼓腸，便失禁，頻繁か緊急の排便がある．これらの影響を最小にするために，高脂肪を含有する食料を避けるべきであり，低脂肪でカロリーを抑えた食事療法が望ましい．皮肉にも，オルリスタットは三環系抗うつ薬のようないくつかの向精神薬による治療に起因する便秘を治療するために，高脂肪の食事と共に使用することができる．副作用は，治療開始時に最も重く，時間とともに程度は減少する．肝および腎障害はオルリスタット使用の潜在的に重大な副作用である．2010 年には，重篤な肝障害の稀な事例に関する新しい安全情報がオルリスタットの製品ラベルに加えられた．急性の腎障害の発生率は，オルリスタット使用者では，未使用者よりも高い．この薬物は，肝機能障害や腎機能障害をもつ患者，そして胆管閉塞や膵疾患をもつ患者では注意して使用すべきである．オルリスタットの禁忌は，吸収不良症候群，オルリスタットに対する過敏性，胆嚢の機能低下，妊娠中，授乳中である．オルリスタットは，妊娠カテゴリー X と評価されている．

脂溶性ビタミンおよび他の脂溶性の栄養素の吸収はオルリスタットの使用によって阻害される．β カロチンとビタミン A, D, E, K を含むマルチビタミンの栄養補助剤を，できれば就寝時 1 日 1 回使用すべきである．

オルリスタットは，免疫抑制薬シクロスポリン（サンディミュン）の血中濃度を下げる可能性があり，したがって，これら 2 つの薬物は併用すべきではない．オルリスタットは，抗不整脈薬のアミオダロン（アンカロン）の吸収も阻害する場合がある．

標準的な処方量は食事前に 120 mg を 1 日 3 回で，オルリスタットは食事脂肪の約 30％ の吸収を防ぐ．より高用量がより明らかな効果を生むことは示されていない．

オルリスタットの一般市販剤形は 60 mg のカプセルで，処方薬としてのオルリスタットの半分量である．

ロルカセリン

この薬物（Belviq）は幻覚を誘発する可能性があることが明らかになっており，FDA の承認を待っている．ロルカセリンの正確な作用機序はわかっていないが，この薬物はおそらく視床下部の神経細胞の 5-HT$_{2c}$ 受容体の選択的活性化により満腹感を促進し，食事消費を減少させるようである．

健康な被験者で，ロルカセリンの 1 日 1 回 15 mg と 40 mg の複数の経口投与量の補正 QT 時間（QTc interval）への影響の評価が行われている．最大偽薬調整ベースライン補正 QT（QTcI）は，調整懸念のための閾値である 10 ミリ秒以下であった．

ロルカセリンは胃腸管から吸収されて，経口服用後 1.5～2 時間で最高血中濃度となる．ロルカセリンの絶対的な生物学的利用能は決定されていない．ロルカセリンの血漿半減期は約 11 時間である．1 日 2 回の投薬後 3 日以内に定常状態に達し，蓄積は約 70％ であると推定されている．ロルカセリンは，食物と共にまたは食物なしで投与することができる．ロルカセリン塩酸塩はヒトの血漿蛋白に適度に（約 70％）結合する．

この薬物は，複数の酵素経路により肝臓でほとんど代謝され，代謝物は尿中に排出される．ロルカセリンとその代謝物は血液透析によって除去されない．この薬物は，重症の腎機能障害（クレアチニン・クリアランスが毎分 30 mL 未満）の患者や末期の腎臓病をもった患者には推奨されない．

ロルカセリンの半減期は，中等度の肝機能障害の患者では 59％ で 19 時間に延長している．ロルカセリン曝露（濃度曲線下面積）は，軽度から中等度の肝機能障害の患者で，それぞれおよそ 22％ および 30％ 高い．服用量調節は軽度から中程度の肝機能障害の患者には必要ではない．

性別はロルカセリンの薬物動態に意味のある影響をもたなかったため，性別に基づく投薬量調整は必要ではない．年齢のみによって投薬量を調節する必要はない．

ロルカセリンは，CYP2D6 による代謝を著しく阻害する．

FDA 未承認の減量薬

トピラマート

トピラマート（トピナ）とゾニサミド（エクセグラン）については本章第 6 節でより詳しく記述したが，これらの薬物は減量に本質的な効果があるため，ここでも述べておく．

トピラマートは抗てんかん薬として，また成人の片頭痛の予防のために承認されている．トピラマートによる減量の程度は，他の FDA によって承認された肥満抑制薬による減量に匹敵するかもしれない．小規模の研究および多くの症例報告は，トピラマートが選択的セロトニン再取り込み阻害薬（selective serotonin reuptake inhibitor：SSRI）や第 2 世代抗精神病薬に関連した体重増加を差し引きするのを助けることを示している．この薬物の体重への影響は，食欲の抑制と満腹感の増強の両方への効果による．これらは，γ アミノ酪酸（γ-aminobutyric acid：GABA）活性の増強，電位依存型イオンチャネルの調節，興奮性グルタミン酸受容体の阻害，炭酸脱水酵素の阻害を含む薬理効果の組合せの結果による．

治療の期間および投与量は，トピラマートによる体重減量作用に影響する．薬が 1 か月以上 1 日当たり 100～200 mg の服用量で処方される場合，1 か月未満の場合と比較して，減量はより多い．大規模な研究において，プラセボ服用群と比較して，トピラマートで治療された患者が体重の 10％ 以上を減量する可能性は 7 倍高いことが示された．臨床診療において，多くの患者は 1 日 25 mg の開始量で体重減少を経験する．

トピラマートの最も一般的な副作用は，感覚異常（典型的には口の周り），味覚障害（味覚倒錯），認知速度の低下と身体的な動きの減少を含む精神運動障害である．集

中と記憶障害（しばしば，単語と名前の想起の問題によって特徴づけられる）は，よく報告されている．患者の一部は，情動不安定や気分の変化を経験する．身体的な副作用には，腎臓結石や急性閉塞隅角緑内障のリスクの増加がある．患者には，視力の変化はどのようなことであれ報告するよう伝えておく．腎臓結石の病歴をもつ患者には，水分を十分量摂取するように指示する必要がある．

トピラマートは，25，50，100，200 mg の錠剤と 15，25，50 mg のカプセルがある．

ゾニサミド

ゾニサミドは，スルホンアミドに関連した薬物で，さまざまな点でトピラマートと類似している．その正確な作用機序はわかっていない．トピラマートと同様に，認知の問題を引き起こす可能性があるが，発生率はトピラマートより低い．

ゾニサミドは妊娠カテゴリー C に指定されている．動物実験では，催奇形性の証拠が明らかにされている．動物実験において，ヒトの治療的濃度と同じかより低いゾニサミド投薬量と母体血中濃度で，胎児の異常や胎芽と胎児死亡が報告されている．したがって，ヒトの妊娠中にこの薬物を使用することは，胎児を重大なリスクにさらす可能性がある．

最も一般的な副作用には，眠気，食欲不振，めまい，頭痛，悪心と興奮または被刺激性がある．また，ゾニサミドは発汗減少も起こす．腎臓結石の 2～4% のリスクがある．トピラマートやアセタゾラミド（ダイアモックス）などの結石を引き起こしやすいことが知られている他の薬物と，ゾニサミドを併用すべきではない．稀ではあるが深刻な有害作用として，スティーブンス－ジョンソン症候群，中毒性表皮壊死症，代謝性アシドーシスが起こることがある．

体重減量のための定型的な投薬方法は確立されていない．一般に，ゾニサミドは 2 週間夜 100 mg で開始し，1 日 1 回か 2 回の投薬で 1 日 200～600 mg の目標量まで 2 週ごとに 1 日量で 100 mg ずつ増量する．

メトホルミン

メトホルミン（グリコラン）は 2 型糖尿病の治療薬である．その作用には，肝臓のグルコース産生の抑制，腸管からのグルコース吸収抑制，インスリン感受性の増加，末梢でのグルコースの取り込みと調節の改善が含まれる．この薬物は，インスリン分泌を増加させない．

第 2 世代抗精神病薬の補助薬として使用された場合に，体重およびウエスト周囲が縮小することが一貫して示されている．メトホルミンには，おそらく抗精神病薬によって誘発されたメタボリックシンドロームの治療のための最も好ましい治療的利益があるであろう．いくつかの研究において，メトホルミンは抗精神病薬によって誘発された体重増加の一部を軽減するか取り消すことが示されている．体重に対する効果の程度は，減量のために承認されている他の治療の選択肢による効果に匹敵する．補助薬としてのメトホルミンの減量効果は，第 2 世代抗精神病薬で治療を受けており，この薬剤の投薬を受けていなかった患者においてより強力に現れる．この結果は，クロザピン（クロザリル）とオランザピン（ジプレキサ）で治療を受けている患者で最もはっきりしている．体重増加が第 2 世代抗精神病薬開始後に起こる場合には，生活様式へ介入するとしても，既存の証拠に基づけばメトホルミンの使用を考慮すべきである．

一般的な副作用には，悪心，嘔吐，腹痛，食欲不振がある．胃腸への副作用は服用量の分割，食事の後に薬を服用，遅延放出剤形を使用することで緩和できる．

重大な治療上の危険因子の 1 つは，乳酸アシドーシスである．この副作用は腎機能の低下した患者でより起こりやすい．非常に稀ではあるが（1 年当たり 10 万人中約 9 人），その死亡率は 50% である．メトホルミンと一緒にアルコールを摂取することは，アシドーシスのリスクを増す可能性がある．腎機能の監視とアルコールの回避は重要である．

メトホルミンの減量効果は慢性の統合失調症の患者でも明らかである．メトホルミンの長期使用は安全で有効であることが明らかにされている．

減量の補助薬として使用する際の投薬量は明白には確立されていない．ほとんどの報告書で，通常投与量は 1 日 500～2000 mg の範囲にわたっている．糖尿病を治療するのに使用される最高投与量は，850 mg 1 日 3 回である．薬物がどのように患者に影響するかを確かめるため，通常低用量で開始する．

メトホルミンには 500，850，1000 mg の錠剤があり，現在すべてがジェネリック（後発医薬品）で利用できる．メトホルミン SR（徐放型）あるいは XR（持続放出型）は 500，750 mg で利用できる．これらの剤形は，胃腸の副作用を低減し錠剤負担を減らすことにより，患者のコンプライアンス（服薬順守）を上昇させるように意図されている．

アンフェタミン

アンフェタミンは，注意欠如・多動症とナルコレプシーの治療のために承認された精神刺激薬である．この薬物は，食欲を低下させる効果があり，長年保険適用外のその目的に使用されてきた．上述の薬物のいくつかはアンフェタミン類似特性をもっており，そのことがそれらの有効性のもとになっている．アンフェタミンおよび他の精神刺激薬の詳細は 29.30 節で論じた．

参考文献

Adan RA. Mechanisms underlying current and future anti-obesity drugs. *Trend Neurosci.* 2013;36(2):133–140.

Astrup A, Carraro R, Finer N, Harper A, Kunesova M, Lean MEJ, Niskanen L, Rasmussen MF, Rissanen A, Rössner S, Savolainen MJ, Van Gaal L, NN8022-1807 Investigators. Safety, tolerability and sustained weight loss over 2 years with the once-daily human GLP-1 analog, liraglutide. *Int J Obes.* 2012;36(6):843–854.

Colman E, Golden J, Roberts M, Egan A, Weaver J, Rosebraugh C. The FDA's assessment of two drugs for chronic weight management. *N Engl J Med.* 2012; 367(17):1577–1579.

Garvey WT. New tools for weight-loss therapy enable a more robust medical model for obesity treatment: Rationale for a complications-centric approach. *Endocr Pract.* 2013;19(5):864–874.

Hampl JS, Lehmann J, Fielder EG. How United States newspapers framed weight-loss drugs. *J Acad Nutr Diet.* 2013;113(9):A20.

Kelly AS, Metzig AM, Rudser KD, Fitch AK, Fox CK, Nathan BM, Deering MM, Schwartz BL, Abuzzahab MJ, Gandrud LM, Moran A, Billington CJ, Schwarzenberg SJ. Exenatide as a weight-loss therapy in extreme pediatric obesity: A randomized, controlled pilot study. *Obesity.* 2012;20(2):364–370.

O'Neil PM, Smith SR, Weissman NJ, Fidler MC, Sanchez M, Zhang J, Brian Raether, Anderson CM, Shanahan WR. Randomized placebo-controlled clinical trial of lorcaserin for weight loss in type 2 diabetes mellitus: The BLOOM-DM study. *Obesity.* 2012;20(7):1426–1436.

Suplicy H, Boguszewski CL, dos Santos CMC, de Figueiredo MD, Cunha DR, Radominski R. A comparative study of five centrally acting drugs on the pharmacological treatment of obesity. *Int J Obes.* 2014:1–7.

Vilsbøll T, Christensen M, Junker AE, Knop FK, Gluud LL. Effects of glucagon-like peptide-1 receptor agonists on weight loss: Systematic review and meta-analyses of randomised controlled trials. *BMJ.* 2012;344.

（訳　29.1-29.4 堀孝文　29.5-29.9，29.19 馬場淳臣　29.10，29.16，29.23 伊藤賢伸　29.11-29.15，29.17-29.18 安倍秀三　29.21，29.27-29.28 鈴木利人　29.20，29.22，29.24-29.26，29.29 河合伸念　29.30-29.35 西山悦子）

30 脳刺激法

30.1 電気けいれん療法

　現代的な治療の時代に先行する主要な精神疾患のけいれん発作による治療法は、早くも16世紀に樟脳の使用によるものが報告されており、1700年代後半から1800年代中頃までの樟脳けいれん療法の報告がいくつか存在する．

　樟脳けいれん療法の歴史を知らずに、ハンガリーの神経精神病学者メドゥナ（Ladislas von Meduna）は、てんかん患者の脳でグリア細胞の数が通常より多く、一方統合失調症の患者では少ないことを観察し、けいれん発作と統合失調症との間には生物学的相反関係があるのではないかという仮説を立てた．動物実験に続いて、発作の治療的誘発のために使用するのに適切な薬物として再び樟脳が選ばれた．1934年には、最初の緊張病性精神病の患者が、治療的発作の誘発のために樟脳の油性懸濁液の筋肉注射を用いて、成功裡に治療された．ビニ（Lucio Bini）とツェルレッティ（Ugo Cerletti）は発作の誘発に電気を使用することに興味をもち、一連の動物実験と商業的な電気の使用についての観察の後、この目的のために動物の頭部を横断して安全に電流を使用することに成功した．1938年には、最初の電気けいれんによる処置が妄想のある支離滅裂な患者に施行され、1回目の治療で改善がみられ、11回の治療後に寛解した．電気で誘発するけいれん療法（電気けいれん療法；electroconvulsive therapy：ECT）は、化学的に誘発するけいれん療法よりも、より信頼でき短時間のものになり、1940年代の初めまでにそれに取って代わった．1940年には、最初のECTが米国で実施された．

　ECT後の最初の回復期後に一部の患者に持続する逆行性の記憶障害を減らす努力のために、非優位半球電極配置と他のより効率的な波形の探求が以降の数十年に行われた．ECTの実施は、その安全性と有効性を示す制御された試行に基づく方法論の導入と、診断システムとインフォームドコンセント（説明と同意）の過程になされた改良からも利益を得た．1980年代と1990年代には、実施の一律に高い基準を確実にする努力が、米国、イギリス、スカンジナビア、カナダおよびその他の国の専門家組織によって、治療法の周知、教育、訓練の推奨方法の公表により進められた．

　主要な精神疾患の第1選択の治療としてさまざまな薬物が使用されるようになり、現在ECTは薬物治療に反応しない患者に対してより一般的に用いられる．例外は、衰弱や高度の自殺の徴候、緊張病などのために生命に危険のある病状が認められる症例である．けいれん閾値下の刺激では精神疾患の寛解に至らないことと、化学的けいれん療法が効果的あったことから、ECTの治療的恩恵を得るために発作が必要十分な条件であることが示唆されたが、現在では右片側のECTで用量-反応関係があること、両側性ECTでも超短期パルス幅では有効ではないことが知られている．認知の副作用を減らす方法として、より効率的な刺激で適正な神経ネットワークに対する治療的焦点を得ることに関心をもって、研究は基礎となる作用機序と効果的なECT治療の生物学的特徴を探求し続けている．うつ病が多くの患者では慢性疾患であるという理解の発展に伴い、急性期のECTの後の継続と維持療法がより重視されてきている．ECTの利用は20世紀の中頃以降減少してきた．しかし、うつ病の最も効果的な治療法として、また生命に危険のある精神疾患の迅速で効果的な治療法としてECTが生き残ってきたため、同時代のインスリン昏睡などの身体療法とは違って、ECTは現代の治療学の生きた治療法の代表の1つとして残った．その使用は公的機関から私的機関に移行し、米国では過去数十年間に毎年約10万人の患者がECTを受けたと推計される（表30.1-1）．

　ノーベル賞受賞者のグリーンガード（Paul Greengard）は、現在の用語である電気けいれん療法に代えて"electrocortical therapy"（電気皮質療法）という用語を使用することを提案した．グリーンガードは、まだ解明されていないECTの作用機序が皮質下であることが判明した場合には、この用語の使用は制限されることを承認した．しかし、その時まで、本書の著者はグリーンガードの提案が考慮に値すると考える．この用語は、"convulsion"という言葉に伴う恐れを軽減し、非常に有効な治療法の汚名を消すことの助けになるであろう．

表 30.1-1　けいれん療法の歴史における画期的出来事

1500年代	パラケルスス(Paracelsus)は，精神疾患を治療するために樟脳(経口)の投与によりけいれん発作を誘発した．
1785年	再び樟脳を使用し，躁病治療のためにけいれん発作の誘発を用いた最初の報告書が公表された．
1934年	メドゥナ(Ladislaus Meduna)は，緊張病型統合失調症に樟脳の筋肉注射を行い，現代のけいれん療法の始まりとなった．樟脳はすぐにペンチレンテトラゾールに切り替えられた．
1938年	ツェルレッティ(Lucio Cerletti)とビニ(Ugo Bini)は，緊張病の患者に一連のけいれん発作の最初の電気的誘発を行い，治療的反応を生むことに成功した．
1940年	ECTが米国に導入された． ECTの際の筋弛緩薬として使用するために，クラーレが開発された．
1951年	サクシニルコリンの導入．
1958年	片側ECTの最初の比較試験．
1960年	抗けいれん薬物(リドカイン［キシロカイン］)による発作発現の減弱は，ECTの有効性を低下させた．下位けいれん療法は，弱い臨床的反応を引き起こしただけであった．発作活動が効果に必要十分であるという仮説が支持された．
1960年代	うつ病の治療におけるECT対薬物治療の効果のランダム化臨床試験では，ECTの方が明らかに高い反応率をもたらした．神経遮断薬とECTの比較は，ECTは長期でより有効であるが，神経遮断薬物が緊急治療のために優れていることを示した．
1970年	右片側ECTのための最も一般的な電極配置が発展した．
1976年	定電流の短期パルスECT装置である現代の装置の試作品が開発された．
1978年	米国精神医学会は，同意のための基準の確立とECT管理の技術的および臨床的見地を備えたECTに関する最初の特別委員会報告を公表した．
1970年代後期〜1980年代初期	ランダム化対照試験は，ECTがうつ病の偽治療より効果的であることを示した．
1985年	ECTに関する米国国立衛生研究所および国立精神衛生研究所のコンセンサス会議は，ECTの使用の役割を保証し，そして研究と実行の国家基準を支持した．
1987年	けいれん発作が臨床効果に本来十分であるという認識は，ザックハイム(H. A. Sackheim)および共同研究者によって異議を唱えられた．彼らはちょうど発作閾値を上回る用量と右片側の電極配置の組み合わせが，十分な持続時間のけいれん発作をもたらしても，効果がないことを報告した．
1988年	ECT対リチウム(リーマス)のランダム化対照試験は，それらが躁病に同等に有効であることを示した．
2000年	対照試験で，右片側ECTで用量と効果の関係が確認された．高用量の右片側および両側ECTはうつ病で同等の反応率を示した．しかし，右片側電極配置は有害な認知への影響がより少ない．
2001年	継続的薬物療法によるECT後の再発防止の最も大規模な最新の対照試験は，ECT後の最初の6か月間で三環系抗うつ薬(ノルトリプチリン)とリチウムの併用療法がノルトリプチリン単独または偽薬と比較してかなりより良い結果であることを示した．

ECT：電気けいれん療法

電気けいれん療法の電気生理学

ニューロンは，細胞膜を隔てて静止電位を維持しており，活動電位が伝わるときに膜電位の一過性の逆転が起こる．正常な脳の活動は非同期性である．つまり，ニューロンは非同期性に活動電位を発する．けいれん発作は，同時に多くのニューロンが興奮するときに起きる．細胞外電位におけるそのような律動的変化は，隣接するニューロンを同調させ，皮質を超えて深部構造まで発作活動を伝達し，最終的に高電圧で同期性のニューロン発火が脳全体を巻き込む．細胞機構は発作活性を阻止し，細胞のホメオスタシス(恒常性)を維持し，最終的に発作が止まる．てんかんでは，おそらく数百もの遺伝子欠損のいずれかが，均衡状態を変化させて，その結果活動が抑制されなくなる．ECTでは，脳全体に一定時間の発作を作り出すように注意深く調節された条件下で，頭皮上からの電流のパルスの使用により，正常なニューロンに発作が誘発される．

ECTに用いられる電気の質はオームの法則 $E=IR$ または $I=E/R$ (E：電圧，I：電流，R：抵抗)で示される．ECTにおける電気の強度あるいは量は，電荷(ミリアンペア/秒またはミリクーロン)，あるいはエネルギー(ワット/秒またはジュール)で測る．抵抗はインピーダンスと同義であり，ECTの場合，電極の体への接触と身体組織の性質が抵抗の主要な決定因子となる．頭蓋骨はイン

ピーダンスが高く，脳はインピーダンスが低い．頭皮組織は骨よりも電流の伝導がかなりよいため，適用された電荷の約20%のみが，ニューロンを興奮させるために実際に頭蓋骨内に入る．現在広く使用されているECTの装置は，一定の電流，電圧，エネルギーの条件下で電気を使用するように調整されている．

作用機序

両側性全般性けいれん発作の誘発は，ECTの有意義な効果と有害作用の双方に関係する．表面的にはけいれん発作は「すべてか無かの出来事」(all-or-none event)のようにみえるが，全般性けいれん発作のすべてが，必ずしも深部脳構造（例えば，大脳基底核や視床）のすべてのニューロンを巻き込んでいるのではないことを示す報告もある．十分な治療効果を得るためには，これらの深部ニューロンの参加が必要であると考えられる．全般性けいれん発作の後，脳波はおよそ60～90秒間の発作後の抑制を示す．この期間の後に高振幅のデルタ波とシータ波が出現し，およそ30分後に発作前の脳波所見に戻る．ECT治療経過中，発作間欠期の脳波は一般に普段よりも徐波化と高振幅化を示すが，治療終了後1か月から1年の間に治療前の所見に戻る．

ECTの作用機序に対する1つの研究手段は，治療の神経生理学的効果を調べるものである．脳血流とグルコース消費の双方のポジトロン放出断層撮影（positron emission tomography：PET）による研究では，けいれん発作時に脳血流，グルコースと酸素の消費，血液脳関門の透過性が増加していることが示されている．発作後，おそらく前頭葉において最も顕著に血流とグルコース代謝は減少する．脳代謝の低下の程度が治療反応性と相関するという研究報告もみられる．

特発性てんかんの発作焦点は，発作中は低代謝となっている．ECTはそれ自体，その施行により治療過程で発作閾値の上昇を生じるため，抗けいれん因子として作用する．最近の研究報告では，脳波所見で，ECT施行期間後1～2か月間に，ECTによく反応した患者の前頭葉前部皮質全体で徐波成分が大幅に増加していることが示されている．強い両側の刺激は最も良好な反応をもたらし，弱い一側の刺激は最も弱い反応をもたらす．これらの報告の意義は明らかではない．しかし，ECT後2か月で特定の脳波関連現象は消失する一方，臨床効果は持続する．

ECTは記憶と気分調節の細胞機能に作用し，発作閾値を上昇させる．後者の効果は，アヘン剤の拮抗薬であるナロキソンにより止められる．

ECTの作用機序に関する神経化学的研究は，神経伝達物質の受容体の変化，最近ではセカンドメッセンジャー機構における変化に焦点を合わせている．実際に，すべての神経伝達機構はECTにより影響を受ける．しかし，ECT施行期間の後には，すべての抗うつ薬治療で実際に観察される受容体の変化と同様に，シナプス後βアドレナリン受容体数の減少（down-regulation）が生じている．セロトニン系ニューロンにおけるECTの効果は，議論のある領域として残っている．シナプス後セロトニン受容体が増加，セロトニン受容体は不変，セロトニン放出のシナプス前調節が変化，などのさまざまな研究報告がみられる．また，ECTがムスカリン，コリン，ドパミン系のニューロン機構に変化を与えることも報告されている．セカンドメッセンジャー機構については，ECTがG蛋白と受容体の結合，アデニル酸シクラーゼとホスホリパーゼCの活性，カルシウムのニューロン内への流入の調整に影響することが報告されている．

最近，精神医学的症候群および治療に対する反応に関連した脳の構造変化への関心が増している．これは特に，抗うつ薬や他の薬物治療と同様に，電気けいれん刺激と関係した顕微鏡的変化についてである．動物，ほとんどはげっ歯動物で，苔状線維の発芽，細胞骨格構造の変化，貫通経路の接続の増加，神経新生の促進，アポトーシスの抑制などを含む海馬のシナプスの可塑性が観察されている．これらの構造的な事象の多くは，より少ない程度であるがフルオキセチン（Prozac）のような抗うつ薬治療でも観察されている．これらの報告は，観察結果の技術的妥当性のさまざまな面についての議論も活発にしている．どのような変化が臨床的に生じるかは未知であり，それらが明らかになれば，効果と認知の副作用について重要なことが発見されるであろう．

適　応

うつ病

ECTの最も一般的な適応はうつ病であり，最も速く，効果的な治療法である．ECTは，薬物療法に失敗した患者，薬物治療に耐えられない患者，重症あるいは精神病症状をもつ患者，緊急性のある自殺企図あるいは殺人の可能性のある患者，激越あるいは昏迷などの激しい症状をもつ患者に対する治療法として検討すべきである．対照研究からは，抗うつ薬療法に反応しなかった患者の70%近くが，ECTに明らかに反応することが示されている．表30.1-2にECT使用の適応を示した．

ECTは，うつ病と双極Ⅰ型障害双方の抑うつエピソードに有効である．妄想性あるいは精神病性うつ病は，長い間特にECTに反応しやすいと考えられていた．しかし，最近の研究では，精神病性の特徴をもつうつ病が精神病性の特徴をもたないうつ病よりもECTにより反応しやすいわけではないことが示されている．しかし，精神病性の特徴をもつうつ病は抗うつ薬による薬物療法単独には反応が鈍いため，ECTはこの疾患をもつ患者に対する第1選択の治療法としてさらに検討されるべきである．メランコリー性の特徴（非常に重症な症状，精神運動遅延，早朝覚醒，日内変動，食欲と体重の減少，焦燥感など）のあるうつ病はECTに反応しやすいと考えられている．ECTは，特に重度の抑うつ状態または精神病

表 30.1-2 電気けいれん療法（ECT）の適応症

ECT が適応となる診断
　主な診断適応症
　　うつ病，単極性と双極性の両方
　　　特に精神病性うつ病
　　躁病，混合性エピソードを含む
　　急性増悪期の統合失調症
　　　緊張病型
　　　統合失調感情障害
　他の診断適応症
　　パーキンソン病
　　神経遮断薬悪性症候群
臨床適応
　主な使用目的
　　内科的または精神科的理由で迅速で確実な反応が必要
　　他の治療法のリスクが利益を上回る
　　向精神薬に対する乏しい反応あるいは ECT に対する
　　　良好な反応の既往歴
　　患者の選択
　2 次的使用目的
　　現在のエピソードで薬物療法への反応に不成功
　　現在のエピソードの薬物療法への不耐性
　　患者の状態の悪化により迅速で確実な反応が必要

症状を伴う患者，希死念慮のある患者，食事を拒否する患者に適応となる．ECT に反応しにくい抑うつ状態の患者には，身体化障害（DSM-IV 診断）を伴うものが含まれる．高齢の患者は，若年者よりもゆっくりと ECT に反応する傾向がある．ECT は抑うつエピソードの治療法であり，長期の維持療法のもとに施行されなければ予防法とはならない．

躁病エピソード

ECT は急性の躁病エピソードの治療において，リチウム（リーマス）と少なくとも同等の効果をもつ．しかし，躁病エピソードの薬理学的治療は短期間で有効であり，予防効果をもつので，躁病エピソードの治療における ECT の使用は，一般にすべての薬理学的治療が禁忌となるような状況に限られている．ECT の反応が相対的に速いため，躁病による行動により危険な段階の消耗状態に達している患者においてその有効性を示す．リチウムは発作閾値を下げ，発作を延長させる可能性があるため，リチウム投与を受けている患者に ECT を行うべきではない．

統合失調症

ECT は急性期の統合失調症症状に有効な治療法であるが，慢性期の統合失調症症状の治療には有効ではない．激しい陽性症状，緊張病，感情症状を伴う統合失調症の患者は，ECT に最も反応しやすいと考えられる．そのような患者における ECT の効果は，抗精神病薬の効果と

ほぼ同等であるが，改善はより早く現れる．

その他の適応

小規模の研究では，ECT が緊張病，気分障害に伴う症状，統合失調症，内科疾患および神経疾患の治療に効果があることが報告されている．また，ECT が挿間的な精神病，非定型精神病，強迫症，せん妄，抗精神病薬による悪性症候群，下垂体機能低下症，難治性の発作性障害，パーキンソン病のオンオフ現象（訳注：急激に症状悪化が起こり急に改善する）などの病状にも有効であると報告されている．また，治療を必要とするが服薬できない自殺衝動の強いうつ病の妊婦，高齢で内科疾患があり安全に抗うつ薬を投与することができない患者，さらに成人に比べ抗うつ薬に反応しにくいと考えられるうつ病の自殺衝動の強い小児と青年についても，ECT が治療として選択される可能性がある．うつ病に伴うものではない身体化障害（DSM-IV 診断），パーソナリティ障害，不安症には ECT は有効ではない．

臨床指針

患者とその家族は，ECT に対して懸念を示すことが多い．したがって，臨床医はその有効性と有害作用，ECT に代わる治療法について説明し，そのインフォームドコンセント（説明と同意）の過程は，診療録に記載しなければならない．その過程には，疾患とその自然経過，治療を受けない選択についての話し合いを含める．ECT に関する出版物やビデオテープは真のインフォームドコンセントを得る試みにおいて有効と考えられる．今日，意志に反した ECT の施行は稀であるが，緊急にその治療を必要とし，法律的に決められた保護者がその治療に同意した患者に対しては行われるべきである．医師は地域，州，連邦政府の ECT 使用に関する法律を知っておく必要がある．

治療前評価

治療前評価には，標準的身体所見，神経学的所見，麻酔前検査，完全な病歴を含める．臨床検査には，血液・尿化学，胸部 X 線，心電図を含める．高齢者や歯の治療を十分に行っていない患者では，歯列の評価のための歯科検査が勧められる．脊椎疾患の可能性がある場合には，脊椎の X 線検査が必要となる．発作性疾患や脳占拠性病変を疑われる場合には，CT あるいは MRI を施行する．ECT の専門家は，脳占拠性病変でさえもはや ECT の絶対禁忌とは考えていないが，そのような患者には熟練者が施行する必要がある．

併用薬　薬物療法を受けている患者では，けいれん発作の誘発との相互作用の可能性，発作閾値への効果（上昇と低下の両方），ECT 時の投与薬物との相互作用について評価しなければならない．一般に，三環系および四環系抗うつ薬，モノアミン酸化酵素阻害薬，抗精神病薬の

投与は可能と考えられている．不安のために使用されるベンゾジアゼピンは，抗けいれん作用があるため中止すべきである．リチウムは発作後せん妄を助長し，発作活動を延長する可能性があるため，中止する．クロザピン（クロザリル）とブプロピオン（Wellbutrin）は，遅発性けいれん発作の出現と関係する可能性があるため中止する．リドカイン（キシロカイン）は発作閾値を著しく上昇させるため，ECT 中は投与すべきではない．テオフィリン（テオドール）は発作時間を延長するため禁忌である．レセルピン（アポプロン）も，ECT 施行時に呼吸器系や心血管系のリスクの増加と関係するため禁忌となる．

麻酔前投薬，麻酔薬，筋弛緩薬

患者は，治療前 6 時間は経口摂取禁止である．処置の直前に，義歯やその他の異物がないか患者の口腔を調べ，静脈路を確保する．治療直前に，発作中に患者の歯と舌を保護するためにバイトブロック（咬合床固定器）を口に挿入する．電気刺激の短時間を除いて，処置の開始から自発呼吸の回復まで 5 L/分の 100％酸素を投与する．気道を確保するための緊急時の準備を，必要な場合に直ちに使用できるようにしておくことが必要である．

ムスカリン性抗コリン性薬物　安静時の心拍数が 90/分を超えていない場合には，口腔と気道の分泌を最小限にし，また徐脈と不全収縮を防止するために，ECT 前にムスカリン性抗コリン性薬物を投与する．一部の ECT センターでは，麻酔前投薬としての抗コリン薬の慣例投与はすでに中止されているが，βアドレナリン受容体拮抗薬を使用している患者と心室性異所性収縮の患者では投与が適応となる．最もよく使われる薬物はアトロピンであり，麻酔薬の 30～60 分前に 0.3～0.6 mg を筋注または皮下注するか，麻酔薬の 2～3 分前に 0.4～1.0 mg を静注する．もう 1 つの選択は，グリコピロレート（Robinul）である（0.2～0.4 mg を筋注，静注，皮下注）．この薬物はアトロピンよりも血液脳関門を透過しにくく，認知障害，嘔気を起こしにくいが，アトロピンよりも心血管系に対する保護効果が弱いと考えられている．

麻　酔　ECT の施行には全身麻酔と酸素投与が必要である．有害作用を最小限にするだけではなく，多くの麻酔薬によって生じる発作閾値の上昇を避けるために，麻酔の深度はできるだけ浅くする．メトヘキシタール（Brevital；0.75～1.0 mg/kg を迅速静注）は，作用時間が短くチオペンタール（ラボナール；通常 2～3 mg/kg を静注）よりも発作後の不整脈を起こしにくいため，最も一般的に使用される麻酔薬であるが，心臓への作用のこの違いは国際的には認められていない．その他に使用できる 4 つの麻酔薬は，エトミデート（Amidate），ケタミン（ケタラール），アルフェンタニル（Alfenta），プロポフォール（ディプリバン）である．エトミデート（0.15～0.3 mg/kg を静注）は，発作閾値を上昇させないため時に用いられることがあるが，年齢とともに発作閾値が上昇するため特に高齢者で有効である．ケタミン（6～10 mg/kg を筋注）は，発作閾値を上昇させないため時に用いられるが，この薬物による麻酔から覚めるときにしばしば精神病症状をきたすことがあるため，その使用は限られている．アルフェンタニル（2～9 mg/kg を静注）はバルビツール系麻酔薬の投与量を減らし，通常よりも発作閾値の低下が小さいため，時にバルビツール系と併用されるが，悪心の発生率が増加する．プロポフォール（0.5～3.5 mg/kg を静注）は抗けいれん作用が強いという特徴があり，有効性が劣る．

筋弛緩薬　麻酔薬の効果が出現したならば，通常 1 分以内に発作中の運動作用から生じる骨折とその他の損傷のリスクを最小限にするために筋弛緩薬を投与する．患者に骨粗鬆症や脊椎損傷の病歴，ペースメーカーの使用など発作中の運動作用に関係する損傷のリスクがなければ，筋を麻痺させる必要はなく筋の深い弛緩をきたせばよい．超速効性の脱分極性筋弛緩薬であるサクシニルコリン（サクシン）は，この目的に対する使用が国際的に認められている．通常サクシニルコリンは，0.5～1.0 mg/kg の用量で迅速静注または点滴静注で投与する．サクシニルコリンは脱分極性筋弛緩薬であるため，その作用は口側から尾側に進行する筋の線維束れん縮によって示される．足の動きの消失か末梢神経刺激後の筋収縮の欠如によって，最大の筋弛緩が得られていることが示される．一部の患者では，問題となるミオクローヌスとカリウムと筋酵素の増加を予防するために，ツボクラリン（3 mg を静注）を投与する．これらの反応は，筋骨系疾患や心疾患をもつ患者で問題になる．けいれん時間の監視のために，筋弛緩薬の注入前に血圧測定の加圧帯を足首で収縮期血圧より上の圧力でふくらませることにより，足の筋肉で比較的害のないけいれん活動を観察することができる．

偽性コリンエステラーゼ欠損症の病歴が明らかである場合は，アトラクリウム（Tracrium；0.5～1.0 mg/kg を静注）またはクラーレをサクシニルコリンの代わりに用いることができる．そのような患者では，サクシニルコリンの代謝が阻害されており，遷延性無呼吸を生じ緊急の気道管理が必要になる可能性がある．しかし，概してサクシニルコリンの半減期は短いので，投与後の無呼吸の時間は一般に麻酔薬と発作後の状態による意識回復に要する時間よりも短い．

刺激電極の部位　歴史上，ほとんどの施行医は，効果を生む信頼性とその使いやすさから，両側前頭側頭部電極配置を用いてきた．この電極配置は短期と長期の有害な認知への影響ともより関連しており，よりせん妄を生じやすく，そのために最適な治療効果を得る前に ECT のクールが終了していなくてもそれを中断することが必要になることがある．したがって，両側前頭側頭 ECT を使用する時は，有害な認知への影響を減らすために，用量をできるだけ適度な閾値上のレベルに制限するように，注意を払われなければならない．超短期パルスと両側前頭側頭部電極配置の組み合わせが有効であることが

実証されていないことは，強調されるべきである．両側電極配置による治療，特に両側前頭の配置は，運動発作なしに脳波上の発作が最も現れやすいようであり，脳波の監視はその発生を検知するために特に役立つ．

より新しい電極配置には両側前頭配置および非対称の配置が含まれる．頭蓋骨と頭皮の高いインピーダンスが電気刺激の拡散を引き起こし，刺激の局在の可能性を制限するという事実により，これらの戦略には制限がある．インピーダンスに関係した干渉を最小化するために十分に横に離して配置するように，両側前頭の電極配置は研究されてきており，また両側前頭の電極配置が，両側前頭側頭部の電極配置と適正な用量の右一側の電極配置に同等に効果があることを示すいくつかの実証がある．認知への影響を少なくするという利点についての証拠は，まだほとんど予備的なものであり，より広範囲で高感度の一連の認知バッテリーによる十分な研究が必要である．発作閾値は，両側前頭のECTで相対的に高くなりやすい．

右一側のECTは比較的良好な認知の副作用プロフィールをもち，この電極配置の有効性が適切な使用戦略によって確実にすることができる今，広く使用されるべきである．両側性ECTとは対照的に，発作閾値の500％近い適用量が効能を保証するようである．米国のECT装置は，504〜576mCiの範囲内の出力に制限されている．患者の約90％は短期パルス波の右一側ECTの最適使用に適応する発作閾値をもっており，右一側の電極配置と超短期パルス幅の組み合わせは米国装置の範囲を広げ，ほとんどの患者をこれらの制約の範囲で治療することができる．例外的に高い発作閾値をもった個人は，装置の制限範囲内に残るために両側性電極配置を行ってもよい．d'Elia配置の使用により電極間距離を最大限にすることも最適であろう．他の多くの右片側配置が記述されてきたが，それらの使用を支持する研究は少ない（図30.1-1）．

特に片側配置が要望される場合，左利きの患者が右利きの患者とは異なった電極配置を必要とするかもしれないという若干の懸念があった．利き手が左の場合でも，左利きの個人の70％で，言語機能の解剖学的局在は右利きの人のそれと同じである．さらに，利き手にかかわらず，抑うつ気分の持続に関係するのは右半球であるという情動の独立した左右局在の証拠がある．情動機能とECTの効果が利き手に関係するという表示は限られており，通常利き手は電極配置を選択するために考慮されない．

電気刺激

電気刺激は発作閾値に達する十分な強さ（けいれん発作を生じさせる程度の強度）が必要である．電気刺激は交流であり，それぞれの周波には陽性波と陰性波が含まれる．古い装置では直流を用いている．しかし，その型の装置はその電流波形が効果的ではないため，現在では

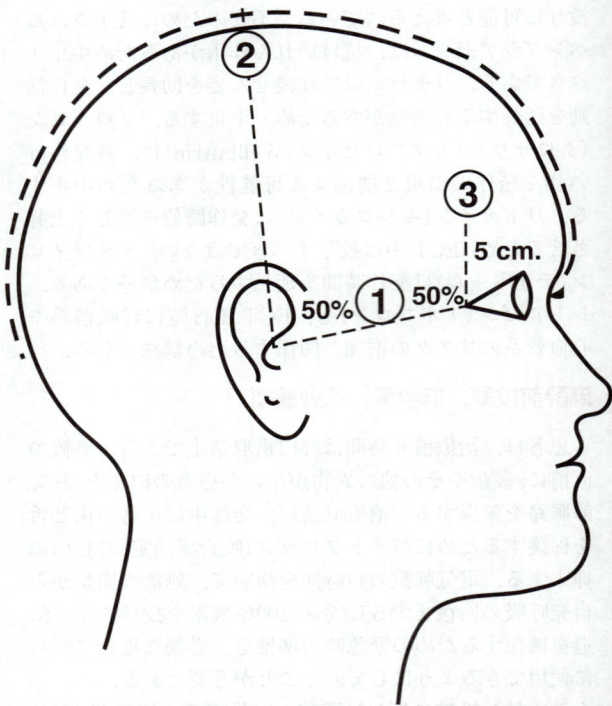

図30.1-1　電極配置．ポジション1は前頭側頭部で，両側電気けいれん療法の実施の際に，頭部の両側においた電極を使用する．右片側ECTでは1つの電極を右の前頭側頭部に，もう1つの電極はポジション2で正確に頭頂の右側に置く．（American Psychiatric Associationのご好意により許可を得て転載）

旧式と考えられている．正弦波が加えられる場合に，正弦波の電気刺激は発作閾値に達する前と発作が誘発された後には必要ではなく過剰なものである．現在のECT装置は，短期パルス波形を使用しており，電気刺激は通常30〜100パルス/秒で1〜2ミリ秒間与える．超短期パルス（0.5ミリ秒）を用いた装置は短期パルス装置ほど有効ではない．

患者の発作閾値の確定は容易ではない．発作閾値には40倍の個人差がみられる．さらに，ECT治療の過程で患者の発作閾値は25〜200％増加することがある．また，発作閾値は女性よりも男性で高く，若年成人よりも老人で高い．一般的な手技では，その患者の発作閾値よりも低いと考えられる電気刺激で治療を開始し，その後発作閾値に達するまで，一側性では100％，両側性では50％まで増強する．文献上の論点は，最小の閾値量あるいは適度に閾値を越える量（閾値の1.5倍），閾値をかなり越える量（閾値の3倍）のいずれを選ぶべきであるかという疑問に関するものである．刺激強度についての論争は電極の位置を決める論争に似ている．本質的には，閾値の3倍量が最も早く効果を示し，最低閾値量は有害作用の重症の認知障害を最も生じにくいという結論が資料では支持されている．

発作誘発

筋の短収縮は通常，顎と顔面筋に最も強く現れ，発作出現の有無にかかわらず，刺激電流の流れと一致している．発作の最初の動きの徴候は足底の伸展であり，10～20秒続いた後，強直期に移る．その後回数が減少し最終的には消失する規則的(すなわち，間代性)収縮に移行する．強直期は，頻回の筋収縮によるアーチファクト(人工産物)の加わった頻回の尖鋭な脳波活動で示される．間代期には，筋収縮と同時に多棘波群発が生じるが，通常間代性収縮が停止した後，少なくとも数秒間持続する．

発作の監視 医師は刺激後に起こる両側性全身けいれん発作を客観的に測る方法をもたなければならない．医師は，強直間代性の動きの証拠かあるいは脳波または筋電図(electromyogram：EMG)から発作活動の電気生理学的証拠を観察できなければならない．片側ECTによる発作は左右非対称であり，非刺激半球に比べ刺激半球でより高振幅の発作時脳波を示す．時に，一側性の発作が誘発される．そのため，片側ECTの場合に少なくとも一組の脳波電極を反対側の半球におく必要がある．ECTの過程で発作を有効なものにするためには，発作が最低でも25秒以上持続する必要がある．

発作誘発の失敗 十分な持続時間をもった発作の誘発に失敗した場合には，治療の過程で，発作を誘発するための刺激は4回まで試行可能である．時に発作活動の開始は，刺激後20～40秒遅れることがある．もし刺激が発作の誘発に失敗した場合には，電極と皮膚の接触を確認し，刺激の強さを25～100％まで上げる必要がある．また，医師は麻酔薬によって生じる発作閾値の上昇を最小限にするように麻酔薬を変えることができる．発作閾値を低下させるために加えられる手技としては，過換気，刺激前5～10分に安息香酸ナトリウムカフェインを500～2000mg静注するなどの方法がある．

発作の延長と遅発性発作 発作の延長(180秒以上続く発作)とてんかん重積発作は，バルビツール酸系の麻酔薬の追加やジアゼパム(セルシン)5～10mgの静注によって止めることができる．経口的気道は延長した無呼吸時間の適切な呼吸維持に不十分であるため，このような合併症の管理には挿管を必要とする．ECT治療の後しばらくして現れる発作である遅発性発作は，もともと発作性疾患のあった患者で起こることがある．稀に，ECTがてんかん性障害の出現を促進する．そのような場合，純粋なてんかん性障害と同じように臨床的に管理することが必要である．

ECT治療の回数と間隔

ECT治療は，通常1週間に2～3回施行する．1週間に2回の治療は，1週間に3回の治療に比べ，記憶の障害が少ない．一般に，うつ病の治療過程では6～12回(ただし，20回まで追加可能)，躁病の治療では8～20回，統合失調症の治療では15回以上，緊張病とせん妄の治療では1～4回と少数回施行する．治療は患者に最大の治療効果が得られたと考えられるまで継続すべきである．その時点を越えると，治療はそれ以上の効果はなく，有害作用の重症度と期間が増えるだけである．通常，最大の治療効果が得られる回数は，引き続く2回の治療後にそれ以上の改善がみられない回数と考えられている．6～10回後に患者の改善がない場合には，ECT治療を断念する前に，両側性電極配置と刺激の増強(発作閾値の3倍)を試みるべきである．

複数回モニターECT 複数回モニターECT(multiple monitored ECT：MMECT)とは，1回の施行に複数のECT刺激を与えるものであり，最も一般的なものは2分以内に2回の両側性の刺激を与える．この方法は，重症の患者と麻酔によるリスクが特に高い患者において許可される．MMECTは有害作用である強い認知障害の発生と最も関連する．

維持療法

短期間のECTは症状の寛解をもたらすが，それ自体に予防効果はない．常に，ECT後の維持療法を検討する必要がある．一般に，維持療法は薬理学的なものであるが，ECT維持療法(毎週または2週ごと，毎月)は，大規模な研究報告はないものの再発の予防に効果があると報告されている．ECT維持療法の適応には，最初のECTでの早い再発，症状が重症であること，精神病症状，薬物療法が不可能であることなどがある．特定の薬物療法に反応しないためにECTが用いられた場合には，ECT後にはそれとは別の薬物を試みるべきである．

ECT治療の不成功

ECT治療後に患者の改善がみられない場合には，過去に失敗した薬物による治療を再度試みる．ほとんどが非公式な情報であるが，抗うつ薬の投与によっては改善がみられなかった患者が，ECTが治療的には失敗と思われた場合でも，ECT後には同じ薬物の投与で改善するとの多くの報告がある．しかし，異なった受容体の部位に作用する薬物が増えているため，以前に効果がなかった薬物に戻る必要性は少なくなっている．

有害作用

禁忌

ECTには，患者のリスクが増大し，より厳密な監視を必要とする状態を除いては，絶対的な禁忌はない．妊娠はECTの禁忌ではなく，妊娠がリスクの高いものであるか，合併症があるのでなければ，胎児の監視も必要ないと一般に考えられている．中枢神経系の占拠性病変をもつ患者は，ECT後に浮腫と脳ヘルニアのリスクが増大する．しかし，病変が小さければデキサメタゾン(デカドロン)の前投薬を行い，発作中の高血圧を抑制することにより，そのような患者における重大な合併症のリス

クを最小限に抑えることができる．脳圧が上昇しているか，脳内出血のリスクのある患者（例えば，脳血管障害や動脈瘤）は，ECT施行中発作時に脳血流が増加するためリスクにさらされる．そのリスクを除去することは難しいが，治療中の患者の血圧を調整することにより軽減することができる．心筋梗塞の最近の既往をもつ患者はもう1つの高リスク群であるが，そのリスクは心筋梗塞後2週間を過ぎると大きく減少し，さらに心筋梗塞から3カ月後まで減少する．高血圧のある患者は，ECT施行前に降圧薬投与による血圧の安定化が必要である．また，プロプラノロール（インデラル）や舌下ニトログリセリンは，ECT中のそのような患者の保護に使用できる．

死亡率

ECTによる死亡率は1回の治療につき0.002％で，おのおのの患者につき0.01％である．これらの数値は，全身麻酔や出産に伴うリスクと同程度である．通常，ECTによる死亡は心臓血管系の合併症によるものであり，ほとんどが以前から心臓発作のリスクがあった患者に起きている．

中枢神経系に対する効果

ECTでよくみられる有害作用は，麻酔から覚醒する際の発作直後の頭痛，錯乱，せん妄である．目立ったせん妄は発作後30分までに患者の10％以内で生じており，バルビツール酸系やベンゾジアゼピン系薬物で治療される．通常，せん妄は最初の数回の治療や両側性ECTを受けた患者あるいは神経疾患をもつ患者で最も生じやすい．特徴として，このせん妄は数日から長くても数週間で消退する．

記　憶　ECTに対する最大の関心は，記憶喪失との関係である．ECTを受けた全患者のおよそ75％が，記憶障害が治療の最悪の有害作用であると述べている．治療過程の記憶障害はほとんど通例となっているが，その後の経過を追った報告では，6か月後にはほとんどすべての患者で認知の基線は元に戻っていることが示されている．しかし，一部の患者は，記憶の困難が続いていることを訴えている．例えば，入院やECTに先立つ出来事を覚えておらず，自伝的記憶が戻らないことがある．治療中の認知障害の程度やそれがもとに戻るのに要する時間は，治療中に用いられた電気刺激の総量に一部関係している．記憶障害は，ECTでわずかな改善しか経験しなかった患者によって最も多く報告されている．記憶障害が起こっても通常は回復し，ECTによって引き起こされる脳損傷の証拠とはならない．この問題は，多様な様式を用いた多くの脳画像研究の焦点となっている．実際，すべての研究では永続的な脳損傷はECTの有害作用ではないと結論づけている．一般に，神経内科医やてんかん専門医は，持続が30分までの発作は永久的な神経損傷を生じないことを認めている．

その他のECTの有害作用

骨折が起こるとすれば，多くはECT開始から早い時期である．通常使用される筋弛緩薬により，長骨や椎骨の骨折が起きないようにすべきである．しかし，一部の患者では手技の間の収縮により，歯の損傷や背部痛を経験する．一部の患者で筋肉の痛みが生じるが，多くはサクシニルコリンによる筋の脱分極によるものであり，特に初回の施行後にいちばん問題となりやすい．この痛みは，非ステロイド性抗炎症薬（nonsteroidal anti-inflammatory drug：NSAID）などの穏やかな鎮痛薬により治療できる．ECT治療後に悪心，嘔吐，頭痛を経験する患者はかなり少数である．悪心，嘔吐はECT施行時の制吐薬投与により予防できる（例えば，メトクロプラミド［プリンペラン］10 mg静注，プロクロルペラジン［ノバミン］10 mg静注，ドパミン受容体阻害薬の使用が有害作用により難しい場合にはオンダンセトロン［ゾフラン］が条件にあった選択肢の1つとなる）．

ECTにより頭痛が起こることがあるが，通常，この効果は容易に管理できる．頭痛の多くはECTの回復期に投与するNSAIDに反応する．重症の頭痛の患者には，短期の非経口投与として承認されているNSAIDであるケトロラック（Toradol；30〜60 mg静注）の術前投与が有効である．アセトアミノフェン（カロナール），トラマドール（トラマール），プロポキシフェン（propoxyphene）やオピオイドによるより強力な無痛法が，より難治性の頭痛の治療のために，個別にあるいは多様な組み合わせ（例えば，ケトロラックの術前投与，アセトアミノフェンとプロポキシフェンによる発作後の管理）で用いられる．ECTは片頭痛とその関連症状を誘発する．スマトリプタン（イミグラン；6 mg皮下注または25 mg経口）の上記の薬物への追加が有効である．麦角アルカロイドの化合物は，ECT中にみられる心臓血管系変化を悪化させるため，ECTの術前投与の成分にすべきではないであろう．

電気的脳刺激療法の研究

ECT技術の継続的な改良には関心がもたれている．これらのアプローチの共通のテーマは，ECTの適応となるうつ病や他の精神病理に関連する推定的神経ネットワークに関係する脳領域への投与を最適化するために空間的に治療を集中させること，有害な認知への影響に関係する部位への投与を減少させること，発作閾値下レベルでも方向と振幅で非侵襲性の電気刺激の効率を改善することである．これらの研究は，磁気刺激（例えば，反復経頭蓋磁気刺激）の研究や侵襲的電気的技術（例えば，迷走神経刺激や深部脳刺激）の復活と並行して進められている．

参考文献

Byrne P, Cassidy B, Higgins P. Knowledge and attitudes towards electroconvulsive therapy among health care professionals and students. *J ECT.* 2006;22(2):133.

Cristancho MA, Alici Y, Augoustides JG, O'Reardon JP. Uncommon but serious complications associated with electroconvulsive therapy: Recognition and management for the clinician. *Curr Psychiatry Rep.* 2008;10:474.

Hooten WM, Rasmussen KG Jr. Effects of general anesthetic agents in adults receiving electroconvulsive therapy: A systematic review. *J ECT.* 2008;24:208.

Ingram A, Saling MM, Schweitzer I. Cognitive side effects of brief pulse electroconvulsive therapy: A review. *J ECT.* 2008;24:3.

Kellner CH, Knapp RG, Petrides G, Rummans TA, Husain MM. Continuation electroconvulsive therapy vs pharmacotherapy for relapse prevention in major depression: A multisite study from the Consortium for Research in Electroconvulsive Therapy (CORE). *Arch Gen Psychiatry.* 2006;63:1337.

Lapidus KA, Shin JS, Pasculli RM, Briggs MC, Popeo DM, Kellner CH. Low-dose right unilateral electroconvulsive therapy (ECT): Effectiveness of the first treatment. *J ECT.* 2013;29(2):83–85.

Munk-Olsen T, Laursen TM, Videbech P, Rosenberg R, Mortensen PB. Electroconvulsive therapy: Predictors and trends in utilization from 1976 to 2000. *J ECT.* 2006;22(2):127.

Painuly N, Chakrabarti S. Combined use of electroconvulsive therapy and antipsychotics in schizophrenia: The Indian evidence. A review and a meta-analysis. *J ECT.* 2006;22:59.

Prudic J. Electroconvulsive therapy. In: Sadock BJ, Sadock VA, Ruiz P, eds. *Kaplan & Sadock's Comprehensive Textbook of Psychiatry.* 9th ed. Vol. 2. Philadelphia: Lippincott Williams & Wilkins; 2009:3285.

Prudic J. Strategies to minimize cognitive side effects with ECT: Aspects of ECT technique. *J ECT.* 2008;24:46.

Rapinesi C, Serata D, Casale AD, Carbonetti P, Fensore C, Scatena P, Caccia F, Di Pietro S, Angeletti G, Tatarelli R, Kotzalidis GD, Giradi P. Effectiveness of electroconvulsive therapy in a patient with a treatment-resistant major depressive episode and comorbid body dysmorphic disorder. *J ECT.* 2013;29(2):145–146.

Sackeim HA, Prudic J, Nobler MS, Fitzsimons L, Lisanby SH. Effects of pulse width and electrode placement on the efficacy and cognitive effects of electroconvulsive therapy. *Brain Stimul.* 2008;1:71.

Schmidt EZ, Reininghaus B, Enzinger C, Ebner C, Hofmann P. Changes in brain metabolism after ECT-positron emission tomography in the assessment of changes in glucose metabolism subsequent to electroconvulsive therapy—lessons, limitations and future applications. *J Affect Disord.* 2008;106:203.

Shorter E, Healy D. *Shock Therapy: The History of Electroconvulsive Therapy in Mental Illness.* Piscataway, NJ: Rutgers University Press; 2007.

Weiner R, Lisanby SH, Husain MM, Morales OG, Maixner DF, Hall SE, Beeghly J, Greden JF, National Network of Depression Centers. Electroconvulsive therapy device classification: Response to FDA Advisory Panel hearing and recommendations. *J Clin Psychiatry.* 2013;74(1):38–42.

30.2 その他の脳刺激法

精神科実践と研究における脳刺激は，ニューロン発火を変化させるために電流または磁場を使用している．おのおのの異なる作用のスペクトルで，そのような精神調節を誘発することができる手技の数は増えつつある．これらの手技はいずれも電気か磁場を経頭蓋的に作用させるか，あるいは脳神経または脳に電流を直接伝えるための電極の外科的挿入を行う．経頭蓋的な技術には，頭蓋電気刺激（cranial electrical stimulation：CES），電気けいれん療法（electroconvulsive therapy：ECT），経頭蓋直流刺激（transcranial direct current stimulation：tDCS；直流分極とも呼ばれる），経頭蓋磁気刺激（transcranial magnetic stimulation：TMS），磁気けいれん療法（magnetic seizure therapy：MST）がある．外科的な技術には，皮質脳刺激（cortical brain stimulation：CBS），深部脳刺激（deep brain stimulation：DBS），迷走神経刺激（vagus nerve stimulation：VNS）がある．

ECTの最初の使用からおよそ50年後の1985年に，バーカー（Anthony Barker）らが，経頭蓋磁気刺激と呼ばれる手法により脳を刺激するためのパルス磁場の初めての使用を発表した．TMSは最初，神経学において神経伝導の研究に用いられた．しかし，それはすぐにECTより侵襲性の少ない方法を求める精神科医の注意をひいた．このTMSによる非けいれん刺激法は，2002年にリサンバイ（Sarah H. Lisanby）とキンヌネン（Leann H. Kinnunen）らによって述べられたように，うつ病，不安症，統合失調症を含むさまざまな精神疾患の治療において有望な結果とともに，活発な研究の下にある．過去十年間，より強力な磁気刺激の適用によるけいれん療法が，米国とヨーロッパの両方において，ヒト以外の霊長動物とヒトで研究されてきた．最初のMSTの手法は，1998年に動物に，2000年にヒトに実施された．MSTは，認知の副作用をより少なくし，ECTの無類の効能を保持しながら，より焦点を絞ってけいれん発作を誘発する手段として開発中である．

最近に脳刺激方法に追加された2つの方法はDBSとVNSであり，TMSの最初の試行から約10年の間に導入された．この2つは，最初に神経学的症候群の続発症の治療の領域で，1997年に米国食品医薬品局（Food and Drug Administration：FDA）により承認された．DBSは本態性振戦とパーキンソン病の振戦の治療のために最初に承認され，他方VNSはてんかんの治療のために承認された．5年後の2002年には，DBSの適応症は薬物療法によって誘発された不随意運動と共に，振戦，緩慢，筋強剛を含むすべてのパーキンソン病の症状の治療に拡大された．TMS，DBS，VNSは神経学の分野で始まった．しかし，精神科医はいち早く精神疾患の治療におけるそれらの手法の可能性を見出し，うつ病での臨床試験の結果，VNSは成人の慢性または反復性うつ病に対する長期的な付加治療に対するFDAの承認を得た．さらに，うつ病と強迫症の治療におけるDBSの有効性を確認するために，ヒトにおける研究が進行中である．

治療的神経調節：脳刺激による精神疾患の治療作用機序

電気刺激の共通経路 ここに概説する脳刺激方式は，電気的または磁気パルスを発生させることによる．しかし，これら両者ともに最終的な共通経路であるニューロンに，電気的に作用することを共有している．その電気的効果は，電気の直接の適用によるものか，または，磁気刺激を経た電気の間接的な誘導によるもののいずれかである．直接的電気刺激方式は，ECT，CES，tDCSによる経頭蓋伝達，あるいはDBSまたは直接の皮質刺激（硬膜外か硬膜下）などの脳内伝達が例となる．間接的電気刺激法には，磁場の交替を適用することにより脳内に電場を誘導するTMSとMSTがある．注目すべきなのは，硬膜外と脳内の方法は，電極を直接的に神経組織に配置し，頭皮と頭蓋骨のインピーダンス（電流などの流れに対する抵抗）を回避するため，経頭蓋的に電気を適応す

るよりも焦点がしぼられることである．より最近の刺激方法である磁気刺激法（TMS と MST）も頭皮と頭蓋骨のインピーダンスを回避するため，同様により焦点が絞られている．しかし，磁気刺激は実際には電気的脳刺激の間接的方法の例であり，これらの装置で磁場を変換して脳内で電気を誘導する．脳は伝導体として働き，ファラデー（Michael Faraday）によって最初に記述され彼の名を冠し，後に電磁気学のすべてを統一するマクスウェル（James Clerk Maxwell）の方程式に組み込まれた法則に従っている．脳内や硬膜外の方法とは対照的に，磁気療法はその高められた局在性を非侵襲的に達成しており，手術の必要なしで無比の空間の特異性を保証しているため，集中的な研究の中心となっている．

ここで記述された脳刺激方式のうち，1 つ以外のすべてはニューロンの刺激により作動する．1 つの例外は tDCS で，それは刺激せず，分極させる．この意味で，tDCS の "S" は誤称である．ニューロンの発火の起きやすさを変化させる分極作用を及ぼすものとして，tDCS を概念化するほうが，より正確である．

刺激のけいれん閾値下の作用は，標的とされる神経回路構成の反復刺激としての効果に依存している．しかし，けいれん療法（ECT と MST）の場合には，作用は刺激によって誘発されたけいれん発作と脳のプロセスへのけいれん発作の反復誘導による効果に依っている．実際に，電極配置と電気刺激パラメータ（媒介変数）が ECT の有効性と副作用に重要な影響を及ぼすことは繰り返し言われている．MST について同じことが言えるかどうかについて活発に研究されている．

急性効果と延長効果 脳刺激には即時または永続する効果がある．十分な強度で伝えられた単一の電気的なパルスは脱分極を誘発し，活動電位を起動させ，シナプスで神経伝達物質を放出させ，機能的な回路の以降の活性化により経シナプス伝播に至る．例えば，主要な運動皮質の手の領域に適用された脳刺激は，皮質脊髄路を活性化し，反対側の手の筋の単収縮を引き起こす．そのような刺激は，筋の単収縮や眼内閃光の視覚化などの望ましい作用，または視覚の遮蔽のような破壊的作用のいずれをも急性に誘発する．

固定頻度で伝えられる反復性のパルスはより強力な影響を及ぼすことができる．1999 年にエプスタイン（Epstein）らは，言語優位半球に適用された反復 TMS（repetitive TMS：rTMS）がどのように発話の停止を引き起こしたかを記述した．刺激の終了後，発話は正常に復した．

DBS や VNS のようなより侵襲的な脳刺激法は，長期的に作動するように計画されており，それにより刺激が繰り返される間は急性作用が延長される．DBS の場合には，典型的にはパルスが高周波で連続的に与えられる．他方，VNS の場合には，パルスが典型的には 5 分ごとに繰り返し，30 秒まで連続して与えられる．rTMS, tDCS, CES, ECT などのそれほど侵略的ではない方法は，それらの効果が持続するためには何らかの神経可塑性のある形への誘導を必要とすると考えられる．

経頭蓋磁気刺激

定　義

経頭蓋磁気刺激（transcranial magnetic stimulation：TMS）は，大脳皮質の表層への急速に変化する磁界の適用であり，「渦（eddy）電流」とも呼ばれる小さな電流を局所に引き起こす．この電磁誘導は，1831 年にファラデーによって発見され，後にマクスウェルの電磁気の方程式で量を定められた．したがって，TMS は，間接的に電気パルスを誘発するために磁界を使用するという点で，電極のない電気刺激と呼ばれる．TMS 装置は，頭皮に向けられたコイルによって強い磁気パルスを伝える．磁界は頭皮と頭蓋の電気的なインピーダンスに影響されないため，この方法の刺激は，最初の刺激として交流（ECT, CES）あるいは直流（tDCS）の電流を使用する他の非侵襲的な装置より，さらに脳の小さな領域に焦点を合わせた刺激を可能にする．TMS は，脳の焦点部位の非侵襲的刺激の例であり，麻酔の必要なしに研究や治療に使用することができる．

作用機序

十分な強度では，電流は活動電位に帰着するニューロンの脱分極を刺激する．例えば，TMS のコイルを大脳皮質の運動野の手の領域の小区分上に配置する場合，反復するパルスによって生成された交代する磁界は，刺激部位に直ちに局所電流を引き起こし，一次運動野（M1）のニューロンを発火させる．この活動電位は，順に多シナプスの皮質脊髄路によって伝播し，反対側の手の筋肉の引きつりを起こす．要約すると，TMS は，間接的に脳の中で局所の電流を誘発するために磁界を使用し，それにより，顕著な行動への効果に結びつく機能的な神経回路の発火を引き起こす．この効果は単発 TMS によって容易に実証することができる．単発 TMS は，隣接筋肉群の皮質対応部を横切ることにより簡単に脳の人体図を作成し，また同時に皮質脊髄系の興奮性の研究に用いることができる．

単発 TMS は，異なる皮質領域に移動した場合に他の作用を及ぼすことができる．一次視覚野（V1）上に位置した場合，暗点（すなわち，「盲点」）がしばしば誘発される．

これは，TMS が一時的に機能を中断させる場合があることを例証している．表 30.2-1 に示されるように，単発 TMS による筋肉の単収縮に帰着する運動ニューロンの活性化と視覚的な知覚の混乱は，TMS に誘発されたニューロンの脱分極の急性効果の例である．単発 TMS の効果は即時で短いと考えられている．M1 領域への TMS によって誘発されるような筋肉の単収縮はほとんど瞬間的であり，TMS パルスが適用された後約 20 ミリ秒で生じる手の動きを伴う．視覚の遮蔽も同様にミリ秒

表 30.2-1　急性および延長作用機序

急性効果
　神経回路の一過性活性化
　顕著な運動反応(例えば，引きつり)
　進行中の過程の一過性の中断(例えば，会話の停止)または促進(例えば，反応時間を速める)

延長効果
　神経可塑性
　　▶ シナプス効率の変化，長期の増強または低下など．
　　▶ 神経向性因子の変化
　　▶ 皮質興奮性の調整
　　▶ 機能的な連結性の調整

で測られる類似した時間スケールで作動する．しかし，rTMSの過程でパルスが規則的な間隔で繰り返される場合，それらが末梢神経の電気刺激(連合性ペア刺激 paired associative stimulation：PAS)などの他の形式の刺激とTMSが組み合わされる場合，TMSに対する脳反応の古典的条件付けの例のようにTMSが視聴覚刺激と組み合わされ，TMSはより長く影響を及ぼす．TMSのこれらの永続する効果の基礎となる機序はさまざまな研究者によって記述されており，神経可塑性およびシナプスへの効果の変化と関係があると考えられている．

　rTMSによる精神疾患の治療は，特定の疾患と関連していると考えられている病理学的な皮質の興奮性を局所的に変化させる試みにより特徴づけられる．左背外側前頭前野皮質の活動性の低下は，いくつかの研究で感情障害と生理学的に関連すると考えられている．この活動性の低下を修正するために，多数の研究では，この領域の活動を正常化する試みとして左背外側前頭前野皮質(dorsolateral prefrontal cortex：DLPFC)に，興奮性を増加させると報告されているrTMSの高周波を適用している．関連するアプローチとして，左右のDLPFC間の活性化における両半球間のバランスの異常に注目した何人かの研究者は，このバランスを正常化するために右側DLPFCに，低周波のrTMSを適用した．

副作用，薬物治療との相互作用，その他のリスク

　知識のある専門家によって，適切に評価された患者に適用される場合，TMSの施行は非侵襲性の，比較的穏やかな手法である．しかし，完全にリスクがないわけではない．TMSにおいて最も重大で既知のリスクは，意図されたものではないけいれん発作である．けいれん発作のリスクに関与するいくつかの要因がある．第1に，TMSの方式がある．単発刺激によるTMSはrTMSよりもけいれん発作を起こしにくい．周波数，電力，列の持続時間と間隔などの治療上のパラメータの組み合わせによる用量も同様に重要である．さらに，神経疾患(てんかんや局所の脳病変)，またはけいれん発作を抑制する薬物治療などの患者側の要因も重要である．

　単発TMSは，一般にけいれん発作の危険因子のない成人に適正に施行された場合に，最少のリスクになると考えられる．他方，rTMSが危険因子のない個人でも十分に高用量で与えられた場合には，けいれん発作を誘発することがある．

患者選択

　1種類以上の抗うつ薬治療の試みに失敗したか，薬物治療に対して不都合な副作用をもつ患者は，TMSに対するよい候補となる．しかし，TMSの効果が低く，緊急性のある，または重症で治療抵抗性の症例では，ECTが依然として最終的な最も有用な治療法である．

将来の方向性および制御可能なパルス波形TMS

　TMSおよび他の磁気刺激の方式は，それらの焦点づけと非侵襲性により精神科治療において多大な期待が見込まれる．しかし，予備的発見を繰り返し，最適用量を改善し，反応を予測できる患者特性を確立し，TMS効果上で併用する薬物の影響を調べるために，多くの研究が必要である．治療後の再発予防は適切に探求すべき多くの領域の1つである．他の活発に追究されている方向性は，より深い脳侵入を可能にする刺激コイルを開発する試みとヒトの刺激のためにより生理的に最適なパルス波形の研究である．

経頭蓋直流刺激

定　義

　経頭蓋直流刺激(transcranial direct current stimulation：tDCS)は，頭皮に接して弱い直流電流(1〜3 mA)を使用する非侵襲性の治療方式である．直流電流(direct current：DC)は個別のパルスで刺激するのではなく，分極させるものであり，その作用は皮質のニューロンで発火する活動電位を直接導くわけではないようである．別々のパルスをつくるCES，ECT，VNS，DBSでみられるような交流電流(alternating current：AC)を使用する装置とそれとを区別するのは，電気刺激のDCの方式でもある．さらに，tDCSは分極によって作用し，皮質のニューロンで発火する活動電位には影響しないため，「経頭蓋直流分極(transcranial direct current polarization)」という用語が一部の現代の研究者からは好まれ，今日では両方の用語が文献に見られる．小型装置は非常に軽便で，容易に利用できるDCのバッテリーによって通常操作される．

副作用

　tDCSの重大な有害作用は知られていない．少数の皮膚刺激が報告された症例で，文献に記載された共通の副作用としては刺激部位が多少ヒリヒリすることが報告されており，十分許容される．

作用機序

直流電流は流れを分極する．tDCS はニューロンの細胞膜の極性を変えることにより作用すると考えられている．しかし，tDCS の実際の作用機序についてはほとんどわかっていない．分極は，活性化の閾値を低下または上昇させることにより，ニューロンの発火とコンダクタンス（訳注：電流の流れやすさを表す量）に影響する．tDCS は陰極と陽極の電極によって頭皮に低電流を適用することを必要とするため，電流の流れの方向に従い，分極は作用を抑制（陰極）または促進（陽極）することができる．

臨床研究

予備研究は，tDCS が気分とは無関係の特定の脳機能を増強する可能性を示唆している．しかし，tDCS の技術および精神医学でのその使用は探査の初期段階にある．研究は，脳卒中と特定の型の認知症から回復を促進する潜在的効果に集中している．

将来の方向性

現在のほとんどの tDCS 装置は，大きな食塩水に浸された電極を使用している．将来の装置開発は，意図した臨床の効果を最大限にし，かつさらに使いやすさを改善するために，主として電極の形および接触面の材質を研究することになるであろう．しかし，反応性の予想とともに，有効性，適応，用量と反応との関係などの基本的な疑問が，第一に探査される必要がある．

頭蓋電気刺激

定 義

頭蓋電気刺激（cranial electrical stimulation：CES）は，tDCS と同様に，弱い電流（1〜4 mA）を使用する．しかし，CES では電流は交流である．伝統的に，食塩水に浸したフェルトで覆われた電極を耳朶にクリップで留めて施行する．他の配置方法も研究されている．

作用機序

正確な作用機序は解明されていない．以前の仮説では，交流の微小電流が視床と視床下部の脳組織に作用して神経伝達物質の放出を促進するということを提唱していた．細胞膜との相互作用によって，刺激がカルシウム・チャンネルおよび環状アデノシン 1 リン酸（cyclic adenosine monophosphate：cAMP）を含む古典的セカンド・メッセンジャー経路に関連した情報伝達の変化をもたらすという主張がなされてきた．CES が，5-ヒドロキシ・インドール酢酸（5-hydroxy-indol-acetic acid：DHEA）とエンケファリンの放出とコルチゾールとトリプトファンの減少だけでなく，血漿のセロトニン，ノルエピネフリン，ドパミン，血小板と脳脊髄液（cerebrospinal fluid：CSF）のモノアミンオキシダーゼ B（monoamine oxidase type B：MAO-B）の増加をもたらすという概要報告もある．しかし，これらの報告のほとんどは最新の研究で確認されていない．

副作用

主にその低電圧電力供給（9 V バッテリー）と，FDA により有害作用が報告されていないことから，CES 刺激は有害ではないと考えられている．しかし，一般的なめまい感と，皮膚への局所作用が報告されている．妊娠中，低血圧の人，不整脈やペースメーカーを入れている人へのこの装置の使用は，製造元からは勧められていない．

臨床研究

ハーバード公衆衛生大学院によるメタ分析では，うつ病，不安症，薬物依存，不眠症，頭痛，疼痛の治療のために CES を使用した 18 人の臨床試験が検討された．総合的には，蓄積された研究結果では CES が不安症に対して統計的に有意に偽治療に優ることを示した．

治療アルゴリズム，患者選択，用量の現状

CES の使用は米国で十分に研究されておらず，標準的な米国の精神科医療のアルゴリズムにおいて特定の場所をもたない．

将来の方向性

tDCS の場合と同様に，適応，患者選択，用量と反応との関係，有効性などの基本的な論点は活発な研究の下にあり，まだ確立されていない．

磁気けいれん療法

定 義

磁気けいれん療法（magnetic seizure therapy：MST）は，米国とヨーロッパにおいていくつかの研究所で開発中であるけいれん治療の新しい方式である．その治療は，ECT より大脳皮質の標的領域により局所的な電流を引き起こすために頭皮，およびそれらの高い電気的なインピーダンスによって影響されない頭蓋冠骨を横断する，交替磁場を使用する．目的は，焦点と伝播を調節できるけいれん発作を起こすことである．

MST はけいれん治療であり，多くの点で ECT と似ている．この治療は全身麻酔下で施行される．MST は，ECT とほぼ同じ準備と施設を必要とする．しかし，MST は，従来の TMS 装置より高出力を施すことができる修正 TMS 装置を使用して施行され，したがって ECT の電気的な刺激とは異なり磁気刺激による．MST の過程は筋弛緩剤を使用した全身麻酔下で施行される．MST は臨床試験の段階にあり，まだ FDA で承認されていない．

作用機序

けいれん発作の誘発が，MST 治療の可能性のある複数の特定の作用機序に対して責任の元となる事象であると仮定されている．ECT と同様にこれらは完全には明らかになっていない．しかし，MST はその焦点づけにより，脳の異なる部位で開始するけいれん発作を誘発する能力によって，けいれん療法の作用機序を研究する上で ECT よりも優れた手法であることがわかっている．

副作用

MST の有害作用は，ECT と同様で，大部分が麻酔と全身発作に関連したリスクによる．これに加えて，MST の磁気コイルは，聴力に影響を及ぼす可能性もあるカチッという音を出す．そのリスクを緩和し，かつ累積的な損害も防ぐために，耳栓は患者および治療チームのメンバーの両方が着用すべきである．MST は ECT より逆行性および前行性健忘を起こしにくいことが示唆されているが，この結果はより大規模な試験で再現されなければならない．

治療アルゴリズムの現状

MST の臨床アルゴリズムは存在しておらず，あるのはまだ研究用のプロトコルで，研究を除く治療は，FDA によって承認されていない．MST がより少ない副作用で ECT の効果に接近できるという仮説が正しいとすると，この磁気によって誘発されるけいれん療法は ECT を行う前に試るべき重要な役割を果たすことになるであろう．

将来の方向性

MST は臨床試験の初期段階にある新しい治療法である．臨床試験の変数には，用量，最適なコイル配置，患者選択，作用機序が含まれ，現在進行中であり将来の研究のテーマである．

迷走神経刺激

定　義

迷走神経刺激（vagus nerve stimulation：VNS）は，通常左の胸壁に埋め込まれたパルス発生器による左頸部迷走神経の直接の間欠的電気刺激である．電極は首の左側迷走神経に巻き付けられ，発生器に皮下で接続される．

作用機序

左の迷走神経に含まれる神経線維の大部分は求心神経である．これらの神経線維の 80％が上方に向かう求心神経であると推定される．そのため，これらの神経線維の慢性刺激は，主に大脳皮質や辺縁系機構でセロトニン活性を変化させる孤束核や他の隣接核（例えば，縫線核）などの脳幹核において，活動性を変化させる．さらに迷走神経の求心神経を常時刺激することは抗けいれん作用があり，ノルエピネフリンを産生する青斑核への効果によるものであることが明らかになっている．

副作用と禁忌

現在まで，合理的で包括的な文献は，VNS が通常，十分に許容されることを確認している．最も頻繁に報告される有害事象は音声の変化，呼吸困難，頸の痛みである．手術時の感染のリスクの他，外科的な埋め込みは，声帯麻痺，徐脈，不全収縮のわずかリスクを伴う．

治療アルゴリズムの現状

FDA は，4 つ以上の適正な抗うつ薬治療に十分な反応を示さなかった，単極または双極性障害に伴う抑うつエピソードを呈する 18 歳以上の患者の慢性または反復性うつ病の補助的な長期治療に対して，VNS の適用を示している．難治性うつ病と VNS の経験を積んだ別の臨床医へのコンサルテーションが勧められる．

VNS の治療成功率は ECT よりも低い．その効果の発現も比較的遅く，典型的には 1 年後に約 30％の反応率が観察される．したがって，患者がより侵襲的ではない治療に反応しなかったか，ECT の効果がなかった，あるいは ECT 後の再発がより非侵襲的な方法では防ぐことができない場合に，VNS は考慮する価値がある．VNS はより長期的な再発予防に有用である可能性がある．しかし，今後の対照試験の結果が実践を導くのに有用となるであろう．

患者選択

VNS は，4 つ以上の適正な抗うつ薬の試みに対して十分な反応が認められなかった抑うつエピソードをもつ成人の慢性または反復性抑うつエピソードの補助的な長期治療法として承認されている．他の疾患における VNS の効果はわかっていない．

ECT は，VNS ジェネレーターを埋め込んでいる患者でも，けいれん療法中切っておけば，安全に施行することができ，VNS には抗けいれん効果があるため，このことが必要である．VNS が ECT 後の再発予防に有効であるか否かはさらに研究が必要である．

用　量

精神医学での適用のための VNS の最適な用量は，まだほとんどが研究領域である．発表されている研究は，開始と終了時間，周波数，電流，パルス幅のような最適用量のパラメータを明らかにしていない．しかし，てんかんに関する文献は，効果に電流の閾値があることを示唆している．VNS 用量の現在の知識では，典型的には電流は 1 mA 以上まで増量し，数か月間にわたって臨床的有効性を評価する．VNS の有害作用は用量依存性のため，治療のパラメータは特定の副作用を緩和するために，しばしば選ばれる．例えば，パルス幅を低下させること

は患者がより高い電流を許容することを可能にし，首の痛みを軽減する．

将来の方向性

より多くの研究が，VNSのための用量と反応の関係を確立するために必要とされる．将来の研究は，反応性を増強する最適な薬物治療戦略を探求し，長期的再発予防（例えば，ECT後）のためにVNSの潜在的な役割を判定し，その作用機序を研究することになるであろう．

埋め込み大脳皮質刺激療法

定義

皮質脳刺激（cortical brain stimulation：CBS）は，標的とされる表在領域に電気的な脳刺激を与えるために，皮質表面に電極を埋め込む新しい神経外科的アプローチである．この方法は，発作，耳鳴，難治性のうつ病のような疾患の治療のために研究されている．

参考文献

Boggio PS, Rigonatti SP, Ribeiro RB, Myczkowski ML, Nitsche MA. A randomized, double-blind clinical trial on the efficacy of cortical direct current stimulation for the treatment of major depression. Int J Neuropsychopharmacol. 2008;11(2):249.

Englot DJ. Vagus nerve stimulation versus "best drug therapy" in epilepsy patients who have failed best drug therapy. Seizure. 2013;22(5):409–410.

Esser SK, Huber R, Massimini M, Peterson MJ, Ferrarelli F. A direct demonstration of cortical LTP in humans: A combined TMS/EEG study. Brain Res Bull. 2006;69(1):86.

Fitzgerald PB, Brown TL, Marston NAU, Oxley T, de Castella A. Reduced plastic brain responses in schizophrenia: A transcranial magnetic stimulation study. Schizophren Res. 2004;71(1):17.

Fregni F, Boggio PS, Nitsche M, Pascual-Leone A. Transcranial direct current stimulation. Br J Psychiatry. 2005;186(5):446.

Lisanby SH, Kinnunen LH, Crupain MJ. Applications of TMS to therapy in psychiatry. J Clin Neurophysiol. 2002;19(4):344.

Lisanby SH, Luber B, Schlaepfer TE, Sackeim HA. Safety and feasibility of magnetic seizure therapy (MST) in major depression: Randomized within-subject comparison with electroconvulsive therapy. Neuropsychopharmacology. 2003;28(10):1852.

Luber B, Kinnunen LH, Rakitin BC, Ellsasser R, Stern Y. Facilitation of performance in a working memory task with rTMS stimulation of the precuneus: Frequency- and time-dependent effects. Brain Res. 2007;1128:120.

Luber B, Stanford AD, Malaspina D, Lisanby SH. Revisiting the backward masking deficit in schizophrenia: Individual differences in performance and modeling with transcranial magnetic stimulation. Biol Psychiatry. 2007;62(7):793.

Mall V, Berweck S, Fietzek UM, Glocker FX, Oberhuber U. Low level of intracortical inhibition in children shown by transcranial magnetic stimulation. Neuropediatrics. 2004;35(2):120.

Peterchev AV, Kirov G, Ebmeier K, Scott A, Husain M. Frontiers in TMS technology development: Controllable pulse shape TMS (cTMS) and magnetic seizure therapy (MST) at 100 Hz. Biol Psychiatry. 2007;61:107S.

Rush AJ, Marangell LB, Sackeim HA, George MS, Brannan SK. Vagus nerve stimulation for treatment-resistant depression: A randomized, controlled acute phase trial. Biol Psychiatry. 2005;58(5):347.

Schestatsky P, Simis M, Freeman R, Pascual-Leone A, Fregni F. Non-invasive brain stimulation and the autonomic nervous system. Clin Neurophysiol. 2013;124(9):1716–1728.

Schlaepfer TE, Lancaster E, Heidbreder R, Strain EC, Kosel M. Decreased frontal white-matter volume in chronic substance abuse. Int J Neuropsychopharmacol. 2006;9(2):147.

Tomlinson SP, Davis NJ, Bracewell R. Brain stimulation studies of non-motor cerebellar function: A systematic review. Neurosci Biobehav Rev. 2013;37(5):766–789.

30.3 神経外科治療と深部脳刺激

長く波瀾に富んだ歴史の後に，精神疾患の神経外科治療は大きな関心の焦点として再び現れた．多くの人びとは精神科治療の神経外科を，いまだ前頭葉白質切截術が広く無差別に用いられた粗雑な自由裁量の「精神外科」の過去の時代に結び付ける．現代の精神薬理学に先行したそのような原始的な手術は，症状のある程度の減少をもたらしはしたが，受け入れがたい副作用を伴っていた．ほぼ50年の間に，技術と，そして重要なことに手技と手法は著しく発展した．第1に，現在では切断部位は，磁気共鳴映像法（magnetic resonance imaging：MRI）と専門ソフトウェアによって定位的に導かれる特定の脳座標に，正確に，精密に，そして再現的に定められる．代替方式として放射線外科があり，それによって開頭せずに定位的に破壊部位を決定することができる．深部脳刺激（deep brain stimulation：DBS）は，刺激電極を特定の脳座標に挿入するために開頭術を必要とするが，非切除志向性であり，脳機能の柔軟で可逆的な調節を可能にする．第2に，患者選択の厳密な基準が守られ，適切な対象を決定する過程が正式に決められている．

現在では，外科的介入は，主に重症で日常生活に支障をきたしているうつ病や，徹底的な一連の標準的治療を行っても改善しない強迫症（obsessive-compulsive disorder：OCD）に対して行われることがある．多くの専門領域にわたる委員会がその対象者のために外科的介入の妥当性に関して意見の一致に達し，患者がインフォームドコンセント（説明と同意）を与えない限り，手術は承認されない．現代の神経外科治療の有効性および安全性を示す大量の臨床データがすでに集積されているが，これらの治療を提供している主要なセンターは将来を見越して情報を集め続けており，管理された治験が進行中であるかもしくは計画されている．神経外科技術および十分に確立された選択基準のこのような進歩と長期的追跡調査手順により，入手できるデータは，精神科治療における神経外科が症例の約40～70％で症状と機能の本質的な改善をもたらし，初期の手術よりも罹病率や死亡率は大幅に低いことを示している．

障害された行動に皮質辺縁系が関連するという理論によって破壊手術は影響を受けており，それらは初期には主に経験的に発展した．精神科治療における神経外科は，いずれの臨床治療においてもそうであるように，関連する課題は安全性と有効性であり，まだ十分には理解されていない病態生理学的過程の修正ではないという理由で時に批判される．しかし，最新の破壊手術とDBSの臨床治療としての見込みに加えて，臨床医は破壊の結果または系統的なヒトの神経画像検査によってもたらされる仮説を吟味することができる．このように，精神科治療における神経外科は，現在，科学的な文脈で発展してい

る．そこでは，治療の作用機序の解明の保証に関係する異種間解剖学の臨床結果，神経画像検査，神経ネットワークの生理学的研究の間の成果が翻訳されている．

歴史

古代文明の中で行なわれた穿孔術は，おそらく精神病理学のための外科的介入の最も初期の形式を表わしている．1891年に，精神医学のための神経外科治療の最初の正式な報告が発表された．精神に異常をきたしうつ状態になった患者の両側の皮質切除が記述されている．それはさまざまな結果をもたらした．進歩がほとんど得られず40年が経過した後，1935年に，フルトン（John Fulton）とヤコブセン（Charles Jacobsen）が，霊長類の前頭葉皮質切除後の行動についての研究を発表した．彼らは，葉切除術を受けたチンパンジーが「実験神経症」（experimental neurosis）の改善を示し，よりおびえなくなり，その一方で，複雑な課題を果たす能力を保持していることを観察した．有名なポルトガルの神経学者であるモニス（Egaz Moniz）は，神経外科の同僚であるリマ（Almeida Lima）と協力して前頭葉前部白質切断術を創始した．初めは，無水アルコール注射を用い，その後は白質切断器による機械式手法で，モニスとリマは，施設に収容されている20人の重症患者に「精神外科」（psychosurgery）を実行した．14人は有益な改善を示したと言われた．精神病院が人であふれ，慢性の消耗性精神疾患の効果的治療がほとんど無い時代に，この治療法は最初から熱心に受け入れられ，モニスはこの貢献により1949年にノーベル医学生理学賞を受賞した．

1930年代中頃から1950年代中頃のフェノチアジンの出現まで，これらの技術は世界的に急増した．神経精神病学者であるフリーマン（Walter Freeman）は，おそらく米国で精神外科の最も熱心な推進者であった．フリーマンは神経外科医のウォッツ（James Watts）と共に，前頭葉前部白質切截術（ロボトミー：前頭葉前部皮質と残りの脳の間の白質接続を切断する）を達成する一連の自由裁量の手技を開拓して，1942年までに彼らの最初の200症例について報告した．外科治療の利点は強調されたが，前頭葉症候群，けいれん発作と死亡さえ含むかなりの合併症の発生率を認識している人々もいた．最盛期には，ロボトミーは米国だけで1年当たりおよそ5000人の患者に行なわれた．英国で1942年から1954年までに行なわれた1万365人の前頭葉前部白質切截術の結果の調査は，70％は改善を示したが，有害作用として6％の致死率，1％のけいれん発作，1.5％の脱抑制症候群があったと結論を下した．感情の鈍麻したパーソナリティと社会的に不適切な行動についての報告も広範囲に渡っていた．1940年代後期と1950年代初期には，このようなリスクの認知が，より良い結果をもたらすように修正された定位外科的手技を発展させる試みを促した．例えば，ヒトでの定位神経外科を開始したスピーゲル（Ernest Spiegel）とワイシス（Henry Wycis）は，背内側視床切断術が強迫症状を改善すると1940年代に報告した．しかし，1954年のクロルプロマジン（ウインタミン）の導入で，精神疾患の医学的管理は新しい方法で可能になった．このように，定位神経外科技術の出現と重症の治療抵抗性精神疾患の相変らず高い有病率にもかかわらず，精神疾患に対する神経外科は，非外科的治療法が選ばれることで，ほとんど断念された．

患者選択：適応と禁忌

報告は限られているものの，広範囲の精神疾患に対する有効性が示唆されており，研究も急速に拡大しているが，これを書いている現在，精神疾患に対する神経外科の最も確立された適応はうつ病とOCDのみである．対象者を評価する際に，いくつかの要因が考慮される．

1. 主要な診断：患者は診断徴候の臨床基準を満たさなければならない．そして，その疾患が患者の衰弱と苦しみの主因でなければならない．
2. 重症度：患者は慢性で，重症，衰弱させる疾患をもっていなければならない．主要な疾患の持続期間は1年を超え，典型的には5年を超えなければならない．重症度は標準化された手段で測定され（例えば，OCDの患者はエール-ブラウン強迫観念・強迫行為尺度で一般的に25～30点，うつ病患者はベックうつ病評価尺度で一般的に30点以上），他方，衰弱は機能の低下（機能の全体的評価［Global Assessment of Functioning：GAFスコア］で50以下）と低い生活の質を示していなければならない．
3. 過去の治療の妥当性：患者は，利用可能な確立された他の一連の治療を徹底的にすでに経験していなければならない．それを詳細に文書化する．
4. 精神疾患の併存：いずれの併存する精神疾患に対しても，適切な治療が行われていなければならない．精神活性物質の使用または重度のパーソナリティ障害の存在は，強い相対的禁忌と考えられる．
5. 身体疾患の併存症および外科の適合性：脳の構造的病変あるいは著しい中枢神経系外傷は強い禁忌である．神経外科的リスクを増す身体疾患（例えば，心肺疾患）や年齢65歳以上は破壊手術の相対的禁忌となるが，DBSでは相対的な年齢制限はより高くなる．過去のけいれん発作の既往歴は術後障害のけいれん発作の危険因子であり，全体的なリスクと利益の評価を熟考すべきである（精神疾患へのDBSに関して，現在でもこの点についてはそれほど明らかになっていない）．
6. 術後ケアへのアクセス：精神疾患の神経外科治療は，それ自体が新しい治療経過の始まりを示している．退院後の患者の管理に対する責任をもつ精神科医（一般的には外科治療を依頼した医師）を含めた十分な術後治療を，患者が受けられることは重要である．

術後ケア（例えば，集中的な行動療法）のための準備は，事前に確認する．重要なこととして，術後障害のケアはそれほど専門的な精神医学的神経外科チームを必要とせず，一般的に標準的な治療環境設定で受けることができる．深部脳刺激では，そのようなチームへのアクセスが長期間にわたり不可欠である．いったん装置を埋め込まれると，患者は，特に治療の初期に集中的で時間のかかる臨床モニタリングと装置の調節を必要とする．装置のモニタリングと交換は，かなり緊急的状態で必要が生じることがある．結果として生じる継続的な経費は相当なものになるため，第三者による償還の妥当性は，可能な限り前もって保証される必要がある．破壊手術やDBS後，家族または重要な他者が継続治療において患者を支え，付き添うことが必要になることがある．それは，集中的評価過程の際に通常必要となる支持のレベルと同様である．

7. インフォームド・コンセント（説明と同意）：どのような場合でも，精神疾患の神経外科は患者の意思に反して行なわれるべきではない．患者が自発的にインフォームド・コンセントを表明できることが必須である．正式な同意の監視が，同意の過程が適切であることを保証するために使用される．稀に，この手続きは患者の承諾と法定後見人の正式な同意で行なわれる．この文脈において，18歳未満の年齢も，相対的禁忌である．

術後ケア

術直後のケアは，いずれの定位神経外科手術の後でも，標準的な内科的，外科的配慮を含む．感染症，出血，けいれん発作，精神状態像の変化を含む潜在的な外科的合併症の徴候あるいは症状に特別の注意を払う．手術後のMRIは，破壊部の位置と範囲を文書化するために必要である．手術の有効性が，神経外科的介入そのものと薬理学的または行動療法への反応性の強化との相乗効果による場合もあるため，集中的な術後の精神科治療が推奨される．手術直後の期間は向精神薬の投薬量を減らすが，その後に耐容性のある薬物処方計画を再調整しなければならない．さらに，OCDの場合には集中的な行動療法は，可能であれば手術後1か月以内に，できるだけ早く始めるべきである．

DBSの場合には，電極の埋め込み後，刺激への反応性に影響する局所の浮腫の改善と他の要因の安定化のために通常数週間を要する．その後，初期設定を決定する前に，外来患者の系統的刺激パラメータの調整を行う．これは，しばしば時間のかかる過程であり，1日かそれ以上にわたる．DBSのための進行中のプロトコルは，刺激パラメータの最適化，患者のモニタリング，他の薬物および行動療法の調整を可能にするために，特に埋め込み後の約6か月間は頻繁な経過観察を要する．

破壊手術

多数のアプローチが試みられたが，精神疾患の治療に最も安全で，最も効果的な4つの切除を伴う手術が発展した．4つの手術法はすべて両側性の破壊を行い，最新の定位的方法によって実行される．

尾状核下神経路切断術

尾状核下神経路切断術（subcaudate tractotomy）は，1964年に英国でナイト（Geoffrey Knight）により，破壊部位の大きさを制限することにより有害作用を減少させる最初の試みとして開始された．尾状核頭より少し下位の無名質を標的とすることにより，目標は眼窩前頭皮質と皮質下の構造を接続する白質の神経路を遮断することであった．この手術は放射性イットリウム90を標的中心部に入れて，両側に各約2 ccの破壊部位を作り出す．尾状核下神経路切断術の適応は，うつ病，OCD，他の重度の不安症群である．

前方帯状回切断術

前方帯状回切断術（anterior cingulotomy）は，北米で精神疾患のための最もよく行われる神経外科治療として続いている．手術は，局所麻酔で両側にドリルで開けた穴から熱凝固によって2個か3個の約1 ccの破壊部位を作る．標的は，帯状回として知られる白質束の端の前帯状皮質（ブロードマン24野，32野）内である．初期には，破壊部位の配置は脳室撮影法によって決定された．しかし，1991年以来，前方帯状回切断術はMRIの誘導によって行われている．患者の約40％は，最初の破壊部位を拡張する2度目の手術のために，最初の手術の数か月後に再入院する．前方帯状回切断術の適応にはうつ病とOCDが含まれる．

辺縁白質切断術

辺縁白質切断術（limbic leukotomy）は，1973年に英国でケリー（Desmond Kelly）と彼の同僚によって導入された．その手技は，尾状核下神経路切断術と前方帯状回切断術の標的を組み合わせている．破壊は，典型的には熱凝固あるいは凍結探針で行なわれる．歴史的には，破壊の正確な位置は手術時の刺激によって誘導された．明らかな自律神経反応は，最適の破壊部位を示すと考えられていた．辺縁白質切断術の適応には，うつ病，OCD，他の重度の不安症群が含まれる．ごく最近では，この手術が反復的な自傷行為や重度のチック症に有効である証拠も示されている．

前方内包切断術

前方内包切断術（anterior capsulotomy）とその新しい変法であるガンマナイフ（エレクタ[Elekta]社，ストックホルム）内包切断術は，スカンジナビア，米国，ベル

ギー，ブラジルおよびその他の地域で用いられている．この手術は破壊部位を内包の前方辺縁に置く．それは，隣接した腹側線条体に影響を与え，それによって前頭葉前部皮質と背内側視床を含む皮質下核の間の線維を遮断する．最初の前方内包切断術は頭蓋骨にドリルで開けた穴から熱凝固によって実施されていたが，それに代わるものとして，過去15年にわたってガンマナイフも使用されている．この放射線外科器具は，開頭術を不要にした．典型的には，ガンマ内包切断術による破壊は，内包前方の腹側部内にとどまり，熱内包切断術による破壊よりも小さい．そのため，ガンマ腹側内包切断術（gamma ventral capsulotomy）という用語はこの処置について記述するために使用されるようになった．熱内包切断術とは対照的に，ガンマ腹側内包切断術は外来手術として行なわれ，通常大半が一泊の入院しか必要としない．この放射線外科的アプローチの相対的な長所と短所は現在研究の焦点となっており，精神疾患の治療における破壊手術のこの種の最初のものであるOCDに対するガンマ腹側内包切断術の現在の対照研究も含まれる．当然ながら，若干のデータはかなり大きい組織容積を破壊する初期の手術よりもガンマ腹側内包切断術の神経精神病学的有害作用の率がかなり低いことを示唆している．前方内包切断術の適応にはうつ病と他の重度の不安症群が含まれる．

深部脳刺激

精神疾患に対する深部脳刺激（deep brain stimulation：DBS）は新しい考えではないが，装置や外科技術，関連した神経回路の理論的なモデルなどすべてが進歩している．その処置は，皮質下核か特定の白質路への複合電極接触子をもつ小さな直径の脳の導線（lead；例えば約1.3 mm）を配置することである．外科医は，局所麻酔下で頭蓋骨にドリルで穴を開け，次いで多モード撮影画像と正確な定位の照準合わせによって誘導されて導線を配置する．通常，これは両側性に行われる．患者は通常鎮静させられるが，術中覚醒している．その後，ペースメーカー（移植可能な神経刺激装置または刺激発生装置としても知られている）が皮膚下（例えば，上部胸壁中）に埋め込まれ，皮膚の下を通した延長導線によって脳の導線に接続される．DBSの目的は，切断術と比較して，有効性を改善し有害作用プロフィルをより好ましいものにすることである．調整可能な極性，強度，周波数により電極のさまざまな組み合わせを起動することができるため，DBSは「神経調節（neuromodulation）」と呼ばれ，脳機能のより柔軟な調整を可能にする．したがって，パラメータは個々の患者のために最適化することができるが，通常訓練された精神科医によって行なわれる外来での調節の手順にはかなりの時間を要し，注意深い長期の経過観察を必要とする．多大な努力にもかかわらず有益な調節が確認できない場合に，電極は機能させなくすることができ，装置は取り外されることもある．その場合，装置は通常部分的に取り外され，脳の電極は除去による出血のリスクがわずかながらあるためそのまま残される．DBSの相対的な長所と短所は非常に活発な研究の焦点になっている．

治療結果

4つの現代の切断術のいずれについても，結果は術後相当な期間をおかないと適切に評価することができず，それは6か月から2年にまで及びうる．術後最初の20～30年間で，臨床報告は通常ピパード術後評価スケール（Pippard Postoperative Rating Scale）のような全体的な改善の評価尺度を使用するが，それは以下のように結果を評価する．すなわち，(1)症状の消失，(2)著明に改善，(3)わずかに改善，(4)不変，(5)悪化である．ほとんどの研究は，カテゴリー1と2のような著明な改善を可能にした．さらに，報告の多くは手術適応に対して特異的な症状の重症度の評価尺度（例えば，OCDにはエール・ブラウン強迫観念・強迫行為尺度，うつ病にはベックうつ病評価尺度）を使用している．大多数の研究はいずれかの手術に焦点をあて，各外科的アプローチごとに再検討している．

尾状核下神経路切断術の結果

著明な改善は，うつ病患者の68％，OCD患者の50％，他の不安症の患者の62.5％でみられた．統合失調症，物質乱用，パーソナリティ障害の患者では改善は乏しかった．短期的副作用には，一過性の頭痛と錯乱または傾眠があり，通常1週間以内に改善する．患者は，術後3日目までに通常歩行可能となる．一時的な脱抑制症候群はよくみられた．1994年には，1300症例の大規模調査が実施され，主要な感情障害をもつ同様の対照群では15％の自殺率であるのに対して1％に減少しており，手術により患者の40～60％は通常もしくはほとんど通常の生活を送ることができるようになったと結論した．

前方帯状回切断術の結果

著明な改善が，感情障害患者の62％，OCD患者の56％，他の不安症の患者の79％でみられた．単極性うつ病の患者では60％が良好な反応を示し，双極性障害の患者では40％が良好な反応を示した．また，OCDの患者では，27％は好転群として，また27％はおそらく好転群であると分類された．短期的副作用には，頭痛，悪心，排尿困難がある．しかし，これらは一般的には数日以内に解消する．患者は術後12時間以内に通常歩行可能で，術後3～5日で退院する．過去10年の間，術中発作を起こした患者を長期間抗けいれん薬によって治療する習慣は中止された．そして，新しいけいれん発作の発病はみられていない．患者は時に（5％以下），記憶の一過性の問題に気づくが，34人の患者の独立した分析が実行され，

前方帯状回切断術に起因する重要な知的あるいは行動の障害は証明されなかった．57人の患者に関するその後の研究で，同様に持続する神経学的または行動の有害作用を立証する証拠は認められなかった．

辺縁白質切断術の結果

OCD患者の89％，うつ病患者の78％，他の不安症の患者の66％で著しい改善が認められた．短期的副作用には，頭痛，嗜眠または無感情，錯乱，括約筋制御不能があり，数日から数週まで続くことがある．特に，術後の錯乱が少なくとも数日続くことがよくあり，患者は1週間未満では退院できないことが多い．けいれん発作と死亡はなかった．しかし，1人の患者は不適当な破壊部位により重度の記憶喪失となり，持続的な嗜眠が症例の12％にみられた．

前方内包切断術の結果

熱内包切断術 好ましい反応がOCDの50％，うつ病の48％で認められた．短期的副作用には一過性の頭痛と失禁がある．術後の錯乱は，しばしば1週以内の範囲で持続する．ガンマ内包切断術からの回復はより速く，より少ない不快症状が特徴で，実際錯乱はみられない．しかし，放射線被曝（主に脳浮腫）の副作用は8〜12か月以内まで続くことがある．開放性前方内包切断術では，入院の長さは錯乱の期間に影響を受けることがあるが，一般的には患者は術後数時間から数日で歩行可能である．体重増加はよくある持続的副作用として知られており，平均10％の増加が起こる．

ガンマ腹側内包切断術 ガンマ内包切断術は，通常他の方法では難治のOCD患者に対して効果的で，忍容性が高い．有害作用には，脳浮腫，頭痛，無症候性の尾状核微小梗塞，もともとある双極性の躁病悪化の可能性がある．ごく最近のガンマ腹側内包切断術（腹側内包の破壊は両側に作られ，腹側の線条体に影響を与える）を受けた50人以上の患者において，控えめに見積もっても60％に治療的反応が認められた．治療効果は1〜2年かけて現れ，3年までに必ず安定した．ガンマ腹側内包切断術の有害作用には，著しい放射線誘発性浮腫があるが，これは術後数か月で現れ，十分に解明されていないが放射線に対する感受性の差のためのようである．長期追跡調査がガンマ腹側内包切断術のリスクと利点を明確にするために必要である．同じことは破壊手術や深部脳刺激などいずれの神経外科にも当てはまる．

深部脳刺激の結果

OCD 過去10年以上に渡って，4つの研究グループが，難治性のOCDに対する内包の腹側前方辺縁と隣接した腹側線条体（VC/VS）のDBSの発展のために緊密に共同研究を行ってきた．ルーヴァン（アントワープ），バトラー病院（ブラウン大学），クリーブランド・クリニック，フロリダ大学である．26人の患者の公正な刺激の長期転帰は，患者の全体のおよそ3分の2で臨床的に著明な症状減少と機能的な改善を示した．控えめに定義された反応（エール・ブラウン強迫観念・強迫行為尺度の35％以上の縮小）は，どの研究チームでも初期のグループの3分の1の患者でみられ，第2，第3の治療患者群では70％を超えた反応率であった．精神科治療におけるDBSの発展は，運動障害のための刺激と同じ道筋をたどっており，治療効果を得るためにいくつかの目標が探求されている．運動障害の場合と同様に，関係する神経回路の異なる解剖学的部位におけるDBSの重なり合うまたは収束する効果が期待でき，活発な研究の焦点になっている．同じ論理はうつ病にも適用される．

うつ病 機能画像解析研究の多くは，通常の悲嘆体験，うつ病の症状，うつ病治療の反応に関わる回路の中心として膝下部帯状回皮質の関連を指摘している．最長6か月間の長期のDBSは，研究された患者6人中4人で，うつ病の継続的な寛解をもたらした．うつ病のDBSの別の研究系列は，上述のOCD研究，またVC/VCの刺激目標として最初に拠点とした前方内包切断術の抗うつ効果によっても刺激された．うつ病を高い頻度で合併するOCD患者は，刺激の開始から，気分の高揚とOCDに関連する不安だけでなく非特異的不安の軽減という特徴的な反応を示す．そのような効果は，社会的交流と日常的機能の改善を伴うか，あるいはそれに先行してさえいた．これらの同じ臨床の領域での悪化は，VC/VS刺激の停止により一部の患者に認められた．さらに，DBS誘発性の気分と非特異的不安の変化は，しばしば中核のOCD症状の改善に先行してみられた．

最新の神経外科手術に共通する結果

この分野は急速に発展しているが，到達した結論は慎重に選ばれた精神疾患患者の40〜70％が現代の神経外科治療から意味のある利益を得るということである．25％以上が顕著な改善を示すと予想される．破壊手術への反応は，一般にOCDよりもうつ病でやや優れているようである．このグループの手術の有害作用プロフィルは，破壊の大きさ，外科的アプローチ，放射線外科的方法（破壊の発達の速さが熱凝固よりも非常に遅い）が用いられているかどうか，に影響を受ける．しかし，有害作用は過去の手術と比べて大幅に縮小されている．軽度の短期的副作用はいくつかの最新の破壊手術後によくみられるが，重症で持続的な有害な結果は比較的稀である．これには症例の約1〜5％のけいれん発作が含まれる．前頭葉症候群，錯乱，あるいは微妙な認知の欠損はいまだにみられることがあるが，標準的な知能指数によって示される全体的な認知機能は通常向上しており，これは症状改善の圧倒的に有益な効果に起因した所見である．精神科治療における神経外科は，自殺率の比較データによって明示されるように，おそらく死亡率を低下させる．それにもかかわらず，これらの手術を受けて，利益を得ることができなかった患者は，特に自殺既遂のリスクが

高い．したがって，あらゆる治療の場合と同様に，精神科治療における神経外科の潜在的リスクと利益を，この種類の治療受けることの潜在的リスクと利益と比較検討しなければならない．

　精神科治療におけるDBSの出現は，非常に大きな関心と多くの研究活動を導いた．この治療は非破壊志向的であり，個々の患者のために最適化されることができ，可逆的で，程度の差があっても取り外し可能な装置を用いる．したがって，DBSは（逆もまた真実であるが），破壊手術を受けたくない患者に受け入れられるであろう．そのすべての利点とともに考えなければならないのは，DBSは長期の管理を提供する意図がありそれが可能な高度な専門チームによって患者が治療される必要があるということである．管理支援に関わる費用は著しい障壁に相当する．これとは対照的に，破壊手術の後の精神科医療は標準的治療環境で提供することができる．しかし，精神科的DBS後の永続する有害作用の相対リスクは明確に確立されてはいないが，現段階では，破壊による方法のほうがそのリスクがより高いようにみえる．最新の破壊手術が非常に経験豊かなセンターで実行される場合には，有害な結果の割合が低いため，そのような専門家センターへの適切な患者の紹介には特に強い正当性があるといえる．

参考文献

Belmaker R, Agam G. Deep brain drug delivery. *Brain Stimulation*. 2013;6(3):455–456.

deSouza R-M, Moro E, Lang AE, Schapira AH. Timing of deep brain stimulation in Parkinson disease: A need for reappraisal? *Ann Neurol*. 2013;73(5):565–575.

Dougherty DD, Baer L, Cosgrove GR, Cassem EH, Price BH. Update on cingulotomy for intractable obsessive-compulsive disorder: Prospective long-term follow-up of 44 patients. *Am J Psychiatry*. 2002;159:269.

Fins JJ, Rezai AR, Greenberg BD. Psychosurgery: Avoiding an ethical redux while advancing a therapeutic future. *Neurosurgery*. 2006;59(4):713.

Gabriels L, Nuttin B, Cosyns P. Applicants for stereotactic neurosurgery for psychiatric disorders: The role of the Flemish Advisory Board. *Acta Psychiatr Scand*. 2008;17(5):381.

Greenberg BD, Gabriels LA, Malone DA, Rezai AR, Friehs GM, Okun MS, Shapira NA, Foote KD, Cosyns PR, Kubu CS, Malloy PF, Salloway SP, Giftakis JE, Rise MT, Machado AG, Baker KB, Stypulkowski PH, Goodman WK, Rasmussen SA, Nuttin BJ. Deep brain stimulation of the ventral internal capsule/ventral striatum for obsessive-compulsive disorder: Worldwide experience. *Mol Psychiatry*. 2010;15(1):64–79.

Greenberg BD, Price LH, Rauch SL, Jenike MA, Malone D. Neurosurgery for intractable obsessive-compulsive disorder and depression: Critical issues. *Neurosurg Clin North Am*. 2003;14:199.

Heeramun-Aubeeluck A, Lu Z. Neurosurgery for mental disorders: A review. *Afr J Psychiatry*. 2013;16(3):177–181.

Mayberg HS, Lozano AM, Voon V, McNeely HE, Seminowicz D. Deep brain stimulation for treatment-resistant depression. *Neuron*. 2005;45:651.

Montoya A, Weiss AP, Price BH, Cassem EH, Dougherty DD. Magnetic resonance imaging-guided stereotactic limbic leukotomy for treatment of intractable psychiatric disease. *Neurosurgery*. 2002;50(5):1043.

OCD-DBS Collaborative Group. Deep brain stimulation for psychiatric disorders. *Neurosurgery*. 2002;51(2):519.

Rauch SL. Neuroimaging and neurocircuitry models pertaining to the neurosurgical treatment of psychiatric disorders. *Neurosurg Clin North Am*. 2003;14(2):213.

Rauch SL, Dougherty DD, Malone D, Rezai A, Friehs G. A functional neuroimaging investigation of deep brain stimulation in patients with obsessive-compulsive disorder. *J Neurosurg*. 2006;104:558.

Van Laere K, Nuttin B, Gabriels L, Dupont P, Rasmussen SA. Metabolic imaging of anterior capsular stimulation in refractory obsessive compulsive disorder: A key role for the subgenual anterior cingulate and ventral striatum. *J Nucl Med*. 2006;47:740.

（訳　西山悦子）

31 児童精神医学

31.1 はじめに：乳幼児，小児，青年の発達

　現代の発達概念の根底には，乳児，小児，青年の発達は，生物学的基盤と環境要因がお互いに影響し合って起こるという考えがある．生物学的基盤と環境要因がお互いに影響し合うことによって，目に見える形で発達が生じることは，数多くのエビデンスが示している．例えば，幼少期に虐待やネグレクトを経験した小児ではセロトニントランスポーター遺伝子の感受性が過剰に高まり，将来，抑うつ障害を発症するリスクが高まることが知られている．さらに，レジリエンスや適応力（悪影響を受けずに逆境に耐える能力）には内因性グルココルチコイドやサイトカイン，神経栄養因子が関わっている可能性が高いこともわかっている．これらの結果から，アロスタシス（逆境に直面しながらも精神的な安定を保つことができるようになるプロセス）は，環境負荷と遺伝的基盤が相互に関わり合ってもたらされると考えられている．小児期の逆境体験（adverse childhood experiences：ACE）がその後の発達に影響をもたらしやすいことや，初期の発達段階の脳が特に傷害に弱いことはよく知られている．今後，もう少し成長した小児や青年について，いつごろまで脳が傷害されやすいか明らかにされていくだろう．青年期の大脳白質や灰白質の変化は精緻な社会技能の獲得と互いに関連している．インターネットやフェイスブック，ツイッター，インスタグラムなどのソーシャルメディアやスマートフォンなどの技術改革は枚挙にいとまがない．このような環境の中で，新しく挑戦的な物事に適応する青年たちの優れた技能や能力や興味の潜在能力が次第に明らかになってきた．

出生前期，乳幼児期，児童期

　このセクションでは発達段階の定義を以下のように定める．出生前期（prenatal）は受精から8週まで（訳注：正しくは「出生前期は受精から出生まで」または「胎芽期は受精から8週まで」），胎児期（fetus）は8週から出生，乳幼児期（infancy）は出生から15か月，よちよち歩き期（toddler period）は15か月から2年半，就学前期（preschool period）は2年半から6年，児童期（middle years）は6～12年とする．

出生前期

　歴史的に，人間の発達は出生後の段階から研究がなされてきた．しかし，子宮内でも，胎児は母体の内外から影響を受けていることが明らかとなり，子宮内での出来事も発達に含まれるようになった．乳幼児はタブラ・ラーサ，つまり，外界の影響がそのまま刻み込まれるまっさらな石板，ではない．むしろ，新生児は子宮内の保護的な環境で起きる無数の因子にすでに影響を受けているのである．その結果，乳幼児はそれぞれにいろいろな個性をもつことになる．例えば，チェス（Stella Chess）とトーマス（Alexander Thomas；後述）は新生児の気質は個人によってさまざまであることを明らかにした．母体のストレスは副腎のホルモン産生につながり，新生児の行動特性に影響することもわかっている．

　胎芽（embryo）や胎児が発達する時期は出生前期といわれる．受精卵は着床すると卵割を始める．これを胎芽と呼ぶ．その後，成長と発達は急速に進み，8週の終りには人の形としてわかるようになる．これが胎児である．図31.1-1に9週と15週での子宮内の胎児の超音波画像を示した．

　胎児は子宮内の環境と絶え間なく交通をもち，さまざまな影響を受けつつ内的な平衡を保つ．一般的にほとんどの障害は多因子によって起こる．障害はさまざまな要因の組み合わせによって起こり，時には相加的に働く．通常，急成長する器官は最も影響を受けやすいため，胎児期での傷害は出生後に起こった傷害よりも広範な影響を及ぼす．また，男児は女児よりも発達段階で傷害を受けやすい．遺伝学ではヒトでも動物でも女性の胎児が男性の胎児よりも生物学的に強い傾向をもっていることが知られている．これは，おそらく女性にはX染色体が2つあるためであろう．

出生前期

　子宮内では多くの生物学的反応が起きている．胎児は子宮外での環境適応のために必要なさまざまな行動をとる．例えば，胎児は指をしゃぶるし，体を曲げたり伸ば

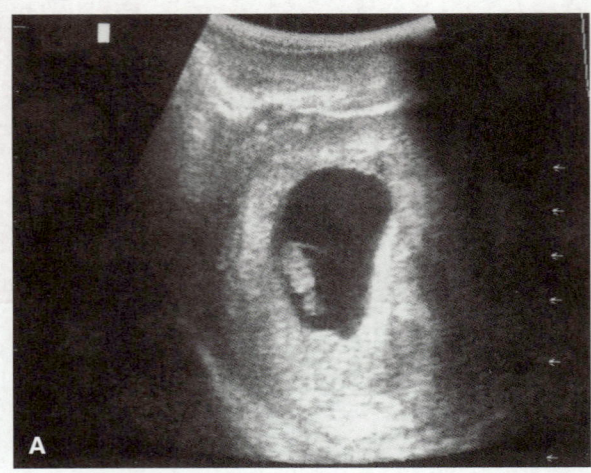 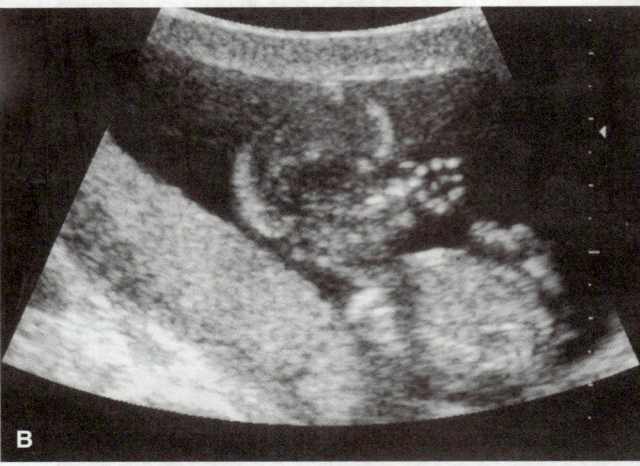

図31.1-1　A. 在胎9週の胎児の超音波画像. B. 同じ胎児の在胎15週目の超音波画像.（K. C. Attwell, M. D. のご好意による）

したりして，最終的に後頭部を前屈させ，子宮から出る姿勢のような胎向をとる.

行動　妊婦は胎動に非常に敏感である．お腹の赤ちゃんが元気だとか，元気ではないとか，お腹をけっているとかごろごろしているとか，自分が活動的な時は赤ちゃんは静かだけれど，休もうとするとお腹をける，などと表現したりもする.

　妊婦は通常16〜20週ほどで胎動を感じるようになる．14週までには胎児の腹部を子宮内で刺激して人為的に全身運動をさせることができる．おそらく18週までには胎児は聴覚ももっており，大きな音が起きると，筋肉の収縮や，運動，心拍数の増加が起こる．輝度の強い光を20週の妊婦の腹部に当てると，胎児の心拍数や胎向が変化する．網膜の構造が機能し始めている証拠である．7か月目にはまぶたを開くことができる．同時期に嗅覚や味覚も発達しており，羊膜腔に例えば造影剤などの物質を注射すると反応する．出生時に認める反射の中には，子宮内ですでに存在しているものもある．例えば，モロー（驚愕）反射は25週で出現し，28週には吸啜（きゅうてつ）反射が出現する.

神経系　神経系は神経板から発生する．神経板は受精後16日目ごろ外胚葉の背側に出現する肥厚組織である．6週までに神経管の一部が脳胞となり，この部分が後に大脳半球になる（図31.1-2）.

　大脳皮質は10週までに発生するが，6か月になるまでは層構造は現れない．感覚野や運動野は連合野が形成される前に現れる．音に対する反応を胎児の脳波でみると，子宮内ですでに脳機能の一部が存在することがわかる．脳重量は出生時には350gで，成人では1450gと4倍にまで増加するが，主にこれは新皮質の増加による．この重量の増加は，シナプスを増加させるために神経突起の数や分枝が増えた結果である．出生後に新たに生まれる神経細胞の数はわずかである．子宮収縮も神経細胞の発達に重要である．子宮収縮によって胎児に刺激が加えられ，神経組織が感覚刺激を受けて，電気的な信号を発したりすることで神経細胞の発達が促されるからである.

刈り込み＝プルーニング　プルーニング（pruning）とは発達過程で神経細胞，シナプス，軸索やその他の脳構造が出生時より減少するという，プログラム化された神経細胞の刈りこみのことをいう．プルーニングがあるために，発達中の脳には，発達しきってしまった脳にはない脳構造や細胞要素がある．胎児の脳には成人で必要とされる以上の神経細胞がある．例えば，視覚野の神経細胞は出生後3歳になるまで増えていき，その後減少する．また，成人の脳に存在するシナプスは，乳幼児期から児童期の脳に存在するシナプスより少ない．大脳皮質のある部分では，出生後初期に存在するシナプスの数は成人のシナプスの数の約2倍にもなる.

　プルーニングは脳の発達に寄与していた神経細胞を除去する目的で生じる．例えば，ある神経細胞は神経栄養因子や神経増殖因子を産生するために存在していて，役割を果たすと消滅するようにプログラムされている（アポトーシスと呼ばれる）.

　したがって，未成熟な脳の中でその時にしか存在しない部分は障害に弱いといえるかもしれない．妊娠32週以前の発達中の大脳白質は特に低酸素や虚血，代謝に関する傷害に弱い．シナプス末端に存在する神経伝達物質受容体は，興奮性アミノ酸（例えば，グルタミン酸，アスパラギン酸）による過剰な刺激に傷害されやすい．これは，興奮毒性と呼ばれる．統合失調症のような小児期や成人期の精神疾患の病因にこのような傷害が関わるのかどうか研究が続いている.

母体のストレス

　母体のストレスは，胎児の血中のストレスホルモン（エピネフリン，ノルエピネフリン，副腎皮質刺激ホルモン）濃度に関連している．これらのホルモンは，胎児の神経組織に直接作用して，血圧，心拍数，活動量を上げる．

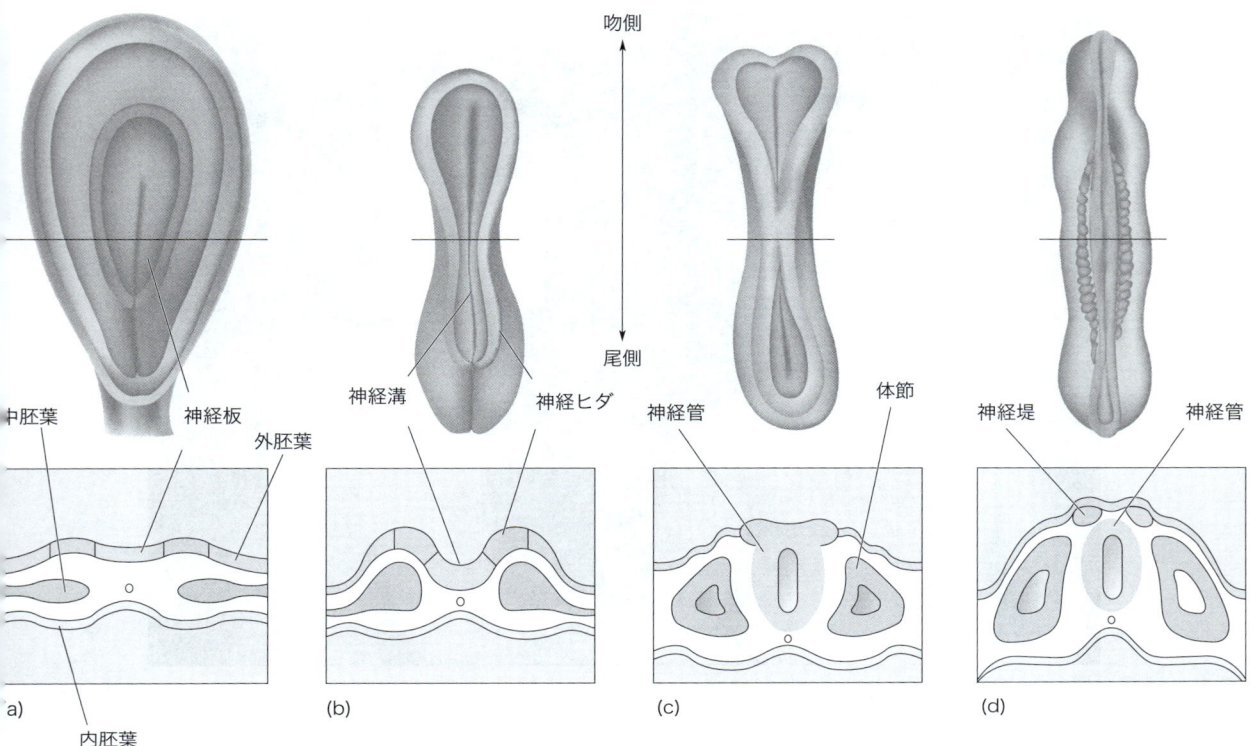

図 31.1-2 神経管と神経堤の形成．胎芽での初期の神経系の発生を図示した．上段は背側からの図で，下段は横断面である．A. 原始胚の中枢神経系はうすい外胚葉のシートとして始まる．B. 神経系発達の最初の重要な段階は，神経溝の形成である．C. 神経溝の壁は神経ヒダと呼ばれ一緒になり融合し，神経管を形成する．D. 神経管が形成されるときに，神経外胚葉の小片がちぎれ，神経堤となる．神経堤から末梢神経系が発達する．体節は筋骨格系の多くに発達する中胚葉である．(Bear MF, Conners BW, Paradiso MA, eds. Neuroscience：Exploring the Brain. 2nd ed. Philadelphia：Lippincott Williams & Wilkins. 2001：179 から許可を得て転載)

不安の高い母親の子どもは，不安の低い母親の子どもに比べて過活動で，落ち着きがなく，出生体重が低く，授乳や睡眠の問題を抱えていることが多い．母親の発熱は，胎児の体温を上昇させる．

遺伝子疾患

遺伝カウンセリングは多くの場合，出生前診断に基づいて行われる．出生前診断には羊水穿刺（経腹壁的に羊膜腔から羊水を採取する）や，超音波検査，レントゲン検査，胎児鏡検査（胎児を直接視覚的に観察する），胎児血液や皮膚の採取，絨毛生検，αフェトプロテインスクリーニングなどがある．検査を受けた女性のうちの約2％で検査が陽性となる．これには，X 連鎖遺伝病，神経管欠損（αフェトプロテイン高値で検出される），染色体異常（例えば，21 トリソミー），さまざまな先天性代謝疾患（例えば，Tay-Sachs 病，リピドーシス）などがある．図 31.1-3 は両眼隔離の例である．

出生前検査の中にはリスクを伴うものもある．例えば，胎児鏡検査を受けた女性の5％が流産をする．羊水穿刺は通常妊娠14～16週に行われるが，1％未満の女性では胎児の障害の原因になったり，流産の原因になったりする．出生前検査を受けた女性のうち98％が胎児の異常がないという結果になる．出生前検査は35歳以上の女性や先天性障害の家族歴がある女性に推奨されている．

出生前に先天性の障害が明らかになった場合，両親は妊娠中に恐れていたことが現実になり，自責感，不安，怒りを感じることがある．健康な子どもをもてるという夢を失い，抑うつ状態となることもある．これは，両親が前向きな対処方法をみつけることができたときに解消される．先天性障害が判明，あるいは疑われたことによって，妊娠を中止する女性もいる．

母体の薬物使用

アルコール 妊娠中のアルコール摂取は，出生児の重度な身体・精神疾患の大きな原因である．毎年，4万人もの新生児が何らかのアルコール関連の障害をもって生まれてくる．米国国立薬害研究所（National Institute on Drug Abuse：NIDA）によると，19％の女性が妊娠中にアルコールを摂取している．その中でも白人女性が最も高い割合であった．

アルコール依存症の女性から出生する新生児の3分の1が胎児性アルコール症候群（図 31.1-4）に罹患する．胎

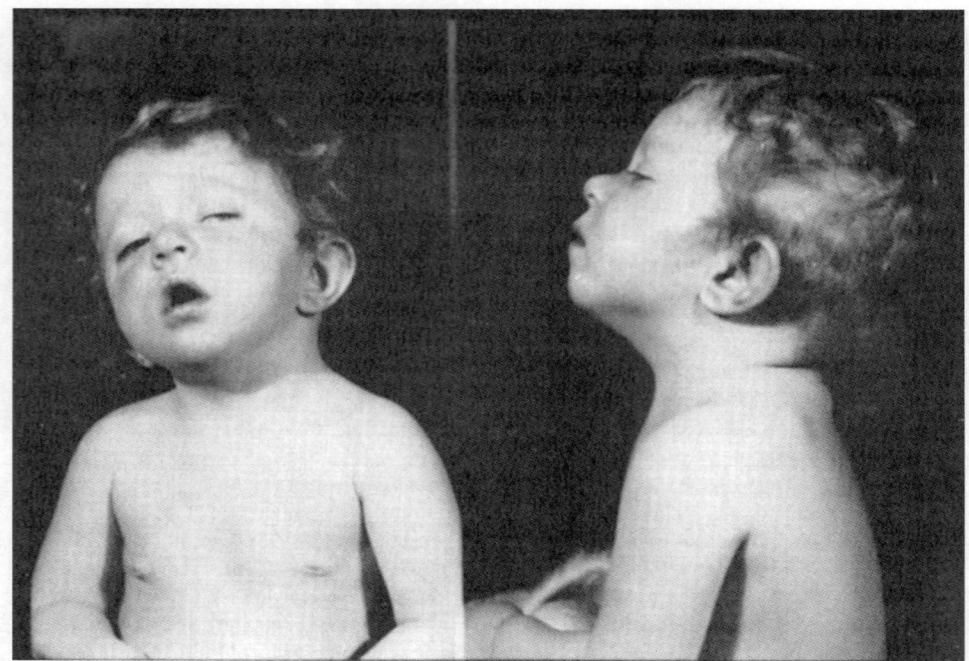

図 31.1-3 両眼隔離．目と目の間は離れ，鼻稜は平坦で，外斜視を認める．(Michael Malone, M. D. Children's Hospital, Washington, D. C. のご好意による)

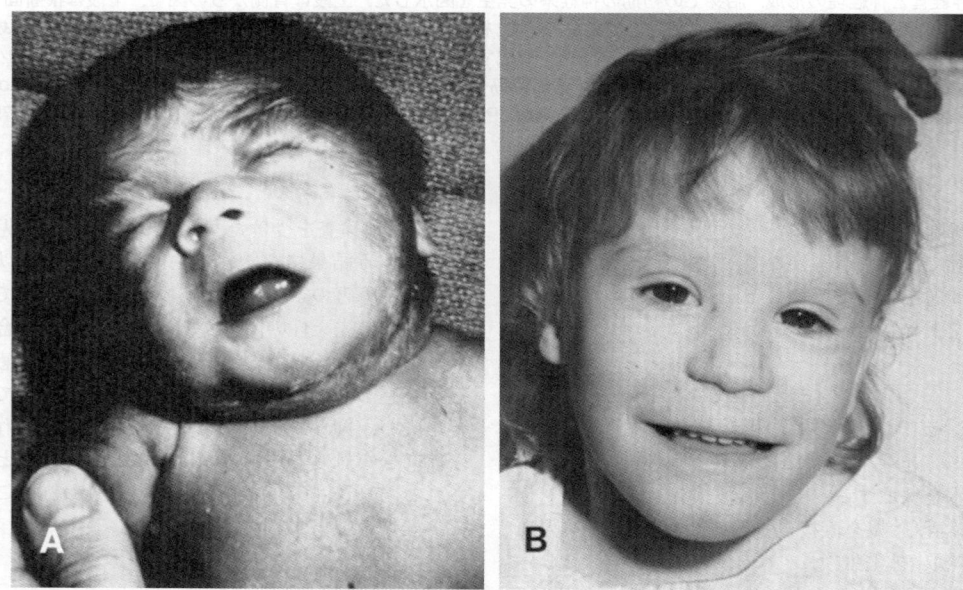

図 31.1-4 胎児性アルコール症候群の児の顔立　A：重症例．B：軽症例．両例とも眼瞼裂が短く，上顎骨形成不全が認められる．他の頭蓋顔面形成異常も通常は存在する．心血管や四肢形成の異常もまたよくみられる．(Langman J. *Medical Embryology*. 7th ed. Philadelphia：Williams & Wilkins；1995：108 から許可を得て転載)

児性アルコール症候群の特徴は，出生前からの成長不全（身長，体重）や，小眼症（小さな眼球），短い眼瞼裂，顔面中央の低形成，平坦あるいは短い人中，薄い上唇などの小奇形，また，小頭症（頭囲が3パーセンタイル未満），発達遅滞，過活動，注意欠如，学習症，知的障害，けいれんなどの中枢神経症状などである．胎児性アルコール症候群の発生率は1000出生中0.5人である．

いくつかの研究によれば，妊娠中のアルコール摂取が注意欠如・多動症（attention-deficit/hyperactivity disorder：ADHD）に関係している可能性がある．動物実験で

はアルコールが中脳領域のドパミンニューロンの数を減少させるということが示されている．ADHDは脳のドパミン活性の低下と関連している．

喫　煙　妊娠中の喫煙は早産や，平均より出生体重が軽いことと関連がある．研究の中には乳児突然死症候群（sudden infant death syndrome：SIDS）が母親の喫煙と関連があるとするものもある．

その他の薬物　大麻（全妊婦の3％が使用）やコカイン（全妊婦の1％が使用）は最も頻繁に乱用される違法薬物で，その次にヘロインが続く．大麻を常習することは低出生体重，早産，離脱様の症状（過剰に泣くこと，振戦，過度の嘔吐）に関係する．妊娠中のクラックコカイン（訳注：高純度のコカインの俗名）の使用は，子どもが落ち着かない，過剰に泣く，人との接触を求めなくなるといった行動異常と関連がある．麻薬依存の母から出生した児は出生時に離脱症状をきたす．

出生前にさまざまな処方薬に曝露されることも，障害に結びつきうる．催奇形性のある薬物のうち，有名なものは，抗生物質（テトラサイクリン），抗けいれん薬（バルプロ酸，カルバマゼピン，フェニトイン），ピル，リチウム，ワーファリンなどがある．表31.1-1に生後1年の間に生じうる障害の病因の概要を示した．

乳幼児期

胎児の出産が乳幼児期の始まりである．新生児の平均出生体重は3400 gである．胎内発育遅延は，妊娠週数に対して10パーセンタイル未満の出生体重の胎児と定義され，全妊娠の約7％に生じる．妊娠26～28週であれば，早産の胎児でも十分生存の可能性がある．ゲゼル（Arnold Gesell）が開発した発達指標は現在，小児科や児童精神科で広く使用されている．この発達指標は出生から6歳までの乳幼児の運動，適応，単独での振る舞い，集団での振る舞いの特徴の概要を示している（表31.1-2）．

未熟児は妊娠34週前に出生した児，または2500 g未満の出生体重児と定義される．未熟児は読字障害のような学習症，情緒・行動面の障害，精神遅滞，虐待のリスクが通常よりも高い．約1000 gから100 gずつ増加するにしたがって，児の生存率は次第に高まる．36週で出生した胎児は，満期産に近い3000 gの胎児よりも生存の可能性が低い．満期産児と未熟児の違いを図31.1-5に示した．

過期産の新生児は，出産予定日よりも2週以上経過して出生した新生児と定義される．満期産は最後の月経から40週と計算され，正確な受精の時期はそれぞれ異なる．したがって，月経のみに基づいて妊娠週数を計算する場合は過期産が発生する割合が高くなる．過期産の児は典型的には長い爪を持ち，うぶ毛が少なく，毛髪が多く，覚醒度が高い．

表31.1-1　生後1年間に認めるヒト奇形の原因

推定される原因	全体に占める割合（％）
遺伝性	
常染色体遺伝病	15～20
細胞原性（染色体異常）	5
原因不明	
多遺伝子性	
多因子性（遺伝的因子-環境因の相互作用による）	
発生過程で自然に生じた異常	
催奇形因子間の相乗作用による	
環境因	
母体の状態：糖尿病，内分泌疾患，栄養失調，飢餓，薬物および物質嗜癖	4
母体感染：風疹，トキソプラズマ症，梅毒，ヘルペス，巨細胞性封入体病，水痘症，ベネズエラウマ脳症，パルボウイルスB19	3
物理的問題（変形）：臍帯の異常収縮，胎児と子宮の大きさの不釣り合い	1～2
化学物質，薬物，放射線，高体温	<1
受精前の曝露（変異誘発物質や感染因子を除く）	<1

Brent RL, Beckman DA. Environmental teratogens. *Bull NY Acad Med*. 1990；66：125から許可を得て転載．

乳幼児の発達指標

出生時の反射および生存に必要な機能（survival system）　出生時から反射は存在する．吸啜反射（口の周りを刺激すると唇をすぼめる反射），把握反射，足底反射（バビンスキー反射），膝蓋腱反射，腹壁反射，驚愕反射（モロー反射），緊張性頸反射などがある（図31.1-6）．通常，把握反射，驚愕反射，緊張性頸反射は生後4か月までに消失する．バビンスキー反射は通常は生後12か月までに消失する．

呼吸，吸いつき，嚥下，循環，体温の恒常性のような生存に必要な機能は出生時に比較的良く機能しているが，感覚器は出生時にはまだ十分発達していない．神経生理学的な機能は，乳幼児に触れたり，撫でたりするなど外的環境からの刺激が繰り返されることでさらに発達する．新生児は1日のうちでごく短い時間しか覚醒していない．レム睡眠やノンレム睡眠の区別は出生時にすでに存在する．その他の自発的な行動には泣いたり，笑ったり，男児の勃起などもある．出生1日目の新生児は母親の母乳の匂いを感じることができ，出生3日目の新生児は母親の声を他と区別することができる．

言語と認知機能の発達　出生時，児は泣くなどの音を出すことができるが，出生後8週ほど経過しなければ声にすることはできない．喉音や喃語は，特に母親に反応し

表 31.1-2 正常な行動発達の指標

年齢	運動と感覚行動	適応行動	対人および社会的行動
出生から生後4週目まで	手を口に持っていく反射，把握反射 探索反射（口周囲の刺激に対して唇をすぼめる），モロー反射（驚かすと指を広げる），吸啜反射，バビンスキー反射（足底を触るとつま先を広げる） 音を聞き分ける（人間の声のほうを向く），甘味と酸味を区別する 追視 目の焦点距離が約 20 cm 手足をそれぞれ交互に動かして這うような動きをする 腹臥位にすると横を向く	生後4日目に授乳を待ち受ける動きをする ガラガラや鈴の音に反応する 動く物体を瞬間的に注視する	生後数時間で母の顔や，目，声に反応する 生理的微笑 1人遊び（2歳まで） 抱き上げられると静かになる 無表情
生後4週	緊張性頸反射の体位を取っていることが多くなる 手を握る 首はすわっていないが，数秒首を支えていることはできる 視線の固定，立体視（生後12週）	動く物体を体の正面まで追視する 物に興味を抱かず，落してしまう	じっとして顔を注視する 話しかけられると反応する 母親に優先的に微笑む
生後16週	対称的な体位をとっていることが多くなる 首がすわる 腹臥位から前腕を突っ張って上体を起こした時に頭が90度直立する 視力調節力がしっかりとしてくる	ゆっくりと動く物体を上手に追視する 上からぶら下がっている物体を見て腕を動かす	自発的な社会的微笑（外的刺激に反応して） 馴染みのない状況を認識する
生後28週	手を前について安定して座位を保つ 立位にすると元気に足踏みをする	おもちゃに片手で手を伸ばしつかむ ガラガラをたたいたり，振ったりする 一方の手からもう一方の手におもちゃを持ち替える	足の指を口に持っていく 鏡に映る自分を軽く叩く 母親の声や行動を真似し始める
生後40週	安定して1人で座位を保つ 這う つかまって立位になる 示指で指さす	2つの物を体の正面で合わせる 落書きを真似しようとする	母親から離れる時に分離不安が生じる せっせっせのような手遊びやいないいないばーといった対人的な遊びに反応する クラッカーを自分で持って食べたり，哺乳瓶を自分で持つ
生後52週	片手をつないで歩く 短時間1人で立位を保つ	目新しいものに興味を示す	服を着せてもらう時に協力する
生後15か月	よちよち歩きをする 階段を這って登る		欲しいものを指さしたり，声に出す 遊びの際や拒否の印に物を投げる
生後18か月	バランス良く歩き，転ぶことがほとんどなくなる ボールを強く投げる 片手をつないで階段を登る	3つか4つの積み木を積み上げる 自発的に落書きをして，字を書く動作を真似る	一部自分で食事をできるようになるが，こぼす おもちゃをひもで引っ張る 人形など特別なおもちゃを持ち歩いたり，抱きしめたりする 少し遅れて，誰かの行動パターンを真似る

（つづく）

表 31.1-2　正常な行動発達の指標（つづき）

年齢	運動と感覚行動	適応行動	対人および社会的行動
2歳	上手に走り転ばない 大きなボールを蹴る 一人で階段を上り下りする 巧緻運動が向上する	6つか7つの積み木を積み上げる 電車を模倣して積み木を並べる 縦線や円を真似て描く 自分なりの動作を身につける	単純な服を自分で着る 家事の真似をする 自分のことを名前で呼ぶ 母親に"いや"と言う 分離不安が小さくなってくる 複雑な愛情表現や反抗の表現ができる 並行遊び（他の子供が遊んでいる横で，何の相互の働きかけなくもう1人が1人で遊ぶ）
3歳	三輪車に乗る 階段の下のほうの段からジャンプする 交互の足で階段を上る	9つか10個の積み木を積み上げる 3つの積み木で橋を真似てつくる 円や十字を模写する	靴をはく ボタンをはずす 自分で上手に食事をする 順番を理解する
4歳	足を交互に出して階段を下りる 片足立ちが5〜8秒できる	十字を模写する 4つの数を復唱する 正しく指さしながら3つの物を数える	顔を洗って拭くことができる 歯を磨く 連合遊びや協同遊び（他の子供と協力して遊ぶ）
5歳	足を交互に使いながらスキップする 通常は肛門括約筋のコントロールが完全にできる 巧緻協調運動能力がさらに磨かれる	四角を模写する 頭，体，四肢をもった人とわかる絵を描く 10個の物を正確に数える	自分で着替えができる いくつかの文字が書ける 競争的な体を使った遊びができる
6歳	自転車（補助輪なし）に乗る	名前を書く 三角を模写する	靴ひもを結ぶ

Arnold Gessell, M. D., and Stella Chess, M. D. から改変．

て自然に出現する．両親が繰り返し関わることで，子どもの発音は維持され発達していく．言語能力の発達段階は詳しく記述されている．**表 31.1-3** にそれぞれの段階の概略を示した．

乳児期の終わり（約2歳）までに，子どもは反射を自発的な行動に置き換えてゆき，これが後の認知発達の基礎になる．環境と相互にやり取りをし，自分の身体からの反応を体験し，意図をもって行動し始める．2歳の終わりまでには，子どもは象徴的な遊びをし，言葉を使い始める．

スイスの心理学者であるピアジェ（Jean Piaget；1896-1980）は幼い子どもが考えたり推論したりするまでの能力の発達を観察した（彼は自分の子どもも観察した）．ピアジェによる認知機能の発達段階を**表 31.1-4** に示した．

情緒と社会的な能力の発達　生後3週までに乳児は保護者の表情を真似するようになる．大人が口を開けたり，舌を出したりするのに反応して乳児も同じような動きをする．生後3, 4か月までに乳児のこのような動作を簡単に引き出すことができるようになる．この模倣動作は，後の情緒表現の前駆段階と考えられている．微笑反応は2つの期間に起こる．最初の期間は生理的微笑で，生後2か月間に自然に出現して，外的な刺激とは無関係である．

2番目の期間は，外部から誘発される微笑で，外的な刺激，通常は母親からの刺激によって出現し，生後16週までに認められる．

情緒的な能力の発達は，認知機能の発達と並行して起こる．主に自分の保護者から，乳幼児は情緒面，認知面両方の刺激を受ける．乳幼児は大人がいなければ生きていけない．温かく，期待通りのふれあいがあることで，乳幼児の社会的能力や情緒的能力の幅が広がっていく．どのようにこれらの能力が広がるかは，幼児の保護者が子どもに対してどのように反応しているかにも影響を受ける（**表 31.1-5**）．

生後1年目の乳児の感情は多様で，例えば空腹などの体の状態に強く影響される．生後1年目の後半に向けて，乳児の感情は対人交流の中での刺激に反応することが急激に多くなる．空腹の乳児を親が笑顔にすることもできる．乳児が身体的に心地よい状態であれば，その環境や，主たる保護者に対しての興味や喜びが幼児の中で優勢になっていく．生後6〜12か月の間に，母親（あるいは一番面倒をみてくれる人）からの分離が長引くと，抑うつ状態になることがある．これは，抑うつ的な性格として大人になっても持続するかもしれない．

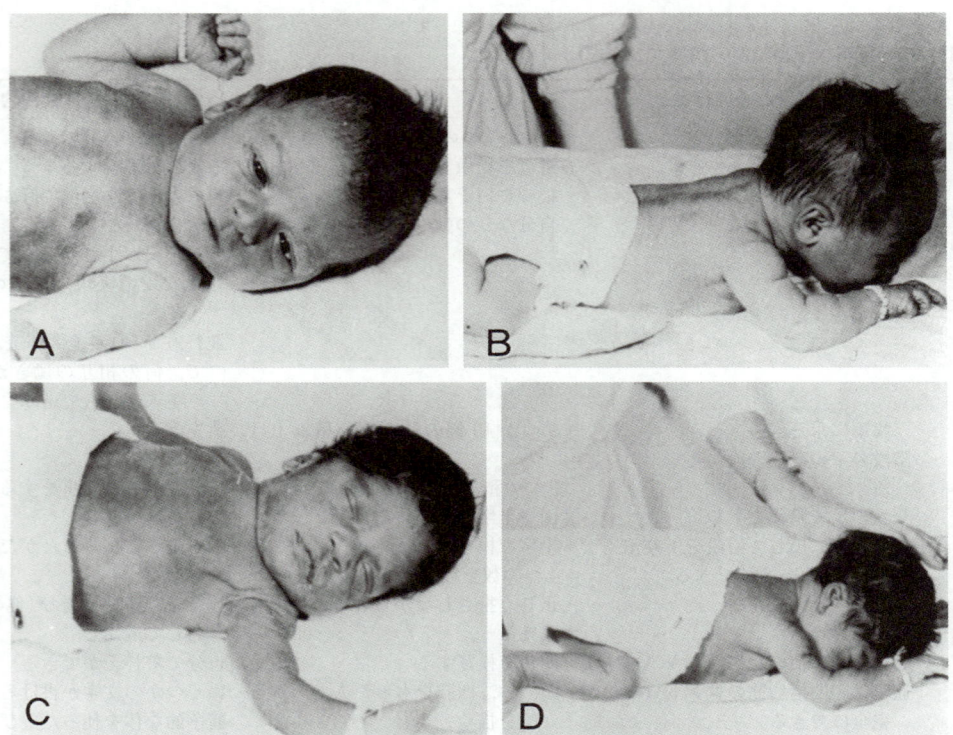

図 31.1-5 満期産児（AとB）と未熟児（CとD） 手足を投げ出して脱力している様子（C）と，呼吸のために頭を上げられない様子（D）に注意．（Stone LJ, Church J. *Childhood and Adolescence*. 4th ed. New York：Random House；1979：7 から許可を得て転載）

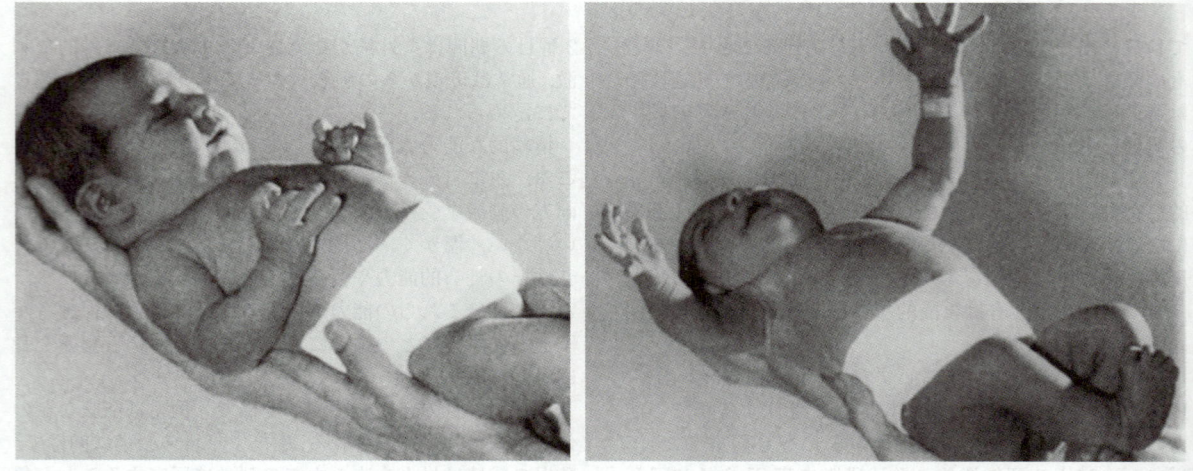

図 31.1-6 モロー反射．（Stone LJ, Church J. *Childhood and Adolescence*. 4th ed. New York：Random House；1979：14 から許可を得て転載）

気質の違い

乳幼児は生まれつき反応や気質が大きく異なるという説はかなり有力とされている．チェス（Chess）とトーマス（Thomas）は乳幼児の9つの行動特性を発見した．乳幼児によってこの9つの行動特性が異なるということははっきりと観察することができる（表31.1-6）．

チェスらによると25年間の調査期間中，子どもの気質特性の多くはきわめて安定していた一方で，気質特性の中には変化するものもあった．この結果から，遺伝要因や環境要因がパーソナリティに影響を及ぼしていることが考えられた．乳幼児の初期の性格と，両親との関わ

表 31.1-3 言語の発達

年齢と発達段階	言語理解力の目安	言語表現力の目安
0～6 か月	大きな音や突然の音に驚いた反応を見せる．目や頭を向けて音源を探そうとする．話をする人に耳を傾けているように見えて，時に微笑みで反応することもある．警告調の声，怒った声，親しみのある声を認識する．自分の名前に反応する．	泣き声以外の音声を発する．空腹や痛みの時には別々の泣き方をする．喜びを示す声を出して遊ぶ．喃語（反復する一連の音）を発する．
7～11 か月 言語への関心	音を区別して聞く（自分で音に対する反応をコントロールする），興味をもって音楽や歌を聞く，「だめ」，「熱いよ」という言葉や自分の名前を認識する，呼称される絵を1分まで見る，他の音に気を取られずに会話を聞く．	自分の名前を呼ばれると声を出して反応する，発声の抑揚を真似する，ジャルゴン（自分なりの言葉），身振りで示す（「いやだ」ということを示すため頭を振る），驚きなどの表現（「あーあ」），言葉の遊びをする（せっせっせや，いないいないばー）
12～18 か月 1 語	異なる音を大雑把に区別する（鈴と犬と警笛音と母親や父親の声の区別など），基本的な体の部分や一般的な物の名前を理解する，毎週新しい言葉をいくつか覚える，いくつかある物や絵から簡単なものを同定できる（赤ちゃん，ボールなど），18 か月までに 150 語まで理解する	単語を使う（最初の言葉を覚える平均年齢は生後 11 か月である．18 か月までに 20 語まで使用できるようになる），ある程度長いジャルゴンや時には単語を交えて，おもちゃと「話し」たり，独り言を言ったり，他の人と「話し」たりする，子どもの会話の約 25％ が理解可能な言葉である，すべての母音を正確に発音する，最初や最後の子音をしばしば抜かす
12～24 か月 2 語文	簡単な指示に反応する（「ボールをちょうだい」） 行動の指示にも反応する（「ここに来なさい」とか「座りなさい」） 代名詞を理解する（me，him，her，you） 複雑な文を理解し始める（「店に行ったら，いくつかキャンディーを買ってあげる」）	2 語文を話す（「ママ靴下」，「全部なくなっちゃった」，「ボールここ」）環境音を真似する（「モー」，「むむ」など），名前で自分を呼ぶ，代名詞を使い始める，文末の 2，3 語を復唱する，助詞のない（telegraphic）3 語文を使い始める（「ボール全部なくなっちゃった」，「私今行く」），子供の会話の 26～50％ が理解可能，欲しいものを求めるのに言葉を使う
24～36 か月 文法の形成	体の局所部分を理解する（ひじ，顎，眉毛），家族の構成員の分類名を理解する（おじいさん，赤ちゃん） 大きさを理解する（小さいもの，大きいもの） 形容詞を大部分理解する 日常生活の動作を理解する（なぜ食事をするのか，なぜ眠るのか）	機能語（can，will，the，a）を使ってしっかりとした文を作る，何か行動を起こす前に言葉で予告する，主に独り言で他児と「会話」する，独り言のジャルゴンや反響言語であったものが次第に減ってくる，話す言葉が増える（2 歳で 270 語，3 歳で 895 語），子どもの会話の 50％ から 80％ が理解可能，p，b，m が正確に発音できる，発話のリズムは乱れていることがある
36～54 か月 文法の洗練	前置詞を理解する（under，behind，between） 多くの単語を理解する（3 歳で 3500 語，4 歳で 5500 語） 因果関係を理解する（お腹がすいたときどうする？　寒い時はどうする？） 類推を理解する（食べ物は食べるもの，牛乳は？）	n，w，ng，h，t，d，k，g を正確に発音する，過去の出来事を言葉で説明する，さまざまな構文（複数形，過去形，否定，疑問）を使用する，韻を踏んだり，強調したりして言葉で遊ぶ，子どもが話すことの 90％ が理解可能，時々単語の発音を間違える，単語の意味を述べることができる，自己中心的な言葉の使用がほとんど見られなくなる，12 の音節を含んだ文章を復唱できる，文法の間違いが多少ある
55 か月以降 コミュニケーションの完成	数字，速さ，時間，空間の概念を理解する，左右を理解する，抽象的な言葉を理解する，物事をカテゴリーに分けることができる	ストーリーを伝えたり，考えを共有したり，代替案を議論するために言語を使用する，さまざまな文型を使うことが多くなる，文法の誤りを自発的に修正する，f，v，s，z，l，r，th や子音連結の発音が安定する，子どもの会話の 100％ を理解できる

Rutter M, Hersov L, eds. Child and Adolescent Psychiatry. London：Blackwell；1985 から許可を得て転載．

りの様子，その後の子どもの行動はそれぞれが複雑に影響し合っている．気質というものに，安定して変わらない一面と，柔軟に変化する一面の両面があるということから，遺伝的な性質（生まれ）と環境的な経験（育ち）がお互いに影響しあうことで多くの行動が決定されていくことがわかる．

表 31.1-4 ピアジェによる認知機能の発達段階

発達時期	認知発達段階	獲得される認知機能
胎内		胎児は音を「学習」することができる．生後聞いた音を区別して反応することができる．
乳幼児期：出生から2歳	感覚運動期 含まれる概念：	乳幼児は目，耳，感覚で「考える」
出生から1か月	内省的，自己中心的（近年，これに反論する研究もある）	なでられることと吸うことを関連づけることができるようになる
4～8か月	第2次循環反応：一部が隠れたものを探す	吸うことによって画像や音楽がリプレイされることを学習することができる
8～12か月	第2次循環反応が系統化される：いないいないばー，隠れたものを見つける	1か月間記憶を保持することができる 一部が隠れたものを親と探す遊びができる
12～18か月	第3次循環反応：物の性質を調べたり，物を落としてどうなるか見たりする	記憶力が増す
18か月～2歳	表象，ごっこ遊び，物の記憶	体を物として使用する 1つの物を他の物の中に重ねる 隠れた物を思い出すことができる ベビーベッドから物を落とす 動物の鳴き声がわかる，物の名前を言う 体の部分や身近な物の絵がわかる 目に見えない原因を理解する
幼児期：2～5歳 2～7歳	前操作期 含まれる概念： 自己中心性：「あなたにもこれを食べてほしい」 アニミズム的：「月が怖い」 階層概念がない：「この積み木はどこにはまるの？」 中心化：「それが今欲しい．食事の後では嫌」 不可逆性：「あの部屋に戻る方法がわからない」	就学前の幼児は象徴を使用することができる 言語やごっこ遊びが発達 論理が出現する徴候はない 3歳では2～3個の物を数えることができる，色や年齢がわかる 4歳では具体的な物がなくても想像できる
2～5歳	転導推理：「パパがその道を行ったから，わたしたちもその道を行かなきゃ」	5～6歳ではユーモアを理解する，善悪を理解する，いくつか雑用ができる 7～11歳ではしっかりと記憶力を持っている，思い出すことができる，問題解決ができる
児童期：6～11歳 6歳以降，7～11歳まで（訳注：6歳以降と7～11歳以降で分かれるが，原典ではどこで分かれるかの記載はない）	具体的操作期 含まれる概念： 階層的分類：車をタイプによって整理する 可逆性：遊びを前に戻したり進めたりする（例えば，チェッカーのトリプルキング［訳注：相手陣地の一番奥まで進みキングとなり，自陣のいちばん手前まで来た場合トリプルキングという駒となる．可逆性の喩えか］） 保存：10セント硬貨を2枚なくしたら同じ金額分の硬貨を探す 脱中心化：細かいことを心配する，強迫的 空間的操作：言葉で指示されるよりも見本の方がわかりやすい 水平的デカラージュ（訳注：構造的には同じ操作を必要とする課題であっても，操作が適用される概念内容によって，構造化が容易であったり困難であったりすること）：質量の保存，論理 推移的推論：三段論法，なんでも比較する，商品名を理解する	論理的思考をし始める 物の保存(conservation)を理解する 凍っていても溶けていても牛乳は同じ量だと理解する 物を階層的に分類することができる 合理的で筋道通った考えをしているようにみえる
青年期：11～19歳 11歳以降	形式的操作期 含まれる概念： 仮説――演繹的推論，頭の回転が早くなったり，言い訳をするようになったりする 想像上の観衆――皆自分のことを見ている 個人的寓話――現実以上に自分が優れていると考える 命題的思考――論理	抽象と推論 あらゆる可能性を考えることができるようになる

表 31.1-5 情緒発達

発達し始める段階	情緒能力	情緒行動
胎児期から乳幼児期：0～2歳		
0～2か月	触れられることで愛情を感じる 大きな騒音で恐怖を感じる 体を抑制されることで，怒りを感じる 情緒の脳経路の形成	社会的微笑と喜びの表現 他人の情緒に反応する すべての情緒をもっている
3～4か月	情緒を自己コントロールする，情緒の脳経路が発達する	笑うことができるようになり，以前よりも微笑のコントロールができるようになる，怒りを表現する
7～12か月	情緒の自己コントロールが発達する 基本的な3つの情緒の形の強さが増す	以前よりよく反応するようになる ストレスに対処することを拒否する
1～2歳	恥とプライドが出現する，ねたみ，恥ずかしさが現れる 他の子のせいにする	共感能力を示し始める，感情を表現する「パパ，好きよ」「ごめんなさい」 注目をひいたり，認められたりされたがる，一人遊びや隣に友達がいる状態で1人での遊びを楽しむ
幼児期：2～5歳		
3～6歳	多くの情緒の原因を理解することができる 情緒を制御したり，表現したりする方法を見つけ始める，大人との同一化を通じて対処能力を身につける	共感能力が発達し，理解も伴うようになる 意図的な反応は増えるが，反射的な反応は減る，自己制御：「怒っていることを自分の言葉で表現しなさい」 攻撃性は競争という形に昇華される 5歳までに批判に敏感になり，他者の気持ちを気にするようになる
児童期：5～11歳		
7～11歳	他者の感情に反応することができる 他者の気持ちにより気づくことができるようになる．	6歳まで自我が優勢である 共感は利他主義になる「あの人たちが火事にあったのはとてもかわいそうだから，私のものをいくつかあげようと思う」 超自我が優勢となる

表 31.1-6 気質——新生児から6歳まで

領域	具体的内容
活動レベル	活動に費やす時間の割合
転導性	どの程度の刺激で行動を変えるか
適応能力	変化にどの程度合わせられるか
注意持続時間	注意を向け続けられる時間
行動の激しさ	エネルギーレベル
反応閾値	反応に必要な刺激の強さ
気分の質	好ましくない行動量に比べた好ましい行動量
リズム性	生理的機能の調節
接近/退避	新しい状況への反応

愛 着

絆（bonding）という言葉は，母親が子どもに対して抱く濃密な情緒関係のことを意味する．愛着（attachment）は保護者との間に子どもが作り上げる関係である．出生数か月の乳児は環境や人に順応していく．外界への反応能力は急成長して，一番の世話人との特別な関係つまり愛着を築く能力も現れる．表31.1-7に一般的にみられる愛着の種類を示した．

ハーロー ハーロー（Harry Harlow）はサルを対象にして，社会的学習や社会からの隔離の影響について研究した．ハーローはアカゲザルの新生児に人工的に作った2種類の代理母を与えた．1つは哺乳瓶を金網につけた母親で，もう1種類は厚手の柔らかい木綿布で覆った金網の母親である．研究の結果，アカゲザルの新生児は，ミルクを与えてくれる人工の母親より，接触と心地よさを与えてくれる柔らかい布で覆った母親を好むことがわかった（空腹時にはアカゲザルの新生児は哺乳瓶のほうへ行くが，すぐに布で覆った母親のほうへ帰った）．怖い思いをした時に，新生児を柔らかい布で覆った母親とともに養育された新生児は，しっかりとしがみついていて，安心しているようにみえた．しかし，金網の母親とともに養育された新生児は安心感を得ることができず，混乱しているような様子だった．これらの結果からハーローの実験は，乳幼児の愛着というのは単に食事を与えた結果生じるのではないと解釈されている．

表 31.1-7　愛着の種類

安定な愛着	ほとんど適応に問題がない：こういった子どもは生涯一貫した，発達上適切な子育てを受けることが多い．安定した愛着をもっている子どもの親は離婚してもこういった子育てを継続しやすい．離婚に至った家族内の要因も子どもに影響を与えることを考えると，離婚を経た家庭では安定した愛着を持つ子どもは少ない．
不安定な/回避的な愛着	子どもは不安になり，親にしがみついていたり，怒ったりする．こういった子どもの家族の中の大人も不安定な愛着の家庭で育っており，安定な愛着をもった親が与えるような一貫性や情緒的な関わりやケアを提供することができない．そういった親は離婚では問題を抱えやすく，拒否的になりやすい．
不安定な/両価的な愛着	この愛着を持つ子どもは，通常，ちぐはぐな子育てや，ネグレクトや無関心な子育てで育てられる．両親は，離婚後，以前にも増して安定感や心理的サポートを与えることができず，その結果，子どもは親にべったりとしながら，心が乱れる時にも慰められない．また，行動化や，気分の波を呈し，ストレスに過剰に敏感になる．

しかし，どちらの人工代理母に育てられても，アカゲザルは集団の中には適応できず，交尾がきわめて困難だった．人工代理母で育てられたメスのアカゲザルは妊娠しても，子どもを育てることができなかった．こういった異常は，乳幼児期に母の養育がなかったことが原因と考えられた．

ボウルビー　ボウルビー（John Bowlby）は乳幼児が抱く母親への愛着について研究し，乳幼児期の初期に母親と離れることは子どもの感情や知的発達に深刻な悪影響を与えると結論した．ボウルビーは生後1年間に発達する愛着行動を詳述し，子どもが空腹の時，怖がっている時，心配そうにしている時は母親と子どもの間で身体的接触が続いていることを示した．

エインズワース　エインズワース（Mary Ainsworth）はボウルビーの観察結果をさらに発展させた．エインズワースは愛着が形成される時期の母親と乳幼児の互いのやり取りが，乳幼児の現在と将来の行動に強く影響することを発見した．多くの研究者は，乳幼児の愛着行動のパターンが将来の成人の情緒的関係に影響を及ぼすと考えている．愛着行動のパターンは乳幼児の間でさまざまである．例えば，ある乳幼児は他の乳幼児に比べて親に合図を送ったり泣いたりすることが少ない．乳幼児が泣いた時に親が抱きしめるなど，乳幼児の出す合図に親が敏感に反応するとその後乳幼児はあまり泣かなくなる．乳幼児が合図を出したときにしっかりと身体接触をすると，成長した時に依存的になるというよりはむしろ自立心が育つ．反応が少ない母親に育てられると，不安がちな乳幼児が育つ．

エインズワースは愛着が不安を減らすことも確かめた．エインズワースは安心した拠り所があることで，子どもは愛着の対象から離れて外部の環境に飛び出すことができると考え，これを安全基地効果と呼んだ．ぬいぐるみや毛布のような無生物（これをウィニコット［Donald Winnicott］は移行対象と呼んだ）も安全基地として働くことができ，子どもは外の世界を探索する時に，よくこういった物を一緒に持っていくことがある．母子関係の直接観察研究や縦断研究によりエインズワースの考えはさらに拡張され洗練されている．母親の敏感さや反応力の程度がどのくらいかによって，安心感のある愛着がどの程度しっかり形成されるかが決まる．しかし，愛着が不安定（insecure attachment）な場合は，乳幼児の気質次第で不安定さのタイプ（回避的，不安的，両価的）が決まってしまう．大まかにいって，男児は女児に比べて安心感のある愛着をもつことが少なく，母親の敏感さの変化に影響を受けやすい．

第1子の愛着は第2子が出生すると減少するが，第2子が生まれた時に第1子が生後24か月以内の場合よりも，第1子が2～5歳である時に，この愛着の減少は顕著である．どの程度愛着が減少してしまうかは，もちろん，母親自身の安心感，自信，精神的健康に影響される．

社会交流剝奪症候群（social deprivation syndrome）と母親によるネグレクト　スピッツ（René Spitz）に代表される研究者は，母親の拒絶やネグレクトに伴う乳幼児の重度発達遅滞について研究してきた．乳幼児に対する職員の比率が少なく，職員の入れ替わりが頻繁な施設で育った乳幼児は，適切に身体ケアをされて感染症にかかることがないとしても，著明な発達遅滞を呈する傾向がある．そのような環境にいる乳幼児でも，適切な里親や継父母に育てられると発達が急速に改善する．

父親と愛着　乳幼児は母親同様に父親にも愛着を抱く．しかし，母親に対する愛着とは異なる．一般的に，母親は乳幼児の世話をするために乳幼児と触れあい，父親は乳幼児と遊ぶために触れあう．仮にどちらかの親と別れることになった場合，通常，乳幼児は母親についていくことを選ぶ．しかし，母親についていくことができない場合は，父親に安心を求める．親の他に親以外の者が家族にいたり，保護者が複数いる場所で育てられたりすると，乳幼児は多くの愛着を形成することができる．

人見知り不安　人見知りは発達上，生後約26週から出現し，32週（8か月）までにさらに顕著になる．知らない人が近づくと，乳児は泣き，母親にしがみつく．世話をする人が1人しかいない乳児は，世話人がたくさんいる乳児に比べて，人見知りが強くなる．人見知りは，世話人とそれ以外の人を区別する能力の結果であると考えられている．

分離不安は人見知りと関係があるが，全く同じではない．分離不安は生後10～18か月の間に出現する．愛着をもっている対象から乳幼児が離れることで，分離不安が高まる．しかし，人見知り不安は乳幼児が母親のそばにいる時にも起こる．寝返りができるようになったり，母親の場所から離れることができるようになったりすると，乳幼児は母親から分離するようになる．しかし，母親から離れていく時も，乳幼児は常に母親のほうを振り返り，安心するために頻繁に母親のほうへ帰っていく．

マーラー（Margaret Mahler, 1897-1985）は，母親から離れて，子どもが自分のアイデンティティを確立する際の理論を提唱した．マーラーの分離-個体化の理論は，子どもと母親のやりとりを観察して生まれたものである．マーラーの分離-個体化の段階を表31.1-8に示した．

乳幼児ケア

臨床家は，乳幼児が家族というドラマの重要な構成員であるという見方をするようになってきており，このドラマの成り行きを乳幼児がある程度決定していると考えている．母親の行動が乳幼児の行動を変化させるように，乳幼児の行動は母親の行動を変化させる．静かで，笑顔で，母親の期待を裏切らない乳幼児の行動は心のこもった母親のケアにとってはかけがえのないごほうびである．過敏で，予想がつかず，落ちつきのない乳幼児の場合は，母親は忍耐力を試される．母親に乳幼児をケアする能力が乏しいと，母親は乳幼児のケアを放棄するかもしれない．これにより，すでに難しい状況がさらに複雑化してしまうこともある．

両親との相性（parental fit）

両親が新生児や乳児とどんな関係をもつかということが両親との相性である．両親との相性には両親と子どもの両方の気質が関係する．新生児にはそれぞれ生得的な精神生理学的特徴があり，まとめて気質と呼んでいる．チェスとトーマスは扱いづらい子どもから扱いやすい子どもまで，気質の正常範囲を設定した．

扱いづらい子どもは全体の10％を占め，過覚醒という特徴をもっている．そういった子どもは刺激に強く反応し（大きな音に簡単に泣く），あまり睡眠をとらず，食事の時間が不規則で，なだめることが難しい．扱いやすい子どもは全体の40％を占め，食事や排泄，睡眠が規則的である．また，変化や新しい刺激にも煩わされることは少なく，泣いた時も簡単になだめることができる．他の50％はこれら2つのタイプが混ざった特徴をもっている．扱いづらい子どもは扱いやすい子どもに比べて，育てるのが大変で，親への負担も大きい．チェスとトーマスは，モチベーションや能力，行動スタイルについて母子間の調和したやりとりを相性（goodness of fit）という言葉を使って表現した．相性が悪いと発達が阻害され，不適応になりやすくなる．扱いづらい子どもをもった場合，親は自分がうまく子育てをできていないと感じたり，

表31.1-8　マーラーによる分離-個体化の段階

1. 正常自閉期（出生から2か月）
   覚醒時間よりも睡眠時間が長く，胎児期と似たような状態
2. 共生期（2～5か月）
   感覚能力が徐々に発達してきて，乳児は内的世界と外的世界を区別することができるようになる．母親-乳児は融合した一体のものと感覚されている
3. 分化期（5～10か月）
   神経的な発達が進み，覚醒度が増すことで，自己から注意が外界へと向けられる．身体的にも心理的にも母親と自分が異なることを徐々に理解し始める
4. 練習期（10～18か月）
   自分で動くことができるようになり，外界を探索することが増える
5. 再接近期（18～24か月）
   子どもが自分が頼るものがなく，依存しないと生きていけないことをゆっくりと認識するに従って，自立したいという欲求と親密さを求める欲求とが入れ替わり立ち替わり経験される．母親の元から離れては，また戻ってきて安心しようとする．
6. 対象恒常性への道程（2～5歳）
   母親や大事な人たちが自分のそばにいない時でも，そういった人たちがずっと存在することを徐々に理解し，安心する．

子どもの睡眠や食事がうまくいかなくて，なだめることもうまくできないのは，自分が子どもの育て方を間違っているからだと感じたりしてしまうこともよくある．したがって，（どんな親にとっても）扱いづらい子どもであるということを認識することが必要である．さらに，扱いづらい子どもの大部分はその後の人生で情緒的な障害を来すことが多い．

ほど良い子育て（good-enough mothering）　ウィニコットは，乳幼児の人生は，他者との結びつきがなく，希薄な経験しかないばらばらな状態から始まると考えた．このばらばらな状態から，母親との交流を通じて，乳幼児に自己（self）が形成されていくとした．母親は乳幼児に，ありのままに包容される抱えの環境を提供する．妊娠期間の最後の3か月から出産後の数か月間，母親は原初的没頭（maternal preoccupation）の時期にあり，赤ちゃんへの空想や赤ちゃんとの体験に夢中になる．母親は完ぺきである必要はなく，ほど良い子育てをすればよい．母親の役割の中で重要なことは，それまで内的世界に自閉的に閉じこもっていた乳幼児に外的世界を経験させたり，乳幼児が必要と思うことを乳幼児の身になって想像したりすることである．母親が乳幼児の欲求に呼応できれば，乳幼児は徐々に発達する自己感覚の基盤になる体の働きや欲求に慣れていくことができる．

よちよち歩き期(toddler period)

出生後2年目は，運動能力と知的能力が急発達する時期である．歩くことができるようになると，よちよち歩きの幼児は自分の行動をある程度コントロールできるようになる．動くことができるので，子どもはいつ近づくか，いつ離れるかを自分で決めることができる．言葉を使い始めることで，子どもの世界は深く広くなる．典型的には子どもは「うん」と言えるようになる前に「いや」というようになる．よちよち歩きの幼児が否定ばかりすることは，自立心の発達に重要であるが，長く持続し，反抗的な態度になると問題になることもある．

よちよち歩き期には言葉の習得が重要な課題である．発声が明確になってきて，物の名前をいくつか言えるようになり，一言二言で自分の欲求を知らせることができるようになる．生後2年目の終わりから3年目になると，よちよち歩きの幼児は時々短い文を使うようになる．言語能力の発達の早さは子どもによってかなり異なり，実際にはゆっくりと発達する子どももいるが，もし子どもが2歳までに2語文を作るようにならないなら聴力検査をするよう多くの小児専門家は推奨している．

よちよち歩き期の発達指標

言語・認知機能の発達 よちよち歩きの幼児は誰かにすぐかまってもらえなくても理由を説明されれば我慢できるようになる．よちよち歩きの幼児は元々身についていた行動から新しい行動を創りだすようになり，象徴的な活動もできるようになる．例えば，言葉を使ったり，人形に食事をあげたりするような，人形を通じて何かを表す遊びをしたりするようになる．集中力や自己制御の能力は幼児によってずいぶん異なる．

情緒・社会的能力の発達 生後2年目には快と不快の感情がさらにはっきり分かれる．この年齢になると幼児は社会的参照がみられるようになる．例えば，新しい出来事が起こった時に，どう反応したらよいか親や他者の方を見て情緒的な手がかりを探すようになる．よちよち歩き期の幼児は探究心や自己主張の喜び，新しい行動(例えば，ゲーム)を発見したり作ったりすることを楽しむようになる．親を試したり，驚かせたり，からかったりもする(例えば，隠れたりして)．よちよち歩き期の幼児はまとまった1つの愛情表現をすることができる．走ってきて抱きついて，笑顔になり，キスをするということを同時に行うことができる．一方で，向こうを向いて，泣いて，ばたばたして，かみついて，叩いて，大声を出して，けるというように反抗を表現することもできる．この時期には家族といる安心感や，知らない人への不安感がより鮮明になることがある．自分が認められなかったり，愛する世話人がいなくなったりすることが不安に関連しており，子どもは不安により混乱することがある．

性的発達 男女の別は出生時からはっきりしており，親はその性にふさわしいように子どもを扱い，服装を合わせたりする．真似をしたり，ご褒美をもらったり，強制されたりしながら，子どもはその文化の性別役割を当然と考えるようになる．子どもは解剖学的な性別に興味を示す．その興味が健全なものと認められて，その年相応の真面目な答えが得られると，子どもは生命の不思議を感じるようになり，自分の性的役割をしっくりしたものと感じるようになる．しかし，性にまつわることをタブーとして，子どもの質問を受けつけずにいると，性に対する恥ずかしさや居心地の悪さを感じるようになる可能性がある．

性同一性(gender identity)，つまり，自分が男性や女性であるとしっかり認識し始めるのは生後18か月くらいで，生後24〜30か月には認識が固定することが多い．かつては，性同一性は社会的な学習(ソーシャルラーニング)によるものだと広く考えられていた．マネー(John Money)は外性器がはっきりしなかったり，損傷したりしている子どもで，実際の染色体上の性別とは逆の性別として育てられた子どもについて報告した．このような子どもを長期間フォローした結果，性同一性は多くの部分が生得的なもので，育て方が遺伝的素質に影響を与えることはないと示唆されている．

性別役割(gender role)は社会がそれぞれの性別に適切だと考えている行動のことである．したがって，文化によって違いがあるのも当然である．男子や女子が誰と何をして遊ぶか，どんな声の調子か，どうやって感情を表現するか，何を着るかということは文化によって違う．しかし，中には一般化が可能なものもある．男子は女子に比べて無鉄砲な遊びをすることが多い．母親は男子よりも女子とよく話し，2歳になるまでに，父親は男子のほうにより注意を払うようになる．教育のある中流階級で性で差別をしない親は，女子は人形で遊びたがり，男子は銃で遊びたがるように，子どもが自分の性にあったおもちゃで遊ぶのを見て驚く．

トイレットトレーニング 生後2年目は社会的な要求が子どもたちに増えてくる時期である．トイレットトレーニングは，その家族のしつけ全体の様子を映し出す．つまり，トイレットトレーニングに過度に厳しい親は，他のことについても厳しく，制限を加えることが多い．日中と夜間の排尿コントロールはそれぞれ2歳半，4歳までには通常はしっかりできるようになる．通常は4歳になると大便のコントロールもしっかりできるようになってくる．トイレットトレーニングについての意見は，1900年から寛容と厳しさの両極端を行ったり来たりしている．米国での傾向ではトレーニング年齢を遅らせる方向にあったが，これはここ数年の間に再び早めのトレーニングに戻りつつある．

よちよち歩き期の幼児は暗いところが怖くて眠ることができないこともあるが，就寝灯をつけることでおさまることがある．よちよち歩き期の幼児は2時間のお昼寝を含めて通常は12時間ほど睡眠する．この時期の子ど

もにはベッドに入る前に安心させてあげることが必要なこともあること，それから，2歳くらいの子どもは寝るまでに30分くらいかかることを親は知っておく必要がある．

親の課題 乳幼児期の親の役目は，子どもの欲求を敏感に察知して，常に一貫した対応をすることである．よちよち歩き期に親に必要なことは，許容できる行動がどこまでかをしっかり設定することと，どんどん進む親離れを促すことである．つまり，親は過度に権威的にならないようにして，子どもが自分で動いて失敗から学習できるようにし，自分の能力以上の課題に直面した時には守って補助してあげなければならない．

よちよち歩き期には，子どもは自分だけに愛情を注いでほしいとか，自分だけに注目してほしいと必死になることが多い．家族の中で注目されるように，他の兄弟や親と競争したりする．しぶしぶではあるが，物を他の人と分けることもできるようになる．自分だけに愛情を注いでほしいという気持ちがうまく解消されないと，将来の仲間や恋人との関係で嫉妬深く対抗的になりやすい．愛情を求めるこうした努力によって空想が刺激されると，報復を恐れるようになったり，こうした恐怖を外的対象に向けるようになったりすることもある．公平で，愛情深い家族の中では子どもは道徳的権利について，自分なりの道徳体系を形成するようになる．親は罰と許容のバランスをとり，現実的な境界を設定する必要がある．

就学前期（preschool period）

就学前期は心身の成長が著しい時期である．2～3歳の間に子どもの身長は大人になった時の半分に到達する．この時期の初めには，20本の乳歯がしっかりと生え，就学前期が終わるまでには乳歯が抜け始める．就学前期が終わる5歳，6歳までに小学校に入る準備が整う．その頃には社会生活で最初に必要な課題をクリアする．少なくともほとんどの場面で排便，排尿，着衣，食事ができるようになる．また，泣いたりかんしゃくを起こしたりすることも自制できるようになる．

2歳半～6歳までを就学前期と呼ぶのは間違いであろう．というのも，多くの子どもは学校のような環境，例えば保育園などに通っているからである．働く母親は子どもたちをこういった場所に預けなければならないことが多い．就学前の教育は有意義でもありうるが，子どもの能力をはるかに超えた勉強を強調し過ぎると逆効果にもなりうる．

就学前期の発達指標

言語と認知機能の発達 就学前期には言葉を使う範囲が広がり，文を使うことができるようになる．就学前期の初めには，言葉を常に同じ意味で使うことができ，象徴的思考を行うようになる．しかし，一般的に考え方は自己中心的で，他の子どもの立場を想像することができず，共感をもつことができない．この時期の子どもは直感的で前論理的思考をし，因果関係を理解することができない．

情緒・社会的能力の発達 就学前期の最初には，子どもは愛，不満，嫉妬，ねたみといった複雑な感情を前言語的にも言語的にも表現できるようになる．就学前期では，子どもの感情は疲労や空腹のような身体状態にまだ影響されやすい．自己中心的に考えることがほとんどではあるが，協力や分かち合う能力が現れてくる．不安は愛する人や頼りにしている人がいなくなると生じたり，認められなかったり受容されなかったりしても生じる．子どもは不安により混乱することはまだあるものの，それ以前の発達段階の時よりは耐える力が身についている．4歳の子どもは他者とものを分かち合うことや，気遣うことを身につけ始める．優しさの感情が時々表現される．身体的に損傷したり，愛する人からの承認を失ったりすることを不安に感じることで，時に著しく混乱する．

就学前期の終わりまでに，複数種の情緒表現が定着する．自分や家族について誇大的になったり，好奇心やプライドを表したり，大喜びしたりすることと，内気になったり，恥ずかしがりになったり，怖がったり，嫉妬やねたみを表現することがバランスよく現れる．恥や屈辱の感情は明瞭に現れる．共感や愛の能力は発達してくるが，競争心やねたみが入り込む場合は，簡単に失われてしまう．怪我をしたり，大人からの承認を失ったり，愛や芽生えかけた自尊心を失ったりすることに不安や恐怖を感じることがある．罪悪感をもつこともある．

3～6歳の子どもは自分の体や性別の違いを認識するようになる．遊びの中では，お医者さんごっこを通して，子どもは性的空想を自由に表現する．身体意識は性器の認識にとどまらない．この時期を「バンドエイド期」と呼ぶように，病気やけがを心配するようにもなる．どんなけがも，親にみてもらって，手当をしてもらわなければ気が済まない．

自分がやりたいことと，やるように言われたこととの区別をするようになる．そして，どんどん広がる欲求，とどまることを知らない熱中と，親からの制限の間のギャップが大きく開いてしまうところまで行き着く．子どもは徐々に，親の価値観に自分を合わせ，それを指標とし，自責的となる．

就学前期の終わりには子どもの良心が発達しはじめる．自意識の発達によって「善悪」の道徳観が形になってくる．7歳まで子どもは規則を「絶対的なもの」とか，自分のためにあると感じることが多い．道徳の1つの側面以外の見方を理解することができず，その規則を破れば当然報いが必要と考える．つまり，この時期の子どもは公正世界の観念（immanent justice；訳注：良い行為と悪い行為にはそれぞれふさわしい結果が伴うという考え方）をもっている．

兄弟への対抗心 就学前期では，子どもは自分を他人と新しい方法で関係づけるようになる．兄弟が生まれる

（この時期で兄弟が生まれることはよくあることである）と，子どもはさらに協力や分かち合いの能力を要求される．しかし，一方で兄弟への対抗心も生まれることがある．これもこの時期で最もよく起こることである．兄弟への対抗心の程度は子育ての仕方によって異なる．どんな理由であれ，えこひいきはこのような対抗心をいっそう強くすることが多い．能力があるという理由，何らかの欠点があるという理由，または望まれた性別であるという理由などでひいきを受けた子どもは，他の兄弟から怒りの感情を受けやすい．兄弟との経験は，仲間や権威者との関係に成長過程で影響を与えうる．例えば，新しく生まれた赤ちゃんの欲求によって，母親がすでに生まれている子どもの欲求に注意をはらうことができなければ，問題が生じる可能性がある．子どもに注意を払わないがしろにすれば，外傷体験になることもある．

遊 び 就学前期では，子どもは現実と空想を区別し始める．遊びを観察すると，この区別がどの程度発達しているのかよくわかる．ごっこ遊びは子どもたちがよく行うもので，遊び感覚で現実世界の予行演習をすることに役立つ．子どもが主婦やトラック運転手のような役を演じるごっこ遊びはよくみられる．1対1での遊びは，ライバルたちとの遊びや，秘密を含んだ遊びや2対1になるように意地悪された遊びなど複雑化していく．子どもの遊び方を見ることによって，子どもの社会的能力の発達の程度を推測することができる．

2歳半〜3歳の間で，多くの子どもは並行遊び（parallel play）ができるようになる．他の子どもが遊んでいる横で，もう1人が何の相互の働きかけもなく1人で遊ぶという遊びである．3歳になるまでに，連合遊び（associative play）をするようになる．2人や小さなグループで同じおもちゃで遊んだりするが，子どもたちの間にははっきりとした相互の働きかけはない．4歳になるまでに，協同遊び（cooperative play）をすることができるようになるのが通常である．本格的な相互の働きかけや，交代で遊ぶことができるようになる．

3〜6歳の間では，子どもの描いた絵の中に成長をたどることができる．子どもが最初に描く人の絵は丸に口や鼻や目の印がついた絵である．成長するに従って，耳や髪を描くようになり，さらに成長すると腕や棒のような指が現れ，その次に足が現れる．最後にそれぞれの体の部分に見合った大きさの胴体を加えて描くようになる．知的能力が高い子どもは絵の中に他の物も詳しく描くことができる．描画から子どもの創造力をみることができる．子ども時代の初期に描かれた絵は一般的な定型的な絵であるが，中期になると遠近法を使うようになり，青年期には抽象的で感情がこもった絵になってくる．描画によって，子どものボディーイメージや性衝動や攻撃衝動も推測することができる．

想像上の仲間 想像上の仲間（imaginary companions）は就学前期に最もよく現れる．通常は平均以上の知的能力をもった子どもに多く，人の形をとることが普通である．何らかの物（例えば，擬人化されたおもちゃ）が想像上の仲間となることもある．ある研究では3〜10歳の間に50％の子どもが想像上の仲間をもっているということが示されている．想像上の仲間を経験する重要性は明確ではないが，想像上の仲間は通常は友好的で孤独を和らげてくれたり，不安を減らしてくれたりする．大部分の子どもでは，想像上の仲間は12歳になるまでに消えるが，時には大人になるまで消えないこともある．

児童期

6歳から思春期の時期はしばしば児童期（middle years）と呼ばれる．この期間に子どもは小学校に入学する．教科学習をして知識や技術を身につけることが正式に必要になり，これが将来のパーソナリティを決定する主な要因となる．

学童期の児童の発達指標

言語と認知機能の発達 児童期には，いくつかの要素を関連させて複雑な考えを言葉で表現できるようになる．論理的思考が空想よりも優位になり，規則や秩序への関心が高まり，自己統制の能力も発達する．概念化の能力も発達し，思考はより組織化され論理的になる．9, 10歳になるまでに，集中力は確立し，児童期の終わりには抽象的な思考が可能になる．粗大運動の協調性も良くなり，筋力がつくことで流暢な書字が可能になり，絵も芸術的に描くことができるようになる．テニスや，体操，ゴルフ，野球，スケートボードなど複雑な運動課題や活動もできるようになる．

最近の研究では，この時期の思考・推論方法の変化は脳の成熟によるものであるということが示されている．この時期に子どもの自立能力，学習能力，社会的能力もさらに発達する．理論家によると，道徳観の発達は，児童，思春期，青年期にかけて徐々に段階的に起こるとされている．

男子も女子も，他の大人，例えば，教師やカウンセラーを対象に新しい同一化をするようになる．これによって，これまで母親のように結婚して子どもを産もうと思っていた女子が，職業へのあこがれにも考えを向けるようになったり，結婚・出産の夢を延期または放棄しようと思ったりすることもある．

女性像を自分の母に重ねることができない女子や，父親が過度に密着した女子では6歳の段階で発達が固着してしまうこともある．その結果，男性や女性，あるいは両性に恐怖を感じたり，誘惑的と感じられるほど他者に接近したりすることもある．いずれの場合にせよ，そのような女子は学童期の間に正常とはみえなくなる可能性がある．同じ状況は，よそよそしい父親をもったり，粗暴な父親であったり，父親が不在であるような状況で，男子が父親像を描けない場合にも起こりうる．母親が過度に保護的になったり，自分に強く引きつけてしまった

りすることで，男子が父親像を描けなくなるかもしれない．この結果，男子はさまざまな問題を抱えてこの時期に入る可能性がある．こういった男子は男性を怖れたり，男性性という感覚がよくわからなかったり，母親のもとから離れようとしないかもしれない（時にこれは登校拒否として現れることもある）．また，率先力を欠き，勉強についていけず，そのため勉学面でも問題が生じる可能性もある．

学童期は仲間との関わりが重要になる時期でもある．家族関係よりも，家族外での人間関係を重視するようになってくる．しかし，それでも同性の親との特別な関係は続く．同性の親は子どもの同一化の対象であり，理想であり，ロールモデルとなる．

他者への共感や関心は児童期の初めには現れてくる．9，10歳になるまでに，愛情，共感，分かち合いの能力は十分に発達する．家族や，仲間，友達，親友と長期的な安定した関係を築く能力ができてくる．性別に関する感情は，異性への胸の高まりや羞恥心という形で現れ始め．学童期の子どもは同性の子どもと関わることを好む．児童期は潜伏期（latency period）とも呼ばれ，思春期の性衝動が発露するまでの性心理学的探求や遊びのモラトリアムの期間と考えられることもあるが，現在ではかなりの性的関心がこの時期にもあるということがわかっている．性的な遊びや興味は一般的にみられ，特に男子に多いが，女子にもみられる．男子は性器を比べ，時に複数の人数でマスターベーションを行うこともある．下ネタへの関心はよくみられる．この時期の子どもは，ののしる時に性的な言葉や排泄に関わる言葉をしばしば使うようになる．

親　友　サリバン（Harry Stack Sullivan）は親友が現れることが学童期の重要な出来事と考えた．10歳になるまでに，子どもは同性の親友を作る．サリバンは親友がその後の健全な心理的成長に必要と考えた．さらに，サリバンはこの時期に仲良しがいないことは統合失調症の初期の前兆であると考えていた．

登校拒否　この時期の子どもの中には登校を拒否するものがいる．一般的には分離不安が原因である．神経質な母親自身の分離不安が子どもに伝わったり，依存心が解消されていない子どもが母子分離に直面してパニック状態になったりする．登校拒否は普通は単一の問題からなるものではない．登校拒否の問題を抱えた子どもは，他の対人場面も避けることが多い．

性別役割の発達

性別役割は，性別同一性，つまり，自分を男性と捉えるか女性と捉えるか，ということに近い．性別役割には，文化的に許容されている男性的行動や女性的行動を認識することも含まれている．しかし，（特に米国では）男性的行動や女性的行動を社会がどう想定しているかは変化するため，曖昧さも生まれうる．

親は男子か女子かによって子どもへの対応を変える．自立，体を使った遊び，攻撃性が男子では望まれ，女子では，依存，言語化，身体的な親密さが期待される．しかし，最近では，男子も自分の感情を言語化するように促されたり，これまでは女子が興味をもつとされていたようなものを追求することも勧められたりする．一方で，女子はこれまでは男性が占めていた職業を目指すように勧められたり，競争的なスポーツに参加することも勧められたりする．社会が性別に寛容な方向に進んできているので，性別役割はあまり厳密ではなくなってきており，男女双方に機会は広がっている．

生物学的には男子は女子に比べて身体的により攻撃的である．親，特に父親の期待はこの特徴を強くする方向に働く．家族外の人から受ける影響にも男女差がある．女子は，他の女子や教師の期待や意見に応えて，男子を無視する傾向がある．一方，男子は他の男子の期待や意見に応じるが，女子や教師を無視する傾向がある．

夢と睡眠

子どもの夢は行動に深く影響する．空想と現実を完全に区別することができない生後1年の間は，夢を本当のものと思ってしまうこともある．3歳の子どもの多くが自分の夢を他の人も見ていると考えている．しかし，4歳の子どもの大部分は夢は自分だけのものと理解している．子どもは夢を見ることを楽しいと感じることもあるが，多くの場合，何か怖い体験のように感じる．夢の内容は，子どもの生活経験，発達段階，夢に関与する防衛機制，性別という観点から観察する必要がある．

怖い夢は3歳，6歳，10歳にピークがある．2歳時には咬まれたり追いかけられたりする夢を見ることもある．4歳時にはたくさんの動物の夢や，子どもを守ってくれる人やひどい目に遭わせる人の夢を見ることもある．5，6歳では，殺されたり怪我をするような夢や，飛ぶ夢，車の中にいる夢，幽霊の夢などが多い．こういった夢には，良心や道徳観，葛藤の増加が関係している．子ども時代の初期には攻撃的な夢はほとんど見られないが，自分が危険な状態にある夢を見ることはある．これはもしかすると子どもの依存的な立場を反映しているのかもしれない．5歳になるまでに子どもは自分の見る夢が現実ではないことに気づく．それまでは夢を現実の出来事と思ってしまう．7歳になるまでに，夢は自分がつくっているものだと知るようになる．

3～6歳の間，子どもは普通，寝室の扉を開けておいてほしいとか，就寝灯をつけておいてほしいと希望する．これは，親といつでも連絡がつくようにとか，部屋をはっきり見えるようにしてほしいとか，怖くないようにするという理由からである．時々，夢を見たくないので寝たくないと言うことがある．このように，入眠に関する障害は夢と関係していることが多い．現実から夢の世界へ行くにあたって自分を守るために子どもが儀式をつくることもよくある．睡眠時遊行症，寝言，夜尿症，睡眠時驚愕症のような睡眠時随伴症はこの時期によく起こる．

睡眠時随伴症は通常，夢が最も少ない睡眠段階4に起こり，心理的な問題や病的な意味はない．青年期になるまでに，大部分の睡眠時随伴症は消失する．

レム睡眠は生後数週間の間，1日の60%の時間を占めている．この時期には，乳児は1日の3分の2を睡眠で過ごしている．未熟児は満期産児よりもさらに長く睡眠し，その睡眠のほとんどがレム睡眠である．新生児の睡眠-覚醒サイクルは約3時間である．成人では睡眠中の夢の割合は安定しており，睡眠の20%の間夢を見ている．新生児でも夢を見ている状態によく似た脳活動を示す．

出産間隔

米国の女性では，出生に至る妊娠の10%が望まれない妊娠で，20%が望んでいたがタイミングが悪いと考えられた妊娠である．

出産間隔が短いと未熟児や低出生体重児，低栄養の割合が高くなる．さらに児の発達が遅く，感染症に罹患したり感染症で亡くなったりするリスクが高くなる．研究によれば，前の出産から3～5年空いていれば，母子ともに健康リスクは減少することが示されている．24～29か月の出産間隔に比べて，36～41か月の出産間隔で生まれた子どもは，成長阻害のリスクが28%減少し，低出生体重のリスクが29%減少する．27～32か月の出産間隔で生まれた子どもをもつ女性は貧血のリスクが約2割減少し，妊娠第3三半期に出血するリスクが約4割減少し，出産での死亡リスクが約6割減少する．

出生の順番

出生の順番が及ぼす影響はさまざまである．第1子はその後に出生した子どもに比べて大事にされ，よく世話をされることが多い．第1子はその後に出生した子どもに比べて何かを達成することを重視して，親を喜ばせることを動機にしているように思われる．研究の中には，建築，会計，工学のような競争的な分野に第1子が多いとするものもある．

第2子，第3子はそれまでの親の経験が生かされるという利点がある．弟や妹は兄や姉から学習できるという利点もある．例えば，弟や妹は第1子よりも早い時期に代名詞を上手に使うことができるようになるということもあるであろう．しかし，出産間隔が短すぎる場合は兄や姉から学ぶ時間は短くなり十分ではなくなるであろう．新しい子どもが生まれると親だけでなく，兄弟にも影響がある．新しい子どもが生まれたことに，第1子は腹をたてるかもしれない．第1子はこれまで一身に親の注目を受けていたが，それを新しい子どもに脅かされることになるからである．夜尿症や指しゃぶりなどの退行的行動が第1子にみられることもある．

サロウェイ(Frank Sulloway)によると，第1子は保守的で規則を重んじる傾向があり，末っ子は独立心が強く，家族や文化規範に対して反抗的な傾向があるとされる．サロウェイは著名人は高い割合で末っ子が多いことを発見した．サロウェイはこの違いを出生の順番によるものと考え，それぞれの子どもは，家族間の空席を埋めるようなパーソナリティを身につけてゆくと示唆した．しかし，彼のこの発見は再検証が必要である．

子どもと離婚

多くの子どもは離婚を経験した家庭で生活している．米国の子どもの約30～50%が，1人の親（通常は母親）が家計を担っている家庭で生活しており，61%の子どもが18歳になるまでに1人の親しかいない家庭で生活することになってしまうと考えられている．両親が離婚した時に子どもが何歳であったかで，子どもがその離婚にどう反応するかが変わる．離婚の直後にはどの年代の子どもであっても行動上の障害や情緒上の障害が増える．乳児は親の別居や離婚を全く理解できないが，親の自分に対する反応の変化は認識するので，食事や睡眠のパターンが変化したり，排泄の問題が生じたり，怒りっぽくなったり，怖がりになったり不安げになったりすることが増えるかもしれない．3～6歳の子どもは何が起こったのか理解できないかもしれないが，起こっていることを理解できる子どもは離婚の原因に自分も関わっていると考えてしまうことも多い．もっと年齢が高い子ども，特に青年は状況を理解できるし，自分が何かすれば離婚を防ぐことができたかもしれないと考える一方で，傷つき，怒り，両親の行動に批判的になる．

子どもの中には両親が将来また一緒になるという空想を抱くものもいる．そういう子どもは親の新しいパートナーあるいはパートナー候補が現れると，両親がまたもとに戻ることがないという現実に直面し，そういった人たちに敵意を抱くかもしれない．子どもが親の離婚に適応していくには一般的には数年かかる．しかし，親が離婚した子どもの約3分の1が心理的外傷を引きずることになる．男子では心理的動揺の徴候として暴力がよく認められる．青年は両親の離婚後，家から離れて過ごすことが多くなる傾向がある．離婚に適応できている子どもは，子どもが離婚に怒りを抱いているとしても，離婚後も両親が純粋に子どものために時間をとったり関係をもったりする努力をしている状況にあることが多い．子どもが離婚へ適応できるようにするためには，離婚した者同士が友好的にして，言い争わないようにすることが最も良い方法であるようだ．表31.1-9に離婚が子どもに与え得る影響を示した．

継父母　離婚や再婚後に起こることにはいろいろなケースがあるが，いくつか想定されるケースを表31.1-10に示した．(1)新伝統派家族(neo-traditional family)，(2)夢想的家族(romantic family)，(3)母権的家族(matriarchal family)などがある．両親が再婚すると，子どもは継父母や「混ざった」家族に慣れなければならない．適応することにはしばしば困難がつきまとう．継父母がサポートしてくれない，継父母が自分を嫌っている，継父母が

表 31.1-9　子どもに対する離婚の影響

- 父親が不在の家庭では，子どもは反社会性パーソナリティ障害，素行症，注意欠如・多動症に罹患しやすくなる
- 両親が離婚した家庭の子どもは，安定した家庭の子どもに比べて離婚率が2倍になる
- 青年期や若年成人の間に非行や，婚前性交渉，婚外子をもうけることが非常に多い
- 結婚を持続している家庭の子どもに比べて，学業成績や対人関係，素行などさまざまな領域で劣っている
- 親の死で形が崩れた家庭の子どもよりも多くの心理的な問題を抱えている
- 外傷，ぜんそく，頭痛，発話障害を発症するリスクが高い
- 衝動的，易刺激的，対人関係に消極的，孤独，不幸，不安がちで，不安定な傾向がある
- 特に男子は，結婚を継続している家庭の子どもに比べて攻撃的である
- 自殺率が非常に高い
- 20～25％の子どもが10代で大きな適応上の問題を抱えている

Americans for Divorce Reform, Arlington, Virginia のデータから Nitza Jones が表を作成.

表 31.1-10　再婚後の家庭の種類

新伝統派家族	・「伝統的」家族に類似する ・時には，別居している実の親も新家族の活動に加わる ・しつけ，制限，期待がオープンに話し合われる ・家庭内で派閥ができたり，「一方の肩をもつ」ことがうまく避けられている
夢想的家族	・直ちに「伝統的家族」になりたがっている ・血のつながった親がいなくなって欲しいと思われていたり，しばしば批判の対象となったりする ・継父母/継子の問題がよくみられる ・ストレス耐性がない ・問題をオープンに率直に話し合うことがほとんどない
母権的家族	・有能な母親が仕切って，母の新たなパートナーがそれに続く ・母の新たなパートナーは子どもの「相棒」で，親の相棒ではない ・血のつながらない兄弟が出生すると問題が生じる

血のつながった子どもをひいきしている，と子どもが感じる時には特に難しい．

再婚家庭の25％が2年以内に崩壊するが，75％は混成家族で新しいバランスを保ちながら成長していく．連れ子のいる再婚夫婦に生まれた新しい赤ちゃんは，両親の注目をさらにひくこともあり，この場合は兄弟間の対抗心が高まる．5年経過すると，20％の青年は再婚夫婦の家を出て，別れたほうの実の親との生活を試みる．

子どもの発達に関係する家族の因子

家庭の安定　西洋社会では，同じ屋根の下で親子が仲良く過ごすことが良いとされ，子ども時代の発達は，こういう環境でこそ最も順調に進むはずだと通常は考えられている．規範からはずれること，例えば，離婚や母子・父子家庭などは，子どもにいろいろな問題を引き起こす．自尊心が低くなったり，虐待されるリスクが高くなったり，将来結婚しても結局離婚してしまうことが多くなったりもする．また，精神疾患，特に大人になって抑うつ障害や反社会性パーソナリティ障害に罹患することが多くなる．しかし，なぜ，このような不安定な家庭にいながら，あまり影響されない（あるいは，全く影響されない）子どもがいるのかは，非常に興味深い．ラター（Michael Rutter）は家庭状況に影響されやすいかどうかは，性別（女子より男子が影響されやすい），年齢（年齢が低いより高い方が影響されにくい），生来のパーソナリティによるという仮説を提唱した．例えば，落ちついた気質をもつ子どもは，多動の子どもよりも虐待の犠牲になりにくい．落ち着きがあると，周囲で起こっている感情的トラブルに影響されにくいからかもしれない．

逆境　特に子ども時代の初期に受けた強い逆境，例えば，性的・身体的虐待やネグレクト，親の喪失は，生得的な遺伝素因とあいまって，その後の発達に影響を及ぼすということはよく知られている．先述した通り性的虐待は多方面の心理的問題や精神疾患の発生リスクを上昇させる．虐待児の中でも，特に遺伝的素因があるもの，つまり，セロトニントランスポーター遺伝子に「short」変異（short 5-HTTLPR 多型）があるものは，有意に成人期の慢性うつ病になりやすい．この遺伝子-環境相互作用が子どもの発達に大きな影響を及ぼしているとともに，将来の精神病理の発生リスクにも大きな影響を及ぼしている．また，逆境にありながらもアロスタシスを保つことができる，つまり，ストレスの多い出来事に直面しても安定を維持できる回復力が，どのような因子によって形成されるのかという研究も行われている．ストレスにさらされても脳が安定を維持できるのは，副腎，甲状腺，性腺などのホルモンとともに代謝に関わるホルモンによる．また，感情コントロールや攻撃性，回復力には，前頭前野，海馬，扁桃体が関わっている．

保育園　子どもたちを対象にした保育園（day care center）の役割については研究が続いているが，結果は一貫していない．ある研究では5歳未満の時期に保育園を利用していた子どもは，自宅で育てられていた子どもよりも自己主張が少なく，トイレットトレーニングが効果的にできないということが示された．これとは別のある研

究では，保育園を活用している子どもはそれ以外の子どもに比べて，社会性や認知機能がより発達していると結論している．国立小児保健・人間発達研究所(National Institute of Child Health and Human Development)の報告では，週30時間以上を保育園で過ごしている4歳半の子どもは，家で育てられている子どもよりも要求が多く，攻撃的で，従順でないが，認知機能は高く，特に算数と読字の能力が高いと報告されている．この子どもたちの中で小学校3年生までフォローできた者を観察すると，算数と読字の能力は高いまま維持されていたが，学習習慣や社会性は低かった．ただし，この違いは正常の範囲内であると研究者は注意喚起をしている．

保育園に関する研究では，研究の対象となった子どもが属する保育園の質や家庭の質の両方を考慮することが必要である．例えば，家庭環境に恵まれている子どもよりは，家庭環境に恵まれていない子どものほうが保育園の効果が良好と出るだろう．同様に金銭的な問題やその他の理由で家から出て働きたいが，そうできない母親は，家で子育てをせざるをえない状況に腹を立てているかもしれない．このような場合は子どもに悪影響がでる可能性がある．

子育てのスタイル　子育てのスタイルは文化間でも同一文化の中でも大きく異なる．ラターはこの違いを4つに分類した．その後の研究で，特定の子育てスタイルは特定の子どもの行動に関連する傾向があると確認された．ただし，結果は決して絶対的なものではない．独裁的な子育てスタイル(authoritarian style)は，厳格で柔軟でない規則を伴うことが特徴であるが，このスタイルは低い自尊心，幸福感の欠如，引きこもりに関連する可能性がある．寛大-許容的子育てスタイル(indulgent-permissive style)は，ほとんどあるいは全く善悪の境界を設定しないが，予想できない時に厳しくなることがあるスタイルである．このスタイルは自律心が低く，衝動性のコントロールが乏しく，攻撃性の高い行動につながる可能性がある．寛大-ネグレクト子育てスタイル(indulgent-neglectful style)は，子どもの生活や子育てに関与しないスタイルで，自尊心の低さや，自己コントロールの乏しさ，攻撃性の高さにつながる可能性がある．権威的-相互対話的子育てスタイル(authoritative-reciprocal style)はしっかりした規則と温かく愛情にあふれた環境で親と子どもが決定をお互いに了解しながら進むスタイルで，自律心や自尊心，社会的責任意識が最も高くなる子育てスタイルと考えられている．

障害の発症と発達

小児の障害の発症は年齢や発達段階に関係する．発達に関連する特異的な障害，特に言語症は就学前に診断される．言語能力の発達の遅れは親が心配しやすい事柄である．18か月までに単語を使えない子どもや2歳半から3歳までに2語文を使えない子どもには検査が必要であろう．特に，通常の言語的手がかりを理解していなかったり，多くの言葉を全く理解していなかったりするようであれば検査が必要である．軽度の知的能力障害や特定の学習困難は小学校入学後まで診断されないことも多い．秩序破壊的行動障害は友達と接触し始めるようになった時に現れる．同様に，注意欠如症は学校で集中を持続しなければならなくなったときに初めて診断される．統合失調症や双極性障害は就学前や学童期には稀である．

青年期

青年期は身体的な特徴がはっきりしてきて，思春期に性ホルモンが急激に分泌される時期で，子どもから大人へと成熟していく時期である．青年期には，友達との関係が深まり，物事の決定を自分で行うことが次第に多くなり，知的な探求や社会的な所属感を求めるようになる．青年期は探究と選択の時期であり，自己という概念を徐々に統合していくプロセスである．青年期は"発展途上"の時期と表現するのが最もよいであろう．学問，人間関係，情緒面での複雑な問題を克服する能力を高め，一方で，新しい興味や才能，社会での自分の位置を探し求める時期である．青年期の脳の発達メカニズムについての研究は増え続けており，青年期に発達する3つの点，すなわち，リスクを冒すことが増えること，性的行動が増えること，家族よりも仲間と一緒にいるようになることに加えて，社会技能が広がることが，これらの研究でより深く理解できるようになってきた．灰白質の量は女子では約11歳，男子では約13歳にピークを迎える．これによって，微妙な社会状況を理解したり，衝動性をコントロールしたり，長期的な計画を立てたり，前もって考える能力が高まる．白質の体積は小児期も青年期の間もずっと増え続ける．これは，脳内の連携を高めることにつながり，今日の科学技術を自在に使いこなすために必要な新しい能力を身につける力を増加させる．

正常の青年期とは何か？

青年期の発達において正常という概念は，課題を乗り越えたり，この時期の発達指標に到達するように努力したりする中で得られた心理的な適応能力の度合いを意味する．およそ75％の若者は，それまでの良好な適応状態を維持して，身体，認知，情緒的な変化に青年期でうまく適応できる人たちである．その他の20％の若者には，不適応や自己嫌悪，素行の問題，薬物乱用，気分障害やその他の精神疾患が生じてしまう．

青年期の適応は，その前の時期の精神機能と連続している．したがって，幼小児期に心理的に不安定だった者は，青年期に精神疾患を発症するリスクが高くなる．精神疾患をもつ青年は家族と対立しやすく，家族から疎外されていると感じやすい．およそ60％の青年は時々不安定になったり，精神症状を経験したりすることがあるが，それでもこれらの青年は学業も友人関係も良好で，自分

の生活にもおおむね満足している．

　発達心理学者のエリクソン（Erik Erikson）は青年期の課題はアイデンティティの確立と自己役割の混乱との拮抗であるとした．過去の経験と現在の変化を統合する機能はエリクソンのいう自我同一性（ego identity）にある．ヒーローや有名なミュージシャンや政治的カリスマのファンになることによって，青年は自己のさまざまな面を探求する．青年の中には特定のカリスマと自分を同一化することに没頭してしまうものもいるし，もっと穏やかに自己探求を表現するものもいる．仲間に受け入れられていると感じ，さまざまな活動に参加する青年は，カリスマ崇拝に没頭することは少ない．社会的に孤立して，社会から拒絶されていると感じ，カリスマとあまりにも同一化してしまって他の活動を排除してしまうような青年は情緒面での重い問題を抱えやすく，精神医学的介入が必要になることがある．

　エリクソンは小児時代のように具体的に思考していた時代と，それから進んで倫理面で複雑に発達していく時代の間の期間をモラトリアムという言葉を使って表現した．エリクソンはアイデンティティの危機を青年の正常な発達の一部と考えた．この中で青年は，いろいろな行動やスタイルを追求し，そのさまざまな経験を生かしながら，しっかりとしたアイデンティティをうまく形作っていくのである．これがうまくできないと，アイデンティティが拡散して，自分の役割に混乱することになる．この場合，青年は一貫したアイデンティティを欠き，自分というものが何であるか自信をもてなくなる．青年期は，仲間との絆を築き，新しい考えやスタイルを試し，初めて恋に落ち，将来の目標に向かって創造的にさまざまに考え，探究する時期である．

　ほとんどの青年がこの発達過程を楽観的に過ごし，良好な自尊心を培い，良好な仲間との関係を維持し，家族とも基本的には調和的な関係を維持していく．

青年期の段階

青年期前期　12〜14歳の青年期前期は最も明瞭に変化が現れる時期である．これは肉体的にも，心構えとしても，行動としてもそうである．男子にはこの時期にしばしば成長加速現象が始まるが，女子ではすでに1，2年前に急速な成長を経験ずみであることが多い．この時期に，男子や女子は家族の習慣を批判するようになり，親の監視が少ないところで仲間と過ごしたいと主張するようになる．また，容姿を気にするようになり，今まで受け入れてきた家族の価値観に疑問を抱くようになる．性別への新たな意識も生じて，慎み深くなったり，体の発達を恥ずかしがったりするようになる．また異性に対する関心を強く示すようになったりもする．

　青年期前期では，自立したいという欲求をわずかにあるいはかなりはっきりと表すようになる．時には教師や校長のような権威の象徴に反抗的態度をとったり，規則そのものを軽蔑したりする．青年の中にはこの時期に，タバコや酒，大麻を試すものも出てくる．

　青年期前期の間のいつの時期に自分なりの行動スタイルを獲得するかはある程度ばらつきがある．多くの青年期前期の若者は新しく友人をつくったり，自分なりの公のイメージを改めてもったりする一方で家族や古い友達とのつながりを維持し，家族の価値観も良好にもち続ける．しかし，青年期前期は圧倒的な動乱の時期ともいわれる面もあり，この時期に青年は家族，友人，ライフスタイルを拒絶し，結果的に自身が疎外されることもある．

　ジェイクは13歳の青年で，中学2年生になったところである．これまでジェイクは陽気で楽しいことが好きで，協力的な生徒だった．しかし，13歳になって，学校の規則に急にイラつくようになり，教師が厳しすぎると感じるようになった．ジェイクは最小の努力で良い成績をとってきた．一方，ジェイクの兄のショーンは同じ学校の高校2年生で，いつも最大限の努力をして協力的で，人にも好かれ，態度も良好という自分を確立した．そのためジェイクは多くの教師にいつも兄と比較された．ジェイクは兄のことを「オタク」であると感じていて，自分は兄と違ってもっと反抗的で，もっと危険を冒し，もっと人気のある友達がいるので，兄と比較されると憤りを感じていた．兄と違うところを学校や家で見せるため，ジェイクは学校の規則に反抗し始め，規則は「ばかばかしい」とか「意味がない」と言うようになった．ジェイクは授業をさぼったり，夜遊びをしたり，酒や大麻を試したりするようになった．小学生のころからの親友とも断絶して，向う見ずな仲間とうろつくようになった．家にいるときでも，バスケットボールをしている時か，ゲームをしている時しか兄と接触することはなくなった．

　ジェイクの成績はほんのわずかしか悪くならなかったが，両親は成績表に努力不足や好ましくない態度が指摘されていることに気付いた．中学2年生になって2か月目に両親は学校から電話をうけた．内容はジェイクが休み時間に学校のグラウンドで大麻を少量所持していたために停学処分になるというものだった．その後，教頭先生とスクールカウンセラーとの面談で，ジェイクは自分の成績はまだ良いし，自分が大麻を持っていたことでなぜ停学になるのか理解できないと主張した．学校の規則だけではなくて，法律までも犯していること，学校が警察に通報しないだけでも幸運だと言われると，ジェイクは怒り，自分は不当に扱われていると言い続けた．ジェイクは教師や両親すべてが自分の兄をひいきしていて，自分をその下の階級の人間のように扱っていると言い放った．ジェイクは5日間停学となったが，学校側は，ジェイクや家族がすぐにカウンセリングを受けなければ，この件を警察に報告すると伝えた．

　ジェイクはしぶしぶと心理療法を受け，10代の薬物使用に特化した治療グループに毎週通うこととなった．ジェイクの両親も子育ての方針をしっかりしたものにするためにカウンセリングを受けることとなった．その後1年半ジェイクは治療に通い続けた．その間，態度や考え方は驚くほど変わり，良い方向に向くようになった．15歳になると，自分が大麻所持をしていたことをなぜ学校は警察に届けずに，自分を停学にすることを選んだのかを理解するようになり，学校が自分にカウンセリングをすすめたことを感謝

するようになった．次第にジェイクは薬物を使用する危険を認めるようになり，自分の思慮のない態度に責任をとることができるようになっていった．15歳になるまで，アルコールと薬物の使用が治療の中心であったが，ジェイクはもうアルコールには興味がなくなり，大麻もパーティで稀にしか吸わなくなった．ジェイクはさまざまな人と友達になるようになり，13歳の時よりも今の方が自分が好きだと言えるようになった．今やジェイクは1人の時も，友人がいる時も兄に対して敬意をもって接している．ジェイクは両親がありのままの自分を認めてくれていると感じている．(Caroly S. Pataki, M. D. のご好意による)

青年期中期　青年期中期（およそ14〜16歳）は，自分で決めた自立の目標に向かってどれだけ努力するかが生活スタイルに反映されてくる．抽象的に考える力と実際の判断をうまく組み合わせる能力や，社会的な判断力がこの時期に試される．性的衝動が強くなってくるためロマンティックな関係をつくるのがより複雑になってくる．リスクをとる行動は好ましい場合も好ましくない場合もあるが，自尊心が大きな影響をもつようになる．

この時期には自分と仲間グループを同一化する傾向があり，活動や生活スタイル，音楽，尊敬する人やロールモデルを選ぶ際に，仲間に強く影響されるようになる．青年には，さまざまな娯楽に伴うリスクを過小評価する傾向とある種の「万能感」があり，これが自立したいという衝動と相まって両親からの期待や要求としばしば対立することもある．多くの10代の青年では，家族と関係を保ちながら，自分が唯一無二で家族と違う存在なのだと考え続けることができる．

ジェナは16歳の高校2年生で，ちょうど運転免許を取得したところである．友達は車すらもっていないのに，自分が16歳で新車をプレゼントされたのはラッキーだと思っていた．しかし，両親は，行きたくもない所へ友達を車で連れて行ってはいけないと言うので，ジェナは動揺した．ジェナは優秀で成績はいつも"A"か"B"であり，誰からも好かれる魅力的な学生だった．ジェナと両親は学校のことでもめたこともなかった．学校のオーケストラでフルートを演奏しており，チームスポーツに加わったことはなかった．ジェナは免許を取ってから間もなく，同じ学年の16歳の男の子ブレットと「交際」するようになった．お互いよく知りあってもいなかったが，とても親しい関係と感じていた．ブレットは車をもっていなかったので，パーティに行くときにはジェナが「運転係」だった．ジェナはアルコール好きではなかったし，ブレットはパーティで沢山お酒を飲むので運転しないとわかっていたので，運転手であることがうれしかった．ジェナの両親は友達からは"甘い"親だと思われていたが，ジェナは両親とはとてもうまくやっており，自分と両親が同じ価値観や考えをもっていると感じていた．

ブレットが性的関係を深めようとジェナにプレッシャーをかけ始めるまでは関係はうまくいっていた．ジェナが自分は心の準備ができていないと言うと，ブレットはジェナをもっとしつこく求めるようになった．これまでに性的関係の話題が"仮の話として"両親との間でももちあがった時には，両親はそういうことはその時になったらわかると取り合わなかった．多くのクラスメートは体験済みであったが，ジェナは自分が性交渉をする準備はできていないとわかっていた．ジェナは衝動的な人間ではなく，物事を納得できるように慎重に計画することを好む性格だった．ブレットの要求には同意できないが，それを理解してもらうことはできるとジェナは自信をもっていた．ジェナの友達は，ジェナとセックスできなければブレットはジェナと別れるかもしれないよと言ったが，ジェナはそうなってもよいと思った．ジェナはブレットに，自分はブレットのことが好きだけれど，セックスする気持ちの準備ができていないと慎重に言った．するとブレットはプレッシャーをかけてきたり，別れると言ったりすることはなかった．自分の決心を受け入れてくれたことにジェナは少し驚いた．実際のところ，ブレットは少し安心したようにもみえた．

ジェナとブレットの関係は高校3年生まで続き，高校3年生の終わりごろにジェナはブレットと性的関係を深めようと思うようになった．ジェナとブレットは，避妊法を知るために，2人だけで，青年教育に熱心な地域のクリニックに行き，どうしたらよいか決めることにした．ジェナとブレットはそこでいろいろな避妊法を勉強して，コンドームを使うことにした．クリニックを後にした時には，ジェナとブレットは前よりももっと近い関係にあるように感じ，この2人の関係の間でお互いどんなに成長したか気づいた．ジェナとブレットは自分たちのやり方が正しいと感じていた．(Caroly S. Pataki, M. D. のご好意による)

青年期後期　青年期後期（17〜19歳）は，どんな勉強をがんばるかとか，音楽やアーティストの好みや，どんなスポーツに参加するか，どんな社会とのつながりをもつかなど模索を続けて，自分というものをよりはっきりとさせ，集団やサブカルチャーへの帰属意識をもつ時期である．適応が良好な青年は，現在の活動や嗜好，趣味，友人関係を心地よいものと感じることができるが，それでも，「アイデンティティ」はまだ固定されておらず，大人になるまで模索し続けるものだと感じている．

ジョーイは大学1年生の2学期に在籍しており，家から離れて暮らしている．ちょうど18歳になった．ジョーイは自分がもう「未成年」ではなく，親なしでほとんどすべての決断をできると考えている．

ジョーイは自由になったと感じているが，同時に悩み，進路について少し迷っていた．高校2年生の頃からジョーイは父のように医療関係の仕事に就きたいと思っており，1学期にはこれまで好きではなかった理系の授業をかなりたくさん履修した．しかし，2学期には教養科目しか登録せず，このことは父親には言わなかった．ジョーイは現在，芸術史，建築の図面設計，社会学，哲学，音楽などの授業を受講していて，自分が建築を専攻しているのはルームメートのトニーやスタジオ芸術を専攻しているガールフレンドのリサに影響されたからだと感じている．

2学期がすすむにつれ，ジョーイはトニーが言っていたように，自分が好きなのは図面設計の授業だと思うようになった．しかし，トニーはジョーイより高度な図面設計の授業を受けているし，自分が本当に図面設計の授業が好きなのか，それとも建築科に所属しているトニーに自分が心

表 31.1-11　性成熟度分類

性成熟度	女子	男子
第1段階	前青年期，乳頭が突出してくる 陰毛はない	陰茎，精巣，陰嚢はまだ前青年期の状態である 陰毛はない
第2段階	乳房が発達し始める，小さく盛り上がる，乳輪径が大きくなる 陰毛は長くまばらで，陰唇にそって出現する	陰茎の大きさは同じだが，精巣や陰嚢は大きくなり，陰嚢は赤みを帯びる 主に陰茎の基部にまばらで長い陰毛が出現する
第3段階	乳房と乳輪がさらに発達する，輪郭が不明瞭 陰毛がより黒く，荒くなる，陰部に広がる	陰茎，精巣，陰嚢が大きくなる 陰毛が黒く，荒くなる，陰部に広がる
第4段階	乳房が大きくなる 乳輪と乳頭が盛り上がる 陰毛が荒く，濃くなる．陰毛の分布は成人よりも狭く，大腿部には至らない	陰茎の長さと太さが増す 精巣と陰嚢がさらに大きくなる 陰毛が荒く，濃くなる．陰毛の分布は成人よりも狭く，大腿部には至らない
第5段階	乳房は成人女性に似てくる，乳輪は乳房の輪郭まで後退する 陰毛の密度が高くなり，分布も大腿まで広がる	陰茎，精巣，陰嚢が成熟する 陰毛の密度が高くなり，分布も大腿まで広がる

酔しているからそう感じるだけなのか，悩まずにはいられなかった．ジョーイはこのことをリサとじっくり話してみた．するとリサはジョーイに，少し落ち着いて考えたらとアドバイスをくれた．それから，将来のことを今すぐに決めなくてもいいんじゃないとも言ってくれた．リサは少なくともあと2学期間は建築の科目も含めていろいろな授業をとって，それから最終的に決断をしたらと勧めた．大学や人生に対するリサの姿勢はとてもゆとりがあるとジョーイは感じた．どう感じようと両親の言うことに従って，前もって計画をし，早めにとりかかり，最後までやりぬいてきたこれまでの自分のやりかたとは全く違っていた．自分が「何をすべきと思われているか」に飛びつくよりも，リサの姿勢は，自分の経験をよく振り返って決断をする余裕があると思った．ジョーイはリサのアドバイス通りもう1年いろいろな科目を試して，将来の仕事を決めることにした．ジョーイはその後いろいろな授業を受けてみて，自分が本当に建築が好きなのだとわかり，医学進学課程から建築へと進路を変えることができた．（Caroly S. Pataki, M. D. のご好意による）

青年期の発達

身体的発達　思春期は生殖能力が発達するとともに身体的発達，性的成熟が進む時期である．思春期の第一の徴候は身長や体重が加速度的に増加することである．これは，女子では10歳ごろまでに始まる．11歳か12歳までに，女子の多くが同年代の男子の身長より明らかに高くなり，男子の成長スパートは13歳頃ようやく始まる．13歳までに多くの女子は初経を経験し，乳房や陰毛が発達する．

　思春期の発達の時期やどの部分が発達するかについては，かなり正常範囲が広い．しかし，思春期の発達が進む順序は規則正しく決まっている．例えば，陰茎が長くなったり太くなったりするような男子の第2次性徴は，精巣が大きく発達してそこからアンドロゲンが放出されるようになった後に起こる．

　性的成熟度分類（sexual maturity ratings：SMR）はSMR 1（前思春期）からSMR 5（成人）までの5段階で評価され，タナーステージとも呼ばれる．性的成熟度尺度には男性器の成熟度や女子の乳房の発達や陰毛の発達などの評価が示されている．表31.1-11は男子，女子の性的成熟度尺度である．

　女性の第1次性徴は排卵，つまり，卵胞から卵子が約28日に1度放出されることである．青年期の女子がSMRの3から4に達すると，卵胞は月経を来すのに十分な量のエストロゲンを放出するようになり，初経が発来する．SMRの4から5に達すると，卵胞は毎月成熟し，排卵が起こる．エストロゲンやプロゲステロンは性成熟を促進し，卵管や乳房などの発達をさらに促す．

　青年期の男子の第1次性徴は精巣による精子の産生である．精巣中の精細管に卵胞刺激ホルモンが作用し，精子の発達が起こる．黄体形成ホルモンによって刺激された精巣の成長が思春期の男子の特徴である．SMRの2に達してから1年以内に射精できるようになる．男子の第2次性徴には，皮膚が厚くなったり，肩幅が広くなったり，ひげが生えたりすることなどがある．

認知面での成熟　青年期の認知面の成熟には，広い意味での脳の実行機能に当たるさまざまな能力が関わる．この中には，具体的な思考方法からより抽象的な思考への変化や，科学的探究，仲間との交流，社会的状況の中で論理的な結論を引き出す能力の高まり，自己観察や自己制御の新たな能力も含まれる．自分の知的能力，芸術的才能，運動能力をより深く認識するようになる．しかし，こういった能力を生かすようになるにはまだ何年も必要であることが多い．

　青年期で徐々に起こる認知面での変化の中心は，具体的思考（ピアジェは具体的操作期と呼んだ）から抽象的思

考（ピアジェのいう形式的操作期）への変化である．ある仮定に基づいて行動しなければならない状況に遭遇したり，ある特定の状況から一般化が必要な状況に遭遇したりすることで思考の変化が生じる．抽象思考は突然に生じるわけではなく，具体的な経験から論理的に演繹したり，日常生活をもとに理想や仮説に基づいて考える能力を獲得したりしていきながら徐々に身についていくものである．

青年期では，万能感をもった考え方をすることがよくある．この考え方のもとでは論理的に不合理なことであっても，危険だという意識をあまりもたない．多くの青年は，成熟した抽象思考をもっている一方で，子どものような魔術的思考をある程度もち続けている．青年期でも魔術的思考をもっているとはいえ，小さな子どもの考え方と異なるところは，自分を観察する能力が高い点と，長所をさらに伸ばし，短所を埋め合わせる方法を成長させている点である．

青年期での認知面の重要な課題は，自分の認知能力に応じた目標をしっかりとみつけて進んでいくことである．これは，学業においても，将来の夢を考える上でも重要である．青年期における認知面での適応は，社会的な関係や友人との会話に大きく影響されるとピアジェは考えた．これにより，青年期の認知面の発達が統合され，社会性が形成されていくと考えた．

交友関係 青年期での社会化には，仲間との関係で受け入れられたり，より成熟した社会認識を発達させたりすることがある．幸福感をもつためには，仲間集団への所属感をもつ能力が特に重要である．仲間から社交的とみられることは，多くの青年期前期の若者にとって良い自尊心を築き上げるために非常に重要である．仲間からの影響がもつ力は強く，社会との交流を促すことにもなるし，一方で社会に不適切な行動や危険な行動を行ってしまう力ともなりうる．一般的に，仲間グループに所属するということは，親から離れ友人との仲間意識を大事していく時にうまく適応しているサインであり，発達上も適切なステップである．6～12歳の間の児童では考えや意見を交流したり，仲間の感情を認めたりすることができるが，仲間との関係は急激なアップダウンの連続で，口論になったり，仲直りしたりということを繰り返す．学童期の児童では友情は良い時には深まっていくが，友達は交換可能と考える児童もいる．つまり，特定の友達と時間を過ごしたいという思いから仲間を探すというよりはむしろ，時間がある時に仲間を探すという児童もいる．青年期が深まるにしたがって，友人関係はより個別化され，個人的な秘密は家族よりも友人に打ち明けるようになる．同世代の1人か数人の仲間といる時を心地よく感じ，自由時間のほとんどをその仲間と"一緒にべったりと"すごすようになる．青年期前期では，上述した2つの関わり方の両方が混ざって現れてくることもある．小さな"派閥"が現れ，その中でもどのメンバーが「より好かれているか」あるいはより高い立場にいるかというような競争やねたみが起こり，時には関係が終わることもある．青年期後期では仲間集団は固定化して，友人関係は安定し，交流も相互的なものになっていく．

道徳観の発達 道徳観は，社会で一般的とされている立ち居振る舞い方についてのまとまった価値観や信念である．青年期の若者はそれより小さい児童と同じように，家庭や教育環境での立ち居振る舞いを身につけたり，自分が尊敬する特別な仲間や大人を真似したりする傾向がある．道徳観の発達は時間的な年齢に厳密には一致しないが，認知面での発達から派生するものではある．

ピアジェは，道徳観の発達は認知面での発達に並行して起こるゆっくりとした過程であるとした．青年期後期では，この過程で，社会の利益を個人の利益と区別して考える能力を身につけていく．就学前の幼児は両親に設定された決まりに単純に従うだけだが，児童期の子どもでは規則は受け入れるが例外を認めることができない．青年期では社会にとって何が良いかという観点から規則を考えるようになる．

コールバーグ（Lawrence Kohlberg）はピアジェの考えを統合して，道徳観の3つの主な段階を示した．最初の段階は慣習以前の段階で，親からの罰や親への従順が道徳観を決定する段階である．第2段階は慣習的役割に従う段階で，他者からの承認を得るように自分を型にはめ，他者との良好な関係を維持する段階である．最も高い第3段階は自分が良いと思った道徳観をもつ段階で，倫理観に基づいて子ども自らが規則に従い，ある状況では規則に例外を認める段階である．コールバーグとピアジェの道徳観の発達概念は，男女共通の統一した理論であったが，ギリガン（Carol Gilligan）は道徳観の発達には社会的な文脈が重要で，この文脈の違いによってさまざまな道徳観の発達が起こるのだと述べた．ギリガンは，道徳的な選択をする際に，女性では共感や思いやりの倫理感をもとに選択することが多いのが特徴で，男性では正義，理性，公平感が道徳的な決断に多く関わってくるのが特徴であると述べた．

自尊心 自尊心はどれだけ自分を価値のあるものだと感じることができるか，その程度を示すものである．これまでの成功や達成感とともに，仲間や家族，教師，社会一般からどれだけ価値のある存在とみられていると自分が感じるかが自尊心を形成する．良好な自尊心と最も関連がある要因には，自分の容姿に自信があることと，友人や家族を高い価値のあるものと思っていることである．次に関係している要因は，学業面での達成と，運動能力，特別な才能である．青年期の自尊心は，かなりの程度，仲間集団や家族から受ける良い評価に影響される．そのために，青年期の若者はたとえあまり素行が良くない集団であっても，自分を受け入れてくれる仲間集団を求めることがしばしばある．青年期の女子は男子よりも自尊心を維持する上で問題を抱えることが多い．女子は大人になるまで概して自分を軽視し続ける．

現代環境の影響と青年

青年期の性行動 青年期の性行動は，青年期前期の空想と自慰から始まり，その後，異性や時には同性の性器に触る，パートナーとオーラルセックスをする，さらに発達の後期には性交渉を始める，というように移行していく．高校までに大部分の青年男子と半数以上の女子が自慰の経験があると報告する．健全な青年期の性行動と，情緒的にも肉体的にも安全な性行動の間のバランスをどうやってとるのかは社会が解消していかなければならない大きな課題である．

推計はばらつくものの，中学3年生から高校3年生までに約50%の学生が性交渉をしたことがあると報告している．初めて性交渉を経験する年齢の中央値は男子で16歳，女子で17歳である．一般的に男子は女子よりも性交渉の相手が多く，男子は女子ほど相手に愛情を求めない．

青年期の性行動に影響を与える因子 青年期の性行動に影響を与える因子には，パーソナリティの特徴，性別，文化的・宗教的背景，人種，家族の姿勢，性教育や予防プログラムなどがある．

パーソナリティの特徴は性行動とともに性関連の危険行動にも関連があることがわかっている．衝動性が高いと，性交渉を初めて経験する年齢がより若年になり，より多数の相手と性交渉を行い，コンドームなどの避妊具を使用しない性交渉を行い，性病（クラミジア）の既往歴をもつ者が多くなる．

歴史的に青年期の男子は女子に比べ性交渉を経験するのが早い．10代の女子では初めて性交渉をする時期が早ければ早いほど，望まない性交渉であることが多い．13歳か14歳で初めて性交渉をした女子のうち10人中4人近くが，性交渉は自分からすすんでしたものでないか，望んでいなかったと報告している．女子では4分の3が，男子では半数以上が，性交渉をした理由は，男子側が望んだからという理由であることを報告した．一般的に，性交渉を早く経験した青年男女はより多くの相手と性交渉をもつようになる．

高学歴家族，若者の社交・宗教グループ，学校での性教育プログラムは青年が危険な性行動をとるリスクを下げることができる．青年が責任ある性行動をとることは，今後10年の十大健康指標目標のうちの1つとされている．10代の女子で性交渉をしたことがない理由の一番は性交渉が宗教的あるいは道徳的な価値観に反するからというものである．その他の理由には，妊娠を避けたい，性病になりたくない，良い相手がいないというものがある．

避妊 現在，15～19歳の10代の若者の98%が少なくとも1種類の避妊方法を使用している．その中でも，コンドームと避妊のためのピルの使用が一番よく使われている．コンドームを使用していても，性病罹患率は10代で依然として高い．性交渉を体験した10代の若者の4人に1人が性病に罹患している．HIVへの新たな感染者の約半数は25歳未満である．

妊娠 毎年75万～85万人の19歳未満の10代女性が妊娠する．このうち，43万2000人が出産するが，これは1991年の53万2000人と比べると19%の減少である．残り（41万8000人）が中絶する．人種で言うと黒人の10代女性で最も出産の減少がある．ヒスパニック系の10代女性の出産は20%減少したが，その他の人種と比べて最も高い出産率が続いている．

10代の妊娠は母体にも胎児にも多くの健康リスクがある．10代女性の母に生まれた子どもは5歳前に死亡する確率が高くなる．生存した者でも学校での成績は悪い傾向があり，虐待やネグレクトのリスクも高い．10代の妊婦は妊娠中に適切な体重にまで増えないことが多く，早産や低出生体重児を出産するリスクが増える．低出生体重児は臓器が完全に発達しない状態になることがより多く，これにより脳出血，新生児呼吸窮迫症候群や腸の問題を来すこともある．10代の母親は定期健診を受けず，毎日の摂取が推奨されるマルチビタミンを摂取しない傾向がある．また，妊娠中に喫煙，飲酒，その他の薬物を使用する可能性がより高い．10代の母親の3分の1しか高校を卒業しておらず，1.5%しか30歳までに大学を卒業していない．

青年期に出産して母親になった場合，通常は子どもの面倒をみることができないので，子どもを里親へ出したり，ただでさえ忙しくしている自分の両親や親戚に育ててもらったりする．10代の母親が子どもの父親と結婚することはほとんどない．父親も通常は10代で，自分の面倒もみることができないのに，ましてや子どもの母親の面倒もみることができるわけがない状態である．結婚したとしても，普通は離婚してしまう．多くは生活保護を受給することになる．

中絶 10代の妊娠の10人に4人近くが中絶する．ほとんどすべての女性が低い社会階層の未婚の母で，好きな男性との性交渉に及んだ結果の妊娠である．大部分（61%）の10代の女性が両親の同意で中絶を選ぶが，親の同意義務についての法律は2つの互いに相反する権利を含んでいる．すなわち，女子の側のプライバシーの主張と，親の知る権利である．多くの大人は10代の子どもは中絶について親の許可が必要と考えているが，親が同意を拒否した場合でも，ほとんどの州では親が子どもの選択を拒否することは禁じている．

多くのヨーロッパ諸国での中絶率は米国よりはるかに低い．疾病予防センター（Centers for Disease Control and Prevention）の報告によると米国では15～19歳の女子の中絶率は約1000人対30人であるが，例えば世界保健機構の統計ではフランスでは20歳未満の女子では1000人に約10.5人が中絶すると報告されている．中絶率はドイツでは6.8人，イタリアでは6.3人，スペインでは4.5人である．イギリスは高く18.5人である．家族計画の専門家はさらに性教育を行い，避妊具を入手しやすくすることで中絶の数を減らすことができると考えて

いる．避妊具が学校で自由に手に入るオランダでは，10代の妊娠率は世界で最も低い．

リスクを冒す行動 ある程度のリスクを冒す行動は青年期には必要であり，新しい関係作りや，スポーツや社会的な場面での自信にもつながる．しかし，リスクが高い行動は非常に悪い結果に終わることもあり，薬物やアルコール使用，危険な性行動，自傷的な行動，無謀な運転などさまざまな形をとることもある．

薬物使用

アルコール 高校3年生の約30％が2週間に5回以上の連続飲酒をしたと報告している．初回飲酒年齢は，男子で平均11歳，女子で平均13歳である．米国全体平均では習慣的な飲酒開始は15.9歳である．18〜25歳で無謀な飲み方や過度な飲酒をする人の割合が最も高くなる．2002年から飲酒運転は減少している．アルコール依存は他の薬物依存と並んで，抑うつ気分，不安，反抗挑発症，反社会性パーソナリティ障害や自殺率の増加に関連している．

ニコチン 1990年以降喫煙する若者の数は減少している．しかし，10代での喫煙は依然として高く，成人と同数あるいはそれ以上である．米国がん学会によれば，学生5人のうち平均1人以上が喫煙している．1日当たり4000人以上の10代の若者が初めて喫煙し，さらに2000人が常習的にあるいは毎日喫煙するようになる．喫煙者は他と比べて喧嘩を起こしやく，武器を所持していることが多く，自殺を企図することが多い．また，うつ病のような精神的な問題を抱えやすく，危険な性行動を起こしやすい．喫煙者の3人のうち1人が最終的に喫煙関連の病気で死去する．タバコの中でも紙巻きタバコが小学校6年生から中学校半ばの学生に使用され，その次に葉巻，無煙タバコ，パイプが続いてよく使用される．

大麻 大麻は最も使用される違法薬物で1460万人（人口の6.2％）が使用している．このうち3分の2が18歳未満である．しかし，大麻使用は徐々に減少している．高校3年生の約6％が日常的に大麻を使用していると報告している．

これほどまでに10代の若者に大麻が蔓延しているのは，多くの若者が大麻がアルコールやタバコよりも手に入りやすいと思っているからである．しかし，こういった考えも近年減少してきている．いったん大麻に依存してしまうと，無断欠席や犯罪，うつ病という状態に陥っていくことも多い．

コカイン 米国の高校3年生のおよそ13％がコカインを使用しており，国内平均の3.6％を上回っている．さらに，約1％の高校3年生がPCP（phencyclidine）を使用している．メタンフェタミンは年間で，高校3年生の約2％が使用している．

オピオイド 近年，非医療的目的で鎮痛剤を処方してもらう10代の若者の数が増えている．18〜25歳の若者による処方薬の乱用は15％増加した．特に問題となっている鎮痛剤が，オキシコドン（OxyContin）とハイドロコドン（Vicodin）である．OxyContinは2001年に発売されてから，高校生の間で広がっており，高校3年生で5％，高校1年生で3.5％，中学2年生で1.7％が使用していると報告した．Vicodinは高校3年生で9.3％，高校1年生で6.2％，中学2年生で2.5％が使用していると報告した．

ヘロイン コカインよりは少ないものの，ヘロインの使用も青年期の若者に広がっている．使用を始める平均年齢は19歳であるが，高校3年生のほぼ2％が経鼻で吸引している．経鼻からの吸引が最も一般的な使用方法である．

暴力 近年，米国での暴力事件は減少しているものの，若者が加害者の暴力事件は増え続けている．殺人は15〜25歳までの若者の2番目の死亡原因となっている（事故死が1番目で，自殺が3番目である）．黒人の10代の男性が他の人種の男性よりも女性よりもはるかに殺人の犠牲者となる可能性が高い．青年男子の暴力に最も関連する因子は父親や父親の代わりになる者がいない家庭で育つことである．この因子以外の，人種，社会経済的状況，教育はいずれも暴力傾向に影響を与えないことが示されている．

いじめ いじめは，自分の力や立場を使って，より弱いものや弱い立場の者を脅したり，傷つけたり，侮辱したりすることである．いじめには身体的，言語的，社会的なものがある．身体的いじめは身体的危害を加える，または身体的危害を加えると脅迫することである．言語的いじめは誰かをからかったり，侮辱したりするものである．社会的いじめは，侮辱したり孤立させたりするために仲間外れにすることである．

小学6年生から高校1年生までの約30％がある程度以上深刻ななんらかのいじめに巻き込まれ，いじめる側になったり，いじめられる側になったり，あるいは両方になったりしている．この年代の約170万人の子どもがいじめる側である．女子に比べて男子は，いじめや暴力行為に関わることが多い．女子は身体的いじめよりも言語的いじめに加わる傾向がある．

毎日16万人の学生が，同級生から攻撃されたり脅されたりする恐怖のために学校を欠席していると推測されている．中には退学を余儀なくさせられる者もある．「いじめのターゲットにされること」のストレスによって，学校での活動や学習に集中できなくなる．他の子どもをいじめる子どもは，頻繁に喧嘩をしたり，武器を所持したりするなど，より深刻な暴力行動に関わるリスクが高い．

サイバー空間でのいじめ この10年間で，サイバー空間上あるいはインターネット上のいじめが，青年期の若者の間で大きな問題になっている．サイバー空間上のいじめは，電子的な通信手段を用いて，故意に他者を脅したり，害を与えたりすることと広く定義されている．サイバー空間上のいじめに関する報告には幅があり，1〜62％の若者がサイバー空間上でいじめのターゲットになったと報告している．700人のオーストラリアの学生

を 10〜14-15 歳まで追跡した研究では，15％がサイバー空間上のいじめに関わり，21％が通常のいじめに関わり，7％がどちらの形式のいじめにも関わっていたことがわかった．中学校 2 年生から高校 1 年生までの 399 人の学生を対象にして，自記式のアンケートを行った研究では，いじめられる側にせよいじめる側にせよ，サイバー空間上のいじめに関わった者は，抑うつ症状や自殺念慮が将来的に出現することがわかった．サイバー空間上のいじめと抑うつ症状との関連は，通常のいじめと気分障害の関連よりも強いことがわかった．

ギャング ギャングによる暴力は米国中のさまざまな地域で問題となっている．全米で 2000 もの若者ギャング集団があり，そこには 20 万人以上の 10 代の若者や若年成人が所属している．ほとんどのメンバーは 12〜24 歳で，平均 17〜18 歳である．ギャングに属するのは多くの 10 代の若者にとって一時的なものであり，半分から 3 分の 2 が 1 年でギャング集団から離脱する．女子に比べて男子のほうがギャング集団に参加することが多いが，女性ギャングの数は過小評価されている可能性がある．女性ギャングは小都市や田舎の地域に多く，男性ギャングよりも若年の傾向がある．男性ギャングに比べて，女性ギャングは非行的な活動や犯罪活動に加わることが少なく，暴力事件も少ない．

武器 米国では毎日平均 10 人の 18 歳未満の子どもが銃による自殺や他殺，事故で死亡している．負傷を含めるとさらに多くの人数の子どもが犠牲となっている．中学 3 年生から高校 3 年生の若者の 5 人に 1 人がナイフや銃，打撃用のこん棒などの武器を所持している．

法律では，銃器は 18 歳未満の若者には販売できないことになっている．しかし，小学校 6 年生から高校 3 年生までの学生の 3 分の 2 が 24 時間以内に銃器を手に入れることができると言う．2200 万人以上の子どもが銃器のある家で生活している．そのような家の 40％が少なくとも一丁の銃を安全装置をかけずに保管しており，13％が安全装置をかけず充填した銃を保管している．学校での銃の発砲に関わった学生の 3 分の 2 が自分の家や親戚から銃を得ている．10 代の自殺の少なくとも 60％で銃が使用されている．

校内暴力 疾病予防センターの報告によると，2010 年の若者の殺人のうち，2％が学校内で起こっている．およそ 7％の教師が生徒から危害を加えると脅迫されたり，暴力を振るわれたりした経験がある．さらに，中学 3 年生から高校 3 年生の学生を対象としたある調査では，そのうち 6％が，調査日を遡ること 30 日以内に学校の敷地内で武器を所持していた日が 1 日以上あることを報告した．

10 代の若者では多くの要因が暴力行為につながっている．生得的な特徴として，衝動性，学習困難，低い IQ，恐怖心の欠如などがある．暴力行為を目撃した経験と暴力行為に関わることの間にも関連がある．暴力的行為を目撃した子どもはより攻撃的に育ち，被害者か加害者と

 表 31.1-12 学校での暴力の危険徴候

初期の危険徴候
- 対人関係から引きこもる
- 孤立感や 1 人ぼっちという感情が過剰
- 他者から拒絶されているという感情が過剰
- 暴力の被害者である
- 目の敵にされている，責められているという感情
- 文章や絵での暴力表現
- 制御できない怒り
- 衝動的，継続的に暴力をふるったり，脅迫したり，いじめをしたりする
- しつけでの問題があった
- 暴力や攻撃的な行動があった
- 違いを許容できない，差別的な態度
- 薬物やアルコール使用
- ギャングとつるんでいる
- 銃火器を不適切に入手したり，所有したり，使用したりする
- 暴力的な脅しを行う

切迫した危険徴候
- 友達や家族と激しい殴り合いをする
- 物をめちゃくちゃに破壊する
- 一見したところ小さな理由で激しく怒る
- 命を脅かす暴力について具体的な脅しをする
- 銃火器やその他の武器を持ったり，使用したりしている
- その他の自傷行為や自殺の予告

して暴力に関わる可能性が高くなる．表 31.1-12 に学校での暴力行為の早期の徴候と差し迫った徴候を示した．

1999 年 4 月 20 日，17 歳と 18 歳の少年がコロラド州リトルトンのコロンバイン高校で銃を乱射した．ショットガンや，半自動ライフル，ピストルをもって，笑ったり叫んだりして，自分で作った爆弾も投げつけながら，クラスメートや教師を至近距離から射撃した．この 2 人を含め，15 人が死亡し，25 人が受傷した．

2 人は高校の「トレンチコートマフィア」のメンバーだった．トレンチコートマフィアはゴシックスタイルとニヒリスティックな態度で学校でも目立ったはみ出し者の集団だった．2 人は暴力的なテレビゲームに夢中になっていて，1 人はユダヤ人の血が混じっているにもかかわらず，ナチスの文化に興味をもっていた．襲撃の日はアドルフ・ヒトラーの誕生日という理由で選ばれていた．

2005 年 3 月 21 日，ミネソタ州最北部のレッドレイクインディアン特別保留地にあるレッドレイク高校で 16 歳の少年が銃を乱射した．彼はまず祖父とその恋人を殺した．その後，祖父が警察から支給されたガンベルトと防弾チョッキを身につけ学校へ向かった．学校では，警備員 1 名，教師 1 名，学生 5 名を射殺し，その後自殺した．その他 15 人が受傷した．

彼は子ども時代から問題を抱えていた．1997 年に父親が自殺し，母親は自動車事故で頭部に受傷していた．ネオナチのウェブサイトでドイツ語の「死の天使」を意味する

"Todesengel" をハンドルネームに使い，アドルフ・ヒトラーを崇拝していた．彼には発作的に襲ってくる抑うつ気分と希死念慮があり，フルオキセチン（Prozac）を服用していた．"The Darkers" という，黒服とチェーン，尖った髪型あるいは染めた髪をした5人ほどのグループのメンバーでヘビーメタルの音楽を好んでいた．いつも長い黒のトレンチコートを着て，アイライナーをして，コンバットブーツをはいていた．周囲からは静かな少年と思われていた．

表 31.1-13 若者による性犯罪のタイプ

同年代の友達や大人に対して性犯罪を犯すタイプ
- 主に女性を襲い，知人やよく知らない人を襲う
- 他の犯罪行為（例えば，家宅侵入）とともに性犯罪を犯す
- 性犯罪以外の犯罪歴があり，非行や素行障害を多く伴う
- 公共の場所で性犯罪を犯す
- 性犯罪を犯す際に，高い攻撃性と暴力性を示す
- 武器を使用し，犠牲者に傷害を与える傾向がある

子どもに対して性犯罪を犯すタイプ
- 主に男子が犠牲となり，加害者は兄弟や親戚が大部分を占める
- 若者の性犯罪者のおよそ半分が，少なくとも1名の男子を襲っている
- 暴力を使って強要するよりは，機会を狙っていたり，狡猾に計画して行われる．加害者の知り合いの場合は特にこのようなケースが多い．加害者は物やお金で誘惑したり，絶交すると脅したりして，子どもを"巧みに"性的いたずらに従わせる
- 子どもに性的な暴力をふるう若者は概して，激しい攻撃性と暴力性をもっている．一般的に，精神病質や，性的サディズムなど，深刻なパーソナリティの問題や心理社会的な問題を抱えている
- 自尊心や社会的な能力が低い
- 抑うつ気分を呈している者が多い

両者のタイプに共通する特徴
- 学習能力の障害をもつものや学業成績が低いものの割合が高い（30～60%）
- 物質乱用，素行症などその他の行動的な問題をもっている（80%程度までの者が何らかの精神疾患の基準を満たす）
- 衝動性のコントロールや判断力に問題を認める

性犯罪 売春を除く性犯罪で逮捕された者のうちの20%，強姦の20～30%，加重性的暴行罪の14%，子どもの性的殺人の27%を18歳未満の青年が占めている．性的いたずらあるいは性的虐待をされた被害男子の約半分と，女子の4分の1が青年犯罪の犠牲者である．ほとんどの事件で青年男性の加害者が関わっている．

若者による性犯罪には2つのタイプがある．子どもをターゲットにする者と，同年代や大人をターゲットにする者である．2つのタイプの主な違いは犠牲者と加害者の年齢の違いである．表31.1-13にこれらの2つのグループの相違点と類似点を示した．

若者の性犯罪の病因には虐待の経験や，ポルノを見たことがあること，薬物乱用，攻撃的なロールモデルに接したことがあることが関連している．性犯罪を起こす青年の多くは身体的虐待の既往（25～50%），性的虐待の既往（10～80%）がある．青年が性犯罪を起こした時点で，その青年の半分が両親ともう1人の子どもと生活している．ほとんどの若年性犯罪者は成人になっても性犯罪を起こしやすいことがわかっている．青年の性犯罪者の心理社会的な問題点としてよく認められるものは，自尊心の低さ，社会技能の乏しさ，自己主張能力の低さ，学業成績の悪さなどがある．最もよくみられる精神疾患は，素行症，物質乱用，適応障害，注意欠如・多動症，限局性恐怖症や気分障害である．男性の性犯罪者はしばしばパラフィリア障害群や，反社会的な行動と診断される．一方，女性の性犯罪者は気分障害と診断されやすく自傷行為を伴いやすい．

売春 売春のかなりの部分を10代の若者が占めている．100万人もの10代の若者が売春に関わっていると推計されている．売春に初めて手を染める年齢は平均13歳であるが，中には9歳の若さで売春をするものもいる．青年期に売春をするもののほとんどが女子だが，ホモセクシャルの売春として男子も関係することもある．売春の生活に入る10代の若者のほとんどが，両親がいなかったり，片方の親がいなかったりする家庭の出身であるが，中流，中上流階級の家庭から売春に身を染める者の数も増えている．多くが強姦の被害者になったり，子どもの頃に虐待を受けたりした経験がある．大部分が家出してきて，売春あっせん者や薬物乱用者につかまったものであり，その後，家出した若者自身も薬物乱用者となる．10代若者の売春の27%が大都市で行われる．通常は高速道路，普通道路，路地，野原，林，駐車場など屋外で売春が行われる．10代の若者の売春はAIDSに罹患し発症するリスクが高く，多く（研究の中には70%としているものもある）がHIVに感染している．

刺青とボディピアス ボディピアスと刺青は1980年代から青年の間で流行してきた．一般人口では10～13%の青年が刺青をしている．ある研究では調査された500人以上の青年のうち，いつの時期かは問わず，13.2%が1つ以上の刺青をしており，26.9%が耳のピアスの他に1つ以上のボディピアスをしていると報告された．刺青もボディピアスも男子より女子でよくみられる．1つ以上の刺青やボディピアスはかまわないと思っている青年は，薬物乱用の始まりになるような薬物（タバコ，アルコール，大麻）同様，強い薬物（コカイン，結晶メタンフェタミン，エクスタシー）を試すことはかまわないと思っている可能性が高い．

参考文献

Blackmore SJ. Development of the social brain in adolescence. *J R Soc Med.* 2012;105:111–116.

Blair C, Raver CC. Child development in the context of adversity: Experiential

canalization of brain and behavior. *Am Psychol.* 2012;67:309–318.
Bonanno RA, Hymel S. Cyber bullying and internalizing difficulties: Above and beyond the impact of traditional forms of bullying. *J Youth Adolesc.* 2013; 42:685–697.
Briggs GG. *Drugs in Pregnancy and Lactation: A Reference Guide to Fetal and Neonatal Risk.* Philadelphia: Lippincott Williams & Wilkins; 2005.
Brown GW, Ban M, Craig TKJ, Harris TO, Herbert J, Uher R. Serotonin transporter length polymorphism, childhood maltreatment and chronic depression: A specific gene-environment interaction. *Depress Anxiety.* 2013:5–13.
Burgess AW, Garbarino C, Carlson MI. Pathological teasing and bullying turned deadly: Shooters and suicide. *Victims & Offenders.* 2006;1:1–14.
Burnett S, Sebastian C, Kadosh KC, Blakemore SJ. The social brain in adolescence: Evidence from functional magnetic resonance imaging and behavioural studies. *Neurosci Biobehav Rev.* 2011;35:1654–1664.
Doyle AB, Markiewicz D. Parenting, marital conflict and adjustment from early- to mid-adolescence: Mediated by adolescent attachment style? *J Youth Adolesc.* 2005;34(2):97–110.
Giedd JN. The digital revolution and adolescent brain evolution. *J Adolesc Health.* 2012;51:101–105.
Gordon MF. Normal child development. In: Sadock BJ, Sadock VA, Ruiz P, eds. *Kaplan & Sadock's Comprehensive Textbook of Psychiatry.* 9th ed. Vol. 2 Philadelphia: Lippincott Williams & Wilkins; 2009:3338.
Hemphill SA, Kotevski A, Tollit M, Smith R, Herrenkohl TI, Toumbourou JW, Catalano RF. Longitudinal predictors of cyber and traditional bullying perpetration in Australian secondary school students. *J Adolesc Health.* 2012;51: 59–65.
Karatoreos IN, McEwen BS. Annual research review: The neurobiology and physiology of resilience and adaptation across the life course. *J Child Psychol Psychiatry.* 2013;54:337–347.
Ladouceur CD, Peper JS, Crone EA, Dahl RE. White matter development in adolescence: The influence of puberty and implications for affective disorders. *Dev Cogn Neurosci.* 2012;2:36–54.
Obradovic J. How can the study of physiological reactivity contribute to our understanding of adversity and resilience processes in development? *Dev Psychopathol.* 2013;24:371–387.
Pataki CS. Adolescent Development In: Sadock BJ, Sadock VA, Ruiz P, eds. *Kaplan & Sadock's Comprehensive Textbook of Psychiatry.* 9th ed. Vol. 2. Philadelphia: Lippincott Williams & Wilkins; 2009:3356.
Van den Bergh BR, Mulder EJ, Mennes M, Glover V. Antenatal maternal anxiety and stress and the neurobehavioural development of the fetus and child: Links and possible mechanisms. A review. *Neurosci Biobehav Rev.* 2005;29(2):237–258.
Willoughby T, Good M, Adachi PJC, Hamza C, Tavernier R. Examining the link between adolescent brain development and risk taking form a social-developmental perspective. *Brain and Cogn.* 2013;83:315–323.
Wright MF, Li Y. Kicking the digital dog: A longitudinal investigation of young adults' victimization and cyber-displaced aggression. *Cyberpsychol Behav Soc Netw.* 2012;15:448–454.

31.2 評価，診察，心理学的検査

　子どもを包括的に評価するには，親，本人，その他の家族構成員と面接を行う必要がある．学校でどのように生活しているか情報を収集し，標準化された知能検査や学習到達度検査を行うことも多い．時には，標準化された発達検査を行ったり，神経心理学的検査を行ったりすることが役に立つ．精神医学的評価を子どものほうから希望することはほとんどない．ほとんどは家族や学校関係者から診察に至った理由を聞かなければならない．場合によっては，初めに司法や児童相談所のような機関が精神医学的評価を行うこともある．子どもは，精神病的症状や，悲しみ，恐怖，不安などの気分や内的体験を伝えることは上手にできるが，時系列でうまく症状を語ることができなかったり，問題に至った行動については話してくれなかったりすることもある．かなり低年齢の子どもの場合は，言語的に自分の経験を説明できないこともあるが，遊びの中でなら，感情や心配事をうまく表現できることも多い．小児期・青年期の評価では，受診理由を明確にして，心理・行動上の問題内容や程度を評価し，子どもの精神衛生に影響を与えうる家庭要因，学校や社会要因，発達面の要因を明らかにする．

　包括的評価における最初のステップは，現在の主訴やこれまでの精神医学的・身体的な既往をすべて明確にすることである．このステップは青年では，最初に本人1人に会い，現状について考えを聞くことから始めることもあるが，学童期の児童では親との面接で行われることが多い．子どもとの面接と観察は通常その後に行い，さらにその後，必要があれば心理検査を行う．

　問題がどのように生じたのか，その問題に環境要因やライフイベントがどのように関わってきたかを理解するためには，診断面接が最も融通のきく手段である．しかし，これですべての精神疾患の診断をカバーするような情報を系統的に得られるかといえば，必ずしもそうではない．情報の幅を広げるため，Kiddie Schedule for Affective Disorders and Schizophrenia for School-Age Children（K-SADS；日本語訳あり）のような半構造化面接や National Institute for Mental Health Diagnostic Interview Schedule for Children Version Ⅳ（NIMH DISC-Ⅳ；日本語訳あり）のような構造化面接，Child Behavior Checklist や Conners Parent or Teacher Rating Scale for ADHD（日本語訳あり）のような評価尺度を用いることもある．

　子どもに関する情報を得る時に，親，教師，スクールカウンセラーなどのそれぞれの面接で異なる情報，時には矛盾する情報が得られることもよくある．このような場合，評価者は，一見したところ情報は矛盾しているが，実際に子どもが置かれた状況によって異なる様子を示しているのか，あるいはそうでないのかを判断しなければならない．親からこれまでの病歴を聴取し，子どもを診察して，家や学校での様子を評価し，心理学的検査を行った後，すべての情報を勘案して初めて，評価者は最も可能性の高い診断をつけ，今後の指針を示すことができる．

　臨床情報が得られたら，評価者は精神疾患の診断・統計マニュアル第5版（Diagnostic and Statistical Manual of Mental Disorders, 5th edition：DSM-5）に従って，診断基準を満たすかどうかを判断しなければならない．DSM-5 はカテゴリー方式の診断分類の最新版である．コンセンサスに基づき，精神疾患を独立した妥当性のある症状群で分類している．DSM-5 では精神疾患は，機能障害を伴う症状群として定義されている．介入を要する臨床場面では，DSM-5 で定められる精神疾患の枠内で考えることが常に可能なわけではない．しかし，子どもの精神病理について意義のある研究を進めるためには，精神疾患の診断を確定することは重要である．

臨床面接

　どんな年齢の子どもに対しても意味のある面接を行うためには，正常発達をよく知ることが大切である．これ

により面接対象の子どもの反応を適切に理解することができる．例えば，小さな子どもが親から離れるのを嫌がったり，学童期の児童が面接の目的をよく理解していなかったりしても，それは完全に正常であり，病的な症状と誤解してはならない．また，ある年齢で正常な行動，例えば，2歳でのかんしゃくが，他の年齢でもつ意味，例えば17歳でもつ意味は異なる．

　面接者が最初にすべきことは，子どもを面接に引き込み，子どもが気持ちよい状態でいられるようにラポールを形成することである．子どもに面接の目的をどう思っているか質問し，親にどう言われて面接に来たかも聞く必要がある．子どもがなぜ面接を受けているのか理由がわからず混乱している時には，診察者は親が何を心配しているかを，その子どもの発達に合った支持的な方法で要約して伝えることもある．面接中には，家族や友達との関係や学業成績，学校での交友関係，好きな活動などの情報を探っていく．面接中に精神医学的現症の一部として子どもの認知機能がどの程度かを推測する．

　子どもの評価の際に，守秘義務をどのように扱うかは子どもの年齢に応じて考える必要がある．非常に年齢の低い子どもの場合，ほとんどのケースで親とほぼすべての情報を共有することは適切といえる．しかし，年齢が高い子どもや青年期の子どもでは，親と情報を共有する際には必ずプライバシーを守り，本人の許可をとらなければならない．学童期以降の子どもの場合，もしも自身や他者を危険にさらす可能性が高いと考えた場合は，評価者はその情報を親や時にはその他の大人に伝える義務があることを告げておく必要がある．どのような年代の子どもであれ，評価の際には，子どもが現状の環境で安全に過ごすことができるかを判断し，虐待やネグレクトの被害を受けている可能性を評価しておく必要がある．虐待やネグレクトの可能性がある場合は，地域の児童相談所などに通告しなければならない．

　面接の終盤で，子どもに他に何か話しておきたいことはないか開かれた質問の形で聞くこともある．面接に応じてくれたことに感謝を示し，協力してくれたことを褒めてあげて，良い雰囲気で終わるのがよい．

乳幼児

　通常，乳幼児の診察は親が同席して行う．小さい子どもの場合，面接の雰囲気を怖がることがあるからである．親がいる所で面接を行うことで，親と子どものやり取りを評価することもできる．乳幼児はさまざまな理由で受診にいたる．落ちつきのなさ，癇の強さ，食事の問題，体重増加不良，睡眠障害，引っ込み思案，遊びへの無関心，発達遅滞なども受診の理由である．面接では，運動機能，活発さ，言語的なコミュニケーション，遊びを楽しむ力，問題解決能力，日常生活動作，対人関係，社会的関わりへの反応のように，さまざまな面の機能を評価する．

　子どもの発達レベルを判断するには，面接中の観察と標準化された発達尺度の結果を総合する．遊びを観察することで，子どもの発達レベルを理解したり，子どもの情緒や関心事を推測したりすることもできる．1歳半までの幼児ならば，いないいないばあのようなゲームを取り入れながら，遊びという形をとって診察をするとやりやすい．1歳半～3歳までの幼児ではプレイルームでの様子を観察することも役に立つ．2歳以上の幼児の場合は，おもちゃを使って象徴的な遊びをすることもある．おもちゃ遊びのほうが，会話よりも多くのことがわかることがある．6歳以下の幼児では，パペットやその他の人形などを使うことで，情報を効果的に引き出すことができることもしばしばある．特にこの場合は，質問を子どもに向けるのではなくて，人形に向けるとよい場合がある．

学童期の児童

　学童期の児童の中には，大人と気楽に話すことができる者もいるし，恐怖や不安を感じたり，言語能力が不足していたり，反抗的な行動をとったりすることで面接をうまく進めることができない者もいる．学童期の児童ならば通常は45分の面接時間をがまんすることができる．部屋は子どもが動き回れるくらいに十分広くなくてはならないが，面接者と子どもの密接な距離が損なわれるくらいに広すぎてもいけない．面接の一部を構造化されていない遊びの時間にあてることもできる．また，子どもの興味をひいて，あるテーマや感情を引き出すためにさまざまなおもちゃを用意しておくこともよいだろう．低学年の児童はおもちゃの方が興味を引くことができるが，6年生になるまでに，会話による面接の方を好むようになり，自発的に遊ぶことは少なくなるかもしれない．

　面接は，子どもが面接理由をどう理解しているかを探ることから始まる．面接者は子どもが「問題を起こしたから」面接を受けているのでも，「悪い」行為への罰として面接を受けているのでもないということをはっきり伝えなければならない．自分の気持ちを表現させる技術として，例えば，仲間や家族，家など，頭に浮かんだことを絵に描いてもらって，そのあとに絵について質問する方法がある．3つの願い事を聞いてみたり，人生で最高の出来事と最低の出来事を聞いてみたり，無人島で一緒に遭難しても良いと思う人の名前を言ってもらったりすることもある．ウィニコットの「スクイグル法」では，診察者と子どもが代わりばんこに曲線を描いて絵を作っていくが，こういったゲームも会話を促す方法である．

　学童期の児童では，いくつかの選択肢を示しながら，部分的に開かれた質問をすることが的確な答えを最も得やすい方法である．簡単な閉じられた質問（はい，いいえ）では，十分な情報を得ることができないかもしれない．また，完全に開かれた質問にしてしまうと，時系列で話すことができない学童期の児童では，質問に圧倒されてしまうこともある．こういうやり方をしても，子どもが肩をすくめて「わからない」というしぐさをするだけに終

わることもよくある．「引っ越しして友達みんなと別れてしまって，とても悲しんでいる子どもが昔いたよ」というような間接的な話は有用である．しかし，診察者はこれが聞きたいのだ，と子どもに思わせないように注意をしなければならない．学童期の児童には，気分を比べる際に，1～10の尺度で聞いてみるとうまく答えてくれる（訳注：1［最低の気分］から10［最高の気分］の間で今の気分を答えさせる）．

青年

通常，青年期の子どもは面接が行われる理由について自分なりの考えをもっており，最近の出来事から診察に至るまでの説明を時系列にそって述べることができる．しかし，中には診察が必要なことを認めない者もいる．診察者は患者に患者なりの観点で話すことに価値があることをはっきりと伝え，判断を控え批判しないように注意しなければならない．青年期の子どもは診察者が守秘義務を守るのか心配することもあるので，患者や他者が危険にさらされるような特別な状況の場合以外は，親と情報を共有するときには本人に許可をとると保証することもある．ただし，特別な状況では個人情報の保護よりも，情報の共有が優先されることになる，と告げる．青年期の子どもには開かれた質問で会話していくこともできるが，沈黙が続く場合には，患者を会話に引き込むように再度試みる必要がある．診察の結果自分の身に起こることに関して，患者がどのように考えているか（転校させられる，入院させられる，家から出される，特権を奪われるなど）を探るというのも1つのやり方である．

青年期の子どもの中には面接に心配な気持ちで臨んだり，敵意をもって臨んだりするものもあるが，面接者が懲罰的でも批判的でもないことがはっきりしてくると，心を開くようになる．子どもの行動に対する自分の反応（逆転移）に注意し，患者が反抗的だったり，怒っていたり，扱いにくい10代の子どもであっても，治療プロセスに集中し続けなければならない．面接者は適切な枠を設け，自分が脅されていると感じる時や，患者が物を破壊したり，患者の自傷行為が続いたりする時には面接を延期または中止しなければならない．面接では毎回，希死念慮や，攻撃的な行動，精神病症状，物質使用，性関連の履歴とともに安全な性的行動の知識なども尋ねていく必要がある．ラポールが形成されれば，子どもは自分の言い分を聞いてもらえる機会があることに感謝して，他の人には打ち明けてこなかった物事を話すようになることも多い．

家族面接

家族と患者を交えた面接は評価の最初かその後に行われることがある．兄弟も含めて家族全員と面接することで多くの情報を得られることがある．家族面接の目的は，親が子どもにどのような姿勢と態度で向き合っているのかを観察することや，親に対する子どもの反応を観察することにある．面接者の役割は，特定の人の肩をもっていると感じさせずに，それぞれが自由に話すことができるような緊迫感がない雰囲気を保つことである．児童精神科医はたいてい子どもの代弁者としてふるまうことが多いが，家族面接の場面では家族のメンバーそれぞれの気持ちを承認しなければならない．家族と診察者がうまくコミュニケーションできないと，しばしば患者の問題が大きくなってしまうことがあるからである．

親

子どもの成長や発達を時系列にそって知るには，親や保護者との面接が必要である．網羅的な発達歴や発達に影響したストレスや重要な出来事はしっかりと聞かなければならない．親の目からみた家族内力動や，両親の結婚生活，親自身が気持ちをどう整理してきたかも聴取する必要がある．家族の精神医学的既往歴，両親の生育歴も質問したほうがよい．子どもの初期の発達状況や精神医学的既往歴や身体疾患の既往歴は通常は親が一番よく知っている．また，これまでの診察歴や治療歴も親の方が正確に情報を提供してくれるであろう．しかし，中には，特に年齢が高い子どもや青年期の子どもでは，子どもの現在の症状や家族外での問題に親の方が気づいていないこともある．面接者は，親が子どもの問題について，その原因や現状をどう考えているのか引き出して，現在行われている診察へどのような期待をしているかを聞き出していく．

診断ツール

評価者が使用する主な診断ツールには，診断的（半）構造化面接と質問紙がある．診断的面接は子どもか親に対して行う．診断的面接は通常，DSM-5の診断基準が適合するか判断するために必要なさまざまな状態に関する情報が得られるように設計されている．

K-SADSやChild and Adolescent Psychiatric Assessment（CAPA）のような半構造化面接，すなわち「面接者主導の」面接は評価者の指針として活用できる．NIMH DISC-ⅣやChildren's Interview for Psychiatric Syndromes（ChIPS），Diagnostic Interview for Children and Adolescents（DICA）のような構造化面接，すなわち「回答者主導の」面接は，患者の反応に面接者の解釈を加えずに行うことができる面接のためのスクリプトがついている．その他，Dominic-RやPictorial Instrument for Children and Adolescents（PICA-Ⅲ-R）では，手掛かりとなる絵とそれに併記された質問があり，症状について情報を引き出せる工夫がされている．これは，青年期の子どもと同様に，小さな子どもにも特に役に立つ．

診断ツールは系統立てて情報を得るために有用である．しかし，いくら包括的な診断ツールであっても，臨床面接の代用にはならない．症状の経時的変化や，環境からのストレスと情緒的な反応の間の相互作用や，発達

に関することについては臨床面接が優れているからである．診断ツールと包括的な診察で得られた臨床上の情報を組み合わせることが役に立つことは多い．

　Achenbachの子どもの行動チェックリスト（Achenbach Child Behavior Checklist；邦訳あり）のような質問紙では幅広い症状を知ることができる．また，コナーズの行動評価表（Conners Parent Rating Scale for ADHD；邦訳あり）のような尺度を用いることで，ある特定の症候に焦点を当てることができる．

半構造化面接

Kiddie Schedule for Affective Disorder and Schizophrenia for School-Age Children　K-SADSは6〜18歳までの小児や青年期の子どもに使用することができる．K-SADSには複数の項目があり，症状をさらに明確にするための裁量部分も残されている．また，現在の診断や前年にあった症状についての情報も得ることができるバージョンと，生まれてから評価時点までの間に呈したすべての障害を確認できるバージョンとがある．K-SADSは幅広く使用されており，気分障害の評価では特によく用いられている．また，症状による日常生活機能の障害の程度も測ることができる．子どもの情報を得るために親に対して行うバージョンと子どもに対して直接行うバージョンがある．実施にはおよそ1時間から1時間半かかる．面接を施行するには児童精神科領域でのトレーニングがいくらか必要であるが，精神科医である必要はない．

Child and Adolescent Psychiatric Assessment　CAPAは9〜17歳の子どもに用いられる「面接者主導の」半構造化面接である．モジュール構造になっているため，全部の面接を行わずに，特定の診断に関する部分のみ施行することもできる．CAPAは秩序破壊的行動障害，気分障害，不安症，摂食障害，睡眠障害，排泄症，物質使用障害，チック症，統合失調症，心的外傷後ストレス障害，身体症状症をカバーしている．「最優先検討期間」（primary period）と呼ばれる面接前3か月に焦点を絞って面接が行われ，一般的に1時間ほどで施行できる．症状を明確化するための用語集がついており，症状の存在の判定と，重症度の判定が別々の尺度で行われる．DSM-5に基づく診断に必要な情報を得るために使用することもできる．使用にはトレーニングが必要で，回答で得た症状を解釈するために臨床的な判断ができなければならない．

構造化面接

National Institute of Mental Health Interview Schedule for Children Version Ⅳ　NIMH DISC-Ⅳは30以上のDSM-Ⅳ診断の障害を評価できる高度に構造化された構造化面接で，トレーニングを受けた「非専門家」が施行する．DSM-Ⅳに合わせて作成されているが，必要な臨床情報と合わせて，DSM-5診断のために，この構造化面接を使用することが可能である．子ども用と親用のどちらの形でも使用できる．親用は子どもが6〜17歳の場合に使用可能で，子ども用は9〜17歳の子どもを対象に作成されている．コンピュータによる判定も可能である．この構造化面接では最近4週間と最近1年間の障害の存在を評価することができる．完全に構造化された面接であるので，質問の仕方は指定されている．したがって，施行者は面接を正しく行う上で児童精神科の知識をもっている必要はない．

Children's Interview for Psychiatric Syndromes　ChIPSはトレーニングを受けた面接者によって施行される高度に構造化された面接で，6〜18歳の子どもを対象にしている．15セクションから構成されており，20の精神疾患に関連する精神症状とともに心理的なストレス因子についての情報を得ることができる．DSM-Ⅳに基づいているものの，DSM-5の診断にも応用できる．親用と子ども用があり，施行には40分ほどかかる．診断は，うつ病，躁病，注意欠如・多動症，分離不安症，強迫症，素行症，物質使用障害，神経性やせ症，神経性過食症をカバーしている．ChIPSは評価者のためのスクリーニングツールや，臨床・疫学調査の診断ツールとして作成された．

Diagnostic Interview for Children and Adolescents　現在のDICAは1997年にDSM-ⅣもしくはDSM-Ⅲ-Rに従った診断に必要な情報を評価するために作成されたが，DSM-5診断に必要な情報を得るためにも使用できる．元々DICAは高度に構造化した形式で作成されたが，現在では半構造化面接の形でも使用できるようになっている．つまり，面接者は情報を明確にするために追加質問やさらに細かい質問をすることができるが，この質問方法は標準化されており，すべての面接者が特定の形に従うようになっている．小さな子どもに使用する際には，さらに柔軟に使用できるようになっており，子どもが質問を理解できるように，面接者が構造化面接に記載されている質問の仕方からはずれることも許容されている．親に対する部分と子どもに対する部分があり，双方と面接することが必要である．6〜17歳の子どもを対象に設計されており，一般的に施行には1，2時間かかる．特に外在化行動障害（externalizing behavior disorder），不安症，抑うつ障害，物質使用障害をカバーしている．

絵を用いた診断ツール

Dominic-R　Dominic-Rは絵を用いて完全に構造化された面接で6〜11歳の子どもの精神症状を得るために作成された．絵にはDSM-Ⅲ-Rに基づいた抽象的な情緒や行動内容が表現されている．臨床情報と合わせて，DSM-5にも応用することが可能である．問題となっている症状を体験している「ドミニク」という名前の子どもが登場する絵が使用される．症状の中には2つ以上の絵が描かれているものもあり，子どもに対して読み聞かせる簡単なお話がついている．それぞれの絵には，提示された症状に関する質問があり，患者がドミニクと同じよ

うな症状を経験したことがあるかを質問する文がつけられている．Dominic-Rでは，分離不安症，全般不安症，うつ病，気分変調症，ADHD，反抗挑発症，素行症，限局性恐怖症をカバーしている．Dominic-Rでは診断に必要な症状は引き出すことができるが，症状の頻度，持続期間や発症年齢に関する質問は含まれていない．紙バージョンの施行では20分ほど，コンピュータバージョンでは15分ほどかかる．トレーニングを受けた非専門家が施行できる．コンピュータバージョンでは，白人，黒人，ラテン系，アジア系の子どもの絵が使用できる．

Pictorial Instrument for Children and Adolescents

PICA-Ⅲ-Rはモジュール形式で編集された137の絵から構成されており，不安症，気分障害，精神病性障害，秩序破壊的行動障害，物質使用障害の5つの診断領域をカバーしている．評価者が施行するように設計されており，6～16歳の子どもに適用可能である．PICA-Ⅲ-Rではカテゴリカルな診断（障害の有無）とディメンショナルな診断（重症度）ができる．PICA-Ⅲ-Rでは情緒，行動，認知面での症状を経験している子どもの絵が提示され，「どのくらいあなたと同じですか？」と質問される．子どもが症状の重症度を示しやすいように，両手を広げた人の絵で5段階の尺度が示される．施行には40分から1時間ほどかかる．現在はDSM-Ⅲ-Rに合わせられているが，臨床情報と合わせてDSM-5診断をするためにも使用できる．臨床面接の補助としても，調査目的の診断としても使用できる．

質問紙と尺度

Achenbachの子どもの行動チェックリスト

Achenbachのこどもの行動チェックリスト（Achenbach Child Behavior Checklist）には，親バージョンと教師バージョンがある．幅広い症状だけでなく，学業能力，社会性に関連する長所もいくつかカバーできるように開発された．チェックリストには気分，欲求不満への耐性，多動，反抗的な行動，不安，その他さまざまな行動に関連する項目が含まれている．親バージョンは，0（あてはまらない），1（やや，または時々あてはまる），2（よくまたはしばしばあてはまる）の段階で評価する118項目から構成されている．教師バージョンも親バージョンと似てはいるが，家庭内でしか当てはまらない項目は除いてある．3つの年齢層（4～5歳，6～11歳，12～16歳）の正常の子どものデータに基づいて作成されている．

このようなチェックリストを使用することにより，使用しなければ見過ごされる可能性のある特定領域の問題を見つけることができる．また，同じ年齢層の正常行動から逸脱した行動を認める領域を明らかにできる場合もある．このチェックリストは診断目的では使用することはできない．

Revised Achenbach Behavior Problem Checklist

行動や情緒面でのさまざまな症状をカバーする150の項目から構成されており，医療が必要な子どもとそうでない子どもを区別することができる．このチェックリストの個々のサブスケールは知能，学業到達度，臨床観察，仲間からみた好感度に関する他の尺度と相関があることがわかっている．他の尺度と同様，さまざまな行動領域を包括的に把握するには有用であるが，診断目的としては設計されていない．

Conners Abbreviated Parent-Teacher Rating Scale for ADHD

オリジナルバージョン（訳注：日本ではオリジナルバージョンの第3版であるConners 3が出版されている）では，0～3段階で評価する93項目から構成されており，さらに，落ちつきなさ，かんしゃく，学校，盗み，摂食，睡眠などの問題からなる25群のサブグループに分類されている．その後長い時間を経て，さまざまなバージョンが開発され，ADHDの子どもを系統的に発見する際の一助として使用されている．非常に簡略化されたバージョンも1973年にコナーズ（Keith Conners）が開発し，親用と教師用がある．簡略化されたバージョンは多動と不注意の両方を評価できる10項目の質問から構成されている．

Brief Impairment Scale

Brief Impairment Scale（BIS）は4～17歳の子どもへの使用が適している．妥当性が新たに確立した23項目の尺度で，対人関係，学校・仕事場での様子，ケア／自立の3つの領域の様子を評価することができる．この尺度は親に施行されるもので，長い時間はかからずに3領域について包括的機能障害を測ることができる．個々の患者に対して臨床的な判断を下すためには使用できないが，ある特定の領域で子どもが直面している機能障害の程度を知ることができる．

子どもの精神医学的評価項目

子どもの精神医学的評価には，受診理由，過去と現在の状況，検査結果が含まれる．評価のアウトラインを表31.2-1に示した．

属性データ

属性データには，性別，年齢とともに家族構成が含まれる．

病　歴

包括的な病歴には，患児の過去と現在の状況が含まれる．この情報は子どもから聴取したもの，親に対する臨

表 31.2-1 子どもの精神医学的評価項目

属性データ
　患者名と家族の名前
　紹介元
　情報提供者
病歴
　主訴
　現病歴
　発達歴と発達指標
　精神医学的既往歴
　予防接種歴を含む身体的既往歴
　家族のこれまでの社会状況，両親の婚姻状態
　教育歴と学校での現在の様子
　これまでの友人関係
　現在の家族機能
　家族の精神医学的既往歴と身体的既往歴
　身体的現症
精神医学的現症
神経精神医学的診察（実施が適当な場合）
発達，心理，学業到達度検査
定式化と要約
DSM-5診断
治療計画

表 31.2-2 子どもの精神医学的現症の診察

1. 外見
2. 親子のやり取り
3. 分離と再会
4. 時間，場所，人に関する見当識
5. 発話と言葉
6. 気分
7. 情動
8. 思路と思考内容
9. 社会性
10. 運動能力
11. 認知機能
12. 記憶力
13. 判断力と洞察力

　床面接や構造化面接から得られたもの，教師やこれまでに関わった評価者から得られたものから成る．通常は主訴や現病歴は患者と親の両方から聴取する．当然，子どもは現在の発達レベル相応の説明しかできない．発達歴は親からの方が正確な情報を得ることができる．精神科既往歴や，身体的既往歴，現在の身体所見，予防接種歴はこれまでに治療に関わった精神科医や小児科医からの情報でより確実なものにできる．子どもからの情報は，現在の友人関係や学校での適応の様子を理解するためには非常に重要である．安全な性交渉の知識や薬物やアルコールの使用歴，また希死念慮については青年期の子どもであれば本人が最も確実な情報を提供してくれる．家族歴や家族のこれまでの社会状況，家族機能は親が最も良い情報提供者となる．

精神医学的現症

　現在の精神状態は観察や的を絞った問診から捉えることができる．精神医学的現症の診察の概要を表31.2-2に示した．表31.2-3には包括的な神経精神医学的現症の診察項目を示した．

外　見　体格，身だしなみ，栄養状態，あざ，頭囲，不安の身体的徴候，表情，常同的な動きを記載する．

親子のやり取り　診察者は待合室にいる時と診察室に入った時の親子のやり取りを観察することができる．親子の会話の様子や情緒的な雰囲気が観察のポイントである．

分離と再会　1対1の面接を実施するために子どもが親から離れる時の子どもの反応と，その後親のもとに再び戻った時の行動をよく観察しておく必要がある．親から離れた時や戻った時に感情が欠如していたり，激しく動揺していたりする場合は親子関係の問題やその他の精神医学的な障害の可能性がある．

時間，場所，人に関する見当識　見当識の障害は器質的障害，低い知的能力，思考障害が原因となっていることがある．ただし，小さな子どもの場合は日付やその他時間に関する情報，面接場所がわからないこともあるので，患者の年齢を考慮する必要がある．

発話と言葉　診察者は患者の発話能力と言葉の獲得状況を評価する必要がある．診察者は患者の表出言語能力と受容言語能力の獲得状況が年齢相応であるか，乖離があるかどうかを評価する必要がある．発話の速さ，リズム，返答までの時間，発話の自発性，イントネーション，単語の発音，発話の強弱や抑揚にも注意を払わなければならない．反響言語や反復的常同的なフレーズ，奇妙な構文は重要な精神所見である．生後18か月まで言葉が出てこない子どもや，2歳半〜3歳になるまで2語文を使わない子どもでも，喃語が正常にあり，非言語的な合図に適切に反応できるならば，まず正常な発達をしているといってよいであろう．聴力障害が発話や言語能力の障害の原因になっている可能性も念頭に置いておかなければならない．

気　分　言葉で表現される感情とともに，悲しみの表出，笑顔の欠如，涙もろさ，不安，多幸感，怒りは，気分の指標である．遊びや空想の中で何度も出てくるテーマも子どもの気分を反映している．

情　動　感情の幅，思考内容に対する感情の適切さ，感情をスムーズに変化させる能力，急激な感情の変化に注意する．

思路と思考内容　思考の障害を評価する際は，患者の年齢相応の発達はどの程度か，年齢に関係なく逸脱しているところはないか常に考えなければならない．思路の障害の評価には，連合弛緩，過度の魔術的思考，保続，反

表 31.2-3 神経精神医学的現症の診察*

A. 概観
  1. 外見，着衣の状態
  2. 意識レベルと覚醒レベル
  3. 外界への注意力
  4. 姿勢（立位，座位）
  5. 歩行状態
  6. 四肢，体幹，顔面の動き（自発的，静止時，企図時）
  7. 振る舞い（内的な刺激への反応も含む）
  8. 診察者に対する反応（視線，協力，面接への集中）
  9. 母語，第1言語
B. 言語と発話
  1. 理解力（単語，文章，単純・複雑な指示，概念）
  2. 発話（自発性，速さ，流暢さ，イントネーション，量，一貫性，語彙，錯語，複雑さ）
  3. 反復
  4. その他の側面
    a. 物品呼称
    b. 色の呼称
    c. 体の部位の呼称
    d. 指示に対する観念運動
C. 思考
  1. 思考形式（一貫性，関連性）
  2. 思考内容
    a. 観念的（常に頭から離れないこと，過剰に重視された考え，妄想）
    b. 感覚的（幻覚）
D. 気分と情動
  1. 内的な気分状態（自発的，誘発的，ユーモアの感覚）
  2. 将来展望
  3. 希死念慮，自殺の計画
  4. 表出された情動（気分との一致）
D. 洞察力と判断力
  1. 洞察力
    a. 自己評価と自尊心
    b. 現状理解
    c. 自分の心理的状態，身体的状態を表現する能力
  2. 判断力
    a. 主な対人関係に対する評価
    b. 役割と責任の理解
F. 認知機能
  1. 記憶力
    a. 自発的（面接中の観察を通じて）
    b. 検査による（偶発的，即時復唱，遅延再生，手掛かり再生，再認（言語，非言語），明示的，非明示的）
  2. 視空間能力
  3. 構成能力
  4. 算数
  5. 読み
  6. 書き
  7. 微細感覚能力（立体認知，筆跡感覚，2点分別）
  8. 指先感覚
  9. 左右認識
  10.「遂行機能」
  11. 抽象能力

*質問は子どもの年齢に応じて行う．
Eric D. Caine, M. D., and Jeffrey M. Lyness, M. D. のご好意による．

響言語，現実検討能力，文章の一貫性，論理思考能力を考える．思考内容の評価には，妄想，強迫観念，テーマ，恐怖，願望，常に頭から離れないこと，興味を検討する．

希死念慮は，その意味を十分に理解できる年齢の子どもでは精神状態の診察で常に評価する．4歳以上の平均的な知的能力のある子どもは何が現実で，何が見せかけのものかをある程度理解できるので，希死念慮についての質問をしてもよいかもしれない．ただし，人は一度死んだら二度と生き返らないのだとしっかり理解するには，まだ数年必要かもしれない．

攻撃的な考えや殺人を企てているかどうかはここで評価する．幻覚のような感覚の障害もここで評価する．小さい子どもの場合は集中の持続時間が短いので，突然話題や会話を変えることもあるが，これは観念奔逸であるとは限らない．一過性の幻視や幻聴は小さい子どもの場合は必ずしも精神病症状とはいえないが，精査は必要である．

社会性 面接者は面接者に対する子どもの反応の適切さや，一般的な社会技能，アイコンタクト，面接中にみせる親しさや引っ込み思案の程度を評価する．過度に親しくするような行動は，過度に内気で引っ込み思案な反応と同じように問題である場合がある．自尊心や全体的な自信や特定の領域に関する自信，家族関係や友人関係の良好さの程度を評価する．

運動能力 精神医学的現症の診察の中で運動能力の評価については，子どもの協調運動や，活動度，注意能力，発達段階に相応した課題を実行できるかをみる．不随意運動，振戦，多動，筋肉運動の局所的な非対称性も評価する．

認知機能 知的能力，問題解決能力を評価する．おおその知的能力は，患児がもっている一般的な知識や，語彙，理解度で推測することができる．特定の知的能力を評価するために，標準化された検査を使用することもできる．

記憶力 学童期の児童は3つの物を5分間記憶しておくことや，5つの数字を復唱したり，3つの数字を逆唱できたりする能力をもっていなければならない．不安があると子どものパフォーマンスは落ちてしまうが，明らかに数字を復唱できなかったり，簡単な数字を足すことができなかったりする場合には，器質的な脳障害や，知的能

力障害，学習障害の可能性がある．

判断力と洞察力　子どもが問題をどう捉えているか，問題にどう反応しているか，どう解決しようと考えているかを知ることは，子どもの判断力と洞察力を考える上でよい材料になる．現実的に問題解決のために子ども自身が何ができると思っているか，評価者にできることは何だと考えているかも子どもの判断力を評価する助けになる．

神経精神医学的評価

　精神疾患に神経疾患が合併していたり，神経疾患による精神症状が疑われたりする場合には神経学的評価を行う必要がある．神経精神医学的評価ではほとんどの場合，精神医学的診断を下すには十分な情報を得ることはできない．しかし，神経精神医学的所見はある精神症状や症候群に関連していることもある．例えば，小児期に虐待を受けた若者と受けていない若者で，気分や不安の程度に違いがあるのと同様に，遂行機能，言語能力，記銘力の違いについて神経心理学的な差異があることがわかってきた．神経精神医学的診察は神経学的検査と神経心理学的検査，精神医学的現症の診察で得られた情報を総合して行う．神経学的診察によって，脳の傷害部位を示唆する非対称的な異常所見(hard sign：ハードサイン)を同定することができる．身体診察では，神経精神医学的な症状や，発達の異常によって引き起こされる特別な症候群(例えば，胎児性アルコール症候群，ダウン症候群など)の身体的な徴候の有無を判断することができる．フーパー(Hooper)らは，早期発症の統合失調症あるいは統合失調感情障害をもった199名の若者について研究を行い，患者には高い割合で知的能力障害や学業成績の不振が認められ，これらの重症度は精神疾患の重症度に弱い相関があることを明らかにした．

　神経精神医学的診察では，神経学的なソフトサイン(soft sign)や小奇形も調べる．神経学的なソフトサインとは，1940年代にベンダー(Loretta Bender)が，統合失調症をもった子どもの神経学的診察で診断に至らない異常所見を指して初めて言及したものである．ソフトサインは局所的な神経疾患を示すものではないが，さまざまな発達上の障害に関連しており，知的能力障害，学習障害，行動上の問題のある子どもで頻繁に認められる．ソフトサインは行動上の症状(時に重篤な衝動性や多動のように脳障害に関連していることもある)や，(対側の)身体所見，その他，非局所性の器質的所見(例えば，軽度の舞踏病様運動，体のバランス感覚の悪さ，協調運動の軽度の障害，非対称的な歩行，眼振，原始反射の残存など)を指す．ソフトサインには2種類あり，小さい頃には正常であるが，年齢が高くなっても存続している場合には異常所見となるものと，どんな年齢でも存在すれば異常となるものがある．Physical and Neurological Examination for Soft Signs(PANESS)は15歳までの子どもに使用するツールである．PANESSは一般的な身体状態についての15項目の質問と43項目の運動課題(例えば，指で鼻を触る，片足で線の端までジャンプする，指で素早くタップするなど)から構成されている．神経学的なソフトサインは重要であるが，特定の精神医学的診断を決定するには有用ではない．

　小奇形や異常形態は，発達障害，学習障害，語音障害，言語障害，多動の患者で通常よりも高頻度に認められる．ソフトサインと同様に，小さな身体奇形は神経精神医学的診察の一部であるが，診断決定の際にはほとんど使われることはなく，予後に関連することもない．軽度の身体奇形には高口蓋，内眼角贅皮，両眼隔離，耳介低位，手掌屈曲線，複数のつむじ，大きな頭，溝状舌，複数の足趾の部分的な合趾などがある．

　鑑別診断にてんかんが含まれている場合や脳の器質的な障害が疑われる場合には，脳波検査や，CT，MRIの施行も検討する．

発達検査，心理検査，学業到達度検査

　心理検査や，構造化された発達検査，学業到達度検査は子どもの発達レベルや，知的能力，学業面で抱えている問題を知るのに有用である．適応能力(コミュニケーション能力，ADL，対人関係能力，運動能力を含む)を評価することは，子どもの知的能力障害の程度を判定する最も確実な方法である．表31.2-4に一般的な心理検査の概要を示した．

乳幼児や就学前期の発達検査　Gesell Infant Scale，Cattell Infant Intelligence Scale，Bayley乳幼児発達尺度(Bayley Scales of Infant Development)，デンバー式発達スクリーニング検査(Denver Developmental Screening Test)には生後2か月程度の乳児の発達評価が含まれている．これらの検査をかなり小さな乳児に適用する場合には，さまざまな物や対人接触に対する感覚運動面の反応や，対人的な反応に焦点を置く．一方，もう少し大きな乳児や就学前の幼児に適用する場合は言語の獲得状況に焦点を置く．Gesell Infant Scaleでは4つの発達領域，すなわち，運動，適応能力，言語，対人関係を評価することができる．

　大部分の場合，これらの検査の得点で将来の知能指数を予想することは難しい．しかし，乳幼児に対する検査は，正常発達からの逸脱や知的能力障害をみつけたり，発達障害を疑ったりするためには有用である．乳幼児の検査では感覚運動機能に重点を置かざるを得ないが，もうすこし大きな子どもや青年期の子どもに対する知的能力検査では，乳幼児期以降に発達する能力，例えば，言語，社会的能力や，抽象的な認知機能なども評価される．

学童期児童や青年期の子どもに対する知的能力検査　最もよく使用されている検査は，ウェクスラー知能検査改訂第3版(third edition of the Wechsler Intelligence Scale for Children：WISC-Ⅲ；訳注：WISC-Ⅲ，WISC-ⅣもしくはWISC-Vがある)である．6～17歳の子どもに適用可能で，言語性IQ，動作性IQと全検査IQを評

表 31.2-4　よく使用される子どもの心理評価ツール

検査	年齢/学年	得られるデータ，コメント
知能		
ウェクスラー児童用知能検査第3版改訂版（WISC-Ⅲ知能検査；Wechsler Intelligence Scale for Children—Third Edition：WISC-Ⅲ-R）	6～16歳	標準スコア（言語性，動作性，全検査）．下位尺度を特定の能力評価に使用してもよい
ウェクスラー成人知能検査第3版（WAIS-Ⅲ知能検査；Wechsler Adult Intelligence Scale：WAIS-Ⅲ）	16歳～成人	WISC-Ⅲ-Rに同じ
ウェクスラー幼児用知能検査改訂版（WPPSI知能診断検査；Wechsler Preschool and Primary Scale of Intelligence—Revised：WPPSI-R）	3～7歳	WISC-Ⅲ-Rに同じ
カウフマン小児用知能評価総合テスト（Kaufman Assessment Battery for Children：K-ABC；心理・教育アセスメントバッテリー）	2歳半～12歳半	認知心理学と神経心理学の理論に基づいている．知能と身についている知識の比較を直ちに行うことができる．算出されるスコア：認知過程処理尺度（IQに相当する）；継次処理，同時処理，習得度；認知処理過程下位スコアと習得度下位スコア；相当年齢；パーセンタイル
カウフマン青年成人知能検査（Kaufman Adolescent and Adult Intelligence Test：KAIT）	11～85歳以上	結晶性尺度と流動性尺度から構成される．算出されるスコア：全検査IQ；結晶性IQと流動性IQ；下位スコア；パーセンタイル
スタンフォード-ビネー第4版（Stanford-Binet, 4th Edition：SB：FE）	2～23歳	算出されるスコア：IQ；言語性，抽象/視覚，定量的推論；短期記憶；標準年齢
ピーボディ絵画語彙検査-Ⅲ（Peabody Picture Vocabulary Test—Ⅲ：PPVT-Ⅲ）	4歳～成人	受容性語彙獲得尺度；標準スコア，パーセンタイル，相当年齢
学業到達度		
ウッドコック-ジョンソン心理教育総合検査改訂版（Woodcock-Johnson Psycho-Educational Battery：W-J）	年長～12歳	算出されるスコア：読み，数学（計算，理解），書字，その他の学業達成度；学年スコア，年齢スコア，標準スコア，パーセンタイル
広範囲教育学力テスト3，レベル1，レベル2（Wide Range Achievement Test-3, Levels 1 and 2：WRAT-3）	レベル1：5～11歳 レベル2：12～75歳	読み，スペリング，計算の能力不足のスクリーニングに使用できる；相当学年，パーセンタイル，スタナインスコア，標準スコア
カウフマン教育学力テスト，簡便法および包括的形式（Kaufman Test of Educational Achievement, Brief and Comprehensive Forms：K-TEA）	1～12歳	算出される標準スコア：読み，数学，スペリング；相当学年，相当年齢，パーセンタイル，スタナインスコア．日常臨床では簡略版でほぼ十分；包括版は誤答分析やさらに詳細なカリキュラム計画に使用できる
ウェクスラー個人達成度検査（Wechsler Individual Achievement Test：WIAT）	年長～12歳	算出される標準スコア：基本的な読み，数学的推論，スペリング，読解，数的操作，聴解力，口頭表現，文章表現．WISC-Ⅲ-Rと相関する（co-normal）
適応行動		
ヴァインランド適応行動尺度（Vineland Adaptive Behavior Scales）	正常知能：0～19歳 知的能力障害：全年齢	算出される標準スコア：適応行動，コミュニケーション，日常生活能力，対人領域，運動領域；パーセンタイル，相当年齢，発達年齢スコア．正常，視覚障害，聴覚障害，情緒障害，知的能力障害それぞれに対して標準化されている
独立行動評価尺度改訂版（Scales of Independent Behavior—Revised）	新生児～成人	算出される標準スコア：4つの適応的領域（運動，対人関係とコミュニケーション，家庭生活，コミュニティでの生活）と3つの不適応領域（内在化，非社交性，外在化）；General Maladaptive Index，Broad Independence cluster
注意力		
トレイルメイキングテスト（Trail Making Test）	8歳～成人	標準スコア，標準偏差，範囲；年齢と教育による調整

（つづく）

表 31.2-4　よく使用される子どもの心理評価ツール（つづき）

検査	年齢/学年	得られるデータ，コメント
ウィスコンシンカード分類課題（Wisconsin Card Sorting Test）	6歳半〜成人	標準スコア，標準偏差，T スコア，パーセンタイル，カテゴリー達成ごとの発達水準，保続型エラー，非保続型エラー；コンピュータ版もある
小児用行動評価目録（Behavior Assessment System for Children：BASC）	4〜18歳	教師と親による評価尺度と子どもの自記式パーソナリティ尺度により，さまざまな領域について家庭，学校，コミュニティで評価することが可能である．妥当性尺度，臨床尺度，適応尺度がある．ADHD コンポーネントも使用できる
家庭状況質問紙改訂版（Home Situations Questionnaire—Revised：HSQ-R）	6〜12歳	注意力や集中力に関する子どもの問題を親が評価できる．問題領域の数，平均重症度，従順性と娯楽場面の因子得点が算出される
注意欠如・多動症評価尺度（ADHD Rating Scale）	6〜12歳	DSM の診断基準による ADHD を判定できる症状数スコア：標準スコアにより，全スコアと2つの因子（注意欠如-多動性と衝動性-多動性）の臨床的意義を判定できる
学校状況質問紙（School Situations Questionnaire：SSQ-R）	6〜12歳	子どもの注意や集中力の問題を教師が判定できる．問題となる状況数と重症度のスコアが算出される
小児用注意プロフィール（Child Attention Profile：CAP）	6〜12歳	子どもの不注意と多動の有無と程度を教師が週ごとに測定できる．不注意，多動と全スコアに対する基準スコアがある
投影法		
ロールシャッハテスト（Rorschach Inkblots）	3歳〜成人	特別な採点方法を用いる．最も新しく広く用いられている方法はエクスナー法である（John Exner's Comprehensive System（1974））．知覚の正確さ，感情と知能の統合度，現実検討能力，その他の心理過程を評価する
絵画主題統覚検査（Thematic Apperception Test：TAT）	6歳〜成人	ストーリーを作らせ，質的に分析する．特に，対人機能に関して豊富な情報が得られる
マコーバ人物描画検査（Machover Draw-A-Person Test：DAP）	3歳〜成人	特に，被検者の自分に対する感情や，重要な他者に対する感情について，質的分析と仮説生成を行う
動的家族描画法（Kinetic Familiy Drawing：KFD）	3歳〜成人	家族構造と家族関係についてどう感じているかに関しての質的分析や仮説生成を行う．客観的採点システムもいくつか存在する
Rotter Incomplete Sentences Blank	小児版，青年版，成人版	主に質的に分析されるが，客観的な採点システムもいくつか開発されてきている
パーソナリティ検査		
ミネソタ多面的人格目録（Minnesota Multiphasic Personality Inventory Adolescent：MMPI-A）	14〜18歳	広く使用されているパーソナリティ検査の1992年版で青年が対象．算出される標準スコア：3つの妥当性尺度，14の臨床尺度と追加内容と追加尺度からなる
ミロン青年人格目録（Millon Adolescent Personality Inventory：MAPI）	13〜18歳	3カテゴリーの20の尺度について標準スコアがある（パーソナリティ尺度，懸念表出尺度，行動関連尺度）．青年期人口で標準化されている．問題領域だけではなく，幅広い機能に焦点を当てている．情緒的安定性，自己概念水準，興奮性，自信を含む14の主要パーソナリティ特徴を評価する
小児用人格質問紙票（Children's Personality Questionnaire）	8〜12歳	外向性と不安を含んだ，幅広い特徴パターンを総合的に評価できる
神経心理学的スクリーニング検査と検査バッテリー		
視覚-運動統合発達検査（Developmental Test of Visual-Motor Integration：VMI）	2〜16歳	視覚運動障害のスクリーニング検査．標準スコア，相当年齢，パーセンタイルが算出される
ベントン視覚記銘力検査（Benton Visual Retention Test）	6歳〜成人	視覚記銘力障害を評価する．年齢ごとの平均スコアがある
ベントン視覚運動ゲシュタルト検査（Benton Visual Motor Gestalt Test）	5歳〜成人	視覚運動障害と視覚記銘力障害を評価する．相当年齢が算出される

（つづく）

表 31.2-4　よく使用される子どもの心理評価ツール（つづき）

検査	年齢/学年	得られるデータ，コメント
小児用ライタン-インディアナ神経心理学総合検査（Reitan-Indiana Neuropsychological Test Battery for Children）	5〜8歳	脳傷害が疑われる子どもに対する認知機能および知覚運動検査
Halstead-Reitan Neuropsychological Test Battery for Older Children	9〜14歳	Reitan-Indiana 検査と同じ
ルリア-ネブラスカ神経心理学的総合検査：小児改訂版（Luria-Nebraska Neuropsychological Battery：Children's Revision LNNB：C）	8〜12歳	神経心理学的機能について，11の臨床領域と2つの追加領域を評価できる．感覚運動機能，知覚機能，認知機能検査．標準スコアがある
発達状態		
Bayley 乳幼児発達尺度（Bayley Scales of Infant Development-Second Edition）	生後16日〜42か月	乳児の発達を評価する．精神，運動，行動尺度．標準スコアがある
マレン初期学習尺度（Mullen Scales of Early Learning）	新生児〜5歳	受容性・表出性言語能力測定のための言語・視覚検査．年齢得点とTスコアが算出される

Racusin G, Moss N. Psychological assessment of children and adolescents. In：Lewis M, ed. *Child and Adolescent Psychiatry*：*A Comprehensive Textbook*. Philadelphia：Williams & Wilkins；1991 から許可を得て転載．

価できる．言語性検査は単語，知識，算数，類似，理解，数唱（補助検査）からなる．動作性検査は積木模様，絵画完成，絵画配列，組合せ，符号，迷路（補助検査），記号探しい（補助検査）からなる．補助検査の得点はIQの計算には含まれない．

それぞれの下位検査は1〜19の粗点で採点され，10が平均得点となっている．全検査IQの平均得点は100で，70〜80が境界線，80〜90が平均の下，90〜109が平均，110〜119が平均の上，120以上が優れているもしくは非常に優れている，となる．動作性，言語性検査はさらに細分化されているので，障害領域を特定したり，知的能力のばらつきを判断したりするためなど柔軟に使用可能である．知能検査で測定される能力のほとんどは学業に必要な能力なので，WISC-Ⅲを細かくみることで，子どもの弱点をみつけて治療的な教育を行うことが有益なこともある．

Stanford-Binet Intelligence Scale は2〜24歳の年齢をカバーしている．小さな子どものためには写真や絵，物で検査を行い，年齢が高い子どもや青年期の子どもに対しては言語課題で検査を行う．この知的能力検査は，同種の検査の中でも最も早く開発されたもので，IQとともに精神年齢も算出できる．

McCarthy Scales of Children's Abilities と K-ABC 心理・教育アセスメントバッテリー（Kaufman Assessment Battery for Children）も知的能力検査で，就学前の幼児と学童期の児童に使用できる．青年期の子どもには使用できない．

知的能力の長期の安定性　学童期と青年期の間，知的能力は比較的安定しているが，知的能力とその検査得点に影響する要因もある．重度の精神疾患をもった子どもや，情緒的にも物資的にも貧困な環境でネグレクトを受けて育った子どもの場合には，知的能力は時間とともに低下していくこともある．一方で，非常に豊かな環境に置かれた子どもの場合には知的能力が時間とともに向上していくこともある．知的能力検査に影響を与える要因は，検査の正確性にも影響を与えることになるが，そのようなものには，動機づけ，情緒の状態，不安，文化的背景がある．認知機能と不安，抑うつ，精神病症状の間の相互の影響は複雑である．2013年，ウィークス（Weeks）らが発表した4405人を対象にした，カナダ青少年縦断調査（Canadian National Longitudinal Study of Children and Youth：NLSCY）では，12〜13歳では認知機能が高いと不安や抑うつ症状を呈するリスクが低くなるが，14〜15歳では認知機能は不安や抑うつ症状の発症には関連がなかった．

知覚と知覚運動検査　ベンダーゲシュタルト検査（Bender Visual Motor Gestalt Test）は4〜12歳の子どもに対して使用できる．検査は空間的に関連のある一連の図から構成されており，子どもはそれを描き写すように指示される．点数は誤りの数に基づいて計算される．診断的な検査ではないが，発達年齢から逸脱した知覚能力を見つける際には有用である．

パーソナリティ検査　パーソナリティ検査は診断にはあまり用いられない．また，知的能力検査に比べて標準化されておらず，信頼性，妥当性も十分ではない．しかし，患者の心の中のテーマや空想を引き出すには有用である．

ロールシャッハテストは投影法の検査で，曖昧な刺激——具体的には左右対称のインクのしみ——を子どもに提示して，何が見えるか言ってもらう，という検査である．この検査は，曖昧な刺激に対する子どもの解釈が，パーソナリティの基本性質を反映するという仮説に基づ

いている．検査者は反応に現れるテーマやパターンに着目していく．

より構造化された投影法の検査は子ども用主題統覚テスト（Children's Apperception Test：CAT）で，これは主題統覚検査法（Thematic Apperception Test：TAT）の応用版である．CAT は動物の絵が描かれたカードから構成される．絵の内容は曖昧であるが，親子関係や兄弟関係，育児環境やその他の人間関係に関係している．子どもにはその絵で何が起こっているのか，ストーリーを作るように指示する．動物の絵が使われているのは，子どもは人間の絵よりも動物の絵の方がより反応しやすいだろうという仮説に基づいているからである．

描画やおもちゃ，遊びも投影法の応用であり，子どもの評価中に活用できる．人形の家や人形，パペットを通じて，さまざまな考え方や感情が非言語的に表現される．家庭を連想させるような遊びは，家族に関する子どもの恐れや希望，葛藤を引き出すことも多い．

投影法は標準化された検査法ほどには重要視されてこなかった．検査として取り扱うよりも，投影法は追加的に行うものとして考えるのが良い．

学業に関する検査　学業到達度検査を使用することで，特定の科目についての知識や技能を評価することができる．Wide-Range Achievement Test-Revised（WRAT-R）は知識や技能のテストと，時間制限のある読み・描き・算数のテストとから成る．5歳から成人までに適用できる．結果は，年齢と学年ごとの平均得点と比較することができる．

Peabody Individual Achievement Test（PIAT）は単語の同定，スペリング，計算，読解から構成されている．Kaufman Test of Educational Achievement と Gray Oral Reading Test-Revised（GORT-R），Sequential Test of Educational Progress（STEP）は在籍学年相応の学力に到達しているかを判断する検査である．在籍学年相応の学力より有意に低い子どもは，しばしば限局性学習症をもっていることがある．

生物心理社会的定式化　診察者の仕事は，得られた情報をすべて統合して，患者が現在の状態になるに至った生物学的素因，精神力動的要因，環境からのストレス，ライフイベントも考慮しつつ，患者についての1つの病像を描くことである．精神疾患や，身体面の異常，運動機能や発達面での異常も現在の機能障害の病因像を描く上で考慮しなければならない．標準化された心理検査と発達検査に，臨床情報を統合して最終的な結論を下す．精神医学的観点からの病像を考える際には，家族機能とともに，子どもの教育環境の適切さも検討する必要がある．また，子どもの現在の安全状況も判断しなければならない．虐待が疑われる場合には必ず地域の児童相談所に通告する．成長，発達，学業，遊びに関して子どもの全般的な健康度も考慮する．

診　断

エビデンスに基づいた構造化，半構造化ツールを使用することで，評価者の診断能力が向上することも多く，この結果，極めて正確な診断が可能になる．こういったツールには前述した K-SADS や CAPA，NIMH DISC-IV などがある．診断過程でエビデンスに基づいたツールを使う利点は，不十分な情報に基づいて診断をしてしまうというような診察者のバイアスを減らすことと，ある診断に関与しうる症状それぞれを検討する際のガイドになることである．複数の診断カテゴリーに共通する症状がある場合のように難しい判断が必要な時には，このようなツールを用いることで専門的な知識をより有効に活用できることもある．評価者の究極的な仕事の1つは，DSM-5 に従った適切な診断をすることである．状況によっては DSM-5 の診断を満たさないものの，機能障害があり，精神医学的な関与や介入が必要になる場合もある．子どもを診察する評価者は家族の行動が子どもの精神・身体的な健康状態にどのような影響を与えているか判断しなければならないことが頻繁にある．多くの場合，機能障害の程度は，精神疾患という枠を超えた要因に関連している．この要因には，家庭生活や友人関係，教育場面に子どもがどう適応しているかなどが含まれる．

治療計画

診察で得られた情報を総合して，患児を現在の問題に至らしめている要因，その問題の結果，そしてその解決手段についての，まとまった定式化を行った上で，治療を提案する．治療推奨は，生物学的要素，心理学的要素，社会的要素に分けて考えることもできる．すなわち，ある特別な精神疾患の素因となる生物学的要素を明確にすることが，精神薬理学的な治療推奨を行う際の材料になることもあるであろう．定式化の際に，家族内の精神力動を理解することで家族療法を含めた治療推奨を行うことになるかもしれない．学業面での問題も定式化に含まれており，これを考慮することで，患者をどのような教育環境におけばよいかをより効果的に探ることもできるだろう．もちろん，身体的な安全や，精神的な安全は最も重要で，常に治療推奨リストの最優先事項である．

子どもの家族，学校生活，友人関係，社会活動は，子どもが問題を克服するための直接的な鍵となることもしばしばある．家族に対する心理教育や家族の協力は治療推奨を成功させるためには欠かすことができない要素である．親子の良い面と弱い面に関する観察結果をバランスよく評価者から親，家族へ伝えることは，問題だけに焦点を絞って伝えるよりも有用である．最も実りある治療計画は，評価者，子ども，家族が協力して立てた計画で，計画立案のプロセスの中で，それぞれが自分の良い貢献を認められたと感じることができたような計画である．

参考文献

Achenbach TM, Dumenci L, Rescorla LA. Ratings of relations between DSM-IV diagnostic categories and items of the CBCL/6–18, TRF, and YSR. Burlington, VT: University of Vermont, Research Center for Children, Youth, & Families; 2001.

American Psychiatric Association: *Diagnostic and Statistical Manual of Mental Disorders, Fifth Edition.* Arlington, VA, American Psychiatric Association, 2013.

Bird HR, Canino GJ, Davies M, Ramirez R, Chavez L, Duarte C, Shen S. The Brief Impairment Scale (BIS): A multidimensional scale of functional impairment for children and adolescents. *J Am Acad Child Adolesc Psychiatry.* 2005;44:699.

De Bellis MD, Wooley DP, Hooper SR. Neuropsychological findings in pediatric maltreatment: relationship of PTSD, dissociative symptoms and abuse/neglect indices to neurocognitive outcomes. *Child Maltreat.* 2013;18:171–183.

Doss AJ. Evidence-based diagnosis: Incorporating diagnostic instruments into clinical practice. *J Am Acad Child Adolesc Psychiatry.* 2005;44:947.

Frazier JA, Giuliano AJ, Johnson JL, Yakuris L, Youngstrom EA, Breiger D, Sikich L, Findling RL, McClellan J, Hamer RM, Vitiello B, Lieberman JA, Hooper SA. Neurocognitive outcomes in the treatment of early-onset schizophrenia Spectrum Disorders Study. *J Am Acad Child Adolesc Psychiatry.* 2012;51:496–505.

Hamilton J. Clinician's guide to evidence-based practice. *J Am Acad Child Adolesc Psychiatry.* 2005;44:494.

Hamilton J. The answerable question and a hierarchy of evidence. *J Am Acad Child Adolesc Psychiatry.* 2005;44:596.

Hooper SR, Giulano AJ, Youngstrom EA, Breiger D, Sikich L, Frazier JA, Findling RL McClellan J, Hamer RM, Vitiello B, Lieberman JA. Neurocognition in early-onset schizophrenia and schizoaffective disorders. *J Am Acad Child Adolesc Psychiatry.* 2010;49:52–60.

Kavanaugh B, Holler KI, Selke G. A neuropsychological profile of childhood maltreatment within an adolescent inpatient sample. *Appl Neuropsychol Child.* 2013 [Epub ahead of print].

Kestenbaum CJ. The clinical interview of the child. In: Wiener JM, Dulcan MK, eds. *The American Psychiatric Publishing Textbook of Child and Adolescent Psychiatry.* 3rd ed. Washington, DC: American Psychiatric Publishing, Inc.; 2004:103–111.

King RA, Schwab-Stone ME, Thies AP, Peterson BS, Fisher PW. Psychiatric examination of the infant, child, and adolescent. In: Sadock BJ, Sadock VA, eds. *Kaplan & Sadock's Comprehensive Textbook of Psychiatry.* 9th ed. Vol. II. Philadelphia: Lippincott Williams & Wilkins; 2009:3366.

Lyneham HJ, Rapee RM. Evaluation and treatment of anxiety disorders in the general pediatric population: A clinician's guide. *Child Adolesc Psychiatr Clin N Am.* 2005;14(4):845.

Pataki CS. Child psychiatry: Introduction and overview. In: Sadock BJ, Sadock VA, eds. *Kaplan & Sadock's Comprehensive Textbook of Psychiatry.* 9th ed. Philadelphia: Lippincott Williams & Wilkins; 2009:3335.

Puig-Antich J, Orraschel H, Tabrizi MA, Chambers W. *Schedule for Affective Disorders and Schizophrenia for School-Age Children-Epidemiologic Version.* New York: New York State Psychiatric Institute and Yale School of Medicine; 1980.

Staller JA. Diagnostic profiles in outpatient child psychiatry. *Am J Orthopsychiatry.* 2006;76(1):98.

Weeks M, Wild TC, Poubidis GB, Naiker K, Cairney J, North CR, Colman I. Childhood cognitive ability and its relationship with anxiety and depression in adolescence. *J Affect Disord.* 2013 http://dx.doi.org/10.1016/j.jad.2013.08.019.

Winters NC, Collett BR, Myers KM. Ten-year review of rating scales, VII: Scales assessing functional impairment. *J Am Acad Child Adolesc Psychiatry.* 2005;44:309.

Youngstrom EA, Duax J. Evidence-based assessment of pediatric bipolar disorder. Part 1: Base rate and family history. *J Am Acad Child Adolesc Psychiatry.* 2005;44:712.

31.3 知的能力障害

知的能力障害は以前は精神遅滞と呼ばれていた．知的能力障害は，認知機能障害や社会機能障害を来すさまざまな環境・遺伝要因が原因となって引き起こされる．米国知的発達障害学会（American Association on Intellectual and Developmental Disability：AAIDD）によると，知的能力障害は，18歳までに現れる明らかな知的機能（推論，学習，問題解決能力）障害と適応行動（概念化能力，社会技能，生活を送る能力）障害の両方を伴う障害と定義されている．この定義は広く認められており，知的能力障害の程度を決定するには，社会生活への適応とIQの両方を評価することが必要であるというのが国際的な共通理解である．適応能力を評価する尺度では，社会的な能力，社会規範の理解の程度，日常生活機能を評価し，知的機能の尺度は認知能力に焦点を置く．ある知的レベルの者がすべて同じレベルの適応能力をもっているわけではないが，疫学データでは知的能力障害の有病率は概ね知的レベルと適応能力レベルに一致しており，典型的には認知能力に密接に対応している．

DSM-5 では，知的能力障害の重症度は IQ ではなく，適応能力に基づいて決定される．この点は DSM-Ⅳ-TR からの変更点であるが，これを強調するのは，必要な援助の程度は，適応能力の程度によって決まるという認識のもと DSM-5 で変更が採用されたからである．さらに，IQ の得点の中でも低いスコアでは IQ 得点は比較的妥当性が低いという理由からでもある．DSM-5 に従って知的能力障害の重症度を決定するには，概念的な領域（例えば，学業成績），社会的な領域（例えば，人間関係），実用的な領域（例えば，身だしなみ）を評価しなければならない．

時代とともに，知的能力障害児への社会の対応は大きく変化してきた．歴史的には1800年代中盤，知的能力障害をもった子どもたちは多くが教育施設に預けられた．これは，充分な集中的トレーニングを行えば，知的能力障害をもった子どもたちでも家族と生活できるようになり，社会生活でも高いレベルで生活できるようになると考えられていたからである．しかし，知的能力障害をもった子どもに障害を克服させる教育は可能だという予想は実現しなかった．次第に多くの施設でプログラムは規模を拡大し，最終的には集中的な教育からより保護的なケアへと焦点が変化していった．知的能力障害をもった子どもに対して施設を活用するという方法は1900年代半ばに最高潮に達した．しかし，その頃から，施設が過密状態で，不潔で，中には虐待が行われているケースもあるということが公に明らかとなり，「脱施設化」運動に火がついた．知的能力障害をもつ子どもの脱施設化の原動力になったのは生活環境での「ノーマライゼーション」の哲学や教育現場での「インクルージョン」という思想の影響が大きい．1960年代後半から知的能力障害をもつ子どもが施設に入ることはほとんどなくなった．また，ノーマライゼーションやインクルージョンという考え方は権利擁護団体や親の間で今も盛んに叫ばれている．

1975年に公法94-142（全障害児教育法：Education for all Handicapped Children Act）が可決され，公立学校はすべての障害児に対して適切な教育を行うように義務づけられた．さらに1990年の障害者法（Individuals with Disability Act）によって全障害児教育法は拡大され修正された．現在では，すべての児童（障害児童も含めて）に対して「できる限り児童にかかる制約を最小限にした環境で」公教育を提供するように義務づけられている．

教育システムに加えて，特殊教育評議会（Council for Exceptional Children：CEC）や National Association for Retarded Citizens（NARC）は知的能力障害児の親が組織

表 31.3-1　DSM-5 の知的能力障害（知的発達症/知的発達障害）の診断基準

知的能力障害（知的発達症）は，発達期に発症し，概念的，社会的，および実用的な領域における知的機能と適応機能両面の欠陥を含む障害である．以下の3つの基準を満たさなければならない．
A．臨床的評価および個別化，標準化された知能検査によって確かめられる，論理的思考，問題解決，計画，抽象的思考，判断，学校での学習，および経験からの学習など，知的機能の欠陥．
B．個人の自立や社会的責任において発達的および社会文化的な水準を満たすことができなくなるという適応機能の欠陥．継続的な支援がなければ，適応上の欠陥は，家庭，学校，職場，および地域社会といった多岐にわたる環境において，コミュニケーション，社会参加，および自立した生活といった複数の日常生活活動における機能を限定する．
C．知的および適応の欠陥は，発達期の間に発症する．
　注：診断用語である**知的能力障害**は，**知的発達障害**という ICD-11 の診断用語と同義である．本書では**知的能力障害**という用語が使用されているが，他の分類体系との関係を明確にするため，両方の用語が見出しに使用されている．さらに，米国の連邦法規（公法 111-256，ローザ法）は，**精神遅滞を知的能力障害**という用語に置き換え，学術誌は**知的能力障害**という用語を使用している．したがって，**知的能力障害**は医学，教育，その他の専門職，また一般市民や支援団体により広く使用される用語である．

▶現在の重症度を特定せよ
　317(F70)軽度
　318.0(F71)中等度
　318.1(F72)重度
　318.2(F73)最重度

Diagnostic and Statistical Manual of Mental Disorders, Fifth Edition（Copyright ©2013．American Psychiatric Association. All Rights Reserved から許可を得て転載．

している有名なロビー組織であり，公法 94-142 を提案する後押しとなった．米国知的発達障害学会（AAIDD）は元々米国精神遅滞学会（American Association on Mental Retardation：AAMR）と呼ばれており，この分野で最も著名な権利擁護団体である．この団体は，知的能力障害についての啓蒙活動を行ったり，研究や立法をサポートしたりする際に大きな影響力を持ち続けている．

　AAIDD は知的能力障害が，個人の能力の制約を静的に表現する呼び名というよりは，個人と環境の機能的な相互交流で生じる動的なものであるという見方を広めようとしている．この考え方のもとでは，障害をもった子どものある適応能力領域に関して，「環境支援」が時々必要なのか，ある程度の範囲で必要なのか，広く必要なのか，生活全般にわたって必要なのかを判断する必要がある．この適応能力領域には，コミュニケーション，セルフケア，家庭生活，ソーシャルスキルや対人技能，公共資源の活用，自己決定能力，学業を行う能力，労働能力，余暇活動を行う能力，健康管理能力，安全管理能力がある．

　国連障害者の権利条約（2006 年）には知的能力障害をもった人たちについて，完全なインクルージョンを推進するフォーラムの設置が盛り込まれた．この国際フォーラムを広く認知してもらい，社会生活の障壁になっているものに注目しながら，知的能力障害をもった人たちに対して保護を提供し，社会活動や市民活動，教育活動へのインクルージョンを模索することを目標にしている．

用　語

　臨床家にとって知的能力障害を正確に定義することは何世紀にもわたって困難であった．知的能力障害は認知機能障害だけでくくられるものではない，すなわち，社会適応能力が障害されていることも含んでいるということが，現在の分類方法すべてで強調されている．DSM-5 に従えば，知的能力障害の診断は，知的機能障害と適応能力の障害がある時にのみ下すことができる（**表 31.3-1**）．知的能力障害と診断した場合，重症度を適応能力障害の程度によって判断する．

分　類

　DSM-5 による知的能力障害は，明らかに平均以下の全般的な知的機能と，それに関連して併存する適応能力障害がそれぞれ 18 歳になるまでに現れていることが必要である．診断は併存する身体障害や精神疾患とは独立して行う．知的能力障害の程度に応じたコミュニケーション能力，学力，労働能力の発達レベルを**表 31.3-2** に示した．

　標準化された知的能力検査を使用する場合は（これは現在でもまだ一般的なやり方であるが），明らかに平均以下というのは IQ で約 70 以下または平均から 2 標準偏差以下で定義する．適応能力はヴァインランド適応行動尺度（Vineland Adaptive Behavior Scale）のような標準化尺度で評価することができる．この尺度はコミュニケーション，日常生活スキル，社会性，運動スキル（4 歳

表 31.3-2　知的能力障害の発達特徴

知的能力障害の重症度	就学前期(0〜5歳) 成熟と発達	就学期(6〜20歳) 訓練と教育	成人期(21歳以上) 社会・職業能力
最重度	全般的な障害：感覚運動機能領域での能力は最低限しかない．介護ケアが必要．常時援助と監督が必要．	発達する運動能力もある．自助能力について最低限の訓練あるいは限られた訓練に反応する者もいる．	運動，発話がいくらか発達する．ごく限定された自助能力を獲得することもある．介護ケアが必要．
重度	運動発達が乏しい．発話は最低限しかない．自助能力の訓練は一般的に効果がない．コミュニケーション能力は無いかあってもごくわずか．	話すことができるか，コミュニケーション手段を身につけることができるようになる．基本的な健康習慣について訓練ができる．日常生活の習慣について系統的なトレーニングをすることで改善がある．職業訓練は効果がない．	完全な見守りのもとで自身の生活維持に関することを一部できるようになることもある．保護的な環境では，自分を危険から守る能力を最低限の水準で発達させることができる．
中等度	話すことができるか，コミュニケーション手段を身につけることができるようになる．社会的意識は乏しい．運動機能の発達はまずまずである．自助能力の訓練は効果がある．中等度の監督で生活できる．	社会技能訓練や作業訓練で効果がある．教科学習では小学校2年生以上の能力を獲得することは少ない．馴染みのある場所へは1人で移動できる．	生活維持に関して稚拙な技能を身につけることがある．保護的な条件では，非熟練作業あるいは半熟練作業に従事することができる．軽度の社会ストレス，経済ストレス下では，見守りや指導が必要である．
軽度	社会技能やコミュニケーション能力は発達する．感覚運動領域での遅滞は少ない．年齢が高くなるまで正常知能の子どもと区別がつかないことも多い．	10代の終わりにはほぼ小学校6年生レベルの学業能力を身につけることができる．社会適応が可能なように指導できる．	通常は最低限の自助ができる，社会技能や職業技能を身につけることができるが，社会ストレス，経済ストレス下では指導や援助が必要である．

Mental Retarded Activities of the US Department of Health, Education and Welfare. Washington, DC：US Government Printing Office；1989：2 から許可を得て改変．

11 か月まで)を点数化して，その年齢で期待される能力に応じた適応行動合計点を算出する．

知的能力障害をもつ人の約85％がDSM-5の軽度知的能力障害に該当する．これは典型的には50〜70の範囲の全検査IQと軽度の適応能力障害とで定義される．適応能力にはコミュニケーション，セルフケア，対人技能，労働能力，余暇，安全を理解する能力などの技能が含まれる．知的能力障害は遺伝的要因，環境要因，心理社会的要因に影響される．閾値下の鉛中毒や，出生前に薬物やアルコール，その他の毒素に曝露されることなどの微妙な環境要因や発達要因は知的能力障害に影響を与える可能性が示唆されている．脆弱X症候群や，ダウン症候群，プラダー・ウィリ症候群などある種の遺伝症候群には，対人関係や言語，認知機能の発達の特徴的なパターンや，行動上の特徴がある．

知的能力障害の重症度

知的能力障害の重症度はDSM-5では軽度，中等度，重度，最重度と表現されている．これまで全検査IQが70〜80の者には「境界線」という言葉が使用されることがあったが，DSM-5では精神疾患名としては使用されない．「境界線」という言葉は，臨床的な注目が必要な可能性がある状態として使われているが，基準は示されていない．

軽度知的能力障害は，全知的能力障害の約85％を占める．軽度知的能力障害児は小学校1, 2年までは知的能力障害をもっているとわからず，学業能力が必要になってきてから初めて知的能力障害と判明することがしばしばある．青年期後期になるまでに，軽度知的能力障害児はおよそ6年生レベルの学業能力を身につけることもよくある．軽度知的能力障害の原因が特定されることはほとんどない．軽度知的能力障害をもった成人患者は適切な援助を受けながら自立して生活し，自分の家庭をもつこともできる．軽度知的能力障害の適応能力に対応するIQは典型的には50〜70であろう．

中等度知的能力障害は全知的能力障害の約10％を占める．中等度知的能力障害児の大部分は言葉を獲得し，幼児期なら通用するくらいのコミュニケーション能力を身につけることができる．しかし，学業で壁に直面し，小学校2, 3年生以上の学力は身につけることができないことが多い．社交能力に限界があるため，青年期には他者との違いが明瞭になって孤立することが多いので，手厚い社会的支援や職業的支援が有用である．成人になると，熟練をあまり必要としない仕事を適切な監督のもとで行うことができるようになる可能性もある．中等度

知的能力障害の適応能力に対応する IQ は典型的には 35～50 であろう．

重度知的能力障害は全知的能力障害の 4％を占める．重度知的能力障害児は子ども時代にコミュニケーション能力を身につけることができて，しばしば，数を数えたり，生活に欠かすことができない単語を認識できたりするようになる．重度知的能力障害では軽度，中等度知的能力障害よりも，原因が特定されることが多い．成人になると，支援が伴う生活環境，例えばグループホームなどでの生活にはよく適応できて，監督のもと，仕事に関係する作業を行うことができるようになる可能性もある．重度知的能力障害の適応能力に対応する IQ は典型的には 20～35 であろう．

最重度知的能力障害は全知的能力障害の 1～2％を占める．大部分の重度知的能力障害ではその原因が同定されうる．重度知的能力障害児は適切なトレーニングを受ければ，セルフケア能力の一部を身につけたり，自分の欲求を伝えることができるようなったりするかもしれない．最重度知的能力障害の適応能力に対応する IQ は典型的には 20 未満であろう．

DSM-5 には「特定不能の知的能力障害」（知的発達障害）という診断があり，5 歳以上で何らかの理由で評価が困難であるが，知的能力障害はあることが強く疑われる場合に使用される．この診断を受ける者は，視覚障害や聴覚障害などの，感覚器や身体の障害や，精神疾患の合併などがあるため，代表的な評価ツール（例えば，Bayley 発達検査や Cattell Infant Scale）を適用できなかったり，適応能力を判断できなかったりする．

疫　学

大部分の疫学調査では発展途上国での子どもの知的能力障害の有病率は 1000 人中 10～15 人と推計されている．西洋諸国での知的能力障害の有病率は人口の 1％から 3％と推計されている．ある程度大きくなるまで軽度知的能力障害は見過ごされることがあるので，知的能力障害の発生率を計算するのは困難である．子どもの中には，知的能力が低くても社会適応はできている者もおり，成長したり，青年期になったりして適応に困難が生じるまで診断が下されない者もいる．知的能力障害の発生率が最も高いのは学童期の児童で，そのピークは 10～14 歳である．男性の知的能力障害の頻度は女性の 1.5 倍である．

併存症

有病率

疫学調査によると，知的能力障害の子どもや大人の 3 分の 2 までが精神疾患を合併している．これは，知的能力障害を含まない集団での精神疾患の併存率より数倍高い．精神疾患が併存しているかどうかは，知的能力障害の重症度に相関しているようである．すなわち，知的能力障害が重度であればあるほど，精神疾患が併存するリスクが高くなる．疫学調査では，4～18 歳の知的能力障害児の 40.7％が 1 つ以上の精神疾患の診断基準を満たしていることが明らかとなった．その研究では，知的能力障害の重症度が特定の併存精神疾患のリスクに影響していることもわかった．秩序破壊的行動や素行症は軽度知的能力障害の患者で多く，重度知的能力障害の患者では，自閉スペクトラム症の診断を満たす者や，自己刺激的な症状や自傷などの症状を呈するものが多かった．この研究では，知的能力障害児に合併する精神疾患は年齢や性別には関連していなかった．最重度知的能力障害と診断された子どもは精神疾患が併存していることが少なかった．

知的能力障害をもった患者に合併する精神疾患はさまざまで，気分障害，統合失調症，注意欠如・多動症，素行症も含まれる．重度知的能力障害と診断された子どもは自閉スペクトラム症を合併する率が特に高い．知的能力障害をもった者の約 2～3％が統合失調症の診断基準を満たす．これは一般人口の数倍高い有病率である．研究の中で，K-SADS(Kiddie Schedule for Affective Disorders and Schizophrenia) やベック式抑うつ評価尺度 (Beck Depression Inventory)，小児抑うつ尺度 (Children's Depression Inventory) を研究で使用すると，知的能力障害の子どもや大人の 50％までもが気分障害の診断を満たすことがわかっている．しかし，これらの尺度が知的能力障害をもった集団で標準化されていないので，この点はこれらの研究の限界である．精神疾患の診断基準を満たすほどではないが，知的能力障害児に頻繁にみられる精神医学的症状は，多動，短い注意持続時間，自傷行為（例えば，ヘッドバンギング，自咬症），反復的常同行為（手をひらひらさせる，つま先歩き）などがある．より軽度の知的障害をもった子どもや大人では，自己像に否定的であるとか，自尊心が低い，不満に耐える能力が低い，対人的な依存がある，問題解決の方法が柔軟でないことなどがよくある．

神経学的障害

知的能力障害をもった者は一般人口に比べて，てんかんの頻度が高く，有病率は知的能力障害の重症度に比例して増加する．知的能力障害をもった者とてんかん患者における精神疾患についての総説研究では，約 3 分の 1 が自閉スペクトラム症を合併していたことがわかった．一般人口の 0.07％に知的能力障害，てんかん，自閉スペクトラム症の 3 つが同時に合併していると推計されている．

心理社会的特徴

社会性や学業面で自分は他人と違っていると気づいている軽度から中等度の知的能力障害者もおり，これらの患者は共通して否定的な自己像や低い自尊心を抱えてい

る．何度も失敗して，親や社会の期待に応えることができない自分に失望した経験をしたり，年下の兄弟よりもどんどん遅れをとっている現状に直面したりしていることもある．コミュニケーション能力が不足しているために，ますます自分が不出来だと思ったり，挫折感を感じてしまったりしやすくなる．社会生活からの引きこもりのような不適切な行動もよく認められる．長期間持続する孤立感や無能感は，不安や怒り，不快気分や抑うつ気分に結びついていく．

病　因

　知的能力障害の病因には遺伝学的なもの，発達によるもの，環境によるもの，あるいはこれらの組み合わせによるものの場合がある．遺伝学的な原因には染色体が原因のものや遺伝性のものがある．発達的な要因や環境要因には，出生前の感染症や毒素への曝露などがある．環境要因や後天的な要因には出生前の外傷（例えば，未熟児），社会文化的因子などがある．知的能力障害の重症度は傷害のタイミングや持続時間に関連するとともに，中枢神経系がどの程度曝露されたかということにも関連する．重度知的能力障害患者の4分の3で原因が判明し，軽度知的能力障害患者の半分で原因が明らかとなる．大学病院小児科の遺伝子診療部に入院した100名の知的能力障害の子どもを対象にした研究では，そのうちの41％で原因となる疾患が特定されたと報告されている．適応能力がさまざまなIQが70〜80の者の4分の3では，低いIQの原因は不明である．染色体に関連した障害で最もよく認められるのは，ダウン症候群と脆弱X症候群であり，これらは少なくとも中等度の知的能力障害の原因となる（訳注：本書の他の個所では，ダウン症候群は軽度から中等度，脆弱X症候群は軽度から重度の知的能力障害と説明されている）．知的能力障害に関係する代謝性障害の原型となるのがフェニルケトン尿症（phenylketonuria：PKU）である．栄養，養育，社会的刺激のいずれかが不十分であると，少なくとも中等度の知的能力障害をきたす可能性もある．現在では，遺伝学的，環境的，生物的，心理社会的要因が知的能力障害の発症に相加的に影響していると考えられている．

知的能力障害における遺伝学的因子

単一遺伝子因　知的能力障害を引き起こす単一遺伝子で最も有名なものがFMR1遺伝子で，この遺伝子変異が脆弱X症候群の原因となる．FMR1は知的能力障害の直接原因となるX連鎖遺伝子の中で最初に発見され，最もよく知られている遺伝子である．常染色体異常は知的能力障害にしばしば関係している．一方，性染色体異常は知的能力障害ではなく，特徴的な身体症状の原因となる可能性がある（例えば，XO型染色体を伴うターナー症候群，XXYやXXXY，XXYY染色体変異を伴うクラインフェルター症候群など）．ターナー症候群をもった子どもの中には正常知能や優れた知能を示す者もいる．染色体異常をきたしやすくする因子としていくつかあげられているものには，高年齢出産，高年齢の父親，X線照射などがある．

知的能力障害の原因となる可視化可能な染色体異常と超顕微鏡的染色体異常　トリソミー21（ダウン症候群）は細胞遺伝学的に可視化できる異常の原型である．細胞遺伝学的な異常が可視化できる知的能力障害は全体の知的能力障害の15％を占めるが，そのうちの3分の2でトリソミー21が原因となっている．その他，知的能力障害の原因のうち顕微鏡的に可視化できる染色体異常には，染色体欠失，染色体転座，過剰染色体がある．一般的に，顕微鏡的な染色体検査では500万〜1000万塩基対の大きさの異常，あるいはさらに多くの塩基対の異常を同定できる．

　マイクロアレイ検査では，光学顕微鏡で検知するには小さすぎる染色体断片の欠損を同定できるマイクロアレイを使用する．マイクロアレイ検査でしか検知できない染色体断片中のコピー数多型（copy number variants：CNV）の変化が知的能力障害の原因の13〜20％にまで関連しているということが明らかになっている．すなわち，ある特定の発達異常に関連する部分は，障害発症の原因遺伝子領域の病的なコピー数多型にあるということがわかってきているのである．

遺伝的要因による知的能力障害と行動表現型

　遺伝子変異が原因となっている知的能力障害の中で特定のものは，特異的で予期可能な行動を呈することが知られている．行動表現型は，特定の遺伝的異常をもった患者に通常よりも有意に高い確率で起こる，観察可能な行動面の症候群と定義される．

　行動表現型は例えば，脆弱X症候群や，プラダー・ウィリ症候群，ダウン症候群のような遺伝的な原因がある症候群で認められる．これらの症候群では特徴的な行動が発現することが予期できる．脆弱X症候群の患者ではきわめて高い割合（研究対象者の4分の3に至る）で，ADHDを合併している．脆弱X症候群では，対人行動や言語能力の異常が高い割合で生じるため，自閉症や回避性パーソナリティ障害の診断基準を満たすことも非常に多い．プラダー・ウィリ症候群ではほとんど全例で強迫的な摂食や，過食，肥満を認める．プラダー・ウィリ症候群の患者では，社会的な能力が弱く，特に対処能力が低い．かんしゃく，易刺激性，反抗など問題となる外在化行動は青年期で多くなるようである．

ダウン症候群　ダウン症候群は，第21番染色体の重複が原因として知られているが，この原因のために，ダウン症候群はとりわけ複雑である．1866年イギリスの医師であるダウン（Langdon Down）が身体的な特徴とそれに合併して，通常よりも低い知的能力をもつ患者としてダウン症候群を初めて記録した．それ以降，知的能力障害の中でもダウン症候群は最も詳しく研究され，議論され

てきた．最近のデータでは，認知機能の低下に対して出生後に介入の余地がこれまで考えられてきたよりも多いことがわかってきた．まだ初期の動物実験の段階ではあるが，Ts65Dn というモデルマウスを使った実験では，薬物による介入がダウン症候群で起こる学習困難や記憶障害に有用である可能性も示唆されている．

表現型として，ダウン症候群の子どもには身体的な特徴があり，吊り上った目尻，内眼角贅皮，低い鼻などが知られている．

ダウン症候群の原因には 3 つのタイプの染色体異常が知られており，これが理解を複雑にしている．

1. トリソミー 21（通常は 2 つの第 21 番染色体が 3 つある）をもつ患者が圧倒的大多数を占めている．通常より 1 つ多い第 21 番染色体を含めて 47 の染色体をもつ．母親の核型は正常である．減数分裂の際に原因不明の染色体不分離が起こり，障害の原因となる．
2. 染色体不分離が受精後の細胞分裂のどこかで起こり，さまざまな組織で正常細胞とトリソミー細胞が混在するモザイク状態となる．
3. 2 つの染色体（通常は第 21 番染色体と第 15 番染色体）が融合し，染色体転座が起こる．その結果第 21 番染色体は正常より 1 つ多いが，全体としては 46 本の染色体となる．トリソミー 21 と違って，通常，遺伝性があり，転座した染色体は発症していない親や兄弟にもみつかることがある．無症候性キャリアーは 45 本の染色体しかもたない．

米国ではおよそ 6000 人の赤ちゃんがダウン症候群に罹患している．これは 700 出産に 1 出産の割合，別の表現では，1 万出生あたり 15 出生の割合に当たる．32 歳以上の女性では，ダウン症候群（トリソミー 21）の子どもをもつリスクは約 100 出産に 1 出産の割合であるが，親が転座をもっている場合は 3 出産に 1 回の割合となる．大部分のダウン症候群の子どもは軽度から中等度の知的能力障害をもっており，50 以上の IQ をもっているものは少数である（訳注：原文ではこのように説明されているが，実際には軽度知的能力障害のダウン症候群の子どもも多い）．出生から 6 か月までは認知機能は正常に発達するようにみえるが，1 歳時にはほぼ正常だった IQ は約 30～50 までに次第に低下する．しかし，知的機能の低下ははっきりしないこともある．というのは，乳幼児に対する検査では，能力低下を完全にとらえきれない可能性があるからである．事例報告では，ダウン症候群の子どもは典型的には穏やかで，朗らかで，協力的で，家庭でも容易に適応して生活できるといわれている．しかし，青年期になると様子は変化し，ダウン症候群の若者は社会的な問題や，情緒的な問題，行動上の問題を抱え，精神病性障害を発症するリスクが高まることもある．

ダウン症候群の子どもで比較的弱い部分は言語機能であり，一方で，比較的強い部分は対人的な協調性や社会規範を守ることである．ダウン症候群の子どもは環境を短時間に把握することがうまくできないことが多く，1 つの刺激に集中してしまって周囲環境の変化に気づきづらいことがある．ダウン症候群の患者にはさまざまな精神疾患が合併するが，その他の知的能力障害や自閉スペクトラム症の子どもと比べるとその割合は低いようである．

年齢が高くなるとダウン症候群の診断は比較的簡単に行うことができるが，新生児での診断は困難であることが多い．ダウン症候群について新生児での最も重要な所見は，全身的な筋緊張性低下，吊りあがった眼瞼裂，頸部の皮膚の過剰，小さく扁平な頭蓋，高い頬骨，突き出した舌である．手は大きく厚く，単一の手掌屈曲線を認め，小指は短く薬指側に曲がっている．モロー反射は弱いか，消失している．ダウン症候群では 100 以上の所見や徴候が報告されているが，1 人にすべてがみつかることは稀である．ダウン症候群の子どもでよく起こる身体的な問題は，心臓の異常，甲状腺の異常，胃腸障害である．かつては平均余命は約 40 歳と大変短かったが，現在では劇的に改善した．しかし，まだ知的能力障害をもたない者と同じくらいまで長く生きることはできない．

ダウン症候群の特徴は，言語能力，記憶能力，セルフケア能力，問題解決能力が 30 歳までに悪化してしまうことである．剖検研究では 40 歳以上のダウン症候群の患者では，アルツハイマー病で認められるものと似た老人斑や神経原線維変化が高い割合で認められることがわかった．神経原線維変化はさまざまな変性疾患で生じることが知られているが，老人斑はアルツハイマー病とダウン症候群で最も多く認められるものである．

脆弱 X 症候群　脆弱 X 症候群は単一原因で起こる知的能力障害のうち，2 番目に多い症候群である．脆弱 X 症候群は X 染色体上の染色体脆弱部位（Xq27.3）の変異によって引き起こされる．染色体脆弱部位は少数の細胞でしか発現しておらず，無症候の男性や女性のキャリアーでは全く発現していないこともある．遺伝子発現，形質発現のどちらにも多くのパターンがある．脆弱 X 症候群は男性 1000 人に対し約 1 人，女性 2000 人に対し約 1 人に発症すると考えられている．典型的な表現形質は，大きく長い頭と耳，低身長，関節の過伸展，思春期後の巨精巣症である．合併する知的能力障害は軽度から重度である．行動面では，ADHD，学習症，自閉スペクトラム症の合併率が高いことが特徴である．言語機能障害には，単語を句や文にまとめることができないことと，速く保続的な発話がある．脆弱 X 症候群の患者はコミュニケーション能力や社交能力が比較的高いが，知的機能は思春期に低下していく傾向がある．脆弱 X 症候群の男性と比較して，キャリアーの女性は機能障害がより少ないことが多いが，それでも，典型的な身体所見や軽度の知的能力障害を呈することがある．

プラダー・ウィリ症候群　プラダー・ウィリ症候群は第

15番染色体の散発性の小欠失によって引き起こされると考えられている．有病率は1万人に1人未満である．プラダー・ウィリ症候群の患者は強迫的な食行動を呈し，しばしば肥満にもなる．また，知的能力障害，性腺機能低下，低身長，筋緊張低下，小さな手足も特徴である．

ネコ鳴き症候群 ネコ鳴き症候群（Cri-du-Chat syndrome）では第5番染色体の欠失を認める．典型的には重度の知的能力障害を呈し，小頭症，耳介低位，垂れ下がった眼瞼裂，両眼隔離症，小顎症のような染色体異常に関連する多くの所見を呈することが多い．ネコが鳴いているような特徴的な声は，この症候群の名前の由来でもあるが，喉頭の異常によって生じる．喉頭の異常は徐々に変化し，年齢とともに消失する．

フェニルケトン尿症 フェニルケトン尿症は1934年，フェリング（Ivar Asbjörn Fölling）によって先天性代謝障害として記録された．フェニルケトン尿症は単純な常染色体劣性遺伝で，約1万～1万5000出生に対して1人の割合で生じる．すでにフェニルケトン尿症の子どもをもっている親が，続く妊娠でフェニルケトン尿症の子どもをもつ確率は20～25％である．フェニルケトン尿症は北欧出身の人に多いということが報告されているが，黒人，イエメン系のユダヤ人，アジア人でも数例の報告がある．フェニルケトン尿症では，肝酵素のフェニルアラニンヒドロキシラーゼが欠損あるいは不活性化されているために，それを酵素として必須アミノ酸のフェニルアラニンをパラチロシンに変換することができない．これが障害の原因となっている．したがって，フェニルケトン尿症は大部分がスクリーニングによって予防可能である．スクリーニングで陽性であれば，低フェニルアラニン食によって対応していく．他の2つのタイプの高フェニルアラニン血症が最近発見された．1つはジヒドロプテリジン還元酵素の欠損によって引き起こされ，もう1つは補助因子のビオプテリンの欠損によるものである．前者は線維芽細胞を検査することでみつけることができ，後者のビオプテリンは体液から計測が可能である．この2つのタイプは稀な障害ではあるが，死亡リスクは高い．

フェニルケトン尿症の患者はほとんどが重度の知的能力障害をもつが，中には境界線や正常の知的能力をもつ者も報告されている．湿疹，嘔吐，けいれんが約3分の1の患者で認められる．臨床像はさまざまであるが，典型的にはフェニルケトン尿症の子どもは多動で易刺激性が高いと報告されている．しばしばかんしゃく発作を起こしたり，手を同同にひねるなど体幹や上肢を奇妙に動かしたりする．言語的・非言語的なコミュニケーションは重度に障害されるか，全くできないことが多い．協調運動は稚拙で，多くの感覚障害も呈する．

現在では細菌学的方法で血中のフェニルアラニンを検知するガスリー法がスクリーニング検査として広く採用されている．米国では，新生児はルーチンでフェニルケトン尿症のスクリーニング検査を受ける．低フェニルアラニン食（1955年から始まった）を行うことで，行動や発達を有意に改善できるので，フェニルケトン尿症を早期に診断することが重要である．早期に診断し，生後6か月以前に食事療法を開始することにより最も予後が良くなるようである．しかし，食事療法もリスクがないわけではない．フェニルアラニンは必須アミノ酸であり，食事から除去することで貧血や低血糖，浮腫のような重篤な合併症につながることもある．フェニルケトン尿症の食事療法は生涯続けなければならない．生後3か月までに診断をうけて，最適な食事療法を行えば，知的能力が正常に保たれる可能性もある．未治療のまま成長した患児や青年期の患者に低フェニルアラニン食を与えても，知的能力障害が回復するわけではないが，食事療法によって，易刺激性や異常脳波を改善させたり，対人的な反応や注意持続時間を向上させたりすることができる．フェニルケトン尿症の子どもをもつ親やその子どもの兄弟で正常な者は，ヘテロ接合体のキャリアーである．

レット症候群 レット症候群はDSM-5では自閉スペクトラム症の1つとして収載されており，優性X連鎖遺伝子が原因と考えられている．レット症候群は変性疾患で，女性にしか認められない．1966年，レット（Andrea Rett）が重度の進行性の神経疾患をもった22名の少女を報告した．コミュニケーション能力，運動行動，対人機能の低下が約1歳時点から始まる．そのほかの症状には，運動失調，しかめ顔，歯ぎしり，発話の喪失もある．覚醒中の間欠的な過呼吸や，不規則な呼吸パターンが特徴である．手をひねるなど常同的な手の運動もよくみられる．進行性の歩行障害，側彎症，けいれんが生じる．重度の痙縮は通常，児童期までに現れる．黒質の色素脱失を伴う大脳委縮も認められ，ドパミン作動性の黒質線条体系の障害が起こっていることが考えられる．

神経線維腫症 フォン・レックリングハウゼン病とも呼ばれる，神経線維腫症は単一の優性遺伝子が原因となって起こる神経皮膚症候群の中で最も多い．この単一の優性遺伝子の異常は遺伝することもあるし，新たな変異として生じることもある．約5000出産のうち1出産の割合で起こり，皮膚のカフェオレ斑と，異常な細胞遊走が原因となって生じる視神経膠腫や聴神経腫瘍などの神経線維腫が特徴的である．軽度の知的能力障害が3分の1にまで生じる．

結節性硬化症 結節性硬化症は神経皮膚症候群のうちで2番目に多い疾患で，進行性の知的能力障害が全体の3分の2に生じる．およそ1万5000人に1人の割合で生じ，常染色体優性遺伝で遺伝する．知的能力障害をもった患者のすべてと知的能力障害をもたない患者では3分の2でけいれんを認める．点頭てんかんが生後6か月の早さで起こることもある．表現形質には，皮脂腺腫，細隙灯で同定できるトネリコ葉斑（ash-leaf spots；訳注：低色素斑のこと．トリネコ葉斑は細隙灯でなくても見える．診断基準の病変である虹彩小結節は多くは細隙灯で確認する）などがある．

レッシュ・ナイハン症候群 レッシュ・ナイハン症候群はプリン代謝に寄与する酵素の欠損によって引き起こされる稀な障害である．X染色体連鎖遺伝による障害で，知的能力障害，小頭症，けいれん，舞踏アテトーシス，痙縮を呈する．口や指をかむなどの強迫的な自傷行為も伴う．レッシュ・ナイハン症候群も特異的で予測可能な行動パターンを呈する，遺伝学的な原因をもった症候群の一例である．

副腎白質ジストロフィー 既知のズダン親和性脳硬化症の中で最も多いのが副腎白質ジストロフィーである．副腎白質ジストロフィーは大脳白質のびまん性脱髄が特徴である．大脳白質のびまん性脱髄の結果，視覚障害や知的能力障害，けいれん，痙縮，死に至ることもある．副腎白質ジストロフィーは副腎皮質低下症を合併する．X染色体長腕の遠位端に位置する性染色体連鎖遺伝子によって遺伝する．一般的には5～8歳の間に，早期のけいれん，歩行障害，軽度の知的能力障害を伴って発症する．神経症状が発症する前に，副腎機能低下による異常色素沈着が生じることがある．号泣発作もよく認められる．痙縮性の拘縮，運動失調，嚥下障害も頻繁に認められる．経過は急速進行性であることが多いが，再発と寛解を繰り返す経過をとることもある．

メープルシロップ尿症 メープルシロップ尿症の症状は生後1週間の間に現れる．疾病の進行は急速で，除脳硬直，けいれん，不規則な呼吸，低血糖を呈する．治療が行われないとメープルシロップ尿症の患児は数か月以内にほとんどが死亡する．生存した者も，重度の知的能力障害をもつことになる．一過性の運動失調や軽度の知的能力障害しか合併しない変異型も報告されている．フェニルケトン尿症での治療原則と同様に，メープルシロップ尿症の患児に対する食事では病気に関連するロイシン，イソロイシン，バリンという3つのアミノ酸をごく少量に抑える．

その他の酵素欠損因による障害 酵素欠損が原因である知的能力障害は上述した以外にもいくつかみつかっており，ハートナップ病や，ガラクトース血症，糖原病など現在でも新たな疾病が発見されている．表31.3-3に重要な30の疾病について，先天的代謝障害と遺伝形式，欠損酵素，臨床症状，知的能力障害との関連を示した．

後天的因子，発達因子

出生前期 胎児が良好に発達するためには，妊娠中の母親の身体的・精神的・栄養学的健康が保たれることが重要である．胎児の中枢神経系の正常発達に影響する母体の慢性疾患や状態には，コントロール不良の糖尿病，貧血，肺気腫，高血圧，アルコールや麻薬性物質の長期使用がある．妊娠中の母体感染，特にウイルス性感染は，胎児への傷害や知的能力障害の原因となることが知られている．胎児への傷害の程度がどの程度になるかはウイルス感染の種類や，感染時の在胎期間，感染の重症度などの要素によって決まる．非常に多くの感染が胎児の中枢神経系に影響することが報告されているが，以下に新生児の知的能力障害のリスクを上げる疾病を示す．

風疹 かつては梅毒が母体感染による先天性奇形や知的能力障害の主たる原因であったが，現在は風疹が主たる原因となっている．風疹に感染した母親の子どもは，先天性心疾患や，知的能力障害，白内障，難聴，小頭症，小眼球症などの異常をきたすことがある．合併症の程度と頻度は，母体が感染した時点での在胎期間に逆相関しているので，感染の時期が重要である．妊娠初期に感染した場合，10～15％の子どもが感染するが，中でも妊娠1か月の間に感染した場合には発生率がほぼ50％にまで上昇する．しかし，感染が検知されない潜在性の母体感染もあるので，子どもの感染の把握は困難な場合も多い．母体の風疹感染は予防接種によって防ぐことができる．

巨細胞性封入体病 巨細胞性封入体病は母親には発症していないことが多い．死産となったり，黄疸や，小頭症，肝脾腫，X線で脳内石灰化などを認めたりすることもある．巨細胞性封入体病によって知的能力障害をきたした子どもは，脳内石灰化，小頭症，水頭症を高率に合併する．咽頭ぬぐい液や尿培養でウイルスが陽性で，尿中に封入体細胞を認めた場合，診断が確定できる（訳注：診断には末梢白血球中のサイトメガロウイルス抗原陽性細胞の検出や，最近ではPCR法による尿中サイトメガロウイルスの検出を用いることが多い）．

梅毒 かつて妊娠中の梅毒は出生児の知的能力障害などのさまざまな神経病理学的な変化の主な原因であった．現在は，梅毒合併妊娠の発生率は一般人口での梅毒の発生率に並行して変化している．米国内のいくつかの主要都市での厳しい状況を示すデータをみると，依然として安心はできない状況である．

トキソプラズマ症 トキソプラズマ症は母体から胎児に感染する．軽度から重度の知的能力障害の原因となり，重症例では水頭症，けいれん，小頭症，脈絡網膜炎を呈する．

単純ヘルペス 単純ヘルペスは大部分が出産時に感染するが，経胎盤的にも感染が起こりうる．小頭症，知的能力障害，脳内石灰化，眼球異常を呈することがある．

ヒト免疫不全ウィルス（HIV） 母体から胎児へのHIV感染により認知機能障害が生じ得ることはよく知られている．HIV感染は発達過程にある脳に直接・間接両方の影響がある可能性がある．HIVに感染した乳児の一部には，1歳になるまでに進行性脳症や，知的能力障害，けいれんが起こることがある．幸いなことに，妊娠，出産時の抗ウイルス薬の投与，胎児への感染リスクを減らす産科的処置，そしてHIVに曝露された新生児に対する6週間の予防的ジドブジン投与により，この20年で母体から胎児へのHIV感染が劇的に減少した．米国では小児の後天性免疫不全症候群（AIDS）は1992年に1700例と最も高い発生率を示したが，現在では年間50例に満たない．2005年には米国での母体から胎児へのHIV感染は300例に満たなかった．しかし，全世界，特にアフ

表 31.3-3　先天性代謝異常を伴う障害

疾患	遺伝形式	欠損酵素	出生前診断	精神遅滞	臨床徴候
I. 脂質代謝					
ニーマン-ピック(Niemann-Pick)病					
A群，幼児		不明	+	±	肝腫大
B群，成人	常劣	スフィンゴミエリナーゼ	−	+	肝脾腫
C群およびD群，中間		不明	+	±	肺浸潤
幼児ゴーシェ(Gaucher)病	常劣	βグルコシダーゼ	+	+	肝脾腫，偽性球麻痺
テイ-サックス(Tay-Sachs)病	常劣	ヘキソサミニダーゼA	+	+	黄斑変性，けいれん発作，痙縮
全身性のガングリオシドーシス	常劣	βガラクトシダーゼ	+	+	肝脾腫，骨変化
クラッベ(Krabbe)病	常劣	ガラクトセレブロシドβガラクトシダーゼ	+ +	+	硬直，けいれん発作
異染性白質ジストロフィー	常劣	セレブロシドスルファターゼ	+	+	硬直，発達不全
ウォルマン(Wolman)病	常劣	酸性リパーゼ	+	−	硬直，発達不全
ファーバー(Farber)病	常劣	酸性セラミダーゼ	+	+	肝脾腫，副腎石灰化，嘔吐，下痢
ファブリー(Fabry)病	伴劣	βガラクトシダーゼ	+	−	嗄声，関節障害，皮下小結節，角血管腫，腎不全
II. ムコ多糖類代謝					
ハーラー(Hurler)症候群MPS(mucopolysaccharidosis)I型	常劣	イズロニダーゼ	+	+	(訳注：原著では？となっているが，表31.3-4には低身長，肝脾腫，多毛，角膜混濁，小人症などの記載がある)
ハンター(Hunter)症候群II型MPS	伴劣	イズロネイトスルファターゼ	+	+	(訳注：原著では？となっているが，表31-3-4では，肝脾腫，硬い関節，発達遅滞，心血管の異常などの記載がある)
サンフィリポ(Sanfilippo)症候群III型MPS	常劣	さまざまなスルファターゼ(A〜D型)	+	+	さまざまな程度の骨変化，肝脾腫，関節の制限など
モルキオ(Morquio)病IV型MPS	常劣	N-アセチルガラクトサミン-6-硫酸スルファターゼ	+	−	(訳注：原著では？となっているが，ネルソン小児科学によれば重度の短胴性小人症，細かい角膜沈着物，骨格形成異常，知能障害は認められない，という特徴がある)
マロトー-ラミー(Maroteaux-Lamy)症候群VI型MPS	常劣	アリルスルファターゼB	+	±	(訳注：原著では？となっているが，ネルソン小児科学によれば，知能は維持されるが，重度から軽度の身体障害が生じる．角膜混濁，粗野な顔貌，関節硬直，心臓弁膜疾患，交通性水頭症，多発性骨形成不全症，という特徴がある)
III. オリゴ糖および糖蛋白代謝					
I-cell病	常劣	グリコプロテインN-アセチルグルコサミニル-ホスホトランスフェラーゼ	+ +	+ +	肝腫大，骨変化，歯肉腫脹
マンノシドーシス	常劣	マンノシダーゼ	+	+	肝腫大，骨変化，粗な顔貌
フコシドーシス	常劣	フコシダーゼ	+	+	同上
IV. アミノ酸代謝					
フェニルケトン尿症	常劣	フェニルアラニン水酸化酵素	−	+	湿疹，金髪，カビ臭
ホモシスチン尿症	常劣	シスタチオニンβシンセターゼ	+	+	水晶体偏位，マルファン様風貌，心血管奇形

(つづく)

表 31.3-3 先天性代謝異常を伴う障害（つづき）

疾患	遺伝形式	欠損酵素	出生前診断	精神遅滞	臨床徴候
チロシン症	常劣	チロシン酸トランスアミナーゼ	−	+	過角化症，結膜炎
メープルシロップ尿症	常劣	分枝鎖状ケト酸デカルボキシラーゼ	+	+	反復性ケトアシドーシス
メチルマロン尿症	常劣	メチルマロニル-CoA ムターゼ	+	+	反復性ケトアシドーシス，肝腫大，発達遅滞
プロピオン酸血症	常劣	プロピオニル-CoA カルボキシラーゼ	+	+	同上
非ケトーシス型グリシン血症	常劣	グリシン分割酵素	+	+	けいれん発作
尿素サイクル障害	ほとんど常劣	尿素サイクル酵素	+	+	反復性急性脳症，嘔吐
ハートナップ（Hartnup）病	常劣	腎輸送障害	−	−	一定でない
V. その他					
ガラクトース血症	常劣	ガラクトース-1-リン酸ウリジルトランスフェラーゼ	+	+	肝腫大，白内障，卵巣不全
ウィルソン（Wilson）病	常劣	銅代謝における不明の因子	−	±	肝臓病，Kayser-Fleischer 輪，神経学的問題
メンケス（Menkes）症候群	伴劣	同上	+	−	毛髪の異常（ちぢれ毛），大脳変性
レッシュ-ナイハン（Lesch-Nyhan）症候群	伴劣	ヒポキサンチングアニンホスホリボシルトランスフェラーゼ	+	+	行動異常

Leroy JC. Hereditary, development, and behavior. In：Levine MD, Carey WB, Crocker AC, eds. *Developmental-Behavioral Pediatrics*. Philadelphia：WB Saunders；1983：315 から許可を得て改変.

リカでは母体から胎児への垂直感染は非常に多い．米国では，HIV に感染した母体から生まれた新生児の多くは HIV に感染していない．

胎児性アルコール症候群 胎児性アルコール症候群は出生前期にアルコールに曝露されることによって生じ，新生児のさまざまな障害の原因となる．疾病予防センターの統計によると，米国での胎児性アルコール症候群の発生率は 1000 出生当たり 0.2～1.5 人の割合である．胎児性アルコール症候群は予防可能な知的能力障害と身体障害の原因の中でも最も多い症候群の 1 つである．典型的な表現形質は，両眼隔離，小頭症，短い眼瞼裂，内眼角贅皮，短く上を向いた鼻のような顔面の形態異常である．胎児性アルコール症候群の子どもは学習症や ADHD を合併することも多く，中には知的能力障害が合併することもある．心奇形も頻繁に認められる．大量のアルコールを常用する女性の子どもの 15％ にこの症候群が合併する．妊娠中にアルコールを常用する女性の子どもでは，顔面の変形を伴わなくても，ADHD や，学習症，知的能力障害を呈することは多い．

出生前期の薬物曝露 ヘロインのような麻薬に出生前期に曝露されると，頭囲が同時期の子どもの中の 10 パーセンタイル未満の低出生体重児が生まれ，出生 2 日以内に離脱症状が認められる．離脱症状には，易刺激性，筋過緊張，振戦，嘔吐，甲高い泣き声，睡眠パターンの異常がある．けいれんはあまり起こらないが，離脱症状を未治療のままに放っておくと，命に危険が及ぶ可能性もある．ジアゼパム（セルシン），フェノバルビタール（フェノバール），クロルプロマジン（ウィンタミン），アヘン安息香酸チンキ（アヘンチンキ）が新生児オピオイド離脱症状に使用される．出生前期の長期オピオイド曝露がどのような長期的結果をもたらすかは完全にはわかっていない．発達指標や知的能力は正常域であるかもしれないが，衝動性や行動面での問題が生じるリスクは高まる．出生前期にコカインに曝露された乳児は，低出生体重や早産のリスクが高い．新生児期の初期には，心電図異常や頻脈，摂食パターンの障害，易刺激性，傾眠など，一過性の神経学的異常や行動異常を呈することがある．これらの生理学的異常と行動学的異常は，コカインに惹起された反応であって，離脱症状ではない．コカインは出生後 1 週間ほど経過しないと体内から完全に排泄されない．

出産時の母体の身体合併症 妊娠中毒症や，コントロール不良の糖尿病は胎児へのリスクとなり，知的能力障害の原因ともなりうる．妊娠中の母体の低栄養は未熟児や産科的合併症の原因となることも多い．腟出血，前置胎盤，胎盤早期剥離，臍帯脱出症により，無酸素症が引き起こされ，胎児の脳に傷害を与えることもある．妊娠中

のリチウム内服は，いくつかの先天奇形の原因となる．特に心血管系の奇形（例えば，エプスタイン奇形）がよく知られている．

周産期　未熟児や低出生体重児は，学童期までは明らかになりづらい神経学的障害や，軽微の知的能力障害を発症するリスクが高いことが，いくつかの研究で示されている．頭蓋内出血や脳虚血を示した乳幼児は特に認知機能障害を呈しやすい．通常，神経発達障害の程度は頭蓋内出血の重症度に相関する．超低出生体重児（1000 g 未満）のうち，20％が脳性麻痺や，知的能力障害，自閉症，学業上の問題を伴う低知能などの障害を呈することが最近の研究でわかった．超未熟児や子宮内発育不全児は社会性と学業面の発達に問題を抱えるリスクが高い．さらに社会経済的に恵まれない状態であると，こういった乳幼児は適応能力が悪化することもある．早期の介入により，認知機能，言語機能，感覚機能が改善できることもある．

小児期の後天的障害

感　染　脳機能に最も深刻な影響を与える感染症は脳炎と髄膜炎である．麻疹性脳炎は麻疹ワクチンが広く使用されているので，実質もう存在しない．その他の中枢神経に対する細菌感染症も抗生物質により著明に減少した．大部分の脳炎はウイルス性である．時に，医師は過去の不明熱の原因を後で振り返って，脳炎が原因であった可能性を考えざるを得ないこともある．診断が遅れた髄膜炎は抗生物質による治療を開始しても，子どもの認知機能に重篤な影響を及ぼす可能性がある．敗血症による 2 次性の血栓性，化膿性の頭蓋内の傷害はごく小さい乳児でなければ最近ではほとんどみることがない．

頭部外傷　けいれんなどの発達上の問題の原因となる頭部外傷で最もよく知られたものは交通外傷であるが，実際は頭部外傷自体は，テーブルや開けた窓，階段から転落するなどの家庭内での事故によるものの方が多い．「揺さぶられっ子」症候群（shaken baby syndrome）のような頭蓋内傷害や頭部外傷など虐待に伴うものも稀ではない．

仮　死　溺水による仮死のために引き起こされた脳傷害が知的能力障害の原因となることも少なくない．

長期曝露　鉛への長期曝露が知的な問題や学習困難の原因となることはよく知られている．さまざまな種類や原因による頭蓋内腫瘍，手術，化学療法も脳機能に悪影響を及ぼしうる．

環境要因，社会文化的要因

　軽度知的能力障害は高度な栄養不足や養育不足に関連する．このような環境で育った子どもは，気分障害，心的外傷後ストレス障害，ADHD，不安症などの精神疾患を発症するリスクがある．出生前期に母親が適切な医療を受けなかったり，母体が栄養不足であったりすることも軽度知的能力障害を発症する要因である．10 代の妊娠は，産科的合併症や，未熟児，低体重出生児による軽度知的能力障害につながるリスクが高い．出生後の適切な医療ケアの欠如，低栄養，鉛などの中毒物質への曝露，身体外傷は軽度知的能力障害のリスクをさらに高める．ネグレクトや不適切なケアは乳幼児の適切な身体的養育や情緒的養育を奪うことになり，成長不全症候群を来たす．

診　断

　知的能力障害の診断は，現病歴を聴取し，標準化された知的能力検査と適応能力検査を行い，能力が期待される水準よりも有意に低い場合に診断される．知的能力の重症度は適応機能のレベルに基づいて決定される．病歴聴取と精神医学的面接は子どもの発達と機能の縦断像を得るうえで有用である．原因や予後を確定するために身体所見の診察や，神経学的異常の診察，時に臨床検査を実施することもある．

病　歴

　病歴聴取を行う臨床医は妊娠，分娩，出産歴や，知的能力障害の家族歴，親の近親結婚の有無，遺伝疾患の家族歴に特に注意を払う必要がある．病歴により知的能力障害の原因や経過が明らかになることもある．

精神医学的面接

　知的能力障害の子どもに対して精神医学的面接を行うにあたって，患者の年齢や情緒の発達を尊重しながら，かつ知的レベルに合わせて情報を子どもから引き出すには，高い感受性が必要である．受容性言語能力や表出性言語能力などは，保護者と患児とのコミュニケーションを観察することで最初にスクリーニングを行うことができる．もし患児がコミュニケーションの多くをジェスチャーや手話で行っているなら，親が通訳することもできるであろう．軽度知的能力障害をもつ子どもは自分が他の人たちと違っていることや，自分がおかした失敗にしっかり気づいていることも多く，面接している最中に不安な様子になったり恥ずかしがったりすることもある．特に十分な受容的言語能力がある患児には診断過程において明確で，支持的・具体的な説明をすることで，不安や怖さを和らげることができる場合もある．患児の年齢と理解力に応じてサポートしたりほめ言葉を言ってあげたりすることは有用である．きめ細かい指示やしっかりとした面接の構造，促しを与えることで，患児を課題や話題に集中させておくことができることもある．

　知的能力障害をもった児童や青年に対して精神医学的診察を行う際は，患児がそれぞれの発達段階の課題とどのように向き合ってきたかを明らかにする必要がある．欲求不満への耐性，衝動性のコントロール，過剰に攻撃的な行動や攻撃的な性行動は面接時に注意を払うべき領域である．患者の自己像や自信をもっている領域を引き

出し，粘り強さ，持続性，好奇心，探究心などの長所を評価することも同様に重要である．

構造化されたツール，尺度，心理学的検査

　言語を習得した子どもでは，さまざまな認知機能領域を含んだ標準化されたツールが使用できる．6〜16歳までの子どもにはウェクスラー児童用知能検査（WISC）が，3〜6歳の子どもには，改訂版ウェクスラー就学前幼児用知能検査（WPPSI）が一般的に使用される．スタンフォード・ビネー知能検査第4版（訳注：米国での現行版は2003年改定の第5版）は2歳以上のもっと小さな子どもにも使用できる利点がある．K-ABCは2歳半から12歳半に使用可能で，カウフマン青年成人知能検査（Kaufman Adolescent and Adult Intelligence Test）は11〜85歳までの幅広い年齢に適用できる．上述した標準化検査は，言語性能力，動作性能力，記憶能力，問題解決能力など複数領域にわたった認知能力を評価できる．標準化された適応能力（「日常生活」機能）検査は，年齢とともに適応能力は高まるという考え方と，学校，友人関係，家族関係など異なる状況で適応能力は変わるという考え方に立脚している．ヴァインランド適応行動尺度は乳幼児から18歳までの子どもに適用可能で，コミュニケーション能力（受容性，表出性，書字），日常生活能力（個人的，家庭内，コミュニティ），社会性（対人関係，遊びや娯楽，対処能力），運動能力（巧緻，粗大）の基本4領域を評価できる．

　知的能力障害をもった患者に対していくつかの行動尺度が開発されている．異常行動チェックリスト（Aberrant Behavior Checklist：ABC），Developmental Behavior Checklist（DBC）は一般的な行動を評価するための尺度である．Behavior Problem Inventory（BPI）は自傷行為，攻撃性，常同行動のスクリーニングに適している．Psychopathology Inventory for Mentally Retarded Adults（PIMRA）は合併する精神症状や精神疾患を同定するために使用できる．

　乳幼児やよちよち歩き期の子どもの発達遅滞や知的能力障害に対するスクリーニング検査もいくつかある．しかし，乳幼児の陽性的中率についての議論が盛り上がっている．ある研究では，乳幼児期の異常とその後の機能障害の間の関連は非常に低いと報告されているが，他の報告では非常に高いと報告されている．この両者の関連は，発達検査時の年齢と正比例する．幾何学図形の模写や，グッドイナフ人物画知能検査（Goodenough Draw-a-Person Test）やコース立方体組み合わせテスト（Kohs Block Test），幾何学パズルのような検査は視覚運動協調運動のスクリーニング検査として用いることができる．Gesell Bayley Scales や Cattell Infant Intelligence Scale は乳幼児に最もよく使われている尺度である．

　ピーボディ絵画語彙検査（Peabody Vocabulary Test）は絵にのみに基づいて行われる検査で非常に広く使用されている．知的能力障害を検知するのに有用なその他の検査は，ベンダーゲシュタルト検査やベントン視覚記銘力検査がある．心理検査では，感覚・運動・言語・認知能力を評価しなければならない．

身体診察

　体のさまざまな部分を観察することで，出生前期や周産期のイベントや，知的能力障害に関連する特徴をみつけることがある．例えば頭部の形と大きさを観察することで，小頭症や水頭症，ダウン症候群のようなさまざまな状態につながる手掛かりを発見できることもある．患者の顔面の特徴を観察することで，両眼隔離症や，扁平な鼻稜，突出した眉毛，内眼角贅皮など，胎児性アルコール症候群のような，外見から判断可能な症候群の手掛かりをみつけることもある．角膜混濁，網膜異常，耳介低位，小耳介，耳介奇形，突出した舌，歯列不整のようなその他の顔面所見も，既知のさまざまな症候群の所見であるかもしれない．表情，皮膚や髪の色や手触り，高口蓋，甲状腺の大きさ，体幹と四肢のバランスも特定の症候群の手掛かりとなることもある．診察では頭囲も計測すべきである．手掌丘や屈曲線が知的能力障害の患者でしばしば認められるため，皮膚紋理も診断手段の1つである．染色体異常をもつ者や出生前期に風疹に感染した者にも異常な皮膚紋理を認めることがある．**表31.3-4**に知的能力障害に関連する症候群と行動表現型を示した．

神経学的診察

　知的能力障害の患者では感覚障害が高率に起こる．例えば，知的障害の患者の10%に聴力障害が起こるが，これは一般人口の4倍の割合である．視覚障害は，失明から空間認識障害，図形認識障害，ボディイメージ概念の障害まで幅広い．てんかんは知的能力障害の患者の10%と重度の知的能力障害の3分の1に発生する．神経学的異常の発生率と重症度は知的能力障害の重症度に比例して増加する．運動機能障害は筋緊張の異常（痙縮，筋緊張低下），反射異常（反射亢進），不随意運動（舞踏アテトーシス）に現れる．軽度の障害には，不器用さや協調運動の稚拙さも関連する．

臨床像

　軽度知的能力障害は学校生活で社会能力やコミュニケーション能力が問題になって初めて認識されたり，診断されたりすることがある．認知機能障害には，抽象思考の不得手さや自己中心的な思考も含まれる．この両方とも児童期に達した時により明確になる．より軽度の知的能力障害児では小学校高学年の学業能力を持ち，自立できる程度の勤務能力を身につけることもあるが，社会になじむことに難しさを感じるものもいる．コミュニケーション能力の乏しさ，自尊心の低さや依存心が，社会的な自発性を他者と比べてさらに低下させてしまう．

表 31.3-4　知的能力障害を伴う症候群と行動表現型

疾患	病態生理	臨床像と行動表現型
ダウン(Down)症候群	21トリソミー，95％が染色体不分離による，約4％が転座；1000出生中1人；30歳未満の女性では2500出生中1人，40歳以上では80出生中1人，45歳では32出生中1人；21q21.1の欠損によるβアミロイドの過剰生産と考えられている	筋緊張低下，つり上がった眼瞼裂，顔面中央の凹み，低くて幅のある鼻稜，単一の手掌屈曲線，低身長，甲状腺異常と先天性心疾患が多く発生する，受動的，愛そうがよい，小児期の多動，頑固，言語＞聴覚情報処理，成人期に抑うつとアルツハイマー型認知症のリスクが高まる
脆弱X症候群	CGCの繰り返し塩基配列により，Xq27.3のFMR-1遺伝子の不活性化，プロモーターのメチル化；劣性遺伝，男性では1000出生中1人，女性では3000出生中1人；男性の知的能力障害の10〜12％を占める	長い顔，大きい耳，顔面中央の形成不全，高口蓋，低身長，巨精巣，僧帽弁逸脱症，過伸展しやすい関節，斜視，多動，不注意，不安，常同行動，発話と言語の遅れ，IQの低下，視線が合いにくい，社会回避，内気，易刺激性，女性には学習障害がみられることもある；脆弱X症候群の女性の中には軽度知的能力障害が，男性には中等度-重度の知的能力障害がある；言語性IQ＞動作性IQ
プラダー・ウィリ(Prader-Willi)症候群	父親由来の染色体15q12(15q11〜15q13)の欠失；母性片親ダイソミーの場合もある；優性遺伝形式；1000出生中1人；90％が弧発的に起こる；候補遺伝子；小核リボ核蛋白ポリペプチド(small nuclear ribonucleo-protein polypeptide：SNRPN)	筋緊張低下，乳幼児期の発育不全，肥満(訳注：6月から6歳の間に現れることが多い(出典：Jones KL(2006), Smith's Recognizable Human Malformation. Elsevier Saunders, Philadelphia.))，小さな手足，小精巣，停留精巣，低身長，アーモンド形の目，金髪で色白の皮膚，平板な顔，脊柱側彎症，整形外科的問題，突き出た額と両側頭部の狭窄，強迫的行為，大食，ためこみ，衝動的，境界域〜中等度の知的能力障害，情緒不安定，かんしゃく，過剰な日中の眠気，皮膚むしり，不安，攻撃的
アンジェルマン(Angelman)症候群	母親由来の染色体15q12(15q11〜15q13)の欠失；優性遺伝形式；GABA B-3受容体サブユニットの欠損をしばしば認める，有病率は不明だが稀，2万〜3万出生中に1人と推定される	金髪で青い目(66％)；大きな笑い口，薄い上唇，とがった下顎を含む形態異常を伴う顔；特徴的な脳波所見を伴うてんかん(90％)；運動失調；小さな頭囲，25％が小頭症，陽気な気質，発作性の笑い，手をバタバタさせる，両手を打ち鳴らす；最重度知的能力障害；中途覚醒を伴う睡眠障害；自閉症の特徴を合併する可能性が高くなる；水や音楽を好むとされる
コルネリア-デ-ランゲ(Cornelia de Lange)症候群	染色体9q33とリンクした妊娠関連血漿タンパクA(PAPPA)の欠如；5pトリソミーに関係する類似の表現型，3番環状染色体；稀な症候群(4万〜10万出生中に1人)；3q26.3と関連している可能性がある	連続眉毛，薄い外下がりの上唇，小頭症，低身長，小さな手足，小さい上向きの鼻，上向きの鼻孔，形態異常のある上肢，発育不全，自傷，重度の場合は限定的な発話能力，言語の遅れ，抱かれるのを嫌がる，常同運動，くるくる回る，重度〜最重度の知的能力障害
ウィリアムズ(Williams)症候群	2万出生中1人；エラスチンがコードされている染色体7q11〜23を含む半数体欠損；常染色体優性遺伝	低身長，広い額，低い鼻稜，星状虹彩，歯と歯の隙間が広い，厚い唇など独特な顔の特徴；妖精様顔貌；腎臓と心血管の異常；甲状腺の異常；高カルシウム血症，不安，多動，恐怖，外向的，社交的，言語能力＞視空間能力
ネコ鳴き症候群	5pの部分的欠損；5万出生中1人；欠損部分はおそらく5p15.2である	眼間隔離症，内眼角贅皮，眼瞼裂斜下，広く低い鼻，低い位置の耳，小顎症などを伴う丸顔；出生前期の発育不全；呼吸器と耳の感染，先天性心疾患；胃腸の異常，重度知的能力障害，乳児期にネコのように鳴く，多動，常同行動，自傷
スミス-マゲニス(Smith-Magenis)症候群	発生率は不明，2万5000出生中1人と推定される；17q11.2の完全なまたは部分的な欠損	広い顔；平板な顔の中央；短く，広い手；小さなつま先；しわがれた低い声，重度知的能力障害，多動；手を噛む，頭を打ちつける，手足の爪を剝がすという激しい自傷；常同的な自己抱擁；注意を引こうとする行動；攻撃的；睡眠障害(レム睡眠の減少)

(つづく)

表 31.3-4 知的能力障害を伴う症候群と行動表現型（つづき）

疾患	病態生理	臨床像と行動表現型
ルビンシュタイン・ティビ（Rubinstein-Taybi）症候群	男女とも25万出生中1人の割合で出生，男性＝女性；弧発性；恐らく常染色体優性遺伝；16p13.3における微小な欠損が原因の場合もある	低身長で小頭症，広い第1指と第1趾（訳注：第1指以外の指も広いことが多い（出典：Jones KL（2006），Smith's Recognizable Human Malformation. Elsevier Saunders, Philadelphia），突き出た鼻，広い鼻稜，眼間隔離症，眼瞼下垂，頻繁な骨折，乳児期の接触困難，先天性心疾患，脳波異常，けいれん．乏しい集中力，転導性の亢進，表出性言語能力の問題，動作性IQ＞言語性IQ；陽気で愛情深く，社交的で音楽への反応性があるとされている．自己刺激的行動；年長や成人の患者では気分の不安定さやかんしゃく発作を伴う
結節性硬化症複合1型および2型	良性腫瘍（過誤腫）と中枢神経系，皮膚，腎臓，心臓の奇形部分（過誤組織）；優性遺伝；1万出生中1人の割合で出生；50％が1型で原因遺伝子は9q34，50％は2型で原因遺伝子は16p13	てんかん，自閉症，多動，衝動的，攻撃的；正常（30％）〜最重度の知的能力障害；自傷行為，睡眠障害
神経線維腫症1型（末梢型）（neurofibromatosis type 1：NF1）	男女とも2500人〜4000人出生中1人の割合；男性＝女性の比率で出生；常染色体優性遺伝；50％が新たな突然変異；90％以上が父親由来のNF1対立遺伝子が突然変異する；NF1遺伝子17q11.2；その遺伝子産物であるneurofibrominはがん抑制効果を有する	さまざまな症状発現；カフェオレ斑，皮膚の神経線維腫，リッシュ（Lisch）結節；30〜45％が低身長や大頭症を呈する．半数が発語や言語障害をもつ；10％が中等度〜最重度の知的能力障害；言語性IQ＞動作性IQ；転導性の亢進，衝動的，多動，不安；気分障害や不安障害の発生の増加をもたらすことがある
レッシュ・ナイハン（Lesch-Nyhan）症候群	尿酸の蓄積を伴うヒポキサンチングアニンホスホリボシルトランスフェラーゼの欠損；Xq26-27；劣性遺伝；出生は稀（10,000〜38,000出生中1人の割合）	運動失調症，舞踏運動，腎不全，痛風．しばしば重篤な自咬症；攻撃的；不安；軽度〜中等度の知的能力障害
ガラクトース血症	ガラクトース-1-リン酸ウリジルトランスフェラーゼ，ガラクトキナーゼやエンピラマーゼの欠損；常染色体劣勢遺伝；米国では6万2000出生中1人の割合	早期乳幼児期の嘔吐，黄疸，肝脾腫；後期には白内障，体重減少，摂食拒否，頭蓋内圧亢進，敗血症のリスクが高い，卵巣不全，発育不全，腎尿細管の損傷．治療可能な知的能力障害，視空間能力の欠損，言語障害，行動上の問題が多くみられるという報告，不安，対人関係の回避，内気
フェニルケトン尿症	フェニルアラニン水酸化酵素（phenylalanine hydroxylase：PAH）やフェニルアラニンの蓄積を伴う補助因子（ビオプテリン）の欠損；約1万1500出生中1人の割合；様々な地域で見られる；PAHの遺伝子，12q22〜24.1；常染色体劣性遺伝	新生児期に症状はなく，後に徐々に発作が起こる（25％に全般性発作），色白の皮膚，青い目，金髪，発疹，未治療の場合；軽度〜最重度の知的能力障害，言語の遅れ，破壊性，自傷，多動
ハーラー（Hurler）症候群	10万出生中1人の割合；α-L-イズロニダーゼの活性の欠損；常染色体劣性遺伝	早期に発症；低身長，肝脾腫；多毛，角膜混濁，10歳未満に死亡する，小人症，粗な顔貌，頻発する呼吸器感染．中等度〜重度の知的能力障害，不安，恐怖心，攻撃性は低い
ハンター（Hunter）症候群	10万出生中1人の割合，X連鎖劣性遺伝；イズロネイトスルファターゼの欠損；Xq28	幼児期には正常；症状は2〜4歳で出現する；低い鼻稜，大きな鼻孔をもつ典型的な粗な顔貌，聴力低下，運動失調症，通常ヘルニアがある；肝脾腫，硬い関節，頻繁な感染症，発育不全，心血管の異常．多動，2歳までに知的能力障害；発語の遅れ；8〜10歳時における発語の喪失；不穏，攻撃的，不注意，睡眠障害；無関心，病気の進行に伴い，座位での生活になる
胎児性アルコール症候群	母親のアルコール摂取（妊娠 後期＞中期＞初期）；西洋諸国では3000出生中1人の割合；300人に1人が胎児性アルコール作用を受けている	小頭症，低身長，顔面中央の形成不全，短い眼瞼裂，薄い上唇，幼児期における下顎後退，青年期における小顎症，形成不全の長く滑らかな人中．軽度〜中等度の知的能力障害，易刺激性，不注意，記憶力の障害

B. H. King, M. D., R. M. Hodapp, PhD., and E. M. Dykens, PhD. による．

中等度知的能力障害は，コミュニケーション能力の発達が軽度知的能力障害よりも遅いため，より低年齢で気づかれることが多い．その後，小学生になり社会的に孤立してしまうこともある．学業能力は通常，小学校中学年レベルにとどまる．中等度知的能力障害児に対しては，自助能力の開発に焦点を置き，個別に注意を払うことが有用である．しかし，こういった子どもたちは自分の能力不足を自覚しており，仲間から疎外されていると感じたり，自分の能力の限界に欲求不満を感じたりすることも多い．中等度知的能力障害児は継続して比較的濃厚な監督が必要であるが，支持的な環境では職業能力を磨くことも可能である．

重度知的能力障害は就学前に明らかであることが多い．重度知的能力障害児では学童期に言語能力もいくらか発達することはある．しかし，青年期になるまで言語能力が十分に発達しない場合は，単純な非言語的コミュニケーション能力が発達することもある．行動療法的アプローチは自助能力をいくぶん高める目的には有用な手段であるが，重度の知的障害を抱えた子どもは広範な監督が必要であることが多い．

最重度知的能力障害児は常に監督が必要で，コミュニケーション能力も運動能力も重度に制限される．大人になるまでにいくらか発話能力が発達し，簡単な自助技能が身につくこともある．知的能力障害の患者では，単独で，あるいは精神疾患の一部として，多動，欲求不満耐性の低さ，攻撃性，情緒不安定，反復的常同的運動，自傷行為などが認められることも多い．より重度の知的能力障害では自傷行為の頻度がより高く，激しい．

ディランは満期で出生した子どもで，42歳の医療技師の母親と48歳の高校のバスケットボールコーチの父親との間に生まれた第2子である．妊娠は特に問題はなく，ディランの2歳年上の姉は健康で発達も正常であった．家族は米国中西部の田舎町で生活していた．

ディランは極めて神経質で活動的な新生児で，非常に長く泣く子どもで，小児科医はそれを古典的なかんしゃく（colic）だと言った．新生児の時にディランには大きな耳と斜視があることがわかったが，小児科医はおそらく自然に治るだろうと言った．2か月健診の時に，収縮期心雑音と心電図所見から，僧帽弁逸脱が明らかとなった．ディランはチアノーゼも呈しておらず，その他の心疾患の症状もなかったので経過観察とされた．時間が経つにつれ，ディランは神経質でなくなっていったが，極めて多動ではあり，夜も眠らず，好き嫌いが激しく固形の食事を食べなかった．

発達には若干遅れが生じ，支持なしで座ることができるようになったのは10か月で，歩き始めたのは18か月であった．言語発達も遅れ，20か月時点で最初の言葉をしゃべったが，自分の欲求を伝えることは常にできていた．両親はディランの過剰な活発さや，姉と比べて発達が遅れていることを心配していたが，小児科医が生後2年までは女の子よりも男の子のほうが発達が遅れることが多いと言ってくれたので安心していた．

3歳になると幼稚園の先生が，ディランが他の園児と比べて注意力がなく，多動であることに気づき，発達検査を受けるように促した．認知能力，言語能力，運動能力に軽度の遅れがあり，発達指数（DQ）が74という結果だった．ディランは不注意で恥ずかしがりやで不安になりやすい子どもと言われ，視線も合わなかった．特殊幼稚園に入園し，特別支援学級での教育と通常学級での教育の両方をその後の学校生活でずっと受けることになった．

7歳には，スクールカウンセラーがディランを評価し，「学習症」に当たると判定した．全検査IQは66で，短期記憶能力は平均的であったが，長期記憶能力，表出性言語能力，視空間能力は重篤に障害されていた．書字や算数には苦労したが，理科は非常に好きだった．注意欠如と多動の問題が顕著だったため，コンサータが処方された．これには効果があり，1日54 mgまで増量された．さらにディランは掃除機のような変わったものに一過性の強い興味を示した．小学校高学年になると対人関係にさらに問題を抱えることが多くなり，特別支援学級にいることでいじめられたり，長い頭や大きな耳をからかわれたりするようになった．

青年期になるとディランは不安状態になることが多くなり，時々，手をこすったり，体を大きく揺らしたりしていた．日常の出来事や次に何が起こるのかを気にして「いらいら」したりもしていた．大きな音に対する過敏性は少し落ち着いたが，嵐雲や犬を怖がるようになり，エレベータに乗ることも拒んだ．姉がパーティに行くと，泣いて動揺するようになり，姉が自動車事故にあうのではないかと心配した．ディランはとても恥ずかしがりやで，時々，心配そうにうろうろ歩き回り，胃痛も訴えた．しかし，学校には通い，スペシャルオリンピックスのボウリングリーグに小さな知り合いグループもできた．会話があまり必要でなく，注意力の持続も必要でない活動は楽しんだ．

ディランが17歳の時，両親は知的能力障害の遺伝学的原因についてのドキュメンタリーをテレビでたまたま見た．その中に出てくる人たちとディランがあまりにも似ており，両親は衝撃を受けた．両親はこの時のことを後に振り返って，「青天の霹靂」だったと表現している．これまで両親はディランの癖やその他すべてのことを受け入れてきた．彼が小学校にあがるまでには「なぜこの子はこんな様子なのか」と医師にしつこく聞かないようにしてきた．しかし，すぐさま，テレビに出ていた電話番号に電話して，2か月のうちに遺伝子検査を受けさせて，脆弱X症候群という診断が確定した．

診断を受けてからも，ディラン自身の日々の生活は劇的には変わらなかったが，ディランの恥ずかしがりや，限定された興味の幅や，不注意に対して自分たちがとる姿勢は大きく変わったと両親は言う．その後，不安に対してSSRIが処方され，社交不安も軽減し，数人の友達とよく遊ぶようになった．両親は診断を遅くしてしまったことについて，医師に対する失望，診断を知ったことの安心，罪悪感など，複雑な心境を抱いているという．ディランが薬物治療によく反応して，不注意や不安症状が軽減したことをみて，両親は元気づけられた．ディランが同級生や仲間と一緒に何かをすることに興味を持ち始めたことを両親は喜んでいる．

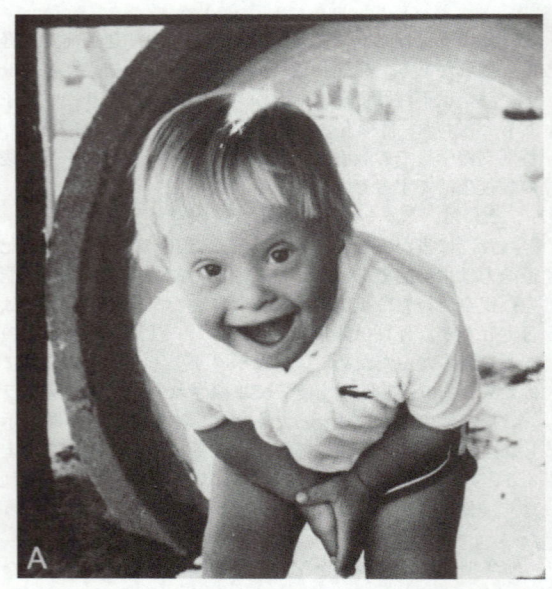
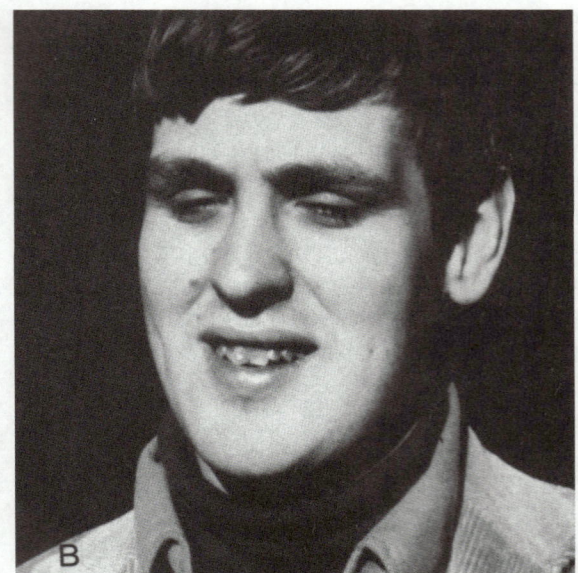

図 31.3-1　A．ダウン症候群の子ども．B．脆弱 X 症候群の若年成人．(L. S. Syzmanski, M. D., and A. C. Crocker, M. D. のご好意による)

臨床検査

知的能力障害の原因を明らかにする臨床検査には，染色体検査，代謝性疾患の診断のための尿・血液検査，神経画像検査がある．染色体異常は単一原因で引き起こされる知的能力障害の原因の中でも最も頻度が高い．

染色体検査

複数の身体奇形，発達遅滞，知的能力障害が同時に併存する時には，通常は染色体検査を行う．現在の技術では蛍光 in situ ハイブリダイゼーション（FISH）で染色体異常をみつける方法があり，中等度から重度の知的能力障害の患者のうち 7% 程度の患者で微小欠損が同定できる．発育遅滞，小頭症，知的能力障害の家族歴，低身長，両眼隔離症やその他の顔面奇形がある場合には，サブテロメア領域の欠損がみつかる可能性が高くなる．

羊水穿刺は出生前期の染色体異常を診断するのに有用な方法である．羊水穿刺は妊娠 15 週頃に羊膜腔から少量の羊水を経腹壁的に採取することで行う．高齢妊婦の場合など，胎児の障害リスクが高い場合に，羊水穿刺を考慮する．羊水中の細胞は大部分が胎児由来であり，培養して細胞遺伝学的分析や生化学検査が行われる．

絨毛生検は胎児の染色体異常を同定するスクリーニング検査である．羊水穿刺よりも 6 週早く，絨毛生検は妊娠 8〜10 週に行う．結果はすぐにわかる（数時間か数日）ので，もし結果が異常であれば，中絶の決定を妊娠初期に行うこともできる．絨毛生検の流産のリスクは 2〜5% である．一方，羊水穿刺での流産のリスクはもっと低い（200 例に 1 例）．MaterniT21 という非侵襲的な血液検査は第 21, 18, 13, X, Y 染色体の異常を検知する検査である．この検査は特にダウン症候群に特異的な検査である（図 31.3-1）．この検査に伴う流産のリスクはない．

尿・血液検査

知的能力障害を合併する症候群のうち，疾患特異的な酵素や有機酸，アミノ酸を定量することで検知できるものの例として，レッシュ・ナイハン症候群，ガラクトース血症，フェニルケトン尿症，ハーラー症候群（図 31.3-2），ハンター症候群（図 31.3-3）がある．染色体異常を伴う障害，特にダウン症候群での酵素異常は，有用な診断検査になる可能性がある．

脳　波

てんかんが疑われる場合には常に脳波検査を行うべきである．棘徐波と鋭徐波の群発や blunt wave complexes が特徴の「非特異的」脳波変化は一般人口よりも知的能力障害の患者でより頻繁に認められる．しかし，これらの脳波から特定の診断を下すことはできない．

神経画像

CT や MRI を用いて知的能力障害の患者に神経画像検査を行った結果，小頭症や重度の遅滞，脳性麻痺，最重度の障害をもっている患者で高率に異常が発見されてきた．知的能力障害をもつ患者で，けいれんや，小頭症，大頭症，身についていた能力の喪失，ジストニアや痙縮，反射異常などの神経学的所見が伴う場合は，神経画像検査が推奨される．

現在では，臨床的には診断に寄与しない場合でも，神経画像検査によって，知的能力障害の原因となる生物学

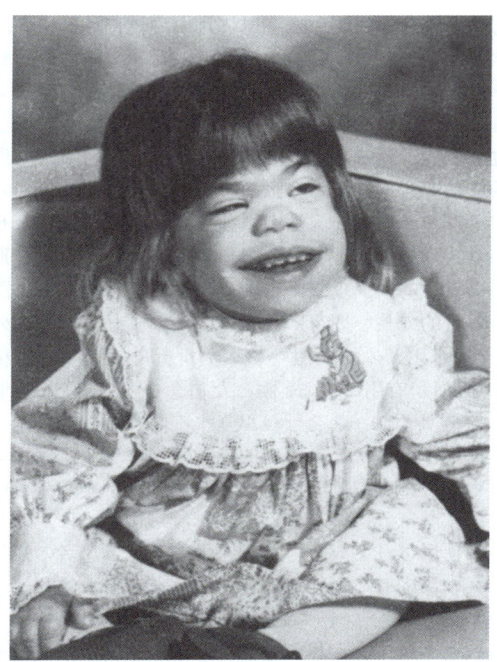

図 31.3-2　Hurler 症候群の 6 歳の女児．重度多重障害児のための特別教室や，循環器系疾患の注意，両親への特別なカウンセリングなどが行われた．(L. S. Syzmanski, M. D., and A. C. Crocker, M. D. のご好意による)

的メカニズムを明らかにする可能性のあるデータが集められている．構造的 MRI，機能的 MRI(fMRI)や拡散テンソル画像(DTI)が現在の研究で用いられている．例えば，脆弱 X 症候群に注意欠如が合併している患者では，注意欠如のない患者に比べて，MRI 上，前頭－線条体経路の異常が多く認められることが現在のデータから示唆されている．MRI は髄鞘形成パターンを明らかにする際にも有用である．MRI 検査では，将来の脳の変性と比較するためにあらかじめベースラインとして画像をとっておくこともできる．

聴覚・言語検査

聴覚と言語の検査はルーチンで行うべきである．言語発達は知的能力障害を検査する際に最も信頼できる目安である．知的能力障害をもつ患者では，さまざまな聴覚障害がしばしば認められるが，聴覚障害をもつものの行動が，知的能力障害のようにみえることもある．ただし，一般的に用いられている聴覚・言語検査は患者の協力を要するので，重度に能力が障害された患者では信頼できる結果を得ることができないことも多い．

経過と予後

根本的に知的能力は改善しないが，適応度合いは多くのケースで年齢とともに改善し，恵まれた支持的な環境が良い影響を与えることもある．一般的に，軽度から中

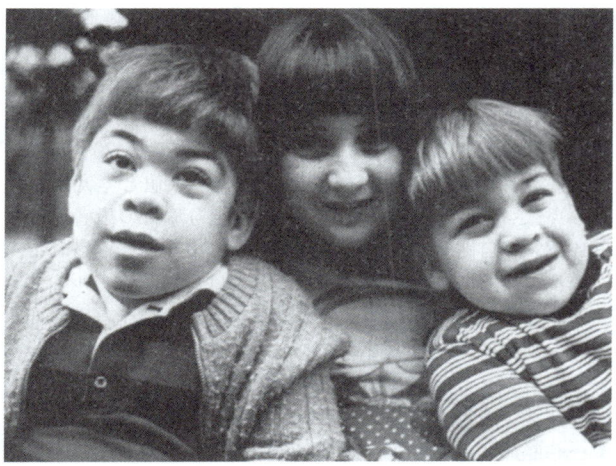

図 31.3-3　健常児の姉と Hunter 症候群の 2 人の弟(6 歳と 8 歳)．2 人は明らかな発達遅滞と，反復性の呼吸器感染，行動異常を呈した．(L. S. Syzmanski, M. D., and A. C. Crocker, M. D. のご好意による)

等度の知的能力障害の患者は，さまざまな環境に適応する柔軟性をかなりもっている．合併する精神疾患は予後全般に悪影響を及ぼす．精神疾患が知的能力障害に合併している場合は，合併している精神疾患に対する標準治療がしばしば功を奏する．しかし，反応はやや弱く，薬物治療の副作用も出現しやすいことが多い．

鑑別診断

知的能力障害は定義に従えば 18 歳までに発症していなければ診断できない．中には，ネグレクトや虐待という形でかなり劣悪な扱いを受けた子どもは，発達に遅れが生じることがあり，知的能力障害にみえることもある．しかし，こういったダメージは，小児期の初期に恵まれた刺激の多い矯正的な環境が与えられれば，一部は回復可能である．感覚障害，特に難聴や失明をもった患者は，それらに気づかずに不適切な検査を行った場合には，知的能力障害と間違われることもある．表出性・受容性言語障害の患児では，平均的な知能でも知的能力障害という印象をもたれてしまうかもしれない．また，脳性麻痺の患者も知的能力障害と間違われてしまう可能性がある．正常知能であっても，慢性の消耗性疾患があると，能力自体や能力の獲得が抑制されたり，遅れてしまったりすることもある．コントロール不良のてんかんがあると，知的能力障害が長い間継続してしまう場合もある．読むことの障害(失読)，書くことの障害(失書)，コミュニケーションの障害(失語)などにつながる器質的症候群は正常知能の子どもや，優れた知能を持った子どもにも生じる．学習症(これは知的能力障害と併存しうる)の患児では，読むことや計算など特定の発達領域での遅れや障害を認めるが，他の領域では正常に発達する．一方，知的能力障害の子どもはほとんどの領域で発達遅滞を来

たす．

　知的能力障害と自閉スペクトラム症はしばしば合併する．自閉スペクトラム症の患者の70～75%では，IQが70未満である（訳注：31.5自閉スペクトラム症の節では約3分の1との記載あり．ここで示されている70～75%という数字はより古い統計に基づいた数値と考えられる）．さらに疫学データでは，知的能力障害の患者の約19.8%で自閉スペクトラム症が合併していると示されている．自閉スペクトラム症の子どもは，同じレベルの知的能力障害を抱えた子どもと比べて，社交性や言語の面でより重度の障害をもっている．

　はっきりとした適応能力障害があり，IQが70未満で，認知症の診断基準も満たすような18歳未満の子どもでは，認知症と知的能力障害の診断基準の両方がつけられる．しかし，18歳以降に新たに認知症を発症してIQが70未満に下がってしまったものは，認知症の診断しかつけることができない．

治　療

　知的能力障害をもつ児童・青年に対する介入は，社会的なニーズ，教育的なニーズ，精神医学的ニーズ，環境的ニーズの評価に基づいて行われる．知的能力障害はさまざまな精神疾患を合併し，心理社会的サポートに加えて，障害特異的な治療を必要とすることも多い．もちろん，予防手段を講じることができる場合は，1次予防，2次予防，3次予防も行うことが理想的である．

1次予防

　1次予防には，知的能力障害とともに，それに関連する障害を発症させる条件を除いたり，減らしたりすることが含まれる．例えば，フェニルケトン尿症の乳児のスクリーニングを行い，疾患がみつかった場合には低フェニルアラニン食を実施することで，フェニルケトン尿症の子どもの知的能力障害の発症を大きく減少させることができる．その他の1次予防には，妊娠中のアルコール摂取をやめるなど知的能力障害を予防するように啓蒙する，公衆衛生政策を着実に良くするために医療関係者の努力を継続させる，理想的な母子保健を実現するための立法を進めるといった手段もある．遺伝性疾患の既往のある家族では，家族カウンセリングや，遺伝カウンセリングが知的能力障害の発生を減少させる一助となる．

2次予防と3次予防

　知的能力障害に合併する身体合併症や精神疾患にいち早く気づくことで知的能力障害の経過を良好にし（2次予防），後遺障害を最小限に抑えることができる（3次予防）．フェニルケトン尿症や甲状腺機能低下などの遺伝性の代謝性疾患や内分泌疾患は，食事療法やホルモン療法を行うことによって，初期の段階で効果的に治療することができる．

教育的介入　知的能力障害児に対する教育環境には，教科学習とともに，適応能力や社会技能，職業能力のトレーニングを含めなければならない．コミュニケーションやQOLを改善する手段には特に重点を置くべきである．

行動療法的，認知行動療法的介入　知的能力障害の患者が適応に問題を抱える分野は幅広く，非常に多様であるので，さまざまな介入法が単独であるいは組み合わせて行われ，効果を上げている．行動療法は社会行動を形成し高める目的や，攻撃的な行動や破壊的な行動を最小限に抑える目的で長い間行われてきた．望ましい行動への強化や，望ましくない行動へのペナルティ（例えば，特権を奪うなど）が有用である．誤った信念を解消したり，個人でリラクゼーションを行ったりするなどの認知療法は，指示に従うことができる知的能力障害の患者には推奨されている．精神力動的治療は，持続する不安や激しい怒り，抑うつ気分につながる葛藤を減らすために，患者や家族に使用されている．精神医学的治療は患者の知的能力レベルに応じて形態を変えることを考えなければならない．

家族教育　臨床家が焦点を当てる最も重要な領域の1つが，知的能力障害児の家族に対して，患者に現実的な期待をもちつつ患者の能力と自尊心を高める方法を教育することである．患者の自立心を養いながらも，患者を育て，支持的な環境を提供するという，この両者のバランスをどう取っていいのか難しいと感じている家族は多い．知的能力障害をもっている患者は家庭外では，拒絶されたり失敗したりすることを経験しやすいからである．親に対するカウンセリングや家族療法を継続的に行うことも有益であり，子どもの障害や将来について罪悪感，失望，苦悩，繰り返し湧き上がる否認，怒りといった感情を表現する機会を与えるべきである．精神科医は，原因，治療，その他の関連事項（例えば，特別なトレーニングや感覚障害の矯正など）について基本的な情報や最新の情報を提供できるように準備しておかなければならない．

社会的介入　知的能力障害患者で最も多い問題が社会的な孤立感と社会技能の不足である．したがって，社会的能力の量と質を改善する事はケアの中でも非常に重要である．スペシャルオリンピックスインターナショナル（Special Olympics International）は知的能力障害の患者のために作られた最も大規模なスポーツ娯楽プログラムである．身体的な健康を向上させるだけではなく，スペシャルオリンピックスによって対人関係や友達づくりの機会を増やしたり，願わくば全般的な自尊心を高めたりすることもできる．スペシャルオリンピックスに参加すると知的能力障害の成人の社会的能力が向上することが最近の研究でわかった．

精神薬理学的介入　知的能力障害児の行動的・心理的症状に対する精神薬理学的治療は，精神疾患をもつ児童全般に対する治療法に準ずる．しかし，知的能力障害児に対するランダム化比較試験は乏しく，経験的治療も行わ

なければならない．

頻度の多い併存精神症状と精神疾患　攻撃性，易刺激性，自傷行為　リスペリドンは自閉スペクトラム症の子どもの易刺激性（攻撃性，自傷行為，重度のかんしゃく）に効果があることが小児精神薬理学治療に関する研究班（Research Units on Pediatric Psychopharmacology：RUPP, Autism Network 2002）によって詳細に示されている．平均以下の知能をもつ子どもの秩序破壊的行動にもリスペリドンは有用で，許容範囲内の安全性と忍用性がある．認知機能検査では，効果量は小さいものの，リスペリドンによって認知機能が有意に改善することがわかった．知的能力障害をもつ児童や青年に対する抗精神病薬の使用は遅発性ジスキネジアの発症リスクが高いと思われるが，リスペリドンやクロザピンのような非定型抗精神病薬は遅発性ジスキネジアのリスクが定型抗精神病薬よりも低いので，若干安心できる．

自傷行為に対しても抗精神病薬を使用することを支持するエビデンスはある．チオリダジン（訳注：日本では販売中止）が自傷行為を改善する効果があるというデータはあるが，QT延長についての警告文（black box warning；訳注：医薬品添付文書で最も注意を喚起するレベルの副作用情報）が出されたため，使用は急激に減少した．現在では非定型抗精神病薬のほうがよく使用されている．

注意欠如・多動症（ADHD）　平均未満の知的能力障害児や，遺伝性疾患，発達遅滞児でのADHDやADHD様の症状の有病率は，一般人口よりも有意に高いと推計されている．平均未満の知的能力障害児に対していくつかの薬剤がランダム化比較試験で検討されてきた．この中には，メチルフェニデート（Ritalin），クロニジン，リスペリドンも含まれている．遺伝子疾患をもった子ども，平均未満の知能や発達障害をもった子どものADHDやADHD様の症状に対する治療データによると，定型発達児童のADHD治療に用いられる薬物，特に刺激薬が知的能力障害児やADHDの児童にいくらか有益であることが示されている．しかし，一般人口よりもADHDをもった子どもでのほうが副作用の発現率が高い．したがって，児童・青年期の合併症としてのADHD治療では副作用に十分注意して使用することが推奨されている．軽度知的能力障害児でADHDを合併している者に対して，メチルフェニデートによる治療を行うと，注意の維持と課題への集中持続に有意な改善があることが研究で示されている．メチルフェニデートを用いた研究では，ソーシャルスキルや社会学習に長期的な効果があるかどうかは検証されていない．リスペリドンもADHDの症状を減少させることが示されているが，血清プロラクチン濃度を上昇させることがある．知的能力障害をもった患者のADHD症状の治療の際，抗精神病薬を使用する前に刺激薬から試すほうが良さそうである．現在，メチルフェニデートの経口徐放懸濁液製剤（Quillivant XR）が25 mg/5 ml剤として使用可能であり，6〜12歳のADHDの患者の治療に1日1回投与される．

アンフェタミンを中心とした薬物はADHDの治療，特に定型発達の子どもに効果的であることが示されているが，知的能力障害をもった子どもで，このような刺激薬の使用は研究されていないようである．クロニジンは知的能力障害の患者に対し，特に多動と衝動性を改善する目的で臨床上で使用されている．データは乏しいものの，親や臨床家の評価では効果があることが示唆されている．

アトモキセチン（ストラテラ）は自閉スペクトラム症とともに，著明なADHDの特徴をもつ子どもで効果があることがわかっており，知的能力障害の患者でも臨床上は使用されている．

抑うつ障害　知的能力障害の患者で抑うつ障害を診断するには注意を要する．行動障害が著明な場合，抑うつ障害は見過ごされることがあるからである．自閉スペクトラム症を合併した知的能力障害の患者に対してSSRI（例えば，フルオキセチン，パロキセチン，セルトラリンなど）を使用した場合に脱抑制が起こった事例が報告されている．SSRIは比較的安全であることを考えると，知的能力障害の児童・青年に抑うつ障害が診断された際にはSSRIを使用するべきであろう．

常同的運動　知的能力障害をもった子どもで反復的な自己刺激的な行動があり，それが，子どもにとって有害であったり生活の妨げになったりする場合に，治療には抗精神病薬——今まではハロペリドールやクロルプロマジン，現在は非定型抗精神病薬——が使用されている．事例研究で，これらの薬物は自傷行為を減らす可能性があることは報告されているが，適応能力には改善は認められていない．知的能力障害の児童・青年で，特に自閉スペクトラム症を合併する患者の反復的常同行動は，しばしば強迫症状と似通っている．フルオキセチン，フルボキサミン，パロキセチン，セルトラリンは強迫症状の治療に効果的であることが示されており，常同的な運動にもある程度効果がある可能性がある．

爆発的な激怒　抗精神病薬，特にリスペリドンが爆発的な激怒の治療に効果的であることが示されている．ランダム化比較試験などにより，抗精神病薬が突発的な激怒の治療に効果があることを今後確認する必要がある．知的能力障害と自閉スペクトラム症をもつ子どもの中には，プロプラノロールのようなβアドレナリン受容体拮抗薬（βブロッカー）によって，爆発的な怒りを減らすことができる患者もいることが事例報告されている．

知的能力障害をもった子どものためのサービスと支援

早期療育

初期介入プログラムは3歳までの子どものためのプログラムである．州によって提供され，1週間に数時間，専門家が家庭訪問することで開始される．1986年の障害者

教育法改正法である公法99-447が成立して，家族全体に対するサービス提供が強調されるようになった．家族や子どもにとって最も助けとなる介入を決定する個別家族サービス計画（Individualized Family Service Plan：IFSP）を作成することが，援助機関に義務づけられている．

学校

米国では3～21歳までは，学校が知的能力障害をもった子どもに対して適切な教育サービスを提供する責任があると法で定められている．この決まりは，1975年，公法94-142，全障害児教育法によって定められ，1990年の個別障害者教育法（Individuals with Disabilities Education Act：IDEA）で拡張された．この法律によって，公立学校は，個別教育プラン（Individualized Education Plan：IEP）と呼ばれる，学校職員と家族による面談を行い，知的障害児それぞれに対して個別教育プログラムを作成し提供することが義務づけられた．「制限が最小限となるような環境」で子どもが学習できるような教育を提供しなければならない．

サポート

知的能力障害をもった子どもとその家族に向けて，幅広い組織とサービスが提供されている．家族に休息の機会を与えてくれる短期のレスパイトケアもその1つで，通常は州の機関が用意している．スペシャルオリンピックスもその他のプログラムの1つで，知的能力障害児がチームスポーツや競技スポーツに参加できるようになっている．知的能力障害の子どもをもつ他の親とつながりをもちたい家族のためにも多くの団体がある．

参考文献

American Association on Intellectual and Developmental Disabilities. Overview of intellectual disability: Definition, classifications and systems of support. 2010.
Arnold LE, Farmer C, Kraemer HC, Davies M, Witwer A, Chuang S, DiSilvestro R, McDougle CJ, McCracken J, Vitello B, Aman M, Scahill L, Posey DJ, Swiezy NB. Moderators, mediators, and other predictors of risperidone response in children with autistic disorder and irritability. *J Child Adolesc Psychopharmacol.* 2010;20:83-93;196-1205.
Boulet S, Boyle C, Schieve L. Trends in health care utilization and health impact of developmental disabilities, 1997-2005. *Arch Pediatr Adolesc Med.* 2009;163:19-26.
Correia Filho AG, Bodanase R, Silva TL, Alvarez JP, Aman M, Rohde LA. Comparison of risperidone and methylphenidate for reducing ADHD symptoms in children and adolescents with moderate intellectual disability. *J Am Acad Child Adolesc Psychiatry.* 2005;44:748.
Ellison JW, Rosengeld JA, Shaffer LG. Genetic basis of intellectual disability. *Annu Rev Med.* 2013
Fowler MG, Gable AR, Lampe MA, Etima M Owor M. Perinatal HIV and its prevention: Progress toward an HIV-free generation. *Clin Perinatol.* 2010;37:699-719.
Gothelf D, Furfaro JA, Penniman LC, Glover GH, Reiss AL. The contribution of novel brain imaging techniques to understanding the neurobiology of intellectual disability and developmental disabilities. *Ment Retard Dev Disabil Res Rev.* 2005;11:331.
Ismail S, Buckley S, Budacki R, Jabbar A, Gallicano GI. Screening, diagnosing and prevention of fetal alcohol syndrome: Is this syndrome treatable? *Dev Neurosci.* 2010;32:91-100.
Obi O, Braun KVN, Baio J, Drews-Botsch C, Devine O, Yeargin-Allsopp M. Effect of incorporating adaptive functioning scores on the prevalence of intellectual disability. *Am J Intellect Dev Disabil.* 2011;116:360-370.

Reyes M, Croonenberghs J, Augustybs I, Eerdekens M. Long-term use of risperidone in children with disruptive behavior disorders and subaverage intelligence: Efficacy, safety, and tolerability. *J Child Adolesc Psychopharmacol.* 2006;16:60-27.
Rowles BM, Findling RL. Review of pharmacotherapy options for the treatment of attention-deficit/hyperactivity disorder (ADHD) and ADHD-like symptoms in children and adolescents with developmental disorders. *Dev Disabil Res Rev.* 2010;16:273-282.
Stuart H. United Nations convention on the rights of persons with disabilities: A roadmap for change. *Curr Opin Psychiatry.* 2012;25:365-369.
Sturgeon X, Le T, Ahmed MM, Gardiner KJ. Pathways to cognitive deficits in Down syndrome. *Prog Brain Res.* 2012;197:73-100.
United Nations General Assembly. *Convention on the Rights of Persons with Disabilities (CRPD).* Geneva: United Nations; December 13, 2006.
Wijetunge LS, Chatterji S, Wyllie DJ, Kind PC. Fragile X syndrome: From targets to treatments. *Neuropharmacology.* 2013;68:83-96.
Willen EJ. Neurocognitive outcomes in pediatric HIV. *Ment Retard Dev Disabil Res Rev.* 2006;12:223-228.

31.4 コミュニケーション症群

コミュニケーション症群は，言語獲得の若干の遅れから，表出性もしくは受容-表出混合性の言語の障害，音韻障害，吃音に及び，自然に寛解することもあれば，青年期や成人期にまで持続することもある．言葉の遅れは，発達早期によくみられる発達遅滞の1つであり，5歳児の7%にまで影響を与える．当然のことだが，言語症の割合は学童期の子どもよりも就学前期において高い．ビクトリアにおける初期言語研究（Early Language in Victoria Study：ELVS）では，4歳児の20%近くに言語症がみられたと報告されている．効果的にコミュニケーションをとるには，子どもは多面な言語能力を身につけなければならない．つまり単語や発話を通していろいろな考えを理解する能力，そして日常的な言葉で言いたいことを表現する能力が必要となる．精神疾患の診断・統計マニュアル第5版（Diagnostic and Statistical Manual of Mental Disorders, 5th edition：DSM-5）では，言語症には表出性と受容-表出混合性の両者が含まれる．DSM-5の会話の障害は語音症（以前は音韻障害とされていた）と小児期発症流暢症（吃音）を含む．

表出性の言語症をもつ子どもは，さまざまな場面で，考えを単語や文で表現する能力が，生活年齢や全体的な発達水準から期待されるレベルに及ばない．このような子どもたちの語彙は限られており，発する文は短かくて文法的な誤りがあり，説明の仕方はまとまりがなくてわかりづらく，幼い印象を与えることがある．彼らは，単語の理解や記憶の発達が同年代の他の子どもたちに比べて遅れているかもしれない．言語症の子どもたちは，読むことに困難を覚えるリスクが高い．最新の専門家の見解では，読解の障害は言語の障害の1つであり，失読症（dyslexia）のような読字の障害とは違ったものであるとされている．

DSM-5では言語症と語音症は異なったカテゴリーで扱われているが，言語と会話は実際は関連し合うものである．言語能力は，音韻，文法，意味，語用の4つの領域に及ぶ．音韻（phonology）は所与の言語の単語を構成

する音をつくりだし，複数の音素（文字や文字の集合によってつくられる音）を区別することができる能力のことをいう．単語を模倣するには，単語の音を作る能力が必要である．文法（grammar）とは，言葉の組み立て方と，ある言語において意味が通じるように単語を並べるルールに関するものである．意味（semantics）とは，概念の構成と単語そのものを獲得することを示す．子どもは頭にあるリストから単語を引き出してきて文を作るのである．言語の障害をもつ子どもは，新しい単語を獲得したり，知っている単語を記憶したり整理したり，単語を想起したりという広範な能力にわたる困難を呈する．前述のすべての能力を十分に調べることができる会話や言語の評価は，療育のニーズを評価する際により正確な方法であろう．語用（pragmatics）は実際の言語の使用や，会話の「ルール」に関わるものである．会話のルールとは，例えば，聞き手が質問に答えられるように間を空けたり，会話に切れ目があった時にトピックを変えたりすることなどである．語音や言語の遅延がないよちよち歩き期の子どもは，2歳までに2，3から多い場合は200語もの単語を学び，ほとんどの子どもは3歳までに言語の基本的なルールを理解して実践的に会話できるようになる．表31.4a-1は，言語的ならびに非言語的コミュニケーションの典型的な発達指標を示している．

　ここ10年のあいだ，さまざまな言語の領域において，会話や言語への有効な介入に関する研究が数多く発表されている．これらの研究は，語彙を表出することや構文を使うこと，全般的な音韻の発達の改善についてのものである．特定の障害に的をあてた介入がほとんどで，言語聴覚士によって提供されている．

▶ 31.4a　言語症

　言語症は，理解や表出の機能不全のために，話し言葉や書き言葉など複数のモダリティ（modality）にわたって，言語の獲得や使用に困難を抱えることをいう．これらの機能不全には，語彙が少ないことや文法のルールに則って文を構成する能力が制限されていること，獲得した語彙を使って記述的に文をつなげることが困難なために会話ができないことが含まれる．

表出性言語の障害

　表出性言語の障害は，ある子どもに言葉の受容能力や非言語性の知的能力の問題がないにもかかわらず，表出性言語の発達に選択的な障害があるときに診断される．乳児期の表出性言語の定型発達では，生後6か月までに笑ったりクウクウ言ったりするようになり，生後9か月までに喃語が出て，ダダダやママのような音節を発したりするようになる．そして大抵は1歳までに発声を真似し，少なくとも1つの単語を話せるようになる．表出性の会話や言語は，一般的には階段状に発達し続け，1歳半の時点では子どもはいくつかの単語を話せるようになるのが普通である．そして2歳までには，単語をつなげて単純な文をつくるようになる．2歳半までに，子どもは絵に描かれた動作を言い表したり，言語化することで自分の言いたいことの半分くらいは言葉だけを使って伝えたりすることができるようになる．3歳までに，ほとんどの子どもはわかりやすく話し，色の名前を言い，複数の形容詞を用いて見たものを表現できるようになる．典型的には，4歳までに少なくとも4つの色の名前を言えるようになり，わかりやすく会話できるようになる．幼稚園に入る前の早い時期では，語彙の習熟と言語の使用には大きなばらつきがあり，これは家族と言語的交流をした量と質に影響される．就学後は，子どもの言語能力は学校での言語的交流のあり方に影響される．表出性言語の障害をもつ子どもは，ウェクスラー児童用知能検査改訂第3版（Wechsler Intelligence Scale for Children Ⅲ：WISC-Ⅲ；訳注：日本版はWISC-Ⅳ（2003）が2010年に出版されたのが最新版である．米国ではWISC-Ⅴが2014年に出版されている）によって同定され，言語性IQが全検査IQに比べて低いという結果を示すであろう．表出性言語の障害をもつ子どもは，獲得語彙数，時制の用法，複雑な構文，語の想起などにおいて，期待される水準に達していないことが多い．また，年齢に比して言葉の使い方が幼いことが多い．それほどよくあることではないが，言語の障害は後天的に発症することもあるし（例えば，外傷や神経疾患による2次的なもの），発達性のもののこともある．通常は明らかな原因がわからない先天性の場合が多い．小児期の言語症のほとんどは，発達の問題である．いずれにせよ，受容能力（言語理解）の欠陥，もしくは表出能力（言語を使う能力）の欠陥が起こりうる．表出性言語の障害はたいていの場合，理解力の問題は伴わない．一方で，受容性の障害は，言語の表現の能力も低下させることが多い．表出性言語の障害だけを抱える子どもは，受容-表出混合性言語の障害を抱える子どもよりも予後が良く，学習を妨げられることがより少ない．

　言語の使用は表出と受容の能力の両方によるが，ある能力で重度の障害がみられても，他の能力ではほとんど障害されないということもありうる．このように，言語症では，受容性言語の問題がないのに表出性言語の障害があることもあるし，受容性と表出性の両方の問題が存在することもある．一般的に，受容性の能力が診断の根拠となるほど障害されていると，表出性の能力も障害されていることが多い．DSM-5では，言語症は発達における言語の障害に限られるものではなく，後天的な言語の障害も含まれる．DSM-5の言語症の診断基準を満たすには，表出性あるいは受容性言語の標準化された尺度の点数が，標準化された非言語性の知能検査の結果よりも著しく低くなければならない．

表 31.4a-1　発話，言語，非言語における能力の正常の発達

発話と言語の発達	言語以外の発達
1 歳	
自分の名前を認識する	1人で立つ
身振りをつけた単純な指示に従う(例：バイバイ)	支えられれば1歩進む
1，2語話す	身近なものを使う(例：スプーン，コップ)
単語と意味のない音を混ぜて発する	自らの意思でものを手放す
意思疎通のためのジェスチャーを使う(例：見せる，指差す)	ものを探すときに最後に見たところで探す
2 歳	
300語程度の単語を使う	階段を1人で上り下りするが，足を交互に出すことはできない
身近にあるものの名前をだいたい言える	リズミカルに走るが，走り始めと終わりはぎこちない
2語文，もしくはもう少し長い文を使う	フォークで食事をする
いくつかの前置詞(例：in, on)，代名詞(例：you, me)，動詞の語尾(例：-ing, -s, -ed)，複数形(例：-s)，を使うが，いつも正しく使えるとは限らない	簡単な家事のお手伝いをする
人形で楽しく遊ぶ	身振りがなくても簡単な指示に従える
3 歳	
1000語程度の単語を使う	三輪車に乗る
3，4語を含む文(主語と動詞を含むことが多いが，構造は単純)を作る	簡単なごっこ遊びを楽しむ
2段階の指示に従う	原色なら色の違いがわかる
5〜7音節の文を繰り返す	一瞬なら片足立ちができる
家族になら理解してもらえる話し方をする	少しの間なら他人とおもちゃを共有できる
4 歳	
1600語程度使う	足を交互に出して階段を上り下りする
お話や最近あったことを物語る	片足で跳ぶ
身近なことに対する質問ならほとんど理解できる	ブロック体の文字を写す
接続詞(例：if, but, because)を使う	他人とごっこ遊びをする
家族ではない人にも理解してもらえる話し方をする	身近にあるものを分類する
5 歳	
2300語程度使う	助けてもらわなくても服が着られる
感情について話す	ナイフで自分の皿の肉を切る
空間や時間についての前置詞(例：above, beside, toward, before, after, until)をほとんど理解する	人とわかる絵を描く
3段階の指示に従う	目的をもち積極的な遊びをする
自分の名前を活字体で書く	部分と全体の関係を理解する
6 歳	
機能や属性によって単語を定義する	自転車に乗る
文法的に正しい複雑な文を使う	ボールを上手に投げる
すべての品詞を使う(例：動詞，名詞，副詞，形容詞，接続詞，前置詞)	意欲を持てる課題になら注意を維持することができる
読むときに文字と音の関連を理解している	競争するゲームを楽しむ
8 歳	
簡単な本を読むことを楽しむ	液体，数，長さなどについての保存(conservation)を理解する
なぞなぞや冗談を楽しむ	他人にとっての左右がわかる
自分の考えを伝えたい時や何か問題が生じた時に，言葉で表現することができる	相違点と類似点がわかる
間接的な要求を理解する(例：「ここは暑いね」と言われたら窓を開けてほしいという要求であると理解する)	他の人は異なった見方をもっているということを認める
すべての語音を大人並みに発音する	同じものを複数のカテゴリーにあてはめる

Owens RE. *Language Development: An Introduction.* 4th ed. Needham Heights, MA：Allyn & Bacon；1996 から許可を得て改変．

疫　学

表出性言語の障害の有病率は年齢とともに減少し，全体では5〜11歳の子どもの6％に達すると推測されている．調査によると，表出性言語の障害の割合は4歳未満の子どもの20％に達する．しかし，11歳以上の学童期においては，推定値は3〜5％と低くなる．この障害は女児よりも男児において2，3倍よくみられ，血縁者に音韻障害やその他のコミュニケーション症患者がいると，多くみられる．

併存症

言語症をもつ子どもたちは，一般人口よりも精神疾患を合併することが多い．会話と言語に障害のある子どもの大規模研究では，最もよく併存する疾患は，注意欠如・多動症(attention-deficit/hyperactivity disorder：ADHD；19％)，不安症(10％)，反抗挑発症と素行症(合わせて7％)であった．表出性言語の障害をもつ子どもたちはまた，会話や受容性言語の障害，その他の学習症を合併するリスクが高かった．読字の障害や発達性協調運動症やその他のコミュニケーション症は表出性言語の障害と関連していた．表出性言語の障害をもつ子どもたちは，診断を下すレベルではないにしても，受容性の障害をいくらかもつことがしばしばある．以前は音韻障害といわれていた語音症は，言語症をもつ幼い子どもにしばしばみられ，神経学的ソフトサインや前庭機能の異常，脳波異常などの神経学的異常を併せもつ患児も多く報告されている．

病　因

表出性言語の障害の特異的な原因には，複数の要因が関係している．言語症をもつ子どもの脳に特異的な構造についてのデータはほとんどない．限られた数ではあるが，磁気共鳴画像(magnetic resonance imaging：MRI)を用いた研究で，傍シルビウス裂(perisylvian region)と側頭平面(planum temporale region)の正常な左右の非対称がみられないことが言語症に関係すると示唆されている．また別のMRIを用いた小規模の研究では，脳の非対称の逆転(右＞左)が示されている．左利きや両手利きであることは，右手利きの場合よりも表出性言語の障害と関連しているようである．言語症は，ある家系内で頻度が高いことや，双生児研究で有意な一致率を示すというエビデンスがある．環境や教育の因子も発達性の言語症に寄与していると仮定されている．

診　断

表出性障害の言語症は，言語能力に選択的な障害を呈し，非言語的能力で機能が良い場合に診断される．音声言語や手話の能力が年齢に比して著しく低く，標準化された表出性言語の検査で点数が低い場合，表出性障害の言語症と診断される．表出性言語の障害は自閉スペクトラム症の子どもにおいてよくみられるが，自閉スペクトラム症でなくてもこの障害を呈することもよくあり，限られた語彙，単純な文法，構音の問題，という特徴をもつ．「内的な言語」は存在し，おもちゃや身の回りのものは適切に使えることもある．評価ツールの1つとして，カーターの認知機能評価(Carter Neurocognitive Assessment)があり，2歳までの幼い子どもにおいて表出性言語やモータースキルが障害されているときでも，対人意識，視覚的注意，聴解力，口頭伝達の能力を項目別に定量化できる．診断確定のためには，標準化された表出性言語の検査と非言語性の知能検査が施行される．さまざまな状況(例えば，校庭や教室，家，遊び場)における子どもの音声言語と手話のパターンや他の子どもたちとのやりとりの様子を観察するのも，重症度や障害の領域を特定するのに有用であり，行動や情緒の問題を早期に発見するための助けにもなる．家族歴において，血縁者に表出性言語の障害をもつ人がいるかどうかの情報も必要である．

臨床像

表出性言語の障害をもつ子どもは，ストーリーを語るときに曖昧になり(自分が何を言おうとしているかうまく説明できないために)，特定のものの名前を言う代わりに「もの」や「ってやつ」のような代用語をよく使う．

表出性障害の言語症の最も重要な特徴は，年齢相応の表出性言語の発達が顕著に障害されており，その結果，音声言語や手話の使い方がその子どもの非言語性の知的能力から見込まれる水準よりも著しく低いことである．文字と音を対応させる(デコーディング：decoding)能力は，比較的保たれている．重症の場合は，障害は生後18か月頃までに認められ，自発的に話せず，1つの単語や音をまねることさえできない．「ママ」(Mama)や「ダダ」(Dada)といった単純な単語さえ使える言葉とならず，欲求を示すために指さしや身振りを使う．コミュニケーションを求めてはおり，アイコンタクトは保たれ，母親とうまく関わることもでき，「せっせっせ」や「いないいないばー」のような遊びを楽しむが，語彙は非常に限られている．18か月の子どもでは，名称を言われれば，慣れ親しんだものなら指さすことができる程度である．

表出性言語の障害をもつ子どもが話し始めると，次第に言語の障害がはっきりしてくる．構音はたいてい未熟で，たくさんの構音の間違いがみられるが，間違い方に一貫性はない．特に，th，r，s，z，y，l，のような音を省いたり，他の音に置き換えたりする．

4歳までに，表出性言語の障害をもつ子どもは短いフレーズなら話すことができるようになるが，新しい単語を覚えることはなかなかできない．話し始めるようになった後も，普通の子どもよりもゆっくりと言語を獲得する．さまざまな文法構造の使い方は，年齢に応じて期待されるレベルよりも著しく低く，発達指標はわずかに遅れていることがある．学童期の子どもの中には自尊感

情の低さや欲求不満，抑うつ状態のような，感情の問題が生じることもある．

　ダミアンは，人懐こくてきびきびした多動な2歳の男の子だが，表出性の語彙はたったの2つ（ママとダディー）しか獲得していなかった．彼はこれらの単語を1つだけずつ，しかもそれに全くそぐわない状況で発したのだった．言葉で欲しいものやして欲しいことを要求すること自体あまりないし，そうする時も指さしや他の単純なジェスチャーで埋め合わせていた．また，意見を言ったり抗議をしたりといった他の目的のためにコミュニケーションを取ることができなかった．ダミアンは，他の領域，特に粗大運動の能力では正常に発達しているようにみえたが，巧緻運動は稚拙であった．ダミアンは，座ったり，立ったり，歩いたり，他の子どもたちと楽しく遊んだりなど，2歳児として相応の活動やおもちゃ遊びを楽しんでいた．たびたび耳の感染症にかかったという既往があるが，直近の聴覚検査では正常であった．表出性の能力に制限があったにも関わらず，なじみのあるものや動きの呼び方や，「それを下ろして」「シャツを着て」「手を叩いて」といった単純な言語による指示に対しては，年齢相応の理解力を示した．しかし，多動性と衝動性があるために，単純な課題を完成させるのに複数の指示を必要とすることがしばしばあった．

　言語の発達が遅かったにも関わらず，小児科の主治医は，たいていの場合ダミアンのような幼児は言語の発達の遅れを自然と取り戻すことを，彼の両親に保証した．幸いにも，ダミアンの言語の遅れは3歳半で幼稚園に入るときまでに自然に解消した．しかし，彼はその時に注意欠如・多動症と診断されることになった．

　ジェシカは社交的で活発な5歳の女の子で，言語症と診断されていた．彼女は言語の障害があるにもかかわらず幼稚園で人気者であり，たくさんのクラスメートと一緒に遊んでいた．1人ひとりが自分の人形に向かって赤ずきんちゃんのお話を物語るという遊びがあり，ジェシカのクラスメートが話し始めた．「あかずきんちゃんは食べものを入れたかごを，びょうきのおばあさんのところにとどけました．わるいオオカミがあかずきんちゃんを森の中でよびとめて，かごをとり上げようとしましたが，あかずきんちゃんはかごをわたそうとしませんでした」．

　ジェシカの番が来たとき，彼女は当てられまいとしたが，順番を避けることはできなかった．ジェシカの語りは，かなり違ったものであった．ジェシカはさんざん考えたあげく話し始めた．「あかずきん，おばあちゃんちにいく．かのじょを，たべものもってる．わるいオオカミ，ベッドのなか．あかずきんいう，なんてみみおおきい，おばあちゃん？かわいいおまえ，きく．なんてめおおきい，おばあちゃん？かわいいおまえ，みる．なんてくちおおきい，おばあちゃん？　おまえ，ぜんぶ，たべる！（"Riding Hood going to grandma house. Her taking food. Bad wolf in a bed. Riding Hood say, what big ears, and grandma? Hear you, dear. What big eyes, grandma? See you, dear. What big mouth, grandma? Eat you all up!"）」

　ジェシカの話には，彼女の年代における表出性言語の障害の特徴が現れている．短くて不完全な文，単純な文の構造，（"is"や"the"のような）文法の機能語や（所有格や現在形の動詞などの）屈折語尾の省略，疑問文の作り方の間違い，（"she"の代わりに"her"を使うといった）代名詞の間違った使用などがそうである．しかし，言葉を用いて話を再生することを要求されない限り，ジェシカはクラスメートと同じくらい赤ずきんちゃんの細部やあらすじの理解をできていた．ジェシカは幼稚園のクラスにおいて，複雑で何段階かある言葉での先生からの指示（例えば，「紙の左上に名前を書いた後，クレヨンとはさみを持って，図書館の本をいすの下において，部屋の後ろに並びなさい」）にすぐに従えるなど，理解力があることも示した．

　レイモンは，物静かで不愛想な8歳の男の子で，表出性言語の問題が時間とともに改善し，友達と遊ぶ際にもはや目立たないほどになっていた．幼い時には不完全な文や文法上の誤りが明らかであったが，今はそういうことも稀になっていた．しかし，レイモンの表出性言語の問題は，言語を抽象的に用いる課題をするときに妨げになり，3年生の学業に悪戦苦闘していた．最近行った理科の実験についてのレイモンの説明を例にとると，「先生はジャーみたいなもののなかに何か入れていた．先生がそれを注ぐと，ピンクになった．他のものはそれを白にした」という風である．それぞれの文は文法的には誤りはないが，鍵となる概念や詳細があいまいにしか説明されてないために，レイモンの説明は理解しにくい．また，レイモンは適切な単語を選択することがうまくできず，「もの」や「なる」のようにあいまいで非特異的な単語に頼っていた．

　1年生と2年生の時には，読み書きや他の学習能力の面で，困難ながらも何とかクラスメートについていくことができていた．しかし，3年生になるころには文章を書く必要がある課題への要求水準が高まり，レイモンの能力では追いつけなくなった．レイモンが書いたものは，構成が稚拙で，具体性に欠けていた．それに加えてクラスメートが彼の問題をからかうため，彼は自分の障害を恥ずかしく思って攻撃的に反応するようになり，しばしば手が出るようになった．それにもかかわらず，レイモンは話し言葉は比較的よく理解でき，授業で出てくる抽象的な概念もわかっていた．彼は「トラックがぶつかった車には盗まれたホイールキャップがついていた．それをメールや電話で知らせるような状況だったら，彼女は私たちに教えてくれただろうに」というような，文法的にも概念的にも複雑な文を理解することができた．

鑑別診断

　言語症は学習症やADHDなどを含むさまざまな精神疾患と関連していることもある．そして，言語症は他の機能障害と区別するのが難しい場合もある．受容-表出混合性の言語症では，文字と音を対応させる（デコーディング：decoding）能力が年齢から期待される水準よりも著しく低い．一方で，表出性障害の言語症では，言語の理解は標準範囲にある．

　自閉スペクトラム症の子どもは，言語発達に問題があり，象徴的で想像的な遊びをしたり，身振りを適切に使ったり，典型的な社会的関係を築いたりすることができない．対照的に，表出性障害の言語症をもつ子どもたちは，

自らの障害に不満を感じる．そして，障害があるにもかかわらず，友達を作ろうとする動機づけが強い．

後天性の失語（aphasia）や不全失語症（dysphasia）を抱える子どもたちは，正常な初期の言語発達の経過をたどり，言語の障害は，頭部外傷や他の神経学的な障害（例えば，けいれん発作など）の後に起こる．選択性緘黙の子どもは，正常な言語の発達を遂げる．彼らはたいていの場合，家族のメンバー（父，母，兄弟のような）がいるときのみ話そうとする．選択性緘黙の子どもたちは社交不安を抱えており，家の外では内にこもっている．

病理と臨床検査

会話や言語に障害のある子どもたちは，聴覚障害を除外するために，聴力図（audiogram）の検査を受けるべきである．

経過と予後

表出性言語の障害は長く続くほど予後が悪くなり，また，障害の重症度によっても予後が決まる．「言葉の遅い」乳幼児とよちよち歩き期の子どもの研究では，これらの子どものうち50～80％は就学前の時期に期待される水準の言語能力を身につけるという点で，一致している．言語の獲得に遅れを認めていた子どものほとんどは，就学前に追いつくのである．表出性言語の障害の転帰は他の併存症に影響される．気分障害や秩序破壊的な行動の問題を呈しない子どもであれば，予後はより良いといえる．どのくらい早く，またどの程度回復するかは，障害の重症度や，言語療法に参加する動機や，治療的介入がタイムリーに始められるかどうかによる．聴覚障害や知的能力障害があると特別支援を妨げ，予後が悪くなることにつながる．軽度の表出性の言語症をもつ子どもの50％は言語の障害が全く残らないくらいまで自然に回復する．しかし，重度の表出性言語の障害をもつ子どもたちは，児童期あるいはそれ以降までいくらかの症状を呈することもある．

最近の報告では，理解が困難な子ども，構音が困難な子ども，学業成績が芳しくない子どもは，7年後のフォローアップの時まで問題を持ち続ける傾向にあるとされている．特定の言語の障害のプロフィールと持続的な気分や行動の問題との関連もみられる．表出も理解もうまくできない子どもたちは，社会的に孤立し，同世代の子どもとの関係が障害されることがより多い．

治 療

発達早期の言語療法の目標で最も重要なのは，患児とその親を，患児自身がより有意義な言語使用ができるように導くことである．小学校低学年の子どもたちの表出性言語の障害に対する言語療法的介入のほうが，未就学児への介入よりも改善を促すというデータが多い．表出性言語の障害をもつ学童期の子どもたちに対する親子相互交流療法（Parent-Child Interaction Therapy：PCIT）についての近年の研究によると，PCITは患児からの話しかけや平均発話長（mean length of utterances），患児から親への発話の改善に特に有効であることがわかっている．オーストラリアにおいて，言語の遅れのある未就学児を対象とした1年間の介入についての大規模なランダム化（比較）試験では，コミュニティーで行われているプログラムは2, 3歳児の言語の獲得に影響しないことが報告されている．未就学児の言語の障害が自然に寛解することが多いことや，就学前期の介入は確実な効果がないことを考えると，表出性障害の言語症に対する治療は，就学後も長い間障害が続いている場合に初めて始められることが望ましい．会話の中の，代名詞などの品詞や正しい時制，疑問形の使用の改善を助けるさまざまな方法がある．直接的な介入では，言語聴覚士が患児に特別支援を直接施す．言語聴覚士が患児の教師や両親に対して言語の治療テクニックを伝授する，介在的な介入もまた有用である．言語療法は，コミュニケーション戦略と社会的なやり取りを改善するために言葉を使うことを目的としている．そのような治療では，音素（音声単位）や語彙，文の構造を，行動療法的に強化しながら練習させる．そして，ブロックビルディング法（block-building method）や伝統的な療法を使うことにより，語句を増やすことを目的にしている．

受容-表出混合性の障害

受容性と表出性の両方の言語の障害をもつ子どもは，聴覚弁別能（sound discrimination）に問題があったり，聴覚情報の処理に欠陥があったり，音のシークエンスを記憶するのが下手であったりする．受容-表出混合性の言語の障害をもつ子どもは，話された言葉の表出と受容（理解と把握）に障害を呈する．これらの子どもたちの表出性の問題は，語彙が乏しいことや単純な文を使うこと，短い文を使うことなど，表出性言語の障害のみを抱える子どもの問題と類似しているかもしれない．加えて，受容性言語に困難を抱える子どもは，音と音とを区別すること，即座に音を変えること，音と記号の関連を理解すること，そして音のシークエンスを覚えることなどの基本的な聴覚情報の処理能力の問題も経験していることがある．これらの機能不全により，質問や指示の理解ができなかったり，仲間や家族の会話についていけなかったりという，多くのコミュニケーションの障壁がもたらされるであろう．コミュニケーションの問題が理解の欠如ではなく行動の問題であると教師や両親によって誤って理由づけされるために，受容-表出混合性の言語の障害の発見が遅くなることがある．

受容-表出混合性の言語の障害の本質的な特徴は，標準化された検査において非言語性の知的能力よりも受容（把握）と表出の両方のスコアが大幅に下がるという形で現れる．診断のためには，言語をうまく使えないことが，学業成績や日常の社会的コミュニケーションを阻害する

ほど深刻でなければならない．

疫　学

　受容-表出混合性の言語の障害は表出性の障害よりも頻度は低い．しかし，有病率に関する疫学データは乏しい．受容-表出混合性の言語の障害は未就学児の5％にみられ，学童期の子どもの約3％に残存するとされているが，表出性言語の障害よりも頻度は低いことが知られている．受容-表出混合性の言語の障害は，男児において女児よりも少なくとも2倍よくみられると考えられている．

併存症

　受容-表出混合性の言語の障害をもつ子どもは，会話や言語の障害や学習症，他の精神疾患を合併するリスクが高い．これらの障害を抱える子どもたちの約半数が，語音症に関連する発音の困難も抱えている．そしてまた，半数が読字の障害も抱えている．これらの割合は，表出性言語の問題のみを抱える子どもにおける併存症よりも高い．受容-表出混合性の障害をもつ子どもの少なくとも3分の1に，ADHDが合併する．

病　因

　言語症には，遺伝要因，脳の発達の問題，環境の影響，神経発達の未熟さ，聴覚情報の脳内処理特性など，複数の決定要因がある．表出性言語のみの障害と同様に，受容-表出混合性の言語の障害は家族に集積するというエビデンスが発見されている．遺伝素因の寄与については，双生児研究によって関連があるとはいわれているが，遺伝的伝達の様式については明らかになっていない．会話と言語の多様な障害をもつ子どもたちの研究では，認知機能障害も呈していることが示されている．特に，物品呼称（naming object）や巧緻運動といった課題の処理に遅れがみられる．神経回路のミエリン化が遅いことが，発達の問題としての言語症をもつ子どもの処理の遅さを説明するという仮説がある．患児のほとんどが，話された音よりも環境の音により反応するため，根底にある聴覚系の識別機能障害を示唆する研究もいくつかある．

診　断

　受容-表出混合性の言語の障害をもつ子どもは同年代の子どもよりも言語の発達が遅く，同級生が理解できる会話についていくことができない．受容-表出混合性の言語の障害では，受容性の機能障害が表出性の障害と同時に存在する．よって，疑われる場合には，言語の受容と表出の両方の能力についての標準化された検査をしなければならない．

　非言語的な知的能力が保たれているにもかかわらず音声言語や手話の理解が期待される水準よりも著しく低く，言語の障害が標準化された受容性の言語検査により確認され，自閉スペクトラム症でなければ，受容-表出混合性の言語の障害の診断が確定される．しかし，DSM-5では，この障害は言語症の診断に含まれる．

臨床像

　この言語の障害の本質的な臨床像は，言語の理解と表出の両方が著明に障害されることである．受容-表出混合性の言語症における表出性の障害は，表出性のみの言語症に類似するが，より重症であることがある．受容面の困難さの臨床的な特徴は，典型的には4歳になる前に現れ，重症例では2歳になる前に明らかになる．軽症例では，7歳（2年生）かさらに学年が進んで言葉づかいが複雑になるまで明らかにならないこともある．受容-表出混合性の言語症をもつ子どもは，非言語性の知的能力は年齢相応であるにもかかわらず，言語や手話の文字と音を対応させる能力（デコーディング：decoding）が正常よりも著しく低い．受容性の障害があると，会話や身振りによる表出（エンコーディング：encoding）も障害されることが多い．18か月から2歳の受容-表出混合性の言語の障害をもつ子どもの臨床像としては，自発的に1つの音素を発音したり，他人が発した単語を真似したりすることができないことがある．

　受容-表出混合性の言語の障害をもつ子どもの多くは聴覚の感覚障害や，絵の意味を説明するような視覚的なシンボルを処理する能力の障害をもっている．例えば，おもちゃのトラックと乗用車の基本的な共通する特性を理解するといった，聴覚と視覚のシンボルを統合するのを苦手とする．18か月の時点で，表出性言語の障害をもつ子どもは簡単な指示を理解し，そうしろと言われるとなじみのある家の中にあるものを指さす程度のことはできる．一方で，同年代の受容-表出混合性の言語の障害をもつ子どもは，慣れ親しんだものを指さすことも簡単な指示に従うこともできないのが典型的である．受容-表出混合性の言語の障害をもつ子どもは，聴覚障害をもっているようにみえるかもしれない．しかし，話された言語には反応しないにもかかわらず，環境からの音には正常に反応するのである．のちにその子どもが話し始めると，音素の省略，歪み，置き換えのような発音上の間違いがたくさん含まれる．受容-表出混合性の障害をもつ子どもでは，同年代の他の子どもよりも言語の獲得がかなり遅れる．

　受容-表出混合性の言語の障害をもつ子どもは，過去の視覚的・聴覚的記憶やシンボルの正確な配列を，理解したり再生したりすることが苦手である．true tonesを部分的に聞き取れない（訳注：原文はこう記載されているが，「正しい音調」という意味なのか，pure tonesの誤りで「純音」の意味なのか，もしくはその他の意味があるのかは不詳である），聴覚刺激に対する反応閾値が高い，音源を特定できないという聴覚の部分的な欠陥を抱えることもある．けいれん性の疾患や読字の障害は，受容-表出混合性の言語の問題をもつ子どもの血縁者において，一般人口よりもよくみられる．

病理と臨床検査

　ろうや聴覚障害を除外したり特定したりするために，受容-表出混合性の言語の障害を疑われるすべての子どもに聴力図が適応となる．患児やその家族の既往歴を聞くことや，さまざまな状況下で子どもを観察することも，診断の助けになる．

　ジェンナは元気な2歳の女の子であったが，まだ一言も話さず，身振りで示されなければ単純な指示に応じることもなかった．彼女は欲求を伝えるために，言葉にならない声を出したり，実物を見せるまたは指さすだけのような簡単な身ぶりを使ったりしており，この点では幼児のようであった．彼女は，いくつかのなじみのある人やもの（例えば，ママ，パパ，ネコ，瓶，クッキーのような）の名前しか理解していないようであった．同年代の他の子どもに比べて少しの語彙しか把握しておらず，「お人形を取って」や「目を閉じて」のような言語による指示の理解は限られていた．とはいえ聴力は正常で，運動や遊びの能力は年齢相応の発達をみせ，周囲の状況にも関心を示し，保育園で他の子どもたちの遊びに興味を示していた．

　レナは恥ずかしがりやで無口な5歳の女の子で，バイリンガルの家庭で育った．レナの両親と年上の兄弟は英語と広東語を流暢に話した．同居している彼女の祖父母は広東語だけを話した．レナが両方の言語を理解し話しはじめたのは，年上の兄弟よりもずっと遅かった．レナの言葉の理解と表出の発達は就学前はゆっくりであった．小学校に入る頃には，物品の名称や動作や関係性を示す英単語の理解が，クラスメートより悪かった．また，レナはクラスの中で，複雑な指示に従うことができなかった．特に，時間（明日，以前に，日）や空間（後ろ，隣，下）の概念が含まれているような場合が難しかった．例えば「それは彼女が待っていた電車ではありませんでした」「彼は課題をすでに終えていたので，放課後に居残りをしませんでした」のような構文的に難しい文を聞いて，数枚の絵の中から合うものを選ぶようなことも困難であった．レナは他の子どもと遊ぶことはあったが，その子たちと話そうとすることはほとんどなかったため，クラスメートから仲間外れにされるようになった．他の人が言ったことを間違って解釈し，自分の考えを明確に表現することができないため，レナが会話しようとしてもたいてい失敗に終わった．その結果，クラスメートはほとんどの場合彼女を無視するようになり，もっと言葉が使える仲間と遊ぶことを好むようになった．このようにあまりやり取りがなかったことで，すでに弱点となっていた言語能力を学んだり練習したりする機会がいっそう限られてしまった．広東語通訳の協力で施行した評価によって明らかになったのだが，レナは広東語の受容性と表出性の能力にも制限があった．それにもかかわらず，彼女の非言語的な認知や運動能力は年齢相応であった．レナは，言葉を使わずに視覚的に提示されれば，空間や数字の問題を解くことはむしろ得意であった．

　マークは，就学前に，受容-表出混合性の言語症の診断を受けていた．7歳までに，読字の障害とADHDの合併も診断された．言語と読字，注意力の障害が組み合わさることで，マークが良い学業成績を収めることは不可能も同然であったが，自由な遊び時間は同級生と関わることができていた．理解と注意力の障害があったために，重要な情報の知識を得たり学んだり，授業の中の指示や議論についていったりする能力が限られていた．そのためにマークはますます同級生に遅れをとった．なじみのあるほんの少しの単語しか読むことができなかったのも，彼にとっては不利であった．つまり，読むことによって授業以外で学業の知識を学ぼうという気にならなかったし，それが不可能でもあったのである．マークは，個別の学習指導と言語療法を受けるようになり，いくらか進歩はしたものの，学業においては同級生より遅れをとったままであった．学業面での問題にもかかわらず，得意なスポーツ活動を通して友人を作り，非言語的な知的能力については平均の範囲内であることを示していた．

鑑別診断

　受容-表出混合性の障害に特徴づけられる子どもたちは，言語の産出に加えて，言語の理解に欠陥がある．受容性の障害は最初は見過ごされるかもしれない，なぜなら表出性言語の欠陥のほうが明らかだからである．表出性の障害のみの場合は，話された言葉の理解（デコーディング：decoding）能力は年齢相応である．語音症と小児期発症流暢症（吃音）の患児は，話すことが困難であるにもかかわらず，表出性と受容性の言語の能力は正常である．

　受容-表出混合性の言語の障害をもつ子どものほとんどは，音に対して，一貫しないさまざまな反応をみせる．彼らは話された言葉よりも環境の音に対してより頻繁に反応する（表31.4a-2）．知的能力障害，選択性緘黙，後天性の失語，自閉スペクトラム症も除外されるべきである．

経過と予後

　言語症の一般的な予後は，受容-表出混合性の障害の場合，表出性の言語症のみの場合よりも不良である．受容-表出混合性の言語の障害が幼児期の早期に特定された場合，たいてい重症で，短期の予後はあまり良くない．定型発達の場合，言語は発達早期に急速に発達するので，言語症の児童は遅れているようにみえる．学習症や精神疾患が併存することが多いことを考慮に入れると，予後は厳しいといわざるを得ない．重症の受容-表出混合性の言語の障害をもつ子どもは将来的に学習症を抱える場合が多い．軽度の場合は，受容-表出混合性の言語の障害は何年もの間特定されないこともあり，日常生活における混乱は，障害の程度が重い場合ほどではない．長い目でみれば，受容-表出混合性の言語の障害をもつ子どもは，最終的にほぼ正常な言語機能を獲得することもある．受容-表出混合性の言語の障害をもつ子どもの予後は非常にさまざまであって，障害の性質と重症度に左右され

表 31.4a-2　言語症の鑑別診断

	聴覚障害	知的能力障害	自閉スペクトラム症	表出性言語の障害	受容-表出性の言語の障害	選択性緘黙	語音症
言語理解	−	−	−	＋	−	＋	＋
表出性言語	−	−	−	−	−	不定	＋
聴力図	−	＋	＋	＋	不定	＋	＋
構音	−	−	−	−	−	＋	−
内的言語	＋	−（不定）（限定される）	−（不定）	＋（不定）	−（やや限定される）	＋	＋
身振りの使用	＋	＋（限定される）	−	＋	＋	＋（不定）	＋
復唱	−	＋	＋（不適切）	＋	＋	＋	＋
音への注意	大きな音または低音に限る	＋	−	＋	不定	＋	＋
顔をみること	＋	＋	−	＋	＋	＋	＋
動作性 IQ（訳註：原文には"Performance"とある）	＋	−	＋	＋	＋	＋	＋

＋：正常，−：異常
Dennis Cantwell, M. D. and Lorian Baker, Ph. D, 1991 から改変．

治療

受容-表出混合性の言語の障害をもつ子どもに対しては，両方の障害を抱えているという複雑さを考慮して，会話と言語の包括的な評価が推奨されている．表出性の言語よりも先に受容性の障害の特別支援をすることが一般的に有効かどうかについては，議論が存在する．先行文献によると，表出性の障害よりも先に受容性の障害に取り組むことがより有用であるとは限らない．事実いくつかの事例では，表出性言語に対する特別支援により，受容性言語に対する治療の必要性を減らしたりなくしたりできるかもしれないといわれている．このように現時点では，両方の障害に同時に取り組むか，表出性言語にまず介入してそれから受容性言語に取り組むことが推奨されている．理想的には，受容-表出混合性の言語の問題をもつ未就学児は，話し言葉だけでなく，社会的なコミュニケーションや読み書きを身につけることを目的とする介入も受けるべきである．幼稚園の段階にいる子どもに対しては，社会技能訓練に加えて，読字の前段階の要点を直接教えることが最適な介入に含まれるであろう．受容-表出混合性の言語の障害をもつ子どもへの介入の重要な早期の目標は，初歩の読字の能力を得ることである．それにより，年齢相応の読み能力が身につかないことが学業や心理社会面に悪影響を及ぼすことを予防できる．言語聴覚士の中には，刺激の少ない設定を好む者もおり，そこでは，個別の言語療法が提供される．また，同時に複数の子どもがそれぞれ異なる内容を教わっているようなバラエティに富んだ状況で言語療法を行うべきであるという意見もある．しかし，受容-表出混合性の言語の障害をもつ子どもは，より個別の学習ができる小規模の特別支援教育の設定から多くを得ることも多い．

心理療法は，情緒や行動の問題を抱えた受容-表出混合性の言語症の子どもたちにとって助けになるであろう．子どもの自己像と社会技能を評価することに特に注意を払うべきである．両親と子どもがより効果的でストレスのたまらないコミュニケーションの方法を獲得できるような家族療法は有用かもしれない．

▶ 31.4b　語音症

語音症をもつ子どもは，音を省略したり歪めたり，典型的でない発音をしたりするために，会話の音を正しく発音することができない．以前は音韻障害と呼ばれた典型的な会話の障害には，マウスをマウ，ドリンクをドリンと言うように単語の最後の音を省略（omission）してしまったり，ブルーをブー，カップをタップと言うように１つの音を他のものに置換（substitution）してしまったりするものがある．音の歪み（distortion）とは，/sh/のような音を発音する際に口の端から空気が漏れすぎたり，/s/音や/z/音を発音する際に舌を突き出したりすることである．語音の誤りは，息を吐き続けずに流れを止めてしまうことで発音が妨げられる場合にも起こりうる．例えば，パス（pass）の代わりにパト（pat），ヴァキューム（vacuum）の代わりにバキューム（bacuum）と発音される．語音症をもつ子どもは，正しく発音できないために，年齢よりも幼くみられる．同じ年齢の子どもに期待

される語音の能力と比較することによって診断される．この障害があると，単語を正しく発音できなくなる．それは，不正確な子音の発音，ある音から他の音への置換，音素の完全な省略であることもあれば，構音障害（言葉を話すときに関わる筋肉の協調障害による不明瞭な発話）や統合運動障害（会話を計画，実行することができない）であることもある．正常な語音の発達のためには，発音に関わる言語能力と運動能力，そしてそれらを統合する能力の発達が必要であるとされる．

DSM-5によると，神経疾患に基づく構音障害や統合運動障害による語音の障害は語音症とは診断されない．つまり，脳性麻痺，口蓋裂，ろう，難聴，外傷性の脳損傷，その他の神経疾患による語音の異常は語音症とは診断されない．語音症をもつ子どもに最もよくみられるのは，神経疾患と関連していない構音障害である．これは，構音が下手なこと，音の置換，語音の省略が特徴であり，「幼児語」という印象を与える．典型的には，これらの障害は解剖学的・構造的・生理学的・聴覚的・神経学的な異常によるものではない．軽度のものから重症のものまでさまざまであり，構音障害がありながらも問題なく聞き取れる場合もあれば，全く聞き取れない場合もある．

疫　学

疫学調査によると，語音症の有病率は少なくとも未就学児の3％，6～7歳の子どもの2％，17歳の青年の0.5％である．ある大きな一般住民のサンプルにおいて，5歳の子どものおよそ7～8％は，発達上や構造上の，もしくは神経学的な原因による語音の産出の問題を抱えていた．別の研究では，7～11歳の子どもの7.5％もが語音症を抱えていると報告されている．彼らのうち2.5％には話し言葉の遅れ（4歳を過ぎても省略や置換の間違いを呈する）がみられ，5％には8歳を超えても構音の障害が残っていた．語音症は，構造的あるいは神経学的な原因による語音の障害よりも頻度が高い．語音症は男児において女児よりも約2～3倍多くみられる．また，患児の第1度親族では一般人口よりも語音症の人が多い．語音の間違いは3歳未満の子どもにおいては珍しくないが，これらの間違いはたいていの場合7歳までにみられなくなる．7歳より年長の子どもの構音の誤りは，語音症によるもののことが多い．報告によれば，語音症の有病率は青年期中期から後期までに，0.5％にまで低下する．

併存症

語音症をもつ子どもの半数以上が，言語に何らかの問題を抱えている．語音症によく合併する障害としては，言語症，読字の障害，そして発達性協調運動症がある．また，夜尿症も併存することがある．語音症をもつ子どもの中には話し言葉の発達指標（例えば，初語や初めての文）が遅れる者もいるが，ほとんどの患児は平均的な年齢で話し始める．語音症と言語症の両方を抱える子どもたちは注意の障害と限局性学習症を合併するリスクがかなり高い．語音症をもつ子どもで，言語症を合併しない場合は，精神疾患や行動の障害を合併するリスクがより低い．

病　因

話し言葉の障害に関連する要因としては，周産期の問題や遺伝要因，聴覚処理の問題が含まれるであろう．非常に幼い子どもにおいて自然に寛解することが多いことを考えると，脳の発達過程において話し言葉の基盤となる成熟の遅れがあると考えられている事例もある．語音症をもつ子どもは，言語の障害だけでなく"神経学的ソフトサイン"を呈しやすいことや，読字の障害を併せもつことが多いことから，神経学的な要因がからんでいる可能性も高い．双生児研究で一卵性双生児における一致率が偶然の場合よりも高いことから，遺伝学的要因の関連も示唆されている．

構造学的あるいは器質的なものによる構音の障害は多くはない．語音症と診断のつかない構音の障害は，神経学的な原因により，運動障害性構音障害（dysarthria），失行（apraxia）もしくは統合運動障害（dyspraxia）に分けられる．運動障害性構音障害は会話に関わる筋肉を制御している神経系の機能障害が原因である．この障害は，脳性麻痺，筋ジストロフィーや頭部外傷（訳注：周産期の頭部外傷を指すと思われる）などの先天性疾患，もしくは感染症の過程において起こる．失行と統合運動障害は，言葉を話すときに使われる筋肉の明らかな麻痺や筋力低下がないにもかかわらず発話の遂行が難しいことが特徴である．

環境要因も語音症の発症に関わっている可能性はあるものの，体質的な要因のほうがより重要な因子である．ある家系において語音症が高い頻度でみられることから，遺伝的な要因が示唆されている．

発達性協調運動症と咀嚼したり鼻をかんだりする際の口の周りの（筋肉の）協調には関連がある可能性がある．

診　断

語音症の本質的な特徴は，発達段階からして期待される語音産出が遅れたり獲得されなかったりすることである．特に子音を発音するときに起こりやすく，結果的に音が省略されたり，置換されたり，音素が歪んだりする．小児の構音の臨床的評価ガイドラインの概略では，3歳児ではm, n, ng, b, p, h, t, k, q, dを，4歳児ではf, y, ch, sh, zを，そして5歳児ではth, s, rを発音できることが正常とされている．

語音症は構造学的もしくは神経学的な異常が原因ではなく，典型的には言語の発達は正常である．

臨床像

　語音症をもつ子どもは，年齢や知能や地元の言葉づかいに即した正しい話し言葉の発音ができるようになるのが遅かったり，いつまで経ってもできなかったりする．しばしば，kの代わりにtに置換されたり，単語の最後の子音を省略したりすることがみられる．語音症は，発達早期に気づかれることがある．重症の場合には，初めて気づかれるのは2〜3歳の間である．そこまで重症でない場合には，6歳になるまで気づかれないこともある．同年代で同じ知的能力や教育レベルの多くの子どもよりも明らかに遅れている場合，子どもの構音が障害されていると判断される．

　非常に軽症の場合は，話し言葉の単一の音(すなわち，音素)が影響される．1つの音素が影響される場合，正常の言語獲得過程の中でより遅い時期に獲得される音素が影響されやすい．したがって，しばしばr, sh, th, f, z, l, chなどが間違って発音される．重症の場合および非常に幼い子どもの場合には，b, m, t, d, n, hが間違って発音されることがある．影響されるのは1つの語音のことも複数の語音のこともあるが，母音は含まれない．

　語音症をもつ子どもは，特定の音素を正しく構音できず，発音できない音素を歪めたり置換したりするだけでなく，省略することさえもある．省略すると音素は完全になくなってしまう．例えば，ブルー(blue)の代わりにブー(bu)，カー(car)の代わりにカ(ca)，「ワッツザット(what's that)？」の代わりに「ワァ(whaa)？」となる．音素の置換が起こると，発音の難しい音素が違うものに置換される．例えば，ラビット(rabbit)の代わりにワビット(wabbit)，サム(thumb)の代わりにファム(fum)，「ワッツザット(what's that)？」の代わりに「ワスダット(whath dat)？」となる．音素の歪みが起こると，正しい音素に近いものの，間違って発音される．よくあることではないが，音素の追加(たいていはウー[uh]という母音である)が起こる．例えば，プリティ(pretty)の代わりにプーリティ(puhretty)，「ワッツザット(what's that)？」の代わりに「ワッツウーザットゥー(what's uh that uh)」？となる．

　省略は最も重大な構音障害とされており，次は置換で，最も重大でないものが歪みである．省略は，幼い子どもの話し言葉において最もよくみられるが，カー(car)の代わりにカ(ka)，シザーズ(scissors)の代わりにシザ(scisso)のように，たいていは単語の最後や子音連結の個所で起こる．歪みは主に年長の子どもの話し言葉に起こるが，話し手の地元の言葉にはない音がみられる．歪みは構音障害がほぼ寛解した子どもの会話に最後に残るタイプの間違いである．最もよくある歪みは，側音化(lateral lisp；訳注：原著ではslipと記載されているが，lispの誤植と考えられる)と呼ばれる，s音を発音するときに舌を越えて空気が漏れてしまい口笛のような音がするものと，口蓋化(palatal lisp)と呼ばれる，s音を発する時に舌が口蓋に近づきすぎてsshという音が出てしまうものである．

　語音症をもつ子どもの構音の間違いには一貫性がなく，ランダムであることが多い．ある音素が，ある時は正しく発音され，ある時は間違って発音されることがある．構音の間違いは，単語の最後や，長くて構文的に複雑な文や，早口で会話している時に起こることが最も多い．

　省略や歪み，置換は，言葉を口にすることを学習している幼い子どもの会話において普通にみられる．しかし，正常発達の途上にある幼い子どもは程なく構音の間違いを正すことができるが，語音症をもつ子どもはそれがなかなかできない．構音の問題を抱えた子どもでも成長の結果正しい音素を獲得することもあるが，正しい音素を発せられるようになった後に学んだ単語は正しく発音できても，それ以前に学んでしばらく間違えた発音をしていた単語の音は訂正できないことがある．

　最終的には，ほとんどの語音症をもつ子どもは3年生の終わりまでに障害から脱却する．しかし，4年生以降は自然に回復することはあまりない．したがって，合併症が生じる前に特別支援を試みることが大切である．語音症が自然に改善する場合，幼稚園や学校に行くことで改善が促されることが多い．言語療法は，3年生か4年生までに自然に改善を示さない子どものためには明らかに必要である．言っていることが周囲にほとんど理解されず，そのことを自覚して苦しんでいる子どもについては，言語療法を早期に始めるべきである．

　特に表出性言語の問題が併存する場合に，語音症をもつ子どもは，付随するさまざまな問題を抱えることがある．それは，社会的問題，情緒的問題，行動上の問題などである．慢性の表出性言語の障害と重症の構音障害を抱える子どもは，精神疾患を合併することが多い．

　マーティンは，おしゃべりなかわいい3歳の男の子であった．受容性言語の能力は優れており，聴力は正常であったにもかかわらず，彼の発話はほとんど聞き取れなかった．発音が不良であるために，マーティンの表出性言語の能力を数値で表すのは困難であった．しかし，彼の話し言葉のリズムや抑揚には，年齢相応に複数の単語から成る文を発音しようとしていることがあらわれていた．マーティンが発語できるのは，わずか2,3の母音(/ee/,/ah/,/oo/)と，早い段階で獲得されるいくつかの子音(/m/,/n/,/d/,/t/,/p/,/b/,/h/,/w/)，限られた音節のみであった．このように，発音できる音が限られており，例えばボトル(bottle)，ベイビー(baby)，バブル(bubble)を全部バーバ(bahbah)と言い，ニー(knee)，ニード(need)，姉の名前であるアニータ(Anita)を全部ニー(nee)と言うなど，彼の発した単語を他の単語と区別することが難しかった．さらに，単語の最後の子音や/tr-/,/st-/,/-nt/,/-mp/のような子音連結を常に省略した．当然のことだが，マーティンは言いたいことをわかってもらえず，時々欲求不満となりかんしゃくを起こした．

ブラッドは，明るくてお行儀の良い5歳の男の子であった．彼は就学前にすでに構音障害を指摘されていた．そしてその問題は小学校でも続いた．彼の言語理解の能力と聴力は正常範囲内であった．一方で，彼は特定の文法要素（代名詞，助動詞，過去形の語尾など）の使用や複雑な文の構成の際に，軽度の表出性言語の障害を呈することがあった．彼はすべての母音と早い段階で獲得される子音を正しく発音できたが，より遅い段階で獲得される子音（/r/, /l/, /s/, /z/, /sh/, /th/, /ch/など）は発音できることもあればできないこともあった．うまく発音できない子音を省略したり，/r/を/w/に，/th/を/f/になど他の音に置換したりするときもあれば，正しく発音できる時もあった．ブラッドは子音連結や多音節語を正しく発音するのが特に苦手で，音を省略したり違う音にしたりした．例えばブルー（blue）はブー（bue）やブウー（bwue）と，ハーツ（hearts）はハッツ（hots）やハース（hars）と発音された．多音節語については，エレファント（elephant）をエファント（efant），スパゲティ（spaghetti）をゲッティ（getti）のように音節を省略したり，違う発音をしたりした．アニマル（animal）をアミナル（aminal），メロン（melon）をレモン（lemon）のように，音を転置することさえもあった．知らない人は，ブラッドの会話のおよそ80％を理解することができなかった．ブラッドは「もう1度言って」と言われると，いつもよりゆっくりはっきりしゃべることがよくあった．

ジェーンは多動傾向のある8歳の女の子で，会話の遅れが目立つと指摘されていた．就学前から小学校低学年のあいだに，以前みられていた会話の間違いの多くは克服した．しかし，遅い段階で獲得されるいくつかの音（/r/, /l/, /th/）については，引きつづきうまく発音できなかった．ジェーンはよく/th/の代わりに/f/や/d/を用い，/r/や/l/の代わりに/w/を用いた．こういったささやかな間違いはあるにも関わらず，彼女の話すことは全体としては簡単に理解できたが，話し方について同級生にからかわれたことで，やや攻撃的になることがあった．

鑑別診断

語音症の鑑別診断のためには，症状や重症度，症状を形成している身体疾患を注意深く究明しなければならない．まず，構音の障害が言葉を学ぶ正常の発達のプロセスではなく，障害とされるほど十分に重症か否かについて，臨床家は判断しなければならない．そして，構音障害の原因となるような身体的な異常がないことを確かめ，運動障害性構音障害を引き起こす神経疾患や聴覚障害，知的能力障害，広汎性発達障害（訳注：DSM-5では広汎性発達障害という診断病名はなく，自閉スペクトラム症に含まれる）を除外しなくてはならない．また，受容性と表出性の言語の評価の結果をみて，会話がうまくできないことが上記の疾患だけによるものではないと判断するべきである．

ある種の構音障害の原因となる身体的な要因を除外するために，神経学的な評価や，口腔の構造が正常かどうかの検査，聴力の評価が必要になることもある．構造的もしくは神経学的な異常に基づく運動障害性構音障害を抱える子どもは，運動障害性構音障害が自然に寛解することが少なく，治療がより困難であるという点で，語音症の子どもとは区別される．流暢，動作の緩慢さまたはぎこちなさ，咀嚼や嚥下の異常，舌の出し入れの不器用さまたは遅さは，運動障害性構音障害を示唆する．発話の速度が遅いことも運動障害性構音障害であることを示す（表31.4b-1）．

経過と予後

2, 3の音素の構音のみが障害されている場合は，自然に寛解することがよくある．5歳を過ぎても構音の問題を呈する子どもは他の会話や言語の障害を複数抱えていることもあるため，そのような場合には包括的な評価が望ましい．5歳を過ぎても構音の問題を呈する子どもは，聴覚に問題があるリスクが高い．さらに，8歳以降に自然に回復することはほとんどないとされている．構音障害と読字の障害または失読症との関連については議論が分かれる．音韻の障害のみの子ども，失読症のみの子ども，両方の障害を抱える子どもを比較した最近の研究では，両方の障害をもつ子どもは異なる臨床像を呈していた．そこでこの研究では，これら2つの障害が単一障害の異なる2つの面であると考えるべきではなく，別々の2つの障害の併存とみなすべきであると結論づけている．

治療

語音症の改善に有効な介入法が2つある．1つ目は，語音アプローチ（phonological approach）で，語尾の子音の省略や子音連結の簡略化など，複数の語音の障害を広範囲にもつ子どもに対してよく使われる．この介入では，例えば語尾の子音のように特定の音についての指導に焦点を当てた練習が用いられ，1つのスキルが習得されると有意味語や文の中でその音を使う練習につなげていく．もう1つは伝統的アプローチ（traditional approach）で，少数の音にのみ置換や歪みがみられる子どもに用いられる．このアプローチでは，患児は問題のある音の産出を練習し，治療者はすぐにフィードバックし，構音を改善するための正しい舌や口の位置について手がかりを教える．嚥下の異常のために構音がうまくできず，舌を突き出してしまったり舌足らずになってしまったりする子どもに対しては，嚥下パターンを改善させるための練習を用い，それが発話の改善につながる．言語療法は言語聴覚士が行うことが一般的であるが，補助的な役割を担えるように，治療で用いる練習法を両親が習得することもある．軽度の構音障害をもつ子どもは，小学校低学年の間であれば数か月のみの介入でも効果があることから，早期の介入が有用である．一般的には，8歳までに構

表 31.4b-1　語音症の鑑別診断

	構造的あるいは神経学的異常による語音の問題（運動障害性構音障害）	聴覚障害による語音の問題	語音症	知的能力障害，自閉スペクトラム症，発達性発語障害，後天性失語症，聾による語音の問題
言語発達	正常範囲内	聴覚障害が重篤でなければ正常範囲内である	正常範囲内	正常ではない
検査	口唇，舌，口蓋に異常があることがある；筋力低下，協調運動異常，吸ったり噛んだりなど植物性機能の障害	聴力検査で聴覚障害がみられる	正常	
発話の速度	遅い；発話が速くなるにつれ構音が著明に障害される	正常	正常；発話が速くなるにつれ構音が著明に障害されることがある	
影響される音素	どの音素も（母音さえも）影響されうる	f, th, sh, s	r, sh, th, ch, dg, j, f, v, s, z の音が影響されることが多い	

Dennis Cantwell, M. D. and Lorian Baker, Ph. D., 1991 から改変．

音と聞き取りやすさが同級生と比べて明らかに異なっている場合，会話の障害だけでなく，同級生との関係性や学習の問題，自己像の低下につながる．これはとりわけ障害が重度で，多くの子音がうまく発音できず，音素の歪みよりも省略や置換が起こっている場合に顕著である．

構音の問題が長期化する子どもは，からかいや仲間はずれの対象になりやすく，孤立や自信喪失を引き起こす．ゆえに，言語症の子どもにサポートを提供し，可能であれば社会的な活動への参加や仲間との対人関係のやり取りを促すことが重要である．両親に対するカウンセリングに加え，患児と友人たちとの関係性や学校でのふるまいを見守ることは，語音症や言語症の子どもの社会的な機能障害を減らすために有用であろう．

▶ 31.4c 小児期発症流暢症（吃音）

小児期発症流暢症（吃音）は通常生後数年の間に始まり，不随意運動により発話の流れが中断することが特徴である．吃音では，さまざまな形で流暢さの途絶が起こる．例えば，音や音節の繰り返し，音の延長，発声のリズム異常，単語の音や音節の間の完全な遮断や，通常と異なる間の取り方などがある．吃音が重症の場合，呼吸の流れや異常な発声や，舌を鳴らすといった付随的もしくは2次的な手段により補正が試みられる．まばたきやしかめ面，頭をガクンと動かす動き，体の異常な動きのような付随的な運動が，会話が中断する前や会話の途中に観察されることもある．

早期の介入を受けた子どもは，吃音を完璧に克服する可能性が7倍以上も高いとされているため，早期の介入は重要である．重症の場合や未治療の場合には，吃音がその後の人生において定着してしまって修正がより困難になり，重大な心理社会的苦痛につながる．慢性化して成人期まで持続すると，社交不安症が合併する率が40〜60％と報告されている．

疫　学

全米保健インタビュー調査（United States National Health Interview Surveys）から抽出した3〜17歳の疫学調査によると吃音の有病率は約1.6％であると報告されている．吃音は非常に幼い子どもに最もよくみられ，成長すると自然に治ることが多い．典型的には2〜7歳の間に発症し，90％の子どもは7歳までに症状を呈する．吃音をもつ幼い子どものおよそ65〜80％は，時間とともに自然に寛解する．DSM-5によると，青年期までに有病率は0.8％にまで下がる．吃音をもつ子どもの男女比は男：女が3〜4：1である．また，患児の家族において，一般人口よりも同じ障害をもつことが多くみられる．吃音の男性の息子の20％，娘の10％が吃音になるであろうと報告されている．

併存症

吃音をもつ非常に幼い子どもは，言語と構音の発達がいくらか遅れることがあるが，会話や言語の障害と診断されるほどではない．吃音をもつ未就学児と学童期の子どもは，社交不安や登校拒否，その他の不安症状を呈する．さらに年長の吃音の子どもは，必ずしも会話や言語

の障害を合併するわけではないが，不安症状や不安症を呈することは多い．青年期まで吃音が持続した場合，一般人口に比べて社会的に孤立する率が高い．吃音は，異常な体の動きや上半身のチック，しかめ面と関連している．吃音と併存する他の疾患としては，語音症や表出性の言語症，受容-表出混合性の言語症，ADHD がある．

病因

　発話の流暢さに悪影響を及ぼす遺伝学的・神経生理学的・心理的な複数の因子が吃音の原因であると，エビデンスのある見解が一致しつつある．不安や葛藤が吃音の原因である，あるいは吃音を抱える人は他の会話や言語の障害を抱える人よりも精神疾患を合併しやすい，というエビデンスはないものの，ストレスの多い状況において吃音が悪化することはある．

　吃音の原因に関して，器質モデルと学習モデルを提案する説もある．器質モデルは脳の不完全な左右分化や大脳の優位性の異常を含む．脳波を記録した研究では，さまざまな刺激語や課題に対する反応として，吃音の男性においては右半球のα波の活動の抑制が認められ，吃音でない人は左半球のα波の活動の抑制が認められている．また，別の研究では，吃音者に左利きと両手利きが多いことも報告されている．双生児研究と吃音者における男女差の大きさからは，遺伝的な要素がいくらか関わっていることも示されている．

　吃音の原因に関する学習モデルには，意味生成論的理論(semantogenic theory)があり，これによると，吃音は発達早期にみられる正常範囲内の非流暢性に対する学習された反応に基づくとされる．別の学習モデルでは，古典的な条件づけに焦点を当てており，吃音は学習を通じて環境要因との結びつきが形成されると考えられている．自動制御(cybernetic)モデルでは，発話は適切なフィードバックによって調整されるプロセスであるとされており，吃音はフィードバックのループがうまく回らないために起こるという仮説がある．ホワイトノイズによって吃音を減ずることができ，正常な話し手であっても聴覚的フィードバックの遅延により吃音が引き起こされることが，フィードバック仮説の根拠となっている．

　吃音の子どもの運動機能発達には，遅延や軽度の異常がみられることもある．また，発話をプランニングするのも難しいことから，高次の認知機能の障害が吃音に関連しているのかもしれない．吃音の子どもが必ずしも他の会話や言語の障害を呈するわけではないが，彼らの血縁者にさまざまな会話や言語の障害がみられることはよくあることである．吃音は遺伝と環境要因の両方を含む因子の相互作用によって引き起こされるのであろう．

診断

　臨床的な特徴が明らかで診断に十分なほど出揃っており，次のセクションに述べる 4 つの段階がすでに認められていれば，小児期発症流暢症(吃音)の診断は難しくはない．幼い子どもの吃音を評価するときには，診断は難しくなる．なぜなら，未就学児で一過性の吃音を経験するものもいるからである．流暢さに欠けているとき，それが正常な発話や言語の発達の一部であるのか，吃音の最初の段階であるのかは，はっきり見分けられないであろう．吃音の始まりであることが疑われたら，言語聴覚士に紹介する必要がある．

臨床像

　吃音は通常 18 か月から 9 歳までの間に現れる．2 つの発症のピークは，2～3 歳半と，5～7 歳にある．すべての吃音をもつ子どもに当てはまるわけではないが，語音症や表出性の言語症など他の発話や言語の問題を抱えていることもある．吃音は突然始まるわけではなく，典型的には週や月の単位で起こってくる．発話の最初の子音や，文頭の数語，場合によっては長い単語を繰り返すのだが，障害がひどくなると繰り返しがより頻繁になり，最も重要な単語や語句に吃音が起こることが多い．吃音症と認識された後でも，音読をするときや歌を歌うとき，ペットや無生物に話しかけているときは，吃音が起こらないこともある．

　吃音が次第に進行する 4 つの段階が確認されている．

第 1 段階は就学前期にみられる．この時期に起きた吃音は高い確率で回復する．最初は発話の困難さは一時的なもので，普段は普通に発話ができているが，以下の状況において，数週間もしくは数か月間のみ吃音がみられる．つまり，興奮したり動揺したりしたとき，あるいは言わなければならないことがたくさんあるときや，プレッシャーの大きな状況で会話をしなければならないときに，吃音が起こることが多い．

第 2 段階は，通常小学生の時期に生じる．この時期には障害が慢性化しており，正常に発語できる時期はほとんどない．吃音の子どもは自分の発話の困難さに気づき，吃音者であることを自覚する．第 2 段階では，会話の中の名詞，動詞，形容詞，副詞，といった品詞に吃音が起こる．

第 3 段階は，8 歳から成人期までの間に生じ，小児期の後半と青年期前期に最もよく起こる．第 3 段階の間の吃音は特定の状況で現れ，その状況が解消すると吃音も消失する．吃音が現れる特定の例としては授業で発表したり，知らない人と喋ったり，店で買い物をしたり，電話をかけたりといったものがある．特定の単語や音を発音するのが特に難しいと感じられることもある．

第 4 段階は，青年期後期から成人期に現れるのが典型的である．生々しく恐怖を伴って吃音を予期すること，吃音が起こると予想される特定の単語や音や状況を避けることや瞬き，チック，唇や顎のビクッとした動きなどの関連する臨床像がみられるかもしれない．慢性の吃音

を抱える者は，欲求不満，不安，抑うつ状態を呈することが多い．

鑑別診断

就学前期にみられる正常範囲の発話の非流暢性は，吃音の始まりと区別するのが難しい．吃音の場合は正常の場合よりも流暢ではなく，単語の一部を繰り返したり，音が延長したり，声道の空気の流れが妨げられたりする．吃音の子どもは自分の発話の仕方に対して緊張と心地悪さを感じているようにみえる．一方で，単に流暢さを欠く子どもは，自分の発話の仕方を心配していないようにみえる．痙性発声障害(spastic dysphonia)は吃音症に似た発話の障害であるが，呼吸のパターンが異常であることで鑑別される．

早口言語症(cluttering)は，一貫性のないリズム異常を特徴とする発話の障害であり，速くてぎくしゃくと噴出するような語句からなる．早口言語症では，患者は自身の障害に気づかないことが多い．一方で，吃音者は上記の第2段階になると，発話をするのが難しいことに気づく．早口言語症は表出性言語の障害の一症状としてみられる．

経過と予後

吃音の経過はしばしば長期的であり，数週間か数か月の間部分的に改善することもあれば，コミュニケーションのプレッシャーがある状況では悪化することもある．軽症の子どもでは，50〜80%は自然に寛解する．慢性的に吃音を呈する学童期の子どもは，からかわれたりコミュニケーションを拒否されたりすることで，友達との関係が障害されることがある．授業中に発言するのを避けることが続くと，学業上も困難を抱えるかもしれない．吃音は慢性的なケースでは不安症と関連があり，慢性的に吃音をもつ者の約半分が社交不安症を呈する．

治　療

エビデンスに則った吃音の治療が数多く発表されてきている．そのうちの1つがリッカムプログラム(Lidcombe Program)である．プログラムでは，子どもが吃音を呈さなかったときに両親から褒め，吃音を呈したときはうまく発せられなかった単語を自分で修正させるという，オペラント条件付けモデルを用いる．この治療プログラムは，言語聴覚士の指導のもと，家庭において両親が用いることが多い．臨床試験がされているもう1つの治療プログラムは，吃音と関連している可能性のあるストレッサーを特定してそのストレッサーを減らそうとするものであり，両親と子どもの相互関係を用いた治療法(family-based, parent-child interaction therapy)を家庭で行う．現在臨床試験中の3番目の治療法は，成人患者で1つひとつの音節を特定のリズムで発音すると吃音が減るという事実に基づいている．この治療プログラムは，早期に未就学児に適応されれば，効果が期待できるであろう．

歴史的に，吃音の治療には独特な介入法が用いられてきた．1つ目のアプローチは，直接言語療法(direct speech therapy)と呼ばれるもので，自分で練習できる体系だったステップと発話の構造のルールを用いて，反応として吃音が起こるのを修正して流暢な音にしようとするものである．他には，話している最中の緊張と不安を和らげることにターゲットを絞った方法がある．これらの治療は呼吸の練習やリラクゼーション法を用いて，患児が発話の速度を緩め，音量を調節できるようにする．リラクゼーション法は，リラックスすることと通常のように吃音でしゃべることを同時にすることはできないという根拠に基づいている．現在行われている介入法としては，注意転換法(behavioral distraction)やリラクゼーション法，指示による発話変容療法を，個々のケースに合わせて併用するものである．

自分に自信がなく不安症を併存する吃音者は，認知行動療法(cognitive behavioral therapy：CBT)や選択的セロトニン再取り込み阻害薬(selective serotonin reuptake inhibitors：SSRI)などの向精神薬といった，追加の治療を要することもある．

米国言語音声協会(Speech Foundation of America)が提唱する吃音へのアプローチは自己治療(self-therapy)であり，吃音は症状ではなく変化させることができる行動である，という前提に基づいている．吃音に対する思いを変えたり態度を変えたりすることで，もしくは吃音に伴う逸脱行動を修正することで，吃音のコントロールの仕方は学習できるとされている．このアプローチには，脱感作すること，吃音に対する感情的な反応や恐れを減らすこと，そして吃音が生じる瞬間に何らかの動作をすることによってそれを防ぐことが含まれる．

▶ 31.4d 社会的(語用論的)コミュニケーション症

社会的(語用論的)コミュニケーション症はDSM-5に新しく追加された診断であり，言語的および非言語的コミュニケーションの社会的使用における持続的な障害で，限定された反復的な興味や行動は伴わないという特徴がある．この障害は，言語使用の社会における決まりごとや身振り，社会的文脈を理解したりそれらに従ったりするのが難しいというかたちで現れる．この障害があると，仲間関係，学校生活，家庭生活においてうまくコミュニケーションを取る能力が制限される．子どもであれ青年であれ，社会的で実用的なコミュニケーションをうまく取るには，意味を正確に推し量るために，身振り，言語，やり取りの社会的文脈を統合しなければならない．言語的/非言語的な手がかりと周囲や社会の文脈を理解

して，相手の「意図」を汲み取るのである．社会的(語用論的)コミュニケーション症がDSM-5に導入された1つの理由は，限定された反復的な興味や行動はみられないがゆえに自閉スペクトラム症の診断基準を満たさないけれども，対人関係のコミュニケーションが困難な子どもを考慮してのことである．語用論的コミュニケーションは，使われた単語を理解するだけでなく，社会的環境の理解の中にフレーズを統合させて意味を推測する能力を包含する．社会的(語用論的)コミュニケーション症は新しい疾患であるが，限定された反復的な興味や行動は示さないけれども対人関係のコミュニケーションに欠陥をもつ子どもは以前からみられており，言語獲得の遅れや言語症と関連している．

疫　学

社会的(語用論的)コミュニケーション症の有病率を推定することは難しい．それにもかかわらず多くの文献で，持続する語用論的障害を抱えるが自閉スペクトラム症の診断を満たさない子どもの症例が報告されてきた．

併存症

社会的(語用論的)コミュニケーション症は，年齢から期待される語彙を獲得しておらず，表出性の能力だけでなく受容性の能力も障害されている言語症と関連していることが多い．注意欠如・多動症(ADHD)も社会的(語用論的)コミュニケーション症とよく併存する．読字や書字の障害を伴う限局性学習症も社会的(語用論的)コミュニケーション症と併存することが多い．社交不安症のいくつかの症状は社会的(語用論的)コミュニケーション症の症状と重なるが，社交不安症の診断基準を十分に満たす徴候が社会的(語用論的)コミュニケーション症と併存することもある．

病　因

コミュニケーション症，自閉スペクトラム症，限局性学習症の家族歴があると，社会的(語用論的)コミュニケーション症のリスクが高まるようである．このことは，遺伝学的な影響がこの障害に寄与していることを示している．しかし，社会的(語用論的)コミュニケーション症の病因は複数の要因が絡まりあっているようであり，言語症やADHDとしばしば合併することを考えると，発達や環境の要因も関与しているようである．

診　断

社会的(語用論的)コミュニケーション症の診断において，限定された反復的な興味や行動が目立たない軽度の自閉スペクトラム症から区別するのが難しいかもしれない．DSM-5の自閉スペクトラム症の診断基準は社会的コミュニケーション障害と限定された反復的な興味や行動という2つの症状ドメインのみに焦点を当てており，これまでに自閉スペクトラム症と診断された子どものうちどれくらいがこの診断基準から除外されるかについては，報告にばらつきがある．以前の版のDSMにおける自閉スペクトラム症の診断基準を満たした患児のうち，たった60.6%しかDSM-5の自閉スペクトラム症の診断基準を満たさないという研究もある．しかし，自閉傾向のある患者の91%がDSM-5の自閉スペクトラム症の診断基準を満たすというまた別の研究もある．

社会的(語用論的)コミュニケーション症の本質的な特徴は，持続する，社会的・語用論的コミュニケーションの障害であり，効果的なコミュニケーションが制限されること，対人関係が損なわれること，学業や仕事において困難を抱えることにつながる．

臨床像

社会的(語用論的)コミュニケーション症の特徴は，言語的および非言語的なコミュニケーションを社会生活のために効果的に用いる能力が障害されていることである．そして，限定された反復的な行動様式は認めない．DSM-5によると，診断基準を満たすためには，次の特徴のすべてが認められなければならない．(1)社会的状況に適切な様式で，挨拶や情報を共有するといった社会的な目的でコミュニケーションを用いることの欠陥，(2)相手が大人か子どもかで話し方を変える，過度に堅苦しい言葉を避けるなど，状況や聞き手の要求に合わせてコミュニケーションを変える能力の障害(訳注：DSM-5には「遊び場と教室とで喋り方を変える」という記述もある)，(3)会話で相づちを打つ，誤解されたときに言い換える，相互関係を調整するための言語的および非言語的な合図の使い方を理解するなど，会話や話術のルールに従うことの困難さ，(4)明確に示されていないことや，字義どおりでなかったり，あいまいであったりする言葉の意味やユーモアを理解することの困難さ．前述の障害は発達早期に始まるが，4歳より年少の子どもが診断されることはほとんどない．軽症の場合は，言語能力や社会性への要求水準が高くなる思春期まで障害が明らかにならないこともある．対人関係のコミュニケーションの障害は，社会的状況での機能や関係性を発展させることの障害，家庭や学校における困難につながる．

鑑別診断

社会的(語用論的)コミュニケーション症の診断においてまず考えなければならないのは，自閉スペクトラム症である．これら2つは，自閉スペクトラム症の特徴である限定された反復的な興味や行動が目立つ場合は簡単に鑑別できるが，自閉スペクトラム症で限定された反復的

な興味や行動が発達早期に顕著であったが，発達後期に目立たなくなる場合も多い．しかし，これらの特徴が現時点では観察されなくても，生育歴で認められれば社会的(語用論的)コミュニケーション症とは診断されず，自閉スペクトラム症とされる．社会的(語用論的)コミュニケーション症は限定された反復的な興味や行動が一度もみられなかったときのみ診断できる．ADHD は社会的(語用論的)コミュニケーション症と，対人関係のコミュニケーションの障害という点では共通する．しかし，ADHD の中核的な特徴は，社会的(語用論的)コミュニケーション症(訳注：原文では"autism spectrum disorder"となっているが，文脈より「社会的(語用論的)コミュニケーション症」の誤植ではないかと思われる)とは混同されにくいであろう．ただ，この 2 つの疾患は併存することもあることを忘れてはならない．次に社会的(語用論的)コミュニケーション症と重なる対人関係の機能障害を呈する児童期の疾患としては，社交不安症がある．社交不安症では，対人関係のコミュニケーション能力は保たれているが，不安を感じる社会的状況ではその能力が発揮されないのである．一方社会的(語用論的)コミュニケーション症では，適切な対人関係のコミュニケーションスキルが，どのような場合においてもみられない．社交不安症と社会的(語用論的)コミュニケーション症は併存することがあり，社会的(語用論的)コミュニケーション症をもつ子どもはそうでない子どもに比べて社交不安症のリスクが高いかもしれない．最後に，対人関係のコミュニケーション能力が知的能力障害のために障害されている子どもが，社会的(語用論的)コミュニケーション症と混同される可能性もある．社会的(語用論的)コミュニケーション症の診断は，対人関係のコミュニケーション能力の障害が明らかに知的能力障害よりも重度の場合にのみ下されるべきである．

経過と予後

社会的(語用論的)コミュニケーション症の経過と予後は，個人差が大きく，症状の重症度と施された介入次第である．5 歳までにほとんどの患児は，対人関係のコミュニケーションの障害があるとはっきりわかるような話し言葉と言語(能力)を呈するようになる．しかし，より軽症の場合は，思春期を迎えて言語的関わりや対人的関わりがより複雑になって初めて対人関係のコミュニケーションの障害が明らかになるかもしれない．時間とともにかなり改善する患児も多いが，改善したとしても，初期の語用論的欠陥によって対人関係や学業成績での問題が解消されずに長引くこともある．社会的(語用論的)コミュニケーション症の将来の転帰や予後に影響するような治療的介入についての研究が，数多く発表されつつある．

治療

社会的(語用論的)コミュニケーション症に対する治療で明確なエビデンスのあるものはほとんどない．自閉スペクトラム症，ADHD，社交不安症のように症状が重なる他の疾患と完全に区別するためのデータさえない．社会的(語用論的)コミュニケーション症をもつ子どもを対象とした，対人関係のコミュニケーションの介入のランダム化比較試験は，次の 3 つのコミュニケーションの領域に照準を定めている．(1)対人関係の中での理解と交流，(2)会話を含む言語的および非言語的語用論的能力，そして(3)推測をしたり新しい単語を学んだりという言語処理である．社会的(語用論的)コミュニケーション症に対する集中的な介入を 20 回行った後の介入群のプライマリアウトカムの尺度は，従来の治療を受けた群に比べて有意な差を示さなかったが，両親や教師が記入したいくつかの評価尺度では，対人関係のコミュニケーション能力の改善が示唆された．これらの結果を実証し，社会的(語用論的)コミュニケーション症をもつ子どものためのエビデンスに基づく治療の普及を促進するには，継続的な研究が必要であることは明らかである．

▶ 31.4e　特定不能のコミュニケーション症

いずれのコミュニケーション症の診断基準も満たさない場合，特定不能のコミュニケーション症のカテゴリーに入る．例えば，音声の障害で，声の高さ・大きさ・質・トーン・共鳴音に異常がみられるものがある．障害と診断するためには，音声の異常は学業成績や対人関係のコミュニケーションが困難になるほど重症でなければならない．操作的には，発話は相互に関連する 5 つのサブシステムに分けられる．呼吸(肺からの空気の流れ)，発声(喉頭での音の発生)，共鳴(咽頭や鼻腔内で音の質を成形すること)，明瞭な構音(舌や顎や唇を使って音の流れを調節し，子音や母音にすること)，そして超分節(発話のリズム，声の大きさ，イントネーション)である．これらのシステムは情報を伝えるために協働し，声の質は話し手の情緒的・心理的・身体的状況についての情報を伝える．このように，音声の異常はコミュニケーションの広い領域をカバーしており，異なるタイプの異常を示す．

早口言語症(cluttering)は DSM-5 の中で障害とはされていないが，発話の早さとリズムの異常のために極めて聞き取りにくくなっているという点で，発話の異常と関連している．発話は不安定でリズムが障害されており，正常の言葉づかいのパターンと食い違った，速くてぎくしゃくと噴出するような音で成り立っている．この障害はたいてい 2～8 歳の子どもにみられ，3 分の 2 は青年期前期までに自然に回復する．早口言語症は限局性学習症

やほかのコミュニケーション症と関連する．

参考文献

Adams C, Lockton E, Freed J, Gaile J, Earl G, McBean K, Nash J, Green J, Vail A, Law J. The Social Communication Intervention Project: A randomized controlled trial of the effectiveness of speech and language therapy for school-age children who have pragmatic and social communication problems with or without autism spectrum disorder. *Int J Lang Commun Disord.* 2012;47:233–244.

Blumgart E, Tran Y, Craig A. Social anxiety in adults who stutter. *Depress Anxiety.* 2010;27:687–692.

Boulet SL, Boyle CA, Schieve LA. Health care use and health and functional impact of developmental disabilities among US children 1997–2005. *Arch Pediatr Adolesc Med.* 2009;163:19–26.

Bressman T, Beitchman JH. Communication disorder not otherwise specified. In: *Kaplan & Sadock's Comprehensive Textbook of Psychiatry.* 9th ed. Sadock BJ, Sadock VA, eds. Philadelphia: Lippincott Williams & Wilkins; 2009:3534.

Cantwell DP, Baker LP. *Psychiatric and Developmental Disorders in Children with Communication Disorders.* Washington DC: American Psychiatric Press; 1991.

Cone-Wessen B. Prenatal alcohol and cocaine exposure: Influences on cognition, speech, language and hearing. *J Commun Disord.* 2005;38:279.

Gibson J, Adams C, Lockton E, Green J. Social communication disorder outside autism? A diagnostic classification approach to delineating pragmatic language impairment, high functioning autism and specific language impairment. *J Child Psychol Psychiatry.* 2013;54:1186–1197.

Huerta M, Bishop SL, Duncan A, Hus V, Lord C. Application of DSM-5 criteria for Autism Spectrum Disorder to three samples of children with DSM-IV diagnoses of pervasive developmental disorders. *Am J Psychiatry.* 2012;169:1056–1064.

Jones M, Onslow M, Packman A, O'Brian S, Hearne A, Williams S, Ormond T, Schwarz I. Extended follow-up of a randomised controlled trial of the Lidcombe Program of early stuttering intervention. *Int J Lang Commun Disord.* 2008;43:649–661.

Kefalianos E, Onslow M, Block S, Menzies R, Reilly S. Early stuttering, temperament and anxiety: Two hypotheses. *J Fluency Disord.* 2012; 37:151–163.

Koyama E, Beitchman JH, Johnson CJ. Expressive language disorder. In: Sadock BJ, Sadock VA, Ruiz P, eds. *Kaplan & Sadock's Comprehensive Textbook of Psychiatry.* 9th ed. Vol. II. Philadelphia: Lippincott Williams & Wilkins; 2009:3509.

Koyama E, Beitchman JH, Johnson CJ. Mixed receptive-expressive language disorder. In: Sadock BJ, Sadock VA, eds. *Kaplan & Sadock's Comprehensive Textbook of Psychiatry.* 9th ed. Vol. II. Philadelphia: Lippincott Williams & Wilkins; 2009:3516.

Koyama E, Johnson CJ, Beitchman JH, Phonological disorder. In: Sadock BJ, Sadock VA, Ruiz P, eds. *Kaplan & Sadock's Comprehensive Textbook of Psychiatry.* 9th ed. Vol II Philadelphia: Lippincott Williams & Wilkins; 2009:3522.

Kroll R, Beitchman JH. Stuttering. In: Sadock BJ, Sadock VA, Ruiz P, eds. *Kaplan & Sadock's Comprehensive Textbook of Psychiatry.* 9th ed. Vol. II. Philadelphia: Lippincott Williams & Wilkins; 2009:3528

Latterman C, Euler HA, Neumann K. A randomized control trial to investigate the impact of the Lidcombe Program on early stuttering in German-speaking preschoolers. *J Fluency Disord.* 2008;33:52–65.

Law J, Garrett Z, Nye C. Speech and language interventions for children with primary speech and language delay or disorder *Cochrane Database Syst Rev.* 2003:CD00410.

Leevers HJ, Roesler CP, Flax J, Benasich AA. The Carter Neurocognitive Assessment for children with severely compromised expressive language and motor skills. *J Child Psychol Psychiatry.* 2005;46:287.

Marshall AJ. Parent-Child Interaction Therapy (PCIT) in school-aged children with specific language impairment. *Int J Lang Commun Disord.* 2011;46:397–410.

McLaughlin MR. Speech and language delay in children. *Am Fam Physician.* 2011;83:1183–1188.

McPartland JC, Reichow B, Volkmar FR. Sensitivity and specificity of the proposed DMS-5 diagnostic criteria for autism spectrum disorder. *J Am Acad Child Adolesc Psychiatry.* 2012;51:368–383.

Millard SK, Nicholas A, Cook FM. Is parent-child interaction therapy effective in reducing stuttering? *J Speech Hearing Res.* 2008;51:636–650.

Nass RD, Trauner D. Social and affective impairments are important recovery after acquired stroke in children. *CNS Spectrums.* 2004;9(6):420.

Norbury CF. Practitioner Review: Social (pragmatic) communication disorder conceptualization, evidence and clinical implications. *J Child Psychol and Psychiatry.*, 2014;55(3)204–216.

Onslow M, O'Brien S. Management of childhood stuttering. *J Paediatr Child Health.* 2013;49:E112–E115.

Packman A, Onslow M. Searching for the cause of stuttering. *Lancet.* 2002; 360:655–656.

Petursdottir AI, Carr JE. A review of the recommendations for sequencing receptive and expressive language instruction. *J Applied Behavior Analysis.* 2011;44:859–876.

Ramus F, Marshall DR, Rosen S, van der Lely HK. Phonological deficits in specific language impairment and developmental dyslexia: Towards a multidimensional model. *Brain.* 2012;136:630–645.

Reilly S, Wake M, Ukoumunne OC, Bavin E, Prior M, Cini E, Conway L, Eadie P, Bretherton L. Predicting language outcomes at 4 years of age: Findings from Early Language in Victoria study. *Pediatrics.* 2010;126:e1530–e1537.

Reisinger LM, Cornish KM, Fombonne E. Diagnostic differentiation of autism spectrum disorders and pragmatic language impairment. *J Autism Dev Disord.* 2011;41:1694–1704.

Rvachew S, Grawburg M. Correlates of phonological awareness in preschoolers with speech sound disorders. *J Speech Lang Hear Res.* 2006;49:74–87.

Ripley K, Yuill N. Patterns of language impairment and behavior in boys excluded from school. *Br J Educ Psychol.* 2005;75:37.

Smith BL, Smith TD, Taylor L, Hobby M. Relationship between intelligence and vocabulary. *Percept Mot Skills.* 2005;100:101.

Snowling MJ, Hulme C. Interventions for children's language and literacy difficulties. *Int J Commun Dis.* 2012;47:27–34.

Somerville MJ, Mervis CB, Young EJ, Seo EJ, Del Campo M, Bamforth S, Peregrine E, Loo W, Lilley M, Perez-Jurado LA, Morris CA, Scherer SW, Osborne LR. Severe expressive-language delay related to duplication of the Williams-Beuren locus. *N Engl J Med.* 2005;353:1655.

Trajkovski N, Andrews C, Onslow M, O'Brian S, Packman A, Menzies R. A phase II trial of the Westmead Program: Syllable-timed speech treatment for preschool children who stutter. *Int J Speech Lang Pathol.* 2011;13:500–509.

Verhoeven L, van Balkom H, eds. *Classification of Developmental Language Disorders. Theoretical Issues and Clinical Implications.* Mahwah, NJ: Erlbaum; 2004.

Wake M, Levickis P, Tobin S, Zens N, Law J, Gold L, Ukoumunne OC, Goldfield S, Le Ha ND, Skeat J, Reilly S. Improving outcomes of preschool language delay in the community: Protocol for the Language for Learning randomized controlled trial. *BMC Pediatrics.* 2012;12:96–107.

Wake M, Tobin S, Girolametto L, Ukoumunne OC, Gold L, Levickis P, Sheehan J, Goldfeld S, Reilly S. Outcomes of population based language promotion for slow to talk toddlers at ages 2 and 3 years: Let's Learn Language cluster randomised clinical trial. *BMJ.* 2011;343–355.

Yaruss JS, Coleman Ce, Quesal RW. Stuttering in school-age children: A comprehensive approach to treatment. *Lang Speech Hear Serv Sch.* 2012;43:536–548.

31.5 自閉スペクトラム症

　自閉スペクトラム症は，以前は広汎性発達障害と呼ばれていたもので，多彩な表現型を呈する神経発達症候群である．この症候群には多因子の遺伝要因が絡んでおり，社会的コミュニケーションにおける幅広い障害や，限定された反復的な行動に特徴づけられる．精神疾患の分類と診断の手引き第5版（Diagnostic and Statistical Manual of Mental Disorders, 5th edition：DSM-5）が発表される前は，自閉スペクトラム症は，自閉性障害，アスペルガー障害，小児期崩壊性障害，レット障害，特定不能の広汎性発達障害の5つの別々の障害に概念化されていた．自閉性障害は3つの領域の機能不全：対人関係のコミュニケーション，限定された反復的な行動，非定型的な言語の発達と使用，により特徴づけられていた．より軽度の自閉スペクトラム症であるアスペルガー障害では，言語の障害を診断基準として含んでいなかった．最近の臨床的コンセンサスでは，自閉スペクトラム症は連続モデルであり，症状の不均一さはこの障害固有のものであるとし，診断のための中核的な症状は2つのドメインにまとめられた．つまり，社会的コミュニケーションの障害と，限定された反復的な行動である．非定型的な言語の発達と使用は，今では自閉スペクトラム症の中核的な特徴とはされていない．この診断の変更は最近発表された自閉性障害の兄弟研究に，部分的に基づいている．症状のドメインは別々に遺伝し非定型的な言語の発達と使用は決定的な特徴ではなく，自閉スペクトラム症患者の一部にみられる随伴所見であるとされている．自閉スペクトラム症は，典型的には生後2年以内に明らかにな

り，重症の場合は生後1年以内であっても，発達の過程でみられるべき対人関係への興味の欠如がみられる．生後1〜2年の間に社会的相互反応が減少してくるとする研究もある．しかし，症状がより軽微であれば，自閉スペクトラム症の中核となる障害はさらに数年経つまで気づかれないこともある．言語の障害は自閉スペクトラム症の核となる診断基準ではなくなった（訳註：DSM-5では診断基準に含まれなくなったものの，言語の障害は診断を支持する関連特徴として言語障害の有無を記載しておくべきとされている）が，臨床家や親は，患児が12〜18か月になっても1つも言葉をしゃべらず，言葉の遅れとともに社会的行動が制限されている場合，自閉スペクトラム症の徴候ではないかと心配する．自閉スペクトラム症の25％が，いくらかの言語の発達をみせるが，その後に喪失してしまう．知的能力が正常で言語機能障害が軽度の自閉スペクトラム症をもつ子どもは，学業や社会性への要求水準が高くなる児童期あるいはそれ以降まで特定されないことがある．自閉スペクトラム症をもつ子どもはしばしば限定的な活動に独特な強い興味を示し，変化に抵抗し，典型的には仲間に合わせて社会的状況に反応しない．

DSM-5によれば，自閉スペクトラム症の診断基準は，社会的コミュニケーションの障害と限定された興味であり，発達早期に存在するとされるが，症状が軽微であればさらに数年経つまで気づかれないこともある．DSM-5における自閉スペクトラム症の診断基準を満たす子どものうちおよそ3分の1は，知的能力障害も呈する．

関心をもつ読者のために，以下のことに触れておく．DSM-Ⅳ-TRによると，レット症候群（Rett syndrome）もしくはレット障害は女児にのみみられ，少なくとも6か月間は正常な発達をみせた後に，常同的な手の動き，目的をもった動きの欠如，人への興味の減少，協調運動の不良と言語の使用の減少を呈するのが特徴である．以前は小児期崩壊性障害と呼ばれていた障害では，約2年間は正常に発達した後に，言語の使用，対人反応，遊戯，運動能力，排尿もしくは排便のコントロールの獲得された能力のうち，2つ以上が失われる．以前アスペルガー障害と呼ばれていたものは，言語の発達や使用に明らかな障害や遅れはないものの，社会的な人との関わりの障害や反復的で常同的な行動様式がみられることに特徴づけられる．アスペルガー障害では認知能力と主要な生活スキルは年齢相応であるが，社会的コミュニケーションが障害されている．現在は自閉スペクトラム症に包含される種々の障害をもつ子どもたちの研究によると，自閉性障害と診断されたのは平均3.1歳，特定不能の広汎性発達障害と診断されたのは平均3.9歳，アスペルガー障害と診断されたのは平均7.2歳であった．重篤な言語の障害を呈する自閉スペクトラム症をもつ子どもは，言語の障害がない患児に比べると，平均して1年早く診断を受けていた．手を叩くなどの反復的な行動，つま先歩き，奇妙な遊び方を呈する自閉スペクトラム症をもつ子どもも，そのような行動を呈さない子どもに比べると早く診断されていた．現在のDSM-5における自閉スペクトラム症の診断基準は，基本的特徴の重症度の特定に加えて，言語の障害や知能の障害を伴うかどうかの特定用語も規定している．

自閉性障害の歴史

1943年に，カナーによる「早期幼児自閉症」(early infantile autism)についての記録がある．しかし，精神科医であるモーズレイ (Henry Maudsley) は1867年の時点ですでに，発達が著しく偏ったり遅れたりゆがんだりしている重度の精神疾患をもつ非常に幼い子どもがいることに気づいていた．その時代には，児童の最重度の発達障害は，精神病の範疇に含まれるとされていた．カナーの「情緒的接触の自閉性障害」("Autistic Disturbances of Affective Contact")という古典的な論文において，幼児自閉症 (infantile autism) という新しい用語が提唱され，発達早期にみられるこの症候群について明解で包括的な報告がなされた．カナーは，次のような特徴のある子どもたちについての記録を残した．すなわち，極端な「自閉的孤独」(autistic aloneness)，予測的姿勢 (anticipatory posture) がとれないこと，反響言語 (echolalia) や「あなた」の代わりに「私」を使うといった代名詞反転 (pronominal reversal) をしばしば伴う言語の発達の遅れや偏倚，単調な音や発声の繰り返し，優れた機械的記憶 (rote memory)，自発的な活動の制限，常同運動 (stereotypies) と衒奇症 (mannerisms)，同一性保持への不安を伴う強迫的な欲求と変化に対する恐怖，などである．社会性の障害に関しては，カナーの症例は，アイコンタクトが乏しいこと，対人関係の不器用さ，絵画や無生物を好むこと，として描写された．カナーはこの症候群は想定されているよりも多いのではないかと考え，幼児自閉症の子どもの中には「精神遅滞」や統合失調症と誤診されているものがいるかもしれないと述べた．1980年より前には自閉スペクトラム症をもつ子どもは小児期発症の統合失調症と一般的に診断されていた．時が経つにつれ，自閉スペクトラム症と統合失調症は2つの異なる精神医学的疾患であることが明らかになった．しかし，自閉スペクトラム症をもつ子どもが小児期後期に統合失調症を併発する場合もある．

疫 学

有病率

自閉スペクトラム症は，ここ20年間の間診断されることが増えてきており，現在の米国における有病率は約1％と見積もられている．DSM-Ⅳ-TRの診断基準に基づいた自閉性障害は，1万人の子どもあたり8人にみられるとされていた（0.08％）．定義によれば自閉スペクトラム症は発達早期に発症するが，さらに成長するまで認

識されない場合もある．発症から診断までが遅くなることがあるため，児童における有病率は年齢とともに上昇する．

性　差

自閉スペクトラム症は男児において女児よりも4倍多く診断される．臨床サンプルでは，自閉スペクトラム症の女児は知的能力障害を呈することが男児に比べて多い．このことに対しては，知的能力障害のない自閉スペクトラム症の女児は気づかれにくい，紹介されることが少ない，診断されることが少ない，という説明ができるかもしれない．

原因と病因

遺伝要因

家族研究や双生児研究によれば，自閉スペクトラム症には遺伝の要素が大きく寄与しているが，必ずしもすべてが遺伝的要因で説明できるわけではない．自閉スペクトラム症の15%もが既知の遺伝子変異と関連しているようだが，通常その発現は，多遺伝子の影響下にある．家族研究では，自閉スペクトラム症は患児の同胞内で率が高くなり，2人以上自閉スペクトラム症をもつ子どものいる家族内では50%にもなることが明らかになった．自閉スペクトラム症をもつ子どもの同胞はまた，自閉スペクトラム症の診断基準を満たさない場合でも，コミュニケーションや社会的スキルにおいてさまざまな発達の障害を抱えるリスクが高い．

2つの大規模な双生児研究がある．ある研究では，自閉性障害の一致率は一卵性双生児で36%であり，二卵性双生児では0%であった．別の研究での一致率は，一卵性双生児では96%で，二卵性双生児では約27%であった．周産期の合併症をもつ一卵性双生児で自閉的でない児の場合にも認知機能障害の率が高いことは，周産期の環境因子と遺伝的な脆弱性との相互作用が，別個に自閉スペクトラム症の発症に関与することを示唆する．

自閉スペクトラム症の家族において症状の表現型が一様でないことから，遺伝様式が複数あると考えられている．研究によると，ある遺伝子パターンの増加や減少が自閉スペクトラム症の危険因子であるらしい．自閉スペクトラム症の発現には，特異的な遺伝因子に加えて性差が大きな役割を担っている．自閉スペクトラム症に影響する2つの生物学的なシステムとして，ほぼ例外なく血小板中のセロトニン(5-HT)レベルが上昇することと，哺乳類ラパマイシン標的蛋白質(mammalian target of rapamycin：mTOR)に関連したシナプスの可塑性に関わるメカニズムが自閉スペクトラム症で阻害されていることが，遺伝学研究により特定された．これらについては次のセクションで取り上げることとする．

遺伝的な原因があるとされているいくつかの症候群は，広範な表現型の一部としての自閉スペクトラム症を呈する．これらの遺伝性疾患で最もよくみられるのは，脆弱X症候群(X連鎖性劣性遺伝)で，自閉スペクトラム症の2～3%に存在する．脆弱X症候群ではFMNR1(訳注：FMR1の間違いかと思われる)遺伝子5'末端の非翻訳領域の反復配列数の増加がみられ，自閉スペクトラム症の症状を呈する．脆弱X症候群をもつ子どもには，知的能力障害，粗大運動や巧緻運動の障害，特徴的な顔貌，巨大精巣，などの特徴があり，表出性言語の能力が著しく低下する．結節性硬化症も遺伝性の疾患(常染色体優性遺伝)であり，多数の良性腫瘍ができることが特徴である．結節性硬化症も，自閉スペクトラム症をもつ子どもにおいてより高い割合でみられる．自閉スペクトラム症をもつ子どもの2%もが結節性硬化症である．

自閉スペクトラム症の同胞150組以上のDNAを調べた研究者は，2番と7番染色体上の2つの領域が自閉スペクトラム症に寄与している可能性があることを発見した．他にも，16番と17番染色体上に関連が示唆される遺伝子がある．

自閉スペクトラム症に関連するバイオマーカー

自閉スペクトラム症はいくつかのバイオマーカーと関連しており，遺伝学的要因と環境要因の相互作用があるようである．この相互作用が神経系の機能や樹状突起の形成に影響し，神経系の情報処理を変化させる原因となる．異常なシグナル伝達に関連する複数のバイオマーカーが，セロトニン(5-HT)系，mTORに関連したシナプスの可塑性に関わるメカニズム，γアミノ酪酸(γ-aminobutyric acid：GABA)抑制性機構の異常などにおいて発見されている．

最初に自閉スペクトラム症と関連していると特定されたバイオマーカーは，全血中セロトニンレベルの上昇であり，これはほぼ例外なく血小板で認められた．腸管循環中に，血小板は遺伝性があるとされているセロトニン・トランスポーター(serotonin transporter：SERT)を通してセロトニンを取り込む．セロトニン・トランスポーター遺伝子(SLC64A)と，5-HT 2A受容体遺伝子(HTR2A)は，自閉スペクトラム症よりも遺伝性が高いことが知られており，血小板と脳の同じ蛋白質をエンコードしている．セロトニンは脳の発達に関与しているとされているため，セロトニンの調節の変化が脳内神経細胞の遊走(neuronal migration)と成長に関与している可能性がある．

神経画像の構造的，機能的研究により，自閉スペクトラム症と関連する特異的なバイオマーカーが示唆されている．4歳未満の自閉スペクトラム症をもつ子どもを対象としたいくつかの研究では，新生児の時は頭囲は正常範囲内かやや小さいものの，調査時点では脳全体の体積が増加していた．そして，およそ5歳までには，自閉スペクトラム症をもつ子どもの15～20%が大頭症(macrocephaly)を呈していた．さらに別の研究ではこのことがはっきりと示された．すなわち，のちに自閉スペクトラ

ム症と診断された乳児のサンプルでは，出生時の頭囲は正常であったにもかかわらず4歳までに90%がコントロール群の児よりも脳体積の増大を呈し，自閉スペクトラム症グループの37%の児が大頭症の診断基準を満たしていた．対照的に，構造的磁気共鳴画像法（structural magnetic resonance imaging：sMRI）を用いて5〜16歳の自閉スペクトラム症をもつ子どもの脳体積の平均値を測定したところ，増大していないと示した研究もある．生後数年間，自閉スペクトラム症をもつ子どもの扁桃体の容積を追跡した研究が1つあるが，結果は同様で，初めの数年間は容積が増大し，その後次第に縮小することが示された．自閉スペクトラム症をもつ子どもの線条体の容積が増大していることや，線条体の容積と反復的な行動の関連を示した研究もいくつかある．自閉スペクトラム症をもつ子どもにおいて脳体積が非定型的に変化していくプロセスは，脳の可塑性には感受期（sensitive period）もしくは「臨界期」（critical period）が存在するという仮説を支持するものである．そして自閉スペクトラム症の発症には，その異常が寄与していると考えられるのである．

　機能的磁気共鳴画像法（functional MRI：fMRI）を用いてバイオマーカー，つまり自閉スペクトラム症のさまざまな中核症状と関連する脳機能を同定しようとした研究がある．自閉スペクトラム症をもつ子ども・青年・成人についてのfMRIの研究において，表情の認知や中立表情（neutral face）課題が用いられたり，「心の理論」（theory of mind）の欠如，言語やコミュニケーションの障害，ワーキングメモリーと反復的な行動などについての検討が行われたりしてきた．fMRIを用いた研究は，自閉スペクトラム症の患者が相手の表情を観察する際には，コントロール群と異なる見方をするというエビデンスを提供している．つまり眼の周囲よりも口の周囲に焦点をあてたり，顔全体を何度も見渡したりするよりも目や口などの一部に焦点をあてたりする傾向があるというように，自閉スペクトラム症の患者は，顔の個別の特徴のほうに注目するのである．社会性に関連のある刺激に対しては，自閉スペクトラム症の患者では扁桃体の過活動が起こっているという結論に至っている．fMRIを用いた研究で，「心の理論」つまり他人や自分の感情の状態を理解する能力に関しては，コントロール群では心の理論課題に取り組んでいるときに右側頭葉などが賦活されるが，自閉スペクトラム症の患者では賦活のされ方が異なることが発見された．この違いは，ミラーニューロンシステム（mirror neuron system：MNS）の機能不全を示していると唱える研究者もいる．自閉スペクトラム症の複数の研究において，表情の認知処理課題中の前頭葉の賦活の非定型的なパターンが報告されていることは，この脳の領域が社会的知覚や感情の意味づけに重要な働きを担っているということを示唆している．自閉スペクトラム症の患者が記憶や言語に関する課題に取り組んでいる時に左側頭葉の賦活が減少していることから，患者はコントロール群に比べて，言語の処理において視覚的な方略を用いることがより多いという仮説が立てられた．

　このように，sMRIとfMRIの両方の研究により，自閉スペクトラム症の患者にみられる中核的な障害と関連している脳の要因が示された．

免疫学的要因

　免疫学的不適合（immunological incompatibility），すなわち母親の抗体が胎児に作用することが，自閉性障害の要因となっていることを示した報告がある．自閉的な子どものリンパ球は母親の抗体に反応することから，妊娠期間中に胚神経組織が損傷された可能性があるとされている．これらの報告は，対照群を設けておらず，個々の事例の結果を反映しているだけであるため，この仮説はいまだに研究中である．

出生前と周産期の要因

　のちに自閉スペクトラム症と診断される児は，出生前や周産期の合併症の発生率が通常よりも高い．自閉スペクトラム症になることと最も関連している出生前の要因は，出生時の父母の年齢が高いこと，妊娠中の出血や妊娠糖尿病，そして第1子であることである．周産期の自閉スペクトラム症の危険因子には，臍帯合併症，分娩外傷，胎児切迫仮死，在胎期間軽小（児），出産時低体重，5分後のアプガー指数が低いこと，先天奇形，ABO式もしくはRh式の血液型不適合，高ビリルビン血症がある．自閉スペクトラム症のリスクと関連している多くの産科的合併症は低酸素の危険因子でもある．低酸素そのものが，自閉スペクトラム症の危険因子であるのかもしれない．出生前もしくは周産期の関連要因のうち，単独で自閉スペクトラム症の病因となりうるようなものは今のところ証明されておらず，自閉スペクトラム症の遺伝素因と周産期の要因の相互作用によるのかもしれない．

併存する神経疾患

　自閉スペクトラム症の患者では，脳波異常やてんかんが通常よりも多くみられる．自閉スペクトラム症の患者の4〜32%はある時点で大発作を起こし，約20〜25%はCTスキャンで脳室の拡大がみられる．以前は自閉性障害と定義されていた児の10〜83%は多彩な脳波異常を呈する．自閉スペクトラム症に特異的な脳波所見はみつかっていないが，大脳半球の機能分化不全の徴候がみられることもある．現在では，自閉スペクトラム症は，中枢神経系に作用する複数の要素に起因する一連の行動障害であるというコンセンサスが得られている．

心理社会的要因

　自閉スペクトラム症の両親と正常児の両親を比較した研究では，子育てのスキルに有意な差を認めなかった．初期にカナーが提示した，親の情緒的な因子が自閉スペクトラム症の発症に関わっているという推論は現在では

はっきりと否定されている．

診断と臨床像

DSM-5の自閉スペクトラム症の診断基準を表31.5-1に示した．

自閉スペクトラム症の中核症状

社会的コミュニケーションや対人的相互反応における持続的な欠陥　自閉スペクトラム症をもつ子どもにみられる振る舞いは，その年齢で期待されるような相互の対人スキルや自発的な非言語コミュニケーションとは異なるという特徴がある．自閉スペクトラム症をもつ乳児は社会的微笑（social smile）をせず，成長しても，ベビーカーから抱き上げてもらうために手を上げるような態度（予測的姿勢：anticipatory posture）を示さないことがある．小児期を通じ，他の子どもに比べてアイコンタクトは少なくて下手であることが多い．自閉スペクトラム症をもつ子どもの社会的発達においては，愛着行動が全くみられないわけではないものの，非定型的であることが特徴的である．自閉スペクトラム症をもつ子どもは生活の中で最も大事な人たちであろう，両親や兄弟，教師を，はっきりと認識したり区別したりすることがないことがある．一方で，同年代の子どもと比較して，知らない人のもとに取り残されることに対しては，それほど反応しないこともある．自閉スペクトラム症をもつ子どもは，日常的な習慣を邪魔されるとしばしば強い不安を感じる．就学する頃までには，特に高機能の患児においては，ソーシャルスキルは向上していることもあり，対人関係から引きこもることは目立たなくなっているかもしれない．しかし，仲間と自発的に遊んでいるときや，友達づきあいのための微妙なスキルが必要とされるときに，困難さが目につくことがある．自閉スペクトラム症をもつ子どもの社会的行動はしばしば，不器用で不適切である．小学校高学年以上では，社会的な障害は，日常的な会話のキャッチボールができないことや，興味を共有しにくいこと，会話の間に表情の変化や身ぶりが少ないことで現れることもある．認知的には，自閉スペクトラム症をもつ子どもは，言語的な推論よりも視覚空間の課題の能力に優れていることが多い．

自閉スペクトラム症をもつ子どもの認知スタイルにみられるもう1つの特徴として，周囲の人間の感情や情緒的状態を察する能力に障害があるようである．つまり，自閉スペクトラム症では，他人の行動の動機や意図を理解すること（「心の理論」と呼ばれる）が難しく，その結果，共感性が発達しなくなる．「心の理論」の欠如のために他人の対人的行動を解釈することが難しくなり，対人的相互性の欠如につながる．

自閉スペクトラム症をもつ者は，一般的に友達関係を望み，高機能の患児は，自然に仲間の感情や気持ちに応える能力が自分たちに欠けていることが友情を発展させる障害になっていることに気づいている．自閉スペクトラム症をもつ子どもは，みんながしていることに合わせようとしない上，不器用でよそよそしいと受け取られるような行動をするので，仲間にしばしば避けられる．自閉スペクトラム症の青年期や成人期の患者は恋愛関係を望むことも多く，時間をかけて社会技能を向上させてきた場合は，長期の関係を築けることもある．

限定された，反復的な行動，興味，または活動の様式　自閉スペクトラム症をもつ子どもには，生後数年の発達過程で期待される探索的遊びをすることが少なかったりみられなかったりする．おもちゃや物を通常の使い方をしないで，その代わりに儀式的な方法で扱うことも多く，象徴遊びがほとんどみられない．自閉スペクトラム症をもつ子どもは一般的に，同年代の子どもが自然にみせるものまね遊びや抽象的な身振りをしない．自閉スペクトラム症をもつ子どもの活動や遊びは同年代の子どもの場合に比べて，より柔軟性に欠け，反復的で単調である．小児期初期や中期では，儀式的で強迫的な振る舞いがよくみられる．自閉スペクトラム症をもつ子どもは回転したり，バタバタと音を立てたり，流れる水を見たりするのを楽しんでいるようにみえることがよくある．物を並べるなどの明らかな強迫的行動や特定の無生物への強い愛着は，自閉スペクトラム症をもつ子どもに珍しいものではない．重度の知的能力障害のある自閉スペクトラム症をもつ子どもは自己刺激的行動や自傷行為を呈する率が高い．あまり構造化されていない状況においては，自閉スペクトラム症をもつ子どもは，常同運動，衒奇症，しかめ面をみせることが非常に多い．自閉スペクトラム症をもつ子どもにとって，移行の時期や環境変化は，脅威になることが多い．新しい家に引っ越すことや部屋の中の家具を並べ替えること，習慣とは逆にお風呂の前に食事をするような変化さえ，パニックや恐怖，かんしゃくを引き起こす．

関連する身体所見　一見して，自閉スペクトラム症をもつ子どもは障害を示唆するような身体的特徴をもたない．一般に自閉スペクトラム症をもつ子どもは，耳の奇形などの小奇形を呈する割合が高く，これはこういった臓器のみならず脳の胎児期の発達異常を示唆する．

自閉スペクトラム症をもつ子どもは，利き手を決めるのが通常よりも遅く，ほとんどの児が大脳半球優位性を確立させる時期になっても，両手利きのままであることもある．自閉スペクトラム症をもつ子どもは一般人口に比べて，指紋のような皮膚紋理（dermatoglyphics）の異常がみられることが多い．この所見は，神経外胚葉（neuroectodermal）の発達の障害を示唆しているのかもしれない．

自閉スペクトラム症にみられる行動の異常

言語の発達や使用の障害　言語の発達の障害や，コミュニケーションのための言語使用の困難さは，自閉スペクトラム症を診断するための中核的な基準ではなくなっ

表 31.5-1　DSM-5 の自閉スペクトラム症/自閉症スペクトラム障害の診断基準

A. 複数の状況で社会的コミュニケーションおよび対人的相互反応における持続的な欠陥があり，現時点または病歴によって，以下により明らかになる(以下の例は一例であり，網羅したものではない)．
   (1) 相互の対人的-情緒的関係の欠落で，例えば，対人的に異常な近づき方や通常の会話のやりとりのできないことといったものから，興味，情動，または感情を共有することの少なさ，社会的相互反応を開始したり応じたりすることができないことに及ぶ．
   (2) 対人的相互反応で非言語的コミュニケーション行動を用いることの欠陥，例えば，まとまりのわるい言語的，非言語的コミュニケーションから，アイコンタクトと身振りの異常，または身振りの理解やその使用の欠陥，顔の表情や非言語的コミュニケーションの完全な欠如に及ぶ．
   (3) 人間関係を発展させ，維持し，それを理解することの欠陥で，例えば，さまざまな社会的状況に合った行動に調整することの困難さから，想像上の遊びを他者と一緒にしたり友人を作ることの困難さ，または仲間に対する興味の欠如に及ぶ．
▶現在の重症度を特定せよ
　重症度は社会的コミュニケーションの障害や，限定された反復的な行動様式に基づく．

B. 行動，興味，または活動の限定された反復的な様式で，現在または病歴によって，以下の少なくとも 2 つにより明らかになる(以下の例は一例であり，網羅したものではない)．
   (1) 常同的または反復的な身体の運動，物の使用，または会話(例：おもちゃを一列に並べたり物を叩いたりするなどの単調な常同運動，反響言語，独特な言い回し)．
   (2) 同一性への固執，習慣への頑ななこだわり，または言語的，非言語的な儀式的行動様式(例：小さな変化に対する極度の苦痛，移行することの困難さ，柔軟性に欠ける思考様式，儀式のようなあいさつの習慣，毎日同じ道順をたどったり，同じ食物を食べたりすることへの要求)
   (3) 強度または対象において異常なほど，きわめて限定され執着する興味(例：一般的ではない対象への強い愛着または没頭，過度に限局したまたは固執した興味)
   (4) 感覚刺激に対する過敏さまたは鈍感さ，または環境の感覚的側面に対する並外れた興味(例：痛みや体温に無関心のように見える，特定の音または触感に逆の反応をする，対象を過度に嗅いだり触れたりする，光または動きを見ることに熱中する)
▶現在の重症度を特定せよ
　重症度は社会的コミュニケーションの障害や，限定された反復的な行動様式に基づく．

C. 症状は発達早期に存在していなければならない(しかし社会的要求が能力の限界を超えるまでは症状は完全に明らかにならないかもしれないし，その後の生活で学んだ対応の仕方によって隠されている場合もある)．

D. その症状は，社会的，職業的，または他の重要な領域における現在の機能に臨床的に意味のある障害を引き起こしている．

E. これらの障害は，知的能力障害(知的発達症)または全般的発達遅延ではうまく説明されない．知的能力障害と自閉スペクトラム症はしばしば同時に起こり，自閉スペクトラム症と知的能力障害の併存の診断を下すためには，社会的コミュニケーションが全般的な発達の水準から期待されるものより下回っていなければならない．

注：DSM-Ⅳで自閉性障害，アスペルガー障害，または特定不能の広汎性発達障害の診断が十分確定しているものには，自閉スペクトラム症の診断が下される．社会的コミュニケーションの著しい欠陥を認めるが，それ以外は自閉スペクトラム症の診断基準を満たさないものは，社会的(語用論的)コミュニケーション症として評価されるべきである．

▶該当すれば特定せよ
　知能の障害を伴う，または伴わない
　言語の障害を伴う，または伴わない
　関連する既知の医学的または遺伝学的疾患，または環境要因(コードするときの注：関連する医学的または遺伝学的疾患を特定するための追加のコードを用いること)
　関連する他の神経発達症，精神疾患，または行動障害(コードするときの注：関連する神経発達症，精神疾患，または行動障害を特定するための追加のコードを用いること)
　緊張病を伴う(定義については，他の精神疾患に関連する緊張病の診断基準を参照せよ)〔コードするときの注：緊張病の併存を示すため，自閉スペクトラム症に関連する緊張病 293.89(F06.1)の追加のコードを用いること〕

Diagnostic and Statistical Manual of Mental Disorders, Fifth Edition(Copyright ⓒ2013). American Psychiatric Association. All Rights Reserved から許可を得て転載．

た．しかし，自閉スペクトラム症の一部にみられることがある．自閉スペクトラム症をもつ子どもの中には，単にしゃべるのを嫌がっているのでもなければ，話そうという気持ちがないために発話の異常が生じているわけでもないケースがある．言語発達の遅れと言語発達の逸脱も，自閉スペクトラム症の重症のサブタイプに特徴的である．重症の自閉スペクトラム症をもつ子どもは，語彙をたくさんもっているにもかかわらず，意味のある文を

作り上げることがとても難しい．言語の遅れている自閉スペクトラム症をもつ子どもが流暢に会話できるようになったとしても，その話しぶりには典型的な韻律(prosody)や抑揚が伴っていないことがある．

生後1年の間には，喃語(babbling)の典型的なパターンが最低限であったりみられなかったりするかもしれない．自閉スペクトラム症をもつ子どもは，コミュニケーションの意図なく，舌打ち音や金切り声，意味のない音節などのノイズを常同的に発することがある．表出性よりも受容性の言語能力のほうが高い定型発達の子どもと違って，自閉スペクトラム症をもつ子どもはしゃべるほどには理解していないことがある．単語や文そのものさえも，語彙のなかに取り入れられたり失われたりする．つまり，自閉スペクトラム症をもつ子どもがある単語を一度使ったとして，何週間も何か月も何年もその単語を再び使わない，ということは珍しいことではない．自閉スペクトラム症をもつ子どもは反響言語(即時性および遅延性)を含むスピーチを呈することがあり，文脈を離れた常同的なフレーズを繰り返すこともある．これらの言語のパターンは，しばしば代名詞の逆使用(pronoun reversal)を伴う．例えば，自閉スペクトラム症をもつ子どもは，自分が欲しい時に，「あなたはおもちゃがほしい」と言うことがある．また，呂律不良であることも多い．多くの自閉スペクトラム症をもつ子どもには，独特の声の質やリズムがみられる．また，自閉スペクトラム症をもつ子どもの約50%は有効な会話(の能力)が発達しない．一方，知的レベルが非常に高い児は，文字や数字などに強い興味をみせることもある．自閉スペクトラム症をもつ子どもの中には，特定の課題に秀でていたり，特別な能力をもっていたりするものがいる．例えば，就学前の段階で，驚くほど流暢に読むことができる患児がいる(過読症：hyperlexia)．非常に幼い児で自閉スペクトラム症をもつ者の中には，たくさんの単語を読むことができる者もいるが，読んだ語句の理解はほとんどできていない．

知的能力障害 自閉スペクトラム症をもつ子どもの約30%は知的能力障害と呼ばれる範疇に入る．そのうち，約30%は軽度から中等度の知的能力障害，そして，約45～50%は重度以上の知的能力障害を抱える．知的能力障害を伴う自閉スペクトラム症をもつ子どもの知能指数(IQ)は，言語の継次処理や抽象化の能力の重大な問題を反映する傾向がある一方，視空間認知や機械的記憶の能力は比較的良好である．この所見は，言語に関連した能力の欠陥の重要性を示唆している．

易刺激性 易刺激性は広く定義すると，攻撃性や自傷行為，かんしゃくを含む．これらの現象は，自閉スペクトラム症をもつ子どもや若者によくみられる．ひどいかんしゃくはなだめるのが難しいこともあり，自傷行為のコントロールが困難になることも多い．これらの症状は，ある活動から他の活動に切り替えなければならないときや，教室で座っているとき，走り回りたいのに静かにしていなければならないときのような，日常的な状況でしばしば引き起こされる．知的能力障害のある自閉スペクトラム症をもつ子どもにおいては，明らかな引き金や目的がないのに予期せず攻撃的になり，頭を打ちつける，皮膚をむしる，自分を噛む，などといった自傷行為がみられることがある．

気分と感情の不安定性 自閉スペクトラム症をもつ子どもの中には，明らかな理由もないのに，いきなり笑ったり泣き出したりといった突然の感情の変化を呈することがある．何を考えていてそういう気持ちになったのかを言葉で表すことができない場合は，これらのエピソードについてなぜ起きたのかを知ることは難しい．

感覚刺激に対する反応 自閉スペクトラム症をもつ子どもはある刺激(例えば，音や痛み)に対しては過敏である一方で，他の刺激に対して鈍感であることがある．自閉スペクトラム症をもつ子どもが耳が聞こえないようにみえたり，普通の会話の声にほとんど反応しなかったりすることは珍しいことではない．一方で，同じ患児が腕時計の音に興味を示すことがあるかもしれない．患児の中には，痛みの閾値が上がったり，痛みに対して奇異な反応を示したりするものがいるかもしれない．実際に，自閉スペクトラム症をもつ子どもはけがに対して，泣いたりなだめてもらいたがったりという反応を示さないことがある．自閉スペクトラム症をもつ子どもは，感覚刺激の経験を保持することがある．例えば，言葉を発することや発話をすることを覚えるより前に，ハミングないし歌やCMソングを歌うことを覚えることも多い．特に，くるくる回ったり，揺れたり，上下に動いたりといった，前庭感覚の刺激を好む場合もある．

多動と不注意 多動と注意欠如は自閉スペクトラム症をもつ子どもによくみられる行動特性である．平均的な活動度よりも低いことはあまりみられず，活動度が低いことがあっても，多動と入れ替わり立ち替わりみられることが多い．注意の持続が短いことや課題に集中するのが苦手なことなども，日常の機能を妨げるであろう．

早熟の才能 自閉スペクトラム症をもつ者の中には，並外れた機械的記憶や計算能力など，早熟の才能や熟練しているがまとまりのない技術(splinter skill)をもつ場合があり，それらは正常発達の同年代の仲間の能力よりも優れていることが多い．自閉スペクトラムをもつ子どもの他の潜在的な才能として，読む内容を理解できないにもかかわらず上手に読むことができる過読症や，記憶や暗唱，歌ったり演奏したり何の曲であるかがわかったりという音楽の才能などがある．

不眠 不眠は，自閉スペクトラム症をもつ子どもや青年にとってよくある睡眠障害であり，学童期の患児の44～83%にみられると推定されている．行動療法と薬物療法の両方による介入が用いられてきた．行動療法においては，就寝時間前後の両親の行動を改める指導や，夜更かしの強化因子を取り除くような習慣を確立する指導が行われる．薬物療法では，メラトニンが用いられる．

メラトニンは，自閉スペクトラム症をもつ子どもの不眠に対して行われたいくつかの比較試験において，1 mgの速放性剤から 4 mg の徐放性剤で，期待できる薬物とされている．

軽度の感染症と消化管障害　自閉スペクトラム症の幼児は，上気道の感染症や，その他の軽度の感染症の発生率が，通常よりも高いと報告されている．過度のげっぷ，便秘や下痢などの消化管障害も自閉スペクトラム症をもつ子どもによくみられる．自閉スペクトラム症をもつ子どもは熱性けいれんの発生率も高い．一方で，軽度の感染症にかかった時に発熱しない患児もいる．また，病気の子どもにみられる典型的な倦怠感を呈さないこともある．別の場合には，行動の問題と対人関係は軽度の感染症にかかっている間は改善するようにみえることがあり，そのような変化が身体疾患にかかっていることを知るための手がかりとなる場合もある．

評価尺度

自閉スペクトラム症の包括的な情報を引き出すのに有用な標準化された尺度として，自閉症診断観察尺度汎用版（Autism Diagnostic Observation Schedule-Generic：ADOS-G）がある（訳注：高機能自閉症スペクトラム・スクリーニング質問紙［Autism Spectrum Disorder Screening Questionnaire：ASSQ］，小児自閉症評定尺度［Childhood Autism Rating Scale：CARS］，心理教育診断検査［Psycho Educational Profile-3rd edition：PEP-3］，自閉症診断面接改訂版［Autism Diagnostic Interview-Revised：ADI-R］などもよく使われている）．

ブレットは，中流階級の両親のもとに，2 人兄弟の第 1 子として生まれた．両親が 40 代前半の時の子どもであり，胎児切迫仮死のため 36 週で誘発分娩されるなど，妊娠経過は順調ではなかった．ブレットは，要求が少なく比較的大人しい乳児であった．かんしゃく（colic）を起こすこともなく，運動発達も問題なかったが，言語発達は遅れていた．18 か月になっても話し始めなかったことから，両親はブレットの発達について心配し始めた．しかし，医師の質問に答えるなかで，遊び仲間である他のよちよち歩き期の子どもに比べてブレットはほかの児や大人との社会的相互反応やみんなで行うゲームに興味が薄いようにみえることに，両親は気づいた．18 か月の時に人見知りがはっきりしたが，それは同じ保育所の他の児と比べてかなり遅かった．いつもの保育士がいない時には，ブレットはとても混乱し，母に家に連れ帰ってもらうまでかんしゃくが続いた．ブレットのかかりつけ小児科医は当初，両親に対して「ちょっと言葉が遅いだけ」だと言って安心させていたが，ブレットが生後 24 か月の時，発達検査に紹介した．生後 24 か月の時点で，運動能力は年齢相応であったが，言語や社会的発達はひどく遅れていた．また，彼は日常的な習慣が変化することに抵抗し，周囲の物や環境にひどく敏感であった．ブレットの遊戯の能力はごく限られており，おもちゃの扱い方は，反復的で独特であった．彼の妹は今では生後 12 か月であるが，いくつかの単語を発し始めており，言語障害や発達障害の家族歴もなかった．精密検査では，脳波とCT スキャンの所見は正常であった．遺伝スクリーニングと染色体分析も異常はなかった．

ブレットは，自閉スペクトラム症と診断され，特殊教育のプログラムに入り，少しずつ話し始めた．彼はきわめて文字通りの喋り方をし，声質は単調で，時々代名詞の逆使用をした．しゃべることで要求を知らせることはできたが，彼の言葉は奇妙で，他の子どもは彼と一緒に遊ばなかった．ブレットは主に一人で活動しようとし，孤立したままであった．5 歳までには母親にべったりになり，母親がいなくなると分離不安のために動揺し，ひどいかんしゃくを起こした．さらにブレットは，眼の前で指をひらひらさせるような多数の自己刺激的行動をするようになり，それに熱中した．変化に対する極度の過敏性は，さらに数年間続いた．知能検査では，全検査 IQ は平均の範囲内であったが，動作性に比べて言語性の検査項目が劣っていた．小学校 4 年生の時，ブレットは学校や家で，深刻な行動上の問題を呈するようになった．ブレットは授業中の課題をやり遂げることができず，教室内を歩き回り，教師に席に着くように言われるとかんしゃくを起こした．時には大声で叫び始めることもあったので，教室を出て行くよう告げられた．そうすると彼は動揺して，カッとなって机から本を全部放り投げ，うっかりと他の生徒にぶつけることもあった．彼を沈めるには 2 時間かかることもあった．家では，誰かが彼のものに触るとまたすぐにかんしゃくを起こし，予想していなかったことをするように言われると，頑固で好戦的な態度をとった．ブレットの短気な行動は中学校になるまで続いた．中学 2 年つまり彼が 13 歳の時，これらの行動があまりにもひどいので，学校側は両親に対して，ブレットはもう彼らの手に負えないと警告したほどであった．児童精神科医がブレットを診察し，社会技能グループに入ることを奨め，リスペリドンの処方（経口で，1 日量 1 mg 分 2 から始めて 3 mg 分 2 まで漸増）を行った．その用量で，ブレットのかんしゃくの頻度は減り，軽くなった．ブレットは全体的に穏やかになり，かんしゃくを起こしているときに暴力のコントロールが利かなくなることはなくなった．ブレットは，特別支援学級と交流学級を併用しながら中学校に通い続けた．社会技能グループは，嫌がられにくい方法で仲間に関わる方法を教えてくれるなど，彼にとって有効であった．何人かの顔見知りもでき，高校入学までには，家に来てくれて一緒にテレビゲームで遊ぶ友達もできた．ブレットは，自分が他の生徒と違っていることを自覚していたが，何が違っているのかをはっきり説明することは難しかった．高校でも，ブレットは特別支援学級と交流学級の併用で学び続け，卒業後の 1 年目は親元に住みながらコミュニティーカレッジに行くことにした．（Fred Volkmar, M. D. から改変）

鑑別診断

自閉スペクトラム症の鑑別診断としては，次の障害がある．すなわち，DSM-5 のコミュニケーション症群において新たに記載された社会的（語用論的）コミュニケーション症，小児期発症の統合失調症，先天性のろうや重度の聴覚障害，そして心理社会的剝奪，である．小児期

表 31.5-2　自閉スペクトラム症と小児期発症の統合失調症の比較

	自閉スペクトラム症	統合失調症（思春期以前の発症）
発症年齢	発達早期	5歳未満にはほとんどみられない
発生率	1%	1万人に1人未満
男女比（男：女）	4：1	1.67：1（わずかに男に多い）
統合失調症の家族歴	一般人口に比して多くみられるとは限らない	みられることが多い
出生前あるいは周産期の合併症	一般人口に比して多い	一般人口に比して多くみられるとは限らない
行動の特徴	対人的関係性の欠如；非定型的な言語や発話，反響言語；常同的な語句；常同的／反復的な行動	幻覚と妄想；思考の障害
適応的機能	障害されている	機能が低下する
知的水準	個人差が大きいが，知的能力障害を伴うこともある（30%）	通常正常範囲内であるが，平均を下回ることもある
IQのパターン	典型的には言語性より動作性が高い	より均等
てんかんの大発作	4〜32%	頻度は低い

Magda Campbell, M. D., and Wayne Green, M. D. から改変.

発症の統合失調症や行動障害を伴う知的能力障害，言語症と症状が重なることがあることも，自閉スペクトラム症の診断を困難にする．自閉スペクトラム症にしばしば併存するさまざまな症状を考慮して，ラター（Michael Rutter）とハーソフ（Lionel Hersov）は鑑別診断のための段階的アプローチを提唱した．

社会的（語用論的）コミュニケーション症

　この障害は，以下の特徴を有する．すなわち，説明の仕方が普通でないこと，慣習的な挨拶をするなどの言語的対人コミュニケーションのルールを理解できないこと，会話での双方向的なやり取りができないこと，聞き手が発する言語的あるいは非言語的な手がかりに応えられないことである．言語を獲得することの遅れや表出性や受容性の障害など，他のかたちで言語の障害がみられることもある．社会的コミュニケーション症は自閉スペクトラム症の患者の血縁者により頻繁にみられるため，この障害と自閉スペクトラム症を区別するのは難しい．社会的コミュニケーション症があると人間関係に悪影響を及ぼすこともあるが，この障害は自閉スペクトラム症と異なり，限定された反復的な興味や行動は呈さない．

小児期発症の統合失調症

　統合失調症は，12歳より幼い子どもにはほとんどみられず，5歳以前には存在しないといっても良いであろう．小児期発症の統合失調症では幻覚や妄想が特徴的で，てんかんや知的能力障害の頻度は低いものの，社会技能には問題がある．表 31.5-2 は自閉スペクトラム症と小児期発症の統合失調症を比較したものである．

行動障害を伴う知的能力障害

　知的能力障害の子どもは，自閉スペクトラム症の特徴と一部重なる行動の障害を呈することがある．自閉スペクトラム症と知的能力障害を区別する主要な特徴として，知的能力障害をもつ子どもは一般的に言語と非言語の両方の領域で全般的な機能障害を示す一方で，自閉スペクトラム症の子どもは他の領域の能力に比して社会的な関わりが苦手だということがある．一般的に知的能力障害の子どもは，精神年齢に応じた言語的・対人的関わりを子ども同士でも大人とでももつことができ，能力のばらつきは比較的少ない．

言語症

　言語症の子どもの中には，自閉スペクトラム症の特徴を併せもつ者がおり，そのことが診断を難しくしていることがある．表 31.5-3 は自閉スペクトラム症と言語症の主な相違点をまとめたものである．

先天性のろうや聴覚障害

　自閉スペクトラム症をもつ子どもは，口がきけないもしくは言語の発達の欠陥をもつようにみえるので，先天性のろうや聴覚障害について検討し，除外しなければならない．鑑別するための因子は次のものである：自閉スペクトラム症の乳児はめったに喃語を発さない．一方で，ろうの乳児では比較的正常な発達でみられる喃語がみられるものの，次第にみられなくなり，生後6か月から1歳のあいだに全くみられなくなる．一般的に，ろうの子どもは大きな音にのみ反応を示す．一方で自閉スペクトラム症をもつ子どもは，大きな音や普通の音を無視する代わりに，小さい音や低い音に反応することがある．最も重要なことは，ろうの子どもでは，聴力図（audiogram）や聴覚誘発電位（auditory-evoked potential）において重大な聴覚障害の所見を示すということである．通常，ろうの子どもは，自閉スペクトラム症よりも，非言語的コミュニケーションを取ろうとし，仲間や家族との非言語的な社会的コミュニケーションを一貫して求め

表 31.5-3 自閉スペクトラム症と言語症の比較

	自閉スペクトラム症	言語症
発生率	1%	1万人に5人
男女比(男:女)	4:1	ほぼ男女比は同じ(訳注：本文では男児に多いとされている)
言語の遅れや言語の障害の家族歴	ケースの25%未満にしかみられない	ケースの25%未満にしかみられない
ろう(deafness)の合併	非常に頻度は低い	少なくはない
非言語のコミュニケーション(例：ジェスチャー)	障害されている	積極的に用いられる
言語の異常(例：反響言語や文脈を離れた常同的なフレーズ)	一部にみられる	稀である
構音の問題	頻度は低い	しばしばみられる
知的水準	一部で障害されている(約30%)	知的能力障害がみられることは稀であり，みられても重度であることは少ない
IQ検査のパターン	典型的には動作性より言語性が低い	動作性より言語性が低いことが多い
社会的コミュニケーションの欠陥や限定された反復的な興味や行動	みられる	みられない，もしみられたとしても軽度である
想像的な遊び	しばしば障害される	通常は損なわれていない

Magda Campbell, M. D., and Wayne Green, M. D. から改変.

る.

心理社会的剥奪

深刻なネグレクトや不適切な養育を受けたり，両親のケアを受けられなかったりした子どもは，無関心で，内にこもり，孤立しているようにみえがちである．また，言語や運動発達が遅れることもある．これらの徴候のある子どもは，充実した心理社会的環境におかれると，一般的に改善をみせる．しかし，自閉スペクトラム症をもつ子どもでは，そのような改善はみられることはない．

経過と予後

典型的には自閉スペクトラム症は，症状が一様ではないものの，一生続く障害であり，重症度や予後はばらつきが大きい．自閉スペクトラム症でも，IQが70より上で平均的な適応能力があり，コミュニケーション可能な言語能力を5〜7歳までに発達させることができれば，最も予後が良い．IQの高い自閉スペクトラム症をもつ子どもたちの5歳の時点での症状と，同じ子どもたちの13歳以降の症状を比較した縦断研究では，一部の者はもはや自閉スペクトラム症の診断基準を満たさなかった．これらの子どものうちほとんどは，コミュニケーションや社会的な領域において，時間とともに良い変化をみせた．早期の集中的な行動療法は，自閉スペクトラム症をもつ子どもにたいへん良い影響を与え，平均的な機能の水準まで回復させる場合もあることがわかった．

自閉スペクトラム症の症状で，早期の行動療法的な介入によっても実質的に改善しなかったのは，儀式的で反復的な行動に関する領域であった．しかし現在では，エビデンスに基づいた，反復的行動に特異的な行動療法的の介入が回復を促すという結果も出ている．自閉スペクトラム症をもつ子どもの予後は，家庭環境が支持的である場合により良い．

治療

自閉スペクトラム症をもつ子どもの治療の目標は，社会的相互反応やコミュニケーション，学校での適応を改善させたり，仲間との有意義な関係を築いたり，長期的にみて自立して生活するための能力を向上させたりすることであり，そのために，中核的な行動にターゲットを置く．心理社会的な治療介入は，自閉スペクトラム症をもつ子どもが社会の慣習に関わる能力を発達させ，仲間の中で社会的に受け入れてもらいやすくなり，社交的な行動を増やして奇異な行動を減らすことを目指している．多くの場合は言語療法や学業指導も必要となる．加えて，治療の目標には一般的に，学校や家での環境の変化に伴って悪化することがある易刺激的で破壊的な行動を減らすことも含まれる．知的能力障害をもつ子どもは，社会的に受け入れてもらいやすい行動を強化してセルフケアの能力を促すための，発達上適切な行動療法的介入を必要とする．さらに，自閉スペクトラム症をもつ子どもの両親が，子どもとの関係性や効果的な関わりを最適化するための心理教育やサポートやカウンセリングから得るものは多い．自閉スペクトラム症に対する，集中的な行動療法，ペアレントトレーニングと親の治療参加，学業/教育の介入を含む包括的な治療は，最も効果の高い結果を出している．これらの包括的な治療の構成要素には，繰り返し真似ること，共同注意(joint attention)を身につけること，社会的相互関係を獲得すること，指図されながらも子ども中心の方法で遊ぶことを通して，社会技能やコミュニケーション，言語能力を拡大することが含まれる．2～5歳の自閉スペクトラム症をもつ子どもの中核的な症状をターゲットとした，集中的かつ包括的な行動療法的早期介入の5つのランダム化比較試験によると，研究終了時の言語の獲得や社会的相互反応，学業成績が，コントロール群と比較して改善していた．研究期間は，12週間から長いものでは数年にわたり，家庭やクリニックや学校において提供された．包括的な治療モデルやそれを応用した治療は，単独もしくは併用療法として，後に述べるこれらのランダム化比較試験で用いられた．

心理社会的介入

集中的な行動療法的・発達的早期介入

1. **UCLAロバースモデル(UCLA/Lovaas-based Model)** この集中的でマニュアル化された介入は，主に応用行動分析から発生した技法を用いており，1週間あたり何時間も個別に提供されるものであった．治療者と患児は特定の社会技能，言語使用，そしてさまざまなターゲットとされた遊びの技能を練習し，ある技能を達成すると強化子やご褒美が与えられる．
2. **デンバー式早期療育(Early Start Denver Model：ESDM)** デイケアや家庭，他の子どもと遊んでいる時など，自然な環境で介入が行われる．たいていの場合，両親も一緒に介入するように教えられ，家で練習をさせるとともに，教育的な設定においても介入が行われる．この介入は，基本的な遊びや人間関係の能力を発達させることに焦点をあてており，応用行動分析の技法も統合されている．この介入は，非常に幼い子どもに焦点を当てており，子どもの日々の生活の中で適用される．
3. **ペアレントトレーニングアプローチ(Parent Training Approach)** これは，機軸行動発達支援法(Pivotal Response Training)を含む．そこでは親に対して，家庭生活やさまざまな活動の中で，鍵となる社会行動にターゲットをあてて社会的コミュニケーションの発達を促進するように指導される．そして，いったんこれらの主なソーシャルスキルが習得されれば，自然と汎化されてゆくことが期待されている．このタイプの介入には，親や家族への指導が統合されている．また，言語の獲得に焦点を当てるペアレントトレーニングのアプローチもある．週に1度というあまり集中的ではない頻度で親に対して提供されたとしても，いったん親が介入法を身につければ，子どもに対しては1日を通して介入が可能になるのである．もう1つの親指導アプローチの例としては，ハネンプログラム(Hanen More Than Words Program)がある．

社会技能アプローチ

1. **社会技能訓練(Social Skills Training)** 典型的には，セラピストがリーダーとなり，年齢が異なる仲間と一緒のグループで提供される．子どもたちには，社交的な会話や遊びのきっかけ作り，挨拶の仕方，共同注意に関する課題が与えられる．これは，ある社会的な状況で生じる感情に注意を向けてその性質を理解する方法や他人の感情の反応の原因を適切に判断すること，社会的な問題解決の技法を学ぶことなど，感情を認識し制御することが含まれた訓練である．このトレーニングの目標は，集団の中で練習することで，患児があまり構造化されていない状況で技法を使えるようにし，仲間とポジティブにやり取りできるように，ストラテジーを自分のものにすることである．

反復的な行動やそれに伴う症状に対する行動療法的介入と認知行動療法

1. **行動療法(Behavioral Therapy)** 応用行動分析は，自閉スペクトラム症をもつ子どもや青年の反復的な行動を減らすのにある程度効果的であることがわかっている．自傷につながる反復的な行動に対しては，早期の介入が推奨されている．症状を適切にコントロールするために，行動介入と薬物療法を組み合わせる必要があるかもしれない．
2. **認知行動療法(Cognitive-Behavioral Therapy)** 子どもの不安，抑うつ状態，強迫症といった症状に対して認知行動療法が有効であるということは，ランダム化比較試験により明らかなエビデンスとなっている．認知行動療法を自閉スペクトラム症をもつ子どもに用いた比較試験は多くはないものの，反復的な行動に対する認知行動療法の効果を検討した，少なくとも2つの研究が発表されている．

自閉スペクトラム症に合併する症状に対する介入

1. **ニューロフィードバック(Neurofeedback)** これは，注意欠如・多動症(ADHD)や不安の症状を改善するために，望ましい行動を強化するようなコンピューターゲームなどを利用して，社会的な相互反応を増やすものである．子どもに脳電気活動をモニターする電極を装着させ，望ましい行動を行っている時に発生する電気活動をより多く生じさせることやその持続時間をより長くすることがこの介入の目標である．しかし，自閉スペクトラム症の症状の治療に対してのこの介入は，開発途上である．
2. **自閉スペクトラム症に伴う不眠のマネジメント** 自閉スペクトラム症をもつ子どもや青年にとって，不眠はよくある問題である．そして，行動療法と薬物療法の両方が，症状の改善のために用いられることがある．自閉スペクトラム症の不眠に対する最も一般的な行動療法は，就寝時間前後および夜間睡眠時間帯の両親の子どもへの関わり方を変えることに主眼を置く．具体的には，子どもが寝ずに起きていることに対する強化因子や親の注目を取り除くことにより，「夜更し」行動を消去しようとするものである．2～13歳までの自閉スペクトラム症をもつ子どもに対して，就寝前にマッ

サージ療法を用いると，入眠とリラックス感が改善したと報告する研究が複数ある．

自閉スペクトラム症をもつ子どもに対する教育的介入

1. **自閉症および近縁のコミュニケーション障害児のための治療と教育（Treatment and Education of Autistic and Communication-related Handicapped Children：TEACCH）** 当初は1970年代にノースカロライナ大学チャペルヒル校において発展したものである．TEACCHは，自閉スペクトラム症をもつ子どもは知覚的な困難さを抱えているという考えに基づいて構造化された介入法であり，適切な対人関係や学習教科を教えるにあたって，視覚支援や絵や写真で示されたスケジュールをたくさん使う．施設は視覚的な学習ができるように整備されており，自主性と社会的な人との関わりを促進するように日課が構造化される．

2. **包括的アプローチ** この教育法は，行動分析を用いる教授法や言語療法に焦点をあてた教授法が融合したものである．教科学習の指導中にも，社会的に受け入れられる行動を教えるために行動の強化が行われる．自閉スペクトラム症の包括的な療育プログラムに，TEACCHも併合されるであろう．

3. **コンピュータを利用したアプローチとバーチャルリアリティー** コンピュータを利用したアプローチとバーチャルリアリティーによる教育は，言語の獲得や読字の技能を教えるためのコンピュータによるプログラムやゲーム，双方向のプログラムの利用を軸とする．子どもに達成感を与え，子どもの興味をそそるような方法で，行動療法的な指示が伝えられる．「あるがままにみよう（Let's Face It!）プログラム」は，自閉スペクトラム症をもつ子どもに相貌認識を教えるために役に立つコンピュータゲームであり，表情の変化や目の周囲に注意を向けること，相貌全体を認識することや，感情の表出に気づくことをねらった，7つのゲームから構成されている．自閉スペクトラム症をもつ子どもに対してこのプログラムを用いたランダム化比較試験では，20時間の相貌認識のトレーニングを受けた群の子どもは，コントロール群と比較して，目の周囲に注意を向ける能力や分析的で全体的な相貌処理の能力が向上したというエビデンスが得られた．自閉スペクトラム症をもつ子どもに社会技能と対人関係を教えるためにバーチャルリアリティー環境を用いたいくつかの研究では，それが有効であることが示された．例えばある研究では，自閉スペクトラム症をもつ子どものための仮想的なカフェで，コンピュータのマウスを使ってナビゲーションを受けながら，飲み物や食べ物を注文したり支払いをしたりする練習ができるようにした．

精神薬理学的介入

自閉スペクトラム症に対する精神薬理学的介入は，自閉スペクトラム症の中核的な症状に対するものというよりは，関連する行動上の症状を改善することが主な目的である．ターゲットになる症状は，易刺激性（攻撃性やかんしゃく，自傷行為も含む），多動，衝動性，不注意，である．

易刺激性 リスペリドンとアリピプラゾールという2つの第2世代抗精神病薬が，自閉スペクトラム症の易刺激性に対する治療薬として米国食品医薬品局（Food and Drug Administration：FDA）に承認されている．リスペリドンは高力価の抗精神病薬で，ドパミン（D_2）とセロトニン（$5-HT_2$）受容体の両方に対する遮断作用をもち，自閉スペクトラム症であるかどうかにかかわらず，子どもの攻撃的な行動や自傷行為を抑制することが証明されている．2002年の小児精神薬理に関する研究部門（Research Units on Pediatric Psychopharmacology：RUPP）による自閉スペクトラム症の易刺激性に対するリスペリドンのランダム化比較試験以降，7つのランダム化比較試験，3つの再解析，2つの追加の併用療法の解析がある．それらの研究の結果，リスペリドンは0.5〜1.5 mgの用量で，自閉スペクトラム症をもつ子どもや青年の易刺激性に対する効果的な薬物療法であるという結論が得られつつある．この研究に参加した未就学児の中には，集中的な行動療法を受けたものも含まれる．リスペリドンは重度の易刺激性を呈する自閉スペクトラム症をもつ子どもや青年に対する薬物療法の第1選択とされている．しかし，有効であるにもかかわらず，リスペリドンの主要な副作用である体重増加と食欲増加，高血糖やプロラクチン値の上昇，脂質異常症などの代謝系の副作用，それに加えて，倦怠感や眠気，めまい，流涎が起こることもあるため，使用が制限される場合もある．リスペリドンは起立性低血圧を引き起こすこともあるため，心疾患や低血圧のある者には，注意して用いなければならない．自閉スペクトラム症の易刺激性に対してリスペリドンを継続投与したところ，6か月にわたり有効性と忍容性が持続することが確認され，反応群でリスペリドンを中止すると，速やかに症状が再燃した．自閉スペクトラム症の易刺激性に対する治療として研究されている他の薬物として，アリピプラゾールとオランザピンがある．

アリピプラゾールを自閉スペクトラム症をもつ子どもや青年のかんしゃくと攻撃性，自傷行為の治療に用いた2つの大規模研究では，アリピプラゾールの有効性と安全性が認められた．用量は，1日当たり5〜15 mgであった．主な副作用として，過鎮静，眩暈，不眠，アカシジア，嘔気，嘔吐があった．体重増加はリスペリドンの場合ほどは目立ってはいないが，8週間の研究期間中におよそ1.3〜1.5 kgの体重増加が認められたため，有害事象としては中程度と考えられた．体重増加に関しては用量依存性は認めなかった．オランザピンは，特にセロトニン（$5-HT_2$）とドパミン（D_2）受容体を遮断するほかに，ムスカリン受容体も遮断する．自閉スペクトラム症をもつ子どもや青年の易刺激性の治療効果が研究され，有効性が示唆されたが，平均3.5 kgという著しい体重増加が生じた．主な副作用は，過鎮静であった．

多動，衝動性，不注意 自閉スペクトラム症をもつ子どもや青年の多動や衝動性，不注意に対するメチルフェニデートの効果についてのランダム化プラセボ比較試験がいくつかある．小児精神薬理に関する研究部門（RUPP）は，メチルフェニデートは0.25〜0.5 mg/kgの用量で，自閉スペクトラム症とADHDを合併する青年に対して少なくとも中等度の有効性があるとした．彼らに対するメチルフェニデートの有効性は，自閉スペクトラム症を合併しないADHDをもつ子どもにおける有効性には及ばない．また，自閉スペクトラム症をもつ子どもはADHDをもつ子どもに比べて，易刺激性の悪化などの副作用を呈しやすい．就学前の自閉スペクトラム症をもつ子どもの多動と不注意に対するメチルフェニデートの研究では，安全で比較的有効であることが示された．しかし，半数の子どもが，常同運動の増加や胃腸障害，睡眠障害，情緒不安定などの副作用を呈した．非刺激薬のなかでは，自閉スペクトラム症をもつ子どもの多動，衝動性，不注意に対してアトモキセチンを用いた二重盲検プラセボ対照試験が1つあるが，プラセボに比べて有意に効果があった．副作用として，過鎮静，易刺激性，便秘と嘔気が認められた．α作動薬であるクロニジンも自閉スペクトラム症をもつ子どもの多動に対する治療効果が研究されているが，結果は一致していない．グアンファシンも有効な場合があるとされている．

反復的な常同行動 これらの自閉スペクトラム症の中核症状に対しては，選択的セロトニン再取り込み阻害薬（selective serotonin reuptake inhibitor：SSRI），第2世代抗精神病薬，バルプロ酸のような気分安定薬を用いた研究が行われてきた．フルオキセチンを用いたある研究では，ターゲットとした症状に関して，投与群はコントロール群と比較してわずかな改善をみせたが有意差はなかった．エスシタロプラムを用いた別の臨床試験では，2群の差は認められなかった．しかし，リスペリドンは易刺激性に対して効果的であり，限定された反復的な行動も改善した．最近行われた研究で，平均9歳半の自閉スペクトラム症をもつ子ども55名に対してバルプロ酸を用いた12週間の臨床試験において，易刺激性に関して反応群とみなされたものは，反復的な行動をしている時間も短くなったことが報告された．

自閉症スペクトラム症の行動障害に用いられる薬物のうちオープントライアルに基づくもの クエチアピンは，ドパミン（D_2）受容体よりもセロトニン（5-HT_2）受容体の遮断作用が強い抗精神病薬である．クエチアピンの効果に関してはオープントライアルのみしかないが，リスペリドンやオランザピンを用いて効果が得られない場合，もしくは忍容性に欠ける場合に使用されることがある．日常診療では，1日当たり50〜200 mgの用量で用いられている．副作用としては，眠気，頻脈，激越（agitation），体重増加がある．

クロザピンは，ロキサピン（Loxitane）のような定型抗精神病薬にもみられる複素環の化学構造をもつが，錐体外路症状を引き起こすリスクが低い．精神病症状が併存しない限り，一般的に攻撃性や自傷行為の治療に用いられることはない．最も重篤な有害事象は無顆粒球症（agranulocytosis）であり，クロザピンを使用している間は毎週，白血球数を計測する必要がある．一般的にクロザピンの投与は，治療抵抗性の精神病の患者に限られている．

ジプラシドンは，セロトニン（5-HT_2）とドパミン（D_2）受容体遮断作用をもち，錐体外路症状と抗ヒスタミン作用を呈するリスクがほとんどない．攻撃的で自傷行為を伴う自閉スペクトラム症をもつ子どもに対する使用についてのガイドラインは存在しないが，治療抵抗性の自傷行為を呈する子どもに対して臨床的に用いられてきた．成人の統合失調症患者に対するジプラシドンの研究では，40〜160 mgの用量で効果が認められた．副作用として，過鎮静，眩暈，立ちくらみがある．一般的には，ジプラシドンの投与の前には心電図の記録がとられる．

リチウム（リーマス）は自閉スペクトラム症でない子どもの攻撃性に効果的であることが示されていた．リチウムは抗精神病薬が無効であった場合の攻撃性や自傷行為に対して，臨床的に用いられている．

効果のエビデンスがないものの自閉スペクトラム症の行動障害に用いられる薬物 アマンタジン（シンメトレル）は，N-メチル-d-アスパラギン酸（N-methyl-d-aspartate：NMDA）受容体拮抗薬であるが，自閉的な子どもの易刺激性や攻撃性，多動などの行動障害の治療におけるアマンタジンの効果を検証した二重盲検試験がある．グルタミン酸系の異常が自閉スペクトラム症の発症に関与しているかもしれないと唱える研究者もおり，レット症候群をもつ子どもには，グルタミン酸値の上昇がみられる．上記のアマンタジンの研究において，アマンタジン群の子どもの47％とプラセボ群の子どもの37％に対しては，易刺激性と多動に関して「改善」という親の評価がなされたが，この差は統計学的には有意ではなかった．評価者は，多動に関しては，アマンタジン群の子どもを「有意に改善」と評価した．自閉スペクトラム症をもつ子どもの多動に対して，抗けいれん薬であるラモトリギン（ラミクタール）の効果を検証した二重盲検プラセボ比較試験では，多動の評価においてプラセボ群でも改善率が高く，投与群の反応と差がなかった．

ランダム化比較試験で有効であるというエビデンスはないものの，クロミプラミン（アナフラニール）も自閉スペクトラム症に対して用いられてきた．フェンフルラミン（Pondimin）は血中セロトニンレベルを低下させる作用があるが，これも自閉的な子どもの治療に用いられたものの，有効性は認められなかった．症状の改善は，血中セロトニンレベルの低下と関連がなさそうだったのである．ナルトレキソン（ReVia）はオピオイド受容体拮抗薬であり，内因性オピオイドの遮断が自閉の症状を減ずるのではないかという意見に基づいて検証されたが，効果は認められなかった．

酵素の活性を高める補酵素であるテトラヒドロビオプテリン（tetrahydrobiopterin）を，髄液中のテトラヒドロビオプテリンが低下している自閉性障害をもつ子ども12名に用いた二重盲検プラセボクロスオーバー比較試験がある．患児は，6か月間にわたり毎日3 mg/kgのテトラヒドロビオプテリンの投与を受け，その後プラセボとの切り替えが行われた．治療が始まってから3か月後と6か月後の小児自閉症評定尺度（Childhood Autism Rating Scale：CARS）の総合点は，有意でないもののわずかに変化した．社会的相互反応，コミュニケーション，常同行動という3つの中核症状について事後解析を行ったところ，6か月間テトラヒドロビオプテリン投与を受けた子どもの社会的相互反応のスコアが有意に改善していた．対人関係の反応と知的能力（IQ）の間に正の相関を認めた．これらの結果により，テトラヒドロビオプテリンは自閉スペクトラム症をもつ子どもの対人関係機能に対する効果がある可能性が示唆される．

低用量のベンラファキシン（イフェクサー）が，自傷行為と多動を呈する自閉性障害の青年と成人3名において効果があったという症例報告が最近発表された．用いられたベンラファキシンの用量は，18.75 mg/日であり，効果は6か月間にわたり継続したと報告されている．

自閉スペクトラム症に対する補完代替医療

補完代替医療（complementary and alternative medicine：CAM）は，一般的に標準的な治療と併せて用いられる，従来とは異なる治療のグループである．自閉スペクトラム症の中核症状および関連した行動の特徴の両方に対する介入として，安全ではあるがその効果が未知数であるものに，例えばコミュニケーションや表現力を改善するための音楽療法や，不注意と多動を軽快させるためのヨガなどがある．安全で有効とみなされる生物学的治療として，メラトニンがある．メラトニンは，子どもの入眠潜時（sleep-onset latency）を短縮させる効果がある．その他の生物学的な治療として安全ではあるが有効性が確認されていないものとして，ビタミンC，マルチビタミン，必須脂肪酸，アミノ酸の一種であるカルノシン（carnosine）とカルニチン（carnitine）がある．セクレチン（secretin）は，自閉スペクトラム症の治療において，ランダム化比較試験で有効性が認められなかった．

自閉スペクトラム症に包括される障害

自閉スペクトラム症に含まれるいくつかの症候群は，DSM-5において変更される前は別々に掲載されていたが，今の診断マニュアルによっては別々の疾患であると診断されなくなった．それでもなお，これらの疾患を記載する価値はあり，これらの疾患はしばらくの間精神医学用語として使用されるであろう．加えて，これらの疾患（名）はヨーロッパをはじめとする世界中で有用な診断名として使用され続けており，ICD-10においては，次に述べるように別々の疾患としてコードされている．

国際疾病分類第10版

国際疾病分類第10版（International Classification of Diseases, 10th edition：ICD-10）で用いられている分類体系は，自閉性障害群についてDSM-5においてなされた修正と一致しない．ICD-10は今でも，レット症候群，小児期崩壊性障害，アスペルガー障害，および特定不能の広汎性発達障害にあたる診断名を別々に扱っている（表31.5-4）．本書（カプラン臨床精神医学テキスト）の著者は，これらのサブタイプが臨床的に役立つと考えているため，それぞれについて以下に記す．しかし，DSM-5によるとそれぞれは自閉スペクトラム症の範疇に包含されており，そのように診断されるべきであると読者は理解しておかなければならない．

レット症候群

1965年，オーストリアの医師であるレット（Andreas Rett）が，少なくとも6か月は正常の発達をみせたあとに発達面で荒廃を呈する，22人の女児についての症候群を明らかにした．レット症候群は，数か月間正常に発達したようにみえた後に発症する，進行性の疾患である．出生時の頭囲は正常で，早期の発達指標には特記すべきことはない．生後5か月から4歳までの間，通常は生後6か月から1歳までの間に，頭囲の成長が遅くなる．

これまでに得られたデータによると，レット症候群の有病率は10万人の女児に対し6，7人であるといわれている．当初は，レット症候群は女児に特有の疾患であるとされていたが，この障害に非常に近い障害もしくは症候群を呈する男児も最近では報告されている．レット症候群は自閉スペクトラム症に完全に包含されるものではなく，自閉スペクトラム症と併せて存在する場合，関連疾患として診断されるべきである．

病因　レット症候群の原因は解明されていないが（訳注：現在では，メチル化DNAに結合して遺伝子の転写を制御するmethyl-CpG-binding protein 2：MECPSをコードする病因遺伝子が同定されている），当初正常な期間がみられた後に進行性の荒廃を呈するのは，代謝性疾患に適合する．レット症候群の患者の中には，高アンモニア血症を呈するものもいるため，アンモニアの代謝酵素が欠損しているという仮説もあるが，レット症候群の患者にすべてに高アンモニア血症がみられるわけではない．レット症候群には，遺伝的な基盤があるようである．なぜなら，主に女児にみられ，症例報告されている限り，一卵性双生児に完全な一致がみられるからである．

診断と臨床像　生後5か月までは，月齢に応じた運動能力や正常の頭囲，正常の発達をみせる．社会的相互反応も期待されるレベルで双方向に行われる．しかし，生後6か月～2歳までの間に，患児はいくつかの特徴的な症状を呈する脳症を発症する．合目的的な手の動きが失われ，代わって出現する手をねじるなどの常同的な動き，

表 31.5-4 ICD-10 の広汎性発達障害(Pervasive Developmental Disorders)の診断基準

F84.0 小児自閉症　Childhood autism
A. 3 歳以前に，次に挙げる領域のうち 1 項目以上の発達異常または発達障害が存在すること．
　(1) 社会生活で意思の疎通に用いる受容性言語または表出性言語
　(2) 選択的な社会的愛着の発達，または相互的な社会関係行動の発達
　(3) 機能的遊戯または象徴的遊戯
B. (1), (2), (3)から併せて，6 症状以上が存在し，そのうち(1)から 2 項目以上，(2)と(3)からそれぞれ 1 項目以上を含んでいること．
　(1) 相互的な社会関係における質的異常として，次に挙げる領域のうち 2 項目以上が存在すること．
　　(a) 視線・表情・姿勢・身振りなどを，社会的相互関係を調整するための手段として適切に使用できない．
　　(b) 興味・活動・情緒を互いに分かち合うはずの(精神年齢に相応した)友人関係を，(機会は豊富にあるにもかかわらず)つくり上げられない．
　　(c) 他者の情動への反応の欠損ないし歪みにあらわれるように社会的・情緒的な相互性が欠如している．または行動を社会的文脈に応じて調整できない．または社会的，情緒的，意思伝達的な行動に調和が乏しい．
　　(d) 喜び，興味，達成感を他人と分かち合おうとすることがない(つまり，自分が関心をもっている物を，他の人に見せたり，持ってきたり，指し示すことがない)．
　(2) コミュニケーションにおける質的異常として，次に挙げる領域のうち 1 項目以上が存在すること．
　　(a) 話しことばが全くないか，遅れているのに，その代替手段として身振り手振りを使って意思の疎通を図ろうとしない(それ以前に喃語による意思伝達がなかったことが多い)．
　　(b) (言語能力は何がしか存在するが)他者と互いにやりとりが必要な会話の口火を切ったり，やりとりを持続したりができにくい．
　　(c) 常同的・反復的な言語の使用，または単語や文節の特有な言い回し
　　(d) さまざまなごっこ遊び，または(若年であれば)社会的模倣遊びの乏しさ
　(3) 行動や興味および活動性のパターンが限定的・反復的・常同的であることについて，次に挙げる領域のうち 1 項目以上が存在すること．
　　(a) 単一あるいは複数の，常同的で限定された興味のパターンにとらわれており，かつその内容や対象が異常であること．または，単一あるいは複数の興味が，その内容や対象は正常であっても，その強さや限定された性質の点で異常であること．
　　(b) 特定の無意味な手順や儀式的行為に対する明らかに強迫的な執着
　　(c) 手や指を羽ばたかせたりねじったり，または身体全体を使って複雑な動作をするなどといった，常同的・反復的な奇異な運動
　　(d) 遊具の一部や機能とは関わりのない要素(たとえば，匂いや表面の触感，それらの出す音や振動)へのこだわり
C. その臨床像は，次のような原因で起こっているのではないこと．つまり広汎性発達障害の他の亜型，2 次的な社会的・情緒的諸問題を伴う受容性言語の特異的発達障害(F80.2)，反応性愛着障害(F94.1)または脱抑制性愛着障害(F94.2)，なんらかの情緒ないし行動の障害を伴う精神遅滞[知的障害](F70-F72)，ごく早期に発症した統合失調症(F20.-)，レット症候群(F84.2)など．

F84.1 非定型自閉症　Atypical autism
A. 発達異常または発達障害は 3 歳時点あるいはそれ以降で明らかである(発症年齢を除いて自閉症に関する診断基準を満たす)．
B. 相互的な社会関係やコミュニケーションにおける質的異常，または行動や興味および活動性のパターンが限定的・反復的・常同的であること(自閉症と同じ．ただし，異常な領域の数についての基準は満たさなくてよい)．
C. 自閉症(F84.0)の診断基準を満たさない．
自閉症は，発症年齢(F84.10)または症候(F84.11)のどちらかの点で非定型となりうる．この 2 つのタイプは研究目的から第 5 桁で識別する．両方の非定型性を有する症候群は，F84.12 にコードされる．
　F84.10 発症年齢上の非定型性
　A. 自閉症(F84.0)の基準 A を満たさない．つまり，発達異常または発達障害が，3 歳以降になってはじめて明らかとなる．
　B. 自閉症(F84.0)の基準 B，C を満たすこと．
　F84.11 症候上の非定型性
　A. 自閉症(F84.0)の基準 A を満たす．つまり，3 歳以前に発達異常または発達障害がみられる．
　B. 相互的な社会関係やコミュニケーションの質的異常，または行動や興味および活動性のパターンが限定的・反復的・常同的であること(自閉症の診断基準と同じ．ただし，異常な領域の数についての基準は満たさなくてよい)．
　C. 自閉症(F84.0)の基準 C を満たすこと．
　D. 自閉症(F84.0)の基準 B のすべては満たさないこと．
　F84.12 発症年齢および症候の両者の非定型性
　A. 自閉症(F84.0)の基準 A を満たさないこと．つまり発達異常または発達障害が，3 歳以降になってはじめて明らかとなる．
　B. 相互的な社会関係やコミュニケーションにおける質的異常，または行動や興味および活動性のパターンが限定的・反復的・常同的であること(自閉症の診断基準と同じ．ただし，異常な領域の数についての基準は満たさなくてよい)．
　C. 自閉症(F84.0)の基準 C を満たすこと．
　D. 自閉症(F84.0)の基準 B のすべては満たさないこと．

F84.2 レット症候群　Rett's syndrome
A. 胎生期・周産期は明らかに正常，および生後 5 か月までの精神運動発達も明らかに正常，および生下時の頭囲も正常であった．
B. 生後 5 か月から 4 歳までの間に頭囲の成長は減速し，また 5～30 か月の間に目的をもった手先の運動をいったんは獲得していたのに喪失すると同時に，コミュニケーション機能不全，社会的相互関係の障害を伴い，また歩行および/または体幹の協調運動障害/不安定さがあらわれる．
C. 表出性および受容性言語の重度な障害があり，重度の精神運動遅滞を伴うこと．
D. 目的をもった手先の運動の喪失時またはそれ以後にあらわれる，正中線上での常同的な手の運動(もみ手や手洗いのようなもの)があること．

(つづく)

表 31.5-4　ICD-10 の広汎性発達障害(Pervasive Developmental Disorders)の診断基準（つづき）

F84.3　他の小児期崩壊性障害　Other childhood disintegrative disorder
A. 少なくとも 2 歳までの発達は明らかに正常であった．2 歳時あるいはそれ以後に，コミュニケーション・社会的関係・遊び・適応行動について，年齢相応の正常な能力が存在していたことが診断に必要である．
B. 発症と考えられる時点において，それまでに獲得していた技能を明確に喪失していること．診断には，臨床的に重要な技能について，次に挙げる領域のうち 2 項目以上の喪失（できなくなる場合があるだけではなく）が必要である．
  (1) 表出性または受容性言語
  (2) 遊び
  (3) 社会的技能または適応行動
  (4) 排尿または排便のコントロール
  (5) 運動技能
C. 社会的機能の質的な異常が，次に挙げる領域のうち 2 項目以上に存在すること．
  (1) 相互的な社会関係における質的異常（自閉症で定義した型）
  (2) コミュニケーションにおける質的異常（自閉症で定義した型）
  (3) 常同運動や奇妙な運動を含む，行動や関心および活動性の，限定的・反復的・常同的なパターン
  (4) 物や周囲に対する関心の全般的喪失
D. 障害は，広汎性発達障害の他の亜型，てんかんに伴う後天性失語(F80.3)，選択性緘黙(F94.0)，レット症候群(F84.2)，統合失調症(F20.-)などによるものではない．

F84.4　精神遅滞[知的障害]および常同運動に関連した過動性障害　Overactive disorder associated with mental retardation and stereotyped movements
A. 重篤な過動が，活動性と注意に関する次の問題のうち 2 項目以上に明らかであること．
  (1) 走ったり，跳んだり，全身を使った運動に示される，持続する落ち着きのなさ．
  (2) じっと座っていられない．常同的な活動に没頭しているときを除いて，普通は長くて数秒しか座っていられない（基準 B を参照）．
  (3) 静かにしていなければならない状況での強度の過動
  (4) めまぐるしく活動を変え，通常，行動は 1 分未満しか続かない（時々，お気に入りの活動により長い時間を費やしても，除外しない，また，常同的な活動にひどく長い時間を費やすことがあっても，その他のときにこの問題が存在すればよい）．
B. 行動や活動の常同的・反復的なパターンが，次のうち 1 項目以上に明らかであること．
  (1) 固定して頻繁に繰り返される奇妙な運動．全身を使った複雑な運動ないし，手をひらひらさせるような部分的な運動のいずれかがある．
  (2) 過剰で意味のない活動の一定の形の繰り返し．単一の物体（たとえば，流れる水）との遊びや，儀式的な行為（1 人でしたり他人を巻き込んだり）など
  (3) 反復する自傷行為
C. IQ は 50 以下．
D. 自閉的なタイプの社会機能障害はない．すなわち，次のうち 3 項目以上を示すこと．
  (1) 社会的相互関係を調整するうえで，視線・表情・姿勢を発達的に適切に使用すること．
  (2) 発達的に適切な，同世代の小児と関心や活動などを共有できる関係があること．
  (3) 少なくとも時々は他人に慰めや情愛を求めていくこと．
  (4) 他人の楽しみを時々は分け合うことができる．社会機能障害の他のタイプ，たとえば見知らぬ人に平気で近づくことなどは，あってもよい．
E. 自閉症(F84.0 と F84.1)，小児期崩壊性障害(F84.3)または多動性障害(F90.-)の診断基準を満たさない．

F84.5　アスペルガー症候群　Asperger's syndrome
A. 表出性・受容性言語や認知能力の発達において，臨床的に明らかな全般的遅延はないこと．診断にあたっては，2 歳までに単語の使用ができており，また 3 歳までに意思の伝達のために二語文を使えていることが必要である．身辺処理や適応行動および周囲に向ける好奇心は，生後 3 年間は正常な知的発達に見合うレベルでなければならない．しかし，運動面での発達は多少遅延することがあり，運動の不器用さはよくある（ただし，診断に必須ではない）．突出した特殊技能が，しばしば異常な没頭に伴ってみられるが，診断に必須ではない．
B. 社会的相互関係における質的異常があること（自閉症と同様の診断基準）．
C. 度はずれて限定された趣味を示す．もしくは，限定的・反復的・常同的な行動・関心・活動性のパターン（自閉症と同様の診断基準．しかし，奇異な運動，および遊具の一部や機能とは関わりのない要素へのこだわりを伴うことはまれである）．
D. 障害は，広汎性発達障害の他の亜型，単純型統合失調症(F20.6)，統合失調型障害(F21)，強迫性障害(F42.-)，強迫性パーソナリティ障害(F60.5)，小児期の反応性・脱抑制性愛着障害(F94.1 および F94.2)，などによるものではない．

F84.8　他の広汎性発達障害　Other pervasive developmental disorders
F84.9　広汎性発達障害，特定不能のもの　Pervasive developmental disorder, unspecified
　これは残遺診断カテゴリーで，広汎性発達障害の全般的記載には合致するが，十分な情報を欠く，あるいは矛盾する所見があるために，F84 の他のコードのいずれの診断基準も満たさないような場合に用いるべきである．

World Health Organization. The ICD-10 Classification of Mental and Behavioral Disorders : Diagnostic Criteria for Research. Copyright, World Health Organization, Geneva, 1993 から許可を得て転載．

出始めていた発話の消失，精神運動発達の遅れや運動失調などの徴候がみられることが多い．指をなめる，嚙む，はじく，叩くといった，他の常同的な手の動きがみられることもある．頭囲の成長は遅くなり，小頭症になる．言語能力はすべて失われ，受容性および表出性のコミュニケーション技能や社会技能は，6 か月〜1 歳の発達水準のまま横ばいになる傾向がある．筋肉の協調運動は稚拙で，不安定でこわばった歩行失行が出現する．

関連する特徴としては，75％もの患児にてんかんがみられ，臨床的な発作がみられなくても，ほとんどのレッ

ト症候群をもつ子どもにてんかん様波形を伴う不整な脳波の所見を認める．そのほかの関連する特徴としては，過呼吸や無呼吸，息こらえなどの不規則な呼吸もあげられる．呼吸の乱れは覚醒時にみられることがほとんどで，睡眠中は正常化することが多い．レット症候群をもつ子どもの多くには，側彎症（scoliosis）もみられる．症状が進行するにしたがって，筋緊張は当初の弛緩した状態から痙縮や硬直した状態に変化する傾向がある．

　レット症候群をもつ子どもは発症してから10年以上は生きながらえるが，10年目以降は，筋肉は衰弱して硬直し，車いす生活になるものが多く，ほとんどすべて言語機能を失ってしまう．長期的にみると，受容性および表出性のコミュニケーションと社会性は，1歳時以下の発達水準にとどまる．

> 　ダナは，妊娠中の合併症はなく満期出産で生まれ，健康な乳児であった．母親の年齢が40歳と高齢出産であったため羊水穿刺が行われたが，結果は異常なしであった．生まれた時のアプガースコア評価は良好で，体重，身長，頭囲ともに50パーセンタイルの付近であった．生後数か月の間は，発達にはこれといった異常はなかった．しかし，8か月頃に，発達が遅れてきたように見え，対人関係を含む周りのものごとに対する興味が低下した．ダナの発達指標は進まなくなり，際立って遅れ始めた．2歳の誕生日にやっと歩き始めたが，発語はまだ見られなかった．その時の診察で頭囲の成長の速度が遅くなっていることがわかった．そして，自己刺激行動がみられるようになり，著しい認知とコミュニケーションの遅れが発達検査で認められた．合目的的な手の技能を喪失し，その後手を洗うような常同な手の動きをし始めた．6歳までには，彼女の脳波は異常所見を呈し，異常な手の動きが目立つようになった．それに続いて，体幹運動失調（truncal ataxia）と憤怒けいれん（breath-holding spell）を呈するようになり，運動能力はさらに低下した．（Fred Volkmar, M.D. から改変）

鑑別診断　レット症候群と自閉スペクトラム症には，いくつかの共通した特徴がある．しかし，この2つの疾患には例外なく認められる差異がいくつかある．レット症候群では，発達指標や頭囲，全体的な発育の後退がみられる一方で，自閉スペクトラム症では当初から異常な発達がみられる．レット症候群では特異的かつ特徴的な手の動きが必ずみられるが，自閉スペクトラム症では手の衒奇症はみられるとは限らない．協調運動の稚拙さや運動失調，失行は，レット症候群では多かれ少なかれ認められる．自閉スペクトラム症では粗大運動機能の障害は目立たないこともある．レット症候群では通常言語能力が完全に失われる一方で，自閉スペクトラム症では言語の障害は著明な場合から比較的軽度の場合まで，範囲が広い．不規則な呼吸はレット障害の特徴である．また，早期にけいれんがみられることも多い．自閉スペクトラム症では呼吸器系の無秩序さはみられず，けいれんもほとんどなく，あるとしても小児期よりも青年期において多い．レット障害などほかの神経発達障害と関連する自閉スペクトラム症の場合，レット障害はその関連疾患として診断される．

経過と予後　レット症候群は進行性の疾患であり，青年期や成人期まで生き延びた場合でも，認知機能や社会機能は0歳児の水準と同程度である．

治療　対症的な治療が行われる．筋肉の機能障害に対しては理学療法が有用である．また，けいれんをコントロールするには，通常抗けいれん薬による治療が必要となる．自閉スペクトラム症の場合と同様に，薬物療法と行動療法を併用することが，自傷行為をコントロールするのに役立つこともあるし，呼吸の乱れを規則正しくするのに有効かもしれない．

小児期崩壊性障害

　現在では自閉スペクトラム症に含まれる，小児期崩壊性障害と以前呼ばれていた疾患の特徴は，少なくとも2年間の正常発達の後に，複数の領域の機能が著しく退行することである．小児期崩壊性障害はヘラー症候群（Heller's syndrome）あるいは崩壊性精神病（disintegrative psychosis）とも呼ばれ，正常発達を呈していた3〜4歳児の知的能力，社会的機能，言語機能が，数か月間にわたって荒廃する病態として，1908年に報告された．そして，機能の崩壊のあとは，患児は自閉性障害をもつ子どもと酷似する．

疫学　診断基準が一貫していなかったため，疫学データの解釈は複雑になっているが，小児期崩壊性障害は以前自閉性障害と診断されていた疾患よりもはるかに少ないとされている．有病率は，10万人の男児に対しておよそ1人であると推定されている．男女比は，4〜8人の男児に対して，女児1人であると推定されている．

病因　小児期崩壊性障害の病因は不明であるが，てんかんや結節性硬化症を含む他の神経疾患や，さまざまな代謝性疾患と関連があるようである．

診断と臨床像　発症年齢や臨床像，経過が特徴に合致するかに基づいて診断される．報告された症例における発症年齢は，1〜9歳にわたるが，ほとんどの場合3〜4歳の間で発症する．以前は別の疾患として診断されていたが，DSM-5では小児期崩壊性障害を自閉スペクトラム症に含まれる疾患の1つとして考える．発症は，数か月間潜行することもあれば，比較的突然発症して日や週の単位で能力が失われていく場合もある．機能が失われるに先立って，不穏状態や活動度の上昇，不安を呈する場合もある．この疾患の中核的な特徴は，コミュニケーション技能が消失すること，双方向の対人反応が著しく退行すること，常同運動や強迫行動が現れることである．特に不安などの情動の障害や，排便や排尿の調整など自助能力の退行がよくみられる．

　診断のためには，言語，対人的技能もしくは適応行動，排便または排尿の機能，遊び，運動能力の領域のうち，2つの技能の喪失を確認しなければならない．また，対人的相互反応，コミュニケーション，限定的，反復的，

常同的な行動，興味，活動のうち，少なくとも2つの領域における機能の異常がみられなければならない．主要な神経学的関連症状としては，てんかんがある．

> ロンは，早期発達は正常範囲内であった．2歳までに文をしゃべるようになり，正常に発達しているようにみえた．3歳半の時，兄弟の誕生のすぐ後に，彼の行動は突然退行した．すでに獲得したコミュニケーション技能を失い，自立していた排泄も失敗するようになった．ロンはますます内にこもるようになり，さまざまな自己刺激行動を繰り返した．包括的な身体検査によっても，この発達の後戻りを説明する疾患を明らかにすることはできなかった．ロンは，行動上は自閉スペクトラム症の特徴をみせていた．12歳時のフォローアップでは，たまに単語レベルの発声がみられるにすぎず，重度の知的能力障害を認めた．（Fred Volkmar, M. D. から改変）

鑑別診断 小児期崩壊性障害と呼ばれていた障害と鑑別が必要なものとして，受容性および表出性の言語症，行動の障害を伴う知的能力障害，そしてレット症候群がある．小児期崩壊性障害は一度発達した機能が失われることが特徴である．小児期崩壊性障害の発症（2歳もしくはそれ以降）の前には，たいてい文レベルまでの言語発達を認める．この点は，自閉性障害をもつ子どもの早期発達とは明らかに異なる．自閉性障害をもつ子どもの場合は，たとえ高機能のケースであっても，診断がつく時点で語句レベルにとどまっているのである．しかし，いったん発症すると，小児期崩壊性障害の児は高機能自閉性障害をもつ子どもよりも言語能力が劣る傾向が強い．レット症候群では，小児期崩壊性障害の場合よりも早期に退行が始まる．そして，レット症候群に特徴的な手の常同運動は小児期崩壊性障害ではみられない．

経過と予後 小児期崩壊性障害の経過には幅があり，症状が固定する場合が多いが，少数ながら進行性に荒廃する経過をたどる場合もある．中には，文章で会話できるほどまで改善がみられる場合もある．ほとんどの患者は少なくとも中等度の知的能力障害を呈する．

治療 小児期崩壊性障害の治療は自閉性障害の治療で用いられるものと同様である．

アスペルガー障害

以前アスペルガー障害と呼ばれていた疾患は，社会的相互反応の異常や奇妙さ，限定された興味や行動/行為が特徴である．以前自閉性障害と呼ばれていたものとは異なり，アスペルガー障害では言語や認知の発達の遅れはみられない．1944年にオーストリアの医師であるアスペルガー（Hans Asperger）がこの症候群を報告し，「自閉性精神病質」（autistic psychopathy）と名づけた．原著では，知的能力は正常範囲内で言語の遅れを伴わないにもかかわらず，双方向の対人関係の質的障害や行動の奇妙さをみせる患者について記されている．アスペルガー障害の重症度には幅があり，対人関係の手がかりを用いることがほんの少し苦手なだけで，一般的な人間関係の意思の疎通はマスターしている者も含まれる．

病因 アスペルガー障害は自閉スペクトラム症の1つの型であり，遺伝要因に加え，環境要因や周産期の寄与因子が関わっている可能性もあり，病因は複雑である．

診断と臨床像 臨床像は次のうち少なくとも2つの質的な対人的相互反応の障害の徴候を含む．非言語的なコミュニケーションに用いる際立って異常な身振り（訳註：DSM-Ⅳ-TR では，「目と目で見つめ合う，顔の表情，体の姿勢，身振りなど，対人的相互反応を調節する多彩な非言語的行動の使用の著明な障害」とある），発達の水準に相応した仲間関係を作ることの失敗である（訳注：DSM-Ⅳ-TR では，「楽しみ，興味，達成感を他人と分かち合うことを自発的に求めることの欠如」「対人的または情緒的相互性の欠如」の項目もある）．そして，行動，興味および活動の，限定的，反復的，常同的な様式も存在する．しかし，徴候が軽微な場合は，他の児と異なっていることが直ちに認識されたり指摘されたりすることはないこともある．DSM-Ⅳ-TR によると，アスペルガー障害の患者には，言語の遅れや臨床的に意味のある認知機能の遅れ，適応の障害がみられない（訳注：DSM-Ⅳ-TR では，「臨床的に著しい言語の遅れがない」「認知の発達，年齢に相応した自己管理能力，適応行動，および小児期における環境への好奇心について臨床的に明らかな遅れがない」とある）．現在では，アスペルガー障害の臨床上の表現型は DSM-5 で自閉スペクトラム症とされる診断に包含される．

> ジャレドは1人っ子であった．出生時も，医学的にも，家族歴も，特記すべきことはなかった．運動の発達はわずかに遅れていたが，言語の発達指標は正常範囲内であった．彼が4歳で保育園に入った時，彼の両親は心配し始めた．仲間とのやり取りや一緒に遊ぶこと，ルールに従うことの難しさが目立っているために，プログラムの継続ができないと指摘されたからである．小学校では普通学級に入ったが，友達を作ったり，他の生徒と一緒にスポーツをしたりするのが苦手であり，たいてい1人で遊び，ランチのときも休み時間も1人で過ごした．彼が最も苦手としたのは，仲間とのやりとりであった．彼は風変わりな子どもと思われていて，仲間との交流の仕方が分からないようであった．家では，テレビで天気予報を見ることのとりこになり，非常に興味をもって熱心に見続けていた．13歳の時の診察で，ジャレドは限定された強い興味と，単調な声で行われる杓子定規で奇妙なコミュニケーションのパターンを呈した．心理検査では，知能指数は正常範囲内であった．コミュニケーションの検査で，受容性および表出性言語の能力は年齢相応であったが，語用論的言語能力において著明な障害を呈していた．（Fred Volkmar, M. D. から改変）

鑑別診断 鑑別診断として，社交不安症，強迫症，シゾイドパーソナリティー障害が含まれる．DSM Ⅳ-TR によると，自閉性障害と比較してアスペルガー障害の最も際立った特徴は，言語の遅れや機能不全がみられないこ

とである．言語の遅れや言語の使用に障害がないことが，以前アスペルガー障害と呼ばれていた疾患の診断のために必要であった．しかし一方で，社会性もしくはコミュニケーションの障害は存在する．アスペルガー障害と自閉性障害の患児を比較した研究では，アスペルガー障害をもつ子どもは対人関係のやりとりを求める傾向にあり，自らの困難を自覚しているために，ますますがむしゃらに友達を作ろうとする．アスペルガー障害をもつ子どもは，言語の有意な遅れは特徴ではないが，臨床サンプルの3分の1以上に遅めの言語獲得や，言語的コミュニケーションの困難さがいくらかみられることがある．

経過と予後　アスペルガー障害において予後の良さと関連する因子としては，知能が正常であることと，社会技能が比較的高いことである．アスペルガー障害の成人についての報告によると，人間関係やコミュニケーションの困難さは残存し，関わり方は相変わらず不器用であり，人間関係において気まずさを感じているようにみえるとされている．

治療　以前アスペルガー障害と呼ばれていたものの診断基準を満たす患者への治療は，人間関係のコミュニケーションと仲間との関係を促進することを意図したものである．介入の最終目標は，年齢相応の関わり方を身につけることである．アスペルガー障害をもつ子どもが言語能力が高く，素晴らしい学業成績を収めることはよくある．アスペルガー障害の子どもや青年において，厳格なルールや日課への固執が困難を引き起こす傾向があり，治療的介入が必要となることもある．しかし，アスペルガー障害をもつ子どもの社会生活に役立つ習慣を作り上げるために，型にはまる傾向を利用する場合もある．対人的な状況や職場においては，自分のことは自分ですることや，問題解決の技法をもっていることが，役に立つことが多い．重篤な人間関係の障害を伴うアスペルガー障害の人の治療には，自閉性障害の治療に使われるのと同様の手法が役立つことがある．

特定不能の広汎性発達障害

DSM-Ⅳ-TRでは特定不能の広汎性発達障害を，対人的相互反応の発達に重症で広汎な障害があり，コミュニケーション能力の障害や常同的な行動・興味・活動の存在を伴う，と定義したものの（訳注：DSM-Ⅳ-TRでは，「言語的または非言語的なコミュニケーション能力の障害や常同的な行動・興味・活動の存在を伴っているが，特定の広汎性発達障害，統合失調症，統合失調型パーソナリティ障害，または回避性パーソナリティ障害の基準を満たさない場合に用いる」とされている），DSM-5ではこの障害を自閉スペクトラム症の診断に包含できるとした．

アンナは2人姉妹のお姉さんであった．あやしてもなかなか笑わない，気難しい乳児であったが，運動やコミュニケーションに関する発達は正常にみえた．対人関係は築くことができ，人とのやり取りを楽しんでいることもたびたびあったが，テンションが上がりすぎることがあった．特に，興奮した時には手を羽ばたかせることがあった．他の子どもとうまくやっていけないという問題があったため，アンナが4歳の時，両親は，診察を受けさせた．診察では，言語と認知の機能は正常範囲内であった．しかし，サポートや心地よさを与えてくれる存在としての親との関わりに問題を抱えていた．彼女の行動は柔軟性がなく，社会技能において型にはまったやり方を頑なに変えようとしない傾向があった．アンナは小学校の特別支援学級に入れられ，学業上は問題なかったが，仲間とのやりとりの問題や独特な情緒的反応は持続した．青年期の時に，アンナは自分のことを「一匹オオカミ」と表現した．たいてい他人から距離を置いていて，人間関係のやり取りを避け，1人でいる方が気が休まる人間，ということである．（Fred Volkmar, M.D.から改変）

治療　治療のアプローチは，他の自閉スペクトラム症に対するものと同じである．通常学級で教育を受けることが可能な場合もある．以前であれば自閉性障害と診断された患児と比べて，特定不能の広汎性発達障害の子どもは一般的に言語能力の障害が軽く，自己が抱える困難さについての認識があることが多い．

参考文献

Akins RS, Angkustiri K, Hansen RL. Complementary and alternative medicine in autism: An evidence-based approach to negotiating safe and efficacious interventions with families. *Neurotherapeutics*. 2010;7:307–319.

Aman MG, Arnold MKLE, McDougle CJ, Vitiello B, Scahill L, Davies M, McCracken JT, Tierney E, Nash PL, Posey DJ, Chuang S, Martin A, Shah B, Gonzalez HM, Swiezy NB, Ritz L, Koenig K, McGough J, Ghuman JK, Lindsay RL. Acute and long-term safety and tolerability of risperidone in children with autism. *J Child Adolesc Psychopharmacol*. 2005;15:869.

Autism and Developmental Disabilities Monitoring Network Surveillance Year 2006 Principal Investigators; Centers for Disease Control and Prevention (CDC). Prevalence of autism spectrum disorders—Autism and Developmental Disabilities Monitoring Network, United States, 2006. *MMWR Surveill Summ*. 2009;58:1–20.

Baron-Cohen S, Knickmeyer RC, Belmonte MK. Sex differences in the brain: Implications for explaining autism. *Science*. 2005;310:819.

Bishop DV, Mayberry M, Wong D, Maley A, Hallmayer J. Characteristics of the broader phenotype in autism: A study of siblings using the children's communication checklist-2. *Am J Med Genet B Neuropsychiatr Genet*. 2006;141B:117–122.

Boyd BA, McDonough SG, Bodfish JW. Evidence-based behavioral interventions for repetitive behaviors in autism. *J Autism Dev Disord*. 2011;1284–1294.

Canitano R, Scandurra V. Psychopharmacology in autism: An update. *Prog Neuropsychopharmacol Biol Psychiatry*. 2011;35:18–28.

Carminati GG, Deriaz N, Bertschy G. Low-dose venlafaxine in three adolescents and young adults with autistic disorder improves self-injurious behavior and attention deficit/hyperactivity disorder (ADHD)-like symptoms. *Prog Neuropsychopharmacol Biol Psychiatry*. 2006;30:312.

Constantino JN, Lajonchere C, Lutz M, Gray T, Abbacchi A, McKenna K, Singh D, Todd RD. Autistic social impairment in the siblings of children with pervasive developmental disorders. *Am J Psychiatry*. 2006;163:294–296.

Danfors T, von Knorring AL, Hartvig P, Langstrom B, Moulder R, Stromberg B, Tortenson R, Wester U, Watanabe Y, Eeg-Olofsson O. Tetrahydrobiopterin in the treatment of children with autistic disorder: A double-blind placebo-controlled crossover study. *J Clin Psychopharmacol*. 2005;25:485.

Gadow KD, DeVincent CJ, Pomeroy J. ADHD symptom subtypes in children with pervasive developmental disorder. *J Autism Dev Disord*. 2006;36(2):271–223.

Gardener H, Spiegelman D, Buka SL. Perinatal and neonatal risk factors for autism: A comprehensive meta-analysis. *Pediatrics*. 2011;128:344–355.

Hazlett HC, Poe, M, Gerig C, Smith RG, Provenzale J, Ross A, Gilmore J, Piven J. Magnetic resonance imaging and head circumference study of brain size in autism: Birth through age 2 years. *Arch Gen Psychiatry*. 2005;62:1366.

Huffman LC, Sutcliffe TL, Tanner ISD, Feldman HM. Management of symptoms in children with autism spectrum disorders: A comprehensive review of pharmacologic and complementary-alternative medicine treatments. *J Dev Behav*

Pediatr. 2011;32:56–68.
Kasari C, Lawton K. New directions in behavioral treatment of autism spectrum disorders. Curr Opin Neurol. 2010;23:137–143.
Ke JY, Chen CL, Chen YJ, Chen CH, Lee LF, Chiang TM. Features of developmental functions and autistic profiles in children with fragile X syndrome. Chang Gung Med J. 2005;28:551.
Koyama T, Tachimori H, Osada H, Kurita H. Cognitive and symptom profiles in high-functioning pervasive developmental disorder not otherwise specified and attention-deficit/hyperactivity disorder. J Autism Dev Disord. 2006;36(3):373–380.
Lehmkuhl, HD, Storch E, Bodfish JW, Geffken GR. Brief Report: Exposure and response prevention for obsessive compulsive disorder in a 12-year-old with autism. J Autism Dev Disord. 2008;38:977–981.
Mandell DS, Novak MM, Zubritsky CD. Factors associated with age of diagnosis among children with autism spectrum disorders. Pediatrics. 2005;116:1480.
Miano S, Ferri Raffaele. Epidemiology and management of insomnia in children with autistic spectrum disorder. Pediatr Drugs. 2010;12:75–84.
Nazeer A. Psychopharmacology of autistic spectrum disorders in children and adolescents. Pediatr Clin N Am. 2011;58:85–97.
Owley T, Walton L, Salt J, Guter SJ, Winnega M, Leventhal BL, Cook EH. An open–label trial of escitalopram in pervasive developmental disorders. J Am Acad Child Adolesc Psychiatry. 2005;44:343.
Research Units on Pediatric Psychopharmacology Autism Network. Randomized, controlled crossover trial of methylphenidate in pervasive developmental disorders with hyperactivity. Arch Gen Psychiatry. 2005;62:1266.
Robinson EB, Koenen KC, McCormick MC, Munir K, Hallet V, Happe F, Plomin R, Ronald A. Evidence that autistic traits show the same etiology in the general population an at the quantitative extremes (5 percent, 2.5 percent, and 1 percent). Arch Gen Psychiatry. 2011;68:1113–1121.
Rogers SJ, Vismara LA. Evidence-based comprehensive treatments for early autism. J Clin Child Adolesc Psychol. 2008;37:8–38.
Ronald A, Hoekstra RA. Autism spectrum disorders and autistic traits: A decade of new twin studies. Am J Med Genet Part B. 2011;156:255–274.
Research Units on Pediatric Psychopharmacology Autism Network (RUPPAN). Risperidone treatment of autistic disorder: Longer-term benefits and blinded discontinuation after 6 months. Am J Psychiatry. 2005;162:1361–1369.
Stigler KA, McDonald BC, Anand A, Saykin AJ, McDougle CJ. Structural and functional magnetic resonance imaging of autism spectrum disorders. Brain Res. 2011;1380:146–161.
Sugie Y, Sugie H, Fukuda T, Ito M. Neonatal factors in infants with autistic disorder and typically developing infants. Autism. 2005;5:487–494.
Tanaka JW, Wolf JM, Klaiman C, Koenig K, Cockburn J, Herlihy L, Brown C, Stahl S, Kaiser MD, Schultz RT. Using computerized games to teach face recognition skills to children with autism spectrum disorder: the Let's Face it! Program. J Child Psychol Psychiatry. 2010;51:944–952.
Vanderbuilt Evidence-based Practice Center, Nashville TN. Therapies for children with autism spectrum disorders. Comparative Effectiveness Review 2011;26;1–13.
Veenstra-VanderWeele J, Blakely RD. Networking in Autism: Leveraging genetic, biomarker and model system findings in the search for new treatments. Neuropsychopharmacology. 2012;37:196–212.
Volkmar FR, Klin A, Schultz RT, State M. Pervasive developmental disorders. In: Sadock BJ, Sadock VA, Ruiz P. eds. Kaplan & Sadock's Comprehensive Textbook of Psychiatry. 9th ed. Vol. 2. Philadelphia: Lippincott Williams & Wilkins; 2009:540.
Wang M, Reid D. Virtual reality in pediatric neurorehabilitation: Attention deficit hyperactivity disorder, autism and cerebral palsy. Neuroepidemiology. 2011;36:2–18.
Wink LK, Erickson CA, McDougle CJ. Pharmacologic treatment of behavioral symptoms associated with autism and other pervasive developmental disorders. Curr Treat Options Neurol. 2010;12:529–538.
Zuddas A, Zanni R, Usala T. Second generation antipsychotics (SGAs) for non-psychotic disorders in children and adolescents: A review of the randomized controlled trials. Eur Neuropsychopharmacol. 2011;21:600–620.

31.6 注意欠如・多動症

注意欠如・多動症

注意欠如・多動症（attention-deficit/hyperactivity disorder：ADHD）は世界中の未就学児，学童，青年，成人にみられる神経精神疾患であり，注意を持続できないことや，衝動性や多動性が顕著になることが特徴的である．家族歴やジェノタイピングや神経画像の研究で，ADHDには生物学的基盤があるという明らかなエビデンスが示されている．複数の脳の領域や神経伝達物質が症状の出現に関与しているとされているが，ADHDの症状についての研究の中心はドパミンである．前頭前皮質は，ドパミンとの関連が深いことや，注意や抑制，意思決定，反応の抑制，作業記憶，覚醒度に関して脳の他の部分と相互に関連していることから，ADHDに関与しているとされている．ADHDは学童の5～8％にみられ，診断された子どものうち60～85％が思春期に入っても診断基準を満たし続ける．そして，60％もが成人しても症状を呈する．ADHDの子ども，青年，成人は，対人関係や社会生活においてだけでなく，学業上も重篤な機能障害を呈することが多い．ADHDは限局性学習症や不安症，気分障害，秩序破壊的な行動の障害としばしば併存する．

精神疾患の診断・統計マニュアル（Diagnostic and Statistical Manual of Mental Disorders, 5th edition：DSM-5）において，小児および成人のADHDの診断基準がいくつか変更された．以前はADHDの症状は7歳以前に存在していなければならないとされていたが，DSM-5では「不注意または多動-衝動性の症状のうちいくつか」が12歳になるまでに存在していればよいことを基準としている．また，以前は不注意優勢型と多動性-衝動性優勢型の2つの下位分類が定められていた（訳注：原文ではこのような記載になっているが，DSM-Ⅳでは実際は混合型，不注意優勢型，多動性-衝動性優勢型の3つの病型が定められていた）が，DSM-5では以前の下位分類をそのまま位置づけ，(1)混合して存在(2)不注意優勢に存在(3)多動・衝動優勢に存在，の3つの特定用語に入れ替えた．DSM-5において他にも変更された点としては，自閉スペクトラム症を併存する診断とすることが認められたことと，青年期後期および成人（17歳以上）については不注意もしくは多動性および衝動性から6つ以上ではなく少なくとも5つの症状のみが必要ということがある．さらにADHDの生涯の発達段階に応じた現れ方の差を反映させるために，DSM-5におけるADHDの診断基準に症状の例が加えられた．ADHDの診断を確定するには，不注意および/または多動性-衝動性による機能障害が2つ以上の状況において存在し，社会的，学業的機能を損なわせていなければならない．DSM-5における変更点を表31.6-1に示した．

ADHDは歴史的に文献上，さまざまな用語で記されてきた．1900年代初頭には，衝動的で抑制が効かず多動の子どもたち——彼らの多くは脳炎により神経学的なダメージを負っていたのだが——は，多動症候群（hyperactive syndrome）という名のもとにグループ分けされていた．1960年代には，明らかな神経疾患はないものの協調運動が苦手で，学習能力の障害や情緒的な不安定さを抱える子どもたちは「微細脳損傷」（minimal brain damage）があるといわれていた．しかしその後の研究で，これは適切ではない用語であることが明らかになった．ADHD

の症状を説明するためにたくさんの仮説が提唱され，その中には覚醒水準の異常であるという説や，情緒の統制の障害であるという説があった．この理論は，精神刺激薬が注意の持続や集中を改善したため当初は支持された．ADHDは，小児期の精神疾患の中では最もよく研究されたものの1つであり，エビデンスに基づいた治療法がある．

疫学

前思春期の小学生におけるADHDの割合は7～8%であると報告されている．疫学研究によると，ADHDは学童と青年を含む若者の5%と，成人の2.5%にみられると報告されている．両親や兄弟がADHDの場合，一般人口に比べて発生率が2～8倍になる．男子の有病率は女子よりも高く，2対1～9対1といわれている．同胞のような第1度親族は，秩序破壊的な行動の障害や不安症群，抑うつ障害群などの他の精神疾患を抱える可能性が高い．ADHDをもつ子どもの兄弟は，一般人口に比べて学習症や学業不振を呈する率が高い．ADHDをもつ子どもの両親は，物質関連障害の発生率が高い．ADHDの症状はたいていの場合3歳までにみられるようになるが，診断がなされるのは，重篤な場合を除き，幼稚園もしくは小学校に入って，教師が同年代の仲間と比較できるようになってからである．

病因

データによると，ADHDの病因には遺伝要因の関与が大きく，遺伝率は約75%である．ADHDの症状は神経解剖学的システムと神経化学的システムの複雑な相互作用によるものであることが，双生児研究や養子研究や，ドパミントランスポーター遺伝子の研究，神経画像研究，神経伝達物質のデータから明らかになっている．ADHDをもつ子どものほとんどは，中枢神経系に粗大な構造的欠陥をもたない．毒物・薬物への胎内曝露や未熟児としての出産，胎児の神経系への機械的損傷が関与していることもある．食品添加物，着色料，保存料，砂糖も，多動行動の寄与因子であるという可能性が提示されているが，研究によって確定されてはいない．加工食品も砂糖も，ADHDの原因として確定されたわけではない．ω-3脂肪酸がADHDの治療に有効であるというエビデンスもない．

遺伝学的要因 ADHDに遺伝因子の重要な関連があるというエビデンスは，家族研究から得られた．その研究は，一卵性双生児は二卵性双生児に比べてADHD発症の一致率が高いことや，ADHDをもつ子どもの両親や兄弟の発症が一般人口に比べて2～8倍であることを明らかにした．臨床的には，ある子どもには衝動性と多動性が目立ち，その兄弟は注意欠如が目立つということもある．ADHDをもつ子どもの70%もが，学習症や不安症，気分障害，素行症，物質関連障害など併存する精神疾患の診断基準を満たす．ADHDの遺伝様式については

いくつかの仮説が提唱されており，その1つに性染色体と関連しているという仮説があるが，これはADHDが男性において多くみられることを説明するものであろう．その他の説は，ADHDの多彩な症状を生み出す複数の遺伝子の相互作用に基づいている．多くの研究によって，ADHDに関与している遺伝子が特定されてきている．クック（Cook）らは，ドパミントランスポーター（DAT1）遺伝子とADHDとの関連を発見したが，他の研究グループのデータによって結果が確定されたわけではない．家族研究や人口学的研究では，ドパミンD4受容体（DRD4）の7回反復対立遺伝子（seven-repeat allele gene）とADHDの関連を明らかにした．分子生物学の研究では，ドパミンの代謝や作用に関与する遺伝子に注目しているものが多い．複数の遺伝子の相互作用とADHDの発症との関係を明らかにするために，さらなる研究が必要である．

神経化学的要因 たくさんの神経伝達物質がADHDの症状と関連していると仮定されているが，ドパミンが臨床研究の主要な焦点である．そして，注意や衝動性の制御の役割を担っている前頭前皮質の関与も示唆されている．動物実験において，脳の他の部分，例えば青斑核はノルアドレナリン作動性ニューロンからなるが，注意の機能において主要な働きを担っていることが明らかになっている．ノルアドレナリン神経系（青斑核が基点）は中枢神経系と末梢の交感神経系が含まれる．末梢の機能不全によってエピネフリンが蓄積すると，中枢神経系にフィードバックがかかり，青斑核が低いレベルに「リセット」される可能性がある．ADHDの神経化学に関する仮説は，1つには，薬物療法で一貫した効果が得られることから導き出されたものである．ADHDに最も効果的な薬物療法であるといわれている精神刺激薬は，ドパミンとノルエピネフリンの両方に作用するため，ドパミン系とノルエピネフリン系の両方の機能不全が関わっているという神経伝達物質仮説に通じる．精神刺激薬は，カテコラミンの放出を促進し再取り込みを阻害することで，その濃度を増加させるのである．

神経生理学的要因 数十年にわたってADHDの学童や青年の脳波の研究がされており，特に前頭葉においてθ波の活動が増加していることが示された．ADHDの青年に関してさらなる研究が行われ，脳波上β波の活動が増加しているというデータが得られた．クラーク（Clarke）らは，学童や青年の脳波の所見を20年間にわたって解析し，混合型（combined type）のADHDをもつ子どもでは，脳波上β波の活動が有意に増加していること，それらの子どもはより情緒不安定でかんしゃくをよく起こしやすいことを示した．ADHDをもつ子どもの脳波に関する最新の研究で，ある特定の行動特性をもつ患児は，脳波パターンが類似していることが明らかになった（訳注：ADHDをもつ子どもの脳波所見では徐波の増加やθ/β比の高さが認められるとされている．また，米国では2013年にFDAがNeuropsychiatric EEG-

表 31.6-1 DSM-5 の注意欠如・多動症/注意欠如・多動性障害の診断基準

A. (1)および/または(2)によって特徴づけられる，不注意および/または多動性-衝動性の持続的な様式で，機能または発達の妨げとなっているもの：
(1) **不注意**：以下の症状のうち6つ（またはそれ以上）が少なくとも6か月持続したことがあり，その程度は発達の水準に不相応で，社会的および学業的/職業的活動に直接，悪影響を及ぼすほどである：
注：それらの症状は，単なる反抗的行動，挑戦，敵意の表れではなく，課題や指示を理解できないことでもない．青年期後期および成人(17歳以上)では，少なくとも5つ以上の症状が必要である．
　(a) 学業，仕事，または他の活動中に，しばしば綿密に注意することができない，または不注意な間違いをする（例：細部を見過ごしたり，見逃してしまう，作業が不正確である）．
　(b) 課題または遊びの活動中に，しばしば注意を持続することが困難である（例：講義，会話，または長時間の読書に集中し続けることが難しい）．
　(c) 直接話しかけられたときに，しばしば聞いていないように見える（例：明らかに注意を逸らすものがない状況でさえ，心がどこか他所にあるように見える）．
　(d) しばしば指示に従えず，学業，用事，職場での義務をやり遂げることができない（例：課題を始めるがすぐに集中できなくなる，また容易に脱線する）．
　(e) 課題や活動を順序立てることがしばしば困難である（例：一連の課題を遂行することが難しい，資料や持ち物を整理しておくことが難しい，作業が乱雑でまとまりがない，時間の管理が苦手，締め切りを守れない）．
　(f) 精神的努力の持続を要する課題（例：学業や宿題，青年期後期および成人では報告書の作成，書類に漏れなく記入すること，長い文書を見直すこと）に従事することをしばしば避ける，嫌う，またはいやいや行う．
　(g) 課題や活動に必要なもの（例：学校教材，鉛筆，本，道具，財布，鍵，書類，眼鏡，携帯電話）をしばしばなくしてしまう．
　(h) しばしば外的な刺激（青年期後期および成人では無関係な考えも含まれる）によってすぐ気が散ってしまう．
　(i) しばしば日々の活動（例：用事を足すこと，お使いをすること，青年期後期および成人では，電話を折り返しかけること，お金の支払い，会合の約束を守ること）で忘れっぽい．
(2) **多動性および衝動性**：以下の症状のうち6つ（またはそれ以上）が少なくとも6か月持続したことがあり，その程度は発達の水準に不相応で，社会的および学業的/職業的活動に直接，悪影響を及ぼすほどである：
注：それらの症状は，単なる反抗的態度，挑戦，敵意などの表れではなく，課題や指示を理解できないことでもない．青年期後期および成人(17歳以上)では，少なくとも5つ以上の症状が必要である．
　(a) しばしば手足をそわそわ動かしたりトントン叩いたりする，またはいすの上でもじもじする．
　(b) 席についていることが求められる場面でしばしば席を離れる（例：教室，職場，その他の作業場所で，またはそこにとどまることを要求される他の場面で，自分の場所を離れる）．
　(c) 不適切な状況でしばしば走り回ったり高い所へ登ったりする（注：青年または成人では，落ち着かない感じのみに限られるかもしれない）．
　(d) 静かに遊んだり余暇活動につくことがしばしばできない．
　(e) しばしば「じっとしていない」，またはまるで「エンジンで動かされているように」行動する（例：レストランや会議に長時間とどまることができないかまたは不快に感じる；他の人達には，落ち着かないとか，一緒にいることが困難と感じられるかもしれない）．
　(f) しばしばしゃべりすぎる．
　(g) しばしば質問が終わる前に出し抜いて答え始めてしまう（例：他の人達の言葉の続きを言ってしまう；会話で自分の番を待つことができない）．
　(h) しばしば自分の順番を待つことが困難である（例：列に並んでいるとき）．
　(i) しばしば他人を妨害し，邪魔する（例：会話，ゲーム，または活動に干渉する；相手に聞かずにまたは許可を得ずに他人の物を使い始めるかもしれない；青年または成人では，他人のしていることに口出ししたり，横取りすることがあるかもしれない）．
B. 不注意または多動性-衝動性の症状のうちいくつかが12歳になる前から存在していた．
C. 不注意または多動性-衝動性の症状のうちいくつかが2つ以上の状況（例：家庭，学校，職場；友人や親戚といるとき；その他の活動中）において存在する．
D. これらの症状が，社会的，学業的，または職業的機能を損なわせているまたはその質を低下させているという明確な証拠がある．
E. その症状は，統合失調症，または他の精神病性障害の経過中にのみ起こるものではなく，他の精神疾患（例：気分障害，不安症，解離症，パーソナリティ障害，物質中毒または離脱）ではうまく説明されない．

▶いずれかを特定せよ
　314.01(F90.2)混合して存在：過去6か月間，基準A1(不注意)と基準A2(多動性-衝動性)をともに満たしている場合
　314.00(F90.0)不注意優勢に存在：過去6か月間，基準A1(不注意)を満たすが基準A2(多動性-衝動性)を満たさない場合
　314.01(F90.1)多動・衝動優勢に存在：過去6か月間，基準A2(多動性-衝動性)を満たすが基準A1(不注意)を満たさない場合

▶該当すれば特定せよ
　部分寛解：以前はすべての基準を満たしていたが，過去6か月間はより少ない基準数を満たしており，かつその症状が，社会的，学業的，または職業的機能に現在も障害を及ぼしている場合

▶現在の重症度を特定せよ
　軽度：診断を下すのに必要な項目数以上の症状はあったとしても少なく，症状がもたらす社会的または職業的機能への障害はわずかでしかない．
　中等度：症状または機能障害は，「軽度」と「重度」の間にある．
　重度：診断を下すのに必要な項目数以上に多くの症状がある，またはいくつかの症状が特に重度である．または症状が社会的または職業的機能に著しい障害をもたらしている．

Diagnostic and Statistical Manual of Mental Disorders, Fifth Edition (Copyright © 2013). American Psychiatric Association. All Rights Reserved から許可を得て転載．

Based Assessment Aid［NEBA］を承認し，脳波検査がADHDの診断補助ツールとして正式に認められた）．

神経解剖学的側面　ある研究者たちは，注意の焦点化や注意の維持，注意の切り替えを含む，注意力に関わる脳のネットワークについての仮説をたてた．彼らは，上側頭溝周囲の皮質と注意の焦点化，頭頂葉外側および線条体領域と運動実行機能，海馬と記憶痕跡のコード化，前頭前皮質と注意の焦点化が，神経解剖学的に関連しているとした．その他の仮説では，視床網様核の機能を含む脳幹が注意の維持に関与しているとされた．磁気共鳴画像法(magnetic resonance imaging：MRI)，ポジトロン放出断層撮影法(positron emission tomography：PET)，単光子放出コンピュータ断層撮影法(single photon emission computerized tomography：SPECT)の画像を検討したところ，ADHDの子どもでは前頭前皮質，前部帯状回，淡蒼球，尾状核，視床，小脳の容積が減少し，活動性が低下していることが示された．PET画像では，ADHDの青年期の女性は，ADHDではない女性と男性のコントロール群よりも，全体的に糖代謝が低下していることが示された．また，ADHDをもつ子どもの前頭葉は下位の脳の構造を適切に抑制しておらず，脱抑制を引き起こすという説もある．

発達的要因　ADHDは，未熟児で生まれた子どもや，母親が妊娠中に感染症に罹患した場合において，高頻度にみられる．周産期に受ける，感染や炎症，外傷などの脳への損傷がADHD症状の発現に関与している可能性もある．ADHDをもつ子どもは一般人口に比べて，非限局性の神経学的ソフトサインを呈する割合が高いことが報告されてきた．文献によると，併存する学習症の有無にかかわらず，ADHDをもつ子どもが生まれるピークの月は9月である．これはどういうことかというと，何らかのADHD素因をもともと有している子どもが妊娠初期に冬期の感染症に曝露されることが，ADHD症状の発現に寄与している可能性を示唆している．

心理社会的要因　深刻で慢性的な虐待や，不適切な養育，ネグレクトが，注意の欠如や衝動コントロール不良など，ADHDと重複する行動上の症状と関連している．素因となる要因として，子どもの気質や遺伝的な家族要因があげられるであろう．

診　断

詳細な早期の発達歴や子どもを直接観察した所見(特に，注意を持続しなければならない状況において)の中で，不注意，衝動性，多動性という主要な徴候がみられるであろう．学校のような特定の状況において多動がより目立つこともあるし，1対1の面接のような状況において目立たなくなることもある．そして，スポーツ中のように心地よく構造化された活動をしているときに，多動が目立たなくなることもある．ADHDと診断するには，少なくとも2つの異なる状況において，多動-衝動性もしくは不注意の症状のいずれかが持続し，機能障害が生じていることが必要である．例えば，ADHDをもつ子どものほとんどは学校と家の両方で症状を呈する．ADHDの診断基準を**表31.6-1**に示した．

暦年齢や発達段階に比して注意を持続できる時間が短いことや転導性が高いことは，ADHDの際立った特徴である．学校ではADHDをもつ子どもは指示に従うことが難しく，教師からの個人的な声かけを必要とする．家でも親の指示に従うことが難しいことがよくあり，比較的単純な課題を完遂するために何度も指示される必要がある．典型的には，ADHDをもつ子どもは衝動的にふるまい，情緒不安定で激しやすく，集中力に欠け，易刺激的である．

多動が優位な特徴である子どものほうが，不注意が優位な子どもに比べて早く治療に紹介されてくる傾向にある．不注意と多動-衝動の症状を併せもつ混合型の子ども，もしくは多動-衝動の症状が優位である子どもは，不注意(が優位な)ADHDをもつ子どもよりも長期にわたって診断が揺るがない傾向にあり，素行症が併存することが多い．読字，算数，言語，書字の領域における限局性学習症は，ADHDと併存することがよくある．ほかの注意の障害の原因を除外するために，包括的な発達の評価をすることを検討しなくてはならない．

ある子どもの学校での学習や振る舞いの問題が，注意欠如からくるものなのか，学校の教材の理解不足からくるものなのかを評価するために，学校での経過や教師からの報告は重要である．知的能力の限界に加え，学校での成績が悪いことは，発達の問題，社会的排除，気分障害，不安，学習症による自尊感情の低さが原因かもしれない．同胞や友人，大人たちとの対人関係や，自由なもしくは構造化された活動の中での様子の評価により，ADHDかどうかを診断するための重要な手がかりを得られるかもしれない．

自らの障害を自覚しているADHDをもつ子どもの精神状態の評価には，やる気が無かったり抑うつ状態であったりする気分が反映されることがある．しかし，思考形式の障害や現実検討能力の障害は通常みられない．ADHDをもつ子どもは転導性の亢進や保続，視覚・聴覚・言語と関連した学習能力の障害を呈することもある．神経学的診察では，明らかな視覚障害や聴覚障害はみられなくても，視覚，運動，知覚，聴覚の弁別の未熟性や機能障害がみられるかもしれない．ADHDをもつ子どもは協調運動や年齢相応の図形の模倣が困難で，変換運動や左右弁別に問題を抱えることが多く，両手利きや反射の非対称，非限局性の神経学的ソフトサインを呈することが多い．

欠伸発作の徴候がある場合は，神経内科の医師にコンサルテーションし，けいれん性疾患を除外するための脳波検査を施行するべきである．側頭葉に焦点のあるてんかんの子どもは，ADHDをもつ子どもと似た行動の障害を呈することがある．

臨床像

ADHDは乳児期に発症することがあるが，少なくともよちよち歩き期になるまでは認識されないことが多い．ADHDの乳児はベビーベッドの中で活発に動き，あまり眠らず，よく泣くことが多い．

学校では，ADHDをもつ子どもは素早くテストに取り組むが，初めの2つぐらいの問題にしか答えないことがある．彼らは当てられるのを待つことができず，誰よりも先に返事をすることがあるかもしれない．家では，1分たりとも待つことができない．衝動性と満足を先延ばしにできないことが特徴的である．また，ADHDをもつ子どもは事故に遭いやすいことが多い．

最もよく引用されるADHDをもつ子どもの特徴は，多動性，注意欠如（注意持続時間の短さ，転導性の亢進，保続，課題の遂行不可能，不注意，集中力不足），衝動性（思いつきの突発的な行動，めまぐるしく変わる活動，段取りの悪さ，授業中の立ち歩き），記憶や認知の問題，限局性学習症，会話や聴覚の障害などがある．関連する特徴として，知覚運動障害，情緒不安定，発達性協調運動症がある．ADHDをもつ子どものうちかなりの者が攻撃性や反抗的態度などの行動上の症状を呈する．ADHDをもつ子どもでは，学習と行動の両方に関する問題が学校で起こることが一般的である．知識の獲得や保持，そしてその活用を妨げるコミュニケーション症や学習症が併存する場合，ADHDの経過が複雑になる．

ジャスティンは，9歳のアフリカ系米国人で，養子として育てられていた．小学校4年生の時の担任から診察を勧められて受診した．教室でのジャスティンの衝動的で攻撃的な行動が手に負えないと，担任が養父母に知らせたのである．ジャスティンは公立学校に通っており，通常学級に在籍し，1日2コマの読字と算数の通級指導教室を利用していた．ジャスティンは週に1度の言語療法も受けていた．ジャスティンは過去にも精神科受診を勧められたことがあったが，彼の養父母は薬物療法に反対で，結局受診を継続しなかったのである．実母がドラッグの多剤乱用者で現在収監中であるということのほかは，養父母はジャスティンの生みの親についてほとんど何も知らなかった．ジャスティンは乳児のときに養子となり，かかりつけの小児科医は，出生時はとても健康だったと養父母に伝えた．しかし，幼稚園以降ずっと，ジャスティンの担任は「話を聞いていないみたい」で「集中力がなく」，座っていられないと訴えていた．ジャスティンは愛嬌のある可愛い子どもだったので，幼稚園や小学校1年生の時の担任らは，手こずりながらも，何とか彼のためにいろいろと工夫を凝らしていたのである．しかし，ジャスティンが小学校2年生になったとき，読むことと書くことに悪戦苦闘していることが明らかになり，個別教育計画（individualized educational program：IEP）が始められた．ジャスティンには通級指導教室の機会が与えられたが，昼食の時間や休み時間さえも仲間とうまく関われないなど，他の問題も呈するようになった．ゲームのルールを知らないと言われて，言い争いや喧嘩をすることがあった．ジャスティンは仲間に批判されると怒りをあらわしにし，クラスメートをよく突き飛ばした．家では，少しの算数の問題を解くのにも時間がかかり，助けがないと1段落も文章を書けないことで，養父母はますます苛立つようになった．ジャスティンは何かを思い通りにできないとすぐにかんしゃくを起こし，取り乱して見境なく家の中を走り回った．ジャスティンは年下の子どもとはうまく関われるような心根の優しい子どもであったが，クラスメートの中からは親友を作れなかった．担任によると，遊び方が荒っぽすぎたりゲームのルールを守らなかったりするため，同級生に避けられるということであった．ジャスティンは順番を待つのが苦手で，叱られるとすぐに逆ギレした．その結果，ジャスティンはクラスメートに仲間はずれにされ，いじめられた．ジャスティンは自分が授業についていけないことに気づき，養父母に「オレはバカなんだ」と言った．彼はやんちゃであとさき顧みないふるまいをしたが，どこか悲しそうで，ある時仲間と喧嘩をした次の日に「死にたい」と養父母に訴えた．この時点で，彼の養父母は心配して，担任が正しかったと感じ，精神医学的診察を受けさせることにした．児童思春期精神科医による初めての診察の時，ジャスティンは，転導性が亢進しそわそわして少し悲しそうにみえるが，健康で可愛らしく活発な子どもであるようだった．質問されると，学校で「もっといい子」になりたい，誰も自分のことなんか好きになってくれなくて，授業に全然ついていけてない，宿題をするのが苦手だ，と答えた．希死念慮は否定し，仲間に対して怒っていたのでそういう発言をしてしまったと言った．学校の課題を理解するのがとても難しく，宿題を完成させられないことを自分でも認めた．診察では，両親や教師による評価尺度も付けられた．評価尺度としては，子どもの行動チェックリスト（Child Behavior Checklist）やSNAP評価尺度が用いられた．教師や両親もジャスティンについて同様の報告をし，整理できないこと，指示に従えないこと，日々の活動において忘れっぽいこと，衝動的で，確認しないで道路に飛び出すことがあること，授業中に手を上げずにうっかり発言すること，友達と喧嘩を繰り返すこと，などの症状があることを認めた．ジャスティンは仲間が遊んでいるのに仲間はずれにされると落ち込んでいるようにみえ，「本を読みなさい」，「宿題をしなさい」と家で言われると，怒ったり不機嫌になったりした．病歴，評価尺度，教師の報告に基づいて，ADHD，DSM-5における「（不注意と多動性-衝動性が）混合して存在」という特定用語の診断が下された．それに加えて，ジャスティンはうつ病の診断基準は満たさないものの，抑うつ気分を伴う気分障害（訳注：原文では気分障害であるが適応障害の誤植の可能性がある）も抱えていることに気づかれた．宿題に取り組む努力に対してご褒美を受け取るという行動療法的介入と刺激薬の投与を試してみるという治療計画が立てられた．詳細な既往歴が聴取され，かかりつけの小児科医による身体的診察では身体疾患は指摘されなかった．しかし，幼少期の診療記録がないために既往歴や心疾患の既往が完璧に把握できず，養父母が出生時や乳児期の診療記録を手に入れることができなかったため，心電図検査をすることになった．心電図の所見は正常範囲内であったため，短時間作用型の刺激薬であるメチルフェニデート（Ritalin）が初期投与量である10 mgから開始され，予期しない過敏症状を起こさずに刺激薬の内服に耐えられるかが試された．副作用を呈することはな

かったため，すぐに長時間作用型の刺激薬であるコンサータ36 mg（10〜12時間の効果が見込まれる）に切り替えられた．ジャスティンは前よりも授業中に周囲の状況をよく見るようになり，落ち着きのなさは減り，集中できるようになった．また，当てられていない時にうっかり発言することはあり，相変わらず指示に従うのは苦手で忘れ物はあるものの，席を立ってしまうことは少なくなったと担任から報告された．副作用がみられず，いまだにADHD症状を呈していたため，コンサータが1日54 mgまで増量された．この用量になって，着席していることや授業の課題や宿題を終わらせることが著しく改善したことに担任や両親が気づいた．しかし，不眠という重大な問題を抱えるようになり，毎晩午前2時まで眠れないことでくたくたになった．児童精神科医と両親が話し合って，不眠に対する2つの選択肢が提示された．1つ目の方法は，鎮静作用に加えて催眠作用をもつ短時間作用型のクロニジンを夕薬に併用することであり，もう1つの方法はメチルフェニデートの経皮吸収パッチであるデイトラーナ（Daytrana）を開始することである．経皮吸収パッチを使うことで，日中は同量のメチルフェニデートを投与でき，ターゲットとする症状を抑える効果の持続時間を最適にするように午後4時か5時頃にパッチをはがせばよいのである．デイトラーナパッチははがされた後1時間ほど薬効が持続するため，最適の治療時間を決めるために，違う時間にはがしてみることを何度か試さなければならないであろう．ジャスティンの家族と児童精神科医は，不眠に対処するために薬剤を追加するのではなく，デイトラーナパッチを試す方が良いであろうという結論に至った．デイトラーナ経皮吸収パッチの20 mgを試してみたところ，午後5時にパッチをはがせばベッドに入ってから30〜45分以内に寝つけることがわかった．パッチを貼付した場所の軽度の発赤以外の副作用は認められず，ジャスティンは毎朝内服しなくて良いことを喜んだ．両親も，担任も，児童精神科医も，ジャスティンのADHD症状が今ではよくコントロールできるようになったと認めた．ジャスティンの成績は上がり始め，自己評価も目に見えて向上した．それにもかかわらず，ジャスティンは依然として仲間とうまく付き合うことができず，思ったように友達が作れないと感じていた．そこで児童精神科医は，ADHDの子どもに対する集団療法の経験をもつ心理士による社会技能グループに週に1度参加することを提案した．当初ジャスティンは渋ったが，2,3セッションの中でグループの仲間と適切に交流できたことを褒められたことでグループを気に入り，そのうちにグループの仲間を家に遊びに招くようにさえなった．薬物療法と社会技能グループの組み合わせにより，ジャスティンのADHD症状だけでなく，仲間や家族との人間関係も著しく改善した．

（Greenhill LL, Hechtman LI. Attention-Deficit/Hyperactivity Disorder In：Sadock BJ, Sadock VA, Ruiz P, eds. *Kaplan & Sadock's Comprehensive Textbook of Psychiatry*. 9th ed. Vol. 2. Philadelphia：Lippincott Williams & Wilkins；2009：3571 から改変）

病理と臨床検査

子どものADHDの診断のための検査では，包括的な精神医学的現病歴と既往歴の評価をするべきである．出生前，周産期，そしてよちよち歩き期の情報が含まれなければならない．母親の妊娠中の合併症の情報も得なければならない．ADHDと重なる症状を呈する医学的問題としては，てんかんの小発作，聴覚障害，視覚障害，甲状腺機能の異常，低血糖がある．これまでに失神の既往があるか，突然死の家族歴があるかなどの循環器疾患の既往歴を聴取し，児の心機能検査も行わねばならない．治療に先だって心電図検査をすることは妥当であるが，何らかの心疾患のリスクが存在する場合は，循環器科にコンサルテーションして検査を施行することが必要である．臨床検査の指標で，ADHDに特異的なものはない．

持続処理課題（continuous performance task；特定の文字や数字の配列がスクリーンにパッと映るたびにボタンを押すようなコンピューター上の課題）はADHDの診断ツールとして特別有用なものではない．しかし，薬物療法の前後で，特に用量を変えたときに，ある患児の能力を比較するには有用であるかもしれない．注意力を欠く子どもは，無反応（error of omission；ボタンを押すべき配列が映し出された時にボタンを押しそびれる）という間違いを犯しがちである．それに対し，衝動性は，誤反応（error of commission；ボタン押しが求められる配列がまだ現れていないのに待ちきれずボタンを押してしまう）という形で明らかになることが多い．

鑑別診断

子どもの年齢として正常範囲内である活動度の高さや注意の持続時間の短さなど，気質の特徴を除外しなければならない．これらの気質の特徴とADHDの主要な症状を3歳より前に区別するのは難しい．なぜならば，正常に発達途上である神経系の特徴と，ADHDによくみられる視覚-運動-知覚の障害の徴候に共通点があるからである．また，子どもに内在する不安についての評価もしなければならない．ADHDの1症状として，もしくは併存症として不安がみられることがあり，逆に，不安が過活動や転導性の亢進という形で現れることがある．

ADHDをもつ子どもにとって，学業上の困難やその結果生じる自尊感情の低さからくる慢性的な欲求不満のために，やる気をなくし，ある場合には抑うつ状態を呈することさえも珍しいことではない．躁病とADHDでは，多弁や，活動性の増加，転導性の亢進など多くの中核的な症状が共通する．さらに，躁病の子どもでは，多幸よりも易刺激性がより目立つようである．躁病とADHDが併存することもあるが，双極Ⅰ型障害の子どもは，ADHDをもつ子どもに比べて症状が増悪したり軽快したりすることが多い．ADHDの診断基準を満たした後に双極性障害を発症した子どもたちの最近のフォローアップデータによると，ADHDの経過中にあらわれる特定の臨床像が，将来的に躁になることを予測することが示唆された．4年後のフォローアップの時点で双極Ⅰ型障害を発症したADHDをもつ子どもは，双極性

障害を発症していない子どもよりも併存する疾患が多く，さらに，双極性障害などの気分障害の家族歴があることも多かった．

また，高い頻度で反抗挑発症や素行症とADHDが併存することがあり，その場合は両方が診断される．さまざまな領域の限局性学習症もADHDと鑑別されなければならない．読字や算数ができない子どもは，不注意が原因ではなく，学習症が原因かもしれないのである．ADHDでは，読字，算数，書字表出など，1つ以上の学習領域の問題が伴うことが多い．

経過と予後

ADHDの経過はさまざまである．ADHDと診断された子どものうち青年期まで症状が続くのは60〜85％とされており，成人期まで続くのは60％である．残りの40％は，思春期か成人期早期までに寛解する．多動ではなくなるが，注意持続の短さや衝動コントロールの問題が続く場合もある．たいていの場合，まず寛解する症状は過活動であり，転導性の亢進が最も消失しにくい．ADHDが小児期中期に寛解することは通常はない．症状が持続するかどうかは，家族歴やネガティブなライフイベント，素行の問題やうつ病，不安症の併存があるかどうかによって予測がつく．寛解するのは，たいてい12〜20歳の間である．寛解すると，青年や成人としての生産的な人生や満足できる人間関係が得られ，大きな影響を及ぼす後遺症が残ることはほとんどない．しかし，この障害を有するほとんどの患者は部分的に寛解するものの，反社会的行動や物質障害，気分障害といった問題を抱えやすい．学習の問題は，一生を通じて続くことが多い．

患者の約60％では，成人になってもいくらかの症状が持続する．引き続き障害を呈するものでも，多動は改善をみせることもあるが，衝動性と事故多発性は残ることが多い．ADHD患者全体の教育上の到達水準は，ADHDをもたない者に比べて低いが，卒業後の就職状況は同程度の教育を受けたものと差はない．

ADHDの症状が思春期まで持続すると，素行症を呈するリスクが高い．ADHDと素行症の両方を抱える子どもは，物質使用障害に至るリスクが高い．ADHDの若者における物質関連障害は，ADHDそのものよりも素行症があることとの関連がより強い．

ADHDをもつ子どもの多くは，社会的に困難を抱えることも多い．社会生活の問題を抱えるADHDの子どもは，精神疾患を併存する割合が有意に高く，友達や家族との関係や学校生活において，行動面の問題を抱える．全体としては，小児期のADHDの転帰は，合併する慢性的な精神病理（特に，素行症，社会性の問題，崩壊家庭）次第のことが多い．できるだけ早期に，患児の社会性を改善し，攻撃性を軽減し，家族の状況を改善することで，最適な転帰が得られるであろう．

治療

薬物療法 ADHDの治療では，まず薬物療法が適応となる．中枢神経系の精神刺激薬が第1選択であり，おおむね忍容性は良好で，大きな効果を得られる．心疾患のリスクが高いもしくはその合併がみられる子ども，青年，成人においては，精神刺激薬は禁忌である．しかし，医学的に健康な子どもに対しては，メチルフェニデート（Ritalin, Ritalin SR, コンサータ, Metadate CD, Metadate ER）やデキストロアンフェタミン（dextroamphetamine；商品名 Dexedrine, Dexedrine CD, Metadate ER），デキストロアンフェタミンとアンフェタミンの合剤（Adderall, Adderall XR）の急速放出製剤および徐放性製剤に関して，非常に安全な結果が報告されている．新しいメチルフェニデート製剤にはチュアブル錠のMethylinや，Daytranaのようなパッチ製剤があり，デキシメチルフェニデートには，DエナンチオマーであるFocalinやその長時間作用型のFocalin XRがある．これらの新しい製剤は，メチルフェニデートでは部分奏功しか得られないかもしくは副作用のために用量が限られるADHD患者に対して，ターゲットとする効果を最大化し有害作用を最小化する目的で作られている．リスデキサンフェタミンメシル酸塩（Vyvanse）はデキストロアンフェタミンのプロドラッグであり，腸内代謝により活性型になる．Vyvanseは，6歳以上の子どもを対象として，米国食品医薬品局（Food and Drug Administration：FDA）に承認された．Vyvanseは代謝されるまでは不活性で，乱用や過剰摂取のリスクがより少ない．ADHDの治療に用いられる他の剤形のアンフェタミンと同様の副作用や効果がある．

最近の方針では，利便性や薬効が切れる時の反跳現象を考慮して，徐放性製剤の精神刺激薬を1日1回投与することが推奨されている．徐放性製剤を患児に投与する利点として，1日を通して適切な血中濃度を保てるため薬効が切れる時の反跳現象や易刺激性が防げるという生理的な利点だけでなく，朝投与すれば効果が1日持続し，学校にいる間に投与する必要がないことがある．表31.6-2は，上記の薬物の情報を比較したものである．

FDAに承認されているADHD治療薬のうち非精神刺激薬として，ノルエピネフリン再取り込み阻害薬であるアトモキセチン（ストラテラ）がある．精神刺激薬と違って，抗うつ薬を投与されている子どもと同様に潜在的に希死念慮や自殺行為を増すため，ADHDをもつ子どもに投与する際はこれらの症状のモニターが必要であるとして，ストラテラには警告文（black box warning）が記載されている．クロニジン（カタプレス）やグアンファシン（Tenex）のようなα受容体作動薬もADHDの治療に有効である．FDAはクロニジンの徐放性製剤（Kapvay）とグアンファシンの徐放性製剤（インチュニブ）も6歳以上のADHDをもつ子どもの治療薬として最近承認した．ブプロピオン（Wellbutrin, Wellbutrin SR）のよう

表 31.6-2 注意欠如・多動症（ADHD）の治療に用いられる精神刺激薬

薬物	製剤(mg)	おおよその持続時間(時間)	推奨用量
メチルフェニデート製剤			
Ritalin	5, 10, 15, 20	3～4	0.3～1 mg/kg 1日3回；60 mg/日まで
Ritalin SR	20	8	60 mg/日まで
コンサータ	18, 36, 54	12	54 mg/毎朝まで
Metadate ER	10, 20	8	60 mg/日まで
Metadate CD	20	12	60 mg/毎朝まで
Ritalin LA	5, 10, 15, 20	8	60 mg/日まで
Methylin	5, 10, 20	3～4	0.3～1 mg/kg 1日3回；60 mg/日まで
Daytrana Patch	10, 20, 30	12	30 mg/日
デキスメチルフェニデート製剤			
Focalin	2.5, 5, 10	3～4	10 mg/日まで
Focalin XR	5, 10, 20	6～8	20 mg/日まで
デキストロアンフェタミン製剤			
Dexedrine	5, 10	3～4	0.15～0.5 mg/kg 1日2回；40 mg/日まで
Dexedrine Spansule	5, 10, 15	8	40 mg/日まで
リスデキサンフェタミンメシル酸塩			
Vyvanse	20, 30, 40, 50, 60, 70	12	70 mg/日まで；1日1回
デキストロアンフェタミンとアンフェタミン塩酸塩の合剤			
Adderall	5, 10, 20, 30	4～6	0.15～0.5 mg/kg 1日2回；40 mg/日まで
Adderall XR	10, 20, 30	12	40 mg/毎朝まで

な抗うつ薬も ADHD の治療においてさまざまな程度の効果を呈する（表 31.6-3 に非精神刺激薬の比較を，表 31.6-4 に ADHD に対する治療として FDA に承認されている年齢を示した）．

精神刺激薬による治療　メチルフェニデート製剤とアンフェタミン製剤はドパミン作動薬である．しかし，精神刺激薬の中枢作用の正確な機序は依然として不明である．メチルフェニデート製剤は ADHD をもつ子どもの4分の3において有効であり，比較的副作用が少ない．コンサータは，10～12時間持続の浸透圧ポンプを利用した放出制御システム（osmotic controlled-release extended delivery system：OROS）を用いたメチルフェニデートであり，朝1回投与されると，学校にいるあいだ効果が持続するだけでなく，午後の放課後や夕方の早い時間まで効果が持続する．メチルフェニデートの急速放出製剤とコンサータの両者に，頭痛や腹痛，悪心，不眠などの副作用がある．薬効が切れる時の反跳現象を呈することもあり，薬効が薄れるにつれて少し易刺激的となりしばらくの間やや過活動になる子どももいる．運動性チックの既往がある子どもにおいては，メチルフェニデートがチックを悪化させるようにみえることもあるが，チックが不変もしくは改善する子どももいる．チックは増悪と寛解を繰り返すため，一定の期間症状のパターンを観察することが重要である（訳注：メチルフェニデートは，本邦では，運動性チックのある患者，トゥレット症またはその既往歴・家族歴のある患者に対しては，症状を悪化または誘発させることがあるという理由で禁忌とされている）．メチルフェニデート製剤の長期使用においてもう1つ懸念される点として，成長抑制の可能性がある．使用中は，メチルフェニデートは成長速度の低下と関連し，休薬することなく何年も投与されると，数センチの成長抑制が起こるといわれている．週末や夏期休暇に休薬期間を設けると，子どもの食欲は増し，成長につながる．メチルフェニデート製剤は ADHD をもつ子どもの覚醒状態に関わる課題（算数の計算など）や持続処理課題，対連合学習（paired associations）の成績を改善させるといわれている．Daytrana はパッチを皮膚に貼ることでメチルフェニデートを持続的に投与する経皮吸収型ドラッグデリバリーシステムを利用しており，学童や青年に対して開発され承認されている．Daytrana の利点としては，錠剤の嚥下が苦手な子どもに対する代替となることや，個人に合わせて投与を受ける時間を決められることがある．宿題をするために夕方薬物療法を必要とするが，夕食後も薬効が持続すると不眠になる子どもにとって，望ましい時間にパッチを剝がすことができるというのは重要な点である．このように何時間皮膚に貼付しておくかによって，個別化された制御時間が設定できるのである．この点は，内服後12時間にわたって放出され続けるコンサータのような徐放性のメチルフェニデート経口薬と対照的である．メチルフェニデートパッチを1回に12時間貼付した子どもに対する二重盲検ランダム化比較試験では，単位時間あたりのメチルフェニデー

表 31.6-3 ADHD に用いられる非精神刺激薬

薬物	製剤 (mg)	推奨用量
アトモキセチン塩酸塩		
ストラテラ	10, 18, 25, 40	(0.5～1.8 mg/kg) 40～80 mg/日, 1日2回投与のこともある
ブプロピオン製剤		
Wellbutrin	75, 100	(3～6 mg/kg) 150～300 mg/日, 1日2回投与 1回 150 mg まで
Wellbutrin SR	100, 150	(3～6 mg/kg) 150～300 mg/日, 150 mg/日までは1日1回朝；150 mg/日を超える場合は1日2回投与
αアドレナリンアゴニスト		
クロニジン（カタプレス）	0.1, 0.2, 0.3	0.1 mg 1日3回まで
Kapvay（クロニジンの徐放性製剤）	0.1, 0.2	0.1～0.2 mg 1日2回
グアンファシン（Tenex）	1, 2	0.5～1.5 mg/日
インチュニブ（グアンファシンの徐放性製剤）	1, 2, 3, 4	4 mg/日まで；1日1回

 表 31.6-4 FDA が承認した注意欠如・多動症（ADHD）の治療薬

薬物	一般名	FDA が承認した年齢
メチルフェニデート製剤		
コンサータ	メチルフェニデート（OROS 長時間作用型）	6歳以上
Ritalin	メチルフェニデート	6歳以上
Ritalin SR	メチルフェニデート（徐放性製剤）	6歳以上
Ritalin LA	メチルフェニデート（長時間作用型）	6歳以上
Metadate ER	メチルフェニデート（徐放性製剤）	6歳以上
Metadate CD	メチルフェニデート（徐放性製剤）	6歳以上
Methylin	メチルフェニデート（経口用液剤とチュアブル錠）	6歳以上
Daytrana	メチルフェニデート（パッチ）	6歳以上
デキスメチルフェニデート製剤		
Focalin	デキスメチルフェニデート	6歳以上
Focalin XR	デキスメチルフェニデート（徐放性製剤）	6歳以上
デキストロアンフェタミン製剤		
Dexedrine	デキストロアンフェタミン (dextroamphetamine)	3歳以上
デキストロアンフェタミンとアンフェタミン塩酸塩の合剤		
Adderall	アンフェタミン	3歳以上
Adderall XR	アンフェタミン（徐放性製剤）	6歳以上
リスデキサンフェタミンメシル酸塩		
Vyvanse	リスデキサンフェタミン (lisdexamfetamine)	6歳以上
非刺激薬		
ストラテラ	アトモキセチン	6歳以上
α作動薬		
Kapvay	クロニジン（徐放性製剤）	6～17歳
インチュニブ	グアンファシン（徐放性製剤）	6～17歳

ト徐放量として 0.45～1.8 mg の範囲で有効性が確認された．パッチの用量を増やしていくとある時点で薬効がプラトーに達してそれ以上の改善がみられなくなったが，集中的な行動療法的介入も併用されていた．経皮吸収剤の効果の発現には約1時間を要した．副作用はメチルフェニデートの経口薬と同様であった．約半数の子どもにおいて，パッチを貼付した箇所に紅斑性の反応がみられたが，おおむね許容できる範囲の副作用であった．デキストロアンフェタミンやデキストロアンフェタミンとアンフェタミンの合剤はメチルフェニデートが無効であった場合に使われる第2選択薬である．Vyvanse は代謝されるまで活性がないという点で有用である．

非精神刺激薬による治療 アトモキセチン塩酸塩（ストラテラ）は6歳以上の ADHD をもつ子どもの治療薬として FDA に承認されたノルエピネフリン再取り込み阻害薬である．作用機序は完全に解明されていないが，シナプス前ノルエピネフリン受容体に対する選択的再取り込み阻害作用をもつとされている．アトモキセチンは消化管での吸収が良好で，投与後1～2時間で最高血漿中濃度に達する．この薬物は，ADHD の子どもおよび成人の衝動性だけではなく不注意に対しても有効であるといわれている．半減期は約5時間で，通常は1日2回投与される．最もよくある副作用として，食欲不振と腹部不快感，めまい，易刺激性がある．血圧上昇や心拍数増加がみられる場合もあると報告されている．アトモキセチンは肝代謝酵素系のチトクローム P450 (CYP) 2D6 によって代謝される．ごく一部ではあるが CYP 2D6 代謝性薬物に対する不全代謝型の者が存在し，彼らに投与されると血漿中濃度が投与量に比して5倍に達することもある．フルオキセチンやパロキセチン，キニジンのような CYP 2D6 を阻害する薬物が併用されると，血漿中濃度の上昇につながるであろう．半減期が短いにもかかわ

らず，1日1回の投与によりアトモキセチンはADHDをもつ子どもの学校での症状を減らすのに効果的であることが最近の研究で示された．ADHDをもち，不安や抑うつ状態を呈する子ども127名を対象にアトモキセチン単剤とアトモキセチンとフルオキセチンの併用を比較したまた別の最近の研究では，アトモキセチン単剤で気分や不安が改善されることが示された．アトモキセチンとフルオキセチンの併用群では，アトモキセチン単剤に比べて，血圧と心拍数の上昇がみられた．

短時間作用型α作動薬であるクロニジン塩酸塩の徐放性製剤（Kapvay）とグアンファシンの徐放性製剤（インチュニブ）は，6～17歳のADHDの子どもと青年の治療薬としてFDAに承認されている．Kapvayはα_2アドレナリン受容体作動薬として中枢神経系に作用し，前頭前皮質に作用するとされているが，作用機序は不明である．Kapvayは0.1 mgと0.2 mgの錠剤があり，24時間の効果を得るために一般的には1日2回朝と夕に投与される．Kapvayは0.1 mg就寝前から投与開始し，1週ごとに0.1 mgずつ増量する．0.2 mgずつ1日2回投与するのが，推奨される最大投与量である．Kapvayは短時間作用型のクロニジンの代替として用いられることはない．Kapvayは降圧薬であるため，血圧や心拍数の低下を引き起こす．投与の際は，特に開始時と増量時にはこれらのバイタルサインをモニターしなければならない．よくある副作用として，傾眠，頭痛，上腹部痛，倦怠感があげられる．Kapvayを漸減する際には，推奨される漸減量として，3日から7日ごとに0.1 mg以下とされている．インチュニブはグアンファシンの徐放性製剤で1 mg, 2 mg, 3 mg, 4 mgの錠剤があり，6～17歳の患児に対して1日1回投与される．インチュニブは水や牛乳などの液体とともに粉砕せずにそのまま嚥下されなければならない．インチュニブと高脂肪食を同時に摂取することは推奨されていない．典型的には，インチュニブは1日1 mgの錠剤で投与開始され，1週間空けて1日1 mgずつ漸増される．承認されている最大投与量は1日4 mgである．単剤による治療では，1日0.05～0.08 mg/kgでADHD症状の改善が認められる．補助療法としては，0.05～0.12 mg/kg/日が最適用量とされている．インチュニブのよくある副作用として，傾眠，過鎮静，倦怠感，悪心，低血圧，不眠，めまいがあげられる．Kapvayの投与の際と同様に，心拍数と血圧をモニターしなければならない．インチュニブを中止する際は，3日から7日ごとに1 mgずつ漸減することが推奨されている．αアドレナリン作動性物質としてのグアンファシンとクロニジンの短時間作用型および徐放性の製剤は，精神刺激薬により症状が悪化するチック症を伴うADHDをもつ子どもの治療において優先的に使用されることがある．ブプロピオンはADHDの子どもや青年の治療にいくらか有効だとされてきた．多施設共同プラセボ対照二重盲検比較試験が1件あるが，ブプロピオンの有効性についてポジティブな結果が得られている．その他の研究で，ブプロピオンとその他の精神刺激薬を比較したものはない．ブプロピオンを1日400 mg以上投与されると，けいれんのリスクが高くなるとされている．

ADHDの治療において選択的セロトニン再取り込み阻害薬（selective serotonin reuptake inhibitors：SSRI）の有効性を示したデータはほとんどないが，ADHDに抑うつ気分や不安が併存する頻度が高いため，併存している場合はSSRIが刺激薬に併用されることが多い．

三環系抗うつ薬は不整脈を誘発する可能性があるため，ADHDの治療には推奨されていない．デシプラミン（Norpramin, Pertofrane）を投与されたADHDをもつ子どもが少なくとも4人突然死したという報告があるため，三環系抗うつ薬は選択肢として望ましくないとされる．難治性の重度の多動のために深刻な機能障害を呈する子どもや若者に対して，抗精神病薬が投与されることがある．抗精神病薬は遅発性ジスキネジアや離脱性ジスキネジア，悪性症候群や体重増加などのリスクを考慮して，ADHDの治療には選択されないことが一般的である．

モダフィニル（プロビジル）はまた別のタイプの精神刺激薬であり，元々はナルコレプシー患者の日中の眠気を減ずるために開発されたものであるが，ADHDの成人の治療として臨床的に使われている．約250人のADHDをもつ青年が参加したランダム化プラセボ対照二重盲検比較試験が1件あり，モダフィニルフィルムコーティング錠の有効性と安全性について，治療中の参加者の48%が「改善した」もしくは「とても改善した」と評価されたのに対し，プラセボ群で改善したと評価されたのは17%であった．投与量は170～425 mgを1日1回投与で，有効性と忍容性をみながら最適量まで漸増された．この試験中にスティーブンス・ジョンソン症候群（Stevens-Johnson skin rash）を呈した患者がいたために，モダフィニルはFDAの承認を受けられなかった．最もよくみられる副作用として，不眠，頭痛，食欲不振がみられた．

ベンラファキシン（イフェクサー）は，特にADHDに抑うつ気分や不安の臨床像を伴う子どもと青年に対して，臨床現場で用いられている．ADHDの治療にベンラファキシンを用いることを支持することを明確に実証したエビデンスはない．

選択的ノルエピネフリン再取り込み阻害薬であるレボキセチンについてのオープントライアルでは，メチルフェニデートによる治療に抵抗性であったADHDの子どもと青年31人において，レボキセチンが有効である可能性が示唆されている．このオープントライアルでは，レボキセチンは1日量4 mgで開始され，そのまま維持された．最もよくみられた副作用としては，傾眠，過鎮静，消化器症状があげられる．レボキセチンなどの新規薬の潜在的な有効性を評価するには，さらなる比較試験の結果を待たねばならない．

精神刺激薬による副作用の治療　一般的に精神刺激薬の忍容性は良好で，簡便性のためにも，および薬効が切

れる時の反跳現象の副作用を減ずるためにも，1日1回投与が望ましいというコンセンサスが得られている．長期の忍容性については，アンフェタミン混合塩を1日1回長期投与した場合に，食欲不振や不眠，頭痛などの軽度の副作用を呈することが報告されている．メチルフェニデートへの治療反応性は良いものの，重大な問題として不眠を抱えるADHDの子どもや青年に対しては，さまざまな方針が提案されている．不眠への臨床的な対処法として，25～75 mgのジフェンヒドラミン（ドリエル）25～50 mg，低用量のトラゾドン（デジレル）や，グアンファシンのようなαアドレナリン作動性物質の併用がある．治療開始から数か月経つと，不眠が自然に改善する場合もある．

薬物療法のモニタリング　精神刺激薬はアドレナリン作動性であり，血圧や心拍数の中程度の上昇を引き起こす．米国児童青年精神医学会（American Academy of Child and Adolescent Psychiatry：AACAP）の最新のガイドラインによると，精神刺激薬の投与開始前のベースラインの状態で身体的診察，血圧，心拍数，体重，身長の測定を行うことが推奨されている．

また，4半期に一度，身長，体重，血圧，心拍数を測定し，年に1度身体的診察をすることも推奨されている．モニタリングは，薬物療法の開始とともに始められる．学校生活が最も影響を受けるため，患児の学校関係者と密に連携するための配慮と努力は欠かせない．ほとんどの患児において，精神刺激薬の投与により多動や転導性の亢進，衝動性，爆発性，易刺激性が軽減される．薬物療法が，学習困難を直接改善するというエビデンスはないものの，不注意が軽減すると効果的に学習できるようになるのである．さらに，薬物療法の効果により問題行動について頻繁に叱られることがなくなると，自尊感情が向上することもある．薬物療法を受ける子どもには，薬物療法の目的を伝え，副作用が生じた時に知らせるための機会を用意しなければならない．

心理社会的介入　ADHDをもつ子どもへの心理社会的介入には，心理教育や勉強の段取りの指導，ペアレントトレーニング，学校や家における行動変容，認知行動療法（cognitive behavioral therapy：CBT），社会技能訓練などが含まれる．社会技能を伝えるグループ療法，ADHDをもつ子どもの親に対する行動療法トレーニング，学校や家での行動療法的介入などが，単独もしくは薬物療法と組み合わせて研究されている．併存する学習症や合併する精神疾患の評価や治療も重要である．

環境を構造化する助けが得られると，患児の不安が軽減される．子どもに期待することを具体的に定め，期待に応えた際にご褒美を与えるシステムをつくるために，両親と教師らが連携することが有用である．

患児は「故意に」ADHDの症状を呈しているのではないけれども，それでも無理のない目標に向けて自分の行動をコントロールする力は十分もっているということをADHDをもつ子どもの親が気づき促進することを助けることが，どの治療法にも共通する目標である．たとえ障害を抱えていても，子どもは誰でも通常の発達課題に直面すること，例えば達成感を感じて自尊感情を確立することがあるということを親が理解できるように支援すべきである．したがって，ADHDをもつ子どもは，他の子どもに求められる要求水準や期待，指導を免除されることで恩恵を受ける訳ではないのである．ペアレントトレーニングは，ADHDの心理療法的介入において不可欠な部分である．ペアレントトレーニングのほとんどは，社会的行動と学業上の行動の両方をターゲットにした正の強化を伴う行動療法的介入が使えるようにすることに根ざしている．

特に学校のような集団での振る舞いが苦手なADHDをもつ子どもにとって，社会技能を磨くことと自尊感情と達成感を高めることを目標とするグループ療法は，たいへん有用であろう．ADHDの男児に対して臨床場面で行われた年単位のグループ療法の最近の介入では，仲良くゲームをする技能を身につけ，仲間の中で達成感を醸成することが目標とされた．参加者はまず，2人組になって楽しい課題をするように言われ，少しずつ集団でプロジェクトをするように導かれる．指示に従うこと，待つこと，注意を払うことを指導され，上手に協同できるとほめてもらえる．

ADHDをもつ子どもの治療についての集学的研究（MTAスタディ）

米国国立精神衛生研究所（National Institute of Mental Health：NIMH）が後援するADHDをもつ子どもの治療についての集学的研究（Multimodal Treatment Study of Children with ADHD：The MTA Cooperative Group, 1999）とは，6施設において4種の治療方針を比較した，14か月にわたるランダム化比較試験である．DSM-IVの基準でADHD混合型と診断された500人以上の子どもがランダムに次の治療に割り当てられた．(1)薬物療法単独群：1日3回の内服と月1回30分の診察．内服の用量は，プラセボ比較を含む初期段階で決定された．(2)行動療法単独群：27回のセッションからなる集団ペアレントトレーニング，8回の親への個別面談，8週間の夏季治療プログラム，12週間の教室で行う行動療法（パートタイムの支援者が入る），10回の教師へのコンサルテーション．(3)薬物療法と行動療法の併用群．(4)通常の治療群．すべての群において，ベースラインからの改善がみられたが，併用群は行動療法単独群や通常の治療群に比べて，ADHDのみをもつ子どもとADHDと反抗挑発症の合併した子どもの症状をより改善した．ADHDと不安症や気分障害を合併した子どもに対しては，併用群は，行動療法単独群や通常の治療群と比べて，有意な改善を示した．併用群は，反抗的で攻撃的な症状あるいは不安や気分の症状，教師による社会技能の評価，親と子どもの関係，読字の成績を改善するのに優れていたが，

この効果は薬物療法単独群ではみられなかった．さらに，薬物療法単独の群よりも併用群で，1日の薬物の平均用量が少なかった．

MTAスタディのフォローアップ

MTAスタディのサンプルを6年後と8年後にフォローアップした結果，長期的な機能に関しては，14か月の研究期間内に子どもが受けた治療の種類よりも，ADHDの重症度や併存する素行の障害，知能などの臨床所見が，強力な予測因子であることが明らかになった．MTAスタディに参加した子どもが治療により示した改善は，治療が続く限りは維持されたが，約3年後には治療群間の差異を認めなくなった．

全体では，この研究から得られたエビデンスは，ADHDの混合型に対する小児期の薬物療法と心理社会的介入は，機能面で広い効果を及ぼすことを示している．ADHDの子どもにみられる，学習症や不安，気分障害，そのほかの秩序破壊的な行動の障害などの併存症の観点からは，この点は非常に重要である．

特定不能の注意欠如・多動症

DSM-5では，機能の障害を引き起こす不注意や多動の障害はあるが，ADHDの診断基準を完全には満たさない場合，特定不能のADHDというカテゴリが適用される．

成人の注意欠如・多動症

ADHDは歴史的には児童の疾患であると考えられてきて，衝動性コントロール能力の発達の遅れをきたすが青年になるまでに次第に軽快するとされてきた．しかし，ここ数十年の間に，多くのADHDの成人患者が認識され，診断され，治療に成功してきた．縦断的なフォローアップでは，ADHDをもつ子どもの60%もが成人になっても症状からくる機能の障害をきたしていることが示された．ADHDの成人患者の遺伝学的研究，脳画像，神経心理学的研究，薬理学的研究では，ADHDの児童における研究と同様の結果が得られた．社会的な注目の高まりやここ10年間の治療についての研究のおかげで，ADHDの成人の診断や治療の必要性についてますます受容されるようになってきている．

疫　学

成人では，ADHDの有病率は人口の約4%であるというエビデンスがある．成人のADHDは，学校での情報や客観的な情報が得られないまま，患者の申告によって診断されることが一般的である．したがって，正確に診断することが小児の場合より難しい．

病　因

現在では，ADHDは遺伝性の部分が大きいとされており，子どもや青年のADHDのセクションで概説されたような遺伝研究，双生児研究，家族研究において，この仮説を支持するエビデンスが発表されている．脳画像研究では，ADHDの成人はそうでないものに比べて前頭葉でのグルコースの代謝が減少していることを示唆するPETの画像データが得られた．このデータが，障害があることを示すものなのか，一定期間ADHDを患ったことによる2次的な影響を示すものなのかは，明らかになっていない．SPECTを使った他の研究では，ADHDの成人のサンプルで線条体のドパミントランスポーター（dopamine transporter：DAT）の結合密度が増加していることを明らかにした．この所見は，ADHDの治療の文脈で理解されるであろう．すなわち，ADHDの治療のうちメチルフェニデートのような標準的な刺激薬は，DATの活性を阻害する働きをし，ADHDの患者の線条体領域の正常化をもたらすのかもしれない．

診断と臨床像

ADHDの臨床像は，この障害の中核症状としての不注意と衝動性の発現が特徴的である．成人のADHDに対する診断基準の確立の立役者は，1970年代に成人のADHDについての研究を始めたユタ大学のウェンダー（Paul Wender）である．ウェンダーは成人に適用できる診断基準を作成した（表31.6-5）．この診断基準には，小児期のADHDの後方視的な診断に加え，成人期のADHD症状による現在の機能障害の徴候も含まれていた．さらに，小児期の行動と対照的な成人期に典型的な症状があるというエビデンスも存在する．

成人では，この障害の残存徴候として，衝動性や不注意（業務を整理して完遂することの困難，集中困難，転導性の亢進，結果を考慮しない突然の意思決定）がある．この障害をもつ人は，職業的および社会的機能に影響する業務遂行障害により自尊感情が低くなり，2次的にうつ病を呈することが多い．

ブレットは26歳の男性で，注意散漫や忘れっぽさ，「人の話を聞いてない」ことについての診察を受けるよう，結婚したばかりの妻に説得されて受診した．その時，小さな事故を起こした後であった．彼の母親に尋ねたところ，小学校で順番でない時に発言するためにたびたび「トラブルを起こした」ことや，試験の時頻繁にケアレスミスをする，宿題を忘れる，静かに座っていることが難しい，と通知表に書かれていたことが報告された．幼い子どものとき，頭が良いとされていたにもかかわらず，小学校3年生の時には成績は中くらいで，課題に取り組む時に正確に行うよりもとにかくさっさと済ませてしまいたいと思っているようにみえた．ブレットはおしゃべりで，騒がしくて，特別才能があるわけではなかったが，スポーツを好んだ．それでも，感じがよく，ユーモアがあり，人を楽しませる性格だっ

表 31.6-5 成人期 ADHD のユタ診断基準

I. 小児期の ADHD を後向きに診断できること
  A. 狭義の基準：親への問診により DSM-Ⅳ の小児期 ADHD の診断基準を満たす[a]
  B. 広義の基準：(1) と (2) の症状が本人により報告される[b]
    1. 小児期の多動
    2. 小児期の注意欠如

II. 成人期の特徴：上記に加え，以下のうち 5 症状. ただし，現在も持続する不注意と多動の他に少なくとも 3 症状を含む
  A. 不注意
  B. 多動
  C. 感情の不安定性
  D. 易刺激性と怒りっぽさ
  E. ストレス耐性の低さ
  F. 段取りの悪さ
  G. 衝動性

III. 除外基準：重度のうつ状態，精神病状態，重度のパーソナリティー障害が存在しないこと

[a] 親への問診には親用子どもの行動評価尺度 (Parent Rating Scale of Childhood Behavior) が役立つ．
[b] 患者本人による小児期の症状の後ろ向きの報告のためには，ヴェンダー・ユタ評価尺度 (Wender Utah Rating Scale) が役立つ．

たので，ブレットには知り合いやそこそこ親しい友人がいた．ブレットは自分が大人になった時何をしたいのか全くわからず，高校 3 年生の時には，大学への出願を締め切りに間に合わせることができず，結局コミュニティーカレッジの夜間コースに入学することになった．高校卒業後の 2 年間は，ブレットは建設業やレストランのウェイター，運送会社の FedEx の運転手などのいろいろな仕事に短期間ずつ従事し，そののちに，俳優になることを決意した．ブレットはたくさんのオーディションを受けたが，注意散漫でセリフを覚えることが苦手であり，読み合わせの時にぼんやりしてしまうことさえあった．それにもかかわらず，コマーシャルの仕事に選ばれることもあった．たまに付き合いでビールを飲むことはあるが，薬物やアルコール乱用の問題を抱えたことはないとブレットは言った．児童精神科医の診察の時に，ブレットは自分が最も苦手とすることは退屈な課題に取り組むことだと打ち明けた．彼は注意を維持するのが苦手で，簡単に気がそれてしまい，いつも落ち着きがなく，長い間座っていなければならない状況ではイライラしてしまった．ブレットは，DSM の現在の ADHD チェックリストのうち，6 つの不注意と 5 つの多動/衝動性の症状があることを認めた．ブレットはおそらく小児期に発症していたと考えられたので，成人の ADHD，混合して存在する診断基準を満たした．病歴からは，他の病気の既往はなく，自身にも両親にも心疾患の既往なく，処方薬の内服もしていなかった．かかりつけ精神科医と妻と一緒に現在の状況について話し合い，ブレットは，刺激薬による治療を受けようと決めた．1 日 1 回の刺激薬の徐放性製剤 (Adderall XR 10 mg) の投与を試みることに

なった．1 週間後の 2 回目の外来で，効果は少し感じるが，機能が改善したといえるほどではない，とブレットが報告したため，1 日 20 mg まで増量することになった．その次の外来時には，オーディションの時に気を散らさずに集中すること，セリフを覚えることがかなりうまくできるようになったと，ブレットは報告した．実際，彼はこれから上映予定の映画の小さな役をもらったところであった．ブレットと妻は薬物療法の結果をたいへん喜んで，月に 1 度の外来受診を継続した．(McGough J. Adult manifestations of attention-deficit/hyperactivity disorder. In: Sadock BJ, Sadock VA, Ruiz P, eds. *Kaplan & Sadock's Comprehensive Textbook of Psychiatry.* 9th ed. Philadelphia：Lippincott Williams & Wilkins；2009：3577 から改変)

鑑別診断

不注意と衝動性の症状が一時的にみられるものではなく，生涯続く問題として成人になっても認められる場合に ADHD の診断を下すのが適切である．ADHD と軽躁状態，双極 II 型障害や気分循環性障害の共通点は議論の的になっており，後方視的に区別するのは困難である．抑うつ状態の期間の有無にかかわらず，明らかな軽躁病エピソードや躁病エピソードが出現していたというはっきりした病歴が確認できれば，ADHD の臨床像というよりも気分障害であることが示唆される．しかし，ADHD が気分障害の発症よりも前から存在することもある．そのような場合に，ADHD と双極性障害は併存症として診断される．注意，活動度，衝動的行動に関連した学校生活の慢性的な問題が小児期に認められていた成人は，後に気分障害が発症したとしても ADHD と診断される．不安症群にも ADHD が併存することがあるが，鑑別診断は軽躁の場合ほどむずかしくはない．

経過と予後

時間とともに ADHD の有病率は低下するが，ADHD をもつ子どもや青年の少なくとも半数は成人しても障害を抱えたままである．当初 ADHD 混合型と診断された子どもの多くは，成長するにつれ衝動性-多動性の症状を呈することは減少し，成人する頃までには ADHD の不注意優勢型の診断基準を満たすことがある．子どもと同じように，ADHD の成人は学習症や不安症群，気分障害，物質使用障害を呈することが一般人口に比べて多い．

治　療

成人の ADHD の治療は，ADHD の小児や青年に用いられるのと同様に，主に長時間作用型の精神刺激薬などの薬物療法が行われる．成人の場合，ADHD の治療薬としては，長時間作用型の刺激薬のみが FDA に承認されている (訳注：日本では，成人の ADHD に対してコンサータとストラテラが承認されている)．効果とみなせる徴候としては，注意持続時間の延長や，衝動性の低減，気分の改善などがある．また，薬物療法が生涯にわたっ

て必要となることもある．臨床家は，薬効や患者のコンプライアンスをモニターする標準的な方法を用いなくてはならない．

参考文献

Antshel KM, Hargrave TM, Simonescu M, Kaul P, Hendricks K, Faraone SV. Advances in understanding and treating ADHD. *BMC Medicine.* 2011;9:7.

Clarke AR, Barry RJ, Dupuy FE, Heckel LD, McCarthy R, Selikowitz M, Johnstone SJ. Behavioural differences between EEG-defined subgroups of children with Attention-Deficit/Hyperactivity Disorder. *Clin Neurophysiol.* 2011;122:1333–1341.

Cortese S, Kelly C, Chabernaud C, Proal E, Di Martino A, Milham MP, Castellanos FX. Toward systems neuroscience of ADHD: A meta-analysis of 55 fMRI studies. *Am J Psychiatry.* 2012;169:1038–1055.

Elbe D, MacBride A, Reddy D. Focus on lisdexamfetamine: A review of its use in child and adolescent psychiatry. *J Can Acad Child Adolesc Psychiatry.* 2010;19:303–314.

Greenhill, LL, Hechtman, L. Attention-deficit disorders. In: Sadock BJ, Sadock VA, & Ruiz P, eds. *Kaplan & Sadock's Comprehensive Textbook of Psychiatry.* 9th ed. Vol. 2. Philadelphia. Lippincott Williams & Wilkins; 2009:3560.

Hammerness PG, Perrin JM, Shelley-Abrahamson R, Wilens TE. Cardiovascular risk of stimulant treatment in pediatric attention-deficit hyperactivity disorder: Update and clinical recommendations. *J Am Acad Child Adolesc Psych.* 2011;50:978–990.

Hechtman L. Comorbidity and neuroimaging in attention-deficit hyperactivity disorder. *Can J Psychiatry.* 2009;54:649–650.

Kratochvil CJ, Lake M, Pliszka SR, Walkup JT. Pharmacologic management of treatment-induced insomnia in ADHD. *J Am Acad Child Adolesc Psychiatry.* 2005;44:499.

McGough J. Adult manifestations of attention-deficit/hyperactivity disorder. In: Sadock BJ, Sadock VA, & Ruiz P, eds. *Kaplan & Sadock's Comprehensive Textbook of Psychiatry.* 9th ed. Vol. 2. Philadelphia: Lippincott Williams & Wilkins; 2009:3572.

Molina BSG, Hinshaw SP, Swanson JM, Arnold LE, Vitiello B, Jenson PS, Epstien JN, Hoza BM, Hechtman L, Abikoff HB, Elliot GR, Greenhill LL, Newcorn JH, Wells KC, Wigal T, Gibbons RD, Hur K, Houck PR, & The MTA Cooperative Group. The MTA at 8 years: Prospective follow-up of children treated for combined type ADHD in a multisite study. *J Am Acad Child Adolesc Psychiatry.* 2009;48:484–500.

MTA Cooperative Group. A 14-month randomized clinical trial of treatment strategies for attention-deficit hyperactivity disorder. Multimodal treatment study of children with ADHD. *Arch Gen Psychiatry.* 1999;56:1073–1086.

Pelham WE, Manos MJ, Ezzell CE, Tresco KE, Gnagy EM, Hoffman MT, Onyango AN, Fabiano GA, Lopez-Williams A, Wymbs BT, Caserta D, Chronis AM, Burrows-Maclean L, Morse G. A dose-ranging study of a methylphenidate transdermal system in children with ADHD. *J Am Acad Child Adolesc Psychiatry.* 2005;44:522.

Ratner A, Laor N, Bronstein Y, Weizman A, Toren P. Six-week open-label reboxetine treatment in children and adolescents with attention-deficit/hyperactivity disorder. *J Am Acad Child Adolesc Psychiatry.* 2005;44:428.

Sassi RB. In this issue/Abstract thinking: From pixels to voxels: Television, brain, and behavior. *J Am Acad Child Adolesc Psychiatry.* 2013;52:665–666.

Stevens LJ, Kuczek T, Burgess JR, Hurt E, Arnold LE. Dietary sensitivities and ADHD symptoms: Thirty-five years of research. *Clin Pediatr.* 2011;50:279–293.

Tresco KE, Lefler EK, Power TJ. Psychosocial interventions to improve the school performance of students with attention-deficit/hyperactivity disorder. *Mind Brain.* 2011;1:69–74.

Weiss M, Tannock R, Kratochvil C, Dunn D, Velez-Borras J, Thomason C, Tamura R, Kelsey D, Stevens L, Allen AJ. A randomized, placebo-controlled study of once-daily atomoxetine in the school setting in children with ADHD. *J Am Acad Child Adolesc Psychiatry.* 2005;44:647.

31.7 限局性学習症

子どもの限局性学習症では，言語的あるいは非言語的情報を効率よく知覚したり処理したりするための脳の機能に問題があり，これは遺伝因子と環境因子の相互作用によって起こる神経発達障害である．特徴として読字や書字表出，算数などの学業的技能を身につけることの持続的な困難さがある．この困難さは発達早期からみられ，その程度は子どもの全般的な知的能力とは不釣り合いなほど深刻である．限局性学習症をもつ子どもは，ある教科を学ぶときに仲間についていくのが難しいと感じる一方で，他の教科においては他の生徒に勝ることもある．限局性学習症で障害される学業的技能として，1つの単語や文章を流暢に読むこと，書字表出や綴字，算数の問題や文章題を解くことがある．限局性学習症は，ある子どもの潜在能力や与えられた学習機会からは想定できないほどの学業不振に結びつく．読字，書字，算数における限局性学習症は家族内に集積するようにみえる．一般人口に比べて，第1度親族に読字の障害をもつ者がいると4〜8倍のリスク，算数の障害をもつ者がいると5〜10倍のリスクで，限局性学習症が発症する．限局性学習症は男児において女児より2,3倍多くみられる．このように学童や青年期に同定される学習の問題により，公立の学校システムの特別支援教育に該当するか否かが決定される．

精神疾患の診断・統計マニュアル（Diagnostic and Statistical Manual of Mental Disorders, 5th edition：DSM-5）では，DSM-Ⅳの読字障害，算数障害，書字表出障害，特定不能の学習障害を限局性学習症に統合した．読字，書字表出，算数の分野での学習の欠陥にはそれぞれ，特定用語が指定されている．DSM-5では，失読症（dyslexia）は単語認識の正確さまたは流暢性の問題，文字と音を対応させること（デコーティング：decoding）や綴字の能力の低さにより特徴づけられる学習困難の様式について用いられる代替用語である．失算症（dyscalculia）は数学的事実の学習，数値情報処理，正確な計算の実行に関する困難さの様式について用いられる代替用語である．

限局性学習症のすべてのタイプを合わせると，子どもの約10％があてはまる．これは，米国の公立学校で特別支援教育を受ける子どもの約半分に相当する．1975年，公法94-142の「個別障害者教育法」（Education for All Handicapped Children Act，現在はIndividual with Disabilities Education Act[IDEA]）により，無料で適切な教育をすべての児童に提供することがすべての州に義務づけられた．その時から，学習症と同定される子どもの数は増加し，学習能力の障害の定義の仕方が多様化した．読字，理解，綴字，書字表出，計算，数学的推論のうち1つ以上において成績が期待されるよりも著明に低い，もしくは学習の困難が学業遂行能力または日常生活活動に障害を引き起こしていることで，限局性学習症の診断基準が満たされる．限局性学習症では，複数の領域で障害がみられることがよくある．

読字に関して障害がある限局性学習症をもつ子どもは，同年代の子どもに比べて，単語の理解が不十分であること，読む速度が遅いこと，文章の読解力が劣ることから同定される．読字の障害をもつ子どもは，知能指数（IQ）に関わらず，語音処理の能力に問題を抱えていることがデータで示されており，DSM-5では，限局性学習

症の診断基準をみる際に特異的な能力障害のレベルを全体的な知能レベルと比較することはしないことになった．現在では，読字の障害をもつ子どもは，音素（特定の音と関連する文字の集合）をきちんと処理し使うことができないため，単語の理解と，単語を"発音する"ことが困難である．最近の疫学研究で，(1)読字の困難さ，(2)言語の困難さ，(3)算数の困難さ，(4)読字と算数の困難さの合併，の4つのプロファイルで，限局性学習症をもつ子どもの70%を占めるということが判明した．語音の短期記憶のスコアの低さが言語の困難さを特徴づけた．一方で，語音への意識の低さは，読字の困難さを抱える群と関連しているが，言語の困難さを抱える群とは関連していなかった．また別の最近の研究では，算数が苦手な子どもたちは語音の障害を示さないことも明らかになった．

重度の限局性学習症をもつ子どもは，学校生活がうまくいかないことに苦しみ，その結果，やる気の喪失や低い自尊感情，慢性的な欲求不満，同級生との関係悪化につながることがある．限局性学習症は，注意欠如・多動症（ADHD）やコミュニケーション症，素行症，うつ病のリスクと関連している．限局性学習症の青年の約40%が学校を中退するが，これは限局性学習症をもたない青年の中退率の1.5倍である．限局性学習症の成人は就労や社会適応の際にリスクをより抱えやすい．成人においても，限局性学習症があると，読字，書字，算数などの複数の領域の技能の困難さに及ぶ．

限局性学習症の発症には遺伝性が中等度から高度に寄与するとされている．さらに，認知機能の遺伝形質には複数の遺伝子が関わっている可能性がある．加えて，多面発現（pleiotropy），つまり1つの遺伝子が多様な学習タスクに必要な能力に影響している可能性もある．周産期の脳損傷や特異的な神経疾患が限局性学習症の発症に関与していることもある．鉛中毒や胎児性アルコール症候群，子宮内での薬物への曝露も，限局性学習症の発症に関連している．

読字の障害を伴う限局性学習症

読字の障害（reading impairment）は限局性学習症の子どもや青年の75%にみられる．他の学業分野で学習の問題を抱える生徒は，読むことにも困難を感じていることが非常によくある．

読字の障害は，単語の理解が困難であって文を読むのが遅くかつ不正確であり，さらに読解や綴字が困難であることに特徴づけられる．読字の障害は小児期の他の障害，特にADHDと併存することが多い．以前は発達性失読（developmental alexia）という用語が用いられたこともあり，これは，印刷された記号の認識ができないことであると昔から定義されていた．これは，1960年代に失読症（dyslexia）という単語の導入によって簡略化された．失読症という言葉は，発話や言語，左右弁別の困難さを含む読字の障害のことを示すために長年用いられてきた．読字の障害は，しばしば他の学業の能力の障害を合併している．そして，失読症という用語は，読字と綴字の困難を示すために今も使用されている．

疫　学

米国の子どもの4～8%が，読字，綴字，読解の障害を包含する失読症をもつと推定されている．臨床的に診察を受けたサンプルでは，男児のほうが女児よりも3～4倍読字の障害をもっているという報告がある．しかし，疫学的なサンプルでは，読字の障害の頻度は男児と女児ではもう少し似通っている．読字の障害のある男児は，ADHDや秩序破壊的な行動の問題が併存するために精神科の診察に紹介されてくることが女児よりも多い．成人においては，読字の困難さの有無に明らかな男女差はない．

併存症

読字の障害をもつ子どもたちは，算数や書字表出の学習の障害ももつリスクが高い．DSM-5で言語症といわれる特異的な言語の障害は，失読症や失算症と異なると従来考えられていた．言語症をもつ子どもは，単語の知識が少なかったり，正確な文の構造を組み立てる能力が制限されていたり，明確な説明をするために単語をうまく使うことができなかったりする．言語症をもつ子どもは言葉を獲得することが遅く，文法や構文の知識に困難を抱えていることがある．読字や算数の障害を伴う限局性学習症は，言語症と併存することが多い．ある研究では，失読症のサンプルにおいて19～63%が言語の障害も示すことがわかった．反対に，読字の障害は，言語症をもつ人の12.5～85%にみられる．双生児研究では，読字の障害の割合は，限局性学習症をもつ子どもや，患児のいる家族において有意に高くなっていた．読字の障害と算数の障害は高い確率で合併しており，併存する確率が60%であるという研究もある．読字と算数の両方の障害をもつ子どもたちは，算数の障害の方がより深刻である傾向がみられる．しかし，両方の障害が併存する子どもの読字の能力は，算数の障害をもたず読字の障害のみをもつ子どもの読字の能力と全く変わらなかった．特に青年期には，ADHDや，反抗挑発症や素行症や抑うつ症候群のような精神疾患を合併することもよくある．データによると，読字の障害をもつ子どもの25%もがADHDを合併している．逆に，ADHDと診断された子どものうち，15～30%に限局性学習症が合併する．家族研究では，ADHDと読字の障害はいくらかの遺伝素因を共通にもつ可能性が示唆されている．つまり，何らかの遺伝的な要因が読字の障害と注意の障害の両方に関わっているということである．読字障害のある子どもは，そうでないものよりも，自記式尺度で抑うつ状態を示すことが多く，限局性学習症でない者よりも高いレベルの不安を感じている．さらに，読字の障害がある子どもは，仲間との関

係をうまく作れなかったり，人間関係の微妙な手掛かりに反応する能力が低かったりするおそれがある．

病因

認知機能，神経画像，遺伝の研究で得られたデータによると，読字の障害は遺伝素因の寄与が大きい神経生物学的障害であることが示唆されている．語音の処理に問題があり，話し言葉をうまく処理できないことにもつながる．読字に苦労する子どもは，語音の処理能力にも問題を抱えることが多い．この障害をもつ子どもは，単語の綴りのどの部分がどの発音を表すのかを瞬時に理解することができないため，単語の理解がおぼつかず，発音することもできない．読字の障害のある子どもは，文字や数字の名前を言うのに同級生より時間がかかる．このように，読字の障害をもつ子どもの中核的な問題は，語音の処理の困難さ，読解・綴り字・発音の障害なのである．

読字の機能が障害されるということは一般的には言語の障害も含むため，左脳が解剖学的な障害部位であるという仮説が立てられている．磁気共鳴画像法(magnetic resonance imaging：MRI)を用いた研究では，言語症や限局性学習症の子どもにおいて，左脳の側頭平面(planum temporale)が右脳の同部位よりも非対称であると示した研究がある．ポジトロン放出断層撮影法(positron emission tomography：PET)を用いた研究により，学習能力の障害のある子どもとない子どもでは言語課題の処理中の左側頭葉の血流パターンが異なるという結論が出ている．細胞解析(cell analysis)の結果，読字の障害をもつ者は，大きな細胞を含む大細胞系視知覚(visual magnocellular system)が通常よりも無秩序でより小さな細胞を多く含むことが示された．また，読字の障害をもつ子どもの第1度親族の35〜40％が読字の困難さを抱えていると報告されている．音韻に対する意識(例えば，文字と音の対応を理解し発音する能力)が第6染色体と関連しているという研究もある．さらに，1つの単語を同定する能力は，第15染色体と関連する．今では，読字と綴字の障害は，第1，2，3，6，15，18染色体を含む複数の染色体の感受性遺伝子に関連しているとされている．第18染色体で同定された遺伝子が1つの単語の読字や音素の意識に強い影響をもつことが最近示されたが，複数の機能に影響する遺伝子(generalist genes)(訳注：言語，読字，算数など複数の認知の領域の能力や障害に影響している遺伝子群があると示唆されている)も学習能力の障害の原因であることが示唆されている．限局性学習症には複数の遺伝子が関連し，それらの遺伝子は，障害のある場合だけでなく正常範囲内の学習能力の高低にも影響を与えているとされている．さらに，例えば読字の能力に影響する遺伝子は，書字表出や算数の能力にも影響するという仮説もある．

読字の障害の原因として立てられた過去の仮説は，今では否定されている．最初に立てられた通説は，読字の障害は視覚運動の問題が原因であるというもので，光の感受性障害(scotopic sensitivity syndrome；訳注：アーレン・シンドローム Irlen syndrome ともいう)と名づけられた．しかし，読字の障害をもつ子どもが視覚障害や視覚運動系の障害を抱えるというエビデンスはない．もう1つ否定された理論として，アレルギーが読字の障害の原因や寄与因子であるというものがある．最後に，実証されていない理論として，読字の障害の原因が小脳前庭系にあるという説がある．

認知神経科学や認知心理学の研究により，注意や長期記憶よりも表出(エンコーディング：encoding)やワーキングメモリーが読字の障害をもつ子どもの障害領域であるという仮説が支持されている．ある研究では，失読症と5月，6月，7月の出生の関連が指摘され，母親が冬季にインフルエンザのような感染症に罹り，それに胎内で曝露されることが読字の障害の発症に寄与していることが示唆された．読字の障害をもつ子どもの病歴において，母体合併症や出生前や周産期の異常がよくみられる．超低出生体重児や極小未熟児は限局性学習症のリスクが高い．早期産で生まれた子どもは，運動や行動の軽度の異常や，限局性学習症をもつリスクが高いことが知られている．

脳性麻痺やてんかんをもつ子どもでは，知的能力は正常でも読字の障害の発生率が高い．生後に左後頭葉に損傷を受けて右側視野欠損をもつ子ども，および右半球に損傷がなくても視覚情報を左半球の言語野に伝える脳梁膨大部の損傷がある子どもは，読字の障害をもつようになる．

発達早期に長期間にわたり低栄養状態であった子どもは，読字を含む認知機能が低下するリスクが高い．

診断

ある子どもの読字の技能がその年齢で期待される水準よりも有意に低い場合に読字の障害であると診断される(表31.7-1)．診断のための特徴としては，印刷された文字や単語を記憶したり適切に配列したり，何かを見たときにそれらを思い出したりできないこと，洗練された文法構造を処理できないこと，推論が困難であること，などがある．学業不振の結果，自尊感情が低くなることも問題を悪化させることがあり，挫折感に消耗させられ，学業に充てる時間が少なくなる．読字の障害をもつ生徒は，学区において特別支援教育に該当するかどうかの評価を受ける機会が与えられるべきである．しかし，特別支援に関する判断は，州や地域によって均一ではなく，同程度の読字の障害をもつ子どもが，ある地域では特別支援に該当するとされ，また別の地域では該当しないと評価されることもある．

臨床像

読字の障害をもつ子どもは，たいてい7歳(小学2年生)までに同定される．小学1年でも読字の技能が求め

表 31.7-1　DSM-5 の限局性学習症/限局性学習障害の診断基準

A. 学習や学業的技能の使用に困難があり，その困難を対象とした介入が提供されているにもかかわらず，以下の症状の少なくとも1つが存在し，少なくとも6か月間持続していることで明らかになる：
  (1) 不的確または速度が遅く，努力を要する読字(例：単語を間違ってまたはゆっくりとためらいがちに音読する，しばしば言葉を当てずっぽうに言う，言葉を発音することの困難さをもつ)
  (2) 読んでいるものの意味を理解することの困難さ(例：文章を正確に読む場合があるが，読んでいるもののつながり，関係，意味するもの，またはより深い意味を理解していないかもしれない)
  (3) 綴字の困難さ(例：母音や子音を付け加えたり，入れ忘れたり，置き換えたりするかもしれない)
  (4) 書字表出の困難さ(例：文章の中で複数の文法または句読点の間違いをする，段落のまとめ方が下手，思考の書字表出に明確さがない)
  (5) 数字の概念，数値，または計算を習得することの困難さ(例：数字，その大小，および関係の理解に乏しい，1桁の足し算を行うのに同級生がやるように数学的事実を思い浮かべるのではなく指を折って数える，算術計算の途中で迷ってしまい方法を変更するかもしれない)
  (6) 数学的推論の困難さ(例：定量的問題を解くために，数学的概念，数学的事実，または数学的方法を適用することが非常に困難である)
B. 欠陥のある学業的技能は，その人の暦年齢に期待されるよりも，著明にかつ定量的に低く，学業または職業遂行能力，または日常生活活動に意味のある障害を引き起こしており，個別施行の標準化された到達尺度および総合的な臨床評価で確認されている．17歳以上の人においては，確認された学習困難の経歴は標準化された評価の代わりにしてよいかもしれない．
C. 学習困難は学齢期に始まるが，欠陥のある学業的技能に対する要求が，その人の限られた能力を超えるまでは完全には明らかにはならないかもしれない(例：時間制限のある試験，厳しい締め切り期限内に長く複雑な報告書を読んだり書いたりすること，過度に重い学業の負荷)．
D. 学習困難は知的能力障害群，非矯正視力または聴力，他の精神または神経疾患，心理社会的逆境，学業の指導に用いる言語の習熟度不足，または不適切な教育的指導によってはうまく説明されない．

注：4つの診断基準はその人の経歴(発達歴，病歴，家族歴，教育歴)，成績表，および心理教育的評価の臨床的総括に基づいて満たされるべきである．

コードするときの注：障害されているすべての学習領域と下位技能を特定せよ．1つ以上の領域が障害されている場合，以下の特定用語に従って個別にそれぞれコードするべきである．

▶該当すれば特定せよ
315.00(F81.0)読字の障害を伴う：
　読字の正確さ
　読字の速度または流暢性
　読解力
　注：失読症は単語認識の正確さまたは流暢性の問題，判読や綴字の能力の低さにより特徴づけられる学習困難の様式について用いられる代替用語である．失読症がこの特別な困難さの様式を特定するために用いられた場合，読解力または数学的推理といった付加的な困難さを特定することも重要である．

315.2(F81.81)書字表出の障害を伴う：
　綴字の正確さ
　文法と句読点の正確さ
　書字表出の明確さまたは構成力

315.1(F81.2)算数の障害を伴う：
　数の感覚
　数学的事実の記憶
　計算の正確さまたは流暢性
　数学的推理の正確さ
　注：失算症は数値情報処理，数学的事実の学習，および正確または流暢な計算の実行の問題に特徴づけられた困難さの様式について用いられる代替用語である．失算症がこの特別な算数の困難さの様式を特定するために用いられる場合，数学的推理または語の推理の正確さの困難といった付加的な困難さを特定することも重要である．

▶現在の重症度を特定せよ
　軽度：1つまたは2つの学業的領域における技能を学習するのにいくらかの困難さがあるが，特に学齢期では，適切な調整または支援が与えられることにより補償される，またはよく機能することができるほど軽度である．
　中等度：1つまたは複数の学業的領域における技能を学習するのに際立った困難さがあるため，学齢期に集中的に特別な指導が行われる期間がなければ学業を習熟することは難しいようである．学校，職場，または家庭での少なくとも1日のうちの一部において，いくらかの調整または支援が，活動を正確かつ効率的にやり遂げるために必要であろう．
　重度：複数の学業的領域における技能を学習するのに重度の困難さがあるため，ほとんど毎学年ごとに集中的で個別かつ特別な指導が継続して行われなければ，それらの技能を学習することは難しいようである．家庭，学校，または職場で適切な調整または支援がいくつも次々と用意されていても，すべての活動を効率的にやり遂げることはできないであろう．

Diagnostic and Statistical Manual of Mental Disorders, Fifth Edition(Copyright ©2013). American Psychiatric Association. All Rights Reserved から許可を得て転載．

られた場合，読字の障害をもつ子どもはすぐにわかるであろう．小学校低学年であれば，特に知能の高い子どもにおいては，記憶や推論によって読字の障害を補えることもあり，そのような場合，障害は9歳（小学4年生）もしくはそれ以降まで明らかにならないこともある．読字の障害をもつ子どもは，音読するときに多くの間違いを犯す．間違いとしては，単語を飛ばしたり，勝手に加えたり，ゆがめたりすることが特徴的である．そのような子どもは，特に，方向や線の長さだけが異なる場合に，印刷された文字の符号や大きさを区別するのが苦手である．印刷されたもしくは書かれた言葉を理解できないという問題は，文字の把握に関しても文の意味理解に関しても起こりうるし，ページ全体の主旨を理解できないという形でも起こりうる．患児の読む速度は遅く，その上しばしば最低限しか理解できない．読字の障害をもつ子どもの多くは，書かれたもしくは印刷された文字列を書き写す能力は年齢相応であるが，ほとんどすべての読字の障害をもつ子どもは正しい綴りを覚えられない．

言語の困難を含む関連する問題として，単語を識別したり適切に配列したりすることの困難さがある．読字の障害をもつ子どもは，印刷されたもしくは書かれた文の途中や最後の部分から読み始めることがある．また，読むことや書くことを嫌い，避けることが多い．印刷された言葉に取り組むよう求められた際に，彼らの不安は高まる．特別支援を受けない限局性学習症をもつ子どもの多くは，失敗をし続け，それによって不満になるために羞恥心を感じ，その感情は時間とともに高まる．年齢の高い子どもは，怒りっぽかったり抑うつ的であったりする上，低い自尊感情を呈する傾向にある．

　ジャクソンは10歳の男の子で，授業の課題や宿題をやり遂げることができず，読み，綴り，算数のテストに合格できないということで受診した．過去2年間（小学校5年と6年の時；訳注：米国では，満5歳でKindergartenと呼ばれる小学校の準備クラスに入る．年齢と学年が合致しないのは，原著の何らかの誤りと思われる），彼は，2年生の時の検査結果に基づいて，地域のコミュニティースクールの特別支援学級に毎朝出席していた．その後臨床心理士により心理教育的検査が行われ，読字の問題があるとされた．そして，ジャクソンは全日制の特別支援学級に該当するとの判断がくだされ，6〜12歳までの生徒8人と一緒に特別支援教育プログラムに参加し始めた．

　両親に臨床情報を聴取したところ，妊娠中や新生児期に異常はなかったが言語の遅れがあったことがわかった．幼稚園では，ジャクソンは音韻遊び（rhyming game）が苦手で本に興味を示すことがなく，おもちゃを組み立てて遊ぶことを好んでいた．小学校1年の時，同じクラスの他の男児に比べて読みかたを学ぶのが遅く，多音節の単語を発音するのが苦手であった（例えば，「アニマルズ」を「アニナルズ」，「エクスプラネイション」を「スプラネイション」と発音した）．読字障害とADHDの家族歴も確認された．ジャクソンの父は自分が読字の問題を抱えていることを明かし，ジャクソンの15歳の兄はADHDであった（刺激薬の

内服でうまくコントロールされていた）．両親はジャクソンが学校で集中できないことを心配して，ADHDなのではないかと考えた．診察では，ジャクソンはほとんど視線を合わせず，しきりにほそほそつぶやき，ふさわしい言葉を探そうとしていた（例えば，試しにちょっとだけ口に出して相手の反応を見たり［false start］，躊躇したり，非特異的な言葉を発したりした．一例として，「かくのにつかうもの・・・あのー・・・えんぴつ・・・じゃなくて・・・あのー，せんをかくのにつかう・・・」）．彼は学校が嫌いだということを認め，「本をよむなんてつまらなくて，ばかばかしい．スケートボードしてたほうがいいよ」と付け加えた．ジャクソンは，算数の授業でさえ読まなくてはいけないものが多すぎると不満を述べ，「よむのはすごくじかんがかかるんだ．よんだことをおぼえられなくて，いみがわからなくなって，またよまなきゃならない」と漏らした．

　ウェクスラー児童用知能検査-Ⅳ（Wechsler Intelligence Scale for Children-Ⅳ：WISC-Ⅳ），言語の基礎の臨床的評価-Ⅳ（Clinical Evaluation of Language Fundamentals-Ⅳ：CELF-Ⅳ）やウェクスラー個人学力テスト-Ⅱ（Wechsler Individual Achievement Test-Ⅱ），不安や抑うつ気分，自尊感情を測る自己記述式尺度を含む心理教育的検査が行われた．結果は，言語性IQが平均以下で，動作性IQは平均より上であり，ワードアタック（word attack：訳注：文脈等の手がかりから未知の語の意味を推測すること）と単語同定（word identification）技能の低下（12パーセンタイル以下），理解力の低下（9パーセンタイル以下），綴り字の能力の低下（6パーセンタイル以下），口語の理解の弱さ（16パーセンタイル以下），小児抑うつ尺度（Children's Depression Inventory）での得点の高さ（閾値以下ではあった），低い自尊感情が示された．ジャクソンは特に学校で不注意や落ち着きのなさ，反抗的な行動を呈したが，ADHDの診断基準は満たさなかった．ジャクソンは，DSM-5の限局性学習症（読字と書字表出の障害を伴う）の診断基準を満たした．特別支援教育を継続しながら読字の障害をもつ子どもに特化したサマーキャンプに参加することと，自尊感情と抑うつ気分を注意深く観察し続けることが推奨された．

　1年後のフォローアップの時点で，読字や全般的な学校の成績，気分，自尊感情が著しく改善したとジャクソンと両親は報告した．ジャクソンも彼の家族も，サマーキャンプで得た専門的な指導が非常に役に立ったと感じていた．そのプログラムでは，マンツーマンで焦点を絞った明確な指導を受ける時間が1日1時間，合わせて70時間設けられた．ジャクソンはその中で，上手に読むための「作戦」を教わったと説明し，「かなり読むのが難しくて長い単語」の問題を出すよう，診察医に頼んだ．彼は"unconditionally"という単語を発音するために習ったワザを披露し，なおかつその意味まで説明してみせたのであった．さらに流暢に読んで理解できるようにするために，オーディオブック化された本を音声に沿って読む宿題を与えられ，読解力を促進するために概念図（graphic organizer）を使うこと，読字プログラムのサマーキャンプに参加し続けることを勧められた．（Rosemary Tannock, Ph. D. から改変）

病理と臨床検査

　読字の障害の診断に有用な，特異的な身体所見や臨床検査所見はない．しかし，この障害を診断するには，心理教育的検査が重要な意味をもつ．診断のためのバッテリーには，標準化された綴字の検査，作文，口語の理解や使用，図形の模写，鉛筆の使い方が適切か判断することなどが含まれる．改訂版ウッドコック・ジョンソン心理教育総合検査(Woodcock-Johnson Psycho-Educational Battery-Revised)や改訂版ピーボディ個別学力検査(Peabody Individual Achievement Test-Revised)の読字サブセットが，読字の障害を同定するのに有用であろう．スクリーニングのための投影法心理検査のバッテリーには，人物画の描画や，絵画物語テスト，文構成テストが含まれる．検査の際には，行動上の特徴の体系だった観察も含まれるべきである．

経過と予後

　読字の障害をもつ子どもは，特別支援の助けを借りなくても，小学校2年生を過ぎるまでに印刷された文字の知識を得るかもしれない．事実，読字に問題がある子どもでも，小学1年生の終わりまでにいくつかの単語を読めるようになる．しかし，小学3年生になる頃には，特別支援教育の介入なしに同級生についていくことは非常に困難になる．特別支援教育が早期に開始されれば，軽度の場合は小学校1年か2年以降は特別支援教育が必要なくなることもある．重度の場合は，発達のばらつきや強みのパターンによるが，特別支援教育が中学校や高校になるまで続けられるであろう．

鑑別診断

　読字の障害には，言語症や書字表出の障害，ADHDなど他の障害も合併することが多い．データによると，読字の障害をもつ子どもは言語能力に常に問題を抱える一方で，ADHDのみをもつ子どもは，常に言語能力に問題を抱えるとは限らない．しかし，読字の障害をもつ子どもは，たとえADHDをもっていなくても，抑制機能の弱さをもちあわせていることがあり，例えば持続処理課題において衝動性がみられる．読字の障害に伴う，言語の表出や発話の識別の機能不全により，言語症が併存していると診断されることもある．知的能力障害との鑑別も必要であり，この場合は読字に加え他の能力も暦年齢に期待される水準よりも低いことが特徴である．知能検査は，全般的な能力の障害とより限局した読字の障害を鑑別するのに役立つ．

　標準化された読字の検査の成績をクラスメートと比較することで，教育が不十分なために読字の能力が低くなっているケースを発見できることがある．スクリーニング検査を用いて，聴覚障害や視覚障害を除外しなければならない．

治　療

　読字の障害をもつ子どもに対する特別支援では，語音と綴りの関係に患児の注意を向けるように直接指示することに重点的に取り組む．文字と音の正確な関連を教えることから効果的な特別支援プログラムは始まる．このアプローチは，読字の障害の中核的な欠点は文字と音の関連を理解し記憶することができないことに関係する，という理論に基づいている．個々の文字に対応する音をマスターしたあとに，音節や単語などさらに大きな構成要素を読むことを対象にする．患児の欠点や弱点の正確な評価なしで，読字プログラムで重点的に取り組むべき課題は決められない．ポジティブな対処方法としては，1人ひとりに配慮でき，患児が助けを求めやすい，少人数で構造化されたグループがある．

　読字の障害をもつ子どもや青年は，公立学校で提供される個別教育計画(individualized educational program：IEP)を受けることができる．しかし，読字の障害が持続し，文字と音を対応させること(デコーティング：decoding)や単語の同定に問題を抱え続ける高校生に対しては，個別指導計画だけでは問題を修正するには十分ではないだろう．54の学校で読字の障害をもつ生徒について調べた研究では，高校生については，学校における特別支援のみでは特定の目標をきちんと達成するには十分ではないということが示された．読字の障害を抱え続ける高校生に対しては，個別化された読字の特別支援が非常に有用であろう．

　ギリンガム(Orton Gillingham)法や教育と特別支援のための直接指導システム(Direct Instructional System for Teaching and Remediation：DISTAR)のような読字を指導指示するプログラムでは，はじめに個々の文字と音(の習得)に集中し，次にシンプルな音素の単位を身につけ，その後にこれらのユニットを混ぜて単語や文につなげていく．このように，書記素(graphemes)を扱うことを教わると，患児は読むことを学び始める．メリルプログラム(Merrill program)や科学調査協会による読みかたプログラム(Science Research Associates, Inc. [SRA] Basic Reading Program)のような他の読字の特別支援プログラムでは，まず単語全体を提示した後でそれを分解する方法を指導し，その単語に含まれる音節や個々の文字の音を理解させるものもある．他にも，視覚教材を用いて単語全体を理解させ，発音のプロセスを回避する教育法がある．そのようなプログラムの1つに，ブリッジリーディングプログラム(Bridge Reading Program)がある．フェルナルドメソッド(Fernald method)では，患児が単語を読む時に運動感覚刺激を得られるように，文字をなぞりながら読むよう指導する方法(multisensory approach)が用いられる．

算数の障害を伴う限局性学習症

算数の障害をもつ子どもは，数字を学んだり覚えたりするのが苦手で，数学的事実の基礎も覚えられず，計算は遅く，不正確である．算数の障害では，4つの技能が問題となる．すなわち，言語技能（算数用語を理解して，文章題を数学的記号に変換する），感覚技能（記号を認識・理解し，数字を的確に配置する能力），計算技能（基礎的な足し算，引き算，掛け算，割り算，基本的な演算の順序に従う），注意技能（図形を正確に模写し，演算の符号に正しく従う）である．失算症（dyscalculia），先天性算数障害（congenital arithmetic disorder），失計算（acaculia），ゲルストマン症候群（Gerstmann syndrome），発達性算数障害（developmental arithmetic disorder）など算数の障害にみられる困難さを示すためのさまざまな用語が長年用いられてきた．失算症の中核的な障害は数量的な処理にあるが，正確に数えたり計算したり数学の原則を理解したりするためには言語能力も要求される．

算数の障害は，単独でみられる場合もあれば，言語や読字の障害を伴う場合もある．DSM-5によると，算数の障害を伴う限局性学習症をもつ子どもは数えたり計算したりすることの欠陥に加えて数学的事実の記憶の困難さを呈し，代わりに指を用いて数えることもある．さらに，数学的概念や推論に障害があると，数量的な問題を解くための段取りを理解できないことにつながる．これらの障害のために，標準化された学業到達度調査で実証されるように，子どもの暦年齢から期待されるレベルよりも大幅に低い習得度を呈し，学業上の達成が妨げられる．

疫 学

単独の算数の障害は学童期の子どもの約1％にみられると推定されており，これは限局性学習症をもつ子どもの5人に1人に相当する．疫学研究によると，学童期の子どもの6％もが算数にいくらかの困難を抱えており，失算症の有病率は3.5〜6.5％であると推定されている．限局性学習症全般は男児に2〜3倍多くみられるが，算数の障害は読字の障害に比べて女児における頻度が高い．学習症をもつ子どもの研究の多くは，読字，書字，算数の障害をまとめているが，そうすることで算数の障害の正確な有病率を解明するのが難しくなってしまう．

併存症

算数の障害に読字の障害や書字表出の障害を併存することがよくある．算数の障害ををもつ子どもは，表出性言語の問題と発達性運動協調症を抱えるリスクが高い．

病 因

算数の障害は，他の領域の限局性学習症と同様，遺伝の要素が大きく寄与している．また，17〜60％の高率で読字の障害と併存すると報告されている．右大脳半球，特に後頭葉の領域の神経学的な欠陥とする説もある．この領域は，視覚空間刺激の処理に関わるとされており，算数の技能に関連するといわれている．しかし，この理論は，後の神経精神医学的研究による裏づけがほとんど得られなかった．

算数の障害の原因は，遺伝・発達・認知・情動・教育・社会経済的要因など，複数あるとされている．未熟児や極低出生体重児も算数の障害を含む限局性学習症の危険因子である．読字の能力に比べ，算数の能力は，受けた教育の量や質に因るところが大きいようである．

診 断

算数の障害を伴う限局性学習症の診断は，数学的推論や計算が年齢に期待される水準よりも著しく低く，特別支援の介入がなされたにもかかわらず少なくとも6か月間にわたって続くときに下される．算数の習熟にはさまざまな技能が関わっている．それらには，言語技能，概念的技能，計算技能が含まれる．言語技能は算数の用語を理解できること，文章題を理解しそれらを適切に数式に変換できることを含む．概念的スキルは，数学的記号を認知しそれらを正しく使うことを含む．計算スキルは，数字を正しく配置し，数式処理の「ルール」に従うことである．DSM-5の算数の障害を伴う限局性学習症の診断基準を表31.7-1に示した．

臨床像

算数の障害によくみられる特徴として，数の名称や足し算や引き算の記号，九九を覚えられないこと，文章題を計算に変換できないこと，期待される速さで計算ができないことがある．算数の障害をもつ子どもは，小学校の2年生か3年生の時に気づかれることが多い．典型的な算数の障害をもつ子どもは，同年齢のクラスメートに比べて，1桁の数字を数えたり足したりするような数的概念の問題に困難を抱える．小学校2，3年生のうちは，機械的記憶に頼って算数の課題を辛うじて乗り切っていることがある．しかし，程なくして算数の問題において空間的および数量的識別・操作が必要になってくると，患児は困惑してしまう．

一部の研究者は，算数の障害を次のようなカテゴリーに分類した．すなわち，数える物との対応を理解した数え方を覚えられないこと，基数と序数のシステムを習得できないこと，算術演算ができないこと，集合を理解できないこと，である．算数の障害をもつ子どもは，聴覚情報と視覚情報との対応，数量の保存（conservation）の理解，計算の手順の記憶，問題を解く際の公理の選択に関する問題を抱える．これらの問題を抱える子どもは，聴覚や言語の能力は良好と思われるが，多くの場合，算数の障害は読字，書字，言語の問題と併せて起こる．このような場合，算数以外の障害が算数の障害による機能障害を悪化させることがある．

事実，算数の障害は，読字や書字表出，協調運動，言語など，他の障害としばしば併存する．綴字の問題，記憶や注意の障害，情動や行動の異常もみられることがある．小学校低学年の子どもは読字と書字の障害を伴う限局性学習症を呈することがあるが，そのような場合には算数の障害の有無についても評価を行うべきである．算数の障害と言語の障害や失読症との正確な関連は解明されていない．言語症をもつ子どもが常に算数の障害をもつとは限らないが，しばしば併存することがあり，両者は文字と音を対応させること（デコーティング：decoding）と表出（エンコーディング：encoding）の処理の障害に関連している．

レナは8歳の女の子で，不注意と学業成績不振のために受診を勧められた．問題は1年生の時に初めて気づかれたが，今では家でも学校でも困難を引き起こしていた．レナは地元の公立学校の3年生の通常学級（そこには小学校の準備クラスの途中から通っていた）に在籍していた．

レナの病歴を聴取すると，話し言葉の獲得に軽度の遅れがあったが（例えば，初語は約18か月で，2語文は3歳であった），幼稚園に入るまではそれ以外の発達の問題は気づかれなかった．幼稚園で初めて，注意を払えないことや指示に従えないこと，基礎的な数字の概念が理解できない（例えば，物をきちんと数えることができない）ことを教師から心配されたのである．幼稚園を終える頃に発話，言語，聴力の評価がなされ，個別の介入は必要としない程度の軽度の言語の問題があることがわかった．小学1，2年生の時の通知表には，注意が足りず，読む能力が低く，簡単な算数の計算が理解できず，「黒板から数字を書き写すときや足し算引き算の際にケアレスミスをする」ことが続いている，と書かれた．先生の近くに座るなどの便宜を図ってもらい，自分で書き写さなくてもいいように算数の問題を印刷した紙を用意してもらうなどの工夫をしてもらったにもかかわらず，これらの問題が小学2年生の間続いた．レナの両親は，失くしものや食事中のそわそわ，ゲームや宿題への集中不足，学校と家の間の連絡帳の忘れ物が，3年間続いていたと報告した．ウェクスラー児童用知能検査-Ⅲ（Wechsler Intelligence Scale for Children-Ⅲ），言語の基礎の臨床的評価-Ⅳ（Clinical Evaluation of Language Fundamentals-Ⅳ），音韻処理の包括的検査（Comprehensive Test of Phonological Processing），ウッドコック-ジョンソン心理学的学習統合検査-Ⅲ（Woodcock-Johnson Psycho-Educational Battery-Ⅲ）などの心理検査が行われた．その結果，知能は平均であったが，知覚統合の検査で相対的な低下がみられ，音韻（語音）に対する意識が弱く，受容性と表出性の言語に軽度の障害がみられ，読字と算数の能力は学年のレベルよりもずっと低かった．両親と教師による行動評価尺度（コナーズ評定尺度：Conners Rating Scales-Long Form）では，ADHDの臨床的な閾値を超えていた．

病歴や学校の成績や標準化された検査から，レナはADHD（不注意優勢に存在）と読字の障害を伴う限局性学習症の診断を受けた．コミュニケーション症の診断基準は満たさず，算数の困難さは，読字障害やADHDほどの機能障害は引き起こしていないであろうと推測された．そして，ADHDと限局性学習症についての理解を深めるための家族の心理教育，読字に対する特別支援教育，ADHDに対する長時間作用型刺激薬による薬物療法を行うようにアドバイスされた．

1年後のフォローアップの時点では，レナと両親は，不注意については著しく改善したが，読字の問題は続いており，算数の弱点はますますひどくなったと報告した．そこで，1週間のスケジュールに算数の特別支援教育が加えられた．2年後，レナが11歳の時，家でも学校でも困難さが急に悪化したため，両親が，「緊急の再評価を要請する」と連絡してきた．臨床検査の結果，ADHDに関しては刺激薬による治療効果が得られていたが，年齢に比して読字のスピードと正確さが目立って障害されており，重度の算数の障害も認めた．両親によると，算数の宿題は出ていないと嘘をつくことがみられ始め，宿題をしたがらず，反抗的な行動のために過去3か月間に2回算数の授業に出席させてもらえず，6年生の算数を落第したということだった．レナは算数が好きになれなくて思い悩んでおり，「先生が問題を出して私の方をちらっと見ると，頭が真っ白になってどうしていいかわからなくなる．特にテストの時はそれがとってもひどいので，もう教室から出て行っちゃって気もちを落ちつけないといけないほどなの」とこぼした．この時点では，彼女が学校でうまくやっていけないことの原因として，不安の要素があることがわかった．そこで，さらに算数に関しての特殊支援教育を増やすことが勧められた．

フォローアップの時点では，補助の先生が文章題で大事な情報とそうでない情報の区別の仕方を教えてくれるだけではなく，算数への不安の和らげ方を教えてくれると，レナから報告があった．彼女はこの時点でもADHDの治療のための長時間作用型の刺激薬に非常によく反応し，放課後に宿題に集中することにほとんど問題はなかった．
(Rosemary Tannock, Ph. D. から改変)

病理と臨床検査

算数の障害を示す身体所見や症状はないが，診断のためには学校での試験や，知能検査を用いる必要がある．ケイマス算数診断テスト（Keymath Diagnostic Arithmetic Test）は，数学的考え方や関数，計算の知識を含むいくつかの領域を測る尺度である．この尺度は，小学1～6年の子どもの算数の能力を評価するのに用いられる．

経過と予後

算数の障害を伴う読字の障害をもつ子どもは，たいてい8歳（小学3年）までに同定される．6歳（小学1年）の時点で障害が明らかになる場合もある一方で，10歳（小学5年）やそれ以降まで明らかにならないこともある．小学校低学年で算数の障害があるとされた児のその後の発達や学業上の進歩のパターンを予測するような縦断研究のデータは，現時点では非常に限られている．一方で，中等度の算数の障害をもつ子どもが適切な介入を受けなかった場合，持続する学習困難や自信のなさ，欲求不満，抑うつ気分などが合併することがあるといわれている．これらの合併症状があると，学校に行きたがらなくなり，学業上の達成に対する意欲がそがれる．

鑑別診断

　算数の障害は，知的能力障害のような，全般的な機能障害の原因と鑑別が必要である．知的能力障害における算数の障害は，全般的な知的能力にも機能障害を呈することから鑑別できる．学習の機会が十分でないことが算数の成績に影響することがある．素行症やADHDも算数の障害を伴う限局性学習症と併存することがあり，そのような場合には，両者の診断が下される．

治　療

　算数の障害をもつ子どもは，基本的な計算の能力を改善するための早期介入によって，より効果的に支援できる．算数の障害に加えて読字の障害も伴う限局性学習症の場合には，改善が遅くなることがある．しかし，小学校低学年で特別支援が行われれば，非常に反応が良い．早くも幼稚園児で算数の障害の徴候がある場合は，2つの数字でどちらが大きいかの理解や，ものを数える能力，数字の認識，数字の順序の記憶に対して支援を必要とする．フラッシュカードや問題集，コンピュータゲームが治療に使えるであろう．ある研究では，計算だけでなく文章題などの問題解決に焦点を当てる場合は数学的教授法が最も有用であることを示唆した．プロジェクト算数（Project MATH）はすでにサービス化されているトレーニングプログラムで，マルチメディアを用いた自習もしくはグループ学習がある．このプログラムは，算数の障害をもつ子どもに非常に有効な場合もある．コンピュータゲームも有用で，子どもが特別支援に取り組もうとする気持ちを高めうるであろう．

　社会技能の欠如が原因で，患児が助けを求めることを躊躇することがあるため，算数の障害をもつ子どもが算数だけでなく人間関係においてもポジティブな問題解決能力を身につけることは有用であろう．

書字表出の障害を伴う限局性学習症

　書字表出は，言語的理解を伝え思想や考えを表現するための技能であり，獲得するのが最も複雑である．書字能力は，読字と強く関連していることが多いが，ある子どもにとっては，複雑な考えを表現する能力よりも読解力のほうが上回っていることがある．書字表出は標準化された読字や言語の尺度では通常は捉えきれない言語の使用における微妙な障害を感知できる，感度の高い指標になることがある．

　書字表出の障害は，年齢や教育レベルから期待される水準よりも著明に低い書字能力が特徴である．この障害により，子どもの学業的技能や日常生活における書字が妨げられる．書字障害には，綴字の誤り，文法や句読法の誤り，手書き文字の稚拙さが含まれる．綴字の誤りは，書字障害をもつ子どもに最もよくみられる問題である．綴字の誤りは，音韻認識の問題であることが多い．つまり，正しい発音に近い誤った綴字になるのである．よくある綴字の間違いとして，"phone"の代わりに"fone"，"believe"の代わりに"beleeve"などがある．

　歴史的には，失書（dysgraphia；書字能力が拙いこと）は読字の障害の1つの形だとされていたが，現在では書字表出の障害が単独で起こりうることがわかっている．書字の障害を表すのにかつて用いられた用語としては，失書症（spelling disorder）や綴りの失読（spelling dyslexia）がある．書字の障害はしばしば他の限局性学習症と関連する．しかし，書字は言語や読字よりも後に獲得される技能であるため，書字能力の障害は他の障害よりも認識されるのが遅いであろう．

　書字表出の障害を限局性学習症に含んだDSM-5と対照的に，国際疾病分類第10版（10th edition of the International Statistical Classification of Diseases and Related Health Problems：ICD-10）では特異的書字障害（specific spelling disorder）を独立した疾患として扱っている．

疫　学

　書字表出の障害を伴う限局性学習症の有病率は，学童期の5～15％であると報告されている．成長とともに，限局性学習症をもつ子どもの症状は軽くなることが多く，成人まで症状が持続している割合は4％である．書字の障害における男女比は，男2～3人に対して女1人である．書字表出の障害は読字の障害と併存することが多いが，必ず併存するとは限らない．

併存症

　書字の技能の障害をもつ子どもは，一般人口に比べて，言語症や読字あるいは算数の障害を併存する確率が有意に高い．ADHDについても，一般人口に比べると書字の障害をもつ子どもでより頻繁にみられる．書字の障害を含む限局性学習症の子どもは社会技能に問題を抱えることが多く，自尊感情が低かったり抑うつ気分を呈したりする者もいる．

病　因

　書字の障害の原因は，読字の障害の原因と類似しているとされている．つまり，文字の音に関連した言語の構成要素を使用することに欠陥があるのである．遺伝要因も書字の障害の発現に関する重要な因子である．言語症をもつ子どもで書字が困難であることがよくあり，その場合，文法のルールを理解したり，ふさわしい単語をみつけたり，考えを明確に表現したりすることに問題を抱えることになる．ある仮説によると，書字表出の障害は言語症と読字の障害の複合的な結果である可能性がある．書字表出の障害をもつ子どもの第1度親族に同様の障害がみられることが非常に多いことから，書字の障害には遺伝素因があるとされている．注意を持続できる時間が限られ転導性が高い子どもは，書くことを多大な努力を要する課題だと考えるかもしれない．

診断

　DSM-5における書字表出の障害を伴う限局性学習症は，文章のなかで句読法や文法をうまく使用できないことや，段落を構成できないこと，考えを明確にまとめて書けないことに基づいて診断される．文章を書くことの障害には，同年齢の他の子どもに比べて，字が汚く，正しく綴ったり，単語をうまく並べて理路整然とした文章を作ったりする能力に欠けることが含まれる．書字表出の障害ををもつ子どもは，綴りの間違いだけでなく，不適切な時制を用いたり，文章中の単語を忘れたり，単語を間違った順序で並べたりといった文法の誤りも犯してしまう．句読法も正しくないことがあり，どの文字を大文字で書き始めるべきかを念頭に置けない場合もある．また，判読できない文字や倒立文字(inverted letter)，大文字と小文字が混ざった単語を書くといった症状がある．書字障害にはほかにも，ストーリーを書くときに構成が弱いという特徴があり，「どこ」「いつ」「誰」などの重要な要素が欠けていたり，筋が明確ではないことがある．

臨床像

　書字表出の障害をもつ子どもは，就学後の早い時点で，単語を綴ることや年齢相応の文法規範に沿って考えを表出することに困難を感じる．患児の話した文や書いた文には文法の誤りや段落構成の拙さが非常に多く含まれる．また，短い文を書くときさえも単純な文法の誤りを犯すことが多い．例えば，何度注意されても文の最初の単語の一番初めの文字を大文字にし忘れたり，文の最後にピリオドを打つことを忘れたりということが，しばしばみられる．書字表出の障害の特徴は，綴りや文法，句読法の誤り，段落構成の拙さ，手書きの文字の下手さが典型的である．

　学年が上がると，患児の書いた文は，その学年で期待される水準に比べて幼稚で，奇妙で，正確さを欠くことがますます目立つようになる．また，書字表出の障害をもつ子どもは，単語の選択を間違えたり不適切に行ったりし，段落の構成が弱くて文を正しい順序に並べられず，語彙が増え難解になるにつれて綴りの正確さを保つことがますます難しくなる．書字障害の関連する特徴として，学校に行きたがらないことや書きものの宿題をしようとしないこと，他の領域の学業困難を抱えることなどがある．

　当然のことであるが，書字表出の障害をもつ子どもの多くは，欲求不満で怒りを抱えるようになり，学業上の達成ができないことで恥ずかしさや価値がないという感覚をもつようになる．孤立感や疎外感，絶望感からうつ病に至る場合もある．特別支援を受けない書字表出の障害をもつ若年成人は，書字能力の障害が持続し，無力感や劣等感を抱き続ける．

　ブレットは11歳の男児であった．授業の課題や宿題ができないこと，注意が足りず反抗的な行動がみられること，成績やテストの点数が落ちているなどがここ2年間問題になっているということで，受診した．診察の時点では，公立学校の5年生の通常学級に在籍しており，そこには1年生の時から通っていた．

　両親からの情報によると，ブレットには一卵性双生児の兄がおり，その兄は，言語の問題に対して就学前から言語療法を受け，小学校低学年の時に読字の特別支援教育を受けていたことがわかった．しかし，両親からの報告や就学前に施行された話し言葉の検査では，ブレットは会話や言語の発達に問題を呈さなかった．過去から現在までの学校の成績表によると，ブレットは授業中のやりとりにもよく参加し，読字にも算数にも困ることはなかった．しかし，彼の書いたものは，学年相応レベルとはとても言えなかった．ここ2年間にわたり，ブレットが書き物の課題をしようとしなかったり，宿題を提出しなかったり，授業中ぼんやりしたりそわそわしたり，クラス全体での活動に参加しなかったりすることを，彼の担任はますます心配するようになってきていた．ブレットは，だんだんと学校が嫌になっており特に書き物の課題が嫌いであると，自ら認めた．「算数とか理科のときも書かなきゃならない．1日中だ．もんだいをといたりじっけんをしたりはできるけど，それを書かなきゃいけないのは大きらいだ．あたまがまっしろになるんだ」と彼は訴えた．また，「先生はいつもぼくのことを悪く言う．ぼくがのろまでちゃんとやってなくて，ぼくの書いたものがひどいって言うんだ．ぼくのたいどが悪いんだって．そんなだから，学校に行きたいわけないでしょ？」と不満を述べた．ここ1年落ち込んでおり学校への不満が高まっていて，宿題をすることを嫌がるとブレット自身も両親とともに報告した．ブレットには抑うつ気分が短期間続いた時期が数回あったと，みんなが認めた．

　臨床心理士が検査したところ，ウェクスラー児童用知能検査-Ⅲ(WISC-Ⅲ)における言語性IQと動作性IQは平均もしくは平均以上であり，広範囲学力テスト-3(Wide Range Achievement Test-3：WRAT-3)おける読字と算数のサブセットのスコアは平均であった．しかし，WRAT-3の綴り字のサブテストは9パーセンタイル以下であり，年齢や全般的な能力から期待される水準よりも有意に低かった．綴りの間違いを調べたところ，ブレットの綴り方は音韻論的には概ね正確であった(つまり，対象とされた単語の発音に近い綴り方をした)が，実際の英単語とは似ても似つかぬ文字の並べ方をするために正しいとは言えなかった(例えば，"houses"は"howssis"，"phones"は"fones"，"exact"は"egszakt"と綴られた)．さらに，標準化された書字表出の検査(TOWL-3)や，短時間(5分間)好きな話題(最近のスポーツイベントについての新聞記事)について説明する文章生成の出来栄えは，年齢や学年の平均よりも低かった．5分間の書きものの間，彼はときどき窓の外を眺め，座りなおしてみたり，鉛筆を噛んだり削ってみたりしながら，紙に鉛筆を下ろしてはため息をつき，ゆっくりぎくしゃくと書く様子がみられた．5分後，悪筆のためにほとんど読めない3つの短い文ができあがったが，句読点や大文字がなく，綴りや文法の間違いがみられ，意味の上でのつながりもないものであった．一方で，検査の後半には，スポーツイベントについて詳しく熱心に説明した．言語聴覚士による検査では，標準化された口語の試験(言語の基

礎の臨床的評価-Ⅳ：Clinical Evaluation of Language Fundamentals-Ⅳ）で平均的な点数であったが，非単語反復課題（nonword repetition test）では多音節語を発音するときに音や音節を省略した（これは一般的には，軽度残存した言語や書字の障害を反映していると考えられている）．

　臨床チームは，文の書字表出不能，綴字の拙さ，文法的誤りなどから，書字表出の障害を伴う限局性学習症（読字や算数の障害や言語症は伴わない）と診断した．反抗挑発症，ADHD，気分障害など他のDSM-5の疾患において診断基準をすべて満たすものはなかった．そして，心理教育，教育的配慮（テストや書きものの課題の際の時間延長，書字表出を改善しノートの取り方を教える特別支援教育，作文や綴字をサポートする特別なコンピュータのソフトウェアの利用）の必要性がアドバイスされ，さらに，もしブレットの抑うつ気分が遷延したり悪化したりする場合には，カウンセリングも必要であるとされた．（Rosemary Tannock, Ph. D. から改変）

病理と臨床検査

　書字表出の障害の身体的な特徴はないが，診断のために教育的検査が用いられる．標準化された書字表出の検査を個別に施行することにより，子どもの書字能力が年齢に期待される水準よりも著しく低い場合に，診断が下される．現在用いられる書字の検査としては，書字表出の検査（Test of Written Language：TOWL）や書字能力の診断的評価（Diagnostic Evaluation of Writing Skills：DEWS），初期の書字表出の検査（Test of Early Written Language：TEWL）がある．視覚や聴覚の障害の有無も検査することが推奨されている．

　書字表出における障害が認められた場合には，子どもの全般的な知的能力を測るために，WISC-R（訳注：現在は日本ではWISC-Ⅳ，米国ではWISC-Ⅴを用いるのが一般的である）のような標準化された知能検査を施行するべきである．

経過と予後

　書字表出，読字の障害とともに，算数の障害を伴う限局性学習症は，しばしば併存し，言語症を合併することもある．これらの障害すべてをもつ子どもは，まず言語症の診断を受け，書字表出の障害は最後に同定される傾向にある．重症の場合には，書字表出の障害は7歳（小学2年生）までに明らかになる．そこまで重症でない場合には，10歳（小学5年生）やそれ以降になるまで顕著でないこともある．軽度もしくは中程度の書字表出の障害をもつ子どもは小学校低学年で時宜にかなった療育を受けられればうまくやっていける．重度の書字表出の障害の場合には，高校生活や大学生活を通じて継続的で広範囲に渡る療育が必要になる．

　予後は，障害の重症度や，特別支援の介入が開始された年齢や学年，治療の長さや継続性，2次的な情動や行動の問題の有無によって決まる．

鑑別診断

　ADHDやうつ病などの疾患が注意力を阻害しているなど，限局性学習症以外の原因で適切な書字ができないのではないことを確認することが重要である．もしそうであれば，他の疾患に対する治療をすることで書字の能力が向上するであろう．書字表出の障害によく併存する疾患としては，言語症や算数の障害，発達性協調運動症，秩序破壊的な行動の障害，ADHDがある．

治　療

　書字表出の障害に対する特別支援には，綴字や文を書くことなどの直接的な練習と同時に，文法のルールの復習も含まれる．書字表出と筆記創作の課題（creative writing therapy）を個々の子どもに合わせて用意し，集中的かつ継続的にマンツーマンで提供することで，効果的で望ましい結果が得られるであろう．特別支援学校の教師は，そのような書字の指導に1日2時間も費やすことがある．書字の介入の効果は，患児と専門家とが最適な関係を結べるか否かによる．患児の意欲を持続させることに成功するか失敗するかで，治療の長期的な効果が決まる．2次的な情緒や行動の問題にも，適切な精神科的治療や両親のカウンセリングを行うなど，すぐに注意が払われるべきである．

参考文献

Archibald LMD, Cardy JO, Joanisse MF, Ansari D. Language, reading, and math learning profiles in an epidemiological sample of school age children. *PLoS One.* 2013;8:e77463. DOI: 10.1371/journal.pone.0077463.

Badian NA. Persistent arithmetic, reading, or arithmetic and reading disability. *Ann Dyslexia.* 1999;49:43–70.

Bergstrom KM, Lachmann T. Does noise affect learning? A short review on noise effects on cognitive performance in children. *Front Psychol.* 2013;4:578.

Bernstein S, Atkinson AR, Martimianakis MA. Diagnosing the learner in difficulty. *Pediatrics.* 2013;132:210–212.

Bishop DVM. Genetic influences on language impairment and literacy problems in children: Same or different? *J Child Psychol Psychiatry.* 2001;42:189–198.

Butterworth B, Kovas Y. Understanding neurocognitive developmental disorders can improve education for all. *Science.* 2013;340:300–305.

Catone WV, Brady SA. The inadequacy of Individual Educational Program (IEP) goals for high school students with word-level reading difficulties. *Ann Dyslexia.* 2005;55:53.

Cragg L, Nation K. Exploring written narrative in children with poor reading comprehension. *Educational Psychology.* 2006;26:55–72.

Endres M, Toso L, Roberson R, Park J, Abebe D, Poggi S, Spong CY. Prevention of alcohol-induced developmental delays and learning abnormalities in a model of fetal alcohol syndrome. *Am J Obstet Gynecol.* 2005;193:1028.

Flax JF, Realpe-Bonilla T, Hirsch LS, Brzustowicz LM, Bartlett CW et al. Specific language impairment in families: Evidence for co-occurrence with reading impairments. *J Speech Lang Hear Res.* 2003:46:530–543.

Fletcher JM. Predicting math outcomes: Reading predictors and comorbidity. *J Learn Disabil.* 2005;38:308.

Gersten R, Jordan NC, Flojo JR. Early identification and interventions for students with mathematics difficulties. *J Learn Disabil.* 2005;38:305

Gordon N. The "medical" investigation of specific learning disorders. *Pediatr Neurol.* 2004;2(1):3.

Hedges JH, Adolph KE, Amso D, Bavelier D, Fiez J, Krubitzer L, McAuley JD, Newcombe NS, Fitzpatrick SM, Ghajar J. Play, attention, and learning: How do play and timing shape the development of attention and influence classroom learning? *Ann N Y Acad Sci.* 2013;1292:1–20.

Jura MB, Humphrey LH. Neuropsychological and cognitive assessment of children. In: Sadock BJ, Sadock VA, eds. *Kaplan & Sadock's Comprehensive Textbook of Psychiatry.* 9th ed. Vol. 2. Philadelphia: Lippincott Williams & Wilkins; 2005;895.

Lewis C, Hitch GJ, Peter W. The prevalence of specific arithmetic difficulties and specific reading difficulties in 9- to 10-year-old boys and girls. *J Child Psychol Psychiatry.* 1994;35:283–292.

Meeks J, Adler A, Kunert K, Floyd L. Individual psychotherapy of the learning-disabled adolescent. In: Flaherty LT, ed. *Adolescent Psychiatry: Developmental and Clinical Studies*. Vol. 28. Hillsdale, NJ: Analytic Press; 2004:231.

Plomin R, Kovas Y. Generalist genes and learning disabilities. *Psychol Bull*. 2005; 131:592.

Tannock R. Reading disorder. In: Sadock BJ, Sadock VA, eds. *Kaplan & Sadock's Comprehensive Textbook of Psychiatry*. 9th ed. Vol. 2. Philadelphia: Lippincott Williams & Wilkins; 2005:3107.

Tannock R. Mathematics disorder. In: Sadock BJ, Sadock VA, eds. *Kaplan & Sadock's Comprehensive Textbook of Psychiatry*. 8th ed. Vol. 2. Philadelphia: Lippincott Williams & Wilkins; 2005:3116.

Tannock R. Disorder of written expression and learning disorder not otherwise specified. In: Sadock BJ, Sadock VA, eds. *Kaplan & Sadock's Comprehensive Textbook of Psychiatry*. 8th ed. Vol. 2. Philadelphia: Lippincott Williams & Wilkins; 2005:3123.

Vadasy PF, Sanders EA, Peyton JA. Relative effectiveness of reading practice or word-level instruction in supplemental tutoring: how text matters. *J Learn Disabil*. 2005;38:364.

31.8 運動症群

▶ 31.8a 発達性協調運動症

　発達性協調運動症は巧緻，および粗大運動が同世代の子どもに比べてより緩慢で不正確で，できたりできなかったりの差が激しい神経発達性障害である．学童のおよそ5〜6％に影響を及ぼし，発達性協調運動症の子どもの50％は注意欠如・多動症（ADHD）あるいは読字困難を合併していることもある．発達性協調運動症に関する最近の研究におけるメタ分析によれば，3つの領域の欠損がこの障害に関与しているといわれている．その3つとは(1)あらかじめ運動を予測してコントロールすることが困難であること，(2)リズム良く協調することやタイミングをあわせるのが困難であること，(3)作動記憶や抑制機能・注意機能を含む遂行機能の欠損などがある．

　発達性協調運動症をもつ子どもたちは日常の中での活動，例えば飛び跳ねたり走ったりボールをキャッチすることなどに困難を伴う．用具を使ったり，靴ひもを結んだり，文字を書くことなどに関しても上手にできない．また不器用さのために座ったり，はいはいしたり，歩いたりするという発達指標も遅れる傾向がある．しかし，言語面の能力に関しては優れている．

　したがって，発達性協調運動症は粗大および巧緻運動が不器用でそのため運動が下手であり，また物を書くという能力の貧しさ故に学業においても良い成績をおさめられない．発達性協調運動症の子どもは兄弟に比べても物にぶつかりやすく，また物を落としやすい．1930年代に，「不器用な子ども症候群」（clumsy child syndrome）という用語が，特異的な神経学的障害または損傷と関連しない稚拙な運動行動の状態を示すために，文献で使われ始めた．この用語は子どもたちの不正確な，あるいは発達が遅れた粗大・巧緻運動を特定するために今でも用いられる．この問題は結果として運動機能障害は微妙であるけれども，しばしば重大な社会的排除につながる．

　発達性協調運動症における運動能力不全は，例えば脳性麻痺，筋ジストロフィー，またはその他の神経筋疾患などの医学的状態により説明することができない．現在，未熟児，低体重出生や低酸素血症など周産期の問題が，発達性協調運動症に関連することを示唆する指摘もある．発達性協調運動症をもつ子どもは言語症や学習症に陥りやすい．多動，衝動性および注意集中困難と協調困難との間に相関がみられるのと同様に，会話および言語の問題と協調運動の問題の間には強い相関関係がある．

　発達性協調運動症をもつ子どもたちは彼らの年齢層に典型的な運動技能を習得することができないので，同年代の子どもより幼くみえる．例えば，発達性協調運動症をもつ小学生は，自転車に乗ることやスケートボードに乗ること，走ること，スキップすること，飛び跳ねることが上手にできない．中学生においては団体競技，例えばサッカー，野球，バスケットボールなどで苦労する．巧緻運動の問題は，未就学期においては，用具を使うことや，ボタンやファスナーを扱うことの不器用さとして現れる．より年長の子どもにおいてははさみを使ったり髪を整えたり化粧したりするような，より技術を必要とする身だしなみの動作に困難を伴う．多くのスポーツにおいて技術が乏しいため発達性協調運動症をもつ子どもは仲間はずれにされやすい．そして彼らは長期に渡り仲間との関係において困難を抱える．発達性協調運動症は，米国精神医学会のDSM-5では常同運動症やチック症と同じく運動症として位置づけられる．

疫　学

　発達性協調運動症の有病率は，学童期の子どものおよそ5〜6％と推定されている．この障害のために医療機関に紹介された子どもの男女比では男児に発達性協調運動症が多い傾向がある．しかし，学校では男児に対してより多く検査や特殊教育評価を行う傾向がある．文献的には男女比は，3：1から7：1までさまざまである．しかし，最新の研究において，男性はおよそ女性の2倍といわれている．

併存症

　発達性協調運動症は，注意欠如・多動症や言語症や学習症，とりわけ読字障害と非常に密接な関係にある．協調障害をもつ子どもの言語症の発生率は予想されるより高く，逆に言語の障害をもつ子どもの研究では「不器用さ」が顕著に高い割合でみられることが報告されている．また算数障害や書字表出障害とも弱くではあるが関係を認めている．発達性協調運動症をもつ子どもの研究によれば，協調運動はスピードを要求される作業の正確性においては必要不可欠ではあるが，協調運動ができないからといって，それがすぐに不注意に関連するわけではないことが報告されている．故に注意欠如・多動症と発達

性協調運動症を併発している子どもたちの中で重度の注意欠如・多動症の子どもが必ずしも重度の発達性協調運動症を併発するというわけではない．機能的神経イメージングや精神薬理学的・神経解剖学的研究によれば協調運動は感覚入力と応答活動の統合によるもので，ただ単に感覚運動機能やより高いレベルの思考によるものではないということが報告されている．発達性協調運動症と注意欠如・多動症の併発に関する研究により，この併発が重複する遺伝因子によるものかどうかを明らかにしようとしている．

　高い運動能力を必要とする遊びやスポーツを器用にできないことにより排斥されることがあるため，仲間関係の問題は発達性協調運動症をもつ子どもたちのなかではしばしばみられる．協調の問題をもつ青年は自尊心に欠け学業において困難を示すことが多い．発達性協調運動症をもつ子どもや青年において仲間からいじめを受けることとそのことにより引き起こされる自尊心に対するダメージに注意を向けることの重要性が最近の研究において強調されるようになった．発達性協調運動症をもつ青年たちがいじめを受けた場合，臨床的に注意をはらう必要のある程度の自尊心の低下を示すことが多い．

病　因

　発達性強調運動症の原因は多岐にわたっており，遺伝的・発達的要因の両方があると考えられている．この障害の一因として仮定される危険因子には未熟児，低酸素血症，周産期栄養不良と低体重出生がある．出生前のアルコール，コカイン，ニコチンなどへの曝露はまた低体重出生と認知および行動異常の一因となると推定されている．未熟児で出生した子どもたちの50％が発達性協調運動症であると報告されている．発達性協調運動症と注意欠如・多動症を併発しているケースにおいては，小脳が神経学的基盤になっている可能性を研究者らは指摘している．神経化学的な異常と頭頂葉機能不全も，協調運動症の発症に関与すると考えられている．姿勢制御，つまり動作のあとにバランスを取り戻す能力の研究によると発達性協調運動症の子どもたちは，立位静止時には正確なバランスを保てるにもかかわらず，動作時には姿勢を動きに合わせていくことができないので，結果として他の子どもたちと比べてバランスを崩しやすくなるということが報告されている．発達性協調運動症の子どもにおいて，バランスを保つために必要な筋肉に脳から送られる神経信号は最適な状態で送られも受け取りもされていないということが，ある研究において結論づけられた．このような知見もまた，小脳の機能不全が発達性協調運動症に関連していることを示唆している．発達性協調運動症の2つの機序が仮説としてあげられている．

　1つ目として自動化障害仮説(automatization deficit hypothesis)があり，これは失読症同様，発達性協調運動症の子どもたちは自動運動技能をのばすことに困難があることを仮説として提示している．2つ目として内的模倣機能不全(internal modeling deficit)仮説がある．これは，発達性協調運動症の子どもたちは運動に伴ってどんな身体感覚が生じるかを予測する典型的な内発的認知モデルをもつことができないというものである．両方の仮説において，小脳は協調運動や発達性協調運動症に関して重要な役割を果たしていると考えられている．

診　断

　発達性協調運動症の診断は，協調を必要とする作業において，子どもの年齢と知的水準に比して拙劣であることによって下される．現在の協調運動の障害の程度を直接観察することと，早期発達の運動発達指標をどのくらい達成できていたかについて生育史で調べることで診断する．発達性協調運動症を疑うときの手順として，子どもに粗大協調運動(跳躍や片足立ちなど)，巧緻協調運動(指でタップする，靴ひもを結ぶなど)，および手と眼の協調運動(ボールをキャッチする，文字を写すなど)などの作業を行わせる．拙劣な結果に関する判断は子どもの年齢から期待されるものに基づかなければならない．多少不器用であっても生活上の支障がない子どもは，発達性協調運動症と診断されない．

　標準化知能検査のうち動作性検査の得点が正常以下で，言語性検査の得点が正常以上であることもある．協調運動の特殊検査，例えばベンダー視覚運動ゲシュタルト検査(Bender Visual Motor Gestalt Test)，フロスティッグ運動技能検査(Frostig Movement Skills Test Battery)，ブルーニンク-オセレツキー運動発達検査(Bruininks-Oseretsky Test of Motor Development)などが有用である．子どもの暦年齢が考慮されるべきであり，神経学的疾患または神経筋疾患に起因するものは除外される．しかし，軽度の反射異常や他の神経学的ソフトサイン(soft neurological sign)が認められる場合がある．

臨床像

　発達性協調運動症を示唆する臨床所見は，早くも乳児期に協調運動が必要な課題を行い始めたときに明らかとなることもある．基本的臨床像は，協調運動の著しく障害された状態である．協調運動の困難さはその子どもの年齢や発達段階によりさまざまである(表31.8a-1)．

　乳幼児期に寝返りをうつ，這う，座る，立つ，歩く，シャツのボタンをかける，ズボンのファスナーを閉めるなどの発達指標となる動作の遅れとして現れることもある．2～4歳の間では協調運動を必要とするほぼすべての活動において不器用さが認められる．発達性協調運動症の子どもは物をつかむことができず，すぐに落としてしまう．歩行は不安定でしばしば自分の足に引っかかって転んでしまう．他の子どもの近くを通ろうとしてぶつ

表 31.8a-1 発達性協調調運動症の症状

粗大運動症状
　就学前
　　座る，這う，歩くなどのような運動発達の遅れ
　　バランスの問題：こける，頻回にぶつかる，よちよち歩きが苦手
　　普通でない歩行
　　物をひっくり返す，物にぶつかる，壊す
　小学校
　　自転車にのる，スキップをする，飛び跳ねる，走る，飛ぶ，でんぐり返しをするなどが困難
　　不器用なまたは普通でない歩行
　中学校以降
　　スポーツ全般，物を投げる．キャッチする．蹴る，ボールを打つなどが苦手

巧緻運動症状
　就学前
　　着衣動作(結ぶ，しめる，ファスナーをあげる，ボタンをはめる)を身につけることが困難
　　食事動作(ナイフ，フォークやスプーンを扱う)を身につけることが困難
　小学校
　　ジグソーパズルをはめる，はさみを使う，ブロックで組み立てる，絵を描く，なぞり書きをするなどが困難
　中学校以降
　　身だしなみを整える(化粧する，髪の毛をセットする，ネイルをする)ことが困難
　　乱雑で読みにくい文字
　　手工具を使う，縫い物をする，ピアノを演奏することが困難

かってしまうこともある．年長の子どもでは協調運動の異常はパズルをつなぎ合わせたり，積み木を重ねたりするような卓上の遊びやさまざまな種目の球技からも確認できる．発達性協調運動症の症状には特異的な特徴はないが，運動の発達指標となる動作の遅れを示すことが多い．この障害の子どもの多くは発話や言語にも困難を伴う．年長の子どもでは仲間はずれにされるなどの友人関係の問題と同様に学業上の困難などの2次的な問題が生じることもある．協調運動の問題をもつ子どもは，社会で使われる微妙なニュアンスを理解しがたく，それゆえにしばしば仲間から排除されるということが広く知られている．最近の研究によると運動困難をもつ子どもたちは，他者の表情——それが静止していようと変化していようと——に現れる表情を認識することが稚拙であるということがわかった．このことは協調運動の問題をもつ子どもは，社会生活や仲間関係においても困難を伴うという臨床的観察と相関する．

　8歳のビリーはスポーツがうまくできないことから仲間からいじめられ，そして誰も自分のことを好きではないという不満を両親に述べた後に自殺念慮の評価を受けるために病院につれてこられた．彼には友人が1人いたが，いつも物を落としてしまい，走るときも何かおかしい感じがするため，その友人もまた時折彼のことを笑った．スポーツをしようとする時に仲間から排除されることにとても失望していたため，彼は体育の授業にでることを拒否した．その代わりに，自分の意志でスクールカウンセラーの部屋に行き，その授業が終わるまでそこで過ごした．ビリーは注意欠如・多動症と診断され，薬物治療を受けていたため，いつもイライラしていた．それに加えて文字を読むことに困難を抱えていた．彼はとても取り乱すようになり，ある日スクールカウンセラーに自分は自殺したいと思うことを伝えた．生育歴により，10か月のときにようやく座ったことや30か月までつまずかずに歩くことができなかったことが明らかになった．ビリーの両親はビリーがとても不器用であることに気がついてはいたが，きっと成長とともに改善するだろうと信じていた．ビリーの両親によると8歳のときでさえ食事の間，飲み物をよくこぼしナイフを使うのもとても下手だったようである．食べ物が口に入る前にたいていフォークやスプーンからこぼれてしまう．また，ナイフやフォークを使うのにとても困難を伴った．

　巧緻，粗大運動技術の広範な評価によりさまざまなことが示された．ビリーは片足で跳ぶことはできるがスキップするときにはそれぞれのステップの後，短く止まった．両足をそろえて立つことはできるが，つま先で立つことはできなかった．ビリーはボールをキャッチすることはできるものの，自分に投げられたボールを自分の胸で止めて両腕で抱えるようにして捕るのが精一杯であり，5メートルの距離から投げられて一度地面にバウンドしたボールをキャッチすることはできなかった．ビリーの敏捷性と協調運動はブルーニンク・オセレツキー運動発達検査により測定された．その結果，機能的レベルは6歳の子どもの平均と同等であることがわかった．

　ビリーは概して弱々しく，筋肉もだらりとたれた感じだったため神経内科医に総合的な評価を受けるため紹介された．神経学的評価の結果，診断されうる神経疾患の存在は否定された．また筋力も見た目に比べると実際のところは正常であった．神経学的所見の否定とブルーニンク・オセレツキー運動発達検査の結果より，ビリーは発達性協調運動症と診断された．ビリーの症状には軽度筋緊張低下と巧緻運動の不器用さが含まれた．

　注意欠如・多動症，読字障害の診断に加え，発達性協調運動症の診断を受けた後，ビリーの治療計画にはビリーの巧緻運動能力，その中でもとりわけ文字を書く能力や道具を使う能力に照準を絞った作業療法士との個人セッションが含まれた．適切な保健体育教育プログラムを獲得することを目的とした個別の研究計画の評価が学校に要求された．さらに読みの指導を受け持つ教師を配置することやビリーの注意力を最大限に引き出すために教室の正面に近いところに席をおくということが推奨された．不器用さを軽減し協調運動を向上させるために，運動イメージ訓練を使う治療プログラムに登録された．

　ビリーは字を読んだり，スポーツをしたりする際に手助けを受けることができてほっとしていた．そしてもはや死にたいと思うこともほとんどなくなった．3か月間の治療の後，ビリーは字を読むことにおいて目覚ましい改善をみ

せた．先生や両親からほめられることにより，ビリーの気分はさらに安定した．ビリーの級友たちは以前やっていたようなやり方でいじめることはなくなった．ビリーが自信を取り戻すにつれ，仲間と競争的にではないけれど遊べるようになった．ビリーは学校では彼にあわせた保健体育教育プログラムに入り，チームでプレイすることは必要とされなかった．そのかわり，スタッフとともにキャッチボールやバスケットボールをした．

　その後数年にわたりビリーは特に巧緻運動能力において多少の不器用さをまだ残していた．しかし，積極的に作業療法的介入をうけ，彼は明るくなり不器用さもまた改善傾向を示し続けた．(Caroly Pataki, M. D. and Sarah Spence, M. D. のご好意による)

鑑別診断

　鑑別診断には，脳性麻痺や筋ジストロフィーのような協調運動不全を引き起こす身体疾患が含まれる．自閉スペクトラム症や知的能力障害では，通常協調運動の欠陥は他の能力の欠陥に比べて目立たない．神経筋疾患の子どもは，不器用さや運動発達の指標の遅れというよりは全体的な筋障害を示す．通常，神経学的検査で発達性協調運動症にみられるより広範な欠陥があることがわかる．過度に多動的で衝動的な子どもは運動活動性が高いために身体的に不注意となることがある．粗大・巧緻運動動作の不器用さと注意欠如・多動症，および読字障害は関連すると思われる．

経過と予後

　歴史的にみて発達性協調運動症は時間とともに自然と改善していくと思われていた．しかし，縦断的研究により協調運動の障害は青年期や成人期に入っても残るということが明らかになった．軽度から中程度の不器用さが持続すると，他の技術での長所を発達させることにより補うことができる子どももいる．平均以上の知的能力をもつ子どもでは，身体的な活動に頼らないやり方で友達を作る方法をみつけることができるので，好ましい結果をたどるということがいくつかの研究により示されている．一般に不器用さは青年期や成人期に至るまで残る．発達性協調運動症をもつ子どもの一群を対象とした10年にわたる研究で，不器用な子どもは器用さに欠けたままで，平衡感覚に劣り，そして運動神経も鈍いままということがわかった．この問題をもつ子どもたちはまた，学業上の問題を抱えやすく，自尊心も低い傾向があった．発達性協調運動症をもつ子どもたちはまた肥満のリスクも高く，走るのにも困難を抱えており，将来の心疾患のリスクもより高いということが明らかになった．

治療

　発達性協調運動症をもつ子どもたちへの介入にはさまざまな手法を用いる．それは視覚・聴覚・触覚的な手法を用い，特定の運動課題に対する知覚運動訓練を行う．介入には大きく分けて以下にあげる2つがある．(1) 1つには障害指向的な介入(deficit-oriented approach)で，感覚統合療法(sensory integration therapy)，感覚運動指向療法(sensorimotor-oriented treatment)，プロセス指向療法(process-oriented treatment)がある．(2) もう1つは課題特異的な介入(task-specific intervention)である．それには神経運動課題の訓練や日常作業遂行に対する認知オリエンテーション(cognitive orientation to daily occupational performance：CO-OP)も含まれる．つい最近になり運動イメージの訓練(motor imagery training)が治療に含まれるようになった．このような方法にはCD-ROMを使用した視覚イメージの練習も含まれる．これは幅広く網羅しており，運動課題，弛緩，次の運動課題に向けての心の準備などのタイミングの設定，基本的運動機能の視覚的モデリング，そしてさまざまな課題のイメージトレーニングを含む．この種類の介入は，運動課題の内的イメージが改善すると，子どもの実際の運動も改善するという考えに基づいている．

　発達性協調運動症の治療には通常，感覚統合プログラムと個別に修正した体育教育課程などを何らかの形で応用したものがある．感覚統合プログラムは，作業療法士によって通常運営され，運動機能と感覚機能の自己認識を高める身体的な活動を行う．例えば，しばしば物にぶつかる子どもは平衡と身体認識を高めるために，見守りのもと，スクーターで平衡をとる課題を与えられることもある．書字困難の子どもは手の動きへの意識を高めるための課題をしばしば与えられる．字を書く際の協調運動の問題に対する学校での作業療法では字の練習の間，握力を改善するために抵抗や振動を産み出すメカニズムを利用している．また，腕の力をつけたり字を書く際の姿勢を安定させたりするために，黒板に縦書きの練習をすることなども含まれる．生徒たちはより正確に書きそして文字の構成を熟考するようになるので，これらのプログラムにより字の読みやすさは改善するが，字を書くスピードは必ずしも速くならないことが示されるようになった．現在，多くの学校ではレポートや長い文章を書くことを支援するために，コンピュータを使って書くことを協調運動障害の子どもたちに許可ないし奨励している．

　個別に修正した適正体育プログラム(adaptive physical education program)は，子どもたちが団体競技の引け目を感じることなく運動と身体的な活動を楽しむのを援助するようにできている．これらの計画は一般にサッカーボールを蹴ったり，バスケットボールを投げたりするような特定の動きを取り入れている．発達性協調運動

症をもつ子どもたちは，社会技能グループや他の向社会的な介入からも利益を得るであろう．モンテッソーリ技法は運動能力の発達に重点を置いた技法であるため，特に就学前の子どもにおいては運動能力の発達を促す可能性があるかもしれない．小規模の研究によれば，リズミックな協調運動の練習や動作の訓練，ワープロのキーボードの使用などが有用であることが報告されている．両親へのカウンセリングも子どもの障害に対する不安や罪悪感を軽減し，気づきを促し，子どもととりくむ自信をつけるのに役立つ．

発達性協調運動症をもつ子どもたちの研究によれば，ボールをキャッチする能力を改善するために作られたコンピュータゲームの使用は良い結果をもたらした．このような子どもたちは視覚的な手がかりの使用法について特別な指導を受けなくても，仮想のボールをキャッチするという練習を通じ，ゲームの点数を上げることができた．このことは，治療においては特別な指導がなくても特定の運動技能の練習をすることにより，ある種の協調運動の課題は改善するということを示唆している．

参考文献

Blank R, Smits-Engelsman B, Polatajko H, Wilson P. European Academy for Childhood Disability. European Academy of Childhood Disability: Recommendations on the definition, diagnosis and intervention of developmental coordination disorder (long version). *Dev Med Child Neurol.* 2012;54:54–93.

Cairney J, Veldhuizen S, Szatmari P. Motor coordination and emotional-behavioral problems in children. *Curr Opin Psychiatry.* 2010;23:324–329.

Deng S, Li WG, Ding J, Wu J, Shang Y, Li F, Shen X. Understanding the mechanisms of cognitive impairments in developmental coordination disorder. *Pediatr Res.* 2014;21(210–216).

Dewey D, Bottos S. Neuroimaging of developmental motor disorders. In: Dewey D, Tupper DE, eds. *Developmental Motor Disorders: A Neuropsychological perspective.* New York: Guilford Press; 2004:26.

Edwards J, Berube M, Erlandson K. Developmental coordination disorder in school-aged children born very preterm and/or at very low birth weight: A systematic review. *J Dev Behav Pediatr.* 2011;32:678–687.

Geuze RH. Postural control in children with developmental coordination disorder. *Neural Plast.* 2005;12:183.

Groen SE, de Blecourt ACE, Postema K, Hadders-Algra M. General movements in early infancy predict neuromotor development at 9 to 12 years of age. *Dev Med Child Neurol.* 2005;47(11):731.

Kargerer FA, Cfontreras-Vidal JL, Bo J, Clark JE. Abrupt, but not gradual visuomotor distortion facilitates adaptation in children with developmental coordination disorder. *Mov Sci.* 2006;25:622–633.

Liberman L, Ratzon N, Bart O. The profile of performance skills and emotional factors in the context of participation among young children with developmental coordination disorder. *Res Dev Disabil.* 2013;34:87–94.

Pataki CS, Mitchell WG. Motor skills disorder: Developmental coordination disorder. In: Sadock BJ, Sadock VA, Ruiz P, eds. *Kaplan & Sadock's Comprehensive Textbook of Psychiatry.* 9th ed. Vol. II. Philadelphia: Lippincott Williams & Wilkins; 2009:3501.

Williams J, Thomas PR, Maruff P, Butson M, Wilson PH. Motor, visual and egocentric transformations in children with developmental coordination disorder. *Child Care Health Dev.* 2006;32:633–647.

Wilson PH, Ruddock S, Smits-Engelsman B, Polatajko H. Understanding performance deficits in developmental coordination disorder: A meta-analysis of recent research. *Dev Med Child Neurol.* 2013;55:217–228.

Zwicker JG, Harris SR, Klassen AF. Quality of life domains affected in children with developmental coordination disorder: a systematic review. *Child Care Health Dev.* 2013;39:562–580.

Zwicker JG, Missiuna C, Harris SR, Boyd LA. Developmental coordination disorder: A review and update. *Eur J Paediatr Neurol.* 2012;6:573–581.

Zwicker JG, Missiuna C, Harris SR, Boyd LA. Brain activation associated with motor skill practice in children with developmental motor coordination disorder: An fMRI study. *Int J Dev Neurosci.* 2011;29:145–152.

▶ 31.8b 常同運動症

常同運動にはさまざまな反復性の運動がある．常同運動はたいてい初期の発育段階に起こり，何らかの機能を果たしているようにはみえず，日常生活で障害を引き起こすこともある．手をひらひらさせる，身体をゆらす，手を振る，髪の毛をくるくる回す，唇をなめる，肌をひっかく，自分をたたくなどのような運動は一般的に律動的である．常同運動は自己鎮静や自己刺激のようにもみえる．しかし，ある場合においては自傷という結果になることもある．常同運動は無意識のようにもみえる．しかし，しばしば集中的な努力により抑えられることもある．常同運動症は自閉スペクトラム症や知的能力障害にしばしば合併するが，定型発達の子どもたちにもみられる．頭突きをする，顔をたたく，眼をつつく，あるいは手を噛むなどの常同運動は明らかな自傷行為へとつながる．爪をかむ，親指を吸う，鼻をほじるなどはそれにより傷つくことがないので常同運動症の症状とされることはまずない．しかし，そのような行為が障害を引き起こすときには，常同運動症の症状として考えられる．常同運動は，チックといくつかの点で同じである．いずれも反復的で，無意識のようにみえ，症状が現れるときにはいつも全く同じ種類の動きを呈する．しかしチックと比較すると，常同運動の際立った特徴には，若年層で発症する，動かす身体部位が経過中変化しない，前兆衝動（premonitory urge）を欠く，そして薬物療法に対する反応が乏しいということがある．

精神疾患の診断・統計マニュアル第5版（Diagnostic and Statistical Manual of Mental Disorders, 5th edition：DSM-5）によれば常同運動症は，反復し，駆り立てられるようにみえ，かつ外見上無目的な運動行動と規定される．この反復性の運動行動によって，社会的，学業的，または他の活動が障害され，自傷を起こすこともある．

疫　学

反復運動は乳児や幼児においてはしばしば認められる．2～4歳の子どもの両親の報告によれば，一時的にでもこのような反復運動がみられたのは実に60％を超えていた．好発年齢は1～2歳である．またある疫学的調査によると，発育中の子どもたちの最大7％が常同的行動を示すという報告もある．6歳未満の子どもたちの約15～20％が常同的行動を示す．そしてその行動は成長とともに消減する．しかし，自傷行為の有病率は知的能力障害をもつ子どもや青年においては2～3％と推定される．男子の常同運動の有病率は女子の2倍である．症例によっては，常同運動症の診断を下すほど重症かを判断するのが困難なことがある．常同行為は知的能力障害の子どもたちでよくみられ，10～20％で起こる．そして知的能力障害の重症度に比例してその割合も増える．自傷

行為は，レッシュ・ナイハン症候群などの遺伝的症候群や視覚障害や聴覚障害などの感覚障害のある子どもでもみられる．

病因

　常同運動症の原因には環境要因，遺伝的要因，そして神経生物学的要因などがある．常同運動症の神経生物学的な機序はまだ十分には明らかにはされていないが，他の不随意運動との共通性から考えて，大脳基底核に関連するのではという仮説をたてられる．ドパミンとセロトニンが常同運動に関連しているようである．ドパミン作動物質が常同運動を誘発し増加させる一方，ドパミン拮抗物質は常同運動を減少させることがある．ある研究によれば，一般的に常同運動症をもつ成長期の子どもたちの17％は第1度親族に同じ障害をもつものがおり，25％の子どもたちには第1度親族もしくは第2度親族に同じ障害をもつものがいたという．とても幼いときにおける一時的な常同行為は正常な発達ととらえられる．レッシュ・ナイハン症候群（知的能力障害，高尿酸血症，けいれん，自傷行為などを伴う）をもたらす伴性劣性の酵素欠損のように，遺伝的素因が常同運動症に関与する場合もある．爪かみなどの，生活に支障をきたさないような常同運動も家族性の発現をうかがわせる．常同行動の一部は，ネグレクトや剥奪的環境が原因となって発症したり増悪したりする．頭突きなどの行動には心理社会的剥奪が関与する．

診断と臨床像

　自閉スペクトラム症や重度の知的能力障害をもつ子どもたちは，常同運動症の複数の症状を示すことが多い．複数の常同運動をもつ子どもたちは，秩序破壊的・衝動制御・素行症群や神経学的疾患などの他の精神疾患をもつことがある．極端な例では，自傷による外傷から重度の身体損傷や致命的外傷を引き起こすことがある．

頭突き

　頭突きは機能障害をもたらしうる常同運動症の一例である．たいてい，頭突きは6〜12か月の乳児期に始まる．乳児は一定のリズムで単調かつ継続的にベッドやその他の硬いものに頭部を打ちつける．その運動に熱中しているようにみえ，疲れて寝つくまで続くこともある．多くの子どもでは一時的なものであるが，児童期まで続くこともある．かんしゃくによる頭突きは常同的なものとは違い，かんしゃくとその2次的利得が制御されれば止まる．

爪かみ

　爪かみは早ければ1歳から始まり，その発生率は12歳まで増加する．ほとんどの症例ではDSM-5の診断基準を満たすほど重症ではない．しかし，通常同時に表皮も噛むことによって，指，爪床の2次感染を引き起こし，指自体に損傷をもたらす症例がある．爪かみは不安なときあるいはストレスを感じたときに現れたり，ひどくなったりする．最重症例は，最重度の知的能力障害患者にみられる．しかし，爪かみがあっても，明らかな情緒障害がみられないものも多くいる．

病理と臨床検査

　常同運動症の診断に有用な特定の臨床検査法はない．

　ティムは自閉スペクトラム症と重度の知的能力障害をもつ14歳の少年である．ティムは自閉スペクトラム症の子どもたちのための新しい私立学校に入学したときに精神医学的評価を受けた．教室で観察すると同年齢の子どもたちに比べ背が低く，年齢より幼くみえた．ポケットに手を入れ，同じ場所でぐるぐる回転し続けていた．おもちゃを渡されると，それを受け取り，しばらくの間手で触っていた．ポケットから手を出すことが必要なさまざまな課題をするよう促されると，手で頭をたたき始めた．教師により手を止められると，今度は膝で頭をたたいた．彼は自分の身体をどんなふうにでも動かすのが上手であった．歩いているときでさえ，どんな姿勢でも自分自身をたたいたり蹴ったりできた．すぐに顔や額は傷だらけになった．

　発達はすべてにおいて遅れていた．言語能力は発達しなかった．自宅に住まい，特別支援教育プログラムに参加した．彼の自傷行動は幼いときに始まり，両親が止めようとすると，彼は攻撃的になった．次第に公立学校での教育が難しくなっていき，5歳のときには特別支援学校に転校した．自分を束縛したりするような振る舞い（自分を痛めつけたり，手をポケットに入れておくなど）はそこでもずっとみられた．何種類かの第2世代抗精神病薬を試されたが，改善は乏しかった．担当の精神科医により自傷行為は若干改善がみられたという報告があったが，継続し，変動するとのことであった．症状の改善がみられず，成長し力が強くなるにつれ指導が難しくなったため，新しい学校に移った．知的能力はIQで34〜40であった．また適応能力も乏しかった．身の回りのことすべてに援助を必要としていた．自分の単純な要求でさえも表現できず，安全のためには常に誰かの見守りを必要としていた．

　数か月でティムは新しい学校での決まり事に慣れていった．彼の自傷行動は波があった．ポケットやシャツの中に手を入れたり，手で物体を操作したりして自分自身を制止するときには，自傷行動は減ったり時にはなくなったりすることもあった．1人のときは，シャツの中に手を入れている間は自分自身を律することができた．常同的な自傷行動や自己束縛は日常の活動や勉強を妨げるので行動変容療法の最初の目標となった．毅然として一貫した対応をする一方で非常に愛情深い先生と良い関係を築くことができ，数か月間ティムは頑張った．先生とともに，ティムは学校の課題に取り組みうまくいった．しかし，先生が去るとティムは後戻りした．怪我を避けるために，職員は枕で彼の自傷行為から彼自身を守りはじめた．彼が好み，自傷行動に及ぶことなくとりくめる課題が与えられた．数か月後より抗精神病薬は11か月かけてゆっくりと中止となり行動上

の悪化は認められなかった．（Bhavik Shah, M. D. から改変）

鑑別診断

常同運動症の鑑別診断には，ともに DSM-5 の除外基準となる強迫症とチック症が含まれる．常同運動はしばしば随意的に止めることが可能であり，痙性運動ではない．しかし，あらゆる症例においてこの特徴をよりどころにチックと鑑別することは困難である．チックと常同運動を比較した研究によれば，常同運動はチックよりも持続時間が長く，より律動的である．チックは子どもが遊んでいるときよりは，むしろぼーっとしているときに起こりやすい．一方常同運動はこういった違いによらず同じ頻度で起こる．常同運動は自己鎮静のようにみられることが多い．一方チックは苦痛の種となる．

ジスキネジア様運動と常同運動との鑑別が難しい場合もある．抗精神病薬が常同運動を時に抑制しうるため，臨床家は抗精神病薬の治療開始以前に，すべての常同運動を記録するべきである．常同運動症は物質関連障害（例えば，アンフェタミン使用障害など），重度感覚障害，中枢神経系疾患および変性疾患（レッシュ・ナイハン症候群など），並びに重度統合失調症と同時に診断される場合がある．

経過と予後

常同運動症の持続期間と経過はさまざまで，症状寛解と増悪とを反復する場合がある．通常のよちよち歩き期の子どもの 60〜80％ に合目的的で気持ちが落ち着くような律動的な運動がみられるが，4 歳までに消退する傾向にある．より年長になって，常同運動が重度に出る場合，その常同運動の由来はストレスのもとで生じる一過性の病態から，自閉スペクトラム症や知的能力障害などの慢性的障害を背景にもつ継続的な病態にまで及ぶ．慢性的状態でも，常同運動の出現はその経過中短いエピソードを反復する場合がある．常同運動が小児期早期に目立ち，成長とともに減少する場合が多い．

常同運動症により生じる機能障害も，随伴する自傷の頻度や回数，程度に伴い重症度を増す．重症の自傷常同行動を頻繁に示す場合，予後は最も悪い．頭を打ちつける，自分の身体を嚙む，眼を突くという行動を繰り返す際には，身体的抑制なしには制御が困難なことがある．ほとんどの爪嚙みは良性で常同運動症の診断基準は満たさないことが多い．爪床が繰り返し損傷を受ける重症例では細菌や真菌感染が起こることがある．慢性常同運動症により日常機能を重度に障害される場合でも，症状の抑制に有用な複数の治療法がある．

治療

常同運動が他の症状や疾患の存在がなく起こっている場合には，薬物治療の必要性はないかもしれない．最も期待できる効果を産み出す治療法には薬物療法のみならず，習慣転換法（habit reversal）や差異強化療法（differential reinforcement of other behavior）などがある．子どもの好ましくない振る舞いを減らすように強化したり，より好ましい振る舞いと交換するようにしたりする（習慣転換法）ことを利用した最近の報告によれば，これらの治療法は 6〜14 歳の定型発達の 12 人の子どもたちにおいては効果的であった．ある 3 歳の重症の常同運動をもつ子どもに対して行われた習慣の転換などの行動療法が詳細に記載された報告もある．それは自宅において両親により実行された．治療中のある一定期間における常同運動の出現は，4 週間後において当初の 85％ から 2％ 以下に減少した．

薬物治療は，身体に重大な損傷を引き起こすような常同運動をもつ子どもたちの自傷行為を最小にするために臨床現場において使用されてきた．小規模の非盲検試験においては非定型抗精神病薬の効果が報告された．また自傷を伴う常同運動に対しては SSRI の効果を示す臨床報告もある．ドパミン拮抗薬は，常同運動および自傷行為の薬物治療で最も一般的に使用される．SSRI は常同運動を減少させるのに効果的かもしれない．しかし，これはまだ研究段階である．非盲検試験によれば，クロミプラミンやフルオキセチンの使用により一部の患者で自傷行動やその他の常同運動が減少したという．

参考文献

Barry S, Baird G, Lascelles K, Bunton P, Hedderly T. Neurodevelopmental movement disorders—an update on childhood motor stereotypies. *Dev Med Child Neurol*. 2011;53:979–985.

Doyle RL. Stereotypic movement disorders. In: Sadock BJ, Sadock VA, Ruiz P, eds. *Kaplan & Sadock's Comprehensive Textbook of Psychiatry*. 9th ed. Vol. II. Philadelphia: Lippincott Williams & Wilkins; 2009:3642.

Edwards MJ, Lang AE, Bhatia KP. Stereotypies: A critical appraisal and suggestion of a clinically useful definition. *Mov Disord*. 2012;27:179–185.

Fernandez AE. Primary versus secondary stereotypic movements. *Rev Neurol*. 2004; 38[Suppl 1]:21.

Freeman KA, Duke DC. Power of magic hands: Parent-driven application of habit reversal to treat complex stereotypy in a 3-year-old. *Health Psychol*. 2013;32:915–920.

Freeman RD, Soltanifar A, Baer S. Stereotypic movement disorder: Easily missed. *Dev Med Child Neurol*. 2010;52:733–738.

Harris KM, Mahone EM, Singer HS. Nonautistic motor stereotypies: Clinical features and longitudinal follow-up. *Pediatr Neurol*. 2008;38:267–272.

Luby JL. Disorders of infancy and early childhood not otherwise specified. In: Sadock BJ, Sadock VA, eds. *Kaplan & Sadock's Comprehensive Textbook of Psychiatry*. 8th ed. Vol. 2. Philadelphia: Lippincott Williams & Wilkins; 2005:3257.

Mahone EM, Bridges D, Prahme C, Singer HS. Repetitive arm and hand movements (complex motor stereotypies) in children. *J Pediatr*. 2004;145:391.

Melnick SM, Dow-Edwards DL. Correlating brain metabolism with stereotypic and locomotor behavior. *Behav Res Methods Instrum Comput*. 2003;35:463.

Miller JM, Singer HS, Bridges DD, Waranch HR. Behavioral therapy for treatment of stereotypic movements in nonautistic children. *J Child Neurol*. 2006;21:119.

Muehlmann AM, Lewis MH. Abnormal repetitive behaviours: Shared phenomenology and pathophysiology. *J Intellect Disabil Res*. 2012; 56:427–440.

Presti MF, Watson CJ, Kennedy RT, Yang M, Lewis MH. Behavior-related alterations of striatal neurochemistry in a mouse model of stereotyped movement disorder. *Pharmacol Biochem Behav*. 2004;77:501.

Stein DJ, Grant JE, Franklin ME, Keuthen N, Lochner C, Singer HS, Woods DW.

Trichotillomania (hair pulling disorder) skin picking disorder, and stereotypic movement disorder: Toward DSM-V. *Dep Anxiety.* 2010;27:611–626.

Zinner SH, Mink JW. Movement disorders I: Tics and stereotypies. *Pediatr Rev.* 2010;31:223–232.

▶ 31.8c　トゥレット症

　チックとは，急速で反復性の運動や発声により特徴づけられる精神神経学的な事象であり，通常，抑えがたい前兆衝動(premonitory urge)への反応として引き起こされる．チックは急速な動きであることが多いが，より複雑な動きや長い発声を伴うこともある．多くの研究からの知見によれば，チックの発生には脳の大脳基底核領域の機能不全，とりわけ皮質-線条体-視床回路におけるドパミン伝達の機能不全が関わっている．チックは明らかに成人よりも子どもによくみられるので，多くのチックをもつ子どもたちにおけるドパミン伝達回路の異常は時間とともに自然と改善する傾向がある．チックは一時的なものもあれば，寛解と増悪を繰り返す慢性的なものもある．一般的にチックは5～6歳の子どもに発症し，10～12歳の間で最も症状が重くなる．チックをもつ子どもの2分の1から3分の2は思春期あるいは成人期早期に症状が軽くなったり，寛解状態になったりする．チック症はチックのタイプ，その頻度，またその経過のパターンにより分類される．たいてい，運動性チックは眼を瞬かせる，急に首を傾ける，口をゆがめる，頭を振るなどのような顔や首の筋肉の動きに影響する．典型的な音声チックには咳払いをしたり，低い声でうめいたり，鼻を鳴らしたり，咳をしたりなどがある．チックは反復する筋肉の収縮により生じる運動や発声であり，時おり自分の意志でとめることができる場合もあるが，通常は不随意な現象として経験される．子どもや青年は何かの刺激の後や，内的衝動への反応として起こるチックを呈することがある．

　最も広く知られ，また最も深刻なのはトゥレット症としても知られるジル・ドゥ・ラ・トゥレット症候群である．ジル・ドゥ・ラ・トゥレット(Georges Gilles de la Tourette, 1857～1904)はシャルコー(Jean-Martin Charcot)とともにフランスで研究していた1885年に，後にトゥレット症として知られるようになった障害をもつ1人の患者について初めて記述した．彼は種々の運動性チックや汚言，また反響言語をもつ何人かの患者にみられた症候群を記載した．チックは随意運動で使われる動作で成立することが多い．トゥレット症の子どもたちの2分の1から3分の2は青年期に症状が軽減するか完全に寛解する．トゥレット症に合併しやすい多くの精神疾患や行動異常などがある．例えば，注意欠如・多動症，強迫症はトゥレット症と関係がある．疫学調査によれば，トゥレット症の子どもたちの半分以上は注意欠如・多動症の診断基準を満たしていた．トゥレット症の患者の20～40％は強迫症の診断基準を満たしており，トゥレット症と強迫症の間には双方向性の関連がみられるようである．さらに，強迫症の患者の第1度親族は一般人口に比べてより高い割合でチック症を発症する．トゥレット症で起こりやすい強迫症状は，順番にこだわる，対称性にこだわる，決まったやり方で何度も触れるなどが特徴である．一方チック症のない強迫症の症状は，汚染への恐怖や危害を加えることへの恐怖により密接に関係している．運動性チックと音声チックは単純性と複雑性に分けられる．単純性運動性チックは反復的で急速な，機能上類似した筋群の収縮による．例えば，眼を瞬かせる，首をねじる，肩をすくめる，しかめ面をするなどである．よくみられる単純性音声チックは，咳をしたり，咳払いをしたり，うめいたり，クンクンと嗅ぐような音を出したり，鼻を鳴らしたり，鋭い声で叫んだりする．複雑性運動性チックは単純性運動性チックよりも意図的で儀式的にみえる．一般的な複雑性運動性チックには，身繕いをする行為や，物の匂いを嗅ぐこと，飛び跳ねること，触る行為，反響動作(echopraxia；観察した行為の模倣)，猥雑行為(copropraxia；猥らな身振りの表出)がある．複雑性音声チックには文脈外の語句の反復，汚言(coprolalia；猥らな語句を使う)，同語反復(palilalia；自分自身の言葉の反復)や反響言語(echolalia；他人から聞いた最後の言葉の反復)などがある．

　チックを数分から数時間抑えることができる年長の子どもや成人のチック症患者もいるが，幼い子どもなどは自分のチックに気づいていないか，抑えられないと感じている．チックは睡眠やくつろぎ，何かに打ち込むことにより減弱することがある．チックは睡眠中に消失することが多い．

疫　学

　トゥレット症の推定有病率は学童期の子どもたち1000人に3～8人の割合とみられている．女子よりも男子に約2～4倍の割合でみられる．チック症状には変動があり，比較的短い期間の間にその症状，頻度，重症度を変化させるというトゥレット症の特徴により，有病率の正確な把握は困難である．さらにチックは5～10歳の間に出現し増加し，多くの症例では10～12歳を超えるころにその頻度や重症度が軽減するというように，チックの寛解は年齢に依存する．しかし，13歳の時点では厳密な診断基準を用いるとトゥレット症の有病率は0.3％にまで落ちる．トゥレット症の生涯有病率はおよそ1％と見積もられている．

病　因

遺伝要因

　双生児研究，養子研究，分離解析研究の結果は，いずれもトゥレット症では，その形式は複雑ではあるが，遺伝が一因となっていることを支持している．双生児研究

では，一卵性双生児における障害の一致率が，二卵性双生児よりも有意に高いことが示されている．トゥレット症や慢性運動性あるいは音声チック症が同じ家系に起こりやすいという事実も，これらの障害は遺伝的に決定されている部分があるという考えを支持している．トゥレット症の母から産まれた男子が同じ障害をもつリスクが最も高いとの報告もある．長期の家系図研究から，トゥレット症は2つの遺伝様式，すなわち常染色体優性遺伝を示す家系と，多因子による劣性遺伝形式が示唆される家系とが存在すると考えられている．また，血縁関係のない174人のトゥレット症の患者研究により，染色体13q31に存在するSLITRK1遺伝子のレアバリアントが，トゥレット症に関係することが報告されている．

トゥレット症の患者の約半分に注意欠如・多動症が合併し，またトゥレット症の患者の40％に強迫症が合併する．トゥレット症に他の疾患が合併することが珍しくないため，たくさんの徴候が重複することになる．家族研究により，チック症と強迫症との関係の明らかなエビデンスが示された．トゥレット症をもつ人の第1度親族は，トゥレット症，慢性の運動あるいは音声チック症，強迫症を発症するリスクが高い．最近のトゥレット症の遺伝的基盤の理解によると，チックの種類や重症度を決める複数の脆弱な遺伝子の存在が示唆される．トゥレット症に関係している候補遺伝子にはドパミン受容体遺伝子，ドパミン輸送体遺伝子，いくつかのノルアドレナリン遺伝子やセロトニン遺伝子がある．

神経画像検査

チックの前後2秒間における脳活性の機能的磁気共鳴画像（fMRI）の研究によると，傍辺縁系や感覚連合野が関わっているということがわかった．さらに，自発的にチックを抑えるには前頭前皮質や尾状核の部分的な活性化とともに被殻や淡蒼球の不活性化が関係していることもわかってきた．チック症においてドパミンシステムが関与しているという説得力のある，しかし，直接的ではない証拠として，ハロペリドール（セレネース）やピモジド（オーラップ），フルフェナジン（フルメジン）などのドパミン拮抗薬がチックを抑え，メチルフェニデート（コンサータ），アンフェタミンやコカインのような中枢ドパミンを活性化させる薬がチックを増強する傾向があるという報告がある．しかし，神経伝達物質系とチックとの関連は複雑で，いまだ十分には理解されていない．例えば，一部の症例ではハロペリドールのような抗精神病薬がチックを軽減する効果がなく，また刺激薬の作用もさまざまであると報告されている．またある症例においては，トゥレット症は抗精神病薬による治療中に起こることがある．

トゥレット症の神経化学のより直接的な分析には磁気スペクトロスコピー（MRS）が利用されてきた．ポジトロン放出断層撮影（PET）や単一光子放出コンピュータ断層撮影（SPECT）を用いた脳血流に関する神経画像検査によると，正常群に比べるとトゥレット症の患者においては，活性の変化は脳のさまざまな領域（前頭葉や前頭皮質，線条体や被殻）でみられる．前頭葉，尾状核，被殻や視床の磁気スペクトロスコピー（MRS）を利用したトゥレット症患者の細胞神経化学の研究によると，患者は左の被殻においてコリンとN-アセチルアスパラギン酸の量が減り，また両側の被殻において濃度も減っていたということが示唆された．トゥレット症の患者は両側の前頭葉においてN-アスパラギン酸の濃度が低く，右前頭葉おいてはクレアチンの，左前頭葉においてはミオイノシトールの濃度が低いことがわかった．こういった結果から，神経細胞や非神経細胞の密度の減少がトゥレット症の患者にはみられることが示唆された．クロニジン（カタプレス）によってチックが減少する症例があるということからはノルアドレナリン作動系の異常が示唆される．このアドレナリン作動薬は中枢神経におけるノルエピネフリンの放出を減少させる．つまりそれらはドパミン系の活動を減少させている可能性がある．基底核の異常はハンチントン病のようなさまざまな運動性障害を引き起こし，トゥレット症にも関与している可能性がある．

免疫学的要因と感染

ある症例においては溶連菌感染に付随して生じる自己免疫過程がチックや強迫症の機序である可能性が仮説として提唱された．相矛盾するデータが得られて見解は一致しておらず，多くの症例においてこの機序はトゥレット症の病因としては考えにくいようである．ある症例対象研究によると，溶連菌感染での既往が確実で治療を受けた子どもたちにおいては，チックや強迫症状の発症や増悪には何の関連もなかった．

診断と臨床像

トゥレット症と診断するには通常数か月かけて現れる多彩な運動性チックとある時点における少なくとも1つの音声チックの出現の既往がなければならない．DSM-5によるとチックは出現頻度が変動するものの，診断基準を満たすためには，最初のチック発症から1年以上の期間持続している必要がある．チック発症の平均年齢は4～6歳である．しかし，早ければ2歳で起こることもある．チックの重症度のピークは10～12歳の間である．トゥレット症の診断基準を満たすためには，発症は18歳未満でなければならない．

トゥレット症では最初のチックは顔や首に起こることが多い．時間が経つにつれチックは身体下部へ進行する傾向がある．最も一般的に報告されるチックは顔と頭，腕と手，胴体と下肢，呼吸器系と消化器系に関連するものである．こうした身体の部位で，チックは以下のような形をとる．すなわち，顔をしかめる，額にしわをよせる，眉をつり上げる，瞼をぱちぱちさせる，ウインクを

する，鼻にしわをよせる，小鼻を震わす，口をぴくぴく引きつらせる，歯をむき出しにする，唇や他の部分を噛む，舌を突き出す，下顎を突き出す，うなずく，首を傾けたり振ったりする，首をひねる，横目で見る，頭を回す，手や腕をけいれんさせる，指を曲げたり伸ばしたりする，指をねじる，こぶしをにぎりしめる，肩をすくめる，足・膝・つまさきを震わせる，独特の歩き方をする，体をねじる，飛び上がる，しゃっくりをする，ため息をつく，あくびをする，鼻をふんふんする，鼻を鳴らす，口笛を吹く，げっぷをする，音を立てて舌打ちする，咳払いをする，などである．現在，チック症を診断するのに有用な評価尺度がいくつか利用できる．それにはチック症状自己評価（Tic Symptom Self Report）のような自記式評価尺度や，イエール式チック重症度尺度（Yale Global Tic Severity Scale）などの主治医により評価をうける評価尺度が含まれている（表31.8c-1）．

トゥレット症では注意困難や強迫症状，反抗的な行動がしばしば合併するのでこれらの症状がチックの発症に先行することが多い．例えば，25％以上のトゥレット症患者がトゥレット症の診断を受ける前に注意欠如・多動症に対して刺激薬の投与を受けていたという報告もある．最もよく現れる最初の症状はまばたきのチックで，頭のチックや顔をしかめるチックがそれに次いで多い．複雑性運動性チックや音声チックは最初のチックから何年か経て出ることが多い．汚言は社会的に受け入れられない言葉や猥雑な言葉を叫んだり口に出したりするきわめて稀な症状であるが，これは10％以下の患者に起こり，また他の精神疾患の合併がなければほとんどみられないものである．社会的に受け入れられない考えや卑猥な言葉を突然思いつく精神汚言（mental coprolalia）は，通常の汚言よりもしばしば認められる．重篤な例では身体的自傷がチック症状のために起こることもある．

 表31.8c-1　チック障害の臨床評価ツール

領域	評価者	信頼性と妥当性	変化に対する感度
チック			
チック症状自己評価（Tic Symptom Self-Report）	親/本人	良	ある
イエール全般的チック重症度尺度（Yale Global Tic Severity Scale）	臨床家	優	ある
注意欠如・多動性症			
Swanson, Nolan, Pelhamの評価尺度-Ⅳ（SNAP-Ⅳ）	親/教師	優	ある
短縮版コナーズ質問票（Abbreviated Conners Questionnaire）	親/教師	優	ある
強迫神経症			
エール・ブラウン強迫観念・強迫行為尺度，子ども版エール・ブラウン強迫観念・強迫行為尺度（Yale-Brown Obsessive Compulsive Scale, Children's Yale-Brown Obsessive Compulsive Scale）	臨床家	優	ある
米国国立精神衛生研究所尺度（National Institue of Mental Health Global）	臨床家	優	ある
一般			
子どもの振る舞いチェックリスト（Child Behavior Checklist）	親/教師	優	なし

10歳のジェイクは頭や首の運動性チック，時にみられる咳嗽やうなり声，そして最近始まった頻回の咳払いなどをこれまでに呈し，その評価のためにトゥレット症専門のクリニックにやってきた．ジェイクには注意欠如・多動症の既往があり，多動と衝動性，そして，反抗的行動などがみられていた．ジェイクは地域の公立学校の通常学級の5年生であった．初診の前にはChild Behavior Checklist (CBCL), Swanson, Nolan, and Pelham-Ⅳ (SNAP-Ⅳ), Parent and Teacher Questionnaires, Tic Symptom Self-Report (TSSR) や既往歴など，両親や教師が記入するものが送られてきた．ジェイクの母親と学級担任は多動や不注意，衝動性の項目においてジェイクのことを普通よりも過剰と評価した．ジェイクは学校の教科をいくつか落として落第寸前であり，大人とはよく口論になり，しばしば攻撃的になり，友人も少なかった．彼のチックの程度は中等度と評価された．

ジェイクの母親は学校就学前からジェイクの活動性の極端な高さや，敵対的でけんか腰な振る舞いに気がついていた．5歳の時には活動性の高さや，論争的で攻撃的な振る舞いのために，幼稚園の担任の先生からは精神科への相談を勧められていた．ジェイクの担当小児科医は注意欠如・多動症の診断をくだし，1日あたり36mgのコンサータ（メチルフェニデート徐放性製剤）の使用を勧めた．そして1年生の始めに投与が開始された．開始して1週間でジェイクの多動と衝動的な振る舞いには改善を認めた．しかし，論争的でけんか腰な態度は残ったままであった．それでもコンサータを服用すると，自分の席に座ることができ，自分の課題をやり終えることができ，運動場では自分の順番もちゃんと待つことができ，数か月は順調であった．しかし，半年が過ぎる春の初め頃になると，またもとに戻ってしまったようにみえた．彼は授業で順番を無視して話しだしたり，席を立ったりした．そのことによりクラスは崩壊していった．しかし，1年生の春頃にコンサータを1日あたり54mgに増量して以来，頭をふったり，顔を動かしたり，咳をしたり，うなったりといった運動性や言語性のチックの症状を呈し始めた．コンサータを内服しなければチックが改善するかどうかを確認するために，即座に中止された．チックは一時的には減少したものの，1か月もしないうちにもとに戻った．後で考えてみれば，ジェイクはコンサータを開始する前から瞬きやうなり声を出したりしていたことをジェイクの母親は思い出した．しかし，こういっ

たことはそれほど重要なこととも当時の母親には思えず，ジェイクの日常生活を損なうこともなかった．

第6学年が始まった頃，ジェイクはコンサータを使用していなかったが，授業妨害をし，衝動的で頻回にわたる運動性チックやうなり声，また咳払いなどが目立ったため，激しい嫌がらせをうけた．ジェイクは元気がなくなり，学校に行くのを嫌がるようになった．この時点で，特別支援学級への移級が決定となっていた．しかし，この判断の数か月後，ジェイクは自信をすっかりなくしてしまい，学校を嫌うようになり，そして元の通常学級に戻れるように頼んだ．このときに，ジェイクの小児科医は地域の大学のトゥレット症専門クリニックの児童思春期精神科医へジェイクを紹介した．

専門クリニックでの診察では，ジェイクは順調な妊娠出産経過を経て，その成長発達の経過も順調である，健康的な子どもであると報告された．スクールカウンセラーによりなされた知能検査ではIQ 105であった．ジェイクの母親はジェイクが眠りにつくのに長年，困難を抱えていたが，中途覚醒はなかったことを報告した．いつも理屈っぽく，そして感情のコントロールがつきにくい子どもと思われてきた．しかし，かんしゃくを起こさないときには，たいてい陽気であった．

児童思春期精神科医によれば，ジェイクは異形症の症状などもなく，身長，体重も標準的であると示された．話すテンポは速かったが，そのトーンや声量は正常であった．彼の話は筋が通っており，また成長発達の側面からも適切であり，思考障害も全くなかった．しかし，うめく，咳をする，咳払いなどの音声チックは散見された．同級生にいじめられたり，友人が少なかったり，学業成績が悪かったりなどの日常生活に関してストレスを感じると報告はしているけれども，ジェイクは抑うつ気分や希死念慮は否定した．汚れることへの嫌悪や，彼や彼の家族に対する危害にまつわる不安，望まない衝動により行動してしまうことへの恐怖感などもまた否定した．片方の手で3回ずつ，あるいは両手で3回，物体を触ってしまうという，触れる癖をのぞいては，反復の儀式を否定した．瞬きをする，頭を振る，肩をゆらすなどのいくつかの運動性チックがその診察の間にも観察された．診察の間，ジェイクはそわそわし，すぐに気を散らしていた．自身が会話に直接的に参加していないときには，所在なさそうにしていた．

運動性または音声チックが長く続くという経過，そしてそれを直接的に観察したことから，反抗挑発症，トゥレット症や注意欠如・多動症の診断がなされた．

チック症状の変動や注意欠如・多動症とトゥレット症の病気の経過に関して児童思春期精神科医とともに学ぶために，ジェイクと彼の家族はいくつかのセッションに参加した．ジェイクと家族は，一般的にはチックはジェイクの年齢の頃が一番ひどく，そしておそらくはジェイクのチックは時間が経つにつれ軽減し，将来的には完全になくなる可能性もあるということを聞き，すこしほっとした．ジェイクは習慣転換法を用いた治療を受けるために行動心理学の専門家に紹介された．この治療において，ジェイクはチックを起こしたい衝動にかられたときにはそのチックに身体的に競合する動きをするように教えられた．例えば可能なかぎり肩をあげるというようなジェイクの肩のチックに競合する対応は，このチックを起こしそうな衝動に駆られる

たびに肩を優しく下に押し，そして首をのばすことである．繰り返し練習することにより，ジェイクのチックを起こしたいという衝動はチックを起こさなくとも抑えることができるまでに減らせた．ジェイクは児童思春期精神科医に紹介され，その医師は1日あたり36 mgからコンサータをもう一度再開し，チックの増悪もなく1日あたり54 mgまでコンサータを増量した．彼は行動療法によく反応し，8週後には，自分のチックの前に起こる衝動をいかにして認識するかということや，チックをいかにしてより苦痛が少なく，活動を妨げないような動作に自発的に置き換えて行くかということを習得できるようになった．

しかし，ジェイクが7年生にあがると，運動性，音声チックが悪化し，1日中何かを繰り返しさわるようになった．そしてまた元気がなくなり，学校に行きたくなくなった．行動療法にリラクゼーション法を加えるように心理士から助言を受け，精神科医からは1日あたり0.5 mgのリスペリドンを処方された．その後1日あたり2 mg（分2）まで増量された．このような心理療法や薬物療法により1か月ほどで落ち着き，学校を続けることができ，さらにはパーティーにも参加できるようになった．ジェイクと彼の両親はチックの変動する性質を理解し，この先数年でチック症状が減っていくという希望をもっていた．その後の経過であるが，ジェイクは15歳のときにチックはほとんど目立たず，せいぜいときおり瞬きをするとかたまに咳払いをするといった程度であった．現在ジェイクは行動療法は受けていないけれども，過去数年の間に数回，チックが若干増悪した時には，ブースターセッションで習慣逆転法を強化した．ここ2年ほどはリスペリドンはやめている．しかし，チックの増悪はない．1日あたり54 mgのコンサータを使用し，その量でよくコントロールされている．学校生活も順調でサッカークラブに入ってからは人気者になった．(L. Scahill M. S. N., Ph. D. and J. F. Leckman, M. D. から改変)

病理と臨床検査

トゥレット症を診断できる特定の臨床検査はない．しかし，トゥレット症患者の多くは非特異的な異常脳波所見を示す．コンピュータ断層撮影（CT）や磁気共鳴画像（MRI）からは特定の構造上の障害はみられていないが，全トゥレット症患者の約10%はCT上で非特異的な異常所見を示す．

鑑別診断

チックは表31.8c-2に示されているように，他の運動や運動性の障害（例えば，ジストニア，舞踏病様運動，アテトーゼ様運動，ミオクローヌス，片側バリズム）や運動障害が特徴的な神経学的障害（ハンチントン病，パーキンソン病，シデナム舞踏病やウィルソン病）と鑑別しなければならない．振戦，衒奇症，常同運動症（例えば，頭を叩く，体を揺らす）もまたチック症と鑑別しなくてはならない．体を揺する，手をみつめる，そして他の自己刺激行動を含む常同運動症は随意的なもので，チック症

表 31.8c-2 チック症の鑑別診断

疾患もしくは症候群	発症年齢	特徴	経過	最も目立つ体の動き
ハラーホルデン-スパッツ病	小児期〜青年期	視神経萎縮や内反足、網膜色素変性、構音障害、認知症、運動失調、情動不安定、れん縮、常染色体劣勢遺伝	5〜20年で死に至る	舞踏病様、アテトーゼ様、ミオクローヌス様
変形性筋失調症	小児期〜青年期	主にアシュケナージ系ユダヤ人に常染色体劣性遺伝、常染色体優性遺伝もあるが、比較的良性である	経過は不定で、進行性が多いが稀に自然寛解もある	ジストニア
シデナム舞踏病	小児期、通常5〜15歳	主に女児に多く、大抵リウマチ熱を伴う（ASLO高値の心筋炎）	通常自然治癒性	舞踏病型
ハンチントン病	通常30〜50歳であるが、小児期にもみられる	常染色体優性遺伝、認知症、CT上の尾状核萎縮像	発症後10〜15年で死に至る	舞踏病型
ウィルソン病（肝レンズ核変性症）	通常10〜25歳	カイザー-フライシャー角膜輪、肝障害、胴代謝の先天性障害、常染色体劣性遺伝	キレート剤を投与しなければ死に至る	羽ばたき振戦、ジストニア
反射亢進（latah, myriachit, jumper desease of Maineを含む）	一般に小児期（優性遺伝）	家族性：全般性固縮、常染色体遺伝があることもある	非進行性	過度の驚愕反応：反響言語や汚言、強制的従順
ミオクローヌス障害	全年齢	原因は多彩、家族性もある．通常発声は伴わない	原因により異なる	ミオクローヌス
ミオクローヌス・ジストニア	5〜47歳	非家族性、発声は伴わない	非進行性	ミオクローヌスけいれんを伴う捻転ジストニア
発声を伴う発作性ミオクローヌス・ジストニア	小児	注意欠如・多動症、学習症：運動が進行中の活動を妨げる	非進行性	規則的、反復的、間代性（強直性ではない）運動と発声の群発
遅発性トゥレット症	不定（抗精神病薬の服用後）	薬物の中断や減量により引き起こされていると報告されている	薬物の増量や減量の後に治ることがある	口周囲のジスキネジア、舞踏病様運動失調、チック、発声
神経有棘赤血球症	20代、30代	有棘赤血球増加、筋萎縮、パーキンソン症候群、常染色体劣性遺伝	不定	口周囲のジスキネジア、四肢の舞踏病様運動、チック、発声
嗜眠性脳炎	不定	叫声発作、奇異な行動、精神病、パーキンソン病	不定	単純性あるいは複雑性・運動性/音声チック、汚言、反響言語、反響動作、同語反復
ガソリン吸入	不定	脳波異常：左右対称のシータ波と前頭中心部のシータ波発	不定	単純性運動性/音声チック
血管造影後の合併症	不定	情動不安定、健忘症候群	不定	単純性運動性チック、複雑性音声チック、同語反復
感染後	不定	脳波：時折運動前に左右差のあるシータ波群発がある．ASLO高値	不定	単純性運動性/音声チック、反響動作
外傷後	不定	左右非対称なチックの出現、	不定	複雑性運動性チック
一酸化炭素中毒	不定	不適切な性行動	不定	単純性あるいは複雑性運動性/音声チック、汚言、反響言語、同語反復
XYY遺伝障害	乳幼児	攻撃的行動	固定	単純性運動性/音声チック
XXYと9pのモザイク	乳幼児	身体奇形、知的能力障害	固定	単純性運動性/音声チック
デュシェーヌ筋ジストロフィ（X染色体劣性遺伝）	小児	軽度精神遅滞	進行性	運動性/音声チック
脆弱X症候群	小児	精神遅滞、顔面異形、てんかん発作、自閉的特性	固定	単純性運動性/音声チック、汚言
発達障害と周産期の障害	乳幼児、小児	てんかん発作、脳波とCTの異常、精神病、攻撃性、多動、ガンザー症候群、強迫行為、斜頸	不定	運動性/音声チック、反響言語

とは異なり快感を伴うことが多い．子どもや青年はチックを制御できると感じる場合も感じない場合もあるが，チックに伴う満足感を感じることはほとんどない．強迫行為は複雑性チックと鑑別することが難しいことがあるが，両者は生物学的には同じ系列上にある疾患である可能性がある．チック症はまた気分障害と合併することもある．最近の調査では，子どものチックが重症であればあるほど，攻撃的な症状も抑うつ的な症状も起こる可能性が高い．トゥレット症の子どもの観察においても，チック症状が重くなると，行動と気分も増悪すると報告されている．

経過と予後

　トゥレット症は子どもに発症する神経精神医学的疾患であり，運動性と音声チックが特徴的である．それらのチックは小児期早期に発生し，たいていの場合，青年期や成人期早期には軽減するか完全に治るかという経過をたどる．小児期の個々のチック症状は軽減することも，維持することも，増悪することもある．また新しい症状が古い症状にとってかわることもある．重症の患者はうつ病を含む深刻な情緒的問題を抱えることもある．機能障害もまた，トゥレット症の運動性および音声チックの症状と関連している．しかし，多くの症例において機能上の障害は，注意欠陥・多動症や強迫症が合併する場合悪化しやすい．そして，これらはよくトゥレット症と合併することがある．これら3つの障害が同時に起こると社会的，学業的，職業的に深刻な問題が出現する．たいていのトゥレット症の子どもたちは，青年期にチック症状の頻度や重症度が軽減していくが，現在，どの子どもたちが成人してからもチック症状が残るかを予測する臨床的な指標は見当たらない．軽症のトゥレット症の子どもたちの中には，友達との関係も良好で，学校でもうまくやっており，自己評価も妥当な者もいる．彼らには治療の必要はない．

治療

　いったんトゥレット症と診断されると，家族がチック症状の多様性や疾患の経過を理解し，ストレスを軽減する方法を学ぶためにも心理教育は有用な介入である．チックは抑えがたい衝動に対する反応としてではなく，子どもの意図的な不作法として間違ってとらえられることがあるので，家族が子どもたちの良き理解者となることはきわめて大切である．生活への支障の程度のみならず，チックにより生じる主観的な不快感に基づいて治療の必要性が判断される．子どものチック症状が軽度で，社会的にも学業的にも機能していれば，治療の必要のない場合もある．チック症がより高度になると，子どもは友達から仲間はずれにされ，チックのために学業が妨げられることもあり，心理教育，薬物療法，また学校での関わりなどさまざまな治療を考慮しなければならない．チックの重症度を測定するPremonitory Urge for Tics Scale（PUTS）は心理統計学的に検討され，尺度としての内部一貫性があり，また10歳以上の子どもにおいてチック症状の重症度との相関関係も認められた．

　トゥレット症やその他のチック症のヨーロッパの臨床ガイドラインは，心理社会的・精神薬理学的介入のうちエビデンスが得られている治療法をまとめたものである．このガイドラインによると，重症の症例の場合には，治療の第1選択として行動療法的介入がとられるが，行動療法的・薬理学的介入の両方が必要であるとすすめている．治療の適応は以下のような点を考慮に入れる．チック症状が抑うつや孤立などの社会的・感情的問題を引き起こすときには治療が必要である．持続する複雑性運動チック症状や騒がしいチック症状をもつ子どもたちはいじめの対象になり，仲間関係から排除されることもある．こういった症例においては抑うつ症状がたいてい惹起される．チックを減らし，また学校への心理教育を行うことは社会的関係を健康に保ち，抑うつや不安の症状を減らすために必要である．学校生活が障害されるとチック症状により学業成績を損なう可能性がある．トゥレット症の子どもたちは学校生活に支障をきたすことも珍しくなく，チックが軽減されることによって学業成績が改善することもある．とりわけ頭や首のチックなどにみられるように繰り返し筋骨格系に対する負荷がかかることから，チックはまた身体的な不快感も引き起こす．頭痛や片頭痛を悪化させる場合もある．行動療法的介入も，薬理学的介入もチックを減らすことを目標とし，ひいては生活の質（Quality of Life）を改善させうる．

エビデンスに基づく行動療法的　心理社会的介入

　「カナダにおけるエビデンスに基づいたチック障害治療のガイドライン：行動療法，脳深部刺激療法，経頭蓋磁気刺激法」（Canadian guidelines for the evidence-based treatment of tic disorders : behavioral therapy, deep brain stimulation and transcranial magnetic stimulation）やチックに対する包括的な行動療法（Comprehensive Behavioral Intervention for Tics : CBIT）の無作為化比較研究によると，チックの軽減のための有効な治療法として，習慣反転訓練（habit-reversal training）や曝露反応妨害法（exposure and response prevention）などが重要であるとわかってきた．CBITの無作為化比較研究において，61人の子どもたちが主たる治療として習慣反転法を受けた．そして，リラックス法に加え，チックが遷延したり増悪したりする状況を明らかにしてそういった状況を減らしていくための機能的介入を受けた．対照群の65人の子どもたちは支持的心理療法と心理教育を受けた．10週間後，イエールチック重症度評価尺度で測定すると，対照群に比べ，介入群の子どもたちの方が，明らかにチックが減少していた．

習慣反転　習慣反転の主要な治療要素は気づきの訓練で

ある．それは子どもがチック行動に気づき，チックが発生する前の衝動や感覚に気づくために自分をモニターすることである．競合反応訓練（competing-response training）では子どもたちは前兆を感じたときもしくはチックが起こり始めたときに，チックに拮抗するような随意運動を起こすように教えられる．競合反応訓練の原理はチック患者自身が自分で観察し，チックというのは衝動を抑えるためにそのあらがいきれない衝動への反応として起こってくるということを自分自身で学ぶことに基づいている．チックを症状として出すことによって抗いきれない衝動が満たされ，衝動によって生じる緊張感を減らすことになるので，結果的にチックは強化され，時が経つにつれ，定着したパターンになってしまう．競合反応訓練は自発的にチックを抑えることとは異なる．競合反応訓練では単にチックを抑えようとするのではなく，抑えようのない衝動に対処するために随意的な動きを起こすことによって，チックが強化されるプロセスを断つものである．競合反応訓練がうまくいくと，前兆衝動の強度が軽減されるかもしくは前兆衝動が完全に消失し，チックは起こらなくなる．運動性チックの場合は，周囲により気づかれにくい動作を競合反応として使うのが普通である．一方音声チックの場合には，ゆっくりとして律動的な呼吸がよく使われる競合反応である．競合反応は日常の活動を邪魔しないようなものが選択される．

曝露反応妨害法 この治療法の合理性は以下の考えに基づいている．それは，チックは不快な前兆衝動に対する条件反射であり，チックはその不快な前兆衝動を減弱させるのでチックと前兆衝動との強い結びつきが形成されてしまうということである．前兆衝動がチックのたびに減らされるので，その両者の関係はより強くなっていく．そしてこの関係を遮断するために，曝露反応妨害法では，習慣反転法と異なり，意図的に短時間チックを抑えるよう患者に指導する．そしてその時間を次第に長くしていくのである．理論上は，患者が長期間衝動に対するチックを抑えられるようになれば，その衝動は次第に我慢しやすくなるか，あるいは衝動自体が受け入れられ，減少し，チック症状を出す必要性も減少する．

リラクゼーション法，セルフモニタリング，バイオ（ニューロ）フィードバックや，認知行動療法などの多くの行動療法の介入は，それだけでチックを抑えるのには十分ではない．しかし，習慣反転法を受けているチックの子どもたちの包括的な治療のなかにこのような介入方法は含まれている．習慣反転法はチック症に対する行動療法の中では，最も多くの研究がなされたものである．そして効果的であることが判明し，最近ではチック症に対する行動療法の第1選択肢である．

エビデンスに基づいた薬物療法

チックに対する薬物療法のいくつかのレビューによれば，チックの治療に有効であるとされている薬物には定型・非定型抗精神病薬，ノルアドレナリン作動薬，そして，代替手段としてのテトラベナジン（コレアジン），トピラマートやテトラヒドロカンナビノールなどがある．

定型・非定型抗精神病薬 ドパミン D2 受容体やセロトニン 5-HT2 受容体に親和性の高いリスペリドンは，チックの治療において最もよく検討された非定型抗精神病薬である．その有効性にはたくさんのエビデンスがある．ハロペリドールやピモジドのような定型抗精神病薬の直接比較研究同様，多くのランダム化比較試験においてプラセボと比較してより好ましい効果をあげた．リスペリドンは定型抗精神病薬とくらべ，有害作用がより少ない．しかし，しばしば体重増加，代謝異常，高プロラクチン血症などを引き起こす．チック症に対するピモジドとリスペリドンを比較するランダム化二重盲検試験ではリスペリドンはピモジドとくらべ，チックを軽減するのはもちろん，合併する強迫症状をも軽減するということがわかった．子どもや青年期のチック症に対して行った他のランダム化臨床試験においても，子どもや青年，成人において1日あたり1～6 mg の用量の幅の中で，平均 2.5 mg でチック症状の軽減がみられた．

ハロペリドールやピモジドは最も幅広く研究され，かつトゥレット症治療薬として FDA にも認可された薬剤である．しかし，リスペリドンのような非定型抗精神病薬は副作用がより安全であるため，しばしば治療の第1選択肢として選ばれている．トゥレット症の治療に関する多くのランダム化臨床試験において，ハロペリドールもピモジドも有効性を認められた．ハロペリドールもピモジドも有害作用として錐体外路症状のリスクがある．長期間の自然経過研究によれば，ハロペリドールはピモジドと比較し，急性のジスキネジアやジストニアを起こしやすい．

3番目の定型抗精神病薬，フルフェナジンはその有効性を支持する揺るぎないデータはなかったにもかかわらず，長期間，米国においてチック症に使用されてきた．フルフェナジン，トリフロペラジン，ハロペリドールの小規模の対照研究では，チック症状の改善に関しては同じ結果であった．しかし，ハロペリドールは錐体外路症状や過鎮静などの有害作用が多かった．定型抗精神病薬により過鎮静，ジストニア，アカシジアなどの有害作用がしばしば起こるのは，黒質線条体路において，ドパミン系を優位に抑えることによる．したがって，定型抗精神病薬よりも，非定型抗精神病薬の使用が推奨される．リスペリドンとピモジドはトゥレット症の子ども，青年，成人の研究においてどちらも効果がみられた．

アリピプラゾール（エビリファイ）は，その特異な作用機序によりチック症の治療薬として興味深い薬物である．D2 受容体の拮抗作用に加え，アリピプラゾールは D2 受容体と 5-HT1A 受容体の部分作動薬であり，また 5-HT2A 拮抗薬である．中国のトゥレット症の子どもたちに対する二重盲検対照研究によると，選択的 D2 受容体拮抗薬のベンズアミド系薬剤であるチアプリド（グラマ

リール）使用群の64％，アリピプラゾール使用群の60％が治療反応性を示したと報告された．この2つの薬物の間には明らかな差異は認めなかった．過鎮静や睡眠障害はアリピプラゾールによくみられる有害作用ではあるが，体重増加はリスペリドンほどは明らかではない．

オランザピンとジプラシドンは少なくとも1つのランダム化比較試験においてチック症の治療に有効であることが示された．過鎮静や体重増加はオランザピンのよく知られた有害作用である．そして，QT延長の可能性はジプラシドンで問題となる．D2受容体よりも5-HT2受容体との親和性がより高いので，クエチアピンはチック症の治療薬として可能性のある薬物といわれてきた．しかし，ランダム化比較試験が必要とされている．他の多くの非定型抗精神病薬と異なり，クロザピン（クロザリル）はチックの治療に有用であるとは認められていない．

ノルアドレナリン作動薬 アトモキセチン（ストラテラ）同様，クロニジン（カタプレス），グアンファシン（インチュニブ）を含むノルアドレナリン作動薬は，注意欠如・多動症とチック症を合併する子どもの主たる治療あるいは補助治療としてしばしば使用される．いくつかの研究によれば，α2アドレナリン作動薬のクロニジンは子どもや青年期，成人期のチック症の治療に有効であることが報告されている．プラセボと比較したクロニジンの最大規模のランダム化試験では，クロニジンの方がチック症状を抑えたという報告もある．チックの子どもたちにクロニジンパッチを使用した多施設のランダム化二重盲検プラセボ比較試験によると，コントロール群においては47％のチック症状の改善がみられたが，クロニジンパッチを使用すると約69％に改善がみられた．一般に，クロニジンは経口で1回0.05 mgを1日3回から1回0.1 mgを1日4回の範囲で投与される．そして，グアンファシンは1日1～4 mgの範囲で投与される．αアドレナリン性薬剤を上記の投与量の範囲で使うと，眠気，頭痛，易刺激性，時には低血圧のような有害作用が出現することがある．

グアンファシンはチックを減少させるという効果に関しては議論が分かれるが，注意欠如・多動症の子どもの治療に関しては良い結果をもたらし，しばしば使われてきた．注意欠如・多動症とチックをもつ子ども34人に対する無作為化臨床試験によると，グアンファシンはプラセボに比べて，チック症状により効果があることがわかった．24人のトゥレット症の子どもたちのプラセボ対照試験によると，グアンファシンはプラセボに比べて効果は認めなかった．

148人の子どもたちの多施設研究において，選択的ノルアドレナリン再取り込み阻害剤であるアトモキセチンはチック症状も注意欠如・多動症の症状も軽減した．この研究の対象の中にはトゥレット症と診断された子どもたちも含まれていたが，その子どもたちに対しても，アトモキセチンは同様の効果を示した．トゥレット症の子どもたちの治療に関して，アモキセチンの安全性と有効性のさらなる検討が必要とされている．

チック症状と強迫症状や強迫症の合併が頻繁にあることから，トゥレット症の治療に選択的セロトニン再取り込み阻害薬（SSRI）が単独で使われたり，抗精神病薬とあわせて使われたりする．これまでのところ，強迫症の治療におけるSSRIの有効性は実証されている．しかし，チック症状の減少にSSRIが有効かどうかを確立するような対照試験はまだ行われていない．

重度の多動とチックを合併する症例では，医師は刺激薬を使うリスクと利益を比較検討しなければならない．しかし，最近の研究では，多動とチック症をもつほとんどの子どもにおいて，メチルフェニデートが運動性チックや音声チックの頻度や強度を増大することはないと報告されている（訳注：メチルフェニデートは，本邦では，運動性チックのある患者，トゥレット症またはその既往歴・家族歴のある患者に対しては，症状を悪化または誘発させることがあるという理由で禁忌とされている）．

代替薬剤：テトラベナジン，トピラマート，テトラヒドロカンナビノール

テトラベナジン 小胞モノアミントランスポータータイプ2の阻害薬であるテトラベナジンは，シナプス前部のドパミンとセロトニンを枯渇させ，シナプス後部のドパミン受容体を遮断する．トゥレット症の子どもに対する，この薬物による治療の無作為化臨床試験はない．しかし臨床的な経験から，この薬剤はチック症状の改善に有効かもしれない．77人の子ども，青年のトゥレット症の2年間の治療の追跡研究によれば，80％にチック症状の改善がみられたという．この薬物の有害作用には過鎮静，パーキンソニズム，うつ，不眠，不安，アカシジアがある．

トピラマート 抗けいれん薬として使われるγアミノ酪酸（GABA）作動性薬物のトピラマートは，トゥレット症の子どもや成人における小規模無作為化臨床試験において，プラセボと比べると，チック症状を減らすことがわかった．副作用はほとんど問題にならなかった．これでこの薬物の有効性が証明されたわけではないが，GABA調節性の薬物のチック症の治療におけるさらなる研究が必要とされる．

テトラヒドロカンナビノール テトラヒドロカンナビノール（tetrahydrocannabinol：THC）を6週間，最大10 mgまで使用し，24人の患者のチック症状の改善を図った無作為化盲検試験によると，神経心理学的な障害が出ずに，テトラヒドロカンナビノールが安全で有効であったという報告が出された．この試験において報告された有害作用はめまい，疲労，口渇である．他に起こる可能性のある副作用は不安，抑うつ症状，振戦，不眠などがある．この小規模の試験だけで，チックの治療にこの薬剤が有効であることが証明されたことにはならない．むしろ，治療抵抗性のチックにこの薬物を使った場合の症状改善の可能性の問題が焦点になる．

まとめると，トゥレット症の薬物治療の安全性と有用

性に関するエビデンスが最もはっきりしているのは，非定型抗精神病薬，とりわけリスペリドンのようである．薬物治療は習慣反転法のようなさまざまな行動療法や，学校の環境下でのストレスを和らげるような学校への介入などと組み合わせてその効果をはかることが重要である．

参考文献

Debes NM, Hansen A, Skov L, Larsson H. A functional magnetic resonance imaging study of a large clinical cohort of children with Tourette syndrome. *J Child Neurol.* 2011;26:560–569.

Eddy CM, Rickards HE, Cavanna AE. Treatment strategies for tics in Tourette syndrome. *Ther Adv Neurol Disord.* 2011;4:25–45.

Hartmann A, Worbe Y. Pharmacological treatment of Gilles de la Tourette syndrome. *Neurosci Biobehav Rev.* 2013;37:1157–1161.

Janovic J, Jimenez-Shahed J, Brown L. A randomized, double-blind, placebo-controlled study of topiramate in the treatment of Tourette syndrome. *J Neurol Neurosurg Psychiatry.* 2010;81:70–73.

Jummani R, Coffey BJ. Tic disorders. In: Sadock BJ, Sadock VA, Ruiz P, eds. *Kaplan & Sadock's Comprehensive Textbook of Psychiatry.* 9th ed. Vol. 2. Philadelphia: Lippincott Williams & Wilkins; 2009:3609.

Knight T, Stevvers T, Day L, Lowerison M, Jette N, Pringsheim T. Prevalence of tic disorders: A systematic review and meta-analysis. *Pediatr Neurol.* 2012;47:77–90.

Kraft JT, Dalsgaard S, Obel C, Thomsen PH, Henriksen TB, Scahill L. Prevalence and clinical correlates of tic disorders in a community sample of school-age children. *Eur Child Adolesc Psychiatry.* 2012;21:5–13.

Liu ZS, Chen YH, Zhong YQ, Zou LP, Wang H, Sun D. A multicentre controlled study on aripiprazole treatment for children with Tourette syndrome in China. *Zhonghua Er Ke Za Zhi.* 2011;49:572–576.

Paschou P. The genetic basis of Gilles de la Tourette Syndrome. *Neurosci Biobehav Rev.* 201337:1026–1039.

Piacentini J, Woods DW, Scahill L, Wilhelm S, Peterson AL, Chang S. Behavior therapy for children with Tourette disorder. A randomized controlled trial. *JAMA.* 2010;303:1929–1937.

Porta M, Sassi M, Cavallazzi M, Fornari M, Brambilla A. Servello D. Tourette's syndrome and the role of tetrabenzine: review and personal experience. *Clin Drug Investig.* 2008;28:443–459.

Roessner V, Plessen KJ, Rothenberger A, Ludolph AG, Rizzo R, Skov L. European clinical guidelines for Tourette syndrome and other tic disorders. Part II: Pharmacologic treatment. *Eur Child Adolesc Psychiatry.* 2011;20:173–196.

Rothenbertger A, Roessner V. Functional neuroimaging investigations of motor networks in Tourette syndrome. *Behav Neurol.* 2013;27:47–55.

Scharf JM, Miller LL, Mathews CA, Ben-Shlomo Y. Prevalence of Tourette syndrome and chronic tics in the population-based Avon longitudinal study of parents and children cohort. *J Am Acad Child Adolesc Psychiatry.* 2012;51:192–201.

Steeves T, McKinlay BD, Gorman D, Billinghurst L, Day L, Carrol A. Canadian guidelines for the evidence-based treatment of tic disorders: Behavioural therapy, deep brain stimulation and transcranial magnetic stimulation. *Can J Psychiatry.* 2012;57:144–151.

Thomas R, Cavanna AE. The pharmacology of Tourette syndrome. *J Neural Transm.* 2013;120(4):689–94.

Verdellen C, Griendt JVD, Hartmann A, Murphy T, the ESSTS Guidelines Group. European clinical guidelines for Tourette syndrome and other tic disorders. Part III: behavioural and psychosocial interventions. *Eur Child Adolesc Psychiatry.* 2011;20:97–207.

Weisman H, Qureshi IA, Leckman JF, Scahill L, Bloch MH. Systematic review: Pharmacological treatment of tic disorders—Efficacy of antipsychotic and alpha-2 adrenergic agonist agents. *Neurosci Biobehav Rev.* 2013;37(6):1162–71.

Woods DW, Piacentini JC, Scahill L, Peterson AL, Wilhelm S, Chang S. Behavior therapy for tics in children: acute and long-term effects on psychiatric and psychosocial functioning. *J Child Neurol.* 2011;7:858–865.

▶ 31.8d 持続性(慢性)運動または音声チック症

慢性化した運動性または音声チック症は運動性チックか音声チック，どちらか一方が存在することと定義されている．チックは変動するが，DSM-5の慢性運動または音声チック症の診断基準を満たすためにはチックの発症から1年以上チック症状が継続しなくてはならず，また，18歳より以前に発症している必要がある．トゥレット症の診断基準を満たすことが今まであった場合は，慢性運動性または音声チック症とは診断できない．

疫　学

慢性化した運動性または音声チック症の頻度は，学童期の子どもにおいてトゥレット症の100～1000倍と見積もられている．学童期の男子のリスクが最も高い．かつては稀な疾患と考えられていたが，慢性運動性または音声チック症の有病率は1～2%と見積もられている．

病　因

トゥレット症同様，慢性運動性または音声チック症は，同一の家系に発生しやすい．双生児研究によると，トゥレット症も慢性運動性チック症もそれぞれ，一卵性双生児において高い一致がみられた．こうした結果は，チック症における遺伝素因の重要性を支持するものである．

診断と臨床像

慢性運動性または音声チック症の発症は，小児期早期が多い．慢性音声チックは慢性運動性チックよりかなり稀である．運動性チックのない慢性音声チックはトゥレット症の音声チックほど目立たないのが普通である．音声チックは大声であったり激しかったりすることは少なく，本来声帯から出される音ではない．むしろうなり声や胸部，腹部あるいは横隔膜の収縮によって生じる音からなる．

鑑別診断

慢性運動性チックは舞踏病様運動やミオクローヌス，むずむず脚症候群，アカシジア，ジストニアなど，その他のさまざまな運動性障害と鑑別しなくてはならない．不随意の発声や発語は，ハンチントン病やパーキンソン病のような神経学的障害で生じる．

経過と予後

6～8歳の間にチックが始まった子どもの予後が最も良い．症状は普通4～6年続き，青年期早期には寛解する．チックが四肢や体幹に及んでいる場合は，顔面チックだけの場合よりも予後が悪いことが多い．

治　療

慢性運動性または音声チック症の治療は，チックの重症度と頻度，患者の主観的な苦痛，学校や仕事，社会生活へのチックの影響，随伴する精神疾患によって変わってくる．精神療法は，チックによって2次的に引き起こ

される社会的な困難を最小限にするために必要な場合もある．行動療法，とりわけ習慣転換法が慢性運動性または音声チック症に効果的である．重症のチックは，リスペリドンのような非定型抗精神病薬により軽減されるときもある．もし効果が得られなければ，ピモジドやハロペリドールのような定型抗精神病薬が有効な場合もある．行動療法が治療の第1選択肢である．

参考文献

Du YS, Li HF, Vance A, Zhong YQ, Jiao FY, Wang HM. Randomized double-blind multicentre placebo-controlled clinical trial of the clonidine adhesive patch for the treatment of tic disorders. *Aust NZJ Psychiatry*. 2008;42:807-813.

Jummani R, Coffey BJ. Tic disorders. In: Sadock BJ, Sadock VA, Ruiz P, eds. *Kaplan & Sadock's Comprehensive Textbook of Psychiatry*. 9th ed. Vol. 2. Philadelphia: Lippincott Williams & Wilkins; 2009:3609.

Knight T, Stevvers T, Day L, Lowerison M, Jette N, Pringsheim T. Prevalence of tic disorders: A systematic review and meta-analysis. *Pediatr Neurol*. 2012;47:77-90.

Kraft JT, Dalsgaard S, Obel C, Thomsen PH, Henriksen TB, Scahill L. Prevalence and clinical correlates of tic disorders in a community sample of school-age children. *Eur Child Adolesc Psychiatry* 2012;21:5-13.

Roessner V, Plessen KJ, Rothenberger A, Ludolph AG, Rizzo R, Skov L. European clinical guidelines for Tourette syndrome and other tic disorders. Part II: Pharmacologic treatment. *Eur Child Adolesc Psychiatry*. 2011;20:173-196.

Scharf JM, Miller LL, Mathews CA, Ben-Shlomo Y. Prevalence of Tourette syndrome and chronic tics in the population-based Avon longitudinal study of parents and children cohort. *J Am Acad Child Adolesc Psychiatry* 2012;51:192-201.

Spencer TJ, Sallee FR, Gilbert DL, Dunn DW, McCracken JT, Coffey BJ. Atomoxetine treatment of ADHD in children with comorbid Tourette syndrome. *J Atten Disord*. 2008;11:470-481.

Steeves T, McKinlay BD, Gorman D, Billinghurst L, Day L, Carrol A, et al. Canadian guidelines for the evidence-based treatment of tic disorders: Behavioural therapy, deep brain stimulation and transcranial magnetic stimulation. *Can J Psychiatry*. 2012;57:144-151.

Storch EA, Murphy TK, Geffken GR, Sajid M, Allen P, Roberti JW, Goodman WK. Reliability and validity of the Yale Global Tic Severity Scale. *Psychol Assess*. 2005;17:486.

Verdellen C, Griendt JVD, Hartmann A, Murphya T, the ESSTS Guidelines Group. European clinical guidelines for Tourette syndrome and other tic disorders. Part III: Behavioural and psychosocial interventions. *Eur Child Adolesc Psychiatry*. 2011;20:97-207.

Woods DW, Piacentini JC, Scahill L, Peterson AL, Wilhelm S, Chang S. Behavior therapy for tics in children: acute and long-term effects on psychiatric and psychosocial functioning. *J Child Neurol*. 2011;7:858-865.

31.9 幼児期または小児期早期の食行動障害

幼児期または小児期早期の食行動障害は長期間に及ぶか，または身体的健康や心理社会的機能を損なってしまうような食にまつわる問題と定義される．DSM-5の食行動障害のカテゴリーには以下の3つの障害が含まれ，いずれもしばしば幼児期または小児期早期にみられるが，他の時期にみられることもある．それは異食症，反芻症，回避・制限性食物摂取症（以前はこれを幼児期または小児期早期の哺育障害としていた）である．これら3つの障害についてはこの節で取り扱う．神経性やせ症，神経性過食症，そして過食性障害は若年成人期にみられ，第15章で取り上げた．

▶ 31.9a 異食症

異食症は非栄養物質を継続して食べることと定義されている．たいていは異食症には生物学的な異常はみられない．多くの症例において，腸閉塞や腸の感染症，鉛が原料となるペンキの摂取による鉛中毒をはじめとする中毒症状などのような身体的問題が起こったときにようやく，異食症が診断される．異食症は，自閉スペクトラム症や知的能力障害においてより起こりやすい．しかし，異食症は臨床的関与が妥当なほど十分重症で持続しているときにのみ診断される．異食症は小児期早期，青年期，成人期に起こりうるが，異食症の診断には少なくとも2歳以上という基準がDSM-5では提唱されている．というのは，乳幼児の正常発達過程でみられる，ものを口に入れる行動の中で偶然に摂取してしまったという状況を除外するためである．異食症は男性にも女性にもみられる．稀な症例では，非食物を摂取することにより宗教上のまたは健康上の利益が得られるという文化的な信念とも関連することがある．このような時には異食症とは診断されない．成人では，ジオファギア（geophagia；土を食べる）やアミロファギア（amylophagia；糊を食べる）といった，ある種の異食症が妊婦に起こると報告されている．

疫　学

異食症の有病率ははっきりしない．クリニック受診者を対象とした大規模な研究によると，12か月の乳児の75%，2~3歳の幼児の15%は非栄養物質を口に運ぶ．しかし，これらは発達の過程においてみられるもので，たいていは嚥下するまではいかない．異食症は自閉スペクトラム症や知的能力障害の子どもや青年にしばしばみられる．ある報告によれば，重度の知的能力障害の15%が異食症である．異食症の出現に性差はない．

病　因

異食症は通常数か月続き，そして症状が改善するという一時期な疾患である．より若い子どもにおいては，言葉や社会性の発達の遅れがある子どもたちに起こりやすい．青年期の異食症の中には，抑うつ症状を示したり，薬物を使用したりする人も多い．亜鉛や鉄のようなミネラルの栄養学的な不足が一部の症例において報告されることもあるが，こういった例は稀である．例えば，砂や氷をほしがることは鉄や亜鉛不足と関連があるという報告があった．そして，それらを補充することによって改善がみられた．親の養育放棄や愛情剝奪といった厳しい子どもへの虐待が異食症に関連しているという報告もみられた．乳幼児期における適切な哺育や見守りがなければ，異食症のリスクは高まる．

診断と臨床像

18か月以上の年齢で繰り返し非食用物質を食べることは，一般に異常と考えられる．しかし，DSM-5では異食症の診断をするのは最低でも2歳と定義している．異食症の行動は12〜24か月で始まる．摂取される物質は，それらがどれほど手に入りやすいかで決まる．すなわち，子どもの運動能力が高まって自立してくると，親からの干渉が減るので，それに伴い摂取される物質は増えていく．典型的には幼い子どもはペンキや石膏，糸，髪の毛，布を摂取し，年長の子どもは泥や動物の排泄物，小さい石，紙を食べてしまう．摂取する物質によっては，臨床的に無害のこともあれば，致死的なこともある．最も深刻な合併症は，鉛が原料となるペンキの摂取による鉛中毒や，土や排泄物の摂取後の腸の寄生虫感染，粘土摂取後の貧血や亜鉛不足，大量の糊の摂取による深刻な鉄不足，髪の毛の塊や石，砂利の摂取による腸閉塞である．自閉スペクトラム症や知的能力障害を除けば，異食症は普通青年期には軽快する．妊娠に関連した異食症は，通常，妊娠期だけに限定される．

シャンタルが2歳半のとき，シャンタルの母親は深刻な腹痛と食欲低下のため緊急でシャンタルを小児科医のところに連れて行った．シャンタルの母親はシャンタルが何でも口に持っていき，普通の食事をとろうとしないことを訴えた．小児科医は診察し，シャンタルが青ざめ，やせていて，活気がないことに気づいた．母親が，シャンタルは新聞紙を噛み，漆喰を口に入れるということを報告する間，シャンタルは親指を吸い，静かに下を向いていた．

医学的検査により，貧血と鉛中毒であることがわかった．治療のために入院し，児童精神科医の診断を受けることになった．

より詳しい病歴の聴取と，食事や遊びのときにシャンタルと母親を観察した結果，シャンタルの母親は5人の幼い子どもの面倒で疲れており，シャンタルにはあまり気がまわっていなかったということがわかった．母親はシングルマザーであり，3つの寝室しかない古い家で，5人の子どもたちと，他の家族4人とで暮らしていた．7歳の娘は行動上の障害があり，6歳と4歳の息子は衝動的で多動であり，常に見守りを必要としていた．シャンタルの18か月の妹は人を引きつける，活発な女の子であった．一方シャンタルは引っ込み思案で，静かに座り，身体を揺らしながら指を吸ったり新聞紙を噛んだりするような女の子であった．

たてられた治療計画には，今住んでいる住居の壁から鉛を除去したり，この家族が住むのに適切な家を探したり，子どもたちに安全な環境を提供したりするようなソーシャルワークと保護措置も含まれていた．シャンタルの母親はシャンタルを幼稚園に入れる手続きについて説明を受けた．そして姉や兄たちにも放課後プログラムへの参加を促すことにより，彼らの生活をより構造化するとともにかつ刺激的なものにした．そういったことで母親にゆっくりとした時間をもってもらうことができた．母親は，シャンタル，シャンタルの妹とともに家族セラピーを開始し，子どもたちに何が必要か学び，シャンタルと良いコミュニケーションを増やせるようにしていった．母親が充分な援助を得られていると感じられ，気持ちに余裕が出てくるにつれ，シャンタルに対しても共感的になり，優しくすることができるようになった．シャンタルが紙を噛み始めたときには，母親は叫んだり，口の中のものを取り出したりするのではなく，何か一緒に遊ぶようにシャンタルに働きかけるように教えられた．1年間ほどシャンタルとその母親は治療を続けた．その間に2人の関係は双方向的になり，心が通い合うものとなっていった．一方でシャンタルが紙を噛んでしまうことは減り，指吸いもみられなくなっていった．

病理と臨床検査

異食症の診断を確定したり除外したりする臨床検査はない．しかし，異食症はしばしば鉛の異常な濃度と関連するので，いくつかの臨床検査は有益である．鉄や亜鉛の血清値は必ず調べられなければならないし，もし低ければ是正しなければならない．稀な場合には，経口で鉄や亜鉛が補充されれば，異食症は消失するかもしれない．ヘモグロビンは貧血を除外診断するために測定するべきである．

鑑別診断

異食症の鑑別診断には，食べ物の忌避，食思不振，あるいは稀に鉄や亜鉛不足などがある．異食症はまた成長不全や，統合失調症，自閉スペクトラム症，クライネ・レビン症候群などと関連して起こるかもしれない．心理社会的小人症は，症状は激しいが可逆性の内分泌学的・行動的成長不全であり，しばしば，便所の水や残飯，他の非食用物質の摂取を含む奇妙な行動を示す．鉛中毒は異食症と関連がある．臨床的介入を必要とする異食症を呈し，何らかの基礎疾患がある子どもでは，両方の疾患がDSM-5によりコードされるべきである．

オーストラリア先住民など世界の特定の地域の特定の文化では，妊婦の異食症の割合は高いと報告されている．DSM-5では，そうした行動が文化的に受け入れられている場合，異食症という診断基準は満たさない．

経過と予後

異食症の予後は通常良い．正常な知能をもつ子どもでは通常数か月で自然に寛解する．子どもでは，通常異食症は年齢が上がるにつれて寛解する．また妊婦の異食症は，たいてい妊娠期間に限定される．自閉スペクトラム症や知的能力障害の成人の中には，異食症が数年間続く者もいる．異食症の追跡調査はあまりに少なく，結論を出すことはできない．

治療

異食症の治療法を決める際に最初にすべきことは、どういう状況で症状が出るかを同定することである。異食症がネグレクト（養育怠慢）や虐待と関連して起こっているような場合には、当然ながらそのような状況を直ちに改善することである。鉛のような中毒性の物質にさらされている場合には、それを取りのぞく必要がある。異食行動そのものには決定的な治療法はない。ほとんどの治療では、教育と行動変容を目標とし、心理社会的・環境的・行動的・家族指導的アプローチが重要視される。重大な心理社会的ストレスが存在する場合、それを改善するよう努めるべきである。鉛が周囲にある場合、それを取り除くか、子どもの手に届かないようにするか、あるいは子どもを新しい環境に移すかしなければならない。

中毒の徴候がなく異食症がある場合には、行動療法の技法が使われる。正の強化、モデリング（観察学習）、シェイピング、過剰修正が用いられてきた。親の注目、刺激、愛情細やかな心遣いも効果をあげることがある。貧しい環境での発生率が最も高いことを見出した報告もあり、鉄や亜鉛不足を改善することで異食症がなくなった患者もいる。異食症が2次的にもたらす身体合併症（例えば、鉛中毒など）もまた治療しなければならない。

▶ 31.9b 反芻症

反芻は、食後に一部消化された食べ物が胃から口の中に戻ってくる逆流のことであり、それは努力も疼痛も伴わない。その戻ってきたものは呑み込まれるか吐き出される。反芻は成長発達が正常な乳幼児でもみられる。彼らは親指や手を口に入れ、舌をリズミカルに吸い、逆流を起こすために背中をそらせる。この行動パターンは適切ではない養育を受けた乳幼児にみられることがあり、反芻をすることにより自分自身をなだめるように自己刺激しているのかもしれない。しかし、反芻症はより年長の子どもにも成人にもみられる。反芻は機能的胃腸障害とも考えられている。反芻の病態生理学はよくわかっていないが、胃内圧の上昇がしばしばみられる。これは、自発的あるいは意図しない胃壁筋肉の収縮により引き起こされ、これが胃内容物を食道にまで移動させる。この障害の発症は乳児期、小児期、青年期に起こりうる。乳児では典型的には3～12か月の間に起こる。いったん反芻が起こると、食べ物は呑み込まれるか吐き出される。反芻をする乳児は背中を緊張させ、食べ物を口に戻すために弓なりになる特徴的な姿勢が観察される。そして反芻の感触からかなりの満足を得ているようである。反芻を頻繁に起こす乳児は、舌の動きだけで食べ物を胃から戻してくることができ、食べ物を全く吐き出さずに口の中に留めておいて、しばらくしてからもう一度呑み込んでいる。年長児、青年、大人にこの障害が認められることは稀である。重症度もさまざまで、裂孔ヘルニアのように、食道の逆流を引き起こす身体疾患と関連することもある。最重症例では、栄養失調のために致命的となる場合もある。

反芻症は乳幼児の体重がその年齢に正常なものであろうとなかろうと、診断することができる。したがって、成長不全はこの障害に必要な診断基準ではないが、障害の結果として生じることはある。DSM-5によると反芻症は正常に機能していた期間の後、少なくとも1か月にわたり存在しなければならない。それは消化器系疾患または精神疾患、一般身体疾患ではうまく説明できないものである。

反芻は何百年も前から知られている。この障害を知っていることは、正確に診断し、必要性のない外科的手術や不適切な処置を避けるために重要である。反芻（rumination）は、食い戻しを噛むというラテン語のruminareが語源である。ギリシャ語の同義語はmerycismで、胃から口の中へ食べ物が吐き戻され、その食物を再び噛んで、それをまた呑み込むという行為を表す。

疫　学

反芻は稀な障害である。この障害は男の乳児により起こりやすく、3か月～1歳の乳児に起こるようである。また知的能力障害の子どもや青年、成人では反芻行為が持続することが多い。反芻症の成人は通常は正常な体重を維持している。

病　因

反芻は高い胃内圧、胃の内容物を食道に戻すための腹壁の収縮能力との関連が深い。いくつかの研究により、反芻と併存する胃食道逆流のような胃腸症状があることも判明した。

10～16歳の子ども2163人に対する調査がスリランカで行われた。その結果、男児の5.1％、女児の5.0％に反芻が認められた。反芻をしていた子どもの94.5％では、吐き戻しは食事後最初の1時間で起こっていた。73.6％の人たちが吐き戻した食べ物をもう一度飲み込んでおり、残りの人たちは吐き出していた。この調査の中では、8.2％の人だけが毎日吐き戻しを経験している。一方62.7％の人たちは1週間に1回程度の吐き戻しをしていた。この調査において報告された関連する胃腸症状には、腹痛、腹部膨満、体重減少がある。この調査で反芻をする若者のおよそ20％も、また他の胃腸症状を経験していた。5～20歳の患者147人を対象に行われたまた別の調査において、反芻症発症の平均年齢は15歳であり、毎食後に症状が出ていたことがわかった。この対象者の16％に精神疾患の診断基準があてはまった。3.4％は拒食症や過食症であった。11％の人がこういった症状を改善す

るために外科的な処置を受けていた．この調査において，他の胃腸症状としては38%の人に腹痛が，21%の人に便秘が，17%の人に悪心が，8%の人に下痢が認められた．ある場合には胃食道逆流や急性疾患が2次的に嘔吐を引き起こし，その結果として数か月間続く反芻につながる．多くの場合においては，反芻と診断された子どもたちは胃食道逆流や食道裂孔ヘルニアをも併せもっているようである．

乳幼児にとって反芻は自己を落ち着かせ安心をもたらすようであり，そのため反芻を誘発しようとし続けることになる．自閉スペクトラム症や知的能力障害の若者にとって，反芻は自己刺激的行動として機能する．過剰な刺激や緊張もまた反芻の原因と考えられている．行動療法家は，反芻の原因は快い自己刺激の正の強化や，結果として他人から受ける注目にあるとみている．

診断と臨床像

DSM-5では，障害の本質的な特徴は正常に機能していた後，少なくとも1か月にわたる，繰り返される食物の吐き戻しと嚙み直しであるとされている．一部消化された食べ物は口の中に戻されるが，この際に吐き気やむかつき，気分不良などを伴うことはない．それどころか，それは心地よさすらもたらすようである．乳児において，嘔吐と違うのは痛みを伴わず，はっきりとした意図的な動きで反芻を起こしているところである．そして，食べ物を口から吐き出したり，再び飲み込んだりする．頭を後ろにひき，背中を緊張させ，弓なりになる特徴的な姿勢が観察される．乳児は舌を使い吸引の運動をし，その運動からかなりの満足を得ている印象を与える．反芻のエピソードの合間は，乳児は概して易刺激的で空腹であることが多い．

最初のうちは，反芻を正常の乳児に頻繁に起こる吐き戻しと区別するのは難しいようである．しかし，何度も反芻を起こす乳児と比べるとその違いは明白である．自然に軽快するのが一般的であるが，進行性の栄養失調や脱水状態，疾病への抵抗力の低下のような深刻な2次的合併症が起こることがある．最も深刻な場合には，広範な成長不足や発達遅滞を伴わない成長不全が生じることもある．付加的な問題としては，反芻の子どもをもつ母親が子どもの症状が一向に改善しないのをみて，自分のやり方が悪いのかと感じ，自分を責めてしまうことがある．このことがより緊張を高め，食後の反芻が増えてしまうことになる可能性もある．

ルカは9か月のときに，反芻が何度もあり治らないために，小児科医から消化器専門医に，さらに精神科医に紹介された．ルカは正期産で生まれ，6週目に至るまで健康に成長した．そして6週目のときに，授乳された後に大量のミルクを吐き戻し始めた．診察を受け，胃食道逆流との診断を受けた．そしてミルクを濃くすることを勧められた．ルカは治療に良く反応し，吐き戻しは明らかに減少した．順調に体重も増えた．その後もルカは順調だったので，8カ月の時にルカの母親は仕事に戻ることを決意した．働いている間，ルカの世話を若い乳母に任せた．ルカとその乳母は良い関係性を育めているようであった．しかし，ルカの母親が家を出ると再び吐き戻しをするようになった．母親が仕事に戻った後2週間の間に，吐き戻しは頻度もその量も増えていった．この時点でルカは毎食後吐き戻し，体重が減っていった．ルカは消化器専門医による診察を受け，食道造影を受けている間，ルカが自分の口に手をいれるのが確認された．それは吐き戻しを引き起こすようにみえた．胃食道逆流に対する薬剤を処方されたが，食後の吐き戻しは続き，その頻度も増していったので，精神科医の診察を受けることになった．

自宅で授乳している間の母親とルカの様子を観察することにより，ルカは授乳が終わるとすぐに，意図的に自分の口に手を入れ，吐き戻しを起こしていることがわかった．母親がその手を制止すると，ルカはもう一度吐き戻すまで，律動的なリズムで舌を前後に動かした．ミルクをもう吐き戻せなくなった時でさえ，ルカはこの舌の動きを何度も繰り返した．それを楽しんでいるかのようにさえみえた．

低栄養状態や軽い脱水のため，ルカは入院し，鼻腔チューブが挿入された．鼻腔チューブで注入中，ルカが起きているときには，専属の看護師や両親が一緒に遊び，口に手を入れてしまうことや舌を動かすことから気をそらそうとしていた．ルカはこの遊びに夢中になり，それに伴い反芻は減少していった．入院1週間後には少しずつ授乳が開始された．しかし，もう一度吐き戻しにより食べ物をもどすことを始めてしまったため，経口摂取は一時的にやめなければならなくなった．この時点でルカの母親は仕事をやめ，ルカを家につれて帰り，授乳の間吐き戻しを止めるための「気晴らし法」を続けることを決意した．授乳の間やその後，ルカと関わりながらミルクを少量与えはじめた．そして吐き戻しから気をそらすことができた．そのため吐き戻すことはなかった．ゆっくりと量を増やしながら4週間後には，吐き戻さずに全量を摂取できた．そして，鼻腔チューブは外すことができた．ルカと母親は授乳の間やその前後，刺激的で気晴らしできるやり方を続けた．それは次第にルカにとって吐き戻すよりもより興味を育むものとなった．

病理と臨床検査

反芻症の診断に特徴的な臨床検査はない．しかし，反芻症が消化器系の異常を伴うことは珍しくない．臨床医は反芻症と診断する前に，幽門狭窄や裂孔ヘルニアのような嘔吐をきたす身体的原因を除外しなければならない．反芻症は栄養失調や脱水になりうる．とても重篤な例では，内分泌学的機能検査や血清電解質，血液学的検査により医療介入の必要性を決定できる．

鑑別診断

反芻症と診断するためには，臨床医はまず胃腸の先天性異常や感染，反芻を何度も引き起こすその他の身体的疾患を除外しなければならない．幽門狭窄は通常，噴出

的な嘔吐を伴い，反芻が発症する生後3か月より前に明らかになるのが一般的である．反芻症は自閉スペクトラム症や知的能力障害とも関係するが，これらの障害では常同運動症や食行動異常がみられることが珍しくない．反芻症は若者の重度の不安症と合併することもある．反芻症は，神経性やせ症や神経性過食症のような摂食障害で起こることもある．

経過と予後

反芻症は自然寛解率が高い．実際に，反芻症の症例の多くは発症から寛解までの間，誰にも気づかれることなく，もちろん診断されることすらない．青年や成人の反芻症の予後に関して入手できるデータは限られている．習慣反転法(habit-reversal technique)を用いる行動療法的介入が予後を良くする可能性がある．

治療

反芻症の治療では教育と行動療法的技法を組み合わせることが多い．母子関係を評価することにより問題が明らかになり，母親への指導が効果を上げることもある．習慣反転法のような行動療法的介入は，吐き戻しにつながる行動よりもその代わりとなる行動を強化することを目的としている．反芻が起こるたびに乳児の口にレモン果汁をしぼるというような負の行動療法は，過去には反芻を軽減するのに使われていた．負の行動療法はある症例においては有効であると報告されたが，最近では習慣反転法が勧奨されている．

ネグレクトや幼児虐待の存在が幼児の反芻行動に関係しているときには，治療には子どもの心理社会的環境の改善，母親や養育者からの愛情あふれるケア，そして母親あるいは両親に対する精神療法などが必要とされる．裂孔ヘルニアのような解剖学的異常は珍しくないためきちんと評価されなければならず，一部の症例では外科的手術が必要になる．栄養失調や低体重などの重症例では，他の治療が始まる前に経鼻胃管栄養が必要な場合もある．

薬物療法は反芻治療の標準的な選択肢ではない．メトクロプラミド（プリンペラン），シメチジン（タガメット），またハロペリドール（セレネース）のような抗精神病薬の投与は，症例報告では効果があったという．反芻症の青年の治療はしばしば複雑になり，個人精神療法や栄養指導，合併する不安や抑うつ症状に対する薬物療法などの多岐にわたるアプローチが試みられる．

▶ 31.9c 回避・制限性食物摂取症

以前は幼児期または小児期早期の哺育障害とされていた回避・制限性食物摂取症は，食物への明らかな無関心，または食物の感覚的特徴による回避や，食べた後に嫌悪すべき結果が生じることへの不安などが特徴である．この新しく加えられたDSM-5の記載により，この障害にみられる食の問題をより詳しく説明することができ，また青年や成人にも適用される．この疾患は適切な栄養所要量またはエネルギー所要量が持続的に満たされないことで表され，以下のうちの1つまたはそれ以上を伴う．それは有意の体重減少，または子どもにおいて期待される体重増加の不足，有意の栄養不足，経腸栄養または経口栄養補助食品への依存，心理社会的機能の著しい障害である．明らかな拒食，偏食，小食，食物回避，自立摂食の遅延などの形で現れるかもしれない．神経性やせ症や神経性過食症の経過中，または随伴する医学的疾患，他の精神疾患，あるいは摂取できる食物の欠如などが原因となっている場合は，この診断をつけるべきではない．

この疾患の幼児や子どもは引きこもり，怒りっぽく，無気力で心配性のことがある．食事を回避するために，母と幼児との間における身体的ふれあいは他の子どもたちと比べても減ってしまう．いくつかの報告によると，食物を回避するあるいは制限することは比較的長期にわたり認められる．しかし多くの場合，成人としての社会的機能は最終的には獲得できる．

疫学

幼児や小児の15～35％は一時的にでも食行動の問題を呈するといわれている．スウェーデンで行われた9歳と12歳の子どもの制限性食物摂取症の研究では，この集団の0.6％に食行動の問題がみられた．しかし，ドイツで行われた回避的な食行動の子どもの別の研究によれば，同じ程度の回避は子どもたちの53％にみられた．したがって，栄養状態や心理社会的機能に異常のない回避的な食行動は，明らかな機能障害をもたらす制限性食物摂取症とは区別されなければいけない．保育園の子どもたちの摂食の問題の調査では，性差は関係なく4.8％の子どもに異常を認めた．その調査では摂食の問題をもつ子どもは身体的愁訴がより多く，その母親も不安症状を呈する割合が高かった．地域保健のデータからはおよそ3％の幼児に成長不全がみられ，そのおよそ半数に摂食の問題がみられた．

鑑別診断

この障害は，食事のプロセスにおいて苦痛を引き起こす乳幼児の胃腸管の構造的な問題を除外しなければならない．食行動障害と器質的な嚥下障害とはしばしば併存するので，摂食の問題の医学的な原因を除外するのは大切である．食事や嚥下に問題のある子どもたちに対する嚥下造影検査の調査によれば，通常の診察のみで，誤嚥の問題を抱える子どもを92％の正確さで同定すること

が可能であった．摂食の障害に身体疾患の関与が疑われる場合には，心理療法的介入の前にこの種の検査が必要である．

経過と予後

　生後1年で診断されて治療を受けている食行動障害の乳児の大半は，栄養失調や成長の遅れ，成長不全はみられない．それよりもあと，2, 3歳のときに発症した場合，その障害が数か月続けば，成長発達には影響するであろう．より年長の子どもや青年期においては，治療されるまでは食行動障害は，たいてい社会機能を脅かし続けるであろう．生後1年以内で食物を拒否する子どもの約70％は，小児期を通じて食の問題をもち続けるといわれている．

　ジェニファーは6か月の女の子で，食の問題や，怒りっぽさ，出生以来体重があまり増えないなどの問題のために精神科の診察を受けるよう紹介された．ジェニファーは小さくてきゃしゃだったが，無気力でも栄養失調でもなかった．彼女の両親はともに大卒で，ジェニファーが生まれるまでは双方とも自分の仕事のキャリアをのばしていた．正期産で生まれ，出生時体重は3kgであったけれども，母乳を嫌がり，十分な量を飲もうとしなかったために，母乳で育てることができなかった．生後4週間のとき，体重が減少していたので，ジェニファーの母親はしぶしぶ母乳からミルク栄養にかえた．ミルクで幾分摂取量は改善したが，体重増加はゆっくりで3か月の時点でも3.5kg以下であった．それ以来，毎月わずかながら体重増加を示し，最低限ぎりぎりではあるが，適切な体重を維持した．ジェニファーの母親は疲れきった様子で，ジェニファーの食事の様子を次のように報告した．この頃のジェニファーは，一度にせいぜい170mlのミルクか2口の離乳食を口にするのが精一杯で，その後は身体を揺らし，泣き叫び，それ以上食事を続けることを拒絶するのだった．しかし，数時間後，おなかがすいたかのように，また泣き始めるのだった．しかし，母親はジェニファーの食事のリズムをうまく定着させることができず，食事させようと試みるたびに，結果としてジェニファーが泣き叫ぶだけになってしまった．ジェニファーの母親は24時間の間に10〜15回ミルクや固形物で試みたと述べた．ジェニファーは怒りっぽく神経質な子どもで，昼夜を問わず何度も泣き，特に夜泣き始めると，家族の睡眠が妨げられると報告された．座る，追視する，発声するなどのジェニファーの発達は正常範囲内であった．

　食事や遊びの間に母子関係を観察すると，ジェニファーはとても機敏でじっと座るのが困難なほど落ち着きがないことがわかった．哺乳瓶でミルクを飲む間も脚を蹴り上げ，動き続けた．そして哺乳瓶が口から外れるともう一度くわえようとはしなかった．離乳食を食べるときには，全く興味すら示さず，母親がなだめすかして口をなんとか開けさせた．しかし，こういったことでジェニファーは機嫌を損ね，泣き始めてしまうのがおちだった．ジェニファーの母親は食事の時間はいつも憂鬱で，椅子にジェニファーを座らせ何さじかの離乳食を食べさせるのに苦労をしていたと報告した．適度の量を食べさせるのに何度もうまくいかない試みを繰り返し，ジェニファーも母親も疲れきってしまい，休養が必要であった．

　その経過と検査の結果から，ジェニファーは活動的で興奮しやすい子どもで，食事の時間，じっと落ち着いていることが難しいことがわかった．母親とともに食事の様子を録画したビデオを振り返った後，治療者は食事の時間にジェニファーを容易に落ち着かせる方法をいくつか試した．家の中の静かな場所に座り食事の前にジェニファーに歌いかけると，食事の時には少し落ち着くことができた．そして，いつもより多くのミルクを飲め，多くの離乳食を食べることができた．食事と食事の間の時間も長くなった．さらにこのことは母親の不安を軽減し，両者の関係もより落ち着いたものになった．（Caroly Pataki, M. D. から改変）

治　療

　食行動障害に対するほとんどの介入は，食事のときに母子関係をよりよくしたり，より多くの量を摂取するように変化させる要因を探しだしたりすることを目的としている．食事の際の母子間における交流を増やすことを目標とし，母親は食事の時間の長さに対する子どものスタミナや，生物学的なリズム，また子どもの疲れに気づくように促される．

　「扱いづらい」（difficult）気質，頑固さ，空腹のサインの欠落，不規則な食事や睡眠パターンといった困難を呈する乳幼児たちのために介入の交流モデルが提案された．その治療には乳幼児の気質とうまくつきあうための両親への教育や，乳幼児の栄養状態に対する両親の不安を明らかにすること，乳幼児の食に対する内的な調節機能を改善するために両親の対応を変える働きかけなどが含まれる．両親は3〜4時間の規則的な間隔で食事を与え，食事と食事の間には水だけを与えるように指導される．摂取する量にかかわらず，両親は乳幼児が少しでも自力で食事摂取しようとしたらほめるように訓練される．さらに，両親は食事の間に気を散らしてしまう刺激を制限するように教えられ，また不適切な振る舞いに対し否定的な関心をむけるのではなく，好ましい食行動に注意を払いほめるように教えられる．この訓練は集中して短い期間の間になされる．結果的に多くの両親は，乳幼児の食行動パターンを改善することができた．もし母親や保護者がこの介入に参加できなければ，乳幼児に食事を与える他の養育者を巻き込むことが必要かもしれない．ごく稀に，乳幼児は1日あたりの適切な栄養がきちんととれるようになるまで入院が必要な場合もある．もし乳幼児が適切な量を摂取することができなければ，補助的経口栄養として鼻腔栄養チューブによる治療が必要な場合もある．

　成長不全をきたすより年長の子どもたちにも，入院や栄養補充療法は必要かもしれない．薬物治療は食行動障

害の標準的な治療法ではない．しかし，前思春期の不安症や気分障害を合併する成長不全や食行動障害の子どもたちは，リスペリドン（リスパダール）の投与に加え経腸栄養を受け，その結果経口摂取が増えて体重も増加したという報告もある．

参考文献

Araujo CL, Victora CG, Hallal PC, Gigante DP. Breastfeeding and overweight in childhood: Evidence from the Pelotas 1993 birth cohort study. *Int J Obes*. 2005;30(3):500.
Berger-Gross P, Colettoi DJ, Hirschkorn K, Terranova E, Simpser EF. The effectiveness of risperidone in the treatment of three children with feeding disorders. *J Child Adolesc Psychopharmacol*. 2004;14:621.
Bryant-Waugh R. Feeding and eating disorders in children. *Curr Opin Psychiatry*. 2013;26:537–542.
Bryant-Waugh R. Avoidant restrictive food intake disorder: An illustrative case example. *Int J Eat Disord*. 2013;46:420–423.
Call C, Walsh BT, Attia E. From DSM-IV to DSM-5: Changes to eating disorder diagnoses. *Curr Opin Psychiatry*. 2013;26:532–536.
Chatoor I. Feeding and eating disorders of infancy or early childhood. In: Sadock BJ, Sadock VA, eds. *Kaplan & Sadock's Comprehensive Textbook of Psychiatry*. 9th ed. Vol. II. Philadelphia: Lippincott Williams & Wilkins; 2009:3597.
Chial HJ, Camilleri M, Williams DE, Litzinger K, Perrault J. Rumination syndrome in children and adolescents: Diagnosis, treatment, and prognosis. *Pediatrics*. 2003;111:158–162.
Cohen E, Rosen Y, Yehuda B, Iancu I. Successful multidisciplinary treatment in an adolescent case of rumination. *Isr J Psychiatry Relat Sci*. 2004;41:222.
DeMatteo C, Matovich D, Hjartarson A. Comparison of clinical and videofluoroscopic evaluation of children with feeding and swallowing difficulties. *Dev Med Child Neurol*. 2005;47:149.
Esparo G, Canals J, Ballespi S, Vinas F, Domenech E. Feeding problems in nursery children: Prevalence and psychosocial factors. *Acta Pediatr* 2004;93:663.
Equit M, Palmke M, Beckner N. Problems in young children: a population based study. *Acta Paediatr*. 2013:10.
Feldaman R, Keren M, Gross-Rozval O, Tyano S. Mother-child touch patterns in infant feeding disorders: Relation to maternal, child, and environmental factors. *J Am Acad Child Adolesc Psychiatry*. 2004;43:1089.
Hughes SO, Anderson CB, Power TG, Micheli N, Jaramillo S, Nicklas TA. Measuring feeding in low-income African-American and Hispanic parents. *Appetite*. 2006;46(2):215.
Jacobi C, Agras WS, Bryson S, Hammer LD. Behavioral validation, precursors, and concomitants of picky eating in childhood. *J Am Acad Child Adolesc Psychiatry*. 2003;42:76.
Lewinsohn PM, Holm-Denoma JM, Gau JM, Joiner TE Jr, Striegel-Moore R, Bear P, Lamoureux B. Problematic eating and feeding behaviors of 36-month-old children. *Int J Eat Disord*. 2005;38(3):208–219.
Linscheid TN. Behavioral treatments for pediatric feeding disorders. *Behav Modif*. 2006;30:6–23.
Liu YL, Malik N, Sanger GJ, Friedman MI, Andrews PL. Pica—A model of nausea? Species differences in response to cisplatin. *Physiol Behav*. 2005;85(3):271–277.
Ornstein RM, Rosen DS, Mammel K, Callahan ST, Forman S. Distribution of eating disorders in children and adolescents using the proposed DSM-5 criteria for feeding and eating disorders. *J Adolesc Health*. 2013;53:303–305.
Rajindrajith S., Devanarayana NM, Perera BJC. Rumination syndrome in children and adolescents: a school survey assessing prevalence and symptomatology. *BMC Gastroenterol*. 2012;12:163–169.
Rastam M, Taljemark J, Tajnia A. Eating problems and overlap with ADHD and autism spectrum disorders in a nationwide twin study of 9- and 12-year-old children *Sci World J*. 2013;15:315429.
Tack J, Blondeau K, Boecxstaens V, Rommel N. Review article: The pathophysiology, differential diagnosis and management of rumination syndrome. *Ailment Pharmacol Ther*. 2011;33:782–788.
Uher R, Rutter M. Classification of feeding and eating disorders: Review of evidence and proposals for ICD-11. *World Psychiatry*. 2012;11:80–92.
Williams DE, McAdam D. Assessment, behavioral treatment, and prevention of pica: Clinical guidelines and recommendations for practitioners. *Res Develop Disab*. 2012;33:2050–2057.

31.10 排泄症

排尿や排便の機能を習得する成長発達段階は運動，感覚機能を含む複雑な過程で成り立ち，前頭葉から指令をうけ，橋や中脳の神経細胞により調節されている．排便や排尿の習得はよちよち歩き期の子どもでは1か月以上かかる．たいてい乳児は1時間ごとに少量の尿を排泄する．排尿は摂食により刺激され，膀胱を完全には空にしていない．乳児がよちよち歩きの子どもへと成長するにつれ膀胱容量は増え，1～3歳の間に皮質抑制経路が発達するに従って，子どもは膀胱の筋肉を支配する反射を随意的にコントロールできるようになる．たいていの幼児にとって，排尿機能を獲得する前に排便能力はもつようになる．そして，大便失禁の評価には，慢性の便秘や溢流性の失禁（overflow soiling）の有無も確認する必要がある．正常な排便排尿機能の自立は，夜間の排便自制，昼間の排便自制，昼間の排尿抑制，夜間の排尿抑制の順に発達する．排便・排尿の自立は時間をかけて行われる．子どもの知的能力と社会的成熟度，文化的要因，親子間の心理的相互作用など多くの要因がトイレットトレーニングに影響を与える．排便排尿調節機能の獲得は神経生理機能の成熟にかかっているので，発達の遅れのある子どもは排便排尿抑制が遅れる可能性がある．日常的に子どもが排便排尿の失敗を繰り返すと，その子どもや家族に問題を引き起こすようになり，しばしば子どもがわざとやっていると誤解されることもある．

遺糞症（不適切な場所に大便を反復してだすこと）や遺尿症（ベッドまたは衣服の中への反復的な排尿）は米国精神医学会の精神疾患の診断・統計マニュアル第5版（Diagnostic and Statistical Manual of Mental Disorders, 5th edition：DSM-5）があげる2つの排泄症である．これらの診断は，遺糞症であれば4歳以上，遺尿症であれば5歳以上になされる．これらの年齢というのは，定型発達の子どもであれば排便排尿機能は獲得していると期待されている時期である．正常な発達のある一時期に，子どもは排泄過程のために必要な注意力と動機づけと生理機能を身につけるようになる．排泄が不随意的であるか意図的であるかを問わず，衣服やトイレ以外の場所などのような不適切な場所での便の排泄が遺糞症と定義され，こうした現象が最低1か月に1度，少なくとも3か月間存在していることが条件である．便失禁をする子どものうち，多くて80％が便秘と関連している．遺糞症の子どもは通常，排便回数の減少や便秘，繰り返す腹痛，排便時痛などの排便をめぐる機能不全をしめす．遺尿症は，排泄が不随意的であれ意図的であれ，衣服ないしベッドへの排尿が繰り返されることと定義される．この行動は週に2回，最低3か月間起こるか，または臨床上明らかな苦痛あるいは社会的または学業的障害をもたらすかることが診断上必要である．暦年齢か発達水準が5歳以上であることが条件である．

31.10a 遺糞症

疫　学

遺糞症は4歳では3％，10歳では1.6％にみられる．遺糞症の発生率は年齢とともに劇的に減少する．10～12歳の子どもにおいては0.75％の発生がみられる．世界的にみても，地域社会における遺糞症の発生率は0.8～7.8％とみられている．西洋文化圏においては，満4歳までに95％以上，満5歳までに99％以上の子どもが排便の制御を確立する．遺糞症は，正常な知的能力のある子どもであれば事実上16歳までには皆無となる．男児での遺糞症は女児の3～6倍である．遺糞症と遺尿症との間には有意な関連が存在する．

病　因

子どもの慢性の遺糞症の90％は機能的なものであるとされている．この疾患の子どもは臀筋を収縮させ脚を組み，外肛門括約筋を締めて糞便を溜め込んでいる．一部の症例では，これは便が硬いために以前排便時痛を経験したことに対する反応であって，それが排便への恐怖感につながり，便を溜め込むことになることがある．遺糞症はしばしば，生理面・心理面の両側面における複雑な相互作用により起こる．そして，それが排便の回避へとつながる．しかし，子どもが慢性的に排便を我慢する場合，結果として宿便や溢流の原因となる．このパターンは遺糞症の子どもの75％以上にみられる．遺糞症の子どもの多くには以上のような症状がみられるため，トイレで排便する習慣を身につけさせる一方で，便秘を改善することに焦点をあてた行動療法的介入の意義が支持される．トイレットトレーニングが不適切な場合や適切なトイレットトレーニングを欠く場合，子どもの排便の自律が遅れることがありうる．

一部の遺糞症の子どもは括約筋のコントロール不全に生涯にわたり悩まされるという報告がある．適切に括約筋を制御できない場合や，貯留性の溢流により非随意に排便してしまう子どももいる．

大便失禁のケースのおよそ5～10％は，肛門直腸領域の異常な神経支配，非常に短い部分のヒルシュスプルング病，腸の神経細胞の形成異常，脊髄損傷などを含む医学的状態により引き起こされる．

健康な子どもの集団と比較して，性的虐待の経験や何らかの精神疾患がある子どもたちの中で遺糞症の発生率が有意に高いということが報告されている．しかし，遺糞症は性的虐待の特異的な指標ではない．

いったん子どもが排便を止めるパターンを定着させ，排便するさいに痛みをともなうと，子どもの恐怖感やそのパターンを変えることに対する抵抗感は大きくなるということが明らかである．適切な治療が行われない場合，排便に関して親子の間で争いが生じると遺糞症を増悪させ，子どもの2次的な問題行動を引き起こす．早めに治療を受けていない遺糞症の子どもたちは，社会的に排斥されたり拒絶されたりする結果になる．便失禁のために対人関係に支障をきたすと，情緒的な問題へと発展することがある．一方で明らかに排便機能を制御できていないがら，比較的よい性状の便を異常な場所で排泄する子どもには，既存の神経発達障害がみられることが多い．時としてトイレの使用に特異的な恐れを感じる子どもがおり，それが恐怖症に発展することもある．

正常な排便習慣を獲得した後に，弟妹の誕生や転居などの生活上の出来事が2次的に遺糞症を引き起こすこともある．長期間排便が自立できた後に遺糞症が生じた場合，両親の離婚，親友の喪失，学業上の失敗などの深刻なストレスに伴う退行現象とも考えられる．

巨大結腸症

遺糞症の子どもの多くは自分の意志であるいは排便時痛に耐えきれずに，便を貯留して便秘となる．以前から存在していたが無症状の肛門直腸の機能不全が便秘につながる場合もある．いずれの場合でも，この結果生じる大きく固い便塊による慢性的な直腸の膨張が，直腸壁の緊張と圧覚を消失させる場合がある．こうした子どもが排便の必要性を以前にも増して感じなくなり，比較的少量の液状便あるいは軟便が漏れる溢流性遺糞症（overflow encopresis）が起こる．

診断と臨床像

DSM-5によれば，不適切な場所での排便が定期的に（最低月に1回）3か月間みられた場合，遺糞症と診断される．排便自立が可能な子どもが，さまざまな情緒的理由から意図的に衣服やその他の場所に排便した場合，遺糞症の可能性がある．両親の厳格さに対する怒りや，反抗の一部として遺糞症が生じる場合も時に報告されている．このような場合，子どもが負の注意（negative attention）を引くことを意識してこの不適切な反復行動を確立すると，この悪循環から抜け出すことは難しくなる．また別の子どもでは，妹や弟が産まれるなどのストレスがあるときにしばしば，遺糞症を呈する場合がある．しかし，このような場合，その症状は一時的なもので疾患の診断基準は満たさない．

遺糞症が身体的異常なしに，不随意的に生じることがある．子どもは別の活動に夢中になっていたり，便意に気づいていなかったりするので，括約筋を適切に調節できていない場合がある．便の性状は，正常かほぼ正常のことも，液状便のこともある．不随意的排便には便の慢性貯留によるものがあり，それが液状便の溢流につながる．稀なケースでは，心因性下痢や不安症の症状として，不随意的溢流がみられることがある．

DSM-5 では遺糞症は，便秘と溢流性失禁を伴うもの，便秘と溢流性失禁を伴わないものに分類される．遺糞症の診断を受けるには，子どもは発達年齢または暦年齢が少なくとも 4 歳でなくてはならない．もし便失禁が身体疾患に直接関連する場合には，遺糞症とは診断しない．

胃腸疾患のない遺糞症には肛門括約筋の異常な収縮が高率にみられることが，複数の研究により示されている．この所見は，便秘と溢流性失禁がみられ，排便時に肛門括約筋を弛緩させるのが困難な子どもに特に多い．括約筋弛緩が困難で便秘のある子どもの遺糞症治療では，緩下剤への反応が良好でない場合が多い．異常な括約筋緊張のない遺糞症の子どもは短期間で改善しやすい．

> 7 歳のジャックには日常的に遺糞症や遺尿症の症状があり，家のあちこちに便を隠すといったためこみ行動があった．ネグレクトと身体的虐待のため 3 歳のときに実の両親から引き離され，養親と暮らしていた．出生時にはコカイン中毒となっていた報告があったが，その他は健康であった．ジャックの実の母親は覚せい剤とアルコールを乱用しており，実の父親はドラッグの売買で刑務所に服役していた．ジャックはいつも夜間に遺尿がみられていた．そして 7 歳になる現在まで日中にも遺尿があった．ジャックは集中力が持続せず，衝動性が高く，学校で席についたり，作業を続けたりするのに困難を伴っていた．読むことも困難で学業上の理由だけではなく問題行動のため，特別支援学級に在籍していた．身体的虐待の既往にもかかわらず，フラッシュバックなど，心的外傷後ストレス障害の徴候はなかった．注意欠如・多動症の診断も受けたが，これはメチルフェニデート（コンサータ，1 日あたり 36 mg）の処方により，効果的に治療されていた．
>
> ジャックの養親は大学病院の外来診療部に治療を受けさせにいった．そこは，遺糞症を含む多くの精神疾患の行動療法に関する専門機関であった．治療計画では，緩下剤の使用とジャックとその家族に対する認知行動療法による排便訓練が併用された．ポリエチレングリコール（PEG）の投与を開始され，小児科医により，麻酔下での摘便が試行された．その後，さまざまな介入とともに緩下剤の経口投与も続けられた．便意を催しても催さなくても，毎食後 10 分間トイレに座り，排便の練習をした．すぐにジャックはこの規則的な行動パターンが気に入って，トイレで排便をできるようになると自信がついてきた．3 か月後には著明な改善を認め，6 か月後にはすっかり良くなった．(Edwin J. Mikkelsen, M. D. and Caroly Pataki, M. D. のご好意による)

病理と臨床検査

遺糞症診断に特異的な検査はないが，診断を下す前にヒルシュスプルング病などの疾患を鑑別する必要がある．便秘と溢流性失禁の遺糞症の原因が便の滞留かどうか明らかでない場合，身体診察が必要で，腹部の X 線検査は便秘の程度を評価するのに有用である．単純な遺糞症では，括約筋が異常かどうかの検査は行わないことが多い．

鑑別診断

便秘と溢流性失禁を伴う遺糞症では，便秘は 1 歳になる前から始まり，満 1〜4 歳の間に頂点に達する．便失禁は通常 4 歳までに始まる．腹部触診や直腸診で，結腸と直腸に硬い便塊と液状便が頻回にみられる．合併症には，宿便，巨大結腸，肛門裂創などがある．

便秘と溢流性失禁を伴う遺糞症は，栄養の欠陥，肛門・直腸・結腸の構造的疾患，薬物の有害作用，非胃腸性の（内分泌または神経系の）障害により生じる場合が稀にある．主に鑑別すべき疾患は先天性巨大結腸症，すなわちヒルシュスプルング病であり，この場合，患者の結腸は空で便意もないが，便の溢流がみられる．この疾患は 5000 人に 1 人の割合でみられ，生後すぐにその徴候が現れる．

経過と予後

遺糞症の転帰はその原因，症状の慢性化，合併する行動上の問題により異なる．自然治癒する場合もあり，青年期中期以降まで続くことは稀である．胃の運動性の不足や肛門括約筋の弛緩不能などのような身体的要因をもつ遺糞症の子どもたちは，便秘はあるが正常な括約筋緊張をもつ子どもたちに比べて治療は困難である．

遺糞症はそれが怠けからくる症状ととらえている家族にとっては特に不快な疾患であり，しばしば家族内の緊張が増す．周囲の子どもも，発達上不適切な振る舞いにたいしては敏感になり，許せず，障害のある子どもを排除してしまうことがある．遺糞症児の多くは自尊心がひどく低く，拒絶されて弱り切っている．一方，心理学的には，遺糞症の子どもたちが症状に対し鈍感であったり，遺糞症の行動様式を怒りの表現方法としたりすることが定着してしまっている場合がある．過度に懲罰的にならずに治療に参加しようとする家族の意志と能力，および治療にとりくもうとする子どもの能力ややる気に治療の成果はかかっている．

治療

遺糞症の標準的な治療には体重 1 kg あたり 1 日 1 g のポリエチレングリコール（polyethylene glycol：PEG）のような緩下剤の経口投与や，緩下剤が投与される前にまず全身麻酔下における便塊除去などを行う．さらに決められた時間にトイレに座って排便を試みさせ，排便に関する不安を減らしたりするための認知行動療法的介入も同時に行なわれる．また，治療につれてこられるまでに家庭内の不和と疲弊が生じているのが普通であるので，症状に対する家族内の緊張を和らげ，非懲罰的な雰囲気を作らなければならない．学校でも子どもの羞恥心を和らげるために同様の努力が必要である．できるだけ

恥ずかしい思いをさせずに何度でも下着を交換できる工夫が必要である．治療開始にあたって家族を教育し，失禁に対し家族が抱きがちな誤った認識を修正しておかなければならない．便秘がなく，排便コントロールができている子どもには緩下剤は必要ではない．しかし，決まった時間に規則的にトイレに座る習慣をつけることはこのような子どもたちにとっても有用である．

9歳以下の遺糞症の子どもにとって，心理療法的・行動療法的介入に基づいた親子双方向型のガイダンスは良い効果をあげることが報告されている．

支持的精神療法とリラクゼーション法も遺糞症の子どもたちの不安，およびそれに随伴する自尊心の低下や，社会的孤立などに対処する上で有用である．排便コントロールが可能であるにもかかわらず不適切な場所での排便を繰り返す子どもには，家族介入が有用な場合がある．子ども自身が自分の排便を自制できていると思えて初めて経過がよくなる．

参考文献

Bahar RJ, Reid H. Treatment of encopresis and chronic constipation in young children: Clinical results from interactive parent-child guidance. *Clin Pediatr.* 2006;45:157.

Benninga MA, Voskuijl WP, Akkerhius GW, Taminiau JA, Buller HA. Colonic transit times and behaviour profiles in children with defecation disorders. *Arch Dis Child.* 2004;89:13.

Brazzelli M, Griffiths P. Behavioural and cognitive interventions with or without other treatments for the management of fecal incontinence in children. *Cochrane Database Syst Rev.* 2006;19:CD002240.

Di Lorenzo C, Benninga MA. Pathophysiology of pediatric fecal incontinence. *Gastroenterology.* 2004;126[Suppl 1]:S533.

Har AF, Croffie JM. Encopresis. *Pediatr Rev.* 2010;31:368–374.

Kajiwara M, Inoue K, Kato M, Usui A, Kurihara M, Usui T. Nocturnal enuresis and overactive bladder in children: An epidemiological study. *Int J Urol.* 2006;13:36.

Klages T, Geller B, Tillman R, Bolhofner K, Zimerman B. Controlled study of encopresis and enuresis in children with a prepubertal and early adolescent bipolar-I disorder phenotype. *J Am Acad Child Adolesc Psychiatry.* 2005;44:1050.

Mellon MW, Whiteside SP, Friedrich WN. The relevance of fecal soiling as an indicator of child sexual abuse: A preliminary analysis. *J Dev Behav Pediatr.* 2006;27:25.

Mikkelsen EJ. Elimination disorders. In: Sadock BJ, Sadock VA, Ruiz P, eds. *Kaplan & Sadock's Comprehensive Textbook of Psychiatry.* 9th ed. Vol. II. Philadelphia: Lippincott Williams & Wilkins; 2009:3624.

Mugie SM, Di Lorenzo C, Benninga MA. Constipation in childhood. *Gastroenterol Hepatol.* 2011;8:502–511.

Rajindrajith S, Devanarayana NM, Benninga MA. Review article: Faecal incontinence in children: Epidemiology, pathophysiology, clinical evaluation and management. *Aliment Pharmacol Ther.* 2013;37:37–48.

Reiner WG. Pharmacology in the management of voiding and storage disorders, including enuresis and encopresis. *J Am Acad Child Adolesc Psychiatry.* 2008;47:491–498.

Rowan-Legg A. Managing functional constipation in children. *Paediatr Child Health.* 2011;16:661–665.

Von Gontard A, Hollmann E. Comorbidity of functional urinary incontinence and encopresis: somatic and behavioral associations. *J Urology.* 2004;171:2644.

Yilmaz S, Bigic A, Herguner S. Effect of OROS methylphenidate on encopresis in children with attention-deficit/hyperactivity disorder. *J Child Adolesc Psychopharmacol.* 2013; Oct 29. [Epub ahead of print].

▶ 31.10b 遺尿症

疫　学

遺尿症の有病率は年齢に伴い低下する．5歳では5～10％，9～10歳では1.5～5％，15歳以上の青年期では1％の有病率である．遺尿は成長の過程において幼い幼児にとっては病的な意識はなく，2歳児では82％，3歳児では49％，4歳では26％で尿失禁を認めるが，診断の対象とはならない．

ワイト島における疫学研究(Isle of Wight study)では7歳男児の15.2％に時々遺尿がみられ，6.7％に最低週1回の遺尿がみられた．また7歳女児でも3.3％に週に最低1回の遺尿が報告されている．この研究では10歳までの遺尿症の有病率は3％と報告されている．10代以降では有病率は急減し，14歳児全体では1.5％，成人では1％であった．

遺尿症の子どものほとんどは精神疾患の合併はしないものの，他の精神疾患を発症するリスクが高かった．

夜間の遺尿は男児では女児よりも50％多くみられ，遺尿症の子ども全体の80％にもなる．昼間の遺尿もまた男児により多くみられ，尿をぎりぎりまで我慢するので排尿が遅れてしまう．夜間遺尿症は1年に15％ずつ自然に軽快していく．夜間遺尿症でみられる尿量は正常範囲内であり夜間の尿失禁の尿量が少ない場合には，他の医学的原因が存在することがある．

病　因

遺尿症は大脳や脊髄領域，運動および感覚機能，自律神経系および随意神経系などが相互に関連し合った複雑な神経生理学的病態である．排尿は橋や中脳のニューロンにより制御されている．尿量が膀胱容量に達するといつでも膀胱排尿筋が収縮する．そして，眠っている子どもが遺尿をすることへつながる．したがって，夜間に過度に尿量が産生されれば，生理学的な異常がないにもかかわらず，子どもに遺尿を起こすことになる．夜間の遺尿は神経原性の理由がなくてもしばしば起こる．昼間の遺尿は，長期間定着した行動的習慣により起こる可能性がある．

昼間の遺尿は神経学的異常がなくても起こることがある．それは，尿意を自覚しながらも，習慣的かつ随意的に外部括約筋を収縮させることを続けてきた結果である．そのパターンがみられるのは，もともと膀胱排尿筋が正常ないし過活動な子どもであっても，尿意を感じている時に尿を漏らすことを我慢したり，意図的に排尿することを避けてきたりした結果である．その結果，尿意が次第に自覚されなくなって膀胱からの定期的な排尿が起こらなくなるので，膀胱の筋緊張が解けて排尿に対す

る抵抗がなくなる夜間に，遺尿症を起こすことになる．この未成熟な排尿パターンは遺尿症のケースの一部，とりわけ幼少期から遺尿症がみられる場合に当てはまる．たいていの子どもは故意に尿失禁を起こすわけではなく，自分が濡れていることで初めて尿失禁に気がつくこともある．遺尿症例の大多数において，生理学的要因が関与していることが多いが，しばしば不適切な排尿習慣を維持するのは，子どもの行動なのである．通常の排尿調節は，神経・筋肉・認知の発達，社会情緒的要因，トイレットトレーニング，また遺伝的要因などによる影響を受けながら次第に獲得される．こうした要因のいずれか1つまたはいくつかに問題がある場合，排尿の自立が遅れる．

遺尿症は第1度親族において有意に多いことから，遺伝的要因は遺尿症の発症に影響していると考えられている．小児発達についてのある長期的な研究によれば，遺尿症のみられない子どもに比べ，遺尿症児では約2倍の率で，発達面の何らかの遅れがみられた．遺尿症児の75％で，第1度親族に過去または調査時点において遺尿症がみられた．父親が遺尿症だった場合，その子どもが遺尿症となる率は通常の7倍となる．一卵性双生児の一致率は，二卵性双生児に比べ高い．遺伝的要因を強くうかがわせるが，家族内の遺尿症への寛容さやその他の心理社会的要因も大きいといえる．

一部の研究によれば，遺尿症児の膀胱は正常な解剖学的容量であるが，遺尿症のない子どもに比べ膀胱内の尿量が少なくても排尿刺激を受ける．他の研究によれば，夜間の抗利尿ホルモンが低いために膀胱がいっぱいになり遺尿が起こる．すなわち，抗利尿ホルモンレベルが低いために，通常より多尿となるのである．遺尿症は特定の睡眠段階や時間帯には関係がないとみられ，むしろ夜尿は不規則に起こる．ほとんどの症例で睡眠の質は正常である．遺尿症児の睡眠が他の子どもより深いという証拠はほとんどない．

遺尿症が心理社会的ストレスにより発症したとみられる症例もある．年少児では，特に弟妹の誕生，2～4歳の間の入院，入学，離婚による家庭崩壊，転居などに伴う遺尿症がみられる．

診断と臨床像

遺尿症はベッドまたは衣服の中への反復性の排尿であり，不随意的であるか意図的であるかは問わない．診断を下すには，子どもの暦年齢は少なくとも5歳，またはそれと同等の発達水準でなければならない．DSM-5によれば，この行動は週に2回，最低でも3か月間起こるか，臨床的に意味のある苦痛，または社会的・学業的機能に障害をもたらすものでなければならない．こうした行動が身体疾患によらない場合にのみ遺尿症と診断される．遺尿症の子どもは，正常の子どもと比べると，注意欠如・多動症を合併するリスクが高まる．遺糞症もしばしば合併する．DSM-5および国際疾病分類第10版（10th revision of the International Statistical Classification of Diseases and Related Health Problems：ICD-10）ではこの障害を夜間のみ，昼間のみ，夜間および昼間の3種類に分類している．

病理と臨床検査

遺尿症に特徴的な検査はない．ただし，遺尿症の素因となる尿路感染などの器質的要因が除外されなければならない．遺尿症が疑われる子どもの3％までに，排尿の障害となるような構造異常がみられる．繰り返す感染やその他の身体的問題がみられない単純例では，高度の画像検査はすぐには適用されない．

鑑別診断

遺尿症の診断を下すためには，膀胱の機能不全を生じるような器質的原因を調べ，除外しなければならない．尿路感染症，尿路閉鎖，尿路の解剖学的異常のような器質的要因は，夜間と昼間両方の遺尿症で，頻尿と尿意切迫を伴うケースに多くみられる．器質的要因としては，尿路閉鎖，潜在性の二分脊椎，膀胱炎といった構造的，神経学的または感染症による泌尿器系疾患がまずあげられる．さらに，多尿と遺尿の原因となる尿崩症や糖尿病，意識障害もしくは睡眠の間に排尿してしまうてんかん発作，中毒，睡眠時遊行症，そして抗精神病薬による治療中の有害作用などがある．

経過と予後

遺尿症は通常一定の経過を辿り改善し，遺尿症の子どもたちは自然寛解することもある．排尿の自律を獲得すると，子どもの多くは自尊心と社会的自信の改善を実感する．遺尿症の子どもの約80％は，尿失禁が1年以上みられなかった経験をもたない．1年以上尿失禁がなかったあとで発症する遺尿症は，通常5～8歳にみられる．さらに遅い発症，特に成人発症では器質的原因を調べる必要がある．晩発性の小児遺尿症では，失禁が1年以上中断した経験をもたない遺尿症に比べ，精神医学的問題を伴うことが多いという複数の報告がある．自然回復でも治療による回復でも，遺尿症には再発がみられる．遺尿症児の深刻な情緒的・社会的問題として，みじめな自己像，自尊心の低下，対人関係での恥ずかしい体験や社会生活の制約，家族内葛藤などがあげられる．遺尿症の経過は，きちんとした評価を受けて，注意欠如・多動症のような合併する疾患の治療をうけているか否かに影響される．

治 療

子どもにおいては，治療せずに自然軽快することも比較的高率でみられる．しかし，多くの場合においては遺尿症は日常生活に支障を引き起こすため，治療は必要である．どのような治療計画においても，まずトイレットトレーニングが適切だったか否かを再検討しなければならない．もしトイレットトレーニングが行われていなければ，患者と親を指導するべきである．尿失禁の記録をつけることでベースラインを見いだし，子どもの進歩の経過を追うことができ，また記録自体が強化因子となる．スターチャート(star chart；訳注：遺尿症の治療やトイレットトレーニングの際に使用され，記録を星でつけていくもの)は特に有効な場合がある．就寝前の水分制限や，トイレットトレーニングのため夜間にトイレに連れて行くことなども有効な方法である．アラーム療法による治療は遺尿症治療の中心になるものである．アラームは，睡眠中に排尿が始まると濡れた下着に反応し，子どもに注意を喚起する．そのアラームは電池式の装置で，子どもの下着や布団に取りつけられる．アラームは排尿が始まるとすぐに鳴り，大きな音を出して子どもを覚醒させる．この方法が成功するかどうかは，子どもがきちんと起きて，トイレで排尿することができるかどうかによる．少なくとも6～7歳にならないとこの一連の反応をできるようにはならない．夜間の遺尿症に対するデスモプレシン治療を含む薬物療法により効果を得られる患者もいる．デスモプレシン(ミニリンメルト)はバソプレッシンの合成類似物であり，錠剤(訳注：日本では口腔内崩壊錠として発売)や舌下錠，鼻腔内スプレーとして市販されている．その効果は最大8時間まで継続し，夜間の尿量を減らすことができる．夜間に飲水をしないときにはこの方法は有用である(訳注：現在鼻腔内投与用のデスモプレシンは米国では使用されておらず，錠剤のみ使用されている)．

遺尿症や腸管機能不全の子どもたちへの他の基本的な治療法には，慢性の便秘が膀胱機能不全に関与しているかどうかを評価し，便秘を解消するために，食物繊維の摂取を増やすことがある．

行動療法

ベル(またはブザー)付きパッド(アラーム)装置による古典的条件付けは，遺尿症に対して最も効果のある治療である．この方法により50％以上で失禁がなくなる．起きている間に励ましやごほうびにより少しずつ放尿時間を遅らせる膀胱訓練法もまたよく使われる．これは有効な場合もあるが，この方法はベル・パッド療法に比べると明らかに効果は劣る．

薬物療法

社会生活や家庭生活，学校生活が損なわれているときや，行動療法的介入，食事内容の制限，飲水制限が効果的でない場合に薬物療法が考慮される．遺尿症がさまざまな場面での子どもの生活に影響しているときには何種類かの薬剤の使用も考えられる．その場合薬剤の効果がなくなると，問題はしばしばぶりかえしてくる．

鼻腔内スプレーとして市販されている抗利尿ホルモン誘導体デスモプレシン(DDAVP)は遺尿症を減少させる．デスモプレシンによる遺尿の減少は，10～90％のばらつきがある．多くの研究では投与中断後短期間での遺尿の再発が報告されている．デスモプレシンによる有害作用には，頭痛，鼻づまり，鼻出血，胃痛などがある．遺尿の治療におけるデスモプレシンの最も重大な有害作用は低ナトリウム性けいれん発作である．

心臓毒性の有害作用をもたないノルエピネフリン再取り込み阻害剤であるレボキセチン(reboxetine)は，子どもの遺尿症の治療として使われてきたイミプラミンに代わるより安全なものとして検討されてきた．社会生活に障害を与えるほどの遺尿症の子どもでアラームやデスモプレシン，抗コリン剤に反応しなかった22人に対し，就寝前に4～8 mgのレボキセチンを投与する臨床試験を行った．この臨床試験において，22人の子どものうち13人(59％)はレボキセチンのみあるいはデスモプレシンとの併用で完全に失禁はなくなった．有害作用も最小限で済み，この臨床試験においては投薬中止の理由とはならなかった．

精神療法

この障害に併存する精神科的問題と，2次的に生じる情緒的・家族的問題を扱うためには，精神療法は有用である可能性がある．

参考文献

Baeyens D, Roeyers H, D'Haese L, Pieters F, Hoebeke P, Vande Walle J. The prevalence of ADHD in children with enuresis: Comparison between a tertiary and non-tertiary care sample. *Acta Paediatr*. 2006;95:347.

Brown ML, Pope AW, Brown EJ. Treatment of primary nocturnal enuresis in children: A review. *Child Care Health Dev*. 2010;37:153–160.

Butler RJ, Heron J. The prevalence of infrequent bedwetting and nocturnal enuresis in childhood: A large British cohort. *Scand J Urol Nephrol*. 2008;42:257–264.

Feldman AS, Bauer SB. Diagnosis and management of dysfunctional voiding. *Curr Opin Pediatr*. 2006;18:139.

Fitzgerald MP, Thom DH, Wassel-Fyr C, Subak L, Brubaker L, Van Den Deden SK, Brown JS. Childhood urinary symptoms predict adult overactive bladder symptoms. *J Urol*. 2006;175:989.

Friedman FM, Weiss JP. Desmopressin in the treatment of nocturia: clinical evidence and experience. *Ther Adv Urol*. 2013;5:310–317.

Kajiwara M, Inoue K, Kato M, Usui A, Kurihara M, Usui T. Nocturnal enuresis and overactive bladder in children: An epidemiological study. *Int J Urol*. 2006;13:36.

Klages T, Geller B, Tillman R, Bolhofner K, Zimerman B. Controlled study of encopresis and enuresis in children with a prepubertal and early adolescent bipolar-I disorder phenotype. *J Am Acad Child Adolesc Psychiatry*. 2005;44:1050.

Landgraf JM, Abidari J, Cilento BG Jr., Cooper CS, Schulman SL, Ortenberg J. Coping, commitment, and attitude: Quantifying the everyday burden of enuresis on children and their families. *Pediatrics*. 2004;113:334.

Mikkelsen EJ. Elimination disorders. In: Sadock BJ, Sadock VA, Ruiz P, eds. *Kaplan & Sadock's Comprehensive Textbook of Psychiatry*. 9th ed. Vol. II. Philadelphia: Lippincott Williams & Wilkins; 2009:3624.

Nevus T. Reboxetine in therapy-resistant enuresis: results and pathogenetic implications. *Scand J Urol Nephrol*. 2006;40:31.

Pennesi M, Pitter M, Borduga A, Minisini S, Peratoner L. Behavioral therapy for primary nocturnal enuresis. *J Urol*. 2004;171:408.

Perrin N, Sayer L, White A. The efficacy of alarm therapy versus desmopressin therapy in the treatment of primary mono-symptomatic nocturnal enuresis: A systematic review. *Prim Health Care Res Dev*. 2013; 1–11 Doi: 10.1p17/S146342361300042X.

Reiner WG. Pharmacotherapy in the management of voiding and storage disorders, including enuresis and encopresis. *J Am Acad Child Adolesc Psychiatry*. 2008; 47:5:491–498.

Rutter M, Tizard J, Yule W, Graham P, Whitmore K. Research report: Isle of Wight Studies, 1964–1974. *Psychol Med*. 1976;6:313–332.

Von Gontard A, Hollmann E. Comorbidity of functional urinary incontinence and encopresis: Somatic and behavioral associations. *J Urol*. 2004;171:2644.

31.11 小児の心的外傷および ストレス因関連障害

　本節では，米国精神医学会の精神疾患の診断・統計マニュアル第5版（Diagnostic and Statistical Manual of Mental Disorders, 5th edition：DSM-5）で，心的外傷や強いストレスを伴う出来事の既往が診断基準に含まれる障害を扱う．その中には，反応性アタッチメント障害，脱抑制型対人交流障害，心的外傷後ストレス障害（31.11bを参照）がある．心的外傷や強いストレスへの曝露後に出現する心理的・精神医学的症状は多様であるが，不安，抑うつ，解離，怒り，対人交流からの引きこもりといった症状は頻繁に認められる．精神疾患の診断・統計マニュアル第4版（Diagnostic and Statistical Manual of Mental Disorders, 4th Edition, Text Revision：DSM-Ⅳ-TR）では，反応性愛着障害を抑制型と脱抑制型に分けていたが，DSM-5では，そのサブタイプはそれぞれ独立した2つの異なる障害として区別された．すなわち，DSM-5での反応性アタッチメント障害は前版での抑制型に対応し，脱抑制型対人交流障害は前版の脱抑制型に対応している．

▶ 31.11a 反応性アタッチメント障害と 脱抑制型対人交流障害

　反応性アタッチメント障害と脱抑制型対人交流障害は幼少期の異常な対人行動が特徴で，これは，ネグレクトや虐待の結果，正常な愛着行動の発達が阻害されたものである．反応性アタッチメント障害と脱抑制型対人交流障害の診断は，子どもに十分な養育環境が与えられなかったことが障害の直接原因であるという仮説に基づいている．反応性アタッチメント障害の診断基準は1980年のDSM-Ⅲで初めて定められた．この診断基準は愛着理論に基づいている．この理論では，主たる保護者（通常は両親）と子どもとの情緒的関係の質が詳述されている．子どもには保護と養育や安心感が必要であるということ，そしてその保護や安心感を生みだすために親子間に相互関係が生じることが，この情緒関係を築く基礎となるのである．

　親子を短時間分離させた後に再会をさせてその間の様子を観察する方法（「ストレンジ・シチュエーション法」[strange situation procedure]．エインズワース［Mary Ainsworth］が創始）を用いて，研究者らは子どもの基本的な愛着のパターンを，安定，不安定，無秩序型，と初めて分類した．安定した（secure）愛着を示す子どもは，不安定な愛着や無秩序な愛着を持つ子どもよりも，保護者の十分な愛情を感じており，安心して環境を探索して，環境によく適応できると考えられている．不安定な（insecure）愛着は，保護者が常に頼れる存在ではないと子どもが感じた結果形成され，無秩序な（disorganized）愛着は，子どもが保護者のそばにいたいという欲求を感じると同時に，保護者に近づくのに不安を感じたりしていることから生じると考えられている．こういった幼少期の愛着パターンはその子どもの将来の情動を制御する能力，自分で自分の苦しみを緩和する能力，他者との関係を構築する能力に影響するとも考えられている．DSM-5によると，反応性アタッチメント障害は大人の保護者に対して感情的な反応が乏しい状態が持続することが特徴である．ポジティブな感情が少ない一方で，悲しみの表出はみられ，対人的な反応は最低限しかない．同時に，ネグレクトや親子関係の欠如がみられ，適切な養育がなされていない．反応性アタッチメント障害は子どもに対する養育が全体として病的であるために生じる．例えば，子どもの情緒・身体面でのニーズが無視される場合や，いくつかの里親家庭を転々とするなど，繰り返し保護者が替わる場合などの養育パターンが原因となっていることもあるであろう．反応性アタッチメント障害は自閉スペクトラム症では説明できず，発達年齢は少なくとも9か月でなければならない．

　病的な養育は2つの障害を引き起こしうる．1つは反応性アタッチメント障害で，この障害をもつ子どもは，通常の発達でみられるような対人交流を行うことができず，自分から関わることも他者からの関わりに適切に反応することもできない．もう1つは脱抑制型対人交流障害で，この障害をもつ子どもは，顔見知りであろうがなかろうが，大人に対して相手が誰でも構わず不適切な対人交流を行ってしまう．

　DSM-5によると，脱抑制型対人交流障害の子どもは，見知らぬ大人に対して，言語的にもあるいは身体的にも，過度に親密に，積極的に接近したり交流したりする．馴染みある保護者の所在を確認したり探したりせず，知らない大人にためらいなくついていく．脱抑制型対人交流障害で認められるこういった行動は，対人交流で抑制が効かないということが前面にでてはいるものの，衝動性では説明することができない．発達上不適切なこういった脱抑制的な行動は，病的な養育が原因になっていると仮定されている．したがって，反応性アタッチメント障害も脱抑制型対人交流障害のいずれも，不適切な行動の原因が不適切な養育であると考えられている．しかし，それほど養育が悪くないのに，反応性アタッチメント障害や脱抑制型対人交流障害の特徴をいくつか呈する子どももいる．DSM-5による反応性アタッチメント障害の診断基準を表31.11a-1に，脱抑制型対人交流障害の診

表 31.11a-1　DSM-5の反応性アタッチメント障害／反応性愛着障害の診断基準

A. 以下の両方によって明らかにされる，大人の養育者に対する抑制され情動的に引きこもった行動の一貫した様式：
　(1) 苦痛なときでも，その子どもはめったにまたは最小限にしか安楽を求めない．
　(2) 苦痛なときでも，その子どもはめったにまたは最小限にしか安楽に反応しない．
B. 以下のうち少なくとも2つによって特徴づけられる持続的な対人交流と情動の障害
　(1) 他者に対する最小限の対人交流と情動の反応
　(2) 制限された陽性の感情
　(3) 大人の養育者との威嚇的でない交流の間でも，説明できない明らかないらだたしさ，悲しみ，または恐怖のエピソードがある．
C. その子どもは以下のうち少なくとも1つによって示される不十分な養育の極端な様式を経験している．
　(1) 安楽，刺激，および愛情に対する基本的な情動欲求が養育する大人によって満たされることが持続的に欠落するという形の社会的ネグレクトまたは剥奪
　(2) 安定したアタッチメント形成の機会を制限することになる，主たる養育者の頻回な変更（例：里親による養育の頻繁な交代）
　(3) 選択的アタッチメントを形成する機会を極端に制限することになる，普通でない状況における養育（例：養育者に対して子どもの比率が高い施設）
D. 基準Cにあげた養育が基準Aにあげた行動障害の原因であるとみなされる（例：基準Aにあげた障害が基準Cにあげた適切な養育の欠落に続いて始まった）．
E. 自閉スペクトラム症の診断基準を満たさない．
F. その障害は5歳以前に明らかである．
G. その子どもは少なくとも9か月の発達年齢である．
▶該当すれば特定せよ
　持続性：その障害は12か月以上存在している．
▶現在の重症度を特定せよ
　反応性アタッチメント障害は，子どもがすべての症状を呈しており，それぞれの症状が比較的高い水準で現れているときには**重度**と特定される．

Diagnostic and Statistical Manual of Mental Disorders, Fifth Edition（Copyright ©2013）. American Psychiatric Association. All Rights Reserved から許可を得て転載．

断基準を表31.11a-2に示した．
　こういった障害が，発育不全の病像を呈することもある．発育不全の場合，乳児には低栄養の身体徴候や，年齢相応の運動や言語能力が認められない．

疫　学

　反応性アタッチメント障害や脱抑制型対人交流障害の有病率，性差，家族歴についてのデータはほとんどない．有病率は人口の1％未満と推計されている．イギリスの都市の貧困地域で生活する6〜8歳の子ども1646人を対象にした研究では，反応性アタッチメント障害の有病率は1.4％であった．しかし，ハイリスク者を対象にした他の研究では，ネグレクトや病的な養育を受けたという報告があった子どもの約10％が反応性アタッチメント障害で，約20％が脱抑制型対人交流障害であると推計された．米国では，4歳前にネグレクトや虐待で家庭から保護された子どもを対象にした研究があり，それによると，38％が反応性アタッチメント障害か脱抑制型対人交流障害の徴候を示した．また別の研究では，リスクのある子どもと保護者との交流をビデオ録画し評価するとともに，保護者に対して構造化面接を行い，診断の信頼性が確認された．虐待などの病的な養育が，貧困や崩壊した家族，保護者の精神疾患など，一般的な心理社会的危険因子の存在下でより頻繁に起こることを考えれば，こういった環境自体が反応性アタッチメント障害や脱抑制型対人交流障害のリスクを高めると考えられる．

病　因

　反応性アタッチメント障害や脱抑制型対人交流障害の中核症状は，正常な愛着行動の異常である．正常な対人交流を発達させることができず，異常な愛着行動を呈することが，反応性アタッチメント障害の定義の根底をなしている．反応性アタッチメント障害と脱抑制型対人交流障害は情緒的ネグレクトや身体的虐待など不適切な養育と関連があると考えられている．保護者が幼少期に病的な養育しかできないことで，対人関係が著明に阻害され，障害が発症するのであろう．強調されているのは，保護者が子どもの障害の原因となっているという一方向性である．すなわち，保護者が子どもに対して悪意のある行為を行ったり，子どもが絶対に必要としているニーズを満たすことを怠ったりしており，それが障害の原因になっているということである．しかし，そういった診断が妥当である患者を診察するに当たっては，保護者と子どもの関係の間に，お互いに影響し合う双方向性の要

表 31.11a-2　DSM-5 の脱抑制型対人交流障害の診断基準

A．以下のうち少なくとも 2 つによって示される，見慣れない大人に積極的に近づき交流する子どもの行動様式：
　(1) 見慣れない大人に近づき交流することへのためらいの減少または欠如
　(2) 過度に馴れ馴れしい言語的または身体的行動（文化的に認められた，年齢相応の社会的規範を逸脱している）
　(3) たとえ不慣れな状況であっても，遠くに離れて行った後に大人の養育者を振り返って確認することの減少または欠如
　(4) 最小限に，または何のためらいもなく，見慣れない大人に進んでついて行こうとする．
B．基準 A にあげた行動は注意欠如・多動症で認められるような衝動性に限定されず，社会的な脱抑制行動を含む．
C．その子どもは以下の少なくとも 1 つによって示される不十分な養育の極端な様式を経験している．
　(1) 安楽，刺激，および愛情に対する基本的な情動欲求が養育する大人によって満たされることが持続的に欠落するという形の社会的ネグレクトまたは剥奪
　(2) 安定したアタッチメント形成の機会を制限することになる，主たる養育者の頻回な変更（例：里親による養育の頻繁な交代）
　(3) 選択的アタッチメントを形成する機会を極端に制限することになる，普通でない状況における養育（例：養育者に対して子どもの比率が高い施設）
D．基準 C にあげた養育が基準 A にあげた行動障害の原因であるとみなされる（例：基準 A にあげた障害が基準 C にあげた病理の原因となる養育に続いて始まった）．
E．その子どもは少なくとも 9 か月の発達年齢である．
▶該当すれば特定せよ
　持続性：その障害は 12 か月以上存在している．
▶現在の重症度を特定せよ
　脱抑制型対人交流障害は，子どもがすべての症状を呈しており，それぞれの症状が比較的高い水準で現れているときには重度と特定される．

Diagnostic and Statistical Manual of Mental Disorders, Fifth Edition（Copyright ©2013）．American Psychiatric Association. All Rights Reserved から許可を得て転載．

素がないか，ということも考慮すべきである．子どもの気質，絆の弱さや欠落，子どもの発達障害，保護者-子ども間の特別なミスマッチのような事柄を評価しなければならない．ネグレクトが起こる率は以下のような要素があると高まる．すなわち，親の精神疾患，物質乱用，知的能力障害，親自体が受けてきた劣悪な養育，社会的孤立，貧困，未熟なうちに（すなわち青年期に）親になることなどである．こういった要素によって，親は子どもよりも自分自身のニーズを第一に考え，子どものニーズに気づくことができなくなる．また，例えば，里親を転々としたり，長い入院が繰り返されたりするように，主な保護者が頻繁に替わるようなことがあっても，愛着が障害される可能性がある．一般人口では，1600 人の子どもを対象にした研究で，反応性アタッチメント障害あるいは脱抑制型対人交流障害をもった子どもでは，早期の一連の徴候があることが明らかとなり，これは早期の神経発達徴候の診察（early symptomatic symptoms eliciting neurodevelopmental examination：ESSENCE［訳注：原文では emergence of symptom eliciting neurodevelopmental examination となっているが誤り］）で調べることができることが示された．反応性アタッチメント障害あるいは脱抑制型対人交流障害の子どもにみられる随伴症状には，新生児期の体重増加不良，摂食の問題，衝動制御の問題などがある．こういった特徴は，遺伝学的素因と環境的要因の両方によって起こりやすくなる．この調査を行った研究者は，反応性アタッチメント障害あるいは脱抑制型対人交流障害の子どもは，一般人口と比べて複数の精神疾患が併存しやすく，知的能力が低く，行動上の問題を抱えやすいことも明らかにした．したがって，反応性アタッチメント障害あるいは脱抑制型対人交流障害の併存障害や関連症状の同定には広範な評価が必要である．

診断と臨床像

反応性アタッチメント障害や脱抑制型対人交流障害の子どもは，幼稚園の先生や小児科医が，患児の不適切な対人交流を直接観察して初めて見つけることがある．DSM-5 による反応性アタッチメント障害の診断基準を**表 31.11a-1**，脱抑制型対人交流障害の診断基準を **31.11a-2** に示した．これらの障害は，広範に愛着が障害されて，その結果，対人交流が不適切な形になってしまうという症状が 5 歳以前に現れていることが診断の一部となっている．臨床像は子どもの生活年齢や精神年齢によって大きく異なるが，年齢相応の対人交流や快活さがないことは共通している．しばしば，発達に遅れがあることや，明らかな低栄養状態を呈していることもある．おそらく，乳幼児期において最も典型的な反応性アタッチメント障害の病像は非器質性発育不全（nonorganic failure to thrive）であろう．そのような乳幼児は通常，自

発的な活動が乏しく，低活動，動作緩慢，無関心，無感情を呈する．そのような子どもからは悲しげで，喜びがなく，悲惨な印象を受ける．中には，周りをしきりに凝視して，怯えて警戒しているようにみえる子どももいる．それにもかかわらず，そういった子どもは，正常児であれば恐怖や逃避を引き起こすような刺激に対しても，反応が遅いこともある．発育不全や反応性アタッチメント障害をもつ乳児は，著しく低栄養であるようにみえる．実際に，多くの患児の腹部が突き出ている．時に，悪臭を伴う脂肪便も報告されることがある．稀に重篤なケースでは，マラスムス（marasumus；訳注：蛋白質－エネルギー栄養障害の一種）の病像を呈することもある．

　患児の体重はしばしば，3パーセンタイル未満で，身長に対する適正体重を大きく下回っている．体重計測が継続して行われていれば，体重のパーセンタイルは漸次減少しているかもしれない．これは，実際に体重が減少していること，あるいは身長が伸びるのに対して体重が増えないことが原因になっている．通常，乳児の頭囲は年齢相応である．筋緊張は低下していることがある．皮膚は健常児よりも冷たく青白いか，斑が多い．臨床検査では，低栄養，脱水や合併疾患を示す所見が得られる．通常，骨年齢は年齢に比して低い．血中の成長ホルモンレベルは，通常は正常か上昇している．これは，カロリー欠乏や低栄養による発育不全を示唆する所見である．反応性アタッチメント障害や脱抑制型対人交流障害の子どものコルチゾール分泌は，正常発達児よりも低い．発育不全の子どもの場合，入院すると，通常，急速に身体面の問題が改善して体重が増加する．

　対人関係面では，反応性アタッチメント障害の乳幼児は通常，自発的にやりとりすることはほとんどなく，自分から他者への関わりをもとうとすることや，保護者や診察者からの関わりに反応してやりとりすることが著明に少ない．母親も患児も，入院にあたって分離することや，入院後面会が禁止されることに無関心な場合もある．患児は，入院について正常児がみせるような動揺や，いらつきや反抗をみせないこともしばしばある．発育しても，環境にほとんど関心を示さないことが多い．促されてもおもちゃで遊ばないこともあるが，入院すると急速にあるいは徐々に，看護職員に関心をもったり関係をもとうとしたりするようになる．

心理社会的小人症　古典的な心理社会的小人症，すなわち，心理社会的な要因の影響で低身長となることは，通常2～3歳の幼児の時期から明らかになる．患児は典型的には異常な低身長で，成長ホルモンの異常を頻繁に認め，重度の行動障害を呈する．こういった症状はすべて，不和な親子関係が原因である．2～3歳前に愛着を形成することができなかったりその機会がなかったりする場合には，情緒が欠けた性格となる可能性もある．患児は継続する対人関係を築くことができず，時に，不従順な振る舞いや罪悪感の欠如を伴うこともあり，その一方で，注目や愛情を求める．脱抑制型対人交流障害をもつ子どもは，過度に馴れ馴れしく，恐れをほとんどもたずに人と親しくなるようにみえる．

> 　7歳の少年が，多動と学校での不適切な対人行動のために，里親によって診察に連れてこられた．彼は，世話人が交代制勤務でころころ替わる，中国の孤児院で生後を過ごした後，4歳で里子に出されたのであった．里子に出された時，彼の身長，体重は5パーセンタイル未満であったが，新しい里親のもとで，身長・体重は急速に15パーセンタイルに近づいた．しかし，里親は少年が里親に対して愛情を示さないことにいらだちを感じていた．当初，里親は，知的能力の問題を心配していたが，検査結果も問題なく，相手が大人であれ子どもであれ，誰とでも言語的な関わりをもてることから，知的な問題はないようであった．少年は過度に馴れ馴れしく，誰に対しても話しかけ，知らない人に喜んでついていくこともしばしばあった．他人が怪我をしてもほとんど同情することはなかったが，教師や友人の膝に許可も得ず座ることはよくあった．見るからに無謀な行動でよくけがをしたが，痛みに耐える力は極度に強かった．里親は，少年の衝動的な行動を減らすために，家庭での問題行動に焦点をあてて対応し，その結果，衝動的な行動はごく速やかに改善した．しかし，家庭でも学校でも，不自然で過剰な馴れ馴れしさは続いた．少年は脱抑制型対人交流障害と診断された．(Neil W. Boris, M. D. and Charles H. Zeanah, Jr., M. D. から改変)

病理と臨床検査

　診断のための障害特異的な臨床検査はないが，反応性アタッチメント障害をもつ子どもの多くは，成長や発達の障害をもつ．したがって，成長曲線を作成することや発達指標を精査することは，発育不全のような随伴症状を同定するために有用である．

鑑別診断

　反応性アタッチメント障害や脱抑制型対人交流障害に対する鑑別診断を考える際には，抑うつ障害，不安症，心的外傷後ストレス障害などのその他多くの精神疾患も虐待に伴って発症することを考慮に入れておかなければならない．鑑別に加えておく精神疾患には，言語症，自閉スペクトラム症，知的能力障害，代謝疾患に伴う症候群などがある．自閉スペクトラム症では相互的な対人交流は障害されているが，典型的には栄養状態はよく，年齢相応の身長と体重であり，全般的に機敏で活動的である．自閉スペクトラム症の子どもには明らかな知的能力障害が併存することはしばしばあるが，反応性アタッチメント障害や脱抑制型対人交流障害に合併する知的能力障害は一般的には比較的軽度である．脱抑制型対人交流障害にはしばしば注意欠如・多動症や，心的外傷後ストレス障害，言語障害や言語遅滞が合併する．さらに，脱抑制型対人交流障害の患児では複合的な神経精神医学的な問題が生じることがある．

経過と予後

　反応性アタッチメント障害や脱抑制型対人交流障害の患児の自然経過に関するデータのほとんどは，深刻なネグレクトを受けた児童施設入所者を追跡調査したものから得られている．これらの研究から，反応性アタッチメント障害の患児で，その後良好な養育環境に養子として出された者は，愛着行動が改善し，時間をかけて正常化していく可能性があることが示唆されている．しかし，脱抑制型対人交流障害の患児が新しい保護者に対して愛着を培うことは，反応性アタッチメント障害の患児より難しいようである．相手を選ばない対人行動を伴う脱抑制型対人交流障害の患児は，友人関係もうまく築くことができない傾向がある．反応性アタッチメント障害や脱抑制型対人交流障害の患児の予後は，ネグレクトを受けた期間やその深刻さ，およびその結果生じた障害の程度によって変わる．治療に反応して回復するか，発育が抑制されたままになるのかは，患児の身体的・栄養的因子にも影響される．病的な養育状況が明らかになった後，どれだけ家族が治療やリハビリテーションを受けたかによって，子どもがどうなるかが変わってくる．病的な養育によって複数の問題を抱えている場合，情緒面よりも身体面でより早く完全に回復することが多い．

治療

　反応性アタッチメント障害や脱抑制型対人交流障害の患児の治療において最初に考慮すべきことは子どもの安全である．したがって，これらの障害に対応する場合，まず初めに現在の安全と適切な養育の状態を包括的に評価しなければならない．家庭内での虐待が継続している可能性が疑われるときは，子どもを入院させるか，子どもを家庭で生活させながら治療するかの判断をまずせまられることも多い．もし，ネグレクト，心理的・身体的・性的虐待が疑われるときは，法律上，その地域の警察（law enforcement）と児童保護機関（訳注：日本では自治体の福祉事務所や児童相談所になる）に通報しなければならない．子どもの身体・精神状態と病的な養育環境の状態によって治療戦略は変わる．治療選択は，子どもの栄養状態や現在の身体的虐待やそのリスクに基づいて行う必要がある．低栄養の患児の場合は入院が必要である．子どもの身体的な健康状態評価と同時に，精神状態も重要である．親が自分がこれまで行ってきた有害な養育パターンに気づき，自ら変える努力をする能力を培うことが喫緊の介入目的である．治療チームは保護者と子どもの悪い関係を改善するところから始めなければならない．これを行うには，通常，母親（可能な場合は両親）に対する広範で集中的な介入や教育が必要になる．

　ある研究では，11.7～31.9か月の120人の子どもの親で，ネグレクトのリスクがあるものを，無作為にAttachment and Biobehavioral Catch-up（ABC）プログラム群かコントロール群に振り分けた．ABCプログラムは親が乳幼児を怯えさせる行動を減らし，親子間の繊細な良い養育関係を増やすことを目的にした介入である．このような良い養育を与えることがしっかりできるように，プログラムは親向けにマニュアル化されている．10セッション後に子どもの評価が行われた結果，ABCプログラムに振り分けられた60人の子どもでは，その愛着パターンがコントロール群とは有意に異なり，無秩序の愛着は32％（コントロール群では57％），安定した愛着は52％（コントロール群では33％）であった．論文の著者は，ABCプログラムのような包括的で明確な介入によって，親の養育方法や子どもに対する繊細さは改善することができ，子どもの愛着行動の有意な改善は10セッションで認められると結論している．

　保護者-子ども関係は反応性アタッチメント障害や脱抑制型対人交流障害の症状を評価する際の基本であり，愛着行動を修正する際の手掛かりとなる．構造化された観察によって，さまざまな家族構成員との間の愛着行動の様子をはっきりさせることができる．親子関係の中で双方の感性を増すために，臨床家は親と子両者と密接な治療関係をもつこともある．子どもと保護者の間の絆を良いものにするために，3つの基本的な心理療法の方法がある．第1は，良い反応のレパートリーをまだもっていない子どもと好ましい交流を促すように保護者に働きかける方法である．第2は，子どもと保護者のお互いの交流が適切な方向に強化されるように，子どもと保護者を一組として介入していく方法である．ビデオを使って，保護者と子どもの交流を観察し，良い関わりを増やすことができるように修正方法をアドバイスすることもできる．第3は，子ども個人に対して介入をする方法である．しかし，親や子どものどちらかに単独で働きかけていくよりも，保護者と子どもに対して一緒に働きかけた方が，情緒的交流の改善をより有意義に行うことができることが多い．

　反応性アタッチメント障害や脱抑制型対人交流障害の患児をもつ家族に対する心理社会的介入には，(1)心理社会的支援サービス（ホームメーカーの雇用，家屋の物理的改善，より適切な家への転居，家計の改善，家族の孤立の解消，など），(2)精神医療的介入（個人精神療法，薬物療法，家族・夫婦療法など），(3)教育相談サービス（母子グループ，子どものニーズへの気づきや理解を深め，養育能力を高めるためのカウンセリングなど），(4)患児の情緒・身体的健康の改善の緊密なモニタリング，などがある．時に，入院のように，ストレスの多い家庭環境から子どもを一時的に分離することで，これまでの好ましくない親子交流パターンから抜け出せることもある．情緒的・身体的介入が可能な家族に対しては，病院のような中立的な場所で介入を始めるのが最も良い．介入の実施が難しかったり，介入が不十分またはうまくいかなかったりする場合は，親戚や里親ケア，養子縁組，

グループホーム，治療施設へ子どもを預けることも検討しなければならない．

参考文献

Bernard K, Dozier M, Carlson E, Bick J, Lewis-Morrarty, Lindheim O. Enhancing attachment organization among maltreated children: Results of a randomized clinical trial. *Child Dev.* 2012;83:623–636.
Boris NW, Zeanah CH. Reactive attachment disorder of infancy, childhood and adolescence. In: BJ Sadock, VA Sadock, Ruiz P, eds. *Kaplan & Sadock's Comprehensive Textbook of Psychiatry.* 9th ed. Vol. II. Philadelphia: Lippincott Williams & Wilkins; 2009:3636.
Chaffin M, Hanson R, Saunders BE, Nichols T, Barnett D, Zeanah C, Berliner L, Egeland B, Newman E, Lyon T, LeTourneau E, Miller-Perrin C. Report of the APSAC task force on attachment therapy, reactive attachment disorder, and attachment problems. *Child Maltreat.* 2006;11:76.
Heller SS, Boris NW, Fuselier SH, Pate T, Koren-Karie N, Miron D. Reactive attachment disorder in maltreated twins follow-up: From 18 months to 8 years. *Attach Hum Dev.* 2006;8:63.
Kay C, Green J. Reactive attachment disorder following maltreatment: Systematic evidence beyond the institution. *J Abnorm Child Psychol.* 2013;41:571–581.
Kocovska E, Puckering C, Follan M, Smillie M, Gorski C. Neurodevelopmental problems in maltreated children referred with indiscriminate friendliness. *Res Dev Disabil.* 2012;33:1560–1565.
Kocovska E., Wilson P, Young D, Wallace AM, Gorski C. Cortisol secretion in children with symptoms of reactive attachment disorder. *Psychiatr Res.* 2013; 209:74–77.
Minnis H, Macmillan S, Pritchett R, Young D, Wallace B. Prevalence of reactive attachment disorder in a deprived population. *Br J Psychiatry.* 2013; 202:342–346.
O'Connor TG, Marvin RS, Rutter M, Olrick J, Britner PA. The ERA Study Team. Child–parent attachment following early institutional deprivation. *Dev Psychopathol.* 2003;15:19–38.
O'Connor TG, Zeanah CH. Attachment disorders: Assessment strategies and treatment approaches. *Attach Hum Dev.* 2003;5:223–244.
Practice parameter for the assessment and treatment of children and adolescents with reactive attachment disorder of infancy and early childhood. *J Am Acad Child Adolesc Psychiatry.* 2005;44:1206.
Pritchett R, Pritchett J, Marshall E, Davidson C, Minnis H. Reactive attachment disorder in the general population: A hidden ESSENCE disorder. *Sci World J.* 2013;2013:818157.
Task Force on Research Diagnostic Criteria: Infancy and preschool: Research diagnostic criteria for infants and preschool children. *J Am Acad Child Adolesc Psychiatry.* 2003;42:1504.
Zeanah CH, Scheeringa MS, Boris NW, Heller SS, Smyke AT, Trapani J. Reactive attachment disorder in maltreated toddlers. *Child Abuse Negl.* 2004;28:877.
Zeanah CH, Smyke T, Dumitrescu A. Attachment disturbances in young children II: Indiscriminate behavior and institutional care. *J Am Acad Child Adolesc Psychiatry.* 2002;41:983.
Zilberstein K. Clarifying core characteristics of attachment disorders: A review of current research and theory. *Am J Orthopsychiatry.* 2006;76:55.

▶ 31.11b 乳幼児，児童，青年の心的外傷後ストレス障害

心的外傷後ストレス障害（posttraumatic stress disorder：PTSD）はかつて不安障害に分類されていたが，現在の米国精神医学会の精神疾患の診断・統計マニュアル第5版（Diagnostic and Statistical Manual of Mental Disorders, 5th edition：DSM-5）では，心的外傷およびストレス因関連障害群という新しい章に分類されている．この障害群は心的外傷的出来事や強いストレスを伴う出来事への曝露が診断基準の1つになっている．PTSDは心的外傷的出来事の侵入的想起，外傷的出来事を想起させる刺激からの持続的回避，認知や気分の持続的な陰性の変化，心的外傷的出来事後の覚醒度の変化（主には過覚醒やいらだたしさとして現れる）のような，一連の症状が特徴である．DSM-5によると，心的外傷的出来事とは，実際にまたは危うく死にそうあるいは重傷を負うような出来事や性的な暴力を直接体験または目撃すること，家族への心的外傷的出来事を知ること，あるいは，社会的な災害や自然災害による外傷を反復して経験することと定義されている．電子的メディア・映画・テレビ・写真による外傷的出来事への曝露は診断基準から除外されている．6歳以下の子どもでは，診断は「就学前サブタイプ」に分類される（訳注：DSM-5には就学前サブタイプとは明示されていない．6歳以下の子どものための診断基準は示されている）．このサブタイプでは，心的外傷的出来事に関連する刺激の持続的回避，または心的外傷的出来事に関連した認知と気分の陰性の変化のいずれかがPTSDの診断に必要とされる（訳注：成人，6歳を超える子どもでは上記のいずれも必要である）．

米国では，暴力や心的外傷的出来事に曝露される児童や青年の割合はきわめて高い．全米を代表する児童・青年のサンプルを用いた調査では，心的外傷の出来事へ曝露された者は60.4％と報告され，生涯での曝露になると，80～90％にまでなる．身体的・性的虐待を直接経験すること，ドメスティックバイオレンス，交通事故，重篤な身体疾患，自然災害，人的災害などさまざまな心的外傷の出来事があるが，これらに曝露された子どものうちかなりの数のものがPTSDを発症する．6歳以下の子どもでは，遊びの中や怖い夢の中で自動的・侵入的な記憶の想起が起こることがある．しかし，こういった侵入的な思考が外傷的出来事と関連があると同定することは難しいこともある．

心的外傷後ストレス症状は1世紀以上前から成人で記録されてきたが，公式には1980年のDSM-Ⅲで初めて認知された．子どものPTSDも珍しくないという認識はこの10年間で高まっている．6％もの若者が，発達のいずれかの時点でPTSDの診断基準をすべて満たしている可能性が高いという報告がある．発達レベルによってPTSDの症状がどのように現れるかは大きく異なる．子どもでは，遊びや，心的外傷的出来事の想起を伴わない悪夢や，心的外傷的状況の再演によって，あるいは，焦燥感・恐怖・混乱などの精神状態を通じて，心的外傷的出来事が再体験されているとわかることもしばしばある．

疫　学

米国では約80％の人が少なくとも1つの心的外傷的出来事に曝露された経験があると推計されている．しかし，心的外傷的出来事を体験した者で心的外傷後ストレス障害を発症する者は10％に満たない．暴行被害，身近な人の予期せぬ死，他者の外傷の目撃，身体損傷など，心的外傷的出来事に曝露される割合は16～20歳の間で突出して多い．女性は心的外傷的出来事に曝露されるリスクが高いため，男性よりも女性のほうが生涯のPTSD罹病率は高い．自然災害の場合は，PTSDの罹病率に男女差は少ない．米国でのPTSD発症の生涯リスクは6.8～12.2％である．米国やその他の国で疫学上一貫し

ていることは，男性よりも女性のほうが罹病率が高いということである．9〜17歳の子どもを対象にした疫学調査では，3か月間のPTSDの有病率は0.5〜4％であった．4〜5歳の未就学児を対象にした調査では，PTSDの有病率は1.3％であった．

心的外傷に曝露されても未受診の者では，25〜90％と大きな開きはあるが，PTSDの診断基準をすべて満たすことが報告されている．コミュニティー全体が広範に崩壊した結果起こる外傷，例えば，児童虐待や戦争など，慢性的な心的外傷への曝露では，PTSDを発症するリスクが最も高い．PTSDの診断基準を満たす若者の割合が驚くほど高いのに加えて，いくつかの研究では，深刻な心的外傷あるいは慢性的な心的外傷に曝露された子どもの大部分が，診断基準を完全には満たさないものの，生活機能に障害をきたすほど深刻なPTSD症状を呈していることが報告されている．

病因

生物学的要因

PTSDを発症する子どもの危険因子には，不安症や抑うつ障害の既往などがある．ある前向き研究では，心的外傷的出来事に曝露された子どものうち，不安症をもっている者や，6歳までに教師が行動面の問題があると評価した者ではPTSDの発症リスクが高かった．さらに，6歳時点でIQが115以上あった者はPTSDの発症リスクが低かった．加えて，心的外傷に曝露された子どものうち，PTSDを発症した者はうつ病などその他の障害を合併するリスクも高かった．このことから，不安症の遺伝素因や，抑うつ障害のリスクが高くなるような家族歴は，心的外傷に曝露された子どもがPTSDを発症しやすくなる要因であると考えられる．PTSDの子どもは，同年齢の子どもに比べて，アドレナリンやドパミン代謝産物の分泌が高い，頭蓋内容積や脳梁が小さい，記憶力が劣る，IQが低いなどの所見を示す．PTSDの成人では，扁桃体の過活動や海馬容積の減少が認められている．これらの所見がPTSDの結果であるのか，脆弱性のマーカーであるのかは今後の研究の焦点である．

心理学的要因

外傷への曝露がPTSDを発症する第一の病因であるが，心的外傷的出来事に曝露された場所からの回避など，PTSDで典型的な症状が持続するのは，部分的には，古典的条件付けとオペラント条件付けの結果とも考えることができる．学校の近くで学生集団に襲われ恐怖を感じ，その後学校の近くに行くたびに顕著な苦痛を伴う生理反応が起きてしまうという例のように，心的外傷的出来事による恐怖に極度の生理反応が伴うことがある．これは中性刺激（学校）が過去の極度の恐怖に結びついてしまっているという点で，古典的条件付けの例といえる．一方，不快な感情が起こらないように，心的外傷を想起させる刺激を避けるようになると，オペラント条件付けが起こったといえる．ある子どもが自動車事故にあった後，苦痛な生理反応や恐怖が起こらないように車に乗ることを完全に拒否してしまうというのは，その一例である．

PTSDの発症と症状の持続を説明するもう1つの機序には，学習の一種であるモデリングがある．例えば，自然災害のような心的外傷的出来事に親子が曝露された後に，親が回避や引きこもり，極度な恐怖表現などをしていることを子どもが模倣し，心的外傷的出来事の記憶に対して親と同じ方法で反応することを「学習」するというものである．

社会的要因

家族の支援や子どもの心的外傷体験に対する家族の反応は，子どものPTSD発症に重要な役割を果たしている．子どもが受けた虐待に対して，好ましくない感情的反応を親がみせることは子どもがPTSDを発症するリスクを高めるからである．親の支援がないことや，親の精神病理，特に母親のうつ病は，子どもが心的外傷的出来事に曝露された後にPTSDを発症する危険因子であることがわかっている．

診断と臨床像

PTSDが発症するには，危うく死にそうなあるいは重傷を負うような出来事，深刻な危害などを直接体験するか目撃するといった，心的外傷的出来事が先行していなければならない．児童や青年で最も頻度の高い心的外傷的出来事への曝露は，身体的・性的虐待，家庭内・校内・地域内暴力，誘拐，テロによる攻撃，自動車事故や家庭内の事故，洪水，台風，竜巻，火災，爆発，飛行機墜落などの災害である．PTSDの子どもは，心的外傷的出来事の侵入的想起，反復する悪夢，心的外傷的出来事があたかも再び起こったかのごとく感じるフラッシュバックのような解離的反応，心的外傷的出来事を想起させるものへ曝露された時の強い心理的苦痛などを経験する（図31.11b-1）．

PTSDの症状には，下記の少なくとも1つの形式で外傷的出来事を再体験（reexperiencing）することが含まれる．すなわち，自生的に起こる侵入的思考，記憶，映像の想起や，心的外傷的出来事を想起させる身体感覚である．ごく幼少の子どもでは，その発達年齢では普通はみられない性的行動など，心的外傷的出来事の一部が行動や遊びの中で再演されることもよくある．子どもたちは，心的外傷的出来事が今まさに起こっているかの如く行動したり感じたりする時間を体験することがある．これは，成人では「フラッシュバック」と通常表現される解離現象である．

PTSDの診断に重要なもう1つの症状群は回避（avoidance）である．子どもでは，心的外傷的出来事を想起させる場所・人・状況を物理的に避けようと一生懸命

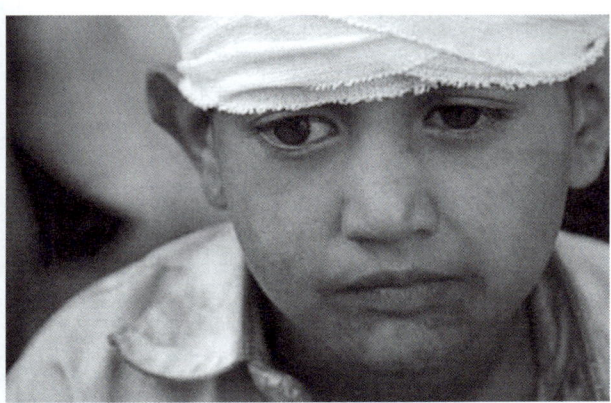

図 31.11b-1　南アジアで起こったマグニチュード7.6の地震直後のパキスタンの少年の表情．この震災で数百万の人々が家を失った．(Samoon Ahmad, M. D. のご好意による)

になる様子にこれをみてとれる．PTSDの3つ目の症状群は，心的外傷的出来事の後に，認知や気分に陰性の変化(negative alterations in cognition and mood)が起きることである．DSM-5に従うと，6歳以下の子どもでは，認知の陰性の変化は，社会的な引きこもり行動，陽性の情動を表出することの持続的減少，遊びに対する関心の減退，恥，恐怖，混乱を感じるといった形で現れることがある．7歳以上の子どもでは，心的外傷的出来事を部分的に想起できない．すなわち，心因性健忘や，自己嫌悪，怒り，罪悪感，恥などの陰性の感情が持続するといった形であらわれることがある．心的外傷的出来事の後，子どもたちは，いつも楽しんでいた遊びをしても遊びを楽しめなくなるような感覚（心理的麻痺）や，感情を自覚することができなくなっているという体験をするかもしれない．年齢の高い青年では，早死にしてしまうのではないかという恐怖（先行きが短いという感覚）を表現することもある．

心的外傷的出来事に対するその他の反応には諸種の過覚醒症状(hyperarousal)や，入眠困難や睡眠維持の困難，安全に対する過度の警戒心や頻回の施錠確認，過剰な驚愕反応などがある．子どもの中には，過覚醒状態が，全般的にリラックスできないことに加え，落ち着きのなさ，かんしゃく，集中できないといった症状で現れることもありうる．

DSM-5によるPTSDの診断基準では，症状が少なくとも1か月以上持続しなくてはならず，症状によって苦痛が生じ，日常生活の重要な領域に機能障害が生じていることが必要である．外傷的出来事の後にPTSDの診断基準の症状をすべて満たし，少なくとも3日続いたが，1か月以内に消失した場合は，急性PTSDという診断がつく(acute PTSD；訳注：DSM-5にはこの記載はない．DSM-Ⅳ-TRでは症状の持続期間が3か月未満の場合，急性の特定用語がつく．DSM-Ⅳ-TRでもDSM-5でも，症状の持続が1か月未満の場合は急性ストレス障害の診断となる）．PTSDの診断基準の症状をすべて満たす状態が3か月を超えて続く場合は，慢性PTSDという診断となる(chronic PTSD；訳注：DSM-5ではこの記載はない．DSM-Ⅳ-TRでは症状の持続期間が3か月以上の場合，慢性の特定用語がつく）．中には，PTSDの症状が時間とともに強くなり，症状を引き起こした心的外傷的出来事への曝露から6か月以上経過して症状が出そろう場合もあり，この場合は遅延顕症型PTSDという診断となる．DSM-5によるPTSDの診断基準を表11.1-3に示した．

児童，青年のPTSD患者が罪悪感を抱くことは稀ではない．心的外傷的出来事から自分だけ助かり，他の者が助からなかった時には特に子どもは罪悪感をもちやすくなる．他者の死に対して自分を責め，抑うつエピソードを発症することもある．子どものPTSDは，その他の不安症や，抑うつエピソード，物質使用障害，注意困難の発生率も高める．DSM-5には，解離症状を伴う(with dissociative symptoms)という特定用語があり，自分の体の外にいるかのような，現実から遊離しているような反復的な体験を特徴とする離人感(depersonalization)か，世界が非現実的で夢のようで自分から距離があるように感じられる現実感消失(derealization)のいずれかの症状として現れる．最後の特定診断は，遅延顕症型(with delayed expression)で，心的外傷的出来事から6か月経過してようやくPTSDの診断基準をすべて満たすようになるが，いくつかの症状はそれ以前にあるような場合につけられる．

病理と臨床検査

PTSDの子どもに対する神経生理学的・神経画像的研究では，いくつかの所見が示されているが，現状ではPTSDの診断に用いることができる臨床検査はない．

鑑別診断

分離不安症，強迫症，社交不安症などの不安症とPTSDにはさまざまな症状が共通しており，これらの障害には反復する侵入的思考や回避行動が認められる．抑うつ障害をもった子どもは対人関係を避けたり，友達から孤立していると感じていたり，現実的にコントロールできない人生の出来事に罪悪感を感じていたりすることも多い．易刺激性，集中困難，睡眠障害，日常活動への興味の低下もPTSDやうつ病の両者で生じることがある．

心的外傷的出来事で愛する人を失った子どもは，悲嘆が通常よりも長期間にわたる場合には，PTSDとうつ病の両者を発症してしまうこともある（訳注：DSM-5では死別に伴う重度かつ持続的な悲嘆反応は持続性複雑死別障害という診断項目が存在する）．PTSDの子どもは，しばしば集中力が低下し，不注意で易刺激的であるため，

秩序破壊的障害と間違われることもある．PTSDと診断を下すには，心的外傷的出来事への曝露が存在することを明らかにし，その心的外傷的出来事と症状の発症の時間関係を確認することが不可欠である．

経過と予後

患児の中には，1～2年間軽度のPTSD症状が持続し，その後症状が減弱する者もいる．しかし，より重篤な状況では，PTSD症状は何年も何十年も持続し，その中の一部しか自然寛解しない．

未治療のPTSDの予後は，PTSDに関連するさまざまな重篤な併存症や心理生物学的異常を観察してきた研究者や臨床家の関心をますます集めるようになってきた．ある研究では，重症のPTSDの子どもは，PTSDをもたない子どもに比べて，頭蓋内容積や脳梁容積が少なく，IQが低かった．身体的・性的虐待を受けた子どもは，抑うつや自殺傾向が高く，自分自身だけではなく，その子孫もその傾向が高いことがわかった．この事実から，PTSDの早期発見・早期治療が若者の長期的な転帰を大きく改善させる可能性があると言える．

治　療

トラウマフォーカスト認知行動療法

ランダム化比較試験では子どものPTSDに対してトラウマフォーカスト認知行動療法（trauma-focused cognitive-behavior therapy）の有効性が示されている．この治療は，通常10～16回の治療セッションからなり，セッションは，PRACTICEという頭文字であらわされる9つの構成要素からなる．コーエン（Cohen），マナリノ（Mannarino），デブリンガー（Deblinger）による著書「子どものトラウマと悲嘆の治療──トラウマ・フォーカスト認知行動療法マニュアル（Treating Trauma and Traumatic Grief in Children and Adolescents）」（訳注：邦訳あり）には，トラウマフォーカスト認知行動療法の詳しい説明があり，恐怖刺激への段階的曝露が必須の要素とされている．恐怖刺激には，場所，人，音，状況などが含まれる．トラウマフォーカスト認知行動療法の最初のコンポーネントは，心的外傷的出来事に対する心理・生理学的反応やPTSDの内容に関する心理教育（psychoeducation）である．次に，ペアレンティングスキル（parenting skill）のセッションがあり，このセッションでは，子どもの褒め方，タイムアウトの用い方，随伴性強化プログラム，子どもの特定の症状に対する問題解決などが行われる．3番目のコンポーネントはリラクゼーション（relaxation）で，筋弛緩法，呼吸集中法，感情調節，思考停止法，その他，無力感や苦痛を軽減するための認知的な技法が指導される．4番目のコンポーネントは感情の表現と調整（affective expression and modulation）で，このコンポーネントでは，子どもや親に対して，自分の気分を同定する援助を行ったり，良いイメージを思い浮かべることで悩ましい考えを中断させる方法，肯定的自己対話や社会技能を教えたりする．5番目のコンポーネントは認知対処と認知処理（cognitive coping and processing）で，思考，感情，行動という認知の三角形がどうなっているのかを扱う．適応的でない思考は練習で検討する（訳注：認知対処と認知処理はコーエンの原著では2章に分かれており，原著によると5番目と6番目のコンポーネントとなっている）．6番目のコンポーネント（訳注：コーエンの原著による7番目）はトラウマナラティブ（trauma narrative）で，このコンポーネントでは，言葉や，絵，その他の方法を用いて，治療者の支援を受けながら心的外傷的出来事やその後の一連の話を子どもが紡ぎ上げてゆく．最終的に，これを親とも共有する．7番目のコンポーネント（訳注：コーエンの原著では8番目）は，トラウマの想起刺激を実生活内で克服する（in vivo mastery of trauma reminders）である．このコンポーネントでは，外傷を想起させる状況にどう立ち向かうか，それにまつわる苦痛的感情をどう制御し続けるかということが教えられる．8番目のコンポーネント（訳注：コーエンの原著では9番目）は子どもと親の合同セッション（conjoint child-parent session）で，親子で治療のプロセスや治療で得たものを理解するためのセッションが数回行われる．最後の10番目のコンポーネントは，将来の安全と発達の強化（enhancing future safety and development）のコンポーネントで，家族内で起こった，子どもの安全を高めるような変化に焦点を当てる．この最後の数セッションでは，親子の健全なコミュニケーションを促すことも行う．

PTSDに対するトラウマフォーカスト認知行動療法の変形版は，眼球運動による脱感作と再処理法（eye movement desensitization and reprocessing：EMDR）と呼ばれる．この療法では，曝露と認知再処理の介入を，眼球運動とともに行う．EMDRは，より包括的なトラウマフォーカスト認知行動療法ほど一般に受け入れられていない．

学校におけるトラウマへの認知行動療法的介入

学校におけるトラウマへの認知行動療法的介入（cognitive behavioral intervention for trauma in schools：CBITS）は，PTSDのスクリーニングが陽性で，両親が学校での治療に同意した子どもに対して，学校の場で行う介入である．CBITSは週1回の集団精神療法を合計10回，内部感覚曝露のセッションを1～3回行い，親とのセッションは2～4回必要に応じて行い，1回は親への教育セッションである．トラウマフォーカスト認知行動療法のように，CBITSも心理教育，リラクゼーション訓練，認知的対処技法，心的外傷的記憶への段階的曝露（ナラティブを通じた曝露，実生活での曝露，感情調節），認知再構成，実生活の問題解決を行う．あるランダム化比較試験では，治療待機群に比べてCBITS群の生徒の

86%がPTSD症状の有意な減少を報告した．CBITS群の学生は抑うつ得点も低かった．CBITSを受けた子どもの親のうち，78%が子どもの心理社会的問題が減少したと報告した．CBITS治療後，PTSD症状と抑うつ症状の改善は6か月持続した．

慢性的ストレスで症状を呈する青年のための構造化心理療法

慢性的ストレスで症状を呈する青年のための構造化心理療法(structured psychotherapy for adolescents responding to chronic stress：SPARCS)は通常16セッションで行う集団療法である．SPARCSでは，慢性的な心的外傷体験の中で生活し，PTSDにも罹患している可能性がある12～19歳の青年のニーズに焦点があてられる．中等度から重度の心的外傷的出来事へ曝露された，さまざまな文化背景をもつ10代から若年成人を被験者とした研究で，SPARCSの効果が検証された．参加者の大部分は女性で，さまざまな人種から構成されていた．すなわち67%がアフリカ系米国人，12%がラテン系，21%が白人であった．SPARCSは特に最も人数の多かったアフリカ系米国人で，心的外傷的なストレス症状を減少させる効果があることがわかった．SPARCSでは認知行動療法の技法が使用され，トラウマフォーカスト認知行動療法のコンポーネントの多くも取り入れられている．さらに，マインドフルネスやリラクゼーション技法も使用される．

トラウマ感情制御

トラウマ感情制御(trauma affect regulation：guide for education and therapy：TARGET)は，認知処理などの認知行動療法のコンポーネントを感情調節と組み合わせた感情制御療法である．虐待や地域内・家庭内暴力のような慢性的な心的外傷的出来事に曝露されたことがある13～19歳の青年に施行される．通常12セッションで行われ，過去や現在の状況に焦点があてられる．SPARCSと同様に，過去の心的外傷的出来事の言語化を通じて段階的曝露が行われるが，これは治療の中心ではない．13～17歳の非行少女でPTSDの診断基準を完全にまたは部分的に満たすもの59名を対象にしたランダム化比較試験では，TARGETが不安，怒り，抑うつ，PTSD的な認知を減少させることが明らかになった．非行歴のある少女に対してTARGETは有望な治療である．特に，怒りを減少させ，楽観性や自己効用感を高めるには有望であろう．

危機介入/心理的デブリーフィング

典型的な危機介入/心理的デブリーフィングは，外傷的出来事の直後，数セッションで行われ，患児は支持的な環境で心的外傷的出来事を言語化することを促される．心理教育も行い，初期の感情的反応にどう向き合うかも伝えられることがある．症例検討的な報告では，この介入は有用であるという示唆もあるが，この介入が良い結果につながるというエビデンスを示す比較試験はまだない．

精神薬理学的治療

子どものPTSDに対していくつかの薬剤が使用されている．しばしば，侵入的な思考や，過覚醒，回避症状を減少させる目的で使用されるが，結果はまちまちである．PTSDには抑うつ障害や，不安症，行動上の問題が合併する頻度が高いことから，さまざまな薬剤がPTSDに関連する症状を緩和する目的で使用されてきた．抗うつ薬はPTSDをもつ若者の心理社会的治療に付加的に使用されている．FDAは，セルトラリン(ジェイゾロフト)やパロキセチン(パキシル)を成人のPTSDの使用に対して承認しているが，若者のPTSDの中核症状に対する使用を裏づけるエビデンスは乏しい．24人の子どもを対象にして，トラウマフォーカスト認知行動療法にセルトラリンを付加する治療対トラウマフォーカスト認知行動療法にプラセボを付加する治療を行ったランダム化比較試験では，両群でPTSDの症状は有意に減少したが，群間での有意差は認められなかった．6～17歳の131人のPTSD患児を対象にした多施設共同研究では，参加者はセルトラリンあるいはプラセボ治療を10週間受けた．その結果，セルトラリンは安全な治療であるが，プラセボと比較して有意な効果は認められなかった．シタロプラム(本邦では未発売)とプラセボを比較したランダム化比較試験でも，PTSDの中核症状の治療に関して，シタロプラムの優位性は示されなかった．しかし，火傷によって外傷をうけた子どもでは，SSRIがPTSDの発症を防止する可能性があるというエビデンスはある．これまでの調査では，火傷を負った子どものうち50%もの人が中等度から重度のPTSDを発症することが示されており，この集団でのPTSDの発症予防策は重要である．セルトラリンのPTSD発症予防を検討したランダム化比較試験では，1日25 mgから150 mgで用量を固定しない投与方法でセルトラリンを8週間投与された子どもは，プラセボ群に比べて，親が報告するPTSD症状に減少がみられた．しかし，子ども本人が報告する症状には両群に有意差はみられなかった．

アドレナリン拮抗薬は，PTSDの成人と若者のノルアドレナリン系の調節異常を治療するために使用されてきた．例えば，クロニジン(カタプレス)やグアンファシン(インチュニブ)のようなα_2アゴニストはノルアドレナリンの放出を減少させる目的で使用され，一方，プロプラノロール(インデラル)のような中枢性βアンタゴニストや，プラゾシン(ミニプレス)のようなα_1アンタゴニストはノルアドレナリンをシナプス後末端で阻害することによって過覚醒や侵入的思考を改善すると考えられている．成人ではクロニジンやプロプラノロールがPTSDの治療，特に悪夢や極度の驚愕反応に対して用いられて，改善効果のエビデンスもある．成人のPTSDでこれらの

薬剤の使用を裏づけるデータはいくつかあるが，若年者では主に症例報告にとどまっている．グアンファシンが子どものPTSDの悪夢を減少させ，クロニジンが子どもの心的外傷的出来事の再演症状を減少させる可能性があると示唆するデータはある．性的・身体的虐待を受けたPTSD患児（平均8.5歳）で，焦燥感や過覚醒症状を呈する11人に対してプロプラノロールで治療を行った結果，11人中8人で症状の改善がみられたという報告は1件ある．PTSDに罹患した就学前児童に対してクロニジンを経皮投与した非盲検化研究では，過活動や過覚醒改善にクロニジンが有効であることが示唆された．もう1つのオープントライアルでは，0.05〜0.1mgのクロニジンを1日2回経口投与した．この研究でも，クロニジンが小児のPTSDの過覚醒，衝動性，焦燥感に改善効果があることが示唆された．

リスペリドン（リスパダール），オランザピン（ジプレキサ），クエチアピン（セロクエル），ジプラシドン，アリピプラゾール（エビリファイ）といった第2世代抗精神病薬も成人のPTSDに使用されてきたが，結果はさまざまである．リスペリドンとアリピプラゾールは子どもでの攻撃性，重篤な行動制御障害や重篤な精神疾患に対してFDAの認可を受けているが，PTSDの患児での比較試験は行われていない．重篤な熱傷のために急性ストレス障害を呈した3人の就学前児童での報告では，リスペリドンによる治療で症状が改善したことが報告されている．

ジバルプロエクス（バルプロ酸製剤），カルバマゼピン（テグレトール），トピラメート（トピナ），ガバペンチン（ガバペン）などの気分安定薬は成人のPTSDに使用され，中程度の改善が認められている．子どものPTSDでは，カルバマゼピンを使った非盲検化試験と，ジバルプロエクスを使用した研究が行われた．カルバマゼピンを使用した試験では，血中濃度が10〜11.5μg/mlの投与量で，28人の患児すべてが，無症状になるか改善したことが報告された．ジバルプロエクスの試験では，PTSDが合併する素行症の診断がついた12人の男性が，高用量ジバルプロエクス投与群か低用量ジバルプロエクス投与群に無作為に割りつけられ，その結果，高用量投与群で改善が認められた．ベンゾジアゼピンはPTSD患者の不安症状の治療に対してしばしば使用されるが，若年者のPTSDでベンゾジアゼピンの使用を裏づける比較研究は今のところない．

PTSDをもつ子どもの多くが抑うつ障害や不安症を合併していることを考えると，併存障害の治療にSSRIを投与することも推奨される．

参考文献

Breslau N. The epidemiology of trauma, PTSD, and other posttraumatic disorders. *Trauma Violence Abuse*. 2009;10:198–210.

Cohen JA. Posttraumatic stress disorder in children and adolescents. In: Sadock BJ, Sadock VA, Ruiz P, eds. *Kaplan & Sadock's Comprehensive Textbook of Psychiatry*. 9th ed. Vol 2. Philadelphia: Lippincott Williams and Wilkins; 2009:3678.

Cohen JA, Mannarino AP, Deblinger E. *Treating Trauma and Traumatic Grief in Children and Adolescents*. New York: The Guilford Press; 2009.

Cohen JA, Mannarino AP, Perel JM, Staron V. A pilot randomized controlled trial of combined trauma-focused CBT and sertraline for childhood PTSD symptoms. *J Am Acad Child Adolesc Psychiatry*. 2007;46:811–819.

Davis TE III, May A, Whiting SE. Evidence-based treatments of anxiety and phobia in children and adolescents: Current status and effects on the emotional response. *Clin Psychol Rev*. 2011;31:592–602.

Dorsey S, Briggs EC, Woods BA. Cognitive behavioral treatment for posttraumatic stress disorder in children and adolescents. *Child Adolesc Psychiatr Clin N Am*. 2011;20:255–269.

Finkelhor D, Turner H, Omrod R, J, Hamby SL. Violence, abuse, and crime exposure in a national sample of children and youth. *Pediatrics*. 2009;124:1–13.

Finkelhor D, Ormrod RK, Turner HA. The developmental epidemiology of childhood victimization. *J Interpers Violence*. 2009;24:711–731.

Ford JD, Steinberg KL, Hawke J, Levine J, Xhang W. Randomized trial comparison of emotion regulation and relational psychotherapies for PTSD in girls involved in delinquency. *J Clin Child Adolesc Psychol*. 2012;41:27–37.

Huemer J, Erhart F, Steiner H. Posttraumatic stress disorder in children and adolescents: A review of psychopharmacological treatment. *Child Psychiatry Hum Dev*. 2010;41:624–640.

Jaycox LH, Cohen JA, Mannarino AP, Walker DW, Langley AK, Gegenheimer KL, Children's mental health care following Hurricane Katrina: A field trial of trauma-focused psychotherapies. *J Traum Stress*. 2010;23:223–231.

Jaycox, LH, Langley AK, Dean KL. Support for students exposed to trauma: The SSET program: group leader training manual, lesson plans and lesson materials and worksheets. Santa Monica, CA: RAND Health. 2009.

Meighen KG, Hines LA, Lagges AM. Risperidone treatment of preschool children with thermal burns and acute stress disorder. *J Child Adolesc Psychopharmacol*. 2007;17:223–232.

Robb AS, Cueva JE, Sporn J, Vanderberg DG. Sertraline treatment of children and adolescents with posttraumatic stress disorder: A double-blind placebo-controlled trial. *J Child Adolesc Psychopharmacol*. 2010;20:463–471.

Rynn M, Puliafico A, Heleniak C, Rikhi P, Ghalib K, Vidair H. Advances in pharmacotherapy for pediatric anxiety disorders. *Depress Anxiety*. 2011;28:76–87.

31.12　小児と青年の気分障害と自殺

▶ 31.12a　小児と青年の抑うつ障害群と自殺

小児・青年期のうつ病は決して珍しくなく，公衆衛生的観点からも問題となり，長期的にはその認知，社会，心理学的発達に悪影響を及ぼす．抑うつ障害群は小児の2〜3%，青年期の8%にみられる．そのため，早めに鑑別し，認知行動療法や抗うつ剤のようなエビデンスに基づいた介入への取り組みが必要である．うつ病は家族内で発症することが多く，その両親が早くに発症している子どもは最もリスクが高くなるが，双生児研究によればうつ病の遺伝率はおそらく40〜50%に留まることが示されており，若者の抑うつ障害の原因として環境上のストレスや良くない出来事なども強調されている．子どもや青年，成人におけるうつ病の主要な特徴は際立って似ている．しかし，臨床症状は子どもや青年の発達のレベルに非常に影響を受けて変動する．易怒的な気分を子どもや青年では抑うつ気分と置き換えうることを除けば米国精神医学会のDSM-5は青年と成人のうつ病に同じ診断基準を適用している．

たいていのうつ病の子どもや青年は自殺を試みることも完遂することもない．しかし，重篤なうつ病の若者が希死念慮をもつことはしばしばあり，自殺はうつ病の最も深刻なリスクである．それにもかかわらず，多くのう

つ病の若者は希死念慮をもつことは多くないし，自殺行動をとる多くの子どもや青年は抑うつ障害をもたない．頻回に希死念慮を抱き，深刻な自殺企図の既往もあるうつ病の若者は消極的な希死念慮をいだくだけの若者に比べ自殺を遂げてしまうリスクは高くなることが疫学的に証明されている．

　子どもや青年における気分障害は最近20年の間に研究されることが増えており，最近では思春期のうつ病に対する治療の研究（Treatment of Adolescent Depression Study：TADS）のような大規模多施設ランダム化比較試験でも研究され，それによると，選択的セロトニン再取り込み阻害薬（SSRI）同様に認知行動療法の有効性も証明された．さらにいえばその両方の治療法が組み合わされると，その効果は最も良いものになる．未就学児にも抑うつ障害がみられることが広く知られるようになり，うつ病の認識の広まりにより，臨床医や研究者によって感情開発のための親子相互交流療法（Parent-Child Interaction Therapy Emotion Development：PCIT-ED）のような心理社会的介入が開発された．これは特にこの年代の子どもたちをターゲットとしている．不快なもしくは抑うつ的な気分の表出は発達の段階によって異なる．自分の感情を言葉で正確に表現することはないかもしれないが，とても幼いうつ病の子どもはしばしば悲しげで，無関心で，無気力に見受けられる．おそらく驚くべきこととしては，気分に一致した幻聴はうつ病の子どもには珍しくない．頭痛や胃痛のような身体的愁訴，内にこもった悲しげな様子，そして低い自尊心などがよくみられる特徴である．青年期後期における重篤なうつ病にみられる症状は，全般的な快楽消失，重度の精神運動制止，妄想，絶望感などである．年齢や発達段階に関係なく，希死念慮，抑うつ気分や易刺激的気分，不眠，集中力の低下などの症状がある．

　しかし，発達上の問題は抑うつ症状の発現に影響を与える．例えば，幼い子どもはいくら悲しくて自殺したいと繰り返し述べたとしても，実際に自殺の計画を立てて行動に移すことはほとんど不可能である．子どもの気分は慢性的な家族内での争い，虐待やネグレクト，学業上の失敗などの厳しい社会的ストレスにより影響を受けやすい．抑うつ障害の子どもの多くは，過去に虐待やネグレクト，両親の精神疾患や物質乱用，貧困などの心理社会的な障壁をもつ．有害な家族環境のなかでうつ病を発症している子どもはそのストレスがなくなったり，慈愛的な養育環境が提供されたりすれば，その抑うつ症状はなくなる可能性がある．抑うつ障害は通常挿話的（episodic）な経過をとり，典型的な症状持続期間は約1年である．しかし，その発症はなかなか気づかれず，仲間関係における機能障害や学業上の遅れ，さまざまな活動への不参加などがはっきりとみられる段階にまで至って初めて明らかになることもある．注意欠如・多動症，反抗挑発症，素行症などが，うつ病をもつ子どもにみられることは珍しくない．非行や素行症は抑うつ障害の経過中に起こることもあり，その場合，うつ病の回復とともに解消することがある．臨床医は特定の行動（集中力の低下，反抗，かんしゃく）がうつ病に関係なくその以前からあるか，それともその行動がうつ病に関連して初めて起こったものかどうかの，症状の出現順序を明らかにしなければならない．

疫　学

　抑うつ障害は一般人口においては加齢とともに増加する．未就学児の気分障害は地域社会において0.3％，臨床サンプルにおいては0.9％と見積もられている．就学児童の抑うつ障害の割合は2～3％である．うつ病は臨床サンプルの学童において男子も女子も同じ割合であるが，男子にやや多いとする報告もある．青年期においてはうつ病は4～8％の割合でみられ，男性よりも女性に2～3倍多い．18歳までにうつ病の累積発生率は20％になる．第1度親族にうつ病の家族がいる小児は，感情障害の家族歴のない小児に比べて約3倍程度その病気を発症する可能性が高くなる．持続性抑うつ障害の有病率は小児期においては0.6～4.6％とみられ，青年期においては1.6～8％と増加する．持続性抑うつ障害をもつ小児や青年は発症後1年以上経過すると，それ以後のある時点においてうつ病を発症する可能性が高い．持続性抑うつ障害の経過中の任意の6か月間にうつ病（二重うつ病）を発症する確率は約9.9％と見積もられている．

　精神科入院中の小児や青年の間ではうつ病の割合は小児期では20％，青年期では40％と見積もられている．

病　因

　少なからぬエビデンスによると，小児のうつ病は成人によって体験されるうつ病と同じであるという．またその病因は遺伝的脆弱性とそれを取り巻く環境からのストレスとの相互作用によるものであるようである．

遺伝研究

　遺伝的感受性と環境ストレス因子との間における相互作用がうつ病の発症に関与しており，脳，特に海馬の容量と関連していることが示唆されている．セロトニントランスポーター遺伝子，特にそのプロモーター領域5-HTTLPRの遺伝的多型性（serotonin transporter promoter polymorphism）が最近の研究対象となっている．5-HTTLPRが短いS対立遺伝子多型（short S-allele）をもち，かつネグレクトのような明らかに逆境的な環境で育った患者は，このようなリスクを1つだけもつ患者と比べて，海馬容量が少なかった．S対立遺伝子多型はセロトニントランスポーターの転写効率が低く，セロトニン再取り込みに障害を認め，その結果脳へのセロトニンの取り込みが減少することが一因と考えられる．ニュージーランドで行われた大規模な縦断的研究では，セロト

ニントランスポーター遺伝子のS対立遺伝子多型は小児期早期のストレスやそれに続く抑うつと関連するということが報告されている．この研究では，1つあるいは2つのS対立遺伝子多型をもつ子どもにおいて小児期早期のストレスと抑うつとの間に関連を認めたが，2つのL対立遺伝子多型をもつ子どもでは，関連性は認められなかった．それゆえトランスポーター遺伝子がうつ病に対する脆弱性の指標となりうることが示唆された．海馬容量の減少が，5-HTTLPRのS対立遺伝子多型や，うつ病における小児期早期の逆境的な出来事と関係があるという知見は，うつ病の発症に遺伝的要因と環境的要因の両者が関与しているメカニズムを示す1例である．

家族性

双生児研究によると，うつ病はおよそ40～50％の遺伝性があることがわかっている．うつ病の親がいる子どもがうつ病を発症するリスクは増加し，そしてそのリスクは年齢が若いときに発症した親をもつ子どもにおいてはさらに高くなる．ある研究によると，うつ病の遺伝性は年齢により異なり，特に幼い子どもにおいては環境的要因がより影響しており，青年期に発症した場合には，遺伝要因が最も大きい原因となる．家族研究によれば，親の1人がうつ病に罹患している場合，子どもがうつ病になるリスクは2倍になる．また両親ともうつ病の場合，そうでない子どもにくらべ，18歳以前にうつ病に罹患するリスクは4倍になる．同様に，重篤な病相を早期から頻回に経験している子どもの家族はうつ病の遺伝負因が濃い．

神経生物学

若者のうつ病に関するマーカーを探すために，視床下部-下垂体-副腎系，視床下部成長ホルモン，視床下部-下垂体-甲状腺系，視床下部-下垂体-生殖腺系に関して神経内分泌研究が行われた．研究の結果は矛盾の多いものとなった．例えば，思春期前のうつ病の子どもは，睡眠中，抑うつ状態ではない子どもや他の精神疾患をもつ子どもよりも成長ホルモンが非常に多く分泌されている．さらに，抑うつ状態の子どもは，インスリン誘発性低血糖への反応として，成長ホルモンの分泌量が，抑うつ状態ではない患者より有意に低い．これら2つの異常は部分的にあるいは完全に病状が回復しても数か月は認める．甲状腺ホルモンの研究では，遊離サイロキシン（free total thyroxine：FT4）の数値が対照群よりも抑うつ状態の青年において低いことが見出されているが，甲状腺刺激ホルモン（thyroid-stimulating-hormone：TSH）は正常であった．この結果は甲状腺が標準範囲で機能していてもFT4数値が下がってきていることを示す．これらの甲状腺ホルモンの分泌低下により，抑うつ症状が現れてくることが考えられる．

抑うつ状態の子どもや青年における睡眠研究についても結論が出ていない．抑うつ状態の子どもにおける睡眠ポリグラフィーはうつ病の成人と同様の変化を示すことも時にはある．それはレム（rapid eye movement：REM）潜時が短縮し，レム睡眠の回数が増加することである．

磁気共鳴画像（MRI）

抑うつ状態の若者に対する神経画像検査では，前頭葉白質体積が小さく，前頭葉灰白質容積と側脳室容積が大きいことが報告されている．抑うつ状態の若者は抑うつ状態でない子どもに比べ，視覚刺激として恐怖の表情を提示された際の扁桃体の反応が鈍くなることが知られており，また抑うつ状態の子どもは健康な集団に比べ，扁桃体の体積がより小さくなることも知られている．

双生児研究や養子研究において，うつ病では40～50％の遺伝性しかみられず，より幼い子どもにおいては環境要因が主な原因と考えられているため，家族内の問題や環境要因を調べる必要がある．子どもにとって，虐待やネグレクト，親の死亡，親の精神疾患，親の物質乱用，親子間の衝突，家族のまとまりのなさなどの逆境はすべて子ども時代のうつ病の危険因子となる．子どもにおいて人生での不幸な出来事と抑うつ気分との間における関係は遺伝的感受性が強いので，遺伝と環境要因の相互作用が抑うつ障害の重要な役割をなしているということが双生児研究や遺伝研究のデータから結論づけられる．

子どもや青年がいったん抑うつエピソードを発症すると，心理社会的な傷がそれに続くエピソードに対する脆弱性を増すことになる．うつ病の子どもにとって，心理社会的な障害というものはエピソードから回復した後も残ってしまう．未就学児の場合，うつ病を引き起こしている不幸な生活状況が早く同定されればされるほど，それだけ早く介入することができる．

診断と臨床像

うつ病

過去に精神医学的症状がなく急性の場合，子どものうつ病の診断を下すのは最も容易である．しかし，数年間多動，分離不安症，断続的な抑うつ症状を呈していた子どもにうつ病が潜行性に発症する場合も多い．DSM-5によれば，うつ病のエピソードは少なくとも5症状が2週間の間に存在する．必須とされる症状は，(1)抑うつ気分ないし易怒的な気分，(2)興味または喜びの喪失（訳注：DSM-5では減退）である．残りの症状には，期待される体重に増加しない，毎日の不眠または過眠，精神運動焦燥または制止，毎日の疲労感または気力の減退，無価値観または不適切な罪責感，思考力や集中力の減退，死についての反復思考などがある．これらの症状により社会的機能または学業が障害されている必要がある．うつ病の診断基準に合致するためには，物質の直接作用（例えば，アルコール）や他の身体疾患によるものではないことが必要である．DSM-Ⅳ-TRの診断基準では，著明な機能不全，無価値観への病的なとらわれ，自殺念慮，

精神病性の症状，精神運動制止などがみられる場合を除き，愛する人を失って2か月以内にうつ病の診断はつけられないとされていた．しかしDSM-5では，うつ病は愛する人の喪失体験の後のいつの時期でもこのような症状がなくとも診断されうるようになった．このような診断基準の変化は，悲嘆(grief)は2か月ではなく1〜2年にわたり続き，うつ病は喪失体験のあと悲嘆があるなかでも起こりうるという理解を反映している．

前思春期の子どものうつ病のエピソードは身体的愁訴，精神運動焦燥，気分に一致した幻覚などを呈することが多い．快楽消失も多くみられるが，絶望感や精神運動制止，妄想と同じく，快楽消失も前思春期の児童より青年期または成人においてより多くみられる．成人は児童や青年よりも食欲や睡眠に問題が出てくる．青年期においては，反抗的またはあからさまな反社会的行動，アルコールや違法な物質の使用が現れ，さらに反抗挑発症，素行症，物質の乱用や依存に進行する場合もある．青年期のうつ病では，落ち着きのなさ，易刺激性，攻撃性，家族行事への非協力，社会活動への不参加，仲間からの孤立などがよくみられる．学業困難も同様である．うつ病の青年は外見に無頓着で，仲間からの拒絶，また恋愛関係の拒絶に敏感である．

子どもは自分の気持ち，人間関係，心理社会的な困難などについては，比較的率直な情報を提供する．しかし，子どもは「悲しい」と言うより「ムカつく」と言って表現するかもしれない．辛いことがあったあとには一時的にせよ悲しくなるものであってその悲しみには時として繰り返し苛まれるものだが，そういう悲しみと本当に永続的な抑うつ気分とをきちんと鑑別するために，臨床医は抑うつ気分の期間や周期性を評価しなければならない．子どもが幼ければ幼いほど，彼らが報告する時間の感覚はより不正確になりがちである．

気分障害は早期発症の場合，慢性化しやすい．中でも小児期発症の気分障害は最も重症で，気分障害やアルコール乱用の発生率が高い家族に出現する傾向がある．子どもは素行症，アルコールや他の物質乱用，反社会的行動などといった2次的な合併症を引き起こしやすい．子どもの抑うつ障害に起因する機能障害は，学校での成績や態度，友人関係，家族との関係といった子どもの心理社会的な世界に広く関わってくる．学業成績に関しては抑うつ症状が深刻ではなく，知能が高くて学業に熱心な子どもだけが，実際に時間をかけ努力することでその困難な状況を埋め合わせることができる．そうでなければ，学業への集中困難，思考の停滞，興味とやる気の欠如，疲労，眠気，抑うつ的なふさぎ込み，何かへのとらわれが併発し，必ず支障を来す．子どものうつ病は学習症と誤診されやすい．うつ病による学習の問題は，たとえ長期間であったとしても，うつ病の回復後速やかに解決する．

小児や青年のうつ病の重症例では幻覚・妄想を経験することもある．一般的には，これらの精神病症状の主題は抑うつ気分に呼応しており，うつ病の病相期に(通常最も重症の時期に)発症し，ある種の幻覚(統合失調症に特有の会話する声や，批評する声)は含まない．抑うつ性の幻覚は，通常，頭の外から話しかけてくる単一の声からなり，軽蔑的で自殺と関連した内容であったりする．抑うつ性の妄想の軸となる主題は，罪責，疾病，死，虚無，当然の罰，不適格，そして(時には)迫害などである．これらの妄想は前思春期の子どもでは，認知機能の未熟さゆえに稀であるが，精神病性の抑うつ状態を呈する青年の約半数にみられる．

青年期発症の気分障害はアルコールや薬物の使用を合併することがある．抑うつ障害の青年の17%が，最初は物質乱用で医療を受けることになったことが知られている．

持続性抑うつ障害(気分変調症)

持続性抑うつ障害は，DSM-Ⅳで定義された慢性の大うつ病性障害と気分変調性障害を統合したものである．児童や青年の持続性抑うつ障害では，抑うつや易怒性が1日の大半，少なくとも1年以上続く．DSM-5では，児童や青年においては易怒性が成人の抑うつ気分と置き換えられる．その期間は成人の2年が児童と青年では1年になる．DSM-5の診断基準によると，以下にあげる症状の2つ以上が抑うつ気分や易怒性とともに存在する．その症状というのは，自尊心の低下，絶望感，食欲の減退または増加，不眠または過眠，気力の減退または疲労感，集中力の低下または決断困難などである．こういった障害がみられる場合，このような症状は1年間のうち継続して2か月消えることはない．さらに，障害の最初の1年間にうつ病の病相が発症することはない．持続性抑うつ障害のDSM-5診断基準に合致するには躁病エピソードまたは軽躁病エピソードの既往があってはならない．もし慢性的な精神病性障害の経過中にのみ症状が現れた場合，またはそれらが薬物や一般身体疾患による直接的な影響であった場合は，持続性抑うつ障害とは診断できない．DSM-5では，早発性(発症が21歳以前である場合)と晩発性(発症が21歳以上である場合)が特定用語として指定されている．

持続性抑うつ障害の児童や青年に，発症前に抑うつエピソードがあった場合がある．しかし，持続性抑うつ障害発症後1年以上経過してからうつ病を併発する方が一般的である．この場合，両方の診断が下される(double depression)．子どもにおける持続性抑うつ障害の発症年齢はうつ病の典型的な発症年齢よりも数年早いことが知られている．時おり，若い人でも次の点を除いて持続性抑うつ障害の診断基準を満たす人がいる．それは彼らの場合は，そのエピソードの持続が1年に満たないか，または症状のみられない期間が2か月以上みられる点である．このような気分症状が若者にみられる場合，将来さらなる気分障害へと進行する可能性が高い．最近の知見によると，これらの症状がより長く，頻繁に再発する

ほど，また社会的ストレスと関係していないほど，将来重症の気分障害になりやすいと考えられている．重大なストレスのかかる出来事の後3か月以内に発症した軽い抑うつエピソードは，適応障害と診断される可能性がある．

気分循環性障害

気分循環性障害は，軽躁状態とうつ病の診断基準は満たさない抑うつ症状の期間を繰り返す慢性の病態である．気分循環性障害のDSM-5基準において，小児の場合に異なる点は，成人では繰り返される気分変動が2年必要とされるのに対し，子どもおよび青年の場合は1年とされていることである．双極Ⅱ型障害は抑うつエピソードがあるかどうかで気分循環性障害と鑑別される．気分循環性障害の診断の後2年以上経過してから抑うつエピソードがみられた場合には，双極Ⅱ型障害の診断もつけられる．

死別反応

死別反応は愛する人の死に関連する悲嘆の状態で，うつ病の症状といくつか重なることがある．死別反応に関連する典型的な抑うつ症状には，悲しみ，不眠，食欲低下，また場合によっては体重減少などがある．子どもは悲嘆に陥ると，引きこもり，いかにも悲しそうに見え，そして好きなことに没頭できなくなる．

DSM-5では死別反応は精神疾患ではない．しかし，愛する人の死に対する正常な反応が臨床的関与の対象となっている場合に，単純な死別はⅤコードに分類される．定型的な死別反応のまっただ中にある児童は，うつ病の診断基準を満たす場合もある．通常の死別反応を超えうつ病を示唆する症状としては，愛する人の死に関連すること以外にもおよぶ罪悪感，死についての考えにとりつかれること，自己の無価値観への病的なとらわれ，著しい精神運動制止，深刻な機能障害の長期化，幻覚などがある．

死別反応の続く期間はさまざまで，それはその子どもの周りの支援状況により変わってくることもある．例えば，1人しかいない親の死により引っ越しをしなければならない子どもは，長い間うちひしがれ，見捨てられた気分になる．愛する人を亡くした子どもは罪の意識を感じ，自分が「悪い子」だったり期待に答えられなかったりしたためと感じることがある．

ライアンは中学校1年生の12歳の男の子であるが，放課後に行き交う車に向かい飛び出したために，警察に保護され手錠をはめられ，救急治療室に連れてこられた．ライアンは市バスの前を歩いていた．市バスの運転手は往来する車に向かいゆっくりと歩き続ける少年に対し，クラクションを鳴らし始めた．2人の警官が学校から通りを挟んだところで車の中におり，バスのクラクションを聞いてライアンに気づき，職務質問を行った．その警察官は少年に対し，赤信号で道路をわたったことに対して違反切符を切ろうとした．しかし，赤信号をわたった理由を尋ねたところ，ライアンは，自殺をしようとしたのだと答えた．警察官はライアンに手錠をかけ，ライアンは抵抗もせず警察の車に乗せられ，地域の救急外来に搬送された．連絡を受けたライアンの母は息子と救急治療室で対面した．救急担当の医師の診察の結果，身体的にはけがもなく異常は認められなかった．1人の児童精神科医と2人の児童思春期精神科レジデントから構成される児童精神科のチームにより，精神医学的評価が始められた．何があったのかを尋ねられると，ライアンは涙ぐんだ．そして死にたいと思いバスにひかれようとし，バスの前にわざと飛び出したことを話した．ライアンはここ2年にわたりたくさんの同級生からいじめられ，背が低く，太っているために悪口を言われていることを話した．この日はクラスの女子生徒から押し倒され，蹴ったり笑ったりされたことも話した．同級生からいじめられたり，暴力を振るわれたりしていた．また，同級生は自分に対し間抜けでデブと呼ぶことも話した．ライアンには数人の友人がいて，たいていはライアンのことを守ってくれるが，この日に限って友人たちは近くにおらず，ライアンは絶望的になっていた．しかし，過去1年間の間はからかわれたり，いじめられたりすると，孤独で自分には価値がないと思いがちになるために，この日に限らず学校で常に悲しみを抱え，何度も自殺を考えていたことも明らかにした．ライアンは，自分にとっての人生には価値がないものという強い信念を表し，自殺への強い思いを持ち続けていた．ライアンは比較的優秀な生徒で，最近は歴史の成績が落ちていたが，成績も良く，特に数学に秀でていた．ライアンの母親に別室で話を聞いたところ，母親はライアンが抱えている問題には全く気づかなかったと話した．またライアンは抑うつ的でもなく，深刻ないじめも受けておらず，学校で辛い日々をおくっていることもないと感じていた．だから今回のことは何かの間違いにすぎず，すぐに家につれて帰るつもりだと話していた．ライアンは過去にいじめられたときに何度か学校のカウンセラーに相談に行ったが，抑うつ的な気分や死にたいという気持ちには何の治療を受けたこともなく，こういった気持ちを家族と共有できず，家では現状に何とか納得するようにしていたと話した．ライアンには兄と弟がいたが，2人は状況に順応できるタイプであった．ライアンと母親が一緒に面接を受けた際には，ライアンは促されて母親に自分の抑うつ的な気持ちや希望をもてないこと，死にたいと思うこと，そしてその理由を伝えることができた．母親は泣き崩れたが，ライアン自身も泣きながらではあるものの母親を安心させようとした．ライアンは自傷の恐れのため72時間保護されることとなり，さらなる診察，治療を受けるために入院施設のある児童精神科の病棟に移された．ライアンと家族が現在の彼の精神状態に対する理解を深め，ライアンにとって安全で保護的な治療計画をもてるように心理教育や家族療法を行うとともに，SSRIによる薬物治療も勧められた．退院後も心理社会的な介入の継続が必要であるとされた．

病理と生化学検査

うつ病の診断を下すのに，有用な臨床検査はない．も

し子どもや青年が乾燥肌や冷え性，嗜眠などの甲状腺機能低下症の症状も呈している場合には，甲状腺機能の検査も必要である．

子どもや親に対する抑うつ症状の評価尺度も有用である．改訂版 Children's Depression Rating Scale（CDRS-R）は 17 項目からなり，親や子どもまたは青年にそれぞれ別に，臨床医が評価する客観的尺度である．親と子ども双方からの情報をもとに，臨床医は評価していく．その尺度は情動，身体，認知，精神運動を評価するものである．合計の点数が 40 で軽度抑うつ状態，45 を超えると明らかなうつ病と考えられる．

鑑別診断

物質誘発性気分障害は，解毒後でなければ他の気分障害と鑑別するのは難しい場合がある．不安症状と不安症は抑うつ障害と同時に発症することが多い．鑑別診断において特に重要なことは，焦燥感の強い抑うつエピソードあるいは躁病エピソードと ADHD との鑑別である．それらはいずれも過度の活動と落ち着きのなさが持続することから鑑別が難しくなる．前思春期の子どもは手を握りしめる，うろうろするといった激越うつ病の典型的な症状を示さない．そのかわり，じっと座っていられない，怒りっぽい，たびたびかんしゃくを起こすなどの症状を呈することが多い．抑うつエピソードの回復後に正しい診断が判明することもある．

経過と予後

子どもと青年におけるうつ病の経過と予後は，疾患の重症度，介入の早さ，そして介入に対する反応の程度などにかかってくる．一般的に中程度から重度のうつ病の初回エピソードを呈する若者の 90％が，1～2 年以内に回復する．発症年齢，エピソードの重症度，そして併存疾患の存在もまた経過や予後に影響する．一般に，発症年齢が若いほど複数のエピソードの再発が多くなり，併存疾患の存在は予後が不良であることを示唆する．子どもや青年における未治療の抑うつエピソードの平均持続期間は 8～12 か月であり，2 年以内の累積再発率は 20～60％であり，5 年以内でみると 70％になる．再発のリスクが最も高いのは治療終結後の半年から 1 年である．恒常的に衝突のある家族とともに住むうつ病の子どもは再発しやすい傾向にある．うつ病の子どもが成人になって再発する割合もまた高い．地域住民を対象としたある調査においては，うつ病の既往のある青年の 45％は成人期早期に抑うつエピソードが再発することもあった．

うつ病の若者は，成人に比べると将来双極性障害を発症するリスクが高くなる．うつ病のエピソードのある子どもが将来双極性障害を発症する割合は 20～40％とみられている．双極 I 型障害を引き起こすリスクが最も高いと思われる若者のうつ病の臨床的特徴には，幻覚や妄想，精神運動制止，双極性障害の家族歴などがある．うつ病の前思春期の子どもたちの縦断研究によると，33％の人が双極 I 型障害を，48％の人が双極 II 型障害または特定不能の双極性障害を，成人期早期までに発症した．

抑うつ障害は短期間および長期間の人間関係のこじれ，学業不振，持続的な自尊心の低下を伴う．持続性抑うつ障害はうつ病より回復には時間がかかり，平均罹病期間はおよそ 4 年である．早期発症の持続性抑うつ障害はうつ病（70％），双極性障害（13％），将来的に物質乱用（15％）といった障害を併存するリスクが非常に高い．青年期の死亡原因の 12％にあたる自殺のリスクは青年の抑うつ障害において顕著である．

治療

Texas Children's Medication Algorithm Project（TMAP）を開発した専門家の意見を取り入れ，米国児童青年精神医学会では抑うつ障害の子どもや青年期の人たちに対するエビデンスに基づいた治療をガイドラインにまとめた．これには心理教育や軽度のうつ病に対しての支持的な介入などが含まれる．中等度から重度のうつ病を呈する若者や抑うつエピソードを繰り返す若者，また明らかな機能障害がある若者，活発な希死念慮や自殺企図がみられる若者，そして精神病状態になった若者に対しての最適な治療法としては精神薬理学的治療と認知行動療法がある．認知行動療法や対人関係療法（interpersonal therapy：IPT）は中等度の抑うつ障害に対して，特に治療が 6 か月以上続けられた場合，効果的である．

入院

うつ病の子どもや青年を診る際には希死念慮や自殺企図があるか，また過去にそういうことがあったかをきちんと評価する必要がある．若者のうつ病に対応する際には安全ということが最も早急に考慮されなければならない．つまり，早急に精神科病院への入院が必要かどうかということである．希死念慮や自殺企図を認めるうつ病の子どもや青年は，自己破壊の衝動や行動をできるだけ防ぐために，精神科病院という安全性が保たれた場所での精査を必要とする．

エビデンスに基づいた治療の研究

エビデンスに基づいた思春期のうつ病に対する治療の研究（Treatment for Adolescents with Depression Study：TADS）では，12～17 歳の青年 439 人を 12 週間の間，3 つのグループに分けた．それらはフルオキセチン（Prozac）だけのグループ（1 日当たり 10～40 mg），同じ量のフルオキセチンと認知行動療法の併用のグループ，認知行動療法のみのグループである．小児うつ病評価尺度改訂版（Children's Depression Rating Scale-Revised：CDRS-R）によれば，併用したグループが，それぞれ単独

で行うよりも有意に反応が良かった．CGI（Clinical Global Impressions）の点数では，12週の時点で薬物療法と認知行動療法の併用で治療を受けた人の71％，フルオキセチンだけの治療を受けた人の60.6％，認知行動療法だけを受けた人の43.2％，対照群の34.4％に著明な改善あるいはまずまずの改善を認めた．したがって，12週の時点では，併用療法が青年のうつ病の治療において最も有効だと考えられた．しかし，治療開始後9か月が経つと，それぞれのグループの反応率は似通ったものになり，併用療法グループの86％，フルオキセチングループの81％，認知行動療法のみのグループの81％に改善が認められた．以上より中等度のうつ病の青年に対する治療の長期的な効果としては，フルオキセチン，認知行動療法，その併用それぞれが効果的であることがわかった．しかし，フルオキセチンに認知行動療法を併用することにより，自殺願望（薬物療法により誘発される可能性がある自殺願望も含む）を減らすことができる．

2番目に大規模な多施設ランダム化プラセボ対照試験である，青年期のSSRI治療抵抗性の研究（Treatment of SSRI-Resistant Depression in Adolescents：TORDIA）では，うつ病の患者が対象となった．彼らは抗うつ薬であるSSRIを使用されたが2か月経っても効果がみられなかった青年であった．この研究では，12～18歳の334人の青年が違う種類のSSRI（シタロプラム，パロキセチン，フルオキセチン，ベンラファキシン）にランダムに割り当てられ，それぞれのグループがさらに認知行動療法を併用する場合，しない場合に振り分けられた．SSRIと認知行動療法の併用，またベンラファキシンと認知行動療法の併用をした場合（54.8％）には薬剤だけでの治療（40.5％）よりも良い改善率を示した．抗うつ剤の間で改善率に差は認めなかった．

心理社会的介入

認知行動療法はある程度重篤な子どもや青年のうつ病の治療に有効な治療法として広く認識されている．認知行動療法は不適応的な信念の見直しを促し，問題解決能力，社会適応力を高めることを目標としている．子ども，青年における認知行動療法の最近の研究によると，成人と同様に，これらの方法で一貫して改善がみられたと報告されている．リラクゼーション療法などを含む他の活動的な治療法は，軽度から中等度のうつ病を改善する補助的な治療法である．大規模な比較研究において，認知行動療法を，非指示的・支持的精神療法，行動的システム家族療法と比較した結果，青年の70％がそれぞれの治療法で改善を認め，特に認知行動療法が最も迅速に効果を示したとされる．また短期間の認知行動療法とリラクゼーション療法の比較研究では，認知行動療法の方がより有効であったが，3～6か月後の追跡調査では，双方の治療群間には有意差は認めなかった．この結果は認知行動療法群の患者には再発した人がいたのに加えて，リラクゼーション療法グループの患者には回復した人がいたことによる．治療の反応性に影響を与える要因としては，おそらく抑うつ障害より以前から存在した不安症が考えられる．しかし，より長い期間での認知行動療法がうつ病の治療には有効で，自殺願望を和らげるという利点も示された．

対人関係療法（interpersonal psychotherapy：IPT）は，うつ病が対人関係に影響を与えていることに焦点を当ててその困難さを克服し，うつ病の改善をはかる治療法である．対人関係療法において焦点を当てる4つの主な領域があり，それは悲哀，対人関係上の役割をめぐる不和・不一致，役割の変化，対人関係の欠如である．うつ病の青年により特化した改訂版の対人関係療法（IPT-A）では親離れ，権威者との関係，仲間からのプレッシャー，1対1の関係に注目している．IPT-Aは学校内に設置された診察室や外来診察において研究されてきた．12週間かけてうつ病の青年48人をランダムにIPT-Aや経過観察のグループに分けた結果，IPT-Aを受けたグループの方が他のグループに比べ，抑うつ症状が軽減して社会機能と問題解決能力はともに改善した．学校に設置されたクリニックにおいて行われた研究では，16週間，抑うつ状態の青年をランダムにIPT-Aの治療を受けるグループとその他の通常の治療を受けるグループに分けた．クリニックのスタッフは訓練を受けその治療を評価した．16週間が経つと，IPT-Aを受けた青年たちは症状を大幅に軽減でき生活全般に改善を認めた．その中でも，より重篤でより年長の者には最も改善が期待できた．

就学前のうつ病の児童に対する子どもの感情開発のための親子相互交流療法（Parent-Child Interaction Therapy Emotion Development：PCIT-ED）は，従来，秩序破壊的行動障害の子どもの治療に用いられてきた親子相互交流療法（Parent-Child Interaction Therapy：PCIT）を応用したものであるが，ランダム化された対照試験で抑うつ状態の就学前の子どもに試された．3～7歳の抑うつ状態の子ども54人が，PCIT-EDや養育者に対する心理教育にランダムに振り分けられた．PCIT-EDはマニュアル化されていて3つのモジュールからなり，12週間かけて14セッション行う．PCITの中心となるモジュールは子ども志向相互交流（Child-Directed Interaction：CDI）と親志向相互交流（Parent-Directed Interaction：PDI）で，それぞれ4セッションずつが費やされた．これらのモジュールは，子どもとのポジティブな遊び方を親に指導し，子どもには効果的な指示を与え，破壊的な行動には厳しくはあるが懲罰的ではないやり方で対応することにより親子関係をより強くするためのものである．就学前児童の抑うつ気分に対する治療法の新しい側面は6週間の感情開発（Emotion Development：ED）モジュールから成り立っている点であり，子どもが自分の感情をコントロールできるように導くためのより良いガイドになるよう，親を手助けすることに重点をおいた．感情開発モジュールを使用して，両親は子どもの感情だけではなく自分たちの感情を正確に理解できるようになり，子

どもの感情を落ち着かせるのに役立つ．コントロールとして使用された Developmental Education and Parenting Intervention（DEPI）は両親の小グループセッション用に開発されたものである．DEPI は子どもの発達について両親に理解してもらうように開発され，PCIT-ED のグループにおいて行われたような，個々のケースに対する行動療法的な介入はなく，子どもの感情面や社会的な発達についての知識の獲得に重点を置くものであった．主要評価項目には構造化された測定法である Preschool Age Psychiatric Assessment（PAPA）が含まれ，保護者の報告に基づいて子どもの抑うつ症状が評価された．うつ病の重症度を測定するためには，20項目からなる Preschool Feelings Checklist Scale Version（PFC-S）が用いられ，治療前後の重症度を親が評価した．結果は両群において有意な改善が認められ，とりわけ PCIT-ED の群では感情認識，子どもの実行機能，育児ストレスなどで改善を認めた．この先行研究は PCIT-ED が就学前児童の抑うつ状態に対して有効な介入になる可能性を示唆しており，さらなる研究が望まれる．

薬物療法

フルオキセチン（Prozac）やエスシタロプラム（レクサプロ）は青年期のうつ病に対する治療で FDA の認可を得ている．うつ病の子どもや青年に対する，フルオキセチンを用いた3つのランダム化比較試験ではその有用性を示すことができた．フルオキセチンを使用した場合の一般的な有害作用には頭痛，胃腸症状，過鎮静，不眠がある．

短期間のランダム化比較試験において，子どもや青年のうつ病の治療でプラセボと比較すると，シタロプラム（Celexa）やセルトラリン（ジェイゾロフト）の有用性が示された．

2つの多施設二重盲検プラセボ対照試験が376人の子どもや青年に対して行なわれ，1日当たり50〜200 mg のセルトラリンあるいはプラセボが投与された．その結果，セルトラリンの有用性が示された．セルトラリンで治療を受けていた患者の70%においてうつ病評価スケールの得点が40%以上減少した．一方プラセボ群で得点が40%以上減少したのは56%であった．最もよくみられる有害作用は食欲不振，嘔吐，下痢，焦燥感であった．

米国で行われたあるランダム化比較試験においてはシタロプラムが用いられ，174人の患者に対して1日あたり20〜40 mg を8週間投与してプラセボと比較した結果，シタロプラムが有効であることがわかった．シタロプラム群がプラセボ群と比較して CDS-R で測定した抑うつ症状において明らかな改善を示した．シタロプラム群の35%に改善（CDRS-R において28未満と定義される）がみられた一方，プラセボ群では24%しか改善がみられなかった．よく起こる有害作用には頭痛，悪心，不眠，鼻炎，腹痛，めまい，疲労，感冒様症状などがあった．

成人のうつ病に関する知見と同じく，子どもや青年におけるうつ病治療のランダム化比較試験において否定的，また肯定的な研究知見が散見される．ミルタザピン（リフレックス）や三環系抗うつ薬を使用したランダム化比較試験において，主要評価項目に関して有効性はみられなかった．抑うつ状態の子どもや青年における SSRI のメタ解析では，プラセボに比べ SSRI の有用性が確認された．SSRI では平均して60%に改善がみられ，一方プラセボでは49%に改善を確認した．

前思春期の子どもに対する SSRI の初期投与量は成人で推奨されている量より少なく，青年は成人に推奨されている量とほぼ同じ量である．

セロトニンとノルエピネフリンの取り込みを阻害するベンラファキシン（イフェクサー）は，TORDIA 研究では有用性を認めた．しかし，高血圧を含む有害作用のため，この薬剤は SSRI と比べて第2選択の薬剤となった．三環系抗うつ薬は一般的にはうつ病の子どもや青年には勧められない．使用に関連して不整脈が起こりうるリスクがある一方，明らかな効果が認められないからである．

うつ病の子どもにおいて選択的セロトニン再取り込み阻害薬（SSRI）で起こりうる有害作用の中には，行動賦活（behavioral activation）あるいは軽躁状態への移行などがある．そのような状況下では，行動賦活が薬の中止によって改善するか，あるいは徐々に軽躁状態または躁病に発展するかどうかを確認しなければならない．しかし，SSRI による行動賦活は必ずしも双極性障害の診断に結びつくことはない．

FDA の警告と自殺傾向

2004年9月に FDA は精神薬理と小児の諮問委員会（Psychopharmacologic Drug and Pediatric Advisory Committee）からの情報を受けとった．その内容は9種類の抗うつ薬によるランダム化臨床試験に参加したうつ病の子どもや青年の自殺念慮や自殺行動について検討した結果，抗うつ薬の投与を受けた人の自殺傾向のリスクが高まっていた，というものであった．実際に自殺を遂行したという報告はなかったが，自殺念慮や自殺行動を示す人はプラセボでは2%，抗うつ薬を投与された人では4%認めた．諮問委員の勧奨に従い，FDA は警告文（black box warning）を医療従事者に向けて策定した．それは抗うつ薬で治療を受けている子どもや青年の自殺願望や自殺行動に注意を喚起し，このような症状を慎重に観察するよう促す内容であった．しかし，2004年以降のいくつかのレビューからは，抗うつ薬で治療を開始した後，自殺や深刻な自殺企図のリスクはデータ上は認めないということが明らかになった．

治療の期間

子どもや青年のうつ病に関して入手しうる縦断的調査のデータや自然経過データに基づくと，良い治療反応を

示すうつ病の子どもには抗うつ薬の投与を1年間続け，その後ストレスが比較的少ない時期に薬を中止していくことが最近では推奨されている．

治療抵抗性うつ病に対する薬物療法

SSRI 抵抗性の思春期のうつ病治療に関する研究（Treatment of Resistant Depression in Adolesents：TORDIA）と同じく，テキサス子ども治療アルゴリズム（TMAP）を開発した専門家の見解としては，他の SSRI に変更することが推奨されている．もし患者が2番目の SSRI に反応しなかった場合，作用機序の異なる抗うつ剤を選ぶか，複数の抗うつ薬の併用や増強療法も有効な方法かもしれない．

電気けいれん療法

電気けいれん療法（electroconvulsive therapy：ECT）は重篤なうつ病および躁病，緊張病といった成人のさまざまな精神疾患に対し用いられてきた．ECT は抑うつ状態と躁状態にある青年において有効であったと報告されたが，青年にはほとんど使用されない．現在，ECT は，精神病症状，緊張病症状，長期にわたる希死念慮を伴う慢性重症気分障害をもつ青年に対し，比較的安全で有効かもしれないという症例報告がある．

自 殺

米国では，自殺は青年においては事故死や殺人に次ぐ第3番目の死亡原因となっている．世界的にみると，思春期に達していない子どもには自殺はほとんどみられない．最近15年においては，自殺完遂や希死念慮の割合は青年の間で減少傾向である．気分障害や問題行動を呈する青年に対して処方された SSRI の増加に伴い，これらは減少してきたようである．

希死念慮と自殺企図

希死念慮，自殺のそぶり，自殺企図は必ずというわけではないが，しばしば抑うつ障害と関連する．さまざまな報告によると，自殺行為に及ぶ人の約半数以上は，自殺行為をする直前24時間の間に自分の希死念慮を友人や知人に伝えているという．

希死念慮はあらゆる年代でみられ，重篤な気分障害をもつ子どもや青年に最も頻繁にみられる．米国では毎年自殺の予告や自殺行為のため1万2000人以上の小児，青年が入院している．しかし，12歳以下では自殺既遂は稀である．低年齢の子どもでは，実行可能な自殺計画を立てて遂行することは困難である．認知能力の未熟さが死にたいと思う子どもたちを守る役割を果たしているようである．自殺既遂は青年期の女子より男子に5倍多く，一方自殺企図は青年期の男子より女子に3倍多い．希死念慮は固定した現象ではなく，時間とともに強くなったり弱くなったりする．自殺行為をする決心は，たいして深く考えずに衝動的になされることもあれば，長く熟考した末になされることもある．

自殺行為時の死にたいという意志の強さとは関係なく，自殺企図の方法が既遂率に関係する．小児や青年の自殺既遂の方法で最も多いのは，銃の使用である．これは少年の自殺件数の3分の2，少女の自殺件数の半数を占める．少年の自殺方法で2番目に多いのは首つりで，全件数の4分の1を占める．少女では4分の1が毒物の摂取である．少年において次に多いのが一酸化炭素中毒であるが，それは10％に満たない．少女の場合，次にくるのは首つりと一酸化炭素中毒であるが，それぞれ10％の割合を占める．自殺の危険因子として他には，自殺行為の家族歴，家族からの暴力，衝動性，物質乱用，致命的な手段の入手のしやすさなどがある．100の高校の第9学年（訳注：日本の中学3年生に相当する）を対象に行われた非致死的な自殺行動の性差に関する研究によれば，女子生徒の19.8％に深刻な自殺願望があり，10.8％は実際に行動に移した経験をもっていた．男子学生では，9.3％が自殺願望をもった経験があり，4.9％の学生が実際に行動に移した経験をもっていた．この研究では，女子学生の方が気分や不安に関連する問題を抱えていることが多かった．一方，男子学生は秩序破壊的な行動の割合が女子学生よりも高かった．女子学生は抑うつ，不安，身体愁訴，そして情動的・行動的問題を男子学生よりも多く報告していた．青年期においては，精神疾患の診断基準を完璧に満たしていなくとも，女子学生は死に至らない自殺行動とともに精神病理症状を訴えることがより多い．

疫 学

9～16歳の子どもを対象にした3か月間にわたる研究によると，消極的な自殺願望をもつ人はおよそ1％であり，実際に計画を伴う願望になると0.3％，自殺企図は0.25％であった．14～18歳の青年期においては，最近の自殺願望は2.7％，1年間のいずれかの時点での自殺願望は4.3％であった．同じサンプルにおいて，自殺既遂の生涯有病率は7.1％であった．また自殺関連行動に関しては女子が10.1％，男子が3.8％と女子の方が高かった．10～14歳の自殺完遂率は比較的低く，その割合は少年では10万人に1.71人であったのに対し，少女では10万人に0.95人でやや少なかった．2004年の米国における15～19歳の青年期の自殺既遂は，少女では10万人に3.52人であり，少年の10万人に12.65人に比してかなり少なかった．

病 因

自殺傾向をもつ青年の普遍的特徴は目の前の問題を総合的に解決する能力がないこと，当面の危機的状況への対処法がないことである．その結果，度重なる家族の不和，拒絶，あるいは失敗などに対処するための手段が少ないことが自殺を決定する一因となってしまう．

遺伝要因 自殺既遂や自殺関連行動は第1度親族に同様の既往をもつ家族がいる場合，2倍～4倍高く発生する．自殺行為に関する遺伝的研究のエビデンスは，家族の自殺歴の研究と，二卵性双生児より一卵性双生児における自殺の一致率が高いことに基づいている．最近の研究によると，まだエビデンスは十分ではないが，セロトニン輸送プロモーター遺伝子多型（serotonin transporter promotor polymorphism：5-HTTLPT）の短塩基が自殺行為に関連している可能性が解明されつつある．自殺行為のリスクを増すことに関与しているかもしれないさまざまな因子として，遺伝的脆弱性ならびに環境要因と，それらの相互作用のタイミングとの間の関連が最近では研究されている．

生物学的要因 衝動的な攻撃性と同様，自殺行動に関しても，中枢におけるセロトニン作用との関連が子どもや青年で見出されており，成人においても示されている．自殺行為をした人の前頭前皮質のセロトニン輸送受容体とセロトニン受容体の密度の低下がいくつかの研究により明らかになった．自殺既遂をした青年の死後脳研究では，感情コントロールや問題解決能力に関連する前頭前皮質と海馬の領域に明らかな変化を認めた．このような研究によりセロトニン代謝物の変化や，5-HT2a 結合の変化とプロテインキナーゼAおよびCの活性低下が明らかになった．暴力的な手段で自殺未遂をしたうつ病の成人の脳脊髄液では，セロトニンの代謝物である5-ヒドロキシインドール酢酸（5-hydroxyindoleacetic acid：5-HIAA）の濃度が低下していることもわかっている．メタ解析によれば，セロトニン輸送プロモーター遺伝子の短塩基とうつ病や自殺関連行動との間に関連性があることが示唆されており，この関連性は，逆境的なライフイベントが加わった場合に特に際立っていた．

心理社会的要因 重篤なうつ病は自殺の最も明らかな危険因子であり，うつ病により自殺のリスクは20%も高まるが，多くの重篤なうつ病の人は自殺をするわけではない．絶望感，衝動性，繰り返す物質乱用，攻撃的な傾向の有無などが高まる自殺のリスクに関連している．さまざまな精神病理症状が，家庭内暴力や虐待にも関連している．攻撃性，自己破壊性，そして自殺行動は，慢性的にストレスの多い家庭で育った若者の間によく認められるようである．自殺行動における最も明らかな家族の危険因子は，身体的，性的虐待やネグレクトなどを含む不適切養育である．単独の危険因子として自殺関連行動と最も密接な関連性をもつのは，性的虐待である．大規模な地域研究によると，自殺行動のリスクのある若者には仲間から疎外され，孤立し，仲間と不和になっていると感じている人が含まれる．自分たちがゲイやレズビアン，両性愛であると認識している人では自殺のリスクが2～6倍高くなるなど，性的指向性も危険因子である．自殺行動のリスクを緩和する防御因子としては，若者が学校や仲間との強いつながりをもっているということがあげられ，そのような状況では，他の危険因子が存在したとしても，リスクは下がる．

診断と臨床像

自殺を企図する青年と既遂した青年の特徴は似ており，自殺をした人の約40%が以前にも自殺企図の経験があった．自殺についての考えを，子どもや青年に直接質問することは必要である．調査結果では常に，ほとんどの養育者は子どもがそのような考えをもっていることに気づいていなかったとされているからである．自殺についての考え（例えば，子どもが自分自身を傷つけたいと言う）や自殺の兆し（例えば，子どもが車の前に飛び出したいと言う）は，自殺既遂よりはるかに多い．

自殺行動をする青年の多くは1つあるいはそれ以上の精神疾患の診断基準を満たし，その精神疾患にはうつ病，双極性障害，精神病性障害などがある．物質乱用と攻撃的行動を伴う気分障害の青年は，特に自殺のリスクが高いとされる．青年の自殺既遂者において最もよくみられる直接のきっかけは，懲戒処分，衝動的な振る舞いの既往，特に家庭内において弾丸の込められた銃が手に入りやすいことなどがある．気分障害ではないが，秩序破壊的・暴力的・攻撃的・衝動的な青年は，家族や仲間との軋轢の中で自殺することがある．深い絶望感，低い問題解決能力，攻撃的行動の既往は自殺の危険因子である．自殺を既遂する青年にみられることのあるその他の特徴として，高い達成基準と完全主義の特性があり，そのような優秀な青年が成績の低下などの失敗により屈辱を味わう場合がある．

WHOの精神保健の調査によると，人間の一生を通じて自殺願望のリスクを増やすさまざまな精神疾患があることが判明してきた．重篤な不安と高い衝動性を呈するような精神疾患をもつ若者が自殺願望を実行に移すリスクが高くなる．精神的な障害をもち傷つきやすい青年の自殺行動は，直近のストレスに対する衝動的な反応かもしれない．自殺行為のきっかけとなるのは，家族やボーイフレンドやガールフレンドとの不和や口論などである．アルコールや他の薬物がさらに青年の自殺行動リスクを高めることがある．また，禁止行為のために警察や他の権威者に捕まって処罰を受ける前に，自殺を試みる場合もある．

自殺既遂をした若者の約40%は，以前に精神科の治療を受けたことがあり，約40%は以前に自殺企図の経験があった．13歳以前にいかなる理由であれ親を亡くした子どもは，気分障害と自殺のリスクが高い．自殺を引き起こす要因としては，仲間内での大恥，失恋，学業困難，失業，死別，別離，拒絶などがある．同じ学校に通っている顔見知りの青年らにおける自殺の連鎖も報告されている．自殺行動が同じ仲間との同一化を通じ，いわゆる自殺の模倣犯を引き起こすこともある．ある調査では，10代の自殺をテーマにしたテレビ番組の後に青年の自殺が一過性に増加したという結果がでている．

ゲーテ（Johann Wolfgang von Goethe）の小説，「若き

ヴェルテルの悩み」の主人公にちなんで自殺を模倣する若者の風潮は，ヴェルテル症候群（Werther syndrome）と呼ばれる．主人公が自殺するというその小説が出版されたのは200年以上前のことであるが，それを読んだ若者が相次いで自殺したことから，ヨーロッパではこれを発禁とした国もあった．中には，自殺する前にヴェルテルを真似た衣装を身につけたり，本の中のヴェルテルが自殺したくだりを開いていたりするものもあった．一般的に，模倣は影響を受けやすい若者の自殺企図のタイミングには影響を与えていると思われるが，メディアで自殺に触れることが増えても，全体的な自殺が増えるというわけではない．一方，仲間の死を直接身近に経験することにより，自殺そのものよりうつ病や心的外傷後ストレス障害を引き起こすリスクが高まる．

治療

青年の希死念慮や自殺関連行動からどの程度予後を予測できるかはさまざまであり，比較的致死性の低い転帰に結びつく場合もあれば，自殺既遂の高リスクに結びつく場合もある．自殺に対処する際に困難なことの1つは，自殺念慮のある子どもや青年をみつけだし，特に未治療の精神疾患をもつ子どもに治療をすることである．それは未治療の精神疾患の発生率と自殺既遂のリスクはいずれも年齢とともにあがっていくからである．自殺企図のために医療を受けた青年を入院させるか家に帰すかを決定する前には，慎重な評価が必要である．自殺念慮のために救急治療室を訪れる小児の患者に対しては，入院が必要でない場合は，確実に外来治療につなぐよう十分手はずを整える必要がある．高リスク群に入る者は，自殺願望がなくなるまで入院すべきである．高リスク群には，以前に自殺企図をした者，特に致死的な方法で実行した者，攻撃的行動あるいは物質乱用の経験のある12歳以上の少年，社会的引きこもりや絶望感とともに自殺念慮が残っているうつ病患者などが入る．

病院の救急治療室で自殺関連行動のために診察を受けた青年が，引き続き精神科の治療を継続的に受けることは比較的稀である．精神科治療により確実につなげるためには，救急治療室での家族への心理教育や家族内葛藤の解消，外来受診予約の確保などが有用である．救急治療室での退院計画には，自殺念慮が再発した場合の対応も含まれ，そのような場合に自殺予防ホットラインである「いのちの電話」の電話番号が患者，家族双方に提供される．

青年期の自殺行動を減らすさまざまな介入の効果を評価するためのデータは乏しい．認知行動療法（CBT）およびCBTとSSRIの併用が，青年期うつ病治療（Treatment of Adolescent Depression：TADS）研究において，抑うつ状態の青年の自殺念慮を減らすことが証明された．しかし，こういった介入はすぐには効果を現さないので，リスクが高い状況においては，安全確保のための体制が確立されなければならない．弁証法的行動療法（dialectical behavior therapy：DBT）は個別にもしくはグループに対し行われる長期間の行動療法であるが，これは成人における自殺行動を減少させることが証明された．しかし，青年に関してはいまだ研究途上である．DBTの構成要素には自己受容のためのマインドフルネス訓練，自己主張訓練，自己破壊行動を起こしかねない状況の回避法，ストレス耐性を高めることなどがある．このアプローチは青年期を対象に研究を進める価値がある．

過去10年にわたって青年の間における自殺既遂は減少してきており，それはちょうど青年に対してのSSRIによる治療が際立って増えてきた時期と一致することから，SSRIがこの効果をもたらした可能性がある．うつ病をもつ子どもや青年の間での自殺念慮や自殺行動のリスクは高いので（抗うつ薬治療におけるランダム化比較試験において示唆され，うつ病の若者に対する抗うつ薬の「警告文」[black box warning]につながった），抗うつ薬による治療を受けている子どもや青年の自殺のリスクに対するしっかりとしたモニタリングは必須である．

参考文献

Bayer JK, Rapee RM, Hiscock H, Ukoumunne OC, Mihalopoulos C, Wake M. Translational research to prevent internalizing problems in early childhood. *Depress Anxiety*. 2011;28:50–57.

Brent D, Emslie E, Clarke G, Wagner KD, Asarnow JR, Keller M, Ritz, L, Iyengar S, Abebe K, Birmaher B, Ryan N, Kennard B, Hughers C, DeBar L, McCracken J, Strober M, Suddath R, Spirito A, Leonard H, Meham N, Pora G, Onorato M, Zelazny J. Switching to another SSRI or to venlafaxine with or without cognitive behavioral therapy for adolescents with SSRI-resistant depression: The TORIDA Randomized Controlled Trial. *JAMA*. 2008:299:901–913.

Correll CU, Kratocvil CJ, March J. Developments in pediatric psychopharmacology: Focus on stimulants, antidepressants and antipsychotics. *J Clin Psychiatry*. 2011;72:655–670.

Christiansen E, Larsen KJ. Young people's risk of suicide attempts after contact with a psychiatric department—A nested case-control design using Danish register data. *J Child Psychol Psychiatry*. 2011;52:102.

Field T. Prenatal depression effects on early development: A review. *Infant Behav Dev*. 2011;34:1–14.

Frodl T, Reinhold E, Koutsoulieris N, Donohoe G, Bondy B, Reiser M, Moller Hj, Meisenzahl EM. Childhood stress, serotonin transporter gene and brain structures in major depression. *Neuropsychopharmacology*. 2010;35:1383–1390.

Gould MS, Greenberg T, Velting DM, Shaffer D. Youth suicide risk and preventive interventions: A review of the past ten years. *J Am Acad Child Adolesc Psychiatry*. 2003;42:386.

Hall WD. How have the SSRI antidepressants affected suicide risk? *Lancet*. 2006; 367(9527):1959.

Harro J, Kiive E. Droplets of black bile? Development of vulnerability and resilience to depression in young age. *Psychoneuroendocrinology*. 2011;36:380–392.

Heiligenstein JH, Hoog SL, Wagner KD, Findling RL, Galil N, Kaplan S, Busner J, Nilsson ME, Brown EB, Jacobson JG. Fluoxetine 40–60 mg versus fluoxetine 20 mg in the treatment of children and adolescents with a less-than-complete response to nine-week treatment with fluoxetine 10–20 mg: A pilot study. *J Child Adolesc Psychopharmacol*. 2006;1/2:207.

Hughes CW, Emslie GJ, Crimson ML, Posner K, Birmaher B, Ryan N, Jensen P, Curry J, Vitiello B, Lopez M, Shon SP, Piszka SR, Trivedi MH, and The Texas Consensus Conference Panel on Medication Treatment of Childhood Major Depressive Disorder. Texas Children's Medication Algorithm Project: Update from Texas Consensus Conference Panel on medication treatment of childhood major depressive disorder. *J Am Acad Child Adolesc Psychiatry*. 2007;46:667–686.

Kaess M, Parzer P, Haffner J, Steen Rm, Roos J, Klett M, Brunner R, Resch F. Explaining gender differences in non-fatal suicidal behavior among adolescents: A population-based study. *BMC Pub Health*. 2011: 597–603.

Luby J, Lenze S, Tillman R. A novel early intervention for preschool depression: Findings from a pilot randomized controlled trial. *J Child Psychol and Psychiatry*. 2011:1–10.

March J, Silva S, Petrycki S. The TADS Team. The Treatment for Adolescents with Depression Study (TADS): Long-term effectiveness and safety outcomes. *Arch Gen Psychiatry*. 2007;64:1132–1143.

Newton AS, Hamm MP, Bethell J, Rhodes AE, Bryan CJ, Tjosvold L, Ali S, Logue E, Manion ID. Pediatric suicide-related presentations: A systematic review of mental health care in the emergency room department. *Ann Emerg Med.* 2010;56:649–659.

Nock MK, Hwang I, Sampson N, Kessler RC, Angermeyer M, Beautrais A, Borges G, Bromet E, Bruffaerts R, de Girolamo G, de Graaf R, Florescu S, Gureje O, Haro JM, Hu C, Huang Y, Karam EG, Kawakami N, Kovess V, Levinson D, Postada-Villa J, Sagar R, Tomov T, Viana MC, Williams DR. Cross-national analysis of the associations among mental disorders and suicidal behavior: Findings from the WHO World Mental Health Surveys. *PLoS Med.* 2009;6:1–13.

Olfson M, Shaffer D, Marcus SC, Greenberg T. Relationship between antidepressant medication treatment and suicide in adolescents. *Arch Gen Psychiatry.* 2003;60:978.

Rosso IM, Cintron CM, Steingard RJ, Renshaw PF, Young AD, Yurgelun-Todd DA. Amygdala and hippocampus volumes in pediatric major depression. *Biol Psychiatry.* 2005;57(1):21.

Von Knorring AL, Olsson GI, Thomson PH, Lemming OM, Hulten A. A randomized, double-blind, placebo-controlled study of citalopram in adolescents with major depressive disorder. *J Clin Psychopharmacol.* 2006;26:311.

Wagner KD. Pharmacotherapy for major depression in children and adolescents. *Prog Neuropsychopharmacol Biol Psychiatry.* 2005;29:819.

Wagner KD, Brent DA. Depressive disorders and suicide in children and adolescents. In: Sadock BJ, Sadock VA, Ruiz P, eds. *Kaplan & Sadock's Comprehensive Textbook of Psychiatry.* 9th ed. Vol. 2. Lippincott Williams & Wilkins; 2009:3652.

Whittington CJ, Kendall T, Fonagy P, Cottrell D, Cotgrove A, Boddington E. Selective serotonin reuptake inhibitors in childhood depression: Systematic review of published versus unpublished data. *Lancet.* 2004;363:1341.

Zalsman G. Timing is critical: gene, environment and timing interactions in genetics of suicide in children and adolescents. *Eur Psychiatry.* 2010:25:284–286.

▶ 31.12b 早発性双極性障害

早発性双極性障害は小児期には稀であり，青年期発症の場合は，青年期前の発症よりも成人の双極性障害との関連が深いと考えられていた．最近10年，精神科医療機関を受診する若年者の中で，双極Ⅰ型障害の診断を受ける者が格段に増加してきた．そこで，若年者の双極性障害の表現型に関するいくつかの疑問が持ち上がっている．特に，双極性障害と診断された大部分の青年期前の子どもたちは持続する易刺激性と気分調節障害を有しているが，はっきりとした気分変動のエピソードを欠いていた．このような青年期前の子どもにみられる非典型的な症状は，きわめて強い気分調節障害，重度のかんしゃく発作，間歇的な攻撃的もしくは爆発的な行動，そして極度の注意転導性亢進と不注意である．近年，双極性障害と診断されている青年期前の子どもにみられる一連の気分と行動の症状は，多少の気分変動はあるものの，基本的には明らかなエピソード性をもたない．持続性の易刺激性と上述の症状の組み合わせがしばしば若年者に認められるため，DSM-5では重篤気分調節症と呼ばれる新しい診断カテゴリーが採用された（詳細は31.12c）．非エピソード性の気分障害をもつ子どもの多くは，重度のADHDの既往歴を有する．したがって，そのような子どもたちを双極性障害と正確に診断することはより複雑で困難である．今のところ家族研究の結果からは，ADHDの子どもの家族に双極Ⅰ型障害が多いという事実は明らかになっていない．しかし，非典型的な症状をもった双極性障害の子どもは家庭や学校の生活できわめて大きな困難を抱えており，しばしば精神科病院への入院治療が必要となる．閾値以下の双極性障害や非エピソード性の気分障害と診断された子どもの何％くらいが将来典型的な双極性障害を発症するのかを明らかにするため，現在長期追跡研究が進行中である．最近の研究では，140名の特定不能型の双極性障害（つまり，明らかな躁症状を有するが，躁病エピソードとまではいえないタイプ）の子どもを5年間追跡すると，その45％が双極Ⅰ型障害もしくはⅡ型障害を発症したことが明らかになった．また別の研究では，84名の重度気分調節障害（つまり，持続性非エピソード性の否定的感情と強い怒り発作を有するタイプ）の子どもは，少なくとも3つ以上の躁症状（多弁，焦燥感，不眠，観念奔逸）とADHDでもよくみられる転導性の亢進を示したが，2年間の追跡調査で軽躁エピソードか混合エピソードを示したのはたったの1名であった．小児期の重度気分調節障害は，稀な病態ではない．ある疫学研究によると9～19歳の青少年の生涯有病率は，3.3％と報告されている．しかし，この重度気分調節障害が，将来の双極性障害発症と関連するか否かはまだ明らかではない．一般人口を対象として非エピソード性の易刺激性をもった青少年を20年間追跡した研究では，こういった子どもたちは双極性障害よりうつ病や全般不安発症のリスクが高いと報告されている．

成人や青年期後期の青年で典型的な躁病エピソードを示すものは，一般にうつ病エピソードが躁病エピソードに先行する．典型的な青年期の躁病エピソードは若年成人の躁病エピソードと類似しており，発症起点が明らかで，誇大妄想，偏執性妄想，幻覚などの症状を示す．DSM-5に準じると，子どもと青年の躁病エピソードの診断基準は成人のものと同じである（図8.1-6）．診断基準の内容は，まず，気分が異常に高揚し，開放的または易刺激的となり，普段と明らかに異なったこのような状態が少なくとも1週間は持続することである（ただし，入院治療が必要な場合は期間を問わない）．さらに気分が障害されている間，自尊心の肥大・誇大，睡眠欲求の減少，多弁，観念奔逸，いくつもの考えがせめぎ合っているといった主観的な体験，注意散漫，目標指向性の活動の増加，困った結果につながる可能性が高い活動に熱中すること，などの症状が最低3つ，顕著かつ持続的に出現することも必要である．

DSM-Ⅳ-TRと比べると，DSM-5では双極性障害の診断基準に，気分と活動もしくは活力の両方の変化が組み込まれた．DSM-Ⅳ-TRでは混合エピソードと診断するために，（軽）躁病エピソードと大うつ病エピソードの両方すべての基準を満たさなければならなかった．しかし，DSM-5ではこの基準を用いず，代わりに「混合性の特徴を伴う」という特定用語を付記することとなった．この特定用語は，現在の（軽）躁病エピソードもしくは抑うつエピソードの診断に付記される．例えば，（軽）躁病エピソードに「混合性の特徴を伴う」と付記するためには，現在もしくは直近の（軽）躁病エピソードの期間の大部分で，3つ以上の抑うつ症状（抑うつ気分，興味関心の減退，精神運動制止，易疲労感/気力減退，無価値感/罪

責感，死についての反復思考）が必要である．逆に，抑うつエピソードに「混合性の特徴を伴う」という特定用語を付記するには，3つ以上の（軽）躁症状（気分の高揚，自尊心の肥大，多弁，観念奔逸，気力の増加，睡眠欲求減少）が必要である（訳注：これらの6つの躁症状に加えて，DSM-5の診断基準では「困った結果につながる可能性が高い活動に熱中すること」も含まれている）．

青年期の躁病では，妄想や幻覚といった精神病像を高率に伴い，典型的には権力，自分の価値，人間関係についての誇大観念を示す．また，被害妄想と観念奔逸や現実検討力低下もよくみられる．将来，双極Ⅰ型障害となる可能性が高い青年期のうつ病の特徴は，双極性障害の家族歴と精神病症状，過眠，精神運動制止を伴った急性重度の抑うつエピソードである．

疫　学

若年者の双極性障害の有病率は，調査対象者の年齢や診断基準をどのように定義したか（間欠的な気分のエピソードのみか，あるいは広く非エピソード性の気分と行動の状態まで含めたか）によって異なってくる．年齢が低くなるほど，双極性障害はきわめて稀であり，Great Smokey Mountain Studyによると9〜13歳までの子どもで双極Ⅰ型障害と診断された事例は存在しなかった．しかし，前思春期で双極性障害と診断された子どもでは，重度の気分調節障害が目立ち，疫学調査による有病率は3.3%であった．青年期の双極性障害はさらに頻度が高く，厳密な定義を用いて診断した双極Ⅰ型障害でも16歳の一般人口で0.06〜0.1%認められた．診断閾値以下の双極性障害の症状を有しているものは5.7〜10%程度と報告されている．成人期までの追跡研究によると，閾値以下の躁症状は将来のうつ病や不安症の発症と生活機能障害に関連するが，双極Ⅰ/Ⅱ型障害とは関連しなかった．

過去15年間，地域の精神科外来や入院病棟で，双極性障害と診断される若者は非常に増加している．最近の調査によると90年代半ばに比べると2000年代半ばでは，精神科外来において双極性障害の診断で治療を受ける若者は40倍に増加している．さらに，2000年には双極性障害が主診断で入院する若者は3.3人/1万人であったが，2006年には5.7人/1万人へと増加した．

病　因

遺伝要因

成人の双生児研究によると，双極性障害の推定遺伝率はおよそ60〜90%であり，共有環境因子の影響は30〜40%，非共有環境因子の影響は10〜20%と考えられている（訳注：環境要因は，shared environmental variables「共有環境因子」とnonshared environmental factors「非共有環境因子」から成り立つ．前者は，遺伝要因とは無関係な家族間の類似性であり，家族が共有している環境などである．後者は，測定誤差の影響と個人に特有な環境因子である．例をあげると，友人，職場や学校での人間関係，偶発的な事故や病気などである［引用：Saudino KJ. Behavioral Genetics and Child Temperament. J Dev Behav Pediatr. 2005 Jun；26(3)：214-223]）．若年発症で典型的な（エピソード性の）症状を有する双極性障害の子どもは，青年期発症例と比べてより高率に双極性障害の家族歴を有する．若年発症の双極性障害の子どもは高率にADHDを合併しているため，その家族内でADHDと双極性障害の遺伝因が連動して受け継がれている（co-transmission）のではないかという疑問が生じる．しかし，広義の双極性障害（つまり，はっきりとした躁病エピソードがなく，重度の気分調節障害のみ）の子どもでは，双極性障害の家族歴は少ない．したがって，典型的な双極性障害と広義の双極性障害は，それぞれ異なったカテゴリーかもしれない．双極性障害と診断された親のいる青年期の子どもたちの25%は，17歳までに気分障害を経験する．また気分障害を経験したもののうち8%は双極性障害（Ⅰ型，Ⅱ型，特定不能型）である．一方，対照群の子どもたちで気分障害を経験するのは4%である．ゆえに，親が双極性障害をもっている子どもは，単極性うつ病のリスクが最も高い．縦断研究の結果から，親が双極性障害をもっている場合，子どもに破壊的行動障害の頻度が高くなるといった事実は認められなかった．ADHDと双極性障害の合併した子どもの第1度親族と比べると，ADHDだけの子どもの家族は，両者の合併をさほど認めなかった．

双極性障害には，かなりの遺伝負因が関連しているようであるが，その機序については不明な点が多い．多くの研究グループによると，早発性双極性障害は臨床的に重度であり，混合エピソードを呈しやすく，精神科併存症が多く，精神病像をしばしば有し，リチウムの予防内服に反応しにくく，遺伝性が強いと結論づけられている．ヨーロッパ早発性双極性障害共同研究（European collaborative study of early-onset bipolar disorder；フランス，ドイツ，アイルランド，スコットランド，スイス，イングランド，スロベニア）は，典型的な早発性双極性障害と広義のもの両方についてゲノムワイド連鎖解析を行った．この研究では，染色体2q14領域の遺伝子が早発性双極性障害の病因と直接関連するか，もしくはこの領域の遺伝子が，若年の双極性障害発症に関する別の遺伝子を修飾すると結論づけている．この研究グループが発見した他の関連遺伝子領域は，早発性双極性障害に特異的なものではなく，成人発症の双極性障害と共通した遺伝因子であろうと考えられている．この推定は，早発性双極性障害を兄弟姉妹にもつ人に成人発症型の双極性障害が多いという事実とも矛盾しない．早発性双極性障害の遺伝的病因究明には，さらなるゲノムワイド解析が必要である．

神経生物学的要因

さまざまなデータから，早発性双極性障害では，感情刺激の統制と処理に関連する前頭葉皮質および皮質下領域に構造と機能の変化が起こっていることが示唆されている．磁気共鳴画像法(MRI)研究では，有意な白質の発達変化と扁桃体容積の減少が報告されている．機能的MRI(fMRI)研究は，ベースラインにおける早発性双極性障害の脳機能変化を特定し，さまざまな治療によって脳機能がどのように正常化するか，どのfMRIの所見が治療反応性と関連するかなどを明らかにするうえで非常に重要である．

最近，小児双極性障害に対してリスペリドンとジバルプロエクスの効果を比較した臨床試験で，fMRIを用いた治療前の脳活動と治療効果の関連が報告された．この二重盲検試験は，平均13歳の24名の未治療躁病患者を無作為にリスペリドン群かジバルプロエクス群に割りつけ，14名の健康対照群とともに6週間追跡調査した．治療前の患者群では，fMRI上で扁桃体の活動が増加し，扁桃体の感情統制と処理におそらく影響を与えている腹外側前頭前皮質(ventrolateral prefrontal cortex：VLPFC)や背外側前頭前皮質(dorsolateral prefrontal cortex：DLPFC)による制御が低下していた．ベースラインの扁桃体の活動増加は，リスペリドン，ジバルプロエクスの両薬への治療抵抗性と関連した．また患者群では，感情色彩一致課題(affective color-matching word task)を実施した．この課題では，fMRI施行中に，画面上に1つの単語と2つの円が表示され，単語の色と一致した円を選ぶように教示を受ける．表示される単語は，肯定的なもの(例えば，幸せ，達成，成功)，否定的なもの(例えば，失望，うつ，拒絶)，中立なものの3種類である．リスペリドン群では肯定的単語と否定的単語の課題中に右扁桃体の活動が治療前に増加したもの，ジバルプロエクス群では肯定的単語の課題中に左扁桃体の活動が治療前に増加したものは，ヤング躁病尺度で治療反応性が不良であった．扁桃体の活動増加は，早発性双極性障害のリスペリドンとジバルプロエクスに対する治療抵抗性を予測するバイオマーカーとなる可能性を秘めている．

神経心理学的研究

早発性双極性障害では，言語記憶，処理速度，実行機能，ワーキングメモリー，注意などの領域にしばしば機能障害がみられる．双極性障害にADHDが合併した子どもは，ADHDが合併しない子どもに比べて，ワーキングメモリー，処理速度，注意の課題で明らかな機能障害を示すといわれている．また，双極性障害の子どもは感情の誤認識が，健康対照群と比べて多いともいわれている．彼らは大人の顔を見たときに怒っていると誤認することが多いが，こういった誤りは子どもの顔を見ても起こらない．表情認知の障害は，成人の双極性障害でも報告されている．

診断と臨床像

早発性双極性障害の特徴は重度で持続性の易刺激性であり，攻撃的な感情の爆発と暴力的行動を伴うかもしれない．広義の双極性障害の子どもは，感情の爆発と爆発の間も怒り続けているか不機嫌なままということもある．前思春期の子どもが誇大観念や多幸感を示すことは稀であり，早発性双極性障害と診断された子どもは，ほとんどの時間，非常に情緒不安定で否定的感情に支配されている．現在のDSM-5の子どもや青年の診断基準は成人のものと同じである(表8.1-6と表31.12b-1を参照)．しかし，併存する他の精神疾患のため，早発性双極性障害の臨床像は複雑である．

ADHDの併存

ADHDは最もよくみられる早発性双極性障害の併存症であり，双極性障害と診断された前青年期ケースの90％近く，青年期ケースの50％近くに併存していると報告されている．両者は，注意転導性の亢進，過活動，多弁など多くの診断基準が共通しているため，早発性双極性障害を診断する上で大きな混乱の原因の1つとなっている．これらの共通した診断基準を取り除いて診断した場合でも，かなりの双極性障害の子どもは引き続きADHDの診断基準を満たす．このことはつまり多くの事例で，双極性障害とADHD両者が，それぞれに特徴的な症状を呈しているということなのかもしれない．

不安症の併存

双極性障害をもつ子どもや青年はパニック症やその他の不安症をより合併しやすいと報告されている．狭義の双極性障害を有する若者では，不安症を併存するものが77％にまで達するとも報告されている．広義の双極性障害を有する若者と気分障害のない若者を比べると，パニック症の生涯有病率は，前者が21％であるのに対して後者は0.8％である．強度の不安症状が併存する双極性障害の子どもは，成人になるとアルコール乱用と自殺関連行動のリスクが高まると報告されている．一方，広義の双極性障害を示す子どもは，将来うつ病や不安症を有するリスクが高いといわれている．

> ジニーは13歳で，養母に殴る蹴るの暴行を加え手足に怪我をさせたため，入院治療することになった．ジニーは3歳で養女になる前からずっとひどいかんしゃく持ちで，他人に暴力を振るったり自分を傷つけたりしていた．ジニーは気が短く，いつもイライラした子で，たとえ物事が自分の思う通りに進んでいても，ほんの些細なことで簡単に感情を爆発させた．10歳になるころには，彼女の家庭生活はひどく困難になり，学校に行かず毎日家で何時間も喚き散らし養父母に暴力を振るった．ジニーは，13歳になるまでの約1年半の間，双極性障害の診断で施設治療(resi-

表 31.12b-1　DSM-5の双極Ⅱ型障害の診断基準

双極Ⅱ型障害の診断のためには，現在または過去の軽躁病エピソードの以下の基準を満たし，および，現在または過去の抑うつエピソードの以下の基準を満たすことが必要である．

軽躁病エピソード
A．気分が異常かつ持続的に高揚し，開放的または易怒的となる．加えて，異常にかつ持続的に亢進した活動または活力のある，普段とは異なる期間が，少なくとも4日間，ほぼ毎日，1日の大半においてみられる．
B．気分が障害され，かつ活動または活力が亢進した期間中，以下の症状のうち3つ（またはそれ以上）（気分が易怒性のみの場合は4つ）が持続しており，普段の行動とは明らかに異なった変化を示しており，それらは有意の差をもつほどに示されている．
　(1) 自尊心の肥大，または誇大
　(2) 睡眠欲求の減少（例：3時間眠っただけで十分な休息がとれたと感じる）
　(3) 普段より多弁であるか，しゃべり続けようとする切迫感
　(4) 観念奔逸，またはいくつもの考えがせめぎ合っているといった主観的な体験
　(5) 注意散漫（すなわち，注意があまりにも容易に，重要でないまたは関係のない外的刺激によって他に転じる）が報告される，または観察される．
　(6) 目標指向性の活動（社会的，職場または学校内，性的のいずれか）の増加，または精神運動焦燥
　(7) 困った結果になる可能性が高い活動に熱中すること（例：制御のきかない買いあさり，性的無分別，あるいはばかげた事業への投資などに専念すること）
C．本エピソード中は，症状のないときのその人固有のものではないような，疑う余地のない機能的変化と関連する．
D．気分の障害や機能の変化は，他者から観察可能である．
E．本エピソードは，社会的または職業的機能に著しい障害を引き起こしたり，または入院を必要とするほど重篤ではない．もし精神病性の特徴を伴えば，定義上，そのエピソードは躁病エピソードとなる．
F．本エピソードは，物質（例：乱用薬物，医薬品，あるいは他の治療）の生理学的作用によるものではない．
　注：抗うつ治療（例：医薬品，電気けいれん療法）の間に生じた完全な軽躁病エピソードが，それらの治療により生じる生理学的作用を超えて十分な症候群に達して，それが続く場合は，軽躁病エピソードと診断するのがふさわしいとする証拠が存在する．しかしながら，1つまたは2つの症状（特に，抗うつ薬使用後の，易怒性，いらいら，または焦燥）だけでは軽躁病エピソードとするには不十分であり，双極性の素因を示唆するには不十分であるという点に注意を払う必要がある．

抑うつエピソード
A．以下の症状のうち5つ（またはそれ以上）が同じ2週間の間に存在し，病前の機能からの変化を起こしている．これらの症状のうち少なくとも1つは，(1)抑うつ気分，または(2)興味または喜びの喪失である．
　注：明らかに医学的疾患に起因する症状は含まない．
　(1) その人自身の言葉（例：悲しみ，空虚感，または絶望感を感じる）か，他者の観察（例：涙を流しているように見える）によって示される，ほとんど1日中，ほとんど毎日の抑うつ気分（注：子どもや青年では易怒的な気分もありうる）
　(2) ほとんど1日中，ほとんど毎日の，すべて，またはほとんどすべての活動における興味または喜びの著しい減退（その人の説明，または他者の観察によって示される）
　(3) 食事療法をしていないのに，有意の体重減少，または体重増加（例：1か月で体重の5％以上の変化），またはほとんど毎日の食欲の減退または増加（注：子どもの場合，期待される体重増加がみられないことも考慮せよ）
　(4) ほとんど毎日の不眠または過眠
　(5) ほとんど毎日の精神運動焦燥または制止（他者によって観察可能で，ただ単に落ち着きがないとか，のろくなったという主観的感覚ではないもの）
　(6) ほとんど毎日の疲労感，または気力の減退
　(7) ほとんど毎日の無価値感，または過剰であるか不適切な罪責感（妄想的であることもある．単に自分をとがめること，または病気になったことに対する罪悪感ではない）
　(8) 思考力や集中力の減退，または決断困難がほとんど毎日認められる（その人自身の言葉による，または他者によって観察される）
　(9) 死についての反復思考（死の恐怖だけではない）．特別な計画はないが反復的な自殺念慮，または自殺企図，または自殺するためのはっきりとした計画
B．その症状は，臨床的に意味のある苦痛，または社会的，職業的，または他の重要な領域における機能の障害を引き起こしている．
C．そのエピソードは物質の生理学的作用，または他の医学的疾患によるものではない．
　注：基準A〜Cにより抑うつエピソードが構成される．

（つづく）

表 31.12b-1　DSM-5 の双極Ⅱ型障害の診断基準（つづき）

注：重大な喪失（例：親しい者との死別，経済的破綻，災害による損失，重篤な医学的疾患・障害）への反応は，基準 A に記載したような強い悲しみ，喪失の反芻，不眠，食欲不振，体重減少を含むことがあり，抑うつエピソードに類似している場合がある．これらの症状は，喪失に際し生じることは理解可能で，適切なものであるかもしれないが，重大な喪失に対する正常な反応に加えて，抑うつエピソードの存在も入念に検討すべきである．その決定には，喪失についてどのように苦痛を表現するかという点に関して，各個人の生活史や文化的規範に基づいて，臨床的な判断を実行することが不可欠である．

双極Ⅱ型障害
A. 少なくとも 1 つの軽躁病エピソードが，診断基準（「軽躁病エピソード」の項，基準 A～F）に該当し，加えて，少なくとも 1 つの抑うつエピソードが診断基準（「抑うつエピソード」の項，基準 A～C）に該当したことがある．
B. 過去，躁病エピソードがない．
C. 軽躁病エピソードと抑うつエピソードの発症が，統合失調感情障害，統合失調症，統合失調症様障害，妄想性障害，または，他の特定されるまたは特定不能の統合失調症スペクトラム障害および他の精神病性障害ではうまく説明されない．
D. 抑うつの症状，または，抑うつと軽躁を頻繁に交替することで生じる予測不能性が，臨床的に意味のある苦痛，または社会的，職業的，または他の重要な領域における機能の障害を引き起こしている．

コード付記と記録の手順
双極Ⅱ型障害は 1 つのコード 296.89（F31.81）をもつ．現在の重症度，精神病性の特徴の存在，経過，その他の特定用語についてはコード化できないが，記載して示すこと〔例：「296.89（F31.81）双極Ⅱ型障害，現在のエピソードが抑うつ，中等度，混合性の特徴を伴う」，「296.89（F31.81）双極Ⅱ型障害，直近のエピソードが抑うつ，部分寛解」〕．

▶現在または直近のエピソードを特定せよ
　軽躁病
　抑うつ
▶該当すれば特定せよ
　不安性の苦痛を伴う
　混合性の特徴を伴う
　急速交代型
　メランコリアの特徴を伴う
　非定型の特徴を伴う
　気分に一致する精神病性の特徴を伴う
　気分に一致しない精神病性の特徴を伴う
　緊張病を伴う　　コードするときの注：追加コードを用いること：293.89（F06.1）
　周産期発症
　季節型：抑うつエピソードにのみ適用すること．
▶現在，気分エピソードの基準を完全に満たさない場合，経過を特定せよ
　部分寛解
　完全寛解
▶現在，気分エピソードの基準を完全に満たす場合，重症度を特定せよ
　軽度
　中等度
　重度

Diagnostic and Statistical Manual of Mental Disorders, Fifth Edition（Copyright ⓒ2013）. American Psychiatric Association. All Rights Reserved から許可を得て転載．

dential treatment）を受けて，リチウムとシタロプラムを内服した．1 年間治療を受けると院内では安定して生活できるようになったので，養母は彼女を家に連れて帰ろうと決心した．しかし，家に帰って数週間が経つと彼女は感情を抑えられなくなり，毎日かんしゃくを起こすようになった．しかもかんしゃくを起こしている間，彼女はたがが外れ，ひどく攻撃的になった．彼女は何度か自分自身や養父母を傷つけることがあった．ところが病院に到着すると，病室に連れて行かれる前に彼女はおとなしくなった．養母は，彼女が精査を受けてしかも彼女の危険な行動をコントロールするための新しい治療がなされなければ，家に連れて帰るつもりはないと医師に伝えた．彼女はオンコールの児童精神科医の診察を受けた後，青年期精神科病棟が満床だったため，小児科病棟に入院した．児童精神科医が問診したところ，ジニーの実母は 10 代で彼女を出産し，彼女は未熟児だったこと，養子縁組が決まるまで複数の里親家庭に預けられていたことがわかった．ジニーは，態度は尊大だが，小柄な女の子で年齢よりも幼く見えた．ジニーの血縁のある家族についての情報はなく，彼女には胎児アルコール症候群の徴候が少なくとも 1 つみられるが，IQ は正常範囲内であり，その他にはこの症候群の明らかな所見はなかった．入院後の医学的面接では，ジニーは自分に何

も問題はないと考え，気分の落ち込みはなく，同年代の子たちとはそりが合わないが，何人かの友達はいると話した．ただ，気が短いことやいったん怒りに火がつくとその後何をしたか覚えていないということは認めていた．彼女の感情は奇妙で，まるで彼女は精神科医が彼女の話を聞きたいと思っている聴衆であるかのようにさえ振る舞った．ジニーは，自殺念慮や過去の自殺企図，自傷や他害のリスクを否定した．施設入所や入院の理由を尋ねられると，ジニーはイライラしているように見えた．結局，ジニーは以下のコメントとともに青年期精神科病棟へ転棟となった．コメント：非定型抗精神病薬（リスペリドンかオランザピン）の使用，より構造化された学校プログラムに加えてデイケアか施設の再検討を推奨する．狭義の双極性障害の症状に合致しないため，その診断には疑問が残る．

病理と検査所見

児童青年期の双極性障害の診断に有用な検査所見は，現在のところない．

鑑別診断

臨床的に早発性双極性障害との鑑別が重要な疾患は，早発性双極性障害に併存しやすいものでもある．具体的には，ADHD，反抗挑発症，素行症，不安症，抑うつ障害である．

子どものADHDは躁病より低年齢で発症しがちであるが，最近の家族研究の結果によると，子どものADHDと双極性障害は高率に併存している．この2つの障害の臨床症状は，重なりあうところもあるが，それが高い併存率の原因ではないと考えられている．薬物療法クリニックに通ってADHDと診断された300人以上の子どもと青年を調査したところ，混合型か多動型のADHDの子どものほぼ3分の1は明らかに双極性障害を併存していたが，不注意型のADHDの子どもではその併存が10％以下だったと報告されている．

経過と予後

子どもの早発性双極性障害には何通りかの経過と予後がある．幼少期より重度の気分調節障害があり明らかなエピソード性の気分変動を伴わないタイプでは，成長すると不安症や抑うつ障害を発症しやすい．青年期にはっきりとわかる躁エピソードを示す若者では，成人になると双極I型障害の診断基準を満たすことが多い．どちらのタイプにおいても，長期間にわたる機能障害が大きな問題となる．

外来もしくは入院で双極性障害と診断された263人の子どもと青年を平均2年間追跡した縦断研究によると，70％は追跡期間中に初回エピソードから寛解した．しかし，寛解したものの半分は追跡中に気分障害を再発した．

再発の場合，抑うつエピソードの方が躁エピソードより多かった．双極I型，II型，特定不能型障害といった診断の違いは寛解率とは無関係であった．しかし，特定不能の双極性障害と診断された若者では寛解までの病期が長く，いったん寛解状態となれば再発しにくいという特徴があった．病相の交代が1年に1回以下の患者は約19％で，5回以上の患者は61％であった．1年間に5回以上病相が変化する患者の半分は，年10回以上病相が変化し，3分の1は年20回以上病相が変化した．こういった急速交代型の予測因子は，社会経済的地位の低さ，精神病の既往，特定不能の双極性障害の診断であった．全追跡期間を通じて，双極II型障害と診断されたもののうち20％はI型へと診断変更になり，特定不能の双極性障害と診断されたもののうち25％はI型かII型へと診断変更になった．

成人の双極性障害の自然経過と同様に，子どもの躁うつエピソードの症状の重症度も多様である．成人に比べると児童青年期の双極II型障害は，経過中にI型へ診断が変更されることが多く，これは，この時期の双極II型という診断の不安定性を際立たせる事実である．また，特定不能の双極性障害が他のタイプの双極性障害に診断が変更されることが多いことについても同様である．低年齢で発症した双極性障害は，青年期後期や若年成人期で発症するものと比べて，寛解率が低く混合状態や急速交代型となる確率が高い．

治療

早発性双極性障害の治療は集学的であり，薬物療法，心理教育，家族と子どもへの心理社会的介入，学校環境の調整などからなる．

薬物療法

非定型抗精神病薬と気分安定薬が，有効性が最も検証されている早発性双極性障害の治療薬である．10～17歳を対象にした8つのランダム化比較試験で，非定型抗精神病薬の早発性双極性障害への有効性が示されている．これらの試験では，プラセボや気分安定薬と非定型抗精神病薬を比較したり，気分安定薬に非定型抗精神病薬を追加したりしている．有効性が検証された非定型抗精神病薬は，オランザピン，クエチアピン，リスペリドン，アリピプラゾール，ジプラシドンである．これら5つの非定型抗精神病薬はすべて，早発性双極性障害の躁状態や混合状態に対する明らかな有効性が示された．クエチアピンとバルプロ酸を比較した最近の研究によると，両者ともに有効であるが治療効果発現はクエチアピンの方が速かった．またリスペリドンとジバルプロエクスを比較した別の研究では，リスペリドンの効果発現がより速く，最終的に躁症状をより改善した．

気分安定薬に関しては，オープントライアルやこれまでの臨床経験に基づいて使用されているが，現在のとこ

ろ有効性のエビデンスは少ない．早発性双極性障害に対して，リチウムやジバルプロエクスを使用した試験の結果は，非定型抗精神病薬の効果ほど明らかではなかった．いくつかの比較試験によると，リチウムは攻撃的行動障害のコントロールに対しての有効性が示唆された．リチウムは青年期の躁病に対して使用が承認された薬物ではあるが，青年期の典型的な躁病に本当に有効なのかどうか，さらに研究をすすめる必要がある．共同リチウム研究（Collaborative Lithium Trials：CoLT）では，若年者に対するリチウムの有効性，安全性，最適用量を明らかにするための治療研究プロトコールが作成された．最近ある研究グループが若年者の初回投与リチウムの薬物動態を調べて，クリアランスと分布容積が体重（特に，除脂肪体重）と相関することを報告した．体の大きさの違いは，子どもと大人のリチウム代謝の薬物動態と関連していた．若年者の双極性うつ病に対するラモトリギンのオープントライアルの結果は，その有効性を支持するものであった．

早発性双極性障害の治療に関する現在のエビデンスをまとめると，非定型抗精神病薬が気分安定薬より効果発現速度と有効性ともに優れていた．しかし，若年者の双極性障害は重度で機能障害も強いため，部分的な改善しかみられない時には，2剤併用を考慮する必要があるかもしれない．

心理社会的治療

早発性双極性障害への心理社会的な介入としては，家族焦点化療法（family-focused treatment）があげられる．この治療は，心理教育セッション，ストレスと気分のマネージメントセッション，コミュニケーショントレーニングと問題解決技法トレーニングのセッションからなる．双極性障害と診断された若者，家族歴や診断閾値以下の症状からリスク状態と考えられる若者には，この治療が有用であった．児童青年期用に修正した家族焦点化療法は，再燃率を減らすことが示されている．気分安定薬に加えて心理社会的介入を行うと，1年にわたり，抑うつ症状，躁症状，行動障害が改善することが示された．

児童青年期用の家族焦点化療法（Family Focused Treatment-High Risk）を双極性障害のリスク状態にある若者に1年間にわたり実施したところ，うつや軽躁といった気分症状と心理社会機能が明らかに改善した．家族焦点化療法は，若年ハイリスク者に有望な介入方法である．家族焦点化療法を実施しながら，若年ハイリスク者が本当に双極性障害を発症するか否かの経過を追うさらなる長期縦断研究が必要であろう．

参考文献

Axelson DA, Birmaher B, Strober M, Goldstein BI, Ha W, Gill MK, Goldstein TR, Yen S, Hower H, Hunt JI, Liao F, Iyengar S, Dickstein D, Kim E, Ryan ND, Frankel E, Keller MB. Course of subthreshold bipolar disorder in youth: Diagnostic progression from bipolar disorder not otherwise specified. *J Am Acad Child Adolesc Psychiatry*. 2011;50:1001–1016.

Carlson GA. Bipolar disorder and mood dysregulation. *Proceedings; AACAP 2011 Psychopharmacology Update Institute: Controversies in Child and Adolescent Psychopharmacology.* 2011;257–284.

Carlson GA, Myer SE. Early-onset bipolar disorder In: Sadock BJ, Sadock VA, Ruiz P, eds. *Kaplan & Sadock's Comprehensive Textbook of Psychiatry.* 9th ed. Vol. 2. Lippincott Williams & Wilkins; 2009:3663.

Correll CU, Sheridan EM, DelBello MP. Antipsychotic and mood stabilizer efficacy and tolerability in pediatric and adult patients with bipolar I mania: a comparative analysis of acute, randomized, placebo-controlled trials. *Bipolar Disorders*. 2010;12:116–141.

Correll CU, Kratochvil CJ, March JS. Developments in pediatric psychopharmacology: Focus on stimulants, antidepressants and antipsychotics. *J Clin Psychiatry*. 2011;72:655–670.

Findling RL, Landersdorfer CB, Kafantaris V, Pavulari M, McNamara NK, McClellan J, Frazier JA, Sikich L, Kowatch R, Lingler J, Faber J, Taylor-Zapata, Jusko WJ. First-dose pharmacokinetics of lithium carbonate in children and adolescents. *J Clin Psychopharmacol*. 2010;30:404–410.

Larsky T, Krieger A, Elixhauser A, Vitiello B. Children's hospitalizations with a mood disorder diagnosis in general hospitals in the United States 2000-2006. *Child Adolesc Psychiatry Mental Health*. 2011;5:27–34.

Mathieu F, Dizier M-H, Etain B, Jamain S, Rietschel M, Maier W, Albus M, McKeon P, Roche S, Blackwood D, Muir W, Henry C, Malafosse A, Preisig M, Ferrero C, Cichon S, Schumacher J, Ohlraun S, Propping P, Jamra RA, Schulze TG, Zelenica D, Charon C, Marusic A, Dernovsek MC, Gurling H, Nothen M, Lathrop M, Leboyer M, Bellivier F. European collaborative study of early-onset bipolar disorder: Evidence for heterogeneity on 2q14 according to age at onset. *Am J Med Genet Part B*. 2010;153B:1425–1433.

McNamara RK, Nandagopal JJ, Strakowski SM, DelBello M. Preventive strategies for early-onset bipolar disorder. Toward a clinical staging model. *CNS Drugs*. 2010; 24:983-996.

Miklowitz DJ, Chang KD, Taylor DO, George EL, Singh MK, Schneck CD, Dickinson LM, Howe ME, Garber J. Early psychosocial intervention for youth at risk for bipolar I or II disorder: A one-year treatment development trial. *Bipolar Disorders*. 2011;13:67–75.

Moreno C, Laje G, Blancvo C, Jiang H, Schmidtg AB, Olfson M. National trends in the outpatient diagnosis and treatment of bipolar disorder in youth. *Arch Gen Psychiatry*. 2007;64:1032–1039.

Nieto RG, Castellanos FX. A meta-analysis of neuropsychological functioning in patients with early onset schizophrenia and pediatric bipolar illness. *J Clin Child Adolesc Psychol*. 2011;40:266–280.

Nurnberger JI, McInnis M, Reich SW, Kastelic E, Wilcox HC, Glowinski A, Mitchell P, Fisher C, Erpe M, Gershon E, Berrettini W, Laite G, Schweitzer R, Rhoadarmer K, Coleman VV, Cai X, Azzouz F, Liu H, Kamali M, Brucksch C, Monahan PO. A high-risk study of bipolar disorder. Childhood clinical phenotypes as precursors of major mood disorders. *Arch Gen Psychiatry*. 2011;68:1012–1020.

Pavulari MN, Passarotti AM, Lu LH, Carbray JA, Sweeney JA. Double-blind randomized trial of risperidone versus divalproex in pediatric bipolar disorder: fMRI outcomes. *Psychiatry Res: Neuroimaging*. 2011;193:28–37.

Pavulari MN, Henry DB, Findling RL, Parnes S, Carbray JA, Mohammed T, Janicak PG, Sweeney JA. Double-blind randomized trial of risperidone versus divalproex in pediatric bipolar disorder. *Bipolar Disorders*. 2010; 12:593–605.

Stringaris A, Baroni A, Haimm C, Brotman M, Lowe CH, Myers F, Rustgi E, Wheeler W, Kayser R, Towbin K, Leibenluft E. Pediatric bipolar disorder versus severe mood dysregulation: Risk for manic episodes on follow-up. *J Am Acad Child Adolesc Psychiatry*. 2010;49:397–405.

Versace Am Ladouceur CD, Romero S, Birmaher B, Axelson DA, Kupfer DJ, Phillips ML. Altered development of white matter in youth at high familial risk for bipolar disorder: a diffusion tensor imaging study. *J Am Acad Child Adolesc Psychiatry*. 2010;49:1249–1259.

▶ 31.12c 重篤気分調節症

重篤気分調節症は，米国精神医学会の精神疾患の診断・統計マニュアル第5版（Diagnostic and Statistical Manual of Mental Disorders, 5th edition：DSM-5）で初めて組み込まれた疾患である．その特徴は発達的に不適切な重度のかんしゃく発作を少なくとも1週間に3回以上繰り返し，加えてかんしゃく発作を起こさない間も易怒性や怒りが持続しているという点である．診断基準を満たすためには，これらの症状は10歳以前に明らかになり，少なくとも1年以上持続する必要がある．これまでこのような症状をもった子どもは，双極性障害か反抗

挑発症, ADHD, 間欠爆発症が合併した状態と診断されてきた. しかし, 最近の縦断研究によると, こういった子どもは青年期後期や成人期前期に差し掛かっても典型的な双極性障害に移行するわけではないことがわかった. 慢性の易怒性と重度の気分調節障害がある若者は, むしろ単極性うつ病や不安症に対して高リスクであると報告されている. 児童期や青年期の重度気分調節障害に関する初期の研究では, 過覚醒症状(転導性の亢進, 落ち着きのなさ, 不眠, せめぎあう思考, 観念奔逸, 多弁, 他人への過剰な干渉)が含まれていたが, 現在のDSM-5では重篤気分調節症の診断に, これらの過覚醒症状を含まない. 重篤気分調節症と診断された若者で過覚醒症状を示すものは, ADHD が合併しているのかもしれない.

疫　学

重篤気分調節症に関する多くの疫学データは, 過覚醒症状を含んだ重度気分調節障害の児童青年期の子どものデータを利用している. 重篤気分調節症は, 過覚醒症状を含まない点のみ重度気分調節障害と異なっているので, 重度気分調節障害の疫学データをある程度代用することが可能である. 重度気分調節障害の生涯有病率は9～19歳の子どもで3%である. 男児は女児よりも多く (78%対22%), 平均発症年齢は5～11歳である.

併存症

重篤気分調節症は他の精神疾患と合併しやすい. よくみられる併存症は, ADHD(94%), 反抗挑発症(84%), 不安症(47%), うつ病(20%)である. 重度気分調節障害と重篤気分調節症の双極性障害に対する関係は, 臨床研究上のトピックである. 若者の重度の気分調節障害と過覚醒症状は, 小児双極性障害の広義の表現型とされてきたが, 研究者の中には, こういった若者が本当に将来双極性障害の診断基準を満たすか不明であるため, "重度気分調節障害"という診断名を暫定的に使うものもいる. 重篤気分調節症は, 非エピソード性でADHDと併存する可能性があるものと概念化されている. しかし, 現在の研究結果では双極性障害と重篤気分調節症の連続性は支持されていない.

診断と臨床像

DSM-5の重篤気分調節症の診断基準(表31.12c-1)では, 状況にひどく不釣り合いなかんしゃく発作が必須である. 具体的には, その子どもの発達水準に不釣り合いな暴言, 暴力である. 平均週3回以上かんしゃく発作を起こし, しかもかんしゃく発作とかんしゃく発作の間は気分の変化を伴う. これらの症状は, 10歳以前に明らかになり, 少なくとも12か月以上持続し, しかも自宅や学校などの2場面以上で認められる. 6歳より下か18歳より上の年齢で, この診断を初めて下すことはない. かんしゃく発作とかんしゃく発作の間, 両親, 教師, 友達から見て子どもはずっとイライラしたり, 怒ったりしている. 持続期間は別にしても, 1日以上躁や軽躁エピソードの基準を完全に満たすことはない. これらの行動は, 抑うつエピソード中にのみ起るものではなく, また他の精神疾患ではうまく説明されない. DSM-5の重篤気分調節症の診断基準を表31.12c-1に示した.

> ダニエルは, 12歳で中学1年生の男の子である. 母親は, ダニエルの理不尽な怒りとかんしゃく発作に業を煮やして, 彼を小児科に連れて行った. ダニエルは小児科の待合室で, 床を手でバンバン叩きながら, 「家に連れて帰れ!」と母に向かって泣き叫んでいた. 母の両足にはダニエルに蹴られた青あざがあり, 苦悶の表情を浮かべていた. ダニエルの母は, 彼を待合室に残したまま診察室に入ると泣き崩れて, 「私これ以上この子育てられません」と言った. 彼女はダニエルが最近2年間抱えていた問題を列挙した. 例えば, 1週間に4～5回以上繰り返すひどいかんしゃく発作などである. 「彼は6歳児みたいなかんしゃく発作を起こすの, しかもかんしゃく発作を起こしていないときでさえずっとイライラして怒っているし」とも話した. 母によると, ダニエルは短気でしばしば暴言を吐き暴力的になるので, 友達を全員失くしてしまった. 彼はほとんどいつもイライラしており, 自分の誕生日さえもそんな調子だった. ダニエルの母は何か身体的な問題が彼にあるのではないかと疑ったが, 診察と血液検査の結果は全く問題がなかった. ダニエルのかんしゃく発作は, 去年の夏休み2か月間はいくぶんましだった. しかし, 学期があけるやいなや, 彼はすっかりもとのイライラ状態に戻ってしまった. ダニエルとの面接後, 小児科医は切迫した自殺のリスクはないものの, 精神科的な介入がすぐに必要だと判断した. そこで, 認知行動療法のための臨床心理士と薬物療法の適応評価のための児童精神科医を紹介した. ダニエルは精神療法を嫌がったものの, 何セッションか受けると彼の両親は以前より希望をもてるようになり, ダニエルの問題が自分たちの失敗ではなかったと気づいた. ダニエルはフルオキセチンを試してみることに同意したので, 数週間かけて30mgまで漸増していった. 30mgを内服して1か月程度経つと, ダニエルのイライラ感は明らかに少なくなった. ダニエルはまだ友達との間で多くの問題を抱えていて, 週に1～2回はかんしゃく発作を起こすけれども, かんしゃく発作自体は徐々に長引くことがなくなり, トーンダウンしていった. 一度友達の誕生会に呼ばれたときは本当に楽しそうで, パーティーの間中もめることなく友達と関われていた. ダニエルにとって認知行動療法は有効であり, 1日40mgのフルオキセチンも継続した. 彼は今でも「気難しい」少年だと言えるが, 上手く学校で過ごすことができるし友人関係も取戻し, ひどいかんしゃく発作なしに家族の集まりにも参加できるようになった.

鑑別診断

双極性障害

重篤気分調節症は, 「広義の表現型」の双極性障害と非

表 31.12c-1　DSM-5 の重篤気分調節症の診断基準

A. 言語的（例：激しい暴言）および/または行動的に（例：人物や器物に対する物理的攻撃）表出される，激しい繰り返しのかんしゃく発作があり，状況やきっかけに比べて，強さまたは持続時間が著しく逸脱している．
B. かんしゃく発作は発達の水準にそぐわない．
C. かんしゃく発作は，平均して，週に3回以上起こる．
D. かんしゃく発作の間欠期の気分は，ほとんど1日中，ほとんど毎日にわたる，持続的な易怒性，または怒りであり，それは他者から観察可能である（例：両親，教師，友人）．
E. 基準 A～D は 12 か月以上持続している．その期間中，基準 A～D のすべての症状が存在しない期間が連続3か月以上続くことはない．
F. 基準 A と D は，少なくとも3つの場面（すなわち，家庭，学校，友人関係）のうち2以上で存在し，少なくとも1つの場面で顕著である．
G. この診断は，6歳以下または18歳以上で，初めて診断すべきではない．
H. 病歴または観察によれば，基準 A～E の出現は 10 歳以前である．
I. 躁病または軽躁病エピソードの基準を持続期間を除いて完全に満たす，はっきりとした期間が1日以上続いたことがない．
注：非常に好ましい出来事またはその期待に際して生じるような，発達面からみてふさわしい気分の高揚は，躁病または軽躁病の症状とみなすべきではない．
J. これらの行動は，うつ病のエピソード中にのみ起こるものではなく，また，他の精神疾患（例：自閉スペクトラム症，心的外傷後ストレス障害，分離不安症，持続性抑うつ障害（気分変調症））ではうまく説明されない．
注：この診断は反抗挑発症，間欠爆発症，双極性障害とは併存しないが，うつ病，注意欠如・多動症，素行症，物質使用障害を含む他のものとは併存可能である．症状が重篤気分調節症と反抗挑発症の両方の診断基準を満たす場合は，重篤気分調節症の診断のみを下すべきである．躁病または軽躁病エピソードの既往がある場合は，重篤気分調節症と診断されるべきではない．
K. 症状は，物質の生理学的作用や，他の医学的疾患または神経学的疾患によるものではない．

Diagnostic and Statistical Manual of Mental Disorders, Fifth Edition (Copyright ©2013). American Psychiatric Association. All Rights Reserved から許可を得て転載．

常に似通っている．エピソード性ではないものの，慢性持続性の気分の障害と易怒性は双極性障害の発達早期における徴候かもしれないと考える臨床家や研究者がいる．しかし，重篤気分調節症では，双極性障害の躁病エピソードの診断基準を完全には満たさない．なぜなら，重篤気分調節症の易怒性は慢性で非エピソード性と考えられているからである．

反抗挑発症

重篤気分調節症と反抗挑発症は，易怒性，かんしゃく，怒りが共に症状に含まれている点において似通っている．多くの重篤気分調節症の患者は反抗挑発症の診断基準を満たす．しかし，多くの反抗挑発症の患者は重篤気分調節症の診断基準を満たさない．反抗挑発症では，重篤気分調節症でみられない他者をいらだたせる態度や挑発的な態度が症状に含まれる．重篤気分調節症と診断するには少なくとも2場面以上でかんしゃく発作がみられる必要があるが，反抗挑発症では1場面で十分である．

経過と予後

重篤気分調節症は慢性の障害である．縦断研究によると，子どものときに重篤気分調節症と診断された患者は，将来うつ病，気分変調症，不安症を発症するリスクが高い．

治療

現在の重篤気分調節症の治療は，その病因がわかっていないため対症療法である．仮に重篤気分調節症が単極性うつ病と不安症に類似した病態生理を有しているということが確認されれば，しばしば ADHD を合併することも考えあわせると，SSRI と精神刺激薬がおそらく第1選択薬になるであろう．しかし，重篤気分調節症の病態生理がもし双極性障害に近ければ，第1選択薬は非定型抗精神病薬と気分安定薬になるであろう．今のところ，重篤気分調節症の治療に関する研究は不十分である．精神刺激薬に反応しない ADHD 症状と重度気分調節障害をもった若者に対する介入研究の結果，ジバルプロエクスと行動療法の組み合わせは，行動療法単独やプラセボと比較して優れていた．また，重度気分調節障害の症状を有する若者に対して，SSRI と精神刺激薬の組み合わせを精神刺激薬単独やプラセボと比較する研究が実施されている．

認知行動療法などの心理社会的介入は，おそらく重篤気分調節症の基本的な治療法の一部となるであろう．また，双極性障害の子どものためのさまざまな心理社会的介入も，重篤気分調節障害の子どもに役に立つ可能性がある．

参考文献

Blader JC, Schooler NR, Jensen PS, Pliszka SR, Kafantaris V. Adjunctive divalproex versus placebo for children with ADHD and aggression refractory to stimulant monotherapy. *Am J Psychiatry.* 2009;166:1392–1401.

Brotman MA, Schmajuk M, Rich BA, Dickstein DP, Guyer AE, Costello EJ, Egger HL, Angold A, Pine DS, Leibenluft E. Prevalence, clinical correlates, and longitudinal course of severe mood dysregulation in children. *Biol Psychiatry.* 2006;60:991–997.

Copeland WE, Angold A, Costello J, Egger H. Prevalence, comorbidity, and correlates of DSM-5 proposed disruptive mood dysregulation disorder. *Am J Psychiatry.* 2013;170:173.

Fristad MA, Verducci JS. Walters K, Young ME. Impact of multifamily psycho-educational psychotherapy in treating children aged 8 to 12 years with mood disorder. *Arch Gen Psychiatry.* 2009;66:1013–1021.

Leibenluft E. Severe mood dysregulation, irritability, and the diagnostic boundaries of bipolar disorder in youths. *Am J Psychiatry.* 2011;168:129.

Leibenluft E, Cohen P, Gorrindo T, Brook JS, Pine DS. Chronic versus episodic irritability in youth: A community based longitudinal study of clinical and diagnostic associations. *J Child Adolesc Psychopharmacol.* 2006;16:456–466.

Margulies DM, Weintraub S, Basile J, Grover PJ, Carlson GA. Will disruptive mood dysregulation disorder reduce false diagnosis of bipolar disorder in children? *Bipolar Disord.* 2012;14:488.

Stringaris A, Barona A, Haimm C, Brotman MA, Lowe CH, Myers F, Rustgi E, Wheeler W, Kayser R, Towbin K, Leibenluft E. Pediatric bipolar disorder versus severe mood dysregulation: Risk for manic episodes on follow-up. *J Am Acad Child Adolesc Psychiatry.* 2010;49:397.

Yearwood EL, Meadows-Oliver M. Mood dysregulation disorders. In: Yearwood EL, Pearson GS, Newland JA, eds. *Child and Adolescent Behavioral Health: A Resource for Advance Practice Psychiatric and Primary Care Practitioners in Nursing.* Hoboken, NJ: John Wiley & Sons Inc.; 2012:165.

West Ae, Pavuluri MN. Psychosocial treatments for childhood and adolescent bipolar disorder. *Child Adolesc Psychiatr Clin N Am.* 2009;18:471–482.

Yearwood EL, Meadows-Oliver M. Mood dysregulation disorders. In: Yearwood EL, Pearson GS, Newland JA, eds. *Child and Adolescent Behavioral Health: A Resource for Advance Practice Psychiatric and Primary Care Practitioners in Nursing.* Hoboken, NJ: John Wiley & Sons Inc.; 2012:165.

Zonneyvlle-Bender MJ, Matthys W, van de Wiel NM, Lochman JE. Preventive effects of treatment of disruptive behavior disorder in middle childhood on substance use and delinquent behavior. *J Am Acad Child Adolesc Psychiatry.* 2007;46:33.

▶ 31.12d 反抗挑発症

　反抗的な行動や攻撃的な行動は，最もよくある児童精神科の受診理由である．しかし，衝動的で反抗的な行動が就学前の子どもにみられることは発達的に正常な現象といえる．また，学童期にこのような行き過ぎた行動パターンを示していた多くの子どもも，成長して青年期や成人期になる頃には落ち着いてくる．反抗挑発的な行動パターンが固定してしまうのは，体質，気質，環境からの学習，心理状態などのいくつかの要因が絡まり合っているからだと考えられている．若者の攻撃的行動の危険因子としては，幼少期の不適切な養育（身体的・心理的・性的虐待およびネグレクト）と度を越した厳しすぎる躾である．米国精神医学会の精神疾患の診断・統計マニュアル第5版（Diagnostic and Statistical Manual of Mental Disorders, 5th edition：DSM-5）によると，反抗挑発症の本質的な特徴は，怒りっぽく/易怒的な気分，口論好き/挑発的行動，執念深さの3つのカテゴリーに分類される．この3つのカテゴリーの症状を4つ以上もち，それが6か月以上続いた場合は反抗挑発症の診断基準に該当する可能性がある．怒りっぽく/易怒的な気分が優勢である反抗挑発症の子どもは，しばしばかんしゃく発作を起こし，簡単にいらいらし，ほとんどずっと腹を立てている．口論好き/挑発的行動が優勢な子どもは，権威ある人，両親，教師，親戚などの大人としょっちゅう口論している．しかも，大人の要求には従わず，ルールを破り，わざと他人をいらだたせる．さらに，自分の行動には責任をもたず，自分のやった不正行為を他人のせいにする．執念深さが優勢である子どもは，悪意に満ちた仕返しを6か月に2回以上する．

　反抗挑発症の特徴は，権威者に対する否定的・反抗的・敵対的行動と失敗の責任を認められず，その結果他人を責めるという2点が持続することである．反抗挑発症の子どもはしょっちゅう大人と口論し，簡単にいらだち，結局怒り狂うことになる．彼らは学校や友達づき合いでつまずくかもしれないが，一般的には暴力や極端な破壊的行動に訴えることはない．

　一方，素行症の子どもは自分や他人を身体的に傷つけるような攻撃的行動を何度も繰り返し，しかもしばしば他人の権利を侵害する．

　反抗挑発症では同年齢の子どもと比べて，かんしゃく，ルール破り，人をいらだたせる行動が明らかに際立っている．さらに否定的・敵対的・反抗的行動が持続するものの，他人の権利をひどく侵害するようなことはない．

疫　学

　ある程度の反抗的・拒否的な態度は，小児期早期から青年期にみられる正常な発達段階である．一般人口の学童期を対象とした疫学研究では，16〜22％の子どもに拒否的傾向が認められた．早ければ3歳くらいから反抗挑発症は始まるといわれているが，典型的には8歳までに明らかになり，普通青年期前期以降に初発することはない．反抗挑発症の有病率は2〜16％と報告されている．前青年期では男児に多いが，青年期以降性差はなくなる．反抗挑発的な行動の有病率は，男子でも女子でも12歳以降減少する．

病　因

　最も目立つ正常な反抗期は18〜24か月あたりで，「魔の2歳児」と呼ばれる．よちよち歩きの子どもの自律性が育っていることの証として，何に対しても拒否的な態度をとる．しかし，この反抗期が異常に長引いたり，権威者が過剰反応を示したり，極端な反抗的行動が同年代の子どもより頻回に繰り返されたりすると，病的な状態になりつつある．反抗挑発症の診断基準の中でも，易怒性が将来の精神疾患を最も予測する症状のようである．一方，それ以外の症状は，気質の一部かもしれないと考えられている．

　子どもは，そもそも意志が強く，好き嫌いがはっきりしており，我を通そうするものである．これに対して親が極端に自己主張して自分の意志を通そうとすると，結局子どもが親の真似をして他人と衝突するので，親自身が苦労するかもしれない．このようにして，乳幼児が自己決定力を培うために努力し始めたことが，かえって極端な行動パターンに形を変えてしまうこともある．小児期後期には，トラウマ体験，病気，精神遅滞のような慢性の知的機能不全などがきっかけとなって，絶望感，不安，自尊心欠如といったものに対する防御機制として反抗挑発性が出現しうる．もう1つの反抗期は，青年期に同一性の確立と親からの分離をテーマとして現れる．

古典的な精神分析理論によると，解消されていない葛藤が権威者に対する挑発行動をあおる．行動療法家によると，子どもの反抗挑発性は子どもが権威者をやり込めるという体験を通して学習強化されるとみられている．例えば，子どもがかんしゃく発作を起こして主張を通し，親が折れた場合，このかんしゃく行動は非常に強化される．しかも，親がかんしゃく発作に注意を向ければ向けるほど，その行動は強化される．

診断と臨床像

反抗挑発症の子どもはしばしば年齢や発達水準にそぐわない強度と頻度で，大人と言い争い，カッとして，怒り狂い，他人にすぐにイライラする．反抗挑発症の若者はしばしば，大人の要求やルールに楯突きわざと他人をいらだたせる．彼らは，自分の間違いや不適切な行動を他人のせいにしがちである．家では常に反抗挑発的な態度であるが，学校や他の大人や友達の前ではそのような態度を示さないかもしれない．発症早期から家庭外でも反抗挑発的な態度を示す事例もあれば，まず家庭内から始まり，後々家庭外でも反抗挑発的な態度を示すようになる事例もある．典型的には，反抗挑発症の症状は，子どもがよく知っている大人や仲間との交流の中で現れやすい．したがって，精神科外来の診察場面では，大人しくしているかもしれない．反抗挑発症の子どもは自分の行動が他の人から非難されていることに気づいているかもしれないが，それでも周りの対応が悪いのでこうなってしまったのだと自分を正当化しがちである．この障害は，その子ども自身より周りの人間にとって大きなストレスとなるようである．

慢性の反抗挑発症や易怒性は，ほとんどいつでも人間関係と学業成績の障害となる．こういった子どもたちは，しばしば仲間から拒絶されて，孤立無援になる．さらに人と協調できず，積極的に参加しようともせず，手助けさえも受け入れられないため，知的な問題がないにもかかわらず，学校で落ちこぼれていくかもしれない．また2次的な影響として，自尊心の低下，ストレス耐性の低下，抑うつ気分，感情の爆発などがみられる．仲間外れになってしまった青年期の子どもは，友達に受け入れられる手段としてドラッグやアルコールに手を染めるかもしれない．慢性の易怒性をもった子どもは青年期や成人期に達するとしばしば気分障害を発症する．

病理と検査所見

検査や病理所見で反抗挑発症の診断に有用なものはない．反抗挑発症の子どもの何人かは，成長するにつれて他人の権利を侵害し暴力的になってくるので，例えば中枢性の低セロトニン症など，攻撃性が高まっている人と似た特徴があるかもしれない．

鑑別診断

反抗挑発的行動は，特定の発達段階においてある程度のレベルまでならば，正常で適応的なものである．正常の反抗期は，反抗挑発症とは区別されるべきである．発達的に適切な反抗挑発行動は，同年代の子どもにみられる行動と比べて強度や頻度に大きな違いはない．反抗挑発症と重篤気分調節症は，慢性的な易怒性とかんしゃく発作を共有しているが，両者は鑑別されるべきである．DSM-5によると両方の診断を満たす場合は，重篤気分調節症を優先する（31.12cを参照）．

ストレスに対する一時的な反応として起こる反抗挑発的行動は，適応障害と診断すべきである．素行症，統合失調症，気分障害の診断のもとに反抗挑発症の特徴が出現した場合も，診断すべきではない．反抗的・拒否的行動は，ADHD，認知機能障害，精神遅滞などでもみられる．反抗挑発症の併存診断をすべきか否かは，症状の重症度，症状がみられる生活場面，持続期間などで判断する．反抗挑発症の診断を受けた低年齢の子どもが，何年か後に素行症の診断基準を満たすことがある．研究者の中には，この2つの障害は実は単一疾患でその現れ方が発達段階によって異なるだけであり，成長とともに反抗挑発症が素行症に変わることは自然経過である，と考えているものもいる．しかし，ほとんどの反抗挑発症の子どもは，成長しても素行症の診断を満たすようにはならないし，数年経つと4人に1人は反抗挑発症の診断さえも満たさなくなる．

反抗挑発症の中で素行症に移行しやすい特徴は，怒りっぽく/易怒的な気分や執念深さが優位なものである．ADHDと反抗挑発症をもっている多くの子どもは，12歳前に素行症に移行する．逆に素行症の子どもの多くは，反抗挑発症の既往歴をもつ．結局のところ，現時点でのコンセンサスは，2タイプの反抗挑発症が存在するかもしれないということである．1つのタイプは素行症に移行しやすく，喧嘩やいじめといった素行症の症状の一部を含んでいる．もう1つのタイプは，あまり攻撃的でなく，反社会的傾向も少なく，素行症には移行しない．しかし，どちらの場合においても，反抗挑発症と素行症の診断基準を同時に満たせば，DSM-5では併存診断を下す．

8歳のジャクソンは，イライラ感がひどく拒否的かつ挑発的な態度が続いていたので，診察を受けるために母によってクリニックに連れて行かれた．母によると彼は，ちょっと思い通りにいかないことがあっただけで，しょっちゅうひどいかんしゃくを起こしていた．いったんかんしゃくを起こすと，泣き叫び，口汚く罵り，ドアを叩き，本やものを床中にばらまいた．しかも，ジャクソンは学校でもトラブルを起こしていた．担任の先生によると，彼は騒音をまき散らしたり，椅子をがたがた動かしたり，口笛を吹いたりして先生や他の生徒を怒らせる癖があるよう

だった．最近のことだが，自宅でジャクソンが母の座っている椅子を蹴っていたので，母は止めるように言った．すると，母が怒りだして部屋へ戻りなさいと言うまで，彼は母の顔を見ながらずっと椅子を蹴り続けた．その後，彼はわめきだして，"何も悪いことなんてしていない，お母さんが意地悪をする" と訴えた．母はジャクソンに家事を頼もうとしても必ず言い争いになるので，あきらめてしまったと言っている．ジャクソンは面接中，不機嫌でイライラしていた．彼によると問題はすべて母のせいで，母はいつも不公正な文句ばかり彼に言っているとのことであった．母との面接の間，彼は何度も口を挟んできて，母は嘘をついていると言い，母の話を否定した．こういった行動上の問題があるにもかかわらず，ジャクソンの学業成績は優秀であった．また母によると，ジャクソンは他人と物を分かち合うことが苦手で偉そうな態度をとりがちなので，幼稚園のころには何人かいた友達も年齢が上がるにつれてほとんど失ってしまった．ジャクソンが2歳のときに妹が生まれて以来，彼は攻撃的になり妹と張り合うようになった．3歳のときには，両親が離婚した．それ以来，彼は父と連絡を取っていない．母は離婚後1年間ほど，抑うつがひどく治療が必要であった．母はジャクソンのそばに父がいないことにいつも罪悪感をもっており，ジャクソンもまたそのことで母を責めた．母は，最近男性とデートをするようになってから，ジャクソンの行動が悪化したと思っている．

経過と予後

反抗挑発症の経過は，症状の重症度と，子どもが権威者に対してどれだけ適応的な反応ができるようになるかにかかっている．年齢の経過とともに反抗挑発症の診断は変化していき，約25％の子どもは診断基準を満たさなくなる．しかし，反抗挑発症の症状が持続すると，気分障害，素行症，薬物使用障害などを発症するリスクが高くなる．両親に離婚や別居などの問題がなく，子どもへの指示の仕方を修正することができ，子どもの問題行動への注目を減らすことができれば，予後は良好となるであろう．

反抗挑発症とADHDや気分障害には関連がある．攻撃性と反抗挑発症を長く有する子どもは，素行症に移行するリスクと後に物質使用障害を発症するリスクが高い．両親の反社会性パーソナリティ障害と物質乱用は，一般家庭に比べて反抗挑発症の子どもの家庭に多いようであり，このことが家庭環境をさらに複雑にしている．反抗挑発症の子どもの予後は，家族機能と併存精神疾患に影響を受ける．

治　療

反抗挑発症に対する治療の第1選択は家族への介入である．家族への介入では，親がどのように子どもに接するべきかを直接トレーニングするとともに，家族の相互作用も注意深く評価する．この介入の目標は，社会的に望ましい行動を強化し，同時に望ましくない行動を減らすことである．認知行動療法家は，子どもの行動を変化させる方法を親に教えることを強調する．具体的には，反抗挑発的な望ましくない行動には注意を向けず無視し，適切な行動を選択的に褒めて強化する．

反抗挑発症の子どもには，ロールプレイなどを用いて適応的な反応を学ばせる個人精神療法も有効かもしれない．治療関係を通して，子どもは仲間や家族とのやり取りの中での達成感やコントロール感を手に入れるための新しい戦略を学ぶことができる．中立的な関係性に守られて，子どもは挑発的でない行動を選択することができるということを発見するかもしれない．多くの場合，子どもが自尊感情を取り戻すことが先決であり，それから目に見えてポジティブな反応ができるようになる．両親と子どもの不和は，子どもの素行の問題に強く関連している．とりわけ，親が子どもを強く叱り体罰を与えると子どもは攻撃的になる．厳しく罰する躾の代わりに，親と子どものポジティブな交流を増やすことで，反抗挑発症の予後はよくなるかもしれない．

参考文献

Boxer P, Huesmann LR, Bushman BJ, O'Brien M, Moceri D. The role of violent media preference in cumulative developmental risk for violence and general aggression. *J Youth Adolesc.* 2009;38:417–428.

Canino G, Polanczyk G, Bauermeister JJ, Rhode LA, Frick P. Does the prevalence of CD and ODD vary across cultures? *Soc Psychiatry Psychiatr Epidemiol.* 2010;45:695–704.

Correll CU, Kratochvil CJ, March J. Developments in pediatric psychopharmacology: Focus on stimulants, antidepressants, and antipsychotics. *J Clin Psychiatry.* 2011;72:655–670.

Dodge KA & Conduct Problems Prevention Research Group. The effects of the Fast Track Preventive Intervention on the development of conduct disorder across childhood. *Child Develop.* 2011;82:331–345.

Kim HW, Cho SC, Kim BN, Kim JW, Shin MS, Yeo JY. Does oppositional defiant disorder have temperament and psychopathological profiles independent of attention deficit/hyperactivity disorder? *Compr Psychiatry.* 2010;51:412–418.

LeBlanc JC, Binder CE, Armenteros JL, Aman MG, Want JS, Hew H, Kusumakar V. Risperidone reduces aggression in boys with a disruptive behavior disorder and below average intelligence quotient: Analysis of two placebo-controlled randomized trials. *Int Clin Psychopharmacol.* 2005;20:275.

Lochman JE, Powell NP, Boxmeyer CL, Jimenez-Camargo L. Cognitive-behavioral therapy for externalizing disorders in children and adolescents. *Child Adolesc Psychiatric Clin N Am.* 2011;20:305–318.

Patel NC, Crismon ML, Hoagwood K, Jensen PS. Unanswered questions regarding atypical antipsychotic use in aggressive children and adolescents. *J Child Adolesc Psychopharmacol.* 2005;15:270.

Pelletier J, Collett B, Gimpel G, Crowley S. Assessment of disruptive behaviors in preschoolers: Psychometric Properties of the Disruptive Behavior Disorders Rating Scale and School Situations Questionnaire. *J Psychoeduc Assess.* 2006;24:3–18.

Reyes M, Buitelaar J, Toren P, Augustyns I, Eerdekens M. A randomized, double-blind, placebo-controlled study of risperidone maintenance treatment in children and adolescents with disruptive behavior disorders. *Am J Psychiatry.* 2006;163:402–410.

Rutter M. Research review: child psychiatric diagnosis and classification: Concepts, finding, challenges and potential. *J Child Psychol and Psychiatry.* 2011;52:647–660.

Sasayam D, Hayashida A, Yamasue H, Yuzuru H, Kaneko T, Kasai K, Washizuka S, Amano N. Neuroanatomical correlates of attention-deficit-hyperactivity disorder accounting for comorbid oppositional defiant disorder and conduct disorder. *Psychiatry Clin Neurosci.* 2010;64:394–402.

Santesso DL, Reker DL, Schmidt LA, Segalowitz SJ. Frontal electroencephalogram activation asymmetry, emotional intelligence, and externalizing behaviors in 10-year-old children. *Child Psychiatr Hum Dev* 2006;36:311–328.

Van Huylle CA, Waldman ID, D'Onofrio BM, Rodgers JL, Rthouz PJ, Lahey BB. Developmental structure of genetic influences on antisocial behavior across childhood and adolescence. *J Abnorm Psychol.* 2009;118:711–734.

Webster-Stratton C, Reid JM. The Incredible Years parents, teachers and children training series. In: Weisz JR, Kadin AE, eds. *Evidence-based psychotherapies for children and adolescents.* 2nd ed. New York: Guildford; 2010:194–210.

Zuddas A, Zanni R, Usala T. Second generation antipsychotics (SGAs) for non-psychotic disorders in children and adolescents: A review of the randomized controlled studies. *Eur Neuropsychopharmacol.* 2011;21:600–620.

▶ 31.12e 素行症

　子どもや青年が精神科を紹介され介入が必要となる理由のうち，最もよくあるものの1つが，繰り返される攻撃的行動である．子どもの衝動的行動は発達的には正常な現象だが，児童期になっても過度の攻撃的行動が繰り返されるようならば，一般的には何らかの介入が必要である．また，攻撃的行動が幼児期から始まってその後も長引き，他人や家族の基本的な権利を侵害するようならば，将来明らかな素行症へ発展していくタイプの子どもかもしれない．素行症の診断の妥当性に関しては，専門家の中でも意見が分かれる部分がある．具体的には，自分の意志でなされた行動を本当に精神疾患と呼んでよいのかという点であり，単に有害な出来事，厳しすぎるしつけ，懲罰，安全感が脅かされている生活環境などに対する不適応反応なのではないかという意見もある．いくつかの縦断研究によると，若者の中には低年齢から秩序破壊的行動パターンを示し，それが一生涯続く多種多様なものとなり，最終的には成人の反社会性パーソナリティ障害へと発展するものもいる．持続する攻撃的行動パターンには，体質，気質，環境からの学習，心理状態などが複合的に関連していると考えられている．若者の攻撃的行動の危険因子は，身体的・性的・心理的虐待，ネグレクト，厳しすぎる躾や行き過ぎた懲罰などの不適切な養育である．テレビ，ゲーム，音楽ビデオなどのメディアで暴力的な場面に触れ続けると，子どもの共感性が低くなることがわかってきており，こういったメディアも攻撃的行動の危険因子になりうるかもしれない．

　素行症は，子どもと青年にみられる持続的な一定の行動パターンで，年齢とともにより明らかになり，通常は攻撃性と他者の権利の侵害を特徴とする．素行症の若者はしばしば次の4つのカテゴリーに当てはまる行動を示す．すなわち，他人に対する身体的暴力もしくは脅迫，自分や他人の所有物の破壊，窃盗や詐欺，その年齢で守るべき規則の度重なる違反である．素行症は，ADHD，うつ病，学習症といった他の多くの精神疾患と関連している．また，小児期の不適切な養育，厳し過ぎるか懲罰的な躾，家族の不和，親の適切な監督能力の欠如，社会的能力の欠如，社会経済的地位の低さといった心理社会的要因とも関連する．米国精神医学会のDSM-5の診断基準では，素行症に特異的な15個の持続性の行動症状のうち，少なくとも3つが過去12か月の間に認められ，そのうち1つは過去6か月の間に存在する必要がある（表31.12e-1）．素行症の症状には，いじめ，脅迫，威嚇，親の禁止を無視した夜間徘徊などがある．また，怠学を素行症の症状とする場合，DSM-5では13歳未満から始まる必要がある．18歳以上では，反社会性パーソナリティ障害の診断基準を満たさない時のみ，素行症と診断してもよい．DSM-5では，重症度に関する特定用語があり，例えば「軽度」は診断に必要な症状数をギリギリ満たす程度で，問題行動が他人に与える害もさほど大きくない．「中等度」の事例では，症状の数とその他人への影響は，軽度と重度の中間である．「重度」のレベルになると，診断に必要な症状数をはるかに超え，他人に甚大な害を与える．その他の特定用語には，"向社会的な情動が限られている"というものがある．この特定用語を用いるには，対人関係や感情表出のパターンで，以下の特徴のうち少なくとも2つを持続的に示す必要がある．具体的な特徴とは，(1)後悔または罪責感の欠如，(2)冷淡，共感欠如，(3)自分の振る舞いを気にしない，(4)感情の浅薄さまたは欠如，である．この特定用語が適合する事例は，小児期発症型で「重度」の診断基準を満たすことが多い．素行症の子どもは，重度の反復する攻撃性を示し，結果として自分や他人を傷つけたり他人の権利を侵害したりする．またしばしば，人や動物への攻撃性，所有物の破壊，虚偽性や窃盗，例えば怠学などの度重なる規則違反，といった問題行動を抱えている．こういった問題行動のせいで，素行症の子どもは学校生活や友達づきあいに重大な困難を抱える．素行症は発症年齢に基づき3つのタイプに分かれる．小児期発症型は，10歳になるまでに少なくとも1つの症状が繰り返し出現する．青年期発症型は，10歳になるまで素行症に特徴的な症状が認められることは全くない．特定不能の発症年齢型では，発症時期を判断するための十分な情報がない．低年齢の子どもで，他人の権利の侵害や所有物の破壊といった素行症の症状と一致する行動を繰り返す子がいないわけではないが，素行症の診断自体は年齢が高くなるにつれて増加するようである．いくつかの疫学調査によると，反抗挑発症や素行症の有病率の明らかな違いは地域の文化差とは関係ない．人口密度と若者の反社会的行動に関するある縦断研究では，4～13歳の子どもで素行上の問題と生活地域の人口密度の間に関連性は認められなかった．しかし，10～17歳の若者を対象にした別の自記式調査では，人口密度の高い地域に生活しているものの方が，より素行上の問題が多いと報告されている．

疫　学

　米国での素行症の推定有病率は，男児6～16％，女児2～9％と見積もられている．推定男女比は4：1～12：1である．一般の家庭と比べて，両親に反社会性パーソナリティ障害やアルコール乱用の問題がある家庭では，子どもの素行症の頻度が高くなる．素行症と反社会的行動の有病率は，社会経済要因や両親の精神疾患と関連する．

病　因

　縦断研究のメタ解析によると，素行症の最も重要な危

表 31.12e-1　DSM-5 の素行症/素行障害の診断基準

A. 他者の基本的人権または年齢相応の主要な社会的規範または規則を侵害することが反復し持続する行動様式で，以下の 15 の基準のうち，どの基準群からでも少なくとも 3 つが過去 12 か月の間に存在し，基準の少なくとも 1 つは過去 6 か月の間に存在したことによって明らかとなる：

人および動物に対する攻撃性
(1) しばしば他人をいじめ，脅迫し，または威嚇する．
(2) しばしば取っ組み合いの喧嘩を始める．
(3) 他人に重大な身体的危害を与えるような凶器を使用したことがある(例：バット，煉瓦，割れた瓶，ナイフ，銃)．
(4) 人に対して身体的に残酷であった．
(5) 動物に対して身体的に残酷であった．
(6) 被害者の面前での盗みをしたことがある(例：人に襲いかかる強盗，ひったくり，強奪，凶器を使っての強盗)．
(7) 性行為を強いたことがある．

所有物の破壊
(8) 重大な損害を与えるために故意に放火したことがある．
(9) 故意に他人の所有物を破壊したことがある(放火以外で)．

虚偽性や窃盗
(10) 他人の住居，建造物，または車に侵入したことがある．
(11) 物または好意を得たり，または義務を逃れるためしばしば嘘をつく(例：他人をだます)．
(12) 被害者の面前ではなく，多少価値のある物品を盗んだことがある(例：万引き，ただし破壊や侵入のないもの，文書偽造)．

重大な規則違反
(13) 親の禁止にもかかわらず，しばしば夜間に外出する行為が 13 歳未満から始まる．
(14) 親または親代わりの人の家に住んでいる間に，一晩中，家を空けたことが少なくとも 2 回，または長期にわたって家に帰らないことが 1 回あった．
(15) しばしば学校を怠ける行為が 13 歳未満から始まる．

B. その行動の障害は，臨床的に意味のある社会的，学業的，または職業的機能の障害を引き起こしている．
C. その人が 18 歳以上の場合，反社会性パーソナリティ障害の基準を満たさない．

▶ いずれかを特定せよ
312.81(F91.1)小児期発症型：10 歳になるまでに素行症に特徴的な基準の少なくとも 1 つの症状が発症
312.82(F91.2)青年期発症型：10 歳になるまでに素行症に特徴的な症状はまったく認められない．
312.89(F91.9)特定不能の発症年齢：素行症の基準は満たしているが，最初の症状の出現時期が 10 歳より前か後か判断するのに十分な情報がない．

▶ 該当すれば特定せよ
向社会的な情動が限られている：この特定用語に適合するには，その人は過去 12 か月にわたって持続的に下記の特徴の 2 つ以上をさまざまな対人関係や状況で示したことがなければならない．これらの特徴は，この期間を通じてその人の典型的な対人関係と情動的機能の様式を反映しており，いくつかの状況でたまたま起こるだけのものではない．このため，この特定用語の基準を評価するためには，複数の情報源が必要になる．本人の自己報告に加え，長い期間にわたって本人をよく知っていた人物の報告を考慮する必要がある(例：親，教師，仕事仲間，拡大家族，同世代の友人)．

後悔または罪責感の欠如：何か間違ったことをしたときに悪かったまたは罪責感を感じない(逮捕されたり，および/または刑罰に直面した場合だけ後悔することを除く)．自分の行為の否定的な結果に関する心配を全般的に欠いている．例えば誰かを傷つけた後で後悔しないし，規則を破った結果を気にしない．

冷淡──共感の欠如：他者の感情を無視し配慮することがない．その人は冷淡で無関心な人とされる．自分の行為が他者に相当な害を与えるようなときでも，その人は他者に対してよりも自分自身に与える効果をより心配しているようである．

自分の振る舞いを気にしない：学校，仕事，その他の重要な活動でまずい，問題のある振る舞いを心配しない．期待されていることが明らかなときでもうまくやるのに必要な努力をすることがなく，典型的には自分のまずい振る舞いについて他者を非難する．

感情の浅薄さまたは欠如：浅薄で不誠実で表面的な方法(例：示される情動とは相反する行為，情動をすばやく"入れたり""切ったり"切り替えることができる)以外では，他者に気持ちを表現したり情動を示さないか，情動の表現は利益のために用いられる(例：他者を操ったり威嚇するために情動が表現される)．

▶ 現在の重症度を特定せよ
軽度：診断を下すのに必要な素行上の問題はあっても，わずかに超える数であり，素行上の問題は他者に比較的小さな害を及ぼしている(例：嘘をつくこと，怠学，許可なく夜遅くまで外出する，その他の規則違反)．
中等度：素行上の問題の数とその他への影響は，軽度と重度で特定されるものの中間である(例：被害者の面前ではない盗み，器物破損など)．
重度：診断を下すに必要な数を大きく超える素行上の問題が多くあり，または素行上の問題が他者にかなりの被害を引き起こす(例：強制的な性行為，身体的に残酷な行為，凶器の使用，被害者の面前での盗み，器物破損および家宅侵入)．

Diagnostic and Statistical Manual of Mental Disorders, Fifth Edition(Copyright ⓒ2013)．American Psychiatric Association. All Rights Reserved から許可を得て転載．

険因子は，衝動性，虐待（身体的，性的，ネグレクト），両親の監督力不足，厳格で懲罰的な親の躾，知能指数の低さ，学業不振である．

養育者の要因

子どもにひどい体罰を与えたり攻撃的な口調で叱責したりするという親の厳し過ぎる躾は，子どもの不適応的な攻撃行動と関連している．家庭状況がひどく混乱していることも，素行症や非行と関連している．離婚それ自体は必ずしも不適応的行動に対する危険因子ではないが，離婚した両親の間の敵意，憤怒，恨みが長引くことはより重要な寄与因子かもしれない．両親の精神疾患，児童虐待，養育放棄はしばしば素行症に関連する．両親の反社会性，アルコール依存，物質乱用も子どもの素行症と関連する．こういった親は全く子育てに無関心かもしれず，その場合，子どものケアは親戚や里親によって担われている．そもそも多くの問題を抱えた親は，自分自身の育ちに外傷的な体験があり，子どもに対して虐待的に接したり，無関心になったり，あるいは自分のやりたいことだけに没頭したりする傾向がある．

これまでの研究によると，素行症の子どもの親は，精神病性障害を含む重大な精神疾患を抱えている割合が高いといわれている．また別のデータでは，攻撃的行動を示す子どもはしばしば身体的かつ心理的に厳し過ぎる躾を受けているともいわれている．

遺伝因

6000人以上の男児，女児，男女の双生児を対象にした研究によると，遺伝因と環境因のばらつきに性差を認めなかった．遺伝因子と共有環境因子が素行症や反社会的行動に与える影響は，小児期には性別により異なっていた．しかし，成人するまでにはこういった因子の反社会的行動に対する性別特異的な影響ははっきりしなくなる．反社会的行動の病因に関しては，X染色体連鎖モノアミン酸化酵素A（monoamine oxidase A：MAO-A）の潜在的な役割が繰り返し報告されていることと，若者の反社会的行動に対する遺伝因子が性別特異的に影響することを踏まえると，素行症のX染色体についての遺伝研究とこういった行動の男女別の解析がなされるべきである．

社会文化的要因

自記式調査によると人口密度の高い地域に住んでいる若者は，攻撃性や非行の頻度が高いと報告されている．両親が無職であること，ソーシャルサポートネットワークの欠如，積極的な地域活動への参加の欠如などは子どもの素行症発症と関連する．都市部での他の関連要因は，乱用物質に触れる機会や物質使用の有病率である．青年のアルコール使用と精神健康に関する研究によると，毎週アルコールを飲む青年では，非行や攻撃的行動が増加していた．アルコールの常用と年齢には明らかな交互作用があり，より低い年齢で毎週アルコールを飲む青年は攻撃的行動や気分障害を示しやすい．薬物やアルコールが素行症を引き起こすわけではないが，素行症に伴うリスクは増加する．また薬物中毒自体でも素行症の症状は悪化する．それゆえに，物質常用につながるすべての要因が，素行症の悪化に関連しているかもしれない．

心理要因

若者の情動調節力不足が，攻撃性の出現や素行症の発症と関連する．情動調節力は社会的能力と関連し，就学前の子どもでも観察することができる．重度の情動調節障害をもった子どもは高い攻撃性を示す．衝動コントロールの良い手本がなく，慢性的に自分の要求が満たされていないと共感性を十分養うことができなくなる．

神経生物学的要因

MRIを用いた神経画像研究では，voxel-based morphometry法を用い，正常対照群に比べて素行症の子どもの脳構造がどのように異なるかが調べられている．いくつかの研究結果によると，素行症の子どもは健常対照群と比べて，辺縁系，両側前部島皮質，左扁桃体の灰白質が減少していた．また別の研究では，正常対照群，ADHD単独群，ADHDと反抗挑発症もしくは素行症の併存群を比較して，脳構造の差異が調べられた．その結果，ADHD単独群と反抗挑発症か素行症との併存群は正常対照群に比べて，両側側頭葉皮質，両側後頭葉皮質と左扁桃体で灰白質の減少がみられた．

神経伝達物質の研究では，素行症の子どもでドパミンβヒドロキシラーゼ（dopamine β-hydroxylase）の血漿中濃度の低下が示唆されている．この酵素はドパミンをノルエピネフリンへ変換する作用をもつため，素行症でノルエピネフリン機能低下仮説が提唱されている．素行症をもった少年犯罪者では，血漿セロトニンレベルの増加が認められたといういくつかの研究結果もある．これまでのエビデンスによると，血中セロトニンレベルは脳脊髄液中の5-HIAAレベルと逆相関すること，脳脊髄液中の5-HIAAレベル低下は攻撃性や暴力性と相関することが示唆されている．

神経学的要因

脳波研究で，10歳児の安静時の前頭部の脳電気活動，こころの知能指数（emotional intelligence；訳注：自己や他者の感情を認識し，また自分の感情をコントロールする知能のこと），攻撃性，規則違反などを調べたところ，攻撃的な子どもは攻撃的でない子どもと比べて相対的に右前頭部の安静時活動が活発であることがわかった．以前の研究結果からは，安静時の前頭部の脳電気活動は情動を調節する能力を反映するのではないかという仮説が立てられている．しかし，こころの知能指数と前頭部の脳波活動パターンの間には関連は認められなかった．

児童虐待と不適切養育

慢性的な暴力，虐待（身体的，性的，ネグレクト）にさらされた子どもは，高い確率で攻撃的行動を示すことがわかっており，これは特に低年齢で顕著である．ある研究によると，女性養育者がパートナーから暴力を受けることは，その子どもの攻撃性や気分障害に強く関連していた．深刻な虐待を受けた子どもと青年は過覚醒状態にあり，場合によっては問題のない状況を誤って直接的な脅威と捉え，暴力的で粗野な反応を起こしてしまう．もちろん青年期のすべての攻撃的行動が直ちに素行症を意味するわけではないが，過剰な警戒心のために暴力的な反応を繰り返す若者は，他人の権利を侵害しやすい．

併存症

ADHDと素行症はしばしば併存し，しかもADHDの発症は素行症や物質乱用の発症に先行することが多い．中枢神経系の損傷や機能不全などがあると，子どもに衝動性や行動の障害が生じやすくなり，このような行動症状は時に素行症にまで発展することがある．

診断と臨床像

素行症は急性に発症するわけではない．素行症の多くの症状は時間をかけて形成され，最終的に他人の権利の侵害を含む特徴的な行動パターンとなる．きわめて低年齢の子どもは，年齢が高い素行症の子どもが示す典型的な症状を発達的に表出することができないので，診断基準を満たすことはほとんどないであろう．例えば，3歳の子どもが，住居不法侵入，強盗，強制わいせつ，故意に武器を使って他人を傷つけるといったようなことをするわけがない．しかし，学童期の子どもになると，いじめ，殴り合いの喧嘩，所有物の破壊，放火などはやろうと思えばできるであろう．DSM-5の素行症の診断基準を表31.12e-1に示した．

平均的な発症年齢は，男児の方が女児よりも低い．最も一般的には，男児の場合10〜12歳までに診断基準を満たすが，女児では14〜16歳以降であることが多い．

素行症の診断基準を満たす子どもは顕著な攻撃的行動をさまざまな形で表出する．例えば，仲間へのいじめ，身体的暴力，残虐行為などの形で現れうる．こういった子どもは，大人に対しても敵意が強く，汚い言葉を使い，生意気で，挑発的で，否定的な態度をとるかもしれない．嘘を繰り返し，しばしば学校をサボり，公共物を破壊することもよくある．重度の事例では，破壊性，盗み，身体的暴力がしばしば認められる．素行症の青年の中には，自分の反社会的行動を隠そうとさえしないものもいる．このような子どもでは，たいていタバコ，酒，違法精神刺激物質などの常用と性的行動が早い時期からみられる．素行症の子どもや青年は，仲間や家族との間の葛藤，法律上の問題などを抱え，しかも自分自身でこういった問題が解決できないため，しばしば自殺念慮，自殺のそぶり，自殺企図といった自殺関連事象を示すようになる．

攻撃的な行動パターンを示す子どもたちの中には，社会的愛着の形成が不十分で，同年代と上手く関係を築くことができないものもいる．そういった子どもの中には，年齢が大きく離れた大人や年下の子どもと友達になったり，他の不良仲間と表面的な関係を築いたりする子がいるかもしれない．多くの素行症の子どもたちは，強がっているようにみえるかもしれないが，本当は自尊感情が低い．彼らは，社会的に望ましいコミュニケーションの技術に乏しく，他人の感情，願い，幸せといったものへの関心がほとんどないようにさえみえる．また彼らは，自分自身の行動に対して罪の意識や自責の念を感じてはいるものの，厄介ごとから逃れるために結局他人を非難しがちである．

多くの素行症の子どもや青年は，依存欲求が満たされないことに苦しみ，厳し過ぎる躾を受けてきたり，適切な庇護が全くない環境で育ったりしてきたかもしれない．また社会性が欠落していて，その結果他人に暴力を振るったり，中には性的な危害を加えたりするものもでてくる．素行症の子どもの問題行動を厳しく罰したところで，問題が改善することはなく，フラストレーションや怒りの感情を不適切に表出することが多くなるだけである．

評価面接の間，攻撃的な素行症の子どもは典型的には，非協力的，敵対的，挑発的である．中には，問題行動について尋ねられるまでは，一見従順で人を惹きつけるような態度を示す子もいる．しかし，結局そんな子どももたいてい自分の問題については全部否定する．もし面接者がしつこく聞くと，子どもは問題行動を正当化しようとするかもしれないし，どこから自分の情報を得たのか勘繰り始め，しまいには怒って部屋から逃げ出そうとするかもしれない．多くの場合，子どもは面接者に対して怒りだし，あけっぴろげにけんか腰になるか不機嫌に拒絶的になることで怒りを表出する．子どもの敵意は，大人の権威者に対してだけではなく，同年代や年下のものにも同じように向けられる．実際のところ，彼らはしばしば自分より幼いものや弱いものをいじめる．こういった子どもは大人が自分たちのことなど理解しようとはしないだろうと確信しているので，法螺を吹いたり，嘘を並べたり，相手の反応に無関心であったりする．

家庭環境を調べると，しばしば両親のひどい不和が明らかになる．そもそもはその不和の原因が，子どもの養育方針についての意見の不一致だったのかもしれない．家庭環境が不安定になりがちなので，誰かが親代わりの存在となっていることも多い．素行症の子どもは計画外か望まれていなかった赤ちゃんであることが多い．素行症の子どもの親は，反社会性パーソナリティやアルコール依存症を抱えていることが多く，この傾向は特に父親に強い．攻撃的な子どもやその家族では，衝動的で思いもよらない暴言や暴力による敵意を示すことが，しばし

ばみられるパターンである．子どもの攻撃的行動に明確な目的はほとんどなく，それによって喜びや達成感が得られたり，仲間や権威者との関係の中で何らかの利益が得られたりということはない．

また別の素行症の事例では，非行グループの一員として，怠学を繰り返したり，公共物を破壊したり，他人へ重大な身体的暴力（例えば，路上強盗，非行グループの喧嘩，暴行）を振るったりする．非行グループの一員となった子どもはたいてい年齢相応の友人づきあいのスキルをもっている．こういった子どもは，非行仲間や友達の損得に関心があり，仲間を責めたり密告したりすることはあまりない．ほとんどの事例で，非行グループのメンバーは幼児期には適切なあるいは行き過ぎた従順さを示していたが，たいていは前青年期か青年期に非行グループの一員となったころにその従順さを失う．また早い時期から，低い学業成績，行動上の軽度の問題，不安と抑うつ症状なども認められる．さらに家族が何らかの心理社会的な問題を抱えていることも多い．父親の躾は理想からほど遠く，辛辣で厳しすぎることもあれば，首尾一貫することなく監督指導がほとんどなされていないこともある．母親もこういった子どもを非行に走らせようという意図はないものの，幼い頃からちょっとした不正行為をたびたび庇い立てして育ててきている．少年非行は，しばしば素行症と関連するが，他の心理的もしくは神経学的障害の結果として起こることもある．

暴力的なテレビゲームと暴力行動

縦断研究によると，児童期のテレビゲームを含む暴力的なメディアへの曝露は，青年期の攻撃性表出と関連していることが裏づけられている．子どもや青年への暴力的なテレビゲームの影響に関する文献レビューによると，暴力的なテレビゲームをすることは，攻撃的感情，生理的覚醒度，攻撃行動と関連する．暴力的なゲームばかりして他の活動がおろそかになればなるほど，より暴力的なテーマに没頭していくことは明らかである．

病理と検査所見

素行症の診断に有用な特異的検査所見や神経学的病理所見はない．いくつかの研究結果によると，他人や自分自身に対する暴力的もしくは攻撃的な行動の既往があるものの中には，セロトニンなどの中枢神経系の神経伝達物質が低下しているものもいるといわれている．しかし，中枢性神経伝達物質の低下が本当に暴力的な行動の原因なのか，その結果なのか，もしくは暴力行為とは無関係なのかはいまだはっきりしていない．

鑑別診断

衝動性や攻撃性などの素行上の問題は，子どものさまざまな精神疾患で起こりうる．例えば，ADHD，反抗挑発症，重篤気分調節症，気分障害，うつ病，双極性障害，限局性学習症，精神病性障害などである．したがって，臨床家は素行上の問題が一過性か持続性かを判別するために，症状の経過を包括的に聴取しなければならない．単発の攻撃的行動だけでは素行症と診断すべきでなく，確立した行動パターンが存在しなければならない．素行症と反抗挑発症の関係は，未だ専門家の間で議論中である．反抗挑発症は，素行症の軽度の前駆状態とされてきた歴史があり，他人の権利を侵害することはなく，より低年齢で診断されることが多く，おそらく将来素行症を発症するリスクが高いものだと考えられてきた．時間とともに反抗挑発症から素行症に発展する子どもは，反抗的特徴を保持し続ける．また，いくつかの研究によると，反抗挑発症と素行症はそれぞれ独立した疾患であることが示唆されている．現行のDSM-5では，反抗挑発症と素行症は異なったものと考えられており，併存診断を下すことも可能である．多くの反抗挑発症の子どもは，素行症に発展することはなく，思春期に発症する素行症でも必ずしも反抗挑発症が先行するわけではない．最も際立った臨床的な差異は，素行症は他人の基本的な権利を侵害するが，反抗挑発症は敵意や強い拒絶を示すものの他人の権利をひどく侵害するようなことまでは行わないことである．

易刺激性や攻撃的行動を呈する子どもは，しばしば気分障害をもっている．まずうつ病と双極性障害の可能性を鑑別診断しなければならないが，気分障害の経過中，同時に素行症の症状がすべて出揃うこともあり，その場合は併存診断を下すことが可能である．実際，素行症と抑うつ障害の併存がかなり多く存在する．最近の報告によると，この２つの障害の相関が高い理由は，一方が他方の原因になっているからというより，複数の共通した危険因子の影響であると結論づけられている．つまり，家族内葛藤，不幸な出来事，早期の素行上の問題，両親のかかわりの度合い，非行グループとのつきあいなどが気分障害と素行障害の両方の発症に関与する．反抗挑発症の場合は素行症とは異なり，もし気分障害の経過中にだけしか反抗挑発症の症状が認められないならば，併存診断を下すことはできない．

ADHDと学習症は素行症と関連していると考えられている．通常，ADHDや学習症の症状が素行症の診断に先行する．また一般人口と比べて，素行症の青年では物質乱用が多い．研究結果によると，青年期以前の闘争行動と青年期になってからの薬物使用が関連する．いったん薬物使用の習慣が形成されてしまうと，社会的スキルや問題解決スキルといった素行症からの回復に役立つ能力が育たなくなってしまうかもしれない．それゆえに，薬物乱用を発症すると，素行症の慢性化に拍車がかかる可能性がある．その他，強迫症もしばしば，秩序破壊的行動障害に併存するようである．これまでの述べてきたすべての障害は，それらが併存していればその診断もつけるべきである．ADHDの子どもは，素行症の診断基準

を満たさない程度の衝動性や攻撃性を示すことが多い．

　12歳のダミアンは，家出して学校をサボっていたため警察に補導され，精神科病院を紹介された．ダミアンは単に外出して友達に会いにいっただけだと説明した．彼は，母親があれこれ指図するので，家にいるのが好きではなかった．ダミアンの母によると，ダミアンはここ1年くらいの間，家出して夜も帰って来ないことがたびたびあったが，たいてい翌朝には帰宅した．母親は，彼がトラブルばかり起こすと訴えた．例えば，8歳のときから母親が知る限りでも数回万引きをしていた．母は，彼が隣人や学校からも何か盗んでいるのではないかとも疑っている．警察はこれまでに彼が学校をサボる，深夜徘徊をする，近所の店から物を盗む，大麻を吸うといった問題を起こすたびに関与してきた．ダミアンは気が短く，母親が知っているだけでもここ1年くらいの間に，近所で何度か喧嘩騒ぎを起こしている．ダミアンは特に弟に対して残酷で，ひっきりなしにからかったりいじめたりしていた．さらに母親が言うには，彼はしょっちゅう嘘をつくし，時には何の理由もなく嘘をついているようにさえみえた．ダミアンは6歳の時に炎に強い興味を示すようになり，家で何度かぼや騒ぎを起こしたが，幸いなことに大事には至らなかった．母親は涙ながらに，ダミアンがろくでなしの父親にそっくりで，今では生まなければ良かったと思うと打ち明けた．ダミアンは最初質問を拒絶し，しかめ面でそっぽを向いていたが，徐々に話し始めた．彼は面接者に対して全く無関心な態度を装った．ダミアンは，家庭内での虐待を否定し，単に退屈だったから逃げ出したのだといった．しかし，さらに質問を続けると，彼が6～8歳の頃，勝手な行動をすると母の元ボーイフレンドからベルトで叩かれていたことを認めた．ダミアンは自分の行動をただ楽しみたいだけでやっているのだと正当化した．彼は他人の鼻を喧嘩でへし折ったと自慢しつつ，喧嘩は仕掛けられたもので武器など使ったことはないと言い繕った．学校の記録によると，小学1年生のときにはADHD症状の評価がなされ，小学2年生のときに個別教育プラン（Individualized Education Plan：IEP）が必要だと判断された．メチルフェニデート（Ritalin）が処方されたが，家族は治療を継続せず，現在はいかなる薬物療法もなされていない．ダミアンは小学5年生を落第し，現在小学6年生の特別支援学級に在籍している．彼の成績は落第点であり，おそらくもう一度6年生をやり直さなければならないだろう．彼は学校の勉強をやり遂げるのに困難があり，しかも今年何度か学校をサボったことを認めた．以前の評価面接によると，ダミアンが5歳のときに夕方遅く弟と一緒に裸足で通りにいて，周囲には母親の姿を見かけなかったということがあった．児童相談所（child protective services）はネグレクトの可能性を疑い，ダミアンの家族はカウンセリングを紹介されたが，結局受けなかったようである．ダミアンの両親には薬物とアルコール乱用の既往歴があった．さらに母にとってダミアンの出産は計画外であり，妊娠中も薬物を常用していた．ダミアンが生まれるとすぐに，両親は別居して母親はしばらく実家へ戻っていた．ダミアンが1歳のときに母親が弟を妊娠して，母親のパートナーと一緒に暮らすようになった．結局，母親とパートナーの関係は1年足らずで破綻し，ダミアン，母親，弟の3人で暮らすようになった．母はこれまでいくつかの異なった仕事に就いてきた．ダミアンは母にアルコールの問題があるのではないかと思っている．

経過と予後

　低年齢から症状があり，多くの症状や重篤な症状を頻繁に示す素行症の事例は，経過と予後が最も不良である．その理由の1つは重度の素行症の子どもは年齢とともに，気分障害や物質使用障害といった併存症を非常に起こしやすいからである．ある縦断研究によると，子どもの頃の攻撃的行動と両親の犯罪歴は，将来収監されるリスクが高いことを示唆するものの，素行症の診断それ自体は投獄と相関しているわけではない．正常知能を有し併存する精神障害がない軽度の素行症の予後が一番良いであろう．

治　療

心理社会的介入

　継続的な早期予防介入が幼稚園年齢から導入されれば，攻撃的行動の予後や経過をかなり変えることができる．幼稚園児を対象にしたスクリーニングで，18歳までの秩序破壊的行動障害の有病率が予測されており，最もハイリスクなグループでは介入がなければ82％が秩序破壊的行動障害の診断を満たすといわれている．ある予防プログラム（Fast Track Preventive Intervention）では，891名の幼稚園児を10年間の予防プログラム群か対照群に無作為割付した．10年間の予防プログラムの内容は，ペアレントトレーニング，子どもの社会認知スキル，読み，家庭訪問，メンタリング（個別指導），授業カリキュラムである．この予防プログラムに参加した子どもは，介入10年間とその後の2年間，大幅に素行症の発症率が低下した．

　認知行動療法の比較対照試験をメタ解析した結果，認知行動療法が子どもや青年の素行症の症状を有意に改善することがわかった．効果が証明されている認知行動療法としては以下のようなものがある．

　問題解決スキルトレーニング（Kazdin's Problem-Solving Skills Training：PSST）は，連続12週間のプログラムで，子どもが葛藤状況に直面したとき自分で問題を解決できるように援助する．例えば超解法（supersolver）と呼ばれる課題があり，この課題の中で子どもは短い架空の一場面を使って問題解決テクニックを練習する．ペアレントトレーニング（Parent Management Training：PMT）がPSSTに追加されることもあるが，PSSTだけでも効果は十分ある．認知行動療法が元になった別の介入としては，信じられない年月（Incredible Years：IY）というものがあり，これは3～8歳が対象年齢で，22週間を超えるセッションを子どもに提供し，しかも親のトレーニングや教師のトレーニングなども含んでいる．さ

らに別の介入として，怒り対処プログラム（Anger Coping Program）と呼ばれるものがあり，これは全18セッションで，小学4～6年生を対象としており，子どもの感情認知/調節，怒りのマネージメントに焦点を置く．具体的な怒りの対処戦略には，気持ちをそらせる，自己との対話，広い視点の持ち方，目標設定，問題解決などがある．

全体として，治療プログラムは嘘や盗みといった表に出にくい症状より，攻撃性などの目立ちやすい素行症状を改善する．低年齢の子どもへの治療戦略では，社会的な行動を増やし社会的能力を高めることに焦点化することで，攻撃的行動が減弱すると考えられている．ある学校ベースの介入研究では，ノースカロライナ州の公立学校で548名の小学3年生を対象に，普段の健康教育の代わりに「選択すること！」（Making Choices：MC）と呼ばれる子どものための社会問題解決スキルプログラム（Social Problem Solving Skills for Children）を親と教師のための補助セッションと一緒に導入した．普段通りの健康教育を受けている小学3年生と比べると，MCプログラム参加者はプログラム終了後の評価で，目立った攻撃性が低下し社会的能力が向上し，しかも情報処理能力に関しても高い得点を示した．これらの知見は，学童期の一般の子どもたちに対する学校ベースの予防プログラムが，社会的スキルと感情スキルを強化し攻撃的行動を減弱しうるという考えを支持している．また学校場面で行動療法的技法を用いると，友達関係で社会的に受け入れられる行動を促進し，裏に隠れがちな反社会的事件を阻止することができる．

精神薬理学的な介入

薬物療法の有効性を示す研究としては，秩序破壊的行動障害か精神遅滞，あるいは両者の合併に関連して攻撃性を示す若者にリスペリドンを使用したいくつかのプラセボ対照研究がある．加えて，リスペリドンは6か月間のプラセボ代用研究（placebo-substitution study）でも攻撃的行動を有意に減少させることが判明した（訳注：プラセボ代用研究とは，初期治療でリスペリドンに反応した参加者を無作為にリスペリドン継続群とプラセボ代用群に割りつけて，維持治療の効果を検証するデザインである）．クエチアピンを用いた二重盲検ランダム化比較試験でも攻撃性に対する有効性が示された．初期の抗精神病薬に関する研究では，さまざまな精神疾患による攻撃性と攻撃的行動を特にハロペリドール（セレネース）が減弱することが報告されていた．リスペリドン（リスパダール），オランザピン（ジプレキサ），クエチアピン（セロクエル），ジプラシドン（Geodon），アリピプラゾール（エビリファイ）といった非定型抗精神病薬は古いタイプの定型抗精神病薬と同等の効果を示すが副作用が改善されているため，臨床現場で定型抗精神病薬にとって代わるようになった．第2世代の抗精神病薬の副作用は，過鎮静，プロラクチンレベルの上昇（特に，リスペリドンで），アカシジアを含む錐体外路症状などである．こういった副作用にもかかわらず，一般的に非定型抗精神病薬の忍容性は良好なようである．素行症の若者に対するジバルプロエクスの研究では，激越や気分不快を伴い，本人も苦しく感じるような攻撃性を示すものに確かな効果があった．初期の試験では，カルバマゼピン（テグレトール）が攻撃性のコントロールに有効であると示唆されていたが，その後の二重盲検比較試験ではプラセボに比べて攻撃性を有意に減弱するという結果は確認されなかった．あるパイロット研究では，クロニジン（カタプレス）に攻撃性を減らす可能性あることが示唆された．フルオキセチン（Prozac），セルトラリン（ジェイゾロフト），パロキセチン（パキシル），シタロプラム（Celexa）などのSSRIはしばしば素行症に随伴する衝動性，易刺激性，情緒不安定などを標的にして臨床現場で使用されることがある．素行症には，しばしばADHDや学習症が併存することがあり，また年齢とともに気分障害や物質関連障害を発症しやすいことも知られている．それゆえに，併存症に対する治療も必ず意識しなければならない．

参考文献

Boxer P, Huesmann LR, Bushman BJ, O'Brien M, Moceri D. The role of violent media preference in cumulative developmental risk for violence and general aggression. J Youth Adolesc. 2009;38:417–428.

Canino G, Polanczyk G, Bauermeister JJ, Rhode LA, Frick P. Does the prevalence of conduct disorder and ODD vary across cultures? Soc Psychiatry Psychiatr Epidemiol. 2010;45:695–704.

Correll CU, Kratochvil CJ, March J. Developments in pediatric psychopharmacology: Focus on stimulants, antidepressants, and antipsychotics. J Clin Psychiatry. 2011;72:655–670.

Dodge KA & Conduct Problems Prevention Research Group. The effects of the Fast Track Preventive Intervention on the development of conduct disorder across childhood. Child Develop. 2011;82:331–345.

Harden KP, D'Onofrio BM, Van Hulle C, Turkheimer E, Rodgers JL, Waldman ID, Lahey BB. Population density and youth antisocial behavior. J Child Psychol and Psychiatry. 2009;50:999–1008.

Huebner T, Vloet TD, Marx I, Konrad K, Fink GR, Herpetz SC, Herpetz-Dahlmann B. Morphometric brain abnormalities in boys with conduct disorder. J Am Acad Child Adolesc Psychiatry. 2008;47:540–547.

Lochman JE, Powell NP, Boxmeyer CL, Jimenez-Camargo L. Cognitive-behavioral therapy for externalizing disorders in children and adolescents. Child Adolesc Psychiatr Clin N Am. 2011;20:305–318.

Meier MH, Slutske WS, Heath AC, Martin NG. Sex differences in the genetic and environmental influences on childhood conduct disorder and adult antisocial behavior. J Abnorm Psychol. 2011;120:377–388.

Murray J, Farrington DP. Risk factors for conduct disorder and delinquency: Key findings from longitudinal studies. Can J Psychiatry. 2010;55:633–642.

Padhy R, Saxena K, Remsing L, Heumer J, Plattner B, Steiner H. Symptomatic response to divalproex in subtypes of conduct disorder. Child Psychiatry Hum Dev. 2011;42:584–593.

Reyes M, Buitelaar J, Toren P, Augustyns I, Eerdekens M. A randomized, double-blind, placebo-controlled study of risperidone maintenance treatment in children and adolescents with disruptive behavior disorders. Am J Psychiatry. 2006;163:402–410.

Rutter M. Research review: child psychiatric diagnosis and classification: Concepts, findings, challenges and potential. J Child Psychol and Psychiatry. 2011;52:647–660.

Sasayam D, Hayashida A, Yamasue H, Yuzuru H, Kaneko T, Kasai K, Washizuka S, Amano N. Neuroanatomical correlates of attention-deficit-hyperactivity disorder accounting for comorbid oppositional defiant disorder and conduct disorder. Psychiatry Clin Neurosci. 2010;64:394–402.

Santesso DL, Reker DL, Schmidt LA, Segalowitz SJ. Frontal electroencephalogram activation asymmetry, emotional intelligence, and externalizing behaviors in 10-year-old children. Child Psychiatry Hum Dev 2006;36:311–328.

Van Huylle CA, Waldman ID, D'Onofrio BM, Rodgers JL, Rthouz PJ, Lahey BB. Developmental structure of genetic influences on antisocial behavior across childhood and adolescence. J Abnorm Psychol. 2009;118:711–734.

Zahrt DM, Melzer-Lange MD. Aggressive behavior in children and adolescents. Pediatr Rev. 2011;32:325–331.

Zuddas A, Zanni R, Usala T. Second generation antipsychotics (SGAs) for non-psychotic disorders in children and adolescents: A review of the randomized controlled studies. Eur Neuropsychopharmacol. 2011;21:600-620.

31.13 幼児, 小児, 青年期の不安症

不安症は, 若者に最もありふれた疾患で, 子どもと青年の10～20%に認められる. 不安行動は, 乳幼児期においては発達的に正常な現象であるが, 児童期の不安症は, 青年期のさらなる他の不安症, パニック症, 抑うつ障害といったさまざまな心理的障害と関連する. 恐怖は目の前に現実にある脅威や知覚された脅威に対する当然の反応である. 一方, 不安は将来の危険に対する予期である. 不安症では, 脅威や危険のサインを受け取ったときにその知覚が過剰となり, 感情的かつ身体的に行き過ぎた反応を繰り返す. 若者によくみられる不安症には, 分離不安症, 全般不安症, 社交不安症, 選択性緘黙などがある. これらの不安症の下位分類は, 不安がどのように体験され, どういった状況が引き金となり, どのような経過をたどるかに基づき決められている.

▶ 31.13a 分離不安症, 全般不安症, 社交不安症(社交恐怖)

子どもの分離不安症, 全般不安症, 社交不安症は, 診断と治療方針を決める過程でしばしばまとめて評価される. なぜならば, この3つの障害は高率に併存しており, しかもその症状が重なり合う部分も多いからである. この3つの障害のどれかを有している子どもは, 60%の可能性で残りの2つのうち少なくとも1つが併存しており, 30%の可能性で3つすべてが併存している. 加えて, 限局性恐怖症やパニック症といったほかの不安症ももっていることがある. 分離不安症, 全般不安症, 社交不安症は, 過剰な不安と回避行動を引き起こす状況が異なっているので, 相互に鑑別可能である.

分離不安症

分離不安は, 1歳未満の乳幼児に現れる普遍的な発達現象であり, 子どもが母親や主たる養育者から離れるということを認識できるようになった証拠でもある. 正常な分離不安のピークは9～18か月あたりで, 2歳半までにはなくなっていき, 幼児は就学前には両親から離れても安心できるようになる. 分離不安や人見知り不安は, おそらく子どもが生存していくために意味のある反応なのであろう. 子どもが初めて登校するとき, 一過性の分離不安がみられることは正常である. 一方, 約15%の幼児は, 不慣れな場面や人に接したとき, 持続性の強い恐怖, 内気, 社会的引きこもりを示す. このような顕著な行動抑制パターンをもった幼児は, 分離不安症, 全般不安症,

社交恐怖を発症するリスクが高い. 行動的に抑制された子どもたちを調べると, 安静時平均心拍数の増加, 早朝コルチゾールレベルの上昇, 心拍変動の低下などの特徴的な生理学的所見が認められる. 分離不安症は, 発達的に不適切で過剰な不安が, 主な愛着対象からの分離に関連して認められれば診断される. 米国精神医学会の精神疾患の診断・統計マニュアル第5版 (Diagnostic and Statistical Manual of Mental Disorders, 5th edition: DSM-5) によると, 分離不安症では両親や主な養育者から分離するとき, その子どもの発達に不釣合いなレベルの恐怖や不安がみられる. さらに分離に際して, 親に何か危害が加わるのではないかという強い不安を抱き, 時に悪夢を見ることもある. またDSM-5では, 4週間以上, 主な愛着対象から分離するときの過剰な不安に関連した3つ以上の症状が必要になる. この不安は, 登校拒否, 分離に関する心理的苦痛と恐怖, 分離前の胃痛や頭痛といった身体症状の訴え, 分離に関連する悪夢といった形でも現れる.

全般不安症

全般不安症の子どもは, 学業や人との交流などさまざまな場面で失敗するのではないかと恐れていて, 日常生活で著しい苦痛を感じている. DSM-5によると, 彼らは落ち着きの無さ, 疲労しやすいこと, 心が空白になること, 易怒性, 筋肉の緊張, 睡眠障害などの症状を少なくとも1つ有する. さらに, 複数の場面で恐怖を感じやすく, 学業や人間関係などに関して悪い結果が待っているのではないかと普通の子ども以上に考えがちである. 全般不安症の子どもと青年は, 頻脈, 息切れ, めまいなど自律神経系の過覚醒症状を経験することもあり, また不安が強くなったときはそうでない子どもより発汗, 嘔気, 下痢などが現れやすいだろう. 彼らは, 洪水, 地震などの自然災害が起こるのではないかと過剰に心配しがちで, こういった心配は日常生活に支障を来しうる. 最後に, 全般不安症の子どもと青年は, 学業, スポーツ, その他の活動の成果について絶えず心配していて, しばしばその出来不出来について過剰な安心と保証を求める.

社交不安症(社交恐怖)

社交場面で他人の注目を集めたり恥をかいたりすることを極度に恐れ, 強い不快感と苦痛を経験する子どもには, 社交不安症の診断が下される. こういった子どもは, 社交場面で泣いたり, かんしゃくを起こしたり, 活動を回避したり, 固まってしまったり, 完全に口を閉ざしてしまったりすることがある. DSM-5によると, 社交不安症ではほとんどすべての社交場面で必ず不安と苦痛が生じる. 他人の注目を集めるのではないかと感じるどのような場面でも恐怖や不安が惹起されるので, 社交不安

症の子どもはしばしばこういった場面を回避しようとする．診断するためには，大人との交流だけでなく，仲間との交流でも不安が起こる必要がある．社交不安症の子どもや青年の中には，公衆の面前で話すときのみ恐怖を感じるといったような特定のパフォーマンスに限定して症状が現れるものもいる（パフォーマンス限局型）．学校では同級生の前で発表する機会などが多いため，パフォーマンス限局型の症状が明らかになりやすい．

社交不安症は，余暇活動の満足度の低さ，学校中退率の増加，成人期の仕事の生産性の低下，未婚率の増加と関連しているため，その人の将来に甚大な影響を及ぼす．社交不安症は著しい機能障害を引き起こすにもかかわらず，半数近くの社交不安症の人々は治療を受けていない．

疫　学

不安症の有病率は，調査対象の子どもの年齢や用いた診断方法よって異なってくる．子どもと青年の不安症の生涯有病率は，10〜27％である．不安症は未就学児でもよくみられ，疫学的な特徴は学童期以降の子どもの不安症と類似している．就学前期の精神科評価（Preschool Age Psychiatric Assessment：PAPA）を用いたある疫学調査によると，未就学児の9.5％がなんらかの不安症の診断基準に合致し，6.5％は全般不安症，2.4％は分離不安症，2.2％は社交恐怖の診断基準に合致した．子どもと青年期早期での分離不安症は，約4％と見積もられている．分離不安症は，青年よりも低年齢の子どもによくみられ，これまでの報告では性差はないといわれている．発症は就学前期あたりからはじまり，最もよくみられるのは7〜8歳頃である．学童期の全般不安症の有病率は約3％と見積もられており，社交恐怖は1％，単純恐怖は2.4％である．青年期では，生涯有病率はパニック症で0.6％，全般不安症で3.7％と報告されている．

病　因

生物心理社会的要因

複数の調査によると，子どもの不安症の発症には，親の精神疾患と養育スタイルが影響を及ぼしていることが明らかになっている．いくつかの縦断研究では，親の過保護や不安定な愛着（insecure attachment）が，子どもの不安症のリスクを高めるといわれている．また母のうつ病や不安症も子どもの不安症とうつ病の危険因子になることが知られている．心理社会的な要因は子どもの気質と相まって，不慣れな環境におかれたり短時間離れ離れにならなければいけない状況におかれたりしたときに引き起こされる分離不安に影響を与える．慣れない状況におかれたときの引っ込み思案な気質は，小児期や青年期の分離不安症，全般不安症，社交不安症のそれぞれ，およびすべての発症と関連しているようである．

不安症の発症時には，しばしば外的な生活上のストレスが認められる．例えば，分離不安症の子どもの病歴の中には，身内の死，子ども自身の病気，子どもの生活環境の変化，引越し，転校などがよく認められる．脆弱な子どもにとっては，こういった変化がおそらく不安を増強する．

神経生理学的所見が行動抑制（極度の内気さ）症状と相関する．例えばこういった傾向をもった子どもは，安静時心拍数が速く，認知課題負荷時の心拍数増加割合が大きい．行動抑制と生理学的所見の相関の他の例としては，唾液中コルチゾールレベル上昇，尿中カテコールアミンレベル上昇，認知課題遂行時の瞳孔拡大などがある．

神経画像研究によると，不安症状をもった青年は症状のない青年と比べて，不安惹起刺激にさらされたとき，扁桃体の活性化が強かった．さらに，不安症状を有する青年は時間が経過しても扁桃体の過剰な活性化が持続したが，不安症状のない青年は不安惹起刺激の影響が減衰していった．不安症状をもった青年を対象とした扁桃体の形態画像研究では，扁桃体の体積増加を示す結果がある一方で真逆の結果もあり，相矛盾している．

社会的学習要因

子は親の立ち居振る舞いを見てさまざまなことを吸収していく（直接的モデリング［direct modeling］）ので，親が不慣れなもしくは予期せぬさまざまな状況に反応して恐怖を表出すると，その恐怖は知らず知らずのうちに子へと伝わっていることがある．もし心配が強い親ならば，その子どもはおそらく新しい状況（特に，学校環境）に恐怖感を抱きながら入っていくだろう．親の過保護は，健常な子どもでは対人過敏性を強め，もともと行動抑制症状や分離不安症などの不安症をもっている子どもでは社交不安症のリスクを高めるというデータが多く存在する．親の中には予想される危険から子どもを過剰に保護しようとしたり，危険そのものを誇張したりすることで，結果的に子どもが不安感をもつように教え込んでいるものもいる．例えば，雷や嵐の間おびえて部屋で縮こまっている親は，子どもに同じように振る舞うように教えているようなものである．また，ねずみや昆虫を怖がる親は，その恐怖の感情を子どもに伝えてしまっている．逆に，例えば子どもが動物を怖がったときに子どもに対して怒りをぶつけるような親は，そうすることで子どもの恐怖や不安を強めてしまうかもしれない．両親が不安症をもっている場合，子どもに不安反応を引き起こすような社会的学習因は強まってしまう．さらに，この社会的学習因は，分離不安症，全般不安症，社交恐怖の発症とも関連する可能性がある．しかし，最近のある研究は，現在の家族内葛藤などの心理社会的な困難さと若年者の行動抑制の間には関連が認められないということを報告している．おそらく，不安症を発症しやすい気質には，遺伝的要因が強く関与しており，心理社会的ストレス因子は影響していないのであろう．

遺伝因

遺伝研究によると，遺伝子は不安症の発症に関する要因の少なくとも3分の1を占めている．子どもと青年の不安症の遺伝率は36〜65%であり，低年齢の子どもでは推定遺伝率が最も高くなる．行動抑制（新しい状況で恐怖を感じ，回避してしまう傾向）と生理的過覚醒という2つの遺伝性の特徴は，将来の不安症発症の重大な危険因子となる．しかし，行動抑制，過剰な内気さ，不慣れな場面を回避する傾向などの気質的特徴と最終的な不安症の発症はともに遺伝子が関与しているものの，行動抑制を示す幼児の3分の1から3分の2は，不安症を発症するわけではないようである．

家族研究によると，親が不安症をもっていると，その子どもは不安症を発症するリスクが高くなる．分離不安症とうつ病は子どもで重なり合う部分があり，また不安症があれば将来抑うつエピソードのリスクが高くなる．不安症に関する遺伝学の現在の見解によると，不安を起こしやすい全般的な素因は遺伝性であり，それによって覚醒水準が高くなり，感情反応が引き起こされ，否定的感情が強くなり，こういったことすべてが分離不安症，全般不安症，社交恐怖発症のリスクを高める．

診断と臨床像

子どもでは多くの場合，症状が重複したり複数の障害が併存したりするので，子どもと青年の分離不安症，全般不安症，社交恐怖は相互に強く関連する．全般不安症は，若者に最もよくみられる不安症であり，低年齢の子どもより青年に多い．全般不安症の子どものほぼ3分の1には，分離不安症と社交不安症が併存する．

DSM-5の分離不安症の診断基準では，以下に示す症状が少なくとも3つ，4週間以上持続する．(1)愛着をもっている重要な人物を失うかもしれない，またはその人に危害が及ぶかもしれないという持続的で過剰な心配，(2)運の悪い出来事が起こり，愛着をもっている重要な人物から分離されるかもしれないという持続的で過剰な心配，(3)分離への恐怖のため，学校やその他の場所へ出かけることに持続的な抵抗や拒否を示す，(4)1人でいること，または愛着をもっている重要な人物がいないまま家や他の場所で過ごすことに，持続的で過剰な恐怖や抵抗を示す，(5)愛着をもっている重要な人物が近くにいないまま就寝すること，または家以外の場所で寝ることへ持続的な抵抗や拒否を示す，(6)分離を主題とした悪夢を繰り返し見る，(7)愛着をもっている重要な人物からの分離が予期されたり，実際分離されたりするとき（訳注：原文にこの記載はないが，DSM-5の診断基準には含まれるため付記した），頭痛や胃痛などの身体症状を繰り返し訴える，(8)家や愛着をもっている重要な人物からの分離が予期されたり，実際分離されたりするときに過剰な苦痛を繰り返し感じる．以下に自律神経の覚醒症状を伴った分離不安症の事例を示す．

> ジェイクは9歳の男の子で，かかりつけの家庭医からの紹介があり診断評価のために外来を受診した．彼は夜自分の部屋で1人になって寝ることを嫌がり，毎朝学校に行かないですむように暴力的なかんしゃくを起こした．彼は，母に何か悪いことが起こるのではないかということを，繰り返し恐れていた．例えば，母が交通事故に巻き込まれたり，家が火事になり母が焼け死んでしまったりするのではないかと心配していた．発達歴を聴取すると，ジェイクは乳児期や幼児期早期から不安が強く，過敏な子どもであった．就学前期では，ベビーシッターになかなか慣れることができなかった．母には広場恐怖を伴うパニック症，父にはうつ病の既往があった．父が家族を捨てて出ていったとき，母を心配する気持ちが強くなり，ジェイクは母を独占し，その結果母はうつになってしまった．彼は常に母の居場所を確認し，ずっと家にいるようにせがんだ．
>
> 家での夜の時間は特に大変であった．母がジェイクを彼の部屋で過ごさせようとすると，ジェイクは駄々をこね，泣き叫び，寝つくまで母が添い寝するようにせがんだ．また，彼は一晩中彼の部屋と廊下を挟んで向かいにある主寝室に母が居るように求めていた．母によると，ジェイクは毎晩10分おきに主寝室のドアの隙間から覗き見して，母が部屋の中に居るか確認した．ジェイクはしばしば悪夢を見ると言い，その夢の中では母が殺されたり，モンスターが母を救助するのを邪魔し，彼をどこかに連れ去り，家族と永遠に離ればなれになったりした．
>
> 昼間，ジェイクは母の後を家中つけまわした．母がそばに居るときだけ，家の1階で妹と一緒にゲームで遊ぶことに同意した．しかし，母が2階へ上がるとジェイクはゲームを中断して，母を追いかけて2階へ行った．彼は友達の家に泊まることも拒絶した．家で夜が更けるにつれ，ジェイクはしばしば悲しみと胃のむかつきが混ざった感覚を訴えた．
>
> 登校日には，ジェイクはしょっちゅう胃痛を訴え，家に留まろうとした．彼は苦痛が強く混乱しているようであり，母が無理に学校に連れて行こうとすると暴力的になるようだった．いったん学校に行けば落ち着いているようにみえることもあったが，ほとんどは保健室に行って吐き気を訴え，家に帰してもらうように頼んでいた．（Gail A. Bernstein, M. D. and Anne E. Layne, Ph. D. から改変）

分離不安症の基本的な特徴は，両親，家庭，慣れ親しんだ環境から分離することで引き起こされる極度の不安である．一方，全般不安症では，学業，友人関係，家族の行事などあらゆる種類の活動が悪い結果に終わるのではないかという恐怖が主な特徴である．全般不安症の子どもと青年は，落ち着きのなさ，集中困難，易刺激性，筋緊張といった生理的症状を1つ以上繰り返し経験する．社交恐怖では，不慣れな人や状況にさらされ何かしなければいけないときに，子どもの恐怖が最も強くなる．社交恐怖をもっている子どもと青年は，人前で気まずい思いをしたり，恥をかいたり，人から否定的に評価されたりすることを極端に恐れる．いずれの不安症でも，子どもが経験する不安症状は，ひどいときには戦慄やパ

ニックになりうる．こういった苦痛は，子どもの発達水準に応じて予想されるものよりはるかに強く，また他のどんな障害でも説明できない．分離不安症の特徴は，病的な恐怖，とらわれ，反芻(rumination)などである．不安症の子どもは，危険や悪い結果が起こる可能性を過大評価する．分離不安症と全般不安症の子どもは，誰か自分の身近な人が怪我をするのではないか，自分が大切な保護者と一緒にいないときに限って何か悪いことが自分や家族に起こるのではないか，ということを極端に怖がるようになる．不安症の子どもの多くは健康問題で頭がいっぱいで，家族や友人が病気になるのではないかと心配している．分離不安症では，迷子になる，誘拐される，家族と連絡が取れなくなるといったことに関する恐怖心が優勢である．

　不安症の青年は不安な気持ちを直接表現する代わりに，しばしば特定の行動パターンで示すかもしれない．例えば，家を離れるのが辛そうだったり，友人の前でどのように振る舞うべきか不安に思うあまり，結局1人でする活動に没頭してしまったり，家族と離ればなれになったときに苦痛を感じているようだったりなどである．子どもが旅行のことを考えたときや実際旅行の最中には，しばしば分離不安症が明らかになる．例えば，子どもはキャンプ，学校，友達の家に行くことを拒否するかもしれない．多くの場合，重要な人物との分離の前に感じる軽い予期不安から，分離された後の広範な不安まではひとつながりの感情である．前駆徴候(premonitory sign)としては，易刺激性，食欲不振，泣き言，部屋に1人で閉じこもる，両親にしがみつく，親の後をどこまでも追い続けるなどがある．しばしば，家族で引っ越すときに，子どもは母親にしつこくまつわりつくことで分離不安を表す．子どもが家から遠く離れたり新しい国へ行ったりしたときに，地理的移動に伴う不安とでも呼ぶべき感情が表出されることがあり，その内容は急性のホームシックや突発性の精神生理学的症状などである．こういった子どもは元の家に戻ることを渇望し，そこがどれほど素晴らしかったかという空想にふけるようになる．新しい生活に溶け込むのはきわめて困難なことになるかもしれない．不安症の子どもは社会的な活動あるいはグループでの活動から撤退することもあり，自ら招いた孤立のせいで寂しさを感じるようになるであろう．

　あらゆる不安症と重度の分離不安の子どもや青年では，しばしば睡眠障害を認める．なかには眠りにつくまで誰かに一緒にいてほしいと要求するものもいる．不安に駆られた子どもは目覚めると親の寝床に行ったり，不安感を軽減するために親の寝室のドアの外で寝ようとさえしたりすることもある．悪夢と病的な恐怖は不安の現れである可能性がある（図31.13a-1）．

　多くの不安症にみられる関連する特徴は，暗闇への恐怖と想像上の心配事である．子どもは寝室にいると，何者かの視線を感じたり，モンスターが捕まえにきているような感じがしたりしているかもしれない．分離不安症，

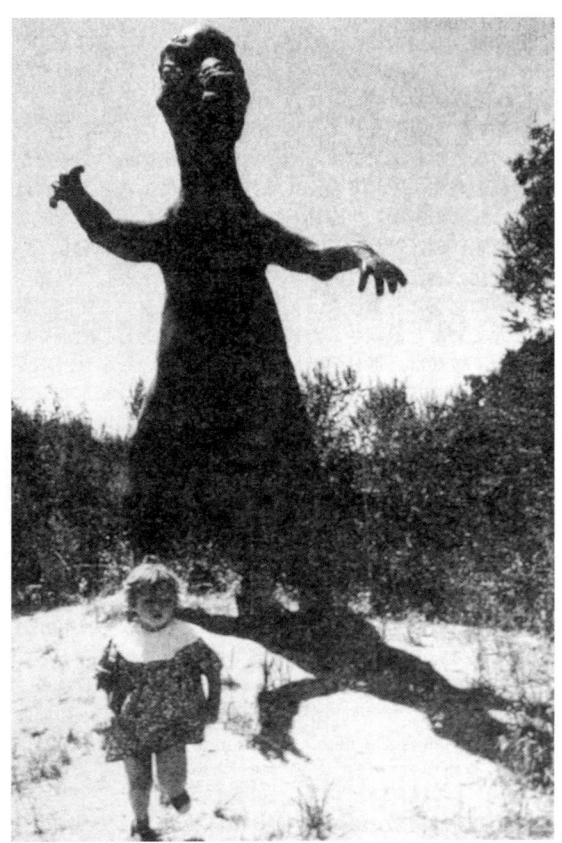

図31.13a-1　この非現実的な写真は，小児期の悪夢における不安を象徴的に示している．（Arthur Tress for Magnum Photos, Inc. のご好意による）

全般不安症，社交不安症の子どもはしばしば身体症状を訴える．こういった子どもは，不安症のない若者と比べて，より体の変化に敏感なのであろう．さらに，普通の子どもより感情が過敏で簡単に涙を流してしまうことも多い．不安症に随伴しやすい身体的な訴えとしては，吐き気，嘔吐，胃痛などの消化器症状，体のさまざまな部位の機能的な痛み，咽頭痛，インフルエンザ様症状などである．小児期後期の子どもや青年も成人の不安症と同じような典型的な身体症状を訴える．例えば，動悸，めまい，失神，息苦しさなどの呼吸循環器系症状である．不安の生理的徴候は，全般不安症の診断基準の一部であるが，普通の子どもと比べると分離不安症や社交恐怖の子どもにもより多く認められる．次に示す事例は，青年期早期の全般不安症に関するものである．

　レイチェルは13歳の女の子で，器質因が見当たらないにもかかわらず慢性的な消化器症状を訴えていたため，かかりつけの小児科医から紹介されて受診した．面接中，彼女は内にこもって非常に大人しい様子だったが，質問にはきちんと答えた．彼女は，自分の健康，両親の安全，学校の成績，友人関係などについて非常に多くの心配を抱えていることを認めた．彼女にとっての一番大きな心配事は，

自分の健康と安全に関するものであった．母によると，最近レイチェルは，ダニに咬まれてライム病にかかるのではないかとか，蚊に咬まれて西ナイルウイルスに感染するのではないかなどと恐れて，外で遊びたがらない．また，国内外の誘拐，犯罪，テロなどの悲惨なニュースを聞くたびに，強い苦痛を感じていた．家族や教師によると，彼女は学業に対して過度に生真面目であり，しかも大人が考えるべき問題（家計，親の雇用状況）までもしばしば心配していた．彼女の心配事に付随する症状として，主として胃痛や睡眠の問題などがあった．彼女はひどく固執する傾向があり，大丈夫だと保証された後でさえも繰り返し心配事を口にした．彼女は，毎日何時間も心配事にさいなまれ，不安な考えを振り払うことが出来ないと認めた．

レイチェルの妊娠出産に問題はなく，幼稚園以来の頻繁な腹痛の訴え以外，既往歴にも特記事項はなかった．乳児期には，過敏で落ち着かせるのが難しい子だったが，発達歴に関して大きな問題はなかった．彼女は非常に従順で，外在化するような行動上の問題は一切なかった．幼い頃から学校の成績のことをひどく気にかけていて，比較的優秀な成績を修めていた．レイチェルは人と交流するような状況では，どこか引っ込み思案だったが，友達からは好かれていた．母方の祖母にはうつ病があり，母には子どものころ全般不安症，社交不安症，分離不安症があった．レイチェルには，成績優秀で明らかな問題がない2人の年下の同胞がいる．（Gail A. Bernstein, M. D., and Anne E. Layne, Ph. D. から改変）

次の事例は複数の不安と抑うつ障害をもった青年である．

ケイトは15歳の高校1年生で，実の両親，9歳と14歳の妹たちと一緒に住んでいる．学校では教師に発言を求められない限り，自分から進んで答えるようなことは全くないのだが，とてもはきはきと話す子どもで，これまでずっと良い生徒であった．家では妹たちと仲が良かったが，高校に入学して以来友達の家に誘われてもパーティーがあっても断るようになり，妹たちと近所のモールや映画館に出かけることさえやめてしまった．ケイトによると，彼女は学校で教室の外に友達と一緒にいても，何を話していいか全く思いつかないので，ひどく緊張し赤面するようになったとのことであった．また，彼女は買い物や映画に妹たちと行くことを恥ずかしいと感じた．なぜならば，道すがら妹たちは近所の友達に出会い，立ち止まっておしゃべりを始めるのだけれど，ケイトは最年長であるにもかかわらず，何も話さず，しかも妹の友達が自分の内気さをきっと笑うだろうと思い込んでいたからである．最近，以前は親友だった子たちのうちの1人が，なぜケイトは友達とつるまなくなったのかと問い詰めた．ケイトは友達が週末の計画について話し出すと，面目を失ったような気持ちになるので，学校で友達と一緒にお昼ご飯を食べるのをやめてしまった．しかも，友達が一緒に話そうと誘ってくれても，あさっての方を向いてその会話を無視するようにさえなった．結局，ケイトは学校で孤立していき，寂しい思いをしていることを妹にもらした．ケイトが友達と一緒にいるときはいつでもストレスを感じていて悲しそうに見えることや，妹たちがその友達と一緒にいるときは，ケイトがずっと1人で過ごしていることを妹が母に伝えたので，ケイトは診察に連れて来られた．ケイトは落ち込んで，いつも意気消沈していて，家でさえ妹たちとも関わろうとせず，妹たちもしばしば自分たちの友だちと遊びに出かけていた．ごく稀に妹がケイトをパーティーや友だちの家に招待してみたが，ケイトは拒絶して泣き崩れた．

ケイトを診察した児童精神科医は，社交不安症，全般不安症，うつ病の診断を下し，認知行動療法と選択的セロトニン再取込阻害薬であるフルオキセチンの併用を提案した．ケイトと家族は，まず薬物治療を試してみることにした．ケイトは10 mgのフルオキセチンを飲み始め，1か月かけて20 mgまで増量した．薬物療法をはじめて3週目までには，妹たちと一緒に誰か友達に出会うかもしれないような場所まで出かけることもあまり嫌がらなくなった．妹たちによると，ケイトは以前ほどストレスを感じているようではなく，時々学校のカフェテリアで友達と一緒に座って昼食をとるようになった．ケイトは，クラスで人目を気にすることが少なくなくなり，友達の家にも喜んで遊びに行っていると語った．ケイトはまだあまりよく知らない友達の誕生会には行こうとしない．同じ薬物療法を継続すると，2か月も経たないうちに，社交場面で明らかに心配しなくてすむようになった．時々，胃痛の訴えがあるものの，薬は十分内服可能であった．ケイトが16歳の誕生会を開いて，10人友達を招待したいと家族にお願いしたので，家族は非常に驚き喜んだ．

病理と検査所見

分離不安症，全般不安症，社交不安症の診断に有用な特異的検査所見はない．

鑑別診断

幼児が分離不安を示すことは発達的に正常な現象であり，多くの場合機能障害を伴うような状態ではない．したがって，幼児期の子どもでは正常な不安と分離不安症を区別するために臨床的な判断を行う必要がある．学童期の子どもが学校に行くことをいつも拒否するようなときは，明らかに正常範囲を超えるような心的苦痛を経験している．学校に行きたがらない子どもに関しては，その原因が分離の恐怖なのか，成績に関する全般的不安なのか，友達や先生の前で恥をかくのではないかという特定の恐怖なのかを鑑別することが重要である．不安が主な症状である多くの事例においては，上述の3つの原因すべてが関与している．全般不安症では，通常分離に関する不安が前景化することはない．

子どもが抑うつ障害を発症したときは，例えば分離不安症のような併存障害の可能性も評価するべきである．分離不安症と抑うつ障害の両方の診断基準を満たすときは併存診断されるべきであり，実際両者はしばしば併存する．広場恐怖を伴うパニック症が18歳以前に診断されることは稀である．そもそもパニック症の恐怖は，親からの分離というよりパニック発作により何もできなく

表 31.13a-1 小児期の不安症の一般的特徴

基準	分離不安症	社交不安症	全般不安症
診断に必要な最低限の持続期間	4週間以上	持続性，典型的には6か月以上	6か月以上
発症年齢	DSM-5の診断基準には組み入れられていない	DSM-5の診断基準には組み入れられていない	DSM-5の診断基準には組み入れられていない
先行するストレス因	自宅や愛着をもつ人物からの分離	仲間集団やその他特定の社交場面	やり遂げることへのプレッシャー，優劣を競う活動，学業成績
友達関係	分離を伴わないときは良好	ためらいがち，過度に消極的	過度に気を使う，友人に安心や保証を求める
睡眠	自宅や愛着を持つ人物から離れたときは眠ろうとしない	不眠の可能性あり	しばしば入眠困難を伴う
身体症状	分離が予期されるときに，胃痛，頭痛，嘔気，嘔吐，動悸，めまいが出現	赤面，不自然なアイコンタクト，小声，硬い姿勢を示すことがある	プレッシャーのかかる活動のことを考えると，胃痛，嘔気，のどが詰まった感じ，息切れ，めまい，動悸を感じる
鑑別診断	全般性不安症，社交不安症，大うつ病，広場恐怖を伴うパニック症，心的外傷後ストレス障害，反抗挑発症	全般性不安症，分離不安症（訳注：原文はSoc AD[社交不安症]だが誤植と思われる），うつ病，気分変調症，選択的緘黙，広場恐怖	分離不安症，社交不安症，注意欠如・多動症，強迫症，うつ病，心的外傷後ストレス障害

Sidney Werkman, M.D. から改変．

なるということに由来する．登校拒否は，分離不安症でよくみられる症状であるが，疾患特異的なものではない．限局性恐怖症，社交不安症，落第の恐怖が強い学習症などの他の診断をもった子どもも登校拒否になるかもしれない．青年が登校拒否になると，低年齢で登校拒否になった場合と比べて，一般的に機能障害はより重度である．小児期の分離不安症，全般不安症，社交不安症の類似点と相違点を表31.13a-1に示した．

経過と予後

分離不安症，全般不安症，社交不安症の経過や予後はさまざまであり，発症年齢，症状持続期間，他の不安症や抑うつ障害の併存の有無などと関連する．一般に年齢が低く，学校や放課後の活動や友達関係などに参加できる子どもは，登校拒否や引きこもりとなった年齢が高い子どもや青年に比べると予後が良好である．1つ以上の不安症をもった子どもと青年を対象に，急性期治療としてセルトラリン単独治療群，認知行動療法（CBT）単独治療群，両治療併用群の3群を比較したある大規模多施設ランダム化臨床試験（Child/Adolescent Anxiety Multimodal Study：CAMS）がある．この研究結果によると，将来の寛解を予測する因子は，初期治療の開始年齢が低い，不安の重症度が低い，抑うつ障害や他の不安症の併存がない，治療の第一の対象となった不安症が社交不安症ではないなどであった．複数の不安症が混合した子どもと青年を3年間追跡調査した研究によると，追跡時点では診断基準を満たさなくなっているものが82％に達した．追跡された集団の中で，分離不安症の子どもの96％は寛解状態であった．回復した子どものほとんどは，最初の1年以内に回復していた．この研究では，発症年齢が低いことと診断された年齢が高いことが回復の遅れを予測する因子であった．しかし，調査した集団の3分の1近くは他の精神疾患を追跡中に発症し，そういった子どもの半分は他の不安症を発症していた．いくつかの研究によると，分離不安症と抑うつ障害はかなりの程度で重なり合うことがわかっている．複数の併存症を有している事例の予後はより不良である．いくつかの縦断研究によると，重度の登校拒否がある子どもの一部は青年期になっても登校拒否が続き，何年間にもわたって機能障害が残る．

治療

子どもと青年の分離不安症，全般不安症，社交不安症は，しばしば併存したり症状が重なり合ったりするので，いずれの障害でも同様の治療が行われる．たいていは集学的な治療モデルを用い，精神療法（多くの場合は，認知行動療法），家族教育，家族への心理社会的介入，SSRIなどの薬物療法などを実施する．小児期の不安症に対する最もエビデンスが高い治療は認知行動療法とSSRIである．米国国立精神衛生研究所（National Institute of Mental Health：NIMH）では，認知行動療法単独，SSRI（セルトラリン）単独，およびその併用の3群を比較して有効性を検討する臨床試験が実施された（上述のCAMS）．この多施設共同二重盲検プラセボ対照研究で

は，分離不安症，全般不安症，社交不安症を有した子どもや青年488名を無作為に前述3つの治療群かプラセボ群に割りつけた．12週間の急性期治療後，認知行動療法とセルトラリンの併用群は，臨床総合印象尺度-改善度(Clinical Global Impression- Improvement scale：CGI-I)で80.7％がよく改善した，もしくはとてもよく改善したと評価された．一方よく改善した以上の反応がみられたのは，認知行動療法単独群では59.7％，セルトラリン単独群では54.9％，プラセボ群では23.7％であった．オープン化した追跡期間後も，認知行動療法とセルトラリンの併用が最も有効性が高かった．3つの治療的介入はいずれもプラセボより優れていたので，子どもや青年の不安症の治療としてすべて有用だといえるが，併用治療が最も役に立つ治療であろう．子どもが日常生活を普段通り営めるくらいの状態であり，しかも認知行動療法を受けることができる環境ならば，最初に認知行動療法を試してみるのがよいかもしれない．しかし，重度の機能障害がある子どもでは，はじめから認知行動療法とSSRIの併用が望ましい．認知行動療法は小児期の不安症のエビデンスに基づく第1選択治療であると考えられている．16のランダム化比較試験をレビューしたあるメタ解析によると，認知行動療法は一貫して，待機群や心理的なプラセボ群より優れていた．曝露を主とした認知行動療法は，若者の不安症に対する精神療法的介入としてこれまで経験的な支持を最も集めてきており，不安症状と機能障害の軽減に関しては，待機群より優れていることが示されている．

いくつかの心理的介入法が特に幼児期の不安症向けに開発されてきている．4～7歳の子どもを対象にし，マニュアル化された介入法を用いたランダム化比較試験が実施された．この介入法は，「勇気を持とう」(Being Brave)：幼児と親のための不安対処プログラム(Program for Coping with Anxiety for Young Children and their Parents)と呼ばれる．このプログラムマニュアルは，コーピングキャットプログラム(Coping Cat program)を緩やかに応用したものである(訳注：コーピングキャットプログラムは，認知行動療法を元にした7～13歳の不安症をもった子どものための介入法である)．この介入法では，親セッション，親子合同セッションを組み合わせて実施する．不安に対する臨床総合印象尺度(Clinical Global Impression Scale for Anxiety)を用いて，よく改善したもしくはとてもよく改善したと評価されたものの割合を治療反応率とすると，このプログラムを最後までやり遂げたものの反応率は69％であり，一方待機コントロール群は32％であった．社交不安症，分離不安症，限局性恐怖症の子どもでは臨床総合印象尺度上の明らかな改善が認められたが，全般不安症ではこういった改善は認められなかった．子どもの発達を考慮して修正された親と子のための認知行動療法であるこの治療法は，幼児に対して有望である．

カームプログラム(Coaching Approach behavior and Leading by Modeling：CALM program)は，古典的な認知行動療法を効果的に実施するには年齢が低すぎる7歳未満の子どもの不安症を標的にした介入である．このプログラムは，2～7歳の子どもを対象にして親の行動を変えることで子どもの望ましくない行動を減らしていくという親子相互交流療法(Parent-Child Interaction Therapy：PCIT)を元にして開発された．カームプログラムは，12セッションのマニュアルに基づく介入で，親はセッション中にイヤホンを装着し別室にいる治療者から無線で個別の実況指導を受けながら子どもと関わる．この治療は曝露課題を取り入れており，親へのコーチングを通して子どもの「勇気ある」行動を促進していく．パイロット研究では，平均5.4歳の9人の患者を治療して，治療を完遂できた7人が総合的な治療反応者と判定され，そのうち6人は機能上の改善を示した．幼児の不安症にPCITモデルを応用することは，有望な治療選択になりうるかもしれない．

小児期の不安症に対する抗うつ薬のランダム化比較試験に関するメタ解析によると，フルボキサミン(ルボックス)，フルオキセチン(Prozac)，セルトラリン(ジェイゾロフト)，パロキセチン(パキシル)などの複数のSSRIが有効であることが明らかになった．したがって，子どもと青年の不安症には，SSRIが第1選択薬といえる．

米国国立精神衛生研究所主催の大規模多施設共同研究(Research Units on Pediatric Psychopharmacology：RUPP)によると，小児の分離不安症，全般不安症，社交恐怖に対するフルボキサミンの有効性と安全性が確認された．この二重盲検プラセボ対照試験には，128名の子どもや青年が参加し，顕著な改善を示したものの割合は，フルボキサミン治療群で76％に対して，プラセボ群では29％であった．治療開始後わずか2週間で，治療薬への明らかな反応がみられた．フルボキサミンの使用量は，子どもで50～250 mg/日，青年で最大300 mg/日であった．抑うつ症状の併存が少ない子どもと青年が最も治療に反応した．フルボキサミンに反応性があったものは，引き続き6か月間この治療を継続したが，6か月目の時点でもほとんど全員が治療反応性を示し続けていた．

他のいくつかのランダム化比較試験でも子どもと青年の不安症に対するSSRIの有効性が示されている．あるランダム化比較試験の結果によると，フルオキセチン20 mg/日が子どもの不安症に安全かつ有効であり，軽度の副作用として胃腸症状，頭痛，眠気などを認めた．また，全般不安症の子どもを対象にした別のランダム化比較試験の結果によると，セルトラリン(ジェイゾロフト)の有効性が支持された．さらに，企業主導の大規模ランダム化比較試験によると，社交恐怖を有する子どもに対して10～50 mg/日のパロキセチンを使用すると，78％の治療反応率を示した．

米国食品医薬品局(Food and Drug Administration：FDA)は，あらゆる小児期の障害に対して使用した場合に自殺のリスクが増すのではかという懸念から，すべて

のSSRIを含む抗うつ薬に自殺に関する"警告文"（black box warning）を添付した．しかし，小児期の不安症に関する個別の研究によると，統計的に有意な自殺念慮や自殺行動の増加は認められていない．

三環系抗うつ薬は，心血管系への重大な有害作用を引き起こす可能性があるため，現在は推奨されていない．プロプラノロール（インデラル）のようなβアドレナリン受容体拮抗薬やブスピロン（BuSpar）は，これまで臨床的に不安症の子どもに使用されてきてはいるが，現在その有効性を支持するデータは存在しない．ジフェンヒドラミン（ドリエル）は，不安症の子どもの睡眠障害をコントロールするために短期的に使われることがある．いくつかのオープントライアルとある二重盲検プラセボ対照試験によると，ベンゾジアゼピンの一種であるアルプラゾラム（ソラナックス）は，分離不安症の不安症状をコントロールするのに役に立つかもしれない．クロナゼパム（ランドセン）はいくつかのオープントライアルで，パニックや他の不安症状をコントロールする可能性が報告されている．

SSRIや認知行動療法は単独もしくは併用で若者の不安症に対する有効性が示されてはいるものの，不安症をもった子どもや青年の20～35％は，こういった治療を受けても十分な効果が得られないようである．そこで，何種類かの新しい物質が，治療効果を秘めているのではないかと考えられていて，そのうちのいくつかの作用機序はN-メチル-D-アスパラギン酸（N-methyl-D-aspartate：NMDA）システムへの効果に基づいている．例えば，現在FDAが小児結核の治療薬として承認しているD-サイクロセリン（D-cycloserine：DCS，サイクロセリン）は，NMDA受容体の部分アゴニストであり，恐怖症の曝露療法の効果を増強するのではないかという仮説が立てられている．いくつかの研究結果によると，DCSは曝露療法の効果発現を早めるのではないかと考えられているが，長期的な効果については明らかになっていない．また，リルゾール（リルテック；訳注：本邦では筋萎縮性側索硬化症の治療薬）は抗グルタミン酸薬であり，その作用機序は皮質ニューロンにおけるグルタミン酸放出抑制と皮質神経のナトリウムチャネル不活化，およびγアミノ酪酸（γ-aminobutyric acid：GABA）再取り込み阻害などを通じてグルタミン酸神経伝達を抑制する．リルゾールには抗グルタミン酸作用があるため，強迫症や全般不安症の治療に追加で用いると増強効果があるのではないかという仮説が主張されている．さらに別の物質として，FDAがアルツハイマー病の治療薬として認可しているNMDA受容体アンタゴニストのメマンチン（メマリー）が，そのグルタミン酸システムへの働きから不安を軽減するのではないかという仮説が立てられている．しかし，これまでに出版された事例報告の結果は一定しない．

小児期のほとんどの不安症は，時間経過とともに良くなったり悪くなったりするものであるが，分離不安症に伴う登校拒否は，緊急に対処するべきであろう．子ども，親，友達，学校を巻き込んだ包括的な治療計画が必要である．さらに，分離不安症で特に子どもが登校拒否となった場合は，家族への介入が必須である．子どもを適切にサポートしたうえで，家族は子どもが学校に行けるように励まし促す必要がある．まる1日学校で過ごすことがあまりにストレスフルであるなら，周囲の大人は子どもが学校で過ごす時間を徐々に延ばしていけるように環境調整するべきであろう．不安の対象に段階的に曝露していくというやり方は，どんな種類の分離不安でも適応可能な行動修正技法である．また，重度の登校拒否の事例では，入院治療が必要なものもいる．認知行動的な手法としては，恐怖を感じる分離に対する曝露，自律しているという感覚や自分でコントロールできるという感覚を増やすため，自分の心の中で自分に声をかけるというような認知的戦略がある．

まとめると，不安症に対するエビデンスのある治療法は，SSRIと認知行動療法である．SSRIは小児期の不安症に対しての治療として，安全かつ効果的である．しかし，重症の事例では，認知行動療法とSSRIを同時に使用することが最適な治療であるともいわれている．

参考文献

Bittner A, Egger HL, Erkanli A. What do childhood anxiety disorders predict? *J Child Psychol Psychiatry.* 2007;48:1174–1183.

Comer JS, Puliafico AC, Ascenbrand SG, McKnight K, Robin JA, Goldfine ME, Albano AM. A pilot feasibility evaluation of the CALM Program for anxiety disorders in early childhood. *J Anxiety Disord.* 2012;26:40–49.

Compton SN, Walkup JT, Albano AM, Piacentini JC, Birmaher B, Sherrill JT, Ginsburg GS, Rynn MA, McCracken JT, Waslick BD, Iyengar S, Kendall PC, March JS. Child/Adolescent Anxiety Multimodal Study (CAMS): Rationale, design, and methods. *Child Adolesc Psychiatry Ment Health.* 2010;4:1.

Connolly SC, Suarez L, Sylvester C. Assessment and treatment of anxiety disorders in children and adolescents. *Curr Psychiatry Rep.* 2011;13:99–110.

Davis III TE, May A, Whiting SE. Evidence-based treatment of anxiety and phobia in children and adolescents: Current status and effects on the emotional response. *Clin Psychol Rev.* 2011;31:592–602.

Ginsburg GS, Kendall PC, Sakolsky D, Compton SN, Piacentini J, Albano AM, Walkup JT, Sherrill J, Coffey KA, Rynn MA, Keeton CP, McCracken JT, Bergman L, Iyengar S, Birmaher B, March J. Remission after acute treatment in children and adolescents with anxiety disorders: findings from The CAMS. *J Consult Clin Psychol.* 2011;79: 806–813.

Hanna GL, Fischer DJ, Fluent TE. Separation anxiety disorder and school refusal in children and adolescents. *Pediatr Rev.* 2006;27:56–63.

Hirshfeld-Becker DR, Masek B, Henin A, Blakely LR, Pollock-Wurman RA, McQuade J, DePetrillo L, Briesch J, Ollendick TH, Rosenbaum JF, Biederman J. Cognitive behavioral therapy for 4- to 7-year-old children with anxiety disorders: A randomized clinical trial. *J Consult Clin Psychol.* 2010;78:498–510.

Otani K, Suzuki A, Matsumoto Y, Kamata. Parental overprotection increases interpersonal sensitivity in healthy subjects. *Comp Psychiatry.* 2009;50:54–57.

Reinblatt SP, Walkup JT. Psychopharmacologic treatment of pediatric anxiety disorders. *Child Adolesc Psychiatric Clin N Am.* 2005;14:877.

Rockhill C, Kodish I, DiBassisto C, Macias M, Varley P, Ryan S. Anxiety disorders in children and adolescents. *Curr Prob Pediatr Adolesc Health Care.* 2010;0:66–99.

Rynn M, Puliafico A, Heleniak C, Rikhi P, Ghalib K, Vidair H. Advances in pharmacotherapy for pediatric anxiety disorders. *Depress Anxiety.* 2011;28:76–87.

Schneider S, Blatter-Meunier J, Herren C, Adornetto C, In-Albon T, Lavallee K. Disorder-specific cognitive-behavioral therapy for separation anxiety disorder in young children: A randomized waiting-list–controlled group. *Psychother Psychosom.* 2011;80:206–215.

Vanderwerker LC, Jacobs SC, Parkes CM, Prigerson HG. An exploration of associations between separation anxiety in childhood and complicated grief in later life. *J Nerv Ment Dis.* 2006;194(2):121–123.

Walkup JT, Albano AM, Piacentini J. Cognitive behavioral therapy, sertraline, or a combination in childhood anxiety. *N Engl J Med.* 2008;359:2753–2766.

▶ 31.13b 選択性緘黙

　選択性緘黙は独立した疾患であるが，社交不安症と密接に関連しているとも考えられている．その特徴は，1つ以上の特定の社交場面（最も典型的には学校）での，一貫した発語の欠如である．選択性緘黙の子どもは，学校で完全に沈黙したままかあるいはそれに近い状態を示すこともあれば，なかにはささやくようにしか話さない子もいる．選択性緘黙はしばしば5歳未満で発症するものの，学校に入学して人前で大きな声で話したり読んだりしなければいけなくなるまでははっきりとわからないかもしれない．現在の選択性緘黙の概念では，ベースにある社交不安に加えて会話と言語の問題も併せもつことが珍しくないために，ある特定の場面で話せないという状況が生じていると理解されている．典型的には，選択性緘黙の子どもはストレスの大きい状況下では沈黙しているが，なかにはほとんど聞き取れないような声で短い言葉を話す子もいる．選択性緘黙の子どもは言語発達の遅れのリスクが高いものの，通常は不安を惹起するような社交場面でなければ完全に流暢に話すことができる．こういった子どもの中には，学校で言葉は用いないがアイコンタクトや身振り手振りで意思疎通をはかる子もいる．また，自宅や多くの慣れ親しんだ状況では流暢に話すようである．主に選択的な社交場面で言葉が出ないという症状から，選択性緘黙は社交不安症と関連すると考えられている．

疫　学

　選択性緘黙の有病率は年齢によって異なり，年齢が低いほどリスクは増加する．DSM-5によると，臨床資料や学校資料による時点有病率は調査対象によって異なるものの，0.03～1％と報告されている．英国で実施された大規模疫学調査によると，4～5歳の子どもの選択性緘黙の有病率は0.69％であり，同じ学年の終わり近くになると0.08％へ落ちる．英国の他の調査によると，7歳児の0.06％が選択性緘黙を有していた．つまり，年齢が低いほどこの疾患に対して脆弱であるといえる．また，男児より女児に多い傾向があるようである．いくつかの臨床報告によると，低年齢の子どもの多くは，年齢が高くなるにつれて自然と選択性緘黙から「成長して脱する」といわれている．しかし，縦断的経過に関しては不明な点が多々あり，今後の研究が待たれる．

病　因

遺伝因の寄与

　選択性緘黙は，社交不安症と共通する病因を多く有しているかもしれない．しかし，他の不安症とは対照的に，選択性緘黙の子どもは発語の遅れや会話の異常などのリスクが高く，それが発症要因となっている可能性もある．会話や言語の要因に加えて，ある調査では選択性緘黙の子どもの90％が社交恐怖の診断基準を満たすと報告された．両親と教師の評価によると，こういった子どもは他の分野で明らかな精神病理学的所見がないものの，強い社交不安を示した．したがって，選択性緘黙は明確に独立した疾患というより，社交恐怖の亜型の1つと考えたほうがよいのかもしれない．母の不安，抑うつ，高い依存欲求は，他の不安症の子どもの家族と同じように，選択性緘黙の子どもの家族でもしばしば認められる．

親子関係

　母の過保護と親の不安症は親子の交流を悪化させ，知らず知らずのうちに選択性緘黙を強化する．選択性緘黙の子どもは通常自宅では自由に話していて，学校や他の社交場面でプレッシャーを感じたときだけ症状が出てくる．幼い頃に心理的・身体的トラウマを受けた子の何人かは，選択性緘黙になりやすい傾向がある．そのため，選択性緘黙ではなくトラウマ性緘黙（traumatic mutism）と呼んでいる臨床家もいる．

会話と言語の要因

　選択性緘黙とは，不安に基づく会話の拒否であると考えられている．しかし，平均を超える高い割合で，発語の遅れも認められる．ある興味深い研究結果によると，選択性緘黙の子どもは聴覚処理障害のリスクが高く，この障害のために音声入力の効果的な処理が妨げられているのかもしれない．しかしほとんどの場合，選択性緘黙の子どもの会話と言語の問題は軽微であり，それだけでこの障害を説明することはできない．

診断と臨床像

　ある環境では全くしゃべらないが，別の環境では適切な言語能力を発揮するということが明らかになれば，選択性緘黙と診断することは難しいことではない．緘黙は心をかき乱すような体験の後に，徐々に発症するかもしれないし，突然発症するかもしれない．発症年齢は，4～8歳あたりである．家の外や学校で緘黙になることが多いが，稀な事例では家で緘黙になり，学校でしゃべるということもある．選択性緘黙の子どもは分離不安症の症状，登校拒否，言語獲得の遅れなども示すかもしれない．選択性緘黙の子どもは通常社交不安ももっているので，かんしゃくや反抗的態度といった行動上の問題を家で起こすかもしれない．社交不安症以外の他の不安症の子どもと比べると，選択性緘黙の子どもは社交能力が低く，社交不安が強い傾向にある．

　ジェニンは6歳の小学1年の中華系米国人で，実の両親や姉妹たちと一緒に暮らしている．ジェニンの両親によると，彼女は家では普通に会話するにもかかわらず，幼稚園

以来ここ2年間，家の外では子どもに対しても大人に対しても全く話そうとしないそうである．またジェニンは，家にいて親兄弟や年齢の低い従兄弟とならば，活き活きとしてとてもおしゃべりであるとのことであった．彼女は，親戚の大人とならば話さないことはないが，会話の内容は乏しく，質問に対して一言で返答する程度であった．両親の報告によると，彼女は社交不安もきわめて強く，注目を集めるような状況では固まってしまうほどであった．また今回の診察を受ける以前には，いかなる治療も受けたことはなかった．彼女は英語と北京官話が流暢で，両親によると発達に遅れはなく，知的能力も平均以上のようであった．さらに，ダンス，歌，姉妹とのごっこ遊びなども楽しんでいるようであった．

最初の診察の間，ジェニンは目を合わせたり，臨床家の質問に言葉で答えたりすることができなかった．両親によると，こういった行動は彼女が初めての状況に直面したときの典型的パターンであるが，慣れてくればたいていの人と目を合わせて非言語的な手段でコミュニケーションをとることができるとのことであった．事前に依頼していたので，両親は彼女が家で姉妹と遊んでいる様子を記録したビデオを持ってきていた．ビデオの中では，彼女は活き活きとしており，自発的に流暢に話していて，明らかな言葉の障害はなかった．彼女は選択性緘黙および社交不安症と診断され，今回は認知行動療法が薦められた．

認知行動療法をはじめることになり，治療者はジェニンと母親に難易度別の会話場面のリストと，小さなご褒美から大きなご褒美までのさまざまなご褒美リストを作成するように指導した．これらのリストは，曝露課題選択のための基礎資料や会話課題のための強化子となり，課題の難易度は徐々に高くなっていった．認知行動療法では，これまでに与えられた課題とこれから与えられる課題を見直すための本人と母親の合同セッションと，本人だけのセッションの両方があった．

治療開始時には，ジェニンは言語的にも非言語的にも治療者と全くコミュニケーションをとろうとしなかった．そこで治療者は，ストレスの少ない課題を使いながら彼女との間に徐々にラポールを形成していった．具体的には，最初治療者が部屋の隅っこで母子から離れて見守っている状況で，ジェニンが母親に向かって小声で話しかけ，その後ぬいぐるみに向かって頷いたり，首を振ったり，指し示したりなどの身振り手振りを使ったり小声で話しかけたりする，それから，顔は治療者の方を向きながら母親に小声で話しかける，最後は治療者に向かって直接反応する，といったような感じである．治療者は，彼女が直接治療者と会話することなく会話のウォーミングアップができるように，動物のパペットも利用した．3セッションが終了すると，彼女は静かにささやくような声で治療者と話し始めた．彼女は会話の課題を達成するたびにシールを手に入れ，シールがいっぱいまで溜まるとご褒美リストの中から小さな玩具や何か別のご褒美などがもらえた．

ジェニンは学校の先生やクラスメートと関わる課題も与えられ，ゆっくりと段階的に取り組んでいった．例えば，先生に手を振るとか，先生に向かって"こんにちは"と言っているテープを流すとか，先生に"こんにちは"とささやくとか，普段通りの声色で先生に"こんにちは"と話す，などである．およそ14セッションが終了すると，彼女は教室で指名されて前にでて，先生や何人かの生徒の前で，完全な文で話すことができるようになった．

最後の何セッションかは，ジェニンの母親が会話課題を選び実行していくうえで次第に積極的な役割を担うようになった．彼女が小学2年生に進級したときは，ほんの数日で新しいクラスのほとんどの友達や先生と会話ができるようになった．治療が完了した後も，母は引き続き彼女の会話行動を観察し，彼女が新しい人々や状況に対して徐々に成功していったことを勇気づけ褒め称えながら，慣れない場面で話ができるように促していった．(Lindsey Bergman, Ph. D. and John Piacentini, Ph. D. から改変)

病理と検査所見

選択性緘黙の診断や治療に有用な検査所見はない．

鑑別診断

社交場面で沈黙する子どもの診断で強調すべきことは，コミュニケーション症，自閉スペクトラム症，社交不安症を鑑別することであるが，こういった障害が併存している可能性もある．学校や他の社交場面では会話せず，子どもにとって快適な特定の状況では完全に会話できることが確認されれば，不安関連の障害が診断候補にあがる．内気な子どもは，不安を惹起するような新しい場面で一過性に緘黙となることがあるかもしれない．こういった子どもは，それまでにも見知らぬ人の前では黙り込んで母にまとわりつくというようなことがしばしば認められている．学校に入学したときに緘黙であった子どものほとんどは自然に改善していくので，「適応のための一過性の内気さ」とでも呼べるかもしれない．選択性緘黙は，精神遅滞，広汎性発達障害，表出性言語障害とも鑑別しなければならない．こういった障害では，症状は広範囲に拡がっていて，正常にコミュニケーションできるような特定の場面がない．しかも子どもは話すことを拒んでいるのではなく，話す能力に欠けているのかもしれない．変換症に続発する緘黙の場合，緘黙する場面は広範囲にわたる．また異なる言語環境におかれた子どもは，新しい言語を使うことをためらうかもしれない．選択性緘黙と診断するのは，子どもが母語で会話するのを拒む場合か，新しい言語環境に置かれたときにその言葉を使ってコミュニケーションできるようになっているにもかかわらず，話すことを拒否する場合である．

経過と予後

選択性緘黙の子どもは，就学前にはひどく内気なことが多いが，たいていは5～6歳以降にならないとはっきりとした診断を下すことが難しい．幼稚園への移行期に選択性緘黙の早期徴候を呈する低年齢の幼児の多くは，入園後数か月かけて自然に改善し，診断基準を完全に満たすことはなくなる．選択性緘黙の子どものよくあるパ

ターンは，ごく近しい家族とは会話するが，その他の場面(特に，学校)ではほとんど話さないというものである．結果として，選択性緘黙の子どもは学業上の困難を抱えるかもしれず，場合によっては落第してしまうかもしれない．選択性緘黙の子どもは典型的には内気で不安が強く，抑うつ障害のリスクが高い．発症年齢が低い選択性緘黙の子どもの多くは，治療の有無に関わらず寛解するようである．最近の研究結果によると，フルオキセチン(Prozac)は，選択性緘黙の経過に影響を与え，回復を早めるかもしれないといわれている．選択性緘黙が長引く子どもはしばしば対人関係を築くことに困難を抱えることになる．そして，友達からからかわれたり，いじめの犠牲になったりすることで登校拒否を起こすかもしれない．重度の社交不安を伴った子どもの中には，柔軟性がなく，強迫傾向があり，拒絶的で，かんしゃくを起こしたり，反抗的で攻撃的な行動を起こしたりするものもいる．また恐怖を引き起こすような状況に対して，うなずく，頭を振るなどの身振り手振りや，はい/いいえ程度の返事などによりコミュニケーションすることで，耐え忍ぶ子もいる．ある追跡研究によると，選択性緘黙の子どもの半分は5〜10年以内に改善したと報告されている．10歳までに症状がよくならない子どもは，慢性の経過をたどり予後もよくないようである．治療の有無にかかわらず，選択性緘黙の子どもの3分の1程度は，選択性緘黙以外の不安症やうつ病など他の精神疾患を発症するかもしれない．

治療

家族に対する心理教育，認知行動療法，必要に応じたSSRI使用などの複合的アプローチが推奨されている．就学前の子どもには，治療的保育プログラム(therapeutic nursery)もよいかもしれない．学童期の子どもには，個別の認知行動療法が第1選択である．家族教育および連携も有益である．選択性緘黙の子どもに対する有効な治療法の公表データは乏しい．しかし，社交不安症の子どもはさまざまなSSRIに反応を示すという確かなエビデンスがあり，また現在不安症の子どもに対する認知行動療法の多施設共同ランダム化プラセボ対照試験が進行中である．

21人の選択性緘黙の子どもを対象にしたフルオキセチンのオープントライアルでは，その有効性が示唆された．これまでの報告では，成人の社交恐怖に対するフルオキセチンの有効性が確認されており，また少なくとも子どもの緘黙を対象にした1つの二重盲検プラセボ対照試験でフルオキセチンの有効性が示されている．米国国立精神衛生研究所(NIMH)が実施した大規模な子どもと青年の不安症に対する治療研究(Research Units in Pediatric Psychopharmacology：RUPP)では，子どものさまざまな不安症に対するフルボキサミンの明らかな有効性が示された．現在選択性緘黙は社交恐怖のサブグループと考えられているため，社交恐怖に対する治療を用いることで同じような効果が得られるかもしれない．ランダム化プラセボ比較試験で，以下に示すSSRIの子どもの社交恐怖への有効性が示されてきている．具体的な薬剤としては，フルオキセチン(20〜60 mg/日)，フルボキサミン(ルボックス；50〜300 mg/日)，セルトラリン(ジェイゾロフト；25〜200 mg/日)，パロキセチン(パキシル；10〜50 mg/日)などがある．

参考文献

Bergman RL, Lee JC. Selective mutism. In: Sadock BJ, Sadock VA, Ruiz P, eds. *Kaplan & Sadock's Comprehensive Textbook of Psychiatry.* 9th ed. Vol. 2. Philadelphia: Lippincott Williams & Wilkins; 2009:3694.

Carbone D, Schmidt LA, Cunningham CC, McHolm AE, Edison S, St. Pierre J, Boyle JH. Behavioral and socio-emotional functioning in children with selective mutism: A comparison with anxious and typically developing children across multiple informants. *J Abnorm Child Psychol.* 2010;38:1057–1067.

Davis TE III, May A, Whiting SE. Evidence-based treatment of anxiety and phobia in children and adolescents: Current status and effects on the emotional response. *Clin Psychol Rev.* 2011;31:592–602.

Kehle TJ, Bray MA, Theodore LA. Selective mutism. In: Bear GG, Minke KM, eds. *Children's Needs III: Development, Prevention, and Intervention.* Washington DC: National Association of School Psychologists; 2006:293.

Rynn M, Puliafico A, Heleniak C, Rikhi P, Ghalib K, Vidair H. Advances in pharmacotherapy for pediatric anxiety disorder. *Depress Anxiety.* 2011;28:76–87.

Schwartz RH, Freedy AS, Sheridan MJ. Selective mutism: Are primary care physicians missing the silence? *Clin Pediatr (Phila).* 2006;45:43–48.

Scott S, Beidel DC. Selective mutism: An update and suggestions for future research. *Curr Psychiatry Rep.* 2011;13:251–257.

Toppelberg CO, Tabors P, Coggins A, Lum K, Burger C. Differential diagnosis of selective mutism in bilingual children. *J Am Acad Child Adolesc Psychiatry.* 2005;44(6):592–595.

Wagner KD, Berard R, Stein MB, Wetherhold E, Carpenter DJ, Perera P, Gee M, Davy K, Machin A. A multicenter, randomized, double-blind, placebo controlled trial of paroxetine in children and adolescents with social anxiety disorder. *Arch Gen Psychiatry.* 2004;61:1153.

Waslick B. Psychopharmacology intervention for pediatric anxiety disorders: A research update. *Child Adolesc Psychiatr Clin N Am.* 2006;1:51.

Yeganeh R, Beidel DC, Turner SM. Selective mutism: More than social anxiety? *Depress Anxiety.* 2006;23(3):117.

31.14 児童青年期の強迫症

子どもの強迫症の特徴は，不安や恐怖を伴う反復する侵入思考，強迫観念により引き起こされる恐怖や緊張を和らげるための反復的行動と心の中の行為である．すべての強迫症のうち25％近くが，14歳までに発症していると報告されている．若者の強迫症の全体的な臨床像は成人のものと類似しているが，児童青年期の強迫症では，強迫観念や反復行為が不合理であると思わないこともある．軽症例には，まず認知行動療法が推奨される．若者の強迫症には，選択的セロトニン再取込阻害薬(SSRI)と認知行動療法，それぞれの単独治療もしくは併用治療が多くの場合に有効である．小児強迫症治療研究(Pediatric OCD Treatment Study：POTS)と呼ばれる大規模ランダム化プラセボ対照試験の結果によると，子どもの強迫症に対してセロトニン作動薬と認知行動療法を併用することで，かなり高い寛解率が得られた．

米国精神医学会の精神疾患の診断・統計マニュアル第5版(Diagnostic and Statistical Manual of Mental Disorders, 5th edition：DSM-5) では，強迫症を不安症のカテゴリーから独立させて，強迫症および関連症候群（抜毛症，ためこみ症，醜形恐怖症，皮膚むしり症）という新しいカテゴリーを作った．しかし，強迫症と他の不安症は明らかに関連していることが，これまでの研究からも支持されている．

疫　学

強迫症は子どもや青年でよくみられ，時点有病率が0.5％，生涯有病率が2〜4％と推定されている．若者の強迫症の有病率は年齢とともに飛躍的に高くなり，5〜7歳の子どもでは0.3％であるが，13歳以降になると0.6〜1％に上る．DSM-5によると，米国における強迫症の有病率は1.2％であり，若干女性に多い．青年期では，統合失調症や双極性障害より強迫症の有病率の方が高い．年少児の強迫症は，多少男児に多いようであるが，この男女差は年齢が高くなるにつれてなくなる．

病　因

遺伝因

早発性の強迫症では，発症に遺伝因が大きく関わっていると推定されている．強迫症を発症した子どもや青年の第1度親族の強迫症の有病率は，一般人口の10倍であるといわれている．双生児研究によると，強迫症の一致率は二卵性双生児 (0.22) より一卵性双生児 (0.57) の方が高いといわれている．しかし，非遺伝要因が遺伝要因と同等かそれ以上の役割を果たしている事例もある．強迫症は長らく家族内発症すると考えられてきたが，そのすべてが均質なわけではない．加えて，家族の中に閾値以下の症状がみられる場合，いずれ診断しうるレベルの強迫症のケースが生じることもあるようである．遺伝子連鎖研究によると，染色体の1q, 3q, 6q, 7p, 9p, 10p, 15qに疾患感受部位が存在すると報告されている．強迫症共同遺伝研究 (OCD collaborative genetics study) によると，Sapap3遺伝子が強迫症の動物モデルである病的毛づくろい行動に関連し，おそらく強迫症の有望な原因遺伝子の候補だろうと考えられている．またグルタミン酸受容体修飾遺伝子も強迫症の発症に関連し，なんらかの役割を担っているのではないかという報告がある．家族研究によると，トゥレット症などのチック症と強迫症の関連が示唆されている．強迫症とチック症は，遺伝因と非遺伝因をおそらく両方含んだ疾患感受性因子を共有しているであろうと考えられている．

神経免疫学

全身性の感染症に対する免疫反応に関連した大脳基底核の炎症過程によって強迫症やチックが引き起こされるかもしれないという考えから，強迫症の発症における免疫学仮説が提唱されている．この仮説は，子どもや青年の一部で，A群β溶血連鎖球菌 (group A β-hemolytic streptococcus：GABHS) への明らかな曝露もしくは感染と強迫症の症状に関連があるのではないかという議論が元になっている．この仮説に基づくと，感染により引き起こされた強迫症は，小児自己免疫性溶連菌感染関連性神経精神障害 (Pediatric Autoimmune Neuropsychiatric Disorders Associated with Streptococcal Infections：PANDAS) と呼ばれ，リウマチ熱後の小舞踏病のような運動障害を引き起こす自己免疫性障害と同様のものであると信じられている．磁気共鳴映像 (MRI) を用いた小規模な研究によると，大脳基底核の大きさと強迫症の重症度にかなりの関連性が認められた．GABHSは，強迫症やチックの発症や増悪に関連する多くの要因の1つかもしれない．しかし，PANDASの若者を2年間追跡した前向き縦断研究によると，PANDASの基準を満たした子どもでGABHS感染と強迫症状の増悪に時間的関連は認められなかった．急性のGABHSへの曝露による子どもや青年の強迫症の出現は，若者の強迫症の事例のごく少数であり，まだ議論の余地が残されている．

神経化学

SSRIが強迫症の症状を軽減すること，また，強迫症患者では5-ヒドロキシトリプタミン (5-hydroxytryptamine：5-HT) 作動薬の急性投与への感受性が変化していることから，強迫症の病態におけるセロトニンの役割が支持されている．加えて，子どもの強迫症ではしばしばチック症が合併するため，ドパミン系も強迫症の病態に影響を与えていると信じられている．臨床的な観察からは，強迫症に合併しやすいもう1つの疾患であるADHDを精神刺激薬で治療した場合に，強迫観念や強迫行為が悪化する可能性があるといわれている．また強迫症の治療でドパミン遮断薬をSSRIと同時に投与すると，SSRIの効果が増強される可能性がある．つまり，これまでのエビデンスに基づくと，複数の神経伝達システムが強迫症の病態に関与しているのであろう．

神経画像

未治療の強迫症の子どもと成人を対象にしたコンピュータ断層撮影 (CT) とMRI研究によると，健常対照群と比べて強迫症では大脳基底核の体積が減少していた．voxel-based morphometry (VBM) 法を用いて灰白質密度を調べた研究のメタ解析によると，343人の強迫症患者と318人の健常者を比較して，強迫症患者では，頭頂前頭皮質領域 (縁上回，背外側前頭前皮質，眼窩前頭皮質を含む) に密度減少，大脳基底核 (被殻) と前部前頭前皮質に体積増加が認められた．他の研究でも，強迫症者の大脳基底核の灰白質体積の増加が報告されている．このような前頭前部と大脳基底核の形態異常が全体として強迫症の病態生理に関わっているのであろう．こういった強迫症患者の灰白質増加が，症状に先行して起こるのか，症状の結果として起こるのかは明らかでない．

また子どもでは、視床の体積増加が報告されている。成人の研究からは、未治療の強迫症患者で前頭皮質-線条体-視床-皮質回路(frontal cortical-striatal-thalamocortical network)の代謝亢進が報告されている。興味深いことに、子どもや成人の強迫症を薬物か行動的介入のいずれで治療しても、その前後で画像所見を比較すると眼窩前頭部と尾状核の代謝率の低下が確認された。

診断と臨床像

強迫観念と強迫行為をもった子どもや青年は、しばしば侵入思考と繰り返す儀式行為に多大な時間をさいてしまうため、治療が必要となり医療機関に紹介される。強迫的な儀式は過剰な恐怖や不安に対する合理的な反応であると考える子どももいる。それにもかかわらず、こういった子どもは強迫行為のため、毎朝登校の準備をするといったような日常活動を時間通りにできなくなっていることや、不快な気持ちになっていることに気づいている。

子どもや青年に最もよくある強迫観念は、不潔物、細菌、病気などに曝露されて汚染されてしまうことへの過剰な恐怖であり、次によくあるのが、自分や家族に害が及ぶのではないかという不安や自分の攻撃衝動のコントロールを失い他人を傷つけてしまうのではないかという恐怖である。また、対称性や正確さに対する強迫的欲求、ためこみ、過剰な宗教的もしくは道徳的懸念もよく認められる。子どもや青年でみられる典型的な強迫儀式は、掃除、確認、数を数える、繰り返しの行動、物を整理するなどである。強迫症の子どもや青年で関連してみられる特徴としては、回避、決断力低下、猜疑心、課題遂行速度低下などである。若者の強迫症の多くには、強迫観念と強迫行為が存在している。DSM-5では、若者の強迫症の診断基準は成人のものと同じであるが、幼い子どもでは不安を軽減するために行っている強迫行為の目的を明確に言葉で伝えることができないかもしれないという注意書きが添えられている。さらにDSM-5では、以下に示すような特定用語が記されている。病識が十分、ほぼ十分、不十分、欠如した、つまり、強迫症の強迫観念や強迫行為に関する確信の度合いが強くなればなるほど病識は乏しくなる。さらなる特定用語としては、チック症の現在症ないし既往歴があるというものがある。表10.1-1にDSM-5の強迫症の診断基準を示した。

強迫症を発症する子どもや青年の多くは潜行性に発症し、儀式行為が他人に批判されたり邪魔されたりしないようにできるだけ強迫症の症状を隠そうとすることがある。しかし、数は少ないものの、特に低年齢発症の男の子などでは、数か月で急激に複数の強迫症状が明らかになることもある。強迫症は、不安症、注意欠如・多動症(ADHD)、チック症(特に、トゥレット症)と合併することが多い。チック症に強迫症が合併した子どもでは数を数える、物を整理する、順番通り並べるなどの強迫行為を示しやすく、洗浄や掃除などの強迫行為は少ない。強迫症、トゥレット症、ADHDは高率に合併するため、研究者はこの3つの障害に共通する遺伝的な脆弱性が存在するのではないかという仮説を立てている。強迫症の子どもや青年の併存症に注意を払うことは重要であり、そうすることで最適な治療を選択できるようになる。

ジェイソンは12歳の小学6年生の男の子で、エイズを発症するのではないかという不安が強く、そのことを繰り返し質問するために、両親が心配して診察に連れてこられた。彼はもともと優秀で適応も良好であったが、診察の2～3か月前から突然エイズのことを恐れるようになり、それに関連してひどく混乱した行動を示すようになった。具体的な行動や症状としては、病気に罹るのではないかという絶え間ない不安、儀式的な洗浄行為、自分自身の行動に疑念をもちそれを繰り返し表出する、確認と保証を求める、繰り返す儀式行為、回避である。

ジェイソンは、特にヒト免疫不全ウイルス(HIV)に感染した複数の見知らぬ他人と接触したことで、HIVに曝露されてしまったという信念と恐怖を繰り返し訴えた。例えば、車に乗っているときに窓越しに身なりがぼさぼさでみすぼらしい他人を見ると、強い不安がこみ上げてきて、その他人がエイズをもっており自分がエイズに曝露されてしまったのではないかと強迫的に考えて苦しむようになった。病気に曝露されたわけではなく安全であることを両親がいくら保証しても、彼は外出から帰るたびに1時間程度熱心に手や体を洗い続けた。また彼は、自分自身の行動についても不安や疑念を述べ続けた。例えば、「言っちゃいけないこと言わなかった?」とか「きたないことば使わなかった?」などと両親にしょっちゅう確認した。しかし、確認したところで、ほんの少ししか落ち着かなかった。彼はもともと優秀な生徒だったが、次第に学校の課題に集中できなくなっていった。例えば、宿題の読解をしているとき、しばしば単語を見落としたり文を誤解したりしているのではないかとひどく不安に感じて、またはじめから読み直すことになる。そのせいで、1ページ読み終わるのに30～60分もかかってしまう。数週間の間に、彼はますます宿題がこなせなくなっていき、そうすると成績が低下してひどく悩むようになった。

診察で家族歴を聴取すると、ジェイソンの姉も以前に軽度ではあるが似たような不安が強くなった時期があったことがわかった。姉の場合は、機能障害が少なかったので、こういった症状のために治療を受けることはなかった。

インテーク中のジェイソンは、質問には協力的に答えるが何かに気をとられ悲しそうな様子であった。彼は自発的にはいろいろなことを話そうとはせず、どれくらいの症状があるのか両親に代わりに詳しく話させた。彼は、絶え間ないこの不安には根拠が十分あり、日常生活を続けるためには両親に繰り返し保証を求めなければならないと信じていた。彼は、強迫症の診断基準を完全に満たし抑うつ症状ももっていたが、うつ病と診断するほどではなかった。

認知行動療法が開始されたが、ジェイソンはこれまでの儀式行為と距離をとるには恐怖が強すぎて治療に十分取り組むことができず、自分の将来に絶望してしまった。彼は、読解に取り組むときの苦痛が強くなり、成績が落ちてきたことを恥ずかしく感じて、登校を拒否するようになった。

認知行動療法を開始して2か月経ったが改善がみられないため，フルオキセチン（Prozac）の内服をはじめ40 mg/日まで増量した．3週間程度でいくらか改善の兆しが見られ，認知行動療法を受け入れやすくなった．そして，定期的な認知行動療法とSSRIの内服を3か月間継続した．時間が経つにつれて，彼はとうとう儀式行為に対して柔軟性を示すようになり，それに費やす時間を減らすことができるようになった．強迫症状からいくらか解放されると，学校の課題や家庭での生活にもっと集中することができるようになった．治療後の経過観察のための1年は良い方向へと向かった．わずかに強迫症状は残存するものの機能障害はほとんどなく，治療から得られた対処法や効果が持続した．学業成績も良くなり，友達と一緒にいろいろな活動に取り組めるようにもなり，病気に関する強迫観念や洗浄儀式に費やす時間もほとんどなくなった．（James T. McCracken, M.D. のご好意による症例から改変）

病理と検査所見

強迫症の診断に有用な特異的検査所見はない．

直近のGABHS感染と強迫症発症の関連がありそうなときでさえも，その細菌に対する抗原抗体はGABHSと強迫症の因果関係を示すものではない．

鑑別診断

幼い子どもの遊びや行動の中にみられる発達的に正常な儀式を，その年齢の子どもの強迫症の症状と混同してはならない．就学前の子どもはしばしば儀式的な遊びを楽しみ，また安心感や快適さを増すために，お風呂に入る，物語を読む，寝るときに同じぬいぐるみを選ぶといったようなよくある習慣を堅持しようとする．こういった習慣のおかげで，発達的に正常な恐怖感が和らぎ，日常の活動をそれなりにやり遂げることができる．一方，強迫観念や強迫行為は，異常な恐怖感に起因し多大な時間が費やされる上に，妨げられると極度の苦痛を感じるため，日常生活機能を著しく障害する．就学前の子どもの儀式行為は，学校に入学するまでには徐々に固定されたものではなくなっていき，学童期になると普通は，習慣的行為に小さな変化が生じたくらいで不安がこみ上げてくることはなくなる．

全般不安症，分離不安症，社交恐怖の子どもや青年もしばしば繰り返し表出される強度の不安を経験する．しかし，強迫観念が極端で奇妙にさえ映るのに比べて，これらの不安は平凡な内容である．例えば，全般不安症の子どもは典型的には学業成績について繰り返し心配するが，強迫症の子どもは大切な人に危害を加えてしまうかもしれないという侵入思考を繰り返し抱く．強迫症の強迫行為は他の不安症ではみられないが，自閉スペクトラム症の子どもはしばしば強迫症の症状に似た繰り返しの行動をとることがある．強迫症の儀式行為とは対照的に，自閉スペクトラム症の子どもは不安に反応しているわけではなく，どちらかというと自己を刺激したり落ち着かせたりするための常同行動をしばしば示す．

トゥレット症などのチック症の子どもと青年は，強迫症でみられるような複雑で反復する強迫行為を示すかもしれない．実際のところ，チック症の子どもと青年では強迫症が併存するリスクが高い．

重度の強迫症状では，奇妙な内容の強迫観念や強迫行為となることもあり，妄想症状と区別しにくいことがある．ほとんどの成人と若者の強迫症では，強迫観念や強迫行為がコントロールできないにもかかわらず，そのことが不合理であるという病識は保たれている．つまり，強迫的な信念に対する確信度は妄想ほど強くはならない．病識が保たれていて，内に秘めた不安が語られれば，たとえ奇妙な強迫観念や強迫行為のために機能が著しく障害されていても，強迫症が疑われる．

経過と予後

小児期や青年期に発症する強迫症の多くは，慢性に経過して寛解増悪を繰り返し，重症度や予後がさまざまに異なる．追跡研究によると，40～50%近くの子どもと青年はわずかな残遺症状を残すものの強迫症からは回復すると報告されている．小児期の強迫症に対してセルトラリンで急性治療を行いその後1年間経過観察した研究によると，50%近くの参加者が完全寛解に至り，さらに25%も部分寛解にまで到った．良好な予後を予測する因子は，チック症やADHDなどの併存症がないことであった．英国のモーズレイ病院で142人の強迫症の子どもと青年を9年間追跡した研究によると，41%は強迫症が持続し，追跡中に40%にさらなる精神疾患の診断が下った（訳注：原文では40%に強迫症以外の精神疾患の診断が下ったとなっている）．強迫症の慢性化を予測する主な因子は，初回評価時までの罹病期間であった．調査対象の約半数は治療を継続しており，また半数はさらなる治療が必要だと感じていた．

神経心理学的機能も，経過と予後に対して一定の役割を担っている可能性がある．63人の強迫症の若者を対象に，Rey-Osterrieth Complex Figure（ROCF；訳注：視空間構成能力，視覚記憶，実行機能を評価する神経心理学検査である．複雑な図形を模写し，その直後と，ある程度時間が経ってからの2つの時点で思い出して図形を再生する．文献はPark S., et al. Neuropsychological and behavioral profiles in attention-deficit hyperactivity disorder children of parents with a history of mood disorders：a pilot study. Psychiatry Investig. 2014 Jan；11（1）：65-75）とウェクスラー児童用知能検査（Wechsler Intelligence Scale for Children, Third Edition：WISC-Ⅲ）の特定の課題を実施した研究によると，ROCFで5分後に思い出して描いた図形の正確さは，治療（特に，認知行動療法）への反応性と正の相関を示した．ROCF課題の得点の低さと認知行動療法に対する治療反応性の低さは

共に部分的には実行機能障害に起因している可能性があり，それに合わせて治療を多少修正する必要があるであろう．

全体的には，軽度から中等度の強迫症の子どもと青年の予後は良好である．子どもや青年の強迫症の約10%では，強迫症状が精神病性障害の前駆症状である可能性がある．診断閾値以下の強迫症状をもっている若者は，2年以内に診断基準を完全に満たす強迫症を発症するリスクが高い．小児期の強迫症は，大部分の事例で既存の治療に反応し，完全寛解とまではいかなくてもかなり改善する．

治療

認知行動療法とSSRIは両方とも若者の強迫症への有効性が証明されている治療法である．さまざまな年齢の子ども向けの認知行動療法は，発達的に適切な恐怖刺激への曝露と反応妨害という原理に基づいていて，恐怖を惹起する状況に曝露し続けることで不安が減弱する．発達的に適切な介入と子どもと親に対して包括的な心理教育を提供するための認知行動療法のマニュアルが開発されてきている．

治療ガイドラインによると，軽度から中等度の強迫症の子どもには薬物療法を始める前にまず認知行動療法を試してみることが推奨されている．しかし，米国国立衛生研究所による多施設共同の小児強迫症治療研究（POTS）では，小児期発症の強迫症に対してセルトラリンと認知行動療法を単独および併用で使用し比較した結果，併用療法がいずれの単独療法よりも優れていることが明らかになった．もちろんそれぞれの単独治療も有望な効果を示した．併用群では，1日平均133 mgのセルトラリンが投与され，単独群では170 mgが投与された．小児の強迫症に対する薬物療法の効果は通常8～12週以内に現れてくる．SSRIを用いた急性期治療で寛解となる子どもや青年の大部分は，1年経過してもまだ治療反応性を保持し続けている．SSRIの治療に部分的に反応した強迫症の若者は，短期間の強迫症向けの認知行動療法を追加することで，治療効果が著しく増強されるであろう．これまでのエビデンスによると，患者や家族の治療に対する期待が高ければ治療反応性がよくなり，認知行動療法のホームワークへのコンプライアンスも高くなり，治療からの脱落が減って機能障害も減弱する．

個人認知行動療法に加えて，家族や集団の認知行動療法も，子どもの強迫症に有効であることが示されつつある．若者の強迫症に対する家族認知行動療法は，治療反応率を高めることが報告されてきている．強迫症の子どもとその家族71組を対象にして心理教育とリラクゼーション法の併用と家族認知行動療法を比較した研究によると，家族認知行動療法群で臨床的な寛解率が有意に高いことが示された．家族認知行動療法は，親が子どもの強迫症状に巻き込まれてしまったり加担してしまったりすることを少なくし，その結果，強迫症状全体を軽減する．

また，31組の親子を無作為にウェブカメラによるインターネットベースの認知行動療法群か治療待機群に割りつけて比較した研究がある．この研究では，治療直前，治療直後，治療終了3か月経過観察後の3時点で評価を実施した．ウェブカメラ認知行動療法群はすべての主要な評価項目で治療待機群より良好な結果であり，しかも大きな効果量を示した．治療反応率は，ウェブカメラ認知行動療法群81%に対して治療待機群13%であった．治療効果は，治療終了3か月後の評価でも維持されていた．この研究では，ウェブカメラ認知行動療法は若者の強迫症の治療に有効で，将来普及していく価値のあるものかもしれないと結論づけられている．

曝露反応妨害法は一般的に用いられる治療戦略で，強迫症の個人認知行動療法ですでに有効性が実証されている．ある地域ベースのプログラムでは，若者の強迫症に対して集団で曝露反応妨害法を実施した．その結果，強迫症に不安か抑うつ気分もしくはその両方が合併した若者に対して，通常の治療環境で行われた集団曝露反応妨害法は強迫症状の重症度とうつ症状を軽減することがわかったが，不安症状への有効性は確認できなかった．

若者の強迫症に対するSSRIの確実な有効性が，複数のランダム化比較試験で示されている．SSRIに関する13の研究をメタ解析した結果によると，セルトラリン，フルボキサミン，フルオキセチン，パロキセチンの有効性が示され，それらの効果量は中程度であった．また，若者の強迫症を対象にシタロプラムとフルオキセチンの効果を比較したランダム化比較試験によると，シタロプラムはフルオキセチンと同程度に安全で効果的であることがわかった．それぞれのSSRIで治療反応率に明らかな違いは認められていない．

現在のところ3つのSSRI（セルトラリン6歳以上，フルオキセチン7歳以上，フルボキサミン8歳以上）と別種類の薬剤であるクロミプラミン（10歳以上）が米国食品医薬品局（FDA）の承認を受けた若者の強迫症の治療薬である．強迫症を含むいかなる子どもの障害でも抗うつ薬の使用には警告文（black box warning）がつけられており，子どもの強迫症を治療する際に抗うつ薬を使用する場合は，自殺念慮や自殺関連行動を慎重にモニターしなければならない．

SSRIの典型的な副作用は，不眠，嘔気，激越，振戦，倦怠感などである．ランダム化比較試験で判明しているさまざまなSSRIの有効な治療用量域は，フルオキセチン（20～60 mg，本邦未発売），セルトラリン（50～200 mg，本邦25～100 mg），フルボキサミン（最大200 mg，本邦最大150 mg），パロキセチン（最大50 mg，本邦最大50 mg）である．

クロミプラミンは小児期の強迫症治療薬として最初に研究された抗うつ薬であり，FDAが小児期の不安症に対して承認している唯一の三環系抗うつ薬である．クロ

ミプラミンの有効な最大治療用量域は200 mgか体重（kg）あたり3 mgのいずれか少ない方である．子どもや青年が，不眠，著しい食欲低下，賦活症候群（activation）などの副作用のためにSSRIを内服できない場合，クロミプラミンの内服を考慮することになるであろう．クロミプラミンは，低血圧，不整脈といった心血管系副作用やけいれんのリスクがSSRIに比べて高いため，第1選択治療薬としては推奨されていない．

強迫症の小児の患者で薬物治療に部分的にしか反応を示さないものは，適切な薬物治療を受けた後でさえも中等度から重度の強迫症状を抱えていることが多く，全般的な機能障害が大きく，併存症を有していることも多い．SSRIで部分的な反応がみられた場合は，非定型抗精神病薬（例えば，リスペリドン）などのセロトニン系を強化するような薬剤を追加することでSSRIの効果が増強されて治療反応率が高くなることもある．SSRIの単剤治療を2種類試みて反応を示さなかった39人の強迫症の青年に対してアリピプラゾールで増強治療を行ったところ，59％の患者が"改善した"もしくは"非常に改善した"と評価された．アリピプラゾールに反応した患者の特徴は，ベースライン時の機能障害が少ないという点であり，治療反応性と治療前の強迫症状の重症度は無関係であった．また，アリピプラゾールの最終的な平均用量は12.2 mg/日であった．この薬剤は，小児の強迫症に有効である可能性があり，さらなる比較試験が必要である．

薬物療法の中止に関するデータは乏しいので，まず状態を安定化するように薬物治療を継続し，そして再燃のリスクについて教育し，さらに薬物を漸減するとすれば夏休みに行うことで，万が一症状が悪化した場合に学業に与える悪影響を最小限にすることができるであろう．より重度で複数回の顕著な症状悪化のエピソードをもっている子どもや青年は，1年以上治療を継続すべきである．まとめると，SSRIと認知行動療法は，子どもと青年の強迫症に対して高い有効性を有している．

参考文献

Alaghband-Rad J, Hakimshooshtary M. A randomized controlled clinical trial of citalopram versus fluoxetine in children and adolescents with obsessive-compulsive disorder (OCD). *Eur Child Adolesc Psychiatry.* 2009;18:131–135.

American Academy of Child and Adolescent Psychiatry. Practice parameter for the assessment and treatment of children and adolescent with obsessive-compulsive disorder. *J Am Acad Child Adolesc Psychiatry.* 2012;51:98–113.

Bienvenu OJ, Wany Y, Shugart YY, Welch JM, Fyer AJ, Rauch SL, McCracken JT, Rasmussen SA, Murphy DL, Cullen B, Valle D, Hoen-Saric R, Greenberg BD, Pinto A, Knowles JA, Piacentini J, Pauls DL, Liang KY, Willour VL, Riddle M, Samuels JF, Feng G, Nestadt G. Sapap3 and pathological grooming in humans: Results from the OCD collaborative genetics study. *Am J Med Genet B Neuropsychiatry Genet.* 2009;150B:710–720.

Flessner CA, Allgair A, Garcia A, Freeman J, Sapyta J, Franklin ME, Foa E, March J. The impact of neuropsychological functioning on treatment outcome in pediatric obsessive-compulsive disorder. *Depress Anxiety.* 2010;27:365–371.

Franklin ME, Sapyta J, Freeman JB, Khanna M, Compton S, Almirall D. Moore P, Choate-Summers M, Garcia A, Edson AL, Foa EB, March JS. Cognitive behavior therapy augmentation of pharmacotherapy in pediatric obsessive-compulsive disorder: The Pediatric OCD Treatment Study II (POTS II) randomized controlled trial. *JAMA.* 2011;306:1224–1232.

Freeman J, Sapyta J, Garcia A, Fitzgerald D, Khanna M, Choate-Summers M, Moore P, Chrisman A, Haff N, Naeem A, March J, Franklin M. Still struggling: Characteristics of youth with OCD who are partial responders to medication treatment. *Child Psychiatry Hum Dev.* 2011;42:424–441.

Leckman JF, King RA, Gilbert DL, Coffey BJ, Singer HS, Dure LS 4th, Grantz H, Katsovich L, Lin H, Lombroso PJ, Kawikova I, Johnson DR, Kurlan RM, Kaplan EL. Streptococcal upper respiratory tract infections and exacerbations of tic and obsessive-compulsive symptoms: a prospective longitudinal study. *J Am Acad Child Adolesc Psychiatry.* 2011;50:108–118.

Lewin AB, Peris TS, Bergman L, McCracken JT, Piacentini J. The role of treatment expectancy in youth receiving exposure-based CBT for obsessive-compulsive disorder. *Behav Res Ther.* 2011;49:536–543.

Lewin AB, Piacentini J. Obsessive-compulsive disorder in children. In: Sadock BJ, Sadock VA, & Ruiz P, eds. *Kaplan & Sadock's Comprehensive Textbook of Psychiatry* 9th ed. Vol 2. Philadelphia: Lippincott Williams & Wilkins; 2009:3671.

Masi G, Pfanner C, Millepiedi S, Berloffa S. Aripiprazole augmentation in 39 adolescents with medication-resistant obsessive-compulsive disorder. *J Clin Psychopharmacol.* 2010;30:688–693.

Micali N, Hayman I, Perez M, Hilton K, Nakatani E, Turner C, Mataix-Cois D. Long-term outcomes of obsessive-compulsive disorder: follow-up of 142 children and adolescents. *Br J Psychiatry.* 2010;197:128–134.

Olino TM, Gillo S, Rowe D, Palermo S, Nuhfer EC, Birmaher B, Gilbert AR. Evidence for successful implementation of exposure and response prevention in a naturalistic group format for pediatric OCD. *Depress Anxiety.* 2011;4:342–348.

Pediatric OCD Treatment Study Team. Cognitive-behavior therapy, sertraline, and their combination for children and adolescents with obsessive-compulsive disorder: the Pediatric OCD Treatment Study (POTS) randomized controlled trial. *JAMA.* 2004;292:1969.

Piacentini J, Bergman RL, Chang S, Langley A, Peris T, Wood JJ, McCracken J. Controlled comparison of family cognitive behavioral therapy and psychoeducation/relaxation training for child obsessive-compulsive disorder. *J Am Acad Child Adolesc Psychiatry.* 2011;50:1149–1161.

Radua J, Mataix-Cois D. Voxel-wise meta-analysis of grey matter changes in obsessive-compulsive disorder. *Br J Psychiatry.* 2009;195:393–402.

Rotge JY, Langbour N, Guehl D, Bioulac B, Jaafari N, Allard M, Aouizerate B, Burbaud P. Gray matter alterations in obsessive-compulsive disorder: An anatomical likelihood estimation meta-analysis. *Neuropsychopharmacology.* 2010;35:686–691.

Storch EA, Caporino NE, Morgan JR, Lewin AB, Rojas A, Brauer L, Larson MJ, Murphy TK. Preliminary investigation of web-camera delivered cognitive-behavioral therapy for youth with obsessive-compulsive disorder. *Psychiatry Res.* 2011;189:407–412.

Szeszko PR, MacMillan S, McMeniman M, Chen S, Baribault K, Lim KO, Ivey J, Rose M, Banerjee SP, Bhandari K, Moore GJ, Rosenberg DR. Brain structural abnormalities in psychotropic drug-naive pediatric patients with obsessive-compulsive disorder. *Am J Psychiatry.* 2004;161:1049–1056.

Waslick B. Psychopharmacology intervention for pediatric anxiety disorders: A research update. *Child Adolesc Psychiatr Clin N Am.* 2006;1:51.

31.15 早発性統合失調症

早発性統合失調症には，児童期に発症するものと青年期に発症するものの2つがある．児童期発症の場合は，非常に稀でかつ重症の統合失調症であり，現在のところ進行性神経発達障害であると考えられている．児童期発症の場合は成人期発症と比べて慢性に経過し，社会機能障害や認知機能障害が重篤で，陰性症状が目立つという特徴がある．児童期発症の統合失調症は，精神病症状の発現が13歳未満と定義されていて，大脳皮質，白質，海馬，小脳などに幅広く発達的構造異常が認められており，遺伝性の病因が濃厚な統合失調症の一亜型であると考えられている．児童期発症の統合失調症と診断された子どもには発達上の異常が高率に認めており，これは脳神経発達障害の非特異的なマーカーなのかもしれない．早発性統合失調症は，18歳未満に発症するものと定義されており，児童期発症と青年期発症に分かれる．この疾患は，重症の臨床経過をたどり，心理社会機能障害が強く，脳障害が重度であるといわれている．臨床経過がより重

篤ではあるものの，児童期発症や特に青年期発症の統合失調症では，心理社会的介入と薬物治療の有効性が支持されている．

児童期発症の場合は青年期発症と比べて，知能指数，記憶力，知覚運動能力などが低い傾向にある．知能指数，ワーキングメモリー，知覚運動能力などの認知機能の指標に関して障害がみられているのは，疾患の結果ではなく病前から存在するマーカーではないかと考えられている．年齢の低い患者ほど認知機能障害は強いものの，統合失調症の臨床像はすべての年代の患者で驚くほど似通っていて，児童期発症の統合失調症の診断は，青年期発症や成人期発症と基本的には連続したものである．児童期発症の統合失調症の診断基準に関して他の年代と異なる唯一の点は，「機能水準の低下」の代わりに「普通期待される社会的，学業的水準にまで達することができない」を用いてもよいことである．米国精神医学会の精神疾患の診断・統計マニュアル第5版(Diagnostic and Statistical Manual of Mental Disorders, 5th edition：DSM-5)によると，統合失調症の診断には，活動期において妄想，幻覚，まとまりのない発語の3つの症状のうち少なくとも1つ，かつこれらの3つの症状にひどくまとまりのないまたは緊張病性の行動，陰性症状(すなわち感情の平板化，意欲欠如)を加えた5つの症状のうち少なくとも1つがそれぞれ1か月間ほとんどいつも存在する必要がある．活動期では，こういった症状が1か月のほとんどの時間に存在し，かつ機能障害を引き起こす．統合失調症の診断基準を完全に満たすためには，障害の持続的な徴候が少なくとも6か月存在しなければならない．また，社会生活上，学業上，職業上の機能障害も存在しなければならない．以前の診断基準と比べると，統合失調症の亜型分類(妄想型，解体型，緊張型，鑑別不能型，残遺型)は診断上の妥当性と信頼性が欠如しているため，今回の診断基準からは取り除かれた．代わりに，8つの症状からなり多くの精神病性障害の重症度を判断するための"臨床家評価による精神病症状の重症度ディメンション"という尺度が，DSM-5の第Ⅲセクションで取り上げられている．この尺度で採用されている症状ドメインは，幻覚，妄想，まとまりのない発語，異常な精神運動行動，陰性症状(感情表出の抑制または意欲欠如)，認知機能低下，抑うつ，躁状態である．

歴史的展望

1960年代以前，小児精神病(childhood psychosis)という用語は不均一な子どもの集団を対象に用いられており，多くは，自閉スペクトラム症の症状を示すが幻覚や妄想をもたない子どもたちであった．1960年代後半から1970年代に発表されたごく低年齢で明らかな精神病性障害を示した子どもに関するいくつかの報告によると，こういった子どもには知的障害，社会性欠如，重度のコミュニケーションと言語の障害が観察されたが，統合失調症の家族歴は認められなかった．しかし，5歳以降に精神病が明らかになった子どもは，幻聴，妄想，不適切な感情，思考障害を示し，知的機能は正常であり，統合失調症の家族歴を認めた．

1980年代には，児童期発症の統合失調症と当時のいわゆる自閉性障害(現在の自閉スペクトラム症)が正式に区別されるようになった．1960年代から1970年代の研究で，児童期発症の統合失調症と自閉スペクトラム症は，臨床像，家族歴，発症年齢，経過が異なることが明らかになり，その結果を反映してこの2つは区別されるようになった．しかし，その後もこの2つの障害の長期的経過における弁別性に関する議論と混乱が残っていた．第1に，少数ではあるが自閉スペクトラム症の子どもが小児期後期から青年期に統合失調症を発症したという研究がある．第2に，児童期発症の統合失調症の子どもは神経発達上の異常を示すことが多く，これらの異常のいくつかは自閉スペクトラム症でも認められている．自閉スペクトラム症の子どもも児童期発症の統合失調症の子どももともに，かなり低年齢の頃からさまざまな適応機能にしばしば障害を抱えることがわかっている．自閉スペクトラム症の発症はほとんどの場合3歳未満である．一方，児童期発症の統合失調症は13歳未満で発症するとされているが，通常3歳以降にならないと周囲には認識されない．児童期発症の統合失調症の頻度は，青年期や成人期早期に発症するものより明らかに少なく，5歳未満で発症したという事例報告はほとんどない．DSM-5によると，統合失調症の診断がはっきりと自閉スペクトラム症の診断と区別できるならば，併存診断を下すことが可能であるとされている．

疫 学

児童期発症の統合失調症の頻度は，1人/4万人以下であると報告されているが，13～18歳の青年の統合失調症の頻度は少なくとも50倍増加するといわれている．児童期発症の統合失調症は，成人発症のサブグループである重症慢性治療抵抗性統合失調症と類似しており，同様の現象的中核特性をもっていると考えられている．しかし，児童期発症の統合失調症には，注意欠如・多動症，抑うつ障害，不安症，会話と言語の障害，運動障害などが高率に併存する．青年では，統合失調症の有病率は，学童以下の50倍と推定されており，およそ1～2人/1000人である．男女比は1.67：1であり，子どもの統合失調症は若干男児に多いようである．男児は，女児よりも低い年齢で症状が明らかになることが多い．5歳未満の子どもが統合失調症と診断されることはめったにない．統合失調症の子どもの親における統合失調症の有病率は約8％で，これは成人発症の統合失調症患者の親における統合失調症の有病率の2倍である．

病因

児童期発症の統合失調症は神経発達障害であり，遺伝子と環境の複雑な交互作用により早期の異常な脳発達が生じると推定されている．統合失調症における異常な脳発達の影響は，青年期か成人期早期になるまで完全には明らかにならないかもしれないが，児童期の白質の異常と髄鞘化の障害が脳領域の異常な結合性（connectivity）を引き起こすという仮説を支持するデータがある．実際，さまざまな脳領域における異常な結合性が，児童期発症の統合失調症の精神病症状や認知機能障害に関わる重要な要因であると考えられている．

遺伝要因

児童期発症の統合失調症の遺伝率は，80％にまで及ぶようである．しかし，統合失調症が遺伝子によりどのように伝わっていくかという詳しいメカニズムは，いまだにはっきりしていない．統合失調症の患者の第1度親族は，一般人口に比べて8倍発症リスクが高いことが知られている．成人発症の統合失調症の養子研究によると，養子関係ではなく，実の親子関係で発症していることが報告されている．さらに，二卵性双生児より一卵性双生児の統合失調症発症一致率が高かったことも遺伝要因を支持するエビデンスである．また成人期発症の患者より，児童期発症の患者の親族における統合失調症発生率のほうが高い．

児童期発症の統合失調症の中間形質マーカー　現在のところ，ある家族で誰が統合失調症発症のハイリスク者であるか同定できる確かな方法はない．ハイリスクグループの子どもでは，神経発達異常，高頻度の神経学的微細徴候（ソフトサイン），注意保持障害，情報処理障害などが認められるようである．統合失調症者の家族には，コミュニケーション様式に障害をもつものも多いようである．統合失調症や統合失調スペクトラム症を発症する子どもは，注意，ワーキングメモリー，病前IQに神経心理学的な異常を多く認めると報告されている．

磁気共鳴画像法（MRI）研究

米国立精神衛生研究所（National Institute of Mental Health：NIMH）が100名以上の児童期発症の統合失調症の子どもとその兄弟で定型発達のものを対象にした前向き研究によると，児童期発症の統合失調症の子どもでは進行性灰白質減少，白質の発達遅延や異常，小脳体積の減少などが認められた．彼らの兄弟でもこういった脳形態異常のいくらかが認められたものの，灰白質の異常は時間とともに正常化していった．つまり定型発達の兄弟には，統合失調症を発症した子どもにないなんらかの保護的メカニズムが存在することを示唆している．さらに，児童期発症の統合失調症の子どもでは，海馬体積減少がどの年齢でも変わらず認められるようである．

NIMHの研究では約20年に渡る追跡を行い，児童期発症の統合失調症の子どもでMRI画像上進行性の灰白質減少が認められることを示した．この灰白質の減少は，頭頂領域からはじまり背外側前頭前野と上側頭回を含む側頭皮質へ進行していき，脳室の拡大も伴って起こる．NIMHの研究によると，早期からの頭頂葉の灰白質の減少とそれに引き続く前頭葉や側頭葉の灰白質減少は，成人期発症より児童期発症の統合失調症でより明らかである．児童期発症の統合失調症と健常対照群を比較した拡散テンソル画像研究によると，児童期発症の統合失調症で後部放線冠の拡散率（diffusivities）の増加が認められており，これは頭頂葉の異常連結性を示している可能性がある．こういった所見は，より遅い年代で発症する統合失調症で前頭葉により多く異常所見が認められているという研究結果と対照的であった．

診断と臨床像

成人期に発症する統合失調症で認められるすべての症状が，子どもや青年の患者にも現れうる．しかし，若年者の統合失調症は成人期発症のものに比べて，病前より社会から拒否されたり，友達づき合いがうまくいかなかったり，保護者にまとわりついて引きこもったり，学業上の問題がみられたりすることが多い．小児期中期頃に統合失調症と診断される子どもの中には，自閉スペクトラム症と似たような幼児期の言語運動発達の遅れを示す子どももいる．

児童期の統合失調症は潜行性に発症し，不適切な感情表出や不自然な行動を示すことから始まり，診断基準を完全に満たすまでには数か月から数年を要することもある．

幻聴は子どもの統合失調症でしばしばみられる症状である．実況解説するような幻聴が批判的なコメントを話したり，命令形式の幻聴が自分自身や他人を傷つけるように指図したりするかもしれない．幻聴は，人間の声，動物の声，奇妙な声（例えば，頭の中のコンピュータ，火星人），親戚など知った人の声などである．NIMHの児童期発症の統合失調症プロジェクトによると，すべての種類の幻覚がいずれも高頻度に認められることがわかった．しかも，幻触，幻嗅，幻視などを予想以上に高率に認めることも判明した．幻視はIQや発症年齢の低さと関連していた．幻視はたいてい恐ろしいもので，悪魔，骸骨，恐ろしい顔，宇宙人などに見えることもある．ただし，一過性の恐ろしい幻視ならば，重度の不安や心的外傷体験を有する子どもでもみられることはあるが，これが精神病に発展することはない．幻視，幻触，幻嗅はより重度の精神病のマーカーである可能性がある．

被害，誇大，宗教などのさまざまな主題の妄想が，児童期や青年期の統合失調症者の半分近くに出現する．年齢とともに妄想の頻度も高くなる．鈍麻したあるいは不適切な感情も子どもの統合失調症のほとんど全例に認め

られる．統合失調症の子どもは不適切な場面でクスクス笑ったり，理由なく泣き始めたりすることがある．連合弛緩，思考途絶などの思考形式の障害も若年の統合失調症ではよくみられる．不合理な思考や思考の貧困化もしばしばみられる．成人の統合失調症と違って，子どもでは会話内容の貧困化は起こらないが，同程度の知能のほかの子と比べてあまり話さなくなり，誰のことを言っているのか，何のことを指しているのか，どの出来事について話しているのかが曖昧になりがちである．子どもの統合失調症にみられるコミュニケーション障害の例としては，聞き手に前振りすることなく突然会話の話題を変えること（連合弛緩）などがある．統合失調症の子どもは，筋道の立たない考え方や話し方をし，しかも自分で会話のほつれを修正して，コミュニケーションをスムーズにしようとはあまりしない．例えば，自分が話したことが不明確で曖昧なときは，普通の子どもは繰り返したり，言い直したり，もう少し詳しく話すことで言いたいことをはっきりさせようとする．一方，統合失調症の子どもはこういったことが上手くできない．これらは子どもの統合失調症の陰性症状と考えてもよいであろう．

どの年齢でも統合失調症の中核的な現象は共通しているようであるが，子どもの発達水準は明らかに症状の表現型に影響を与える．ゆえに低年齢の子どもの妄想は，年齢の高い子どものものと比べると単純であり，例えば動物のイメージやモンスターといった年齢に応じたものが妄想による恐怖の源になっているようである．DSM-5によると，統合失調症の子どもは，精神病症状の出現とともに機能水準が低下するか，あるいは期待される機能水準にまで到達できないようである．

> 12歳（小学6年生）の少年イアンは，長らく社会的に孤立し，学業上の問題を抱え，かんしゃく発作を起こしがちであったが，あるとき両親が食事に毒を盛っているのではないかと心配するようになった．それから1年かけて，強い猜疑心や恐怖，食事への執着，サタンが話しかけてきているという信念などの症状が増悪してきた．イアンはラジオやテレビから流れてくると確信している幻聴に対して反応しているようでもあった．その幻聴は彼にとって非常に恐ろしいもので，両親に危害を加えるように命令してきた．イアンは食事から変な匂いがするので毒が入っていると思うのだと母に言い，また夜には自分の部屋で何か恐ろしいものが見えるとも言った．両親は，イアンが自分自身に話しかけたり叫んだり，デビルやデーモンに語り続けたり，ついには家族を悪魔と思い暴力をふるったりするなどの数々の奇妙な行動を目の当たりにした．あるときイアンは，神に救いを乞うためキッチンナイフで自分を傷つけさえしていた．イアンには明らかな気分症状の出現はなく，物質乱用歴もなかった．
>
> イアンは満期産だが，難産で鉗子分娩であった．早期の運動と言語の発達には約6か月の遅れが認められたが，小児科の主治医は両親に正常発達の範囲内であると言って安心させた．小さい頃のイアンは大人しく，社会的な関わりが不器用であった．彼の知的能力を測ったところ平均の範囲内であることがわかったが，学習到達度試験の結果は常に年齢水準以下であった．イアンは1人ぼっちで孤立しており，友達を作るのが非常に困難であった．
>
> イアンに特記すべき既往歴はなく，予防接種も必要なものがすべて行われていた．
>
> 精神医学的遺伝負因として，母方のおばにうつ病があり，母方の曽祖父に自殺既遂があった．
>
> イアンが初めて救急車で病院に搬送されたのは，自殺しろと命令する幻聴に反応して学校の2階のバルコニーから飛び降りようとした時であった．この入院中，両親は渋々リスペリドンを試してみることに同意し，3 mg/日まで漸増した．2週間ほど治療を行うと，彼の幻聴はいくぶん改善したものの，担当医や家族への猜疑心と不信感は続いた．イアンの家族は，何が原因でこんな重たいイアンの症状が出てきてしまったのかとひどく混乱していたため，入院中に病院の担当医療チームは両親と複数回面接し，家族のせいでイアンが病気になったわけではないことと，家族が継続して支援することで回復の可能性が高まることを説明した．30日間の入院治療を経て退院したあと，イアンは転校して特別支援教育のプログラムに通うことになり，そこでは精神療法家が彼を担当して個別にもしくは家族と一緒に定期的に面接を行った．退院時，イアンの症状はいくぶん改善していたものの，また時々幻聴が聞こえていた．発症から引き続く5年の間に，イアンの精神病は何度も悪化して，長期療養プログラム（long-term residential program）を含む合計9回の入院治療を受けた．イアンにはこれまでにオランザピン，クエチアピン，アリピプラゾールなどが試された．どの薬剤もある程度の期間は効果がみられたようだが，結局は治療反応性を示さなくなった．イアンは個別の認知行動療法と家族療法を継続して受け，家族も非常に支持的であった．こういった治療にもかかわらず，イアンは，逸脱し解体した思考，偏執性妄想，連合弛緩，保続様式の話し方，平板化し時に不適切な感情などの精神症状を示し続けた．彼には，大人に促されない限り他人とは関わろうとせず，独り言を言ったり同じ場所を行ったり来たりして過ごすような時期が何度もあった．最終的に彼をクロザピン（クロザリル）で治療することで，軽度の症状は残存するものの著明な改善がみられるようになった．(Jon M. McClellan, M.D. から改変)

病理と検査所見

児童期発症の統合失調症の診断に特異的な検査所見はない．今のところ脳波も統合失調症の子どもと他の子どもを鑑別するのに有用ではない．22q11染色体の変異による高プロリン血症と統合失調感情障害発症の関連を示唆するデータがあるものの，今のところ高プロリン血症と児童期発症の統合失調症の間に関連は示されていない．

鑑別診断

心的外傷後ストレス障害などの病態や発達的な未熟さなどは精神病性障害に移行することはないが，非常に低

年齢の子どもの場合は，幻覚，明らかな思考障害，言語発達の遅れ，現実と空想の区別のつきにくさといったような現象は起こりうるので，児童期発症の統合失調症の診断を下すことは非常に難しい．

また，児童期発症の統合失調症の鑑別診断には，自閉スペクトラム症，双極性障害，抑うつ性精神病性障害 (depressive psychotic disorder)，重複発達症候群 (multicomplex developmental syndrome)，物質誘発性精神病，器質疾患による精神病状態などを考慮する必要もある．さらに，児童期発症の統合失調症の子どもにはしばしば，ADHD，反抗挑発症，うつ病が併存していることがある．統合失調型パーソナリティ障害の子どもには，統合失調症の診断基準を満たす子どもとの間にいくつかの共通した傾向がある．例えば，感情鈍麻，社会的孤立，奇妙な思考，関係念慮，奇妙な行動などは両方に共通して認められるであろう．一方統合失調症では，ある時点で幻覚，妄想，支離滅裂など明らかな精神病症状が認められるであろう．しかし，幻覚のみで統合失調症と診断することはできず，診断を確定するためには機能水準の低下か期待される発達水準に届いていないことを確認する必要がある．一過性の幻聴や幻視は，劣悪な家庭環境，虐待，ネグレクトなどに関連した極度のストレスや不安を経験している非精神病の幼い子どもや大きな喪失を経験した子どもでも認められることがある．

うつ病の子どもでも精神病性の現象はよくみられる．幻覚と妄想の両方が現れうるが，どちらかというと妄想は少ない．統合失調症の子どもも悲しげにうつるかもしれないが，うつ病の子どもでは精神病像と気分症状の一致が明らかである．統合失調症の幻覚や妄想は，抑うつ障害の子どものものと比べてより質的に奇妙なようである．双極Ⅰ型障害の子どもや青年では，もし以前に抑うつエピソードがなければ，精神病像を伴った初回の躁病エピソードと統合失調症を鑑別するのはしばしば困難である．誇大的な妄想と幻覚は躁病エピソードに典型的ではあるが，臨床家は気分障害が存在することを確認するために病状の自然経過を把握しなければならない．自閉スペクトラム症は，とりわけ社会関係性の困難さ，早期言語発達遅滞と，その後のコミュニケーションの困難さなどいくつかの特徴を統合失調症と共有する．しかし，幻覚，妄想，思考形式の障害は統合失調症の中核的な特徴であり，自閉スペクトラム症では認められない．自閉スペクトラム症は通常3歳までに診断されるが，児童期発症の統合失調症は5歳以前に診断されることはほとんどない．

青年では，アルコールや他の物質乱用により機能水準が低下したり，精神病症状，偏執性妄想が現れたりすることがある．アンフェタミン，リセルグ酸ジエチルアミド (lysergic acid diethylamide：LSD)，フェンシクリジン (phencyclidine：PCP) によって精神病状態が引き起こされることもある．突然の激しい妄想性精神病の発症は，物質誘発性精神病性障害の可能性を示唆しうる．甲状腺疾患，全身性エリテマトーデス，側頭葉疾患などの身体疾患によっても精神病像が誘発されうる．

経過と予後

子どもの病前の機能水準，発症年齢，IQ，心理社会的および薬理学的介入に対する反応性，初回精神病エピソードからの寛解の程度，家族の支援などが児童期や青年期に発症する統合失調症の経過と予後に関連する重要な因子である．低年齢での発症，発達の遅れ，学習症，低いIQ，ADHDや素行症などの病前の行動障害などがあると，治療反応性が低く予後は不良である．予後不良を示す要因は，統合失調症の家族歴，低年齢でかつ潜在性の発症，発達の遅れ，病前の機能水準の低さ，初回精神病エピソードの長さである．心理社会的要因と家族因は成人の統合失調症の再燃に影響を与えることが知られており，否定的な感情表出が多いことは，児童期発症の統合失調症の子どもにも影響を与えるようである．

統合失調症の診断の正確さと安定性は，予後に関連する重要な因子である．ある研究によると，最初に統合失調症と診断された子どもの3分の1は，その後青年期に双極Ⅰ型障害へと診断変更になった．双極Ⅰ型障害の子どもや青年は，統合失調症と比べて長期的な予後がより良好な可能性がある．NIMHによる早発性統合失調症の治療研究では，8～19歳の統合失調症もしくは統合失調感情障害の若者を対象に，神経認知機能を治療指標として，モリンドン，オランザピン，リスペリドンの3つの薬剤を用いたランダム化二重盲検比較試験が実施された．その結果，3つの薬剤治療群では1年間の経過で神経認知機能に群間差を認めなかった．しかし，3群のデータを統合すると，いくつかの神経認知機能のドメインにおいて統計的に有意な，ある程度の改善が認められた．この研究の著者らは，早発性統合失調症の若者に対して抗精神病薬を用いることで神経認知機能のある程度の改善が期待できると結論づけていた．

治療

児童期発症の統合失調症の治療には，家族への心理教育，薬物療法，精神療法，社会技能訓練，教育環境の調整などを含む集学的アプローチが必要である．あるランダム化比較試験は，認知や社会行動の変化などで特徴づけられる統合失調症の前駆期の若者を対象に，いくつかの心理社会的介入の有効性を検討した．統合型心理学的介入 (integrated psychological intervention) と名づけられたこの介入法には，精神病発症予防のための認知行動療法，グループスキルトレーニング，認知矯正療法，複合家族心理教育 (multifamily psychoeducation)，支持的カウンセリングなどが含まれる．興味深いことに，この統合型心理学的介入は，2年間の経過観察で標準治療と比べて精神病の発症を遅らせる効果がより高かった．こ

れらの結果から，心理社会的介入が精神病の発症を調整し，しかも長期的な再発率や重症度も変化させうる潜在的な力があるのではないかという点に関心が集まった．児童期発症の統合失調症の子どもは，青年や成人と比べて抗精神病薬に対する反応性が低いかもしれない．家族教育と家族への継続的治療介入は患者への支援を最大限に引き出し続けるために必須のものであろう．また，児童期発症の統合失調症の子どもは社会技能や注意力の欠如と学習困難が頻繁に認められるため，最適な学習環境が提供されているか否かをモニターすることも必要不可欠である．

薬物療法

第2世代の抗精神病薬（セロトニン-ドパミン拮抗薬）が，児童青年期の統合失調症の薬物療法の主役であり，主に副作用面で優れていることから，これまでの定型抗精神病薬（ドパミン受容体拮抗薬）にとって代わるようになった．早発性統合失調症に対する第2世代の抗精神病薬の有効性を調べた6つのランダム化比較試験によると，第2世代の抗精神病薬の中でどれがより優れているかという点に関してはまだ結論がでていない．クロザピンはセロトニン受容体拮抗薬であるとともに弱いドパミン（D₂）拮抗作用を有し，これらの特徴が陽性と陰性の両症状により高い効果を示すのではないかと考えられている．実際，成人の治療抵抗性統合失調症に対して高い有効性が実証されているが，重篤な副作用を有しているため若年者の治療では最終手段と考えられている．これまでのところ，多施設共同ランダム化比較試験の結果によると，リスペリドン，オランザピン，アリピプラゾール，クロザピンが児童期と青年期に発症した統合失調症に有効であることが示されている．リスペリドンを用いた2つのランダム化比較試験によると，3 mg/日までの使用量でプラセボを上回る有効性が示された．ある多施設ランダム化比較試験によると，青年期の統合失調症をオランザピンで6週間治療した結果，プラセボより高い有効性が確認された．またアリピプラゾールを2つの異なる固定用量で使用したランダム化比較試験では，青年期の統合失調症の陽性症状に関してプラセボ群を上回る有効性が確認できたものの，薬物介入群の40％以上は寛解には到らなかった．さらに，若者の統合失調症治療で，クロザピンはハロペリドールと比較し陽性と陰性の両症状をより改善することが示されている．クロザピンと高用量のオランザピンを比較した最近の研究によると，クロザピンの治療反応率は2倍であった（66％対33％）．なお，この研究では治療反応を，簡易精神症状評価尺度（Brief Psychiatric Rating Scale）で30％以上の症状軽減かつ臨床総合印象尺度（Clinical Global Impression Scale）で30％以上の改善と定義している．また，早発性統合失調スペクトラム症治療研究（Treatment of Early Onset Schizophrenia Spectrum Disorders Study）では，リスペリドンとオランザピンを中力価の定型抗精神病薬であるモリンドンと比較し有効性を検討した．この研究はプラセボ群を欠き，いずれの薬剤も似たような治療効果を発揮したが，好ましい治療反応を示したものは半数以下であった．若者の統合失調症に対する第2世代の抗精神病薬の有効性を検討したランダム化比較試験の数は不十分であるものの，米国食品医薬品局（FDA）は積極的にこれらの薬物の小児統合失調症と双極性障害への使用認可を進めている．2007年には，FDAはリスペリドンとアリピプラゾールを13～17歳の統合失調症の治療に使用することを認めた．同様に2009年には，オランザピンとクエチアピンの使用も認められた．

児童期発症の統合失調症に対してオランザピンとクロザピンを用いてその有効性と安全性を比較した8週間の二重盲検ランダム化比較試験がある．この研究では，これまでに少なくとも2種類の抗精神病薬に対して抵抗性を示した児童期発症の統合失調症の子どもが，オランザピンかクロザピンによる8週間の急性治療に割りつけられ，その後2年間のオープン化した追跡調査を受けた．また評価には，臨床全般印象度-症状重症度（Clinical Global Impression of Severity of Symptoms Scale）と陽性陰性症状に関する評価尺度（Schedule for the Assessment of Negative/Positive Symptoms；訳注：実際に使用されたものは，陽性症状評価尺度[Scale for the Assessment of Positive Symptoms]，陰性症状評価尺度[Scale for the Assessment of Negative Symptoms]，簡易精神症状評価尺度[Brief Psychiatric Rating Scale]など）を用いた．クロザピンはすべての評価尺度で著明な改善が認められたが，オランザピンはいくつかの尺度で改善を示す程度にとどまった．しかし，オランザピンと比較した場合にクロザピンが統計的な優位性を示したものは，ベースラインからの陰性症状の改善度のみであった．またクロザピンでは脂質異常などの有害事象がより多く，1名の患者ではけいれんも認められた．

いくつかの研究によると，年齢が高めの青年や成人の統合失調症の治療で，ベンゾオキサゾール（benzoxazole）誘導体であるリスペリドンは従来の高力価定型抗精神病薬（例えば，ハロペリドール）と同程度の有効性をもちつつ，重篤な副作用を起こしにくいということが報告されている．事例報告や限られたいくつかの比較研究では，子どもと青年の精神病の治療に対するリスペリドンの有効性が支持されている．リスペリドンを子どもや青年で使用すると，体重増加，ジストニア，他の錐体外路症状などの副作用を起こしやすいことが報告されている．オランザピンは，定型抗精神病薬やリスペリドンと比較すると錐体外路症状が全般的に少ないものの，中程度の過鎮静作用や顕著な体重増加を示しやすい．

心理社会的介入

児童期発症の統合失調症を治療するにあたり，家族教育や患者と家族へのサポートを含む心理社会的な介入は必須であると考えられている．子どもや青年の統合失調

症を対象とした心理社会的介入に関するランダム化比較試験はまだ存在しない。しかし，家族療法，心理教育，社会技能訓練などを初回エピソードの統合失調症の若年成人に対して用いることで臨床症状が改善することが示されており，さらに成人の統合失調症治療に関する文献レビューによると認知行動療法と認知矯正療法が薬物療法を補完することが支持されている。子どもの統合失調症治療に当たる心理療法家は，発達水準を考慮しながら子どもの現実検討能力を補助し，子どもの自己意識に敏感にならなければならない。長期間にわたる家族支援，認知行動療法，認知矯正療法などを薬物療法とともに実践することが，早発性統合失調症に最も有効なアプローチであろう。

参考文献

Bechdolf A, Wagner M, Ruhrmann S, Harrigan S, Putzfild V, Pukrop R, et al. Preventing progression to first-episode psychosis in early initial prodromal states. *Br J Psychiatry*. 2012;200:22–29.

Biswas P, Malhotra S, Malhotra A, Gupta N. Comparative study of neuropsychological correlates in schizophrenia with childhood onset, adolescence and adulthood. *Eur Child Adolesc Psychiatry*. 2006;15:360.

Clark C, Narr KL, O'Neill J, Levitt J, Siddarth P, Phillips O, Toga A, Caplan R. White matter integrity, language, and childhood onset schizophrenia. *Schizophrenia Res*. 2012;138:150–156.

Correll CU. Symptomatic presentation and initial treatment for schizophrenia in children and adolescents. *J Clin Psychiatry*. 2010;71:11.

David CN, Greenstein D, Clasen L, Gochman P, Miller R, Tossell JW, Mattai AA, Gogtay N, Rapoport JL. Childhood onset schizophrenia: High rate of visual hallucinations. *J Am Acad Child Adolesc Psychiatry*. 2011;50:681–686.

Fagerlund B, Pagsberg AK, Hemmingsen RP. Cognitive deficits and levels of IQ in adolescent onset schizophrenia and other psychotic disorders. *Schizophr Res*. 2006;85(1–3):30.

Findling RL, Johnson JL, McClellan J, et al. Double-blind maintenance safety and effectiveness findings from the treatment of Early- Onset Schizophrenia Spectrum Disorders (TEOSS) study. *J Am Acad Child Adolesc Psychiatry*. 2010;49:583–594.

Findling Rl, Robb A, Nyilas M, et al. A multiple-center, randomized, double-blind, placebo-controlled study of oral aripiprazole for treatment of adolescents with schizophrenia. *Am J Psychiatry*. 2008;165:1432–1441.

Frazier JA, Giuliano AJ, Hohnson JL, Yakutis L, Youngstrom EA, Breiger D, Sikich A, et al. Neurocognitive outcomes in the Treatment of Early-Onset Schizophrenia Spectrum Disorders study. *J Am Acad Child Adolesc Psychiatry*. 2012;51:496–505.

Gentile S. Clinical usefulness of second-generation antipsychotics in treating children and adolescents diagnosed with bipolar or schizophrenic disorders. *Pediatr Drugs*. 2011;13:291–302.

Haas M, Unis AS, Armenteros J, et al. A 6-week randomized double-blind placebo-controlled study of the efficacy and safety of risperidone in adolescents with schizophrenia. *J Child Adolesc Psychopharmacol*. 2009;19:611–621.

Haas M, Eerdekens M, Kushner SF, et al. Efficacy, safety and tolerability of two risperidone dosing regimens in adolescent schizophrenia: A double-blind study. *Br J Psychiatry*. 2009;194:158–164.

Jacquet H, Rapoport JL, Hecketsweiler B, Bobb A, Thibaut F, Frebourg T, Campion D. Hyperprolinemia is not associated with childhood onset schizophrenia. *Am J Med Genet B Neuropsychiatr Genet*. 2006;141:192.

Kryshanovskaya L, Schulz C, McDougle C et al. Olanzapine versus placebo in adolescents with schizophrenia: a 6-week, randomized, double-blind, placebo-controlled trial. *J Am Acad Child Adolesc Psychiatry*. 2009;48:60–70.

Kumra S, Kranzler H, Gerbine-Rosen G, Kester H M, De Thomas C, Kafantaris V, Correll C, Kane J. Clozapine and 'high-dose' olanzapine in refractory early-onset schizophrenia: A 12-week randomized and double-blind comparison. *Biol Psychiatry*. 2008;63:524–529.

Sikich L. Early onset psychotic disorders. In: Sadock BJ, Sadock VA, Ruiz P, eds. *Kaplan & Sadock's Comprehensive Textbook of Psychiatry*. 9th ed. Vol. 2. Philadelphia: Lippincott Williams & Wilkins; 2009:3699.

McGurk SR, Twamlety EW, Sitezer DL, McHugo JG, Mueser KT. A meta-analysis of cognitive remediation in schizophrenia. *Am J Psychiatry*. 2007;164:1791–1802.

Peterson L, Heppesen P, Thorup A, Abel M, Ohlenschlaeger J, Christenson T, et al. A randomised multicentre trial of integrated verus standard treatment of patients with a first episode of psychotic illness. *BMJ*. 2005;331:602.

Rapoport JL, Gogtay N. Childhood onset schizophrenia: Support for a progressive neurodevelopmental disorder. *Int J Dev Neurosci*. 2011;29:251–258.

Remschmidt J, Theisen FM. Early-onset schizophrenia. *Neuropsychobiology*. 2012;66:63–69.

Schimmelmann BG, Schmidt AJ, Carbon M, Correll CU. Treatment of adolescents with early-onset schizophrenia spectrum disorders: In search of a rational, evidence-informed approach. *Curr Opin Psychiatry*. 2013;26:219–230.

Seal JL, Gornick MC, Gotgay N, Shaw P, Greenstein DK, Coffee M, Gochman PA, Stromberg T, Chen Z, Merriman B, Nelson SF, Brooks J, Arepalli S, Wavrant-De Vrieze F, Hardy J, Rapoport JL, Addington AM. Segmental uniparental isodisomy on 5q32-qter in a patient with childhood-onset schizophrenia. *J Med Genet*. 2006;43(11):887–892.

Shaw P, Sporn A, Gogtay N, et al. Childhood onset schizophrenia: a double-blind clozapine-olanzapine comparison. *Arch Gen Psychiatry*. 2006;63:721–730.

Sikich L, Frazier JA, McClellan J, Findling RL, Vitiello B, Ritz L, Ambler D, et al. Double-blind comparison of first-and second-generation antipsychotics in early-onset schizophrenia and schizo-affective disorder : findings from the treatment of early-onset schizophrenia spectrum disorders (TEOSS) study. *Am J Psychiatry*. 2008;165:1420–1431.

Starling J, Williams LM, Hainsworth C, Harris AW. The presentation of early-onset psychotic disorders. *Aust N Z J Psychiatry*. 2013;47:43–50

Vyas NS, Gogtay N. Treatment of early onset of schizophrenia: Recent trends, challenges and future considerations. *Front Psychiatry*. 2012;3:1–5.

Vyas NS, Patel NH, Puri BK. Neurobiology and phenotypic expression in early-onset schizophrenia. *Early Interv Psychiatry*. 2011;5:3–14.

31.16 青年期の物質乱用

若者の物質使用は，米国において公衆衛生上の大きな問題である。米国の若者が最もよく使用している物質は，タバコ，アルコール，大麻である。しかし，青年が使用したり乱用したりする物質の種類はもっと幅が広く，コカイン，ヘロイン，吸入剤，フェンシクリジン（phencyclidine：PCP），リセルグ酸ジエチルアミド（lysergic acid diethylamide：LSD），デキストロモルファン（dextromorphan），蛋白同化ステロイド（anabolic steroid），3,4-メチレンジオキシメタンフェタミン（3,4-methylenedioxymethamphetamine：MDMA または Ecstasy），フルニトラゼパム（ロヒプノール），ガンマヒドロキシブチレート（gamma-hydroxybutyrate：GHB），ケタミン（ケタラール），その他さまざまなドラッグなどがある。米国では中学2年生の20％が違法薬物を試した経験があり，高校1〜3年生の30％が違法物質を使用したことがあると推定されている。またアルコールは，青年が使用したり乱用したりする最もありふれた物質である。青年の6％がむちゃ飲み（binge drinking）をしており，アルコール使用障害の10代の若者は，他の物質使用に関する問題を抱えるリスクが高い。

米国精神医学会の精神疾患の診断・統計マニュアル第5版（Diagnostic and Statistical Manual of Mental Disorders, 5th edition：DSM-5）は，以前の DSM-Ⅳ-TR と異なり，物質使用障害の診断基準の中で物質乱用と物質依存を分けていない。また DSM-5 は，物質使用障害の診断基準とともに，物質誘発性障害群として中毒，離脱，物質誘発性精神疾患の基準を設けている。さらに DSM-Ⅳ-TR では診断基準に含まれていた「反復的に引き起こされる物質関連の法律上の問題」は削除され，新しい基準として物質使用に対する渇望（craving），強い欲求，衝動が取り入れられた。診断のためには，2つ以上の基準を満たす必要がある。大麻とカフェインの離脱は，新しく加わった診断名である。物質使用障害の診断基準とし

て乱用と離脱現象の両方を含めることで，青年における診断の妥当性を高めることができるであろう．また，青年期前期や女性の物質使用障害の若者は，物質に関連した法律上の問題を抱えることが少ないので，この基準を除外したことも青年の診断には適切である．最近発表された2つの解説では，DSM-5の基準を青年に適応することに関する問題が提起されている．1つは耐性症状に関することで，特にアルコールに耐性を示すことは誰にでも起こりうることであり，アルコールを使用するが臨床的な機能障害のない青年にとっては発達的に正常な現象とも考えられる．もう1つは離脱症状に関することで，これは臨床的に重要な意味をもっている可能性があるものの，物質使用障害の重症度とは中程度にしか関連しない．

多くの危険因子と保護因子が，青年の物質使用障害の発症年齢や重症度に影響を与える．心理社会的な危険因子としては，親の物質使用（modeling），家族内葛藤，親の監督指導不足，仲間関係，ストレスとなる生活上の出来事などである．保護因子としては，安定した家庭環境，親子の強い絆，一貫した親の監督指導，学業への集中，家庭や学校での向社会的な行動のモデルとなるような仲間集団などである．危険因子を減らすような介入は物質使用を軽減する可能性がある．

青年のおよそ5人に1人は，大麻かハシシの使用経験がある．また約3人に1人は，17歳までにタバコを吸ったことがある．米国で実施された青年のアルコール使用に関する研究によると，13歳までに男子の3分の1，女子のほぼ4分の1がアルコールを試した経験があった．18歳までとなると，男子の92％，女子の73％がアルコールを試したことがあり，4％の青年は毎日アルコールを使用していると報告されている．高校3年生では，41％が大麻の使用経験があり，2％は毎日使用していると報告されている．

青年の飲酒は，成人の飲酒の人口統計と同様の傾向を示す．青年のアルコール使用者の割合が最も高いのは米国北東部であり，白人は他の人種よりも飲酒する傾向が高く，特にローマカトリック教徒に飲酒しない人はほとんどいないといわれている．10～24歳の間の4大死亡原因は，交通事故（37％），殺人（14％），自殺（12％），その他のけがや事故（12％）である．小児外傷センターで治療を受ける青少年の3分の1以上がアルコールか薬物使用のために治療を受けている．

青年のアルコールと違法薬物の使用は精神疾患であるという立場をとる研究によれば，物質使用，特にアルコール関連障害の有病率は，患者の実子の方が養子より高いことが示されている．この結果は，遺伝学的家族研究，養子研究，物質使用障害の親をもち血縁のある家族以外のところで育てられた物質使用障害の子どもの観察研究によっても支持されている．

多くの危険因子が青年の物質乱用発症に影響を与える．例えば，物質使用は害がないという親の信念，物質乱用者の家族内での怒りのコントロール力不足，子どもの活動に対する親の関わり不足，母の受動性，学習上の困難，素行症やうつ病などの精神医学的併存症，親や友人の物質使用，衝動性，低年齢からの喫煙などがあげられる．青年に危険因子の数が多いほど，物質を使用する可能性は高まる．

疫　学

アルコール

米国疾病予防センター（Centers for Disease Control and Prevention：CDC）が実施した若者の危険行動調査（Youth Risk Behavior Survey）によると，高校生の72.5％が少なくとも1度はアルコール飲料を試したことがあり，24.2％は調査前の1か月間に1度は大量飲酒したことがあると報告した．他の研究（Monitoring the Future Survey）によると，中学2年生までに約39％の青年がアルコールの使用を経験するといわれている．さらに別の研究によると，10～20％の青年にとって飲酒は明らかな問題であった．飲酒は中学2年生の70％に認められ，54％が過去1年以内に飲酒したことがあり，27％が少なくとも1度は酔ったことがあり，13％が調査前の2週間以内にむちゃ飲みしたと答えた．また，高校3年生までに88％の高校生が飲酒し，77％が過去1年以内に飲酒したことがあると答えた．毎日アルコールを摂取しているのは，中学2年生の5％，高校1年生の1.3％，高校3年生の3.6％であると報告されている．米国では13～17歳で，飲酒の問題を抱えたものが300万人，アルコール依存が30万人に及ぶといわれている．また，男女のアルコール消費の差は狭まってきている．

大麻

過去20年の間に，大麻は先進国の若者に最も使用される薬物の1つとなり，最近では世界規模で使用されるようになってきている．国連薬物犯罪事務所（United Nations Office on Drugs and Crime）の推定によると，大麻は全世界で15～64歳の3.9％に使用されている．また，米国では高校生が最もよく使用する違法薬物である．大麻を試したことのあるものの10％は毎日使用するようになり，20～30％は週に1回は使用するようになると推定されている．青年期の大麻の常用が将来のコカイン使用と密接に関係するため，「入門ドラッグ」（gateway drug）とも呼ばれている．中学2年生の10％，高校1年生の23％，高校3年生の36％が，それぞれ大麻の使用を認めているが，この調査の前年と比べるとわずかに減少している．また，中学2年生の0.2％，高校1年生の0.8％，高校3年生の2％がそれぞれ，毎日大麻を使用していると答えた．大麻の使用率が最も高いのは米国先住民の男女であり，白人の男女，メキシコ系米国人の男性などもほぼ同様の高い使用率を示している．逆に最も低いのは，ラテンアメリカ系の女性，アフリカ系米国人の

女性，アジア系米国人の男女である．

コカイン

　高校3年生による年間のコカイン使用は，1990～2000年の間に30％以上減少したと報告されている．現在，中学2年生の約0.5％，高校1年生の約1％，高校3年生の約2％がコカインを使用したことがあると推定されている．しかし，クラックコカイン（訳注：高純度コカイン）の使用率は増加し，18～25歳の若者に最も多用されている．

結晶メタンフェタミン

　結晶メタンフェタミン（crystal methamphetamine；俗称はアイス［ice］）はかつて比較的マイナーな薬物であった．10年前の青年の使用率は0.5％であったが，その後着々と増加しており，最近では高校3年生の1.5％が使用しているといわれている．

オピオイド

　7374人の高校3年生を対象にした調査によると，12.9％の生徒が医療目的外でオピオイドを使用したことを報告した．使用者の中では，37％以上のものが処方されたオピオイドを経鼻的に摂取したと報告した．

リセルグ酸ジエチルアミド

　報告によるとリセルグ酸ジエチルアミド（lysergic acid diethylamide：LSD）は，中学2年生の2.7％，高校1年生の5.6％，高校3年生の8.8％で使用されている．また，高校3年生では，0.1％が毎日使用していると報告した．現在のLSDの使用率は過去20年間に比べると低下している．

3,4-メチレンジオキシメタンフェタミン

　3,4-メチレンジオキシメタンフェタミン（3,4-methylenedioxymethamphetamine：MDMA）に関しては，過去10年で高校3年生の50％近くが，その有害性を認識するようになってきているにも関わらず蔓延してきており，現在の米国での使用率は，高校1年生で約5％，高校3年生で約8％といわれている．また，青年の事故死とMDMA使用が関連しているようである．

ガンマヒドロキシブチレート

　ガンマヒドロキシブチレート（gamma-hydroxybutyrate：GHB）は，クラブドラッグ（club drug：訳注：クラブやディスコにおいて娯楽目的で使用されることが多い薬物）の1種であり，中学2年生の1.1％，高校1年生の1.0％，高校3年生の1.6％が使用していると報告されている．

ケタミン（ケタラール）

　ケタミンもクラブドラッグであり，中学2年生の1.3％，高校1年生の2.1％，高校3年生の2.5％が使用していると報告されている．

フルニトラゼパム（ロヒプノール）

　フルニトラゼパム（ロヒプノール）もクラブドラッグであり，高校生全体でおよそ1％の使用率であると報告されている．

蛋白同化ステロイド

　高校生は蛋白同化ステロイド（anabolic steroid）のリスクを認識しているという報告があるにもかかわらず，過去5年間の調査によると，中学2年生の1.6％，高校1年生の2.1％が蛋白同化ステロイドを使用していることがわかった．高校1年生と3年生の45％近くがリスクを承知しているが，過去10年の間に蛋白同化ステロイドの使用の垣根はますます低くなっているようである．

吸入剤

　接着剤，エアゾール，ガソリンなどの吸入剤の使用は，年齢の高い青年より年齢の低い少年少女に多い．中学2年生の17.6％，高校1年生の15.7％，高校3年生の17.6％に吸入剤使用が報告されている．また，中学2年生の0.2％，高校1年生の0.1％，高校3年生の0.2％が毎日使用しているという．

複数の物質使用

　物質乱用治療プログラムを受けている青年の96％は，複数の薬物を使用している．また，薬物を乱用する青年の97％はアルコールも使用していた．

病　因

遺伝因

　二卵性双生児より一卵性双生児の方が，アルコール使用障害発症の一致率が高いと報告されている．薬物乱用者の家族に関する研究は非常に少ないが，ある双生児研究によると，男性の一卵性双生児の薬物乱用の一致率は，二卵性双生児の2倍にもなる．実の親がアルコール使用障害で，その子が実の親以外に育てられた場合，将来アルコール使用障害を発症する可能性は約25％であると報告されている．

心理社会因

　青年の物質使用，特に大麻使用は，仲間からの影響が大きい．大麻をリラックスするために使っているという青年にとっては，薬物はストレスからの逃避の手段であり，人づきあいの一環でもある．しかし，大麻の使用と社交不安症や抑うつ症状が関連しているという報告もある．親の監督指導が少ない家庭の子どもは，低年齢からアルコール，タバコ，大麻などの使用を開始することが多いと報告されている．そのリスクは11歳以下の子ど

もで最も高い．児童期に親がしっかり監督指導していれば，薬物やアルコールを試す機会が減少し，将来の大麻，コカイン，吸入薬使用のリスクを減らすことができるであろう．

併存症

うつ病や不安症の若者の親族には，アルコールや大麻使用の割合が高いという報告がある．他方，気分障害はアルコール使用障害の患者に多いともいわれている．低年齢からの反社会的行動や素行症と物質乱用が強く関連しているという報告もある．物質乱用は逸脱行為の1つであり，当然他のさまざまな社会的逸脱行為と関連する．こういった子どもに早い時期から介入することで，後に物質乱用に進展してしまうことを防ぐことができるであろう．

複数の物質使用障害，物質使用障害と他の精神疾患との組み合わせといった併存症はよくみられる．併存している障害ごとに，治療に対する反応は異なる可能性があるため，すべての併存症を把握しておくことが重要である．アルコール使用障害の青年を対象にした調査によると，50％以上に他の精神疾患が併存しており，特に気分障害が多かった．別の調査によると，アルコールを使用する青年の80％以上が，他の精神疾患の診断基準にも合致していた．最も頻繁に併存するものは，抑うつ障害，秩序破壊的行動障害，薬物使用障害である．これらの併存率は，成人よりもむしろ青年のほうが高かった．アルコール乱用や依存の診断は，他の障害に先行するというよりむしろ後に続く傾向にあった．アルコール使用障害の青年のかなり多くは小児期に障害を抱えており，このことは病因や治療に示唆を与えうるだろう．この調査によると，アルコール障害の発症は，必ずしも薬物乱用や依存に先行するわけではなかった．50％の事例では，薬物使用のあとからアルコール使用が始まっていた．アルコール使用が薬物使用の入り口になることもあるが，多くのケースではこれはむしろ当てはまらない．他の精神疾患があるとアルコール障害の発症が早まるようであるが，その経過を長引かせるわけではないようである．

診断と臨床像

DSM-5によると，物質関連障害は物質使用，物質中毒，物質離脱の3つのカテゴリーに分かれる（訳注：正確には，まず物質使用障害と物質誘発性障害の2つの大カテゴリーに分かれ，物質誘発性障害がさらに中毒と離脱，物質医薬品誘発性精神疾患に分かれる）．DSM-Ⅳ-TRでは，物質乱用と依存は異なるカテゴリーであったが，DSM-5になると物質使用障害の中にまとめられた．

物質使用とは，ある物質の不適応的な使用パターンであり，臨床的に顕著な機能障害や苦痛をもたらすもので，12か月以内に次に示すような症状のうち1つ以上を示す（訳注：DSM-5の基準では2つ以上）．身体に危険な状況で物質を繰り返し使用する，物質使用を繰り返した結果，職場や学校で明らかな機能障害を抱える，反復的に引き起こされる物質関連の法律上の問題（訳注：この症状はDSM-5では削除されている），物質使用のため社会的，対人的問題が起こっているにもかかわらず，その使用を続ける（訳注：以上の症状以外にも，DSM-5では他に8つの症状が記載されている）．

物質中毒とは，物質使用により引き起こされる可逆性の物質特異的症候群である．臨床的には著しい不適応行動や心理的変化が認められる．

物質離脱とは，長期間使用してきた物質を中断したり減量したりすることで引き起こされる物質特異的症候群であり，臨床的に顕著な苦痛と社会的，職業的機能障害を引き起こす．

DSM-5では2つの新しい障害として，大麻離脱障害とカフェイン離脱障害が加わった．

青年のアルコールや薬物使用の診断は，注意深い面接，観察，検査所見，信頼できる情報元からの病歴などを総合して行う．多くの非特異的な所見によりアルコールや薬物使用が示唆される状況でも，臨床家は結論に飛びつく前に，そういった印象を裏づける証拠をみつけるよう十分注意すべきである．物質使用は，最も軽度の試し使用から，明らかな機能障害のない常用，乱用，そして最終的に依存というスペクトラム（連続体）と考えられている．青年の物質使用では，学業成績の変化，非特異的な身体不調，家族関係の変化，友達集団内での変化，怪しげな電話，個人の衛生状態の変化などが起こりうる．しかし，こういった指標の多くは，うつ病の発症，学校への不適応，精神病の前駆徴候としても認めうる．それゆえに，物質使用を疑うときは，青年と信頼関係を築き，何でも話せるような環境を整えることが重要である．

ニコチン

ニコチンは最も依存性の高い薬物の1つである．コリン受容体に作用し，アセチルコリン，セロトニン，βエンドルフィンの放出を増強する．10代前半の喫煙者は，非喫煙者よりも高い頻度で他の薬物も使用している．

アルコール

アルコールを使用する青年は，成人のアルコール常用者にみられる離脱性けいれん，コルサコフ症候群，ウェルニッケ脳症（訳注：原文はWernicke's aphasia），肝硬変などの続発症を起こすことはほとんどない．しかし，青年がアルコールに曝露されると海馬体積が減少する可能性があるという報告もある．海馬は注意機能に関連しているため，青年のアルコール使用者に認知機能障害（特に，注意機能障害）を生じるということは十分ありうるであろう．

大麻

テトラヒドロカンナビノール（tetrahydrocannabinol：

THC）は，大麻の有効成分であり，その短期的な影響には，記憶と学習の障害，知覚変容，問題解決能力の低下，協調運動障害，心拍数増加，不安，パニック発作などがある．大量に大麻を摂取していた青年が突然使用をやめると，不眠，易怒性，落ち着きのなさ，薬物への渇望，抑うつ気分，神経質とそれに引き続く不安，振戦，嘔気，筋攣縮，発汗増加，筋肉痛，全身倦怠感などの特徴をもった離脱症候群が生じると報告されている．典型的には，離脱症候群は最終摂取から24時間後あたりで始まり，2～4日目でピークをむかえ，2週間程度で消退する．大麻使用は精神疾患発症のリスクと関連している．大麻摂取により認知機能が障害されたのか否かははっきりしないものの，認知機能の低さは慢性の大麻使用と関連している．言語能力，記憶，注意などの障害が慢性的に大麻を常用しているものに認められるという報告があり，急性および慢性の大麻使用は，ポジトロン放出断層撮影法（positron emission tomography：PET）で検出される特定の脳領域での脳血流の変化と関連しているという報告もある．脳機能画像研究によると，慢性の大麻常用者では，注意や記憶に関する脳領域において活動の低下が認められている．スウェーデンで男性軍人5万465人を15年間追跡した調査によると，18歳までに大麻を使用した経験のあるものは，統合失調症発症のリスクが2.4倍高かった．慢性的な大麻の常用に関連するリスクとして，交通事故率の増加，呼吸機能低下，心血管疾患の増加，精神病症状と精神病性障害の潜在的なリスクの増加があげられる

コカイン

コカインは鼻腔から吸い込んだり，静脈注射したり，喫煙したりできる．クラック（crack）は，コカインから生成した喫煙用のフリーベース（訳注：高純度コカイン）である．コカインの作用には，末梢血管収縮，瞳孔拡大，体温上昇，心拍数増加，血圧上昇などがある．高用量もしくは長期のコカイン使用では，妄想的思考が生じうる．また，心停止やけいれんに引き続く呼吸停止などによる急死のリスクもある．注意欠如・多動症（ADHD）に使用されるメチルフェニデートなどの精神刺激薬が長い時間ドパミントランスポーターと結合したままであるのに比べて，コカインは素早く血液脳関門を越えて，20分程度以内にドパミントランスポーターから遊離する．

ヘロイン

ヘロインはモルヒネの誘導体でケシから生成される．外見は白か茶色の粉末で，経鼻吸入もできるが大抵は静脈注射で使用される．離脱症状には，落ち着きのなさ，筋肉や骨の痛み，不眠，下痢，嘔吐，鳥肌を伴った悪寒，四肢の震えなどがある．離脱は，使用後数時間以内に生じ，症状のピークは48～72時間後で，およそ1週間以内に寛解する．

クラブドラッグ

クラブ，レイブパーティー，バーなどに頻繁に出入りする若者は，MDMA，GHB，ロヒプノール，ケタミンなどをたびたび使用する．GHB，ロヒプノール（ベンゾジアゼピンの一種），ケタミン（麻酔薬）は主に鎮静作用をもち，無色・無味・無臭であるため気づかれことなく飲料に添加しうる．こういった薬物がデートレイプと関連していることが判明し，薬物によるレイプを防ぎ罰する法令（Drug-Induced Rape Prevention and Punishment Act）が成立した．MDMAはメタンフェタミンの誘導体であり，中枢神経刺激作用と幻覚誘発作用を有する．MDMAはセロトニンとドパミンの再取り込みを阻害する．MDMAを摂取すると，口渇，心拍数増加，倦怠感，筋れん縮，体温上昇などが認められる．

リセルグ酸ジエチルアミド

LSDは，無色無臭で若干の苦味がある．高用量のLSDを摂取すると，幻視や妄想，場合によってはパニックが生じうる．LSDを摂取した後に経験する感覚は通常12時間程度で減弱する．また使用後1年間は，フラッシュバックが起こりうる．LSDには耐性が生じる．つまり，複数回使用した後は，同程度の中毒症状を引き起こすのに以前よりももっと多い量が必要となる．

物質使用はリスクの高いさまざまな行動と関連している．例えば，低年齢での性体験，危険運転，器物破壊，盗み，ヘビーメタルやオルタナティブミュージック，時にはカルトや悪魔崇拝への傾倒などである．こういった行動は必ずしも物質使用と結びつくわけではないものの，同年代の社会生活や友達関係の主流に乗りきれていないことを反映している．例えば社会技能に乏しい青年は，仲間集団に加わるための手段として物質を使用する可能性がある．また場合によっては，両親が社会的な交流を増やすために物質を使用しているので，その子どもも両親と一緒に家庭で物質を使い始めることがある．何が原因でアルコールや薬物を青年が使用するようになるかはわかっていないが，多くの物質使用者は，社会技能の欠如，学業上の困難，理想的とは言い難い仲間関係などを抱えているようである．

治療

青年の物質使用障害に対して介入を行うためには，まず効果的なスクリーニングを行って治療が必要な若者を同定する必要がある．いったん物質使用障害を有していることが確定できれば，さまざまな治療選択肢を検討できるであろう．

米国の薬物乱用精神衛生管理庁（Substance Abuse and Mental Health Services Administration：SAMHSA）の目標に従って，アルコールと薬物に関する学校ベースの介入研究（Screening, Brief Intervention, and Referral to Treatment：SBIRT）が実施されている．この研究にはニューメキシコ州の13の高校から629人の青年（14～17歳）が参加した．最初に，学校にある保健センターを何らかの理由で訪れた生徒全員に物質使用スクリーニングを行った．青年が物質を使用していることがわかれば，保健室スタッフによる短期的な介入を受けるか（物質使用が判明したものの85.1％），短期の治療を受けたりその他の治療を紹介されたりした（残りの14.9％）．短期的な介入は動機づけ面接に基づいている．その目的は，生徒が行動変化を起こすための動機づけを高められるように手助けすることと，必要があればさらに集中した治療につなげることである．この介入を受けた生徒は，物質使用の重症度にかかわらず，6か月の経過観察時に，急性中毒になるまで飲酒することが減ったと報告した．さらに，薬物使用を報告していた生徒は，経過観察時に薬物使用が減少したと報告した．参加した生徒の42％がアルコールの使用を，37％が急性アルコール中毒の経験があることを報告した．薬物を使用しているという参加者の85％は，調査参加前の1か月間は大麻しか使用していないと答えた．この年齢集団で最も主流であるアルコールと大麻の使用頻度は，これまでの疫学研究のデータと一致している．全体的にみて，この学校ベースの介入は，青年に簡単に接触できるという利点があり，物質使用の重症度に応じた段階的な治療選択肢を提供している．高校生の物質使用をみつけて短期的な介入を提供する学校ベースのプログラムは，実行可能であり，さらに研究を進める価値がある．

青年の物質使用障害の治療は，物質使用行動の予防，本人や家族への心理教育，物質使用に影響を与える認知的，感情的，精神医学的要因への対処などを含み，居住治療施設（residential milieu），グループ，個別の心理社会的介入セッションなどのさまざまな環境で実施される．

青年の物質使用に関する臨床家のためのある標準治療ガイドラインでは，症状に応じてどの水準の治療を提供すべきかを規定している．このガイドライン（Child and Adolescent Levels of Care Utilization Services：CALOCUS）では，6段階の治療水準が示してある．

レベル0：基本的サービス（予防）
レベル1：回復維持（再燃防止）
レベル2：外来治療（週1日）
レベル3：集中した外来治療（週2日以上）
レベル4：集中した統合的治療（デイケア day treatment，部分入院 partial hospitalization，ラップアラウンドサービス wraparound service［訳注：ラップアラウンドサービスとは，関係する専門職や専門機関の連携を取りまとめるサービス］）
レベル5：開放環境での24時間医学管理された治療（グループホーム，居住治療施設）
レベル6：閉鎖環境での24時間医学管理された治療（精神科入院，高度にプログラム化された居住施設）

アルコールや薬物使用障害の青年に提供される治療環境には，入院，居住治療施設，ハーフウェイハウス（halfway house），グループホーム，部分入院プログラム，外来治療などがある．また治療の基本的な構成要素には，個人精神療法，薬物専門カウンセリング，自助グループ（アルコホーリクス・アノニマス［Alcoholics Anonymous：AA］，ナルコティックアノニマス［Narcotic Anonymous：NA］，アラティーン［Alateen］，アラノン［Al-Anon］．訳注：アラティーンはアルコール症者の子どものための，アラノンは家族のための自助グループである），物質乱用の教育と再発予防プログラム，抜きうち尿中薬物検査などがある．また家族療法と薬物療法が実施されることもある．

それぞれの青年に最適な治療環境が何であるかを決める前に，スクリーニング過程で構造化および非構造化面接を行い，使用している物質の種類，量，頻度を確認しなければならない．また，併存している精神疾患をみつけ出すことも重要である．治療の前後で乱用の重症度を評価するために，評価尺度を用いるのが一般的である．重症度を評価する尺度には，10代の依存症重症度指数（Teen Addiction Severity Index：T-ASI），青年の薬物アルコール使用診断評価（Adolescent Drug and Alcohol Diagnostic Assessment：ADAD），青年の問題重症度指数（Adolescent Problem Severity Index：APSI）などがある．T-ASIは，家族機能，学校や就業状況，精神状態，友人との社会的関係，法的問題などの要因から構成されている．

物質使用状況と患者の全般的精神状態をおおむね把握した後は，治療方法を選択し適切な治療環境を決定しなければならない．ミネソタモデル（Minnesota model）と学際的モデル（multidisciplinary professional model）という2つの全く異なった治療アプローチが存在する．ミネソタモデルはAAの前提に基づいており，主な治療者の役割を果たすカウンセラーと一緒に行う12のステップの集中プログラムである．このプログラムでは，自助グループへの参加とその中でのグループプロセスを活用する．この治療の特徴は，青年自身が物質使用を抱えているということと，自分には支援が必要であることを認める点である．さらに，彼らは物質使用を断ち切るため自分の生活スタイルを変えるように自らすすんで治療に参加しなければならない．学際的モデルでは，通常医師がリーダーとなり精神保健の専門家が集まってチームを作る．ケースマネージメントモデルに従い，それぞれの専門家が自分の専門分野で治療を行う．介入の方法には，認知行動療法，家族療法，薬物療法などが含まれる．このモデルは，通常併存精神疾患のある青年に適している．

物質を使用している青年に認知行動療法を実施するためには，一般に本人に治療に取り組む意欲があり，またこれ以上物質を使用しないという決心が必要である．この治療では，再発予防と断酒を維持することに重点を置く．

青年のアルコールと薬物使用者に対する薬物療法は、いまだに発展途上である。気分障害があれば明らかに抗うつ薬の適応があり、一般的には選択的セロトニン再取込阻害薬が第1選択である。場合によっては、ヘロインの代わりにメタドン（methadone）を使用するなど、違法薬物を別のより治療的な薬物に置き換えることもある。青年がこのような治療プログラムに参加するには、過去に解毒を試みたという記録を確認し、さらに保護者から同意を得る必要がある。

ピーターは16歳、高校2年生で、薬物乱用の再燃と切迫した自殺のリスクのため、2回目の治療開始となった。彼は重大な自殺企図を試み、まず思春期精神科病棟に入院となった。ピーターは、長年のADHDの既往はあったが、中学まではずっと良い生徒でなんの困難も抱えたことがなかったと話した。しかし、彼は13歳から物質使用を開始し、14歳以降あっという間にのめりこむようになり、今や毎日大麻を使用し、週5回近く飲酒し、LSDやエクスタシーといったさまざまな物質を試すようになったとのことであった。退院後、ピーターは自分の物質使用の問題に向き合うため10代のグループセッションに参加した。家族セッションを通じて、ピーターの母はこれまで抑うつ状態を引きずっていたことが初めて明らかにされ、その治療を受けることになった。物質使用に関しては次第に回復していったものの、4週間断薬を維持した後あたりから、抑うつ症状が悪化してきた。そこで、フルオキセチン（Prozac）を開始した。30 mgまで漸増したあと1か月経過を観察すると、気分症状や治療へのコンプライアンスが改善を示すようになった。ピーターは引き続き10代のためのAAグループや外来治療に通った。しかし、家族間の葛藤がすぐに繰り返され、ピーターは外来治療やミーティングに参加しなくなり、薬物療法も継続しなくなってしまった。結局、以前の物質を使用する仲間とまたつきあうようになり、毎日大麻を使用し、時々飲酒する生活に逆戻りしてしまった。
（Oscar G. Bukstein, M. D. のご好意による）

禁煙に効果のある治療は、ニコチンを含んだガム、パッチ、経鼻スプレー、吸入剤などである。ブプロピオン（Zyban）はニコチンへの渇望を減らすのに役立ち、禁煙治療に有益である。

併存症は治療結果に影響を与えるため、物質使用障害を治療するに当たっては、気分障害、不安症、素行症、ADHDなどの他の疾患に注意を払うことが重要である。

参考文献

Buckner JD, Heimberg RG, Schneier FR, Liu SM, Want S, Blanco C. The relationship between cannabis use disorder and social anxiety disorder in the National Epidemiologic Study of Alcohol and Related Conditions (NESARC). *Drug Alcohol Depend*. 2012;124:128–134.
Bukstein O. Adolescent substance abuse. In: Sadock BJ, Sadock VA, Ruiz P, eds. *Kaplan & Sadock's Comprehensive Textbook of Psychiatry*. 9th ed. Vol. II. Philadelphia: Lippincott Williams & Wilkins; 2009:3818.
Centers for Disease Control and Prevention, 2009. Youth Risk Behavior Survey. Updated February 22, 2011.
Fiorentini A, Volunteri LS, Draogna F, Rovera C, Maffini M, et al. Substance-induced psychoses: A critical review of the literature. *Curr Drug Abuse Rev*. 2011;4:228–240.
Fraser S, Hides L, Philips L, Proctor D, Lubman DI. Differentiating first episode substance induced primary psychotic disorders with concurrent substance use in young people. *Schizophr Res*. 2012;136:110–115.
Giedd J, Stocvkman M Weele C. Anatomic magnetic resonance imaging of the developing child and adolescent brain. In: Reyna VF; Chapman SB, Dougherty MR, Copnfrey J., eds. *The Adolescent Brain: Learning, Reasoning, and Decision Making*. Washington, D.C: American Psychological Association; 2012.
Harrow BS, Tompkins CP, Mitchell PD, Smith KW, Soldz S, Kasten L, Fleming K. The impact of publicly funded managed care on adolescent substance abuse treatment outcomes. *Am J Alcohol Abuse*. 2006;32(3):379.
Johnston LD, O'Malley PM, Bachman JG, Schulenberg JE. Monitoring the Future: National Survey Results on Drug Use. 1975–2007. Vol 3 Secondary School Students. Bethesda, MD. National Institute on Drug Abuse; 2008.
Kaminer Y, Winters KC. Proposed DSM-5 substance use disorders for adolescents: If you build it, will they come? *Am J Addict*. 2012;21:280–281.
Lenk KM, Erickson DJ, Wonters KC, Nelson TF, Toomey TL. Screening services for alcohol misuse and abuse at four-year colleges in the U.S. *J Subst Abuse Treat*. 2012;43:352–358.
McCabe SE, West BT, Teter CJ, Boyd CJ. Medical and nonmedical use of prescription opioids among high school seniors in the United States. *Arch Pediatr Adolesc Med*. 2012;166:797–802.
Mitchell SG, Gryczynski J, Gonzales A, Moseley A, Peterson T, et al. Screening, brief intervention, and referral to treatment (SBIRT) for substance use in a school-based program: Services and outcomes. *Am J Addict*. 2010;21:S5–S13.
Tavolacci MP, Ladner J, Grigioni S, Richard L, Villet H, Dechelotte P. Prevalence and association of perceived stress, substance use and behavioral addictions: A cross-sectional study among university students in France, 2009–2011. *BMC Pub Health*. 2013;13:724–732.
Winters K. Advances in the science of adolescent drug involvement: Implications for assessment and diagnosis. *Curr Opin Psychiatry*. 2012;318–324.
Winters KC, Martim CS, Chung T. Substance use disorders in DSM-V. When applied to adolescents. *Addiction*. 2011;106:882–884.
Yuma-Guerrero PJ, Lawson KA, Velasquez MM, von Sternberg K, Maxson T, et al. Screening, brief intervention, and referral for alcohol use in adolescents: A systematic review. *Pediatrics*. 2012;130:115–122.

31.17 児童精神医学：その他の状態

▶ 31.17a 減弱精神病症候群

　減弱精神病症候群（Attenuated Psychosis Syndrome：APS）は、米国精神医学会の精神疾患の診断・統計マニュアル第5版（Diagnostic and Statistical Manual of Mental Disorders, 5th edition：DSM-5）で、今後の研究のために新たに提起された診断カテゴリーである。APSの特徴は、精神病性障害よりは重症度の低い閾値以下の精神病症状である。しかし、この閾値以下の精神病症状は、しばしば精神病の前駆状態で出現する。

　臨床家や研究者の間では、APSをDSM-5に組み入れるべきか否かの議論が続いている。専門家の中には、精神病性障害の前駆症候群を見出して治療すれば、将来の精神病の発症を遅らせたり、重症度を下げたりすることができると考えるものがいる。一方で、前駆状態を同定したところで、完全な精神病に進展することは稀であり、むしろ予測が困難で有害な作用があるかもしれない抗精神病薬の投与が不必要に増加するリスクがあると考えるものもいる。しかし、閾値以下の精神病前駆症状のある患者は機能が障害されていることが多く、なんらかの心理学的あるいは精神医学的介入が必要であるという点に関しては合意が得られている。

　最近のメタ解析によると、精神病の前駆症状を有した

患者が精神病性障害を発症する確率は，6か月の経過観察で18％，1年で22％，2年で29％，3年で36％と報告されている．ある追跡調査によると，前駆症状をもったものが明らかな精神病を発症した場合，その73％は統合失調症の診断基準を満たした．

成人と比べて子どもや青年では，精神病症状が必ずしも精神病性障害の診断と強く結びつくわけではない．例えば，抑うつエピソードの子どもの50％で，精神病症状が認められた．さらに疫学調査によると，幻聴は子どもの9〜21％，青年の8.4％に認められている．それゆえに，若者の閾値以下の精神病症状は，将来の精神病発症を予測する信頼できる因子ではなさそうである．とはいうものの，APSの若者を見出して追跡していくことは，前駆症状の長期的な意味合いを理解するのに役立つ可能性がある．

病因

遺伝因

家族研究によると，遺伝因は統合失調スペクトラム症と他の精神病性障害の脆弱性に影響を与えるということが示されている．APSと統合失調症は関連しているので，APSへの遺伝因の寄与も少なくないであろう．養子と双子研究によると，一卵性双生児の統合失調症発症一致率は約50％であるが，二卵性双生児では約10％であった．加えて，統合失調症の両親の養子は統合失調症の発生率が高くないが，統合失調症の両親の実子の発生率は高かった．しかし，一卵性双生児の研究で発症一致率が50％しかなかったことからもわかるとおり，遺伝因で統合失調スペクトラム症の発症のすべて説明できるわけではない．環境因も重要な役割を果たしている．

環境因

統合失調症の発症リスクを増加させる早期の環境因には，胎児期の低栄養，出産時の低酸素症などがあり，出産前の感染症もおそらく関与している．他の環境因としては，外傷，ストレス，社会的逆境，孤立などである．最後にまた，遺伝因と環境因の交互作用が，生活上の不幸な出来事に対する個人の感受性に影響を与えるであろう．

診断

DSM-5によると減弱精神病症候群では，妄想，幻覚，まとまりのない発語のうち1つ以上が存在しており，それによって機能障害が引き起こされている必要がある．これらの症状が完全な精神病と呼べるほどの重症度を示すとは限らないが，1か月の間に少なくとも週1回は存在し，過去1年の間に始まったか，あるいはその間に増悪していなければならない．症状は，機能障害を引き起こし，臨床的関与に値するものでなければならない．

弱い妄想（attenuated delusion）は，猜疑的，被害的，誇大的な内容であり，その結果他人への信頼感がなくなり，危機感をもつようになる．明らかな精神病水準の妄想と比較すると，弱い妄想は危険や他者の敵意に関するそれほど体系化されていない信念であるが，この妄想には精神病性障害の診断に必要とされる強固な特性はみられない．弱い幻覚（attenuated hallucination）には，例えば，心をかき乱すような影，ざわめき，騒音などの感覚知覚の変化を含む．しかし，その実在性への疑念は保たれているため，その信憑性を疑われることにより確信が揺らぐこともある．まとまりのないコミュニケーションや発語は，曖昧であったり，混乱した説明であったり，迂遠的もしくは的外れであったりする．重度ではあるがまだAPSの範囲に収まっている場合でも，思考途絶や連合弛緩が現れることがあるが，精神病とは対照的に，こちらからうまく誘導すれば，通常論理的な会話が成り立つ．APSには機能障害が存在するものの，心の中で生じている変化に対して気づきや洞察は保たれている．

治療

精神病の超ハイリスク群に対する臨床試験のレビューによると，早期からの心理学的介入も薬物療法も共に症状を軽減し，精神病の発症を予防したり遅らせたりすることが報告されている．しかし，別の研究では，早期からの心理学的介入と薬物療法の結果はいずれも一定していない．ある研究によると，明らかな精神病を発症する患者の大部分は，研究参加後数か月以内に顕在発症しており，そのため前駆期だと同定した時点ですでに統合失調症発症の早期徴候が認められていたかどうかを判断することがより困難になっている．

さまざまな治療アプローチがなされており，リスペリドン，オランザピン，オメガ3多価不飽和脂肪酸，認知行動療法，認知療法，統合的心理介入（認知的アプローチ，心理教育，社会技能訓練などを含む）があげられる．APSに対する治療の有効性のレビューによると，治療を受けることは1年後，2年後，3年後のそれぞれの時点での精神病発症のリスク低減と関連していた．しかし，研究データには限界があり，どの介入が最も有効なのかは明らかでない．それゆえに，さらなる臨床試験が行われ新たな有効性に関するデータが出てくるまでは，薬物療法よりも心理学的介入の方が安全な選択肢であろう．まとめると，APSとは精神病様現象を有する患者集団であり，彼らの苦痛を和らげ機能水準を改善するためにはなんらかの介入が必要であると考えられている．しかし，APSと統合失調症や他の精神病性障害発症の関連に関しては，さらなる研究が必要である．

参考文献

Amminger GP, Schafer MR, Papageorgiou K, Klier CM, Cotton SM. Long-chain

w-3 fatty acids for indicated prevention of psychotic disorder: A randomized placebo-controlled trial. *Arch Gen Psychiatry.* 2010;67:146–14.
Addington J, Epstein I, Liu L, French P, Boydell KM. A randomized controlled trial of cognitive behavioral therapy for individuals at clinical high risk of psychosis. *Schizophr Res.* 2011;125:54–61.
Arango C. Attenuated psychotic symptoms syndrome: How it may affect child and adolescent psychiatry. *Eur Child Adolesc Psychiatry.* 2011;20:67–70.
Bechdolf A, Wagner M, Ruhrman S, Harrigan S, Veith V, et al. Preventing progression to first episode psychosis in early initial prodromal states. *Br J Psychiatry.* 2012;200:22–29.
Fusar-Poli P, Borgwardt S, Bechdolf A, Addington J, Riecher-Rossler A, et al. The psychosis high-risk state. A comprehensive state-of-the-art review. *JAMA.* 2013;70:107–120.
Fusar-Poli P, Bechdolf A, Taylor M, Carpenter W, Yung A, McGuire P. At risk for schizophrenia or affective psychosis? A meta-analysis of DSM/ICD diagnostic outcomes in individuals at high clinical risk. [Published online May 15, 2012]. *Schizophr Bull.* Doi: 10.1093/schbul/sbs060.
Fusar-Poli P, Bonoldi I, Yung AR. Predicting psychosis: A meta-analysis of transition outcomes in individuals at high clinical risk. *Arch Gen Psychiatry.* 2012;69:220–229.
Jacobs E, Kline E, Schiffman J. Defining treatment as usual for attenuated psychosis syndrome: A survey of community practitioners. *Psychiatr Serv.* 2012;63:1252–1256.
McGlashan TH, Zipursky RB, Perkins D, Addington J, Miller T, et al. Randomized, double-blind trial of olanzapine versus placebo in patients prodromally symptomatic for psychosis. *Am J Psychiatry.* 2006;163:790–799.
McGorry PD, Nelson B, Amminger GP, Bechdolf A, Francey SM, et al. Intervention in individuals at ultra-high risk for psychosis: A review and future directions. *J Clin Psychiatry.* 2009;70:1206–1212.
McGorry PD, Yung AR, Phillips LJ, Yuen HP, Francey S, et al. Randomized controlled trial of interventions designed to reduce the risk of progression to first episode psychosis in a clinical sample with subthreshold symptoms. *Arch Gen Psychiatry.* 2002;59:921–928.
Morrison A, French P, Walford L, Lewis SW, Kilcommons A, et al. Cognitive therapy for the prevention of psychosis in people at ultra-high risk: Randomised controlled trial. *Br J Psychiatry.* 2004;185:291–297.
Phillips LJ, Nelson B, Yuen HP, Francey SM, Simmons M. Randomized controlled trial of interventions for young people at ultra-high risk of psychosis; study design and baseline characteristics. *Aust N Z J Psychiatry.* 2009;43:818–829.
Preti A. Cella M. Randomized-controlled trails in people at ultra high risk of psychosis: A review of treatment effectiveness. *Schizophr Res.* 2010;123:30–36.
Shrivastava A, McGorry P, Tsuang M, Woods SW, Cornblatt BA, et al. "Attenuated psychotic symptoms syndrome" as a risk syndrome of psychosis, diagnosis in DSM-V: The debate. *Indian J Psychiatry.* 2011;53:57–65.
Yung AR, Woods SW, Ruhrmann S, Addington J, Schultze-Lutter F. Wither the attenuated psychosis syndrome? *Schizophr Bull.* 2012;38:1130–1134.
Yung AR, Phillips JL, Nelson B, Francey S, Panyuen H, et al. Randomized controlled trial of interventions for young people at ultra-high risk for psychosis: 6-month analysis. *J Clin Psychiatry.* 2011;72:430–440.

▶ 31.17b　学業の問題

　学業不振や落第は，若者の公衆衛生上の重大な問題である．10～20％の若者がこの問題を抱えており，危険行動や成人期早期の適応不全とも関連性がある．学校での落第は，子どもの全般的な機能水準に影響を与え，臨床的な介入が必要になることもあるため，DSM-5は「臨床的関与の対象となることのある他の状態」のセクションに学業または教育の問題（Academic or Educational Problem）というカテゴリーを設けている．
　ある調査では，親，教師，仲間からのサポートを受けているという学生の認識が学業成績と相関していることが示された．教師や親からサポートを受けているという認識は，直接的に学業成績と関連し，仲間からのサポートを受けているという認識は，間接的に学業成績と関連していた．青年がサポートを受けているという認識すべては，学業成績と相関しているが，これには上述した3者からのサポートが貢献している．
　学習困難には予想以上に外在化した行動上の問題が多く併存していることがわかってきた．このことは，臨床群でも疫学調査群でも同様に確認されている．小学1～6年生を対象にした学業不振と問題行動に関する縦断研究によると，小学1年生で学業と行動に問題を抱えた子どもは6年生になっても引き続き同じ問題を抱え続ける傾向が強かった．学業と行動の問題を同時に抱えるのは，男の子に多く，小学1年生からはじまるようであった．この傾向は，読解・注意・行動などに問題のある子どもにも当てはまる．
　学習症がなくても，行動上の選択や生活上の出来事のせいで，学業の問題が悪化し学業上の失敗が多くなることがある．例えば，いったん学生が学業で落ちこぼれつつあると感じたら，勉強に励むことやめ，代わりに薬物を使用するなどの他の活動に没頭してしまうという誘惑に駆られる．ある最近の研究は，10代前半の若者の大麻使用開始と学業成績水準やその低下との関連を調査した．地方に住む10代では，男子の36％，女子の23％が，中学3年生の終わりまでに大麻を使い始め，学業成績の低下は大麻使用開始を予測する重要な要因であった．学業成績を改善するような介入が適切な時期に行われることにより，果たして薬物使用開始のリスクを下げられるか否かは今後の研究課題である．
　子どもや青年が著しい学業上の困難を抱えており，しかもそれが限局性学習症，コミュニケーション症によって引き起こされているわけではなく，また直接精神疾患と関連しているわけでもなければ，DSM-5の学業または教育の問題というカテゴリーを使用する．しかし，子どもの学校での達成度が著しく低く，そのことが子どもの生活に影響を与えており，さらに併存する精神疾患に負の影響を与えている可能性があれば介入が必要である．

病　因

　学業不振や落第にはさまざまな危険因子が関連している可能性がある．例えば，遺伝因，早産などの発達因，母の教育水準などの環境因などがあげられる．超早期産の子どもはワーキングメモリーに問題を抱えていることがあり，新しい情報を学習したり学業上の技能を身につけたりすることに困難を示すことがある．
　社会的に孤立したり，同一性の問題を抱えていたり，極度に内気であったりする子どもや青年は，学業に専念できなくなってしまうこともある．学業の問題は複数の寄与因子が重なりあった結果生じているものかもしれず，以前は成績優秀者だった青年にも起こりうる．子どもと青年にとって学校は主な社交と教育の場である．学校で成功し受け入れられるかどうかは，子どもの身体的，認知的，社会的，情緒的適応にかかっている．発達上の課題に対する子どもの全般的な対処能力は学校での学業と社交上の成功に反映される．
　不安は，子どもの学業成績に悪影響を与えうる大きな

要因である．不安が強ければ，テストで力が発揮できなかったり，人前で発表できなくなったり，わからないことがあっても質問できなくなったりするであろう．うつ状態の若者も，学業を放棄してしまうことがある．こういった若者には，学業成績を伸ばし，うつ病を治療するためにそれぞれ介入が必要である．経済的な問題，両親の不和，家族の精神疾患などの家庭の問題で消耗しきった若者は，そのことに気を取られてしまい，学校の課題に集中することができなくなることがある．

文化的，経済的背景は子どもが学校でどれくらい受け入れられていると感じるかに影響を与える要因であり，子どもの学業到達度を左右しうる．子どもがどのくらい学校生活になじめていると自覚するかは，家庭の社会経済水準，両親の学歴，人種，宗教，家族機能と関連し，これらの要因はさらに，学業に取り組む姿勢にも影響する．

学校，教師，臨床家は，クラスのすべての生徒のためにどうすれば生産的で協力的な環境を築いていけるか考えを共有してもよいであろう．教師が生徒へ向ける期待そのものが，生徒の成績に影響を与える．教師が生徒に対して抱く期待次第で，生徒の技術や能力をさまざまな方面へと伸ばしていくことができる．したがって，幼い頃の学校環境が特に否定的なものであれば，学業成績に悪影響を与えうる．それゆえに，子どもに対する教師の感情的反応は，学業の問題を生じやすくする．最も重要なことは，すべての教育現場（もちろん医学部も）での，教師のから生徒への人間味ある対応である．

診 断

DSM-5 では，「学業または教育の問題」に関して次の記述がある．

このカテゴリーは，学業または教育の問題が臨床的関与の対象となっている，またはその人の診断，治療，予後に影響を及ぼしている場合に用いられるべきである．この問題として考慮されるものには，非識字や低水準の識字，学校がない，また近くにないために授業を受けられないこと，学業成績の問題（例えば，学校の試験を落とす，赤点をとる，落第する），または成績不振（その人の知的能力から期待される水準を下回る），教師，学校職員，他の生徒との不和，教育および識字に関連する他の問題などがある．

グレッグは 15 歳（高校 1 年生）の男子で，未熟児として生まれ，また ADHD の既往があった．彼の 1 学期の成績表では，2 つの科目が落第点で残りも C か D で 5 段階中 2 か 3 の評価ばかりであったため，両親とともにスクールカウンセラーとの懇談に呼び出された．中学 3 年生の終わりまで，グレッグは平均 5 段階中 4 か 3 の成績を修めていて，ADHD の症状も治療によりずっと安定していた．しかし，高校 1 年生になり学期がはじまると，グレッグは授業についていけなくなった．スクールカウンセラーは，最近 2 か月で，グレッグがいつの間にか人と関わらなくなり孤立しつつあることに気がついていた．以前実施した ADHD の評価には知能検査も含まれており，それによると彼の全検査 IQ は 100 であり，また学習面に関する特定の領域の弱点も見当たらなかった．両親やスクールカウンセラーと話し合っていく中で，以前両親が離婚するつもりであることをグレッグに告げたとき，グレッグはひどく動揺していたことがわかった．それ以来グレッグは宿題に手をつけず，彼の生活や将来にとって学校はもはや何の意味もないと感じるようになっていた．学期の最初の 6 週の間にクラスの中で遅れをとってしまい，その後グレッグは頑張ることをやめて，困惑してやる気を失くしてしまった．そこで教師たちは特別な配慮をすることにし，グレッグは期限の過ぎてしまったこれまでの宿題を提出しなくても授業の単位を認められることになった．グレッグは日々の個別指導を受けるとともに，彼の気分障害の重症度を評価するために精神科を紹介された．

治 療

学業の問題に対してどういった介入が有用かを決めるための最初のステップは，教育上の問題と心理社会的な問題を評価することである．家族，学校，友人などに関連したストレス因を同定して対処することが必須である．また，個々の問題に応じた評価が必要なこともあり，それによってその人にとって特別な教育環境を提供できるようになる．

ワーキングメモリーが不十分で，情報を蓄えたり引き出したりするのが苦手な子どもは，しばしば勉強することに困難を有しており，学習の到達度も低い．注意欠如・多動症の子どもは，未熟児で生まれた子ども同様にしばしばワーキングメモリーに問題を示す．超早期産の子どもに対してワーキングメモリーを改善するために，コンピュータを用いたワーキングメモリー訓練プログラム（Cogmed）の研究が現在進行中である．このプログラムは，毎回 35 分の全 25 セッションから成り，自宅で実施可能である．参加者は，まずベースラインの認知機能評価を受け，それから Cogmed プログラムかプラセボプログラムに無作為に割りつけられる．

動機づけの低さ，自信のなさ，努力不足などに関連して学習上の困難を抱えているならば，心理社会的介入が功を奏する可能性がある．他方，例えば高校の複数の運動部の練習への強制的な参加などといった課外活動に過剰な時間を費やすことは，結局成績の低下につながるであろう．早期から学業の問題を解決するように努力することが必須である．というのは，学習と学校の成績に関する問題が長引けばますます悪化していき，しばしば重大な困難を引き起こすからである．怒り，欲求不満，恥，自信喪失，絶望などの感情は，学校での挫折体験に伴って起こり，感情的にも認知的にも自尊感情を傷つけ，その結果自分の力が発揮できなくなったり，目標を見失ったりする．一般に，学業の問題を抱えた子どもには学校

ベースの介入か個別の配慮が必要になる．

手厚い個別対応は，学習効率を高めるための効果的な対策であり，包括的な教育支援プログラムにはたいてい含まれている．個別指導は，学業成績達成テスト（Scholastic Aptitude Test：SAT）などの択一試験の準備や，普段の学校での学習にも役に立つことがわかっている．テストに対する不安感を減らすためには，学校での試験や実力テストを何度も受けることとリラクゼーション技法を使うことが有効である．

参考文献

Chen JJ. Relation of academic support from parents, teachers and peers to Hong Kong adolescents' academic achievement: The mediating role of academic engagement. *Genet Soc Gen Psychol Monogr*. 2005;131:77.
Henry KL, Smith EA, Caldwell LL. Deterioration of academic achievement and marijuana use onset among rural adolescents. *Health Educ Res*. 2007;22:372–384.
Ingesson SG. Stability of IQ measures in teenagers and young adults with developmental dyslexia. *Dyslexia*. 2006;12:81.
Ivanovic DM, Leiva BP, Perez HT, Olivares MG, Diaz NS, Urrutia MS, Almagia AF, Toro TD, Miller PT, Bosch EO, Larrain CG. Head size and intelligence, learning, nutritional status and brain development. Head, IQ, learning, nutrition and brain. *Neuropsychologica*. 2004;42:1118.
Kempe C, Gustafson S, Samuelsson S. A longitudinal study of early reading difficulties and subsequent problem behaviors. *Scand J Psychol*. 2011;52:242–250.
Knifsend CA, Graham S. Too much of a good thing? How breadth of extracurricular participation relates to school-related affect and academic outcomes during adolescence. *J Youth Adolescence*. 2012;41:379–389.
Lucio R, Hunt E, Bornovalova M. Identifying the necessary and sufficient number of risk factors for predicting academic failure. *Dev Psychol*. 2012;48:422–428.
Pascoe L, Roberts G, Doyle LW, Lee KJ, Thompson DK, et al. Preventing academic difficulties in preterm children: A randomised controlled trial of an adaptive working memory training intervention-IMPRINT study. *BMC Pediatr*. 2013;13:144–156.
Reinke WM, Herman KC, Petras H, Ialongo NS. Empirically derived subtypes of child academic and behavior problems: Co-occurrence and distal outcomes. *J Abnorm Psychol*. 2008;36:759–770.
Roberts G, Quach J, Gold L, Anderson P, Richards F, Mensah F, et al. Can improving working memory prevent academic difficulties? A school-based randomised controlled trial. *BMC Pediatr*. 2011;11:57–66.
Williams BL, Dunlop AL, Kramer M, Dever BV, Hogue C, et al. Perinatal origins of first-grade academic failure: Role of prematurity and maternal factors. *Pediatrics*. 2013;131:693–700.

▶ 31.17c 同一性（アイデンティティ）の問題

発達心理学者であるエリクソン（Erik Erikson）は，青年期の正常な発達過程として，「同一性の危機」という概念を提唱した．この「危機」を乗り越えるためには，小児期の同一性からより成熟した自己を受け入れるという過程に移行していく必要がある．同一性の確立には，認知的・精神力動的・性的・神経生物学的・文化的など，さまざまな側面の発達が関連する．青年期に同一性が確立されると，自分はこれまでもこれからも同一であり，時間の流れの中で連続した存在であるという感覚がはっきりしてくる．青年期の同一性の危機という概念は，1960年代の終わりから1970年代の初めにかけて，臨床家や主要なメディアの大きな注目を集めた．当時，多くの青年が主流の文化的価値観や考えに拒否感を示し，主流から外れた生活様式を取り入れていた．精神医学的診断としての同一性障害の概念は，通常小児期に明らかになる障害として，DSM-Ⅲが考案された1980年代に受け入れられるようになった．この診断基準では，同一性障害の青年は，機能障害をきたすほど「同一性に関する多様な問題の不確実性について，主観的に深く苦悩する」と定められている．

同一性の問題は，現在精神疾患とは考えられてはおらず，むしろ目標，進路選択，仲間関係，性行動，道徳的価値，集団帰属意識などの問題に関する不確実性に関連するといわれている．同一性の問題は，若者に重度の心理的苦痛を引き起こし，精神療法や指導助言が必要になる可能性があるものの，DSM-5には組み入れられていない．また，気分障害，精神病性障害，境界性パーソナリティ障害などの精神疾患を背景として，同一性の問題が起こることもある．191人の青年を対象に，不確実な状況に対して否定的に反応しやすい傾向（不確実性の不耐性，Intolerance of Uncertainty：IU）を調査したある研究によると，IUは青年の社交不安や心配と相関し，若干ではあるがうつ病との相関も認められた．

疫　学

有病率に関する信頼できる情報はないものの，危険因子として精神疾患，心理社会的な困難，ある社会の民族的少数派が主流派に合わせさせられるような同調圧力が指摘されている．

病　因

同一性の問題の原因はたいてい多元的であり，機能不全家族の圧力，併存する精神疾患の影響，青年が自分の学校や家庭環境にどの程度溶け込めているかという自覚などを含む．一般に，青年の社会技能が欠如していたり，抑うつ障害，精神病性障害，他の精神疾患などをもっていたりする場合は，仲間集団や家族からのけ者にされていると感じ，何らかの困難さが生じる．小さい頃からずっと年齢に応じた発達課題をクリアすることに困難のあった子どもは，青年期にしっかりとした同一性を確立しなければいけないというプレッシャーを感じて苦労するかもしれない．エリクソンは，同一性対役割の混乱（identity versus role confusion）という用語を使って，青年が過去の経験と現在の目標を首尾一貫した自己イメージに組み入れるという発達的かつ心理社会的課題を説明した．

臨床像

同一性の問題の根本的な特徴を端的に表現するならば「私は一体何者なのだ？」ということになるであろう．青年は首尾一貫した同一性に統合できないような，いくつかの互いに相容れない自己像をもつため，葛藤が生じる．エリクソンの記述によると，同一性の問題がある場合，若者は強い猜疑心，優柔不断，孤立感，内的な空虚さ，

他者との関わる能力の喪失，性機能障害，歪んだ時間観念，切迫感，否定的同一性などを示す．また関連する他の特徴としては，青年の自己認識と青年についての他者の認識の間に顕著な乖離がある，外的な現実ではなく内的なとらわれに関連する中程度の不安や抑うつを呈する，自己への猜疑心が強い上に将来の見通しをもてないために決断できないかもしくは逆に独立した同一性を確立しようとして衝動的行動に走る，などがある．同一性の問題を抱えた青年は，社会からのけ者にされたカルトのような集団に加わることもある．ハイリスクのヒスパニック系青年の同一性と社会的文脈との関連について調査した研究によると，学校での問題と同一性の混乱はアルコールや違法薬物の使用，性的逸脱行動などのリスクを伴う行動上の問題と関連していた．

鑑別診断

同一性の問題は，境界性パーソナリティ障害，統合失調症様障害，統合失調症，気分障害などの精神疾患に続発するものと鑑別しなければならない．最初は同一性の問題のようにみえるものが，前述した障害の前駆徴候ということもある．青年期の動揺（adolescent turmoil）や中年期の危機などの成熟に伴う正常な葛藤が非常に激しく，精神疾患との鑑別が難しいこともあるが，正常な葛藤であるならば，通常は，学業，仕事や社会機能の顕著な悪化や主観的苦痛を伴わない．しかし，これまでの研究によると，青年期の動揺が成長過程の一時的な現象ではなく，真の精神病理的現象であることも少なくないので，注意が必要である．

経過と予後

同一性の問題は，若者が核家族から離れ独立した同一性と価値観の体系を確立しようとする青年期後期に起こりやすい．最初はたいてい，不安，抑うつ，退却現象（友人，学校，さまざまな活動への興味の消失），易刺激性，睡眠困難，食習慣変化などが徐々に強くなっていく．経過は通常比較的短く，サポート，受容，心理社会的モラトリアムによってこの発達上の停滞は改善する．

青年の同一性の問題が長期化すると，慢性的に役割が拡散した状態（state of role diffusion）に陥る可能性があり，これは発達早期の障害や境界性パーソナリティ障害，気分障害，統合失調症などの発症の可能性を示唆している．同一性の問題は通常20代半ばまでには解決するものである．もし長引けば，安定した就労や対人関係をもてなくなる可能性がある．

ジェナは8歳の女の子で，台湾で生後10か月の時に米国中西部の白人夫婦の養子になった．成長するにつれて，ジェナの分離に対する脆弱さが非常に目立つようになってきた．彼女は登校を嫌がり，学校に行かされそうになるとかんしゃくを起こしていろいろな悪さをするようになった．また，彼女は母に自分はいろんな苦しさや痛みを抱えているので，もっと気にかけてほしいと嘆願した．

青年期になるころまでには，自傷癖がついてしまった．彼女は，葛藤，分離，見捨てられ不安に反応して，リストカットをしたり，自分の体をライターで炙ったりした．最終的には，自傷が彼女にとってどんな意味をもっていたのかを言語化することができるようになった．つまり，自傷すれば学校に行かずに家にいられるし，母と一緒にいられるし，友人関係のストレスも避けられると話した．ジェナと母は精神療法を受け始めた．そこでは，ジェナは自傷行為の有無にかかわらず学校には行く必要があることを学び，母もジェナの不適応的行動を少なくし，やる気を引き出すためのインセンティブについて学習した．しばらくすると，ジェナはより柔軟な考え方ができるようになり，自分の周囲の誰かではなく自分自身を害していたことに気づいた．治療者の援助のもと，彼女は学校に復帰することができるようになり，自傷行動も止めて学校生活や友達と上手くやってくことに集中できるようになった．（Efrain Bleiberg, M. D. から改変）

治　療

多くの専門家は，青年が経験する同一性の問題には短期の心理社会的介入が役に立つであろうと考えている．成長と発達を促すような個人精神療法が通常は治療の第1選択である．同一性の問題を抱えた青年は，しばしば社会的，情緒的，性的に独立するための準備が発達的にはまだ不十分だと感じている．家族からの分離と個体化の問題は，困難で気持ちが圧倒されそうになるものであろう．青年の発達に関してエリクソンによって形作られた概念を採用すると，精神療法においては，独立と自律を促進するような活動の模索（いろいろな選択肢の中から自分に合った活動や友人関係を積極的に探すこと）やそういった活動への参加（実際に行動に移すこと）について話し合われることになるであろう．治療の目的は，こういった青年が社会的・職業的な選択をするにあたって，自信や達成感を感じることができるように手助けすることである．青年が精一杯努力していることを治療者が共感し承認することは，彼らが前に進んでいく手助けになるであろう．

参考文献

Bleiberg E. Identity problem and borderline disorders in children and adolescents In: Sadock BJ, Sadock VA, eds. *Kaplan & Sadock's Comprehensive Textbook of Psychiatry.* 8th ed. Vol. 2. Philadelphia: Lippincott Williams & Wilkins; 2005:3457.

Boelen PA, Vrinssen I, van Tulder F. Intolerance of uncertainty in adolescents. *J Nerv Ment Dis.* 2010;198:194–200.

Chabrol H, Leichsenring F. Borderline personality organization and psychopathic traits in nonclinical adolescents: Relationship of identity diffusion, primitive defense mechanism and reality testing with callousness and impulsivity traits. *Bull Menninger Clin.* 2006;70:160.

Erikson EH. Identity and the life cycle: Selected papers. *Psychol Issues.* 1959;1:1.

Ivanovic DM, Leiva BP, Perez HT, Olivares MG, Diaz NS, Urrutia MS, Almagia

AF, Toro TD, Miller PT, Bosch EO, Larrain CG. Head size and intelligence, learning, nutritional status and brain development. Head, IQ, learning, nutrition and brain. *Neuropsychologica*. 2004;42:1118.
Mackinnon SP, Nosko A, Pratt MW, Norris JE. Intimacy in young adults' narratives of romance and friendship predicts Eriksonian Generativity: A mixed method analysis. *J Personality*. 2011;79:3.
Marcia J, Jossleson R. Eriksonian personality research and its implications for psychotherapy. *J Personality*. 2012;81:617–629.
Rossi NE, Mebert CJ. Does a quarterlife crisis exist? *J Genet Psychol*. 2011; 172:141–161.
Schwartz SJ, Mason CA, Pantin H, Wang W, Brown CH, et al. Relationships of social context and identity to problem behavior among high-risk Hispanic adolescents. *Youth Sci*. 2009;40:541–570.
Thomas JJ. Adolescents' conceptions of the influence of romantic relationships on friendships. *J Genet Psychol*. 2012;173:198–207.

31.18 小児と青年に対する精神科治療

▶ 31.18a 個人精神療法

　小児や青年に対する個人精神療法は，目的となる症状や障害についての適切な心理教育などで十分にラポールを築くということから始まる．一般的に，子どもが幼ければ，それだけ治療の中で家族が担う役割が大きくなる．青年のケースであったとしても，最大限の効果を得るために家族はしばしばその治療の一部に直接関わることになる．近年，強迫症（obsessive compulsive disorder：OCD）や不安症，抑うつ障害といった広い範囲の小児の精神疾患に対する認知行動療法の有効性がランダム化比較試験で確認されている．支持的精神療法，力動的精神療法，さらに近年ではマインドフルネスストレス低減法（mindfulness-based stress reduction：MBSR），瞑想，ヨガといったものが精神療法に加えられ，折衷的な併用が行われている．いずれの精神療法においても，最初の到達目標は，子どもや青年との治療関係を構築することである．一般的に，若年者に対する個人精神療法を成功させるには，その両親とのラポールを築くことが必要である．さまざまな年齢の子どもとの治療関係を確立するには，正常な発達についての知識に加え，症状が出現した背景を知ることが求められる．小児に対する個人精神療法は，特異的な症状を減らすことだけでなく，適応するための技能を向上させることにも焦点を当てている．たいていの子どもは，自分で精神医学的治療を求めているわけではない．多くの場合，家族や学校の先生，小児科医が症状に気づき，治療者のところに連れて来る．子どもたちはしばしば，自分が間違った振る舞いをしたため，あるいはその罰として治療を受けさせられるのだと信じている．

　小児や青年は，自分自身の思考，感情，気分，知覚体験についてはある程度正確な情報を提供してくれる．しかし，対外的な問題行動についてはしばしば両親や教師の方が正確であることが多い．治療者はしばしば，学校や放課後のプログラム，地域社会などとの相互作用も考慮しながら，それらをまとめていくという擁護者としての役割をもつ．小児に対する個人精神療法は，家族療法や集団療法，教育的治療，さらに薬物療法と併用されることもしばしばある．

精神療法的技法とその理論

認知行動療法

　認知行動療法（cognitive-behavioral therapy：CBT）は行動療法と認知心理学を合成させたものである．CBTは，子どもが問題を解決するためにどのような思考過程や認知様式の再構築を行うかということに重点を置く．困難な状況を解決する別の方法を考えることによって，子ども自身の認知の歪みを扱うことになる．認知行動療法は，小児・青年期の気分障害，強迫症，不安症についての多くの研究において有効性が示されている．子どもの不安症に対して，家族に焦点を絞ったCBT，すなわち「自信構築プログラム」（Building Confidence Program）と，家族に対して最小限にしか関わらずに子どもに焦点を絞った通常のCBTとを比較した最近の研究がある．両方とも，対処技能訓練と現実曝露を行うが，家族CBTには親のコミュニケーション訓練が含まれる．子どものCBTと比較して家族CBTは，子ども自身の報告では改善は認めなかったものの，治療者とは独立した立場の評価者や親からの報告では，子どもの不安に対して顕著な効果がみられた．家族CBTは小児の双極性障害の治療にも用いられ，有効な結果が出ている．

　強迫症，不安症，抑うつ障害の子どもにCBTを実施するのには限界がある．それは，小児や青年に対するCBTの訓練を受けた治療者の数が足りないということである．最近の研究では，クリニックで行う通常のCBTとインターネットを用いたCBTとを併用した治療（CBT via clinic-plus-Internet treatment）の実施可能性を調べている．このCBTの併用治療を受けた子どもは，治療を受けない待機群の子どもと比較して，治療前後で非常に大きな改善がみられ，その効果は12か月維持できていた．インターネットを用いた治療は家族に受け入れられやすく，脱落率は非常に低かった．

精神分析と精神分析的療法

子どもの精神分析　子どもに対する精神分析は，集中的に行う形式の精神分析的精神療法で，この治療法が行われることはあまりない．週に3〜4セッションを行い，無意識下の抵抗や防衛に重点を置く．このアプローチでは，治療者は無意識下の抵抗を期待し，転移が現れ，それが転移神経症へと完成していくことを許容する．その中で，神経症的葛藤が解決されていく．精神分析的な記述においては，力動的な葛藤を解釈することに重点が置かれる．精神分析では，他の精神療法で主眼を置かれる要素も含まれる．すべての精神療法において，子どもは常に自分のことを理解し受け止めてくれる治療者から援助を得

べきである．治療上の教育的指導は必要に応じて提供される．

古典的な精神分析理論によると，探索的な精神療法はすべての年齢に適用でき，精神病理的な発達過程を修正することも含まれる．しかし年齢による違いもあり，それは，年齢が進むにつれて心因的要素と精神力動的要素とがより明確に区別されるという点である．子どもが幼いほど，発達的要素と精神力動的要素は区別しがたい．一般的に病理的プロセスは，子どもにとって重要な意味をもちかつ有害な影響を与えるような体験から始まると考えられている．ある意味でその体験は事実ではあるものの，逆の意味では誤解に基づくものであったり，想像されたものであったりする．いずれにしても，これらは外傷体験であり，無意識のコンプレックスを引き起こす原因となる．意識的に気づくことができないため，無意識の要素は理性的な適応手段では対処しきれず，防衛機制への病理的な依存に陥りやすい．結果として，葛藤が増大することで苦痛となり，さらに情緒障害にまで発展しうる症状・性格傾向・行動パターンが引き起こされる．

精神分析的精神療法　精神分析的精神療法とは，精神分析の形式を部分的に変更したものであり，表現的かつ探索的な手法を用いる．この治療法では，心的外傷体験の再体験と脱感作を通じて情緒的な混乱を改善することを目指す．インタビューや遊戯といった方法で子どもたちに自由に考えや感情を表現してもらう．最終的には，治療者は患者自身が避けていた感情，長い目でみれば益のない恐怖や願望を子どもたちが理解する手助けをする．

行動療法

すべての行動は，それが適応的であれ非適応的であれ，行動の習得と維持という同じ基本原則に則った結果である．行動は学習されるか消去されるかのいずれかである．社会的重要性によって，その行動は異常なものや邪魔なものだとみなされる．治療の理論やそこから派生した治療的介入の技法は，過去数年間で複雑さを増してきているが，学習というものはすべて，2つの包括的で基本的なメカニズムに基づいているということは変わらない．1つ目はパブロフの有名な実験にある古典的条件付け，2つ目はスキナーのオペラント条件付けである．後者は，行動の強化についてのソーンダイクの効果の法則（law of effect）や，フロイトの苦痛−快感原則の基本となっている．精神分析においては過去の潜在的な原因が重要であるが，行動療法ではそういった点を強調せず，直近の誘因に重点を置く．

レスポンデント条件付けにおいて，異常な行動は2種類しかないとされる．すなわち，学習を失敗したことによる適応的行動の不足と，不適切なことを学習したことによる逸脱した不適応行動である．こういった概念は，すべての子どもの精神療法において暗黙の理論的根拠となっている．治療戦略は，特に年少の子どもにおいて，以前には気づかれなかった良い行動を報酬によって強調し，それが以前よりももっと高い頻度で起こってくるようにすることが有効性につながる．

家族療法

家族療法の概念は，システム理論，コミュニケーション理論，対象関係論，社会的役割理論，動物行動学，生態学といったものの影響を受けている．家族とは独自の歴史や構造をもつ自己制御的な開かれたシステムだという考えが前提となっている．家族内には相互依存的なシステムがあり，相補的な人間関係をもつ．この力動的な相互作用の結果として，家族の構造は絶えず変化し続ける．この根底となる概念に基づいて，さまざまな考えが出てくる．すなわち，家族の発達，ライフサイクル，恒常性，機能，同一性，価値，ゴール，適合，調和，神話，規則，役割（代弁者，症状の担い手，生け贄，感情のバロメーター，ペット，迫害者，犠牲者，仲裁人，気晴らしになる人，サボタージュする人，救済者，大黒柱，厳格な人，保護的な人），構造（境界，分裂，ペアリング，同盟，提携，膠着，遊離），ダブルバインド，身代わり犠牲，神秘化といったものである．家族に対するわずかな治療的介入が結果として非常に大きな変化につながる理由は，家族のシステムを理解することにより説明できる．

ジャスティンは中流家庭出身の公立中学校3年生の14歳の少年だった．彼は両親に連れられて治療を受けに来た．彼はずっと，対人場面での人見知り，不安を抱えていたが，それが最近さらに目立つようになってきたのだった．彼の友人は放課後に集まって遊んでいたが，彼は週末を1人で過ごしていた．診断の結果，社交不安症があるということがわかった．ジャスティンは他人や友人と一緒にもっと楽に過ごしたいと思っていたにもかかわらず，彼は当初，治療を受けることに抵抗した．多くの話し合いや両親からの働きかけにより，ジャスティンは社交不安に対する認知行動療法グループに参加するようになった．ジャスティンはセッションが予定されている日になると軽いイライラがあったものの，いったん治療の場に来ると，セッションに参加することはできた．教育，認知再構成，行動曝露，再発予防に関する16セッションと，両親と一緒に行う4セッションの治療を始めた．治療が進むにつれ，学校でのジャスティンは存在感を増し，数人の仲間と学校でアメリカンフットボールの試合を観戦するようになった．ジャスティンは治療者に対して，「今度，学校のダンスパーティーに行きたいんだけど，途中で恥ずかしくなってダンスが終わる前に帰ってしまうことにならないかな？」と相談した．治療者はダンスの場でジャスティンに起こりうるいくつかの状況を想定し，曝露療法を行った．すなわち，酒やドラッグを勧められる状況，ダンスの時間を楽しむ状況，独りで取り残されたり友人に無視されたりする状況，女の子にダンスを申し込んでも断られる状況などである．ダンスパーティー当日，ジャスティンにはわずかの友人がいたが，彼らはダンス会場でジャスティンを取り残した．ジャスティンはこの望ましくない状況に対する準備ができていたため，彼は2人の女の子にダンスを申し込み，頑張って他の仲間と交流を試みた．ジャスティンが内気である

にもかかわらず，1人の女の子がダンスの誘いを受けてくれたことに彼は驚いた．彼はその日の体験を"成功した"と認識した．ジャスティンはその後，彼のことをもっと受け入れてくれる新しい仲間と別のイベントに参加するようになった．ジャスティンの例では，あらかじめ安全な治療の場において，ダンスパーティーで拒絶された場合どうするかを練習することができたことが重要であった．そして，そのことにより，治療を続けるモチベーションが高まった．この治療の中でジャスティンはさらに，今までだったら無様で落胆するような結果に終わったであろう状況に，行動曝露と練習を通じて適切に対処できるようになった．（Anne Marie Albano, Ph. D. から改変）

　ティムは3歳の子どもで，発達は正常だった．幼稚園入園まではよく喋っていたが，突然，家の外で全く会話をしなくなった．幼稚園が始まる直前に，ティムの両親は離婚し，父親が家を出て行った．両親が離婚する前は，ティムは言葉を活発に喋り，彼と同年齢の多くの子どもより言語能力の発達は優れていた．彼の様子は幼稚園でずっと観察されたが，彼が友達と喋っているところを見ることは全くなかった．彼のことは以下のように述べられた．「彼は従順な子どもだが，他の子どものように簡単には笑わない．遊ぶことはできるし，ものを頼まれた時には問題なく従うことができるが，話をすることはない」．ティムが精神医学的評価を受ける中で，フルーツループというお菓子（訳注：輪の形をしたフルーツ味のシリアル）を自分の好みのカップに入れて食べることを楽しみとしていることがわかった．そこで会話のきっかけに，彼にとって大事なフルーツループを強化の手段として提供するという治療計画を立てた．以後，フルーツループは幼稚園と治療の場でしかもらえず，治療中は家では食べられないということになった．治療者はコミュニケーション行動のシェイピング（shaping）の段階を決めた．それはティムが，最初は身ぶりで，その次は何らかの発声で意思表示をするというものであった．このシェイピングのやり方は，幼稚園の先生にも指導された．フルーツループの箱は，治療の初期は常にティムの目につくところに置かれ，彼がその箱をじっと見ていることがあれば，治療者や先生は彼におやつが欲しいか確認するようにした．箱の方向を指差して，見て，頷くことで，4つのフルーツループをもらうことができた．次に，報酬を得るために，ティムは声を出すかフルーツループが欲しいと頼むように言われた．この段階で，彼は唸るような声を出したり，時々「ループ」と発語をしたりできるようになった．最後の段階で，フルーツループが欲しい時に文章として言葉を発するように決められ，ティムはそれに従った．この段階は幼稚園で2日，治療の場で2時間かかった．ついにフルーツループの箱は片づけられたが，ティムが音を出したり喋ったりした時には4つのフルーツループを渡せるように先生は常に持っておくことにした．このシェイピングのプロセスはさらに3日を要したが，ティムは短い文章ではあったものの，先生や友達に話をすることができるようになった．そしてさらに，彼がもっと会話ができるようにするために，また報酬と行動とのつながりを消していくために，報酬のフェイディング（fading）が行われ，彼が3〜8回会話をするごとに1回渡すというように変比率強化スケジュール（variable ratio schedule）が導入された．2週目の終わりまでに，ティムは両親が離婚する以前のレベルまで会話をするまでになった．ティムの両親に対しては，彼が社会生活を送る上で，自分のことは自分で言わせる（例えば，レストランで自分の食べるものを注文する，他の人に挨拶をする，おやつをもらう前に自分で要求をする）よう指導することにより，再発防止が図られた．（Anne Marie Albano, Ph. D. から改変）

　ジェンナは13歳の少女で，家族歴に不安とうつ病があった．彼女の両親は，ジェンナが汚染と感染についての強迫症状を繰り返すということで，治療に連れて来たのだった．彼女は手の皮が剝けて血が出てくるまで繰り返し手を洗い，その間，親に対して自分の食事の中身をチェックするよう説得した．もし親にチェックしてもらわなければ，食べ物の中に虫や細菌が混じっているのではないかという恐怖があることが診察の結果判明した．ジェンナの両親は彼女の恐怖を和らげようとして，彼女が満足するまで食事をチェックし，そのことで食事するまでに1時間以上もかかるということがしばしばであった．このことはジェンナとその家族にとって大きな苦痛であり，そのことで家族の関係性は悪かった．ジェンナの手洗いは，ほとんどすべての日常生活動作（ドアを開けた後，読書の後，鉛筆を使った後，また彼女が不潔だと思うすべての物を触った後）にまで広がっていった．ジェンナの状態を評価した結果，曝露反応妨害法を勧めることになった．この治療では，強迫症状に関して最も負担の小さいもの（母親が準備した食事をチェックする）から大きいもの（湿ってヌルヌルしたものを触ってから自分の口を触る）までの段階に並べた．計画的に，治療者はジェンナに対して，ある状況に対する想像上の曝露（例えば，ハンバーガーを食べたところ，口の中がザラザラしていて，母親がチェックしていなかったことに気づいた）を経験してもらい，不安が許容範囲に軽減するまで継続した．不安が軽減するまでおよそ25分かかった．次に，現実場面での曝露を設定した．すなわち，実際に食べ物の中に何かを入れておくという方法である（例えば，調理していない米をハンバーガーの中に入れておく）．この方法を用いたところ，ジェンナは親にチェックしてもらうことなく食べることができた．治療が進むにつれ，彼女が以前は病気になるのではないかとずっと怖がっていたことが，実際にはまず起こり得ないのだということを学んだ．同様に，儀式的な洗浄に対しては，さまざまな物質にコーティングされた品物を自分で触り，それから自分の顔や口を触るということに取り組むことで対処した．ジェンナの治療は，自宅での曝露を親に手伝ってもらい，14セッション続いた．両親に対しては，ジェンナの儀式的行動に加担することがないよう指導を行った．再発予防計画が追加され，曝露の範囲を他の食材や状況（カフェテリアや露店やレストラン）にまで広げた．治療終了までに，ジェンナは親にチェックしてもらうことなく，最小限の不安はあるものの食事ができるようになった．さらに，彼女はさまざまな種類の活動に参加できるようになり，その時に物を触っても手洗いする必要はなくなった．（Anne Marie Albano, Ph. D. から改変）

支持的精神療法

　支持的精神療法は，普段はよく適応できている子どもに何らかの危機が起こった時，その感情的な動揺に対処できるように援助を行うものである．心的外傷体験や喪失体験，軽度の気分障害や軽度の不安に関連する障害の治療にも用いられる．

> 　6歳の男の子が治療に連れられてやって来た．彼には重度の攻撃性があり，しばしば器物破損に及んだ．薬物療法の効果判定に加えて，週2回の精神分析的精神療法を受けることになった．初期のセッションは，限界を設定し，攻撃的行動を抑えることの必要性を繰り返し説明した．治療が始まって2か月で，彼は大きく息を吸い込んで自分の体を膨らませ，「自分は超人ハルクだ」と大きな声でみんなに名乗るようになった．それから彼は遊戯療法室で足を踏みならして踊り，おもちゃを壊そうとした．治療者は「君は本物の超人ハルクになることはできないけれど，超人ハルクの真似をすることはできる．みんな一緒にそうやって遊ぼうよ」と提案した．こうしたやり取りを繰り返す中で，徐々に治療者が自分の遊びの中に参加するのを許容できるようになった．6か月後，彼は自分の行動を，「超人ハルクの役割を演じる」という風に変えることができるようになり，物を壊すことなく，攻撃性が減少した．彼は自分が文字通り超人ハルクになろうとするのではなく，演じることができることを理解したのである．（David L. Kaye, M.D. から改変）

力動的精神療法と行動療法の併用

　おそらく，力動的精神療法と行動療法の併用の最もわかりやすい例は，入院や施設治療，部分的入院，集中的外来治療プログラムなどを用いた，子どもや青年に対する環境療法である．こういった状況で行動の変化が起こってくる．その変化が患者にとってどういう心理的意味をもつかは個人の精神療法のセッションの中で検討される．1つの治療場面で起こっていることとそこから得られる情報が，他の治療場面の治療過程を豊かにかつ明確にするのである．

代替・補完的心理社会的介入：マインドフルネスストレス低減法，マインドフルネス瞑想，ヨガ

　マインドフルネスストレス低減法（Mindfulness-Based Stress Reduction：MBSR）は，マインドフルネスの実践を日常生活に適用させる心理教育プログラムであり，青年期の精神科外来患者において研究されている．マインドフルネスの実践は，瞬間瞬間の刺激に対して注意を持続することに焦点を当てるもので，認知的判断や自己批判をせずにすべてを受容する態度を促す．成人においては，こういった訓練をすることは対処能力の改善を促し，不安やストレス，時に自傷行為を減らすことにつながる．14〜18歳のさまざまな診断の青年約100人を対象とした研究がある．この研究では，被験者をランダムに通常治療群（個人療法または集団療法）か，週2時間のMBSRを8週間受ける群に割りつけた．MBSR群は訓練を受けた治療者によって，通常のセッション中だけでなく，家に帰ってからもマインドフルネスを実践するよう促された．参加者は8週間の介入が終わった後と，さらにその3か月後に評価を受けた．その結果，MBSRと通常治療のいずれも，不安，抑うつ，身体化症状，自尊感情は有意に改善していたが，ストレス知覚，強迫症状，対人関係の問題はMBSR群でのみ有意な改善がみられた．さらに，MBSR群の45%以上において，介入後に診断の変更があった（例えば，もはや気分障害の診断基準を満たさなくなるほど）．しかし，通常治療群では寛解したケースはなかった．

　マインドフルネス瞑想は，気分障害，慢性疼痛症候群，不安症，ADHDといったさまざまな精神疾患で実践されている．カバットージン（Kabat-Zinn）のマインドフルネスは，内的・外的な体験に気づく能力を用いて，判断を下すことなくその瞬間瞬間に注意を向けることで特徴づけられる．マインドフルネスを取り入れた瞑想法にはいろいろある．MBSRと，ティーズデール（Teasdale）によって開発されたマインドフルネス認知療法（Mindfulness-Based Cognitive Therapy：MBCT）はいずれも，マインドフルネス瞑想法といえる．神経画像研究でマインドフルネス瞑想により脳に特異的な変化が生じることが示された．ある研究ではヴィパッサナー瞑想（Vipassana meditation）が，背側内側前頭前皮質と同様に，吻側前帯状回皮質の活性化と関係があることが示された．このことから，マインドフルネス瞑想は注意力を改善し，臨床的に重要な改善をもたらす可能性が示唆された．

　ヨガは古代インドに起源をもつ．多くの種類のヨガがあるが，重要な要素は身体の姿勢，呼吸管理，深い弛緩，瞑想である．ヨガについてのランダム化比較試験によると，軽度のうつ病や睡眠障害，注意障害に対してヨガを付加することの有効性が示されている．子どものADHDに対するヨガ，ゲームの協力プレイ，身体運動を比較した臨床研究では，薬物療法にヨガを付加することでADHDの症状に中等度の改善がみられた．ヨガは軽度のうつ病の付加的治療として有効であり，薬物治療を行わなかったとしても単独で有効であることを示唆するいくつかのエビデンスがある．もしかすると統合失調症においても，薬物治療に付加することで有効性があるかもしれない．

遊戯の役割

　子どもが遊んでいるのを観察したり子どもと一緒に遊んだりすることによって，子どもの発達能力を評価して，困難な状況を理解する上での非常に有益な情報を得ることができる．特に，幼い子どもや心的外傷体験を経験した子どもは，言葉で表現することが難しいため，この方法が適切である．

遊びの道具は治療者によってまちまちであるが，以下の設備があることで遊戯室や遊戯場所が非常にバランスのとれたものになる．すなわち，さまざまな人種の多世代の家族の人形，いろいろな役割や感情をもつ人形（警察官，医師，軍人など），小さな人形用の家具（人形の家があろうとなかろうと），動物のおもちゃ，パペット，紙，クレヨン，絵の具，刃先の丸いハサミ，スポンジのようなボール，粘土かそれに相当するもの，ゴム製のカナヅチやナイフ，おもちゃの拳銃，積み木，車，トラック，飛行機，食事用具といったものである．これらのおもちゃは，遊びを通じて子どもが他者と交流できるようなものでなければならない．壊れやすいおもちゃは子どもが怪我をしたり，子どもの罪の意識を強めたりするため，避けるべきである．

子どもや青年の精神療法における治療者の役割は，一般的に成人に対するものよりも指示的で積極的である．子どもはふつう，自分自身の人生経験をまとめて述べることはできないが，現在の心の状態を上手に報告することはできる．青年であったとしても，治療者は成人に対する場合よりも積極的な立場をとり，中立的であるよりは，指示的・擁護的であるべきである．

治療同盟を築き上げて維持するために，子どもに治療のプロセスについて教育することが必要となるかもしれない．他の教育的介入では，子どもが経験したことのないような情動に対してラベルをつけることを必要とする場合もある．

治療者は，自分が子どもを援助する教育的な立場にあることから，自分自身を子どもの親のような立場に置く誘惑にかられる．こういった態度は，時には適切な治療戦略となることはあるものの，治療者は子どもや青年に対して過度に親の役割をしてしまうことの潜在的なリスクを見失ってはならない．

両親とその他の家族

両親やその他の家族は，多かれ少なかれ子どもの精神療法に参加することになる．未就学児においては，子どもを直接治療するというより，両親に向けての治療が主である．それと正反対に，治療代の支払いや通院のための交通手段が必要という点以外は，子どもは親の影響を受けずに精神療法を受けることができる．しかし，大抵の治療者は子どもについての情報を得るために，親との治療同盟を維持する．

おそらく，親との面談が最も頻繁に行われているのは児童相談所であろう．親の指導は，子どもの問題や親子間の相互関係の問題，子どもの治療に伴う親自身の治療といったことが中心である．親の治療は，子どもと同一の治療者によって行われることもあれば，他の治療者によって行われることもある．近年，子どもの治療を1次的と考えるのではなく，子どもはその家族の代表として治療を受けに来ているといった考え方に移行している．

そういった家族療法においては，家族全員もしくは家族の一部は，家族の構成員として，子どもと同時に治療を受けることになる．治療の対象を個人とするのか，あるいは家族とするのかは，医療機関や治療者の好みによるところが大きく，選び難いこともあるが，治療戦略や併用療法をどうするかといったことの最終的な決定は，臨床的評価に基づくべきである．

守秘義務

子どもが大きくなるにつれて，守秘義務の問題はより大きな意味をもつようになる．非常に幼い子どもは，守秘義務の問題を青年ほどには気にしない傾向がある．もし子どもが危険な状態におかれたり，誰かから危害を加えられたりすることがないのなら，一般的に守秘義務は保持される．危険性が問題とならないような状況では，ふつう，治療者と青年との間で話し合われたある話題を親と共有する前に，子どもの許可を得ておく．すべての言動は，真剣なものであると同時に「お試し」でもあると治療者が受け止めてくれていると子どもが感じられる雰囲気を作ることには意義がある．言いかえると，子どもがどういう話をするかによって治療者の対応が縛られるわけではない．しかし，子ども本人の許可なく第三者機関と連絡を取ることには慎重であらねばならない．そして以上のような治療スタンスを踏まえた上で，治療者は時に子どもと守秘義務について話をするべきである．精神療法の中での多くの子どもの言動は，親もすでに知っているのだから．

治療者は親に対して，子どもの治療セッションの内容についてプライバシーを尊重するよう，協力を求めるべきである．しかし，その点に関して常に快い同意が得られるわけではない．親は何が起こっているのかを詮索したり，治療者の特権的な立場を不愉快に感じたりするからである．

第三者機関に子ども本人に関するどんな情報が伝えられたかを定期的に子どもに報告することは，治療者の信頼性と子どもの自主性を強調することになる．こういう報告をすることと同時に，どんな情報が第三者機関に伝えられたと子ども本人が思うかについて話し合うことも治療的になりうる．第三者機関との話し合いの場に子ども（特に，年長の子ども）を同席させることも，実りの多いものになるかもしれない．

適　応

精神療法は通常，精神症状や障害があって，家庭や学校での活動能力が障害され，重大な支障をきたしている子どもが適応となる．発達という視点からみることで，心理社会的介入が子どもの認知機能や感情面の発達に適合しているかということについての情報が得られる．精神療法が効果的でない場合，治療者と患者の相性が良く

ないか，その問題の本質に対して精神療法の種類が不適切であるか，治療に対して子どもの認知能力が不適切なのかを判断することは重要である．

参考文献

Albano AM. Cognitive-behavioral psychotherapy for children and adolescents. In: Sadock BJ, Sadock VA, Ruiz P, eds. *Kaplan & Sadock's Comprehensive Textbook of Psychiatry*. 9th ed. Philadelphia: Lippincott Williams & Wilkins; 2009:3721.

Balasubramaniam M, Telles S, Doraiswamy PM. Yoga on our minds: A systematic review of yoga for neuropsychiatric disorders. *Front Psychiatry*. 2012;3:117.

Biegel GM, Brown KW, Shapiro SL, Schubert CM. Mindfulness-based stress reduction for the treatment of adolescent outpatients: A randomized clinical trial. *J Consult Clin Psychol*. 2009;77:855–866.

Chiesa A, Serretti A. A systematic review of neurobiological and clinical features of mindfulness meditations. *Psychol Med*.2010;40:1239–1252.

Kaye DL. Individual psychodynamic psychotherapy. In: Sadock BJ, Sadock VA, Ruiz P, eds. *Kaplan & Sadock's Comprehensive Textbook of Psychiatry*. 9th ed. Vol. II Philadelphia: Lippincott Williams & Wilkins; 2009:3707.

Kober D, Martin A. Inpatient psychiatric, partial hospital, and residential treatment for children and adolescents. In: Sadock BJ, Sadock VA, Ruiz P, eds. *Kaplan & Sadock's Comprehensive Textbook of Psychiatry*. 9th ed. Vol. II, Philadelphia: Lippincott Williams & Wilkins; 2009:3766.

Kratochvil CJ, Wilens TE. Pediatric psychopharmacology. In: Sadock BJ, Sadock VA, Ruiz P, eds. *Kaplan & Sadock's Comprehensive Textbook of Psychiatry*. 9th ed. Vol. II Philadelphia: Lippincott Williams & Wilkins; 2009:3756.

Pumariega A. Community-based treatment. In: Sadock BJ, Sadock VA, Ruiz P, eds. *Kaplan & Sadock's Comprehensive Textbook of Psychiatry*. 9th ed. Vol. II, Philadelphia: Lippincott Williams & Wilkins; 2009:3772.

Rostain AL, Franklin ME. Brief psychotherapies for childhood and adolescence In: Sadock BJ, Sadock VA, Ruiz P, eds. *Kaplan & Sadock's Comprehensive Textbook of Psychiatry*. 9th ed. Vol. II. Philadelphia: Lippincott Williams & Wilkins; 2009:3715.

Rubia K. The neurobiology of meditation and its clinical effectiveness in psychiatric disorders. *Biol Psychiatry*. 2009;82:1–11.

Sargent J. Family therapy. In: Sadock BJ, Sadock VA, Ruiz P, eds. *Kaplan & Sadock's Comprehensive Textbook of Psychiatry*. 9th ed. Vol. II. Philadelphia: Lippincott Williams & Wilkins; 2009:3741.

Schlozman SC, Beresin EV. The treatment of adolescents. In: Sadock BJ, Sadock VA, Ruiz P, eds. *Kaplan & Sadock's Comprehensive Textbook of Psychiatry*. 9th ed. Vol. II. Philadelphia: Lippincott Williams & Wilkins; 2009:3777.

Siqueland L, Rynn M, Diamond GS. Cognitive behavioral and attachment based family therapy for anxious adolescents: Phase I and II studies. *J Anxiety Disord*. 2005;19:361.

Spence SH, Holmes JM, March S, Lipp OV. The feasibility and outcome of clinic plus internet delivery of cognitive-behavior therapy for childhood anxiety. *J Consult Clin Psychol*. 2006;74:614.

Zylowska L, Ackerman DL, Yang MH, Futrell JL, Horton NL, Hale TS, Pataki C, Smalley SL. Mindfulness meditation training in adults and adolescents with ADHD: A feasibility study. *J Attention Dis*. 2008;11:737–746.

▶ 31.18b 集団精神療法

　子どもや青年に対する治療グループは，その中で扱う問題，患者の年齢，グループの構造，実施される治療的アプローチなどによってさまざまなものがある．集団精神療法は，攻撃性のある小児や青年の怒りのコントロール，社会技能の向上，性的虐待や9.11テロなどの心的外傷体験者のサポートといった広範囲にわたる臨床症状を治療するために用いられる．さらに，青年期の社交不安症，強迫症，抑うつ障害の治療にも用いられる．集団療法は認知行動療法の手段を用いて子どもの不安症や青年の薬物乱用，限局性学習症を治療するのに用いられてきており，効果が上がっている．喪失体験をもつ青年に対する集団療法は有効であるというエビデンスがある．例えば，殺人事件に巻き込まれた青年に対する集団精神療法の有効性についての調査が報告されている．集団療法は発達段階に応じて適切な形式で，すべての年齢の子どもに用いられる．集団療法は，行動，教育，社会技能，精神力動的問題に焦点を当てることが可能である．集団のありようは，子どもの発達段階，知能，扱う問題によって異なる．行動指向的な集団や認知行動療法的な集団のリーダーは，向社会的な対人交流や望ましい行動を促進するような，指示的で積極的なメンバーとして機能する．精神力動的なアプローチを用いる集団療法の場合は，リーダーは対人関係の相互作用を観察することに重きを置き，行動療法的な集団のリーダーほど積極的には動かない．

　子どもと青年の集団精神療法は，個人精神療法よりも大きな心理的影響がある．ヤロム（Irving Yalom）は，多くの要素が集団療法の有効性に関係していると述べている．これらは以下に述べる理論的な要素を含む．

- **希　望**　同様の困難を経験した人と一緒に過ごし，その人が問題を積極的に克服していくのを見ることで希望がわく．
- **普遍性**　精神疾患をもつ子どもや青年はしばしば孤独で仲間外れにされていると感じる．集団の中で一緒に行動することで孤独感がなくなり，自分の疾患について見つめ直し，それは自分の中のほんの小さな部分なのだと思えるようになる．
- **情報共有**　子どもや青年は，学校などの集団から新しい情報が得られることに慣れている．集団療法の形式では，自分が学習したことで仲間を助けたり，仲間に教えたりして，自分が学んだことを補強する機会を得ることができる．
- **利他主義**　集団内の他の仲間を助け，その仲間が努力している姿を見ることは，自分自身の自己効力感を高め，自分自身の問題を乗り越えていくことにつながる．
- **社会技能の向上**　集団療法は，社会的能力の低い子どもや青年の対人関係技能やコミュニケーション能力を向上させる安全な治療形態である．リーダーの指導のもと，同じような悩みを抱える仲間と一緒にさまざまな練習をすることは，対人関係とコミュニケーション能力の向上につながる．

　集団療法は，社会的に孤立している子どもや，自分が仲間に影響を与えていることに気づいていない子ども達が，お互いにフィードバックやサポートを与え合うことができる非常に効果的な様式である．非常に幼い子どもを含む集団は，一般的にリーダーによって厳密に構造化される．そして，イマジネーションや遊びを通じて，社会的に容認される仲間関係や良好な行動が促進される．治療者は，子どもの注意の持続時間，治療者の一貫性と限界設定の重要性をきちんと考慮しておかなければならない．未就学児の集団のリーダーは，剥奪的な環境で育った子どもやネグレクトを受けた子どもに対して，支持的な親の行動モデルとして，意義深い役割を果たすことが

できる．学童期の子どもの集団療法は，同性のみの場合もあれば，男児女児両方を含むこともある．学童期の子どもは未就学児と比べて，自分の気持ちを言語化することに長けているだけでなく，構造化されたゲーム形式の治療も有効である．学童期の子どもはルールを何度も確認する必要があり，すぐにお互いのルール違反を指摘し合うようになる．対人スキルは学童期の集団の中で取り扱うのに適している．

青年期においては同性の集団療法が用いられることが多い．青年期前期の身体的変化や高校入学に伴って生じる新たなストレスは，同年齢の仲間と自分を比べ，悩みを共有することで軽減される．青年期中期と後期においては，男女混合の集団で治療を行うことが多い．青年期後期の集団精神療法においても，治療の効果を最大限にするため，リーダーはしっかりした治療構造のもとで直接の介入を行う．落ち込んで疎外感を味わっている青年は，治療集団に属するということ自体に意味を見出すかもしれない．

> キースは14歳の高機能自閉スペクトラム症の男子だった．キースは不器用にみえるため，実際の年齢より幼く思われていた．彼の知能レベルは平均よりも上であったが，社会的発達は風変わりであった．彼は学者ぶった喋り方をするため，仲間から孤立してしまっていたが，特に彼が中学生になった後はさらにひどくなった．友達を作る能力を向上させ，より良い対人交流スキルを身につけるため，彼は青年の集団に入って社会技能を身につけることを勧められた．グループ参加開始当初，キースは直接的な質問に対してそっけない返事をするだけで，すぐに没頭の対象であったナポレオンの伝記を読み始めるのであった．グループのメンバーは，そのうち彼の存在を無視するようになった．数週間の後，彼のその本への興味はいくぶんなくなってきたように見受けられた．彼はその本をグループにもち込みはしたが，本は膝の上で閉じられていた．彼は時折意見を言うものの，それはしばしば会話のトピックとは関係ないものであった．グループの他のメンバーは，「キースが他のメンバーとは違う」という点を尊重してくれているようにもみえたが，彼が上手な対人交流をもつことはまだまだ難しかった．2か月後，非常に大人しい13歳の少年がそのグループに新たに加わった．数セッションが終わった後，キースはその新しいメンバーに意外な興味をもつようになった．そして，その少年の近くに座り，グループのメンバーとの交流を促したのだった．まもなく，キースはナポレオンの本をあまり持ち歩かなくなり，他のメンバーと交流する時間が増えた．グループのリーダーからの指導を受け，グループ内で練習することにより，キースはより適切な社会的行動様式を学んだ．病的なほどのナポレオンへの憧れはもち続けていたものの，他のメンバーと，より適切な話題で会話を交わすことができるようになった．キースの社会技能が向上し，人に対する興味が強くなったことは臨床的に明らかであった．キースが学校や家庭での対人交流を身につける上で，集団の中で社会技能を練習するという方法は最も有用であった．（Alberto C. Serrano, M.D. から改変）

未就学期から学童期前期の集団

未就学児の集団に対しては一般的に，パペットや図画工作といった技法を用いて治療を構造化する．パペットを用いた治療では，通常の遊びと同じように，子どもは自分の空想の内容をパペットに投影する．このような集団においては，他のメンバーと交流するということよりも，パペットで遊ぶということを通じて治療効果がもたらされる．

集団のプレイセラピー（遊戯療法）では，自由な遊戯室という環境で，子どもと他のメンバーや治療者との交流の質に重点が置かれる．治療者は，子どもが遊びや言葉を通じて自分の空想を表現することを受け入れるべきであるが，子どもの緊張が高まった状態では積極的に枠をつけてもよい．玩具は個人のプレイセラピーにおいて昔から使われている．子どもは玩具を使って自分の攻撃的な衝動を表現し，集団のメンバーや治療者と共に家庭内での問題を追体験する．集団療法の適応となるのは，みな共通して対人関係を求めており，仲間と同じように振る舞い，仲間に受け入れてもらうことを必要としている子どもである．通常対象となるのは，恐怖症をもつ子ども，女性的な少年，恥ずかしがり屋で内気な子ども，秩序破壊的な行動障害の子どもである．

この適応範囲を拡大して，集団精神療法は，自閉症の子ども，親，芸術療法，さらに，言語発達の遅れのある身体障害児に対しても行われている．週に2回，母親と子どもが一緒に活動する経験をもつことは，お互いの理解につながる．支持的な集団精神療法を受けた母親において，自分の子どもに対して抱いていた空想を表出し，治療の場でそれを扱うという経験は効果的であることが証明されている．

学童期の集団

活動を中心とした集団精神療法は，治療的な環境において，子どもの修正体験を通じて，子ども同士および子どもと成人との間の適切な社会的交流が増えるという考えに基づいている．そのために，インタビュー，言葉で空想内容を説明すること，集団での遊戯や作業，その他のコミュニケーション手段を用いる．このタイプの集団精神療法では，みんな問題解決のためにこの場に集まっているということ，そしてこの集団が変化をもたらすのだということに気づき，子どもは問題志向的に話をする．彼らは，夢，空想，白昼夢，不快な経験といったものを報告する．

治療者によって，時間や共同治療者，食べ物，道具の用い方が異なる．1回のセッションが90分という設定を好むリーダーもいるが，多くの集団は，放課後に最低限1時間集まる．最後の10分間におやつを出す治療者もいれば，子どもがみんなと会話する時間におやつを出す人

もいる．しかし，おやつというものは重要な要素ではなく集団の中心的活動ではない．

思春期・青年期の集団

若年者に対して用いられる集団精神療法の方法は，修正して思春期の子どもにも適用できる．これはしばしば，同性の集団に行われる．彼らが抱えている問題点は後期の潜伏期（latency-age）の子どもと似ている．しかし，彼らは（特に，女児においては）青年期前期の影響とプレッシャーを感じ始める時期でもある．グループはこういった過渡期の手助けとなり，青年期に入る前の社会的欲求を満足させることになる．すなわち，グループを作ることで劣等感や自己不信感を埋め合わせることができるのである．この治療法は，この時期特有の対人関係パターンを巧みに利用している．思春期の子どもは，概念化能力が未熟であるため，遊びや描画やサイコドラマや他の非言語的表現法を用いることが多い．治療者は積極的で指示的に接する．

活動を中心とした集団精神療法は，パーソナリティーがさほど障害されていない思春期の子どもに対して行うことが推奨されている．これは一般的に，同性で8人を越えない子どものグループで行われ，そのグループが置かれている物理的および環境的な特徴に配慮してデザインされ計画された活動に自由に参加する．スラブソン（Samuel Slavson）は集団精神療法の先駆者であるが，集団を家族の代わりになるものとして捉えた．すなわち，その集団の中で，受容的で中立な治療者が親の代わりとなるのである．治療者はいくつかの役割を担うが，ほとんどの場合，個々の子どもが治療者やグループの他のメンバーと交流するのを，非言語的に援助する．しかし近年，治療者は集団を家族関係の再現としてではなく，その対人関係プロセスの点からピアグループ（仲間集団）とみなすようになってきている．

16歳以上の青年期後期になると，成人の集団に属することもしばしばである．集団療法は薬物関連障害の治療に有効である．集団と個人の併用療法も青年に対して有効に用いられている．

その他の集団療法

集団療法は，ADHDをもつ子どものための社会技能訓練，抑うつ状態や家族との死別の問題，摂食障害を抱える子どものための認知行動療法といった，より焦点化された治療にも有効である．こういった，より専門化された集団では，特定の問題点が取り上げられる．社会技能訓練を行う場合など，実際の訓練をグループセッション中に行うこともある．施設治療やデイケアなどで集団精神療法の技法が用いられることもある．学業不振の子どもや低所得層の子どもに対して学校で行う集団精神療法は，伝統的な技法に加えて，行動強化やモデリングの理論に依拠し，補足的に親の集団療法を行う．

行動契約（behavioral contracting）といった特定の集団精神療法の研究を均質な環境で行うために，施設治療が用いられている．報酬-懲罰といった強化による行動契約は，基本的信頼関係に重大な問題があって自尊心が低く，依存葛藤がある青年期に入る前の少年に正の強化を与える．正式な施設治療に類似したものとして，社会グループワークホームがある．入所前に多くの心理的な迫害を受けた子どもに対して，支持的集団精神療法が感情表出やカタルシスを促す．しかし，活動を共有し，自分の技術が向上していると子どもが感じることが何よりも重要なのである．

公立学校は，一般的に集団精神療法に適した場とは考えられていないが，これもまた構造化された場所であり，集団精神療法を行っている治療者もいる．集団的カウンセリングとしての集団精神療法は学校という場に馴染みやすい．一例として，あるグループでは，6～8人の同性あるいは同じ問題を抱えた集団に対して，週1回，2～3年以上にわたって授業時間内に行われた．

適 応

治療の中で集団精神療法を用いる多くの適応症がある．置かれている状況が適応を決定することもある．矯正施設で治療を行っている治療者もいるが，そういった状況では，個人精神療法よりも集団精神療法の方が青年の治療に適している．個人療法より集団療法の方が，多くの患者が一定期間内に治療を受けることができるという時間経済的な適応理由もある．集団療法には，その有効性が最も発揮される子どもの年齢や発達段階，抱えている問題などがある．若年集団においては，子どもは人間関係を渇望し，仲間から受け入れられることを潜在的に求めるので，これが集団精神療法への適合性を決定する際の参考となる．集団療法への不適合基準については議論があるところであるが，徐々にその基準は緩められている．

親に対する集団療法

子どもに対する集団精神療法の過程で，親への対応が困難な場合，治療が障害されることがある．時に非協力的な親は，子どもを治療の場に連れて来ることや親自身が治療を受けることを拒む．最も極端な例は，親が子どもをまるで自分自身のニーズを満たすためのコミュニケーション手段のように利用する時である．そういった状況では，子どもが集団で良い経験をすることが，家庭での混乱を引き起こすという不幸な状況が生じることになる．

したがって，親に対する集団療法は，子どもの集団療法の手助けになるのである．親に対して認知行動療法の集団的介入を行った最近の研究がある．その研究では，

不安症を抱えた自分の子どもに対する治療をどのように役立たせるかを学ぶ介入が行われた．その結果，親に対して教育をすることが，子どもの治療に役立つことが示唆された．治療を受けている子どもの親は，子どもの苦しみの理解，正常と病的な行動の境界線の識別，医療施設との協力関係，自身の罪悪感への対処方法といったことにしばしば困難を感じる．親の集団療法はこういった領域を援助し，どのように行動すればよいかを明確にしてくれる．

参考文献

Baer S, Garland EJ. Pilot study of community-based cognitive behavioral group therapy for adolescents with social phobia. *J Am Acad Child Adolesc Psychiatry.* 2005;44:258.

Eggers CH. Treatment of acute and chronic psychoses in childhood and adolescence. *MMW Fortschr Med.* 2005;147:43.

Haen C. Rebuilding security: *Group* therapy with children affected by September 11. *Int J Group Psychother.* 2005;55:391.

Kreidler M. Group therapy for survivors of childhood sexual abuse who have chronic mental illness. *Arch Psychiatr Nurs.* 2005:19:176.

Laugeson EA, Frankel F, Gangman A, Dillon AR, Mogil C. Evidence-based social skills training for adolescents with autism spectrum disorders: The UCLA PEERS Program. *J Autism Dev Discord.* 2012;42:1025–1036.

Laugeson EA, Frankel F. *Social Skills for Teenagers with Developmental and Autism Spectrum Disorders: The PEERS Treatment Manual.* New York: Routledge; 2010.

Liddle HA, Rowe CL, Dakof GA, Ungaro RA, Henderson CE. Early intervention for adolescent substance abuse: Pretreatment to posttreatment outcomes of a randomized clinical trial comparing multidimensional family therapy and peer group treatment. *J Psychoactive Drugs.* 2004;36:49.

Manassis K, Mendlowitz SL, Scapillato D, Avery D, Fiksenbaum L, Freire M, Monga S, Owens M. Group and individual cognitive-behavioral therapy for childhood anxiety disorders: A randomized trial. *J Am Acad Child Adolesc Psychiatry.* 2002:41:14243.

Mishna F, Muskat B. "I'm not the only one!" Group therapy with older children and adolescents who have learning disabilities. *Int J Group Psychother.* 2004;54:455.

Muris P, Meesters C, van Melick M. Treatment of childhood anxiety disorders: A preliminary comparison between cognitive-behavioral group therapy and a psychological placebo intervention. *J Behav Ther Exp Psychiatry.* 2002;33:143.

O'connor MJ, Laugeson EA, Mogil C, Lowe E, Welch-Torres K, Keil V, Paley B. Translation of an evidence-based social skills intervention for children with prenatal alcohol exposure in a community mental health setting. *Alcohol Clin Exp Res.* 2012;36:141–152.

Stallard P, Sayal K, Phillips R, Tahylor JA, Spears M, Anderson R, Araya R, Lewis G, Millings A, Montgomery AA. Classroom based cognitive behavioural therapy in reducing symptoms of depression in high risk adolescents: Pragmatic cluster randomised controlled trial. *BMJ.* 2012;345:e6058.

Thienemann ML. Child psychiatry: Group psychotherapy. In: Sadock BJ, Sadock VA, Ruiz P, eds. *Kaplan & Sadock's Comprehensive Textbook of Psychiatry.* 9th ed. Vol. 2. Philadelphia: Lippincott Williams & Wilkins; 2009:3731.

Wilens TE, Rosenbaum JF. Transitional aged youth: A new frontier in child and adolescent psychiatry. *J Am Acad Child Adolesc Psychiatry.* Sep 2013; 52(9):887–890.

▶ 31.18c 施設治療，部分的入院，デイトリートメント，入院治療

子どもや青年の精神疾患の急性期の安定化，維持療法期への移行，さらに長期にわたる病状のコントロールのために，入院治療，部分的入院*，施設治療といった治療形態がある．子どもや青年が入院できる精神科施設の数が限られているため，重篤な精神疾患をもつ子どもや青年に対して，集中的外来治療プログラムや部分的入院プログラムがしばしば用いられる．保険会社が，治療費の負担が大きい入院治療に代わるものとして，部分的入院を勧奨するケースが増えてきている．部分的入院プログラムは，重篤な精神疾患をもつ子どもや青年であって，早急に心理社会的治療や薬物療法が必要ではあるが，医学的に入院が必要とされる基準は満たしていない患者に提供される．施設治療は，数か月からもっと長期にわたり，高度に構造化された治療や管理が必要な子どもや青年が適応となる．施設に入所することにより，高度な精神医学的管理のもと，安定して一貫性のある環境での治療を受けることができる．重篤な精神障害をもつ子どもや青年は，適切な管理や子育てができないといった家庭の事情から，施設入所に至ることが時にある．

> ダンは16歳の青年で，過去にうつ病で複数回の自殺企図があった．彼は生命に関わるような自殺企図の後，地域にある精神科の青年期病棟に入院した．入院して1週間が経った時，ダンの家族が加入している保険会社は，切迫した自殺のリスクがなくなったと判断し，それ以上の入院治療費の支払いを断った．ダンは自殺を企図したことを後悔し，もうこのような自分を傷つける行為は繰り返さないでおこうと心に決めていた．しかし，重篤な抑うつ症状が続いていることに加え，慢性的な機能不全家族であったことから，入院治療チームはダンが退院して週1回の外来治療に移行するにはまだ早いと判断した．そこでダンは，入院病棟と連携して行われている部分的入院治療プログラムに移った．8週間の治療の間，彼は個人精神療法家と強い治療同盟を結ぶことができるようになった．そして，家族に対する心理教育により，重要な変化がみられ始めた．部分的入院プログラムの担当の児童精神科医はダンを定期的に診察し，彼の薬物療法を管理し，精神療法家と連携して希死念慮を減らすべく働きかけた．8週目が終わる頃，ダンの抑うつ症状は軽減し，外来治療へと安全に移行することができた．そして彼は問題なく学校に戻ったのであった．部分的入院治療プログラムが，高度に構造化された治療の中で進歩を持続的に強化し，通常の入院治療から外来治療への移行を可能にしたのである．(Laurel J. Kiser, Ph. D., M. B. A., Jerry Heston M. D., and David Pruitt, M. D. のご好意による症例から改変)

> マークは8歳の少年で，症状の評価と治療目的で地域の

---

*訳注：原文では，"Partial hospital"，"Day hospital"，"Day treatment"の使い分けが多少混乱しており，さらにこれらは日本にはない治療の枠組みであるため，我々は大島*の研究を参考に，次のような訳し分けを行った．

・Partial hospital とは，比較的重篤な精神疾患患者に対して，急性期病棟での入院治療に代わるものとして，広範囲の訓練やサービスを行うものであり，「部分的入院」と訳した．

・Day treatment は Day hospital とほぼ同義であり，従来の外来治療よりも集中的な支援を必要としている人に対して，社会生活上のスキルや医療などを提供するものであり，そのまま「デイトリートメント」と訳した．

*大島巌．平成21年度厚生労働科学研究費補助金　精神障害者と地域生活のための多職種によるサービス提供のあり方とその効果に関する研究

分担研究：精神障害者の地域移行に果たす精神科デイケアとアウトリーチケア連携モデルの可能性～欧米の脱施設化の変遷とデイケアの役割に関する文献レビューからの考察～

精神保健センターを紹介された．彼は易刺激性がきわめて高く，気分が不安定でかんしゃくを起こし，仲間や周りの大人に対して暴力を振るっていた．かんしゃくを起こしていない時でさえ，彼は不平を言ってイライラし，短気であった．彼は学校で数回停学処分を受けており，退学の可能性があった．精神疾患の家族歴があり，母方の祖母に統合失調症の既往があった．診療医は外来での精神症状の評価が終わった時，マークの小学校の近くに新しくできた部分的入院・デイトリートメント施設の利用を勧めた．そこは，行動療法的なプログラムが主体であった．また，マークの易刺激性を改善させるためのフルオキセチン内服に加え，個人精神療法と集団SSTと家族療法も勧めた．

部分的入院プログラムに半年間通ううちに，行動療法プログラムの場面設定は，治療的活動場面のみならず学校の教室へも拡大された．彼の日々の目標は，他人の意見にきちんと従うこと，怒りを爆発させるのを減らすこと，暴力を減らすことであった．グループ療法や個人療法の中で社会技能に関して直接のフィードバックや指導を受けていくうちに，彼は仲間との関係を改善することができるようになっていった．それぞれのスタッフはそれぞれの担当分野において，行動療法の原則を一貫して適用することができた．マークの両親は積極的に家族療法のセッションと家族の話し合いに参加した．マークにはフルオキセチンがよく効いて，それで易刺激性が軽減したように見受けられた．彼は時々かんしゃくを起こすことはまだあったが，その程度はましになり，持続時間も短くなった．マークは徐々に，半日は学校の教室で過ごし，残りの半日はデイトリートメントのプログラムに参加するようになった．さらに8週間後，学校に戻ることができたのだった．(Laurel J. Kiser, Ph. D., M. B. A., Jerry Heston, M. D., and David Pruitt, M. D. のご好意による症例から改変)

入院治療

子どもや青年が，自分自身や他人を害するような危険な行動を計画したり行動に移そうとしていたりする場合には，精神科への入院が必要となる．子どもが精神科に入院する理由として多いのは，希死念慮，自殺企図，攻撃的な行動である．安全の確保と症状の安定，有効な治療の導入が入院治療の目標である．いくつかのケースにおいては，精神科への入院がその子どもにとって初めての，安定して安全な環境での生活となる場合がある．また，特に副作用が問題となる薬では，子どもの行動を24時間観察しておかないといけないため，病院はしばしば，新しい向精神薬を投与してみるのに最も適切な場となる．不適切な養育を受けている子どもはしばしば，ストレスの多い虐待環境から離れて入院することで，症状の寛解をみることがある．子どものコントロールできない攻撃性が入院の引き金になる場合が多いことに鑑み，症状を軽減して暴力的な行動を減らすための安全で効果的な方策が入院環境には必要となる．例えば，暴力をふるいそうになっている子どもや青年を，その場からいったん隔離して落ち着ける部屋でしばらく過ごさせることは，暴力行為に対処する1つの方法である．隔離拘束は衝動性をコントロールできない子どもに対する治療的介入とみなされるが，稀ではあるが拘束中の窒息死があるため，こういった介入はできるだけ減らす努力が必要である．しかし，他に非常に有効な治療法がない場合は，隔離拘束をせざるを得ない．いくつかのケースでは，入院施設内での危険な状況から脱するため，薬物療法を「化学的拘束」(chemical restraint) として用いることがある．理想的には，暴力行為を引き起こす先行刺激(antecedent)を同定・発見し，実際に暴力が起こってしまう前に介入することが目標である．入院治療は安定化と治療導入のための場であり，その子どもや青年がいずれ制限の少ない環境へと退院した際に，もはや自分や他人を危険な行為にさらすことがないよう，そして継続的なケアの中で治療と援助が得られるようにすることを目指す．

部分的入院治療

多くのケースでは，部分的入院プログラムに参加する子どもや青年は重篤な精神疾患をもっているため，こういったプログラムによる支援がなければ，精神科入院治療が必要となるかもしれない．プログラムの中では，家族療法，集団精神療法，個人精神療法，薬物療法，行動療法，その他特別支援教育といったものが重要である．部分的入院プログラムは，外来治療よりもっと集中的なサポート・観察・指導が必要ではあるが，もし適切な治療さえ受けられるならば家庭で生活できるレベルの子どもや青年に対する優れた代替治療である．

子どもを自分の家や親から引き離さずに包括的な治療を毎日行うという概念は，治療的保育園(therapeutic nursery school)の経験に基づくものである．部分的入院治療は，子どもを家族から引き離すわけではないため，施設入所や入院治療と比べて，家族を治療の場に引き込みやすいという利点がある．また，部分的入院治療は施設入所よりも治療費が安く済む．しかしその一方で，プログラムに参加することで子どもが相対的に社会的に孤立してしまい，ごくわずかのそれもハンディキャップをもった人としか社会的なつながりがもてなくなるといった弊害がある．

適　応　外来治療よりも構造化され，より集中的で特殊な治療を必要とする場合が，部分的入院の主たる適応である．しかしまた，その家庭環境が少なくともその子どもの発達を阻害しないということが条件である．部分的入院治療が有効と思われる疾患は多岐にわたり，自閉性障害，素行症，ADHD，知的能力障害が含まれる．治療環境で自傷他害行為がみられそうな場合は適応とはならない．よって，家出の可能性がある場合，火遊びの可能性がある場合，あるいは自殺企図や他害がある場合，その子どもが家に留まることで家族の生活に著しい支障が生じるような場合には，部分的入院治療は適応とはならない．

プログラム　部分的入院プログラムを成功に導くには，

管理上の明確なリーダーシップがあること，チームの協力が得られること，コミュニケーションが取りやすいこと，子どもの行動の理解があること，といった要素が必要である．

部分的入院で子どもの世話をするスタッフの主な仕事は，子どもと家族がコントロール感を内在化して，それぞれの役割を以前よりもうまく果たせるような生活環境を提供することであり，これを通じて彼らは成功体験を体感できるのである．部分的入院治療が有効である子どもの年齢，ニーズ，診断名はさまざまであるため，数多くの部分的入院プログラムが作られてきた．知的能力障害の子どもに特化したプログラムでは，特別支援教育ならびに構造化された生活環境が提供される．自閉症や統合失調症をもつ子どもを治療するためにデザインされたプログラムもある．さらに，通常は入所治療の中で行われるような，幅広い疾患を対象としたプログラムが提供されることもある．この場合は入所治療枠の拡大と位置づけられることもあり，子どもが入所治療と部分的入院治療とを行ったり来たりするなど，必要に応じて両者を使い分けることもある．学校プログラムは部分的入院治療の中の大きな要素である．部分的入院治療の効果を分析する試みがこれまでになされてきた．しかし，そういったプログラムの総合的な効果の分析には，多くの側面がある．臨床症状の改善度，勉強の進み具合，仲間との関係，社会適応（触法行為），家族関係といった面を評価しなければならない．部分的入院を退所して1年後と入所時とを比較すると，「性の問題」以外については子どもの行動チェックリスト（Child Behavior Checklist）で評価したところ，「不安・抑うつ」「身体的訴え」「注意の問題」「思考の問題」「非行的行動」「攻撃的行動」に有意な改善がみられた．部分的入院治療の長期的な効果を評価するには困難がある．子どもが良い状態を維持できているか，また子どもの心理面の改善を治療者がどうみているか，費用対効果はどれくらいかといったことを評価した場合，異なる結果が得られるかもしれない．

部分的入院プログラムの中で学んだことから，精神医療関係者は，別々のプログラムが代わるがわる子どもをフォローするのではなく，1つのプログラムで一貫してフォローする方が良いことを理解した．子どもや青年の精神疾患に対する部分的入院プログラムから得られた経験はまた，精神疾患をもつ子どものケアを行っている小児病院や小児科病棟でも継続した治療を行うことを推進した．

施設治療

施設治療を受けている子どもはしばしば，自分自身が重篤な精神疾患をもち，さらに，適切な養育ができずに大きな問題を抱える家族がいるという2つの問題に直面している．場合によっては，子どもや青年は，家庭で可能なレベルよりもさらに構造化された環境を必要としている．また，家族自身が精神疾患や薬物乱用，病弱といった問題をもっているために，子どもの精神医学的治療を監督できない場合もある．児童虐待やネグレクトがある場合，家族は子どもに対して安全で養育的な環境を提供できない．もし家族が協力的で意欲的なら，子どもの施設治療に積極的に関わることがきわめて重要である．治療の目的は，親と子どもの絆を取り戻し，将来的に家庭で子どもを養育できるようになることである．

スタッフと治療環境

子どものケアワーカー，教師，ソーシャルワーカー，精神科医，小児科医，看護師，心理士といった職種を組み合わせることで，施設のスタッフには数多くのパターンがあるため，施設治療は非常に高価なものとなる．児童精神衛生合同委員会（Joint Commission on the Mental Health of Children）は推奨される治療構造について以下のように述べている．

施設は治療プログラムのためのスペースに加えて，学校プログラムと夜間の活動プログラムのためのスペース，さらに施設の内外に広い遊び場をもっておくべきである．入所者数は100人以下で，60人を越えることは稀であり，その中でさらに小グループでの共同生活を経験できるようになっている必要がある．施設は家族の居住地の近くにあり，公共交通機関を利用しやすいことが望ましい．また施設は，医療機関や教育サービス，さらに地域のさまざまな資源を利用しやすい場所に設置されるべきである．施設は可能な限り開放的であるべきで，ごく稀に必要な際以外には，建物や棟や部屋に鍵をかけるべきではない．入所プログラムを作る場合，子どもは，距離的・時間的・心理的な経験の質において，それまでの生活に可能な限り近い環境に置かれるべきである．

適　応

施設治療を勧められる子どもは，学校の心理士，外来の精神療法治療者，少年裁判所職員，州の福祉スタッフといった専門家から，複数回にわたり評価を受けていることがほとんどである．施設治療に至るまでに外来治療や里親制度が利用されてきた場合が多い．子どもの問題が重篤であったり，子どものニーズに応える家族の能力が低かったりすることにより，子どもを家に帰すことができないケースもある．施設入所検討の対象となる子どもの多くは，秩序破壊的な行動に加えて，気分障害や精神病性障害といった問題を抱えている．また，身体的虐待，性的虐待，ネグレクト，貧困，ホームレスといった大きな心理社会的問題を抱えているために，家庭で生活できない場合がある．子どもの年齢の幅は施設によって異なるものの，5〜15歳の年代が多い．また，少年の方が少女よりも施設入所検討の対象となることが多い．

プログラムに紹介された子どもに関するデータを最初に吟味することにより，その子どもが施設治療に適しているか否かを聞き取りを行うスタッフが判断するのに役

表 31.18c-1　施設治療における教育課程

入所前評価	介入プログラムの計画		評価と再評価	教育の場	経過観察
感情的葛藤の特徴 ｜ 学習困難の特徴	―教育技能の発達 ―読み方の補修 ―基本的技能の発達 ―知覚・運動・衝動性のコントロールの学習 ―図画工作技能 ―音楽技能 ―総合的なグループ計画 ―各25日間6サイクルの勉強技能（診断評価，個人の目的，処方，新しい目的やそれに代わるものの計画）	―不安軽減プログラム ―支持的な大人との関係 ―安定した信頼モデル ―生活空間についての聞き取り ―個人心理療法 ―教室からの退室 ―標準化された指導部屋 ―安全で静かな部屋	毎週のスタッフミーティング ｜ 多分野のスタッフのミーティング ｜ 教師の日々の報告 ｜ 心理テスト 継続的な標準テスト ｜ 半年ごとの試験 半年ごとのスタッフの評価	通常学級 ｜ 特殊学級 ｜ 私立学校 ｜ 州立施設	

立つ情報が得られる．入所を受け入れるケースと不適と判断するケースの割合は1対3くらいになることが多い．通常は次に，治療者や集団生活担当のワーカーや教師が，子どもとその親の面接を行う．心理検査や神経学的診察も，必要に応じて実施されることがある．子どもとその親は，こういった面接を受ける心づもりをしておかなければならない．

環　境

施設治療を受けている子どもは，ほとんどの時間を施設の中で過ごす．スタッフは臨床家とケアワーカーで構成され，構造化された治療環境を提供する．この治療環境においては，対人関係におけるそれぞれの役割（boundaries）や行動上の限界設定が，子どもたちに対して明確に示される．子どもの能力に応じて課題が設定される．褒美などの動機づけは次のステップへの励ましとなる．施設治療において，環境を構造化して限界設定を行うことで，治療的な雰囲気が維持される．

子どもはしばしば1人またはそれ以上の数のスタッフを選び，関係性をもとうとする．この関係を通じて，彼らは意識的にも無意識的にも，親に対する多くの感情を表出する．スタッフはこういった転移反応を理解し，子どもが自分の親との過去または現在の関係に基づいて期待しているのとは異なる方法で対応することができるように，訓練を受ける必要がある．そのためには，スタッフ自身の逆転移にも意識を向けなければならない．

一貫性とバランスを維持するために，集団生活のスタッフは情報交換するだけでなく，他の職員や管理職，特に子どもの教師や治療者などと，オープンにかつ定期的に情報交換しなければならない．一般的に，行動変容（behavior modification）の原則が日々の施設でのプログラムの中に組み込まれる．最近の研究で，施設の青年の暴力行為に対する抗精神病薬の使用と隔離拘束の頻度との関係が調べられた．隔離拘束を受ける頻度が中等度から高度だったグループでは，有意に抗精神病薬の変更が多く，高用量の投薬を受けていた．高用量が用いられても，隔離拘束の頻度は変わらず高かった．このことは，施設内での暴力行為に対する抗精神病薬の有効性に疑問を投げかけるものであった．

教　育

施設で生活する子どもには，重篤な学習症，秩序破壊的行動，ADHDが多い．そのため，通常の地域の学校には馴染めず，施設に併設する特別な学校（on-ground school）が必要となることが多い．子どもの学習する意欲を向上させることが，on-ground schoolの大きな目標である．施設治療の中での教育の過程は複雑である．表31.18c-1にその要素を示した．

治　療

多くの施設では，基本的な行動変容プログラムを用いてガイドラインを設定し，どのようにしたら具体的に報酬を得られるかを具体的に明示する．これらの行動プログラムは，細かさや強度の段階がある．いくつかのプログラムでは，報酬や責任に応じたレベルが設定されている．トークンエコノミー法（token economy system）を用いる場合，望ましい行動をしたり目標を達成したりすることによりポイントが与えられる．たいていのプログラムでは，特殊な治療目標を設定することと同様に，基本的な日常生活の作業が含まれている．

一般的に，これらのプログラムの中で実施される精神療法は支持的であり，可能な限り家庭復帰を目指している．洞察指向的精神療法は，それが有益であるような子どもに対しては行われることがある．

親

子どもの治療と並行して，親と一緒に行う作業は不可欠である．子どもは通常，親側にどんな問題があったとしても，少なくとも片方の親とは強い結びつきがある．時に子どもは，子育ての中で何度も失敗を繰り返してきたような親であっても理想化することがある．子どもが家に戻ってくることに関して，親が両価的な期待や非現実的な期待をもっていたりする．また，子ども自身の利益のためには，子どもが別の場所で生活できるように，両親を援助しなければならないこともある．多くの施設治療で，親に対する個人精神療法または集団精神療法，カップル療法，夫婦療法などを提供しており，一部のケースでは家族療法との併用が行われている．

デイトリートメント

子どもを家や家族から引き離すことなく包括的な治療を毎日行うという概念の一部は，治療的保育園（therapeutic nursery school）の経験に基づくものである．子どものためのデイトリートメント（day treatment）プログラムはそこから発展し，プログラムの種類は増加の一途をたどっている．デイトリートメントは，子どもを家族から引き離すわけではないため，施設入所や入院治療と比べて，家族を治療の場に引き込みやすいという利点がある．また，デイトリートメントは施設入所よりも治療費が安く済む．しかしその一方で，プログラムに参加することで子どもが相対的に社会的に孤立してしまい，ごくわずかのそれもハンディキャップをもった人としか社会的なつながりがもてなくなるといった弊害がある．

適　応

外来治療よりも構造化され，より集中的で特殊な治療を必要とする場合が，デイトリートメントの主たる適応である．しかしまた，その家庭環境が少なくともその子どもの発達を阻害しないということが条件である．デイトリートメント治療が有効と思われる疾患は多岐にわたり，自閉性障害，素行症，ADHD，知的能力障害が含まれる．治療環境で自傷他害行為がみられる可能性がある場合は適応とはならない．よって，家出の可能性がある場合，放火の可能性がある場合，あるいは自殺企図や他害がある場合，その子どもが家に留まることで家族の生活に著しい支障が生じるような場合には，デイトリートメントは適応とはならない．

プログラム

デイトリートメントプログラムを成功に導くには，管理上の明確なリーダーシップがあること，チームの協力が得られること，コミュニケーションが取りやすいこと，子どもの行動に理解があること，といった要素が必要である．実際，1つの機関が施設治療とデイトリートメントの両方を提供することには利点がある．

デイトリートメントで子どもの世話をするスタッフの主な仕事は，子どもと家族がコントロール感を内在化して，自分自身との関係および外的世界との関係においてそれぞれの役割を以前よりもうまく果たせるような生活環境を提供することであり，これを通じて彼らは成功体験を体感できるのである．そこで用いられる方法は，施設治療プログラムと本質的に同じである．

デイトリートメントが有効である子どもの年齢，ニーズ，診断名はさまざまであるため，数多くのデイトリートメントプログラムが作られてきた．知的能力障害の子どもに特化したプログラムでは，特別支援教育ならびに構造化された生活環境が提供される．自閉症や統合失調症をもつ子どもを治療するためにデザインされたプログラムもある．さらに，通常は施設治療の中で行われるような，幅広い疾患を対象としたプログラムが提供されることもある．この場合は施設治療枠の拡大と位置づけられることもあり，子どもが施設治療とデイトリートメントとを行ったり来たりするなど，必要に応じて両者を使い分けることもある．学校プログラムはデイトリートメントの中の大きな要素である．そして，子どものニーズや診断によって，精神医学的治療は異なる．

デイトリートメントの研究結果

デイトリートメントと部分的入院の効果を分析する試みがこれまでになされてきた．しかし，そういったプログラムの総合的な効果の分析には，多くの側面がある．臨床症状の改善度，勉強の進み具合，仲間との関係，社会適応（触法行為），家族関係といった面を評価しなければならない．部分的入院を退所して1年後と入所時とを比較すると，「性の問題」以外については Child Behavior Checklist で評価したところ，「不安・抑うつ」「身体的訴え」「注意の問題」「思考の問題」「非行的行動」「攻撃的行動」に有意な改善がみられた．デイトリートメントの長期的な効果を評価するには困難がある．子どもが良い状態を維持できているか，また子どもの心理面の改善を治療者がどうみているか，費用対効果はどれくらいかといったことを評価した場合，それらの結果は異なってくるかもしれない．

同時に，デイトリートメントの利点が理解されるにつれ，さらにプログラムが発展した．デイトリートメントプログラムで学んだことは，デイトリートメントが中断してしまったとしても，今度子どもが別のサービスを受けて訓練する際に活かすことができる．デイトリートメントプログラムの中で学んだことから，精神医療関係者は，別々のプログラムが代わるがわる子どもをフォローするのではなく，1つのプログラムで一貫してフォロー

する方が良いことを理解した．子どもや青年の精神疾患に対するデイトリートメントプログラムから得られた経験はまた，精神疾患をもつ子どものケアを行っている小児病院や小児科病棟でも継続した治療を行うことを推進した．

参考文献

Aarons GA, James S, Monn AR, Raghavan R, Wells RS, Leslie LK. Behavioral problems and placement change in a national child welfare sample: A prospective study. *J Am Acad Child Adolesc Psychiatry.* 2010;49:70–80.

Baeza I, Correll CU, Saito E, Aranbekova D, Kapoor S, Chekuri R, De Hert M, Carbon M. Frequency, characteristics and management of adolescent inpatient aggression. *J Child Adolesc Psychopharmacol.* 2013;23:271–281.

Damnjanovic M, Lakic A, Stevanovic ED, Jovanovic A. Effects of mental health on quality of life in children and adolescents living in residential and foster care: a cross-sectional study. *Epidemiol Psychiatr Sci.* 2011;20:257–262.

Epstein RA Jr. Inpatient and residential treatment effects for children and adolescents: A review and critique. *Child Adolesc Psychiatr Clin N Am.* 2004;13:411.

Geller JL, Biebel K. The premature demise of public child and adolescent inpatient beds: Part I: Overview and current conditions. *Psychiatric Q.* 2006;77:251.

Geller JL, Biebel K. The premature demise of public child and adolescent inpatient beds: Part II: Challenges and implications. *Psychiatr Q.* 2006;77(4):273–291.

Kober D, Martin A. Inpatient psychiatric, partial hospital and residential treatment for children and adolescents. In: Sadock BJ, Sadock VA, Ruiz P, eds. *Kaplan & Sadock's Comprehensive Textbook of Psychiatry.* 9th ed. Philadelphia: Lippincott Williams & Wilkins; 2009:3766.

Miller L, Riddle MA, Pruitt D, Zachik A, DosReis S. Antipsychotic treatment patterns and aggressive behavior among adolescents in residential facilities. *J Behav Health Serv Res.* 2013;40:97–110.

Noftle JW, Cook S, Leschied A, St Pierre J, Stewart SL, Johnson AM. The trajectory of change for children and youth in residential treatment. *Child Psychiatry Hum Dev.* 2011;42:65–77.

▶ 31.18d 薬物療法

過去10年間で，小児・青年期の精神疾患に対する薬物療法の有効性，安全性についてのエビデンスが明らかになってきている．プラセボとのランダム化比較試験では，抑うつ障害，不安，強迫症(obsessive compulsive disorder：OCD)に対する選択的セロトニン再取り込み阻害薬(SSRI)，精神病症状や攻撃性に対する第2世代抗精神病薬(second-generation antipsychotic：SGA)，ADHDに対する中枢神経刺激薬の短期的有効性が確認されている．出版されたデータによると，若年性のうつ病，不安症，強迫症に対するフルオキセチン(Prozac)，セルトラリン，フルボキサミン，エスシタロプラムの短期的な有効性と安全性が認められている．

エビデンスに基づくADHD治療の第1選択は，メチルフェニデート(コンサータ)やアンフェタミン，アンフェタミン塩酸塩(Adderall XR)といった長時間作用型の精神刺激薬に移行してきている．

National Institute of Mental Health(NIMH)が資金援助をして多施設共同で強迫症，うつ病，不安症に対する薬物療法と心理社会的療法の併用についての研究を行い，この分野での大きな成果が得られてきた．その結果では，認知行動療法とSSRIとの併用がいずれの単独治療よりも勝っていた．また，より年少の集団に対する研究もなされた．NIMHが就学前期のADHDに対して行った研究(Preschooler with ADHD Treatment Study：PATS)が最初の多施設共同研究である．まずペアレントトレーニングを行い，それを継続する．必要があればメチルフェニデートを使用する．この方法が有効で安全であった．

二重盲検のプラセボ比較試験では，若年うつ病に対するフルオキセチン，セルトラリン，エスシタロプラムの有効性のエビデンスが得られ，米国食品医薬品局(Food and Drug Administration：FDA)はフルオキセチンとエスシタロプラムを青年期のうつ病の適応としている．フルオキセチン，セルトラリン，フルボキサミンはランダム化比較試験で若年性強迫症に対する有効性が示されている．FDAは小児や思春期の不安症に対するSSRI使用を適応とはまだ認めていないが，ランダム化比較試験ではフルオキセチン，セルトラリン，パロキセチン，フルボキサミンの若年性不安症に対する有効性が示されている(訳注：現在FDAは，フルオキセチンを7～17歳の強迫症に，セルトラリンを6～17歳の強迫症に対して使用を認めている)．

2004年にFDAは，小児期患者におけるすべての抗うつ薬が自殺のリスクを上げるのではないかという警告文(black box warning；訳注：薬物の添付文書に記載される注意書き)を勧奨したことを発表した．そのデータの中では，自殺を完遂した例はなかったものの，自殺関連行動のリスクが増えることを結論づけている．すべての抗うつ薬は，小児を対象とした研究がなされているか否かにかかわらず，小児患者に対するこの警告を記載しなければならない．近年，精神病や攻撃的な行動を抑えるために，定型抗精神病薬に取って代わって，セロトニン-ドパミン作動薬(SDA)としても知られるSGAが使用されるようになった．

治療上の考慮事項

小児の精神疾患に対する精神薬理的な介入がエビデンスに基づくものになるにつれ，治療同盟を確立してターゲットとなる症状を同定して観察し，コンプライアンスを上げることが治療の成功に重要な要素となる．子どもと両親と精神科医のチームワークは，小児精神疾患の薬物治療を成功に導くために重要である．

まず，副作用が発現しないように，小児の精神病理や身体の状態を評価しなければならない(表31.18d-1)．治療者が薬物療法を行う際には，子どもの養育者が安全で一定した環境を提供できるかを評価しなければならない．患者が説明を理解できる年齢なら，治療者はリスクと利益を患者本人に伝え，薬物治療の判断に関わる子どもの養育者やその他の人(福祉関係者など)にも伝えなければならない．

治療者は薬物投与を開始する前に，ベースラインの評価をしなければならない．行動評価の尺度を用いることにより，その薬物療法の反応性を客観的にみることがで

表 31.18d-1　生物学的治療における診断過程

1. 診断的評価
2. 症状の測定
3. リスク対利益比の考慮
4. 定期的な再評価
5. 治療終結と薬剤の漸減・中止

きる．一般的に治療者は少量の薬物から始めて，反応性と副作用をみながら徐々に増量していく．最適な薬物療法は，急いではならない（例えば，保険会社の事情による不適切に短い入院治療や不適切な外来間隔など）．また，治療者が患者や養育者と接する機会が少ないことで，その薬物療法が不適切に長くなってもいけない．その薬物療法が成功するか否かは，治療者と普段どの程度連絡を取りやすいかによって決まる．

小児の薬物動態

　成人と比較して小児は肝臓の代謝能力が高く，糸球体の濾過量が多く，脂肪組織が少ない．よって，精神刺激薬や抗精神病薬や三環系薬物はより速やかに排泄される．リチウム（リーマス）もまた速やかに排泄される．子どもにおいて薬物は脂肪組織に蓄積されない．小児の薬物排泄が速いため，多くの薬物の半減期は，成人より小児の方が短い．

　治療者が服用量から血中濃度を予測できるとか，血漿濃度から治療反応性を予測できるといったエビデンスは乏しい．比較的低い血漿濃度であったとしても，ハロペリドールはトゥレット症に対して効果的な可能性がある．メチルフェニデートの血漿濃度と治療反応性との関係は認められていない．うつ病と三環系薬物の血漿濃度とのデータは不完全であり矛盾がみられる．三環系薬物の血漿濃度は，夜尿症においては治療反応性と関係している．

　リチウム治療においては，唾液中の濃度と血漿濃度とを3～4回測定して平均値を求めることにより，その比を決定することができる．比の平均値によって唾液中の濃度を血漿濃度に変換することができるため，血液検査を嫌う小児に対する静脈穿刺をしなくて済む．血漿濃度のみならず通常の副作用のモニタリングをする必要がある．表 31.18d-2 に代表的な薬物，適応，常用量，副作用，モニタリングする際の注意事項を示した．

精神刺激薬，アトモキセチン，α作動薬

　精神刺激薬は小児，青年，成人の ADHD 治療のうち最優先されるものである．いくつもの研究で，ADHD に対する精神刺激薬の有効性が認められている．最近では，メチルフェニデート，アンフェタミン，アンフェタミン合剤，デキスメチルフェニデート（Focalin LA）といった1日1回服用する長時間作用型の刺激薬が用いられることが多くなった．最も多く調べられ，よく使われている刺激薬はメチルフェニデートである．デキストロアンフェタミン（Dexedrine）はメチルフェニデートと同等の効果が期待され，FDA によって3歳以上の小児に承認されている．一方，メチルフェニデートは6歳以上が適応ということになっている．アンフェタミン製剤の Adderall はデキストロアンフェタミンやアンフェタミンの合剤である．コンサータや Adderall XR といった徐放性薬物は，薬が持続的に効果を発揮するため，学校に行っている時間帯に追加服用せずに済むといった利点がある．精神刺激薬は，75%の ADHD の子どもの多動，注意散漫，衝動性に効果がある．この効果は逆説的である．なぜなら，健常の子どもも精神刺激薬に対して同様の反応を示すからである．用量依存性の副作用は表 31.18d-3 に示した．

　メチルフェニデート経皮パッチ（Daytrana）は，6～12歳の ADHD に対して FDA により承認された．Daytrana は 15 mg，20 mg，30 mg のパッチがあり，1日9時間貼付する．パッチを貼っておよそ2時間で効果が発現し，貼付している時間は持続する．有効成分はメチルフェニデートであるため一般的な副作用はメチルフェニデートと同じであるが，パッチの場合は皮膚炎を起こす可能性がある．パッチは電気座布団や電気毛布を使用することでメチルフェニデートの放出が増えるため，そのような場合は使用すべきでない．緑内障やメチルフェニデート過敏の既往のある場合は，Daytrana で治療を開始するのは避けるべきである．Daytrana はパッチを剥がすまで効果が持続するため，内服できない子どもには便利である．

　リスデキサンフェタミンメシル酸塩（lisdexamfetamine dimesylate：LDX）はヴァイヴァンス（Vyvanse）という名称で販売されているが，これはプロドラッグで，リジン分子が外れることによりデキストロアンフェタミンとなる．LDX は酵素によりデキストロアンフェタミンに変化することで，デキストロアンフェタミンよりも効果持続時間が長く，乱用が少なくなることを期待して作られた．LDX はすでに成人と同様に6～12歳の小児の ADHD 治療薬として FDA により承認されている．Adderall はおよそ 75%のデキストロアンフェタミンを含むが，それと対照的に LDX は右旋性光学異性体のみから成る．臨床研究では，LDX も青年期の ADHD 治療薬として有効であり，安全性が示されている．他の中枢刺激薬と同様に，最もよくみられる LDX の副作用は食欲低下，頭痛，不眠，体重減少，易刺激性である．

　最近の研究では，ノルエピネフリン再取り込み阻害薬のアトモキセチン（ストラテラ）は小児・青年期の ADHD の非精神刺激薬として有効性が認められている．アトモキセチンは服用するとよく吸収され，血漿の最高濃度に1～2時間で達する．アトモキセチンの一般的な

表 31.18d-2 小児・青年の精神疾患に対して用いられる薬物

薬物	適応	用量	副作用
抗精神病薬			
リスペリドン(リスパダール), オランザピン(ジプレキサ)	精神病症状；興奮，自傷行為，攻撃性 チック	リスペリドン 1～4 mg/日 オランザピン 2.5～10 mg/日	過鎮静，体重増加，低血圧，てんかん発作閾値の低下，便秘，錐体外路症状，黄疸，無顆粒球症，ジストニア反応，遅発性ジスキネジア
クエチアピン(セロクエル)	クロザピン—青年期の難治性統合失調症	クエチアピン 25～500 mg/日 アリピプラゾール 2～10 mg/日	
アリピプラゾール(エビリファイ)		ジプラシドン最大 160 mg/日 クロザピン 600 mg/日未満	高プロラクチン血症
ジプラシドン(Geodon)		ハロペリドール最大 10 mg/日	**定期チェック項目** 血圧，全血算，肝機能，プロラクチン，クロザピン：毎週の白血球
クロザピン(クロザリル)			
ハロペリドール(セレネース)			
精神刺激薬			
デキストロアンフェタミンとアンフェタミン(Dexedrin spansule)	ADHD による多動，衝動性，不注意 ナルコレプシー	デキストロアンフェタミン 5～40 mg/日：0.25 mg/kg/回 FDA は最大 40 mg/日まで承認	不眠，食思不振，体重減少（発育遅延の可能性），反跳性の多動，頭痛，頻脈，チック症状の誘発または増悪
混合アンフェタミン塩(Adderall)：FDA は 3 歳以上に承認		5～40 mg/日または 0.25 mg/kg/回	
Adderall XR		FDA は最大 40 mg/日まで承認	
リスデキスアンフェタミン(Vyvanse)		5～30 mg/日	
メチルフェニデート Ritalin		FDA は最大 30 mg/日まで承認 20～70 mg/日	
Ritalin SR		FDA は最大 70 mg/日まで承認	
コンサータ		メチルフェニデート 10～60 mg/日または最大 0.5 mg/kg/回，FDA は 60 mg/日まで承認	
		FDA は最大 54 mg/日（小児）；72 mg/日（青年）まで承認	
デイトラーナパッチ(Daytrana patch)		FDA は最大 30 mg/日貼付まで承認 パッチを 1 日 9 時間貼付	皮膚刺激症状
フォカリン XR(Focalin XR)		FDA は最大 20 mg/日まで承認	
非精神刺激薬			
アトモキセチン(ストラテラ)	ADHD	0.5 mg/kg から開始し，1.4 mg/kg まで増量または，100 mg のいずれか少ない方	腹痛，食思不振
気分安定薬			
リチウム—興奮抑制作用物質	MR と CD の攻撃性と自傷行為に対する有効性は研究で示されている．同様に PDD にも使用でき，早発性の双極性障害に対する有効性も示されている	600～2100 mg を分 2 または分 3 で処方し，血中濃度を 0.4～1.2 mEq/L に保つ	嘔気，嘔吐，多尿，頭痛，振戦，体重増加，甲状腺機能低下 成人と同様に腎機能をチェック
ジバルプロエクス(Depakote)	双極性障害，攻撃性	最大約 20 mg/kg/日；有効血中濃度 50～100 μg/mL	血液異常や肝毒性のため，全血算と肝機能検査 悪心，嘔吐，過鎮静，脱毛，体重増加，多嚢胞性卵巣症候群の可能性

（つづく）

表 31.18d-2 小児・青年の精神疾患に対して用いられる薬物（つづき）

薬物	適応	用量	副作用
抗うつ薬			
三環系抗うつ薬			
クロミプラミン（アナフラニール）	うつ病，分離不安症，神経性過食症，遺尿症；時にADHD，睡眠時遊行症，睡眠時驚愕症に用いられる	クロミプラミン——50 mg/日から開始し，3 mg/kg/日または200 mg/日を越えないようにする	口渇，便秘，頻脈，不整脈
	クロミプラミンは小児期のOCDに有効．時にPDDにも有効．		
選択的セロトニン再取り込み阻害薬	OCD，不安症，抑うつ障害群，過食症	成人の用量より少量	悪心，頭痛，神経質，不眠，口渇，下痢，眠気，脱抑制
フルオキセチン（Prozac）			
セルトラリン（ジェイゾロフト）			
フルボキサミン（ルボックス）			
パロキセチン（パキシル）			
シタロプラム（Celexa）			
ブプロピオン（Wellbutrin）	ADHD	50 mgで開始し，100〜250 mg/日まで漸増	脱抑制，不眠，口渇，胃腸障害，振戦，けいれん発作
抗不安薬			
ベンゾジアゼピン系			
クロナゼパム（ランドセン）	パニック症，全般不安症	0.5〜2.0 mg/日	眠気，脱抑制
アルプラゾラム（コンスタン）	分離不安症	最大1.5 mg/日	眠気，脱抑制
ブスピロン（BuSpar）		15〜90 mg/日	眩暈，腹部不快感
α_2アドレナリン受容体刺激薬			
クロニジン（カタプレス）	ADHD，トゥレット症，攻撃性	最大0.4 mg/日	徐脈，不整脈，高血圧，離脱性低血圧
グアンファシン（インチュニブ）	ADHD	0.5〜3.0 mg/日	クロニジンの副作用に加え，頭痛，胃痛
βアドレナリン受容体拮抗薬（ベータブロッカー）			
プロプラノロール（インデラル）	爆発的な攻撃性	20〜30 mg/日で開始し漸増	徐脈，低血圧，気管支収縮のモニタリング
			喘息と糖尿病には禁忌
その他の薬物			
デスモプレシン（DDAVP）	夜尿症	20〜40 μg 鼻腔内投与（訳注：現在，鼻腔内投与用のデスモプレシンは米国では使用されていない）	頭痛，鼻閉，低ナトリウム性のけいれん発作（稀）

Richard Perry, M. D. による．

表 31.18d-3 よくみられる精神刺激薬の用量依存的副作用

不眠
食欲低下
易刺激性と神経過敏
体重減少

副作用は，腹部不快感，食欲減少，めまい，易刺激性である．稀に血圧や心拍数の軽度の上昇がある．アトモキセチンは肝臓でチトクロームP450（CYP）2D6により代謝される．一部の人々（白人の7％，アフリカ系米国人の2％）は代謝が遅く，血漿中の半減期が5倍近くまで延長する可能性がある．フルオキセチンやパロキセチンといったCYP2D6阻害作用のある薬剤と併用した場合，アトモキセチンの代謝が阻害されるため，用量を少なくする必要がある．アトモキセチンは一般的に0.5 mg/kgの1日1回投与から始め，治療域の1.4〜1.8 mg/kgにまで増量し，1日1回，または2回に分けて服用する．

第2世代抗精神病薬（SGA）と定型抗精神病薬

SGAは成人と同様に小児や青年の統合失調症の薬物治療に大きな発展をもたらした．非定型抗精神病薬は，

副作用プロファイルの違いや陰性症状に対する効果，気分安定効果により，定型抗精神病薬に置き換わって広く用いられるようになった．SGA は一般的に，小児や青年の精神病性疾患の第 1 選択薬として推奨されるようになったが，青年期の統合失調症に対する非定型抗精神病薬の臨床比較試験は NIMH が行ったものが 1 つあるだけである．その研究では，21 人の青年期の統合失調症患者に対して，クロザピンがハロペリドールよりも陽性症状，陰性症状のいずれに対しても優れていた．しかし，クロザピンには重大な欠点があり，第 1 選択薬とするには限界がある．この NIMH の研究では，5 人の患者が好中球減少症を来し，2 人がけいれん発作を起こした．クロザピンは一般的に治療抵抗性統合失調症にのみ用いる．

青年期の統合失調症に対するオープン試験では，オランザピン，リスペリドン，クエチアピンといったその他の非定型抗精神病薬の有効性が示唆されている．ジプラシドンの有効性を示唆するケースレポートがある．非定型精神病薬の主な副作用の 1 つに体重増加がある．新規非定型抗精神病薬のアリピプラゾールは，小児精神病の治療薬としての有効性と体重への影響について，臨床試験の結果が待たれる．定型抗精神病薬であったとしても，ハロペリドールやロキサピン(Loxitane)，チオリダジン(Mellaril：訳注：日本では販売中止)といった薬物はプラセボと比較して小児精神病に対して有効性が認められており，その副作用のプロファイルから最初に考慮すべき薬物である．思春期後期に発症した統合失調症は，成人発症の統合失調症と同様の治療を行う．

破壊的行動障害，精神病性障害，PTSD と関連する攻撃的，爆発的，暴力的な行動は，抗精神病薬で治療されてきたが，治療が成功に至ったかどうかについての報告はさまざまである．ランダム化比較試験によると，リスペリドン，オランザピン，クエチアピン，アリピプラゾールといった非定型抗精神病薬は行動障害に対して有効であり，長期に服用した場合に定型抗精神病薬より副作用が少なかったというエビデンスが報告されている．

素行症が ADHD に合併しているなら，精神刺激薬を投与してみる．精神刺激薬は非定型抗精神病薬や気分安定薬よりも効果の発現が早いため，危険な攻撃的行動を抑えるために日常臨床で用いられている．

重篤な攻撃性，破壊的行動，ADHD の制御にはまだ明らかにすべき点が残っている．抗精神病薬と気分安定薬との併用，あるいは抗精神病薬と精神刺激薬との併用は，時に難治症例に対して行われる．しかし，その併用療法の有効性，安全性を示した論文はほとんどない．リスペリドン，オランザピン，クロザピン，ジプラシドン，アリピプラゾールといった，新規「非定型」抗精神病薬(SDA)は広範囲の難治症例に対して抗精神病薬治療を可能にした．SDA は陽性症状と陰性症状の両方に効果があり，錐体外路系副作用や遅発性ジスキネジアのリスクが少ないと思われている．しかし，すべての抗精神病薬は，錐体外路系副作用や遅発性ジスキネジアを引き起こすリスクはもっている．子どもに対する最適の薬物療法の目標は，不適応行動を減らすと同時に，学業を実り多いものにすることである．治療者は薬物治療の副作用により，認知の「鈍り」が生じることを考えておかねばならない．ある薬物が特定の疾患と密接な関連をもつ場合もあるし，複数の疾患に共通する標的症状と関連をもつ場合もある．例えば，過去の研究でハロペリドールはトゥレット症の治療での有効性が示されているが，重篤な攻撃性をコントロールするためにも使われる．高力価の抗精神病薬であるハロペリドールやピモジド(オーラップ)は，欠点がかなりあるものの，トゥレット症に有効な薬物という確固たるエビデンスがある．ピモジドは QT 間隔の延長を引き起こすため，心電図を記録する必要がある．シナプス前の α アドレナリン受容体遮断作用のあるクロニジンは，上記の抗精神病薬より効果は弱いものの，遅発性ジスキネジアを起こさないという利点がある．クロニジンの副作用で多いのは過鎮静である．

チック症はしばしば小児や青年の ADHD に合併する．精神刺激薬の使用は議論が分かれるところである．精神刺激薬によってチック症状が強まる可能性があるため，そういった患者に対する投与は避けるべきである．しかし，最近の研究ではそれらを完全には禁止すべきでないとされている(訳注：本邦では運動性チックに対するコンサータの投与は禁忌である)．クロニジンは時々，ADHD にみられるチックや合併するチック症を軽減させる作用がある．

選択的セロトニン再取り込み阻害薬とその他の抗うつ薬

SSRI は小児期の不安症，抑うつ障害，強迫症に対して有効性があることはランダム化比較試験で明らかにされている．小児・青年期の分離不安症，全般不安症，社交不安症に対する SSRI の有効性のエビデンスは確立している．よって，小児期の不安に対する第 1 選択薬として SSRI は推奨されている．分離不安症，全般不安症，社交不安症は通常合併するため，これらはまとめて研究されていることがしばしばである．これらのうちの 1 つがある子どもは，60％の割合で 2 つ目の不安障害を合併し，30％の割合で 3 つすべてを合併している．アルプラゾラム(コンスタン)は分離不安症に有効かもしれないが，ランダム化比較試験の結果が待たれる．

近年，SSRI は小児・青年期の抑うつ障害に対して用いられるようになった．小児や青年に抗うつ薬を投与することで自殺行動がわずかに増えるため，FDA は小児期，青年期におけるすべての抗うつ薬治療に対する警告文(black box warning)で喚起を行った．そのため，自殺念慮や自殺行動へ厳密な注意をすることはきわめて重要である．SSRI の多くの副作用は許容できるものであるが，SSRI に起因する小児・青年期のアパシーの最近の事例

表 31.18d-4　学習機能の認知テストに及ぼす向精神薬の影響[a]

薬物の種類	持続処理課題（注意）	絵合わせ課題（衝動性）	テスト機能				
			対連合学習（言語的学習）	ポーチウス迷路（計画能力）	短期記憶[a]	WISC（知的能力）
精神刺激薬	↑	↑	↑	↑	↑	↑
抗うつ薬	↑	0	0	0	0	0
抗精神病薬	↑↓	0	↓	↓	↓	0

↑，改善；↑↓，一定しない；↓，悪化；0，効果なし
[a]さまざまなテスト，数唱，単語想起など
Amar MG. Drugs, learning and the psychotherapies. In：Werry JS, ed. *Pediatric Psychopharmacology：The Use of Behavior Modifying Drugs in Children*. New York：Brunner/Mazel；1978：356 から許可を得て改変.

報告がある．クロミプラミンが小児・青年期の強迫症状を軽減し，十分に忍容性があるという報告が以前にあったが，SSRI は副作用の観点からより好ましく，クロミプラミンと同様に有効である．

気分安定薬

古典的な小児や青年の躁病は，成人と同様に治療を行う．青年期の躁病に対するリチウムの使用は，多くのオープン試験で認められている．ジバルプロエクスは小児や青年期の双極性障害治療にしばしば用いられる．最近の二重盲検ランダム化パイロット試験では，クエチアピン（400～600 mg）またはジバルプロエクス（血漿中濃度80～120 mg/mL）で 1 か月治療を行い，急性期の躁症状に対してクエチアピンはジバルプロエクスと同等の効果が認められている．症状の改善は，クエチアピンの方がジバルプロエクスよりも速やかであった．リチウムは素行症の攻撃性を軽減させる効果があることが複数の研究で示されている．また，プロプラノロール（インデラル）は小児期や青年期の素行症に有効というエビデンスはないものの，攻撃性を改善する薬物ということで，オープン試験において用いられている．カルバマゼピン（テグレトール）は，小児期や青年期の素行症の攻撃性に対して有効性は認められていない．

表 31.18d-4 に，学習技能を調べる認知機能テストに及ぼす各薬物の効果をまとめた．注意力に問題のある学習症の小児において，たとえ ADHD の診断基準を満たさなくとも，メチルフェニデートはいくつかの一般的な認知能力，心理言語学的能力，記憶力，覚醒度を改善させる．しかし，学習成績の評点や教師による評点は改善させない．向精神薬，特に抗精神病薬による認知機能の低下は，学習症の子どもにとってよりも知的能力障害の子どもにとって大きな問題である．

ベンゾジアゼピン

睡眠驚愕症や睡眠時遊行症は，深いδ波睡眠（ステージ 3, 4）から浅い睡眠に移行する際に起こる．ベンゾジアゼピンはおそらくこういった疾患に有効であり，δ波睡眠と睡眠ステージ間の覚醒を減らす．しかし耐性を生じるため，薬物療法は一時的に重度の症例にのみ使用するべきである．これらの薬物を中止することのリバウンドでこれらの疾患が増悪し，δ波睡眠を減らすことで小児に有害な作用があるかもしれない．したがって，これらの疾患に対しては行動療法的アプローチが望ましい．

若年発症のパニック症やパニック発作に対して，クロナゼパム（ランドセン）が効果があることがいくつかのオープン試験で示されている．

デスモプレシン

デスモプレシン（DDAVP，ミニリンメルト）は難治性の夜尿症の患者の半数に有効である．DDAVP により，失禁を少量にまで減らせる場合から完全に夜尿がなくなる場合まである．デスモプレシンは 10～40 mg/日（訳注：10～40 μg/日の誤りと思われる）の鼻腔内投与で使用されてきた．数か月以上使用すると，鼻の不快感が生じ，水分の体内貯留が問題となることがある．夜尿が完全になくなったケースでは，再発予防のために数か月継続すべきである（訳注：現在，鼻腔内投与用のデスモプレシンは米国では使用されていない）．デスモプレシンは現在，錠剤も発売されている．多施設共同の臨床試験では，鼻腔内投与と内服とで夜尿症に対する有効性が同じことが示されている．400 mg の内服は 200 mg よりも有効であった（訳注：正しくは，現在米国で使用されているデスモプレシンの錠剤は，0.1 mg と 0.2 mg である）．

副作用と合併症

抗うつ薬

小児や思春期の抑うつ障害に対して SSRI が第 1 選択として広く用いられるようになってから，抗うつ薬の副作用は顕著に減っている．三環系抗うつ薬は重大な副作用の可能性があるため，めったに推奨されない．この三環系薬物の副作用は，口渇，便秘，動悸，頻脈，視力調節障害，発汗といった抗コリン作用によるもので，成人

における副作用と同様である．小児における最も重篤なものは心血管系副作用である．成人と比べて拡張期高血圧が多く，起立性低血圧は少ない．高用量を投与されている場合に最も多くみられるのが心電図変化である．心臓の伝導遅延（PR 間隔＞0.2 秒，または QRS 間隔＞0.12 秒）がある場合は用量を下げる必要がある．FDA のガイドラインでは 1 日当たりの用量を最大 5 mg/kg としている．大量服用した場合，三環系薬物には毒性がある，小さい子どもにおいては 200〜400 mg の摂取で死に至る可能性がある．用量を急速に減らした場合，胃けいれん，悪心，嘔吐といった胃腸系の症状や，時にアパシーや脱力といった離脱症状が起こる．

抗精神病薬

SGA は定型抗精神病薬から置き換わって，小児・青年期のすべての精神病性障害の第 1 選択薬となった．小児を対象とした領域において今までに最も研究されてきた抗精神病薬は，クロルプロマジン（ウィンタミン）とハロペリドールである．高力価と低力価の抗精神病薬は副作用の観点から異なっていると考えられる．フェノチアジン系薬物（クロルプロマジン，チオリダジン）は最も鎮静作用が強く，アトロピン様作用がある．一方，高力価の抗精神病薬は一般的にパーキンソン症状，アカシジア，急性ジストニアなどの錐体外路症状が多い．抗精神病薬による遅発性ジスキネジアは注意が必要である．持続性の舌，顔，口周囲，顎，四肢の不随意運動は，すべての年齢層の患者に対して起こりうるが，有効な治療法はない．四肢や体幹の一時的な舞踏病様運動は抗精神病薬を急激に中止した際にも起こるため，臨床家はこれらの症状をジスキネジアと区別しなければならない．

参考文献

Correll CU, Kratocvil CJ, March J. Developments in pediatric psychopharmacology: Focus on stimulants, antidepressants and antipsychotics. *J Clin Psychiatry*. 2011;72:655–670.

Findling RL, Adeyi B, Dirks B, Babcock T, Shecner B, Lasser R, DeLeon A, Ginsberg LD. Parent-reported executive function behaviors and clinician ratings of attention-deficit/hyperactivity disorder symptoms in children treated with lisdexamfetamine. *J Child Adolesc Psychopharmacol*. 2013;23:28–35.

Findling RL, Childress AC, Cutler AJ, Gasior M, Hamdani M, Ferreira-Cornwell MC, Squires L. Efficacy and safety of lisdexamfetamine dimesylate in adolescents with attention-deficit/hyperactivity disorder. *J Am Acad Child Adolesc Psychiatry*. 2011;50:395–405.

Franklin ME, Sapyta J, Freeman JB, Khanna M, Compton S, Almirall D. Moore P, Choate-Summers M, Garcia A, Edson AL, Foa EB, March JS. Cognitive behavior therapy augmentation of pharmacotherapy in pediatric obsessive-compulsive disorder: The Pediatric OCD Treatment Study II (POTS II) randomized controlled trial. *JAMA* 2011;306:1224–1232.

Ginsburg GS, Kendall PC, Sakolsky D, Compton SN, Piacentini J, Albano AM, Walkup JT, Sherrill J, Coffey KA, Rynn MA, Keeton CP, McCracken JT, Bergman L, Iyengar S, Birmaher B, March J. Remission after acute treatment in children and adolescents with anxiety disorders: findings from The CAMS. *J Consult Clin Psychol*. 2011;79:806–813.

Greenhill, LL, Hechtman, L. Attention-deficit disorders. In: Sadock BJ, Sadock VA, & Ruiz P, eds. *Kaplan & Sadock's Comprehensive Textbook of Psychiatry*. 9th ed. Vol. 2. Philadelphia. Lippincott Williams & Wilkins; 2009;3560.

Hammerness PG, Perrin JM, Shelley-Abrahamson R, Wilens TE. Cardiovascular risk of stimulant treatment in pediatric attention-deficit/hyperactivity disorder: Update and clinical recommendations. *J Am Acad Child Adolesc Psych*. 2011;50:978–990.

Hughes CW, Emslie GJ, Crimson ML, Posner K, Birmaher B, Ryan N, Jensen P, Curry J, Vitiello B, Lopez M, Shon SP, Piszka SR, Trivedi MH, and The Texas Consensus Conference Panel on Medication Treatment of Childhood Major Depressive Disorder. Texas Children's Medication Algorithm Project: Update from Texas Consensus Conference Panel on medication treatment of childhood major depressive disorder. *J Am Acad Child Adolesc Psychiatry*. 2007;46:667–686.

Joshi SV. Teamwork: The therapeutic alliance in pediatric pharmacotherapy. *Child Adolesc Psychiatr Clin N Am*. 2006;12:239.

Nilsen TS, Eisemann M, Kvernmo S. Predictors and moderators of outcome in child and adolescent anxiety and depression: A systematic review of psychological treatment studies. *Eur Child Adolesc Psychiatry*. Feb 2013;22(2):69–87.

Pearson GS. Use of polypharmacy with children and adolescents. *J Child Adolesc Psychiatr Nurs*. May 2013;26(2):158–159.

Rynn M, Puliafico A, Heleniak C, Rikhi P, Ghalib K, Vidair H. Advances in pharmacotherapy for pediatric anxiety disorders. *Depress Anxiety*. 2011;28:76–87.

Vitiello B. Research in child and adolescent psychopharmacology: Recent accomplishments and new challenges. *Psychopharmacology*. 2007;19:5.

Vitiello B. An update on publicly funded multisite trials in pediatric psychopharmacology. *Child Adolesc Psychiatr Clin N Am*. 2006;15:1.

Wagner DK. Pharmacotherapy for major depression in children and adolescents. *Prog Neuropsychopharmacol Biol Psychiatry*. 2005;29:819.

Walkup JT, Albano AM, Piacentini J. Cognitive behavioral therapy, sertraline or a combination in childhood anxiety. *N Engl J Med*. 2008;359:2753–2766.

Zuddas A, Zanni R, Usala T. Second generation antipsychotics (SGAs) for non-psychotic disorders in children and adolescents: A review of the randomized controlled studies. *Eur Neuropsychopharmacol*. 2011;21:600–620.

▶ 31.18e 青年に対する精神医学的治療

青年は思春期以降の子どもを指す．この時期には脳の機能が高まり，抽象的思考や，対人関係の機微に対する感受性が増すとともに，対人的・知的・性的な成長がみられる．しかし，脳の発達は長い年月を経て進むもので，成熟には個人差がある．発達は常に変化を含むものであるが，多くの青年はその変化に徐々に適応してゆく．したがって，自律・独立に向けて発達していく過程が，危機や困難ばかりというわけではない．青年が成人への発達過程で達成すべき種々の課題は，普通は，圧倒されるような葛藤や介入を必要とせずに達成される．しかし，思考，情動あるいは行動面の障害のために生活機能に支障をきたす場合には，精神医学的治療が必要となる．青年期での生活機能障害は，摂食，睡眠，学業とともに，家族や友達との関係に影響を及ぼす．統合失調症，双極性感情障害，摂食障害，物質乱用など深刻な精神疾患のいくつかは典型的には青年期に発症する．さらに，自殺既遂のリスクは青年期に劇的に増加する．青年期ではある程度のストレスは誰にでもあり，精神疾患を発症しない多くの 10 代の若者は環境にうまく適応している．すでに精神疾患をもっている 10 代の若者は，しばしば青年期に症状が悪化し，挫折や疎外感を感じて意欲を失う．

臨床家や親は，青年のものの見方や考え方を理解しようとするならば，青年が自分をどのように感じているかに敏感でなければならない．同年齢でも情緒の成熟度合いにはかなりの違いがある．青年期に特徴的な問題は，アイデンティティ（同一性）の発達，性的行動の活発化，将来の生活設計にまつわるものである．

診　　断

青年の精神医学的評価では，個体化や自律性をどの程

度達成しているか，という点に焦点を置く．現代文化の中では，多くの青年にとって，学業成績や友人関係が，健全な能力機能の最も良いバロメータになる．正常知能をもっているにもかかわらず学業成績が低下している青年や，仲間から孤立している若者は，多くは心理的な問題を抱えており，精査が勧められる．

　青年の発達課題に関して考慮すべきものとしては以下のようなものがある．親からの分離がどの程度できているか？　どのようなアイデンティティが成長してきているか？　過去のことをどのように感じているか？　自分の発達に自分が責任をもっていると感じているのか？　あるいは，ただ親の影響を受動的に受けているだけと感じているか？　将来との関連で自分をどのように感じているか？　自分や他者の将来の責任がどのようになると考えているか？　生活の仕方によって，将来の結果が異なるということを考えることができるか？　性的関心や愛情をどのように表現しているか？　以上のような課題はあらゆる青年の生活に満ちていて，さまざまなタイミングで取り組まれている．

　青年の家族関係や友人関係は必ず評価しなければならない．親の「良い面，悪い面」を両方感じて受け入れているか？　友人や恋人が「独立した人間」で，完全に自分の望みどおりにはならない欲求をもっているということを理解しているか？

　青年のサブカルチャーや民族背景を尊重し受容することは必須である．

面　接

　包括的な精神医学的診察では，青年患者と親は別々に診察すべきである．患者の生活や問題との関わりに応じて，その他の家族構成員に対しても面接を行うことがある．しかし，患者とのラポールを形成して患者の代弁者となるため，また親の肩をもっていると思われないようにするために，臨床家はまず患者に面接を行うことを好むことが多い．通常，年齢の高い患者の場合，治療開始後は治療者と親はほとんど接触しない．継続的に接触すると，自分の心の内を明かしたいという患者の希望が阻害されてしまうためである．

面接技術

　青年患者は親から精神医学的治療を受けるようにプレッシャーをかけられていると感じていることもあり，最初は防衛的だったり，取りつく島がないようにみえたりすることがある．臨床家は，治療同盟を深めるために，頼りがいがあって信頼するに足る大人であると思われるように努めなければならない．話の辻褄の合わないところを確認しようと話の腰を折ることをしないで，患者に自分の言葉で話させるようにしなければならない．辻褄の合わないところを明確にしようとすることは，治療者が，患者の言うことを信用しない矯正者であるような印象を与えてしまうかもしれない．患者自身の身に起きたことについて，患者なりの説明や理由を聞くことも必要である．すなわち，なぜ，こういった行動や感情が出てきたのか？　いつ，物事が変わったのか？　問題が生じた時，何が原因となっていたのか？　というような事柄についての青年患者自身の言い分を知るべきである．

　青年との面接は，成人との面接に準じて，治療者は患者と向き合う形で行われる．しかし，低年齢の青年の場合は，ボードゲームを活用することで，口数が少なくて不安が高い患者でも，会話の突破口となることがある．

　言葉づかいは重要な要素である．患者と臨床家が同じ社会経済階層の出身であるとしても，言葉の使い方が同じであることはめったにない．精神科医は自分自身の言葉を使って，専門用語や概念は説明し，よくわからない仲間内の言葉やスラングは患者に尋ねる必要がある．多くの青年は，違法薬物の使用や希死念慮について自発的には話さないが，治療者の質問には誠実に答える．治療者は，1つひとつの薬物の使用量と使用頻度についてそれぞれ個別に質問する必要があるであろう．

　青年の精神医学的評価を適切に行うにあたり，過去と現在の性行動を知ることは近年ますますその重要を増しつつある．青年の性行動のエピソードはしばしば，パーソナリティ構造全体や自我の発達を反映する．しかし，青年が自分の性行動について治療の中で話し始めるには長い時間が必要であろう．

> 15歳の少年が高校のスクールカウンセラーから精神医学的診察のために紹介されてきた．登校準備に3時間もかかり，毎日遅刻すると言ったのが紹介の理由だった．ようやく学校に登校しても，授業を受けずにトイレにいることがしばしばあった．さらに，カウンセラーとの面談では，寝る前と起床時に儀式があり，間違えると繰り返さなくてはならないので，かかる時間がどんどん長くなるとも打ち明けた．儀式では，窓やドアのカギを確かめたり，物をタンスの「正しい」場所に置いたり，16回お祈りを繰り返すことなどをするということだった．洗面所では，決まったやり方で手を洗って，「きちんと」乾燥させることが必要で，さもないと，何か悪いことが起こるのではないかと怖いとも話した．自分の両親にはこの問題を知られたくないと思っており，親には，頭痛や腹痛のために遅刻すると説明することが多かった．しかし，とうとう精神医学的診察の過程で自分の問題を親に説明した．診察の結果，彼は強迫症と社交不安症であることがわかった．SSRIのフルオキセチンや認知行動療法，問題解決型家族療法などの治療が開始された．薬物療法と認知行動療法の併用により6か月で強迫症の症状は軽減した．親が自分を家や学校で手助けしてくれる技術を学んだことも，彼を安心させた．（Eugene V. Beresin, M.D. and Steven C. Schlozman, M.D. のご好意による症例から改変）

> ある14歳の少女は高校の体操チームのスター選手の1人であった．コーチに体重を少し減らすように指導されてから，毎日の運動量を増やし，食事を制限するようになった．太ももやへそ周りのサイズばかり気にするようになり，

体重が減っても満足せず、もっと体重を落としたいと思うようになった。その後4か月で体重があまりにも減ったため、コーチや小児科医は彼女の運動参加を禁止した。体操チームへの参加もできなくなって落胆し、もう一度チームに加わることができるようにしっかり食べようと考えたが、体重を増やすことができず、それどころか体重はさらに減り続けた。彼女は太ることを次第に恐れ始め、機会があれば秘密に運動をした。彼女は体操だけでなく、学業でも完璧主義者だった。6か月前に初経があったところだったが、かなりの体重が減ってから月経は止まってしまった。彼女は治療者の診察を受け、両親とともに体重を増やす食事計画を実行することに合意したが、彼女の体重はさらに減り続けたため両親は当惑した。家族や外来治療者の監督のもとでは彼女の体重は増やすことができないことが明らかになり、とうとう彼女は入院し、神経性やせ症の診断がつけられた。30日の入院でまずまず体重も増加し、入院から部分入院プログラムに移行した。部分入院プログラムは、すべての食事が監督され、夜に家に帰るというプログラムだった。このプログラムは8週間続き、彼女の体重は週に500gから1kgほど増加した。プログラムでは、週2回体重チェックが行われ、バイタルサインもフォローされた。また、家族療法と精神分析的個人精神療法と毎週栄養士との面談も行われた。彼女は心理療法の中で、自分の拒食症は両親からの分離をしないですむ手段になっており、拒食症によって、友人から離れて、自分と家族との距離を常に近くするようになっていることを1年かけて理解できるようになった。彼女は自分が友達よりも成熟が遅く、高校生であるという社会的なプレッシャーに対処できないと感じていることがわかった。次第に彼女は体重を保つことができるようになり、何か月も会っていなかった友達と交流するようになった。理想体重を維持できるようになると、彼女は体操部に復帰できることを心から喜び、親しい友人を作るようになった。（Eugene V. Beresin, M. D., and Steven C. Schlozman, M. D. のご好意による症例から改変）

適応されてきた。青年期患者で治療者を最初から信頼したり心を開いたりする者はほとんどおらず、そうなるまでにはかなりの時間がかかる。また、患者が治療者を試したりもすることもあるので、あらかじめそういう状況を想定しておき、患者が治療者を試すことは自然で健康なことだと知らせておくことは有用である。よくある治療上の問題、例えば、治療者や治療自体に失望したり、治療に時間がかかることや治療効果を実感できないことに患者が我慢できなかったりすることなどを指摘しておくことは、これらの問題をコントロールしておくために役に立つことがある。治療目標は、患者が理解できて価値があると考える内容で表現しなければならない。自己コントロールを行ったり、不快な感情に耐えたり、衝動的な欲求をやり過ごしたりすることの重要性を青年患者は理解できないかもしれないが、今までよりも自信をもって、自分の人生やさまざまな出来事をコントロールするのは自分自身なのだという実感をもつことができれば、そういう感覚の方により大きな価値を見出すようになるであろう。

青年期の患者は通常、人間らしさのある治療者との関係を必要としている。このような治療者に敬意を払われていると感じ、治療者を信頼できることが患者にとって重要なのである。ある面では、治療者はもう1人の親のようでもある。というのは、青年は特に危険な行動が伴う状況では、適切な指導がまだ必要となるからである。したがって、治療者の個性を消して匿名性を前面に出すような治療スタンスは、成人患者の治療では重要視されるが、青年患者に対しては効果的なモデルとはいえない。それよりも、青年患者が怒りをもって立ち向かってきても、恐れたり誤った和解をしたりせずに、理性的に青年を受け入れて答えてくれる専門家のほうが治療効果のあるモデルとなる。青年患者にとってはこういった人物が、患者自身ができない場合に制限やコントロールを設定してくれたり、時には過ちや無知を認めてくれたり、人間の感情のすべてをオープンに表現してくれたりすることが、治療的に働くのである。

薬物と心理療法の併用療法

現在のエビデンスでは、多くの精神疾患に対して最適の治療は、心理社会的治療と薬物療法のコンビネーション治療であることが示唆されている。2, 3の例をあげるならば、ランダム化比較試験では、気分障害、強迫症、不安症に対してSSRIと認知行動療法のコンビネーション治療が他の治療よりも優れていることが示されている。

ADHDはしばしば、他の精神疾患に合併する。したがって、ADHDをもつ子どもの多種治療研究（Multimodal Treatment Study of Children with ADHD：MTA）では、精神刺激薬による治療に精神療法を加えてもADHDの中核症状に対する効果が増強されることはなかったが、全般的な機能に影響する合併精神疾患にはしばしば心理

治 療

青年に対する精神医学的治療はさまざまな形をとりうる。治療は個人や集団で行われ、（適応がある場合は）薬物療法的・心理社会的・環境的な側面などから介入が行われる。最善の治療を選択するには、それぞれの患者、家族、社会環境の特徴を考慮する必要がある。青年は自主性を勝ち取ろうと必死になるものなので、治療コンプライアンスが不良になりがちである。その結果、他の年代であれば外来治療ですむような状況でも、青年患者に対しては入院治療が必要なこともある。以下の説明はガイドラインではなく、それぞれの治療形態を簡単に要約したものである。

個人精神療法

青年期に有効であるというエビデンスがある個人精神療法は、不安症、気分障害、強迫症に対する認知行動療法などがある。対人関係療法は青年の気分障害の治療に

社会的治療が必要であることを考慮することは重要である．薬物開発が進歩したため，気分障害に対する薬物（例えば，SSRI）や統合失調症に対する薬物（例えば，リスペリドン［リスパダール］，オランザピン［ジプレキサ］，クロザピン［クロザリル］）などの第2世代抗精神病薬（second-generation antipsychotic：SGA）選択の幅は広がった．こういった薬物は青年期の精神疾患の治療に使用されてきたが，効果や安全性を明確にするためにはより多くの研究が必要である．

ある17歳の少女が，動悸，発汗，震え，「このまま狂ってしまうのではないか」という恐怖が襲うという，反復する発作を訴えた．最初の発作は「大学紹介夜会」のイベント最中に，高校のカフェテリアで起こった．たくさんの大学の代表者が自分の大学の情報資料を展示するイベントだった．カフェテリアから走って外に出て，学校の外で立っていると，発作は15分ほどでだんだんと無くなった．翌日，学校に行くのが少し不安だったが，発作は起こらなかった．最初の発作のことをほとんど忘れかけていた時に，次の，よりひどい発作が起こった．この発作は，ショッピングモールで友達と大学の願書のことを話していた時に起こった．この発作の後から，ショッピングモールに1人で行くことが怖くなった．彼女は高校の最終学年が始まったところで，どこの大学に進学しようか考えて，最後のSAT（訳注：大学入学のための全国統一試験で，複数回受験可能）を受験しようと計画をしている頃だった．両親は彼女に家族の伝統を引き継いでほしいと願っており，母親が卒業した大学を受験するようにプレッシャーをかけていた．彼女は母親の母校を志望校にするのは反対しているわけではなかったが，第1志望としてその学校に一番の力を注ぐようにと両親がプレッシャーをかけてくるのには大変怒り，動揺した．次第に彼女はいらいらして涙もろくなり，毎週数回の発作が起きるようになった．こういった症状はすべて，援助を必要とする徴候だった．彼女は精神科医の診察をうけ，毎週の心理療法とともに，レクサプロ（エスシタロプラム）をパニック症の症状を緩和するために処方されることとなった．両親との葛藤に焦点を当てた心理療法では，彼女が両親の期待に添うことができないのではないかと常に心配しており，自立することを恐れていることが明らかとなった．薬剤により，動悸，震え，イライラが減少し，自分は能力がないという思いこみも消失した．精神療法と薬物療法はその後，高校の最終学年の8か月の間続けられた．（Cynthia R. Pfeffer, M.D. のご好意による症例から改変）

集団精神療法

いろいろな点で，集団精神療法は青年にとってなじみやすい場面設定である．ほとんどの若者は，大人よりも同世代の仲間と一緒のほうが落ちつく．集団という形をとることで，治療者と青年の患者の間に不均衡な力関係があるという感じを減らすことができる．参加の仕方は患者の気持ちの準備状況で変わる．解釈や直面化を，親像をまとった治療者がすべて行ってしまってはならない．グループの参加者はしばしばお互いに，障害の現れとなっている行動に気づくことに長けており，また，仲間からの批判や反対意見には耳を傾けやすく，一考に値すると感じるものである．

集団精神療法では，対人関係や日常生活の問題点が語られる．しかし，患者の中には，集団精神療法ではあまりに傷つきやすい者もいたり，仲間からばかにされやすい症状や対人特徴をもっていたりする者もいる．そういった患者には個人精神療法を行い，仲間との関係と格闘するだけの十分な自我の強さを培う必要がある．反対に，個人精神療法の中で内面の問題に取り組む前に，集団という形式で対人関係の問題を解決しなければならない者もいる．

家族療法

患者の問題が家族の機能不全を反映している場合（例えば，不登校や家出）には，家族療法が最優先される治療形態である．青年期の性の問題や自律の問題などの発達に関わる問題が家族との葛藤の原因となっている場合や，近親相姦や虐待のように家族の病理が深い場合にも家族療法が優先される．こういった場合には個人精神療法も必要であることが多いが，患者が家庭内での生活を続けることになっていたり，いずれ家族のもとへ帰ることになっていたりする場合には，家族療法は必須である．反社会性パーソナリティ障害や境界性パーソナリティ障害が根底にあるような深刻な人格面での病理は，幼少期のきわめて病理性の高い養育によって生じることがしばしばある．そのような障害の場合には家族療法が強く推奨されるが，現在の家族状況に関係なく患者の病理が内在化している場合には，集中的な個人精神療法がメインで，家族療法は付加的なものと考えている専門家がほとんどである．

入院治療

治療が長期にわたる場合には施設治療学校が望ましいことが多く，病院は緊急な場合に適している．しかし，青年期患者の入院治療を行う病院でも，長期入院患者に対しては教育・娯楽・作業施設が併設されていることもある．家族があまりにも深刻な問題を抱えていたり能力がなかったりする場合，あるいは，自傷他害の可能性が高い場合，自己コントロールができずに健全な発達が妨げられている場合，精神病が重篤な場合には，少なくとも一時的にでも構造化された外部コントロールが必要となる．

完全にあるいはほとんど心因性と考えられるような，重度の障害の場合は，長期入院治療が治療の第1選択である．幼少期の養育の問題から生じる重篤な自我の障害はその一例で，薬物治療の効果はほとんど期待できない．例えば，重度の境界性パーソナリティ障害の場合，行動面の問題がどのようなものであろうとも，退行が安全に行える24時間の矯正的な環境が必要で，このような環境のもとで，より健康な自我を発達させることができる．精神病性障害の場合はしばしば入院治療を必要とする

が，青年期の精神病は適切な薬剤によく反応することも多く，障害の増悪期以外は外来治療でも治療を継続することができる．長期的に悪化を示す青年期の統合失調症患者の場合には，定期的な入院を要する場合がある．

デイホスピタル

デイホスピタルは急速に普及してきた．デイホスピタルは，日中は授業や，個人・集団精神療法，その他のプログラムに参加し，夕方には家に帰るという仕組みの治療である．デイホスピタルは，入院治療よりも費用が安く，通常は患者からも好まれる治療である．

臨床上の問題

非定型な思春期

思春期の変化がはじまる平均年齢から前後2.5年のずれは正常範囲である．しかし，青年期の若者にとってボディイメージは非常に重要であるので，正常範囲の境界上にいるものは，強いストレスを感じることもある．明らかに早い成熟によって，心の準備ができていない状態で対人関係や性的な面でのプレッシャーを強く受けたり，逆に遅い成熟によって，劣等感を感じたり同世代の友達がしていることについていけなかったりすることがストレスの原因となるからである．診察や検査によって病気を除外して，医学的に安心させても十分でないこともある．こういった青年の悩みは，治療介入が必要なくらい深刻な，性的な行動化や非行，引きこもり，学校内での問題として現れることもある．正常な思春期の発達にもかかわらず仲間内で認められるために必要な身体的特性が備わっていない者にも，治療が考慮される場合がある．

物質関連障害

特にアルコール使用を含めると，ほとんどの青年が精神に作用する物質を試したことがあるといえる．しかし，大部分の青年は乱用者にはならず，特に処方薬や違法物質を乱用するようにはならない．物質乱用が日常的になれば，どんなものであっても障害といえる．物質乱用がうつ病や統合失調症に対する自己治療になっていたり，物質乱用が思春期のストレスや課題に耐えることができないほどの自我の問題を伴うパーソナリティ障害の徴候とわかったりすることもある．コカインなど物質の中には，患者にもともとある精神病理とは無関係に，それ自体が乱用の強化子になるものもある．物質乱用が基底にある精神疾患をわからなくしていたり，物質乱用が現在のストレスや家族力動の問題に対する不適応反応であったりする場合には，根底にある原因を治療することで物質乱用を解消できることもある．しかし，明確な物質乱用のほとんどは，薬物摂取行動自体に対する介入が必要なことが多い．物質乱用の治療では，通常，12ステッププログラムが用いられ，物質を使用しない状態を保つための行動モニタリングや，物質乱用をしたいという気持ちを言語化できるような対話が進められる．これは，入院治療や，集中的な外来治療，週1回の外来治療にも適用されている．

自　殺

自殺は青年の死因の第3位である．希死念慮や自殺行動によって多くの青年が入院する．精神病ではない青年の中で自殺リスクが高い者は，親が自殺した者，安定した愛着を形成できない者，衝動的な行動を示す者，アルコールや物質乱用がある者である．自殺を完遂してしまう青年の多くは，幼少期からの長期の家族葛藤や社会的な問題などを背景にもち，急な葛藤や喪失によって主観的な苦しみが増加した者である．幼少期に親を失うことも青年期でのうつ病の発症リスクを高める．また，気分変動が急速でその振れ幅も大きく，衝動的な行動を起こしたことのある者は，絶望的になると衝動的な自殺企図をするリスクが高い．アルコール乱用やその他の物質乱用が，希死念慮をもつ青年での自殺行動のリスクをさらに高くすることはよく知られている．青年期の発達に特徴的な「万能感」は，死が永続するものだという実感を曇らせて，衝動的な自己破壊的行動につながることもある．

希死念慮がある青年の診察では，自殺の心配があるが自ら情報提供しようとしない場合は，自殺の計画や自殺企図の既往について直接的に話し合う必要がある．希死念慮が繰り返し出現する場合はそれを深刻に受け止める必要があり，すぐに入院治療が必要な危険な状態であるのか，自己破壊的行動を実行に移す前に誰かに援助を求めることに合意する能力があるのか，を評価しなければならない．通常は青年はそういう合意を正直に拒否するので，青年が拒否する場合は入院治療が推奨される．自殺のリスクが高い青年を臨床家が入院させるのは，その青年を守りたいという，真剣な配慮の表れである．

参考文献

Beresin EV, Schlozman SC. The treatment of adolescents. In: Sadock BJ, Sadock VA, Ruiz, P, eds. *Kaplan & Sadock's Comprehensive Textbook of Psychiatry.* 9th ed. Vol. 2. Philadelphia: Lippincott Williams & Wilkins; 2009:3777.

Biegel GM, Brown KW, Shapiro SL, Schubert CM. Mindfulness-based stress reduction for the treatment of adolescent psychiatric outpatients: A randomized clinical trial. *J Consult Clin Psychol.* 2009;5:855–866.

Connor DF, McLaughlin TJ, Jeffers-Terry M, O'Brien WH, Stille CJ, Young LM, Antonelli RC. Targeted child psychiatric services: A new model of pediatric primary clinician–child psychiatry collaborative care. *Clin Pediatr (Phila).* 2006;45:423.

Laugeson EA, Frankel F, Gantman A, Dillon AR, Mogil C. Evidence-based social skills training for adolescents with autism spectrum disorders: The UCLA PEERS Program. *J Autism Dev Disord.* 2012;42:1025–1036.

Leckman JF. The risks and benefits of antidepressants to treat pediatric-onset depression and anxiety disorders: A developmental perspective. *Psychother Psychosom.* 2013;82(3):129–131.

Lundh A, Forsman M, Serlachius E, Lichtenstein P, Landen M. Outcomes of child psychiatric treatment. *Acta Psychiatr Scand.* Jul 2013;128(1):34–44.

Mathyssek CM, Olino TM, Hartman CA, Ormel J, Verhulst FC, Van Oort FV. Does the Revised Child Anxiety and Depression Scale (RCADS) measure anxiety symptoms consistently across adolescence? The TRAILS study. *Int J Methods Psychiatric Res.* Mar 2013;22(1):27–35.

Mufson L, Dorta KP, Wickramaratne P, Nomura Y, Olfson M, Weissman MM.

A randomized effectiveness trial of interpersonal psychotherapy for depressed adolescents. *Arch Gen Psychiatry.* 2004;61(6):577.
Nevels RM, Dehon EE, Gontkovsky ST, Alexander K. Psychopharmacology of aggression in children and adolescents with primary neuropsychiatric disorders: A review of current and potentially promising treatment options. *Exp Clin Psychopharmacol.* 2010;8:184–201.
Olfson M, Marcus SC, Shaffer D. Antidepressant drug therapy and suicide in severely depressed children and adolescents: A case-control study. *Arch Gen Psychiatry.* 2006;63:865.
Richardson T, Stallard P, Velleman S. Computerised cognitive behavioural therapy for the prevention and treatment of depression and anxiety in children and adolescents: A systematic review. *Clin Child Fam Psychol Rev.* 2010;13:275–290.
Romano E, Zoccolillo M, Paquette D. Histories of child maltreatment and psychiatric disorder in pregnant adolescents. *J Am Acad Child Adolesc Psychiatry.* 2006;45:329.
Seidman LJ. Neuropsychological functioning in people with ADHD across the lifespan. *Clin Psychol Rev.* 2006;26:466.
Stallard P, Sayal K, Phillips R, Taylor JA, Spears M, Araya R. Classroom based cognitive behavioral therapy in reducing symptoms of depression in high risk adolescents: pragmatic cluster randomised controlled trial. *BMJ.* 2012;345:e6058.

31.19　小児精神医学：特殊な話題

▶ 31.19a　子どもに関する司法精神医学

　子どもに関する司法精神医学的評価は多岐にわたる．親の離婚や，虐待に伴う児童保護，裁判に関する若年犯罪者の評価もそのうちに入る．児童青年専門の精神科医は親や弁護士からますます必要とされている．児童青年期精神科医は，性的・身体的虐待や，未成年者による犯罪行為の評価や専門的意見を求められたり，外傷的出来事と精神医学的症状の関係の評価を求められたりする．若年者がからむ司法的な問題が増加しているため，若年拘留者や収監者の評価を専門とする司法精神科医の必要性が高まっている．

　子どもの司法精神医学的評価は，一般の児童青年精神科医が行う臨床評価や治療的介入とは明らかに異なる．臨床場面では，子どもの精神医療専門家は心理療法や薬物療法を行い，精神疾患をもつ若者の支援者となる．しかし，子どもの司法精神医学的評価者の一番の仕事は，専門家として客観的な精神医学的所見を報告することにより疑問に答えることである．臨床家と比較したときの，司法精神医学評価者の重要な特徴は2つある．第1は，評価者と患者が関係を結ぶのは，治療のためではなくむしろ情報収集のためであること．第2は，司法での守秘義務には明確な制限があること，つまり，司法精神医学的評価で得られた情報は，法廷や弁護士あるいは評価依頼者に提供される場合があるということである．

　子どもや子どもの権利についての社会的見解は劇的に変化した．1980年米国児童青年精神医学会（American Academy of Child and Adolescent Psychiatry：AACAP）は倫理規定を出版し，児童青年精神科医が従うべき倫理基準を公的に示した．この倫理規定の根底にある考え方は，子どもは脆弱であり，自分の利害に関わる適切な判断は下せないが，成熟すれば自分の幸福を追求するための判断力や選択力も発達するというものであった．しかし，この倫理規定にはいくつか注意すべき点がある．児童青年精神科医の視点からは，同意取得，守秘義務，専門性に伴う責任の問題は，子どもと親と社会の権利がそれぞれ一致することもあれば，時には相反しうるという理解のもとで考える必要がある．

　守秘義務，すなわち，強い信頼関係は，「秘密を預ける」という点での2者関係を表している．1970年代になるまで，未成年者に関する守秘義務にはほとんど注意が払われていなかった．しかし，1980年の児童青年精神医学会の倫理規定（AACAP Code of Ethics）では，6つの原則が守秘義務に適用されることとなった．すなわち，虐待・不適切養育ケースの場合や適切な教育を目的とする場合には，守秘義務を放棄したり制限したりすることができる．また，同意取得は児童や青年に対しては必要ないが，可能な場合は実施すべきであるということなどである．1979年，米国精神医学会（American Psychiatric Association：APA）は12歳の子どもは個人情報の開示に同意するかどうかを判断する能力をもつので，個人情報の開示を親などの他者に行う時には，安全に関わる場合以外は，子どもの同意が必要であると宣言した．一方，米国児童青年精神医学会の倫理規定によれば，個人情報の開示について，子どもの同意は必要ないとされた．この倫理規定では同意が必要な年齢は示されていない．子どもから得られた個人情報を親と共有する際のメリットとデメリットを秤にかけなければならないジレンマに，児童青年精神科医はよく遭遇する．ある情報については他者と共有して良いと子どもと医師が合意できる場合はスムーズであるが，「子どもや他者へ危険が及ぶ」かもしれない微妙なケースの多くで，子どもは親やその他の大人に情報を開示することを拒む．青年期の場合，医師と共有される秘密には，薬物やアルコールの使用，危険な性的行動，自身を危ない状況にさらす無謀な行為などもある．もし，そういった個人情報を開示したほうが患者にとって利益があると医師が判断する場合は，医師は情報を開示するように子どもたちに働きかけようとするかもしれない．しかし，最初の治療契約において，子どもや他者に「危険が及ぶ状況」では守秘義務が制限されるということを明確にしておくべきである．

親　権

　離婚した親が親権について同意に至らない場合や弁護士が求める場合は，児童青年期精神科医が親権の決定に関わる診察を行うことがある．親の養育能力不足や身体的・性的虐待が申し立てられた際には，弁護士が子どもの親権について診察を求めることが多い．精神医療専門家による包括的診察を行うことで，裁判にもち込むことなく親と親権の交渉を成功裏に終わらせることができることもある．

　当事者の子どもの心身の発達に必要なことについて知

見が広がってきたことや，子どもや女性の権利への意識や認識が高まっていることで，親権に関する考え方が変化してきている．しかし，歴史的には，子どもは父親の所有物だと考えられていた．20世紀の初めには，「母権優先」(tender years)原則が親権を決定する基準となった．この原則によると，母と乳児の関係，ひいては母子関係全般は，子どもの最適な情緒発達に必要であるとされた．したがって，この原則により，大部分のケースで母親による親権が支持された．この原則によって，親権を決定する際に，発達期の子どもの心理学的問題は考慮するに値するとされた．議論の余地があるケースや明確な判断を下しづらいケースでは，心理学専門家の証言が，親権を決定する際の重要事項であることが受け入れられ始めた．

「子どもの最大の利益」という基準が，「母権優先」にとってかわり，誰が子どもを育てるのに最適かということを考える際に，子どもの情緒の状態，安全，教育や社会的な機会といった事柄も評価されるようになった．「子どもの最大の利益」という考え方は，子どもの義務教育についての法律，子どもの労働法，子どもの身体的虐待やネグレクトを防止する法律の成立などの動きの中から生まれてきた．このように，「子どもの最大の利益」という基準は，どの親が子どもの最大の利益にふさわしいかを評価する際の視野を広げたが，親としての資質をどのように評価するかは依然としてあいまいである．親のどのような資質が子どもの最大の利益につながるのかということに関してまだ明確な指針がないため，両親や親子関係についての心理学的状態を判断する際に，児童青年期精神科医の援助がますます必要とされるようになってきた．

親子の分離や離婚の過程のどの時点で精神医学的評価が求められるかは，さまざまである．まず，問題が司法に委ねられる前に，両親から精神医学的診察を求められることがある．司法的な手続き前に両親と診察者が親権について合意できた場合は，裁判所は，さらに調査を行うよりはその決断に従うことが多い．一方，精神医学的評価が，裁判所や対立する両親の弁護士から求められることもある．このような場合には，本来なら親は子どもの最大の利益を考えなければならないが，実際には妥協したくない点ばかりに気を向けてしまっている不満げな両親と診察者が対面しなければならない．しかしこの場合，片側に雇われた診察者ではなく，裁判所に雇われた診察者であるので，雇い主である親の利益を考慮に入れなければいけないというプレッシャーを感じずに，子どもの代弁者としてふるまうことができる点は良い点である．さらに，精神医学的評価を裁判所から指名された子どもの代理人，すなわち訴訟後見人（guardian ad litem）から求められることもある．最後に，調停過程でも，親権について精神医学的評価を求められる場合がある．調停は，通常，1人の弁護士と1人の診察者が関わる法的な過程である．調停は裁判の外で行われるため，裁判よりも調停を選ぶ者もある．親権に加えて，離婚後の親子の面会についても，精神医学的診察者が意見を求められることもしばしばある．

親権に関わる評価を行う際に，診察者は，裁判所が考慮する基準を念頭に置きながら子どもの最大の利益を決定することを期待されている．裁判所が考慮する事柄には，親や子どもの希望，子どもの人生で重要な位置を占めていた人との関係，家庭や学校，コミュニティでの子どもの現在の適応状況，関係者の精神医学的・身体的健康状況，両親の対立の程度とどちらかの親に親権が与えられた時に及びうる子どもの危険，などがある．精神医学的診察者は，子どもの最大の利益を代弁する立場を維持する必要があるのであって，両親に対して最も公平な結果をもたらすように考慮することはない．精神医学的診察者は一連の面接を行うが，各親との個別面接や子ども単独での面接，子どもと両親揃っての面接をそれぞれ最低1度は行うことが多い．弁護士や裁判官に対して診察者が個人情報を開示することもありうるので，診察者が全関係者から守秘義務放棄を書面で取得することもある．子どもとそれぞれの親との関係について，診察者は直接質問をしたり観察をしたりする．どちらの親が子どもの最大の利益に適しているかを判断するときに，子どもの年齢や発達上必要なことも考慮する．精神医学的な親権評価の一部として，関係者に精神医学的治療が必要かも判断する．

親権に関する診察の結果は一般的には書面で報告される．これは機密書類ではなく，法廷で使用できる．報告書には，子どもと両親の関係，両親の養育能力が示され，最後に親権に関する指針が提示される．両親との関係を保つことが重要である場合が多いというデータを考慮して，まずは，共同親権という方法を考慮することが推奨される．共同親権に向けての話し合いが，両者の十分な協力のもとに行うことができるなら，子どもの最大の利益が保たれることも多い．片方の親と子どもの関係が，もう一方の親によって危険にさらされていて害されている場合には，共同親権は最良の選択ではないであろう．共同親権が勧められない場合にしばしば選択されるのは，一方に完全な親権を認め，もう一方に子どもとの面会の権利を与えるというものである．親権を与えられた親は，もう一方との親との面会や関係をサポートできるような親である必要がある．実の親と育ての親が親権をめぐって争う場合，実の親が子どもの世話をする能力がある限り，一般的には親権は実の親にある．親権に関係する診察結果が書面で提出されると，結果は両親，子ども，時にはそれぞれの弁護士に伝えられる．診察者は証言のために法廷に召喚されることもあるし，それぞれの関係者が親権に関する評価を親権以外の事柄の調停に使用することもありうる．

離婚調停中の親や離婚が成立した親の間での辛辣な紛争には，さまざまな問題が起こることがある．対立する相手の精神疾患，薬物やアルコール乱用，性的・身体的

虐待に関してさまざまな主張がなされることは，親権争いの中では珍しいことではないが，こういった主張は事実に基づくものとは限らない．診察者は，こういった主張の事実関係を精査して，親権や面会判断への影響を慎重に議論できるように準備しなければならない．これまでの例から，親権争いの過程では，事実無根の性的虐待の訴えがきわめて多いことが示されている．

9歳になるトレメインは治療的里親に2年間預けられている．深刻なネグレクトと身体的虐待のため，妹と一緒に実家から離されたのである．トレメインは認知行動療法や，薬物治療，社会技能の集団療法を受けていたが，不安定で，毎週の監督下での母の面会の後は，たいてい，普段にも増して攻撃的になり，赤ちゃんがえりしていた．妹は母親と再び一緒に生活するようになっていたが，トレメインの後見人は，母親の面会を継続すべきか決定するために，精神科医に司法精神医学的診察を依頼した．医師は，大量の記録を精査し，それぞれの親を評価し，親や里親から病歴を聴取して，その後，母親の面会を観察した．その結果，トレメインの妹が面会時間の多くを独占しており，母親も妹の攻撃性と多動をどうコントロールしてよいのか途方に暮れている状態だった．トレメインは受動的で，母親に依存的だった．監督者であるソーシャルワーカーによれば，こういう状態がこの親子のごく普通の面会だった．児童青年期精神科医がトレメインに単独で会ったときには，トレメインは自分の妹がおそらく家で虐待されているということを心配しており，面会の間に妹が大丈夫かチェックしたいと思っていると言った．トレメインは家に帰りたがっていたが，母親にはあまりにいろいろな問題がありすぎて，自分の面倒をみてくれないとも言った．トレメインは里親の父と良好な関係を築いており，対照的に，実の母親のことについては多くを語ろうとしなかった．診察医は，妹の精神医学的評価も勧告したが，トレメインの母親はそれに従わなかった．診察医は月1回の面会に減らすように推奨したが，トレメインの不安や攻撃的な行動は面会を制限している間も続いた．トレメインの母親は特別なニーズをもつこの2人の子どもの世話をする能力もなく，トレメインの妹を受容することも難しいことが明らかとなった．診察医はトレメインと妹と母親の面会は継続しつつ，親子で一緒に住むことは遅らせる必要があると勧告した．（Diane H. Schetky, M. D. から改変）

少年犯罪者

米国児童青年精神医学会の児童青年期司法精神医学評価のための臨床指針によれば，米国では270万人の18歳未満の若者が毎年逮捕され，100万人以上の若者が公式に何らかの形で司法システムとの接触をもつ．歴史的には，米国での少年司法制度は，1800年代後半のイリノイ州で初めて，独立して法令によって定められた．その役割は，懲罰よりも矯正を目的としたものだった．司法制度は子どもを保護する目的で成立しているものの，司法システムと接触することになる児童や青年は，精神疾患の発症リスクや希死念慮，自殺企図のリスクが高い．

弁護士を呼ぶ権利や，法廷で対面する権利，告発者へ反対尋問する権利などの憲法条項が青少年司法制度にはなかったため，この司法制度は批判や幻滅の対象となってきた．軽犯罪を犯した少年犯罪者は州立の施設プログラムに送られていたが，こういった施設は過密でほったらかしで，ほとんど虐待まがいのものであるという批判があった．青少年に対しては，予審・裁判・判決といった段階を踏むよりも，正式な法手続きによる保護を重視するべきであるという意見が根強くあるものの，少年司法制度は聴取（intake）・判決（sentencing）・処分（disposition）を行うことが主な業務となっている．聴取では，当該の少年が犯罪を起こした訴訟理由があるのかどうかを判断する．自白した者はこの時点で裁判から外れ，コミュニティでの適切な社会復帰のリハビリテーション計画が立てられることもある．より重い犯罪の場合や少年が罪を犯したことを否認する場合，取り調べは継続される．少年犯罪者は法定代理人を立てなければならず，もしも家族が弁護士を雇う経済力がない場合は公定弁護人がつけられる．成人の裁判と異なり，青少年の裁判では，有罪か無罪かは陪審員ではなく判事が決める．裁判は原告と被告の弁護士によって争われ，判決は成人の裁判と同じ基準で下される．すなわち，罪を犯したという判断は，合理的疑いの余地なき立証（proof beyond a reasonable doubt）が必要となる．告訴が立証され，罪を犯したという判決が下されると，少年は「既決犯罪者」となり，その次に処分が決定されることとなる．処分は幅広く，青少年矯正施設から，施設治療，さらなる精神医学的評価のための入院などがある．犯罪行為（delinquent acts）は少年によって犯された通常の犯罪を意味する．身分犯（status offenses）とは無断欠席や，家出，アルコール飲酒など成人では罪にならない行為のことを指す．時に，重犯罪に当たると考える少年犯罪の場合は，青少年裁判ではなく成人の裁判所に引き渡されることもある．

発達的未熟さと子どもの訴訟能力

児童・思春期の子どもの訴訟能力を判断する際に，「発達上の未熟さ」が重要な意味をもつことを示す研究が増えている．1960年代から，最高裁判所は，少年裁判を進める際の一連の法手続きを義務化した．その中には，告訴内容の告知，弁護士同席の審理，証人の反対尋問，訴訟記録の閲覧などの権利がある．さらに少年は，成人の裁判所に引き渡される前に審問を受ける権利があり，犯罪の訴状を承認するには，合理的疑いの余地なき立証という基準が適用される．しかし，訴訟能力に関する権利については言及されていない．1960年の画期的な判例である，ダスキー対合衆国（Dusky v. United States）の訴訟で，最高裁判所は，成人犯罪での訴訟手続きで被告が有すべき最低限の能力基準を示した．この基準では，被告が裁判に耐えうる能力を有していると判断されるためには，「弁護士と話し合うために妥当な理解力」をもってい

ることと,「自分の訴訟手続きを理解する能力」をもっていることが必要であるということが通達された.ただし,少年犯罪で裁判を受ける能力について法的な必要条件は示されていない.しかし,多くの州では青少年裁判の独自基準を採用している.発達レベルによって,法的概念の理解や司法判断の長期的な帰結に対する理解が異なるため,発達レベルが裁判を受ける能力を左右することが研究で明確に示されている.したがって,このように基準を設けることは非常に重要である.続く2つの米国最高裁判決により,発達レベルの未熟さと有責性との関連に関する法的条件が示された.(1) ローパー対シモンズ (Roper v. Simmons ; 2005年) の判例では,若年者は通常未熟で,衝動的に判断したり,仲間からのプレッシャーに弱かったり,行動パターンも移ろいやすいなどの特徴があるため,18歳未満の若者には死刑判決は行うべきではないということが主張された.(2) 2010年のグラハム対フロリダ (Graham v. Florida) の判例では,未成年者に対する死刑免除の根拠となる発達概念に基づき,少年犯罪者 (殺人を除く) に対する執行猶予のない終身刑は,残忍かつ異常な罰 (cruel and unusual punishment) であるという判断が示された.

子どもの訴訟能力を調べるために,いろいろなケースを提示し反応をみた研究がある.この研究によると,11～13歳の子どもは自分が下した判断のリスクや長期的な結果を考える力が乏しく,大人に比べて司法取引に応じやすいことがわかった.また,15歳になっても,大人に比べて,意思決定は権威的なものに影響されやすいことも判明した.研究者によると,発達状況のみに鑑みて弁護士と協働しても,若者は自分に不利な選択をするリスクが高いことが結論されている.

若者の訴訟能力に影響を与えるものは多数あり,そのうちのいくつかは,能力評価をする際に欠かすことができない.それは,(1) 年齢,特に12歳以下の場合,(2) 判断力,推論力,責任,リスク認識,被暗示性,節度 (根拠なく行動するよりアドバイスを求めること),未来志向,という面からみた発達レベル,(3) 精神疾患や知的レベルの評価,である.

少年司法制度における子どもの精神保健ニーズ

少年司法制度に関わる子どもは,精神的な不調を来すリスクがきわめて高い.また,必要な精神保健的ケアが提供されていないことが非常に多く,公衆衛生上の問題となっている.少年司法関連施設にいる青少年は,うつ病,物質使用,自殺行動などの精神疾患に罹患している割合が高いだけでなく,身体的・性的虐待を受けたり,教育が十分受けられなかったり,家族内での葛藤を味わってきたりした者の割合が有意に高い.初めて少年司法裁判の聴取をうけた991人の青少年を対象にした調査では,最近の自殺企図を伴ったリスクの高い自殺念慮は,女性や,うつ病もしくは物質使用障害の者,暴力犯罪者で多いことがわかった.しかし,少年司法関連施設で若者に何が必要なのか,どのような身体的・精神医学的ケアが施されているのかを記載している研究はほとんどない.最近の研究では,米国司法省による,全米の公的・私的司法施設のデータを調査したものがある.青少年司法施設白書 (Juvenile Residential Facilities Census : JRFC) や青少年司法施設措置白書 (Census of Juveniles in Residential Placement : CJRP) には,犯罪で告発または判決を受け,その犯罪のために施設に収容された21歳未満の若者の死亡率の調査結果が記載されている.これらによると,2年間で62名が死亡して,一番の原因は自殺 (20人),これに続き事故 (17人),病気 (14人),外来者による殺人 (6人) となっている.AIDSや,収容者による殺人,収容前の外傷による死亡はなかった.少年司法関連施設の若者の死亡率は,一般人口の15～19歳の死亡率に比べて8%高いことがわかった.とりわけ,一般人口と比べて少年司法関連施設の若者では自殺のリスクが明らかに高く,精神医学的評価や治療の必要性が非常に高いことがわかる.

学校でのいじめに関する司法的側面

この20年で,学校でのいじめに関する司法的側面がクローズアップされるようになってきた.特に,1990年代半ばのコロンバイン (Columbine) での学校銃乱射事件のような深刻な学校での暴力事件が起こってから,いじめの司法的側面が大きくなってきた.生徒を傷害から守る学校の責任は,養育義務から保護義務へと拡張された.いじめは4領域に分けられる.すなわち,肉体的,対人関係的,言語的,サイバー空間的なものである.司法的な評価は,弁護士や,裁判所,家族から求められることが多い.報告されたいじめ事例に関係する若者から包括的な経緯を聴取した後に評価が行われ,申し立てられたいじめが被害者の精神的な健康や生活に悪影響を与えていたかどうかが判断される.中には,被害者と同様に加害者でも自殺傾向が高まっていると報告した調査もある.サイバー空間でのいじめの被害者は,他の若者と比べて自殺を試みるリスクが2倍高いと報告する研究もある.

トラウマ,虐待と暴力犯罪の関係

児童青年期精神科医はしばしば,外傷的な出来事や,逆境にさらされて,さまざまな暴力・犯罪を行う子どもの診察を求められることがある.その子どもが心的外傷後ストレス障害に罹患しているのか,症状が逆境体験によって引き起こされたのかなどと質問されることもあるかもしれない.罪を犯した青少年の調査では,心的外傷後ストレス障害と,心的外傷や虐待の既往,攻撃的行動の間には関係があることが明らかになっている.外傷に関連した精神病理が攻撃的行動に発展し,しばしば犯罪

に結びつくという研究者もいる。「危機反応」をつかさどる脳回路（扁桃体内側核から内側視床下部、中脳水道周囲灰白質へ投射される回路）は、計画（planned）された略奪的攻撃（predatory）（PIP、「冷静な」攻撃ともいわれる；訳注：原文では planned と predatory しか記載されていないが、本来は instrumental という語が入り PIP の頭文字をなす）の際にも、反応的（reactive）/情動的（affective）/防御的（defensive）/衝動的攻撃（impulsive）（RADI、「ホットな」攻撃ともいわれる）の際にも過活動になるようである。特に RADI の際には、外傷的な情動によって脳回路が制御を失い、悲しみ、怒り、恐れのような情動を細かく区別することができなくなる可能性がある。その結果、どんなストレスも脅威と捉えられ「防衛」システムが作動し、逃げるか闘うか（flight or fight）の反応になってしまう。そして、少年犯罪者の場合は、行き着く先の反応が「闘う」となってしまう。この反応は、逃げることが不可能に思われるような虐待的な状況や命が危険になる状況がきっかけで引き起こされる。

またある研究では、虐待されながら育てられたことと、暴力犯罪の関係に関する認知的メカニズムが示されている。この後方視的研究は、犯罪の判決を待つ少年鑑別所の 112 名（男性 90 名、女性 22 名；12～19 歳）の青少年が対象になった。参加者は、虐待的しつけや非虐待的しつけ、自分が感じる恥や転嫁された恥、暴力犯罪に関する質問紙に回答した。恥というのは、自分が期待する水準に達せずに失敗したと感じた結果、自分に否定的になったり自分を責めたりするような状態となることと研究では定義された。恥を感じる程度が高かったのは、心的外傷にさらされた経験のある者だった。転換された恥というのは、他者を非難して嫌悪感を自分から外へ向け、虐待のような悪い事柄に対する自責の念を軽減するものである。恥の転換は自分を守る方向に作用する。この研究の結果、被験者の反応は 4 つにわかれることがわかった。すなわち、(1)恥を感じる程度が低く、他者非難も低い者、(2)転換者：恥を感じる程度が低く、他者非難が高い者、(3)自責者：恥を感じる程度が高く、他者非難は低い者、(4)恥を感じる程度が高く、他者非難も高い者、である。2 番目のグループ（恥を感じる程度が低く、他者非難が高い者）に属する者は、3 番目のグループ（恥を感じる程度が高く、他者非難が低い者）に比べて、虐待されて育てられてきたものと暴力犯罪を行ったものが有意に多かった。したがって、恥の転換は自分を守る方向に働き、継続的に虐待を受けることに対しては適応的だった可能性があるともいえるが、他者を強く非難する青少年は暴力犯罪者となる可能性がより高いようである。この研究者は、暴力犯罪は心的外傷に対する病的な反応であると考えていた。

サリバン医師は被告人弁護士から開示された資料を精査するように依頼された。これは、トラビスという 6 歳の少年のケースで、3 歳の時にデイケアセンターで性的虐待を受けたために、永続的な危害と苦痛を被った、というのがその告訴内容であった。原告側司法精神科医のレーン医師はその少年を診察し、心理テストを実施し、少年の素行の問題はすべて申し立てのあった虐待によるものであると結論した。ただし、その虐待について少年が思い出すことは難しかった。しかし、レーン医師がまとめた幼少期の記録は大雑把なもので、シングルマザーである母親の情報もほとんど把握しておらず、これまでのカルテも精査していなかった。サリバン医師は、新証拠資料を徹底的に調査し、トラビスはこれまでに激しい DV や母親がレイプに遭う姿を目撃していること、2 歳の頃から多動の症状を示していたこと、母親の安全をとても心配しており、母親がうつ病でトラビスを養育できない時に数度離れることになった際非常に不安を示したことを明らかにした。トラビスには言語発達の遅れも認められた。宣誓証言の際に、レーン医師はなぜこういったことを質問しなかったのか尋問された。すると、レーン医師は母親の人生は個人的なことで、訴訟に関係がないと考えたと答えた。サリバン医師は証言で、申し立てられた虐待以外にも多数の要因で、トラビスの素行の問題を説明できると指摘した。（Diane H. Schetky, M. D. から改変）

参考文献

American Academy of Child and Adolescent Psychiatry: Practice Parameter for Child and Adolescent Forensic Evaluations. *J Am Acad Child Adolesc Psychiatry.* 2011;50:1299–1312.

Bernet W, Corwin D. An evidence-based approach for estimating present and future damages from child sexual abuse. *J Am Acad Psychiatry Law.* 2006;34:224.

Deitch M, Barstow A, Lukens L, Reyna R. From time out to hard time: Young children in the adult criminal justice system. Austin, TX: The University of Texas at Austin, LBJ School of Public Affairs, 2009.

Dusky v. United States, 362 U.S. 402 (1960).

Freeman BW, Thompson C, Jaques C. Forensic aspects and assessment of school bullying. *Psychiatr Clin N Am.* 2012;35:877–900.

Gold J, Sullivan MW, Lewis M. The relation between abuse and violent delinquency: The conversion of shame to blame in juvenile offenders. *Child Abuse Neglect.* 2011;459–467.

Graham v. Florida, 2010 U.S. LEXIS 3881.

Hinduja S, Patchin JW. Bullying, cyberbullying, and suicide. *Arch Suicide Res.* 2010;14:206–221.

Klomek A, Sourander A, Gould M. Bullying and suicide: Detection and intervention. *Psychiatric Times.* 2011;28:2.

O'Donnell PC, Gross B. Developmental incompetence to stand trial in Juvenile Courts. *J Forensic Sci.* 2012;57:989–996.

Roper V. Simmons, 543 U.S. 551 (2005).

Schetky DH. Forensic child and adolescent psychiatry. In: Sadock BJ, Sadock VA, Ruiz P, eds. *Kaplan & Sadock's Comprehensive Textbook of Psychiatry.* 9th ed. Vol. 2. Philadelphia: Lippincott Williams & Wilkins; 2009:3834.

Soulier M. Juvenile offenders. *Psychiatr Clin N Am.* 2012;35:837–854.

Steiner H, Silverman M, Karnik NS, Huemer J, Plattner B, Clark CE. Psychopathology, trauma and delinquency: Subtypes of aggression and their relevance for understanding young offenders. *Child Adolesc Psychiatry Ment Health.* 2011;5:21–32.

Ttofi MM, Farrington DP, Losel F. The predictive efficiency of school bullying versus later offending: A systematic/meta-analytic review of longitudinal studies. *Crim Behav Ment Health.* 2011;21:80–89.

Waller EM, Daniel AE. Purpose and utility of child custody evaluations: The attorney's perspective. *J Am Acad Psychiatry Law.* 2005;33:199.

Wingrove TA. Is immaturity a legitimate source of incompetence to avoid standing trial in a juvenile court? *Neb Law Rev.* 2007;86:488–514.

Zablotsky B, Bradshaw CP, Anderson C, Law PA. The association between bullying and the psychological functioning of children with autism spectrum disorders. *J Dev Behav Pediatr.* 2013;34(1):1–8.

31.19b 養子と里親制度

米国保健福祉省（Department of Health and Human Services）によると，米国では2010年時点で，40万8425人の子どもが里親制度のもとで生活していた．里親制度を利用している子どもの大部分は，緊急に肉親から引き離す必要性がある深刻なネグレクトや身体的虐待など，複数の外傷的出来事を経験している．米国では26％の子どもが4歳になるまでに外傷的体験を経験していると推計する研究もある．他の研究では，この10年，特に2000～2010年の間に，虐待が疑われて調査が必要なケースは17％増加したともいわれている．

里親制度は，一番身近な家族が子どもの世話をできない場合に，福祉サービスによりその子どもを一時的に肉親の元から離す介入・ケアを行う制度である．しかし，両親が精神病理学的にきわめて脆弱なことが多いので，介入やケアはしばしば何か月にも何年にもわたる．1997年，クリントン大統領は養子縁組に関する法律（Adoption and Safe Families Act）を成立させた．この法律は子どもの安全をさらに効果的に確保し，子どもが無計画に里親のもとに預けられる期間を短くし，肉親がリハビリを受ける期間を12か月に制限するという内容であった．16～21歳の青少年や若年成人に対して，独立した生活を送ることができるように，その移行支援として連邦資金を提供する追加的な法律も成立した．

里親制度の疫学と人口統計

虐待により里親制度を利用する子どもの数はここ10年で19％増加した．このうち，情緒障害をもっていると判定されるものの数は60％増加した．米国で里親制度を利用するケースで最も多いものは，親に物質乱用があって子どもの世話をすることができなくなったケースである．コロンビア大学の国立依存および物質乱用センター（National Center on Addiction and Substance Abuse）によると，虐待やネグレクトを受けた子どものうち，10人に7人は親が物質乱用者だった．さらに，里親に預けられる子どもは，一般人口と比べて，もともと母子家庭で生活していたケースが多い．

里親制度を利用する子どもの中でマイノリティの割合は高い．出生記録と児童相談所の記録を使用した研究では，黒人の子どもは白人の子どもに比べて，2倍以上虐待の疑いで通報されやすく，実際に虐待されており，5歳前に里親制度を利用することになりやすいことがわかった．しかし，低所得者層の黒人の子どもは，同じ所得レベルの白人の子どもと比べて，虐待の通報や虐待の確定や，里親制度の利用が少ないこともわかった．ラテン系の子どもでは，国外で出生した母親の子どもと比べて，米国で出生した母親の子どものほうが，児童相談所が関係する問題が生じることが多かった．しかし，社会経済因子で調節すると，ラテン系の子ども全体では，児童相談所への通報，虐待の確定，里親制度の利用の相対リスクが，白人の子どもよりも高くなる．里親制度を利用している子どもの約38％がアフリカ系米国人で，これは一般人口中のアフリカ系米国人の3倍以上の人口になる．里子の48％が白人で，ヒスパニック系が15％である．里子全体のうち55％から69％が女児で，83.4％は平均3歳で里子に出されている．乳児の時に預けられた子どもは，その後も里親に預けられたままになることが多い．現在では，里親制度を利用する子どもの中で，5歳未満の子どもが占める割合が最も急速に増えている．62％もの里子が母親の妊娠中に薬物に曝露されていることが，複数の研究で明らかになった．

里親制度を利用する子どものニーズ

里親制度を利用する子どもには，精神保健上必要となることが莫大にある．里子の80％以上が，発達・情緒・行動の問題を抱えている．このうちの70％が精神疾患に罹患していると推計されている．さらにある研究では，里子のQOLは，一般人口の子どもと比べて有意に低いということがわかった．しかし，施設で生活する子どもは，里親のもとで生活する子どもよりもQOLは低いということもわかっている．50％もの里子が抑うつ状態にあり，不安症状の訴えも約36％で認められる．精神面での問題があるために，QOLは低下する．精神面での問題が大きい子どもは，施設にいようと里親のもとですごしていようと，QOLが悪いと自己評価をする．レビュー研究では，里子で頻度の多い精神疾患は，注意欠如・多動症，心的外傷後ストレス障害，素行症，愛着障害，物質乱用，抑うつ障害，摂食障害であることがわかった．

高い精神疾患有病率に加えて，里親制度を利用している子どもは一般コミュニティーの子どもと比べて，さまざまな健康問題で小児科を受診する頻度が高い．発達異常（発育不全も含む），神経学的異常，神経筋障害，言語症，認知機能の遅れ，喘息は多い．里子の医療費は，そうでない子どもと比べて6～10倍にもなる．0～5歳までの子どもの中で，約25％は深刻な情緒の問題を抱えており，愛着障害と診断される子どもは増加している．里親制度を利用する子どもはありとあらゆる精神保健サービスに関係する．例えば，外来治療，急性期入院治療，デイケア，部分的入院治療（partial hospitalization；訳注：このプログラムでは，患者は家に住むが毎日治療センターに通う），施設治療などがある．里親制度を利用する青年は，薬物乱用，10代の妊娠，HIVを含む性病のリスクが高い．現在，医療分野ではマネージドケアシステムを採用することが増えている．マネージドケアシステムは，ケアを限定する方向にデザインされており，里子のような心身の疾患のリスクが高い者へのサービス提供が著しく制限されることは憂慮されるところである．

親族による里子のケア

州政府の中では，親族によるケアが里子の選択肢としてますます認識されつつあり，親族の保護者に公的資格を付与したり，費用の支払いをするようになったりしてきている．こういった資格や費用を受ける親族の保護者は一般的には女性（大部分は母方祖母）で，低所得，低教育，マイノリティである．現在，米国内ではアフリカ系米国人の里子の約23％が親族によるケアを受けている．しかし，こういった公的なケアではなく，非公式の親族ケアをアフリカ系米国人の子どもがどの程度受けているかはわからない．自分の子どもの面倒をみることができない家族の子どもを親族がみることは，アフリカ系米国人の間では長い間文化的な慣習であった．2, 3の研究では，親族によるケアと親族によらないケアではさまざまな結果が得られているものの，親族によるケアはそうでないケアよりも結果がいくぶん良かったと示されている．親族によるケアを受ける子どもたちは，親族から好意的な敬意をもって扱われていると報告している．また，親族によるケアがうまくいった場合は，親族ではない里親による場合よりも，より安定したケアが提供されることが一貫して示されている．実際，里子の大部分は軒並み，里親制度よりも自分の親族のもとにとどまりたいと言う．血のつながった親族に大事にされていると里子が感じていて，親族が適切な養育や治療サービスを受けさせることができれば，子どものアイデンティティや帰属感はあまり損なわれることがない．しかし，精神医療や一般医療，特殊教育が必要になる状況の多さは，親族によるケアであろうとなかろうと変わらない．

治療的里親ケア

治療的里親ケア（therapeutic foster care：TFC）は，より自由度の低い施設治療センター（residential treatment center：RTC）よりも費用対効果に優れた代替手段として試みられるようになった．しかし，その治療効果はさまざまである．治療的里親ケアは，多職種の治療チームによる特殊な治療介入も行う里親ベースのケアである．治療に関わる里親は，治療的な変化を起こす媒介でもあり，臨床治療チームの治療効果を家庭内まで波及させる働きをする．里子の治療には特殊な技術が必要なため，治療に関わる里親はそうでない者よりも広範なトレーニングを受けた上で高い報酬を支払われ，里親システムを担う機関から重点的な観察と，スーパービジョン，支援を受ける必要がある．治療的里親ケアの概念には将来性があるように思われるが，しっかりとした調査では成果は一貫していない．いくつかのモデルはあるが，経験的に実証されたモデルを取り入れていたりそうでなかったりとばらばらである．モデルの中には，あまりにも費用がかかりすぎて複雑で，現実に実施するのは困難なものもある．治療的里親の専門家という概念は，現在広く行われている実践の代替案として有望である．治療的里親の専門家は常勤で報酬を受け，里子に対して特殊なケアを行う．質の高いケースマネージメントにより，よく管理された里親環境のもとで適切かつ濃密な家庭内支援を行うことができれば，子どもたちの得るものは大きいことが臨床上示されている．

文化的能力

マクファッター（Anna McPhatter）は，文化的能力を次のような能力と定義した．すなわち，生活能力をサポート・維持する心理社会的介入をクライアントが生きる文化の中で計画する際に，知識と文化的な意識を生かす能力である．米国社会では依然として人種間対立が多く，子どもの中には，異なる人種の家族から拒まれて養子になることができずに，結局里親制度を長期にわたって利用するしかなくなってしまうこともある．全米黒人ソーシャルワーカー協会（Association of Black Social Worker）は，アフリカ系米国人の子どもを別の人種の家族に預けることに公式に反対表明した．1978年，米国先住民の児童に対する福祉法（Indian Child Welfare Act）によって，米国先住民の子どもたちの受け入れ先の決定権を部族法廷に委嘱することにより，米国先住民でない家庭に預ける慣習に歯止めがかかった．しかし養子研究では，人種の違う家族の養子になること自体は子どもに害を与えないことはこれまで示されてきた．1994年，異民族間の里親・養子に関する法律（Multiethnic Placement Act）が国会で承認され，文化的意識を保ちつつ，異なる人種間で養子縁組を行うことが促進された．里親にとって，文化の違いに対する感受性・敬意や，里子の文化的な発達やアイデンティティを促進する能力が必要であることはよく認識されている．文化的な事柄は，里親制度サービス提供者のトレーニングに盛り込む必要がある．

里子の心理的問題

親のアルコール乱用，薬物乱用，ネグレクト，虐待，認知・精神・身体面の健康問題など家族の危険因子は，低い社会経済状態や，社会支援の乏しさと同様に，子どもが家族から離れて暮らす大きな要因である．子ども自身の精神面・行動面の問題も，家族から離れて暮らす要因となる場合がある．家族のもとに戻った子どものうち，40％が里親システムを再度利用することになってしまう．こういった子どもたちは，育児放棄やネグレクト，拒絶，身体的・精神的な虐待，性的虐待に苦しめられている．子どもの年齢，家庭環境，里親利用の理由によって，子どもが直面する情緒面の問題は変わる．早期の育児放棄やネグレクトは，依存抑うつにつながりうる．幼少期に一貫した養育者と安定な愛着形成（secure attachment）を経験する機会がなかったため，こういった子ど

もたちでは，愛着の問題がよくみられる．

里子は分離に対して心の準備ができていないことがしばしばある．現在の里親制度の状況では，分離は突然だったり，何度もしなければならなかったりするからである．幼少期に一番重要な保護者から分離されることは大きな外傷体験であると考えられており，その後の外傷体験に対しても脆弱な状態にしてしまう．里親を次から次へとかわる子どもは，情緒的な愛着を持続する能力が低くなってしまい，信頼関係をいかに築くかが人生の問題になる．

外傷的な身体的虐待，性的虐待を経験した子どもは，社会全体が脅威や敵意に満ちていて，自分のことなんかかまってくれやしないと感じるようになってしまうので，しばしば，疑い深く，過剰に警戒心が高く，攻撃的，衝動的，反抗的で，回避的になる．外傷的で，攻撃的で，大人からの共感が欠けた心理社会的な環境で幼少期を過ごすことは，後に自分や他者に対する暴力をふるう種となってしまう．幼少期の家庭内での経験によっては，里子にはさまざまな行動問題が起きやすくなる．多く認められる問題は，行為，情動，注意，睡眠などの調節障害である．発達期の脳に対する虐待の影響を神経生物学的に検証したデータによると，ストレスホルモンが重要な役割を果たしており，深刻な身体的虐待やネグレクトを受けた子どもでは，さまざまな能力障害が生じていることがわかっている．また，発達期の脳には可塑性があるため，初期に介入すれば神経生物学的レベルで修復可能であることもわかった．

ニックは5歳の子どもである．母親が薬物乱用者で，子どもを養育できないために里親に預けられた．精神医学的診察で，乳歯がすべて虫歯になっていることがわかった．歯をどのようにケアしているか質問されると，里親の母は，乳歯だから治療の必要はないから，抜けるまで待てばよいと歯医者は言ったと答えた．里親の母親がこのような驚くべき返事をしたため，ニックがネグレクトを受けている疑いがもちあがり，そのために多動や攻撃的な行動が悪化しているのではないかと考えられた．ネグレクトの疑いが報告・調査されたところ，この里親家庭でニックはネグレクトを受けているだけではなく，身体的虐待を受けていることが明らかとなった．その後，問題の里親から引き離し，温かく責任をもって養育してくれる里親のもとに預けられると，ニックは情緒的にとても安定し，学業でも対人関係でも良好な状態となり，現在ではその里親の養子となっている．（Marilyn B. Benoit, M. D., Steven L. Nickman, M. D., and Alvin Rosenfeld, M. D. から改変）

家族の維持

この10年，家族を維持すること（family preservation）が本当に良いことなのかということが，ますます調査されるようになってきた．家族のもとに戻ったと報告されている子どもの推計割合は，66〜90％とさまざまである．理念的には家族が再度もとにもどることはよいことであるように思われるが，家族のもとに戻った子どものうち約40％が，再度家族外に預けられている現実もある．家族維持サービスが最も効果的な家族の心理社会的プロファイルを同定できるような尺度が必要である．1996年全米児童福祉連盟（Child Welfare League of America：CWLA）は家族維持の方策が失敗していると認識し，児童福祉政策担当者に現状の集中的家族維持サービスの使用を再考するように要求した．最近の研究では，家族維持サービスの結果は芳しくないということが証明されている．1997年の養子縁組と安全な家庭を目指す法律（Adoption and Safe Families Act）によって，児童福祉機関が家族維持というこれまでの近視眼的な見方から一歩離れて，子どもに必要なことを最優先として考える機会ができることが望まれる．米国児童青年精神医学会と全米児童福祉連盟は，里親制度で子どもの精神保健に必要なことに取り組む全国的な運動を行うことを共同で宣言した．里親制度に関わる幅広い機関が共同してこの運動を支援しており，次のようなことを推奨している．すなわち家族を維持するのであれば，里親制度は子どもに焦点を当てるべきであるが，肉親や里親とも協働して子どものための介入計画を立てることが必要である．

2年間里親ケアで過ごした7歳の男の子のケースは，家族維持の努力がなぜ失敗することがあるかをよく説明する事例である．ジェームズが実の母親のもとに戻った時，母親は再婚し，新しい赤ちゃんがいた．母の夫には初めての子育てだった．家族は経済的に困窮しており，厳しい環境のもとで生活していた．ジェームズの母親は，彼の養育を再開するために必要な親教育コースを完了し，息子が帰ってきて喜んでいるようにみえた．しかし，この若い夫婦を経済的に支援してくれるものはなく，家族療法も，心理教育も，ケースマネージメントもなかった．夫婦は児童福祉の家族再生サービスに頻繁に緊急連絡を取り，レスパイト（休息ケア）や経済的援助を求めたが，かなわなかった．その結果，ジェームズは再び虐待され，里親ケアシステムを再度利用することとなった．

この一例は，家族維持サービスの失敗の典型であるが，一方で，また失敗してしまったと深く失望する，よくある疲弊した家族の例でもある．（Marilyn B. Benoit, M. D., Steven L. Nickman, M. D., and Alvin Rosenfeld, M. D. から改変）

里親制度の結果と研究動向

里親制度の評価研究の質は全体的に低い．しかし，結果の中には再現性のあるものもある．いくつかの研究では，15〜39％のホームレスが里親ケアシステムの出身者で，里親ケアシステムの出身者は成人の物質乱用者や犯罪者の多くの割合を占めていることが明らかになっている．小児期に里親制度を利用することになった理由そのものが，成人期の悪い結果に結びついてしまっている可

能性もありそうである．虐待を受けた子ども，親が物質乱用者か精神障害者，あるいは重犯罪者，あるいはその両方である子ども，深刻な家庭内暴力環境下にあった子どもで，里親ケアシステムを利用することになった子どもは，悪い帰結に至るリスクが高い．幼少期の虐待に関する研究から，脳の発達への虐待の影響は生涯強く持続しうることが示されている．50％以上の里子で発達上の問題が生じる．里親ケアのもとに長くいる子どもよりも，実の家族のもとに戻った子どもの方が生活上の障害を抱えやすい．

里親を転々としたことや親の関わりが少ないことは，一貫して悪い結果に結びついていることがいくつかの研究で示されている．連邦法は州政府に，里子を追跡するシステムを維持するように求めている．養子縁組および里親ケア分析報告システム（Adoption and Foster Care Analysis and Reporting System：AFCARS）や州自動児童福祉情報システム（Statewide Automated Child Welfare Information System：SACWIS）という新しい報告システムが全米で使用されている．連邦政府はこれらのシステムが州によって適切に使用されているか否かを監督し，実施状況によって連邦給付金を継続する．里親ケアは心理社会的環境での失敗の結果生じるものであるため，良い情報システムだけでなく，既存の制度を改善することが求められている．子どもに焦点を置いた，理論に基づく家族中心のサービスを統合し，複数の政府機関が協働して支援する体制が必要である．縦断的な調査に基づく評価尺度を使用することによって，信頼できるデータが得られつつある．米国国立精神衛生研究所（National Institute of Mental Health：NIMH）は，里子に焦点を当てたいくつかの研究を助成している．心理社会的要因は常に変化するため，その影響の複雑さを考えると，この種の研究は困難が伴う．しかし，援助を必要としている子どもや家族に適切な対処を行うために福祉費用を活用しようと思えば，こういった研究も行わなければならない．2004年のパイオニア的な研究の中で，里親制度を利用している子どもについてのピュー委員会（Pew Commission on Children in Foster Care）が里親制度を改善するための包括的な推奨を行い，「子どもたちは児童福祉制度からもっと恩恵を得る資格がある」と宣言した．

養子制度の歴史

有史以来，養子制度はどんな形にせよ存在してきた．古代バビロニアでは，養子縁組は財産や職人技術の継承のために行われ，ローマ帝国では成人の被保護者の地位を高めるためにしばしば活用された．太平洋の島の中には，関連氏族間での交換制度の一部として，小さな子どもを養子にすることがあった．養子にされた者が自分のルーツを知りたいと思うことは現代と同様に古代でもあった．エウリピデス（Euripides）のイオン（Ion）に出てくる心ゆさぶられる会話の中では，何年も前に手放した子どもを探す女性と，自分がその女性の息子であることを知らずに，自分の知っている唯一の母はアポロの尼僧であると話す若い僧侶の話がある．

歴史的に，養子に出した後には子どもに会えない養子縁組（closed adoption）は一般的に行われていた．これは，出自や養子であるということを隠すために行われ，養子に出された子どもにとって一番良い方法だと考えられていた．しかし，現在はこの方法は問題があると考えられている．まだ議論のあるところではあるが，現在は，養子に出された者は，自分が養子であることや自分の実の両親のことを知って育つべきであると考えられている．現在では，養子に出された者も実の親も育ての親も，出生記録や養子縁組についての情報告知に関する法律がどうなるのか関心をもっている．3者の養子縁組（adoption triad）という言葉は，このように3者が同じような関心をもっていることを意味するようになった．異なる団体がこれら3者の集団をそれぞれ代表しており，それぞれが異なる考え方をもっていることも多い．1980年代から，養子制度は連邦法に強く影響されるようになっている．

養子制度の疫学

米国の子どもの2.5～3.5％が養子縁組され，このうち2％は親族ではない者と，1.5％は継父母を含む親族と養子縁組をされると推計されている．里子に出された子どもは，養子縁組された子どもの15％を占めている．約12万5000人の子どもが毎年養子縁組され，その理由はさまざまである．乳児が実の親に放棄され，私的機関を通じて養子縁組されるというケースもある．こうしたケースでも，養子に出されたということは子どもに「オープン」にされることが増えており，中には，実の親と接触を続ける子どももいる．このような方法で毎年約5万人の赤ちゃんが養子に出される．さらに5万人が児童福祉制度を通じて養子に出されるが，こういった子どもは複数の里親を転々とさせられて最終的に養子になるということもよくある．さまざまな年齢の子どもがこのような状況下で養子に出されるが，半数以上は6歳以上で，その多くは幼少期にひどい身体的虐待やネグレクトを経験している．

国際的な養子縁組

この20年間で国際的な養子縁組の数は増えている．毎年2万人以上の子どもが海外から養子として米国にやってくる．この多くが，異人種間の養子縁組である．例えば，この20年間で1万7000人以上の子どもがグアテマラから養子としてやってきた．グアテマラ来た養子の平均年齢は1.5歳で，養子に来る前は，孤児院や里親の家や複合的なケア施設で過ごしていた．国際間での養

子を専門とした米国のクリニックでの診察記録を調査した結果，国際間養子の健康状態は，養子になる時期が早いほうが，時期が遅いよりも，成長状態・言語発達・認知機能・日常生活動作能力が良いことが明らかになった．また，年齢，性別，養子になった時から診察までの期間をマッチさせた子どもを比較すると，孤児院にいた子どもよりも，里親のもとにいた子どものほうが，認知機能得点が高く，成長も良好であることがわかった．これらの結果を考えると，できるだけ低年齢のうちに養子縁組を行うことが優先事項であり，孤児院でのケアよりも里親ケアのほうが良好な結果が得られるといえる．

早期対後期の養子縁組

小児期中期や後期に養子縁組をするよりも，小児期の早期に養子縁組をしたほうが良好な結果になることがデータから示唆されている．最近の前向き研究で，5〜11歳の子どもの公的な養子縁組でどのような要因が良好な結果に結びつくのかが検証された．イギリス国内で身体的虐待やネグレクトのために養子縁組を受けた108人の養子について，1年目と6年後にデータを収集した．アウトカムは，養子縁組が破綻した数と心理的適応尺度によって評価した．青年期でのフォローアップでは，23%の養子縁組が破綻，49%が良好な適応で養子関係が続いており，28%で養子関係が続いてはいるものの困難な状態にあった．養子縁組の破綻リスクには4つの因子が独立して寄与していた．それらの因子は，養子縁組時点での年齢の高さ，兄弟から仲間はずれにされたり拒否されたりしたという報告，養子縁組以前に受けたケアの期間の長さ，行動上の問題が大きいことであった．ほぼ半数の養子関係が継続できていることを考えると，年齢が高い時点での養子縁組も成功に導くことができるのは明らかである．養子縁組をする家族の状況や，子どもの行動面での問題をしっかりと評価するかどうかが，学齢期の児童の養子縁組が成功の可能性を決定するかもしれない．

生みの親：親捜しと再会

養子縁組の情報をオープンにする傾向が高まっているため，養子は実の親を探すことがより容易に，確実にできるようになってきた．育ての親の多くが，子どもが実の親といくぶんかでも関係をもつことができれば，自分も子どもともっとつながりをもつことができると考えて，養子縁組の情報をオープンにすることを選んでいる．養子になった子どもの中には，実の親と継続した関係を築きたいと思うものもいるが，実の親を探しだした子どもの多くは，会うだけで満足して，その後さらに交流を持ちたいと思うことはない．実の親と再会した結果はさまざまである．特に実の親がしっかりと生活して子どもを歓迎してくれるようなケースの場合，養子となった子どもは，自分の親がもはや弱い存在ではないことを知って安心感と喜びを経験することもある．

参考文献

Brenner E, Freundlich M. Enhancing the safety of children in foster care and family support programs: Automated critical incident reporting. *Child Welfare*. 2006;85:611.

Briggs-Gowan MJ, Ford JD, Fraleigh L, McCarthy K, Carter AS. Prevalence of exposure to potentially traumatic events in a healthy birth cohort of very young children in the northeastern United States. *J Traum Stress*. 2010;23:725–733.

Conn AM, Szilagyi MA, Franke TM, Albertin CS, Blumkin AK, Szilagyi PG. Trends in child protection and out-of-home care. *Pediatrics*. 2013;132:712–719.

Carnochan S, Moore M, Austin MJ. Achieving timely adoption. *Journal of Evidence-Based Social Work*. 2012;10:210–219.

Damnjanovic M, Lakic A, Sevanovic D, Jovanovic A. Effects of mental health on quality of life in children and adolescents living in residential and foster care: A cross-sectional study. *Epidemiol and Psychiatr Sci*. 2011;20:257–262.

Garcia AR, Pecora PJ, Aisenberg E. Institutional predictors of developmental outcomes among racially diverse foster care alumni. *Am J Orthopsychiatry*. 2012; 82:573–584.

Greeson JK, Briggs EC, Kisiel C, Layne CM, Ake III GS, Ko SJ, et al. Complex trauma and mental health in children and adolescents placed in foster care: Findings from the National Child Traumatic Stress Network. *Child Welfare*. 2011;90:91–108.

Horowitz SM, Hurlburt MS, Cohen SD, Zhang J. Predictors of placement for children who initially remained in their homes after an investigation for abuse or neglect. *Child Abuse Neglect*. 2011;35:188–198.

Lehmann S, Havik OE, Havik T, Heiervang. Mental disorders in foster children: A study of prevalence, comorbidity and risk factors. *Child Adolesc Psychiatry Ment Health*. 2013;7:39.

McWey LM, Henderson TL, Tice SN. Mental health issues and the foster care system: An examination of the impact of the Adoption and Safe Families Act. *J Marital Fam Ther*. 2006;32:195.

Oswald SH, Fegert JM, Goldbeck L. Posttraumatic stress symptoms in foster children following maltreatment and neglect. *Verhaltenstherapie*. 2010;20:37–44.

Putnam-Hornstein E, Needell B, King B, Johnson-Motoyama M. Racial and ethnic disparities: A population-based examination of risk factors for involvement with child protective services. *Child Abuse Neglect*. 2013;37:33–46.

The Pew Commission on Children in Foster Care. Fostering the Future: Safety Permanence and Well-Being for Children in Foster Care. Washington, DC; 2004.

Rushton A, Dacne C. The adoption of children from public care: A prospective study of outcome in adolescence. *J Am Acad Child Adolesc Psychiatry*. 2006; 45:877.

Sexson SB. Adoption and Foster Care. In: Sadock BJ, Sadock VA, Ruiz P. eds. *Kaplan & Sadock's Comprehensive Textbook of Psychiatry*. 9th ed. Vol. II. Philadelphia: Lippincott Williams & Wilkins; 2009:3784.

Wilcox BL, Weisz, Miller MK. Practical guidelines for educating policy makers: The family impact seminar as an approach to advancing the interests of children and families in the policy arena. *J Clin Child Adolesc Psychol*. 2005; 34:638.

▶ 31.19c 子どもに対する不適切養育，虐待，ネグレクト

子どもに対する不適切養育（maltreatment）には，すべてのタイプの虐待とネグレクトが含まれ，米国の公衆衛生上の大きな問題となっている．米国疾病予防センター（Centers for Disease Control and Prevention：CDC）は，米国の子どもの5人に1人が不適切養育を受けていると見積もっている．このうち9%は身体的虐待，1%は性的虐待，4%はネグレクト，12%は心理的虐待である．米国において，こういった不適切養育を受ける子どもの数は毎年100万人近くに及び，虐待やネグレクトによって命を落とす子どもの数は1500人と報告されている．子どもに対するネグレクトや虐待の大半は乳幼児期に始まるため，脳全体の発育に悪影響を及ぼす．脳の正常発達のために非常に重要な時期に，その過程を障害することになるのである．研究が進むにつれ，子どもの不適切養育

は，神経内分泌システムを長期間にわたって障害し，細胞数の減少，海馬と前頭前皮質の髄鞘化の遅延，臨床的な合併症とは関係なく慢性炎症と同じような病態を引き起こすことがわかってきた．

青年期の健康に関する全国的縦断的調査（National Longitudinal Study on Adolescent Health）は，1万2118人の青年を対象に，不適切養育の有病率と危険因子，健康に及ぼす影響について調査を行った．その結果，不適切養育を受けていた青年が自分の過去の体験を振り返って報告したうち多かったものは，子どもの頃に1人で家に取り残された（41.5％），身体的暴力を受けた（28.4％），身体的ネグレクトを受けた（11.8％），性的虐待を受けた（4.5％）であった．不適切養育がどのような種類のものであっても，調査された青年の健康リスク10項目のうち，少なくとも8つ（うつ病の自己報告，日常的な飲酒，過量飲酒，大麻使用，体重過多，全般的な不健康状態，吸入剤の使用，喧嘩などの攻撃的な行動）と関係していた．不適切養育の自己報告は，明らかに多くの有害な結果と広範囲にかつ長期にわたって関係していた．

子どもへの不適切養育を発見して対処し，治療を行うには，多くの専門家（プライマリケア医，救急処置室のスタッフ，警察，弁護士，ソーシャルワーカー，精神医療関係者）の協力が必要である．虐待者は一般的に，自分たちが虐待やネグレクトをしていることを否定し，虐待を受けている子どもは虐待やネグレクトが露呈することをしばしば恐れる．

定 義

DSM-5

精神疾患の診断・統計マニュアル第5版（Diagnostic and Statistical Manual of Mental Disorders, 5th edition：DSM-5）では，子どもの不適切養育（訳注：DSM-5の邦訳では「冷遇」という訳語が使用されている）とネグレクトを「臨床的関与の対象となることのある他の状態」の章に列挙している．「子どもの身体的虐待」，「子どもの性的虐待」，「子どものネグレクト」，「子どもの心理的虐待」はそれらが確認されたか疑われたか，また初回の対応かその後の対応かによってコード分類している．子どもの不適切養育またはネグレクトのおのおのの形態に「関連する他の状況」という下位分類の中で，それぞれの臨床的状況においてVコードがつけられる．これらには，(1)親による児童虐待の被害者に対する精神保健サービスでの対応，(2)親以外による児童虐待の被害者に対する精神保健サービスでの対応，(3)小児期における身体的虐待の経験（既往），(4)親による児童虐待の加害者に対する精神保健サービスでの対応，(5)親以外による児童虐待の加害者に対する精神保健サービスでの対応，が含まれる．

連邦法

児童虐待防止および対処措置法（Child Abuse Prevention and Treatment Act）は1974年に制定された．その後数回改定され，最後の改定は2003年であった．連邦法では，子どもの「虐待」と「ネグレクト」は，「親やその他の養護者の行動または行動しないことによって，子どもが死亡したり，深刻な身体的または情緒的な危害を被ったり，性的虐待や搾取を受けたりすること」を意味している．また，ある行動や行動をしないことによって子どもが深刻な危害を被るリスクが高まるものも含まれる．連邦法において「性的虐待」とは，明白な性行為のために子どもを雇用，使用，説得，勧誘，誘惑，強制すること，もしくは誰かがそういった行為に加担するのを援助すること（またはそういった行為の映像を作成する目的で行為の真似をさせること）またはレイプ（養護者や家族間の関係の場合，制定法上のレイプ（statutory rape；訳注：米国では，未成年者や障害者など同意能力のない相手に対する性行為をこう呼ぶ），性的ないたずら，売春，またはその他の手段を用いた子どもからの性的搾取，近親相姦といったものを意味している．

州 法

さまざまな法的定義やガイドラインが，州レベルで存在している．子どもの不適切養育に関する法的用語の定義は管轄区域によって異なっている．そのため，臨床家は自分の働いている地域の法律ではどうなのかということを知っておかなければならない．本節では，以下に示す一般的な言葉の定義を用いる．

ネグレクト

ネグレクトは子どもの不適切養育の中では最も多い形態であり，子どもを適切に擁護しないことである．子どもに対する悪意あるいは無知のために身体的・情緒的・教育的に必要な援助が与えられないことで，子どもに危険が及ぶ可能性がある．ネグレクトには，適切な食物を与えないことや危険から子どもを守らないことも含まれる．身体的ネグレクトには，養育を放棄すること，家から追い出すこと，保護的な世話をしないこと，十分な監督を怠ること，子どもの安全と幸福を無視することが含まれる．医療的ネグレクトは受診を拒む，受診が遅れる，全く受診させない，などである．教育的ネグレクトとは，子どもを学校に入学させる手続きを怠ることや，子どもの長期不登校を放置することを意味する．

身体的虐待

身体的虐待は，叩かれる，殴られる，蹴られる，嚙まれる，火傷させられる，毒を入れられるといった，意図的な身体の外傷と定義することができる．いくつかの身体的虐待は，不合理なひどい体罰や不当な処罰に基づいている．身体的虐待は，皮膚と表面組織，頭部，内臓，

骨格といった部位への外傷のありようで分類することができる．

心理的虐待

心理的虐待は子どもに対して，「価値がない」「欠陥がある」「愛していない」「生まれてきて欲しくなかった」「死んで欲しい」といった内容を伝えることで起こる．虐待者は子どもを，拒絶したり威嚇したり無視したり孤立させたりひどく叱りつけたりする．心理的虐待には，言葉の暴力にさらす(例えば，けなす，叫びたてる，脅す，非難する，いやみを言う)，ドメスティックバイオレンスに巻き込む，過剰な期待のもとで多大なプレッシャーを与える，反社会的活動に参加することを強要したり指示したりすることが含まれる．心理的虐待の重症度は以下の2点に関係している．すなわち，(1)虐待者が実際に子どもに危害を加えようとしているか，(2)その虐待的行為が子どもへの危害の原因となっているか，ということである．「心理的虐待」という用語よりも「言語的虐待」と言った方が，子どもの養護者の病的な行動を正確に表現できると考えている専門家もいる．

性的虐待

子どもに対する性的虐待には，子どもと成人の性的行為の場合や，子ども同士の性行為ではあるが2人のうちの片方がかなり年上であったり強要されて行為に及ばされたりする場合がある．虐待者と被虐待者は同性のこともあれば異性のこともある．性行為には以下のものが含まれる．すなわち，被虐待者が服を着たままか脱がされるかに関わらず胸や臀部や性器を触られること，猥褻物を見せられること，フェラチオ，クンニリングス，腟や肛門に性器や物を入れられることである．性的虐待は長期間に及ぶ場合もあれば，1つの出来事の場合もある．子ども同士の性行為が虐待なのか正常なのかを判断するには，発達の要因を考慮しなければならない．不適切な性的な接触の他に，性的虐待には性的な搾取が行われる場合がある．例えば，未成年者のポルノや，未成年者の売春の斡旋，人身売買といったものである．

儀式的虐待

カルトに基づいた儀式的虐待(悪魔儀式による虐待を含む)には，身体的・性的・心理的虐待があり，宗教的，精神的に動機づけられた奇妙な活動や祭礼を行うものである．典型的なものは，複数の被虐待者に対して長期間にわたって虐待を行う．儀式的虐待の概念には論争がある．1990年代には，儀式的虐待は社会によくある恐ろしい現象であると信じる専門家もいれば，儀式的虐待についての主張や記述に懐疑的な専門家もいた．

虐待者

虐待者の定義について一貫したものはない．一般的に，ネグレクトや身体的・心理的虐待で告発されるのは，親か責任を負うべき擁護者である．他の成人(例えば，見ず知らずの人)が子どもを傷つけた場合，通常，虐待としてではなく暴行として告発される．一方，性的虐待に関しては，擁護者であっても他人であっても，虐待として告発されうる．この点は州法により異なる．

発生要因

身体的虐待

子どもへの虐待はすべての社会経済的階層において起こるが，貧困，心理社会的ストレス，親の物質乱用や精神疾患と強く関係している．子どもの不適切養育は，親の教育レベルの低さ，非正規雇用，住宅難，生活保護の受給，一人親家庭と強く相関している．子どもの虐待は，ドメスティックバイオレンスのある家庭，社会的に孤立している家庭，親が精神疾患である家庭，ドラッグとアルコール乱用のある家庭に多く発生する傾向がある．早産，知的能力障害，身体障害といった要因をもった子どもでは，不適切養育を受ける確率は高まる．さらに，子どもがたくさんいる家庭において，子どもの虐待のリスクは高まる．

性的虐待

社会的・文化的・身体的・心理的な要因はすべて近親相姦のタブーを犯すことにつながる．近親相姦行為は，アルコール乱用，過密住居，物理的距離の近さ，地方での孤立(そのために家族外の人との適切な接触が断たれる)と関係している．コミュニティーによっては近親相姦行為に寛容である．重篤な精神疾患や知的能力障害が，近親相姦や性的虐待の加害者にみられることがある．

臨床的特徴

不適切養育を受けた子どもは，さまざまな情緒的・行動的・身体的反応を示す．これらの心理的症状は特異的なものでも疾患に特徴的なものでもなく，同様の症状は，もし被虐待歴がなかったとしても起こりうるものである．虐待を受けた子どもの心理的症状と虐待をする親の行動は，臨床的なパターンとしてまとめることができる．あるケースをこれらのパターンの1つに当てはめることができるかどうかを検討することは有意義であるものの，それ自体は子どもの虐待の診断を確定するわけではない．

身体的な虐待を受けた子ども

多くのケースでは，身体的診察とX線検査によって，繰り返される外傷が疑われる証拠を提示することができる．虐待を受けた子どもは，専門家の目にとまるような行動，例えば異常に怯えていたり，過度に従順だったり，疑い深かったり，用心深かったりといった行動を示す．一方，彼らは秩序破壊的で攻撃的なこともある．彼らは

身体的接触に対して用心深く，大人から安心感を与えられることを期待していない．彼らは危険に対して警戒し，常に周囲の状況を意識し，家に帰ることを恐れていることもある．

身体的虐待とネグレクトの心理的影響について調べた文献では，広範囲にわたる影響が述べられている．すなわち，感情の調節不全，不安定で非定型的な愛着パターン（insecure and atypical attachment pattern），攻撃性の増加や社会的引きこもりによる友人関係の障害，学業成績の不良といったものである．身体的な虐待を受けた子どもは，うつ病，素行症，ADHD，反抗挑発症，解離，心的外傷後ストレス障害（PTSD）などのさまざまな精神病理を示す．

身体的虐待を行う親

虐待を行う親はしばしば大きな罪の意識を感じている．虐待が発覚して子どもと引き離されるのではないかと恐れて，子どもに怪我の治療を受けさせるのが遅れてしまうことがある．怪我をした経緯について親に聞いても，身体所見からは信じられない場合や矛盾している場合がしばしばある．親は子どもの兄弟を責めたり，子どもが自分で怪我をしたと言ったりするかもしれない．虐待を行う親の特徴としてしばしばみられるのが，自分自身の子どもの頃の被虐待体験，子どもへの共感の欠如，子どもに対する非現実的な期待，親子の愛着障害である．

3歳のケイティーは，弟が生まれた3か月後から幼稚園で否定的で攻撃的な行動を示すようになった．担任の先生は，彼女のイライラと攻撃性が強まっていることに気づいていた．時々他の子どもを押すことがあり，最近は積み木で叩いて唇に怪我を負わせることがあった．担任はケイティーの行動について話し合うために教室の脇に連れて行ったが，そのときにケイティーの腕や顔にいくつかの傷跡があることに気づいた．担任がどうして怪我をしたのか尋ねたところ，ケイティーは「ママのかれしが，わたしにおこって，ベルトでたたいたの」と答えた．担任は虐待を疑い，児童相談所（Child Protective Services）に連絡をした．また担任は，ケイティーの母親にも連絡し，この事態を知らせるとともに，ケイティーに精神科の診察を受けさせるべきだと提案した．

事の顛末は以下の通りであった．ケイティーの幼い弟はかんしゃくがひどく，昼夜を通じて短時間しか眠っていなかった．彼は母親が抱っこしたときだけ泣き止んだ．それで母親はケイティーの相手をする時間がほとんどなく，幼稚園から帰って来た後や週末は，母親のボーイフレンドがケイティーの面倒をみていたのである．彼は通常よりも多い量の飲酒を始め，徐々にイライラするようになっていった．ケイティーの母親とそのボーイフレンドはしばしば言い争うようになり，ケイティーは自分の母親がボーイフレンドから押されたり，脅されたりしているのを目撃した．もともと賢く好奇心の強い，おしゃべり好きな女の子であるケイティーは，弟を抱っこしていいかと尋ねるなど，頑張って手伝おうとした．しかし，それを拒絶されるとひっくり返って床に寝転がってかんしゃくを起こすようになった．ケイティーは寝つきが悪くなり，夜中に何回も目を覚ますようになった．母親のボーイフレンドは，ケイティーが彼を起こしたときに激しく怒るようになり，ケイティーが眠れないと彼に言ったとき，しばしば「黙れ！」と怒鳴って叩いた．ケイティーがかんしゃくを起こしたり，かまって欲しがったりしたときに，彼はしばしば自分のベルトでケイティーを叩くようになった．

児童相談所は，母親のボーイフレンドに対して，今はこの家に住むことをやめ，ケイティーの面倒を1人でみる時間を作らないよう提案したところ，彼はしぶしぶ受け入れた．そしてケイティーと母親は，家族療法を受けるようになり，ケイティーの母親に対してはペアレントトレーニングが，ケイティーのかんしゃくに対しては行動療法プログラムが実施された．母親のボーイフレンドは，アルコホーリックス・アノニマス（AA）に通って断酒した．彼は自分の怒りをコントロールできるようになり，ケイティーの母親が家にいるときに限り家に行くことが許された．3か月の後，ケイティーの攻撃的な行動はおさまり，イライラが減ってかんしゃくを起こさなくなった．彼女は友達と仲良く過ごし，よく眠れるようになった．そして家にいることを怖がらなくなったのである．（William Bernet, M. D. から改変）

性的虐待を受けた子ども

性的虐待を受けた子どもにはさまざまな症状や行動の変化がみられたり，さまざまな診断がつくことがある．すなわち，不安症状，解離反応とヒステリー症状，うつ病，性行動の障害，身体愁訴などである．

不安症状　不安症状には，怯え，恐怖症，不眠，虐待場面の悪夢，身体愁訴，PTSDが含まれる．

解離反応とヒステリー症状　子どもは健忘，白昼夢，トランス様の状態，ヒステリー発作，解離性同一症を呈することがある．

うつ病　うつ病では，自尊感情の低さと自殺・自傷行為を認める．

性行動の障害　いくつかの性行動には，特に虐待を示唆しているものがある．例えば，物を使ったマスターベーション，擬似セックス，腟や肛門への異物挿入などである．性的虐待を受けた子どもは，他者に対して攻撃的な性行動を示す場合がある．他の性行動としては，性器を他の子どもに見せたり，他の子どもの性器を触ったりといった非特異的なものがある．幼い子どもが，年齢に不相応な性の知識をもっていることがある．こういった過度な性行動とは対照的に，子どもは，恐怖症や抑制といったかたちで性刺激を避けることもある．

身体的愁訴　身体的愁訴として，夜尿症，遺糞症，肛門や腟の痒み，食欲不振，過食，肥満，頭痛，腹痛といったものがある．

これらの症状は疾患特異的ではない．虐待を受けていない子どもでも，これらの症状や行動を示すことがある．例えば，虐待を受けていない子どもでも，通常，マスターベーション，性器の露出，脱衣している人の覗き見といっ

たことがみられる.

性的虐待を受けた子どものうちのおよそ3分の1は，明らかな症状がみられない．子どもの頃に虐待を受けた成人の多くは，虐待に関連した明らかな症状を呈することはない．一方，以下の要因は性的虐待の犠牲者のより重篤な症状と関係している．すなわち，高頻度で長期にわたる虐待，強制や挿入を含む性的虐待，父親や継父からの性的虐待である．予後の悪さと関係する他の要因は，自分が信じられていないという子どもの認識，機能不全家族，母からのサポートの欠如である．また，調査のために何度もこういったことを子どもに聴取することは，その子どもの症状を強めることになってしまう．

家族内の性的虐待

近親相姦とは，子どもと血縁関係の近い者，すなわち子どもの父親や叔父または兄弟といった人との性的関係と厳密に定義できる．兄弟との近親相姦は報告件数が増えており，大きな問題となってきている．広い概念で考えると，近親相姦には，子どもと継親，あるいは義理の兄弟との性的肉体関係が含まれる．父親と娘との近親相姦が最も一般的であるが，父親と息子，母親と娘，母親と息子との近親相姦という場合もある．

家庭内のあるいは他の形の性的虐待が一定期間を越えて続く場合は，独特なパターンや段階がみられる．性的虐待の犠牲者は，虐待が初めは小さなことだけだったが徐々にエスカレートして，重要な一線を越えてしまう行為（boundary violation）に進展していったと話す．健康で自信のある子どもは，（かんしゃくを起こしたり，拒否の意志を言葉にしたりすることで）虐待を直接的に拒絶することもあれば，（黙り込んだり，距離を置いたりすることで）間接的に拒絶する場合もある．また虐待行為をやめさせるためにさまざまな手法を用いる．

長期間続く性的虐待は，開始期，性的接近期，秘密期，発覚期，禁圧期といった5つの段階を経て進展していく．

開始期　虐待者は子どもと特別な関係をもとうとして誘惑する．父親と娘の近親相姦では，しばしば幼い頃に緊密な関係があり，当初は父親が性的に近寄ってくることを娘が喜んでいる場合がある．

性的接近期　性行為は些細なことに始まり，より侵入的なレベルの虐待に進展していく．性行為が続くうち，虐待されている娘は混乱し怖がるようになる．なぜなら，自分の父親が親という対象なのか，あるいは性的な対象になっていくのかわからないからである．もし犠牲者が父親からの虐待のことを母親に話したとしても，母親は守ってはくれないかもしれない．母親はしばしば娘の報告を信じなかったり，あるいは自分の夫を追求することを拒否したりする．父親はその娘に対して特別な関心をもっているため，その子の兄弟や姉妹は彼女から距離を置いてしまう．

秘密期　虐待者は犠牲者に対して誰にも話さないように脅す．父親は，自分の娘が自分との関係を誰かにばらしてしまうことを恐れる気持ちと娘を独占したい気持ちとがあいまって，娘が友人と人間関係をもつといった正常な発達過程を妨害しようとするのである．

発覚期　虐待は（誰かが部屋に入って来て目撃した時に）偶然発見されたり，子どもが理解ある大人に報告したり，あるいは子どもが受診した際に医療関係者が的確な問診をしたりすることで発覚する．

禁圧期　子どもは，家族からの圧力によって，あるいは子ども自身の心理的過程によって，自分が話して発覚したことを撤回する．それは子どもがしばしば，虐待行為を自分への関心や愛情と認識してしまっているからかもしれない．多くの近親相姦経験者は虐待者の近くから離れようとせず，わずかな優しさを得ようとしたり，興味を引こうとしたりする．時には，虐待者への愛情が虐待の事実に勝ってしまい，虐待の事実が証明されたにもかかわらず，自分がレイプされたと言っていたことを取り消すことすらある．

> 経済的に恵まれている家族が，良い環境にあるきれいな家に住んでいた．しかし，彼らには友人がいなかった．その家には4人の10代の娘がいたが，彼女らを訪ねてくる人はいなかった．ある日，17歳の長女が警察に行き，自分が自宅で出産したことと，その子どもの父親は自分の父親であることを話した．彼女が言うには，父親との性的関係は4年以上も続いており，現在，同じことを自分の妹たちにも行っているということだった．母親は数年前からこの状況にうすうす感づいていたが，夫と子ども達を失うことを恐れ，当局には報告せずにいたのであった．（William Bernet, M.D. のご好意による）

家族外の性的虐待

もちろん，性的虐待は近親相姦に限られたものではない．子どもが知らない人に誘拐され，性的虐待を受ける可能性がある．虐待者は子どもが遊んでいる場所をチェックし，見守りが手薄な子どもをみつける．小児性愛者は，逮捕されるまでに，こういった子ども数百人に対して性的ないたずらをしていたというケースもある．個々の子どもにとっては，こうした経験は通常その時限りである．

一方，子どもは信頼している大人，例えば学校の先生やカウンセラー，家族の友人，聖職者などから繰り返し虐待を受ける可能性がある．こういった筋書きの中で，小児性愛者は長年にわたり，子どもを自分に都合のいいように仕立て上げていく．まずは楽しい活動や贈り物を通じて子どもと親しくなり，悪意があるとは思えない，楽しいとすら思えるような性行動に誘導し，それがさらに侵襲的なものに進展していく．小児性愛者はこれらの行為を秘密にするように促す．

単独のセックス・リング（sex ring）とは，1人の虐待者が複数の子どもを虐待し，子ども達は虐待者との性行為をお互いに知っているという形態である．セックス・リ

ングには，複数の虐待者が複数の子どもを虐待することも含まれる．

子どもの不適切養育の神経生物学的影響と健康への影響

　最近のデータは，身体的虐待，性的虐待，心理的虐待，ネグレクトが長期にわたって身体と精神に影響を与えることを報告している．重篤な身体的虐待と繰り返される性的虐待は，子どもの発達段階の脳に変化を引き起こし，それが成人になっても持続する．20の研究をレビューした結果，子どもの不適切養育は，将来の例えばC反応性蛋白（CRP），フィブリノーゲン，炎症性サイトカインといった炎症性マーカー値の上昇と関係していることが明らかとなった．子どものときに不適切養育を受けたことが，成人期に炎症性マーカーを上昇させることは間違いがない．しかし，どのような機序でそれが起こるのか，またどのように機能に影響するのかといったことは明らかではない．米国疾病予防管理センター（CDC）の子どもの不適切養育の報告（Child Maltreatment report）によると，子どもの不適切養育の長期的な影響により，複数の身体疾患への罹患やアルコール・薬物の乱用のリスクが高まり，うつ病や失業，不安定な人間関係といったことにつながる．身体的虐待，心理的虐待，ネグレクトは，将来の抑うつ障害，不安症，摂食障害，自殺行動，薬物使用，危険な性行動と強く関係している．子どもの不適切養育はまた，虚血性心疾患，肝障害，青年期の妊娠，慢性閉塞性肺疾患，胎児死亡，骨折といった多くの病的状態や身体疾患と関係している．子どもの時に不適切養育を受けていた成人は，頭部MRIで海馬の大きさの減少といった脳の異常のリスクが高いということが，いくつかの研究でいわれている．このような脳の異常は左側に多く認められる．左右大脳半球機能の統合不全も生じ，これは脳梁の大きさの減少に現れている．これらの子どもの不適切養育の神経生理学的影響は，攻撃性の増大，自律神経系の過覚醒，うつ病，記憶障害といった，虐待に引き続いて起こる行動面の症状や心理面の症状とおそらく関係している．

評価の過程

　身体的あるいは性的虐待を受けていた可能性のある子どもや青年の症状評価は，状況や前後関係の影響を受ける．治療者は，最終的に法廷で使われるかもしれない司法的な評価をしているのか，あるいは治療目的の臨床的評価をしているのかを考慮しながら評価を進めなければならない．法的な評価であれば，子どもに起こったことについてできるだけ客観的に判断するために，正確で完全なデータを集めなければならない．「その怪我は偶発的なものなのか，自分で怪我をしたのか，それとも親からの虐待によるのか」，また「その子どもが本当に性的虐待を受けたのか，あるいは虐待を受けたと思い込まされているだけなのか」といったことである．法的な評価の目的で集められたデータは，録音テープやビデオテープ，あるいは詳細を記述した書類といった信頼できる方法で保存しなければならない．法的評価の結果は，弁護士や裁判官やその他の人に読んでもらうために報告書にまとめられる．一方，治療的な評価においては，臨床診断をつけるための精神医学的評価を行い，治療計画を立てて長期的な精神療法の基盤を作ることが強調される．治療者はまた，子どもに何が起こったのかを判断することにいくらかの関心はもつものの，事実と空想とを区別することは，司法的評価におけるほどには本質的ではない．法的評価と比較して，精神療法家は詳細な記録は必要なく，法廷に提出するような報告書は作らない．

　法的調査と治療的相談と区別することに加えて，虐待を受けていた子どもやその可能性のある子どもの評価には，多くの要因が影響する．すなわち，救急外来で小児科医が診察したのか小児精神科クリニックを受診したのか，虐待が疑われるのが親なのかその他の人なのか，虐待の重篤度や虐待者と被虐待者の関係はどうなのか，虐待による身体的兆候が明らかかどうか，子どもの年齢・性別はどうか，子どもが示す不安，防衛的な態度，怒り，精神的混乱の程度はどれほどかといったことである．虐待を調査する人は，しばしば創造的で粘り強くなければならない．

　精神医学的な観点では，問診が最も重要な情報源で，身体的診察は補助的である．臨床場面では，ネグレクトや性的虐待が疑われる子どもには，最初に問診を行い，その次に身体診察や他の検査を行う．逆に，身体的虐待を受けていた子どもには，最初に身体診察，それから問診を行うことが多い．

　子どもが救急外来に連れて来られた場合，本質的でない情報や合理化によって情報がうやむやになってしまう前に，子どもの怪我について，親やその他の保護者による詳細かつ自発的な説明を迅速に聴取するべきである．聞き取りを行う人は，保護者が話の筋道を説明したり，解釈したり，あるいは脱線したり，遠回りしたりするのを許容しなければならない．虐待者や共依存の親は，昏睡状態になっていたり怪我をして出血したりしている子どもをたまたま発見したと主張することもあれば，風呂に入れている時に顕著な打撲痕や火傷や四肢の変形に気づいたと主張することもある．それぞれの親の説明を突き合わせて比較することにより，家庭内の力関係がどうなっていたのかという重要な洞察が得られる．

生後1か月の女の子が，乳幼児突然死症候群（SIDS）の疑いで，地方の病院から大学の附属病院に転院してきた．その子どもは反応がなく，人工呼吸が必要であった．磁気共鳴画像（MRI）で，両側の硬膜下血腫，クモ膜下出血，脳内出血を認めた．X線検査では肋骨後方に2カ所の骨折があった．眼科医は網膜の広範な出血を見つけた．小児救急治療室に入院した後，児童虐待の専門家が，両親を分けてそれぞれ聴取を行った．28歳の母親は，最近新しい

仕事を始めたと話した．同居しているボーイフレンドがその子の実父であり，母親が実父に子どもを預けて出勤した際は，赤ん坊は非常に元気だったとのことであった．24歳の父親は，自分が見た時にはすでに息をしておらず，青白くなって反応がなかったと言った．彼はそのことを近所の人に連絡し，救急要請をしたのであった．児童虐待の専門家は，何らかの手段で赤ん坊が怪我をさせられたに違いないということを父親に伝え，この怪我について父親に説明を求めた．父親は，「娘が息をしていないことに気づいて，それで体を揺さぶったんです」と話した．専門家は，「揺すぶられっ子症候群」（shaken baby syndrome）という重篤な虐待が起こったと結論づけた．そして児童相談所と警察が協調して捜査できるよう，両方に届け出た．（William Bernet, M.D. のご好意による）

性的虐待が疑われる場合に必要なこと 親が本当のことを話していない可能性があるということを診察医は考えておかなければならない．この状況は，身体的虐待におけるよりもさらに複雑である．例えば，父親と娘の近親相姦が発覚するのを母親が恐れて，娘の性器の怪我を他の子どもや赤の他人のせいにするかもしれない．別の場合，本当は全く虐待を受けていないにもかかわらず，近親相姦の話を母親ででっち上げて報告することもある．前者では有罪の父親を守ろうとし，後者では無罪の父親を巻き込もうとしている．

診察医は，虐待を疑う報告がもともとどのようなものであったか，そしてそれに引き続いてどのようなことが述べられたのかということを見極めるべきである．すなわち，発覚時の情緒的な印象がどうか（例えば，虐待の可能性がきわめて高い状況で発覚したのか），過去に行われた一連の検査ではどんな技法が用いられどんな結果が報告されたのか，過去の面接の影響で子どもの記憶が歪んでいる可能性はないか，ということを判定する．可能であれば，初期の面接の記録や録音テープや録画ビデオを調べておくべきである．過剰刺激，先行する虐待や他のトラウマについての病歴も調査し，子どもの症状に影響を与えるその他のストレス要因を考慮する．また，虐待している人が他にいないかにということついても尋ねるべきである．

身体的虐待と性的虐待のいずれの場合にも必要なこと
身体的虐待であろうと性的虐待であろうと，それに関連する心理社会的な情報を集め，以下のようにまとめていく．

1．被虐待児に起こりうる症状と行動の変化
2．精神疾患や知的能力障害などの考慮すべき交絡因子
3．しつけ，性，節度といった家族の態度
4．生まれてからトラウマを経験して現在に至るまでの発達歴
5．親による虐待歴，親の薬物乱用，配偶者の虐待，親の精神疾患などの家族歴
6．関係している大人の潜在的なモチベーションと精神病理

付帯情報

状況を見積もるには，許可を得た後，児童相談所や学校職員，その他の保護者（例えば，ベビーシッター），その他の家族（兄弟），小児科医，警察の報告から付帯情報を得るように心がけるべきである．

子どもに対する面接

子どもから得られる正確な情報を最大化し，誤った情報や偽の情報を最小化するべく，構造化面接法や半構造化面接法が開発されてきた．これらのアプローチの1つに認知インタビュー（cognitive Interview）がある．それは，例えば前後の出来事を思い出すといったようなさまざまな方法で記憶をたどって，情報を得ようとするものである．段階的インタビュー（Step-Wise Interview）は自由回答形式の質問（open-ended question）から始め，必要に応じてより特異的な質問をしていくといった漏斗型のアプローチである．米国国立小児保健・人間発達研究所（National Institute if Child Health and Human Development：NICHD）が作成したインタビューのプロトコルには，いくつかの段階や質問事項の詳細が記載されている．

このようなプロトコルは特に法的な状況では重要であるが，経験のある臨床家は，型どおりにするのではなく，思いやりをもって柔軟に子どもに接することを推奨している．患者を診るのと同様に，評価者はまず大まかな状況を把握し，子どもがリラックスして話をしやすくなるような技法を用いなければならない．ある子どもには好きな玩具（例えば，クマのぬいぐるみやおもちゃのトラック）が必要かもしれないし，また別の子どもには，特定の人にインタビューに同席してもらう必要があるかもしれない．話をすることが好きな子どももいれば，絵を描くことが好きな子どももいる．関係のない冗談を言ったり，クッキーを一緒に食べたり，あるいは壁にかかっている絵の話をしたりすることがきっかけで，虐待について話し始める子どもがいるかもしれない．構造化面接の中ではなく，休憩時間の雑談の中で重要な告白が得られることもある．

遺伝子型と不適切養育：危険因子と防御因子

白人男性を対象とした2つの研究で，モノアミン酸化酵素A（MAOA）に関連する特定の遺伝子型が，小児期の不適切養育が素行症や反社会的行動に進展していくのを抑制するというエビデンスが報告されている．前向きコホートデザインで，児童虐待やネグレクトが法廷で立証された群と対照群とが，成人になるまで追跡された．逮捕歴や自己申告，診断情報といったものを用いて，暴力行動と反社会的な行動（violent and antisocial behavior：VASB）を合成した指数が作られた．白人において

は，MAOAの活性上昇と強く関連する遺伝子型が，将来のVASBのリスクを減少させることと相関していたが，この関係は非白色人種においては認められなかった．この結果は，青年期の素行症の発症においては当てはまらなかった．遺伝子型とMAOAの活性化と潜在的な行動パターンとの関連性を理解するために，さらなる研究が必要である．

治療と予防の戦略

まず行うべき戦略的介入は子どもの安全を確保することであり，そのためには虐待やネグレクトが行われている家庭環境から子どもを離す必要がある場合もある．治療者には，虐待やネグレクトが疑われる子どもを児童相談所に報告する義務が法的に定められている．

心理療法のうちのいくつかは，子どもの虐待やネグレクトの治療に効果があるというエビデンスがある．それらは，児童虐待とネグレクトに対するマルチシステミックセラピー(Multisystemic Therapy for Child Abuse and Neglect：MST-CAN)，身体的虐待を受けていた子ども向けに改訂した親子相互交流療法(Parent-Child Interaction Therapy：PCIT)，親子認知行動療法(Combined Parent-Child Cognitive Behavioral Therapy：CPC-CBT)である．

MST-CANは家庭をベースにした治療である．治療者が家庭を訪問し，身体的虐待を受けている子どもとその家族が良好な相互関係をもてるよう厳重に監視する．親は，過度に厳しすぎたり放任になったりしないような子育ての仕方について，援助や説明を受けることができる．この方法を用いて，安全な環境のもとでの子どもとの接し方についての親の理解が増すことで，子どもの行動上の問題が減少することが示されている．

PCITは親と子どもの治療を合体させたものであり，治療者は直接的に子育ての指導を行い，セッションの中で親と子どもは一緒に練習を行う．一般的に治療者は，マジックミラーを通して親子の関わり方を観察し，親に対してイヤホンを通じて指示を出す．このモデルは，親子の関わり方のパターンを変えることで，虐待行動につながっていた親子の行動を変容させ，もっと養育的で支持的な関係に置き換えていくという前提に基づいている．PCITに効果があることは示されているものの，うつ病や薬物依存といった精神的問題を抱える親に対しては，追加的な治療が必要となることが多い．

CPC-CBTは，親に対しては子どもとよりよい接し方ができるようにし，子どもに対してはより効果的に過去の虐待体験に対処し，親との良好な関係のもち方を学習できるようにデザインされている．親に対する治療技法には，動機づけ面接，心理教育，適応的なコーピングスキルの獲得，困難な状況での問題解決といったものが含まれる．子どもに対する治療戦略は，良好なコーピングスキルの獲得，アンガーマネジメント(怒りの管理)，発達段階に応じてトラウマを語ること(trauma narrative)を通じた段階的曝露が含まれる．親と子どもは一緒にセッションに参加する．その中で，親は虐待行為の責任が自分にあることを子どもに伝え，親子が安全で良好な関係をもてるような新しい家族関係を共同で作っていく．親子が一緒に治療セッションに参加することは，治療効果を増すと考えられる．

虐待を受けていた子どもが後にまた虐待を受けるリスクが高いということは，過去の研究でいわれている．虐待の再発の予測因子として，過去の虐待エピソードの回数，過去の虐待の形態がネグレクトであること，両親の不仲，親の精神疾患という4つがあげられている．虐待を受けていた子どもは，将来また虐待される可能性が約6倍になることがわかっており，そのリスクが最も高いのが，現在問題となっている虐待が行われた時点から30日以内である．このことは，家庭環境における虐待の防御因子を注意深く調査し，早期に治療セッションに導入することの重要性を示している．

参考文献

Bernet W. Child maltreatment. In: Sadock BJ, Sadock VA, Ruiz P, eds. *Kaplan & Sadock's Comprehensive Textbook of Psychiatry*. 9th ed. Vol. 2. Philadelphia: Lippincott Williams & Wilkins; 2009:3792.

Carr CP, Severei CM, Stingel AM, Lemgruber VB, Juruena MF. The role of early life stress in adult psychiatric disorders. A systematic review according to childhood trauma subtypes. *J Nerv Ment Dis*. 2013;201:1007–1020.

Centers for Disease Control and Prevention, National Center for Injury Prevention and Control, Division of Violence Prevention, *Preventing Child Maltreatment Through the Promotion of Safe, Stable, and Nurturing Relationships Between Children and Caregivers*. (January 18, 2013.)

Coelho R, Viola TW, Walss-Bass C, Brietzke E, Grassi-Oliveira R. Childhood maltreatment and inflammatory markers: A systematic review. *Acta Psychiatr Scand*. 2013.

Cummings M, Berkowitz SJ. Evaluation and treatment of childhood physical abuse and neglect: A review. *Curr Psychiatry Rep*. 2014;16:429–439.

Currie J, Widom CS. Long-term consequences of child abuse and neglect on adult economic well-being. *Child Maltreatment*. 2010;15:111–120.

Heyman RE, Smith Slep AM. Creating and field-testing diagnostic criteria for partner and child maltreatment. *J Fam Psychol*. 2006;20:397.

Hinkdley N, Ramchandani PG, Jones DP. Risk factors for recurrence of maltreatment: A systematic review. *Arch Dis Child*. 2006;91:744.

Hussey JM, Chang JJ, Kotch JB. Child maltreatment in the United States: Prevalence, risk factors and adolescent health consequences. *Pediatrics*. 2006;118:933.

Norman RE, Byambaa M, De R, Butchart A, Scott J, Vos T. The long-term health consequences of child physical abuse, emotional abuse, and neglect: A systematic review and meta-analysis. *PLoS Med*. 2012.

Runyon MK, Deblinger E, Steer R. Comparison of combined parent-child and parent-only cognitive-behavioral treatments for offending parents and children in cases of child physical abuse. *Child Family Behav Ther*. 2010;32:196–218.

Runyon MK, Deblinger E, Schoreder C. Pilot evaluation of outcomes of combined parent-child cognitive-behavioral therapy group for families at risk for child physical abuse. *Cogn Behav Prac*. 2009;16:101–118.

Swenson CC, Schaeffer CM, Henggler SW, Faldowski R, Mayhew AM. Multisystemic therapy for child abuse and neglect: A randomized effectiveness trial. *J Fam Psychol*. 2010;24:497–507.

Teicher MH, Samson JA, Polcari A, McGreenery CE. Sticks, stones, and hurtful words: Relative effects of various forms of maltreatment. *Am J Psychiatry*. 2006;163:993.

Teicher MH, Tomoda A, Andersen SL. Neurobiological consequences of early stress and childhood maltreatment: are results from human and animal studies comparable? *Ann N Y Acad Sci*. 2006;1071:313.

Widom CS, Brzustowicz LM. MAOA and the "cycle of violence:" Childhood abuse and neglect, MAOA genotype, and risk for violent and antisocial behavior. *Biol Psychiatry*. 2006;60:684.

Wilson KR, Hansen DJ, Li M. The traumatic response in child maltreatment and resultant neuropsychological effects. *Aggress Violent Behav*. 2011;16:87–97.

Young SE, Smolen A, Hewitt JK, Haberstick BC, Stallings MC, Corley RP, Crowley TJ. Interaction between MAO-A genotype and maltreatment in the risk for conduct disorder: Failure to confirm in adolescent patients. *Am J Psychiatry*. 2006;163:951.

▶ 31.19d 子どもに対するテロの影響

近年，集団的トラウマやテロリズムへの曝露が，若年者の幸福度に影響することが懸念されている．集団的トラウマは直接体験したり，広く報道された心的外傷的出来事を目撃したりすることによって起こる．米国においてはテロリズム，戦争，大量殺人，自然災害といったものがある．

2013年4月15日の午後，9.11テロ以来初めての大規模なテロ攻撃が，ボストンマラソンのゴール近くで起こった．2つの即席の「爆発装置」（improvised explosive devices：IED），すなわち自家製の爆弾が，8分の間隔でマラソンランナーとその見物者で混み合った中で爆発し，3人が死亡して264人が負傷した．群衆はパニックと混乱に陥ったが，すぐに人々はけが人を救助する行動にうつり，救急医療チームに引き渡すこととなった．居合わせた人々は，その場から逃げ出すことはせずに勇気をもって負傷者の元に駆け寄ったのである．ランナーは自分のシャツを引き裂き，出血している仲間のランナーの圧迫止血を行ったり，駆血帯として用いたりした．ボストンの緊急医療チームは速やかに能率的にかつ勤勉に活動し，ランナーを病院の手術室に搬送して四肢のけがや出血を止める手助けをした．ほとんどすべてのけが人の命が救われたというすばらしい事実の理由は，緊急事態の準備をしていたことに加え，緊急事態に警察や内科・外科チームとがどのように連携するかといった要点が実はすでに知られていたからである．

若年者が重篤な心的外傷に巻き込まれるその他の状況としては，世界中で起こっている武力衝突，近年米国で起こった学校での銃による大量殺人，ハリケーン，破壊的な嵐，津波などがある．そしてもちろん10数年前のこと，米国の若年者は2001年9月11日に，ニューヨークのワールドトレードセンタービルとワシントンDCのペンタゴンでの大規模なテロを経験した．

他のさまざまな心的外傷と同様に，子どもに対するテロの影響についての文献は増えている．これらの刺激に反応してほぼ全員の子どもに起こってくる主な症状は，不安である．幼い子どもは両親に激しくすがりつき，もう少し大きい子どもは，心的外傷とは関係のない出来事に対する恐怖が頭から離れなくなることがある．明らかな怒りを表現する子どももいれば，絶望感や自己コントロールの欠如，うつ病を経験する子どももいる．テロを経験するといった重篤な心的外傷体験は，それより軽い心的外傷体験と比較して心的外傷後ストレス症候群を引き起こすことが多い．心的外傷体験の数，心的外傷後の家族からのサポートの程度，心的外傷に対する両親の反応といったものはすべて，子どもの反応に影響する重要な要素である．

9月11日のテロの後に行われた調査では，それらの報道に繰り返し触れることでストレス反応が増していた．その他に，集団の心的外傷体験をメディアを通じて経験することと，実際に経験することの影響を調べた研究がある．ボストンマラソンでの爆発事件の2〜4週間後，ボストンの846人，ニューヨークの941人，インターネットを通じた2888人を対象に急性ストレス反応についての調査を行った．爆発のすぐ近くにいて直接に曝露された場合と，メディアを通じて曝露された場合，すなわちテレビの映像，ラジオ，印刷物，コンピュータネットワーク，その他の報道やソーシャルメディアによる場合とが比較された．急性ストレス反応は外傷イベント後の数週間以内に発現するため，これらの2群での急性ストレスの違いについて比較することができる．この研究では，メディアを通じた曝露は，直接にボストンで爆発を経験していない米国全土の人々においても急性ストレス反応と関係していた．さらに，事件の翌週，毎日6時間以上のメディアの報道に曝露されていた人は，最小限の報道に曝露された人と比べて9倍高い確率で，急性ストレスを報告していた．実際，さまざまな事件報道に曝露された人は，ボストンで直接に体験したもののメディアの曝露は最少限だった人よりも急性ストレスのレベルが高かった．これらのことから，心的外傷的出来事について長期にわたってメディアからの曝露を受けた場合，精神症状に大きく影響し，急性ストレス症候群を引き起こすということが示唆される．しかし，これらの調査対象者は回復力をもっていることも示された．この研究の著者らは爆弾テロに対してボストンの医療・警察のチームの行動が効果的に働いたことが，大衆の回復を促進したと述べている．

学校での発砲事件と同様にテロに関連する心的外傷体験に特有の視点として，それらが意識的かつ故意に，しかし無差別に引き起こされたものであると知ることの精神的な影響がある．この無差別性ということが，特に子どもに有害な反応を引き起こす．学校での発砲事件は若年者にとって最も悲劇的な心的外傷体験となる．2012年12月14日，コネチカット州のニュータウンにあるサンディフックで，20歳の男が黒い服を着て自分の母親のライフルを持ってサンディフック小学校にやって来て，ガラス窓を撃ち壊して侵入し，銃を乱射した．このことで，小学校1年生20人と職員6人が殺され，犯人はその場で自殺した．犯人は学校に来る前に自分の母親を撃ち殺していた．この大量殺人事件が生き残った子ども達に与えた衝撃は，年齢や性別，家族の対応によって違いがあった．若年であるほど，心的外傷後ストレス障害や身体症状，うつ病のリスクが高かった．性別もまた心的外傷体験やテロによる症状に影響することがわかった．女子は重度の心的外傷後ストレス障害やうつ病になりやすい一方，男子では問題行動として表面化することがわかった．

米国は，Public Health Security and Bioterrorism Preparedness and Response Actという名前の法令を2002年に制定し，テロによる脅しやそのテロの結果への戦略を打ち出した．しかし，小児や青年にとって，テロに関

表 31.19d-1　テロ行為の結果生じる危険体験

客観的特徴	主観的特徴
顕在化した脅威	防御壁の破壊
現実的な脅威	脅威の評価
間違った警報	再発の恐怖
悪ふざけ	半信半疑の生活
公式のリスク	親しい人についての持続的な不安
コミュニケーション	情報曝露の調整
メディア報道，個人的な情報交換	安全性と防御行動
	不安と制限行動
セキュリティーの上昇	攻撃的で無謀な行動
予防行動と反応能力	脅威識別のカテゴリー化—不寛容のリスク
責任の帰属	
逃避と救助努力	英雄的，愛国的な主題
軍隊の動員	政治的イデオロギー
戦争	―
追加の危険，テロ行為，個人的な惨事	精神的スキーマの変化 親としての士気喪失

Robert S. Pynoos, M.D., M.P.H., Merritt D. Schreiber, Ph. D., Alan M. Steinberg, Ph. D., and Betty Pfefferbaum, M.D., J.D. のご好意による．

係する出来事を報道で長期に曝露されることは危機感をより大きくする可能性がある．

　テロリストの行動は以下の3つの特徴がある．(1)社会に対する極度の危険性や恐怖の雰囲気を作り出す，(2)個人的に重大な危害や破壊をもたらす，(3)国が国民を守ってくれるという期待感を傷つける．

　テロに対する小児や青年の反応は，多くの要因に影響される．すなわち，持続的な危険性をどう評価するか，再び攻撃される可能性はどれくらいか，家族や親しい友人の安全確保をどう認識しているかといったことである．テロに対する子どもの反応は，親がどのように外傷体験やそれに伴う混乱に対処するかということや，子ども自身がどのようにその状況を理解しているかということに影響を受ける．PTSDは，テロリストの攻撃を受けた青年(知的能力障害のある人もない人も含む)において研究されている．この結果では，恐怖に対する個人的な曝露，命に関わるような体験の既往，不安の既往といったことすべてが心的外傷後のストレス反応の発現に関係していることが明らかになった．加えて，知的能力障害のある青年のうち，心的外傷体験を心理的に処理していくことが困難な場合では，個人的に心的外傷体験に曝露されたというような危険因子と重なった場合，PTSDに進展していくリスクが高い．

　表31.19d-1は，テロリストの行動に曝露された際の危険性の客観的な特徴と主観的な特徴との関係を示している．

　次に，2001年9月11日のワールドトレードセンターへのテロ攻撃の後に集められたデータの要約を示す．

2001年9月11日のテロ攻撃

　米国の教育省は，ニューヨーク市のSERV計画において，ニューヨーク市の教育委員会が児童を対象とした調査を実施することを支援した．合計8000人の無作為に選ばれた生徒を，2001年9月11日から半年後に調査した．するとグラウンド・ゼロ周辺の子どもとニューヨークのその他の地域の子どもとでは著しい違いがみられた．それは煙や埃への曝露，安全を求める逃避行動，帰宅困難，9.11テロ以後の数日～数週間煙の臭いが鼻に残るといった点であった．しかし，対象となったすべての子どものうちおよそ70％の子どもがこれらのうちの1つを経験していた．家族の誰かが直接の犠牲になるといった間接的な曝露は，グラウンド・ゼロ周辺の学校に通学している子どもより，外部の地域の学校に通っている子どもに多かった．メディアからの曝露はより広範囲で長期にわたった．ニューヨーク市のいたるところで目に見えてセキュリティーレベルが上げられた．この研究では，Diagnostic Interview Schedule for Children (DISC)のいくつかの尺度を用いている．この研究から3つの結果が得られた．最初に，特に児童期の子どもでは強い分離不安がみられたが，これは青年期でも同様であった．2番目に，年齢によってはこの出来事と関連した新たな恐怖(例えば，地下鉄やバス)を呈しやすく，4～5年生のおよそ25％に広場恐怖が起こっていた．しかし，回復までの経過や介入戦略は異なるので，出来事に特異的な恐怖を広場恐怖と誤診しないように注意する必要がある．3番目に，先行する心的外傷体験が膨大に蓄積すること(全対象児の半分以上にみられた)が，現在のPTSD症状と関連してくるため，現在の症状を評価・調査をして介入戦略を立てる上で，先行する心的外傷体験に注意を払うことの必要性が強調された．年齢が幼いこと以外の危険因子は，女児であることとヒスパニック系であるということである．年齢と関連して素行症が増加してくるという所見は，危険というものに対する青年期の反応という視点からも解釈されなければならない．過度に攻撃的で無謀でリスクの高い行動は，心的外傷後のストレス反応との関連性が指摘されている．この研究の強みは，症状と同様に自ら報告した機能障害を含めていることであり，今後の研究の重要な標準となるであろう．

　ステューバー(J. Stuber)らは9.11テロの1～2か月後に，無作為に抽出されたマンハッタンに住む成人を対象とした電話調査を行った．対象に含まれる100人以上の親たちに対して，自分の子どもの体験と反応を話すように求めた．テロが起こった時，ほとんどの子どもたちは学校などの施設にいた．多くの親は，その時に子どもが安全かどうかを心配した．しかし，ほとんどの親は4時間以上も子どもに会えなかった．調査を受けた親のうち20％以上が，自分の子どもがこの惨事についてのカウンセリングを受けたと報告した．カウンセリングを受ける

ことと関連する要因は，男児であること，両親が心的外傷を受けたこと，家庭内に少なくとも1人の兄弟がいるということであった．

ニューヨーク市の電話調査での親からの報告を使用して，4～17歳の子どもがテロの4～5か月後に心的外傷後ストレス反応を起こすかどうかの予測因子が評価された．ほぼ20％の子どもは重篤または非常に重篤な心的外傷後ストレス反応を経験し，3分の2の子どもは中等度のものを経験した．親の反応と惨事の生々しい映像をテレビで3回以上見ることは，重篤または非常に重篤な心的外傷後ストレス反応と関係した．別の研究では，9.11テロの4～5か月後，重篤または非常に重篤な心的外傷後ストレス反応をきたした子どものうちの27％が，何らかの精神的な治療を受けたと報告している．

成人を対象とする2つの調査が9.11テロ以降に行われた．最初のものはテロの後4～5か月の間に，2番目のものは6～9か月の間に行われた．子どもの行動上の問題は，子どもの人種や民族，家族の収入，1人親であること，惨事を体験したこと，テロに対する両親の反応，といったものと関係していた．これらの調査の結果を，9.11テロの前に行われた調査と比較したところ，子どもの行動上の問題の発生率は，9.11テロ以降に最初に行われた調査（テロの4～6か月後）の方が，それ以前に行われた調査よりも低かったが，9.11テロ以降2回目の調査（テロの6～9か月後）までには元のレベルに戻っていた．すなわち，惨事の直後は子どもの行動上の問題は（親がこういったことに鈍感になっている時期だからかもしれないが）減少する．しかし，時間が経つと元のレベルに戻る．これはハリケーンアンドリューの際の調査結果と同様である．

9.11テロに関するメディアの放送は，子ども（直接テロの被害に遭っていない子どもでさえも）に衝撃を与えたため，改めて議論を巻き起こした．1つの研究では，テロ以降数日の間に成人を対象に行われた調査に基づき，全国の子どもたちがそのテレビ報道に濃密に曝露されたことを報告している．3分の1の親は自分の子どもがこの映像を見ることを制限していた．しかし，制限しなかった場合，惨事の映像を見ていた時間数は，ストレス症状の数と関係していた．

別の研究では，インターネットを用いて，テロ1～2か月後の子どもの状態についての全国調査が行われた．これは子どもの親に対して聞き取りを行ったもので，テロによって子どもが混乱しているかどうかを聞くものであった．最も混乱している子どもでは，20％に睡眠障害があり，30％が短気になったり易刺激的になったりしており，27％が両親と離れることに恐怖を感じていた．最も混乱した子どもの平均年齢は11歳だったが，性別に統計学的有意差はなかった．少なくとも1人の子どもが混乱したと報告した親の割合は，ニューヨーク市の中心地区，ワシントンDC，その他の大都会やそれ以外の地域で差がなかった．

これらの調査の強みは，代表的なサンプルを用いた調査だということである．しかし，親にインタビューをして子どもの状態を評価することには問題があるという指摘もある．さらにオクラホマシティにおける研究同様，間接的にテロに曝露された子どもを主な対象者としたため，結果の臨床的意義が曖昧になってしまった．

> 9歳のジェイソンの父親は，ワールドトレードセンターに激突した最初の飛行機に乗っていた．ジェイソンの父親は仕事でアメリカン航空の11便に乗っていた．母親と弟達がその出来事を知った時，ジェイソン達は登校の準備をしていた．ジェイソンは，父親がその飛行機に乗っていることが確認された時，母親が倒れそうになるのを見た．母親がテレビを消すまで，ジェイソンは2番目の飛行機が隣のビルに突入して爆発する映像を繰り返し見た．ジェイソンは長男で，父親との仲が他の兄弟と比べても非常に良かった．
>
> テロが起こった後，すぐにジェイソンの母親は，父親が悲惨な最期を遂げたことに彼が心を奪われ，落ち込んで自殺を試みたり，何もできなくなってしまったりするのではないかと心配した．彼は父親の悲惨な死について休みなく話し続け，徐々にイライラするようになった．ジェイソンの母親は直ちに心理療法を受けられるところを探した．心理療法の中で彼は頻繁に，最初に見たテレビ映像と関連づけながら，父親が亡くなったその瞬間のことについて，炎上，破壊，痛み，血といったことを繰り返し質問するようになった．このことは，ジェイソンの初期治療の主題となった（すなわち，父親が破壊されて数千の肉片になったこと，火災が起こって炎上したこと，痛み，死といったことである）．数日のうちにジェイソンは悪夢を見るようになり，夜中に起きて母親を呼ぶことが一晩に3回以上あった．ジェイソンは夢の内容について母親に話そうとはしなかった．なぜなら，母親自身も大変辛い状況にあることを彼はよく見ていたからである．ジェイソンは，ハイジャック犯人が母親や弟達にも危害を加えるのではないかという恐怖を表出するようになった．「自由の半分はどこかに行ってしまった」という発想に駆られ，ニューヨーク市の半分が破壊されたことを心配していた．彼は遊びでワールドトレードセンターを作り，それを繰り返し破壊するといったことをするようになった．3か月経って，彼は夜の睡眠がとれるようになったが，幽霊が突然現れてみんなが殺され，自分も殺されるといった新たな夢を見るようになった．このような夢は，アフガニスタンの戦争が始まった後，余計にひどくなったため，母親は彼に対して，その戦争が家の近くで起こっているわけではないということを繰り返し説明して，安心させなければならなくなった．
>
> ジェイソンは治療者に対して，以下のような自分の望みを話すようになった．その内容は，もしタイムマシーンがあるなら，それに乗って父親が乗り込む飛行機が破壊される前の時間にまで遡り，治療者がその飛行機を操縦している間に自分がハイジャック犯を打ち負かして飛行機の外に投げ飛ばし，飛行機をボストン空港に無事に着陸させるというものだった．無事に飛行機が着陸した後，父親やその他の乗客が「ありがとう」と言って喜んでくれたというところまでジェイソンは話を続けた．彼はこういった自分の望みを言葉で表現した後，いくぶん気分が和らぎ，父親との

表 31.19d-2　テロに関連する心理的問題

- 急性ストレス障害
- PTSD
- うつ病
- 不安症
- 分離不安症
- 広場恐怖症
- 恐怖症
- 死別反応
- 身体化
- 易刺激性
- 解離反応
- 睡眠障害
- 自尊感情の減退
- 学業成績の低下
- 心的外傷を想起させる体験に曝露された際の不快感
- 薬物乱用

楽しかった出来事を非常に詳細に思い出すようになった．しかし，こういったことはもはやあり得ないといった深い悲しみから突然涙がこみ上げてきた．

治療において，ジェイソンはオサマ・ビンラディンに対する怒りと混乱とを交互に表現した．長い月日を経てジェイソンは涙で遮られることなく，父親との良い思い出を話すことができるようになった．ジェイソンは成長して，弟達や母親を助けようとする兄になった．そして母親はしばしば彼に，彼を誇りに思っているということを伝えた．

(Robert S. Pynoos, M. D. M. P. H., Merritt D. Schreiber, Ph. D., Alan M. Steinberg Ph. D., Betty Pfefferbaum, M. D., and J. D. から改変)

自分自身の体験としてテロを経験した場合であれ，世界規模のテロを報道で目にした場合であれ，小児や青年の精神的健康を保つのに必要なものがあれば，それに対応しなければならない．表 31.19d-2 に列挙されている心理的反応について考慮する必要がある．

テロの体験からの回復の機序

テロの体験からの回復を支援していく過程は，子どもの現在の対処能力を評価することから始まる．そのためのツールは数多く存在しているが，その 1 つに COPE がある．これは 52 項目の自己評価式の質問紙票で，子ども，青年，成人に対して用いることができる．Children's Coping Strategies Checklist (CCSC) は 9～13 歳の子どもを対象とした自己評価式の質問紙票で，45 項目の一般的な対処方法について聞くものである．How I Coped Under Pressure (HICIPS) は 4～6 年生を対象とし，ある特定の出来事に関連した 45 項目の質問紙票である．これらを用いて評価をすることが，回復への第一歩となる．

安全性の認識

自分が今は安全なのだと認識することは，テロを体験した子ども，青年，成人にとって重要な防御因子であると同時に，回復に関連する要素でもある．9.11 テロ後 2 週間の時点で，災害派遣労働者がどのように安全を認識しているかということと PTSD やうつ病との関連について調べた報告では，安全性の認識が低いほど過覚醒や侵入的な恐怖感が強かったが，回避との関連は認めなかった．労働者自身が経験した身体的な危険がより大きかった場合，または被害者の遺体を直接処理する仕事に従事していた場合は，曝露がより少ない場合と比較して，当然のことながら安全の感覚がより低かった．自分は保護されているという感覚を取り戻すために，安全性の認識を再構築していくことが第 1 段階として必要となる．

日常生活の再構築と維持

戦争やテロを体験したその時期に，いつもどおりの日常生活を送ることは常に可能なわけではない．しかし，イスラエルの青年を対象とした研究では，学校に行ったり普段の家庭生活を送ったりすることができた家庭の青年は，心的外傷後の発症のリスクが低かった．

回復力を増すための主体的な介入

自分自身の回復力を認識することにより，心的外傷後ストレス障害の症状を防ぐことができることが示されている．個人の回復力やストレス状況での対処能力を向上させるための主体的な介入は，テロに曝露された後の精神症状の発現を抑えることになる．介入では以下の点を支援する．すなわち，日常生活を再構築する，他人のためになることを行う，家族が心構えをもつ，安全だということを親が子どもに言う，などである．

参考文献

Biddinger PD, Baggish A, Harrington L, d'Hemecort P, Hooley J. Be prepared– the Boston marathon and mass-casualty events. *N Engl J Med.* 2013;368(21): 1958–1959.

Bourne C, Mackay CE, Holmes EA. The neural basis of flashback formation: The impact of viewing trauma. *Psychol Med.* 2013;43:1521–1532.

Braun-Lewensohn O, Celestin-Westreich S, Celestin LP, Verte D, Ponjaert-Kristoffersen I. Adolescents' mental health outcomes according to different types of exposure to ongoing terror attacks. *J Youth Adolesc.* 2009;38:850–862.

Committee on Environmental Health; Committee on Infectious Diseases; Michale WS, Julia AM. Chemical-biological terrorism and its impact on children. *Pediatrics.* 2006;118:1267.

Corrigan PW. Understanding Beivik and Sandy Hook: Sin and sickness? *World Psychiatry.* 2013;22:174.

Demaria T, Barrett M, Kerasiotis B, Rohlih J, Chemtob C. Bio-psycho-social assessment of 9/11-bereaved children. *Ann N Y Acad Sci.* 2006;1071:481.

Duarte CS, Hoven CW, Wu P, Bin F, Cotel S, Mandel DJ, Nagasawa M, Balaban V, Wernikoff L, Markenson D. Posttraumatic stress in children with first responders in their families. *J Trauma Stress.* 2006;19:301.

Fairbrother G, Stuber J, Galea S, Pfefferbaum B, Fleischman AR. Unmet need for counseling services by children in New York City after the September 11th attacks on the World Trade Center: implications for pediatricians. *Pediatrics.* 2004;113:1367–1374.

Finzi-Dottan R, Dekel R, Lavi T, Su'ali T. Posttraumatic stress disorder reactions among children with learning disabilities exposed to terror attacks. *Compr Psychiatry.* 2006;47:144.

Freemont WP. Impact of terrorism on children. In: Sadock BJ, Sadock VA, Ruiz P, eds. *Kaplan & Sadock's Comprehensive Textbook of Psychiatry.* 9th ed. Vol. II.

Philadelphia: Lippincott Williams & Wilkins; 2009:3884.
Hart CW. Editorial (Sandy Hook Elementary School shootings). *J Relig Health.* 2013;52:1–2.
Holman EA, Garfin DR, Silver RC. Media's role in broadcasting acute stress following the Boston Marathon bombings. *PNAS.* 2013.
Hoven CW, Duarte CS, Lucas CP, Mandel DJ, Wu P, Rosen C. *Effects of the World Trade Center Attack on NYC Public School Students: Initial Report of the New York Board of Education.* New York: Applied Research and Consulting, LLC & Columbia University Mailman School of Public Health and New York State Psychiatric Institute. 2002.
Kellerman AL, Peleg K. Lessons from Boston. *N Engl J Med.* 2013; 368:1956–1957.
Laor N, Wolmer L, Alon M, Siev J, Samuel E, Toren P. Risk and protective factors mediating psychological symptoms and ideological commitment of adolescents facing continuous terrorism. *J Nerv Ment Dis.* 2006;194:279.
Martin SD, Bush AC, Lynch JA. A national survey of terrorism preparedness training among pediatric, family practice, and emergency medicine program. *Pediatrics.* 2006;118:e620.
Neria Y, DiGrande L, Adams BG. Posttraumatic stress disorder following the September 11, 2001 terrorist attacks: A review of the literature among highly exposed populations. *Am Psychol.* 2011;66:429–446.
Parsons RG, Ressler KJ. Implications of memory modulation for posttraumatic stress and fear disorders. *Nat Neurosci.* 2013;16:146–153.
Pfefferbaum B, Noffsinger MA, Wind LH. Issues in the assessment of children's coping in the context of mass trauma. *Prehosp Disaster Med.* 2012;27:272–288.
Saraiya A, Garakani A, Billlick SB. Mental health approaches to child victims of acts of terrorism. *Psychiatr Q.* 2013;84:115–124.
Schiff M, Benbenishty R, McKay M, Devoe E, Liu X, Hasin D. Exposure to terrorism and Israeli youths' psychological distress and alcohol use: An exploratory study. *Am J Addict.* 2006;15:220.
Schuster MA Stein BD, Jaycox L, Collins RL, Marshall GN, et al. A national survey of stress reactions after the September 11th, 2001, terrorist attacks. *N Engl J Med.* 2001;345:1507–1512.
Stephens RD, Feinberg T. Managing America's schools in an age of terrorism, war and civil unrest. *Int J Emerg Ment Health.* 2006;8:111.
Stuber J, Galea S, Pfefferbaum B, Bandivere S, Moore K, Fairbrother G. Behavior problems in New York City's children after the September 11th, 2001, terrorist attacks. *Am J Orthopsychiat.* 2005;75:190–200.
Vasterman P, Yzermans CJ, Dirkzwager AJE. The role of the media and media hypes in the aftermath of disasters. *Epidemiol Rev.* 2005;27:107–114.
Walkup JT, Rubin DH. Social withdrawal and violence—Newtown, Connecticut. *N Engl J Med.* 2012;368:399–401.
Williams R. The psychosocial consequences for children and young people who are exposed to terrorism, war, conflict and natural disasters. *Curr Opin Psychiatry.* 2006;19:337.
Wilson AL. Going down the drain: When children's fears become real—Responding to children when disaster strikes. *S D Med.* 2006;59:58.

(訳　31.1-31.3, 31.11, 31.18e-31.19b　今井必生　31.4-31.7　日下慶子　31.8-31.10, 31.12a　高松桃子　31.12b-31.17c　田中英三郎　31.18a-31.18d, 31.19c-31.19d　田近亜蘭)

32 成人期

発達心理学の歴史上ほとんどの場合，発達は小児期と青年期で終わるとする説が有力であった．成人は，その最終的発達段階に達した完成品とみなされた．青年期を越えると，発達という観点が持ち出されるのは，成人としての水準に達しえたか否か，またはその成人のパーソナリティを，成熟しているにせよ未成熟の状態にせよ，そのまま維持しえているか否かに関する場合に限られた．

逆に，妊娠，結婚，育児，加齢などの成人の体験が，成人期における精神的過程や経験に明らかに重大な影響を及ぼすとする考え方も長く認められてきた．このような成人期の見方は，何歳であっても発達途上にあることを示している．これは，精神的過程に影響を与え，現在の行為を決定づけるものとして，過去にばかりこだわっているのとは対照的である．こうした論争は続いているが，発達は生涯を通して続くという考え方は，ますます受け入れられるようになってきた．

成人期の発達も小児期同様，常に身体と心と環境の相互作用の結果起こり，そのうちどれか1つのみの結果ということはありえない．ほとんどの成人は似たような環境に遭遇し，適応していくことを強いられる．すなわち，独立した同一性（identity）を確立し，結婚するか他の形で伴侶をみつけ，子どもを育て，職を身につけそれを維持し，両親の障害や死を受け入れる．

現代の西欧社会では，人生で成人期が最も長い．その正確な区分年齢は人によりさまざまであるが，成人期は，若年成人期または成人早期（young or early adulthood；20～40歳），成人中期（middle adulthood；40～65歳），成人後期または高齢期（late adulthood or old age）の3つの主要部分に分けることができる．

若年成人期（20～40歳）

成人早期は，通常青年期の終わり（20歳頃）に始まり，40歳で終わるとみなされる．生物学的発達の頂点にあり，主要な社会的役割を引き受け，成人としての自己と生活の構造を発展させるという特徴をもつ．成人期への移行に成功するかどうかは，小児期と青年期の危機を十分解決できるかどうかにかかっている．

青年後期に，若者達は一般に家を離れ，自立した機能を果たし始める．性的関係に真剣になり，親密さを求めるようになる．20代の大部分は，職業や結婚，もしくはそれに代わる関係の選択肢を模索し，さまざまな領域に身を委ねることに費される．

成人早期は，新たな役割（例えば，夫，父など）を選択し，これらの新しい役割に合った同一性を確立することが求められる．それには，「私は何者か」，「どこへ行くのか」という問いかけをし，それに答えるということも含まれる．この時なされる選択は試験的なものかもしれず，若年成人は最初のうち失敗を重ねることもある．

青年期から若年成人期への移行

青年期から若年成人期への移行は，実際にそして精神的にも自分の源である家族を離れ，新たな局面ごとに特有の課題（表32-1）に取り組むという特徴を有する．それには多くの重要な出来事，高校を卒業し，仕事を始める，あるいは大学へ入学し，自立した生活をすることなどが含まれる．この間，1人1人が自分自身を頼りにできるように，子どもの頃の依存の問題に十分決着をつけ，最終的に安定性と持続性を促すような新しい生活構造を創造すべく，若年成人としての新たな目標を立て始める．

発達の課題

親から分離した自己を確立することが，若年成人の主な課題である．ほとんどの人が青年期および若年成人期に親から感情的に分離する．それに続いて，1人でも安定しており，実際に現実の世界で自分自身の面倒をみる

表32-1　若年成人の発達課題

若年成人としての自己と他者の感覚を発達させる：第3の個性化
成人としての友情をはぐくむ
親密になる能力を発達させる：配偶者となる
生物学的にも心理学的にも親となる
両親と関係を相互的で平等なものに発展させ，人生中期の成長を促す
成人としての職業上の同一性を確立する
成人としての遊び方を開発する
時間に対する新たな見解を統合する

表 32-2 心理的発達の概念

概念	定義	例
過渡期	継続する2つの段階の橋渡し	青年後期
標準的危機	多大な適応力を要する一時期の急激な変化または混乱	人生中期の危機
段階期	技術と能力の地固めの期間	熟成した成年期
平衡期	発達上の安定期	人生中期までの成年期
通過儀礼	過渡期を促進させる社会儀礼	卒業,結婚

Wolman T, Thompson T. Adult and later-life development. In : Stoudemire A, ed. *Human Behavior*. Philadelphia : Lippincott-Reven : 1998 から許可を得て改変.

ことができる能力のあるものとして,内面的自己を新たに定義する.結婚後もしばらくは両親から離れた状態が続くが,自分が親になることで新しい関係が築かれ,この人生の先輩達は若年青年期の生活で最も重要な人物となる.

親から心理的に分離すると,小児期の過去と若年成人期である現在からの精神的表象が統合される.青年期の親からの心理的分離は第2の個性化(second individuation)と呼ばれ,この課題を若年成人期に引き続き堀り下げることを第3の個性化(third individuation)と呼ぶ.自己を堀り下げ,他から分化していく過程は,若年成人期(20~40歳)と成人中期(40~65歳)にも引き続き起こり,すべての重要な成人の人間関係がこれに影響を与える.

成人の発達を理解するため,数々の異なったモデルが提唱されてきた.それらはすべて理論的でやや理想主義的であり,複雑な社会的,心理学的,対人関係的相互作用を述べるために比喩を用いている.そのモデルはヒューリスティック(実践的)であり,よくある重要な体験について考えるための概念的枠組みを提供している.指示的というより描写的であり,すなわちすべての人がすべきことを公式化するのではなく,多くの人がどうしているか観察するのに有用な方法を提供している.一般に用いられる用語と概念の解説を表32-2に示した.この時期に個別化がなされる.それには,原家族から離別し,自分らしい男性または女性となり,人生半ばを通り過ぎ,成人中期のうちに成人後期を迎える準備をすることなどが含まれる.

職業の同一性 学習し遊ぶことから職業へと次第に移行することもあれば,不意に移行することもある.特定の職業選択肢を追い求め,開拓するには,社会的経済的背景や性別,人種が影響する.ブルーカラーの労働者は一般に高卒後すぐ労働力となるが,ホワイトカラーの労働者や専門家は,通常,大学や専門学校を出てから労働力となる.就職の機会や職種の選び方で,働くことは欲求不満を募らせる原因にもなるし,自尊心を高める行為にもなる.仕事に対する不満の徴候がみられる場合,転職,常習的欠勤,仕事上のミス,事故を招く傾向,さらにはサボタージュまで,起こる確率が高くなる.

失業 失業は,ただ収入がないという以上の影響をもたらす.その心理的・身体的代価は測りしれない.アルコール依存,殺人,暴力,自殺,精神疾患の発生率は失業者に高い.一個人の核となる同一性は,職業や労働と結びついていることが多く,仕事を失うとそれが解雇や人員削減であっても,早期のそして時には正規の退職であっても,深刻な衝撃を受ける.

> ある若い成人女性は,5年間の大学生活を大いに楽しみ,しぶしぶ大手不動産会社の職に就いた.在学中,彼女は自分の外見にあまり興味をもっていなかった.そして,家族や友人達から借りた衣服で働くようになった.彼女の上司が彼女の装いを批判し始め,高級な衣装を買うよう推めるのを彼女は嘲笑した.しかし,その後彼女は洗練された服を楽しみ,自分の外見と地位から引き出された周囲の尊敬を享受するようになった.彼女の収入は増え始め,仕事は喜びと自尊心の源となり,成人期の富を示すような物を手に入れる手段となった.(Calvin Colarusso, M. D. のご好意による)

成人としての友情の発達 青年後期および若年成人期において,結婚し親になる以前の友情は感情的糧の第1の源泉となる.同じ部屋やアパートの同僚,大学の女子学生友愛会(sorority)または男子学生友愛会(fraternity)の同胞(sister/brother)などが,その呼び名に示されるように,親や兄弟姉妹に代わって一時的に,さらに永続的な代わりがみつかるまでの代役を務める.

親密さと信頼を求める感情的欲求は,友情によって大きく満たされる.すべての発達上の主要課題は友達,特に同じような環境におかれた友人と議論される.結婚し,子どもが産まれると,友情の主要な情緒的重要性は減少する.配偶者がその友人を嫌がり,彼らが対抗している状態に気づき,その時点で友情を放棄してしまう場合もある.次第に新たな友情,夫婦一組としての交友関係の形成に向かっていく.それは新しく委ねられた立ち場を反映しているが,2人だけではなく4人が和合しなければならないので,形成し維持するのはさらに難しくなる.

子どもが家庭から地域社会の中へと移行し始めると,両親もそれに続く.ダンスの教室や,野球の少年リーグの試合があれば,新たな焦点を備えた先輩に会えるし,同じ発達地点にいて,若年成人生活の重圧を釈明し,和らげるのを助けてくれるような受容力のある人と友人になるよい機会となる.

性と結婚 若年成人期には性的体験から親密さを求める方向へ発達し,激しい孤独を体験する.これは子どものころ親から受けたような献身的な愛の不在に気づいた結果である.少し一緒に暮らしただけの短い性的な心のつながりは,もはや自尊心を高めてはくれない.次第に,性的背景に情緒的内容を求めるようになる.親密な関係

を結ぶ包容力を育むことができないでいる若年成人は，人生の盛りを孤立状態で自己陶酔的生活を送るリスクがある．

西欧文化圏のほとんどの人では，親密さを体験することで結婚を望む気持ちも強くなる．米国ではほとんどの人が20代の半ばから後半にかけて1度目の結婚をする．1度目の結婚の年齢の中央値は，男性も女性も共に1950年以来着実に上がってきており，結婚しない人の数も増え続けている．今日では，18歳以上のすべての成人のおよそ50％が未婚であるが，1960年では28％に過ぎなかった．30歳から34歳で未婚の割合は1960年のほぼ3倍に達し，35歳から39歳で未婚の割合は2倍になっている．

異人種間結婚 異なる人種どうしの結婚は，米国では最高裁で1967年に決議されるまで19の州で禁止されていた．1970年の時点では，このような結婚は全体のわずか2％にすぎなかったが，着実に上昇してきている．現在，米国での異人種間の結婚はおよそ150万組にのぼる．

異人種間の結婚は増加の傾向にあるが，まだ結婚全体の少数組に留まっている．ほとんどの人は同一人種で同一の民族的背景にある人とより結婚しやすい．ラテンアメリカ系（ヒスパニック）の白人とそれ以外の白人との結婚，ならびにアジア人と白人の結婚は，黒人と白人の結婚より多くみられる．

同性結婚 同性同士の結婚は，世界中のいくつかの国（例えば，フランス・デンマークなど）と同様，米国でも最高裁によって多くの州で法的に認められている．これは，州により認可されていても結婚と同様の連邦政府の保護や恩恵が得られない同性のシビルユニオン(civil union；訳注：法的に承認されたパートナーシップ関係)とは異なる．米国での同性婚の数についての信頼できる評価はなされていないが，2013年の時点でおよそ8万組と見積もられている．同性同士であっても異性と同じように結婚する権利や特権が認められるべきとする考えは，米国や世界中で広く同意を得られつつある．特定の保守的政治団体や宗教団体の間では同性婚に対する偏見が残っており，このような結婚形態に反対している．そのため，同性婚の場合は異性婚よりストレスにさらされやすい．

結婚上の問題 結婚は永遠の結びつきとみなされる傾向にあるが，共同生活がうまくいかなければ終止符を打つことができる．それは実際にほとんどの社会で起きている．それにもかかわらず，多くの結婚は別居や離婚に至ることのないまま，混乱状態にある．結婚の問題を考慮する際，診療では当事者である両人と，結婚という構成単位そのものに関わることになる．どのような結婚もそれがどのように機能するかは，選んだ相手，お互いの性格の統合性または非統合性，その相互作用，そして結婚したそもそもの理由と関係してくる．人は多種多様な理由，中でも感情的，社会的，経済的，政治的理由により結婚する．子どもの頃，満たされずにいた親への欲求を，配偶者が満たしてくれることを求める人もいる．結婚していなければ不幸になっていた人生から救ってくれたとみなす人もいる．配偶者の間に不条理な期待があると，結婚上の問題が生じるリスクが増す．

結婚とカップル療法 1つ屋根の下に祖父母，両親，子どもや他の親族が同居している家族の場合，その大家族(extended family)の中で夫婦のどちらか一方，または両方と意志の通じ合う人が結婚上の問題の助けとなることがある．しかし，最近では大家族は少なくなり，こういった非公式的な助けはもはや以前のようには得られない．同様に，かつては宗教が家族の安定を維持するのに今より重要な役割を果たしていた．賢明な宗教指導者達が必要とあれば相談に乗ってくれるが，それも以前ほど求められなくなった．これは大多数の人口集団で宗教の影響力が弱まっていることを反映している．以前は大家族や宗教が悩める夫婦の生活指導を行い，結婚を破綻から防いでいた．それが善しとされるような社会的圧力があり，大家族も宗教も夫婦が一緒に留まるように尽力した．家族，宗教および社会からの圧力が和らぐと，離別や離婚の法的手続きが比較的容易に行えるようになった．それと同時に公的結婚相談機関が発達してきた．

夫婦療法(marital therapy)は，お互いに対し葛藤を抱える夫婦のための精神療法の1つである．訓練を受けた人が患者夫婦と専門的契約をかわし，明確なやりとりを通してその混乱を緩和し，非適応的な行動様式を覆すか変化させ，パーソナリティの成長と発達を促すよう努める．

夫婦カウンセリング(marriage counseling)では，家族が緊急に関わる特定の葛藤のみが議論される．夫婦カウンセリングの指揮をとるのに，夫婦療法の場合ほど精神療法の訓練はなしに，はるかに表面的に行われる．夫婦療法では，夫婦間の相互作用を再構築することがより重視され，時にはそれぞれの配偶者の精神力動を探ることもある．夫婦カウンセリングも夫婦療法もともに結婚した相手が自分達の問題に効果的に取り組むのを助けることに重きを置くものである．

親時代(parenthood) 親となる時期は，新たな親同士の関係が強化される．夫婦の身体的，感情的結合を通してか弱く依存的な生命が誕生し，そのため父親，母親としての役割を生活に組み込む必要に迫られる．このことに気づくと，お互いに対する内的イメージは，親という役割から発せられる考えや感情を含んで広がっていく．家族として一緒に暮らしつつ，愛し合う相手としての関係は変化する．彼らはお互いのそして子どもとの関係において，親となるのである．

しかし，親子間の問題も生じる．子育てにおける経済的負担（子どもが大学へ行く中産階級の家庭では25万ドルと見積もられる）に加え，情緒的負担がある．子どもは，親が子どもの時に抱えていた葛藤を呼び起こしたり，慢性疾患があって家族に感情的試練をもたらしたりするかもしれない．一般に，男性は子育てより自分の仕事や職業上の昇進について関心が高く，女性は職業上の昇進よ

り母としての役割に関心が高いとされた．しかし，この傾向は男女ともに劇的に変化している．1つの仕事を分割し（あるいは2つの非常勤の仕事をする），子育ての義務を分け合う道を選ぶ夫婦の数は，まだ少ないが増えつつある．

親としての役割(parenting)は，子どもを独り立ちさせる一連の過程として述べられてきた．子どもが親元を離れるのを容認するのは当然であり，場合によってはそうするよう励ますべきである．学校に通うようになって親から離れるのも独り立ちさせることに含まれる．極度の分離不安を伴う学校恐怖症や登校拒否症候群に対処しなければならない場合もある．しばしば親が子どもを手離すことができないため，こうした状況が生じる．一部の親は，子どもが自分達と情緒的に強く結びついたままでいることを欲する．このような問題を解決するため，家族療法でその力動関係を探るのが必要なこともある．

子どもが大きくなり青年期に入ると，同一性を確立する過程が非常に重要になると考えられる．仲間との関係が子どもの発達に不可欠になる．親が認めない友人とは友情を育まないようにし，一緒に何をする自由も与えないような過保護な親は，子どもが青年期を通過する妨げとなりうる．親が自分の子どもに影響を与えるのを差し控えようとする必要はない．指導や関与は不可欠である．青年期には親の同意を特に必要としていることを認識すべきである．表面上は反抗的であっても，親が威圧的であったり，何にでも懲罰的になることさえなければ，青年達は見かけよりずっと従順である．

片親の家庭　18歳未満の子どもがいる片親の家庭は1000万以上存在する．こうした片親家庭のうち20%では唯一の稼ぎ頭が女性である．片親家庭は増加を続け，1980年のほぼ2倍に達している．

多様な生活形態の中で親となること　独身，あるいはパートナーがいるかまたは結婚している同性愛者は，男女を問わず子育てを選択しつつある．ほとんどの場合，その子どもは養子でなる．しかし，同性愛の女性が人工受精か代理母出産によって子どもを得る場合もある．このような家族単位は増加しつつある．こうした家庭の子どもの発達に関するデータからは，情緒的問題（または同性愛指向）が生じる可能性は，伝統的家庭で育った子どもと比較しても決して高くはない．

養子　今世紀に入ってから，拒否され，または望まれず，見捨てられた子ども達を育てるのに施設での養育より養子や里子として紹介する方が望ましいと考えられるようになってきた．妊娠できない多くのカップル（それと，すでに子どものいるカップルの一部）は養子を取るようになってきている．

普通の親子に発達上生じる全般的問題に加え，養子をもつ親は特有な問題に直面する．彼らは子どもに養子であることを，いつ，どのようにして告げるか決めなければならない．その子が自分の生みの親(biological parent)についての情報を知りたがるかもしれず，それに対処せねばならない．養子となった子どもの方が，素行症(conduct disorder)，薬物乱用の問題，反社会的パーソナリティ傾向に陥りやすい．このような問題が養子という過程から生じたのか，それとも子どもを手離し養子に出した両親からこのような行動の遺伝素因を受け継ぎやすい傾向にあるのかは明らかでない．

出産コントロール（受胎調節）が広く行われるようになり，安全な妊娠中絶法を利用しやすくなるにつれ，養子の対象となる乳幼児の数は急激に減った．裕福な夫婦は施設を介しての養子を保障もなく何年も待つより，個人的な養子縁組を好むことがある（個人的養子の場合，産んだ母親に法的，医学的手当てを支払うことになるが，それは子どもの代価ではない．乳幼児を売ることはすべての州で重罪である）．国際的な養子（特に，ボスニア，ラテンアメリカ，東欧，中国から）もより一般的になっている．これらの国々の規制には疑問があり，貧しい国で養子に出された乳幼児の一部は，孤児ではなく，生活に困った母親によって売られたのではないかという懸念が残る．

成人中期(40〜65歳)

成人中期は成人期の黄金時代であり，小児期の潜伏期に似るがずっと長い．体の健康，情動の成熟，仕事で発揮する力と能力，配偶者，子ども達，両親，友人，同僚との快い関係などのすべてが，一般的な意味での幸福や満足に寄与する．職業に関して，多くの人が最初に抱いた抱負と現在の達成度との相違を経験し始める．成人早期に選んだ生活様式や自ら従事している事が，このまま続ける価値があるか疑問を抱くかもしれない．残された歳月を，より満足できる別の形で生きたいと，それが正確にはどんなものかわからぬまま思うこともあるであろう．子どもが成長し家を離れると，親としての役割は変化し，夫と妻としての役割を再定義することになる．

成人中期には重要な性に関する変化が起こる．もはや小さな子どもを育てる必要がなくなった多くの女性達は，伝統的には男らしいとみなされていたような，自己主張と競争心を要する自立的な目標達成のために，そのエネルギーを解放できるようになる．それとは逆に，成人中期の男性は自分の感情を表わせるようになり，自分が必要とする依存性を認めるなど，伝統的には女性的とみなされていた特質を発達させることがある．男性的なものと女性的なものの新たな均衡を得たこの時こそ，過去よりも熟した形で異性と関わることができるのかもしれない．

若年成人から成人中期への移行

若年成人から成人中期への移行はゆっくりと段々と起こり，身体的にも精神的にもはっきりとした境界はない．加齢の行程は速度を増し，精神生活に多大な影響を与えるようになるが，変化は青年期の時とは異なり，なだら

表 32-3 成人中期の目立った特徴

事項	肯定的特徴	否定的特徴
人生の最盛期	責任をもって力を発揮する：成熟，生産性	勝ち組-負け組的思考，競争性
現状の吟味：残された人生で何をするか	可能性，他にとるべき道，献身できる組織，方向転換	閉鎖性，宿命論
誠実さと献身	自己・他者・職業・社会への献身，子どもの成熟	偽善，自己欺瞞
成長-死(成長することは死ぬことである)，若さと若返りの幻想	身体や時間との自然な関わり	忌むべきまたは熱狂的な努力(例えば，若々しくあるため)，若い世代や子孫への敵意やねたみ，切望
コミュニケーションと社会化	精通した事情，持続性，中断していたことの再開，広い社会的ネットワーク，根づいた関係や地盤や理念	繰り返し，倦怠，焦り，孤立，保守性，混乱，頑なさ

Robert N. Butler, M.D. から改変.

かである．精神的変化も同様にゆっくりで気づかないほどであり，混乱を味わうこともない．

緊密な人間関係の中に深く入り込んで，若年成人は発達する．親密さや愛や献身は，個人的体験に最も直結した人間関係を習得することと関係している．若年成人から中年への移行期には，より大きな社会体系へと関心を広げ，自分が持つ社会的，政治的，歴史的体系と他の人が持つそうした体系とを区別するようになる．成人中期は，生成力，自己実現，知恵という言葉で語られている．

発達説を説く理論家たち

バトラー(Robert Butler)は，結婚や家族階級，性別，経済水準に関係なく存在するような成人中期のいくつかの基本的課題について述べている(表 32-3)．その中には，(身体機能の変化を成人中期に意識した場合は)加齢の問題，今まで成し遂げてきたことの吟味と未来の到達目標の設定，家族・仕事・結婚生活に対する献身度の再評価，親の病や死への対処，そして喜びを味わい，遊び心あふれる行為に没頭する能力を失わずにすべての発達上の課題をこなしていくことなどが含まれる．

エリクソン(Erik Erikson) エリクソンは成人中期の特徴を生産力(generativity)または停滞(stagnation)として述べている．エリクソンは生産力という言葉を，それによって人々が来たるべき世代を導き，社会を向上させる過程と定義した．この段階は子どもをもち，育てることを含むが，子どもがいるかいないかで生産力は決まらない．子どもがいなくても(1)他人を助けること，(2)創造的であること，(3)社会に貢献することにより，生産的でありうる．子育てに成功するには，親は自らの同一性を安定させなければならない．家族の中で自分のことばかり考えていたり，まるで自分が子どもであるかのように，または子どもであることを欲しているように振舞うべきではない．

停滞する(stagnant)ということは，人が発達を止めることを意味する．エリクソンにとって停滞はきわめて厭うべきことである．そして，新たな世代を導きたいという何の衝動ももたない成人，また子どもを産みながら，「自分しか関わりのない孤独なまゆの中」にでもいるように子どもの面倒をみない成人について言及している．彼らは成人中期の発達課題をうまくこなせないため，人生の次の段階である老年期への準備ができない．老年期には，それ以前のすべての段階以上に高い心理的かつ身体的能力が求められる．

ヴァイラント(George Vaillant) ヴァイラントは，ハーバード大学卒の男性 173 人に対し卒業後 5 年の間隔ごとに面接を行うという縦断的研究で，中年期における健康な体と健全な情緒との間には強い相関関係があることを見出した．さらに，大学時代に心理的適応が最も低かった者では，中年期の身体疾患罹患率が高かった．小児期における 1 つの因子のみから成人の精神的健全さを説明することはできないが，親の家庭全体に安心感が行き渡っていれば成人期の適応は良いと予測される．大学時代に結んだ親密な同胞関係は，中年期の感情的，身体的幸福と相関していた．別の研究でヴァイラントは，小児期と成人期ではその勉強や仕事ぶりが相関しており，小児期の作業能力の高さが，成人してからの精神的健全さや対人関係の良さと結びついていることも発見した．ヴァイラントの研究は現在進行中であり，これまで行われた成人期の研究では最も長期に渡るものとなっている．

コラルソ(Calvin Colarusso)とネミロフ(Robert Nemiroff) コラルソとネミロフは，彼らの臨床的な精神分析医としての経験を基に，広範に渡る成人の発達の論理的基礎を提唱した．それによると，成人の発達過程は基本的には子どもと同じである．なぜならば，成人も子どもと同様に常に力動的過程が進行しているただ中にあり，絶えず変化している環境や体や心情に影響を受けているからである．子どもの発達では第一に精神構造の形成に焦点を置くが，成人の発達は存在する精神構造を進化させ続けることと，それを使用することに関わってくる．子どもの頃の根本的問題は，成人になってからも形を変

えて人生の中心的局面に存在し続ける．しかし，成人の行動や病理をすべて子どもの頃の体験を介して説明しようとするのは短絡的であろう．成人の行動を理解するには，子ども時代の過去と同様に，成人になってからの過去も考慮すべきである．年を重ねた身体は，当然成人期の心理的発達に影響する．人生も半ばに達すると，時間には限りがあって人の死は避けられないことを認識し，受け入れるようになっていく．

人生中期の友情の発達

人生中期の友情は，潜伏期や青年期さらに若年成年期までと異なっており，必ずしも緊迫したものではなく，たえずまたはほとんどいつでも友人と一緒にいるという必要はない．人生も半ばに達すると，(潜伏期の子どもや青年のように) 新たな精神構造を築き上げる必要もないし，(若年成人期のように) 新しい人間関係を見出す必要性に迫られることもない．彼らが満足を得る多大な源泉は，配偶者や子ども達，同僚達との関係の中にある．

> 40代半ばの2人の女性は，自分達の1人目の息子が高校に進学した際，すぐ仲良くなった．息子が関わっていた学校の活動の資金を募るため，少年達と親しく交流を続けることになり，さらに，その少年達の活動や女友達，大学進学のことなどを話すのに多くの時間を費した．彼女達の夫同志もお互い好意を抱いており，友人ではないが，知り合っていた．彼女達は自分の息子に対する感情を相手の方にも抱いていた．この友情は，少年達が大学に入り家を離れると薄らぎ，体暇中には再び花開いた．(Calvin Colarusso, M. D. のご好意による)

人生中期の成人はライフサイクルの中で特異な位置にあり，同世代の仲間と同様に異なる世代の人達とも友達となり，友情を維持することができる．結婚生活や親密さの崩壊，その他，人生中期の発達課題による圧力に直面すると，友情はすぐさま衝動を直接表現する手段となることがある．

人間関係の見直し　人生中期は結婚生活や今まで関わってきたことを真剣に見直す時である．その過程で，今の状態で落ち着くか，それともさらなる完全性を求めて新たな伴侶を捜すかという問題と格闘する．この葛藤は内面で猛威を振るい，他人には隠している場合もあるが，情事や別居，離婚という形をとって行動に現れる場合もある．

最近の調査では，幸せな結婚生活を送る夫婦は，現実に内面の葛藤を抱えているにもかかわらず，お互いそれぞれの要求や願望，期待に沿って合わせてゆく思いやりを独自に見出したり樹立していることが示される．このような夫婦から見れば，結婚生活の成功は，数々の心理的課題に今もなお継続して取り組んでいる成果に基づいている．最も重要なのは，葛藤や相違があっても安心できるような余地を残し，相手の立場で物を見るようにし，満足のいく性生活を維持することである．

長く続いた関係から離れる決心をすれば，当の2人だけでなく，その友人や愛する人々にも重大な結果をもたらす．特に，その子どもへの影響はとりわけ深く，子ども時代に留まらずその後にまで及ぶ．見捨てられた配偶者，両親，近親者への影響はほとんど苛酷なものと言えよう．

治療的介入の形はさまざまで，結婚生活相談，個人的精神療法，精神分析などがある．これらは，迷いのある人が何をすべきか決心するのを助けたり，見捨てられた配偶者や子ども達，そしてその他の愛する者達に対する自分の決心の重大さと向き合うのを助ける際，非常に有用である．親密さ，愛，性に関する問題は，外来患者の重要な位置を占めている．

ここで提示するコラルソによる4つの症例は，上述したいくつかの問題を示している．

> 50代後半の夫婦が，自分達の結婚生活についての決断を下すため治療を求めて来た．両者とも何年も不幸せの状態が続いており，離婚を望んでいた．彼らは，お互いが満足するような新しい関係を結べる時間がある今のうちに行動せねばと感じていた．気掛りは子どもと孫達であった．彼らはどのような反応を示すであろうか．30年以上に渡る関係に終止符を打つ決心を尊重するだろうか，それとも別れるのをやめさせようとするだろうか．面接が進むうちに，そういった彼らが愛する人々の思いよりも，彼らが家を出てできれば20年か30年のうちに幸せをみつけることを優先させねばならないと決心した．彼らの決意が共通のものであったという事実が決定因子となり，離婚は家族の者達にも次第に受け入れられていった．

> 43歳の患者，S氏はこの4年の精神分析の間中ずっと結婚生活のことばかり考えていた．青年期に禁欲的であった彼は，「自分より性的知識のない世界で唯一の女性と結婚した」．結婚初夜，2人とも性的に未経験であった．結婚生活が進展し，次第に「満足のいく」性生活を送るようになったが，彼は常に何かが失われたような気がしていた．禁欲について探っていくと，「多くの機会を見失っていた」という感覚を抱いたS氏は，性風俗店や売春婦を訪ねるようになった．このような行為は結局，彼の妻が素晴らしい母親であり，愛すべき妻であり，彼に結婚生活をもたらし，性的体験の欠如という理由もなくなったため，消失した．「私はいつも，若い時に失った感じを抱き続けるであろうが，今私はとてもたくさんのものを得てそれらに支えられている．変えることのできない物のためにそれを台無しにしようとは思わない」．

> 38歳の女性が治療に入ったのは，彼女が20代の初めや中頃の男性達と性的関係にあるところを夫に発見されてからである．彼女は夫を愛しているが，彼は彼女のことをあたり前のように思っていると訴えた．彼はもはや彼女に魅力を感じず，彼女を求めていなかった．治療が進むにつれ，彼女が若者を魅了できる限り，自分はまだ若く性的魅力があると感じていることが明らかになった．身体的加齢の初期徴候と格闘しながら，若者達が彼女をただ自分達の性的

欲求を満たすために利用しているにすぎないと悟ることで，彼女は我に返り，苦しんだ．彼女は，このような行為は自己破壊的であるとみなし始め，夫に夫婦療法(marital therapy)を始めようと申し出た．

50歳のT夫人は，「素晴らしい」夫のもとを離れた．なぜならば，「何か失ったものがあり，私は正に自分1人で世間に出なければならなかった」からである．18の年に結婚し，「両親の家から夫の家に行った後，私が結婚しえた他のすべての男性の存在のためではなく，私がなしえたすべての生活を閉じてしまったことで」夫に憤りを抱くのは理不尽ではあるが，抑えられないと自覚した．「遅すぎたということになる前に，しばらくの間自分1人で暮らし，それができるかどうか見極めねばならないのです」．夫のもとに戻るつもりは十分あったが，彼女は結婚生活の未来に迷いを残したまま，別居を誘った幼児期や成人期の問題を探捜し続けた．

性

若年成人は親密さを高めることに心を奪われるが，人生中期には身体的，心理的，環境的重圧による危機に直面しながらも親密さを維持し続けることに焦点が置かれる．長いつきあいの中で生じるその重圧には，性的能力が減退するという現実と想像上の懸念，発達課題優先ゆえの感情抑留，現実的な仕事に関することや，依存的な子ども達と場合によっては年老いた親のために備えることが含まれる．人生中期に始まった関係では，共通の過去がなく，興味や活動の年齢的世代的隔たりがあり，継子や継父母となる場合などの難しさがある．そのため親密さの維持は危ぶまれる．

性的に親密であり続けるためには，お互いが(1)相手の中年期の身体的姿を受け入れ，(2)それに性的刺激を見出し続け，(3)性的機能のあたり前の変化を受け入れなくてはならない．こうした発達課題をこなせば，相手の身体は性的に刺激的であり続ける．性的能力が低下しても，満足のいく関係を通して育まれた愛や優しさの感情により補償される．相手や自分自身の体の変化を受け入れられないと，性的関係を持たなくなり，情事に走るか別れてもっと若い相手を捜そうとする．

人生中期では，性欲の減退や機能障害の増加は標準的変化のうちに含まれる．男性は勃起しそれを維持するのがかなり難しくなり，射精後なかなか戻りにくくなる．女性はエストロゲンが減少するため，腟粘膜が薄くなり，分泌が低下し，オルガズム時にあまり収縮しなくなる．女性は30代半ばまで性的全盛期に達しない．それゆえ，若年成人期よりも成人中期の方がオルガズムに達する能力は高い．しかし，今の社会では若く見えることが過剰評価され，それを失う時，女性は男性以上に自己愛的打撃を受け自尊心を傷つけられやすい．成人中期になると，成人早期より性的魅力に乏しくなったと感じ，そのため適切な性生活を行う資格がないように感じてしまう．多くの男女が，身体像の変化を受け入れられずに若々しい容貌をなんとか維持しようと，美容整形手術へと駆り立てられる．

親密であるためには感情の平静やプライバシーが必要だが，子育てに迫られるとそれが損なわれる．仕事の重圧や責任によっても妨げられる．このような環境下では疲労し，興味が狭まるのが一般的である．性や人間関係について根深い問題を抱えた患者は，加齢，仕事，そして子どもや年老いた親との関係を利用して，自分の葛藤を合理化し，分析されるのを拒否しようとすることがある．

更年期

成人中期は男女とも更年期にあたり，人生の中でも生物学的，生理学的機能が減退することを特徴とする時期である．女性では閉経期が更年期とみなされ，40代から50代初期の間に始まる．ノイガルテン(Bernice Neugarten)はこの時期について研究し，50%以上の女性が閉経を喜ばしからぬ体験として述べていること，それでも，かなりの割合で自分の生活にそれほど重大な変化はなかったと考えており，多くの女性がそのために害を被ることはないことがわかった．もはや妊娠する心配がなくなったため，閉経してからの方が以前より性的に自由になったと感じている女性もいる．一般に，女性の更年期を突然または急激な精神生理学的体験とみなす固定観念があったが，多くの場合，エストロゲンの分泌低下に伴いゆるやかに体験され，月経の量や時期に変化が起こり，最終的な停止に至る．血管運動神経の不安定（のぼせ）が生じる場合があり，閉経まで数年かかることもある．不安や抑うつを経験することもあるが，より閉経症候群に陥りやすいのは，過去にストレスに対する適応の乏しかった女性である（閉経については，第27章の「精神医学と生殖医療」で述べた）．

男性では更年期の明確な境はない．男性ホルモンは40代と50代では十分に定常状態を保ち，それから減少し始める．それにもかかわらず，男性は生物学的機能や全体的な身体的活力の低下に適応せねばならない．50歳頃に健全な精子と精液がわずかに減少するが，受精を妨げるほどのものではない．テストステロン濃度の低下と同時に，勃起の頻度と堅さが低下し一般的に性的活動が減少することはある．この時期にいわゆる人生中期の危機(midlife crisis)を体験することがある．危機は軽度のものから重症のものまであり，仕事や夫婦関係の突然の劇的変化，重症うつ病，アルコールや薬物使用の増加，別の生活様式への移行などを特徴とする．

人生中期の過渡期と危機

人生中期の過渡期(midlife transition)は，人生には限りがあり終わりに向かっているとの認識が強まったため，人生をすべての面から性急に懸命になって見直すことと定義されてきた．行為ではなく，精神的動揺を特徴とする．この見直しの結果，ほとんどの人は長い間苦労

して築いてきた結婚生活や職業など，ほとんどの人生構造を続けていく決心をする．大きく変える場合，思慮深くなり，熟考する．大きな変化には離婚や転職なども含まれる．発達に通じた臨床家なら，この年齢群のすべての患者は（それについて話そうと話すまいと）人生中期の過渡期にさしかかっていること，そしてそれに気づき，言葉で表現すると乗り越えやすくなることを知っている．

真の人生中期の危機は，現在の職業か配偶者のどちらか，または両方が変わるような，人生の主要な，革新的な変換点であり，本人とその他の人々に重大な，その後も続く感情的動揺をもたらす．それは人生の主要な部分の大変動である．内的苛立ちの時期に続いて衝動行為が吹き荒れる．例えば，配偶者や子どものもとを離れる，新しい性的パートナーと関係をもつようになる，仕事をやめるなど，すべてが数日か数週間のうちに起こる．警告するような徴候はあっても誰も気づかなかったのかもしれないが，後に残された者達は，その突然の不意の変化にショックを受けることが多い．

その人に立ち止まってよく考えてもらおうとする家族や治療者の努力も，通常意に介されない．その圧倒的な必要性から，引き止めようとする者は誰であろうと避け，このような大決心をもたらした動機や感情の検査を推めるような治療者は無視する．通常，その危機の最中に治療者に残されるのは，置き去りにされた人々がその衝撃や深い悲しみに対峙するのを手助けするという骨の折れる仕事である．

空の巣症候群 (empty-nest syndrome)　成人中期に関して記述されるもう1つの現象に，空の巣症候群と呼ばれるものがある．これは一番下の子どもが家を離れることになった時に，男女ともに起こりうるうつ病である．ほとんどの親は一番下の子どもの出発を受けてストレスより安堵感を覚える．しかし，親として，特に母親としての行為に代わる活動を見出すことができなかった場合，抑うつ的になりうる．これは，母としての役割がそれまでの人生を占めていた女性や，「子ども達のために」それ以外の点では不幸な結婚に踏み留まる決心をしたカップルに特に当てはまる．

成人中期のその他の課題

50歳に近づくと，人は自分が仕事や家族，娯楽から何を望んでいるのかが明らかになる．仕事で頂点まで達した男性は，もはや新しい仕事に挑戦できないと実感した時，幻滅や失望を抱くかもしれない．母としての役割に完全に自分を捧げていた女性にとって，子どもが家を出た後にはもはやふさわしい同一性は残されていない．社会規制が厳密に定められるようになって，生活様式の自由を失い，わなにはまったような感じになり，うつ病や自信喪失を引き起こすこともたまにはある．また，老いた親とその対極にある子どもの面倒をみるという重圧から生じる，成人中期特有の経済的負担も生じうる．

レヴィンソン（Daniel Levinson）は50〜55歳の間を過渡期（transitional period）とし，この時期に人が耐え難い人生構造を変えられないと感じると，発達上の危機が生じうると述べている．過渡期を特徴づけるような単独の事象はないが，生理的変化が現れ始めると，それは人の自己感覚に劇的な影響を与えることがある．例えば，加齢に伴う心血管系機能の低下などである．しかし，実年齢と身体的衰えは並行するものではなく，規則的に体を動かし，喫煙せず，適度な飲食を行う人では，身体的健康と情緒的安寧は維持できる．

成人中期はあまりに多くの義理と任務にたびたび圧倒される時期ではあるが，ほとんどの人にとって大いなる満足の時でもある．多彩な知人，友情，人間関係を発展させ，自分の人脈に満足している人は，精神的にも実際健康であることが約束される．しかし，社会的結びつきの中には要求が満たされないものや，人の自尊心を傷つけるような場合があり，それはストレス源となる．力，統率力，知恵，理解力などを最も統合的に備えるのが人生中期であり，健康と活力が十分保たれていれば，それは人生の真の絶頂期となる．

離　婚

離婚は人生の大きな危機である．配偶者達は多くの場合，異なる割合で成長，発達，変化してゆく．配偶者の片方が，もう一方に対して結婚したての頃と同じでないことを発見するかもしれない．実際は両方とも変化し，進歩しており，それは必ずしも相互に補完し合うものではない．よくあるのは，配偶者の片方が感情的不和を第三者の責任とし，結婚生活上の問題における自分自身の役割を検討しようとしないことである．結婚生活上の歪みや離婚は，ある面で中年期の生活に特異的な性質──すなわち変化の必要性，現在の義務に対する倦怠，自分自身に向き合うことへの恐れ──と関わると考えられる．

別れの分類

結婚と離婚を専門とする文化人類学者であるボアナン（Paul Bohannan）は，離婚時に別れる内容を分類して述べている．

精神的離婚 (psychic divorce)　精神的離婚では，もはや愛の対象はなく，その関係の死に対する悲哀反応が起こる．時には離婚に先行して一連の喪の期間が始まることもある．配偶者と別れるということは，自立すること，依存した状態を変えることを強いられる．特に，両者がお互いに依存し合っていた場合（これは結婚生活上普通に起こることである），または一方が非常に依存的で独立することを恐れているか，その能力がない場合，実際に別れることが難しくなる可能性がある．離婚する際にはほとんどの人が抑うつ，相反する感情（ambivalence），気分のゆれなどの感情の動きを報告している．離婚から回復するには2年程かかるが，その頃までにはおそらく

前配偶者を中立的にみるようになり，それぞれの配偶者は1人の人間として自分の新たな同一性を受け入れていることが研究により示されている．

法的離婚 (legal divorce) 法的離婚は当事者がそれぞれ再婚できるように法廷を通して行われる．離婚した女性の75%，男性の80%が，離婚後3年以内に再婚する．当事者のどちらも罪を問われることのない，無過失離婚 (no-fault divorce) が法的離婚の手続きとして最も広く用いられるようになった．

経済的離婚 (economic divorce) 経済的離婚において問題となるのは主にそのカップルの財産の配分と妻の経済的支援についてである．法廷によって，生活費または子どもの養育費を払うよう命じられた多くの男性が，その法をあざけり無視して大きな社会問題となっている．

生活共同体としての離婚 (community divorce) 離婚したカップルの社会的人間関係は著しく変わる．2人が共有していた親類や友人でそのままの関係が保たれる者はわずかである．離婚した人にとって新しい友人との出合いは多くの場合難しい課題であり，自分の社会的交流がどんなに配偶者に負うものであったか思い知らされる．

平等養育的離婚 (coparental divorce) 離婚後も親として平等に子どもを養育する場合，離婚は1人の親がその子どものもう片方の親と別れることを意味する．片親 (a single parent) であるということは，結婚している片方の親 (a married parent) とは異なる．

親 権

親としての権利原則 (parental right doctrine) は，より適した生みの親に親権 (custody) を与え，その子どもに最良の利益を確実に提供するための法的概念である．過去においては母親がほとんど必ずといってよいほど親権を得ていた．しかし，現在ではおよそ15%の例では父親に親権が与えられる．親権を得た父親は，親権を得た母親に比べ，白人，既婚で年齢や教育水準が高い傾向にある．親権を認められた女性は，親権を認められた男性より，子どもの養育費を獲得して実際に支払いを受ける機会を得やすい．それでも支払いを受ける女性は，支払いを受ける男性より収入が低い．

親権の種類には次のようなものがある．子どもがそれぞれの親と等しい時間をすごす共同親権 (joint custody) は実際一般的になりつつある．また，同胞を振り分け，それぞれの親が1人以上の子どもの親権をもつとする分割親権 (split custody)，さらに，子ども達が一方の親とのみ暮らし，もう一方の親は法廷により何らかの方法で限られた訪問の権利を有する単独親権 (single custody) がある．子どもの養育費の支払いは，両親が共同親権を持つか，または親権のない親が訪問する権利を与えられた場合なされやすい．

親権をもつ親ともたない親との間で，親子関係の問題が表面化することがある．親権をもたない親は家にいない．それが離婚という現実を表している．そして親権をもつ親は，子どもがその離婚に対して抱く怒りの標的となりうる．このようなストレス下にある親は，子どもの増えゆく欲求や情緒的要求に対処しきれなくなる可能性がある．

親権をもたない親は，子どもとすごす時間に付された制限に対応しなければならない．この親は子育てに含まれる毎日の喜びや責任を失うことになる．感情的苦痛が親と子どもに共通してみられる．共同親権にはある程度利点があり解決策となるが，両親側のかなりの成熟性が求められ，いくらかの問題を呈しうる．親は，自分達の離婚による恨みを子育ての実践にもち込まないようにしなければならず，子育てに関しては協力の精神を養うべきである．また，もと配偶者と頻繁に連絡し合うことに辛抱できるようでなくてはならない．

離婚の理由

離婚は家族の中で繰り返される傾向があり，10代で結婚した夫婦や，異なる社会経済的な背景をもつ夫婦に最も高率にみられる．すべての結婚は心理的には独自のものであり，離婚もまた同様であるが，おそらく両親が離婚している人では，結婚生活上の問題を解決するのに，同じ離婚という方法を選ぶのであろう．配偶者に対して非現実的な期待をもつこともある．パートナーの片方がもう片方に，すべてを与える母親のように，もしくはすばらしく保護的な父親のように振舞うことを期待することもある．子育ての経験は，結婚生活に最も厳しい緊張を課す．子どものいるカップルといないカップルに対する調査では，子どもがいない方がいる場合よりもより多くの喜びを配偶者から得ていることが報告されている．子どもの病気は何よりも大きな緊張を作り出す．子どもが病気や事故で死亡した場合，50%以上の夫婦が最終的に離婚している．

その他に結婚生活上の苦悩を招く原因として性と金銭の問題がある．どちらもコントロールする手段として用いられ，性や金銭を差し控えることは攻撃性を表す1つの手段である．また，結婚を続けさせようとする社会的圧力は現在では以前より弱い．前に論じたように，離婚の法律がゆるめられ，宗教や大家族からの影響は弱まり，今日では離婚は1つの行為の成り行きとして受け入れられるようになった．

婚外の性的交渉 不倫 (adultery) は，既婚者とその人の配偶者以外の誰かとの任意の性的交渉と定義される．男性では，初めての不倫が妻の妊娠のために性交が禁じられることと関係することが多い．このような出来事のほとんどは配偶者には秘密にされ，もし知られたとしても，めったに離婚の原因とはならない．それにもかかわらず，不貞は結婚生活の根底にある不満を表面化する触媒として作用し，こうした問題が結婚生活を解消に導くことがある．後天性免疫不全症候群 (acquired immune deficiency syndrome : AIDS) のような生命にかかわりうる性感染症が抑止力として働き，不倫が減少している可能

性がある．

成人としての成熟

　成人期に成功し幸せになる可能性をもたらすのは，身体的年齢ではなく精神的にわずかでも成熟に達することである．しかし，成熟する能力は，若年成人期や成人中期の発達課題に取り組み，こなしていくことから直接，自然に培われる．成熟を発達的見地から定義すると，健全な成人にみられる次のような特徴を備えた精神状態である．すなわち，人間という存在に関わる要素や限界を細部に渡って理解し，そうした基本的な要素や限界の中で自分自身が体験したことを率直に評価し，それを元に高度な自覚をもつに至る．そして，この知的かつ情緒的な認識と洞察力を，自己や他者との関わりの中で気遣いながら用いていくことができる，ということである．

　成人中期に成熟に達すると知恵を擁する器ができてくる．知恵を有する人々は過去から学び，その時その時の人生を精一杯生きてきた．まさに重要なのは，彼らが未来をみすえて，健康と幸せがもたらされるよう意志決定をしていくことにある．言いかえると，人間が存在する秩序の中で自分の役目を理解し受け入れるように，人生哲学を発達させてきたのである．残念なことに，人生中期の喜びが永遠に続くことはない．やがては高齢になる．精神的能力や自活力はこれから先何年も望めるし，統計的にも期待できるが，やがて精神的，身体的衰えや依存性が増し，ついには死が訪れることは心しておかねばならない．精神力や体力を活発に維持し，主に現在や未来のことに夢中になり，若い世代と関わり，手助けすることに焦点を置けば，人生中期はそれ自体大きな楽しみとなる．そうすれば，死は，今まで生きてきた愛すべき人生に続いてやってくる人間という存在の自然な終着点として，満足感をもって迎えられる．

参考文献

Baxter J, Haynes M, Hewitt B. Pathways into marriage: Cohabitation and the domestic division of labor. *J Fam Issues.* 2010;31(11):1507–1529.
Bottiroli S, Cavallini E, Fastame MC, Hertzog C. Cultural differences in rated typicality and perceived causes of memory changes in adulthood. *Arch Gerontol Geriatr.* 2013;57(3):271–281.
Colarusso CA. Adulthood. In: Sadock BJ, Sadock VA, Ruiz P, eds. *Kaplan & Sadock's Comprehensive Textbook of Psychiatry.* 9th ed. Vol. 2. Philadelphia: Lippincott Williams & Wilkins; 2009:3909.
Diehl M, Chui H, Hay EL, Lumley MA, Grühn D, Labouvie-Vief G. Change in coping and defense mechanisms across adulthood: longitudinal findings in a European American sample. *Dev Psychol.* 2014;50(2):634–648.
Gager CT, Yabiku ST. Who has the time? The relationship between household labor time and sexual frequency. *J Fam Issues.* 2010;31(2):135–163.
Goldberg AE, Sayer A. Lesbian couples' relationship quality across the transition to parenthood. *J Marriage Fam.* 2006;68(1):87–100.
Goldberg AE, Smith JZ. Predictors of psychological adjustment in early placed adopted children with lesbian, gay, and heterosexual parents. *J Fam Psychol.* 2013;27(3):431.
Howlin P, Moss P, Savage S, Rutter M. Social outcomes in mid- to later adulthood among individuals diagnosed with autism and average nonverbal IQ as children. *J Am Acad Child Adolesc Psychiatry.* 2013;52(6):572–581.
Jones PB. Adult mental health disorders and their age at onset. *Br J Psychiatry.* 2013;202(Suppl 54):s5–s10.
Joyner K, Kao G. Interracial relationships and the transition to adulthood. *Am Sociol Rev.* 2005;70:563–581.
Kornrich S, Brines J, Leupp K. Egalitarianism, housework, and sexual frequency in marriage. *Am Sociol Rev.* 2013;78(1):26–50.
Kwon, P. Resilience in lesbian, gay, and bisexual individuals. *Person Soc Psychol Rev.* 2013;17(4):371–383.
Masarik AS, Conger RD, Martin MJ, Donnellan M, Masyn KE, Lorenz FO. Romantic relationships in early adulthood: Influences of family, personality, and relationship cognitions. *Person Relation.* 2013;20(2):356–373.
Nelson LJ, Barry CM. Distinguishing features of emerging adulthood: The role of self-classification as an adult. *J Adolesc Res.* 2005;20(2):242–262.
Perrig-Chiello P, Perren S. Biographical transitions from a midlife perspective. *J Adult Dev.* 2005;12(4):169–181.
Schwartz SJ, Côté JE, Arnett J. Identity and agency in emerging adulthood: Two developmental routes in the individualization process. *Youth Soc.* 2005;37(2):201–229.
Tasker F. Lesbian mothers, gay fathers, and their children: A review. *J Dev Behav Pediatr.* 2005;26(3):224–240.
Turk JK. The division of housework among working couples: Distinguishing characteristics of egalitarian couples. *Contemp Perspect Fam Res.* 2012;6:235–258.

（訳　永田貴美子）

33 老年精神医学

多くの人にとって，富の追求から健康の維持へと気持ちが移行することは，若年から老年になることを物語る．中年期では，自分のキャリアや人間関係が大きな関心事であったが，成人期後半には，身体の加齢に対する懸念が高まっていく．これは，身体機能が自然に減退し，外見は変化して，身体疾患の発生率が高くなるためである．このような変化があったとしても，定期的な運動や健康的な食生活，十分な休息，予防的ケアを心がけることにより，成人期後半でも身体に多くの喜びを感じ，自信をもつことができる．高齢期の正常な状態とは，身体的および精神的に健康であり疾患や衰弱がないことである．精神的健康につながる成人期後半の発展的な課題を表33-1に示した．

高齢期または成人期後半とは通常，人生のなかで65歳からのライフステージを指す．老化の過程を研究する老年学専門家は，高齢者を2つの群，すなわち65～74歳の前期高齢者と75歳以上の後期高齢者に分類している．一部では，85歳以上を超高齢者とする用語も使用されている．また高齢者は，健康高齢者(well-old：健康的な高齢者)と病的高齢者(sick-old：機能障害を呈する衰弱があり，内科的または精神医学的な治療を要する高齢者)に分けて表現される．人口の高齢化とともに高齢者の健康ニーズは大幅に高まっており，この年齢層に対する老年科医師や老年精神科医師の役割は重要である．

人口統計学データ

65歳以上の人口は急増している．米国における65歳以上の人口の割合は，1900年は4%であったが，2012年には13.7%となった．その割合は，2050年までに約20%に増加すると予想されている．これは一般人口の増加率をはるかに超えた増加率であり，1900年から2000年までに65歳以上の人口は10倍増加したのに対し，一般人口の増加は3倍強であった．そして，今後この傾向はさらに続くと予想されている(1990年～2050年は，65歳以上の人口の増加は2.5倍，一般人口の増加は1.5倍強．表33-2参照)．

2050年までは，女性の出生時平均余命は，男性の出生時平均余命を7年上回る状態が継続すると予想される．2050年には，米国の年齢別および性別の人口構成が，現

表 33-1 成人期後半の発達課題

身体像および身体的完全性(健全であること)の維持
人生の振り返りの実施
性的な関心および活動の維持
大切な愛する人の死への対処
退職による影響の容認
器官系における遺伝的にプログラムされた障害の容認
所有物に執着する自分からの脱却
孫達との関係性の変化の容認

表 33-2 米国における高齢者人口：1900～2050年

			人口(単位：100万人)，全人口に対する割合(%)				
			全年齢層	65歳以上		85歳以上	
年	年齢(中央値)	年齢(平均値)	(N)	(N)	(%)	(N)	(%)
1900			76.0	3.1	4.1	0.1	0.1
1950			150.1	12.3	8.2	0.6	0.4
1990			248.7	31.1	12.5	3.0	1.2
2000	35.7	36.5	276.2	35.3	12.8	4.3	1.6
2010	37.2	37.8	300.4	40.1	13.3	6.0	2.0
2030	38.5	39.9	350.0	70.2	20.1	8.8	2.5
2050	38.1	40.3	392.0	80.1	20.4	18.9	4.8

人口データ：米国国勢調査局，最新人口調査報告書，特定調査(U. S. Bureau of the Census. Current Population Reports, Special Studies)，P23-190，米国内65歳以上．ワシントンDC：米国連邦政府出版局；1996年．
年齢(平均値/中央値)データ，2000～2050年：Day JC．年齢，性別，人種，ヒスパニック系による米国人口推計(Population projections of the United States by age, sex, race and Hispanic origin)：1995～2050年．
掲載元：米国国勢調査局，最新人口調査報告書(Current Population Reports)，P25-1130．ワシントンDC：米国連邦政府出版局；1996年．

在と著しく異なると推定される．このような変化により，所得統計や婚姻統計のみならず，独り暮らしの高齢者や長期介護施設に入居している高齢者の割合，そして社会的ネットワークなどの側面にも影響が及ぶことが必至である．高齢者に焦点を当てた人口統計学データの要約を

ただし，これらの予測の精度は，出生率，移民数，国外への移住者数などによって左右される．これらの数値はいずれも，死亡率や平均寿命などと比べて将来に関する評価が困難な変数である．例えば，平均寿命に関する予測ならば，その寿命年数の変動は実質的に10年以内にとどまるであろう．

加齢生物学

加齢を意味する老化(senescence；ラテン語の senescere［年をとる］に由来)は，あらゆる身体機能(心血管系，呼吸器系，泌尿生殖器系，内分泌系，免疫系など)の緩徐な低下を特徴とする．しかし，例外なく老齢に顕著な知的および身体的衰退が伴うと思われているが，それは誤った通念である．多くの高齢者は，認知能力や身体能力を非常に良好な水準で維持している．

加齢に伴う生物学的な変化に関する概要を表33-4に示した．この表にあげたさまざまな生物学的変化は，すべての器官系で直線的に減退するわけではない．すべての器官系が同じ速度で劣化するのではなく，またすべての人が同じような減退パターンをたどるわけでもない．誰しも1つ，2つ遺伝的に弱い器官系がある．あるいは，環境ストレスによって，または過度の紫外線曝露や喫煙あるいはアルコール摂取などにより，故意に酷使されたりして，ある系が脆弱化する場合もある．なおすべての器官系が同時に劣化するわけではなく，複数の器官系のいずれか1つに劣化が始まり，これが疾病または死亡の一因となる．

老化とは，一般的に細胞の老化を意味する．最も広く受け入れられている学説は，細胞の寿命として，各細胞が死ぬまでに複製できる回数に制限があり，それにより遺伝的に生存期間が決定されているという説である．加齢とともに構造的変化が細胞に生じる．例えば，中枢神経系の場合，ニューロンに加齢関連の細胞変化が発生し，変性の徴候が現れる．老化現象(重度の記憶喪失および知的機能喪失を特徴とする)では，この変性の徴候はさらに重篤な状態である．一例として，アルツハイマー型認知症で最も多く認められる神経原線維変化があげられる．

老化した細胞では，デオキシリボ核酸(DNA)およびリボ核酸(RNA)の構造変化や変異現象も認められる．これらは特に，遺伝子型プログラミング，X線，化学物質，食品に起因する変化である．おそらく老化とは単一の原因によるものではなく，身体のあらゆる部分に何らかの影響が生じている状態と考えられる．遺伝的要因は，高血圧，冠動脈疾患，動脈硬化症および腫瘍性疾患など，高齢者に多い疾患に関与している．家族研究では，乳癌，胃癌，大腸ポリープ，および高齢者の特定の精神疾患において遺伝的要因が存在することが示されている．ハンチントン病は，完全浸透度を伴う常染色体優性形式の遺

 表 33-3　高齢者に関する人口統計学データ

- 高齢者人口(65歳以上)は，2010年で4040万人．2000年から540万人(15.3%)の増加．
- 45〜64歳の米国人口(今後20年間で65歳以上に到達する年齢層)は，この10年間で31%増加．
- 米国人の8人に1人以上(13.1%)が高齢者．
- 65歳に達する年齢層の平均余命は18.8年(女性20年，男性17.3年)．
- 高齢女性人口(2300万人)は，高齢男性人口(1750万人)よりも多い．
- 2010年，65歳以上人口の20%が少数民族．そのうち8.4%がアフリカ系米国人*．ヒスパニック系(複数の人種を含む)が6.9%．約3.5%がアジア系または太平洋諸島出身者*．1%未満が米国先住民またはアラスカ先住民*．この他，65歳以上人口の0.8%は，複数の人種の混血．
- 高齢男性は，高齢女性よりも既婚者であることが多い(男性72%，女性42%)．2010年において，高齢女性の40%が寡婦である．
- 施設に入居していない高齢者の約29%(1130万人)が1人で暮らしている(女性810万人，男性320万人)．
- 75歳以上の高齢女性の約半数(47%)が1人で暮らしている．
- 65歳以上の祖父母約48万5000人が，一緒に暮らしている孫達の主要な責任を担っている．
- 65歳以上人口は，2000年の3500万人から2010年には4000万人(15%の増加)，さらに2020年には5500万人まで増加すると予想される(10年間で36%の増加)．
- 85歳以上人口は，2010年には550万人に増加，さらに2020年には660万人まで増加すると予想される(10年間で19%の増加)．
- 少数民族の人口は，2000年の570万人(高齢者人口の16.3%)から2010年には810万人に増加(高齢者人口の20%)，さらに2020年には1310万人まで増加すると予想される(高齢者人口の24%)．
- 2010年における高齢者の収入(中央値)は，男性2万5704ドル，女性1万5072ドル．高齢者が世帯主の全家庭の収入(中央値)は，2009年から2010年までに1.5%減少(統計学的有意差はなし，インフレ調整済)．65歳以上の世帯主の家庭では，2010年の収入(中央値)が4万5763ドルと報告された．
- 2009年の報告によると，高齢者の主な収入源は，社会保障給付(高齢者の87%)，資産からの収益(53%)，個人年金(28%)，政府の雇用者年金(14%)，および勤労所得(26%)であった．
- 2009年において社会保障受給者の35%で社会保障給付が収入の90%以上を占める(既婚夫婦受給者22%，未婚受給者43%)．
- 2010年において，約350万人の高齢者(9.0%)が貧困レベルを下回る生活．この2010年の貧困率と2009年の貧困率(8.9%)に統計学的有意差は認められない．また2011年に米国国勢調査局は，貧困基準追補(Supplemental Poverty Measure：SPM)を発表した．SPMでは，生活費の地域格差，非現金収益，非裁量的支出を考慮している(ただし，公式な貧困基準としては非適用)．SPMは高齢者の15.9%が貧困層であるとした．これは医療費自己負担額による公式貧困率9%の1.75倍である．
- 1999年において，高齢者のメディケア加入者の約11%(370万人)が個人ケアサービス(有償・無償を問わず)を受けた．

*上記プロフィールに関するデータの主要な出典：米国国勢調査局，国立健康統計センター，労働統計局．上記プロフィールを最新データ(2010年)に反映させた．ただし，年間ベースでの更新であり，全項目が最新のデータとは限らない．

表 33-4 加齢に伴う生物学的な変化

細胞レベル
- 細胞 DNA（デオキシリボ核酸）および RNA（リボ核酸）の構造変化；細胞内オルガネラの変性
- 中枢神経系における神経変性、上側頭回、中心前回、下側頭回が主要領域；脳幹核の損失はない
- 受容体部位および感受性変化
- 細胞伝達物質における同化作用および異化作用の減少
- 細胞間コラーゲンおよびエラスチン増加

免疫系
- 抗原に対するT細胞応答不全
- 自己免疫機能の亢進
- 感染および腫瘍形成の感受性亢進
- 白血球機能に変化なし、Tリンパ球減少
- 赤血球沈降反応の亢進（非特異的現象）

筋骨格系
- 脊柱の収縮による身長低下（男女ともに10歳代から60歳代にかけて2インチの低下）
- 除脂肪体重および筋肉量の減少；胸郭の窪みが深くなる
- 体脂肪量の増加
- 鼻および両耳の伸長
- 骨基質の損失、骨粗鬆症をもたらす
- 関節面の変性、変形性関節症をもたらす
- 90歳までに股関節部骨折リスクが10％から25％に増加
- 頭蓋縫合の持続的閉鎖（頭頂乳突縫合は、80歳まで完全な閉鎖には至らない）
- 男性は、60歳まで体重が増加し、その後減少に転じる；女性では70歳まで体重が増加し、その後減少に転じる

皮膚
- 毛包におけるメラニン産生が減少するため、毛髪が白髪化する（50歳までに男女ともに半数で毛髪の50％以上が白髪化；陰毛は最も遅く白くなる）
- 皮膚全体にしわの発生
- 汗腺の活性低下
- メラニン減少
- 皮下脂肪組織減少
- 爪の成長遅延

泌尿生殖器系および生殖器系
- 糸球体濾過率および腎血流量の減少
- 勃起硬度の低下、射精機能の減退
- 腟液分泌の減少
- 前立腺の肥大
- 失禁症状

特殊感覚器官系
- 水晶体の肥厚、周辺視力の低下をもたらす
- 遠近調節能力の低下（老視）
- 高周波音に対する難聴（老人性難聴）、60歳までに25％、80歳までに65％に難聴発現
- 水晶体の黄変
- 味覚、嗅覚、触覚の低下
- 明暗順応の低下

精神神経系
- 新しい事柄に対する学習に時間がかかるが、完全な習得も可能である
- 知能指数（IQ）は、80歳まで安定している
- 高年齢でも言語能力は維持される
- 精神運動速度は低下する

記憶機能
- 注意の転導性を要する作業が困難になる
- 符号化能力の低下（短期記憶から長期記憶への切り替え、逆もまた同様）
- 多肢選択式テストで正解に達する認識機能は、完全な状態のまま維持される
- 単純に何かを思い出す能力は低下する

神経伝達物質
- 中枢神経系のノルエピネフリンが減少
- 脳内のモノアミン酸化酵素およびセロトニンが増加

脳
- 脳の総重量が減少、男女ともに80歳までに約17％減少
- 脳溝の拡大、脳回の萎縮、頭回の萎縮
- 脳室の拡大
- 血液脳関門輸送の増加
- 脳血流量および酸素の減少

心血管
- 心臓の体積および重量の増加（脂質由来リポフスチン色素含有）
- 心臓弁の弾性低下
- 血管のコラーゲン増加
- 不整脈に対する感受性増加
- 血圧に対する恒常性の変化
- 冠動脈心疾患が発現していない場合、心拍出量は維持される

胃腸（GI）系
- 萎縮性胃炎、裂孔ヘルニア、憩室症のリスク
- 消化管や肝臓への血流減少
- 唾液流量の減少
- 消化管吸収の変化（吸収不良症候群およびビタミン欠乏症のリスク）
- 便秘症状

内分泌系
- 女性の場合、エストロゲン濃度の低下
- 副腎アンドロゲンの減少
- 男性の場合、テストステロン産生量の減少
- 閉経後女性の場合、卵胞刺激ホルモン（FSH）および黄体形成ホルモン（LH）の増加
- 血清サイロキシン（T_4）および甲状腺刺激ホルモン（TSH）は正常範囲、トリヨードサイロニン（T_3）の減少
- ブドウ糖負荷試験による耐糖能の低下

呼吸器系
- 肺活量の低下
- 咳嗽反射の減少
- 気管支上皮線毛運動の減少

伝を示す．平均発症年齢は 35〜40 歳であるが，70 歳と遅い症例も認められる．

長　寿

長寿については有史以来研究されており，常に関心の高い論題とされてきた．長寿に関する研究により，長寿の家族歴を有することが最良の指標であると判明している．80 歳を超える人の場合，その父親の半数は同様に 80 歳を超えて生きていたことが明らかとなっている．一方，短命につながる条件の多くは有効な介入により回避，改善または遅延が可能である．ただし遺伝的要因は，人為的なコントロールが及ばない領域である．人為的にコントロールができる長寿の予測因子には，定期健診を受けること，カフェインやアルコールを摂取しない，または摂取を最小限にとどめること，労働の満足感が得られていること，ならびに利他的な役割（配偶者，教師，指導者，親，祖父母など）において社会的に貢献しているという自己意識があることが含まれる．健康的な食生活や十分な運動もまた，健康や長寿に関係する．

平均寿命

米国では，平均寿命は男女ともに 10 年ごとに延びを示しており，1900 年には 48 歳であった平均寿命が，2013 年には男性 77.4 歳，女性 82.2 歳に達した．出生時および 65 歳時の推定平均余命を表 33-5 に示した．疾病率および死亡率にも変化が生じている．例えば，過去 30 年の間に，脳血管疾患による死亡率は 60% 低下し，冠動脈疾患による死亡率は 30% 低下した．一方，癌による死亡率は加齢とともに急激に上昇し，特に肺癌，大腸癌，胃癌，皮膚癌および前立腺癌が高くなっている．

85 歳以上の超高齢者は，高齢者人口の中で最も急速に増加している層である．過去 25 年間，米国の全人口の増加は 45% であったのに対し，高齢者層全体の人口は 100% まで増加したが，そのうち 85 歳以上の超高齢者群の増加は 275% を超えていた．米国における超高齢者層は，2050 年までに，高齢者人口の約 25%，全人口の 5% を占めると予測されている．2050 年までの高齢者人口の平均年間増加率の予測値を図 33-1 に示した．

高齢者の死亡の主な原因は，心疾患，癌疾患および脳卒中である．事故も 65 歳以上の人の死亡の主な原因に含まれる．致命的な事故の多くは，転倒，歩行中の事故および火傷が占めている．転倒の発生原因としては，心不整脈および低血圧症状の発現が最も多い．

一部の老年学専門家は，超高齢者（85 歳以上）の死亡は，心臓，動脈，肺等の臓器の弾性力学的特性の低下を特徴とする老化症候群によると考えている．若年者にとっては致命的ではないと思われる小さな組織損傷が死亡原因となるため，結果として老化が死亡の原因であるとみなされる．

民族および人種

黒人，ヒスパニック系およびアジア系の高齢者人口は，白人の高齢者人口よりも少ないものの急速に増加している．2050 年までに，高齢者の 20% が非白人となる見込み

 表 33-5　出生時，年齢 65 歳時，性別ごとの推定平均余命：1990〜2050 年

年	出生時			65 歳時		
	男性	女性	差	男性	女性	差
1990	72.1	79.0	6.9	15.0	19.4	4.4
2000	73.5	80.4	6.9	15.7	20.3	4.6
2010	74.4	81.3	6.9	16.2	21.0	4.8
2020	74.9	81.8	6.9	16.6	21.4	4.8
2030	75.4	82.3	6.9	17.0	21.8	4.8
2040	75.9	82.8	6.9	17.3	22.3	5.0
2050	76.4	83.3	6.9	17.7	22.7	5.0

U. S. Bureau of the Census, Washington, DC のデータによる．

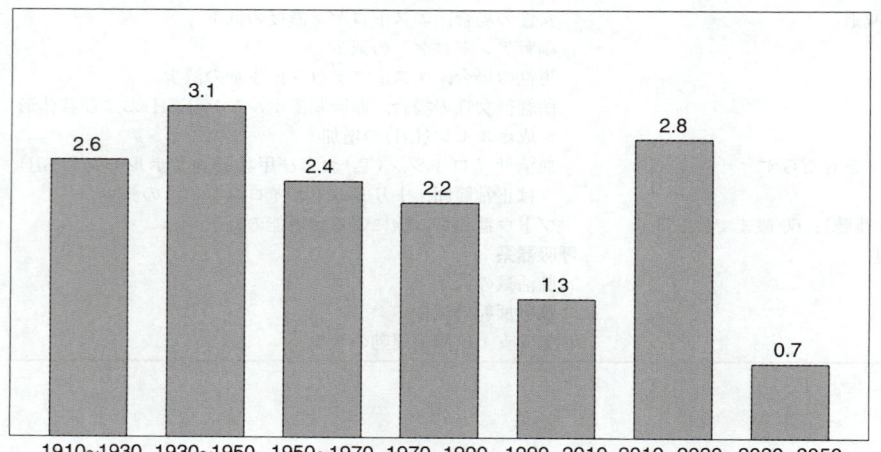

図 33-1　高齢者人口の平均年間増加率．（U. S. Bureau of the Census のデータによる）

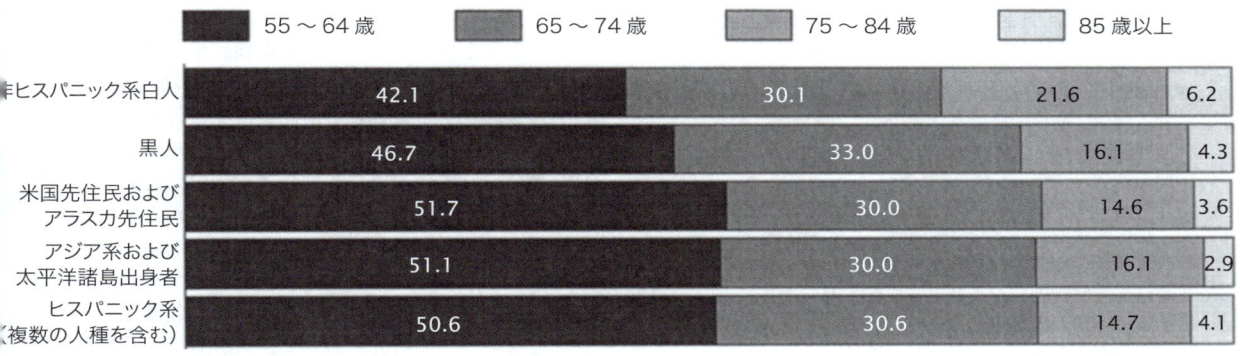

図 33-2 人種，ヒスパニック系，年齢別の 55 歳以上人口の構成割合：2002 年．（U. S. Bureau of the Census のデータによる）

である．ヒスパニック系の高齢者の人口は，同じ期間で 4～約 14％まで増加する見込みである．米国国勢調査局によると，ヒスパニック系とは「人種にかかわらず，メキシコ人，プエルトリコ人，キューバ人，中央アメリカもしくは南アメリカ系，他のヒスパニック系もしくはラテン系」と定義されている（図 33-2）．

性別の割合

概して，女性の方が男性よりも寿命が長く，1 人で暮らすことになる可能性がより高い．女性 100 人に対する男性の人数は，65～85 歳で急速に減少する（図 33-3）．

地理的分布

最も人口の多い州では，高齢者人口も最も多い．人口はカリフォルニア州が最も多く（330 万人），続いてニューヨーク州，ペンシルバニア州，テキサス州，ミシガン州，イリノイ州，フロリダ州，そしてオハイオ州と，いずれも 100 万人以上の高齢者人口を有する．高齢者人口率が高い州としては，ペンシルバニア州，フロリダ州，ネブラスカ州，ノースダコタ州があげられる．フロリダ州は，退職後に同州へ転入する高齢者が多いために高齢者人口率が高い．なお，フロリダ州以外は若年者が転出しているために高齢者人口率が高くなっている．

運動，食事および健康

食事と運動は，動脈硬化症や高血圧をはじめとする高齢者の慢性疾患に対する予防または改善において重要な役割を担う．冠動脈疾患と関連する脂質異常症は，体重減量，飽和脂肪摂取の抑制，およびコレステロール摂取の抑制によってコントロール可能である．毎日の食事で食物繊維の摂取量を増やすことも，血中リポ蛋白値の低減に有効である．1 日 1 オンス（約 30 mL）のアルコールの摂取は，長寿および高比重リポ蛋白（HDL）の増加と相関する．コレステロール値を下げるスタチン系薬物は，食事療法抵抗性または運動療法抵抗性の脂質異常症に対して，心血管系疾患の減少に劇的な効果があることが諸試験で明確に実証されている．

塩分摂取を抑制することによって（1 日 3 g 未満），高

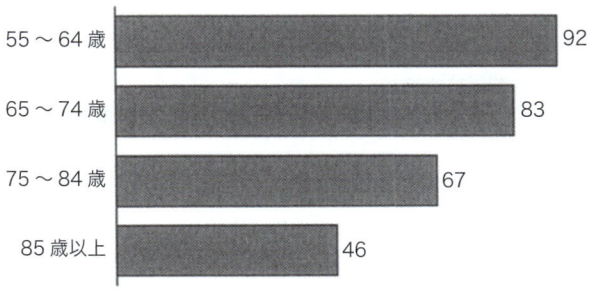

図 33-3 年齢別の 55 歳以上人口の男女割合：2002 年．（U. S. Bureau of the Census のデータによる）

血圧リスクが低下する．高血圧の高齢患者は，薬物を投与しなくとも適度な運動と塩分摂取の抑制によって症状を改善できることが多い．

毎日の適度な運動療法（1 日 30 分のウォーキング）は，心血管系疾患の減少，骨粗鬆症発生率の低下，呼吸機能の改善，理想的体重の維持，および全般的な健康感をもたらす．超高齢者であっても，運動することにより身体的な強さや機能が改善されることが示されている．多くの症例で，内科的または外科的な介入を追加することなく，食事療法および運動療法により疾患進行が食い止められ，治癒することさえある．

食事および運動に伴う生物学的変化を表 33-6 に示した．表 33-2 と比較すると，加齢に伴う生物学的変化のほぼすべてにおいて，食事療法と運動療法によってプラスの効果が発揮されることがわかる．

パーソナリティの発達段階説

パーソナリティの発達は，小児期または青年期の終わりまでに完了すると初期のパーソナリティ理論の研究者は考えていたが，エリクソン（Erik Erikson）は，パーソナリティの発達が生涯にわたり継続することを初めて提唱した．エリクソンは，各個人のなかで葛藤を伴う心理社会的段階において，葛藤を首尾良く解決できた場合もあれば，さほど上手に解決できなかった場合もあるが，

表 33-6 運動・栄養によるプラス効果および健康生理学的効果

増加項目
- 骨，靱帯，筋肉の強度
- 筋肉量および身体密度
- 関節軟骨厚
- 骨格筋 ATP（アデノシントリホスファターゼ），CRP（C-反応性蛋白），K^+（カリウム），ミオグロビン
- 骨格筋酸化酵素量およびミトコンドリア
- 骨格筋動脈側副枝および毛細血管密度
- 心臓の体積および重量
- 血液量および循環ヘモグロビン総量
- 一回拍出量
- 心筋収縮力
- 最大二酸化炭素濃度（動静脈）
- 最大血中乳酸濃度
- 最大肺換気量
- 最大呼吸機能
- 最大酸素拡散能力
- 最大運動能力（最大酸素摂取量，運動時間，運動距離を測定）
- 血清高比重リポ蛋白濃度
- 無酸素性作業閾値
- 血漿インスリン濃度（亜最大負荷後）

減少項目
- 心拍数（安静時および亜最大運動時）
- 血中乳酸濃度（亜最大運動時）
- 肺換気量（亜最大運動時）
- 呼吸商（亜最大運動時）
- 血清トリグリセリド濃度
- 肥満度
- 血清低比重リポ蛋白濃度
- 収縮期血圧
- 核心温度閾値（発汗開始時）
- 汗中ナトリウムおよび塩化物含有量
- 血漿エピネフリンおよびノルエピネフリン（亜最大運動負荷後）
- 血漿グルカゴンおよび成長ホルモン濃度（亜最大運動負荷後）
- 相対的血液濃縮（暑い場所での亜最大運動負荷後）

Buskirk ER. In：White PL, Monderka T, eds. *Diet and Exercise：Synergism in Health Maintenance*. Chicago：American Medical Association；1982：133 から許可を得て転載．

いずれの場合もこの一連の段階を通過することによってパーソナリティの発達が継続すると考えた．またエリクソンは，生涯の最終段階における危機について，自我の「完全性」対「絶望」と表現しており，人生を振り返りこれまでどのように生きてきたか，そして自分の人生を受け入れることを通じて，平安と英知の境地に達することが，この危機を解決するうえでの望ましい対処法であると考えた．例えば，危機をうまく解決した場合は，実り多い人生であると感じるという特徴がみられるが，反対に解決に失敗した場合は，人生は短すぎる，賢い選択ができなかった，人生はやり直すことができない，と苦しみを感じるという特徴がみられるとエリクソンは述べた．

このようなエリクソンの理論を検証する試みとして複数の研究が実施されている．ある研究では，400名以上の男性被験者を対象として前向き研究が行われた．被験者の生活状況に関して収集したデータに基づき，エリクソンの発達段階において各被験者が到達した最も高い段階を評価した．例えば，ある男性は実家から独立して，自立することに成功したが，他人と親密な関係を築くことができなかった．この場合彼が到達した最も高い段階は，アイデンティティステージであり，親密性のステージではない．この研究において，被験者はエリクソンの発達段階で提示されている各ステージをその順番通りに通過しており，民族的にも社会経済的にも異なる集団であっても，発達段階は驚くほど普遍的であることが明らかになった（ただし，各ステージの通過時点における年齢は各個人で異なる）．

2つの年齢コホートを構成する約500名を被験者とした縦断的研究において，完全性に関するスコアは，高年齢コホートよりも低年齢コホートの方が有意に高く，両年齢コホートの完全性に関するスコアはともに，試験の終了時までに有意に低下した．これらのデータは，「完全性」対「絶望」という葛藤において完全性を求めようとする努力に，社会的価値の変化で負の影響を受けた可能性が高い高年齢コホートよりも，低年齢コホートの方が好ましい結果が得られていることを示唆している．別の研究では，経済，健康および生活状況等の変数よりも，完全性を築く知恵の方が，高齢者の人生の満足度に強く関連することを示した．

高齢者研究を発展させた理論家について，表 33-7 に示した．

生涯にわたるパーソナリティ：不変か，それとも可変か

エリクソンをはじめとする発達段階理論学者は，独自の発達課題や，各段階のなかで中心となる発達段階に焦点を当てている．これに対して，他の学者は，個人の中核的なパーソナリティ特性を定義し，生涯にわたってその経過を究明することに焦点を当てた．例えば，幼児期に社交的または外向的であった場合，青年期から中年，そして老年に至るまで外向的なままでいるだろうか？適切にデザインされた複数の縦断的研究において，10～50年の期間にわたり被験者を追跡した結果，5種類の基本的なパーソナリティ特性（外向性，神経症的傾向，同調性，経験に対する受容性，誠実性）は不変的であるということを示す有力な証拠が得られた．また，年齢を重ねてもパーソナリティは固定されたままであると提唱する初期の理論とは対照的に，超高齢層に移行する時に外向性がわずかに低下し，同調性がわずかに増加するとした研究もいくつか認められる．

段階理論の基本的な主張に反して，パーソナリティは時間が経過しても全く不変的な状態を維持するのであろ

表 33-7 高齢者研究を発展させた理論家

フロイト (Sigmund Freud)	加齢とともに自我およびイド(id)領域の制御が増大することで自主性も増大する．退行現象が，原始的機能様式として再び現れることがある．
エリクソン (Erik Erikson)	高齢者における中心的葛藤として，実り多い人生がもたらす充足感などの「完全性」に対して，目的や意義が見出だせない人生がもたらす「絶望感」が存在する．高齢者における充実感とは，ナルシシズムの領域を超えて親密性や世代継承性の領域に達しなければ得ることができない．
コフート (Heinz Kohut)	高齢者は，生物学的，心理学的，社会的な機能喪失など，加齢プロセスに伴う機能喪失に順応しようと努力するが，それによって傷つくナルシシズムに絶えず対処していかなければならない．自尊心を保つことは，高齢者にとって大きな問題となる．
ニューガートン (Bernice Neugarten)	高齢者における大きな葛藤は，権力的な地位，功績への評価，かつての能力に対する放棄に関連するものである．他人との調和や，他人の死による悲しみの解消，迫る自分の死への容認が求められる時期である．
レビンソン (Daniel Levinson)	60〜65歳は，過渡期である（大人への移行過程の後期）．ナルシシズム的感情を有する人，または身体的外観のために多大な精力を注いだ人は，死が迫ることばかり考える状態に陥りやすい．身体的活動が減少するため，創造的な精神活動に置き換わることは正常で健康的な移行である．

うか？　おそらくそうではない．基本的なパーソナリティ構造については，時間が経過しても一貫性を維持するが，立ちふさがる課題や葛藤は，生涯にわたって大きく変化する．段階理論の仮説にあるように，アイデンティティ(identity)や安定した自己意識の発達から，人生のパートナーをみつけること，そして人生を振り返るところまで課題や葛藤は多岐にわたる．さらに，パーソナリティの変化に関する発達理論において，過去に経験した重大な出来事のパーソナリティへの影響を調査した研究がほとんどないため，過去の重大な出来事がパーソナリティに変化をもたらす機序については，系統的な研究が進められていない．

老化の心理社会的側面

社会的活動

　健康な高齢者はたいていの場合，若年時の活動とほぼ同じレベルで社会的活動を継続している．多くの人にとって高齢期は，知的成長，感情的および心理的成長が継続している期間である．しかし場合によっては，身体的疾患，あるいは友人や親族の死が社会的交流を妨げることがある．また，孤立感が増したときに，うつ病に対して脆弱になることもある．身体的および感情的に健康であると感じるためには，社会的活動を維持することがきわめて重要であることを示す証拠が増えている．若年者との交流も重要である．高齢者は若い世代に文化的価値を伝え，教育的な役割を担うことにより，高齢期でも貢献しているという感覚を維持し，自尊心を得ることができる．

高齢者差別

　高齢者差別(ageism)は，バトラー(Robert Butler)が提唱した用語であり，高齢者に対する差別，および若年成人が高齢者に対してもつ否定的な固定概念を指す．高齢者自身が，他の高齢者に対して不快感や恐れを抱き，差別意識をもつこともある．バトラーの考え方では，人は往々にして高齢者を孤独，不健康，老衰，全般的な衰弱または虚弱に関連づけているとした．しかし，高齢者の実際の経験や生活は，このような考えに示される高齢者像とは一致していない．例えば，若年成人の50％が65歳以上の高齢者で健康上の問題が生じるであろうと考えているが，65〜74歳の高齢者の75％が自分の健康状態は良好であると述べている．75歳以上の高齢者も，3分の2が同様に健康であると感じている．健康問題がある場合は，急性疾患よりも慢性疾患が関係していることが多い．65歳以上では，5人中4人以上が1つ以上の慢性疾患を有している(表33-8)．

　ただし，健康状態が良好であることだけが高齢者における良好な生活の質の決定因子というわけではない．高齢者の調査では，少なくとも社会との接触が重要であることを示している．実際に好ましい年の重ね方には，多次元的な要因が影響すると考えられる．"強健"に年をとるという意味は，加齢について，生産的な交流，情緒的状態，機能的状態および認知的状態など，複数の側面から考える必要がある．これら4つの指標の相関性はごくわずかにすぎない．最も強健に年を重ねた人々は，強健な生き方ではなかった人々よりも，過去3年間において，社会と多く接触し，良好な健康状態および考えを維持し，人生における重大事象が少ないと報告している．加齢に伴う強健さは直線的に低下するが，強健な生き方を実践している超高齢者がいることも認められる．

　バイラント(George Vaillant)は，ハーバード大学の1年生のグループを高齢になるまで追跡し，65歳時の情緒

表 33-8　年齢および人種別の 65 歳以上人口における上位 10 疾患（1000 人あたりの患者数）

疾患名	年齢				人種（65 歳以上）		
	65 歳以上	45～64 歳	65～74 歳	75 歳以上	白人	黒人	黒人/白人比
関節炎	483.0	253.8	437.3	554.5	483.2	522.6	108
高血圧	380.6	229.1	383.8	375.6	367.4	517.7	141
聴覚障害	286.5	127.7	239.4	360.3	297.4	174.5	59
心疾患	278.9	118.9	231.6	353.0	286.5	220.5	77
白内障	156.8	16.1	107.4	234.3	160.7	139.8	87
変形症または整形外科的障害	155.2	155.5	141.4	177.0	156.2	150.8	97
慢性副鼻腔炎	153.4	173.5	151.8	155.8	157.1	125.2	80
糖尿病	88.2	58.2	89.7	85.7	80.2	165.9	207
視力障害	81.9	45.1	69.3	101.7	81.1	77.0	95
静脈瘤	78.1	57.8	72.6	86.6	80.3	64.0	80

National Center for Health Statistics, Washington, DC のデータによる．

的な健康に関して以下のことを明らかにした．すなわち，在学中に兄弟および姉妹の近くにいたことが情緒的な健康感に相関した；親の死または両親の離婚などの心的外傷を早期に経験したことは，老齢期への不適応に相関しなかった；21～50 歳までのいずれかの時点においてうつ病であった場合，65 歳時に情緒的問題を有すると予測できる；若年成人期に現実主義および依存性傾向のパーソナリティ特性をもつことは 65 歳時の幸福感に関係した．

転　移

　転移（tranceference）には複数の形態があり，そのうちのいくつかは成人に特有の形態として高齢者にも認められる．第 1 の形態としては，子どもが親に対して示すような反応を患者が治療者に対して示す，よく知られた親転移である．友人転移または兄弟・姉妹転移も，親以外で転移反応が表出した形態として一般的な転移である．このような形態では，患者は，兄弟姉妹，配偶者，友人および仲間として，経験を共有する対象者となることを治療者に期待する．治療者は，まず高齢患者が自分の年齢を考えずに，そのような転移反応を示したということに驚くかもしれない．

　中年および高齢者に非常に多く認められる息子または娘転移において，治療者は，患者の子ども，孫または義理の息子や娘のような存在となる．この形態で表現される主題は多様であり，多くの場合，依存的感情に対する防御，積極性と優越性に対する受動性と服従性，および残された時間のなかで子どもとの関係を埋め合わせる修復の試みなどが中心となることが多い．最終的には，高齢者における性的な転移も非常に強く頻繁に認められ，その対象となった治療者は患者の反応を受け止めるとともに，逆転移反応にも対処できることが必要とされる．

逆転移

　高齢者は，疾病や老化の徴候，配偶者や友人の喪失，および時間が限られていることや死が近いという持続的

意識に向き合っている．このような問題は，経験が浅く若い治療者にとって，連日集中して向き合うには辛い課題となる．

　逆転移（counter tranceference）反応の 2 つ目の原因は，高齢患者の性的関心が中心となる．治療者が自分の両親や祖父母と同年代の人の治療を多く経験していない場合，高齢患者に夢想的な生活や，自慰および性交渉があること自体に当惑させられる．62 歳の男性を治療していた 31 歳の女性治療者の症例検討で示された事例について考える．

> 治療過程の初期に，E 氏に性的な感情が出現した．身なりを整えた若者のように緊張した彼の様子に治療者は不快感をもった．治療者は，特に患者が彼女の祖父程の年齢であったために，治療の度にデートをするようアプローチする患者に対してどのように敬意をもち，患者とともに協調して治療を進めていくべきか悩んだ．彼女は，初めに患者が彼女に対する性的な関心を表に出すことにショックを受けたが，監督者によるサポートと彼女自身の治療により，彼女と患者は 30 年の年齢差があるにもかかわらず，2 人が解決すべき同じような葛藤をもっていることを認識した．彼女は，E 氏が「完全に成長しており」，自分自身も直面している問題をもっていないことを望んでいた．彼女は，患者が過去そして現在も維持している性的関心との関係を患者に理解させることができないことが，患者にとって有害となるかもしれないこと，またそのことが晩年の性の成熟に関する彼女の理解不足や，彼女が自分の両親や祖父母の性について抱く葛藤的な考え方に基づく患者への逆転移反応によるものであることを認識した．（Calvin A. Colarusso, M.D. のご好意による）

社会経済学

　概して，高齢者の経済状況は，高齢者自身および社会にとって最も重要な事柄である．過去 30 年間で，主にメディケア（公的高齢者医療保険制度），社会保障給付および個人年金を利用できるようになった結果，米国の貧

い高齢者の人口は劇的に減少した．1959年に，65歳以上人口の35.2%が貧困ラインを下回る生活であったが，2012年までに，この数値は9.1%まで減少した．65歳以上は人口の12%を占めるが，そのうち低い社会経済レベルで生活する者はわずか9%である．女性は男性よりも貧困である傾向がある．65歳以上の高齢者の収入源はさまざまである．経済全体は成長しているにもかかわらず，多くの高齢者は金銭的な心配を常に抱えており，人生の楽しみが少なくなっている．自己資金が活用できない場合，あるいは不十分な場合，適切な医療を受けることが特に困難となる．

メディケアは，65歳以上の高齢者を対象に入院保険と医療保険の両方を担う制度である．毎年，メディケアにより，約1億5000万件の医療費の償還が行われているが，メディケアによって補償される医療費は，高齢者が負担した全医療費の約40%のみである．残額は民間保険，州の保険，あるいは自己資金で支払われている．外来精神科治療や高度の看護，身体のリハビリテーションおよび予防的な健診などの一部のサービスの補償は，ほとんどされていないか，全くなされていない．

メディケアに加えて，社会保障プログラムによっても65歳以上（2027年からは67歳以上）の人に給付金が支払われ，62歳からは少ない比率で支払われる．給付金の受給資格を得るためには，十分な期間の就労が要件となる．被保険者として10年間の就労が必要である．給付金は，社会保障給付の受給者，あるいは社会保障費の支払い者が亡くなった場合に，その寡婦，寡夫および要扶養児童にも支払われる（遺族給付金）．社会保障制度は年金制度ではなく，高齢者の大規模な貧困を防止するための利用時払いによる収入の補填である．給付金は，労働者から退職者に支払われる．社会保障制度の重大な問題として，今後30年の間に，高齢に達するベビーブーム世代の人口が，このプランの支払い者である若い労働者人口をはるかに超えると予測されている．

退職

多くの高齢者にとって，退職は余暇の楽しみを追求し，それまでの労働義務から解放される時である．一方でストレスを感じる時でもあり，特に経済的問題や自尊心の喪失が退職時に生じる場合がある．理想的には65歳以降の雇用は選択制にすべきである．1967年に可決された「雇用における年齢差別禁止法（Age Discrimination in Employment Act）」および同法改正に伴い，70歳の定年退職は民間企業において事実上廃止されており，連邦雇用では違法である．

退職者のほとんどは2年以内に自発的に再就職している．その理由は，退職したことに対する否定的な反応，空虚感，経済的困窮，および孤独感など多岐にわたる．1900年以降，寿命が2倍近く延びたため，退職後に過ごす時間は増加している．現在では，退職後に過ごす年数は労働に従事する年数とほぼ同じである．

性的活動

性交や自慰行為によるオルガズムの頻度は，男性および女性において加齢とともに減少する．加齢に伴う性的活動水準を決定付ける最も重要な要因は，配偶者の健康と生存，本人の健康，および過去の性的活動水準である．加齢により性的関心および性的機能がある程度低下することは不可避であるが，社会的および文化的要因が，加齢そのものによる心理的変化よりも性的変化に影響を及ぼしていると考えられる．満足のいく性的活動は，ある程度健康な高齢者において可能であるが，多くの高齢者はこの潜在力を発揮しない．高齢者は本質的に性に無関係であるという広く浸透している観念は，自己達成的な予言である場合が多い．

長期介護

衰弱した高齢者の多くは施設における介護を必要とする．介護施設に入居している高齢者はどの時点でもわずか5%であるが，高齢者の約35%は生涯のいずれかの時期に長期療養施設での介護を必要とする（図33-4）．高齢者介護施設の入居者は主に寡婦であり，約50%が85歳以上である．

介護施設の費用にはメディケアが適用されない．介護施設にかかる費用は年間2万ドル～100万ドルである．米国において約2万か所の長期介護施設が利用可能であるが，需要を満たすのに十分であるとは言えない．高度な介護を必要としない高齢者は，デイサービスを提供する介護センターなど，別区分の保健関連施設で対応可能であるが，介護需要はこうした施設の受入れ可能枠を大きく上回っている．

介護施設以外では，高齢者の子ども（主に娘および義理の娘），妻，または妻と娘以外の女性が介護している（図33-5）．こうした女性介護者の50%以上が家庭外の仕事にも従事しており，約40%は本人の子どもの世話もしている．一般に文化的および社会的通念のために，結局は男性よりも女性が介護者となる場合が多い．全米退職者協会（AARP）によると，娘の立場である女性は，仕事に就きながら週に平均12時間介護しており，月額約150ドルを高齢者のための旅行，電話，専用の食事，医療に費やしている．

高齢者における精神疾患

高齢者はさまざまな喪失感を抱えているにもかかわらず，実際にはうつ病および気分変調症の有病率は，若年層と比較して低い．この現象に関する説明として，晩期発症型のうつ病の稀少性，うつ病患者の高い死亡率，さらに高齢者では感情の混乱や薬物乱用による障害が全般的に少ないことがあげられている．高齢者におけるうつ病は，身体症状や認知変化が伴うことが多く，認知症に似た症状を呈する場合がある．

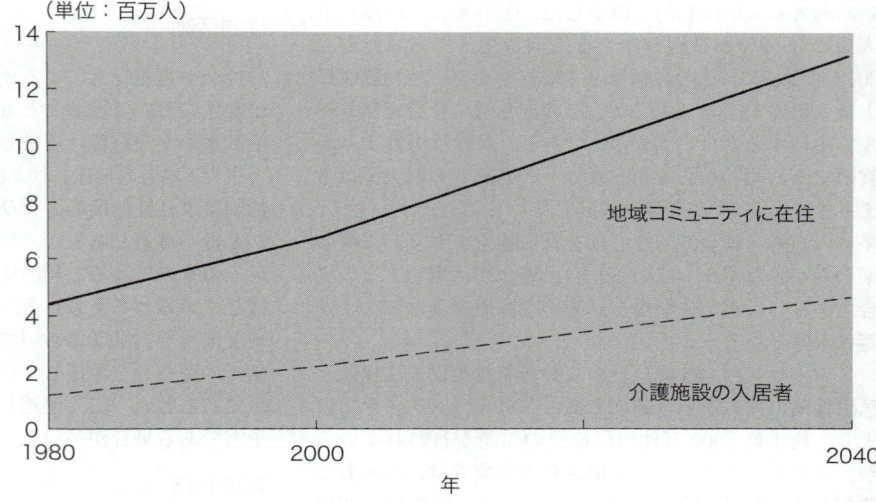

図 33-4　65歳以上人口における長期介護の必要な患者数：1980～2040年．(Manton B, Saldo J. Dynamics of health changes in the oldest old : New perspectives and evidence. *Milbank Q*. 1985 ; 63 : 12 から許可を得て転載）

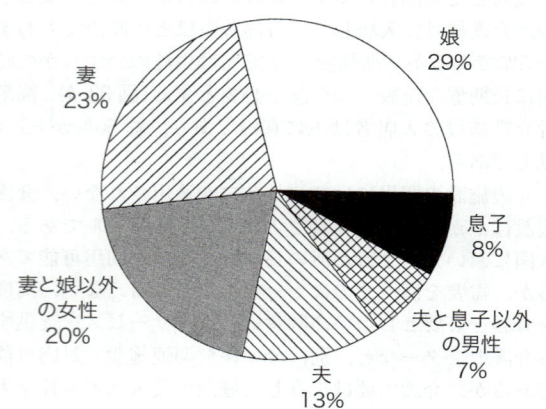

図 33-5　要介護高齢者に対する介護者の構成割合および介護者の続柄．(Select Committee on Aging, U. S. House of Representatives のデータによる）

高齢者の自殺率は高く（人口10万人あたり40人），高齢の白人男性が最も頻度が高い．高齢者の自殺については，死亡した高齢者の性別により残された友人および遺族の受け止め方は異なる．男性であれば身体疾患，女性であれば精神疾患によるものと捉えられる．

高齢者において，精神的健康と身体的健康に関連があることは明らかである．慢性疾患の経過中に生じる有害作用は，情緒的問題と関連する．以下の項では高齢者の精神疾患について考察する．

高齢患者の精神医学的診察

高齢成人の精神医学的な病歴聴取や精神的現症の診察は，若年成人の場合と同じ形式をとるが，高齢者では認知障害の頻度が高いため，精神科医は患者が検査の性質や目的を理解できるかどうか見極めなければならない．患者が認知障害を呈する場合は，家族や世話をしている人から別個に病歴を取る必要がある．しかし，たとえ認知障害が明らかにみられても，医師‐患者関係のプライバシーを守り，自殺念慮や被害念慮を明らかにするため，患者単独の診察をすべきである．そのような考えは親族や看護師がいる前では口にされないことがある．

高齢者の診察を進めるにあたって，高齢成人には個人差が著しいことを忘れてはならない．高齢患者を診察する際，その人が第2の職業から退いたばかりの健康な75歳であるのか，面倒をみてくれていた75歳の娘の死を迎えたばかりで，それによって生存する唯一の親族を失い弱りきった96歳であるのか考慮に入れるべきである．

精神医学的病歴

完璧な精神医学的病歴には，まずは本人確認事項（名前，年齢，性別，結婚歴）に始まり，主訴，現病歴，既往歴，生活史，家族歴が必要である．その患者が現在，または最近まで用いていた薬物の概要（市販薬も含む）も重要である．

65歳以上の患者では，しばしば人の名前を忘れたり物を置きまちがえるなど，些細な記憶力低下の主観的訴えがある．面接という状況下で生じる不安のため，微妙な認知上の問題が起こることもある．このような年齢相応の記憶力の低下に重要な意味はない．老人の良性の物忘れ（benign senescent forgetfulness）という用語が，このような現象を記述するために用いられている．

患者の小児期や青年期の生活史が，性格形成についての情報をもたらしたり，ストレスへの対処法や防衛機構についての重要な手掛かりを与えてくれる．学習症（learning disability）や微細脳機能障害の病歴は重要である．友人やスポーツ，趣味，社会的活動，仕事についても尋ねるべきである．職業歴では，患者の仕事に対する感覚や同僚との関係，権威者との問題，退職に対する態度についてふれる．また患者に将来の計画について質問しなければならない．患者はどのような希望や恐れを

家族歴としては，家族の老いに対する患者の姿勢や適応について，そしてそれが適切と思われる場合は家族の死因についても述べてもらう．アルツハイマー病は，アルツハイマー病の両親をもつ子の10～30％に常染色体優性の形式で遺伝する．患者の現在の社会的立場を評価する必要がある．誰が患者の世話をするのか？　子どもがいるか？　患者と子どもの関係にどのような特徴があるか？　経済歴は，患者の抱える経済的問題が疾患に与える影響を評価し，現実に則した治療法を進める助けとなる．

結婚歴には配偶者の叙述と夫婦関係の特性も入る．もし患者が未亡人もしくは男やもめである場合，どのように悲嘆が処理されたか調べる必要がある．1年以内に配偶者を失ったのであれば，それが有害な身体的あるいは心理的事象となる可能性が高い．

患者の性生活歴には性的活動性，適応，リビドー，自慰行為，婚外交渉，性交不能症や性感欠如などの症状が含まれる．若い臨床医が性的な生活史を聴取するときには，自分自身のもつ偏見を克服しなければならないことがある．性は高齢者の多くが関わる領域であり，彼らは自分の性に対する感情や態度について話す機会を歓迎する．

精神的現症の診察

精神的現症の診察は，患者が検査中どのように考え，感じ，行動するかを横断的に調べるものである．高齢成人は，1回の検査のみでは診断のためのすべての質問事項に答えることができないことがある．患者は家族内に生じた変化に動揺するため，精神的現症の診察は反復して行わなければならないことがある．

全般的記述　患者に関する全般的記述には，容貌，精神運動活動，検査に対する態度，話し方が含まれる．

運動障害（例えば，すり足，前傾姿勢，手指の「丸薬丸め」（pill rolling）運動，振戦，身体の非対称性など）には注意を要する．口や舌の不随意運動はフェノチアジン系薬物の有害作用の可能性がある．抑うつ患者では話し方や動きに緩慢さがみられることが多い．仮面様顔貌はパーキンソン病で認められる．

患者の会話は，焦燥，躁，不安状態などによって切迫した様相を呈することがある．涙もろさや人前で泣いたりすることは，抑うつ障害や認知障害において，特に患者が問診者の質問に答えられずに葛藤状況にあるような際にみられる．患者が補聴器をしていること，他にも聴覚障害の存在を示す証拠となるもの（例えば，質問を繰り返すように何度も尋ねること）があれば見落とさないようにしなければならない．

検者側に対する患者の態度は，それが協力的か猜疑的か，防衛的か，迎合的であるかなどにより，転移を起こす可能性についての手掛かりとなる．転移があると，高齢者がその年齢の違いにもかかわらず，自分より若いはずの医師に対し，あたかもその医師が両親の姿を呈するかのように反応することがある．

機能的評価　65歳以上の患者では，排泄や食事の準備，着衣，身づくろい，食事などの日常生活の諸事を自分自身で行う能力について評価する必要がある．このような患者の治療計画を立てる際には，彼らの日常行動能力の機能的段階を加味することが大切である．

気分，感情，情動　自殺は高齢者の主要な死因であり，患者の自殺念慮の評価はきわめて重要である．孤独感は，高齢者が自殺を考える誘因として最も一般的である．孤独感，無価値感，無力感，絶望はうつ病の症状であり，自殺に対するリスクが高い．自殺者全体の75％近くがうつ病，アルコール乱用あるいはその両者の合併である．精神的現症の診察の際には患者に自殺を考えてはいないか，自分の一生がもはや何の価値もないように感じていないか，自分は死んだほうがましであるとか，死ねば他人に迷惑をかけずに済むと思っていないかを，特に尋ねる必要がある．特にアルコール乱用や独り暮らし，最近起きた配偶者の死，身体疾患，身体的疼痛に伴ってそのような考えがみられる場合，自殺のリスクが高いことが示唆される．

気分状態の障害では記憶力が妨げられることがあり，これはうつ病と不安症で最も顕著である．誇大的あるいは多幸的気分は躁病を示唆することもあるが，認知症の徴候であることもある．前頭葉機能障害は，語呂合わせや駄洒落を言ったり，それについて大声で笑ったりするようなふざけ症（witzelsucht）を引き起こすことがよくある．

患者の情動に，平板化，鈍麻，窮屈さ，浅薄さ，不適切さがみられることもあるが，これらはすべて抑うつ障害，統合失調症あるいは脳機能障害の徴候でもありうる．このような情動的変化は，特定の障害に特徴的なものではないが，重要な異常所見である．優位半球機能障害では失音調（dysprosody）を生じ，会話の抑揚を通じて，情動的な感情表現をすることができない．

知覚障害　高齢者にみられる幻覚や妄想は，感覚の鋭敏さが低下した結果として起こる一時的な現象である可能性がある．幻覚が起きている間，患者が時間あるいは場所の混乱をきたすかどうかに注意すべきである．混乱は器質的な変化を示す．患者に身体的知覚に歪みがないか尋ねることはとりわけ重要である．幻覚は脳腫瘍や他の局在性病変に起因する可能性があるので，診断的精密検査の適応となる．脳疾患では知覚が損なわれる．失認は感覚的な印象の意味を認識したり解釈することができないことをいうが，器質的脳疾患で起こる．検査の際，病気を否定（病態失認：anosognosia）するのか，身体の一部を否定（部位失認：atopognosia）するのか，対象物（視覚失認：visual agnosia）または顔貌（相貌失認：prosopagnosia）の認知ができないのか，失認の亜型に注意すべきである．

言語表出　高齢者の精神的現症の診察の範疇には，器質

的脳病変に関連する言語表出障害である失語も含まれる．非流暢失語すなわちブローカ(Broca)失語か，流暢失語すなわちウェルニッケ(Wernicke)失語か，そして流暢失語と非流暢失語の混合した全失語かを記載するのが最もよい．非流暢失語すなわちブローカ失語では，患者の理解力は正常に保たれているが，話す能力が障害されている．患者は"Methodist Episcopalian"（メソジスト派の監督制主義者）のような言葉を発音することができない．会話は一般に発音を誤ったり，電文調になることがある．ウェルニッケ失語の簡単な検査としては，ペンや鉛筆，ドアの取っ手，照明のスイッチなどの一般的な対象物を指して，患者にその名称を答えさせる方法がある．また，患者は鍵やマッチなどの単純な対象物を使用することができないことがある（観念運動失行：ideomotor apraxia）．

視空間機能 視空間機能の若干の低下は加齢に伴う正常な変化である．患者に図形を写すか絵を描くよう指示することがこの機能を評価する助けとなる．神経心理学的評価は視覚空間機能が明らかに損なわれている場合に行うべきである．

思　考 思考障害には言語新作，言葉のサラダ，迂遠，的はずれ応答，連合弛緩，観念奔逸，音響連合，思考途絶などがある．意味のもつ微妙な差異を正しく判断する能力（抽象思考）の喪失は認知症の初期徴候の可能性がある．その場合，思考は具象的あるいは，文字通りのものとして叙述される．

思考内容としては恐怖，強迫観念，身体のとらわれ，強迫行為について調べる．自殺や他殺念慮についてもとりあげるべきである．診察の際，妄想が存在するか，またそのような妄想が患者の生活に影響を及ぼすかを見極めなければならない．介護施設の患者に妄想があることがあり，それが入所の理由であったという場合もある．関係念慮あるいは被影響体験についても記述する．患者に難聴がある場合，妄想的または猜疑的と誤って類別されるおそれがある．

識覚と認知 識覚(sensorium)は特殊な感覚機能と関係し，認知は情報処理と知能に関係している．これら両領域の検査は，神経精神医学的検査として知られており，臨床医による評価と心理検査の総合的組合せからなる．

意　識 患者が意識清明にみえなかったり，覚醒水準に動揺がみられたり，嗜眠(lethargy)がみられるなどの覚醒水準の変化は，脳機能の鋭敏な指標となる．重篤な例では，患者は傾眠(somnolescent)あるいは昏迷(stuporous)状態となる．

見当識 時，場所，人物に対する見当識障害は認知障害と関係する．認知はしばしば気分障害，不安症，作為症，変換症，パーソナリティ障害で，特に重度の身体的あるいは環境的ストレス下にあるとき損なわれる．場所の見当識は患者に現在いる場所を尋ねることによって調べる．人物に関する見当識を調べるには2つの方法がある．患者が自分の名前をわかっているか，そして看護師や医師をそれと特定できるかである．時については患者に日付，年，月，曜日を尋ねることで調べられる．また，病院で費やした時間の長さや今の季節を尋ね，さらにどうしてそれがわかるのか尋ねる．人物に関しての見当識に問題がある場合，時に関して問題がある場合より深刻であるとみなされ，場所に対する見当識のほうが，時に対する見当識より深刻であるとみなされる．

記　憶 記憶は通常，即時記憶，近時記憶，遠隔記憶に関して評価を行う．即時的な記憶の保持と想起は，患者に6桁の数字を与え順唱と逆唱を行わせることによって調べられる．患者の記憶力の検査結果は記録しておく．記憶が損なわれていない患者では6桁まで順唱でき，5桁あるいは6桁まで逆唱できる．極度の不安状態にある患者でも復唱検査(digit-span test)施行能力が損なわれる場合があることを忘れてはならない．遠隔記憶は患者の生まれた場所と日付，患者の母親の結婚前の姓，子どもの名前や誕生日などを尋ねることによって調べられる．

認知障害ではまず近時記憶が障害される．近時記憶の評価法はいくつかある．問診の初めのほうで患者に3つの物品の名前を伝え，後で思い出してもらうという検査を行う人もいるし，短い物語をしてそれを遂語的に繰り返してもらう方法を好む人もいる．近時記憶は，患者の住所を番地や通りの名前も含めて尋ねたり，病院までの移動法や，最近起きた出来事を尋ねることによっても調べられる．もし，健忘のような記憶欠損があれば，それが逆行性健忘（事件前の記憶の喪失）であるのか，前向性健忘（事件後の記憶の喪失）であるのか判定するため注意深く検査を行う必要がある．記憶の保持と想起は患者に簡単な物語を再度語ってもらうことによっても調べられる．作話がある患者では，物語を反復する際，新たな題材を持ち出す．

知的作業，情報，知能 患者の一般的知識および知的機能の基盤を評価するさまざまな知的作業がある．数を数え計算する能力は，100から7を引き，その残りからさらに7を引いていき，2の数に至るまで続けさせることで調べられる．その結果はそれ以後行う検査の基準として記録しておく．また，20から1まで逆唱させ，作業を終えるまでに要した時間を記録するという方法をとることもある．

患者の一般的知識の蓄積は知性に関係する．患者に米国の大統領の名前や，3大都市名，人口，ニューヨークからパリまでの距離を質問する方法がある．このような検査においては，結果を評価する際，患者の教育水準や社会経済的立場，一般的生活体験を考慮しなければならない場合がある．

読字と書字 患者の読字・書字の検査を行い，特異的な言語欠損があるかどうか見極めることが重要な場合がある．読字・書字の障害を検査するため，患者に簡単な物語を声に出して読ませたり短い文章を書かせることがある．患者が右利きか左利きかについても注意すべきである．

判　断　判断とはさまざまの状況下で適切に行動する能力である．患者に判断力低下がみられるか？　路上で切手が貼られ，封がしてあり，住所の記載もある封筒を見つけた場合，どうするか？　もし劇場内で煙の臭いがしたらどうするか？　差異を識別できるか？　小人と少年の違いは何か？　なぜ夫婦には結婚許可証が必要なのか？

神経心理学的評価

神経心理学的検査は，特定の疾患の経過を評価するため時間をおいて繰り返すことができ，異なる検者が行っても再現性があるような，一群の包括的な検査から成り立っている．現在，最も広く用いられている認知機能検査は，ミニメンタルステート検査(Mini-Mental State Examination：MMSE)であり，これは見当識，注意，計算，即時記憶と短期記憶，言語，簡単な命令に従う能力を評価するものである．MMSE は障害を検出し，病気の経過を追い，患者の治療に対する反応を評価するために用いられる．公式な診断を下すために用いるのではない．MMSE の最高得点は 30 である．MMSE によって測定される認知行為は，年齢と教育水準によって影響を受ける．

知的能力の評価にはウェクスラー成人知能検査改訂版(Wechsler Adult Intelligence Scale-Revised：WAIS-R)が行われる．これにより言語性，動作性ならびに全検査知能指数(intelligence quotient：IQ)の得点が得られる．語彙検査などの一部の検査の得点は年を重ねるとともに上がるが，類似問題や数字-記号置換問題では上がらない．WAIS-R の動作性テストのほうが言語性テストより脳損傷の示標となる感度が高い．

視空間機能は正常の加齢経過に対し鋭敏に反応する．ベンダー－ゲシュタルト検査(Bender Gestalt test)は，視空間機能を検査するのに用いられる数多くの手法の 1 つである．それ以外にハルステッド-ライタンテスト(Halstead-Reitan battery)があり，これは情報処理と認知の範囲全体を網羅した最も複雑な検査である．うつ病では認知症がなくとも精神運動性の行動，特に，視空間機能と時間制限のある運動が損なわれることが多い．老年期うつ病尺度はその項目から身体的訴えを除いてある有用なスクリーニング法である．評価尺度の中に身体的訴えがあると，抑うつ障害の診断に混乱を招きやすい．

身体的病歴　高齢患者では，若年成人より併存する複数の慢性身体疾患を抱えることが多く，より多くの薬物を服用している．こうした薬物の多くが患者の精神状態に影響を与えうる．既往歴にはすべての主だった疾患，外傷，入院，治療介入歴を含める．精神科医も，背景にある身体疾患に注意すべきである．感染，代謝障害や電解質障害，心筋梗塞，脳卒中では最初に精神症状を呈することがある．抑うつ気分や妄想，幻覚がパーキンソン病のその他の症状の現れる何か月も前にみられることがある．一方，精神疾患が，重症うつ病にみられる体重減少や栄養不良，栄養失調のような身体症状を引き起こすこともありうる．

服薬内容を注意深く調べる(市販の薬物や緩下剤，ビタミン，強壮剤，ローション剤を含む)．最近は中断している薬物も非常に重要である．薬物効果が長く持続している場合もあり，それがうつ病(例えば，降圧薬)や認知障害(例えば，鎮静薬)，せん妄(例えば，抗コリン薬)，あるいはてんかん発作(例えば，神経遮断薬)を引き起こすことがある．薬物について再検討する際，誤用(過剰または過少摂取)がないか確認し，薬物の使用と特定の食事内容との関係を確認できるよう，十分詳しく調べなくてはならない．食生活もまた重要である．欠乏や過剰(例えば，蛋白質，ビタミン)が身体機能や精神状態に影響を与えることがある．

早期発見と予防戦略

多くの加齢関連の疾患は，潜行性に発症し，長年にわたり徐々に進行する．人生後期に認知障害をもたらす最も多い原因疾患であるアルツハイマー病は，脳内における老人斑の緩徐な蓄積や神経原線維変化をはじめとする神経病理学的な特徴を有する．臨床的に認知機能低下の進行は，はじめに軽度の記憶喪失として認められ，最終的には重度の認知衰退と行動機能の低下に至る．

損傷を受けた神経を修復することよりも，神経が損傷されることを予防することの方が容易であると考えられているため，研究者らはアルツハイマー病などの加齢関連の疾患に対する早期発見と予防に関する戦略の確立に取り組んでいる．このような戦略における早期発見の技術には大きな進展が認められ，例えば，ポジトロン放出断層撮影法(PET)および機能的磁気共鳴画像法(fMRI)などの脳画像検査技術，さらに遺伝的リスクの測定検査を併用する手法などがある．これらのアプローチを利用することで，現在ではわずかな脳病変でさえ検出することが可能となり，その進行状況を経時的に観察することができる．このようなサロゲートマーカー(代理標識)の開発によって，臨床科学者らは疾患の進行状況の監視が可能となり，また脳老化速度の減速を目的にデザインされた新規治療法を検証することも可能となった．コリンエステラーゼ阻害薬，抗コレステロール薬，抗炎症薬，および他の薬物(ビタミン E など)を用いた臨床試験において，新規の治療法でアルツハイマー病の発症を遅らせることができるのか，また脳内代謝低下や認知機能低下の進行を遅らせることができるのか，検証が進められている．

アルツハイマー病において，大脳皮質の老人斑や神経原線維変化などの身体的所見を測定する新たなアプローチが初期研究の段階で成果をあげている．これにより，アルツハイマー病に特異的な病変を脳内から取り除くことを目的として計画された画期的な治療に対する試験開発が加速すると思われる．科学者らが末期状態のアルツ

ハイマー病に対する治癒療法を開発することは困難かもしれないが，その発症を遅らせる効果的治療法は開発できると考えられる．それにより，患者は認知低下などの症状悪化を呈することなく，延命効果を得ることができるであろう．

老年期の精神疾患

米国国立精神衛生研究所疫学的医療圏（National Institute of Mental Health's Epidemiologic Catchment Area：ECA）の計画によると，高齢者に最もよくみられる精神疾患はうつ病，認知障害，恐怖症，そしてアルコール使用障害であることが示されている．また，高齢者は自殺や薬物誘発性精神症状を呈するリスクが高い．高齢期の精神疾患の多くは予防でき，改善する可能性があり，また可逆的なことさえある．特に重要なのは，せん妄や認知症の原因が可逆的な場合である．しかし，正しく診断され，時期を得た治療が行われなければ，こうした状態は入院を要する不可逆的状態へと進行しかねない．表33-9に神経心理学的評価で調べられる一般的認知領域と，その技能を測定するのに用いられる検査ならびにそれぞれの検査によって測定される特定の行動について示した．表にあげられた検査は，老年期の人に一般的に用いられるような総合的検査からなる．高齢者における認知症や他の認知障害の存在ならびにその型を確信をもって決定するためには包括的に組み合わせた検査を用いるのが望ましいが，条件によっては数時間もかかる包括的検査を行うのは不可能である．

また，高齢者を精神疾患に罹患しやすくさせるいくつかの心理社会的危険因子がある．これらの危険因子の中には，社会的役割の喪失，自律性の喪失，友人や親族の死，健康状態の悪化，深まる孤独，経済的制約，認知機能の低下が含まれる．

高齢者では多くの薬物が精神症状を引き起こしうる．このような症状は，薬物吸収の年齢に伴う変化，過剰処方，指示に従わず大量に服薬してしまうこと，薬物感受性，複数の医師による併用してはならない処方などの結果として生じうる．ほとんどすべての精神疾患が薬物によって起こりうる．

認知症疾患

65歳以上の生活能力に支障をきたす原因として認知症より多いのは関節炎のみである．認知症は，一般に進行性かつ非可逆的知的障害であり，年齢とともに発生率は増加する．米国で65歳を越えた約5％の人が重症の認知症であり，15％が軽度の認知症である．80歳以上では約20％が重度の認知症である．認知症の危険因子として知られているのは，年齢，家族歴，そして女性である．

知的発達障害と対照的に，認知症の知的障害は時とともに進む．すなわち，以前獲得されていた精神機能は徐々に失われる．認知症に特徴的な変化は認知，記憶，言語，

表 33-9　認知領域

認知機能全般
　ミニメンタルステート検査：見当識，復唱，指示に従うこと，名称検査，構成能力，記述表現，記憶，知的柔軟性，計算力

知能
　ウェクスラー成人知能検査改訂版（WAIS-R）またはウェクスラー知能検査第3版（WAIS-Ⅲ）：言語性および非言語性知能検査

基礎注意力
　WAIS-R または WAIS-Ⅲ数唱問題：順唱と逆唱

情報処理速度
　WAIS-R または WAIS-Ⅲによる符号問題：所定時間内の書字運動追跡
　トレイルメイキング・パートA：所定時間内の書字運動追跡
　ストループAおよびB：所定時間内の単語読み検査および色名呼称検査

運動機敏性
　指叩き試験：左右第2指の機敏性

言語
　ボストン記名検査：単語を思い出す
　WAIS-R または WAIS-Ⅲによる単語問題：語彙の範囲

視覚 認識的/空間的
　WAIS-R または WAIS-Ⅲによる絵画完成：視覚認知
　WAIS-R または WAIS-Ⅲによる積木模様：構成能力
　Rey-Osterrieth 複雑図形検査：複雑図形を鉛筆で紙に複写
　Beery の視覚運動統合発達検査：単純図形および複雑図形を鉛筆で紙に複写

学習と記憶
　8～10項目の単語表学習課題：機械的言語情報に対する学習および再生
　ウェクスラー記憶検査改訂版（WMS-R）またはウェクスラー記憶検査第3版（WMS-Ⅲ）
　　論理的記憶：小記事の即時再生および遅延再生
　　視覚再生：図形の即時再生および遅延再生
　Rey-Osterrieth 複雑図形3分後再生：複雑図形を遅延再生

遂行機能
　トレイルメイキング・パートB：所定時間内の課題交代
　ストループC：過剰学習反応の制限
　ウィスコンシンカード分類課題：分類と思考の柔軟性
　発話流暢性検査（FAS［外国語様アクセント症候群］およびカテゴリー）：所定時間内の言語産生
　デザイン流暢性検査：所定時間内の新規デザイン産生

Kyle Brauer Boone, Ph. D. のご好意による．

および視空間機能を含むが，行動障害も同様によく起こり，興奮，不穏，徘徊，激怒，暴力，大声，社会的および性的脱抑制，衝動性，睡眠障害，妄想がみられる．妄想と幻覚は認知症の経過中に患者の75％近くに生じる．

認知は多くの条件により障害されるが，それには脳損傷，脳腫瘍，後天性免疫不全症候群（acquired immune

deficiency syndrome：AIDS），アルコール，薬物，感染症，慢性肺疾患，炎症性疾患が含まれる．加齢に伴う認知症はふつう1次性の中枢神経系（central nervous system：CNS）の変性疾患や血管障害が原因であるが，多くの要因が認知障害の原因となりうる．高齢者では認知症の原因が複数に渡るのが一般的である．

認知症の症状を呈する患者全体のうち約10～15％は治療可能な状態でありうる．治療可能な状態としては，心臓疾患，腎疾患，うっ血性心不全などの全身性疾患，甲状腺機能低下などの内分泌性障害，ビタミン欠乏症，服薬誤用，そして抑うつ障害に代表される1次性の精神疾患がある．

脳病変の部位に基づき，認知症は皮質と皮質下に分類される．皮質下認知症はハンチントン病（Huntington's disease），パーキンソン病（Parkinson's disease），正常圧水頭症，血管性認知症，ウィルソン病（Wilson's disease）で起こる．皮質下認知症は運動障害，歩行失行，精神運動遅延，無感情，無動性無言（akinetic mutism）を伴うが，これは緊張病と混同されることがある．表33-10に認知症と似ているが可逆的な可能性がある状態を示した．皮質認知症はアルツハイマー型認知症，クロイツフェルト-ヤコブ病（Creutzfeldt-Jakob disease：CJD），ピック病（Pick's disease）で起こり，失語，失認，失行を呈することが多い．臨床の場ではこの認知症の2つの型は重複し，ほとんどの症例で，確定診断は剖検によってのみ行われる．ヒトのプリオン病はプリオン蛋白遺伝子（prion protein gene：PRNP）の突然変異コードによって生じ，遺伝性または後天性，突発性の場合がある．その中には家族性CJD，ゲルストマン-シュトラウスレル-シェインカー症候群（Gerstman-Sträussler-Scheinker syndrome），致死的家族性不眠症が含まれる．これらは常染色体優性の突然変異として受け継がれる．後天性疾患としてはクールー（kuru）と医原性CJDがある．クールーはパプアニューギニアの先住民族の流行性プリオン病で人食主義的な葬儀に起因するもので，その発生率は1950年代に頂点を迎えた．医原性のCJDは稀であるが，例えば汚染された硬膜や角膜移植片の使用，ヒトの死後脳の下垂体から抽出された成長ホルモンやゴナドトロピンによる治療などによって起こる．突発性CJDはヒトプリオン病の85％にのぼり，全世界的に均等にみられ，その発生率は年間百万人に1人の割合で，発症平均年齢は65歳である．30歳以下では非常に稀である．

抑うつ障害群

抑うつ症状は，高齢の地域在宅居住者と介護施設の患者全体の約15％にみられる．年齢それ自体はうつ病の危険因子とはならないが，配偶者を失い慢性身体疾患があることが，抑うつ障害になりやすいことと関係する．晩期発症のうつ病は再発率が高いという特徴がある．

抑うつ障害群に一般的な徴候と症状として，活力と集中力の低下，睡眠障害（特に，早朝覚醒と中途覚醒），食

 表33-10　認知症に類似した症状を呈しうる可逆性病態

薬物
 抗コリン作用薬
 降圧薬
 抗精神病薬
 副腎皮質ステロイド
 ジギタリス
 麻酔薬
 非ステロイド性抗炎症薬
 フェニトイン
 多剤併用療法
 催眠・鎮静薬

精神疾患
 不安
 うつ病
 躁病
 妄想性（パラノイド）障害

代謝・内分泌疾患
 アジソン病
 クッシング症候群
 肝不全
 高炭酸ガス血症（慢性閉塞性肺疾患）
 高ナトリウム血症
 副甲状腺機能亢進症
 甲状腺機能亢進症
 低血糖症
 低ナトリウム血症
 甲状腺機能低下症
 腎不全
 体液喪失

その他のさまざまな病態
 糞便充塞
 入院
 聴覚または視覚障害

Gary W. Small, M. D. のご好意による．

欲低下，体重減少，身体的愁訴などがある．高齢のうつ病患者では身体的訴えに重きを置く傾向が強いため，存在する症状は若年成人の場合と異なったものになる．高齢者では特に，抑うつ，心気，自尊心の低下，無価値感，自責の傾向（特に，性行為や罪深いことに対して）に妄想や自殺念慮を伴うことを特徴とするメランコリー特性をもつうつ病エピソードが生じやすい．老年期うつ病尺度を表33-11に示した．

抑うつ的な高齢患者にみられる認知障害はうつ病性の認知症症候群（仮性認知症）と呼ばれ，真性認知症と非常に混同されやすい．真性認知症では，知的行為は通常全般的に障害されており一貫して乏しいが，仮性認知症では，注意と集中力の欠如は変動的である．真性認知症の患者に比べると仮性認知症の患者では言語障害や作話がみられることは少なく，不確かな場合は「わかりません」と言うことが多く，記憶の障害は手掛かりから想起する検査における認知より自由想起に限定されることが多

表 33-11 老年期うつ病尺度(簡易版)

「はい」という答えがうつ病を示唆する質問の番号を太字で示した。それらを1点とし、6点以上であればうつ病が示唆される。

1. 人生に基本的に満足していますか？ はい/**いいえ**
2. **いろいろな活動や興味が減ってきましたか？** はい/いいえ
3. **人生が空虚だと感じますか？** はい/いいえ
4. **つまらないと感じることがよくありますか？** はい/いいえ
5. 機嫌よく過ごす時間が多いですか？ はい/**いいえ**
6. **何が良くないことが起こるのではないかと不安になりますか？** はい/いいえ
7. 幸せだと感じることがよくありますか？ はい/**いいえ**
8. **自分が無力だと感じることがよくありますか？** はい/いいえ
9. **外出したり何か新しいことをするよりも家にいるほうが良いと思いますか？** はい/いいえ
10. **物忘れがひどくなったと感じますか？** はい/いいえ
11. いま生きていることを幸せだと思いますか？ はい/**いいえ**
12. **生きていても仕方がないと思いますか？** はい/いいえ
13. 自分が活気にあふれていると思いますか？ はい/**いいえ**
14. **自分の状況には希望がないと思いますか？** はい/いいえ
15. **他の人は自分より幸せだと思いますか？** はい/いいえ

注：この尺度は自己評価としても他者評価としても使用できる。また軽度の痴呆を対象にした他者評価としても用いられている。

Yesavage JA. Geriatric depression scale. *Psychopharmacol Bull*. 1988；24：709 から許可を得て転載.

い。仮性認知症は高齢のうつ病患者の約15%にみられ，認知症患者の25〜50%は抑うつ的である。

統合失調症

統合失調症は通常青年期後期か成人期早期に始まり一生続く。65歳を越えてから初回病相の診断がなされることは稀であるが、45歳以降に始まる遅発型についての報告がある。女性では男性より統合失調症の発症が遅い傾向がある。早発性と遅発性の統合失調症の相違点としては他に、遅発性のほうが妄想型統合失調症の有病率が高いことがある。統合失調症の約20%は65歳までには活発な症状を示さなくなり、80%はさまざまな程度の障害を示す。精神病理は患者の年齢とともに目立たなくなる。

統合失調症の残遺型は、統合失調症患者の約30%にみられる。その徴候ならびに症状は、感情の平板化、社会的引きこもり、奇異な行動、不合理な思考である。妄想や幻覚はあまり認められない。残遺型統合失調症のほとんどの人は自己管理ができないため、長期的入院が必要となる。

高齢者が統合失調症の症状を呈する場合、抗精神病薬によく反応する。薬物は慎重に使用すべきである。高齢者では通常よりも低用量で効果があることが多い。

妄想性障害

妄想性障害の発症年齢は通常40〜55歳の間であるが、老年期においてもどの時点でも起こる可能性がある。妄想は多様であるが、最も多いのは迫害妄想である。患者はこっそり見張られ、追跡され、毒を盛られ、何らかの方法で苦しめられていると信じている。妄想性障害の患者は、彼らが迫害者と思っている人物に対し暴力的になる可能性がある。自室に引きこもり、隠遁生活を送っている人もいる。自分が致死的疾患に罹っていると考える身体的妄想も、高齢者に起こることがある。65歳以上の高齢者を対象としたある研究では、対象の4%に広汎な迫害念慮がみられた。

妄想性障害は、脆弱性のある人では、身体的または心理的ストレス下で生じやすく、配偶者の死や失業、退職、社会的孤立、逆境的な経済環境、身体疾患や外科手術による衰弱、視覚障害や難聴により引き起こされる可能性がある。妄想は、アルツハイマー型認知症やアルコール使用障害、統合失調症、抑うつ障害、双極I型障害などの他の障害にも随伴することがあるため、これらを除外診断する必要がある。また、妄想性症候群は処方薬によって生じたり、脳腫瘍の初期徴候である可能性もある。予後はほとんどの場合、まずまずか良好といえるが、精神療法と薬物療法を併用することを通して最良の結果が得られる。

パラフレニー（paraphrenia）と呼ばれる遅発性の妄想性障害は迫害妄想を特徴とする。妄想は数年かけて進展し、認知症は関与しない。この障害は60歳以降に初めて発現する統合失調症の異型であると考える研究者もいる。統合失調症の家族歴を有する患者ではパラフレニーの頻度は高くなる。

不安症

不安症は一般に成人期早期または中期に始まるが、60歳以後に初めて発現するものもある。高齢者にパニック症が初発することは稀であるが、ないわけではない。疫学的医療圏（ECA）の調査から、65歳以上の人口における不安症の1か月有病率は5.5%であることが知られている。飛び抜けて最も多いのは恐怖症である（4〜8%）。パニック症の割合は1%である。

高齢者の恐怖症の徴候と症状は、若年者にみられるものほど重症ではないが、それ以上とはいわないまでも同じ程度、高齢の患者を消耗させる。実存主義的理論では、慢性的不安感情に対する明確な刺激が特定できないとき、不安が生じるという説明がなされている。高齢者は死という問題に取り組まねばならない。人は死という考えに対処する際、平静さやエリクソン（Erik Erikson）のいう「統合感」というよりむしろ絶望感や不安感を抱きやすい。主要なストレスを負った後、不安を抱くようにな

るのは，高齢者の自律神経系の不安定さのためかもしれない．身体的能力の障害が併発するため，高齢者では心的外傷後ストレス障害において，若い人より深刻な反応を示す．

強迫症

強迫観念や強迫行為が高齢者に初めて発現することはあるが，強迫症をもつ高齢者はより若い時分からこの障害が存在すること(例えば，規則正しく，完璧主義的で，几帳面で倹約家であることなど)が証明されるのが普通である．症状が現れると，患者の規則正しく，儀式的で一律なものを求める願望は過度に強まる．彼らは柔軟性を失い堅苦しくなり，何度も強迫的に物事を確認する．強迫症は(強迫性パーソナリティ障害と対照的に)自我異和性の儀式と強迫観念を特徴として人生の後期に発症することがある．

身体症状症

内科的疾患に類似する身体症状を特徴とする障害であり，高齢者では身体的愁訴が多いため，老年精神医学に該当する．65歳を越えた人の80％以上は少なくとも1つの慢性疾患を抱える．通常は関節炎や心血管系の疾患である．75歳以降では20％が糖尿病を有し，平均4つの医学的に注意を要する慢性疾患の診断が下されている．

心気症は40〜50歳の年齢層に発生率の頂点を示すが，60歳を越えた人にもよくみられる．この疾患は通常慢性的で，予後には注意を要する．身体的検査を繰り返し行うことは患者を致死的疾患ではないと安心させる助けとなるが，リスクの高い侵襲的な診断的手段は，医学的適応がない限り避けるべきである．

患者に彼らの症状が想像上のものであると告げることは逆効果であり，通常敵意を生じさせる．医師は，その訴えが真実であること，その痛みは実際に存在し，患者にそう知覚されること，それが精神療法もしくは薬物療法の適応となる問題であることを認めるべきである．

アルコール使用障害と他の物質使用障害

アルコール依存がある高齢者は，通常若年または成年期中期に始まる過度の飲酒歴を有する．彼らは通常身体疾患，主として肝臓疾患を抱えており，離婚しているか，妻と死別したか，未婚であるかのいずれかである．多くは逮捕歴があり，ホームレスとみなされている．その多くにウェルニッケ脳症やコルサコフ症候群などの慢性的な認知症疾患がある．介護施設の患者の20％はアルコール依存である．

全体として，アルコールや他の物質使用障害は高齢者の全情緒障害の10％にのぼり，睡眠薬，抗不安薬，麻薬のような物質依存は一般に考えられている以上に高齢者に多い．犯罪や詐欺，反社会的行為などを特徴とする物質探索行動は高齢者では若年成人より稀である．高齢患者は慢性的な不安を和らげ睡眠を確保するため抗不安薬を乱用することがある．慢性疾患である癌患者に対し医師が麻薬を処方し続けることで依存性が生じるが，痛みを軽減させる必要性は麻薬依存となる可能性より優先され，全く正統的なことと考えられる．

アルコールや他の物質使用障害の臨床症状はさまざまであり，錯乱，身辺の衛生状態の悪さ，うつ病，栄養失調，物質に曝露された影響や転倒などである．身体疾患で入院している高齢者でせん妄が突然に発症した場合，その原因として最も多いのはアルコール離脱である．アルコール乱用は，慢性的な胃腸障害のある高齢者においても考慮すべきである．

高齢者は，ニコチンやカフェインを含む市販物質を誤用することもある．35％が市販の強壮剤を使用し，30％が緩下剤を使用している．説明がつかない胃腸障害や心理的問題，代謝障害が存在する場合，市販の物質乱用を考えてみる必要がある．

睡眠障害

年齢が高いということが，睡眠障害の有病率が増加することに関係する唯一の最も重要な要因である．若年成人より高齢者に報告される頻度の高い睡眠に関連した現象は，不眠，日中の眠気，日中の居眠り，そして睡眠薬の使用である．臨床的に，高齢者は若年成人より呼吸関連の睡眠障害や薬物誘発性運動障害を高率に経験する．

調節系の変化や生理的変化に加えて，高齢者の睡眠が妨げられる原因としては，原発性睡眠障害，他の精神疾患，一般身体疾患や社会環境要因が含まれる．原発性睡眠障害の中では睡眠異常，特に原発性不眠，夜間ミオクローヌス，むずむず脚症候群(restless legs syndrome)，睡眠時無呼吸が最も多い．睡眠時随伴症の中で，レム(rapid eye movement：REM)睡眠行動障害は，ほとんど高齢男性に限って起こる．高齢者においてよくみられる睡眠を妨げる状態としては，疼痛，夜間頻尿，呼吸困難，胸やけなどがある．日内構造や社会的もしくは職業的責任の欠如も睡眠不良の原因となる．

1日の睡眠−覚醒周期の長さが短縮する結果，日課のない高齢者，特に介護施設の患者では，睡眠相が前進し，早い時間に就寝し夜中に目覚めてしまうことがある．

適度の量のアルコールでさえ睡眠の質を妨げる可能性があり，睡眠を断片化し，早朝覚醒をもたらしうる．アルコールは閉塞性睡眠時無呼吸を引き起こしたり，悪化させる可能性もある．多くの高齢者が眠りにつけるようにアルコールや睡眠薬，その他の中枢神経系抑制薬を用いるが，このような人は入眠困難以上に早朝覚醒を体験することを示すデータがある．高齢者に鎮静−催眠薬を処方する際，医師は患者に対し，認知，行動，精神運動における望ましくない作用がないか，あるいは記憶障害(前向性健忘)や鎮静作用の持ち越し，反跳性不眠，日中の離脱症状，不安定歩行などがないか，注意して観察すべきである．

65歳以上の人では睡眠構造の変化がレム睡眠とノン

レム（non-rapid eye movement：NREM）睡眠の両方に生じる．レムの変化には，夜間中レム睡眠が再分配されること，レム発現回数の増加や時間の短縮，総レム睡眠の減少がある．ノンレムの変化としては，デルタ波の振幅の低下，睡眠第3段階と第4段階の割合の減少ならびに第1段階と第2段階の比率の増加がみられる．また，高齢者は入眠後に目覚める頻度が増える

高齢者の睡眠の質の低下は睡眠のタイミングと持続の変化によって起こる．例えば，年齢が高くなるにつれて概日リズムの振幅は低下し，12時間の睡眠傾向リズムとなり，概日周期は短くなる．

自殺のリスク

高齢者は他のどのような母集団より自殺率が高い．65歳以上の白人男性の自殺率は一般人口の5倍である．高齢者の3分の1は，自殺を考える主な原因として孤独をあげている．自殺念慮をもつ高齢者のおよそ10％が，自殺を考える理由として経済問題，身体的健康状態の悪化，またはうつ病をあげている．自殺者と自殺未遂者とは人口統計学的に異なる．自殺する人の約60％が男性であり，自殺未遂の75％が女性である．概して自殺者は銃を用いるか首をつるが，一方，自殺未遂者では70％が過剰服薬，20％が自傷行為による．心理学的剖検（psychological autopsy）研究からは自殺した高齢者のほとんどに精神疾患があり，最も多いのがうつ病であることが示されている．しかし，自殺者の精神疾患は医学的または精神科的処置を受けていないことが多い．高齢自殺者では若年成人に比べて，引きこもっている者，配偶者を亡くした者がより多く，独身，別居あるいは離婚している者はより少ない．高齢者では激烈な自殺法がみられることがより多いが，アルコール使用や精神病歴はそれほど頻繁にはみられない．高齢者が自殺する最も多い原因は身体疾患と喪失体験であるが，若年成人では雇用や経済的問題，家族間の問題のほうがより多い．自殺する高齢者のほとんどが，自殺行動に出る前に家族か友人に自殺念慮を伝えている．

重大な身体疾患かまたは最近の喪失体験を有する高齢者に対しては，抑うつ症状と自殺念慮ならびに自殺企図の有無を評価すべきである．自殺と死後の生命の意義に関する考えや幻想から，患者が直接伝えることのできえない情報が明らかになることがある．患者に自殺について質問するのをためらうべきではない．このような質問が自殺行為のリスクを増すという証拠はない．

老年期のその他の障害

眩　暈

回転性眩暈（vertigo）または非回転性眩暈（dizziness）は高齢者によくみられる訴えであり，このため多くの高齢者が倒れるのを恐れて非活動的となる．回転性眩暈の

表 33-12　失神の原因

心疾患
　解剖学的／心臓弁疾患系
　　大動脈狭窄
　　僧帽弁逸脱および僧帽弁逆流
　　肥大型心筋症
　　粘液腫
　電気伝達系
　　頻脈性不整脈
　　徐脈性不整脈
　　心臓ブロック
　　洞不全症候群
　機能系
　　虚血および梗塞症
状況的低血圧症
　脱水（下痢，断食）
　起立性低血圧
　食事性低血圧
　排尿，排便，咳嗽，嚥下時
心血管性反射異常
　頸動脈洞症候群
　血管迷走神経失神
薬物
　血管拡張薬
　カルシウムチャネル遮断薬
　利尿薬
　β遮断薬
中枢神経系異常
　脳血管不全
　てんかん発作
代謝障害
　低酸素血症
　低血糖症または高血糖症
　貧血
肺疾患
　慢性閉塞性肺疾患
　肺炎
　肺塞栓症

原因はさまざまであり，貧血，低血圧，心臓不整脈，脳血管障害，脳底動脈不全，中耳疾患，聴覚神経腫，メニエール病などがある．回転性眩暈のほとんどの症例に強い心理的要因がみられるため，診察時その症状に何か2次利得がないか確認すべきである．抗不安薬の過剰使用により，非回転性眩暈や日中の眠気が起こる可能性がある．メクリジン（ボナミン）1日25～100 mgによる治療が多くの回転性眩暈患者に効を奏している．

失　神

失神（syncope）による突然の意識消失は脳血流量の低下や脳低酸素症の結果生じる．徹底的な医学的精密検査を行う場合，表33-12にあげたさまざまな原因を除外する必要がある．

難聴

65歳以上の人の約30％に重篤な難聴（老人性難聴）がある．75歳以上になると，この数値は50％に上がる．原因はさまざまである．診察時，患者が言われたことが聞こえはするが理解できないと訴えるか，質問を繰り返してほしいと求める場合，難聴を見逃さないようにすべきである．難聴のある高齢者のほとんどは補聴器で治療することができる．

高齢者虐待

65歳以上で虐待を受けている人は10％と推定されている．高齢者虐待は米国医学会（American Medical Association）により「高齢者の健康あるいは福利を害するかまたは害する恐れを招く原因となるような行為または放棄」と定義されている．虐待には身体的，心理的，経済的，物質的な虐待ならびにネグレクト（介護放棄）が含まれる．性的虐待も起こりうる．放棄の行為とは，食事，薬物，衣服，その他必要なものを十分与えないことである．

家族との葛藤やその他の問題がしばしば高齢者虐待の根底にある．犠牲者は非常に高齢で，か弱い傾向にある．彼らは加害者といっしょに住んでいることが多く，加害者が経済的に被害者に頼っている場合もある．加害者も被害者もともに虐待の存在を否定したり過小評価する傾向がある．介入には法的援助や住居，そして内科的，精神科的，社会的援助の提供が含まれる．

配偶者に先立たれること

人口統計学的データからは，65歳以上の女性の51％および男性の14％が少なくとも一度は配偶者に先立たれている．配偶者を失うことは最もストレス度の高い生活体験である．高齢者を1群としてみると，配偶者の死後，予想されるよりは好ましい転帰を示す．抑うつ症状は死後の最初の2～3か月が頂点となり，1年のうちに大きく減少する．配偶者の喪失とその直後の死亡率の間には関係がある．配偶者に自殺され生き残った高齢者は，とりわけ傷つきやすい．傷つきやすいのは精神疾患を抱える人も同様である．

老年期疾患の精神薬理学的治療

高齢者におけるあらゆる薬物使用は一定の指針に従うべきである．治療に先立って心電図を含む医学的評価を行うことが不可欠である．特に患者かその家族に最近使用していた薬物をすべて持参させることは有用である．というのは，多剤併用が症状の原因になっている場合があるからである．

ほとんどの向精神薬は24時間の間に3～4回等分して投与すべきである．高齢者は，1日1回の大量投与による急激な血中濃度の上昇に耐えられないことがある．血圧や脈拍の変化や他の副作用もモニターしなければならない．しかし，不眠症の患者に対しては，就寝時に抗精神病薬や抗うつ薬の大部分の量を投与することにより，鎮静・催眠効果が期待できる．液剤の使用は，錠剤を嚥下できないあるいはしようとしない患者に有用である．臨床医は維持療法の必要性，用量の変更，有害効果の発現を調べるために，頻回に患者を再評価すべきである．評価の際に患者が向精神薬を服用していたなら，できればそれらの服用を中止しウォッシュアウトした後，薬物を用いていない状態における患者を再評価する．

65歳以上の年齢層への薬物の使用が，あらゆる年齢層の中で最も多く，全処方の25％を占める．毎年，米国においては，投薬の有害作用のための入院が約25万人にのぼる．向精神薬は，心血管系の薬物，利尿薬と並び，最も多く処方される薬物である．米国において，毎年調剤されるすべての睡眠薬の40％は75歳以上の年齢層に処方される．また，若年者では市販薬を服用する者は人口の10％であるのに対し，高齢者では70％に及ぶ．

基本方針

高齢者への薬物治療の主な目的は，生活の質を改善し，社会の中で生きていけるようにし，施設への収容を延ばしたり回避することである．用量の個別化は，高齢者の精神薬理学における基本である．

高齢者では加齢による身体の生理的変化のため，処方量を変える必要がある．腎疾患により腎臓における薬物クリアランス（血中の老廃物を尿中に排泄する機能）は低下し，肝疾患では薬物の代謝能が低下し，心血管系疾患および心拍出量の減少があれば，腎臓と肝臓における薬物のクリアランスに影響が出る．また，胃腸疾患および胃酸分泌の減少は，薬物吸収に影響する．加齢に伴い，身体の筋肉と脂肪の割合は変化する．通常は筋肉が減り，脂肪が増える．加齢に伴う筋肉と脂肪の割合の変化は，薬物の分布に影響する．多くの脂溶性向精神薬は，筋に比べ脂肪組織に広範に分布するので，高齢者では薬物の作用が予想外に遷延する可能性がある．同様に終末器官や受容体部位の感受性の変化も考慮に入れなければならない．高齢者において向精神薬による起立性低血圧が増えるのは，血圧制御機構の機能が低下していることと関係している．

一般的原則としては，期待する治療効果を得るために必要な最少量を用いる．臨床医は薬力学，薬物動態，および処方薬物の生体内変化，患者に投与されている他の薬物との相互作用の影響について，理解していなければならない．高齢者への薬物投与に関する格言は，「低用量から緩やかに」（Start low, go slow）である．

高齢者のための精神療法

洞察指向的精神療法，支持的精神療法，認知療法，集団療法，家族療法などの標準的な精神療法的介入は，高

齢者に対しても用いられうるであろう．フロイト（Sigmund Freud）は，50歳以上の患者は思考過程が柔軟性を欠くため精神分析には適さないと考えた．しかし，多くのフロイト派の後継者たちは50歳以降でも精神分析が可能であると考えた．加齢によりパーソナリティの柔軟性は確かに低下するが，フェニヘル（Otto Fenichel）が述べているように「さまざまな程度にさまざまな年齢で変化するので，一般原則はあてはまらない」．洞察指向的精神療法は，高齢者においても一定の症状を取り除く上で効果がある場合がある．特に，患者がリビドー的，自己愛的満足を得られる可能性があれば最も有効であるが，もし人生は失敗であったという洞察を導き，それを代償する見込みがないようなら，洞察指向的精神療法は禁忌である．

治療においてよくみられる年齢に関連した問題として，繰り返し生じるさまざまな喪失への適応の必要性（例えば，友人や愛する人の死），新しい役割を引き受ける必要性（例えば，引退してそれまでの役割から解放されることへの適応），死んでいくことを受け入れる必要性などがある．精神療法は高齢者がこれらの問題を取り上げ，感情的問題を解決し，自分の行動とそれが人に及ぼす影響について理解するのを助ける．精神療法は対人関係を改善するのに加えて，自己評価・自己信頼感を高め，無力感・怒りを軽減し，生活の質を向上させる．

精神療法は生物学的，文化的背景からくる緊張を軽減し，高齢者が機能できる範囲内で，またこれまでに行った訓練，活動，社会における自己概念によって決定された形で，働き，余暇を楽しむのを助ける．認知障害のある患者では，精神療法が身体・精神両方の症状の改善に非常に役立つ．老人ホームの入所者に対して行ったわれわれの調査では，精神療法の開始前に比べ，精神療法後43％の患者で尿失禁，歩行障害，覚醒水準，記憶障害，聴力障害に改善が認められた．

治療者は，若年者よりも高齢者への治療においてより積極的，支持的，柔軟でなければならず，内科医など他科の医師の積極的関与や家族の意見を聞いたり，助けを求めたりということが必要となる最初の徴候が現れたときには，躊躇せず行動すべきである．

高齢者の場合，精神療法において治療者に無条件で無制限な支持と安心，是認を求める．患者はしばしば治療者が全知全能で，魔法の力で治してくれることを望む．たいていの患者は，結局治療者は人間で，いっしょに努力しているということに気づく．しかし，一部の症例では，特に患者が実際に現実を判断できなかったり，しようとしない場合，治療者は理想的な役割を引き受けなければならないことがある．治療者の助けを得て，患者はそれまで避けていた問題を扱うことが可能になる．治療者から直接励ましを受け，安心と助言を得るに従い，患者の自信は強まり，葛藤は解消される．

参考文献

Balzer DG, Steffens DC. *Essentials of Geriatric Psychiatry.* 2nd ed. Arlington: American Psychiatric Association; 2012.

Bartels SJ, Naslund JA. The underside of the silver tsunami—older adults and mental health care. *N Engl J Med.* 2013;368:493.

Cohen CI, Ibrahim F. Serving elders in the public sector. In: McQuistion HL, Sowers WE, Ranz JM, Feldman JM, eds. *Handbook of Community Psychiatry.* New York: Springer Science+Business Media; 2012:485.

Colarusso CA. Adulthood. In: Sadock BJ, Sadock VA, Ruiz P, eds. *Kaplan & Sadock's Comprehensive Textbook of Psychiatry.* 9th ed. Philadelphia: Lippincott Williams & Wilkins; 2009:3909.

de Waal MWM, van der Weele GM, van der Mast RC, Assendelft WJJ, Gussekloo J. The influence of the administration method on scores of the 15-item Geriatric Depression Scale in old age. *Psychiatry Res.* 2012;197:280.

Høiseth G, Kristiansen KM, Kvande K, Tanum L, Lorentzen B, Refsum H. Benzodiazepines in geriatric psychiatry. *Drugs Aging.* 2013;30:113.

Jeste D. Geriatric psychiatry: Introduction. In: Sadock BJ, Sadock VA, Ruiz P, eds. *Kaplan & Sadock's Comprehensive Textbook of Psychiatry.* 9th ed. Philadelphia: Lippincott Williams & Wilkins; 2009:3932.

McDonald WM, Kellner CH, Petrides G, Greenberg RM. Applying research to the clinical use of ECT in geriatric mood disorders. *Am J Geriatr Psychiatry.* 2013;21:S7.

McDonald WM, Reynolds CF, Ancoli-Israel S, McCall V. Understanding sleep disorders in geriatric psychiatry. *Am J Geriatr Psychiatry.* 2013;21:S38.

Miller MD, Solai LK, eds. *Geriatric Psychiatry.* New York: Oxford University Press; 2013.

Ng B, Atkins M. Home assessment in old age psychiatry: A practical guide. *Adv Psychiatry Treat.* 2012;18:400.

Reifler BV, Colenda CC, Juul D. Geriatric psychiatry. In: Aminoff MJ, Faulkner LR, eds. *The American Board of Psychiatry and Neurology: Looking Back and Moving Ahead.* Arlington: American Psychiatric Publishing; 2012:135.

Steinberg M, Hess K, Corcoran C, Mielke MM, Norton M, Breitner J, Green R, Leoutsakos J, Welsh-Bohmer K, Lyketsos C, Tschanz J. Vascular risk factors and neuropsychiatric symptoms in Alzheimer's disease: the Cache County Study. *Int J Geriatr Psychiatry.* 2014;29(2):153--159.

Thakur ME, Blazer DG, Steffens DC, eds. *Clinical Manual of Geriatric Psychiatry.* Arlington: American Psychiatric Publishing; 2014.

Thorp S, Stein MB, Jeste DV, Patterson TL, Wetherell JL. Prolonged exposure therapy for older veterans with posttraumatic stress disorder: A pilot study. *Am J Geriatr Psychiatry.* 2012;20(3):276.

（訳　一宮洋介）

34 終末期の問題

34.1 死，死にゆくこと，死別

死と死にゆくこと

定 義

　死(death)と死にゆくこと(dying)という用語は定義を要する．死が生命機能の完全な停止であることに対して，死にゆくことはこれらの機能を失っていく過程である．死にゆくことはまた，誕生から死までの連続体の一部であり，生きることの発達的な付随物であるという見方もできる．生きることは多くの小さな死を伴う――成長の終了とその影響，健康を損なう病気，多くの喪失，加齢に伴う活力の減少と依存の増加，そして死にゆくことである．死にゆくこと，また自分がそうあると認めることは，価値観，熱意，願い，励みをもって残された時間を過ごすように人を鼓吹する．

　この2つの用語は近年使われることが増えてきており，死を前にしての生きることの質にも言及している．良い死とは，患者，家族，治療者の苦悩と苦痛が取り除かれ，臨床的・文化的・倫理的基準が適度に満たされていることを指す．これに対して悪い死では，不必要な苦痛があり，患者やその家族の希望や価値観が軽視され，当事者も周囲も標準的品位が損なわれていると感じる．

統一死亡判定法(Uniform Determination of Death Act)　医学および生物医学・行動学的研究の倫理問題研究のための大統領委員会は，1981年に死の定義を発表した．委員会は米国法曹協会，米国医学協会(American Medical Association：AMA)，統一州法委員会全国会議と協議の上，(1)心肺機能の不可逆的停止，または(2)脳幹を含む全脳機能の不可逆的停止に至った個人は死亡とみなすと定めた．死の判定は一般に認められた医学的基準と一致していなければならない．

　脳死の一般的な判定基準は，神経学的な評価を含めた一連の評価を必要とする．特に子どもに対しては，特別な指針が設けられている．一般的には，生後1週間～2か月の子どもは48時間以上，生後2か月～1歳の子どもは24時間以上，それ以上の年齢の子どもは12時間以上

表 34.1-1　成人と子どもの脳死の臨床基準

昏睡
筋肉の運動反応がない
瞳孔に対光反射がみられず，中央位置での瞳孔散大(4～6 mm)がみられる
角膜反射がみられない
温度眼振反応がない
咽頭反射がない
気管の吸引に咳嗽反射がない
吸引反射と哺乳反射がない
$PaCO_2$ が 60 mmHg に達する，または基礎値から 20 mmHg 以上増加する呼吸ドライブがみられない
患者の年齢に応じて2回の評価の間の期間を置く
　生後2か月まで，48時間
　生後2か月を超えて1歳まで，24時間
　1歳を超えて18歳未満，12時間
　18歳以上，必要に応じて
確認検査
　生後2か月まで，2回の確認検査
　生後2か月を超えて1歳まで，1回の確認検査
　1歳を超えて18歳未満，必要に応じて
　18歳以上，必要に応じて

$PaCO_2$：partial pressure of arterial carbon dioxide；動脈血中二酸化炭素分圧
Wijdicks EFM. The diagnosis of brain death. *N Engl J Med.* 2001；344：1216 から許可を得て転載．

の時間を空けて2回の評価を行う．状況に応じて，追加の確認検査を行うことが望ましいとされている．脳死の基準は，生後7日未満の乳児には通常は適用されない．表 34.1-1 に，大人と子どもに対する脳死の臨床基準を示した．

死の法的側面

　法に従って医師は，死因(例えば，うっ血性心不全や肺炎)を証明する死亡証明書に署名しなければならない．また，死因は自然死，事故死，自殺，殺人，または原因不明のいずれかに分類される．検察医，検視官，病理医は，医師に看取られなかった死者を検死し，剖検して死因を決定しなければならない．場合によっては心理学的剖検が行われる．友人や親類，医師に聞き取り調査を行

い，社会文化的または心理学的背景を後方視的に調べていくことで，抑うつ障害などの精神疾患があったかどうかを決定する．例えば，その人が後ろから押されたのか（殺人），高いビルから飛び降りたのか（自殺）を明らかにする．いずれにせよ，医学的または法的に明確な意味づけをもつことになる．

死と臨終の段階

　精神科医であり死亡学者でもあるキュブラー-ロス（Elisabeth Kübler-Ross）は，差し迫る死に対する反応について包括的で有用なモデルを作った．死にゆく患者は，明確に確認できるような，決まった一連の反応を示すことはほとんどない．すべての患者に当てはまる確立された経過もない．それでもなお，キュブラー・ロスが提唱した5つの段階は，多くの患者が経験することである．

段階1：動揺と否認　死期が近いと宣告された人は，まず動揺を示す．最初は混乱し，診断結果を信じることを拒む場合もある．すべてが間違いであると否認する．中にはこの段階を乗り越えられずに，自分の意見を支持してくれる医師がみつかるまで医師を渡り歩く人もいる．否認が適応にせよ不適応にせよ，その程度は，患者が診断を否認しつつも治療を受けるかどうかに拠る．このような場合，医師は患者およびその家族とコミュニケーションをとる必要がある．尊重しつつも率直に，疾患とその予後，また治療の選択肢について基本的な情報を伝えなければならない．効果的なコミュニケーションのためには，医師は患者の感情的な反応を受容し，患者が見捨てられないと保証することが重要である．

段階2：怒り　患者は病気であることに不満を感じ，苛立ち，憤慨するようになる．「どうして自分なのか？」と自問する患者も多い．彼らは神，運命，友人，家族に対しても怒りを向けるようになり，自身を責めることもある．患者の怒りは，病気が病院のスタッフや主治医のせいだという非難に置き換えられる場合もある．怒りの段階にある患者は扱いが難しい．患者の怒りは想定内であり，実は置き換えであることに気づけない医師は，この患者から手を引いたり，別の医師に転医させたりする．

　怒りの段階にある患者を治療する医師は，表された怒りを個人的なものとして扱ってはならないことを理解しなければならない．共感的に，非防衛的に患者に向き合うことが，患者の怒りを和らげ，怒りに隠されている深い感情（悲嘆，恐怖，孤独感など）に目を向けることへと繋がる．また医師は，怒りが，どうすることもできないと感じている状況に対して，自分の力で何とかしたいという患者の願いの表れであることを認めるべきである．

段階3：取引（bargaining）　患者は医師や友人，また神とさえも交渉を試みる．治癒の代償として，寄付をする，教会にきちんと通うといった誓約を1つかそれ以上立てる．善人（従順で，疑いをもたず，朗らか）にしていれば，医師は自分たちを良くしてくれると信じる患者もいる．このような患者の場合，患者側の反応や行動にかかわらず，医師は最大限の治療を行い，できることはすべてなされることを保証することも治療の一環である．患者は自分の治療に協力者として参加し，そして良い患者であることとは，できる限り正直で率直であることであると理解するように導かれるべきである．

段階4：抑うつ　第4段階では，患者はうつ病の臨床的徴候——引きこもり，精神運動制止，睡眠障害，絶望，時には希死念慮——を示す．抑うつは，疾患の人生への影響（失職，経済的困窮，無力感，絶望，友人や家族からの孤立）に対する反応，もしくは，最後に訪れる人生の終末への予感の一部なのかもしれない．身体症状と希死念慮を伴ううつ病では抗うつ薬または電気けいれん療法（electroconvulsive therapy：ECT）を用いた治療が必要である．誰でも，死を予見するとそれなりの悲しみは経験するので，正常な悲しみには生物学的介入は必要ない．しかし，うつ病や強い希死念慮は，生物学的介入により軽減できるので，死が迫っていることへの正常反応として捉えるべきではない．希望は人生の尊厳や質を高め，余命を延ばすことすらあるが，うつ病に罹患している人は希望をもち続けることができない．終末期の患者は，孫の大学卒業といった，大切な人の重大な出来事まで死を遅らせる場合があることが研究で示されている．

段階5：受容　受容の段階では，患者は死が不可避と認め，この体験の普遍性を受け入れる．患者の感情は中立的状態から多幸状態までさまざまである．理想的な状況下では，死の必然性に対する気持ちに整理をつけ，未知の世界と向き合うことを語れるようになる．強い宗教的信条や死後の世界への信念をもつ患者は，次のような教会の格言に安らぎを見出す．「死を恐れるな．先に逝った者たちや，後から来る者たちのことを思い出しなさい」．

臨死体験

　臨死体験（near-death experience）の記述はきわめて似通っていることが多く，自分の身体を眺めて会話を耳にする体外離脱体験（out-of-body experience），安らぎと静寂を覚える，遠くから雑音を聞く，暗いトンネルに入る，自分の身体を離れる，愛する故人に会う，自身が光になることを目撃する，未完の仕事を完成させるために生に戻る，この新たな体験から離れることの深い悲しみ，などである．このようなの感覚や知覚は，平穏で愛にあふれた体験として語られることが多い．体験者にとっては現実として感じられ，夢や幻覚とは区別される．こうした臨死体験は人生観を一変させる．例えば，物欲の減少，目的意識の高まり，神への信仰，人生の喜び，慈悲，死への恐怖の軽減，人生に対する積極的な取り組み，強い愛の感情，などである．同じように，ホスピス（緩和病棟）の看護師は，終末期の患者たちの視覚的体験，例えば，愛する故人，霊的存在，明るい光などの存在の感覚，特別な場にいる感覚などを語っているが，暖かさと愛情に満ちて語られることが多い．こうした「視覚体験」（vision）は容易に学術調査に結び付くことはなく，法

的にも認められてはいないが，この視覚体験について臨床家たちと話し合うことは患者たちにとって有益であろう．この体験を記述する用語に，ウニオ・ミスティカ（unio mystica：神秘的合一）があり，これは無限の力との神秘的な融合の大洋的（oceanic）感覚を表す．

死と死にゆくことのライフサイクル的考察

　子どもから大人までの死に関する態度や行動についての臨床像の多様性は，発達的な因子と年齢によって異なる死因に起因する．慢性疾患による死がほとんどである大人とは対照的に，子どもは突然の予期せぬ原因によって亡くなることが多い．1〜14歳までに亡くなった子どものほぼ半分，および青年期後期から成人早期に亡くなった人の75%が，事故，事件，自殺によって亡くなっている．暴力的，突発的で断ち切るような特徴から，これらの自然でない死因は，嘆き悲しむ遺族にとって強いストレス因子となる．幼い子どもや10代の子どもを失った両親や同胞は，犠牲にされた，または傷つけられたと感じることが多い．遺族の悲嘆反応は心的外傷後ストレス障害（post traumatic stress disorder：PTSD）に似る．悲惨な家庭崩壊も起こりうる．そして，残された同胞の情緒的欲求は，後回しにされるか，無視されるか，全く気づかれない危険がある．

小児　小児の死に対する姿勢は，生に対する姿勢と鏡像関係にある．小児は青年，成人，高齢者たちと同じような死に対する恐怖，不安，考え，姿勢をもつが，彼らの解釈と反応は年齢特有である．両価的にならずに死を受け入れる子どもはいない．すべての子どもは，健康的な度合いの否認と回避を用いながら受け入れを加減していく．死にゆく子どもたちは，たいてい自分の状態に気づいており，そのことを話題にしたがる．多くの場合彼らは，自身の健康の衰え，両親と離れ離れになること，苦しみを伴う治療を受けること，病院仲間の死などによって，死にゆくことについて，健康な子どもたちよりも複雑な見方をもつようになる．

　認知発達の前操作期にあたる就学前では，死は一時的な不在で，旅立ちや睡眠のように不完全で可逆的なものだと捉えられる．主な保護者（たち）から離れることは，未就学児にとって主要な恐怖となる．この恐怖は直接言語化されるよりむしろ，悪夢が増える，遊びがより攻撃的になる，他人の死を恐れる，といった形で現れる．終末期にある子どもは，自分の死について責任を感じ，死にゆくことに罪悪感を覚える．未就学児は，治療を病気と関係づけられず，逆に治療は罰であり，家族と離れることは拒絶されることであると考えてしまう．彼らは，自分たちが愛され，何１つ悪いことをしておらず，病気に対して責任はなく，見捨てられることはないと，改めて保証されなければならない．

　学齢期の児童は，具体的操作期の思考により，死が最終的な現実であると受け入れるようになる．しかし児童は，死とは自分たちではなく，老人に訪れるものだと考えている．6〜12歳の子どもは，暴力や攻撃の活発な空想を抱き，死や殺害のテーマに捕らわれることも多い．学齢期の児童は，促されれば重い病気や死について尋ねてくる．しかし，その話題が禁忌であるというサインを感じると，口をつぐんで自分の治療に十分に参加しなくなる．オープンな議論を促し，予後の変化も含めた大切な情報を子どもに常に知らせることは有益であろう．加えて，友人との付き合いや学校の課題への対処における援助も必要であろう．教師には情報をその都度伝えた方が良い．同級生たちには，状況を理解し適切に向き合えるような教育と援助が必要である．

青年　形式的操作期に入った青年は，死は不可避であり決定的なものだと理解することができるが，自分にも死が起こりうることを受け入れることは難しい．死にゆく10代の若者の恐怖はすべての10代の若者と同じで，自己のコントロールを失うこと，不完全であること，皆と違ってしまうことである．身体像が変わる，髪が抜ける，または体の制御を失うことを心配して，若者は治療を続けることに強い抵抗を示しやすい．絶望，怒り，悲嘆，苦悶，無感覚，恐怖，喜びの感情が交代して現れる．青年は，両親の支援は独立性を失うことと同じとみなしたり，実際に友好的な振る舞いを拒むことで見捨てられ不安を否認したりもするため，引きこもったり孤立する可能性が非常に高い．10代の若者は自分の死に関するすべての意思決定に参加すべきである．大きな勇気，品位，尊厳をもって死に向き合える若者も多い．

成人　ホスピスの治療に入っていく成人患者によくみられる不安を，およその頻度順であげると，(1)愛する人や家族，仕事から離れること，(2)誰かの重荷になること，(3)制御を失うこと，(4)扶養している者はどうなるのか？(5)痛みや他の症状の悪化，(6)人生の課題や責任を果たせなくなること，(7)死にゆくこと，(8)死ぬこと，(9)他人の恐怖（投影された恐怖），(10)身体がなくなること，(11)死後の世界，などへの恐れである．成人患者とのコミュニケーションの難しさは恐怖から生じるので，患者が疑念，不安，心配事について話し始められるような，信頼と安全に満ちた環境を提供することが医療従事者にとって重要である．

　高齢成人は死期が近いことを受け入れていることが多い．彼らの主な恐れは，長く苦痛に満ちた醜い死，長期に及ぶ植物状態，孤立，制御や尊厳を失うことなどに対してである．高齢患者は死にゆくことについて，オープンに話し冗談を言い，時には死を歓迎していることもある．70歳代以上では，不死の幻想を抱くことはほとんどない――彼らはすでに何度も危機一髪の状況を経験してきている．親はすでに亡くなり，友人や親類の葬式に出席したこともある．彼らは喜んで死ぬ訳ではないが，死と和解することもできる．

　エリクソン（Erik Erikson）によると，ライフサイクルの8番目かつ最後の段階では，統合か絶望のどちらかを獲得する．老年期は人生の最終段階に入るため，高齢患

者は自分の過去をじっくりと考える．これまでにあった出来事を大切に想い，どちらかというとうまくいっていたと捉えて，人生の勝利にも失望にも順応できたとき，人は人生を満足とわずかな後悔をもって振り返ることができる．自我が統合されると，絶望的な死への恐怖はなく，逃げられない疾患や死を受容できるようになる．しかし，もし高齢者が人生を，機会を逸したことや個人的な不幸の連続であったと振り返るのであれば，苦い絶望を感じ，これやあれさえできていればこうだったはずなのに，という後悔に支配される．そうなると，死は空虚や失敗を象徴するものとして恐ろしいものになる．

管理

死にゆく患者の治療は個人的な要素が大きい．治療者は，死に誠実に向き合い，幅広い感情を受容し，苦しむ患者や残される親しい人との関係を築き，ありがちな問題でもその度に解決する必要がある．患者と治療者の間の関係が，両者の性別，気質，人生経験，年齢，人生の段階，資源，信条，文化やその他の事情によって特異性を帯びたとしても，死にゆく患者のすべての治療者は大きなテーマに直面する．終末期医療と緩和医療については34.2節で論じる．

死別，悲嘆，喪

死別，悲嘆，喪は，大きな喪失を経験した人の心理的反応を表す用語である．悲嘆は愛する人の死によって引き起こされる主観的感情である．悲嘆は喪の同義語として用いられるが，厳密にいえば，喪は悲嘆が消失するまでの過程を指す．すなわち，死別後の行動や慣習の社会的表出である．死別とは文字通り，誰かを死によって奪われた状態を指し，喪の最中にいる状態を表す．これらの用語の細かな違いにもかかわらず，死別と悲嘆の体験は非常に多くの類似点をもち，徴候，症状，明白な経過，予測される転帰からなる1つの症候群を形成している．

正常な死別反応

喪失に対する最初の反応である抵抗に続いて，長い探索行動の時期が訪れる．愛着関係を取り戻したいという思いが弱まるにつれて，探索から絶望と離脱の段階に移る．その後，亡くなった人は戻ってこないと認めることで，残された人は最終的に自分自身を再構築する．残された人は，最終的には死の現実を受け入れることを学ぶが，それと同時に亡くなった人を生き生きと思い出せる心理学的かつ象徴的な方法を獲得する．悲嘆の作業を経ることで，残された者は故人との関係を捉えなおし，新しくも永遠の絆を結ぶことができる．

悲嘆の長さ ほとんどの社会では死別の様式と悲嘆の時間が，定形的になっている．現在の米国では，親しい人を亡くした人は数週間で仕事や学校に戻り，数か月で平衡を立て直し，半年から1年で新しい関係を作ることができると考えられている．死別の過程が予め決められた期間内では終わらないことは，十分に立証されている．他の面では機能を取り戻して正常になった人が，ある面ではこの過程がいつまでも続くことがある．

最も長引く悲嘆の発現は孤独感であり，特に配偶者との死別でよくみられる．配偶者が亡くなってから何年も続く人もいるし，孤独感はある人にとっては，配偶者を毎日思い出させることでもある．悲嘆が長引く場合は，孤独感以外の症候も間欠的に現れることが多い．例えば，妻を失った男性は，妻の名を耳にし，ナイトテーブルの彼女の写真を見るたびに，急激な悲嘆を覚える．通常これらの反応は，時が経つにつれて短くなり，数分で収まり，肯定的で心地よい色彩を帯びるようになる．こうしたほろ苦い思い出は生涯持続する．すなわち，ほとんどの悲嘆は完全に消失することはない．むしろ，抑え込まれていて，なんらかのきっかけで再び表出される．

予期悲嘆

予期悲嘆では，愛する人が怪我，病気，危険な活動などによって，徐々に死にゆく過程において悲嘆反応が生じる．予期悲嘆は最終的な死による衝撃を和らげるが，早まった別離や引きこもりに導く可能性もあり，その場合はその後の死別を必ずしも和らげてくれるとは限らない．この期間に親密さを増すことは，残される人に別の形で準備することを促すにしても，実際の喪失感を強める場合もある．

記念日反応 祝日や誕生日のような特別な機会が急激な悲嘆反応を引き起こす場合，再燃した悲嘆を記念日反応（anniversary reaction）と呼ぶ．毎年の命日に，人によっては残された人が故人と同じ年齢に達した時に，記念日反応が起こることは珍しくない．こうした記念日反応は徐々により穏やかで短くなっていくが，まるで元の悲嘆が蘇ったかのように経験され，数時間から数日間で克服される．

喪

有史以来，どの文化でも死別に関する独自の信仰，習慣，行動を記録している．喪（wake：通夜，Shiva：ユダヤ教のシバ，など），死体の処理，宗教的式典の呪文，定期的な追悼など，それぞれの儀式は各文化に特有である．葬儀は，今日の北米では慣習的な死別の公示となる．葬儀と埋葬を行うことは，死を否認するのではなく，死の現実と最終的な本質を認めることである．葬儀と埋葬を行うことで，残された人は周囲から援助を得られ，故人は賛辞を受け，残された家族は結束し，コミュニティには悲しみを表出する場を提供する．埋葬ではなく火葬を行う場合は，遺灰を撒く儀式が同様の機能を担う．葬儀に訪れ，祈り，その他の儀式を執り行うことよって，支援の継続，現実との妥協，回顧，感情表出，故人の未完の業績の完結などが円滑となる．文化的，宗教的儀式の一部には，残された人が孤独や脆弱性を抱えることを防

表 34.1-2　死別に伴う抑うつ症状とうつ病との鑑別

死別反応	うつ病
症状はうつ病の症候の診断基準を満たすことが多いが，残された者が病的な罪悪感，無力感，希死念慮，精神運動制止を示すことは稀である．	いずれの症状も DSM-5 で定義されている．
自分を死別したとみなす．	自分を弱い，欠陥のある，または悪いとみなす場合がある．
故人のことを考えたり思い出したりすることは，しばしば情動不安を引き起こす．	不快気分は故人のことを考えることとは無関係に，自発的に起きることが多い．
発病は死別から 2 か月以内である．	発病時期は不定．
抑うつ症状の持続は 2 か月未満である．	抑うつはしばしば慢性，断続的，挿話性となる．
機能障害は一時的で軽度である．	臨床的に重大な苦痛と障害がある．
家族にも本人にもうつ病の病歴がない．	家族または本人にうつ病の病歴がある．

ぎ，悲嘆に制限を設ける目的と意味がある．その後の休日，誕生日，記念日は残された人たちに故人を思い出させ，まるで当初の体験のような現実的で新鮮な悲嘆を呼び起こすこともある．時が経つにつれて，こうした記念日の悲嘆は薄れていくが，なんらかの形で残ることが多い．

死別

死別はしばしば抑うつ症状を引き起こすため，通常の悲嘆反応とうつ病を鑑別する必要がある（表 34.1-2）．精神疾患の診断・統計マニュアル第 5 版（Diagnostic and Statistical Manual of Mental Disorders, 5th edition：DSM-5）では，今後の研究に向けて，1 年以上続く死別反応を説明する持続性複雑死別障害という新たな研究用診断基準が提案されている（表 34.1-3）．この障害は抑うつエピソードの症状に似ている．抑うつエピソードは深刻な機能障害が特徴的で，病的な無価値観の継続，自殺念慮，精神病症状，精神運動制止を認める．このことは後に詳述する．

複雑死別

複雑死別を記述する用語は混乱している——異常な，非定型な，歪曲した，病的な，心的外傷性の，未解決の，といった表現が，少ないタイプにもかかわらず用いられている．複雑で機能障害を伴う悲嘆症候群には，3 つのパターンが確認されている．それらは，慢性，肥大性（hypertrophic），そして遅延性悲嘆である．これらは DSM-5 の診断カテゴリーには含まれないが，もし含まれれば，うつ病の前駆症状となりうる記述的症候群である．

慢性悲嘆　複雑死別で最も多いタイプは慢性悲嘆で，故人への苦々しい思い（bitterness）や理想化によって顕在化することが多い．慢性悲嘆は，故人と残された人の関係が，極端に親密，両価的，依存的であったり，または，喪に必要とされる長い期間に社会的支援が少なく，友人や親戚と悲しみを共有できなかったときに起こりやすい．

肥大化悲嘆　肥大化した悲嘆は突然の予期せぬ死の後に

よくみられ，死別反応が非常に激しいものとなる．通常の対処戦略では不安を治められず，引きこもることが多い．家族の 1 人が肥大化悲嘆反応を経験すると，家族の安定が破壊されかねない．肥大化悲嘆は長期経過を辿ることも多いが，時間とともに穏やかになっていく．

遅延性悲嘆　急な喪において通常想定される明らかな徴候や症状が認められず，抑圧された悲嘆は，遅延性悲嘆と呼ばれる．遅延化した悲嘆の特徴として，否認の段階が長引く．怒りと罪責感はその過程を複雑にする場合がある．

外傷的死別　外傷的死別は慢性的かつ肥大化した悲嘆を意味する．この症候群の特徴は，故人への思慕，恋慕，熱情が続くことで，悲嘆の強い痛みを繰り返し，死のイメージが繰り返し侵入し，故人を思い出させるものへの苦悩に満ちた忌避と囚われが入り混じることである．故人との好ましい思い出は，遮断されてしまうか，かえって悲しいものとなるか，または，日常生活に支障をきたすほどの長い夢想状態の中に現れる．この状態では精神疾患の病歴をもっていることや，故人との関係が同一性を確定するほど親密であることが多い．

死別に関連した身体疾患または精神疾患　死別の身体的合併症には，既存疾患の悪化と新たな疾患に対する脆弱性，健康への不安と頻回の受診，特に男性における死亡率の増加などがある．死別後の遺族の高い死亡率が，特に虚血性心疾患において報告されている．死別による死亡率の増加が最も大きかったのは 65 歳未満の男性であった．死別後に女性よりも男性の死亡率が高いのは，自殺，事故，心疾患，感染症による死亡の相対リスクが増すためである．未亡人では，肝硬変と自殺の相対リスクが増す．男女ともに，酒量，喫煙，市販薬使用の増加などの健康を害する行動が死別体験によって悪化する．

死別の精神科的合併症には，うつ病，遷延性不安，パニック，心的外傷後ストレス障害様症状などのリスク増加，飲酒，薬物，喫煙量の増加，自殺リスクの増加，などがある．死別後の子どもは，社会心理，感情，認知の面で未成熟なため，精神病理学上，特に脆弱である．

死別と抑うつ　症状が重複しているとはいえ，悲嘆は完

表 34.1-3　DSM-5 の持続性複雑死別障害の基準案

A. 親しい関係にあった人の死を経験.
B. その死以来，以下の症状のうち少なくとも1つが，そうである日のほうが，ない日より多く，臨床的に意味のある程度，残されたのが成人の場合は少なくとも12か月，子どもの場合は少なくとも6か月続いている．
　(1) 故人への持続的な思慕/あこがれ．年少の子どもでは，思慕は，養育者や他の愛着をもつ人から離れまた再会するような行動を含む．遊びや行動として現れるかもしれない．
　(2) 死に反応した深い悲しみと情動的苦痛
　(3) 故人へのとらわれ
　(4) その死の状況へのとらわれ．子どもでは，故人へのこの傾倒は遊びや行動の主題を通して表されるかもしれず，身近な人達の死の可能性へのとらわれに及ぶかもしれない．
C. その死以来，以下の症状のうち少なくとも6つが，そうである日のほうが，ない日より多く，臨床的に意味のある程度，残されたのが成人の場合は少なくとも12か月，子どもの場合は少なくとも6か月続いている．

死に反応した苦痛
　(1) 死を受け入れることの著しい困難．子どもでは，これは死の意味と永遠を理解する能力に左右される．
　(2) 喪失を信じようとしない，または情動的な麻痺を経験
　(3) 故人を肯定的に追憶することの困難
　(4) 喪失に関連した苦しみまたは怒り
　(5) 故人や死に関して，自分自身に対して不適切な評価をすること（例：自己非難）
　(6) 喪失を思い出させるものからの過剰な回避（例：故人に関連した人，場所，状況の回避；子どもでは，故人について考えることや感じることの回避も含むかもしれない）

社会性/同一性の混乱
　(7) 故人と一緒にいたいために死にたいと願うこと
　(8) 死以来，他人を信用できない．
　(9) 死以来，孤独である，または他人から切り離されていると感じる．
　(10) 故人なしでは人生は無意味で空虚と感じるか，故人なしでは機能することができないと信じる．
　(11) 人生における自分の役割に対する錯乱，または自己の同一性が薄まる感覚（例：自分の一部が故人とともに死んだと感じる）
　(12) 喪失以来，興味を追求したり，将来の計画を立てたりすることが困難である，または気が進まない（例：交友関係，活動）．

D. その障害は，臨床的に意味のある苦痛，または社会的，職業的，または他の重要な領域における機能の障害を引き起こしている．
E. その死別反応は，文化，宗教，年齢相応の標準に比して不釣り合いである，または矛盾している．

▶**該当すれば特定せよ**
　外傷性死別を伴うもの：殺人または自殺による死別で，（しばしば喪失を思い出させるものに反応して）その死の外傷的な性質，死の最期の瞬間，苦しみの程度，遺体のひどい損傷，あるいは悪意や故意による性質に，持続的に悲嘆にくれながらとらわれる．

Diagnostic and Statistical Manual of Mental Disorders, Fifth Edition（Copyright ©2013）．American Psychiatric Association から許可を得て転載．

全な抑うつエピソードと鑑別可能である．死別後ほとんどの人は強い悲しみを経験するが，DSM-5 の抑うつエピソードの診断基準を満たす人は少ない．悲嘆は，肯定的な感情と否定的な感情が隣り合わせにある複雑な体験である．悲嘆は流動的で可変性である．激しい感情が徐々に和らぎ，失われた関係の肯定的で心地よい面が前景化してくる段階的進化ともいえる．悲嘆の痛みは故人を内からも外からも思い出させる刺激となる．こうした特徴は，抑うつがより広範で，自分の価値を認めたり肯定的な感情をもったりすることが難しい体験であることとは，趣を異にする．悲嘆は揺らぐものであり，人も変わっていく．その中で，認知と行動を漸進的に適応させてゆくことにより，故人を思い出の心地よい場所に据え，満足な暮らしを再開できるようになる．対照的に，抑うつエピソードは，遷延する低下した感情を伴う，わかりやすく安定した消耗性の一群の症状から成る．治療されなかった場合，抑うつエピソードは長期化し，仕事や社会機能の低下，病的な精神神経免疫学的機能，その他の神経生物学的変化を伴う傾向がある．

死別と心的外傷後ストレス障害　殺人，自殺，テロの巻き添えといった自然ではない暴力的な死は，自然な死と比べて，残された親しい人に PTSD を引き起こす可能性が高い．こうした環境では，暴力と犠牲と意志（自殺のように，生よりも死の選択）のテーマが，悲嘆の他の側面，および不安，恐怖，脆弱性を伴う心的外傷による苦痛と入り混じり，さらに認知や思考の解体がそれに続く．不信，絶望，不安症状，故人や死を取り巻く環境への囚われ，引きこもり，過覚醒，情動不安は，非外傷的環境下

と比べてより強く遷延する．また他の合併症のリスクも増す．突然の死別を経験した人の治療研究はわずかで，結果もさまざまであるが，治療の初期には心的外傷による苦痛に焦点を当てるべきである，薬物療法と精神療法はいずれも効果がある，自助グループが非常に有益である，などの見解は多くの専門家が認めている．

生物学的見地

　悲嘆は生理的かつ情緒的反応である．急激な悲嘆の中にあるとき（他のストレスの強い出来事と同様に），生物学的リズムが乱れることは多い．悲嘆はまた，リンパ球増殖の減少やナチュラルキラー細胞（natural killer cell）の機能障害などの免疫機能異常を引き起こす．免疫変化が臨床的に有意である確証はないが，配偶者を失った男女の死亡率は一般人口に比べて高い．妻を亡くした男性の方が，未亡人と比べてリスクの高い時期が長いと考えられている．

悲嘆の現象学　死別反応は，激しい感情とさまざまな対処戦略を引き起こす．さらに対人関係，生物心理社会的機能，自己評価，世界観を変容させ，それらが無期限に持続することもある．悲嘆の表出は，個人のパーソナリティ，人生経験，心理学的歴史．喪失の重要性，故人と残された人との関係，利用可能な社会的ネットワーク，併発するライフイベント，健康状態，その他の資源，などを反映する．死別の過程には個人差があるが，研究者たちによる悲嘆の過程のモデルが提唱され，重畳する少なくとも3つの相または状態からなる．それらは，(1)衝撃，不信，否認の最初期，(2)鋭い不快と社会的引きこもりの中間期，(3)再生と再構築の最終期である．キュブラー-ロスの死にゆく段階と同様に，悲嘆の段階は悲嘆の正しい経過を指示するものではない．むしろ，残された者ごとに異なる，重畳し流動的な過程を描いた一般的なガイドラインである（表34.1-4）．

ライフサイクルからみた死別

児童青年期の死別

　北米の子どもの約4％が，片親または両親を15歳までに亡くしている．子どもが遭遇する死別で2番目に多いのは同胞の死である．悲嘆反応は発達段階と死の概念によって色づけされ，成人の反応とは異なる．子どもは死に際して最小限の悲嘆しかみせず，後に大きな喪失の影響を経験する．悲嘆の中にある子どもは，引きこもって故人の思い出に耽ることは少ないが，代わりに何らかの活動に没頭することが多い．悲しむよりも，無関心，怒り，非行がみられる．行動は一貫性を欠き不安定になる．悲嘆反応を示す子どもの行動には，見捨てられたことや死に対する激しい怒りと恐怖が表出される．死を扱ったゲームがみられることも多いが，それでさまざまな思いや不安を処理しようとする．これらのゲームは子どもにとっては馴染みやすく，安全に気持ちを表出する機会を

表 34.1-4　悲嘆の相

衝撃と否認（数分，数日，数週間）
　不信と麻痺
　探索行動：切望，思慕，抵抗
鋭い苦痛（数週間，数か月）
　身体的な苦痛の波
　引きこもり
　囚われ
　怒り
　罪責感
失われた行動パターン
　落ちつかず焦燥
　目標がもてず無気力
　死別後の人々との同一化
回復（数か月，数年）
　悲嘆の幕引き
　復職
　古い役割への復帰
　新たな役割の獲得
　喜びの再体験
　新たな仲間や他人の愛の希求

提供する．子どもは悲嘆をたまに短く示すだけにみえても，現実には悲嘆が成人よりも長引くことが多い．

　子どもは成長する中で繰り返し喪と向き合わなければならない．子どもは亡くなった人のことを繰り返し，特に，キャンプ，卒業，結婚，子どもの誕生といった大切な時間に思い出す．子どもの悲嘆反応は，年齢，性格，発達段階，従前の死別体験の有無，故人との関係などに影響される．周囲の状況，死因，さらに家族が互いにコミュニケーションを保ち，死別後も家族としてあり続けられる能力も悲嘆に影響する．他に悲嘆に影響する要因として，子どもへの現行のケアの必要性，気持ちや思い出を共有する機会，両親のストレスへの対処力，子どもと他の大人たちとの安定した関係，などがある．親が死ぬと年長の子どもでも見捨てられた，または拒絶されたと感じることは珍しくなく，死んだ親だけではなく，同様に自分を「見捨てる」かもしれない残った親に対しても，敵意を示しやすい．子どもは過去の悪い行いや，時折親が死んでほしいと口にしたり望んだりしたことから，親の死に責任を感じる場合もある．

　2歳以下の子どもは喋らなくなったり，びまん性の苦痛を認めたりする．5歳以下の子どもでは，食事，睡眠，腸，膀胱の機能障害を呈しやすい．悲しみ，恐怖，不安の強い感情が沸き上がるが，こうした感情は持続性ではなく，より長い正常状態の合間に現されることが多い．学齢期の子どもは，恐怖症または心気症，引きこもり，偽性の成熟を現し，さらに学業や友人関係が悪化する．青年期では成人と同様に，問題行動から，身体症状，不安定な感情，禁欲主義まで，ありとあらゆる死別の表現を示す．親を失った青年期の男子は犯罪に走りやすいの

に対して，女子は慰めと安らぎのために性的行為に向かいやすい．行動の障害と抑うつはすべての年齢の子どもにみられる．死別後の子どもが抑うつエピソードを示す割合は，成人と同様に高い．

死別体験をした子どもは，その子の情緒と認知の発達に配慮をして扱わなければならない．親の死は現実で覆らないこと，そして彼らには何の罪もないことを伝える必要がある．子どもには感情や心配を表現でき，質問がしやすく，簡潔，公正，明瞭な答えを得られるようにすべきである．大人と同様に子どもにも，大切な人の死を悼む儀式が必要である．葬儀に出席したり喪に参加したりすることは，最初の段階として有意義であろう．

成人期の死別

どのような喪失が最も深刻な反応を引き起こすかについて，一致した見解は得られていない．最もストレスの強いライフイベントとして，配偶者の死がよくあげられてはいるものの，子どもを失う方がさらに深刻であるという意見もある．子どもの死は特に悲しいものであり，残された母親，父親，兄弟，姉妹，祖父母や他の親族にとって生涯にわたる喪失となる．子どもの死は人生を変える経験である．成人後に両親や同胞を失うことについて十分に系統だった研究はなされていないが，配偶者や子どもを失うことに比べると比較的喪失は穏やかであると一般的には考えられている．

周産期後期の喪失（流産ではなく死産や新生児死亡）を経験した母親は，重度の悲嘆を呈する．この悲嘆はその後の妊娠で再体験されることが多い．乳幼児突然死症候群は，死が突然で予期しないものであるため，特に深刻である．両親は強い罪悪感にさいなまれたり，互いを責めたりし，その後の夫婦生活が困難になることが多い．

後天性免疫不全症候群（acquired immunodeficiency syndrome：AIDS）で亡くなった人の家族，友人，恋人は特有の試練を受ける．AIDS は疾患そのもののスティグマ（stigma：汚名）とゲイコミュニティ（注：同性愛者の権利などに関心をもつ集団）のスティグマをもたらす場合が多く，介護者が病者と接触することに不安をもっており，それは特に盛年期の人に顕著である．無症候感染は，感染者とその親しい人たちに診断を受容する時間を与える．しかし，ヒト免疫不全ウイルス（human immunodeficiency virus：HIV）陽性者に，日和見感染症や併発する癌の症状が現れ始めると，疾患は再び脅威となる．現実に対処することは情動的に至難で複雑である．HIV陽性者だけでなく，介護者も死を望むようになり，そのことが罪悪感を呼び起こすことも多い．残された恋人にとって，自分自身の HIV の状態，多くの喪失，その他の並行するストレス因子は，回復を複雑にする．AIDS で恋人を失ったゲイの男性は，他の死別後の人に比べて，落ち込みが強く，希死念慮の頻度も高く，違法薬物の使用に陥りやすい．

高齢者は他のライフサイクルの段階にある人と比べて喪失に遭うことが多く，強い孤独は故人の思い出を長引かせる．重い障害をもつ高齢者にとって，日常生活で頼りにし，唯一の親しい仲間であった配偶者を失うことは，死別反応をより深刻にする．

悲嘆の治療

通常の悲嘆の場合，自分たちの反応や行動を妥当であると受け止めているため，精神的援助はほとんど必要としない．そのため，よほど激しい死別反応を認めない限り，通常は死別後の人は精神科医や心理士を訪れることはない．例えば，非日常的な状況にあっても，死別後の人が自殺を試みることはない．自殺を真剣に考えている場合は，精神科的介入の適応となる．

専門的な支援が求められた場合，かかりつけ医に睡眠薬を望む場合もある．睡眠を促す軽い鎮静薬は時として有効ではあるが，通常の悲嘆に対して抗うつ薬や抗不安薬が適応となることは稀である．死別後の人は，喪を解くためには，どんなに痛みを伴うものであっても，その過程を経なければならない．薬物で痛みを麻痺させられた患者は，最終的に良好な結果へ導くはずの通常の過程を閉ざしてしまう．

悲嘆反応は抑うつ障害や病的喪へ発展する可能性もあるため，死別後の人に特別なカウンセリングのセッションを設けることが重要な意味をもつことが多い．悲嘆の治療（grief therapy）はますます重要な技能になってきている．定期的なセッションの中で，悲嘆にくれる人は喪失や故人への思いについて話せるようになる．死別後の多くの人が，故人に対する怒りや両価的感情を自覚して表出することができずにいる．こうした感情が当たり前のものだと保証されなければならない．

悲嘆の治療は必ずしも 1 対 1 で行う必要はない．集団療法でも効果は得られる．場合によっては自助グループも重要な意味がある．配偶者を亡くした男女の約 30% が友人から疎遠になり，社会生活から引きこもり，孤立感や寂寥感を抱くことが報告されている．自助グループは，親交の場，社会と接触する機会，情緒的支援を提供する．最終的には社会に再び有意義に参加することをお互いが可能にさせる．死別後のケアと悲嘆の治療は，伴侶を失った人々を対象とした場合が最も効果的である．こうした治療の必要性が高まっているのは，家族単位の縮小も理由の 1 つにある．大家族の中で，喪の期間中の情緒的援助や助言を求めることはもはや困難である．

参考文献

Bachman B. The development of a sustainable, community-supported children's bereavement camp. *OMEGA J Death Dying Bereavement*. 2013; 67:21.

Bolton JM, Au W, Walld R, Chateau D, Martens PJ, Leslie WD, Enns MW, Sareen J. Parental bereavement after the death of an offspring in a motor vehicle collision: a population-based study. *Am J Epidemiol*. 2014;179(2):177-185.

Corr CA, Corr DM. *Death & Dying, Life & Living*. 7th ed. Belmont, CA: Wadsworth; 2013.

Kaplow JB, Saunders J, Angold A, Costello EJ. Psychiatric symptoms in bereaved versus nonbereaved youth and young adults: A longitudinal epidemiological study. *J Am Acad Child Adol Psych*. 2010;49:1145.

King M, Vasanthan M, Petersen I, Jones L, Marston L, Nazareth I. Mortality and medical care after bereavement: A general practice cohort study. *PLoS ONE.* 2013;8.

Lerning MR, Dickinson GE. *Understanding Death, Dying and Bereavement.* 7th ed. Stamford, CT: Cengage Learning; 2010.

Lichtenthal WG, Neimeyer RA, Currier JM, Roberts K, Jordan N. Cause of death and the quest for meaning after the loss of a child. *Death Stud.* 2013;37:311.

Maple M, Edwards HE, Minichiello V, Plummer D. Still part of the family: The importance of physical, emotional, and spiritual memorial places and spaces for parents bereaved through the suicide death of their son or daughter. *Mortality.* 2013;18:54.

Neimeyer RA, ed. *Techniques of Grief Therapy: Creative Practices for Counseling the Bereaved.* New York: Routledge; 2012.

Qualls SH, Kasl-Godley JE, eds. *End-of-Life Issues, Grief, and Bereavement: What Clinicians Need to Know.* Hoboken, NJ: John Wiley & Sons; 2011.

Schachter SR, Holland JC. Loss, grief, and bereavement: Implications for family caregivers and health care professionals of the mentally ill. In: Talley RC, Fricchione GL, Druss BG, eds. *The Challenges of Mental Health Caregiving.* New York: Springer Science+Business Media; 2014:145.

Servaty-Seib HL, Taub DJ. Bereavement and college students: The role of counseling psychology. *Counseling Psychol.* 2010;38:947.

Stroebe M, Schut H, van den Bou J, eds. *Complicated Grief: Scientific Foundations for Health Care Professionals.* New York: Routledge; 2013.

Zisook S, Shear MK, Irwin SA. Death, dying, and bereavement. In: Sadock BJ, Sadock VA, Ruiz P, eds. *Kaplan & Sadock's Comprehensive Textbook of Psychiatry.* 9th edition. Philadelphia: Lippincott Williams & Wilkins; 2009:2378.

34.2 緩和ケア

終末期のほぼすべての人に精神症状は起こる．精神科的症候群が起きる頻度は高いが，限定的であり，年齢や性別によっても異なる．例えば，不安と抑うつは男女ともによくみられる．精神医学上の分類は臨床観察の基礎を成す重要な枠組みを保ってはいるが，死にゆく人が想定されたものではない．そのためこれらの患者に対して，いくつかのあてはまる症候群を用意しておくことは実用的であろう．最もよくみられるのは，不安状態，抑うつ状態，錯乱状態である．これらの症状はしばしば併存，重複する．稀に先端恐怖や閉所恐怖などの特異的恐怖症が安心を妨げている場合もあるため，その際にはそれらの症状に見合った通常の治療を適応すべきである．時折，情緒的な危機や症状増悪が適応障害として表出されるが，他の重篤な症状を背景として現れるために，実際には適応障害の診断基準には一致しない．しかし，このことが治療者が増悪因子を特定し通常の方法で対応することを妨げてはならない．大精神病性障害は，死にゆく過程の症候が増えることで潜在化するが，患者が実際は終末期ではない場合と，精神病症状が元の疾患とは明らかに無関係でかつ重畳している場合には，特別な注意が必要である．

有病率

癌と AIDS 患者の精神症状の有病率に関する多くの研究は，死が近づくと精神症状が著しく増加することを示している．入院中の癌患者では，深刻な抑うつ症状の有病率は高く，25～77%にまで及び，より厳密な診断基準ではうつ病は15%，さらに他の15%の患者に深刻な抑うつ症状を認める．また，せん妄の有病率も高く，25～40%に及び，進行の早い場合は85%にまで上昇する．精神疾患と疼痛との関連についても研究結果は一致しており，その1つによれば，精神疾患の診断をもつ患者の39%が著しい痛みを訴え，診断のない患者では19%に留まった．AIDS の入院患者を対象とした研究では，患者の65%が器質性精神障害を示し，27%にうつ病がみられた．精神疾患の診断を受けた患者が，診断のない患者に比べて60日長く入院しているという研究結果から，精神疾患による経済的負担が推測できる．

通常，終末期の患者は不安と抑うつが絡み合った様相を示す．この感情を分けることは難しく，否定的感情（negative affect）という用語は症候の複合体を指すと考えられてきた．失われてゆくものへの悲嘆と未知の終局への恐れを感じずにいることは難しい．来世で魂が蘇ると信じている人は例外であるが，彼らでさえ，現世とそれを彩るものを惜しむ気持ちを同時にもつことが多い．

治療原則

生活の質（QOL）の向上が主な目的であるため，症状を緩和する薬物療法やその他の治療は速やかに行うべきである．それと同時に，心理的介入や家族への介入の統合的プランが計画，運用されることが求められる．これらの患者は病状進行に伴って精神科的症候群が現れることが多い．そのため，病因診断から予防と管理の改善のための有用な手がかりを得ることができる．精査と治療目標が共通である限り，病因診断が同時に求められる．

末期患者の不安

ほとんどすべての内科障害において，不安は主要な症状となりうるし，多くの薬物の副作用として起こることもある．しかし，末期患者の場合，不安は身体症状として現れることが多い．例えば，落ち着きのなさ，過活動，頻脈，胃腸（gastrointestinal：GI）障害，悪心，不眠，息切れ，麻痺，振戦などである．不安から痛みの閾値が低くなり，機能障害が悪化し，あらゆる合併症において苦痛は増加する．また，不安によって患者が他の治療に非協力的になったり，大切な人と良い関係を保てなくなったりすることも多い．患者は不安そのものよりも，恐怖，心配，懸念，反芻などに言及することが多い．

S氏は50歳の理学療法士で，最近進行性肺癌と診断されたばかりである．家族は，彼の妻が雑用のために枕元を離れるだけでパニック症状を呈するほど不安が高まることに気づいた．彼は過呼吸となり，呼吸困難感を訴え，落ち着きがなく，何事にも集中できなくなり，将来について病的な恐怖に憑りつかれた．彼は混乱し，妻に依存しすぎていることで自分を責めた．彼にリラクゼーション（弛緩）法と呼吸法が教えられ，クロナゼパム（リボトリール）が処方されたところ，不安は著しく改善された．S氏は以前よりリラックスしていると感じるようになり，不安も減り，柔

軟性が増し，苦痛なく1人の時間に耐えられるようになった．（Marguerite Lederberg, M. D. のご好意による）

末期患者の抑うつ

抑うつ症状もまた末期患者ではよくみられる症状で，不安と同じ実存的要因によって引き起こされる．研究での有病率は，厳密な診断基準による9％から，より緩やかな診断基準による58％まで報告されている．危険因子には，既往歴や家族歴などが含まれる．末期患者において，疾患による身体への影響とうつ病の自律神経症状との鑑別は非常に困難である．

表34.2-1にエンディコット（Endicott）の代用診断基準を示した．これはDSM診断基準と同様にうつ病診断に寄与することが認められている．さらに，古典的に記述されてきた抑うつ的思考および感情は末期患者のすべての症例には当てはまらず，またそれらが表出された場合は，身体的に健康な患者と同様の抑うつを現しているという臨床観察を反映している．

末期患者におけるうつ病治療に関する研究は多くはないが，既存の研究と身体疾患患者との多くの臨床経験から，明らかな身体的原因が存在し，死に近い期間であっても，うつ病への薬物療法は効果的であることが示されている．

> ある患者が，糖尿病と末期の腎臓病に罹患し，2年間透析を受けてきたが，著しい不眠を伴ううつ病と診断された．ミルタザピン（レメロン）1日15 mgの経口投与が開始され，すぐに睡眠が改善し，抗うつ効果も3週間以内に得られた．彼女は4週後にうっ血性心不全で入院し，これが終末期の入院になると考えられた．彼女は抗うつ薬を中断したがらなかったが，眠気が強いと感じ，大切な人たちとコミュニケーションをとるためには清明な状態でいたいと希望した．メチルフェニデート（リタリン）5 mgを1日2回経口投与し始めたところ，彼女はより覚醒し，意識もしっかりし，家族とコミュニケートできるようになった．彼女が亡くなった時，家族は最期まで彼女とコミュニケーションがとれたことに感謝を述べた．

末期患者の錯乱状態

終末期のせん妄の有病率は85％にまで上昇する．死の数時間前になると，患者が急激に昏睡状態に陥るか肺動脈閉塞栓のような急変で死亡しない限り，せん妄を起こす確率はほぼ100％に達する．急死はどのような場合でも予想外の出来事であり，残された人たちが患者の死が近いことを十分に理解していたとしても，心に傷を負う．寝ずの看病をしていた家族を残して，患者が不可逆的昏睡に陥った場合，家族は死の瞬間の前に患者の死を受け入れる時間を得られる．しかし，75～85％の患者がせん妄状態の中で亡くなる．

 表34.2-1　エンディコットのうつ病の代用診断基準

身体症状	代用の心理的症状
食欲と体重のいずれか，または両方の変化	涙もろく落ち込んだ様子
睡眠障害	社会的に引きこもり，口数が減る
疲労感，意欲低下	ふさぎ込み，自己憐憫，悲観主義
集中困難，決断力低下	反応欠如

病気が悪化するにつれて，患者はしばしば，見当識障害，記憶障害，固執，覚醒状態の変動を示す．こうした症状は軽症で留まる場合もあれば，完全なせん妄の前兆である場合もある．臨床医は，せん妄の軽度で早期の徴候が，抑うつ，不安，不適切な対処行動と誤診されやすいことに注意すべきである．

> 56歳の弁護士で膵癌と診断されたK氏に対して，抑うつの評価のための精神科的コンサルテーションが求められた．彼は背部の中等度の痛みに対してモルヒネを処方されていた．病棟スタッフは，彼が以前よりも引きこもり，上の空で会話も少なく，視線も合わさず，1日の大半を寝て過ごしていることに気づいていた．
> コンサルテーション精神科医の診察において，覚醒の障害，および軽度の意識混濁と見当識障害を認めた．発話は遅く，思考にまとまりを欠いた．K氏は断続的に幻視を見ていたことを認めたが，それまでは当惑のあまり，看護スタッフには言えなかったという．
> K氏はオピオイドによる低活動性せん妄と診断された．就寝前にオランザピン（ジプレキサ）少量（2.5 mg）が投与された．K氏の意識状態は劇的に改善された．意識清明になり，完全に見当識が保たれ，より良好なコミュニケーションがもて，知覚障害や思考障害はなくなった．この治療は，彼にとってはより必要である鎮痛剤を減らすことなく達成できた．

疾患特異的な考察

疾患ごとに特有の問題が存在する．例えば，透析中の患者は週に3度は死にたいと考え，抑うつ，怒り，絶望などの感情，家族の無視や対立への反応に左右されて行動しやすい．がん患者は完治や回復を期待しつつ死の可能性を知らされる．次第に治る見込みがなくなっていく病に直面して治療方針を決めることは，より難しく，より厳しい不安を生じる．幹細胞移植を受ける患者は，高いリスクを伴う大きな賭けとなる最後の機会であるために，強い不安と抑うつを覚える．臓器移植を受けられる可能性がある患者の多くは，すぐそばまで来ている治療を待っている間に死ぬかもしれないと考えながら待っている．神経変性疾患では，身体障害が進み周囲に頼ることも増えていく．認知機能が失われた場合は，問題は行動に現れる．他にも，うつ病は防げなくはないが，よく

みられる症状である．ほとんどの神経変性疾患の患者は，完全に動けなくなりすべてを頼るようになったら耐えられないだろうと言うが，実際にその時になると生命維持装置に乗り続ける．状況によっては，患者は容体が悪くなるにつれて，制限されていく生活の質を価値あるものとして受け入れ，煩わしい見込みのない治療であっても，少しでも希望があるのであれば選ぶこともある．

患者-家族単位

家族の結びつきは終末期にいっそう深まっていく．家族で沈黙の共謀（conspiracy of silence）という反応をとることもある．例えば，家族が患者を守ろうと死にゆくことについて話さず張りつめて黙っている．そして患者もまた家族を動揺させまいと緊張して黙っている．そのような病人の枕もとほど悲しいものはない．親密さ，感謝の表現，謝罪，回想，別れの言葉ではなく，そこにあるのは距離であり，患者は物理的には多くの人に囲まれていても，独りで死んでいく．

精神科医は患者-家族間の開かれた会話のために，家族セッションを用いることができる．医師は病気に対する乖離した見方を確認し，治療における対立を取り扱い，その場にいない家族メンバーについての心配を探ることができる．それらのすべてが患者への援助と医学的管理を難しくしている．家族を今にも失う重大な危機は，家族構造を不安定にするが，精神科医には適応的な変化と再構成を促す機会でもある．家族中心の悲嘆の治療（family-centered grief therapy）は，当初は患者も含め，患者の死後も継続するが，これらの介入を自然に行える機会を提供する．

> ある青年期後期の娘が，死にゆく母親の役割を肩代わりするために大学を休学したが，家族は母親の死後に，娘が復学することに少し難色を示していた．精神科医の介入によって，母親は娘が学業を続けられるように家族の役割を再構成することができた．

決定点，事前指示，委任，代理

本節では，生の終わりを特徴づける移行と決定について総説する．

緩和ケアへの移行

緩和ケア（palliative care）への移行は常に明確ではない．疾患が不治と診断されると同時に，ケアの目標は治癒ではなくなる．しかし，余命が長いか何らかの延命治療がまだ可能である場合，患者とその家族は前向きな目標に関心を示す．医師は予後について幻を追うことなく，この先起こることへの患者の気づきを消すことなく，短期間で達成可能な目標をもてるように促すという繊細な作業を行う．死が近づいていると知らされて初めて，緩和ケアについて熟慮した決断をすることができる．

どこで死ぬか？

看取りのない死 外傷的な死や予期しない死の多くは，破局的な電話で告げられる．すでに患者は亡くなっているが，傷ついた家族は，死を受け入れ，状況に対処し，ある種の締めくくりをするための援助が必要となる．病気，死，葬儀を通じて生を体感することが，喪の過程での正常な回復にどれだけ重要かということは十分には認識されていない．

全く予期しなかった死は，たとえそれが心臓発作のように納得できるものであったとしても，予期できた悲嘆以上に，やり残したことへの禍根を残す．もし故人が犯罪被害者であれば，残された人は強迫観念に駆られ，悲嘆は深刻な心の混乱を伴う抑えられない怒りへと転じる．自殺を受け入れることもまた，不可能ではないにしても，残された人にとって難しいことである．

救急部門，警察署，宗教施設やコミュニティ機関は，外傷的死別者を支える資源の紹介先リストを備えておくべきである．精神科的援助には，プログラムの改良と幅広い専門家や個人へのコンサルテーションも含まれる．遺族は，喪失の完了を自分達や他者に知らせ，墓に限らず，追悼できる場を設けて儀式を執り行えるように支援されるべきである．

看取られる死 患者の死ぬ場としては，急性期病棟，介護施設，ホスピス，自宅などがあり，ホスピスケアがある場合もない場合もある．

それでもほとんどの患者は，急性期病院で死の直前まで，積極的治療を受けながら死んでいく．これは，死が突然であるか，または，家族や患者が「やれることはすべてなされている」場所にいる必要があるためである．幸いなことに，急性期病院でも適切な治療を提供できる緩和ケアチームをもつ病院の数が増えてきている．

多くの患者は，特別なケアの恩恵を受けることなく介護施設で亡くなる．この不幸な状況は，定形のホスピスケアを介護施設で行うことで改善できるが，ホスピスケアを通常診療に組み込むには，資金源や利権の問題を解決しなければならない．

入院患者のホスピスケアは最初のケアモデルとして発展してきた．それまでは期待すらできなかったやり方で家族の多様な要求と患者の要求が合致したとき，それは家族に温かい思い出として感謝される．ホスピスが受容されるにつれて，病床数の不足から在宅ホスピスの発展が促された．そして在宅ホスピスが利用できることで，自宅での看取りを選ぶ家族が増えている．

在宅ホスピスのプログラムでは，患者は家に居ながらにして通常の形で診察され，受け入れられる．患者と家族は今後起こりうる事態を詳細に説明される．患者と家族は必要な物品を手に入れられるよう支援され，使い方を教えられ，必要な分だけ訪問看護を受けられるよう援助される．その間ずっと，患者と家族は24時間利用でき

る電話相談や毎日連絡をとることにより，医療的指導，看護的援助，情緒的サポートを受けることができる．

この種の支援なしでは，在宅でのよい死を迎えることは難しい．支援によって，患者はありがちな見捨てられ不安を感じず，家族は手に負えない出来事への恐れから解放される．こうした患者の家族はきびしい作業を経験しなければならないが，有能感と自己統制感をもちやすい．家族はより多くの達成感を経験し，他の場合にもちやすい無力感からの苦痛は感じにくい．

死にゆく患者へのケア

ニューヨークのスローン・ケタリング記念癌センター（Memorial Sloan-Kettering Cancer Center）のレダーバーグ医師（Marguerite S. Lederberg, M. D.）は，次のような観察を記載している．

　死にゆく人間は，身体，社会，情緒，精神（spiritual）における要求が十分にかなえられたとき，自殺を手伝って欲しいとは求めない．また，適切な援助と支持を受けた家族は，大切な人が愛され守られていると感じながら死んでいく手伝いができたことに安堵感を覚える．

臨終にある患者を診療する医師の重要な課題の1つは，治癒を目指した治療の終結時期の決定である．そのとき初めて緩和ケアが始められる．死に動揺するあまりに，緩和的手段を用いることに気が進まない医師もいる．むしろ彼らは無駄と知りながら治療を続ける．もしくは，いわゆる英雄的（heroic）手段に頼るが，それは死を防ぐものではなく，不必要な苦しみをもたらすだけである．理想的には，医師は患者の命を延ばすことに腐心しながら，苦痛を軽減させるべきである．同時に，生を明確に浮き彫りにするものとして，死を受け入れなければならない．しかし，死に対して機能不全の姿勢を固辞する医師もいる．これは，それまでの医師の人生経験や訓練を通して強化されてきたものである．医師が他の職種に比べて死を怖がること，そして多くの医師が知性化（intellectualization）という防衛機制を用いて，自分の死をコントロールできるかもしれないとの思いで医学の研究に参加していると言われている．死にゆく患者に最適な治療を行う医師の能力を妨げる危険因子を表34.2-2に示した．これらの因子には，患者への過剰同一視から，先述した死への恐怖までが含まれる．

死と死にゆくことを扱う医師は，さまざまな領域で効果的にコミュニケーションができる．それらは，診断と予後，末期疾患の性質，延命治療の事前指示，ホスピスケア，法的および倫理的問題，悲嘆と死別，精神科的治療などである．それに加えて，緩和ケアに携わる医師は疼痛管理，特に疼痛緩和のゴールドスタンダードの薬物である強力オピオイドの使用には精通していなければならない．疼痛患者を治療する医師の質を向上し，その分野での最新の進歩を提供するために，1991年に米国疼

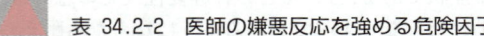

表 34.2-2　医師の嫌悪反応を強める危険因子

医師が，
　患者を同一視している：外見，職業，年齢，性格など
　患者を人生で出会った誰かと同一視している
　現在，病気の家族を抱えている
　最近死別を経験した，または解消されていない喪失や悲嘆の問題を抱えている
　専門性への不安を感じている
　死と無力を恐れている
　患者や家族が感じた，または表出した感情を無意識に反映している
　ひどく曖昧で不確定な状態が長引くことに耐えられない
　うつ病や薬物乱用などの精神疾患の診断をもっている

Meier：The inner life of physicians and care of the seriously ill. JAMA. 2001；286：3007-3014から許可を得て改変．

痛医学委員会（American Board of Pain Medicine）が設立された．

コミュニケーション

診断と予後が確定した後，医師は患者とその家族にそれを告げる必要がある．かつて医師は，患者は死が迫っていることを知らされると絶望し，よく知らされない方が回復の可能性が高まると信じ，沈黙の共謀に加担していた．現在では患者に対して正直に情報を開示するのが原則である．事実，問題なのは患者に伝えるかどうかではなく，いつどのように伝えるかである．1972年に米国病院協会（American Hospital Association）は，患者は「診断，治療，予後についての完全で最新の情報を，合理的に理解できる表現で獲得する権利」をもつことを宣言した，患者の権利法（Patient's Bill of Rights）を起草した．

悪い知らせを伝えること

患者に死が迫っていることを伝える時は，他の悪い知らせを伝えるときも同様であるが，駆け引きと思いやりが重要である．悪い知らせは，1回の話し合いで完全に伝えられることはなく，むしろ何度も会話を重ね徐々に受け入れられていくことが多い．事前準備として，話し合いに十分な時間をつくり，患者の検査結果や事実について適切な情報を揃え，さらには適切に椅子を配置することによって，患者の苦痛を和らげることができる．

可能であればこれらの会話は，患者にとっても医師にとっても邪魔の入らない，ふさわしい場所で，対等の立場で行われるべきである（例えば，患者は衣服を整え，医師は座って話をするなど）．可能でありかつ本人が望むなら，配偶者やパートナーにも同席してもらうべきである．治療医は，高い教育を受けている患者に対しても，現在の状況を明瞭にわかりやすい言葉で説明しなければならない．すべての情報についてコミュニケートするた

めに，情報は何度も繰り返し伝えるか，さらなる話し合いを重ねることが必要である．優しく賢明なアプローチにより，患者自身が否認と受容を制御しやすくする．医師は決して患者の怒りを個人的に受け取るべきでなく，また悪い知らせに対する患者の反応を批判してはならない．

医師は患者に質問を促したり答えたりすることで，誠実なコミュニケーションに応じる用意のあること伝えることができる．患者があとどれくらい生きられるかという評価は，通常不正確であり，伝えるべきではなく，伝えるにしても補足説明が必要である．また医師は患者に，死が訪れるまで見守り続ける意思があることをはっきりと伝えるべきである．最終的に医師は，それぞれの患者の要求と受容力に応じて，どれくらいの情報をいつ提供するか選択しなければならない．

医師が患者の家族を慰める必要が生じたときも，患者本人へ対するのと同様のアプローチが適用される．患者の家族が病気に対して抱いている感情を処理する手助けをすることは，患者を元気づけることと同様に重要である．というのも，家族は患者の感情的支えの重要な源であるからである．

真実を語ること

機転の利いた誠実さは医師が与えうる最も重要な援助である．しかし，誠実であることによって，希望や頑なな楽観論まで奪い取る必要はない．5年の内に85％の人が死ぬ病気であっても，15％の患者はその後も生きているということは意識しておくべきである．「良きを行い，悪しきを行うな」(doing good and not doing harm) という原則は，患者に真実を言うべきか否かという判断の助けとなる．一般的に大多数の患者は自分の状態について真実を知りたい．多くの研究が，悪性疾患患者の80〜90％が自分の診断を知りたいことを示している．

しかし，中には自分の病気についてすべての事実を知りたくない患者もいるので，医師は患者がどの程度知りたいのかを探るべきである．このような患者は真実を話されても否認するので，生命維持装置を使うかどうかというような終末期の決断に参加できない．「悪いニュース」を聞きたくないとはっきりと表明する患者は，最も死を恐れる患者であることが多い．医師はこの恐怖を直接取り扱わねばならないが，患者が真実を聞くことに耐えられない段階においては，近親者にまず知らせるべきである．

インフォームドコンセント

米国では一般診療でも治験でも，インフォームドコンセント (informed consent；説明と同意) が法的に求められる．患者は賢明な決断をするために，診断，予後，治療選択肢についての十分な情報を与えられなければならない．これには，可能性のあるリスクや利益，選択しうる他の治療法，治療を受けなかった場合の結果などの話

 表 34.2-3　患者からの難しい質問例

「なぜ私が？」
「なぜもっと早くわからなかったのですか？　先生は誤診したのですか？」
「どれくらい私には時間があるのでしょうか？」
「先生が私の立場だったらどうしますか？」
「私は実験的な治療を受けてみるべきでしょうか？」
「私は治療あるいはセカンドオピニオンのために有名病院 (medical mecca) へ行くべきですか？」
「もし私の苦痛が本当にひどくなったら，私が死ねるように手助けしてくれますか？」
「何があっても死までずっと私のことを診てもらえますか？」

Quill TF. Initiating end-of-life discussions with seriously ill patients. *JAMA*. 2000；284：2502 から許可を得て転載．

し合いも含まれる．このアプローチによって心理的代償を払うこともある．患者が決断することに過度の負担を感じているときには，重篤な不安，時に精神科的代償不全が起こりうる．それにもかかわらず，患者は多様な選択肢を詳細に説明する医師に対して精一杯反応する．医師は患者が投げかける難しい質問に答える準備をしておかねばならない．その質問のいくつかを表 34.2-3 に示した．

患者が説明を受けた上でいかに選択するかに影響を与えうるので，終末期に関する話し合いは困難をきわめる．

終末期ケアにおける決断

現代社会には，技術進歩によって生じた生と死の決断の問題に対処する十分な用意がない．心肺蘇生が最初に登場した時には，医療職には熱狂的に支持された．それはいつしか魔術的な力を授けられ，ついには医学的治療選択肢というより形骸化した儀式になった．その実施は，多くの医師の治療的行動主義を具現する手段となった．しかし，20世紀末には反対の運動が始まった．まず，治療を拒否する権利が確立された．それは主に，消費者運動と生命倫理運動の相乗効果によって，患者の自律性が強調されたことによる．次に，DNR (do not resuscitate；蘇生不要) 指示や，治療を中断したり開始しないことが倫理的に確立された．医療職は一般の人々ほどこの変化に対して好意的ではなかった．それはおそらく，実践者は死を取り巻く感情の曖昧さについて知り過ぎていて，繰り返し経験してきたからである．

脳死と遷延性植物状態

そのような曖昧さに対処するために，脳死という概念が現れた．脳死とは，高次脳機能 (例えば，認知)，すべての脳幹機能 (例えば，瞳孔運動と対光反射)，呼吸，角膜反射と咽頭反射の消失を伴う．脳死の判断は一般的に

表 34.2-4　遷延性植物状態

- 自己や状況への認識が欠如し，他者との交流がない
- 刺激に対して意味ある反応がない
- 受容性または表出性の言語が失われている
- 睡眠・覚醒サイクル，覚醒状態の回復，時に微笑み，しかめ面，あくび
- 生存するための脳幹や視床下部の自律機能が保たれている
- 腸や膀胱の失禁
- 脳神経や脊髄反射が可変的に保たれている

は死の判断基準として受け入れられている．脳波検査(electroencephalography：EEG)における脳波消失を診断確定に提唱する臨床家もいる．

遷延性植物状態とは，米国神経学会により，自己の意識の消失した状態，もしくは重篤な神経学的損傷を伴う状態(表34.2-4)と定義されている．遷延性植物状態では医学的治療は患者にとって益とはならず，診断確定後は，DNRやDNI(do not intubate；挿管不要)指示が可能で，延命装置(例えば，経管栄養や呼吸器)は外すことができる．

> 1976年，カレン・クウィンラン(Karen Quinlan)の両親が，遷延性植物状態にあった娘の人工呼吸器の使用中止判断の支持を求めたケースは，世界的に注目を集めた．クウィンランの医師らは，呼吸器を外して欲しいという両親の願いを拒否していた．その理由について彼らは，彼女の死に対して，民事上訴えられるか，刑事上の責任をも問われかねないとの恐れを述べていた．ニュージャージー最高裁判所は，判断能力を有する個人は延命治療の拒否権を有し，個人がその能力を失った場合にも拒否権は消失しないとの判断を下した．裁判所は，医師らは医学的倫理からではなく，法的責任への恐れから人工呼吸器の取り外しを望まなかったと判断し，医師らがこの行動をとることに対し，あらかじめ法的免責を与える制度を定めた．特に，ニュージャージー最高裁判所は，院内倫理委員会において「患者が認知および思考が可能な状態に戻る医学的な可能性はない」という予後が確定された後は，延命治療は除去されること，そして医師を含め関わった誰もが，死に対して民事的に訴えられたり，刑事責任を問われてはならないと規定した．
>
> クウィンランさんのケースが周知となったことは，2つの別々の発展の動機づけとなった．それは，判断能力を失った後にどのような治療を受けたいかを明記した，患者の事前指示を尊重する医師らが法的免責を受けられるための，リビングウィル(living will；生前の意思表示)の法制化を各州が進めたこと，そして，裁判所に行かなくても治療に関する同様の係争を解決できるように，各病院における倫理委員会の設置を推進したことである．(Annas GJ. "Culture of life" politics at the bedside. *N Engl J Med*. 2005；352：16.)

事前指示

事前指示とは，終末期と判断された際の医学的介入に関する患者の希望や選択である．事前指示は50州すべてで法制化されており，3つのタイプがある．それはリビングウィル，医療委任状(Health Care Proxy)，DNRおよびDNI指示である．

リビングウィル　リビングウィル(living will)には，まだ判断力のある患者が，病気のために意思疎通が図れない状態になったときに医師が従わなければならない特別な指示を明示しておく．これらの指示には，経管栄養，人工呼吸器，その他の延命処置の拒否が含まれてもよい．

医療委任状　永続的委任状(durable power of attorney)とも呼ばれている医療委任状は，ある人が医学的な決定ができない際に，別の人に決定する権利を付与する．その人は，代理人(surrogate)とも呼ばれるが，患者が何を望むであろうかを考えて終末期医療のすべての決定を行う権限を与えられる．

「蘇生不要」(DNR)と「挿管不要」(DNI)の指示　これらの指示は，臨終にある患者に医師が蘇生や挿管を試みることを禁じている．DNRとDNIは指示を出せる能力のある患者によってなされる．これらの指示はリビングウィルの一部として出されたり，医療委任状によって表明される．リビングウィルや医療委任状を組み込んだ事前指示の例を表34.2-5に示した．

統一州法全米会議(National Conference on Uniform State Laws)により起草された「終末期疾患における統一権利法」(Uniform Rights of the Terminally Ill Act)は承認され，すべての州で立法化が推奨された．この法律は成人が終末期に医学的治療の決定に参加できなくなった場合，医師に対し生命維持治療を控えさせたり中止させたりする指示を宣言することにより生命維持療法の導入に関する決定を支配する権利を与えた．1991年に合衆国連邦患者自己決定法(Federal Patients Self-Determination Act in the United States)が制定され，あらゆる保健施設に以下のことが要求された．(1)入院した患者それぞれに治療を断る権利があることを書面で提示する．(2)事前指示について尋ねる．(3)事前指示があるかどうか，医療委任状を作成しているかどうかを書面で記録し保管する．

今日，事前指示を残していない患者や法的にその能力のない患者は，この種の法的・倫理的問題を扱う院内倫理委員会に相談することができる．このような倫理委員会は医師の助けにもなり，医師が治療中止を勧めるとき，法的にも倫理的にも支持を得ることができる．しかし，事前指示や委任状がある方が，すべての当事者にとってはるかに簡便である．理想的には，医師は患者が健康な時にでも，事前指示や委任状について患者と話し合いを始めるべきである．患者はそのような早期の書類は修正できること，しかし予備的な事前指示でも，緊急時にはそれに従って医師が患者の意志を尊重することを知らさ

表 34.2-5 事前指示，リビングウィル，医療委任状*

死は人生の一部である．それは誕生，成長，加齢と同様に現実である．私はこの事前指示を用いて，人生の終末に世話してくれる医師やその他の人々に医学的治療に関する自らの希望を伝える．これは，将来自分に起こることへの希望に関して事前に指示を出すものであるため，事前指示と呼ばれる．これは，私を延命させるであろう医学的療法についての私の希望である．私はこれが法的に拘束力をもつことを望む．

もし私が医学的治療についての決定をしたり，それを伝えることができない場合，私に関する決定は，延命治療に関する指示を記したこの文書に準じるべきである．

以下のような場合，延命させる医学的治療(経管栄養や補液も含む)を私は望まない．
▶ 私の意識がなく，意識が回復する可能性がない(たとえ死に直面する医学的状況になくても)，もしくは
▶ 病気やけがにより死が迫っていて，回復の可能性がない．

私は，私の状態をより快適にし，痛みや苦痛を和らげる薬剤や介護を望む．たとえ痛みに対する投薬が死を早めるとしても，これを望む．

私はまたいくつかの追加の指示を残したい：[ここに特別な指示を載せる．例えば，一部の人は，予後不良の脳卒中の後に延命させられることに不安を感じている．こういう状況やその他の状況に関する意向があれば，ここに書いて下さい．]

次の枠内の法律上の文言は医療委任状である．それは，私以外の人物に私に関する医学的決定を行う権限を与える．

私_____は，
住所_____
電話番号_____を，
もし私が自身の医学的決定ができないときに，私のためにそれを行う者として指名する．この人物は，保健代理人，代行者，代理人，または法定代理人と呼ばれる．私が自身の医学的治療に関する決定ができない，または意思を伝えることができないときに，代理人の権限が発効する．このことはこの文書が，私が自身で話せなくなった時，例えば，私が昏睡状態やアルツハイマー病になった時に，法的に有効であり続けることを意味する．

私の保健代理人は，私の事前指示が意味するところを他者に話す権限をもつ．この人物はまた，私が望んだであろうこと，それがわからなければ，彼もしくは彼女が私にとって最良と思うこと，のどちらかに基づいて決定する権限をもつ．

もし私の第1選択の保健代理人が，私のために行動できない，または，しないと決断するときには，
私は，_____住所_____
_____電話番号
_____を，第2選択として指名する．
私は私の希望について保健代理人と話し合っている．また第2選択の人物を任命している場合は，第2選択の人物とも話し合っている．私の代理人(たち)は，私のために行動することに同意している．

私はこの事前指示について注意深く検討してきた．私はその意味を理解しており，署名したいと思っている．私は2人の立会人を選出しているが，彼らは私の家族の一員ではなく，また私が死んだ時に相続を受ける者でもない．立会人は，保健代理人に指名している人物と同じ人物ではない．枠内を保健代理人(たち)の指名のために用いるのであれば，この文書が公正であると理解する．

署名_____
日時_____
住所_____

立会人署名_____
立会人氏名(活字体)_____
住所_____
立会人署名_____
立会人氏名(活字体)_____
住所_____
公証人(代理人が指名されている場合使用)_____

*読者はこの見本が多くの使用可能な指示書の1例にすぎないと知っておくこと．
Choice in Dying, Inc.—the National Council for the Right to Die から転載．

れるべきである．

家族へのケア

家族は終末期の患者の介護者という重要な役割を担っている．あまり認識されていないが，家族自身へのケアも必要とされる．家族の責務は抗し難いものであり，特に動ける家族メンバーが1人しかいない場合や，家族自身が虚弱であったり高齢であったりする場合はなおさらである．表34.2-6に，介護における家族の仕事を列記し

表 34.2-6 死にゆく人の家族の仕事

1. 薬物を服用させる
2. 薬物の有害作用に対処する
3. 日常生活動作を助けたり，実際に代行する
4. 傷の包帯を交換する
5. 輸液ポンプや他の備品を管理する
6. 症状（例えば，痛み，悪心と嘔吐，呼吸促迫，けいれん，終末期の興奮）を管理する
7. 看護師や医師が必要とされるときに彼らと連絡をとる
8. 必要な品物を買い揃え，処方薬を受け取る
9. 傍にいることを示し，交流をもつ
10. スピリチュアルな，もしくは宗教的希望に配慮する
11. 事前指示を実行する
12. 経済的問題を管理する

た．これらの仕事の多くは長時間の作業や管理を必要とするため，家族を肉体的にも精神的にも疲弊させる．介護者についてのある研究では，介護の時間を捻出するために，25～30％の人が職を失い，半分以上の人がより低賃金の仕事に転職している．終末期の患者を在宅で看る家族に，最も高い水準のストレスが認められており，特に在宅で患者の死を迎えた場合，熟練した介護者がいる環境で死を迎えた方が良かったと振り返る家族が多い．

在宅死

患者の希望や病気の性質によっては，在宅死は検討されるべき選択肢である．家族によっては病院やホスピスで亡くなるよりも重荷となるが，良質な時間を共に過ごしたいと望む家族や患者にとっては，在宅死はもう1つの好ましい選択肢となりうる．在宅ケアチームがその家の適合性を評価し，日常生活を改善する方法を提案することも可能である．それらは，家具の改良，病院ベッドのレンタル，手すりやトイレなどの補助具の据え付けなどである．医師，看護師，心理士，チャプレン（chaplain；施設つき牧師）らの電話によって，家族によるケアを補うこともできる．どのような場合であっても，家族は何に対して責任を負うべきかを理解し，患者のケアに十分に備えなければならない．最近メディケア（Medicare：高齢者や身体障害者などに対する公的医療保険制度）によって在宅ホスピスケア（hospice home care）が認められ，より広く利用されるようになってきている．

家族療法のセッションを通して，患者の家族は死や死にゆくことに対する感情を体験する．家族セッションは，予期的な悲嘆や喪を生じさせる場ともなる．感情を分かち合うことで浄化作用を得ることができ，特に罪の意識が含まれているときにはそうである．しばしば家族メンバーは，死にゆく患者との間で起きた過去のやり取りに関する罪悪感に対処しなければならない．また家族セッションは，患者の事前指示に対する意見を一致させる助けにもなる．もしも家族が患者の希望に同意していなければ，医療スタッフは指示に従えない．そのような場合，取るべき一連の行動についての家族の異議を解決するために，法的手段も必要となりうる．

緩和ケア

緩和ケア（palliative care）は，終末期ケアの中で最も重要な部分である．緩和ケアとは，終末期の疾患による痛みや他の症状から解放することを指す．緩和ケアでは通常は鎮痛薬を使うことが多いが，緩和ケアの方が患者をより快適にすることができるため，その他の多くの内科的介入や外科的処置は緩和ケアの傘下に入る．モニターとアラーム，末梢および中心静脈点滴，静脈切開，バイタルサインの計測，そして酸素吸入でさえ，患者が平穏に死を迎えるためには中止されることが多い．集中治療室とは違って，静かでプライバシーが守れる場所に患者を移し，家族が傍にいられるようにすることは，緩和ケアのもう1つの重要な様式である．

積極的または治癒を目指した治療から緩和ケアに移行することは，患者が近い将来死ぬであろうという最初のわかりやすいサインとなってしまうこともある．その移行は，患者に関係しているすべての人にとって心情的に受け入れ難いものである．機器や計器を止めることは，それらはその時点までは病院らしい体験の肝要な部分であったわけで，患者や家族，また医師にとってさえもひどく当惑させられるものとなる．実際に，これらの関係者が移行の計画に積極的でない場合，彼らは患者を諦めていないことが容易に読み取れる．

この難しさのため，緩和ケアはしばしば一切敬遠されることがある（つまり，患者が死ぬまで治癒を目指した治療が続けられる）．このような対応が，切迫している死の現実を避けるためだけにとられるなら，さまざまな問題を生じやすい．よく話し合われた末の緩和ケアへの移行は，患者や家族が予期的悲嘆反応を経験した後に，不安を軽減することが多い．さらに，医師やスタッフが，緩和ケアというものが撤退や放棄を意味するものではなく，積極的で関わりの深い過程であるという信念を投影するならば，感情面でより良い結果が得られるであろう．このような変化が生じなかったり，家族が移行に耐えられなかったりした場合，その後のストレスから精神科の関与が必要になることが多い．

> 末期の白血病を患う36歳の医師が，病院のベッドの足元に「死の天使」が見えると訴えたために，精神科にコンサルテーションされることとなった．彼はこの体験が恐ろしく，不可解であると語った．コンサルテーション精神科医は患者に「自分が死ぬことが怖いですか？」と尋ねた．それは彼の経過において，誰かが死や死にゆくことについて触れた初めての機会であった．彼はスタッフや家族に自身の恐れについて率直に語ることができるようになり，最後は穏やかな死を迎えた．

不安，自殺念慮，抑うつが重篤な患者，または明らかに精神病的な患者は，精神科へのコンサルテーションの適応となる．場合に応じて，平穏を得るため精神科的投薬がなされることもある．自殺念慮があるからといって，すべての患者を精神科病棟に移す必要はない．付添者と看護師が分担し，24時間体制（1対1対応）で見守ることもできる．そのような場合，寄り添う者と患者の間に育まれる関係は治療的結果を産む．特に，患者の抑うつが見捨てられ感に関連する場合はなおさらである．終末期患者，または自殺のリスクの高い患者は，痛みに苦しんでいることが多い．痛みが軽快すると希死念慮も軽減する傾向がある．自殺の可能性についての慎重な評価がすべての患者に必要である．自殺企図の既往歴は，終末期患者の自殺の高い危険因子になる．精神病状態になった患者では常に，脳への転移性病変による認知機能障害を考慮しなければならない．そのような患者では抗精神病薬の投与が有効であり，精神療法が有用な場合もある．

疼痛管理

疼痛のタイプ

死にゆく患者に生じやすい多様なタイプの疼痛を表34.2-7にまとめた．その種類によって治療戦略が異なるため，区別は重要である．体性もしくは内臓性疼痛はオピエート（opiate；アヘン剤）に反応する．一方，ニューロパシー（neuropathic；神経障害）性や交感神経性の持続痛には，オピエートに加えて補助療法が必要である．例えば，ほとんどの進行癌患者は複数の疼痛をもち，複雑な治療計画が必要となる．

疼痛の治療

疼痛管理は，積極的に，多様な方法で行うべきであることは強調され過ぎることはない．よい疼痛治療計画は，数種類の薬物を使ったり，同じ薬物を異なる方法で使ったり，異なる経路で投与したりする．例えば，モルヒネ静注はレスキュー（rescue；緊急緩和的）自己経口投与により補われ，持続的硬膜外注射は静注によって補われる．経皮吸収貼布剤は，静注や経口投与が難しい患者において基礎濃度を維持する．オピエート静注用の患者自己管理鎮痛システムは，スタッフによる投与よりも少量で痛みが軽減される．

オピオイド（opioid；アヘン様合成麻酔薬）はせん妄や幻覚を引き起こすことが多い．その精神毒性（psychotoxicity）の機序は，半減期より無痛期間が短いために薬物やその代謝産物の蓄積が起こることによる（モルヒネ[morphine；オプソ，アンペック，パシーフ]，レボルファノール[levorphanol；レボルファン]，メサドン[methadone；メサペイン]）．ヒドロモルフォン（hydromorphone；Dilaudid）のような半減期が無痛期間に近いものを使えば，疼痛コントロールを損なうことなくこの問題を解決できる．オピエート間では交差耐性が不完全であ

表 34.2-7 痛みのタイプ

侵害受容性疼痛	
体性疼痛	持続するが，絶えずというわけではなく，疼く，差し込む，局部に限局する（例えば，骨転移）
内臓性疼痛	持続するが，絶えずというわけではなく，深く，絞るような，それほど限局的ではなく，皮膚の関連痛を伴う場合もある（例えば，胸水は深部の胸痛を生じ，横隔膜の炎症は肩に放散する）
ニューロパシー（神経障害）性疼痛	末梢受容体，求心性線維，中枢神経系の直接損傷に伴い，衝撃的，発作的で焼けるような異常感覚で，中枢の抑制的調節を欠如させ自然発火をもたらす（例えば，幻肢痛；交感神経性体求心性線維が関係している）
心因性疼痛	変化しやすい特徴があり，身体的要因はなく心理的要因によって2次的に生じる；癌患者の場合，単一の現象としては稀であるが，器質的疼痛に随伴することが多い

Marguerite S. Lederberg, M. D., and Jimmie C. Holland, M. D. のご好意による．

る．そのため，薬物の切り替えにおいて減量する際には，いくつかの薬物を残しておくべきである．表34.2-8にオピオイド鎮痛薬を示した．

終末期患者において，鎮痛薬の頓用（as-needed）投与に比べた維持的投与の利点は強調し過ぎることはない．維持的投与は，疼痛管理を改善し，薬物の効果を増強し，患者の不安を軽減する．一方，頓用投与は薬物を待つ間に痛みを増強させてしまう．さらに頓用投与は，患者の薬物探索行動からかえってスタッフを閉口させてしまう．維持療法が行われていても，激しい痛みには追加投与を行うべきである．追加投与が繰り返されるなら，それは維持投与量の増量の必要性のサインである．過去のオピオイド鎮痛薬の投与歴や体重によっては，症状軽減のためには1日2g以上のモルヒネ使用も稀ではない．

各薬剤の多岐にわたる用量や投与法を知っておくことは，偶発的な過小投与を避けるために重要である．例えば，モルヒネを筋注から経口投与に切り替える場合，患者に疼痛を生じさせたり薬物探索行動を誘発させないためには，筋注投与量の6倍に増やす必要がある．補助薬としてよく用いられるのが，精神科医にとっては馴染みのある向精神薬であるが，場合によっては，その鎮痛作用は本来の向精神作用とは別個のものである．よく使われる補助薬は，抗うつ薬，気分安定薬（例えば，ガバペンチン[gabapentin；ガバペン]），フェノチアジン系薬物，ブチロフェノン系薬物，抗ヒスタミン薬，アンフェタミン，ステロイドなどである．それらはニューロパシー（神経障害）性や交感神経性の持続疼痛の治療において特に

表 34.2-8 疼痛管理のためのオピオイド鎮痛薬

薬物および同等の鎮痛効果を発揮する用量相当力価	用量 (mg 筋注または経口)	血漿半減期 (時間)[a]	初回経口量[b] (mg)	利用可能な市販剤形
モルヒネ	10 筋注 60 経口	3～4	30～60	経口：錠剤，液剤，徐放剤 坐薬：5～30 mg 注射可：皮下注，筋注，静注，硬膜外，硬膜下腔
ヒドロモルフォン	1.5 筋注 7.5 経口	2～3	2～18	経口：1，2，4 mg 注射可：皮下注，筋注，静注 2，3，10 mg/mL
メサドン	10 筋注 20 経口	12～24	5～10	経口：錠剤，液剤 注射可：皮下注，筋注，静注
レボルファノール	2 筋注 4 経口	12～16	2～4	経口：錠剤 注射：皮下注，筋注，静注
オキシモルフォン	1	2～3	データなし	坐薬：10 mg 注射可：皮下注，筋注，静注
ヘロイン	5 筋注 60 経口	3～4	データなし	データなし
メペリジン	75 筋注 300 経口	3～4（ノルメペリジン 12～16）	75	経口：錠剤 注射可：皮下注，筋注，静注
コデイン	130 経口 200 経口	3～4	60	経口：アセチルサリチル酸とアセトアミノフェンとの合剤の錠剤，液剤
オキシコドン[c]	15 経口 30 経口	―	5	経口：錠剤，液剤 アセトアミノフェンとの合剤（錠剤，液剤），アスピリンとの合剤（錠剤）

[a] 耐性のない患者では鎮痛効果のピークは1/2時間から1時間後で，4～6時間効果が持続する．経口摂取では効果発現は遅れ，効果持続は延長される．
[b] 推奨される初回の筋注量；最適量はタイトレーション（titration：滴定）で決められ，最大量は有害作用によって制限される．
[c] 長時間作用型で持続投与型のオキシコドン（OxyContin：オキシコンチン）は薬物依存者に乱用されてきたため，その使用は批判されてきた．しかし，この薬物は10，20，40，160 mg の非常に使いやすい剤型があり，12時間ごとの服用で済む．重症持続性疼痛の維持療法に用いられる．

Foley K. Management of cancer pain. In：DeVita VT, Hellman S, Rosenberg SA, eds. *Cancer*：*Principles and Practice of Oncology*. 4th edition. Philadelphia：JB Lippincott；1993：936 から許可を得て改変．

重要であり，治療の核になりうる．

他の疼痛管理の進歩として，神経ブロックや硬膜外持続注射などの，より侵襲的な治療法がある．さらに，放射線療法，化学療法，また外科的切除さえも，緩和ケアにおける疼痛管理の方式として考慮されるべきである．短期間の放射線療法や化学療法は腫瘍を縮小させたり，痛みや障害を生じる転移病変の処置に用いられる場合がある．例えば，末期のホジキン病患者では，全身の化学療法は腫瘍の付加を減らすことにより，患者の生活の質（QOL）を改善する．浸潤性腫瘍の外科的切除は同じ理由で有効であり，乳癌で最も顕著である．

他の症状の緩和

症状の管理は緩和医療において最大優先事項である．患者はさほど現実味がない迫りくる死よりも，むしろ日々の症状による苦痛に悩んでいることが多い．表34.2-9に，よくみられる終末期の症状をあげた．包括的な緩和アプローチは，疼痛と同様にこれらの終末期の症状に対処することも含む．苦痛の原因には，不安などの精神症状や，身体症状が含まれる．身体症状の中で最も多いのは，下痢，便秘，食思不振，悪心，嘔吐，腸閉塞などの GI（gastrointestinal：胃腸）症状である．他の重要な症状として，不眠，錯乱，口内炎，呼吸困難，咳，かゆみ，褥瘡，頻尿，失禁などがある．介護者はこれらの症状をしっかり観察し，それが堪え難いものになる前に，早期に適切で積極的な治療を実行すべきである．

化学療法に伴う悪心，嘔吐に効果的な治療として，マリファナの活性成分である Δ-テトラヒドロカンナビノール（Δ-tetrahydrocannabinol：THC）の使用がある．経口の合成カンナビノイドであるドロナビノール（Marinol）は8時間ごとに1～2 mg の用量で投与する．THCを供給するマリファナタバコの吸引は錠剤よりも効果があると考えられている．その提唱者によれば，肺からの方が吸収が早く，制吐作用も強い．医療目的のマリファナタバコの合法化は繰り返し試みられているが，米国では限定的にしか認められていない．

表 34.2-9　よくみられる終末期の症状/徴候

症状/徴候	注解	管理/ケア
悪液質	すべての末期疾患の状態は，食思不振や脱水による悪液質を伴う	栄養管が有効な場合もある；少しずつ水を口にすることも補助となる
妄想	終末期においてよくみられる	抗精神病薬が有用
せん妄/錯乱	全終末患者の90％で起こるが，50％以上が可逆的	原因がわかり治療可能な場合，回復可能；抗精神病薬や鎮痛薬に反応する場合もある
不安または抑うつ	死の恐怖や見捨てられ感などの心理的な要因，または，疼痛や低酸素症などの身体的要因	抗不安薬や抗うつ薬が有用；オピオイドも強い抗不安作用をもつ
嚥下困難	多発性硬化症，筋萎縮性側索硬化症などの神経疾患の末期状態でみられる	氷片やリップクリームなどの口腔ケアへの配慮；食事の際に座位を調節する
呼吸困難または咳	激しい不安を伴う；極端な例では窒息死の恐怖；肺癌患者に多い	オピオイド，酸素投与，気管支拡張薬が有用
倦怠感	終末期において最も多い	精神刺激薬で軽減できる場合もある
失禁	放射線照射による瘻孔に伴う	患者を清潔かつ乾燥状態に保つ；必要に応じ，留置型またはサック型のカテーテルを用いる
悪心または嘔吐	放射線や化学療法の有害作用	メトクロプラミドやプロクロルペラジンなどの制吐薬；マリファナの使用
皮膚の損傷	褥瘡は体重がかかる部位に頻発	頻繁な体位交換；肘，腰用のパッド；エアマットレス
疼痛	経口，舌下，点滴や注射，経皮的に鎮痛薬を投与	オピオイドが最も標準的

National Coalition on Health Care (NCHC) and the Institute for Health Care Improvement (IHI). Promises to Keep : Changing the Way We Provide Care at the End of Life, release, October 12, 2000 のデータより．

化学療法と放射線療法が無効であった治癒不能の肺癌の47歳の男性が，難治の呼吸困難に1週間苦しんでいた．彼の家族，看護師や他のスタッフは，呼吸困難や助けを求める訴えにますます動揺していた．担当医はコデインより強力な薬物の処方を拒んでいた．家族の要求を受けて，病院の緩和ケアチームが介入することとなった．15分ごとの5～10mgのモルヒネ静注によって苦痛は軽減された．患者が快適と感じた時点で，モルヒネの持続点滴が始められ，必要時にはモルヒネの皮下注が追加された．

米国医師会は末期状態の患者には多量のオピオイドの定期投与が必要であり，身体的依存を恐れるために処方を拒まれるべきではないとの立場を支持している．同様の見解は「グッドマン・ギルマンの治療学の薬理学的基礎」(Goodman and Gilman's the Pharmacological Basis of Therapeutics)にも次のように述べられている．

医師は痛みが苦悶になるまで待っていてはならない．医師が適量のオピオイドを使おうとしないために，患者が死を願うようなことがあってはならない．同様に，終末期患者を治療する医師は法の監視に脅されてはならない．

麻薬取締局(Drug Enforcement Administration：DEA)は終末期患者を治療する医師の処方行為を審査することを検討しているため，このことは特に重要である．強い表現で書かれた論説(New England Journal of Medicine, January 5, 2006)には，死にゆく患者のための医療行為の規定にDEAが関与することが批判されている．なぜなら，DEAによる連邦権限は，犯罪的薬物乱用抑止だけに制限されており，死にゆく患者のケアを監視する権限はないからである．医師は難治性疼痛患者治療のためにオピオイドを投与する権利を守ることに，警戒を怠らず強硬でなければならない．

ホスピスケア

1967年，サンダース(Cicely Saunders)によって英国に聖クリストファーホスピス(St. Christopher's Hospice)が設立され，近代のホスピス運動が始まった．1960年代には，適切にトレーニングされていない医師，的外れの終末期医療，保健における多大な不公平，高齢者の軽視など，いくつかの要因がホスピスの発展を推し進めた．余命が長くなり，心臓病や癌がありふれた病気になってきている時代であった．サンダースは，症状管理，患者と家族を単位としてケアすること，ボランティアの導入，(在宅介護まで含めた)ケアの継続性，患者の死後の家族への継続的ケアなどに重点をおいて，学際的なアプローチを行った．米国での最初のホスピスであるコネチカットホスピスは1974年に開設された．2000年までに米国国内に3000以上のホスピスが設立された．オピオイドを用いた24時間体制の疼痛コントロールは，ホスピス管理の重要な要素を成す．1983年にはメディケア(訳注：高齢者医療保険制度)がホスピスケアに償還を始めた．メディケアのホスピスの指針では，在宅介護が重視され，家庭において，必要であれば病院や老人ホームでも，医師や看護師によるケアや心理社会的もしくはス

ピリチュアルな援助などの幅広いサービスに対して保障されるようになった．適格となるには，医師に余命6か月以内であると証明されなければならない．ホスピスケアを選ぶことによって，患者は治癒を目指す治療ではなく緩和医療を受けることに同意する．多くのホスピスプログラムは病院を基盤にもつが，病棟が分離している場合や，施設内にホスピス病床が散在している場合もある．他のプログラムの形態としては，独立式のホスピスとプログラム，病院と提携しているホスピス，老人ホームのホスピスケア，在宅介護プログラムなどがある．老人ホームは，治癒不能の慢性疾患をもつ多くの高齢患者の死にゆく場である．しかし，老人ホームの死にゆく住人は緩和ケアやホスピスケアを受けることに限りがある．家族はホスピスケアに個人的に参加することに満足を示すことが多い．ホスピスケアにかかる費用はさまざまであるが，在宅介護は一般的に従来の施設での介護より低経費で済み，特に死ぬ前の数か月においてそうである．ホスピスの患者は診断的検査や，外科手術や化学療法などの強い治療を受けることは少ない．しかし，ホスピスに居ながらにして治療プログラムを続けられるようにすることが，新しい流れである．ホスピスケアは，終末期に緩和ケアを選んだ患者にとって，立証済みで実行可能な代替医療である．さらに，ホスピスは終末期患者の尊厳のある苦痛のない死が目標であり，患者と家族をともに援助するケアは，医学本流においてもますます採り入れられるようになってきている．

新生児と幼児の終末期ケア

　生殖医療の進歩のために，多胎と同様に早産の数も増加してきた．そのため生命維持治療の必要が増し，いつ緩和ケアを導入すべきかの決定もより複雑になった．一部の生命倫理学者は，状況によっては生命維持治療を控えることは適切であると考えている．生命維持的治療法は絶対に使うべきでないという立場を貫いている生命倫理学者もいる．広範囲の研究によると，新生児学者の終末期にまつわる決定において，生命を終わらせるべきか，それはいつか，についての姿勢の一致をみていない．
　新生児へ生命維持治療をするかどうかという決定は，多くの場合，死が差し迫っている状況下において行われる．彼らの将来の生活の質が厳しいものと決定づけられていたとしても，大部分の医師は人生が全くないよりはしであると考える．強い治療を行わないことを支持する医師は次のようなQOLの問題を考慮している．(1)身体損傷の程度(例えば，重篤な神経学的障害)，(2)障害をもつ子どもが家族に与える負担，(3)子どもが自身の存在から喜びを得られる能力(例えば，生きているという意識をもち，他者と関係をもつことができる)．
　米国小児科学会(American Academy of Pediatrics)は，乳幼児が非可逆的な昏睡状態に陥っていたり，治療が効果なく死への過程を延ばすだけである場合は，治療をしない決定を容認している．この基準では，両親が決定の過程に参加することは許されていない．2000年の英国でのよく知られた例では，接着双胎の一方の児が処置の結果死ぬことがわかっていても，また両親は双方が死ぬことになるにしても自然経過に任せるべきだと反対したにもかかわらず，接着双胎の分離手術の決定がなされた．新生児の終末期に関する決定は不確実な状態のままである．どの患者が強い治療を受け，どの患者が緩和ケアを受けるべきかの明確な基準はない．

小児の終末期ケア

　事故に次いで，小児の死因の中で癌は2番目に多い．多くの小児癌は治療可能であるが，そうでない癌をもつ子どもにとって緩和ケアは必要である．死に対処するため，子どもの場合は成人より多くの援助を必要とする．概して10歳までの子どもは，死を永遠のものとは考えていない．死を眠りや別離と捉えている．そのため子どもには彼らが理解可能なことだけを伝えるべきである．彼らに理解能力があれば治療計画の決定過程に参加してもらうべきである．痛みがなく身体的に快適でいられることを保証することは，成人同様小児でも重要である．
　小児における終末期ケアでの特異な面は，両親から離される恐怖感を扱うことである．両親に彼らの能力の範囲で終末期ケアに参加してもらうことは助けとなる．子どもも同席した家族セッションは，感情を引き出し質問に答えることを可能にする．

スピリチュアルな問題

　患者や家族，スタッフにとっても，この領域の重要さが以前に増して認識されてきている．いくつかの研究では，信仰は成熟した積極的な対処方法に伴うことが多いとされている．また，終末期患者における心理学的でスピリチュアルな(spiritual；精神的，霊的，宗教的)接触は，伝統的な医学体系における心理学的研究の全く新しい領域を生み出しつつある．精神科コンサルテーション医は，信仰，その意味，宗教的な習慣，対処反応に与える影響などを尋ねておくべきである．それは疾患のすべての段階で，力や自責の源になりうる．初期の「こんなことになるなんて，何か私はしたのだろうか？」から，「神は私が荷なえるだけのものしか私に与えないのであろうか？」を経て，最後の段階での胸を刺すような人生の振り返りにまで及ぶ．それはしばしば自殺衝動に対する反応や終末期医療の決定に対する態度に重要な影響を与える．精神保健の専門家は，この領域を，自意識過剰にならず恩着せがましくなく取り扱い，患者がパーソナリティのスピリチュアルな側面を，面前の危機に十分に統合できるように支援すべきである．また専門家は，可能であるならば，患者のスピリチュアルな指導者と協調して仕事をするべきである．経験のある有能なチャプレン

(chaplain；施設付き牧師)が適応のある患者のために働いた場合，どのような精神療法よりも，直接的に良い結果をもたらす場合がある．次に示す例は，創造的パストラルケア(pastoral care；宗教的指導者から与えられる心理療法的なケア)がいかに苦痛を軽減させることができるかを示している．

> 若い女性が終末期状態でホスピスに入所した．彼女は重いうつ病にかかっており，そのせいで長女の聖餐式に出ることができないと思っていた．ホスピス内で聖餐式が催される手配がなされた．儀式後，彼女の恐れの一部は緩和され，宗教的な要求も満たされ，気分が著明に改善した．彼女は気分が改善するや，他の未解決の問題にも取り組むことができるようになり，残された日々の中で子どもらと良質の時間を分かち合うことができた．(O'Neil MT. Pastoral care. In：Cimino JE, Brescia MJ, eds. *Calvary Hospital Model for Palliative Care in Advanced Cancer*. Bronx, NY：Palliative Care Institute；1998 から許可を得て転載)

代替あるいは補完医療

終末期であると告げられると多くの患者は，健康全般を高めようという無害なプログラムから，より積極的，有害，あるいは詐欺まがいの方法まで，代替医療(alternative medicine)を探し求める．大部分の患者は伝統的医療と代替医療を組み合わせているが，かなりの数の人が補完医療(complementary medicine)を彼らの病気の唯一の治療法と考えている．

終末期疾患を治療するための補完的治療法は，特に癌では，身体の純化，内部浄化による解毒，栄養面および情緒面での健康への留意など，全人的(holistic)アプローチを重視する．この手法は広くアピールされているにもかかわらず，どの手法も癌を治癒させ延命できたと証明されてはいない．それでもなお，いずれの手法も不確かな説明に支えられながらも，強い支持を集めている．人気のある代謝療法は，癌や他の致死的病気の原因は毒素や老廃物の体内への蓄積であると考える．治療は，食餌，ビタミン類，ミネラル，酵素，腸内洗浄により，この経過を逆転させることを基本とする．他のアプローチとしては，身体が悪性物を破壊する力を高めるマクロビオティック(macrobiotic diet：長寿食)やビタミン大量投与などがある．1987 年，全米研究評議会(National Research Council)は予防指針として，食餌中の発癌物質と脂肪を最小限にし，全粒穀物，果物，野菜の消費を増やすことを推奨している．心理的アプローチは，致命的な病気の誘因として，順応できない性格や対処スタイルをあげている．治療は肯定的な生き方を磨くことである．スピリチュアルなアプローチは患者と自然との調和を目的とする．いくつかの集団は病気を撃退する方法として，スピリチュアリティ(spirituality；霊性，精神性)を利用するが，それは時に悪霊払いとしてみられる．免疫療法は近年人気の出てきた療法である．癌は免疫系の障害によるものと考えられ，免疫能の回復が治癒とみなされる．多くの患者が，代替医療は病気の経過には影響を与えないにしても，その助けにより終末期の苦痛に耐える強さが増すと考えている．(代替医療についてのさらなる議論については，第 24 章を参照のこと．)

参考文献

Fahy BN. Palliative care in the acute care surgery setting. In: Moore LJ, Turner KL, Todd SR, eds. *Common Problems in Acute Care Surgery.* New York: Springer Science+Business Media; 2013:477.

Hui D, Elsayem A, De La Cruz M, Berger A, Zhukovsky DS, Palla S, Evans A, Fadul N, Palmer JL, Bruera E. Availability and integration of palliative care at US cancer centers. *JAMA.* 2010;303(11):1054.

Jaiswal R, Alici Y, Breitbart W. A comprehensive review of palliative care in patients with cancer. *Int Rev Psychiatry.* 2014;26(1):87-101.

Kaspers PJ, Pasman H, Onwuteaka-Philipsen BD, Deeg DJ. Changes over a decade in end-of-life care and transfers during the last 3 months of life: A repeated survey among proxies of deceased older people. *Palliat Med.* 2013;27:544.

Kelley AS, Meier DE: Palliative care—a shifting paradigm. *N Eng J Med.* 2010; 363:781.

Lederberg MS. End-of-life and palliative care. In: Sadock BJ, Sadock VA, Ruiz P, eds. *Kaplan & Sadock's Comprehensive Textbook of Psychiatry.* 9th edition. Philadelphia: Lippincott, Williams & Wilkins; 2009:2353.

Matzo M, Sherman MW, eds. *Palliative Care Nursing: Quality Care to End of Life.* 3rd edition. New York: Springer Publishing Company; 2013.

Meir DE, Issacs SL, Hughes RG, eds. *Palliative Care: Transforming the Care of Serious Illness.* San Francisco: Jossey-Bass; 2010.

Moore RJ, ed. *Handbook of Pain and Palliative Care.* New York: Springer Science+Business Media; 2013

Nuckols TK. Opioid prescribing: A systematic review and critical appraisal of guidelines for chronic pain. *Ann Intern Med.* 2014;1:39.

Penman J, Oliver M, Harrington A. The relational model of spiritual engagement depicted by palliative care clients and caregivers. *Int J Nursing Pract.* 2013;19:39.

Risse GB, Balboni MJ. Shifting hospital-hospice boundaries: Historical perspectives on the institutional care of the dying. *Am J Hospice Palliat Med.* 2013;19:325.

Smith TJ, Temin S, Alesi ER, Abernethy AP, Balboni TA, Basch EM, Ferrell BR, Loscalzo M, Meier DE, Paice JA, Peppercorn JM, Somerfield M, Stovall E, Von Roenn JH. American Society of Clinical Oncology provisional clinical opinion: The integration of palliative care into standard oncology care. *J Clin Oncol.* 2012;30:880.

Temel JS, Greer JA, Muzikansky A, Gallagher ER, Admane S, Jackson VA, Dahlin CM, Blinderman CD, Jacobsen J, Pirl WF, Billings JA, Lynch TJ. Early palliative care for patients with metastatic non–small-cell lung cancer. *N Eng J Med.* 2010;363:733.

Vadivelu N, Kaye AD, Berger JM, eds. *Essentials of Palliative Care.* New York: Springer Science+Business Media; 2013.

34.3 安楽死と医師による自殺幇助

安楽死

ギリシャ語で良き死を表す安楽死(euthanasia)という言葉は，慈悲をもって，他人の死を早めたり誘導することを意味する．一般的に人は死が避けられない場合に，苦痛からの解放，尊厳の維持，死にゆく過程の短縮のために安楽死に頼る．安楽死は，患者が望んでいる場合には自発的となり，患者の意に反していたり，同意を得ていない場合には非自発的となる．また，単に英雄的(heroic)救命処置を差し控える場合には受動的，意図的にその人の命を絶つ場合には積極的となる．安楽死は，

医師の意図が患者の死の願望の幇助と教唆であることを前提としている．

安楽死に関する議論は，患者の自律性や尊厳のある死に方を中心として展開される．患者が自己決定権を最も劇的に行使する方法の1つは，延命治療の中止依頼である．患者に判断能力がある場合は，医師はその希望を尊重しなければならない．積極的，自発的安楽死の提唱者たちは，延命治療下にはないが医師の死の幇助を選択する患者にも，同じ権利を拡げるべきであると主張している．

安楽死の反対者も，彼らの立場の倫理的および医学的正当性を強く主張している．第1に，積極的安楽死は，たとえ患者が自発的に望んでいたとしても，殺人の1つの形であり，決して支持されるべきではない．第2に，死の幇助を望む患者の多くがうつ病である可能性があり，治療されれば，死にたいという患者の意志も変わるであろう．

米国の大多数の医学，宗教，法曹の団体は安楽死に反対している．米国精神医学会（American Psychiatric Association：APA）と米国医師会（American Medical Association：AMA）はともに，積極的安楽死は違法であり医療倫理に反すると非難している．しかし，安楽死で有罪とされた個人はほとんどいない．他国においても，大多数の医師や医学団体が安楽死の合法化に反対している．例えば英国では，英国医師会（British Medical Association）は，安楽死は「医学の伝統的精神や倫理とは異質である」とし，もし合法化されれば「すべての人々，それも最たるは弱者に対する医療事情を決定的に変えることになる」と述べている．

世界医師会（World Medical Association）は，1987年10月に安楽死に関して次のような宣言を出している．

> 安楽死は，すなわち意図的に患者の人生を終わらせる行為であり，たとえ本人や親族の要望であっても，非倫理的である．このことは，終末期において，死の自然な過程を許容しそれに従おうとする患者の意志を医師が尊重することを妨げるものではない．

2002年に世界医師会は，安楽死が非倫理的であると非難し，すべての医師や医師会がその実行を慎むべきとする決議を再発行している．

同様に，ニューヨーク州生命倫理問題委員会も安楽死への反対を宣言した．医師は医療において，痛みや苦痛を軽減させ，死にゆく患者の尊厳や自律性を尊重する義務を負う，と委員会は述べている．この義務には，たとえ時には死を早めることになろうとも，効果的な緩和医療を行うことが含まれる．しかし，医師は積極的安楽死を実行したり自殺幇助に参加すべきではない．支援，慰め，患者の自律性の尊重，良好なコミュニケーション，適切な疼痛管理が安楽死や自殺幇助の要求を劇的に減少させる，と委員会は考える．医師が患者の死を誘導する医療的介入に参加することの社会的リスクは大き過ぎる

ため，積極的安楽死や自殺幇助を看過するわけにはいかない，と彼らは主張している．世論の移り変わりやさまざまな見解をもつロビー活動団体に応えて，医師による死の幇助を禁ずるワシントン州とニューヨーク州の州法が合衆国最高裁判所に提出され，合憲性が審議された．1997年6月，裁判所は全員一致で，終末期患者は医師幇助による死の権利はないとの判決を下した．しかし，判決は州レベルでの審議の継続と将来の政治主導の余地を残した．

医師による自殺幇助

米国では，ほとんどの議論の焦点は安楽死ではなく医師による自殺幇助に置かれている．医師による自殺幇助は，積極的安楽死に代わる人道的な代替手段であり，患者はより自律性を維持し，死の実際の行為者でもあり，強要される可能性は少ない，と主張する者もいる．一方，どちらの場合も患者の死をもたらすという意味で，両者の差異は曖昧であるという考え方もある．より重症で苦痛も大きいのに，嚥下，器用さ，体力の問題のために，自殺を遂行できない別の患者の悲痛な訴えを無視しながらも，終末期患者に致死量の投薬を行うこと（医師による自殺幇助）の正当化は実際には難しい．

自らの人生を終わらせたいという自殺願望をもつ患者を医師が幇助するには，いくつかの段階がある．自殺の方法に関する情報を提供すること，致死量の薬物を処方したり致死量の一酸化炭素を吸入する方法を提供したりすること，また患者が操作できる自殺のための装置を提供することすらあるかもしれない．

医師による自殺幇助に関する議論が全国的に注目されるようになったのは，引退した病理学者キボーキアン（Jack Kevorkian）が，アルツハイマー病の可能性が高い54歳の女性に自殺装置を提供した1989年の一件からである．彼の装置を用いてその女性が自殺した後，キボーキアンは第1級殺人で起訴された．その後，ミシガン州には医師による自殺幇助を禁ずる法律がなかったため，起訴は却下された．最初の一件以降，キボーキアンはさらなる人数の自殺幇助を行ったが，数回しか会っていない人が多く，終末期でない人も少なからずいた．キボーキアンは130人を超える人の自殺を幇助したとして，1999年に投獄され，2006年に釈放後，2011年に亡くなった．彼の弁護士や支持者は，痛みや苦痛を軽減させた彼の勇気を称賛した．彼を中傷する者は，慈悲深い連続殺人者と呼んだ．キボーキアンのやり方に反対する者は，防止策，コンサルテーション，十分な精神科的評価がない状況では，患者は末期疾患や難治性疼痛からではなく，未治療の抑うつ障害によって自殺を望む場合があると非難している．彼らは精神疾患の存在なくして自殺は稀であると主張する．絶望した患者が自身を殺す手助けを行うためのより精巧な装置を発明するよりも，疼痛やうつ病のより有効な治療法をみつける方が，慈悲深く効果的

な医療と言えるであろう.

1994年, オレゴン州で医師による自殺幇助の合法化(Death with Dignity Act；尊厳死法)が住民投票で承認され, オレゴン州は自殺幇助を許可した米国最初の州となった(表34.3-1). 初めの4年間の評価で以下のことが明らかになった. 医師による自殺幇助で亡くなった患者は概ね死亡例1万中の8例であった. 最も多かった原因疾患は, 癌, 筋萎縮性側索硬化症, 慢性下気道疾患であった. 終末期に最も多い3つの関心事は, 自律性の喪失(85%), 人生に喜びを与える活動に参加する能力の減退(77%), 身体機能のコントロールの喪失(63%)であった. 80%の患者がホスピスプログラムに参加し, 91%が自宅で亡くなった. 52%に処方医が居た.

2001年に, 司法長官アシュクロフト(John Ashcroft)は, 終末期患者の死を幇助したオレゴン州の医師らを, 医師による自殺幇助は合法の医療目的ではないと主張して, 起訴した. この事案は最高裁判所へ送られ, 2006年最高裁判所はオレゴン州の法律を支持し, 「司法長官の主張のよりどころは, 彼の専門性を超えるものであり, 法令の目的と意図に矛盾するものである」との判決理由を述べた. 2001年以来, 他の3つの州, ワシントン州(2008年), モンタナ州(2009年), バーモント州(2011年)で, オレゴン州と同様の法律が採択された.

多くの医師や医療倫理学者が, 医師による自殺幇助を嫌悪しているにもかかわらず, 世論調査の度に, 3分の2の米国人が特定の状況下での医師による自殺幇助の合法化を支持している. そして, かつては一枚岩であった医学コミュニティ内の自殺幇助への反対姿勢も崩れつつある. しかし, AMA, APA, 米国法曹協会(American Bar Association)は, 積極的安楽死に対する彼らの立場と同じく, 医師による自殺幇助に対しても反対を続けている. 最近では, 米国内科医師会-米国内科学会(American College of Physicians-American Society of Internal Medicine：ACP-ASIM)が, 医師による自殺幇助の合法化を勧めない立場を守りながら, 終末期患者のケアを向上させる取り組みを表明している. ACP-ASIMは, 医師による自殺幇助は深刻な倫理的問題を引き起こし, 医師-患者関係とそれを支える信頼を傷つけ, 社会における医療職の役割を変え, 米国社会が生命に置く価値, 特に障害者, 知的障害者, 社会的弱者の生命価値を危うくすると考えている.

米国自殺学協会(American Association of Suicidology)は, その1996年の医師による自殺幇助と安楽死に関する委員会の報告の中で, 非自発的安楽死は絶対に看過してはならないと結論づけている. しかし, この報告は, 「長く続く苦痛のある臨終患者に対し, 彼らの望みとは反対に, あらゆる代償を払った一途な延命治療をすべきではない」とも述べている. この立場は, 明らかに苦痛の軽減を目的とした治療の結果として, 患者が死ぬかもしれないことを認めている. しかし, 緩和ケアに伴う死は, 医師による自殺幇助とは大きく異なり, 死は治療の目的

表34.3-1　オレゴン州の自殺幇助法

患者は以下のことを満たしていなければならない. 終末期状態であり, 余命が6か月以内であること；正常な判断能力をもつこと；自身の診断, 予後, リスク, 緩和ケアのような代替医療に関して十分に知らされていること；自発的選択を行っていること

2人目の医師が, 患者が終末期であること, 患者自身の自由意志に基づく行動であること, 十分に情報提供されていること, 医療に関する決定を行えることに同意していなければならない

もしどちらかの医師が, 患者が何らかの精神疾患に罹患しており, 患者自身の判断に影響を与えていると考えるならば, 患者にカウンセリングを紹介しなければならない

患者は, 1つの書面での要請および2つの口頭での要請をしなければならない

医師は患者に, 近しい親族へ伝えるよう頼まなければならないが, 患者は伝えないことを選ぶこともできる

患者が自身の決定を変えることは, いつでも可能である

患者の要請から医師が処方箋を書くまで, 15日の待機期間をおく

すべての情報を診療録に記録しなければならない

オレゴン州に常時在住する患者のみが, この法を利用できる

慈悲殺人(mercy killing), 致死的注射, 積極的安楽死は許可されない

薬剤師は, 処方薬の最終的な使用目的について知らされなければならない

医師, 薬剤師, 医療機関は尊厳死法に参加する義務はない

でも意図するものでもない.

自殺の要望をどう取り扱うか

医師による自殺幇助の要請に直面した臨床医を助けるため, AMAの倫理研究所は以下の8段階の臨床プロトコルを提案している.

1. 思考障害をきたすうつ病や他の精神疾患の患者における評価
2. 患者の意思決定能力の評価
3. ケアの目的についての患者との話し合い
4. 患者の身体的, 精神的, 社会的, スピリチュアルな苦痛の評価と対応
5. すべての範囲の治療とケアの選択肢についての患者との話し合い
6. 主治医による他の専門家仲間へのコンサルテーション
7. 望まない治療の除外, および痛みや症状の適切な軽減対策を含む, 患者が選んだケアプランが実行される保証
8. なぜ医師による自殺幇助は避けるべきか, なぜそれはケアのプロトコルの原理と相容れないかを患者に説明しながらの話し合い

精神科医は自殺を，うつ病によるものが多いが，精神疾患の産物としての不合理な行為と考えている．死を望む患者のほとんど全例で，耐え難い痛みをもたらす治療不能の身体疾患によるうつ病の3徴がみられる．このような例ではあらゆる努力をして，抗うつ薬と神経刺激薬をうつ病に，オピオイドを痛みに対して用いるべきである．精神療法やスピリチュアルなカウンセリング，またはその両者が必要になることもある．さらに，死にゆく患者を世話する負担を軽くするための家族療法も必要となるであろう．家族療法はまた，一部の患者は自分が家族の負担になることを望まないために死を求めることからも有用である．現在米国では安楽死や自殺の幇助はどの職種でも認められていない．ゆえに精神科医は責任ある援助や治療に立脚しなければならない．

うつ病と苦痛の区別は必要である．苦痛の性質についての精神科医による研究はいまだ十分ではない．それは神学者や哲学者の守備範囲のままである．苦痛は痛みや他の終末期の症状に勝る，スピリチュアルな，情緒的，身体的因子の複合体である．医師は苦痛を扱うより，うつ病を扱うことに熟練している．ブロヤード（Anatole Broyard）は，その著書 *Intoxicated by My Illness* で自分の死を年代記風に綴り，次のように記している．

> 私は主治医に愛してもらう理由も必要性もないし，彼にいっしょに苦しんでもらうことも期待しない．私は主治医に多くの時間を割いてもらいたいとも思わない．ただ，彼に私のおかれた状況をほんの5分ほどの間，静かに考えてほしい．そして，ただ1度だけでも彼の心のすべてを私に向け，ごくわずかな時間私と一体になって，私の肉体と同じように私の魂にも目を向けて，私の病気を理解してほしい．なぜなら，みんな1人ひとり病み方が違うのだから．

将来の方向性

技術の進歩は，生，死，安楽死，医師による自殺幇助に関して，より複雑な医学的，法的，道徳的，倫理的論争をもたらすであろう．安楽死のいくつかの形は近代医学の中でその位置を確立してきており，患者の生と死の方法を選ぶ権利や能力の境界が拡がることは避けられない．患者も医師も，うつ病，疼痛管理，緩和ケア，生活の質についてより啓蒙される必要がある．医学部や臨床研修でも，死，死にゆくこと，緩和ケアについての話題に相応の関心を集める必要がある．経済，年齢差別，人種差別が，慢性の終末期疾患患者に対する十分で人道的な治療を妨げないように，社会が保証しなければならない．最後に国家の医療政策は，適切な医療保険，在宅介護，ホスピスを，適応のあるすべての患者に供給すべきである．もしこれらの提言が実行されるならば，医師による死の幇助の問題は，その衝撃の大半を失うであろう．

参考文献

Broeckaert B. Palliative sedation, physician-assisted suicide, and euthanasia: "Same, same but different"? *Am J Bioethics*. 2011;11:62.

Canetto SS. Physician-assisted suicide in the United States: Issues, challenges, roles and implications for clinicians. In: Qualls SH, Kasl-Godley JE, eds. *End-of-Life Issues, Grief, and Bereavement: What Clinicians Need to Know*. Hoboken, NJ: John Wiley & Sons; 2011:263.

Carvalho TB, Rady MY, Verheijde JL, JS Robert. Continuous deep sedation in end-of-life care: Disentangling palliation from physician-assisted death. *Am J Bioethics*. 2011;11:60.

Deschepper R, Distelmans W, Bilsen J. Requests for euthanasia/physician-assisted suicide on the basis of mental suffering: vulnerable patients or vulnerable physicians? *JAMA Psychiatry*. 2014;71(6):617–618.

Gamliel E. To end life or not to prolong life: The effect of message framing on attitudes towards euthanasia. *J Health Psychol*. 2013;18:693.

Kimsma, Gerrit K. *Physician-Assisted Death in Perspective*. New York: Cambridge University Press; 2012.

Kraemer F. Ontology or phenomenology? How the LVAD challenges the euthanasia debate. *Bioethics*. 2013;27:140.

Perper JA, Cina SJ. Euthanasia, and assisted suicide: What would Hippocrates do? In: *When Doctors Kill: Who, Why and How*. New York: Springer Science+Business Media; 2010:159.

Rady MY, Verheijde JL. Continuous deep sedation until death: Palliation or physician-assisted death? *Am J Hospice Palliat Med*. 2010;27:205.

Raus K, Sterckx S, Mortier F. Is continuous sedation at the end of life an ethically preferable alternative to physician-assisted suicide? *Am J Bioethics*. 2011;11:32.

Rys S, Deschepper R, Mortier F, Deliens L, Atkinson D, Bilsen J. The moral difference or equivalence between continuous sedation until death and physician-assisted death: Word games or war games? *J Bioethic Inquiry*. 2012;9:171.

Saaty TL, Vargas LG. Legalization of euthanasia. In: *Models, Methods, Concepts & Applications of the Analytic Hierarchy Process*. New York: Springer Science+Business Media; 2012:249.

Westefeld JS, Casper D, Lewis AM: Physician-assisted death and its relationship to the human service professions. *J Loss Trauma*. 2013;18:539.

Zisook S, Shear MK, Irwin SA. Death, dying, and bereavement. In: Sadock BJ, Sadock VA, Ruiz P, eds. *Kaplan & Sadock's Comprehensive Textbook of Psychiatry*. 9th ed. Philadelphia: Lippincott Williams & Wilkins; 2009:2378.

（訳　34.1-34.2 p.1522　淺井茉裕　34.2 p.1522-34.3　グレッグ京子）

35 公衆精神医学

　公衆精神医学(public psychiatry)という領域は，経験と伝統の根本的な核心を統合する．管理医療(managed care)の効果と医療保険制度改革(health care reform)によって始められた米国の保健医療(health care)の見直しでは，公衆精神医学での経験は，行動保健医療(behavioral health care)を変えるための土台として役立っている．

　「公衆の(公共の)」(public)という用語は，公的資金によるか公的資金のあるなしにかかわらず，公共政策の対象としての，精神医学的な計画，治療または機関に当てはめることができる．公衆精神医学についての従来の考え方は拡大され，公的，民間の資金にかかわらず公共財と特に経済的に恵まれない人々のための医学的，心理社会的な発案を含んでいる．

　公衆精神医学のもとに提供されるケアと治療は，変化に富み，入院患者と，公共機関が主催する緊密なネットワークに概ね組み込まれる地域サービスに届けられる．公衆精神医学的なサービスのための財源は，連邦政府の法律で定められた予算によって提供される．それらの予算は州，群，市の行政機関(例えば，精神保健部門，物質使用治療サービス，児童・青年・家族介助，公衆衛生機関，社会福祉事業機関，教育機関，成人矯正機関，少年司法機関)に移行する．最終的には，ほとんどの公衆精神医学と地域サービスは，非営利の地域精神保健，物質使用の治療，児童相談または，行政機関の資金提供によるか行政機関に下請けに出される保健医療団体によって提供される．こうして，十分な公衆・地域精神医学的サービスとそれらが如何に供給されるかを決定する政策と財源は，すべての行政段階での法令と会計予算にかなり依存している．

現代の公衆・地域精神医学

　現代の公衆・地域精神医学について討議されているテーマは5つあり，公衆衛生，公共機関，科学的根拠に基づいた精神医学，精神科医の役割，そして供給システムである．

公衆衛生

　公衆衛生は単なる公的資金による保健医療(health care)ではなく，むしろ特殊な規律と伝統である．それは，個人の健康すなわち個々の患者を援助する保健医療供給システムが優勢な状況によって，歴史的には否定的に定義されたわかりにくい分野である．1990年代の管理医療の登場までは，米国の保健医療は主に医師という個人事業主に対して編成された事業であった．それぞれの権限によって独自の公衆衛生プログラムが定め作られた．そして，公衆衛生プログラムの幅広いバリエーションゆえに，個人の医療の特定のパターンがかなりの影響力をもっていた．それにもかかわらず，規律と伝統として，公衆衛生の使命は人々が健康でいられる状況を保証することである．公衆衛生は，疾病の予防と健康増進を目指す組織化された地域活動から成っている．それは多くの規律を必要とするが，疫学の科学的核心に基づいている．またそれは，現代の公衆・地域精神医学にとって重要な枠組を提供する．

　精神衛生についての公衆衛生局長官の報告書は，「診断と治療に専心する医療よりも目標を拡げ」，精神疾患を患っている人々のために公衆衛生上のアプローチを配慮とリハビリテーションに向ける必要があると強調した．診断と治療はすべての精神科医にとって専門技術の中心領域ではあるが，精神医学的診断と治療が開業医，研究者，教育者の第一の興味の中心であっても，「地域住民を主体にした……(中略)疫学的監視，健康増進，疾病予防とサービスの利用を目標に入れている」見解と知識に基づいて，専門的活動に当たるべきである，と公衆衛生局長官は勧告した．これらの基本的な公衆衛生機能は，公衆・地域精神医学における公衆衛生的展望を定めている．あとに続く議論で，これら4つの公衆衛生の構成要素は，公衆・地域公衆精神医学に対する首尾一貫した「公衆衛生」戦略を定めるために，現在の医療保健改革に組み込まれている．

健康増進

　精神医学の専門家は，気づかれていない精神症状や閾値以下の症候群，そして精神疾患のある大人や子どもに第一線の治療と専門医を見極め提供するために，プライマリケアの専門家や教育者と一緒に働くことで公衆衛生の増進に大いに寄与することができる．共同のケアモデルは，プライマリケアと学校環境に，教師に対してだけ

でなく，そこで働く医学，看護，そして教育の専門家の顧問として精神医学の専門家を招き，保護の必要のあるまたは精神医学的に健康が損なわれている者に治療者を差し向ける．

その上，明らかな精神疾患または嗜癖障害のある人は，精神症状の軽減や管理からだけでなく，強化された心身の健康管理からも恩恵を受けることができる．心身の健康を勝ち取ったり，取り戻すこと(すなわち，回復)は，遺伝的，生物学的要因のみならず，社会的，心理的資源を個人または家族が利用することと支持的な社会連絡網の統合によって決まる．疾患管理(疾病管理または慢性疾患介護管理としても知られている)は，従来の診断的治療のほかに，精神疾患や嗜癖のある人の健康と回復を増進するのに役立つ供給サービスに精神衛生の専門家を導くための，医療を修正した体制である．疾患管理は，「精神疾患の治療に患者が専門家と協力し再発しやすさを減らし，そしてより上手に症状に対処できるよう手助けするために……(中略)自己効力感と自尊心を高め，患者個々の目標達成を援助する技術を育成するために立案された専門家を中心とする介入」と定義されている．疾患管理に対する多くのアプローチが，科学的，臨床的に評価検討され，標準的な精神科治療を高めることがわかっている．

予　防　精神疾患は多くの場合，著しい障害を呈して完全に発症する前に，たいてい前兆や反応を起こすには弱い徴候または機能的な問題が長期間あってから始まる．臨床的には損なわれていないがハイリスク(例えば，精神疾患や嗜癖障害の家族歴，暴力，無視などの極度のストレスにさらされている，または反社会的行動の様相を呈している)があるか，前臨床段階の徴候ないしは機能的問題(例えば，周期性または全般性の不快気分，保護者との分離問題，または常軌を逸した仲間との抜き差しならない関係)がある成人，青年または児童への介入は，比較的少人数の集団を対象にタイミング良く行っているので，費用効果が良いとわかっている予防の一手法である．

1次，2次，3次精神医学という従来の公衆衛生の概念の適用は，精神医学に混乱を招いている．1次予防は，発病前に疾患を予防することを目標に，健康な個々が疾患の根本原因を正すことを意味している．2次予防は，罹病率を減らすために，疾患の急性期または潜伏期にある者やハイリスクの人の早期発見，早期治療を意味する．3次予防は，リハビリテーションと慢性疾患のケアマネージメントを通じて，個々の障害の影響を減らそうとすることである．予防のさまざまな局面を明確にしようと，米国医学研究所(Institute of Medicine：IOM)は3つの異なる部門からなる分類体系を作りだした．全般的介入は，予防接種や，疾患，早期警戒徴候，そして健康増進や時宜を得た治療のための資源についての情報を提供するマスコミのキャンペーンなどのような一般市民を対象にした介入である．選択的介入は，回復力を高め，疾患の発症を予防することで罹病率を下げようと，平均よりリスクの高い人(例えば，前駆症状のある人や精神疾患の家族歴のある人)に焦点を当てている．指示的介入は，患者個々，家族，地域社会そして治療体制が背負う重荷を減らすために，経過中できるだけ早い時期に，疾患によって障害が生じている人に目標を定める．精神医学的援助はたいてい指示的介入の形をとるが，公衆・地域社会環境で選択的介入や全般的介入を指揮し評価を下す精神科開業医や研究者は，より少ない人数でより大きな社会衛生に相当貢献している．

予防の介入は，さまざまな危険因子や前臨床段階の問題を抱えている成人に有効であることがわかっている．例えば，強姦にあった女性は，回復を運任せにするよりも，5回の認知行動療法を受けるほうが，心的外傷後ストレス障害(posttraumatic stress disorder：PTSD)になることが少ない．プライマリケア医によって閾値以下の抑うつの症状が確認された人々は，彼らの受ける標準的治療がうつ病についての教育と抑うつ症状やストレス因に対して積極的に対処する技能によって高められていれば，完全なうつ病にならずにいられるか，たとえ臨床的にうつ病になっても治療で速やかに回復するであろう．成人の予防は，病気の危険にさらす特定の要因または効果的に対処する能力を高める特定の要因に取り組むために，賢明に考案されなければならない．例えば，心的外傷性ストレス因(大災害や致命的な事故など)を経験している人への簡易支持的面接はほとんど効果がない傾向にあり，心的外傷後のストレスをうかつに強めてしまうことがある．一方，心的外傷記憶とストレス徴候に対処する技能を教えることに焦点を合わせた認知行動的アプローチは，災害や事故の成人あるいは子どもの生存者が心的外傷後ストレス障害と抑うつ障害になることを予防するのに効果があることが示されている．

児童青年期の心身の健康上のリスクに対処するために，介入効果に影響を及ぼすいくつかの要素を取り入れ，いくつもの予防プログラムが作られ評価されている．しかし，それらを幅広く体系だって実施することはためらわれている．多くの州は，教師と仲間集団(peer group)を巻き込む学校主体の介入を実施しようと努めている．これらは，両親または子どもだけの介入に期待をかけるだけのプログラムよりも効果的である．小児期中頃のそのような介入は，アルコールと物質使用，暴力といじめ，そして抑うつに関する仲間集団の規範に影響を及ぼすことに成功し，その結果，アルコールと物質の当面の使用を減らすことと，青年期の間ずっとこれらを用いないための仲間集団内の長期的な支援を増やすという2つの成果をあげた．このように，子ども，仲間集団，学校職員，両親，そしてより広い地域の中で結びつきを強めることを同時に目標とし発展させる体系に基づいた多面的介入は，さもなければ一生の行動上の，法律上の，学業成績上の，そして嗜癖性の問題になるかもしれないことを早期に予防するための全般的または選択的なアプローチとして，最も効果がありそうである．

有効な精神科医療へのアクセス　重篤な精神疾患または嗜癖のあるほとんどの人にとって，アクセスは重大な問題である．全米併存症調査研究(National Comorbidity Study：NCS)と全米併存症追試調査研究(National Comorbidity Study-Replication：NCS-R)では，重篤な精神疾患のある人のうち精神科治療をいくらかでも受けたことのある人は前年は40％足らずで，最小限の適切な精神保健サービスの思索を受けたのは6分の1足らず(15％)だった．若年成人，アフリカ系米国人，ある一定の地理的地域に居住する人，精神疾患のある人，そして精神科医以外の医師によって治療を受けた患者は，不適切な精神科治療を受けるリスクが最も高かった．収入は不適切な治療の予測変数ではなかったが，適切な精神保健サービスを受けなかった人の多くは，保険を掛けていなかったか，精神衛生面の保険適用範囲が不十分だったということと，医師または診療所を通じてか公共の精神保健制度利用以外に，実用的な精神科医療資源を持ち合わせていなかったこともありうる．

たとえ精神疾患がみつかっても，社会経済的に逆境にある人々は，しばしば地域で十分な精神保健サービスを受けていないか，受けることができない．例えば，米国の20万人以上の受刑者に精神疾患があると見積もられているが，彼らが拘置所や刑務所に来るまでに精神疾患がみつけられたか治療を受けることができたのはわずかである．連邦政府と州の矯正制度は，成人受刑者の健康問題として精神疾患に向き合い，そして精神疾患によって統制下で起こりうる問題行動を管理するために，精神衛生検診スクリーニングと治療プログラムを設けている．精神疾患のある受刑者が地域に戻ると，大多数は最小限の精神保健サービス以上のサービスを受けるのをやめてしまう．最近のある研究では，安定した精神保健サービスを受けたのは，6分の1足らず(16％；NCSの報告と著しく類似している)で，しっかりした物質乱用回復サービスを受けたのは嗜癖のある者のわずか20分の1であったと報告されている．このように，精神保健サービスと嗜癖治療サービスには地域社会よりも刑務所でのほうがはるかにアクセスしやすい！　このことは，矯正施設が重度精神疾患のある低所得者(しばしば，少数民族の背景がある)のための事実上のケアシステムになるかもしれないという可能性ゆえに，深い憂慮を引き起こしている．

精神科医療の利用に対する容易ならぬかつ広く浸透している妨げの証拠は，いくつかの社会的に重大な局面でみられる．貧しい子どもや大人は，病気が慢性化し重篤になるまで，身体面ならびに精神面の医療がますます据え置かれており，その上，公立病院の救急診療部以外にどのようなサービスがあるか知らないか，もしくは受けることができない．重篤な精神または行動の障害がある子どもは，患者として子どもの受け入れ口になっているか受け入れる気のある(あるいは，子どもまたは家族の保険保障範囲を受け入れるか，保険がなくても受け入れてくれる)妥当な医療水準にある治療施設をスタッフが探し出せないことから，数日から数週までも救急診療施設に留め置かれている．民間のサービスを受ける余裕のない人々は，開業医にかかり治療プログラムをうける資金がかなり不足していることから，適切な精神科医療を探すときに，このような厄介な障害に直面する．増え続ける医療費によって陥った経済効果と公共政策のジレンマは，適切な医療を受けていない何万，何十万もの人々の命ばかりでなく，公衆精神医学の分野にも直接影響している．

精神医学と公共機関

　管理医療の到来以前は個人開業(特に，国民保険制度適用外の医業)モデルが優勢であったため，そして大きくは米国の社会福祉計画の特質と構造ゆえに，精神医学と公共部門機関との関係は，いくつかの特別な例外はあるものの，距離が置かれている．この溝は大学教育による準備期間中に始まり，これにより，多くの精神医学的トレーニングプログラムは公共部門での有意義なローテーションを避けている．包括的な社会福祉改革が始まっているたいていの工業国と対照的に，米国の社会福祉プログラムは無条件にますます増大していった(すなわち，1度に1部門サービス)．ジョンソン大統領の貧困との戦いのような大規模な取り組みは，連邦政府，州政府，そして地方政府のばらばらな官僚政治によるばらばらな方法で履行され，「われわれが知っている福祉を終える」ための連邦政府による規制の最近の変更のようなその後の決定によって，大幅に縮小された．さまざまな社会福祉事業提供機関が，「鉄の三角形」(iron triangle；訳注：特定分野の政策過程における担当省庁，政党または議員，利益集団の三者間の関係を指し，特に協力関係を表す)と呼ばれる提携・協力の過程とその仲間集団を通じて創られた．提唱者たちは，とりわけ，盲目，発達障害，プライマリケア，または精神保健などのような，ある特定の主義主張を支持するために組織を形成する．彼らは，法律制定と予算割り当てを通じてかれらの目的を推進してくれる重要な立法権のある発起人を見つけ出す．これは，官僚政治と提携・協力に加わる官僚らを生み出す．引き続いて起こる議会の会期を通して，提唱者と立法者と官僚の提携・協力は，ますます明確な部門別のサービス提供機関(例えば，被扶養児童のいる成人や家族，または生物学的に重篤な精神疾患を患っている人々)を築き上げる．1930年代から20世紀末にかけて，米国の社会福祉機関は，このパターンで創られた．そのシステムは，結果として，豊富な財政的援助と，地方のサービス供給段階でのサービスの絶望的な崩壊をもたらしている．地方のサービス供給段階では，それぞれの機関が，相反する規則や条例をもたらす別々の財源に頼っている．

　「精神衛生は場所(a place)ではない」といわれている．それぞれの部門別の機関の利用者は精神疾患またはさま

ざまな嗜癖を患っているため，精神科医はどの分野の患者も最終的に受け入れる役割を担っている．重篤な情動の，精神の，または行動上の障害のある子どもへのサービスは，劇的な状況である．5つの明確な部門の機関——児童福祉，教育，プライマリケア，物質乱用，そして少年審判——すべては，これらの子ども（そして，間接的に両親や家族を含む子どもの養育者）を保護する責任がある．特に，最も重い障害のある子どもに対して，子どもを法廷に連れて行く保安業務従事者，日々子どもと一緒にいて特殊教育を行う教師，少年保護司，物質乱用カウンセラー，小児科医のすべてが熟練した精神科医のコンサルテーションとサポートを必要としている．重い精神疾患を患っている成人にサービスを提供するケースマネージャー，職業リハビリテーションカウンセラー（介護支援専門員），必需品手当ての専門家，ソーシャルワーカー（社会福祉士），心理療法家，物質乱用カウンセラー，仮釈放または執行猶予中の保護監察官，法律上の後見人，訪問看護師，ピア（サポート）スペシャリスト（訳注：精神障害者が精神保健スタッフの一員として働く），医師（内科医）に対しても，状況は同様である．

現代の医療に及ぼす労働力の影響

精神科医不足は歴史的に文書で実証されており，これが続くと予測する人がいる．しかし，精神医学の分野は，患者と家族との意味のある結びつきの中にその強さを保持すると同時に，その科学性と基礎となる証拠（例えば，神経科学，遺伝学，薬理学，治療成績科学）とも結びついているので，精神科医不足の逆転が始まっていると主張する人もいる．米国国立衛生研究所（National Institutes of Health：NIH）後援の1990年代の脳の10年（Decade of the Brain）と2000年代に始まった心の10年（Decade of the Mind）は，この変化に寄与した．医学生は，一般の医療に対する精神医学の重要性を認識することによって，ますます刺激されてこの分野に入る気になっている．そして，この分野では，最新の知識の統合，患者との上手な学識のある交流，そして有用性を提供することを快く引き受けることを通じて，開業医（ひいては学際的チーム）がいまだに変化の媒介者であることを，医学生は理解している．しかし，全米的な総数では，地理的に存在する極端な変化を十分に捉えることはできない．田舎や地方では，都市部よりも明らかに不足している．

公共部門の集団の一部には特別な要求があるため，それ相応にその要求に合わせて応答しなければならない．

- 子どもと家族の要求は成人のそれとは異なって表れ，異なる応答を求める．
- 精神疾患の診療の対象としての現れ方は文化的背景によって決まり，介入は文化的な要求にかなったものでなければならない．
- 言葉の問題（聴覚障害者の米国式手話言語を含む）は診断と治療を複雑にする．
- 急速に膨らむ高齢者人口は，効果的な治療のために重要な新しい問題を提起するであろう．

ほんのわずかなこれらの例からもわかるように，援助を必要とする人々の既存のそして変化する需要に応じるためには，複雑・精巧に教育と訓練が計画されなければならない．

有効な公衆・地域精神医学の基礎となる根拠

1980年代以降，歴史的にほとんどの精神科教育プログラムの中で教えられているもの——典型的には，診断と精神療法によって補われる薬物療法に焦点を当てた診察室，診療所，または病院を主体にしたアプローチ——と，多くの精神医学的リハビリテーションを供給またはその供給を支援するために必要とされる技能との間の大きな隔たりに取り組むために，いくつかの構造化された介入が作られている．精神医学的リハビリテーションサービスに対する公衆・地域のアプローチには，薬物療法ばかりでなく，重い精神疾患や行動障害のある人とその家族を援助するために連携されなければならない多くの相補的サービスと，症状に対処し，資源を有効に入手・利用し，できるだけ最小の制限で最大限の自由を得る支援体制がある．これらの介入を実施するために必要とされる技能は精神医学の範疇を越えているので，精神科医は他のリハビリテーションや精神保健の専門家と有効に協力することが求められている．これらの方針に含まれている教育的で，資源と連結した，そして精神療法的な介入を精神科医が行うことは稀であるが，精神科医がこれらの介入を認識し，強化することができるということはきわめて重要である．したがって，これらの介入を忠実に実行する方法を記載したマニュアルに精通することが強く求められ，また，それがますます精神科教育に組み入れられるようになってきている．

科学的根拠に基づいてマニュアル化された児童精神医学的リハビリテーションのための介入 重い情緒障害のある児童と重い行動障害のある青年は，伝統的に家族から引き離され，制限のある精神科治療環境または少年審判制度下に置かれる（例えば，精神科入院患者病棟，居住型グループホームと非行青少年短期収容所）．これらの配置は，子どもを実の家族，学校，仲間集団，地域環境から引き離し，嗜癖，対立，暴力または逸脱行動に曝すことを減らすことで，何かしらの恩恵を与える可能性がある．しかし，そのような配置は，子どもと家族から互いに，そして他の子どもたちや家族，教師，地域のグループと，より良い関係を築く機会を奪ってしまってもいる．効果的な公衆・地域の児童精神医学のための第2の大きな要素は，薬物療法を補足する介入から成っている．1970年代から，重い障害をもつ子ども（とその家族）のためのリハビリテーションアプローチ（rehabilitative approach）が策定され，試され，反復可能なマニュアルと教育プログラムの中に広められている．

支払いとサービス供給の現在のシステムのほとんどが，例えばここで強調されたそれらのような科学的根拠に基づいた介入の利用の便宜を図るか支援するように作られていなかったことを考えれば，科学的根拠に基づいた診療の実行は必ずしも容易ではなく，十分訓練され科学的根拠に基づいた治療モデルを行う気になっている診療所や診療グループにおいてさえ，その実行は稀である．加えて，科学的根拠に基づいた精神科治療モデルを初期に採用し持続的に利用することを支援するために，科学的根拠に基づいた普及と実行の戦略は慎重に計画されなければならない．例えば，最も広く普及している科学的根拠に基づいた精神衛生上の介入の1つである多系統療法（multisystemic therapy：MST）を実践した最近の研究は，初期研修に忠実なプログラムを非常に積極的に早くから採用することをもたらしたが，熟練した専門医から（治療専門家のみならずスーパーバイザーとして）定期的に行われるスーパーバイズと支援を受けたチームのみが初期段階の成功を維持することができたということを明らかにした．

公衆・地域精神医学の総合チームにおける精神科医の役割

公共部門で精神科医が単独で働くことは稀である．大抵，精神科医はチームで働く．チームには，いくつかの専門分野（例えば，心理学，ソーシャルワーク［社会福祉事業］，看護，作業療法，社会復帰または嗜癖カウンセリング，社会奉仕，住宅供給，雇用）の専門家と，学位をもたない直接の介護士（例えば，学士号水準のカウンセラーやケースマネージャー，高卒で地元に密着して働くアウトリーチ（福祉）ワーカー，ピアサポートスペシャリスト，家庭援助者）がおり，それぞれが独自の技能と経験をもって，重く長期的な精神疾患を患っている人のさまざまな要求に取り組んでいる．単独の供給者ではなくチームが，サービスのさまざまな水準の全域にわたってそしてしばしば何年にもわたって，各患者の継続的なケアに対して責任を負う．その成功は，効果的なコミュニケーションに基づいている．サービスが実際に患者本位で協力的なものであることを保証することで，すべてのサービスに積極的かつ有益に参加する利用者（すなわち，患者と家族）の動機づけを最大限にするために，いずれのコミュニケーションも，チームの技術的，論理的な問題点のみならず，利用者の定まった目標に明確に焦点を合わせなければならない．

精神科医は，総合的な精神医学的リハビリテーションチームで3つの主な役割を務める．すなわち，精神医学的な評価を行うこと，薬物療法を提供すること，そしてチームの医学的指導者（そして，時には管理上のスーパーバイザーまたはチームリーダーとして）の役割を務めることである．

精神医学的評価と診断 他の医療環境や患者集団と同様に公衆・地域の環境と集団で不可欠なものは，関連のあるすべての病歴と身体の徹底的な評価と正確な診断である．評価と診断の目標は，おのおのの患者の治療とリハビリテーション（社会復帰）に最も臨床的に効果のある個別の取り組み方を作ることである．公衆・地域の環境下における精神医学的評価には，個々の心理社会的な強さと資質の慎重な再検討が含まれていなければならない．組織的要因（例えば，行政から資金提供されたサービスまたは手当ての資格規制）が障害を強調するか，個人または家族へのサービスや手当ての利用を制限（例えば，福祉から労働へ政策の期間規制，または食料切符や家事提供・住宅供給の引き換え券のような他の一時的支援形態への資格制限）する場合，個々の心理社会的な強さと資質に対する関心はしばしば失われるか不明瞭になる．

薬物療法 精神科医の最もはっきりした役割は，通常は薬物療法を行うことである．精神衛生の公共部門の環境下で最も難しい問題は，有効な薬物処方の専門的な公式化ではなく，むしろ，患者が確実に処方された投薬計画に従うように（すなわち，服薬順守：アドヒアランスまたはコンプライアンス），ケアプランを前もって準備することである．教育は，「実際の問題解決」と「動機付け技術」，そして「注意喚起，自己監視手段，手がかり刺激と強化」に焦点を当てたアプローチや「多くの支持的で社会復帰のための地域主体のサービス」を提供するアプローチよりは効果の点で劣っているが，多くの場合，教育のみが唯一用いられた戦略だったということが，統合失調症患者の向精神薬服薬順守を高めるように立案された介入の最近の再検討でわかった．こうして，精神科医は，診断を明確にし効果的な向精神薬の処方を確立するために，専門的な医学的問題に的確に向き合わなければならないが，効果的な薬物療法は，服薬中断がもたらす結果のような，最も専門的でしっかりとした薬物処方でさえも全く無効にしてしまう心理社会的なストレスや問題を患者が予想し管理できるように，彼らに実際的な援助を提供することに——直接，患者に会うか，間接的に，精神科でない精神衛生の専門家や学位を必要としない介護士と密に連動することにより——，かなり左右される．

チームのリーダーシップ 精神科医は，事業または計画の医学的指導者としてリーダーシップをとる．その結果として，患者すべての医療上の安全と健康を監視する責任と，ケアの質を維持する疾病管理と臨床処置と，まとまりのある治療チームを確立または支援する責任を負う．チームリーダーとしてまたは単に班の一員として，精神科医は，患者ばかりでなくチームメンバー全員に対しても思いやりのあるそして専門的な行動の模範を示す．精神科研修医と医学生が実習としてチームについて勉強する場合，正式にせよそうでないにせよ，リーダーシップは特に重要である．チームでの精神科医は，良き指導者そして精神科医療の中心的な局面での模範的な役割をはたすだけでなく，多様な地域に密着した比較的長期にわたる心理社会的介入の枠組みに精神医学を融合させるために，必要な価値と技能を明らかに示すことにも役

立つ．

　重い精神疾患のある人を診察し，チームの重要なメンバーないしは指導者として貢献したいと願っている精神科医は，最新の精神科リハビリテーションの医療指針に一致した知識と心構えと技能を獲得するために，処方以上のことをしなければならない．すなわち，(1)多くの専門分野が集まったチームのメンバーに敬意を払って支援し，替わりに彼らから尊敬と支援を得る，(2)多数の取り扱い件数に対処する，(3)ケアの継続と一貫性と調整を確保する機関や事業と協力する，(4)ケアマネージメント (care management)，支援つき雇用，技能訓練，家族ならびに居住の支援を提供するスタッフの職務と専門技術を高く評価することである．精神科医がこれらの心構えと技能を受け入れることができれば，他のメンバーとの助け合い，団結を期待でき，利用者は恩恵を得るであろう．患者，家族，研修生，他の精神衛生の専門分野の同僚らの相談役や教師になるために自らの役割を拡げることによってリハビリテーションの考え方を受け入れる精神科医は，診断と治療のみに焦点を当てる精神科医よりも職業専門的に満足しているということが，公共部門にいる精神科医の調査で示されている．

　新しいパラダイム（理論的枠組み）　実質的には，すべての保健医療は，効果的で合理的，そして費用効果の高いケアを提供するために統合，調整されるべきである．より広義の現代のケアの定義は公衆衛生を含めて考えなければならない．実際，公衆衛生モデルと急性期のケアマネージメントのモデルとの結合は，慢性疾患のケアマネージメントやリハビリテーションや回復のモデルとも順に連動し，統合化システムの連続体を成す．

　しかし，この連続体は，以下の4つの別の要素なしには不十分である．それらは，(1)ケアを向上させるための新しい研究の応用と，橋渡し研究（訳注：基礎研究から応用分野におよぶ研究：translational research）へのbench-to-bedside（訳注：研究室での研究結果を直接用いて，患者治療に新たな方法を開発するプロセス）の応用，(2)共通の意思決定への患者と家族の有意義な参加，(3)一次診療体制と専門診療体制の統合，そして(4)支援システムとしての臨床体制の発展である．専門職に就く前の人をそのように教育することは，保健医療とその供給に意味のある持続的な変化をもたらすための1つの取り組みであり，すでにいくつかの機構では用いられている．

サービス供給と治療のための新しいモデル

　組織化されたケア制度　改革の焦点は，明瞭で効果的かつ責任ある供給システムにますます移行している．重い情緒障害のある子どものケア制度の基本的な考えを，2つの観点，すなわち省庁間の構造の観点と臨床経過の観点から述べることができる．一定の地域の5つの明確に分類された機関は，どの機関も自分自身では特定の子どもと家族集団の要求に適切に応じることができないので，彼らのような特定集団に対して強力な共同事業体を形成する．共同事業体を形成する機関は，共通のケアプランを用いて子どもと家族に対応することと，適切にそうできるように自分たちの資源を寄せて分かち合う方法を見出すことに専念する．このことは，州レベルの中央官僚制では，ケア戦略の地方制度を支援し，生じるかもしれないいかなる規制上の紛争も解決し，供給システムの刷新的な面を承認するところに，同目的の関係省庁間合同の関与はあるべきであるということを要求している．協力的な関係省庁間の構造は，効果的な臨床業務のためにその資源と柔軟性を供給する．

　臨床経過の見地からすると，ケア制度は，医学的品質保証の要件にかなう従来の医療を十分に提供する．違いは，ケア制度は家庭と地域で実行され，さまざまな分野（児童福祉，特殊教育，少年審判）からの参加者が1つの標準化された治療方法に関わることである．ケア制度の中心は，子どもと家族，事例に関わる臨床医と機関代表者，そして子どもと家族から認定された重要な支援者からなる子どもと家族メンバーである．現在の問題点が精査され（強さ，課題，そして必要なもの），診断上の問題点が熟考され，臨床上の目標が明確に示され，適切な治療戦略が確認される．それぞれの介入で期待される結果が明記され，それに向けて組織的に計画される．ケア制度は，多くの柔軟なサービスを必要とする．重要な第1歩には，臨床診断上のサービス，ケア調整またはサービス，危機介入サービス，そして柔軟で欠くことのできない支援サービス——どんな状況でも子どもと家族を支援するチャイルドケアスペシャリスト (child care specialist)——が含まれる．特に効果を上げているケア制度は，しっかりした地域組織と，共同のないしは革新的な財政支援モデルまたはその両方を備えたモデルに頼っている．十分な資源と同様に，財政支援モデルは，ある特定の小児と家族に対する明白な責任の割り当てに焦点を合わせるために，いくつもの財政支援を織り交ぜている．

　成人の地域支援の基本となるモデルは，包括型地域生活支援 (assertive community treatment：ACT［アクト］) と呼ばれている．アクトは，精神科医，看護師，臨床心理士，ソーシャルワーカー，精神科助手と医師専門職補助員からなる総合的なチームによって実行される．アクトチームは，決められた人数の重く長期的に続く成人の精神疾患患者のケアを引き受け，毎日24時間利用できるようにする．チームは，住居探し，金銭の管理，家事のやりくり，社会とのつながり探し，職探し，そして職場環境への適応支援に手を貸す．並行して，薬物治療が管理され，地域生活への適応促進に役立つ．プログラムの中心に基本的臨床手順があり，個別の治療計画を作成し継続する．そして，それは，利用者それぞれの変化する要求に絶えず順応する．アクトモデルは，さまざまな州で実施されており，さまざまな方法で修正を加えられている．革新的な財政支援モデルが，いくつかの州で，包括払い制度を用いて作られている．それは従来の出来

高払い制よりも実施と維持が容易である．

現代の管理医療では，アクトチームは，障害者の地域支援を運営する上でリスクを負わない供給者機構に会計責任を割り当てる疾病と障害の管理モデルである．全米精神疾患患者家族会（National Alliance on Mental Illness：NAMI）は，公共機関にアクトサービスを請け負うように勧めるために，アクトプログラム（Program for Assertive Community Treatment：PACT）用の計画モデルとプロトコール（治療計画）を作成している．

効果的な治療モデル 先の議論は，特定の介入とケアの取り組み方の有効性に対して基礎となる根拠を確立しようとして1980年代から取り入れられているさまざまな治療モデルの輪郭を描いている．根拠に基づいた治療への注目は，購入者と政策立案者が一般保健医療に求める成果の質と責任を要求することに対する反応であり，サービス供給モデルまたはケア制度を評価することの難しさを克服するための努力の一端である．

利用できる評価手段，方法を用いて特定の介入サービスの相対的効果を定めるために援助供給制度の構成要素を分割するには，根拠に基づいた行政への展開が必要である．結局，小児の発達上の知的障害の影響を軽減し，重篤で長期的な精神疾患を患っている成人の回復過程を容易にする首尾一貫した合理的な組織化されたサービス供給の有用性に関するもっと大きな政策上の問題に取り組むことになるであろう．

慢性疾患ケースモデル：一次診療での精神医学 最終的には，精神衛生上の問題を長期にわたって抱えている人のケアは，慢性疾患患者のためのプライマリヘルスケア供給の革新的進展に包括されている（http://www.improvingchroniccare.org）．保健社会福祉局の保健資源事業局（Health Resources Services Administration：HRSA），地域保健センターに責任のある連邦政府機関または連邦政府認定保健センター（Federally Qualified Health Center：FQHC）は慢性疾患のケアモデルを採用し，地域保健センターでのトレーニングと技術援助の活動を行っている．そのモデルは，ケアの質と有効な成果のための保健医療供給制度に対する責任についての現在の懸念から生じている．うつ病管理は，HRSAがトレーニングの共同研究のために選んでいる4つの慢性健康障害のうちの1つである．

そのモデルは，保健医療供給制度は地域事情の一部であり，地域との相互作用に敏感でなければならないという前提のもとに始まっている．中心となる4つの部門は，保健医療供給制度でそのモデルを実施する上で重要である．4部門は，自己管理支援（self-management support），供給システム企画（delivery system design），意思決定支援（decision support），そして臨床追跡システム（clinical tracking system）である．自己管理支援は，自らのケアを決め，自分たちの健康責任を養う際に，患者に中心的役割を与える．患者は，目標を決め，治療計画を作り，治療中の問題を解決するために，プライマリケアチームと協力をする．既知の患者の最新情報が集められ，患者継続管理責任が標準事項として割り当てられるなどのために，供給システム企画は健康制度の運営方法の改善を求めている．治療決定は少なくとも1つ以上のはっきりと明示している研究論文によって支持されている明確な立証済みの医療指針に基づいていることを，意思決定支援は求めている．指針は患者と供給者とで話し合われ，治療チームのメンバーは，最新の立証済みモデルで絶えず訓練を受ける．最終的には，臨床追跡システムは，個々の患者と同じ問題を抱える患者集団を追跡する．これらのシステムは実践的で運用可能なものでなければならず，推奨されている指針に治療が準拠していることを確認するために，いつでも個々の治療に注意を払わなければならない．精神医学的ケアをプライマリケアに実際に統合することは，精神疾患のある個々の身体上の健康管理を改善し，精神医学的問題を抱える個々人を地域保険センターに委ねることによって強いられる分離を排除する上で，重大な刷新である．

21世紀の保健医療における公衆・地域精神医学の役割

歴史的には，幸運にも富裕層に生まれ，スティグマ（汚名）から守ってくれる財産と，いわゆる「奇人」，「厄介者」であることを覆い隠してしまうほどの称賛を持ち合わせていない重篤な精神障害者に人道的保護を提供する試みとして，公衆精神医学は生まれた．地域精神医学は，たとえ非人道的な追放（異郷生活）や監禁でなくても，公衆精神医学的治療が経済的に恵まれない精神疾患を患っている人々を実際には無視し抑圧していたという問題に対する解決策として次第に発展した．公衆精神医学（例えば，特別な休息と有意義な社会復帰や職業リハビリテーションを提供）と地域精神医学（例えば，根拠に基づいた治療を提供すると共に，社会的つながりを保つ）は，財政上そして行政上の少ない資源の奪い合いにしばしば夢中になっている．これら少ない資源で，21世紀初期の精神衛生，医療そして福祉事業の専門職と組織のすべてに取り組んでいる．一番必要としながらも受けるサービスが最も少ない人に明らかに有効なサービスを送り届ける献身と同様に，公衆・地域精神医学の発展を引き起こし，その最良の医療の特徴となる支持の精神と技能は，精神衛生全分野で，かつてないほど必要とされている．

参考文献

Abualenain J, Frohna WJ, Shesser R, Ding R, Smith M, Pines JM. Emergency department physician-level and hospital-level variation in admission rates. *Ann Emerg Med*. 2013;61(6):638–643.

Andrade LH, Alonso J, Mneimneh Z, Wells JE, Al-Hamzawi A, Borges G, Bromet E, Bruffaerts R, de Girolamo G, de Graaf R, Florescu S, Gureje O, Hinkov HR, Hu C, Huang Y, Hwang I, Jin R, Karam EG, Kovess-Masfety V, Levinson D, Matschinger H, O'Neill S, Posada-Villa J, Sagar R, Sampson NA, Sasu C, Stein DJ, Takeshima T, Viana MC, Xavier M, Kessler RC. Barriers to mental health treatment: results from the WHO World Mental Health surveys. *Psychol Med*. Aug:1–15.

Agrawal S, Edwards M. Upside down: The consumer as advisor to a psychiatrist. *Psychiatr Serv.* 2013;64(4):301–302.

Appelbaum PS. Public safety, mental disorders, and guns public safety, mental disorders, and guns. *JAMA Psychiatry*, 2013;70(6):565–566.

Conrad EJ, Lavigne KM. Psychiatry consultation during disaster preparedness: Hurricane Gustav. *South Med J.* 2013;106(1):99–101.

Coors ME. Genetic research on addiction: Ethics, the law, and public health. *Am J Psychiatry*, 2013;170(10):1215–1216.

Elbogen EB, Wagner HR, Johnson SC, et al. Are Iraq and Afghanistan veterans using mental health services? New data from a national random-sample survey. *Psychiatr Serv.* 2013;64(2):134–141.

Evans-Lacko S, Henderson C, Thornicroft G. Public knowledge, attitudes and behaviour regarding people with mental illness in England 2009–2012. *Br J Psychiatry Suppl.* 2013;202(s55):s51–s57.

Holzinger A, Matschinger H, Angermeyer MC. What to do about depression? Help-seeking and treatment recommendations of the public. *Epidemiol Psychiatr Sci.* 2011;20(2):163–169.

Huey LY, Ford JD, Cole RF, Morris JA. Public and community psychiatry. In: Sadock BJ, Sadock VA, Ruiz P, eds. *Kaplan & Sadock's Comprehensive Textbook of Psychiatry*. 9th ed. Vol. 2. Philadelphia: Lippincott Williams & Wilkins; 2009:4259.

Kornblith LZ, Kutcher ME, Evans AE, et al. The "found down" patient: A diagnostic dilemma. *J Trauma Acute Care Surg.* 2013;74(6):1548–1552.

LeMelle S, Arbuckle MR, Ranz JM. Integrating systems-based practice, community psychiatry, and recovery into residency training. *Acad Psychiatry*, 2013; 37(1):35–37.

Malmin M. Warrior culture, spirituality, and prayer. *J Relig Health.* 2013; 52(3):740–758.

Pandya A. A review and retrospective analysis of mental health services provided after the September 11 attacks. *Can J Psychiatry.* 2013;58(3):128–134.

（訳　増村年章）

36 司法精神医学と精神医学における倫理

36.1 司法精神医学

司法(forensic)とは，法廷に属すること，という意味であるが，精神医学と法はさまざまな機会に接点をもつ．司法精神医学(forensic psychiatry)は，幅広い範囲の論題を取り扱う．その中には患者に十分な医療を提供する上での精神科医の専門的，倫理的，および法的義務，治療を受けるか拒否するかを決める患者の自己決定権，法廷の決定，立法上の指令，政府の規制機構，および免許制度委員会，そして，犯罪によって告発された者の責任能力と裁判を受ける能力の評価が含まれる．最後に，専門組織の倫理規定と診療指針およびそれらの順守も，司法精神医学の領域に入る．

医療過誤

医療過誤(medical malpractice)とは，不法行為，あるいは民事上の権利侵害であり，医師の過失に起因する．簡単に言って過失とは，患者を治療する義務を負った医師がなすべきでなかったことをしたり，現在の医療行為からみてなすべきであったことをし損なったりすることを意味する．通常，医療過誤の事例で，基準となる治療の標準は，専門家の証言によって決められる．治療の標準は，学術誌の論説，"Comprehensive Textbook of Psychiatry"のような専門書，業務指針や業務組織によって公表された倫理規定によって定められる．

医療過誤を立証するためには，原告(例えば，患者本人，家族，資産管理者)は十分な証拠として，(1)治療の義務(duty)の生ずる医師-患者関係が存在していたこと，(2)治療の逸脱(deviation)があったこと，(3)患者が損害を受けたこと(damage)，(4)逸脱が直接的(directly)に損害を引き起こしたことを証明しなければならない．

医療過誤のこれらの要素は，時に4つのD(義務[duty]，逸脱[deviation]，損害[damage]，直接因果関係[direct causation])と呼ばれる．

医療過誤の4要素のすべてが存在していなければ，責任の認定はされないであろう．例えば，自らの過失が個人への危害(身体的，精神的，あるいはその両方)の直接原因となった精神科医でも，医師-患者関係が存在せず治療の義務が生じていなければ医療過誤の責は問われない．精神科医がラジオ番組で電話してきた人に間違った有害な助言をしても，告訴は成功しないであろう．医師-患者関係は生じていないとの通告が電話してきた人になされていた場合は特にそうである．患者の状態の悪化が治療の過失と無関係なら，精神科医に対する医療過誤の主張は認められない．すべての悪い結果が過失の結果というわけではない．精神科医は正しい診断と治療を保証することはできない．精神科医が求められる治療を提供する際，必ずしも責任を負う必要のないレベルで，間違いは起こりうる．ほとんどの精神科での事例は複雑である．存在する多くの選択肢の中から特定の治療方針を選択するとき，精神科医は個人的判断を行うのである．後になって，決定は間違っていたとわかることもあるが，治療の逸脱はしていないのである．

過誤訴訟に加えて，精神科医は，暴行，殴打，不法監禁，中傷，詐欺あるいは不真実表示，プライバシーの侵害，故意に感情的苦痛を与える，などの意図的不法行為によって告訴されうる．故意の不法行為においては，行為者は他者を傷つけようとする意図があり，また，他害が自分の行為の結果であることに気づいている，あるいは気づいていたはずである．例えば，医師との性交渉が治療になると患者に告げることは詐欺である．ほとんどの医療過誤への保険は，故意の不法行為までは補償範囲とはしない．

処方過誤

一般的に処方過誤(negligent prescription practice)には，推薦されている量を越えている処方とその後の薬用量の治療域への調整の失敗，薬物の非合理的な調合，指示されていない薬物の処方，一度に多すぎる用量の処方，薬物療法の影響の開示をしない，などが含まれる．年配の患者はしばしば異なる医師に処方されたさまざまな薬を服用している．向精神薬の多剤併用は，有害な相互作用や有害作用の可能性があるため，特別の注意をもって行わなければならない．

薬物を処方する精神科医は，道理が通り状況が許す範囲で，診断や薬物のリスク，効能を説明しなければならない(表36.1-1)．精神科患者が精神疾患や慢性的な脳障

表 36.1-1　インフォームドコンセント：開示されることが適切な情報

どのような医療上・精神医学上の状況にも対応する一貫して認められた情報開示の基準は存在しないが，経験的に5つの分野の情報が一般的に提供される．
1. 診断——状態や問題点の説明
2. 治療——提案された治療の特徴と目的
3. 結果——提案された治療のリスクと効能
4. 代替治療——提案された治療に代わる，可能な代替治療とその危険性と効能
5. 予後——治療を行った場合と行わなかった場合の結果の見込み

RI Simon, M. D. による．

害のために認知能力が減退している場合，十分なインフォームドコンセント（説明と同意）を得ることに問題があることがある．その場合，代理となる医療意思決定者の承諾を要することがある．

インフォームドコンセントは，薬物療法が変わり新たな薬を処方するたびに行うべきである．薬物療法の危険性や効能について適切な情報が与えられなかったために患者が傷ついたとすれば，医療過誤を訴えるに十分な根拠が存在することになる．

どれくらいの頻度で患者は薬物療法の経過観察を受けるべきか，ということがしばしば問題となる．答えは，臨床的必要性に応じて診察を受けるべきだというものである．通院の頻度について決まった答えはない．しかし，通院の間隔が長ければ長いほど，薬物の有害作用が生じる可能性は高くなり，臨床症状が進展する可能性も高くなる．薬物療法を受けている患者は，通院で6か月以上間を空けるべきではないであろう．管理医療の契約では頻回な経過観察で精神科医の薬物の処方量が膨大になった場合には返済しないとしている．管理医療やその他の支払い契約の如何にかかわらず，精神科医には患者に適切な治療を行うという職責がある．

その他の過失として，医療過誤を招く薬物療法の問題がある．それには，認識していた，あるいは認識すべきであった有害作用への対応の失敗，処方の限度に患者を従わせることに関する監督の失敗，患者の治療の必要性に応じた薬物療法あるいは適切な用量の薬物処方の失敗，依存の危険のある患者への依存性のある薬物の処方，専門家による相談や治療を患者に紹介し損ねること，薬物治療の離脱の際の過失，などがある．

分担治療

分担治療（split treatment）で，精神科医が薬物療法を提供し，医師でない療法士が精神療法を行うことがある．以下の例は，起こりうる複雑な状況を示したものである．

ある精神科医がうつ病の43歳の女性に薬物療法を行った．また，熟練したカウンセラーが外来でこの患者の精神療法を行うことになった．精神科医は初診時に20分患者を診察し，三環系薬物を処方した．患者は3か月の経過観察に十分な薬を処方された．精神科医の最初の診断は，反復性うつ病であった．患者は自殺念慮を否定した．食欲と睡眠は著しく減退していた．患者は自殺企図を伴う反復性うつ病の長い病歴をもっていた．精神科医とカウンセラーとの間でその後患者に関する討議は行われず，カウンセラーは精神療法で患者を週に1回，30分診ていた．失恋して3週間もたたないうちに，患者は抗うつ薬の服用をやめ，大量の酒を飲み始め，その後アルコールと抗うつ薬の過量摂取で自殺した．カウンセラーと精神科医は診断と治療の過失で告訴された．

精神科医は，患者の十分な診察を行い，過去の病歴を手に入れ，その場限りの病態などというものはないことを理解しなければならない．分担治療では，患者が不連続な診療の割れ目に落ち込みやすいため，医療過誤のワナに陥りやすい．精神科医は分担治療の状況における患者の治療に完全な責任を負っている．しかし，このことは，患者の治療に従事する他の精神保健専門家の責任を免除するものではない．「医療倫理の原則／精神医学のための特別注釈（Principles of Medical Ethics with Annotations Especially Applicable to Psychiatry）」の第5節注釈3では，「精神科医が他の精神保健従事者との協働的役割，監督的役割を引き受けたときは，医師は適切な治療が行われるかを確認するのに十分に時間をあてなければならない」と述べられている．

管理医療またはその他の状況において，有効な医師-患者関係から離れて薬物を処方するだけの付随的な役割を果たすことは，一般に認められたよい臨床基準とは合致しない．精神科医は単なる薬物療法の技術者以上の存在でなければならない．精神科医が患者の臨床状況の全体を知らないまま単に薬物療法を施しているだけの断片的な治療は，医療過誤につながるような不十分な治療である．少なくともこうしたやり方は薬物治療そのものの有効性を弱め，患者が処方された薬物療法に従わないという事態にさえつながる．

分担治療の状態では，精神科医は患者の臨床状態とともに，患者が医師でない治療者から受けている治療の内容や質についても十分な情報を得ることが求められる．協働関係における患者の治療の責任は，各分野の資格と限度に応じて配分される．各分野の責任が他の分野の責任を減ずることはない．患者は各分野の責任について知らされるべきである．精神科医と医師以外の治療者とは，定期的に患者の臨床状態を評価し，協働を続けるべきかどうかを検討しなければならない．協働関係の終わりには，両方の治療者は別々でもいっしょでもよいが患者にそのことを告知すべきである．分担治療において，医師でない治療者が告訴されるとすれば，協働していた精神科医もおそらく告訴されるであろうし，逆もまた同じであろう．

分担治療の状況において薬物療法を行う精神科医は，

必要とあれば患者を入院させる態勢をとるべきである．精神科医が入院させる権利を得ていないなら，緊急事態が起こったときに患者を入院させることができる他の精神科医と事前に取り決めをしておくべきである．分担治療は管理医療組合によってますます利用されるようになっており，医療過誤の潜在的な発生源となっている．

開示拒否と守秘義務

開示拒否

証言上の開示拒否（privilege）とは，召喚（subpoena）されても秘密あるいは守秘義務を維持する権利である．開示拒否の対象となる情報は，夫-妻，司祭-告解者，医師-患者のような関係において特定の人が言ったことであり，法はこれを証言台においても強制開示されないよう保護している．開示拒否は医師ではなく患者に属するものであり，そのため患者は権利の放棄をすることができる．

医師免許をもつ精神科医は，医療に関する開示拒否を主張することがあるが，開示拒否にはいくつか制限がある．例えば，軍事法廷においては，医師が軍人か文民かあるいは軍法会議が行われている州で開示拒否が認められているか否かにかかわらず，開示拒否は全く存在しない．

1996年，米国最高裁判所はジャフィー・レッドモン（jaffee v. Redmon）の精神療法家-患者の開示拒否を認めた．精神療法家-患者の開示拒否により提供された重要な，公的および私的な権益を強調して，法廷は以下のように書いた．精神療法家-患者の開示拒否は「真実を確かめるために，すべての合理的な方法を利用して，通常の主な原則を超越している公益」を提供するであろうことを，州議会と諮問委員会の判断に合意しているので，診断と治療の過程における医師免許を持つ精神療法家と患者の間の機密情報は，連邦証拠規則の規則501の下で強制開示から保護されていると我々は判決する．

守秘義務

長く保たれてきた医療倫理の前提として，医師には患者から得られた全情報の秘密を守る義務があるとされている．この職業的義務は，守秘義務（confidentiality）と呼ばれる．守秘義務は特定の人に対して適用され，他の人には適用されない．守秘義務をもつ内輪の専門職の間では，患者から特別の許可を受けることなく情報が共有される．こうした専門職には，医師に加えて，患者の治療を行う他の医療従事者，臨床のスーパーバイザー（指導者），コンサルタントが含まれる．

召喚は精神科医に守秘義務を破ることを強制することができ，裁判所は法が十分に機能するよう証人に証言を強制することができる．召喚令状（罰則付）は，証人として裁判所に現れるか，証言（供述）録取書をとることを求める命令である．医師には通常，証拠文書提出召喚状（subpoena duces tecum）が用いられ，関連する記録や文書を作成することが求められる．召喚令状を発行する権限は裁判官に属しているが，彼らは訴訟の関係者を代表する弁護士の求めに応じて機械的に召喚令状を発行する．

真の緊急時に必要な介入を実行するため，できるだけ限定された方法で情報が公開されることがある．健全な臨床業務のためには，精神科医は，時間が許す限り何らかの方法で患者の許可を得るよう努力すべきであり，緊急事態の後には患者に報告すべきである．

規則として，臨床上の情報は患者の許可を得て共有され，書面による許可が望ましいが口頭の許可でも適切な文書があれば有効である．情報の公開は情報の一部分についてのみなされるべきであり，同じ関係者に公開する場合でも，許可は公開するたびに繰り返し得るべきである．許可は法的障壁のみを乗り越えるもので，臨床上の問題は別である．公開は許可であり，義務ではない．臨床医が情報を破壊的だと考えるならば，患者と話し合うべきであり，いくつかの例外を除いて公開は拒絶されるであろう．

第三者支払機関とスーパービジョン（監督） 医療に対する保険の適用範囲の増大は，守秘義務と精神医療行為の概念についての関心を促している．今日，保険は全医療費のおよそ70％を補償している．保証範囲を提供するために保険業者は，さまざまな保険規約の運営と費用を評価できるように情報を入手できなければならない．

治療の質の管理のためには，守秘義務が絶対でないことが余儀なくされ，個々の患者や治療者の再調査も求められる．研修中の治療者は，スーパーバイザーと事例の討論をすることで患者との守秘義務を放棄しなければならない．裁判所によって治療を受けることを命令された施設収容患者には，精神保健局に提出された個人治療計画がなければならない．

患者についての討論 一般に精神科医は，患者に対して，社会に対して，職業に対してと，複数の忠誠義務をもつ．論文執筆や教育，研究討論を通して，精神科医は獲得した知識や経験を分け与え，他の専門家や一般市民にとって価値ある情報を提供することができる．しかし，精神科患者との守秘義務を破ることなく，彼らについて書いたり話したりすることは容易ではない．患者を特定することなく討論が可能な身体の病気とは異なり，精神医学的病歴は通常，個性を識別する討論を伴うものである．精神科医には，適切なインフォームドコンセントなしに，患者を特定しうる情報を（おそらく，患者を描写するような情報も）漏らさない義務がある．インフォームドコンセントを得なければ，プライバシーの侵害，名誉毀損あるいはその両方によって訴えられる結果になるであろう．

インターネットとソーシャルメディア 精神科医と他の精神保健専門家が，インターネット上で患者について話し合うことについての法的意味を自覚することは，必要

不可欠である．患者についてのインターネット上での通信は機密性がなく，ハッキングの恐れにさらされており，法的な召喚を受け取る可能性も高い．自分は充分に偽装できていると考え，患者についてのブログを書く精神科医もいるが，結局それらは，関与した患者を含む他人から認識されることとなる．いくつかの専門機関には，患者についての助言を同僚から求めたり，委託したり，そうすることで簡単に調べることができる患者の詳細な情報を提供する，電子的なメーリングリストがある．同様に，患者について話し合うためにソーシャルメディアを用いることは等しく危険である．

児童虐待 多くの州では，医師免許の取得にあたって全精神科医に，児童虐待についての課程をとることを法的に要求している．現在，すべての州法で，特に精神科医に対して，子どもが身体的・性的虐待の犠牲となっていると信じる根拠がある場合に，適切な機関に直ちに報告することが求められている．こうした状況で，弱い立場の子どもに対する潜在的あるいは実際的な危害は，精神医療における守秘義務の価値よりも重大であるとの理由で，守秘義務は法令によってきびしく制限されている．児童虐待の疑いに関して要求される報告には，複雑な精神力動的な微妙な問題が多くあるが，これらの報告は一般に倫理的に正当とみなされる．

危険度の高い臨床状況

遅発性ジスキネジア

神経遮断薬による治療を1年以上受けている患者の少なくとも10〜20％，おそらく50％にものぼる患者は，遅発性ジスキネジア（tardive dyskinesia）の可能性があると推定されている．この数値は年配の患者ではさらに高くなる．多数の遅発性ジスキネジア関連訴訟の可能性があるにもかかわらず，精神科医が告訴されることは比較的少ない．加えて，遅発性ジスキネジアを起こすような患者は，訴訟を起こす身体的活力と心理的動機をもたない場合がある．遅発性ジスキネジアにからむ過失申立では，患者の適切な評価の失敗，インフォームドコンセントを得ることの失敗，患者の状態についての誤診，経過監察の失敗に基づくものである．

自殺願望をもつ患者

患者が自殺したとき，特に精神科病院で入院患者が自殺したときには，精神科医は告訴されることがある．精神科医は入院患者の自殺防止をよりよく監督できると考えられるのである．

自殺のリスクの評価は，精神医学において，最も複雑でひるむほど困難な臨床業務の1つである．自殺は稀なことである．現在の知識の状況では，患者が自殺するのか，それはいつかを臨床医が正確に予測することは不可能である．誰が自殺し，誰が自殺しないのかを予測する専門的な基準は存在しない．自殺のリスクを評価する専門的な基準はあるが，せいぜい包括的な精神科的評価に付随して臨床的に自殺のリスクを判断できるといった程度にすぎない．

自殺についての事例を概観すると，自殺願望の疑いのある，あるいは自殺願望があると確認された患者には，特定の確定的な予防措置をとるべきであると示されている．例えば，自殺願望をもつ患者の自殺のリスクの合理的な評価の実施の欠落や適切な予防計画を適用しないことは，医師に責任があることになるであろう．法は，自殺が予見可能ならば防止も可能とみなす傾向がある．裁判所は，患者の自殺が予見可能であったかどうか判断するために自殺の事例を細かく調査する．予見可能性（foreseeability）は，故意にあいまいな法律用語であり，臨床上の比較可能な対応概念はなく，科学的概念というよりは常識といったものである．それは臨床医が自殺を予測できるという意味を含むものではない（含むべきでもない）．しかし，予見可能性は防止可能性と混同すべきではない．明らかに予見不能な多くの自殺が後から考えると防止可能にみえる．

暴力的な患者

暴力的あるいは暴力の可能性のある患者を治療する精神科医は，攻撃性のある外来患者を制御するのに失敗したり，暴力的な入院患者を退院させたりしたことで告訴されることがある．精神科医は，患者の暴力的傾向について合理的に知ることができ，一般市民を保護するための手段をとることができたにもかかわらず，患者の暴力的行為から社会を守ることができなかったために告訴されうる．画期的な事例である「タラソフ 対 カリフォルニア大学評議員会（Tarasoff v. Regents of the University of California）」で，カリフォルニア最高裁判所は，精神保健の専門家には，外来患者によってなされる深刻な危害の切迫した脅威から，危険にさらされた特定の第三者を保護する義務があると判決した．それ以来，裁判所や州立法府はますます精神科医に，潜在的に暴力的な患者の未来の行為（危険）を予測しなくてはならないとする虚構の基準を課すようになっている．研究では，精神科医は未来の暴力を信頼できる正確さで予測することはできないと，一貫して示している．

患者と危険にさらされた第三者とを保護する義務は，第1に職業的・道徳的義務とみなされるべきであり，2次的にのみ法的義務と考えられるべきである．ほとんどの精神科医は，タラソフの事例のはるか以前から，患者と暴力による脅威を受けた他者との両方を守るよう行動してきた．

患者に他害のおそれがある場合，ほとんどの州は危害が起こらないような介入を精神科医に要求している．警告義務の法令がある州では，精神科医と精神療法家が行える選択肢が法で規定されている．こうした指針をもたない州では，医療従事者に，危険にさらされた第三者を保護する臨床判断と行動が要求される．さまざまな警告

と保護の選択肢が臨床的・法的に利用でき，典型的には，任意入院加療，強制入院加療（措置入院の要求がある場合），未来の犠牲者への脅威の警告，警察への通報，薬物療法の調整，患者の診察の頻度の増加などがある．他人に危険を警告することは，それだけでは通常は不十分である．精神科医は，警告と保護の義務をもたない州で働いている場合であっても，タラソフの義務を全国的な配慮の標準と考えるべきである．

タラソフⅠ この争点は，1976年に「タラソフ 対 カリフォルニア大学評議員会」の事例（今日ではタラソフⅠとして知られる）で問題となった．この事例は，学生でカリフォルニア大学精神保健診療所に自ら通院していたポッダー（Prosenjiit Poddar）が，ある女子学生——タラソフ（Tatiana Tarasoff）であることが容易に確認された——を殺すつもりだと治療者に告げたというものである．ポッダーの意思の重大さに気づいた治療者は，同僚の同意を得て，ポッダーはカリフォルニア収容法の72時間緊急精神科拘束規定のもとで監視のために収容されるべきだと結論づけた．治療者は構内警察に口頭と書面の両方で，ポッダーは危険で収容されるべきだと通報した．

守秘義務違反を心配した治療者のスーパーバイザーは，そのような勧告を禁止し，ポッダーの治療に関するすべての記録を破棄するよう命じた．同じころ，構内警察は一時的にポッダーを拘束したが，「少女には近づかない」との確言に基づいて彼を解放した．ポッダーは治療者が彼を収容するよう勧告したことを警察から知り，診療所に行くことをやめた．2か月後，彼は以前言ったタラソフを殺すという脅しを実行に移した．若い女性の両親はそこで直ちに，過失があったとして大学を告訴した．

その結果，カリフォルニア最高裁判所は，前例のないおよそ14か月もの慎重な審議を行い，患者が人を傷つけ，あるいは殺害すると信じるに足る根拠をもつ医師や精神療法家は，被害者となる可能性のある人に警告しなければならないと判決を下した．

危害の対象とされた人に警告するという治療者に課せられた義務の履行は，事例に応じて，1つあるいはさらに，さまざまな段階で行われるであろう．それゆえ，裁判所の述べるところでは，治療者には，被害の対象と考えられる人や，危険の及ぶ被害者に知らせてくれそうな他の人に通知をし，警察に通報を行い，状況によっては合理的に考えて必要とされる他の手段を何でもとることが求められる．

タラソフⅠの判決は，治療者に患者の空想を報告することは求めていない．その代わり，殺人の意図を報告することが求められており，適切な判断を下すことが治療者の義務となっている．

タラソフⅡ 1982年，カリフォルニア最高裁判所は，「タラソフ 対 カリフォルニア大学評議員会」の事例について第2の判決を出した（今日ではタラソフⅡとして知られる）．それは，警告を義務づけた以前の判決を拡大し，保護の義務を含むものであった．

タラソフⅡの判決は，法医学の分野で激しい論争を巻き起こした．弁護士，裁判官，鑑定人は，保護の定義，治療者と患者の関係の本来の姿，公共の安全と個人のプライバシーの間の均衡を論じた．

臨床医は，守秘義務が維持されなければ患者が医師を信頼しないため，保護の義務は治療の妨害になると論じた．その上，長期の監禁を正当化するに足るほど患者が危険かどうか判断することは容易でないため，治療者の防衛的行為として不必要な強制入院加療が起こりうるとされた．

1976年以来，法医学の分野におけるこうした論争の結果，州裁判所はタラソフⅡの判決（保護の義務）についての統一解釈は行っていない．一般に，臨床医は，特定可能な犠牲者が，精神的に病んだ患者によって企図された行動の脅威から起こりうる切迫した危険にさらされているかどうかに注意すべきである．危害は，切迫していることに加えて，潜在的に本気で冷酷なものでなければならない．通常，患者は財産に対してではなく，他者に対して危険でなければならない．治療者は臨床的に合理的な行動をとるべきである．

入院加療

すべての州は，何らかの強制入院方式を準備している．こうした対応は，通常，精神科患者が閉鎖された施設での緊急の治療の必要性が明らかなほど現在の環境にいては自己あるいは他者に対して危険であるとみなされるときにとられる．いくつかの州では，患者が自分自身のめんどうを十分みられなくなったときに，強制入院加療を行うことが許されている．

パレンス・パトリー（parens patriae）の原則は，自らの世話ができない人や自らに危害を加えるような人に州が介入し，代理の親として活動することを認めるものである．英国の慣習法（common law）において，パレンス・パトリー（国父［father of his country］）の考え方は，エドワード1世の時代にまでさかのぼり，元来は人民を保護する国王の義務を指すものであった．米国の慣習法では，この原則が変化して，精神的に病む人や未成年者のために州が行動するという父親的温情主義（paternalism）となった．

精神的に病む人の入院加療を規制する法律は，一般に施設収容法（commitment law）と呼ばれてきた．しかし，精神科医は長らくこの用語は望ましくないと考えてきた．施設収容（commitment）は法的には拘禁令状を意味する．米国法曹協会（American Bar Association）と米国精神医学会は，施設収容という用語は，より攻撃性が少なく，より正確な用語である入院加療（hospitalization）に置き換えられるべきであると推奨し，ほとんどの州で採用されている．この用語の変化は過去の懲罰的態度を訂正するものではないが，入院加療の強調は懲罰ではな

く治療が必要であるとする精神科医の見解と一致するものである．

入院の手続き

　市民的自由を確保し，何人も正規の手続きを経ないで精神科病院に収容されないことを保証するため，米国法曹協会によって，精神医療施設への入院を決定する際に4つの手続きが定められている．50州のすべては精神科入院加療について独自の法を制定する権限をもっているが，以下で概説する手続きはほぼ受け入れられている．

略式入院　略式（自由）入院（informal admission）は，通常の病院方式で実施されるものであり，患者は，内科や外科の患者が入院するのと同じ方式で，一般病院の精神科病棟に入院する．こうした状況では，通常の医師-患者関係が適用され，患者は入院も退院も，医療上の助言に対してさえも自由である．

任意入院　任意入院（voluntary admission）の事例では，患者は精神科病院に対して書面で入院を申し込む．患者は開業医の助言に基づいて来院することも，自ら助けを求めて来ることもある．どちらの事例でも，診察によって入院治療が必要であることが示されれば，患者は入院することになる．医療者の助言に反してでも，患者は自由に退院できる．

一時的入院　一時的入院（temporary admission；緊急または応急入院）は，高齢や混乱のため入院加療が求められるが自ら決断することができない患者や，急性に障害され緊急体制で精神科病院に即時入院しなければならないような患者に用いられる．この手続きでは，患者は医師1名の書面による勧告に基づいて病院に入院する．患者が入院した後，院内の精神科医によって入院加療の必要性が確かめられなければならない．この手続きは，患者の意思に反して15日以上入院加療させられないという点で，一時的である．

強制入院　強制入院（involuntary admission）には，患者に自殺願望があって自らを害する危険があるか，あるいは殺人的傾向があり他者を害する危険があるかという問題が伴う．こうした人は入院治療が必要なことを自らは認識しないため，病院への入院の申し入れは身内や友人によってなされることになる．申し入れの後，患者は2人の医師によって診察されなければならず，医師が2人とも入院加療の必要性を確認すれば，患者は入院となる．

　強制入院には，最近親者の通知書で開始される確立した手続きがある．さらに，患者はいつでも弁護人と連絡をとることができ，弁護人は事案を提訴することができる．もし裁判官が入院加療の必要性が明らかでないと判断すれば，患者の解放が命令される．

　強制入院では，60日間患者に入院加療を施すことが許される．この期間の後，患者を入院加療に留めるには，事案は，精神科医，精神科以外の医師，弁護士，施設と関係のないその他の市民から構成される委員会によって定期的に再審査を受けなければならない．ニューヨーク州では，この委員会は精神保健情報事業（Mental Health Information Service）と呼ばれている．

　強制的な入院加療下にあるが，自分は退院するべきだと信じている人は，人身保護令状（writ of habeas corpus）の申請を行う権利をもつ．人身保護令状は，法のもとで，不法に自由を奪われていると信じる人によって求められうる．法手続きとして，裁判所には，患者が法の適正な過程なしに入院加療させられたかどうか判断することが求められる．申請が行われた方法や形式にかかわらず，事案は直ちに裁判所の聴取を受けなければならない．病院には申請を直ちに裁判所に提出する義務がある．

治療に対する権利

　患者の権利のうち，標準的な質の医療を求める権利は基本的なものである．近年公表されたほとんどの訴訟で，「治療に対する権利（right to treatment）」のスローガンのもと，この権利が争われている．

　1966年，バゼロン（David Bazelon）判事は「ラウズ 対 キャメロン（Rouse v. Cameron）」判決にあたって，コロンビア特別区控訴裁判所を代表して，強制的入院加療の目的は治療であると言及し，治療の欠如は監禁の合憲性を疑問に導くものだと結論づけた．自由と引き換えに治療が求められるというのがこの判決の論理である．この事例では，患者は，人身保護令状――自由を保証するための基本的な法的救済策――によって解放された．バゼロン判事はさらに，個人の自由をより侵害しない代替治療が利用可能なら，強制的な入院加療は行われてはならないと判決を下した．

　アラバマ連邦裁判所のジョンソン（Frank Johnson）判事は，1971年「ワイアット 対 スティックニー（Wyatt v. Stickney）」事件に関して下した判決で，より大胆であった．ワイアット訴訟は，解放よりも治療を求めるという新たに発展した規則のもとで起こされた代表訴訟（class-action）であった．ジョンソン判事は，精神医療施設に民事収容された人は，回復や精神疾患改善の合理的な機会が得られるような個人的治療を受ける憲法上の権利をもつと判決した．ジョンソン判事は，スタッフの配置，指定体育施設，栄養摂取の基準についての最低限の要求を提示し，個人ごとの治療計画の作成を要求した．

　以前のものより詳しくなった新しい法には，過剰なあるいは不必要な薬物療法を受けない権利，プライバシーと尊厳の権利，最も制限の少ない環境の権利，弁護士・宗教家・付添医の制限なしの面会の権利，十分なインフォームドコンセントなしに脳葉切除，電気けいれん法，その他の治療の対象とされない権利が含まれている．患者には，治療的作業（病院の雑用でなく）を行うよう求められることがありうるが，本人が自発的に行い，連邦最低賃金が支払われなければならない．これは，精神患者が報酬を受けることなく州の利益のために仕事を強制される制度をなくそうとする試みである．

今日，いくつかの州では，最初に裁判所の是認(10日ほどかかることがある)を受けることなく，薬物療法や電気けいれん療法を患者に強制的に施すことはできない．

治療を拒絶する権利

治療を拒絶する権利は，緊急時を除いて意思に反して治療を受けることを強制されてはならないとする法原則によるものである．緊急時とは，患者や他者を死や深刻な危害から守るため，あるいは患者の臨床状態の悪化を防ぐために，即時の介入が求められるような臨床実践における状態と定義される．

1976年の「オコナー 対 ドナルドソン(O'Connor v. Donaldson)」の訴訟で，米国最高裁判所は，無害な精神疾患患者は，外で生きていくことができるのなら，彼らの意思に反して治療なしに閉じ込められてはならないという判決を下した．最高裁によれば，精神疾患の認定のみでは，意思に反して人を州が病院に閉じ込めることは正当化できない．それだけではなく，強制的に閉じ込められている患者は，自分自身も他人にとって危険であるとみなされているか，自分自身の世話ができずおそらく外では生きていけないとみなされているのでなければならない．1979年の「レニー 対 クレイン(Rennie v. Klein)」訴訟の結果，患者は治療を拒絶し提訴手続きを行う権利をもつことになった．1981年の「ロジャー 対 オーケン(Roger v. Oken)」の訴訟の結果，患者は治療を拒絶する絶対的権利をもつが，後見人が治療を認めることがあるとされた．

精神科医が自身や他者への危険を正確に予測する能力をもつかどうかの疑問や，強制入院させられた患者によって，人権を侵害されたとして損害賠償を求めて告訴される精神科医の危険についての疑問がもち上がることになった．

患者の人権

さまざまな医療的・公共的・法的運動によって，患者としての権利とは別に，精神疾患をもつ人の人権についての基準が確立され，かつ確認されてきた．

最も制限の少ない代替手段

原則としては，患者は必要な臨床効果に対して最も制限の少ない治療を受ける権利をもつ．それゆえ，患者が外来患者として治療を受けることができるなら収容されるべきではないし，患者が開放病棟で治療できるなら隔離されるべきではない．

見かけ上公正で明瞭という印象にもかかわらず，臨床医が介入の選択肢として強制的薬物療法，隔離，抑制のどれを選ぶか決める際にこの概念を適用しようとすると，困難が生じる．これらの介入方法を制限性の基準で区別しようとすると，この作業が個人的先入観を伴う純粋に主観的な作業であることがわかる．さらに，これら3つの介入方法はそれぞれ他の2つと比べて，より制限的であったり，より制限的でなかったりする．それでもなお，どのように患者を治療するか決定するときに，制限性の観点で考える努力はなされるべきである．

面会の権利

患者は訪問者を受け入れ，適正な時間(通例の病院の訪問受入時間)にわたって面会を受ける権利をもつ．患者の臨床状態により面会を拒否する可能性があるときには，許可を受けなければならない．しかし，訪問の権利が正当な理由なしに停止されることがないよう，明確に文書化されるべきである．

特定の人の面会は，通常の面会時間のみに限られるべきではない．こうした人には，患者の弁護士，担当個人医，宗教家が含まれる．これらの人は，概して，話し合いにおけるプライバシーの権利とともに，患者への制限されない面会の権利をもつ．この場合でも，真の緊急時には面会は遅らせられることがある．ここでも患者の要請が第1となる．同様の理由で，いくつかの有害な面会は抑止されることがある(例えば，患者の身内が病棟に薬物をもってくるような場合)．

コミュニケーションの権利

一般に，患者は電話や郵便によって外部世界との自由で開かれたコミュニケーション(意思伝達)をとることができる．しかし，この権利は地域ごとにある程度異なっている．病院運営者に患者の通信を監視する責任が課されている地域もある．いくつかの地域では，患者が使う紙・封筒・切手の適切な供給の保証を病院が行うことが求められている．

特定の状況下では，通信の権利に影響がある．迷惑電話や脅迫電話を行ったとの犯罪告発に関連して入院加療を受けている患者には，電話の無制限の利用は許されるべきではないし，同様の配慮が郵便にも適用されるべきである．しかし，一般的には患者は私的な電話を許されるべきであり，受け取る郵便や送る郵便は病院職員によって開封されるべきではない．

患者の私権

患者はプライバシーについてのいくつかの権利をもつ．守秘義務に加えて，患者には，個人のトイレと浴室，衣服や他の所持品のための安全な保管場所，1人あたり十分な床面積をもつことが認められている．また，自分の衣服を着用し自分のお金をもつ権利ももっている．

経済的権利

法的無能力に関する特別の配慮を別にすると，精神疾患者は一般に自らの財産を管理することが許される．この財産の権利の1つの側面は，患者が施設内で働けば

表 36.1-2 隔離と抑制の指標と禁忌

指標
- 患者や他者への明確で切迫した危害を防ぐため．
- 治療計画や身体環境の重大な破壊を防ぐため．
- 進行中の行動療法の一部としての治療を補助するため．
- 知覚の過敏を減じるため[a]．
- 患者の合理的な自発的要求がある．

禁忌
- 著しく不安定な内科的・精神科的疾患[b]．
- 刺激の低下に耐えられないせん妄患者や認知症患者[b]．
- 強い自殺願望をもつ患者[b]．
- 深刻な薬物反応を示したり過剰摂取をしていたりする患者，薬物服用について徹底的な監視が必要な患者[b]．
- 懲罰や職員の便宜のため．

[a] 隔離のみ．
[b] 密接なスーパービジョンと直接観察の条件がない場合．
The Psychiatric Uses of Seclusion and Restraint (Task Force Report No. 22). Washington, DC：American Psychiatric Association のデータによる．

表 36.1-3 隔離と抑制の制約

- 抑制と隔離は，自己または他人に害を及ぼすリスクが患者にある場合，または制限の少ない代替が利用できない場合にのみ実施することができる．
- 抑制と隔離は，適切な医療機関からの指示書による場合にのみ実施することができる．
- 指示は，特定の，限定された期間に限られるべきである．
- 患者の状態を定期的に再調査して，記載しなければならない．
- 初めの指示の拡張は，再調査かつ再承認しなければならない．

（例えば，庭の手入れや食事の準備），対価を要求できるというものである．この権利はしばしば，仕事を含む正当な治療上の活動要求と搾取的労働との間の緊張を生み出す．この緊張の結果として，患者に賃金を支払うための基金を準備する立法に失敗して，業務上・職業上・リハビリテーション治療上の価値ある計画を中止せざるをえないことが起こりうる．

隔離と抑制

隔離（seclusion）と抑制（restraint）は精神医療関連の複雑な法的問題を引き起こす．隔離と抑制には，実施の指標と禁忌の両方がある（表36.1-2）．隔離と抑制は過去10年の間に，ますます規制がきびしくなっている．

抑制と隔離の使用に対する法の挑戦は，精神病や認知障害によって施設に入れられている人の利益を代表して行われている．一般的には，こうした訴訟は単発的なものではなく，幅広い疑わしい虐待に対する挑戦の一部なのである．

一般に，裁判所が考え和解が示すところでは，抑制と隔離は，患者に自身や他者への危害の危険があり，より制限の少ない他の手段が使えないときにのみ実施が許される．表36.1-3に追加の制限をまとめる．

インフォームドコンセント

不当に扱われた原告を代理する弁護士は，今日必ず処置の実施中の過失（医療過誤）の主張に加えて，ありうる責任分野としてのインフォームドコンセント（説明と同意）の主張を行う．皮肉にもこれは，専門家の証言要求がよく回避される主張の1つである．通常の医療過誤の主張では，訴訟当事者に，被告の医師が容認された医療行為から逸脱していたことを証明する専門家を用意することが要求される．しかし，医師からインフォームドコンセントを得ていないとする訴訟では，治療が技術的に申し分なく，一般に認容された治療の標準と一致しており，完全な回復をもたらしたという事実は重要ではない．しかし，実際問題として，治療が悪い結果をもたらしていないのなら，原告は治療が同意なしに行われたという主張のみに基づいて陪審から多くを引き出すことはないであろう．

未成年者の事例では，親か後見人に，医学的治療に同意を与える法的権限がある．しかし，ほとんどの州は法制によって，未成年者が治療を受ける同意をすることができる特定の病気や状態を列挙しており，それには性病，妊娠，物質依存，アルコール乱用，伝染病が含まれる．緊急時には，医師は親の同意なしに未成年者の治療をすることができる．最近の傾向では，いわゆる成熟した未成年者規則（mature minor rule）が採用され，未成年者に正常な環境下での治療への同意を認めるようになっている．最高裁判所の1967年「ゴールト（Gault）判決」の結果，すべての少年少女は今日では弁護士に代理されなければならず，証人と対面できなければならず，すべての問責について適切な告知を得られなければならない．解放された未成年者（emancipated minor）は，成人として自らの生活を管理して生きていけることを示すことができれば，成人と同じ権利をもつ．

同意書式

同意書式の基本的要素としては，行われる処置の公正な説明とその目的（実験的な処置である場合，必ずその確認も含まれる），合理的に予測されるすべての付随する不便や危険性の描写，合理的に予測されるすべての効果の描写，患者にとって有益かもしれないすべての適切な代替処置の開示，処置に関するすべての質問に答えるという申し出，患者には同意を撤回して損害を被ることなくいつでも計画・行為への関与をやめる自由があることの表示が含まれるべきである．

上述の問題点をカバーする標準化された議論によって，そして問題点が議論されたことを証明する経過記録

によって，この記述は変えることができるということを示唆する理論家がいる．

監護権

　監護権(child custody)をめぐる紛争における裁判所の行動は，今日，子どもの最大限の利益に基づくものとなっている．実の親が監護者に指名される固有の権利をもっているわけではないとの考えが法には反映されているが，幼い子どもの場合は母親が望ましいとする推定は，少し崩れつつもまだ残っている．概して，裁判所は，幼い子どもの福祉は，母親がふさわしくよい親であるなら，一般に母の監護によって最もよく得られると推定している．母親の最大限の利益は彼女が監護者に指名されることで得られるであろう．母親は子どもを失うことの影響を決して和らげられないことがあるからである．しかし，母親の最大限の利益はそのこと自体，子どもの最大限の利益と同等のものではない．両親が子どもの世話をできないとき，世話と保護の手続きは，子どもの福祉のために裁判所が介入して行われる．

　監護権の主張をする父親が増えている．全事例のおよそ5％で，父親が監護者に指名される．女性の権利を支持する運動は，父の監護の機会を高めてもいる．より多くの女性が家の外に働きに行くにつれて，母の監護の伝統的な原理が，今日，過去に比べてますます力を失ってきている．

　現在，すべての州は，裁判所(通常は少年裁判所)に，放置されたり虐待された子どもへの支配権を確保し，子どもを親の監護から移すことを認める法制をもっている．通常，子どもの世話と保護が，福祉局や保護観察局によって監督されるように命令される．

遺言・契約の作成能力と行為能力

　精神科医は患者の遺言作成能力と遺言作成における行為能力(competence，法的権限)の評価を求められることがある．この行為能力を証明するためには，心理上3つの能力が必要とされる．患者は恩恵(財産)の性質と大きさを理解していなければならず，自らが遺贈をしようとしているという事実を理解していなければならず，法的受益者(配偶者，子ども，他の親族)が誰かを理解していなければならない．

　遺言が検認されるとき，法定相続人の1人や他の人が遺言の有効性に異議を唱えることがしばしば起こる．こうした場合の裁判は，文書や専門的な精神医学的証言による資料を使って，遺言が書かれたときの遺言者の心理状態を再現することに基づいて行われなければならない．ある人が遺言を作成することができない，あるいは遺言を作成する権利を行使しない場合について，すべての州法では，財産の法定相続人への分配が規定されている．法定相続人がいなければ，遺産は公庫に行くことになる．

　遺言に署名がされる際の立会人(精神科医が含まれていることもある)は，遺言が作成された時点で遺言者が理性的であったことを証明するであろう．稀な事例では，遺言を攻撃から守るために弁護士が署名の様子をビデオに撮ることもある．理想的には，遺言の作成を考えていて，遺言作成の行為能力について問題がもち上がるだろうと考える人は，能力を確認し記録するために，生前に冷静な検査を実施してくれる司法精神科医を雇うのが望ましい．

　行為無能力(incompetence)の手続きと後見人(guardian)の選定は，家族の資産と財産を使っている一員が，高齢・精神遅滞・アルコール依存・精神病である場合のように浪費の危険をもつときに必要と考えられる．係争点になることは，そうした人が自分のことを管理できるかどうかである．行為無能力と考えられた人の財産を管理するために任命された後見人は，しかし，被後見人(行為無能力の人)のために遺言を作成することはできない．

　行為能力は，比較考量し，論理的に考え，合理的な決断を下すという，正常な判断をする能力を基礎として決定される．行為能力は行為ごとに限定されたものであり，一般的なものではない．決断をする際の諸要因を比較考量する能力(行為能力)は，しばしば，リスクと利得が説明された後に，適切で見識のある質問をする能力によって最もよく示される．医師(特に，精神科医)はしばしば行為能力についての意見を述べるが，その意見を決定に取り入れることができるのは裁判官の判断のみである．裁判所が判断するまでは，患者は行為能力があるわけでも行為無能力であるわけでもない．精神疾患の診断は，それ自体では行為無能力の決定を正当化するのに十分ではない．そうではなく，精神疾患が，関連する特定の問題の判断を損なっていなければならない．行為無能力を宣告された後は，一定の権利が奪われることになる．契約の締結，結婚，離婚手続きの開始，車の運転，自己の財産の管理，専門職の遂行ができなくなる．行為無能力は正式の法廷手続きで決定され，裁判所は通常，患者の利益に最もかなう後見人を任命する．患者に行為能力があることを宣告するためには別の審理が必要である．精神科病院への入院は自動的に患者が行為無能力であることを意味するものではない．

　契約においても行為能力は本質的な問題である．契約は特定の行為をすることについての当事者間の合意だからである．締結されたときに一方の当事者が自らの行為の性質や影響を理解できていなかったのなら，契約には無効が宣言される．結婚の契約も同じ基準に従わなくてはならず，そのため当事者のいずれかが結婚する時点でそれに伴う本質や任務，義務，他の特性を理解していなかったなら，結婚は無効とすることができる．しかし，一般に，裁判所は行為無能力に基づいて結婚を無効と宣言することに消極的である．

　行為能力が遺言や契約に関するものであっても，結婚

や離婚に関するものであっても，根本的な関心は，人の知覚の状態と，なされた特定のことの意味を理解する能力とにある．

持続的代理権

自らの決断能力の予期される喪失に備えて，そのための準備をすることを認める現代の法の発展に，持続的代理権（durable power of attorney）と呼ばれるものがある．文書によって，署名者が病気，進行性認知症によって行為無能力になったときに，裁判所の手続きを必要とせずに行動できる代理の決断者を前もって選ぶことが可能である．

刑　法

訴訟能力

米国最高裁判所は，精神的に不適格な人を公判にかけることの禁止は，米国の裁判制度にとって根本的なことだと述べた．それに応じて，最高裁は「デュスキー 対 米国（Dusky v. United States）」判決において，被告人が「十分に適切な理解力をもって弁護士と相談する現存能力を十分もっているのか──そして彼に対して行われる訴訟手続きについて，実際的であるとともに合理的な理解をしているのか」どうか確かめるための適格性検査を採用した．

受刑能力

精神医学と法との間の境界に生まれた適格性の新しい分野の1つは，受刑能力（competence to be executed）の問題である．この分野における適格性の要求は，3つの一般的原則によると考えられている．第1に，何が起こっているか理解していることが，刑罰の応報的要素を高めると考えられている．刑罰を理解しておらず，その目的が理解できないのなら，刑罰は無意味である．第2に，まさに処刑されようとしている適格性がある人は，「懺悔や赦免を含めて，宗教的信仰にふさわしいどのような安らぎを得るのにも最適な位置にいる」と考えられている．第3に，まさに処刑されようとしている適格性がある人には，無実と証明されるかもしれない事件や犯罪の，忘れられた細部を思い出す可能性（明らかにわずかであろう）が，最後まで残っている．

適格性を保持する必要性は，最近，最高裁判所の「フォード 対 ウェインライト（Ford v. Wainwright）」の訴訟で支持された．しかし，この問題との法的格闘の結果がどうであれ，ほとんどの医療関係者は，州の命令による処刑に臨床医が関与することは──どれほど間接的であっても──非倫理的であるとの立場に傾いている．命を守るという医師の義務が，他のすべての競合する要求にまさるのである．米国医師会（American Medical Association：AMA）のような主要な医師団体は，医師は死刑に関与すべきでないと考えている．処刑が予定されている患者を検査することに同意する精神科医は，精神疾患に基づいてその人を不適格であると見出すかもしれず，もし履行されればその人の処刑適合性を確保してしまうような治療計画を薦めることになるかもしれない．精神科医が関与すべきか関与すべきでないかについての意見の相違の余地はあるが，本書の著者らはこうした関与は間違っていると信じている．

刑事責任能力

刑法によれば，社会的に有害な行為をすることは，犯罪が行われたかどうかの唯一の基準ではない．そうではなく，不快な行為が2つの構成要素をもっていなければならない．自由意思による行為（悪しき行為：actus reus）と悪い意思（故意過失：mens rea）とである．犯罪者の精神状態が不完全であったり，異常であったり，病的であったりして，合理的な意思の能力が奪われていたときには，悪い意思は存在することができない．法は，違法な意思の条件が満たされるときにのみ発動される．どんなに有害であっても行動だけ，あるいは危害を及ぼす意思だけが，それ自体で犯罪行為の基礎であるわけではない．

マクノートン準則　法的責任能力を決定する判例は，1843年にイギリスの裁判所で確立された．いわゆるマクノートン準則（M'Naghten rule）は，最近まで米国のほとんどで刑事責任能力を決定してきたものである．これは，精神疾患のもとで行動していて，自らの行為が何でありどういう性質のものであるか，そしてその結果を知らなかったり，あるいは自らの行為が悪いことだと理解することができなければ，その人は心神喪失を理由に無罪となるというものである．その上，刑罰が免除されるためには，証拠として用いられた妄想は，もし本当なら，十分な抗弁となるものでなければならない．妄想的思考が犯罪を正当化しないのなら，そうした人はおそらく，責任能力があり，有罪，可罰的とされるだろう．マクノートン準則は通常，善悪検査（right-wrong test）として知られている．

マクノートン準則は，有名な1843年のマクノートンの訴訟に由来している．マクノートン（Daniel M'Naghten）が，ピール（Robert Peel）の私設秘書であったドラモンド（Edward Drummond）を殺害したとき，マクノートンは数年にわたり被害妄想をもっており，多くの人に彼の「迫害者」について訴えており，遂にはピールを殺害することで状況を正すことを決断した．ドラモンドがピールの家から出てきたとき，マクノートンはピールと間違えてドラモンドを撃ったのであった．陪審は，流布している法で示されている通り，マクノートンは心神喪失のため無罪であると認めた．ある人が刑事責任に対する抗弁として心神喪失を申し立てることができるかどうかを決定するための指針は何かとの疑問に答えて，英国の首席裁判官は以下のように書いている．

1．心神喪失を理由とする抗弁を確立するためには，行為を行った時点で，被告人が心の疾患のため理性を

失った状態で行動しており、そのため自分が行った行為が何でありどういう性質のものであるかを知らず、あるいはそのことを知っていても、自分が悪いことをしたということを知らなかったということが明白に証明されなければならない。
2. 一部の妄想のみのもとで行動し、他の点では狂気でなく、結果として犯罪を犯すような人の場合は、妄想がとりついている事柄が事実であると想定して、責任能力に関して同じ状況で、考察がなされなければならない。

マクノートン準則によれば、問題は、被告人が善悪の区別を一般的に知っているかどうかではなく、被告人が行為が何でありどういう性質のものであるかを理解していたかどうかや、被告人が行為に関して善悪の区別を知っていたかどうか——すなわち、とりわけ、被告人が行為を悪いと知っていたのか、それともおそらく行為は正しいと考えており、妄想のために正当な自己防衛の行為をとったのかどうか——にあることになる。

ジェフリー・ダーマー(Jeffrey Dahmer)(図36.1-1)は、1978年6月から1991年7月の間に17人の青年と少年を殺害した。彼の犠牲者の大部分は同性愛者もしくは両性愛者であった。彼はゲイバーもしくは浴場で獲物と出会い、選び、そして写真のモデルとして、もしくは単にビールやビデオを楽しむためのお金を渡すことによって彼らを誘惑した。そして彼らに薬物を飲ませて絞め殺し、死体の上で自慰行為をし、もしくは死体と性交し、手足を切断して処分した。時には、頭もしくはその他の死体の一部を土産として保存した。

1992年7月13日、彼は狂気により自身の嘆願を有罪に変更した。陪審員は、ダーマーは殺人を計画し計画的に死体を処理したが、自身の行動を制御することもできたということを確信した。彼の証言のすべてはこの考えを強化しており、ほとんどの連続殺人犯と同じように、ダーマーは自分がしたことをわかっていてそして善悪をわきまえていた。最終的に、陪審員はダーマーが自身の考えや行動を制御できないほどの精神病を患っているという弁護を認めなかった。ダーマーは15の連続した終身刑つまり総計して957年間、刑務所で過ごすことを宣告された。1994年11月28日、彼は収容者により殺された。

抗拒不能の衝動 1922年、英国で法学者の委員会がマクノートン準則の再検討を行った。委員会は、刑事訴訟における心神喪失の概念を拡大し、抗拒不能の衝動(irresistible impulse)検査を含めることを提案した。それは、ある行為が精神疾患のために抗うことのできない衝動の下で行われたのなら、犯罪の嫌疑を受けた人はその行為に対して責任を負わないとするものである。裁判所は、手近な警察(policeman-at-the-elbow)法と呼ばれたような方法でこの概念を解釈することを選択した。換言すれば、裁判所は、警察が手近にいる場合でさえも被告人がその行為を行うと判断できるときにのみ、衝動が抗拒不能だと認めるのである。ほとんどの精神科医にとって、この解釈は、精神病の人の小さな特定の集団のみに当てはまるものであるため、満足できないものである。

ダラム準則 「ダラム対米国(Durham v. United States)」判決で、バゼロン判事は、1954年、コロンビア特別区控訴裁判所において決定の通達を行った。決定は、被告人の違法な行為が精神疾患や精神欠陥の産物であるなら、刑事責任を問われない、という刑事責任能力の準則を結果として創出した。ダラムの訴訟で、バゼロン裁判官は、準則の目的は完全でよい精神医学的証言を得ることにあると明示的に述べた。彼はマクノートン準則の理論的束縛から刑法を解放しようと意図したが、ダラム準則(Durham rule)を使った訴訟における裁判官や陪審は、「結果」、「疾患」、「欠陥」といった用語をめぐる混乱にはまることになった。1972年、準則の採用からおよそ18年後、コロンビア特別区控訴裁判所は「米国 対 ブラウナー(United States v. Brawner)」において、準則を放棄した。裁判所のバゼロン判事を含む全9名の裁判官は、143ページからなる意見書でダラム準則を放棄し、その代わりに1962年に米国法律協会(American Law Institute)によって模範刑法典——今日では連邦裁判所における法である——の中で推奨された検査を採用することを決定した。

模範刑法典 模範刑法典(model penal code)の中で、米国法律協会は、以下の刑事責任能力の検査を推奨した。犯罪行為の時点で、精神疾患あるいは欠陥の結果として、自らの行為の犯罪性(悪)を認識し、あるいは自らの行為を法の要求に従わせる実質的能力を欠いている人は、犯罪行為に対して責任がないとする。「精神疾患あるいは欠陥(mental disease or defect)」の用語は、繰り返しの犯罪あるいは、さもなければ反社会的行為によってのみ明らかになる異常性を含むものではない。

米国法律協会の準則の第1の部分は、5つの操作概念を含んでいる。精神疾患あるいは欠陥、実質的能力の欠如、認識、悪さ、法の要求に行為を従わせることである。準則の第2の部分は、繰り返しの犯罪あるいは反社会的行為が、自動的に精神疾患あるいは欠陥とみなされるべきではないと述べており、社会病質者や精神病質者を刑事責任能力の範囲内に留めておくことが意図されている。

有罪ただし精神疾患 いくつかの州は有罪ただし精神疾患(guilty but mentally ill：GBMI)であるという代替評決を確立させた。GBMI法令の下で被告が精神異常を理由に無罪を嘆願したとき、この代替判決は陪審に有効である。精神異常の嘆願下では、無罪、精神異常を理由に無罪、有罪だが精神異常、有罪の4つの結果がありうる。

有罪だが精神異常という判決の問題点は、差異のない代替判決であるという点である。それは単なる有罪被告を見つけることと基本的には同意である。法廷は有罪判決を受けた者に対して、それでもなお判決を課さなければならない。有罪判決を受けた者はおそらく精神科治療を受けているけれども、もし必要ならばこの治療の提供

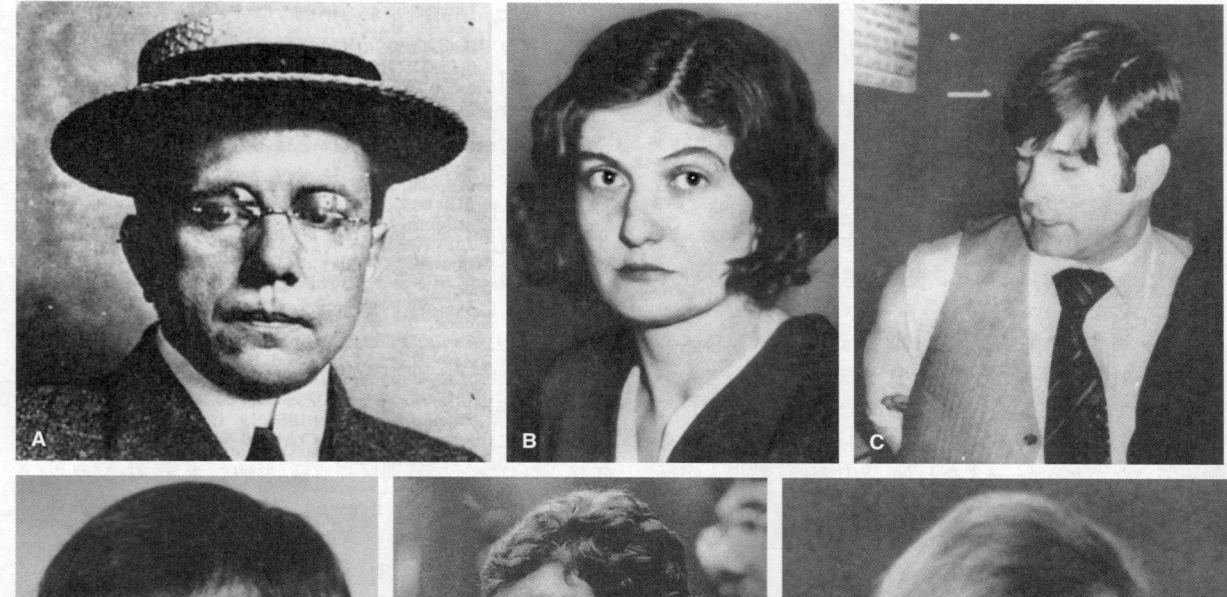
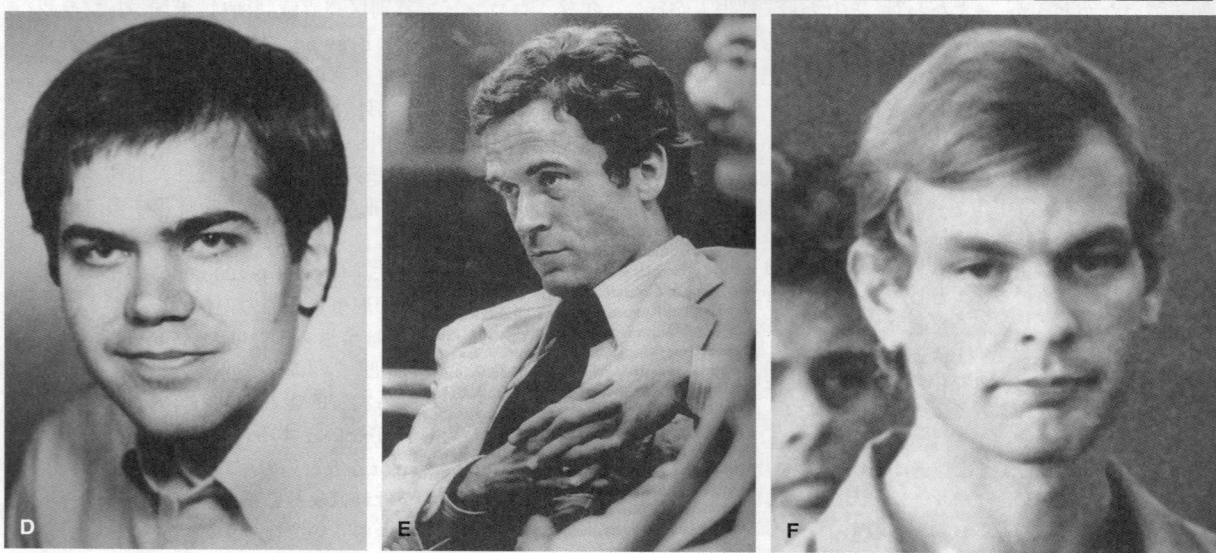

図 36.1-1　法制度の下での事例．A．ハリー・ソー（Harry K. Thaw.）1908 年，億万長者のプレイボーイだったソーは，ニューヨークのマディソンスクエアガーデンで，建築家のスタンフォード・ホワイト（Stanford White）を殺害した罪で有罪判決を受けた．彼は合法的に精神異常であると認められ，最終的に 1924 年に解放されるまで，精神科病院に送られた．彼は，1947 年に 76 歳でフロリダにて亡くなった．B．ウィニー・ルース・ジャッド（Winnie Ruth Judd）1930 年代初期の「トランク詰め殺人事件」で知られるジャッドは，精神鑑定の実行により助かった．彼女は，1962 年に 7 回めの脱走をしたアリゾナ州病院に収容された．彼女は，1969 年に受付係として働いているときに見つかった．アリゾナ恩赦仮釈放委員会が，1971 年に自由を推奨した．彼女は 1998 年に 93 歳で亡くなった．C．ダン・ホワイト（Dan White）前サンフランシスコ市議で，サンフランシスコ市長であるジョージ・モスコーン（George Moscone）と，同僚市議であったハーベイ・ミルク（Harvey Milk）を 1978 年に市役所にて殺害した．ホワイトの「トゥインキー弁護」は，殺人から過失致死罪へと彼の罪を軽減させ，このことにより 5 年間の刑期を勤めた．ホワイトは刑務所から解放された数日後に自殺をした．D．ジョン・ヒンクリー（John Hinckley, Jr.）1981 年にロナルド・レーガン大統領の暗殺を試みたヒンクリーは，狂気を理由に無罪であると宣告された．彼は現在，ワシントン D.C. の精神病院の患者である．E．連続殺人犯テッド・バンディ（Ted Bundy）は，最も極端で危険な反社会的行動を示した．バンディは反省を示すことなく 36 人（その数はおそらく 100 近いと概算する権威者もいる）の女性の殺人を告白し，1989 年にフロリダで処刑された．F．ジェフリー・ダーマー（Jeffrey Dahmer）の 17 人の青年と少年を殺害した殺人事件の裁判は，人食いの慣習が告発された後に，広範囲に及ぶ悪評を得た．ダーマーは 1994 年に精神病受刑者によって，刑務所にて殺された．（図 A は United Press International, Inc.，図 B～F は World Wide Photos のご好意による）

はすべての囚人に有効である．

　狂気を理由に無罪を宣告された人の最も有名な事例を図 36.1-1 で解説した．

表 36.1-4　精神療法において虐待の記憶が取り戻された場合のリスク管理原則

1. 治療者の中立性の維持：虐待を暗示しない．
2. 臨床に集中する：問題や徴候をみせる患者に十分な評価と治療を用意する．
3. 記憶の回復過程を注意深く文書化する．
4. 個人的先入観や逆転移(countertransference)を管理する．
5. 治療者や，専門的証人の役割の混合を避ける．
6. スーパーバイザーや共同治療者との関係をしっかりと監視する．
7. 家族成員は治療者ではないとの役割を明確にする．
8. 明確に適応が示されない限り，特別な技術(例えば，催眠やアミタールナトリウム)は避ける．まずコンサルテーションを行う．
9. 職業的能力の枠内に留まる：取り扱えない事例は引き受けない．
10. 語られたことと歴史的真実を区別する．
11. 問題がある場合には相談してもらう．
12. 患者の自立性と自己決定を育てる：訴訟を示唆しない．
13. マネージドケアの設定において，記憶を取り戻した患者に簡易な治療以上のことを知らせる必要がある場合がある．
14. 公的な記述の際には，個人の意見と科学的に確立された真実は区別する．
15. もしも幼児期の虐待の記憶を取り戻した患者に困惑したら，中断して言及する．
16. 十分な精神医学の評価の一環として，虐待について尋ねることを恐れてはいけない．

表 36.1-5　性的搾取：法的・倫理的帰結

民事訴訟
　過失
　配偶者権(consortium)の喪失
契約不履行訴訟
刑罰(例えば，制定法上の犯罪，姦通，性的暴行，強姦)
故意の不法行為を問う民事訴訟(例えば，暴行，詐欺)
免許取消し
倫理的制裁
職業上の組織からの追放

RI Simon, M. D. による．

裁判所は精神医療従事者に対する数百万ドルの判決を言い渡した．これらの事例の根本的な主張は，治療者が中立の立場を放棄して，暗示，説得，強要をして，子どものころの性的虐待の間違った記憶を植えつけたというものである．記憶の復活の事例における臨床上の危険管理の指針となる原則は，治療者の中立性の維持と，健全な治療の限度の確立である．表 36.1-4 に，精神療法によって虐待の記憶を回復する患者を評価，治療する際に考慮すべきリスク管理の原則をまとめた．

労働者への補償

雇用のストレスが精神疾患を引き起こし，強めることがありうる．患者には，仕事関連の障害に対して補償がなされ，あるいは障害退職給付を受ける権利がある．精神科医は，しばしば，こうした状況の評価をすることを求められる．

民事責任

患者を性的に食い物にした精神科医は，倫理的・職業的な免許取消し手続きに加え，民事・刑事訴訟を受けなければならない．医療過誤が最も多い訴訟である(表 36.1-5)．

司法精神医学のその他の分野

感情的損傷と苦痛

近年，心理的もしくは感情的な損傷(damage)を告訴しようとする傾向が，急速に高まっている．どちらの損傷も，身体傷害に付随するものであったり，衝撃的行為を目撃した結果や，強制収容所の経験のような環境のストレス下で耐え忍んだ苦痛によるものであったりする．ドイツ政府は，第2次世界大戦中ナチスの収容所に抑留された人から，多くのこうした訴えを聞いた．米国では，裁判所が保守的立場から自由主義的立場に移ってきており，こうした訴えに対して損害賠償を認める方向にある．これらの訴訟では，しばしば，原告と被告の両方から，精神医学的検査と証言が求められる．

記憶の想起

虐待の記憶の復活を申し立てる患者は，親やその他の疑わしい加害者を告訴した．いくつかの例で，申立ての犠牲となった人が，過失により間違った性的虐待の記憶を誘発したとして(彼らの主張では)，治療者(therapist)を告訴した．回れ右をして，自説を取り消し，他の人(通常は親)と協力して，治療者を告訴する患者も現れた．

参考文献

Adshead G. Evidence-based medicine and medicine-based evidence: The expert witness in cases of factitious disorder by proxy. *J Am Acad Psychiatry Law*. 2005; 33:99–105.

Andreasson H, Nyman M, Krona H, Meyer L, Anckarsäter H, Nilsson T, Hofvander B. Predictors of length of stay in forensic psychiatry: The influence of perceived risk of violence. *Int J Law Psychiatry*. 2014. [Epub ahead of print]

Arboleda-Florez JE. The ethics of forensic psychiatry. *Curr Opin Psychol*. 2006; 19(5):544.

Baker T. *The Medical Malpractice Myth*. Chicago: University of Chicago Press; 2005.

Billick SB, Ciric SJ. Role of the psychiatric evaluator in child custody disputes. In: Rosner R, ed. *Principles and Practice of Forensic Psychiatry*. 2nd ed. New York: Chapman & Hall; 2003.

Bourget D. Forensic considerations of substance-induced psychosis. *J Am Acad Psychiatry Law*. 2013;41(2):168–173.

Chow WS, Priebe S. Understanding psychiatric institutionalization: A conceptual review. *BMC Psychiatry*. 2013;13:169.

Koh S, Cattell GM, Cochran DM, Krasner A, Langheim FJ, Sasso DA. Psychiatrists' use of electronic communication and social media and a proposed framework for future guidelines. *J Psychiatr Pract* 2013;19(3):254–263.

Meyer DJ, Price M. Forensic psychiatric assessments of behaviorally disruptive physicians. *J Am Acad Psychiatry Law*. 2006;34:1:72–81.

Reid WH. Forensic practice: A day in the life. *J Psychiatr Pract.* 2006;12(1):50.
Rogers R, Shuman DW. *Fundamentals of Forensic Practice: Mental Health and Criminal Law.* New York: Springer Science + Business Media; 2005.
Rosner R, ed. *Principles and Practice of Forensic Psychiatry.* 2nd ed. New York: Chapman & Hall; 2003.
Simon RI, Shuman DW. Clinical-legal issues in psychiatry. In: Sadock BJ, Sadock VA, Ruiz P, eds. *Kaplan & Sadock's Comprehensive Textbook of Psychiatry.* 9th edition. Vol. 2. Philadelphia: Lippincott Williams & Wilkins; 2009:4427.
Simon RI, ed. *Posttraumatic Stress Disorder in Litigation.* 2nd ed. Washington, DC: American Psychiatric Publishing; 2003.
Simon RI, Gold LH. *The American Psychiatric Publishing Textbook of Forensic Psychiatry.* Washington, DC: American Psychiatric Publishing; 2004.
Studdert DM, Mello MM, Gawande AA, Gandhi TK, Kachalia A, Yoon C, Puopolo AL, Brennan TA. Claims, errors, and compensation payments in medical malpractice litigation. *N Engl J Med.* 2006;354(19):2024–2033.
Wecht CH. The history of legal medicine. *J Am Acad Psychiatry Law.* 2005; 33(2): 245.

36.2 精神医学における倫理

倫理的な指針と倫理原則の知識は，精神科医が倫理的な葛藤（したいことと倫理的に正しいことの間の緊張状態として定義することができる）を避けることや，倫理的なジレンマ（倫理的な観点もしくは価値の間の葛藤）を考える際に役立つ．

倫理は異なるグループの人々の間の関係を取り扱い，そしてしばしば，権利の均衡を伴う．職業倫理は職業的役割の中での正しい行動を示す．職業倫理は道徳，社会規範，そして人々が合意した関連のパラメータの結びつきに由来する．

倫理綱領

ほとんどの専門組織や多くの企業団体は，適切な専門行為の一般規範についての同意を反映している倫理基準を有している．米国医師会（American Medical Association：AMA）の医療倫理の原則（Principles of Medical Ethics）と米国精神医学会（American Psychiatric Association：APA）の医療倫理の原則/精神医学のための特別注釈（Principles of Medical Ethics with Annotations Especially Applicable to Psychiatry）は，臨床医の実際と職務上の徳について理想的な規範を表している．これらの規準は，熟練した技能と科学技術を用いること，医学上の違法行為を自主規制すること，そして患者，家族，同僚，社会の権利と要求を尊重することを勧告している．

基本倫理原則

精神科医が自身の仕事において重視するべき4つの倫理的な原則は，自律性（autonomy），善行（beneficence），無害性（nonmaleficence），そして正義（justice）の重視である．時にそれらは矛盾し，それらの均衡をどのように保つかについて決断しなければならない．

自律性の観点

自律性は，十分な情報と利益，リスク，そしてすべての合理的な選択における損失を理解するための時間を与えられた後に，人々が意図的に行動することを要求する．それは，すべての詳細を聞かず，さらに，最善の治療方針を決定するために家族や医師などの誰かを選ぶ個人の権利に栄誉を授けることを意味するかもしれない．

精神科医は患者に，障害に関する合理的な理解と，治療の選択肢を提供する必要がある．患者は概念的な理解を必要とする．そのため，精神科医は単に個別の事実を述べるべきではない．患者は自身の決断について考え，そして友人や家族に話す時間をも求める．最終的に，もしも患者が自身で決断することのできる精神状態ではないとしたら，精神科医は後見人，保護者，医療委任状のような代替意思決定の機構について考慮するべきである．

> ある青年が，宗教的熱情が精神病的妄想に変わるという統合失調症のエピソードを経験した．自殺願望に陥ったという理由から意に反して入院させられたあと，彼は強情に薬物治療を拒否し，医師が自分を薬漬けにしようとしていると主張した．主治医である精神科医は，自殺願望の傾向を制御できる限り彼の薬物治療の拒否を尊重すると決めた．精神的苦痛がより強烈になったことにより，彼は1週間以内に薬物治療に関する考えを変え，薬物治療を試すことに合意した．精神科医との治療関係は深いものとなり，その患者は抗精神病薬療法と精神療法を続けることに同意して退院した．すべての事例においてこのようにうまくいくわけではないけれども，この事例は入院が患者の意に反するときでさえ，治療についての交渉に有益性があることを例証している．

善行

精神科医に善行を求めることは，患者との信用関係と，社会への義務があるという職業上の信念に由来する．信頼の役割義務のために，精神科医は患者の興味や自分自身は関心がないことについてさえも留意しなければならない．

その原則の表現はパターナリズム（父親的温情主義）であり，それは，患者や研究対象のための最善の行動についての精神科医の判断を使用するものである．弱いパターナリズム（weak paternalism）は，患者の障害者施設が患者の自主的な決断を認めないときに慈善心に富んで働く．強いパターナリズム（strong paternalism）は，患者のそのままの自律性にかかわらず慈善心に富んで働く．

さまざまな指針では以下の場合には，恩恵の原則によって患者の自律性を覆してもよいと提唱されている．それは，患者が実害またはその危険に直面したときに，害を最大限に減らし，加わる危険を少なくし，その際必要となる患者の自律性の侵害を最小限にする最良の組み合わせの実現に向かって努力する父親的温情主義の行動が選択される場合である．

無害性

無害性（nonmaleficence）の原則（まず人を害しないこと）を遵守するために，精神科医は自身の決断と行動に細心の注意を払い，自らが行う診療のために適切な訓練を確実に受けなければならない．さらに，精神科医は第2の意見と相談を求める必要がある．そして，行為や不作為により患者にリスクが生じるのを避ける必要がある．

正　義

正義の概念は報酬と批判，社会的利益の均等配分の問題に関係する．関連する問題は，最も資源を要求している人々に公平に配分されているかどうか，個々人が与えられた幸福に対して最大限の影響を与えることのできる場所，もしくは最終的に社会に最大の影響を与えるだろう場所に行くべきかどうかという問題も含んでいる．

主な問題

実際的な見地から，精神科医はいくつかの問題によく巻き込まれる．これには，(1)性的な境界侵害，(2)性的でない境界侵害，(3)守秘義務違反，(4)患者の間違った扱い(技能不足，代理診療)，そして(5)違法行為(保険金詐欺，診療報酬の水増し，株のインサイダー[内部者]取引)がある．

医師-患者間の性的関係

精神科医が患者と性的関係をもつことは明らかに倫理に反する．それ以上に，そのような行為に対して刑罰が科されることを考えると，倫理性を問うこと自体が問題である．この倫理原則に違反する精神科医に対して，いろいろな刑法の条項が適用されている．そのような精神科医は強姦で告訴される可能性があり，実際に告訴されている．また，精神科医の罪を問うために，性的暴行，暴行未遂で告訴することも行われている．

加えて，精神科医や他科の医師によって性的犠牲になった患者は，医療過誤訴訟において，損害の認定を勝ち取っている．米国精神医学会(APA)や米国医師会(AMA)と提携している保険会社は，患者-治療者間の性的関係についてはもはや保険の対象としないし，そのようないかなる性行為に対しても免責条項を設けている．

しかし，元患者と治療者間の性的な関係が倫理原則に違反しているかどうかの問題はまだ議論されている．「ひとたび患者になればいつまでも患者である」という見解の支持者は，元患者とのいかなる関係も──それが結婚に至ったとしても──禁じるべきであると主張している．彼らは，患者と治療者間に常に存在する転移反応が，情緒的または性的結合についての理性ある決定を妨げると主張する．これに反対する者は，もし転移反応がまだあるのなら治療が不十分なのであり，患者は自律的な人間であるから，医師は父親的温情主義の道徳を押しつけるべきではないと主張している．したがって，彼らは元患者と精神科医との情緒的，性的関係を法律で禁じるべきではないと信じている．一部の精神科医は，そのような関係になる前に，妥当性のある時間経過が必要であると主張している．その「妥当性のある」期間の長さが議論されている．ある者は2年を提案している．元患者との関係禁止期間がどれだけであろうが，そのような制限は不必要であると主張している精神科医もいる．しかし，原則では，「現在または以前の患者との性行為は非倫理的である」と述べられている．

原則には記載されていないが，患者の家族との性行為も非倫理的である．このことは，精神科医が小児や思春期の患者を治療しているときに，最も重要である．児童・思春期精神医学のたいていの教育課程では，親も患者であり，倫理的，法的な規制は親(または親の代理人)にも適用されるということを強調している．それにもかかわらず，一部の精神科医はこの考えを誤解している．医師と患者の家族との性行為も非倫理的である．

医師-患者間の性的関係のひどい例は，統合失調症を患っていた患者と7年間不倫の関係にあった精神科医の例が，2006年7月のカリフォルニアでの行動報告医学会(Medical Board of California Action Report)において報告された．その医師は患者と性交しただけでなく，自身と患者が乱交するための売春婦を患者に手に入れさせた．彼は患者に安定剤の処方箋を与えることによってこれらのことに対する支払いを済ませ，またこれらの出来事の医療費を集団療法の医療費に限った．この精神科医の医師免許は剝奪され，また詐欺行為の刑事有罪判決を受けた．

医師-患者間の非性的境界違反

治療を提供し，受ける目的のための医師と患者の関係は，通常，医師-患者関係と呼ばれるものである．その関係の周囲とその中には境界があり，どちらの側もそれを越えることがある．

境界線を乗り越えることすべてが境界違反というわけではない．例えば，ある患者が1時間の面接の最後に，医師に向かって「家にお金を忘れてきました．駐車場から車を出すのに1ドル要ります．次回まで1ドル貸してくれませんか？」と言うかもしれない．その患者は，医師-患者関係の境界線を乗り越えるように医師を促し，上手に貸し借り関係を構築している．その医師の理論的方針やその患者の臨床状態や他の要因によって，医師はその境界を越えようとする場合もあるであろう．境界を越えることも境界違反であると議論することもできる．境界違反とは，私利を図るために利用しようとして境界を越えることである．それは患者を犠牲にして医師の必要性を満足させることである．医師には，境界を保ち，そして，境界を越えることを最小限にとどめ，私利を図って利用することがないことを確実にする責任がある．

ある女性の精神科研修医が精神療法の指導医から，どのような状況でも決して患者から贈り物を受け取ってはならないと注意された．統合失調症の若い女性の治療中，彼女はクリスマスの贈り物として綿のスカーフを贈られたが，「病院の規則」で許可されていないと，できるだけ丁重に受け取ることを断った．翌日，患者は自殺を企図した．その患者は，研修医が贈り物を受け取らなかったことを心からの拒絶（統合失調症患者は拒絶に対して非常に敏感である）として体験し，それに耐えられなかったのである．この例は，贈り物をすることの精神力動と贈り物を拒絶された（あるいは受容された）ことの患者にとっての転移的な意味を理解することの必要性を示している．

（出所は怪しいが）常習喫煙者だったフロイトが分析中の患者から入手困難なハバナ産の葉巻箱をどのようにして提供されたかについての話がある．フロイトは葉巻を受け取ってから，贈り物をしようとした動機づけについて考えてみるように患者に促した．葉巻を受け取ったフロイトの動機は，それを贈った患者の無意識の動機よりもはっきりしており，後者については情報はない．

　患者に害を及ぼすことが境界違反の要素ではない．例えば，患者から提供される情報（例えば，株式情報）を用いることは，患者には実害をもたらさないが非倫理的な境界違反である．考察する上で，性的でない境界違反を数種の区分（重複しており，相互に相容れないわけではない）に分類することができる．

商取り引き　元患者との取り引き関係の大半は問題を含んでおり，現在患者である者との取り引き関係のほとんどが非倫理的である．当然，状況と場所がこの勧告において重要な役割を果たす．田園地帯や小さな自治体では，医師は町でただ1人の薬剤師（または配管工や寝椅子張替え業者）を治療する可能性があり，その場合，医師は患者である薬剤師と商取り引きするが，境界を保つよう努める．倫理的な精神科医は，患者やその家族と取り引きをすることを避けたり，患者の家族の誰かを雇い入れるために患者に頼むことを避けようとする．また，患者との商取り引きに投資したり，共同で商取り引きをすることを避ける．

イデオロギー（観念形態）の問題　イデオロギーの問題は判断を曇らせ，その結果，倫理的な間違いを犯すことがある．いかなる臨床上の決断も，何がその患者にとって最良であるかを基準にしなければならない．精神科医のイデオロギーはそのような決断場面ではほとんど役目を果たさないようにしなければならない．疾患に罹患している患者から相談を受けた精神科医は，どのような治療形態がその疾患の治療に有効であるかを患者に説明し，治療方針を患者に決めさせなければならない．もちろん精神科医は最も患者のためになると思う治療法を勧めるべきであるが，最終的には患者が自由に選択すべきである．

社交・交際に関して　社会的地位・立場に関する倫理的な精神科医のふるまいを論議する場合，特定の地域や状況が考慮されなければならない．何よりも重要な原則は，精神科医-患者関係の境界が尊重されなければならないということである．さらに，選択の自由があるのなら，それは患者のために行使するものでなければならない．精神科医と患者の間に友情が芽生える治療状況では，しばしば問題が起こる．客観性が危険にさらされ，治療的中立性が損なわれ，どちらかが自覚しない要因が破壊的役割を果たすであろう．そのような友情関係は治療中は控えるべきである．同様の理由で，精神科医はうちとけた友人を治療すべきでない．しかし，緊急時になすべきことをするのは当然である．

診療報酬　自由診療を行っている精神科医にとって，患者と金銭について取り引きすることは治療の一部である．報酬の設定，徴収，そして他の金銭面にまつわる問題は山ほどある．たとえそうだとしても，倫理上の問題は検討しなければならない．原則では，予約の日時に来なかったことに対する請求や他の契約上の問題などについて助言している．倫理綱領は，金銭面の問題にたびたび陥る医師に対して苦言を呈している．したがって，医師は，これらの問題が医師-患者間の治療関係に及ぼす影響力を認めなければならない．診察室は居間のようであり医師は普段着を着ているので，精神療法上の関係は，うちとけた関係のようにみえる．一部の患者は，本人たちは認めないが，友情関係があるので報酬を支払うことが免除されていると決め込むかもしれない．請求書がくると，たとえ無意識であっても，感情はかき乱される．精神科医療は契約上の関係で施行されているという考えが患者に十分に伝わっていないにちがいない．経験の浅い精神科医は，金銭について話すことに気おくれしたり，患者保護意識から，公然とは報酬についての話をあまりしたがらない．

　患者が一時的または永続的にお金がなくなった場合に，倫理的な精神科医はどのようにそれを扱うかということは重要なことである．多くの選択肢があるが，その中のあるものは他の方法よりも問題が多い．精神科医は確かに診療報酬を下げることはできるが，治療に値しない額まで引き下げると，それは憤りの逆転移感情を惹起するので，注意が必要である．減額して診る患者の人数も同様に問題である．請求額を上げることも問題である．最終的には支払ってもらえる見込みはあるのだろうか？　過剰請求はでたらめではないのか？　面接の回数を変更しなければならない場合もある．自由診療の精神科医は，誰でも必ずこのような問題に直面するであろう．

守秘義務

　守秘義務（confidentiality）は，治療の過程で得た情報を第三者に公開しないという治療者の責任を示す．特権（privilege）は，司法公聴会での治療情報の公開を防ぐ患者の権利を示している．守秘義務は精神科医療において必須なので，精神科医は守秘義務を維持しなければいけない．このことは，患者が治療者に快く自由に話すため

の前提条件である．うわさによる守秘義務の違反は人々を当惑させ，そして無害性に違反する．守秘義務の違反は，明示的または暗黙的に実質的な守秘義務を維持してきた約束をも破る．

　患者が誰かを傷つけるおそれがあると考えられるときには，守秘義務よりも他者を守る責任を優先させなければならない．リスクが特定の個人に対してではないときに，この状況は複雑化する．例えば，医師が病気にかかったとき，または誰かの精神状態が逆に，警察や消防のように危険な機械を使用する仕事における技術に影響を与えるときである．侵食は保険会社の詳細な情報の要求からもまた生じる．患者は自身の情報が保険会社に伝わるかもしれないということを伝えられていなければならないが，児童虐待や自身や他者への脅威に関与する情報を報告される必要性があるということを警告されることを，患者は必要としていない．

　ある程度まで患者の情報を使うことのできるさまざまな状況が存在する．そのための一般的な規則は，本当に必要な情報のみを開示することである．教育，研究，そして監督において，患者の名前つまり他者が患者を特定するかもしれない情報は，不必要に公開されるべきではない．患者情報が提示される病棟回診と症例検討会において，参加した人は聞いたことを繰り返してはならないということを覚えておくべきである．

　近親者の同意を得ない限り，情報を控える倫理的義務を果たしながら守秘義務は患者の死後も守られる．召喚はすべての記録を公開する自動的な認可ではない．精神科医は正確な情報を開示しなければならないということを明らかにするために，内密（私的）な再調査を判事に請求することができる．

マネージドケアにおける倫理

　精神科医にはマネージドケア（管理医療）で治療を受けている患者に対して，すべての治療の選択肢を開示し，上訴権を行使し，緊急治療を続け，そして合理的に利用を見直しする人（utilization reviewer）と協力する責任を含む確かな責任がある．

開示責任　精神科医は患者に対して，治療と手続きのインフォームドコンセント（説明と同意）を得る継続的な責任がある．すべての治療選択肢は完全に開示されるべきであるが，それらはマネージドケアプランの条件下ではカバーされていない．ほとんどの州では箝口令（gag rules）を不法だとする法律を制定しているので，マネージドケアでは治療に関する限られた情報が患者に与えられる．

請願責任　倫理と司法に関する米国医師会の協議会（AMA Council on Ethical and Judicial Affair）は，割り当て指針やゲートキーパーの指示に関わらず，医師が患者に大きな利益をもたらすと信じる治療を行うことを主張する倫理的な義務があると述べている．

治療責任　医師は定義化された標準治療での患者治療の失敗に対して責任を負う．治療を行う医師には，医療的に必要なことを決める唯一の責任がある．医療給付の継続的な保証はマネージドケア会社によって承認されていないので，精神科医は自殺しそうなもしくは暴力的な患者を途中で解放しないように注意しなければならない．

利用見直しの協力における責任　精神科医は，患者からの適切な許可の情報についての利用見直しの要求に協力するべきである．利点が否定されたとき，苦情処理手続きを注意深く理解して従うことは重要である．例えば，審査機関から折り返し電話がかかったときに，継続する治療の書類を渡し確かに正当化することなどである．

　マネージドケアの出現と，治療費を支払うために定期的な進捗報告書と徴候と症状の書類を第三者の評論家に送る必要性が生じたことによって，症状を軽減もしくは誇張する精神科医がいるかもしれない．次の事例報告と議論は，マネージドケアを扱う際に精神科医が直面する倫理的な困難を表している．

> 　Pさんは自分が自殺してしまうかもしれないと恐れたため，自身で入院することを希望した．彼女はうつ病を経験したが，A医師の病棟で最初の1週間の間に著しく改善した．A医師はPさんにはもはや自殺願望はないと信じていたけれども，彼はPさんの改善は継続した入院の恩恵を大いに受けたためだと考えていた．A医師はPさんが入院費用を払う余裕がないということと，自殺願望をもつほどのうつ病のときにのみ保険会社が入院費を支払うということを知っていたので，Pさんの改善の証拠書類を出さないことに決めた．医師は診療録に「この患者は自殺の危険性を持ち続けている」と記した．
> 　A医師は詐欺をしたのか？　そうである．彼は診療録に記したことと省略したことによって意図的に欺いた．彼が書いたことは文字どおりの意味で正しいけれども，彼の記述は治療の過程で誤解を招く恐れがある．Pさんは実際に彼女がそうであったように，自殺願望をもつほどのうつ病ではなかった．
> 　A医師がカルテから省略したのは欺瞞的であった．特定の省略が欺瞞的であったかどうかは，ある程度は関与した人々の役割と期待されていることに依存する．同僚のネクタイが嫌いであることを本人に伝えないのは欺瞞ではない．自身の役割や期待されていることが関与しない限り，率直な意見を提供することは簡単な機転である．しかし，A医師の事例は異なる．彼の職業的な役割は患者の経過を記録することであり，期待されていることは重要な改善を記すことである．そのため，Pさんの経過を正確に文書で説明する上での失敗は一種の欺瞞である．
> 　2番目のそしてより難しい問題は，この場合には欺瞞は正当化されるのかどうかということである．この質問の答えは欺瞞の理由，それに抗う理由，そして代案は可能なのかに依存する．この欺瞞の理由は明らかである．A医師の意図と主な義務は患者を助けることである．患者自身では余裕のない入院を継続できることによって，Pさんが大いに恩恵を受けると信じていた．彼はまた，保険会社が自殺願望のないうつ病患者の入院治療の支払いを拒否することは不公平であり，自身の欺瞞は不公平な慣習を正しているのだということも信じていた．

この欺瞞に対して重要な理由もまたある．最初に関与するのは正直さと社会的信頼である．もしも人々が他人の言うことや書いたことに頼ることができるならば，このことは良いことである．正直さや信頼がなければ，多くの社会的やりとりと慣習は不可能である．たとえ慈悲深い目的であったとしても，欺瞞は現実的に社会的信頼に傷をつける可能性がある．精神医学という専門職への人々からの信頼や精神科医への患者からの信頼にさえも，欺瞞が傷をつけるリスクがある．信頼に傷がつくことによって，順々に治療に妥協が生じるかもしれない．

第2の理由は未来の治療に関係している．もしPさんが将来的に治療を求めたときに，彼女の治療をする医師が誤った記録を読んでしまうだろう．もし医師が記録を過去の治療の正しい記載であると信じてしまったら，現在の問題に対して不適切な治療を提示してしまうかもしれない．たとえ医師が診療録の記載の正確性を疑ったとしても，正しい病歴と記録は奪われてしまっている．どちらの場合においても，以前の欺瞞は治療を妨げうる．

第3の理由は義務と適用範囲の保険契約に関係している．A医師は保険契約によりカバーされている集団に対する義務を無視したと思われる．彼は医療保険がカバーすることに同意しなかった治療の支払いを保険会社に強制させることによって，負担をこの集団に負わせた．保険会社はおそらくPさんのような事例において，入院治療の支払いをするべきだった．なぜならば，この契約はおそらく非合理的であり，不公平であったからである．しかし，A医師の欺瞞は保険会社に異議を申し立て，契約を変更することに圧力をかけることなく，さらに患者や家族が契約に異議を申し立てることを助長することもなかった．欺瞞の利用は単にその場限りの方法で，異議を申し立てたり議論すべき契約を回避する．

A医師はまた未来の患者の義務を無視したと思われる．診療録に不正確さを取り入れることによって，診療録の研究価値を損ってしまう．彼の欺瞞は未来の患者から，診療録に依存する研究利益を少しずつ奪ってしまう．

この欺瞞が正当化されるかどうかは，欺瞞に賛成そして反対の理由の重みと有効可能な代案の両方があるかどうかに依存している．1つの代案は診療録を修正することである．他の代案はPさんの反応を正確に描写して外来診療に解放することである．しかし，第3の代案もある．A医師は患者の過程を正確に記録して，継続して入院を勧めることができる．彼は適用範囲について保険会社に嘆願することができる．もし保険会社がそれ以上の入院患者の治療を承認しないことを決めたら，A医師はその決断を訴えることができる．この代案は多くの時間がかかり成功するという保証はないが，欺瞞の利用に関するすべての問題を避けることができる．

病気の医師

精神疾患や内科疾患の結果として，または向精神作用性物質と習慣性物質（例えば，アルコールや薬物）の使用によって，医師が病気になることがある．十分な医療を行うために必要とされる認知能力と動的技能を，多くの器質性疾患は，妨げる．病気をもつ医師を報告する法的な責任は州によって異なるが，倫理的責任は普遍的なものである．能力を失った医師は適切な機関に報告されるべきであり，報告する医師は特定の病院，州，そして法律手続きに従う必要がある．病気の医師を治療する医師に，その医師の経過や職場復帰の適格性を監視することを要求すべきではない．この監視は利害関係に軋轢のない別の医師または医師団によって実行されるべきである．

ニューヨーク州にある専門医師管理局（Office of Professional Medical Conduct：OPMC）は，違法または非倫理的な行為を，医師や医師の助手のような健康に関する専門家が調査することで，医療業務を取り締まっている．同様の取締局は他にも存在する．ニューヨーク州における専門職上の違法行為は，以下のように定義されている．

1．不正に，著しい過失をもって，あるいは資格がないのに診療を行うこと．
2．診療能力が損なわれているのに診療すること．
3．常習性飲酒，麻薬依存，麻薬常用，あるいは同様の作用のある他の薬物の常習者．
4．診療業務上の不道徳な行為．
5．免許を必要とする行為に関して，無資格者を容認したり幇助したり教唆したりすること．
6．宗教，皮膚の色，出身国を理由に，クライエントまたは患者の診療を拒絶すること．
7．法律で許容される診療範囲を越えて診療すること．
8．犯罪を犯し有罪判決を受けたり，その他の懲戒処分の対象となること．

専門職上の違法行為に対する告訴については，保険会社や法執行機関や医師に加えて，とりわけ一般市民から提訴される．

ニューヨーク州は，病気の医師が治療計画に応じる限り医師免許を失うことなく，自身の状態に応じて適切な治療を受けることができる医師の健康のための委員会（Committee for Physician Health：CPH）と呼ばれるプログラムを確立した．例えば，オピオイドもしくはアルコール中毒の精神科医が安全に薬をやめるために入院し，さらに徹底的な個人そして集団精神療法，必須である監督下での薬物検査，CPHの注意深い監視を伴うリハビリテーションのために，地味な家に移動するかもしれない．医師は5年の間は協力的でなければならず，その間に監督下で徐々に診療に戻ってもよい．このプログラムにより，多くの医師のリハビリテーションが成功した．

研修医

主治医が十分な指導をせずに，医学生や研修医のように資格がなくまた経験のない者に医療の職権を委ねることは，倫理的ではない．研修医は研修中の医師であり，そのような者として相応の患者管理をしなければならない．健全で倫理的な教育環境下では，研修医や医学生は多くの患者の日々の管理に関係し，責任を負うことがあるが，彼らは高度の訓練を積んだ経験のある医師によって，監督され，支えられ，指図されている．患者には医

療提供者の訓練水準を知る権利があり，研修医や医学生の訓練水準を知らせるべきである．研修医や医学生はおのれの限界をよく知り，必要に応じて経験のある同僚に指導を求めるべきである．

専門家としての医師憲章

2001年に，「専門家意識」の概念を明確にする動きが米国内科学会議（American Board of Internal Medicine）で始まった．「専門家としての医師憲章（Physician Charter of Professionalism）」と呼ばれる原則が作られ，最も高度な水準かつ最も倫理的な水準で診療することは医師にとってどんな意味をもつのかが記載されている．表36.2-1に，「専門家としての医師憲章」にある専門家としての行動の原則と公約を記載した．それは（精神科医を含む）すべての医師に厳守を求めている．

この章で述べた倫理問題の要約を，表36.2-2に質疑応答の形式で示した．

表 36.2-1　専門家としての医師憲章

基本原則
- **患者の福利を第一に**　利他主義は医師-患者関係の中心となる信頼に寄与する．業界の影響力，社会的圧力および管理上の緊急事態がこの原則を汚してはならない．
- **患者の自主性**　医師は患者に誠実でなければならず，詳しく説明して患者に治療について決めさせなければならない．
- **社会正義**　人種，性別，社会経済的立場，民族，宗教，その他の社会的範疇がなんであろうと，医師は健康管理における差別を排除するために意欲的に働くべきである．

公　約
- **専門能力**　医師は生涯，学習に打ち込まなければならない．専門学会は，総括して，会員すべてが有能であるように励まねばならない．
- **患者に誠実なこと**　医師は患者が治療に同意する前に徹底的かつ誠実に患者に情報を確実に知らせなければならない．患者に治療の方向性を決めさせるべきである．医師は患者に損害を与える医療上の誤りが時として起こることも認めるべきである．ひどい損害をもたらす過ちは患者と社会の信用を傷つけるので，患者が損害を被った場合は直ちに知らせるべきである．
- **患者のプライバシー**　患者の資料集計のための電子情報方式の幅広い普及によって，秘密の確約を果たすことは以前よりも今のほうが迫られている問題である．
- **患者との適切な関係の維持**　医師は患者を利用してどのようなかたちであれ性的に誘惑してはならないし，個人的な金銭的利益やその他の個人的な目的のために患者を決して利用してはならない．
- **医療の質の向上**　この公約は，臨床能力を維持することと，医療上の誤りを減らし，患者の安全性を増し，健康管理の財源の乱用を最小限にし，そして医療の成果を最大限に活かすために，他の専門家らと協力して働くことを含んでいる．
- **医学的管理の向上**　医師は個人としてまた集団としても，公正な健康管理にとって障壁となるものを減らすように努めなければならない．
- **限りある財源の配分**　医師は費用対効果の指針に従って他の医師や病院，経営者とともに働くことに打ち込むべきである．財源の適切な配分に対する医師の専門家としての責任は，不必要な検査や処置を堅実に回避することを要求している．
- **科学的知識**　医師には科学的な水準を高め，研究を進め，そして新しい知見を生み出し，それの適切な使用法を確立する義務がある．
- **利害の抵触を管理処理することで信頼を維持する**　医師には，利害の抵触を認め，一般社会に公表し，話す責務がある．業界やオピニオンリーダー（世論の指導者）との関係は明らかにされるべきである．
- **専門家としての責任**　医師は，専門家としての基準に達していない会員の補習，懲戒も含めた自己規制作用に関与していると期待されている．

表 36.2-2　倫理上の質疑応答

テーマ	質問	解答
放　棄	退職に伴う患者放棄の責任をどうすれば避けられるか？	退職した精神科医が患者に十分な注意を払い，引き続き患者を治療してくれる医師をみつける筋の通ったあらゆる努力をするのであれば，患者を放棄したことにはならない．
	入院が必要かもしれない重症患者を外来診療だけで診ることは倫理的か？	開業医または診療所が別の施設で入院治療を受けられるように手はずを整えていないのであれば，これは患者放棄になる．
遺　贈	亡くなった患者が治療を施してくれた精神科医に財産を遺贈した．これは倫理的か？	いいえ．遺贈物を受け取ることは不適切であり，私利を図る治療関係の利用になる．しかし，亡くなった患者が精神科医の知らないところで遺言して残した形見の品を受け取ることは倫理にかなっているであろう．

（つづく）

表 36.2-2　倫理上の質疑応答（つづき）

テーマ	質問	解答
適性	精神科医が内診することは倫理的か？病院の身体診察は？	精神科医は精神医学的ではない医学的処置を行う能力があり，それが転移感情を歪めて効果的な精神科治療の妨げにならなければ，その処置を行ってもかまわない．骨盤内検査は転移感情を歪めるリスクが高いので，別の臨床医が施行するほうがよいであろう．
	倫理委員会は医師の適性問題を再検討できるか？	はい．不適格であることは倫理問題である．
秘密	秘密は患者の死後も守らなければならないか？	はい．倫理的には秘密の保持は患者が亡くなっても変わらない．例外としては，差し迫った危害から他者を守る場合や正当な法的強制がある．
	保険会社に患者情報を公表することは倫理的か？	はい．提供する情報が保険請求を処理するために必要なものに限られていれば，それは倫理的である．
	治療面接のビデオテープの一部分を専門家の研究会で使用してもよいか？	はい．十分説明し強制することなく同意が得られ，患者の匿名性が保たれ，聴衆には編集したことで不完全な面接になっていることを説明し，そして患者がビデオテープの目的を知っているのであれば，使用してもよい．
	児童虐待の報告を求められたとき，まだ児童虐待の疑いにすぎないものも医師は報告すべきか？	いいえ．医師は虐待が疑われるものを報告するかどうかを決める前にいくつかの評価をしなければならない．虐待が進行中かどうか，治療に反応する虐待かどうか，そして報告することで危害が及ぶ可能性があるかどうかをよく考えなければならない．特定の法令を確認すること．被害者になりうる者の安全を最優先事項にすること．
利害の抵触	精神科医が学生や研修者に対応する際に精神療法面での職責と管理的職責の両方がある場合，倫理上の葛藤が生じる可能性はあるか？	はい．あらかじめ研修者や学生に対する役割を明確にしておくべきである．研修者や学生と治療関係のない精神科医が管理上の意見を言うべきである．
診察を行わずに診断	保険金支払目的で，診療記録のみに基づいて自殺が病気によって起こったものであると診断することは倫理的か？	はい．
	指導する精神科医が患者を診察していなくても，指導を受けている者からの情報で保険会社の用紙に診断名を記入することは倫理的か？	はい．精神科医が適切な指導を確実に行い，保険会社の書類に指導医と指導を受ける者の役割が明記されているのであれば，倫理的である．
私利を図る利用（遺贈も参照）	治療関係で私利を図る利用を構成しているものは何か？	精神科医が治療関係を個人的利益のために用いたときに，私利を図る利用は生じる．これには，性的関係または金銭面での関係と同様に，養子縁組や雇用も含まれている．
報酬の分配	報酬の分配とは？	医師が別の医師に患者を紹介して支払う場合に，報酬の分配は生じる．このことは報酬の一部と引き換えに法廷に精神科医を紹介する法律家にもあてはまる．もし精神科医が指導または手当として診療所の仲間から報酬の一部を受け取るならば，報酬の分配は診療所でも起こりうる．この種のものや医学的関与の費用は別に取り決められなければならない．一方，診療所の所有者は患者を診療所の同僚に紹介することで利益を得ることもある．報酬の分配は違法である．
インフォームドコンセント（説明と同意）	情報を要求している者に対して患者が情報を提供することに同意しているのに，患者の情報を公表することを拒むことは倫理的か？	いいえ．それは患者が決めることであり，治療者が決めることではない．
	患者資料を提示しまたは記載する際，インフォームドコンセントは必要か？	いいえ．患者が監督指導や授業で使用されることを知っており，秘密が守られるのであれば，インフォームドコンセントは必要ない．
夜間アルバイト	精神科研修医の夜間アルバイトは倫理的か？	彼らの職責が能力を超えておらず，適切に指導を受けていて，なおかつ夜間のアルバイトが研修教育の妨げにならなければ，アルバイトをすることができる．

（つづく）

表 36.2-2　倫理上の質疑応答（つづき）

テーマ	質問	解答
報告	精神科医は同僚または同僚たちの非倫理的行為を公表，または報告すべきか？ 配偶者は倫理違反の告訴をすることができるか？	精神科医は同僚の非倫理的行為を報告する義務がある．非倫理的行為の情報を入手した配偶者は，倫理違反の告訴をすることができる．
研究	インフォームドコンセントを得ることのできない患者を対象に倫理的な研究を行うには，どうすればよいか？	同意は後見人によってまたはリビングウィル（生前発効の遺言書）を経て得ることができる．責任能力がない者はいつでも研究計画を辞退する権利がある．
退職	「放棄」を参照．	
監督指導（スーパービジョン）	精神科医が他の精神保健の専門家を指導する際に，どのようなことが倫理的に要求されているか？	精神科医は十分な時間を費やして，適切な指導を行うことと指導を受ける者が教育課程領域外の医療を提供しないようにすることを確実にしなければならない．指導に対して報酬を請求することは倫理的である．
テープと記録	患者と面接中のビデオテープを全国規模の教練目的（例えば，研究会，専門医試験の症例）として使用することはできるか？	適切で明確なインフォームドコンセントが得られていなければならない．秘密が結果として失われることに付け加えて，公表の目的と範囲をはっきりさせなければならない．

Eugene Rubin, M.D. による．データは American Medical Association's Principles of Medical Ethics による．

軍事精神医学（military psychiatry）

軍事行動規範の下では守秘義務は存在しないため，軍の精神科医は独特の倫理的問題に直面する．

　新しく兵役になった19歳の白人の独身男性は，他の男性と大勢でシャワーを浴びているときに周期的に不安になると述べた．彼は自身を同性愛者だと考えており，自分が自身の性欲に基づいて行動し，そしてもしもそのことを気付かれたら，軍法会議にかけられて不名誉除隊を受けるという危険の恐怖に関連しているのだと認識した．精神科医は，その兵士を司令官に報告するかどうか（軍事規範の下で彼が余儀なくされているように），もしくは，彼が自分自身を危険な立場に置くであろう衝動に基づいて自身で行動してしまうことを防ぐ（危害を与えないという医療倫理に合わせて）かどうかのジレンマに直面した．さまざまな意見を交わした後，精神科医と患者は後者の意見に同意した．不安症の診断が行われ，そしてこのことにより，認可されている精神疾患に基づいた医療根拠による名誉ある除隊を受けることができた．彼の同性愛者志向に関する記録はされなかった．

医療保険の相互運用性と説明責任に関する法令

　医療保険の相互運用性と説明責任に関する法令 (Health Insurance Portability and Accountability Act：HIPAA) は，1996年に可決された法であり，進行しつつある医療供給システムの複雑化とその電気通信への依存を扱うものである．この法令は，連邦保健福祉省 (Federal Department of Health and Human Service：HHS) が患者情報の伝達と機密性を保護する規則を定め，そして，HIPAA の下のすべてのユニット（集団）はこれらの規則

表 36.2-3　プライバシー規則の下での患者の権利

- 医師は患者に，プライバシーの権利についての書面による通知を与えなければならない．例えば，治療のプライバシーについてや，どのようにして患者の情報が使われ，守られ，開示されるのかについてなどである．患者がこのような通知を見ていることを確認するために，書面による承認を取らなければならない．
- 患者は自身の診療録のコピーを手に入れ，記載されている時間（通常であれば30日間）のうちに，診療録に対して修正を要求するべきである．患者には精神療法ノートを見る権利はない．
- 精神科医は患者の要求に応じて，病歴についてのほとんどの開示の記録を与えなければならない．ただしいくつか例外はある．APA 委員会 (APA Committee on Confidentiality) はこの要求に対するモデル書類を開発した．
- 精神科医は患者から治療，支払い，医療操作（これらの3つは同意を必要としない慣習であるとみなされている）以外の情報開示の承認を得なければならない．APA 委員会はこの要求に対するモデル書類を開発した．
- 患者は自身の守られた情報をコミュニケーションする異なる方法を要求するかもしれない．（例えば，医師が特別の電話番号やアドレスで患者に連絡するなど）
- 医師は一般的には，慣習ではない患者情報の開示の認可を得るために治療を制限できない．
- 患者にはプライバシー規則の違反について，医師，健康計画，もしくは HHS の長官に抗議する権利がある．

APA：American Psychiatric Association；HHS：Department of Health and Human Services．

に適応しなければならないということを命じた．
　公民権課 (Office of Civil Right：OCR) により HHS で

管理されているその機密規則は，患者情報の守秘義務を保護する（表36.2-3）．

参考文献

Blass DM, Rye RM, Robbins BM, Miner MM, Handel S, Carroll JL Jr, Rabins PV. Ethical issues in mobile psychiatric treatment with homebound elderly patients: The Psychogeriatric Assessment and Treatment in City Housing Experience. *J Am Geriatr Soc.* 2006;54(5):843.

Cervantes AN, Hanson A. Dual agency and ethics conflicts in correctional practice: Sources and solutions. *J Am Acad Psychiatry Law.* 2013;41(1):72–78.

DuVal G. Ethics in psychiatric research: Study design issues. *Can J Psychiatry.* 2004;49(1):55–59.

Fleischman AR, Wood EB. Ethical issues in research involving victims of terror. *J Urban Health Bull N Y Acad Med.* 2002;79:315–321.

Green SA. The ethical commitments of academic faculty in psychiatric education. *Acad Psychology.* 2006;30(1):48.

Kaldjian LC, Weir RF, Duffy TP. A clinician's approach to clinical ethical reasoning. *J Gen Intern Med.* 2005;20:306.

Kipnis K. Gender, sex, and professional ethics in child and adolescent psychiatry. *Child Adolesc Psychiatr Clin North Am.* 2004;13(3):695–708.

Kontos N, Freudenreich O, Querques J. Beyond capacity: Identifying ethical dilemmas underlying capacity evaluation requests. *Psychosomatics.* 2013;54(2):103–110.

Lubit RH. Ethics in psychiatry. In: Sadock BJ, Sadock VA, Ruiz P, eds. *Kaplan & Sadock's Comprehensive Textbook of Psychiatry.* 9th ed. Vol. 2. Philadelphia: Lippincott Williams & Wilkins; 2009:4439.

Marrero I, Bell M, Dunn LB, Roberts LW. Assessing professionalism and ethics knowledge and skills: Preferences of psychiatry residents. *Acad Psychiatry.* 2013;37(6):392–397.

Merlino JP. Psychoanalysis and ethics-relevant then, essential now. *J Am Acad Psychoanal Dyn Psychiatry.* 2006;34(2):231–247.

Parker MJ. Judging capacity: Paternalism and the risk-related standard. *J Law Med.* 2004;11(4):482–491.

Roberts LW. Ethical philanthropy in academic psychiatry. *Am J Psychiatry.* 2006;163(5):772.

Schneider PL, Bramstedt KA. When psychiatry and bioethics disagree about patient decision making capacity (DMC). *J Med Ethics* 2006;32:90–93.

Simon L. Psychotherapy as civics: The patient and therapists as citizens. *Ethical Hum Psychol Psychiatry.* 2005;7(1):57.

Strebler A, Valentin C. Considering ethics, aesthetics and the dignity of the individual. *Cult Med Psychiatry.* 2014;38(1):35–59.

Wada K, Doering M, Rudnick A. Ethics education for psychiatry residents. *Camb Q Healthc Ethics.* 2013;22(04), 425–435.

（訳　森　大輔）

37 精神医学の世界的状況

精神疾患は世界のすべての地域で高い有病率を示し，世界的に障害と社会的負担の主要な原因になっている．これらすべての疾患の治療は可能であって，そして先進国と発展途上国のいずれにおいても有効であることがわかってきている．しかし，精神疾患は世界的に，特に低所得国では，驚くほど適切な治療が行われていない．国家的精神保健政策がいくつかの国，特に低所得国において欠けている．精神保健医療のための資源が不足しており，その分配も不公平である．世界の精神医学はこれらの問題に加えて，精神疾患に結びついた偏見，精神と身体疾患の関係，精神保健医療の倫理などの問題に焦点を合わせている．

全世界の精神疾患の有病率とその負担

世界保健機構(World Health Organization：WHO)は，世界人口の25％以上が，生涯の間に1つ以上の精神疾患を経験すると推定している．医療専門職が初診で診た人々の20％以上が，1つ以上の精神疾患にその時点で罹患していた．アフリカ，アジア，米国，ヨーロッパの14の地域で行われたWHOの研究によると，精神疾患の平均有病率は24％で，低所得国と高所得国の間に一定の差はなかった．最も頻度が高い診断はうつ病(平均，10.4％)と全般不安症(平均，7.9％)であった．うつ病の有病率は女性が男性よりも1.89倍高く，アルコール関連障害は男性の方が高かったが，少なくとも1つの精神疾患をもっている人の割合に性差はなかった．身体的な不健康と教育上の不利益は共に，有意に精神疾患の診断と関連していた．

種々の疾患と外傷による負荷を定量化するために，WHOはハーバード公衆衛生学部および世界銀行と共同して，障害調整生存年数(disability-adjusted life year：DALY)を導入した．ある疾患あるいは外傷によるDALYは，母集団において，早過ぎる死のために失った年数と，その疾患あるいは外傷によって引き起こされた不利益のために失った年数を合計したものである．1990年に最初に行われた計算では，精神および神経学的な障害のために失ったDALYが，すべての疾患と外傷によって失ったDALYの10.5％に及んだ．2000年の計算では，すべての年齢のDALYの原因の上位20位に2つの精神

 表37-1 2030年における推定障害調整生存年数 (DALY)の世界的に主要な原因

疾患または障害	全体の割合(%)
1. HIV/エイズ	12.1
2. 単極型抑うつ障害	5.7
3. 虚血性心疾患	4.7
4. 道路での交通事故	4.2
5. 周産期の病気	4.0
6. 脳血管疾患	3.9
7. 慢性閉塞性肺疾患	3.1
8. 下気道感染	3.0
9. 成人発症型難聴	2.5
10. 白内障	2.5

Mathers CD, Loncar D：Projection of global mortality and burden of disease from 2002 to 2030. *PLoS Med*. 2006；3：2011から転載．

疾患(うつ病とアルコール関連障害)と自殺が入り，これらのDALYは12.3％であった．

2005年の計算では，精神および神経学的な障害は，世界中のすべてのDALYの13.5％(高所得国は27.4％，中間所得国は17.7％，低所得国は9.1％)を占め，非伝染性の疾患のなかで最大の疾病負荷の原因であった(心血管疾患の22％，悪性新生物の11％と比較して27.5％)．

最新の推計によると，2030年には，精神および神経学的疾患が世界中の総DALYの14.4％に，非伝染性疾患によるDALYの25.4％に及ぶと予測されている．その年には，うつ病が総DALY中の割合において，HIV/AIDS(human immunodeficiency virus[ヒト免疫不全ウイルス]/acquired immunodeficiency syndrome[後天性免疫不全症候群])に次いで，かつ虚血性疾患より上位の2位で5.7％になるであろう(表37-1)．高所得国においては1位で9.8％，中間所得国では2位で6.7％，低所得国では3位で4.7％になると推定されている．

WHOは世界中の家庭の4つの内1つが，精神疾患をもつ家族が少なくとも1人いると推定している．重度の精神疾患をもっている人々を介護することと関連する客観的および主観的な負荷(家族関係の破綻；社会，余暇，仕事上の制約；経済的困窮；身体の健康に対する負の影響；喪失感，抑うつ気分，社会的な場面での困惑；そし

て問題行動に対処することのストレス）は大きく，それは糖尿病や，心臓・腎臓・肺疾患などの長期の身体的疾患のある人々の介護による負荷より有意に大きいと報告されている．異文化間で家族の負荷は，さまざまな局面ごとに異なるといわれている．

自殺は，その情報が得られる国の大部分で，すべての年代の主要な10の死因に含まれている．いくつかの国では（例えば，中国），自殺は15〜34歳の年代において死因の1位になっている．

WHOの推計によると，2001年に世界的には，およそ84万9000人が自殺で亡くなった．その年の自殺者の数は暴力による死者（50万人）と戦争による死者（23万人）を上回っていた．現在の傾向が続けば2020年にはおよそ153万人の人々が自殺で亡くなり，その10〜20倍の人々が自殺を試みるであろう．国によって自殺率にかなりの違いがあると報告されている．例えば，多くの東および中央ヨーロッパの国々では，人口10万人あたりの自殺率が年間48.0〜79.3と報告されている一方で，イスラム圏およびいくつかのラテンアメリカの国々の自殺率は，10万人当たり4以下であった．自殺の85％以上が低あるいは中間所得国で起こっていると報告されているが，この数字はそれらの国々の公的統計の信頼性が低いために過小評価になっている可能性がある．南インドで，妥当性を検証されている聞き取りによる剖検（verbal autopsy）の調査を行ったところ，自殺の割合は国の公的な推定の10倍以上であった．アジア太平洋地域では，1年に30万の自殺の症例が農薬の服毒によると推定されている．

自殺率は女性より男性において高い（1950年には3.2：1, 1995年には3.6：1, 2020年には3.9：1になると推定されている）．中国は唯一，女性の自殺率が男性より常に高い国であり，特に田舎でその傾向が顕著である．ここ数十年にわたって，自殺率は世界的に変化があまりないと報告されてきたが，近年15〜19歳の若者の間で増加する傾向が認められてきている．世界的に一般人口の1万5629の事例を取り上げた系統的総説では，自殺した人たちの98％が診断可能な精神疾患に罹患しており，内訳は気分障害が35.8％，物質関連障害が22.4％，パーソナリティ障害が11.6％，統合失調症が10.6％であったと推定された．

世界的な見地からみた治療の差と計画的な一般的治療の有効性

気分障害，不安症，精神病性障害と物質関連性障害において，薬物および心理社会的治療の有効性は，高所得国と同様，中から低所得国で行なわれた臨床試験によって確実に証明されてきた．しかし，治療の差は世界的に，特に低所得国で，すべての精神疾患において顕著である．

世界精神保健調査（World Mental Health Surveys）において，治療をうけることの遅れと不履行は，概して，

 表37-2 世界保健機構（WHO）管轄地域の国々における精神保健政策の存在率

WHO地域	精神保健政策が存在する国の割合（％）	人口カバー率（％）
アフリカ	50.0	69.4
南北アメリカ	72.7	64.2
東地中海	72.7	93.8
ヨーロッパ	70.6	89.1
東南アジア	54.5	23.6
西太平洋	48.1	93.8

World Health Organization : *Mental Health Atlas 2005*. Geneva : World Health Organization ; 2005 から転載．

低所得国，高齢の集団，男性，若年発症の症例でより大きかった．気分障害をもっている人々へのより早い治療介入がなされるようになったのは，これらの障害がいくつかの国々で，啓発的キャンペーンやプライマリケアの質の改善計画の目標にされたということに一部起因するであろう．

世界中の精神保健医療のための資源

2005年の精神保健地図（Mental Health Atlas 2005）によれば，世界中の国の62.1％のみが精神保健政策（すなわち，その国の精神保健状況を改善するための目標，目標の中の優先順位，そしてそれらを達成するための大きな指針を決定する政府または保健を管轄する省の施策）をもち，人口に換算すれば68.3％に過ぎない．精神保健政策は低所得国の58.8％と高所得国の70.5％に存在している．アフリカでは精神保健政策をもっている国はわずか50％である．東南アジアでは精神保健政策をもっている国はわずか54.5％であり，人口の76.4％がこのような政策の恩恵をうけることができない（表37-2）．

地域医療施設は68.1％の国にしか存在しない（低所得国は51.7％，高所得国は93％）．60.9％の国のみが（低所得国の55.2％と高所得国の79.5％）プライマリケアの水準において，重度の精神疾患のための治療施設を提供できると報告されている．低所得国のおよそ4分の1は，プライマリケアの環境において基本的な抗うつ薬の薬物療法さえ提供できない．他の多くの国々では，その供給は国のすべての地域に及ばないか，非常に不均一である．医薬品がしばしば保健医療施設で入手できないために，患者や家族は自費でそれらを購入せざるを得ない．

ヨーロッパの国々の61.5％が精神保健医療に保健予算の5％以上を使う一方で，アフリカの国々の70％と東南アジアの国々の50％は1％以下しか使わない．アフリカの国々の38.6％および東南アジアの国々の30％では，自費の支払いが精神保健医療の財源として最も重要な原資であるが，どのヨーロッパの国においても自費は精神保健医療の財源の主要な原資ではない（表37-3）．精神保健医療のための財源の最大の原資が自費である国は，低

表 37-3 世界保健機構(WHO)管轄地域で精神保健医療の財源の原資として自費での支払いが最も多くを占める国の率

WHO 地域	国の率(%)
アフリカ	38.6
南北アメリカ	12.9
東地中海	15.8
ヨーロッパ	0
東南アジア	30.0
西太平洋	18.5

World Health Organization:*Mental Health Atlas 2005*. Geneva:World Health Organization;2005 から転載.

表 37-4 世界保健機構(WHO)の管轄地域ごとの人口10万人当たりの精神保健専門家の中央値

WHO 地域	精神科医	精神科看護師	精神保健に従事する心理士
アフリカ	0.04	0.20	0.05
南北アメリカ	2.00	2.60	2.80
東地中海	0.95	1.25	0.60
ヨーロッパ	9.80	24.80	3.10
東南アジア	0.20	0.10	0.03
西太平洋	0.32	0.50	0.03

World Health Organization:*Mental Health Atlas 2005*. Geneva:World Health Organization;2005 から転載.

所得国あるいは低位中間所得国に属するが,財源の主たる原資として社会保険を割り当てている国のほとんどは,高所得国あるいは高位中間所得国に属する.

人口10万人当たりの精神科医数の中央値は,アフリカでの0.04および東南アジアの0.2からヨーロッパの9.8までの範囲にある(表37-4).その値は高所得国の9.2と比較して,低所得国では0.1に過ぎない.低所得国の3分の2では,人口10万人あたり精神科医は1人以下の状況である.チャド(Chad),エリトリア(Eritrea)とリベリア(Liberia)(人口はそれぞれ900万,420万,および350万)には,人口10万人あたり1人しか精神科医がいない.アフガニスタン(Afghanistan),ルワンダ(Rwanda)とトーゴ(Togo)(それぞれ人口は2500万,850万,および500万)でも,人口10万人あたり2人しか精神科医がいない.低ないし中所得国から高所得国への精神科医の大規模な移住は,一般的な医療専門家の移住の象徴的現象の一部として絶えず報告されてきた.英国には人口100万人あたり110人の精神科医がいるが,インドとサハラ以南のアフリカのいくつかの国々が英国での精神衛生労働力の最も重要な供給国である一方で,インドでは人口100万人あたりの精神科医は2人しかおらず,サハラ以南のアフリカでは1人以下といった状況である.人口10万人あたりの精神保健医療に従事する心理士の中央値は,東南アジアの0.03およびアフリカの0.05からヨーロッパの3.1までの範囲にある.低所得国のおよそ69%は,人口10万人あたりの心理士の数は1人以下である.人口10万人あたりの精神科看護師の中央値は東南アジアの0.1およびアフリカの0.2からヨーロッパの24.8までの範囲にある.

これらの数値から,精神保健医療のための資源がそのニーズと比較してはなはだしく不適当であり,国家間の不平等が,特に低所得国と高所得国の間で大きいことが明らかである.その上特に低所得国では,いかなる形の精神保健医療も享受できない地域を多く残したまま資源が都市部に集中する傾向がある.

児童思春期における精神保健医療はさらに悪い状況にある.WHOによれば,世界中の国の7%しか児童思春期に特化した精神衛生政策を行っていない.すべての国の3分の1以下でしか,児童の精神衛生に対する包括的な責任をもった団体あるいは政府機関の存在を確認できない.学校で受けられるサービスはほとんど高所得国にしか存在せず,ヨーロッパでさえ17%の国でしかこれらのサービスを十分に供給できていない.低所得国では精神保健のための小児科病床はないが,このような病床は高所得国でも50%の国でしか確認されない.南アフリカ以外のすべてのアフリカの国で,児童を診療できるように訓練された精神科医は10人以下しか見出せなかった.ヨーロッパの国々で,児童精神科医の数は人口5300人に1人から5万1800人に1人までの範囲にある.世界中の国々の70%以上で,子どもたちのために不可欠な向精神薬のリストがない.世界中の国々の45%で,精神刺激薬は注意欠如・多動症(attention-deficit/hyperactivity disorder)の児童の治療には禁止されているか,または利用できない.

精神保健プログラム発展のための原理と世界的な変化の前の障壁

WHOによれば,世界中の精神保健プログラムの発展は次の原理によって方向付けられるべきである.すなわち,(1)プライマリケアにおいて治療を提供すること,(2)向精神薬による薬物療法を利用可能にすること,(3)地域社会での医療を与えられること,(4)大衆を啓蒙すること,(5)地域社会と家族と消費者を巻き込むこと,(6)国家としての政策と法制化を確立すること,(7)人的資源を育成すること,(8)他の関連部署と提携すること,(9)地域社会精神保健を監視すること,(10)より多くの研究を支援すること,である.

世界的な自殺防止のために提案された指針の原理は以下の通りである.すなわち,(1)自殺の手段(例えば,農薬や銃器)への接触を減らすこと,(2)精神疾患をもっている人々を治療すること,(3)メディアでの自殺の描写を改善すること,(4)プライマリな精神保健医療のための人員を育成すること,(5)学校ベースのプログラムを実行すること,(6)ホットラインと危機センターを発展させること,である.

WHOによると，前述の世界的な原理を実行する際の最も高い障壁として以下の可能性があげられている．すなわち，(1)一部のステークホルダー(stakeholder：利害関係者)が変革に対して抵抗する，(2)保健の専門家が精神衛生の介入の有効性を信頼しない，(3)新しい政策を具体化，あるいは実践する方法について国内のステークホルダーの間に意見の一致がない，(4)財政および人的資源が不足している，(5)他の基本的な保健上の優先事項が資金面で精神保健医療と競合する，(6)プライマリケアチームが作業量の多さを過剰に負担と感じ，新しい政策の導入を受け入れることを拒否する，(7)多くの精神保健の専門家が病院に留まることを望み，地域社会施設あるいはプライマリケアチームと一緒に働くことを望まない．示唆された解決法は以下の通りである．すなわち，(1)すべてのステークホルダー(私害関係者)の要求が考慮に入れられることを保証する「すべて勝者のアプローチ(all-winners approach)」を採用すること，(2)パイロットプロジェクトを開発し，健康と顧客満足についての効果を評価すること，(3)国際的な専門家から技術援助を求めること，(4)実証できる領域に実践できる精神保健政策を集中させ，費用対効果の検証を行なうこと，(5)精神保健プログラムを他の保健上の優先事項に関連づけること，(6)精神疾患をもっている人々は気づかれないうちにすでにプライマリケア実践者の負担の一部になっており，もしこれらの障害が認識されて治療されるなら負担は減少することを実践者に示すこと，である．

精神疾患をもつ人々に対する偏見的態度

精神疾患をもつ人々に対する偏見的態度は，一般大衆や精神保健の専門家の間でさえ広範に広がっている．偏見はアジアやアフリカの国でそれほど深刻ではないことが示唆されていたが，インドで行われた世界精神医学会(World Psychiatric Association：WPA)の偏見についての研究では，統合失調症をもつ463人とその家族651人に4つの都市で面接し，回答者の3分の2がすでに差別を経験していたと報告された．女性たちと都市部に住んでいる人々は，より多くの偏見にさらされていた．男性たちが仕事の面でより大きい差別を経験しているのに対して，女性たちは家族と社会の面で多くの問題を経験していた．

身体疾患をもつ人々と異なり，精神疾患をもつ人たちはその障害を制御可能であることが多く，障害の発生に対しても責任があると一般的に受け止められている．「弱さ」，「怠惰」，あるいは「意志力の欠如」が精神疾患の発症に寄与するという考えは，トルコ，モンゴル，南アフリカを含めていくつかの国で発表された．精神疾患をもっている人々への偏見は，社会参加の回避，組織的な差別，助けを求める行動の抑制をもたらす．米国で1996年に1444人の成人の無作為抽出法を用いて行なわれた調査では，回答者の半数以上が，精神疾患の人と夕食を共にすること，いっしょに働くこと，家族が精神疾患をもつ人と結婚することを望まないと報告された．ほとんどの国がなんらかの傷害保険を準備しているが，精神疾患に罹患している人々はこのような制度を利用できないことが多い．さらに，精神疾患は公的または私的な医療保険の枠組みに組み込まれていないことが多い．先進国と発展途上国のいずれにおいても，羞恥心が精神疾患のために助けを求めることへの主な障壁の1つであると報告されている．

精神疾患をもっている人々への偏見に対処する方法は3群に分類される．それは抗議，啓蒙および接触である．抗議運動が精神疾患をもつ人々に対する偏見的な行動を減らすことに効果があるといういくつかの証拠がある．啓蒙は精神疾患のより良い理解を促進し，啓蒙を受けた人々は偏見と差別を支持しなくなるであろう．精神疾患をもつ人々と接触することと，偏見を支持することの間に逆の相関関係があることが報告されている．

精神疾患と身体疾患の関係

重度の精神疾患をもつ人々の身体疾患による死亡率は一般人口と比較して有意に高い．イギリスで行なわれた追跡調査において，統合失調症をもつ人々の自然死の標準化死亡率比(standardized mortality ratio：SMR)は2.32であった(すなわち，死亡率が一般人口と比べて2倍以上多い)．「適切な治療によって回避可能な」原因のSMRは4.68であった．最も高いSMRは内分泌，神経，呼吸器，循環，そして消化器系の疾患であった．自殺以外のすべての原因の死亡率の増加が，双極性障害(SMR男性：1.9，女性2.1)と認知症[相対危険度(relative risk：RR)2.63：95%信頼区間(confidence interval：CI)2.17〜3.21]においても報告されている．すべての死亡原因へのうつ病診断の影響に関する15の母集団を用いたメタ分析では，全体のオッズ比は1.7(CI：1.5〜2.0)であった．低収入国からの証拠は少ないが，エチオピアで行なわれた大きい母集団の研究では，うつ病(SMR 3.55，95% CI 1.97〜6.39)と統合失調症(1年間の死亡率，約5%)において死亡率が高かった．

一般人口と比較して精神疾患をもつ人々では，いくつかの身体疾患の有病率が上昇している．米国で行なわれた研究で，精神疾患をもつ人々では他の人々よりも，糖尿病，高血圧，心臓病，ぜんそく，消化器系疾患，皮膚感染症，悪性新生物，急性呼吸器疾患を発症する可能性がより高かった．薬物乱用患者の混入を除いてもその割合はより高かった．ナイジェリアで行われた研究では，初めて精神科のクリニックに紹介された統合失調症スペクトラム障害の人の55.2%が少なくとも1つの身体疾患に罹患していたが，神経症性障害の人ではその率は11.8%であった．うつ病と致命的な心筋梗塞を含めた冠動脈疾患の転帰に強い相関があることが証明されている．一方，うつ病の発生率は，心筋梗塞発症後，特に最

初の1か月間に増加する．うつ病はⅡ型糖尿病のリスクも増大させる．南アジアで，妊婦の周産期のうつ病と生後6か月での幼児の栄養失調や発育不良との相関が繰り返し報告されている．

世界的には有病率が大きく異なるが，重度の精神疾患をもつ人々のHIV感染のリスクが増している．サハラ以南のアフリカ，アジア，ラテンアメリカ，ヨーロッパとアメリカで行なわれた大規模な多施設共同研究では，症候のあるHIV-血清陽性の人々は，無症候性のHIV-血清陽性の人々や血清陰性対照者と比べて抑うつ障害の有病率が高かった．先進国と発展途上国両方からの証言によると，高活性抗レトロウイルス治療（highly active antiretroviral therapy：HAART）のアドヒアランス（adherence）は，うつ病，認知障害，薬物乱用のため十分効果をあげえなかったことを示している．

英国で行なわれた研究では，重度の精神疾患をもつ人々は一般的な集団より，肥満（肥満指数［body mass index：BMI］が30以上）の率が有意に高く，さらに病的に肥満（BMIが40以上）である率も有意に高かった．それぞれの数値は，BMI 30以上が35.0%対19.4%，BMI 40以上が3.7%対1.3%であった．これらの数値を年齢と性別で細分すると，18～44歳の間では，一般的な集団では13.6%が肥満なのに対し，重度の精神疾患をもつ男性は28.7%であり，また病的な肥満は3.7%対0.4%であった．さらに驚くべきとことは同年代の女性に関係する数値であり，それぞれ50.6%対16.6%，7.4%対2.0%であった．

世界的規模のメタ解析で，統合失調症と喫煙の間に有意で密接な相関関係が確認された．加重平均によるオッズ比は5.9で，男性は7.2，女性は3.3であった．重度の精神疾患患者を対照として解析しても，相関関係は同様に有意であった（オッズ比1.9）．ヘビースモーカーと重度のニコチン依存は，一般的な集団の中よりも統合失調症患者により高率に認められた．

重度の精神疾患患者が受ける身体的保健医療の質は，一般的な集団より悪いことが多い．米国で行なわれた研究では，内科的・外科的な入院の間の医原性の感染，術後の呼吸不全，術後の深部静脈血栓症あるいは肺塞栓症，術後の敗血症などの有害事象が統合失調症患者では他の人々より有意に頻度が高かった．すべてのこれらの有害事象は，患者の集中治療室への収容および死に至る可能性を有意に増大させることになる．

精神疾患患者の他科受診が少ないことは，保健医療制度に関するいくつかの要因と関係がある．保険をもたないことと治療費用の影響が多く報告されている．米国で行なわれた研究では，精神疾患患者は，既往症のために保険契約を拒まれる率が精神疾患がない人と比べて2倍高かった（オッズ比：2.18）．精神疾患をもっていることは，費用（オッズ比：1.76）および必要な医療を受けることができないこと（オッズ比：2.30）のために治療が遅れるリスクを大きくする．

精神疾患患者はたとえ医師に診てもらっていても，彼らの身体疾患はしばしば診断されないままである．プライマリケア供給者が精神疾患患者の身体的な訴えを「心身症的」と誤って捉えたり，これらの患者に対処することに未熟であったり，不快に思っていることがある．潜在的な偏見が関係している可能性もある．さらに，内科または外科病棟での入院の間に，保健医療従事者が統合失調症患者の特殊な要求を取り扱うことに慣れていないために，患者の身体徴候を軽視あるいは誤解したり，拘束や鎮静剤の不適当な使用を行ったり，さらには，向精神薬と他の薬物との相互作用を考慮に入れない可能性もある．他方，多くの精神科医が身体的，中には神経学的な診察さえできないかまたは好んで行わず，さらにはよくある身体疾患でさえ最新の管理法を知らない．

この状況に対処するための第一歩は，精神保健医療従事者，プライマリケア提供者，そして統合失調症患者とその家族の間で問題意識を共有することである．精神保健専門家とプライマリケア提供者の教育と訓練はさらに重要なステップである．精神保健専門家は少なくとも基本的な身体診療を行なえるように訓練されるべきである．彼らは重度の精神疾患患者において，身体疾患を見落とさないことの重要性に関して教育を受け，そしてこれらの患者において身体疾患の不十分な診断あるいは誤診をしばしば生じる原因について学習するべきである．他方プライマリケア提供者は，重度の精神疾患患者を治療することへの不本意さを克服して，彼らと交流する効果的な方法を学ぶべきである．それは知識と技能の問題だけではなく，大部分は態度の問題でもある．

もう1つの不可欠なステップは，精神保健と身体的な保健医療との適切な統合である．専門家は自己の役割の同一性を十分に確立した上で，重度の精神疾患患者個々の身体的保健医療に対して責任を負うべきである．精神保健サービスにおいては，少なくとも患者の身体的な健康問題の存在を同定できるか，あるいは少なくとも疑うための最低でも標準的な一通りの評価ができるようにするべきである．抗精神病薬治療を受けている患者の管理についてのガイドラインは，すべての精神保健サービスによって熟知・適用されるべきである．さらに患者もできる限り参加できるようにするべきである．例えば精神保健の専門家は，患者に彼らの体重をモニターしてグラフにするように勧めるべきである．また食事と運動のプログラムが定期的に精神保健サービスによって供給されるべきである．柔軟な禁煙プログラムは一定の効果が示されており，状況に応じて用いることができるであろう．

精神保健医療での倫理上の問題

精神疾患をもつ人の人権の保護と促進は，世界的に喫緊の課題である．1991年に，国連（United Nations：UN）は，精神疾患をもつ人の保護と精神保健医療の改善のために決議46/119を発表した．その中で，精神疾患をもつ

人の人権と治療を受ける権利が初めて国連文書によって成文化された．25の原則は以下の領域を網羅した．それらは，精神疾患の定義，秘密の保護，強制入院と治療への同意を含めた看護と治療の標準，精神保健施設での精神疾患をもつ人の権利，未成年者の保護，精神衛生施設のための資源の供給，地域社会と文化の役割，精神疾患をもつ犯罪者の権利保護のための審査機構，精神疾患をもつ人の権利を守るための手続き上の保護策，である．国家政府が適切に立法，司法，行政，教育，その他の局面での備えを充実することによって，国連決議の原則を促進するよう求められた．しかし，精神疾患をもつ人の人権蹂躙は多くの国で今も報告されていて，相当な数の中・低所得国では精神科病院の患者が長期間，身体的に拘束または隔離されている．

ラテンアメリカで影響力の大きい文書がカラカス宣言（Declaration of Caracas）であり，1990年の「ラテンアメリカの精神医療の再構築に関する地域会議」において採択された．その宣言には，精神疾患をもつ人のための資源・看護・治療が，彼らの尊厳および人権と市民権を守り，彼らが地域社会の中に定着できるよう努力するべきであると記されている．この宣言はまた，精神衛生に関する法律が精神疾患をもつ人の人権を保護し，これらの権利が順当に行使されるように行政が組織されるべきであると述べている．

アフリカにおいて，人間と民族の権利に関するバンジュール憲章（Banjul Charter）は，人間と民族の権利に関するアフリカ委員会（African Commission on Human and People's Rights）によって監修された法的拘束力をもつ文書である．その第5条において，残酷で非人間的なあるいは名誉を貶める取り扱い等の，あらゆる形態の名誉への不敬の禁止と，人間本来の尊厳を尊ぶ権利を主張している．

WHOによれば，精神保健に関する法律は以下の問題を取り扱うべきであるとされている．それらは，基本的な精神保健医療を受ける経路，極力強制的でない治療，治療に対する説明と同意，任意および強制入院治療，権限の問題，定期的な審査のための機構，秘密の保護，リハビリテーション，専門家と施設の認可，そして家族と介護者の権利，である．精神保健分野に特化した法律は高所得国では92.7%に存在するのに対し，低所得国では74%にしか存在しない．

1996年に世界精神医学協会（World Psychiatric Association：WPA）は，すべての国の精神医学協会が遵守するべき倫理上の原則を含むマドリッド宣言（Madrid Declaration）を発表した．この宣言は精神医学の目標を遂げるための7つの普遍的なガイドラインを含んでいる．すなわち，(1)精神科医は受け入れられている科学知識と倫理上の原則に適う，最善で利用可能な治療を提供することによって患者に奉仕し，患者の自由を極力制限しない治療的介入を考案するべきである，(2)自らの専門領域における科学的発展に遅れることなく，その上で他の専門家に最新の知識を伝えることは精神科医の義務である，(3)患者は治療の過程においては仲間として受け入れられる権利があり，治療者-患者関係は，患者が自由かつ十分な情報を得た上での決定ができるように，相互信頼と敬意に基づくものでなければならない，(4)治療は常に患者の最良の利益であるべきで，治療をしないことが本人あるいはその周囲の人たちの生命を危険に曝さない限り，患者の意志に反して提供されるべきではない，(5)精神科医が診断を求められた場合，診断を受ける人に診察の目的を知らせることは彼らの義務である，(6)治療関係において得られた情報は秘密を保持され，患者の精神保健を改善する目的でのみ使われるべきである，(7)精神疾患をもつ人は特に脆弱な研究対象であるので，彼らの精神と身体の統合だけでなく，彼らの自律を守るためにさらなる注意を向けるべきである．

精神保健分野で活動中の国際組織

多くの国際組織が精神保健分野で活動中である．その中には世界の主導的な公衆衛生機関であるWHOを含む．すなわち，いくつかの専門的な協会の中で最も大きいものがWPAで，精神医学の専門職の世界的な代表である．世界統合失調症家族団体連盟（World Fellowship for Schizophrenia）や精神疾患支援ネットワーク世界同盟（Global Alliance of Mental Illness Advocacy Networks：GAMIAN）のように当事者とその家族を会員にしている組織や，精神保健世界連盟（World Federation for Mental Health：WFMH）のように精神保健の専門家および当事者とその家族が会員である組織もある．

WHOは6つの地域（アフリカ，南北アメリカ大陸，ヨーロッパの地中海沿岸，ヨーロッパ，東南アジアと西太平洋）に分類された192の加盟国がある国連機関である．精神保健および薬物乱用の部門はジュネーブの本部にあり，精神保健の顧問がそれぞれの地域の事務所にいる．その主な機能は，国際的な保健活動の指導と調整，および国との技術的な協力である．最近のWHOの精神保健分野での多数の活動の中で，特に興味深いものとしては，世界保健報告2001（World Health Report 2001）の発表と，「精神保健：新たな理解と新たな希望」（Mental Health：New Understanding, New Hope）という完全な精神保健のための報告書を完成させたことがあげられる．その中で，精神疾患の現在および将来的な影響，そして精神保健政策とサービス提供の原則の概要を示し，それぞれの国のニーズと資源に適合した将来の活動への勧告を行った．アトラス計画（Project Atlas）は世界中の精神保健資源に関する情報を集めることを目標にしている．それらの資源の世界と地域における分析が2001年に最初に発表され，2005年に更新された．児童思春期の精神保健のための資源と世界の精神医学の教育と訓練（後者はWPAと共同）に焦点をあてた書籍が2005年に出版された．

WPAは精神保健分野の活動や精神疾患の医療に必要な知識や技能を向上させることを目的とした，各国の精神医学協会の連合である．その傘下の学会は，122の国に及んで学会数は134に達し，20万人以上の精神科医が所属する．WPAは3年ごとに世界精神医学会議(World Congress of Psychiatry)を開催する．WPAはまた，国際的または地域的な会議や主題ごとの学会を開催する．WPAには65の科学部門があり，それぞれが情報を広めて，精神医学の特定の領域における共同事業を推進することを目的としている．WPAはいくつかの教育的プログラムと一連の書籍，および(精神医療のための倫理上の原則におけるマドリッド宣言を含む)共同声明を作成した．公式の学術誌としてWorld Psychiatryがあり，英語，スペイン語，中国語で作製され，PubMed（訳注：米国国立医学図書館の国立生物・工学情報センターが運営する医学生物学分野の学術文献検索サービス）とCurrent Contents（連報）に掲載され，世界中の3万3000人以上の精神科医が読者である．

世界精神連盟(WFMH)は，精神保健の意識を高めることと，予防・支援・回復を目指す介入を推進する学際的な支援と教育のための組織である．その活動の中で毎年10月10日に開催される世界メンタルヘルスデー(World Mental Health Day)では，毎回異なったテーマが掲げられる．

将来の展望

国際的な水準の精神保健分野における将来の活動の優先度が，いくつかの団体や組織による声明で示されている．いわゆるランセット世界精神保健グループ(Lancet Global Mental Health Group)を構成する39人の指導者によって作成された文書が興味深い．この文書では主な5つの目標が示されている．すなわち，(1)精神保健を公衆衛生における優先的な課題(agenda)として位置づけること，(2)精神保健行政の組織を改善すること，(3)精神保健の可用性を一般的な保健医療の中に統合すること，(4)精神保健のための人的資源を育成すること，(5)公衆精神衛生の指導力を強化すること，である．

精神保健を公衆衛生において優先的な課題に位置づけるために提案された戦略とは，精神保健支援のための統一された理解しやすいメッセージの開発と使用，そして公衆衛生における精神疾患の重要性や精神保健医療の費用対効果に関する根拠を，政府や提供機関の意思決定者に対して教育することである．精神保健行政の組織を改善するために示唆された方法とは，数ある中でも，既得権益が変革を阻止することに負けないほどのインセンティブの調整，そして精神保健改革に成功した経験のある国から学ぶための国際的な技術援助組織を整えることである．一般の保健医療に精神保健の可用性を組み込むためには，精神保健専門家がプライマリケアのスタッフを支援・指導するために任命・訓練されることである．精神保健のための人的資源の育成を促進するためには，職業的で専門的な要員が増加し，かつ多様性をもつこと，さらに精神保健の訓練の質が改善され，地域社会やプライマリケアでも実践できるようにする必要がある．

参考文献

Belsky J, Hartman S. Gene-environment interaction in evolutionary perspective: differential susceptibility to environmental influences. *World Psychiatry*. 2014; 13(1):87–89.
Biglu MH. 2565–Global attitudes towards forensic psychiatry (2006–2012). *Eur Psychiatry*. 2013;28:1.
Golhar TS, Srinath S. Global child and adolescent mental health needs: Perspectives from a national tertiary referral center in India. *Adolesc Psychiatry*. 2013; 3(1):82–86.
Kirmayer LJ, Raikhel E, Rahimi S. Cultures of the Internet: Identity, community and mental health. *Transcult Psychiatry*. 2013;50(2):165–191.
Leckman JF. What's next for developmental psychiatry? *World Psychiatry*. 2013; 12(2):125.
Maj M. World aspects of psychiatry. In: Sadock BJ, Sadock VA, Ruiz P, eds. *Kaplan & Sadock's Comprehensive Textbook of Psychiatry*. 9th ed. Vol. 2. Philadelphia: Lippincott Williams & Wilkins; 2009:4510.
Malhi GS, Coulston CM, Parker GB, Cashman E, Walter G, Lampe LA, Vollmer-Conna U. Who picks psychiatry? Perceptions, preferences and personality of medical students. *Aust N Z J Psychiatry*. 2011;45(10):861–870.
Marienfeld C, Rohrbaugh RM. Impact of a global mental health program on a residency training program. *Acad Psychiatry*. 2013;37(4):276–280.
Pargament KI, Lomax JW. Understanding and addressing religion among people with mental illness. *World Psychiatry*. 2013;12(1):26–32.
Pitel L, Geckova AM, Kolarcik P, Halama P, Reijneveld SA, van Dijk JP. Gender differences in the relationship between religiosity and health-related behaviour among adolescents. *J Epidemiol Community Health*. 2012;66(12):1122–1128.
Robinson JA, Bolton JM, Rasic D, Sareen J. Exploring the relationship between religious service attendance, mental disorders, and suicidality among different ethnic groups: Results from a nationally representative survey. *Depress Anxiety*. 2012;29(11):983–990.
White R. The globalisation of mental illness. *Psychologist*. 2013;26(3):182–185.

（訳　高瀬　真）

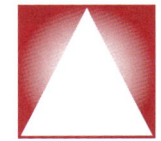

徴候および症状に関する用語集

解除反応 abreaction 抑圧された事柄，特に痛みを伴う体験または葛藤を意識化させる過程．この過程では，その抑圧された事柄を思い出すだけでなく，相応の感情的反応とともに追体験する．

抽象的思考 abstract thinking 全体の中の本質的要素を把握すること，全体を各要素に分けること，そして共通する特性を識別する能力を特徴とする思考．象徴的に思考すること．

無為 abulia 行動や思考に関する欲求の低下．行動することで得られる成果への無関心を伴う．神経学的障害，うつ病，および統合失調症の結果として発現する．

失算症 acalculia 計算能力の喪失．ただし，不安や集中力の低下を原因としない．神経学的障害および学習症に伴い発現する．

錯語症 acataphasia 話しの構成に誤りが生じる発語障害．患者は，自らが意図することを表現しているかのように発言するが，実際に考えていることを適切に表現していない，または完全に不適切な表現で発言している．

無感動 acathexis 通常ならば感情を抱く対象に対して，感情が欠如すること．精神分析では，患者が，思考や発想から感情を分離または転移させている状態を言う．デカセクシス（decathexis）とも称される．不安症，解離症，統合失調性障害，および双極性障害において発現する．

体感消失 acenesthesia 身体的な実在感の消失．

高所恐怖症 acrophobia 高い場所を恐れること．

行動化 acting out 無意識の衝動または欲求に対する行動的反応．内面的緊張の一時的，部分的緩和をもたらす．現在の状況に対し，まるで元来衝動や欲求を生じさせる状況であるかのように反応することで，緩和が得られる．境界状態に多くみられる．

聴力言語障害 aculalia 顕著な理解力の障害に関連した意味をなさない言語行動．躁病，統合失調症，および神経学的欠損において発現する．

反復性拮抗運動不能 adiadochokinesia 急速な交互運動を行うことができない状態．神経学的障害および小脳損傷に伴い発現する．

無力症 adynamia 神経衰弱およびうつ病に特有の脱力感および疲労感．

空気嚥下 aerophagia 空気を過剰に飲み込むこと．不安症に認められる．

情動 affect 対象物に対する見解または心的表現に伴う主観的かつ直接的な感情の経験．外面に現れる情動は，情動抑制，情動鈍麻，情動の平板化，情動の広範化，情動不安定，適切な情動，不適切な情動に分類される．気分（mood）も参照．

味覚消失 ageusia 味覚の欠如または減損．うつ病および神経学的障害に認められる．

攻撃性 aggression 強力な，目的をもった行動で，言語または身体による．憤怒，怒り，または敵意などの情動の行動化．神経学的障害，側頭葉障害，衝動制御障害，躁病，および統合失調症に認められる．

焦燥 agitation 運動不穏を伴う重度の不安．

失認症 agnosia 感覚刺激の入力やその意味を理解することができない状態．感覚系伝導路の障害または脳損傷では説明することができない．失認症は，ある種の統合失調症，不安症およびうつ病患者に認められるように，情動状態のために，特定の対象に関する知識の選択的欠損または廃用を示す用語としても使われる．神経学的障害に伴い発現する．失認症の型については，個々の用語を参照．

広場恐怖症 agoraphobia 公共の場所に対する，または自宅などの慣れた環境から離れることに対する病的な恐怖．パニック発作を呈する場合もある．

失文法症 agrammatism 文法規則に従わずに単語を文章に構築する言語行動．アルツハイマー病およびピック病に認められる．

失書症 agraphia 以前は可能であった書く能力の喪失または減損．

猫恐怖症 ailurophobia 猫を恐れる状態．

錯語症 akataphasia 発語障害の1形態．考えを直接的に表現することができないが，発音が似ている用語を発する（置き換えの錯論理），別の思考に脱線する（脱線の錯論理）などのように間接的に表現することはできる．脱線（derailment）も参照．

アカシジア akathisia 絶え間なく動かずにはいられない症状を呈する運動不穏の自覚的感覚．抗精神病薬による錐体外路系の有害作用で認められる場合がある．精神病的焦燥と間違えられることもある．

無動 akinesia 身体的運動の欠如．緊張型統合失調症

による著しい不動で認められる，抗精神病薬による錐体外路系の作用としても発現する場合がある．

無効無言症 akinetic mutism　一見覚醒状態にある患者（眼球運動によって示される）における自発的運動または言語活動の欠如．精神病性うつ病および緊張病状態に認められる．

失読 alexia　以前は可能であった書く能力の喪失．視力の欠損では説明することができない．失読症（dyslexia）と比較．

失感情症 alexithymia　感情または気分を表現することや認識することができない，または困難な状態．うつ病，物質乱用，および心的外傷後ストレス障害（PTSD）に伴う空想の加工．

疼痛恐怖症 algophobia　疼痛を恐れること．

アロジー（失調性失語あるいは無論理）alogia　精神薄弱や認知症の症状発現により話すことができない状態．

両価性 ambivalence　同一人物のなかで同一の対象に対して同時に相反する2つの欲求が生じている状態．統合失調症，境界状態，および強迫症（OCD）に認められる．

無表情 amimia　身ぶりで意思表示する能力，または他人によるそのような意思表示を理解する能力の欠如．

健忘 amnesia　過去の経験を部分的または全体的に思い出すことができない状態．器質的（健忘性障害［amnestic disorder］）または感情的（解離性健忘［dissociative amnesia］）な要因に由来する．

健忘失語症 amnestic aphasia　患者にとって既知の対象物であっても，その名前をあげる能力に障害が生じている状態．失名詞失語（anomic aphasia）とも称される．

依存性 anaclitic　幼児による母親への依存のように，他人に依存すること．小児におけるうつ病に対する分析では，母親による育児の欠如が原因とされる．

痛覚消失 analgesia　疼痛をほとんど，あるいは全く感じない状態．催眠状態および解離症で発現する場合がある．

アナンカズム（制縛性）anancasm　反復的または常同的な行動あるいは思考で，通常，緊張緩和の方法として用いられる．強迫観念の同義語として使われ，強迫性（anankastic）パーソナリティ障害に認められる．

アンドロジニー（両性具有）androgyny　文化的に決定されている女性と男性の特徴が，一個人に混在している状態．

アネルジア anergia　活力の欠如．

快感消失 anhedonia　日常的な楽しい活動すべてに対する興味の喪失と活動の中止．うつ病に伴うことが多い．

失名詞 anomia　対象物の名称を思い出すことができない状態．

食欲不振 anorexia　食欲の喪失または減少．神経性やせ症（anorexia nervosa）の場合，食欲は維持されている可能性があるが，患者は食べることを拒む．

病態失認 anosognosia　自らの身体機能欠損を認識することができない状態（例えば，患者は麻痺した肢を否認すること）．

前向性健忘 anterograde amnesia　健忘症が発症した後の出来事に関する記憶の消失．心的外傷を受けた後に多く発現する．逆行性健忘（retrograde amnesia）と比較．

不安 anxiety　危険を予期することにより生じる心配の感覚．内的な要因であることも外的な要因であることもある．

無感情 apathy　孤立または無関心に関連した鈍化した感情状態．ある種の統合失調症およびうつ病に認められる．

失語症 aphasia　脳損傷に起因する言語の理解または表現に関するあらゆる障害を指す．失語症の型については，個々の用語を参照．

失声症 aphonia　発声能力の喪失．変換症に認められる．

統覚 apperception　自らの経験，知識，考え，および感情によって修正された特定の感覚刺激の意味および重要性の認識．知覚（perception）も参照．

適切な情動 appropriate affect　付随する発想，考え，または言語と調和した感情状態．

失行症 apraxia　自発的に目的のある運動行動を行うことができない状態．麻痺や，他の運動または感覚障害では説明することができない．構成失行（constructional apraxia）では，患者は2次元または3次元の図を描くことができない．

失立失歩 astasia abasia　座位または臥位で正常に脚を動かすことはできるが，ふつうに起立し歩行することができない状態．変換症で認められる．

立体感覚失認 astereognosis　よく知っている対象物に対して触覚による認知ができない状態．神経学的障害で認められる．神経性健忘（neurological amnesia）も参照．

統合障害 asyndesis　互いに関係のない考えやイメージを結びつけてしまう言語障害．統合失調症に多く認められる．

運動失調 ataxia　身体的または精神的な協調機能の欠如．(1)神経学的には，筋肉に対する協調機能の欠如を指す用語である．(2)精神医学的には，精神内界失調（intrapsychic ataxia）として，感覚と思考の間の協調機能の欠如を指す用語である．統合失調症および重度の強迫症（OCD）に認められる．

アトニー（弛緩症）atonia　筋緊張の欠如．ろう屈症（waxy flexibility）も参照．

注意力 attention　集中力．経験，活動，または課題などの特定の状況に努力して集中する意識．一般に，不安や抑うつ障害を有する場合に低下する．

幻聴 auditory hallucination　音に対する誤った知覚．一般には声であるが，音楽など他の雑音も生じる．精神疾患では最も多い幻覚の一形態である．

思考化声 audible thought　患者の考えや発言のすべ

徴候および症状に関する用語集

てが声で繰り返し聞こえる幻聴の1形態．考想化声としても知られている．

前兆 aura (1)注意を喚起する感覚．自動症，胃の満腹感，顔面潮紅，および呼吸，認知感覚，気分状態の変化などであり，発作前に発生することが多い．(2)古典型片頭痛の前に生じる感覚の前駆症状．

自閉思考 autistic thinking 主として自己陶酔的および自己中心的な思考であり，客観性よりも主観性に重点が置かれ，現実を考慮していない．自閉症およびデレイズム（非現実性）と互換的に同義で用いられる．統合失調症および自閉性障害に認められる．

命令自動症 automatic obedience 批判的な判断力を伴わず，指示に対して厳格に服従する状態．統合失調症の場合，患者は内面的な声に反応し，催眠状態の場合は，他者からの指示に反応する．

自動症 automatism 無意識の状態で活動すること．

自己像幻視 autoscopy 短時間の幻覚様体験の一部として，自分自身が見える，また二重にもう1人見えること．

行動 behavior 欲求，動機，願望，衝動，本能，および切望を含む精神要因すべてを合わせた全体が，行動または運動として表現される．動態（conation）とも称される．

満ち足りた無関心 belle indifference 身体的な訴えに興味を喪失した状態．変換症でみられる．

死別 bereavement 悲嘆または絶望の感覚．特に，最愛の人の死または喪失など．

奇異妄想 bizarre delusion 明らかに不合理または空想的な誤った思い込み（例えば，宇宙からの侵略者が人間の脳に電極を埋め込んでいる）．統合失調症に多く認められる．非奇異妄想では，一般に思い込みの内容が現実的に可能な範囲である．

ブラックアウト blackout アルコール症の人が経験する飲酒時の行動に関する健忘．一般に脳の可逆的損傷を示す．

途絶 blocking 考えや発想が完結する前に思考の流れに突然の中断が生じること．短時間の思考停止後は，言われていた内容または言おうとしていた内容を思い出すことができない（思考遮断［thought deprivation］または思考潜時延長［increased thought latency］としても知られている）．統合失調症および重度の不安に多く認められる．

感情鈍麻 blunted affect 外面化された感情基調の強度が極度に低下したことにより現れた情動状態．統合失調症における基本的な症状の1つである，とブロイラー（Eugen Bleuler）によって概説されている．

運動緩慢 bradykinesia 運動の動作が緩慢な状態．正常な自発運動の減少を伴う．

発語緩慢 bradylalia 異常に緩慢な言語行動．うつ病に多く認められる．

読書緩徐 bradylexia 正常な速さで読むことができない状態．

歯ぎしり bruxism 歯をすり合せる，または食いしばること．通常は睡眠中に生じる．不安症に認められる．

頭部圧迫感 carebaria 頭部の不快な感覚，または圧迫される感覚．

カタレプシー（強硬症）catalepsy 他者に与えられた姿勢を保持する状態．緊張型統合失調症の重症例に認められる．ろう屈症（waxy flexibility）およびろう様可撓性（cerea flexibilitas）と比較．**従命自動症**（command automatism）も参照．

カタプレキシー（脱力発作）cataplexy 筋緊張の突然の一時的喪失．脱力し，動けなくなる．さまざまな感情状態により惹起され，その後，睡眠状態に移行する場合が多い．ナルコレプシーに多く認められる．

破局反応 catastrophic reaction 落ち着きのなさ，易刺激性，号泣，不安，および非協力的態度を特徴とする極度の感情状態．脳卒中の既往を有する患者に認められる．

緊張病性興奮 catatonic excitement 興奮状態で制御できない運動活動．緊張型統合失調症に認められる．カタトニー状態の患者では，突然興奮状態となり，暴力行為に及ぶ可能性がある．

緊張症性姿勢 catatonic posturing 自発的な思い込みにより不適切もしくは奇異な体勢をとること．一般に，長時間にわたり同じ姿勢を保つ．突然に緊張病性興奮に転じる可能性がある．

緊張症性硬直 catatonic rigidity 固定化した持続性の運動姿勢．その姿勢を変えることに抵抗する．

緊張症性昏迷 catatonic stupor 患者が周囲の環境を十分に認知しているなかでの昏迷状態．

カセクシス（備給）cathexis 精神分析における用語．発想，概念，対象物，人物に心的エネルギーを意識的もしくは無意識に傾注すること．**無感動**（acathexis）と比較．

カウザルギー（灼熱痛）causalgia 器質的または心理的な要因に由来する焼けつくような痛み．

セネステジア（体感）cenesthesia 身体の一部の正常な感覚基調の変化．

頭痛 cephalagia 頭部の痛み．

ろう様可撓性（強硬症）cerea flexibilitas ある姿勢を作り，その姿勢を保持する状態．試験者が，その手足を動かすと，ろう状物質で作られたように感じる．ろう屈症（waxy flexibility）とも称される．統合失調症に認められる．

舞踏病 chorea でたらめで，かつ，不随意性の，素早くけいれんするような，無目的の動作を特徴とする運動障害．ハンチントン病に認められる．

迂遠 circumstantiality 連合する思考および発言の過程に関する障害．主要な考えを伝える前に，不必要な詳細内容や不適切な見解を述べるため本題から外れる．統合失調症，強迫症，および特定の認知症症例に認められる．**脱線思考**（tangentiality）も参照．

音連合 clang association 用語が有する意味よりも音により導かれる連想または発言．用語間に論理的な関係性は認められない．語呂を合わせることや，韻を踏むことが言語行動より優先されていると考えられる．統合失調症または躁病に最も頻繁に認められる．

閉所恐怖症 claustrophobia 閉ざされた，または閉じ込められた空間に異常な恐怖を感じること．

間代性けいれん clonic convulsion 不随意の激しい筋収縮またはけいれん．筋肉は収縮弛緩を交互に繰り返す．大発作てんかんに特有な症状．

意識混濁 clouding of consciousness 完全に覚醒していない状態，注意が足りない状態，および見当識のない状態における，あらゆる意識障害を指す．せん妄，認知症，および認知障害において発現する．

早口症 cluttering 異常に早いペースや不規則なリズムで発言するため流暢ではない状態．発言した内容を理解する妨げとなる．早口症患者は通常，コミュニケーション機能が低下していることに気づかない．

認知 cognition 認識および自覚することの精神的過程．認知機能は判断力と密接に結び付いている．

昏睡 coma 覚醒することがない完全な無意識の状態．刺激に対する反応は最低限であるか，または検出できない．脳損傷または脳疾患，糖尿病性ケトアシドーシスや尿毒症などの全身性の症状，およびアルコールやその他の薬物による中毒症状に認められる．昏睡は，重度の緊張症状態および変換症でも発現することがある．

覚醒昏睡 coma vigil 睡眠状態のように見えるが覚醒させることができる昏睡症状（無動性無言症[akinetic mutism]としても知られている）．

従命自動症 command automatism 指示に対して無意識に従う状態．

命令幻覚 command hallucination 指示に従う義務がある，または抵抗することができないという誤った認識．

コンプレックス complex 互いに関連する情緒的観念，思考の集合．

複雑部分発作 complex partial seizure 意識状態の変化を特徴とする発作．複合幻覚（幻嗅も含む）または錯覚を伴う場合がある．発作の発現中，患者は夢遊状態に似た意識障害を起こす可能性があり，反復行動，機械的な動きまたは半意図的行動を示すことがある．

強迫行為 compulsion 病的な欲求行動．衝動が妨げられた場合，不安症状が発生する．強迫観念またはある種の決め事に対する反復的行動である．将来，起こりうる何らかの事態を防ぐこと以外には，その行動には完了はない．

意欲 conation 切望，奮闘，動機，衝動，および願望など行動または運動を通して表現される精神的活力の一部．

具体的思考 concrete thinking 抽象的な物事よりも，実在の物事や出来事，および直接的な経験を対象とする思考．幼児期において，一般化する能力を喪失した場合，または発達しなかった場合に認められる（特定の認知機能に関する精神疾患など）．また統合失調症にも認められる．**抽象的思考（abstract thinking）**と比較．

圧縮 condensation 1つの象徴が多くの構成要素を表象する精神的過程．

作話 confabulation 事実に基づかない経験または出来事を想像することで記憶の空白部分を無意識に埋めること．健忘症候群に多く認められる．虚言とは区別される．**記憶錯誤（paramnesia）**も参照．

錯乱 confusion 時間，場所，または人物に関係する混乱した見当識を呈する意識の障害．

意識 consciousness 外部刺激に対して反応する覚醒状態．

便秘 constipation 排便不能，または排便が困難な状態．

抑圧された情動 constricted affect 感情基調の低下．ただし，情動鈍麻の感情基調の低下よりも症状は軽い．

構成失行 constructional apraxia 脳損傷によって，立方体，時計，または五角形などの図形を描くことができない状態．

転換現象 conversion phenomena 随意筋または特定の感覚器が関与する象徴的な身体症状および変形の発現．随意調節下の現象ではなく，身体障害では説明することができない．変換症で最も頻繁に認められるが，さまざまな精神疾患でもみられる．

けいれん convulsion 不随意の激しい筋収縮またはれん縮．間代性けいれん（clonic convulsion）および強直性けいれん（tonic convulsion）を参照．

汚言症 coprolalia 低俗または下品な言葉を無意識に使用すること．統合失調症およびトゥレット症候群で認められる場合もある．

食糞症 coprophagia 不潔なものや排泄物を食べること．

暗号記法 cryptographia 私的な書記言語．

暗号言語 cryptolalia 私的な口語言語．

毛様体筋麻痺 cycloplegia 視力の調節を担う筋肉の麻痺．時に抗精神病薬または抗うつ薬による自律神経系の有害作用（抗コリン作用）として発現する．

代償不全 decompensation 防衛機制の衰弱による精神機能の低下．精神病状態で認められる．

既聴感 déjà entendu 今，聴いていることを過去に聴いたことがあるという錯覚．**記憶錯誤（paramnesia）**も参照．

既考感 déjà pensé これまで検討していない見解を，過去の考えの繰り返しであると不適切にみなす状態．**記憶錯誤（paramnesia）**も参照．

既視感 déjà vu 初めての状況を，過去の体験の繰り返しであると不適切に判断する視覚認識の錯覚．**記憶錯誤（paramnesia）**も参照．

せん妄 delirium 混乱およびある程度の意識の障害を

特徴とする急性の可逆的な精神疾患．一般に，感情の不安定性，幻覚または錯覚，および不適切，衝動的，不合理，または暴力的な行動を伴う．

振戦せん妄 delirium tremens　アルコールからの離脱によって生じる急性および時に致死的な反応．一般に，重度の飲酒を中止した後，72〜96時間経過すると発現する．顕著な特徴は，重度の自律神経系活動亢進（頻脈，発熱，多汗，および瞳孔散大）である．通常，振戦，幻覚，錯覚，および妄想を伴う．DSM-5 では，知覚障害を伴うアルコール離脱（alcohol withdrawal with perceptual disturbance）と記載されている．**蟻走感（formication）** も参照．

妄想 delusion　不適切な推察に基づく外的現実への誤った思い込み．その信念は，客観的で明らかに相反する証明または証拠があるにもかかわらず，また，同じ文化集団の他の人々がその信念を共有していないにもかかわらず，堅固である．

影響妄想 delusion of control　意思，思考または感覚が外力で制御されているとする誤った思い込み．

誇大妄想 delusion of grandeur　自己の重要性，能力，または独自性に関する誇張された思い込み．

嫉妬妄想 delusion of infidelity　愛する人が不貞を行っているとする誤った思い込み．病的嫉妬（pathological jealousy）とも称される．

被害妄想 delusion of persecution　苦しめられる，または迫害されるとする誤った思い込み．病的な傾向を有する．好訴的な患者にしばしば認められ，治療過誤と考え，法的手段に訴える．最も頻繁に認められる妄想．

貧困妄想 delusion of poverty　すべての所有物を失う，または奪われるという誤った思い込み．

関係妄想 delusion of reference　他人の行動が自分自身に関連している，あるいは，出来事，対象物または他人が特別で異常な意味をもっているという誤った思い込み．一般に，その思い込みは否定的な内容である．関連念慮（他人が自分のことを話しているという誤った感覚）から引き出される（例えば，テレビまたはラジオに出ている人が自分に話しかけている，または自分のことを話していると思い込む）．**思考伝播（thought broadcasting）** も参照．

罪業妄想 delusion of self-accusation　自責の念や罪の意識の誤った感覚．精神病性の特徴を伴ううつ病に認められる．

認知症 dementia　意識混濁を伴わない知的機能の全般的減損を特徴とする精神疾患．物忘れ，計算力の低下，注意散漫，気分および情動の変化，判断力および抽象思考の低下，言語機能の低下，そして見当識障害を特徴とする．認知症は，進行性の脳変性が根底にあるために不可逆的であるが，その原因を治療できる可逆的な病態もある．DSM-5 では，major neurocognitive disoder と記載されている．

否認 denial　不快な現実を否定する防衛機制．認めてしまえば不安を生じるような，あらゆる外的現実に関する意識的認識を閉め出しておくことを指す．

離人感 depersonalization　自分自身，自分の一部，または環境に関する非現実的な感覚．極度のストレス下もしくは疲労状態で起こる．統合失調症，離人症性障害，および統合失調型パーソナリティ障害でも認められる．

抑うつ depression　悲哀，孤独，絶望，自尊心の低下，および自己非難を特徴とする精神状態．精神運動制止，時に興奮，対人関係を避けること，および不眠や食欲不振などの植物症状などの徴候が随伴する．この用語は上記のような気分を指して，あるいは気分障害に対して用いられる．

脱線 derailment　途絶症状は伴わずに，徐々に，または突然に思考の流れから外れること．時に，同意語として連合弛緩（loosening of association）が使われる．

現実感消失 derealization　現実が変化した，または周囲環境が変化した感覚．通常，統合失調症，パニック発作，および解離症で認められる．

デレイズム dereism　完全に主観的で特異な論理体系に従っている精神活動．現実または経験に基づく事実を考慮できない．統合失調症に特有な症状．**自閉思考（autistic thinking）** も参照．

分離 detachment　対人関係に距離があり，感情的なかかわりが欠けていることを特徴とする．

価値下げ devaluation　自分自身または他者が過度に価値がないとする防衛機制．うつ病および猜疑性パーソナリティ障害に認められる．

性欲減退 diminished libido　性的関心および衝動の低下（性欲亢進は躁病と関連することが多い）．

渇酒症 dipsomania　飲酒に対する強迫衝動．

脱抑制 disinhibition　（1）抑制作用の解除．アルコールによって大脳皮質の抑制機能が低下することによる．（2）精神医学的には内面的な衝動または感覚に従った行動が大きく解放されることであり，文化的模範または超自我による抑制に配慮が足りない状態である．

失見当識 disorientation　混乱．時間，場所，および人物（他人との関係における自分の立場）に関する認識の障害．認知障害に特有な症状．

置き換え displacement　容認できない考えもしくは対象を容認できるものに転換させる無意識の防衛機制．恐怖症に認められる．

解離 dissociation　一連の精神的または行動的過程をその他の精神活動から分離させる無意識の防衛機制．解離症および変換症に認められるように，付随する感情的基調から思考を分離することになる．

転導性 distractibility　注意を集中させることができない状態．患者は目の前の課題に対応せず，周囲に存在する無関係の出来事に関心を向ける．

恐怖 dread　重度の不安または不安の蔓延．通常，特定の危険に関連する．

夢幻様状態 dreamy state　意識変容状態．突然に発現

する夢状態と形容され，通常，数分間持続する．幻視，幻聴，および幻嗅を伴う．側頭葉損傷に関連することが多い．

傾眠 drowsiness　睡眠への欲求または睡眠傾向を伴う意識障害状態．

構語障害 dysarthria　明瞭に発音することが困難な状態．喚語または文法には問題がなく，言語としての発音を発語に形づくる運動の障害．

計算力障害 dyscalculia　計算することが困難な状態．

味覚異常 dysgeusia　味覚の低下．

書字障害 dysgraphia　筆記することが困難な状態．

ジスキネジア dyskinesia　随意運動に障害が生じている状態．錐体外路障害で認められる．

構音障害 dyslalia　調音器官の構造的異常または聴覚障害により明瞭に発音することができない状態．

失読症 dyslexia　以前は可能であった読む能力の障害による特定の学習障害症候群．知能には関連がない．**失読**(alexia)と比較．

変形巨視 dysmegalopsia　対象物のサイズまたは形状を誤認する認知のゆがみ．「不思議の国のアリス症候群」と呼ばれることがある．**錯覚**(illusion)も参照．

ディスメトリア（測定障害）dysmetria　運動に関連する距離感の測定能力の低下．神経脱落症状に認められる．

記憶障害 dysmnesia　記憶機能の低下．

性交困難 dyspareunia　性交時の身体的疼痛．通常，精神的な要因で生じ，女性の方が多く認められる．膀胱炎，尿道炎，または他の疾患によって生じる場合もある．

嚥下障害 dysphagia　飲み込むことが困難な状態．

不全失語症 dysphasia　口頭言語を理解することが困難な状態(受容性の不全失語症[reception dysphasia])，または口頭の言語表現を行うことが困難な状態(表出性不全失語症[expressive dysphasia])．

発声障害 dysphonia　発声することが困難な状態，または発声時に痛みが生じる状態．

不快気分 dysphoria　不愉快または不快感を有する感覚．全般的な不満感および落ち着きのない気分．うつ病および不安状態で起こる．

韻律障害 dysprosody　正常な言葉のイントネーション(韻律[prosody])の消失．うつ病に多く認められる．

ジストニア dystonia　体幹または四肢の筋肉組織が緩慢で持続的な収縮状態を呈する錐体外路系の運動障害．1つの動きが優勢に現れることが多く，比較的継続的な体勢の偏りをもたらす．時に，急性ジストニー反応(顔をしかめる動きや斜頸)が，抗精神病薬の投与開始とともに発現する．

反響言語 echolalia　他人の言葉や語句を繰り返す精神病理学的症状．反復的かつ持続的な傾向がある．ある種の統合失調症，特に緊張型において認められる．

自我非親和的 ego-alien　パーソナリティのなかに，嫌悪すべき，容認できない，またはパーソナリティの他の部分と一貫しないとみなされる部分が内在していることを指す．**自我異和的**(ego-dystonic)とも称される．**自我親和的**(ego-syntonic)と比較．

自己中心的 egocentric　自己本位．利己的に自らの欲求に心を奪われている．他人への関心の欠如．

自我異質的 ego-dystonic　**自我非親和的**(ego-alien)を参照．

自己優越症 egomania　病的な自己没入または自己中心．**ナルシシズム**(narcissism)を参照．

自我親和的 ego-syntonic　パーソナリティの中の，容認できる，パーソナリティ全体と調和したとみなされる部分を表す．パーソナリティ特性は通常自我親和的である．**自我非親和的**(ego-alien)と比較．

直観像 eidetic image　過去に見たことがある，または想像したことがある対象物の，異常に鮮明または厳密な心像．

意気高揚 elation　歓喜，幸福感，勝利感，および強い自己満足もしくは安心感からなる気分．現実性に基づかない状態にある躁病において発現する．

高揚状態 elevated mood　自信や喜びに満ちた様子．普段よりも陽気な気分．しかし，必ずしも病的な状態ではない．

感情 emotion　精神的，身体的，および行動的な要素を伴う複合的な感情の状態．感情が外面に現れたものが情動(affect)．

感情的洞察 emotional insight　感情的問題に対する理解または認識の水準．パーソナリティおよび行動を前向きにするのを容易にする．

感情不安定 emotional lability　不安定で急速な感情変化を特徴とする過度の感情的反応性．

遺糞 encopresis　不随意の便排泄．通常，夜間または睡眠中に生じる．

遺尿 enuresis　睡眠中の尿失禁．

被愛妄想 erotomania　深く愛されているという妄想的な思い込み．男性よりも女性に多く認められる．(ド・クレランボー症候群[de Clérambault syndrome]としても知られている)．

赤面恐怖 erythrophobia　顔面潮紅に対する異常な恐怖感．

多幸症 euphoria　現実の状況に対して不相応な過剰な幸福感．アヘンやアンフェタミンなどの薬物およびアルコールにより発現する．

気分正常(安寧) euthymia　気分が正常な範囲内であること．抑うつ状態ではないこと，または高揚状態ではないことを示す．

逃避 evasion　直面することを避ける，または戦略的に回避する行動．思考の流れのなかで次の発想を抑えることや，それに近い別の発想に差し替えること．**論理錯誤**(paralogia)および**ゆがんだ論理**(perverted logic)とも称される．

精神的高揚 exaltation　強い発揚と尊大さの感覚．

興奮状態 excited　興奮した，目的のない運動活動．外

部刺激に影響を受けない．

誇大気分 expansive mood 自制のない感情表現．自分の有意性または重要性の過大評価を伴うことが多い．躁病および誇大妄想性障害に認められる．

表出性失語症 expressive aphasia 理解力は保持されているが，発話能力が大幅に低下する言語障害．たどたどしく，ぎこちない不正確な発語(ブローカ失語症[Broca's aphasia]，非流暢性失語症[nonfluent aphasia]および運動性失語症[motor aphasias]としても知られている)．

表出性不全失語症 expressive dysphasia 口頭の言語表現を行うことが困難な状態．言語を理解する能力は損なわれていない．

外在化 externalization 投影(projection)を一般化した用語であり，外界や外部の対象の中に自らのパーソナリティの要素(本能的衝動，葛藤，気分，態度および思考様式など)を認める傾向を指す．

外向性 extroversion 自分のエネルギーが外界に向けられた状態．**内向性**(introversion)と比較．

虚偽記憶 false memory 実際には起こっていない出来事の記憶または思い込み．虚偽記憶症候群(false memory syndrome)では，幼少時に精神的または身体的外傷(例えば，性的外傷)を受けたと誤って思い込んでいる．

空想 fantasy 白昼夢．ある状況または一連の出来事に対する作り上げられた精神的描写．充足願望や葛藤の解決策を求める無意識下の要素で支配された正常な思考形式．創造性の基盤として役立つことがある．その内容が精神疾患を示唆する場合もある．

疲労 fatigue 精神または肉体的な活動後における，疲れ，眠気，または易刺激性からなる感覚．うつ病，不安，神経衰弱，および身体表現性障害に認められる．

偽の追想 fausse reconnaissance 記憶錯誤の特徴である誤った認識．妄想性障害で起こる場合がある．

恐怖 fear 現実的な脅威または危険に対する反応として起こる精神生理学的な変化による不快な感情状態．**不安**(anxiety)と比較．

情動の平板化 flat affect 感情的表現の徴候が欠如している，またはほぼ欠如している状態．

観念奔逸 flight of ideas 断片的な思考または発言が立て続けに生じる状態．その内容は突然に変化し，また発言は一貫していないことがある．躁病に認められる．

捜衣摸床 floccillation 目的なく，つかむ動作またはつまむ動作(通常，寝具や衣類に対して)．認知症およびせん妄に多く認められる．

流暢性失語症 fluent aphasia 口頭言語が理解できないことを特徴とする失語症，流暢であるが，一貫していない発言が認められる．ウェルニッケ失語症(Wernicke's aphasia)，感覚失語症(sensory aphasia)および受容失語症(receptive aphasia)とも称される．

二人組精神病 folie à deux 2人が精神疾患を共有する状態．通常，共通した妄想体系が関与している．3人が共有する場合は，三人組精神病(folie à trois)と称される．共有精神病性障害(shared psychotic disorder)とも称される．

形式的思考障害 formal thought disorder 思考の内容よりむしろ，思考の形式に関する障害．連想性が乏しく，意味不明の造語，および非論理的構成を特徴とする思考．思考過程が乱れており，患者は精神病であると確定される．統合失調症の特徴．

蟻走感 formication 小さな虫が皮膚の上をはっている感覚による幻触．コカイン依存症および振戦せん妄に認められる．

浮遊性不安 free-floating anxiety 特定の考え，対象物，または出来事に付随していない重度で広汎性の全般不安．特に不安症で認められる．また統合失調症症例の一部にも認められる．

遁走 fugue ほぼ完全な健忘状態を特徴とする解離症．直面する現状から逃げ，異なる生活様式を始める．健忘以外の精神的な能力および技能は通常，損なわれていない．

乳汁漏出症 galactorrhea 乳房からの異常な乳汁の分泌．フェノチアジンなどのドパミン受容体遮断薬による内分泌系の影響(例えば，プロラクチン)で生じる．

全般性強直-間代(性)発作 generalized tonic-clonic seizure 強直間代性の運動を呈する全身性の発作．四肢のけいれん，咬舌および失禁から，意識および認知の緩慢な段階的回復に続く．大発作けいれん(grand mal seizure)とも称される．

全失語 global aphasia 著しい非流暢性失語症および重度の流暢性失語症が併存した状態．

舌語 glossolalia 理解できない特殊用語．話し手には意味を有するが，聞き手には理解できない用語．統合失調症において発現する．

誇大的態度 grandiosity 自己の重要性，能力，知識または独自性に対する誇張された感覚．妄想性障害および躁状態において発現する．

悲嘆 grief 実際に何かを失ったことによる悲しみがもたらす気分および情動の変化．通常，自己限定的．**抑うつ**(depression)および**悲哀**(mourning)を参照．

罪悪感 guilt 自己非難や，自分は罰せられなければならないという思いからなる感情状態．精神分析では，自我と超自我(良心)における葛藤に起因する過失の感情を指す．罪悪感は，正常の心理的および社会的機能であるが，うつ病や反社会性パーソナリティ障害などの多くの精神疾患では，それぞれに罪悪感の特異的な強さまたは欠如の度合いを示す．精神科医は，内在的な要素が少ない形を恥かしさとし，罪悪感と識別する．恥かしさは，自分自身よりも他人に対して生じる感情である．**羞恥心**(shame)も参照．

幻味 gustatory hallucination 主に味覚に関連する幻覚．

女性化乳房 gynecomastia 男性乳房が女性様に発達する症状．抗精神病薬および抗うつ薬の有害作用(プロラクチン濃度増加)，または蛋白同化男性化ステロイド薬の乱用によって発現する可能性がある．

幻覚 hallucination 感覚様式に伝わる外部刺激が存在していない状況で生じる誤った知覚．幻覚のタイプについては，個々の用語を参照．

幻覚症 hallucinosis 意識障害を一切伴わず，幻覚が発現する状態．

幻触 haptic hallucination 触感に関する幻覚．

破瓜病 hebephrenia 統合失調症の一形態と考えられる複合的症状．取り乱したまたは不合理な行動や癖，不適切な情動，および一時的で無体系の妄想や幻覚を特徴とする．破瓜型統合失調症は現在，解体型統合失調症(disorganized schizophrenia)と呼ばれている．

一語表現 holophrastic 考えの組み合せを表現するときに一語のみを用いること．統合失調症に認められる．

多動 hyperactivity 筋活動が亢進している状態．この用語は一般に常時落ち着きのない状態，過活動状態，注意力散漫，および学習困難を呈する小児の障害を表すのに用いられる．注意欠如・多動症(attention-deficit/hyperactivity disorder：ADHD)に認められる．

聴覚過敏 hyperacusis 音に対する著しい感受性．

痛覚過敏 hyperalgesia 疼痛に対する著しい感受性．身体表現性障害に認められる．

知覚過敏 hyperesthesia 触覚刺激に対する感受性亢進．

記憶増進 hypermnesia 記憶の保持と再生が異常に亢進した状態．催眠により惹起されたり，ある種の天才にみられることがある．強迫症(OCD)，統合失調症の一部，および双極Ⅰ型障害の躁病エピソードでみられることもある．

過食 hyperphagia 食欲および食事量の増加．

精神発揚 hyperpragia 過度の思考活動および精神活動．一般に，双極Ⅰ型障害の躁病エピソードに伴い発現する．

過眠症 hypersomnia 過度に長時間の睡眠．根底に身体疾患または精神疾患がある場合があり，またナルコレプシーである場合もある．あるいはクライネ・レヴィン症候群の一部もしくは1次性の場合もある．

過換気 hyperventilation 過度の呼吸．一般に不安症状に関係しており，血液の二酸化炭素濃度が低下し，浮遊感，動悸，無感覚，口囲および四肢の刺痛，時には失神を生じる．

過覚醒 hypervigilance あらゆる内部刺激および外部刺激に対する過度の注意と集中．通常，妄想状態またはパラノイア状態に認められる．

知覚低下 hypesthesia 触覚刺激に対する感受性の低下．

入眠時幻覚 hypnagogic hallucination 入眠時に起こる幻覚．通常は病的な症状ではない．

覚醒時幻覚 hypnopompic hallucination 睡眠から覚醒するときに起こる幻覚．通常は病的な症状ではない．

催眠状態 hypnosis 人為的に引き起こされた意識の変化．被暗示性および指示の受容度が増大する特徴を有する．

活動性低下 hypoactivity 運動および認知活動の低下(精神運動遅滞など)．思考，発語および行動の明白な緩慢化．寡動(hypokinesis)とも称される．

心気症 hypochondria 健康に関して過剰に心配すること．実際の病理学的な根拠には基づいておらず，身体的な徴候や感覚を異常なものとする非現実的な解釈に基づく．

軽躁 hypomania 躁病の質的な特徴を伴う気分障害．ただし，その症状は比較的軽度である．気分循環性障害に認められる．

関係念慮 idea of reference 外部における事件および出来事が，自分と直接的に関連しているという誤った解釈．場合によっては正常者にも認められるが，妄想性患者に多く認められる．相当な頻度または程度で発現している場合，あるいは系統的および体系的な性質を呈する場合は関係妄想となる．

非論理的思考 illogical thinking 誤った結論，または内部矛盾を含む思考．重症化した場合のみ，そして文化的価値観や知的障害を原因とするのではない場合に精神病理学的症状とみなされる．

錯覚 illusion 実際の外部刺激に対する知覚的に誤った解釈．**幻覚**(hallucination)と比較．

即時記憶 immediate memory 提示から秒単位の時間における，知覚された要素の再現，認知または追想．**長期記憶**(long-term memory)および**短期記憶**(short-term memory)と比較．

洞察力の低下 impaired insight 状況の客観的現実について理解する能力が低下している状態．

判断力の低下 impaired judgment 状況を正しく理解し，適切に行動する能力が低下している状態．

衝動制御 impulse control 何らかの行動を起こそうとする衝動，欲求または誘惑を抑制する能力．

不適切な情動 inappropriate affect 発想，考えまたは発語と調和がとれていない感情状態．統合失調症に認められる．

支離滅裂 incoherence 途切れた，まとまりを欠く，または理解できない会話．**言葉のサラダ**(word salad)も参照．

取り入れ incorporation 原始的な無意識の防衛機制であり，象徴的な経口摂取の比喩の過程を通して他人の精神的象徴や側面を自己に同一化する．取り入れ(introjection)の特殊な形態であり，同一化の最も初期の機序である．

リビドー亢進 increased libido 性的関心および衝動の増大．

言語化不可能 ineffability 自分の経験を表現できな

い，言葉で表せない，経験したことがない人にはどんなことか伝えることができないと主張する恍惚状態．

入眠困難 initial insomnia　入眠の困難．通常，不安症に認められる．**中途覚醒**(middle insomnia)および**早朝覚醒**(terminal insomnia)と比較．

洞察 insight　自分の状態に関する意識的認識．精神医学的には，自分の精神力動的な側面および不適応行動の症状を意識知覚し理解することである．パーソナリティおよび行動の変化に影響を与える点で非常に重要である．

不眠症 insomnia　入眠または睡眠持続の困難．精神疾患，身体的障害，薬物の有害作用によるもの，あるいは原発性不眠(既知の身体的要因または他の精神疾患によるものではない)も考えられる．**入眠困難**(initial insomnia)，**中途覚醒**(middle insomnia)，および**早朝覚醒**(terminal insomnia)も参照．

知的洞察 intellectual insight　行動を適応的に変化させる，または状況を理解するために知識を使う能力を働かせずに現状を認識すること．**真の洞察**(true insight)と比較．

知能 intelligence　学習し，再生する，建設的に統合する，そして学習した事を応用する能力．理解し，合理的に思考する能力．

中毒症状 intoxication　最近の摂取物，または体内に取り込まれた外因性物質で生じた精神疾患．中枢神経系(CNS)への作用により不適応な行動が生じる．最も頻繁に認められる精神医学的な変化は，知覚，覚醒，注意集中，思考，判断，感情制御および精神運動性行動に関する障害である．摂取した物質によって特異的な臨床像が生じる．

内罰 intropunitive　内部の怒りを自分自身に向けること．主にうつ病患者に認められる．

内観 introspection　洞察を得るために自らの精神過程を熟考すること．

内向性 introversion　自分のエネルギーが自己の内側に向けられた状態．外界に対する関心はほとんど，あるいは一切ない．

無関連な返答 irrelevant answer　質問に対応していない返答．

易刺激性 irritability　異常な，または過度の興奮性．怒り，苛立ち，または短気が容易に引き起こされる状態．

過敏性気分 irritable mood　容易に憤慨し立腹する状態．**易刺激性**(irritability)も参照．

未視感 jamais vu　過去に経験したことのある現実の状況が，初めてのものとして誤って知覚される記憶錯誤現象．

ジャルゴン失語症 jargon aphasia　発せられる言葉が造語である失語症．すなわち患者本人が作った，意味をもたない言葉．

判断 judgment　行動の仕方を選択するため，与えられた一定の価値感のもと，ある枠組みの中で選択肢を比較し評価する精神活動．選択された行動法が現実に沿ったもの，あるいは，大人として標準的な行動に沿ったものならば，その判断が健全または正常ということになる．選択された行動法が全く不適応的である場合は，判断が損なわれているといわれる．それは即座に満足を得ようとして衝動的に決定した結果である．あるいは成熟した大人の標準に照らし合わせて現実にそぐわないといわれる．

窃盗症 kleptomania　盗むことに対する病的な衝動．

満ち足りた無関心 **la belle indifférence**　障害に対する不適切に落ち着いた態度，または関心の欠如．変換症の患者に認められることがある．

情動不安定 labile affect　外部刺激とは無関係な急速かつ突然の変化を特徴とする情動の表出．

気分変動性 labile mood　多幸症とうつ病もしくは不安との間を振れる気分の動揺．

簡潔発語 laconic speech　自発的発語が少ないことを特徴とする状態．質問に対する回答は短く，詳細に述べない．また自発的に追加情報を提示することもほとんど，あるいは一切ない．うつ病，統合失調症，および器質性精神疾患においてみられる．*発語の乏しさ*(poverty of speech)とも称される．

適確言語忘却 lethologica　名称または固有名詞を一時的に忘れること．**途絶**(blocking)も参照．

小人幻覚 lilliputian hallucination　人物もしくは対象物が小さく見える視覚現象．正しくは錯覚現象であると考えられる．**小視症**(micropsia)を参照．

限局性健忘症 localized amnesia　記憶の部分的喪失．特定または孤立性の経験に対する限局的な健忘．*まだら健忘*(lacunar amnesia)および*まだら状健忘症*(patch amnesia)とも称される．

語間代 logoclonia　同じ言葉を繰り返すこと．**保続**(perseveration)も参照．

言葉もれ logorrhea　多量の，切迫した，筋の通った発語．制御できない過度のおしゃべり．双極性障害の躁病エピソードで認められる．*多弁*(tachylogia)，*饒舌症*(verbomania)，および*言漏*(volubility)とも称される．

長期記憶 long-term memory　遠い過去に経験した出来事もしくは情報を再現，認知または追想すること．*遠隔記憶*(remote memory)とも称される．**即時記憶**(immediate memory)および**短期記憶**(short-term memory)と比較．

連合弛緩 loosening of associations　統合失調症に特徴的な思考または言語障害．思考の論理的な進行が障害され，適切な言語的コミュニケーションがとれない．関連のない，まとまりのない主題から別の主題へ移り変わる．**脱線思考**(tangentiality)も参照．

大視症 macropsia　対象物が実際よりも誤って大きく知覚されること．**小視症**(micropsia)と比較．

呪術的思考 magical thinking　非現実的思考の一形態．小児における前操作期の思考形態に類似するもので

あり（ピアジェ［Jean Piaget］），思考，言葉，または行動が力をもつ（例えば，出来事を起こす，または回避することができる）と考える．

詐病 malingering 特定の目的を達成するための仮病．例えば，不本意な責任を回避することなど．

躁病 mania 意気高揚，興奮，活動過多，性欲過剰，思考および発語の加速（観念奔逸）を特徴とする気分．双極Ⅰ型障害に認められる．**軽躁（hypomania）**も参照．

用手操作 manipulation 患者が自分の思い通りに誘導すること．反社会性パーソナリティ障害の特徴である．

マンネリズム（衒奇症）mannerism 身に付いた習慣性の無意識な動作．

メランコリー melancholia 重度の抑うつ状態．退行期うつ病（involutional melancholia）という記述用語として，また独自の診断単位として用いられる．

記憶 memory 経験または学習したことが中枢神経系に記録として定着する過程であり（登録），さまざまな恒久性の程度により維持され（保持），記憶場所から意のままに思い出すことや取り出すことできる（想起）．記憶の型については，**即時記憶（immediate memory）**，**長期記憶（long-term memory）**，および**短期記憶（short-term memory）**を参照．

精神障害 mental disorder ある標準的概念からの逸脱として評価される行動または心理的機能の障害を主な特徴とする症状を呈する精神病または精神疾患．特定の事象に対して予測される反応や人と社会との関係性に限らず，苦悩または病状を伴う．

精神遅滞 mental retardation 知的能力全般が標準未満で，発育期に生じ，成長障害や学習症，および社会的な不適応を伴う．精神遅滞（DSM-Ⅳ）は，一般に知能指数（IQ）により定義される．すなわち，軽度（50，55～70），中等度（35，40～50，55），重度（20，25～35，40），最重度（20～25以下）．

換喩症 metonymy 対象物に関連する言葉や語句ではあるが，通常は使用しない言葉や語句を用いる言語障害．統合失調症に多く認められる．例えば，「食事を取る」ではなく「メニューを取る」と言い，「会話の糸口を失う」ではなく「会話の糸を失う」と話す．**錯語症（paraphasia）**および**言語近接化（word approximation）**を参照．

小頭症 microcephaly 脳発育不良および頭蓋骨の早期骨化により頭部が異常に小さい状態．

小視症 micropsia 対象物が実際よりも誤って小さく知覚されること．**小人幻覚（lilliputian hallucination）**と称されることがある．**大視症（macropsia）**と比較．

中途覚醒 middle insomnia 入眠に問題はないが，睡眠途中で目覚めて再度入眠することが困難な状態．**入眠困難（initial insomnia）**および**早朝覚醒（terminal insomnia）**と比較．

模倣 mimicry 小児期における単純な模倣行動．

偏執狂 monomania 1つの主題に執着することを特徴とする精神状態．

気分 mood 内的に経験される広汎で持続的な感情基調．極端な場合，実質上，人の行動および世界に対する知覚の全局面に著しい影響を与える．内的な感情基調の外的表現である情動（affect）とは区別される．気分の型については，個々の用語を参照．

気分に一致した妄想 mood-congruent delusion 気分に応じた内容の妄想（例えば，うつ病患者が，自分が世界の破滅に責任があると考える）．

気分に一致した幻覚 mood-congruent hallucination 抑うつまたは躁状態に応じた内容の幻覚（例えば，うつ病患者が，悪い人だと言われている声を聞く，また躁病患者が，誇大な価値や力，知識をもっていると言われている声を聞く）．

気分に一致しない妄想 mood-incongruent delusion 気分に関係しない内容，または気分に対応しない内容で，外的現実に関する誤った基準に基づく妄想（例えば，うつ病患者が，自分が新しい救世主であると考える）．

気分に一致しない幻覚 mood-incongruent hallucination 抑うつまたは躁状態に対応しない内容で，現実の外的刺激に関連しない幻覚（例えば，うつ病患者における，罪悪感，自責感，または不全感などの主題が関与しない幻覚．躁病患者における，誇大な価値または力などの主題が関与しない幻覚）．

気分動揺 mood swings 感情基調における高揚期と抑うつ期の変動．

運動性失語症 motor aphasia 理解力は問題ないが，発語能力が失われた失語症．ブローカ失語症（Broca's aphasia），表出性失語症（expressive aphasia）または非流暢性失語症（nonfluent aphasia）とも称される．

悲哀 mourning 愛する人を失った後に生じる症候群．故人への固執，泣くこと，悲しみ，および反復的な記憶回想．**死別（bereavement）**および**悲嘆（grief）**を参照．

筋固縮 muscle rigidity 筋肉を動かすことができない状態．統合失調症に認められる．

無言症 mutism 発語能力の器質的または機能的欠如．**昏迷（stupor）**を参照．

散瞳 mydriasis 瞳孔の拡大．抗精神病薬および抗うつ薬の自律神経系の有害作用（抗コリン作用）またはアトロピン様の有害作用として生じることがある．

ナルシシズム（自己愛）narcissism 精神分析理論では，1次的および2次的ナルシシズムに分類される．1次的ナルシシズムは，幼児期初期の対象関係発達期において，外界と自己との区別をもたない状態のなかで，満足感を得るすべての源が自己の中から生じるという非現実的な認識をもち，全能であるという誤った感覚を有することである．2次的ナルシシズムは，リビドーが外部の対象に向いた後に，再び自己に向けられることである．**自閉思考（autistic thinking）**も参照．

注射恐怖症 needle phobia 注射を受けることに対する永続的で強烈な病的恐怖．

陰性症状 negative signs 統合失調症における，情動

の平板化，会話不能，無為および無感情．

拒絶症 negativism　外部からの提案や助言に対する言語的または非言語的な敵対もしくは抵抗．一般的に，緊張型統合失調症に認められ，動かそうとすることに抵抗する，または頼まれたことの反対を行う．

言語新作 neologism　語源不明の新しい言葉や語句．統合失調症に多く認められる．言葉として意味を有し，元の言葉の意味は理解できるものの，誤った構成で使用していることもある（例えば，「帽子」[hat]に対して「頭の靴」[head shoe]）．ただし，このような言葉の構造は，言語近接化（word approximation）とする方が適切である．

神経性健忘 neurological amnesia　(1) 聴覚性健忘（auditory amnesia）：音声または発語を理解する能力の喪失．(2) 触覚性健忘（tactile amnesia）：触覚により対象物の形状を判断する能力の喪失．**立体感覚失認**（astereognosis）を参照．(3) 単語健忘（verbal amnesia）：単語を覚える能力の喪失．(4) 視覚性健忘（visual amnesia）：よく知っている対象物または印字された単語を思い出す，または認識する能力の喪失．

ニヒリズム（虚無主義）nihilism　自己または自己の一部が存在しないという妄想．確立された価値に対して完全に拒否する態度，またはモラルや価値の判断に関する極度に懐疑的な態度を指す．

虚無妄想 nihilistic delusion　世界または世界のすべてが消滅するという抑うつ性妄想．

ノエシス noesis　指揮または命令する者として選ばれた人物であるという感覚を伴う広大な啓示が起こること．躁状態または解離状態で生じることがある．

名辞性失語症 nominal aphasia　対象物の正確な名称を言うことが困難な失語症．**失名詞**（anomia）および**健忘失語症**（amnestic aphasia）も参照．

女子色情症 nymphomania　女性の異常かつ過剰で強欲な性交に対する欲求．**男子色情症**（satyriasis）と比較．

強迫観念 obsession　論理的思考または根拠を伴う思考によって意識から排除できない，持続的で反復的な観念，思考，衝動．強迫観念は，無意識的で自我異和的である．**強迫行為**（compulsion）も参照．

幻嗅 olfactory hallucination　主に香りまたは臭いに関する幻覚．身体疾患，特に側頭葉の障害で最も多く認められる．

見当識 orientation　自分自身と自己をとりまく時，場所，人に関する認識状態．

過活動 overactivity　精神運動性焦燥，多動（運動過剰），チック症状，夢遊，または強迫行為として現れる運動行動の異常．

支配観念 overvalued idea　理性から逸脱して持続する誤った，または非合理的な信念または観念．妄想よりも低い強度または短い期間で生じるが，多くの場合，精神疾患に伴う．

パニック panic　パーソナリティの混乱を伴う，急性の激しい不安発作．抵抗できないほどの不安感が生じ，死が差し迫っている感覚を伴う．

汎恐怖 panphobia　あらゆるものに対する圧倒的な恐怖．

パントマイム pantomime　身ぶり．言葉を使用しない心理劇．

記憶錯誤 paramnesia　現実と空想が混同する記憶障害．夢の中や，特定の統合失調症，および器質性精神疾患で認められる．既視感（déjà vu），既聴感（déjà entendu）などの現象が含まれ，正常者に起こることもある．

妄想症 paranoia　徐々に進展する高度に複雑な妄想体系を特徴とする，稀な精神医学的症候群．一般に，被害妄想または誇大妄想のほか，パーソナリティの混乱または思考障害などいくつかの徴候を伴う．

偏執性妄想 paranoid delusions　被害妄想，関係妄想，被支配妄想，誇大妄想が含まれる．

妄想様観念 paranoid ideation　妄想よりも程度の少ない懐疑的，被害的，または誇大的な内容に支配された思考．

錯語症 paraphasia　ある対象用語について，形態的，意味的または音声学的な要素が基本的に類似するが，関係のない別の用語と置き換える異常な発語．不適切な用語としては，「手」（hand）の代わりに「クローバー」（clover）とするなど，論理的に誤って使われる場合や，「電車」（train）の代わりに「treen」とするなど，奇妙で無意味な表現が使われる場合がある．錯語発話は，器質性失語および統合失調症などの精神疾患で認められることがある．**換喩症**（metonymy）および**言語近接化**（word approximation）も参照．

失錯行為 parapraxis　言い間違いや物の配置の間違いなどの誤った行為．フロイトは失錯行為を無意識の動機に起因するとした．

不全麻痺 paresis　器質的な筋力低下または部分麻痺．

知覚異常 paresthesia　ヒリヒリ感，チクチク感，ピリピリ感などの自発的な触覚の異常．

知覚 perception　感覚刺激に対する精神的な処理による環境要素の意識的認識．広義には，知的，感情的，感覚的なあらゆる種類のデータをもとに，意味を有する体系化がなされる精神的過程を指す．**統覚**（apperception）も参照．

保続 perseveration　(1) 異なる質問に対して，同じ言葉で応答を繰り返すように，異なる刺激に対して，同じ反応を病的に繰り返すこと．(2) 発語過程において，特定の言葉または概念を持続的に繰り返すこと．認知障害，統合失調症，および他の精神疾患に認められる．**語唱**（verbigeration）も参照．

幻肢 phantom limb　実際には失った四肢が存在するという誤った感覚．

恐怖症 phobia　ある対象物または状況に対する持続的，病的，非現実的な激しい恐怖．恐怖症患者は，その恐怖が非合理的であると認識する場合もあるが，払拭す

ることができない．恐怖症の型については，個々の用語を参照．

異食症 pica　絵具や粘土など食物ではないものに強い食欲が生じ，食べること．

過食 polyphagia　病的な多食．

陽性症状 positive signs　統合失調症における，幻覚，妄想および思考障害．

不自然な姿勢 posturing　患者が，長時間にわたって保持する不自然で奇妙な体勢固定．**緊張病性姿勢**（catatonic posturing）も参照．

会話内容の貧困 poverty of content of speech　曖昧，無意味，または定型的な語句を使用するため，量的には十分であるが，情報がほとんど伝わらない言語行動．

発語の乏しさ poverty of speech　発語量の制限．返答する際は，単音節語となる場合がある．**簡潔発語**（laconic speech）も参照．

思考の先入観念 preoccupation of thought　思考内容が特定の概念に集中すること．偏執的傾向や，自殺行為または殺人を犯すことへの関心など強い情動を伴う．

談話心迫 pressured speech　自発語の増加．早く大声で加速した発話．躁病，統合失調症および認知障害で起こる．

1次過程的思考 primary process thinking　精神分析において，イド領域（id）の機能に直接関係する精神活動．無意識下の精神的過程に特有な思考．原始的もしくは前論理的思考，また本能的な欲求に関して即時の実行や充足を求める傾向を特徴とする．非現実的，非論理的，呪術的な思考が含まれる．正常な状態において夢を見たときに生じる場合もあれば，精神病として異常な場合もある．**2次過程的思考**（secondary process thinking）と比較．

投影 projection　無意識の防衛機制であり，内的葛藤から生じる不安に対する防御の1形態として，自己が望まない，または容認できない無意識の概念や思考，感覚および衝動が他者に属すると考えること．容認できない事柄が外部に属すると考えることにより，自己と離れた状況として扱う．

相貌失認 prosopagnosia　親しい人の顔を認識できない状態．視力や意識水準の障害を原因としない．

想像妊娠 pseudocyesis　妊娠していない患者が，腹部膨満，乳房肥大，色素沈着，月経停止，つわり症状など，妊娠の徴候および症状を示す稀な状態．

仮性認知症 pseudodementia　（1）適切な治療によって回復可能な認知症様障害．ただし，器質性脳疾患を原因としない．（2）精神疾患ではないが，患者が周囲に対して過度の無関心を示す状態．うつ病および作為症においても発現する．

空想虚言 pseudologia phantastica　大掛かりな空想を巧妙に説明する制御できない嘘を特徴とする障害．患者は自由に意思疎通や働きかけを行う．

精神運動性焦燥 psychomotor agitation　通常，非生産的な身体的および精神的な過活動．内面的動揺を伴う．激越性うつ病に認められる．

精神病 psychosis　思考，情動反応，現実を認識する能力，他者と意思疎通する能力，また関係をもつ能力が著しく低下し，現実を処理する能力が大幅に妨げられる精神障害．精神病の古典的な特性は，現実検討能力の低下，幻覚，妄想，錯覚症状である．

精神病的 psychotic　psychosis の形容詞形．（1）精神病を抱えている人．精神病者．（2）精神病であること，または精神病の特性について言及する際に用いる．

合理化 rationalization　無意識の防衛機制であり，不合理なまたは容認できない行動，動機，情動を論理的に正当化すること，あるいは妥当な意味を与えることで意識的に許容できる状態にすること．

反動形成 reaction formation　無意識の防衛機制であり，意識的にまたは無意識的に心に抱く幼稚な願望や衝動とは正反対の社会化された態度や関心を形成すること．最も初期の不安定な防衛機制の1つであり，抑圧と密接に関係する．両者ともに，自我にとって容認できない衝動または本能に対する防御である．

現実検討 reality testing　環境の性質とその限界に対する検討や客観的な評価を行う試験的行動からなる基本的な自我機能．外部の世界と内面の世界を区別する能力や，自己と環境との関係を正確に判断する能力が含まれる．

想起 recall　保存された記憶を意識下に取り出す過程．**記憶**（memory）も参照．

近時記憶 recent memory　過去2～3日の出来事の記憶．

近時過去記憶 recent past memory　過去2～3か月の出来事の記憶．

受容失語症 receptive aphasia　言葉の意味を理解する能力の器質的喪失．流暢で自発的であるが，一貫性に欠ける無意味な発話．**流暢性失語症**（fluent aphasia）および**感覚性失語**（sensory aphasia）も参照．

受容不全失語症 receptive dysphasia　口頭言語を理解することが困難な状態．言語の理解および発声に関する障害が含まれる．

退行 regression　早期の適応様式に部分的にまたは完全に戻る無意識の防衛機制．多くの精神疾患，特に統合失調症に認められる．

遠隔記憶 remote memory　遠い過去の出来事に関する記憶．

抑圧 repression　フロイトの用語で，容認できない心的内容を消し去ること，または意識外に排除することによる無意識の防衛機制を指す．正常な心理的発達，および神経症状や精神病症状の形成において重要．フロイトは，次に示す2種の抑圧があるとした．（1）後抑圧 repression proper：抑圧要素がかつて意識領域に存在した形態．（2）原抑圧 primal repression：抑圧要素が一度も意識領域に存在したことがない形態．**抑制**（suppression）と比較．

制限された情動 restricted affect 感情基調の強度の低下．情動鈍麻よりも症状は軽いが，明らかな感情基調の低下が認められる．**抑圧された情動**（constricted affect）も参照．

逆行性健忘 retrograde amnesia 健忘症が発現する前の出来事に関する記憶の喪失．**前向性健忘**（anterograde amnesia）と比較．

追想錯誤 retrospective falsification 現在の感情的，認知的および経験的な状態をもとに選別されることにより，記憶が非意図的に（無意識的に）歪められること．

硬直 rigidity 精神医学においては，変化に対する抵抗を示すパーソナリティ特性を指す．

儀式 ritual （1）強迫症（OCD）において，不安を低減するために行われる形式化された行為．（2）文化的起源を有する儀式的行為．

反すう思考 rumination 強迫症（OCD）において，1つの観念や主題について考えることに持続的に没頭すること．

男子色情症 satyriasis 男性の病的で強欲な性的欲求または衝動．**女子色情症**（nymphomania）と比較．

暗点 scotoma （1）精神医学的には，人の心理学的認識における比喩的な盲点を指す．（2）神経学的には，局所的な視野の欠損を指す．

二次過程的思考 secondary process thinking 精神分析において，論理的，系統的および現実志向的で，環境の要求に影響された思考形態．自我の精神活動を特徴とする．**一次過程的思考**（primary process thinking）と比較．

発作 seizure けいれん，意識消失，精神的または知覚的障害など，特定の症状が発症，または突然に発現すること．てんかんに認められ，特定の物質が誘発する場合がある．発作の型については，個々の用語を参照．

センソリウム（識覚）sensorium 自己および自己の周囲に関する認識の明瞭性を司る脳内の仮想感覚中枢．過去の経験，今後の選択肢，および現在の状況を考慮して，現在進行中の出来事に対する把握および処理に関する能力を司る．意識（consciousness）と同義で用いられる場合がある．

感覚性失語 sensory aphasia 言葉の意味を理解する能力の器質的喪失．流暢で自発的であるが，一貫性に欠ける無意味な発話．**流暢性失語症**（fluent aphasia）および**受容失語症**（receptive aphasia）も参照．

感覚消失 sensory extinction 同時に与えられた2種類の感覚刺激のうち，どちらか一方ずつは正確にわかるにもかかわらず，同時刺激では一方がわからない神経学的徴候．**感覚不注意**（sensory inattention）とも称される．

羞恥心 shame 自己の期待に見合う状態ではないこと．他者からのどのように見えるかという幻想が伴っている場合が多い．**罪悪感**（guilt）も参照．

短期記憶 short-term memory 最初の提示から数分以内の知覚的要素に対する，再現，認知または追想．**即時記憶**（immediate memory）および**長期記憶**（long-term memory）と比較．

同時失認 simultanagnosia 同時に現れる視覚刺激の知覚または統合に関する障害．

身体妄想 somatic delusion 自分の身体機能に関係する妄想．

体感幻覚 somatic hallucination 体内に局在する身体的経験の知覚に関する幻覚．

身体失認 somatopagnosia 自分の身体の一部を自分のものとして認識することができない状態（身体認識欠如［ignorance of the body］および身体部位失認［autotopagnosia］とも称される）．

傾眠 somnolence 病的な眠気または傾眠状態．ただし，正常な意識状態に目覚めることができる．

空間失認 spatial agnosia 空間的関係を認識することができない状態．

異言 speaking in tongues 理解不可能な用語を用いて啓示的なメッセージを表現すること．ペンテコステ派の宗派の慣習では，思考障害と考えられていない．**舌語**（glossolalia）も参照．

常同症 stereotypy 発語または身体的活動を絶えず機械的に繰り返すこと．緊張型統合失調症に認められる．

昏迷 stupor （1）刺激に対する反応が低下した状態．周囲に対して十分な認識がない，意識障害として，部分的昏睡または半昏睡の状態を指す．（2）精神医学的には，無言症（mutism）の同意語として使用され，必ずしも意識障害を示唆する用語ではない．緊張病性昏迷（catatonic stupor）では，患者は通常，周囲の状況を認識している．

吃音 stuttering 音または音節を頻繁に反復する，または長くのばすことで，発話の流暢性に著しい障害が生じる状態．

昇華 sublimation 容認できない衝動または欲動に関連するエネルギーを個人的および社会的に許容される経路に転換する無意識の防衛機制．他の防衛機制とは異なり，本能的な衝動または欲動のささやかな充足が得られる．

代理形成 substitution 容認できない願望，衝動，感情または目標を許容可能なものに置き換える無意識の防衛機制．

被暗示性 suggestibility 影響力を有する要素に対する無批判の従順，また概念，信条，態度に対する無批判の容認を示す状態．ヒステリー性を有する人に多く認められる．

自殺念慮 suicidal ideation 自分の生命を絶つことを考える，またはその行為．

抑制 suppression 容認できない衝動，感情または考えを制御および抑制する意識的行為．無意識の過程である抑圧（repression）とは区別される．

象徴化 symbolization ある概念または対象物を，特性や性質の一部が共通する別の表象として表す無意識の

防衛機制．類似性や関連性に基づく．形成された象徴は，元の概念または対象物に伴う不安から個人を守る．

共感覚 synesthesia ある音が色の感覚をもたらすように，1つの感覚様相の刺激を異なる様相で知覚する状態．

構文失語 syntactical aphasia 口頭の言語表現を理解することが困難な状態を特徴とする失語症．思考および表現の全般的な障害を伴う．

体系妄想 systematized delusion 1つの出来事または主題に関連した巧妙な一連の妄想．

幻触 tactile hallucination 主に触覚が関係する幻覚．幻触（haptic hallucination）とも称される．

脱線思考 tangentiality 曖昧で本題から外れた，または見当違いの話し方．発想の中心的な内容を伝えることができない．

緊張 tension 行動する際に，生理学的または精神的な喚起，不安，圧力が生じること．行為を通じて安心感を得ようとする精神的または身体的な状態の不快な変化．

早朝覚醒 terminal insomnia 早朝に目覚めること，あるいは予定した起床時間の2時間以上前に目覚めること．**入眠困難**（initial insomnia）および**中途覚醒**（middle insomnia）と比較．

思考伝播 thought broadcasting 自分の考えが周囲に伝播している，または提示されていると感じること．**思考奪取**（thought withdrawal）も参照．

思考障害 thought disorder 言語，意思疎通または思考内容に影響する思考の障害．統合失調症の顕著な特徴である．症状の範囲は，単純な途絶や軽度の迂遠から重度の連合弛緩，支離滅裂，妄想にまで及ぶ．意味規則や構文規則に従うことができない状態を特徴とし，個人の教育，知能または文化的背景に見合わない．

思考吹入 thought insertion 他者または外部の力によって，自分の心に思考が植え込まれるという妄想．

思考潜伏時間 thought latency 思考から言語表現までの時間．統合失調症では長くなり（**途絶**[blocking]を参照），また躁病では短くなる（**談話心迫**[pressured speech]を参照）．

思考奪取 thought withdrawal 他者または外部の力によって，自分の心から思考が取り去られるという妄想．**思考伝播**（thought broadcasting）も参照．

チック障害 tic disorders 少数の筋肉群による，不随意性，けいれん性の常同運動を特徴とする主に心因性の障害．ストレスまたは不安が生じている状態で最も多く認められる．稀に器質性疾患によって生じる．

耳鳴 tinnitus 片耳または両耳に雑音が聞こえること（呼び鈴のような音，ブンブンという音，カチッという音など）．一部の向精神薬の有害作用．

強直性けいれん tonic convulsion 筋肉収縮が持続するけいれん．

トレーリング現象 trailing phenomenon 幻覚薬が関係する知覚異常．動いている対象物が，分離した非連続的な映像として見える．

トランス trance 意識および活動が低下した睡眠様状態．

振戦 tremor 通常，1秒に1回よりも速い動きによる律動的な変化．一般に，振戦はくつろいだ時や睡眠時に減少し，怒りや緊張が高まったときに増加する．

真の洞察 true insight 状況の客観的現実を理解すること．その状況を克服しようとする，または行動を変更しようとする動機的および感情的な衝動を伴う．

もうろう状態 twilight state 幻覚を伴う意識障害．

回転症状 twirling 自閉症の小児に認められる徴候であり，自分の頭が回る方向に継続的に回転すること．

無意識 unconscious (1)フロイトによる心理的なトポグラフィー理論における3分類の1項目（他の2項目は，意識および前意識）．精神的要素について，通常の方法では意識的認識に容易に近づくことができないとしている．症状形成，夢現象，または薬物の影響下において現れる場合がある．(2)一般的な用法では（ただし不明瞭），意識の直接領域内に存在していない精神的要素．(3)昏睡時に認められるような，外部刺激に対する反応性の欠如を伴う無意識の状態を指す．

打ち消し undoing 反復的な性質をもつ無意識の原始的な防衛機制．すでに完了したことや，自我が自身を防衛しなければならないことなど，容認できないこととは逆の行為を象徴的に行う．呪術的な罪の償い行動の一形態として，強迫症（OCD）に多く認められる．

神秘的合一 unio mystica 無限の力と神秘的に結合した感覚．

自律神経徴候 vegetative signs うつ病では，睡眠障害（特に，早朝覚醒），食欲減退，便秘，体重減少，性的反応の喪失などの特有の症状を指す．

語唱 verbigeration 言葉や語句の無意味な常同的復唱．統合失調症に認められる．同語反復症（cataphasia）とも称される．**保続**（perseveration）も参照．

回転性めまい vertigo 自分または外界が，回転や旋回をしている感覚．前庭機能障害の特徴である．浮動性めまい（dizziness）と混同しないこと．

視覚失認 visual agnosia 対象物または人物を認識することができない状態．

視覚性健忘 visual amnesia **神経性健忘**（neurological amnesia）も参照．

幻視 visual hallucination 主に視覚が関係する幻覚．

ろう屈症 waxy flexibility 他者に与えられた姿勢を保持し，その体勢から動くことに弱い抵抗を示し，ろう状物質のような感じを与える状態．**ろう様可撓性**（cerea flexibilitas）も参照．

言語近接化 word approximation 非慣習的なまたは不適切な方法で既存の用語を表現すること（換喩または用語形成の慣例規則によって作られた新語の換喩；例えば，「手袋」[glove]を「手の靴」[hand shoe]，「時計」[clock]を「時間測定器」[time measure]という）．言語新

作(neologism)とは区別される(言語新作：語源不明の新しい用語を作ること)．**錯語症(paraphasia)**も参照．

言葉のサラダ word salad　支離滅裂で本質的に理解できない言葉や語句の混在状態．非常に進行した統合失調症例に認められることがある．**支離滅裂(incoherence)**も参照．

外国人恐怖症 xenophobia　外国人に対する異常な恐怖．

動物恐怖症 zoophobia　動物に対する異常な恐怖．

（訳　一宮洋介）

和文索引

あ

相性（両親と子ども） 1227
愛する人の死 1376
愛他主義 148,185
愛着 111,1225
愛着形成 144
愛着障害 113,1471
愛着の喪失 113
愛着理論 110
　——の精神療法への応用 113
アイデンティティ 1235,1433
アイヒホーン（August Aichhorn） 681
アウトリーチワーカー 1539
亜鉛 1178
アカシジア 361,1040,1050,1051,
　1057,1066,1088
アカバナ 1187
赤目 724
アカヤジオウ 1186
アカンプロサート 53,716,717,1083,
　1085
亜急性硬化性汎脳炎 818
悪性高熱 1042
悪性症候群 389,1091
悪性老年期健忘 827
アクトプログラム 1541
悪夢 1046
握力検査 279
アゴラフォビア 448
アジソン病 825
アシュワガンダ 1181
アストロサイト 49
アスピリン 306
アスペルガー（Hans Asperger） 1308
　—— 障害 1291,1308
アセチル L-カルニチン 1178,1180
アセチルコリン 42,45,343,396
アセトアミノフェン 306
アセトアルデヒド 1083
アセナピン 1147,1154,1155,1157

アセプトロール 1050
圧縮 175
アッヘンバッハ子どもの行動チェック
　リスト 292
アテノロール 1047,1049
アドヒアランス 1539
アトピー性皮膚炎 543
アトモキセチン 1160,1164,1449,
　1451
アドラー（Alfred Adler） 199
アトラス計画 1570
アドレナリン受容体 48
アナボリックステロイド 308
アニマ 205
アニムス 205
アノミー的自殺 861
アブラハム（Karl Abraham） 199,521
アプリジア 439
アヘン類 739
アポトーシス 25,89
アポモルフィン 1086
アポリポ蛋白 E 89
アポリポ蛋白質 E 遺伝子 828
アマンタジン 566,1039,1086
アミトリプチリン 576,1167
アミニズム的思考 107
アミノ酸神経伝達物質 48
アミルニトレート 1131
アミロイド前駆体蛋白 88,793
　—— 遺伝子 828
アムロジピン 1073,1074,1075
アメリカカンボク 1181
アモク 167,684
アモバルビタール 1059
アヤワスカ 734
アラーム療法 1361
アリピプラゾール 1147,1148,1153,
　1154,1302,1303
アルコール 324,969,1424,1426
　—— イオンチャネル活性 704
　—— 疫学 700

　—— ・ブラックアウト 707
アルコール依存 316,318,683,860,
　1126,1128,1507
　—— 陰性感情をもつ 706
　—— マーカー 711
アルコール関連障害 336,700,755
アルコール性記憶喪失 809
アルコール症 53,706
　反社会的 —— 706
　段階的に発展する —— 706
アルコール症者匿名会（AA） 229,
　716,746,1084
アルコール使用障害 705,1507
アルコール性
　—— 幻覚 712
　—— 認知症 712
　—— 脳萎縮 712
　—— ペラグラ脳症 712
アルコール脱水素酵素 704,1083
アルコール中毒 706,712
　—— の徴候 707
アルコール誘発性
　—— 気分障害 710
　—— 健忘 700
　—— 持続性健忘症 709
　—— 持続性認知症 709,803
　—— 睡眠障害 711
　—— 性機能不全 711
　—— 精神障害 710
　—— 不安症 711
アルコール乱用 305
アルコール離脱 707,1048
　—— 症候群 712
アルツハイマー型認知症 317,792,
　793,810,1080,1082
アルツハイマー病 15,88,274,316,
　1503
アルデヒド脱水素酵素 704,1083
アルファ波 96
アルプラゾラム 1032,1064
アルモニダフィル 1160,1164

アレキサンダー(Franz Alexander) 200
── テクニック 891
アロパシー医学 889
アロポー 483
アロマテラピー 891
アンガーマネジメント(怒りの管理) 1475
アンジェルマン症候群 91
アンドロゲン 672
── 不応症 677
アントロポゾフィー医学 891
アントン症候群 7
アンナ・フロイト(Anna Freud) 203,685
アンナO. (Anna O.) 174
アンフェタミン 159,566,752,1091, 1114,1159,1192
── スクリーニング 1071
── 精神病モデル 159
安楽死 1531

い

イーミック法 166
イエール式チック重症度尺度 1343
怒り 280
怒り対処プログラム 1401
生き残り 30
胃緊縛術 592
異型クロイツフェルト-ヤコブ病 819
胃形成 591
異型性肥満 585
移行 238,239
移行関連 189
移行対象 182,577,1226
イサイ(Richard Isay) 639
医師-患者間の性的関係 1557
意識 176
意識喪失 712
意思決定能力 275
医師参照カード 931
医師による自殺幇助 1532
医師の婚姻 924
医師の自殺 858
いじめ 1240,1462
移住 161
異常行動チェックリスト 1266
異常不随意運動評価尺度 234,1041
異食症 334,948,1350
異所形成 18
意志療法 210
異人種間結婚 1483
イスラジピン 1073,1074,1075

異性装障害 664,668,674,678
胃洗浄 1094
イソカルボキサジド 1114,1117
イソニアジド 1114
依存 965
依存性パーソナリティ障害 337
一次過程 176
一時的自律的機能 182
一時的入院 1548
一次予防(精神疾患の予防) 1536
イチョウ 1183
胃腸障害 1026
一卵性双生児 152
一過性気憶喪失 506
一過性全健忘 508,809
一過性脳虚血発作 803
一級症状(統合失調症の) 340
一般身体疾患による
── 性機能不全 650
── 性交疼痛症 650
── 精神病性障害 387
── 男性の性的欲求低下障害 650
── 男性の他の性機能不全 650
── 男性の勃起障害 650
溢流性遺糞症 1357
溢流性の失禁 1356
偽りの共同体 373
遺伝疫学研究 81
遺伝カウンセリング 1013,1217
遺伝子パターニング 21
遺伝子マッピング 81
遺伝子理論 703
遺伝子連鎖研究 398
遺伝多型 1024
遺伝的連鎖 399
遺伝肥満 585
遺伝要因 152,398
イド 181,182
易怒性 1375
意図的な不作法 1346
遺尿症 1169,1356,1359
イヌハッカ 1182
いのちの電話 1382
祈り 907
いびき 614,627
異文化ストレス 161
異文化精神医学 165
遺糞症 1356,1357
イボガイン 734
意味記憶 133
意味処理 12
イミプラミン 1167
移民 162

医薬品誘発性運動症群および他の医薬品有害作用 337
医療委任状 1524,1525
医療過誤 1543
医療食 1177
医療保険の携行性と責任に関する法律 249
医療保険制度改革 1535
医療用マリファナ 726
医療を避ける病型(病気不安症) 528
医療を求める病型(病気不安症) 528
イロペリドン 1147,1156,1157,1181, 1186
インクルージョン 1255
因子的妥当性 281
インスリン類似成長因子 21
陰性症状 251,342,1148
── 評価尺度(SANS;表) 262
インターニューロン 20
インターネット
── 強迫 687
── ゲーム障害 338
インターロイキン-6 563
インフォームドコンセント 516, 1029,1030,1523,1544,1550
インフルエンザ流行 341
インポテンス 644,646,648,1093

う

ヴァインランド適応行動尺度 1251, 1257
ウィスコンシン
── カード分類課題 300,320, 1252
ウィニコット(Donald Winnicott) 182,213,681,1226
── のほどよい母親 500
ウイルス性肝炎 310
ウイルス理論 341
ウィルソン病 1505
ウィングレス-イント蛋白
ウィンターレタス 1188
ウェクスラー
── 記憶検査 136,276
── 個人達成度検査 1251
── 児童用知能検査 1251,1253, 1266,1275,1415
── 成人知能検査 276,1251,1503
── 知能検査 276,293,296
── 幼児用知能検査 1251,1266
ヴェルテル症候群 1382
ヴェルトハイマー(Max Wertheimer) 209

ウェルニッケ-コルサコフ症候群　712, 709
ウェルニッケ失語　271
ウェルニッケ脳症　709, 808, 1507
迂遠　232, 354
ヴェンダー・ユタ評価尺度　1322
ウォッツ（James Watts）　1209
ウォルピ（Joseph Wolpe）　987
ウォルフ（Harold Wolff）　534
「氏」と「育ち」　3
嘘　242
ウッドコック-ジョンソン心理教育総合検査　1251, 1328
うつ病　53, 317, 324, 327, 332, 394, 755, 1103, 1114, 1147～1149, 1152, 1153, 1155, 1168, 1324
　── に伴う不安　1066
　── の鑑別　274
うつ病性の認知症症候群　1505
ウニオ・ミスティカ（神秘的合一）　1513
ウロコルチン　58
運動技能　273, 1334
運動症　331
運動障害　1027, 1037
　── 性構音障害　1283
運動精神病　386
運動性チック　1317, 1341, 1349
運動能力　275
運動皮質　10

え

嬰児殺し　944
永続的委任状　1524
栄養学　894
栄養補助食品　895, 1177
エインズワース（Mary Ainsworth）　112, 1226, 1362
エール・ブラウン強迫観念・強迫行為評価尺度　265, 266
エキネシア　1182
エシタロプラム　1137
エスゾピクロン　1064, 1065
エスタゾラム　1064
エストロゲン　672
　── 補充療法　806
エタノール　703
エチルアルコール　703
エティック法　166
エディプス
　── 葛藤　963
　── コンプレックス　182
エトミデート　1063

エピソード記憶　133
エピネフリン　42, 1311
エプスタイン・バーウイルス　563
エプスタイン奇形　945
エリクソン（Erik Erikson）　142, 190, 373, 1235, 1433, 1485, 1513
エリス（Havelock Ellis）　631
エロス　178
遠隔記憶　13, 138, 233
遠隔治療　580
演技性パーソナリティ障害　336
嚥下造影検査　1354
エンケファリン　740
エンコーディング　1280, 1325, 1330
エンゴサク　1182
援助要請行動　161
エンディコットのうつ病の代用診断基準　1520
エンドルフィン　741, 1036

お

オピオイド誘発性性機能不全　744
黄疸　1094
嘔吐　577
応用緊張法　981
応用弛緩法　981
狼男　187
オーソモレキュラー精神医学　895
オート麦　1185
置き換え　176, 185, 190
オキサゼパム　1064
オキシコドン　1121
オキシコンチン　1121
オキシトシン　59
オクスカルバゼピン　1075, 1078
汚言　1341
汚言症　669
押し付けられた狂気　379
オステオパシー医学　907
オセロ症候群　376
汚染（強迫観念）　473
恐るべき2歳児　196
オゾン療法　907
オタネニンジン　1183
音の省略　1282
音の置換　1282
音の歪み　1283
オトメアゼナ　1182
オピエート　1527
オピオイド　739, 1425, 1527
　── 過剰摂取　744
　── 受容体　740
　── 使用に併存する中枢性睡眠時

無呼吸　616
　── 中毒　743
　── 中毒せん妄　744
オピオイド誘発性
　── 気分障害　744
　── 睡眠障害　744
　── 精神病性障害　744
オピオイド離脱　743
　── 症状　1122, 1123, 1124, 1126, 1128, 1129
オベスタチン　582
オペラント
　── 学習　114, 116, 117, 119, 120, 123
　── 行動　125
　── 条件付け　114, 115, 1368
オメガ3多価不飽和脂肪酸　1430
親子関係の問題　922
親子相互交流療法　1373, 1378, 1408, 1475
親子認知行動療法　1475
親志向相互交流　1378
親としての役割　1484
親用子どもの行動評価尺度　1322
オランザピン　592, 1147, 1148, 1149, 1150, 1151, 1152, 1157, 1159, 1302, 1303
　── 長期作用型注射製剤　1147
オルガズム　636, 637
　── 障害　1093
オルポート（Gordon Allport）　200
オルリスタット　590, 1190
オレキシン　611, 612
オレゴン州の自殺幇助法　1533
音韻障害　1274
音韻処理　12
音楽療法　909
音響療法　909
音声チック　1341, 1349

か

カーステルセン（Laura Carstensen）　142
カームプログラム　1408
カールバウム（Karl Kahlbaum）　393
カーンバーグ（Otto Kernberg）　205
外陰部瘙痒症　543
絵画主題統覚検査　351, 1252, 1254
絵画物語テスト　1328
快感原則　178
開示拒否　1545
外在化　185
介在ニューロン　20

概日時計　99
概日リズム　99,598,617
　　──　障害　1110,1111
　　──　睡眠-覚醒症候群　335
　　──　睡眠障害　617
解釈　965,968
解除　185
外傷後症状性水頭症　712
外傷性脳損傷　496
外傷的死別　1515
外側胚芽細胞層　25
解体型　347
外直筋麻痺　709
外的妥当性　252
回転性眩暈　1508
概念形成能力　285
海馬　14,127,129,130,131,318,1473
回避　1368
回避学習　123
回避・制限性食物摂取症　334,1350,1354
回避性パーソナリティ障害　337
潰瘍性大腸炎　538
快楽消失　353
解離　505
解離症　810,886
解離症群　334
解離症状を伴う(特定用語)　1369
解離性健忘　334,505
解離性同一症　334,513
解離性トランス障害　517
解離性とん走　334,511
解離性変容　515
カイロプラクティック　893
カウフマン
　　──　教育学力テスト　1251
　　──　小児用知能評価総合テスト　1251
　　──　青年成人知能検査　1251,1266
カウンセリング　715,821
替え玉妄想　379
過覚醒症状　1369
化学的拘束　1444
化学療法に伴う悪心・嘔吐　1528
鏡転移　206
鏡としての分析家　955
過換気症候群　540
過期産　1219
学業到達度検査　1250
学業の問題　1431
学習性無力感　157,402
学習理論　114,346,964
覚醒維持検査　628

覚醒維持薬　613
隔離　185,1550
学力テスト　297
家計分析　84
過呼吸　95,322
下肢こむらがえり　625
下肢の網状様青色皮斑　1088
過剰興奮　709
過食　969
過食者匿名会(OA)　229,581
過食症検査改訂版　267
過食性障害　334,580,1053
　　──　の診断基準　581
過食・排出型(神経性やせ症)　569,572
仮性認知症　313,413,415,1505
カゼイン　1182
仮説演繹的思考　107
仮説の検査アプローチ　275
仮想現実　989
家族計画と避妊　940
家族焦点化療法　1389
家族性アルツハイマー病　88
家族の維持　1466
家族の病歴　1016
家族力動　346
家族療法　362,420,430,684,1436,1457,1526,1534
家族歴　230
片親　1484
カタトニア　1066
カタプレス　1042
カタレプシー　389
学校状況質問紙　1252
学校におけるトラウマへの認知行動療法的介入　1370
活性炭　1094
葛藤　186,970
滑動性追従運動　356
滑脳症　33
渇望　1423
家庭状況質問紙　1252
家庭内暴力　929
カテコールアミン　44
　　──-O メチルトランスフェラーゼ遺伝子　482
過渡期　1488
過読症　1297,1298
過度の眠気　608
カバ　1184
ガバペンチン　1052,1083
カフェイン
　　──　含有物　718

　　──　関連障害　718
　　──　使用障害　721
　　──　中毒　720
　　──　離脱　720
カフェイン誘発性
　　──　睡眠障害　721
　　──　不安障害　721
カプグラ症候群　379,799
カプリル酸-トリグリセリド　1180
過眠　1161
カミングアウト　640
過眠障害　335
カモミール　1182
カラカス宣言　1570
空の巣症候群　1488
ガランタミン　830,1080
カリブ　168
顆粒球減少　1079,1155
過量投与　1094
過量服薬　1028,1094
カルーナ　1183
カルシウムチャネル阻害薬　1073
カルチャーショック　920
カルテ　243,247,248
カルト　920
カルバマゼピン　306,708,815,1034,1035,1075
カルビドパ-レボドパ　1086
カルボキシペプチダーゼE　584
カワラヨモギ　1187
簡易睡眠検査　628
簡易版精神疾患評価尺度　255
　　──(表)　256〜260
寛解　1031
感覚　275
感覚/運動機能　301
感覚運動症状　532
感覚運動領域　298
感覚遮断　159
肝機能　309
眼球運動障害　345
眼球運動脱感作　992
　　──　と再処理法(EMDR)　499,517,934
環境医学　898
環境毒素　305
環境要因　152
関係念慮　232
間欠爆発症　335,681
還元主義　177
監護権　1551
感作　1032
ガンザー症候群　518

観察学習　989
監視　575
患者医師関係　221
かんしゃく　883
　──発作　1390
患者健康質問票　225
患者の権利法　1522
患者の人権　1549
感受期　1294
感情　231
感情色彩一致課題　1385
感情知性　145
冠状動脈疾患　539
感情の気づき　237
間性障害　633
肝性脳症　712, 825
乾癬　543
カンチノン　734
浣腸愛　669
貫通性頭部外傷　816
カンナ　1184
カンナビス　723
カンナビノイド逆作動薬　582
カンナビノイド受容体　582
観念運動失行　11
観念失行　11
観念奔逸　232, 1383
間脳　22
間脳性健忘　129
感応精神障害　379
鑑別診断　415, 429, 432
ガンマナイフ　1210
管理医療　1535, 1559
関連分析　84
緩和ケア　1519, 1521, 1526
　──症状の管理　1528

き

記憶　126, 275, 278, 298, 374, 1502
記憶機能　136
記憶試験　136
記憶システム　133
記憶障害　273
記憶の保持　135
記憶の歪み　139
記憶-皮質構造　127
機械的記憶　1292
器官劣等性　200
偽記憶症候群　518
気功　908
儀式的虐待　1470
気質　157
希死念慮　1372

基準関連妥当性　252, 281
偽神経症性統合失調症　350
絆　1225
寄生虫妄想　378
季節型（気分障害）　407
季節性感情障害　421, 579
吃音　1274
気づきの訓練　1346
拮抗薬　1024
希突起神経膠細胞　4
記念-自殺　858
記念日反応　1514
機能性胃腸障害　536
機能性神経症状症　334, 530
機能的磁気共鳴画像（MRI）　304, 318
機能的神経画像撮影　313
揮発性物質　306
気分　231
気分安定薬　306, 1453
気分高揚性気質　429
気分循環症　755
気分循環性障害　332, 431, 1322, 1376
気分障害　260, 755
気分と調和した（妄想・幻覚）　412
気分と調和しない（妄想・幻覚）　412
気分変調症　332, 427, 594
キボーキアン（Jack Kevorkian）　1532
偽発作　815
基本的信頼　196
逆作動薬　1025
逆症療法医学　889
逆説的自殺　866
逆説的反応　1028
虐待　113, 913, 914
逆転移　187, 224, 248, 1498
逆行性健忘　128, 129, 807
逆行性射精症　651
キャッテル（Raymand Cattell）　202
キャノン（Walter Cannon）　534
キャリア固め　143
ギャンブル障害　336
灸　906
嗅覚関連づけ症候群　478
嗅覚系　8
　──の発達　9
給水荷馬車に乗る（アルコール飲用の喩え）　705
急性アカシジア　1037
急性アルコール中毒　305
急性・一過性精神病症候群　383
急性間欠性ポルフィリン症　825
急性錯乱　349, 384
急性ジストニア　1037, 1039, 1057, 1088

急性ストレス障害　333
　──の診断基準　495
急性精神病性障害　369
急性双極性うつ病　1173
急性躁病　1148, 1151, 1153, 1173
　──エピソード　1149
急性妄想性精神病　349
急速解毒法　1127, 1128, 1130
急速交代型（双極Ⅰ型障害）　407
急速神経遮断　1096
吸啜反射　1216, 1219
吸入薬　1423, 1425
　──使用障害　737
　──中毒せん妄　737
吸入薬誘発性
　──気分障害　738
　──持続性認知症　737
　──精神病性障害　737
　──不安症　738
キュブラー-ロス（Elisabeth Kübler-Ross）　1512
教育　237
境界性パーソナリティ障害　222, 337, 956, 976, 1091, 1121, 1149
驚愕反射　1216, 1219
強化子　120, 121, 123, 124
　──の強化　122
強化理論　121
共感　222, 968
共感覚　732
狂言自殺　866
狂犬病脳炎　818
競合反応訓練　1347
矯正中部複合体　43
強制入院　1548
狭帯域査定の提供　281
狭帯域人格検査　281
橋中心髄鞘崩解　712
協同遊び　1230
共同親権　1460
共同注意　1301
強迫　687
強迫観念　232, 469, 1414
強迫儀式　1414
強迫行為　232, 469, 471, 1414
強迫症（OCD）　333, 469, 515, 1140, 1149, 1169, 1309, 1507
強迫症および関連症群　333
強迫性パーソナリティ障害　336, 471, 475
強迫的反応　187
恐怖　435, 712

恐怖症　117, 450, 453
　――反応　187
恐怖神経症　451
共有環境因子　1384
共有精神病性障害　379
虚偽性健忘　508
虚偽性障害　485
局在性健忘　508
局所論　177
去勢　679
拒絶　162
拒絶症　387
巨大結腸症　1357
魚油　1179
ギョリュウモドキ　1183
ギリガン(Carol Gilligan)　1238
起立性低血圧　1093, 1508
キレート療法　893
筋萎縮性側索硬化症　817
禁煙　1069
禁忌　1035
筋挫滅症候群　712
近時記憶　13, 233
　――の障害　710
筋収縮性頭痛　545
近親相姦　1472
緊張型　347
緊張性頸反射　1219
緊張性頭痛　545
緊張病　331, 387
緊張病性障害　387
緊張病性の特徴を伴うもの(双極Ⅱ型障害)　407
筋電図　978
筋痛性脳脊髄炎　563
筋肉増強剤　307
筋肉損傷　307
キンヌネン(Leann H. Kinnunen)　1203
勤勉性　196
禁欲原則　955
禁欲主義　185

く

クアゼパム　1064
グアンファシン　1042, 1044
空間認識障害　272
空間認知能力　275
クールー　819, 1505
クエチアピン　1147, 1148, 1149, 1151, 1152, 1157
　――XR　1148, 1149, 1152
具体的操作期　107, 1238

クッシング症候群　541, 585, 825
クッシング病　542
グッドイナフ人物画知能検査　1266
クラーマンの対人関係療法　1020
クライネ-レヴィン症候群　579, 608, 1029
クライン(Melanie Klein)　205
クラインフェルター症候群　678
クラック　756, 759
クラックコカイン　755
クラトン　1184
クラフト-エビング(Richard von Kraft-Ebing)　631
クラブドラッグ　761, 1427
グリーンガート(Paul Greengard)　1195
グリーンスパン(Stanley Greenspan)　109
グリシン　396, 1179, 1180
クリューバー・ビューシー症候群　15, 579, 798
グルタミン酸　48, 396
　――塩　343
　――受容体　704
　――神経伝達の可塑性　49
　――の経路　49
グレーブス病　541
クレペリン(Emil Kraepelin)　365, 393
クレランボー症候群　377
グレリン　584
グロア細胞　20
クロイツフェルト-ヤコブ病　819, 1505
クローン病　538
クロザピン　306, 355, 359, 360, 592, 1040, 1147, 1148, 1149, 1151, 1155, 1156, 1157, 1159, 1422
クロナゼパム　1064
クロニジン　708, 714, 1042, 1043, 1044
クロミプラミン　476, 1168
クロラゼブ酸　1064
クロルジアゼポキシド　708, 709, 714, 1064
クロルプロマジン　359
軍事精神医学　1563
群発性頭痛　545

け

ゲイ　638
敬意　222
経口受胎　571
蛍光トレポネーマ抗体吸収試験　310

経口避妊薬　1171
警告文　1317
形式的操作期　107, 1238
形式面の思考障害(表)　233
刑事責任能力　1552
形質転換動物　3
傾斜台検査　564
芸術療法　364
経頭蓋磁気刺激　420, 1203, 1204
経頭蓋直流刺激　1203, 1205
経頭蓋電気刺激　1203, 1206
形成手術　481
携帯電話強迫　688
傾聴　325
系統的・精神医学的レビュー(表)　228
系統的脱感作　979, 980, 987
　――療法　986
系統的論述　234
軽度外傷性脳損傷　274
軽度知的能力障害　1257, 1266
軽度認知機能障害　318
軽度認知障害　336
経皮吸収型のセレギリン　1114
傾眠　1026
けいれん性疾患　1314
けいれん発作　1143
ケーラー(Wolfgang Köhler)　209
外科的不妊法　940, 941
ゲシュタルト理論　209
ゲゼル(Arnold Gesell)　1219
ケタミン　728, 734, 761, 1024, 1423, 1425
血液透析　1028
血液モニタリング　1031
血管性頭痛　322, 545
血管性認知症　792, 796, 803
血管迷走神経失神　540, 1508
月経前症候群　946
月経前不快気分障害　332, 935, 945, 1138
血漿エンドルフィン値　577
血小板減少性紫斑病　1093
血小板由来成長因子　34
結晶メタンフェタミン　1425
欠伸発作　812, 1314
血清血液培養　310
血清電解質　309
結節状構造　41
結節性硬化症　90, 1293, 1308
血栓症　676
欠損型統合失調症　351
血中プロラクチン　1156

和文索引　1595

解毒　714
ゲノム全域関連解析　84
ゲノムワイド連鎖解析　1384
ケリー(Desmond Kelly)　1210
ゲルストマン-シュトロイスラー病　820
ゲルストマン症候群　7, 271
嫌悪条件付け　686
嫌悪療法　992
幻覚　232, 241, 325
　――幻視や触覚を主とする　709
幻覚薬使用障害　730
幻覚薬持続性障害　735
幻覚薬持続性知覚障害　731
幻覚薬中毒　730, 735
　――せん妄　731
幻覚薬誘発性
　――気分障害　732
　――精神病性障害　731
　――精神病　735
　――不安症　732
衒奇症　1292, 1344
研究分野基準　338
限局性学習症　330, 1323, 1331
限局性恐怖症　332, 450, 452, 1407
言語　12, 275, 278, 298, 300
健康高齢者　1491
健康増進　1535
言語症　1274, 1287, 1324, 1333
言語障害　271
言語新作　232, 354
言語流暢性テスト　277
言語療法　1286
顕現夢　175
幻視　232, 1419
現実感消失　509, 1369
現実原則　178
現実検討　234, 968
原始反射回路　11
減弱精神病症候群　1429
原初的没頭　1227
幻聴　241, 1419
見当識　355, 374, 1502
原発性不眠症　604, 722, 1507
現病歴　227
健忘　128, 505
　間脳性――　129
　逆行性――　128
　心因性――　138
　前向性――　128
　幼児期――　140
健忘性障害　782, 806
減量薬　1189

こ

語彙処理　12
行為能力　1551
行為無能力　1551
抗うつ薬　1167
抗NMDA受容体脳炎　824
構音障害　1283, 1285
口蓋垂軟口蓋咽頭形成術　615
口蓋裂　1034, 1077, 1283
高活性抗レトロウイルス治療　1569
効果的な治療モデル　1541
効果の法則　115
強姦　869, 927
交感神経作用薬　1159
交感神経節後線維　42
抗グルタミン酸薬　1409
コウケイテン　1181
攻撃性　177, 1044, 1048
攻撃的転移　188
高血圧　539
口腔内装置　615, 627
抗コリン性抗パーキンソン病薬　361
　――中毒　1051
抗コリン薬　1038, 1040, 1050
公衆衛生　1535
公衆精神医学　1535
公衆・地域精神医学　1535
甲状腺機能
　――亢進症　324, 325, 541, 824
　――低下症　541, 824
　――の検査　1377
　――不全　397
甲状腺刺激ホルモン放出ホルモン(TRH)　57
甲状腺疾患　308
甲状腺放出ホルモン(TSH)　397
甲状腺ホルモン　308, 1166
　――補充療法　426
高照度光線療法　582, 619
口唇期　179, 702
構成概念　251
　――妥当性　252, 281
抗精神病薬　327, 359
抗精神病薬誘発性
　――急性ジストニア　1050, 1051
　――パーキンソニズム　1050, 1051
向精神薬　1023
光線過敏症　1094
光線療法　407, 421, 901
構造化された面接　251
構造化面接(子ども)　1246
広帯域人格検査　281

交代勤務　1111
交代勤務型(概日リズム睡眠障害)　618
交代勤務睡眠障害　1110
巧緻協調運動　1335
好中球減少　1155
後天性慢性肝脳変性症　712
後天性免疫不全症候群(AIDS)　310, 323, 799, 886, 1518
行動医学　534
行動化　184
行動契約　1442
行動査定　290
行動修正技法　592
行動抑制　1404
行動曝露　1436
行動賦活　1379
行動変容　1446
行動保健医療　1535
行動リハーサル　989
行動療法　118, 420, 430, 656, 686, 964, 986, 993, 1301, 1436, 1438
　――的修正　716
行動理論　702
校内暴力　1241
高熱症　1042
後脳　22
広範囲教育学力テスト　1251
広汎性発達障害　1291
抗ヒスタミン薬　1038, 1056
幸福感　142
後腹膜線維症　1087
高プロラクチン血症　542, 1140
興奮毒性　50
硬膜外持続注射　1528
硬膜下血腫　322
拷問　497
肛門期　179
肛門瘙痒症　543
合理化　185
高力価抗精神病薬　1089
抗利尿ホルモン　308, 1360
　――不適切分泌症候群(SIADH)　1077
　――分泌異常症　1143
交流分析　964
高齢自殺者　1508
高齢者　1034, 1035
　――虐待　1509
　――差別　1497
　――のための精神療法　1509
　――用うつ尺度　278
コーピングキャットプログラム　1408

コールバーグ（Lawrence Kohlberg） 1238
語音症 1274, 1282, 1287
コカイン 754, 1091, 1423, 1425, 1427
　── 解毒 1070
呼吸障害指数 614
呼吸努力関連覚醒 614
国際10/20法 95
黒質 10
心の10年 1538
こころの知能指数 1397
心の理論 1294
個人開業モデル 1537
個人記録 247
個人精神療法 363
個人療法 364
子育てスタイル 1234
コタール（Jules Cotard） 379
　── 症候群 379
誇大型（妄想性障害） 378
個体差 157
誇大妄想 339, 378, 1383
答えが限定される質問 226, 238
骨髄抑制 1155, 1156
骨盤痛 947
骨盤内炎症 947
　── 性疾患 947
コデイン 741, 1121, 1124
古典的条件付け 1368
言葉のサラダ 232, 354
子ども指向相互交流 1378
子どもの
　── 客観的人格検査（表） 289
　── 行動査定法（表） 291
　── 最大の利益 1460
　── 診断的面接計画 269
　── 投影法（表） 287
　── 特定の障害についての人格尺度（表） 290
　── ロールシャッハテスト 287
コナーズ評価尺度 270
ゴナドトロピン放出ホルモン 582
　── 作動薬 675
コノテガシワ 1181
好ましい食行動 1355
コバラミン欠乏症 825
誤反応 1315
コフート（Heinz Kohut） 188, 206, 681
個別教育計画 1314, 1328
コミュニケーション症 1324
　── 群 330, 1274
呼吸関連睡眠障害群 335

語用論的コミュニケーション症 1288
コリン 1178
コリンエステラーゼ阻害薬 806, 1080
コリン作動性反跳症状 1157
コリン受容体 48
コルサコフ症候群 15, 129, 507, 709, 808, 1507
コルチコトロピン放出因子 535, 570, 582
コルチゾン過剰症 542
コルティカルヘム 28
ゴルトシュタイン（Kurt Goldstein） 203
コレシストキニン 60
コロイド嚢胞 816
語聾症候群 8
混合神経症反応 187
混合性エピソード 1149, 1150, 1153
混合性不安-抑うつ障害 411, 466
コンパートメント症候群 712
コンピュータ断層撮影（CT） 303, 312, 314
コンピュータを利用したアプローチ 1302
コンプライアンス 1539
昏迷 389

さ

細顆粒状帯 24
催奇形性物質 945
猜疑性パーソナリティ障害 336
差異強化療法 1340
再検査信頼性 281
再固定 119
サイコロジカルマインド 951
最重度知的能力障害 1258, 1269
再生不良性貧血 1076, 1079
再体験 1368
在宅介護 1529
在宅ケアチーム 1526
在宅死 1526
採点による全般性知能検査（SGIT；表） 268
サイバーセックス 688
再発 417
再方向づけ 238
細胞増殖 30
細胞内カスケード 396
再保証 716
催眠・鎮静薬 1028
催眠療法 656
サイロトロピン放出ホルモン刺激試験 1166

サイントラッキング 116
先取り 148, 185
作業記憶 14
作業療法士 301
作為症 334, 810, 915
酢酸レボメタジル 1127
削除反応 968
作話 710
錯覚 232
殺人 232, 355
殺人自殺 868
査定 297, 299
サティベックス 726
作動記憶 273
作動薬 1024
里親制度 1464
詐病 485, 508, 913, 915
サブスタンスP 60
サブプレート 23
　── ニューロン 19
サプリメント 895, 1177
サリチル酸誘導体中毒 306
サリバン（Harry Stack Sullivan） 212, 1231
ザルティア 1130
サルトル（Jean-Paul Sartre） 211
サルビア・ディヴィノルム 735
ザレプロン 1064, 1065
サロウェイ（Frank Sulloway） 1232
参加者モデリング 989
三環系抗うつ薬 102, 307, 576, 1167, 1319, 1453
産後うつ病 942, 1139
産後精神病 386, 944
産後の発症（気分障害） 407
三次予防（精神疾患の予防） 1536

し

ジアゼパム 708, 714
指圧 891
自慰行為 636, 669
シーハン症候群 825
子音連結 1285
ジェイコブソン（Edith Jacobson） 204
シェイピング 1437
ジェネリック薬品 1032
自我 181, 182, 436
自我異質性 687
自我境界の消失 354
視覚 241, 298
視覚-運動統合発達検査 1252
視覚軌跡 1118
視覚系の発達 7

自我本能　177
しかめ顔　344, 356, 389
自我リビドー　181
時間管理　545
　── 技法　545
弛緩訓練　545
時間制限精神療法　498, 961
時間生物学　99
弛緩療法　979
時間療法　619
敷石滑脳症　33
色覚失認症　7
磁気共鳴
　── 画像(MRI)　303, 312, 314
　── 血管造影法　304
　── スペクトル(MRS)　316
　── スペクトロスコピー　304
磁気けいれん療法　1203, 1206
色彩療法　894
時期尚早のアドバイス　239
視空間機能　278
視空間機能障害　272
軸索　709
軸索電位　709
シクラメン　1182
刺激制御療法　606
刺激薬使用障害　756
自己愛性パーソナリティ障害　337, 956
自己愛的精神病的防衛　184
自己愛転移　188
思考過程　232
視交差上核　99, 1111
持効性デポ抗精神病薬　1098
思考途絶　232, 1419
思考内容　232
自己開示　1021
自己刺激的行動　1353
自己臭恐怖　478
自己主張訓練　989
自己像精神病　385
自己対象転移　189, 206
自己中心的　107
自己懲罰的傾向　702
自己鎮静　1340
時差型(概日リズム睡眠障害)　618
自殺　232, 355, 413, 618, 701, 857, 1026, 1139, 1372, 1380, 1448, 1508, 1534, 1566
自殺企図　857, 1026
自殺行動　883
自殺念慮　240, 241, 413, 857, 1026
自殺の生存者　869

自殺幇助　1532
時差ぼけ　1110, 1111
指示的介入(精神疾患の予防)　1536
指示的精神療法　958
支持的精神療法　223, 1435, 1438
思春期　1458
視床　1313
自傷　689
視床下部-下垂体-副腎系　396
視床下部-下垂体-副腎軸　491
視床下部-下垂体軸　563
自傷行為　1338
自傷常同行動　1340
自傷性皮膚炎　487
視床網様核　1313
自助グループ　581
視診　324
視神経障害　712
ジスキネジア様運動　1340
システム理論　522
ジストニア　1039
ジストロブレビン　342
ジスルフィラム　704, 717, 1083
　── -アルコール反応　1083, 1084
姿勢性低血圧　1093
肢節運動失行　11
肢節失行　272
肢切断術　1052
施設に併設する特別な学校　1446
自然回復　119
事前指示　1524, 1525
ジゾイド障害　731
シゾイド幻想　185
シゾイドパーソナリティ障害　336, 1309
持続処理課題　1315, 1328
持続性性器興奮　661
　── 持続性性器興奮障害　662
持続性複雑死別障害　334, 1515
　── の基準案　1516
持続性勃起症　652, 1094, 1118, 1120, 1132, 1156
持続性抑うつ障害　332, 1375
持続的代理権　1552
持続的陽圧呼吸法　615
自尊感情　1278, 1320, 1325, 1327, 1331
自尊心の低下　1335
死体愛　668
自体愛的窒息　663
　── 性愛　667
シタロプラム　581, 1137
視知覚機能　301
シチロシン　1180

失感情症　536
失業　1482
失語　1279
失行　1283
実行機能　273, 279, 298, 299
失語症　12, 325
失算症　1323, 1324
失神　1508
失声　322
失読症　1275, 1323, 1324
疾病役割　524
疾病利得　171, 532
　1次的 ──　532
　2次的 ──　503, 532
シデナム舞踏病　470, 475
自動化障害仮説　1335
児童期　1215, 1230
児童虐待　884, 1398, 1546
児童精神科医　1567
児童精神病理学　286
児童青年期の死別　1517
児童相談所　1439
児童用ロバート統覚検査　第2版　287
死(death)と死にゆくこと(dying)の定義　1511
死にゆく患者へのケア　1522
嗜尿症　669
死の本能　178
自発性　196
ジバルプレックスナトリウム　1173
ジヒドロインドール系　1089
ジフェニルブチルピペリジン系　1089
ジフェンヒドラミン　1057, 1409
シブトラミン　590
ジプラシドン　1152, 1153, 1157
　── 筋注製剤　1153
シプロヘプタジン　576
自閉症　89, 1021, 1141
　── および近縁のコミュニケーション障害児のための治療と教育(TEACCH)　1302
自閉スペクトラム症　25, 330, 1149, 1277, 1280, 1281, 1293, 1308
　── に伴う不眠のマネジメント　1302
自閉性障害　1291, 1307
嗜癖重症度指標　266
嗜癖障害　1536
死別　1515
死別と心的外傷後ストレス障害　1516
死別反応　416, 913, 916, 1376, 1514
ジベンゾキサゼピン系　1089

脂肪性器質発育不全症　585
司法精神医学　1459, 1543
脂肪組織切除術　592
ジメチルプロピオン　1190
シャーマニズム　909
社会技能　1440
　　── 訓練　990, 1301
社会規範喪失　861
社会交流剥奪症候群　1226
社会情緒的な知性　145
社会生活技能訓練　362
社会的コミュニケーション症　1288
社会的参照　1228
社会的排除　1313
社会文化理論　702
若年者　1118
社交恐怖　332, 860, 1066, 1114, 1402, 1404
社交不安症　332, 1134, 1140, 1286, 1289, 1290, 1309, 1402
射精障害　1088
射精遅延　335, 643, 647
ジャネ（Pierre Janet）　513
シャルコー（Jean-Martin Charcot）　513
ジャンボラン　1183
自由回答形式の質問　226, 322
就学前期　1215, 1229
習慣学習　125
習慣逆転法　488
習慣転換法　1340
習慣反転訓練　1346
習慣反転法　1354
周期遺伝子　88
周期性四肢運動障害　624
宗教的集団　920
宗教的または霊の問題　918
宗教的問題　913
醜形恐怖　479, 480
　　── 症　333, 378, 479, 487, 587, 674, 1413
醜形妄想　378
周産期死亡　938
修正感情体験　19, 200, 960
集団精神療法　1440
集団療法　363, 430, 499, 656
集中　275
重篤気分調節症　332, 1389
重度知的能力障害　1258, 1269
終脳　22
銃の使用　1380
周辺化　162
終末期　1511

終末期ケア　1523
終末期疾患における統一権利法　1524
自由連想　955
主観的幸福　146, 147
手指振戦　707
手術療法　676
主訴　227
主題統覚検査　284
受胎補助技術　940
出生前期　1215
出生前検査　1217
出生前スクリーニング　938
受動-攻撃性行動　184
シュナイダーの一級症状　370
授乳　938
守秘義務　225, 226, 243, 247, 249, 822, 970, 1439, 1459, 1545, 1558
受容　968
受容言語　285, 300
受容性言語　278
受容体　46
受容体-薬物相互作用　1024
受容-表出混合性言語　1275
シュワン細胞　4
循環精神病　365
小うつ病性障害　429
昇華　148, 186
浄化　498, 968
障害調整生存年数　1565
消化性潰瘍　538
条件刺激　114
条件反応　114
上行性網様体賦活系　13
消散　636, 637
象徴的表現　176
情緒的表出　231
照度　99
衝動　687
情動　275
常同運動　1292, 1338
　　── 症　1338
小頭症　1307
常同症　344, 356
衝動性　355, 374
常同性　389
衝動制御障害　573
情動脱力発作　611, 613
情動鈍麻　1143
小児　1034
小児癌　1530
小児期の病歴　702
小児期発症流暢症　1274, 1286
小児期崩壊性障害　1291, 1307

小児自己免疫性溶連菌感染関連性神経精神障害　1413
小児自閉症診断面接-改訂版　270
小児性愛者　1472
小児性愛障害　664, 667
小児精神病　1418
小児のうつ病　411
小児用行動評価目録　1252
小児用人格質問紙票　1252
小児用注意プロフィール　1252
小児用ライタン-インディアナ神経心理学総合検査　1253
少年犯罪　1461
小脳　1313
樟脳けいれん療法　1195
小脳の機能不全　1335
上皮小体ホルモン　308
小胞　22
情報処理アプローチ　278
小胞モノアミントランスポーター　46
静脈注射　310
ショーター　521
初回面接　225
職業の問題　913, 916
職業リハビリテーション　918
職業療法　364
食事療法　894
触認識不能症候群　5
食の問題　1355
職場内暴力　930
植物医薬品　900
植物薬　1180
食毛症　485
女性オルガズム障害　335, 646
女性化乳房　1140, 1150, 1155
女性のオルガズム障害　643
女性の性的関心・興奮障害　335, 643, 644, 650
触覚　241
徐波　1313
除反応　498, 499
処方過誤　1543
徐脈性不整脈　1508
序列構築　987
ジラウジッド　1129
自律覚醒障害　527
自律訓練法　981
自律神経運動系　11
自律神経過活動症状　709
自律神経感覚系　9
自律神経系　42
自律性　196
支離滅裂　354

和文索引　1599

ジルチアゼム　1075
シルデナフィル　1046,1130,1131, 1132
シロシビン　732
　── 類似化合物　733
心因性健忘　138
心因性精神病　383
心因性瘙痒症　543
心因性剝脱　486,543
人格検査　280
人格査定目録　282
心奇形　1139
心気症　184,377,524,527
腎機能　309
　── 検査　309
神経栄養因子　31
神経解剖的研究　398
神経学的疾患　372
神経学的診察　326
神経画像撮影　312
神経可塑性　126
神経管欠損　1174
神経遮断薬　1037
神経遮断薬悪性症候群　307,1039, 1042
神経遮断薬誘発性
　── 急性アカシジア　1048
　── パーキンソニズム　389,1038
神経症　951
神経障害性がん性疼痛　1052
神経障害性疼痛　1135,1527
神経症性うつ病　427
神経症的防衛　185
神経心理学検査　298
神経心理学的機能に関する主な検査（表）　277～278
神経心理学的検査　273,279,292
　── （表）　296
神経心理学的スクリーニング検査　1252
神経心理学的評価バッテリー　275
神経衰弱　170,527
神経性過食症　334,576,1114,1141
神経性人工的擦過傷　486
神経精神症状評価　267
神経性やせ症　324,334,569,886,1141
神経線維腫症　1261
神経堤　21
神経内分泌的変化　570
神経認知障害　781
　── 群　336
神経胚形成　21
神経梅毒　818

神経発達症群　330
神経板　21
神経ブロック　1528
神経ペプチド　53
　── Y　23,60,570
神経発作　168
神経隆起　21
親権　1459,1489
進行性神経発達障害　1417
人工皮膚炎　487
信号標識　112
人工流産技術　943
人種　163
心身医学　521
心身症　522
心身症性皮膚疾患　543
心身症の治療　545
心神喪失　1552
深睡眠　705
新生児肺高血圧症　1139
新生児離脱症候群　1034
人生中期の過渡期　1487
人生中期の危機　1487
人生の段階に関する問題　913,921
振戦せん妄　707,708
心臓移植　539
親族による里子のケア　1465
身体　280
身体化　185
身体感情症　522
身体醜形障害　587
身体症状症　334,524,1507
　── および関連症群　334
身体像の障害　569
身体的虐待　884,1469,1470,1474
身体表現性障害　530
身体への恥に伴う強迫　479
人体模型　5
診断基準　330
心的外傷およびストレス関連障害群　333
心的外傷後ストレス障害（PTSD）　20,117,333,489,508,886,978,1114, 1140,1044,1148,1362,1367,1513
　── の診断基準　492
心的現実転移　189
心電図　311
新伝統派家族　1232
浸透度　1014
侵入的思考（強迫観念）　473
心肺蘇生　1523
深部脳刺激　1203,1211
蕁麻疹　543

親密　143,197
信頼性　250,251,252,293
　── 再検査　281
　── 内的整合性　282
　── 平行テスト法　282
心理学的検査　243,351,1250
心理学的理論　159
心理査定　292
心理社会的
　── 環境の改善　1354
　── ストレス　230
　── 治療　362,432
　── 剝奪　1299
心理的虐待　1469,1470
心理的分離　1482
心理的防衛機制　436
心理評価ツール（子ども）　1251
診療報酬　1558
診療録　243,248

す

髄液中のドパミン代謝物　701
水銀中毒　826
遂行機能　275
錐体外路系副作用　361,1147,1148
錐体外路症状　1089,1147
垂直帯胃形成術　591
髄脳　22
水平性眼振　709
睡眠　595
睡眠・覚醒の脳波パターン　596
睡眠維持困難　600
睡眠衛生　606
　── 指導　606
　── 不適切な ──　606
睡眠覚醒障害群　334
睡眠関連
　── 唸り　622
　── 幻覚　622
　── 食行動障害　622
　── 摂食障害　582
　── 低換気　617
　── 歯ぎしり　625
　── 律動性運動障害　625
睡眠恒常性　99
睡眠効率　599
　　睡眠呼吸障害　614
睡眠（子ども）　1231
睡眠時
　── 驚愕症　620
　── 随伴症群　335,619,1232
　── 遊行症　620
睡眠時遺尿症　622

睡眠時無呼吸　588, 614, 1029, 1507
　中枢性――　616
　閉塞性――　614
　――症候群　1110
睡眠障害　1111, 1507
睡眠障害国際分類第2版　601
睡眠相後退型（概日リズム睡眠障害）　617
睡眠相前進型（概日リズム睡眠障害）　618
睡眠状態の誤認　603
睡眠制限療法　607
睡眠相後退症候群　100, 1110
睡眠相前進症候群　100
睡眠段階　596
　――の分布　597
睡眠の周期性　597
睡眠負債　608
睡眠不足症候群　610
睡眠発作　611
睡眠ポリグラフィー　311
睡眠ポリグラフ検査　595, 628
睡眠麻痺　621
睡眠薬　605
スカルキャップ　1187
スキナー (B. F. Skinner)　114, 121, 211
スクイグル法　1244
スターチャート　1361
スタンフォード-ビネー知能検査　1251, 1266
頭痛
頭突き　1339
スティーブンス-ジョンソン症候群　426, 1100, 1028, 1077, 1175, 1192, 1319
スティグマ　1541
ステロイドの長期使用　586
ストラー (Robert Stoller)　633
ストレス因子　534
ストレス管理訓練　545
ストレス症候群　157
ストレス精神病　383
ストレス性尿失禁　1135
ストレス理論　534
ストレンジ・シチュエーション法　1362
ストロベリーリーフ　1187
スヌーズレン　909
スピーゲル (Ernest Spiegel)　1209
スピッツ (René Spitz)　1226
スピリチュアル　1530
スペクトル障害　1015

スペシャルオリンピックスインターナショナル　1272
刷り込み　111, 153

せ

性（正常な性）　631
性依存　689
精管切除　942
性感染症　310, 947
性器期　181
性器-骨盤痛・挿入障害　335, 643, 649
性機能障害　1027, 1137, 1141
性機能不全群　335, 643
制限性食物摂取症　1354
性交　638
性行為強迫　689
性交後頭痛　663
性交後不快気分　659
性行動　937
性交疼痛症　649
静座不能　1040
制止　185, 300
性指向　662
性嗜好異常　674
性自認　671
性嗜癖　660
脆弱X症候群　90, 1260, 1267, 1270, 1293
脆弱性・易罹患性モデル　342
成熟した防衛　185
正常圧水頭症　312, 712
星状膠細胞　49
星状細胞　4
青少年司法制度　1461
正常不安　435
生殖性　143, 197
生殖生理学　935
生殖能力の老化　942
精神医学的
　――診断　227, 280
　――評価　230, 321, 327
　――評価尺度　250
　――病歴　243, 1500
　――報告書　243
　――（表）　244
　――面接　226, 243
精神運動性興奮　242
精神汚言　1343
精神科医療サービス　164
精神科救急　869
精神科初回面接に含めるべき内容（表）　227
精神活性ハーブ　899

精神機能障害　321
精神刺激薬　758, 1159, 1311, 1449
　――関連障害　752
　――中毒　757
　――中毒せん妄　758
　――離脱　758
精神刺激薬誘発性
　――気分障害　758
　――強迫性障害　759
　――睡眠障害　759
　――性機能不全　759
　――精神病性障害　758
　――不安障害　758
精神疾患支援ネットワーク世界同盟　1570
精神神経症　951
精神神経内分泌学　345
精神神経免疫学　345
精神生理性不眠症　603
精神測定的な特性　251
精神的健康　141
精神の現症の診察　231
精神病　242
精神病性うつ病　1149
精神病性の特徴を伴うもの（双極II型障害）　406
精神分析　686, 951, 964, 1435
精神分析的精神療法　420, 430, 951, 956, 1436
精神分析の理論　345
精神保健：新たな理解と新たな希望　1570
精神保健医療　1567
精神薬理学　2
精神力動の要因　401
精神力動の理論　702
性心理的　632
精神療法　248, 1033
精巣アロマターゼ　1111
生体アミン　395
生体インピーダンス分析　582
生体エネルギー療法　893
生態学的文脈　286
生体内曝露　499
成長障害　884
成長不全　1353
成長ホルモン　397
性的嫌がらせ　928
性的虐待　874, 884, 1381, 1469, 1470, 1471, 1474
性的強制　928
性的経歴（表）　230
性的サディズム障害　664, 667

性的指向　634,1381
性的成熟度分類　1237
性的倒錯　1141
　　── 行動　323
性的疼痛障害　649
性的特徴化　185
性的文化　633
性的マゾヒズム障害　664,667
性的役割　634
性転換者　671
性同一性　632,1228
性同一性障害　671
性倒錯　663
生得的解発機構　153
青年　1454
青年期前期　1235,1236
青年期中期　1236
青年期のうつ病　411
青年期の躁病　411
青年期の動揺　1434
生の本能　178
青斑核　1311
性犯罪　1242
性反応　637
性反応周期　636,637
生物学的性同一性　632
生物学的治療　432
性別違和　335,671
　　── 性分化疾患を伴う　671
性別適合手術　676
性別役割　1228,1231
性本能と自我本能　177
生命維持治療　1530
セイヨウオトギリソウ　899,1187
セイヨウカノコソウ　1187
性欲論三篇　178
生理学的理論　159
生理的過覚醒　1404
性履歴　641
世界精神医学会　1568
世界精神保健連盟　1570,1571
世界保健機構（WHO）　252
世界保健機構障害評価尺度（表）　253
世界保健報告 2001　1570
脊髄小脳変性症　324
セコバルビタール　1059
セックス療法　657
セックス・リング　1472
窃視障害　664,668
摂食障害　978
　　── の身体的合併症　573
　　── 評価　266
窃触障害　664,666

摂食制限型（神経性やせ症）　569,572
接着剤　737
窃盗症　335,681,684
説明と同意　1029,1523
ゼプリオン　1147,1150
セラピューティックタッチ　910
セラミン　1180
セリエ（Hans Selye）　534
セルトラリン　581,1137
セルフモニタリング　1020
セレギリン　1114,1117
　　── 経皮吸収製剤　1117
セロトニン　40,43,343,396,861
　　── 受容体　46,704,1303
　　── 症候群　1116,1125,1134,1143
　　── ・ドパミン拮抗薬（SDA）　359,1023,1089
　　── トランスポーター遺伝子　1373
　　── 2A 受容体遺伝子多型　484
　　── ・ノルアドレナリン再取り込み阻害薬　568
　　── ・ノルエピネフリン再取り込み阻害薬（SNRI）　1133
線維芽細胞成長因子　27
線維筋痛症　544,566,1052,1055,1136
前意識　176
遷延性植物状態　1524
遷延性離脱症状　715
前駆徴候　352
全血球算定　310
前向性健忘　128,710,807
潜在統合失調症　349
全失語　272
線条体　10,1321
全身性エリテマトーデス　308,544,566,823
全人的医療　534,889,1531
漸進的弛緩法　607,979,980
漸成原理　191
前世療法　907
前操作期　106
喘息　540
選択性緘黙　333,1279,1281,1410
選択的介入（精神疾患の予防）　1536
選択的セロトニン再取り込み阻害薬（SSRI）　102,476,488,1023,1137,1288,1319,1320,1406,1448,1452
先天異常　1034
先天性 QT 延長症候群　1152,1156
先天的副腎過形成　677
前頭筋電図バイオフィードバック　979

前頭前皮質　17,1311,1313
前頭側頭型認知症　796
前頭皮質-線条体-視床-皮質回路　1414
前頭葉　17
前頭葉前部白質切截術　1209
セントジョーンズワート　899,1187
洗脳　518,920
前脳　22
前脳基底部複合体　43
全般性不安　465
全般不安症　333,458,720,722,1065,1134,1141,1169,1402
全般発作　811
潜伏期　180,1231
前部帯状回　1313
全米精神疾患患者家族会　1540
全米併存症調査研究　1537
全米併存症追試調査研究　1537
前方帯状回切断術　1210
前方内包切断術　1210
せん妄　303,336,708,781,784,810,1091
専門家としての医師憲章　1561
前立腺肥大症　323

そ

相関的・間主観的転移　189
挿管不要　1524
想起　273,298,299,951
早期オルガズム　663
早期介入・就学前支援計画　20
早期認知症　274
早期の神経発達徴候の診察　1364
増強療法　1033,1048
双極Ⅰ型障害　332,402,1066,1102,1115,1149,1150,1152,1173
双極Ⅱ型障害　332,406,1066,1322
双極性障害　92,331,1114,1147,1148,1149,1151,1154
　　── および関連障害群　331
双生児研究　81,1374
想像上の仲間　1230
想像的曝露　989
想像妊娠　947
相対危険度　1568
早朝覚醒　600
早発性家族アルツハイマー症　1015
早発性双極性障害　1383
早発性統合失調症　1417
早発性認知症　339
躁病　1152,1153,1155
躁病エピソード　1150,1153

相貌失認症候群　7
僧帽弁逸脱　1508
早漏　335, 643, 648
早漏症　1141
ソーンダイク（Edward Thorndike）　120
即時記憶　13
足底反射　1219
側頭葉てんかん　15, 415
側彎症　1307
鼠径部リンパ節炎　947
素行症　335, 884, 1154, 1277, 1311, 1324, 1331, 1393, 1395
訴訟能力　1552
蘇生不要　1523
ソセゴン　1124
粗大および巧緻運動　1334
粗大協調運動　1335
卒中後うつ病　1139
ゾニサミド　1027, 1054, 1192
ソニックヘッジホッグ　21
ソフトサイン　1250
ゾルピデム　587, 1064, 1065
尊厳死法　1533

た

ターナー症候群　678
多アレルギー反応　42
第1三半期（妊娠）　1034
第1世代抗精神病薬　359
ダイエットの種類　589
ダイエット補助食品　1177
体温バイオフィードバック　979
体外離脱体験　1512
体感幻覚　353
太極拳　910
体験の回避　1021
退行　184
退行期うつ病　394
対光反射　710
第3の個性化　1482
胎児アルコール症候群　713, 1218, 1264
胎児期　1215
代謝型グルタミン酸受容体　49
代謝能亢進者　1099
代謝能低下者　1099, 1144
代謝療法　1531
体臭関連症候群　378
体重減少　1027
体重増加　47, 1027, 1137, 1150, 1151, 1152, 1154, 1155, 1156, 1157
代償条件づけ反応　116

帯状疱疹後神経痛　1055
対象リビドー　181
対人関係　970
　――の障害　345
　――の問題　913, 921, 922
　　精神疾患または一般身体疾患と関連する――　922
　――療法　420, 430, 1378
対人恐怖症　480
耐性　695, 1032
体性感覚系　5
　――の発達　6
体性感覚皮質柱状構造　6
体性疼痛　1527
ダイダイ　1181
代替医療　228, 1531
代替療法　228
多遺伝子遺伝　81
大頭症　1294
大動脈狭窄　1508
第2世代抗精神病薬　1037, 1448
第2の個性化　1482
第2メッセンジャー　396
大脳基底核　9
大脳皮質地図　6
体部位局在性　5
タイプA（冠動脈疾患との関連）　536
　――行動様式　539
　――パーソナリティ　522
タイプB（冠動脈疾患との関連）　536
大麻　723, 1423, 1424, 1426
大麻使用障害　725
大麻中毒　725
　――せん妄　725
大麻誘発性
　――精神病性障害　725
　――不安症　725
大麻離脱　725
代用貨幣報酬　992
対立遺伝子　83
対連合課題　136
ダウン（Langdon Down）　1260
ダウン症候群　1259, 1267, 1270
ダウンレギュレート　30
多汗症　543
タクリン　1080
多系統療法　1539
多重人格性障害　513
タダラフィル　1130, 1131, 1132, 1133
脱感作　987
脱線思考　232
タツナミソウ　1187
脱抑制型対人交流障害　333, 1362,

1363, 1366
妥当性　250, 251, 252
　因子的――　281
　外的――　252
　基準関連――　252, 281
　構成概念――　252, 281
　内容的――　252
　表面的――　252, 281
　併存的――　281
　予測的――　281
タナーステージ　1237
タナトス　178
他のアルコール誘発性障害群　336
他の医学的疾患に影響する心理的要因　334
他の医学的疾患による
　――強迫症および関連症　333
　――精神病性障害　331
　――双極性障害　331
　――パーソナリティ変化　337
　――不安症　333
　――抑うつ障害　332
多囊胞性卵巣　1175
他の精神疾患群　337
他の特定される
　――強迫症および関連症　333
　――身体症状症および関連症　334
　――性機能不全　335, 643
　――抑うつ障害　332
他の不安症　1066
他の物質乱用　324
タバコ―アルコール弱視　712
多発性硬化症　313, 808, 817, 1161
タビー蛋白質　584
ダブルバインド　346
ためこみ症　333, 481, 1413
タラソフの事例　1546
ダラム準則　1553
段階的インタビュー　1474
段階別運動療法　566
短期記憶　233, 273, 299
短期焦点づけ精神療法　961
短期精神病性障害　331, 357, 371, 383
短期不安誘発精神療法　962
短期力動精神療法　961
単光子放出コンピュータ断層撮影（SPECT）　312, 319
男根期　180
探索　238
単純型荒廃性障害　350
単純型統合失調症　350
単純部分発作　812
単純ヘルペス　1262

―― 脳炎 818
ダンスセラピー 894
男性同性愛者 571
男性の性欲低下障害 335, 643
男性の勃起障害 644
男性勃起不全 1130
淡蒼球 10, 1313
ダントロレン 1039, 1091
蛋白同化ステロイド 1423, 1425
断眠 598
断眠療法 420

ち

チアガビン 1053
チアミン 709
　―― 欠乏症 825
チェーンストークス呼吸 335, 616
チェス(Stella Chess) 1222
遅延顕症型 PTSD 1369
遅延性悲嘆 1515
チオキサンテン系 1089
チオペンタール 1059
知覚異常性大腿神経痛 1052
知覚の障害 232
知覚変容 709
致死性家族性不眠症 820
致死性緊張病 389, 1042
致死率 708
知性化 185, 224, 1522
父親的温情主義 1547, 1556
チック 356, 1287, 1338, 1341
チック症 1044, 1161, 1414, 1452
チック症状自己評価 1343
腟けいれん 531, 649, 655
秩序破壊的・衝動制御・素行症群 335, 681
窒息性愛 667
知的機能 276
知的能力障害 330, 1255, 1256, 1281, 1285, 1290, 1331
　軽度 ―― 1257, 1266
　中等度 ―― 1257, 1269
　重度 ―― 1258, 1269
　最重度 ―― 1258, 1269
　―― の重症度 1257
知的発達障害 330
知能検査 293, 351
知能指数(IQ) 152
遅発性アカシジア 1041
遅発性ジスキネジア 361, 1037, 1041, 1088, 1148, 1149, 1155, 1546
チベット医学 910
チャイルドケアスペシャリスト 1540

着衣失行 273
チャット 761
注意 275, 299
注意欠如・多動症(ADHD) 291, 302, 314, 330, 720, 755, 1114, 1149, 1160, 1277, 1310, 1324
　―― 評価尺度 1252
注意補給 176
注意力 298
中間形質 87
　―― マーカー 1419
中間表現型 2
注視麻痺 709
注射後せん妄-鎮静症候群 1151
抽象観 802
抽象的推論 233
中枢性抗コリン作用 1092
中枢性睡眠時無呼吸 616
　オピオイド使用に併存する ―― 616
中絶技術 943
中断症候群 1134
中途覚醒 600
中毒 1423
中毒性表皮壊死症 426, 1100, 1175, 1192
中毒性表皮壊死融解 1077
中脳 22
聴覚音声失認症 8
聴覚系 8
聴覚系の発達 8
聴覚弁別能 1279
聴覚誘発電位 1300
長期記憶 233, 273
長期増強 119, 127
蝶形骨誘導 95
超自我 181, 182
長時間作用型
　―― デポ抗精神病薬 1098
　―― 電位依存性カルシウムチャネル 1074
腸洗浄 893
朝鮮人参 1183
超低カロリーダイエット 589
懲罰夢 176
重複発達症候群 1421
腸閉塞 1350
聴力図 1279, 1300
直接的モデリング 1403
直面化 713
貯蔵 273
チラミン
　―― 含有食品 1115

　―― 高含有食品 1116
　―― 誘発性高血圧クリーゼ 1115
治療期間 1030
治療計画 234
治療構造 234
治療指数 1024, 1028
治療順守不良 913, 921
治療抵抗性うつ病 1121, 1148, 1149, 1150
治療的勧告 234
治療的里親ケア 1465
治療的段階的曝露 988
治療的保育プログラム 1412
治療同盟 223, 227
治療反応性 1029
治療歴 302
チロシン 1180
陳述記憶 129, 131, 133, 135
沈黙 237

つ

通電皮膚反応計 978
通訳者 240
ツェルレッティ(Ugo Cerletti) 1195
罪の意識 1376
爪かみ 474, 1339
つわり 936

て

定型抗精神病薬 1451
低血糖症 1508
　―― 性脳症 825
抵抗 224
低呼吸 614
低酸素血症 1508
低酸素嗜好症 669
ディスク1遺伝子(統合失調感情障害) 365
ディスビンディン 93
ディスレクシア 272
低セロトニン症 1393
デイトリートメント 1443, 1447
低ナトリウム血症 1027, 1143
低力価抗精神病薬 1089
定量脳波 97
ティルトテーブル検査 564
ティンバーゲン(Nikolaas Tinbergen) 154
適応外使用 1036
適応障害 333
　―― の診断基準 502
デキサメサゾン 397
　―― 抑制試験 416, 427, 1077

デキストロアンフェタミン 1149,
 1160
デキストロモルファン 1423
デコーディング 1277,1328,1330
デシプラミン 581,1167
テストステロン療法 676
デスベンラファキシンコハク酸塩
 1133
デスモプレシン 1361,1453
手と眼の協調運動 1335
テトラヒドロカンナビノール 1348
テトラヒドロビオプテリン 1304
テマゼパム 1064
デメロール 1129
デュルケーム(Emile Durkheim) 861
デュロキセチン 568,1133
テロに関連する心理的問題 1479
テロ爆破自殺 868
テロリスト 1477
テロリズム 1476
転移 187,224,965,968,1021,1498
電位依存性
 ── カルシウムチャネル 704
 ── ナトリウムチャネル 1076,
 1100
転位行動 153
転移神経症 188,953,963
転移精神病 188
転嫁行動 153
てんかん 811,1294,1307,1308,1325
 ── 発作 1508
転換反応 187
転換ヒステリー 522
電気けいれん療法(ECT) 228,307,
 362,809,1059,1090,1195,1203
転倒 1035
伝導失語 271
デンバー式早期療育 1301
添付文書 1035,1036

と

トイレットトレーニング 1228,1356,
 1361
同意書式 1550
同一化 222,532
同一視 968
統一死亡判定法 1511
同一性 142,197,1433
同一性危機 191
同一性対役割の混乱 1433
投影 184,190,373
投影検査および人格検査 351
投影性同一化 190

── 過程 571
投影的人格検査 282
投影的描画法(人物画動的家族画法)
 287
投影的物語法 288
投影法 282,1252
同化 162
統覚型視覚失認 7
動機づけ 279
 ── 学習 122,125
 ── 効果 122,123
 ── 面接 239
道具的行動 124
糖欠損トランスフェリン 711
統合 143,162,197
統合医療 889
統合運動障害 1283
統合型心理学的介入 1421
登校拒否 886
瞳孔左右不同 710
統合失調型パーソナリティ障害 336
統合失調感情障害 331,365,1103,
 1155,1174
統合失調症 16,52,93,317,324,331,
 339,859,978,1103,1115,1147,1148,
 1149,1150,1151,1153,1154,1155,
 1156,1174,1292,1419,1506
 ── 患者 313,1149
 ── スペクトラム障害および他の
 精神病性障害群 331
 ── の精神病後うつ病性障害 350
統合失調症様障害 331,369
統合失調スペクトラム症 1430
統合精神医学 910
洞察 233,968
洞察指向的精神療法 223,430,686
洞察誘発体験 729
同種療法 889,900
統制 185
同性愛 638
同性愛者 937
同性結婚 1483
糖代謝異常 1027
冬虫夏草 1182
疼痛 1169
疼痛管理 1527
 ── のためのオピオイド鎮痛薬
 1528
動的家族描画法 287,1252
道徳観(就学前期の発達) 1229
道徳観(青年期の発達) 1238
糖尿病 356,541,1035
糖尿病性

 ── ケトアシドーシス 825
 ── ニューロパシー 1052
 ── 末梢性ニューロパシー 1055
頭部外傷 274,322,809,816
 ── 関連認知症 800
洞不全症候群 1508
動物性愛 669
同胞の関係性の問題 924
東洋医学 907
トゥレット症 475,1043,1090,1149,
 1317,1341,1414,1452
トークンエコノミー法 1446
トーマス(Alexander Thomas) 1222
ドーラ 187
トールマン 121
トキソプラズマ症 1262
特異体質 1028
 ── 性アルコール中毒 711
読字障害 302
特定不能型(妄想性障害) 379
特定不能の
 ── アルコール関連障害 711
 ── カフェイン関連障害 721
 ── 幻覚薬関連障害 732
 ── 広汎性発達障害 1291
 ── 性機能不全 643
 ── 精神病性障害 384
 ── 大麻関連障害 725
 ── パーソナリティ障害 337
 ── 抑うつ障害 332
特定用語 1310
特発性過眠症 610
特発性パーキンソン病 1085
特発性不眠症 604
特発性レストレスレッグ症候群 1086
独立行動評価尺度 1251
時計遺伝子 88
トケイソウ 1185
時計描画法 278
ドコサヘキサエン酸 1178
途絶 184
突然死 539,1044,1093
ドネペジル 830,1080
賭博 969
賭博者匿名会 229
ドパミン 41,320,396,1310
 ── 仮説 342
 ── トランスポーター 1311,1321
 ── βヒドロキシラーゼ 1397
ドパミン受容体 47,1303,1311
 ── 拮抗薬 359,1037,1089
トラウマ
 ── 感情制御 1371

―― 性緘黙 1410
―― フォーカスト認知行動療法 1370
―― を語ること 1475
トピラマート 581,582,1027,1053, 1083,1189,1191
トラゾドン 1118
トラニルシプロミン 1114,1115,1117
トラマドール 1121,1123,1124,1125
トランスジェニックモデル 3
トランスジェンダー 675
トランスポーター 46
トランデート 1047
トリアゾラム 1032,1064
取り入れ 184
トリソミー 21（ダウン症候群） 1259, 1260
トリプタン系製剤 1138
トリヘキシフェニジル 1050
トルエン 737
トルサード・ド・ポアンツ 1027, 1093,1152,1155,1156
トレイルメイキングテスト 1251
トレガー法 910
ドロナビノール 726
鈍性 816
ドンファニズム 661

な

ナイアシン 712
―― 欠乏症 825
内顆粒層 25
内省 545
内臓性疼痛 1527
内側側頭葉 316,318
内的整合性信頼性 282
内的模倣機能不全仮説 1335
ナイト（Geoffrey Knight） 1210
内部整合性 252
内分泌疾患 307
内容的妥当性 252
仲間集団 1442,1536
仲間に対する不安 965
仲間の死 1382
「なぜ」という質問 238
ナドロール 1047,1049
鉛中毒 826,1350,1351
ナルコレプシー 335,611,1161
ナルシシズム 177
ナルトレキソン 717,1083,1124, 1126,1127,1128,1129,1130
ナルメフェン 1083,1124,1126,1127, 1128,1129,1130

ナロキソン 1123,1124,1125,1126, 1127,1128,1130
―― 負荷試験 1127,1128,1129
難聴 1509
難民 162

に

2 型糖尿病 47
ニガハッカ 1183
ニカルジピン 1073
ニコチン 341,343,1426
―― 受容体 342
ニコチンアミドアデニンジヌクレオチド 1178
二次加工 176
二次過程 176
二次的自律的自我機能 183
二重うつ病 429,1373
二重の狂気 379
二次予防（精神疾患の予防） 1536
ニソルジピン 1073
2 点同時刺激 279
ニトレンジピン 1073
2 人組精神病 379
ニフェジピン 1073,1075
二分脊椎 1077,1079,1174
ニモジピン 1073,1074,1075
入院治療 419,574
乳汁分泌 1150
乳汁漏出 1093,1140,1155
―― 乳汁漏出症 1143
乳房肥大 143
入睡時幻覚 232,611
入眠困難 600
入眠潜時 597,599,1304
ニューモシスチス-カリニ肺炎 822
乳幼児期 1215,1219
乳幼児突然死症候群 1473
ニューレグリン 1 342
ニューロトロフィン 31
ニューロパシー性疼痛 1527
ニューロフィードバック 1301
ニューロペプチド Y 582,584
ニューロリジン 90
ニューロン移動 18
尿で検出できる乱用物質（表） 305
尿道期 179
尿毒症性脳症 825
任意入院 1548
妊娠 935,936,1034
妊娠悪阻 948
妊娠中絶 942
妊娠中の向精神薬による治療 945

妊娠の心理学 936
妊娠の生物学 936
認知 159,782
認知インタビュー 1474
認知革命 108
認知機能 233
―― の発達段階 1221,1224
認知矯正療法 1423
認知訓練 364
認知検査 294〜295（表）
認知行動療法 118,363,545,566,575, 579,605,1288,1301,1320,1373, 1378,1406,1435
認知再構成 1436
認知症 274,312,316,317,318,336, 792
早期 ―― 274
認知障害 324,781,1027
認知的再構築 545
認知的査定 292
認知の歪み 402,1021
認知発達 109
―― 段階
認知や気分の陰性の変化 1369
認知療法 109,402,419,430
ニンフォマニア 661

ぬ

ヌクレオシド逆転写酵素阻害薬 823
ヌンベルグ（Herman Nunberg） 182

ね

寝椅子 955
ネオシネジンコーワ 1132
ネガティブな感情 143,145
ネグレクト 884,914,1300,1313,1469
寝言 627
ネコ鳴き症候群 1261,1267
ねずみ男 187
熱情精神病 377
ネットワーク療法 762
ネファゾドン 566,1118
粘液腫 1508
粘液水腫精神病 541

の

脳炎 327
脳機能不全 326
脳血管障害 415,808
脳血管性認知症 313
脳死 1523
脳刺激 158
脳室帯 22

脳室の拡大　316
脳腫瘍　322, 815
脳深部刺激　478
脳生検　783
脳性麻痺　1283, 1325
脳卒中　274
脳卒中後症候群　274
脳損傷　1161
脳の10年　1538
脳波　94, 311, 782, 1524
脳波検査　311, 1524
脳由来神経栄養因子　21
脳由来神経成長因子　397
脳梁　1473
ノーマライゼーション　1255
ノセボ現象　1036
ノルアドレナリン神経系　1311
ノルエピネフリン　42, 343, 395
　──機能低下仮説　1397
　──再取り込み阻害薬　1317
ノルスパンテープ　1121
ノルトリプチリン　1167
ノンレム睡眠　595, 1507

は

パーキンソニズム　1037, 1038, 1057
パーキンソン病　324, 791, 799, 1066, 1080, 1114, 1155
把握反射　1219
パーソナリティ　731
　──検査　1252
　──（人格）の客観的尺度（表）　283
パーソナリティ障害　303, 860, 952
　──群　336
　──質問票　269
ハーター（Susan Harter）　109
バーチャルリアリティー（教育的介入）　1302
ハードサイン　1250
バートン（Robert Burton）　393
ハーブ療法　899
ハーラー症候群　1270, 1271
ハーラーホルデンスパッツ病　794
パールズ（Fritz Perls）　209
ハーロー（Harry Harlow）　1225
バーン（Eric Berne）　201
バイオエナジェティックス　893
バイオフィードバック　978
背外側前頭前皮質　1385
配偶者関係の問題　923
排出性障害　582
売春　1242
排泄症群　334

肺線維症　1087
肺塞栓症　1508
梅毒　310
排尿の自立　1360
排便排尿機能　1356
バイミカード　1073
排卵抑制　941
バイロテンシン　1073
吐き戻し　1352
破局反応　802
白人　163
曝露反応妨害法　990, 1346, 1416, 1437
曝露療法　118, 499, 934
励まし　237
橋渡し研究　1540
パストラルケア　1531
バソプレシン　59
パターナリズム　1556
パターニング遺伝子　22
麦角アルカロイド　1087
発汗　1027
白血球減少　1155
発現度　1014
発症前遺伝検査　1017
発達検査　1250
発達上の未熟さ　1461
発達心理学　286
発達性協調運動症　1277, 1283, 1329, 1333, 1334
発達性読字障害　13
発達的細胞死　25
発達理論　19
発痛点　566
抜毛症　324, 333, 474, 483, 1413
バトラー（Robert Butler）　1485
ハナビシソウ　1182
パニコーゲン　441
パニック症　53, 317, 440, 722, 860, 1065, 1114, 1140
　──重症度評価尺度　265
　──広場恐怖を伴う　1406
パニック発作　442
バビンスキー反射　1219
パフォーマンス（執行）恐怖症　456
ハプロタイプ　83
パブロフ型学習　114, 116, 117, 118, 119, 120, 123
　────消去　118
パブロフ型条件付け　114, 115, 116, 117
パペッツ（James Papez）　2
ハミルトン
　──うつ病測定尺度　1031

　──うつ病評価尺度（表）　263～264
　──不安評価尺度（表）　265
場面設定　125
早口言語症　1288, 1290
早すぎる解釈　239
パラアルデヒド　1061
パラノイア　373
パラノイド　241
パラフィリア　337, 663
　──障害　337
パラフレニー　349, 1506
パリペリドン　1147, 1149, 1150
　──・パルミチン酸エステル持効性注射製剤　1147
鍼療法　891
バリント（Michael Balint）　182, 201
　──症候群　7
ハルステッド-ライタンバッテリー　275, 351
バルデナフィル　1130, 1131, 1132
ハルトマン（Heinz Hartzmann）　182
バルビタール　1059
バルプロ酸　306, 815, 1034, 1149, 1150, 1152, 1153, 1154
　──塩　1173
パロキセチン　1032, 1034, 1137
ハロペリドール　320, 758, 1153, 1155
半陰陽　673, 677, 678
反響言語　354, 387, 1292, 1297, 1341
反響動作　387, 1341
汎血球減少症　1093
半構造化面接（子ども）　1246
反抗挑発症　335, 1154, 1277, 1324, 1346, 1391, 1392
犯罪行為　1461
反社会性パーソナリティ障害　337, 755, 860, 1021, 1394, 1395
反社会的行動　913
　成人の──　913, 918
バンジュール憲章　1570
繁殖
ハンス　187
反芻　1352, 1405
反芻症　334, 1350, 1352
半数中毒量　1028
半数有効量　1028
ハンター症候群　1270, 1271
反対条件づけ　118
判断的な質問　239
判断力　234
パンチドランカー症候群　800
ハンチントン病　475, 799, 1091, 1149,

和文索引　1607

1505
汎適応症候群　522,534
反動形成　185,373
バンドエイド期　1229
反応　1031
反応性アタッチメント障害　333,
　1362,1363,1366
反応性精神病　383
反復　951
反復運動　1338
反復睡眠潜時検査　611,628
反復性孤発性睡眠麻痺　621
反復性短期うつ病性障害　429
反復的自傷行為　688

ひ

ピア　965
被愛妄想　372,377
ピアグループ　1442,1536
ピアサポートスペシャリスト　1538,
　1539
ピアジェ（Jean Piaget）　1221,1224,
　1238
ピーボディ絵画語彙検査　1251,1266
ピーボディ個別学力検査　1328
鼻咽頭電極　95
非ウィルソン性慢性肝脳変性症　712
ビオン（Wilfred Bion）　201
非回転性眩暈　1508
被害妄想　325,374
被殻　10
光刺激　95
非器質性睡眠障害　602
非器質性発育不全　1364
被虐待体験　1471
備給　176
非共有環境因子　1384
非言語学習症　13
非言語的介入　223
非言語的コミュニュケーション　239
微細徴候　683
皮質化　14
皮質脳刺激　1203,1208
ビ・シフロール　1042
尾状核　10,1313
尾状核下神経路切断術　1210
非食用物質　1351
皮疹　1027
ヒスタミン　42,45
　――受容体　48
ヒステリー精神病　383
非ステロイド性抗炎症薬　1143
ヒスパニック系米国人　163

ヒ素中毒　826
肥大型心筋症　1508
肥大化悲嘆　1515
ビタミン　310
ビタミンB欠乏症　705
ビタミンB1　709
ビタミンE　1179
悲嘆　1375
　――現象学　1517
　――治療　1518
非陳述性記憶　131,133
ピックウィック症候群　587
ピック病　15,796
非定型うつ病　579,1114
非定型統合失調症　365
非定型の特徴を伴うもの（双極Ⅱ型障
　害）　406
否定妄想性障害　379
非動脈炎性前部虚血性視神経症　1132
ヒトゲノム　3
ヒト柔毛膜性ゴナドトロピン　308
ヒトパピローマウイルス　947
人見知り　1226
ヒト免疫不全ウイルス（HIV）　356,
　886,1035,1262
ヒトリーリン遺伝子　33
ヒドロキシジン塩酸塩　1057
ヒドロキシジンパモ酸塩　1057
ヒドロコドン　1121
ヒドロモルフォン　1121,1129
ビニ（Lucio Bini）　1195
非24時間睡眠-覚醒型（概日リズム睡
　眠障害）　618
否認　184,373
避妊法　941
非ヌクレオシド逆転写酵素阻害薬
　823
皮膚むしり症　333,486,1413
皮膚むしり症候群　486
ヒポクラテス　393,631
肥満　356,1141,1161
肥満細胞　42
肥満指数　583
肥満症への差別　588
肥満治療のためによく使われる薬物
　590
ヒメハギ属　1186
ヒューペルジンA　1178
憑依症候群　169
病院管理　575
評価尺度　251
　　精神医学的――　250
病気不安症　334,527

表出性言語　278,1275
表出的精神療法　956
標準化　251
標準化死亡率比　1568
標準誤差　282,293
標準偏差　293
病前性格　400
病態失認　15
病的疑心（強迫観念）　473
病的高齢者　1491
病的不安　437
表皮成長因子　27
表皮剝脱症　486
表面の妥当性　252,281
ピラセタム　830
ビラゾドン　1072,1137
ピリドキシン欠乏　1115
非流暢性失語症　13
ヒルシュスプルング病　1357
疲労　1162
広場恐怖症　332
ビンスワンガー症　796
ピンドロール　1047,1049
ビンポセチン　1179
頻脈性不整脈　1508

ふ

ファルレ（Jukes Falret）　393
不安　53,280,325,435
不安症　435,755,860,1044,1048,1148,
　1277,1506
　――群　332,1311
不安状況　112
不安定な愛着　112
不安に対する臨床総合印象尺度　1408
不安の末梢症状　435
不安夢　176
フィゾスチグミン　1092,1169
符号化　273
フーパー　1250
夫婦カウンセリング　1483
夫婦妄想　376
夫婦療法
フェアベーン（Ronald Fairbairn）
　182,202
フェティシズム　666
　――障害　664
フェニケル（Otto Fenichel）　681
フェニトイン　815,1056
フェニルアラニン　1179
フェニルケトン尿症　1261,1268,1270
フェニレフリン　132
フェネチルアミン　733

フェネルジン 1112,1114,1117
フェノチアジン 1089
―― 系 1089
フェノバルビタール 1059
フェリング(Ivar Asbjörn Fölling) 1261
フェルデンクライス法 899
フェレンツィ(Sándor Ferenczi) 202
フェンシクリジン 727,728,729,733, 735,1091,1423
フェンジメトラジン 1190
フェンタニル 1121
―― 注射液 1121
フェンテルミン 1161,1189
―― -トピラマート 590
フェンフルラミン 1161
フォン・レックリングハウゼン病 1261
不確実性の不耐性 1433
賦活症候群 1417
不規則睡眠-覚醒型(概日リズム睡眠障害) 618
不器用さ 1334
不器用な子ども症候群 1334
腹外側前頭前皮質 1385
副甲状腺機能低下症 824
副甲状腺ホルモン 308
複合的な質問 238
複雑死別 1515
複雑部分発作 812,814
副作用 1024,1025
複式セックス療法 655
副次的人工的擦過傷 486
副腎疾患 307
副腎白質ジストロフィー 1262
副腎皮質刺激ホルモン放出因子 58
服装倒錯 668
服薬順守 1030,1539
服薬不履行 360
ふざけ症 16
ブスピロン 716,1071,1409
不整脈 539
不全失語症 1279
双子転移 206
ブチロフェノン系 1089
二日酔い 705
物質依存 978
物質・医薬品誘発性
―― 機能不全 335
―― 強迫症および関連症 333
―― 睡眠障害 335
―― 性機能不全 643,651
―― 精神病性障害 331,387

―― 双極性障害 332
―― 不安症 333
―― 抑うつ障害 332
物質関連障害 335,1311
物質使用 1423
物質使用障害 697,1423
―― 群 336
物質中毒 697
物質誘発性
―― 持続性認知症 803
―― 障害 697
―― 障害群 335
―― 精神疾患 1423
―― 精神病 371
―― 精神病性障害 1091
―― 不安症 466
物質乱用 304,327,1035
物質離脱 697
不適切養育 1381,1398,1468
舞踏病 324
舞踏療法 894
負の行動療法 1354
ブプレノルフィン 1121,1122,1123, 1124,1125,1127,1129
ブプロピオン 566,1069
部分作動薬 1024,1025
部分性愛 666,668
部分的入院 1443,1444,1447
部分発作 811,812
不眠 600,1065
不眠症 1111
不眠障害 334,600
不明瞭言語 707
プライバシールール 249
―― における患者の権利(表) 250
プライマリケア 1566
プライミング 131,132,135
プラセボ 1036
―― 代用研究 1401
プラゾシン 1043,1046
プラダー・ウィリー症候群 91,487, 585,1260,1267
ブラックアウト 700,705,710,712
ブラックボックス警告 1026
ブラックボックスラベル 1035
フラッシュバック 489,494,1368
フラッディング法 988
プラミペキソール ,1086
フランクル(Viktor Frankl) 202
フリーベーシング 756,759
フリーベース 756
フリーマン(Walter Freeman) 1209
フリーラン型(概日リズム睡眠障害)

618
プリオン蛋白遺伝子 1505
プリオン病 818,1505
フリッシュ 154
不倫 1489
プルーニング(刈り込み) 1216
ブルーニンク-オセレツキー運動発達検査 1335
震え 712
フルオキセチン 580,1137,1148,1150
フルニトラゼパム 761,1425
フルボキサミン 1111,1137
フルマゼニル 1064,1066
フルラゼパム 1064
プレイセラピー 1441
フレーリッヒ症候群 585
プレガバリン 1054
プレコックス感 353
フレゴリの現象 379
プレセニリン-1 828
プレセニリン-2 828
プレプレート 23
プレマックの原理 121
ブロイエル(Joseph Breuer) 174
フロイト(Sigmund Freud) 373,435, 471,513,521,643,644,645,646,861
―― の精神分析 1020
ブロイラー(Eugene Bleuler) 365,513
ブローカ失語 271
フロスティッグ運動技能検査 1335
プロテアーゼ阻害薬 823
プロトコルテックスモデル 28
プロトマップ 26
―― モデル 29
ブロファロミン 1114
プロプラノロール 714,1047,1049, 1409
プロヘプタジン 1057
プロポフォール 1062
フロム(Erich Fromm) 203
プロメタジン 1057
ブロモクリプチン 1039,1086,1091
プロラクチン 308,397,1111,1154, 1155
―― 上昇 1155
―― 値 1150
―― 濃度 1110,1150
文化 160
文化結合症候群 167
文化受容 920
文化的アイデンティティ 160
文化的規範 240
文化的定式化 160

和文索引　　1609

文化への順応の困難　913,920
文化変容　161,163
文構成テスト　1328
分子遺伝学研究　862
分子矯正療法　895
文章完成法　284,287
文章・物語完成法　287
分担治療　1544
分娩　935,937
糞便愛　669
分離-個体化の理論　1227
分離個別化　672
分離不安　112,886,1227,1406
　　──症　333,1402,1404

へ

ペアレントトレーニング　1400,1471
　　──アプローチ　1301
平均寿命　1494
閉経　935,942
並行遊び　1230
平行テスト法信頼性　282
米国医師会　1532
米国国立衛生研究所　1538
米国自殺学協会　1533
米国疾病管理予防センター　563
米国食品医薬品局　567,1024
米国精神医学会　249,1532
米国内科医師会-米国内科学会　1533
閉塞性睡眠時低呼吸　614
閉塞性睡眠時無呼吸　614
併存疾患　395
併存的妥当性　281
ベイツ法　893
併用療法　969,1033
ベタネコール　1169
ベック(Aaron Beck)　109
ベックうつ病尺度　264
ベックの認知療法　1020
ベニハコベ　1187
ベビーブルー　944
ペプチダーゼ　57
ペフロキサトン　1114,1115
ペモリン　1160
ヘラー症候群　1307
ペラグラ　712
ベラドンナ　1181
ベラパミル　1073,1074,1075
ペリアクチン　576
ペルゴリド　1086
ペルジピン　1073
ペルソナ　205
ヘロイン　741,743,1121,1122,1125,

1127,1128,1129,1423,1427
辺縁白質切断術　1210
変化の段階モデル　698
変換症　530,915
変形過多症　15
偏執性妄想　372,1383
弁証法的行動療法　364,976,1382
片頭痛　322,545
ベンズトロピン　1050
ベンゾオキサゾール誘導体　1422
ベンゾジアゼピン　96,714
　　──系薬物　605,624,1038,1063
ベンダー(Loretta Bender)　1250
ベンダーゲシュタルト検査　1253,
　1266,1503
ベンダー視覚運動ゲシュタルト検査
　1335
ペンタゾシン　1124
扁桃体　14
ペントバルビタール　1059
ベントン視覚運動ゲシュタルト検査
　1252
ベントン視覚記銘力検査　1252,1266
ベンラファキシン　1032,1133

ほ

ボアナン(Paul Bohannan)　1488
ボイスコーチング　676
防衛機制　188,223,373,437
放火　883
崩壊性精神病　1307
放火症　335,681,686
包括型地域生活支援　363,1540
包括的アプローチ　1302
包括的学力テスト　297
豊胸手術　676
防御機能　183
放射線療法　1528
報酬系　696
報酬の効果　702
抱水クロラール　1062
暴力　355,1048
暴力的な行動　883
ボウルビー(John Bowlby)　110,112,
　113,201,1226
　　──の愛着理論　1020
ホーナイ(Karen Horney)　204
ホーリーバジル　1183
補完医療　1531
補完代替医療　534,886
ボクサー認知症　794,800
保健医療　1535
保健社会福祉省　249

母権的家族　1232
母権優先　1460
ポジティブ心理学　141
ポジティブな感情　143,144,145
ポジトロン放出断層撮影(PET)
　298,303,308,312,319,707
保証　237
補助薬　1527
ホスホジエステラーゼ　1120
ボストン失語症診断検査　277,278
ボストンマラソン(テロ)　1476
ホスピス　1513,1529
　　──ケア　1529,1530
ホスファチジルセリン　1178,1186
母性剥奪　113
保続　232,1313
勃起障害　335,643,1046
勃起不全　1130,1131
発作　811
発作性多形性心室頻拍　1093
ホップ　1183
ほど良い子育て　1227
ホムンクルス　5
ホメオパシー　889,900
ホモバニリン酸　701
ホルター心電図　312
ホルモン療法　676,941
本態性パーキンソン病　1038
本能　177

ま

マーフィ(Gardner Murphy)　208
マーラー(Margaret Mahler)　1227
マイアー(Adolph Meyer)　208
マイノリティ集団　162
マインドフルネス　656,1020
　　──ストレス低減法　656,1435,
　1438
　　──セラピー　906
　　──瞑想　1438
マオウ　1183
マクノートン準則　1552
マクファッター(Anna McPhatter)
　1465
マクロビオティック　901,1531
マコーバ人物描画検査　1252
魔術的思考　472
麻酔面接　1059
マズロー(Abraham Maslow)　207
マチン　1185
末期患者　1519
　　──の錯乱状態　1520
　　──の抑うつ　1520

マッサージ　906
末梢性抗コリン作用　1093
マニア　393
マネージドケア　1559
魔の2歳児　1392
麻痺性イレウス　1093
マプロチリン　1166, 1168
麻薬　1121
麻薬中毒者匿名会(NA)　229, 746
麻薬取締局　1529
マリファナ　723
　——　吸引後の食欲　724
マルキアファーバー-ビニャーミ病　712
マルチシステミックセラピー　1475
マレー(Henry Murray)　209
マレーシア　167
マレン初期学習尺度　1253
マンガン中毒　826
慢性化　419
慢性関節リウマチ　544, 566
慢性疾患ケースモデル(プライマリケアにおける精神疾患)　1541
慢性髄膜炎　818
慢性的自殺　857
慢性的ストレスで症状を呈する青年のための構造化心理療法　1371
慢性脳疾患　324
慢性悲嘆　1515
慢性疲労症候群　527, 563
慢性副腎皮質不全　825
慢性閉塞性肺疾患　540, 1508

み

ミオイノシトール　1179
ミオグロビン尿症　1091
味覚　241
未完成婚　660
未熟児　1219
未熟な防衛　184
ミダゾラム　1064
満ち足りた無関心　526, 532
ミトコンドリア脱共役蛋白質　584
看取られる死　1521
看取りのない死　1521
ミニメンタルステート検査(MMSE)　231, 267, 276
ミネソタ多面的人格目録(MMPI)　278, 281, 283, 351, 1252
ミノサイクリン　1024
身分犯　1461
ミュンヒハウゼン症候群　886
ミラーニューロン　145
　——　システム　1294

ミルタザピン　1112
ミロン青年人格目録　1252
民族的差異　163

む

無意識　176
無意識過程　224
無オルガズム症　1088
無オルガズム障害　646
無顆粒球症　1076, 1155, 1155, 1156, 1159, 1303
無感覚症　531
無月経　1093, 1155
無呼吸　614
無呼吸低呼吸指数　614
無言症　389
無視　884
無条件刺激　114
無条件反応　114
無症候性甲状腺機能低下症　541
むずむず脚症候群　→レストレスレッグス症候群
夢想的家族　1232
無動機症候群　726
無動性無言　1505
無反応　1315
無力症　563
無力体型　340

め

メイ(Rollo May)　640
明確化　238
銘記　299
瞑想　906, 1435
迷走神経刺激　420, 1203, 1207
メープルシロップ尿症　1262
メサドン　743, 1121, 1122, 1123, 1124, 1125, 1127, 1129
　——　維持療法　1124
　——　離脱症状　1122
メスカリン　727, 728, 732, 733
メタクロロフェニルピペラジン　1118
メタボリックシンドローム　592
メタラミノール　1120
メタンフェタミン　753, 761
メチルフェニデート　566, 753, 1149, 1160
メチレンジオキシメタンフェタミン　728, 1423, 1425
メディア　1476, 1478
メディケア　1529
メドゥナ(Ladislas von Meduna)　1195

メトプロロール　1047, 1049
メトホルミン　1027, 1192
メニエール病　1508
メニンガー(Karl A. Menninger)　207, 861
メプロバメート　1062
メペリジン　743, 1121, 1129
メマンチン　1080, 1409
メラトニン　99, 598, 1110, 1111, 1179, 1298
　——　受容体作動薬　605
　——　プロフィール　101
　——　療法　901
メラノコルチン　584
メランコリア　393
メランコリー型の特徴を伴うもの(双極Ⅱ型障害)　406
メランビー作用　704
免疫療法　1531
メンタライズ的姿勢　1021
メンタライゼーション　1020
　——　に基づく療法　1020
メンタルヘルス　141, 285
　——　の定義　141

も

喪　1514
妄想　232, 241
妄想型　347
妄想患者　241
妄想性障害　331, 372, 1506
　——　混合型　379
　——　嫉妬型　376
　——　身体型　377
　——　被愛型　377
　——　被害型　374
妄想体系　374
妄想的転移反応　188
毛髪胃石　485
モクロベミド　1114, 1115, 1116
モダフィニル　753, 1026, 1160, 1164
モデリング　1368
モニス(Egaz Moniz)　1209
モノアミン酸化酵素阻害薬　307
モノアミン神経伝達物質　40
物語を作るさまざまな投影的尺度　287
模倣性解離性同一症　515
モラトリアム　1235
モルヒネ　743, 1121, 1129
モロー反射　1216, 1222
モンゴメリーうつ病測定尺度　1031
問題解決　545

―― スキルトレーニング　1400
モンテッソーリ技法　1338

や

夜間食行動異常症候群　582
夜間摂食症候群　622
夜間ミオクローヌス　1041,1507
薬草療法　899
薬物関連刺激　695,696
薬物嗜癖　116
薬物スクリーニング検査　304
薬物相互作用　1029,1134
薬物探索　915
　―― 行動　923
薬物動態学　1023,1028,1029
　―― 的相互作用　1028
薬物誘発性
　―― 急性アカシジア　1040
　―― 急性ジストニア　1039
　―― 姿勢振戦　1041
　―― 中枢性高熱症候群　1042
薬物乱用　304
薬物療法　421,430
薬理遺伝学　1023,1024,1028,1029
薬力学　1023
ヤスパース（Karl Jaspers）　383
ヤドリギ　1184
夜尿症　1283

ゆ

有害作用　1024,1025
遊戯　1438
遊戯療法　1441
夕暮れ症候群　785,787,803
誘導　238
誘発電位　311
　―― 検査　311,702
誘発流産　942
ユーモア　148,185,237
幽門弁　704
歪んだ家族　346
揺すぶられっ子　1474
ユタ診断基準（成人期 ADHD）　1322
指たたき検査　279
夢　597
夢（子ども）　1231,1232
夢作業　175
夢思考　175
夢判断　175,176
ユング（Carl Gustave Jung）　205

よ

良い母親　213

陽圧呼吸法　615
溶血性貧血　1093
葉酸　310,1034
養子　1484
幼児期健忘　140
幼児期と社会　191
幼児・児童統覚検査　288
幼児・児童用の WISC　297
幼児・児童ロバーツ統覚検査第 2 版　288
幼児自閉症　144
養子制度　1467
幼児性欲　178
幼児と親のための不安対処プログラム　1408
陽性および陰性症状評価尺度　255
陽性強化　992
陽性症状　251,1148
　―― 評価尺度（SAPS；表）　261
腰痛　544
陽電子放射断層撮影　→ポジトロン放出断層撮影
容貌特異的細胞　7
用量-反応曲線　1024,1030,1098
溶連菌感染　1342
ヨーガ　910,1435,1438
予期悲嘆　1514
　―― 反応　1526
抑圧　148,185,224
抑うつ　280,325
　―― エピソード　228
　―― 簡易自己報告表　225
　―― 気分　1372
　―― 症状　241
　―― 状態　1278
　―― 神経症　427
抑うつ障害　859,1161
　―― 群　332,1311,1505
抑制　186,876,1550
抑制性アミノ酸　50
欲動　177,437
予後　358
予測的妥当性　281
よちよち歩き期　1215,1228
欲求行動　153
4つのA　17
ヨヒンビン　1046
予防的治療　421
ヨモギ　1184
夜と霧（フランクル）　202
弱い幻覚　1430
弱い妄想　1430
四環系　1167

四環系抗うつ薬　307

ら

ライヒ（Wilhelm Reich）　210
ライフイベント　1518
ライフサイクル　924,1513
　―― からみた死別　1517
ライフステージ　230
ライム病　818
ラウンドアバウト　35
ラカン（Jacques Lacan）　207
ラサギリン　1114
ラジュリー　127
ラター（Michael Rutter）　1233
ラッシュ　513
ラドー（Sandor Rado）　209
ラビット症候群　1038,1087
ラベタロール　1047
ラベンダー　1184
ラポール　222,353
ラマーズ法　938
ラメルテオン　1110,1111
ラモトリギン　1034,1100
卵管結紮　942
ランク（Otto Rank）　210
乱用　1423

り

リーダー　1440
リーラー　33
リーリン　33,91
リオチロニン　1166
理学療法士　301
罹患同胞ペア　84
力価　1030
力動的構造　202
力動的精神療法　575,579,1435,1438
利己的自殺　861
離婚　1488
リサンバイ（Sarah H. Lisanby）　1203
離人感　232,509,1369
離人感・現実感消失症　334
リスデクスアンフェタミンメシル酸塩　1160
リスペリドン　1147,1148,1149,1150,1153,1155,1157,1159,1302,1303
　―― 持効性注射剤　1147
リゼルグ酸ジエチルアミド（LSD）　727,728,732,1423,1425,1427
理想化転移　188
離脱　1032,1043,1423
離脱症候群　1143
離脱症状　229,1043

離脱発作　712
利他的自殺　861
リチウム　306, 317, 1034, 1102, 1149, 1150, 1152, 1153, 1154, 1449
　——　中毒　1106
　——　誘発性体位性振戦　1048
立体認識不能　5
リバスチグミン　830, 1080
リハビリテーション　715, 1535
リビドー　177, 937
リビングウィル　1524, 1525
リファンピシン　1035
リフィル処方　1028
リフレクソロジー　908
リマ(Almeida Lima)　1209
リモナバント　584
略式入院　1548
隆起乳頭体核　42
流産のタイプ　943
両価性　472
良性老年期健忘　827
リラクゼーション　979
リラプスプリベンション治療　762
リルゾール　1409
理論説　108, 109
臨界期　1294
臨死体験　1512
臨終にある患者　1522
臨床総合印象尺度-改善度　1408
臨床的関与の対象となることのある他の状態　337, 914
臨床面接(子ども)　1244
倫理上の質疑応答(表)　1561
倫理的問題　249
　——　とカルテ　249

る

ルラシドン　1147, 1157
　——　塩酸塩　1156
ルリア-ネブラスカ
　——　・バッテリー　351
　——　神経心理学的総合検査　1253
ルリハコベ　1187

れ

レイキ(霊気)　908
霊的問題　913
レイ複雑図形検査　277
レヴィン(Jurt Lewin)　207
レヴィンソン(Daniel Levinson)　1488
レキップ　1042
レジリエンス　142, 148
レストレスレッグ症候群　335, 624, 1042, 1143
レズビアン　638
レスポンデント　115
　——　条件づけ　115
レセルピンモデル　158
レッシュ-ナイハン症候群　1149, 1262, 1268, 1270, 1339
レット(Andrea Rett)　1261
レット障害　1291, 1292
レット症候群　90, 1261, 1292, 1304, 1307
レビー小体病　798, 1080
レプチン　584
レベチラセタム　1054
レボチロキシン　1166
レボドパ　1086
レボミルナシプラン　1133
レボメタジル　1124, 1125
レム睡眠　397, 595, 705, 1507
　——　行動障害　621, 1507
レム潜時　597
レモンバーム　1184
連合遊び　1230
連合学習　127
連合型視覚失認　7
連合弛緩　354, 1419
連鎖不均衡　83
連想　238

ろ

ろう　1283
老化　1492
蝋屈症　389
老人の良性の物忘れ　1500
老人斑　1260
老年期のうつ病　411
ロールシャッハテスト　283, 287, 351, 1252, 1254
ローレンツ(Konrad Lorenz)　153
ロゴセラピー　202
ロジャーズ(Carl Rogers)　211
　——　のクライエント中心療法　1020
露出障害　664, 666
ロディオラ・ロゼア　1186
ロピニロール　1042, 1086
ロフェコキシブ　830
ロボトミー　1209
ロラゼパム　709, 714, 1064
ロルカセリン　590, 1191
ロルフィング　909

わ

ワーキングメモリー　1325
　——　訓練プログラム　1432
ワークスルー　951
ワールドトレードセンタービル(テロ)　1476
歪曲　184
ワイシス(Henry Wycis)　1209
ワイルドレタス　1187
わざとらしさ　389
悪い知らせ　1522
湾岸戦争症候群　494

欧文索引

A

Aberrant Behavior Checklist 1266
abnormal involuntary movement scale 234, 1041
Abraham, karl 199, 685
abreaction 498
abstract attitude 802
acculturation 920
Achenbach の子どもの行動チェックリスト 1247
acknowledgment of emotion 237
Acomplia 584
acquired immune deficiency syndrome (AIDS) 310, 799, 820, 886, 1161, 1518
actigraph 628
acting out 184
activation 1417
acupressure 891
acupuncture 891
adaptive physical education program 1337
adjustment disorder 333
Adler, Alfred 199
adolescent turmoil 1434
adoption triad 1467
adultery 1489
adverse childhood experience 1215
affect 231
ageism 1497
aggression 177
aggressive transference 188
agoraphobia 332, 448
Aichhorn, August 681
akathisia 1040
akinetic mutism 1505
alanine aminotransferase 705
alcohol dehydrogenase 704
Alcoholics Anonymous (AA) 229, 716, 746, 1084, 1428

alcohol-related disorders 336
aldehyde dehydrogenase 704
Alexander, Franz 200
Alexander technique 891
alexithymia 522, 536
allopathic medicine 889
Allport, Gordon 200
alternative medicine 1531
altruism 185
altruistic 861
ambivalence 472
American College of Rheumatology 567
American Psychiatric Association (APA) 249, 1532
amnesia 505
amnestic disorder 806
Amok 684
amygdala 14
anabolic steroid 1423
anal stage 179
androgen insensitivity syndrome 677
Angelman syndrome 91
Anger Coping Program 1401
anhedonia 353
animistic thinking 107
Anna O. 174
anniversary suicide 858
anniversary reaction 1514
anomic 861
anorexia nervosa 334
anosognosia 15
anterior capsulotomy 1210
anterior cingulotomy 1210
anthroposophically extended medicine 891
anticipation 185
antidiuretic hormone (ADH) 308, 704
antisocial personality disorder 337
Anton's syndrome 7

anxiety 435
anxiety dream 176
anxiety disorders 332
aphasia 1279
apnea 614
apnea hypopnea index (AHI) 614
apperceptive visual agnosia 7
applied tension 981
apraxia 1283
ascending reticular activating system (ARAS) 13
asceticism 185
aspartate aminotransferase (AST) 705
assertive community treatment (ACT) 1540
assimilation 162
association 238
associative learning 127
associative play 1230
associative visual agnosia 7
asthenia 563
astrocyte 4
attachment 1225
Attachment and Biobehavioral Catch-up (ABC) 1266, 1366
attention cathexis 176
attention-deficit/hyperactivity disorder (ADHD) 291, 302, 314, 330, 720, 1044, 1069, 1114, 1277, 1287, 1310, 1324, 1333
attenuated delusion 1430
attenuated hallucination 1430
attenuated psychosis syndrome 338, 1429
audiogram 1279, 1300
auditory sound agnosia 8
auditory-evoked potential 1300
augmentation 1033
autism spectrum disorder 330
autogenic training 981

automatization deficit hypothesis 1335
autonomic arousal disorder 527
autonomic sensory system 9
autonomy 196
avoidance 1368
avoidant/restrictive food intake disorder 334
avoidant personality disorder 337
Ayurveda 893
A群β溶血連鎖球菌 1413

B

Balint, Michael 182, 201
Balint's syndrome 7
Banjul Charter 1570
basic trust 196
Bayley Scales of Infant Development 1250, 1253
Beck, Aaron 109, 1020
Behavior Assessment System for Children 1252
behavior modification 1446
Behavior Problem Inventory (BPI) 1266
behavioral contracting 1442
behavioral healthcare 1535
behavioral medicine 534
Behavioral Therapy 1301
Belviq 590
Bender Visual Motor Gestalt Test 1253, 1335, 1503
benign senescent forgetfulness 1500
Benjamin Rush 513
Benton Visual Retention Test 1252
benzodiazepine 605
benzoxazole 1422
bereavement 502
Bernheim, Hippolyte-Marie 173
binge 701
binge eating disorder 334
bioenergetics 893
biofeedback 978
biometric impedance analysis 582
Bion, wilfred 201
bipolar and related disorders 331
bipolar I disorder 332
blackbox warning 1317, 1379
blackout 506, 513
Bleuler, Eugen 365, 513
blocking
blunt
body dysmorphic disorder 479

body image 569
body mass index (BMI) 582
body dysmorphic disorder 333
body-focused repetitive behavior disorder 333
borderline personality disorder 337
Boston Diagnostic Aphasia Examination 278
bouffée délirante 384
Bowlby, John 1020
brain-derived neurotrophic factor 21
brain-derived neurotrophic growth factor (BDNF) 21, 397
brainwashing 518
breathing-related sleep disorder 335
Breuer, Joseph 173
Brief Impairment Scale 1247
Brief Psychiatric Rating Scale 255, 256〜260(表), 1266
brief psychotic disorder 331
bright light therapy 582
Bruininks-Oseretsky Test of Motor Development 1335
bulimia nervosa 334
Buprenex 1127
Burton, Robert 393
BuSpar 716
butyrophenone 1089

C

caffeine use disorder
CAGE 質問紙法 266
CALM program 1408
Cannon, Walter 534
carbohydrate-deficient transferrin (CDT) 711
care-avoidant type 528
career consolidation 143
care-seekinng type 528
Carl Gustav Jung 205
Carl Rogers 211, 1020
cataplexy 611
catastrophic reaction 802
catathrenia 622
catatonia 331, 387
catatonic disorder 387
catharsis 498
cathexis 176
Cattell Infant Intelligence Scale 1250, 1266
Celexa 581
Centers for Disease Control and Prevention (CDC) 563

central sleep apnea (CSA) 335, 616
Charcot, Jaen-Martin 513
chelation 893
chemical restraint 1444
Cheyne-Stokes breathing 616
cheyne-stokes respiration 335
Child and Adolescent Psychiatric Assessment (CAPA) 1246
Child Attention Profile 1252
childcare specialist 1540
child custody 1551
Child-Directed Interaction (CDI) 1378
Childhood and Society 191
childhood psychosis 1418
Children's Apperception Test (CAT) 288, 1254
Children's Coping Strategies Checklist (CCSC) 1479
Children's Depression Rating Scale (CDRS) 1377
Children's Interview for Psychiatric Syndromes (ChIPS) 1246
Children's Personality Questionnaire 1252
chiropractic 893
chronic fatigue syndrome (CFS) 527, 563
chronic obstructive pulmonary disorder (COPD) 540
chronic suicide
chronotherapy 103, 619
circadian rhythm 99
circadian rhythm sleep disorder 617
circadian rhythm sleep-wake disorder 335
circumstantial 232
clarifying 238
Clinical Global Impression Scale for Anxiety 1408
Clinical Global Impression-Improvement scale (CGI-I) 1408
clock 88
clock drawing 278
closed adoption 1467
closed-ended question 226, 238
Clozaril 592
clumsy child syndrome 1334
cluttering 1288, 1290
Coaching Approach Behavior and Leading by Modeling 1408
Cogmed 1432

cognitive behavioral intervention for trauma in schools (SBITS) 1370
cognitive behavioral therapy (CBT) 579, 605, 1288, 1320
Cognitive Interview 1474
cognitive restructuring 545
cognitive revolution 108
cognitive behavioral therapy 579, 605, 1288, 1301, 1320
cognitive orientation to daily occupational performance (CO-OP) 1337
Collaborative Lithium Trials (CoLT) 1389
color therapy 894
color agnosia 7
combination 1033
coming out 640
communication disorders 330
competence 1551
competence to beexecuted 1552
competing-response training 1347
complementary and alternative medicine (CAM) 534, 889
complementary medicine 1531
compound question 238
compulsion 687
compulsive 232
computed tomography (CT) 303, 312, 314, 319
condensation 175
conduct disorder 335
conduction aphasia 271
confidentiality 1545, 1558
conflict 186
confrontation 713
congenital adrenal hyperplasia 677
Conners Abbreviated Parent-Teacher Rating Scale for ADHD 1247
conscious system 176
Consonar 1114
construct 251
―― validity 252
contamination 473
continuous positive airway pressure (CPAP) 615
continuous performance task 1315
controlling 185
conversion disorder 530
cooperative play 1230
Coping Cat program 1408
coprolalia 1341
copropraxia 1341
corrective emotional experience 19,
200
cortical brain stimulation (CBS) 1203, 1208
cortical hem 28
corticalization of motor command 14
corticotropin-releasing factor (CRF) 535, 570, 582
Cotard, Jules 379
Cotard syndrome 379
countertranceference 1498
cranial electrical stimulation (CES) 1203, 1206
craving 1423
Creutzfeldt-Jakob disease (CJD) 1505
Cri-du-Chat syndrome 1261
criterion validity 252
critical period 1294
crossdresser 671
cultural formulation 160
cultural identity 160
Cushing 324
Cushing's disease 585
custody 1489
cyclothymic disorder 431
CYP 酵素 1035
CYP2D6 阻害薬 1035
CYP3A3/4 酵素系 1032

D

dance therapy 894
Draw-A-Person Test (DAP) 1252
D-cycloserine (DCS) 1409
Death with Dignity Act 1533
Decade of the Brain 1538
Decade of the Mind 1538
Declaration of Caracas 1570
decoding 1277, 1328, 1330
deep brain stimulation (DBS) 478, 1203, 1211
delayedejaculation 335
delinquentacts 1461
delirium 336
delirium tremens (DT) 707, 708
delusion 232
delusional disorder 331, 372
dementia 336
denial 184
Denver Developmental Screening Test 1250
dependent personality disorder 337
depersonalization 509, 1369
depersonalization/derealizationdisorder 334
depressive episode with short-duration hypomania
derealization 509, 1369
Developmental Behavior Checklist (DBC) 1266
developmental dyslexia 13
Developmental Test of Visual-Motor Integration 1252
dexamethasone-suppression test (DST) 427
dextromorphan 1423
Diagnostic and Statistical Manual of Mental Disorders 329
Diagnostic Interview for Children and Adolescents (DICA) 1246
dialectical behavior therapy 976
dibenzoxazepine 1089
dietary supplement 895
differential reinforcement of other behavior 1340
dihydroindole 1089
Dilaudid 1121
dipheny lbutyl piperidine 1089
direct modeling 1403
disability-adjusted life year 1565
discontinuation syndrome 1134
disinhibited social engagement disorder 333
disintegraive psychosis 1307
displacement 176, 185, 190
disrupted in schizophrenia 1 365
disruptive, impulse-control, conduct disorders 335
disruptive mood dysregulation disorder 332
dissociation 185, 505
dissociative alteration 515
dissociative amnesia 334, 505
dissociative disorders 334
dissociative fugue 334, 511
dissociative identity disorder 334, 513
dissociative trance disorder 517
distortion 184, 1283
dizziness 1508
Dominic-R 1246
Donald W. Winnicott 182, 213, 681
do not intubate (DNI) 1524
do not resuscitate (DNR) 1523
dopamine receptor antagonist 1037, 1089
dopamine transporter (DAT) 1321

dopamine β-hydroxylase 1397
dopamine transporter 1321
Dora 187
dose-response curve 1024
double insanity 379
dressing apraxia 273
drive 177
dronabinol 726
Drug Enforcement Administration (DEA) 1529
DSM 84
―― のための構造化された臨床面接 255
DSM-5 255, 329, 339
DSM-5 の
―― アルツハイマー病による認知症（DSM-5）またはアルツハイマー病による軽度認知障害（DSM5）の診断基準 802
―― 依存性パーソナリティ障害の診断基準 848
―― うつ病（DSM-5）/大うつ病性障害の診断基準 403
―― 演技性パーソナリティ障害の診断基準 844
―― オヒオイド離脱の診断基準 743
―― 解離性健忘の診断基準 506
―― 回避性パーソナリティ障害の診断基準 846
―― 過食性障害の診断基準 581
―― 間欠爆発症/間欠性爆発性障害の診断基準 683
―― 急性ストレス障害の診断基準 495
―― 境界性パーソナリティ障害の診断基準 842
―― 強迫症/強迫性障害の診断基準 473
―― 強迫性パーソナリティ障害の診断基準 849
―― 月経前不快気分障害の診断基準 947
―― 限局性学習症/限局性学習障害の診断基準 1326
―― 限局性恐怖症の診断基準 453
―― 猜疑性パーソナリティ障害/妄想性パーソナリティ障害の診断基準 837
―― シゾイドパーソナリティ障害/スキゾイドパーソナリティ障害の診断基準 838
―― 持続性複雑死別の基準案 1516
―― 持続性抑うつ障害（気分変調症）の診断基準 428
―― 自己愛性パーソナリティ障害の診断基準 845
―― 自閉スペクトラム症/自閉スペクトラム障害の診断基準 1296
―― 射精遅延の診断基準 648
―― 社交不安症/社交不安障害（社交恐怖）の診断基準 456
―― 重篤気分調節症の診断基準 1391
―― 女性オルガズム障害の診断基準 646
―― 女性の性的関心・興奮障害の診断基準 645
―― 神経性過食症/神経性大食症の診断基準 578
―― 身体症状症の診断基準 525
―― 心的外傷後ストレス障害の診断基準 492〜494
―― 神経性やせ症/神経性無食欲症の診断基準 572
―― 性別違和の診断基準 674
―― 全般不安症/全般性不安障害の診断基準 460
―― せん妄の診断基準 788
―― 素行症/素行障害の診断基準 1396
―― 双極II型障害の診断基準 1386〜1387
―― 双極I型障害の診断基準 404〜405
―― 早漏の診断基準 649
―― 他の医学的疾患による緊張病性障害の診断基準 389
―― 他の精神疾患に関連する緊張病（緊張病の特定用語） 390
―― 脱抑制型対人交流障害の診断基準 1364
―― 男性の性欲低下障害の診断基準 644
―― 知的能力障害（知的発達症/知的発達障害）の診断基準 1256
―― 注意欠如・多動症/注意欠如・多動性障害の診断基準 1312
―― 適応障害の診断基準 502
―― 統合失調感情障害の診断基準 367
―― 統合失調型パーソナリティ障害の診断基準 839
―― 統合失調症の診断基準 348
―― 統合失調症様障害の診断基準 370
―― ナルコレプシーの診断基準 612
―― 認知症（DSM-5）の診断基準 801
―― ノンレム睡眠からの覚醒障害の診断基準 620
―― パニック症/パニック障害の診断基準 443
―― 反応性アタッチメント障害/反応性愛着障害の診断基準 1363
―― 反社会性パーソナリティ障害の診断基準 841
―― 病気不安症の診断基準 528
―― 広場恐怖症の診断基準 448
―― 不眠障害の診断基準 603
―― 物質・医薬品誘発性精神病性障害の診断基準 388
―― 勃起障害の診断基準 645
―― 妄想性障害の診断基準 375
―― 抑うつ障害群の特定用語 408〜410
―― 離人感・現実感消失症の診断基準 509
DSM の版（表） 329
DSM-5 分類 330
DSM-III-R 329
DSM-IV 329
DSM-IV-TR 329
durable power of attorney 1524, 1552
Durkheim, Emile 861
Dyna Circ 1073
dynamic structure 202
dysarthria 1283
dyscalculia 1323
dyslexia 330, 1275, 1323
dysmorphophobia 479
dysphasia 1279
dyspraxia 1283
dysthmia 427
dystonia 1039

E

E4 遺伝子 794
Early Intervention and Head Start Programs 20
Early Start Denver Model 1301
early symptomatic symptoms eliciting neurodevelopmental examination 1364
echolalia 1292, 1341
echopraxia 1341

ecstasy 761
education 237
eficit-orientedapproach 1337
ego 181,436
ego instinct 177
egocentric 107
ego-dystonic 687
egoistic 861
ego libido 181
electrocardiogram (ECG) 311
electroconvulsive therapy (ECT) 307,362,424,1090,1203
electroencephalogram (EEG) 311
electroencephalography 94,1524
elimination disorders 334
Ellis, Havelock 631
emic 166
emotional expression
emotional intelligence 1397
empty-nest syndrome 1488
Emsam 1114
encoding 1280,1325,1330
encouragement 237
endophenotype 2,87
environmental medicine 898
epidermal growth factor 27
epigenetic principle 191
epileptoid personality 682
Epstein-Barr virus (EBV) 563
erectile disorder 335
Erikson, Eric 142,190,373
erotomania 377
error of commission 1315
error of omission 1315
ethnicity 160
etic 166
euthanasia 1531
evoked potential 311
excessive daytime sleepiness 608
excoriation disorder 333
excoriation [skin-picking] disorder 486
experiential avoidance 1021
exposure and response prevention 1346
expressive language 300
external germinal cell layer 25
external validator 252
externalization 185
extrapyramidal side effect 1147
extrapyramidal syndrome 1089
eye movement desensitization and reprocessing (EMDR) 499,517, 934,992,1370

F

factitious amnesia 508
factitious dermatitis 487
factitious disorder 334
Fairbairn, Ronald 182,202
Falret, Jules 393
false memory syndrome 518
family medical history 1016
family-focused treatment 1389
fear 435
feature-specific cell 7
feeding and eating disorders 334
Feldenkrais method 899
female orgasmic disorder 335
Fenichel, Otto 681
fibroblast growth factor (FGT) 27
fibromyalgia 566
finger tapping 279
first-rank symptom 340
flight of ideas 232
flunitrazepam 761
FMR 1 遺伝子 1259
folie à deux 379
folie impose 379
Food and Drug Administration (FDA) 568,1035,1036
forensic psychiatry 1543
forme fruste 337
Frankl, Viktor 202
Freud, Anna 203,685
Freud, Sigmund 373,471,513,686, 861,1020
Frohlich's syndrome 585
Fromm, Erich 203
frontal cortical-striatal-thalamocorticalnetwork 1414
frontal lobe 17
frontal lobe syndrome 17
Frostig Movement Skills Test Battery 1335
functional magnetic resonance imaging (fMRI) 302,304,314
functional neurological symptom disorder 334

G

Gamblers Anonymous (GA) 229
gambling disorder 336
γ[gamma]-aminobutyric acid 23
gay 638
gender dysphoria 335
gender identity 671,1228
gender role 634
gender dysphoria 671
gender identity 632
gender queer 671
gender role 1228
general adaptation syndrome 522, 534
generalized anxiety disorder 333, 458
generalized social phobia 333
generativity 143,197
genital stage 181
Geodon 1147
George Vaillant 183
Gerald Klerman 1020
Gerstmann's syndrome 7
Gerstman-Sträussler-Scheinker syndrome
Gesell Bayley Scales 1266
Gesell Infant Scale 1250
Gestalt theory 209
Global Alliance of Mental Illness Advocacy Networks (GAMIAN) 1570
global aphasia 272
going on the water wagon 705
Goldstein, Kurt 203
Goodenough Draw-a-Person Test 1266
good-enough mother 213,500
good-enough mothering 1227
graded exercise therapy (GET) 566
Gray Oral Reading Test-Revised (GORT-R) 1254
grief 1375
grief therapy 1518
grip strength 279
groupAβ-hemolytic streptococcus 1413
Gulf-War syndrome 494
Gutheil, Thomas E. 518

H

habit learning 125
habit reversal 488,1340
habit-reversaltraining 1346
hair-pulling disorder 333,483
Hallervorden-Spatz 794
Hallopeau, Francois 483
Halstead-Reitan battery 351
Halstead-Reitan Neuropsychological Test Battery 275,1503

Halstead-Reitan Neuropsychological Test Battery for Older Children 1253, 1503
Hamilton Rating Scale for Depression (HAM-D) 414, 1031
Hans 187
hard sign 1250
Hartmann, Heinz 182
Health and Human Services (HHS) 249
health care 1535
Health Insurance Portability and Accountability Act (HIPPA) 249
healthcare reform 1535
Heller's syndrome 1307
herbal medicine 899
heterotopia 18
heutoscopy 380
highly active antiretroviral therapy (HAART) 1569
hippocampus 14
histrionic personality disorder 336
hoarding disorder 333, 481
holistic 1531
holistic medicine 534, 889
Home Situations Questionnaire 1252
home sleep testing 628
homeopathy 889, 900
homicidality 232
Hooper 1250
Horney, Karen 204
How I Coped Under Pressure (HICIPS) 1479
human chorionic gonadotropin 308
human immunodeficiency virus (HIV) 820, 886, 1035, 1262, 1518
—— 感染 822
—— 関連認知症 799
human reelin gene (RELN) 33, 90
humor 185, 237
Huntington's disease 799, 1505
hyperarousal 1369
Hypericum 899
hyperlexia 1297
hypermetamorphosis 15
hypersomnia disorder 335
hypersomnolence 608
hypochondriasis 184, 524
hypopnea 614
hypothalamic-pituitary adrenal 396, 491
hypothalamic-pituitary-axis 563
hysterical psychosis 383

I

id 181
idea of reference 232
idealizing transference 188
ideational apraxia 11
idenity versusroleconfusion 1433
identity 142, 197
identity crisis 191
ideomotor apraxia 11
idiopathic hypersomnia 610
illness anxiety disorder 334, 527
illusion des sosies 379
illusion of double 379
imaginary companion 1230
imitative dissociative identity disorder 515
immature defense 184
immediate memory 13
implosive therapy 499
imprinting 111, 153
impulse 687
in vivo exposure 499
incompetence 1551
individualized educational program (IEP) 1314, 1328
induced psychotic disorder 379
industry 197
infantile sexuality 178
informal admission 1548
informed consent 516, 1523, 1544, 1550
inhibition 185, 300
initiative 196
insecure attachment 112, 1403
insomnia 600
insomnia disorder 334
instinct 177
insufficient sleep syndrome 610
insulin-like growth factor (IGF) 21
integrated psychological intervention 1421
integration
integrative psychiatry 910
integrative medicine 889
integrity 197
intellectual disability 330
intellectualization 185, 1522
intermittent explosive disorder 335
internal consistency 252
internal granule layer (IGL) 25
internal modeling deficit 1335
International Classification of Diseases (ICD) 329, 347
internet gaming disorder
interneuron 20
intersex 673, 677
intersexual disorder 633
intimacy 143, 197
Intolerance of Uncertainty 1433
intravenous in jection 310
introjection 184
intrusive thought 473
inverse antagonist 582
involuntary admission
involutional melancholia 394
Isle of Wight study 1359
isolation 185
Isay Richard 639

J

Jacobsen, Edith 204
Jannet, Pierre 479, 513
Jaspers, Karl 383
jet lag 1110
jing 171
joint attention 1301
judgmental question 239

K

K-ABC心理・教育アセスメントバッテリー 1253, 1266
Kahlbaum, Karl 393
Kaufman Adolescent and Adult Intelligence Test 1251, 1266
Kaufman Assessment Battery for Children 1253
Kaufman Test of Educational Achievement 1251, 1254
Kazdin's Problem-Solving Skills Training 1400
Kernberg, Otto 205
Kiddie Schedule for Affective Disorder and Schizophrenia for School-Age Children 1246
Kinetic Familiy Drawing 1252
Klein, Melanie 205
Kleine-Levin syndrome 579, 608, 1029
kleptomania 335, 684
Klinefelter's syndrome 678
Klüver-Bucy 15, 579, 798
Köhler, Wolfgang 209
Kohut, Heinz 188, 206, 681
Korsakoff 709
Korsakoff's psychosis 507

Kraepelin, Emil 365,393,479
Kraft-Ebing, Richard von 631
kuru 1505

L

la belle indifférence 526,532
Lacan, Jacques 207
late-appearing side effect 1025
latency stage
latency period 1231
Latuda 1147
leading 238
lesbians 638
Lewin, Kurt 207
lexical processing 12
libidinal transference 188
libido 437
light therapy 901
limbic leukotomy 1210
limb-kinetic apraxia 11
liver function test（LFT） 309
living will 1524
localized amnesia 508
logotherapy 202
long sleeper 598,626
long-term potentiation 119,127
loose 232
loss of ego boundary 354
Luria-Nebraska battery 351
Luria-Nebraska Neuropsychological Battery 1253
lysergic acid diethylamide（LSD） 727,728,761
L-α グリセリール-ホスホリルコリン 1178
L-トリプトファン 1180
L-メチルフォレート 1180,1184
L型電位依存性カルシウムチャンネル 1074

M

Machover Draw-A-Person Test（DAP） 1252
macrobiotic diet 1531
macrocephaly 1294
magical thinking 472
magnetic resonance imaging（MRI） 303,312,314,319
magnetic resonance spectroscopy（MRS） 304,316
magnetic seizure therapy（MST） 1203,1206,1539
maintenance of wakefulness test（MWT） 628
major depressive disorder 332,394
major neurocognitive disorder 336
Malaise and Fatigue 563
malingering 508
maltreatment 1468
Man's Search for Meaning 202
managed care 1535
mania 393
manic episode 394
mannerism 1292
marginalization 162
marijuana 723
marital therapy 1483
marriage counseling 1483
Maslow, Abraham 207
massage 906
Materni T21 1270
matriarchal family 1232
mature defense 185
May, Rollo 640
McCarthy Scales of Children's Abilities 1253
medical malpractice 1543
meditation 906
megalomania 378
melancholia 393
melatonin 99
Mellanby effect 704
Menninger, Karl A. 207,861
mental coprolalia 1343
Mental Health：New Understanding, New Hope 1570
mental status examination（MSE） 231
mentalization 1020
mentalization-based therapy（MBT） 1020
mentalizing stance 1021
Meridia 590
mescaline 732
meta-chlorophenyl piperazine（mCPP） 1118
methadone maintenance treatment programs（MMTP） 1122
3-methoxy 4-hydroxyphenylglycol（MHPG） 569
3,4-methylenedioxymethamphetamine（MDMA） 727,728,759,761,1423
Meyer, Adolph 208
midlife crisis 1487
midlife transition 1487
mild neurocognitive disorder 336
military psychiatry 1563
Millon Adolescent Personality Inventory 289,1252
mindfullness 1020
mindfulness therapy 906
Mini-Mental State Examination（MMSE） 231,1503
Minnesota Multiphasic Personality Inventory 2 278
Minnesota Multiphasic Personality Inventory Adolescent 1252
mirror transference 188,206
mirror neuron system（MNS） 1294
monitoring 575
monoamine oxidase（MAO） 1397
—— inhibitor（MAOI） 44,45,1072,1114,1115,1116,1117,1134,1163,1171,1179,1189,1206
monosymptomatic hypochondriacal psychosis 377
mood 231
mood disorder 260
mood disorder with seasonal pattern 421
mood-congruent 412
motor disorder 331
moxibustion 906
MPTP誘発性パーキンソニズム 744
Mullen Scales of Early Learning 1253
multicomplex developmental syndrome 1421
Multimodal Treatment study of Children with ADHD（MTAスタディ） 1320
multiple personality disorder 513
multiple sclerosis 817
multiple sleep latency test（MSLT） 611,628
multisystemic therapy 1539
munchies 724
murder-suicide 868
Murphy, Gardner 208
Murray, Henry 209
music therapy 909
myalgic encephalomyelitis 563
myxedema madness 541

N

narcissism 178
narcissistic personality disorder 337
narcissistict ransference 188

narcisstic-psychotic defense 184
narcolepsy 611
Narcotics Anonymous (NA) 229, 746, 1428
nasopharyngeal (NP) 95
National Alliance on Mental Illness (NAMI) 1541
National Comorbidity Study (NCS) 1537
—— -Replication (NCS-R) 1537
National Institute of Mental Health (NIMH) 1467
—— Diagnostic Interview Schedule for Children Version Ⅳ (NIMH DISC-Ⅳ) 1243, 1246
National Institutes of Health (NIH) 1538
Nature and Nurture 3
near-deathexperience 1512
negative alterations in cognition and mood 1369
negative affect 1519
negligent prescription practice 1543
neologism 232
neo-traditional family 1232
neurasthenia 527
neurocognitive disorders 336
neurodevelopmental 35
neurodevelopmental disorders 330
Neurofeedback 1301
neuroleptic 1037
neuroleptic malignant syndrome (NMS) 307, 1038, 1039
neuroligin (NLGN) 90
neuropeptide Y (NPY) 23
neurotic defense 185
nightmare 621
nihilistic delusional disorder 379
Nimotop 1073
N-methyl-D-aspartate (NMDA) 704, 1076, 1080, 1085, 1303, 1409
nocebo phenomenon 1036
nocturnal eating syndrome (NES) 622
nocturnal myoclonus 1041
nondeclarative memory 131
nonfluent aphasia 13
nonorganic failure to thrive 1364
non-rapid eye movement (NREM) 1508
—— sleep arousal disorder 620
nonsteroid anti-inflammatory drug (NSAID) 1143

Numberg, Herman 182
Norpramin 581
NO 増強薬 1131
N-アセチルシステイン 1180, 1185
N メチル-D-アスパラギン酸 704

O

object libido 181
obsession de la honte du corps 479
obsessive 232
obsessive-compulsive disorder 333, 469, 515
obsessive-compulsive neurosis 471
obsessive-compulsive and related disorders 333
obsessive-compulsive personality disorder 336
obstructive sleep apnea (OSA) 614
—— hypopnea 335
Oedipus complex 182
olfactory reference syndrome 378, 478
oligodendrocyte 4
omission 1282
On Narcissism 177
on-ground school 1446
open-ended question 226
operant 114
opiate 739, 1527
opioid 739, 1527
oppositional defiant disorder 335
oral appliance 615
oral impregnation 571
oral stage 179
organ inferiority 200
orthomolecular psychiatry
osteopathic medicme 907
out-of-body experience 1512
Overeaters Anonymous (OA) 229, 581
overflow encopresis 1357
overflow soiling 1356

P

palilalia 1341
palliativecare 1521
panic disorder 332
panicogen 441
Papez, James 2
paradoxical response 1028
paradoxical suicide 866
parallel play 1230
paranoid 241

paranoid transference reaction 188
paranoid personality disorder 336
paraphilia 337
paraphilic disorder 674
paraphrenia 1506
parasomnia 335
parasuicide 866
Parent-Directed Interaction (PDI) 1378
Parent Management Training (PMT) 1400
Parent Rating Scale of Childhood Behavior 1322
Parent Training Approach 1301
Parent-Child Interaction Therapy Emotion Development (PCIT-ED) 1373, 1378, 1408
Parent-Directed Interaction 1378
parenting 1484
Parkinson's disease 1505
Parnate 1114
passive-aggressive behavior 184
pastoralcare 1531
paternalism 1547
pathological doubt 473
Patient Health Questionnaire 9 (PHQ-9) 225
patient-physician relationship 221
Patient's Bill of Rights 1522
patterning 21
Peabody Individual Achievement Test (PIAT) 1254, 1328
Peabody Picture Vocabulary Test 1251, 1266
Pediatric Autoimmune Neuropsychiatric Disorders Associated with Streptococcal Infections (PANDAS) 478, 1413
peer group 1536
peptic ulcer disease 538
period 88
periodic limb movement disorder (PLMD) 624
Perls, Frederick S. 209
perseveration 232
persistent complex bereavement disorder 334
persistent depressive disorder 332
Personality Assessment Inventory (PAI) 282
personality disorders 336
PET 298, 303, 314, 319, 398, 707
phallic stage 180

pharmacodynamics 1023
pharmacokinetic drug intersction 1029
pharmacokinetics 1023
phencyclidine 729,1091
1-1[phenylcyclohexy]piperidin (PCP) 727,728,729
phenothiazine 1089
phobia 450
phobic neurosis 451
phonological processing 12
photic stimulation (PS) 95
Physical and Neurological Examination for Soft Signs (PANESS) 1250
Physician Charter of Professionalism 1561
Physician Reference Card 931
phyto 900
phytomedicinal 900
pica 334
Pickwickian syndrome 587
Pictorial Instrument for Children and Adolescents (PICA-Ⅲ-R) 1247
placebo-substitutionstudy 1401
planned, instrumental, predatory (PIP) 1463
platelet-derived growth factor (PDGF) 34
polysomnography 628
poor metabolizer 1144
poppers 1131
positive airway pressure (PAP) 615
Positive and Negative Syndrome Scale (PANSS) 255
positron emission tomography 298,319,398,707
possession syndrome 169
post-injection delirium sedation syndrome (PDSS) 1151
postpartum depression 1139
posttraumatic stress disorder (PTSD) 20,333,489,508,1044,1046,1114,1140,1346,1367,1477,1513
Prader-Willi syndrome 91,487
preconscious system 176
premature ejaculation 335
premature interpretation 239
premenstrual dysphoric disorder (PMDD) 332
premenstrual syndrome 946
Premonitory Urge for Tics Scale 1346
preplate 23
Preschool Age Psychiatric Assessment (PAPA) 1403
prion protein gene 1505
privilege 1545
probing 238
problem-solving 545
Problem-Solving Skills Training (PSST) 1400
process-orientedtreatment 1337
Program for Assertive Community Treatment (PACT) 1541
Program for Coping with Anxiety for Young Children and their Parents 1408
progressive relaxation 979
Project Atlas 1570
projection 184,190
projective identification 190
prosopagnosia 7
protocortex model 28
protomap 26
protomap model 29
Prozac 580
pseudocommunity 373
psilocybin 732
―― analog 733
psychocutaneous disorder 543
psychogenic psychosis 383
Psychopathology Inventory for Mentally Retarded Adults (PIMRA) 1266
psychose passionelle 377
psychosexual 632
psychosocial therapy 362
psychosomatic meditine 521
psychotolysis 1096
Public Health Security and Bioterrorism Preparedness and Response Act 1476
public psychiatry 1535
PubMed 1571
punishment dream 176
pyromania 335,686

Q

qi gong 908
Qsymia
QT 間隔の延長 1134,1142,1153
quantitative electroencephalography (QEEG) 97
Quick Inventory of Depression Symptomatology Self Report (QIDS-SR) 225

R

Rado, Sandor 209
Rank Otto 210
rapid eye movement (REM) 397,705,1507
―― behavior disorder 621
rapid metabolizer 1099
rapid neuroleptization 1096
rapport 353
Raskin Depression Scale 414
Rat Man 187
rationalization 185
Raymond Cattell 202
Re Via 717
reaction formation 185
reactive, affective, defensive, impulsive (RADI) 1463
reactive psychosis 383
reactive attachment disorder 333
reassurance 237
recent memory 13
receptive language 300
red eye 724
redirection 238
reeler 33
reelin 33,91
reexperiencing 1368
refillable 1028
reflexology 908
regression 184
Reich, Wilhelm 210
Reiki 908
reinforcement 237
Reitan-Indiana Neuropsychological Test Battery for Children 1253
rejection 162
relative risk 1568
relaxation exercise 545
reliability 250,251
Relprevv 1151
REM behavior disorder (RBD) 621
remission 1031
remote memory 13
repression 185
reproductive physiology 935
research domain criteria (RDC) 338
Research Units on Pediatric Psychopharmacology (RUPP) 1408
respiratory disturbance index (RDI) 614

respiratory effort-related arousal (RERA) 614
restless legs syndrome 335, 624, 1042, 1507
restraint 1550
Rett syndrome 1292
reversible inhibitor of MAO$_A$ (RIMA) 1114, 1115
Revised Achenbach Behavior Problem Checklist 1247
Rey-Osterrieth Complex Figure Test (ROCF) 277, 1415
Roberts Apperception Test for Children-2nd edition 287
Robidone 1121
Robo 35
rolfing 909
romantic family 1232
roofies 761
Rorschach Inkblots 1252
rotememory 1292
Rotter Incomplete Sentences Blank 1252
roundabout 35
rum fits 712
rumination 1352, 1405
rumination disorder 334

S

Sartre, Jean-Paul 211
Sativex 726
Saturday night palsies 712
scale for the assessment of negative symptoms (SANS) 260
scale for the assessment of positive symptoms (SAPS) 260
Scales of Independent Behavior 1251
schizoaffective disorder 365
schizoid fantasy 185
schizoid personality disorder 336
schizophrenia 331
schizophrenia spectrum 331
schizophreniform disorder 331, 369
schizotypal personality disorder 336
School Situations Questionnaire 1252
Schwann cell 4
scoliosis 1307
scored general intelligence test (SGIT；表) 268
script theory 108
seasonal affective disorder (SAD) 332, 407, 421

seclusion 1550
second individuation 1482
secondary revision 176
second-generation antipsychotic (SGA) 1037, 1448, 1451
selective serotonin reuptake inhibitor (SSRI) 102, 471, 476, 488, 568, 1023, 1137, 1288, 1319, 1448, 1453
selective mutism 333
self-object transference 189
self-object transference 206
self-observation 545
Selye, Hans 534
semantic processing 12
senescence 1492
sensitive period 1294
sensitization 1032
sensorimotor-oriented treatment 1337
sensory integration therapy 1337
Sentence Completion Test (SCT) 284
separation anxiety 112
―― disorder 333
separation-individuation 672
Sequential Test of Educational Progress (STEP) 1254
Seroquel XR 1147
serotonin transporter promoter polymorphism 1373
serotonin-dopamine antagonist 1023, 1089
serotonin-norepinephrine reuptake inhibitor 568, 1133
Serzone 566
sex ring 1472
Sex Reassignment Surgery (SRS) 676
sexual coercion 928
sexual dysfunctions 335
sexual harassment 928
sexual maturityratings 1237
sexual orientation 634
sexual identity 632
sexuality 631
sexualization 185
sexually transmitted disease (STD) 310
shaken baby syndrome 1474
shaping 1437
Sheehan's syndrome 825
shenjing shuairuo 170
short sleeper 598, 626

sick role 524
sick-old 1491
silence 237
single photon emission computed tomography (SPECT) 314, 319
skin-picking disorder 333
sleep apnea 588
sleep debt 608
sleep deprivation 420
sleep efficiency (SE) 599
sleep hygiene 606
sleep latency (SL) 599
sleep restriction therapy 607
sleep-disordered breathing 614
sleep-onset latency 1304
sleep-onset REM period (SOREMP) 599, 611
sleep-onset REM sleep 613
sleep-related bruxism 625
sleep-related eating disorder (SRED) 622
sleep-wake disorders 334
slow metabolizer 1099
snoezelen 909
social anxiety disorder 332
social readjustment rating scale 535
Social Skills Training 1301
socioemotional 145
sodomy 927
softsign 1250
somatic symptom and related disorders 334
somatic symptom disorder 334, 524
somatization 185
somatothymia 522
somatotopic 5
sonic hedgehog (Shh) 21, 27
sound therapy 909
sound discrimination 1279
Special Olympics International 1272
specific phobia 450
specific learning disorder 330
specific phobia 332
spiritual 1530
split treatment 1544
St. John's wort 899
standard error of measurement (SEM) 282
standardized mortality ratio 1568
Stanford Binet Intelligence Scale 1251, 1253
Stanley Greenspan 109
star chart 1361

status of fenses　1461
Step-Wise Interview　1474
stereotypies　1292
Stevens-Johnson skinrash　1319
stimulus control therapy　606
Stoller, Robert　633
strange situation　112
strange situation procedure　1362
stress psychosis　383
stressor　534
Structured Clinical Interview for DSM（SCID）　255
structured psychotherapy for adolescents responding to chronic stress　1371
subcaudatetractotomy　1210
subgranular zone（SGZ）　24
sublimation　186
subplate　23
subplate neuron　19
substance/medication-induced psychotic disorder　331
substance-induced disorders　335
substance-related disorders　335
substance use disorders　336
substitution（音の置換）　1282
suicidality　232
suicide　857
　──── survivor　869
Sullivan, Harry Stack　212
summarizing　237
sundowner syndrome　803
super ego　181
suppression　186
Susan Harter　109
symbolic representation　176
Symbyax　1150
symmetry　474
syncope　1508
syndrome of inappropriate secretion of antidiuretic hormone（SIADH）　1077, 1143
synesthesia　732
systematic desensitization　980
systemic lupuse erythematosus　308
S-アデノシル-L-メチオニン　1178, 1180, 1186

T

tai chi　910
tai chi chuan　910
tardive dyskinesia　1546
telemedicine　580
temporal lobe epilepsy（TLE）　15
temporary admission　1548
tender years　1460
terrible two　196
Texas Children's Medication Algorithm Project　1377
Thematic Apperception Test（TAT）　284, 288, 351, 1252, 1254
theory of mind　1294
theory theory　108
therapeutic index　1024
therapeutic nursery　1412
therapeutic touch　910
therapeutic foster care（TFC）　1465
thioxanthene　1089
third individuation　1482
thought blocking　232
thyroid-releasing hormone（TRH）　397
thyrotropin-releasing hormone stimulation test　427
Tic Symptom Self Report　1343
time management　545
token economy system　1446
torsade de pointes　1027, 1044, 1152
Tourette's disorder　1044
Trager method　910
Trail Making Test　1251
tranceference　1498
trangential thought　232
transcranial direct current stimulation（tDCS）　1203, 1205
transcranial magnetic stimulation（TMS）　1203, 1204
transference as psychic reality　189
transference as relational or in tersubjective　189
transference neurosis　188
transference psychosis　188
transferences of defense　188
transgender　671
transient global amnesia　508
transition　238, 239
transitional object　577
transitional period　1488
transitional relatedness　189
translational research　1540
transvestic disorder　674, 679
trauma affect regulation: guide for education and therapy　1371
trauma- and stressor-related disorders　333
trauma-focused cognitive-behavior therapy　1370
trauma narrative　1475
traumatic brain injury（TBI）　274, 496
Treatment and Education of Autistic and Communication-related Handicapped Children（TEACCH）　1302
Treatment of SSRI-Resistant Depression in Adolescents（TORDIA）　1378
TRH 刺激試験　427
trichotillomania　324, 333, 483
tricyclic antidepressant（TCA）　102
trigger point　566
Tubby　584
Turner's syndrome　678
twinship transference　206
type A personality　522

U

U. S. Food and Drug Administration　568
UCLA/Lovaas-based Model　1301
ulcerative colitis　538
unconscious system　176
Uniform Determination of Death Act　1511
Uniform Rights of the Terminally Ill Act　1524
unio mystica　1513
urethral stage　179
US Centers for Disease Control and Prevention　563
uvulo-palato-pharyngoplasty（UPPP）　615

V

vagus nerve stimulation（VNS）　1203, 1207
validity　250, 251, 252
vasovagal syncope　540
ventricular zone（VZ）　22
vertical banded gastroplasty　591
vertigo　1508
vesicle　22
Vineland Adaptive Behavior Scales　1251, 1257
visuoperceptual functioning　301
Vivitrol　1126
voluntary admission　1548
voxel-based morphometry 法　1397

W

Wechsler Adult Intelligence Scale 1251, 1503
Wechsler Individual Achievement Test 1251
Wechsler Intelligence Scale for Children (WISC) 1251, 1253, 1266, 1275, 1415
Wechsler Preschool and Primary Scale of Intelligence 1251
Wechsler Adult Intelligence Scale 297
Wechsler Intelligence Scale for Children 297
Weight Watchers 581
well-being 142
Wellbutrin 566
well-old 1491
Wender Utah Rating Scale 1322
Wernicke 709
Wertheimer, Max 209
Werther syndrome 1382
WHO Disability Assessment Schedule (WHO DAS) 253
why question 238
Wide Range Achievement Test (WRAT) 1251, 1254
will therapy 210
Wilson's disease 1505
Wingless-Int protein 27
Wisconsin Card Sorting Test (WCST) 300, 1252
with dissociative symptoms 1369
witzelsucht 16
Wnt 27
Wolf Man 187
Wolff, Harold 534
Woodcock-Johnson Psycho-Educational Battery 1251, 1328
word deafness 8
working memory 14
World Fellowship for Schizophrenia 1570
World Federation for Mental Health (WFMH) 1570, 1571
World Health Report 2001 1570
World Psychiatric Association (WPA) 1568, 1571
WPPSI 1266
────知能診断検査 297

X

X染色体連鎖モノアミン酸化酵素A 1397

Y

Yale Global Tic Severity Scale 1343
Yale-Brown Obsessive-Compulsive Scale 265, 266
yoga 910

Z

Zung Self-Rating Depression Scale 414
Zドラッグ 1063, 1065

表紙の絵：*Artist Surrounded by Masks* (detail), 1899 by James Ensor (1860-1949). ©2014 Artists Rights Society (ARS), New York/SABAM, Brussels.

カプラン臨床精神医学テキスト 第3版
DSM-5® 診断基準の臨床への展開　　　　　定価：本体 20,000 円＋税

1996 年 12 月 10 日発行	第 1 版第 1 刷	
2004 年 10 月 25 日発行	第 2 版第 1 刷	
2016 年 5 月 30 日発行	第 3 版第 1 刷 ⓒ	
2024 年 3 月 25 日発行	第 3 版第 5 刷	

編著者　ベンジャミン J. サドック
　　　　バージニア A. サドック
　　　　ペドロ ルイース

監修者　井上令一（いのうえ れいいち）

発行者　株式会社 メディカル・サイエンス・インターナショナル
　　　　代表取締役　金子浩平
　　　　東京都文京区本郷 1-28-36
　　　　郵便番号 113-0033　電話 (03) 5804-6050

印刷：三報社印刷／表紙装丁：トライアンス

ISBN 978-4-89592-852-6　　C 3047

本書の複製権・翻訳権・上映権・譲渡権・貸与権・公衆送信権（送信可能化権を含む）は㈱メディカル・サイエンス・インターナショナルが保有します．本書を無断で複製する行為（複写，スキャン，デジタルデータ化など）は，「私的使用のための複製」など著作権法上の限られた例外を除き禁じられています．大学，病院，診療所，企業などにおいて，業務上使用する目的（診療，研究活動を含む）で上記の行為を行うことは，その使用範囲が内部的であっても，私的使用には該当せず，違法です．また私的使用に該当する場合であっても，代行業者等の第三者に依頼して上記の行為を行うことは違法となります．

JCOPY 〈出版者著作権管理機構 委託出版物〉
本書の無断複製は著作権法上での例外を除き禁じられています．複製される場合は，そのつど事前に，出版者著作権管理機構（電話 03-5244-5088, FAX 03-5244-5089, info@jcopy.or.jp）の許諾を得てください．

MEMO

MEMO